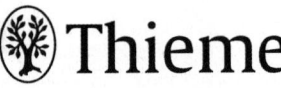

Thiemes Pflege

Das Lehrbuch für Pflegende in Ausbildung

Herausgegeben von

Susanne Schewior-Popp
Franz Sitzmann
Lothar Ullrich

Begründet von Liliane Juchli

1740 Abbildungen
302 Tabellen

12. vollständig überarbeitete und erweiterte Auflage

Georg Thieme Verlag
Stuttgart · New York

Basis-Layout
Melanie Erlewein, Stuttgart

Illustrationen
Martin Hoffmann, Neu-Ulm
Christine Lackner, Ittlingen

Bibliografische Information
der Deutschen Nationalbibliothek

Die Deutsche Nationalbibliothek verzeichnet
diese Publikation in der Deutschen National-
bibliografie; detaillierte bibliografische
Daten sind im Internet über
http://dnb.d-nb.de abrufbar.

Wichtiger Hinweis: Wie jede Wissenschaft ist die Medizin ständigen Entwicklungen unterworfen. Forschung und klinische Erfahrung erweitern unsere Erkenntnisse, insbesondere was Behandlung und medikamentöse Therapie anbelangt. Soweit in
diesem Werk eine Dosierung oder eine Applikation erwähnt
wird, darf der Leser zwar darauf vertrauen, dass Autoren, Herausgeber und Verlag große Sorgfalt darauf verwandt haben,
dass diese Angabe **dem Wissensstand bei Fertigstellung des
Werkes** entspricht.
Für Angaben über Dosierungsanweisungen und Applikationsformen kann vom Verlag jedoch keine Gewähr übernommen
werden. Jeder **Benutzer ist angehalten**, durch sorgfältige Prüfung der Beipackzettel der verwendeten Präparate und gegebenenfalls nach Konsultation eines Spezialisten festzustellen,
ob die dort gegebene Empfehlung für Dosierungen oder die
Beachtung von Kontraindikationen gegenüber der Angabe in
diesem Buch abweicht. Eine solche Prüfung ist besonders wichtig bei selten verwendeten Präparaten oder solchen, die neu
auf den Markt gebracht worden sind. **Jede Dosierung oder Applikation erfolgt auf eigene Gefahr des Benutzers.** Autoren und
Verlag appellieren an jeden Benutzer, ihm etwa auffallende Un-
genauigkeiten dem Verlag mitzuteilen.

Wir bitten um Verständnis, dass aus Gründen der Lesbarkeit im
Buch durchgehend die männliche Formen, z. B. Patient, Schüler, Lehrer verwendet werden. Natürlich ist uns bewusst, dass
die Pflege überwiegend ein Frauenberuf ist – die Gleichberechtigung der Frau ist jedoch selbstverständliche Grundlage der
Konzeption und des Menschenbildes, so dass eine Dopplung
der Begriffe unnötig erscheint.

© 2012, 1973 Georg Thieme Verlag KG
Rüdigerstraße 14
D-70469 Stuttgart
Unsere Homepage: www.thieme.de

Printed in Germany

Umschlaggestaltung: Thieme Verlagsgruppe
Umschlagfoto: Alexander Fischer, Baden-Baden
Satz: Druckhaus Götz GmbH, D-71636 Ludwigsburg
gesetzt in 3B2, Version 9.1, Unicode
Druck: Grafisches Centrum Cuno, Calbe

ISBN 978-3-13-147552-7   1 2 3 4 5 6
eISBN (PDF) 978-3-13-152442-3

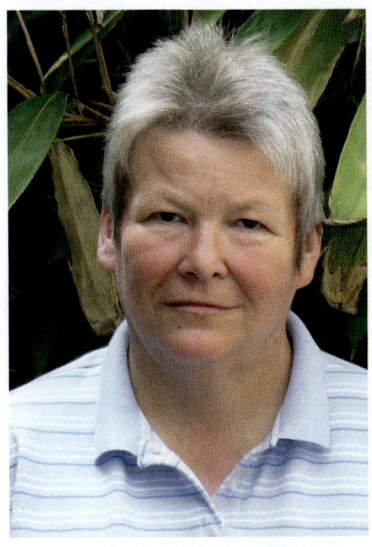 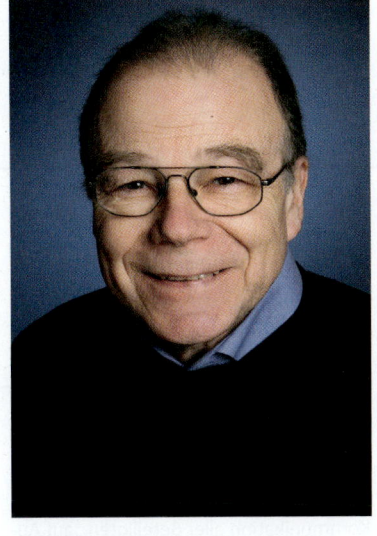 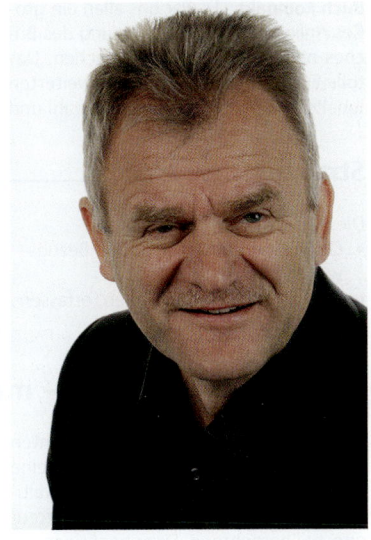

Vorwort der Herausgeber

Wir grüßen Sie herzlich und sind stolz, Ihnen die 12. Auflage unseres Lehrbuchs vorstellen zu können, nachdem erst vor kurzer Zeit in 2009 die 11. Auflage erschien.

Wege zur Gesundheit aufzeigen – Hilfen in Krankheit und Behinderung zu geben: Diesem Anspruch wollen wir mit der Neuauflage von Thiemes Pflege gerecht werden.

Sie erlernen einen Beruf oder sind bereits in diesem Beruf tätig, der auf die Gegenwart und Zukunft gerichtet ist. Sie ermöglichen Menschen in hilfebedürftiger Lage, an das Leben von Morgen zu denken. Damit ist ihr Denken auf Nachhaltigkeit gerichtet, denn die morgen leben, sind unsere Kinder, Enkel und Urenkel, nicht irgendwelche abstrakten statistischen Größen.

Dieser schöne Beruf ist schon lange nicht mehr am traditionellen Denken in der Krankenpflege orientiert, einem eher handlungsorientierten Modell mit den Schwerpunkten Grundpflege, Behandlungspflege, Pflege bei Organerkrankungen.

Pflege muss sowohl den hohen Anforderungen kritisch Kranker in der „Intensivpflege im eigenen Lebensumfeld" entsprechen als auch denen in der Klinik. Neben der hoch spezialisierten akuten Versorgung sollen auch die pflegetherapeutischen Optionen der Pflegenden – insbesondere bei chronischen oder nicht heilbaren Krankheiten – erweitert werden. Das schließt als Aufgabe mit ein, den „Sense of Coherence" in das Pflegekonzept zu integrieren. Damit ist ein andauerndes und dennoch dynamisches Gefühl des Vertrauens des Menschen in seine Fähigkeiten gemeint. Daraus entwickelt der Hilfebedürftige Sinn, Verständnis und Handhabbarkeit in seinem Krankheitsprozess.

Denn: Heilung hat nicht nur eine somatische, also auf den Körper bezogene Ebene. In einem ganzheitlichen Geschehen bindet sie außerdem salutogene Aspekte als Quellen für das Gesundsein ein. Heilung berücksichtigt neben der Leiblichkeit auch seelisch-geistige Ressourcen.

Inhaltliche und didaktische Umsetzung

Als wesentliche Strukturhilfe und Ausdrucksmöglichkeit pflegerischer Arbeit sehen wir die langjährig bewährten „Aktivitäten des täglichen Lebens" (ATLs) an. Als ganzheitliches Konzept wurde es von der Begründerin dieses Buches, der katholischen Ordensschwester Liliane Juchli, entwickelt.

Fächerintegrierend. In der inhaltlichen und didaktischen Umsetzung der ATLs und auch aller anderen Schwerpunkte orientieren wir uns selbstverständlich an den aktuellen gesetzlichen Vorgaben. Wir berücksichtigen dabei insbesondere ein fächerintegrierendes pädagogisch-didaktisches Verständnis, wie es sich im Lernfeldansatz ausdrückt, der Grundlage der curricularen Vorgaben in allen Bundesländern ist. Die Themenbereiche der Ausbildungs- und Prüfungsverordnung sind den einzelnen Kapiteln nachvollziehbar zugeordnet.

Fallorientiert. Bewusst wird ein fallorientiertes Lehr-Lern-Verständnis gefördert. Dadurch werden wissenschaftsbasierte Sachlogik mit realitätsnaher und qualitätssichernder Handlungslogik unmittelbar verbunden. Dabei wird die individuelle Persönlichkeit erkennbar. Systematische Gestaltungselemente ziehen sich als Orientierungs- und Lernhilfen durch alle Kapitel. Das erleichtert das Lernen und auch das Lehren.

Buch kompakt. Es war uns allen ein gro-ßes Anliegen, Ihnen die Nutzung des Bu-ches noch angenehmer zu machen. Das tolle Ergebnis zeigt sich trotz erweiterten Inhalts an der reduzierten Seitenzahl und dem geringeren Gewicht. Dazu haben die Verlagsspezialisten ihr Bestes beige-tragen bei der Auswahl der Papierquali-tät, Gestaltung des Layouts und redak-tionellen Gestaltung der einzelnen Bei-träge.

Struktur

Die ATL sind geordnet nach:
- Grundlagen aus Pflege- und Bezugs-wissenschaften
- Pflegesituationen erkennen, erfassen und bewerten
- Pflegemaßnahmen auswählen, durch-führen und evaluieren
- Gesundheitsförderung, Beratung und Patienteninformation

Mehr Eigenständigkeit – mehr Eigenverantwortung

Wir erfahren täglich, dass Patienten heute vielfach den Wunsch haben, eine aktive Rolle in ihrer Krankheitsbewälti-gung und bei der pflegerischen Betreu-ung zu übernehmen. Dazu benötigen wir wesentliche Grundlagen aus Pflege- und Bezugswissenschaften. Aufgrund ihrer Bedeutung nahmen wir als eigenes Kapi-tel die Patientenedukation auf.

Lernen an und mit der Erkrankung. Eine unerlässliche Aufgabe für Pflegende ist, den erkrankten Menschen in den Prozes-sen zu unterstützen, die der Organismus selbst in der Auseinandersetzung mit der Erkrankung aufruft. Dazu müssen die er-forderlichen Pflegesituationen erkannt, erfasst und bewertet (Assessment) wer-den. Unter diesem Gesichtspunkt be-deutet Heilung nicht nur ein Zurückdrän-gen der Erkrankung in geringere Mani-festationsgrade und damit in eine Zeit früherer Gesundheit, sondern auch ein Lernen an und mit der Erkrankung.

Kooperation als Antwort. Eine systema-tische Kooperation und professionelle Kommunikation aller Beteiligten „auf Au-genhöhe" ist notwendig, um auf den Ge-bieten der immer wichtiger werdenden Gesundheitsförderung, Beratung und Patienteninformation hilfreich wirken zu können.

Chance zur Weiterentwicklung. Das pflegerische Handlungsfeld wird sich weiter spürbar verändern. Nicht allein die Tätigkeit im Krankenhaus macht Pfle-ge aus, sondern bereichsübergreifende integrierte Versorgungsformen gewin-nen an Bedeutung und stellen uns vor zukünftige Herausforderungen. In die-sem vernetzten System kommt es auf gelungene Kommunikation, Koordina-tion und Kooperation zwischen stationä-ren, teilstationären und ambulanten Be-reichen an. Die Bedeutung der „häusli-chen Pflege" stellen wir deswegen immer wieder exemplarisch heraus.

Von dem französischen Schriftsteller Antoine de Saint-Exupéry stammt der Satz: „Die Zukunft soll man nicht voraus-sehen wollen, sondern möglich ma-chen." Eine wichtige Voraussetzung für eine gute Zukunft unserer Gesellschaft ist Bildung. Wir hoffen, dass dieses Buch Ihre persönliche Zukunftsperspek-tive verbessern hilft, auch wünschen wir Ihnen Spaß am Lernen.

Mainz/Berlin/Münster, Juni 2012
Susanne Schewior-Popp
Franz Sitzmann
Lothar Ullrich

Geleitwort von Franz Wagner

Der Thieme Verlag legt das nunmehr traditionsreichste deutschsprachige Pflegelehrbuch in seiner 12. Auflage vor. Inhalt, Umfang und Aufmachung haben sich seit der 2. Auflage der „Juchli" – wie das Lehrbuch seinerzeit umgangssprachlich verkürzt nach seiner Autorin in der Pflegeszene genannt wurde –, mit der ich ausgebildet wurde, erheblich verändert. Dies reflektiert, dass die Anforderungen an die Pflege und das Wissen um die Pflege gewachsen sind. Es spiegelt aber auch wider, dass die Nutzer und Nutznießer des Lehrbuches andere Anforderungen stellen.

Die Berufswelt der Pflegenden hat sich in den mehr als 30 Jahren seit meiner Ausbildung grundlegend verändert. Noch nie war so viel belegbares Wissen wie heute für die professionelle Pflege verfügbar. Noch nie waren die Anforderungen an die Berufe im Gesundheitswesen allgemein und ganz besonders an die Pflege so groß. Pflege ist nach wie vor für viele junge Menschen ein Traumberuf. Wenige Berufe bieten ein vergleichbares Maß an Erfüllung durch die Erfahrungen in der Begegnung mit Menschen, die unserer Unterstützung bedürfen. Wenige Berufe bieten eine ähnliche Vielfalt an Weiterentwicklungen und Spezialisierungen innerhalb des erlernten Berufes. Pflegende werden weltweit – vor allem angesichts demografischer Veränderungen – dringend benötigt. Also beste Chancen für eine Berufsbiografie und -karriere, die ein großes Maß an Entwicklungschancen und Mobilität beinhaltet.

Allerdings mussten auch noch nie die Pflegenden unter derart schwierigen Rahmenbedingungen ihren Beruf ausüben wie heute. Gesundheits- und Sozialsystem stehen unter erheblichem finanziellem Druck, sie sollen sich an marktwirtschaftlichen Prinzipien orientieren. Kontinuierlich wird durch Gesetzgebung versucht, den steigenden quantitativen und qualitativen Anforderungen vor dem Hintergrund der Ressourcen gerecht zu werden. Das hat direkte Auswirkungen auf die Arbeitssituation der Pflegenden. Immer schwerer wird es, angesichts der aktuellen Rahmenbedingungen, professionelle Standards einzuhalten und den Nutzern, also den Patienten, Bewohnern und Klienten, die Leistung zu bieten, die sie zu Recht erwarten können. Gerade diese Situation macht es erforderlich, möglichst hoch qualifizierte Pflegende auszubilden. Denn nur wenn jede einzelne Pflegende in der konkreten Situation fachlich argumentieren kann, warum etwas erforderlich ist bzw. welche Gefahr konkret droht, wenn etwas nicht leistbar ist, hat sie eine Chance, ihren professionellen Standpunkt durchzusetzen.

Zu wünschen wäre auch ein größeres politisches Bewusstsein der Pflegenden. Denn neben der fachlichen Expertise erfordert die Durchsetzung eigener Positionen das Verstehen der grundlegenden Strukturen und Entscheidungsprozesse. Die Mitwirkung bei der politischen Willensbildung spielt eine zentrale Rolle. Dies beginnt lokal bei der Vertretung der Interessen der Mitarbeiter, in den Gremien der Träger und der Kommunalpolitik und führt weiter auf die Ebenen der Landes-, Bundes- und EU-Politik. Hier werden die Entscheidungen getroffen, die direkte Auswirkungen auf die Arbeitssituation haben. Nun kann und muss nicht jede/jeder Pflegende Mitglied im Stadtrat oder in einem der Parlamente werden. Es würde schon reichen, wenn die große Mehrzahl der Pflegenden sich für die Mitgliedschaft in einer Berufsorganisation entscheiden würde. Dann hätten die Pflegenden eine größere und stärkere Lobby.

Neben der gewachsenen Wissensgrundlage und dem Rollenwandel der Pflege haben sich auch inhaltliche Schwerpunkte verändert. Die gesetzlichen Grundlagen für die Ausbildung und im Leistungsrecht haben neue Akzente gesetzt. So gilt politisch das Prinzip „ambulant vor stationär". Deshalb spielt die Vernetzung der Leistungen über die Grenzen der Leistungssektoren hinweg eine immer größere Rolle, um die Kontinuität der Versorgung und Betreuung zu gewährleisten. Pflege findet angesichts der sinkenden Verweildauern und steigender Pflegebedürftigkeit immer mehr außerhalb von Krankenhäusern statt. Und Pflege spielt zunehmend eine Rolle bei Gesundheitsförderung, Prävention und Rehabilitation.

Die Herausgeber haben gemeinsam mit den Autorinnen und Autoren vor dem Hintergrund der skizzierten Herausforderungen ein ausgezeichnetes Lehrbuch entwickelt. Deshalb wünsche ich „Thiemes Pflege" in seiner 12. Auflage viele Leserinnen und Leser, die auf der Grundlage des Lehrbuches eine ausgezeichnete Ausbildung erhalten und kompetent eine lange Berufskarriere beginnen.

Berlin, Juni 2012
Franz Wagner RbP, MSc
Vize-Präsident Deutscher Pflegerat e. V.
Bundesgeschäftsführer
Deutscher Berufsverband für
Pflegeberufe DBfK e. V.

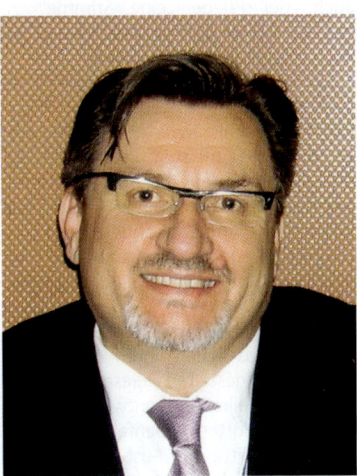

Geleitwort von Prof. Dr. Angelika Abt-Zegelin

Liebe Leserinnen und Leser,
wahrscheinlich werden Sie es so machen wie ich: Wenn ich ein neues Buch zur Hand nehme, blättere ich es zuerst durch und bleibe hier und da lesend hängen.

Vielleicht stehen Sie am Anfang einer Pflegeausbildung, dann werden Sie auf den kommenden Seiten einen ersten Eindruck bekommen, wie vielfältig und anspruchsvoll der Pflegeberuf ist. Trotz schwieriger Rahmenbedingungen ist Pflege einer der tollsten Berufe, die es gibt! Nahe am Menschen, intellektuell herausfordernd, verantwortungsvoll, zukunftsträchtig und überall auf der Welt gesellschaftlich notwendig. Herzlichen Glückwunsch zu Ihrer Berufswahl.

Wenn Sie lehrend in der Pflege tätig sind, finden Sie in der neuen Auflage viele Impulse für den Unterricht – Pflegepraktiker können hier ihr Theoriewissen auf einen neuen Stand bringen.

Für alle Nutzer ist es wichtig, ihre Erfahrung mit dem „Buch-Wissen" zu verbinden, neu anzuwenden und dadurch die berufliche Pflege weiterzuentwickeln. Zu dieser Entwicklung gehört auch, der Pflege „eine Stimme" zu geben, sowohl in der Bevölkerung als auch in der Gesundheitspolitik.

Meine Pflegeausbildung liegt fast 45 Jahre zurück, zu dieser Zeit wurde Pflege überwiegend als ärztliche Assistenz verstanden. Die meisten Lehrbücher für Pflegende wurden damals von Ärzten geschrieben, wohlmeinend wurde hier „verdünntes" medizinisches Wissen präsentiert, Pflege erschöpfte sich in einigen Tipps zur Ernährung oder „psychischen Betreuung".

Die heutige Auffassung von Pflege, den Menschen zu helfen, ihren Alltag trotz Krankheit zu gestalten – diese Auffassung hat sich erst allmählich entwickelt.

Meine Mutter, ebenfalls Krankenschwester, hatte ihre Ausbildung in den Kriegsjahren absolviert. Unsere beiden „Lehrbücher" ähnelten sich sehr – obwohl 30 Jahre dazwischenlagen. Es wurden viele Traditionen präsentiert und ri-

tualisierte Tätigkeiten fortgesetzt – neue Erkenntnisse gab es kaum.

Die ersten Auflagen der „Juchli" waren für mich eine Offenbarung, besonders hinsichtlich der patientenorientierten Grundlagen. Die ersten hellblauen Paperback-Ausgaben hielt ich in den 70er-Jahren in den Händen, damals arbeitete ich als „Unterrichtsschwester" in einer Krankenpflegeschule. Die „Juchli", später „Thiemes Pflege", waren für mich immer der Gradmesser der Pflegeentwicklung. Ich bin mir der Ehre, hier das Geleitwort schreiben zu dürfen, sehr bewusst.

Die „Pflegewelt" hat sich seitdem sehr entwickelt und ich bin froh, dazu auch einen winzigen Beitrag leisten zu können.

Einem Lehrbuch kommt immer eine spezielle Verantwortung zu, allseits bestehen an Lehrbücher besonders hohe Anforderungen hinsichtlich der Aktualität, der Didaktisierung und der inhaltlichen Bandbreite. Alle beruflichen Felder sollten berücksichtigt sein.

Die 12. Auflage hat all dies in vorbildlicher Weise berücksichtigt. Die Vermittlung geschieht durch eine klare Struktur und viele Elemente wie Abbildungen, Tabellen, zahlreiche Fotos auch als Serien. Definitionen, Merksätze, Praxistipps, aber auch rechtliche Fragen und Fallbeispiele sind hervorgehoben. Das Layout wurde neu gestaltet, besonders angenehm finde ich die Farbgebung. Die letzten Ausbildungsgesetze erforderten eine textliche Neufassung von über der Hälfte des vorherigen Inhalts.

Es ist gelungen, sich gleichzeitig an den zu Pflegenden und an den Lernenden zu orientieren.

Als Pflegewissenschaftlerin interessieren mich besonders die wissenschaftlichen Grundlagen. Seit Jahrzehnten sorgt die Pflegewissenschaft für ein eigenständiges Fundament des Berufes, seit etwa 20 Jahren endlich auch in Deutschland. Viele Erkenntnisse sind in die 12. Auflage eingegangen, die Quellenhinweise in einem eigenen Gliede-

rungspunkt ermöglichen eine Weiterbeschäftigung mit den Themen.

Das Pflegewissen erweitert sich allmählich, in manchen Feldern beginnen Pflegende aber überhaupt erst, „Tatsachen" infrage zu stellen.

Diese kritische Reflexion ist überaus notwendig und wird durch das Buch angeregt. Unser Wissen ist nur vorläufig, und das ist gut so. Der Spagat zwischen Vermittlung der wesentlichen Inhalte für Berufsanfänger und der nötigen Offenheit ist gelungen. Zunehmend glaube ich, dass es kaum möglich ist, das gesamte Berufswissen in einem Band unterzubringen. Thiemes Pflege versteht sich daher als „Flaggschiff", ergänzt durch viele andere Werke.

Mir hat es Spaß gemacht, im Buch zu lesen. Diese Freude und viele Aha-Erlebnisse wünsche ich Ihnen auch!

Witten, Juni 2012
Prof. Dr. Angelika Abt-Zegelin
Mathias Hochschule Rheine
Pflegewissenschaftlerin
Universität Witten/Herdecke

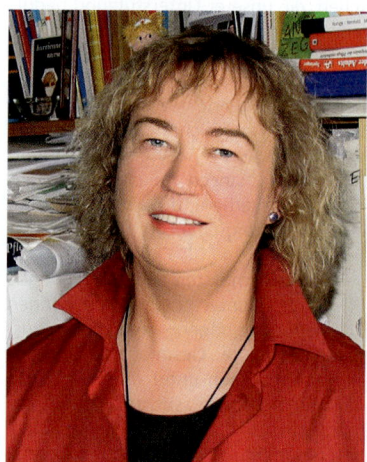

Aktivitäten des täglichen Lebens (ATL) – ein Plädoyer von Liliane Juchli und Ursula Geißner

Die ATL (Aktivitäten des täglichen Lebens) – eine Ordnungsstruktur im Kontext eines ganzheitlichen Menschenbildes

Liliane Juchli

Zur Bedeutung der ATL, wie ich sie im Verlaufe meiner Arbeit am Krankenpflegelehrbuch über eine Zeitspanne von mehr als 25 Jahren (1969 – 1997) entwickelt und beschrieben habe, möchte ich einige Grundüberlegungen an den Anfang stellen.

1. *Die Aktivitäten des täglichen Lebens (ATL, engl. ADL = Activities of Daily Living)* sind zwölf Elemente, die zwar als **Ordnungsstruktur** ein umfassendes Pflegeerfassungsinstrument sind, das aber nicht isoliert, sondern nur als Teil eines ganzheitlichen Pflegemodells zur Anwendung kommen sollte.
2. *Die Orientierung* an den ATL ist demnach ein methodischer Zugang zur Erfassung des Menschen – ob gesund oder krank. Sie bleibt so lange abstrakt, solange sie nicht in Beziehung gebracht wird mit dem Grundsatz jeglichen Lebens in seiner Lebendigkeit, wie auch in seiner steten Entwicklung und Veränderung.
3. *Das Leben* lässt sich nicht in Begriffssystemen und Ordnungsstrukturen einfangen, aber wir brauchen diese, um menschliche Fähigkeiten, Ressourcen und Probleme erfassen und beschreiben zu können.
4. *In der Wahl* eines Systems treffen wir eine Grundsatzentscheidung, die aber erst wirksam wird, wenn wir sie ein-

lösen. Diese Einlösung aber kann so oder so geschehen. Das heißt: Ich verhalte mich, und indem ich mich verhalte, greife ich in Situationen ein.

5. *„Sich verhalten"* ist ein Beziehungsausdruck des Menschen in der Welt. Dies kommt insbesondere in der zwischenmenschlichen Begegnung – im Sein und im Handeln – zum Ausdruck. Die menschliche Begegnung ist somit die essenzielle Basis der Pflege überhaupt. Mein Kernwort ***„Ich pflege als die, die ich bin"*** verbindet demnach die Art und Weise, wie ich den Menschen sehe, wie ich auf ihn zugehe, und bestimmt die davon abgeleitete Sorge und Pflege. Die Ordnungsstruktur ATL kann und darf demnach nicht isoliert vom zugrunde liegenden **Menschenbild** betrachtet werden.
6. Der kranke Mensch, der Pflege braucht, ist darauf angewiesen, dass er ganzheitlich gesehen wird. Ohne diesen Zusammenhang wird jedes Tun zur Funktion und können selbst die ATL zur reinen Technik werden. Unverzichtbar ist und bleibt deshalb die Frage nach **dem Menschen in seiner Ganzheit**. Damit steht und fällt eine sinnvolle Anwendung der ATL als vertretbare und taugliche Grundlage sowohl für die Erfassung und Beschreibung von *„Pflegediagnosen"*, wie

auch die *„Anwendung von Assessment-Strategien"* in der Pflege, wo es um das konkrete Umsetzen des *Pflegeprozesses* geht (erfassen, einschätzen, steuern und bewerten).

Ein ganzheitliches Pflegemodell, wie ich es verstehe, basiert somit auf

- einer **Theorie,** in diesem Fall auf der ganzheitlichen Sichtweise vom Menschen, wie sie in der 8. Auflage *„Pflege und Theorie der Gesundheitsförderung und Pflege Kranker"* beschrieben wurde, **und**
- einem **Instrument,** das wir auch als Ordnungsstruktur bezeichnen können. Ich habe dafür die 12 Aktivitäten des täglichen Lebens (ATL) gewählt (mehr darüber s. u.).

Alle Modelle haben eines gemeinsam: Sie erfassen nie das Ganze. Dies gilt für jeden Erklärungsversuch, sei dieser bezogen auf das Weltbild, das Menschenbild, das Gottesbild oder ein Pflegeleitbild.

Zwar versuchte ich es über Jahrzehnte – von Auflage zu Auflage – eine Sichtweise vom Menschen in seinen Bezügen darzulegen wie auch deren Beziehung zu den ATL in ihrer Verknüpfung untereinander aufzuzeigen. Was ein Buch aber nicht leisten kann, ist die Umsetzung, deren Wirksamkeit im Pflegealltag abhängig ist von den Menschen/den Pflegenden, die ein Instrument gebrauchen.

Menschenbild und Pflegeleitbild

Es ist hier nicht der Ort, um meine Theorie vom Menschen zu beschreiben oder zu begründen. Kurz zusammengefasst sehe ich den Menschen in seinen Bezügen

- zu sich selbst/zur Eigenwelt (Biografie, aktuelle Lebenssituation),
- zum Mitmenschen/zur Mitwelt (soziales Netz),
- zur Natur und den Dingen/zur Umwelt (Ökologie und Lebensraum) und
- zum ganz Anderen, dem Göttlichen/der Überwelt (religiöse, spirituelle Dimension).

Eine gute Zusammenfassung scheint mir nach wie vor die Abbildung in der 8. Auflage zu sein (**Abb. 1**).

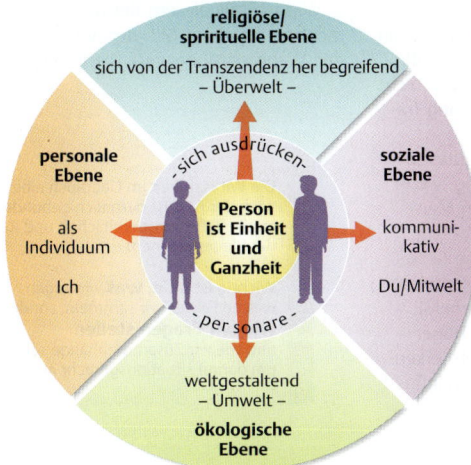

Abb. 1 Person ist dynamisch, will sich ausdrücken (personare), strebt über sich selbst hinaus.

Es ist mir bewusst, dass auch die beste Beschreibung vom Menschen in seiner Ganzheit hinter der Wirklichkeit zurückbleibt und sie immer nur ein fragmentarischer Erklärungsversuch sein kann. Das war mir vor 25 Jahren ebenso bewusst, wie es mir heute noch immer ist. Vielleicht bin ich dabei einfach etwas bescheidener geworden meinen eigenen Bemühungen gegenüber, wie auch gegenüber den Erklärungsversuchen, die uns die Wissenschaft anbietet.

Es bleibt aber auch im 21. Jahrhundert wahr. Jedes Modell bleibt eine leere Hülle, wenn es nicht das Leben und das Lebendige ins Zentrum rückt. Auch der Begriff „Ganzheitlichkeit" lässt sich im Letzten nicht beschreiben, stehen doch auch die Wissenschaftler vor einem im Letzten nicht Benennbaren, wenn sie zu erklären versuchen, dass „das Ganze mehr ist als die Summe seiner Teile" (H. P. Dürr, Atomphysiker).

Aktivitäten des täglichen Lebens

Die Auseinandersetzung sowohl mit den altgriechischen Gesundheitsmodellen wie auch mit den neueren Erkenntnissen in der Heilkunde und Pflege hat mein Denken immer wieder neu herausgefordert. Diese stete Neuorientierung lässt sich im Vergleich der verschiedenen Auflagen des Buches „Pflege" leicht feststellen.

So habe ich in der 2. Auflage (1972) den „Regelkreis gesunden Lebens" ein erstes Mal thematisiert, damals noch in Anlehnung an die Bedürfnispyramide von A. Maslow und den von Virginia Henderson in den Grundregeln der Krankenpflege beschriebenen „Grundbedürfnissen des Menschen". Die nachdenkende Beschäftigung mit den Grundelementen der alltäglichen Wirklichkeit des Lebens, anlässlich einer eigenen schweren Krankheit und eines nachfolgenden zweijährigen Einsatzes in der Pflege, haben mich 1981 veranlasst, die Bezeichnung „Grundbedürfnisse" zu ändern und von „Aktivitäten des täglichen Lebens" zu sprechen.

Als „unterstützende und stellvertretende Übernahme" sind sie seit der 4. Auflage, als Umsetzungsinstrument (Ordnungsstruktur) eines ganzheitlichen Menschenbildes, ein unverzichtbares Merkmal meines Pflegekonzeptes. Ich habe die Benennung und Bedeutung der einzelnen ATL im Verlauf der Jahre nur unwesentlich verändert und kann auch heute noch vollumfänglich dahinterstehen. **Die ATL sind und bleiben ein Ausdruck des Lebens, und die Pflege dient dem Leben.**

Die ATL aus heutiger Sicht

Ich versuche im Folgenden auf einige kritische Punkte hinzuweisen:

- Mit dem Kriterienkatalog bzw. mit der Ordnungsstruktur der ATL ist sowohl die Gesundheit wie die Pflege- und Rehabilitationsbedürftigkeit eines Menschen bzw. eines Patienten umfänglich erfassbar, wodurch die Pflegediagnose, -planung und -evaluation möglich sind. Mit anderen Worten: Erfassung, Wirksamkeit und Qualitätssicherung können gleichermaßen sichtbar gemacht werden.
- Mehr als früher würde ich aber heute betonen, dass die einzelnen ATL sich gegenseitig beeinflussen und die Kompetenzstufen (Grad der Selbstständigkeit und Selbstkompetenz) sich ergänzen und gegenseitig beeinflussen.
- Das Konzept der ATL wird immer dann ins Leere laufen, wenn wir nur auflisten würden, was wir sehen, und nicht gleichzeitig nach der **Bedeutung** fragen.
- Die ATL sind nur dann ein gutes Instrument zur Datenerhebung, wenn wir die Fakten in Bezug zum Menschen, als ganzheitlichem Wesen, sehen mit Blick auf alle seine Beziehungen und Bezüge (s. o. Menschenbild und Pflegeleitbild). Das heißt, dass wir den Menschen als Träger einer individuellen Geschichte erkennen, die das, was jetzt ist, beeinflusst und mitbestimmt hat.

Ein Beispiel zur ATL „Sich bewegen"
Datenerhebung im Fragen nach Fakten:
Der Patient klagt über Gehprobleme, er kann nur am Rollator gehen.

Im Unterschied dazu: Datenerhebung mit Blick auf die konkrete Situation dieses Menschen, in der Frage nach der Bedeutung des Problems. Es treten dabei neue Gesichtspunkte in den Vordergrund:

Der Patient hat intakte Bewegungsimpulse, ist aber vor drei Wochen gestürzt, hat Angst vor erneutem Fallen und verspannt nun seinen gesamten Gehapparat.

Eruiert wird hier nicht einfach ein Problem, sondern der eigentlich **Handlungsbedarf** des Patienten in der konkreten Ist-Situation.

Was ich mit diesem Beispiel aufzeigen möchte, ist dies: Mit der Veränderung der Wahrnehmung verändert sich auch die Beschreibung der Pflegediagnose und -planung, man spricht heute von „Pflegeassessment" (ein Begriff, der mir bei der 8. Auflage noch nicht zur Verfügung stand, er wurde erst 1996 im Rahmen der Pflegeversicherung vor Wort und als Thema eingeführt). Eine große Bedeutung haben dabei die sog. Assessmentinstrumente, da diese innerhalb des Pflegeprozesses Aussagen zur Qualität ermöglichen.

Eine Pflegediagnose und -planung ist das Endprodukt einer Analyse der Situation des Patienten und der Beurteilung seiner Lage in Bezug auf Fähigkeiten, Ressourcen und Probleme. Dazu sind die ATL auch heute noch (neben anderen Konzepten) ein brauchbares Mittel zu einer ganzheitlichen Einschätzung und Bewertung von pflegebezogenen und situationsgerechten Aspekten.

> Die Wirksamkeit im Gebrauch eines Instruments, auch der ATL, ist demnach gebunden an die Reflexionsbereitschaft und Reflexionsfähigkeit der Pflegepersonen.
>
> Wichtig ist nicht, **was** wir fragen, welche Fakten wir sammeln, sondern **wie wir Fragen stellen** und wie wir Zusammenhänge sehen und bewerten, um darauf situationsgerecht antworten zu können.

Thiemes Pflege, Liliane Juchli und die ATL

Ursula Geißner

Die Abkürzung ATL für „Aktivitäten des täglichen Lebens" ist deutschsprachigen Pflegenden vertraut. Liliane Juchli hat sie 1969 in das Lehrbuch der Pflege im Thieme-Verlag eingeführt und populär gemacht.

Tradition und Verbreitung sind gute Gründe, bei einem bewährten Konzept zu bleiben. Aber auch bewährte Konzepte sind bei jeder Neuauflage eines Lehrbuches immer wieder neu zu überdenken, ganz im Sinne von Liliane Juchli.

„Ich selbst habe von Auflage zu Auflage dazugelernt, habe mich mit den neuen Erkenntnissen auseinandergesetzt und nie aufgehört, im konkreten Praxisfeld der Pflege Erfahrungen zu sammeln, Gewohnheiten zu hinterfragen und Alternativen zu wagen", schreibt sie im Geleitwort zur 9. Auflage, als sie ihr Werk in die Hände der nachfolgenden Herausgeber legte (Thieme, Stuttgart, im Juli 2000).

In diesem Sinne ist es nicht nur gerechtfertigt, sondern auch gefordert, das Konzept der ATL zu überdenken. Passt dieses Konzept noch zu der durch Forschung und Wissenschaft weiterentwickelten Pflege? Passt es noch zu den Anforderungen an Pflegende, deren professionelles Handeln mitbestimmt wird durch verkürzte Verweildauer im Krankenhaus, durch den ökonomischen Druck, der auf der ambulanten wie stationären Pflege lastet, auf die Zunahme pflegeintensiver alter Patienten und der geforderten Anpassung an die Fortschritte der Medizin und der Technik?

Auch deshalb lohnt es sich, die ATL auf ihren Sinn und ihren Wert für die Pflege heute zu reflektieren.

„Vom Gesunden zum Kranken"

Grundlegend für das Konzept der ATL ist, dass das menschliche Leben in gesunden und kranken Tagen im Zusammenhang gedacht wird. Die ATL befassen sich deshalb immer zuerst mit dem *gesunden Menschen* sowie mit dem förderlichen Lebensstil und der gesund erhaltenden Lebensqualität (...).

Die Grundlage der Pflege wäre demnach (in Anlehnung an die alte Heilkunst) die *„Kunst, Lebensqualität zu ermöglichen"*. Mit anderen Worten,

- Gesundheit zu kennen, zu bewahren, zu fördern,
- Gesundheit zu lehren und zu lernen und

- unterstützend einzugreifen, wo Menschen Hilfe brauchen.

Darin wird sichtbar: Der Pflege vorangestellt ist die *Prävention*, d. h. die Aufgabe,

- Gesundheit zu fördern,
- Krankheiten vorzubeugen und
- Prophylaxen zu betreiben.

Ganzheitliche Gesundheits- und Krankenpflege umfasst die Sorge für das Gesunde *und* die Pflege des Kranken, d. h., es müssen alle drei Stufen der Prävention berücksichtigt werden:

- **Primäre und sekundäre Prävention:** Unterstützen der ATL dort, wo Menschen Hilfe brauchen, sei es als Gesundheitsbildung oder Förderung, im Entdecken und Aktivieren von Ressourcen, im Bewusstmachen von Risiken, im Verhüten von Gefahren.
- **Tertiäre Prävention:** Begleiten in Krisensituationen des Lebens, dort, wo Menschen nicht (mehr) selbst zurechtkommen und/oder neue Lebenswirklichkeiten erarbeitet werden müssen, sei es als Leben mit Krankheit, mit bedingter Gesundheit, mit Behinderung: Hoffnung ermöglichen, damit Leben bis zuletzt und unter allen Umständen menschenwürdig bleibt.

„Das Umgehen mit den ATL ist vor solchem Hintergrund eine große Herausforderung an uns – in unserem eigenen Gesundheitsverhalten wie in der beruflichen Pflege" (Juchli, Pflege 1994, S. 49 – 50).

Ein Beispiel

Wie Liliane Juchli sich diesen Zusammenhang von Gesundheit und Krankheit vorstellt, kann am besten an ihren eigenen Ausführungen festgemacht werden.

Atmen (ein Auszug)

„Der **gesunde Mensch** soll in erster Linie eine gesunde Luft zum Einatmen zur Verfügung haben. Die ganze Problematik der bloß produktiven Nutzung der Natur ist damit angesprochen, die, so wie sie in unserem Jahrhundert gehandhabt wird, Umweltverschmutzung, Tod der Gewässer und Ausbeutung des Bodens zur Folge hat. Gesunderhaltung ist demnach ein Postulat, das alle angeht und auf der Stufe des Individuums (Rauchen, Energieverbrauch usw.) ebenso verwirklicht werden muss wie auf politischer Ebene (sinnvolle Nutzung der Natur).

Der **Kranke**, welcher die Unterstützung bei der Atmung bedarf, ist sehr

krank. Atemstörungen treffen den Menschen vital (Vitalfunktion) und existenziell. Atembehinderung ist, wie es der Name für die schwerste Störungsform aussagt, eine *Not*. Atemnot ist damit immer von existenzieller Angst (Todesangst) begleitet. Es handelt sich dabei um eine Angst, die nicht wegdiskutiert oder weggenommen werden kann. Atemunterstützende Maßnahmen (Behandlung) wie Sauerstoffzufuhr, Oberkörperhochlagerung, Luftbefeuchtung usw. sind nur ein Bruchteil der Not abwendenden Maßnahmen. Betreuung und Begleitung sind ebenso wichtig. Der Atembehinderte braucht Luft (Sauerstoff, frische Luft = gelüftetes Zimmer), genügend Raum (er darf sich nicht eingeengt fühlen) und menschliche Zuwendung: eine gute Atmosphäre" (Juchli 1998, S. 78).

Die interne Systematik

Pflegende in der Ausbildung, aber auch ausgebildete Pflegende können sich, wenn sie dem Anspruch dieser Betrachtungsweise der ATL gerecht werden wollen, überfordert fühlen: „An was alles muss man denken, wenn man einem Kranken begegnet, das geht doch im Alltag gar nicht", so oder so ähnlich stöhnen sie.

Deshalb weichen viele Pflegende aus: Sie achten nur noch auf die Symptome und konzentrieren sich auf die Symptombehandlung.

Sind sich Pflegende allerdings weiterhin bewusst, dass die Behandlung eines Symptoms nur eine sicherlich notwendige Handlung ist, dass aber der Heilungsprozess viel mehr erfordert, dann wissen sie, dass sie

- sich politisch engagieren sollten, wenn die Luft zum Atmen verschmutzt ist, und
- individuell beraten sollten, wenn die Atembeschwerden durch ein verändertes Verhalten abnehmen könnten.

Dann denken sie daran, wie stark Atemnot beängstigend und existenziell bedrohlich erlebt wird und werden ihre Begleitung und Betreuung und menschliche Zuwendung anbieten in den Zeiten dieser durch Atemnot ausgelösten Angstzustände.

Liliane Juchli weist auch darauf hin, dass alle diese typischen und unverwechselbaren Pflegehandlungen etwas mit der „guten Atmosphäre" zu tun haben, wobei sie den Begriff Atmosphäre (= Luft) im übertragenen Sinne gebraucht.

Pflegende können umso besser in den beängstigenden Situationen der Kranken unterstützend und beruhigend tätig sein, je mehr sich alle im Team, in der interdisziplinären Zusammenarbeit bemühen, eine „gute Atmosphäre" herzustellen. Dann herrscht eben ein „gutes Klima".

Auch darauf legt das Konzept ATL großen Wert im Sinne von Gesundheitspflege.

Reflexion und Bewusstsein

Die ATL halten im Bewusstsein, dass das, was allen Menschen in ungetrübten, gesunden Tagen so selbstverständlich erscheint, als „Aktivitäten des täglichen Lebens" – das alltägliche Leben nämlich – abhängig ist

- von der Umwelt,
- von den anderen,
- vom eigenen Körper und
- von Seele und Geist.

Oft treten diese Abhängigkeiten erst ins Bewusstsein, wenn Störungen auftreten, dann erst werden sie dem Menschen bewusst und geschätzt.

Pflegende können, wenn sie das Bewusstsein dieser Abhängigkeiten und Zusammenhänge haben, mit den Kranken nach den Ressourcen suchen, sie finden helfen oder zu ersetzen versuchen. Und auch sie selbst sollten die Möglichkeit erhalten oder sich bewahren, alle ihre lebendigen Kräfte zu pflegen.

Gesundheits- und Krankenpflegerin, Gesundheits- und Krankenpfleger

Die seit 2004 in Deutschland eingeführte Berufsbezeichnung entspricht dem Konzept der ATL. Durch sie wird deutlich ein Anspruch erhoben, der eben nicht nur die symptomorientierte Behandlungspflege im Akutzustand einer Erkrankung erwartet und fordert, sondern

- Prävention und Prophylaxe,
- Behandlung, Betreuung und Begleitung sowie
- Rehabilitation als professionelle pflegerische Handlungen bewertet.

Die Konsequenzen

Wenn Pflegende darüber klagen, dass sie den auch von ihnen gewünschten ganzheitlichen Blick in der bedrängten Situation der „immer mehr Patienten in immer kürzerer Zeit" nicht gewachsen sein können, auch wenn sie es wollten, dann kann die Folgerung nicht sein, dass sie auf das Konzept der ATL verzichten, sondern sich dort hörbar und argumentativ einsetzen, wo Änderungen ermöglicht werden können. Es kann doch keiner aus der eigenen Berufsgruppe erwarten, dass Pflegende auf ein umfassendes Konzept von Pflege verzichten und damit ihren Beruf minimalisieren und zu einem reinen Assistenzberuf machen!

Dass auch in der Pflege nicht alles auf einmal bedacht und gemacht werden kann, das ist eine Einsicht, die in vielen Berufen, vor allem in denen, die mit Menschen zu tun haben, zu Gewichtungen und Reihungen in der Zeit auffordert.

So werden in Pflegeplänen Prioritäten gesetzt, für individuell unterschiedliche Patienten werden die Pläne aktualisiert und in der Pflegeprozessreflexion adäquat verändert.

Gäbe man das Konzept der ATL auf, dann bestünde die Gefahr, dass Pflegende die Perspektive auf den Gesamtzusammenhang, auf den ganzen Menschen gar nicht mehr in den Blick nähmen.

Dieser Gefahr sollte kein Kind, keine Frau und kein Mann je ausgesetzt werden, wenn sie Hilfe brauchen, gepflegt werden sollen. Jedem Kranken sollte gerade durch die gut ausgebildeten Gesundheits- und Krankenpfleger die Chance gegeben werden, dass sein Leben mit Leiden und Freuden bis zum letzten Atemzug betreut und begleitet und somit geachtet wird.

THIEMEs Pflege hat also die besten Gründe, das Konzept der ATL in der bewährten Tradition der Pflegebücher von Liliane Juchli beizubehalten. Es auch zu verteidigen in dem Engagement für die Pflegenden und damit auch für die Kranken.

Zürich/St. Märgen, Juni 2012
Sr. Liliane Juchli und Dr. Ursula Geißner

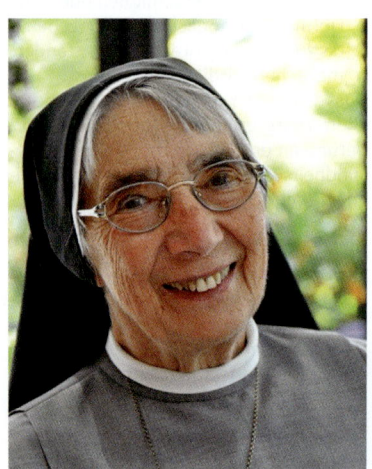

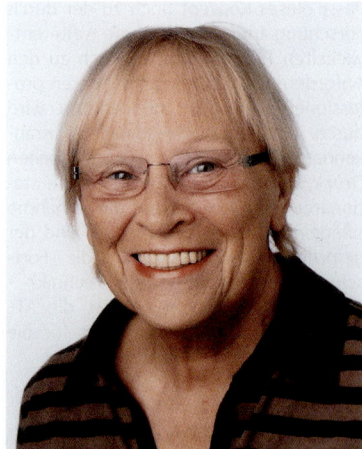

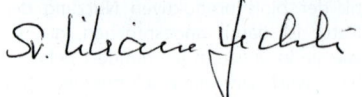

Herausgeber und Autoren

**Professor Dr. phil.
Susanne Schewior-Popp**

Kurzvita: Jahrgang 1955, Lehramtsstudium, Lehrtätigkeit am Gymnasium, erziehungswissenschaftliche Promotion, Tätigkeit in der Aus-, Fort- und Weiterbildung für Berufe im Gesundheitswesen, seit 1993 Professorin für Erziehungswissenschaften und Pflegepädagogik an der Katholischen Hochschule in Mainz, Leitung der Lehrplankommission für die Ausbildung in der Gesundheits- und Krankenpflege in Rheinland-Pfalz, Honorarprofessorin für den Bereich Pflegebildungsforschung an der pflegewissenschaftlichen Fakultät der PTHV in Vallendar.

Korrespondenzadresse:
Katholische Hochschule Mainz,
Fachbereich Gesundheit und Pflege,
Saarstr. 3, 55122 Mainz

Franz Sitzmann

Kurzvita: Jahrgang 1945, Ausbildung und Tätigkeit als Industriekaufmann, Zivildienst im Krankenhaus, Ausbildung als Krankenpfleger, Tätigkeit in Intensivpflege, 10 Jahre Lehrer für Pflegeberufe und Schulleiter, 10 Jahre Pflegedienstleitung, seit 1991 als beratender Fachkrankenpfleger für Krankenhaushygiene tätig in verschiedenen Krankenhäusern.

Korrespondenzadresse:
Sakrower Kirchweg 86a,
14089 Berlin

Lothar Ullrich

Kurzvita: Jahrgang 1953; Ausbildung zum Krankenpfleger; Weiterbildung zum Fachkrankenpfleger für Intensivpflege und Anästhesie; Weiterbildung zum Lehrer für Pflegeberufe; seit 1982 Lehrer und Leiter einer Weiterbildungseinrichtung am Universitätsklinikum Münster; Weiterführendes Studium für Lehrpersonen im Gesundheitswesen; berufsbegleitende Ausbildung zum Supervisor; Fachexperte in verschiedenen politischen und wissenschaftlichen Gremien, u. a. zur Erstellung von Weiterbildungs- und Prüfungsordnungen im Bereich der Fachkrankenpflege

Korrespondenzadresse:
Weiterbildungsstätte für
Intensivpflege & Anästhesie und
Pflege in der Onkologie,
Universitätsklinikum Münster,
Schmeddingstr. 56, 48129 Münster

Autoren

Prof. Dr. Angelika Abt-Zegelin
Pflegewissenschaftlerin
Department für Pflegewissenschaft
Universität Witten-Herdecke gGmbH
Stockumer Str. 12
58453 Witten

Prof. Dr. Sabine Bartholomeyczik
Universität Witten/Herdecke
Department für Pflegewissenschaft
Stockumer Straße 12
58453 Witten

Gabriele Bartoszek (MScN)
Von Einem Str. 12
45130 Essen

Christiane Becker
Lehrerin für Pflegeberufe
Hamelmannstr. 12
44141 Dortmund

Carmen Boczkowski
Krankenschwester, Pflegedienstleitung
Gertrudis Klinik Biskirchen
Parkinson-Zentrum
Karl-Ferdinand-Broll Str. 2 – 4
35638 Leun-Biskirchen

Univ.-Prof. Dr. Hermann Brandenburg
Hochschullehrer, Pflegewissenschaftliche
Fakultät
PTHV - Philosophisch-Theologische
Hochschule Vallendar gGmbH
Pallottistr. 3
56179 Vallendar

Prof. Dr. R. Brehler
Klinik für Hautkrankheiten
Universitätsklinikum Münster
Von Esmarch-Str. 58
48129 Münster

Dr. med. Olaf Anselm Brinkmann
St. Bonifatius Hospital
Chefarzt, Klinik für Urologie und
Kinderurologie
Wilhelmstr. 13
49808 Lingen (Ems)

Dr. med. Bettina Brinkmann
Ärztin für Urologie
St. Bonifatius Hospital
Klinik für Urologie und Kinderurologie
Wilhelmstr. 13
49808 Lingen (Ems)

Dr. med. Annelie Burk
Ärztin für Augenheilkunde
Max-Cahnbley-Str. 22
33604 Bielefeld

Angelika Cerkus-Roßmeißl
Lehrerin für Pflegeberufe
Kepserstr. 46
85356 Freising

Ina Citron
Diplom Sozialarbeiterin
Ltd. Ausbilderin
Deutsche Gesellschaft für Kinästhetik
und Kommunikation e. V.
Althoffstr. 20
12169 Berlin

Dr. med. Ilona Csoti
Ärztliche Direktorin
Gertrudis Klinik Biskirchen
Parkinson Zentrum
Karl-Ferdinand-Broll Str. 2-4
35638 Leun-Biskirchen

Marcus Eck
Krankenpfleger und Praxisanleiter
Klinikum Region Hannover
Krankenhaus Hannover Nordstadt
Haltenhoffstr. 41
30167 Hannover

Angelika Eil
Pflegepädagogin B.A.
Klinikum Stuttgart
Bildungszentrum
Hegelstr. 4
70174 Stuttgart

Autoren

Univ.-Prof. Dr. Michael Ewers
Charité Universitätsmedizin Berlin
Institut für Medizin-, Pflegepädagogik
und Pflegewissenschaft
Campus Virchow Klinikum
Augustenburger Platz 1
13353 Berlin
m.ewers@charite.de

Patricia Fischer
Pflegedienstleitung
Klinik am Eichert
Zentrum Operative Medizin
Eichertstr. 3
73035 Göppingen

Sabine Floer
Krankenschwester
Fidicinstr. 30
10965 Berlin

Dr. Ferenc Fornadi
Geschäftsführer
Gertrudis Klinik Biskirchen
Parkinson-Zentrum
Karl-Ferdinand-Broll-Str. 2-4
35638 Leun-Biskirchen

Michaela Friedhoff
Pflegeinstruktorin Bobath BIKA ®
Kursleiterin für Basale Stimulation,
Pflegedienstleitung
HELIOS-Klinik Holthausen
Am Hagen 20
45527 Hattingen/Ruhr

Dr. phil. Heiner Friesacher
Pflegewissenschaftler,
Freier Hochschuldozent
Etelserstr. 21
27299 Langwedel-Etelsen

Professor Dr. paed. Andreas Fröhlich
Wolfsangel 10
67663 Kaiserslautern

Manfred Funk
Betriebswirt (VWA), Krankenpfleger
HUMANIS
Zentrale
Mozartstr. 1
76133 Karlsruhe

Prof. Dr. med. Gert Gabriëls
Arzt für Innere Medizin, Nephrologie,
Diabetologie, Hypertensiologie
Leitender Oberarzt, Medizinische Klinik
und Poliklinik D
Universitätsklinikum Münster
Albert-Schweitzer-Str.33
48149 Münster

Dr. Ursula Geißner
em. Professorin für Führungslehre
und Organisation
Feldbergstr. 5
79274 St. Märgen

Irmela Gnass
Pflegewissenschaftlerin, BScN, MScN
Institut für Pflegewissenschaft
Paracelsus Medizinische Privatuniversität
Strubergasse 21
5020 Salzburg

Elke Goldhammer
Pflegewissenschaftlerin (FH),
Fachkrankenschwester für die Pflege
in der Onkologie
Kursleitung Palliative Care, Kursleitung
Weiterbildung Pflege in der Onkologie
Universitätsklinikum Münster
Weiterbildungsstätte für Intensivpflege,
Anästhesie u. Pflege in der Onkologie
Schmeddingstr. 56
48129 Münster

Dr. med. Uwe Gottschalk
Chefarzt, Abteilung Innere Medizin,
Gastroenterologie
Maria Heimsuchung Caritas Klinik
Pankow
Breite Str. 46-47
13187 Berlin

Stefan Grossmann-Haller
Lehrkraft
Schule für Physiotherapie
Orthopädische Uni-Klinik
Schlierbacher Landstr. 200 a
69118 Heidelberg

Matthias Grünewald
Dipl. Pflegepädagoge (FH)
Fachkrankenpfleger für Intensivpflege
und Anästhesie
Universitätsklinikum Düsseldorf
Bildungszentrum
Moorenstr. 5
40225 Düsseldorf

Felicitas Grundmann
Gesundheits- und Krankenpflegerin
mit Fachweiterbildung Onkologie
Breite Straße 86a
58452 Witten

Walter Hell
Richter am Amtsgericht
Am alten Einlaß 1
86150 Augsburg

Priv.-Doz. Dr. med. Erwin Hermann
Klinik für Urologie
Universitätsklinikum Münster
Albert-Schweitzer-Campus 1 Gebäude A
48149 Münster

Susanne Herzog
Pflegewissenschaftlerin (MScN)
Weißer Weg 132a
32657 Lemgo

Reemt Hinkelammert
Klinik und Poliklinik für Urologie
Universitätsklinikum Münster
Albert-Schweitzer-Str. 33
48149 Münster

Eva Hokenbecker-Belke
Dipl. Pflegewirtin (FH), Fachkrankenschwester für Intensivpflege und
Anästhesie
Case Managerin (DGCC), Qualitäts-
managementbeauftragte (QMB-TÜV)
Lange Geist 1 A
59510 Lippetal
ehokenbecker@web.de

Prof. Gertrud Hundenborn
Professorin für Pflegepädagogik
Leiterin des Zentrums für Pflege-
lehrerinnenbildung
und Schulentwicklung der KatHO NRW
Leiterin des Arbeitsschwerpunktes
Pflegebildungsforschung
im Deutschen Institut für angewandte
Pflegeforschung e. V.
Katholische Hochschule Nordrhein-
Westfalen (KatHO NRW)
Abteilung Köln
Fachbereich Gesundheitswesen
Wörthstr. 10
50668 Köln

Peter Jacobs
Pflegedirektor
Klinikum der Universität München
Marchioninistr. 15
81377 München

Simone Jochum
Gesundheits- und Krankenpflegerin
Praxisanleiterin
Schule für Gesundheits- und
Krankenpflege
Katholisches Klinikum Koblenz-
Montabaur
Thielenstraße 13
56073 Koblenz

Dr. Liliane Juchli
Schwesternheim Theodosianum
Jupiterstr. 40
8032 Zürich
SCHWEIZ

Dr. med. Mette Kaeder
Neurologin, Sozialmedizinerin
Ärztliche Leitung
Klinik am Stein
Ambulantes Reha-Zentrum Dortmund
Feldstr. 77
44141 Dortmund

Dr. med. Sebastian Kemper
Urologische Gemeinschaftspraxis
Bahnhofstr. 13
49525 Lengerich

Elisabeth Kern-Waechter
Lehrerin für Gesundheitsfachberufe
Institutsleiterin ekw.concept!
Institut für Beratung, Bildung, Training
Schwerpunkt Endoskopie
Nusslocher Str. 20
69190 Walldorf

Henry Kieschnick
Diplom-Pflegewirt (FH)
Kulmer Weg 3
30659 Hannover

Professor Dr. med. Sabine Kliesch
Chefärztin
Abteilung für Klinische Andrologie
Centrum für Reproduktionsmedizin
und Andrologie
Universitätsklinikum Münster
Albert-Schweitzer-Campus 1,
Gebäude D 11
48149 Münster

Elke Kobbert
Erziehungswissenschaftlerin M.A.
Franz-Knauff-Str. 15
69115 Heidelberg

Andreas Kocks
Pflegewissenschaftler (RN, BScN, MScN)
Stab. Pflegedirektion Universitätsklinik
Bonn
Universität Witten/Herdecke
Uckeratherstr. 56
53639 Königswinter
andreas.kocks@ukb.uni-bonn.de

Heike Köpke
Canisiusweg 21
48151 Münster
Dr. Thomas Köpke
Canisiusweg 21
48151 Münster

Ralf Krämer
Fachkrankenpfleger AN/INT
Bereichsleitung -Casa Vitae-
Einrichtung zur neurologischen Lang-
zeitrehabilitation Phase F
Klarastift gGmbH
Andreas Hofer Straße 70-72
48145 Münster

Dr. med. Dr. rer. nat. Heidemarie Kremer
Department of Psychology
University of Miami
1203 Dickinson Drive, 37 D
Coral Gables, FL 33124
USA

Vera Kuhlmann
Gemeinschaftskrankenhaus
Gerhard-Kienle-Weg 4
58313 Herdecke

Elke Kuno
Lehrerin für Pflegeberufe
Ladenburger Str. 37
69120 Heidelberg

Andreas Kutschke
Pflegewissenschaftler BCsN,
Krankenpfleger für geriatrische
Rehabilitation
Hochstr. 23
41189 Mönchengladbach

Susanne Lehmann
Dipl. Pflegepädagogin (FH)
Stellv. Leitung Contilia Akademie GmbH
St. Marien-Hospital
Kaiserstr. 50
45468 Mülheim an der Ruhr

Michael Löhr
Krankenpfleger, M.A., Dipl.-Kfm. (FH)
Leitung der Stabsgruppe für Klinik-
entwicklung und Forschung
LWL-Klinikum Gütersloh
Psychiatrie, Psychotherapie,
Psychosomatik
Neurologie, Innere Medizin im
LWL-Psychiatrie Verbund Westfalen
Buxelstr. 50
33334 Gütersloh

Silvia Maeting
Ltd. Endoskopiefachschwester
Maria Heimsuchung Caritas Klinik
Pankow
Abteilung Innere Medizin, Gastro-
enterologie
Breite Str. 46-47
13187 Berlin

Anke Marks
Lehrkraft für Pflege
Asseburgstr. 7
30451 Hannover

Dr. med. Torsten B. Möller
Radiologe am Caritas-Krankenhaus
66763 Dillingen/Saar

Dorothea Mört
Pflege- und Gesundheitsmanagerin (BA)
Fachgesundheits- und Krankenpflegerin
für Intensivpflege und Anästhesie
Universitätsklinikum Münster
Weiterbildungsstätte für Intensivpflege,
Anästhesie u. Pflege in der Onkologie
Schmeddingstr. 56
48129 Münster

Dr. phil. Annedore Napiwotzky
Dipl.-Psychologin und Pflegewissen-
schaftlerin
Gesamtleitung
Hospiz Stuttgart
Stafflenbergstr. 22
70184 Stuttgart

Nadja Nestler
Dipl.-Pflegewissenschaftlerin (FH)
Paracelsus Medizinische
Privatuniversität Institut für Pflege-
wissenschaft
Strubergasse 21
5020 Salzburg

Christoph Sebastian Nies
Dipl. Pflegepädagoge (FH)
Lehrer in den Bereichen Gesundheits-
und Krankenpflege/Kinderkranken-
pflege,
Gesundheits- und Krankenpflege-
assistenz
Ausbildungszentrum für Pflegeberufe
Universitätsklinikum Bonn
Sigmund-Freud-Str. 25k
53105 Bonn

Ricki Nusser-Müller-Busch, MSc
(Neureha)
Logopädin, F.O.T.T. Instruktorin
Rüsternallee 45
14050 Berlin

Peter Nydahl
Krankenpfleger, Kurs- und Weiterbil-
dungsleiter für Basale Stimulation in der
Pflege, Pflegeexperte für Menschen im
Wachkoma, Praxisanleiter, RbP
Universitätsklinikum Schleswig-Holstein
Campus Kiel
Klinik für Neurologie, Neurologische
Intensivstation und Stroke Unit N1
Schittenhelmstr. 10,
24105 Kiel
Peter.Nydahl@uk-sh.de

PD Dr. med E. Oestreicher
Gemeinschaftspraxis für Hals- Nasen-
und Ohrenheilkunde
Allergologie, Plastische Operationen
Lingener Str. 5
49716 Meppen

XV

Autoren

Jürgen Ohms
Dipl. Pflegepädagoge (FH)
Leitung Contilia Akademie GmbH
St.-Marien-Hospital
Kaiserstr. 50
45468 Mülheim an der Ruhr

Thomas Olschewski
Fachkrankenpfleger für Intensivpflege
und Anästhesie
Einrichtung zur Neurologischen Lang-
zeitrehabilitation – Phase F Casa Vitae
Andreas-Hofer-Str. 70
48145 Münster

Dr. Brigitte Osterbrink
Leiterin der Akademie für Gesundheits-
berufe
Präsidentin der Mathias-Hochschule
Mathias-Spital Rheine
Frankenburgstr. 31
48431 Rheine

Philipp Papavassilis
Assistenzarzt
Universitätsklinikum Münster
Klinik und Poliklinik für Urologie
Albert-Schweitzer-Campus 1,
Gebäude A1
48149 Münster

Dr. med. Klaus Maria Perrar
Personaloberarzt
Am Zentrum für Palliativmedizin
Uniklinik Köln
Kerpener Str. 62
50937 Köln

Adriano Pierobon
Gerontologe, Geschäftsführer
HUMANIS GmbH
Mozartstr. 1
76133 Karlsruhe

Dr. rer. nat. Andreas Portsteffen
Leiter der Krankenhausapotheke
Gemeinschaftskrankenhaus Herdecke
Gerhard-Kienle-Weg 4
58313 Herdecke

Prof. Dr. med. Claudia Rössig
Klinik für Kinder- und Jugendmedizin
Pädiatrische Hämatologie und Onkologie
Albert-Schweitzer-Campus 1
48149 Münster

Brigitte Sachsenmaier
Freiberufliche Dozentin für Pflege-
themen, Lehrerin für Pflege
Stomatherapeutin, Mentorin, Hygiene-
beauftragte in Einrichtungen der
Altenpflege
Ziegelstr. 42
73084 Salach

Dr. Christof Schnürer
Facharzt für Innere Medizin
Facharzt für Allgemeinmedizin
Römerstr. 6
79410 Badenweiler

Jasmin Schön
M.A., Dipl.-Berufspädagogin (FH)
Krankenschwester
Ausbilderin Fachdidaktik Pflege am
Staatlichen Seminar für Didaktik und
Lehrerbildung (Berufliche Schulen)
Karlsruhe Wissenschaftliche Lehrkraft
Bertha-von-Suttner-Schule
Beethovenstr. 1
76275 Ettlingen

Doris Schöning M.Sc.
Diabeteswissenschaftlerin
Mathias Hochschule
Frankenburgstr. 31
48431 Rheine

Silke Schoolmann
Dipl.-Pflegepädagogin (FH)
Gartenfeldstraße 12
55118 Mainz

Prof. Dr. Michael Schulz
Lehrstuhl für Psychiatrische Pflege
Fachhochschule der Diakonie
Grete-Reich-Weg 9
33617 Bielefeld

Privatdozent Dr. med.
Andreas Schwarzkopf
Facharzt für Mikrobiologie und
Infektionsepidemiologie
Ö.b.u.b. Sachverständiger für Kranken-
haushygiene
Institut Schwarzkopf GbR
Otto-von-Bamberg-Str. 10
97717 Aura a.d. Saale

Tanja Segmüller
Pflegewissenschaftlerin
(MScN, BScN, RN)
Universität Witten/Herdecke
Paulstr. 12
42287 Wuppertal

Erika Sirsch, MScN
Deutsches Zentrum für Neurode-
generative Erkrankungen, (DZNE) Witten
Stockumer Str. 12
Postfach 6250
58463 Witten

Ursula Skrotzki
Fachkrankenschwester für Intensiv-
und Anästhesiepflege
Klinikum Dortmund gGmbH
Klinikzentrum Nord
Zentrum für Schwerbrandverletzte
Münsterstr. 240
44145 Dortmund

Annegret Sow
Diplom-Pflegepädagogin (Univ)
Klinikum Region Hannover GmbH
Schulzentrum
Roesebeckstr. 15
30449 Hannover

Christine Sowinski
Krankenschwester, Diplom-Psychologin
Leitung Bereich Beratung von
Einrichtungen und Diensten
Kuratorium Deutsche Altershilfe
An der Pauluskirche 3
50677 Köln

Annette Stade
Pflegedienstleitung /
Niederlassungsleitung
Heroldstr. 80
44894 Bochum

Dietmar Stolecki
Dipl.-Berufspädagoge
Referat Fort- und Weiterbildung
St. Johannes-Hospital
Johannesstr. 9-17
44137 Dortmund

Professor Dr. med. Dr. h. c.
Christoph Student
Palliativmediziner und Psychotherapeut
Deutsches Institut für Palliative Care
St. Gallener Weg 2
79189 Bad Krozingen

Heiner Terodde
Praxisanleiter, Fachkrankenpfleger für
Intensivpflege u. Anästhesie
Oberschwabenklinik gGmbH
Elisabethenstraße 15
88212 Ravensburg

Maike Unger
Stationsleitung
Gemeinschaftskrankenhaus
Gerhard-Kienle-Weg 4
58313 Herdecke

Christa van Leeuwen
Hausgeburtshebamme
Systemische Familien- und Paartherapie
Sexualberatung
Am Berge 3
58313 Herdecke

Gabie Vef-Georg
Pflegefachfrau, Lehrerin für Pflege-
berufe, Heilpflanzenfachfrau
Autorin und Gartentherapeutin
Ziegelried 373
3054 Schlüpfen
SCHWEIZ

Prof. Dr. Frank Weidner
Dekan, Pflegewissenschaftliche Fakultät
PTHV – Philosophisch-Theologische
Hochschule Vallendar
Pallottistr. 3
56179 Vallendar

Ina Welk
Fachkrankenschwester Intensiv-
und Anästhesiepflege
Pflegemanagerin
Strategische Weiterentwicklung,
Prozessberatung und Marketing
in der Pflege
Universitätsklinikum Schleswig-Holstein
Arnold-Heller-Str. 3 – Haus 18
24105 Kiel

Andreas Wendl
Krankenpfleger
Berufsgenossenschaftliches
Unfallkrankenhaus Hamburg
Bergedorferstr. 10
21033 Hamburg

Susanne Werschmöller
Krankenschwester, Pflegeüberleitung
Gemeinschaftskrankenhaus Herdecke
Gerhard-Kienle-Weg 4
58313 Herdecke

Thomas Werschmöller
Krankenpfleger, Primary Nurse,
Hygienefachkraft
Gemeinschaftskrankenhaus Herdecke
Gerhard-Kienle-Weg 4
58313 Herdecke

Stefan Wilpsbäumer (M.A.)
Fachgesundheits- und Krankenpfleger
für Intensivpflege und Anästhesie
Universitätsklinikum Münster
Weiterbildungsstätte für Intensivpflege,
Anästhesie u. Pflege in der Onkologie
Schmeddingstr. 56
48129 Münster

Prof. Dr. med. Christian Wülfing
Chefarzt der Abteilung für Urologie
Asklepios Klinik Altona
Paul-Ehrlich-Str. 1
22763 Hamburg

Inhaltsverzeichnis

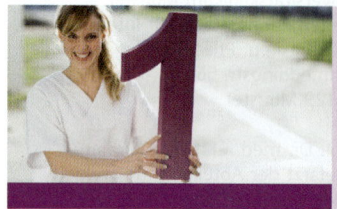

Teil 1
Grundlagen des Pflegeberufs

4 Organisation, Management und Recht —————— 74

5 Ethik – Herausforderungen und Entscheidungen —————— 132

6 Menschliche Entwicklung und Sozialisation —————— 148

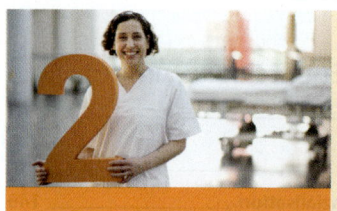

Teil 2
ATL – Pflegesituationen erkennen, erfassen und bewerten, Pflegemaßnahmen auswählen, durchführen und evaluieren

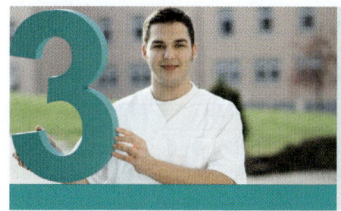

Teil 3
Bei der medizinischen Diagnostik und Therapie mitwirken

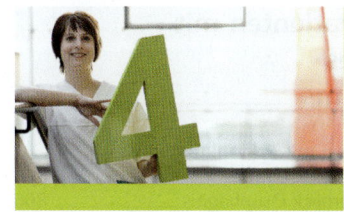

Teil 4
Gesundheits- und Krankenpflege bei bestimmten Patientengruppen

35 Betreuung von Frauen in der Geburtshilfe und Neugeborenenpflege _____ 906

36 Pflege von Frauen in der Gynäkologie _____ 932

37 Pflege von Männern mit Erkrankungen der Geschlechtsorgane _____ 956

38 Pflege von Patienten mit Erkrankungen des endokrinen Systems _____ 969

1 Grundlagen des Pflegeberufs

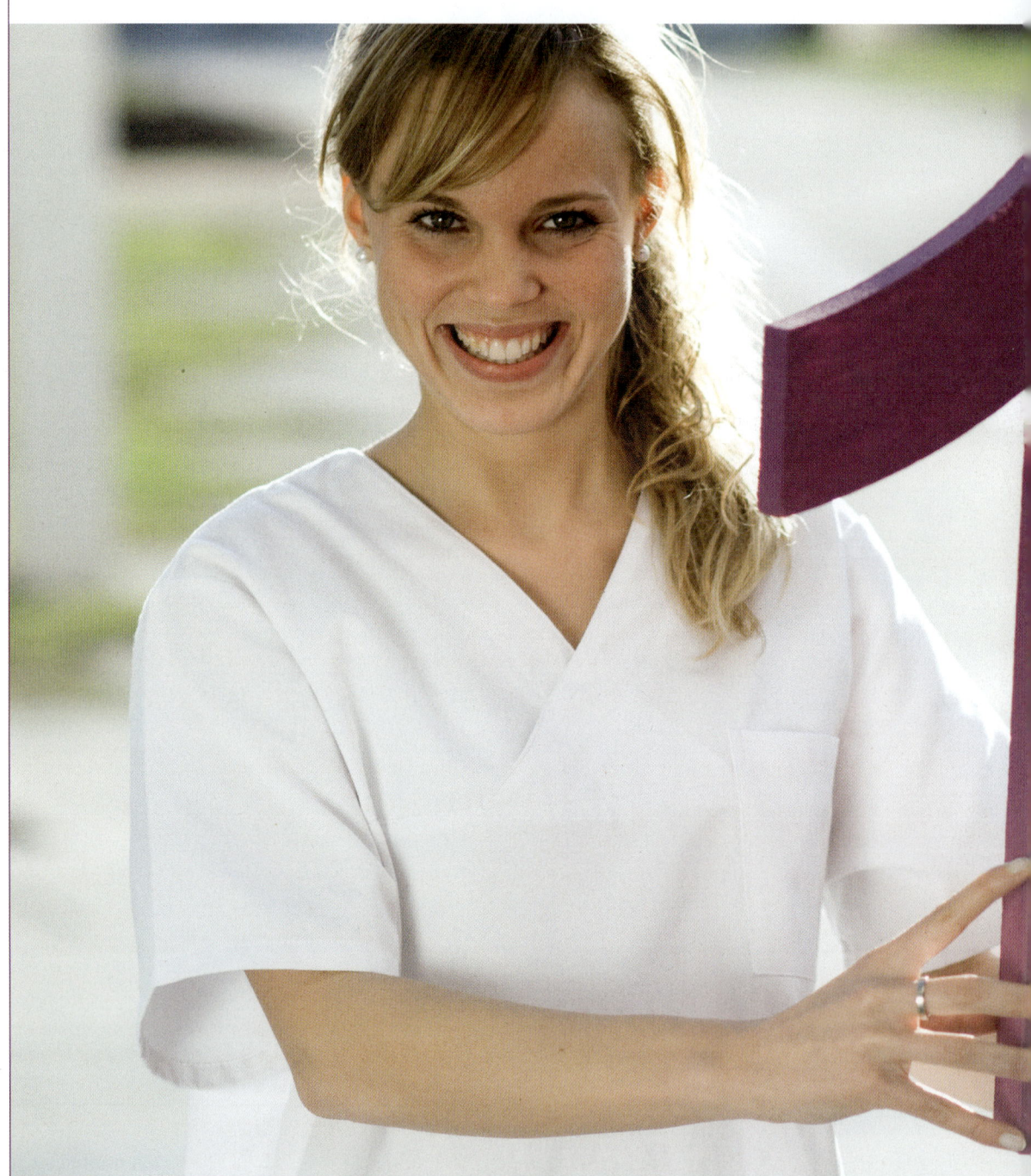

1 Gesundheits- und Krankenpflege – Ausbildung und Beruf

Gertrud Hundenborn

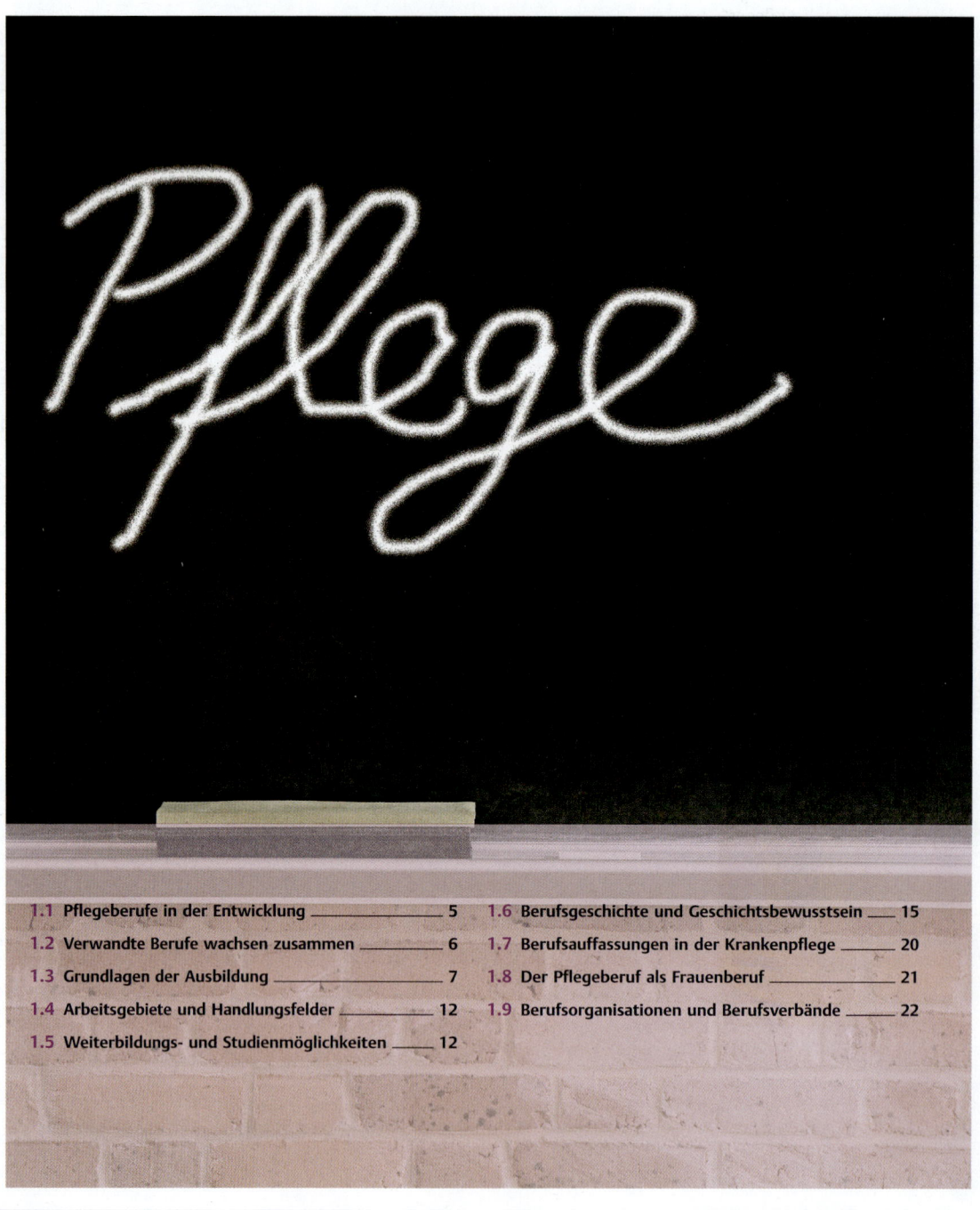

1.1 Pflegeberufe in der Entwicklung

Die Berufe der Gesundheits- und Krankenpflege sowie der Gesundheits- und Kinderkrankenpflege gehören zu den Berufen mit einer langen Berufstradition. Die neuen Berufsbezeichnungen „Gesundheits- und Krankenpfleger" bzw. „Gesundheits- und Kinderkrankenpfleger" weisen jedoch auf Veränderungen und Entwicklungen des Berufes hin. Mit dem Gesetz über die Berufe in der Krankenpflege und zur Änderung anderer Gesetze vom 16. Juli 2003 wurden die neuen Berufsbezeichnungen eingeführt und haben die bislang geltenden Berufsbezeichnungen „Krankenschwester" und „Krankenpfleger" bzw. „Kinderkrankenschwester" und „Kinderkrankenpfleger" abgelöst (*Abb. 1.1*). Wer nach dem 1. Januar 2004 eine Ausbildung in der Kranken- bzw. Kinderkrankenpflege erfolgreich abgeschlossen hat, erhält die Erlaubnis zur Führung einer der neuen Berufsbezeichnungen.

Berufe sind aus der Arbeitsteilung in unserer Gesellschaft hervorgegangen, weil in komplexeren Gesellschaften eine Spezialisierung erforderlich ist. Ausgewählte Aufgaben des gesellschaftlichen Lebens werden dauerhaft an bestimmte Personengruppen übertragen, die hierfür i. d. R. speziell ausgebildet sind.

Beruf und Gesellschaft
Angehörige einer Berufsgruppe erfüllen einen gesellschaftlichen Auftrag. Als Gegenleistung erhalten sie Geld und soziale Anerkennung. Veränderungen in einer Gesellschaft führen zu Veränderungen

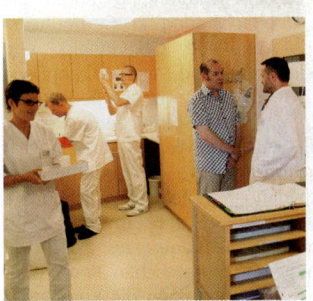

Abb. 1.1 Wer nach dem 1. Januar 2004 eine Ausbildung in der Kranken- bzw. Kinderkrankenpflege erfolgreich abgeschlossen hat, darf sich „Gesundheits- und Krankenpfleger" bzw. „Gesundheits- und Kinderkrankenpfleger" nennen.

in der Berufswelt. So können bisherige Berufe aufgelöst, neue Berufe geschaffen oder bestehende Berufe in ihrem Aufgabenprofil und ihrem Zuständigkeitsbereich verändert werden.

Vor diesem Hintergrund sind auch die neuen Berufsbezeichnungen in den Pflegeberufen zu verstehen. Die gesellschaftlichen Entwicklungen, insbesondere im Bereich der Gesundheitsversorgung, sind durch gravierende Veränderungen gekennzeichnet.

Von den Angehörigen der Pflege- und Gesundheitsberufe wird erwartet, dass sie diese Herausforderungen aufgreifen und kompetent bewältigen. Die Ausbildung hat die Aufgabe, auf die Anforderungen des Berufes angemessen vorzubereiten. Sie muss deshalb die neuen Herausforderungen entsprechend aufgreifen.

Notwendigkeit der Reformen
Der Gesetzgeber hat ausführlich begründet, warum die bisherige Ausbildung in der Kranken- und Kinderkrankenpflege verändert werden musste. Er weist insbesondere auf drei Entwicklungen hin:

1. Neue Arbeitsfelder sind entstanden
Berufliche Pflege wurde lange Zeit überwiegend im Krankenhaus ausgeübt. Die Ausbildung war ebenfalls auf die Pflege im Krankenhaus ausgerichtet. Veränderungen, insbesondere im Sozialversicherungsrecht, erfordern nunmehr neben der Pflege im Krankenhaus die Pflege im ambulanten und häuslichen Bereich, in teilstationären Bereichen, in Langzeitpflege- und Rehabilitationseinrichtungen sowie in Bereichen der Gesundheitsförderung. Pflegende müssen also in der Lage sein, die unterschiedlichen Pflege- und Lebenssituationen in verschiedenen Versorgungsgebieten in ihrem Handeln zu berücksichtigen. Hierzu gehört auch die Einbeziehung des familiären und sozialen Umfeldes sowie des kulturellen Hintergrundes der Menschen mit Pflegebedarf (Begründung KrPflG 2003; Hundenborn u. Knigge-Demal 1996, Hundenborn 2005 c).

2. Pflegewissenschaftliche Grundlagen wurden entwickelt
Bislang haben sich Pflegende in ihrem Handeln überwiegend auf ihre indivi-

duellen Erfahrungen berufen oder sich auf Erkenntnisse aus anderen Wissenschaften gestützt, etwa auf Erkenntnisse der naturwissenschaftlich orientierten Medizin. Heute wird zunehmend erwartet, dass Pflegende ihr Handeln auf der Grundlage ihres eigenen Wissensgebietes planen, durchführen und rechtfertigen können.

Die Pflegewissenschaft und -forschung ist für den Aufbau eines solchen Wissensgebietes verantwortlich. Sie sichert und ordnet pflegespezifisches Wissen, das für eine eigene pflegerische Expertise notwendig ist. Sie erforscht z. B., welche pflegerischen Handlungen wirksam oder unwirksam sind (vgl. evidenzbasierte Pflege, S. 54).

Der Gesetzgeber fordert, dass pflegewissenschaftliche Erkenntnisse wichtige Ausbildungsgrundlagen sein müssen. Mit der Abkehr von einem stark naturwissenschaftlich geprägten Pflegeverständnis und der Hinwendung zur Lebensweltperspektive geht auch einher, dass Pflege und Pflegeausbildung nicht länger auf die kurative Dimension, d. h. auf die Heilung von Krankheiten, beschränkt bleiben.

🍏 PRÄVENTION & GESUND-HEITSFÖRDERUNG
Auch gesundheitsförderndes und präventives sowie rehabilitatives und palliatives Pflegehandeln gewinnt zunehmend an Bedeutung (Begründung KrPflG 2003; Hundenborn 2005 c).

3. Interdisziplinäres Arbeiten wird immer wichtiger
Bereits heute kommt der Pflege älterer, alter und hochbetagter Menschen eine besondere Bedeutung zu. Aufgrund der Bevölkerungsentwicklung werden diese Herausforderungen weiter zunehmen. Gesundheits- und Krankenpfleger benötigen entsprechende Kompetenzen im Umgang mit alten und kranken Menschen. Der Gesetzgeber unterstreicht deshalb die Notwendigkeit einer Kooperation der Berufe in der Krankenpflege mit den Berufen in der Altenpflege (Begründung KrPflG 2003).

1.2 Verwandte Berufe wachsen zusammen

Mit zunehmender Differenzierung unserer Gesellschaft ist auch die Anzahl der Ausbildungsberufe angestiegen. In den 1970er Jahren gab es in Deutschland rund 600 anerkannte Ausbildungsberufe. Diese Erstausbildungen waren einerseits bereits hoch spezialisiert, wurden jedoch andererseits den sich rasch ändernden Anforderungen nicht gerecht. In der daraufhin einsetzenden Reform der Berufsausbildung wurden mehrere verwandte Berufe zu Berufsfeldern oder kleine und spezialisierte Berufe zu Kern- oder Basisberufen zusammengefasst. In der Folge wurden gestufte Ausbildungsgänge eingeführt, in denen die Lernenden verschiedener Ausbildungen in einer Grundstufe gemeinsam und in einer dem gewählten Ausbildungsabschluss entsprechenden Fachstufe getrennt unterrichtet wurden.

1.2.1 Ausbildung in Berufsfeldern oder Kernberufen

Bildungspolitiker erwarten von der Ausbildung in Berufsfeldern oder Kernberufen verschiedene Vorteile (**Abb. 1.2**):

- Die Handlungskompetenz der Ausgebildeten soll erhöht werden, indem die Ausbildung auf eine breitere Basis gestellt wird.
- Ein Wechsel zwischen verwandten Berufen eines Berufsfeldes oder eines Kernberufes soll erleichtert werden. Damit soll die Mobilität innerhalb der Berufe eines Berufsfeldes verbessert werden. Eine Gesundheits- und Krankenpflegerin soll etwa leichter in den Beruf der Altenpflegerin oder der Gesundheits- und Kinderkrankenpflegerin wechseln können, als dies bislang möglich war.

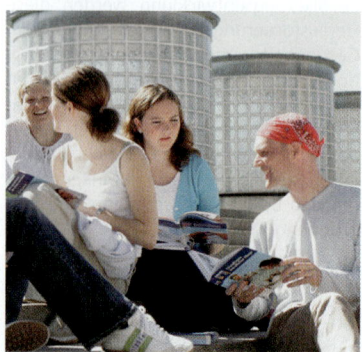

Abb. 1.2 Die Ausbildung in Berufsfeldern oder Kernberufen hat für die Auszubildenden viele Vorteile.

- Ein Schulwechsel während der Ausbildung soll leichter möglich sein.
- Der Unterricht soll effektiver werden, indem Lernende unterschiedlicher Ausbildungsberufe bereits während der Ausbildung mit- und voneinander lernen.
- Jugendlichen soll die Berufswahlentscheidung erleichtert werden, indem sie sich nicht bereits zu Beginn der Ausbildung, sondern erst im Ausbildungsverlauf für einen bestimmten Ausbildungsabschluss entscheiden müssen.

Bei der Bildung von Kern- oder Basisberufen beträgt der einheitlich geregelte Kernbereich der Ausbildung ca. 60 %. Der verbleibende Anteil bleibt für die spezifischen Inhalte des jeweiligen Berufsabschlusses reserviert. (Hundenborn 2005 b).

Reformen in der Pflegeausbildung

Pflegeberufe sind Teil der gesellschaftlichen Entwicklung. Die Reform der Berufsausbildung hat sich deshalb auch in einer Reform der Pflegeausbildungen niedergeschlagen. So ist als langfristiges Ziel vorgesehen, „die Ausbildung in den Pflegeberufen auf eine gemeinsame Grundlage zu stellen und durch die Schaffung von gleichen Voraussetzungen und Rahmenbedingungen für alle Pflegeberufe weiterzuentwickeln" (Begründung KrPflG 2003).

Ein erster Schritt ist mit dem neuen Krankenpflegegesetz bereits vollzogen worden. Die Ausbildungen in der Gesundheits- und Krankenpflege sowie in der Gesundheits- und Kinderkrankenpflege werden im gleichen Gesetz geregelt.

Zwei Phasen der Ausbildung

Integrierte Phase. 70 % der theoretischen und praktischen Ausbildung gehören zum einheitlich geregelten Bereich beider Berufe. Sie werden als integrierte Phase oder als „Allgemeiner Bereich" (KrPflAPrV 2003) bezeichnet.

Differenzierungsphase. 30 % der Ausbildung sind den spezifischen Aufgaben- und Einsatzgebieten der Gesundheits- und Krankenpflege bzw. der Gesundheits- und Kinderkrankenpflege vorbehalten. Sie werden als Differenzierungsphase oder als „Differenzierungsbereich" (KrPflAPrV 2003) bezeichnet.

Rechnerisch umfasst die gemeinsame Ausbildung ⅔ bzw. 2 Jahre der Ausbildungszeit. Ein Drittel bzw. 1 Jahr ist der Differenzierung in der Gesundheits- und

Krankenpflege bzw. in der Gesundheits- und Kinderkrankenpflege vorbehalten.

Wie die gemeinsamen und die spezifischen Anteile der Ausbildung aufeinander bezogen und miteinander verschränkt werden, bleibt den einzelnen Bundesländern überlassen. So kann bereits im ersten Ausbildungsjahr – parallel zu den gemeinsamen Ausbildungsthemen – mit den spezifischen Themen der Differenzierungsphase begonnen werden. Einige Bundesländer beginnen mit der Differenzierungsphase im zweiten Ausbildungsjahr und wieder andere erst nach Abschluss einer zweijährigen integrierten Phase.

Verbindung zur Altenpflege. Auch die Verbindung zur Altenpflege wird in beiden Ausbildungsgesetzen (Altenpflegegesetz und Krankenpflegegesetz) angesprochen. So ermöglicht eine Modellklausel, „gemeinsame Ausbildungsstrukturen in der Altenpflege-, Kinderkrankenpflege- und Krankenpflegeausbildung zu erproben, um richtungsweisende Erkenntnisse für eine Weiterentwicklung der Ausbildungen in den Pflegeberufen zu erhalten" (Begründung KrPflG 2003).

„Pflegeausbildung in Bewegung"

In einem bundesweiten Forschungsprojekt „Pflegeausbildung in Bewegung" sind in den letzten Jahren 8 Modellversuche einer gemeinsamen Ausbildung in den Pflegeberufen erprobt und ausgewertet worden. Die Ergebnisse dieser und weiterer Modellversuche werden voraussichtlich künftig zu einer neuen Form der Pflegeausbildung führen, die keine Unterscheidung in Gesundheits- und Krankenpflege, Gesundheits- und Kinderkrankenpflege und Altenpflege mehr vornimmt. Inzwischen liegen Eckpunkte für diese weiterreichende Reform der Pflegeausbildungen vor, die eine seit langem angestrebte gemeinsame Pflegeausbildung empfehlen (Eckpunkte zur Vorbereitung des Entwurfs eines neuen Pflegeberufegesetzes 2012). In einem neuen pflegerischen Kern- oder Basisberuf werden dann die Kompetenzen zur Pflege von Menschen aller Altersgruppen in unterschiedlichen Pflege- und Lebenssituationen sowie in unterschiedlichen Versorgungsformen erworben. Die Aufgaben und Einsatzgebiete der Pflegenden sowie die Möglichkeiten eines Wechsels zwischen den unterschiedlichen Bereichen werden noch größer als dies heute schon der Fall ist.

1.3 Grundlagen der Ausbildung

Die Ausbildungen in der Gesundheits- und Krankenpflege sowie in der Gesundheits- und Kinderkrankenpflege werden bundeseinheitlich durch das Gesetz über die Berufe in der Krankenpflege und zur Änderung anderer Gesetze vom 16. Juli 2003 geregelt.

Gesetz als amtliches Berufsbild

Das Gesetz ist als amtliches Berufsbild zu verstehen. Amtliche Berufsbilder stellen im Wesentlichen sicher, dass Angehörige von Berufen mit gleicher Berufsbezeichnung die gleiche Vorbildung besitzen. So schützt das Krankenpflegegesetz nicht die Berufsausübung, sondern die Ausübung des Berufes unter der Berufsbezeichnung „Gesundheits- und Krankenpfleger" bzw. „Gesundheits- und Kinderkrankenpfleger". Es schützt also die Berufsbezeichnungen.

Regelungen

Darüber hinaus regelt das Gesetz u. a. (**Abb. 1.3**)

- das Ausbildungsziel mit den wesentlichen Aufgaben, auf die die Ausbildung vorzubereiten hat (§ 3),
- die Dauer und Gliederung der Ausbildung einschließlich der staatlichen Anerkennung von Schulen (§ 4),
- die Zugangsvoraussetzungen einschließlich der Anrechnungsmöglichkeiten anderer Ausbildungen (§ 5, § 6),
- die Anrechnung von Fehlzeiten (§ 7),
- die Gestaltung des Ausbildungsvertrages (§ 9),

- die Pflichten des Ausbildungsträgers sowie der Schülerin und des Schülers (§ 10, § 11),
- die Ausbildungsvergütung (§ 12) und
- die Probezeit, das Ende sowie die Kündigung des Ausbildungsverhältnisses (§ 13, § 14, § 15).

Ausbildungs- und Prüfungsverordnung

Über das Krankenpflegegesetz hinausgehende Mindestanforderungen an die Ausbildungen sowie Einzelheiten der staatlichen Prüfungen sind in der Ausbildungs- und Prüfungsverordnung für die Berufe in der Krankenpflege vom 10. November 2003 geregelt.

Die Rechtsverordnung legt u. a. die Stundenzahlen und Inhalte für den theoretischen und praktischen Unterricht sowie die Stundenzahlen und Einsatzgebiete für die praktische Ausbildung fest (**Tab. 1.1**).

Stundenzahlen, Wissensgrundlagen und Einsatzgebiete basieren auf europäischen Richtlinien und stellen sicher, dass die Ausbildungsabschlüsse in anderen europäischen Ländern anerkannt werden (Stöcker 2005).

1.3.1 Kompetent pflegen

Die Grundlagen des Berufsbildes der Gesundheits- und Krankenpflege und der Gesundheits- und Kinderkrankenpflege werden im Ausbildungsziel nach § 3 des Krankenpflegegesetzes festgelegt.

Tab. 1.1 Vorgaben der Ausbildungs- und Prüfungsverordnung für die Berufe in der Krankenpflege vom 10. November 2003 (Auszug).

	Stundenzahlen
Wissensgrundlagen für den theoretischen und praktischen Unterricht (KrPflAPrV – Anlage 1 A)	
1. Kenntnisse der Gesundheits- und Krankenpflege, der Gesundheits- und Kinderkrankenpflege sowie der Pflege- und Gesundheitswissenschaften	950
2. Pflegerelevante Kenntnisse der Naturwissenschaften und der Medizin	500
3. Pflegerelevante Kenntnisse der Geistes- und Sozialwissenschaften	300
4. Pflegerelevante Kenntnisse aus Recht, Politik und Wirtschaft	150
zur Verteilung	200
Gesamtstundenzahl	2100
davon für die Differenzierungsphase in der Gesundheits- und Krankenpflege/Gesundheits- und Kinderkrankenpflege	500
Einsatzgebiete und Stundenzahlen für die praktische Ausbildung (KrPflAPrV – Anlage 1 B)	
I. Allgemeiner Bereich	
1. Gesundheits- und Krankenpflege von Menschen aller Altersgruppen in der stationären Versorgung in kurativen Gebieten in den Fächern Innere Medizin, Geriatrie, Neurologie, Chirurgie, Gynäkologie, Pädiatrie, Wochen- und Neugeborenenpflege sowie in mindestens zwei dieser Fächer in rehabilitativen und palliativen Gebieten	800
2. Gesundheits- und Krankenpflege von Menschen aller Altersgruppen in der ambulanten Versorgung in präventiven, kurativen, rehabilitativen und palliativen Gebieten	500
II. Differenzierungsbereich	
1. Gesundheits- und Krankenpflege stationäre Pflege in den Fächern Innere Medizin, Chirurgie, Psychiatrie oder	700
2. Gesundheits- und Kinderkrankenpflege stationäre Pflege in den Fächern Pädiatrie, Neonatologie, Kinderchirurgie, Neuropädiatrie, Kinder- und Jugendpsychiatrie	700
III. Zur Verteilung auf die Bereiche I und II	500
Gesamtstundenzahl	2500

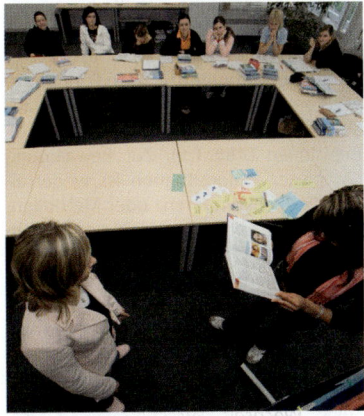

Abb. 1.3 Die grundsätzlichen Regelungen der Ausbildung regelt das Krankenpflegegesetz (KrPflG) vom 16. Juli 2003.

Ausbildungsziele

(1) Die Ausbildung für Personen nach § 1 Abs. 1 Nr. 1 und 2 soll entsprechend dem allgemein anerkannten Stand pflegewissenschaftlicher, medizinischer und weiterer bezugswissenschaftlicher Erkenntnisse fachliche, personale, soziale und methodische Kompetenzen zur verantwortlichen Mitwirkung insbesondere bei der Heilung, Erkennung und Verhütung von Krankheiten vermitteln. Die Pflege im Sinne von Satz 1 ist dabei unter Einbeziehung präventiver, rehabilitativer und palliativer Maßnahmen auf die Wiedererlangung, Verbesserung, Erhaltung und Förderung der physischen und psychischen Gesundheit des zu pflegenden Menschen auszurichten. Dabei sind die unterschiedlichen Pflege- und Lebenssituationen sowie Lebensphasen und die Selbstständigkeit und Selbstbestimmung der Menschen zu berücksichtigen (Ausbildungsziel).

(2) Die Ausbildung für die Pflege nach Absatz 1 soll insbesondere dazu befähigen,

1. die folgenden Aufgaben eigenverantwortlich auszuführen:
   a. Erhebung und Feststellung des Pflegebedarfs, Planung, Organisation, Durchführung und Dokumentation der Pflege,
   b. Evaluation der Pflege, Sicherung und Entwicklung der Qualität der Pflege,
   c. Beratung, Anleitung und Unterstützung von zu pflegenden Menschen und ihrer Bezugspersonen in der individuellen Auseinandersetzung mit Gesundheit und Krankheit,
   d. Einleitung lebenserhaltender Sofortmaßnahmen bis zum Eintreffen der Ärztin oder des Arztes,
2. die folgenden Aufgaben im Rahmen der Mitwirkung auszuführen:
   e. eigenständige Durchführung ärztlich veranlasster Maßnahmen,
   f. Maßnahmen der medizinischen Diagnostik, Therapie oder Rehabilitation,
   g. Maßnahmen in Krisen- und Katastrophensituationen,
3. interdisziplinär mit anderen Berufsgruppen zusammenzuarbeiten und dabei multidisziplinäre und berufsübergreifende Lösungen von Gesundheitsproblemen zu entwickeln.

Eigenverantwortliches Arbeiten. Nach Absatz (2) umfasst der Aufgabenbereich der Gesundheits- und Krankenpflege bzw. der Gesundheits- und Kinderkrankenpflege zum einen einen eigenverant-

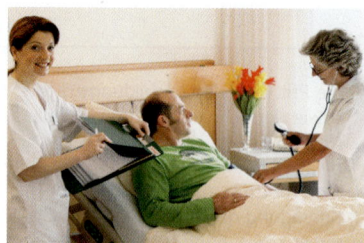

Abb. 1.4 Eigenverantwortliches Handeln in der Pflege setzt vielfältige Pflegekompetenzen voraus.

wortlichen Bereich (**Abb. 1.4**). Hierzu gehören
- die Gestaltung des Pflegeprozesses,
- die Beratung, Anleitung und Unterstützung des Menschen mit Pflegebedarf und seiner Bezugspersonen sowie
- das Handeln in Notfallsituationen.

Sogenannte Vorbehaltsaufgaben im rechtlichen Sinne werden hiermit jedoch nicht geregelt, d. h., es werden keine Aufgaben festgeschrieben, die nur von dieser Berufsgruppe durchgeführt werden dürfen.

Aufgaben im Rahmen der Mitwirkung. Der zweite Zuständigkeitsbereich bezieht sich auf die Aufgaben im Rahmen der Mitwirkung. Hierzu gehören die Übernahme ärztlich delegierter Tätigkeiten (S. 119), die Unterstützung und Assistenz bei diagnostischen, therapeutischen oder rehabilitativen Maßnahmen sowie die Mitwirkung in Krisen- oder Katastrophensituationen.

Interdisziplinäres Arbeiten. Schließlich ist interdisziplinäres Arbeiten bei Gesundheitsproblemen gefordert, die nur in Zusammenarbeit mit unterschiedlichen Berufsgruppen angemessen bewältigt werden können.

Fachliche, personale, soziale und methodische Kompetenzen

Damit die Schülerin und der Schüler lernen, im Rahmen ihrer Zuständigkeiten fachlich korrekt und verantwortungsbewusst zu handeln sowie die Zusammenarbeit gelingend zu gestalten, sollen sie in der Ausbildung „fachliche, personale, soziale und methodische Kompetenzen" erwerben (KrPflG 2003, § 3).

> **MERKE** Kompetent zu sein, bedeutet nicht nur, für ein bestimmtes Aufgabengebiet zuständig zu sein, sondern v. a. anspruchsvolle und komplexe Handlungssituationen bewältigen zu können. ────────────

Berufliche Handlungskompetenz oder Pflegekompetenz entwickelt sich auf

der Grundlage der bereits vorhandenen individuellen Voraussetzungen im Ausbildungsprozess. Sie ist mit dem Ende der Ausbildung jedoch nicht abgeschlossen, sondern bedarf einer Weiterentwicklung über das gesamte Berufsleben. Diese Weiterentwicklung ist zum einen abhängig von den persönlichen Voraussetzungen und der eigenen Anstrengung, zum anderen von Lerngelegenheiten und günstigen Rahmenbedingungen, die Kompetenzerwerb und -weiterentwicklung zulassen, begünstigen und fördern.

Kompetent ist nicht schon jemand, der viel weiß, sondern jemand, der in Lebens- und Berufssituationen angemessen handelt. Deshalb können Kompetenzen nicht ausschließlich in schulischen Lernprozessen erworben werden. Zum Erwerb von Pflegekompetenz gehört vielmehr das Handeln in konkreten Pflegesituationen. Beide Lernorte – Schule und Betrieb – tragen deshalb gemeinsam zur Kompetenzentwicklung bei.

Fachliche und methodische Kompetenzen. Fachlich und methodisch kompetent ist jemand, der mit den Konzepten und Methoden seines Berufes Aufgaben und Probleme seines Zuständigkeitsgebietes selbstständig bewältigen kann.

Soziale Kompetenzen. Soziale Kompetenzen sind v. a. darauf bezogen, sich mit anderen Gruppen in der Zusammenarbeit verständigen zu können, seine Interessen argumentativ vertreten und sich auf Aushandlungsprozesse einlassen zu können.

Personale Kompetenzen. Personale Kompetenzen beinhalten die Fähigkeit, sich selbst einschätzen zu können, über sich selbst nachdenken zu können, eigene Einstellungen und Werthaltungen zu entwickeln und zu vertreten sowie eigene Begabungen zu entfalten. Für die (Weiter-)Entwicklung von Kompetenzen ist insbesondere die Reflexion gemachter Erfahrungen von Bedeutung.

Handlungskompetenz. Handlungskompetenz beinhaltet immer Anteile aus allen angesprochenen Kompetenzdimensionen (**Abb. 1.5**). Zur Bewältigung komplexer Pflegesituation ist weder allein die Fachkompetenz oder Methodenkompetenz noch die soziale oder personale Kompetenz ausreichend. In den Ausbildungen der Gesundheits- und Krankenpflege bzw. der Gesundheits- und Kinderkrankenpflege findet deshalb eine Förderung aller Kompetenzbereiche statt, wobei sich die Schülerinnen und Schüler bemühen müssen, „die in § 3 genannten Kompetenzen zu erwerben, die erforderlich sind, um das Ausbildungsziel zu erreichen" (KrPflG 2003, § 11).

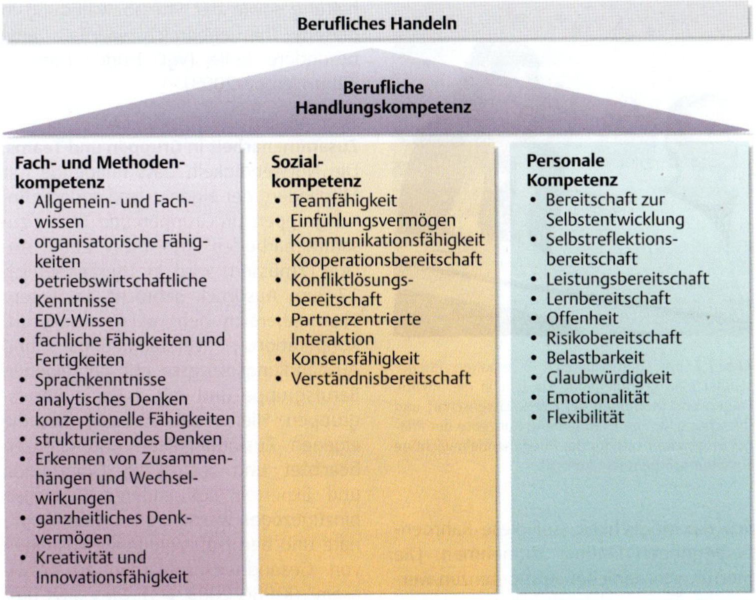

Berufliches Handeln

Berufliche Handlungskompetenz

Fach- und Methoden-kompetenz
- Allgemein- und Fach-wissen
- organisatorische Fähig-keiten
- betriebswirtschaftliche Kenntnisse
- EDV-Wissen
- fachliche Fähigkeiten und Fertigkeiten
- Sprachkenntnisse
- analytisches Denken
- konzeptionelle Fähigkeiten
- strukturierendes Denken
- Erkennen von Zusammen-hängen und Wechsel-wirkungen
- ganzheitliches Denk-vermögen
- Kreativität und Innovationsfähigkeit

Sozial-kompetenz
- Teamfähigkeit
- Einfühlungsvermögen
- Kommunikationsfähigkeit
- Kooperationsbereitschaft
- Konfliktlösungs-bereitschaft
- Partnerzentrierte Interaktion
- Konsensfähigkeit
- Verständnisbereitschaft

Personale Kompetenz
- Bereitschaft zur Selbstentwicklung
- Selbstreflektions-bereitschaft
- Leistungsbereitschaft
- Lernbereitschaft
- Offenheit
- Risikobereitschaft
- Belastbarkeit
- Glaubwürdigkeit
- Emotionalität
- Flexibilität

Abb. 1.5 Haus der beruflichen Handlungskompetenz (nach Lauber 2012).

Themenbereiche der Ausbildungs- und Prüfungsverordnung für die Berufe in der Krankenpflege (KrPflAPrV)

1. Pflegesituationen bei Menschen aller Altersgruppen erkennen, erfassen und bewerten
2. Pflegemaßnahmen auswählen, durchführen und auswerten
3. Unterstützung, Beratung und Anleitung in gesundheits- und pflegerelevanten Fragen fachkundig gewährleisten
4. Bei der Entwicklung und Umsetzung von Rehabilitationskonzepten mitwirken und diese in das Pflegehandeln integrieren
5. Pflegehandeln personenbezogen ausrichten
6. Pflegehandeln an pflegewissenschaftlichen Erkenntnissen ausrichten
7. Pflegehandeln an Qualitätskriterien, rechtlichen Rahmenbestimmungen sowie wirtschaftlichen und ökologischen Prinzipien ausrichten
8. Bei der medizinischen Diagnostik und Therapie mithelfen
9. Lebenserhaltende Sofortmaßnahmen bis zum Eintreffen der Ärztin oder des Arztes einleiten
10. Berufliches Selbstverständnis entwickeln und lernen, berufliche Anforderungen zu bewältigen
11. Auf die Entwicklung der Pflegeberufe im gesellschaftlichen Kontext Einfluss nehmen
12. In Gruppen und Teams zuammenarbeiten

Abb. 1.6 Themenbereiche der Ausbildungs- und Prüfungsverordnung für die Berufe in der Krankenpflege (KrPflAPrV).

Themenbereiche der Ausbildungs- und Prüfungsverordnung

Welche Kompetenzen im Einzelnen in der Ausbildung zu erwerben sind, wird in den 12 Themenbereichen der Ausbil-dungs- und Prüfungsverordnung für die Berufe in der Krankenpflege näher gere-gelt (**Abb. 1.6**):

1. Pflegesituationen bei Menschen aller Altersgruppen erkennen, erfassen und bewerten
2. Pflegemaßnahmen auswählen, durchführen und auswerten
3. Unterstützung, Beratung und Anlei-tung in gesundheits- und pflegere-

levanten Fragen fachkundig ge-währleisten
4. Bei der Entwicklung und Umsetzung von Rehabilitationskonzepten mit-wirken und diese in das Pflegehan-deln integrieren
5. Pflegehandeln personenbezogen ausrichten
6. Pflegehandeln an pflegewissen-schaftlichen Erkenntnissen ausrich-ten
7. Pflegehandeln an Qualitätskriterien, rechtlichen Rahmenbestimmungen sowie wirtschaftlichen und ökologi-schen Prinzipien ausrichten

8. Bei der medizinischen Diagnostik und Therapie mitwirken
9. Lebenserhaltende Sofortmaßnah-men bis zum Eintreffen der Ärztin oder des Arztes einleiten
10. Berufliches Selbstverständnis entwi-ckeln und lernen, berufliche Anfor-derungen zu bewältigen
11. Auf die Entwicklung der Pflegeberu-fe im gesellschaftlichen Kontext Ein-fluss nehmen
12. In Gruppen und Teams zusammen-arbeiten

Themenbereiche 1 bis 2

Im Mittelpunkt der Themenbereiche 1 und 2 stehen die Kompetenzen, die mit dem Pflegeprozess als Arbeitsmethode der Pflegenden verbunden sind. Der Pflegeprozess umfasst die Einschätzung des Pflegebedarfs, die Planung und Durchführung der Pflege sowie deren Auswertung. Pflegende benötigen Kom-petenzen zur Bewältigung von Pflegesi-tuationen, die im Zusammenhang mit „Krankheit, Unfall, Behinderung oder im Zusammenhang mit Lebens- und Ent-wicklungsphasen" (Hundenborn u. Kühn-Hempe 2003) stehen. Dabei ist die Pflege den Verlaufsphasen von Krankheiten, Behinderungen oder Schä-digungen anzupassen. Bei der Pflege von „Menschen aller Altersgruppen" (KrPflAPrV 2003) müssen die Pflegenden die jeweiligen sachlichen, personenbezo-genen und situativen Erfordernisse be-rücksichtigen. Hierzu gehören auch die Beziehungsgestaltung und eine auf den Alters- und Entwicklungsstand ausge-richtete Interaktion und Kommunikation. (Pflege-)wissenschaftliche Erkenntnisse sowie Erkenntnisse aus anderen Bezugs-wissenschaften sind wichtige Handlungs-grundlagen.

Themenbereich 3 und 4

Zu den Aufgaben der Pflegenden gehö-ren nicht nur die objektiven Erfordernis-se einer Situation, sondern auch deren subjektive Deutung, das Erleben und Verarbeiten aller an der Situation Betei-ligten (Hundenborn u. Kreienbaum u. Knigge-Demal 1996, 1999). Die hierfür notwendigen Kompetenzen werden im Themenbereich 3 aufgeführt. Darüber hinaus wird der Gesundheitsvorsorge und -förderung als wichtiger Dimension pflegerischen Handelns besondere Auf-merksamkeit geschenkt. Beratung und Anleitung von Angehörigen und Bezugs-personen sowie deren Einbeziehung in die Pflege spielen in diesem Themenbe-reich eine besondere Rolle. Diese unter-stützend-edukativen Aufgaben gewin-nen zunehmend an Bedeutung, wenn

Pflegende die Selbstbestimmung und Selbstständigkeit des Menschen mit Pflegebedarf achten. Schließlich benötigen Pflegende die Kompetenzen, die für die Kontinuität der Versorgung bei der Aufnahme, Verlegung oder Entlassung erforderlich sind.

Angesichts einer zunehmenden Anzahl von Menschen mit Pflegebedarf, der aus den Folgen von Unfallereignissen sowie aus chronischen Erkrankungen und Einschränkungen resultiert, kommt solchen interdisziplinären Strategien und Konzepten eine entscheidende Bedeutung zu, die dem betroffenen Menschen ein Leben „in bedingter Gesundheit" ermöglichen und die hierbei auch die psychischen und sozialen Auswirkungen bleibender Beeinträchtigungen in den Blick nehmen. Die Bedeutung dieser rehabilitativen Dimension des Pflegehandelns wird im Themenbereich 4 besonders hervorgehoben.

Themenbereich 5
Die Bedeutung einer „personenbezogenen" und auf die „individuelle Situation" ausgerichteten Pflege, die zudem das „soziale Umfeld" und „gruppenspezifische sowie ethische Grundfragen" berücksichtigen soll, wird im Themenbereich 5 aufgegriffen. Der Themenbereich greift die Forderung des Ausbildungsziels erkennbar auf, nach der Pflegende die Selbstständigkeit und die Selbstbestimmung des Menschen mit Pflegebedarf zu respektieren haben. Pflegehandeln ist deshalb stets auf den Einzelfall auszurichten, d. h. an der individuellen Situation des Menschen und seiner Bezugspersonen zu orientieren (KrPflG 2003, KrPflAPrV 2003).

Themenbereich 6
Bereits im Zusammenhang mit der Entwicklung des Berufs (S. 5) wurde ausgeführt, dass Pflegende sich in ihrem Handeln zunehmend auf pflegewissenschaftliche Erkenntnisse stützen müssen. Im Themenbereich 6 der Ausbildung erwerben die Schüler die hierfür notwendigen Kompetenzen (*Abb. 1.7*).

Themenbereich 7
Pflege in Pflegesituationen ist immer eingebunden in institutionelle und gesellschaftliche Rahmenbedingungen. Diese haben entscheidenden Einfluss auf das Pflegehandeln. Sie können Handlungsmöglichkeiten eröffnen oder fördern oder aber behindern oder erschweren.

Die Arbeitsabläufe und Handlungsvollzüge in der Pflege sind einerseits diesen Rahmenbedingungen unterworfen, andererseits haben Pflegende grundsätz-

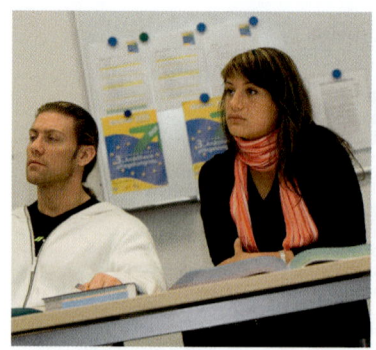

Abb. 1.7 Im Themenbereich 6 erhalten Pflegeschüler eine grundlegende Einsicht in die Inhalte, Fragen und Methoden der Pflegewissenschaft und -forschung, lernen Theorien und Konzepte der Pflegewissenschaft und für das Pflegehandeln wichtige Forschungsergebnisse kennen.

lich die Möglichkeit, auf diese Rahmenbedingungen Einfluss zu nehmen. Die hierfür erforderlichen Kompetenzen werden im Themenbereich 7 erworben.

Themenbereich 8 und 9
In den Themenbereichen 8 und 9 werden die Aufgaben und Kompetenzen angesprochen, die in Zusammenhang mit dem ärztlichen Handeln stehen. Sie greifen die im Ausbildungsziel angesprochenen „Aufgaben im Rahmen der Mitwirkung" (KrPflG 2003, § 3) auf. Dabei sind die rechtlichen Besonderheiten, die die Zuständigkeiten von Ärztinnen/Ärzten und Pflegenden kennzeichnen, besonders zu beachten.

Pflegenden kommt im Zusammenhang mit Assistenzaufgaben bei Diagnostik, Therapie und Rehabilitation ebenfalls die Aufgabe zu, Patienten bei belastenden Eingriffen gefühlsmäßig zu unterstützen. Darüber hinaus werden die Kompetenzen angesprochen, die für die Bewältigung von Notfallsituationen sowie von „Krisen- und Katastrophensituationen" (KrPflG 2003, § 3), etwa Umweltkatastrophen, Unfallsituationen, Brandkatastrophen, Kriegssituationen, erforderlich sind.

Themenbereich 10
In diesem Themenbereich geht es um die Auseinandersetzung mit den Aufgaben des Pflegeberufes in der Zusammenarbeit mit und in der Abgrenzung gegenüber anderen Gesundheitsfachberufen. Die Entwicklungsmöglichkeiten des Berufes werden vor dem Hintergrund seiner geschichtlichen Wurzeln erörtert. Darüber hinaus geht es um die spezifischen, mit der Berufsausübung verbundenen Belastungen. Deshalb spielen Fragen der persönlichen Gesund-

haltung sowie der Stressbewältigung in diesem Themenbereich ebenfalls eine besondere Rolle (vgl. Hundenborn u. Kühn-Hempe 2003).

Themenbereiche 11 und 12
Zusammenarbeit in Gruppen und Teams. Die Notwendigkeit, dass Pflegende mit Mitgliedern der eigenen und anderer Berufsgruppen „in Gruppen und Teams zusammenarbeiten" (KrPflAPrV 2003, Anlage 1) müssen, wird in Themenbereich 12 zum Ausdruck gebracht. In diesem Themenbereich geht es vorrangig um Kooperations-, Verständigungs- und Aushandlungsprozesse mit der eigenen Berufsgruppe und mit anderen Berufsgruppen. Hierzu gehört auch, dass die eigenen Zuständigkeiten und Grenzen beachtet und rechtzeitig Expertinnen und Experten aus anderen Bereichen hinzugezogen werden, um „multidisziplinäre und berufsübergreifende Lösungen von Gesundheitsproblemen zu entwickeln" (KrPflG 2003, § 3). Dies setzt umfassende Kenntnisse von den Aufgaben, Zuständigkeiten und Kompetenzen sowie von den Sichtweisen der eigenen wie der anderen Berufsgruppen voraus (Hundenborn u. Kreienbaum u. Knigge-Demal 1996, 1999). Schließlich wird in diesem Themenbereich die Kompetenz gefördert, interdisziplinäre Versorgungskonzepte mit zu entwickeln, die über die jeweiligen Einrichtungsgrenzen hinausgehen (integrierte Versorgung) und sich an deren Umsetzung zu beteiligen.

Ziele. Die Themenbereiche 11 und 12 sind nicht unmittelbar auf das Handeln in Pflegesituationen bezogen. Sie verfolgen andere Ziele, die ebenfalls zur beruflichen Ausbildung gehören. Sich als Mitglied einer Berufsgruppe zu verstehen, bedeutet, sich mit der Berufsrolle, mit den Zielen, Aufgaben und Herausforderungen des Berufes auseinanderzusetzen, die von der Gesellschaft übertragenen Zuständigkeiten verantwortlich wahrzunehmen (S. 5) und sich für die Anliegen der Menschen mit Pflegebedarf sowie für die gesellschaftliche Anerkennung des Berufes einzusetzen.

Voraussetzungen. Dies setzt zum einen ein Bewusstsein für die Geschichte des eigenen Berufes im gesellschaftlichen Kontext voraus. Zum anderen beinhalten die mit diesen Themenbereichen verbundenen Kompetenzen politisches Engagement, was wiederum ein systematisches gesundheits- und gesellschaftspolitisches Wissen voraussetzt.

Weitere Themen. Darüber hinaus lernen Pflegende in diesen Themenbereichen, die Belastungen des Berufes bei sich

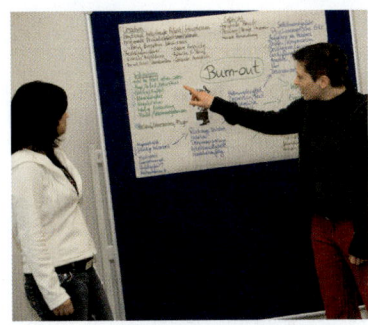

Abb. 1.8 Die Themenbereiche 10 bis 12 befassen sich u. a. mit Stressbewältigungsstrategien, um in beruflichen Belastungssituationen bestehen zu können.

und anderen aufmerksam wahrzunehmen und Strategien der Entlastung und Bewältigung einzusetzen, anzunehmen und anzubieten (*Abb. 1.8*). Diese sind für Mitglieder von Berufen, die ständig mit Krankheit und Schmerz, Leiderfahrungen und Tod konfrontiert werden, von besonderer Bedeutung, wenn sie nicht selbst Schaden nehmen wollen.

Schließlich werden in diesen Themenbereichen die Techniken und Verfahren vermittelt, die den Schülerinnen und Schülern im Hinblick auf die Notwendigkeit lebenslangen Lernens ein weitgehend selbstständiges und effektives Lernen ermöglichen (Hundenborn u. Kühn-Hempe 2003).

Rahmenlehrpläne und Ausbildungsrichtlinien
Die Regelungen des Krankenpflegesetzes sowie der Ausbildungs- und Prüfungsverordnung sind noch nicht konkret genug, um den theoretischen und praktischen Unterricht sowie die praktische Ausbildung exakt planen zu können. Deshalb haben die meisten Bundesländer inzwischen auf den bundesgesetzlichen Grundlagen Rahmenlehrpläne oder Ausbildungsrichtlinien entwickelt. Diese regeln entweder nur den theoretischen und praktischen Unterricht oder auch die praktische Ausbildung genauer, als dies auf bundesgesetzlicher Ebene möglich ist.
Schulspezifische Curricula. Am konkretesten sind die Curricula, die auf der Grundlage der landesspezifischen Lehrplanvorgaben in den einzelnen Schulen entwickelt wurden. Die Curricula der einzelnen Schulen können trotz gemeinsamer bundes- und landesrechtlicher Grundlagen voneinander abweichen. Es ist deshalb für den eigenen Lernprozess

wichtig, sich nicht nur mit den bundes- und landesrechtlichen Regelungen, sondern auch mit dem schulspezifischen Curriculum auseinanderzusetzen.

1.3.2 Kompetenzen prüfen
In den Ausbildungen der Gesundheits- und Krankenpflege und der Gesundheits- und Kinderkrankenpflege sollen berufliche Kompetenzen zur Bewältigung komplexer Pflegesituationen erworben werden. Dementsprechend ist in der staatlichen Prüfung zum Ende der Ausbildungszeit nachzuweisen, dass der Schüler über die für den Berufszugang notwendigen Kompetenzen verfügt.

Entsprechend anspruchsvoll sind die verschiedenen Prüfungsteile, die im Einzelnen in der Ausbildungs- und Prüfungsverordnung für die Berufe in der Krankenpflege geregelt werden. Neben einer praktischen Prüfung sind schriftliche und mündliche Prüfungen abzulegen. Letztere beziehen sich auf die fächerintegrativ gestalteten Themenbereiche der Anlage 1 A (s. *Tab. 1.1*, S. 7).

Schriftliche Prüfung
Die schriftliche Prüfung erfolgt in Form von drei Aufsichtsarbeiten, für die jeweils 120 Minuten Bearbeitungszeit zur Verfügung stehen. Sie bezieht sich auf die in *Tab. 1.2* aufgeführten Themenbereiche.

In der Begründung für die schriftliche Prüfung wird darauf hingewiesen, dass „aufgrund des übergreifenden Charakters der Themenbereiche nicht wie bisher Einzelfragen zu beantworten, sondern komplexe Aufgaben zu bearbeiten [sind]" (Begründung KrPflG 2003). Welche Aufgabenformen und -inhalte im Einzelnen für die Prüfung ausgewählt werden, wird auf Vorschlag der Schule vom Vorsitzenden des Prüfungsausschusses entschieden.

Mündliche Prüfung
Die mündliche Prüfung beinhaltet ebenfalls drei Teile, die sich auf die in *Tab. 1.3* aufgeführten fächerintegrativen Themenbereiche beziehen.

In der mündlichen Prüfung wird vom Prüfling ausdrücklich der Nachweis anwendungsbereiter beruflicher Kompetenzen gefordert. In der Begründung regt der Gesetzgeber deshalb eine fallbezogene mündliche Prüfung an. Auch hier entscheidet jedoch der Prüfungsausschussvorsitzende auf Vorschlag der Schulen über die konkreten Aufgabenformen und -inhalte.

Praktische Prüfung
In der praktischen Prüfung wird gefordert, dass der Prüfling bei einer Patientengruppe von höchstens vier Patienten „alle anfallenden Aufgaben einer prozessorientierten Pflege einschließlich der Dokumentation und Übergabe" (KrPflAPrV, § 15) übernimmt. Zur Prüfung gehört weiterhin ein Prüfungsgespräch, in dem der Prüfling sein Pflegehandeln erläutert und die Prüfungssituation reflektiert. Hierbei soll er nachweisen, dass er „die während der Ausbildung erworbenen Kompetenzen in der beruflichen Praxis anwenden (kann) sowie befähigt ist, die Aufgaben der Gesundheits- und Krankenpflege (bzw. der Gesundheits- und Kinderkrankenpflege) gemäß § 3 Abs. 1 des Krankenpflegegesetzes eigenverantwortlich auszuführen" (KrPflAPrV 2003, § 15). Geht man davon aus, dass Kompetenzen immer an Handeln in konkreten Situationen gebunden sind bzw. nur in konkreten Situationen sichtbar werden, ist die praktische Prüfung in einer realen Pflegesituation am besten geeignet, die für den Beruf notwendigen Handlungskompetenzen nachzuweisen (Hundenborn 2005 a).

Tab. 1.2 *Schriftliche Prüfung.*

Aufsichtsarbeit	Themenbereiche
1.	1. Pflegesituationen bei Menschen aller Altersgruppen erkennen, erfassen und bewerten
2.	2. Pflegemaßnahmen auswählen, durchführen und auswerten
3.	5. Pflegehandeln an pflegewissenschaftlichen Erkenntnissen ausrichten 7. Pflegehandeln an Qualitätskriterien, rechtlichen Rahmenbestimmungen sowie wirtschaftlichen und ökologischen Prinzipien ausrichten

Tab. 1.3 *Mündliche Prüfung.*

Prüfungsteil	Themenbereiche
1.	3. Unterstützung, Beratung und Anleitung in gesundheits- und pflegerelevanten Fragen fachkundig gewährleisten
2.	10. Berufliches Selbstverständnis entwickeln und lernen, berufliche Anforderungen zu bewältigen
3.	8. Bei der medizinischen Diagnostik und Therapie mitwirken 12. In Gruppen und Teams zusammenarbeiten

1.4 Arbeitsgebiete und Handlungsfelder

Pflege im ambulanten Bereich

Bedingt durch die geschichtliche Entwicklung des Gesundheits- und Krankenhauswesens stellte lange Zeit das Akutkrankenhaus ein zentrales Einsatzgebiet für die Pflegenden dar. Durch zahlreiche Gesundheits- und Sozialgesetze der letzten 15 Jahre ist inzwischen ein starker Ausbau des ambulanten Sektors erfolgt (s. Kap. 2, S. 38). In diesem Handlungsfeld treffen Pflegende auf völlig andere rechtliche, organisatorische und finanzielle Rahmenbedingungen als im Krankenhaus.

Häusliche Pflege – eine Frauendomäne. Im häuslichen Bereich tragen nach wie vor die Bezugspersonen – und zwar überwiegend Frauen – die Hauptlast der Pflegearbeit (**Abb. 1.9**).

Repräsentativen Studien zufolge wird häusliche Pflege überwiegend durch informelle Hilfen sichergestellt, und hier wiederum überwiegend durch Frauen, die 80 % der pflegenden Angehörigen ausmachen (Statistisches Bundesamt 2007; Schneekloth u. Werner 2005). Bei der Pflege werden die Angehörigen in aller Regel punktuell und zeitlich begrenzt durch beruflich Pflegende unterstützt. Beratung, Anleitung und Unterstützung des zu pflegenden Menschen und seiner Angehörigen sind hier besonders wichtig.

Die Berücksichtigung von Lebenswelt, Lebenshintergrund und Biografie des Menschen mit Pflegebedarf ist Voraussetzung für eine personenorientierte Pflege. Darüber hinaus ist es wichtig, die Betroffenen und ihre Bezugsperson darin zu unterstützen, mit alters-, behinderungs- oder krankheitsbedingten Einschränkungen ihren Alltag zu bewältigen.

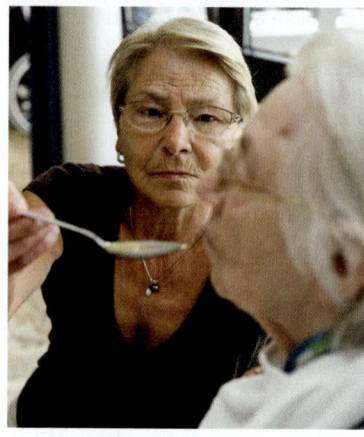

Abb. 1.9 Die häusliche Pflege wird nach wie vor überwiegend von Frauen getragen.

Künftiger Aufgabenschwerpunkt der Pflege. Pflegenden im ambulanten Sektor wird ein hohes Maß an Entscheidungs- und Handlungssicherheit abverlangt, da sie i. d. R. alleine arbeiten und ihnen der Rückhalt durch ein interdisziplinäres Team fehlt (Hundenborn u. Knigge-Demal 1996, 1999). Darüber hinaus benötigen sie die Fähigkeit, langfristige und oft belastende Beziehungen angemessen zu gestalten.

Viele Expertinnen und Experten sehen im ambulanten Bereich einen künftigen Aufgabenschwerpunkt der Gesundheits- und Krankenpflege bzw. der Gesundheits- und Kinderkrankenpflege. In diesem Bereich wird die Pflege besonders stark vom sozialen Wandel der Familie betroffen. Veränderte Familienstrukturen und die Pluralisierung der Lebensformen führen an die Grenzen des familiären Hilfesystems.

> **MERKE** In der häuslichen Pflege werden Pflegende neue Formen der Zusammenarbeit zwischen Bezugspersonen und ehrenamtlich engagierten Menschen initiieren und unterstützen müssen.

Pflege im Krankenhaus

Auch die Pflege im Krankenhaus hat in den vergangenen Jahren einen starken Wandel erfahren. Ökonomisierung, Privatisierung und Wettbewerb kennzeichnen die Situation in den Krankenhäusern. Technisierung und Spezialisierung nehmen weiter zu (s. Kap. 2, S. 26). Eine immer kürzere Verweildauer der Patienten ermöglicht nur einen kurzfristigen Beziehungsprozess, der überwiegend auf der Ebene einer tragfähigen Rollenbeziehung zu gestalten ist (Hundenborn u. Knigge-Demal 1996, 1998). Im Krankenhaus wird v. a. der Einsatz hochspezialisierter Pflegepersonen erforderlich, die nach der Ausbildung entsprechende Weiterbildungen absolviert und die notwendigen Zusatzqualifikationen erworben haben.

Weitere Handlungsfelder

Zu den weiteren Einsatzgebieten der Gesundheits- und Krankenpflege gehören u. a. (s. Kap. 2, S. 31):
- Spezialkrankenhäuser
- Rehabilitationskliniken
- Kurzzeitpflege
- Tagespflege
- Langzeiteinrichtungen
- Pflegeheime
- Palliativpflege und Hospize
- Patienteninformations- und Beratungsdienste
- Kranken- und Pflegekassen

1.5 Weiterbildungs- und Studienmöglichkeiten

Während die Ausbildung in den Pflegeberufen der Gesetzgebungskompetenz des Bundes unterliegt und somit bundeseinheitlich geregelt ist, fallen die Regelungen für Weiterbildungs- und Studienmöglichkeiten in den Zuständigkeitsbereich der einzelnen Bundesländer. Die Vielfalt der verschiedenen Länderregelungen ist sehr groß, sodass ein Überblick und ein Vergleich nur sehr schwer möglich sind. Die folgenden Ausführungen erheben deshalb keinen Anspruch auf Vollständigkeit, sondern sind als Bei-

spiele zur Verdeutlichung der vielfältigen Möglichkeiten anzusehen.

1.5.1 Anpassungsweiterbildung/ Fortbildung

Dem Gesundheits- und Krankenpfleger bzw. dem Gesundheits- und Kinderkrankenpfleger stehen nach Abschluss der 3-jährigen Ausbildung zahlreiche Weiterbildungsmöglichkeiten offen. Besondere Bedeutung kommt der sogenannten Anpassungsweiterbildung zu, die auch als Fortbildung bezeichnet wird.

> **DEFINITION** **Anpassungsweiterbildungen** bzw. **Fortbildungen** dienen der Aktualisierung des beruflichen Wissens und Könnens und sind nicht mit einem beruflichen Aufstieg im engeren Sinne oder mit einem Wechsel des Aufgabengebietes verbunden.

Fortbildungsverpflichtung als Berufspflicht

Rechtliche Regelungen, die Pflegefachkräfte zur regelmäßigen Fortbildung verpflichten, bestehen erst in wenigen Bundesländern, dennoch kann von einer Fortbildungsverpflichtung als Berufspflicht ausgegangen werden. Nur so können aktuelle Entwicklungen in den unterschiedlichen pflegerischen Handlungsfeldern zur notwendigen Veränderung und Anpassung des Pflegehandelns führen.

Träger von Einrichtungen des Gesundheits- und Pflegewesens müssen verschiedene Anpassungsweiterbildungen anbieten, die gesetzlich vorgeschrieben sind (z. B. Brandschutz, Arbeits- und Gesundheitsschutz, Hygieneschulungen, Umgang mit medizinischen Geräten u. a.). Darüber hinaus kann der Träger einer Einrichtung zur Teilnahme an Fortbildungen verpflichten, die in besonderer Weise dem Leitbild, den Zielen und Aufgabenschwerpunkten der Einrichtung entsprechen.

Weitere Fortbildungsmöglichkeiten. Nicht nur durch die Teilnahme an Anpassungsweiterbildungen kann das pflegerische Wissen und Können auf dem neuesten Stand gehalten werden (**Abb. 1.10**). Eine besondere Bedeutung kommt ebenfalls dem regelmäßigen Studium von Fachliteratur zu. Inzwischen unterhalten viele Einrichtungen eigene Bibliotheken für Pflegende, in denen Bücher und Fachzeitschriften eingesehen oder ausgeliehen werden können. Schülerinnen und Schüler sowie Studierende, die Fachzeitschriften persönlich abonnieren wollen, erhalten diese i. d. R. zu einem ermäßigten Preis. Auch die Teilnahme an Fortbildungen, Symposien und Kongressen ist meist zu vergünstigten Preisen möglich.

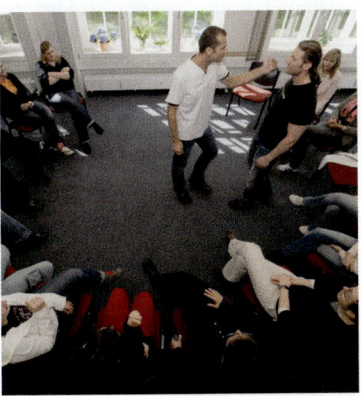

Abb. 1.10 Auch Supervisionen, kollegiale Beratungen (Intervision), Fallbesprechungen und persönliche Reflexion dienen der Auseinandersetzung mit dem eigenen Pflegehandeln und leisten einen wichtigen Beitrag zum Erhalt und zur Weiterentwicklung der pflegerischen Expertise.

Freiwillige Registrierung für beruflich Pflegende

Pflegende können sich auf Wunsch bei einer freiwilligen Registrierungsstelle der Berufsverbände zentral erfassen lassen. Die unabhängige Registrierungsstelle hat ihren Sitz in Potsdam und wird seit 2006 vom Deutschen Pflegerat e. V. (DPR) getragen. Ähnlich wie bereits in anderen Ländern besteht so die Möglichkeit, zuverlässige Daten über die Qualifikation und die Einsatzorte beruflich Pflegender zu sammeln.

Fortbildungspunkte sammeln. Während für die Erstregistrierung noch keine Fortbildungsnachweise erforderlich sind, wird jeweils nach 2 Jahren eine Erneuerung der Registrierung notwendig, für die der Nachweis von 40 Fortbildungspunkten geleistet werden muss (http://www.freiwillige-registrierung.de). Die meisten Anbieter von Pflegefortbildungen haben ihre Veranstaltungen bei der Registrierungsstelle angegeben. Die Fortbildungsnachweise werden vom Veranstalter mit dem Logo der freiwilligen Registrierung und den für die jeweilige Fortbildung anzurechnenden Punkten versehen.

1.5.2 Fachbezogene Weiterbildungen und Studiengänge

> **DEFINITION** **Fachbezogene Weiterbildungen** bauen auf einer 3-jährigen Ausbildung in einem Pflegeberuf auf und dienen einer Vertiefung beruflicher Fähigkeiten sowie einer Erweiterung beruflicher Kompetenzen auf einem bestimmten Gebiet der Gesundheits- und Krankenpflege und der Gesundheits- und Kinderkrankenpflege.

Fachgebiete
Hierzu zählen Weiterbildungen
- in der Intensivpflege und Anästhesie bzw. in der pädiatrischen Intensivpflege und Anästhesie (**Abb. 1.11**),
- in der psychiatrischen Pflege bzw. in der Kinder- und Jugendpsychiatrie,
- für den Operationsdienst,
- in der Krankenhaushygiene,
- in der Gemeindekrankenpflege und in der ambulanten Pflege,
- in der Rehabilitation,
- in der onkologische Pflege und in Palliative Care,
- in der Nephrologie u.v. a.m.

Voraussetzungen und Ausbildungsdauer
Viele dieser Weiterbildungslehrgänge dauern 2 Jahre und umfassen ca. 800 Stunden theoretischen und praktischen Unterrichts in einer Weiterbildungsstätte

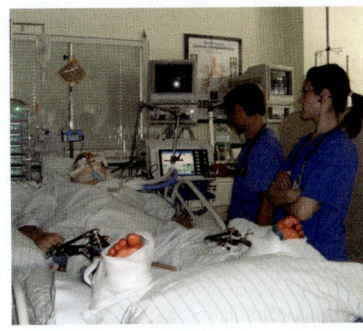

Abb. 1.11 Die Weiterbildungen nach den landesrechtlichen Regelungen schließen mit einer staatlich anerkannten Fachweiterbildungsbezeichnung ab, z. B. „Fachgesundheits- und Krankenpfleger für Intensivpflege und Anästhesie".

und ca. 1 200 Stunden praktischer Weiterbildung im angestrebten Qualifikationsgebiet. Als Zugangsvoraussetzung wird neben der 3-jährigen Ausbildung in einem der Kernpflegeberufe eine 2-jährige Berufstätigkeit erwartet, von der ein Teil im angestrebten Weiterbildungsgebiet abgeleistet sein sollte.

Gesetzliche Grundlagen
Die ersten Weiterbildungen dieser Art wurden ab den 70er Jahren von der Deutschen Krankenhausgesellschaft (DKG), dem Dachverband der Krankenhausträger in Deutschland, verabschiedet. Sie sollten als Regelungsgrundlage dienen, solange die Länder noch keine eigenen Regelungen erlassen hatten. Inzwischen haben viele Bundesländer eigene Weiterbildungsgesetze und/oder -verordnungen verabschiedet. Einige dieser Weiterbildungen können sowohl von Gesundheits- und Krankenpflegern, Gesundheits- und Kinderkrankenpflegern sowie von Altenpflegern besucht werden. In einzelnen Bundesländern können darüber hinaus auch Mitarbeiter anderer Gesundheitsfachberufe oder Sozialberufe teilnehmen (**Abb. 1.11**).

In manchen Bundesländern eröffnet eine der staatlich anerkannten Fachweiterbildungsbezeichnungen die Möglichkeit zu einem Pflegestudium an einer Hochschule, ohne dass die Bewerberin oder der Bewerber über eine Hochschulzugangsberechtigung in Form des Abiturs, der fachgebundenen Hochschulreife oder der Fachhochschulreife verfügen muss. Der berufsbildende Abschluss wird also dem allgemeinbildenden Abschluss als gleichwertig anerkannt.

Nicht landesrechtlich geregelte Weiterbildungen

Darüber hinaus gibt es fachbezogene Weiterbildungen, die nicht landesrechtlich über Empfehlungen der DKG geregelt sind, jedoch ebenfalls die Pflege von bestimmten Patientengruppen oder die Unterweisung in neuere Pflegeverfahren und -konzepte als Ziel haben. Hierzu gehören folgende Angebote:

- Kinästhetik
- Bobath-Konzept
- Basale Stimulation
- Aktivitas
- Validation u. a.

Pflegewissenschaftliche Studiengänge

Angesichts der gestiegenen Anforderungen an die Gesundheits- und Krankenpflege und die Gesundheits- und Kinderkrankenpflege werden zunehmend auch solche Pflegefachkräfte gebraucht, die in einem Studium pflegewissenschaftliche Expertise erworben haben. Sie sind deshalb in der Lage, neueste pflegewissenschaftliche Erkenntnisse und Verfahren in die Pflegepraxis zu transferieren, pflegewissenschaftlich bedeutsame Fragen der Pflegepraxis aufzugreifen sowie Forschungsprojekte zu initiieren und durchzuführen.

In den letzten Jahren sind in den meisten Bundesländern Studiengänge eingerichtet worden, in denen man entweder im Anschluss an eine 3-jährige Ausbildung in einem Pflegeberuf oder ausbildungsbegleitend diese Expertise erwerben kann. Die Absolventinnen und Absolventen arbeiten nach dem Studium in ausgewählten Handlungsfeldern der Pflegepraxis, in Forschungsabteilungen großer Krankenhäuser oder in pflegewissenschaftlichen Instituten der Hochschulen.

In Deutschland hat damit eine Entwicklung begonnen, die in anderen europäischen Ländern bereits vor vielen Jahren eingesetzt hat.

1.5.3 Leitungsbezogene Weiterbildungen und Studiengänge

! **DEFINITION** **Leitungsbezogene Weiterbildungen** gehören zu den sog. funktionsbezogenen Weiterbildungen. Sie werden häufig auch als Aufstiegsweiterbildungen bezeichnet, da sie mit einem Aufstieg in der Hierarchie eines Unternehmens sowie i. d. R. mit einer höheren Vergütung und einem höheren Status verbunden sind. Sie qualifizieren für die Übernahme eines neuen Aufgabengebietes im Personalführungs- und Leitungsbereich von stationären, teilsta-

tionären oder ambulanten Einrichtungen des Pflege- und Gesundheitswesens. ▬

Unterschieden werden Leitungsweiterbildungen für das sogenannte mittlere und obere Management.

Mittleres Management. Mit dem mittleren Management ist die Ebene der Stationsleitung, der Wohngruppenleitung (in Einrichtungen der Altenhilfe) bzw. der Leitung von Funktionsbereichen oder ambulanten Einrichtungen angesprochen. Diese Weiterbildungen haben i. d. R. einen Stundenumfang von 720 Stunden. Sie werden sowohl von Weiterbildungsabteilungen der Krankenhäuser als auch von örtlichen oder überregionalen Bildungseinrichtungen angeboten. Die „verantwortliche Pflegekraft" einer Pflegeeinrichtung nach § 80 SGB XI muss eine Weiterbildung im Umfang von 460 Stunden absolviert haben.

Oberes Management. Die Weiterbildung für das sogenannte obere Management oder die Pflegedienstleitung ist entsprechend umfangreicher. Nach den Empfehlungen der Deutschen Krankenhausgesellschaft beinhaltet sie mindestens 2 000 Stunden theoretischen Unterrichts und mindestens 720 Stunden praktischer Weiterbildung im Leitungsbereich. Bundesländer, die diese Leitungsweiterbildungen landesrechtlich geregelt haben, bieten teilweise ein modularisiertes Weiterbildungssystem an, innerhalb dessen die Weiterbildung zur Stationsleitung als Zugangsvoraussetzung zur Pflegedienstleitungsweiterbildung gilt.

Pflegemanagementstudiengänge. Angesichts der gestiegenen Herausforderungen an das Pflegemanagement haben die meisten Bundesländer seit Anfang bis Mitte der 1990er Jahre Pflegemanagementstudiengänge – i. d. R. an Fachhochschulen – eingerichtet. Die ursprünglich als Diplomstudiengänge konzipierten Qualifizierungen wurden inzwischen auf die internationalen Studiengangsstrukturen von Bachelor- und Masterstudiengängen umgestellt.

1.5.4 Pflegepädagogische Weiterbildungen und Studiengänge

! **DEFINITION** **Weiterbildungen mit pflegepädagogischer Ausrichtung** werden ebenfalls den funktionsbezogenen Weiterbildungen zugerechnet. Sie befähigen die Teilnehmer zur Gestaltung von Lehr-Lern-Prozessen in verschiedenen pflegepädagogischen Handlungsfeldern. ▬▬▬▬▬▬

Praxisanleiter

Voraussetzungen. Die Weiterbildung zum Praxisanleiter befähigt zur Gestaltung von Lehr-Lern-Prozessen in der betrieblichen Aus- und Weiterbildung. Ihre Grundlage ist bundeseinheitlich in § 3 Abs. 2 Krankenpflege-Ausbildungs- und Prüfungsverordnung geregelt. Sie ist als einzige Weiterbildung mit einem bundeseinheitlichen Mindeststandard anzusehen.

In der KrPflAPrV (2003, § 2) heißt es: „Zur Praxisanleitung geeignet sind Personen mit einer Erlaubnis nach § 1 Abs. 1 Nr. 1 oder 2 des Krankenpflegegesetzes, die über eine Berufserfahrung von mindestens zwei Jahren sowie eine berufspädagogische Zusatzqualifikation im Umfang von mindestens 200 Stunden verfügen." Einige Bundesländer hatten bereits vor dieser bundesgesetzlichen Regelung die Weiterbildung mit einem deutlich höheren Stundenumfang geregelt.

Aufgaben. Praxisanleiter erfüllen mit den Lehrenden der Gesundheits- und Krankenpflegeschulen und der Gesundheits- und Kinderkrankenpflegeschulen einen gemeinsamen Ausbildungsauftrag. Sie leiten die Schüler in realen Pflegesituationen auf den Stationen und in den übrigen Bereichen der praktischen Ausbildung an. In der Wahrnehmung ihrer Aufgaben werden sie von den Lehrenden unterstützt. Sie sind Mitglieder des Prüfungsausschusses und nehmen gemeinsam mit einem Lehrenden die praktische Prüfung in der Gesundheits- und Krankenpflege bzw. der Gesundheits- und Kinderkrankenpflege ab.

Praxisanleiter nehmen ihre Aufgaben zusätzlich zu bzw. im Rahmen ihrer Pflegetätigkeit wahr. Teilweise werden sie auch speziell für die Übernahme von Ausbildungs- und Anleitungsaufgaben freigestellt und sind dann oft für die Schüler mehrerer Stationen oder Bereiche zuständig.

Lehrer für Pflegeberufe

Lehrer für Pflegeberufe müssen angesichts der gestiegenen Ausbildungsanforderungen heute ein Studium absolvieren. Die frühere Weiterbildung im Umfang von 2 000 Stunden theoretischer und 720 Stunden praktischer Weiterbildung wurde mit dem Krankenpflegegesetz vom 16. Juli 2003 endgültig durch Studiengänge abgelöst.

Pflege- bzw. berufspädagogische Studiengänge für Lehrer für Pflegeberufe gab es in den meisten Bundesländern bereits seit Anfang bzw. Mitte der 1990er Jahre. In den neuen Bundeslän-

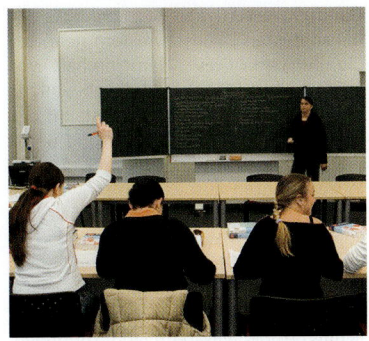

Abb. 1.12 Das Studium zum Lehrer für Pflegeberufe wird z.T. an Universitäten oder an Fachhochschulen angeboten.

legt, dass die hauptberufliche Leitung und die Lehrkräfte für den theoretischen und praktischen Unterricht über ein abgeschlossenes Hochschulstudium verfügen müssen. Diese Studiengänge werden teilweise an Universitäten, teilweise an Fachhochschulen angeboten.

Es ist in die Entscheidung der einzelnen Bundesländer gestellt, für welchen Ort und für welche Form des Lehrerstudiums sie sich entscheiden. In einigen Bundesländern wird ein universitäres Lehramtsstudium angeboten, in anderen Bundesländern ein 1-phasiges Fachhochschulstudium (*Abb. 1.12*). Auch in diesem Bereich wurden die bisherigen Diplomstudiengänge inzwischen durch die neuen internationalen Studiengangsstrukturen von Bachelor- und Masterstudiengängen ersetzt.

dern hatte die akademische Qualifizierung der Lehrkräfte bereits eine viel längere Tradition. Die Regelungsgrundlagen für die Qualifikation der Lehrkräfte findet sich in § 4 Abs. 3 KrPflG. Hier ist festge-

1.5.5 Promotionsmöglichkeiten

Nach einem Pflegestudium stehen den Absolventen Promotionsmöglichkeiten offen, sie können also einen Doktortitel erwerben. Diese Qualifizierung wird mit der Umstellung von Diplomstudiengängen auf die internationalen Studiengangsstrukturen deutlich erleichtert. Ein erfolgreich absolviertes Masterstudium gilt als Zulassungsvoraussetzung zum Promotionsstudium.

Nachdem qualifizierte und promotionswillige Studierende zur Promotion jahrelang auf andere Länder ausweichen mussten, gibt es inzwischen auch in Deutschland geregelte Promotionsmöglichkeiten für Pflegende.

Aufgabenbereiche. Pflegende, die promoviert haben, arbeiten u. a. in der Leitung großer Pflege- oder Bildungseinrichtungen, in Forschungsinstituten oder im Hochschulbereich als Professorinnen und Professoren.

1.6 Berufsgeschichte und Geschichtsbewusstsein

> **MERKE** „Geschichte ist nicht einfach Geschehenes. Geschichte ist Geschichtetes, ist der Grund auf dem wir stehen." (Quelle unbekannt)

Die Auseinandersetzung mit der eigenen Berufsgeschichte ist für die Ausbildungen in der Gesundheits- und Krankenpflege bzw. der Gesundheits- und Kinderkrankenpflege vorgeschrieben (s. Themenbereiche 10 und 11 KrPflAPrV, S. 10). Die Kenntnis von und das Bewusstsein für die eigene Berufsgeschichte gehört zum Prozess der Identifikation mit dem zu erlernenden und ausgeübten Beruf. Heutige Tendenzen und Entwicklungen des Berufes gründen auf dem historisch Erreichten. Heutige Probleme und Herausforderungen des Berufes wurzeln oft in der Geschichte des Berufes und werden erst vor diesem Hintergrund verständlich.

1.6.1 Bewusstsein und Kenntnis der eigenen Berufsgeschichte

Das Bewusstsein für die eigene Berufsgeschichte, die Kenntnis ihrer Geschichte erfüllt verschiedene lebensweltliche Funktionen:

- **Geschichte bietet Orientierung.** Sie sammelt, ordnet und prüft das erinnerte oder überlieferte geschichtliche Wissen. Sie erklärt es, legt es aus, deutet es.

- **Geschichte klärt auf.** Sie füllt vermeidbare Wissenslücken und korrigiert Irrtümer.

- **Geschichte ist kritisch.** Sie geht gegen unbedachte Leichtgläubigkeit, gegen Mythen- und Legendenbildung vor. So ist es z. B. ein Irrtum zu glauben, dass die Krankenpflege von jeher ein Frauenberuf gewesen sei. Sie hat sich vielmehr erst relativ spät – im 18./19. Jahrhundert – zu einem Frauenberuf entwickelt.

- **Geschichte stärkt das Zusammengehörigkeitsgefühl.** Menschen und Gruppen benötigen zu ihrer Selbstbehauptung ein Bewusstsein ihrer Besonderheit und Einmaligkeit. Dies wird als identitätsstiftende Funktion der Geschichte bezeichnet.

- **Geschichte hat legitimatorische Bedeutung.** Sie will die gegebene Ordnung auf Dauer sicherstellen. Politische Systeme – und dazu gehören auch die Berufsgruppen der Pflegenden – haben ein Interesse daran, die eigene Gegenwart als ein vernünftiges und sinnvolles Ergebnis ihrer Geschichte zu verstehen (Rohlfes 1997).

Die Berufsgeschichte der Pflegeberufe ist längst noch nicht umfassend erforscht. Dennoch sind die vorliegenden Kenntnisse so umfangreich, dass sie an dieser Stelle nur schlaglichtartig, anhand ausgewählter historischer Punkte dargestellt werden können. Betrachtet man die Geschichte der Pflege unter der Per-

spektive der Berufskonstruktion, so haben die Gesundheits- und Krankenpflege als Beruf sowie Gesundheits- und Kinderkrankenpflege als Beruf verschiedene Wurzeln und unterschiedliche Entwicklungen genommen und können deshalb nicht zusammenfassend dargestellt werden. Die folgenden Ausführungen beschränken sich deshalb weitgehend auf die Geschichte und Berufsgeschichte der Gesundheits- und Krankenpflege.

1.6.2 Pflege als gegenseitige Hilfe

> **MERKE** Die Geschichte der Krankenpflege ist so alt wie die Geschichte der Menschheit.

Die Urmenschen haben bis vor 100 000 Jahren Pflege als sogenannte „Brutpflege" ausgeübt, d. h., die Pflege beschränkte sich auf die Pflege des Nachwuchses. Sichere Beweise dafür, dass Menschen untereinander Krankenpflege ausgeübt haben, finden sich ab der mittleren Steinzeit. Krankenpflege gehörte zum elementaren Können der Menschen in der Urgesellschaft. Sie war eine Form der gegenseitigen Hilfe und wurde erst später als spezielles Können der Heilbehandlung ausgeübt (Wolff u. Wolff 2008).

1.6.3 Frühe Hochkulturen

Aus der Zeit der frühen Hochkulturen weisen viele Zeichen darauf hin, dass immobile Kranke gepflegt wurden, „deren *Pflege* sich nicht nur auf die Befriedigung ihrer Grundbedürfnisse erstreckte, sondern die alle Aspekte der chirurgischen Behandlungspflege ebenso einschloss, wie die Pflege schwer chronisch Kranker und Sterbender" (Wolff 2008, S. 41). Dagegen kann bislang nicht geklärt werden, von welchen Personen diese Pflege ausgeübt wurde. In der brahmanischen Periode der altindischen Medizin werden erstmals eigenständige Strukturen und Funktionen der Pflege erwähnt (Wolff 2008).

1.6.4 Pflege in der Antike
In der vorchristlichen Antike wurde die Grundpflege durch Familienangehörige und Sklavinnen ausgeübt und bei Bedarf durch Beobachtung und Behandlungspflege durch die Schüler des griechischen Arztes Hippokrates (*Abb. 1.13*) ergänzt (Wolff u. Wolff 2008).

Gemeinsame Aufgabe von Staat und Kirche
Als sich mit dem Zerfall des römischen Reiches das Christentum zunehmend ausbreitete und der byzantinische Staat im Jahr 391 das Christentum als Staatsreligion übernahm, wurden medizinische und krankenpflegerische Versorgung als gemeinsame Aufgabe von Staat und Kirche wahrgenommen. Für die Christen ergab sich der Auftrag zur Krankenpflege unmittelbar aus dem Evangelium. Aus den christlichen Herbergen (Xenodochien), in denen zunächst neben Reisenden auch Pflegebedürftige aufgenommen wurden, entwickelten sich im Laufe der Zeit eigene Einrichtungen für die Aufnahme von kranken oder alten Menschen (Nosokomeion, Gerokomeion). Sie können als Vorläufer des christlichen Hospital- und Krankenhauswesens angesehen werden. Eine strenge Trennung von ärztlicher Tätigkeit und Pflegetätigkeit scheint es nicht gegeben zu haben. Die Krankenpflege wurde vermutlich von angehenden Ärzten ausgeübt (Wolff u. Wolff 2008).

1.6.5 Klosterpflege im Mittelalter
Nach der Spaltung des römischen Reiches entstanden im byzantinischen Reich Krankenhäuser aus staatlicher Stiftung, in denen die Kranken kostenlos aufgenommen und behandelt wurden. Sie waren an Klöster angegliedert, und die Pflege und Behandlung erfolgte durch Mönche oder Nonnen unentgeltlich. Sie konnte deswegen von großen Bevölkerungsanteilen in Anspruch genommen werden. Ärzte und Pfleger ver-

fügten über das Wissen und Können der griechischen Antike, das in der Pflege unverzichtbarer Bestandteil der Therapie war.

Im arabisch-islamischen Kulturkreis entstanden ebenfalls Krankenhäuser nach christlich-byzantinischem Vorbild. Vermutlich wurde die Krankenpflege hier nicht mehr wie bislang von angehenden Ärzten ausgeübt, u. a. weil ihr sozialer Status gegenüber der Antike gestiegen war. Insbesondere die Anforderungen an die chirurgische Krankenpflege scheinen jedoch sehr hoch gewesen zu sein, sodass für ihre Ausübung eine gezielte Schulung und Unterweisung erforderlich war (Wolff u. Wolff 2008).

Mit dem Ende des römischen Kaisertums im Jahr 476 und dem Zerfall des weströmischen Kaiserreichs in „einzelne germanische Herrschaftsbereiche" (Wolff u. Wolff 2008, S. 62) gingen auch die Errungenschaften der antiken Kultur verloren. Ab da lagen Zivilisation und Bildung überwiegend in der Hand der Kirche und der Klöster.

Benediktiner-Orden.
Besondere Bedeutung für die Entwicklung des christlichen Hospitalwesens erlangten die Benediktiner, deren Ordensgründer, Benedikt von Nursia (480 – 543) die Verpflichtung zur Krankenpflege und -behandlung in die Ordensregel aufnahm. Diese Verpflichtung wurde von vielen Klostergemeinschaften übernommen. So entstanden auch im Westen christliche Hospitäler nach byzantinischem Vorbild (Wolff u. Wolff 2008).

12. bis 13. Jahrhundert
Die sozialen und demografischen Veränderungen führten ab der Mitte des 12. Jahrhunderts zu neuen Hospitalformen. Zum einen entstanden Hospitäler, in denen die Pflege meist von Laienbrüdern ausgeübt wurde, die in klosterähnlichen Gemeinschaften lebten, jedoch nicht zum Kloster gehörten.

Laienschwestern der Beginen.
Zu den bekanntesten Laienschwestern gehörten die Beginen. Diese Gemeinschaft von Frauen und Mädchen trat ab Anfang des 12. Jahrhunderts zunächst in den Niederlanden auf. In Deutschland übten die Beginen v. a. die Hauskrankenpflege in den Städten aus. Zu den schwesternschaftlichen Vereinigungen gehörte der von Franz von Assisi gegründete Orden der Tertiaren. Die Schwestern wurden in Frankreich unter dem Namen „Graue Schwestern" bekannt. Ihre spätere Schutzheilige, Elisabeth von Thüringen, war diesem Krankenpflegeorden als erste Fürstin beigetreten.

Pflege von Aussätzigen und Infektionskranken.
Die Pflege von Aussätzigen und Infektionskranken spielte angesichts der verheerenden Epidemien eine bedeutende Rolle. Es entstanden Krankenpfleger-Genossenschaften, die die Pflege in Einrichtungen für Infektionskranke übernahmen. Diese Einrichtungen lagen i. d. R. außerhalb der Städte.

Entstehung der Spitalorden.
Zur Zeit der Kreuzzüge entstanden die sog. Spitalorden, die sich ebenfalls an die Regeln des Klosterlebens hielten. Zu ihnen gehörten:
- Johanniterorden
- Malteserorden
- Lazaritenorden
- Deutschorden

Chirurgie der Barbiere.
Die Konzilien im 12. und 13. Jahrhundert verboten den Mönchen und Geistlichen die Ausübung der ärztlichen Praxis, insbesondere der Chirurgie. Die Chirurgie wurde in der Folge v. a. von Barbieren übernommen, die auch als Stadtwundärzte eingestellt wurden. Ihnen standen für die Behandlungspflege Barbiergehilfen zur Seite, die sich in ihrem spezialisierten Aufgabenbereich von dem der Spitalpflege unterschieden, sodass hier von einer frühen Arbeitsteilung oder Spezialisierung in der Krankenpflege ausgegangen werden kann (*Abb. 1.14*).

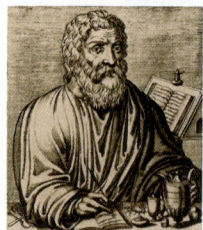

Abb. 1.13 Hippokrates (ca. 460 – 377 v. Chr.). Imaginäres Portrait aus der Chronik des Thévets, 16. Jhdt.

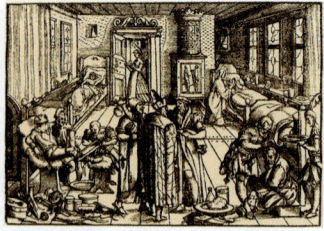

Abb. 1.14 Darstellung von verschiedenen Operationsszenen in einem spätmittelalterlichen Krankensaal.

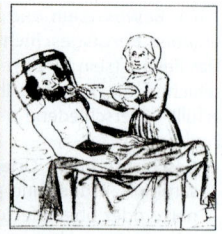

Abb. 1.15 Eine Schwester um 1450.

Zunehmende Abgrenzung von ärztlichem und pflegerischem Bereich. Mit der gleichzeitig einsetzenden Entwicklung der sogenannten Schulmedizin wurde die Ausbildung der Ärzte zunehmend als Studium an die theologisch ausgerichteten Universitäten verlagert. Als Folge seiner Verwissenschaftlichung grenzte sich der Arztberuf weiter von anderen Heilberufen ab, und „eine Jahrhunderte lange Trennung von ärztlicher Therapie und Krankenpflege im Bereich der Spitäler"(Wolf 2008) war begründet. Den Ärzten wurde zunehmend die Aufsicht über Apotheker und alle anderen Heilbehandler sowie die Hospitalaufsicht übertragen (Wolff u. Wolff 2008).

1.6.6 Pflege unter dem Einfluss der Naturwissenschaften

15. bis 16. Jahrhundert

Mit dem Beginn der Renaissance um die Mitte des 15. Jahrhunderts setzten sich naturwissenschaftliche Denkweisen zunehmend auch in der Heilkunde durch. Mit der Reformation verlor die römisch-katholische Kirche an Einfluss. In den reformierten Ländern kam es zur Säkularisierung von Klöstern und zu erheblichen Veränderungen im Bereich der organisierten Krankenpflege (Wolff u. Wolff 2008, *Abb. 1.15*).

Anatomieorientierte Medizin. Das Krankheitsverständnis der sogenannten Humoralpathologie (Viersäftelehre der Antike) wurde durch eine Krankheitsauffassung ersetzt, die Krankheiten nach ihren in den Organen liegenden Ursachen einteilte und zur organsystematischen Betrachtung von Krankheiten führte. So wurde z. B. in den Krankenhäusern für das Medizinstudium der Demonstrationsunterricht eingeführt, d. h., Kranke wurden zur Demonstration ihrer Krankheitsbilder sowie der Untersuchungs- und Behandlungsmethoden aufgenommen und dafür kostenlos behandelt.

Unterstützt wurde dieser Veränderungsprozess durch die neu bzw. wieder entstehende anatomische Forschung. Diese Krankheitsauffassung wurde zur einer „der Wurzeln des modernen Konfliktes zwischen der Krankenpflege, für die eine ganzheitliche Krankheitsbetrachtung immer unverzichtbar blieb, und einer einseitig naturwissenschaftlich betriebenen Medizin" (Wolff u. Wolff 2008).

Öffentliche Krankenhäuser. Die Verbindung der Krankenhäuser mit Klöstern und Kirchen wurde zunehmend gelöst und es entwickelten sich allmählich von den Klöstern und Kirchen unabhängige Krankenhausstrukturen.

In den Krankenhäusern wurden jedoch überwiegend Kranke behandelt, die aus „sozial unterprivilegierten Schichten stammten. Der gut situierte Bürger ließ sich nach wie vor im eigenen Haus bzw. in der Wohnung behandeln und pflegen". Die Krankenpflege in den öffentlichen Hospitälern dieser Zeit wurde nicht überwiegend von Frauen ausgeübt. Vielmehr wurden in der Hospitalleitung oder in der Leitung größerer Abteilungen häufig Ehepaare beschäftigt. Männer wurden nur auf Männerabteilungen eingesetzt, Frauen dagegen auf Frauen- und auf Männerabteilungen (Wolff u. Wolff 2008).

17. bis 18. Jahrhundert

Gründung katholischer Pflegeorden. Vor dem Hintergrund des gestiegenen Bedarfs an Pflegepersonal entstanden ab dem 16. Jahrhundert neue katholische Pflegegemeinschaften. Zu ihnen gehörten die Barmherzigen Brüder, die als viertes Gebot „die Verpflichtung zum unentgeltlichen Krankendienst" ablegten. Sie führten bereits 1718 eine erste reguläre Krankenpfleger-Ausbildung ein (S. 18). Als weibliche Pflegegemeinschaften wurden u. a. die Vinzentinerinnen und die Barromäerinnen gegründet. Louise von Marillac, eine Unterstützerin der Arbeit des Vinzenz von Paul (*Abb. 1.16*), schloss zum ersten Mal einen Vertrag ab, der zum Muster aller künftigen Mutterhaus-Gestellungsverträge wurde (Wolff u. Wolff 2008).

Neuzeitlicher Pflegenotstand. Auf der einen Seite blieb die Anzahl der Krankenhausplätze trotz des Ausbaus hinter dem Bedarf zurück, sodass die Einrichtungen ständig überbelegt waren und die Krankenpflege entsprechend erschwert wurde. Auf der anderen Seite standen für den schnellen Ausbau der Kapazitäten nicht genügend Pflegekräfte zur Verfügung, die zudem über eine entsprechend qualifizierte Ausbildung verfügten. Insbesondere den wachsenden ärztlichen Ansprüchen konnte die Krankenpflege nicht so schnell gerecht werden. Die Folge war eine personelle Krise in quantitativer und qualitativer Hinsicht. Der sogenannte Pflegenotstand ist also kein Phänomen der Neuzeit. Er begleitet die Krankenpflege seit langer Zeit und konnte auch bislang nicht zufriedenstellend gelöst werden (Wolff u. Wolff 2008, Panke-Kochinke 2000).

19. Jahrhundert

Vor allem im 19. Jahrhundert wurden die Entwicklungen in der Medizin von den Errungenschaften der Naturwissenschaften stark beeinflusst. In der Krankheitslehre wurde die antike Humoralpathologie endgültig durch die Zellularpathologie Virchows abgelöst. Pharmakologie und Pharmakotherapie ermöglichten neue Behandlungsmethoden auf naturwissenschaftlicher Basis. *Tab. 1.4* zeigt einige medizinische Entwicklungen des 19. Jahrhunderts.

Hygiene und Infektionsprophylaxe. Die Hygiene wurde als Hochschullehrgebiet begründet, und durch die schnell folgende Entdeckung der Erreger von Infektionskrankheiten wurden Verfahren der Infektionsprophylaxe möglich, d. h., die Verfahren von Antisepsis, Asepsis und Immunisierung wurden grundgelegt. Insbesondere in den chirurgischen Krankenhausabteilungen ging die durch Krankenhausinfektionen bedingte Sterblichkeitsrate rapide zurück.

> **MERKE** Zunehmend setzten sich auch präventive Schutzimpfungen durch: ab 1796 gegen die Pocken, ab 1881 gegen den Milzbrand, ab 1885 gegen die Tollwut.

Narkoseverfahren und operative Techniken. Die Entwicklung von Narkoseverfahren und die pathologische Anatomie ermöglichten eine Verbesserung der Operationsbedingungen, neue Verfahren der operativen Therapie und für die Patienten schmerzfreie Operationen. Erste Spezialisierungen in Teilgebieten der Chirurgie und der Inneren Medizin setzten ein (Wolff u. Wolff 2008).

Weitere Spezialisierung der Medizin. Bereits im 18. Jahrhundert hatte eine Reform der Ärzteausbildung eingesetzt, in deren Verlauf die aus dem ärztlichen Zuständigkeitsbereich ausgegliederte Chirurgie wieder in den ärztlichen Kompetenzbereich der universitär ausgerichteten Medizin aufgenommen wurde. Ab der Mitte des 19. Jahrhunderts konnte der Arztberuf nur noch durch ein volles Hochschulstudium erlernt werden. Chirurgische Dienstleistungen, die bislang

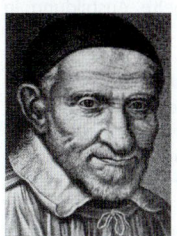

Abb. 1.16 Vinzenz von Paul, 1581 – 1660.

Tab. 1.4 *Medizinische Errungenschaften im 19. Jahrhundert (nach Lauber 2007).*

Wann	Wer	Was
1807	**Samuel Hahnemann** (1755 – 1843) deutscher Arzt	begründet die Homöopathie
1819	**Rene Theophile Hyacinthe Laennec** (1871 – 1926) französischer Arzt	erfindet das Stethoskop
1847	**Ignaz Semmelweis** (1818 – 1865) ungarischer Arzt	entdeckt die Ursache des Kindbettfiebers und führt die Händedesinfektion ein
1858	**Rudolf Virchow** (1821 – 1902) deutscher Arzt, Pathologe, Wissenschaftler	begründet die Zellularpathologie
1877	**Robert Koch** (1843 – 1910) deutscher Arzt, Bakteriologe	entdeckt Tuberkelbakterium, Cholera- und Milzbranderreger und wird der Begründer der Bakteriologie und Infektionslehre
1894	**Arthur Schlossmann** (1867 – 1932) deutscher Arzt	gründet die weltweit erste Klinik für kranke Säuglinge in Dresden
1895	**Wilhelm Conrad Röntgen** (1845 – 1923) deutscher Physiker	entdeckt die Strahlen, die Weichteile durchdringen können und Fotografien des knöchernen Skeletts möglich machen (Röntgenstrahlen)

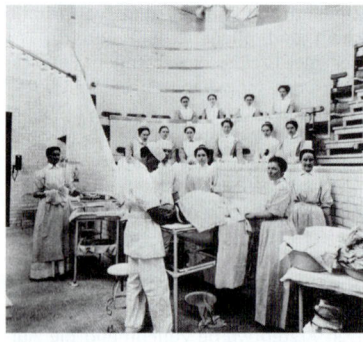

Abb. 1.17 Schwestern in der Ausbildung im St. Luke's Hospital 1899.

von Wundärzten erbracht worden waren, wurden jedoch noch eine zeitlang von chirurgisch-ärztlichen Gehilfen erbracht, die als „Heilgehilfe" bezeichnet wurden und sich einer amtsärztlichen Prüfung zu unterziehen hatten. Zu ihren Aufgaben gehörte neben kleinen chirurgischen Eingriffen die „Krankenwartung und Krankenpflege".

MERKE Die ärztliche Assistenztätigkeit der Pflegeberufe hat sich wohl nicht – wie vielfach angenommen – aus der Krankenpflege entwickelt, wie sie unter häuslichen oder Krankenhausbedingungen stattfand, sondern eher aus dem „Beruf der früheren Barbiere und Wundärzte" (Wolff u. Wolff 2008).

Mit dem zunehmenden Einfluss einer wissenschaftsorientierten, naturwissenschaftlich ausgerichteten Medizin gewann der ärztliche Berufsstand weiter an Einfluss und gesellschaftlicher Anerkennung, infolge dessen die nicht akademisch gebildeten Berufe verdrängt oder dem Ärztestand untergeordnet wurden. In besonderer Weise trifft diese Entwicklung auf die Krankenpflege zu, die nicht nur in ihren strukturellen Merkmalen, sondern auch inhaltlich – also das Pflegeverständnis betreffend – vom natur-

wissenschaftlichen Denken der Ärzte bestimmt wurde.

1.6.7 Entwicklung einer geregelten Ausbildung

MERKE Die Geschichte der Krankenpflege ist so alt wie die Geschichte der Menschheit. Die Geschichte einer geregelten, neuzeitlichen Krankenpflegeausbildung reicht dagegen erst ca. 150 Jahre zurück.

Erste Ausbildungen in der Krankenpflege sind bereits aus den Ordens- oder Pflegegemeinschaften bekannt, die im 16. Jahrhundert neu entstanden. Die Barmherzigen Brüder führten „1718 eine reguläre einjährige Krankenpfleger-Ausbildung ein, die im Prager Brüder-Spital zu absolvieren war" (Wolff u. Wolff 2008). Auch die Vinzentinerinnen erhielten eine geregelte Ausbildung in der Krankenpflege (S. 17).

Deutschsprachige Lehrbücher der Krankenpflege sind ab der zweiten Hälfte des 16. Jahrhunderts nachzuweisen. Sie wurden von Ärzten verfasst und umfassten u. a. Vorschläge zur technischen Verbesserung von Hilfsmitteln in der Krankenpflege sowie Fragen der Arzneimittelzubereitung und -verabreichung (Wolff u. Wolff 2008).

Entstehung erster Krankenpflegeschulen

Auch die ersten öffentlichen Krankenpflegeschulen sind auf das Bestreben von Ärzten zurückzuführen, dem Krankenpflegepersonal die Fähigkeiten und Fertigkeiten zu vermitteln, die insbesondere für die gewissenhafte Beobachtung und Assistenz im Rahmen ärztlicher Diagnostik und Therapie erforderlich waren (**Abb. 1.17**). Besonders bekannt und als Vorbild für weitere Schulgründungen anzusehen war die von dem Mannheimer Arzt und Hebammen-Lehrer Franz Anton Mai 1781 gegründete „Krankenwärter-Schule" in Mannheim.

Die Ausbildung blieb unter ärztlicher Leitung. Der Einfluss von Ärzten auf die Krankenpflegeausbildung blieb lange Zeit entscheidend und hat auch maßgeblich das pflegerische Berufsverständnis geprägt. 1860 regelte der Badische Frauenverein als älteste Schwesternschaft des Roten Kreuzes in einer der frühen Ausbildungsregelungen, dass in der Krankenpflegeausbildung ärztlicher Unterricht und praktische Übungen in der Krankenpflege zu erteilen waren. Auch aus dem Muster des Gestellungsvertrages, den Friedrich Zimmer, der 1894 den Evangelischen Diakonieverein gründete, geht hervor, dass Unterricht von Ärzten erteilt werden musste. Als Preußen 1907 als erstes Land entsprechend dem Bundesratsbeschluss von 1906 landesrechtliche Vorschriften über die staatliche Prüfung von Krankenpflegepersonen erließ, wurde die Leitung der Krankenpflegeschule einem Arzt übertragen. In der ersten reichseinheitlichen Regelung der Krankenpflegeausbildung von 1938 wurde die Leitung einer Krankenpflegeschule ebenfalls verpflichtend einem Arzt übertragen.

MERKE Erstmals in der Geschichte der Krankenpflegeausbildung ermöglichte das Gesetz über die Berufe in der Krankenpflege von 1985 die alleinige Leitung einer Schule durch eine Unterrichtschwester oder einen Unterrichtspfleger. ————————————

Das zurzeit geltende Krankenpflegegesetz von 2003 schreibt vor, dass für die Leitung und hauptamtliche Lehrtätigkeit Fachkräfte mit abgeschlossener Hochschulausbildung erforderlich sind (Hundenborn 2004).

Beteiligung der Pflegenden an der Lehrplanentwicklung

Schon früh wurde allerdings von Krankenpflegepersonen die Forderung erhoben, dass nicht ärztliches Wissen, sondern pflegespezifisches Wissen Grundlage der Ausbildung sein müsse und dementsprechend die Pflegenden an der Lehrplanentwicklung, d. h. an der Ausbildungsgestaltung zu beteiligen seien. Bereits 1908 stellte Agnes Karll (S. 22), eine der Begründerinnen der freiberuflichen Krankenpflege in Deutschland, diese Forderung auf, die erst Jahrzehnte später mit den Krankenpflegegesetzen von 1985 und 2003 erkennbar eingelöst wurde.

Auch die Dauer der Krankenpflegeausbildung sowie das Verhältnis von theoretischer und praktischer Ausbildung wurden seit den Anfängen einer geregelten Ausbildung in der Krankenpflege immer wieder kontrovers diskutiert. Bereits 1902 forderte die Generalversammlung des Bundes Deutscher Frauenvereine

- eine verbindliche staatliche Regelung der Ausbildung,
- eine Ausbildungszeit von drei Jahren,
- den Abschluss der Ausbildung mit einer Prüfung,
- die Ausstellung eines staatlichen Zeugnisses und
- die Berechtigung zum Tragen eines staatlich geschützten Abzeichens, das von der Aufsichtsbehörde wieder entzogen werden kann (Kruse 1987).

Erste staatliche Ausbildungsregelungen

Zu einer verbindlichen staatlichen Ausbildungsregelung mit einer entsprechenden Prüfung kam es erst durch das 1938 verkündete "Gesetz zur Ordnung der Krankenpflege" mit den entsprechenden Durchführungsverordnungen.

Das erste Nachkriegsgesetz nach dem zweiten Weltkrieg in Westdeutschland von 1957 regelte die Krankenpflegeausbildung als 2-jährige Ausbildung mit

---

Auszug aus der ersten staatlichen Ausbildungsregelung in Preußen (1906)

„Für die Anforderungen, welche an die Krankenpflegepersonen gestellt werden, ist der Gesichtspunkt maßgebend gewesen, dass ein dem praktischen Durchschnittsbedürfnis entsprechendes Krankenpflegepersonal geschaffen werden soll.
Jedes Übermaß von Ausbildung und theoretischen Kenntnissen soll vermieden werden, zumal die Gefahr besteht, dass Krankenpfleger, die eine zu umfangreiche und zu vielseitige Ausbildung erfahren haben … zu Übergriffen in das Gebiet der Heilkunde neigen und dem Kurpfuschertum verfallen. (…)
Als Mindestdauer der praktischen und theoretischen Ausbildung in der Krankenpflege ist ein Jahr vorgesehen. (…)
Hauptziel des Unterrichts … soll … die vorwiegend praktische Ausbildung in der Krankenpflege sein"
(zitiert nach Kruse, 1987, S. 84).

Abb. 1.18 Begründung zur ersten staatlichen Ausbildungsregelung in Preußen von 1906 (zitiert nach Kruse 1987, S. 84).

einem anschließenden Anerkennungsjahr. Die Forderung nach einer 3-jährigen Ausbildungszeit in der heutigen Form wurde erst durch das Krankenpflegegesetz von 1965 eingelöst.

Der von Dietrich und Salzwedel, zwei Ärzten, bereits im Jahr 1903 geforderte Schutz der Berufsausübung der Krankenpflege wurde zwar im Gesetz von 1938 geregelt, jedoch angesichts der Probleme des 2. Weltkrieges außer Kraft gesetzt und selbst durch das Gesetz über die Berufe in der Krankenpflege, das am 1. Januar 2004 in Kraft getreten ist, nicht geregelt. Auf die Regelungen von sogenannten Vorbehaltsaufgaben wird vielmehr auch in diesem neuen Gesetz ausdrücklich verzichtet (S. 8).

„Praxis vor Theorie"

Bei allen Regelungsversuchen der Krankenpflegeausbildung waren immer auch die Stundenzahlen der theoretischen und praktischen Ausbildung sowie das Verhältnis der verschiedenen Ausbildungsanteile zueinander strittig. Innerhalb der Ordensgemeinschaften erfolgte die Ausbildung zunächst "ausschließlich durch Anleitung in der Praxis ohne theoretische Grundlage und ohne eindeutigen Abschluss der ‚Ausbildungszeit'" (Kruse 1987). In der etwas später einsetzenden Diakonissen-Krankenpflege unter Theodor Fliedner wurde ein Schwerpunkt auf die "bewusste Anleitung und theoretische Unterweisung" gelegt (Kruse 1987).

Die Widerstände gegen eine stärkere theoretische Fundierung der Krankenpflege können auf unterschiedliche Gründe zurückgeführt werden. Zum einen wurde befürchtet, theoretisch gut ausgebildete Pflegekräfte könnten zur Kurpfuscherei, d. h. zur unerlaubten Ausübung der Heilkunde neigen. Zum anderen gingen auch Schwesternverbände davon aus, dass zuviel theoretisches Wissen negative Auswirkungen auf die

Schwesternpersönlichkeit haben könne und die gefühlsmäßige Zuwendung zum Kranken verloren gehen könne.

Dem praktischen Teil der Ausbildung wurde eine entsprechend höhere Bedeutung beigemessen (**Abb. 1.18**).

Krankenpflege selbst war in den Anfängen einer geregelten Krankenpflegeausbildung nicht einmal in allen Ausbildungsstätten Unterrichtsfach. Es wurde die Auffassung vertreten, dass Krankenpflege nicht theoretisch, sondern nur im praktischen Vollzug erlernt werden könne. Charakterliche Eigenschaften und praktische Eignung galten lange Zeit als wichtigste Voraussetzungen für die Ausübung der Krankenpflege.

Ausweitung der theoretischen Lehrinhalte

Die Notwendigkeit für die Ausweitung des theoretischen Lehrstoffes wurde überwiegend in den Fortschritten der Medizin gesehen und den hieraus resultierenden erhöhten Anforderungen an die Pflegenden im Bereich der ärztlichen Assistenzaufgaben.

Erst mit dem Gesetz über die Berufe in der Krankenpflege von 1985 wurden die Stundenzahlen für den ärztlichen Unterricht zugunsten der Stundenzahlen für das Fach Krankenpflege deutlich reduziert. Das zurzeit geltende Gesetz über die Berufe in der Krankenpflege weist den Pflege- und Gesundheitswissenschaften fast den doppelten Stundenumfang zu wie den Naturwissenschaften einschließlich der Medizin (S. 7) und löst die von Agnes Karll bereits 1908 erhobene Forderung ein: „... die wissenschaftlichen Anforderungen sind viel zu groß geworden, um die Theorie vernachlässigen zu dürfen. Nur verschone man uns mit ärztlichen Kenntnissen, die uns gar nicht nützen, nur schädliches Halbwissen bedeuten, man lehre uns aber alles das, was wir brauchen, um nie im Unklaren zu sein, warum wir dieses oder jenes tun müssen oder nicht tun dürfen" (Kruse 1987, S. 52).

Die nachfolgende *Tab. 1.5* gibt einen Überblick über die Entwicklung der Ausbildungsdauer und Stundenzahl in der Krankenpflegeausbildung.

1.6.8 Berufspolitik im historischen Rückblick

Wenn es in der Geschichte der Krankenpflegeausbildung um die Frage einer Verlängerung der Ausbildungszeit oder auch um die Frage des Schutzes der Berufsausübung ging, waren oft gesellschaftliche und politische Ereignisse sowie Erfordernisse in der Krankenversorgung ausschlaggebender als Forderungen von Berufsverbänden und -organisationen der Pflegenden. Die Durchsetzung von Ausbildungsinteressen und Interessen der Berufsausübung musste oft vor dem Hintergrund des Personalmangels in der Pflege aufgegeben oder

Tab. 1.5 Entwicklung der Ausbildungsdauer und Stundenzahl in der Krankenpflegeausbildung.

staatliche Regelung	Dauer	Stundenvorgaben für den theoretischen Unterricht
1906	1 Jahr	keine Vorgaben, in das Ermessen der Krankenpflegeschulen gestellt
1938	1,5 Jahre	200 Stunden
1957	2 Jahre +1 Anerkennungsjahr	400 Stunden
1965	3 Jahre	1 200 Stunden
1985	3 Jahre	1 600 Stunden
2003	3 Jahre	2 100 Stunden

im Sinne eines Kompromisses entschieden werden.

MERKE Nicht nur der Beruf selbst, sondern auch die Berufsausbildung sind in der Vergangenheit in hohem Maße durch andere Berufsgruppen und berufsfremde Instanzen mitbestimmt worden. Dadurch sind auch die Gestaltungsmöglichkeiten für die Ausbildung sowie die Kontrolle von Ausbildung und Berufsausübung bislang nicht völlig in den Zuständigkeitsbereich der Berufsgruppe übergegangen.

1.7 Berufsauffassungen in der Krankenpflege

Das Berufsbild oder die Berufsauffassung in der Krankenpflege war kein einheitliches. Vielmehr existierten unterschiedliche Berufsauffassungen nebeneinander oder haben einander abgelöst. In den letzten beiden Jahrhunderten wurde das Berufsbild in der Krankenpflege und in der Krankenpflegeausbildung zum einen sehr stark durch arztnahe Tätigkeiten geprägt. In diesem Sinne wurde Krankenpflege vorrangig als fachliche Hilfe innerhalb ärztlicher Aufgaben verstanden und war auf Weisung des Arztes tätig.

Zum anderen wurden Beruf und Berufsbild maßgeblich von Theologen, Ordensgemeinschaften und Frauenvereinen und den sich daraus bildenden Institutionen mitbestimmt. Krankenpflege war ein Dienst, der lange Zeit überwiegend von Angehörigen christlich geprägter Lebensgemeinschaften erbracht wurde.

Lohnwärter ohne Ausbildung
Im 19. Jahrhundert existierten noch keine gesetzlichen Vorgaben für die Ausübung der Krankenpflege. Sie konnte ohne den Nachweis fachlicher Kenntnisse von jedermann geleistet werden. In den Krankenhäusern wurde so häufig unausgebildetes Personal eingestellt, das auch keine Anleitung und Schulung erfuhr. Hieraus resultierten erhebliche Mängel in der Versorgung der Kranken, die als menschlich und fachlich völlig unzureichend anzusehen war. Diejenigen, die die Krankenpflege beruflich ausüb-

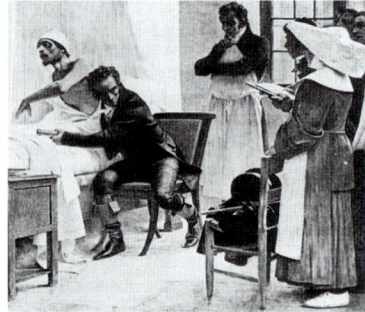

Abb. 1.19 Assistierende Schwester um 1816.

ten, hatten ein geringes gesellschaftliches Ansehen, was u. a. in der Bezeichnung „Lohnwärterin" bzw. „Lohnwärter" zum Ausdruck kam (*Abb. 1.19*). Trinkgelder und Geschenke sowie die Kleidung verstorbener Patienten, die die Pflegepersonen behalten durften, wurden als Bestandteile des Lohnes angesehen, sodass das feste Gehalt niedrig gehalten werden konnte (Kruse 1987).

Krankenpflege als christliche Liebestätigkeit
Die Vorschläge, die im kirchlichen Raum zur Verbesserung der Krankenpflege entstanden, sind also als Reformbemühungen gegen die krassen Missstände dieser Zeit anzusehen. An diesen Reformvorgängen waren neben den wieder erstarkten katholischen Pflegeorden die Mutterhaus-Diakonie, der Evangelische

Diakonieverein sowie die Schwesternschaften des Roten Kreuzes beteiligt. Sie vertraten die Auffassung, „dass Krankenpflege christliche Liebestätigkeit sei und in ihr sich christliche Nächstenliebe erfülle" (Kruse 1987, S. 14). Dieses Berufsverständnis geht von einer Berufung zur Krankenpflege aus, deren Auftrag sich aus dem Neuen Testament ableitet. Krankenpflege sollte eben nicht des Lohnes wegen geleistet werden, sondern aus selbstloser Liebe heraus, als freiwilliger Dienst, der nicht erkauft werden kann.

Erwerbsmöglichkeit für die Frau
Daneben entwickelte sich bald eine veränderte Einstellung zur außerhäuslichen Arbeit der Frau. Die Frauenbewegung des 19. Jahrhunderts schuf für Frauen u. a. auch einen Zugang zum Pflegeberuf. Der Krankenpflegeberuf wurde als Erwerbsmöglichkeit für die Frau aufgefasst. Er wurde als Beruf wie jeder andere angesehen, der v. a. die Grundlage für ein ausreichendes Erwerbseinkommen lieferte. Eine religiöse Motivation zur Berufsausübung, als Berufung verstanden, wurde zur Privatsache.

Die Rahmenbedingungen anderer Berufe, etwa Sozialversicherung und arbeitsrechtliche Bestimmungen, sollen auch für die Beschäftigten in der Krankenpflege gelten. Spuren dieser verschiedenen Berufsauffassungen sind bis heute in der Krankenpflege zu finden (Kruse 1987).

Patientenorientierte Pflege

In den 1980er Jahren setzte die sogenannte Humanitätsdebatte im deutschen Gesundheitswesen ein. Angesichts der immer weiter zunehmenden technischen Möglichkeiten der modernen Medizin wurde befürchtet, dass die menschliche Dimension der Krankenpflege verloren gehen könnte. Konzepte einer patientenorientierten oder patientenzentrierten Pflege tauchten zunehmend in den Veröffentlichungen auf, die eine Abkehr von einer rein naturwissenschaftlichen Sichtweise des Menschen und eine Ergänzung um eine humanwissenschaftliche Perspektive forderten. Der Kranke sollte nicht ausschließlich unter der Perspektive seiner Krankheit gesehen werden. Diese defizitorientierte Sichtweise sollte vielmehr durch eine Orientierung am Patienten und seinen Ressourcen ersetzt werden.

Diese Sichtweise ist auch dem Pflegeprozessmodell und den Pflegetheorien immanent, die – aus den angloamerikanischen Ländern kommend – langsam in der deutschen Krankenpflege aufgegriffen wurden. Beeinflusst durch die Programme der Weltgesundheitsorganisation – „Gesundheit für alle bis zum Jahr 2000" sowie die Folgeprogramme – wurde schließlich mit dem derzeit geltenden Gesetz über die Berufe in der Krankenpflege das Konzept der Gesundheitsförderung und Prävention in die deutsche Krankenpflege und Krankenpflegeausbildung übernommen, das in den neuen Berufsbezeichnungen „Gesundheits- und Krankenpflegerin", „Gesundheits- und Krankenpfleger" bzw. „Gesundheits- und Kinderkrankenpflegerin" und „Gesundheits- und Kinderkrankenpfleger" zum Ausdruck kommt (S. 5).

1.8 Der Pflegeberuf als Frauenberuf

Im Laufe des 19. Jahrhunderts entwickelte sich die Pflege zu einem reinen Frauenberuf. Die besondere Eignung der Frau wurde aufgrund ihrer „weiblichen Wesenseigenschaften" zunehmend hervorgehoben. Eine bürgerliche Frau war – sozialen Zuschreibungen folgend – „selbstlos, fürsorgend, geduldig, sanftmütig, nachgiebig und unterwürfig" (Höppner 2004, S. 23). Diese Verbindung zwischen Geschlechts- und Berufsrolle erlangte besondere Bedeutung für den Pflegeberuf. Die bürgerliche Frau wurde in besonderer Weise als geeignet angesehen.

Erst in dieser Zeit erfolgte die Ausprägung polar-komplementärer Geschlechtscharaktere, die Zu- und Unterordnung der Frauen, die bis heute das Geschlechterverhältnis in den Gesundheitsberufen kennzeichnet.

➤ **MERKE** Die Charakter- oder Persönlichkeitsmerkmale, die der Frau als in ihrer Natur liegend zugeschrieben wurden, dienten jedoch der Legitimation der männlichen Führungsposition. Das konnte die sozialhistorische Frauenforschung überzeugend belegen. ────

Beginnende Berufstätigkeit der Frau

Mit der Charakterisierung der Pflegearbeit als familien- und hausarbeitsnaher Tätigkeit konnte der steigende Bedarf an Pflegepersonal durch Frauen ausgeglichen werden. Da Pflegetätigkeit nun mit weiblichen Tugenden in Einklang gebracht wurde, eröffnete sich auch für unverheiratete Frauen die Möglichkeit einer außerhäuslichen Tätigkeit. Weibliche Eigenschaften wurden zum festen Bestandteil des Berufsbildes und ver

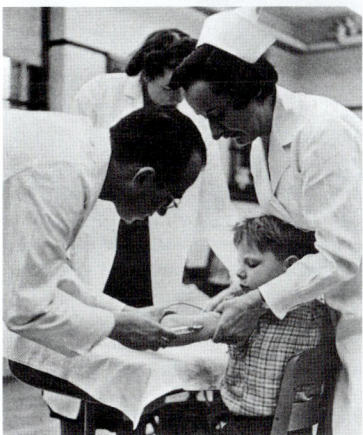

Abb. 1.20 Assistierende Krankenschwester um 1954. Mit den gesellschaftlich zugeschriebenen Geschlechterrollen wurde die Unterordnung der Frauen und der Pflege unter die männlich dominierte Medizin gerechtfertigt.

pflichteten Frauen auch außer Haus auf ihre Geschlechterrolle.

Die Verberuflichung der Pflege steht in einem direkten Zusammenhang mit den Entwicklungen der Medizin und ist geprägt vom Leitbild eines vornehmlich durch „weiblichen Liebesdienst" (…) gestalteten Tätigkeitsbereich. Neben den ‚hausarbeitsnahen' Pflichten wurde zunehmend erwartet, dass die Krankenschwester eine emotionale Beziehung zu den Patienten aufbaue und auf der anderen Seite den Arzt gewissenhaft in seiner Tätigkeit unterstützte. Der so beschriebene neue bürgerlich-weibliche Assistenzberuf für die Medizin war also von der Ärzteschaft stark beeinflusst" (Höppner nach Hundenborn 2005 a, S. 47, *Abb. 1.20*).

Frauenquote über 80 %

Der Beruf der Krankenpflege ist nunmehr seit mehr als einhundert Jahren ein Frauenberuf. Die Frauenquote in den Pflegeberufen liegt mit ca. 80 % deutlich über der Frauenquote in anderen Berufen. Die Gesundheitsarbeit in den nichtakademischen Berufen kann also fast als „Frauendomäne" angesehen werden, während das Verhältnis in den akademischen Gesundheitsberufen umgekehrt ist; sie sind deutlich männerdominiert (Hundenborn 2005 a).

Männer in der Krankenpflege

Die männliche Krankenpflege erhielt im 19. Jahrhundert zum einen entscheidende Impulse durch die Wundärzte. In ihren Händen bzw. in den Händen der Heilgehilfen lag die chirurgische Krankenpflege. Zum anderen gingen wichtige Entwicklungen für die männliche Krankenpflege von der Militärkrankenpflege aus. Die akademisch ausgebildeten Militärärzte im Rang von Sanitätsoffizieren wurden durch die Chirurgengehilfen unterstützt, die später „Lazarettgehilfen" genannt wurden und den militärischen Rang von Unteroffizieren hatten. Schon früh wurden in Preußen die Lazarettgehilfen den Heilgehilfen gleichgestellt (Wolff u. Wolff 2008). Ab 1873 wurden in Preußen die Lazarettgehilfen und militärischen Krankenwärter den Lazarettärzten unterstellt. Das Arzt-Pflegekraft-Verhältnis, d. h. die Unterordnung der Krankenpflege unter den ärztlichen Dienst wurde auch hierdurch entsprechend untermauert (Wolff u. Wolff 2008).

1.9 Berufsorganisationen und Berufsverbände

1.9.1 Historische Entwicklung

Neben den bereits bestehenden zahlreichen Mutterhausverbänden im Bereich der katholischen Ordenspflege, der Mutterhausdiakonie und den Mutterhausverbänden des Roten Kreuzes entstanden an der Jahrhundertwende vom 19. zum 20. Jahrhundert erste Berufsorganisationen, die das Mutterhaussystem nicht übernahmen und ihren Mitgliedern die Möglichkeiten freier Arbeitsverträge eröffneten.

Berufsorganisation der Krankenpflegerinnen Deutschlands. Ihre Gründung fällt historisch mit der Entwicklung der freiberuflichen Krankenpflege zusammen. Entscheidende Impulse gingen im Bereich freier diakonischer Verbände von dem Wuppertaler Theologen Friedrich Zimmer aus. Von Agnes Karll (**Abb. 1.21**) wurde 1903 die „Berufsorganisation der Krankenpflegerinnen Deutschlands" (B.O.K.D.) gegründet, die v. a. den in der häuslichen Pflege tätigen freien Krankenschwestern eine soziale Absicherung im Krankheitsfalle gewährte, die für in der freiberuflichen Krankenpflege tätige Krankenschwestern erst vergleichsweise spät galt.

Bund deutscher Krankenpfleger. Als frühe Berufsorganisation für Krankenpfleger entstand in Berlin aus dem Zusammenschluss mehrerer örtlicher Vereine unter der Leitung des Arztes Paul Jakobsohn der „Bund deutscher Krankenpfleger".

Gewerkschaften. Parallel zu den Berufsorganisationen entstanden Gewerkschaften, die jedoch politisch andere Positionen als die Berufsorganisationen vertraten (Wolff u. Wolff 2008). Lange Zeit galten die verschiedenen Mutterhausverbände, Schwesternschaften, Berufsorganisationen und Gewerkschaften als in sich zersplittert. Sie vertraten in für die

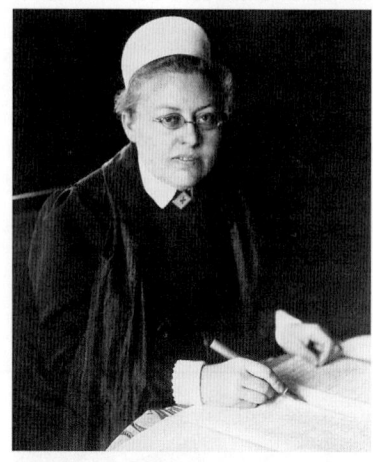

Abb. 1.21 Agnes Karll (1868 – 1927) gründete den ersten freien Berufsverband „Berufsorganisation der Krankenpflegerinnen Deutschlands".

Krankenpflege politisch relevanten Fragen kontroverse Positionen. So wurde etwa die erste staatliche Regelung der Krankenpflegeausbildung in Preußen von den kirchlichen Organisationen überwiegend abgelehnt. Sie lehnten eine staatliche Kontrolle der Ausbildung ab und befürchteten, dass Personen ohne christliche Motivation Zugang zum Pflegeberuf erhalten könnten (Steppe 2001).

Auch der von den Gewerkschaften geforderte 8-Stunden-Tag ließ sich in der Zeit der Weimarer Republik wegen der uneinheitlichen Auffassungen der verschiedenen Verbände nicht durchsetzen.

Zeit des Nationalsozialismus. In der Zeit des Nationalsozialismus kam es zur Vereinheitlichung, organisatorischen Straffung und Zusammenfassung der verschiedenen, zersplitterten Berufsverbände unter einer nationalsozialistischen

Führung. Erst nach dem 2. Weltkrieg organisierten sich die früheren Verbände langsam neu. Die (berufs-)politische Durchsetzungsfähigkeit der Krankenpflege wurde hierdurch lange Zeit deutlich behindert.

1.9.2 Heutige Berufsverbände und -organisationen

Deutscher Pflegerat e. V. (DPR). Mit dem Beginn des Professionalisierungsprozesses in den Pflegeberufen verbesserten die bestehenden Berufsverbände und -organisationen ihre politischen Einflussmöglichkeiten und ihre berufspolitische Durchsetzungsfähigkeit. Der Deutsche Pflegerat e. V. (DPR) vertritt heute als Dachverband von zwölf Mitgliedorganisationen des Pflege- und Hebammenwesens die politischen und berufspolitischen Anliegen und Interessen seiner Mitglieder auf Bundesebene.

Deutscher Bildungsrat für Pflegeberufe. Der Deutsche Bildungsrat für Pflegeberufe ist ebenfalls eine Dachorganisation, die für ihre Mitgliedsverbände die Fragen der pflegerischen Aus-, Fort- und Weiterbildung in den Pflegeberufen politisch vertritt.

In beiden Dachorganisationen ist keine persönliche Mitgliedschaft möglich.

![] PRAXISTIPP Pflegende, die sich berufspolitisch engagieren und somit die Interessen der Menschen mit Pflegebedarf sowie ihre beruflichen Anliegen vertreten und durchsetzen wollen, haben die Möglichkeit, in einem der weiterhin bestehenden verschiedenen Einzelverbänden Mitglied zu werden. Über ihren Mitgliedsverband sind sie dann zugleich in den Dachorganisationen vertreten.

Lern- und Leseservice

Literatur

→ Ausbildungs- und Prüfungsverordnung für die Berufe in der Krankenpflege (KrPflAPrV) vom 10. November 2003. Bundesgesetzblatt Jahrgang 2003 Teil I Nr. 55, ausgegeben zu Bonn am 19. November 2003

→ Höppner H. Gesundheitsförderung von Krankenschwestern. Ansätze für eine frauengerechte betriebliche Praxis im Krankenhaus. Frankfurt a.M.: Mabuse; 2003

→ Hundenborn G. Kopf- oder Herzensangelegenheit? Professionelle Pflege im Spannungsfeld unterschiedlicher Herausforderungen. In: Caritas-Gemeinschaft für Pflege- und Sozialberufe, Hrsg. Pflege in Unruhezeiten. Entwicklung in die Zukunft. Festveranstaltung zum 100. Geburtstag von Adelheid Testa am 15. Oktober 2004 in Freiburg i.B.; 2005 a

→ Hundenborn G. Berufsfelder in der Pflege. Die Entwicklung des Pflegeberufes bis heute. Referat zum Tag der Pflege, Köln, 23. 11. 2005. Interne Veröffentlichung in der Caritas-Gemeinschaft für Pflege- und Sozialberufe, Diözesangemeinschaft Köln; 2005 b

→ Hundenborn G. Kompetenzverständnis nach dem neuen Krankenpflegegesetz. In: MAGS-Fachtagungen „Lernerfolgsüberprüfungen bei Ausbildungen nach dem neuen Krankenpflegegesetz (KrPflG)" am 21. 10. 2005 an der Fachhochschule Bielefeld und am 15. 11. 2005 an der Kath. Fachhochschule NW, Abteilung Köln, Düsseldorf; 2005 c

→ Hundenborn G. Pflegeverständnis im Wandel. Festvortrag anlässlich des 75-jährigen Bestehens der Caritas-Akademie Köln-Hohenlind am 23. Mai 2007 (unveröffentlicht)

→ Hundenborn G, Knigge-Demal B. Beschreibung von Berufssituationen und Qualifikationen in der Kranken- und Kinderkrankenpflege sowie Darstellung der Konsequenzen für die Integration der einzelnen Elemente in die Ausbildungsrichtlinie. Im Auftrag des Ministeriums für Arbeit, Gesundheit und Soziales des Landes NRW. Düsseldorf; 1996

→ Hundenborn G, Knigge-Demal B. Curriculare Rahmenkonzeption. Teil 5 des Zwischenberichts. In: Dokumentation von Arbeitsauftrag und Zwischenbericht der Landeskommission zur Erstellung eines landeseinheitlichen Curriculums als empfehlende Ausbildungsrichtlinie für die Kranken- und Kinderkrankenpflegeausbildung. Ministerium für Frauen, Jugend, Familie und Gesundheit des Landes Nordrhein-Westfalen. Düsseldorf; 1999

→ Hundenborn G, Kühn-Hempe C. Entwurf einer lernfeldorientierten Ausbildungsrichtlinie für die Gesundheits- und Krankenpflege/Gesundheits- und Kinderkrankenpflege in NRW; 2003 (unveröffentlicht)

→ Gesetz über die Berufe in der Krankenpflege und zur Änderung anderer Gesetze vom 16. Juli 2003. Bundesgesetzblatt Jahrgang 2003 Teil I Nr. 36, ausgegeben zu Bonn am 21. Juli 2003

→ Kruse AP. Berufskunde II: Die Krankenpflegeausbildung seit der Mitte des 19. Jahrhunderts. Stuttgart: Kohlhammer; 1987

→ Lauber A. Grundlagen beruflicher Pflege. 3. Aufl. Stuttgart: Thieme; 2012

→ Panke-Kochinke B. Fachdidaktik der Berufskunde Pflege. Bern: Hans Huber; 2000

→ Rohlfes J. Geschichte und ihre Didaktik. 3. Aufl. Göttingen: Vandenhoeck & Ruprecht; 2005

→ Rau FS. Die Situation der Krankenpflegeausbildung in der BRD nach 90 Jahren staatlicher Regelung. Bern: Huber; 2001

→ Schneekloth U, Werner H, Hrsg. Möglichkeiten und Grenzen selbständiger Lebensführung in privaten Haushalten (MuG III). Integrierter Abschlussbericht im Auftrag des Bundesministeriums für Familie, Senioren, Frauen und Jugend: München; 2005

→ Seidler E, Leven KH. Geschichte der Medizin und der Krankenpflege. 7. Aufl. Stuttgart: W. Kohlhammer; 2003

→ Statistisches Bundesamt. Pflegestatistik 2005. Pflege im Rahmen der Pflegeversicherung. Deutschlandergebnisse: Wiesbaden; 2007

→ Steppe H. Krankenpflege im Nationalsozialismus. 9. Aufl. Frankfurt/Main: Mabuse; 2001

→ Stöcker G. Europäisierung der Gesundheits- und Pflegeausbildung. In: Landenberger M, Stöcker G, Filkins J et al. Ausbildung der Pflegeberufe in Europa. Vergleichende Analyse und Vorbilder für eine Weiterentwicklung in Deutschland. Hannover: Schlütersche Verlagsgesellschaft; 2005

→ Wolff HP. Biographisches Lexikon zur Pflegegeschichte. „Who was who in nursing history?" Berlin/Wiesbaden: Ullstein/Mosby; 1997

→ Wolff HP, Hrsg. Biographisches Lexikon zur Pflegegeschichte, Bd 2. München: Urban & Fischer; 2001

→ Wolff HP, Hrsg. Biographisches Lexikon zur Pflegegeschichte, Bd 3. München: Elsevier/Urban & Fischer; 2004

→ Wolff HP, Wolff J. Krankenpflege: Einführung in das Studium ihrer Geschichte. Frankfurt/Main: Mabuse; 2008

Internetadressen

→ Bundesministerium für Familie, Senioren, Frauen und Jugend: http://www.pflegeausbildung.de

→ Bundesministerium für Gesundheit: http://www.bmg.bund.de/fileadmin/dateien/Downloads/P/Pflegeberuf/20120301_Endfassung_Eckpunktepapier_Weiterentwicklung_der_Pflegeberufe.pdf

→ Deutsche Gesellschaft für Pflegewissenschaft e. V., Sektion Historische Pflegeforschung im Internet: http://www.dg-pflegewissenschaft.de

→ Deutscher Pflegerat: http://www.deutscher-pflegerat.de

2 Arbeitsfelder und Aufgaben der Pflege
Sabine Floer, Peter Jacobs, Henry Kieschnick

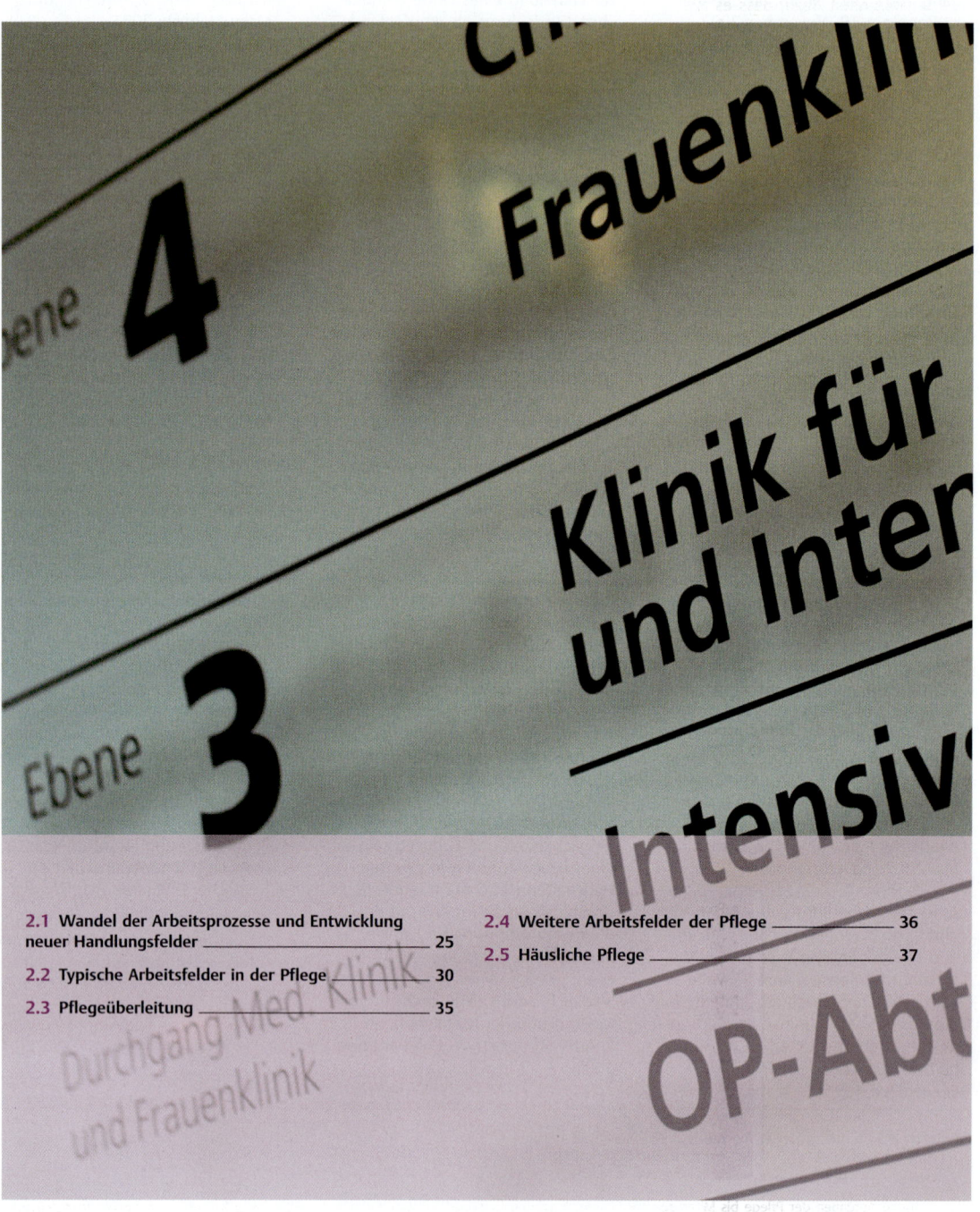

2.1 Wandel der Arbeitsprozesse und Entwicklung neuer Handlungsfelder

Peter Jacobs

Die meisten deutschen Krankenhäuser sind nach der sogenannten 3-Säulen-Theorie aufgebaut (**Abb. 2.1**). Dies führte in der Vergangenheit dazu, dass es zwischen den drei Gruppen Verwaltung, Medizin und Pflege zu Schnittstellenproblemen kam. Die Einführung der Diagnosis Related Groups (DRG) und damit der Zwang wirtschaftlicher zu werden, hat diese Struktur infrage gestellt.

Eine verbesserte Zusammenarbeit, eine lückenlose Informationskultur und eine Neubewertung der z. T. Jahrzehnte alten Arbeitsprozesse zwischen den Berufsgruppen im Gesundheitswesen – und hier v. a. in den Krankenhäusern – führen zu einer Veränderung klassischer Arbeitsfelder und sogar zur Entstehung neuer Berufsbilder.

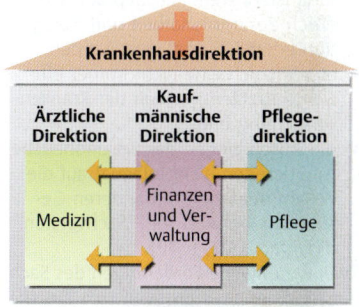

Abb. 2.1 Die drei Säulen der Berufsgruppen im Krankenhaus müssen in Zukunft besser kommunizieren und die Arbeitsabläufe aufeinander abstimmen.

2.1.1 Pflege in den ersten 40 Nachkriegsjahren

Über Jahrzehnte fand Pflege im Bereich der damals sogenannten Grund- und Behandlungspflege statt. Unter Grundpflege verstand man diejenigen pflegerischen Tätigkeiten, die ureigene Aufgabe der Pflege waren und somit zur Durchführung keiner eigenen ärztlichen Anordnung bedurften. Selbst diese Auslegung war umstritten. So wurde von dem Juristen Brenner, in dem an vielen Krankenpflegeschulen verbreiteten Rechtskundebuch, der Satz geprägt: „Im Zusammenhang mit der Behandlung des Patienten gibt es daher für das Krankenpflegepersonal keinen arztfreien Bereich." (Brenner u. Adelhardt 1987, S. 319). Der Arzt, so die damalige Auffassung, ordnet auch im Bereich der Grundpflege an, was zu tun ist. Heute herrscht bereits eine andere Auffassung, wenn insbesondere Oberlandesgerichte in ihrer Rechtsprechung davon ausgehen, dass es sich bei der Entstehung eines Dekubitus „in der Regel" um einen schweren Pflegefehler handelt (Sträßner 2001, Lutterbeck 2008). Im Wesentlichen wurde durch die Maßnahmen der Grundpflege die Grundbedürfnisse der Patienten erfüllt, also diejenigen Arbeiten für die Dauer der Erkrankung übernommen, die der Patient normalerweise selbst an sich vornehmen kann (**Abb. 2.2**).

Behandlungspflege waren die Anteile von Pflege, die aufgrund einer ärztlichen Anordnung geleistet wurden. Darunter fielen die Arbeiten, die eigentlich ärztli-

che waren, aber auf dem Wege der Delegation an Pflegepersonal übertragen werden konnten. Die Probleme mit dieser Form der Delegation und die daraus resultierenden juristischen Unsicherheiten halten bis zum heutigen Tage an.

In den letzten 20 Jahren erweiterte sich, einhergehend mit der zunehmenden Technisierung der Medizin, die Tätigkeit der Pflegeberufe in Richtung einer erweiterten Form von Pflege und Assistenz. Gerade in diesen medizinisch-pflegerischen Aufgabenfeldern entstanden die Fachweiterbildungen z. B. für Intensivpflege und Anästhesie (früher übrigens Anästhesie und Intensivmedizin genannt), für den Operationsdienst oder die Onkologie und die Psychiatrie. Dies gipfelt nunmehr in der Entstehung neuer Berufsbilder, wie das des chirurgisch-technischen Assistenten (CTA), der nicht mehr im pflegerischen Bereich tätig ist, sondern im ärztlichen Arbeitsfeld angesiedelt ist.

Mit der Änderung des Krankenpflegegesetzes im Jahre 1985 kam es zu einer ersten einschneidenden Zäsur in der Ausbildung der Krankenpflege, deren Auswirkungen bis heute zu spüren sind und deren Anforderungen z. T. bis heute noch nicht in vollem Umfang Eingang in das pflegerische Handeln gefunden haben. Gemeint ist die Einführung des Pflegeprozesses und als Unterpunkt hierzu die Erstellung einer fachlich begründeten Pflegedokumentation.

Das nächste Jahrzehnt wird hier eine erneute Erweiterung pflegerischer Arbeitsfelder mit sich bringen (**Abb. 2.3**). Die eigentliche Bedeutung wird dabei darin liegen, dass sich pflegerische Handlungsfelder in immer stärkerem Maße auf Organisationstätigkeiten konzentrieren werden. Diese Tätigkeiten, z. B. im Case-Management oder in der Pflegeüberleitung, sind prozessorientiert und erbringen damit z. B. durch eine bessere Vernetzung im Rückgang der Verweildauer. Dadurch stellen diese pflegerischen Handlungsfelder einen unmittelbaren Mehrwert für das Unternehmen Krankenhaus dar.

Weitere Ansätze sind die Einbindung des Pflegemanagements in die Dienstleistungsprozesse der Krankenhäuser. So sind Pflegemanager prädestiniert dafür, Versorgungsbereiche wie Reinigung, Küche oder die Zentralsterilisationen unternehmerisch im Rahmen einer Direk-

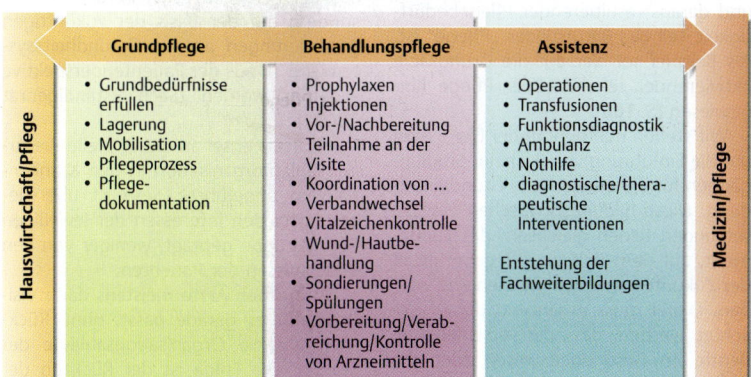

Abb. 2.2 Typische Aufgaben der Pflege bis Mitte der 80er Jahre: Behandlungspflege und Tätigkeiten im Bereich der Funktionspflege wurden in der Vergangenheit meist zusätzlich übernommen, ohne dass dies zu einer Personalaufstockung in der Pflege führte.

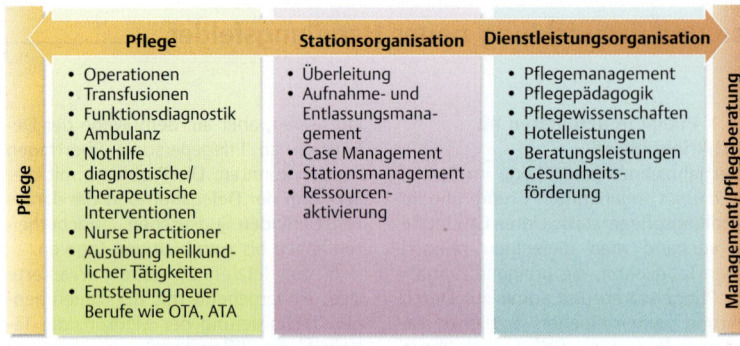

Pflege	Stationsorganisation	Dienstleistungsorganisation	
• Operationen • Transfusionen • Funktionsdiagnostik • Ambulanz • Nothilfe • diagnostische/ therapeutische Interventionen • Nurse Practitioner • Ausübung heilkund- licher Tätigkeiten • Entstehung neuer Berufe wie OTA, ATA	• Überleitung • Aufnahme- und Entlassungsmana- gement • Case Management • Stationsmanagement • Ressourcen- aktivierung	• Pflegemanagement • Pflegepädagogik • Pflegewissenschaften • Hotelleistungen • Beratungsleistungen • Gesundheits- förderung	Management/Pflegeberatung

Abb. 2.3 In Zukunft wird es eine Verlagerung pflegerischer Aufgaben in den Bereich der Prozesse rund um den Patienten geben. Die Übernahme ärztlicher Aufgaben wird nur bei Erhöhung des Personalbudgets Pflege möglich sein. Neue Handlungsfelder entstehen.

tion zu leiten, da Pflege selbst ein Dienstleistungsberuf ist und damit über das notwendige Know-how verfügt.

Im Folgenden werden anhand einiger Veränderungsprozesse die möglichen Auswirkungen auf die Pflegeberufe der Zukunft dargestellt.

2.1.2 Gründe für die Veränderungsprozesse

Die Arbeitsfelder und daraus resultierend die Aufgaben der Pflegeberufe werden sich in den nächsten Jahren deutlich verändern. Dafür gibt es eine Reihe von Ursachen:

1. die Veränderungen des Berufsbildes „Pflege" durch die Neufassungen des Krankenpflegegesetzes von 1985 und 2004,
2. die Forderungen des Sachverständigenrates zur Begutachtung der Entwicklung im Gesundheitswesen: Gutachten 2007 (Sachverständigenrat 2007),
3. der Entwurf eines Gesetzes zur strukturellen Weiterentwicklung der Pflegeversicherung – Pflege-Weiterentwicklungsgesetz, PfWG (Bundesregierung 2007),
4. die Einführung von Studiengängen in Pflegewissenschaften, -management und -pädagogik,
5. das berufspolitische Umdenken der Pflege, weg von der „Abgabe berufsfremder Aufgaben", hin zur Übernahme bzw. Allokation neuer Aufgaben,
6. die Wandlung im Gesundheitswesen von karitativen, steuerbegünstigten Einrichtungen hin zu profitorientierten Unternehmen,
7. die immer stärker werdende Arbeitsteilung innerhalb der Gesundheitsberufe, insbesondere zwischen Medizin und Pflege,

8. die wachsende Bedeutung der Pflegeberufe vor dem Hintergrund der Altersentwicklung der Bevölkerung (Demografieentwicklung).

Neufassungen des Krankenpflegegesetzes

Die Änderungen des Krankenpflegegesetzes von 1985 und 2004 waren eine wichtige Voraussetzung dafür, dass die Pflegeberufe sich weiter entwickeln konnten. So wurde mit der Änderung 1985 eine Anhebung auf europäisches Niveau erreicht. Bedeutsam war auch, dass mit dem damaligen Paragrafen 4 der Pflegeprozess mit seinem Regelkreis Bestandteil der Ausbildung wurde und damit integrativer Teil des beruflichen Niveaus (S. 75).

Mit der – nicht unbedingt gelungenen – neuen Berufsbezeichnung „Gesundheits- und Krankenpflegerin" erfolgte ein gesetzlich verankerter Hinweis darauf, dass Pflege sich eben nicht nur mit den kurativen Aspekten der Pflege kranker Menschen beschäftigt, sondern auch die Verhinderung von Krankheiten und daraus resultierender Pflegebedürftigkeit Teil des Berufsbildes „Pflege" ist. Als Beispiel sei hier auf die Grundsätze aktivierender rehabilitativer Pflege hingewiesen (S. 166).

Wir stehen nunmehr in der Diskussion um die Einführung von Bachelor-Studiengängen für die pflegerische Grundausbildung. Diese bildungspolitischen Voraussetzungen bilden gleichsam das Fundament, auf dem sich die Pflegeberufe in der Zukunft entwickeln können und werden. Dabei muss ergänzend darauf geachtet werden, dass die verschiedenen Berufe im Gesundheitswesen auch die Zusammenarbeit untereinander als Lehrinhalt in ihre Ausbildungsgänge aufnehmen, sonst führt die Vermehrung von Schnittstellen durch neue Berufe im Ge-

sundheitswesen zu noch mehr Informationsverlusten, als dies schon jetzt der Fall ist.

Forderungen des Sachverständigenrates

Von besonderer Bedeutung für die Erschließung neuer Handlungsfelder in der Pflege ist das Sachverständigengutachten Gesundheitswesen 2007 (Sachverständigenrat zur Begutachtung der Entwicklung im Gesundheitswesen 2007). Sehr präzise und ohne Vorbehalte erfolgt in diesem Gutachten eine Analyse der derzeitigen Mängel. So heißt es zum Status quo der Gesundheitsberufe:

- „... die Verteilung der Tätigkeiten zwischen den Berufsgruppen entspricht nicht den demografischen, strukturellen und innovationsbedingten Anforderungen,
- hinsichtlich der Arbeitsteilung zwischen den Gesundheitsberufen, insbesondere zwischen Ärzten und der Pflege, besteht ein hohes Maß an Rechtsunsicherheit,
- die interprofessionelle Standardisierung ist zu wenig ausgeprägt, wodurch Zusammenarbeit und Delegation erheblich erschwert werden,
- es zeigt sich eine nicht immer effiziente Arztzentriertheit der Krankenversorgung und
- die Ausbildungen der Gesundheitsberufe bereiten nicht adäquat auf die Zusammenarbeit mit anderen Gesundheitsberufen vor" (Sachverständigenrat 2007, S. 17).

Zwei wesentliche Forderungen des Sachverständigenrates ergeben sich aus dieser Analyse.

Orientierung am Patienten. Zum einen muss „... die Diskussion um neue Kooperationsformen und Kompetenzen von Gesundheitsberufen (...) nicht primär aus der Perspektive der Berufsgruppen, sondern auf der Basis der zukünftigen Anforderungen an das Gesundheitssystem – d. h. aus der Patientenperspektive – geführt werden" (Sachverständigenrat 2007, S. 22).

Als Beispiel sei an dieser Stelle die Arbeitsablauforganisation in den Krankenhäusern angeführt. Diese ist überwiegend von den Interessen der jeweiligen Berufsgruppe geprägt, weniger von den Bedürfnissen der Patienten.

So machen Ärzte meistens dann Visite, wenn es gerade passt, ohne Rücksicht auf die Organisationsabläufe der Station. Die Folge ist der Rückzug der Pflege von den ärztlichen Visiten und damit i. d. R. Informationsverluste. Vollends schwierig wird dies für den Patienten, wenn es dann eine eigene Pflegevisite gibt und der Patient sich fragt, ob alle an seinem Genesungsprozess denn noch über die notwendigen Informationen verfügen.

Abendessen gibt es meist deshalb zu einer Zeit, zu der normalerweise Kaffee getrunken wird, weil in den Küchen die Dienstzeiten im Vordergrund stehen und nicht die Patientenbedürfnisse.

Die Pflege macht „Übergabe" und hängt dann mehr oder weniger freundlich formulierte Schilder an die Tür des Stationszimmers „Nicht eintreten – Übergabe", wobei manchem Patienten und Angehörigen nicht klar sein dürfte, wer sich da übergibt und warum.

Selbst die Zusammenarbeit innerhalb der Berufsgruppe ist oft nicht nicht im Interesse des Patienten organisiert. Als Beispiel höre man sich die Übergabe eines Patienten in der OP-Schleuse an und nach der Operation die Übergabe durch die Anästhesieschwester an die Station.

Größere Handlungsautonomie für Pflegende. Schließlich gipfeln die Vorschläge des Sachverständigenrates in einer größeren Handlungsautonomie: „Eine Tätigkeitsübertragung von Aufgaben insbesondere auf die Pflege und eine größere Handlungsautonomie derselben ist nicht zu umgehen, wenn die Versorgung aufrechterhalten und verbessert werden soll. (...) Die Verordnungsfähigkeit für Pflegebedarfsartikel sollte in die Hand der Pflege gelegt werden." (Sachverständigenrat 2007, S. 23; **Abb. 2.4**).

Diese Vorschläge sind in ihrer Bedeutung für die Herausforderungen der Pflegeberufe in der unmittelbaren Zukunft nicht hoch genug einzuschätzen. Sie implizieren letztlich, dass Pflege zu einem eigenständigen Beruf im Gesundheitswesen geworden ist. Dies wiederum hat zur Folge, dass natürlich der Professionalisierungsgrad insbesondere durch adäquate Aus- und Weiterbildung angepasst werden muss.

Pflege-Weiterentwicklungsgesetz der Bundesregierung

Der oben zitierte Vorschlag des Sachverständigenrates hat kurz darauf seinen Niederschlag im Entwurf zum Pflege-Weiterentwicklungsgesetz gefunden. Nach Artikel 12 „Änderung des Krankenpflegegesetzes" sollen in Modellvorhaben im Rahmen der Krankenpflegeausbildung erweiterte Kompetenzen erworben werden können, die dann diese Pflegenden dazu berechtigt, heilkundliche Tätigkeiten auszuüben. Dies kommt einem Paradigmenwechsel in der Ge-

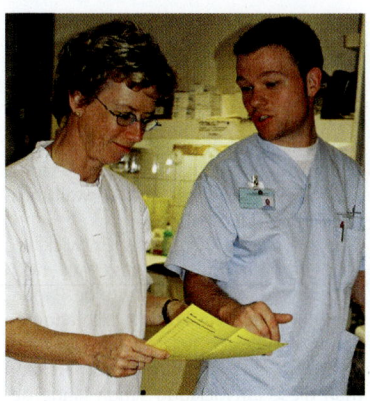

Abb. 2.4 Pflegende sollen in Zukunft die Pflegebedarfsartikel selbst verordnen können.

sundheitspolitik gleich, dürfen doch bislang nur Ärzte und Heilpraktiker heilkundliche Tätigkeiten ausüben.

Zusammen mit dem Vorschlag des Sachverständigenrates, dass die Verordnungsfähigkeit für Pflegebedarfsartikel in die Hand der Pflege gelegt werden soll, sind hier kaum zu überschätzende Auswirkungen und Veranderungen v. a. im Bereich der ambulanten Pflege zu erwarten. Berufsbilder wie das der Nurse Practitioner sind damit auch für Deutschland angedacht.

Einführung von Studiengängen

Die verschiedenen Studiengänge der Pflegewissenschaften, der Pflegepädagogik und des Pflegemanagements haben bereits heute dazu beigetragen, dass Pflege zunehmend als Profession wahrgenommen wird. Sie haben damit den Grundstein für die oben beschriebene Entwicklung gelegt (**Abb. 2.5**).

Pflegewissenschaften. In der Zukunft werden die Pflegewissenschaften den Pflegenden zunehmend Ergebnisse liefern müssen, die zu einer evidenzbasierten Pflege führen. Ergänzend dazu werden in der Pflegepraxis, gleichgültig ob in Krankenhäusern, Altenheimen oder in ambulanten Pflegediensten, gut ausgebildete Pflegepraktikerinnen gebraucht, die diese Ergebnisse in neue Pflegemethoden umsetzen. Damit wird den Pflegewissenschaften in der Zukunft eine sehr hohe Bedeutung auf dem Weg zu einer professionellen Pflege zukommen.

Pflegepädagogik. Im Bereich der Pflegepädagogik wird es verstärkt darum gehen, auch die Pflegenden auf die Zusammenarbeit mit den anderen Berufen im Gesundheitswesen vorzubereiten, wie dies vom Sachverständigenrat in dem Gutachten 2007 angemahnt wurde. Die

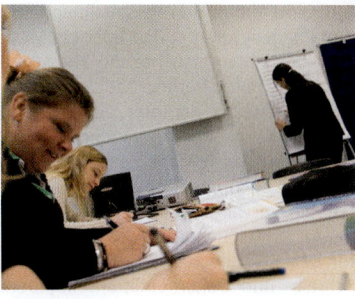

Abb. 2.5 Pflegende können sich durch fachbezogene Studiengänge weiterqualifizieren und neue Aufgabenfelder im pädagogischen Bereich oder im Management übernehmen.

Fachweiterbildungen müssen dringend modernisiert werden, da sie zu hohe Kosten verursachen und Gefahr laufen, aus Kostengründen von den Trägern abgeschafft zu werden, was ein Rückschritt wäre.

Pflegemanagement. Die Einführung der Studiengänge im Pflegemanagement führt ebenso zu einem höheren Professionalisierungsgrad in der Pflege. Allerdings hat das Pflegemanagement insgesamt noch nicht seinen Platz in den Institutionen gefunden. Viele Pflegemanager verstehen sich als die besseren Betriebswirte und machen den kaufmännischen Direktoren Konkurrenz. Einige zeigen heute schon den Weg in die Zukunft auf, in dem sie sich für eine umfassende interne und externe Dienstleistung auf Managementebene öffnen und damit aus der Pflege heraus einen Mehrwert für das Unternehmen „Krankenhaus" sichtbar machen. Damit wird Pflege nicht mehr nur als Kostenfaktor, sondern auch als Leistungserbringer wahrgenommen.

Berufspolitisches Umdenken der Pflege

Berufspolitisches Umdenken bedeutet hier: weg von der „Abgabe berufsfremder Aufgaben" hin zur Übernahme bzw. Allokation neuer Aufgaben.

! DEFINITION **Allokation** kommt aus dem Lateinischen: allocare = zuteilen, zuweisen. In den Wirtschaftswissenschaften wird damit z. B. die Zuweisung von Tätigkeiten oder Ressourcen auf eine bestimmte (Berufs-)gruppe bezeichnet. Werden also ärztliche Tätigkeiten auf Pflegepersonal alloziert, so gehen auch die dafür notwendigen Geldmittel (Personalstellen) auf die Pflege über. Ebenso aber auch die haftungsrechtliche Verantwortung, was derzeit noch ein großes Problem in Deutschland darstellt. ▬

Ausgelöst durch den Personalmangel in den Pflegeberufen in den 80er bis Mitte der 90er Jahre versuchte die Pflege sogenannte berufsfremde Tätigkeiten abzugeben, wobei darunter überwiegend ärztliche Tätigkeiten verstanden wurden. Übersehen wurde dabei, dass gleichzeitig – wie auch bei den Ärzten – der Anteil an Verwaltungsarbeiten stetig zunahm. Untersuchungen sprechen hier für beide Berufsgruppen von rund 30 % Schreib- und Dokumentationsaufgaben, aber auch Tätigkeiten wie Patientenaufnahme und in der Pflege zusätzlich je nach Struktur des Krankenhauses auch hauswirtschaftliche Tätigkeiten. Damit wird gut ausgebildetes Pflegepersonal für Arbeiten herangezogen, für die es überqualifiziert und auch zu teuer bezahlt ist.

Ausweitung statt Abgrenzung. Inzwischen hat in den Pflegeberufen v. a. auf Ebene der Berufsverbände ein Umdenken stattgefunden. Statt Abgrenzung setzt man heute auf die Übernahme von Tätigkeiten (Lorenz 2000). Allerdings nicht mehr – und das ist die große Veränderung – nach dem bisherigen Prinzip der Delegation ärztlicher Aufgaben an Pflegepersonal, sondern durch Übernahme bis hin zur Allokation ärztlicher Tätigkeiten in das Berufsbild Pflege. Damit einhergehen muss dann auch eine entsprechende Personalaufstockung. Dazu können – sofern vorhanden – Ressourcen innerhalb der Pflege genutzt werden, oder aber es kommt zu einem Abbau von Arztstellen bei gleichzeitigem Aufbau von Pflegestellen.

Neue Personalstrukturen. Ein weiteres Thema in diesem Zusammenhang ist die Veränderung im Personalmix innerhalb der Pflege. Um examiniertes Personal für hochwertige, ihrer Aus- und Weiterbildung entsprechende Aufgaben heranziehen zu können, bedarf es eines der Pflege zuarbeitenden Unterbaus. Letztlich ist auch nur so ein effektives Primary Nursing zu realisieren (S. 84). So ist z. B. in Großbritannien die Zahl der in der Pflege beschäftigten Personen deutlich höher als in Deutschland. Erst der personelle Qualifikationsmix führt dazu, dass gut ausgebildetes Pflegepersonal den Regelkreis des Pflegeprozesses (S. 75) anwenden und evaluieren kann. In diesem Zusammenhang sei auf eine Dissertation aus Konstanz verwiesen mit dem bezeichnenden Untertitel „Warum arbeiten doppelt so viele Krankenschwestern pro Arzt in englischen wie in deutschen Krankenhäusern?" (Haug 1995).

Viele kaufmännische Direktoren glauben, dieser Personalmix führe zu einer Senkung der Personalkosten in der Pflege, weil mehr Personal mit weniger Qualifikation beschäftigt wird, was billiger ist. Dies ist ein Irrglaube. In Zukunft wird in allen Bereichen der institutionellen Pflege zunehmend hoch qualifiziertes Personal gebraucht – plus zuarbeitendes Personal z. B. für Versorgungs- und Verwaltungstätigkeiten (Jacobs 1993).

Die Ursache für diese Entwicklung liegt darin begründet, dass nur noch der schwerkranke, multimorbide Patient in ein Krankenhaus kommt. Alle anderen Patienten werden teilstationär oder ambulant betreut. In den Altenheimen kann man diese Entwicklung schon lange beobachten. War früher der größte Teil der Bewohner mobil und Selbstversorger, so überwiegt heute die Zahl der pflegebedürftigen Bewohner deutlich.

➤ **MERKE**   All dies bedeutet, dass die oben geschilderten Empfehlungen des Sachverständigenrates und der Ansatz des Pflege-Weiterentwicklungsgesetzes kommen müssen. Es ist nicht mehr die Frage, ob mehr Verantwortung und Eigenständigkeit und damit neue Handlungsfelder für die Pflegeberufe entstehen, sondern nur noch die Frage, wann dies geschieht. ────

Entwicklung zu profitorientierten Unternehmen im Gesundheitswesen

Den größten Druck zum Wandel der Strukturen und Prozesse im Gesundheitswesen und v. a. in den Krankenhäusern hat die Einführung der DRG erzeugt. Zugleich hat die wirtschaftlich schwierige Situation in Deutschland dazu geführt, dass die Bereitschaft der Länder und Kommunen, ihre Krankenhäuser weiterhin aus dem Steueraufkommen zu subventionieren, stark nachgelassen hat.

Die Notwendigkeit, in einem immer noch stark hierarchisch geprägten System zu effizienteren Arbeitsabläufen zu kommen, um Geld einzusparen, wird immer größer. Die bisherigen Erfahrungen zeigen jedoch vielerorts, dass eher an Investitions-, Material- und Lohnkosten gespart wird, anstatt Ressourcen zu nutzen, die alleine durch eine bessere Arbeitsablaufgestaltung und bessere Kommunikation zwischen den Berufsgruppen zu erreichen wären.

Eine Ursache dafür ist die stark voneinander abgegrenzte Struktur der drei Säulen im Krankenhaus (s. *Abb. 2.1*), die meist zu berufsgruppenspezifischer Abgrenzung führt. Gerade hier setzt auch die Kritik des Sachverständigenrates an, wenn von einer nicht immer effizienten Arztzentriertheit gesprochen wird. Dies gilt sowohl für den Krankenhausbereich als auch für die Zusammenarbeit zwischen niedergelassenen Ärzten und den ambulanten Pflegediensten.

Zunehmende Arbeitsteilung zwischen Medizin und Pflege

Die Jahrzehnte alte Diskussion um die Arbeitsteilung zwischen Medizin und Pflege hat im Jahr 2006 eine unerwartete Wendung genommen. Ausgelöst durch den Streik der Ärzte und die hohen Einkommensverbesserungen dieser Berufsgruppe interessierten sich plötzlich die kaufmännischen Direktoren für die Verteilung der Tätigkeiten zwischen Ärzten und Pflegepersonal. Ziel war dabei, bisher ärztliche Tätigkeiten auf Pflegepersonal zu übertragen, um letztlich teure Arztstellen gegen preiswertere Pflegestellen auszutauschen.

Damit gewann die bisher unter der Bezeichnung „Delegation ärztlicher Aufgaben an Pflegepersonal" geführte Diskussion eine neue Dimension. Zumal die Pflege bereit ist, Aufgaben zu übernehmen. Aber nicht mehr nach dem Prinzip der Delegation, also der Arzt entscheidet, wann wer welche Tätigkeiten durchführt (S. 119), sondern die Pflege übernimmt Tätigkeiten eigenverantwortlich und erhält dafür die entsprechende Personalausstattung. Um dieser neuen Entwicklung gerecht zu werden, müssen die Begriffe Delegation – Übernahme – Allokation neu definiert werden (Jacobs 2007a; *Abb. 2.6*).

Entstehung neuer Berufsbilder

Neben der Frage, wie die Arbeit zwischen Ärzten und Pflegenden in Zukunft aufgeteilt wird, entstehen inner- und außerhalb der Pflege neue Berufsbilder.

Operationstechnischer Assistent (OTA). Innerhalb der Pflege ist in erster Linie der Operationstechnische Assistent (OTA) zu nennen. Auslöser für diese Entwicklung ist die schwierige Personalgewinnung im Operationsbereich. Der Weg bis zur Fachschwester für den Operationsdienst erscheint vielen als zu lang,

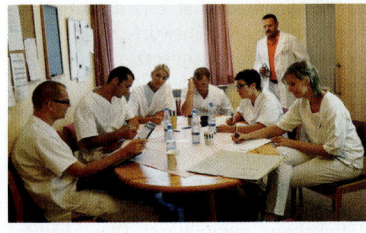

Abb. 2.6 In Zukunft werden nur die Krankenhäuser überleben, in denen Teamarbeit gelebt wird.

darüber hinaus wird in den meisten Krankenpflegeschulen kein Einsatz im OP während der Ausbildung angeboten. Damit wird der OP nicht mehr als Arbeitsfeld für die Pflege identifiziert. Die Ausbildungsstätten für OTA hingegen haben ausreichend Bewerbungen. Hier wird es also zu einer Verschiebung kommen. Noch gehören die OTA in den meisten Krankenhäusern zum Geschäftsbereich der Pflege. Es ist aber absehbar, dass sie in Zukunft ähnlich wie RTA und die MTA zum ärztlichen Bereich gehören werden.

Gerade am Beispiel der Operationsabteilungen wird sich zeigen, dass die Pflege nicht nur neue Arbeitsfelder hinzugewinnen wird, sondern auch bisher pflegerische Berufsgruppen verlieren wird. So gibt es bereits Modelle, in denen der gesamte pflegerische Funktionsdienst im OP, also Anästhesie- und Operationspflegepersonal einem ärztlichen OP-Manager und nicht mehr der Pflegedienstleitung unterstellt sind.

Physician Assistant. Ein weiteres neues Arbeitsfeld zeichnet sich durch die Weiterbildung von erfahrenem OP-Pflegepersonal zu Physician Assistants ab. Auch hier ist der Auslöser eine Mangelsituation, diesmal im ärztlichen Dienst. In diesem Fall wird erfahrenes OP-Pflegepersonal so weitergebildet, dass im Rahmen von Operationen ärztliche Tätigkeiten erfolgen können. Entsprechende Modelle kommen aus dem Ausland. Die so weitergebildeten Physician Assistants wechseln dann auf eine Arztstelle und gehören nicht mehr dem Pflegedienst an (Jacobs 2007 b), was unter Umständen den Mangel an qualifiziertem OP-Pflegepersonal verschärfen wird.

Pflegeberufe und demografische Entwicklung

Die Demografieentwicklung wirkt sich zweifach auf die Entwicklung der zukünftigen Handlungs- und Arbeitsfelder in den Pflegeberufen aus.

1. Zum einen steigt der Pflegebedarf in der Bevölkerung durch die Altersstruktur deutlich an (**Abb. 2.7**). In den Krankenhäusern führt das – zusammen mit dem Prinzip „ambulant vor stationär" – dazu, dass überwiegend schwerstkranke Patienten behandelt werden. Hierzu wird hochspezialisiertes Fachpflegepersonal benötigt, das zurzeit bereits knapp ist.
Um dieses hochqualifizierte Pflegepersonal adäquat einsetzen zu können, wird eine Struktur zuarbeitenden Personals benötigt. Hierzu zählt sowohl angelerntes Personal wie auch

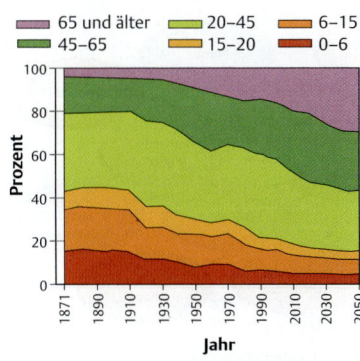

Abb. 2.7 Entwicklung der Altersstruktur in Deutschland bis 2050. Daraus resultiert ein erheblicher Anstieg an Pflegedienstleistungen.

neue Aus- bzw. Weiterbildungsberufe wie Case-Manager oder Coder.
In der Altenpflege hat sich der Wandel bereits vollzogen. Altenheime werden in immer stärker werdendem Maße zu Pflegeeinrichtungen. Hier kann auch nicht mehr nur von der Betreuung von Bewohnern gesprochen werden, vielmehr ist der Übergang zur Pflege von betagten, multimorbiden, chronisch kranken Menschen fließend und stellt damit die Altenpflege vor neue Herausforderungen.
Schließlich hat die zukünftige Altersstruktur der Bevölkerung auch Auswirkungen auf die ambulante Pflege bzw. die Arbeitsfelder der Pflege außerhalb der klassischen Institutionen. Der Beratungsbedarf sowohl der Patienten wie auch der (pflegenden) Angehörigen steigt. Die Einrichtung von Pflegestützpunkten soll dieser Entwicklung Rechnung tragen. Schon seit Längerem ist der Einsatz von Pflegepersonal im Home-Care-Bereich ein Arbeitsfeld für erfahrenes Pflegepersonal. Begonnen haben damit die Sanitätshäuser. Inzwischen etabliert sich eine regelrechte Home-Care-Industrie mit Arbeitsplätzen für Pflegepersonal.

2. Die zweite Entwicklung betrifft die Pflegeberufe selbst. Auch das Durchschnittsalter der Pflegenden wird immer höher. Da Pflege ein anstrengender 3-Schicht-Beruf ist, können in zunehmendem Maße Pflegende ihre Tätigkeit nur noch eingeschränkt ausüben. Damit stellt sich die Frage, was mit diesen Mitarbeiterinnen und Mitarbeitern geschehen soll. Neue Arbeitsfelder, z. B. in der Pflegeberatung, im Case-Management u. v. m., können hier eine Alternative darstellen. Allerdings handelt

es sich hierbei um Tätigkeiten, die ein hohes Maß an aktiver Berufserfahrung voraussetzen, d. h. regelmäßige Teilnahme an Fortbildungen, um sich im Beruf „fit" zu halten. Hier wird deutlich, dass für die Pflegenden mehr und mehr die Bedingungen der freien Wirtschaft zum Tragen kommen: Wer sich fortbildet, gute Arbeitszeugnisse vorweisen kann und auch in Bezug auf den Arbeitsort flexibel ist, wird immer gute Chancen haben. Die Einführung der freiwilligen Registrierung und die Etablierung des Erwerbs von Fortbildungspunkten sind bereits deutliche Zeichen in diese Richtung, die naturgemäß auch zu einer höheren beruflichen Professionalisierung führen werden.

2.1.3 Bedeutung für die Pflegeberufe der Zukunft

Zusammenfassend lässt sich feststellen, dass aufgrund der hier nur skizzierten Veränderungen die Pflegeberufe in Deutschland vor der größten Herausforderung in ihrer Geschichte stehen. Dies gilt für alle etablierten Pflegebereiche wie Pflege in den Krankenhäusern und Rehabilitationseinrichtungen, Altenpflege und die ambulante Pflege. Daneben werden sich in der Gesundheitswirtschaft für die Pflegeberufe neue Arbeitsfelder in der Organisation, Gesundheitsförderung, Gesundheitsberatung und weiterer Gesundheitsleistungen eröffnen. Der Gesundheitsmarkt gilt unter Volkswirten als der Wachstumsmarkt und Motor der Weltwirtschaft. Pflege ist ein unverzichtbarer Bestandteil dieses Wachstumsmarktes. Darüber hinaus werden sich gerade für Pflegende, die heute am Beginn ihrer beruflichen Laufbahn stehen, zahlreiche Möglichkeiten auch außerhalb der klassischen Handlungsfelder eröffnen (**Abb. 2.8**).

Die Pflegeberufe erleben eine Entwicklung, wie wir sie aus anderen Berufen schon länger kennen: Die Nachfrage nach hochqualifiziertem, gut ausgebildetem Pflegepersonal wird steigen. Schon heute kann sich Operations-, Anästhesie- und Intensivpflegepersonal in den Ballungsgebieten seinen Arbeitsplatz aufgrund der großen Nachfrage aussuchen. Auch innerhalb der Institutionen werden sich für die Pflegeberufe neue Handlungsräume ergeben (**Abb. 2.9**).

Pflege ist schon heute einer der attraktivsten (Frauen-)berufe: Mit einer 3-jährigen Ausbildung, kombiniert mit einer zielgerichteten Berufsplanung, kann z. B. die Karriere in einer Professur für Pflegewissenschaften oder in der

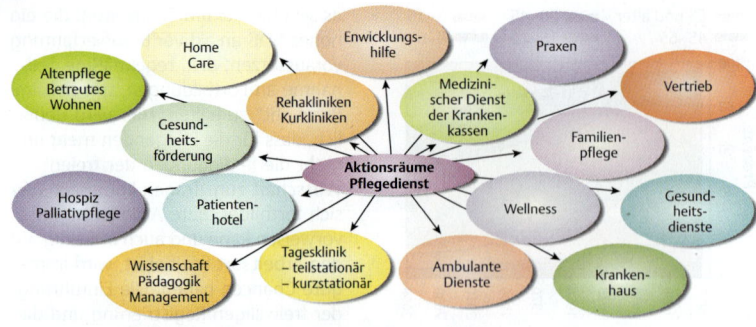

Abb. 2.8 Die Aktionsräume der Pflege werden sich inner- und außerhalb der Krankenhäuser ausweiten.

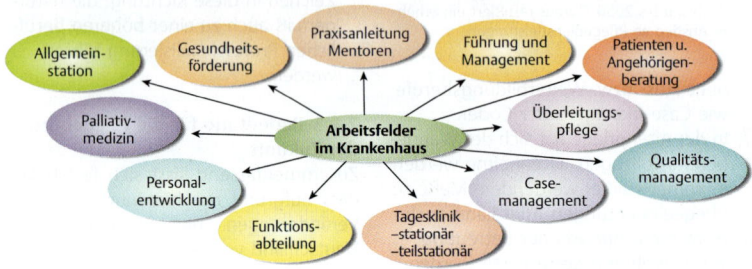

Abb. 2.9 Innerhalb der Krankenhäuser wird die Pflege neue Arbeitsfelder besetzen und damit zum Mehrwert für das Unternehmen beitragen.

Übernahme von hochwertigen Managementaufgaben inner- und außerhalb der Institutionen münden. All dies setzt jedoch voraus, dass sich die Pflegeberufe berufspolitisch anders verhalten als bisher. Ein höherer berufspolitischer Organisationsgrad und durch die Mitgliederbeiträge finanzierte Lobbyarbeit in Berlin sind dazu eine notwendige Voraussetzung.

Die zweite Voraussetzung liegt im persönlichen Bereich jeder Pflegeperson. Der unbedingte Wille zu persönlicher Fortbildung sowie eine persönliche Karriereplanung – verbunden mit der notwendigen Flexibilität, auch was den Arbeitsplatz und -ort angehen – werden diesen Pflegepersonen einen attraktiven Beruf in der Zukunft bieten.

2.2 Typische Arbeitsfelder in der Pflege

Henry Kieschnick

Pflegepersonen arbeiten in verschiedenen Einrichtungen des Gesundheitssystems wie

- häuslichen Pflegediensten,
- Krankenhäusern,
- Rehabilitations- und Kurkliniken,
- Altenpflegeheimen und
- Hospizen.

Den häuslichen Pflegediensten kommt im Zuge der Reformprozesse im Gesundheitswesen (s. Prinzip: „ambulant vor stationär", S. 29) eine zunehmende Bedeutung zu. Daher werden die Aufgaben und Arbeitsfelder in der häuslichen Pflege detailliert in Kap. 2.5 (S. 37) dargestellt.

2.2.1 Krankenhaus

Trotz der Vorteile und Möglichkeiten der häuslichen Versorgung von Pflegebedürftigen gibt es Situationen, in denen die Nutzung einer stationären Einrichtung sinnvoll bzw. notwendig ist. Eine der wichtigsten Institutionen stellt in diesem Zusammenhang das Krankenhaus dar.

❗ DEFINITION Krankenhäuser sind „Einrichtungen, die mithilfe von jederzeit verfügbarem ärztlichem, Pflege-, Funktions- und medizinisch-technischem Personal darauf ausgerichtet sind, vorwiegend durch ärztliche und pflegerische Hilfeleistungen Krankheiten der Patienten zu erkennen, zu heilen, ihre Verschlimmerung zu verhüten, Krankheitsbeschwerden zu lindern oder Geburtshilfe zu leisten, und in denen die Patienten untergebracht und verpflegt werden können" (SGB V, § 107, 1. Abs.). ───

Leistungen

Diagnostik. Eine Funktion der Krankenhausbehandlung besteht darin, Krankheiten festzustellen (Diagnostik). Patienten suchen ein Krankenhaus v. a. dann auf, wenn die Diagnostik sowohl vom Zeitaufwand als auch von den notwendigen Verfahren und Geräten her sehr aufwendig ist. Der Aufenthalt ist außerdem bei Untersuchungen sinnvoll und notwendig, die für den Patienten mit hohen körperlichen, aber auch emotionalen Belastungen verbunden sind, z. B. die Entnahme von Körpergewebe (s.

Biopsie, S. 623) oder die Herzkatheteruntersuchung.

Behandlung. Dies betrifft v. a. Erkrankungen im Akutstadium bzw. Krankheiten, die eine umfassende und/oder eingreifende Therapie notwendig machen. Darüber hinaus bieten die meisten Krankenhäuser Geburtshilfe an.

Struktur eines Krankenhauses

Je nach Zielsetzung bzw. gesetzlichem Auftrag, Größe und örtlicher Lage ist das Krankenhaus in verschiedene Fachabteilungen gegliedert. Die Bezeichnung erfolgt i. d. R. danach, für welchen Fachbereich die medizinische und pflegerische Versorgung sichergestellt wird.

Fachbereiche. Folgende typische Fachbereiche unterscheidet man:

- Innere Medizin (z. B. Behandlung von Herz-/Kreislauf-, Nieren-, Magen-/Darmerkrankungen)
- Chirurgie (operative Behandlung von Krankheiten, **Abb. 2.10**)
- Hals-, Nasen-, Ohrenheilkunde
- Gynäkologie (Behandlung von Erkrankungen der weiblichen Geschlechtsorgane) und Geburtshilfe

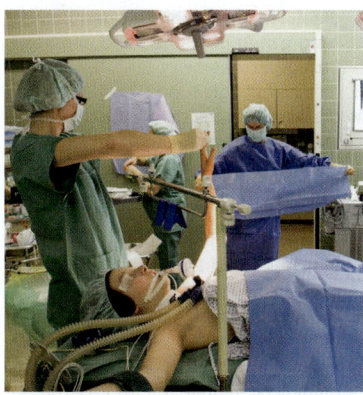

Abb. 2.10 Arbeitsfeld Operationssaal. Die Fachweiterbildung zur OP-Fachkrankenpflegerin dauert zwei Jahre.

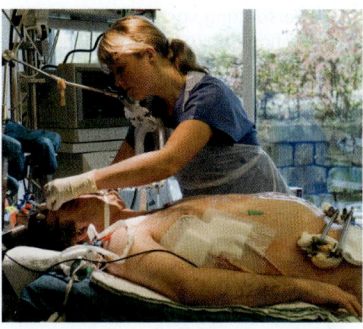

Abb. 2.11 Auf der Intensivstation ist die Umgebung durch viele Apparate geprägt. Zu den Aufgaben der Pflegenden gehören u. a. die Beobachtung des Patienten, die Kommunikation mit ihm und die Kontrolle und Sicherstellung der medizinischen Geräte.

Onkologische Stationen

In der Onkologie werden Patienten mit Krebserkrankungen betreut. Die sehr eingreifenden Behandlungsmethoden (z. B. Bestrahlung, Chemotherapie) haben i. d. R. massive und belastende Nebenwirkungen. Das Immunsystem der Betroffenen ist durch die Therapie oft so geschwächt, dass entweder die Pflegepersonen besondere Anforderungen hinsichtlich der Hygiene beachten müssen oder die Patienten zu ihrem Schutz sogar in keimfreien Räumen untergebracht sind und unter weitgehend sterilen Bedingungen versorgt werden müssen.

Die Betroffenen sind mit einer Krankheit konfrontiert, die in vielen Fällen nicht (dauerhaft) geheilt werden kann. Besonders die Auseinandersetzung der Patienten mit dem Thema Sterben und Tod erfordert eine einfühlende Begleitung der Betroffenen durch die Pflegepersonen.

Psychiatrische Stationen

In der Psychiatrie werden Patienten mit seelischen Erkrankungen behandelt (z. B. Psychosen, Neurosen, Suchterkrankungen, S. 1127). Die Krankheiten äußern sich nicht vordergründig durch körperliche Einschränkungen, sondern durch ein auffälliges Verhalten und Empfinden der Betroffenen (z. B. in Form von Unruhe, Angst, Depressionen, Wahnvorstellungen, Apathie).

Die Rolle der Pflegenden besteht v. a. in einer pflegerisch aktivierenden und stützend begleitenden Tätigkeit. Die Pflegenden nehmen i. d. R. am Therapieprogramm teil und führen ihre Therapiemaßnahmen der Psychiater und Psychologen weiter bzw. unterstützen sie (bei entsprechender Aufgaben- und Kompetenzabgrenzung). Sie stellen für den Patienten eine Art Begleiter dar, leben erwünschte Verhaltensweisen vor und stellen die Integration von Ressourcen des Patienten sicher.

Pädiatrie

In der Pädiatrie werden kranke Kinder versorgt. Die spezifischen Kenntnisse und Fertigkeiten erwerben die Pflegepersonen in einer speziellen (Grund-) Ausbildung zum Gesundheits- und Kinderkrankenpfleger (**Abb. 2.12**).

Ambulanzen

In der Ambulanz (Notaufnahme) erfolgt i. d. R. die Erstversorgung von Patienten mit akuten Verletzungen. Lediglich bei einem bestimmten Schweregrad der Verletzung wird der Patient stationär aufgenommen. Nach der Entlassung

- Dermatologie (Behandlung von Hauterkrankungen)
- Onkologie (Behandlung von Krebserkrankungen)
- Neurologie (Behandlung von Erkrankungen des Nervensystems)
- Psychiatrie (Behandlung von psychischen Erkrankungen)
- Pädiatrie (Kinderheilkunde)
- Geriatrie (Behandlung von Erkrankungen im Alter)

Stationen. Eine Abteilung kann in mehrere Stationen eines Fachbereichs untergliedert sein. Sie kann aber auch aus Stationen bestehen, die unterschiedliche fachlich/medizinische Schwerpunkte eines Fachgebiets abdecken (z. B. Chirurgie: Abdominal-, Neurochirurgie und Orthopädie).

Bestimmte Krankenhäuser verfügen über Möglichkeiten der Diagnostik und Behandlung spezieller Krankheitsbilder (z. B. Versorgung von Brandverletzten, Lungenkranken).

Multidisziplinäre Stationen. In einigen Krankenhäusern bestehen sog. multidisziplinäre Abteilungen oder Stationen, in denen Spezialisten unterschiedlicher Fachgebiete zusammenarbeiten. Ansatz dabei ist, multimorbide Patienten (mit mehreren parallel auftretenden Krankheiten) aus Sicht verschiedener Fachgebiete zu diagnostizieren und zu therapieren.

Spezialgebiete der Pflege

Spezielle Einsatzgebiete von Pflegepersonen im Krankenhaus sind z. B.

- Intensivstationen,
- onkologische Stationen,
- psychiatrische Stationen,
- pädiatrische Stationen und
- Ambulanzen.

Aufgrund der spezifischen Anforderungen in der Intensivmedizin, Onkologie und Psychiatrie ist es sinnvoll und notwendig, in diesen Bereichen zumindest anteilmäßig speziell ausgebildete Pflegepersonen zu beschäftigen. Die entsprechende Qualifikation können Pflegepersonen mithilfe einer Fachweiterbildung erwerben.

Intensivstationen

Auf Intensivstationen werden Patienten mit sehr kritischem bis lebensbedrohlichem Gesundheitszustand oder nach erfolgter Operation betreut. Dabei sind die Betroffenen oft bewusstlos oder in ihrem Bewusstsein eingeschränkt. Das Umfeld ist von einer Vielzahl von Apparaten geprägt, die für die Überwachung und Aufrechterhaltung seiner lebenswichtigen Körperfunktionen (z. B. Atmung, Kreislauf, Nierenfunktion) notwendig sind (**Abb. 2.11**).

Die Pflegepersonen stellen einerseits die Beobachtung des Patienten, die Kommunikation mit ihm und das Funktionieren der Geräte bzw. die ärztlich verordnete Therapie sicher. Andererseits müssen sie einen Großteil der pflegerischen Versorgung übernehmen, da der Betroffene aufgrund seines Zustandes die Aktivitäten des täglichen Lebens (z. B. Waschen, Augen-, Nasen-, Ohrenpflege) nicht selbst oder nur eingeschränkt ausführen kann. Aufgrund des hohen Betreuungsaufwandes ist jede Pflegeperson in ihrer Schicht jeweils nur für einen oder eine geringe Anzahl von Patienten verantwortlich. Intensivstationen gibt es v. a. im internistischen und chirurgischen Bereich.

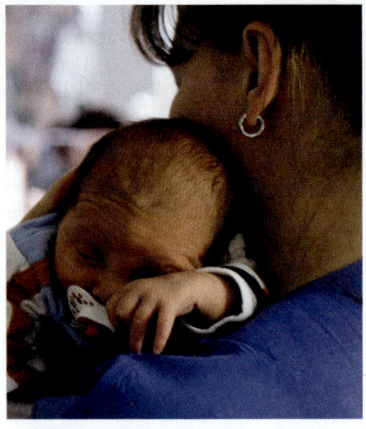

Abb. 2.12 Die Kinderkrankenpflege ist eine spezielle Fachdisziplin der Pflege, die eine spezielle Ausbildung erfordert, um den Bedürfnissen der Kinder gerecht werden zu können.

können Kontrolluntersuchungen und die ambulante Weiterbehandlung durchgeführt werden. Außerdem werden die Ambulanzen verstärkt genutzt, um bei geplanten Krankenhausaufenthalten die Patienten vorab auf die Phase der stationären Versorgung vorzubereiten. Ambulant durchgeführt werden z. B. die notwendige Diagnostik (wie Blutentnahme, Röntgen) bzw. die Vorbereitung auf operative Eingriffe. Diese Form der Leistungserbringung erspart dem Patienten oft mehrere Tage Aufenthalt im Krankenhaus.

Die Pflegenden haben in der Ambulanz/Notaufnahme v. a. die Aufgabe, dem Arzt bei der Diagnostik und Therapie zu assistieren (z. B. bei chirurgischen Eingriffen) bzw. einen Teil der notwendigen Maßnahmen zu übernehmen (wie das Durchführen einfacher Untersuchungen und das Anlegen von Verbänden).

Allgemeinstationen

Auf den Allgemeinstationen sind die Pflegepersonen generell für die Ausführung der pflegeoriginären Aufgaben auf der Grundlage des Pflegeprozesses verantwortlich (S. 75). Dazu gehören vorrangig

- die Sicherstellung der Grundpflege einschließlich der Patientenbeobachtung und -beratung,
- die Zusammenarbeit mit und Beratung von Angehörigen und anderen Bezugspersonen,
- die Sterbebegleitung,
- die Assistenz bei diagnostischen und therapeutischen Maßnahmen bzw. die Übernahme entsprechender vom Arzt delegierter Tätigkeiten,
- administrative Tätigkeiten (z. B. im Zusammenhang mit der Aufnahme, Verlegung und Entlassung von Patienten),
- die Koordination von Terminen für den Patienten.

Die examinierten Pflegepersonen können einfache Tätigkeiten im Zusammenhang mit der Grundpflege auch an weniger qualifizierte Personen (z. B. Krankenpflegehelfer) delegieren. Die Verantwortung liegt aber immer bei den Pflegefachpersonen.

Gesamtsystem Krankenhaus

Im Rahmen ihrer Administrations- und Koordinationsaufgaben arbeitet die Pflegeperson mit einer Vielzahl von Abteilungen bzw. deren Mitarbeitern zusammen. In *Abb. 2.13* ist in Form eines Organigrammbeispiels dargestellt, welche

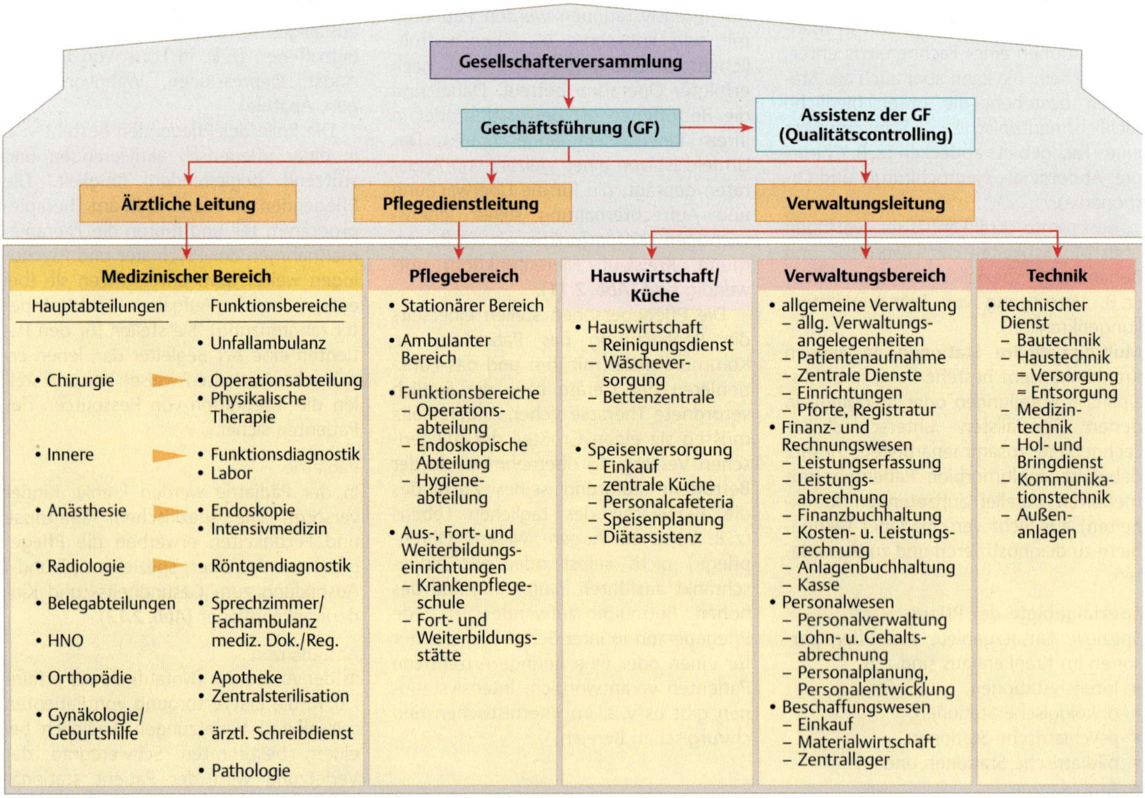

```
Gesellschafterversammlung
        │
        ▼
Geschäftsführung (GF) ──────▶ Assistenz der GF
                              (Qualitätscontrolling)
```

Ärztliche Leitung	Pflegedienstleitung		Verwaltungsleitung	

Medizinischer Bereich	Pflegebereich	Hauswirtschaft/ Küche	Verwaltungsbereich	Technik
Hauptabteilungen — **Funktionsbereiche**	• Stationärer Bereich	• Hauswirtschaft	• allgemeine Verwaltung	• technischer Dienst
• Unfallambulanz	• Ambulanter Bereich	– Reinigungsdienst	– allg. Verwaltungsangelegenheiten	– Bautechnik
• Chirurgie ▶ • Operationsabteilung • Physikalische Therapie	• Funktionsbereiche – Operationsabteilung – Endoskopische Abteilung – Hygieneabteilung	– Wäscheversorgung – Bettenzentrale	– Patientenaufnahme – Zentrale Dienste – Einrichtungen – Pforte, Registrar	– Haustechnik = Versorgung = Entsorgung – Medizintechnik
• Innere • Funktionsdiagnostik • Labor		• Speisenversorgung – Einkauf – zentrale Küche – Personalcafeteria – Speisenplanung – Diätassistenz	• Finanz- und Rechnungswesen – Leistungserfassung – Leistungsabrechnung – Finanzbuchhaltung – Kosten- u. Leistungsrechnung – Anlagenbuchhaltung – Kasse	– Hol- und Bringdienst – Kommunikationstechnik – Außenanlagen
• Anästhesie ▶ • Endoskopie • Intensivmedizin	• Aus-, Fort- und Weiterbildungseinrichtungen – Krankenpflegeschule – Fort- und Weiterbildungsstätte		• Personalwesen – Personalverwaltung – Lohn- u. Gehaltsabrechnung – Personalplanung, Personalentwicklung	
• Radiologie ▶ • Röntgendiagnostik				
• Belegabteilungen • Sprechzimmer/ Fachambulanz mediz. Dok./Reg.			• Beschaffungswesen – Einkauf – Materialwirtschaft – Zentrallager	
• HNO				
• Orthopädie • Apotheke • Zentralsterilisation				
• Gynäkologie/ Geburtshilfe • ärztl. Schreibdienst				
• Pathologie				

Abb. 2.13 In einem Krankenhaus arbeiten viele verschiedene Leistungsbereiche zusammen.

einzelnen Bereiche in einem Krankenhaus zusammenwirken.

Im Gegensatz zum ambulanten Bereich muss im Krankenhaus die medizinische, pflegerische und andere Hilfe rund um die Uhr und an allen Tagen der Woche sichergestellt werden. Viele Krankenhäuser verfügen aber zusätzlich über Bereiche, die der teilstationären bzw. ambulanten Versorgung dienen.

Tages- und Nachtkliniken

Teilweise werden von Krankenhäusern auch Tages- und/oder Nachtkliniken betrieben, z. B. im Bereich der Psychiatrie. Ein Teil der psychiatrischen Patienten muss sehr langsam an die Wiedereingliederung in das private Wohn- und Arbeitsumfeld herangeführt werden.

In einer bestimmten Phase der Therapie erhalten sie daher die Möglichkeit, sich tagsüber oder nachts außerhalb der Institution aufzuhalten, aber für den anderen Teil des Tages den Schutz der teilstationären Einrichtung und die Therapieangebote in Anspruch zu nehmen. Die Aufgaben der Pflegenden entsprechen weitgehend denen bei der stationären Versorgung.

Vorteile des Arbeitsplatzes Krankenhaus

Für Pflegepersonen stellt das Krankenhaus einen attraktiven Arbeitsplatz dar, da sie
- i. d. R. ein Fachgebiet entsprechend ihren persönlichen Neigungen wählen können (z. B. Chirurgie, Kardiologie, Psychiatrie),
- unter verschiedenen Organisationsformen wählen können (z. B. stationäre Versorgung, Tagesklinik),
- im Team (z. B. auf Station) und mit einer relativ direkten Anbindung an die anderen Leistungserbringer arbeiten,
- mehrere Aufstiegschancen sowohl aus fachlicher als auch aus leitungsbezogener Sicht haben,
- in vielen Spezialbereichen arbeiten können (z. B. in der Endoskopie).

2.2.2 Kurkliniken/ Rehabilitationskliniken

Kur- und Rehabilitationskliniken dienen vorwiegend der stationären Versorgung von Patienten. Sie folgen allerdings einem anderen Ansatz als dem der Krankenhausbehandlung. Im Mittelpunkt stehen Maßnahmen der
- Prävention (Krankheitsvorbeugung/-vorsorge, Gesundheitsförderung) und
- Rehabilitation (Erhaltung, Wiederherstellung und Pflege der Fähigkeiten des Menschen).

❗ DEFINITION

- **Präventionsmaßnahmen** tragen dazu bei, „eine Schwächung der Gesundheit, die in absehbarer Zeit voraussichtlich zu einer Krankheit führen würde, zu beseitigen oder einer Gefährdung der gesundheitlichen Entwicklung eines Kindes entgegenzuwirken [...]" (SGB V, § 107, 2. Abs.).
- **Rehabilitieren** bedeutet so viel wie „in den früheren Stand zurückversetzen". Rehabilitation findet i. d. R. im Anschluss an eine Krankenhausbehandlung statt. Sie soll den bereits erzielten Behandlungserfolg sichern oder festigen. Ziel ist auch, Pflegebedürftigkeit nach Möglichkeit zu vermeiden oder zu mindern (vgl. SGB V, § 107, Abs. 1).

Kurkliniken. Für die Erbringung von stationären Leistungen im Rahmen der Prävention sind v. a. die Kurkliniken verantwortlich. Kuren nehmen v. a. Menschen in Anspruch, die sich starken gesundheitlichen Belastungen ausgesetzt haben. Andererseits werden Kuren von chronisch Kranken genutzt, um zumindest eine Erhaltung des bestehenden Gesundheitszustandes zu sichern oder eine Verschlimmerung zu vermeiden.

Kuren können nicht nur Erwachsene in Anspruch nehmen, sondern auch Kinder. Dies ist der Fall, wenn sie krank sind oder die Gefahr einer Erkrankung besteht, aber auch wenn Entwicklungsstörungen vorliegen. Bei Kuren für Kinder besteht in der Regel die Möglichkeit, dass zusätzlich ein Elternteil an der Vorsorgemaßnahme teilnimmt (Mutter-Kind-Kur).

Rehabilitationskliniken. Hier werden überwiegend Patienten betreut, die trotz vorheriger Krankenhausbehandlung noch nicht vollständig geheilt sind oder bei denen der Zustand weiter verbessert bzw. stabilisiert werden soll. Die Betroffenen können gezielt auf das Leben zu Hause oder auf den Aufenthalt in einer anderen stationären Einrichtung (z. B. Altenpflegeheim) vorbereitet werden.

Leistungen

In Kur- bzw. Rehabilitationskliniken wird – soweit dies notwendig ist – die medizinische Behandlung sichergestellt, und die Patienten werden pflegerisch versorgt. Die Aufenthaltsdauer beträgt drei bis sechs Wochen. Sie ergibt sich aus gesetzlichen Vorgaben.

Therapien. Wesentlicher Bestandteil ist die Durchführung von speziellen Therapien wie
- Bewegungstherapie (***Abb. 2.14***),
- Sprachtherapie,

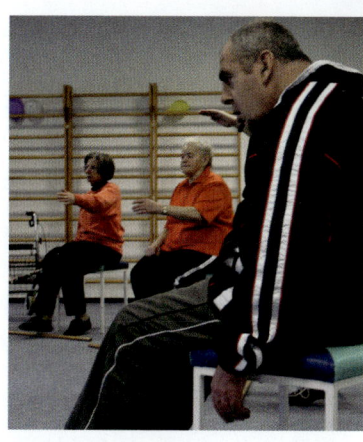

Abb. 2.14 Bewegungstherapie und medizinisch-therapeutische Anwendungen sind wesentliche Bestandteile der Rehabilitation.

- Arbeits- und Beschäftigungstherapie und
- medizinisch-therapeutische Anwendungen wie z. B. spezielle Bäder, Massagen.

Der Patient wird von einem Team von Fachspezialisten (v. a. auch von verschiedenen Therapeuten) behandelt.

Aufgaben der Pflegepersonen

Die Aufgaben in Kur- und Rehabilitationseinrichtungen sind breit gefächert.
Kurkliniken. Die Pflegeperson hat v. a. eine unterstützende und beratende Funktion, z. B. im Rahmen von Ernährungsanpassung bzw. -umstellung und dem regelmäßig zu absolvierenden Konditionstraining. Außerdem werden Behandlungsmaßnahmen weitergeführt oder unterstützt.

Rehabilitationskliniken. Die Pflege in Rehabilitationskliniken richtet sich besonders darauf, die Fähigkeiten des Patienten zu erhalten und zu fördern. Dies betrifft sowohl die körperliche Leistungsfähigkeit, die durch Aktivierungsübungen verbessert werden kann, als auch das gezielte Trainieren der visuellen, akustischen und taktilen Wahrnehmung sowie der geistigen Funktionen (z. B. Sprechen, Lesen, Reagieren). Mit Schlaganfallpatienten wird bspw. trainiert, wie sie sich selbstständig an- und ausskleiden sowie waschen können. Ziel ist die möglichst eigenständige Versorgung zuhause.

Wie in der Kurklinik kommt auch in der Rehabilitationsklinik der Beratung eine große Bedeutung zu. So wird z. B. der Umgang mit behindertengerechtem Besteck oder mit Bewegungshilfen wie Rollstuhl und Deltarad sowie die Versorgung eines künstlichen Darmausgangs erläutert und eingeübt.

Besonderheiten. Das Besondere in einer Kur- bzw. Rehabilitationsklinik ist v. a., dass

- die aktivierende Pflege im Vordergrund steht,
- alle Beteiligten im Sinne eines therapeutischen Teams zusammenarbeiten,
- die Angehörigen aktiv einbezogen werden (Übernachtungsmöglichkeit im Zimmer des Patienten oder in Kliniknähe sowie die Nutzung anderer Leistungen werden angeboten),
- auch eine teilstationäre Versorgung stattfindet (z. B. indem der Betroffene während des Aufenthalts außerhalb der Klinik wohnt/übernachtet, aber die Therapieangebote der Einrichtung in Anspruch nimmt).

2.2.3 Altenpflegeheim

! DEFINITION **Altenpflegeheime** sind Einrichtungen, die alte Menschen zum Zweck der Unterbringung dauerhaft aufnehmen und entgeltlich betrieben werden. Die Unterbringung umfasst dabei neben der Unterkunft auch die Gewährung von Verpflegung und Pflege/ Betreuung (vgl. Heimgesetz [HeimG], § 1). Teilweise werden andere Bezeichnungen verwendet, z. B. Altenheim, Altenzentrum, Seniorenheim oder Seniorenresidenz. —————————

Aufgaben der Pflegeperson

Die Pflegepersonen gewährleisten
- die Hilfestellung bei den Aktivitäten des täglichen Lebens (Ziel: möglichst aktive und selbstbestimmte Teilnahme am Heimalltag),
- die Beobachtung des generellen Gesundheitszustandes und die Betreuung im Krankheitsfall (**Abb. 2.15**),

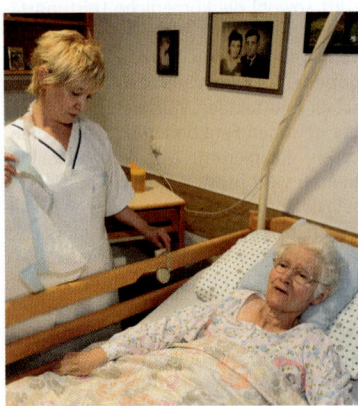

Abb. 2.15 Die Aufgaben in der Altenpflege umfassen v. a. grund- und sozialpflegerische Aspekte.

- eine sinnvolle Strukturierung des Tagesablaufes soweit dies erforderlich ist (z. B. bei demenziell Erkrankten).

Maßstab für die Betreuung bzw. Hilfestellung sind die Bedürfnisse des alten Menschen (z. B. das Bedürfnis nach Privatsphäre, nach Aktivität und Geselligkeit) sowie seine Gewohnheiten. Das Fördern von Aktivität bedeutet aber nicht Aktivierung um jeden Preis. Vielmehr wird das Augenmerk sowohl auf die vorhandenen, teilweise vielleicht auch verdeckten oder vernachlässigten eigenen Fähigkeiten des Betagten als auch auf altersbedingte bzw. persönliche Grenzen des Betroffenen gerichtet.

Das Akzeptieren und Beachten von Gewohnheiten bedeutet auch ein möglichst geringes Maß an Regeln, damit der alte Mensch – obwohl er in einer Institution lebt – sein Leben weitgehend selbst gestalten kann. Er muss bspw. selbst bestimmen können, wann er aufstehen oder zu Bett gehen möchte, ob er lieber duscht oder badet und ob er dies vielleicht am Abend statt am Vormittag tun möchte.

Diagnostik und Therapie. Anders als im Krankenhaus werden Diagnostik und Therapie nicht durch fest angestellte Ärzte, sondern durch niedergelassene Ärzte sichergestellt. Hauptansprechpartner ist der Hausarzt des Bewohners. Zusätzlich wird die ärztliche Versorgung – wenn notwendig – von Fachärzten sichergestellt (z. B. Zahnarzt, Gynäkologe, Urologe, Neurologe, Psychiater).

Wie im ambulanten Bereich stellt die Zusammenarbeit des niedergelassenen Arztes mit den Pflegepersonen des Heimes ein Kooperationsverhältnis dar. Um eine adäquate medizinische Versorgung sicherzustellen, kann der Arzt die Durchführung von sog. Behandlungspflegemaßnahmen an das Pflegepersonal delegieren. In der Regel werden nur Behandlungspflegemaßnahmen übernommen, die nicht zu den gefahrvollen Tätigkeiten gehören (z. B. Insulininjektion, Wechsel einfacher Verbände, Bestimmung des Blutzuckers). Die Durchführung eingreifender bzw. gefährlicher medizinischer Leistungen (z. B. Legen von Blasendauerkathetern, Anlegen von Infusionen) hat dagegen durch den Arzt zu erfolgen.

→ MERKE Dadurch, dass die Bewohner i. d. R. nicht nur kurze Zeit, sondern oft bis an ihr Lebensende im Heim wohnen, entstehen größtenteils enge, fast familiäre Bindungen zwischen Bewohnern und Mitarbeitern. Die professionelle Gestaltung dieser Beziehungen (z. B. ausgewogenes Verhältnis zwischen

Nähe und Distanz) stellt eine besondere Herausforderung für Pflegepersonen dar.

Sterbebegleitung. Die Pflegepersonen sind oft mit dem Tod der Bewohner konfrontiert. Die professionelle Begleitung von Sterbenden stellt eine anspruchsvolle Aufgabe dar.

Besonderheiten

Im Heim sind überwiegend Altenpflegerinnen bzw. Altenpfleger tätig.

Wegen des besonderen Betreuungsansatzes in der Altenhilfe legen viele Ausbildungsstätten ihren Schwerpunkt auf grund- und sozialpflegerische Aspekte. Außerdem ist erwähnenswert, dass im Altenpflegeheim zu ca. 50 % teilqualifizierte Pflegepersonen (z. B. Altenpflegehelfer, Krankenpflegehelfer) und Mitarbeiter ohne pflegefachliche Ausbildung arbeiten. Zu den Aufgaben der Pflegefachkräfte gehört daher verstärkt auch die Anleitung und Kontrolle von weniger qualifizierten Pflegepersonen und die Verantwortungsübernahme für die delegierten Tätigkeiten.

2.2.4 Hospiz

Hospize sind Einrichtungen und Dienste, die der Sicherstellung der Palliativmedizin dienen. „Aufgabe der palliativen Medizin ist die umfassende Behandlung und Betreuung von Kranken mit chronischen Leiden, die zum Tode führen" (Hospiz-Führer 1997).

Leistungen

Im Mittelpunkt stehen der sterbende Mensch und seine Bedürfnisse. Alle Bemühungen richten sich darauf, die bestmögliche Lebensqualität in der letzten Lebensphase zu erreichen. Sichergestellt wird dies durch
- eine angemessene medizinische und pflegerische Versorgung,
- die intensive Hilfe bei der Auseinandersetzung mit dem Tod sowie
- die umfassende Begleitung in der Phase des Sterbens.

Schmerztherapie. Die medizinische Behandlung umfasst vorrangig die Schmerztherapie. Die Patienten sollen nicht unter Schmerzen leiden. Daher werden i. d. R. hoch wirksame Medikamente eingesetzt, überwiegend aus der Gruppe der Betäubungsmittel (z. B. morphinhaltige Präparate s. S. 1179).

Kontrolle typischer Symptome. Außerdem steht die Kontrolle weiterer typischer Symptome im Vordergrund (z. B. in Bezug auf Stoffwechselstörungen, Einschränkungen in der Nahrungsaufnahme, Durchblutungsstörungen, Atembeschwerden).

Psychische Begleitung. Hauptanliegen der psychischen/emotionalen Begleitung ist, dem Betroffenen Trost und Sicherheit zu geben und eine möglichst hohe Lebensqualität zu erreichen. Die Begleitung bezieht sich auch auf die Familie bzw. die Bezugspersonen des Patienten vor nach seinem Tod. Dies umfasst u. a. die Bewusstmachung des bevorstehenden Abschieds und das Trauergeleit nach dem Tod.

> **MERKE** Da der Hospizgedanke von einer lebensbejahenden Grundidee ausgeht, schließt er die aktive Sterbehilfe aus. ————————

Multidisziplinäres Team. Die umfassenden Betreuungsmaßnahmen im Rahmen der Palliativmedizin werden durch ein multidisziplinäres Team gewährleistet. Dies sind neben Ärzten und Pflegepersonen v. a. Sozialarbeiter, Psychologen, Seelsorger und verschiedene Therapeuten. Darüber hinaus leisten ehrenamtliche Helfer einen wesentlichen Beitrag. Ohne das große Engagement von speziell geschulten Laienhelfern wäre die Hospizarbeit nicht leistbar.

Aufgaben der Pflegeperson
Die Aufgaben der Pflegepersonen umfassen
- Hilfestellung bei den Aktivitäten des täglichen Lebens,
- Durchführung von Behandlungspflegemaßnahmen und
- Sicherstellung der Versorgung mit Medikamenten, insbesondere im Rahmen der Schmerztherapie.

Zu den pflegerischen Maßnahmen bei der Schmerzbehandlung gehört oft die Überwachung, Handhabung und Pflege von Infusions- bzw. Portsystemen (S. 676).

Sterbephase. Darüber hinaus ist es eine wesentliche Aufgabe der Pflegepersonen, auf die – häufig schwankenden – emotionalen Befindlichkeiten einzugehen, z. B. auf Ängste oder Wünsche. Die Begleitung und Zuwendung besteht v. a. in
- Zuhören,
- Ernstnehmen von Ängsten und Sorgen und
- Hilfe bei der Bewältigung unerledigter Dinge.

Hospizeinrichtungen
Palliativmedizin wird in einer Vielzahl von Hospizeinrichtungen erbracht.
Ambulante Hospizdienste. Sie ähneln durch Arbeitsweise und Struktur den ambulanten Pflegediensten, betreuen aber ausschließlich Sterbende.
Hausbetreuungsdienste. Vorwiegend mit hauptamtlich tätigen Pflegepersonen arbeitend, stellen sie eine spezielle Form der ambulanten Hospizdienste dar. Sie sichern insbesondere die aufwendige pflegerische Betreuung von Schwerstpflegebedürftigen.
Stationäre Hospize. Diese Einrichtungen können genutzt werden, wenn die ambulante Versorgung nicht (mehr) möglich ist. Die Pflege wird durch fest angestellte Pflegepersonen sichergestellt. Die ärztlichen Aufgaben werden hingegen hauptsächlich von den Hausärzten der Patienten und/oder von niedergelassenen Ärzten übernommen, die mit dem Hospiz kooperieren. Ehrenamtliche Helfer unterstützen die Arbeit.
Tageshospiz. In einem stationären Hospiz oder einer anderen Einrichtung stehen Räumlichkeiten zur Verfügung, in denen die Patienten für mehrere Stunden am Tag betreut werden.

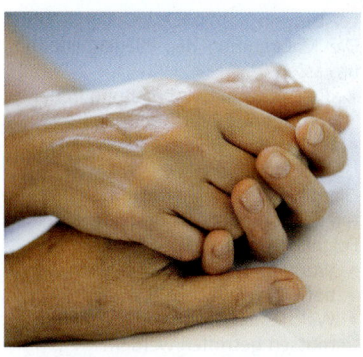

Abb. 2.16 Bei der Begleitung Sterbender ist es oft sinnvoll, ein einfühlsames Gespräch zu führen oder dem Patienten einfach nur die gewünschte Nähe zu geben (z. B. durch stille Anwesenheit oder das Halten der Hände).

Palliativstationen/-bereiche. Eine Palliativstation ist eine Station mit palliativmedizinischer Ausrichtung in einem regulären Krankenhaus. Ein Palliativbereich dagegen umfasst keine ganze eigenständige Station, sondern nur einen Teil einer normalen Station (z. B. mit internistischer oder onkologischer Ausrichtung). Ziel des Aufenthaltes ist häufig, den Patienten auf die ambulante Weiterversorgung vorzubereiten.
Wohneinrichtungen für AIDS-Kranke. In speziell dafür vorgesehenen Häusern bzw. Wohngemeinschaften leben mehrere HIV- und AIDS-Patienten zusammen und führen ein weitgehend selbstständiges Leben. Sie werden i. d. R. von Sozialarbeitern bei der Bewältigung des Alltagslebens unterstützt, insbesondere in Krisensituationen. Soweit notwendig bzw. gewünscht, können sie weitere Leistungen abrufen (z. B. pflegerische Betreuung).

2.3 Pflegeüberleitung ————————————————

Durchlaufen die kranken und/oder alten Menschen mehrere Einrichtungen, ist es wichtig, dass die einzelnen Institutionen effektiv zusammenarbeiten. Einige typische Versorgungsketten sind in **Abb. 2.17** dargestellt. Eine Form der Zusammenarbeit ist die sog. Pflegeüberleitung.

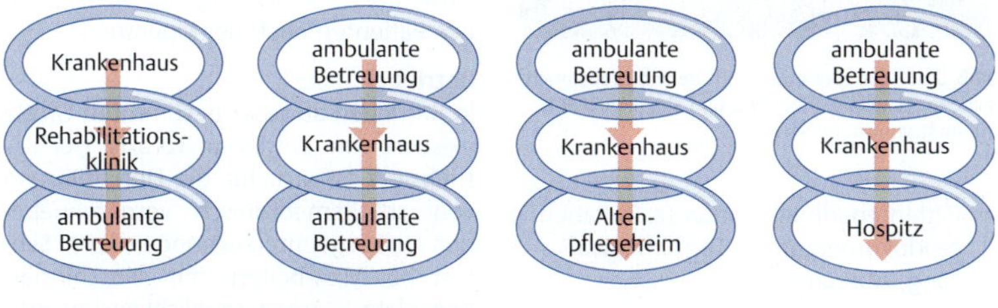

> **MERKE** Ziel der Pflegeüberleitung ist es, die Versorgung durch die einzelnen Gesundheitsdienste aufeinander abzustimmen. Der Übergang in die Folgeeinrichtung ist so zu gestalten, dass der größtmögliche Grad an Betreuungskontinuität und ein hohes Maß an Zufriedenheit und Lebensqualität gewährleistet werden. Darüber hinaus kann Doppelarbeit vermieden werden. Jede Einrichtung kann die eigenen Ressourcen optimal nutzen. ————————

Krankenhaus	ambulante Betreuung	ambulante Betreuung	ambulante Betreuung
Rehabilitations-klinik	Krankenhaus	Krankenhaus	Krankenhaus
ambulante Betreuung	ambulante Betreuung	Alten-pflegeheim	Hospitz

Abb. 2.17 Einige typische Versorgungsketten im Gesundheitssystem.

Leistungen

Die Maßnahmen der Pflegeüberleitung umfassen

- die Entlassungsvorbereitung in der verlegenden Einrichtung und
- die Abstimmung mit der Folgeeinrichtung.

Die gute Zusammenarbeit aller beteiligten Berufsgruppen ist besonders wichtig. Folgende Fragen müssen geklärt sein:

- Wer informiert wen und wann worüber?
- Welche konkreten Vorbereitungen müssen getroffen werden?

Der Arzt informiert über Anlass und Zeitpunkt der Verlegung/Entlassung, den Stand der Therapie und die medizinische Weiterbehandlung.

Die Information und Beratung hinsichtlich pflegerischer Belange (z. B. zum richtigen Einsatz von Hilfsmitteln) sowie die unmittelbaren Vorbereitungsarbeiten (z. B. das Helfen beim Packen) obliegen den Pflegepersonen. Außerdem sind Therapeuten und andere Fachpersonen einzubeziehen (z. B. Ernährungsberater). Die notwendigen Maßnahmen/Termine sind von der Pflegeperson zu koordinieren.

Die Auswahl einer geeigneten Folgeeinrichtung und die Klärung der notwendigen finanziellen und sozialen Aspekte übernimmt i. d. R. der Sozialdienst. Da die Pflegeüberleitung ein sehr komplexes Aufgabenfeld umfasst, wurden besonders im Krankenhausbereich spezielle Stellen für die Pflegeüberleitung geschaffen.

Aufgaben der Pflegeperson

Die Aufgaben des Pflegepersonals bei der Überleitung sind

- Verlegungsorganisation (z. B. Vereinbaren eines Termins, Klären der Notwendigkeit einer Begleitperson beim Transport) und
- Erstellung des Überleitungsberichtes.

Die Kontinuität der Betreuung kann nur gewährleistet werden, wenn Informationen über den Patienten umfassend und möglichst zeitnah der Folgeeinrichtung verfügbar gemacht werden.

Überleitungsbericht. Der Überleitungsbericht umfasst Angaben über

- Zustand und Befinden des Betroffenen,
- den erforderlichen Hilfebedarf,
- vorhandene oder notwendige Hilfsmittel,
- familiäre und soziale Rahmenbedingungen des Patienten und
- den bisherigen Pflegeplan des Patienten.

Besonders in Einrichtungen, in denen eine Langzeitversorgung sichergestellt wird (z. B. im Altenpflegeheim), sind biografiebezogene Angaben von Vorteil. Außerdem sollten die mitgelieferten Dokumente möglichst Verlaufsinformationen enthalten, z. B. zur bisherigen Gesundheitsentwicklung und zur Mobilitätsgeschichte (Müller-Mundt et al. 1998).

Begleitbuch. Darüber hinaus wird bei chronisch Kranken und dauerhaft Pflegebedürftigen – das Einverständnis des Betroffenen vorausgesetzt – bereits vereinzelt ein sog. Begleitbuch eingesetzt. Es enthält sowohl die Grunddaten als auch wichtige Hinweise des Betroffenen bzw. dessen Angehörigen (z. B. zu individuellen Gewohnheiten), Informationen zu wesentlichen Absprachen mit Fachpersonen (z. B. zum Umgang mit lebensverlängernden Maßnahmen) und zum Betreuungsverlauf.

Gespräch. Die Weitergabe von schriftlichen Informationen sollte idealerweise durch ein persönliches Gespräch zwischen den bisher und den zukünftig an der Betreuung Beteiligten sowie dem Patienten und dessen Bezugspersonen ergänzt werden.

Einbeziehung des Betroffenen. Generell kommt der Einbeziehung des Betroffenen und seiner Angehörigen im gesamten Überleitungsprozess eine wesentliche Bedeutung dahingehend zu, dass der Patient den gesamten Krankheitsverlauf überblicken kann. Außerdem sollten seine mit der Verlegung zusammenhängenden Fragen, Bedürfnisse und Sorgen ernst genommen werden, und es sollte ein Abgleich der Perspektiven des Betroffenen und der professionellen Fachpersonen vorgenommen werden.

Fachlicher Austausch. Der fachliche Austausch im Rahmen der Pflegeüberleitung stellt eine Form der beruflichen Zusammenarbeit dar und bietet Chancen, andere Kooperationsformen kennenzulernen (z. B. durch den Austausch über konzeptionelle Ansätze und Verfahrensweisen in den verschiedenen Institutionen).

2.4 Weitere Arbeitsfelder der Pflege

Behinderteneinrichtungen

In diesen Einrichtungen erfolgt die Langzeitbetreuung von Menschen mit chronischen Erkrankungen bzw. Behinderungen. Diese Betreuung ist notwendig, wenn der Betroffene nicht im häuslichen Umfeld versorgt werden kann.

Im Gegensatz zum Altenpflegeheim leben im Behindertenheim überwiegend Menschen jüngeren oder mittleren Alters (**Abb. 2.18**). Die professionelle Hilfe erfolgt überwiegend durch Erzieher, Sozialpädagogen, Sozialarbeiter und Heilerziehungspflegerinnen/-pfleger. Häufig sind zusätzlich Pflegepersonen angestellt. Das Aufgabenspektrum kommt dem in Altenpflegeheimen nahe (S. 34).

Arztpraxen

Pflegepersonen übernehmen dort i. d. R. dieselben Aufgaben wie die Arzthelferinnen:

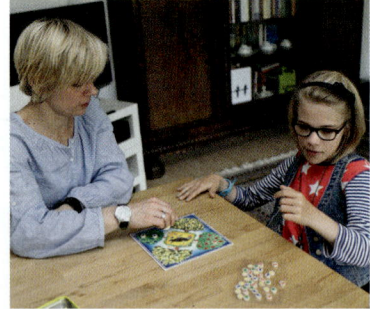

Abb. 2.18 Die Betreuung in Behinderteneinrichtungen ist alltagsorientiert, und sie setzt viel Einfühlungsvermögen voraus.

- Patientenadministration (z. B. Patientendokumentation, Terminverwaltung, Abrechnung)
- Durchführen von risikoarmen diagnostischen und therapeutischen Maßnahmen im Auftrag des Arztes (z. B. Blutentnahme, EKG)
- Vor- und Nachbereitung von bzw. Hilfestellung bei ärztlichen Eingriffen

Je nach medizinischer Ausrichtung, Leistungsangebot und/oder Größe der Arztpraxis können weitere Aufgaben hinzukommen: Maßnahmen der Operationsvorbereitung, Assistenz beim Eingriff sowie die Überwachung und Versorgung des Patienten nach der Operation.

Betriebe

In Betrieben ab einer bestimmten Größe existiert eine Betriebsarztpraxis. Der Betriebsarzt ist v. a. für die Durchführung von arbeitsmedizinisch vorgeschriebenen Vorsorgeuntersuchungen (z. B. Sehtest bei Mitarbeitern mit Bildschirmarbeitsplatz, Arbeitstauglichkeitsuntersuchung bei Mitarbeitern, verschiedene Blutuntersuchungen bei Arbeitern in der chemischen Industrie, Schutzimpfungen bei Mitarbeitern mit Auslandseinsätzen) und für Erste-Hilfe-Maßnahmen bei Betriebsangehörigen zuständig, die sich während der Arbeit verletzt haben.

Aufgaben der Pflegeperson. Hauptaufgabe der Betriebsschwester ist die Unterstützung des Betriebsarztes. Dies beinhaltet

- die Durchführung administrativer Tätigkeiten,
- die Assistenz bei ärztlichen Tätigkeiten,
- die Durchführung einfacher diagnostischer und therapeutischer Maßnahmen (z. B. Blutentnahme, EKG, Verabreichen von Impfungen),
- das Fungieren als Ansprechperson für das Betriebspersonal in allen relevanten Fragen (Vermittlerfunktion zwischen Mitarbeitern und Arzt, wenn der Arzt nicht ständig anwesend ist),
- das Organisieren der medizinischen Erst- oder Weiterversorgung bzw. des Transports in ein Krankenhaus bei Arbeitsunfällen,
- die Erstversorgung bei leichten Verletzungen und
- die Aufklärungsarbeit hinsichtlich der Vorsorgemaßnahmen.

Gesundheitsorientierte Behörden

Gesundheitsorientierte Behörden und Organisationen, z. B. der **MDK (Medizinischer Dienst der Kranken- bzw. Pflegekassen)** beschäftigen Pflegepersonen, um deren berufliches Wissen und Erfahrungen zu nutzen. Eine Hauptaufgabe des MDK ist die Ermittlung der Pflegebedürftigkeit des Versicherten.

Aufgaben der Pflegeperson. Da bei der Bestimmung von Pflegebedürftigkeit v. a. eingeschätzt wird, ob und in welchem Ausmaß der Versicherte Hilfestel-

lung bei ausgewählten Verrichtungen des täglichen Lebens benötigt, sind Pflegepersonen prädestiniert, diese Einschätzung vorzunehmen. Darüber hinaus prüft der MDK in Gesundheitseinrichtungen, die die Langzeitversorgung von Pflegebedürftigen sicherstellen (hauptsächlich ambulante Pflegedienste und Altenpflegeheime), ob geeignete Maßnahmen zur Qualitätssicherung durchgeführt werden (sog. Qualitätsüberprüfung gemäß § 112 und 114 des Pflegeversicherungsgesetzes).

Heimaufsicht

Die Heimaufsicht ist eine Behörde, die u. a. überprüft, ob Altenpflegeheime die gesetzlichen Voraussetzungen für den Betrieb der Einrichtung erfüllen und eine adäquate Versorgung der Bewohner sicherstellen. Rechtliche Grundlage dafür ist das Heimgesetz. Entsprechende Kontrollen finden nicht nur hinsichtlich neu zu eröffnender Einrichtungen, sondern in regelmäßigen Abständen oder bei bestimmten Anlässen (z. B. bei Bewohner- bzw. Angehörigenbeschwerden) auch in bestehenden Heimen statt. Die Mitarbeiter kommen aus den Bereichen Verwaltung, Recht, Sozialarbeit, Hygiene, Medizin und Pflege.

Aufgaben der Pflegeperson. Sie sind hauptsächlich mit der Kontrolle pflegerelevanter Aspekte betraut, z. B. in Bezug auf die Qualität der Pflegedokumentation und Pflegeplanung, die Organisation der Medikamentenversorgung, die Angemessenheit und Qualität von Pflegeleistungen.

Krankenkassen

Aufgaben der Pflegeperson. In der Vergangenheit wurden ihnen überwiegend die Beratung hinsichtlich der Gesundheitsvorsorge sowie die Durchführung diesbezüglicher Veranstaltungen und

Kurse (zu Themen wie gesunde Ernährung, Rücken schonendes Arbeiten) übertragen. Zunehmend übernehmen Pflegepersonen auch die Vorbereitung und Durchführung von Schulungen für pflegende Angehörige. In den Kursen werden v. a. Kenntnisse darüber vermittelt, wie Pflegebedürftige von ihren Angehörigen möglichst fachgerecht gepflegt werden können. Wichtige Pflegetechniken werden erläutert und eingeübt (z. B. Lagerungstechniken).

Zunehmend sind Pflegepersonen im Bereich der Beratung von Versicherten zu pflegepraktischen und leistungsbezogenen Aspekten tätig und speziell auch bei Überprüfungen zur Beurteilung der Notwendigkeit und Effizienz von Pflege- und Behandlungsmaßnahmen (sog. Fallmanagement).

Gerichte

Entsprechend zertifizierte Pflegepersonen können als vereidigte Sachgutachter bei Gerichtsprozessen oder für andere Behörden fungieren. Sie erstellen z. B. im Auftrag von Staatsanwaltschaft oder Verteidigung Gutachten zu prozessrelevanten Pflegesachverhalten.

Pflegereferate, Beratungsstellen

Auf kommunaler und Landesebene, aber auch in Bundesministerien wurden in der Vergangenheit verschiedene Referate und Beratungsstellen eingerichtet, die sich z. B. mit der politischen Vertretung der Pflege in der Gesellschaft, mit Pflegestrukturen sowie mit der Information und Einbindung von kranken und pflegebedürftigen Menschen in die Gesellschaft befassen und daher (anteilig) Pflegepersonen beschäftigen (z. B. Seniorenbüros, Pflegeleitstelle der Kommune, Pflegereferat im Ministerium).

2.5 Häusliche Pflege

Sabine Floer

! DEFINITION **Häusliche Pflege** (oder ambulante Pflege) bedeutet die Versorgung eines Patienten in seiner häuslichen Umgebung. Häusliche Pflege umfasst Grundpflege, hauswirtschaftliche Tätigkeiten (z. B. Einkauf, Reinigung der Wohnung), Ernährung, Mobilisation sowie ärztlich verordnete Behandlungspflege (z. B. Verbandwechsel, Injektionen).

👁 FALLBEISPIEL „Kannst du dir das vorstellen, Herr Seiler wird morgen nach Hause entlassen. Nach Hause!" Schülerin Natascha kann ihre Verwunderung über diese Neuigkeit bei ihrer Mitschülerin Sandra nicht verbergen. Der 77-jährige Patient ist durch eine Schwäche der linken Seite hinsichtlich Mobilität und Selbstpflege eingeschränkt. Wegen einer Schluckstörung wurde eine PEG (Ernährungssonde) angelegt. Dazu ist Herr Seiler

seit einigen Jahren Stomaträger. „Ich weiß gar nicht, wie das gehen soll, die Pflege ist doch so umfangreich." Sandra hat ihren Praxiseinsatz in der häuslichen Pflege schon absolviert und ist optimistischer: „Pflege zu Hause – das geht oft sehr gut. Natürlich muss die Ehefrau einiges übernehmen, aber sie wird von einem ambulanten Pflegedienst unterstützt. Und schließlich kommt für viele ein Heim nicht infrage."

2.5.1 Wer leistet häusliche Pflege?

Die häusliche Versorgung eines Pflegebedürftigen wird i. d. R. entweder von Angehörigen, sonstigen Pflegepersonen oder von professionellen Pflegediensten übernommen (**Abb. 2.19**). Im Jahr 2009 wurden nach amtlichen Angaben mehr als 1,6 Millionen Pflegebedürftige zu Hause versorgt. In den letzten Jahren ist sowohl die Anzahl der Pflegebedürftigen insgesamt, als auch die Anzahl derjenigen, die durch einen Pflegedienst versorgt wurden, deutlich angestiegen (Pflegestatistik 2009).

Für diese Entwicklung lassen sich mehrere Gründe vermuten:

- Immer mehr Menschen werden immer älter, leiden an einer oder mehreren Erkrankungen und benötigen pflegerische Unterstützung.
- Viele ältere und kranke Menschen möchten solange wie möglich in den eigenen vier Wänden anstatt in vollstationärer Heimpflege versorgt werden.
- Bedingt durch die DRGs (pauschale Vergütung pro Krankheitsbild, s. S. 86) streben die Krankenhäuser einen frühen Entlassungszeitpunkt an.
- Die Zahl der ambulanten operativen Versorgungen nimmt zu, wodurch auch der Umfang der Vor- und Nachsorge im häuslichen Umfeld ansteigt.
- Das Leistungsangebot der Pflegedienste hinsichtlich palliativer oder intensivpflegerischer Versorgung ist gestiegen.

Parallel zum steigenden Bedarf an Versorgung im häuslichen Umfeld, wächst hier auch der Arbeitsmarkt. Zwar stagnieren die Zahlen in den Krankenhäusern seit 2008 nicht mehr, aber im Jahr 2009 waren bei ambulanten Pflegediensten über 82 000 Gesundheits- und Krankenpfleger beschäftigt; ca. 25 000 mehr als

2001 (Pflegethermometer 2009 und Pflegestatistik 2009).

2.5.2 Was bieten ambulante Pflegedienste an?

Ambulante Pflegedienste bieten i. d. R. in erster Linie hauptsächlich solche Tätigkeiten an, die sie bei den entsprechenden Kostenträgern abrechnen können. Dies sind:

1. **Hilfe bei Körperpflege, Ernährung, Mobilität und hauswirtschaftliche Versorgung:** Diese Maßnahmen werden über den Leistungssatz der Pflegeversicherung verrechnet. Die einzelnen Tätigkeiten werden in den sogenannten Leistungskomplexen (**Tab. 2.1**) beschrieben.
2. **Häusliche Krankenpflege:** Vom Arzt verordnete Tätigkeiten der Behandlungspflege sind Leistungen der gesetzlichen Krankenkassen und werden dort in Rechnung gestellt. Im Einzelfall kann ein Arzt auch Grundpflege und hauswirtschaftliche Versorgung verordnen.

! DEFINITION Im Versicherungswesen versteht man unter **Leistung** das, was jemand im Versicherungsfall von der Versicherung erhält. Wer in der gesetzlichen Krankenkasse versichert ist, erhält im Krankheitsfall als Leistung der Krankenkasse z. B. eine Behandlung beim Hausarzt und Medikamente. _____

Spezielle Angebote

Der wirtschaftliche Druck unter den ambulanten Pflegediensten steigt. Daher sehen einige Anbieter einen Vorteil darin, sich zu spezialisieren, um einem bestimmten Patientenkreis besondere Pflege anbieten zu können. Zu diesen speziellen Angeboten gehören:

- **Häusliche Palliativpflege:** Sie wendet sich an Patienten, die die Medizin nicht mehr heilend behandeln kann. Im Vordergrund stehen die Linderung von Schmerzen und anderen Symptomen sowie die Sterbebegleitung zu Hause (s. Sterbebegleitung, S. 546).
- **Häusliche Intensivpflege:** Darunter versteht man die Versorgung von Patienten, deren Puls und Atmung kontinuierlich überwacht (Heimmonitoring) oder die beatmet werden (S. 1252).
- **Häusliche Kinderkrankenpflege:** Dies betrifft v. a. schwer oder chronisch kranke Kinder. Aufgaben sind hier v. a. die Anleitung und Entlastung der Eltern sowie die Sicherung der ärztlichen Behandlung.
- **Psychiatrische häusliche Krankenpflege:** Diese soll psychisch erkrankte Menschen in ihrer eigenen Umgebung

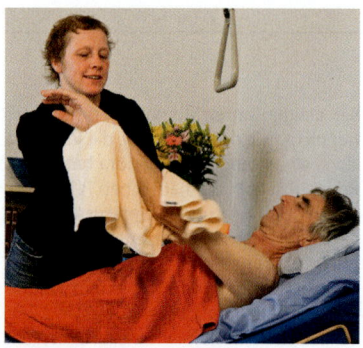

Abb. 2.19 Viele Pflegebedürftige entscheiden sich für die Versorgung durch professionelle Pflegedienste in ihrer eigenen Wohnung.

Tab. 2.1 *Leistungskomplexe für Grundpflege und hauswirtschaftliche Versorgung im Bundesland Hamburg (nach: Anonym. Ergänzende Informationen rund um die häusliche Hilfe zur Pflege. Leistungsbeschreibung der Leistungskomplexe SGB XI vom 13. 06. 2006; z. T. gekürzt).*

Leistungskomplex (LK)	Kurzbeschreibung
LK 1	kleine Morgen- oder Abendtoilette (mit Hilfe beim Aufsuchen/Verlassen des Bettes)
LK 2	kleine Morgen- oder Abendtoilette (ohne Hilfe beim Aufsuchen/Verlassen des Bettes)
LK 3	große Morgen- oder Abendtoilette (mit Hilfe beim Aufsuchen/Verlassen des Bettes)
LK 4	große Morgen- oder Abendtoilette (ohne Hilfe beim Aufsuchen/Verlassen des Bettes)
LK 5	Lagern/Betten
LK 6	Hilfe bei der Nahrungsaufnahme
LK 7	Sondenkost bei implantierter Magensonde
LK 8	Darm- und Blasenentleerung
LK 9	Hilfestellung beim Verlassen und/oder Wiederaufsuchen der Wohnung (ohne Begleitung)
LK 10	Hilfestellung beim Verlassen und/oder Wiederaufsuchen der Wohnung (mit Begleitung z. B. zum Hausarzt oder zum Amt)
LK 11	Beheizen der Wohnung
LK 12	Reinigen der Wohnung
LK 13	Wechseln und Waschen der Wäsche und Kleidung
LK 14	Einkaufen
LK 15	Zubereitung einer warmen Mahlzeit in der Häuslichkeit des Pflegebedürftigen
LK 16	Zubereitung einer sonstigen Mahlzeit in der Häuslichkeit des Pflegebedürftigen

stabilisieren und dadurch wiederkehrenden Psychiatrieaufenthalten vorbeugen.

- **Familienpflege:** Hiermit sind v. a. die Haushaltsführung und die Kinderpflege gemeint. Sie ersetzt die Mutter z. B. im Falle einer Krankheit, während der Schwangerschaft oder nach der Geburt.

Weitere Angebote

Wer zu Hause Unterstützung bei seiner Versorgung erhält, benötigt oft zusätzlich noch andere Dienstleistungen. Neben Grund- oder Behandlungspflege bieten ambulante Pflegedienste daher häufig noch folgende Leistungen an oder kooperieren mit deren Anbietern:

- fahrbarer Mittagstisch ("Essen auf Rädern")
- Frisör und Fußpflege
- Hausnotruf (tragbarer Notrufsender)
- Besuchs- und Mobilitätsdienst (z. B. Begleitung beim Spaziergang, auch im Rollstuhl)
- Hausdienst (z. B. Glühlampe wechseln, Bild aufhängen)
- Hol- und Bringeservice (z. B. Apotheken, Verbrauchermärkte)
- Seelsorge (z. B. durch einen Pfarrer)
- ambulante Hospizbetreuung (Begleitung von Sterbenden und Angehörigen)
- Sozialberatung (z. B. Unterstützung bei Anträgen auf Wohngeld oder Sozialhilfe)

2.5.3 Gesetzliche Grundlagen häuslicher Pflege

In Deutschland sind weite Teile des geltenden Sozialrechts im Sozialgesetzbuch (SGB) beschrieben (**Abb. 2.20**). In verschiedenen Abschnitten, den sogenannten Büchern, werden dort z. B. die gesetzliche Rentenversicherung, die Kinder- und Jugendhilfe oder die Sozialhilfe geregelt. Die gesetzlichen Grundlagen der Versorgung eines Patienten in seiner eigenen Häuslichkeit sind ebenfalls im Sozialgesetzbuch dargelegt.

In der häuslichen Pflege spielen hauptsächlich zwei Bereiche der gesetzlichen Sozialversicherung eine Rolle:

- Pflegeversicherung (11. Buch des Sozialgesetzbuches; SGB XI)
- Krankenversicherung (5. Buch des Sozialgesetzbuches; SGB V).

Pflegeversicherung. Das Gesetz zur Pflegeversicherung, das seit dem Jahr 1995 besteht, ist im 11. Buch (SGB XI) des Sozialgesetzbuches dargelegt. Hier ist u. a. geregelt, unter welchen Voraussetzungen ein Anspruch auf Leistungen besteht, wenn ein Versicherter sich nicht

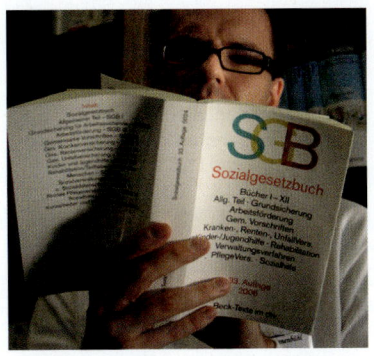

Abb. 2.20 Das Sozialgesetzbuch beschreibt weite Teile des geltenden Sozialrechts.

mehr selbst versorgen kann. Die Pflegeversicherung hat zum Ziel, die Bedingungen für häusliche Pflege und die Situation der Pflegebedürftigen nachhaltig zu verbessern sowie pflegende Angehörige zu fördern und zu unterstützen.

Krankenversicherung. Das 5. Buch des Sozialgesetzbuches (SGB V) stellt die rechtliche Grundlage zur gesetzlichen Krankenversicherung dar. Im SGB V ist u. a. festgelegt, welche Leistungen die Beitragszahler von ihrer Krankenversicherung in Anspruch nehmen können. Zu den geläufigsten Leistungen gehören etwa Vorsorgeuntersuchungen, ärztliche Behandlung oder eine Krankenhausbehandlung. Im Rahmen ihrer ärztlichen Behandlung können Patienten als Leistung der gesetzlichen Krankenversicherung häusliche Krankenpflege erhalten.

> **MERKE** Die Gesetzesgrundlage häuslicher Pflege ist im Sozialgesetzbuch beschrieben. Die pflegerische Versorgung eines Patienten in seiner Häuslichkeit wird entsprechend diesen gesetzlichen Vorgaben finanziell entweder von den Krankenkassen oder den Pflegekassen getragen.

Häusliche Pflege nach SGB XI (Pflegeversicherung)

In Deutschland wird der Umfang des individuellen Hilfsbedarfs bei einem Pflegebedürftigen mittels Pflegestufen beschrieben. Tritt eine Pflegebedürftigkeit ein und wird ein entsprechender Antrag gestellt, überprüft der Medizinische Dienst der Krankenkassen (MDK) bei einem persönlichen Besuch den Grad der Pflegebedürftigkeit. Dazu schätzt der MDK den wöchentlich im Tagesdurchschnitt anfallenden Zeitaufwand für die erforderlichen Hilfen ein.

Stellt der MDK die Pflegebedürftigkeit fest und ordnet dem Betroffenen eine

Pflegestufe zu, entsteht ein Anspruch auf Leistungen; entweder vollstationäre Pflege in einem Pflegeheim oder häusliche Pflege. Die Höhe der Leistung steigt mit dem Schweregrad der Pflegebedürftigkeit. Hat ein Betroffener sich für häusliche Pflege entschieden, hat er die Wahl zwischen folgenden Möglichkeiten:

- **Pflegegeld:** Geld, das der Pflegebedürftige z. B. einem Angehörigen für die Versorgung als finanzielle Anerkennung gibt.
- **Pflegesachleistung:** Versorgung durch professionelle Pfleger eines Pflegedienstes.
- **Kombinationsleistung:** Schöpft ein Betroffener Pflegesachleistungen nicht voll aus, steht ihm der anteilige Restbetrag zu.
- **Kurzzeitpflege:** Vorübergehende Unterbringung in einer vollstationären Einrichtung, wenn z. B. die langfristige Versorgung noch nicht möglich oder noch ungeklärt ist.
- **Tages- und Nachtpflege:** Versorgung über Tag oder über Nacht, wenn die Hilfe zu Hause, z. B. wegen Berufstätigkeit der Pflegeperson nicht sichergestellt werden kann.
- **Verhinderungspflege:** Ersetzt die Versorgung durch eine Pflegeperson im Urlaubsfall oder bei anderen Gründen.

Daneben gibt es zusätzliche Betreuungsleistungen für Pflegebedürftige mit erheblich eingeschränkter Alltagskompetenz (z. B. beim demenziellen Syndrom), Anspruch auf Pflegehilfsmittel, Zuschüsse zu pflegebedingtem Umbau der Wohnung, Pflegekurse für pflegende Angehörige, Anspruch auf Urlaub für pflegende Angehörige sowie Leistungen zur sozialen Sicherung der Pflegeperson.

Pflege anhand von Leistungskomplexen

Hat sich ein Patient für die häusliche Versorgung durch einen Pflegedienst entschieden, wählt er die gewünschten bzw. benötigten Tätigkeiten der Grundpflege und der hauswirtschaftlichen Versorgung aus, die bei den einzelnen Einsätzen durchgeführt werden sollen. Diese Einzeltätigkeiten der Pflegeversicherung werden in sogenannten Leistungskomplexen beschrieben. Der in **Tab. 2.1** genannte Leistungskomplex 1 z. B. kann die Tätigkeiten Hilfe beim Aufsuchen/Verlassen des Bettes, An-/Auskleiden, Teilwaschen, Mund-/Zahnpflege sowie Kämmen umfassen. Die Leistungskomplexe wurden in jedem Bundesland separat ausgehandelt und haben dementsprechend jeweils landesweite Gültigkeit.

MERKE „Im Leistungskomplexsystem werden typischerweise zusammenfallende pflegerische Verrichtungen zu Leistungspaketen zusammengefasst [...] Vergütet werden die Leistungspakete, die ein Pflegebedürftiger je nach seinem individuellen Pflegebedarf abruft." (Deutscher Bundestag: Erster Bericht über die Entwicklung der Pflegeversicherung, Drucksache 13/9528 vom 19. 12. 1997, S. 28).

FALLBEISPIEL „Ja, morgens waschen wäre gut. Abends hilft uns mein Sohn." Schwester Barbara trifft bei ihrem Erstbesuch einen gelassenen Herrn Seiler an. Auch Frau Seiler ist nach der Entlassung ihres Mannes motiviert: „Das mit der Sonde traue ich mir zu, wenn Sie mir das zeigen. Nur den Beutel mag ich nicht wechseln, das hat mein Mann immer selbst gemacht." Barbara ruft ihre Vorgesetzte im Büro an, damit diese den Pflegevertrag vorbereiten kann: jeden Tag morgens LK 4 und LK 8 sowie zunächst dreimal täglich LK 7, bis Frau Seiler die Sondenkost sicher verabreicht. „Morgen sehen wir uns wieder. Vielleicht möchten Sie dann mal an der Bettkante sitzen?", fragt Barbara. Herr Seiler ist erfreut über die Aussichten: „Ich bin heilfroh, dass ich zu Hause bin."

Häusliche Krankenpflege nach SGB V (Krankenversicherung)

Im Rahmen ihrer ärztlichen Behandlung können Patienten als Leistung der gesetzlichen Krankenversicherung häusliche Krankenpflege erhalten. Dabei verordnet ein Arzt häusliche Krankenpflege und delegiert damit die Durchführung der Behandlung an den Pflegedienst. Der Anspruch darauf besteht nur, solange eine im gleichen Haushalt lebende Person den Kranken nicht wie erforderlich versorgen kann.

MERKE Grundlage für häusliche Behandlungspflege ist eine Verordnung häuslicher Krankenpflege (***Abb. 2.21***) durch einen niedergelassenen Arzt. Hat

AOK | LKK | BKK | IKK | VdAK | AEV | Knappschaft

Name, Vorname des Versicherten: Seiler, Friedrich — geb. am: 25.02.1931

Kassen-Nr. | Versicherten-Nr. | Status.

Vertragsarzt-Nr. | VK gültig bis | Datum

Verordnung häuslicher Krankenpflege

! Der Anspruch auf häusliche Krankenpflege besteht nicht, soweit der Versicherte die erforderlichen Maßnahmen selbst durchführen oder eine im Haushalt lebende Person diese übernehmen kann. !

☐ Die Beurteilung, ob eine im Haushalt lebende Person die verordnete(n) Maßnahme(n) übernehmen kann, ist nicht möglich

☒ Erstverordnung ☐ Folgeverordnung

vom 010808 bis 150808 ☐ Unfall Unfallfolgen

Begründung bei Verordnung über 14 Tagen:

Verordnungsrelevante Diagnose(n) Besonderheiten lt. Verzeichnis: Z.n. Apoplex mit Parese links, Anlage einer PEG, Immobilität

Häusliche Krankenpflege erfolgt: ☐ statt Krankenhausbehandlung ☐ zur Sicherung der ambulanten ärztlichen Behandlung

Folgende Maßnahmen sind notwendig (s. Verzeichnis der verordnungsfähigen Maßnahmen):

Behandlungspflege:

☒ Anleitung zur Behandlungspflege: Ehefrau zur Medikamentengabe über PEG anleiten (folgende Leistungen) — 10 mal (Anzahl/Einsätze)

Häufigkeit x tgl. / x wtl. — Dauer vom bis

☐ Blutzuckermessung

☐ Dekubitusbehandlung

Lokalisation/Grad/Größe

☐ Injektionen ☐ herrichten ☐ i.m. ☐ s.c.

☒ Medikamentengabe: ☐ herrichten ☒ verabreichen — 2 7 — 1.8. 15.8.

Präparate (auch bei Injektionen):

Verbände: ☐ Anlegen von stützenden/stabilisierenden Verbänden

☐ Anlegen von Kompresionsverbänden

☒ Anlegen und Wechseln von Wundverbänden — 2 — 1.8. 15.8.

Lokalisation/Wundbefund: PEG-Eintrittsstelle, reizlos

☐ Sonstige Maßnahmen der Behandlungspflege (einschl. Häufigkeit und Dauer):

Grundpflege:

☐ Anleitung zur Grundpflege (folgende Leistungen) (Anzahl/Einsätze)

Häufigkeit x tgl. / x wtl. — Dauer vom bis

☐ Ausscheidungen (Hilfe, Kontrolle, Training)

☐ Ernährung

☐ Körperpflege

Hauswirtschaftliche Versorgung:

Vertragsarztstempel/Unterschrift des Arztes

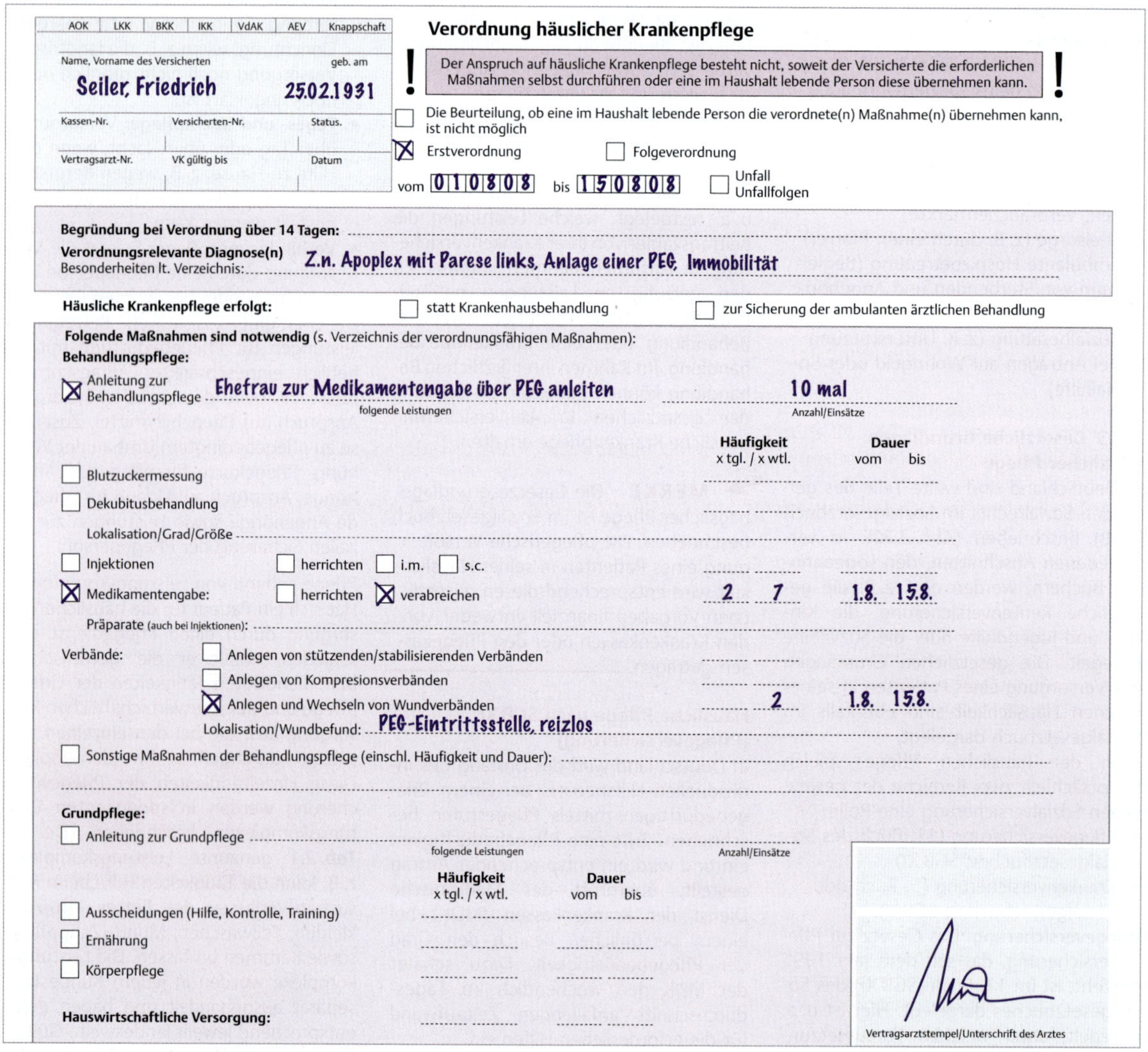

Abb. 2.21 Bei Herrn Seiler wurden 2-mal täglich Medikamentengabe, 2-mal wöchentlich ein Verband der PEG sowie Anleitung zur Behandlungspflege verordnet (mit freundlicher Genehmigung des Paul Albrechts-Verlags).

ein Arzt eine solche Verordnung ausgestellt, muss diese – z. B. durch den Pflegedienst – binnen zwei Tagen bei der Krankenkasse eingereicht werden. Dort wird entschieden, ob die Leistung bewilligt wird.

Es gibt drei Fälle, in denen häusliche Krankenpflege von den Krankenkassen gewährt wird:
- zur Sicherung der ärztlichen Behandlung
- zur Verkürzung oder Vermeidung einer Krankenhausbehandlung
- als psychiatrische ambulante Pflege

Zur Sicherung der ärztlichen Behandlung
Erhalten Patienten häusliche Krankenpflege, um die ärztliche Behandlung zu sichern, ist hiermit ausschließlich eine Behandlungspflege gemeint. Eine solche Behandlungspflege wird von der Krankenkasse solange gewährt, wie sie aus ärztlicher Sicht notwendig ist.

👁 **FALLBEISPIEL** „Ah, da ist ja schon die Verordnung. Doktor Krausen war also schon hier?" Gesundheits- und Krankenpfleger Phillip beginnt im Spätdienst gerade die Versorgung von Herrn Seiler, um die Sondenkost zu verabreichen. Er entnimmt der Verordnung häuslicher Krankenpflege, dass eine Anleitung der Ehefrau, Medikamentengaben sowie ein Verband vorgesehen sind (*Abb. 2.21*). „Die Verordnung faxen wir morgen früh an die Krankenkasse. Dann erfahren wir sofort, ob alles bewilligt wird. Und wenn erstmal Lifter und Rollstuhl da sind, können Sie den Tag über im Sessel sitzen und außerdem mit Ihrer Frau spazieren fahren. Aber jetzt zeige ich Ihnen erstmal, was Sie bei der Sondenkost beachten sollten, Frau Seiler."

Anstelle einer Krankenhausbehandlung
Patienten erhalten häusliche Krankenpflege anstelle von Krankenhausbehandlung, wenn die Erkrankung im häuslichen Bereich ärztlich behandelt werden kann. Diese Form der häuslichen Krankenpflege wird meist für vier Wochen je Krankheitsfall gewährt, im Einzelfall aber auch länger. Grundpflege kann nur verordnet werden, wenn gleichzeitig Behandlungspflege erforderlich ist.

Die Krankenkassen gewähren häusliche Krankenpflege anstelle von Krankenhausbehandlung in folgenden Fällen:
1. Ein Patient kann vorzeitig aus dem Krankenhaus in seine häusliche Umgebung entlassen werden. Dadurch wird die Krankenhausbehandlung verkürzt.
2. Ein Patient wird gar nicht erst im Krankenhaus aufgenommen. Dadurch wird die Krankenhausbehandlung vermieden. Das trifft z. B. bei vielen ambulanten Operationen zu oder wenn nach einem Unfall die Versorgung zu Hause erfolgen kann.
3. Ein Patient lehnt eine Krankenhausbehandlung ab, obwohl diese vertretbar oder angezeigt wäre. Auch dadurch wird die Krankenhausbehandlung vermieden. Das gilt z. B., wenn jemand zu Hause sterben möchte anstatt im Krankenhaus.

Als ambulante psychiatrische Pflege
Die ambulante psychiatrische Krankenpflege soll dazu beitragen, dass „ ... psychisch kranke Menschen ein würdiges, eigenständiges Leben in ihrem gewohnten Lebenszusammenhang führen können. Durch die Pflege vor Ort soll das Umfeld beteiligt und die soziale Integration gewährleistet werden." (Bundesinitiative Ambulante Psychiatrische Pflege e. V. 2005, S. 2). Häufig empfinden Betroffene und deren soziales Umfeld die Aufenthalte und Erfahrungen in der Psychiatrie als stigmatisierend und belastend. Die ambulante psychiatrische Pflege kann vermeiden, dass Betroffene immer wieder in stationären psychiatrischen Einrichtungen versorgt werden müssen.

Verordnungsfähige Maßnahmen der häuslichen Krankenpflege
Die Krankenkasse kann nur solche Maßnahmen bewilligen, die als „verordnungsfähig" festgelegt sind. Die vom Arzt verordnungsfähigen Tätigkeiten hat der „Gemeinsame Bundesausschuss", ein Gremium aus Ärzte- und Krankenkassenvertretern, bundesweit festgelegt (Gemeinsamer Bundesausschuss 2008). Häufige verordnungsfähige Maßnahmen häuslicher Krankenpflege sind z. B.
- Anleitung bei der Behandlungspflege (z. B. bei Blutzuckerkontrolle),
- Blutdruckmessung,
- Blutzuckermessung,
- Dekubitusbehandlung (z. B. Wundreinigung oder Wundverbände),
- i. m.- oder s. c.-Injektionen,
- Richten von Injektionen (zur Selbstapplikation),
- Instillation (z. B. von Augentropfen),
- Anlegen und Wechseln von Verbänden,
- Medikamente verabreichen,
- Medikamente richten und
- Versorgung bei perkutaner endoskopischer Gastrostomie (PEG).

Weitere verordnungsfähige Maßnahmen der häuslichen Krankenpflege wie z. B. Absaugen, Bronchialspülung, Bedienung und Überwachung des Beatmungsgeräts sowie Pflege des zentralen Venenkatheters werden u. U. eher solche Pflegedienste ausführen, die sich z. B. auf intensivpflegerische Versorgung spezialisiert haben.

2.5.4 Arbeitsorganisation in der häuslichen Pflege
Wie bereits beschrieben, umfasst das Tätigkeitsspektrum der häuslichen Pflege sowohl Maßnahmen der Grundpflege als auch der hauswirtschaftlichen Versorgung und der Behandlungspflege. In dieser Hinsicht unterscheidet sich das Arbeiten in der häuslichen Pflege kaum von der Pflege im Krankenhaus. Der größte Unterschied liegt daher in der Arbeitsorganisation.

Tourvorbereitung
Typischerweise beginnt ein Arbeitstag in den Räumlichkeiten des Pflegedienstes. Hier befinden sich die Büros von Pflegedienstleitung, Einsatzleitung, Sachbearbeitung (Personal- und Leistungsabrechnung) sowie ein Dienstraum. Zu Beginn entnimmt die Gesundheits- und Krankenpflegerin einer Stecktafel oder einem elektronischen Ausdruck alle Patienten, die sie zu versorgen hat sowie deren Versorgungsart. Viele Pflegedienste entscheiden sich wegen der größeren Kontinuität für feste Touren. Das bedeutet, dass man u. U. über lange Zeiträume immer wieder die gleichen Patienten versorgt. Mit den benötigten Kundenschlüsseln und einem Mobiltelefon ausgerüstet, kann die Tour – meist mit Dienstwagen oder Fahrrad – beginnen (*Abb. 2.22*).

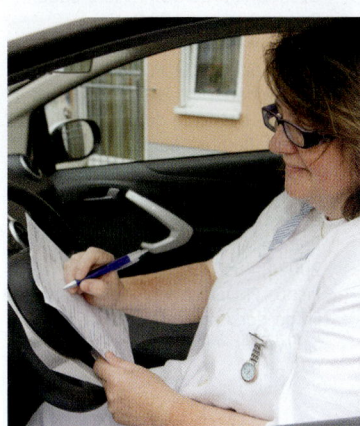

Abb. 2.22 Zum Rüstzeug für das Arbeiten in der häuslichen Pflege gehören meist ein Dienstwagen und ein Tourenplan.

MERKE In der häuslichen Pflege nennt man die Versorgung eines Patienten in dessen Wohnung einen „Einsatz"; die festgelegte Abfolge solcher Einsätze bei den unterschiedlichen Patienten ist die „Tour". ———————————

Tourablauf
In einer Frühschichttour werden oft zunächst solche Patienten versorgt, die Insulin bzw. Kompressionsstrümpfe oder -verbände erhalten. Darauf folgen Patienten, die Grundpflege, Medikamente und Verbände benötigen; zum Abschluss sind entsprechende mittägliche Versorgungen vorgesehen.

Bestandteil jedes Einsatzes sind Eintragungen in die Pflegedokumentation sowie in die sogenannte Leistungserfassung, die am Monatsende als Grundlage für die Abrechnung dient. Dazu kommen etwa Telefonate mit Ärzten, z. B. wenn bei einem Patienten ein hoher Blutdruck gemessen wurde oder sich der Zustand einer Wunde gebessert hat, sodass eine Therapieänderung angezeigt sein könnte. Zurück im Büro fallen Arbeiten wie die Medikamentenbestellung oder die Ausarbeitung eines umfangreicheren Pflegeplans an. Zum Schluss wird die geleistete Arbeitszeit für Pflegeeinsätze, Fahrten sowie organisatorische Tätigkeiten erfasst.

Lern- und Leseservice

Literatur

Wandel der Arbeitsprozesse und Entwicklung neuer Handlungsfelder
→ Brenner G, Adelhardt M. Rechtskunde für das Krankenpflegepersonal. 3. Aufl. Jena: Gustav Fischer; 1987
→ Bundesministerium für Gesundheit. Entwurf eines Gesetzes zur strukturellen Weiterentwicklung der Pflegeversicherung. Referentenentwurf, Stand: 10. September 2007. Online im Internet: http://www.bmg.bund.de/nn_603 214/SharedDocs/Gesetzestexte/Entwuerfe/PfWG-E,templateId=raw,property=publicationFile.pdf/PfWG-E.pdf; Stand: 23. 07. 2008
→ Haug K. Arbeitsteilung zwischen Ärzten und Pflegekräften in deutschen und englischen Krankenhäusern oder Warum arbeiten doppelt so viel Krankenschwestern pro Arzt in englischen wie in deutschen Krankenhäusern? 1. Aufl. Konstanz: Hartung-Gorre-Verlag; 1995
→ Hellige B. et al. Leitfaden zur Neuordnung des Pflegedienstes. Schriftenreihe des Bundesministeriums für Gesundheit. Bd 31. 1. Aufl. Baden-Baden: Nomos; 1994
→ Jacobs P. Zehn Minuten vor der Zeit ist der Schwester Pünktlichkeit. In: Schmidbauer W, Hrsg. Pflegenotstand – das Ende der Menschlichkeit. 2. Aufl. Reinbek bei Hamburg: Rowohlt; 1993
→ Jacobs P. Delegation – Übernahme – Allokation. Plädoyer für eine Neudefinition. Die Schwester – Der Pfleger 2007a; 46: 739
→ Jacobs P. Delegation – mehr als eine Frage der Ärzteentlastung. Die Schwester – Der Pfleger 2007b; 46: 970 – 974

→ Lorenz AL. Abgrenzen oder zusammen arbeiten? Krankenpflege und die ärztliche Profession. 1. Aufl. Frankfurt am Main: Mabuse; 2000
→ Lutterbeck Ch. Dekubitusentstehung während der Operation. Pflege- und Krankenhausrecht 2008; 11: 15 – 17
→ Sachverständigenrat zur Begutachtung der Entwicklung im Gesundheitswesen. Kooperation und Verantwortung. Voraussetzungen einer zielorientierten Gesundheitsversorgung. Gutachten 2007, Kurzfassung. Online im Internet: http://www.svr-gesundheit.de/Startseite/Startseite.htm; Stand: 23. 07. 2008
→ Statistisches Bundesamt. 11. Koordinierte Bevölkerungsvorausberechnung (31. 08. 2007). Online im Internet: http://www.destatis.de/jetspeed/portal/cms/Sites/destatis/Internet/DE/Content/Statistiken/Bevoelkerung/VorausberechnungBevoelkerung/InteraktiveDarstellung/InteraktiveDarstellung,templateId=renderPrint.psml; Stand: 23. 07. 2008
→ Sträßner H. Dekubitus 4. Grades – grober Pflegefehler – Schmerzensgeld. Pflegerecht 2001; 5: 40 – 43

Typische Arbeitsfelder der Pflege und Pflegeüberleitung
→ Blumenthal-Barby K. Betreuung Sterbender, 2. Aufl. Berlin: Volk und Gesundheit; 1984
→ Deutsche Gesellschaft für Palliativmedizin, Bundesarbeitsgemeinschaft Hospiz, Hrsg. Hospiz-Führer '97. Ambulante und stationäre Einrichtungen zur Palliativtherapie in Deutschland, 2. Aufl. Köln: Deutsche Gesellschaft zum Studium des Schmerzes; 1998
→ Müller-Mundt G, Schulz B, Höhmann U. Patientenorientierte Qualitätssicherung. Pflege 1998; 4: 192

Kontaktadressen
→ Arbeitsgemeinschaft Deutscher Schwesternverbände und Pflegeorganisationen e. V. (ADS), Reinhäuser Landstr. 19/21, 37 083 Göttingen, Tel. 0551/5 075 010, Fax: 0551/5 075 042, E-Mail: ADS@vereinsnetz.de
→ Deutscher Pflegeverband (DPV), Mittelstraße 1, 56 564 Neuwied, http://www.dpv.de
→ Deutscher Berufsverband für Pflegeberufe (DBfK), Geisbergstraße 39, 10 777 Berlin, Tel. 030/219 157 – 0, Fax: 030/219 157 – 77, http://www.dbfk.de
→ Verband Deutscher Alten- und Behindertenhilfe e. V. (VDAB), VDAB Bundesgeschäftsstelle, Im Teelbruch 132, 45 219 Essen, Tel. 02 054/957 810, Fax: 02 054/957 840, www.vdab.de
→ Medizinischer Dienst der Spitzenverbände der Krankenkassen e. V., Lützowstraße 53, 45 141 Essen, Tel. 0201/8327 – 0, Fax: 0201/8327 – 100, www.mdk.de

Häusliche Pflege
→ Anonym. Ergänzende Informationen rund um die häusliche Hilfe zur Pflege. Leistungsbeschreibung der Leistungskomplexe SGB XI vom 13. 06. 2006. Online im Internet: http://fhh.hamburg.de/stadt/Aktuell/behoerden/soziales-familie/infoline/dienstvorschriften/konkretisierungen/sgb-12/07-konkretes/uebersichten-ergaenzende-informationen-haeusliche-pflege/leistungsbeschreibung.html#headline26; Stand: 29.07.08
→ Brunen MH, Herold EE, Hrsg. Ambulante Pflege. Bde 1 – 3. 2. Aufl. Hannover: Schlütersche; 2001 – 2007

→ Bundesinitiative Ambulante Psychiatrische Pflege e. V. Ohne Titel. August 2005. Online im Internet: http://www.bapp.info/texte/psychpfl.pdf; Stand: 29.07.08

→ Charlier S, Hrsg. Soziale Gerontologie. Stuttgart: Thieme; 2007

→ Deutscher Bundestag. Erster Bericht über die Entwicklung der Pflegeversicherung. Drucksache 13/9528 vom 19. 12. 1997. Online im Internet: www.dip.bundestag.de/btd/13/095/1 309 528.asc; Stand: 29.07.08

→ Deutsches Institut für angewandte Pflegeforschung, Pflegethermometer 2009. Online: dip_Pflege-Thermometer_2009.pdf (Stand 16. 9. 2011)

→ Gemeinsamer Bundesausschuss. Richtlinien des Bundesausschusses der Ärzte und Krankenkassen über die Verordnung von „häuslicher Krankenpflege"; zuletzt geändert am 10. 04. 2008. Online im Internet: http://www.g-ba.de/downloads/62-492-260/RL-HKP-2008-01-17_2008-04-10.pdf; Stand: 29.07.08

→ Herrmann A, Palte H, Hrsg. Leitfaden Häusliche Pflege. München: Urban & Fischer bei Elsevier; 2004

→ Statistisches Bundesamt. Pflegestatistik 2009 – Pflege im Rahmen der Pflegeversicherung – Deutschlandergebnisse (1. 2. 2010). Online: Pflege-Deutschlandergebnisse5 224 001 09 9004,property=file.pdf (Stand 16. 9. 2011)

Internetadressen

→ http://www.bad-ev.de
→ http://www.bmg.bund.de
→ http://www.bah-web.de
→ http://www.bapp.info
→ http://www.sozialgesetzbuch.de/gesetze/11

3 Pflegetheorien, Pflegewissenschaft und Pflegeforschung

Hermann Brandenburg, Silke Schoolmann, Frank Weidner

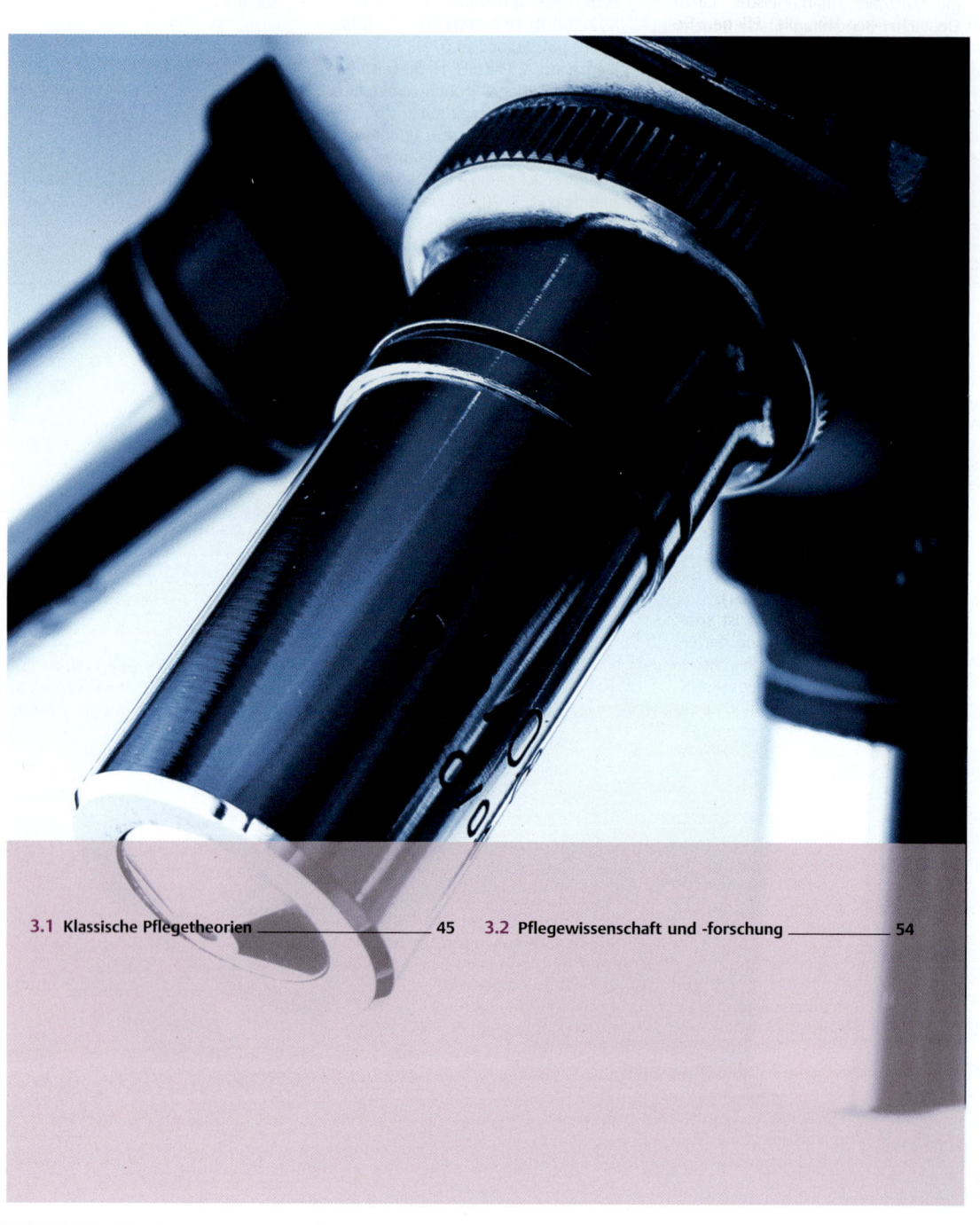

3.1 Klassische Pflegetheorien

Silke Schoolmann

3.1.1 Bedeutung von Pflegetheorien für die Pflegepraxis

Die Pflegewissenschaft leistet einen wichtigen Beitrag für die Pflege. Sie schafft mit ihren Pflegetheorien Lösungsansätze, die die Bedürfnisse der Patienten und der Pflegenden berücksichtigen.

Theorien können helfen, Pflegesituationen zu erklären, um sie vorhersagbar und kontrollierbar zu machen. Erst dann ist professionelles – und damit reflektiertes und nachprüfbares – Handeln in unterschiedlichen Situationen möglich und überholte Pflegemaßnahmen können identifiziert werden.

MERKE Für die qualitativ hochwertige Pflege ist fundiertes, theoriegeleitetes Fachwissen unumgänglich. Erst dadurch wird reflektiertes und überprüfbares Handeln im Pflegealltag möglich.

Pflegetheorien und die daraus resultierenden Modelle stellen die Folgen von Krankheit und Behinderung für den Betroffenen und seine Familie sowie die Prävention von Krankheiten in den Mittelpunkt (Isfort u. Weidner, 2001).

Ziel pflegerischen Handelns ist somit nicht nur die Wiederherstellung der Gesundheit, sondern vielmehr die Wiederherstellung und der Erhalt der Selbstständigkeit und das Wohlbefinden des Patienten. Für diese Bereiche übernimmt die Pflege die Verantwortung. Hier ist spezielles Wissen nötig.

3.1.2 Begriffsbestimmungen

Zum Verständnis von Pflegetheorien bedarf es vorab einer klaren Begriffsbestimmung. Darum wird hier auf der Basis aktueller wissenschaftlicher Erkenntnisse eine Begriffsklärung vorgenommen.

Theorien

Es lassen sich viele unterschiedliche Definitionen von Theorien finden. Dieses liegt u. a. daran, dass jeweils unterschiedliche Aspekte einer Theorie herausgestellt werden. Daher soll zunächst eine allgemeine Definition vorgestellt werden, die verschiedene Teilaspekte der Theoriebildung und -anwendung erschließt.

DEFINITION Eine **Theorie** ist „eine kreative und präzise Strukturierung von Ideen, die eine vorläufige, zielgerichtete und systematische Betrachtungsweise von Phänomenen ermöglicht" (Chinn u. Kramer 1996).

Merkmale

Eine Theorie weist damit folgende Merkmale auf.

Kreative und präzise Strukturierung von Ideen. Ideen sind hier gedankliche Konstruktionen eines Zusammenhangs zwischen verschiedenen Phänomenen/Faktoren, die in der Realität beobachtet werden können. Phänomene können Verhaltensweisen bzw. wahrgenommene Vorgänge oder Ereignisse aus der Praxis sein. Welche Phänomene eine Theorie berücksichtigt, obliegt der kreativen Entscheidung bei der Theoriebildung.

Vorläufigkeit. Eine Theorie ist nichts Endgültiges, ihre Gültigkeit ist vielmehr vorläufig. Sie ist so lange gültig, bis die Beobachtungen der Realität ihr widersprechen. Theorien sind also relativ und nicht für immer und ewig gegeben.

Zielgerichtetheit. Jeder Theoretiker verfolgt mit der Erstellung einer Theorie einen bestimmten Zweck. Jede Theorie in der Pflege verhilft damit direkt oder indirekt, die auftretenden Phänomene in der Pflege zu verstehen sowie Handlungsanweisungen daraus abzuleiten und zu begründen.

Systematische Betrachtungsweise. Eine Betrachtungsweise ist dann systematisch, wenn sie einen zeitlichen, kausalen oder finalen Zusammenhang erkennen lässt:

- **Zeitlicher Zusammenhang:** Der gedankliche Zusammenhang kann zeitlich begründet sein, indem eine Abfolge des Vorher und Nachher hergestellt wird. Beispiel: Wenn ich jetzt zu Mittag esse (vorher), habe ich während einer in zwei Stunden anstehenden Besprechung keinen Hunger (nachher).
- **Kausaler Zusammenhang:** Er kann kausale Wirkungen abbilden, indem er Ursachen und Folgen ableitet. Beispiel: Wenn ich jetzt fetten Schweinebraten esse (Ursache), belaste ich meinen Magen mit Verdauungsproblemen (Folge).
- **Finaler Zusammenhang:** Er kann schließlich final begründet sein, indem er die Faktoren darauf hin

prüft, ob sie einem vorher gesetzten Ziel genügen oder ihm im Wege stehen. Beispiel: Um meine Gesundheit zu erhalten (Ziel), ist es gut, frisches Obst zu essen.

Modelle

Modelle sind uns aus unserer Schulzeit bekannt. Wir kennen z. B. das Atom-Modell aus dem Chemieunterricht oder das Kunststoffskelett aus dem Biologieunterricht. Modelle helfen uns, einen komplexen Sachverhalt zu veranschaulichen – ihn „greifbar" zu machen, indem sie ihn in vereinfachter Form wiedergeben.

DEFINITION Ein **Modell** kann ganz allgemein als eine Abbildung der Realität, die deren Komplexität vereinfacht, beschrieben werden (Brockhaus 1992).

Auch im Zusammenhang mit den Pflegetheorien finden Modelle ihre Anwendung. Modelle ermöglichen es, eine Theorie in der Praxis anzuwenden. Sie erlauben es, Annahmen zu testen und Handlungen durchzuspielen. Nutzt man ein Modell, ist es notwendig, seine Bedingungen zu nennen oder sich dessen bewusst zu sein, was seiner Konstruktion zugrunde liegt.

MERKE Modelle werden aus Theorien abgeleitet. Mithilfe von Modellen werden Theorien auf die Praxis bezogen und überprüft.

Konzepte

Konzepte können in diesem Zusammenhang als kleinste Bausteine einer Theorie oder eines Modells bezeichnet werden. Konzepte werden in der Pflege in zwei verschiedenen Formen genutzt:

Konzepte im Sinne von Konstrukten
Konstrukte sind sprachliche Begriffe oder Beschreibungen für Dinge oder Erscheinungen, die nicht konkret beobachtbar sind.

FALLBEISPIEL Der Schmerz ist eine abstrakte Idee. Schmerzen sind nicht direkt sichtbar oder greifbar, sondern nur indirekt durch verbale oder nonverbale Äußerungen wahrnehmbar. Und doch haben wir alle eine geistige Vorstellung dieses Phänomens.

Konzepte im Sinne von konkreten Handlungsplänen

Konzepte in diesem Sinne sind Handlungsempfehlungen, die sich aus einer Theorie ableiten lassen und evtl. in einem Modell ihren Niederschlag finden.

👁 **FALLBEISPIEL** Die Theorie zur Entstehung des Dekubitus beschreibt, wie als Folge von Druck und Zeit an bestimmten Gewebestellen eine Durchblutungsstörung eintritt und damit die Entstehung eines Dekubitus begünstigt wird. Aus der Theorie wurden konkrete Handlungsempfehlungen (Konzepte) zur Dekubitusprophylaxe abgeleitet. ———

Aus den praktischen Erprobungen müssen Rückschlüsse auf die Geltung von Theorien gezogen werden und diese ggf. revidiert werden. Die Konzepte zur Dekubitusprophylaxe (s. Beispiel) müssen in der Praxis überprüft werden, um die Theorie zu bestätigen, zu vervollständigen oder zu widerlegen (*Abb. 3.1*).

Klassifikation der Pflegetheorien

Zum Abschluss dieses Abschnitts wird aufgezeigt, wie die Vielzahl an vorhandenen Pflegetheorien systematisiert werden kann. In den letzten 50 Jahren ist eine große Anzahl von Pflegetheorien entwickelt worden, wobei die meisten der Theorien aus dem anglo-amerikanischen Sprachraum stammen. Die bekanntesten Theorien sind die von Virginia Henderson, Hildegard Peplau, Faye Glenn Abdellah, Ida Jean Orlando (Pelletier), Myra Estrine Levine, Martha Rogers, Dorothea Orem, Callista Roy, Madeleine Leininger und Betty Neuman, um nur einige wenige zu nennen.

Eine chronologische Übersicht der Pflegemodelle bietet *Tab. 3.1*.

Die geläufigste Systematisierung stammt von der amerikanischen Pflegewissenschaftlerin Afaf Meleis (1991). Sie unterscheidet bei den Theorien folgende drei Bereiche.

Bedürfnismodelle

Zu den Bedürfnismodellen zählen z. B. die Theorien von Henderson, Abdellah, Roper und Orem. Die meisten Theorien dieses Bereiches gehen auf die Theorie der Zufriedenheit von Abraham Maslow zurück. Demnach ist Zufriedenheit ab-

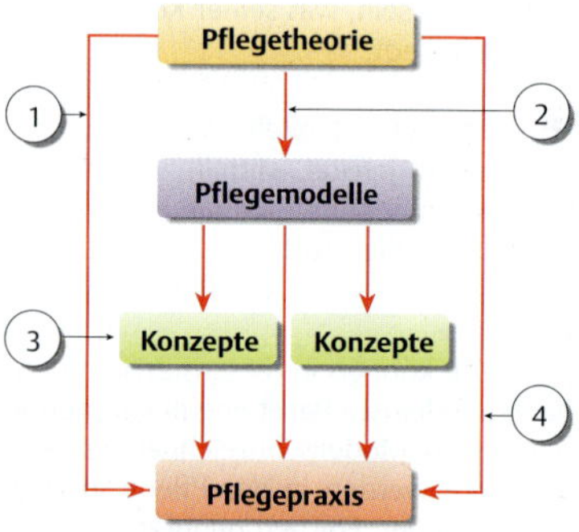

Abb. 3.1 Pflegetheorien werden mithilfe von Modellen und Konzepten in die Pflegepraxis umgesetzt.

① Theorien werden in der Praxis überprüft, bestätigt oder abgelehnt

② Theorien können in vereinfachter Form in Modellen abgebildet werden und damit in der Praxis Anwendung finden

③ Konzepte enthalten reduzierte Elemente einer Theorie oder eines Modells, aus denen Handlungen für die Praxis abgeleitet werden können

④ Jeder bewussten Handlung liegt eine theoretische Annahme zugrunde, die sich in Theorien wiederfindet

Tab. 3.1 *Chronologische Übersicht über die konzeptuellen Modelle in der Pflege (aus Lauber 2007).*

Jahr der ersten wichtigen Veröffentlichung	Theoretikerin	Schwerpunkte
1952	Hildegard E. Peplau	Unterstützende Hilfe befriedigt Bedürfnisse durch die Kunst der individuellen Pflege.
1960	Fay G. Abdellah, Irene L. Belanddes, Almeda Martin Rugh V. Matheney	Die Pflege wird durch die Probleme der Patienten bestimmt.
1961	Ida Jean Orlando	Der interpersonelle Prozess lindert Leid.
1964	Ernestine Wiedenbach	Der helfende Prozess erfüllt Bedürfnisse durch die Kunst, die Pflege individuell zu gestalten.
1966	Lydia E. Hall	Pflege ist eine auf eine andere Person gerichtete Selbstliebe.
1966	Joyce Travèlbee	Die Bedeutung einer Krankheit bestimmt, wie ein Mensch reagiert.
1967	Myra E. Levine	Ganzheitlichkeit wird durch Bewahrung der Integrität aufrechterhalten.
1970	Martha E. Rogers	Mensch und Umgebung sind Energiefelder, die sich negentropisch entwickeln.
1971	Dorothea E. Orem	Selbstpflege bewahrt die Ganzheitlichkeit.
1971	Imogene M. King	Transaktionen bilden den Bezugsrahmen für die Festlegung von Zielen.
1974	Schwester Callista Roy	Ein adaptives System wird durch Reize gestört.
1976	Josephine G. Paterson, Loretta T. Zderad	Pflege ist eine existenzielle Erfahrung von Zuwendung.
1978	Madeleine M. Leininger	Fürsorge (Care) ist universell und verändert sich in Abhängigkeit von der Kultur.
1979	Jean Watson	Fürsorge (Care) ist ein moralisches Ideal: ein Sich-Einlassen auf Geist, Körper und Seele des anderen.
1979	Margaret A. Newman	Das Krankheitsgeschehen ist ein Hinweis auf vorhandene Lebensmuster.
1980	Dorothy E. Johnson	Subsysteme existieren in einer dynamischen Stabilität.
1981	Rosemarie Rizzo Parse	Unteilbare Individuen und die Umgebung erschaffen gemeinsam Gesundheit.
1989	Patricia Benner und Judith Wrubel	Fürsorge (Care) macht das Wesen der Pflege aus. Sie zeigt, worauf es ankommt, und macht so Beziehungen und Anteilnahme möglich. Sie bietet den Rahmen für gegenseitige Hilfeleistung.

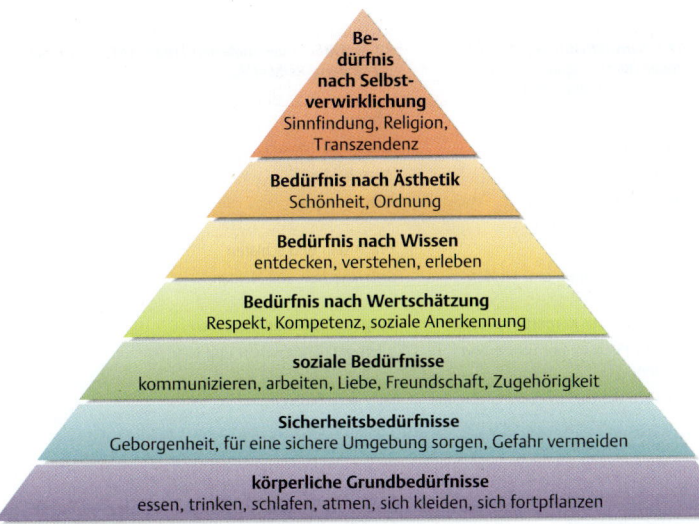

Abb. 3.2 Bedürfnishierarchie nach Maslow in 7 Stufen. Erst wenn die körperlichen Grundbedürfnisse befriedigt sind, gewinnen die anderen Bedürfnisstufen an Bedeutung.

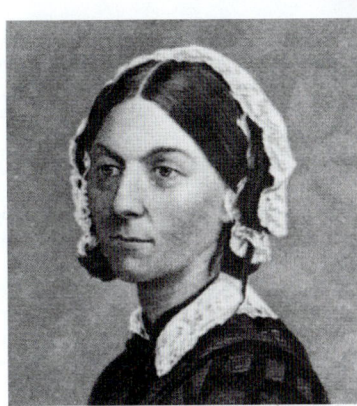

Abb. 3.3 Florence Nightingale.

hängig vom Grad der Bedürfnisbefriedigung.

Dieser Theorie liegt die Annahme zugrunde, dass jeder Mensch bestimmte Bedürfnisse hat und sie im täglichen Leben zu befriedigen sucht (**Abb. 3.2**).

In bestimmten Situationen – z. B. während einer Krankheit – ist dies nicht mehr oder nur noch eingeschränkt möglich. Die Aufgabe der Pflege ist es, den Patienten bei der Bedürfnisbefriedigung zu unterstützen.

Interaktionsmodelle

Bekannte Vertreterinnen der Interaktionsmodelle sind z. B. Peplau und Orlando. Sie richten ihr Augenmerk auf die Wechselbeziehung zwischen dem Pflegebedürftigen und dem Pflegenden. Dem liegt die Annahme zugrunde, dass der Heilungs- und Pflegeprozess maßgeblich durch die Formen der Interaktion beeinflusst wird. „Pflegetherapeutisches Handeln wird als bewusstes Einsetzen von Problemlösungstechniken gesehen, aber auch als bewusster Einsatz der eigenen Person im Interaktionsprozess und in der Durchführung von Pflegehandlungen" (Meleis 1997).

Ergebnismodelle

Vertreterinnen dieser Richtung sind u. a. Levine und Rogers. Die Ergebnismodelle sind auf das Ergebnis und nicht auf den Prozess der Pflegeleistungen gerichtet.

Im Mittelpunkt steht in diesen Theorien der Empfänger der Pflegeleistung: Warum findet hier Pflege statt? Jede Pflegeperson analysiert, inwieweit der Behandlungsverlauf des Patienten sich durch die durchgeführten Pflegemaßnahmen verändert, bzw. inwieweit er von der Behandlung profitiert hat.

3.1.3 Ausgewählte Pflegetheorien

Den Grundstein für die Entwicklung von Theorien legte Florence Nightingale (**Abb. 3.3**). 1859 wurde ihr Werk „Notes on Nursing" veröffentlicht, das sich intensiv mit dem Zusammenhang zwischen Umgebung und deren Auswirkungen auf die Gesundheit beschäftigte. Sie war die erste Theoretikerin, die Pflege als eigenständigen Bereich neben der Medizin betrachtete. Ihren Bemühungen ist es zu verdanken, dass Pflegepersonen zur damaligen Zeit eine Ausbildung für ihre pflegerischen Aufgaben erhielten. Weitere Theorien ließen fast 100 Jahre auf sich warten.

Nachfolgend werden einige ausgewählte Pflegetheorien vorgestellt. Sie veranschaulichen, dass sich die einzelnen Theorien sowohl untereinander befruchten (Bedürfnisse bei Henderson, Roper und Juchli) als auch immer neue Aspekte der Pflege (Transkulturelle Pflege von Leininger) untersuchen und beschreiben.

Ausgewählt wurden die Theorien, die im deutschsprachigen Raum am häufigsten angewandt bzw. diskutiert werden und deshalb eine hohe Praxisrelevanz haben.

Virginia Henderson

Virginia Henderson gilt als „Urmutter" der Pflegetheorien. Sie war eine der ersten Pflegepersonen, die mit ihrer Theorie Anfang 1950 in den USA an die Fach-

öffentlichkeit trat. Gerade die im deutschsprachigen Raum häufig genutzten Theorien von Roper und Juchli lassen sich auf Henderson zurückführen. **Tab. 3.2** zeigt die drei Modelle im Vergleich.

Henderson kann als eine der Pionierinnen der fortschrittlichen Krankenpflege gesehen werden. Sie war eine der ersten, welche die Krankenpflege als eigenständige Berufsgruppe – gleichberechtigt mit den anderen Berufsgruppen – betrachtete. Mit ihrem Arbeiten wollte sie einen grundlegenden und gezielten Beitrag zum Aufgabenfeld der Pflege leisten. Darüber hinaus war es ihr wichtig, den Kranken nicht nur während des Krankheitsprozesses zu betreuen, sondern auch die Ursache der Krankheit – durch z. B. eine Veränderung der Lebensgewohnheiten – zu bekämpfen.

Die 14 Grundbedürfnisse

Henderson baut ihre Theorie auf den Grundbedürfnissen des Menschen auf, deren Befriedigung das Überleben sichern. Diese 14 Grundbedürfnisse des Menschen bilden den Kern ihrer Theorie. Sie betreffen jeden Menschen und decken damit alle Bereiche ab, in denen Pflege tätig werden kann. In **Tab. 3.2** sind die 14 Grundbedürfnisse aufgelistet.

Menschenbild

Für Henderson ist jeder Mensch ein Individuum, das aus einer untrennbaren Einheit zwischen Körper und Geist/Gefühl besteht. Deshalb strebt ein Mensch nach körperlichem und emotionalem Gleichgewicht. Die oben erwähnten Grundbedürfnisse sind allen Menschen – ob krank oder gesund – eigen. Die Art, diese Grundbedürfnisse zu befriedigen, sind jedoch bei jedem Menschen unterschiedlich. Als untrennbare Einheit

Tab. 3.2 *Modelle im Vergleich.*

14 Grundbedürfnisse des Menschen nach Henderson	12 Lebensaktivitäten (LA) nach Roper (Bild), Logan, Tierney (veränderte Reihenfolge)	12 Aktivitäten des täglichen Lebens (ATL) nach Juchli (veränderte Reihenfolge)
1. Normal atmen	Atmen	Atmen
2. Angemessen essen und trinken	Essen und Trinken	Essen und Trinken
3. Körperausscheidungen beseitigen	Ausscheiden	Ausscheiden
4. Bewegung und angemessene Körperhaltung bewahren	Sich bewegen	Sich bewegen
5. Ruhen und Schlafen	Schlafen	Wach sein und schlafen
6. Auswahl angemessener Kleidung sowie aus- und ankleiden	Sich sauber halten und kleiden	Sich waschen und kleiden
7. Körpertemperatur im Normalbereich halten	Regulieren der Körpertemperatur	Körpertemperatur regulieren
8. Körper sauber halten; Pflege und Schutz der Haut	s. oben (Sich sauber halten und kleiden)	s. oben (Sich waschen und kleiden)
9. Gefahren der Umgebung sowie Gefährdung anderer vermeiden	Für eine sichere Umgebung sorgen	Sich sicher fühlen und verhalten
10. Kommunizieren mit anderen zum Austausch von Emotionen, Meinungen und Sorgen	Kommunizieren	Kommunizieren
	Sich als Mann oder Frau fühlen und verhalten	Kind, Frau, Mann sein
11. Ausübung des eigenen Glaubens		Sinn finden im Werden – Sein – Vergehen
12. Einer Arbeit nachgehen, die ein Gefühl von Zufriedenheit erzeugt	Arbeiten und Spielen	Raum und Zeit gestalten – arbeiten und spielen
13. An verschiedenen Arten der Erholung teilnehmen	s. oben (Arbeiten und Spielen)	s. oben (Raum und Zeit gestalten – arbeiten und spielen)
14. Neugierde, Entdeckung und Lernen ermöglichen, die die Gesundheit fördern	s. oben (Arbeiten und Spielen)	s. oben (Raum und Zeit gestalten – arbeiten und spielen)
	Sterben	s. oben (Sinn finden im Werden – Sein – Vergehen)

sieht Henderson auch den Patienten und seine Familie, soziale Beziehungen und Umgebung an.

Aufgaben der Pflege

Pflege wird immer dann erforderlich, wenn ein Patient – abhängig von seinem Gesundheitszustand – seine Grundbedürfnisse nicht mehr alleine erfüllen kann. Diese betrifft Menschen jeden Alters, die aus physischen Gründen (z. B. ein gebrochenes Bein), aber auch aus psychischen (z. B. Depression nach Verlust des Lebenspartners) oder sozialen Umständen (z. B. Abschiebung von Kindern in ein Krankenhaus) der Unterstützung bedürfen. Auch ein würdevolles Sterben benötigt Pflegeleistung als Begleitung.

Die Pflege hilft damit, die Grundbedürfnisse des Patienten zu befriedigen: „Die Pflegeperson soll in die Haut ihrer Patienten schlüpfen, um zu ermitteln, was sie brauchen. Sie ist somit zeitweilig das Bewusstsein des Bewusstlosen, der Lebenswille des Selbstmordgefährdeten, das Bein des Amputierten, die Augen des gerade Erblindeten, ein Mittel der Fortbewegung für den Bewegungsunfähigen, Wissen und Vertrauen für die junge Mutter, das Sprachrohr für jene, die zu schwach oder zu gehemmt sind um zu sprechen usw." (Steppe 1990).

Darüber hinaus ist die Pflege dafür zuständig, die medizinische Betreuung durch geeignete Pflegemaßnahmen zu unterstützen. Dafür ist es notwendig, dass die Pflegeperson einen schriftlichen Plan für jeden Kranken ausarbeitet, um den oben beschriebenen Aufgaben auch gerecht werden zu können. Obwohl der Pflegeprozess (S. 75) erst später in Erscheinung trat, hatte Henderson bereits wichtige Elemente von diesem bei ihrer Arbeit verwendet. Darum lässt sich die Theorie auch sehr gut auf den Pflegeprozess übertragen und damit auch veranschaulichen.

Pflegerische Interventionen

Richtschnur für jede Pflegehandlung ist die Sicht des Patienten: Pflegehandlungen müssen so erbracht werden, wie es der Patient selbst getan hätte, wenn er dazu in der Lage gewesen wäre. Deshalb reicht der eigene subjektive Eindruck der Pflegeperson für die Beurteilung des Zustandes des Patienten nicht aus. Vielmehr müssen der Patient und seine Familie bei der Entscheidung der angemessenen Pflegemaßnahmen mit einbezogen werden (**Abb. 3.4**). Ziel jeder Pflegehandlung ist es, die Gesundheit des Menschen so schnell wie möglich wieder herzustellen bzw. soweit wie möglich zu erhalten.

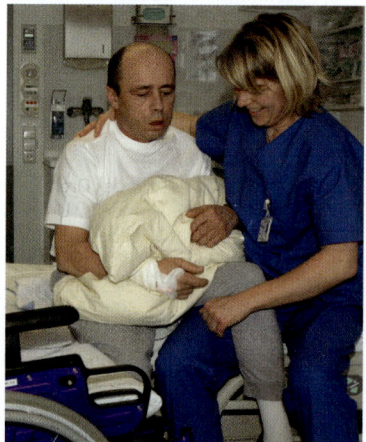

Abb. 3.4 Richtschnur für pflegerische Handlungen ist die Sicht des Patienten. Der subjektive Eindruck der Pflegenden reicht nicht aus, um den Zustand beurteilen zu können.

Unabhängigkeit des Patienten. Der Grad der Unabhängigkeit des Kranken steht in engem Zusammenhang mit

- seiner aktuellen Situation,
- dem gegenwärtigen physischen und psychischen Zustand und
- den Einflussfaktoren der Umwelt.

Auf diese Gegebenheiten muss die Pflege bei ihrer unterstützenden Tätigkeit Rücksicht nehmen.

Roper, Logan und Tierney

Die von Nancy Roper, Winifred Logan und Alison Tierney entwickelte Theorie ist eine der bekanntesten Pflegetheorien in Deutschland. Sie basiert auf Arbeiten von Nancy Roper, die sie 1976 vorstellte und anschließend mit Winifred Logan und Alison Tierney weiterentwickelte. Diese Theorie wurde von ihnen unter dem Titel „Elemente der Krankenpflege" 1980 veröffentlicht. Bedeutend war, dass dieser Theorie ein Modell des Lebens zugrunde lag.

Die Krankenpflege war über viele Jahrzehnte überwiegend krankheitsorientiert ausgerichtet. Sie hatte der engen Verzahnung von Gesundheit und Krankheit, die durch die Lebensgewohnheiten der einzelnen Menschen bedingt ist, wenig Beachtung geschenkt. Orientiert am Gedanken der Gesundheitserhaltung basiert diese Pflegetheorie dagegen auf einem eigenen Lebensmodell (Roper 1993).

Modell des Lebens

Dieses Modell des Lebens besteht aus folgenden 5 zentralen Konzepten:
1. Lebensaktivitäten (LA)
2. Lebensspanne
3. Abhängigkeits-Unabhängigkeits-Kontinuum
4. Faktoren, welche die LA beeinflussen
5. Individualität im Leben

Lebensaktivitäten (LA)

Die Lebensaktivitäten sind der Dreh- und Angelpunkt des Lebensmodells. Um das komplexe Phänomen „Leben" vereinfacht darzustellen, liegt diesem Modell die Annahme zugrunde, dass das Leben aus einer Reihe von Aktivitäten besteht. Diese sind nicht isoliert, sondern beeinflussen sich gegenseitig und stehen damit in einer engen Wechselbeziehung.

Die Lebensaktivitäten sind eine übergeordnete Bezeichnung für viele weitere Aktivitäten, die, wenn sie alle Beachtung fänden, uns aber kein handhabbares Modell liefern würden. Darum wird in diesem Modell von folgenden 12 LA ausgegangen:
1. Für eine sichere Umgebung sorgen
2. Kommunizieren
3. Atmen
4. Essen und Trinken
5. Ausscheiden
6. Sich sauber halten und kleiden
7. Regulieren der Körpertemperatur
8. Sich bewegen
9. Arbeiten und Spielen
10. Sich als Mann oder Frau fühlen und verhalten
11. Schlafen
12. Sterben

Lebensspanne

Von der Empfängnis bis zum Tod werden wir mit den o. g. Aktivitäten konfrontiert. Darüber hinaus verändert sich der Mensch während seines Lebens fortwährend.

Roper teilt die Lebensspanne in verschiedene Stadien ein. Diese reichen vom pränatalen Stadium über das Säuglingsalter, Kindheit, Adoleszenz, Erwachsenenalter bis hin zum Stadium des Alters. Die Kenntnisse über die Entwicklungen in den einzelnen Stadien lassen deren Eigenheiten und Unterschiedlichkeit sofort erkennen und machen angemessenes Handeln möglich. In der Pflege führte die Kenntnis der Lebensspanne mit ihren Besonderheiten zu einer fachlichen Spezialisierung, wie z. B. der Kinderkrankenpflege oder der Altenpflege.

Abhängigkeits-/Unabhängigkeitskontinuum

Das Konzept des Abhängigkeits-/Unabhängigkeitskontinuums besagt, dass jeder Mensch sich bei jeder Aktivität zwischen den Polen der völligen Abhängigkeit und der völligen Unabhängigkeit bewegt. Je nach Alter kann ein Mensch bestimmte Lebensaktivitäten noch nicht (Neugeborene) oder nicht mehr (z. B. nach einem Schlaganfall) unabhängig ausführen. Allerdings ist selbst im Erwachsenenalter eine völlige Unabhängigkeit nicht immer gegeben (z. B. durch Blindheit).

Gründe dafür können sowohl geistige oder körperliche Behinderung, sowie Unfallfolgen oder Faktoren sein, die die Lebensaktivitäten beeinflussen.

Faktoren, die die LA beeinflussen

Roper, Logan und Tierney benennen 5 Faktoren, die maßgeblichen Einfluss auf die LA haben. Die Faktoren stehen in enger Wechselwirkung miteinander, die hier nur für ein besseres Verständnis isoliert beleuchtet werden:

Körperliche Faktoren. Sie beziehen sich auf die anatomischen und physiologischen Gegebenheiten des Menschen.

Psychologische Faktoren. Sie beinhalten einerseits die intellektuellen und erkenntnismäßigen (kognitiven) Fähigkeiten, andererseits aber auch die Fähigkeit zu Gefühlen.

Soziokulturelle Faktoren. So werden diejenigen Faktoren bezeichnet, die sowohl die religiösen, ethischen und damit kulturellen Aspekte beinhalten, als auch die Rolle und Stellung, die der Einzelne in der Gesellschaft inne hat.

Umgebungsabhängige Faktoren. Hierunter werden Faktoren zusammengefasst, die z. B. das Klima, die geographische Lage und den unmittelbaren Lebensraum des Menschen betreffen.

Sozio-ökonomische Faktoren. Dazu gehören die finanziellen Mittel des Einzelnen bis hin zu denen eines ganzen Landes, aber auch die politische Ordnung eines Landes. Diese äußert sich z. B. in Pressefreiheit, Unterdrückung von Minderheiten, Bildung oder sozialen Verpflichtungen.

Individualität im Leben

Die 4 bisher vorgestellten Konzepte fußen auf einem weiteren Konzept des Modells: der Individualität im Leben. Jeder Mensch führt im Grunde dieselben Lebensaktivitäten aus, die individuelle Ausformung der LA wird aber maßgeblich durch den Grad der Unabhängigkeit, den Standort in Bezug auf die Lebensspanne sowie durch die oben beschriebenen Faktoren geprägt.

➤ **MERKE** Die Individualität ergibt sich nach Roper, Logan und Tierney aus dem **Wie** der einzelnen LA, dem **Wo** und dem **Warum** sowie dem **Wissen**, der Haltung gegenüber den einzelnen LA. ▬

Pflegemodell

Roper, Logan und Tierney verfolgen mit ihrem Pflegemodell das Ziel, Pflegepersonen einen Rahmen zu geben, in dem sie mithilfe des Pflegeprozesses den Bedürfnissen des Patienten entsprechen können. Das Pflegemodell beruht auf den Konzepten des Lebensmodells und beinhaltet dementsprechend die nachfolgend genannten Konzepte (**Abb. 3.5**):

- Lebensaktivitäten (LA)
- Lebensspanne
- Abhängigkeits-/Unabhängigkeitskontinuum
- Faktoren, die die LA beeinflussen
- individualisierte Krankenpflege

Lebensaktivitäten

Die Lebensaktivitäten stehen – wie schon bei dem Modell des Lebens – im Mittelpunkt des Pflegemodells. Der Pflege obliegt die Aufgabe, alle aktuellen oder potenziellen Probleme, die im Zusammenhang mit der LA bei einem Patienten auftreten, zu erfassen. Ihre Aufgabe ist nicht nur die Lösung oder Linderung der damit im Zusammenhang stehenden Nöte, sondern auch deren Vermeidung. Probleme entstehen i. d. R., wenn der Patient die LA nicht

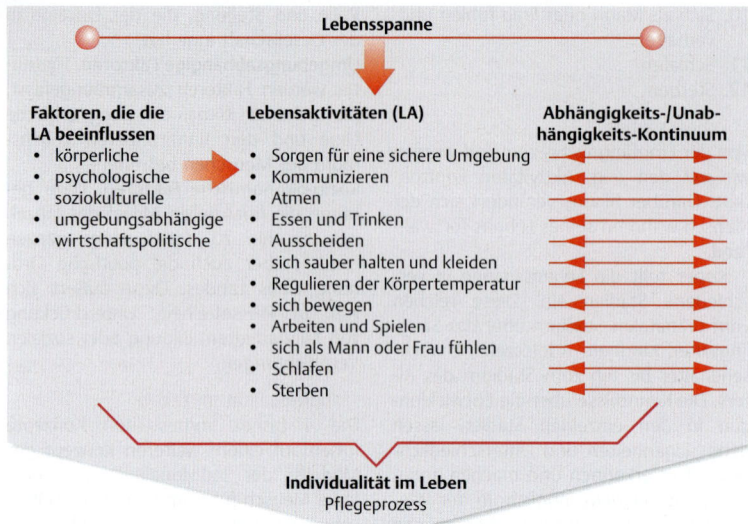

Lebensspanne

Faktoren, die die LA beeinflussen	Lebensaktivitäten (LA)	Abhängigkeits-/Unab-hängigkeits-Kontinuum
• körperliche • psychologische • soziokulturelle • umgebungsabhängige • wirtschaftspolitische	• Sorgen für eine sichere Umgebung • Kommunizieren • Atmen • Essen und Trinken • Ausscheiden • sich sauber halten und kleiden • Regulieren der Körpertemperatur • sich bewegen • Arbeiten und Spielen • sich als Mann oder Frau fühlen • Schlafen • Sterben	

Individualität im Leben
Pflegeprozess

Abb. 3.5 Das Pflegemodell von Roper beruht auf 5 Konzepten, die eng miteinander verbunden sind.

mehr in der gewohnten Art und Weise vollbringen kann.

Die Gründe dafür können in der Veränderung der Umgebung (Einweisung ins Krankenhaus) liegen oder durch Krankheitsfolgen hervorgerufen werden. Aber auch eine Änderung des Grades an Abhängigkeit bzw. Unabhängigkeit kann Ursache sein. Bei der Problemerfassung sollte immer auch die Wechselbeziehung der einzelnen LA Beachtung finden. Ein Patient, der mit einer Beckenfraktur im Bett liegt, hat nicht nur Probleme mit der Bewegung, sondern z. B. auch bei der Körperpflege, der Kleidung, der Nahrung.

Die Lebensaktivitäten sind ähnlich wie die Bedürfnisse des Menschen nicht ganz gleichwertig. Oberste Priorität haben sicher die LA, die zum Leben notwendig sind, z. B. die LA Atmen. Die anderen LA unterliegen jedoch keiner Rangfolge.

MERKE Die Pflegenden müssen die Lebensaktivitäten erkennen, die für den Patienten in der aktuellen Situation am wichtigsten sind.

Lebensspanne
Für die Planung und Ausführung angemessener Pflegemaßnahmen ist auch die Lebensspanne zu berücksichtigen. Für einen schulpflichtigen Jugendlichen ist die LA Arbeiten möglicherweise nicht so wichtig wie für einen Erwachsenen, der im Berufsleben steht und evtl. krankheitsbedingt nicht mehr berufstä-

tig sein kann. Das Wissen um die Besonderheiten der einzelnen Lebensstufen sollte immer berücksichtigt werden, da der Bedarf an Pflege in jeder Lebensstufe eintreten kann.

Abhängigkeits-/ Unabhängigkeitskontinuum
Auch das Abhängigkeits-/Unabhängigkeitskontinuum ist mit den LA stark verwoben. Die Abhängigkeit in den einzelnen LA kann z. B. durch Krankheit, Behinderung, Alter entstehen. Deshalb ist bei jedem Pflegebedürftigen zuerst der Grad der Unabhängigkeit in den einzelnen LA zu erheben. Daraufhin sind Maßnahmen zu planen, die notwendig sind, um das festgelegte Ziel (Unabhängigkeit) zu erreichen.

Ein gutes Urteilsvermögen der Pflegenden ist besonders wichtig. Es ist zu berücksichtigen, dass Abhängigkeit vorübergehend (z. B. durch eine Fraktur), aber auch dauerhaft sein kann. Die Pflege kann damit den Patienten zur Unabhängigkeit in den LA führen oder den Patienten unterstützen, seine Abhängigkeit zu akzeptieren.

Faktoren, die die LA beeinflussen
Neben den vorangegangenen Bestandteilen sind auch die 5 Einflussfaktoren – die im Modell des Lebens beschrieben sind – eng mit den LA verbunden. Sie sind maßgeblich für den individuellen Umgang mit den LA verantwortlich. Wie ein Diabetiker mit der LA Essen und Trinken umgeht, ist u. a. von seiner körperlichen Verfassung (körperliche

Faktoren), von seinem Wissen bezüglich Diät (kognitiven Faktoren) oder dem von ihm eingeräumten Stellenwert bzgl. seiner Ernährung (soziokulturelle Faktoren) usw. abhängig.

Individualisierte Krankenpflege
Das 5. Segment, die individualisierte Krankenpflege, ist aus der Individualität im Leben abgeleitet. Roper, Logan und Tierney verstehen unter individualisierter Krankenpflege, die auf den individuellen Patienten abgestimmte Anwendung des Pflegeprozesses (S. 75) mit den 4 Schritten
- Einschätzung,
- Planung,
- Durchführung und
- Auswertung.

Liliane Juchli
Die katholische Ordensschwester Liliane Juchli hat zweifellos viele Generationen von Krankenschwestern und Krankenpflegern im deutschsprachigen Raum in ihrer beruflichen Orientierung geprägt. Über Jahre hinweg war das Buch „Pflege" von Liliane Juchli das Standardwerk der Pflegeausbildung. Juchli betont, dass Pflege als Profession beides ist: „Chance und Auftrag, Möglichkeit und Anforderung" (Juchli 1994).

Modell gesunder Lebensführung

MERKE Für Juchli beschränkt sich die Krankenpflege nicht auf die Pflege der Kranken, sondern schließt auch die Pflege der Gesunden mit ein. Gesundheitspflege beinhaltet, die Gesundheit des Einzelnen zu erhalten und zu fördern sowie Krankheiten vorzubeugen. Krankenpflege schließt auch eine Begleitung in Krisensituationen ein. Pflege ist somit ein Zusammenwirken von Gesundheits- und Krankenpflege.

Die Pflege kranker Menschen ist für Juchli nur möglich, wenn Wissen und Reflexion über Gesundheit vorhanden sind. Das Modell der „Aktivitäten des täglichen Lebens", welches das Kernelement von Juchlis Theorie ist, lässt sich von den Prinzipien der Gesundheitserhaltung ableiten.

Aktivitäten des täglichen Lebens
Das ATL-Konzept bildet einen theoretischen Bezugsrahmen, der den Zusammenhang zwischen Gesundheitsförderung und Pflege voraussetzt.

Leben ist durch verschiedene Aktivitäten gekennzeichnet; diese Aktivitäten können auch als Lebensart oder Lebensführung bezeichnet werden. Anders ausgedrückt sind Aktivitäten Bedürfnisse, die regelmäßige (tägliche) Befriedigung benötigen. Aus diesem Grunde werden sie als Aktivitäten des täglichen Lebens (ATL) bezeichnet (Juchli 1994). Dies sind im Einzelnen:

1. Wach sein und schlafen
2. Sich bewegen
3. Sich waschen und kleiden
4. Essen und trinken
5. Ausscheiden
6. Körpertemperatur regulieren
7. Atmen
8. Sich sicher fühlen und verhalten
9. Raum und Zeit gestalten – arbeiten und spielen
10. Kommunizieren
11. Kind, Frau, Mann sein
12. Sinn finden im Werden, Sein, Vergehen

Die einzelnen ATL sind jedoch nicht isoliert zu betrachten. Sie greifen ineinander und sind voneinander abhängig. Damit ist eine gegenseitige Beeinflussung in positiver wie in negativer Hinsicht möglich. So können z. B. eine unzureichende Beschäftigung und Bewegung sowohl Verdauungs- als auch Schlafprobleme mit sich bringen.

Einflussfaktoren. Die ATL unterliegen diversen Einflüssen. Juchli unterscheidet 4 Gruppen von Einflussfaktoren, die für eine ganzheitliche Sichtweise unerlässlich sind:

- körperliche Faktoren (anatomisch-physiologische Gegebenheiten, z. B. Beweglichkeit)
- seelisch-geistige Faktoren (z. B. Gemütszustand, Intelligenz)
- soziale wirtschaftliche, kulturelle, politische sowie gesellschaftliche Faktoren (z. B. gesellschaftliche Normen, finanzielle Verhältnisse, Religion)
- ökologische Faktoren (z. B. Umweltbelastung)

Ebenen der ATL. Juchli bezeichnet die ATL auch als Grundbedürfnisse, die in der „alltäglichen Wirklichkeit" erfüllt werden wollen (1994). In Anlehnung an Maslow (S. 46) teilt Juchli die Bedürfnisse (ATL) in 3 Ebenen ein, die teilweise ineinander übergehen (**Abb. 3.6**):

1. physische Ebene
2. psychosoziale Ebene
3. geistige Ebene

Die Bedürfnisse der physischen Ebene, z. B. Atmen, müssen befriedigt sein, bevor andere Bedürfnisse zum Tragen kommen. Die Bedürfnisse unterliegen einer gewissen Rangfolge, innerhalb deren jedes Individuum eigene Prioritäten setzt.

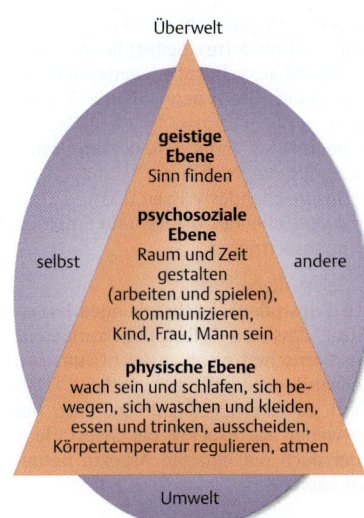

Abb. 3.6 Die drei Ebenen der ATL nach Juchli (in Anlehnung an die Pyramide von Maslow) gehen ineinander über.

FALLBEISPIEL Ein Raucher kann zwar dem Essen und der Bewegung große Bedeutung zumessen, seine Atmung und die Auswirkungen des Rauchens auf sein Herz-Kreislauf-System sind für ihn jedoch von untergeordneter Bedeutung. _____

Kategorien der Pflege
Juchli teilt die Pflege in 5 Kategorien ein.
1. Selbsthilfeanteile der Pflege. In diesem Bereich ist die Pflege in Form von Anleitung und Förderung der Selbsthilfe des Patienten aktiv. Neben dem Anstoß und der Begleitung von Programmen zur Selbsthilfe geht es hier auch darum, dem Patienten Strategien und Möglichkeiten zur Bewältigung seiner Krankheit und Krisen aufzuzeigen.
2. Pädagogische Anteile. Gesundheitsbildung sowie das (Weiter-)Leben mit einer Behinderung oder einer chronischen Krankheit bilden einen Entwicklungsprozess für den Patienten, der gelehrt und gelernt werden kann.
3. Ressourcenorientierte Anteile. Pflege sollte nicht vom Kranken und damit von einem Defizit agieren, sondern vom Gesunden ausgehen. Ausschlaggebend ist der Blick darauf, was der Einzelne selbst dazu beitragen kann, um gesund zu bleiben (oder zu werden) bzw. wie er leichter mit seiner Krankheit umgehen kann. Dabei werden die Gesundheitsressourcen der Betroffenen aktiviert. Juchli betont, dass gerade dieser Bereich die kreativen Anteile der Pflege fördert.

4. Begleitung in Krisensituationen. Die Begleitung von Menschen in schwierigen Situationen ist vielfältig, z. B. die Begleitung in der Angst, während der Krankheit oder der Beistand im Sterben. Für Juchli bedeutet Begleitung, Gegenpole zu setzen. Der Gegenpol von Angst ist die Hoffnung und das Vertrauen – der Gegenpol des Leidens ist die Freude. In dieser bewussten Form der Begleitung drückt sich für sie die Würde und Anerkennung des Menschen aus, wofür sich Pflege einzusetzen hat.
5. Unterstützung der ATL. Hier geht es um die Unterstützung oder die völlige Übernahme der Aktivitäten des täglichen Lebens, um für den Pflegebedürftigen die lebenswichtigsten Grundbedürfnisse zu stillen.

Dorothea Orem
Orem begann mit der Entwicklung und Erprobung ihrer Theorie 1958, die sie 1971 unter dem Titel „Strukturkonzept der Pflegepraxis" veröffentlichte. Mit ihrer Theorie stellte sie den Grad der Pflegebedürftigkeit in den Mittelpunkt pflegerischen Handelns. Dafür war es notwendig, eine eigene Fachsprache zu entwickeln, da die Pflege bisher immer nur in Zusammenhang mit Krankheit bzw. Krankheitsvermeidung betrachtet wurde.

Aus ihrer Theorie leiten sich folgende 3 Kernkonzepte ab, die für das pflegerische Handeln von Bedeutung sind:
- Selbstpflege
- Selbstpflegedefizit
- Pflegesystem

Selbstpflege

MERKE Das Konzept der Selbstpflege beschreibt die Fähigkeit der Menschen, selbst für ihre Gesundheit und ihr Wohlergehen zu sorgen. _____

Selbstpflegebedarf
Diese Fähigkeit muss allerdings erst erlernt werden. Um Gesundheit (körperlich und geistig) und Wohlergehen (Zufriedenheit, Glück, Selbstverwirklichung usw.) zu erreichen, bedarf es bewusster und zielgerichteter Handlungen. Die Selbstpflege beinhaltet also erlernte, zielgerichtete Handlungen, um den sog. Selbstpflegebedarf zu erfüllen.

Selbstpflegeerfordernisse
Der Bedarf an Selbstpflege ist von den Bedürfnissen des einzelnen Menschen abhängig. Die Bedürfnisse nennt Orem Selbstpflegeerfordernisse.
Allgemeine Selbstpflegeerfordernisse. Allgemeine Selbstpflegeerfordernisse

sind Bedürfnisse, die alle Menschen gleichsam haben und wie sie z. B. von Henderson (S. 47) und dann von Juchli (S. 50) aufgezählt und beschrieben werden.

Entwicklungsbezogene Erfordernisse. Entwicklungsbezogene Erfordernisse tragen der Tatsache Rechnung, dass im Laufe des Lebens ein Entwicklungsprozess stattfindet und je nach Entwicklungsstand unterschiedliche Erfordernisse nötig sind.

Krankheitsbezogene Erfordernisse. Wenn Menschen krank oder behindert sind und sich in medizinischer Behandlung befinden, entstehen krankheitsbezogene Selbstpflegeerfordernisse.

Der Selbstpflegebedarf eines jeden Menschen ergibt sich also aus den Selbstpflegeerfordernissen.

Selbstpflegedefizit

Selbstpflegekompetenz

Die Fähigkeit des Einzelnen, dem Selbstpflegebedarf gerecht zu werden, bezeichnet Orem als Selbstpflegekompetenz.

Diese komplexe Fähigkeit wird im Laufe des Lebens erlernt und verfeinert. Die Selbstpflegekompetenz ist nicht immer gleich ausgeprägt, denn sie ist abhängig von Faktoren wie

- Alter, Geschlecht,
- Entwicklungsstand, Gesundheitszustand,
- soziokulturelle Orientierung,
- Stand des Gesundheitswesens,
- familiäre Bedingungen,
- Lebensstruktur, Umwelt,
- Verfügung über Ressourcen (Lauber 2001).

Selbstpflegeeinschränkung

Eine verminderte Selbstpflegekompetenz wird als Selbstpflegeeinschränkung bezeichnet. Orem nennt hierfür 3 Ursachen:

- begrenztes Vermögen, gezielte Handlungen durchzuführen,
- unzureichendes Wissen und
- unzureichendes Urteils- und Entscheidungsvermögen.

Selbstpflegedefizit

Die Selbstpflegeeinschränkungen führen dazu, dass die Selbstpflegekompetenz des Menschen nicht ausreicht, um den Selbstpflegebedarf zu decken. Dies führt zu einem Selbstpflegedefizit, das entweder alle Aspekte der Selbstpflege oder auch nur einzelne Aspekte betreffen kann.

Pflegesystem

Pflegekompetenzen. Um den Patienten bei der Beseitigung seines Pflegedefizits zu unterstützen, muss eine professionelle Pflegeperson bestimmte Kompetenzen erwerben (vgl. Kap. 1, S. 8). Diese erstrecken sich von der Fähigkeit, angemessene Maßnahmen durchzuführen, über Wahrnehmungs- und Problemlösungskompetenzen bis hin zu sozialen Fähigkeiten. Durch eine den Bedürfnissen des Patienten entsprechende Pflegekompetenz ist es Pflegenden möglich, Selbstpflegedefizite zu erkennen und darauf angemessen zu reagieren.

Arten von Pflegesystemen

Der Schweregrad des Selbstpflegedefizits bestimmt, welches Pflegesystem zur Anwendung kommt. Orem unterscheidet drei Arten von Pflegesystemen (*Abb. 3.7*).

Vollständig kompensatorisches Pflegesystem. Wenn ein Patient seine Selbstpflegemaßnahmen nicht mehr ausführen kann, übernimmt die Pflegeperson diese Aufgaben, z. B. bei bewusstlosen Patienten.

Teilweise kompensatorisches Pflegesystem. Dieses setzt dann ein, wenn ein Pflegebedürftiger sein Selbstpflegedefizit noch teilweise selbst ausgleichen kann, z. B. noch alleine essen kann, aber das Essen – durch die Pflegeperson – mit dem Messer zerkleinert werden muss.

Unterstützend erzieherisches Pflegesystem. Dieses System findet Anwendung, wenn der Patient seine Selbstpflegedefizite ohne pflegerische Hilfe befriedigen kann, aber noch gezielte Anleitung oder Beratung benötigt. Der Diabetiker erhält z. B. von der Pflegeperson Informationen und Hilfestellungen, wie er sich selbstständig mit Insulin versorgen kann.

Methoden der Pflegesysteme

In allen drei Systemen können folgende Methoden zum Einsatz kommen, um den Pflegebedürftigen wieder in die Lage zu versetzen, seiner Selbstpflege eigenständig nachzukommen:

- für den Pflegebedürftigen handeln,
- den Pflegebedürftigen anleiten,
- dem Pflegebedürftigen physische und psychische Unterstützung geben,
- die Umgebung des Pflegebedürftigen so gestalten, dass sie der persönlichen Entwicklung förderlich ist und
- dem Pflegebedürftigen Wissen vermitteln.

In dem unterstützend-erzieherischen Pflegesystem werden überwiegend die letzten 3 genannten Methoden Anwen-

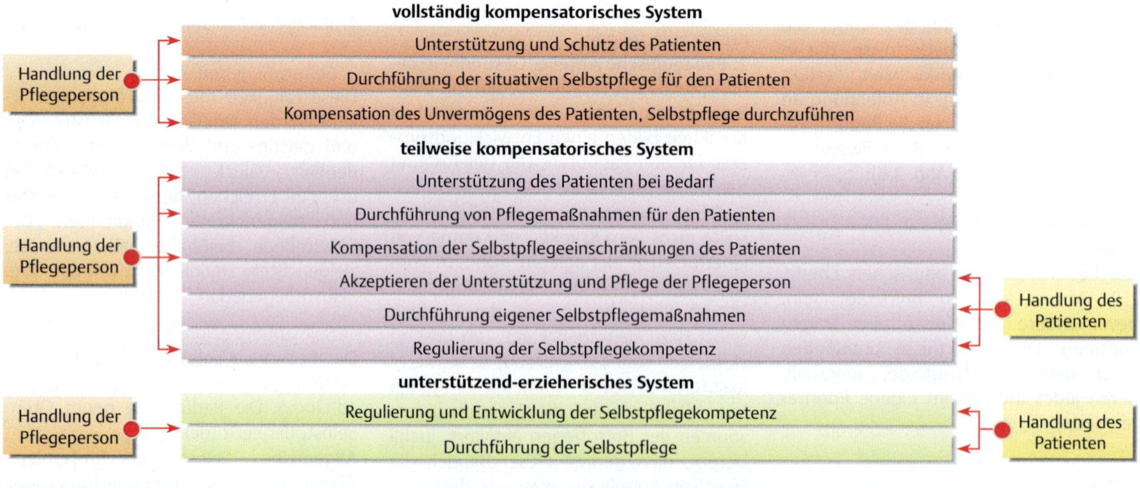

vollständig kompensatorisches System

| Handlung der Pflegeperson |
| Unterstützung und Schutz des Patienten |
| Durchführung der situativen Selbstpflege für den Patienten |
| Kompensation des Unvermögens des Patienten, Selbstpflege durchzuführen |

teilweise kompensatorisches System

| Handlung der Pflegeperson |
| Unterstützung des Patienten bei Bedarf |
| Durchführung von Pflegemaßnahmen für den Patienten |
| Kompensation der Selbstpflegeeinschränkungen des Patienten |
| Akzeptieren der Unterstützung und Pflege der Pflegeperson |
| Durchführung eigener Selbstpflegemaßnahmen |
| Regulierung der Selbstpflegekompetenz |

Handlung des Patienten

unterstützend-erzieherisches System

| Handlung der Pflegeperson |
| Regulierung und Entwicklung der Selbstpflegekompetenz |
| Durchführung der Selbstpflege |

Handlung des Patienten

Abb. 3.7 Pflegesysteme nach Orem. Der Schweregrad des Selbstpflegedefizits bestimmt, welches Pflegesystem zur Anwendung kommt.

dung finden, während im teilweise kompensatorischen Pflegesystem alle Methoden zum Einsatz kommen.

Madeleine Leininger

Die amerikanische Pflegeprofessorin Madeleine Leininger hat sich intensiv mit der Pflege von Patienten aus anderen Kulturen beschäftigt. Bereits in den 50er Jahren hat sie als Krankenschwester beobachtet, dass die Pflege von Kindern in einer psychiatrischen Einrichtung nur erfolgreich war, wenn ihre kulturelle Prägung Berücksichtigung fand. Seit dieser Zeit verfolgte sie das Thema stetig weiter.

Im Rahmen ihrer Doktorarbeit untersuchte sie in den 70er Jahren u. a., welche Pflegehandlungen in Papua (Neu Guinea) angewandt wurden. Die Untersuchung zeigte einen deutlichen Unterschied der pflegerischen und gesundheitsfördernden Maßnahmen zwischen den industrialisierten Ländern und denen bei Naturvölkern.

Die Ergebnisse ihrer Untersuchungen zeigten, dass nur eine auf die Kultur des Patienten abgestimmte Pflege effektiv ist. Auf dieser Grundlage entwickelte Leininger die Theorie der Transkulturellen Pflege.

Theorie der Transkulturellen Pflege

Konzept der Fürsorge. Kernkonzept ihrer Theorie und damit auch der Pflege ist für sie die Fürsorge oder Sorge (engl.: care). Ohne Fürsorge kann ein Kranker nicht gesund werden, ohne Fürsorge ist auch eine Gesunderhaltung nicht möglich. Denn Fürsorge ist die wichtigste Voraussetzung, um sich weiterzuentwickeln, Gesundheit zu erhalten, oder um mit Krankheit oder Behinderung umzugehen.

Fürsorge findet ihren Ausdruck in einer unterstützenden und fördernden Verhaltensweise. In jeder Pflegehandlung tritt sie in verschiedener Form wie z. B. durch Nähe, Beistand, Mitgefühl, Trost, Bestätigung, Vertrauen in Erscheinung.

Diese Verhaltensweise zum Wohle anderer findet sich in jeder Kultur wieder, nur die Art und Weise wie dies geschieht, ist in den verschiedenen Kulturen unterschiedlich.

Sunrise-Modell

Um ihre Theorie für die Praxis darstellbar zu machen, entwarf Leininger das „Sunrise-Modell". Den Namen erhielt das Modell, weil die Darstellung der verschiedenen Elemente und Einflussfaktoren an eine aufgehende Sonne erinnert (**Abb. 3.8**).

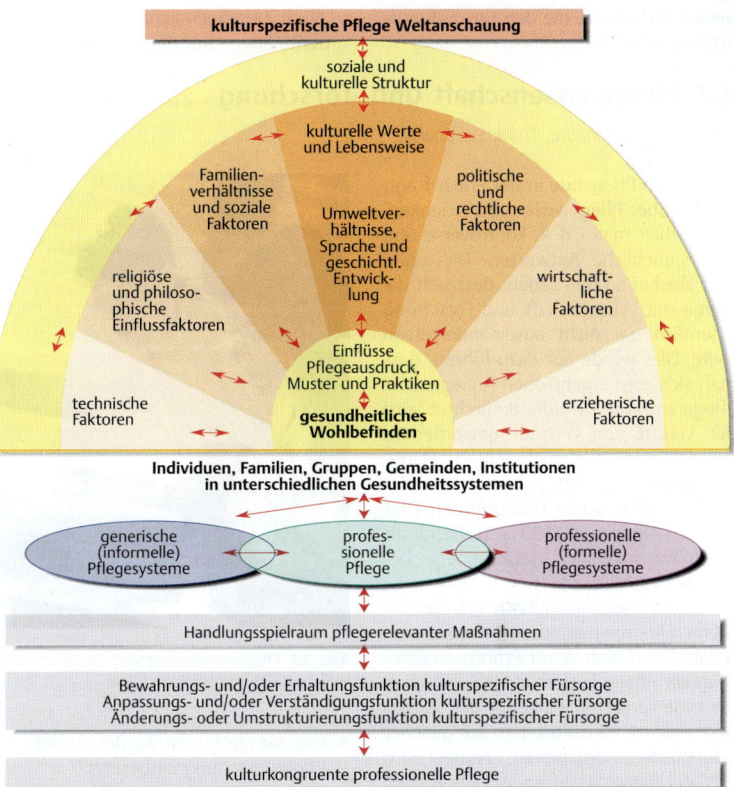

Abb. 3.8 Sunrise-Modell nach Leininger. Modell zur Darstellung der Theorie der kulturspezifischen Fürsorge.

Einflussfaktoren. Der äußere Halbkreis des Modells bildet die Klammer um die eigene Weltanschauung, die durch kulturelle und soziologische Einflüsse geprägt ist. Diese Einflussfaktoren lassen sich grob unterscheiden in

- Werte und Lebensweisen,
- verwandtschaftliche und soziale Aspekte,
- religiöse und philosophische Prägungen
- politische und gesetzliche Faktoren sowie
- wirtschaftliche und technologische Faktoren bildungsbedingter Standards.

Durch diese Einflüsse werden Muster und Methoden der Fürsorge bzw. ein Verständnis von Gesundheit und Wohlbefinden entwickelt. Pflegerelevante Entscheidungen und Maßnahmen, die Personen aus anderen Kulturkreisen betreffen, bewegen sich immer im Spannungsfeld zwischen den Lebenswelten der pflegenden und der zu pflegenden Person. Die Werte der Pflegeperson in Bezug auf Gesundheit und Wohlbefinden (professionelles bzw. formelles Pflege-system) treffen auf die Werte der zu pflegenden Person (generisches bzw. informelles Pflegesystem). Aus der Schnittmenge zwischen dem formellen und informellen Pflegesystem ergibt sich laut Leininger die professionelle Pflege.

Pflegerische Interventionen. Bei der Pflege ausländischer Patienten lassen sich nach Leininger 3 Funktionen kulturspezifischer Fürsorge unterscheiden.

Bewahrungs- und/oder Erhaltungsfunktion. Die eigene Fürsorgevorstellung des Patienten wird in der Gesundheitseinrichtung berücksichtigt, z. B. der Einsatz von Heilern in englischen Krankenhäusern.

Anpassungs- und/oder Verständigungsfunktion. Die eigene Fürsorgevorstellung des Patienten kann nur teilweise in der Gesundheitseinrichtung berücksichtigt werden, z. B. Einhaltung von Besuchszeiten bzw. Anzahl der Besucher.

Änderungs- oder Umstrukturierungsfunktion. Die eigene Fürsorgevorstellung des Patienten verhindert einen Behandlungserfolg, z. B. rituell verabreichte Speisen und Getränke oder vorgeschriebene Handlungen, die den Gesundungsprozess gefährden.

Nach Leininger kann eine kulturkongruente Pflege nur durch die Berücksichtigung der oben genannten Vorgehensweisen erfolgen.

3.2 Pflegewissenschaft und -forschung

Hermann Brandenburg, Frank Weidner

Wenn man Pflegende in der Praxis fragt, was sie über Pflegewissenschaft denken, dann erhält man i. d. R. kontroverse und widersprüchliche Antworten. Die einen sind ablehnend und sagen, dass sich die Pflege mit Wissenschaft und Forschung eigentlich gar nicht auseinandersetzen sollte. Dies würde nur dazu führen, dass man sich vom eigentlichen Anliegen der Pflege entfernen würde. Befürchtet wird der Verlust von vertraut gewordenem Wissen, von althergebrachten Handlungsmustern durch systematische Reflexion und kritische Überprüfung. Dies ist von Axmacher (1991) treffend als „Heimatverlust" der Krankenpflege bezeichnet worden.

Andere Pflegende äußern sich zustimmend und meinen, dass Pflegewissenschaft einen Beitrag zur Professionalisierung der Pflege leisten könnte und sie in die Lage versetzen wird, mit den Ärzten und anderen Berufsgruppen auf gleicher Augenhöhe zu diskutieren. Erwartet wird hier ein identitätsstiftender Schub, den die Verwissenschaftlichung für die gesamte Disziplin entwickeln kann (Weidner 1999b).

Beide Haltungen überschätzen die Entwicklung der Pflegewissenschaft. Weder ist die Pflegewissenschaft gegenwärtig in der Lage, die hohen Erwartungen zu erfüllen, noch wird sie die genannten Befürchtungen bestätigen. Man kann zwar von einem fulminanten Akademisierungsprozess sprechen, allerdings stehen den etwa 90 000 Ausbildungsplätzen in der Kranken- und Altenpflege und mehr als einer Million beruflich Pflegender nur insgesamt 8000 Studienplätze gegenüber. Im Übrigen kann von einer breiten Landschaft der Pflegeforschung in der Bundesrepublik noch keine Rede sein, auch wenn es ermutigende Ansätze gibt. Insgesamt gesehen ist also im Hinblick auf die Chancen und Gefahren, die von einer Verwissenschaftlichung der Pflege ausgehen, mehr Nüchternheit angebracht.

Kernfragen. Im Hinblick auf die Pflegewissenschaft und Pflegeforschung interessiert eine Reihe von Fragen (**Abb. 3.9**):

- Wie hat sich die Pflegewissenschaft in Deutschland historisch entwickelt?
- Wie ist der aktuelle Stand einzuschätzen?

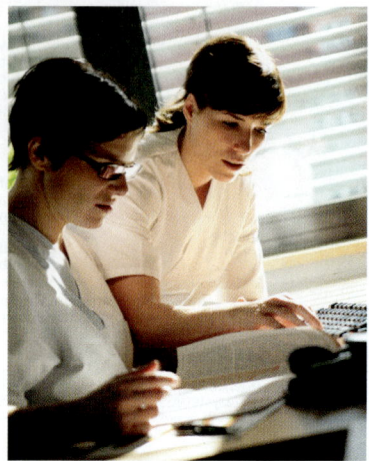

Abb. 3.9 Pflegewissenschaft und Pflegeforschung sind Teile der Praxisdisziplin Pflege.

- Welche Methoden werden in der Pflegeforschung eingesetzt?
- Und die Gretchenfrage: Wozu überhaupt Pflegewissenschaft und Pflegeforschung?

Wir möchten Ihnen unsere Antwort auf diese Fragen in zwei Teilen geben.

3.2.1 Pflegewissenschaft I (Gegenstand, Entwicklung, Theorien)

Überblick

Inhalte

Der erste Teil befasst sich mit folgenden Themen:

1. **Informationen und Hintergründe:** Zunächst sollen Informationen und Hintergründe dafür geliefert werden, welchen Beitrag die Pflegewissenschaft zur Pflegepraxis leisten kann und was eigentlich unter diesem Forschungsgebiet zu verstehen ist. Unsere Absicht ist es – auch und gerade für Personen, die sich mit Wissenschaft noch nicht beschäftigt haben – die Notwendigkeit von Pflegewissenschaft herauszuarbeiten.
2. **Gegenstandsbereiche der Pflegewissenschaft:** Verbunden damit ist die Klärung des Gegenstandsbereichs der Pflegewissenschaft und der sie leitenden Fragestellungen. Diese grundlegenden Fragen sind für die Begründung und Legitimation von Pflegewissenschaft bedeutsam.

3. **Geschichte der Pflegewissenschaft:** Ein Blick in die Geschichte der noch jungen deutschen Pflegewissenschaft kann verdeutlichen, welche Schwierigkeiten und Probleme überwunden werden mussten, damit sich die Pflegewissenschaft an Fachhochschulen und Universitäten entwickeln konnte. Die Tatsache, dass mittlerweile 80 pflegebezogene Studiengänge existieren, kann als Erfolgsgeschichte angesehen werden.
4. **Theorieentwicklung:** Schließlich geht es um Theorieentwicklung. Viele von Ihnen haben bereits einmal von Henderson, Orem oder Leininger gehört. Die Grundlagen dieser heute als „Grand Theories" bezeichneten Ansätze werden ausführlich im Kapitel „klassische Pflegetheorien" (S. 45) gewürdigt, der Bezug zur Forschung soll bereits an dieser Stelle unseres Beitrags betont werden.

Ziele

Unser Ziel für dieses erste Kapitel (Pflegewissenschaft I) ist klar: Es soll ein Interesse für die Pflegewissenschaft als Teil der Praxisdisziplin Pflege geweckt werden. Ein Verständnis für die Chancen, die diese Entwicklung bietet, soll grundgelegt werden. Dabei möchten wir die Leser auch zur Beschäftigung mit Fragen der Theorie anregen. Weiterführende Hinweise zur Forschung (Forschungsprozess und Methoden) sowie ausgewählte Befunde der Pflegeforschung werden in einem zweiten Teil vorgestellt („Pflegewissenschaft II", S. 61).

Autoren

Die Position der Autoren ist dabei nicht (wert)-neutral, denn sie sind als Lehrende und Forschende direkt an der Wissenschaftsentwicklung der Pflege beteiligt. Der Erstautor hat 2007 den Lehrstuhl für Gerontologische Pflege an der Pflegewissenschaftlichen Fakultät der Philosophisch-Theologischen Hochschule Vallendar (PTHV) übernommen und hat 13 Jahre Gerontologie und Pflegewissenschaft an der Katholischen Fachhochschule in Freiburg gelehrt. Der Zweitautor ist ebenfalls Hochschullehrer für Pflegewissenschaft, Dekan der Pflegewissenschaftlichen Fakultät der PTHV und Direktor des Deutschen Instituts für angewandte Pflegeforschung e. V. in Köln. Er hat, z. T. gemeinsam mit dem Erstautor, eine Reihe von Forschungsprojekten in der Pflege durchgeführt.

Pflegewissenschaft und Pflegepraxis

Am Anfang steht also die Frage: Warum überhaupt Wissenschaft und Forschung in der Pflege? Man kann dafür eine Reihe von Gründen nennen. Der Wichtigste ist sicherlich der, dass durch die Entwicklung einer Pflegewissenschaft und den damit einhergehenden Untersuchungen und Studien letztlich eine Verbesserung der Qualität der Pflege erzielt werden soll und kann. Die Pflegewissenschaftlerin Kirkevold (2002) hat hierfür 5 Gründe genannt (**Abb. 3.10**):

1. Der Praxis zur Sprache verhelfen
2. Darstellung klinischer Problemstellungen, Phänomene und Fragen
3. Entwicklung und Überprüfung forschungsbasierter Pflegeverfahren
4. Entwicklung und Überprüfung von Instrumenten, Skalen und Dokumentationen zur Erleichterung der Praxis
5. Die Praxis in einen gesellschaftlichen, philosophischen und kulturellen Kontext einfügen

Zunächst klingen diese Gründe recht abstrakt. Aber im Grunde geht es um die Wechselwirkungen zwischen Pflegewissenschaft und -praxis. Sehen wir uns die Aspekte im Einzelnen an.

Der Praxis zur Sprache verhelfen

Dies bedeutet, dass die Pflegewissenschaft Impulse für die Weiterentwicklung der Praxis dadurch setzen kann, in dem z. B. das implizite Wissen, über das erfahrenes Pflegepersonal verfügt, sichtbar gemacht und artikuliert wird. Vor allem die langjährig Pflegenden verfügen über ein umfangreiches Wissen, welches gar nicht oder nur ansatzweise transparent ist und weitergegeben wird. Es ist wichtig und hilfreich, diesen Wissensfundus zugänglich zu machen und damit Handlungsweisen und Interak-

tionsformen zu identifizieren, die eine „gute Pflege" kennzeichnen.

Wie könnte dies aussehen? Kirkevold et al. (1993) haben mit der Methode des „schriftlichen Erzählens" die Erfahrungen von Pflegenden mit Psoriasis-Patienten und Patienten mit atopischem Ekzem dokumentiert. Im Ergebnis wurden bestimmte Pflegestrategien bei der Bewältigung der Krankheiten herausgearbeitet, die sich als nützlich erwiesen hatten. So haben z. B. Pflegende Patienten zu sinnvollen Aktivitäten ermutigt, welche deren Lebensperspektive als „Hautpatient" erweiterten und verhinderten, dass die Krankheit das Leben unnötig eingrenzt. Wichtig war es auch, dass die Patienten den Umgang mit bestimmten Hilfsmitteln direkt auf der Station praktizierten und dazu von den Pflegenden beraten und angeleitet wurden.

Sinn und Zweck dieser Forschung ist es, zu beschreiben und zu analysieren, wie Pflegende ihre Tätigkeit ausüben, um damit zur „Logik der Praxis" vorzudringen. Dies kann hilfreich sein, um eine Grundlage für die Reflexion der bestehender Praxis zu ermöglichen.

Darstellung klinischer Probleme, Phänomene und Fragen

Hier geht es vor allen Dingen darum, sich auf bestimmte Pflegephänomene zu konzentrieren. So hat man sich z. B. dafür interessiert, welche Konsequenzen ein implantierter Defibrillator für die Fähigkeit des Patienten hat, sein tägliches Leben zu bewältigen oder wie Patienten nach einer Herzoperation mit Belastungen umgehen. Ein derartiges Wissen kann Pflegende für die spezifischen Bedürfnisse dieses Patienten sensibilisieren. Darauf aufbauend kann dann eine Pflegeplanung durchgeführt werden, die dem tatsächlichen Bedarf entspricht.

Ähnliche Beispiele finden sich bei Käppeli (2000), die in ihren Arbeiten die Komplexität von Pflegesituationen

durch die Analyse von Pflegephänomenen (z. B. Immobilität, Schlafstörungen, Selbstpflegedefizit) zu erhellen versucht.

> ➤ **MERKE** Das Ziel dieser Forschung besteht darin, mithilfe von Befragungen und Interviews für eine konkrete Problemstellung des Patienten eine bessere Einsicht und ein größeres Verständnis herzustellen.

Entwicklung und Überprüfung forschungsbasierter Pflegeverfahren

In der Vergangenheit hat sich gezeigt, dass der Bezug auf Erfahrungswissen in der Pflege sinnvoll sein kann – aber seine Grenzen hat. Einerseits ist es wichtig, die vorhandene klinische Expertise zu schätzen, andererseits darf sie aber auch nicht überschätzt werden. Dies wird besonders deutlich im Bereich der klinischen Pflegeforschung. Hier geht es um bestimmte Pflegeinterventionen, etwa bezogen auf Injektionsarten, Wundversorgung, präoperative Entspannungsübungen oder Patientenedukation usw.

> 👁 **FALLBEISPIEL** Das klassische Beispiel für diesen Bereich ist nach wie vor die Dekubitusprophylaxe und -therapie. Diesbezüglich gab es bis vor Kurzem keine abgesicherten Pflegemaßnahmen, sondern diese konnten erst durch experimentelle Forschung herausgearbeitet werden. Aufgrund der Studienergebnisse wissen wir heute, wie ein Dekubitus zu behandeln ist – und welche Maßnahmen unangemessen sind.
>
> Ausdrücklich wird etwa davon abgeraten, Pasten, Salben und Cremes anzuwenden, welche die Haut verschließen (etwa Vaseline, Melkfett oder Zinkpaste). Ebenso wenig ist es sinnvoll, Alkohol oder Franzbranntwein einzusetzen oder zur Methode „Eisen und Föhnen" zu greifen; letztere Praxis gilt heute mittlerweile als Kunstfehler, da die Durchblutung nicht verbessert, eine Keimverschleppung erhöht und insgesamt dem Patienten damit geschadet wird. Sinnvolle Methoden der Dekubitusprophylaxe sind z. B. systematische Risikoeinschätzungen, Maßnahmen der Druckentlastung, hautschonende Bewegungs-, Lagerungs- und Transfertechniken sowie Bewegungspläne (Medizinischer Dienst der Spitzenverbände der Krankenkassen 2001, Deutsches Netzwerk für Qualitätssicherung in der Pflege 2010).

Mithilfe forschungsbasierter Pflegeverfahren kann es gelingen, einen Konsens über gute Methoden und Praktiken zu erzielen und unwirksame oder sogar

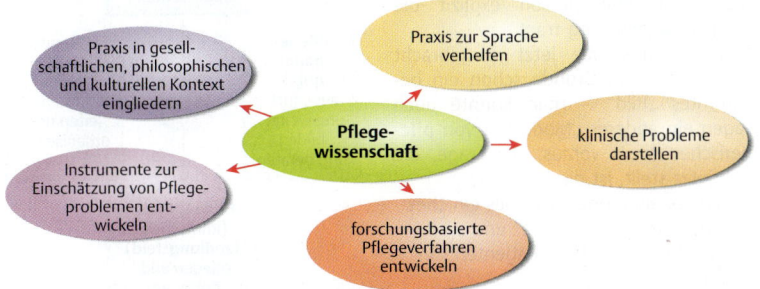

Abb. 3.10 Aufgaben der Pflegewissenschaft. Im Zentrum steht die Frage, welchen Beitrag die Pflegewissenschaft für die Praxis leisten kann (nach Brandenburg u. Weidner 2004).

schädliche Pflegetechniken und Pflegeinterventionen zu reduzieren. Wenn
Pflegende in Zukunft – stärker als bisher
– als Sachverständige, etwa bei der Prüfung von Pflegebedürftigkeit, eingesetzt
werden, dann ist gerade der letzte Aspekt von besonderer Bedeutung bei der
Erstellung entsprechender Gutachten.

Entwicklung und Überprüfung von Instrumenten, Skalen und Dokumentationen

Assessmentinstrumente. Gegenstand
dieses Bereiches, der in enger Beziehung
zur klinischen Pflegeforschung zu sehen
ist, sind bestimmte Verfahren, welche
die Einschätzung von Patientenproblemen verbessern können (vgl. Assessmentinstrumente, S. 110). Bekannt ist
möglicherweise die Norton-Dekubitus-
Skala, welche bei der Beurteilung von
wundgelegenen Stellen nützlich sein
kann und dem Praktiker hilft, systematisch Risikopatienten zu identifizieren.
Dies kann dann die Grundlage für entsprechende Maßnahmen (Lagerungswechsel, Mobilisierung usw.) sein.

In den USA hat man im Bereich der
Langzeitpflege ein standardisiertes Assessmentinstrument eingeführt, das Resident Assessment Instrument (RAI),
welches mithilfe von ca. 250 Items die
Gesamtsituation von Heimbewohnern
weitgehend gültig und zuverlässig ermitteln kann (Brandenburg 2009).

Pflegedokumentationen. Ein weiteres
Beispiel sind Pflegedokumentationen
(*Abb. 3.11*). Diesbezüglich herrscht in
Deutschland eine Unsicherheit, etwa bezogen darauf, welche Aspekte der Pflege
in welcher Form erfasst und dokumentiert werden müssen. Die vorhandenen
Dokumentationssysteme weisen nicht
selten gravierende methodische, inhaltliche und organisatorische Mängel auf
(Höhmann et al. 1996, Bundesministerium für Familie, Senioren, Frauen und
Jugend 2006).

MERKE Die genannten „Hilfsmittel" dienen dazu, mit der Unterstützung wissenschaftlich abgesicherter
Verfahren eine bessere Einschätzung von
Defiziten und Kompetenzen bei Patienten zu ermöglichen. Damit kann auch
die interdisziplinäre Zusammenarbeit
durch gemeinsame Bewertung und ver-
einfachte Kommunikation über Patientenbedürfnisse verbessert werden.

Pflegepraxis in einen Kontext einfügen

In den vorangehenden Abschnitten ging
es um die Frage, wie bestimmte Konzepte, Ergebnisse und Verfahren die Praxis

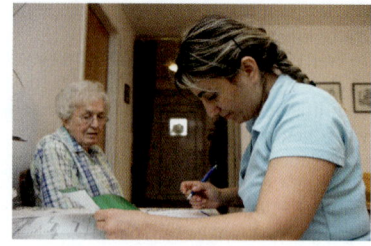

Abb. 3.11 Pflegedokumentation. Interessant für
Pflegende ist ein vom Familienministerium heraus-
gegebenes „Handbuch für die Pflegeleitung", speziell zum Bereich der Pflegedokumentation in stationären Pflegeeinrichtungen (vgl. Bundesministerium für Familie, Senioren, Frauen und Jugend
2007).

beeinflussen können. Es wurden Hinweise dafür geliefert, was getan werden soll
und wie es getan werden soll. Die Antworten, die wir gefunden haben, zeigen
spezifische Wege in der Verbesserung
der Praxis. Aber sie geben keine Antwort
auf grundsätzliche Fragen, wie etwa:

- Was ist das Ziel der Pflege?
- Was charakterisiert eine gute bzw.
  kompetente Pflegeperson?
- Wie stellt sich das Verhältnis von
  Theorie und Praxis dar?

Antworten auf diese Fragen können die
Pflegetheorien/Pflegemodelle liefern
und letztlich die Pflegephilosophie.
Diese abstrakten und übergeordneten
Perspektiven stellen eine Grundlage dar,
die für die Begründung der eigenen Pra-
xis unverzichtbar ist. Dies soll an einem
Beispiel deutlich gemacht werden.

Es wird wahrscheinlich nicht schwer
sein, bestimmte Argumente gegen die
Funktionspflege oder die Gruppenpflege
zu finden. Bei diesen Organisationsformen pflegerischer Arbeit wird die Verantwortung für die Patienten auf viele
verschiedene Pflegepersonen übertragen, was u. a. zu fehlender Kontinuität
im Tagesablauf führt. Außerdem kann
gesagt werden, dass die Verantwortung
und Zuständigkeit für den einzelnen Patienten nur schwer realisierbar ist, wenn
nicht eine Pflegeperson explizit die
Hauptverantwortung trägt.

Diese Kritik, die jetzt vorgebracht
wurde, setzt im Grunde schon ein bestimmtes „Bild" – man könnte auch
sagen ein anderes „Modell" – von pflegerischer Praxis voraus. Die Frage, die
sich jetzt stellt, ist die folgende:

- Gibt es ein Modell, welches ein „besseres" bzw. „richtigeres" und „voll-
  ständigeres" Bild des Patienten fördert?
- Und gibt es Möglichkeiten, die Pflege
  in einer Weise zu organisieren, welche

die Kontinuität und Verantwortung
gegenüber dem Patienten besser gewährleisten?

Als Antwort auf die erste Frage kann
man etwa auf verschiedene Pflegetheo-
rien/Pflegemodelle zurückgreifen. Zu
denken ist hier etwa an Orems Selbstpflegemodell (S. 51), die entwicklungs-
und bedürfnisorientierten Ansätze von
Roper, Logan und Tierney (S. 49) oder
das „Sunrise-Modell" von Leininger
(S. 53).

Als Antwort auf die zweite Frage wurden Konzepte der Primärpflege (Primary
Nursing) entwickelt, in denen die Verantwortung für einen Patienten auf eine Bezugspflegekraft übertragen wird (S. 84).

MERKE An dieser Entwicklung
wird erkennbar, dass der Bezug und die
Einordnung einer bestimmten Praxis in
übergeordnete Leitbilder und theoretische Konzepte der Pflege sinnvoll und
notwendig sind.

Pflegewissenschaft – was ist das eigentlich?

Wir haben im ersten Abschnitt den Beitrag der Pflegewissenschaft für die Praxis
erläutert. Aber bisher wurde noch keine
Definition des Begriffs „Pflegewissenschaft" vorgestellt. Um sich diesem
Schritt zu nähern, sehen Sie sich bitte
einmal *Abb. 3.12* an.

Pflegewissenschaft als Handlungsfeld der Pflege

Erkennbar ist, dass die Pflegewissenschaft als eines der Handlungsfelder der
Disziplin Pflege aufgefasst werden kann.
Jedes einzelne Handlungsfeld hat seine
eigenen Praxis- und Handlungsbegriffe,
die sich bezüglich der entsprechenden
Akteure wie folgt beschreiben lassen:

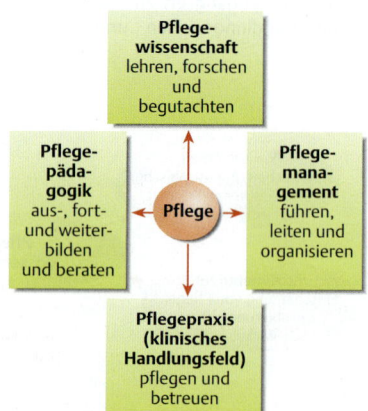

Abb. 3.12 Handlungsfelder der Disziplin Pflege
(nach Weidner 1999a).

- **Pflegepraktiker** (Pflegefachkräfte) sind unmittelbar mit der Pflege und Betreuung von Patienten beschäftigt.
- **Pflegepädagogen** sind in Aus-, Fort- und Weiterbildungsstätten beschäftigt, aber auch in der Patientenberatung und -schulung.
- **Pflegemanager** führen und leiten in stationären und ambulanten Einrichtungen, v. a. in Krankenhäusern, Pflegeheimen und Sozialstationen.
- **Pflegewissenschaftler** übernehmen lehrende, forschende, begutachtende, aber auch beratende Tätigkeiten im Pflege- und Gesundheitswesen.

Die Handlungsfelder stehen untereinander in vielfältiger Wechselwirkung (Weidner 1999a).

MERKE In Bezug auf das Disziplinverständnis kann man von einer „Praxisdisziplin Pflege" sprechen, „weil alle Teilbereiche selbst wiederum Handlungsfelder sind, die zunehmend auf eine gemeinsame explizite Bezugswissenschaft, die Pflegewissenschaft, zurückgreifen können" (Weidner 1999b).

Bestandteile von Pflegewissenschaft

Was hat man sich unter Pflegewissenschaft vorzustellen? Es muss darauf hingewiesen werden, dass es keinen einheitlichen Begriff von Pflegewissenschaft gibt, sondern verschiedene Definitionen. Nach unserer Auffassung kann man die Pflegewissenschaft als einen institutionalisierten Wissensfundus verstehen. Dieser besteht aus 4 Bereichen:

1. **Theorien**, d. h. Beschreibungen und Erklärungen von dem, was Pflege ist, welche Faktoren sie beeinflussen und welche Auswirkungen sie hat;
2. **wissenschaftstheoretische Grundlagen**, d. h. Selbstvergewisserungen darüber, welche grundlegenden Positionen zur Bedeutung von Wissenschaft und Forschung in der Gesellschaft eingenommen werden, wie die Abgrenzung von anderen Wissenschaften begründet und wie das Verhältnis von Theorie und Praxis bestimmt werden kann;
3. **Strategien und Methoden,** wie eine Fragestellung systematisch und intersubjektiv überprüfbar untersucht wird;
4. **Empirie**, d. h. forschungsbasierte Ergebnisse zu den für die Pflegewissenschaft relevanten Fragestellungen.

Dies bedeutet, dass eine Wissenschaft, und damit auch die Pflegewissenschaft, als ein System von Erkenntnissen und Positionen aufgefasst werden kann. Dabei gründet jede Wissenschaft auf be-

stimmten – häufig nicht mehr hinterfragten – Auffassungen darüber, was ihren Gegenstand im Sinne des eigenen Bereichs ausmacht, mit welchen Zugängen dieser erfasst werden soll und letztlich, wie Erkenntnis und Wissen überhaupt möglich sind.

MERKE Wichtig ist der Hinweis, dass Forschung immer ein essenzieller Bestandteil von Wissenschaft ist, diese sich jedoch nicht darin erschöpft.

Gegenstandsbereiche der Pflegewissenschaft

Kommen wir zu der Frage des Gegenstandsbereichs. Womit beschäftigt sich die Pflegewissenschaft inhaltlich, was definiert sie sozusagen als „ihr" Gebiet?

Am besten nähert man sich dieser Problematik durch einen Vergleich mit den sog. Bezugswissenschaften. Die Medizin befasst sich mit Ursachen und Therapie von Krankheiten, die Gesundheitswissenschaften mit Epidemiologie, also der Häufigkeit und Verbreitung von Krankheiten, Prävention und Gesundheitspolitik – und womit beschäftigt sich die Pflegewissenschaft?

Ihre Gegenstände sind einerseits die Auswirkungen von Krankheit, Behinderung und Gebrechen auf die Alltagsgestaltung, also z. B. Pflegebedürftigkeit. Andererseits beschäftigt sich die Pflegewissenschaft mit der Wirkungsweise pflegerischer Intervention und fragt

nach den Einflussfaktoren und Rahmenbedingungen „guter Pflege", d. h. einer am Stand der Künste orientierten Pflegepraxis.

Forschungsfragen der Pflegewissenschaft

Im Kern ergeben sich daraus drei Forschungsfragen, nämlich (Bartholomeyczik 2011, 68):

- Was „machen" gesundheitliche Beeinträchtigungen mit den betroffenen Menschen?
- Wie kann diesen Menschen geholfen werden, unter diesen Prämissen das Leben zu bewältigen?
- Wie kann mit dieser Hilfe Gesundheit gefördert bzw. ein gelingendes Leben auch bei vorhandenen Einschränkungen unterstützt werden – bis zum Tode?

Diese Forschungsfragen lassen sich in verschiedenen inhaltlichen Bereichen differenziert verfolgen. Hierzu gehören rechtliche bzw. politische Rahmenbedingungen, organisatorische und institutionelle Aspekte sowie Fragen der Qualifikation und der Aus-, Fort- und Weiterbildung in der Pflege.

Eine Gruppe von pflegewissenschaftlichen Experten hat im Kontext einer „Denkschrift" folgende inhaltliche Felder als bedeutsam für die Pflegeforschung bezeichnet, die wir unter Bezugnahme auf *Abb. 3.12* wiedergeben (*Tab. 3.3*):

- Pflegepraxis
- Pflegemanagement

Tab. 3.3 *Gegenstandsbereich der Pflegeforschung (Robert-Bosch-Stiftung 1996)*

Gegenstandsbereiche	Erläuterung
Pflegepraxis	→ zentraler Bereich der Pflegewissenschaft → hier geht es v. a. um pflegerische Vorgänge, etwa die Effektivität von Pflegehandlungen, die angewandten Pflegemethoden sowie die Beziehungen zwischen Pflegenden und Patienten
Pflegemanagement	→ Pflege als Organisation und Institution → inhaltlich bezieht sich dieser Bereich auf die Analyse, Gestaltung und Evaluation pflegerischer Einrichtungen und die Organisation der Pflege auch in Beziehung zu anderen Berufsgruppen und zum Versorgungssystem
Pflegepolitik als Teilbereich der Gesundheits- und Sozialpolitik	→ Bildungsforschung in der Pflege → in diesem Zusammenhang steht die Analyse von Lehr- und Lernprozessen in Bereichen der beruflichen Bildung, der Theorie-Praxis-Transfer sowie rechtliche Grundlagen der Pflegeausbildungen und ihrer Verankerung im System der beruflichen Bildung im Vordergrund
Historische Pflegewissenschaft	→ damit sind alle Fragen im Kontext der Identitätsbildung und Historie der Pflege bzw. der Pflegeberufe gemeint, etwa bezogen auf die Entstehung und Professionalisierung der Pflegeberufe sowie Aspekte der Rechtsstellung und Institutionalisierung ambulanter und stationärer Pflege

- Pflegepädagogik
- Pflegepolitik als Teilbereich der Gesundheits- und Sozialpolitik
- historische Pflegewissenschaft

Die genannten Bereiche sind natürlich nicht exklusiv für die Pflegewissenschaft „reserviert". So haben sich z. B. die Psychologen (aus dem Bereich der Arbeits- und Organisationspsychologie) intensiv mit Fragen der Belastung, der Überbeanspruchung von Pflegenden im Kontext pflegerischer Arbeitsbedingungen und auch mit bestimmten Pflegesystemen beschäftigt.

Entwicklung pflegewissenschaftlicher Leitfragen

Der entscheidende Aspekt ist also der, ob es der Pflegewissenschaft gelingt, eigene theoretisch begründete Leitfragen zu entwickeln, mit denen sie den genannten Gegenstandsbereich wissenschaftlich durchdringen und nützliche Antworten auf die Fragen der Handlungsfelder der Disziplin Pflege liefern kann. Beispiele für entsprechende Fragestellungen könnten – etwa in Bezug auf Pflegepraxis, Pflegemanagement und Pflegepädagogik – wie folgt aussehen:

- Welchen Beitrag leistet eine Pflegediagnostik bzw. ein Pflegeassessment (also eine systematische Einschätzung) für die Identifizierung von Ressourcen und Potenzialen einer selbstständigen Lebensführung?
- Welche Auswirkungen haben pflegerische Maßnahmen (z. B. direkte und indirekte Pflegehandlungen) auf das Wohlbefinden und den Gesundungsprozess des Patienten?
- Inwieweit erhöhen pflegetherapeutische Ansätze (z. B. Basale Stimulation) die Verständigung mit schwerstgestörten Patienten?
- Wie müssen kommunikative Prozesse gestaltet werden, damit ein möglichst hohes Ausmaß in der Zielerreichung bzw. Zielvereinbarung zwischen Pflegenden und Patienten möglich wird?
- In welcher Art und Weise kann eine Orientierung an Pflegemodellen/Pflegetheorien bei der inhaltlich-konzeptionellen Entwicklung von Lehrplänen in der Alten- und Krankenpflege hilfreich sein?

Definition

Abschließen möchten wir diesen Abschnitt, indem wir uns mit definitorischen Fragen von Pflegewissenschaft und Pflegeforschung beschäftigt haben, mit der Vorstellung einer eigenen Bestimmung von Pflegewissenschaft. Wir betonen in dieser Definition den empirischen Charakter der Pflegewissenschaft

und damit die enge Verbindung zur Pflegeforschung und konkretisieren noch einmal die Aufgaben, denen sich Pflegewissenschaft und Pflegeforschung zuwenden müssen:

> **! DEFINITION** **Pflegewissenschaft** ist eine empirisch orientierte Sozial- und Humanwissenschaft. Im Hinblick auf die Grundlagenforschung beschäftigt sich die Pflegewissenschaft mit der (Weiter-)Entwicklung ihrer begrifflich-theoretischen und methodischen Grundlagen. Im Hinblick auf die angewandte Forschung interessieren v. a. Fragen der Intervention, d. h. der Veränderung (Verbesserung) von Pflegesituationen mithilfe pflegerischer Maßnahmen.

Die enge Verbindung von Grundlagenforschung und angewandter Forschung ist für die Pflegewissenschaft als Bestandteil einer praxisorientierten Disziplin essenziell. Dabei richtet sie ihre Forschungsfragen primär auf gesellschaftlich notwendige Fragestellungen der pflegerischen Versorgung und der Verbesserung der Pflegequalität.

> **➡ MERKE** **Gegenstände der Pflegewissenschaft** sind pflegerische Phänomene, wie z. B. die Bedeutung und Auswirkung von Krankheit, Behinderung und Pflegebedürftigkeit sowie die Bedingungen und Auswirkungen pflegerischer Interventionen.

Im Mittelpunkt des Interesses der Pflegewissenschaft stehen insbesondere der gesunde und der kranke Mensch bzw. der Mensch in besonderen Lebenssituationen in seinem Lebensumfeld. Auch Interaktionen zwischen Pflegeempfängern und Pflegenden, zwischen Pflegenden und Mitpflegenden sowie das pflegerische Handeln selbst sind wichtige Aspekte.

Aufgaben

Aufgaben der Pflegewissenschaft sind v. a.

- empirische Pflegeforschung,
- Praxiserprobung und -umsetzung des gewonnenen Wissens (Theorie-Praxis-Transfer),
- Methodenentwicklung,
- Theorieentwicklung sowie
- Wissensvermittlung (Brandenburg u. Dorschner 2012, Weidner 1999a).

Kurze Geschichte der Pflegewissenschaft

Anfänge der Pflegewissenschaft

Die Bestrebungen, Pflege zu akademisieren, begannen nach dem Ende des Zweiten Weltkriegs. In Westdeutschland wurde damals auf amerikanische Anregung hin in Heidelberg der erste Versuch unternommen, die Qualifikation in der Pflege auf Hochschulebene zu verankern. Dieser und andere Versuche blieben jedoch bis Ende der 80er Jahre weitgehend erfolglos. Zuletzt gehörte hierzu der Modellversuch „LehrerInnen der Kranken- und Kinderkrankenpflege", der von 1978 bis 1981 an der Freien Universität Berlin durchgeführt wurde. In der ehemaligen DDR hatte sich jedoch schon in den 60er Jahren mit dem Studiengang „Medizinpädagogik" und „Diplom-Krankenpflege" an der Humboldt-Universität eine stärker pädagogisch-didaktische und medizinisch-naturwissenschaftliche Perspektive in der Pflegewissenschaft herausgebildet.

Erst in den 80er Jahren kam – angeregt durch die Auslandserfahrungen deutscher Pflegenden vorwiegend an englischen Hochschulen – eine Bewegung in Gang, die Pflegewissenschaft zu institutionalisieren. Am Anfang standen pflegewissenschaftliche Projekte zur Berufs- und Ausbildungssituation von Pflegenden, die vorwiegend nebenberuflich oder im Zusammenhang mit eigenen Qualifizierungsprojekten durchgeführt wurden. Entscheidend in dieser Phase war die Unterstützung durch die Robert-Bosch-Stiftung, die seit 1986 mit der Einrichtung der Förderschwerpunkte „Häusliche Pflege" und „Neue Wege in der Alten- und Krankenpflege" eine Projektförderung in größerem Rahmen ermöglichte.

Gründung des Agnes-Karll-Instituts

1991 wurde mit geringen finanziellen Mitteln das Agnes-Karll-Institut für Pflegeforschung des Deutschen Berufsverbands für Pflegeberufe gegründet.

Einen weiteren Meilenstein in der Entwicklung der Pflegewissenschaft bildete eine Studie zum „Pflegeprozess am Beispiel von Schlaganfall-Patienten", die durch das Bundesgesundheitsministerium finanziell unterstützt wurde und 1992 abgeschlossen werden konnte. Bedeutsam an dieser Studie war, dass hinter der antragstellenden Leiterin Krohwinkel kein etabliertes Forschungsinstitut stand, sondern „nur" die Agnes-Karll-Stiftung und der Berufsverband DBfK.

Aufbau von Pflegestudiengängen

Ein weiter wichtiger Schritte war die von der Robert-Bosch-Stiftung herausgegebene Denkschrift „Pflege braucht Eliten" (Robert-Bosch-Stiftung 1993), welche die Hochschulausbildung für Lehr- und Leitungskräfte in der Pflege thematisierte und als Promoter des Aufbaus der Pflegestudiengänge in Deutschland angesehen werden kann.

Als wichtigster Schritt in diese Richtung kann der Aufbau von gegenwärtig über 80 Pflegestudiengängen an Universitäten und Fachhochschulen angesehen werden (***Abb. 3.13***). Das Spektrum reicht von akademischen Ausbildungen auf Bachelorniveau (Praxis, Management, Pädagogik) über Masterstudiengänge bis hin zur Promotionsmöglichkeit u. a. an der ersten eigenständigen Pflegewissenschaftlichen Fakultät an der Philosophisch-Theologischen Hochschule Vallendar (http://www.pthv.de/).

Publikationen und Kongresse

1996 erschien die bereits erwähnte Denkschrift „Pflegewissenschaft" (Robert-Bosch-Stiftung 1996), welche als eine Art Standortbestimmung der deutschen Pflegewissenschaft gelesen werden kann.

Bedeutsam für den Anschluss der deutschen Pflegewissenschaft an die internationale Theoriediskussion in der Pflege war der erste internationale Pflegetheoriekongress, der im April 1997 in Nürnberg stattfand. Auf diesem Kongress haben amerikanische und deutsche Pflegetheoretikerinnen ihre Theorien und Forschungsergebnisse vorgestellt.

Gegenwärtig können wir auf eine kleine Tradition von Pflegekongressen und Fachtagungen zurückblicken. Die Nürnberger Pflegekongresse wurden fortgeführt, das Tagungsangebot insgesamt ist vielfältig geworden, der jährlich stattfindende Berliner Hauptstadtkongress „Medizin und Gesundheit" hat sich als

wichtiger, auch politisch relevanter, Tagungsort entwickelt.

Schließlich konnte 2008 das 20-jährige Bestehen des wichtigsten wissenschaftlichen Publikationsorgans der Pflegewissenschaft für den deutschsprachigen Raum, der Zeitschrift „Pflege", gefeiert werden. Seit einigen Jahren hat diese Zeitschrift ein anonymisiertes Peer Review Verfahren und ist bei den für die Pflege bedeutendsten Datenbanken gelistet (CINAHL, MEDLINE).

Die „Zeitschrift für Pflegewissenschaft" ist ebenfalls zu einem wichtigen Organ der Fachdiskussion geworden.

Deutsche Gesellschaft für Pflegewissenschaft (DGP)

Nicht zuletzt ist auf die Aktivitäten der Deutschen Gesellschaft für Pflegewissenschaft, DGP (früher „Deutscher Verein für Pflegewissenschaft") hinzuweisen (gegründet 1989). Diese Organisation hat sich in den letzten Jahren aktiv um die Initiierung und Koordination pflegewissenschaftlicher Forschungsprojekte bemüht. Erster Höhepunkt der akademischen Dispute war eine durch den Deutschen Verein für Pflegewissenschaft am 14./15. September 2000 organisierte Fachtagung zur Frage des Verhältnisses von Theorie und Praxis in der Pflegewissenschaft. Auf dieser Veranstaltung haben Vertreter und Vertreterinnen der deutschen Pflegewissenschaft zu Grundsatzfragen Stellung genommen (vgl. Brandenburg 2001). Das Fachorgan der DGP ist die „Pflege und Gesellschaft", die 2012 bereits im 17. Jahrgang erscheint.

Aufbau universitärer Forschungsinstitute

Die Fortführung der wissenschaftstheoretischen Debatten (vgl. hierzu auch Arnold et al. 2006; Stemmer 2006; Remmers 2011) ist jedoch nur die eine Seite. Entscheidend für die Etablierung von Pflegewissenschaft ist der Aufbau einer Wissenschaftsstruktur. Das bedeutet konkret den Aufbau universitärer Forschungsinstitute und die damit verbundene Einwerbung von Drittmitteln für die Forschung. Und diesbezüglich sind der Aufbau und die weitere Entwicklung des „Deutschen Instituts für angewandte Pflegeforschung" (gegründet 1999) zu nennen.

Aktuelle Studien und Institute

Mittlerweile sind eine Reihe von wichtigen Studien zur Pflegeprävention, zur Ausbildungssituation und zur Belastung von pflegenden Angehörigen durchgeführt worden (unter http://www.dip.de/ finden Sie eine aktualisierte Übersicht

über die laufenden Projekte und Möglichkeiten zum Download). Weitere Institute konnten an den Universitäten in Bremen (Görres), Berlin (Dassen), Bielefeld (Schaeffer) und Witten (Bartholomeyczik) erfolgreich etabliert werden (für einen aktuellen Überblick zum Stand der Dinge vgl. Bartholomeyczik 2011).

👋 **PRAXISTIPP** Suchen Sie einmal Kontakt zu älteren Pflegenden. Wie blicken diese Personen auf die Entwicklung der Pflege zurück? Welche Bedeutung hat die wissenschaftliche Entwicklung in den letzten Jahren? Was hat sich dadurch verändert? Sie werden viel Skepsis, vielleicht auch Ablehnung, feststellen. Aber manche werden auch auf die positiven Möglichkeiten verweisen, die sich durch den Einzug der Wissenschaft in die Pflege ergeben haben. ___

(Pflege-)Theorien und Pflegeforschung

Bei der Theoriediskussion in der deutschen Pflegewissenschaft hat man sich in der Vergangenheit auf zentrale Konzepte, Hauptaussagen von amerikanischen Pflegemodellen und Pflegetheorien sowie deren Übertragbarkeit auf das deutsche Gesundheitswesen konzentriert. Bei der Rezeption der entsprechenden theoretischen Ansätze lag der Schwerpunkt i. d. R. auf den zentralen Inhalten, wohingegen die wissenschaftstheoretische Begründung und die Anbindung an die sozialwissenschaftliche Theorietradition nur ansatzweise berücksichtigt wurde (eine Ausnahme hierzu bilden etwa die Arbeiten von Evers et al. 1993, Moers 1999, Remmers 2000 u. Schaeffer 1999).

👋 **PRAXISTIPP** Eine kritische Rezeption im Sinne einer Unterscheidung zwischen amerikanischer Theoriebildung und der deutschen Theorie- und Praxistradition in der Pflege hat nicht stattgefunden. Auch hier gibt es eine Ausnahme – die Dissertation von Heiner Friesacher (2008). Er wird nicht nur deswegen erwähnt, weil er die Praxis hervorragend kennt und langjährig als Intensivpfleger tätig war. Die Arbeit findet v. a. Erwähnung, weil Friesacher eine kritische Rezeption der amerikanischen Pflegetheorien vorgenommen hat, den funktionalistischen Ansatz von Orem (Fokus auf Selbstpflege) mit dem phänomenologischen Ansatz von Benner u. Wrubel (Fokus auf Fürsorge) verglichen hat. Darüber hinaus hat er auf Prozesse der Ökonomisierung der Pflege (orientiert

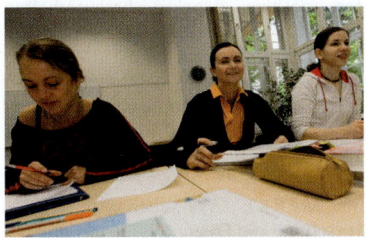

Abb. 3.13 An Deutschlands Universitäten und Fachhochschulen gibt es zurzeit etwa 80 Pflegestudiengänge.

an Foucault) hingewiesen und Elemente eines kritisch-emanzipatorischen Begriffs von Pflege vorgestellt (kommunikative Rationalität, verständigungsorientiertes Handeln, Anerkennung und Vermeidung von Demütigung). ─────────

In der Konsequenz kam es in Deutschland zu einer ausschnitthaften Rezeption einzelner Aspekte amerikanischer Pflegemodelle und eine z. T. checklistenartige Verkürzung im Rahmen des Theorie-Praxis-Transfers. Ein Hauptproblem dieser Entwicklung ist in der Tatsache zu sehen, dass eine eigenständige Theoriebildung in der deutschen Pflegewissenschaft erst in Ansätzen erkennbar ist, allerdings in den letzten Jahren sichtbare Fortschritte gemacht hat.

Mittlerweile liegen eine Reihe von interessanten Beiträgen aus der deutschen Pflegewissenschaft vor, die den Stellenwert von Pflege als Praxisdisziplin theoretisch verorten (vgl. hierzu Dornheim et al. 1999, Schaeffer et al. 1999, Moers 1999, Wittneben 1998) und die Pflege als professionelles Handeln begründen (Taubert 1994, Weidner 2003).

Prägende Entwicklungen in den USA
Folgende Entwicklungen in den USA haben die deutschen Diskussionen geprägt:
- die Einsicht in die Grenzen der klassischen Pflegetheorien und -modelle (Grand Theories)
- der gescheiterte Versuch, Pflege im Rahmen einer Einheitstheorie begrifflich zu fassen, die für Wissenschaft, Praxis und Ausbildung gleichermaßen verbindlich sein sollte
- von den Grand Theories zu Theorien mittlerer Reichweite
- die Notwendigkeit, Theorien und Forschung zu verbinden

Grenzen der klassischen Pflegetheorien
Die klassischen Theorieversuche zur Bestimmung des Gegenstandsbereichs und Aufgabenspektrums der Pflege (von Henderson bis zu Watson) haben konstitutive Elemente des Pflegehandelns beschrieben. Als „Grand Theories" verfolgten sie die Absicht, Pflege als Wissenschaft und Praxis theoretisch zu erfassen und zu begründen. Es ging um die Fragen
- Was *ist* Pflege?
- Was *tun* Pflegende?
- Was ist das *Ziel* von Pflege?

Im Grunde genommen wurden weitgehend normative Aussagen getroffen über das, was und wie Pflege sein soll. Pflegetheorien und Pflegemodelle waren

daher keine empirisch überprüfbare Erklärung der Pflegewirklichkeit im Sinne einer klinisch orientierten Pflegeforschung.

Keine Einheitstheorie der Pflegewissenschaft
Der Versuch, Pflege im Rahmen einer Einheitstheorie begrifflich zu fassen, die für Wissenschaft, Praxis und Ausbildung gleichermaßen verbindlich sein sollte, kann heute als gescheitert angesehen werden.

Die Diskussion um eine Einheitstheorie (in den Sozialwissenschaften) ist nicht neu. Bezogen auf die Pflegewissenschaft wurde deutlich, dass dieser Anspruch nicht einlösbar war und ist. Vor allen Dingen deswegen nicht, weil die Pflegepraxis komplex und differenziert ist.

Die inhaltliche Spezifizierung dessen, was Pflege tatsächlich ist, konnte weder in einem Selbstpflegemodell (Orem), Anpassungsmodell (Roy) noch in einem Zielerreichungsmodell (King) allein geleistet werden. Unabhängig davon sollte die Bedeutung der „Grand Theories" für die Herausbildung eines pflegerischen Selbstverständnisses und Selbstbewusstseins keinesfalls unterschätzt werden.

Mithilfe dieser Ansätze konnte die Diskussion in der Pflege auf ein theoretisches Niveau gehoben, über Ziele und Wertvorstellungen von Pflege begründet gestritten und die Perspektive des Pflegeberufs konkretisiert werden.

Theorien mittlerer Reichweite
Eine logische Konsequenz dieser Entwicklung war der Abschied von der Konstruktion allgemeiner und hoch abstrakter Theorieentwürfe und die Hinwendung zur Erarbeitung von Theorien mittlerer Reichweite. Die klassische Vorlage dazu stammt von Corbin und Strauss (1998), die mit dem Modell der Krankheitsverlaufskurven (Illness Trajectories) einen Beschreibungsansatz von Krankheitserleben und Bewältigung von chronischen Belastungen für die Pflege vorgelegt haben.

In Fortführung dieser Arbeiten haben Wiener u. Dodd (1993) einen integrativen Ansatz vorgestellt, der Krankheitsverlaufskurven mit den Konzepten des Copings und der Unsicherheit verbindet. Morse u. Johnson (1991) haben darauf aufbauend ein vierstufiges Ilness Constellation Modell entwickelt, welches sich sowohl auf den Patienten wie auch auf seine Angehörigen bezieht.

Konsequenterweise erhalten Strategien induktiver Theoriebildung in der deutschen Pflegewissenschaft eine Be-

vorzugung. Theoriebildung, die sich aus empirischen Tatbeständen speist, wird angestrebt. Sowohl dem Bedarf der Praxis als auch der Wissenschaftsentwicklung soll damit Rechnung getragen werden.

Verbindung von Theorien und Forschung
Wir haben gesehen, dass bei der Theorieentwicklung der Bezug zur Forschung betont und insbesondere in den letzten Phasen (im Hinblick auf Theorien mittlerer Reichweite und situationsspezifische Theorien) immer stärker akzentuiert wurde. Die Einbeziehung der Pflegepraxis wurde immer bedeutsamer für die Theoriediskussion. Obwohl die Grand Theories in diesem Abschnitt kritisch gewürdigt werden, soll – vielleicht auch gerade deswegen – gezeigt werden, dass der Bezug zur Forschung auch bereits bei diesen Ansätzen erkennbar gewesen ist. Wir möchten dies abschließend an zwei Beispielen verdeutlichen.

Forschungsbeispiel 1
12 Lebensaktivitäten von Roper, Logan, Tierney (RLT-Modell s. S. 49). Roper et al. (2006) haben ihren Ansatz als ein (vorläufiges) Modell betrachtet, dass nicht im strengen Sinne empirisch getestet werden kann. Allerdings kann untersucht werden, wie das Modell in der Praxis eingesetzt wird, ob die Kategorien für die einzelnen Lebensaktivitäten sinnvoll sind und welche Probleme dabei auftauchen.

So haben Reed u. Robins (1991) insgesamt 72 Pflegepläne von Stationen untersucht, auf denen das RLT-Modell zum Einsatz kam. Im Ergebnis wurde ein grundlegendes Problem festgestellt, nämlich die Inkonsistenz der Kategorienzuweisung. So wurden etwa Druckgeschwüre unter die Kategorie „Hygiene", „Sicherheit" oder in einigen Fällen unter „Mobilität" subsumiert. Eine weitere Schwierigkeit ergab sich dahingehend, dass zwischen einzelnen Lebensaktivitäten so enge Verbindungen bestehen, dass eine Trennung künstlich bleibt.

Andere Studien zum RLT-Modell konnten positive Aspekte herausarbeiten (Ford 1987, Janes 1986, Harrison 1986), etwa im Hinblick auf die Einschätzung von spezifischen Patientenproblemen (z. B. Schlaf) oder die Nutzung des RLT-Modells als „Leitfaden" für die Pflegepraxis.

➤ **MERKE** Wir sehen also, dass Forschung die Erkenntnisse zum praktischen Einsatz von Theorien/Modellen vorantreibt, insbesondere auf Grenzen,

Unklarheiten, Inkonsistenzen aufmerksam macht.

Forschungsbeispiel 2

Selbstpflegedefizittheorie von Orem. Zum Ansatz von Orem (s. S. 51) hat es eine umfangreiche Forschungstätigkeit gegeben (s. Bekel 2008). Exemplarisch soll auf einige Arbeiten zur Messung zur Selbstpflege hingewiesen werden. Dies wird deswegen vorgenommen, weil die Einschätzung (Assessment) von Pflegebedürftigkeit eine zentrale Aufgabe der Pflege selbst ist (*Abb. 3.14*).

Eine Arbeitsgruppe der Universität Bielefeld hat unter Federführung von Prof. Schaeffer ein neues Begutachtungsinstrument zur Feststellung von Pflegebedürftigkeit entwickelt und im praktischen Einsatz getestet. Im Zentrum steht die Aufrechterhaltung einer selbstständigen Lebensführung im Alltag – und genau dies meint Orem letztlich mit dem Begriff der Selbstpflegekompetenz.

Evers et al. (1993) entwickelten eine 5-Punkt-Likert-Skala zur Einschätzung der Selbstpflege mit 24 Items (ASA – Appraisal of Self-Care-Agency). Insgesamt nahmen hundert ältere Menschen an der Studie teil (Altenheimbewohner, Bewohner des Betreuten Wohnens, eigenständig zu Hause lebende ältere Menschen). Im Ergebnis wurde festgestellt, dass ältere Menschen mit geringerer Abhängigkeit von institutioneller Versorgung einen deutlich höheren ASA-Wert aufwiesen als jene, die institutionell (Heim oder Betreutes Wohnen) versorgt wurden. Zwischen den beiden Letzteren gab es keinen bedeutsamen Unterschied.

Welchen Nutzen hat die Forschung?

Er ist darin zu sehen, dass für eine Vielzahl von unterschiedlichen Patienten und Bevölkerungsgruppen Daten vorlie-

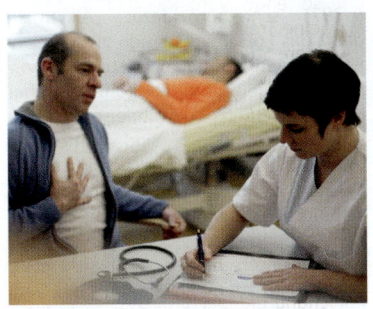

Abb. 3.14 Die richtige Einschätzung der Pflegebedürftigkeit ist ein wesentlicher Bestandteil der praktischen Pflege.

gen – mit wichtigen Hinweisen für die konkrete Pflegeplanung. Diese Informationen liefern eine Grundlage für Entscheidungen und Prioritätensetzungen in der Pflege, etwa im Hinblick auf pflegerische Interventionen zur Förderung der Selbstpflege. Und genau dies beabsichtigt das o. g. Begutachtungsverfahren zur Feststellung von Pflegebedürftigkeit. Zurzeit diskutiert die Politik, ob in absehbarer Zeit das neue Begutachtungsverfahren und damit zugleich ein neues Verständnis von Pflegebedürftigkeit in das Pflegeversicherungsgesetz eingeführt werden soll.

3.2.2 Pflegewissenschaft II (Forschungsprozess, Methoden, Ergebnisse)

Überblick

Der erste Teil unseres Beitrags hat sich vorwiegend mit grundsätzlichen Fragen der Pflegewissenschaft beschäftigt. Dieser zweite Teil behandelt stärker anwendungs- und forschungsorientierte Aspekte:

1. **Forschungsprozesse und -methoden:** Wenn man besser verstehen möchte, wie Pflegewissenschaft und Pflegeforschung funktionieren, wird man um eine kurze Betrachtung des Forschungsprozesses und der Forschungsmethoden nicht umhin kommen.
2. **Ausgewählte Forschungsergebnisse:** Ein Einblick in ausgewählte Forschungsergebnisse kann zeigen, mit welchen Fragen und Themenfeldern sich die Disziplin beschäftigt hat.
3. **Forschungsethik:** Bei jeder Forschung können ethisch relevante Problemstellungen auftauchen. Ausführungen zur Forschungsethik führen Sie in einige relevante Überlegungen ein.
4. **Kritische Beurteilung:** Wenn Sie mit Studien konfrontiert werden, dann stellt sich immer die Frage nach einer kritischen Einschätzung. Wir stellen Ihnen ein Analyseraster vor, welches als Grundlage für die Beurteilung von Studien genutzt werden kann.
5. **Beschäftigung mit Pflegewissenschaft und Forschung:** Es gibt eine ganze Reihe von Möglichkeiten, sich mit Wissenschaft und Forschung zu beschäftigen. Neben der Durchführung von Studien und ihrer kritischen Beurteilung kann man in vielfältiger Weise, etwa durch Lektüre von Fachartikeln oder durch ein Studium, einen Zugang zu Wissenschaft und Forschung finden.
6. **Grenzen der Pflegewissenschaft:** Abschließend verdeutlichen wird, dass auch die Pflegewissenschaft Grenzen kennt. Vor allem bezogen auf die Umsetzung der Befunde kommt es nicht nur auf die Studienlage, sondern auch auf das Engagement Einzelner und der Institutionen an.

Forschungsprozess und Forschungsmethoden

Neben den Gegenständen der Pflegewissenschaft, also der Frage des „Was", sind die Fragen nach dem „Wie", also den Methoden, mit denen man zu seinen Erkenntnissen kommt, von großer Bedeutung. Im Alltag ist das meistens ganz einfach:

FALLBEISPIEL Wenn ich ein Alltagsproblem lösen möchte, z. B. die Frage: Wie flicke ich ein Loch im Fahrradschlauch?, dann hilft mir entweder meine eigene Erfahrung oder ich hole mir Hilfe von einem in der Sache Erfahrenen, der mir das Vorgehen erklärt. Vielleicht habe ich auch ein Buch, in dem ich ein Reparaturverfahren nachlesen kann. Wenn es mir gelingt, mit einer Methode mein Problem zu lösen (und zwar so, dass ich nicht an der nächsten Ecke schon wieder einen platten Reifen habe), bin ich zufrieden und frage kaum nach anderen Methoden, die weltweit von Menschen bei der Lösung dieses kleinen Alltagsproblems angewandt werden.

In der Pflegeforschung sieht das anders aus. Der Prozess der Erkenntnisgewinnung muss sehr viel systematischer sein und, wie zuvor schon dargelegt, auch theoretisch begründet. Es reicht hier grundsätzlich nicht aus, sich lediglich auf seine Erfahrung zu stützen oder auf diejenige eines erfahrenen Berufskollegen. Es geht ja häufig auch um viel komplexere Fragen und um einen sehr verantwortungsvollen Arbeitsbereich: um die Pflege von Menschen.

Zur forschungsbezogenen Bearbeitung von z. B. klinischen Fragestellungen, also den Fragen nach den besonders geeigneten Pflegemethoden für besondere Pflegesituationen, muss man sich an einem allgemein anerkannten Modell der Erkenntnisgewinnung orientieren: dem Forschungsprozess. An dieser Stelle können wir nicht ausführlich auf ihn eingehen, denn zum einen ist dies ein recht spezielles Wissen und zum anderen ist das Ziel dieses Buchkapitels nicht, die Lernenden zu Forschern zu machen.

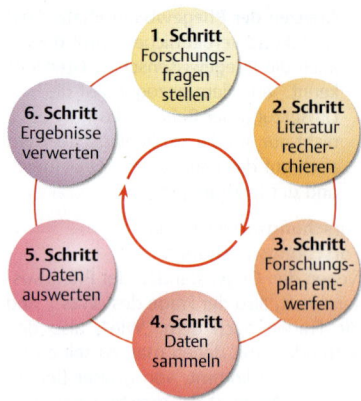

Abb. 3.15 Der Forschungsprozess lässt sich grob in sechs Schritte unterteilen.

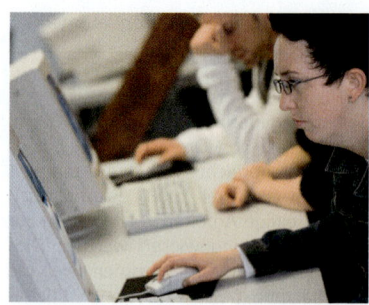

Abb. 3.16 Sowohl für die Datensammlung als auch für die Auswertung werden heute häufig spezielle Computerprogramme eingesetzt, welche die Aufbereitung und Interpretation der Daten erleichtern.

Im Folgenden wird daher nur kurz auf die Bestandteile des Forschungsprozesses eingegangen. Dies erscheint uns allerdings notwendig zu sein für das weitere Verständnis und als Grundlage für die weitere Beschäftigung mit Pflegewissenschaft und -forschung.

Schritte des Forschungsprozesses

Der Forschungsprozess und somit auch der Pflegeforschungsprozess lassen sich grob in einzelne Schritte unterteilen, an denen sich die meisten Forschungsprojekte in der Pflege auch orientieren. Zu den wichtigen Schritten zählen (**Abb. 3.15**):

- Forschungsfragen stellen
- Literatur recherchieren
- Forschungsplan entwerfen
- Daten sammeln
- Daten auswerten
- Ergebnisse verwerten

1. Forschungsfragen stellen

Anlass für die Durchführung von Pflegeforschung ist nicht selten ein praktisches Problem in der Versorgung von Menschen mit einer bestimmten Pflegebedürftigkeit. Daraus ergeben sich dann einzelne Forschungsfragen, die mittels eines mitunter umfangreichen Projektes beantwortet werden sollen. Möglichst sucht man nach allgemein gültigen Antworten, die nicht nur auf einen Fall im Krankenhaus X zutreffen, sondern für alle vergleichbaren Fälle aussagekräftig und möglichst repräsentativ sein können.

2. Literatur recherchieren

Um möglichst das ganze zur Verfügung stehende Wissen zu den aufgeworfenen Forschungsfragen nutzen zu können, muss in einem wichtigen Schritt des Forschungsprojektes eine i. d. R. umfangrei-

che Literaturrecherche durchgeführt werden. Dazu nutzen die Forscher wissenschaftliche Bibliotheken, Datenbanken und Rechercheprogramme, und nicht selten wird auch englischsprachige Literatur einbezogen. Am Ende dieses Schrittes, in dem nicht selten Hunderte von Zeitschriftenartikeln und Büchern gesichtet wurden, können die Forscher dann das weltweit verfügbare Wissen für die Beantwortung ihrer Fragen einsetzen.

3. Forschungsplan entwerfen

Oftmals reicht dieses geballte Wissen aber dennoch nicht aus, um die Forschungsfragen zu beantworten, weil diese manchmal recht speziell sind. Dann entwerfen die Forscher einen Forschungsplan, mit dem sie anhand eigener Datensammlungen und -auswertungen, die notwendigen Antworten auf die Forschungsfragen doch noch finden können.

4. Daten sammeln

Daraufhin werden dann wie geplant Daten gesammelt. Das können z. B.

- Einschätzungen von Pflegenden oder Patienten sein, die mittels Fragebogen erhoben werden,
- über bestimmte Zeiträume durchgeführte, wiederholte Messungen von bestimmten Bewegungsabläufen beim Patienten oder
- die präzise Beobachtung von bestimmten Situationen, wie etwa das Essenanreichen bei gelähmten Patienten usw.

Die Datensammlung ist nicht selten ein sehr aufwändiges Unterfangen, was sich über Wochen, Monate und sogar Jahre erstrecken kann und bei dem eigens erstellte Verfahren hundert- und tausendfach angewandt werden müssen.

5. Daten auswerten

Wenn die gesammelten Daten dann vorliegen, müssen sie natürlich noch ausgewertet werden. Die Zielrichtung ist dabei klar: Die Auswertung soll Antworten auf die gestellten Forschungsfragen liefern (**Abb. 3.16**).

6. Ergebnisse verwerten

Schließlich sollten am Ende eines jeden Forschungsprozesses die Ergebnisse klar sein, also mindestens einige Antworten auf die gestellten Fragen gegeben werden können. Vielleicht müssen die Forscher auch bekennen, dass sie keine treffenden Antworten gefunden haben, und auch das ist dann ein Ergebnis.

Besonders wichtig ist in der Forschung, dass die Resultate, aber auch die eingesetzten Methoden, veröffent-

licht werden, und zwar so, dass andere Forscher und auch weitere Interessierte dies möglichst überall auf der Welt nachlesen können. So können die Ergebnisse nicht nur von den Forschern selbst, sondern von allen Mitgliedern der Disziplin Pflege zukünftig genutzt werden.

Forschungsmethoden

Unser Augenmerk war bis jetzt auf den Prozess der Erkenntnisgewinnung, eben den Forschungsprozess, gerichtet. Es ist aber klar, dass zur Beantwortung einer Forschungsfrage der Blick auch auf konkrete Methoden gelenkt werden muss, die im Forschungsprozess zum Einsatz kommen. Wir unterscheiden hier im Wesentlichen quantitative und qualitative Verfahren.

Quantitative Methoden. Bei den erstgenannten Verfahren geht es um eine Quantifizierung von zu beobachtenden Merkmalen und Einheiten, um z. B. Umfang, Häufigkeit oder andere numerische Repräsentationen von relevanten Phänomenen bestimmen zu können (Altenhofen 2000). Im Vorfeld ist bereits ein Forschungsdesign festgelegt, Hypothesen werden überprüft, statistische Verfahren werden i. d. R. eingesetzt.

Lobiondo-Wood u. Haber (2005, S. 297) schreiben dazu: „Allgemein dient das Forschungsdesign zwei Zielen: Es soll einen Beitrag zur Lösung der Forschungsfragen und die Kontrolle über das Verfahren gewährleisten. Forschungsbemühungen sind immer auf die Lösung von Problemen gerichtet."

Qualitative Methoden. Qualitative Forschungszugänge lassen sich am ehesten dahingehend von quantitativer Forschung unterscheiden, weil sich erste vorwiegend auf ein Verständnis des Ganzen bemühen, i. d. R. auf die subjektive Perspektive und Wahrnehmung Einzelner fokussieren. Die Auswertung kann dann über inhaltsanalytische Verfahren erfolgen.

Beispiele für qualitative Forschungen, die in der Pflegeforschung zur Anwendung gelangen, sind

- Ethnografie,
- Phänomenologie oder
- Grounded Theory.

Ausgewählte Befunde aus der Pflegewissenschaft

Einen ausführlichen Überblick über vorhandene Befunde in der Pflegewissenschaft können wir hier natürlich nicht geben. Möglich ist hingegen die Darstellung ausgewählter Befunde. Wir konzentrieren uns dabei

1. auf die Patienten und fragen nach Erfahrungen zur Pflegeabhängigkeit und dem Umgang mit chronischer Krankheit,
2. auf die Pflegenden und fragen danach, wie bestimmte Interventionen vorgenommen werden und welche Bedeutung Pflegeprävention haben kann.

Die Patienten: subjektives Erleben chronischer Krankheit
Pflegewissenschaftliche Untersuchungen zum subjektiven Erleben bei chronischer Krankheit haben sich darauf konzentriert, welche Bedeutung Krankheit und Leiden für den Patienten haben, wie Problem- und Konfliktsituationen erlebt werden und welche Formen der Auseinandersetzung der Patient entwickelt, um sich an die Krankheit anzupassen. Im Folgenden werden einige Studien vorgestellt.

Petry (1996). So hat z. B. Petry (1996), eine Mitarbeiterin aus dem Arbeitskreis der Schweizer Pflegewissenschaftlerin Kesselring, die Wahrnehmung einer verwirrten Patientin im Pflegeheim aus der Perspektive von Angehörigen und Pflegenden untersucht. Im Ergebnis konnten erhebliche Unterschiede festgestellt werden: Während die Angehörigen primär die Gefühle und das Befinden der Patientin im Blick hatten und ein facettenreiches Bild der Lebenswelt in der Institution entwarfen, orientierten sich die Aussagen der Pflegenden vorwiegend am störenden und aggressiven Verhalten der Patientin. Es wird eine interessante Deutung verwirrten Verhaltens angeboten. Abwehr gegen pflegerische Maßnahmen und das Bedürfnis wegzulaufen werden nicht als „Demenzsymptom" verstanden, sondern als Ausdruck der Angst, wenn die Betroffenen fühlen, dass sie ihr „Dasein" nicht mehr richtig kontrollieren können.

Bosch (1992). Bosch (1992), eine niederländische Pflegewissenschaftlerin, interpretiert die Weglauftendenz im Kontext der Lebensgeschichte der Betroffenen, die das Pflegeheim nur als „vorübergehenden Aufenthaltsort" und ihre eigentliche Aufgabe in der Sorge für das „zu Hause" und ihre Familien sehen bzw. im Beruf. Im Kern kann das „Vertraute", das, was man sein ganzes Leben über gemacht hat und was jetzt im Heim keinen Platz mehr hat, Auslöser für die Tendenz des Weglaufens sein.

Käppeli (1991). Befunde zur subjektiven Erfahrung von Krankenhauspatienten sind einer Untersuchung von Käppeli (1991) zu entnehmen. Sie befragte 40 ältere Patienten nach problematischen Krankenhauserfahrungen und konnte feststellen, dass viele Patienten die Ereignisse im Krankenhaus ganz oder teilweise falsch interpretierten und sich unnötige Sorgen machten. Bemerkenswert waren die Antworten auf die Frage der Autorin, ob die Patienten etwas zur Klärung ihrer Fragen und Vermutungen unternommen hätten: „Nein, ich akzeptiere alles, wenn es mir nur wieder besser geht" oder „Nein, ich bin nicht hier, um das Spital zu reorganisieren" oder „Ich bin nur ein kleiner Patient, und man muss gehorchen, das weiß man" waren typische Antworten (Käppeli 1991).

Moers et al (1999). In anderen Untersuchungen steht das Erleben chronischer Krankheit im Mittelpunkt der Betrachtung. So etwa am Beispiel der Untersuchung der Erwartungen von Krebspatienten an die Pflege im Krankenhaus oder die Langzeitauswirkungen geriatrischer Rehabilitation bei der Rückkehr in den Alltag (Moers et al. 1999).

Ergebnisverwertung/Fazit
Welchen Beitrag leisten diese Befunde für eine „gute Pflege"? Sie dokumentieren zunächst die Komplexität von Einstellungen, Meinungen und Erfahrungen und bieten die Grundlage für ein besseres Verständnis der subjektiven Welt des Patienten bzw. der Pflegenden. Zu wissen, wie Patienten ihre Lebenswelt wahrnehmen und in welcher Art und Weise Pflegende darauf reagieren, ist bedeutsam, weil es die erlebte Wirklichkeit ist, von der das Verhalten maßgeblich beeinflusst wird.

Der lebensweltliche Zugang bietet eine Chance, besser auf den Patienten einzugehen. Wenn Verwirrtheit nicht nur als Ausdruck von Krankheit, sondern ebenso als kontextuell bedingtes Phänomen verstanden wird, dann folgt hieraus eine wichtige Konsequenz für den Um-

gang mit schwer beeinträchtigten psychisch veränderten Älteren: Es gilt zu akzeptieren, dass viele Menschen mit Demenz das Pflegeheim nicht als ihr eigentliches Zuhause anerkennen können. „Heimgehenwollen" sollte dann nicht als Versagen der Pflege verstanden, sondern als Tatbestand gefühls- und vernunftmäßig akzeptiert werden.

Wenn gelernt wird, dass man betagte Menschen mit Demenz nicht ändern kann, sondern nur die Wahrnehmung von ihnen, dann hat dies erhebliche Konsequenzen für die gesamte Pflegeorganisation.

Die Pflegenden: Pflegeassessment und Pflegeprävention
Eine der wichtigsten Fragen in der angewandten Pflegeforschung ist die nach der Pflegequalität und damit verbunden die nach den Auswirkungen von Pflege. Diese Fragen waren der Hintergrund für zwei Studien, die vom Deutschen Institut für angewandte Pflegeforschung in Köln durchgeführt wurden (Isfort u. Weidner 2003 und Ströbel u. Weidner 2003).

Isfort und Weidner (2003). Isfort und Weidner haben in einer umfassenden Recherche zunächst jene Verfahren kritisch gesichtet, die den notwendigen Pflegebedarf ermitteln sollen (zustandsbezogene Messinstrumente) als auch solche, welche die Pflegeleistungen darstellen (handlungsbezogene Messinstrumente). Untersucht wurden u. a.

- das Resident Assessment Instrument (RAI),
- das Geriatrische Basisassessment (GBA) sowie
- ein System zur Leistungserfassung in der Pflege (LEP).

In einem weiteren Schritt wurden die Akzeptanz bei Pflegenden und die Wirksamkeit des LEP, in Modellkrankenhäusern überprüft. Die Ergebnisse zeigen, wie wichtig es ist, dass pflegerische Praxis durch überprüfte Instrumente und Verfahren transparent gemacht wird und Pflegende die Kernprobleme eines Patienten bestimmen können. Auf diesem Wege ist es letztlich möglich, Indikatoren und Merkmale für die Pflegequalität zu erarbeiten (Isfort 2008).

Ströbel und Weidner (2003). In einer weiteren Studie mit anwendungsorientiertem Schwerpunkt haben sich Ströbel u. Weidner (2003) mit dem noch kaum systematisch entwickelten Thema „Pflegeprävention" beschäftigt und eine Reihe von kontrollierten internationalen Studien gesichtet. Die Befunde der Untersuchung deuten darauf hin, dass eine Wirksamkeit präventiver Maßnahmen im häuslichen Bereich dann erzielt werden kann, wenn bestimmte Kriterien erfüllt werden:

- Es muss eine wiederholte Beratung des Patienten und seiner Angehörigen stattfinden.
- Die Maßnahme muss über eine längere Zeitspanne erfolgen (> 2 Jahre).
- Es wird ein interdisziplinäres Team benötigt.
- Die Beratenden müssen mit Zusatzqualifikationen auf ihre Tätigkeit speziell vorbereitet werden.

Interessanterweise wurde in dieser Studie auch die Rolle von Pflegefachkräften betont, die v. a. in der ambulanten Versorgung hochaltriger und chronisch kranker Menschen einen wichtigen Beitrag zur Prävention bzw. sogar zur Verhütung von Pflegebedürftigkeit leisten können.

Ergebnisverwertung/Fazit

Welchen Beitrag leisten diese Arbeiten für eine „gute Pflege"?

Zunächst einmal wird mithilfe von Assessments und wissenschaftlich überprüften Instrumenten die Situation des Patienten besser und zuverlässiger erfasst, als dies mit den herkömmlichen Verfahren möglich war. Darüber hinaus wird es möglich sein, die Qualität der geleisteten pflegerischen Arbeit einzuschätzen und Schwachpunkte in der bestehenden Pflegeorganisation zu identifizieren.

Pflege muss heute zunehmend deutlich machen, welche Leistungen erbracht werden, wie hoch der Aufwand an Ressourcen und Personal ist, um eine bestimmte Qualität zu erzielen. In diesem Kontext gehört auch die Pflegeprävention. Sie zeigt v. a. die Wirksamkeit von pflegefachlicher Expertise in Bezug auf die Reduktion von Krankenhauseinweisungen, die Senkung der Mortalitätsziffern und letztlich der Verhütung von Pflegebedürftigkeit.

Dies ist nicht zuletzt eine wichtige gesellschaftspolitische Aufgabe der Pflege angesichts der Zunahme von chronischer Krankheit und Pflegebedürftigkeit insgesamt in der Gesellschaft.

Forschungsethik

❗ **DEFINITION** Ethik ist der Ausdruck der Achtung des Menschen vor dem Menschen. Und die **Forschungsethik** befasst sich mit der Frage, „welche ethisch relevanten Einflüsse die Intervention eines Forschers den Menschen zumuten könnte, mit oder an denen der Forscher forscht" (Schnell 2008, S. 166).

Folgende Gesichtspunkte sind zu beachten, wenn Forschung betrieben wird (Schnell 2008):

- Recht auf Selbstbestimmung
- Recht auf Privatsphäre
- Recht auf Anonymität und Vertraulichkeit
- Recht auf faire Behandlung
- Recht auf Schutz vor Belastungen und Schaden
- Freiwilligkeit und Studienabbruch
- Informationen

Recht auf Selbstbestimmung

Jeder Teilnehmer kann selbst bestimmen, ob und wie weit er an einer Studie teilnimmt. Deswegen können i. d. R. auch nur zustimmungsfähige Personen in eine Studie aufgenommen werden. Werden bereits bestehende Daten ausgewertet (z. B. durch eine Pflegedokumentationsanalyse oder durch eine schriftliche Befragung von Pflegekräften zu Versorgungsdaten), müssen ebenfalls die Patienten eine schriftliche Einwilligung geben. Das Recht gilt auch für Studienteilnehmer, die wegen einer eingeschränkten Autonomie nicht in der Lage sind, ihre Einwilligung zu geben. Dazu gehören z. B. Kinder, geschäftsunfähige und komatöse Menschen.

Recht auf Privatsphäre

Jeder Teilnehmer hat die Freiheit selbst zu bestimmen, wo, wann und welche privaten Informationen er preisgeben möchte. Eine Verletzung der Privatsphäre tritt ein, wenn private Informationen ohne Wissen des Betroffenen oder gegen ihren Willen weitergegeben werden.

Recht auf Anonymität und Vertraulichkeit

Die Daten müssen so ausgewertet und präsentiert werden, dass keine Rückschlüsse auf die beteiligten Personen möglich sind. Ebenfalls dürfen die Daten nicht weitergegeben werden.

Recht auf faire Behandlung

Dieses Recht basiert auf dem Prinzip der Gerechtigkeit. Interessenten sollten nicht wegen ethnischer Herkunft, Religion, Geschlecht, Sympathie oder persönlicher Berechnungen für eine Studienteilnahme ausgewählt werden.

Recht auf Schutz vor Belastungen und Schaden

Durch eine Studie darf den Teilnehmern kein Schaden entstehen. Da gerade bei Experimenten noch wenig getestete Maßnahmen durchgeführt werden bzw. mit deren Einsatz möglicherweise Nebenwirkungen verbunden sind, sollte ein möglicher entstehender Schaden niedriger sein als der Nutzen. Aber auch bei Interviews können durch das Thema und die Art der Fragen psychische Schäden entstehen.

Jeder Forscher sollte deswegen Sorge tragen, dass kein Schaden entsteht.

Freiwilligkeit und Studienabbruch

Jeder Teilnehmer sollte freiwillig an der Studie teilnehmen, niemand darf zu einer Studie gezwungen oder überredet werden. Jeder Studienteilnehmer hat jederzeit das Recht, die Studienteilnahme abzubrechen. Dazu muss er keine Gründe nennen. Der Studienabbruch darf keine Konsequenzen auf die weitere Versorgung bzw. den weiteren Umgang mit dem Studienteilnehmer haben.

Informationen

Jeder Teilnehmer muss informiert werden über (**Abb. 3.17**)

- den Anlass der Studie,
- den Ablauf,
- den auf ihn zukommenden Aufwand,
- Schaden oder Nutzen der Studie sowie
- seine Rechten und Pflichten.

Analyse quantitativer und qualitativer Studien

Analyse quantitativer Studien

Sie haben bereits Artikel, Untersuchungen zu pflegewissenschaftlich relevanten Fragestellungen gelesen. Immer wieder taucht die Frage auf, mit welchen Kriterien man eigentlich die „Güte" einer Studie einschätzen kann. Darüber kann man endlos debattieren, aber gewisse Kriterien braucht man zur Beurteilung – wenn man diese transparent darlegen möchte.

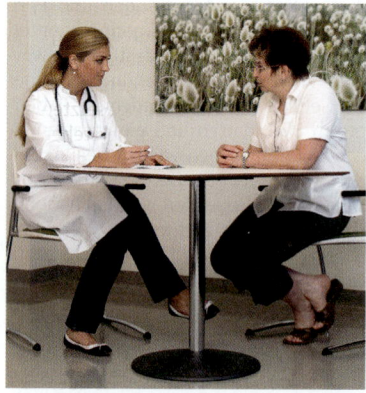

Abb. 3.17 Informed Consent. Die Teilnehmer sollten schriftlich und verständlich informiert werden. Auf dieser Basis ist eine sogenannte „informierte Zustimmung" der Teilnehmer möglich.

Dies wollen wir tun, und zwar zunächst am Beispiel einer quantitativen Erhebung.

FALLBEISPIEL **Quantitative Studie.** Fritz et al. (2005) von der Abteilung Pflegewissenschaft der UMIT in Hall (Österreich) haben sich mit der Thromboseprävention im pflegerischen Alltag einer Universitätsklinik beschäftigt. In der genannten Studie wurden im Rahmen einer schriftlichen Befragung insgesamt 192 diplomierte Pflegepersonen und 111 Auszubildende im Hinblick auf Thrombosepräventionsmaßnahmen befragt.

Die Ergebnisse zeigen, dass

- 57 % der Befragten der Entsorgungszeitpunkt für die Antithrombosestrümpfe (ATS) nicht bekannt ist,
- 73 % die Beine des Patienten vor dem Anlegen der ATS „nie" oder „selten" messen und
- 23 % angeben, dass ATS von den Patienten während 24 Stunden getragen werden.

Die Befunde der Untersuchung haben in der Konsequenz dazu geführt, dass ein neues Skriptum für die Ausbildung erstellt wurde, die hausinternen Standards dem aktuellen Stand des Wissens angepasst wurden und Fortbildungen im Bereich der Thromboseprävention verstärkt angeboten werden.

Analyse und Bewertung

Interessant ist nun, wie eine solche Studie analysiert werden kann. Wie kann man beurteilen, ob es sich um eine „gute" oder weniger gute Untersuchung handelt? Genau dies hat Eva-Maria Panfil anhand der o. g. Untersuchung in der UMIT gemacht. Sie stützt ihre Aussagen dabei auf eine Kriterienliste zur Beurteilung von Studien (vgl. hierzu im Detail: Panfil 2012a). Und sie legt ihr Augenmerk auf zwei wichtige Aspekte:

1. Es geht darum, das Anliegen, die Durchführung und die eingesetzten Auswertungsverfahren zu verstehen und zu beschreiben. Dabei ist die Rolle eines Detektivs oder eines Buchhalters einzunehmen, um das methodische Design darstellen zu können.
2. Es ist wichtig, eine kritische Bewertung vorzunehmen und in diesem Zusammenhang die Rolle eines Kritikers einzunehmen.

Bei diesem ganzen Verfahren ist aber zu beachten, dass es keine perfekten Studien gibt, auch Studien, die in peer-reviewed-Zeitschriften veröffentlicht werden, methodisch schwach sein können

und Übung den Meister macht. Jeder, der selber einmal eine Studie durchgeführt hat, ist mit seiner kritischen Einschätzung vorsichtig und sucht in seinem Urteil nach der „richtigen Mitte" (Aristoteles).

Aber werfen wir einmal einen Blick auf einige der Beurteilungskriterien von Panfil und sehen uns ihre Einschätzung der Studie von der UMIT einmal an (Panfil 2012b) (*Tab. 3.3*).

In einer abschließenden Gesamtbewertung kommt Panfil (2012b) zu dem Urteil, dass mit der Studie eine klinisch relevante Fragestellung erforscht und ein wichtiger Beitrag zur Qualität der pflegerischen Versorgung geleistet wurde.

MERKE Für die wissenschaftliche Beurteilung sind die Kriterien der Relevanz, des richtigen und adäquaten Einsatzes von transparent dargelegten Methoden und die Erweiterung des pflegewissenschaftlichen Erkenntnisstands insgesamt von zentraler Bedeutung.

Analyse qualitativer Studien

Es wurde erwähnt, dass in den letzten Jahren qualitative Forschungen in der Pflegewissenschaft zunehmend wichtiger geworden sind. Sehen wir uns auch dazu ein entsprechendes Beispiel an, bei dem wir ebenfalls eine kritische Einschätzung vorstellen möchten.

FALLBEISPIEL **Qualitative Studie.** Huber und Spirig (2004) vom Institut für Pflegewissenschaft an der Universität Basel und der Stiftung Diakoniewerk Neumünster haben sich mit der Frage beschäftigt, wie ältere Frauen im Umgang mit chronischen Schmerzen des Bewegungsapparats umgehen. Es wurden 8 problemzentrierte Interviews durchgeführt, um die Expertise der Betroffenen qualitativ zu ergründen. Mithilfe der qualitativen Inhaltsanalyse wurden induktiv 5 Hauptkategorien aus den Interviews herausgearbeitet. Die Kategorie „von seiner Lebens- und Krankheitsgeschichte getragen werden" bildet die Grundlage im Umgang mit Schmerzen, aus der sich differenzierte Unterkategorien ableiten lassen, wie z. B. „Schmerzmedikamente zurückhaltend, aber gezielt einnehmen", „diszipliniert nicht-pharmazeutische Maßnahmen zur Schmerzlinderung durchführen" oder „an Grenzen stoßen".

Die Ergebnisse verweisen auf die Notwendigkeit einer partnerschaftlichen Zusammenarbeit mit älteren Menschen, welche diese als Experten im Umgang

mit ihrer Krankheit anerkennt und sind darüber hinaus bedeutsam für eine Entwicklung und Evaluation von Gruppenschulungsprogrammen.

Analyse und Bewertung

Das oben bereits angesprochene Analyseraster (*Tab. 3.3*) soll nun ebenfalls auf eine qualitative Studie übertragen werden (*Tab. 3.5*), die von Brandenburg (2012) analysiert wurde. (Natürlich kann man darüber diskutieren, ob bei quantitativen und qualitativen Studien ein gleiches Analyseraster sinnvoll ist oder ob es nicht spezielle Kriterien für die jeweiligen Richtungen gibt. Dies ist ohne Zweifel der Fall, wird aber aus Gründen der Übersichtlichkeit und des Verständnisses an dieser Stelle nicht weiter verfolgt; vgl. hierzu: Panfil 2012a).

In seiner abschließenden Gesamtbewertung kommt Brandenburg (2012) zu einem positiven Resümee. Betont wird, wie ausführlich und genau die beiden Autorinnen ihre Befunde im Lichte nationaler und internationaler Literatur diskutieren. Dabei werden sowohl Übereinstimmungen wie auch Diskrepanzen der eigenen Befunde explizit herausgestellt. Gewürdigt wurden auch das hohe methodische Level der Studie, bei der das Prozedere, die Datenauswertung und die Diskussion der Befunde transparent gemacht wurden. Kritisch wurde angemerkt, dass die Wahl der qualitativen Inhaltsanalyse noch detaillierter hätte begründet werden können und die Kategorienbildung noch transparenter hätte dargestellt werden müssen. Aber alles in allem wurde der empirische Beitrag der beiden Schweizer Autorinnen als Beispiel für eine hervorragende Studie gewürdigt.

Beschäftigungsfelder der Pflegewissenschaft und -forschung

Bislang haben wir in unseren Ausführungen einen Akzent auf die inhaltlichen Felder, Methoden und Schwerpunkte der Pflegewissenschaft gelegt. Betont haben wir insbesondere den Beitrag, den die Pflegewissenschaft zur Praxis liefern kann. Aber umgekehrt ist zu fragen, welchen Beitrag die Praxis und die in ihr Tätigen zum Gelingen pflegewissenschaftlicher Ziele leisten kann?

Beginnen wir mit einer These: Der entscheidende Beitrag der Pflegepraktiker liegt unserer Ansicht nach in der Forschungsanwendung, d. h. der systematischen Beachtung, Einführung und Nutzung wissenschaftlich fundierter Innovationen im Rahmen der gesundheitlichen Versorgung von Patienten.

Tab. 3.4 *Beurteilungskriterien und Einschätzungen einer quantitativen Studie (nach Panfi 2012b)*

Detektiv und Buchhalter	Kritiker
1. Kriterium: Fragestellung	
Was ist die Forschungsfrage? Es geht um die Darstellung des Ist-Zustands pflegerischer Thromboseprophylaxe an den Universitätskliniken in Innsbruck. Dazu werden 11 Fragen formuliert.	**Ist die Forschungsfrage klar formuliert?** Die Forschungsfrage ist im Rahmen einer Zielformulierung klar formuliert worden, die Relevanz wurde jedoch nicht ganz deutlich. Zwar wird von einer Diskrepanz von Theorie und Praxis gesprochen, wesentlich wäre hier jedoch auch, die damit verbundenen Konsequenzen darzustellen.
2. Kriterium: Literaturanalyse	
Welche Literatur wurde benutzt? Bei der Literaturanalyse wurden nationale und internationale Quellen aus den Jahren 1990 bis 1994 gesichtet, Überblicksarbeiten der Cochrane Library und von Fachgesellschaften berücksichtigt. Die Literatur wurde in den einschlägigen Datenbanken (z. B. MedLine) gesucht, Angaben zur Suchstrategie sind nicht im Text zu finden.	**Ist der aktuelle Stand der Pflegewissenschaft angemessen und vollständig dargelegt worden?** Ja, der aktuelle Stand ist dargestellt worden. Die Literatur „passt" weitgehend zur Beantwortung der Fragestellung. Die Ausführungen zur „Geschichte" und zu den „Risikofaktoren" sind interessant, gehen jedoch über die eigentliche Fragestellung hinaus bzw. sind nicht mit ihr verknüpft.
3. Kriterium: Methoden zur Datenerhebung	
Welche Methoden wurden eingesetzt? Wie sind die zu untersuchenden Merkmale erhoben worden? Zur Datenerhebung wurde ein standardisierter Fragebogen mit 7 Items zu soziodemografischen Daten (Alter, Geschlecht, Soziale Schicht) und 18 Items zur Thromboseprävention eingesetzt. Die Variablen ergeben sich aus der Ergebnisdarstellung, u. a. → Kenntnis der hauseigenen Standards, → Anordnung pflegerischer Maßnahmen, → Ablehnung der ATS durch Patienten, → Wechsel und Entsorgung der ATS, → Abmessen der ATS, → Schäden durch ATS (offene Frage)	**Sind die Methoden adäquat gewählt worden?** Die gewählte Methode (standardisierte Fragebogenerhebung) ist geeignet, da eine vergleichsweise große Stichprobe befragt wurde. Denkbar wären Beobachtungen der Pflegepraxis, um zu prüfen, ob die Angaben mit der Praxis übereinstimmen. Allerdings sind Beobachtungsstudien mit einem extrem hohen Aufwand verbunden, wäre der zusätzliche Erkenntnisgewinn angesichts der bereits ermittelten Ergebnisse eher gering. Deswegen kann auch aus ökonomischen Überlegungen heraus das gewählte Vorgehen als angemessen beurteilt werden.
4. Kriterium: Methoden zur Datenauswertung	
Welche Verfahren zur Datenanalyse wurden eingesetzt? Explizit werden im Abschnitt „Untersuchung" keine Angaben zu den gewählten Analyseverfahren gemacht, diese lassen sich jedoch aus den Ergebnisdarstellungen herausarbeiten. Die Daten wurden mit dem Programm SPSS Vs. 11.5.1 ausgewertet, das Signifikanzniveau auf 5 % festgelegt. Als Testverfahren wurden eingesetzt: → Häufigkeiten → Mehrfachantworten-Set: Analyse der offenen Fragen → Chi-Quadrat, Mann-Withney-U-Test: Testen von Gruppenunterschieden → Kolmogorov-Smirnov-Z-Test: Test auf Normalverteilung.	**Sind die passenden Analyse- und Auswertungsverfahren benutzt worden?** Ja, es scheinen die passenden Analysemethoden eingesetzt worden zu sein. Zum Test von Gruppenunterschieden wurden Verfahren abhängig von den Verteilungen eingesetzt. Der Einsatz von Signifikanztests bei Gelegenheitsstichproben ist umstritten, aber allgemein üblich.
5. Kriterium: Ethik	
Welche Aspekte der Forschungsethik wurden diskutiert? Die Autoren erwähnen, dass die Studie der Pflegedirektion und leitenden Pflegepersonen vorgestellt wurde. Weitere Angaben zu ethischen Aspekten sind im Text nicht zu finden.	**Wurden die grundlegenden Aspekte der Forschungsethik beachtet?** Es können keine Aussagen zu dieser Fragestellung getroffen werden, da dazu im Text keine Angaben zu finden sind. Es bleibt z. B. offen, inwieweit die Teilnehmer über die Studie und ihre Rechte informiert wurden und deren Rechte auch gewährleistet wurden.
6. Kriterium: Ergebnisse	
Was sind die Ergebnisse der Studie? Die Ergebnisse werden hinsichtlich der Gemeinsamkeiten und Unterschiede zwischen diplomierten Pflegepersonen und Auszubildenden dargestellt. Kenntnisse und Defizite im Wissen und der Anwendung thrombosepräventiver Maßnahmen werden festgestellt: → etwa 25 % der Befragten ist der Standard nicht bekannt, → 75 % haben in den letzten Jahren keine entsprechende Fortbildung besucht und → fast jeder zweite Befragte nennt keine Kontraindikationen für ATS. → Es gab bei den Antworten keine Unterschiede zwischen den untersuchten Gruppen.	**Sind die wichtigsten Ergebnisse angemessen und nachvollziehbar beschrieben worden?** Ja, die wichtigsten Ergebnisse sind angemessen und nachvollziehbar beschrieben worden. Mithilfe von Tabellen sind die Hauptbefunde visualisiert worden, die Testergebnisse der Analyseverfahren wurden angegeben.
7. Kriterium: Diskussion	
Wie wurden Ergebnisse interpretiert? Die Ergebnisse werden auf der Grundlage der Fragestellung besprochen (jedes Ergebnis wird separat besprochen). Darüber hinausgehend werden die Befunde auch auf dem Hintergrund anderer Studien interpretiert. Zusätzlich werden Aspekte des Theorie-Praxis-Transfers zur Interpretation der Befunde herangezogen.	**Bezieht sich die Diskussion auf die Fragestellung? Sind alternative Ergebnisinterpretationen denkbar? Sind die Schlussfolgerungen nachvollziehbar?** Die Diskussion bezieht sich auf die Forschungsfrage und die gefundenen Ergebnisse. Damit werden die Ergebnisse mit dem Stand der Wissenschaft verknüpft. Sinnvoll wäre evtl. noch ein expliziterer Bezug auf den Theorie-Praxis-Transfer gewesen, da dies ja implizit auch die Forschungsproblematik darstellt. Dies wurde jedoch schon in der Problem- und Literaturdarstellung vernachlässigt, sodass auch in der Diskussion dazu nicht ausführlich Stellung genommen werden muss. Alternative Ergebnisinterpretationen sind nicht sinnvoll.

Tab. 3.5 *Beurteilungskriterien und Einschätzung einer qualitativen Studie (Brandenburg 2012).*

Detektiv und Buchhalter	*Kritiker*
1. Kriterium: Fragestellung	
Was ist die Forschungsfrage? Die Studie beschäftigt sich mit einem Thema, welches man an der Schnittstelle von Gerontologie und Pflegewissenschaft verorten kann. Es geht um das Schmerzerleben von älteren Frauen, die unter chronischen Schmerzen des Bewegungsapparates leiden. Speziell interessiert die Frage, welche Auffassungen diese Personen gegenüber einer medikamentösen Schmerztherapie haben.	**Ist die Forschungsfrage klar formuliert?** Die Fragestellung wird wie folgt präzisiert: „Welches sind die Vorstellungen und Auffassungen älterer Frauen mit chronischen Schmerzen des Bewegungsapparates zur medikamentösen Schmerztherapie?" (Huber u. Spirig 2004). Die Untersuchungsgruppe wurde auf ältere Frauen mit chronischen Schmerzen des Bewegungsapparates eingeschränkt. Der Fokus der Fragestellung ist ebenfalls klar beschrieben und konkretisiert worden, nämlich die Herausarbeitung von Vorstellung und Auffassungen dieser Frauen zur medikamentösen Schmerztherapie.
2. Kriterium: Literaturanalyse	
Welche Literatur wurde benutzt? Am Anfang der Arbeit wird eine Darlegung des Stands der Literatur geboten, wobei die Befundlage in der Schweiz ausführlich mit einbezogen wird. Darüber hinaus wurden internationale Studien berücksichtigt und insgesamt der Stand der Literatur zur Fragestellung skizziert. Hervorgehoben werden muss, dass von den Autorinnen nicht nur einzelne empirische Befunde aneinandergereiht werden, sondern bereits Hintergründe und erklärende Faktoren benannt werden, die für die Forschungsfrage von besonderem Interesse sind. Auch auf eigene Vorarbeiten im Hinblick auf die Literaturrecherche wird verwiesen. Dies wird allerdings nicht weiter spezifiziert; im Text selbst finden sich keine Angaben zur genutzten Suchstrategie.	**Ist der aktuelle Stand der Pflegewissenschaft angemessen und vollständig dargelegt worden?** Der Stand der pflegewissenschaftlichen Diskussion wird umfänglich dargestellt, Vollständigkeit kann nicht erwartet werden. Es muss berücksichtigt werden, dass beim Abdruck einer Studie in einer wissenschaftlichen Fachzeitschrift der Umfang begrenzt ist und nur die wichtigsten Aspekte der Befundlage thematisiert werden. Dies ist bei der Studie von Huber und Spirig der Fall gewesen.
3. Kriterium: Methoden zur Datenerhebung	
Welche Methoden wurden eingesetzt? Wie sind die zu untersuchenden Merkmale erhoben worden? Im Rahmen der Datensammlung bzw. Datenerhebung wurden problemzentrierte Interviews eingesetzt. Diese Methode wird begründet, wobei hier auf Veröffentlichungen von Lamnek (1995) und Mayring (2002) Bezug genommen wird. Streng genommen hätte man hier auf die 1982 erschienene Arbeit von Witzel, dem Begründer dieses Verfahrens in Deutschland, eingehen müssen und die Modifikationen noch genauer beschreiben müssen. Es wird allerdings dargelegt, dass die Gespräche (Zeitdauer zwischen 36 und 94 Minuten) auf Tonband aufgenommen und transkribiert wurden. Nach den Interviews wurden demografische Daten und ein Fragebogen zur Erfassung der Schmerzintensität und Auswirkungen von Schmerzen auf die funktionelle Kompetenz erhoben (Brief Pain Inventory).	**Sind die Methoden adäquat gewählt worden?** Die eingesetzten Methoden sind adäquat gewählt, begründet und ausführlich beschrieben. Sowohl bei dem qualitativen Teil (Leitfadeninterviews) wie auch bei dem quantitativen Teil (Fragebogen: Brief Pain Inventory) handelt es sich um erprobte, etablierte und in der (Pflege-)Forschung häufig eingesetzte Verfahren. Bei dem Brief Pain Inventory sind mittlere bis hohe Validitäts- und Reliabilitätswerte nachgewiesen. Die erfassten soziodemografischen Merkmale werden bei nahezu jeder wissenschaftlichen Untersuchung mit erhoben. Insgesamt wird die Methodik der Datenerhebung mit hoher Transparenz und Genauigkeit skizziert.
4. Kriterium: Methoden zur Datenauswertung	
Welche Verfahren zur Datenanalyse wurden eingesetzt? Die Interviews wurden mithilfe der qualitativen Inhaltsanalyse nach Mayring ausgewertet. In diesem Zusammenhang soll noch einmal darauf hingewiesen werden, dass dieses Verfahren im eigentlichen Sinne ein Datenauswertungs- und kein Datenerhebungsverfahren ist. Satz für Satz wurden die transkribierten Texte durchgesehen und 3 Phasen der Auswertung berücksichtigt: → Zusammenfassung des Materials, → Explikation fraglicher Textstellen durch zusätzliches Material, → Strukturierung des Kategoriensystems. Dann erfolgte eine Rückbindung der gefundenen Ergebnisse bzw. Kategorisierungen am Ausgangsmaterial. Zur weiteren Verarbeitung der Daten wurden Computerprogramme genutzt.	**Sind die passenden Analyse- und Auswertungsverfahren benutzt worden?** Im Hinblick auf die Fragestellung und das Design sind geeignete Analysemethoden zum Einsatz gekommen. Besonders zu erwähnen ist die Beachtung der Gütekriterien. Denn auch in der qualitativen Forschung bemüht man sich seit Jahren um eine entsprechende Qualitätssicherung. Die beachteten Gütekriterien weichen allerdings etwas von den in der internationalen Pflegewissenschaft diskutierten Kriterien von Lincoln u. Guba (1985) ab.
5. Kriterium: Ethik	
Welche Aspekte der Forschungsethik wurden diskutiert? Das Forschungsvorhaben wurde von der Ethikkommission des Kantons Zürich, hier insbesondere von einer spezialisierten Unterkommission Orthopädie, ohne weitere Empfehlungen akzeptiert. Zudem waren der Erstautorin die Grundsätze des Schweizerischen Berufsverbandes bekannt und wurden von ihr eingehalten. Schließlich wurden von den 8 interviewten älteren Frauen sog. „Informelle Einwilligungserklärungen" unterzeichnet, die sie auf ihre Rechte aufmerksam machten.	**Wurden die grundlegenden Aspekte der Forschungsethik beachtet?** Es kann festgestellt werden, dass die Studie die grundlegenden Aspekte der Forschungsethik berücksichtigt hat und dies auch explizit gemacht wurde. Das Untersuchungsdesign wurde von einer Ethikkommission genehmigt.

Fortsetzung ▶

Tab. 3.5 Fortsetzung

Detektiv und Buchhalter	Kritiker
6. Kriterium: Ergebnisse	

Was sind die Ergebnisse der Studie?	**Sind die wichtigsten Ergebnisse angemessen und nachvollziehbar beschrieben worden?**
Nach den soziodemografischen Details und den Ergebnissen des Brief Pain Inventory wurden die wichtigsten Ergebnisse dargestellt. Als zentraler Befund wurde genannt, dass „Vorstellungen und Auffassungen zur medikamentösen Schmerztherapie innerhalb der Lebensgeschichte der Teilnehmerinnen sowie ihres täglichen Umgangs mit Schmerzen und anderen Krankheiten zustande kommen und deshalb nur in diesem Kontext betrachtet werden können" (Huber u. Spirig 2004). Mithilfe einer Abbildung wurden die Ergebnisse strukturiert und visualisiert. Insgesamt 5 Hauptkategorien mit jeweils bis zu 4 Unterkategorien wurden aus dem Material extrahiert. Die Kategorie „von seiner Lebens- und Krankheitsgeschichte getragen werden" bildete die Grundlage und umfasste folgende Unterkategorien: a. „Erfahrungen im Leben und Kranksein machen", b. „theoretisches Wissen zu Schmerzursachen und Therapien haben", c. „den alltäglichen Umgang mit Schmerzen lernen" und d. „sich in einem größeren Ganzen aufgehoben fühlen".	Die Unterkategorien stehen in einem Zusammenhang mit von den Autorinnen eruierten Formen der Auseinandersetzung bzw. Bewältigung bei den älteren Frauen „mit Schmerzen und ihren körperlichen, psychischen, praktischen und sozialen Auswirkungen zu leben" (Huber u. Spirig 2004). Als wichtigste Formen werden benannt: → „therapeutische Maßnahmen zur Schmerzlinderung abwägen, kombinieren, bewerten". Dies schließt folgende Unterkategorien mit ein: e. „diszipliniert nicht-pharmazeutische Maßnahmen zur Schmerzlinderung durchführen", f. „Schmerzmedikamente zurückhaltend, aber gezielt einnehmen" und g. „partnerschaftlich mit Fachpersonen zusammenarbeiten". Dabei erleben die Frauen, dass sie an Grenzen stoßen, wobei 3 Grenzen konkretisiert werden. Es geht um: → die „Grenze erträglicher Schmerzen", → die „Grenze ungenügende Behandlungswirkungen zu erleben" und → die „Grenze erträglicher Behandlungsnebenwirkungen erreichen". Ziel der Frauen ist es – trotz der Schmerzen und der funktionellen Beeinträchtigungen – ein möglichst hohes Maß an Lebensqualität bzw. psychophysischem Wohlbefinden aufrechtzuerhalten. Insgesamt werden die wichtigsten Befunde der Studie ausführlich und differenziert dargestellt und erläutert und die Zusammenhänge zwischen den Kategorien beschrieben. Die Ergebnisse beziehen sich explizit auf die gestellte Forschungsfrage und leisten einen Beitrag zu ihrer Beantwortung.

| **7. Kriterium: Diskussion** | |

Wie wurden Ergebnisse interpretiert?	**Bezieht sich die Diskussion auf die Fragestellung? Sind alternative Ergebnisinterpretationen denkbar? Sind die Schlussfolgerungen nachvollziehbar?**
Bei der kritischen Diskussion ihrer Studie verweisen die Autorinnen auf Übereinstimmungen bzw. Diskrepanzen zur Literatur. Betont wird, dass die älteren Frauen das Leben mit chronischen Schmerzen als Herausforderung sehr gut meistern und ihre Lebens- und Krankheitsgeschichten von „reflektierten Erfahrungen" und „bewusstem Wissen und Lernen" geprägt sind. Weiterhin werden die realistische Einschätzung der Situation sowie eine differenzierte Abwägung der Therapien genannt. Dieser „meisterhafte Umgang mit Schmerzen" ist ein Befund, der durchaus in einer gewissen Diskrepanz zu anderen Befunden steht, bei denen wir passive oder „ausreichende" Formen der Auseinandersetzung beschrieben werden. Die Gemeinsamkeiten und Unterschiede der gefundenen Ergebnisse mit dem Forschungsstand werden dargelegt. Darüber hinaus wird von den Autorinnen diskutiert, ob und inwieweit es sich bei der von ihnen untersuchten Stichprobe um Teilnehmerinnen mit „außergewöhnlichen Fähigkeiten" handelt. Damit werden bereits Grenzen der Studie benannt und insbesondere auf die Stichprobenproblematik verwiesen.	Bei der Diskussion werden Aspekte thematisiert, die im unmittelbaren Zusammenhang mit der Forschungsfrage und den ermittelten Ergebnissen stehen. Damit werden die neu gefundenen Ergebnisse mit den vorhandenen verknüpft und ein Beitrag zur Wissenserweiterung in der Pflege geleistet.

Insgesamt sehen wir folgende Möglichkeiten für Pflegepraktiker, sich für die Pflegewissenschaft und Pflegeforschung zu interessieren und sich zu beteiligen (**Abb. 3.18**):

- Lesen von Fachartikeln
- Diskussion und Austausch über Fachbeiträge
- Besuch von Messen, Kongressen, Fachveranstaltungen
- praktische Mitarbeit bei Studien
- Fortbildung, Weiterbildung, Studium

Lesen von Fachartikeln. Mittlerweile gibt es eine Vielzahl von Fachzeitschriften in der Pflege, die für jeden etwas zu bieten haben. Als Angehöriger eines Pflegeberufes sollte man sich für die Ergebnisse der Pflegewissenschaft interessieren und die entsprechenden Beiträge lesen. Sinnvoll ist es, wenn am Arbeitsplatz Fachzeitschriften vorhanden wären oder man selbst über ein Abonnement verfügt.

Diskussion und Austausch über Fachbeiträge. Es reicht nicht aus, nur zu lesen, man sollte auch über das Gelesene sprechen, offene Fragen klären, Anregungen anderer aufnehmen. Dies geschieht am besten im Kollegenkreis, etwa durch die Einrichtung von Lesezirkeln, Journal-Clubs oder dem Aufbau einer kleinen „Forschungsbibliothek". Hilfreich ist es, sich einmal im Monat zu einem festgesetzten Termin zu treffen, ausgewählte Forschungsartikel zu diskutieren und darüber ins Gespräch zu kommen. Zu empfehlen ist, dass diese Zusammenkünfte von einer in der Sache und Methode erfahrenen Pflegenden geleitet werden.

Besuch von Messen, Kongressen, Fachveranstaltungen. Wenn man einen Blick in die letzten Seiten der Fachzeitschriften wirft, dann kann man sich recht schnell über interessante Veranstaltungen im Pflege- und Gesundheitswesen informieren. Es gibt eine Vielzahl von Pflegekongressen im In- und Ausland, auf denen man sich über den Diskussionsstand in der Disziplin Pflege insgesamt informieren kann. Auf diesen Veranstaltungen besteht auch die Möglichkeit, mit Pflegeforschern direkt ins Gespräch zu kommen und eigene kritische Fragen zu formulieren.

Praktische Mitarbeit bei Studien. Es kann sein, dass Projekte, Befragungen oder Interviews am eigenen Arbeitsplatz durchgeführt werden; oder dass man selbst bei der Konzeption von Fragebögen

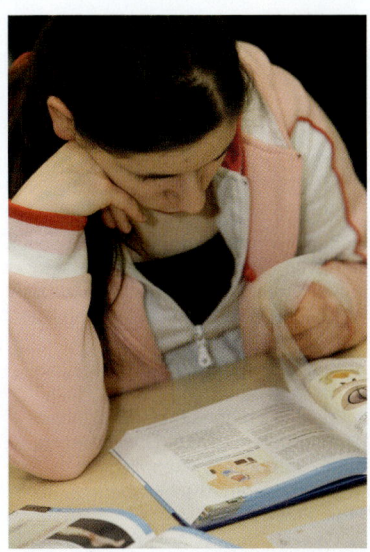

Abb. 3.18 Pflegewissenschaft und Pflegeforschung bieten hervorragende Möglichkeiten, sich wissenschaftlich mit Fragen der eigenen Disziplin auseinander zu setzen.

oder der Auswertung um Mitarbeit gebeten wird. Häufig geht es um interdisziplinäre Forschungsteams (Ärzte, Pflegende, andere therapeutische Berufsgruppen). Bei dieser Kooperation kommt es weniger auf die eigene Forschungskompetenz an als vielmehr auf klinisches Wissen, praktische Erfahrung in der Pflege und auf die notwendige Motivation.

Fortbildung, Weiterbildung, Studium. Wer bestimmte Aufgaben, etwa bezogen auf die Behandlung spezieller Krankheitsbilder oder die Übernahme von pädagogischen oder leitenden Tätigkeiten, übernehmen möchte, der muss sich auch nach Abschluss der Pflegeausbildung bald weiter qualifizieren. Zu erwähnen sind hier nicht nur die Fortbildungsinstitute und Pflegeakademien, sondern auch die mittlerweile zahlreichen pflegebezogenen Studiengänge in ganz Deutschland, die alle 4 Handlungsfelder der Praxisdisziplin Pflege abdecken. Weiterbildung und Studium sind hervorragende Möglichkeiten, sich wissenschaftlich mit Fragen der eigenen Disziplin auseinander zu setzen.

Bei einer Übernahme von Leitungspositionen in Krankenhäusern oder Ausbildungsstätten ergeben sich vielfältige Chancen der Beteiligung an Projekten der Pflegeforschung. Dies bezieht sich etwa auf die ideelle, administrative und finanzielle Unterstützung von Forschungsvorhaben. Zum Beispiel ist die

Zustimmung und Unterstützung der Pflegemanager zur Pflegeforschung – und mehr noch – die aktive Beseitigung institutioneller Hemmnisse und Barrieren – eine wichtige Voraussetzung dafür, dass Pflegeforschung überhaupt durchgeführt werden kann.

Und die Pflegepädagogen sind unverzichtbar, wenn es um interne Qualifizierungsprozesse in den Einrichtungen geht. Forschungsergebnisse werden nicht einfach umgesetzt, in dem sich von heute auf morgen das Verhalten der Pflegenden ändert. Dieser Prozess muss durch Information, Schulung, Anleitung usw. intensiv begleitet werden.

Pflegewissenschaft – Grenzen der Forschung

Abschließend möchten wir noch einige kritische Bemerkungen zu den Grenzen der Wissenschaft – und damit auch der Pflegewissenschaft – anführen. Im ersten Abschnitt dieses Kapitels und auch in den nachfolgenden Ausführungen ist immer die Bedeutung der Pflegewissenschaft für die Praxis betont worden. Im letzten Abschnitt wurden konkrete Möglichkeiten aufgezeigt, wie die Praktiker sich für Fragen der Pflegewissenschaft und Pflegeforschung interessieren und engagieren können. Es darf aber nicht verschwiegen werden, dass die Umsetzung wissenschaftlicher Befunde in die Praxis schwierig ist und von einer Reihe von Faktoren beeinflusst wird.

Gründe für mangelnde Umsetzung pflegewissenschaftlicher Ergebnisse. Die englische Pflegewissenschaftlerin Hunt hat die Dinge bereits in den 80er Jahren auf den Punkt gebracht (1984): Nach ihrer Auffassung gibt es wahrscheinlich 5 Gründe, warum Forschungsergebnisse von Pflegenden kaum genutzt werden:
1. Sie wissen nichts darüber.
2. Sie verstehen sie nicht.
3. Sie misstrauen ihnen.
4. Sie wissen sie nicht anzuwenden.
5. Sie dürfen sie nicht anwenden.

Voraussetzungen für die Umsetzung. Studien (Dunn 1998, Tierney 1999, Saxer 2002, Balser 2012) zeigen, dass es v. a. 4 Merkmale sind, die für die Umsetzung von Forschungsbefunden wichtig sind:
1. Charakteristika der Pflegeperson (z. B. Informationsstand, Einstellungen gegenüber Forschung)
2. Charakteristika der Organisation (z. B. Offenheit für Forschung bzw. ein innovatives Klima, welches Veränderungen ermöglicht),

3. Charakteristika der Forschungsarbeiten (z. B. Verständlichkeit, Übertragbarkeit, Praxisbezug) und schließlich
4. Charakteristika des Zugangs zu Forschungsergebnissen (z. B. Erreichbarkeit, Verfügbarkeit von Fachzeitschriften in der Bibliothek).

➤ **MERKE** Insgesamt muss man feststellen, dass die Nutzung von Forschungsbefunden in der Praxis nicht nur von der Bereitschaft und dem Engagement Einzelner abhängig ist, sondern letztlich auch von der Offenheit einer Institution gegenüber Veränderung und Innovation bestimmt wird. Von besonderer Bedeutung ist dabei die Bereitschaft der Pflegenden an der Basis, die bisherige Praxis in Frage stellen zu lassen und für Neuerungen offen zu sein. ____

Weiterhin ist die Unterstützung durch Pflegeforscher erforderlich, welche ernsthaft daran interessiert sind, sich auf Probleme der Pflegepraxis einzulassen. Und darüber hinaus müssen Management und Leitung der Klinik die entsprechenden zeitlichen und personellen Ressourcen zur Verfügung stellen. Auch eine Abteilung innerbetriebliche Fortbildung muss an diesem Prozess beteiligt werden, denn ohne Qualifikationen und Weiterentwicklung gibt es keine Veränderungen.

3.2.3 Zusammenfassung

Am Anfang unseres Beitrags haben wir angesichts unrealistischer Hoffnungen und Befürchtungen in Bezug auf die Pflegewissenschaft für mehr Nüchternheit plädiert. Dieses Plädoyer – verbunden mit einer gewissen Skepsis im Hinblick auf das, was mittels Pflegewissenschaft in der Praxis verändert werden kann und was nicht – möchten wir aufrechterhalten. Wir haben deutlich gemacht, was Pflegewissenschaft – und insbesondere Pflegeforschung – leisten können. Sie können wichtige Impulse für Veränderungen in der Praxis geben. Aber, nicht die Wissenschaft verändert die Praxis, sondern sie bietet zunächst die Möglichkeit, Fragen und Probleme auf einer allgemeinen und theoretischen Ebene zu reflektieren. Der Vollzug realer Veränderung liegt bei denen, die in die konkreten Arbeitssituationen involviert sind und dafür Verantwortung tragen.

➡ **MERKE** Für Veränderungen in der Pflege ist nach unserer Auffassung die gesamte Disziplin, d. h. Praxis, Management, Pädagogik und Wissenschaft, verantwortlich. Die Wissenschaft kann hierzu ihren Beitrag leisten, indem sie Forschungsergebnisse produziert, Qualifikationen ermöglicht, Beratungen durchführt und konkrete Unterstützung bei Innovationen anbietet. _____

Lern- und Leseservice

Verwendete Literatur
Pflegetheorien

→ Aggleton P, Chalmers H. Pflegemodelle und Pflegeprozeß. Deutsche Krankenpflegezeitschrift 1989; 5: 2
→ Chinn P, Kramer M. Pflegetheorie. Konzepte – Kontext – Kritik. Berlin: Ullstein Medical; 1996
→ Henderson V. Grundregeln der Krankenpflege. ICN, Genf 1977
→ Isfort M, Weidner F. Bericht über die erste Phase des Projektes „Entwicklung und Erprobung eines Modells zur Planung und Darstellung von Pflegequalität und Pflegeleistungen. In: Pflegequalität und Pflegeleistungen I. Katholischer Krankenhausverband Deutschland e. V., Hrsg. Freiburg/Köln: 2001
→ Juchli L. Pflege. Praxis und Theorie der Gesundheits- und Krankenpflege, 7. Aufl. Stuttgart: Thieme; 1994
→ Kirkevold M. Pflegetheorien. München: Urban & Schwarzenberg; 1997
→ Lauber A, Hrsg. Grundlagen beruflicher Pflege. 2. Aufl. Stuttgart: Thieme; 2007
→ Leininger M. Kulturelle Dimensionen menschlicher Pflege. Freiburg i. Br.: Lambertus; 1998
→ LoBiondo-Wood G. Pflegeforschung. Methoden, kritische Einschätzung und Anwendung. Bern: Hans Huber; 1996
→ Meleis A. Theoretical nursing. Development and progress, 2nd ed. Philadelphia: Lippincott; 1991
→ Orem D. Strukturkonzepte der Pflegepraxis. Bern: Hans Huber; 1997
→ Roper N. u. a.: Die Elemente der Krankenpflege. Ein Pflegemodell, das auf einem Lebensmodell beruht. Basel: Recom; 1993
→ Schaeffer D. u. a., Hrsg. Pflegetheorien. Beispiele aus den USA. Bern: Hans Huber; 1997
→ Steppe H. Pflegemodell in der Praxis, 2. Folge: Virginia Henderson. Die Schwester/Der Pfleger 1990; 29: 587

Pflegewissenschaft und -forschung I

→ Arnold D, Kersing K, Stemmer R. Podiumsgespräch: Pflegewissenschaft im paradigmatischen Diskurs: Bedeutung für das Pflegehandeln. Pflege & Gesellschaft 2006; 11: 170 – 182
→ Axmacher D. Pflegewissenschaft – Heimatverlust der Krankenpflege? In: Rabe-Kleberg U. et al., Hrsg. Pro Person: Dienstleistungsberufe in Krankenpflege, Altenpflege und Kindererziehung. Bielefeld: Böllert KT-Verlag; 1991: 120 – 138
→ Bartholomeyczik S. Pflegeforschung, Entwicklung, Themenstellung und Perspektiven. In: Schaeffer P, Wingenfeld K, Hrsg. Handbuch Pflegewissenschaft. Weinheim: Juventa; 2011: 67 – 94
→ Bekel G. Dorothea Orem – Die Selbstpflegedefizit-Theorie als Erkenntnisprogramm für die Pflege als Praxiswissenschaft. In: Brandenburg H, Dorschner S, Hrsg. Pflegewissenschaft 1. 2. Aufl. Bern: Hans Huber; 2012
→ Brandenburg H. Pflegewissenschaft und Pflegeforschung in Deutschland. PR-InterNet 2001; 3: 14 – 28
→ Brandenburg H, Weidner F. Pflegewissenschaft und -forschung. In: Kellnhauser E et al., Hrsg. Thiemes Pflege. 10. Aufl. Stuttgart: Thieme; 2004
→ Brandenburg H. Das Resident Assessment Instrument – eine Chance für die Pflege in Deutschland. In: Bartholomeyczik S, Halek M, Hrsg. Assessmentinstrumente in der Pflege. Hannover: Schlütersche; 2009: 27 – 46
→ Brandenburg H, Dorschner S. Pflegewissenschaft 1. Lehr- und Arbeitsbuch zur Einführung in die Pflegewissenschaft. 3. Aufl. Bern: Hans Huber; 2012

→ Bundesministerium für Familie, Senioren, Frauen und Jugend, Hrsg. Pflegedokumentation stationär. Das Handbuch für die Pflegeleitung. Berlin; 2007
→ Bundesministerium für Familie, Senioren, Frauen und Jugend, Hrsg. Identifizierung von Entbürokratisierungspotenzialen in Einrichtungen der stationären Altenpflege in Deutschland. Abschlussbericht. Berlin; 2006
→ Corbin J, Strauss A. Ein Pflegemodell zur Bewältigung chronischer Krankheiten. In: Woog P, Hrsg. Chronisch Kranke pflegen. Das Corbin-Strauss-Pflegemodell. Wiesbaden: Ullstein Mosby; 1998: 1 – 30
→ Deutsches Netzwerk für Qualitätssicherung in der Pflege, Hrsg. Expertenstandard Dekubitusprophylaxe in der Pflege. Entwicklung-Konsentierung-Implementierung. 2. Aufl. mit aktualisierter Literaturstudie (1999 – 2002): Osnabrück; 2010
→ Deutsches Netzwerk für Qualitätssicherung in der Pflege, Hrsg. Expertenstandard Dekubitusprophylaxe in der Pflege. Osnabrück; 2000
→ Dornheim J, v. Maanen H, Meyer JA, Remmers H, Schöninger U, Schwerdt R, Wittneben K. Pflegewissenschaft als Praxiswissenschaft und Handlungswissenschaft. Pflege und Gesellschaft 1999; 4: 73 – 79.
→ Evers G, Isenberg MA, Philipsen H, Senten M, Brouns G. Validity testing of the Dutch translation of the appraisal of the self-care agency ASA-scale. International Journal of Nursing Studies 1993; 30: 331 – 342
→ Friesacher H. Theorie und Praxis pflegerischen Handelns. Osnabrück: Universitätsverlag Osnabrück; 2008
→ Ford S. Into the outside. Nursing Times 1987; 20: 40 – 42
→ Harrison A. Compression fractures of the thoracic vertebrae. Nursing Times 1986; 25: 40 – 42

→ Höhmann U, Weinrich H, Gätschenberger G. Die Bedeutung des Pflegeplans für die Qualitätssicherung in der Pflege. Forschungsbericht Nr 261. Bonn: Bundesministerium für Arbeit und Sozialordnung; 1996

→ Käppeli S. Pflegekonzepte. Phänomene im Erleben von Krankheit und Umfeld. Bern: Hans Huber; 2000

→ Kirkevold M. Toward a Practice Theory of Caring Patients with Chronic Skin Disease. Scholary Inquiry for Nursing Practice 1993; 7: 37 – 58

→ Kirkevold M. Pflegewissenschaft als Praxisdisziplin. Bern: Hans Huber; 2002

→ Janes G. Planning for terminal care. Nursing Times 1986; 23: 24 – 27

→ Medizinischer Dienst der Spitzenverbände der Krankenkassen e. V., Projektgruppe 32, Hrsg. Grundsatzstellungnahme Dekubitus. Medizinisch-pflegerische Grundlagen, Prophylaxe und Therapie. Bearbeitung von Behandlungs- und Pflegevorwürfen. Essen; 2001. Online im Internet: www.mds.de

→ Moers M. Pflegewissenschaft: Nur Begleitwissenschaft oder auch Grundlage des Berufes. Pflege u. Gesellschaft 1999; 5: 21 – 25

→ Morse JM, Johnson JL. The illness experience: dimensions of suffering. Sage Publications, Inc. 1991

→ Reed J, Robbins I. Pflegemodelle: Ihre Relevanz für die Pflege älterer Menschen. In: Schröck R, Drerup E, Hrsg. Pflegetheorien in Praxis, Forschung und Theorie. Freiburg: Lambertus; 1991: 203 – 218

→ Remmers H. Pflegewissenschaft im interdisziplinären Dialog. Eine Forschungsbilanz. Osnabrück: V & R Unipress; 2011

→ Remmers H. Pflegerisches Handeln. Wissenschafts- und Ethikdiskurse zur Konturierung der Pflegewissenschaft. Bern: Huber; 2000

→ Robert-Bosch-Stiftung, Hrsg. Pflegewissenschaft. Grundlegung für Lehre, Forschung und Praxis. Denkschrift. Gerlingen: Bleicher; 1996

→ Robert-Bosch-Stiftung, Hrsg. Pflege braucht Eliten. Denkschrift zur Hochschulausbildung für Lehre und Leitungskräfte in der Pflege. Beiträge zur Gesundheitsökonomie, Bd. 28. Gerlingen: Bleicher; 1993

→ Schaeffer D. Entwicklungsstand und -herausforderungen der bundesdeutschen Pflegewissenschaft. Pflege 1999; 12: 141 – 152

→ Stemmer R. Einleitung in den Themenschwerpunkt. Pflege u. Gesellschaft 2006; 11: 9 – 11

→ Taubert J. Pflege auf dem Weg zu einem neuen Selbstverständnis. 2. Aufl. Frankfurt: Mabuse; 1994

→ Weidner F. Professionelle Pflegepraxis und Gesundheitsförderung. Eine empirische Untersuchung über Voraussetzungen und Perspektiven des beruflichen Handelns in der Krankenpflege, 2. Aufl. Frankfurt a.R.: Mabuse; 2003

→ Weidner F. Zur Einführung in das Grundverständnis der Praxisdisziplin Pflege. In: Weidner F, Hrsg. Pflegeforschung praxisnah. Frankfurt: Mabuse; 1999a: 11 – 22

→ Weidner F. Was bedeutet Professionalisierung für die Pflegeberufe? Annäherungen an einen strapazierten Begriff. In: Sauter D, Richter D, Hrsg. Experten für den Alltag – Professionelle Pflege in psychiatrischen Handlungsfeldern. Bonn: Psychiatrie-Verlag; 1999b: 18 – 39

→ Wiener CL, Dodd MJ. Coping amid uncertainty: an illness trajectory perspective. Scholar Inq Nurs Pract 1993; 7: 17 – 30

→ Wittneben K. Forschungsansätze für das Berufsfeld Pflege. Stuttgart: Thieme; 1998

Pflegewissenschaft und -forschung II

→ Altenhofen L. Anlage und Aussagekraft empirischer Untersuchungen. In: Rennen-Allhoff B, Schaeffer D, Hrsg. Handbuch Pflegewissenschaft. Weinheim: Juventa; 2000: 109 – 132

→ Balser N. Einflußfaktoren auf die Implementierung von pflegewissenschaftlichen Erkenntnissen in die Praxis. Master. Pflegewissenschaftliche Fakultät. Philosophisch-Theologische Hochschule Vallendar; 2012

→ Bosch CF. Daheim. Pflege 1995; 5: 34 – 40

→ Brandenburg H. Analyse von qualitativen Studien. In: Brandenburg H, Panfil EM, Mayer H, Hrsg. Pflegewissenschaft 3. Aufl. Bern: Huber; 2012

→ Dunn V et al. Using research for practice: a UK experience of the Barriers Scale. Journal of Advanced Nursing 1998; 27: 1203 – 1210

→ Fritz E, Them C, Hackl JM. Thromboseprävention im pflegerischen Alltag einer Universitätsklinik. Pflege 2005; 18: 43 – 50

→ Hoehl M, Kullick P: Gesundheits- und Kinderkrankenpflege. 4. Aufl. Stuttgart: Thieme; 2012

→ Huber E, Spirig R. Das Leben mit Schmerzen meistern – ältere Frauen als Expertinnen im Umgang mit chronischen Schmerzen des Bewegungsapparates. Pflege 2004; 17: 296 – 305

→ Hunt M. Why don't we use these findings? Nursing Mirror 1984; 158: 29

→ Isfort M, Weidner F. Pflegequalität und Pflegeleistungen. Zwischenberichte des Projektes: „Entwicklung und Erprobung eines Modells zur Planung und Darstellung von Pflegequalität und Pflegeleistungen." Katholischer Krankenhausverband Deutschlands e. V. (Hrsg.). Schriftenreihe des Deutschen Instituts für angewandte Pflegeforschung (dip) e. V. Hannover: Schlütersche; 2003

→ Isfort R. Patientenklassifikation und Personalbemessung in der Pflege. Münster: MV-Wissenschaft, Monsenstein und Vannerdat; 2008

→ Käppeli S. Patienten interpretieren problematische Spitalerfahrungen. Pflege 1991; 4: 199 – 205

→ Lamnek S. Qualitative Sozialforschung. München: Psychologie Verlags Union; 1995

→ Lincoln YS, Guba EG. Naturalistic Inquiry. Beverly Hills: Sage; 1985

→ LoBiondo-Wood G, Haber J. Pflegeforschung: Methoden, kritische Einschätzung und Anwendung., München: Urban u. Fischer; 2005

→ Mayring P. Qualitative Inhaltsanalyse. Grundlagen und Techniken. Weinheim: Beltz; 2003

→ Moers M, Schnepp W, Schiemann D, Hrsg. Pflegeforschung zum Erleben chronisch kranker und alter Menschen. Bern: Huber; 1999

→ Panfil EM. Analyse von Forschungsstudien. In: Brandenburg H, Panfil EM, Mayer H, Hrsg. Pflegewissenschaft 3. Auflage Bern: Huber; 2012a

→ Panfil EM. Analyse von quantitativen Studien. In: Brandenburg H, Panfil EM, Mayer H, Hrsg. Pflegewissenschaft 3. Auflage Bern: Huber; 2012b

→ Petry H. „Wollen wir heute duschen? Nein, das Wetter ist zu schlecht!" Verwirrtsein. In: Kesselring A, Hrsg. Die Lebenswelt der Patienten. Bern: Huber; 1996: 93 – 122

→ Saxer S. Transfer von Forschungsergebnissen in die Praxis – Hemmende und fördernde Faktoren. PR-Internet 2002; 4 (Modul Pflegeforschung): 17–23

→ Schnell MW. Pflegeforschungsethik. In: Brandenburg H, Panfil EM, Mayer H, Hrsg. Pflegewissenschaft 2. Bern: Huber; 2008, 165–175

→ Ströbel A, Weidner F. Pflegeprävention im häuslichen Bereich. Zwischenbericht zur ersten Phase des Projektes. Schriftenreihe des Deutschen Instituts für angewandte Pflegeforschung (dip) e. V.. Hannover: Schlütersche; 2003

→ Tierney A. Research Utilization in Nursing Practice: What are the Problems and the Challenges? Referat vom 16. Forschungstag des SBK, Bern 1999

Weiterführende Literatur
Pflegewissenschaft und -forschung I

→ Bartholomeyczik S, Müller E. Pflegeforschung verstehen. München: Urban u. Schwarzenberg; 1997

→ Brandenburg H, Dorscher S. Pflegewissenschaft 1. Lehr- und Arbeitsbuch zur Einführung in die Pflegewissenschaft. 3. Auflage Huber; 2012

→ Krohwinkel M. Rehabilitierende Prozesspflege am Beispiel von Apoplexkranken. 3. Aufl. Hans Huber; 2008

→ Schaeffer D, Wingenfeld K, Hrsg. Handbuch Pflegewissenschaft. Weinheim: Juventa; 2011

→ Schaeffer D, Moers M, Steppe H, Meleis A, Hrsg. Pflegetheorien. Beispiele aus den USA. Bern: Hans Huber; 1997

Pflegewissenschaft und -forschung II

→ Deutsches Institut für angewandte Pflegeforschung e. V., Hrsg. Präventive Hausbesuche bei Senioren. Projekt *mobil* – der Abschlussbericht. Hannover: Schlütersche; 2008

→ Lamnek S. Qualitative Sozialforschung. Lehrbuch. Weinheim: Beltz; 2005

→ Mayer H. Pflegeforschung anwenden. Elemente und Basiswissen für Studium und Weiterbildung, 2. Aufl. Wien: Facultas; 2007

→ Panfil, EM. Wissenschaftliches Arbeiten in der Pflege. Lehr- und Arbeitsbuch für Pflegende. Bern: Huber; 2010

→ Polit DF, Beck CT, Hungler B. Lehrbuch Pflegeforschung. Bern: Huber; 2004

→ Schnell MW, Heinritz C. Forschungsethik. Bern: Huber; 2006

Kontakt- und Internetadressen
Pflegewissenschaft und -forschung I

→ Pflegetheorien: http://www.sandiego.edu/academics/nursing/theory

→ Pflegetheoretikerinnen: http://www.valdosta.edu/nursing/history/theory.html

→ Sekundärliteratur: http://www.healthsci.clayton.edu/eichelberger/nursing.htm

→ Datenbank für wissenschaftliches Arbeiten (Diplomarbeiten): http://www.dip-home.de/wise

→ Wichtigste pflegewissenschaftliche Datenbank: http://www.cinahl.com/index/html

→ Wichtigste medizinische Datenbank: http://www.medline.de/

→ Dokumentationsstelle des Hilde-Steppe-Archivs (Pflegegeschichte): http://www.fh-frankfurt.de/wwwbibl

→ Bibliothek des Deutschen Caritasverbands (mit Modellbibliothek Pflege): http://www.caritas.de

→ Informationen und Übersichten : http://www.pflegestudium.de

→ Dekanekonferenz pflegebezogener Studiengänge: http://www.deka-pflegewiss.de

Pflegewissenschaft und -forschung II

→ Forschungsmethoden: http://www.stangl-taller.at und http://www.hoepflinger.com/fhtop/fhmethod1.html

→ Nursing Ethics – Statements zur Pflegeethik: httpwww.nursingethics.ca

→ Amerikanische Homepages mit vielen Informationen zur Pflege: http://www.nursinghomehelp.org und http://www.nursingworld.org

4 Organisation, Management und Recht

Sabine Bartholomeyczik, Michael Ewers,
Heiner Friesacher, Walter Hell, Eva Hokenbecker-Belke

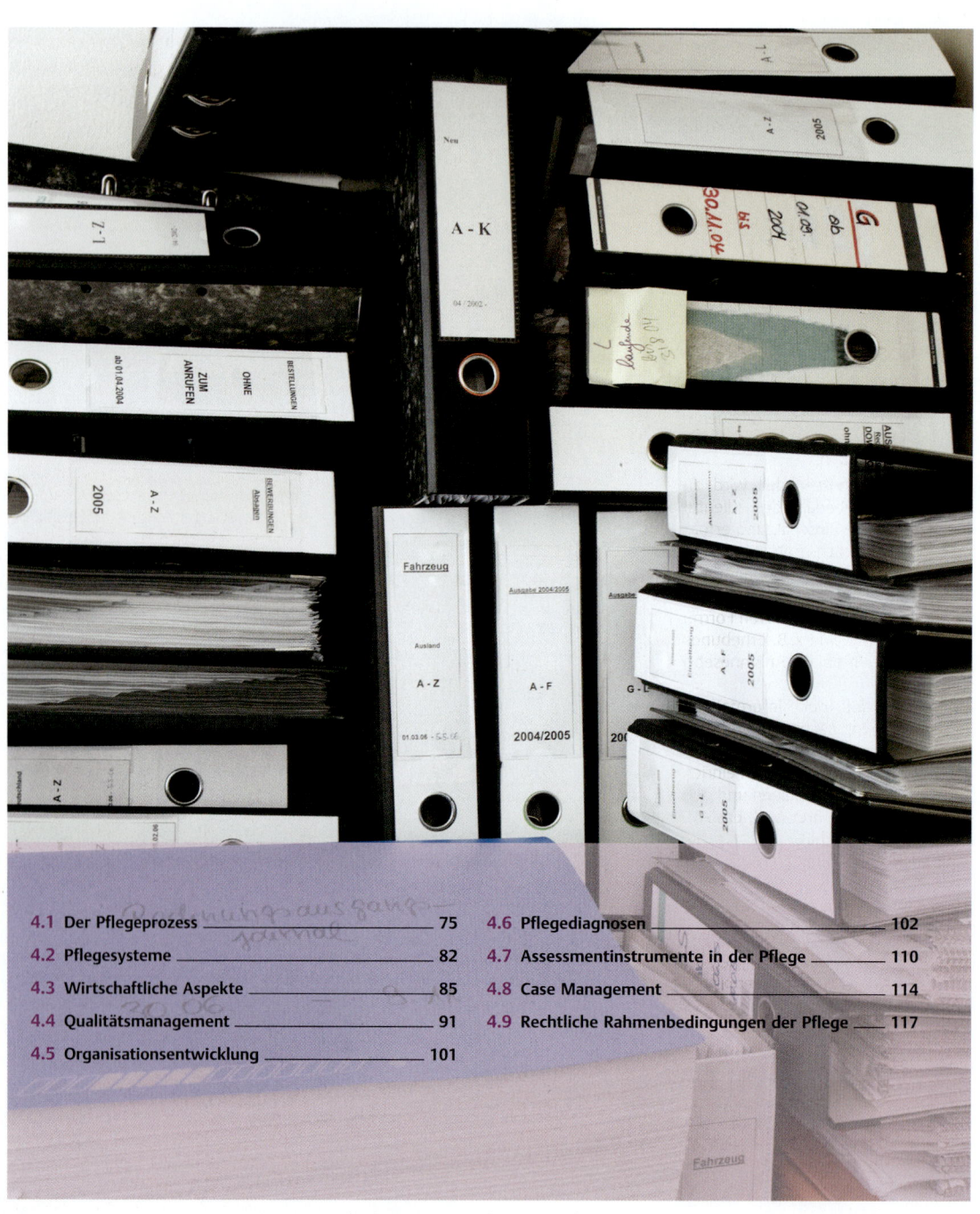

4.1 Der Pflegeprozess

Eva Hokenbecker-Belke

Der Pflegeprozess ist eine Arbeitsmethode, die systematisch die Planungs- und Handlungsabläufe der professionellen Pflege beschreibt und strukturiert. Er ist aus der Notwendigkeit heraus entstanden, pflegerische Handlungen zielgerichtet und methodisch zu planen und durchzuführen.

4.1.1 Vier-Schritt-Modell der WHO

Die WHO hat 1979 ein von Yura und Walsh (1960) entwickeltes Drei-Schritt-Modell aufgegriffen und um einen vierten Schritt ergänzt. Dieses WHO-Modell des Pflegeprozesses hat sich über viele Jahre etabliert. Der Umgang mit pflegebedürftigen Menschen ist ein ständiger Problemlösungs- und Beziehungsprozess, in dem der Pflegebedürftige mit seinen Bezugspersonen immer im Mittelpunkt der Betrachtung steht. Der Prozess beinhaltet aufeinander aufbauende Schritte und Phasen, die sich gegenseitig beeinflussen (**Abb. 4.1**).

In diesem 4-Schritt-Modell wird zunächst der Pflegebedarf des Klienten eingeschätzt. Diese Einschätzung erfolgt anhand eines Gesprächs mit dem Pflegebedürftigen (bzw. seinen Angehörigen) und einer Informationssammlung unter Anwendung von standardisierten Formularen als Hilfsmittel wie z. B. Erhebungsbögen, Pflegestammblatt, Anamnesebogen usw.

Aufbauend auf der Informationssammlung wird im nächsten Schritt die Pflegeplanung inkl. gewünschter Zielerreichung erstellt. Sie wird an den einrichtungsspezifischen Pflegeplänen und dem Pflegemodell ausgerichtet (z. B. das ATL-Modell von Liliane Juchli).

Im dritten Schritt wird der Pflegeplan umgesetzt und praktisch am Patienten angewendet. Zum Schluss erfolgt die Erfolgskontrolle und der Abgleich mit den zuvor definierten Zielen.

4.1.2 Definitionen, Merkmale und Ziele

Definition

Wie aus diesen Beschreibungen deutlich wird, strukturiert der Pflegeprozess die Handlungen der Pflegepersonen in Bezug auf die gewünschte Zielsetzung bei einem Patienten. Der Pflegeprozess kann folgendermaßen definiert werden:

> **DEFINITION** **Pflege** ist ein dynamischer Problemlösungs- und Beziehungsprozess. Er besteht aus logisch aufeinander aufbauenden Phasen und Schritten, die sich wechselseitig beeinflussen (MDS 2005).

Merkmale

Orientierung am Patienten

Der Pflegeprozess ist patientenorientiert gestaltet, d. h., er wird individuell für jeden Patienten erstellt. Innerhalb seiner Anwendung und der damit verbundenen Dokumentation werden Probleme und Ressourcen festgestellt und erfasst. Hierbei finden die alltäglichen Bedürfnisse und Wünsche des Pflegebedürftigen Berücksichtigung, d. h., es findet eine direkte Kommunikation mit dem Patienten statt und er wird (ggf. mit seinen Angehörigen) in die Planungen einbezogen.

Ganzheitlichkeit

Der Pflegeprozess gewährleistet eine ganzheitliche Betrachtungsweise bei der Versorgung eines Patienten. Er stellt den Menschen in den Mittelpunkt, der die Pflege in Anspruch nimmt und berücksichtigt dabei die Umgebung, in der sich der Mensch in der aktuellen Pflegesituation befindet.

Der Pflegeprozess eines Patienten, der sich für einen kurzen Zeitraum im Krankenhaus befindet, wird andere Ziele verfolgen als bei einem Pflegebedürftigen, der an einer chronischen Erkrankung leidet und langfristig zu Hause von einem ambulanten Pflegedienst betreut wird, oder eines Bewohners im Seniorenheim.

Der Pflegeprozess orientiert sich immer am aktuellen Gesundheits-/ Krankheitszustand des Menschen und hat zum Ziel, die Lebensqualität zu erhalten/wiederherzustellen sowie Wohlbefinden und größtmögliche Unabhängigkeit für den Menschen zu erreichen.

Ziele

Insgesamt orientiert sich der Pflegeprozess an den Problemen und Ressourcen des Betroffenen und verfolgt (individuell bezogen auf die pflegebedürftige Person) nachstehende Ziele:

- Sicherheit für den Pflegebedürftigen im Verlauf der Pflege herzustellen
- den Pflegebedürftigen und seine Angehörigen mit einzubeziehen
- personelle und fachliche Kontinuität in der Durchführung pflegerischer Leistungen zu gewährleisten
- die Qualität der Pflege und Betreuung zu sichern
- die objektive Beurteilung der Pflegeleistungen zu ermöglichen
- den (notwendigen) innerbetrieblichen und interdisziplinären Informationsfluss zu gewährleisten
- Leistungen transparent darzustellen
- den juristischen Nachweis der Pflegequalität im Sinne der Beweisfähigkeit zu ermöglichen (MDS 2005)

Grundsatzstellungnahme des Medizinischen Dienstes der Spitzenverbände der Krankenkassen e. V. (MDS). Aufgrund der Tatsache, dass die Einführung, also die konkrete Anwendung und Umsetzung des Pflegeprozesses nach Qualitätsprüfungen des MDK nur mäßige Ergebnisse aufgewiesen hat, ist im Jahre 2005 durch den MDS die sogenannte Grundsatzstellungnahme (ähnlich einem Expertenstandard) verfasst worden. Hierin werden die im Folgenden dargestellten Schritte des Regelkreises in ihrer inhaltlichen Ausgestaltung erläutert. Schwerpunkt ist zudem das Aufzeigen praktikabler Dokumentationsformen. Grundlage hierfür ist die Feststellung, dass die Pflegenden die theoretischen Grundlagen des Pflegeprozesses oft nur unzureichend beherrschen; Schulungen erfolgen häufig nur hinsichtlich der spezifischen Nutzung der in der jeweiligen Einrichtung vorhandenen Dokumente.

4.1.3 Regelkreis-Modell nach Fiechter und Meier

> **DEFINITION** Der **Regelkreis des Pflegeprozesses** ist ein strukturiertes Verfahren, an dessen Ablauf-Schritten sich die Pflegeperson orientieren kann,

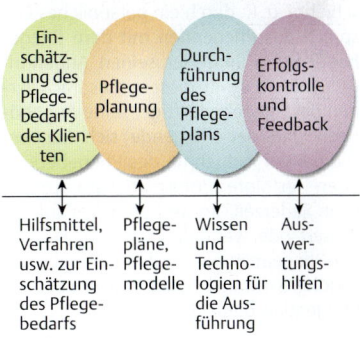

Abb. 4.1 Pflegeprozess als Vier-Schritt-Modell (WHO 1979).

Einschätzung des Pflegebedarfs des Klienten	Pflegeplanung	Durchführung des Pflegeplans	Erfolgskontrolle und Feedback
Hilfsmittel, Verfahren usw. zur Einschätzung des Pflegebedarfs	Pflegepläne, Pflegemodelle	Wissen und Technologien für die Ausführung	Auswertungshilfen

um zielgerichtet pflegerisch zu handeln und Probleme zu lösen. _____

Es handelt sich demnach um ein Instrument und eine Methode, die pflegerische Qualität umsetzbar und überprüfbar macht. Er dient zur Gliederung und Darstellung der Gedanken und Handlungen, die Pflegende zur Lösung der Probleme von Pflegebedürftigen aufstellen und anwenden. Ziel der Anwendung ist, unter ganzheitlicher Betrachtung des Pflegebedürftigen (Körper, Geist, soziales Umfeld), die Gesundheit zu erhalten, zu fördern bzw. wiederherzustellen.

Pflegeprozess in sechs Schritten
Die zwei Schweizerinnen Fiechter und Meier haben den von der WHO vorgestellten Vier-Schritt-Pflegeprozess Anfang der 1980er Jahre weiterführend bearbeitet und um zwei Schritte ergänzt (**Abb. 4.2**).

Dieser von ihnen entwickelte Regelkreis findet im europäischen Raum weitverbreitete Anwendung. Die einzelnen Schritte werden in ihrer Methode unter den praktischen Handlungen der Pflegenden in einer individuellen Pflegesituation zu einem Prozess. Diese Methodik bildet den Unterschied zu dem im vorherigen Abschnitt beschriebenen WHO-Modell, das prozesshaft in eine Richtung verläuft und scheinbar mit der Ergebniskontrolle endet, also somit keinen Kreislauf bildet.

Fiechter und Meier beschreiben ihren Prozess folgendermaßen: „Der Krankenpflegeprozess hat zum Ziel, auf systematische Art und Weise dem Bedürfnis des Patienten nach pflegerischer Betreuung zu entsprechen. Der Krankenpflegeprozess besteht aus einer Reihe von logischen, voneinander abhängigen Überlegungs-, Entscheidungs- und Handlungs-

schritten, die auf eine Problemlösung, also auf ein Ziel hin, ausgerichtet sind und im Sinne eines Regelkreises einen Rückkopplungseffekt (Feedback) in Form von Beurteilung und Neuanpassung enthalten. Der Krankenpflegeprozess kann als Regelkreis mit sechs Schritten dargestellt werden. Das Resultat der Pflege wird am Pflegeziel gemessen. Wenn das Ziel erreicht wird, ist der Vorgang beendet. Wenn aber Abweichungen vom gesetzten Ziel vorkommen oder neue Probleme auftreten, beginnt der ganze Prozess von Neuem. Es müssen zusätzliche Informationen gesammelt werden, Probleme und Ziele neu formuliert und die Maßnahmen entsprechend angepasst werden" (Fiechter u. Meier 1988, S. 30).

> **MERKE** Die Schritte des Pflegeprozesses sollen eine Kontinuität in der Versorgung gewährleisten und orientieren sich immer an den individuellen Problemen, Fähigkeiten und Ressourcen des Pflegebedürftigen. _____

Der im Weiteren in seinen einzelnen Schritten genauer dargestellte Pflegeprozess besteht aus folgenden Schritten (s. **Abb. 4.2**):
1. Informationssammlung (Pflegeanamnese)
2. Erkennen von Problemen und Ressourcen des Patienten (Pflegediagnose)
3. Festlegung der Pflegeziele
4. Planung der Pflegemaßnahmen
5. Durchführung der Pflege
6. Beurteilung der Wirkung der Pflege (Pflegeevaluation)

Bei der Pflegeevaluation wird neben der Zielerreichung auch der erforderliche Ressourceneinsatz überprüft. An diesem

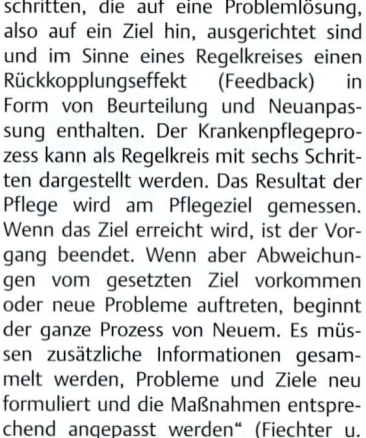
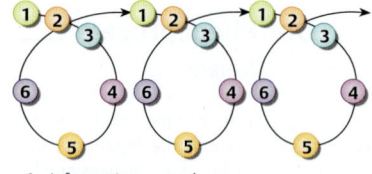

1 Informationssammlung
2 Problemerfassung
3 Zielsetzung, Pflegeziel
4 Planung der Maßnahmen
5 Durchführung der Pflege
6 Beurteilung der Pflegewirkung

Abb. 4.3 Der Pflegeprozess als Spirale (nach Fiechter u. Meier 1993).

Punkt kann der Pflegeprozess einerseits enden, für den Fall, dass ein Behandlungsziel erreicht worden ist und kein weiterer Pflegebedarf für den Betroffenen besteht. Andererseits kann der Prozess an dieser Stelle auch von Neuem starten, angepasst an die aktuelle Situation des Pflegebedürftigen und der erneuten Festlegung der Pflegeziele.

Spirale. Der Pflegeprozess wird in Form einer Spirale angewendet (**Abb. 4.3**), wenn immer wieder neue Informationen in die Pflege einfließen, sowie neue Bedürfnisse seitens des Patienten auftreten und die Pflegeperson und/oder der Pflegebedürftige erkennen, dass die geplanten und durchgeführten Maßnahmen nicht zu den festgelegten Zielen führen (Jung-Heintz u. Lieser 2004).

Nachfolgend werden die sechs Schritte des Pflegeprozesses genauer dargestellt.

Schritt 1: Pflegeanamnese
Bei dem Schritt der Informationssammlung („Pflegeanamnese") werden systematisch die Ausgangsdaten erfasst, d. h. Name, Anschrift, Bezugsperson(en) sowie Probleme, Gewohnheiten, Fähigkeiten/Ressourcen und Wünsche/Bedürfnisse des Pflegebedürftigen (Patienten, Kunden, Bewohners usw.). Dies geschieht i. d. R. durch ein persönliches Gespräch des Pflegenden mit dem Pflegebedürftigen und/oder seinen Angehörigen (**Abb. 4.4**). In diesem Gespräch lernen der Pflegebedürftige, seine Angehörigen und der Pflegende sich kennen. Die bei der Aufnahme des Pflegebedürftigen erfolgte Informationssammlung kann jederzeit im weiteren Verlauf erweitert oder verändert werden. Anhand der Pflegeanamnese soll der aktuelle Gesundheits-/Krankheitszustand des zu Pflegenden deutlich werden.

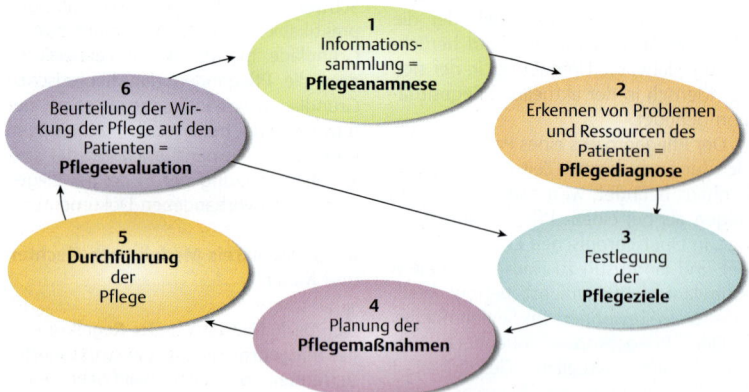

Abb. 4.2 Pflegeprozess im Sechs-Schritt-Modell (nach Fiechter und Meier 1988).

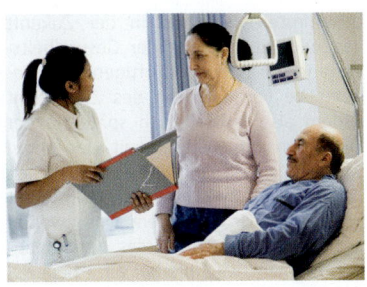

Abb. 4.4 Die Pflegeanamnese wird in einem persönlichen Gespräch zwischen dem Pflegenden, dem Pflegebedürftigen und/oder seinen Angehörigen erhoben.

Ziele
Die Informationssammlung wird mit dem Ziel durchgeführt, alle wichtigen Informationen zusammenzutragen, die Einfluss auf mögliche vorhandene Pflegeprobleme und deren Lösungen haben. Sie dient als Grundlage für die individuelle Planung der Pflege. Hierbei wird auch berücksichtigt, inwieweit die Selbstständigkeit des zu Pflegenden in Bezug auf seine Krankheitsbewältigung und seine Mithilfe beim Genesungsprozess erhalten sind.

Berücksichtigung der Selbsteinschätzung
Die Selbsteinschätzung des Pflegebedürftigen sollte mit der Fremdeinschätzung des Pflegenden (und ggf. der Angehörigen) verglichen werden, um hieraus gemeinsam eine realistische und erreichbare Zielsetzung zu formulieren. Die Berücksichtigung der Selbsteinschätzung des Pflegebedürftigen ist daher besonders wichtig, da er aus seiner eigenen Perspektive evtl. ein anderes Bild von seiner Erkrankung hat, als der Pflegende von außen wahrnimmt. Zudem beschäftigt er sich dabei gedanklich mit seiner Pflegesituation, versteht die Hintergründe von Pflegemaßnahmen und -handlungen und kann in Bezug auf die Zielerreichung aktiv mitwirken.

Dies kann z. B. der Fall sein, wenn der Patient aufgrund einer Diabetes-Erkrankung fast blind ist und der Pflegende glaubt, dass er dadurch Schwierigkeiten bei der Nahrungszubereitung und -aufnahme hat. Im Laufe seiner Erkrankung hat sich der Pflegebedürftige jedoch mit der zunehmenden Erblindung arrangiert und benutzt vermehrt seinen Tastsinn, womit er gut zurechtkommt und das Problem als nicht so gravierend betrachtet, wie der Pflegende es zuvor eingeschätzt hatte.

Biografiearbeit
Insbesondere bei Bewohnern von Altenpflegeeinrichtungen wird zur Erhebung der Pflegeanamnese zusätzlich die Methode der Biografiearbeit genutzt. Hierbei geht es sowohl um die Erfassung der Lebensgeschichte und der Vergangenheit des Bewohners als auch um die Erfassung seiner eigenen Gewohnheiten (z. B.: Hat der Bewohner vor Eintritt seiner Pflegebedürftigkeit auf dem Bauch geschlafen? Was sind seine Lieblingsspeisen gewesen, bevor er jetzt die Nahrung verweigert? Mag er Spaziergänge im Wald?).

Ziel ist es hierbei, und dies gilt für die gesamte Pflegeanamnese, alle pflegerelevanten Informationen zu erhalten. Für den Pflegebedürftigen und seine Angehörigen bietet das Gespräch zur Pflegeanamnese die Möglichkeit, die Pflegeperson wie auch die Einrichtung näher kennenzulernen. Bei Menschen mit eingeschränkten Kommunikationsmöglichkeiten muss die Pflegeperson im Erstgespräch auf nonverbale Signale achten (Beobachtung von Gestik, Mimik usw.), hier sind ergänzende Informationen der Angehörigen hilfreich und wichtig.

Krankenbeobachtung
Bei diesem ersten Kontakt mit dem Pflegebedürftigen setzt die erfahrene Pflegeperson ihre Fähigkeiten zur Krankenbeobachtung ein. Sie hat z. B. den Hautzustand im Blick, den Allgemeinzustand des Patienten, die Mobilität, die Färbung der Haut, die Atmung usw., woraus sie weitere Schlüsse für die Versorgungsplanung ableiten bzw. weitere diagnostische Maßnahmen einleiten kann. Für unerfahrene Pflegepersonen, die noch nicht über einen solchen umfassenden Blick verfügen, wäre es u. U. hilfreich, ihnen eine standardisierte „Checkliste" an die Hand zu geben, mit deren Hilfe sie die Kriterien zur Krankenbeobachtung prüfen können.

Dokumentation der Daten
Zur Dokumentation aller notwendigen Informationen werden standardisierte Formulare genutzt (z. B. ein Formular zur Erhebung der biografischen Daten, welches der Betroffene bzw. die Angehörigen im Verlauf der ersten Woche ausfüllen, Skalen zur Einschätzung von Risiken wie Dekubitus- oder Sturzgefahr). Aus den gesammelten Informationen wird die individuelle Pflegeplanung erstellt. Alle weiteren Schritte des Pflegeprozesses basieren auf dieser umfassenden und möglichst lückenlosen Datenerhebung (**Abb. 4.5**).

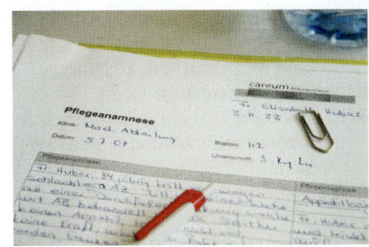

Abb. 4.5 Die detaillierte Pflegeanamnese bildet die Grundlage der individuellen Pflegeplanung.

Schritt 2: Pflegediagnose
Im nächsten Schritt des Pflegeprozesses werden die Probleme und Ressourcen des zu Pflegenden erfasst.

> **! DEFINITION Pflegeprobleme** werden als gesundheitliche Beeinträchtigungen eines Menschen definiert, die er nicht selbst in seinem alltäglichen Leben bewältigen kann und die durch pflegerisches Handeln erfasst und positiv beeinflusst werden können (Grünewald 2004). Es handelt sich somit um pflegerische Probleme und nicht um medizinische Diagnosen. —————

Aktuelle und potenzielle Probleme
Aktuelle Probleme liegen tatsächlich vor, sind beobachtbar und messbar. Potenzielle Probleme, die in der Zukunft liegen, werden durch die Pflegeperson abgeschätzt bzw. vorhergesehen (durch Berufserfahrung, Patientenbeobachtung usw.). Diese potenziellen Probleme können bereits im Vorfeld verhindert werden und ihnen kann durch präventive Handlungen entgegengewirkt werden.

Problembeschreibung
Dabei wird das Problem zunächst konkret formuliert und schriftlich festgehalten. Bei der Beschreibung des Problems sollen sowohl die gesundheitlichen Beeinträchtigungen als auch die Fähigkeiten und Ressourcen des Pflegebedürftigen berücksichtigt werden. In der Dokumentation werden die in Schritt 1 gesammelten Informationen zusammengefasst und zu Einzelbereichen und Problemthemen gebündelt. Einzelne Pflegeprobleme werden kurz, übersichtlich, anschaulich und individuell beschrieben. Aus den Inhalten der Problembeschreibungen gehen die Pflegeziele, Pflegemaßnahmen und -handlungen hervor. Die Problembeschreibung
- strukturiert die Auswahl der Pflegemaßnahmen nach Ursache/Wirkung,
- legt die Inhalte der Pflegeevaluation (Schritt 6) fest,

- enthält die Anteile Bereich, Art der Beeinträchtigung, Qualität, Quantität, Umfang und Ursachen, Erklärungen und Zusammenhänge (s. u.),
- ist so kurz und knapp wie möglich zu gestalten (Beschränkung auf das Wesentliche),
- soll so exakt und individuell wie möglich sein und
- soll objektiv sein (wertfrei).

Weitere Formulierungshilfen. Weitere Fragen bzw. Faktoren, die als Formulierungshilfe von Pflegeproblemen berücksichtigt werden können, sind:

- Können Aussagen über konkrete Zustände, die Unterstützung durch Pflege erforderlich machen (betroffene Aktivität/ATL/Körperfunktion), getroffen werden?
- Was zeigt sich genau (Art der Beeinträchtigung)?
- In welchem Maß besteht die Einschränkung, wie viel der notwendigen Aktivität/Funktion fehlt (Quantität, Qualität)?
- Warum tritt das Problem auf (Ursachen und Zusammenhänge erkennen und beschreiben, welche Risikofaktoren bestehen)?
- Wie und wo zeigt sich das Problem, wie drückt es sich aus (Symptome)?
- Welche Ressourcen, d. h. Fähigkeiten und Potenziale hat der Pflegebedürftige?

PESR-Schema. Die Formulierung der Pflegeprobleme kann unter Zuhilfenahme des PESR-Schemas erleichtert und strukturiert werden. Auch beim PESR-Schema orientiert man sich an einzelnen Schritten. Laut des PESR-Schemas gehören folgende Elemente zu einer vollständigen Problembeschreibung (**Tab. 4.1**):

- P: Problem
- E: Einflussfaktoren
- S: Symptome
- R: Ressourcen

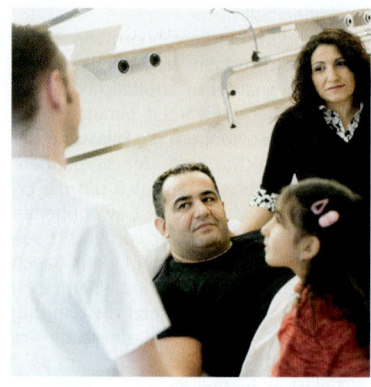

Abb. 4.6 Werden die Pflegeprobleme mit dem Betroffenen direkt besprochen, wird er auf diese Weise aktiv in den Pflegeprozess eingebunden. Dies fördert wiederum seine Kooperation und Mitarbeit.

Kommunikation und Evaluierung der Probleme

Die Pflegeprobleme sollten grundsätzlich mit dem Pflegebedürftigen und/oder seinen Angehörigen bzw. mit pflegerischen Kollegen auf Relevanz überprüft und besprochen werden (**Abb. 4.6**). Dies dient zum einen der Verdeutlichung der eigenen Einschätzung, zum anderen jedoch der Einbeziehung des Betroffenen und somit der Erhöhung seiner Compliance (Mitarbeit/Kooperation).

Weiterführend gilt es, die Pflegeprobleme nach Wichtigkeit zu sortieren und sie in Beziehung zu den vorhandenen Ressourcen des Pflegebedürftigen zu setzen. In der Praxis erweist sich insbesondere die Herausarbeiten von Ressourcen des Betroffenen oft als problematisch, vorhandene Ressourcen können manchmal nicht wahrgenommen werden, die Lösungsfindung wird dadurch erschwert.

Schritt 3: Pflegeziele

In der Zielformulierung werden die gewünschten Ergebnisse als ein zu einem bestimmten Zeitpunkt in der Zukunft liegender, zu erreichender Gesundheitszustand des Pflegebedürftigen beschrieben. Die Formulierung des Ziels dient zudem als Maßstab, um später in der Evaluation die Wirksamkeit der angewendeten Maßnahmen zu beurteilen (Unterschied zwischen Ausgangspunkt und Resultat). Zu jedem, im zweiten Schritt des Pflegeprozesses beschriebenen Problem wird hierbei ein Pflegeziel definiert; die konkrete Festlegung der Pflegeziele findet in Absprache mit dem zu Pflegenden und seinen Angehörigen statt.

Nah- und Fernziele

Dabei wird unterschieden in

- Nahziele (sie sind kurzfristig erreichbar, d. h. in Stunden oder Tagen) und
- Fernziele (sie beziehen sich auf einen Zeitraum von Wochen, Monaten oder Jahren).

„Das Pflegeziel beschreibt

- das **spezifische Verhalten/erwartete Ergebnis**, das anzeigt, dass der Pflegebedürftige und dessen Bezugsperson ein geplantes Ziel erreicht haben,
- **Kriterien zur Bemessung** dieses Verhaltens (z. B. drückt aus, was und wie viel der Pflegebedürftige und dessen Bezugsperson erreichen sollen, unter welchen Bedingungen oder mit welchen Hilfsmitteln etwas getan werden soll oder welche Veränderungen auftreten sollen),
- **Bedingungen**, unter denen das Verhalten eintreten soll und
- einen **Zeitraum** (Zieldatum oder Zeitpunkt), innerhalb dessen das Resultat erreicht werden soll.

Bereiche, auf die sich Pflegeziele beziehen, sind

- der **Zustand** des Pflegebedürftigen (intakte Haut, Reduzierung des Wunddurchmessers um 1 cm bis zum ...),
- das **Können** des Pflegebedürftigen (kann Gesicht und Oberkörper selbst waschen),
- das **Wissen** des Pflegebedürftigen (kennt die Wirkung des Insulins),
- das **Verhalten** und der Entwicklungsprozess des Pflegebedürftigen (kann Ängste äußern),
- das **Wollen** des Pflegebedürftigen (mobilisiert sich 3-mal täglich und läuft im Zimmer umher)" (MDS 2005, S. 28).

Die Pflegeziele müssen

- messbar und klientenbezogen (d. h. aus Sicht der Wünsche und Erwartungen des Pflegebedürftigen formu-

Tab. 4.1 Vollständige Problembeschreibung mithilfe des PESR-Schemas (MDS 2005).

Schema	Fragestellung
P: Problem	→ Was hat der Pflegebedürftige? → Was ist das Problem?
E: Einflussfaktoren/ Ursachen	→ Warum hat er es? → Was sind die Einflussfaktoren und die Ursachen für dieses Problem?
S: Symptome	→ Wie zeigt es sich? → Wie zeigt bzw. äußert sich das Problem konkret? Eigene Beobachtungen und Aussagen des Pflegebedürftigen?
R: Ressourcen	→ Welche Fähigkeiten, Potenziale hat der Pflegebedürftige? → Welche Ressourcen sind beim Pflegebedürftigen und seiner sozialen Umgebung vorhanden?

liert werden, nicht aus Sicht der Pflegekraft),
- realistisch,
- (in einem vorgegebenen Zeitrahmen) erreichbar und
- überprüfbar sein.

> **MERKE** Die Pflegeziele sind der Maßstab für den Erfolg der Pflege. ——

Schritt 4: Pflegemaßnahmen planen

Die in schriftlicher Form festgelegte Pflegeplanung setzt sich aus den Anteilen „Pflegeproblem", „Pflegeziele" und „Pflegemaßnahmen" zusammen. Bei der Ausarbeitung der Pflegeplanung setzt sich die zuständige Pflegeperson gedanklich mit der zukünftigen Entwicklung auseinander und bereitet Entscheidungen und Handlungen vor.

Die Überlegungen finden dahingehend statt, welche Maßnahmen dazu geeignet sind, das Pflegeziel auf optimalem Weg zu erreichen und das vorhandene Problem zu lösen. Ist die Pflegeplanung durch die zuständige Pflegeperson entwickelt und abgeschlossen, sind die Vorgaben für alle weiteren pflegerischen Handlungen verbindlich, egal von welcher Person sie ausgeführt werden.

„Die Planung der Interventionen beschreibt, in welcher Art und Weise die Pflege durchgeführt wird. Es muss ersichtlich sein

- wer,
- was (Art),
- wann (Bedingungen),
- wie oft (zeitliche Abstände),
- wo und
- wie (Qualität) durchführen soll"
(MDS 2005, S. 30).

> **MERKE** „Die Pflegemaßnahmen sind präzise, kurz und verständlich zu formulieren; sie beschreiben keine medizinische Therapie" (MDS 2005, S. 30). ——

„Pflegemaßnahmen können als
- vollständige Übernahme,
- teilweise Übernahme,
- Unterstützung,
- Beratung, Anleitung und Beaufsichtigung durchgeführt werden"
(MDS 2005, S. 30).

Schritt 5: Durchführung der Pflege

Bei der Durchführung des ausgearbeiteten Pflegeplans werden die geplanten Pflegemaßnahmen in die Praxis umgesetzt. Die Anwendung muss einheitlich, konstant und zielorientiert erfolgen; die Maßnahmen müssen regelmäßig auf ihre Wirksamkeit hin überprüft und ggf. neu angepasst werden.

In der Umsetzung muss der Pflegebedürftige auch hinsichtlich seiner Reaktion auf die angewandten Maßnahmen beobachtet werden. Besonderheiten müssen erfasst und der Pflegeplan unter Umständen neu angepasst werden.

Schritt 6: Pflegeevaluation

In der Evaluationsphase werden die durchgeführten Maßnahmen und deren Auswirkungen beurteilt (Erfolgskontrolle). Es wird deutlich, ob die Maßnahmen den gewünschten Effekt erbracht haben und das geplante Ziel erreicht worden ist; notwendige Verbesserungen der Planungen werden offensichtlich (*Abb. 4.7*). Die Evaluationsphase orientiert sich am derzeitigen Gesundheitszustand des Pflegebedürftigen, seinen aktuellen Problemen/Ressourcen und Wünschen/Bedürfnissen. Unter Umständen muss der Pflegeplan an den aktuellen/veränderten Gesundheitszustand des zu Pflegenden angepasst werden.

> **FALLBEISPIEL** Im Krankenhaus liegt ein Patient, der an Diabetes leidet und infolgedessen offene, blutende Stellen am Bein hat, die zu Hause nicht abgeheilt sind (Ulcus cruris). Wenn die Wunden sich infizieren und nicht abheilen, besteht die Gefahr, dass der Unterschenkel amputiert werden muss. In der stationären Behandlung erarbeitet nun das zuständige Pflegepersonal zusammen mit dem Arzt, der Diabetes-Beraterin, dem Wundmanager und dem Patienten den Pflegeplan und die Therapiemaßnahmen, mit dem Ziel, dass alle Wunden am Unterschenkel abheilen und das Gewebe gut durchblutet ist.
>
> Nun wird gemäß des Pflegeplans für 12 Tage die Wundbehandlung durchgeführt. Nachdem zunächst die Anwendung einer VAC-Pumpe zur Reinigung

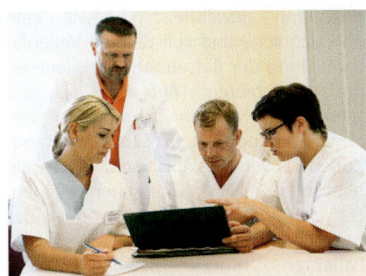

Abb. 4.7 Evaluation. Wie ist der aktuelle Zustand des Pflegebedürftigen? Sind Fortschritte bzgl. der gesetzten Pflegeziele erkennbar? Diese und andere Fragen werden bei der Pflegeevaluation (Erfolgskontrolle) überprüft und der Pflegeplan ggf. an Änderungen angepasst.

und Durchblutungsförderung der Wunde notwendig gewesen ist, heilen die offenen Stellen schließlich unter Anwendung von Hydrokolloidverbänden ab. An dieser Stelle kann der Patient entlassen werden, der Pflegeprozess ist mit der Zielerreichung abgeschlossen.

Für den Fall, dass der Patient nach der VAC-Behandlung noch weitere andere Verbände benötigt, da die Wunden mit Kolloidverbänden nicht optimal heilen, wird der Pflegeprozess ab dem Punkt 3 „Festlegung der Pflegeziele" erneut ausgearbeitet. Unter Rücksprache mit dem zuständigen Arzt, der Diabetes-Beraterin, dem Wundmanager und dem Patienten wird die Behandlung so lange fortgeführt, bis das optimale Ergebnis der Wundversorgung erreicht worden ist. Unter Umständen kann die Anpassung der geeigneten Verbände auch poststationär zu Hause erfolgen (z.B. durch einen ambulanten Pflegedienst), wenn hierfür eine stationäre Behandlung nicht mehr notwendig ist und die offenen Stellen auch zu Hause weiter abheilen können. Der Pflegeprozess würde sich in einem solchen Fall als Spirale darstellen (s. *Abb. 4.3*). ——

Zeitpunkt der Evaluation

In der Praxis wird demnach schon mit der ersten konkreten Aufstellung von Pflegeproblemen und Ressourcen (bei Aufnahme/Übernahme des Pflegebedürftigen) sowie der daraus abgeleiteten Pflegeziele die Evaluation vorbereitet. Der Zeitpunkt der ersten geplanten Ergebniskontrolle muss hier festgelegt werden – in den meisten Einrichtungen der Langzeitversorgung findet die geplante Evaluation z.B. nach drei Monaten statt – er ist jedoch immer abhängig vom Verlauf der pflegerischen Versorgung.

Unvorhersehbare Veränderungen sind ebenso ein Grund für eine Neueinschätzung der Problemlage/Ressourcen und daraus folgend für Veränderung der Ziele und entsprechender Maßnahmen wie stetige Verschlechterung eines Pflegeproblems. Dies bedeutet, dass bei einem Bewohner z.B. hinsichtlich des Problems Dekubitus aufgrund verschlimmerter Wundverhältnisse eine spontane Evaluation mit Änderungen erfolgt, während weitere, in der Pflegeplanung definierte Ziele erst zum Zeitpunkt der geplanten Neueinschätzung evaluiert werden.

Hilfreiche Fragen

„Für die Evaluation der Pflegemaßnahmen sind folgende Fragen hilfreich:

- Wie ist der aktuelle Zustand des Pflegebedürftigen?
- Sind Fortschritte bzgl. der gesetzten Pflegeziele erkennbar?
- Welche Wirkung haben die Pflegemaßnahmen?
- Hat sich der Zustand verbessert oder verschlechtert?
- Wie fühlen sich der Pflegebedürftige und/oder dessen Bezugsperson derzeit?
- Hat der Pflegebedürftige Aussagen über seine Befindlichkeit gemacht?
- Sind Veränderungen in den Problemen, Bedürfnissen und Fähigkeiten des Pflegebedürftigen aufgetreten?
- Warum konnten die Pflegemaßnahmen evtl. nicht wie geplant durchgeführt werden?
- Sind unvorhergesehene Ereignisse oder Komplikationen aufgetreten?" (MDS 2005, S. 33)

Grundlage der Evaluation bildet die im nachfolgenden Kapitel beschriebene Dokumentation. Neben der Pflegeplanung, welche die Probleme/Ressourcen wie auch Pflegeziele und Maßnahmen enthält, ist der Pflegebericht mit seinen Informationen über die Einschätzung der aktuellen Situation vonseiten der Pflegenden und der Dokumentation der Reaktion des Pflegebedürftigen und seiner Angehörigen von entscheidender Wichtigkeit. Durch den Pflegebericht werden zudem Abweichungen von den in der Pflegeplanung benannten Maßnahmen ersichtlich, aufgeführt und begründet.

(Pflege-)Dokumentation

Voraussetzungen

Systematisch und lückenlos. In der Dokumentation werden die im Pflegeprozess geplanten und durchgeführten Maßnahmen, weitere Beobachtungen, Besonderheiten und Veränderungen umfassend und lückenlos schriftlich fixiert. Alle Handlungen, Entwicklungen und Beobachtungen sollen so beschrieben und dokumentiert sein, dass die erbrachte Versorgung und alle Vorgänge transparent werden, um Verbesserungsmöglichkeiten zu erkennen und die gesetzlichen Normen der Leistungsnachweise zu erfüllen (vgl. S. 119).

Übersichtlich und linear. Ein Dokumentationssystem, das sich an den Schritten des Pflegeprozesses orientiert, strukturiert die Dokumentation übersichtlich und linear, macht den Versorgungsverlauf deutlich. Mehrfachdokumentationen sowie unnötige Dokumentationen werden vermieden. Es gilt als Nachweis der professionellen, systematisch geplanten

und durchgeführten, aktuell und individuell auf den Pflegebedürftigen bezogenen Pflege.

Zeitnah und individuell. Die Dokumentation erfolgt zeitnah zum aufgetretenen Ereignis und ist individuell für jeden Pflegebedürftigen. Jeder Patient/Kunde/Bewohner hat eine eigene Dokumentationsmappe (handschriftlich oder edv-gestützt), in der alle Anamnesen, Diagnosen, Operationen, Untersuchungen, Therapien, Leistungsnachweise, Pflegeplanungen, -berichte usw. zusammengefügt sind.

Objektiv und professionell formuliert. Die Dokumentation sollte professionell erfolgen, unter Anwendung pflegerisch und medizinisch definierter Begriffe. Dabei sollen die Formulierungen auf den Pflegebedürftigen bezogen sein (wertfrei und objektiv), eindeutig, transparent und überprüfbar. Häufig finden sich z. B. im Pflegebericht Formulierungen wie „Frau Becker geht es schlecht" statt „Frau Becker äußert Unwohlsein/Schwindel/Übelkeit" oder „Frau Becker hat schlecht geschlafen" statt „Frau Becker gibt an, schlecht geschlafen zu haben". Die anschließend aufgezeigten, für den Pflegeprozess notwendigen Kompetenzen schließen deshalb Fähigkeiten im objektiven Formulieren von Beobachtungen ein.

Überprüfbar und qualitätssichernd. Alle beschriebenen und vorgestellten Elemente der Dokumentationsakte müssen immer mit Datum, ggf. Uhrzeit und Handzeichen des Durchführenden abgezeichnet werden.

Aus der Dokumentation lassen sich Daten für Erhebungen, Statistiken und Informationen für das Qualitätsmanagement ableiten.

Sicherung einer kontinuierlichen interdisziplinären Pflege. Die systematische und lückenlose Dokumentation soll die Sicherung und Kontinuität der Pflegeorganisation gewährleisten sowie eine übersichtliche und vollständige Verlaufsdarstellung der Betreuung des Pflegebedürftigen bieten (**Abb. 4.8**). Sie soll schnell und einfach handhabbar sein, ohne unnötigen Schreibaufwand. Zudem sollen aus ihr verständlich alle relevanten Informationen hervorgehen, die auch andere, an der Versorgung beteiligte Berufsgruppen betreffen. Eine Patienten- (Kunden-/Bewohner-)Dokumentationsakte sollte interdisziplinär, d. h. für alle an der Versorgung beteiligten Berufsgruppen gleichsam verwendbar geführt werden. Alle relevanten Inhalte und Handlungsanleitungen sollen verständlich sein und eindeutig zugeord-

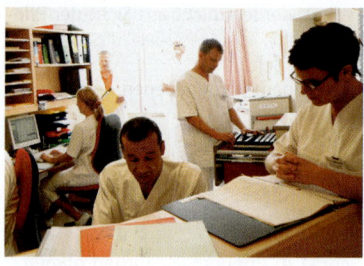

Abb. 4.8 Die systematische und lückenlose Pflegedokumentation ist Grundvoraussetzung für eine kontinuierliche interdisziplinäre Pflege.

net werden können. Es sollten nur wichtige Dinge dokumentiert werden, im Hinblick darauf, welche Angaben der Arbeitskollege benötigt, um eine Pflege, Versorgung oder soziale Betreuung einheitlich fortführen zu können.

Aufbau des Dokumentationssystems

Basisformulare der Pflegedokumentation. Der Aufbau des Dokumentationssystems konzentriert sich im Wesentlichen auf folgende Formulare, die alle für die Pflege notwendigen Informationen aus dem Pflegeprozess erfassen (**Tab. 4.2**):

- Stammblatt
- Formular zur Informationssammlung
- Pflegeplanung
- Durchführungsnachweis
- Pflegebericht

Weitere Formulare. Dem Dokumentationssystem können bei Bedarf weitere Formulare zugefügt werden. Hierzu gehören häufig:

- Vitalzeichen-, Blutzucker- und Gewichtskontrollen
- Ernährungs-/Flüssigkeitsbilanzierung
- Lagerungs-/Mobilisationsplan
- ärztliche Verordnungen (Medikamente, Infusionen)
- Risikoerfassung (Erfassung des Sturz-/Dekubitusrisikos)
- Wunddokumentation und -verlaufsbögen
- Überleitungsbögen (bei Verlegungen, Schnittstellenmanagement)
- Erfassungsbögen zur Therapie, Besonderheiten, Betreuungen (Ergotherapie, Aktivitäten)

Pflegevisite

➜ MERKE Die Pflegevisite dient der Abstimmung des Pflegeprozesses und kann z. B. in Form einer Dienstübergabe am Patientenbett umgesetzt werden. Bei dieser Form der Pflegevisite wird der Patient regelmäßig besucht und gemeinsam mit ihm sein Pflegeprozess besprochen.

Tab. 4.2 *Basisformulare der Pflegedokumentation (MDS 2005)*

Formulare	Schritte des Pflegeprozesses

Stammblatt	→ dient der Informationssammlung von Grunddaten; die Erfassung erfolgt durch die Befragung des Pflegebedürftigen bzw. seiner Angehörigen; ggf. auch von der Krankenkassenkarte oder von Überleitungsbögen anderer Einrichtungen
	→ die Erfassung der Stammdaten erfolgt bei der Aufnahme (bei Veränderungen aktualisieren!); hierzu gehören:
	  ▪ Name, Anschrift
	  ▪ Angaben zu Angehörigen/Bezugspersonen, ggf. gesetzliche Betreuer, Bevollmächtigte
	  ▪ Kostenträger der Pflegeleistungen/Pflegestufe
	  ▪ medizinische Diagnosen
	  ▪ kulturelle Zugehörigkeit, Sprache
	  ▪ ehemalige Krankenhausaufenthalte, Kurzzeitpflege, Tagespflege
	  ▪ Angaben zu bereits vorhandenen Hilfsmitteln
	  ▪ Hausarzt
	  ▪ weitere mit der Betreuung befasste Dienste

Formular zur Informationssammlung	→ dient der weiteren Informationssammlung (aktueller **„Ist-Zustand"** des Pflegebedürftigen)
	→ stellt die Grundlage für die Pflegeplanung
	→ die Erfassung erfolgt durch gezielte Informationsgespräche und Beobachtungen
	→ Ziel ist ein umfassender Gesamteindruck; hierzu gehören folgende Informationen:
	  ▪ Fähigkeiten/Möglichkeiten
	  ▪ Ressourcen
	  ▪ Probleme, pflegerische Defizite
	  ▪ Gewohnheiten, Bedürfnisse, Wünsche
	  ▪ aktuelle Lebenssituation
	  ▪ Biografie und Lebensgeschichte:
	    – eigene Sichtweise des Pflegebedürftigen zu seiner Situation
	    – Wissen der Angehörigen über relevante Aspekte der Lebensgeschichte des Betroffenen
	  ▪ vorhandene bzw. benötigte Hilfsmittel (Hörgerät, Rollator, Rollstuhl usw.)
	→ bei Bedarf können Skalen (Sturzrisiko, Dekubitusrisiko usw.) angewendet werden

Pflegeplanung	→ die erfassten Daten aus der Informationssammlung und den Situationsbeschreibungen werden zusammengeführt
	→ einzelne Problemlagen werden in passenden Gruppen gebündelt und übergreifende handlungsleitende Pflegeprobleme formuliert
	  ▪ Problembeschreibung/Darstellung von Ressourcen (individuell!)
	  ▪ übersichtlich und systematisch
	→ hieraus werden die Pflegeziele und die daraus resultierenden Pflegemaßnahmen abgeleitet
	→ der Durchführungsverantwortliche wird entsprechend seiner Qualifikation zugeordnet
	→ zur Beurteilung und Evaluation der Pflegemaßnahmen wird ein Überprüfungstermin festgelegt
	→ sich hieraus ergebende notwendige Veränderungen fließen in die aktualisierte Maßnahmenplanung ein

Durchführungsnachweis	→ hier werden alle erbrachten Pflegemaßnahmen dokumentiert

Pflegebericht	→ der Pflegebericht beinhaltet u. a.:
	  ▪ Informationen zu aktuell aufgetretenen Problemen
	  ▪ Besonderheiten bei der Durchführung und beim Verlauf der pflegerischen Versorgung
	  ▪ Begründungen für Veränderungen in der Pflege
	  ▪ Informationen zum aktuellen Befinden des Pflegebedürftigen
	  ▪ Informationen für die nachfolgende Schicht
	→ der Pflegebericht dient somit **nicht** als Durchführungsnachweis

Es ist nicht notwendig, bei allen Patienten/Bewohnern eine Pflegevisite durchzuführen, genutzt wird sie vorwiegend bei Betroffenen mit komplexen Problemen, schwierigen Versorgungslagen oder bei gravierenden Veränderungen der Pflegesituation. Pflegeprobleme und Ressourcen (bzw. Pflegediagnosen) werden konkret benannt und Pflegeziele vereinbart. Durch diese aktive Beteiligung und Information des Patienten versteht dieser die Hintergründe der durchgeführten Maßnahmen und wird dazu motiviert, sich selbst gesundheitsfördernd zu verhalten.

Zur Vorbereitung der Pflegevisite werden die Pflegeplanung und der Pflegeprozess ausgearbeitet. Vor dem Hintergrund der ganzheitlichen Betrachtungsweise (gesamter Versorgungsprozess, soziales Umfeld des Patienten) werden alle beteiligten Berufsgruppen in die Pla-

nungen einbezogen. Im Bereichs- und Bezugspflegesystem (S. 84) bzw. im Primary Nursing (S. 84) ist die für den Patienten/Bewohner zuständige Pflegeperson für die Pflegevisite verantwortlich. Die Funktionsorientierung im Funktionspflegesystem (S. 83) erschwert eine intensive, ganzheitlich orientierte Kommunikation zwischen den Pflegenden und den Patienten.

Ziele
Die Pflegevisite wird mit folgender Zielsetzung durchgeführt:
- Überprüfung der Pflegeplanung und der Pflegedokumentation
- Überprüfung des Pflegezustands
- Einhaltung der hausinternen Standards
- Einhaltung fachbereichsbezogener Richtlinien

- Durchführung und Evaluation der Pflegeplanung
- Patientenzufriedenheit

Umsetzung
Die Pflegevisite verläuft in folgenden Schritten (***Abb. 4.9***):
- In der Vorbereitungsphase der Pflegevisite bespricht die zuständige Pflegeperson mit den anderen an der Versorgung Beteiligten die Pflegeprobleme und notiert sich die zentralen Fragestellungen.
- Anschließend wird die Visite am Patientenbett durchgeführt, an welcher der Patient/Bewohner aktiv teilnimmt.
- Die Nachbesprechung dient der Umsetzung bzw. Umstellung von Pflegehandlungen und Pflegemaßnahmen und der Nachbereitung der Visite (Hilfsmittel bestellen bzw. einsetzen).

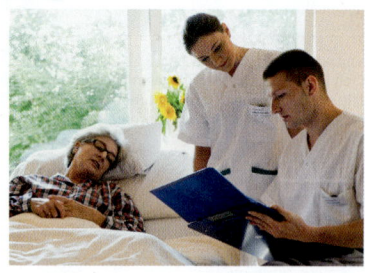

Abb. 4.9 Die Pflegevisite dient der Abstimmung des Pflegeprozesses und fördert die Kommunikation zwischen Patient und Pflegenden.

- Im nächsten Schritt werden der zuständige Arzt und andere betroffene Berufsgruppen über die neue Situation informiert und alle Ergebnisse dokumentiert.
- In der Auswertung der Pflegevisite werden zudem Mängel in der bisherigen Versorgung deutlich und Wünsche des Patienten/Bewohners.
- In der nächsten folgenden Pflegevisite werden die Maßnahmen erneut überprüft und eine Erfolgskontrolle durchgeführt.

Pflegevisite in der Altenpflege
Im Bereich der Altenpflege findet man z. T. abweichende Schwerpunkte der Pflegevisite. Sowohl Kontrollen der Durchführung einer pflegerischen Leistung durch die PDL bzw. Wohnbereichsleitung als auch (alleinige) Kontrollen der pflegerischen Dokumente werden mit dem Begriff bezeichnet. Im ersten Fall stehen die Einhaltung hausinterner Standards wie auch die Einhaltung fachbereichsbezogener Richtlinien im Vordergrund (Überprüfung der Leistung einzelner Pflegender), die Pflegevisite zur Kon-

trolle der Dokumente wird i. d. R. zur Evaluation/Aktualisierung der Pflegeplanung genutzt.

4.1.4 Notwendige Kompetenzen in der organisatorischen Umsetzung
Wie zuvor beschrieben, handelt es sich beim Pflegeprozess um ein Instrument, das Pflegenden zur Unterstützung und Orientierung dient, ihre Pflegehandlungen zu strukturieren und zielgerichtet umzusetzen. Die einzelnen Schritte beinhalten für jeden Pflegebedürftigen individuelle Überlegungen, Handlungen und Entscheidungen. Es ist sowohl ein Prozess, der Probleme lösen soll, als auch die Beziehung zwischen der Pflegeperson und dem Pflegebedürftigen darstellt.

Daher sollte die Pflegeperson über das notwendige Wissen verfügen, über analytische und kommunikative Fähigkeiten sowie über soziale Kompetenz im Umgang mit dem Pflegebedürftigen und seiner individuellen pflegerischen Problemstellung. In der Fach- und Methodenkompetenz sollte sich die Pflegeperson immer auf dem derzeitig aktuellen (pflege-)wissenschaftlichen Stand befinden.

Inhalte der Kompetenzbegriffe
Mit den genannten Kompetenzbegriffen sind folgende Inhalte gemeint:
- **soziale Kompetenz:**
  - Kommunikationsfähigkeit
  - Beziehungsfähigkeit
  - Konfliktfähigkeit
  - Teamfähigkeit
  - Verantwortungsbereitschaft
  - usw.
- **Fachkompetenz:**
  - fundiertes theoretisches und praktisches Fachwissen

- Sicherheit im beruflichen Handeln
- Handlungs- und Entscheidungsfähigkeit
- Wahrnehmung
- erlernte Fähigkeiten und Fertigkeiten anwenden
- usw.
- **Methodenkompetenz:**
  - Organisationsfähigkeit
  - Beobachtungsvermögen
  - Analysefähigkeit
  - angemessenes Handeln
  - ganzheitliches Denken, vernetztes Denken
  - usw.
- **persönliche Kompetenz:**
  - Persönlichkeitsbildung
  - Flexibilität
  - Eigenständigkeit
  - Leistungsbereitschaft
  - Kontaktfähigkeit
  - usw.

MERKE All diese Kompetenzen entwickeln sich im Laufe des Berufslebens bzw. sollen durch kontinuierliche Fort- und Weiterbildung gefördert werden, denn auf dieser Grundlage können Pflegende die Anforderungen des Pflegeprozesses im Berufsalltag umsetzen. Sie sollen ihr vorhandenes Wissen und ihre Handlungen reflektieren, erweitern und fördern.

Dies ist ein wichtiger Aspekt auch im Hinblick auf die Zusammenarbeit mit anderen Berufsgruppen, z. B. den Ärzten. Mit einem fundierten Fachwissen und geübten kommunikativen Fähigkeiten ist eine gezielte Verständigung zwischen den unterschiedlichen Berufsgruppen möglich.

4.2 Pflegesysteme

4.2.1 Grundlagen

DEFINITION **Pflegesysteme** beschreiben die „... Arbeitsorganisation für pflegerische Dienstleistungen, also die Bedarfseinschätzung, Planung, Koordination, Durchführung und Bewertung von Pflegeangeboten. Je nach Organisationsform orientieren sich Pflegesysteme stärker an den Betriebsabläufen der Institution (...) oder am Gesundungsprozess des Patienten (...)" (Georg u. Frowein 2001).

Das „Pflegesystem" beschreibt die Arbeitsorganisation, das angewendete Arbeitssystem, d. h. die Art und Weise,

wie pflegerische Aufgaben aufgeteilt und auf das zur Verfügung stehende Personal verteilt werden. Die Organisations- und Arbeitsform der Pflege, also die Arbeitsabläufe und Verantwortungsbereiche, werden in diesem System festgelegt. Dabei treffen Pflegesysteme keine inhaltlichen Aussagen zu allgemeinen Zielen der Pflege. Diese werden im bereits beschriebenen Pflegeprozess festgelegt.

Organisationssysteme
Die Organisation eines Krankenhauses (Seniorenheim, Rehabilitationsklinik usw.) kann in verschiedene Bereiche,

Stationen oder Gruppen unterteilt werden:
- auf der Station liegende Patienten/ Bewohner eines Wohnbereichs
- Team aus examinierten Pflegepersonen
- Ärzte
- Schüler, Auszubildende
- Versorgungsassistenten
- Hilfskräfte
- Praktikanten
- FSJler
- Bundesfreiwilligendienst usw.

All diese genannten Personen befinden sich innerhalb des Systems. Sie stehen in Beziehung zueinander und ihre Handlungen/Aufgaben- und Tätigkeitsbereiche müssen aufeinander abgestimmt werden. Die Wahl des jeweiligen Organisationssystems muss nicht einrichtungsübergreifend stattfinden, sondern sollte sich an den Rahmenbedingungen des jeweiligen Bereiches/der Station orientieren.

Pflegeprinzipien

Grundsätzlich liegen der pflegerischen Organisation zwei Denkansätze (Pflegeprinzipien) zugrunde:

- das funktionsorientierte Pflegeprinzip
- das ganzheitlich/patientenorientierte Pflegeprinzip

Oft ist die Philosophie der Einrichtung demnach richtungsweisend für die Nutzung der einen oder der anderen Organisationsform. Stellen also z. B. die Leitlinien bzw. die Philosophie eines Krankenhauses patientenorientiertes Handeln als Grundsatz dar, so sollte sich in dieser Einrichtung auf keiner Station die Organisationsform der Funktionspflege finden. *Abb. 4.10* stellt die beiden Pflegeprinzipien mit den möglichen Organisationsformen vor.

Tendenz zum ganzheitlichen Ansatz. In den letzten Jahren hat in Deutschland ein Paradigmenwechsel (Änderung der Sichtweise) stattgefunden. Das zuvor weitverbreitete funktionsorientierte Denken wird zunehmend durch ganzheitliche/patientenorientierte Ansätze ersetzt – nicht zuletzt gefördert durch die Anforderungen des MDK (Medizinischer Dienst der Krankenkassen) nach individuellem Handeln. Es existieren jedoch weitverbreitet Mischsysteme bzw. Übergangsformen, mehr oder weniger realisiert von den Verantwortlichen. *Abb. 4.11* verdeutlicht den Zusammenhang zwischen Pflegeprinzip und Organisationsform. Im Anschluss werden die Besonderheiten der jeweiligen Organisationsform näher erläutert.

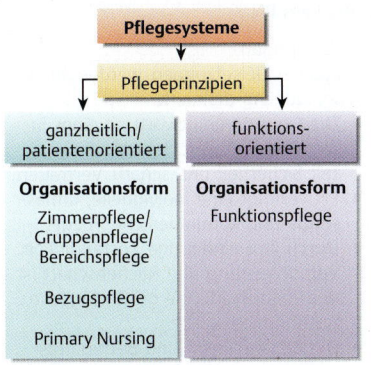

Abb. 4.10 Aufteilung der Pflegesysteme und ihre Zuordnung in der Organisationsform.

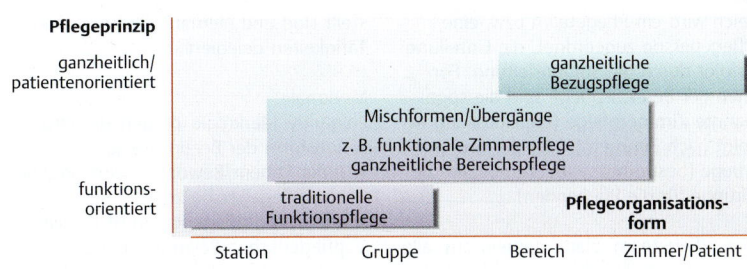

Abb. 4.11 Zusammenhang zwischen Pflegeprinzip und Pflegeorganisationsform.

4.2.2 Funktionspflege

> **DEFINITION** **Funktionspflege** wird auch als „funktionelle Pflege" oder „Stationspflege" bezeichnet. Hierbei werden (Pflege-)Handlungen am Patienten in einzelne Arbeitsschritte eingeteilt, die dann von den zuständigen Mitarbeitern je nach Qualifikation ausgeführt und umgesetzt werden.

In diesem System wird die Pflege in spezielle Aufgaben unterteilt. Diese Arbeitsorganisationsform orientiert sich nicht so sehr an den Patienten, sondern stärker an den Betriebsabläufen. Die Arbeitsverteilung wird hierarchisch-zentralistisch geregelt. Dies bedeutet, dass die Funktionspflege eine tätigkeitsorientierte und streng arbeitsteilige Form der Arbeitsorganisation ist, wobei die Stationsleitung die Aufgaben und Verantwortung delegiert: z. B. führt die examinierte Pflegende alle notwendigen Verbandswechsel durch, während der Krankenpflegeschüler bei allen Patienten den Blutdruck misst.

Vorteile

Die Vorteile der Funktionspflege sind

- die relativ hohe Effektivität und Arbeitsbewältigung, auch bei Personalengpässen und
- qualifikationsbezogene Aufgaben und Aufgabenverteilung.

Nachteile

Die Nachteile der Funktionspflege aber sind Folgende:

- Unterteilung in „höherwertige" und „niedrige" Aufgaben
- keine feste Bezugsperson/Ansprechpartner für den Patienten
- mangelhafter Informationsfluss
- Informationen können leicht verloren gehen
- wenig Entfaltungsmöglichkeiten in den festgelegten Tätigkeitsbereichen für die Pflegenden
- fehlende Verantwortung der Pflegepersonen
- monotone Arbeitsabläufe
- die Praxisanleitung für Auszubildende in der Pflege findet tätigkeitsbezogen statt, die Auszubildenden „funktionieren" auf Anweisung und ihre Eigenständigkeit wird wenig gefördert
- Auftreten von Burn-out-Symptomatik bei den Mitarbeitern
- Entfremdung im Team und bei den Patienten/Bewohnern
- fehlende Berücksichtigung von fachlichen Normen in der Berufsausübung
- Pflege wird zu einer Fließbandarbeit, bei der der Patient/Bewohner zum neutralen Pflegeobjekt verkommt, zu einer „Sache"
- Ergebnis: Pflegepersonen werden zu funktionellen „Hilfsarbeitern"

Tab. 4.3 zeigt eine hierarchisch-zentralistische Arbeitsorganisation.

4.2.3 Bereichspflege

> **DEFINITION** **Bereichspflege**: Bei der Bereichspflege wird die Station in Einzelbereiche unterteilt, unabhängig von den Krankheitsbildern. Jedem Be-

Tab. 4.3 *Beispiel für eine hierarchisch-zentralistische Arbeitsorganisation.*

Wer?	Aufgaben
Stationsleitung	→ Gesamtverantwortung → Planungskompetenz
Stationsleitung/examinierte Pflegekraft	→ Behandlungspflege → administrative Tätigkeiten
Pflegeschüler/pflegerisches Hilfspersonal	→ Grundpflege → Versorgungsdienste → Hausarbeiten

reich wird ein Pflegeteam bzw. eine Pflegeperson zugeordnet, die Einteilung erfolgt durch die Stationsleitung. Formen der Bereichspflege sind die sogenannte Zimmerpflege (die Einteilung erfolgt nach Zimmern) oder die Gruppenpflege (bestimmte Patienten bilden die Gruppe für die Pflegenden). _____

Das Pflegeteam plant gemeinsam alle Maßnahmen, Handlungen und Arbeitsschritte und legt fest, welches Teammitglied welche Aufgaben und Tätigkeiten übernimmt. Sie tragen für diesen Bereich die Verantwortung und führen alle notwendigen Pflegetätigkeiten durch. Alle Beobachtungen und Dokumentationen werden gemeinsam besprochen.

Das Pflegeteam betreut eine bestimmte Anzahl von Patienten nach deren individuellen Bedürfnissen.

Vorteile
Vorteile der Bereichspflege sind u. a. folgende Aspekte:
- Die Patientengruppe ist überschaubar, die Patienten werden stärker wahrgenommen als in der Funktionspflege.
- Die Beziehung zwischen Patient/Angehörigen und Pflegeperson ist intensiver.
- Der Informationsaustausch ist umfassender, die Gefahr von Informationsverlusten geringer.
- Pflegende haben mehr Handlungs- und Entscheidungsfreiraum.
- Krankenpflegeschüler können mehr Aufgaben übernehmen als in der Funktionspflege und haben somit ein höheres Lernpotenzial.
- Die Wege sind kürzer, die Wegzeiten geringer.

Nachteile
Zu den Nachteilen der Bereichspflege gehören u. a. folgende Aspekte:
- Das Pflegeteam eines Bereichs ist u. U. nicht ausreichend über Belange und Patienten eines anderen Bereichs auf seiner Station informiert.
- In der „Gruppenbildung" kann die Kollegialität sowie Hilfsbereitschaft unter den Gruppen abnehmen.

4.2.4 Bezugspflege

! DEFINITION **Bezugspflege:** Zielsetzung der Bezugspflege ist die individuell ganzheitliche Betreuung des Patienten/Kunden/Bewohners usw. Sie wird mittels Bezugspflegepersonen umgesetzt. Es handelt sich um ein dezentral-egalitäres Organisationsprinzip, d. h., dass alle Bezugspflegenden gleichge-

stellt sind und niemand übergeordnete Tätigkeiten delegiert. _____

Merkmale
Folgende Merkmale prägen die Organisationsform der Bezugspflege:
- Jeder Patient/Bewohner wird *einer* Bezugspflegeperson zugeordnet.
- Die Bezugspflegeperson ist für alle pflegerischen Belange von der Aufnahme bis zur Entlassung/zum Tod im Rahmen der gesetzlichen Bedingungen entscheidungsbefugt und für die Planung der Pflege verantwortlich (*Abb. 4.12*).
- Sie ist für diesen bestimmten Patienten/Bewohner zuständig und kann diese Zuständigkeit nicht von sich weisen; sie ist verpflichtet, sich allen pflegerelevanten Problemen anzunehmen und die entsprechenden Schritte zu planen und einzuleiten; eine Delegation für unterstützende Handlungen ist jedoch möglich.
- Die Planung und Evaluation der Pflege obliegt der Bezugspflegeperson, die Durchführung der Pflege auch anderen Pflegepersonen – jedoch nur dann, wenn die Bezugspflegeperson nicht anwesend ist.
- Alle anderen Pflegepersonen sind ihr bezüglich dieses Patienten/Bewohners rechenschaftspflichtig, keine andere Pflegeperson darf ohne ihre Einwilligung die Pflegeplanung oder -maßnahmen ändern.
- Ansonsten übernimmt die Bezugspflegeperson alle pflegerischen Tätigkeiten.
- In Abwesenheit der Bezugspflegeperson orientieren sich die Mitarbeiter an deren Anweisungen/Pflegeplanung.

Die Pflege wird in dieser Organisationsform als Einheit gesehen, es erfolgt keine

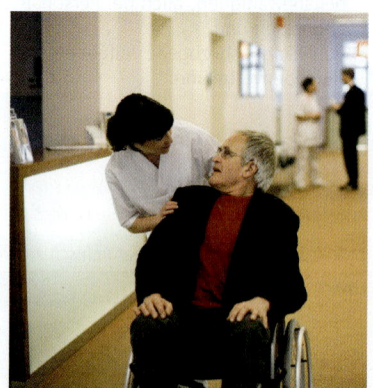

Abb. 4.12 Bei der Bezugspflege ist eine Pflegeperson für die gesamte pflegerische Betreuung von der Aufnahme bis zur Entlassung zuständig.

Stückelung der Handlungen in einzelne Tätigkeitsbereiche.

Vorteile
Vorteile der Bezugspflege sind:
- Eine feste Bezugspflegekraft schafft Vertrauen für den Patienten.
- Für die Pflegende sind breit gefächerte Kenntnisse notwendig.
- Die Bezugspflegeperson kann eine sinnvolle Ablauforganisation der Tätigkeiten umsetzen.
- Sie besitzt Eigenverantwortung und Gestaltungsspielraum.
- Ihre umfassende Zuständigkeit erfordert Verantwortungsgefühl und umfangreiches Wissen über den einzelnen Patienten.

Nachteile
Zu den Nachteilen der Bezugspflege gehört v. a. die Tatsache, dass es bei Konflikten und Konfrontationen kaum Ausweichmöglichkeiten gibt.

4.2.5 Primary Nursing

! DEFINITION **Primary Nursing** (PN) gilt als Sonderform der Bezugspflege. Es ist eine Organisationsform der Pflege, die (nach Manthey 1980) dazu dient,
1. die Rund-um-die-Uhr-Verantwortung für die Versorgung eines Patienten einer bestimmten Pflegekraft zu übertragen **und**
2. dass diese Pflegekraft, wenn immer möglich, auch tatsächlich die Pflege des Patienten übernimmt. _____

Das Primary Nursing wurde Ende der 1960er Jahre in den USA von Mary Manthey entwickelt und eingeführt. Seit den 70er Jahren ist es in den USA weit verbreitet und seit den 80er Jahren auch im angelsächsischen Raum und in Skandinavien. Seit Mitte der 90er Jahre besteht auch in Deutschland ein verstärktes Interesse am PN.

Zielsetzungen
Folgende Zielsetzungen werden für Primary Nursing definiert:
- Die Gesamtverantwortung eines informierten Ansprechpartners vermittelt Sicherheit und schafft Vertrauen.
- PN verfolgt eine individuelle, umfassende und kontinuierliche Pflege.
- Durch ihre eindeutige Zuständigkeit, Verantwortung und Rechenschaft ist der Pflegekraft eine größtmögliche Autonomie gegeben.
- Die Behandlungs- und Betreuungsprozesse werden durch intraprofessionelle und interdisziplinäre Koope-

ration sowie direkte, klare Kommunikationswege optimiert (Schippers 2007).

Arbeitsfelder der Primary Nurse
In diesem Pflegesystem erhält die Primary Nurse (also die zuständige Pflegeperson) umfassende Verantwortung für die Pflege eines Patienten. Voraussetzung ist, dass ihre Zuständigkeiten in ihrer Stellenbeschreibung schriftlich fixiert und formal festgelegt sind.

MERKE Besonderheit dieses Bezugspflegesystems ist, dass die Primary Nurse **alle** patientenbezogenen Absprachen sowie die entsprechende Koordinationen übernimmt. Sie ist zentraler Ansprechpartner für alle an der Versorgung Beteiligten (hohe kommunikative und soziale Kompetenz erforderlich!) sowie für die Sammlung, Beurteilung, Steuerung und Weitergabe von Informationen.

Patientenbezogene Kommunikation. Die Primary Nurse bedient hierbei auch externe Schnittstellen, d. h., sie ist auch außerhalb des Krankenhauses für den Patienten zuständig (in institutionsübergreifender Organisation bzw. für vor- und nachbetreuende Einrichtungen), das Entlassungsmanagement des Menschen liegt demnach vollständig in ihrer Hand.
Patientenbezogene Strukturierung. Durch die patientenbezogene Verantwortung der Primary Nurse findet eine Dezentralisierung von Machtstrukturen statt, lediglich der Stationsleitung ist

weiterhin die Verantwortung für die Mitarbeiter unterstellt. Alle organisatorischen Rahmenbedingungen werden am Interesse des Patienten ausgerichtet, bis hin zur Anpassung des Dienstplans. Dabei wird, als strukturelles Merkmal für eine Station oder eine Behandlungseinheit zwischen „Kurzliegern" und „Langzeitpatienten" unterschieden.
Pflegeplanende und Pflegedurchführende. Im PN ist die Pflegeplanende zugleich Pflegedurchführende. Daher sollte die Pflegekraft mit der größten fachlichen Kompetenz direkt mit dem Patienten arbeiten und indirekte Arbeiten können delegiert werden. Informationen über den Patienten, die häufig im direkten Kontakt erworben werden, können so ohne Übermittlungsverluste wieder in die Koordinierung des Versorgungsablaufs einfließen.

Aufgaben
Folgende Aufgaben fallen in den Bereich der Primary Nurse:
- praktische Anwendung des Pflegeprozesses, pflegerische Anamnese
- Pflegeplanung
- Durchführung der Pflege inkl. Evaluation
- Organisation der Behandlung, Koordination von Untersuchungen/Therapien
- Schlüsselperson für die patientenbezogene Kommunikation
- Beziehungsgestaltung, Kontaktpflege mit Angehörigen/Bezugspersonen
- Entlassungsmanagement für den entsprechenden Patienten

- ggf. Erstellung/Überprüfung von Pflegediagnosen

Pflegequalität beim Primary Nursing
In den USA und England sind Studien zu Auswirkungen von PN auf die Pflegequalität durchgeführt worden, bei denen sich herausgestellt hat, dass PN die Zufriedenheit des Patienten steigert und die Pflegequalität verbessert.

Primary Nursing orientiert sich an den Wünschen und Bedürfnissen des Patienten, benennt klare Verantwortlichkeiten und schafft Kontinuität im organisatorisch-pflegerischen Ablauf.

Primary Nursing in Deutschland
Im deutschen Pflegesystem hat Primary Nursing sich bislang aufgrund der (scheinbar) höheren Personalkosten für die hochqualifizierten Fachkräfte noch nicht durchgesetzt. Zudem könnte die große Verantwortung und enge Beziehung zu Patient/Bewohner und Angehörigen sowohl bei den Pflegekräften als auch auf den Stationen/Bereichen Ängste auslösen. Eine zentrale Rolle spielt daher die verbindliche Klärung von Aufgaben, Zuständigkeiten, Verantwortungsbereichen und Befugnissen in der jeweiligen Einrichtung. Des Weiteren ist die Finanzierung in Deutschland kaum umsetzbar, da die Rund-um-die-Uhr verantwortliche Bezugspflegeperson nicht einerseits im Krankenhaus zuständig und beschäftigt sein kann und auf der anderen Seite den Pflegebedürftigen auch im ambulanten Sektor bzw. zu Hause betreut.

4.3 Wirtschaftliche Aspekte

4.3.1 Grundlagen

MERKE Grundsätzlich gilt im Hinblick auf die wirtschaftlichen Aspekte die Prämisse „ambulant vor stationär". Danach haben Versicherte (z. B. einer Krankenkasse) erst dann Anspruch auf eine vollstationäre Behandlung, wenn nach Prüfung durch das Krankenhaus das Behandlungsziel nicht durch eine andere Behandlungsform erreicht werden kann (§ 39 SGB V).

Wirtschaftliche Zielvorgaben
Als Zielvorgaben der wirtschaftlichen Aspekte gelten
- die Verbesserung der Patientenversorgung,
- die Kontrolle des Ressourceneinsatzes,
- die Verkürzung der Verweildauer,

- die Erhöhung der Patientenzufriedenheit und
- die Erhöhung der Mitarbeiterzufriedenheit.
Wie diese widersprüchlich scheinenden Vorgaben in der Realität umgesetzt werden können, soll in den nachfolgenden Kapiteln verdeutlicht werden.

Wirtschaftliches Arbeiten in der Pflege
Vorweg erfolgt ein kurzer Hinweis darauf, was die wirtschaftlichen Belange in Bezug auf die Pflege betrifft: Um die entstehenden Kosten in der Patientenversorgung nicht unnötig in die Höhe zu treiben, sollten die Behandlungen im Sinne der betriebswirtschaftlichen Effizienz mit überlegtem und geplantem Ressourcenverbrauch erfolgen.

In der Praxis bedeutet dies, dass die Pflegenden ihre Maßnahmen stets im Vorfeld planen und organisieren sollten, d. h. mehrere Aktivitäten möglichst zu bündeln und nach Standards vorzugehen. Dabei sollte der Materialverbrauch ebenfalls geplant und so gering wie möglich gehalten werden. Dies wird umgesetzt, wenn den Pflegenden Einblick in finanzielle Aspekte gewährt wird. Zunehmend erfolgt daher die Verlagerung von finanziellen Verantwortlichkeiten auf die stationäre Ebene. Hierbei erhält z. B. die Stationsleitung einen monatlichen Bericht über den Verbrauch an Wirtschaftsgütern oder Medikamenten. Jede Station hat ihr eigenes Budget, mit dem sie umgehen kann. Wissen, z. B. über die Kosten der Reinigung von Stecklaken, sollte dazu führen, dass die Pflegenden diese nur noch bei Notwendigkeit einsetzen.

Letztlich setzt dies zuerst einen Prozess des Umdenkens im Bereich der Führungsebene voraus, der sich anschließende (gewünschte) Prozess der Verantwortlichkeitsübernahme jedes Mitarbeiters muss geplant werden und benötigt Zeit.

4.3.2 Krankenhausfinanzierung

In Deutschland findet die Krankenhausfinanzierung über zwei Wege statt (duale Finanzierung).

Finanzierung der Investitionskosten. Investitionskosten (für Neubauten, Umbaumaßnahmen oder die Anschaffung von Geräten) werden nach Genehmigung durch das Bundesland unterstützt, zu dem das Krankenhaus gehört. Der Staat finanziert diese Investitionen durch Steuereinnahmen.

Finanzierung der Betriebskosten. Die Betriebskosten (Kosten der Patientenversorgung) entstehen direkt bei der Behandlung des Patienten oder indirekt in Form von Personalkosten, Heizkosten oder Verbrauchsmaterialkosten usw. Sie werden durch die **Kostenträger** (i. d. R. Krankenkassen) über das DRG-System, also demnach über die Krankenkassenbeiträge der Mitglieder finanziert.

In **Abb. 4.13** ist der Krankenhausfinanzierungsprozess dargestellt.

Gesetzliche Grundlagen

Krankenhausfinanzierungsgesetz. Die Krankenhausfinanzierung ist im **KHG** (Krankenhausfinanzierungsgesetz) geregelt. Das KHG soll gemäß § 1 die wirtschaftliche Sicherung der Krankenhäuser ermöglichen, um eine bedarfsgerechte Versorgung der Bevölkerung zu gewährleisten. Zudem werden im KHG wirtschaftliche Gesichtspunkte und Qualitätsaspekte von Krankenhäusern festgelegt.

Bundespflegesatzverordnung und Sozialgesetzbuch. Die Bundespflegesatzverordnung (BPflV) regelt nach § 1 die Vergütung der voll- und teilstationären

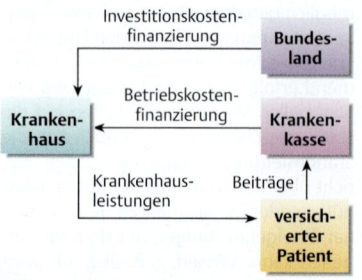

Leistungen des Krankenhauses, das SGB V (Sozialgesetzbuch V) wiederum umfasst u. a. Regelungen zur ambulanten, vor- bzw. nachstationären Krankenhausbehandlung.

Gesundheitsreform 2000. In dem Gesetz zur Gesundheitsreform 2000 sind die DRGs (Diagnosis Related Groups) als neue Finanzierungsform für Deutschland festgeschrieben worden. Mit diesem System sollen gemäß § 2 der BPflV diejenigen Krankenhausleistungen abgegolten werden, welche im einzelnen Behandlungsfall für eine medizinisch zweckmäßige und ausreichende Versorgung des Patienten notwendig sind.

Lediglich in der voll- und teilstationären psychiatrischen Versorgung gelten weiterhin die ursprünglichen Finanzierungs- und Abrechnungsformen nach Fallpauschalen und Sonderentgelten (therapiebezogene Vergütung). Im Folgenden wird das DRG-Vergütungssystem näher dargestellt.

4.3.3 DRG-System

! DEFINITION Bei der Finanzierungsform des **DRG-Vergütungssystems** werden Patienten in **diagnose**bezogene Fallgruppen zusammengefasst. Dabei spielt nicht nur die Hauptdiagnose eine Rolle, sondern auch Krankheitsschweregrade, Begleiterkrankungen, Nebendiagnosen und Komplikationen, denn sie können den Behandlungsverlauf gravierend beeinflussen und verändern.

Das Krankenhaus erhält für einen Patienten je nach der Fall-Gruppierung vom Kostenträger einen Pauschalbetrag, durch den alle Leistungen des stationären Aufenthalts gedeckt werden müssen, von der Aufnahme bis zur Entlassung.

Fallgruppen können in diesem System nicht nur für den operativen Bereich gebildet werden, sondern auch für den konservativen und diagnostischen. Zielsetzung dieser Abrechnungsform ist, dass Kosten und Erlöse für die Behandlung von Patienten *leistungsgerecht* zugeordnet werden.

Diagnosis Related Groups (DRGs)

Im Laufe der vergangenen Jahre haben sich die Regierungen zahlreicher Länder weltweit Gedanken über eine neue Abrechnungssystematik gemacht, die den veränderten Bedingungen, d. h. weniger zur Verfügung stehende finanzielle Mittel bei wachsenden Kosten der medizinischen Betreuung und Versorgung, gerecht werden könnte. Letztlich ist in

Deutschland die Entscheidung zur Umstellung der Krankenhausfinanzierung auf das DRG-System gefallen.

Die Umstellung der Krankenhausfinanzierung auf das DRG-System ist in Deutschland seit 2004 flächendeckend mit einer Übergangsfrist eingeführt und umgesetzt worden. In der Übergangsfrist können die Krankenhäuser sich auf die veränderten Bedingungen einstellen.

➡ MERKE Bei den DRGs handelt es sich um ein leistungsbezogenes und pauschalierendes Vergütungssystem. ▬

Diagnosebezogene Fallgruppen

Bei diesem Abrechnungssystem werden für Patienten mit vergleichbaren medizinischen Diagnosen und ähnlichem Aufwand Fallgruppen gebildet. Das Krankenhaus erhält für einen Patienten je nach Eingruppierung seiner Erkrankung(en) einen pauschalen Geldbetrag vom Kostenträger (i. d. R. die Krankenkasse). Mit diesem Geldbetrag muss das Krankenhaus wirtschaften, er muss für alle Leistungen des Krankenhausaufenthaltes von der Aufnahme bis zur Entlassung ausreichen – unabhängig davon, wie lange der Patient in der Klinik verbleibt. Entstehen Verluste (z. B. durch verlängerte Liegezeiten eines Patienten oder durch unwirtschaftlichen Materialverbrauch), muss das Krankenhaus selbst für den Differenzbetrag aufkommen.

Das leistungsbezogene und pauschalierende Vergütungssystem der DRGs gilt sowohl für vollstationäre als auch für teilstationäre Krankenhausleistungen. Bei der teilstationären Versorgung ist die Aufenthaltsdauer des Patienten pro Tag zeitlich begrenzt, dennoch müssen die Merkmale einer stationären Krankenhausbehandlung erfüllt sein. Dabei muss die medizinische und organisatorische Infrastruktur des Hauses benötigt und genutzt werden.

Patientenklassifikationssysteme

! DEFINITION **Patientenklassifikationssysteme:** Vergütungssysteme, die Patienten mit bestimmten Erkrankungen in Fallgruppen zusammenfassen, werden als Patientenklassifikationssysteme (PKS) bezeichnet. Demnach ist das DRG-System ein Patientenklassifikationssystem. Behandlungsfälle werden im PKS in medizinisch vergleichbare homogene Gruppen mit einem ähnlichen Bedarf an Leistungen und ähnlichen Kosten eingeordnet. ▬

Abb. 4.13 Prozess der Krankenhausfinanzierung in Deutschland (nach Keun 2001).

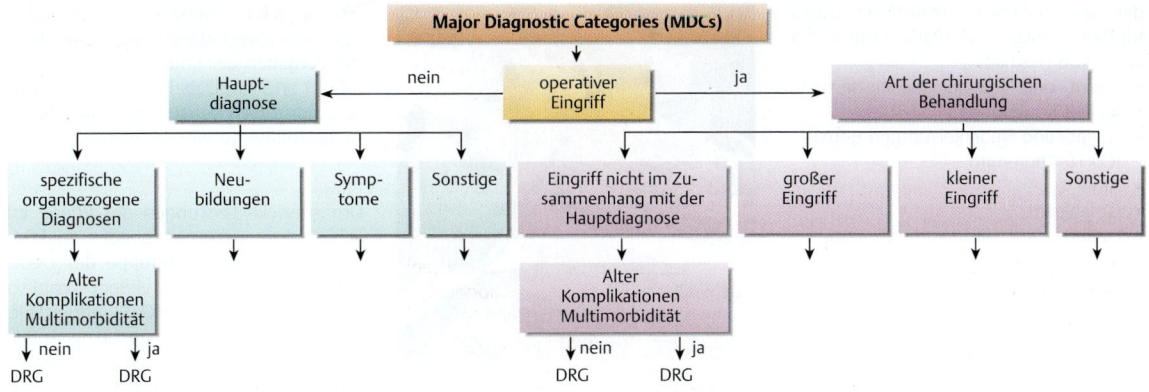

Abb. 4.14 Typische DRG-Struktur (nach Haubrock u. Schär 2002).

Die Behandlungsfälle eines Krankenhauses sollen auf diese Weise sinnvoll benannt und strukturiert werden, sodass die für eine Fallgruppe notwendigen, interdisziplinär erbrachten Leistungen offensichtlich werden.

Orientierung am Ressourcenverbrauch. Hierbei orientiert man sich am Ressourcenverbrauch der jeweiligen Fallgruppe. Mit Ressourcenverbrauch ist z. B. die Liegedauer gemeint, die Nutzung des OP-Saals, notwendige Röntgenuntersuchungen, endoskopische Untersuchungen, der anfallende finanzielle Aufwand insgesamt usw.

Kriterien zur Fallgruppierung. Das DRG-System basiert auf einer umfassenden und gewissenhaften Dokumentation der Haupt- und Nebendiagnosen, sowie aller durchgeführten Leistungen (Operationen, diagnostische Maßnahmen, Pflegemaßnahmen). Auf Grundlage dieser Dokumentation kann der Patient einer Fallgruppe zugeordnet werden.

Die Datenerhebung zur Bildung der Fallgruppen erfolgt anhand von vier übergeordneten Kriterien:

- Zustand des Patienten (Diagnose, Alter, Geschlecht usw.)
- durchgeführte Behandlung (Untersuchungen, Operationen, Therapien usw.)
- Resultate (Verweildauer, Qualität der Behandlungsergebnisse)
- erreichte Behandlungsziele

Aufbau der DRG-Struktur

Die DRGs beziehen sich in erster Linie auf die Hauptdiagnose, durch Nebendiagnosen steigt zudem die Möglichkeit der Abrechnung beim Pflege- und Versorgungsaufwand. Dies kann z. B. vorkommen, wenn ein Patient mit der Hauptdiagnose Herzinfarkt aufgenommen wird und als Nebendiagnose an De-

menz mit Weglauftendenz und Inkontinenz leidet. Oder wenn ein Patient mit der Hauptdiagnose Apoplex in das Krankenhaus eingeliefert wird und als Nebendiagnose an Diabetes mit offenen Stellen (Ulcus cruris) am Unterschenkel leidet. In *Abb. 4.14* wird der Aufbau der DRG-Abrechnungsstruktur detailliert vorgestellt.

Klassifizierungsschema

Im DRG-System tauchen häufig englische Bezeichnungen auf, da das deutsche Abrechnungssystem aus dem australischen DRG-System heraus entwickelt und aufgebaut worden ist.

Mit dem Begriff „Major Diagnostic Category" (MDC), der den Ausgangspunkt des Entscheidungsbaums bildet, ist die Hauptdiagnose gemeint. Im Anschluss an die Bestimmung der Hauptdiagnose erfolgt die nächste Unterteilung bezüglich des Kriteriums, ob eine Operation durchgeführt wird oder nicht. Wenn ja, wird in der nächsten Verzweigung die Art der chirurgischen Behandlung näher spezifiziert. Anhand der Felder des Entscheidungsbaums wird deutlich, nach welchen Gesichtspunkten die weitere Verzweigung erfolgt.

Findet kein operativer Eingriff statt, wird die Hauptdiagnose nach anderen Kriterien unterteilt:

- spezifische organbezogene Diagnosen
- bestimmte Symptome
- Neubildungen (z. B. Krebserkrankungen)
- Sonstiges

Unter dem Kriterium „Sonstiges" werden Fälle einsortiert, die sich in keine der Gruppen einordnen lassen.

Innerhalb der Gruppen, sowohl nach operativen Eingriffen als auch nach konservativen Behandlungen, kann zuletzt weiter nach dem **Alter** und dem Vorliegen von **Komplikationen** und **Begleiter-**

krankungen unterschieden werden, um auf diese Weise zu einer abrechnungsfähigen DRG zu gelangen. Der Behandlungsfall kann nun einem Entgelt zugeordnet werden.

Zusammensetzung der DRGs

In Deutschland sind die DRGs wie folgt zusammengesetzt:

Hauptdiagnosen (MDCs). Für das Ausgangsfeld (MDCs) gibt es 23 organbezogene Gruppen. Sie orientieren sich an der Anatomie des Körpers, z. B. „Niere", „Herz" oder „Auge".

Subkategorien (Einteilung nach Partizipation/Fachbereich). Die weitere Unterteilung findet in folgende Subkategorien statt:

- **01 – 39:** chirurgischer Fachbereich (Operation mit Nutzung des Operationssaals)
- **40 – 59:** diagnostische Eingriffe ohne Operation (diagnostische Verfahren oder endoskopische Untersuchungen, für die der Operationssaal nicht benötigt wird, wie z. B. Magen- oder Darmspiegelung)
- **60 – 99:** medizinische Behandlungen, die konservativ erfolgen (ohne Operation bzw. diagnostische Eingriffe)

Aus diesen verzweigten Klassifikationen, die Schritt für Schritt erfolgen, ergeben sich letztlich 409 Basis-DRGs, die anhand der Hauptdiagnose erkannt werden können.

Schweregradgruppen. An letzter Stelle erfolgt noch die Einteilung in Schweregradgruppen A–D bzw. Z, welche hier zwar Erwähnung findet, aber nicht tiefergehend erläutert wird.

Die benötigten Informationen für den Eingruppierungsprozess nach DRGs werden demnach zusammenfassend folgenden Datensätzen entnommen und haben letztlich Einfluss auf den Betrag, den das Krankenhaus vom Kostenträger für den jeweiligen Fall (Patient mit seiner Erkrankung) erhält:

- Haupt- und Nebendiagnosen gemäß ICD 10-Kodierung
- Haupt- und Nebenleistungen gemäß ICD 10-Kodierung
- Alter
- Geschlecht
- Geburts- bzw. Aufnahmegewicht
- Verweildauer
- Entlassungsart
- Tagesfallstatus
- Beatmungsstundenzahl
- Status der psychiatrischen Zwangseinweisung

Pflege im DRG-System

Durch die im vorhergehenden Kapitel beschriebene Vorgehensweise bei der DRG-Klassifikation und -Abrechnung wird deutlich, dass in erster Linie medizinische Komponenten den Erlös für das Krankenhaus bestimmen. Allein aus der medizinischen Diagnose heraus kann jedoch nicht automatisch der pflegerische Handlungsbedarf abgeleitet werden. Aus diesem Grund erfährt die Pflege im DRG-System auch eine besondere Berücksichtigung.

Pflegerelevante Nebendiagnosen

Für pflegerische Handlungen und Maßnahmen haben v. a. die Nebendiagnosen eine besondere Bedeutung. Wie bereits zuvor beschrieben, kann durch Nebendiagnosen wie Demenz oder Diabetes ein erhöhter pflegerischer Aufwand notwendig sein, der nicht in unmittelbarem Zusammenhang mit der medizinischen Hauptdiagnose steht.

Zudem sind bestimmte pflegerelevante Nebendiagnosen definiert, die unter festgelegten Voraussetzungen kodierfähig nach ICD 10 und damit abrechnungsfähig sind. Sie können somit den Erlös des Krankenhauses für einen Behandlungsfall steigern. Hierzu gehören u. a.:

- Diarrhö
- Flüssigkeitsüberschuss
- Essstörung
- Funktionsstörung eines Tracheostomas
- Dekubitalgeschwür
- Ulcus cruris
- sonstige näher bezeichnete Harninkontinenz
- Stuhlinkontinenz
- nicht näher bezeichnete Harninkontinenz
- Harnverhalt
- Ernährungsprobleme durch unsachgemäße Ernährung
- sonstige Komplikationen bei Eingriffen

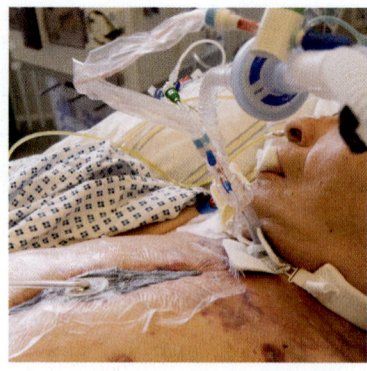

Abb. 4.15 Die Versorgung eines Tracheostomas ist z. B. eine abrechnungsfähige pflegerelevante Nebendiagnose.

- Versorgung eines Tracheostomas (**Abb. 4.15**)

Richtlinien zur Dokumentation

Folgende Richtlinien zur Dokumentation pflegerelevanter, Erlös steigernder Nebendiagnosen sind zu beachten:

Enorm wichtig ist eine sach- und fachkompetente, umfassende Dokumentation der Sachverhalte. Abrechnungsfähig sind die Nebendiagnosen nur, wenn sie die Vorgaben der Kodierrichtlinien nach ICD 10 erfüllen. Dabei muss die Diagnose ausdrücklich benannt sein und der Fachterminus verwendet werden.

FALLBEISPIEL Es reicht nicht, dass die Pflegeperson „Hautrötung" in den Pflegebericht schreibt, wenn sie einen „Dekubitus 1. Grades" meint. Gerade bei der Dokumentation des Dekubitus 1. Grades ist zudem die Beschreibung der professionell fundierten Diagnostik notwendig, wie „Feststellung anhand des Fingertests". Weitere Fachtermini, die zu verwenden sind, wären z. B. „Harnverhalt" oder „Inkontinenz".

Einige Diagnosen müssen länger als 7 Tage oder am Entlassungstag bestehen, mit einem Ressourcenverbrauch einhergehen und im Rahmen der Behandlung nicht als „normal" angesehen werden, um kodier- und damit abrechnungsfähig zu sein.

Die pflegerelevanten Nebendiagnosen müssen den Ärzten bzw. Kodierkräften mitgeteilt werden, da sie häufig aus dem Blickfeld des ärztlichen Tätigkeitsbereiches fallen und somit bei der Aufstellung der Abrechnungsdatensätze verlorengehen (Fiedler u. Devrient u. Schrödter 2005).

MERKE Nebendiagnosen sind nur dann abrechnungsfähig, wenn sie die Vorgaben der Kodierrichtlinien nach ICD 10 erfüllen. Dabei muss die Diagnose ausdrücklich benannt sein und der Fachterminus verwendet werden.

PKMS

Um spezielle Leistungen der Pflege im DRG-System deutlich abbilden zu können, hat eine Arbeitsgruppe des Deutschen Pflegerats den „Pflegekomplexmaßnahmen-Score" (PKMS) entwickelt. Hierbei handelt es sich um eine Auflistung, die bei „hochaufwendigen Patienten" die enorme Zeit für die Pflegemaßnahmen beschreibt. Durch PKMS sollen Leistungen der Pflegekräfte für Patienten, die auf einer „Normalstation" diese hochaufwendige Pflege benötigen, erfasst und abgerechnet werden. Die „volle Übernahme" pflegerischer Leistungen wird folgendermaßen definiert: Patienten brauchen in bestimmten Leistungsbereichen ein hohes Maß an Unterstützung, Aktivierung, Motivation und Zuwendung, denn sie sind durch Immobilität, eingeschränkte Körperfunktionen oder durch ihre Erkrankung an der eigenständigen Erfüllung ihrer Grundbedürfnisse gehindert.

Mit dem Begriff „hochaufwendige Pflege" (= intensiver Zeitaufwand) sind Maßnahmen gemeint, die noch über die „normale" volle Übernahme von Pflegetätigkeiten in mindestens einem der Leistungsbereiche deutlich hinausgehen. Zu den Leistungsbereichen gehören

- Körperpflege,
- Ernährung,
- Ausscheidung,
- Bewegen/Lagern/Mobilisation/Sicherheit,
- Kommunizieren/Beschäftigen.

Der PKMS gilt für drei unterschiedliche Altersgruppen von Patienten:

- für Erwachsene (PKMS-E): ab dem 19. Lebensjahr
- für Kinder und Jugendliche (PKMS-J): ab dem 7. Lebensjahr
- für Kleinkinder (PKMS-K): ab dem 2. Lebensjahr

PKMS bedeutet, dass erbrachte Pflegeleistungen bei hochaufwendigen Patienten in Zukunft Einfluss auf die Berechnung nach DRGs haben werden. Die (Aufwands-)Punkte werden addiert und lösen den Operationen- und Prozedurenschlüssel (OPS) im Rahmen der DRG-Kalkulation aus. Werden die im PKMS erhobenen notwendigen Aufwandspunkte erreicht, kann der OPS 9-20 kodiert werden. Ab 2012 sollen dann bestimmte

Fallgruppen mit dem OPS 9-20 höher vergütet werden.

Vorteile von PKMS. Grundsätzlich sollen mit der Einführung des PKMS zum einen finanzielle Ressourcen leistungsgerecht verteilt und zum anderen eine langfristig adäquate Versorgung von Patienten mit einem hohen pflegerischen Ressourcenaufwand sichergestellt werden. Bei den stationär aufgenommenen Patienten handelt es sich zunehmend um multimorbide Patienten mit einer steigenden „Fallschwere" und einem höheren Schweregrad der Erkrankungen, die einen intensiveren Pflegeaufwand benötigen. Bei einem höheren Durchlauf und einer steigenden Fallzahl an Patienten findet eine starke Arbeitsverdichtung für die Pflegenden statt.

Krankenhäuser stehen in Deutschland unter starkem wirtschaftlichen Druck und Pflegepersonal wird hierbei häufig als „Kostenfaktor" betrachtet, nicht als Wert schöpfende Dienstleistung. Mit der Einführung des PKMS könnte sich diese Denkweise verändern, denn Pflegeleistungen können dann ebenso Auswirkungen auf die Erlössituation haben wie medizinische Leistungen (dimdi 2011).

Bedeutung des DRG-Systems für die Pflegenden

Kurze Verweildauern bei steigendem Pflegebedarf. Das Gesundheitssystem in Deutschland hat in den letzten Jahren einen starken Wandel vollzogen. Die Verweildauer der Patienten im Krankenhaus ist stark zurückgegangen. Durch den Grundsatz „ambulant vor stationär" finden viele Behandlungen und Therapien ambulant statt, für die Patienten noch vor einigen Jahren längere Zeit im Krankenhaus gelegen hätten. Gleichzeitig steigt die Anzahl an Schwerstpflegefällen und multimorbiden Patienten mit erhöhtem Pflegebedarf in den Krankenhäusern, da diese Behandlungen nicht in den ambulanten Bereich verlagert werden können.

Die verkürzte Verweildauer hat zur Folge, dass ein „hoher Durchlauf" von Patienten auf den Stationen zu beobachten ist, insgesamt wird eine viel höhere Anzahl von Patienten betreut und versorgt.

Effektives und qualitätssicherndes Arbeiten. Die frühe Entlassung trägt im DRG-Zeitalter dazu bei, Kosten einzusparen und Gewinne zu erwirtschaften. Diese Entwicklung macht eine enge Zusammenarbeit mit nachsorgenden Einrichtungen notwendig. Ambulante Pflegedienste, Heimeinrichtungen oder an-

dere Nachsorgeeinrichtungen müssen zunehmend Patienten versorgen, die einen erhöhten Pflegeaufwand benötigen. Daher muss in allen Sektoren der Patientenversorgung spezialisiertes, kompetentes Fachpersonal tätig sein. Patienten mit Bedarf an spezieller Wundversorgung müssen ebenso adäquat betreut werden, wie z. B. tracheotomierte Menschen – die Qualität der Versorgung des Patienten während der gesamten Behandlungszeit muss auf einem einheitlich hohen Niveau stattfinden.

Qualitätszirkel. Idealerweise erfüllen Krankenhäuser und nachsorgende Einrichtungen gleichsam gültige Qualitätskriterien mit kooperativ entwickelten Qualitätsmanagementinstrumenten. Regelmäßige Fort- und Weiterbildungen, gezielte Informationsweitergabe (z. B. durch gemeinsam erarbeitete Überleitungsbögen und Kommunikation) z. B. in gemeinsamen Qualitätszirkeln, sind hierfür notwendig.

Einrichtungs- und berufsgruppenübergreifende Netzwerke. Angestrebt wird die Bildung von einrichtungs- und berufsgruppenübergreifenden Netzwerken, in denen lokal Schnittstellenprobleme bearbeitet werden können. Als „Schnittstellen" werden „Übergänge" bezeichnet, wenn ein Patient in einen anderen Versorgungsbereich wechselt. Es gibt Schnittstellen *innerhalb* eines Krankenhauses, wenn ein Patient z. B. von einer Station auf eine andere verlegt wird; und es gibt Schnittstellen *zwischen* verschiedenen Einrichtungen, wenn ein Patient z. B. aus dem Krankenhaus in ein Pflegeheim verlegt wird.

Effekte der Finanzierungsform

Wie bereits im vorhergehenden Kapitel deutlich wurde, wirkt sich die Einführung der DRG-Abrechnung auf alle Ebenen des Gesundheitssektors aus, auch weit über die Krankenhausgrenzen hinaus. Daher müssen Versorgungsstrukturen in allen Bereichen des Gesundheitssektors optimiert und vernetzt werden.

Wirtschaftliches Umdenken

Transparenz und Effektivität. Für die Krankenhäuser selbst bedeutet die Einführung der DRGs eine vollständige Umstellung des bisherigen wirtschaftlichen Denkens und Handelns. War zuvor die Finanzierung von den Liegezeiten der Patienten (Fallpauschalen, „Bezahlung pro Bett und Tag") abhängig, so müssen nun alle Abläufe darauf ausgelegt werden, die Patientenversorgung optimal, reibungslos und effektiv zu gestalten. Zudem muss die Dokumentation aller Diagnosen und abrechnungsrelevanten

Kriterien so strukturiert sein, dass sie exakt und lückenlos ist, um Abrechnungsdefizite zu vermeiden.

Verbindliche Qualitätsmanagementsysteme. Gleichzeitig mit der Einführung der neuen Krankenhausfinanzierung sind vom Gesetzgeber verbindliche Forderungen zur Einrichtung und Weiterentwicklung eines Qualitätsmanagementsystems vorgegeben worden.

Spezialisierung und Kalkulierbarkeit. Krankenhäuser spezialisieren sich auf den tatsächlichen Bedarf an Leistungen, der für die Versorgung ihrer Klientel notwendig ist. Dies betrifft sowohl die Leistungsstrukturen als auch die Leistungskapazitäten. Dadurch, dass das Krankenhaus bereits im Vorfeld kalkulieren kann, mit welchen Entgelten sowie Kosten bei der Versorgung einer bestimmten Fallgruppe zu rechnen ist, werden viele Vorgänge planbarer.

Spezialisierung auf Fachgebiete

Spezialisierung der Kliniken. Für Krankenhäuser und Kliniken scheint heutzutage eine Spezialisierung auf bestimmte Fachgebiete von Vorteil zu sein. Neben der Leistungsoptimierung im spezialisierten Fachbereich (Qualität der Leistungen) geht es hierbei um die Sicherung der eigenen Marktposition. Fusionen bzw. Kooperationen mit anderen Krankenhäusern (und anderen Schwerpunkten) führen dann wiederum zu einem breiteren Angebot an Leistungen, welche durch gezieltes Marketing dargestellt werden können.

Spezialisierung ambulanter Dienste und Heimeinrichtungen. Ebenso spezialisieren sich Heimeinrichtungen und ambulante Pflegedienste auf besondere Dienstleistungen, um vom Markt abzuheben. Dies kann z. B. durch die Qualifizierung einzelner Mitarbeiter zum Wundmanager, Kontinenzbeauftragten, Schmerzmanager (*Abb. 4.16*) usw. erfolgen. Andere Einrichtungen stellen z. B. die Versorgung von an Demenz Erkrankten in den

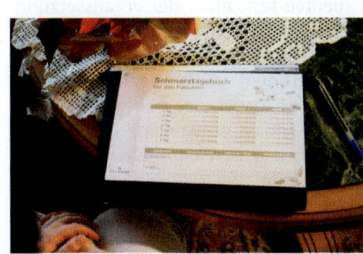

Abb. 4.16 Auch in der ambulanten Pflege ermöglicht eine Spezialisierung (z. B. zum Schmerzmanager) eine Optimierung der fachlichen Leistung und der wirtschaftlichen Effektivität.

Vordergrund oder bieten eigens Wohngruppen für spezielle Zielgruppen an.

> **MERKE** Diese Entwicklungen bewirken, dass immer mehr Versorgungsstrukturen auch außerhalb des Krankenhauses ermöglicht werden können, bei gleichbleibender Qualität der Versorgung.

Höhere Wirtschaftlichkeit der Leistungserbringer

Innerhalb des Krankenhauses bewirken die DRGs eine kostengerechte Zuordnung des Budgets. Sie zwingen die Krankenhäuser dazu, ihre Leistungen wirtschaftlich zu erbringen, denn erzielte Gewinne verbleiben beim Krankenhaus, ebenso wie finanzielle Verluste. Demnach sollten sich Einnahmen und Ausgaben mindestens die Waage halten, für finanzielle Verluste des Krankenhauses kommt niemand auf. Bei besonders wirtschaftlich organisierten Häusern mit niedrigen Fallgruppenkosten wird die DRG-Abrechnung zu Gewinnen führen, ebenso können Krankenhäuser mit extrem hohen Fallgruppenkosten in ihrer Existenz gefährdet sein. In jedem Fall ist eine gewissenhafte und lückenlose Dokumentation der Haupt- und Nebendiagnosen zur optimalen Ausschöpfung des Budgets notwendig.

Optimierung der Versorgungsabläufe

Wie bereits zuvor erwähnt, soll die Verweildauer und die Liegezeit der Patienten so niedrig wie möglich gehalten werden, denn bei einer frühzeitigen Entlassung können Kosten eingespart werden. Innerhalb der stationären Versorgung müssen die Versorgungsabläufe optimiert werden. Die Zusammenarbeit und Absprache zwischen einzelnen Abteilungen muss reibungslos ineinandergreifen, was z. B. durch die Einführung von „Clinical Pathways" (= Versorgungspfade, s. u.) erreicht werden kann.

Die Behandlungszeit steht im DRG-System bereits bei der Aufnahme des Patienten fest, unter der Voraussetzung, dass keine unerwarteten Komplikationen auftreten. Im Rahmen der homogenen (gleichartigen) Fallgruppenbildung ist die Verweildauer des Patienten vorhersehbar, sodass notwendige Entlassungsplanungen zur Weiterbehandlung wie Organisation einer ambulanten Pflege, Organisation einer Heimunterbringung, Versorgung mit Hilfsmitteln (Pflegebett, Toilettenstuhl für zu Hause usw.) bereits frühzeitig in die Wege geleitet werden können und in dieser Hinsicht keine unnötigen Verzögerungen der Entlassung auftreten müssen.

> **MERKE** Durch die Einführung der DRGs sollen Versorgungsstrukturen innerhalb der Krankenhäuser und auch im Gesundheitssektor insgesamt verbessert werden. Für Patienten und Kostenträger wird es einfacher, Leistungen und Qualität verschiedener Dienstleistungsanbieter im Gesundheitssektor zu vergleichen.

4.3.4 Versorgungspfade

> **DEFINITION** Versorgungspfade werden u. a. auch als „Clinical Pathways", „Critical Pathways" oder als „Behandlungspfade" bezeichnet. Sie beschreiben die Versorgung und Behandlung eines Patienten mit einem bestimmten Krankheitsbild im gesamten Verlauf.

Zum einen existieren Versorgungspfade innerhalb eines Krankenhauses für die gesamte Patientenbehandlung von der Aufnahme bis zur Entlassung: Z. B. wenn ein Patient eine OP zur Gallenblasenentfernung bekommt, läuft die geplante Behandlung nach diesem „Schema" ab. Zum anderen existieren Versorgungspfade auch in Bezug auf das gesamte Versorgungsgeschehen bei einer bestimmten Erkrankung, über verschiedene Gesundheitseinrichtungen hinweg (Krankenhaus, Rehabilitationsklinik, Heimeinrichtung, Hausarztversorgung usw.), z. B. für Patienten mit chronischen Erkrankungen (COPD, Diabetes mellitus usw.).

Bei diesen sektorenübergreifenden Versorgungspfaden können z. B. Kosten dadurch eingespart werden, dass unnötige Doppeldiagnostiken vermieden werden. Dies ist z. B. der Fall, wenn der Hausarzt vor dem Krankenhausaufenthalt ein Röntgen-Thorax-Bild aufnehmen lässt, im Krankenhaus bei der Aufnahme erneut eine Röntgen-Thorax-Untersuchung erfolgt und bei Verlegung in die Rehabilitationseinrichtung ein drittes Bild aufgenommen wird. Bei einheitlichen, übergreifenden Versorgungspfaden kann die Behandlung lückenlos weitergeführt werden und jede nachsorgende Einrichtung hat alle notwendigen Informationen und Zugriff auf Dokumentationen bereits erfolgter Maßnahmen und Therapien.

Ziele

Innerhalb des Krankenhauses sollen durch diese Versorgungspfade Abläufe bei bestimmten Krankheitsbildern „automatisiert" werden, Prozesse sollen insbesondere an Schnittstellen optimiert und verbessert werden und dadurch Kosten und Zeit eingespart werden. Schnittstellen sind Bereiche in der internen Versorgung des Krankenhauses, in denen der Patient zwischen Abteilungen und Zuständigkeiten wechselt.

Darstellung der Versorgungspfade

Darstellungsform (neben speziellen Dokumentationskurven) für Versorgungspfade sind sogenannte „Flussdiagramme", die jeden Prozessschritt als Vorgehensweise bei Patienten mit einer bestimmten Erkrankung bzgl. Beteiligten, Merkmalen, Verantwortlichen und Besonderheiten grafisch darstellen. Bereits bei der Erstellung der Flussdiagramme werden häufig Schnittstellenprobleme, meist bedingt durch fehlende Verantwortungszuständigkeit, deutlich.

Abb. 4.17 zeigt beispielhaft den Anfang (Aufnahmetag) eines Prozessablaufs bei der Versorgung von Patienten mit Prostata-Karzinom im Flussdiagramm.

Dieses Flussdiagramm wird für bestimmte Erkrankungen in speziellen Dokumentationskurven umgesetzt, auf denen bereits für die jeweilige Erkrankung typische Therapien und Abläufe eingetragen sind, z. B. Medikamente mit Uhrzeit, Maßnahmen zur Mobilisation usw.

Inhalte eines Versorgungspfades

Bei der Erstellung eines solchen Prozessablaufs werden Behandlungsabläufe reflektiert, analysiert, geordnet und dann strukturiert und transparent aufgegliedert. Inhalte eines vollständigen Versorgungspfades sind:

- Aufnahme (Verwaltungsangestellte, Arzt, Pflegeperson usw.)
- Diagnostik (Röntgenabteilung, Funktionsabteilung EKG usw.)
- Patientenaufklärung (Arzt, Facharzt, Anästhesist usw.)
- Therapie (-ziel)
- Medikamente
- Labor
- Pflege
- Visiten
- Ernährung (Arzt, Ökotrophologe, Pflegeperson usw.)
- Mobilisation (Physiotherapeut, Pflegeperson usw.)
- Entlassung (Sozialdienst, Pflegeüberleitung, Case-Management, Arzt, Pflegeperson usw.)

Aufgrund dieser standardisierten Prozessschritte wird eine Zeitersparnis bei der Dokumentation und Organisation

Patient mit Prostatakarzinom
Flussdiagramm der Behandlungspfade

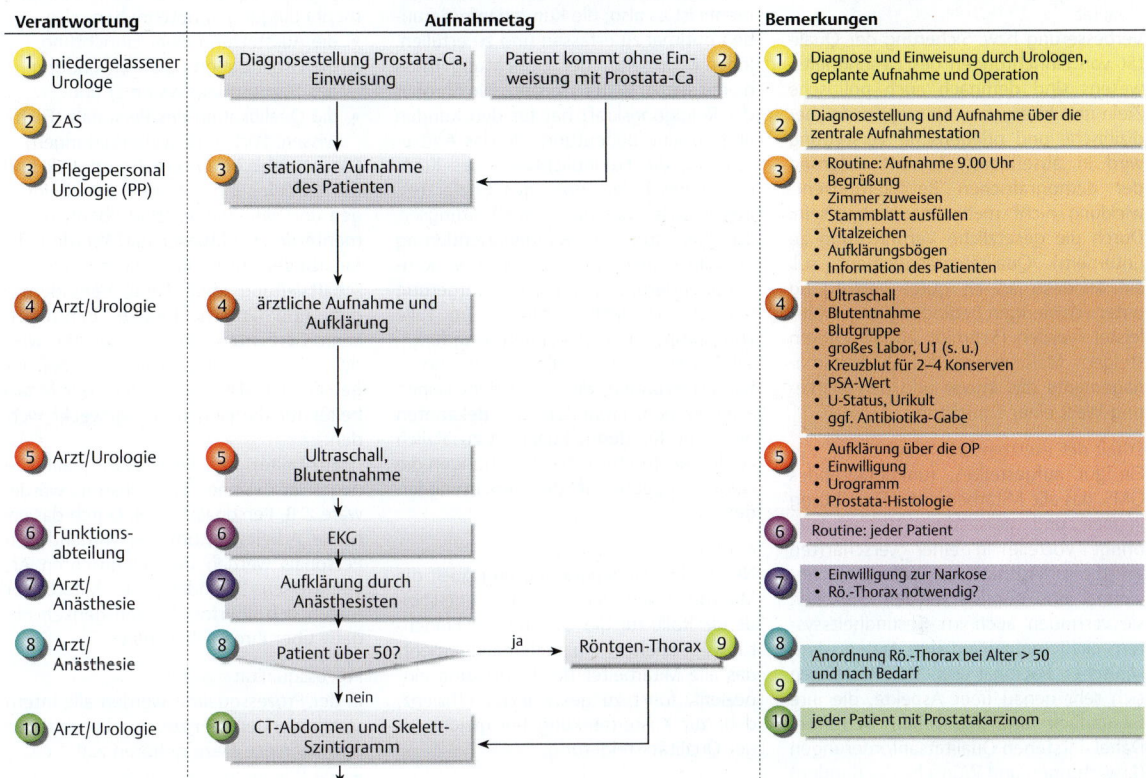

Abb. 4.17 Prozessdarstellung des Versorgungspfades eines Patienten mit Prostata-Karzinom am Aufnahmetag (nach Hokenbecker et al. 2004).

des stationären Ablaufs erreicht und ein vorgegebenes Versorgungsergebnis in einem festgelegten Zeitraum erzielt. Wie aus den inhaltlichen Punkten des Versorgungsprozesses deutlich wird, handelt es sich um ein interdisziplinäres Werkzeug und Dokument, d. h., es gilt für alle am Behandlungsprozess beteiligten Berufsgruppen gleichermaßen. Daher müssen alle beteiligten Berufsgruppen die erforderlichen Maßnahmen und Abläufe kennen.

Vorteile der Versorgungspfade
Die Anwendung von Versorgungspfaden ermöglicht somit eine berufsgruppenübergreifende, ausführliche, sorgfältige und vollständige Dokumentation und dient der Qualitätssicherung durch Standardisierung auf hohem Niveau, da sie die definierte Versorgung homogener Patientengruppen beschreibt und somit den gesamten Behandlungsverlauf nachvollziehbar macht.

Dies geschieht dadurch, dass die wesentlichen therapeutischen Maßnahmen indikations- und fallbezogen für ein bestimmtes Krankheitsbild einheitlich festgelegt, beschrieben und gemessen werden. Sie sollen einerseits die optimale Behandlung fördern und auf der anderen Seite Diagnostik und Therapie wirtschaftlich gestalten. Durch die Visualisierung im Prozessablauf können Abweichungen und Komplikationen sofort erkannt werden, Schnittstellen werden offensichtlich und Unwirtschaftlichkeiten an diesen Nahtstellen können aufgespürt werden.

4.4 Qualitätsmanagement

4.4.1 Grundlagen

❗ **DEFINITION** **Qualitätsmanagement** (QM) bedeutet die Zusammenfassung aller Maßnahmen innerhalb einer Einrichtung, die darauf abzielen, die Qualität der angebotenen Dienstleistung zu **verbessern**. Die Gesamtheit aller qualitätsbezogenen Tätigkeiten und Zielsetzungen bilden das Qualitätsmanagementsystem (QMS) einer Einrichtung. ▄

Dies gilt sowohl für Krankenhäuser, Heim- und Pflegeeinrichtungen als auch für ambulante Pflegedienste u. ä. Jeder dieser Dienstleistungserbringer hat ein eigenes internes Qualitätsmanagementsystem, das die Qualität der Dienstleistungen definiert, beschreibt und überprüft. Für einige Einrichtungen geschieht dies auf freiwilliger Basis, Krankenhäuser sind z. B. jedoch im Rahmen der DRG-Einführung zu internem Qualitätsmanagement gesetzlich verpflichtet.

Ziele

Verbesserung und Sicherung der Qualität

Verbesserung bzw. Sicherung der Qualität von Einrichtungen des Gesundheitswesens sind demnach auch politische Ziele und Interessen. Eine optimale medizinische und pflegerische Versorgung wird in absehbarer Zukunft aufgrund der demografischen Bevölkerungsentwicklung nicht mehr finanzierbar sein. Durch die gesetzliche Verpflichtung zu (internem) Qualitätsmanagement soll ein Mindestmaß an guter Versorgung unter schwierigen Bedingungen gewährleistet werden (Schmidt 2005). Zudem steigern Maßnahmen des Qualitätsmanagements das Image und den Marketing-Wert einer Einrichtung.

Erhalt der Wettbewerbsfähigkeit

Ein gut aufgestelltes, funktionierendes QMS, das alle Mitarbeiter der Einrichtung kennen und nach dem sie handeln, bringt Vorteile in einer verschärften Wettbewerbssituation. Patienten, Bewohner und Kunden werden kritischer, sie vertrauen auch im Gesundheitssystem nicht mehr blind den Ärzten, dem klinischen Personal usw. Sie informieren sich sehr genau über Aspekte, die ihre Gesundheit und ihr Leben betreffen. Dabei entstehen Qualitätsanforderungen (Erwartungen und Wünsche der Kunden) an die Einrichtungen. Wie die Zusammenhänge sich in etwa gegenseitig bedingen, wird in *Abb. 4.18* dargestellt.

Kundenorientierung

Oberstes Ziel des Qualitätsmanagements ist es also, die Kundenanforderungen optimal zu erfassen und zu erfüllen. Jeder Mitarbeiter der Einrichtung muss hierzu seinen Beitrag leisten. Die Sorgfalt der Reinigungskraft hat für den Kunden ebenso eine Bedeutung wie das Auftreten und die Freundlichkeit eines Krankenpflegeschülers oder des Chefarztes. Daher sollte bei der Dienstleistungserbringung stets die Kundenorientierung im Mittelpunkt stehen. Fehlende Kundenorientierung kann zu Verärgerung und Unzufriedenheit führen. Im Falle von Komplikationen können Schadenersatzforderungen gestellt werden – negative Erfahrungen, die der Patient seinen Angehörigen, Freunden und Bekannten berichtet. Kundenrückgang ist zusätzlich zu den Kosten für Fehlerbehebungen die Folge, der „gute Ruf" der Einrichtung leidet.

Mitarbeiterorientierung

Neben der Kundenorientierung spielt die Mitarbeiterorientierung eine entscheidende Rolle für die Qualität der Einrichtung. Gezieltes Qualitätsmanagement, das alle Mitarbeiter der Einrichtung einbezieht, führt zu gesteigerter Effizienz, d. h. zur Kostensenkung bei gleichzeitiger Qualitätssteigerung.

Qualitätsebenen

Bezogen auf das Qualitätsmanagement werden drei Ebenen von Qualität betrachtet:

- Strukturqualität
- Prozessqualität
- Ergebnisqualität

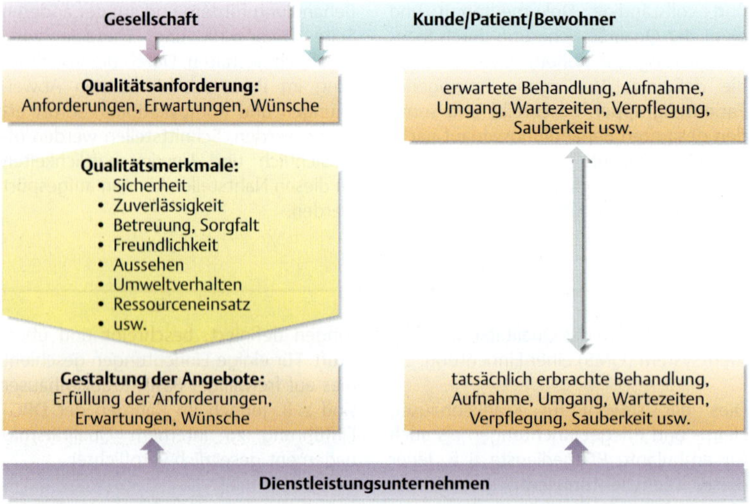

Strukturqualität

Mit Strukturqualität werden die Rahmenbedingungen beschrieben, also

- die Ausstattung einer Einrichtung,
- die Organisation (z. B. Anwendung des Bezugspflegesystems) und
- die Qualifikation des Personals (Fachwissen, Fort- und Weiterbildungen).

Die betriebliche Informationspolitik und die Offenlegung interner Entscheidungen und Neuerungen sind ebenfalls Elemente der Strukturqualität: Werden alle Mitarbeiter ausführlich durch die Geschäftsleitung über Pläne, Veränderungen und Entscheidungen informiert, kann Gerüchten entgegengewirkt werden, Unsicherheiten beim Personal abgebaut und das Engagement der Mitarbeiter für die Einrichtung geweckt werden.

Ein Faktor, der die Strukturqualität in negativem Sinne beeinflussen würde, wäre z. B. Personalmangel. Durch das erhöhte Arbeitspensum des vorhandenen Personals werden die gewünschten Arbeitsweisen behindert, die Mitarbeiter fühlen sich überfordert und denken negativ über ihren Arbeitsplatz.

Prozessqualität

In der Prozessqualität werden alle intern stattfindenden Prozesse beschrieben und definiert. Dazu gehören z. B.

- die Pflegeprozessplanung, Pflegedokumentation, Pflegestandards,
- die Zusammenarbeit innerhalb eines (Pflege-)Teams und
- die Zusammenarbeit innerhalb der verschiedenen Berufsgruppen („interdisziplinäre Zusammenarbeit").

Faktoren, die die Prozessqualität negativ beeinflussen könnten, wären z. B. Hierarchieprobleme, Konflikte im Team, Konflikte und/oder Störungen zwischen Berufsgruppen oder Abteilungen bzw. fehlende Informationen, die den reibungslosen Ablauf stören. Jeder am Behandlungsprozess beteiligte Mitarbeiter sollte einen „Blick für das Ganze" entwickeln, d. h. die Patientenversorgung in ihrer Ganzheit betrachten und dabei bewusst und ökonomisch handeln.

Prozessformen. Unterschieden werden drei Formen von Prozessen:

- Kernprozesse (tragen wesentlich zum Unternehmenserfolg und zur Kundenzufriedenheit bei, der Bewohner/Patient steht am Anfang und am Ende dieses Prozesses)
- Unterstützungsprozesse (z. B. Datenerfassung, verwaltungstechnische Abläufe)
- Managementprozesse (z. B. Personalplanung)

Gesellschaft	Kunde/Patient/Bewohner
Qualitätsanforderung: Anforderungen, Erwartungen, Wünsche	erwartete Behandlung, Aufnahme, Umgang, Wartezeiten, Verpflegung, Sauberkeit usw.
Qualitätsmerkmale: • Sicherheit • Zuverlässigkeit • Betreuung, Sorgfalt • Freundlichkeit • Aussehen • Umweltverhalten • Ressourceneinsatz • usw.	
Gestaltung der Angebote: Erfüllung der Anforderungen, Erwartungen, Wünsche	tatsächlich erbrachte Behandlung, Aufnahme, Umgang, Wartezeiten, Verpflegung, Sauberkeit usw.
Dienstleistungsunternehmen	

Abb. 4.18 Zusammenhänge der Qualitätsanforderungen von den Kunden und der Gesellschaft mit dem Dienstleistungserbringer.

Ergebnisqualität

In der Ergebnisqualität werden Methoden zur Überprüfung der (Pflege-) Qualität der während der Versorgung erbrachten Leistungen angewendet. Die Kundenzufriedenheit innerhalb der Einrichtung wird ebenso überprüft wie die Unterstützung des Patienten und seiner Angehörigen bei der Weiterversorgung und die Einbeziehung sozialer Netzwerke. Zudem wird die Arbeitszufriedenheit bzw. -unzufriedenheit der Pflegenden sowie der Mitarbeiter insgesamt untersucht.

Aufbau- und Ablauforganisation

Des Weiteren kann das System einer Einrichtung des Gesundheitswesens in ihrer Aufbau- und Ablauforganisation beschrieben werden.

Aufbauorganisation

Die Aufbauorganisation bezeichnet die **Struktur** der Einrichtung. Diese Organisationsstruktur muss klar definiert werden: Zuständigkeiten aller Mitarbeiter werden festgelegt und gegeneinander abgegrenzt. So legen z. B. Stellenbeschreibungen für jede Berufsgruppe und Arbeitsstelle Verantwortlichkeiten und Kompetenzen eindeutig fest und definieren somit alle Tätigkeiten innerhalb der Einrichtung. Im Organigramm wird der Aufbau der Einrichtung bildlich dargestellt. **Abb. 4.19** zeigt ein Beispiel für ein Organigramm (s. **Abb. 2.13**, S. 32).

Ablauforganisation

In der Ablauforganisation werden **Prozesse** beschrieben. Somit wird festgelegt, **wie** bei den einzelnen zu bewältigenden Aufgaben verfahren werden muss (Vorgehensweise) und welche Mittel/Ressourcen dabei einzusetzen sind. Diese Prozessabläufe werden z. B. in Versorgungspfaden (Clinical Pathways) dargestellt.

Ziele

Qualitätsmanagement dient als Methode, um die Aufbau- und Ablauforganisation kontinuierlich an die sich verändernden Umfeldanforderungen anzupassen. Alle drei Ebenen der Qualität finden hierbei Beachtung. Ziele des Qualitätsmanagements sind dabei u. a. folgende fünf Kriterien:

1. Verringerung von Fehlleistungen und daraus resultierenden Kosten
2. Optimierung von Schnittstellen
3. verbesserte Marktchancen
4. Imageverbesserung
5. Verhütung von Haftungsfällen

Aufgaben des Qualitätsmanagers

Verantwortlich für das Qualitätsmanagement ist in erster Linie die Unternehmensführung. In der Regel wird (v. a. in größeren Einrichtungen) eine zusätzliche Stelle (Qualitätsmanager) geschaffen. Fehlt diese oder ist der Stellenanteil gemessen an der Größe der Einrichtung zu klein, so kann Qualitätsmanagement nicht in ausreichendem Maße durchgeführt werden. Zudem sollte der Qualitätsmanager unabhängig arbeiten können, also keinen innerbetrieblichen, hierarchischen Rollenkonflikten ausgesetzt sein (z. B.: die Pflegedienstleiterin eines Seniorenheims übernimmt mit 20 % Stellenanteil zusätzlich die Position der Qualitätsmanagerin).

Die Aufgaben des Qualitätsmanagers sind folgendermaßen zusammenzufassen:

- Die Einführung, Verwirklichung und Aufrechterhaltung der für das Qualitätsmanagement erforderlichen Prozesse sicherzustellen.
- Der Unternehmensleitung über die Wirksamkeit des Qualitätsmanagements und notwendigen Verbesserungen zu berichten.

- Das Bewusstsein für die Kundenanforderungen in der gesamten Einrichtung zu fördern.

In den nun folgenden Kapiteln werden Bestandteile des Qualitätsmanagements, Qualitätsmanagementsysteme wie auch weitere Systematiken zur Selbstbewertung und Zertifizierung dargestellt und Begrifflichkeiten erläutert.

MERKE Jede Einrichtung entscheidet individuell, welcher Systematik sie folgen möchte. Auch die Motivationen sind unterschiedlich. Gezieltes und gelebtes Qualitätsmanagement führt zu Beginn Kosten mit sich, aufgrund derer einige Dienstleister dem QM zweifelhaft gegenüberstehen und sie scheuen. Wer jedoch offen und vorausschauend agiert, wird Kunden- wie auch Mitarbeiterorientierung tatsächlich in den Vordergrund stellen und eine Zertifizierung nicht nur zu Marketingzwecken anstreben.

4.4.2 Qualitätssicherungsmaßnahmen

DEFINITION Qualitätssicherung: Die Deutsche Gesellschaft für Qualität e. V. (DGQ) beschreibt, dass Qualitätssicherung alle Maßnahmen eines Unternehmens umfasst, die der Schaffung, Sicherung und Verbesserung der Qualität dienen. Rahmenbedingungen und Zielsetzungen werden durch die Faktoren Kundenzufriedenheit, Rentabilität, Umweltverträglichkeit und Gesetzeskonformität vorgegeben (Online: http://www.dgq.de).

Folgende Maßnahmen werden u. a. zur Qualitätssicherung genutzt:
- Entwicklung von Standards (S. 99)
- Einführung von Versorgungspfaden (S. 90)

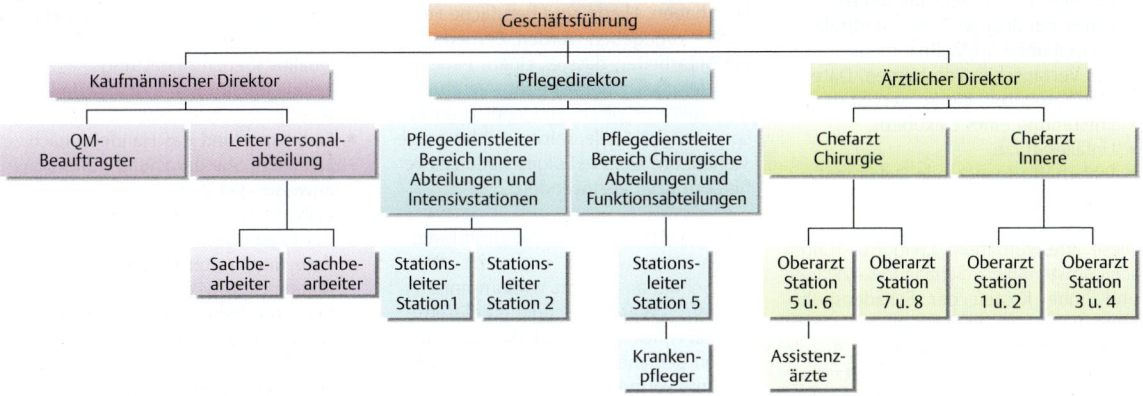

Abb. 4.19 Beispiel eines Organigramms.

- Erstellung von Verbundnetzwerken in der Integrierten Versorgung mit lückenloser Informationsweitergabe und einheitlichen Qualitätsstandards
- Einführung eines Entlassungsmanagements
- Einführung eines Versorgungsmanagements

Gemäß der rechtlichen Grundlage in Deutschland haben Patienten/Bewohner/Kunden Anspruch auf ein Versorgungsmanagement, insbesondere zur Lösung von Schnittstellenproblemen beim Übergang in die verschiedenen Versorgungsbereiche (z. B. vom Krankenhaus in die ambulante Versorgung oder ins Pflegeheim). Die betroffenen Dienstleistungserbringer müssen für eine sachgerechte Anschlussversorgung des Menschen sorgen und sich gegenseitig die erforderlichen Informationen übermitteln.

4.4.3 Risikomanagement

DEFINITION Das **Risikomanagement** ist Bestandteil des Qualitätsmanagements. Es dient der Risiko- und Fehlerprävention in der Gesundheitsversorgung und bezieht sich auf direkte medizinisch-pflegerische Risiken.

Die Notwendigkeit zum Risikomanagement ist vor dem Hintergrund entstanden, dass die Menschen im Laufe der letzten Jahre durch Schlagzeilen und Medienberichte bzgl. offensichtlicher Einsparungen, Personalkürzungen, frühzeitiger Entlassungen, Ärztemangel, Pflegenotstand usw. immer skeptischer bzw. unsicherer geworden sind. Im Sinne positiver Öffentlichkeitsarbeit, aber auch Fehlerkostenvermeidung, dient Risikomanagement also der Patientensicherheit (vgl. S. 477) und soll unerwünschte Ereignisse vermeiden, z. B.

- Komplikationen bei Operationen,
- Fehler bei diagnostischen und/oder therapeutischen Maßnahmen,
- das Vertauschen von Namen, Daten, Medikamenten, Blutkonserven usw.,
- Entstehung eines Dekubitus,
- Unfälle/Stürze,
- fehlerhafte/mangelnde Dokumentation,
- unzureichende Patienteninformation.

Diese unerwünschten Ereignisse führen schlimmstenfalls Schadenersatzklagen und hohe Kosten der Schadensbehebung nach sich, zudem auch immens steigende Versicherungsprämien für die Einrichtung. Daher gehen heutzutage bereits viele Einrichtungen dazu über, „Beinahe-Fehler", also verhinderte unerwünschte Ereignisse für ihr internes Qualitätsmanagement zu dokumentieren und (extern) den Versicherungsunternehmen mitzuteilen.

FALLBEISPIEL „Bei Frau Abel war eine Operation an der linken Hüfte vorgesehen und bei Frau Babel am selben Tag eine Operation am rechten Knie. Beinahe wäre Frau Babel an der Hüfte operiert worden, obwohl sie für die Knie-Operation geplant war. Dadurch, dass unser Haus bereits am Vorabend der Operation eindeutige, unverwechselbare Armbänder am Handgelenk der Patienten befestigt und die OP-Region markiert, konnte diese Verwechslung im OP verhindert werden."

Oder:

„Beinahe wäre die Bewohnerin unseres Seniorenhauses mit ihrer Dreipunkt-Gehstütze gestürzt, nachdem die Reinigungskraft den Boden zu feucht hinterlassen hat. Durch Absperrung der frisch gereinigten Flure in unserem Haus bis zur vollständigen Trocknung des Bodens, konnte dieser Unfall verhindert werden (**Abb. 4.20**)."

Berichte dieser Art führen unter gewissen Umständen dazu, dass eine Einrichtung als besonders sicher und aufmerksam in der Fehlerprävention erkannt wird und dass hierdurch ihre Versicherungsprämien herabgesetzt werden.

Der richtige Umgang mit Fehlern

Aus diesen Schilderungen wird deutlich, dass ein offener Umgang mit dem Risikomanagement und eine produktive Betrachtungsweise Vorteile für Patienten, Bewohner und Kunden sowie für die Einrichtung selbst bringen. Ein weiteres interessantes Beispiel hierfür ist die Broschüre „Aus Fehlern lernen" mit Offenlegungen von Kunstfehlern, die Ärzte und Klinikpersonal Anfang 2008 veröffentlicht haben. Hierin sind berufliche Fehler ehrlich zugegeben worden. Bemerkt z. B. ein Mitarbeiter, dass er einem Patienten ein falsches Medikament verabreicht hat, sollte er offen und ehrlich an entsprechender Stelle seinen Fehler eingestehen, um weitere Folgeschäden zu verhindern bzw. abzuwenden.

MERKE Es gilt der Grundsatz: „Irren ist menschlich" und nicht: „**Wer** war Schuld an diesem Vorkommnis?", sondern: „**Was** war Schuld an diesem Vorkommnis?", und „**Wie** können wir diesen Beinahe-Schaden oder Fehler in Zukunft vermeiden?".

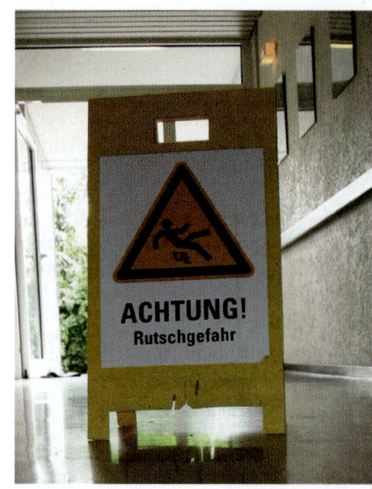

Abb. 4.20 Die Absperrung eines frisch geputzten Flures ist Teil des Risikomanagements.

Diese Form des Umgangs mit Fehlern muss jedoch von der Unternehmensführung getragen werden. Allen Mitarbeitern muss klar sein, dass Offenheit keine Bestrafungen nach sich zieht, sondern wertgeschätzt wird. Schuldzuweisungen an Personen sind nicht konstruktiv, die Ursache von Fehlern sollte immer im Gesamtsystem (z. B. in organisatorischen Abläufen oder im Bereich der Kommunikation) gesucht werden.

Instrumente des Qualitäts- und Risikomanagements
Eingeflochten in das Qualitätsmanagement basiert das Risikomanagement auf der systematischen Gestaltung von Prozessen. Folgende Instrumente dienen zur Verbesserung der internen Qualität und zur Vermeidung von Risiken:

- Kundenbefragungen
- Beschwerdemanagement (Grundsatz: „Jede Beschwerde ist gut, da sie Probleme offenlegt", S. 95)
- Komplikations- und Infektionserfassung
- Qualitätsberichterstattung
- Erstellung von Behandlungpfaden (S. 90)
- Erstellung (und das Handeln) nach Leitlinien, Standards und Verfahrensanweisungen (S. 98)
- Risikoanalysen und die Vermittlung der Ergebnisse an die Mitarbeiter
- Fort- und Weiterbildungen (z. B. Infektionsprophylaxe, Dekubitusprävention und -behandlung, Geräteeinweisungen, Reanimationstrainings)

Jeder Mitarbeiter einer Einrichtung kann somit durch sein Engagement und seine Aufmerksamkeit dazu beitragen, den Ar-

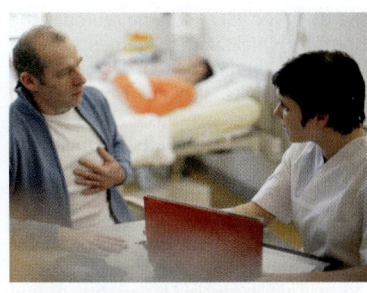

Abb. 4.21 Der für das Beschwerdemanagement zuständige Mitarbeiter wertet die Befragungsbögen bzw. die konkreten Beschwerden aus und entwickelt Lösungsansätze, diese Probleme aufzuarbeiten.

beitsplatz sicher zu gestalten, Fehler bereits im Vorfeld zu vermeiden und für eine optimale Qualität der Leistungserbringung zu sorgen (Seyfarth-Metzger u. Vogel u. Krabbe-Berndt 2005).

Beschwerdemanagement

! DEFINITION Das **Beschwerdemanagement** gehört zum Qualitätsmanagement und dient der Entgegennahme, Aufnahme und Bearbeitung von Beschwerden. Beschwerden können einerseits intern erfolgen (z. B. von unzufriedenen Mitarbeitern) und auf der anderen Seite extern durch Patienten, Bewohner, Angehörige usw.

Evaluationsbögen
Viele Einrichtungen des Gesundheitswesens haben Evaluationsbögen entwickelt, die jeder Patient/Bewohner während seines Aufenthalts ausfüllen kann (*Abb. 4.21*). In dieser Befragung erhebt die Einrichtung Daten zur Zufriedenheit im Laufe der Versorgung in verschiedenen Bereichen (Verpflegung, Reinigung der Zimmer, Klinikpersonal, Wartezeiten, Versorgung usw.).

Maßnahmen und Ziele
Beschwerden enthalten häufig Hinweise auf das Risikomanagement und auf Verbesserungspotenziale. In der Realität erfahren jedoch v. a. die Mitarbeiter Beschwerden häufig als Angriff auf die eigene Person oder die Abteilung. Aus diesem Grund wird die Erfassung von Beschwerden durch das Beschwerdemanagement systematisiert. Unter der Verantwortung des für das Beschwerdemanagement Zuständigen werden
- Ziele definiert,
- der Ist-Zustand analysiert,
- Maßnahmen festgelegt und durchgeführt sowie
- die Ergebnisse evaluiert.

Zu den Zielsetzungen im Rahmen des Beschwerdemanagements gehört u. a. auch der Prozess des Umdenkens aller Mitarbeiter der Einrichtung bis hin zur Kundenorientierung.

4.4.4 Zertifizierung
Neben der Erfüllung gesetzlicher Forderungen nach (internem) Qualitätsmanagement und den zur Vermeidung von Schadensfällen notwendigen Strategien des Risikomanagements streben immer mehr Einrichtungen des Gesundheitswesens eine Zertifizierung an. Hierbei wird (bis auf wenige Ausnahmen auf freiwilliger Basis) das interne Qualitätsmanagement der jeweiligen Einrichtung durch neutrale, unparteiische Stellen geprüft und beurteilt.

Prüfende Stellen können z. B. der TÜV (Zertifizierung nach DIN EN ISO 9001) oder KTQ (Zertifizierung nach KTQ) sein. Die prüfenden Stellen legen Kriterien zugrunde, auf deren Basis die Einrichtung sich vorbereiten kann und führen in Absprache mit der Einrichtung die Prüfung durch. Im stationären Bereich besteht bereits die Verpflichtung, das Zertifikat nach zwei Jahren durch eine erneute Prüfung bestätigen zu lassen.

MERKE Die Zertifizierung gilt als Nachweis über ein gut aufgebautes und funktionierendes QM-System. Gleichzeitig bietet die Zertifizierung die Chance zur Verbesserung des angewandten QM-Systems, denn die gewohnten, vorhandenen Abläufe werden analysiert, überdacht und verbessert. —

Audit
Ein Audit (lat. „Anhörung") ist ein modernes Informationssystem. Es handelt sich um eine systematische, unabhängige Untersuchung (Prüfung) einer Aktivität und deren Ergebnisse.

Die Wirksamkeit einzelner Aktivitäten und Maßnahmen wird regelmäßig beurteilt mit dem Ziel, Schwachstellen aufzuspüren, die Effektivität zu überprüfen, im Bedarfsfall Verbesserungsmaßnahmen einzuleiten und auf die aktuelle Situation anzupassen. Demnach kann das Audit auch als „Soll-Ist-Vergleich" betrachtet werden, da in der Realität überprüft wird, ob die theoretischen Vorgaben des Unternehmens im QM-System auch tatsächlich eingehalten werden. Verbesserungsmaßnahmen sollen hierbei durch das Audit angeregt und deren Wirkung überwacht werden. In jedem Fall muss die Betriebsleitung über die Zielerreichung informiert werden.

Interne und externe Audits. Unterschieden werden interne und externe Audits. Interne Audits dienen der Selbstüberprüfung und werden vom Qualitätsmanagement-Beauftragten bzw. von der Unternehmensführung stichprobenartig veranlasst. Externe Audits werden (in den meisten Fällen) mit dem Ziel der Zertifizierung durchgeführt. In diesem Fall kommen geschulte Personen (sog. Auditoren) zur Überprüfung in die Einrichtung.

Alternativ können Einrichtungen sich jedoch auch im Ringverfahren auditieren lassen. Hierbei würden sich z. B. die Qualitätsmanager mehrerer Pflegeheime gegenseitig aufsuchen und nach einem Kriterienkatalog begutachten. Ziel dieses Verfahrens ist es, sich gegenseitig Anregungen für Verbesserungen zu geben.

4.4.5 Qualitätsmanagementsysteme

! DEFINITION Ein **Qualitätsmanagementsystem** (QM-System, QMS) ist das Werkzeug zur Umsetzung der Qualitätspolitik und zur Erreichung der Qualitätsziele. Es systematisiert alle qualitätsbezogenen Tätigkeiten und Zielsetzungen.

Anforderungen
Jede Einrichtung des Gesundheitswesens entscheidet selbst, welches System den eigenen Strukturen am ehesten entspricht (einrichtungsspezifisch). Das QM-System dient der Qualitätssicherung im medizinischen und pflegerischen Bereich und muss folgende Anforderungen erfüllen:
- Kundenorientierung
- Mitarbeiterorientierung
- Fehlerprävention und -reduktion
- berufsgruppen- und hierarchieübergreifend
- Förderung der Wirtschaftlichkeit
- praktisch anwendbar und praxisbezogen

Durch die Einführung eines QM-Systems sollen die Struktur-, Prozess- und Ergebnisqualität einer Einrichtung analysiert, strukturiert und verbessert werden. Die Aufbau- und Ablauforganisation sollen transparent werden.

In der Praxis bedeutet dies z. B., dass die Dokumentation verbessert wird, haftungsrechtliche Aspekte erfüllt werden oder Wartezeiten von Patienten bei Untersuchungen reduziert werden. Erreicht wird dies durch die Anwendung eines Regelkreises für das Qualitätsmanagement (PDCA-Zyklus s. S. 98), die schriftliche Fixierung aller Maßnahmen erfolgt im sogenannten Qualitätsmanagement-Handbuch.

In den nachfolgenden Abschnitten werden Beispiele für QM-Systeme vorgestellt.

Total Quality Management (TQM)

TQM bedeutet „Total Quality Management", also umfassendes Qualitätsmanagement. Die einzelnen Buchstaben stehen für die Handlungsfelder:

- **T = Total:** Dies betrifft alle Kunden, Mitarbeiter, Abteilungen, Funktionen, alle Ebenen, Nachsorger, Zulieferer und die Gesellschaft.
- **Q = Quality:** Die Qualität steht im Mittelpunkt von Führung, Prozessen und Produkten.
- **M = Management:** Dies betrifft die Führung und Philosophie des Unternehmens, strategische Ziele, lang- und kurzfristige Planungen und Ziele und die Handlungs- und Vorgehensweise, um diese Ziele zu erreichen.

Das TQM-System wurde von dem Amerikaner William Edwards Deming entwickelt und zuerst in Japan umgesetzt. TQM legt die Mitwirkung aller Mitglieder des Unternehmens zugrunde, stellt die Qualität in den Mittelpunkt und zielt durch Zufriedenstellung der Kunden auf langfristigen Geschäftserfolg sowie auf Nutzen für die Mitarbeiter und für die Gesellschaft ab. Qualität ist demnach als Aufgabe jedes Mitarbeiters zu betrachten, sie ist das wesentliche Unternehmensziel.

Säulen des TQM

Das Total Quality Management basiert auf folgenden 4 Säulen (**Abb. 4.22**):

- Mitarbeiterorientierung
- Kundenorientierung
- Prozessorientierung
- Selbstpositionierung

Säule „Kundenorientierung". TQM verfolgt einen ganzheitlichen Ansatz. In diesem Sinne beinhaltet die Säule „Kundenorientierung", bezogen auf das Gesundheitssystem, nicht nur die Patienten/Klienten/Bewohner einer Einrichtung, sondern ebenso z. B. die Lieferanten oder andere Kooperationspartner (z. B. ein Sanitätshaus). Auch die Mitarbeiter selbst können für die Überprüfung bestimmter Prozesse als „Kunden" betrachtet werden.

Säule „Prozessoptimierung". Die Säule „Prozessoptimierung" verdeutlicht die gleichzeitige Betrachtung organisatorischer Abläufe mit dem Ziel, die Qualität für den Kunden kontinuierlich zu verbessern (KVP = kontinuierlicher Verbesserungsprozess). Im Rahmen dessen soll eine Steigerung der Kundenzufriedenheit

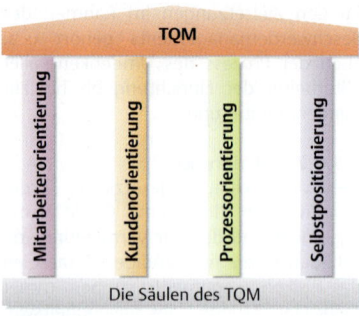

Die Säulen des TQM

Abb. 4.22 Die Säulen des Total Quality Managements (nach TÜV Akademie 2001).

erreicht werden mit einhergehender Fehlerprävention durch Qualität sowie eine Ergebnisverbesserung und eine Steigerung der Mitarbeitermotivation. Im TQM werden somit alle relevanten Bereiche des Unternehmens berücksichtigt.

Prinzip des TQM

Das Prinzip des TQM lässt sich in folgenden Kernaussagen zusammenfassen:

- Es wird ein kontinuierlicher Verbesserungsprozess angestrebt (z. B. durch Kundenbefragungen oder ein internes Vorschlagswesen für Verbesserungsvorschläge, d. h., Mitarbeiter selbst machen entsprechende Vorschläge).
- Wesentlich ist die Orientierung an den eigenen Mitarbeitern und die Förderung der Teamarbeit.
- Das Unternehmen arbeitet kundenorientiert.
- Es arbeitet kontinuierlich an der Vermeidung von Fehlern und an der Vorbeugung von Problemen.
- Prozesse werden gezielt gesteuert, hieraus können Daten erhoben werden für statistische Erhebungen.
- Beziehungen zu externen/internen Partnern, Lieferanten, Vor- und Nachsorgeeinrichtungen werden gefördert.
- Die Selbstpositionierung beinhaltet eine klar definierte Unternehmensphilosophie und deren Ziele, das Image und die Rolle des Unternehmens werden in der Gesellschaft dargestellt.

DIN EN ISO 9001

Ein in Krankenhäusern und Einrichtungen des Gesundheitswesens weit verbreitetes QM-System ist die vom TÜV entwickelte DIN EN ISO 9001 – 9004. Hierbei steht die Abkürzung „DIN EN ISO" für folgende Begriffe:

- DIN: Deutsche Industrie-Norm
- EN: Europäische Norm
- ISO: Internationale Organisation für Standardisierung

Die DIN EN ISO ist eine europäische Norm für Qualitätsmanagementsysteme und weitgehend so neutral formuliert, dass die Inhalte sich auf Einrichtungen des Gesundheitswesens, aber ebenso auf Fabriken, Geschäftsunternehmen, Automobilindustrie usw. anwenden und anpassen lassen. Die Norm wurde regelmäßig überarbeitet und aktualisiert, sodass die Inhalte jetzt grundsätzlich prozessorientiert aufgebaut sind (Prozesse = „Vorgänge" in einem Unternehmen) und somit die Begriffe auch in Dienstleistungsunternehmen (z. B. „Produkt" = „Dienstleistung") übertragen werden können. Die DIN EN ISO 9001 dient als Leitfaden, um die Einrichtung beim Aufbau und der Umsetzung ihres Qualitätsmanagements zu unterstützen. Der Leitfaden beinhaltet Kriterien zum Aufbau, Nachweis und zur Dokumentation eines funktionierenden Qualitätsmanagements und schafft die Basis zur Erreichung der gesteckten Qualitätsziele. Dabei muss das Krankenhaus bzw. die Einrichtung des Gesundheitswesens folgende Schritte zur praktischen Umsetzung ausführen:

- die für das Qualitätsmanagementsystem erforderlichen Prozesse festlegen
- Abfolgen und Wechselwirkungen festlegen
- Verfügbarkeit von Ressourcen und Informationen sicherstellen
- Prozesse messen, überwachen und analysieren
- Maßnahmen für ständige Verbesserung treffen

(DIN EN ISO 9001, 2008)

Das Modell eines prozessorientierten QM-Systems in Abbildung (**Abb. 4.23**) verdeutlicht die Prozessverknüpfungen.

Zertifizierung nach DIN EN ISO 9001

In den meisten Fällen dient die DIN EN ISO 9001 nicht ausschließlich zur Unterstützung für den Aufbau des Qualitätsmanagements – angestrebtes Ziel ist zudem die „Zertifizierung nach DIN EN ISO 9001". Für die Zertifizierung ist es nicht ausschlaggebend, welches QM-System genutzt wird – überprüft werden die für die jeweilige Einrichtung relevanten Qualitätskriterien der Norm. Der Leitfaden umfasst insgesamt acht Grundsätze des Qualitätsmanagements:

- Kundenorientierung

Organisationen sind abhängig von ihren Kunden: Sie sollten also gegenwärtige und kommende Erfordernisse der Kunden verstehen, deren Anforderungen erfüllen und danach streben, die Erwartungen zu übertreffen.

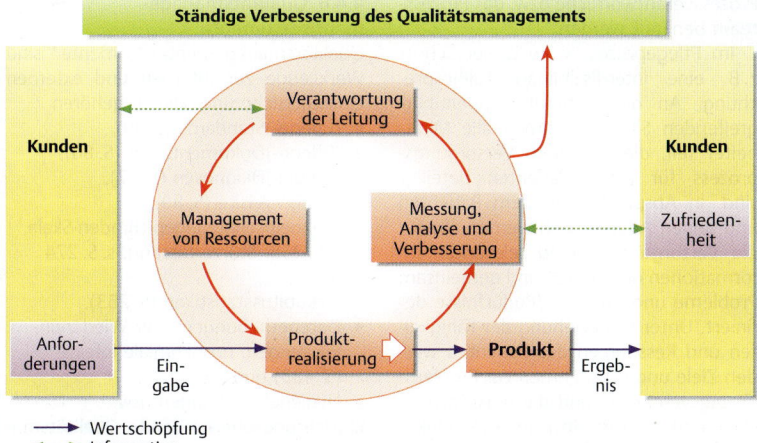

Abb. 4.23 Modell eines prozessorientierten Qualitätsmanagementsystems (nach DIN EN ISO 90 001:2008).

Innerhalb der Grafik:

Ständige Verbesserung des Qualitätsmanagements

Kunden

Kunden

Verantwortung der Leitung

Management von Ressourcen

Messung, Analyse und Verbesserung

Zufriedenheit

Anforderungen

Ein-gabe

Produkt-realisierung

Produkt

Ergeb-nis

→ Wertschöpfung
⋯⋯> Information

> **MERKE** Auch die eigenen Mitarbeiter sind „interne Kunden"

■ Verantwortung der Führung
Führungskräfte sorgen für die Übereinstimmung von Zweck und Ausrichtung der Organisation: Die Führung schafft und erhält das interne Umfeld, in dem sich Mitarbeiter voll und ganz für die Erreichung der Ziele der Organisation einsetzen können
■ Einbeziehung der beteiligten Personen
Auf allen Ebenen einer Organisation stellen Personen das Wesen dar. Die vollständige Einbeziehung aller Mitarbeiter ermöglicht es, deren Fähigkeiten zum Nutzen der Organisation einzusetzen.
■ Prozessorientierter Ansatz.
Das erwünschte Ergebnis lässt sich effektiver erreichen, wenn Tätigkeiten und dazugehörige Ressourcen als Prozess geleitet und gelenkt werden.
■ Systemorientierter Managementansatz
Das Erkennen, Verstehen, Leiten und Lenken von miteinander in Wechselbeziehung stehenden Prozessen als System tragen zur Wirksamkeit und Effizienz der Organisation beim Erreichen ihrer Ziele bei.
■ Kontinuierliche Verbesserung
Die Verbesserung der Gesamtleistung ist ständiges Ziel der Organisation.
■ Sachbezogener Entscheidungsfindungsansatz
Erst die Analyse von Daten und Informationen ermöglicht eine wirksame Entscheidung.

■ Lieferantenbeziehungen zum gegenseitigen Nutzen
Eine Organisation und ihre Lieferanten sind voneinander abhängig: Beziehungen zum gegenseitigen Nutzen erhöhen die Wertschöpfungsfähigkeit beider Seiten

(nach DIN EN ISO 9001:2008).

DIN EN ISO 9004. Die DIN EN ISO 9004 beschreibt Qualitätsmanagement an sich und Elemente des QM-Systems. Diese Norm der Normenreihe ergänzt sich gegenseitig mit der DIN EN ISO 9001. Sie enthält Hinweise, mit welchen Elementen ein QM-System aufgebaut werden kann und Anregungen für den Auf- und Ausbau des QM-Systems.

KTQ und ProCum Cert

KTQ und ProCum Cert sind neutrale Zertifizierungsstellen. KTQ führt die Zertifizierungen nicht selbst durch, ProCum Cert hingegen schon. Daher handelt es sich bei ProCum Cert zusätzlich um eine Zertifizierungsgesellschaft. Ein weiterer Unterschied besteht darin, dass ProCum Cert speziell für konfessionelle Einrichtungen mit kirchlicher Prägung die Qualität beschreibt und zertifiziert.

KTQ-Zertifizierung

KTQ bedeutet „Kooperation für Transparenz und Qualität im Krankenhaus". Es ist ein krankenhausspezifisches Zertifizierungsverfahren für das interne Qualitätsmanagement.
Der Zertifizierung liegt ein (Selbst-)Bewertungskatalog zugrunde. Er baut auf dem gesamten Behandlungsprozess der Patientenversorgung auf, über alle Hierarchieebenen und Berufsgruppen hin-

weg und ist auf kontinuierliche Verbesserung ausgerichtet.

Selbstbewertung. Bei Planung einer Zertifizierung führt das Krankenhaus zunächst eine Selbstbewertung anhand des Bewertungskataloges durch (im Sinne einer Ist-Stand-Erhebung). Fallen bei dieser Selbstbewertung markante Problembereiche auf, werden diese umgehend bearbeitet und optimiert. Sobald die Klinik in der Selbstbewertung die erforderliche Punktzahl erreicht, kann ein Antrag bei der Zertifizierungsstelle gestellt werden. Daraufhin erfolgt die Fremdbewertung.

KTQ-Kategorien. Eine Prüfung mit Bewertung erfolgt auf der Ebene von insgesamt 70 Kriterien, die auf 6 Kategorien verteilt sind:
1. Patientenorientierung in der Krankenversorgung
2. Sicherstellung der Mitarbeiterorientierung
3. Sicherheit im Krankenhaus
4. Informationswesen
5. Krankenhausführung
6. Qualitätsmanagement

Fremdbewertung durch ein KTQ-Visitorenteam. Die Fremdbewertung wird von „Visitoren" (= „Besuchern") durchgeführt. Die Zertifizierungsstelle wählt aus ihren Mitarbeitern jeweils einen Vertreter des ärztlichen, des pflegerischen und des kaufmännischen Bereichs aus. Diese drei bilden zusammen mit einem Begleiter der Zertifizierungsstelle das Visitorenteam. Diese vier Personen gehen gemeinsam durch alle Bereiche und Abteilungen des Hauses. Sie ermitteln durch Gespräche mit Kollegen und Beobachtungen mithilfe des Bewertungskataloges die Punktzahl des Krankenhauses. Zudem haben sie Dokumenten- und Akteneinsicht und befragen ihre jeweiligen Kollegen zu Inhalten der Selbstbewertung. Sie führen Begehungen durch, Übersichtsbegehungen und konkrete Besuche auf Stationen und in Abteilungen. Sie überprüfen dabei die Übereinstimmung von in der Selbstbewertung Beschriebenem und der tatsächlichen Situation.

Phasen der Fremdbewertung. Die Fremdbewertung verläuft in 5 Phasen:
■ Phase 1: Informationsgespräch
■ Phase 2: Vorbereitung der Zertifizierung
■ Phase 3: Prüfung und Bewertung der QM-Unterlagen
■ Phase 4: Zertifikataudit im Unternehmen
■ Phase 5: Zertifikaterteilung, Überwachung und Wiederholungsaudit

Zertifizierung und Veröffentlichung des KTQ-Berichts. Voraussetzungen für die Vergabe des Zertifikats sind das Erreichen der Mindestpunktzahl (als Ergebnisse der Selbst- und Fremdbewertung), die Teilnahme an externen Qualitätssicherungsverfahren und die Veröffentlichung des KTQ-Qualitätsberichts. Durch Offenlegen des Qualitätsberichts hat der Kunde die Möglichkeit, Leistungserbringer zu vergleichen und sich seinen Favoriten auszusuchen, d. h. die Einrichtung zu wählen, der er in seinen Belangen am meisten vertraut und die in seinen Augen die beste Qualität garantiert.

Qualitätsmanagement-Regelkreis (PDCA-Zyklus)

Der QM-Regelkreis dient der Qualitätsplanung und -lenkung:

- Die Qualitätsplanung kann für interne und externe Aspekte verwendet werden. Externe Aspekte sind z. B. die Umsetzung der Kundenwünsche und interne Aspekte die Umsetzung der Kundenwünsche in der eigenen Ablauforganisation.
- Die Qualitätslenkung beinhaltet alle Arbeitstechniken und Tätigkeiten, die zur Erfüllung von Qualitätsanforderungen angewendet werden.

Phasen der Qualitätsplanung

Die Qualitätsplanung wird in vier Phasen unterteilt, die im PDCA-Zyklus dargestellt sind (*Abb. 4.24*):

- **P:** Plan
- **D:** Do
- **C:** Check
- **A:** Act

Phase 1 „plan" (Ist-Analyse). In der 1. Phase des Regelkreises werden notwendige Ziele definiert und entsprechende Maßnahmen geplant. Wichtig ist hierbei die Einbeziehung der jeweils zuständigen Entscheidungsträger (berufsgruppenübergreifend). Schlüsselprozesse müssen vorrangig bearbeitet und der jeweilige

Prozessverantwortliche bzw. das Prozessteam benannt werden.

Im Pflegeprozess wäre dieser Schritt z. B. eine interdisziplinäre Fallbesprechung. An dieser berufsgruppenübergreifenden Sitzung nehmen alle Mitarbeiter teil, die an einem Versorgungsprozess für einen Patienten beteiligt sind. In Absprache mit dem Patienten und seinen Angehörigen werden alle für die Versorgungsplanung relevanten Informationen gesammelt und gemeinsam Probleme und Wünsche/Bedürfnisse definiert. Unter Einbeziehung der Fähigkeiten und Ressourcen des Patienten werden Ziele und Maßnahmen zur Problemlösung vereinbart und die notwendigen Handlungsschritte, Instrumente, Dokumente und Aufzeichnungen festgelegt.

Phase 2 „do" (Umsetzung in die Praxis). Bei der 2. Phase des Regelkreises, dem „do", handelt es sich um die Umsetzung der Planungen in die Praxis. Auch hier ist ein strukturiertes Vorgehen notwendig. In systematischer Weise werden Prozesse beschrieben, Nahtstellen aufgedeckt und „Kennzahlen" definiert. Bei Kennzahlen handelt es sich um Messgrößen, wie z. B. die Verweildauer von Patienten, Verlegungen innerhalb des Krankenhauses oder die durchschnittliche Wartezeit von Patienten vor Untersuchungen usw. Im Pflegeprozess wäre dieser Schritt die Durchführung und Dokumentation der in der 1. Phase geplanten Maßnahmen.

Phase 3 „check" (Überprüfung). In der 3. Phase werden die Effektivität des Vorgehens und der Umsetzung überprüft sowie Verbesserungsziele gesetzt. Im Pflegeprozess wäre dieser Schritt, die Wirkung der durchgeführten Maßnahmen auf das ursprüngliche Problem und die aktuelle Situation des Pflegebedürftigen regelmäßig zu überprüfen und im Hinblick auf die Zielformulierung (evtl. neu) zu bewerten.

Phase 4 „act" (Ableitung von Verbesserungsmaßnahmen). In der 4. Phase werden die Verbesserungsmaßnahmen umgesetzt und der Nutzen bewertet. Das Ergebnis wird in die Planungen bei Beginn eines neuen Regelkreises aufgenommen. Da es sich um einen fortlaufenden „Zyklus" handelt, endet der Regelkreis nicht an dieser Stelle, sondern beginnt von Neuem mit dem „plan". Im Pflegeprozess wäre diese Phase die Evaluationsphase. Hier werden anhand der Ergebnisse der Zielüberprüfung die Maßnahmen entsprechend der aktuellen/veränderten Situation des Patienten entweder neu angepasst oder weiter fortgeführt.

4.4.6 Qualitätsmanagementinstrumente

Qualitätsmanagementinstrumente sind Werkzeuge zur internen und externen Qualitätssicherung. Hierzu gehören

- (Pflege-)Standards (S. 99),
- (Pflege-)Dokumentation (S. 80),
- (Pflege-)Diagnosen (S. 77),
- (Pflege-)Visite (S. 80),
- Risikoeinschätzungen (Braden-Skala, s. S. 258, Sturzerfassung, s. S. 274 usw.),
- Dekubitusstatistiken (S. 253),
- Datenerhebungen über Wiedereinweisungen, nosokomiale Infekte (S. 483) und
- Hygienebegehungen usw.

Einrichtungsübergreifende Qualitätsmanagementinstrumente. Im Sinne der Orientierung an Patienten-/Kunden-/Bewohnerbedürfnissen hat zudem die Entwicklung von einrichtungsübergreifenden Qualitätsmanagementinstrumenten begonnen. Zukünftig wird es von Bedeutung sein, den gesamten Versorgungsprozess eines Betroffenen durch einheitliche Standards und gemeinsam entwickelte Ablaufprozesse zu steuern. Kooperationen von z. B. Krankenhäusern und ambulanten Pflegediensten oder Seniorenheimen werden eingegangen und lokale Netzwerke angestrebt. Auf diese Weise können Schnittstellenproblematiken gelöst werden, die nachsorgende Einrichtung kann den Patienten/Kunden/Bewohner mit allen aktuellen Informationen übernehmen und muss nicht alle relevanten Daten neu erheben (integrierte Entlassung). Die hiermit erreichte Qualitätssteigerung führt nicht nur zu einer Kostenreduktion (unnötiger Personal- und Zeitaufwand werden verhindert) – Kooperationen und Netzwerke unterstützen sich auch gegenseitig. Zudem ist der Marketingeffekt nicht zu unterschätzen.

In *Abb. 4.25* sind einzelne Qualitätsmanagementinstrumente in ihrer organisatorischen Einordnung dargestellt.

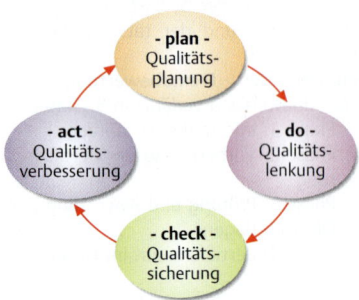

Abb. 4.24 QM-Regelkreis (PDCA-Zyklus, nach TÜV Akademie 2000).

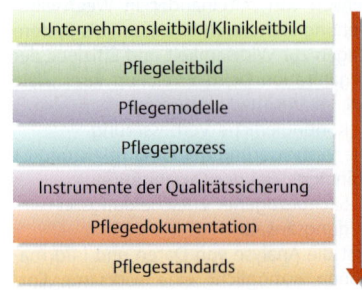

Abb. 4.25 Instrumente der Qualitätssicherung im organisatorischen Kontext.

Unternehmens- und Pflegeleitbild

Jede Einrichtung des Gesundheitswesens (Krankenhaus, ambulanter Pflegedienst, Pflegeheim, Rehabilitationsklinik usw.) ist ein soziales System. Als (Dienstleistungs-)Unternehmen liegen der Einrichtung gemeinsame Werte und Normen zugrunde. Diese Unternehmenskultur wird im Leitbild definiert.

An dieser Stelle sollen sowohl das Leitbild des gesamten Unternehmens als auch das Leitbild der Pflege aufgezeigt werden. Beide dienen durch die Verschriftlichung gemeinsamer Werte und Zielsetzungen als Orientierung in der Innen- und der Außendarstellung der Einrichtung.

Unternehmensleitbild

Das Unternehmensleitbild wird von der Führung des Hauses entwickelt und zeigt die gemeinsamen Werte (beginnend bei der gemeinsamen Vision = gewünschter Zustand in der Zukunft) auf. Günstig ist es, wenn die Mitarbeiter des Hauses bei der Leitbilderstellung mitwirken, damit sie sich mit den Inhalten identifizieren und sich in den Aussagen wiederfinden. Denn sie sind diejenigen, die letztlich im Kontakt mit den Kunden die Philosophie praktisch nach außen tragen.

Inhalte. Folgende Inhalte werden im Unternehmensleitbild individuell für jede Einrichtung definiert:

- Auftrag und Selbstverständnis (die Rolle und Verantwortung der Einrichtung gegenüber der Gesellschaft und den eigenen Mitarbeitern)
- Unternehmensziele und Prioritäten:
  - grundlegende ethische Werte
  - Kunden („Die vollkommene Zufriedenheit unserer Kunden bestimmt unser Handeln")

- Mitarbeiter („Unsere Mitarbeiter sind unser höchstes Gut")
- Qualität („Qualität ist die Grundlage zu unserem Erfolg")
- Wirtschaftlichkeit („Wir handeln sicher, umweltbewusst und wirtschaftlich")
- Erfolg („Tu' Gutes und rede darüber: Wir streben danach, erfolgreicher und besser zu sein als unsere Mitbewerber")
- Führungsgrundsätze und Organisationsgrundsätze
- Philosophie der Patienten-, Bewohner- und Kundenorientierung

Pflegeleitbild

Im Pflegeleitbild wird das Pflegeverständnis beschrieben (**Abb. 4.26**), nach dem die Pflegenden einer Einrichtung arbeiten. Hieran kann überprüft werden, ob das eigene Pflegeverständnis mit dem der Organisation übereinstimmt.

Inhalte. Folgende Inhalte werden im Pflegeleitbild beschrieben:

- Menschenbild („der Mensch steht für uns immer im Mittelpunkt", Kundenorientierung)
- Paradigma der Pflege (Beschreibung der pflegerischen Sichtweise)
- pflegetheoretisches Modell (Roper, Krohwinkel, Orem usw.)
- Angebot der Pflegeleistungen (gesamtes Spektrum)
- interdisziplinäre Zusammenarbeit (mit allen anderen Berufsgruppen)
- Zusammenarbeit mit den Angehörigen
- Führungsmodell in der Pflege (Pflegedienstleitung, Bereichsleitung, Stationsleitung)
- Organisationsform der Pflege (Funktions-, Bereichs-, Bezugspflege)
- Mitarbeiterförderung

- Personalentwicklung (Qualifikation, Aus-, Fort- und Weiterbildung)

Das Pflegeleitbild dient ebenfalls der internen und externen Qualitätssicherung. Wenn es nicht nur auf dem Papier definiert ist, sondern gelebt und umgesetzt wird, fördert es das Arbeitsklima durch Information und Kommunikation und unterstützt die Wirtschaftlichkeit sowie die Öffentlichkeitsarbeit.

(Pflege-)Standards

! **DEFINITION** Ein **Standard** ist ein professionell abgestimmtes Leistungsniveau, das den Bedürfnissen der damit angesprochenen Bevölkerung entspricht. Es ist beobachtbar, erreichbar, messbar und wünschenswert. Einen Standard betrachtet man als Werkzeug der Pflegekräfte bei der Beurteilung des für den Patienten oder Klienten Geleisteten (WHO 1987). Demnach beschreibt ein Standard die nach derzeitigem wissenschaftlichem Stand bestmögliche Lösung eines Problems. ———————

Zielsetzungen. Standards verfolgen folgende Zielsetzungen:

- einheitliche Durchführung von Pflegetätigkeiten
- Handlungsabläufe, die alle Pflegenden gleichartig anwenden
- (Leistungs-)Transparenz der Pflege
- Vereinfachung/Vereinheitlichung der Dokumentation
- Hinterfragen alter Vorgehensweisen
- Offenlegen und Optimieren von Schnittstellen
- Abstimmung von Theorie und Praxis

Ebenen der Standards. Standards gibt es auf drei verschiedenen Ebenen (**Abb. 4.27**):

- Expertenstandards (national)
- Standards auf Organisationsebene

Pflegeleitbild

Pflegerisches Selbstverständnis

Der Pflegedienst sieht seine Rolle in der Krankheitsverhütung, der Gesundheitsförderung, der pflegerischen Behandlung während des Krankheits- und Genesungsprozesses und in der Rehabilitation.
Es ist unsere Aufgabe, jeden Patienten unter Berücksichtigung seiner psychischen, psychosozialen, kulturellen und geistigen Bedürfnisse individuell zu betreuen und dadurch ein höchstmögliches gesundheitliches Wohlbefinden der Betroffenen zu erhalten oder wiederherzustellen.

Pflegerische Einstellung

Wir anerkennen das Recht jedes Patienten, mit Würde und Respekt behandelt zu werden. Informationen zum Verständnis seiner Krankheit werden von uns in einer für ihn verständlichen Terminologie vermittelt. Wir räumen ihm ein, eine pflegerische Behandlung anzunehmen oder abzulehnen.

Wir sehen es als unsere Pflicht, dem Patienten während des Krankheits- und Genesungsprozesses das größtmögliche Mitspracherecht zu gewähren.
Ausländische Patienten werden unter Berücksichtigung ihrer individuellen soziokulturellen Bedürfnisse betreut.
Im Hinblick darauf, dass eine unterstützende Familie einen wichtigen Faktor für die Wiedereingliederung des Patienten in Familie und Gesellschaft darstellt, werden die Angehörigen in das Gesundheitsteam mit einbezogen und bei der Festlegung von Kurz- oder Langzeitzielen konsultiert.
Wir betreuen Patienten mit einer Finaldiagnose und leisten pflegerischen Beistand während des Sterbeprozesses. Den Angehörigen werden während dieses Prozesses uneingeschränkte Besuchszeiten eingeräumt.
Wir wahren die Schweigepflicht über die Person und Daten von Patienten.

Pflegeleitbild

Abb. 4.26 Pflegeleitbilder machen Aussagen zur pflegerischen Einstellung, zum pflegerischen Selbstverständnis und zur pflegerischen Verpflichtung.

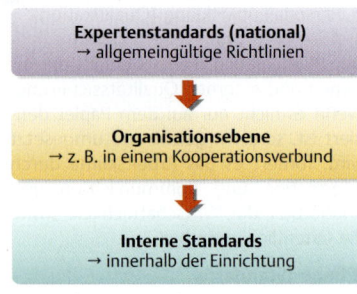

Abb. 4.27 Drei Ebenen von Standards.

- interne Standards (innerhalb einer Einrichtung, z. B. Pflegestandards)

Expertenstandards

Expertenstandards sind nationale Standards in Form allgemeingültiger Richtlinien für die gesamte Berufsgruppe. Sie sind bundesweit gültig. Die darin enthaltenen Richtlinien sollen als Leitfaden dienen und beschreiben, wie Standards in bestimmten Bereichen der Patientenversorgung aufgebaut sein können und sollen.

Ziel ist, dass Standards in Deutschland übergreifend gemeinsam gültig und einheitlich aufgebaut sind (immer gleicher Verbandswechsel, egal ob im Krankenhaus oder vom ambulanten Pflegedienst) und dass nicht jede Einrichtung die Behandlung eines Patienten nach eigenen Maßstäben verändert. Momentan liegen Expertenstandards mit den Thematiken chronische Wunden, Dekubitusprophylaxe, Sturzprophylaxe, Förderung der Harnkontinenz, Ernährungsmanagement, Schmerzmanagement und Entlassungsmanagement vor. Experten nationaler Pflegeorganisationen und pflegewissenschaftlicher Fachbereiche haben diese Werke auf Basis fundierter Untersuchungen entwickelt und arbeiten derzeit an weiteren Themenbereichen.

Standards auf Organisationsebene

Standards auf Organisationsebene sind Richtlinienstandards, die allgemeine Aussagen über Management, Organisation oder Qualifikation enthalten. Sie gelten z. B. einrichtungsübergreifend in einem Klinikverbund.

Interne Standards (Pflegestandards)

Praxisstandards oder Pflegestandards sind handlungsorientiert und legen bestimmte Abläufe allgemeingültig und individuell für die Einrichtung bzw. die Abteilung/Station/den Bereich fest. Sie sind konkret formuliert und beinhalten Thema, Zweck, Hinweise, Material und Durchführung einer Pflegehandlung.

Zudem ordnen sie jeder Handlung bzw. Tätigkeit die notwendige Qualifikation des Durchführenden (z. B. „examinierte Pflegekraft") zu.

Trotz dieser standardisierten Handlungsanweisung und Vorgehensweise muss die Individualität des Patienten/Bewohners berücksichtigt werden (z. B. bei der Ganzkörperwaschung seine eigenen Pflegeutensilien verwenden und seine Bedürfnisse und Gewohnheiten berücksichtigen).

Aufbau und Inhalte der Pflegestandards. Aufbau und Inhalt von Pflegestandards werden nachfolgend aufgeführt:

- Thema und Problembeschreibung
- Zielsetzung
- angestrebtes Qualitätsniveau
- Strukturkriterien:
  - Rahmenbedingungen, die zur Durchführung der Pflegeleistungen erforderlich sind
  - Qualifikation der Pflegeperson (Wissensstand, Aus-, Fort- und Weiterbildung)
  - notwendiges (Pflege-)Material
  - Räumlichkeiten
- Prozesskriterien:
  - Art und Umfang der Pflege (auf Grundlage des angewandten pflegetheoretischen Modells, z. B. ATLs nach Nancy Roper)
  - Beschreibung der Tätigkeiten, Handlungsanweisungen
  - Maßnahmen zur Erreichung der Ziele
- Ergebniskriterien:
  - Resultat der durchgeführten Leistungen
  - Datum der Erstellung, Geltungsdatum und -zeitraum, Urheber, Literaturangaben

Die Pflegestandards werden schriftlich fixiert und sind Teil des QM-Handbuchs. Häufig existieren auf einzelnen Stationen oder in einzelnen Bereichen der Einrichtung zusätzlich Karteikartensysteme mit kurzen Beschreibungen und Zusammenfassungen der Standards. So kann sich jeder Mitarbeiter bei Unsicherheiten oder Fragen zur Vorgehensweise schnell einen Überblick zu dem bestimmten Thema verschaffen.

MERKE Pflegestandards dienen der Qualitätsplanung, da sie pflegerische Werte, Normen und Ziele beinhalten. Sie dienen auch der Qualitätsprüfung, da sie aufgrund der detaillierten Beschreibung eine Beurteilung der pflegerischen Leistung ermöglichen und die Effektivität der durchgeführten Maßnahmen nachweisbar machen. Weiterhin dienen sie der Qualitätslenkung, da sie zur Anleitung und Handlungsvorgabe eingesetzt werden.

4.4.7 Kompetenz der Mitarbeiter im Qualitätsmanagement

DEFINITION **Qualität:** Kurz gesagt bedeutet Qualität, die *Bemühungen* des Leistungsanbieters bzw. -erbringers (Krankenhaus, ambulanter Pflegedienst, Senioren-/Heimeinrichtung usw.), die der Kunde erkennt und wahrnimmt.

Fortbildungsverpflichtung

Alle sich auf die Qualität einer Einrichtung auswirkenden Tätigkeiten erfordern kompetente Mitarbeiter. In den Stellenbeschreibungen und Tätigkeitsprofilen wird für jeden Arbeitsplatz und Tätigkeitsbereich die notwendige Personalqualifizierung festgelegt, d. h. die erforderliche Ausbildung, notwendige Erfahrung und spezielle Fähigkeiten und Fertigkeiten. Defizite müssen durch Schulungen und Weiterbildungen aufgefangen werden (vgl. Kap. 1, S. 12).

Freiwillige Registrierung

In den anglo-amerikanischen Ländern und hier vor allem in den USA ist es üblich, dass Pflegende sich an offizieller Stelle registrieren und durch Nachweise kontinuierlicher Fort- und Weiterbildungsmaßnahmen diese Registrierung alle zwei Jahre erneuern lassen müssen. Ansonsten würden sie von der Pflegekammer ihre Zertifizierung nicht erhalten und dürften ihren Beruf nicht weiter ausüben (vgl. Kap. 1, S. 13)

Auch in Deutschland unterliegt der medizinisch-pflegerische Bereich Veränderungen, stetigen Entwicklungen und Neuerungen. Daher ist es für jeden Mitarbeiter unerlässlich, fachlich kompetent und immer auf dem neuesten wissenschaftlichen Stand zu sein, um eine optimale Patientenversorgung zu ermöglichen und zu gewährleisten.

Zudem wird durch diese Maßnahmen das Ansehen des Berufsstandes der Pflegenden im Blickfeld der Gesellschaft und im Umgang mit anderen Berufsgruppen des Gesundheitswesens (hier im Besonderen der Ärzte) langfristig auf eine höhere Ebene gesetzt („Professionalisierung der Pflege").

Interne Bildungsbereiche

Innerhalb einer Einrichtung kann man drei Bildungsbereiche unterscheiden (***Abb. 4.28***):

- die Einarbeitung neuer Mitarbeiter
- die Weiterbildung der Mitarbeiter
- spezielle Ausbildungen

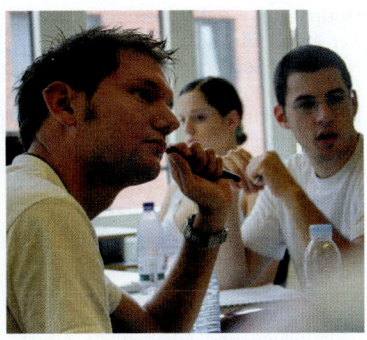

Abb. 4.28 Interne Weiterbildungen oder spezielle Fachausbildungen fördern die Mitarbeiterkompetenz und sichern damit die Qualität einer Einrichtung.

Fachgebiete, auf denen Mitarbeiter sich spezialisieren können, sind z. B. Wundmanagement, Mentor/Praxisanleitung, Schmerzmanagement, Case-Management, Palliativpflege etc.

Eine umfassende und funktionierende Qualitätspolitik inkl. der systematischen Mitarbeiterförderung stärkt die Marktposition der Einrichtung im Konkurrenzkampf am Markt.

Qualitätszirkel

Im Qualitätszirkel trifft sich eine kleine Gruppe von Mitarbeitern (max. 7 bis 10 Personen) verschiedener Bereiche/Stationen regelmäßig auf freiwilliger Basis, um Probleme aus ihrem Arbeitsbereich zu bearbeiten. Die Teilnehmer können das Thema ihres Qualitätszirkels entweder selbst bestimmen oder einen Themenbereich von der Führungsebene vorgegeben bekommen.

Teilnehmer. Teilnehmer sind Mitarbeiter aller Berufsgruppen und Hierarchieebenen, die Führungsebene des Unternehmens sollte jedoch nicht an den Treffen teilnehmen. Ihr wird letztlich nach Bearbeitung eines Themenbereiches das Ergebnis präsentiert.

Interne und externe Qualitätssicherung. Qualitätszirkel dienen der internen und externen Qualitätssicherung, da sich durch sie die Qualität der Einrichtung weiterentwickelt und die Mitarbeiter aktiv an den Veränderungen und Entwicklungen teilnehmen. In dieser interdisziplinären Gruppe werden Hierarchien aufgehoben und alle Mitglieder sind ausnahmslos an dem zu bearbeitenden Prozess beteiligt. Ein Teilnehmer des Qualitätszirkels lenkt als Moderator die Aktivitäten der Gruppe und sorgt für systematisches Vorgehen.

Ziele

Ziele eines Qualitätszirkels sind:
- Qualitätsverbesserung
- Verbesserung der Versorgungssituation für den Patienten/Kunden/Bewohner
- Steigerung der Qualifizierung sowie der Fach-, Methoden-, sozial- und persönlichen Kompetenz der Mitarbeiter
- Erfüllung gesetzlicher und vertraglicher Anforderungen
- Entwicklung, Ausarbeitung, Überprüfung und Anpassung von Standards
- umfassende Dokumentation

Die Unternehmensführung, Mitarbeiter und ggf. Patienten/Bewohner werden über die Ziele und Ergebnisse informiert. Diese aktive Beteiligung der Mitarbeiter des Qualitätszirkels an Veränderungen und Problemlösungsprozessen fördert die Motivation und die Zufriedenheit.

Pflegecontrolling

> **MERKE** Controlling bedeutet nicht (wie die weit verbreitete Meinung) „Kontrolle", sondern „Führen mit Zahlen".

Im Controlling werden Daten offengelegt und interne Prozesse gesteuert und geregelt. Es unterstützt den „Soll-Ist"-Vergleich einer Einrichtung – statistische Daten (z. B. Anzahl chirurgischer Operationen, Anzahl von Stürzen) werden erhoben und mit den Zielsetzungen der Einrichtung verglichen. Durch dieses Instrument können alle internen (Versorgungs-)Prozesse analysiert, gesteuert,

entwickelt und letztlich marktgerecht ausgerichtet werden.

Funktionen

Planung. In der Planungsfunktion des Controllings werden Zielsetzungen festgelegt, Rahmendaten und Vorgaben als Soll-Zustand benannt.

Steuerung. In der Steuerungsfunktion werden die Informationen gesammelt und Korrekturmaßnahmen zur Zielerreichung eingeleitet.

Kontrolle. Die Kontrollfunktion dient der Analyse der Abweichung vom Soll-Ist-Vergleich.

> **FALLBEISPIEL** Als Beispiel eines Pflegecontrollings kann eine Patientengruppe analysiert werden, bei der ein Wundmanagement am Ulcus cruris/ Unterschenkel durchgeführt wurde. Zielvorgabe ist, dass 100 % der Patienten mit einer optimal durchgeführten Wundversorgung und abgeheilten offenen Stellen nach Hause entlassen werden konnten. Bei der Informationssammlung und Datenerhebung stellt sich heraus, bei wie vielen Patienten die Versorgung mit Komplikationen verlaufen ist. Diese Fälle werden genau analysiert und aufgearbeitet, aus welchen Gründen die Behandlung mit Komplikationen verlaufen ist und wie man diese in der Zukunft vermeiden kann. _____

Schwerpunkte

Bei jedem Controlling werden folgende Faktoren berücksichtigt:
- Qualität (der Versorgung)
- Kosten (der Behandlung/Versorgung)
- Fall (Patient, Behandlungsfall)

Weitere Abteilungen/Bereiche, die das Controlling unterstützen und statistische Daten zu Analysezwecken liefern, sind
- das Rechnungswesen der Einrichtung,
- die Investitionsrechnung der Einrichtung,
- das Informations- und Berichtswesen,
- das Beschwerdemanagement,
- Markt- und Bedarfsanalysen,
- Meinungsumfragen usw.

4.5 Organisationsentwicklung

Wie aus den vorhergehenden Ausführungen deutlich geworden ist, untersteht das Gesundheitswesen in Deutschland einem ständigen Wandel und einer fortschreitenden Entwicklung. Alle Einrichtungen des Gesundheitswesens (Organisationen) wie Krankenhäuser, Senioren- und Pflegeheime, ambulante Pflegedienste, Reha-Kliniken usw. müssen sich

ständig an die sich verändernden Umweltbedingungen anpassen und eigene innovative Konzepte erstellen.

> **DEFINITION** Die **Organisationsentwicklung** ist ein geplanter, gelenkter und systematischer Prozess zur Veränderung der Kultur, der Systeme und des Verhaltens einer Organisation. _____

Ziele

Ziel ist, die Effizienz der Organisation bei der Lösung ihrer Probleme und der Erreichung ihrer Ziele zu verbessern. Dabei sollen die Strukturen innerhalb der Organisation ständig verbessert werden. Organisationen des Gesundheitswesens sollen unter diesen Voraussetzungen die Qualifikation des eigenen Personals systematisch den sich ändernden Anforderungen anpassen. Moderne Organisationen müssen sich auch selbst durch ein hohes Potenzial an Lernfähigkeit auszeichnen. Sie müssen sich nicht nur ständig auf neue Marktanforderungen einstellen, sondern auch neues Wissen produzieren und das innerbetriebliche Wissen ihrer eigenen Mitarbeiter nutzen.

Beteiligung der Mitarbeiter

Die Qualifizierung und Zufriedenheit der Mitarbeiter sollte in ein gesundes Betriebsklima eingebunden sein, mit einem umfassenden betrieblichen Informationswesen. Das interne Berichtswesen z. B. beinhaltet Informationen über neue Entwicklungen, Ereignisse und betriebsinterne Entscheidungen. Durch Information, Motivation und Qualifikation der Belegschaft wird eine „offene und lernfähige" Organisation geschaffen. Die Mitarbeiter müssen fähig und bereit sein zum Lernen und die Lernpotenziale müssen durch die Organisation aktiviert werden, in Form von

- Mitarbeitermotivation,
- Personalentwicklung (Fort- und Weiterbildungen),
- interner Kommunikationskultur und Berichtswesen sowie
- dem Aufspüren von Problemstellen und deren Bearbeitung/Beseitigung.

MERKE In dieser mitarbeiterorientierten Organisationsform nehmen die Mitarbeiter aktiv am Geschehen teil. Ihnen wird ein Mitspracherecht eingeräumt bei geplanten Veränderungen oder anstehenden Entscheidungen. Dies gilt v. a. für Entscheidungen, die sie selbst betreffen („Betroffene zu Beteiligten machen").

Wird dieses Prinzip nicht verfolgt und werden Entscheidungen und Veränderungen den Mitarbeitern einfach „auferlegt", steigt der Widerstand gegen Veränderungen. Die Mitarbeiter haben persönliche Vorbehalte gegen die Entscheidungen, da sie sich nicht mit den Entscheidungen identifizieren und ihre eigenen Interessen darin nicht vertreten sehen. Hierdurch wächst der Unmut über den eigenen Arbeitsplatz und die Mitarbeiter verlieren die Freude an ihrer Arbeit. Dies kann sich in erhöhten Fehlzeiten niederschlagen, die Mitarbeiter machen nur noch „Dienst nach Vorschrift". Ihnen fehlt das berufliche Engagement, das Vertrauen in den Arbeitgeber und die Motivation (Hokenbecker-Belke 2006).

Optimierung und Systematisierung der Arbeitsabläufe

Neben der Beteiligung der Mitarbeiter an Entscheidungsprozessen sollten die Arbeitsbedingungen und Arbeitsabläufe optimiert werden. Vorteilhaft sind in dieser Hinsicht klare Stellenbeschreibungen und klare Arbeitsanweisungen. Durch die Anwendung von Standards werden Tätigkeiten innerhalb eines Handlungsprozesses gebündelt. Die Qualifikation und Spezialisierung der Mitarbeiter gewährleisten eine ganzheitliche Aufgabenerfüllung und erhöhen die Arbeitszufriedenheit der Mitarbeiter.

Für die organisationsbezogenen Entwicklungen empfiehlt es sich, die Einrichtung in überschaubare autonome Organisationseinheiten zu unterteilen und hierbei die Entscheidungsbefugnisse auf die tiefstmögliche Ebene zu delegieren, sodass der jeweilige Mitarbeiter seinen maximalen Handlungs- und Entscheidungsspielraum ausschöpfen kann. Zudem sollte großes Augenmerk darauf gelegt werden, die interdisziplinäre Zusammenarbeit zu fördern (z. B. in gemeinsamen Projektgruppen, Qualitätszirkeln, Fallbesprechungen und innerhalb der Neugestaltung von Arbeitsprozessen).

4.6 Pflegediagnosen

Heiner Friesacher

Wenn Sie Ihre ersten Einsätze in verschiedenen Handlungsfeldern der Pflege (S. 30) absolviert haben, dann wird Ihnen das Wort „Diagnose" schon öfter begegnet sein. Ohne eine eindeutige Diagnose fällt es schwer zu entscheiden, welche Maßnahmen und Therapien angewendet werden sollen und ob die Bemühungen Erfolg haben werden. Wir benötigen also Diagnosen als Ausgangspunkt für weiteres Handeln.

Das ist im Prinzip nichts Neues und auch nichts, was nur in der Medizin Anwendung findet. Wenn Sie mit Ihrem Auto in die Werkstatt fahren, weil der Motor bockt, dann wird auch zunächst versucht, eine Diagnose zu erstellen, die Ihnen sagt, was denn an Ihrem Gefährt möglicherweise defekt ist (und was die Reparatur wohl kosten wird). Sind Ihre Haare trotz vieler Mühen glanzlos und fahl, erhoffen Sie, von Ihrem Friseur eine Diagnose zu erhalten und die richtigen Empfehlungen für die weitere Pflege Ihres Haarschopfes.

In diesem Kapitel soll es um den Begriff der Diagnose, genauer den der Pflegediagnose gehen. Das scheint auf den ersten Blick ungewöhnlich und bedarf der näheren Begründung, waren praktisch Pflegende doch bisher i. d. R. nur mit medizinischen Diagnosen konfrontiert. Warum soll es nun auch noch Pflegediagnosen geben? Und was ist der Unterschied zwischen medizinischen Diagnosen und Pflegediagnosen?

Alles das wird in diesem Beitrag geklärt. Und noch einiges mehr. Sie lernen verschiedene Diagnosensysteme kennen, wissen am Ende des Kapitels (hoffentlich) was eine Klassifikation ist, wozu man Diagnose- und Klassifikationssysteme benötigt und welche Vor- und Nachteile sie möglicherweise haben.

4.6.1 Grundlagen und Begriffserläuterungen

Die Bedeutung von Pflegediagnosen ergibt sich u. a. aus den z. T. neuen und großen Herausforderungen, die die Pflege zu bewältigen hat. Zu nennen sind

hier stichwortartig (vgl. Hülsken-Giesler 2008, Friesacher 2008, Schrems 2003)

- die demografischen Veränderungen mit der Zunahme alter Menschen und damit vermehrten Pflegebedürftigkeit,
- die Veränderungen im Krankheitsspektrum (vermehrtes Auftreten chronischer Erkrankungen und damit erhöhter Unterstützungs-, Beratungs- und Anleitungsbedarf, z. B. bei demenziell erkrankten Menschen),
- die immer kürzeren Verweildauern im Krankenhaus und damit einhergehend die Verdichtung von Arbeitsprozessen,
- der ökonomische Druck, der zur umstrittenen Einführung von medizinischen Fallpauschalen (DRGs) zur Abrechnung im Krankenhaus geführt hat, in denen die pflegerischen Leistungen nicht oder nur unzureichend abgebildet werden (S. 86),
- die Forderung nach Legitimation von Pflege und damit die Darstellung pflegerischer Leistungen,

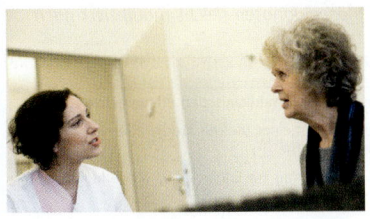

Abb. 4.29 Was wir nicht benennen können, können wir auch nicht kontrollieren, finanzieren, erforschen, lehren oder anwenden.

• die Einführung von EDV-basierter Dokumentation (elektronische Patientenakte, Patienten-Daten-Management-Systeme = PDMS).

In einem in der Pflegewissenschaft berühmt gewordenen Satz haben zwei Autorinnen die Gründe für die Entwicklung und Einführung von Pflegediagnosen folgendermaßen ausgedrückt: „If we cannot name it, we cannot control it, finance it, research it, teach it, or put it into public policy" (Clark u. Lang 1992, **Abb. 4.29**).

Prozess der Diagnosestellung

Zum professionellen Handeln gehört das Lösen menschlicher Probleme, das ist in der Pflege nicht anders als in der Medizin oder auch in anderen helfenden Berufen wie Sozialarbeit, Psychologie, Behindertenpädagogik. Die Legitimation professioneller Arbeit ergibt sich durch die Zuständigkeit für einen bestimmten Bereich, in unserem Fall der Pflege. Der Anspruch für die Zuständigkeit beinhaltet, ein bestimmtes Problem zu durchdenken und Maßnahmen zu ergreifen. Das heißt aber nichts anderes als die folgenden drei Schritte auszuführen (vgl. Cassier-Woidasky 2007):
1. Stellen einer Diagnose
2. Ziehen einer Schlussfolgerung
3. Durchführung der Behandlung
Ein Beispiel aus dem Alltag soll das veranschaulichen.

FALLBEISPIEL Sie kommen in der Spätschicht in ein Patientenzimmer und stellen bei einer Ihrer Patientin Frau Müller fest, dass die Mundschleimhaut sehr trocken, etwas belegt und gerötet ist. Sie wissen, dass Frau Müller über 80 Jahre alt ist, sie oft mit offenem Mund atmet, relativ wenig trinkt und die Mundpflege nicht selber durchführen kann. Sie kommen nach einigen wenigen Überlegungen, den gerade gemachten Beobachtungen und dem Gespräch mit Frau Müller zu der Diagnose „beeinträchtigte Mundschleimhaut" aufgrund von drohender Dehydration, Mundat-

mung und eingeschränkter Selbstpflegefähigkeit.

Daraufhin schließen Sie, dass bei Verschlechterung der Situation weitere Probleme folgen könnten (z. B. schmerzhafte Defekte der Schleimhaut, Pilzinfektionen, Pneumonie) und Sie entsprechende Pflegemaßnahmen einleiten müssen, die Sie mit Frau Müller absprechen. An den weiteren Tagen beobachten Sie den Status der Mundhöhle häufiger, sprechen öfters mit Frau Müller über ihr Empfinden, beraten sich im Kollegenkreis und können schließlich nach einigen Tagen und erfolgreichen Pflegemaßnahmen eine intakte und von Beeinträchtigungen freie Mundhöhle feststellen. _____

Wie und Warum

Schon dieses, zugegebenermaßen einfache Beispiel zeigt, dass eine Diagnose zu stellen (in diesem Falle eine NANDA-Diagnose, S. 104) kein einmaliger, statischer Vorgang ist, sondern ein Prozess, der mühsam erlernt werden muss und sowohl theoretisches Wissen („know that" = Wissen dass) als auch praktisches Wissen bzw. Erfahrungswissen („know how" = Wissen wie) erfordert. Dazu gehören Denken, Wahrnehmen, Beurteilen ebenso wie das sich Hineinversetzen, Spüren und Verstehen (vgl. Benner 1994, Böhle, Brater u. Maurus 1997, **Abb. 4.30**). Pflegende müssen also distanzierte Beobachtung und Zuwendung gleichermaßen realisieren.

Pflegediagnosen im Klassifikationssystem

Es wird auch deutlich, dass das Stellen einer Diagnose im Rahmen von Klassifikationssystemen mit einer formalisierten Sprache einhergeht, d. h., es wird ein feststehender Begriff benutzt, um den Zustand der Mundschleimhaut zu beschreiben. Während es in der Medizin vorrangig um die Diagnose von Krankheiten geht, deren weltweites Klassifikationssystem der ICD-10 (S. 88) ist, geht es in der Pflege um Reaktionen auf Krankheiten, um Symptome und Bewältigung. Dafür gibt es weltweit unterschiedliche Klassifikationssysteme (z. B. NANDA, ICNP, ICF).

Begriff „Pflegediagnose"

Woher kommt der Begriff Diagnose? Der ursprünglich griechische Begriff „diagnosis" meint soviel wie „unterscheiden, auseinander erkennen". Durch eine Diagnose wird eine Situation, ein Sachverhalt oder eben ein Phänomen wie „beeinträchtigte Mundschleimhaut" (NANDA-International 2008, S. 156 f.)

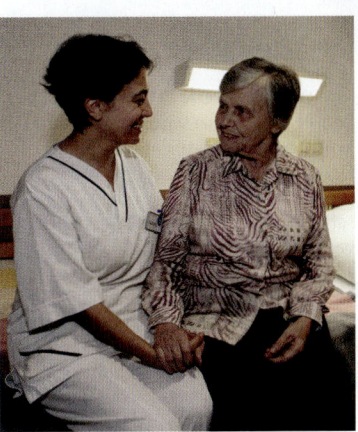

Abb. 4.30 Pflegediagnostik erfordert vom Pflegenden distanzierte Beobachtung und Zuwendung gleichermaßen.

definiert. Diese Definitionen der zentralen Begriffe eines Faches sind die Grundlage für den Aufbau von Wissen. Pflegediagnosen können somit als „grundlegendste Begriffe des Pflegefachs betrachtet werden" (Mortensen 1998, S. 15).

❗ DEFINITION Pflegediagnose:
Die gängigste Definition von Pflegediagnosen ist die der NANDA und lautet: „Eine klinische Beurteilung der individuellen, familiären oder gemeinschaftlichen Reaktionen auf gegenwärtige oder potenzielle Gesundheitsprobleme/Lebensprozesse. Eine Pflegediagnose stellt die Grundlage für die Auswahl an Pflegeinterventionen hinsichtlich der Erzielung von Outcomes dar, für die Pflegende verantwortlich sind" (NANDA International 2008, S. 375). _____

„Terminologie – Klassifikation – Taxonomie"

❗ DEFINITION Terminologie:
Liegen die zentralen Begriffe einer Disziplin in standardisierter Form vor, sprechen wir von einer Terminologie.
Klassifikation: Werden die Begriffe in eine bestimmte Ordnung oder Systematik gebracht, nennt man das Klassifikation. Diese dient der Einteilung von Gegenstandsbereichen in Klassen, sie ordnet ein Fachgebiet und fördert die Systematik innerhalb einer Disziplin. _____

Klassifikationen kommen in vielen Wissenschaften zur Anwendung, auch die Pflege kennt einige Klassifikationssysteme. So gibt es seit vielen Jahren die Schweregradklassifikationen zur Erhebung des Pflegeaufwands und zur Personalbedarfsermittlung.

> ❗ **DEFINITION** **Taxonomie:** Der Begriff Taxonomie wird international oft synonym für „Classification" benutzt. Darunter kann ganz allgemein ein Ordnungsschema, aber auch die Wissenschaft von der Systematik verstanden werden (vgl. Friesacher 2007). _____

> 👆 **PRAXISTIPP** Sehen Sie sich die Ausführungen in Anamnesebögen an. Vergleichen Sie die Beschreibungen der Einschätzung des Zustands eines Patienten mit der Beschreibung einer anderen Kollegin. Was fällt Ihnen auf? Sind die Beschreibungen identisch? Benutzen die Kolleginnen und Kollegen die gleichen Begriffe? Werden dieselben Schwerpunkte gesetzt? Was wird ausführlich beschrieben, was wird vernachlässigt? _____

Historische Entwicklung der Pflegediagnosen

Der Begriff Pflegediagnose taucht zuerst in der US-amerikanischen Fachliteratur in den 50er Jahren des letzten Jahrhunderts auf, etwa zeitgleich mit der Vorstellung von Pflege als einem prozesshaften Vorgehen. Häufiger wurden zunächst aber die Begriffe „Problem", „Bedürfnis" und „Bedarf" benutzt, bis der Diagnosenbegriff sich in den 70er Jahren des 20. Jahrhunderts durchsetzte. Das hat maßgeblich mit der Etablierung von Pflegewissenschaft zu tun und der seit 1973 bis heute regelmäßig stattfindenden Pflegediagnosenkonferenzen und der Gründung der North American Nursing Diagnosis Association (NANDA).

Tab. 4.4 zeigt die wesentlichen historischen Entwicklungen der Pflegediagnosen in den USA. Die Einführung der Pflegediagnosen verlief auch in den USA nicht problemlos. So wurde die eher unkritische Übernahme des Diagnosebegriffes, der ja stark vom medizinischen Denken geprägt ist, ebenso bemängelt wie die mangelnde Beteiligung der Praktiker vor Ort bei der Entwicklung und Einführung (vgl. Powers 1999).

4.6.2 Pflegediagnosen und Pflegeklassifikationssysteme

NANDA – International Pflegediagnosen

Aktuell gibt es 188 NANDA-I-Pflegediagnosen, die aktuelle Version enthält gegenüber der Vorgängerversion 15 neue und 26 überarbeitete Diagnosen. Damit die Diagnosen in einer gewissen Form

Tab. 4.4 Historische Entwicklung der NANDA-Pflegediagnosen (leicht modifiziert nach Friesacher 2007).

Jahr	Entwicklung
1953	Frey erwähnt den Begriff Pflegediagnose in einer amerikanischen Pflegefachzeitschrift
1960	Abdellah identifiziert und beschreibt im Rahmen einer großen Studie in amerikanischen Krankenhäusern 21 typische Pflegeprobleme
1972	der Staat New York erteilt den gesetzlichen Auftrag zur Entwicklung von Pflegediagnosen
1973	die erste Konferenz der American Nursing Association (ANA) zur Klassifikation von Pflegediagnosen findet statt Veröffentlichung der „Standards of Nursing Practice"
1974	die ersten Pflegediagnosen werden in den USA publiziert
1982	die NANDA wird gegründet und mit der Entwicklung eines Klassifikationsschemas beauftragt
1986	das als Taxonomie I bezeichnete Ordnungsschema der „Human Response Pattern" (menschliche Verhaltensmuster oder Reaktionen) wird verabschiedet
1989	der Versuch scheitert, die NANDA-Pflegediagnosen in die 10. Ausgabe der internationalen Klassifikation von Krankheiten (ICD-10) aufzunehmen. Das Vorhaben wird von der Weltgesundheitsorganisation (WHO) abgelehnt, da die NANDA-Pflegediagnosen nur die Entwicklung in einem Land widerspiegeln
1998	die Taxonomie II wird auf der 13. NANDA-Konferenz vorgestellt
2003	die NNN Taxonomie (Verbindung von **N**ANDA mit **N**IC und **N**OC) wird geschaffen
2005	die NANDA-Pflegediagnosen 2005 – 2006 (176 Diagnosen) werden durch NANDA-International veröffentlicht (deutsche Übersetzung)
2008	die NANDA-Pflegediagnosen 2007 – 2008 (188 Diagnosen) werden durch NANDA-International veröffentlicht (erstmalig durch NANDA International autorisierte deutsche Übersetzung)
2010	NANDA-International: Pflegediagnosen: Definitionen und Klassifikation 2009 – 2011

geordnet werden können, hat die NANDA sich auf ein bestimmtes Ordnungsschema geeinigt. Die Taxonomie II besteht aus drei Ebenen (Level):
1. Ebene. Hier werden folgende 13 Bereiche (Domänen) aufgeführt:
1. Gesundheitsförderung
2. Ernährung
3. Ausscheidung
4. Aktivität und Ruhe
5. Perzeption/Kognition
6. Selbstwahrnehmung
7. Rolle/Beziehung
8. Sexualität
9. Coping/Stresstoleranz
10. Lebensprinzipien
11. Sicherheit und Schutz
12. Wohlbehagen
13. Wachstum/Entwicklung

2. Ebene. Die 13 Bereiche sind anhand von 47 Klassen weiter spezifiziert. So umfasst z. B. der Bereich „Ernährung" folgende Klassen:
- Nahrungsaufnahme
- Verdauung
- Absorption
- Verstoffwechselung
- Hydration

3. Ebene. Die einzelne Pflegediagnose wird dann einer der Klassen zugeordnet. Die NANDA-Taxonomie II umfasst insgesamt 188 Diagnosen (NANDA International 2010).

Diagnosearten

Die einzelnen Pflegediagnosen werden nach folgenden Typen oder Formen unterschieden:
- **Aktuelle Pflegediagnosen:** Sie existieren zum jetzigen Zeitpunkt (z. B. „beeinträchtigte Mundschleimhaut", „gestörtes Körperbild", „beeinträchtigter Trauerprozess").
- **Risiko-Pflegediagnosen:** Sie beschreiben noch nicht eingetretene Zustände (z. B. „Risiko eines Sturzes", „Risiko einer Aspiration").
- **Syndrom-Pflegediagnosen:** Sie enthalten mehrere aktuelle und Risiko-Pflegediagnosen (z. B. „Vergewaltigungssyndrom").
- **Pflegediagnosen der Gesundheitsförderung** (z. B. „Erfolgreiches Stillen") und **Wellness-Pflegediagnosen** (z. B. „Bereitschaft zu einer verbesserten Ernährung"): Sie beziehen sich stärker auf die Gesundheit und deren Optimierung. Sie setzen bei gesunden Menschen an, den Pflegenden kommt hier mehr die Rolle von Beratern zu.

Abb. 4.31 zeigt als Beispiel die Darstellung der aktuellen NANDA-I-Pflegediagnose von Frau Müller aus unserem Fallbeispiel.
Bestimmende Merkmale. Die bestimmenden Merkmale sind die Kennzeichen und Symptome, die zu beobachten und

Beeinträchtigte Mundschleimhaut

Definition: Schädigung der Lippen bzw. des weichen Gewebes der Mundhöhle

Bestimmende Merkmale:

- ☐ Abschuppung
- ☒ belegte Zunge
- ☐ berichtet über einen schlechten Geschmack im Mund
- ☐ Beschwerden im Mundraum
- ☐ Bläschen
- ☐ blasse Mundschleimhaut
- ☐ blasses Zahnfleisch
- ☐ Blutungen
- ☐ Cheilitis
- ☐ eitrige Exsudate
- ☐ eitriger Ausfluss
- ☐ Fissuren
- ☐ glatte atrophische Zunge
- ☐ Hyperämieempfinden
- ☐ Knötchen
- ☐ Landkartenzunge
- ☐ Makroplasie
- ☐ Mundgeruch
- ☐ Ödem

- ☐ orale Geschwüre
- ☐ orale Läsionen
- ☐ Zahnfleischhyperplasie
- ☐ oraler Schmerz
- ☐ Papeln
- ☐ rote oder bläuliche Gewebeverdichtung (z. B. Hämangiome)
- ☐ Rückgang des Zahnfleischs
- ☐ Schleimhautabtragung
- ☐ schwammartige Flecken
- ☐ schwieriges Sprechen
- ☐ Schwierigkeit zu essen
- ☐ Stomatitis
- ☐ Taschen tiefer als 4 mm
- ☐ vergrößerte Mandeln
- ☐ vermindertes Geschmacksempfinden
- ☐ Vorliegen von Krankheitserregern
- ☐ weiße(s) Flecken/Plaque
- ☐ weißes, quarkähnliches Exsudat
- ☐ Xerostomie

Beeinflussende Faktoren:

- ☐ Bestrahlungstherapie
- ☐ chemische Reizmittel (z. B. Alkohol, Tabak, säurehaltige Nahrung, Medikamente, regelmäßige Einnahme von Inhalaten und anderen Substanzen)
- ☐ Chemotherapie
- ☒ Dehydration
- ☐ Depression
- ☐ Gaumenspalte
- ☐ Hindernisse beim Zugang zur professionellen Versorgung
- ☒ Hindernisse in der Ausübung der Mundpflege-Selbstfürsorge
- ☐ Immunreduktion
- ☐ Immunsuppression
- ☒ ineffektive Mundhygiene
- ☐ Infektion
- ☐ Lippenspalte
- ☐ Mangelernährung

- ☐ mechanische Faktoren (z. B. schlecht sitzende Zahnprothese, Zahnklammer, Sonden [endotracheal/nasogastral], chirurgischer Eingriff in der Mundhöhle)
- ☒ Mundatmung
- ☐ Nahrungskarenz länger als 24 Stunden
- ☐ Nebenwirkungen von Medikamenten
- ☐ reduzierte Thrombozytenzahl
- ☐ reduzierter Speichelfluss
- ☐ Stress
- ☐ Trauma
- ☐ Verlust der Unterstützungsstrukturen
- ☐ verminderter Hormongehalt (Frauen)
- ☐ Wissensdefizit über angemessene Mundhygiene

(Quelle: NANDA-I-2008, S. 156 f.)

Abb. 4.31 Aktuelle NANDA-I-Pflegediagnose von Frau Müller (Quelle: NANDA-I-2008, S. 156 f.).

nachweisbar sind. Dabei müssen natürlich nicht alle Kennzeichen vorliegen, um zu einer Pflegediagnose zu gelangen.

Beeinflussende Faktoren. Die beeinflussenden Faktoren sind im weitesten Sinne die Ursachen, die „der Diagnose vorangehen, mit ihr verbunden sind, mit ihr in Bezug stehen, zu ihr beitragen oder sie unterstützen" (NANDA International 2008, S. 338).

Pflegeinterventions- und Pflegeergebnisklassifikation (NIC und NOC)

Neben der Entwicklung von Diagnosen zur Beschreibung von Zuständen von Patienten/Bewohnern, Familien und Gruppen gibt es Bestrebungen, auch die Interventionen und die Ergebnisse der Pflege zu klassifizieren und diese mit den Diagnosen zu verbinden.

NNN-Taxonomie der Pflegepraxis. Das vorläufige Ergebnis dieser Bestrebungen ist die sogenannte NNN-Taxonomie der Pflegepraxis. Die NNN-Taxonomie stellt die gemeinsame Struktur von **N**ANDA, **N**IC und **N**OC dar (NANDA International 2008, S. 296 ff).

Die Arbeiten zur Entwicklung der NIC und NOC gehen bis in die 80er Jahre des letzten Jahrhunderts zurück. 1992 wurde die erste Version der NIC, 1997 die erste Version der NOC publiziert.

Nursing Interventions Classification (NIC)

Ziele. Die Zielsetzungen der Pflegeinterventionsklassifikation (NIC = Nursing Interventions Classification) sind u. a.

- die Standardisierung in der Bezeichnung pflegerischer Leistungen,
- die Ermittlung der Kosten,
- die Entwicklung von Informationssystemen und
- die Schulung in der Entscheidungsfindung.

Struktur. Die mehrere Hundert Interventionen und einige Tausend Einzelaktivitäten umfassende Klassifikation der NIC ist in 6 Domänen unterteilt, die wiederum in mehrere Klassen aufgeteilt sind. Zu

den Domänen zählen u. a. Bereiche wie „Physiologisch elementar und komplex", „Verhalten", „Gesundheitssystem" (vgl. McCloskey et al. 2004).

Nursing Outcome Classification (NOC)

Ziele. Die Klassifikation der Pflegeergebnisse (NOC = Nursing Outcome Classification) hat u. a. eine Kosten-Nutzen-Analyse und den Nutzen bzw. Effekt für den einzelnen Patienten wie auch für die Gesamtbevölkerung zum Ziel. Es soll auch einen Vergleich von Abteilungen und Einrichtungen ermöglichen (das sog. Benchmarking) wie auch die Kosten im Verhältnis zur Qualität zu bestimmen.

Struktur. Ähnlich wie bei NIC sind bei NOC mehrere hundert Outcomes in 7 Domänen aufgeführt, die ebenfalls in Klassen unterteilt sind. Zu den Domänen zählen u. a.

- „physiologische und psychische Gesundheit",
- „Gesundheitswissen und -verhalten" und

- „Gesundheit und Familie" bzw. „Gesundheit und Gemeinde" (vgl. Moorhead et al. 2004).

Internationale Klassifikation der Pflegepraxis (ICNP)

Während NANDA, NIC und NOC ursprünglich als drei voneinander unabhängige Klassifikationsbestrebungen anzusehen waren, kann die „International Classification of Nursing Practice" (ICNP) als das umfassendste System betrachtet werden. Nachdem die WHO die NANDA-Klassifikation der Pflegediagnosen 1989 nicht in die geplante ICD-10 Version (ICD = International Classification of Diseases) aufgenommen hat, einigte man sich im ICN auf die Entwicklung einer weltweit gültigen und akzeptierten Klassifikation für die Pflegepraxis.

Wesentliche Schritte der ICNP-Entwicklung zeigt *Tab. 4.5*.

MERKE Die ICNP soll die pflegerische Praxis, d. h. die Handlungen der Pflegenden beschreiben, sie soll die Patientenzustände, die zu diesen Handlungen führen (Pflegediagnosen) enthalten und die Wirkung (Ergebnis, Outcome) der Pflege verdeutlichen (vgl. König 2005).

Klassifikationsstruktur der ICNP

Die gesamte ICNP besteht aus drei „Klassifikationspyramiden":
1. Pflegephänomene (Diagnosen)
2. pflegerische Interventionen
3. Pflegeergebnisse

Klassifikation. Die ICNP wurde unter sprach- und klassifikationstheoretischen Kriterien entwickelt. Einen Begriff klassifizieren heißt dabei, seine allgemeinsten Kennzeichen zu beschreiben und die Begriffe dann in Klassen einzuteilen. Klassifikation meint also das Einteilen von Gegenstandsbereichen in Klassen.

Dieses Prinzip kennen Sie aus anderen Bereichen, z. B. aus der Biologie mit der Klassifikation der Säugetiere oder der Klassifikation der Pflanzen, aber auch im privaten Bereich wird klassifiziert: Bücher ebenso wie die CD- oder DVD-Sammlung, und jedes Mal entscheiden Sie sich für Kriterien, nach denen klassifiziert wird (bei CDs z. B. nach Musikstilen wie Pop, Jazz, Klassik usw., evtl. noch nach Interpreten in chronologischer oder alphabetischer Reihenfolge).

Wissenschaftliche Klassifikation. Beim wissenschaftlichen Klassifizieren gibt es jedoch einige wichtige Regeln, die eingehalten werden müssen:
- Die wesentlichen Kennzeichen eines einzelnen Individuums (Begriffs) müssen mit denen der Klasse übereinstimmen. Jeder Begriff sollte auch nur einer Klasse zugeordnet werden und Überschneidungen und andere Möglichkeiten der Einordnung sollten ausgeschlossen sein.
- Eine weitere Forderung ist die Vollständigkeit, d. h. die Klassifikation muss so angelegt sein, dass sie Platz bietet für alle Begriffe, die man klassifizieren möchte.

Darüber hinaus werden die Begriffe in eine Hierarchie gebracht und die Beziehungen zwischen den Begriffen festgelegt. Man erhält so eine Begriffspyramide, die nach dem Unterordnungsprinzip aufgebaut ist. Der oben stehende Begriff wird als Topterminus bezeichnet, das ist der Begriff mit dem höchsten Abstraktionsniveau. Die weiter unten stehenden Begriffe sind spezifischer und enthalten mehr Kennzeichen.

Begriffspyramide der Pflegephänomene. So ist in der Begriffspyramide der Pflegephänomene der Top-Terminus natürlich „Pflegephänomene" mit den beiden untergeordneten Hauptbegriffen „Mensch" und „Umwelt". Der Begriff „Mensch" ist auf der nächsten Ebene unterteilt in die Begriffe „Individuum" und „Gruppe", beim „Individuum" folgt dann die Aufteilung in „Funktion" und „Person". „Funktionen" werden dann weiter untergliedert in „physiologische Funktionen" und „psychologische Funktionen". Zu den physiologischen gehören z. B. Atmung, Zirkulation, Wärmeregulation usw., die dann in weitere Unterpunkte (wie z. B. Dyspnoe) unterteilt werden.

Ebenso werden die anderen Oberpunkte weiter untergliedert, sodass insgesamt eine riesige Begriffspyramide entsteht, die mehrere Hundert einzelne Pflegephänomene enthält.

Spezifische Definition der Pflegephänomene. Jedes Pflegephänomen hat dabei eine spezifische Definition, die sich logisch von den jeweiligen Oberbegriffen ableitet. Ein konkretes Pflegephänomen wie „Dyspnoe" wird dann in folgender Art beschrieben: „Dyspnoe ist Atmung mit folgenden spezifischen Merkmalen: Atmung, die einhergeht mit Beschwerden, verstärkter Atemarbeit, Kurzatmigkeit, Nasenflügelatmung, veränderter Atemtiefe, Gebrauch der Atemhilfsmuskulatur, veränderter Atemexkursion und Fremitus" (van der Bruggen 2002, S. 87).

Dieser spezifische Begriff weist alle Merkmale des übergeordneten Begriffs („Atmung") auf und mindestens ein weiteres unterscheidendes Merkmal.

Erstellung einer Pflegediagnose nach ICNP

Die Pflegephänomene werden anhand von acht Achsen klassifiziert, denen eine verschiedene Anzahl von Begriffen zugeordnet ist. Hierzu gehören
- Fokus,
- Beurteilung,
- Häufigkeit,
- Dauer,
- Topologie,

Tab. 4.5 Historische Entwicklung der ICNP (Friesacher 2007).

Jahr	Entwicklung
1990	Auf Initiative des ICN wird die Entwicklung einer internationalen Klassifikation für die Pflegepraxis (ICNP) ins Leben gerufen.
1991	Das Dänische Institut für Gesundheits- und Krankenpflegeforschung (DISS) bildet ein Konsortium zur Beantragung von Mitteln bei der EU. Es geht dabei um informationstechnologische Forschung und Entwicklung.
1995	Vom DISS wird das Projekt TELENURSE bei der EU beantragt. Schwerpunkt des Projekts ist die elektronische Anwendung von ICNP als Mittel zur strukturierten Dokumentation der pflegerischen Praxis und die Entwicklung elektronischer Patientenakten.
	1995 wird auch die Association for Common European Nursing Diagnosis, Interventions and Outcomes (ACENDIO) in Brüssel gegründet. Das ist die europäische Organisation zur Entwicklung und Klassifizierung von Pflegediagnosen, Maßnahmen und Ergebnissen.
1996	In diesem Jahr erscheint die erste Version (Alpha Version) der ICNP.
	1996 und 1998 finden in Athen bzw. in Lissabon TELENURSE-Konferenzen statt. Ein wichtiger Teil der Arbeit ist die Übersetzung der ersten Version der ICNP in die jeweiligen Landessprachen.
1998	Die deutschsprachige ICNP-Nutzergruppe wird gegründet.
1999	In Freiburg findet die 2. Internationale Fachtagung zu Pflegediagnosen und ICNP-Beta-Version statt.
2003	Buch Publikation ICNP (Huber-Verlag)
2004	Das deutschsprachige ICN-ICNP-Center wird gegründet.
2005	Mapping der ICNP-Beta 2-Version auf die ICNP Version 1.0 und Neuübersetzung der ICNP Version 1.0 für den deutschsprachigen Raum.

Fallbeispiel: Frau Müller, 80 Jahre, atmet oft mit offenem Mund, trinkt relativ wenig und kann die Mundpflege nicht selbstständigdurchführen. Nun hat sie eine sehr trockene, etwas belegte und gerötete Mundschleimhaut.

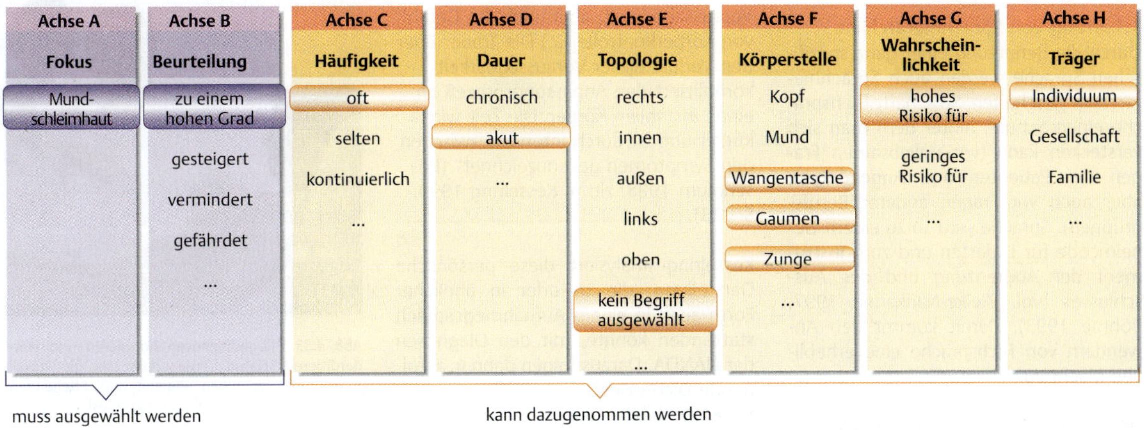

Achse A	Achse B	Achse C	Achse D	Achse E	Achse F	Achse G	Achse H
Fokus	Beurteilung	Häufigkeit	Dauer	Topologie	Körperstelle	Wahrschein-lichkeit	Träger
Mund-schleimhaut	zu einem hohen Grad	oft	chronisch	rechts	Kopf	hohes Risiko für	Individuum
	gesteigert	selten	akut	innen	Mund	geringes Risiko für	Gesellschaft
	vermindert	kontinuierlich	...	außen	Wangentasche	...	Familie
	gefährdet	...		links	Gaumen		...
	...			oben	Zunge		
				kein Begriff ausgewählt	...		
				...			

muss ausgewählt werden   kann dazugenommen werden

Abb. 4.32 Durch die Auswahl von einzelnen oder mehreren Begriffen aus den unterschiedlichen Achsen wird nach ICNP die Pflegediagnose erstellt.

- Körperstelle,
- Wahrscheinlichkeit und
- Träger.

Durch Auswahl von Begriffen aus den unterschiedlichen Achsen wird die Pflegediagnose erstellt (*Abb. 4.32*).

Ziele der ICNP
ICNP hat zum Ziel, einen internationalen gemeinsamen Begriffsrahmen für die Pflege vorzugeben, der dann in den jeweiligen Nationalsprachen ausgedrückt werden kann. Nielsen beschreibt die Veränderungen in der Zielsetzung der ICNP-Entwicklung folgendermaßen: „Die Verschiebung des Interesses weg von Daten in Richtung Begriffe wird also begleitet von einer Verschiebung von den Inhalten der professionellen ‚Menschensprache' im Gesundheitswesen in Richtung der Strukturen der ‚Maschinensprache' im Bereich der Gesundheitsinformatik" (Nielsen 2003, S. 117).

PRAXISTIPP Eine gute Übersicht über die ICNP findet sich im Internet unter http://www.icnp.info/home.htm

Internationale Klassifikation der Funktionsfähigkeit, Behinderung und Gesundheit (ICF)
Die International Classification of Functions (ICF) ist die weiterentwickelte Form der von der WHO erstmals 1980 veröffentlichten Internationalen Klassifikation der Schädigungen, Fähigkeitsstörungen und Beeinträchtigungen (International Classification of Impairments, Disabilities and Handicaps, ICIDH). War die ICIDH noch als Krankheitsfolgenmodell konzipiert, ist die seit Oktober 2005

in der Endfassung vorliegende ICF „ein an der Person orientiertes, multiprofessionell nutzbares internationales Diagnosesystem (...), durch das sich die Pflege im Zentrum des Gesundheitswesens findet" (Behrens 2003, S. 99).

Klassifikation
Die gesamte Klassifikation ist als PDF-Datei im Internet unter www.dimdi.de/ frei zugänglich. Die ICF ist eine Klassifikation für verschiedene Disziplinen und Anwendungsbereiche.

Ziele
Die Ziele sind u. a.
- die Bereitstellung einer „wissenschaftlichen Grundlage für das Verstehen und das Studium des Gesundheitszustands und der mit der Gesundheit zusammenhängenden Zustände, der Ergebnisse und der Determinanten",
- die Konzeption einer „gemeinsamen Sprache für die Beschreibung des Gesundheitszustands ...",
- die Ermöglichung von „Datenvergleichen zwischen Ländern, Disziplinen im Gesundheitswesen" (DIMDI 2005, S. 11).

Die ICF ist universell einsetzbar und nicht nur, wie vielfach angenommen, auf Menschen mit Behinderungen und deren Rehabilitation eingegrenzt. Interessant für die Pflege ist die ICF aus ihrer am Gesundheitsbegriff ansetzenden Konzeption und der Integration des „Medizinischen Modells" mit dem „Sozialen Modell", um eine möglichst umfassende Sicht aus verschiedenen Perspektiven auf Gesundheit zu erreichen (DIMDI 2005, S. 24 f.).

MERKE Im Gegensatz zu den „traditionellen" Klassifikationssystemen NANDA, NIC, NOC und ICNP basiert die ICF stärker auf einer an Ressourcen und Fähigkeiten orientierten Sichtweise, was mit einer modernen Auffassung von Pflege gut vereinbar ist.

4.6.3 Mögliche Probleme und Kritik der Pflegediagnosen

Gefahren und Grenzen der Fachterminologie
Gemeinsamer Bezugspunkt der Klassifikationssysteme ist die Entwicklung einer mehr oder weniger klaren und eindeutigen Fachterminologie. Die Funktion von Fachsprache ist die Verständigung zwischen Menschen in einem fachlich begrenzten Kommunikationsbereich (hier die Pflege), auch über Länder-, Kultur- und Sprachgrenzen hinweg. Nach Zielke-Nadkarnie (1997) sind die folgenden Kennzeichen typisch für eine Fachsprache der Pflege:
- Sie ist zweckhaft und sachbezogen.
- Sie legt Bedeutungen fest und reduziert die Informationen auf das (vermeintlich) Wesentliche.
- Sie standardisiert und ist wenig anschaulich.

Mit diesen Kennzeichen sind aber auch schon einige gravierende Probleme von Fachsprache benannt. Durch die Einführung fest definierter Begriffe wird eine Sichtweise besonders hervorgehoben, d. h. aus der großen Menge an möglichen Eigenschaften eines Gegenstandes werden einige als wesentlich ausgezeichnet. So werden möglichst beobachtbare und messbare Dimensionen erfasst und der Gegenstand auf diese reduziert (vgl. Hülsken-Giesler 2008, besonders S. 331 ff).

Schaffung von Sprachhierarchien

Durch die Benutzung einer ganz spezifischen Sprache werden auch Sprachhierarchien geschaffen. So schafft Fachsprache einen Schutz, hinter dem man sich verstecken kann (vor unliebsamen Fragen der Patienten und Angehörigen, aber auch vor Fragen anderer Berufsgruppen). Sprache wird so zu einem Geheimcode für Experten und zum Instrument der Abgrenzung und des Ausschlusses (vgl. Zielke-Nadkarnie 1997, Böhme 1993). Damit kommt den Anwendern von Fachsprache eine erhebliche Macht zu.

MERKE Pflegende müssen sich darüber im Klaren sein, dass eine Fachsprache eine Definitionsmacht über Patienten und Bewohner bedeutet, und das wiederum erzeugt soziale Kontrolle und Stigmatisierung. Diese Gefahr ist umso größer, je mehr die Beziehung zwischen Patient und Pflegende eine ungleiche ist.

Normierung und Standardisierung

Die persönliche Erfahrung, z.B. des Trauerns oder des eigenen Körpergefühls, die wesentlich durch kulturelle und soziale Einflüsse bestimmt werden, wird durch die Fachsprache banalisiert und verfremdet. Die vielfältigen Ausdrucksmöglichkeiten werden eingeschränkt auf einige wenige.
Fallbeispiel. Besonders eindringlich beschrieben hat das die Pflegewissenschaftlerin Annemarie Kesselring in einem vielbeachteten Artikel (Kesselring 1999). Anhand eines Textauszugs einer jungen, an Brustkrebs erkrankten Frau zeigt Kesselring auf, wie problematisch die Anwendung von Pflegediagnosen (in diesem Fall der NANDA) sein kann. Zunächst wird die persönliche Schilderung der Patientin über ihre Situation dargestellt.

FALLBEISPIEL „Was heißt es, in einem Körper zu leben, der sich ständig verändert? Es ist schrecklich, erschreckend und verwirrend. Es lässt Gefühle von Hilflosigkeit entstehen und bewirkt eine sklavenhafte Aufmerksamkeit dem Körper gegenüber. Es verursacht eine unnatürliche Überwachsamkeit gegenüber jeder und allen Sinnesempfindungen, welche in der körperlichen Landschaft auftauchen. Man wird eine Gefangene von jeder wahrnehmbaren Veränderung im Körper, jedem Hus-

ten, jeder Empfindensveränderung. Man verliert sein Gefühl von Stabilität und Voraussagbarkeit, aber auch das Gefühl von Körperkontrolle (...) Die Trauer über den Verlust dieser Voraussagbarkeit kompliziert den Anpassungsprozeß an einen instabilen Körper. Die Zeit wird kürzer und ist durch Intervalle zwischen den Symptomen gekennzeichnet" (Rosenblum 1988, zit. n. Kesselring 1999, S. 223).

Kesselring analysiert diese persönliche Darstellung, die so oder in ähnlicher Form auch in einem Aufnahmegespräch stattfinden könnte, mit den Diagnosen der NANDA. Daraus folgen dann u. a. folgende Diagnosen:
- „Körperbild, gestört"
- „Trauern, nicht angemessen; Trauern, vorzeitig" (Kesselring 1999, S. 225)

Was ist die Norm?

Diese Diagnosen sind in leicht veränderter Form auch in den jetzt gültigen NANDA-Pflegediagnosen zu finden. Es fällt auf, dass beide Phänomene als Störung und bzw. Abweichung beschrieben sind. Also muss es eine Art Norm für ein wie auch immer definiertes ungestörtes Körperbild und eine Norm für angemessenes Trauern geben. Doch wer bestimmt diese Norm? Gibt es überhaupt allgemeingültige Maße für Lebensbereiche, die sich dieser Normalisierung doch weitgehend entziehen (vgl. Sarasin 2001, S. 252 ff, Friesacher 1998). Die NANDA-Pflegediagnose „Körperbildstörung" wird von Schrems (2003. S. 113 ff) zu recht als Sichtweise dargestellt, die von einem äußerst mechanistischen Körpermodell ausgeht.

Die amerikanische Pflegewissenschaftlerin Penny Powers (1999) hat die negativen Auswirkungen von NANDA-Pflegediagnosen analysiert. Sie kommt zu dem Ergebnis, dass Pflegediagnosen Zustände sozialer Asymmetrie reproduzieren und unterstützen, und zwar zwischen den Pflegenden und den Patienten, zwischen den Pflegenden untereinander und auch zwischen Pflegenden und den anderen Mitgliedern des therapeutischen Teams. Durch Diagnosen wird das Verhalten von Patienten und Pflegenden normiert. Der durch die (pflegewissenschaftliche) Forschung definierte Durchschnitt wird zum Standard erhoben, Abweichungen von diesem Standard sollen durch entsprechende Maßnahmen korrigiert werden, um der Norm (eine angemessene Trauer? ein ungestörtes Körperbild?) näher zu kommen (**Abb. 4.33**).

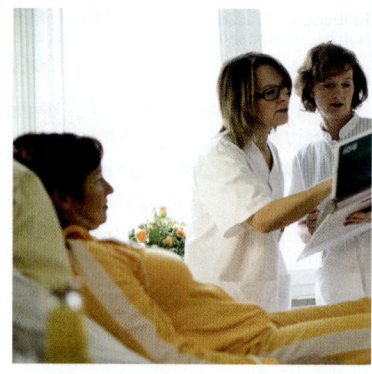

Abb. 4.33 Pflegediagnosen normieren und standardisieren. Damit unterstützen sie die soziale Asymmetrie zwischen Patient und Pflegenden, aber auch unter den Pflegenden selbst.

Eine Fallstudie

Ein sehr eindringliches Beispiel für die Auswirkungen von Diagnosen und Klassifikationen liefert der Arzt Rosenhan (1998) in einer viel zitierten Untersuchung.

FALLBEISPIEL Rosenhan schleuste 8 Scheinpatienten in die Klinik ein, die alle mit der Diagnose „Schizophrenie" aufgenommen wurden und sich in der Klinik ganz „normal" verhielten. Keiner dieser Patienten wurde als Scheinpatient entlarvt, alle wurden mit der Diagnose Schizophrenie (einer mit der Diagnose Schizophrenie in Remission) entlassen (nach David L. Rosenhan 1998).

Fazit. Als Fazit ein längeres Zitat aus Rosenhans Untersuchung: „Eine psychiatrische Klassifizierung [und Diagnostik, H. F.] erzeugt ihre eigene Wirklichkeit und damit ihre eigenen Wirkungen. Sobald der Eindruck entstanden ist, daß der Patient schizophren ist, geht die Erwartung dahin, daß er weiterhin schizophren bleiben wird. Wenn genügend Zeit verstrichen ist, ohne daß er etwas Verschrobenes getan hat, glaubt man, er sei in Remission und könne entlassen werden. Aber die Klassifikation haftet über die Entlassung hinaus, mit der uneingestandenen Erwartung, daß er sich wieder wie ein Schizophrener benehmen werde. Solche Klassifizierungen, von psychiatrischen Fachleuten ausgeteilt, beeinflussen den Patienten ebenso wie seine Verwandten und Freunde, und es ist nicht verwunderlich, daß die Diagnose auf sie alle wie eine Prophezeihung wirkt, die sich selbst erfüllt. Schließlich akzeptiert der Patient selbst die Diagnose, mit all ihren zusätzlichen Bedeutungen und Erwartungen und verhält sich entsprechend. Sobald er dies tut, hat auch er sich an diese Konstruktion einer zwischenmenschlichen ‚Wirklichkeit' angepasst" (Rosenhan 1998, S. 122).

PRAXISTIPP Die Untersuchung von Rosenhan ist in dem Buch von Paul Watzlawick (1998) „Die erfundene Wirklichkeit", nachzulesen. _____

4.6.4 „Verstehende" Diagnostik
Die Kritik an den traditionellen Pflegediagnosesystemen hat in den USA zu teilweise heftigen Debatten geführt und in der Folge für einige Jahre zum Zusammenschluss einer Gruppe von Pflegewissenschaftlern und Praktikern (Nurses Opposed to the Advancement of Nursing Diagnosis, NOAND), die gegen die NANDA-Diagnosen viele (z. T. gut nachvollziehbare) Argumente in die Diskussion eingebracht haben (Kollak u. Huber 1996, vgl. Keeling et al1993). Auch in Deutschland wird die Debatte um Pflegediagnosen weiterhin kontrovers geführt (vgl. Hülsken-Giesler 2008, Friesacher 2007, 2000, 1998, Stemmer 2006, Kean 1999, Darmann 1998).

Alternative Konzepte
Auf der Suche nach Alternativen kann die Pflege an verschiedene Bezugsdisziplinen anknüpfen, in denen ebenfalls Diagnose- und Klassifikationssysteme eine erhebliche und oftmals auch nicht unproblematische Rolle spielen. So gibt es alternative Ansätze zu den „klassischen" Konzepten auch in der Medizin (vgl. Schramme 2000, Dörner 1981, Wieland 1975) und in der Behindertenpädagogik (Jantzen 1996). Die intensive Analyse des individuellen Falles (Persönlichkeit, Lebensgeschichte) rückt dabei ins Zentrum des Interesses und hat zu Ansätzen einer alternativen, verstehenden Diagnostik geführt.
Individuelle Fallanalyse. So überträgt Decker (2001) den Ansatz von Jantzen auf die Pflege von Menschen mit Demenz. Dabei werden die Symptome nicht, wie in der klassischen Diagnostik,

von außen als defizitär und pathologisch betrachtet und die Betroffenen somit stigmatisiert und etikettiert. Herausforderndes Verhalten wird als Möglichkeit gesehen, unter den Bedingungen von Isolation Sinn zu realisieren und ist somit als Kompetenz zu verstehen. Die isolierenden Bedingungen sollen durch eine subjektorientierte Pflege kompensiert werden, dazu bedarf es einer „Rekonstruktion der zugrunde liegenden Entwicklungslogik", die im Prozess der verstehenden Diagnostik zu leisten ist (Decker 2001, S. 123, vgl. Jantzen 1996, Remmers 2006).
Perspektive des Gegenübers. Ein verstehender Zugang zum Anderen und eine am individuellen „Fall" orientierte Vorgehensweise hat in der Sozialwissenschaft eine lange Tradition (vgl. Schütze 1993).

Für eine fallorientierte Diagnostik kann die Pflege auf die sozialwissenschaftliche Methode der Fallanalyse zurückgreifen. Dabei ist für eine fallanalytische Vorgehensweise wesentlich, die Perspektive des Gegenübers (Patient, Bewohner) einzunehmen. Die Orientierung an der Verlaufskurve und dem Erleben des Betroffenen ist dabei besonders bei Menschen mit chronischen und langdauernden Beeinträchtigungen ein wesentliches Element. Dabei steht auch nicht die Krankheit oder Einschränkung im Vordergrund, sondern die Person. Für umfassendere Darstellungen sei auf Friesacher (1999), Just (2003) und Schrems 2008 verwiesen.

MERKE Voraussetzung zur Umsetzung alternativer Konzepte ist allerdings eine Veränderung der Rahmenbedingungen. Solange die Begriffe der Pflege in informationstechnologisch nutzbarer, und d. h. in standardisierter und formalisierter Form vorliegen sollen wie bei NANDA, ICNP und NIC/NOC, ist eine am subjektiven Erleben des Patienten orientierte Sprache nicht in die Organisation eines Krankenhauses oder Altenpflegeheims integrierbar (Hülsken-Giesler 2008, vgl. Kersting 2008). _____

4.6.5 Zusammenfassende Schlussbetrachtung
Pflegediagnosen und entsprechende Klassifikationssysteme sind Entwicklungen in der Pflege, die nicht von den Veränderungen im Gesundheitswesen insgesamt zu trennen sind. Der Nachweis der Leistungen, die Legitimation pflegerischen Handelns und die Vereinheitlichung der Sprache zur computergestützten Dokumentation sind Forderungen, denen sich die Pflege stellen muss. Ob die „traditionellen" Ansätze der NANDA, NIC/NOC und ICNP der richtige Weg zur Professionalisierung sind oder eher zusätzliche Probleme aufwerfen, wird die Zukunft zeigen. Auch ob es gelingen kann, alternative Formen und weniger defizitorientierte, starre und normierende Modelle der Diagnostik zu etablieren.

MERKE Pflegediagnosen sind in den Bereichen relativ unproblematisch, wo wir es mit physiologischen Phänomenen zu tun haben, z. B. bei einer veränderten Mundschleimhaut. Bei umfassenderen Zuständen, die soziokulturell und psychosozial geprägt sind, scheinen Pflegediagnosen eher zu schaden und eine sehr eingeschränkte Perspektive zu vermitteln (s. S. 107). _____

So lautet auch das Fazit von Kesselring in ihrem Aufsatz: „Pflegediagnosen sind ein technisches Hilfsmittel für die computergestützte Dokumentation von Aktivitäten, die von Pflegepersonen durchgeführt werden, nichts mehr und nichts weniger" (1999) und als abschließende Sorge formuliert sie: „Ist es möglich, dass wir, vor lauter Anstrengungen, einen babylonischen Pflegesprachturm zu bauen, autistisch werden und nicht merken, dass uns dabei die menschliche Sprache und das ihr zugehörige Bildungswissen abhanden kommt?" (Kesselring 1999, S. 227). Diese Aussagen besitzen auch im 21. Jahrhundert noch ihre Gültigkeit.

4.7 Assessmentinstrumente in der Pflege

Sabine Bartholomeyczik

Assessmentinstrumente unterstützen Pflegende bei Entscheidungen im Verlauf des gesamten Pflegeprozesses. Sie können an unterschiedlichen Punkten in diesem Prozess greifen, immer dann, wenn diagnostische Maßnahmen erforderlich sind. Alle Instrumente haben das Ziel, Gesundheitsindikatoren, Fähigkeiten, Verhaltensweisen von Menschen mit Pflegebedarf systematisch festzuhalten und daraus Schlussfolgerungen zu ziehen (vgl. zum Thema „Pflegebedarf einschätzen. Pflegerisches Assessment" Bartholomeyczik 2008).

4.7.1 Was sind Assessmentinstrumente?

❗ DEFINITION **Assessment** (engl.) heißt übersetzt Einschätzung, Beurteilung, Abwägung. Zu einer Einschätzung oder Beurteilung gehören immer zwei Aspekte:
- die Informations- oder Datensammlung
- die Interpretation dieser Daten _____

Das bedeutet also, dass nicht nur beschrieben wird, dass an einer bestimmten Stelle eines Patienten die Haut gerötet ist und bei einem Druck mit einem Finger die Rötung persistiert, sondern auch, was das bedeutet. In diesem Fall kann dies ein Dekubitus im Stadium 1 sein. Die Abwägung erfolgt danach im Hinblick auf die Intervention.

Ein Assessment kann ohne oder mit einem speziellen Instrument erfolgen.

❗ DEFINITION Ein **Assessmentinstrument** ist ein standardisiertes Hilfsmittel (Instrument), mit dem das Assessment durchgeführt werden kann. Standardisiert heißt, dass es in den dafür vorgesehenen Fällen immer in der gleichen Art und Weise angewandt wird. Das bedeutet auch, dass es genaue Verfahrensweisen gibt, wie das Instrument anzuwenden ist. _____

Screening

Unter dem Begriff Assessmentinstrumente finden sich nicht nur ausführliche Instrumente, sondern auch sehr einfache, kurze Instrumente, für die noch ein anderer Begriff verwendet wird, nämlich „Screening".

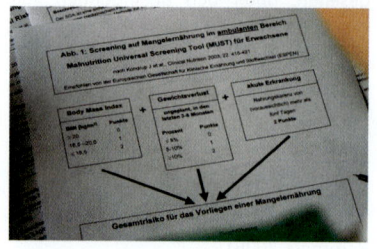

Abb. 4.34 Sceening für Mangelernährung im ambulanten Bereich.

❗ DEFINITION Ein **Screening** ist ein Instrument, das relativ einfach und oberflächlich eine Wahrscheinlichkeit von Risiken oder Schäden erfasst. _____

👁 FALLBEISPIEL Ein einfaches Screening zur Erfassung des Risikos einer Mangelernährung (**Abb. 4.34**) kann aus 3 Items (Fragen) bestehen:
- unzureichende Nahrungsaufnahme
- ungeplanter Gewichtsverlust
- erhöhter Bedarf durch akute Krankheit

Wird eines dieser Items als vorhanden festgestellt, muss genauer untersucht werden, ob es sich tatsächlich um eine Mangelernährung handelt und in diesem Fall, woran das liegt.

Screenings erfordern also bei einem positiven Befund ein weitergehendes vertieftes Assessment. _____

4.7.2 Wozu sind Assessmentinstrumente nützlich?

Allgemein müssen Assessmentinstrumente in der Pflege dazu beitragen, pflegerelevante Phänomene strukturiert und eindeutig zu erfassen. Sie sind immer Teil der Pflegediagnostik. Daher ist ihr Ziel, zur Erstellung pflegerischer Diagnosen beizutragen. Wenn hier der Begriff Pflegediagnose genutzt wird, dann bezieht er sich nicht auf ein bestimmtes System (z. B. NANDA-Diagnosen), sondern bezeichnet nur die Zusammenführung von Informationen, die als Grundlage für die Entscheidung für pflegerische Maßnahmen dienen.

Bei der Frage nach dem Nutzen muss auch gefragt werden, ob Pflegende auch ohne vorgegebene Formulierungen, also ohne ein Instrument feststellen können, ob z. B. eine Dekubitusgefahr vorliegt oder ein Patient Schmerzen hat. Gut ausgebildete und erfahrene Pflegende

können die Situation von Patienten auch ohne Anwendung eines Assessmentinstruments oftmals sehr gut einschätzen.

Vorteile der Assessmentinstrumente
Dennoch sind gute Assessmentinstrumente aus mehreren Gründen zu empfehlen:
- Sie sollen die Pflegediagnostik allgemein verbessern. Ein standardisiertes Instrument kann so etwas wie eine Landkarte sein. Bei der pflegerischen Diagnostik geht es allerdings um die Gesundheit und Lebensqualität von pflegebedürftigen Menschen, Irrfahrten in diesem Sinne sind Pflegefehler und absolut zu vermeiden. Alle Instrumente sollen die Pflegediagnostik steuern, die Nutzer auf bestimmte Inhalte stoßen, die es zu beachten, zu beobachten, erfragen oder auf andere Art zu erfassen gilt. Sie dienen also auch als Gedächtnisstütze.
- Etwas standardisiert zu erfassen, heißt immer auch – im Gegensatz zu nicht standardisierten Verfahren –, dass die Informationen durch die immer gleiche Art des Verfahrens und der Dokumentation vergleichbar sind. Dadurch können Verläufe einzelner Patienten leicht aufgezeigt werden. Sinnvoll ist z. B. einen Zustand bei Beginn der Krankenhausbehandlung mit dem bei der Entlassung zu vergleichen.
- Wegen ihrer Standardisierung ist es möglich, die Daten leicht EDV-gängig zu machen. Ein Instrument kann schon in ein System einprogrammiert und dadurch nutzerfreundlich gestaltet sein. Das kann die Dokumentation erleichtern.
- Schließlich ermöglicht die verstärkte Nutzung standardisierter Instrumente und deren Integration in Datensysteme Auswertungen auf ganz anderen Ebenen, denn damit sind nicht nur die individuellen Daten, sondern auch Gruppen vergleichbar. Neben der Möglichkeit, diese Daten als Qualitätsindikatoren zu nutzen, können sie auch als Grundlage für Studien dienen, z. B. für epidemiologische Fragestellungen oder eine Pflegeberichterstattung (dip 2003, Bartholomeyczik et al. 2010), zur Begründung von Pflegeaufwand oder auch für Untersuchungen zur Effektivität von pflegerischer Versorgung (Kane at al. 2007).

→ **MERKE** Entscheidend ist jedoch bei der Nutzung aller Assessmentinstrumente, dass der diagnostische Prozess beherrscht wird und es an Sorgfalt bei der Pflegediagnostik nicht mangelt. Eine akkurate Diagnostik ist für jede Art von Instrument wichtig. ――――――

4.7.3 Welche Arten von Instrumenten gibt es?

Assessmentinstrumente können unterschieden werden nach

- dem Inhalt, den sie erfassen und
- ihrer Struktur.

Inhalte

Pflegerelevante Phänomene. Zum Schwierigsten dürfte gehören, die gesamte Breite pflegerelevanter Phänomene in einem Instrument abzubilden. Hierzu zählt z. B. das ePA (ergebnisorientierte PflegeAssessment, Hunstein 2009), das für die Nutzung im Krankenhaus erarbeitet wurde oder für die Altenpflege das RAI (Resident Assessment Instrument, Brandenburg 2009). Weitere Instrumente sind beschrieben in Bartholomeyczik et al. 2009 und Reuschenbach et al. 2011.

Instrumente für einzelne Pflegephänomene wie z. B. Schmerz, akute Verwirrtheit oder Fatigue sind dagegen einfacher und überschaubarer.

Risiken. Die am längsten und häufigsten genutzten Assessmentinstrumente in der Pflege erfassen Risiken für negative Krankheitsfolgen, z. B. das Risiko für einen Dekubitus, für einen Sturz.

Pflegebedarf. Häufig werden Instrumente auch genutzt, um den Pflegebedarf einzuschätzen und aufgrund der Ergebnisse z. B. eine Personalplanung durchführen zu können. Hier steht also nicht die individuelle Pflegeplanung im Vordergrund, sondern das Management. Meist wird dabei auch nicht vom pflegerelevanten Zustand eines Menschen ausgegangen, sondern von pflegerischen Leistungen wie z. B. bei der PPR (Pflegepersonalregelung) oder dem LEP (Leistungserfassung in der Pflege).

Struktur
Checklisten

Häufig werden einfache Checklisten genutzt. Man erhält am Ende eine Übersicht, aus der hervorgeht, ob ein Themenbereich oder ein Phänomen vorhanden ist oder nicht. Checklisten erlauben am Ende oft keine individuelle Beurteilung der Situation, weiterführende Untersuchungen und Befragungen müssen durchgeführt werden, um Informationen zur Ableitung individueller Maßnahmen zu bekommen.

Checkliste: Mangelernährung

1. **Zeichen für Nahrungsmangel:**
   - vom äußeren Eindruck: unterernährt/untergewichtig ☐ ja ☐ nein
   - BMI (Body Mass Index) ≤ 20kg/m² ☐ ja ☐ nein
   - unbeabsichtigter Gewichtsverlust (5% in 1 Monat oder weit gewordene Kleidung) ☐ ja ☐ nein

2. **auffällig geringe Essmenge** (z. B. mehr als 1/4 Essensreste bei 2 bis 3 Mahlzeiten) ☐ ja ☐ nein

3. **erhöhter Energie-/Nährstoffbedarf** (z. B. Hyperaktivität, akute Krankheit, chronische Wunden) ☐ ja ☐ nein

Wird **ein** Aspekt mit „ja" beantwortet, muss die Ernährungssituation bzw. Ausmaß und Ursachen der Problematik genauer analysiert werden (Schreier et al. 2009)

Abb. 4.35 Checkliste Mangelernährung.

👁 **FALLBEISPIEL** Um z. B. das Risiko für eine Mangelernährung zu erfassen, kann eine einfache Checkliste genutzt werden (**Abb. 4.35**).

Auch wenn die Checkliste einfach erscheint, setzt sie umfängliche diagnostische Kenntnisse voraus. Und sie erfordert bei Vorliegen eines Risikofaktors eine genauere Ursachensuche, um festzulegen, welche Maßnahmen erforderlich sind. ――――――

Algorithmen

Eine weitere Methode bei der Suche nach vorhandenen Gesundheitsproblemen ist die systematische Untersuchung anhand logisch aufeinander aufbauender Algorithmen. Dabei führt jeder einzelne Schritt bei einem entsprechenden Ergebnis zu einer vorgegebenen Maßnahme oder zu einem weiteren Untersuchungsschritt.

Ratingskalen

Eine weitere Erfassungsmethode ist, die **Intensität eines einzelnen Gesundheitsproblems** oder eines Risikos festzustellen.

Ratingskalen enthalten Abstufungen, die unterschiedlich vielfältig sein können. Gerne werden vierstufige Skalen genutzt, oft auch dreistufige. Ihre Vorteile liegen in der guten Verständlichkeit und im geringen Zeitaufwand.

Confusion Rating Scale. Als Beispiel sei hier die Confusion Rating Scale zur Erfas-

sung von akuter Verwirrtheit (Williams 1979) aufgezeigt (**Tab. 4.6**). In diesem Beobachtungsinstrument werden vier Verhaltenskategorien unterschieden und gestuft.

Smiley-Analogskala. Die Gesichterskala ist ein Beispiel für eine gerne bei Kindern oder bei kognitiv eingeschränkten erwachsenen Menschen eingesetzte Skala zur Erfassung der Intensität von Schmerzen (**Abb. 4.36**). Mit der entsprechenden Frage verbunden können die Gesichter auch für andere Phänomene genutzt werden.

Visuelle Analogskala (VAS). Bei der VAS markiert der Patient seine Schmerzstärke auf einer 10 cm langen Linie (**Abb. 4.37**).

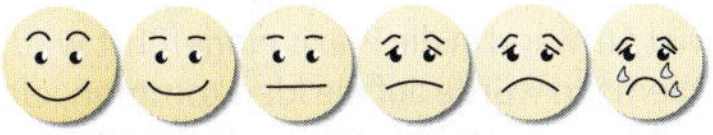

Abb. 4.36 Die Smiley-Analogskala dient der Schmerzselbsteinschätzung bei Kindern und kognitiv eingeschränkten Erwachsenen (nach Hoehl u. Kullick 2012).

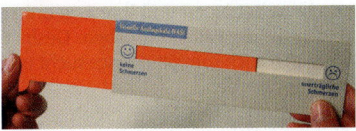

Abb. 4.37 Visuelle Analogskala.

Tab. 4.6 *Confusion Rating Scale (nach Williams 1979).*

	nicht aufgetreten (0)	in leichter Form (1)	in ausgeprägter Form (2)
Desorientierung			
inadäquate Kommunikation			
inadäquates Verhalten			
Illusion/Halluzination			

Auch die VAS kann verbunden mit einer anderen Frage für andere Inhalte genutzt werden, wie dies z. B. zur Messung der Fatigue genutzt wird (Glaus 2001).

Mehrdimensionale Skalen. Bei der Schmerzeinschätzung werden auch mehrdimensionale Skalen eingesetzt. Ein Beispiel ist die CHEOPS (Children's Hospital of Eastern Ontario Pain Scale), wobei verschiedene Verhaltensaspekte mit Punkten bewertet und zu einem Gesamtwert addiert werden (Lyon 2003). Je nach Ausprägung der sechs Items „Weinen", „Gesichtsausdruck", „verbale Mitteilung", „Oberkörperhaltung", „Anfassen, Berühren des Wundbereichs" und die „Beinposition" werden Punktwerte von 0 bis 3 vergeben. Liegt der errechnete Summenscore bei 4 und höher, wird dies als ein Anzeichen für Schmerzen interpretiert.

MERKE Die gewählten Beispiele können auch beliebig mit anderen Inhalten gefüllt werden. Wichtig ist jedoch, dass bei allen Assessmentinstrumenten die Inhalte, die Gesundheitsprobleme, Bewältigungsmöglichkeiten und Ressourcen in ihrer Form und Ausprägung so formuliert sein sollten, dass sich daraus Interventionen ableiten lassen.

4.7.4 Was sind gute Assessmentinstrumente?

Die Frage, welches Instrument das Beste ist, lässt sich nicht ganz einfach beantworten. Es gibt Voraussetzungen, die erfüllt werden müssen, bevor ein Instrument mit viel Aufwand in die Praxis eingeführt wird. Niemand würde auf die Idee kommen, ein selbst gebasteltes Blutzuckergerät einfach auf die Station mitzubringen, und damit alle Patienten zu untersuchen. Mit selbst gebastelten Assessmentinstrumenten passiert es leider häufig, obwohl sie genauso dazu da sind, (Pflege-)Diagnostik zu betreiben und ihre Ergebnisse Folgen für die Patienten haben. Deshalb sollten sie auch sorgfältig ausgesucht und bewertet werden.

Gütekriterien

Wichtige Gütekriterien für Instrumente können hier nur in Kürze angesprochen werden. Sie stammen in erster Linie aus der Forschung, wurden ursprünglich v. a. für psychologische Instrumente entwickelt und sollen für jede Art von Instrument gelten.

Allen voran sind zwei wichtige Kriterien zu nennen:
- Reliabilität
- Validität

Reliabilität

! DEFINITION Die **Reliabilität** (Zuverlässigkeit, Genauigkeit) gibt Auskunft über die Fähigkeit eines Instruments, zuverlässige Ergebnisse zu produzieren, unabhängig von äußeren Kriterien wie Anwenderin oder Tageszeitpunkt.

Reliabilität sagt noch nichts darüber aus, ob die Inhalte des Instruments richtig sind, sondern sie ist ein Maß für die technische Genauigkeit des Instrumentes. Eine schlechte Reliabilität ist wie ein Metermaß aus Gummi: Wird die Länge eines Tisches mit einem Gummiband gemessen, wird das Gummiband jedes Mal eine andere Länge anzeigen. Wird sie dagegen mit einem Metermaß aus Metall gemessen, wird es jedes Mal das gleiche Ergebnis anzeigen, auch wenn verschiedene Personen messen.

Beobachterübereinstimmung. Wenn zwei Pflegende, die die gleiche Qualifikation und die gleichen Kenntnisse über das Instrument haben, bei demselben Patienten aber zu unterschiedlichen Einschätzungen kommen, taugt das Instrument nichts: Dies ist eine schlechte Beobachterübereinstimmung oder Interraterreliabilität.

Test-Wiederholungsreliabilität. Die Ernährungssituation ist ein Kennzeichen, das sich nicht sehr schnell verändert, sie sollte innerhalb eines Tages kaum schwanken. Wenn dennoch dasselbe Instrument zu verschiedenen Tageszeiten unterschiedliche Ergebnisse erbringt, ist das Instrument schlecht: Die Test-Wiederholungsreliabilität oder Stabilität ist ungenügend.

Interne Konsistenz. Eine völlig andere Art der Reliabilität betrifft nur jene Instrumente, die mit mehreren Items ein und denselben Sachverhalt erfassen wollen, z. B. Agitiertheit mit dem CMAI (Radzey 2009). Alle dort enthaltenen Items sollen das Gleiche messen, nämlich das Zielphänomen (Agitiertheit). Dies bezeichnet die interne Konsistenz.

Validität

! DEFINITION Die **Validität** (Gültigkeit) gibt an, ob das Instrument wirklich das misst, was es vorgibt zu messen. Werden mit einer Schmerzskala wirklich Schmerzen gemessen oder eher Angst? Erfasst ein Ernährungsassessment den Ernährungszustand einer Person oder nur den Körperbau und das Speisenangebot der Einrichtung?

Validität ist weitaus schwieriger zu prüfen und zu interpretieren als die Reliabilität. Grundsätzlich gilt aber auch, dass ein Instrument nicht ausreichend valide sein kann, wenn es keine ausreichende Reliabilität aufweist.

Inhaltsvalidität. Bei der Inhaltsvalidität, der einfachsten Form mit der schwächsten Aussage, werden Experten für ein bestimmtes Thema befragt, ob das zu prüfende Instrument die wesentlichen Aspekte erfasst.

Kriteriumsvalidität. Bei der Prüfung der Kriteriumsvalidität wird das Ergebnis der Einschätzung mit einem sicheren Kriterium verglichen. So könnten bestimmte Blutwerte als ein externes Kriterium für ein Instrument zur Erfassung von Mangelernährung fungieren. Voraussetzung ist aber, dass das Kriterium oder der Vergleichstest selbst mit Sicherheit valide ist (Goldstandard). Und genau das ist ein großes Problem, nicht nur in der Pflegeforschung, denn ein Goldstandard ist selten zu finden.

Konstruktvalidität. Mit der Konstruktvalidität soll die Frage beantwortet werden, ob das Instrument den theoretisch definierten Inhalt (Konstrukt) wirklich misst.

Praktikabilität

Neben Reliabilität und Validität sollte ein Instrument auch praktikabel sein. Auch ein „perfektes" Instrument im Sinne von Validität und Reliabilität setzt sich in der Praxis nur dann durch, wenn nicht zu viel Zeit für die Anwendung benötigt wird, wenn Informationen erfasst werden, die auch in der täglichen Routine zu bekommen sind und hierzu keine umständlichen Untersuchungen oder Befragungen notwendig sind (**Abb. 4.38**).

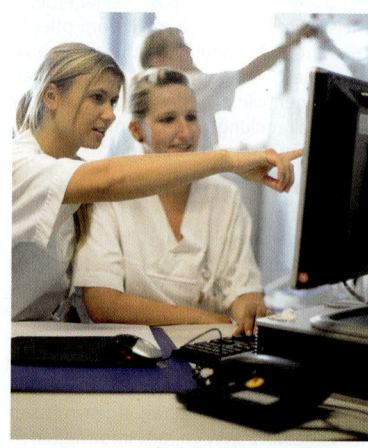

Abb. 4.38 Assessmentinstrumente müssen praktikabel, zeitsparend und leicht umsetzbar sein.

4.7.5 Wo liegen die Gefahren bei der Nutzung?

Grenzen und Gefahren bei der Nutzung von Assessmentinstrumenten sind:

- Ein Assessmentinstrument zu nutzen, um es dann säuberlich abzuheften und nie mehr anzusehen, ist überflüssig.
- Ebenso überflüssig ist es, ein Assessmentinstrument als Ersatz für fachliche Expertise anzusehen. Viele Menschen glauben, Instrumente könnten ohne Reflexion eingesetzt werden. So soll es vorgekommen sein, dass ein offensichtlich schmerzgeplagter Patient sich zu seinen Kommunikationsfähigkeiten, seinen Atemproblemen und anderen Selbstpflegefähigkeiten äußern musste, bevor er das zentrale Problem Schmerz ansprechen durfte, nur weil die vorliegende Checkliste diese Reihenfolge vorgab.
  Wenn ein standardisiertes Instrument also dazu verführt, das Denken und das Hineindenken in den Patienten zu vernachlässigen, dann ist dies ein Missbrauch. Hermeneutische Kompetenz in dem Sinne, den „Fall" auch aus der Sicht des „Falles" rekonstruieren zu können, ohne dabei die professionelle Sicht aufzugeben, ist neben den Kenntnissen der wissenschaftlichen Grundlagen Voraussetzung für eine gute Pflegediagnostik (Schrems 2008, ***Abb. 4.39***).
- Die Nutzung von Assessmentinstrumenten verlangt eine spezifische Expertise. Neben der Tatsache, dass die Nutzer mit dem Instrument umgehen können und sie wissen, wie sie die Informationen fachgerecht sammeln, muss der Nutzer beurteilen können, ob das Instrument in der speziellen Situation überhaupt angebracht ist. Instrumente können sehr sinnvoll und hilfreich sein, wenn ihre Form nicht mit dem Inhalt verwechselt wird, d. h., wenn sie als Hilfsmittel verwendet werden, das von qualifizierten Pflegenden zur Unterstützung ihrer Arbeit genutzt wird.
- Einzelne Assessmentinstrumente, die an ein vorhandenes Dokumentationssystem angehängt werden, ohne zu

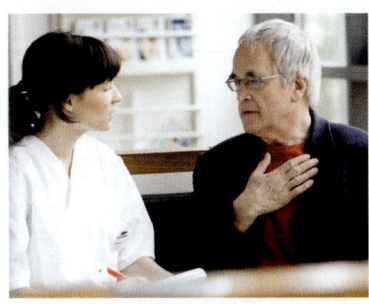

Abb. 4.39 Pflegediagnostik erfordert Fallverstehen.

überprüfen, ob die benötigten Informationen bereits durch andere Teile des Dokumentationssystems erfasst werden, sind ebenfalls nicht zielführend. Das führt zu Doppeldokumentation mit all den damit verbundenen Frustrationen. Standardisierte Assessmentinstrumente müssen in das gesamte Dokumentationssystem integriert sein.

4.7.6 Für welches Instrument sollte man sich entscheiden?

Für die Entscheidung, welches Instrument man nimmt, muss vorher geklärt sein, was man damit machen möchte:

- Was ist das Ziel des Instruments (Pflegebedarfserfassung, Risikoeinschätzung usw.)?
- Für welchen Pflegebereich wird das Instrument benötigt (Krankenhaus, häusliche Pflege, Altenheim usw.)?
- Für welche Patienten-, Bewohnergruppe (alt oder jung, Geriatrie oder Pädiatrie, bestimmte Erkrankungen, bestimmte Pflegediagnosen usw.)?

Die gefundenen Instrumente werden dann nach folgenden Fragen verglichen:

- Mit welchem Ziel wurde das Instrument entwickelt? Die Norton-Skala wurde z. B. zur Einschätzung eines Dekubitusrisikos für geriatrische Patienten entwickelt, wird aber mittlerweile für andere Patientengruppen angewandt. Das ist generell nicht verwerflich, die Skala sollte dann aber auch für diese neue Zielgruppe auf ihre Gütekriterien untersucht sein.

- Aus welcher Disziplin kommt das Instrument? Lässt dies die Fokussierung auf Erfordernisse für die Pflege erwarten?
- Wann wurde das Instrument entwickelt? Bei alten Instrumenten können neue wichtige Erkenntnisse dazugekommen sein, die noch nicht berücksichtigt wurden.

Weiter ist wichtig zu wissen:

- Wer füllt das Instrument aus? Ist es für die Selbsteinschätzung geeignet (Patient füllt es selbst aus). Oder wird es von einer außenstehenden Person eingesetzt (Fremdeinschätzung)? Muss diese Person dann den Patienten gut kennen?
- Ist das Instrument klar formuliert und unkompliziert in der Sprache für die Anwender?
- Wie umfangreich ist das Instrument? Ein kurzes Instrument wird eher akzeptiert, büßt aber immer an Informationsqualität ein.
- Sind Schulungen notwendig? Generell muss die Anwendung geschult werden, denn es gibt fast immer Meinungsverschiedenheiten, was das Verstehen und Bewerten von Instrumentinhalten betrifft. Dennoch muss gefragt werden, wie umfangreich die Schulungen sein sollen, und was sie kosten.
- Wie kommt man an die für das Instrument benötigten Informationen? Lassen sie sich alle beim Patienten erfragen, ist längere Beobachtung erforderlich? Müssen andere Therapeuten, Angehörige, Kollegen konsultiert werden?
- Wie wird das Assessmentinstrument ausgewertet? Zahlreiche Instrumente haben als Ergebnis einen Summenwert, andere gar nichts. Wie werden die Daten interpretiert? Gibt es dazu verbindliche Richtlinien und Referenzwerte? In selteneren Fällen muss man sich die Auswertungsinformationen kaufen oder gar die gesamten Daten zur Auswertung verschicken. Das kostet Zeit und Geld. Lohnt es sich?

4.8 Case Management

Michael Ewers

! DEFINITION **Case Management** ist – vereinfacht formuliert – ein Instrument zur einzelfallbezogenen Steuerung der Versorgung von Menschen mit komplexen sozialen und gesundheitlichen Problemlagen.

Versorgungsangebote unterschiedlicher Form und Intensität, die von mehreren Leistungsanbietern (z. B. Pflege, Medizin, Physiotherapie, Sozialarbeit) aus einem oder mehreren Sektoren (ambulant, teilstationär oder stationär) erbracht werden, sollen zu einem gemeinsamen Paket geschnürt und nahtlos miteinander verschränkt werden (Versorgungsintegration). Zudem sollen durch Case Management anhaltende und langfristig angelegte Versorgungsstrategien entwickelt werden (Versorgungskontinuität), wobei sich die Leistungsanbieter untereinander und mit den Nutzern auf gemeinsame Ziele und Ergebnisse für die Versorgung verständigen (Ergebnisorientierung).

Anforderungswandel

Notwendig wird der Einsatz von Case Management zum einen, weil sich die Anforderungen aufseiten der Nutzer von Gesundheitsversorgung verändert haben. Hinzuweisen ist auf die wachsende Zahl älterer Menschen und die Zunahme chronischer Gesundheitsbeeinträchtigungen mit langfristigen Verläufen sowie komplexen physischen, psychischen und sozialen Belastungsprofilen.

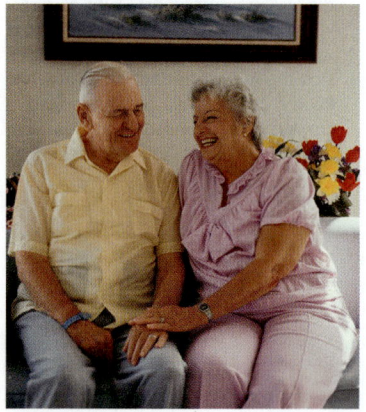

Abb. 4.40 Herr Meier wohnt mit seiner 72-jährigen Frau Paula in einer kleinen Etagenwohnung am Stadtrand.

Zur Beantwortung dessen sind anhaltende Unterstützungsstrategien und ineinander greifende Hilfeangebote unterschiedlicher Berufsgruppen erforderlich. Weil sich die unterschiedlichen Helfer aber zumeist einseitig auf akute und kurzfristig heilbare Gesundheitsprobleme und medizinische Interventionskonzepte konzentrieren, werden sie den veränderten Anforderungen aufseiten der Nutzer kaum gerecht.

Struktur- und Funktionsdefizite

Auch die Struktur und die Funktionsweise moderner Gesundheitssysteme erweisen sich als hinderlich für eine bedarfsgerechte Versorgung. Für die Nutzer sind sie oft nur schwer zu durchschauen und nicht immer wissen sie, an wen sie sich mit ihren Problemen wenden können. Die unterschiedlichen Hilfsangebote liegen vielfach wie die Teile eines durcheinander gewirbelten Puzzles nebeneinander und lassen sich oft nur mit viel Wissen, Fantasie und Kreativität zu einem kontinuierlichen und integrierten Versorgungspaket zusammenfügen.

Doch nicht nur für die Nutzer ist das Versorgungssystem inzwischen völlig unübersichtlich geworden. Auch die professionellen Helfer (Ärzte, Pflegende, Sozialarbeiter) können bei der Suche nach Unterstützung nur selten die notwendige Orientierung bieten.

👁 FALLBEISPIEL Als Paul Meier mit der Case Managerin in Kontakt kam, war er 78 Jahre alt und aufgrund akuter Verwirrtheit kaum ansprechbar. Zwei Tage zuvor war er wegen Verdacht auf akute Pneumonie über die Notaufnahme ins örtliche Kreiskrankenhaus aufgenommen worden. In der Krankengeschichte finden sich u. a. Hinweise auf die vor Jahren erfolgte Implantation eines Herzschrittmachers, eine chronisch-obstruktive Lungenerkrankung sowie eine leichte bis mittlere Demenz.

Paula Meier leidet an Osteoporose und Nierenproblemen, dennoch bewältigt sie die anfallenden Aufgaben bei der Pflege ihres Mannes und der Versorgung des gemeinsamen Haushalts weitgehend eigenständig. Der gemeinsame Sohn lebt an einem anderen Ort und kann seine Eltern nur gelegentlich besuchen.

Im letzten Jahr wurde Paul Meier insgesamt 9-mal ins Krankenhaus aufgenommen, in 5 Fällen ungeplant über die Notaufnahme. Die Demenz nahm in

diesem Zeitraum immer mehr zu und die Situationen, in denen er zuhause hilflos umherirrte, häuften sich. An einem besonders schlimmen Wochenende musste Frau Meier einen Notarzt zu Hilfe rufen. Dieser kannte den Patienten nicht und veranlasste eine erneute Noteinweisung ins Krankenhaus.

Dort plädierte der behandelnde Arzt nachdrücklich für eine Heimeinweisung. Neben dem labilen Gesundheitszustand und der Pflegebedürftigkeit war hierfür auch die sich verschlechternde Situation der Hauptpflegeperson Paula Meier ausschlaggebend. Zudem drängten die Kostenträger auf eine dauerhafte und kostengünstige Lösung. Das Paar sprach sich jedoch vehement gegen eine Heimeinweisung aus. Neben der damit verbundenen Trennung fürchteten sie auch die hohen, mit dem Heimaufenthalt verbundenen Kosten.

Die in dieser Situation hinzugezogene Case Managerin verfolgte das Ziel, kostenintensive Noteinweisungen in Zukunft zu vermeiden, die Zusammenarbeit mit den ambulanten Einrichtungen reibungsloser zu gestalten und v. a. die individuelle Versorgung des Paares zu verbessern und über die Sektoren hinweg ergebnisorientiert zu gestalten.

Ziele von Case Management

Case Management dient dazu, ausgewählte Nutzer mit besonders komplexen Problemlagen über eine längere Zeitspanne oder auch den gesamten Krankheitsverlauf hinweg zu begleiten ("over time"), die arbeitsteilig erbrachte Versorgung untereinander abzustimmen und Hilfsangebote aus unterschiedlichen Sektoren und Organisationen miteinander zu verzahnen ("across services").

Ferner zielt Case Management darauf ab (**Abb. 4.41**)

- den Nutzern ein höheres Maß an sozialer Zuwendung, Information und Beratung anzubieten und sie als Partner in der Versorgungsgestaltung einzubinden,
- die vielfältigen Übergänge und Krisen im Krankheitsverlauf durch hinreichend kontinuierliche Versorgungsangebote zu begleiten und zu beantworten,
- mit den professionellen Helfern langfristige, auf Kontinuität und Verlässlichkeit angelegte Versorgungsstrategien zu entwickeln,

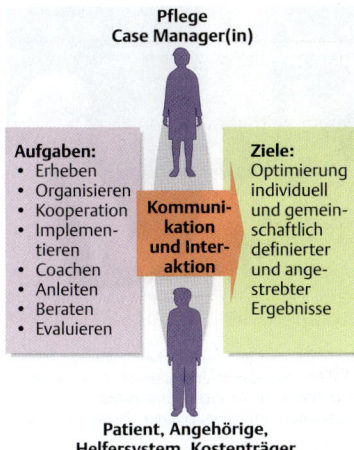

Abb. 4.41 Individuelles pflegerisches Case Management – Aufgaben und Ziele (nach Mahn u. Spross 1996).

- der Zugang zu Versorgungsangeboten zur richtigen Zeit, auf dem richtigen Niveau und im richtigen Umfang zu erleichtern,
- die Ein- und Ausgliederung von Patienten in Versorgungszusammenhänge (z. B. in das Krankenhaus) durch geeignete Verfahren reibungslos zu gestalten,
- vorhandene Ressourcen besser zu nutzen und die Wirksamkeit (Effektivität) und Wirtschaftlichkeit (Effizienz) gesundheitsrelevanter Leistungen zu erhöhen.

Konzeptionelle Aspekte
Konzeptionell kann unterschieden werden zwischen
- gemeindebasiertem Case Management („community based") und
- krankenhausbasiertem Case Management („hospital based").

Gemeindebasiertes Case Management
Beim gemeindebasierten Case Management (community based) sind die Case Manager in einem ambulanten Dienst, bei einer Behörde oder einer Krankenversicherung angesiedelt und begleiten die Nutzer auch während ihrer zumeist kurzen Krankenhausaufenthalte.

Krankenhausbasiertes Case Management
Beim krankenhausbasierten Case Management (hospital based) wird das Case Management von Krankenhäusern und Gesundheitszentren aus angeboten. Aufgaben der Pflegeüberleitung (S. 35) und Funktionen des Sozialdienstes werden dabei oftmals mit dem Case Management verknüpft.

Wichtig ist aber, dass die Verantwortung der Case Manager nicht an der Krankenhauspforte endet, sondern vielmehr weit in den ambulanten Bereich und den Alltag der Nutzer hineinreicht. Hierfür müssen sie zwangsläufig die Grenzen von Professionen, Organisationen und Sektoren überschreiten und ihren Verantwortungs- und Handlungsbereich erweitern.

Von anderen Steuerungsinstrumenten – z. B. Care Management, Disease Management, Pathway Management, Inanspruchnahme Management – unterscheidet sich Case Management v. a. dadurch, dass es sich lediglich auf wenige ausgewählte Nutzer mit besonders komplexen Problemlagen und ihr soziales Umfeld konzentriert.

Kernfunktionen und Rollen
Case Manager übernehmen drei unterschiedliche Kernfunktionen und Rollen, die im Alltag miteinander kombiniert und in unterschiedlicher Weise gewichtet werden:
- anwaltschaftliche Funktion („Advocate")
- vermittelnde Funktion („Broker")
- selektierende Funktion („Gate Keeper")

Anwaltschaftliche Funktion
In der anwaltschaftlichen Funktion („Advocate") stellen sie sich konsequent an die Seite des Nutzers und bemühen sich um eine bedarfs- und bedürfnisgerechte Ausrichtung vorhandener Dienstleistungen. Sie achten auf die Qualität der Leistungen und einen ungehinderten Zugang. Gelegentlich setzen sie sich auch für die Schaffung notwendiger neuer Angebote ein.

Vermittelnde Funktion
In der vermittelnden Funktion („Broker") versuchen Case Manager für den Nutzer optimale Versorgungsangebote ausfin-

dig zu machen. Dabei greifen sie auf ihre Kenntnisse über die Angebote des Gesundheitsmarktes zurück. Sie sind neutrale Vermittler zwischen den Interessen von Nutzern und Anbietern sozialer und gesundheitsrelevanter Dienstleistungen.

Selektierende Funktion
In der selektierenden Funktion („Gate Keeper") kontrollieren Case Manager den Zugang des Nutzers zu vorhandenen Ressourcen sowie seinen Anspruch auf Leistungen. Sie beantragen die notwendigen Mittel für die Versorgung bei den Kostenträgern und übernehmen Verantwortung für eine ausgaben- und ergebnisorientierte Steuerung des gesamten Versorgungsprozesses.

Während die anwaltschaftliche Seite von Case Management besonders bei sozial- oder gesundheitlich benachteiligten Personengruppen wie z. B. Migranten oder psychisch Kranken gefragt ist, wird die selektierende Seite häufig im stationären Sektor bei der Versorgung von kostenintensiven Nutzern (z. B. Schlaganfallpatienten) oder auch in der ärztlichen Primärversorgung nachgefragt. Die vermittelnde Funktion ist letztlich in allen Case-Management-Konzepten enthalten, sie wird aber z. B. in Koordinationsstellen oder auch Pflegestützpunkten besonders betont.

Methodische Aspekte
Case-Management-Regelkreislauf
Beim Case Management wird methodisch auf ein Phasenmodell von einzelnen, logisch aufeinander aufbauenden Arbeitsschritten zurückgegriffen, das dem Pflegeprozess nicht unähnlich ist. Der sogenannte Case-Management-Regelkreislauf (*Abb. 4.42*) besteht aus folgenden Schritten:
- **Identifikation/Intake:** aktives Auffinden von denjenigen Nutzern, die von

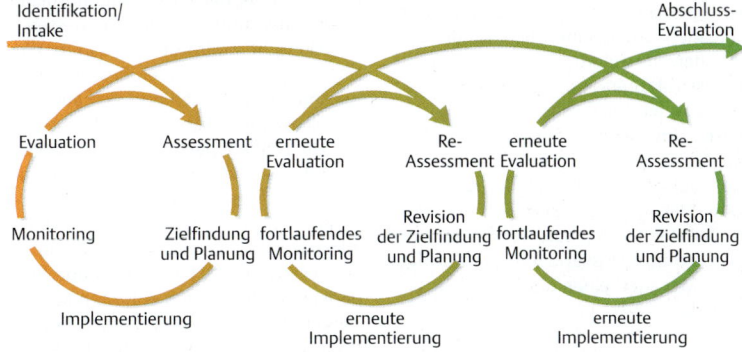

Abb. 4.42 Case-Management-Regelkreislauf.

Case Management in besonderer Weise profitieren können,

- **Assessment:** systematische Erhebung und Analyse individueller Versorgungsbedürfnisse und objektiv feststellbarer Problem- und Bedarfslagen,
- **Zielfindung und Planung:** Vereinbarung von kurz-, mittel- und langfristigen Versorgungszielen und Entwicklung eines entsprechenden Versorgungsplans,
- **Implementierung:** Umsetzung des Versorgungsplans durch aktive Verbindung der einzelnen Komponenten,
- **Monitoring:** kontinuierliche Überprüfung der Zielerreichung, der Qualität und der Effizienz der erbrachten Leistungen,
- **Evaluation:** abschließende Auswertung der erbrachten Leistungen bzw. der durchgeführten Koordination nach zuvor vereinbarten Kriterien.

Der Unterschied zum Pflegeprozess besteht v. a. darin, dass beim Case-Management-Regelkreislauf eine professions- und organisationsübergreifende Perspektive angelegt wird. Zudem wird er lediglich bei ausgewählten Patienten angewendet.

Anforderungen

Case Manager benötigen ausgeprägte soziale und kommunikative Fähigkeiten, Verhandlungsgeschick und spezielle methodische Kompetenzen (z. B. für die Durchführung von Assessmentverfahren, Zielfindungs- und Planungsprozessen oder die Evaluation). Wer am ehesten als Case Manager geeignet ist, lässt sich nicht eindeutig beantworten. Prinzipiell können Angehörige aller Gesundheits- und Sozialberufe Case-Management-Funktionen übernehmen: Die Pflege engagiert sich in diesem Bereich genauso wie die Sozialarbeit oder – wenn gleich in deutlich geringerem Maße – auch die Medizin.

International wird mindestens ein Bachelor-Abschluss als Voraussetzung für die Übernahme dieser anspruchsvollen Aufgaben angesehen. Hierzulande gelten derzeit aufgrund anderer Ausbildungsstrukturen – insbesondere in der Pflege – niedrigere Qualifizierungsstandards. Um dennoch eine hohe Qualität der Arbeit gewährleisten zu können, hat die Deutsche Gesellschaft für Care und Case Management spezielle Fort- und Weiterbildungsangebote entwickelt und ein Zertifizierungsverfahren für künftige Case Manager eingeführt (http://www.dgcc.de).

Effekte von Case Management

Richtig angewendet, verspricht Case Management Ergebnisse auf unterschiedlichen Ebenen:

- **Patientenebene:** Auf der Patientenebene können durch den Einsatz von Case Management Krisen vermieden, ein erhöhtes subjektives Wohlbefinden, verbessertes Gesundheitsverhalten und Selbstmanagement sowie ein höheres Maß an Patientenzufriedenheit erreicht werden.
- **Systemebene:** Auf der Systemebene trägt Case Management zur Vermeidung von Über-, Unter- und Fehlversorgung bei, hilft unnötige Ausgaben zu verhindern und die Qualität, Wirksamkeit und Wirtschaftlichkeit der Versorgung zu sichern.
- **Mitarbeiterebene:** Auf der Mitarbeiterebene können Reibungsverluste durch den Einsatz von Case Management abgebaut, die Kommunikation untereinander verbessert, die Transparenz des Versorgungsgeschehens erhöht und die Arbeitszufriedenheit insgesamt gesteigert werden.

FALLBEISPIEL Nachdem Paul Meier in das Case-Management-Programm aufgenommen wurde (Identifikation/Intake), leitete die Case Managerin zunächst ein ausführliches Assessment ein, um die Problem- und Bedarfslagen sowie die Ressourcen und Möglichkeiten von Paul Meier und seinem sozialen Umfeld zu erheben. In einem aufwendigen Aushandlungsprozess mit allen betroffenen Parteien wurde festgelegt, dass die Eheleute in ihrem Bedürfnis nach Unabhängigkeit und Eigenständigkeit unterstützt werden sollen. Zugleich sollte Krisensituationen, unnötigen Krankenhausaufenthalten oder einer Überlastung der Hauptpflegeperson präventiv begegnet werden.

Basierend auf diesem Ziel entwickelte die Case Managerin einen von allen Beteiligten akzeptierten Versorgungsplan (Zielfindung und Planung). Bei dessen Erstellung bemühte sie sich darum, die zur Verfügung stehenden Ressourcen maximal auszunutzen und sich auf mögliche Komplikationen (z. B. Ausfall der Hauptpflegeperson, Verschlechterung des Gesundheitszustandes von Paul Meier) vorausschauend vorzubereiten.

Innerhalb eines Jahres wurde u. a. ein informelles Hilfe- und Unterstützungsnetz etabliert, das Paula als Hauptpflegeperson gelegentlich entlasten konnte. Zudem wurden Sozialleistungen beantragt, um dem Paar punktuell professionelle Unterstützung gewähren zu kön-

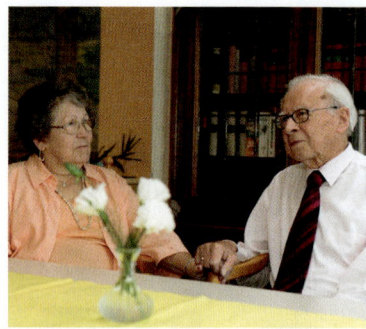

Abb. 4.43 Wie in dem hier beschriebenen Fallbeispiel können durch erfolgreiches Case Management Heimeinweisungen und damit verbundene Trennungen pflegebedürftiger Paare vermieden werden.

nen (Implementierung). Das Ehepaar wurde im Umgang mit den medizinischen Therapien, den erforderlichen Pflegemaßnahmen und der Verwendung eines Hausnotrufsystems geschult und angeleitet. Quantität und Qualität der erbrachten Leistungen wurden überwacht und die Leistungserbringer im Bedarfsfall beraten. Wöchentliche Telefonkontakte stellten im ersten Monat nach der Entlassung von Paul Meier die Verbindung zwischen der stationären und der häuslichen Versorgung sicher, zudem wurden im weiteren Verlauf punktuell Hausbesuche durchgeführt (Monitoring).

Der gesamte zeitliche Aufwand für das Case Management betrug in diesem Fall insgesamt 82 Stunden im Verlauf der ersten 12 Betreuungsmonate. Darin eingeschlossen waren die persönlichen Kontakte und Telefonate zu Beginn des Prozesses, die Follow-up-Gespräche mit Paul und Paula, die beiden Hausbesuche sowie die Beratung mit den direkten Leistungserbringern (Medizinern, Pflegenden, Sozialarbeitern usw.) und die Dokumentation des Fallverlaufs.

Nach 12 Monaten Betreuungszeit konnte als Ergebnis des Case-Management-Prozesses festgehalten werden (Evaluation):

- Paul und Paula Meier konnten in ihrer häuslichen Umgebung verbleiben, eine Heimeinweisung und Trennung des Paares wurden erfolgreich vermieden.
- Die kostenintensiven und planungsaufwendigen Notfalleinweisungen blieben durch die frühzeitige Intervention der Case Managerin aus.
- Die kontinuierliche häusliche Versorgung durch ehrenamtliche und professionelle Helfer wurde von beiden

akzeptiert und war ohne unverhältnismäßigen Aufwand finanzierbar.
- Eine Verschlechterung der Demenz von Paul Meier wurde innerhalb dieses Zeitraums nicht beobachtet und die

Selbstpflegefähigkeiten des Paares wurden stabilisiert.
- Paula konnte nach einem kurzfristigen Krankenhausaufenthalt wieder genesen und als Hauptpflegeperson erhalten werden.

Der zuständige Hausarzt unterstützte den Case-Management-Prozess und zeigte sich mit der Versorgungsqualität zufrieden.

4.9 Rechtliche Rahmenbedingungen der Pflege

Walter Hell

Die Pflege von kranken und alten Menschen hat zum Ziel, bei der Heilung, Erkennung und Verhütung von Krankheiten mitzuwirken sowie älteren Menschen dabei zu helfen, ihre körperliche, geistige und seelische Gesundheit zu fördern, zu erhalten und wiederzuerlangen.

Die Erfüllung dieser Aufgaben muss jedoch innerhalb der vom Rechtsstaat durch Gesetz ausdrücklich festgelegten Grenzen erfolgen. Dieser rechtliche verbindliche Rahmen wird im Folgenden dargestellt. Es gehört zu den Berufspflichten der Mitarbeiter in Pflegewesen, zumindest bezüglich dieser rechtlichen Vorgaben ein Problembewusstsein zu besitzen. Hier gilt die Redewendung: „Unwissenheit schützt vor Strafe nicht!"

4.9.1 Grundrechtliche und berufsrechtliche Vorgaben
Im Rahmen seiner konkurrierenden Gesetzgebungskompetenz hat der Bund von seiner Möglichkeit gemäß Artikel 74 I Nr. 19 GG Gebrauch gemacht und das Krankenpflegegesetz und das Altenpflegegesetz erlassen.

Vorgaben durch das Grundgesetz
Menschenwürde

➤ **MERKE** *„Die Würde des Menschen ist unantastbar."* (Art. 1 I GG)

Träger der Menschenwürde ist bereits die befruchtete Eizelle, sodass mit ihr nicht nach Belieben verfahren werden kann. Die gesetzlichen Grenzen im Umgang mit diesen Embryos ergeben sich aus den Embryonenschutzgesetz.

Die Menschenwürde endet auch nicht mit dem Tod des Menschen. Sie dauert darüber hinaus an, was zur Folge hat, dass auch die Schweigepflicht nicht mit dem Tode des Patienten endet. Auch der frische Leichnam genießt als solcher noch Menschenwürde, sodass eine pietätvolle Beisetzung unter Achtung der Menschenwürde verpflichtend ist.

Der Krankenhausträger ist zu jedem Zeitpunkt verpflichtet, die Menschenwürde seiner Patienten zu achten. Dies beginnt bereits mit der Aufnahme der

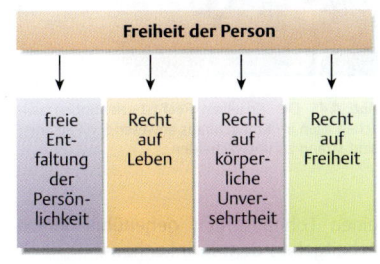

Freiheit der Person

| freie Entfaltung der Persönlichkeit | Recht auf Leben | Recht auf körperliche Unversehrtheit | Recht auf Freiheit |

Abb. 4.44 Inhalt des Grundrechtes auf Freiheit der Person (nach Hell 2010).

Patienten bis hin zur Begleitung in der Sterbephase. Hier ist das Krankenhaus gehalten, die Rahmenbedingungen dafür zu schaffen, dass der Menschenwürde des Patienten Rechnung getragen werden kann. So ist er in sämtliche Behandlungsphasen einzubeziehen. Die Behandlung hat in Absprache mit ihm bzw. dessen gesetzlichen Vertreter zu erfolgen.

Freiheit der Person

➤ **MERKE** *„Jeder hat das Recht auf freie Entfaltung seiner Persönlichkeit."* (Art. 2 I GG)

Hier und in der Beachtung der Menschenwürde liegt das Selbstbestimmungsrecht des Patienten begründet. Dieser allein ist es, der darüber entscheidet, ob er behandelt wird, in welchem Umfang er behandelt wird und ob eine medizinische Behandlung fortgeführt oder eingestellt wird. Es kommt ganz allein auf den Willen des Patienten an, soweit dieser in der Lage ist, die Entscheidung in ihrer vollen Tragweite zu verstehen. **Abb. 4.44** zeigt die Inhalte des Grundrechtes auf Freiheit der Person.

Glaubens- und Gewissensfreiheit

➤ **MERKE** *„Die Freiheit des Glaubens, des Gewissens und die Freiheit des religiösen und weltanschaulichen Bekenntnisses ist unverletzlich."* (Art. 4 I GG)

Soweit jemand aus religiösen Gründen bestimmte Maßnahmen im Krankenhaus verweigert, ist dies zu respektieren. Dies gilt jedenfalls dann, wenn es die eigene Person betrifft. Bereits aus dem oben erwähnten Selbstbestimmungsrecht des Patienten ergibt sich, dass z. B. eine Bluttransfusion dann nicht durchgeführt werden darf, wenn der Patient im Vollbesitz seiner geistigen Kräfte dies verweigert, obwohl er die Reichweite seiner Einwilligung in vollem Umfang erkennt und auch abschätzen kann.

Krankenpflegegesetz und Prüfungsverordnung
Mit dem „Gesetz über die Berufe in der Krankenpflege" (KrPflG) vom 16. 07. 2003 wurden die Berufsbezeichnungen „Gesundheits- und Krankenpflegerin" bzw. „Gesundheits- und Krankenpfleger" sowie „Gesundheits- und Kinderkrankenpflegerin" und „Gesundheits- und Kinderkrankenpfleger" eingeführt.

§ 2 KrPflG. Das Gesetz regelt die Voraussetzungen, unter denen diese Berufsbezeichnungen geführt werden dürfen. Dies ist der Fall, wenn die gesetzliche Ausbildungszeit abgeleistet und die staatliche Prüfung bestanden wurde, kein Verhalten vorliegt, aus dem sich die Unzuverlässigkeit zur Ausübung des Berufs ergibt und in gesundheitlicher Hinsicht die Eignung zur Ausübung des Berufs gegeben ist. Liegen diese drei Voraussetzungen vor, ist die Erlaubnis zur Führung der oben erwähnten Berufsbezeichnung zu erteilen; unter bestimmten Voraussetzungen kann diese Erlaubnis auch wieder zurückgenommen bzw. widerrufen werden (§ 2 I, II KrPflG).

§ 3 KrPflG. Im § 3 KrPflG ist das Ausbildungsziel dahingehend festgelegt, dass die Ausbildung „entsprechend dem allgemein anerkannten Stand pflegewissenschaftlicher, medizinischer und weiterer bezugswissenschaftlicher Erkenntnisse fachliche, personale, soziale und methodische Kompetenzen zu verantwortlichen Mitwirkung insbesondere bei der Heilung, Erkennung und Verhütung von Krankheiten vermitteln soll". Darüber hinaus werden konkrete Aufgaben beschrieben, deren eigenverantwortliche Ausführung Ziel der Ausbildung ist (§ 3 II KrPflG).

§ 4 bis § 6 KrPflG. Das Gesetz regelt darüber hinaus die Dauer und Struktur der Ausbildung (§ 4), die Voraussetzungen für den Zugang zur Ausbildung (§ 5) und die Anrechnung gleichwertiger Ausbildungen (§ 6).

§ 9 bis § 18 KrPflG. Im Abschnitt 3 des KrPflG (§ 9 bis § 18) werden arbeitsrechtliche Belange geregelt, wie Abschluss des Ausbildungsvertrages, Rechte und Pflichten des Schülers, Ausbildungsvergütung, Probezeit, Ende des Ausbildungsverhältnisses und dessen Kündigung.

4.9.2 Pflegerelevante Rechtsgebiete

Sämtliche Mitarbeiter in einem Krankenhaus, aber auch die Patienten und Besucher stehen in verschiedenen Rechtsbeziehungen zueinander. Darüber hinaus kommt bereits der Auszubildende in der Ausbildung zur Gesundheits- und Krankenpflege mit den Rechtsgebieten des Zivilrechts, des Strafrechts und des Arbeitsrechts in Kontakt.

Rechtsbeziehungen im Krankenhaus

Sämtliche im Krankenhaus anzutreffenden Personen (Patienten, Ärzte, Pflegende, Besucher) und das Krankenhaus selbst stehen in rechtlichen Verhältnissen zueinander, seien es in erster Linie vertragliche Beziehungen oder auch nur Rechtsbeziehungen Kraft Gesetzes (**Abb. 4.45**).

Rechtsbeziehungen zwischen Patienten und Krankenhaus. Bei der Aufnahme des Patienten in ein Krankenhaus schließt dieser zunächst einen Krankenhausaufnahmevertrag. Kommt ein Patient im Rahmen eines Notfalls ins Krankenhaus und ist er nicht ansprechbar, kommt zunächst kein Vertrag zustande. Die Aufnahme der Krankenbehandlung erfolgt unter dem Gesichtspunkt der „Geschäftsführung ohne Auftrag" (§ 677 BGB), wobei aber dann später, sofern der Patient geschäftsfähig wird, an einen Vertragsschluss zu denken ist.

Rechtsbeziehungen zwischen Patienten und Pflegenden. Befindet sich der Patient im Krankenhaus, so kommt dort zwischen ihm und den Pflegepersonen keine vertragliche Beziehung zustande. Die Pflegenden leisten ihre Arbeit aufgrund des mit dem Krankenhaus geschlossenen Arbeitsvertrages und sind insoweit als Erfüllungsgehilfen und Verrichtungsgehilfen tätig. Deswegen haben sie auch keinen Honoraranspruch gegenüber den Patienten, sondern nur

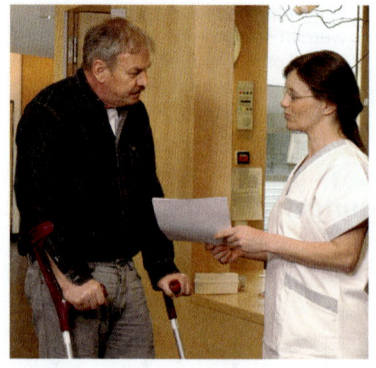

Abb. 4.45 Die einzelnen Rechtsbeziehungen zwischen allen im Krankenhaus anwesenden Personen sind streng zu unterscheiden.

einen Lohnanspruch gegenüber ihrem Arbeitgeber, dem Krankenhaus.

Rechtsbeziehungen des Besuchers mit dem Krankenhaus und seinen Mitarbeitern. Besucher oder sonstige Außenstehende, die sich ins Krankenhaus begeben und sich dort aufhalten, haben keinerlei vertragliche Beziehung mit dem Krankenhaus und dessen Mitarbeitern. Dennoch stehen sie insofern in Rechtsbeziehungen mit dem Krankenhaus und den dort Beschäftigten, als es neben den Schuldverhältnissen aus Verträgen auch gesetzliche Schuldverhältnisse gibt, wie z. B. unerlaubter Handlung (§§ 823 ff. BGB), Gefährdungshaftung und Geschäftsführung ohne Auftrag.

Haftungsrecht

Bei der Haftung im Krankenhausbereich stellt sich die Frage, unter welchen Umständen ein Patient wegen eines von ihm erlittenen Schadens während des Aufenthalts im Krankenhaus von wem Schadensersatz erhalten kann.

Voraussetzungen eines Schadensersatzanspruchs

Schaden. Die Haftungsfrage stellt sich dort nicht, wo zwar Fehlverhalten vorliegt (z. B. fehlerhafte Dokumentation), aber dieses Fehlverhalten zu keinem konkreten Schaden geführt hat. Schaden in diesem Sinn ist dabei jede Einbuße, die jemand infolge eines bestimmten Ereignisses an seinen Rechtsgütern wie Gesundheit, Ehre oder Eigentum erleidet. Dabei kann eine erhebliche psychische Beeinträchtigung auch als Gesundheitsschaden gewertet werden.

🔶 **FALLBEISPIEL** Ein Krankenpfleger bringt versehentlich eine bereits benutzte Venenverweilkanüle bei einem Patienten an. Obwohl der Patient und

der Krankenpfleger den Irrtum sofort bemerken, ist die Gefahr einer Infektion nicht auszuschließen. Die sofort durchgeführten Blutuntersuchungen zum Ausschluss einer Infektion (z. B. Hepatitis, HIV) brachten das Ergebnis, dass tatsächlich keine Infektion vorliegt. Ist der Patient in der Zeit, in der er auf die Ergebnisse wartet, aufgrund von Angstzuständen oder Panikattacken erheblich psychisch beeinträchtigt, liegt ein Gesundheitsschaden vor, der einen Schadensersatzanspruch (Schmerzensgeld) auslösen kann.

Vorsatz und Fahrlässigkeit

Schaden. Der Schaden muss schuldhaft verursacht worden sein. Als Verschuldensformen kommen hier Vorsatz und Fahrlässigkeit in Betracht.

Vorsatz. Vorsätzlich handelt ein Mensch dann, wenn er die genauen Umstände seines Handelns kennt und die Herbeiführung des eingetretenen Erfolges auch will.

Fahrlässigkeit. Fahrlässig handelt, wer die im Verkehr erforderliche Sorgfalt außer Acht lässt. Abweichend vom Strafrecht gilt im Zivilrecht kein individueller, sondern ein auf die allgemeinen Verkehrsbedürfnisse ausgerichteter objektiver Sorgfaltsmaßstab. Im Rechtsverkehr muss jeder grundsätzlich darauf vertrauen dürfen, dass der andere die für die Erfüllung seiner Pflichten erforderlichen Fähigkeiten und Kenntnisse besitzt. Der Schädiger kann sich daher nicht auf fehlende Fachkenntnisse, Verstandeskräfte, Geschicklichkeit oder Körperkraft berufen. Die „im Verkehr erforderliche Sorgfalt" wird dann verletzt, wenn in einer ganz konkreten Situation das erforderliche Maß an Umsicht und Sorgfalt, das nach dem Urteil besonnener und gewissenhafter Angehöriger des in Betracht kommenden Verkehrskreises nicht beachtet wurde.

🔶 **FALLBEISPIEL** Versorgt ein Krankenpfleger einen Patienten, der sich liegend auf einer Bank befindet und verlässt er diesen Patienten, so kommt es ganz entscheidend auf die konkreten Umstände an, welche Vorsichtsmaßnahmen er nun ergreifen muss. Solche konkreten Umstände können sein: Art der durchgeführten Maßnahme am Patienten, Zustand des Patienten, Alter des Patienten, Liegedauer des Patienten und geistige Fähigkeiten des Patienten.

Verlässt der Pflegende den Patienten und stürzt dieser von der Bank, weil er aufstehen will und einen Schwindelanfall erleidet, wobei er sich einen Beinbruch zuzieht, so ist das Verschulden des Pflegers dann zu bejahen, wenn diese Sturzgefahr aufgrund der zeitlich langen Liegedauer des Patienten vorhersehbar war. Die in dieser Situation erforderliche Sorgfalt hätte es erfordert, dass der Pfleger den Patienten, sofern er im Vollbesitz seiner geistigen Kräfte war, darauf hingewiesen hätte, er möge nicht aufstehen, weil ansonsten die Gefahr bestehe, dass er durch das vorhergehende lange Liegen einen Schwindelanfall erleide und dabei zu Sturz komme.

Handelt es sich bei diesem Patienten um ein kleines Kind oder um einen Patienten, der nicht im Vollbesitz seiner geistigen Kräfte ist, würde ein dementsprechender Warnhinweis nicht ausreichen. Diese konkrete Situation unterscheidet sich ganz entschieden von der anderen geschilderten konkreten Situation.

Dokumentation in der Pflege

Der Arzt und das Pflegepersonal sind zur Dokumentation ihrer Tätigkeiten verpflichtet. Diese Pflicht ergibt sich zum einen aus dem Krankenhausaufnahmevertrag, aber auch aufgrund einer tatsächlichen Übernahme und Durchführung der Behandlung. Für die Pflegenden kann sich zusätzlich die Pflicht zur Dokumentation aus dem Arbeitsvertrag bzw. aus der zulässigen arbeitsrechtlichen Weisung ergeben.

➤ **MERKE** Die Dokumentation muss ausführlich, sorgfältig und vollständig durchgeführt werden (vgl. S. 80).

Dokumentationszweck

Sicherung der Therapie. Im Wesentlichen dient die Dokumentation der Therapiesicherung. Es ist sicherzustellen, dass jede andere Pflegeperson aufgrund der sich aus der Dokumentation ergebenden Informationen die Therapie weiterführen kann.

Beweissicherung und Rechenschaftspflicht. Darüber hinaus dient die Dokumentation aber auch der Beweissicherung und der Rechenschaftspflicht gegenüber der Krankenkasse. Die Durchführung von Maßnahmen, die sich aus der Dokumentation ergeben, können durch diese nachgewiesen werden.

Absicherung der ausführenden Person. Nicht zuletzt dient die Dokumentation auch der Absicherung für selbst durchgeführte Maßnahmen oder gegenüber einer fremden Anordnung. Jede Pflegeperson kann dadurch selbst kontrollieren, ob sie eine bestimmte Maßnahme

durchgeführt oder vergessen hat. Erfolgt die Durchführung einer Maßnahme auf ausdrückliche Anordnung eines Arztes, soll sie durch diesen abgezeichnet werden.

Information des Patienten. Übrig bleibt noch als Dokumentationszweck die Information des Patienten. Er hat ein eigenes Informationsrecht und kann anhand der Dokumentation nachvollziehen, welche Maßnahmen an ihm durchgeführt wurden.

Inhalt und Umfang

Die Dokumentation ist so zu führen, dass die Behandlung und Pflege von jeder anderen nicht eingeweihten Fachperson anhand der Dokumentation eigenständig weitergeführt werden kann. Dies bedeutet, dass Sie bestimmte Fachbegriffe und Abkürzungen verwenden dürfen, wenn sie ohne weiteres nachvollziehbar und eindeutig sind.

Im Wesentlichen zu dokumentieren sind (**Abb. 4.46**):
- Anamnese
- Diagnose
- Therapie
- Krankheitsverlauf
- getroffene Maßnahmen und deren Wirkungen (geplante, angeordnete und durchgeführte Maßnahmen und Tätigkeiten) sowie deren Zeitpunkt
- Inhalt und Name der Person, die diese Maßnahme durchgeführt hat
- Pflegevorfälle (z. B. Patientenverweigerungen)
- sämtliche Auffälligkeiten, die Bedeutung für die Behandlung haben

Verantwortlicher

In erster Linie muss die Person dokumentieren, die die Maßnahme durchgeführt hat. Diese ist dann auch zu bezeichnen bzw. mit einem Namenskürzel

Inhalt der Dokumentation	
Dokumentation der Behandlung	**Dokumentation der Pflege**
ärztliche Behandlung • Anamnese • Diagnose • Therapie • Medikation • Krankheitsverlauf • Aufklärung	**Pflegedokumentation:** • sämtliche Pflegedienstleistungen Bezugnahme auf Standards oder Dienstanweisungen möglich • ärztliche Anordnung • atypische Verläufe

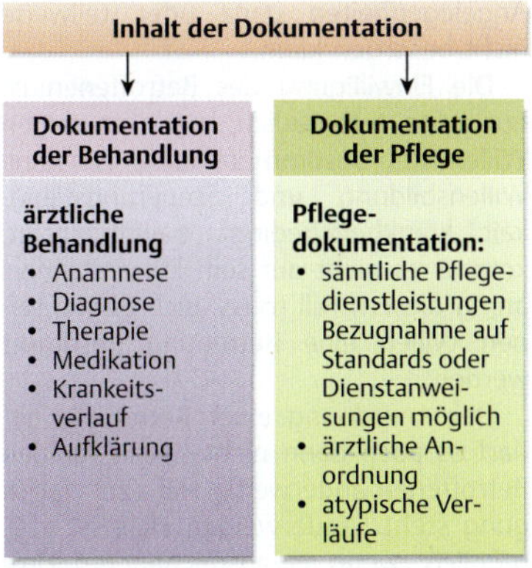

Abb. 4.46 Inhalte der Dokumentation (nach Hell 2010).

zu kennzeichnen. Allerdings kann die Dokumentation auch im zulässigen Rahmen delegiert werden.

Abänderungen. Abänderungen der Dokumentation dürfen nur in engem Rahmen durchgeführt werden. Unproblematisch ist dies, wenn nur offensichtliche Schreibfehler oder vergleichbare Unwichtigkeiten korrigiert werden. Eine Abänderung der Dokumentation ist jedenfalls dann nicht mehr zulässig, wenn jemand solche Daten in den Unterlagen verändert, die nicht von ihm selbst verfasst wurden oder jemand die von ihm selbst aufgenommenen Daten verändert, nachdem die vorliegenden Unterlagen bereits Grundlage einer weiteren Krankenbehandlung geworden sind. In diesen beiden Fällen läge bei nachträglicher Veränderung sogar eine strafbare Urkundenfälschung vor.

Zeitpunkt der Dokumentation

Die Dokumentation ist im unmittelbaren zeitlichen Zusammenhang mit der zu dokumentierenden Maßnahme durchzuführen. Dies bedeutet nicht, dass dies sofort geschehen muss, aber sie sollte ohne schuldhaftes Zögern erledigt werden, allein schon um sicherzustellen, dass keine wesentlichen Details vergessen werden.

Dokumentationsmängel

Eine fehlerhafte Dokumentation stellt einen Sorgfaltspflichtverstoß dar. Kommt es zu einem Schaden am Patienten und beruht dieser auf der fehlerhaften Dokumentation, ergeben sich Haftungsansprüche.

Darüber hinaus führt eine nicht ordnungsgemäße Dokumentation zu Beweiserleichterungen bis hin zur Beweislastumkehr.

Delegieren von Aufgaben

Ist eine Person zur Durchführung einer ganz konkreten Maßnahme aufgrund Gesetzes oder aus Vertrag verpflichtet, so kann sie u. U. die Durchführung auf eine andere Person übertragen (Delegation).

Übertragung ärztlicher Aufgaben

Im Krankenhaus kommt insbesondere die Übertragung von ärztlichen Aufgaben auf das Pflegepersonal in Betracht. Eine solche Delegation ist jedoch nur dann zulässig, wenn diejenige Person, auf die delegiert werden soll, fachlich qualifiziert ist, d. h. über ausreichendes Wissen und hinlängliche Erfahrung verfügt. Hiervon muss sich diejenige Person überzeugen, die für die Durchführung der Aufgabe verantwortlich ist und diese delegiert (**Abb. 4.47**).

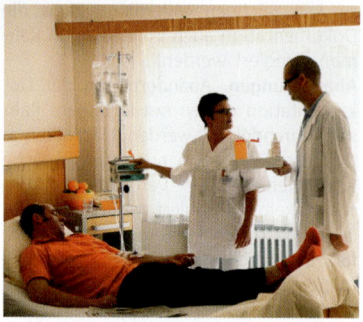

Abb. 4.47 Übernimmt eine Pflegende ärztliche Tätigkeiten, muss sie eigenständig überprüfen, ob sie die Durchführung dieser Maßnahme aufgrund eigener Qualifikation verantworten kann. Der Arzt übernimmt hingegen die Anordnungsverantwortung.

Verabreichung von Injektionen. Für die Verabreichung von Injektionen gilt dementsprechend Folgendes: Grundsätzlich kann nicht gesagt werden, welche Arten von Injektionen (subkutan, intravenös, intramuskulär) vom Pflegepersonal durchgeführt werden dürfen oder nicht. Entscheidend sind immer der Wissenstand und die praktische Fertigkeit dieser Person. So kann durchaus eine langjährig tätige, verantwortungsbewusste und sorgfältig arbeitende Pflegende, die die erforderlichen Kenntnisse und Fertigkeiten hat, Injektionen verabreichen. Dabei ist jedoch zu beachten, dass diese Injektion eine ärztliche Aufgabe bleibt, was bedeutet, dass sie vom Arzt angeordnet werden muss und auch unter seiner Verantwortung durchzuführen ist. So hängt es auch vom Grad der Gefährlichkeit einer Injektion ab, inwieweit der anordnende Arzt dies überwachen muss und erreichbar zu sein hat.

Verantwortungsbereiche der Delegation
Im Rahmen der Delegation unterscheidet man drei Verantwortungsbereiche.
Anordnungsverantwortung. Die Anordnungsverantwortung trifft die Person, die delegiert, dies heißt i. d. R. den Arzt. Er hat die erforderliche Diagnose, die Indikation und die entsprechende Anordnung zu treffen. Dabei muss er auch die richtige Person auswählen, auf die er die Durchführung dieser Maßnahme überträgt. Kommt es hier zu einem Fehler, fällt dieser eindeutig und ausschließlich in den Verantwortungsbereich des Arztes.
Übernahmeverantwortung. Die Übernahmeverantwortung trifft diejenige Person, auf die die Durchführung der Aufgabe übertragen wird. Die Pflegeperson muss daher eigenständig überprü-

fen, ob sie die Durchführung dieser Maßnahme aufgrund eigener Qualifikation verantworten kann. Liegen Umstände vor, die dies nicht ermöglichen – und mögen es auch nur Umstände sein, die nur zu diesem konkreten Zeitpunkt vorliegen – so ist die Pflegeperson verpflichtet, diese Umstände dem anderen mitzuteilen. Dies geht soweit, dass im konkreten Fall die Übernahme einer bestimmten Maßnahme nicht nur verweigert werden kann, sondern verweigert werden muss.
Durchführungsverantwortung. Die Durchführungsverantwortung trifft ausschließlich diejenige Person, die die angeordnete Maßnahme durchführt. Es bedeutet, dass die Pflegeperson bei Durchführung einer Injektion eigenständig und selbstverantwortlich alle Maßnahmen zu treffen hat, die zur sorgfältigen Ausführung einer Injektion gehören. Dazu gehören natürlich auch Folgemaßnahmen wie Überwachung des Patienten, soweit dies aufgrund der Injektion eines bestimmten Medikaments erforderlich ist.

Betreuungsrecht
Kann eine volljährige Person aufgrund einer psychischen Krankheit oder einer Behinderung ihre Angelegenheiten nicht mehr vollständig besorgen, so bestellt das Betreuungsgericht für sie einen Betreuer (§ 1896 BGB). Diese Anordnung bedarf nur dann eines Antrags des Betroffenen, wenn er lediglich körperlich behindert ist, es sei denn, dass er seinen Willen nicht mehr kundtun kann.

Voraussetzungen einer Betreuung
Beim Betroffenen muss eine psychische Krankheit oder eine körperlich, geistige oder seelische Behinderung vorliegen. Diese muss durch ein ärztliches Gutachten nachgewiesen werden. Diese Erkrankung oder Behinderung muss die Ursache dafür sein, dass der Betroffene seine Angelegenheiten ganz oder teilweise nicht besorgen kann.

Die Einwilligung des Betroffenen ist nur dann erforderlich, wenn er seinen Willen frei bestimmen kann. Ist seine Willensbildung und Steuerungsfähigkeit krankheitsbedingt beeinträchtigt, kommt es nicht auf sein Einverständnis an. In diesem Fall muss auch gegen seinen Willen eine Betreuung bestimmt werden.

Der Anordnung einer Betreuung bedarf es auch dann nicht, wenn für den Betroffenen anderweitig Hilfe zur Verfügung steht. Anderweitige Hilfe ist z. B. möglich, wenn in ausreichendem Umfang private Hilfen zur Verfügung stehen oder der Betroffene vor Eintritt seiner

Betreuungsbedürftigkeit und damit noch im Vollbesitz seiner geistigen Kräfte durch eine eigene Vorsorgevollmacht einen Bevollmächtigten bestellt hat. Dieser ist dann je nach Inhalt der Vollmacht berechtigt, für den Betroffenen zu handeln. Insoweit bedarf es keiner Betreuung.

Umfang der Betreuung
Der Umfang der Betreuung hängt davon ab, wie weit eine Betreuung für den Betroffenen erforderlich ist. Nur in diesem Bereich darf ein Betreuer bestellt werden. Der betreffende Aufgabenkreis ist in den Betreuerausweis aufzunehmen. Dabei kommen insbesondere folgende Aspekte in Betracht:
- Aufenthaltsbestimmung
- Vermögensverwaltung
- Gesundheitsfürsorge
Es können aber auch nur ganz einzelne Maßnahmen (z. B. Einwilligung in eine Operation) als Aufgabenkreis bezeichnet werden.

Person des Betreuers
Fachliche und persönliche Eignung. Zum Betreuer darf nur eine Person bestellt werden, die geeignet ist, die Angelegenheiten des Betreuten in dem bestimmten Aufgabenkreis tatsächlich zu besorgen und ihn in dem hierfür erforderlichen Umfang persönlich zu betreuen.

Diese fachliche und persönliche Eignung muss auch dann vorliegen, wenn der Betroffene selbst eine bestimmte Person vorschlägt, die zum Betreuer bestellt werden soll. Dieser Wunsch des Betreuten ist zu respektieren. Dem ist jedoch nur dann zu entsprechen, wenn es seinem Wohl nicht zuwider läuft. Schlägt hingegen der Betroffene vor, eine bestimmte Person nicht zu bestellen, so soll hierauf Rücksicht genommen werden.

Betreuungsverfügung. Gleiches gilt, wenn der Betroffene in einer sogenannten Betreuungsverfügung bereits vor Beginn des Betreuungsverfahrens Angaben gemacht hat.

Wohl des Betreuten
Der Betreuer hat nun dafür zu sorgen, dass die Angelegenheiten des Betreuten insoweit erledigt werden, als dieser hierzu nicht mehr in der Lage ist. Das Wohl des Betreuten ist dabei entscheidender Maßstab für das Verhalten des Betreuers. So bestimmt das Gesetz ausdrücklich, dass der Betreuer den Wünschen des Betreuten zu entsprechen hat, soweit dies dessen Wohl nicht zuwider läuft und dem Betreuer zuzumuten ist (§ 1901 III S. 1 BGB).

Persönliche Betreuung und Besprechungspflicht. Dem Wohl des Betroffenen kann nur entsprochen werden, soweit der Betreuer den persönlichen Kontakt und das persönliche Gespräch zum Betreuten sucht (persönliche Betreuung). Denn nur durch das so geschaffene Vertrauensverhältnis lassen sich Wohl und Wünsche des Betreuten ermitteln.

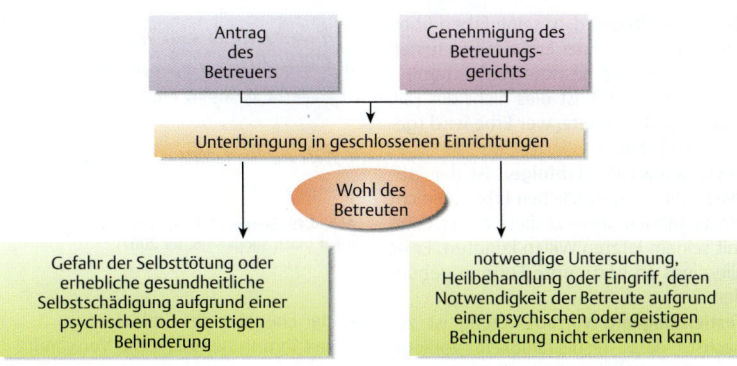

Abb. 4.48 Voraussetzungen für die Unterbringung eines Betreuten (nach Stolz et al. 2008).

Betreuungsverfahren

Zuständig für das Betreuungsverfahren ist das Betreuungsgericht bei dem Amtsgericht des Ortes, in dem der Betroffene seinen gewöhnlichen Aufenthalt, d. h. Wohnsitz hat.

Vor der Bestellung eines Betreuers ist der Betroffene darüber anzuhören. Er soll dabei möglichst vom Betreuungsrichter in seiner üblichen Umgebung aufgesucht werden. Dies kann bei ihm zu Hause oder im Krankenhaus bzw. Altenheim sein.

Anschließend ist ein Gutachten eines Sachverständigen darüber zu erholen, ob die Notwendigkeit einer Betreuung besteht. Das Gutachten soll Auskunft über den Gesundheitszustand des Betroffenen geben und die Frage beantworten, in welchem Umfang er einer Betreuung bedarf (Aufgabenkreis).

Heilbehandlung von Betreuten

Besteht bei der Untersuchung, der Heilbehandlung oder dem ärztlichen Eingriff bei dem Betreuten eine Lebensgefahr, bedarf diese Einwilligung des Betreuers der Genehmigung durch das Betreuungsgericht (§ 1904 I BGB). Dies gilt auch dann, wenn eine sogenannte Vorsorgevollmacht (S. 123) vorliegt.

Lebensgefährliche medizinische Maßnahmen sollen daher nur dann durchgeführt werden, wenn unter Abwägung aller Umstände diese dem Wohle des Betroffenen und unter Berücksichtigung seiner geäußerten Wünsche gerechtfertigt ist. Eine gerichtliche Genehmigung ist aber nicht erforderlich, wenn zwischen Arzt und Betreuer Einvernehmen darüber besteht, dass die Maßnahme dem Willen des Patienten entspricht.

Unterbringung des Betreuten

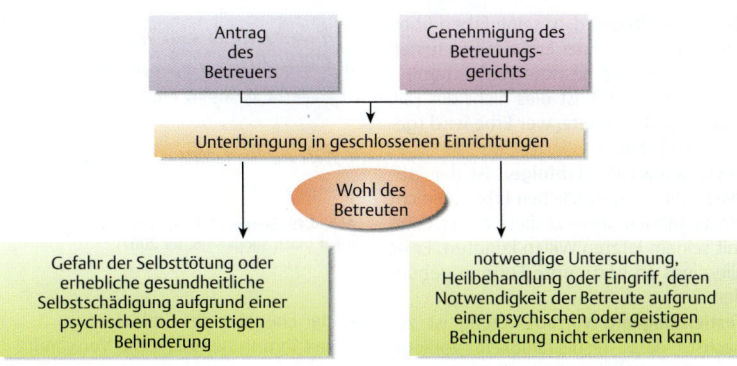 **MERKE** Die Unterbringung des Betreuten ist eine freiheitsentziehende Maßnahme. ———

Eine Unterbringung darf nur durch den Betreuer angeordnet werden, wenn und solange sie zum Wohl des Betreuten erforderlich ist, weil
- entweder die Gefahr besteht, dass der Betreute aufgrund einer psychischen

Krankheit oder geistigen/seelischen Behinderung sich selbst tötet oder erheblich gesundheitlich schädigt (Selbstgefährdung) oder
- eine Untersuchung des Gesundheitszustandes, eine Heilbehandlung oder ein ärztlicher Eingriff beim Betroffenen notwendig ist, die ohne Unterbringung des Betreuten nicht durchgeführt werden kann und der Betreute die Notwendigkeit der Unterbringung aufgrund seines Geisteszustandes nicht erkennt.

Auch die Unterbringung ist nur mit Genehmigung durch das Betreuungsgericht zulässig (**Abb. 4.48**). In Eilfällen kann diese Genehmigung nachträglich erholt werden.

Fixierung des Betreuten

MERKE Die Fixierung eines Betreuten stellt eine freiheitsentziehende Maßnahme dar (S. 125). ———

Dies bedeutet zunächst, dass sie der Einwilligung des Betreuten oder bei seiner Einwilligungsunfähigkeit der Einwilligung des Betreuers bedarf.

Erfolgt diese Fixierung aufgrund der Einwilligung durch den Betreuer über einen längeren Zeitraum oder regelmäßig, ist darüber hinaus die Genehmigung des Betreuungsgerichts erforderlich. Eine längere oder regelmäßig durchgeführte Fixierung ist jedoch nur möglich, wenn die Voraussetzungen einer Unterbringung wie oben erwähnt vorliegen. Das heißt, es muss entweder eine Selbstgefährdung bestehen oder die Fixierung notwendig sein, um eine Untersuchung, Heilbehandlung oder einen ärztlichen Eingriff zu ermöglichen, der ohne Fixierung nicht durchgeführt werden könnte und der Betreute aufgrund seiner psychischen Krankheit oder geistigen Behinde-

rung die Notwendigkeit der Fixierung nicht erkennt.

Unterbringung

MERKE Patienten dürfen nicht gegen ihren Willen behandelt werden. Insbesondere können sie nicht zwangsweise in ein Krankenhaus gebracht werden. ———

Es gibt jedoch Fälle, in denen dies zum Schutz der Öffentlichkeit oder zum Wohle eines Menschen erforderlich ist. **Privatrechtliche Unterbringung.** Geht es nur um den Schutz des Patienten, ist eine zwangsweise Verbringung des Patienten in ein Krankenhaus nur unter den Voraussetzungen der privatrechtlichen Unterbringung, d. h. mit Einwilligung eines Betreuers und Genehmigung durch ein Betreuungsgericht zulässig. **Öffentlich-rechtliche Unterbringung.** Darüber hinaus ist die Verwahrung eines Menschen in einem Krankenhaus gegen seinen Willen nur möglich, wenn dieser psychisch krank oder infolge Geistesschwäche oder Sucht psychisch gestört ist und eine erhebliche Gefährdung der öffentlichen Sicherheit und Ordnung oder Selbstgefährdung droht (öffentlich-rechtliche Unterbringung).

Das Testament im Krankenhaus

FALLBEISPIEL Die 75-jährige Gertrud Maier ist Patientin der gerontologischen Abteilung im Krankenhaus. Sie merkt, dass ihr Leben zu Ende geht. In den Abendstunden bittet sie Pfleger Fabian, ihr ein Testament aufzusetzen, wobei sie ihm ihren letzten Willen erklärt. Wie muss sich Fabian richtig verhalten? ———

Nach dem Tode eines Menschen gehen seine Rechte und Pflichten auf den

Rechtsnachfolger, d. h. seine Erben über. Diese Erben kann der Erblasser zu seinen Lebzeiten selbst bestimmen (testamentarische Erbfolge). Ist dies nicht der Fall, bestimmt das Gesetz, wer Erbe wird (gesetzliche Erbfolge).

Testamentarische Erbfolge. Ist der Erblasser mit der gesetzlichen Erbfolge nicht einverstanden, kann er diese ändern und mit seinem letzten Willen kundtun. Er ist allerdings an bestimmte Formen gebunden.

Testierfähigkeit. Vorraussetzung ist zunächst, dass Testierfähigkeit vorliegt. Sie ist gegeben ab Vollendung des 16. Lebensjahres und setzt voraus, dass jemand im Vollbesitz seiner geistigen Kräfte die Bedeutung einer Willenserklärung und damit seiner Testamenterrichtung einsieht.

Eigenhändiges Testament

Die bekannteste Testamentsform ist das „eigenhändige Testament". Vorraussetzung ist jedoch die Volljährigkeit des Verfassers.

Das Testament muss handschriftlich verfasst und unterschrieben sein (**Abb. 4.49**). Diese Formerfordernis – Handschrift und Unterschrift – kann nicht ersetzt werden. Ist daher ein Patient nicht mehr in der Lage, mit seiner eigenen Hand ein Schriftstück zu verfassen, kann er kein eigenhändiges Testament herstellen.

Notarielles Testament

Diese Form des Testaments kann bereits ab dem 16. Lebensjahr gewählt werden. Erforderlich ist hier nur, dass der Erblasser seinen letzten Willen dem Notar gegenüber erklärt und dieser eine Niederschrift hierüber errichtet. An diese Form des Testaments sind alle diejenigen gebunden, die – aus welchen Gründen auch immer – ihren Willen nicht handschriftlich festlegen können.

Drei-Zeugen-Testament

Voraussetzung. Voraussetzung ist hier, dass derjenige, der das Testament errichten will, sich in einer nahen Todesgefahr befindet und ein notarielles Testament aus Zeitgründen nicht mehr möglich ist. Zumindest muss die konkrete Befürchtung bestehen, dass er alsbald in einen Zustand der fortdauernden Testierunfähigkeit gerät.

Mündliche Erklärung vor 3 Zeugen. Ist er darüber hinaus testierfähig, kann er sein Testament durch mündliche Erklärung vor 3 Zeugen errichten. Diese Zeugen müssen während des gesamten Errichtungsvorganges anwesend sein. Zeuge kann jedoch nicht sein

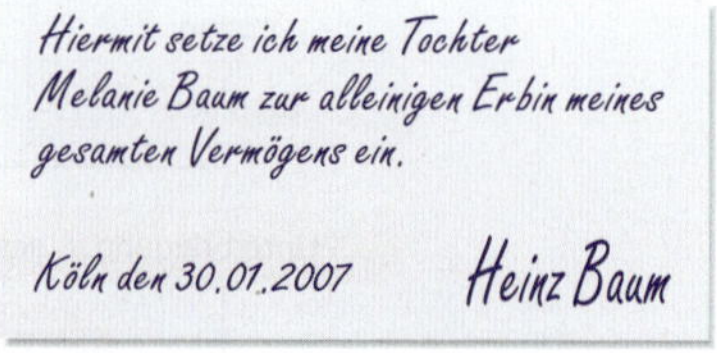

Hiermit setze ich meine Tochter Melanie Baum zur alleinigen Erbin meines gesamten Vermögens ein.

Köln den 30.01.2007   Heinz Baum

Abb. 4.49 Beispiel für ein eigenhändiges Testament (nach Sappke-Heuser 2007).

- der Ehegatte des Erblassers,
- mit ihm in gerader Linie Verwandte sowie
- Personen, die als Erben in Betracht kommen.

Niederschrift. Zu Lebzeiten des Erblassers muss über diese mündliche Erklärung eine Niederschrift angefertigt werden. Daraufhin ist die Niederschrift dem Erblasser vorzulesen und muss von ihm genehmigt und im Falle seiner Schreibfähigkeit unterschrieben werden. Kann er nicht mehr unterschreiben, ist dies ebenfalls in der Niederschrift festzustellen. Es genügt dann für die Genehmigung, z. B. ein Kopfnicken.

> **MERKE** Wenn der Erblasser nach drei Monaten noch lebt, wird das 3-Zeugen-Testament unwirksam. Hierüber ist der Patient aufzuklären!

FALLBEISPIEL Im Ausgangsfall hat Fabian nun der Patientin Gertrud Maier zu erklären, dass sie jetzt allenfalls ein eigenhändiges Testament anfertigen kann. Er kann ihr zu diesem Zweck die Schreibunterlagen bringen, jedoch nicht selbst das Testament verfassen.

Ein 3-Zeugen-Testament wäre nicht zulässig, solange sich Frau Maier nicht in Todesgefahr befindet. Befindet sie sich nicht in Todesgefahr und kann andererseits aufgrund ihrer Erkrankung nicht mehr schreiben, muss er Hilde darüber aufklären, dass nur ein notarielles Testament in Betracht kommt. Auf ihren Wunsch hin hat er dann am nächsten Tag einen Notar zu verständigen.

4.9.3 Straftaten im Bereich der Krankenpflege

Das Strafrecht beschäftigt sich mit menschlichen Handlungen, die der Gesetzgeber unter Strafe gestellt hat, da sie unerwünscht sind und zu Verletzungen von wichtigen Gemeinschaftswerten führen. Eine Straftat setzt daher immer voraus, dass im Zeitpunkt ihrer Begehung ein Gesetz besteht, welches die konkrete Handlung unter Strafe stellt.

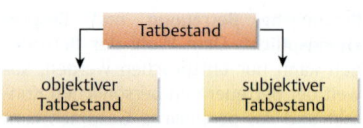

Abb. 4.50 Untergliederung des Straftatbestandes (nach Hell 2010).

Aufbau und Voraussetzungen einer strafbaren Handlung

Objektiver Tatbestand. Damit der Straftäter weiß, welche konkrete Handlung bestraft wird, muss im Zeitpunkt seiner Tat diese verbotene Handlung im Gesetz konkret umschrieben sein. Diese Umschreibung bezeichnet man als den objektiven Tatbestand mit seinen objektiven Tatbestandsmerkmalen.

Subjektiver Tatbestand. Ein Täter kann jedoch nur bestraft werden, wenn er sich bewusst gegen das Recht stellt. Dies bedeutet, dass er die objektiven Tatbestandsmerkmale kennt und sie auch erfüllen will (subjektiver Tatbestand) (**Abb. 4.50**).

Vorsatz und Fahrlässigkeit. Wer weiß, was er tut und dies auch tun will, handelt vorsätzlich (S. 118).

In bestimmten Fällen, die das Gesetz genau benennt, genügt zur Strafbarkeit jedoch auch schon fahrlässiges Handeln. Fahrlässigkeit liegt vor, wenn die Rechtsverletzung zwar ungewollt ist, sie jedoch vorhersehbar ist und bei Beachtung der im Verkehr erforderlichen Sorgfalt hätte vermieden werden können (S. 118).

Rechtswidrigkeit. Das Handeln des Täters muss rechtswidrig sein. Es gibt Umstände, die ein an sich strafbares Verhalten rechtfertigen. Als Rechtfertigungsgründe kommen in Betracht:
- Notwehr
- Notstand
- Erziehungsrecht
- Einwilligung des Opfers

Darüber hinaus gibt es noch Rechtfertigungsgründe, die speziell gesetzlich geregelt sind.

Schuldhaftigkeit. Letztendlich ist für die Strafbarkeit noch Voraussetzung, dass der Täter schuldhaft gehandelt hat. Ohne Schuld handelt ein Täter, der schuldunfähig ist, d. h., wenn er bei Begehung der Tat wegen einer krankhaften seelischen Störung oder Ähnlichem unfähig ist, dass Unrecht der Tat einzusehen oder nach dieser Einsicht zu handeln. Schuldunfähig sind auch Menschen, die bei Begehung der Tat noch nicht 14 Jahre alt sind.

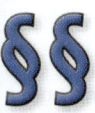

Recht im Fokus

Einwilligung als Rechtfertigungsgrund

Jede ärztliche und pflegerische Maßnahme, soweit sie die körperliche Integrität des Patienten verletzt, erfüllt den Tatbestand der Körperverletzung. Bei der Frage, ob dieser Eingriff auch rechtswidrig ist, was die zwingende Folge hätte, dass eine strafbare Tat vorliegt, kommt in erster Linie als Rechtfertigungsgrund die Einwilligung des Patienten in Betracht.

Einwilligungsfähigkeit und Vertretung

Grundsätzlich ist davon auszugehen, dass der Patient selbst in den medizinischen Eingriff einwilligt. Dies setzt jedoch voraus, dass er einwilligungsfähig ist, d. h., dass er die Aufklärung versteht und die Bedeutung und Reichweite seiner Einwilligung erkennt.
Fehlt es an dieser Einwilligungsfähigkeit, ist die Einwilligung seines Vertreters oder in bestimmten Ausnahmefällen eine mutmaßliche Einwilligung erforderlich. Bei Kindern bis zum Alter von ca. 14 Jahren kann man wohl generell von Einwilligungsunfähigkeit ausgehen. In diesem Fall sind die Erziehungsberechtigten (i. d. R. die Eltern, ausnahmsweise Pfleger oder Vormund) als gesetzliche Vertreter diejenigen, die

einwilligen müssen. Bei Patienten im Alter zwischen ca. 14 und 18 Jahren kommt es entscheidend darauf an, ob sie die Bedeutung des Eingriffs und seine Folgen und die damit zusammenhängende Reichweite ihrer Einwilligung erkennen.
Menschen über 18 Jahre sind grundsätzlich immer selbst einwilligungsfähig. Bestehen diesbezüglich Bedenken aufgrund eines geistigen Zustandes, demzufolge der Patient die Bedeutung der Maßnahme und Reichweite seiner Einwilligung nicht abschätzen kann, muss sein Vertreter einwilligen. Vertreter sind hierbei keinesfalls nahe Angehörige oder Ehepartner. Als Vertreter kommt hier nur ein Betreuer als vom Betreuungsgericht bestellter gesetzlicher Vertreter in Betracht oder eine Person mit entsprechender Vollmacht (Vorsorgevollmacht). Nur diese Menschen sind rechtlich befugt, für den Einwilligungsunfähigen volljährigen Patienten zu entscheiden.

Form der Einwilligung

Die Einwilligung, die jederzeit und in jeder Form widerrufbar ist, kann schriftlich, mündlich oder auch durch eine eindeutige Gestik erklärt werden (ausdrückliche Einwilligung).
Liegt keine ausdrückliche Einwilligung vor, kann und darf in Notfällen, wenn

das Einholen einer ausdrücklichen Einwilligung aus zeitlichen Gründen unmöglich ist, von einer mutmaßlichen Einwilligung ausgegangen werden. Diese liegt vor, wenn vermutet werden darf, dass der Patient, würde er sämtliche Umstände kennen, in die durchzuführende Maßnahme einwilligen würde.

Zeitpunkt der Einwilligung

Die Einwilligung ist selbstverständlich vor der betreffenden Maßnahme einzuholen. Sie muss im Zeitpunkt der Maßnahme vorliegen und kann nicht nachträglich beschafft werden.

Aufklärung

Der Patient kann nur wirksam in die Verletzung seines eigenen Körpers einwilligen, wenn er weiß, worum es geht. Dies bedeutet, dass einer Einwilligung eine umfassende Aufklärung vorauszugehen hat. Mit ihr soll der Patient über den Eingriff bzw. die Maßnahme und deren Folgen informiert werden. Auch die mit dem Eingriff verbundenen Risiken sind ihm zu erklären, sodass er sich frei entscheiden kann, ob er diese inkauf nimmt bzw. ob er gewillt ist, die Folgen des Eingriffs zu tragen oder ob er lieber ohne den Eingriff weiterleben will. Die Entscheidung trifft alleine der einwilligungsfähige Patient.

Körperverletzung (§ 223 StGB)

❗ **DEFINITION** **Vorsätzliche Körperverletzung:** Der objektive Tatbestand einer vorsätzlichen Körperverletzung besteht darin, dass eine andere Person körperlich misshandelt wurde oder an der Gesundheit beschädigt wurde. Schutzgut ist damit die körperliche, aber auch psychische Integrität eines lebenden Menschen.

👁 **FALLBEISPIEL** Pflegerin Franziska betritt das Patientenzimmer, um dem dort befindlichen Patienten die erforderliche subkutane Injektion zwecks Thromboseprophylaxe zu verabreichen. Sie bittet den Patienten, den Bauch freizumachen und erklärt ihm dabei, was sie vor hat und warum diese Injektion erforderlich ist. Der Patient, der Franziska verstanden hat, nimmt die Bettdecke,

schlägt sie zurück und macht seinen Bauch frei. Franziska verabreicht ihm die Injektion. Hat sie sich strafbar gemacht? _____

Rechtslage im Fallbeispiel

Im Beispielfall ist der objektive Tatbestand der Körperverletzung erfüllt. Schwester Franziska muss, um die Injektion zu verabreichen, mit der Nadel durch die Haut. Damit zerstört sie diesen Teil des Gewebes. Es liegt zwar eine an sich harmlose, aber doch tatbestandserfüllende Schädigung der Gesundheit vor. Franziska handelt auch vorsätzlich, da sie weiß, was sie tut und dieses Loch auch verursachen will (*Abb. 4.51*)
Es liegt jedoch der Rechtfertigungsgrund der Einwilligung vor. Franziska hat in kurzen, aber zutreffenden Worten den Patienten aufgeklärt. Dieser hat alles

verstanden und durch eine eindeutige Geste (Zurückschlagen des Betttuchs und Freimachen des Oberköpers) zum Ausdruck gebracht, dass er mit dieser Maßnahme einverstanden ist.

Totschlag, Mord (§§ 212, 211 StGB)

❗ **DEFINITION** **Mord:** Ein Mord liegt vor, wenn der Täter aus Mordlust, zur Befriedigung des Geschlechtstriebs, aus Habgier oder sonst aus niedrigen Beweggründen, heimtückisch oder grausam oder mit gemeingefährlichen Mitteln oder um eine andere Straftat zu ermöglichen oder zu verdecken, einen Menschen tötet. _____

👁 **FALLBEISPIEL** Krankenpfleger Fabian ist in der Onkologie eingesetzt und betreut hier seit Wochen den Patienten Matthias Huber. Als er dessen

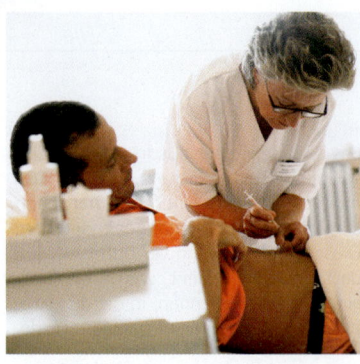

Abb. 4.51 Mit der subkutanen Injektion hat Pflegerin Franziska den objektiven Tatbestand der Körperverletzung erfüllt. Jedoch liegt die Einwilligung des Patienten vor.

Leid nicht länger ertragen kann, nimmt Fabian eine Injektion mit tödlichem Inhalt und verabreicht diese dem schlafenden Matthias, indem er den Inhalt der Injektion in die Infusionsflasche verbringt. Matthias Huber stirbt daraufhin. Hat sich Fabian strafbar gemacht? _____

Tatbestandsmerkmale
Der objektive Tatbestand des Totschlags beinhaltet die zwei Tatbestandsmerkmale der Tötung eines anderen Menschen.
1. Ein „anderer" Mensch liegt nicht vor, wenn sich der Täter selbst tötet. Deswegen sind der Suizid bzw. der versuchte Suizid und dementsprechend auch die Beihilfe zum Suizid straflos. Töten kann man nur einen Menschen, solange er lebt. Das Leben in diesem Zusammenhang beginnt mit der Geburt und endet mit dem Hirntod.
2. Wird das Leben des Menschen zwischen dem Beginn und dem Ende vorzeitig (warum und wodurch auch immer) beendet, liegt eine Tötung vor. Es kommt hier nicht darauf an, wie lange der Mensch evtl. noch ohne diese Tötungshandlung gelebt hätte. Allein entscheidend ist, dass dieses Leben durch einen Eingriff von außen durch den Täter verkürzt wurde.

Rechtslage im Fallbeispiel
Im Beispielsfall hat Fabian den Tatbestand des Todschlags verwirklicht. Durch das Verabreichen einer tödlichen Injektion hat er vorzeitig das Leben von Matthias beendet. Er handelte auch vorsätzlich. Ein Rechtfertigungsgrund lag nicht vor. Auch wenn Matthias mit dieser Tötungshandlung einverstanden gewesen wäre, ja sogar dann, wenn er diese Tötung verlangt hätte, hätte sich Fabian strafbar gemacht.

Fabian hat sich auch des Mordes schuldig gemacht. Er hat heimtückisch gehandelt. Heimtücke liegt immer dann vor, wenn das Opfer arglos und damit wehrlos ist. Matthias hat nicht mit einem Angriff von Fabian gerechnet. Er ist friedlich eingeschlafen und hat in diesem Zustand die tödliche Injektion erhalten.

Schwangerschaftsabbruch (§ 218 StGB)

! DEFINITION **Schwangerschaftsabbruch:** Eine Schwangerschaft im strafrechtlichen Sinn beginnt mit dem Abschluss der Einnistung des befruchteten Eis in der Gebärmutter. Sie endet mit der Geburt des Kindes, d. h., wenn der Embryo die Gebärmutter verlässt. Eine Schwangerschaft wird dadurch abgebrochen, dass durch einen Eingriff auf die Schwangere selbst oder auf den Embryo dieser abstirbt. _____

Straflosigkeit des Schwangerschaftsabbruchs
Der Gesetzgeber hat 3 Fallkonstellationen vorgesehen, bei deren Vorliegen der Abbruch der Schwangerschaft gerechtfertigt ist (medizinische und kriminologische Indikation) bzw. trotz bestehender Rechtswidrigkeit nicht bestraft wird (sogenannte Fristenlösung mit Beratungspflicht):

- **Medizinische Indikation:** Die medizinische Indikation setzt voraus, dass der Abbruch zur Abwendung von Gefahr für Leib und Leben der Schwangeren erforderlich ist.
- **Kriminologische Indikation:** Die kriminologische Indikation setzt voraus, dass die Schwangerschaft durch eine Straftat gegen die sexuelle Selbstbestimmung entstanden ist (z. B. Vergewaltigung). Hier darf jedoch der Eingriff nur innerhalb von 12 Wochen nach der Empfängnis, d. h. nach der Befruchtung durchgeführt werden.
- **Fristenlösung:** Die sog. Fristenlösung setzt voraus, dass sich die Schwangere einer Beratung durch eine staatlich anerkannte Beratungsstelle (z. B. staatliche Gesundheitsämter, pro familia) unterzieht und frühestens 3 Tage später der Abbruch vorgenommen wird. Dieser muss aber auch noch innerhalb der **Frist von 12 Wochen** seit der Empfängnis, d. h. Befruchtung, erfolgen.

Schweigepflichtverletzung (§ 203 StGB)

👁 FALLBEISPIEL Krankenpfleger Severin hat Nachtschicht. Aufgrund plötzlich eintretender erheblicher Unterleibsschmerzen wird Carla mit dem Notarzt ins Krankenhaus verbracht. Ihr Ehemann muss zu Hause bei den kleinen Kindern bleiben. Sorgenvoll begibt er sich am nächsten Tag ins Krankenhaus und trifft dort noch auf Pfleger Severin. Auf die Frage, wie es seiner Frau gehe und was los sei, teilt ihm Severin wahrheitsgemäß mit, seine Frau sei „über den Berg", man habe sie notfallmäßig versorgt. Bei ihr sei eine Eileiterschwangerschaft diagnostiziert worden, die jetzt operativ beseitigt worden sei. Der Ehemann von Carla ist über diese Nachricht zutiefst schockiert, zumal er mit seiner Frau seit Monaten keinen Geschlechtsverkehr mehr durchgeführt hat. Hat sich Severin strafbar gemacht? _____

Schweigepflichtige Personen
Zum Kreis der schweigepflichtigen Personen gehören u. a. der Arzt und Angehörige eines anderen Heilberufes (wie Gesundheits- und Krankenpfleger), die für die Berufsausübung oder die Führung der Berufsbezeichnung eine staatlich geregelte Ausbildung erfordern. Die Schweigepflicht erstreckt sich darüber hinaus auf die berufsmäßig tätigen Gehilfen und die Personen, die bei den Schweigepflichtigen zur Vorbereitung auf ihren Beruf tätig sind (z. B. Auszubildende in der Krankenpflege).

Geheimnisse
Schützenswert sind Geheimnisse, die dem Schweigepflichtigen **anvertraut** wurden. Geheimnisse sind Tatsachen, die nur einem beschränkten Personenkreis bekannt sind und an deren Geheimhaltung derjenige, den sie betreffen, ein von seinem Standpunkt aus sachlich begründetes Interesse hat.

Im Krankenhausbereich kommen hier alle möglichen Tatsachen in Betracht und nicht nur solche, die mit der Krankheit im Zusammenhang stehen (*Abb. 4.52*). Anvertraut ist ein Geheimnis, wenn es dem Schweigepflichtigen in seiner Eigenschaft als Angehöriger dieser Berufsgruppe mündlich, schriftlich oder auf sonstige Art und Weise mitgeteilt wurde.

Dies bedeutet, dass die Mitteilung des Geheimnisses nicht auf die Arbeitszeiten beschränkt ist und sich auch auf solche Informationen bezieht, die in keinem unmittelbaren Zusammenhang mit der be-

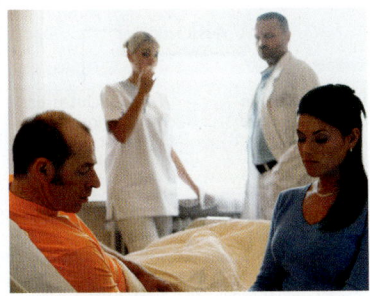

Abb. 4.52 Anvertraute Geheimnisse unterliegen der Schweigepflicht.

ruflichen Tätigkeit des Schweigepflichtigen stehen.

„Drittgeheimnisse". Auch die sogenannten „Drittgeheimnisse" fallen unter die Schweigepflicht. Hierbei handelt es sich um Tatsachen, die dem Schweigepflichtigen bekannt geworden sind, während er seinen Beruf ausgeübt hat und sich auf andere Personen beziehen (bei einer Untersuchung eines Patienten werden z. B. Erkenntnisse über dessen Eltern getroffen).

Offenbaren der Geheimnisse. Offenbart ist ein Geheimnis, wenn die geheime Tatsache als solche und die Person, die diese Tatsache betrifft, in irgendeiner Weise einem anderen zur Kenntnis gelangt ist. Hier kommt die mündliche Mitteilung genauso in Betracht wie eine schriftliche, aber auch jede andere Art und Weise, die es letztlich den dritten ermöglicht, von dem Geheimnis Kenntnis zu erlangen. Der andere kann dabei auch eine Person sein, die ihrerseits der Schweigepflicht unterliegt.

Anonyme Mitteilungen, d. h. das Bekanntmachen einer geheimen Tatsache ohne die Identität der Person preis zu geben, auf die sich diese Tatsache bezieht, stellt kein Offenbaren dar.

Entbindung von der Schweigepflicht
Als Rechtfertigungsgrund kommt in erster Linie die Einwilligung des Betroffenen (Entbindung von der Schweigepflicht) in Betracht. Liegt eine ausdrückliche Einwilligung nicht vor, kann unter bestimmten Umständen auf eine mutmaßliche Einwilligung zurückgegriffen werden.

Wahrung eigener Interessen. Auch zur „Wahrung eigener Interessen" kann ein Schweigepflichtiger ein Geheimnis offenbaren, wenn und soweit es erforderlich ist, um von sich selbst die Gefahr einer unbegründeten strafrechtlichen Verfolgung abzuwenden oder eigene zivilrechtliche Ansprüche durchzusetzen (z. B. im Haftungsprozess).

Rechtslage im Fallbeispiel
Im obigen Ausgangsfall stellt der Krankenpfleger Severin eine schweigepflichtige Person dar. Er erfährt die „geheime Tatsache", dass bei Carla eine Eileiterschwangerschaft festgestellt wurde. Er erfährt aber auch, dass sie „nunmehr über den Berg ist". Beide Tatsachen wurden ihm als Krankenpfleger anvertraut, da er diese in seiner Eigenschaft als Krankenpfleger erfahren hat. Durch die Mitteilung dieser Tatsachen an den Ehemann von Carla hat er diese Tatsachen offenbart.

Rechtfertigungsgrund. Als Rechtfertigungsgrund käme hier allenfalls eine mutmaßliche Einwilligung in Betracht. Dazu muss Severin die Vermutung anstellen, ob Carla damit einverstanden wäre, wenn ihr Ehemann erfahren würde, dass sie „über den Berg ist" und dass eine Eileiterschwangerschaft festgestellt wurde. Bei der ersteren Tatsache wird man diese Vermutung bejahen können; bei der letzteren Tatsache mit Sicherheit nicht, da diese Rückschluss auf einen außerehelichen Geschlechtsverkehr zwingend zulässt. Es muss Carla selbst überlassen werden, ihrem Ehemann die Diagnose mitzuteilen oder auch nicht.

Freiheitsberaubung (§ 239 StGB)

> ❗ **DEFINITION** **Freiheitsberaubung:** Wer einen Menschen einsperrt oder auf andere Weise das Gebrauchs der persönlichen Freiheit beraubt, macht sich strafbar. Der Straftatbestand Freiheitsberaubung schützt die potenzielle persönliche Fortbewegungsfreiheit, d. h., die Freiheit, sich von einem Ort zu einem anderen Ort zu bewegen. ——————

> 👁 **FALLBEISPIEL** Pflegerin Stephanie Schmidt betritt das Krankenzimmer und stellt zum wiederholten Male fest, dass die 75-jährige Patientin Herta Müller erneut in ihrem verwirrten Zustand aus dem Bett steigen wollte und dabei zu Fall gekommen ist. Jetzt liegt sie hilflos am Boden. Um einem erneuten Sturz vorzubeugen, bringt Stephanie Frau Müller wieder ins Bett und bringt dort ein Bettgitter an, welches es Frau Müller unmöglich macht, das Bett in Zukunft zu verlassen. Macht sich Stephanie strafbar? ——————

Fixierung eines Patienten
Das „Fixieren" eines Patienten ist dann Freiheitsberaubung, wenn sich der Patient entgegen seinem Willen nicht mehr fortbewegen kann. Dies kann auf mecha-

nische Weise geschehen, indem er z. B. in einem Zimmer eingesperrt oder mit Fesseln oder Gurten an das Bett gebunden ist (Fuß-, Körper-, oder Handfesseln, -gurte) oder durch die Verabreichung von Medikamenten, wenn diese zum Zwecke der Ruhigstellung gegeben werden und es dem Patienten in diesem Zustand nicht mehr möglich ist, sich fortzubewegen. Auch durch psychische massive Einwirkungen auf geeignete Patienten, die aus Angst einen bestimmten Ort nicht mehr verlassen, kann ihnen die Fortbewegungsfreiheit genommen werden.

Anbringen eines Bettgitters. Beim Anbringen eines Bettgitters am Patientenbett liegt immer dann eine Fixierung und damit eine Freiheitsberaubung vor, wenn es dem Patienten durch das Gitter unmöglich ist, das Bett zu verlassen (*Abb. 4.53*). Solange er durch die Art des Gitters zwischen den Stäben hindurch kann oder aufgrund seiner persönlichen Verfassung über das Gitter steigen kann, liegt keine Freiheitsberaubung vor.

Rechtfertigungsgrund. Als Rechtfertigungsgrund kommt wieder die Einwilligung des Patienten bzw. seines Vertreters in Betracht.

Ist der Patient nicht mehr einwilligungsfähig, kommt im Notfall eine mutmaßliche Einwilligung in Betracht. Die Einwilligung des Betreuers bedarf der Genehmigung durch das Betreuungsgericht, wenn die Fixierung über einen längeren Zeitraum andauert oder regelmäßig wiederkehrend ist.

Rechtslage im Fallbeispiel
Im Beispielsfall führt Stephanie durch das Hochziehen des Bettgitters eine Fixierung durch, da es Herta aufgrund

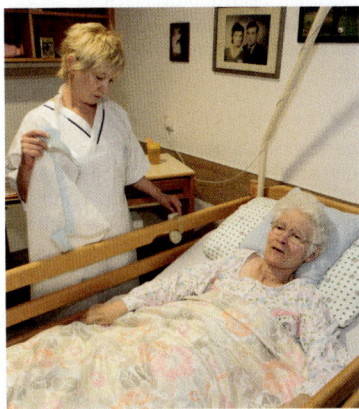

Abb. 4.53 Das Anbringen eines Bettgitters erfüllt den Tatbestand der Freiheitsberaubung, sofern es dem Patienten dadurch nicht mehr möglich ist, das Bett zu verlassen.

ihres körperlichen Zustands nicht möglich ist, das Gitter zu überwinden und das Bett zu verlassen. Diese Fixierung ist strafbar, wenn sie nicht gerechtfertigt ist.

In Betracht kommt hier allenfalls die Einwilligung von Herta in Form der mutmaßlichen Einwilligung. Schwester Stephanie muss sofort reagieren. Es liegt daher ein Notfall vor. Bis zu dem Zeitpunkt, indem sie die Einwilligung des Betreuers bzw. die Bestellung des Betreuers und dann die dementsprechende Einwilligung bekommt, kann sie durchaus vermuten, dass Herta mit dem Bettgitter einverstanden wäre, wüsste sie über die konkreten Umstände Bescheid. Schwester Stephanie muss jedoch sofort veranlassen, dass die Einwilligung des Betreuers eingeholt wird. Darüber hinaus muss sie – da Fixierung in den ärztlichen Aufgabenkreis fällt – den zuständigen Arzt verständigen.

Unterlassene Hilfeleistung (§ 323 c StGB)

> **DEFINITION** **Unterlassene Hilfeleistung:** Wer bei Unglücksfällen oder gemeiner Gefahr oder Not nicht Hilfe leistet, obwohl dies erforderlich und ihm den Umständen nach zuzumuten ist, macht sich wegen unterlassener Hilfeleistung strafbar. ⎯⎯⎯⎯⎯

Unglücksfälle sind plötzlich eintretende Ereignisse, die erhebliche Gefahren für Menschen oder Sachen hervorrufen oder hervorzurufen drohen. Dies kann ein Verkehrsunfall sein oder plötzlich eintretende Krankheitszustände oder Schmerzen bei Menschen, die eine sofortige Behandlung erforderlich machen. Auch ein Selbstmordversuch ist als Unglücksfall anzusehen, sodass die erforderliche zumutbare Hilfe durchzuführen ist.

> **FALLBEISPIEL** Pflegerin Sabine Cornelius arbeitet in einem allgemeinen Krankenhaus. Eines Nachmittags betritt sie das Patientenzimmer und merkt, wie der dort befindliche Patient Fabian am Fenster steht, dieses öffnet und hinausspringen will. Das Patientenzimmer befindet sich im 6. Stock. Fabian würde den Sprung nicht überleben. Als sie mit ihm spricht, erklärt er ihr, dass er sich das Leben nehmen will. Pflegerin Sabine, die Fabian nicht näher kennt, fragt sich, ob sie eingreifen darf oder sogar muss oder ob der Wille des Patienten zu respektieren ist. Macht sie

sich strafbar, wenn sie Fabian springen lässt? ⎯⎯⎯⎯⎯

Im Beispielsfall macht sich Sabine strafbar, wenn sie Fabian ohne Weiteres springen lässt, zumal sie in diesem Moment nicht mit Sicherheit sagen kann, ob dessen Entschluss, sich zu töten, aufgrund einer freien, unbeeinflussten Entscheidung erfolgt ist. Als zumutbare Hilfeleistung wäre sicherlich anzusehen, dass sie zunächst rein körperlich versucht, Fabian am Sprung zu hindern. Unzumutbar wäre es dagegen, wenn sie sich so an ihn klammert, dass die Gefahr besteht, Fabian werde sie bei einem Sprung aus dem Fenster mit in die Tiefe reißen.

Aussetzung (§ 221 StGB)

> **FALLBEISPIEL** Pflegerin Claudia hat Nachtdienst auf der Intensivstation. Sie hat 4 Patienten zu überwachen. Aufgrund eines personellen Engpasses ist sie derzeit alleine auf der Station. Da die Nacht ruhig verläuft, entschließt sie sich zu einem kurzen Schläfchen, wobei sie jedoch auf der Station bleibt. Hat sich Claudia strafbar gemacht? ⎯⎯⎯⎯⎯

Der Tatbestand der Aussetzung sieht zwei Tatbestandsalternativen vor (**Abb. 4.54**).

1. **Versetzen in hilflose Lage:** Zum einen macht sich der Täter strafbar, der einen Menschen, der wegen jugendlichen Alters, Gebrechlichkeit oder Krankheit hilflos ist, aussetzt. Durch das Aussetzen wird der schutzbedürftige Mensch aus bisher sicherer Lage in eine hilflose Lage versetzt. Er verändert damit seinen Aufenthaltsort. Durch diesen Ortswechsel muss das Opfer einer Lebensgefahr oder zumindest einer erheblichen Gesundheitsgefahr ausgesetzt sein. Dies kann z. B. der Fall sein, wenn ein Taxifahrer einen erheblich betrunkenen Fahrgast auf freier Strecke aus dem Taxi wirft oder wenn Eltern ihr Baby aus der gesicherten Umgebung des Kinderzimmers in den Wald verbringen und dort seinem Schicksal überlassen.

2. **Im-Stich-Lassen in hilfloser Lage:** In der zweiten Tatbestandsvariante macht sich der Täter strafbar, wenn er eine wegen jugendlichen Alters, Gebrechlichkeit oder Krankheit hilflose Person, die unter seiner Obhut steht oder er für ihre Unterbringung, Fortschaffung oder Aufnahme zu sorgen hat, in hilfloser Lage verlässt und damit eine Lebensgefahr oder erheb-

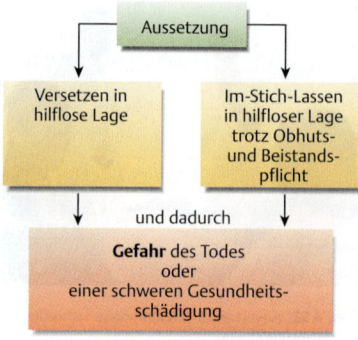

Abb. 4.54 Tatbestandsvoraussetzungen der Aussetzung (nach Hell 2010).

liche Gefahr für die Gesundheit des Opfers entsteht. Hier bleibt das Opfer am Ort, aber der Täter verlässt die schutzbedürftige Person. Er lässt sozusagen die schutzbedürftige Person im Stich. Voraussetzung hier ist jedoch eine Obhutspflicht des Täters. Im Krankenhausbereich kommt letztere Tatbestandsvariante dort zum Tragen, wo Patienten aufgrund ihrer Krankheit hilflos und dadurch einer Lebensgefahr ausgesetzt sind, wenn Arzt oder Krankenpflegepersonal sie im Stich lassen. Dies dürfte auf einer Intensivstation der Fall sein. Der Tatbestand ist bereits erfüllt, wenn der Patient durch das Verlassen in Lebensgefahr gerät. Er braucht keinen Schaden zu erleiden.

Rechtslage im Fallbeispiel
Im Ausgangsfall macht sich Stephanie daher durch ihr Nickerchen strafbar. Hieran ändert auch der Umstand nichts, dass sie Glück hat und die Nacht weiterhin ruhig bleibt. In dem Moment, in dem sie einschläft, kann sie nicht mehr auf die Warnsignale der medizinischen Apparate reagieren. Dies bedeutet, dass jetzt die Patienten auf dieser Intensivstation durch die fehlende Überwachung in konkrete Lebensgefahr geraten.

4.9.4 Spezielle Gesetze im Pflegebereich
Neben diesen großen Rechtsgebieten wie Zivilrecht (insbesondere Haftungsrecht) und Strafrecht gibt es eine Vielzahl von speziellen Gesetzen, die in den Pflegealltag hineinwirken. Eine kleine Auswahl davon soll nun dargestellt werden, wobei es weniger auf die Detailkenntnis ankommt, als vielmehr darauf, dass die Pflegeperson eine gewisse Sensibilität bekommt, d. h. ein Problembewusstsein, wo es rechtliche Besonderheiten geben könnte.

Arzneimittelgesetz

Dieses Gesetz enthält Vorschriften über die Qualität, die Zulassung und Prüfung der Arzneimittel, über eine ausreichende Information des Verbrauchers sowie einen Anspruch auf Schadenersatz bei Schäden durch Arzneimittel. Es wird insbesondere der Begriff des Arzneimittels definiert.

Betäubungsmittelgesetz

Es gibt drei Anlagen zum Betäubungsmittelgesetz, in denen Stoffe aufgeführt sind, die wegen ihrer Wirkungsweise eine Abhängigkeit hervorrufen können. Die in diesen Anlagen enthaltenen Stoffe sind Kraft Gesetzes Betäubungsmittel.

Das Gesetz regelt den Umgang mit diesen Stoffen und stellt den illegalen Umgang mit Betäubungsmitteln unter Strafe.

Betäubungsmittelverschreibungsverordnung. Bei der Verschreibung ist insbesondere die Betäubungsmittelverschreibungsverordnung zu beachten. Danach dürfen Betäubungsmittel nur von Ärzten, Zahnärzten oder Tierärzten verschrieben werden, wobei hierzu ein Betäubungsmittelrezept (**Abb. 4.55**) zu verwenden ist. Dieses folgt einem bestimmten Aufbau und es sind auch ganz bestimmte Angaben notwendig (zum Umgang mit Betäubungsmitteln s. Kap. 22, S. 566).

Aufbewahrung von Betäubungsmitteln. Gerade im Krankenhaus ist auch die Aufbewahrung von dort befindlichen Betäubungsmitteln problembehaftet. So muss jeder Zugang und Abgang von Betäubungsmitteln genau schriftlich festgehalten werden. Hierzu sind die vorgesehenen Formblätter oder das Betäubungsmittelbuch zu verwenden. Die Aufbewahrung der Betäubungsmittel muss getrennt von den übrigen Arzneimitteln erfolgen. Eine unbefugte Entnahme muss verhindert werden.

Bestattungsgesetz

Die in den einzelnen Bundesländern unterschiedlichen Bestattungsgesetze enthalten

- den Bestattungszwang (Erdbestattung, Feuerbestattung, Seebestattung),
- die Leichenschau und
- Regelungen über den Bestattungszeitpunkt.

Bei der Leichenschau geht es darum, zunächst den Tod als solchen festzustellen, dann Aussagen darüber zu treffen, ob ein natürlicher oder nicht natürlicher Tod vorliegt. Davon ist dann auch die weitere Vorgehensweise (z. B. Information der Polizei) abhängig. Bei der Regelung über den Bestattungszeitpunkt wird der Zeitraum festgelegt, innerhalb dessen eine Leiche zu bestatten ist.

Infektionsschutzgesetz

Der Zweck dieses Gesetzes ist es, Leben und Gesundheit des Einzelnen sowie der Gemeinschaft vor den Gefahren durch Infektionskrankheiten zu schützen. Neben der Heilung sollen v. a. die Entstehung dieser Krankheiten und deren Ausbreitung durch Vorbeugung/Prävention verhindert werden.

Meldepflicht. Um diese Zwecke des Gesetzes zu erfüllen, sieht das Gesetz ein fein abgestuftes Meldewesen vor. Die zuständigen Behörden können ihrer Aufgabe nur dann entsprechen, wenn sie möglichst frühzeitig Kenntnis über das Vorliegen übertragbarer Krankheiten haben. Dementsprechend müssen bestimmte Krankheiten (meldepflichtige Krankheiten) den zuständigen Behörden gemeldet werden.

Bei diesen Meldungen von Krankheiten und Krankheitserregern ist zu unterscheiden zwischen

- der namentlichen und
- der nicht namentlichen Mitteilung.

Dabei stellt die namentliche Meldung eine Durchbrechung der Schweigepflicht dar. Mitzuteilen ist in diesen Fällen nicht nur die Krankheit bzw. der Krankheitserreger, sondern auch der Name des Patienten sowie bestimmte nähere Umstände, die erforderlich sind, damit von den zuständigen Behörden Schutzmaßnahmen getroffen werden können.

Medizinproduktegesetz

Medizinprodukte unterscheiden sich von Arzneimitteln dadurch, dass sie auf vorwiegend physikalischem Wege zum Einsatz kommen. Sie werden in 4 Risikoklassen eingeteilt (Klasse I = niedriges Risiko, II a, II b, III). Es handelt sich insbesondere um Instrumente, Apparate, Vorrichtungen, Stoffe und Software, die zur Anwendung für den Menschen bestimmt sind.

Zweck. Der Zweck des Gesetzes liegt darin, die Sicherheit dieser Medizinprodukte zu gewährleisten. Dabei sollen die Medizinprodukte selbst medizinisch und technisch unbedenklich sein, geeignet sein zur Erfüllung des medizinischen Zwecks, den es nach Angaben des Herstellers besitzen soll und Patienten, Anwender und Dritte schützen.

Weitere Gesetze. Neben dem Gesetz über Medizinprodukte gibt es mehrere Verordnungen, die beim Umgang mit Medizinprodukten zu beachten sind. Hierzu gehören z. B.

- die Medizinprodukte-Betreiberverordnung,
- die Medizinprodukte-Verordnung,
- die Verordnung über Vertriebswege für Medizinprodukte,
- die Verordnung über die Verschreibungspflicht von Medizinprodukten oder
- die Verordnung über die Erfassung, Bewertung und Abwehr von Risiken bei Medizinprodukten.

Strahlenschutz

Der Umgang mit Röntgenstrahlen und anderen ionisierenden Strahlen ist in der Röntgenverordnung und Strahlenschutzverordnung geregelt.

Röntgenverordnung. Die Röntgenverordnung sieht dabei besondere Bestimmungen vor, die die Röntgenanlage als solche betreffen (Genehmigungs- oder Anzeigenpflicht), aber auch Personen und deren Aufgaben benennen, die für den Umgang dieser Schutzvorschriften besondere Verantwortung treffen (z. B. der Strahlenschutzverantwortliche, Strahlenschutzbeauftragte).

Nach der Intensität der Strahlung unterscheiden sich bestimmte räumliche Bereiche, wie:

- Kontrollbereich
- Überwachungsbereich
- Röntgenraum
- Bestrahlungsraum

Strahlenschutzverordnung. Um den besonderen Gefahren im medizinischen Bereich, die v. a. in der Nuklearmedizin oder in der Strahlentherapie von radioaktiven Stoffen ausgehen, zu begegnen, sieht auch die Strahlenschutzverordnung bestimmte Schutzmaßnahmen vor. So dürfen sich u. a. Personen unter 18 Jahren sowie schwangere Frauen nicht im Kontrollbereich aufhalten. Schwangere oder stillende Frauen dürfen nicht mit offenen radioaktiven Stoffen umgehen.

Transplantationsgesetz

Das Transplantationsgesetz regelt die gesetzlichen Voraussetzungen, die für die Zulässigkeit einer Organtransplantation beachtet werden müssen.

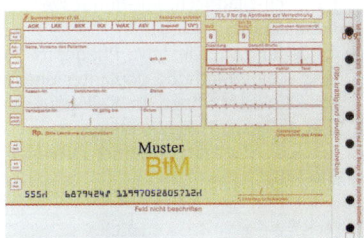

Abb. 4.55 Betäubungsmittelrezepte sind mit einer fortlaufenden Nummer gekennzeichnet.

Organentnahme beim toten Spender. Die Organentnahme beim toten Spender ist zulässig, wenn dessen Tod festgestellt ist, die Entnahme durch einen Arzt durchgeführt wird und der Spender eingewilligt hat.

Eine Einwilligung des Spenders kann z. B. in einem Organspendeausweis festgehalten werden. Liegt keine Erklärung des Spenders vor, kommt es auf die Zustimmung des nächsten Angehörigen in bestimmt festgelegter Reihenfolge an (zunächst Ehegatte, eingetragener Lebenspartner, volljährige Kinder, Eltern des Spenders, volljährige Geschwister, Großeltern).

Organentnahme beim lebenden Spender. Die Organentnahme beim lebenden Spender ist u. a. nur zulässig, wenn der Spender volljährig ist, hierzu bei vorliegender Einwilligungsfähigkeit eingewilligt hat, entsprechend aufgeklärt wurde und als Spender auch geeignet ist (*Abb. 4.56*).

Transplantation. Die Übertragung, d. h. die Implantation von bestimmten Organen wie Herz, Niere, Leber, Lunge, Darm und Bauchspeicheldrüse dürfen nur in Transplantationszentren durchgeführt werden. Stammen diese Organe von

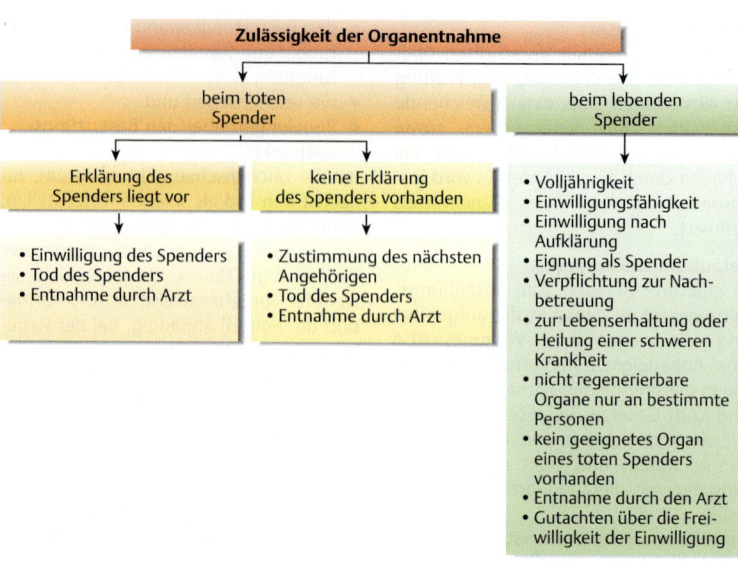

Abb. 4.56 Voraussetzungen einer Organentnahme.

einem toten Spender, bedürfen sie der Vermittlung durch die Vermittlungsstelle und Koordinierungsstelle. Stammen diese Organe von lebenden Spendern, dürfen sie nur auf Verwandte des ersten und zweiten Grades, auf Ehegatten, Verlobte oder andere nahestehende Personen übertragen werden.

 Lern- und Leseservice

Verwendete Literatur

Pflegeprozess, Pflegesysteme, wirtschaftliche Aspekte, Qualitätsmanagement und Organisationsentwicklung
→ Andraschko HB. Das System der Bezugspflege. Pflegezeitschrift 1996; 12: 1 – 12
→ BALKINFO. KTQ – Kooperation für Transparenz und Qualität. KTQ steht dem Krankenhausmarkt zur Verfügung. BALKINFO Januar 2002
→ Büssing A. Von der funktionalen zur ganzheitlichen Pflege. Reorganisation von Dienstleistungsprozessen im Krankenhaus. Göttingen: Hogrefe; 1997
→ Deutscher Pflegerat: www.deutscher-pflegerat.de/'DRG%202 011.html
→ Dimdi:www.dimdi.de/static/de/klassi/prozeduren/ops301/opshtml2011/zusatz-additionalinfo.htm (Stand 27. 7. 2011)
→ DIN EN ISO 9001; 2008

→ Dykes PC, Wheeler K. Critical Pathways – Interdisziplinäre Versorgungspfade. Bern: Hans Huber; 2002
→ Elkeles T. Arbeitsorganisation in der Krankenpflege. Zur Kritik der Funktionspflege. Frankfurt am Main: Mabuse; 1994
→ Esser S, Tutton E. Primary Nursing – Grundlagen und Anwendungen eines patientenorientierten Pflegesystems. Bern: Hans Huber; 2000
→ Fiechter V, Meier M. Pflegeplanung. Basel: Recom; 1988
→ Fiedler C, Devrient H, Schrödter M. DRGs und Pflege, nicht Taten, sondern Daten zählen. Die Dokumentation pflegerelevanter Nebendiagnosen in den Pflegeberichten. Die Schwester – der Pfleger 2005; 3: 208 – 211
→ Grünewald M. Der Krankenpflegeprozess. Bildungszentrum für Kompetenzentwicklung im Gesundheitswesen. Düsseldorf: Universitätsklinikum Düsseldorf; 2004
→ Haubrock M, Schär W. Betriebswirtschaft und Management im Krankenhaus. Bern: Hans Huber; 2002

→ Hokenbecker E, Sanders B, Schuldt E, Verlass B. Entwicklung eines „Clinical Pathway in der Urologie am Beispiel eines Patienten mit Prostata-Karzinom unter besonderer Berücksichtigung des Case Management-Verfahrens und der Anleitung von Schülern sowie neuer Mitarbeiter" an der St. Barbara-Klinik Hamm-Heessen. Münster: Fachhochschule Münster; 2004
→ Hokenbecker-Belke E. Ausgebrannt – Ein Ratgeber für Mitarbeiter und Führungskräfte zur Burnout-Prävention in personenzentrierten Dienstleistungsberufen. Münster: LIT; 2006
→ IKK-Information. Krankenhausrecht. Bergisch-Gladbach: IKK-Bundesverband; 2002
→ Jung-Heintz H, Lieser A. Pflegeprozess – eine Methode geplanter und strukturierter Pflege. In: Kellnhauser E et al. Hrsg. Thiemes Pflege, 10. Aufl. Stuttgart: Thieme; 2004: 56 – 76

→ Keun F. Einführung in die Kranken-
hauskostenrechnung. Wiesbaden:
Gabler; 2001

→ Lauterbach K, Schrappe M. Zwei
Dogmen der Gesundheitspolitik –
Unbeherrschbare Kostensteigerung
durch Innovation und demographi-
schen Wandel? Gutachten für den
Gesprächskreis Arbeit und Soziales
der Friedrich-Ebert-Stiftung, Bonn
2001

→ Lux P. Qualitätsmanagement Zertifizierung proCum Cert und KTQ. Online: http://www.bibliomed.de/cps/
rde/xchg/SID-3E01 936C-
69F96C 52//bibliomed/hs.xsl/
818_3771.htm; Stand: 31.07.2008

→ Marburger H. SGB V – Gesetzliche
Krankenversicherung vor und nach
der Gesundheitsreform 2007. Stuttgart: Boorberg-Verlag; 2007

→ MDS – Medizinischer Dienst der
Spitzenverbände der Krankenkassen
e. V.. Grundsatzstellungnahme Pflegeprozess und Dokumentation –
Handlungsempfehlungen zur Professionalisierung und Qualitätssicherung
in der Pflege. Essen: MDS; 2005

→ Roeder N, Hindle D, Loskamp N. et al.
Frischer Wind mit Klinischen Be-
handlungspfaden (I). In: das krankenhaus 2003; 95 (I): 20 – 27

→ Schieron M. Pflegesysteme – Versuch
einer Begriffsbestimmung. Online:
www.pflegen-online.de/html/ pflege-
brief/pflegebrief_2003_09.pdf, 2003;
03: 2 – 4; Stand: 01.02.2008

→ Schippers AD. Angewandte Pflegeforschung – Primary Nursing. PrInterNet 2007; 08/06: Online-Ausgabe
643 am 01.02.2008

→ Schlutig HJ et al. Bezugspflege. Berlin: Springer; 1993

→ Schmidt S. Das QM-Handbuch. Heidelberg: Springer; 2005

→ Seyfarth-Metzger I, Vogel S, Krabbe-
Berndt A. Qualitätsmanagement:
Neue Herausforderungen an das
Qualitätsmanagement: Wirtschaft-
lichkeit und Patientensicherheit. das
Krankenhaus 2005; 9: S. 75 – 764

→ TÜV Akademie. DIN EN ISO
9000 – 9004. Qualitätsmanagementsysteme. Berlin: TÜV, Deutsches Institut für Normung e. V.; 2008

→ TÜV Akademie. Modul 5. QM Tools.
München: TÜV SÜD AG; 2008

Pflegediagnosen

→ Behrens J. Die ICF, die ICIDH-2 und
die Diagnostik in der Pflege: Chancen
und Risiken aus pflegewissenschaftlicher Sicht. In: Sennenwald Etzel B,
Hrsg. Pflegediagnostik und Pflegeklassifikationssysteme. Entwicklung
und Anwendung. Stuttgart: Kohlhammer; 2003: 99 – 110

→ Benner P. Stufen zur Pflegekompetenz. From Novice to Expert. 2. Aufl.
Bern: Huber; 1994 (Originalausgabe
von 1984)

→ Böhle F, Brater M, Maurus A. Pflegearbeit als situatives Handeln. In: Pflege 1997; 10: 18 – 22

→ Böhme G. Wissenschaftssprachen
und die Verwissenschaftlichung der
Erfahrung. In: Ders. Am Ende des
Baconschen Zeitalters. Studien zur
Wissenschaftsentwicklung. Frank-
furt/M: Suhrkamp; 1993: 92 – 113

→ Carpenito LJ. Nursing Diagnosis –
Application to clinical Practice, 5th
ed. Philadelphia: Lippincott Compa-
ny; 1993

→ Cassier-Woldasky AK. Pflegequalität
durch Professionsentwicklung. Eine
qualitative Studie zum Zusammenhang von professioneller Identität,
Pflegequalität und Patientenorientierung. Frankfurt/M: Mabuse; 2007

→ Clark J, Lang N. Nursing's next adv-
ance: An international classification
for nursing practice. International
nursing review 1992; 39 (4):
109 – 112

→ Darmann I. Anforderungen an die
Definition pflegerischer Begriffe aus
pflegewissenschaftlicher Sicht. Pflege
1998; 11: 11 – 14

→ Decker G. Rehistorisierung – Der
kompetente Blick der Pflegenden auf
die Kompetenzen des kranken Menschen. In: Kriesel P, Krüger H, Piechotta G, Remmers H, Taubert J,
Hrsg. Pflege lehren – Pflege managen. Eine Bilanzierung innovativer
Ansätze. Frankfurt/M: Mabuse; 2001:
119 – 128

→ Deutsches Institut für Medizinische
Dokumentation und Information
(DIMDI, Hrsg. Internationale Klassifikation der Funktionsfähigkeit, Behinderung und Gesundheit. WHO Genf:
WHO; 2005. Online im Internet:
http://www.dimdi.de/; Stand:
27.06.2008.

→ Darmann I. Anforderungen an die
Definition pflegerischer Begriffe aus
pflegewissenschaftlicher Sicht. Pflege
1998; 11: 11 – 14

→ Dörner K. Diagnosen der Psychiatrie.
Über die Vermeidungen der Psychiatrie und Medizin, 2. Aufl. Frankfurt: Campus; 1981

→ Friesacher H. Theorie und Praxis
pflegerischen Handelns. Begründung
und Entwurf einer kritischen Theorie
der Pflegewissenschaft. Osnabrück:
Universitätsverlag Osnabrück bei v & r
unipress; 2008

→ Friesacher H. Segen oder Fluch für
die Pflege? Pflegediagnosen und
Pflegeklassifikationssysteme. In: Teil
1: Padua 2007; 4: 43 – 47, Teil 2:
Padua 2007; 5: 48 – 55

→ Friesacher H. Notwendigkeit, Chancen oder Risiko: Einsatz von Pflegediagnosen im Krankenhaus. In: Nord-
deutsches Zentrum zur Weiterentwicklung der Pflege, Hrsg. Pflegediagnosen – eine Chance Pflegeprobleme klar zu definieren und zu beschreiben oder nur ein umstrittener
aktueller Trend? Dokumentation
einer Tagung. Hamburg; 2000:
31 – 39

→ Friesacher H. Verstehende, phäno-
menologisch-biographische Diagnostik. Eine Alternative zu „traditionellen" Klassifikations- und Diagnose-
systemen in der Pflege? Mabuse
1999; 120: 54 – 60

→ Friesacher H. Pflegediagnosen und
International Classification for Nur-
sing Practice (ICNP). Eine Analyse von
Klassifikationssystemen in der Pflege.
Mabuse 1998; 112: 33 – 37

→ Georg J, Frowein M, Hrsg. Pflegelexikon. 2. Aufl. Bern: Hans Huber; 2001

→ Hülsken-Giesler M. Der Zugang zum
Anderen. Zur theoretischen Rekonstruktion von Professionalisierungs-
strategien pflegerischen Handelns im
Spannungsfeld von Mimesis und Ma-
schinenlogik. Osnabrück: Universitätsverlag Osnabrück bei v & r unipress; 2008

→ Jantzen W. Diagnostik, Dialog und
Rehistorisierung: Methodologische
Bemerkungen zum Zusammenhang
von Erklären und Verstehen im diagnostischen Prozeß. In: Jantzen W,
Lanwer-Koppelin W, Hrsg. Diagnostik
als Rehistorisierung. Methodologie
und Praxis einer verstehenden Diagnostik am Beispiel schwer behinderter Menschen. Berlin: Edition Mar-
hold; 1996: 9 – 31

→ Just A. Phänomenologische Ansätze in der Pflegediagnostik. In: Sennenwald Etzel B, Hrsg. Pflegediagnostik und Pflegeklassifikationssysteme. Entwicklung und Anwendung. Stuttgart: Kohlhammer; 2003: 27 – 39

→ Kean S. Pflegediagnosen: Fragen und Kontroversen. Pflege 1999; 12: 209 – 215

→ Keeling A, Utz SW, Shusler GF, Boyle A. Non-compliance revisited: a disciplinary perspective of a nursing diagnosis. Nursing Diagnosis 1993; 4 (3): 91 – 97

→ Kersting K. Editorial: „Kluge Konzepte" zur Verbesserung der Situation in der Pflege oder zur Perspektive einer kritischen Pflegewissenschaft. Pflege 2008; 21: 3 – 5

→ Kesselring A. Psychosoziale Pflegediagnostik: Eine interpretativ-phänomenologische Perspektive. Pflege 1999; 12: 223 – 228

→ Kollak I, Huber A. Pflegediagnose kontrovers. Heilberufe 1996; 4: 19 – 21

→ König P. Die Internationale Klassifikation für die Pflegepraxis (ICNP). 2005. Online: www.icnp.info/home.htm; Stand: 27. 06. 2008

→ McCloskey Dochterman J, Bulechek G, ed. Nursing Interventions Classification (NIC), 4th ed. St. Louis: Mosby; 2004

→ Moorhead S et al., ed. Nursing Outcomes Classification (NOC). 3.rd ed. St. Louis: Mosby; 2004

→ Mortensen RA. Pflegediagnosen. Entwicklung und Anwendung. Artikel-Sammlung. Schriftenreihe zum Managementhandbuch Krankenhaus. Bd. 10. Heidelberg: v. Decker; 1998

→ NANDA International. NANDA-Pflegediagnosen. Definition und Klassifikation 2007 – 2008. Deutsche Ausgabe hgg. von Simon Berger, Holger Mosebach und Pia Wieteck. Bad Emstal: Recom; 2008

→ NANDA-International. Pflegediagnosen. Definitionen und Klassifiaktion 2009 – 2011. Bad Emstal: Recom; 2010

→ Nielsen GH. Internationale Zukunftsperspektiven von Klassifikationssystemen. In: Sennenwald Etzel B, Hrsg. Pflegediagnostik und Pflegeklassifikationssysteme. Entwicklung und Anwendung. Stuttgart: Kohlhammer; 2003:113 – 139

→ Powers P. Der Diskurs der Pflegediagnosen. Bern: Hans Huber; 1999

→ Remmers H. Zur Bedeutung biographischer Ansätze in der Pflegewissenschaft. Zeitschrift für Gerontologie und Geriatrie 2006; 3: 183 – 191

→ Rosenblum B. Living in an unstable body. Out/Look. Spring; 1988: 43 – 51

→ Rosenhan DL. Gesund in kranker Umgebung. In: Watzlawick P, Hrsg. Die erfundene Wirklichkeit. Wie wissen wir, was wir zu wissen glauben? Beiträge zum Konstruktivismus. München: Piper; 1998; 111 – 137 (Originaltitel: On Being Sane in Insane Place. Science 1973; 179: 250 – 258)

→ Sarasin P. Reizbare Maschinen. Eine Geschichte des Körpers 1765 – 1914. Frankfurt/M: Suhrkamp; 2001

→ Schramme T. Patienten und Personen. Zum Begriff der psychischen Krankheit. Frankfurt/M: Fischer; 2000

→ Schrems B. Der Prozess des Diagnostizierens in der Pflege. Wien: UTB; 2003

→ Schrems B. Verstehende Diagnostika. Grundlagen zum angemessenen Pflegehandplan. Wien: Facultas; 2008

→ Schütze F. Die Fallanalyse. Zur wissenschaftlichen Fundierung einer klassischen Methode der Sozialen Arbeit. In: Rauschenbach T, Ortmann F, Karsten ME, Hrsg. Der sozialpädagogische Blick. 2. Aufl. Weinheim: Juventa; 1993: 191 – 221

→ Stemmer R. Pflegeklassifikationen und der Anspruch umfassender Pflege. In: Piechotta G, von Kampen N, Hrsg. Ganzheitlichkeit im Pflege- und Gesundheitsbereich. Anspruch – Mythos – Umsetzung. Berliner Beiträge zur Sozialen Arbeit und Pflege. Bd III. Berlin: Schibri; 2006: 78 – 98

→ van der Bruggen H. Pflegeklassifikationen. Bern: Huber; 2002

→ Watzlawick P, Hrsg. Die erfundene Wirklichkeit. Wie wissen wir, was wir zu wissen glauben? Beiträge zum Konstruktivismus. München: Piper; 1998

→ Wieland W. Diagnose. Überlegungen zur Medizintheorie. Berlin: de Gruyter; 1975

→ Zielke-Nadkarni A. Einige Überlegungen zur Fachsprache in der Pflege. Pflege 1997; 10: 43 – 46

Assessmentinstrumente in der Pflege
→ Bartholomeyczik S. Pflegebedarf einschätzen. Pflegerisches Assessment. CNE 1/2008

→ Bartholomeyczik S, Halek M, Hrsg. Assessmentinstrumente in der Pflege. Möglichkeiten und Grenzen. 2. Aufl. Hannover: Schlütersche; 2009

→ Bartholomeyczik S, Reuter S, Luft L, Nie N van, Meijers J, Schols J. Prävavlenz von Mangelernährung, Maßnahmen und Qualitätsindikatoren in deutschen Altenpflegeheimen – erste Ergebnisse einer landesweiten Pilotstudie. Gesundheitswesen 2010, 72 (12); 868 – 874

→ Brandenburg H. Assessmentinstrumente für den Pflegebedarf und die Pflegebedürftigkeit. In: Bartholomeyczik S, Halek M, Hrsg. Assessmentinstrumente in der Pflege. Möglichkeiten und Grenzen. 2. Aufl. Hannover: Schlütersche; 2009; 27 – 46

→ dip (Deutsches Institut für angewandte Pflegeforschung), Hrsg. Pflegeberichterstattung im Überblick. Eine Studie über Pflegedaten im In- und Ausland. Hannover: Schlütersche; 2003

→ Glaus A, Müller S. Messung der Müdigkeit bei Krebskranken im deutschen Sprachraum: Die Entwicklung des Fatigue Assessment Questionnaires. Pflege 2001; 14 (3); 161 – 171

→ Hunstein D. Das ergebnisorientierte PflegeAssessment acute Care (ePA-AC). In: Bartholomeyczik S, Halek M, Hrsg. Assessmentinstrumente in der Pflege. Möglichkeiten und Grenzen. 2. Aufl. Hannover: Schlütersche; 2009; 60 – 78

→ Hoehl M, Kullick P, Hrsg. Gesundheits- und Kinderkrankenpflege. 4. Aufl. Stuttgart: Thieme; 2012

→ Kane RL, Shamaliyan T, Mueller C, Duval S, Wilt T. Nursing Staffing and Quality of Patient Care. Evidence Report/Technology Assessment No. 151. Rockville, MD: AHRQ Publication No. 07 –E005; 2007

→ Lyon F, Dawson D. Oucher or CHEOPS for pain assessment in children. Emerg Med J 2003; 20 (5)

→ Radzey B. Mini-Mental-Status-Test und Cohen-Mansfield Agitation Inventory. In: Bartholomeyczik S, Halek M, Hrsg. Assessmentinstrumente in der Pflege. Möglichkeiten und Grenzen. 2. Aufl. Hannover: Schlütersche; 2009:79 – 93

→ Reuschenbach B, Mahler C (Hrsg). Pflegebezogene Assessmentinstrumente. Bern: Huber; 2011

→ Schreier M M, Bartholomeyczik S. Erfassungsinstrumente zur Einschätzung der Ernährungssituation. In: Bartholomeyczik S, Halek M, Hrsg. Assessmentinstrumente in der Pflege. Möglichkeiten und Grenzen. 2. Aufl. Hannover: Schlütersche; 2009:28 – 50

→ Schrems B. Assessments anwenden. Was müssen Anwender können? In: Bartholomeyczik S, Hrsg. Pflegebedarf einschätzen. Pflegerisches Assessment. Lerneinheit 1. CNE Fortbildung und Wissen für die Pflege 2008; 1: 10 – 12

→ Student JC, Napiwotzky A, Palliative Care. Stuttgart: Thieme; 2007

→ Williams MA, Holloway JR, Winn M, Wolamin MO, Lawler ML, Westwick CR, Chin MH. (1979) Nursing Acitivities and Acute Confusional States in Elderly Hip-Fracture Patients. Nursing Research 1979; 28: 25 – 35

Case Management

→ DNQP-Deutsches Netzwerk für Qualitätsentwicklung in der Pflege. Hrsg. Expertenstandard Entlassungsmanagement in der Pflege. Osnabrück: DNQP; 2009

→ Ewers M. Case Management als Aufgabe der Pflege. In: Schaeffler D, Hrsg. Handbuch Pflegewissenschaft. 2. Aufl. Weinheim: Juventa; 2011:643 – 660

→ Ewers M. Krankenhausbasiertes Case Management. Versorgung sicherstellen. Lerneinheit 5. In: CNE 2007; 2: 1 – 16

→ Ewers M, Schaeffer D, Hrsg. Case Management in Theorie und Praxis. 2. Aufl. Bern: Huber; 2005

→ Löcherbach P, Kug W, Remmel-Fapbender R, Wendt WR, Hrsg. Case Management: Fall- und Systemsteuerung in der Sozialen Arbeit. 4. Aufl. München: Reinhardt; 2009

→ Wendt WR. Case Management im Sozial- und Gesundheitswesen. Eine Einführung. 5. Aufl. Freiburg i. Br.: Lambertus; 2010

Recht

→ Ekert B, Ekert Ch, Psychologie für Pflegeberufe. Stuttgart: Thieme; 2005

→ Hell W. Alles Wissenswerte über Staat, Bürger, Recht. 6. Aufl. Stuttgart: Thieme; 2010

→ Kellnhauser E et al., Hrsg. Thiemes Pflege. 10. Aufl. Stuttgart: Thieme; 2004

→ Köther I, Hrsg. Altenpflege. 3. Aufl. Stuttgart: Thieme; 2011

→ Laufs A, Uhlenbruck W, Genzel H, Hrsg. Handbuch des Arztrechts, 4. Aufl. München: C.H. Beck; 2010

→ Palandt O. Bürgerliches Gesetzbuch, 70. Aufl. München: C.H. Beck; 2010

→ Sappke-Heuser S. Rechtliche Rahmenbedingungen altenpflegerischer Arbeit. In: Charlier S. Soziale Gerontologie. Stuttgart: Thieme; 2007

→ Student JC, Napiwotzky A. Palliative Care. 2. Aufl. Stuttgart: Thieme; 2011

→ Stolz K, Warmbrunn J, Schmolz U, Elsbernd A. Betreuungsrecht und Pflegemanagement. Stuttgart: Thieme; 2008

Weiterführende Literatur

Pflegediagnosen

→ Ein großer Teil der grundlegenden Literatur zum Thema ist älteren Datums. In dieser Zeit wurde über Pflegediagnosen besonders kontrovers diskutiert. Diese Titel sind auch heute noch empfehlenswert.

→ Allgemein zu Begriffsbildung, Sprache, Fachsprache

→ Abt-Zegelin A, Schnell, M, Hrsg. Sprache und Pflege. 2. Aufl Bern: Huber; 2005

→ Seiffert H. Einführung in die Wissenschaftstheorie 1: Sprachanalyse, Deduktion, Induktion in Natur- und Sozialwissenschaften, 11. Aufl. München: Beck; 1992

→ von Ferber L. Sozialdialekte in der Medizin. Das Sprachverhalten von Laien, Praktikern und Wissenschaftlern. In: Böhme G, von Engelhardt M, Hrsg. Entfremdete Wissenschaft. Frankfurt/M: Suhrkamp; 1979: 29 – 55

→ Einführungswerke zu Pflegediagnosen und Pflegeklassifikationssystemen

→ Neben den schon in der Literaturliste aufgeführten Bänden von van der Bruggen und Mortensen sind folgende Bände zur Einführung empfehlenswert:

→ Sennenwald Etzel B, Hrsg. Pflegediagnostik und Pflegeklassifikationssysteme. Entwicklung und Anwendung. Stuttgart: Kohlhammer; 2003

→ Kritische Diskussionen finden sich in:

→ Kollak I, Georg M, Hrsg. Pflegediagnosen: Was leisten sie – was leisten sie nicht? Frankfurt/M: Mabuse; 1999

→ Kritek PB. Nursing Diagnosis in Perspektive: Response to a Critique. Image. The Journal of Nursing Scholarship1985; XVII, No 1, 3 – 8

→ Sandelowski M. Devices & Desires. Gender, Technology, and American Nursing. Chapel Hill: University of North Carolina Press, 2000

→ Shamansky SL, Yanni CR. In Opposition to Nursing Diagnosis: A Minority Opinion. Image: The Journal of Nursing Scholarship 1983; XV, No 2: 47 – 50

→ Stemmer R. Pflegetheorien und Pflegeklassifikationen. Pflege & Gesellschaft 2003; 2: 51 – 58

Fachzeitschriften

→ Leider gibt es keine deutsche Pflegezeitschrift zum Thema, Artikel finden sich aber in allen relevanten Fachzeitschriften. Eine englischsprachige Zeitschrift zum Thema gibt es:

→ International Journal of Nursing Terminologies and Classifications. The Official Journal of NANDA International. Edited by Georgia Griffith Whitley

Kontakt- und Internetadressen

Pflegeprozess, Pflegesysteme, wirtschaftlich Aspekte, Qualitätsmanagement und Organisationsentwicklung

→ Pflegelexikon der Fachbibliothek: http://www.fh-muenster.de

→ Primary Nursing: http://www.primarynursing.de

→ Deutsche Gesellschaft für Qualität e. V. (DGQ): http://www.dgq.de/

Pflegediagnosen

→ ACENDIO (Association for Common European Nursing Diagnosis, Interventions and Outcomes): http://www.acendio.net/

→ NANDA International, E-Mail: info@nanda.org

→ ICNP deutsche Nutzergruppe: http://www.icnp.info/

Case Management

→ Deutsche Gesellschaft für Care und Case Management e. V. – mit Hinweisen zu Qualifizierungsstandards, Fort- und Weiterbildungsangeboten, Literatur usw.: http://www.dgcc.de/

→ Netzwerk Case Management Schweiz – das Pendant zur deutschen Fachgesellschaft mit zahlreichen interessanten Informationen aus dem Nachbarland: http://www.netzwerk-cm.ch/

Recht

→ http://www.gesetze-im-internet.de

5 Ethik – Herausforderungen und Entscheidungen

Heiner Friesacher

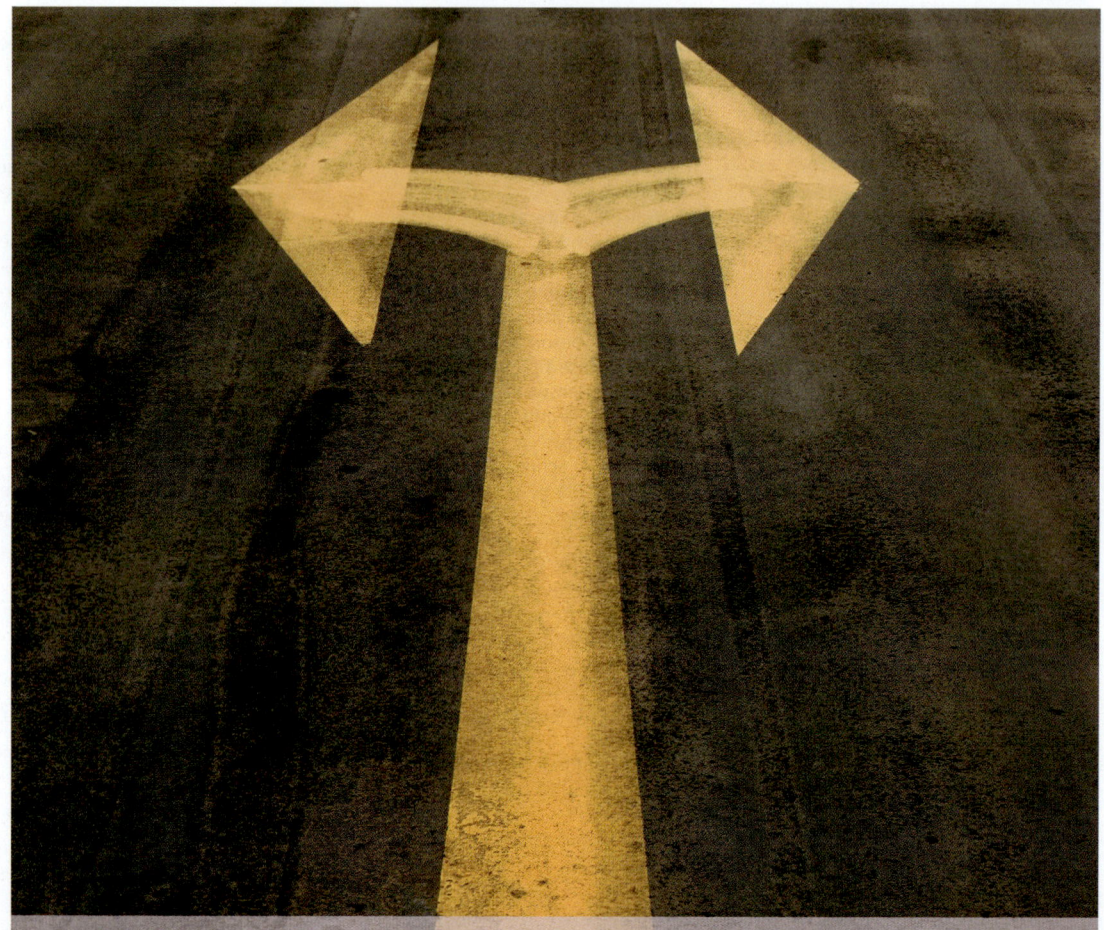

5.1 Einführung

Warum soll man sich überhaupt mit Ethik und Moral beschäftigen? Die in diesem Buch enthaltenen Themen sind schon umfangreich genug und müssen von angehenden Pflegenden mühsam erlernt werden, warum dann auch noch ein Kapitel zur Ethik? Und lassen sich Ethik und Moral überhaupt erlernen? Sind das Beherrschen von Pflegetechniken und das Wissen um Krankheitsbilder nicht die eigentlich wichtigen und zentralen Themen der Pflege?

In diesem Kapitel muss es also zunächst um eine plausible Begründung für die Beschäftigung mit Ethik und Moral gehen. Dazu werden drei verschiedene Zugänge aufgezeigt. Anschließend werden einige Begriffsklärungen vorgenommen und geklärt, was der Unterschied zwischen allgemeiner Ethik und angewandter bzw. problemorientierter Ethik und Berufsethik ist.

Daran schließen sich die Ausführungen zur Pflegeethik und zur Medizinethik an. Wir werden dann speziell auf einige theoretische Grundlagen der Pflegeethik eingehen und Begründungsansätze der Ethik verdeutlichen. Fragen der praktischen Entscheidungsfindung in ethischen Dilemmatasituationen werden anhand eines einschlägigen Beispiels aufgezeigt. Das Thema Macht und Gewalt, ein Problem aller helfenden Berufe, wird ebenfalls beleuchtet. Dabei werden Ursachen, Auswirkungen und Lösungsansätze diskutiert. Wie Ethik institutionell in der Klinik oder im Heim verankert werden kann, wird bei der Beschäftigung mit Ethikkommissionen, Ethikkomitees und ethischen Fallbesprechungen deutlich. Einige Anmerkungen zum Lehren und Lernen von Ethik und ein Ausblick schließen dieses Kapitel ab. Der Infoteil enthält hilfreiche Materialien zur weiteren Beschäftigung.

5.1.1 Warum soll man sich in der Pflege mit Ethik und Moral beschäftigen?

Um eine plausible Begründung für die Beschäftigung mit Ethik und Moral in der Pflege geben zu können, werden im Folgenden drei verschiedene Zugänge aufgezeigt:
1. eine kurze Fallstudie (aus den Aufzeichnungen des Autors)
2. eine historische Betrachtung
3. Ethik als alltägliche Aufgabe.

Kurze Fallstudie aus dem Pflegealltag

FALLBEISPIEL Frau Müller ist 86 Jahre alt, sie ist seit einigen Jahren an einer Demenz vom Alzheimer-Typus erkrankt. Sie ist aufgrund ihrer allgemeinen körperlichen Schwäche gangunsicher, sie ist inkontinent und hat eine sehr trockene Haut. Frau Bach, eine examinierte Krankenschwester, will Frau M. duschen.

„Hallo, Frau Müller, ich möchte Sie gerne duschen." Frau Müller reagiert nicht, wird dann zügig von Frau Bach auf die Bettkante gesetzt, aus dem Bett geholt und ohne Schuhwerk auf Strümpfen mit dem Rollator ins Bad begleitet. Frau Müller wirkt noch sehr müde. Im Badezimmer wird Frau Müller komplett entkleidet und unter die Dusche gestellt, dabei hält sie sich an den Haltegriffen fest. Der Duschvorgang wird sehr schnell durchgeführt. Frau Bach seift ein, rubbelt ab und erledigt die Körperpflege in gewohnt flottem Tempo. Frau Müller äußert jetzt: „Mir ist kalt!", woraufhin Frau Bach erwidert: „Ich beeil mich ja schon", und das Arbeitstempo noch etwas steigert.

Frau Müller wird jetzt etwas aggressiv und zeigt deutliche Abwehrhaltung. Beim Ankleiden des Oberkörpers sackt Frau Müller fast zusammen und hält sich nicht mehr fest, sie lässt auch etwas Stuhlgang unter sich. Frau Bach wirkt jetzt genervt, sie setzt Frau Müller barsch auf die Toilette und führt ihre Arbeit mit dem Eincremen der Beine fort. Dabei sagt sie: „So, wenigstens zwei ABEDL in einem Arbeitsgang". Nach dem Toilettengang und dem Ankleiden wird Frau Müller schnell ins Zimmer gebracht. Die gesamte Pflegesituation vom Aufstehen bis zum Zurückkehren ins Zimmer dauert 14 Minuten (**Abb. 5.1**). ———

Beim Lesen dieser kurzen Pflegesequenz wird deutlich, dass hier neben der Vernachlässigung fachlicher Standards (z. B. Ausstreichen der Venen, Bewegungsübungen der Beine, Trinkangebot auf der Bettkante und festes Schuhwerk zur Kontrakturen-, Orthostase- und Sturzprophylaxe) auch die Würde der Patientin unberücksichtigt bleibt. Die Pflegende hat anscheinend ihre festen Rituale und Routinen, von denen sie nur schwer abweichen kann.

Frau Müller mit ihrer Demenzerkrankung passt aber nicht in dieses Schema, sie hat ihren eigenen Rhythmus und ihre

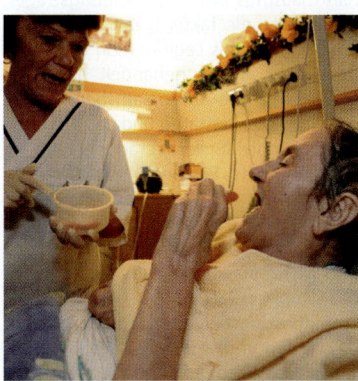

Abb. 5.1 Aufstehen, waschen, Körperpflege, Toilettengang, Betten machen, ankleiden – der allmorgendliche Pflegeprozess dauert im hier geschilderten Fallbeispiel ganze 14 Minuten.

eigenen Bedürfnisse. Frau Bach arbeitet ausschließlich verrichtungs- und ablauforientiert und ignoriert so die Bedürfnisse von Frau Müller. Das Duschen eines älteren Menschen als eigentlich intime und sehr persönliche, hochsensible Pflegeaufgabe wird hier zu einem „Abfeudeln", der schambesetzte Umgang mit Ausscheidungen wird funktionalisiert und in den Arbeitsablauf integriert („zwei ABEDL in einem Arbeitsgang").

Eine kritische Reflexion der eigenen Pflegearbeit findet nicht statt. Frau Bach äußert im Nachgespräch, so gepflegt zu haben wie immer, und bisher war es auch immer in Ordnung. „Diese dementen Patienten bringen aber auch die ganzen Abläufe durcheinander, da muss man halt seine Arbeit durchziehen", lautet ihr abschließender Kommentar.

Eine historische Betrachtung

In den Nürnberger Prozessen, in denen die Verbrechen der Nationalsozialisten juristisch aufgearbeitet wurden, wurden die damals beteiligten Pflegenden überwiegend freigesprochen mit der Begründung, dass sie als Hilfsberuf keine Verantwortung tragen mussten. Aus heutiger Sicht erschreckend sind die „... absolut verinnerlichte Gehorsamspflicht und das Vertrauen gegenüber den Ärzten und ‚Denen-Da-Oben' (...) Ein zentraler Pfeiler des berufsethischen Rahmens der Pflege war seit ihrer Neukonstruktion im 19. Jahrhundert die strikte Unterordnung unter die Allmacht der Ärzte". Die Pflegenden wollten ihr ganzes Leben nur Gutes tun. „Was das jeweils ‚Gute' war, haben ihnen die Vorgesetzten mitgeteilt. Sicher war die Pflege im Nationalsozialismus kein Entscheidungsträger, doch sollte die faktisch untergeordnete Position nicht als Legitimation dafür dienen, nicht anders gehandelt haben zu können." Diese Gehorsamsbereitschaft gegenüber Autoritäten und das Abgeben eigener individueller Verantwortung an übergeordnete Personen und Instanzen ermöglichte das Ausführen von moralisch zu verurteilenden Taten und erlaubte gleichzeitig, ein Gefühl von Unschuld und Nichtbeteiligung aufrecht zu erhalten (Steppe 1989, S. 163 – 164).

Fremdbestimmung der Pflege. Pflegende wurden und werden z. T. noch heute wesentlich fremdbestimmt. Waren es zunächst über Jahrhunderte die beiden großen christlichen Kirchen und ihre Vertreter, die die Berufsauffassung der Pflege eher als dienende und sich aufopfernde Berufung verstanden und jeden Versuch einer Professionalisierung unterdrückt haben, ist seit dem 19. Jahrhundert die Medizin die für die Pflege maßgebende und übergeordnete Instanz, die die Pflege als Hilfs- und Assistenzberuf der Ärzte versteht.

In jüngster Zeit scheint die Ökonomie die Rolle der Fremdbestimmung der Pflege zu übernehmen. Mit dem Argument der „Kostenexplosion" und dem „Ende der Finanzierbarkeit" lässt sich noch jede Personalkürzung und Verknappung von Pflegezeiten legitimieren (vgl. Kühn 2007, Taubert 1992, Seidl 1993).

Neue Berufsethik. Ethik in der Pflege ist somit eng verbunden mit der Forderung nach Professionalisierung, nach Eigenständigkeit und einem neuen Selbstverständnis. Der gewandelte gesellschaftliche Bedarf und die neuen Herausforderungen an Pflege (z. B. durch die vermehrte Versorgung von pflegebedürftigen Menschen außerhalb der Klinik, die Zunahme alter und hochbetagter Menschen und das Ansteigen von Demenzerkrankten, neue Aufgaben wie Beratung, Anleitung und Schulung) verlangen eine

eigenverantwortlichere Pflege, die ihr Handeln auch selbst verantworten und legitimieren muss. Ethische Fragen in diesem Zusammenhang sind z. B.:

- „Wann wird Pflege ‚gefährlich'?
- Welche Verantwortung übernehmen wir, welche nicht?
- Was sind unsere spezifischen Aufgaben, was sind berufsfremde Aufgaben?" (Heller 1993, S. 183).

Ethik als alltägliche Aufgabe

Neben diesen eher berufsspezifischen Zugängen für die Beschäftigung mit Ethik lässt sich auch eine ganz alltägliche Begründung anführen: „Kann mir jemand sagen, wo ich hin will?" Diese scheinbar paradox klingende Frage aus einem Sketch des Kabarettisten Karl Valentin (1882 – 1948) betrifft die Grundfragen der Ethik. „Wie will ich leben, wie wollen wir gemeinsam leben?"

„Wir fragen aber nicht nur, wie wir leben und handeln *wollen,* sondern auch, wie wir es *sollen*" (Körtner 2004, S. 13). Ethik und Moral sind somit keine von den vermeintlichen Experten (Philosophen, Theologen u. a.) aufgeworfenen Themen, sondern Fragen des richtigen Handelns und des guten Lebens stellen sich im Alltag jedes einzelnen Menschen.

Schon als Kind lernen wir bestimmte Regeln, Normen und Werte, die uns einen Orientierungsrahmen bieten. Dabei können wir Konventionen, wie z. B. Tisch- und Kleidersitten, von grundlegenden Normen und Werten unterscheiden. Während Erstere sich als durchaus wandelbar zeigen, gehören Werte und Normen in unserer Gesellschaft, wie das „Verbot zu töten", „die Würde des Menschen zu schützen" und „den Schwachen zu helfen" zum Traditionsbestand unserer christlich-europäischen Kultur.

Problematisch wird die Orientierung dann, wenn grundlegende Überzeugungen ins Wanken geraten, wir mit Problemen konfrontiert werden, die nicht klar und eindeutig zu beantworten sind (**Abb. 5.2**):

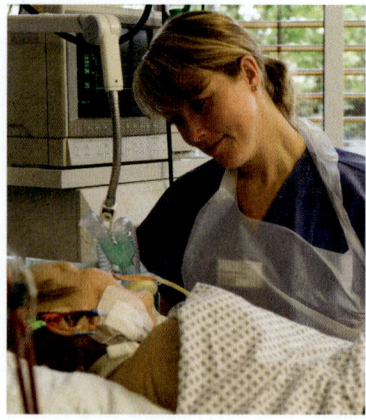

Abb. 5.2 Welche Rechte hat der bewusstlose Patient? Was ist sein Wille? Was tut ihm gut?

- Was sind die Rechte von bewusstlosen Patienten?
- Was ist ein gutes Leben für Menschen mit Demenz?
- Sollte aktive Sterbehilfe erlaubt sein?
- Was ist soziale Gerechtigkeit?
- Dürfen wir alles tun, was wir können? Hier helfen uns religiöse Traditionen nicht weiter. „Die Schwierigkeit ist nicht, daß die Fragen, die mit religiös fundierten Normen gelöst werden, veraltet wären, sondern daß man bezweifeln muss, ob wir moralische Normen heute noch überhaupt religiös fundieren dürfen. Eine solche Begründung setzt voraus, daß man gläubig ist … Aber auch der Gläubige kann, zumindest wenn er Andersgläubige und Nichtgläubige ernst nimmt, seine moralischen Normen letztlich nicht mehr auf seinen Glauben gründen. Denn das Einhalten von moralischen Normen ist etwas, was wir (so scheint es jedenfalls) von allen verlangen, und um das zu können, müssen wir auch erwarten, daß sie für alle einsichtig zu machen sind" (Tugendhat 1994, S. 13).

5.2 Ziele und Dimensionen der Ethik

Der (Pflege-)Ethik-Experte und Professor für Pflegewissenschaft, Hartmut Remmers, beschreibt Ziele und Aufgaben der Ethik folgendermaßen:

„Ihrer Intention nach ist Ethik darauf gerichtet, auf methodischem Wege, d. h. auf der Grundlage allgemeiner Begriffe und schlüssiger Argumente, Begründungsmaßstäbe für ein von allen Mitglie-

dern einer Gemeinschaft als gut und gerecht anzuerkennendes Handeln zu entwickeln. Moralisches Handeln und Urteilen bildet somit auch den Gegenstand von Ethik" (Remmers o. J., S. 5).

Und in ähnlicher Formulierung:

„Ethiken sind spezialisiert auf Fragen, unter welchen allgemeingültigen Grundsätzen sich ein Konsens bei strittigen

Handlungsalternativen herstellen läßt, die weder durch Zwang noch durch Gewalt gelöst werden sollen (…) Sie fragen danach, wie sich moralische Entscheidungen wechselseitig begründen lassen" (Remmers 2000, S. 6).

Ethik ist nach diesen Ausführungen begründungsbedürftig, und zwar so, dass alle dieser Begründung zustimmen können, ohne dass Zwang oder Gewalt ausgeübt werden. Die Begründung kann sich auch nicht mehr auf religiöse Gründe berufen, wie schon ausgeführt wurde. Insgesamt scheiden traditionelle Begründungen für die Ethik in einer aufgeklärten und offenen Gesellschaft aus, d. h., keine Autorität (Kirche, Staat, Vorgesetzter) kann einem das eigene Nachdenken und Begründen von Ethik und Moral abnehmen. Dabei geht die Ethik von den Voraussetzungen aus, dass das Leben in einer Gemeinschaft Regeln unterliegt, die eine Art Ordnungsrahmen für das freiheitliche Zusammenleben darstellen, und dass die Mitglieder der Gemeinschaft diese verantwortungsbewusst mitgestalten und verbessern.

5.2.1 Vier Dimensionen der Ethik

Körtner (2004, S. 20 ff.) teilt in Anlehnung an Rich (1984) den Gegenstandsbereich der Ethik in folgende vier Dimensionen ein (**Abb. 5.3**):

1. Individualethik. Ethische Fragen betreffen hierbei die eigene Person, wie z. B.:

- Warum möchte ich einen Pflegeberuf erlernen?
- Wäre ein Studium der Pflegewissenschaft für mich eine reizvolle Perspektive?
- Wie halte ich es mit der eigenen Gesundheit?

2. Personalethik. Dabei geht es um das Verhalten des Einzelnen zum anderen, z. B.:

- Wie gehe ich mit einer älteren, demenziell erkrankten Frau um (s. Fallbeispiel, S. 133)?
- Möchte ich fördernd und ressourcenorientiert pflegen oder doch lieber passivierend, weil es schneller geht?
- Respektiere ich die Autonomie des Patienten, der mir sagt, dass er nicht mobilisiert werden möchte?

3. Sozialethik. Sozialethik beschreibt das Zusammenwirken des Einzelnen mit an-

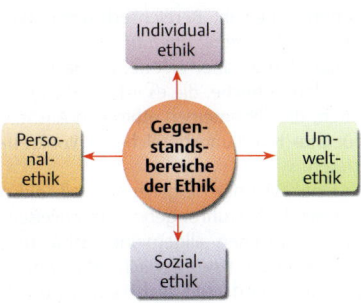

Abb. 5.3 Gegenstandsbereiche der Ethik (in Anlehnung an Körtner 2004 u. Rich 1984).

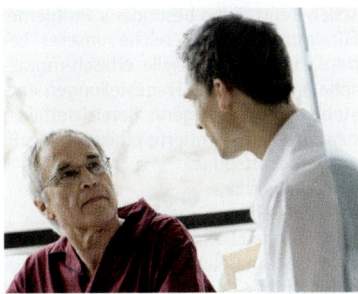

Abb. 5.4 Habe den Mut, deinem Gewissen zu folgen und dich deines eigenen Verstandes zu bedienen!

deren in Form gesellschaftlichen Handelns. Diese Dimension betrifft auch die Organisationen und Institutionen wie Krankenhäuser, Heime, häusliche Pflegedienste u. a. Sozialethische Fragen betreffen u. a.

- die Finanzierung der Pflege,
- die Verteilung von Mitteln bei knappen Ressourcen (Allokationsproblematik; Allokation = Verteilung, Zuteilung),
- den Bedarf an qualifizierten Pflegenden im Verhältnis zu Helfern in der Pflege oder
- die Lebensqualität in Pflegeheimen.

4. Umweltethik. Sie beschäftigt sich mit den Auswirkungen menschlichen Handelns auf die außermenschliche Natur. Hier stellen sich z. B. Fragen der Ökologie und unserer moralischen Verantwortung gegenüber nachfolgenden Generationen, z. B.:

- Wie gehen wir mit Einmalmaterialien in der Pflege um?
- Sind Tierversuche für den medizinischen Fortschritt zu rechtfertigen?

5.2.2 Ethik und Moral – zwei Begriffserklärungen

Bisher wurden die Begriffe Ethik und Moral synonym gebraucht und auch aus

dem Ursprung der beiden Wörter lässt sich keine eindeutige Abgrenzung herleiten. Von den meisten Philosophen werden beide Begriffe aber in der folgenden Weise verwendet und diese Sichtweise wird auch in diesem Kapitel vertreten.

Ethik und Moralphilosphie. Als Ethik oder Moralphilosophie bezeichnen wir das reflektierte Nachdenken über Moral und moralisches Handeln, als wissenschaftliche Disziplin ist sie der praktischen Philosophie (und Theologie) zuzurechnen.

Moral. Unter Moral sollen die Verhaltensnormen einer Gruppe oder Gesellschaft verstanden werden.

Werte und Normen. Werte und Normen sind Elemente der Moral, die durch gemeinsame Anerkennung als verbindlich gesetzt worden sind (z. B. „Du sollst nicht töten"; vgl. Pieper 1994).

> **MERKE** „Als **Grundregel moralischen Handelns** kann gelten: Habe den Mut, deinem Gewissen zu folgen! Neben dem Gewissen gibt es für unser Handeln Gründe des Verstandes. Darum gilt zugleich die zweite Regel: Habe den Mut, dich deines eigenen (!) Verstandes zu bedienen" (Immanuel Kant, zitiert nach Körtner 2004, S. 19; **Abb. 5.4**).

5.3 Allgemeine und angewandte Ethik

5.3.1 Allgemeine Ethik

Die allgemeine Ethik hat eine lange Tradition, schon Aristoteles (384 – 322 v. Chr.) rechnete sie zur praktischen Philosophie zu (neben der Ethik gehören für Aristoteles noch die Politik und die Ökonomie dazu) und bestimmte ihren Gegenstand als menschliche Handlungen und Produkte. Dabei kann unterschieden werden zwischen

- normativen Fragen des richtigen Handelns (Gerechtigkeit) und

- wertbezogenen Fragen des guten Lebens (Glück).

Die jeweiligen Schwerpunktsetzungen ethischer Fragen sind im Laufe der Geschichte wandelbar und abhängig von den gesellschaftlichen Umständen, Konflikten und Themen der Zeit. Wesentliche ethische Theorieansätze, die auch für die Pflege eine wichtige Rolle spielen, sind

- die „Gerechtigkeitsethik",
- die „Fürsorgeethik" (Care-Ethik) und
- die „Ethik der Anerkennung".

Bei der Darstellung der Begründungsebene einer Pflegeethik sollen diese Ansätze in aller Kürze dargelegt werden (S. 138).

5.3.2 Angewandte Ethik als Bereichs- und Berufsethiken

Neben der allgemeinen Ethik, die sich primär mit Begründungsfragen allgemeiner Normen beschäftigt, geht es bei der angewandten Ethik (problemorientierte Ethik, Bereichsethik) um Fragen der ethischen Beurteilung besonderer Probleme. Für immer mehr Bereiche unseres Lebens, in denen spezielle ethisch-moralische Probleme und Fragestellungen entstehen, gibt es eigene Bereichsethiken bzw. problemorientierte Ethiken wie z. B.

- Wirtschaftsethik,
- Technikethik,
- Rechtsethik,
- politische Ethik,
- Wissenschaftsethik,
- Bioethik,
- Medizinethik und eben auch
- Pflegeethik.

Diese unterschiedlichen Praxisfelder erfordern unterschiedliche Arten der ethischen Reflexion. Bereichsethiken entwickeln nicht eigene oberste ethische Prinzipien, haben aber eigene, je spezifische Problembereiche, die es erforderlich machen, die allgemeinen ethischen Ansätze für ihre Handlungsbereiche zu konkretisieren.

Eine wichtige Ergänzung soll diese kurzen Ausführungen abschließen. Wenn zwischen allgemeiner Ethik und angewandter bzw. Bereichsethik unterschieden wird, soll nicht der Eindruck entstehen, dass die allgemeine Ethik abgehoben vom Alltag und weit entfernt von der konkreten Lebenswelt der Menschen im Elfenbeinturm der Universität

von irgendwelchen Experten entworfen wird. Ethik als Reflexion gelebter Moral ist Teil der Lebenspraxis.

> **MERKE** „Die philosophische Ethik vermittelt kein wissenschaftliches Expertenwissen, sondern ist eine disziplinierte Fortsetzung und Intensivierung ethischer Selbstreflexion. (...) Die Ethik als kritische Klärung und Reflexion unserer moralischen Grundorientierung bleibt eine prinzipiell unabschließbare gemeinsame Aufgabe menschlicher Kultur in allen Lebensbereichen" (Rehbock 2000, S. 282 f.).

5.4 Pflege- und Medizinethik – Gemeinsamkeiten und Abgrenzungen

Pflegeethik ist ein noch junges Feld der Pflege, auch wenn ethische Fragen so alt sind, wie es Pflege gibt. Als systematische Reflexion pflegerischer Praxis ist Pflegeethik ein Teil der allgemeinen Gesundheitsethik und damit, wie die Medizinethik auch, eine Bereichsethik.

5.4.1 Gemeinsame Ethikprinzipien

Grundprinzipien von Beauchamp und Childress

Ärzte und Pflegende gehören beide zu den helfenden Berufen und allein dadurch fällt ihnen eine besondere Verantwortung zu. Diese drückt sich z. B. in moralischen Grundforderungen aus, wie sie von Beauchamp und Childress (1994) formuliert wurden. Diese Moralprinzipien sind das Ergebnis einer jahrhundertelangen ethischen Reflexionstätigkeit, sie gelten für die Medizin- und Pflegeethik gleichermaßen (**Abb. 5.5**). Beauchamp und Childress beschreiben vier moralische Grundprinzipien.

Prinzip der Autonomie. Das Autonomieprinzip beschreibt das grundsätzliche Recht des Patienten auf Selbstbestimmung. Es beinhaltet somit auch die Verweigerung einer Behandlung oder Maß-

nahme. Das setzt eine umfassende Information und Aufklärung voraus, damit auch die Folgen der von ihm getroffenen Entscheidung beurteilt werden können.

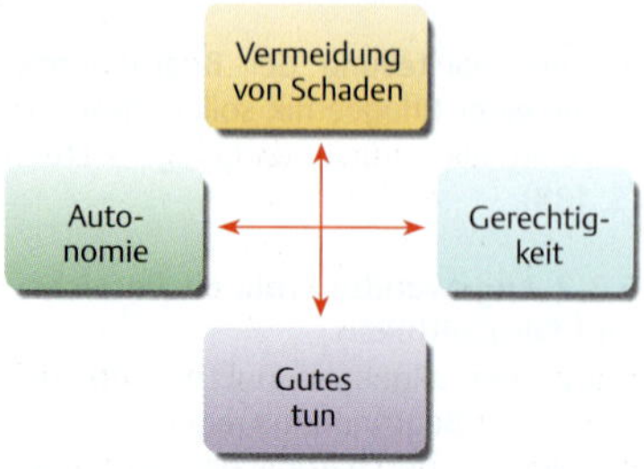

Prinzip der Benefizienz oder Fürsorge. Dieses Prinzip bedeutet, dass das Wohl des Patienten oberstes Gebot ist. Ärzte und Pflegende sollen das Wohl des Patienten fördern und ihm nützen.

Prinzip der Schadensvermeidung. Damit ist ein Schadensverbot gemeint, welches v. a. bei Risikoabwägungen medizinischer und pflegerischer Maßnahmen Anwendung findet.

Prinzip der Gerechtigkeit. Im Sinne von Fairness geht es hierbei u. a. um Fragen der gerechten Verteilung knapper Ressourcen und auch um die Prioritätensetzung, z. B. mehr Geld für Intensivmedizin und -pflege oder stärkere Förderung der Altenpflege in Pflegeheimen.

Diese Kriterien stehen in keiner Rangordnung, für die Entscheidung im Einzelfall sind sie allerdings nicht ausreichend, es bedarf zusätzlicher grundlegender ethischer Theorien und Ansätze der Entscheidungsfindung (vgl. Schmid 2007).

Ethikkodizes

Eine weitere Orientierung für ethisch verantwortbares Handeln in Pflege und Medizin sollen die Ethikkodizes bieten. Diese basieren wiederum auf einschlägigen Menschenrechtsdokumenten wie den „Allgemeinen Erklärung der Menschenrechte" der Vereinten Nationen von 1948 und dem Grundgesetz der Bundesrepublik Deutschland von 1949. Hier heißt es in Art. 1 (1): „Die Würde des Menschen ist unantastbar."

ICN Ethik-Kodex. Der für die Pflege wesentliche Ethik-Kodex stammt vom Weltbund der Pflegenden, dem ICN (International Council of Nursing). Dieser Kodex

wurde 1953 das erste Mal veröffentlicht und wird regelmäßig überprüft und bestätigt. Die letzte Fassung stammt aus dem Jahre 2000 (**Abb. 5.6**).

Berufsfeldbezogene Kodizes. Für spezielle Handlungsfelder der Pflege, wie z. B. der Intensiv- und Altenpflege, existieren eigene, berufsfeldbezogene Kodizes, die sich an den besonderen Aufgaben, Herausforderungen und Problemen des Arbeitsfeldes orientieren. Eine Übersicht über die wichtigsten pflegerischen und ärztlichen Kodizes findet sich in Körtner (2004), Arndt (1996) und Wiesing (2000).

Ethikkodizes für die Pflege. Zu den pflegerischen Kodizes zählen u. a.

- der Ethikkodex für die Altenpflege,
- die ethischen Regeln für die Intensivpflegenden der Deutschen Gesellschaft für Fachkrankenpflege e. V. und
- die Wittenberger Thesen. Vorschläge zum ersten Kontakt mit der Psychiatrie.

Ethikkodizes für die Medizin. Wichtige ärztliche ethische Grundregeln sind z. B.

- der Hippokratische Eid,
- der Nürnberger Kodex und
- die Grafenecker Erklärung zur Bio-Ethik.

Diese Kodizes bieten eine allgemeine Orientierung für das berufliche Handeln, können aber in ethischen Problemsituationen keine konkreten Hinweise für das richtige Handeln liefern. Dieses muss von Fall zu Fall jeweils neu geprüft und gerechtfertigt werden. Dafür gibt es Wege der Entscheidungsfindung, auf die an späterer Stelle noch eingegangen wird (S. 139).

Abb. 5.5 Vier Ethikprinzipien nach Beauchamp und Childress (Beauchamp u. Childress 1994).

ICN Ethik Kodex für Pflegende

Präambel

Pflegende haben vier grundlegende Aufgaben:
- Gesundheit zu fördern,
- Krankheit zu verhüten,
- Gesundheit wiederherzustellen,
- Leiden zu lindern.

Es besteht ein universeller Bedarf an Pflege.

Untrennbar von Pflege ist die Achtung der Menschenrechte, einschließlich dem Recht auf Leben, auf Würde und respektvolle Behandlung. Sie wird ohne Rücksicht auf das Alter, Behinderung oder Krankheit, das Geschlecht, den Glauben, die Hautfarbe, die Kultur, die Nationalität, die politische Einstellung, die Rasse oder den sozialen Status ausgeübt.

Die Pflegende übt ihre berufliche Tätigkeit zum Wohle des Einzelnen, der Familie und der sozialen Gemeinschaft aus; sie koordiniert ihre Dienstleistungen mit denen anderer beteiligter Gruppen.

Der Kodex

Der ICN Kodex für Pflegende hat 4 Grundelemente, die den Standard ethischer Verhaltensweise bestimmen.

Elemente des Ethik Kodex

1. Pflegende und ihre Mitmenschen

■ Die grundlegende berufliche Verantwortung der Pflegenden gilt dem pflegebedürftigen Menschen.

■ Bei ihrer beruflichen Tätigkeit fördert die Pflegende ein Umfeld, in dem die Menschenrechte, die Wertvorstellungen, die Sitten und Gewohnheiten sowie der Glaube des Einzelnen, der Familie und der sozialen Gemeinschaft respektiert werden.

■ Die Pflegende gewährleistet, dass der Pflegebedürftige ausreichende Information erhält, auf die er seine Zustimmung zu seiner pflegerischen Versorgung und Behandlung gründen kann.

■ Die Pflegende behandelt jede persönliche Information vertraulich und geht verantwortungsvoll mit der Informationsweitergabe um.

■ Die Pflegende teilt mit der Gesellschaft die Verantwortung, Maßnahmen zugunsten der gesundheitlichen und sozialen Bedürfnisse der Bevölkerung, besonders der von benachteiligten Gruppen, zu veranlassen und zu unterstützen.

■ Die Pflegende ist auch mitverantwortlich für die Erhaltung und den Schutz der natürlichen Umwelt vor Ausbeutung, Verschmutzung, Abwertung und Zerstörung.

2. Pflegende und die Berufsausübung

■ Die Pflegende ist persönlich verantwortlich und rechenschaftspflichtig für die Ausübung der Pflege, sowie die Wahrung ihrer fachlichen Kompetenz durch kontinuierliche Fortbildung.

■ Die Pflegende achtet auf ihre Gesundheit, um ihre Fähigkeit zur Berufsausübung zu erhalten und sie nicht zu beeinträchtigen.

■ Die Pflegende beurteilt die individuellen Fachkompetenzen, wenn sie Verantwortung übernimmt oder delegiert.

■ Die Pflegende soll in ihrem beruflichen Handeln jederzeit auf ein persönliches Verhalten achten, das dem Ansehen der Profession dient und das Vertrauen der Bevölkerung in sie stärkt.

■ Die Pflegende gewährleistet bei der Ausübung ihrer beruflichen Tätigkeit, dass der Einsatz von Technologie und die Anwendung neuer wissenschaftlicher Erkenntnisse vereinbar sind mit der Sicherheit, der Würde und den Rechten des Menschen.

3. Pflegende und Profession

■ Die Pflegende übernimmt die Hauptrolle bei der Festlegung und Umsetzung von Standards für die Pflegepraxis, das Pflegemanagement, die Pflegeforschung und Pflegebildung.

■ Die Pflegende wirkt aktiv an der Weiterentwicklung der wissenschaftlichen Grundlagen der Profession mit.

■ Durch ihren Berufsverband setzt sich die Pflegende dafür ein, dass gerechte soziale und wirtschaftliche Arbeitsbedingungen in der Pflege geschaffen und erhalten werden.

4. Pflegende und ihre Kollegen

■ Die Pflegende sorgt für gute Zusammenarbeit mit den Kollegen aus der Pflege und anderen Professionen.

■ Die Pflegende greift zum Schutz des Patienten ein, wenn sein Wohl durch einen Kollegen oder eine andere Person gefährdet ist.

Pflegende sind Personen, die die Profession Pflege ausüben:
Gesundheits- und Krankenpfleger/in, Gesundheits- und Kinderkrankenpfleger/in, Altenpfleger/in

Abb. 5.6 Der ICN Ethik-Kodex ist Maßstab für das Handeln und Verhalten von Pflegenden. Die Berufsverbände von 122 Ländern (neben den europäischen Ländern auch Nigeria, Kuba, Pakistan) haben dies erklärt.

5.4.2 Abgrenzung ethischer Positionen

Ein weiteres Problem für den Alltag stellt die rein rechtlich immer noch nicht realisierte Gleichstellung zwischen Medizin und Pflege im Krankenhaus dar. Anders als im Altenpflegeheim gibt es hier keinen arztfreien Raum, somit sind Pflegende in vielen Konfliktsituationen an die Weisungen von Ärzten gebunden, was oftmals zu Belastungen für die Pflegenden führt.

Auch wird in der wissenschaftlich-technischen Medizin der Patient oftmals zu einem Fall oder einer Sache reduziert, als Person mit einer Lebensgeschichte und einem sozialen Umfeld gerät er aus dem Blick. Genau diese Perspektive des Betroffenen einzunehmen, wäre für die Pflege und eine eigene ethische Position grundlegend. Dabei sollte Pflege gleichberechtigt neben der Medizin stehen, wie es auch von vielen Seiten (und auch von einigen Ärzten, z. B. Schipperges 1990, Wehkamp 1996) gefordert wird

(vgl. Remmers 2010, Friesacher 2008 a und b, Kühn 2007, Körtner 2004).

5.4.3 Themenfelder der Pflegeethik

Im Folgenden sind einige ausgewählte Themenfelder der Pflegeethik in Anlehnung und Erweiterung an Körtner (2004, S. 44 f.) beschrieben:
- Umgang mit verwirrten und dementen Menschen
- Fixierung von Patienten (in der Geriatrie und gerontologischen Pflege,

auf Intensivstationen, in der Psychiatrie u. a.)
- Umgang mit Wachkoma- und Komapatienten
- Wohnformen und Lebensbedingungen in der Langzeitpflege
- Vernachlässigung, Aggression und Gewalt in der Pflege
- Umgang mit Sexualität und sexuellen Bedürfnissen (z. B. in der Gerontopsychiatrie)

- Verhütung, Schwangerschaft und Schwangerschaftsabbruch (z. B. in der Kinder- und Jugendpsychiatrie)
- Pflege gegen den Willen des Patienten
- Umgang mit Menschen aus anderen Kulturkreisen
- Pflege in der Sterbephase und Umgang mit Sterben und Tod

- Umgang mit dem Verstorbenen nach Eintritt des Todes
- Probleme der Technisierung und Ökonomisierung pflegerischen Handelns
- Begleitung, Betreuung und Einbeziehung der Angehörigen in die Pflege
- Ethik in der Wissenschaft und Forschung der Pflege

5.5 Theoretische Grundlagen der Pflegeethik

Auch die Pflege orientiert sich an bestehenden Theorien und Modellen der allgemeinen Ethik. Einige der wesentlichen sollen hier in aller Kürze vorgestellt werden.

5.5.1 Gerechtigkeitsethik
Eine lange Tradition hat die sogenannte Gerechtigkeitsethik, nach der moralische Entscheidungen auf der Grundlage universell (allgemein-)gültiger Prinzipien gelöst werden sollen. Ein Beispiel ist die Pflichtenethik nach Immanuel Kant (1724 – 1804), der in seinem berühmten „Kategorischen Imperativ" (d. h. unbedingt und in jeder Situation gültig) ausführt: „Handle nur nach derjenigen Maxime, durch die du zugleich wollen kannst, dass sie ein allgemeines Gesetz werde" (I. Kant, Grundlegung zur Metaphysik der Sitten, zit. n. Körtner 2004, S. 96). In heutiger Sprache ausgedrückt würden wir sagen: „Handele nach den Prinzipien, die auch von anderen als allgemeingültig anerkannt werden, und instrumentalisiere niemanden, d. h. benutze niemanden nur als Mittel zum Zweck."

Moral der universellen Achtung. Tugendhat (1994) hat dieses Konzept auch als Moral der universellen Achtung bezeichnet. Die Achtung vor den anderen besagt, dass diese Regel universell gültig ist und sich auf alle Menschen bezieht.

Diskursethik nach Habermas. Der Philosoph und Soziologe Jürgen Habermas (1996) knüpft ebenfalls an Kant an. Er plädiert für eine Konsensbildung im Diskurs, d. h., im Gespräch mündiger Teilnehmer soll eine Einigung bei strittigen Fragen erzielt werden. Diese als Diskursethik bezeichnete Position baut auf den notwendigen Voraussetzungen einer idealen Sprechsituation auf.

Zu einer solch idealen Sprechsituation müssen jedoch für alle Teilnehmer folgende Voraussetzungen erfüllt sein:

- Alle müssen dieselben Chancen haben, sich am Gespräch zu beteiligen.
- Alle müssen die gleiche Chance zur Kritik haben.
- Alle sollen die gleichen Chancen haben, ihre Einstellungen, Gefühle und Ziele zum Ausdruck zu bringen.
- Alle Teilnehmer sollen gleichberechtigt Handelnde sein (ein Gespräch zwischen Herrn und Sklaven wäre keine Bedingung für eine ideale Sprechsituation).

Der Position einer Gerechtigkeitsethik wird vorgeworfen, dass die konkrete Situation und die Rahmenbedingungen zu wenig Beachtung finden und die Gefahr besteht, dass die Bedürfnisse und Interessen der Beteiligten missachtet werden.

Weiterhin wird zu wenig berücksichtigt, dass es sich bei Pflegesituationen um asymmetrische Beziehungen handelt, d. h. der Patient sich i. d. R. in einer schwächeren Position befindet. Die Voraussetzungen einer idealen Sprechsituation sind in vielen Fällen nicht gegeben und die Patienten bedürfen deshalb einer besonderen Sorge und Aufmerksamkeit. Diese Position wird als Fürsorgeethik oder im internationalen Umfeld als Care-Ethik bezeichnet (Conradi 2001).

5.5.2 Fürsorgeethik bzw. Care-Ethik
Im Zentrum der Fürsorge- bzw. Care-Ethik stehen menschliche Beziehungen (Interaktionen), Zuwendung und Mitgefühl (**Abb. 5.7**). Anders als in universellen Gerechtigkeitsethiken wird in Care-Ethiken das Besondere der jeweiligen Situation berücksichtigt und die Achtung vor dem anderen nicht an Autonomie und Gegenseitigkeit geknüpft.

Aber auch diese Position birgt einige Probleme. So verlangt eine professionelle Pflegebeziehung neben der Zuwendung auch eine distanzierte Nähe. In

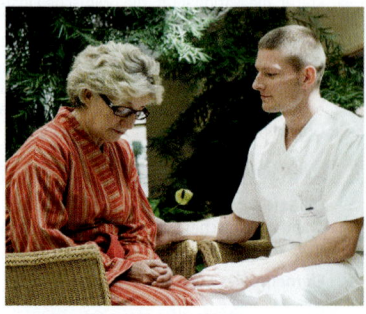

Abb. 5.7 Fürsorge, Zuwendung und Mitgefühl stehen im Zentrum der Fürsorge- bzw. Care-Ethik.

Care-Ethiken kollidiert nicht selten das Prinzip der Fürsorge mit denen der Autonomie und der Gerechtigkeit (S. 136). Aus einer Position der Nähe und Zuwendung lassen sich die Problematiken des gleichzeitigen Bestehens von Fürsorgepflichten gegenüber mehreren zu Pflegenden und auch organisatorische Defizite nicht hinlänglich begründen und lösen.

An dieser Stelle muss auf allgemeinverbindliche Begründungsmaßstäbe zurückgegriffen werden, wie sie die Gerechtigkeitsethik formuliert (vgl. Friesacher 2008, Remmers 2000).

5.5.3 Ethik und Theorie der Anerkennung
Eine mögliche Verbindung der unterschiedlichen Positionen leistet die Ethik und Theorie der Anerkennung (Honneth 2003, 2005). Zentral sind in diesem Ansatz folgende Aspekte:
1. sich als Träger von Rechten zu begreifen (= Autonomie und Gerechtigkeit)
2. die Gewissheit sozialer Wertschätzung (= Solidarität)
3. die gegenseitige Anerkennung als emotional bedürftige Wesen (= Fürsorge)

Diese ethische Position steht nicht im Gegensatz zu gerechtigkeitstheoretischen Ansätzen und Fürsorgeethiken, sondern in einem fruchtbaren Ergänzungsverhältnis.

Nach Honneth benötigen Menschen in verschiedenen Bereichen Anerkennung; wird diese verwehrt (z. B. durch Misshandlung, Missachtung von Rechten oder Entwürdigung und Demütigung), kommt es zu Störungen oder Fehlentwicklungen, sogenannten sozialen Pathologien.

MERKE Anerkennung erweist sich somit als grundlegende Haltung im menschlichen Miteinander im Allgemeinen und in helfenden Beziehungen wie der Pflege im Besonderen (vgl. Friesacher 2011, 2008, Gröning 2000).

5.6 Entscheidungsfindung in ethischen Problemsituationen

FALLBEISPIEL (in leichter Abwandlung einer vom Autor dokumentierten Situation)
Frau D. ist eine 82-jährige Frau, die seit 2 Jahren in einem Altenpflegeheim in einem speziellen Wohnbereich für Menschen mit Demenz (Special Care Unit) lebt.

Der Allgemeinzustand wie auch die Demenzerkrankung vom Alzheimer-Typ haben sich in den letzten Monaten schleichend verschlechtert. Die meiste Zeit liegt sie im Bett, gelegentlich sitzt sie im Rollstuhl. Die Kontaktaufnahme ist eingeschränkt, Frau D. spricht wenig, die verbale Sprache ist undeutlich, Reaktionen erfolgen gelegentlich auf Blicke und Berührungen.

Aufgrund eines Sturzes, bei dem sie sich eine Platzwunde am Kopf zugezogen hatte, wurde sie in das nahe gelegene Krankenhaus verlegt und chirurgisch versorgt.

Die Nahrungsaufnahme gestaltet sich als sehr mühsam und schwierig. Frau D. benötigt Unterstützung und Aktivierung von den Pflegenden, oftmals ist sie zu müde zum Schlucken und lässt das Essen und die Getränke einfach stehen. Zunehmend lässt sie beim Anreichen des Essens die Lippen geschlossen, wehrt mit der Hand die angebotenen Speisen ab oder spuckt die Nahrung aus (**Abb. 5.8**). Die Rücksprache mit der Bezugspflegenden im Heim ergibt, dass Frau D. schon seit längerer Zeit deutliche Abwehrhaltungen beim Essen und Trinken signalisiert.

Im Team wird über die Situation heftig diskutiert: Einerseits soll Frau D. nicht zum Essen gezwungen werden, andererseits hat sie nur noch ein Körpergewicht von 48 kg (bei Aufnahme ins Pflegeheim vor zwei Jahren wog Frau D. 56 kg) und einen Body-Mass-Index (BMI) von 18. Die zuständige Stationsärztin erwägt die Anlage einer perkutanen endoskopischen Gastrostomie (PEG) zur enteralen Sondenernährung, das Pflegeteam will diesen Schritt möglichst vermeiden.

Die Situation verschärft sich, als Frau D. jegliche Nahrungs- und Trinkaufnahme vollständig verweigert. Eine zusätz-

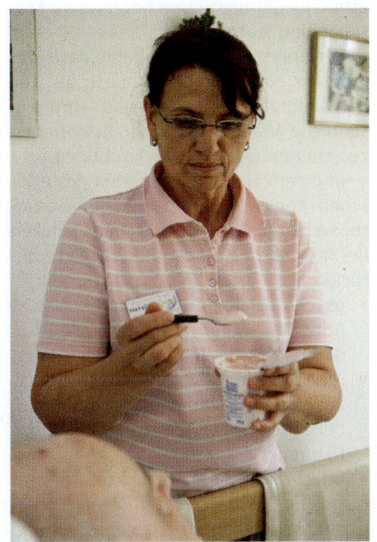

Abb. 5.8 Ist die Nahrungsverweigerung von Frau D. eine Willensbekundung oder ist sie krankheitsbedingt und verlangt nach Maßnahmen der künstlichen Ernährung?

liche Infektion der Lunge (Verdacht auf Bronchopneumonie) mit Fieber wird durch Antibiotika behandelt.

In einer Dienstbesprechung (Pflegeteam und Ärztin) wird über das weitere Vorgehen diskutiert, die Gründe für die Nahrungsverweigerung und Frau D.s mutmaßlicher Wille werden diskutiert. Mehrere Pflegende äußern die Ansicht, Frau D. habe mit ihrem Leben abgeschlossen und wolle sterben. Dieses sei zu respektieren. Die Ärztin äußert dagegen Bedenken, Frau D. einfach sterben zu lassen. Es wird vereinbart, mit der Tochter von Frau D., die auch die Betreuerin ihrer Mutter ist, einen Termin zu vereinbaren.

Die Tochter spricht bei ihrem Besuch zunächst mit der Stationsleitung, die die Position der Pflegenden deutlich macht (keine PEG-Anlage, da Frau D. mit dem Leben abgeschlossen habe und die Prognose äußerst schlecht sei). Die Tochter äußert heftigen Widerspruch und sucht das Gespräch mit der Ärztin. Frau D.s Tochter drängt die Ärztin zur PEG-Anlage.

Die richtige Entscheidung in einer ethischen Problemsituation zu finden ist nicht einfach. Das vorliegende Beispiel offenbart ein ethisches Dilemma: Auf der einen Seite stehen die ethischen Grundsätze der Fürsorge bzw. Wohltätigkeit und der Schadensvermeidung, die im pflegerischen und ärztlichen Handeln traditionellerweise eine wichtige Rolle spielen, andererseits wird zunehmend das Prinzip der Autonomie, d. h. der freie und selbstbestimmte Wille des Patienten in den Mittelpunkt gerückt.

Dies lässt sich auch in der Rechtsprechung und den aktuellen Diskussionen um Patientenverfügungen verfolgen. Schwierig wird die Entscheidungsfindung dadurch, dass Pflegesituationen selten ganz eindeutig sind, sondern oftmals mit Widersprüchlichkeiten, Unsicherheiten und nicht absehbaren Nebenfolgen behaftet sind. Des Weiteren ist nicht völlig klar, ob Fragen der Ernährung in das ärztliche Monopol fallen oder aber zu den Fragen einer „Grundversorgung" gehören, für die die Pflege Kompetenzen und Entscheidungsfreiheit reklamieren sollte. Unabhängig von diesen rechtlichen Gesichtspunkten soll es im Folgenden primär um die ethische Bewertung der Problematik gehen.

5.6.1 Diskussion und Entscheidungshilfen
Ethische Probleme im Zusammenhang mit der Ernährung gibt es im Pflegealltag oft. Viele werden dabei aber gar nicht als solche wahrgenommen. Beispiele dafür sind das Vorenthalten der Zahnprothese, das routinemäßige Verabreichen passierter Kost bei sehr alten Patienten, das schnelle Verabreichen von Nahrung oder auch die Verwendung von Begriffen wie „Füttern" oder „Abfüttern". Dass diese Vorgehens- und Verhaltensweisen Formen von mehr oder weniger subtiler Gewalt sind und jeweils die Würde und Achtung der Betroffenen verletzen, ist den so Handelnden oftmals nicht bewusst.

Im oben geschilderten Fallbeispiel ist die Problematik aber komplexer und schwieriger lösbar. Ist die Nahrungsverweigerung von Frau D. als eine Willensbekundung zu verstehen, die nicht anders mitgeteilt werden kann und als Protest gegen die unzumutbare Situation zu deuten ist? Oder ist die Verweigerung eher krankheitsbedingt und verlangt nach Maßnahmen der künstlichen Ernährung (PEG-Anlage) zum Wohle der Patientin? Wo liegt die Grenze zwischen der gebotenen Befriedigung eines grundlegenden Bedürfnisses und zu unterlassender Manipulation des Sterbens?

Ziele und Aufgaben pflegerischen und ärztlichen Handelns
Die vorliegende Problematik zeigt, wie wichtig es ist, sich über Ziele und Aufgaben pflegerischen und ärztlichen Handelns Gedanken zu machen. So lassen sich nach Oehmichen (2003, S. 3) folgende grundsätzlich voneinander zu unterscheidende Aufgaben und Ziele formulieren:
1. Gesundheitsförderung, Prophylaxe und Heilung von Krankheiten, d. h. auch Lebensverlängerung unter vorübergehender Einschränkung der Lebensqualität
2. Linderung von Leiden, d. h. Besserung bzw. Erhalt der Lebensqualität auch unter Einschränkung der Lebensverlängerung

Wann wird Ernährung zum ethischen Dilemma?
Besonders bei drei Gruppen von Patienten stellt sich die Ernährung als ethisches Dilemma dar:
- bei Sterbenden
- bei Patienten mit fortgeschrittener Demenz
- bei Menschen im Koma und Wachkoma

Bei Frau D. handelt es sich um eine Patientin mit fortgeschrittener Demenz; ob sie auch als eine sterbende Patientin zu bezeichnen ist, ist schwer zu entscheiden. Wann beginnt der Sterbeprozess? Bei aller Unsicherheit um den Beginn des Sterbens ist sicher, dass eine Prophylaxe und Therapie bei Sterbenden durch eine künstliche Ernährung nicht mehr möglich ist (Ollenschläger 1996).

Was will die Patientin?
Deshalb ist es von zentraler Bedeutung, so früh wie möglich den Willen der Patientin zu ermitteln. Wichtige Fragen in diesem Zusammenhang sind:
- Wie lautet der Wille der Patientin?
- Wurde alles unternommen, um ihn zu ermitteln?
- Wurde die Betroffene über Möglichkeiten und Komplikationen der PEG-

Anlage und der künstlichen Ernährung aufgeklärt?
- Würde ich (als Professioneller) in einer vergleichbaren Situation ernährt werden wollen?

Werteanamnesen und Gesprächsleitfäden unterstützen die Entscheidungsfindung
Neben diesen Gesichtspunkten sollten weitere Fragen geklärt werden, um eine ethisch legitimierte und begründete Entscheidung zu treffen.

Remmers (2000) empfiehlt dazu das Erheben einer Werteanamnese als Teil der biografischen Anamnese, um wesentliche Vorstellungen der Betroffenen zu erfahren und zu berücksichtigen.

In einem Gesprächsleitfaden des ethischen Konsils der Abteilung für Gerontopsychiatrie der Rheinischen Kliniken Bonn werden u. a. folgende Aspekte berücksichtigt (nach Kolb 2004a, S. 53):
- **psychosoziale Gesichtspunkte:** Was ist über die Biografie bekannt? Wie ist die psychische Befindlichkeit?
- **medizinische Gesichtspunkte:** Was ist aus der medizinischen Vorgeschichte bekannt? Wie lauten die aktuellen Diagnosen?
- **pflegerische Gesichtspunkte:** Über welche Ressourcen verfügt der Patient? Wie sehen der Pflegeprozess und die -planung aus?
- **organisatorische Gesichtspunkte:** Sind genügend Ressourcen vorhanden (Personal, Heilmittel, fachliche Kompetenz)?

Was ist das Therapieziel und welche Folgen hat es?
Eine gut begründete Entscheidungsfindung im vorliegenden Beispiel sollte sich am Therapieziel und an der Abschätzung der möglichen Folgen orientieren. Bei Frau D. lässt sich ein möglicher Sterbebeginn nicht eindeutig festlegen. Als Ziel der ärztlichen und pflegerischen Behandlung wäre sowohl eine Prognoseverbesserung als auch eine Steigerung der Lebensqualität denkbar. „Sie darf doch nicht verhungern und verdursten, es muss noch etwas getan werden!" So oder ähnlich lauten oftmals die Begründungen für eine künstliche Ernährung (**Abb. 5.9**). Auch die Tochter von Frau D. äußerte sich im Gespräch mit der Ärztin und dem Pflegepersonal in dieser Weise.

Wie helfen Studien und Untersuchungen?
Wichtig wäre in diesem Zusammenhang, auf Studienergebnisse und Untersuchungen zurückzugreifen, die einem die Entscheidung nicht abnehmen können, aber

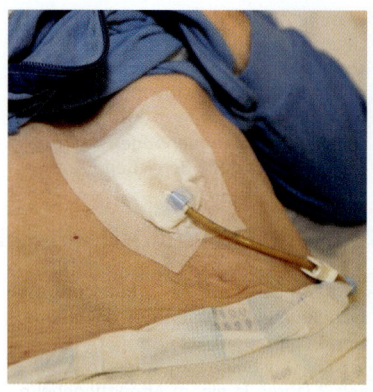

Abb. 5.9 Die Anlage einer PEG zur künstlichen Ernährung ist häufig Diskussionspunkt bei sterbenden Patienten.

doch eine Hilfestellung und Orientierung bieten.

So ist bekannt, dass bei Aufnahme auf einer Palliativstation nur 40 % der Patienten Hunger und Durst hatten und sich nur 3 % bis kurz vor ihrem Tod ernährten. Das Verlangen nach Ernährung reduziert sich in Todesnähe und dies gilt bei Palliativmedizinern als Sterbebeginn. Die Reduktion von Flüssigkeit führt zu einer deutlichen Abnahme von Erbrechen, die Minderung der Sekretproduktion dämpft die Atemnot. Die reduzierte Urinausscheidung wirkt wie eine „natürliche Narkose". Die alleinige Flüssigkeitszufuhr kann bei Sterbenden zur Verstärkung von Schmerzen und zu einer Verlängerung des Sterbeprozesses führen (Brinkmann 2005, Oehmichen 2003).

Untersuchungen wie die Ulmer PEG-Studie (Scheppach u. a. 1999, zit. n. Oehmichen 2003) zeigen, dass bei Demenzkranken nur 57 % nach 6 Monaten noch am Leben waren und eine Verbesserung des Zustands durch die PEG-Anlage und Sondenernährung nur bei 14 % zu verzeichnen war. Nur 25 % der über 80-jährigen Patienten, die im Krankenhaus eine Ernährungssonde angelegt bekamen, überlebten den stationären Aufenthalt (Sheimann 1996).

Eine Metaanalyse (Auswertung von vielen Studien nach strengen wissenschaftlichen Kriterien) über einen Zeitraum von mehr als dreißig Jahren zur Effektivität der Ernährung bei Demenzpatienten ergab, dass „durch eine künstliche Ernährung weder eine Risikosenkung in Bezug auf Häufigkeit von Lungenentzündung bzw. allgemeine Infektionen noch eine Verlängerung der Überlebensdauer erreichbar war" (Finucane u. a. 1999, zit. n. Oehmichen 2003, S. 5, vgl. Mazzola 2010,

Kutschke u. Perrar 2005, Kolb 2004 a u. b).

Die Ablehnung von Nahrung scheint bei Schwerkranken ein Signal an die Pflegenden, Ärzte und auch Angehörigen zu sein, dass der Tod naht. Diese Beobachtung bei Tumorpatienten im Endstadium lässt sich wohl auch auf Menschen mit fortgeschrittener Demenz übertragen. Außerdem sollte nicht außer Acht gelassen werden, dass die künstliche Ernährung mittels PEG-Sonde dazu führt, dass ein großer Teil der Patienten fixiert werden muss (je nach Studie zwischen 53 % und 90 %), da die Sonde sonst nicht toleriert wird. Dies stellt eine zusätzliche schwerwiegende Belastung für die Patienten dar (Oehmichen 2003).

5.6.2 Entscheidungsfindung für Frau D.

Aus diesen Studienergebnissen lassen sich keine pauschalen Antworten ableiten, aber einige Hinweise können die Orientierung erleichtern.

Festlegung des Therapieziels. Als Therapieziel wäre die Verbesserung der Lebensqualität von Frau D. anzustreben. Leidet sie Hunger oder Durst, ist zunächst natürliche und dann künstliche Ernährung anzuraten. Das Ermitteln von Durst ist möglich, indem man Flüssigkeit anbietet; das kann auch mithilfe eines nassen Tuchs oder Waschlappens versucht werden, den man zum Saugen in den Mund legt. Leidet Frau D. unter

Durst, wird sie die Flüssigkeit trinken bzw. aufsaugen. Lehnt sie über einen längeren Zeitraum ab, ist auch das als Willensäußerung zu akzeptieren. Wichtig ist eine ausreichende und häufige Mundpflege (Kolb 2004b).

Aufklärung und Kommunikation. In einem Aufklärungsgespräch zwischen Tochter, Ärztin und Pflegenden wäre eine gemeinsame Festlegung des Therapieziels anzustreben. Dabei sollten die Beteiligten jeweils ihre Positionen darlegen, ohne sich auf Nötigungen wie „sonst verhungert und verdurstet die Patientin" zurückzuziehen (*Abb. 5.10*). Es sollten die möglichen Komplikationen (z. B. Pneumonie) und Maßnahmen bei Komplikationen besprochen werden.

Sind sich Betreuer (in diesem Fall die Tochter) und das behandelnde Team einig, bedarf es auch keiner Genehmigung des Vormundschaftsgerichts, welche Maßnahmen im Sinne der Betroffenen getroffen werden (Körner u. a. 2005, Kolb 2004b). Die Anlage einer PEG-Sonde und die Einleitung der Sondenernährung sind keine Notfallentscheidungen unter Zeitdruck, eine sorgfältig durchdachte und im Sinne der Patientin begründete Entscheidung im Team und mit der Tochter wäre hier erstrebenswert.

Akzeptanz des Sterbens. Die Reduktion der Nahrungs- und Flüssigkeitsaufnahme bei fortgeschrittener Demenz gehört zum Sterben, der Verzicht auf Ernährung wird dann annehmbar, wenn der Beginn

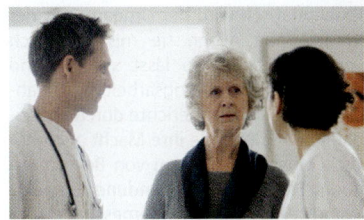

Abb. 5.10 In einem Aufklärungsgespräch zwischen Angehörigen und behandelndem Team kann eine Entscheidung im Sinne des Patienten getroffen werden.

des Sterbeprozesses akzeptiert wird (Oehmichen 2003).

Wahrung der Autonomie. Die Wahrung der Autonomie und des Willens von Frau D. sollte handlungsleitend sein, daneben sind die Sorge um das Wohl und die Schadensvermeidung weitere wichtige Orientierungen für das pflegerische und ärztliche Handeln. Im Sinne der Ethik der Anerkennung wäre die Zuerkennung von Rechten, in diesem Falle die Ablehnung von Nahrung als autonome Willensbekundung von Frau D. zu respektieren.

Regelmäßige Prüfung der Entscheidung. Eine solchermaßen gestützte Entscheidungsfindung, die ggf. noch mehrmals geprüft und neu überdacht werden muss, sollte gut dokumentiert und für alle Beteiligten transparent gemacht werden.

5.7 Macht und Gewalt in der Pflege – mehr als nur ein individuelles Problem

5.7.1 Pflegerisches Handeln und Macht – ein Widerspruch?

Überall da, wo Menschen handeln und andere von diesem Handeln betroffen sind, spielen Ethik und Moral eine zentrale Rolle. Oder, um es mit den Worten des berühmten italienischen Autors und Wissenschaftlers Umberto Eco auszudrücken: „Wenn der andere ins Spiel kommt, beginnt die Ethik" (Eco 2000, S. 82).

Gleichzeitig bedeutet zu handeln auch, einen Zustand oder eine Situation zu verändern. Durch unser Handeln greifen wir in die Welt ein und damit ist Handeln immer auch logisch mit Macht verknüpft. Der englische Soziologe Anthony Giddens behauptet sogar, dass der Gebrauch von Macht typisch ist für jegliches Handeln (Giddens 1997).

Das gilt dann auch für pflegerisches Handeln. Aber ist das nicht ein Widerspruch, denn die Pflege ist doch stark eingeschränkt in ihren Handlungen und

zu weiten Teilen auch immer noch fremdbestimmt durch medizinische Abläufe und ökonomische Zwänge? Die scheinbare Machtlosigkeit entpuppt sich aber als durchaus zwiespältig. So besitzen Pflegende

- „Disziplinar-Macht" zur Durchsetzung der Anpassung an die Institution Krankenhaus,
- „Therapie-Macht" zur Kontrolle und Sicherung des Gesundheitszustandes,
- „Allokations-Macht" zur Verteilung von Ressourcen der Menschlichkeit und eine
- „Deutungs-Macht", die sich aus dem Wissen und der Erfahrung schöpft und zur Erklärung des medizinischen Vorgehens beiträgt (Wettreck 2001, S. 38 – 40, vgl. Friesacher 2008a).

▶ **MERKE** Pflege erweist sich also durchaus als mächtige Berufsgruppe, die sich zumindest gegenüber den ihr an-

vertrauten Patienten in einer machtvollen Position befindet.

❗ **DEFINITION** Eine berühmte Definition von **Macht** lautet: „Macht bedeutet jede Chance, innerhalb einer sozialen Beziehung den eigenen Willen auch gegen Widerstreben durchzusetzen, gleichviel worauf diese Chance beruht" (Weber 2005, S. 38).

Anwaltliche Macht in der Pflege. Macht muss aber nicht per se negativ besetzt sein. Macht lässt sich auch zum Wohle und im Sinne des Patienten einsetzen, auch gegen die Interessen anderer. Pflegende nehmen dann eine „anwaltliche" (advokatorische) Position ein. Dies drückt sich dann in einer Haltung der Anerkennung und Fürsprache für den Patienten aus.

Machtmissbrauch in der Pflege. Macht lässt sich also als eine Eigenschaft jeglicher sozialer Beziehungen darstellen.

Problematisch wird der Umgang mit der Macht dann, wenn sie missbräuchlich verwendet wird. So lässt sich anhand zahlreicher Forschungsarbeiten, Erfahrungs- und Medienberichte durchaus zeigen, dass Pflegende ihre Macht auch negativ einsetzen in Form von Bevormundung, Entzug von Zuwendung, respektlosem Anreden, unangemessenen Berührungen, Fixierungen, Liegenlassen im Bett oder Verletzungen der Privat- und Intimsphäre. Bei der Ganzkörperwäsche zeigt sich das z. B. in einem „Darüber-Feudeln" ohne Hinwendung zum Gepflegten und reicht bis hin zu verschiedenen Formen der Gewalt (Friesacher 2008a).

👁 **FALLBEISPIEL** **Auszüge aus den Aufzeichnungen eines Zivildienstleistenden (Temsch 1996, S. 70 ff.). Einige Überlegungen der Deutung dieser Situation entstammen dem Band von Gröning (1998, S. 103 ff.).**
„Einer, der liegt den ganzen Tag über in einen Bademantel gewickelt auf seiner Couch und liest die Bildzeitung. Er stinkt bestialisch und sträubt sich mit Haut und Haaren gegen Wasser. Manchmal haut er mit dem Stock nach mir und grölt heiser: „Was geht denn nun los? Spinnt ihr denn alle miteinander?" Der Patient hat auch noch eine Frau, doch die hat selten was zu melden.

„Du Depp!" schreit der Alte, während ich ihn wasche. Ich denke: „Ganz ruhig, Junge! Der weiß doch nicht mehr, was er sagt. Sei ihm nicht böse. Er meint es im Grunde genommen nicht so." Vergeblich. Ich meine, ich komme daher, opfere ihm meine Zeit, wische ihm den Hintern und muss mich auch noch beleidigen lassen. Ich schreie zurück: „Selber Depp!"

Ich könnte ihn mit bloßen Händen erwürgen, entschied mich jedoch für subtilere Rachemethoden. Normalerweise benutzen wir immer zwei Waschlappen – einen hellen für Gesicht und Oberkörper, einen dunklen für Beine und Genitalien. Er allerdings bekommt von mir nur den dunklen Waschlappen, für Arsch und Gesicht, für sein Arschgesicht. Er hat nichts Besseres verdient. Beim Baden benutze ich kochend heißes Wasser. Wenn er dann in die Wanne steigt, verbrennt er sich seine weit herabhängenden, stinkenden Hoden. Beim Haarewaschen gebe ich ihm keine Waschlappen für die Augen, damit die Seife schön schmerzhaft reinlaufen kann. Mein ist die Rache! Die Boshaftigkeiten entschädigen mich für mein angeschlagenes Nervenkostüm." _____

Man kann die Ausführungen über die Gewalttätigkeiten des Zivildienstleistenden moralisch verurteilen und darauf beharren, dass solche unprofessionellen Verhaltensweisen bedauerlicherweise Einzelfälle eines überforderten, noch nicht einmal qualifizierten Pflegenden sind. Doch damit würde man es sich zu einfach machen, kommen Gewalttaten, Misshandlungen, Demütigungen bis hin zu Tötungen von Patienten in allen Handlungsfeldern der Pflege vor.

Der Patient in dem Fallbeispiel ist für den Zivildienstleistenden eine Herausforderung. Er verletzt die übliche Patientenrolle, verhält sich nicht fügsam und unterstützt nicht die Pflege, sondern ist widerspenstisch, renitent und aggressiv.

Dazu kommt noch die Situation der häuslichen Pflege. Die klare institutionelle Ordnung der Klinik und die bestimmende Rolle der Professionellen (Ärzte, Pflegende) entfallen hier, der Patient ist in seiner Wohnung. Das Private und Intime der Situation durchbricht die sonst übliche Distanz und klare Rollenzuweisung.

Dem Zivildienstleistenden geht es um die (Wieder-)Herstellung von Ordnung und geregelten Abläufen, ihn interessiert nicht die Individualität des Patienten. Das Verhalten dieses schwierigen Alten wirkt auf ihn befremdlich. Aus Unsicherheiten erwächst die Sehnsucht nach Normalität und Ordnung. Die Arbeit am kranken, alten und nicht mehr voll funktionsfähigen Körper ist beängstigend, führt zu einer Körperfeindlichkeit und der Abwertung aller Körpervorgänge.

Der in unserer zivilisierten Gesellschaft eingeübte Umgang mit allem Körperlichen ist ein distanzierter. Wer sich dieser Ordnung entzieht und widersetzt, wird bestraft. Der (dunkle) Waschlappen zielt auf das Gesicht des Patienten und damit auf das Zentrum seines Selbstbewusstseins.

5.7.2 Formen der Gewalt

Gewalt ist ein ewig menschliches Phänomen, es fasziniert und schreckt zugleich auch ab. Dass wir trotz eines hohen Levels an alltäglicher Gewalt überhaupt noch Grauen und Abscheu verspüren, zeigt wohl, dass es so etwas wie eine menschliche Konstante zu geben scheint, was die Scheu vor dem Töten und vor Gewalt angeht. Es gibt auch keine Kultur, die nur gewaltlos ist, und keine, die schlechthin gewalttätig ist (vgl. Reemtsma 2006). Und trotzdem lesen wir auch immer wieder von Gewalt in der Pflege. Dabei wird Gewalt sowohl von Pflegenden ausgeübt (s. o.) als auch

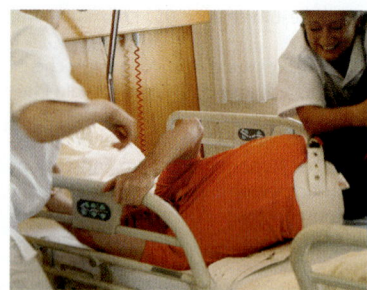

Abb. 5.11 Gewalt in der Pflege wird sowohl von Pflegenden, von Patienten oder von ihren Angehörigen ausgeübt.

von Angehörigen und auch von Patienten (**Abb. 5.11**).

Um einen Überblick über das Phänomen Gewalt zu bekommen, sollen zunächst eine Definition vorangestellt und anschließend der Versuch einer Systematisierung vorgenommen werden, in der die verschiedenen Formen der Gewalt unterschieden werden.

❗ **DEFINITION** **Gewalt** ist „… eine systematische, nicht einmalige Handlung oder Unterlassung mit dem Ergebnis einer ausgeprägt negativen Einwirkung auf die Befindlichkeit des Adressaten. Eine einmalige Handlung/ Unterlassung muss sehr gravierende Negativfolgen für den Adressaten haben, soll sie unter den Begriff der Gewalt subsumiert werden können." (Dieck 1987, S. 311) _____

Unterscheidung der Gewaltformen
Nach dieser Definition lassen sich grob zwei Hauptformen personaler Gewalt unterscheiden:
1. die Misshandlung (Abuse) als ein aktives Tun
2. die Vernachlässigung (Neglect) als das Unterlassen von Handlungen
Neben diesen Gewaltformen lässt sich noch eine dritte Form, die aus institutionellen und gesellschaftlichen Strukturen stammt, unterscheiden: die strukturelle Gewalt. Danach lassen sich folgende, in **Tab. 5.1** dargestellte Gewaltunterformen aufzeigen (in Anlehnung an Dieck 1987, S. 311, Schneider 2006, S. 47).

5.7.3 Ursachen der Gewalt und Lösungsansätze

Empirische Studien und Erfahrungsberichte Betroffener zeigen, dass Gewalt in der Pflege in allen Handlungsfeldern anzutreffen ist (vgl. Schneider 2006, Strätling-Tölle 2000, Schulz-Nieswandt

Tab. 5.1 Formen und Erscheinungsbilder der Gewalt.

Form	mögliche Erscheinungsbilder
1. Misshandlung	
körperliche (physische) Gewalt	→ Handgreiflichkeiten wie Schlagen, Schubsen, Kneifen usw. → bewusstes Verabreichen von falschen oder nicht verordneten Medikamenten → Fixierungen
emotionale (psychische) Gewalt	→ verbale Gewalt, Einschüchterung → Drohung, Beleidigung → rüder Umgangston, unabgesprochenes Duzen → „Baby-Talk" mit alten Menschen, unsensibler Umgang → Isolierung → Klingel außerhalb der Reichweite → Herauskehren der Expertenrolle
Einschränkung der freien Willensäußerung	→ freiheitsentziehende Maßnahmen → Fixierungen → Isolierung → Behinderung in der Ausübung der Freiheitsrechte (Wahl des Wohnortes, Heirat, Abfassung des Testaments)
finanzielle Gewalt	→ Bewegen des Betroffenen zu Geldgeschenken → Verweigerung der Verfügungsmacht über Vermögensbestandteile → Testamentsänderungen
2. Vernachlässigung	
aktive Vernachlässigung	→ bewusstes Unterlassen von Hilfen wie Körperpflege, Liegenlassen bei Verschmutzungen des Bettes → Vorenthalten von Nahrung, Kleidung, Hygiene → Verweigerung von Toilettengängen
passive Vernachlässigung	→ Unterlassen von Hilfen und Maßnahmen infolge des Nichterkennens von Bedarfssituationen und Bedürfnissen (z. B. das Alleinlassen älterer Menschen über einen unangemessenen Zeitraum) → unzureichende Pflege mit der Folge von Dehydration (Austrocknung) und Dekubiti
3. strukturelle Gewalt	
	→ hierarchische Organisation, Technisierung und Ökonomisierung: der Patient wird zum „Fall" → feste Reglementierungen wie Besuchszeiten → Verrichtungs- und Ablauforientierung der Pflegehandlungen → fehlende Bezugspersonen → personelle Engpässe → gestörte Privat- und Intimsphäre → fehlende Möglichkeiten einer angemessenen Sterbe- und Trauerbegleitung

1998, Graber-Dünow 1995, DBfK 1994, Schmidbauer 1992). Dabei zeigt sich auch das Dilemma, in dem sich die Pflegenden befinden: Die vielen Gesichter und Formen der Gewalt lassen fast den Schluss zu, „dass eine Pflege ohne Gewalt im Berufsalltag nicht möglich ist" (Schneider, 2006, S. 4), wie es Pflegende in der Untersuchung von Schneider (2006) äußern.

Hauptursachen

Zu den Hauptursachen für den Machtmissbrauch und die Gewalt in der Pflege gehören u. a.
- die Überforderung,
- die permanente Überlastung,
- die Nicht-Anerkennung der Pflegearbeit,
- organisatorische Mängel und auch

- Ängste (Angst vor Krankheit, Alter und Tod, Angst vor Entwicklung und Veränderung).

Wichtig wäre es, dass Thema zu einem Gesprächsgegenstand in der Pflege (und auch Medizin) zu machen und es nicht tot zu schweigen. Denn Macht und Gewalt sind präsent im Arbeitsalltag, dem kann man sich nicht entziehen. Ein erster Schritt wäre es, das eigene Handeln kritisch zu hinterfragen und zu reflektieren, auch im Team.

Lösungsansätze zur Prävention

Als allgemeine Lösungsansätze zur Prävention von Gewalt in der Pflege bieten sich folgende Strategien an, die auch Belastungen und Überforderungen minimieren helfen (vgl. Schneider 2006, Friesacher 2008 a u. b, 2002, Schmidbauer 1992):
- weitere Forschungen zum Thema Macht und Gewalt in der Pflege
- Erhöhung des Stellenwerts des Themas in der Aus-, Fort- und Weiterbildung sowie im Studium
- Professionalisierung der Pflege „am Bett" (Stichwort „Pflegeexperten") und damit größere Handlungsspielräume, Autonomie und Eigenverantwortung der Pflegenden
- Erhöhung der gesellschaftlichen Anerkennung von Pflegearbeit (familiär wie auch professionell) sowie auch in materieller Hinsicht
- Veränderung der organisatorischen Rahmenbedingungen (z. B. angemessene Stellenbesetzungen, Abbau von Hierarchien, flexiblere Arbeitszeitmodelle, Abbau von Bürokratie usw.)
- offene Gesprächskultur und Verständigung über das Pflegeverständnis (individuell wie auch auf der Station, der Abteilung, der Klinik oder im Heim)
- Supervision und Gesprächskreise
- Stärkung der Selbstpflege
- soziale Unterstützung und intaktes soziales Umfeld
- realistische Berufswahl

5.8 Ethikinstitutionen

In der Klinik und auch in anderen Einrichtungen, in denen Menschen gepflegt werden, gibt es zunehmend fest etablierte Orte der ethischen Urteilsbildung und Entscheidungsfindung.

Ethikkommissionen und Ethikkomitees. Während Ethikkommissionen den gesetzlichen Vorgaben folgend primär für die Begutachtung von Forschungsprojekten (medizinische Forschung, klinische

Pflegeforschung) und die Einhaltung ethischer Standards der Forschung zuständig sind, haben Ethikkomitees die Aufgabe, konkrete ethische Probleme des Alltags zu diskutieren und Entscheidungshilfen in strittigen Einzelfällen zu geben. Diese Komitees sind dauerhaft eingerichtet und geben den Verantwortlichen Argumentationshilfen, sie nehmen die Entscheidungen aber nicht ab.

In Deutschland haben seit Ende der 90er-Jahre des letzten Jahrhunderts besonders die Krankenhäuser in kirchlicher Trägerschaft mit der Einrichtung von Ethikkomitees begonnen.

Ethik-Konsile. Neben diesen beiden Formen gibt es noch das Ethik-Konsil, ein aus konkretem Anlass einberufenes Gremium von mehreren kompetenten Personen zur Beratung bei schwierigen Therapieentscheidungen. Diese Form der Unterstützung verlagert die ethische Beratung von zentralen Ethikkomitees auf die betroffene Station.

Ethik-Foren. In sogenannten Ethik-Foren wird allgemein über pflege- und medizinethische Fragen diskutiert, dabei geht es um eine Sensibilisierung für die Thematik und nicht um konkrete Einzelfallberatung.

Ethik-Cafés. Eine offene Form des Gesprächs stellen die Ethik-Cafés dar, an denen Mitarbeiter, Patienten, Angehörige und Interessierte teilnehmen können (Körtner 2004).

Neben diesen institutionalisierten Formen der Organisation von Ethik sollte ethisches Handeln ein selbstverständlicher Aspekt des Arbeitens in Organisationen sein. Dieses findet sich dann wie-

der in den Übergaben, Fallbesprechungen, Teamsitzungen, formellen und informellen Gesprächen, Abläufen und Routinen. Die Organisation benötigt eine Ethik, aber ebenso muss Ethik organisiert werden (vgl. Krobath und Heller 2010).

5.9 Ethik lehren und lernen

Professionell zu pflegen bedeutet, neben handwerklich-technischen Fähigkeiten und sozialen Kompetenzen auch die eigenen Handlungen reflektieren und selbstkritisch hinterfragen zu können.

Das häufige Erleben von Sinnlosigkeit, Protest, Macht, Trauer, Hoffnung, Erschütterung und Leid und der Umgang mit diesen Problemfeldern erfordert eine ethisch-moralische Kompetenz von Pflegenden. Dazu gehören die „moralisch-kommunikative Kompetenz" im Sinne ethischer Orientierung und fundierter Argumentationsfähigkeit nach außen und eine „existenzielle Kompetenz" im Sinne einer primär selbstregulativen Fähigkeit der Pflegeperson nach innen. Diese umfasst berufsnotwendige Fähigkeiten sinnhafter Verarbeitung und Entscheidung, um in existenziell belastenden Berufssituationen fachlich, ethisch und kommunikativ verantwortlich handeln zu können (Wettreck 1996, Weidner 1995, Friesacher 2008a).

Kompetenzerwerb im Unterricht
Damit stellt sich die Frage nach der Vermittlung von Ethik und dem Erwerb ethischer Kompetenz. Bei vielen Menschen herrscht die Meinung vor, dass Ethik nicht lehr- und lernbar, sondern eine Frage der persönlichen Einstellung sei. Dabei geht es doch, wie bisher deutlich geworden sein sollte, um die Reflexion und Begründung des Handelns. Dies basiert auf schlüssigen und nachvollziehbaren Argumenten. Und das ist lehr- und lernbar (**Abb. 5.12**).

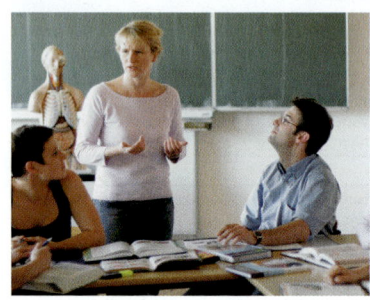

Abb. 5.12 Ethische Kompetenz ist lehr- und lernbar.

Zunächst sollte es also um die Sensibilisierung für die Thematik gehen, d. h., was denn überhaupt ein ethisches Problem ist und wo es im Alltag auftauchen kann? Daran sollten sich die Bereitschaft zur Reflexion anschließen und die Erkenntnis, dass es durchaus verschiedene und gleichberechtigte ethische Auffassungen gibt.

Die Bearbeitung konkreter Situationen, wie z. B. die oben aufgeführten Fallbeispiele, können der Darstellung, Beurteilung und Begründung von Lösungsansätzen dienen. Dabei steht das Argumentierenlernen im Vordergrund. Das Ergebnis sollte eine im Diskurs gefällte Entscheidung sein, die zu verantwortbarem Handeln führt.

Neben konkreten Fallbeispielen bieten sich die eigenen Erfahrungen an, die Diskussion von Artikeln zu aktuellen pflegeethischen Themen, Planspiele, Filmmaterial und anderes mehr. Das setzt neben fach-

licher und methodischer Kompetenz bei den Lehrenden auch eine authentische, glaubwürdige und offene Haltung bei den Lernenden voraus. Das ist gerade in einem so sensiblen Fach wie Ethik eine wichtige Grundlage (Hofmann 2000).

Kompetenzbildung in konkreten Handlungsfeldern
Neben diesem Kompetenzerwerb im Unterricht sollte ethische Kompetenzbildung auch in konkreten Handlungsfeldern weiter gefördert werden, wie z. B. in fallorientierten Seminaren zu ethischen Entscheidungskonflikten (Linder u. Ziegler 2006). Neben den schon erwähnten institutionellen Einrichtungen bieten sich hier neue Wege an, wie sie z. B. in Unternehmen in Form von sogenannten „Erfahrungs- und Service-Learning-Programmen" durchgeführt werden (Maak u. Ulrich 2007). Dabei werden soziale Lernerfahrungen in Feldern gemacht, die nicht zum traditionellen Bereich gehören und Einblicke in völlig andere gesellschaftliche Problemlagen ermöglichen. Das wäre eine spannende und lehrreiche Anregung für Projekttage oder -wochen in der Pflegeausbildung.

Schluss und Ausblick. Die zu Anfang dieses Kapitels gestellte Frage, warum man sich überhaupt mit Ethik und Moral beschäftigen sollte, ist hoffentlich hinreichend beantwortet. Viele wichtige Themen können an dieser Stelle nicht weiter vertieft werden. Im Anhang sind deshalb nach der verwendeten Literatur für dieses Kapitel weitere Quellen und Adressen aufgeführt.

Lern- und Leseservice

Verwendete Literatur

→ Arndt M. Ethik denken – Maßstäbe zum Handeln in der Pflege. 1. Aufl. Stuttgart: Thieme; 1996

→ Beauchamp TL, Childress JF. Principles of Biomedical Ethics. 4th ed. New York: Oxford university press; 1994

→ Brinkmann K. Die terminale Dehydration. Vor- und Nachteile der künstlichen Flüssigkeitszufuhr bei sterbenden Patienten. Die Schwester/Der Pfleger 2005; 44: 360 – 363

→ Conradi E. Take Care. Grundlagen einer Ethik der Achtsamkeit. Frankfurt/M.: Campus; 2001

→ Darmann I. Moralische Entscheidungsfindung in pflegerischen Situationen. In: Kriesel P, Krüger H, Piechotta G, Remmers H, Taubert J, Hrsg. Pflege lehren – Pflege managen. Eine Bilanzierung innovativer Ansätze. Frankfurt/M.: Mabuse; 2001: 259 – 270

→ Deutscher Berufsverband für Pflegeberufe (DBfK), Hrsg. Gewalt in der Pflege. Stellungnahme der ZAG Altenpflege. Eschborn 1994

→ Dieck M. Gewalt gegen ältere Menschen im familialen Kontext – Ein Thema der Forschung, der Praxis und der öffentlichen Information. Z Gerontol 1987; 20: 305 – 313

→ Eco U. Wenn der andere ins Spiel kommt, beginnt die Ethik. In: Martini CM, Eco M. Woran glaubt, wer nicht glaubt? 2. Aufl. München: dtv; 2000: 82 – 93

→ Finucane TM, Christmas C, Travis K. Tube feeding in patients with advances dementia. JAMA 1999; 282: 1365 – 1370

→ Friesacher H. Management der physischen und psychischen Belastungen des Pflegepersonals auf Intensivstationen. Medizin im Dialog. Sonderheft Intensivpflege 2002: 1 – 6

→ Friesacher H. Theorie und Praxis pflegerischen Handelns. Begründung und Entwurf einer kritischen Theorie der Pflegewissenschaft. Bd. 2 Pflegewissenschaft und Pflegebildung. Osnabrück: Universitätsverlag Osnabrück bei v&r unipess 2008 a

→ Friesacher H, Die Zukunft gestalten. Professionalisierung in der Pflege. Lerneinheit 7. CNE (Certified Nursing Education) 2008b; 1 – 15

→ Friesacher H. Anerkennung und Leiblichkeit. Zwei konstitutive Elemente einer mehrdimensionalen Gerechtigkeitskonzeption in der Pflege. In. Dederich M, Schnell MW (Hrsg.). Anerkennung und Gerechtigkeit in Heilpädagogik, Pflegewissenschaft und Medizin. Bielefeld: Transcript; 2011: 77 – 105

→ Fry ST. Ethik in der Pflegepraxis. Anleitung für ethische Entscheidungsfindungen. Eschborn: Deutscher Berufsverband für Pflegeberufe; 1995

→ Giddens A. Die Konstitution der Gesellschaft. Grundzüge einer Theorie der Strukturierung. Mit einer Einleitung von Hans Joas, 3. Aufl. Frankfurt, New York: Campus; 1997

→ Graber-Dünow M. (1995): Fürsorglicher Zwang. Strukturelle Gewalt in Pflegeheimen. Mabuse 1995; 94: 34 – 36

→ Gröning K. Institutionelle Mindestanforderungen bei der Pflege von Dementen. In: Tackenberg P, Abt-Zegelin A, Hrsg. Demenz und Pflege. Eine interdisziplinäre Betrachtung. Frankfurt/M.: Mabuse; 2000: 83 – 96

→ Gröning K. Entweihung und Scham. Grenzsituationen in der Pflege alter Menschen. 4. Aufl. Frankfurt/M: Mabuse; 1998

→ Habermas J. Moralbewußtsein und kommunikatives Handeln, 6. Aufl. Frankfurt/M.: Suhrkamp; 1996

→ Heller A. Ethik und Pflegewissenschaft. Fragmente für einen ausstehenden Dialog. In: Seidl E, Hrsg. Betrifft: Pflegewissenschaft. Beiträge zum Selbstverständnis einer neuen Disziplin. Wien: Wilhelm Maudrich; 1993: 171 – 190

→ Hofmann I. Ist immer Ethik drin, wo Ethik draufsteht? Typische Probleme in der Vermittlung von Ethik. Pflegemagazin 2000; 6: 21 – 25

→ Honneth A. Verdinglichung. Eine anerkennungstheoretische Studie. 1. Aufl. Frankfurt/M.: Suhrkamp; 2005

→ Honneth A. Kampf um Anerkennung. Zur moralischen Grammatik sozialer Konflikte. Frankfurt/M.: Suhrkamp; 2003

→ Kolb Ch. Nahrung als Zwang? Künstliche Ernährung bei dementen Menschen. Dr. Med. Mabuse 2004 a; 148: 51 – 53

→ Kolb Ch. Nahrungsverweigerung bei Demenzkranken. PEG-Sonde – ja oder nein? 1. Aufl. Frankfurt/M.: Mabuse; 2004b

→ Körtner U et al. Leitlinie Enterale Ernährung der DGEM und DGG. Ethische und rechtliche Gesichtspunkte. Ernährungs-Umschau 2005; 2: 59 – 62

→ Körtner UHJ. Grundkurs Pflegeethik. Wien: UTB; 2004

→ Krobath T, Heller H, Hrsg. Ethik organisieren. Handbuch der Organisationsethik. Freiburg i. Br.: Lambertus; 2010

→ Kühn H. Der Ethikbetrieb in der Medizin. Korrektur oder Schmiermittel der Kommerzialisierung? Jahrbuch für Kritische Medizin 2007; 44: 64 – 97

→ Kutschke A, Perrar KM. Der PEG-Konflikt. Lebensqualität versus Sterbehilfe. Die Schwester/Der Pfleger 2005; 10: 782 – 784

→ Linder H, Ziegler A. Es gibt mehr als eine Lösung. Fallorientierte Seminare zu ethischen Entscheidungskonflikten. Dr. med. Mabuse 2006; 164: 48 – 50

→ Maak T, Ulrich P. Ethische Kompetenzbildung. Die Entwicklung moralischer Kompetenzen im Unternehmen. In: Dies. Integre Unternehmensführung. Ethisches Orientierungswissen für die Wirtschaftspraxis. Stuttgart: Schäffer-Poeschel; 2007: 471 – 493

→ Mazzola R. Langfristige Sondenernährung bei einwilligungsunfähigen Menschen mit Demenz. In: Intensiv, 18:123 – 129

→ Oehmichen F. Ethische Fragen der künstlichen Ernährung. In: Meyer G, Friesacher H, Lange R, Hrsg. Handbuch der Intensivpflege. Loseblattwerk, 14. Ergänzungslieferung, Landsberg/Lech: ecomed; 2003: 1 – 10

→ Ollenschläger G. Ernährungstherapie des Tumorpatienten. Der Onkologe 1996; 6: 574 – 581

→ Pieper A. Einführung in die Ethik. 3. Aufl. Tübingen: UTB; 1994

→ Reemtsma JP. Die Natur der Gewalt als Problem der Soziologie. Mittelweg 36 2006; 5: 2 – 25

→ Rehbock T. Braucht die Pflege eine eigene Ethik? Pflege 2000; 5: 280 – 289

→ Remmers H. Ethik und Pflege I: Theorien und Prinzipien. Studienbrief der Fern-Hochschule Hamburg. Hamburg: o. J.

→ Remmers H. Ethische Urteils- und Entscheidungskompetenz als Bestandteil professionellen Handelns in Pflegeberufen. Pflegemagazin 2000; 6: 4 – 13

→ Rich A. Wirtschaftsethik. Bd. 1. Grundlagen in theologischer Perspektive. Gütersloh: Gütersloher Verlagshaus; 1984

→ Scheppach B, Moehrer C, Can H, Brückel J, Nikolaus T. Enterale Ernährung von Demenzpatienten über PEG: Inzidenz und Patientencharakteristiken im Raum Ulm. Euro J Ger 1999; 1: 34 (Abstract)

→ Schipperges H. Geschichte der Medizin in Schlaglichtern. Mannheim: Meyers Lexikonverlag; 1990

→ Schmid B. Selbstbestimmung und Fürsorge am Lebensende. ETHICA 2007; 1: 97 – 100

→ Schmidbauer W. Gewalt in der Pflege. Entstehung und Gegenmaßnahmen aus psychoanalytischer Sicht. In: Ders, Hrsg. Pflegenotstand – das Ende der Menschlichkeit. Vom Versagen der staatlichen Fürsorge. Reinbek: Rowohlt; 1992: 108 – 118

→ Schneider C. In der Zwickmühle. Ergebnisse einer qualitativen Studie zu Gewalt in Pflegeeinrichtungen. In: Nightingale. Beiträge aus der Pflegeforschung für die Pflegepraxis. Altenpflege 2006; 4: 45 – 52

→ Schulz-Nieswandt F. Gewalt gegen ältere Menschen – Zur verlorenen Unschuld familial- häuslicher Pflegewelten. In: Theorie und Praxis der Sozialen Arbeit 1998; 5: 182 – 185

→ Seidl E. Pflege im Wandel. Das soziale Umfeld der Pflege und seine historischen Wurzeln, dargestellt anhand einer empirischen Untersuchung. Wien: Maudrich; 1993

→ Sheiman SL. Tube feeding the demented nursing home resident. JAGS 1996; 44: 1268 – 1270

→ Steppe, H. „Mit Tränen in den Augen zogen wir dann die Spritzen auf...". In: Steppe H, Hrsg. Krankenpflege im Nationalsozialismus. 5. Aufl. Frankfurt/Main: Mabuse; 1989: 125 – 165

→ Strätling-Tölle H, Hrsg. 50 Tage intensiv. Oder: Die menschliche Würde im Krankenhaus. Frankfurt/M.: Mabuse; 2007

→ Taubert J. Pflege auf dem Weg zu einem neuen Selbstverständnis. Berufliche Entwicklung zwischen Diakonie und Patientenorientierung. Frankfurt/M.: Mabuse; 1992

→ Temsch J. Das wird schon wieder. Ein Bericht. Reinbek: Rowohlt; 1996

→ Tugendhat E. Vorlesungen über Ethik, 2. Aufl. Frankfurt/M.: Suhrkamp; 1994

→ Weber M. Wirtschaft und Gesellschaft. Grundriss der verstehenden Soziologie. 2. Aufl. Frankfurt/M.: Zweitausendeins; 2005

→ Wehkamp KH. Der gepflegte Mensch – Netzwerke und Diagonale. In: Keitel H, Hrsg. Der gepflegte Mensch. Probleme der ambulanten Gesundheitsversorgung. Loccumer Protokolle 8/ 96. Loccum; 1996: 13 – 24

→ Weidner F. Professionelle Pflegepraxis und Gesundheitsförderung. Eine empirische Untersuchung über Voraussetzungen und Perspektiven des beruflichen Handelns in der Pflege. Frankfurt/M.: Mabuse; 1995

→ Wettreck R. „Am Bett ist alles anders" – Perspektiven professioneller Pflegeethik. Münster: Lit; 2001

→ Wettreck R: Existentielle Kompetenz in Pflege und Medizin. In: Neander KD, Meyer G, Friesacher H, Hrsg. Handbuch der Intensivpflege. 3. Ergänzungslieferung. Landsberg/Lech: ecomed; 1996: 1 – 10

Weiterführende Literatur

Zur Einführung in die Philosophie und Ethik

→ Neben dem relativ leicht zugänglichen Werk von Pieper (1994/2000) und dem schwierigen, aber wichtigen Band von Tugendhat (1994) sind folgende Bände empfehlenswert:

→ Böhme G. Ethik leiblicher Existenz. Über unseren moralischen Umgang mit der eigenen Natur. 1. Aufl. Frankfurt/ M.: Suhrkamp; 2008

→ Nagel T. Was bedeutet das alles? Eine ganz kurze Einführung in die Philosophie. Ditzingen: Reclam; 1990

→ Wuchterl K. Lehrbuch der Philosophie. Probleme – Grundbegriffe – Einsichten. 5. Aufl. Stuttgart: UTB; 1998

Zur Einführung in die Pflegeethik

→ Neben den oben schon aufgeführten Bänden von Körtner (2004) und Wettreck (2001) sind folgende Werke zur Einführung geeignet:

→ Monteverde S. Handbuch Pflegeethik. Ethisches Denken und Handeln in den Praxisfeldern der Pflege. Stuttgart: Kolhammer; 2011

→ Wiesemann C. et al. Pflege und Ethik. Stuttgart: Kohlhammer; 2003

Zur allgemeinen Vertiefung der Pflegeethik

→ Remmers H, Kohlen H, Hrsg. Bioethics, Care and Gender. Herausforderungen für Medizin, Pflege und Politik. Osnabrück: VLA; 2010

→ Schnell MW, Hrsg. Pflege und Philosophie. Interdisziplinäre Studien über den bedürftigen Menschen. Bern: Hans Huber; 2002

Zu speziellen Themen und Problemfeldern der Pflege und Medizin

→ Brüning A, Piechotta G, Hrsg. Die Zeit des Sterbens. Diskussionen über das Lebensende des Menschen in der Gesellschaft. Berliner Beiträge zur sozialen Arbeit und Pflege, Bd 2. Berlin: Schibri-Verlag; 2005

→ Dederich M, Schnell MW, Hrsg. Anerkennung und Gerechtigkeit in Heilpädagogik, Pflegewissenschaft und Medizin. Bielefeld: Transcript; 2011

→ Dibelius O, Arndt M, Hrsg. Pflegemanagement zwischen Ethik und Ökonomie. Hannover: Schlütersche; 2003

→ Hoff J, in der Schmitten J, Hrsg. Wann ist der Mensch tot? Organverpflanzung und Hirntodkriterium. Reinbek: Rowohlt; 1995

→ Klein M. Das apallische Syndrom. Medizinische, ethische und rechtliche Probleme. Universitas 1999; 1: 65 – 76

→ Leist A, Hrsg. Um Leben und Tod. Moralische Probleme bei Abtreibung, künstlicher Befruchtung, Euthanasie und Selbstmord. Frankfurt/M.: Suhrkamp; 1992

→ Lübbe W, Hrsg. Tödliche Entscheidung. Allokation von Leben und Tod in Zwangslagen. Paderborn: mentis; 2004

→ Manzei A. Die Technisierung der Medizin und ihre Bedeutung für die (Intensiv-)Pflege. In: Meyer G, Friesacher H, Lange R, Hrsg. Handbuch der Intensivpflege, 9. Ergänzungslieferung 12/00. Landsberg/Lech: ecomed; 2000: 1 – 22

→ Piechotta G, Hrsg. Das Vergessen erleben. Lebensgeschichten von Menschen mit einer dementiellen Erkrankung. Frankfurt/M.: Mabuse; 2008

→ Plenter C. Ethische Aspekte in der Pflege von Wachkoma-Patienten. Orientierungshilfen für eine Pflegeethik. Hannover: Schlütersche; 2001

→ Wehstein V. Diagnose Demenz. Grundlagen einer Ethik der Demenz. Frankfurt, New York: Campus; 2005

→ Zieger A. Zur Persönlichkeit des Wachkomapatienten. intensiv 2004;12: 286 – 289

→ Zieger A et al. Sichern „Patientenverfügungen" ein „Sterben können in Würde"? Kritische Überlegungen aus beziehungsethischer Sicht. Intensiv 2002; 10: 223 – 235

Zur modernen Medizin und zur Medizinethik

→ Dörner K. Der gute Arzt: Lehrbuch der ärztlichen Grundhaltung. 2. Aufl. Stuttgart: Schattauer; 2003

→ Lown B. Die verlorene Kunst des Heilens. Anleitung zum Umdenken. Neuaufl. Stuttgart: Suhrkamp; 2004

→ Wiesing U, Hrsg. Ethik in der Medizin. Ein Reader. Stuttgart: Reclam; 2000

→ Wettreck R. Arzt sein – Mensch bleiben. Eine qualitative Psychologie des Handelns und Erlebens in der modernen Medizin. Münster: LIT; 1999

Zeitschriften mit ethischen Themen

→ In fast allen Pflegezeitschriften finden sich regelmäßig Veröffentlichungen zu ethischen Themen. Leider gibt es noch keine eigene deutschsprachige Zeitschrift für Pflegeethik.

→ ETHICA – Wissenschaft und Verantwortung; Ethik in der Medizin; Ethik und Sozialwissenschaft; Ethik und Unterricht; Zeitschrift für Didaktik der Philosophie und Ethik; Zeitschrift für Medizinische Ethik

→ Eine englischsprachige Zeitschrift: Nursing Ethnies. An International journal for health care professionals (erscheint seit 1994 6x/Jahr)

Internetadressen

→ Eine umfangreiche Sammlung zum Thema Ethik mit weiteren Internetquellen, Zeitschriften, Büchern, Rezensionen, Gesellschaften findet sich unter: http://buecherei.philo.at/ethik.htm#zeitschrift

Kontaktadressen

→ Deutsche Gesellschaft für Pflegewissenschaft e. V., Sektion Ethik/Ethikkommissionen, Kontakt: Prof. Dr. Marion Großklaus-Seidel, M.A., Fachbereich Pflege- und Gesundheitswissenschaften, Evangelische Fachhochschule Darmstadt, E-Mail: grosklaus-seidel@efh-darmstadt.de

Lehrgänge

→ Fernlehrgang Berater/in für Ethik im Gesundheitswesen, Dauer ca. 30 Wochen, verteilt über ein Jahr, Centrum für Kommunikation, Information und Bildung (cekib), Klinikum Nürnberg, E-Mail: ethik@klinikum-nuernberg.de, Internet: http://www.ceklb.de

6 Menschliche Entwicklung und Sozialisation

Susanne Schewior-Popp

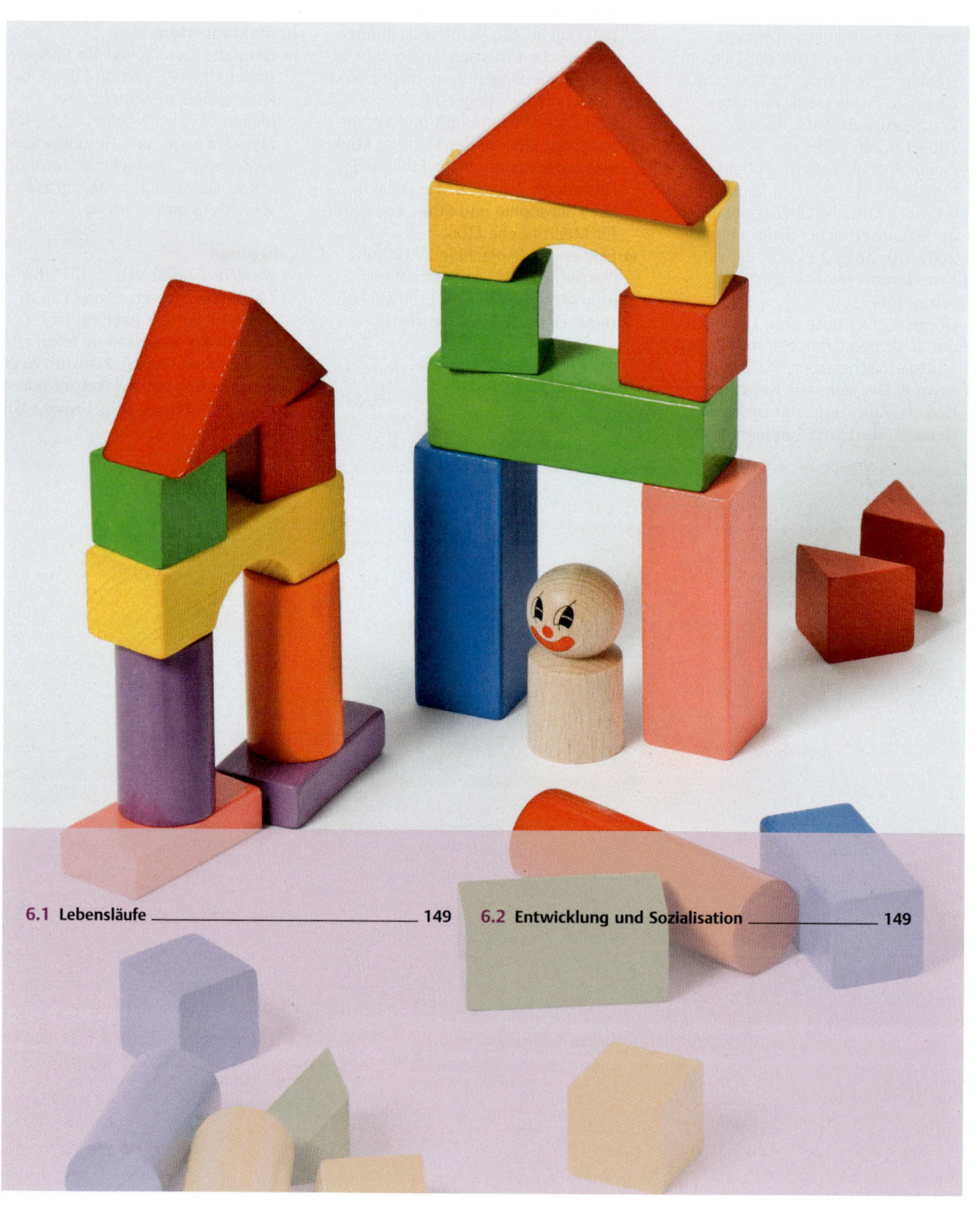

6.1 Lebensläufe

Angenommen, Unmögliches wäre möglich, nämlich der Vergleich der Lebensläufe aller Menschen auf dieser Welt an einem bestimmten Stichtag, so lässt sich mit höchster Wahrscheinlichkeit prognostizieren, dass sich aus diesen ca. 7000 Millionen Lebensläufen nicht einmal zwei finden werden, die völlig identisch sind. Anders wäre es sicherlich, würde man nach ganz bestimmten Merkmalen bzw. Merkmalskombinationen suchen, z. B. Schul- oder Berufsbildung, Geschlecht, familiäres Umfeld, Kultur und Religion, aber auch Lebensstandard, Kriegserlebnisse, Schönes und Erschreckendes in der Kindheit und vieles mehr. Und sicher ließen sich auch Gemeinsamkeiten finden, wenn es um die Ursachen und Ausprägungen bestimmter Verläufe geht.

➤ **MERKE** Lebensläufe von Menschen sind immer individuell spezifisch und lediglich hinsichtlich bestimmter Merkmale bzw. Merkmalskonstellationen vergleichbar bzw. ähnlich oder verschieden. _____

Weil das so ist und weil es zugleich viele Gründe und Motive gibt, individuelle Lebensläufe nachzuvollziehen, sie zu beschreiben und auch – zumindest in Ansätzen – in ihrer individuellen Ausprägung und Logik zu verstehen, gibt es verschiedene wissenschaftliche Disziplinen, die sich mit entsprechenden Fragestellungen beschäftigen. Dazu gehören alle Sozialwissenschaften, wie Psychologie, Soziologie und Pädagogik, aber natürlich auch andere Wissenschaften, in deren Fokus in unterschiedlicher Weise der Mensch steht. Eine Bündelung dieser Aspekte findet in einer besonderen For-

schungsrichtung, der sog. Lebenslaufforschung (life-span development research) statt.

❗ **DEFINITION** **Lebenslaufforschung:** Die Lebenslaufforschung identifiziert, beschreibt, erklärt und analysiert das Erleben und Verhalten bzw. deren Veränderungen im Lebenslauf. Schwerpunktmäßig befasst sie sich dabei mit Fragen der Konstanz und Variabilität im intra- und interindividuellen Kontext, also zum Beispiel damit, warum eine Person eine bestimmte Situation so und nicht anders wahrnimmt, ob sich dieses Erleben verändert, warum es sich verändert, wer und was darauf Einfluss hat und wie sich das jeweilige Erleben auf das Verhalten der Person auswirkt. _____

So zeigt z. B. die unterschiedliche Reaktion verschiedener Personen auf das gleiche Ereignis, etwa eine schwerwiegende Krankheitsdiagnose, sehr deutlich, dass nicht das Ereignis allein für Erleben und Verhalten ausschlaggebend ist, sondern ganz offensichtlich auch andere Faktoren, wie die jeweilige Persönlichkeitsstruktur und das soziale Umfeld, aber auch bereits Erlebtes.

Individuelle Lebensläufe und professionelle Pflege

Als Privatperson kann und sollte man Interesse an bestimmten Lebensläufen haben, weil das in der persönlichen Beziehung unverzichtbar ist. Darüber hinaus gibt es aber bestimmte Berufe, bei denen aus diesem „Kann" ein „Muss" wird; hierzu zählen neben vielen anderen (Psychologen, Sozialarbeiter, Seelsorger, Lehrer, Personalentwickler usw.) mit Sicherheit auch all diejenigen Berufe, die

in ihrer täglichen Arbeit Menschen in gesundheitlichen Krisensituationen begleiten, diagnostizieren, pflegen und therapieren, also Pflegepersonen, Ärzte und alle anderen Gesundheitsberufe.

Wenn in § 3 (Ausbildungsziel) des Berufsgesetzes für die Gesundheits- und Krankenpflege steht: „Dabei [bei der Pflege, d.V.] sind die unterschiedlichen Pflege- und Lebenssituationen sowie Lebensphasen ... zu berücksichtigen", bezieht sich diese Zielsetzung auf die Berücksichtigung eben dieser individuellen Lebensläufe in allen Phasen des Pflegeprozesses. Und auch die Ausbildungs- und Prüfungsverordnung (Anlage 1, A. Theoretischer und praktischer Unterricht) sieht hier einen speziellen Themenbereich (5) vor: „Pflegehandeln personenbezogen ausrichten. Die Schülerinnen und Schüler sind zu befähigen,

- in ihrem Pflegehandeln insbesondere das Selbstbestimmungsrecht und die individuelle Situation der zu pflegenden Personen zu berücksichtigen,
- in ihr Pflegehandeln das soziale Umfeld der zu pflegenden Personen einzubeziehen, ethnische, interkulturelle, religiöse und andere gruppenspezifische Aspekte sowie ethische Grundfragen zu beachten" (vgl. Kap. 1, S. 9).

➤ **MERKE** Professionelle Pflege, so sieht es auch der Gesetzgeber vor, ist nicht ohne die Berücksichtigung der spezifischen Lebensläufe und der aktuellen Lebenssituation der zu Pflegenden denkbar. Professionelle Pflege ist bei allem Bemühen um qualitätssichernde Vergleichbarkeit immer individuell ausgerichtete Pflege. _____

6.2 Entwicklung und Sozialisation

Wenn es um individuelle Lebensläufe und deren Beschreibung, Vergleichbarkeit und Unterschiedlichkeit geht, finden sich sehr häufig die Begriffe „Entwicklung" und „Sozialisation". Dabei ist der Entwicklungsbegriff sicher der umfassendste, wenn er in die verschiedenen Entwicklungsbereiche aufgefächert wird, z. B. motorische, kognitive, psychische, moralische oder auch generell funktionale Entwicklung. Der Sozialisationsbegriff schränkt demgegenüber in gewisser Weise ein (es geht um Entwicklung im sozialen Kontext), er setzt

den einzelnen Menschen aber auch bewusst in Beziehung zu seiner Umwelt, ist also ökologisch, vom griechischen Wortsinn her bedeutet das „auf die Umwelt bezogen".

Für unsere Perspektive heißt das, dass wir beide Begriffe berücksichtigen, aber zunächst vom Fokus der umwelt- und damit auch sozialen Eingebundenheit des Menschen her denken, also den Ausgangspunkt vom Begriff der Sozialisation her nehmen, den Blick allerdings auf verschiedene, für die Pflege relevante Sozia-

lisations- und Entwicklungsbereiche lenken.

❗ **DEFINITION** **Sozialisation:** Mit Hurrelmann (2006, S. 15 f.) definieren wir Sozialisation als „den Prozess, in dessen Verlauf sich der mit einer biologischen Ausstattung versehene menschliche Organismus zu einer sozial handlungsfähigen Persönlichkeit bildet, die sich über den Lebenslauf hinweg in Auseinandersetzung mit den Lebensbedingungen weiterentwickelt. Sozialisation ist die lebenslange Aneignung von und

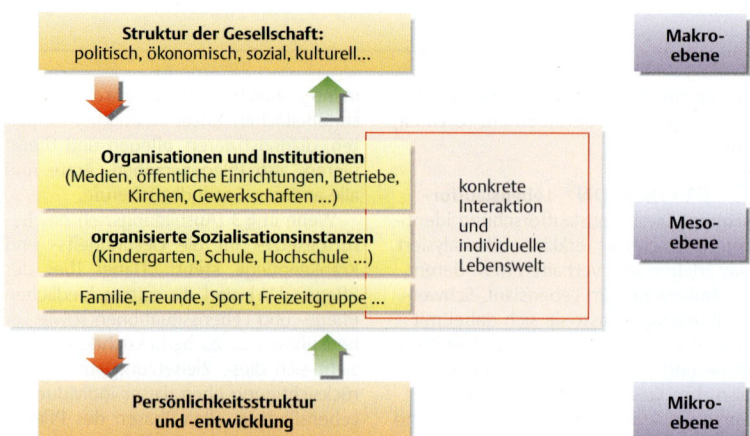

Abb. 6.1 Ebenen der Sozialisation.

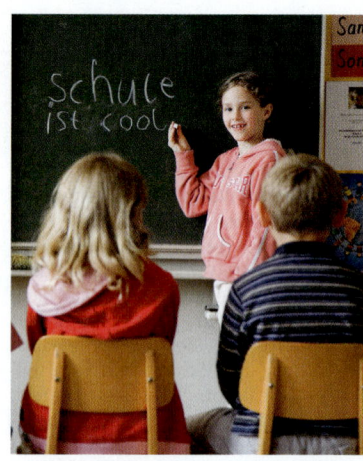

Abb. 6.2 **Mesoebene.** Interaktion in der gleichaltrigen Gruppe.

Auseinandersetzung mit den natürlichen Anlagen, insbesondere den körperlichen und psychischen Grundmerkmalen, die für den Menschen die ‚innere Realität' bilden, und der sozialen und physikalischen Umwelt, die für den Menschen die ‚äußere Realität' bilden." ———————

Sozialisation lässt sich demzufolge mit unterschiedlichen Ebenen und aus verschiedenen Perspektiven beschreiben. Am anschaulichsten ist hierbei die Unterscheidung in folgende Ebenen (**Abb. 6.1**).
Mikroebene. Die Mikroebene beschreibt den einzelnen Menschen mit seiner je spezifischen Persönlichkeit und deren Entwicklung.
Makroebene. Die Makroebene beschreibt das gesellschaftliche, kulturelle und ökonomische System.
Mesoebene. Auf der Mesoebene finden sich zum einen die zahlreichen gesellschaftlichen Institutionen, zum anderen „passiert" hier die eigentliche Sozialisation durch sog. Sozialisationsinstanzen (**Abb. 6.2**). Diese können sowohl direkt auf Sozialisation ausgerichtet sein, wie z. B. die Schule. Sozialisation geschieht aber auch „einfach so", z. B. im Freundeskreis, der sog. „Peergroup" oder in der Familie, wobei auch hier zu unterscheiden ist zwischen absichtsvollem Erziehungshandeln und ungeplanten Prozessen, wie z. B. dem „Abschauen" von Geschwistern: das Verhalten, mit dem der „große Bruder" Erfolg hat, wird ungeplant zum Vorbild und Muster für das eigene Verhalten (Lernen am Modell).
Sowohl die obige Definition von Sozialisation als auch die verschiedenen Ebenen und Perspektiven werfen zunächst zwei Grundfragen auf, deren Beantwor-

tung das weitere Verständnis unterstützen soll. Diese sind:
- Welche Bedeutung hat die sog. „biologische Ausstattung" für die verschiedenen Entwicklungsprozesse?
- Was versteht man eigentlich unter dem Begriff der Persönlichkeit, welche Bereiche umfasst dieser Begriff?

6.2.1 Das „Anlage-Umwelt-Problem"

Die Frage nach der Bedeutung von einerseits Erbanlagen und andererseits Umwelteinflüssen auf die Entwicklung von Menschen ist genauso alt wie die Geschichte der entsprechenden Wissenschaften überhaupt. So versuchte z. B. Sir Francis Galton (1822 – 1911), ein Vetter von Charles Darwin, mittels dieser Frage eine Antwort auf seine Beobachtung zu finden, dass berühmte Wissenschaftler häufig aus denselben Familien stammten. Galton entschied sich, da war er sicherlich Kind seiner Zeit, den Erbanlagen die entscheidende Bedeutung beizumessen, obwohl seine Beobachtungen natürlich ebenso gut zu Ähnlichkeiten und Vergleichbarkeiten von Familienstruktur, Erziehung und Milieueinflüssen führten.
Versuche wissenschaftlicher Antworten. Versuche, eine wissenschaftliche Antwort auf die Frage nach der Bedeutung von Anlage und Umwelt zu finden, bieten insbesondere die sog. Zwillingsforschung und auch Studien mit Adoptivkindern, bei denen im Verhältnis zu Eltern und Geschwistern keine erblichen Anlagefaktoren wirksam werden können. In der Zwillingsforschung liegt der Schwerpunkt im Vergleich der Entwicklung von eineiigen und zweieiigen Zwillingspaaren. Dabei ist die Tatsache we-

sentlich, dass zweieiige Zwillingspaare gegenüber den eineiigen nicht über identische Erbanlagen verfügen.
Untersucht wurden und werden verschiedene Merkmale, neben der Intelligenz z. B. auch solche Merkmale wie Aggressivität oder Ängstlichkeit. Das sog. „Ergebnismuster" dieser Studien zeigt, dass eineiige Zwillinge sich deutlich ähnlicher sind als zweieiige.
Schlussfolgerungen. Falsch wäre es jetzt allerdings, aus diesen Studien den Schluss zu ziehen, der Einfluss der Erbanlagen überwöge generell, denn sowohl Lebensalter als auch die Lebensumstände und Beziehungen beeinflussen die Entwicklung einzelner Merkmale in erheblichem Maße. Bereits 1958 machte Anne Anastasi in einem bis heute viel beachteten Aufsatz („Heredity, environment, and the question, how"?) darauf aufmerksam, dass bereits die Frage nach dem Entweder-Oder oder auch nur nach dem Mehr des Einflusses von Anlage und Umwelt überhaupt nicht zu einer Klärung oder auch zu einer konkreten Hilfe im Einzelfall führen kann, weil es die verschiedensten Korrelationen des Zusammenwirkens beider gibt. Ob und wie eine bestimmte Anlage sich im Lebenslauf entwickelt, hängt z. B. bereits davon ab, wie sie von der Umwelt bewertet wird. Als Beispiele sind kulturelle Werte, Schönheitsideale, aber eben auch solche Merkmale wie Aggressivität, Leistungsbereitschaft, Sprachgebrauch oder auch das Gesundheitsverhalten zu nennen (vgl. zur Anlage-Umwelt-Frage z. B. Oerter u. Montada 2008, S. 19 ff.).

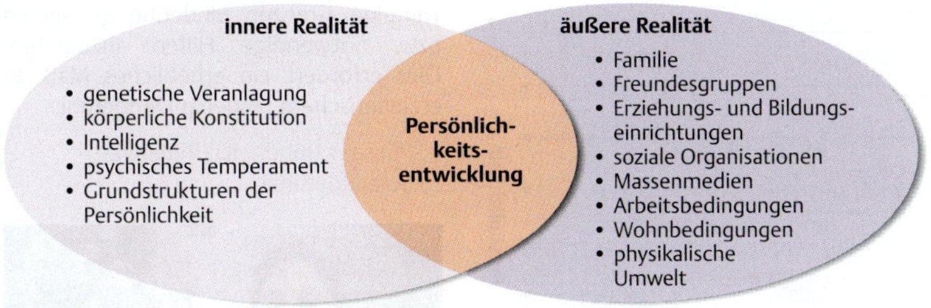

Abb. 6.3 Das Verhältnis von innerer und äußerer Realität (nach Hurrelmann 2006).

MERKE Anlagen und Umwelteinflüsse korrespondieren miteinander. Hilfreich ist es, weder nach einem „Entweder-Oder", noch nach einem „Mehr" zu fragen. Sinnvoll ist es hingegen, das Zusammenwirken generell und spezielle Beeinflussungen im Besonderen zu erkunden. Anlageunterschiede sind gegeben, sie müssen ernst genommen werden; Gleiches gilt aber ebenso für die Unterschiedlichkeit und den Einfluss der Umwelt. ――――――――――

Klaus Hurrelmann (2006) spricht in der obigen Definition von Sozialisation von der „inneren und äußeren Realität" und deren Zusammenwirken. Die „innere Realität" beinhaltet dabei auch die anlagebedingten Faktoren. Wenn die Frage nach Anlage und Umwelt in einem solchen Kontext gesehen wird, eröffnen sich zahlreiche Möglichkeiten des Erkundens einzelner Aspekte der Persönlichkeitsentwicklung (*Abb. 6.3*).

Das Verhältnis von innerer und äußerer Realität ist im Lebenslauf niemals statisch, es befindet sich vielmehr in einem ständigen dynamischen Prozess, in dem, je nach Lebensphase und -situation, verschiedene Elemente unterschiedliche Gewichtungen und Ausprägungen entwickeln. Krankheitsgeschehnisse, deren Bedrohlichkeit, Prognose und Dauer gehören zu denjenigen Faktoren, die vom Verhältnis innerer und äußerer Realität beeinflusst werden, sie beeinflussen es aber auch ihrerseits in erheblichem Umfang, sind also Teil der Dynamik.

6.2.2 Persönlichkeit und Dimensionen der Persönlichkeitsentwicklung
Immer wieder hören oder lesen wir von „besonderen" oder „großen" Persönlichkeiten, die in irgendeiner Weise gewürdigt werden, einen Preis für eine bestimmte Leistung oder Erfindung verliehen bekommen oder Ähnliches. Beinahe könnte man meinen, nur wenige Menschen, die irgendetwas ganz Besonderes geleistet haben, seien bzw. hätten eine

Persönlichkeit. Das trifft nicht zu: Jeder einzelne Mensch verfügt über eine bestimmte Persönlichkeit, genauso wie er über einen bestimmten Lebenslauf verfügt. Der Lebenslauf prägt die Persönlichkeit und umgekehrt.

! **DEFINITION** **Persönlichkeit** ist das je individuelle Gesamt und die Integration aller Eigenschaften, Merkmale, Einstellungen, Motive, Emotionen, Fähigkeiten, Moralvorstellungen und der entsprechenden Handlungskompetenzen eines Menschen. ――――――――――

Die Begriffe Sozialisation und Persönlichkeit sind also eng miteinander verwoben. Persönlichkeit ist in gewisser Weise ein Bestandteil von Sozialisation, denn Sozialisation beschreibt den lebenslangen und dynamischen Prozess der Persönlichkeitsentwicklung in ihren verschiedenen Dimensionen. Dabei sind grundsätzlich verschiedene Perspektiven möglich:

- eine weitgehend umfassende Sichtweise der gesamten Persönlichkeitsentwicklung über die Lebensspanne hinweg
- die Beschäftigung mit einer oder mehreren speziellen Dimensionen der Persönlichkeitsentwicklung über die gesamte Lebensspanne hinweg
- die Betrachtung einer bestimmten Lebensphase aus dem Blickwinkel einer oder mehrerer/aller Dimensionen von Persönlichkeitsentwicklung

Neben der Perspektive umfassender Persönlichkeitsentwicklung gibt es eine Vielzahl von Ansätzen, die sich entweder auf einzelne Dimensionen beziehen (z. B. die motorische, die kognitive, die sprachliche, die wahrnehmungsbezogene oder die moralische Dimension) oder bestimmte Lebensphasen ganz gezielt in den Blick nehmen. Der große Wissenschaftsbereich der Entwicklungspsychologie bietet entsprechend diverse Konzepte und Theorien an (nachzulesen z. B. in Ekert u. Ekert 2010 oder Oerter u. Montada 2008).

Im Folgenden werden zwei umfassende Grundlagentheorien vorgestellt, die bereits Hinweise auf spezielle Ansätze zu den Differenzierungsbereichen beinhalten.

Umfassende Theorien der Persönlichkeitsentwicklung
Umfassende Theorien der Persönlichkeitsentwicklung sind i. d. R. lebensspannenumfassend angelegt. Sie differenzieren dabei meistens nach einzelnen Lebensphasen, die bestimmten Altersstufen zugeordnet sind. Dabei ist es wichtig zu erkennen, dass diese einzelnen Phasen nicht allzu statisch gesehen werden dürfen, das gilt v. a. für Altersangaben, und dass die Übergänge zwischen den einzelnen Phasen nicht abrupt zu verstehen sind, sondern fließend verlaufen.

Zwei dieser Theorien sollen hier vorgestellt werden,
- die Theorie der Persönlichkeitsentwicklung nach Erik H. Erikson und
- der Ansatz der Entwicklungsaufgaben nach Robert J. Havighurst.

Theorie der Persönlichkeitsentwicklung nach Erikson
Nach Erikson (1902 – 1994) ist das Ziel der psychosozialen Entwicklung insgesamt die Herausbildung einer sog. „gesunden Persönlichkeit". Darunter versteht Erikson einen Menschen, der mit sich selbst übereinstimmt, der sich selbst und andere zutreffend und realistisch hinsichtlich Fähigkeiten und Eigenschaften wahrnimmt und sich in einem aktiven Austausch mit seiner Umwelt befindet, also nicht nur reagiert.

Eine solche Persönlichkeit (Ich-Integrität) entwickelt sich über einzelne Phasen der Lebensspanne hinweg durch die erfolgreiche Bewältigung sog. „Krisen". Unter einer Krise in diesem Sinne versteht Erikson nicht irgendein spektakuläres Ereignis, sondern ein ganz bestimmtes psychosoziales Problem, das in einer bestimmten Lebensphase ausgesprochen bestimmend ist und in möglichst positiver Weise bewältigt werden muss. Dabei bauen die einzelnen Lebensphasen bzw. die zu bewältigenden psychosozialen Probleme aufeinander auf. Das Inhaltsspektrum der jeweiligen Problems wird durch sprachliche Gegensätze ausgedrückt, so z. B. in der ersten Lebensphase „Vertrauen/Misstrauen" (Gage u. Berliner 1996, Ekert u. Ekert 2010). *Abb. 6.4* gibt einen Überblick über Lebensphasen und dazugehörige „Krisen".

Was die Phasen im Einzelnen bedeuten, soll die folgende Kurzdarstellung verdeutlichen (*Abb. 6.5*).

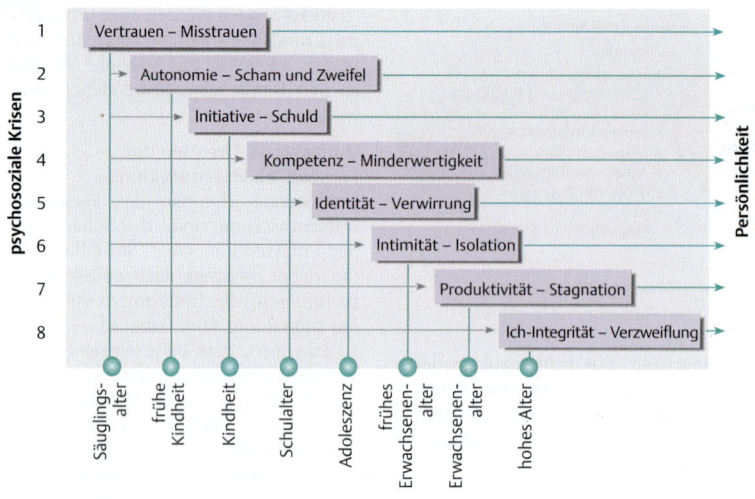

psychosoziale Krisen

1 Vertrauen – Misstrauen
2 Autonomie – Scham und Zweifel
3 Initiative – Schuld
4 Kompetenz – Minderwertigkeit
5 Identität – Verwirrung
6 Intimität – Isolation
7 Produktivität – Stagnation
8 Ich-Integrität – Verzweiflung

Persönlichkeit

Säuglings-alter · frühe Kindheit · Kindheit · Schulalter · Adoleszenz · frühes Erwachsenen-alter · Erwachsenen-alter · hohes Alter

Alter bei Auftreten der Krise

Abb. 6.4 Entwicklung der Persönlichkeit nach Erikson durch Bewältigung psychosozialer Krisen (nach Gage u. Berliner 1996).

Phase 1 (Säuglingsalter): Vertrauen/Misstrauen

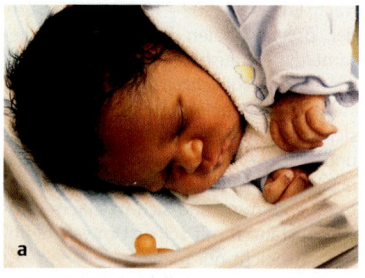

Abb. 6.5 Lebensphasen der psychosozialen Entwicklung.

Das Säuglingsalter stellt einen Grad höchster Abhängigkeit von der/den Bezugsperson/en dar. Im Wesentlichen geht es um körperliche und psychosoziale Fürsorge. Stichworte sind hier Ernährung, Versorgung, Körperkontakt und liebevolle Zuwendung. Erfährt ein Kind dies, entwickelt es Vertrauen zu seiner Umwelt, überwiegen Ablehnung, Mangel oder gar Verwahrlosung, muss die Welt zwangsläufig als feindselig empfunden werden, Misstrauen entwickelt sich.

Wichtig ist (und das gilt sinngemäß auch für alle folgenden Phasen), dass es natürlich immer auch zu Enttäuschungen kommt und kommen muss (nicht jeder „Wunsch" kann sofort und umfassend in Erfüllung gehen), dass aber das Vertrauenselement deutlich überwiegt. Es entwickelt sich ein sog. „Urvertrauen".

Phase 2 (frühe Kindheit): Autonomie/Scham und Zweifel

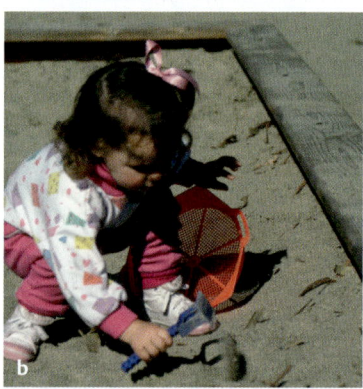

Zentrale Themen in dieser Phase sind zum einen der stetig zunehmende Bewegungs- und damit Entdeckungsdrang und zum anderen das Selbstständigwerden hinsichtlich der eigenen Ausscheidungen. Beides basiert auf entsprechenden motorischen und kognitiven Entwicklungsprozessen, wichtig ist zudem die Sprachentwicklung.

Sowohl hinsichtlich des Bewegungsdrangs, aber auch bezogen auf die „Entdeckung" der Ausscheidungen ist der Grat zwischen angestrebter und auch unterstützter Selbstständigkeit und z. T. gefährlicher oder auch sozial problematischer Grenzüberschreitung oft sehr schmal. Für Eltern und Erzieher ist das eine große Herausforderung: Autonomie weitestgehend zu fördern und dabei not-

wendige Grenzen eindeutig zu setzen bzw. notwendige Hilfen anzubieten. Dies erfordert ein erhebliches Maß an erzieherischem Fingerspitzengefühl.

Phase 3 (Kindheit): Initiative/Schuldgefühle

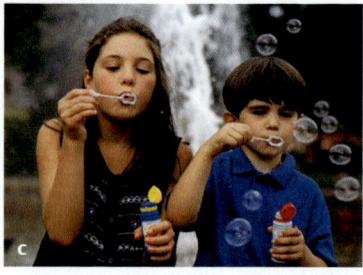

Das Bewegungsspektrum des Kindes erweitert sich zunehmend, immer mehr soziale Kontakte (z. B. im Kindergarten) kommen hinzu. Die Welt wird entdeckt, das geschieht besonders häufig durch „Rollenspiele" (so tun, als ob). Ein Mehr an sozialen Kontakten bedeutet auch ein Mehr an (zumindest potenziellen) sozialen Konflikten. Dabei geht es in diesem Alter häufig um das „Eigentum" an bestimmten Gegenständen, aufgrund der körperlichen Entwicklung kommt es dabei durchaus auch zu mehr oder minder großen „Gewalttätigkeiten" (Wenn du mir den Ball, die Puppe, das Auto, das Buch ... nicht gibst, dann nehme ich mir es einfach!).

In diesem Alter beginnt die Ausbildung des sog. Gewissens, der Anfang der moralischen Entwicklung. Entschlusskraft und Initiative müssen gefördert werden, aber nicht um jeden Preis.

Phase 4 (Schulalter): Kompetenz (Überlegenheit)/Minderwertigkeit (Unterlegenheit)

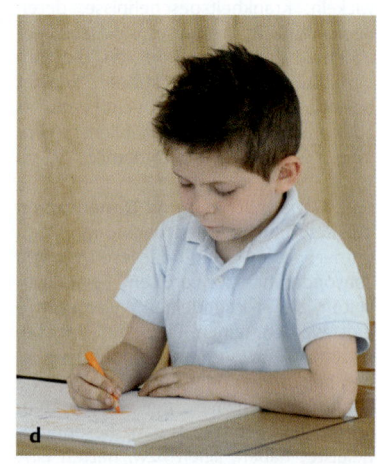

Die Schule als klassische Sozialisationsinstanz (S. 149) setzt auf die Entwicklung ganz bestimmter kognitiver, sozialer und motorischer Fähigkeiten. Dabei spielt die jeweilige Leistung des Kindes eine große Rolle. Diese Leistung wird bewertet, auch im Vergleich zu den anderen Mitgliedern einer Klasse. Das Kind erlebt sich in einer unmittelbaren fachlichen und sozialen Bewertung. Durch Noten oder andere Systeme wird belohnt oder auch „bestraft". Vergleiche der Mitschüler untereinander und auch durch Lehrer und Eltern gehören zur Tagesordnung. Was kann ich, in wie vielen Bereichen kann ich etwas, habe ich eher gute oder eher schlechte Noten, welche Anerkennung oder Missachtung ist damit verbunden – so oder so ähnlich lauten die zentralen Fragen.

Phase 5 (Adoleszenz): Identität/ Verwirrung

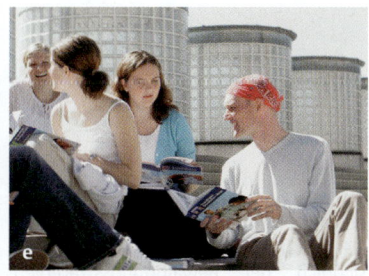
e

Die Adoleszenz (die Phase der Pubertät) ist das zentrale Bindeglied zwischen Kindheit und Erwachsensein. Ziel ist die Herausbildung einer eigenen, individuellen und Selbstständigkeit ermöglichenden Identität. Der Weg dorthin ist oft steinig: für den Jugendlichen ebenso wie für Eltern und andere „Autoritäten". Riesige Sprünge werden gemacht, in körperlicher wie in psychosozialer Hinsicht. Die zu bewältigenden Aufgaben könnten kaum vielfältiger sein: Sexualität, Liebe, Schulabschluss bzw. Berufsfindung und ggf. -einstieg, Ablösung von den Eltern, neue Freundschaften ... Verwirrung ist da kaum zu vermeiden, die Identitätsfindung fordert zahlreiche Konflikte und Belastungen und oftmals auch mühsame Umwege.

Phase 6 (frühes Erwachsenenalter): Intimität/Isolation

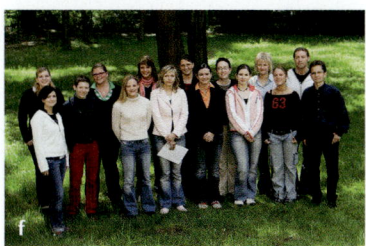
f

Nachdem das „Ich" sich entwickelt hat, wird ein „Wir" möglich. Dieses „Wir" sind Partnerschaften, Freundschaften, Beziehungen generell. Gemeinschaft entsteht, „Beziehungsrisiken" werden eingegangen und entwickeln sich im positiven Fall zu beständigen Ankern für die eigene weitere Persönlichkeitsentwicklung. Beziehungen brauchen Vertrauen, Intimität kann entstehen, ohne zu beengen. Gelingt dies nicht, fehlt vielleicht auch das schon angesprochene Urvertrauen, rückt das eigene Ich in eine zentrale Position, Beziehungsaufbau dient dann hauptsächlich der Festigung der Ich-Position, in der Folge kann es zu realer und/oder psychischer Isolation kommen.

Phase 7 (Erwachsenenalter): Produktivität/Stagnation

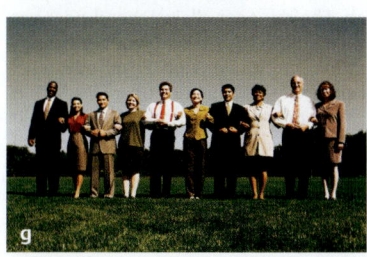
g

Erwachsensein bedeutet auch, Verantwortung und Fürsorge für andere zu übernehmen. Das geschieht in der Familie bzw. in (Lebens-)Gemeinschaften ebenso wie in Beruf oder auch Freizeit. Der Erwachsene gehört zu einer anderen Generation als seine Kinder bzw. andere Heranwachsende, er ist gegenüber den eigenen Eltern bzw. der entsprechenden Generation zwar immer noch „Kind", manchmal dreht sich die Situation aber auch dahin gehend (z. B. bei der Pflege der Elterngeneration), dass auch hier Fürsorge und Verantwortung gefordert sind.

Überforderungen sind denkbar, eigene Krankheit kann die Produktivität erheblich einschränken. Dies ist auch möglich, wenn durch bestimmte Lebensereignisse (z. B. Tod des Partners, Auszug der Kinder) plötzlich das bisherige Leben sinnlos erscheint. Misslingt in solchen Situationen ein Verändern des Lebensentwurfs, droht die Gefahr eines Erlebens von Stagnation bis hin zum Gefühl der Nutzlosigkeit.

Phase 6 (hohes Alter): Integrität/ Verzweiflung

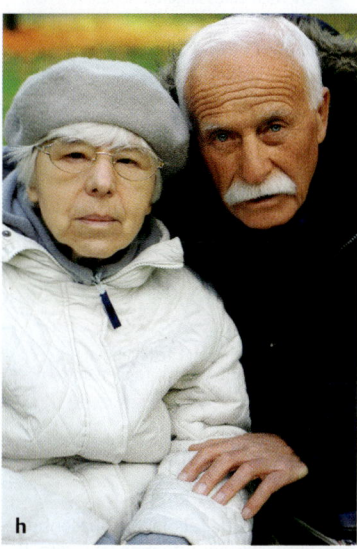
h

Mit zunehmendem Alter gewinnt die persönliche Lebensbilanz an Bedeutung, dies wird noch unterstützt durch entscheidende Lebenseinschnitte (Ende des Berufslebens, finanzielle Unsicherheit, abnehmende körperliche und/oder psychisch-kognitive Leistungsfähigkeit, Trauer, Krankheit, Pflegebedürftigkeit ...). Dabei kann die Bilanz sehr unterschiedlich ausfallen, wobei objektive Ereignisse und subjektives Erleben durchaus verschieden sein können. Hier spielt das Gesamt der einzelnen Lebensphasen ebenso eine Rolle wie kulturelle und weltanschaulich-religiöse Einbindung und nicht zuletzt natürlich auch das aktuelle soziale und materielle Umfeld.

Entwicklungsaufgaben nach Robert J. Havighurst

Die Theorie der Entwicklungsaufgaben nach Havighurst weist sowohl hinsichtlich der Einteilung nach Lebensphasen, aber auch inhaltlich große Ähnlichkeiten zum Ansatz von Erikson auf. Dabei geht es Havighurst hauptsächlich darum, entwicklungspsychologische Erkenntnisse für pädagogisches Handeln nutzbar zu machen.

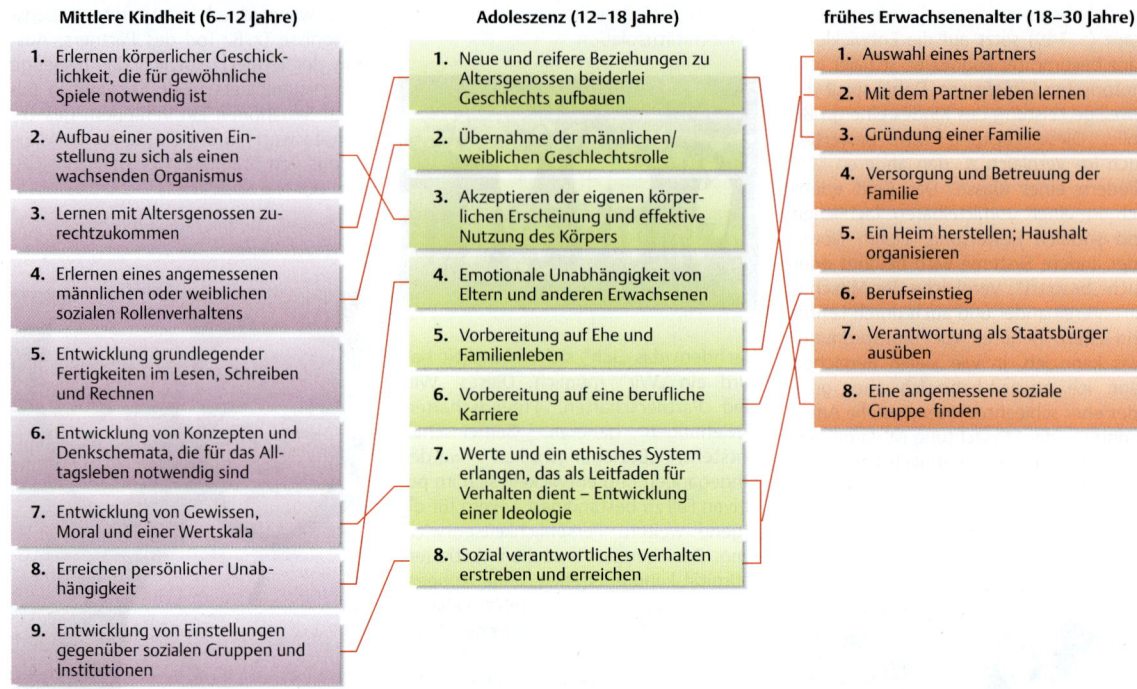

Abb. 6.6 Entwicklungsaufgaben der Adoleszenz nach Havighurst. Dargestellt unter der Perspektive des Übergangs zwischen Kindheit und frühem Erwachsenenalter (nach Oerter u. Montada 2008).

Havighurst leitet lebensphasenbezogen Entwicklungsaufgaben aus den Bereichen physische Reifung, gesellschaftliche Erwartungen und individuelle Zielsetzungen und Werte ab, Entwicklung insgesamt wird als Lernprozess verstanden (Oerter u. Montada 2008). **Abb. 6.6** zeigt dies am Beispiel der Phase der Adoleszenz.

⚠ **DEFINITION Entwicklungsaufgabe:** „Eine Entwicklungsaufgabe stellt ein Bindeglied dar im Spannungsverhältnis zwischen individuellen Bedürfnissen und gesellschaftlichen Anforderungen" (Oerter u. Montada 2008, S. 280). Dabei gibt es für bestimmte Aufgaben immer besonders „sensitive Perioden", insgesamt sind die Entwicklungsaufgaben aber so miteinander vernetzt, dass insbesondere den vorangehenden und nachfolgenden Perioden eine besondere Bedeutung zukommt. ─────────

Sowohl die phasenbezogenen psychosozialen Probleme nach Erikson als auch die Entwicklungsaufgaben nach Havighurst können einen hilfreichen Rahmen für patientenindividuelles Handeln im pflegerischen Alltag anbieten, denn das aktuelle Krankheits- und Pflegeereignis steht immer in einem entsprechenden

Kontext: Frau A. ist nicht nur zurzeit nach Mastektomie Patientin auf Station G3, sie ist auch 56 oder 33 oder 72 Jahre alt, Ehefrau oder alleinstehend oder verwitwet, frisch verliebt oder beziehungsmüde, hat Kinder und Enkel oder auch keine, ist Verkäuferin oder Marketingchefin oder Hausfrau oder Lehrerin oder arbeitslos ... Entsprechend ist ihr Leben – auch bereits ohne Krankheit – von einer bestimmten Struktur geprägt. Diese Probleme, Aufgaben, Verantwortlichkeiten und Pläne verschwinden nicht einfach an der Pforte der Klinik, Frau A. bringt sie mit auf Station und sie beeinflussen, hemmen, fördern, überlagern den Genesungsprozess.

Belastungen und Bewältigung
Entwicklungsaufgaben, psychosoziale Krisen, kritische Lebensereignisse und Konflikte generell sind immer eine besondere Herausforderung. Die beschriebenen Theorien zur Persönlichkeitsentwicklung zeigen, dass es letztlich auf eine „gelingende Bewältigung" (Hurrelmann 2006) ankommt.

Am Beispiel eines Krankheitsgeschehens bedeutet dies *nicht* etwa, dass Krankheiten gar nicht erst auftreten oder dass es zu ungewöhnlich schnellen und vollständigen Heilungsprozessen kommt, dass also das auslösende Ereig-

nis „verschwindet". Vielmehr geht es um Flexibilität und Variationsreichtum hinsichtlich der Bewältigungsstrategien. Dazu gehört auch die Bereitschaft, sich emotional und ganz praktisch helfen zu lassen, eigene Bewältigungsressourcen wahrzunehmen und auf diese und das eigene Selbstvertrauen zu setzen.

Speziell auf den Umgang mit Krankheiten bezogen, bietet das salutogenetische Modell nach A. Antonovsky hier wertvolle Hinweise an (S. 161).
Stresstheorien. Eng mit den Fragen rund um die Bewältigung kritischer Ereignisse verbunden sind auch die sog. Stresstheorien. Diese gehen grundsätzlich davon aus, dass

- Menschen bei Bedrohung oder auch nur Belastung ihre physiologischen und psychischen Ressourcen weitestgehend mobilisieren, um einer echten Gefahr zu entgehen,
- eine solche Ressourcenmobilisierung grundsätzlich positiv einzuschätzen ist, es sei denn, es kommt zu dauernden Überlastungen.

L. Pearlin unterscheidet drei unterschiedliche Arten von Stressoren:
1. kritische Lebensereignisse (Tod eines Angehörigen, Verlust durch Trennung, z. B. Scheidung, Verlust des Arbeits-

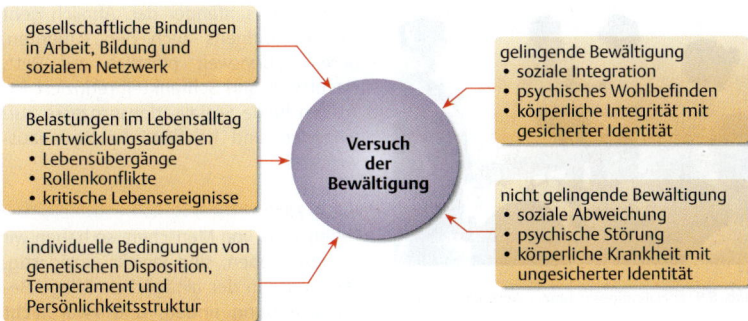

gesellschaftliche Bindungen in Arbeit, Bildung und sozialem Netzwerk

Belastungen im Lebensalltag
• Entwicklungsaufgaben
• Lebensübergänge
• Rollenkonflikte
• kritische Lebensereignisse

individuelle Bedingungen von genetischer Disposition, Temperament und Persönlichkeitsstruktur

Versuch der Bewältigung

gelingende Bewältigung
• soziale Integration
• psychisches Wohlbefinden
• körperliche Integrität mit gesicherter Identität

nicht gelingende Bewältigung
• soziale Abweichung
• psychische Störung
• körperliche Krankheit mit ungesicherter Identität

Abb. 6.7 Belastungs-Bewältigungs-Modell (nach Hurrelmann 2006).

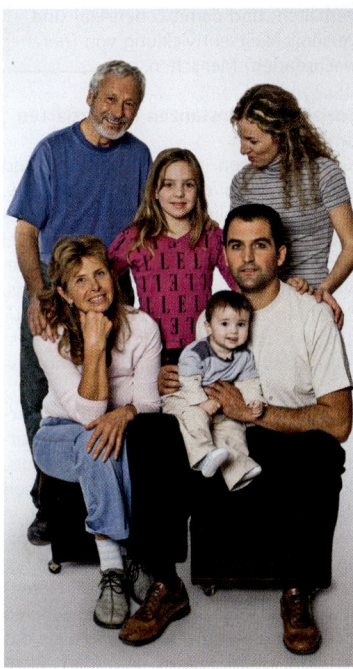

Abb. 6.8 Sozialisationsinstanz Familie.

platzes oder auch eine schwere Krankheit)
2. chronische Belastungssituationen (langfristige Arbeitslosigkeit, dauernde finanzielle Probleme, ständige Überlastung am Arbeitsplatz oder Doppelbelastung durch Beruf und Haushalt, langfristiges Mobbing usw.)
3. Übergänge im Lebenslauf (Eintritt ins Rentenalter, Auszug der Kinder usw.)
Je nach Art des Stressors sind unterschiedliche Bewältigungsmöglichkeiten gegeben, je nachdem, ob das Ereignis an sich beeinflusst werden kann oder nicht. So wird es bei der Bewältigung einer Trennung oder bei einem Todesfall hauptsächlich um die emotionale Dimension gehen, denn das Ereignis selbst ist nicht veränderbar. Bei chronischen Überlastungssituationen hingegen kann auch nach Veränderungsmöglichkeiten der Belastungssituation an sich gesucht werden (Hurrelmann 2006). **Abb. 6.7** umreißt das Spektrum von Belastung und Bewältigung.

6.2.3 Sozialisation und gesellschaftlicher Kontext
Sozialisation, so beschreibt es die vorliegende Definition, ist ohne gesellschaftlichen Kontext nicht denkbar. Die Ebenen der Sozialisation (s. **Abb. 6.1**, S. 150) unterscheiden hier die Makroperspektive, also das gesellschaftliche System insgesamt, welches sich wiederum unmittelbar auswirkt auf die sog. Mesoebene, also die eigentliche Aktionsebene des Menschen. Diese Ebene ist gekennzeichnet durch zahlreiche Institutionen und Organisationen, die entweder gezielt auf Sozialisation ausgerichtet sind (Schulen, Kinderbetreuungseinrichtungen, berufliche Ausbildungsstätten und andere Bildungseinrichtungen) oder solche, die zwar nicht primär Sozialisationszwecken dienen, die aber dennoch zu Sozialisationseffekten führen; dazu gehören

v. a. die Medien und dabei zunehmend das Internet sowie z. B. die Kirchen, der Betrieb als Arbeitsplatz (etwa das Krankenhaus), Sportvereine und andere Freizeitangebote.
Eine besondere Funktion kommt in diesem Zusammenhang der Familie, aber auch generell Verwandten und dem Freundeskreis zu. Beispielhaft wird im Folgenden die Bedeutung der Sozialisationsinstanzen Familie, Kindergarten und Schule sowie Ausbildung und Beruf/Betrieb skizziert.

Sozialisationsinstanz Familie
Insbesondere die Familie als primäre soziale Konstellation (**Abb. 6.8**), in die der Mensch gleichsam hineingeboren wird, ist zwar keine offizielle sog. Sozialisationsinstanz, wie etwa die Schule, dennoch gibt es gesellschaftliche Sozialisationserwartungen an Familien, die nicht selten zu kontroversen politischen Diskussionen führen:
▪ Was ist und wie weit geht der gesellschaftliche Erziehungsanspruch für Familien?
▪ Welche Bildungsaufgaben kommen ihr zu?
▪ Wie weit muss der Staat Familien zur Erfüllung dieses Auftrags unterstützen (z. B. durch die Übernahme von Betreuungs- oder Bildungskosten)?
Familien unterscheiden sich durch ihre Struktur (Mutter und/oder Vater, Anzahl der Kinder, Geschlecht des Kindes/der Kinder, Alter(-sunterschiede) Eltern und Kinder, ggf. Großeltern, sog. alternative Lebensformen wie gleichgeschlechtliche Partnerschaften oder Wohngemeinschaften) und die entsprechend unterschiedlichen Beziehungskonstellationen. Sie unterscheiden sich aber auch hinsichtlich der sozialen, d. h. auch finanziellen Lage, des Bildungsstands, des kulturellen und religiösen Milieus, der expli-

ziten und impliziten Wert- und Moralvorstellungen. Entsprechend variieren
▪ Erziehungsziele und -stile (z. B. autoritär oder partnerschaftlich-demokratisch),
▪ das Rollenverständnis (Wer für was in Familie und Erziehung zuständig ist, das spezielle geschlechtsbezogene Rollenverständnis),
▪ die Lebensweise (Was hat Priorität z. B. hinsichtlich der finanziellen Ausgaben?),
▪ die Art der Interaktion und Kommunikation der Familienangehörigen untereinander,
▪ die Wertigkeit bestimmter Eigenschaften und Verhaltensmerkmale wie z. B. Aggressivität, Ängstlichkeit, Selbstsicherheit, Umgangsformen und natürlich auch das Vorbildverhalten der Erziehenden.
Kinder sind unmittelbarer Bestandteil dieser Struktur und Prozesse, sie erleben das Verhalten der Eltern, entweder in der direkten Interaktion oder als Beobachter, sie werden konfrontiert mit Bewältigungsstrategien, Umgang mit Stress, Erfolgen, Misserfolgen, Verlusten und Trennungen.

➤ **MERKE** Familien, als sog. primäre Sozialisationsinstanz, prägen in entscheidender Weise das Erleben und

Verhalten, und damit Lebenslauf und Persönlichkeitsentwicklung von (heran-wachsenden) Menschen. ───────

Sozialisationsinstanzen Kindergarten und Schule

Kinder wachsen in das Erziehungs- und Bildungssystem einer Gesellschaft bzw. eines Staates hinein. Dies geschieht zunächst gebunden an bzw. zeitlich parallel zur Sozialisation durch die Primärfamilie, wie etwa den Besuch des Kindergartens. Zunehmend steigt aber die Eigenbedeutung der organisierten Sozialisationsinstanzen des Erziehungs- und Bildungssystems.

Insbesondere der Schuleintritt markiert ein wesentliches und auch unvermeidbares (Schulpflicht-)Lebensereignis. Schulen haben einen festgeschriebenen staatlichen Bildungsauftrag, sie sind in verschiedener Hinsicht organisiert (Lernorganisation, Stundenplan, Verwaltung, Arten der Laufbahnregelung, z. B. Notensystem, Versetzung). Damit sind Schulen in ganz anderer Weise normiert als das Familiensystem, hinzu kommen klare Rollenzuschreibungen zwischen Lehrern und Schülern sowie als zentrales Element die herausgehobene Bedeutung von i. d. R. fachbezogener Leistung, die einhergeht mit bestimmten Selektionsfunktionen hinsichtlich der weiteren Schul- und schließlich Berufslaufbahn (Tillmann 2010).

In der Schule werden Kinder also erstmals unausweichlich mit dem Stellenwert von Leistung in und für die Gesellschaft konfrontiert. Sie erfahren, was es bedeutet, eine bestimmte Leistung zu erbringen oder nicht. Sie sehen ihre eigene Leistung im Vergleich zu der Gleichaltriger. Sie erleben, welche Bedeutung Leistung für soziale Anerkennung hat. Hier liegt sicher ein zentraler Sozialisationsauftrag der Schule. Gleichzeitig erleben sie aber auch, wie hilfreich spezielle Förderung in und durch die Schule sein kann, und das vielleicht im Unterschied zum Erleben in der Familie. Und nicht zuletzt dient die Schule dem Erwerb von Bildungschancen im Hinblick auf die persönliche und berufliche Entwicklung.

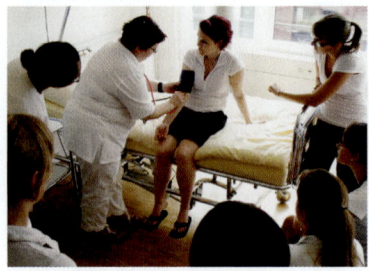

Abb. 6.9 Sozialisationsinstanz Ausbildung und Beruf.

Sozialisationsinstanzen Ausbildung und Beruf (Betrieb)

In Fortführung des Erziehungs- und Bildungsauftrags der allgemeinbildenden Schule dient die Ausbildung primär der unmittelbaren Vorbereitung auf den Beruf (**Abb. 6.9**). Bei Berufsausbildungen, wie etwa in den Pflegeberufen, ist das Berufsziel relativ eng durch die angestrebte Berufsbezeichnung gegeben, bei Studiengängen ist die konkrete Berufseinmündung i. d. R. weniger explizit vorgegeben.

Gemeinsam ist beiden aber, dass auch hier unmittelbare Sozialisationsprozesse stattfinden. Das Leistungsmotiv bleibt weiter zentral, ebenso Qualifikations- und Selektionsfunktion, die Zielrichtung wird aber zunehmend spezieller. Insbesondere in der beruflichen Ausbildung ist die Schulerfahrung unmittelbar mit der Berufs-/Betriebserfahrung gekoppelt. Dadurch entstehen zusätzliche Sozialisationseffekte, die sich etwa auf den Umgang mit Kollegen, das Verhalten gegenüber Vorgesetzten, geschriebene und ungeschriebene Gesetze bestimmter Vorgehensweisen (Routinen) sowie den Umgang mit und die Interpretation der eigenen beruflichen Rolle beziehen.

Wichtig ist hierbei, dass bestimmte soziale Systeme, wie etwa das Krankenhaus, die Rehaklinik, das Altenheim, der ambulante Pflegedienst, ihre eigenen Regeln und Gesetze haben. Diese sind z. T. für bestimmte Institutionstypen gleich oder ähnlich (Ablauf der Chefarztvisite im Krankenhaus), können aber auch erheblich differieren (z. B. abhängig vom Pflegesystem). Die erforderlichen Anpassungsleistungen stellen häufig eine große Herausforderung insbeson-

re für Berufsanfänger dar. Ähnlich geht es hier übrigens auch den Patienten, deren Lebenswelt plötzlich auf Bett, Nachttisch und Schrankteil reduziert ist. Treffen beide Sozialisationsprozesse aufeinander, sind Konflikte häufig unausweichlich.

6.2.4 Fazit

Lebensläufe von Menschen, so haben wir es beschrieben, sind jeweils einzigartig. Dies muss in der alltäglichen Pflege Berücksichtigung finden, und zwar nicht nur, weil Berufsgesetz und Ausbildungs- und Prüfungsverordnung es fordern, sondern v. a. weil qualitativ hochwertige Pflege anders nicht denkbar ist.

Hilfreich sind dabei grundlegende Kenntnisse über Persönlichkeitsentwicklung und Sozialisation. Sie können dabei unterstützen, bestimmte Erlebnisqualitäten und Verhaltensweisen von Patienten besser zu verstehen, sie können Erklärungen für manchmal „Unverständliches" geben, aber sie können auch helfen, eigenes Erleben und Verhalten als Pflegende besser einzuordnen, typische Interaktionsmuster zu identifizieren (s. Kap. 19, S. 512) und ggf. Veränderungen einzuleiten.

Lern- und Leseservice

→ **Verwendete und weiterführende Literatur**
→ Ekert B, Ekert Chr. Psychologie für Pflegeberufe. Ein Lehr-, Lern- und Arbeitsbuch. 2. Aufl. Stuttgart: Thieme; 2010
→ Gage N, Berliner D. Pädagogische Psychologie. Weinheim: Beltz; 1996
→ Hurrelmann K. Einführung in die Sozialisationstheorie. 9. Aufl. Weinheim: Beltz; 2006
→ Hurrelmann K, Grundmann M, Walper S, Hrsg. Handbuch Sozialisationsforschung. 7. Aufl. Weinheim: Beltz; 2008
→ Oerter R, Montada L, Hrsg. Entwicklungspsychologie. 6. Aufl. Weinheim: Beltz; 2008
→ Tillmann KJ. Sozialisationstheorien. Eine Einführung in den Zusammenhang von Gesellschaft, Institution und Subjektwerdung. Reinbek: rororo; 2010

7 Gesundheit und Krankheit – Gesundheitsförderung und Krankheitsprävention

Christoph Sebastian Nies

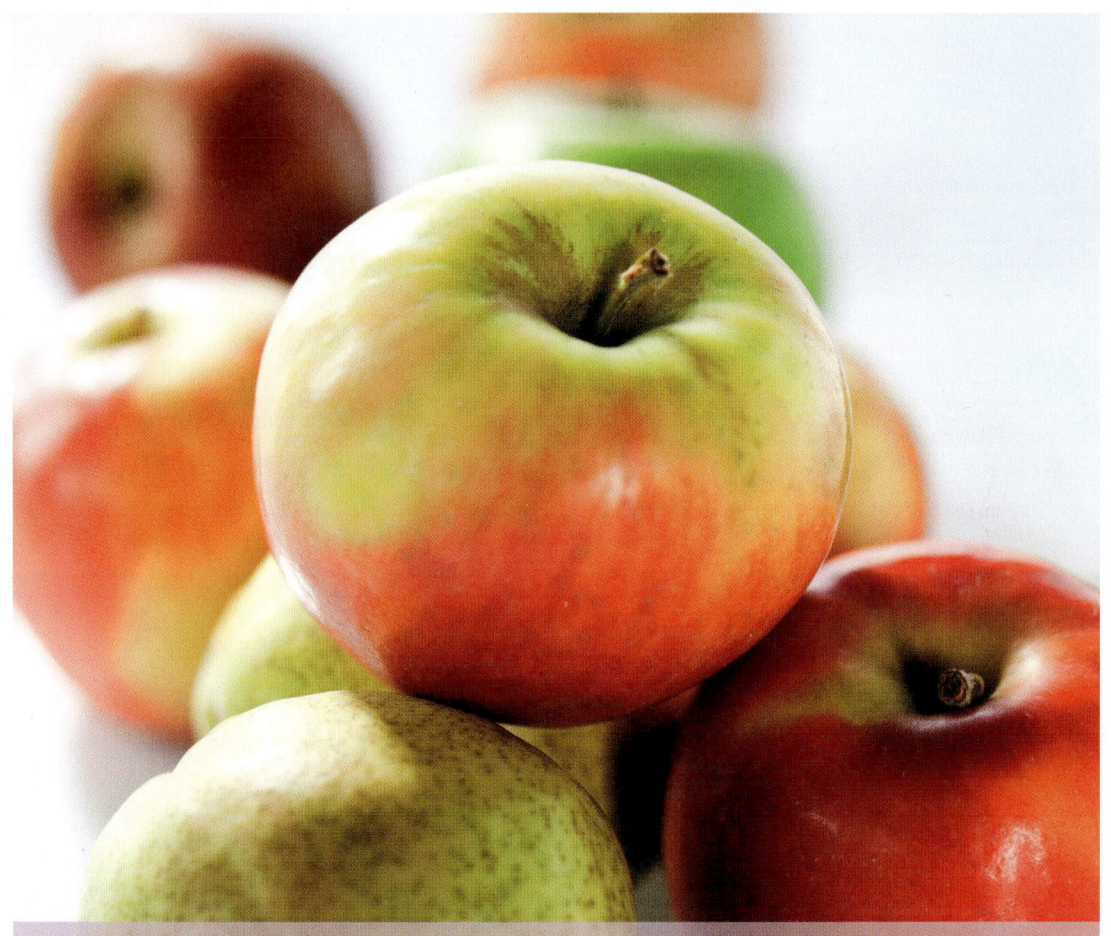

7.1 Bedeutung von Gesundheit und Krankheit

Gesundheit als Begriff, Gesundheit als ein wertvolles Gut, Gesundheit als eine Befindlichkeit – was ist Gesundheit?

Gesundheit spielt im Lebensalltag eine herausragende, wenn auch interessanterweise oftmals nicht beachtete Rolle. Die elementare Bedeutung der Gesundheit tritt vielmehr erst in jenen Momenten zutage, in denen sich ein Mensch gerade nicht mehr als gesund erlebt und sich somit krank fühlt.

Was ist jedoch Gesundheit oder Krankheit? Wie äußert sich Gesundheit bzw. Krankheit? Handelt es sich hierbei um zwei einander bedingende oder einander ausschließende Zustände? Wie lässt sich Gesundheit oder Krankheit definieren?

7.1.1 Begriffsbestimmungen

Will man sich den Begriffen Gesundheit und Krankheit in ihrer Bedeutung nähern, ist schnell festzustellen, dass es keine allgemeingültige Erklärung für die Bedeutung von Gesundheit und Krankheit geben kann. Dies liegt darin begründet, dass jeder Mensch eine ganz individuelle Sichtweise auf Gesundheit und Krankheit besitzt. So fühlt sich z. B. der eine Mensch in einer Situation mit (objektiv) gleichen Gegebenheiten eher gesund, der andere Mensch fühlt sich eher krank.

Auch bei den Versuchen der Wissenschaft, Gesundheit und Krankheit zu erklären, ist festzustellen, dass meist nur die Perspektive und die Erklärungsansätze der jeweiligen wissenschaftlichen Disziplin Berücksichtigung finden. Hier zu nennen sind insbesondere die disziplingebundenen Sichtweisen der Medizin, der Psychologie und Soziologie (s. Kap. 7.2, S. 160).

7.1.2 Definitionen

Biomedizinischer Ansatz

Die im Vorangegangenen angedeuteten Gewichtungen und Akzentuierungen finden sich auch in den gängigen Fachlexika bei dem Versuch, Gesundheit und Krankheit zu definieren. So wird im medizinischen Wörterbuch Pschyrembel (2011) Gesundheit und Krankheit folgendermaßen definiert:

❗ DEFINITION **Gesundheit** ist „das subjektive Empfinden des Fehlens körperlicher, geistiger und seelischer Störungen oder Veränderungen beziehungsweise ein Zustand, in dem Erkran-

kungen und pathologische Vorgänge nicht nachgewiesen werden können" (Pschyrembel 2011).

Krankheit ist eine „Störung der Lebensvorgänge in Organen oder im gesamten Organismus mit der Folge subjektiv empfundenen beziehungsweise objektiv feststellbaren körperlichen, geistigen beziehungsweise seelischen Veränderungen" (Pschyrembel 2011). ⎯

Bei diesen Definitionen wird Gesundheit als ein Zustand des Freiseins von Krankheit beschrieben. Der Definition von Krankheit liegt der Akzentuierung nach ein biomedizinisches Krankheitsmodell zugrunde, das „sich unter dem Einfluss naturwissenschaftlichen Denkens befindet" (Hurrelmann 2006, S. 114). Es werden also auch hier die disziplinär gebundenen Denkweisen deutlich.

Soziologischer Ansatz

Ein weiteres Beispiel hierfür bildet die eher entgegengesetzte Richtung der rollen- bzw. systemtheoretischen Ansätze aus der Soziologie. So stellen sich die Definitionen von Gesundheit und Krankheit Parsons (1981) wie folgt dar:

❗ DEFINITION **Gesundheit** ist ein Zustand der optimalen Fähigkeit zur wirksamen Erfüllung von für wertvoll gehaltenen gesellschaftlichen Aufgaben (Parsons in Hurrelmann 2006).

Krankheit ist die Abwesenheit von Gesundheit, also die Unfähigkeit der gesellschaftlichen Rollenerfüllung (Hurrelmann 2006). ⎯

Die beiden Beispiele möglicher Definitionen von Gesundheit und Krankheit verdeutlichen sehr stark die Prägung der jeweils zugrunde liegenden disziplinären Orientierung. Sie spiegeln zwei entgegengesetzte wissenschaftliche Zugangsweisen wider. Im biomedizinischen Sinne ist der Bezugspunkt das normale Funktionieren des Körpers, in soziologischer Betrachtungsweise das normale Funktionieren der Gesellschaft (Hurrelmann 2006).

Definition der WHO

Der Versuch, Gesundheit mehrdimensional zu bestimmen (also die verschiedenen Sichtweisen in einer Definition zusammenzuführen), wurde nach dem 2. Weltkrieg interessanterweise nicht durch Impulse aus der Wissenschaft, sondern durch die Vorgabe der Weltgesundheitsorganisation (WHO), einer Un-

terorganisation der Vereinten Nationen (UN), unternommen. In der Gründungsakte der WHO von 1946 findet sich die folgende Definition.

❗ DEFINITION „**Gesundheit** ist der Zustand des völligen körperlichen, psychischen und sozialen Wohlbefindens und nicht nur das Freisein von Krankheit und Gebrechen" (WHO 1946). ⎯

Mit dieser Definition der Weltgesundheitsorganisation wurde Gesundheit zum ersten Mal in einem gesundheitspolitischen Dokument als eine positive, inhaltlich bestimmbare Größe definiert. Zudem wurde über die Definition ein unübersehbares Zeichen gesetzt, Gesundheit und Krankheit interdisziplinär, mehrperspektivisch und multidimensional zu verstehen. Die Definition führte trotz, oder gerade aufgrund berechtigter Kritik z. B. hinsichtlich ihrer utopischen Absolutheit einer Zielvorstellung des „völligen Wohlbefindens" zu einer insgesamt sehr konstruktiven und sich bis heute weiterentwickelnden Diskussion.

7.1.3 Einflussfaktoren

Versucht man Gesundheit, wie in der Definition der WHO von 1946 geschehen, mehrdimensional zu betrachten, müssen diese Dimensionen bei der Frage „Was nimmt Einfluss auf den Gesundheits- oder Krankheitszustand eines Menschen?" berücksichtigt werden. Diese Betrachtungsweise erfordert es, dass man die unterschiedlichen Einflüsse aller Dimensionen und ihre Wechselwirkungen untereinander in Augenschein nehmen muss. Konkret lassen sich die folgenden Felder von Einflussfaktoren benennen (*Abb. 7.1*):

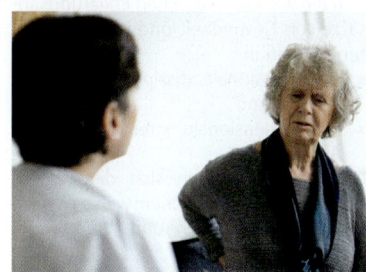

Abb. 7.1 Gesundheit und Krankheit werden von vielschichtigen Faktoren beeinflusst. Hierzu müssen u. a. biologische, psychische, soziale, aber auch ökonomische und kulturelle Einflüsse berücksichtigt werden.

- genetische und biologische Faktoren (z. B. Veranlagung – nicht beeinflussbar)
- Faktoren der Psyche und Persönlichkeitsstruktur (z. B. Einstellung zum Leben, Umgang mit besonderen Lebensereignissen)
- Faktoren des Lebensstils und die resultierenden Verhaltensweisen (z. B. genussgeprägter Lebensstil, Rauchen als Verhaltensweise – direkt beeinflussbar)
- Faktoren des sozialen Umfelds (z. B. Familienstruktur, Freunde)
- Faktoren der ökonomischen, kulturellen und physischen Umwelt (z. B. Lebensstandard, Einbindung in die Arbeitswelt, Bildung, Schichtzugehörigkeit, Wohnort)
- Zugang zu Einrichtungen und Diensten, Umfang und Qualität der Gesundheitsdienste (z. B. Erreichbarkeit von medizinischen Einrichtungen, Versicherungsstatus; vgl. auch Naidoo et al. 2003)

Das folgende Beispiel verdeutlicht einige der verschiedenen Einflussbereiche.

FALLBEISPIEL Frau M. ist 63 Jahre alt und lebt in einer Hochhaussiedlung am Rande der Stadt (kulturelle, physische Umwelt). Seit dem Tod ihres Mannes vor einem Jahr lebt sie sehr zurückgezogen und sieht wenig Sinn im eigenen Leben (Umgang mit besonderen Lebensereignissen). Da sie nur wenig Geld zur Verfügung hat (ökonomische Umwelt), kann sie ihre wenigen Verwandten in der Ferne (Familienstruktur) nie besuchen, was das Gefühl der Einsamkeit zusätzlich verstärkt.

Bisher hat Frau M. immer viel Wert auf eine gesunde und ausgewogene Ernährung gelegt (Lebensstil, Verhaltensweisen). Daher verfügt sie auch insgesamt über eine gute körperliche Konstitution. Dennoch entwickelt sie nun einen Diabetes mellitus (genetische biologische Faktoren), der erst diagnostiziert wird, als sie aufgrund von Wundheilungsstörungen am rechten Fuß ihren Hausarzt aufsucht. Diesen Arztbesuch macht sie allerdings erst sehr spät, da für sie der Weg dorthin, aufgrund der Entfernung und der schlechten Anbindung an die öffentlichen Verkehrsmittel (Zugang zu Einrichtungen) sehr beschwerlich ist. Die Folge: Die Wundheilungsstörung ist so ausgeprägt, dass sie einer operativen Versorgung bedarf. Daraufhin ist eine stationäre Aufnahme im Krankenhaus notwendig. Hier wird eine Teilamputation des rechten Fußes durchgeführt.

Nach der Operation gestaltet sich die Entlassung von Frau M. schwierig. Sie ist noch in ihrer Mobilität eingeschränkt und befindet sich in einer schlechten psychischen Verfassung, da sie nicht weiß, wie sie die täglichen Anforderungen alleine bewältigen soll. Insbesondere mit der Messung der Blutzuckerwerte und der Insulingabe fühlt sich Frau M. überfordert. Auch die Mobilitätseinschränkung macht ihr große Sorgen. Die Umstellung auf die diätetische Diabeteskost fällt ihr allerdings nicht schwer, da sie ja bisher auch auf ihre Ernährung geachtet hat. Dies wirkt sich positiv auf die Wundheilung aus. Für die Versorgung zu Hause wird ein ambulanter Pflegedienst eingeschaltet.

MERKE Es gibt verschiedene Bereiche von Einflussfaktoren auf Gesundheit und Krankheit. Die verschiedenen Faktoren können Einfluss auf den Gesundheitszustand – im Sinne der Erhaltung von Gesundheit, der Entstehung von Krankheit – und auf einen möglichen Genesungsprozess nehmen. Bei der Betrachtung von Gesundheit und Krankheit sind die verschiedenen Bereiche der Einflussfaktoren zu berücksichtigen.

7.2 Wissenschaftliche Ansätze zur Erklärung von Gesundheit und Krankheit

Wie beschrieben betrachtet die Wissenschaft Gesundheit und Krankheit zumeist disziplingebunden aus der jeweiligen Perspektive der eigenen Profession und blendet die Sichtweisen der anderen Professionen überwiegend aus. Zurzeit ist allerdings zu beobachten, dass vermehrt Modelle diskutiert werden, in denen die verschiedenen Perspektiven auf Gesundheit und Krankheit Berücksichtigung finden. Demzufolge lassen sich die wissenschaftlichen Erklärungsansätze von Gesundheit und Krankheit unterscheiden in

- eindimensionale, disziplingebundene Ansätze und
- mehrdimensionale, interdisziplinäre Ansätze.

Des Weiteren lassen sich die wissenschaftlichen Herangehensweisen nach ihren Schwerpunkten und ihrer Fragestellung unterscheiden.

Forschungsrichtungen
Bei der wissenschaftlichen Auseinandersetzung mit Gesundheit und Krankheit bildet der Ausgangspunkt der Forschung eine herausragende Rolle. Er bestimmt die Forschungsrichtung. Es lassen sich hinsichtlich ihres Ausgangspunktes zwei Forschungsrichtungen identifizieren.

Pathogenetische Forschungsrichtung. Bei der pathogenetischen Forschungsrichtung bildet der Begriff „Krankheit" den Ausgangspunkt. Mittelpunkt bildet hier die Forschung nach den Ursachen von Krankheit, also die *Krankheitsentstehung*.

Salutogenetische Forschungsrichtung. Bei der salutogenetischen Forschungsrichtung bildet der Begriff „Gesundheit" den Ausgangspunkt. Im Mittelpunkt steht hierbei die Erforschung der Ursachen von Gesundheit und deren Erhaltung, also die *Gesundheitsentstehung*.

Fragestellung
Die unterschiedlichen wissenschaftlichen Sichtweisen auf Gesundheit und Krankheit beinhalten spezifische Fragestellungen, die dann mit den Erklärungsansätzen der jeweiligen Wissenschaftsdisziplinen bearbeitet werden, zumeist disziplingebunden, selten interdisziplinär. Die verschiedenen Erklärungsansätze der Wissenschaftsdisziplinen werden gemäß den zugrunde liegenden Modellen gebildet. Die drei klassischen disziplingebundenen (eindimensionalen) Erklärungsmodelle von Gesundheit und Krankheit sind

- das biomedizinische Modell,
- das psychologische Modell und
- das soziologische Erklärungsmodell.

7.2.1 Disziplingebundene Erklärungsmodelle
Die nun folgenden klassischen Erklärungsmodelle der Medizin, der Psychologie und der Soziologie sind hinsichtlich ihrer Forschungsrichtung alle pathogenetisch ausgerichtet.

Biomedizinisches Modell

DEFINITION **Biomedizinisches Modell:** Das klassische medizinische Erklärungsmodell stellt ausschließlich die physiologischen bzw. biochemischen Aspekte ins Zentrum der Betrachtung. Krankheit wird als Fehlfunktion bestimmter Körperteile und Körperfunktionen verstanden. Daher die Bezeichnung biomedizinisches Modell.

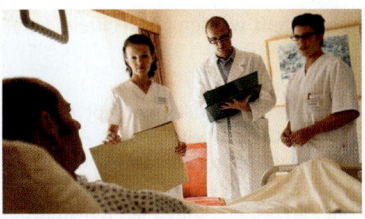

Abb. 7.2 Das nach wie vor weit verbreitete biomedizinische Verständnis von Gesundheit und Krankheit stützt sich weitgehend auf biochemische und physiologische Körperfunktionen, die beobachtbar, messbar und klassifizierbar und damit wissenschaftlich evaluierbar sind.

Gesundheit lässt sich im Sinne dieses Modells nur implizit ableiten; sie ist demgemäß das Funktionieren aller Organe und biochemischer Prozesse im Organismus – „Gesundheit als Schweigen der Organe".

Das Modell stützt sich in seiner pathogenetischen Ausrichtung auf rein wissenschaftlich gesichertes Wissen. „Wissenschaftlich gesichert" meint in diesem Zusammenhang die körperlichen Faktoren, die beobachtet, gemessen und klassifiziert werden können (*Abb. 7.2*). Hierbei sind zwei grundsätzliche Bereiche zu unterscheiden.

Beobachtbare körperliche Symptome. Dies können z. B. Schmerzen oder Hautveränderungen sein, die in der Kombination von weiteren Symptomen den Hinweis auf eine bestimmte Diagnose liefern können.

Vergleichbare Messwerte. Damit sind Werte gemeint, die mittels diagnostischer Verfahren objektiv erhoben werden können. Es findet dann ein Vergleich zwischen den physiologischen Normwerten und den erhobenen Werten statt. Die Zustände von Gesundheit oder Krankheit können so eindeutig anhand von Normwerten und Normabweichungen unterschieden werden.

Bisher wird dieses Modell von fast allen Gesundheitsberufen im Verlauf ihrer Ausbildung übernommen und in die Ausübung ihrer Tätigkeit integriert. Aus diesem Grund ist diese Sicht von Gesundheit und Krankheit sehr einflussreich und wird auch außerhalb der Gesundheitsberufe in einer Vielzahl von Lebenszusammenhängen angewandt (Naidoo et al. 2003). Das biomedizinische Verständnis von Gesundheit und Krankheit wird z. B. in weiten Teilen über die Medien (Berichte, Serien) transportiert und in die Gesellschaft integriert.

Psychologisches Modell

❗ DEFINITION Psychologisches Modell: Im klassischen psychologischen Modell werden besonders psychische Erkrankungen auf eine angeborene oder in der frühen Kindheit erworbene Störung des innerpsychischen Gleichgewichts zurückgeführt. _____

Die Ursachen des innerpsychischen Ungleichgewichtes wurden von Sigmund Freud in der klassischen Psychoanalyse beschrieben. Durch ein Missverhältnis zwischen Bedürfnissen und Motiven einerseits und deren Befriedigung andererseits können Frustrationen entstehen. Diese können dazu führen, dass ein Mensch psychisch auffällig wird oder sogar körperliche Symptome entwickelt (Somatisierung). In diesem Sinne entscheidet die Fähigkeit eines Menschen, Konflikte und Spannungen zu verarbeiten, über Gesundheit und Krankheit.

Soziologisches Modell

❗ DEFINITION Soziologisches Modell: Das klassische soziologische Modell stellt die sozialen, kulturellen, ökonomischen und ökologischen Bedingungsfaktoren für die Entstehung von Krankheit bei einzelnen Menschen und Gruppen in den Mittelpunkt des Erkenntnisinteresses. Krankheit wird in diesem Modell als die „Leistungsunfähigkeit bei der Erfüllung gesellschaftlicher Aufgaben" gesehen. _____

Die sozialen, kulturellen, ökonomischen und ökologischen Bedingungsfaktoren bilden die individuelle Umgebung eines Menschen, in der er lebt. Hierzu gehören z. B.

- die Familienstruktur,
- der Freundeskreis,
- die Arbeitsbedingungen oder
- die konkrete soziale und ökonomische Lage (Schichtzugehörigkeit).

Kommt es also aufgrund dieser Umgebungs- oder Bedingungsfaktoren zu einer Störung bei einem Menschen, spricht man von einer Krankheit. Diese Störung kann direkter körperlicher Art sein (z. B. aufgrund von Giften am Arbeitsplatz) oder es handelt sich um indirekte Erscheinungsformen (z. B. Alkoholabhängigkeit als Folge einer Langzeitarbeitslosigkeit).

Fazit der drei klassischen Erklärungsmodelle

Alle 3 Erklärungsmodelle sind in sich stimmig. Ebenso können sie für einige disziplinspezifische Analysen korrekt eingesetzt und genutzt werden. Allerdings können alle 3 Modelle nur begrenzte Ausschnitte der Realität erfassen. Sie klären jeweils in isolierter Form organismus-, personen-, und umweltspezifische Aspekte (vgl. Hurrelmann 1998).

An dieser Stelle ist anzumerken, dass es in allen 3 Bereichen Bestrebungen gibt, sich von dieser klassischen, rein pathogenetischen Ausrichtung zu lösen („Gesundheitswissenschaften"). Dies trifft im Besonderen für den Bereich der Psychologie und Soziologie zu. So haben sich hier Teildisziplinen wie die Gesundheitspsychologie und Gesundheitssoziologie gebildet, die für ihre Disziplin das klassische, pathogenetisch orientierte Modell um eine salutogenetische Ausrichtung erweitern.

7.2.2 Interdisziplinäre Erklärungsmodelle

Als Beispiele für interdisziplinäre Erklärungsmodelle von Gesundheit und Krankheit werden an dieser Stelle folgende 2 Modelle vorgestellt:

- Modell der Salutogenese
- Risikofaktorenmodell

Die beiden Erklärungsansätze bilden zugleich die konzeptionelle Grundlage der Gesundheitsförderung und der Krankheitsprävention (s. Kap. 7.3, S. 163).

Modell der Salutogenese

Der amerikanisch-israelische Soziologe Aaron Antonovsky (1923 – 1994) legte Anfang der 70er Jahre eine Theorie von Gesundheit und Krankheit vor, die er mit dem von ihm geprägten Begriff „Salutogenese" bezeichnete. „Salutogenese" setzt sich aus dem lat. Wort „Salus" für Unverletztheit, Heil und Glück und dem aus dem Griechischen stammenden Wort „Genese" für Entstehung zusammen.

Intentional soll der Begriff Salutogenese – zu übersetzen etwa als „Gesundheitsentstehung" oder als „Gesundheitsdynamik" – einen Gegenbegriff zu Pathogenese („Krankheitsdynamik") bilden (vgl. Hurrelmann 2006). Die sich hinter dem Begriff Salutogenese verbergende, bis dahin neue Fragestellung Antonovskys, lautete: „Warum befinden sich Menschen auf der positiven Seite des Gesundheits-Krankheits-Kontinuums oder warum bewegen sie sich auf den positiven Pol zu, unabhängig von ihrer aktuellen Position?" (Antonovsky 1997). Antonovsky versucht somit zu klären, warum Menschen trotz vieler potenziell gesundheitsgefährdender Einflüsse gesund bleiben.

Er kritisiert die bisher verfolgte rein pathogenetisch-kurative Grundhaltung mit der enthaltenen Fragestellung, warum Menschen krank werden. In dieser Grundhaltung wird „Krankheit als Abweichung von der Norm Gesundheit betrachtet (...)" (Brieskorn-Zinke 2006, S. 77). An dieser Stelle setzt Antonovsky ein neues, sein salutogenetisches Paradigma entgegen. In diesem werden Krankheit bzw. Ungleichgewicht und Leid nicht als Abweichung von der Norm, sondern vielmehr als eine, dem menschlichen Leben immanente, Normalität eingeordnet. Insgesamt setzt sich das Modell der Salutogenese aus folgenden Bestandteilen zusammen:

- Gesundheits-Krankheitskontinuum
- Stressoren
- Widerstandsressourcen
- Kohärenzgefühl

Gesundheits-Krankheitskontinuum

Gesundheit und Krankheit werden aus der salutogenetischen Perspektive als einander nicht ausschließende Zustände angesehen. Wie bereits die Bezeichnung „Salutogenese" ausdrückt, ist Gesundheit hier als ein sich schrittweise entfaltender Prozess zu betrachten.

Im Sinne der Salutogenese werden die absoluten Zustände „völlige Gesundheit" und „völlige Krankheit" niemals erreicht. Hinsichtlich des Gesundheitszustandes eines Menschen heißt dies, dass Gesundheit immer wieder von Neuem aufgebaut und entwickelt werden muss und dass gleichzeitig der Verlust von Gesundheit als ein natürliches, allgegenwärtiges Geschehen anzuerkennen ist.

Mit dieser Sichtweise wird die bisher die wissenschaftliche Diskussion bestimmende kategorische Trennung von Gesundheit und Krankheit überwunden. An die Stelle der Dichotomie zwischen Gesundheit und Krankheit tritt im Sinne Antonovskys das Konstrukt eines Kontinuums mit den Polen Gesundheit–Wohlbefinden und Krankheit–Missempfinden (*Abb. 7.3*).

➤ **MERKE** „Jeder Mensch, auch wenn er sich überwiegend als gesund erlebt, hat auch kranke Anteile, und solange Menschen am Leben sind, müssen Anteile von ihnen auch noch gesund sein ..." (Bengel, Strittmatter u. Willmann 1998, S. 32). ——

Stressoren

Das von Antonovsky entwickelte Modell lehnt sich an die Grundgedanken der Stress- und Bewältigungstheorie an. So sind im menschlichen Leben seiner Mei-

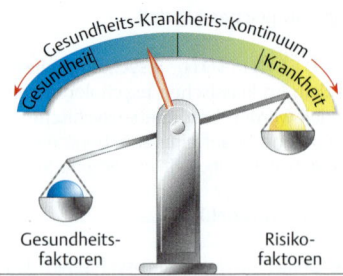

Abb. 7.3 **Gesundheits-Krankheits-Waage.** Die Gesundheits- und Risikofaktoren sind die Gewichte, die die Waage in Richtung Gesundheit oder Krankheit ausschlagen lassen.

nung nach Stressoren auf allen Ebenen präsent. Er geht davon aus, dass die meisten Menschen trotz dieser hohen Stressbelastung existieren können, da sie über eine angemessene Spannungsverarbeitung und über den notwendigen Vorrat an Widerstandsressourcen verfügen (vgl. Hurrelmann 2006). Stressoren werden in diesem Zusammenhang nicht primär negativ bewertet, sondern sind als lebensnotwendig anzusehen.

Antonovsky geht von der zentralen Annahme aus, dass die Konfrontation mit einem Stressor einen Spannungszustand bewirkt, mit dem der Mensch umgehen muss. Ob das Ergebnis pathologisch, neutral oder gesund sein wird, hängt von der Angemessenheit der Spannungsverarbeitung ab.

Widerstandsressourcen

Widerstandsressourcen bezeichnen nach Antonovsky die Merkmale und Eigenschaften eines Menschen oder einer Menschengruppe, die eine wirkungsvolle Spannungsverarbeitung ermöglichen. Die Ressourcen, die ein Mensch als „Widerstand" gegenüber Belastungen hat, entscheiden darüber, ob sich diese Belastungen in Symptomen von Beeinträchtigung des Wohlbefindens und der Gesundheit äußern oder nicht (vgl. Hurrelmann 2006). Zu den Widerstandsressourcen rechnet Antonovsky

- physische/biochemische (z. B. das Immunsystem),
- materielle (z. B. finanzielles Auskommen),
- kognitive (z. B. Intelligenz, Wissen),
- emotionale/motivationale (z. B. Lebenseinstellung, Selbstvertrauen),
- soziale (z. B. Einbindung in ein soziales Netzwerk) und
- makrostrukturelle (z. B. Kulturkreis) Faktoren, die bewirken, dass krankmachende Belastungsfaktoren gar nicht erst auftreten oder erfolgreich

bekämpft werden (vgl. Hurrelmann 2006).

Kohärenzgefühl

Ein weiteres zentrales Konzept des Modells der Gesundheitsdynamik Antonovskys ist das Kohärenzgefühl („sense of coherence", Antonovsky 1997). Nach Antonovsky werden durch das Kohärenzgefühl alle vorhandenen Ressourcen aktiviert und koordiniert. Diese Aktivierung führt zu einer Verbesserung der Spannungsregulation. Was ist jedoch genau der „sense of coherence"?

➤ **MERKE** „Kennzeichnend für das Vorhandensein eines Kohärenzgefühls ist die Grundhaltung, die Welt als zusammenhängend, in sich stimmig und sinnvoll zu erleben" (Hurrelmann 2006). ——

Der Begriff beschreibt eine tief verankerte Zuversicht, das eigene Leben und die Lebenswelt im Wesentlichen für erklärbar und kontrollierbar zu halten, sodass auftretende Belastungen verschiedenster Art bewältigt werden können (vgl. Hurrelmann 2006).

Komponenten des Kohärenzgefühls. Antonovsky (1997) beschreibt 3 Komponenten, die den „sense of coherence" konstituieren:

- das Gefühl von Verstehbarkeit (sense of comprehensibility)
- das Gefühl von Bewältigbarkeit (sense of manageability)
- das Gefühl von Sinnhaftigkeit (sense of meaningfulness)

Nach Auffassung Antonovskys entwickelt sich das Kohärenzgefühl über den gesamten Lebenslauf hinweg. Eine starke Verfestigung findet bis zum 30sten Lebensjahr statt, danach folgen lediglich unwesentliche Veränderungen seiner Gestalt. Ob ein Mensch ein starkes oder ein schwaches Kohärenzgefühl herausbildet, hängt Antonovskys Ansicht nach von personalen und gesellschaftlichen Begebenheiten ab, also „von den generalisierten Widerstandsfaktoren, die ein Mensch in seiner Kindheit und Jugend zur Verfügung hatte" (Brieskorn-Zinke 2006, S. 83). Im Sinne von Antonovskys Modell der Salutogenese hat die Ausprägung des Kohärenzgefühls eine direkte Verbindung zu seiner Gesundheit (*Abb. 7.4*.

Inhalt und Bedeutung der salutogenetischen Perspektive

Wie eingangs erwähnt, hat das Konzept Antonovskys, nicht zuletzt wegen seiner interdisziplinären Ausrichtung großen Einfluss auf die theoretischen und pro-

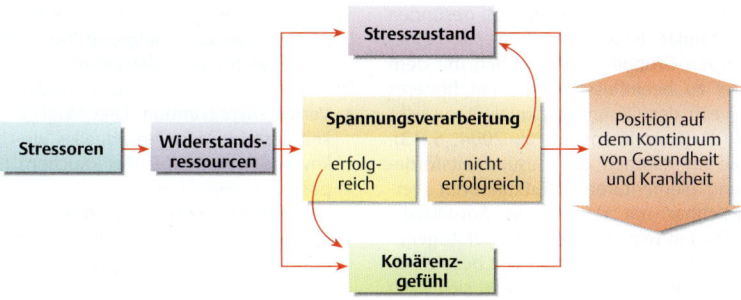

Abb. 7.4 Das Salutogenese-Modell nach Antonovsky (in Anlehnung an Hurrelmann 2006).

fessionspraktischen Diskussionen genommen. Die wesentliche Erkenntnisleistung des Modells liegt im Besonderen in dem enthaltenen Perspektivenwechsel von einem pathogenetisch geprägten Wissenschaftsverständnis von Gesundheit und Krankheit hin zu einem salutogenetischen. Die Relevanz dieser Perspektive liegt in der eindeutigen Ausrichtung der wissenschaftlichen und praktischen Aufmerksamkeit auf die Gesundheit und ihre Ressourcen. Zudem wird als Ausgangspunkt ein multidimensionales Kontinuum von Gesundheit geliefert, in dem körperliche, psychische, soziale und kulturelle Dimensionen Berücksichtigung finden.

MERKE Insgesamt bildet somit die Perspektive der Salutogenese auch die Grundlage für das heutige Verständnis von Gesundheitsförderung.

Risikofaktorenmodell"
Dieser pathogenetisch geprägte Forschungsansatz geht davon aus, dass das Zusammenwirken bestimmter Risikofaktoren die Wahrscheinlichkeit einer Erkrankung beeinflusst. Die Wahrscheinlichkeit kann statistisch ermittelt und dargestellt werden (wer raucht, hat ein erhöhtes Risiko, an Lungenkrebs zu erkranken).

Dieser Forschungsansatz ermöglicht aber nur Wahrscheinlichkeitsaussagen und keine Aussagen über unmittelbare Kausalitäten (Ursache-Wirkung-Prinzip = wer raucht, bekommt Lungenkrebs). Es wird in diesem Ansatz auch nicht der Frage nachgegangen, warum andere Menschen bei gleichen Risikofaktoren nicht erkranken (vgl. Hurrelmann 1998).

Mit der Frage nach Risikofaktoren und Krankheitsursachen bildet dieser Ansatz das grundlegende Konzept der Krankheitsprävention und des darin enthaltenen Versuchs der Vermeidung oder Vorbeugung „krankmachender" Risikofaktoren (S. 164).

Psychosomatisches Modell
Es gibt weitere interdisziplinäre Erklärungsansätze von Gesundheit und Krankheit, z. B. den Ansatz der Psychosomatik. Die psychosomatische Forschung geht von einer Wechselwirkung psychischer, körperlicher und sozialer Faktoren aus. Im klinischen Sprachgebrauch ist die Psychosomatik insbesondere eine Bezeichnung für eine Krankheitslehre, die psychische Einflüsse auf somatische Vorgänge untersucht (z. B. Einfluss der Psyche auf die Entstehung von Asthma bronchiale, Colitis ulcerosa) (Pschyrembel 1994).

7.3 Gesundheitsförderung und Prävention

7.3.1 Begriffsbestimmung
Oftmals werden die Begriffe „Prävention" und „Gesundheitsförderung" in der Literatur sehr undifferenziert verwendet und in einem Atemzug genannt. Es zeigt sich jedoch, dass gerade der ungenaue Umgang bzw. das Gleichsetzen der Begriffe (insbesondere in den Praxisbereichen des Gesundheitswesens) für Verwirrung sorgt. Dies erschwert wiederum das Vorantreiben und die Stärkung dieser Bereiche innerhalb der einzelnen Professionen. Eine Klärung der Begriffe scheint demgemäß von großer Dringlichkeit.
Gesundheitsförderung und Prävention als Intervention. Beide Begriffe, „Gesundheitsförderung" und „Krankheitsprävention" (verkürzt: Prävention), bezeichnen Formen der Intervention. Intervention meint hier „das gezielte Eingreifen von öffentlich und/oder professionell autorisierten Handelnden, um sich abzeichnende Entwicklungen von Morbidität und Mortalität bei einzelnen oder ganzen Bevölkerungsgruppen zu beeinflussen" (Hurrelmann et. al. 2010).

Beide Interventionsformen verfolgen das gemeinsame Ziel: einen kollektiven oder individuellen Gesundheitsgewinn zu erzielen (**Abb. 7.5**). Dies geschieht je nach Interventionsform

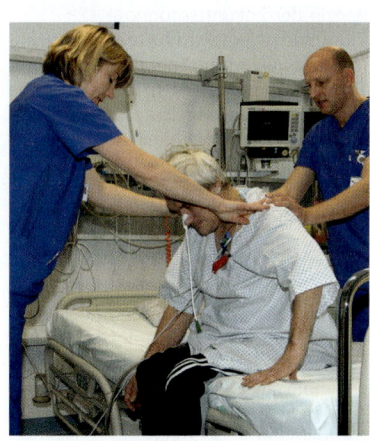

Abb. 7.5 Pflegerische Interventionen, wie z. B. die Mobilisation, fördern die Ressourcen des Patienten und vermindern die Risiken zur Krankheitsentstehung (z. B. einer Thrombose).

- über die Förderung von gesundheitlichen Ressourcen (Gesundheitsförderung) oder
- über das Zurückdrängen von Krankheitsrisiken (Krankheitsprävention).

Gesundheitsförderung
Das Konzept der „Gesundheitsförderung" stellt schon durch die eigene Bezeichnung sicher, dass im Zentrum der Bemühungen ein positives Gut, nämlich „Gesundheit" steht. Der Begriffsbestandteil „Förderung" ist ebenso positiv akzentuiert und bringt zum Ausdruck, dass anregende, aktivierende Impulse – und nicht etwa nur schützende oder sichernde, die dadurch nicht ausgeschlossen werden – im Vordergrund stehen (Hurrelmann 2006).

Definition der WHO
Ähnlich dem Begriff „Gesundheit" wurde auch der Begriff der „Gesundheitsförderung" durch eine Definition der Weltgesundheitsorganisation (WHO 1986) wesentlich geprägt und hinsichtlich des folgenden, bis heute anhaltenden Diskurses beeinflusst. Die WHO führte mit

ihrer am 21. November 1986 in Ottawa verabschiedeten Charta ein umfassendes Programm zur gesundheitsbezogenen Intervention ein. Zentrum der Charta bildet die Frage, wie und mit welchen Mitteln das Gesundheitspotenzial von Menschen auf politischer, struktureller sowie der Ebene persönlicher Initiativen gestützt und v. a. gefördert werden kann. Die WHO definiert Gesundheitsförderung in der Ottawa-Charta im November 1986 wie folgt:

> ! **DEFINITION** „Gesundheitsförderung zielt auf einen Prozess, allen Menschen ein höheres Maß an Selbstbestimmung über ihre Gesundheit zu ermöglichen und sie damit zur Stärkung ihrer Gesundheit zu befähigen" (World Health Organisation, WHO 1986). ____

An dieser Definition wird deutlich, dass sich Gesundheitsförderung an die Gesamtbevölkerung richtet. In der Charta wird betont, dass die Voraussetzungen für erfolgreiche Gesundheitsförderung nur über ein „koordiniertes Zusammenwirken unter der Beteiligung der Verantwortlichen in Regierungen, im Gesundheits-, Sozial-, und Wirtschaftssektor, in nichtstaatlichen und selbst organisierten Verbänden und Initiativen sowie in lokalen Institutionen, in der Industrie und den Medien" (World Health Organisation WHO 1986) erreicht werden können.

Das benannte koordinierte Zusammenwirken zwischen Ländern, Politikbereichen und beteiligten Disziplinen, mit dem Ziel des Erhaltens und des Ausbaus der Gesundheit aller Bevölkerungsgruppen, wird heute auch unter dem internationalen Begriff *Public Health* zusammengefasst (Brieskorn-Zinke 2011)

Wirkungsprinzip der Gesundheitsförderung

Was aber ist nun das grundlegende Wirkungsprinzip der Gesundheitsförderung? Die Gesundheitsförderung baut auf einem Wirkungsprinzip auf, welches eine bestimmte dynamische Abfolge von Gesundheitsstadien unterstellt. Die elementaren theoretischen Annahmen folgen deshalb wie bei der Krankheitsprävention der Wahrscheinlichkeitslogik.

Dem Prinzip der Salutogenese (S. 161) folgend, sollen bei der Gesundheitsförderung Schutzfaktoren und Ressourcen gestärkt und gefördert werden, die als Voraussetzung für die Verbesserung der Gesundheitsentwicklung identifiziert wurden (Antonovsky 1997, Hurrelmann 2004). In diesem Sinne gilt es somit, „so früh wie möglich den erwartbaren

Verlauf der Entwicklung des gesunden Zustandes eines Menschen oder einer ganzen Gruppe von Menschen mit dem Ziel zu beeinflussen, dass ein höheres Niveau der Gesundheitsqualität erreicht wird" (Hurrelmann et. al. 2004, S. 13). Die im Rahmen der Gesundheitsförderung elementaren Schutzfaktoren (vergleichbar mit denen von Antonovsky (1993) in seinem Modell der Salutogenese als Widerstandsressourcen bezeichneten Elemente, s. S. 161) lassen sich nach heutigem Kenntnisstand in folgende Gruppen einteilen:
1. soziale und wirtschaftliche Faktoren
2. Umweltfaktoren
3. Faktoren des Lebensstils
4. psychologische Faktoren
5. Zugang zu gesundheitsrelevanten Leistungen (Hurrelmann et. al. 2004)

Krankheitsprävention

Bei der Prävention besteht die Intervention im „Verhindern und Abwenden von Ausgangsbedingungen und Risiken für Krankheiten" (Hurrelmann et. al. 2004). Die ergänzende strategische Ausrichtung zur Gesundheitsförderung stellt die Krankheitsprävention dar. Mit diesem Begriff werden Interventionen bezeichnet, die geeignet sind, das Auftreten einer Krankheit durch vorbeugende Strategien zu verhindern.

Zielgruppen

Die Krankheitsprävention richtet sich in aller Regel an sog. „Risikogruppen", somit an Menschen mit Merkmalen, die mit einer gewissen Wahrscheinlichkeit von „Gesundheitsstörungen, Funktionseinschränkungen und Krankheit betroffen werden können" (Schwartz u. Walter 1998).

Prinzip der Zukunftsprognose

Zugrunde gelegt wird hierbei die Annahme, dass zukünftige Entwicklungen eines Krankheitsgeschehens (pathogenetische Perspektive) individuell und kollektiv vorhergesagt werden können. Somit beruht die Krankheitsprävention, wie jede andere Interventionsform auch, auf einer Zukunftsprognose, in deren Rahmen die Eintrittswahrscheinlichkeit des unerwünschten Ereignisses „Krankheit" angegeben werden kann. Werden die Voraussetzungen für das Eintreten und die Regeln des Krankheitsverlaufes analysiert, können gezielte Interventionen zur Abwendung des Eintritts des Ereignisses oder seiner Folgen veranlasst werden (Hurrelmann et al. 2004).

Arten und Strategien der Prävention

Die Prävention kann aufgrund ihres Ansatzpunktes zur Veränderung grundsätzlich auf zwei Arten umgesetzt werden.
- **Verhaltensprävention:** Eine Möglichkeit besteht darin, individuelles Risikoverhalten (wie z. B. das Rauchen) positiv zu beeinflussen.
- **Verhältnisprävention:** Die andere Möglichkeit ist es, Gesundheitsgefahren durch die Gestaltung der Lebens-, Arbeits- und Umweltbedingungen zu verringern.

Die Strategien der Krankheitsprävention lassen sich je nach Zeitpunkt und Art des Eingriffs unterscheiden nach:
- primärer Prävention
- sekundärer Prävention
- tertiärer Prävention

Primäre Prävention. Die primäre Prävention fokussiert sich darauf, schon im Vorfeld einer Krankheitsentstehung bzw. -entwicklung allen bekannten Risikofaktoren entgegenzutreten, um das Auftreten einer Erkrankung möglichst zu verhindern oder zumindest die Verbreitung einer Krankheit so niedrig wie möglich zu halten.

Tab. 7.1 gibt einen Überblick über Beispiele für lebensalterspezifische Gesundheitsrisiken und primärpräventive Interventionsmöglichkeiten.

Sekundäre Prävention. Die sekundäre Prävention konzentriert sich darauf, die Wahrscheinlichkeit und das Ausmaß der Ausbreitung und die Dauer einer bereits eingetretenen Gesundheitsstörung oder Krankheit zu reduzieren. Sie richtet sich insbesondere an Menschen, die bereits erste Symptome einer Krankheit zeigen. Das Hauptziel ist die frühe und schnelle Eindämmung einer Gesundheitsstörung, um das Auftreten weiterer Krankheitsstadien zu unterbinden.

Tertiäre Prävention. Die tertiäre Prävention setzt den Fokus darauf, die mit einer bereits fortgeschrittenen Krankheit einhergehenden Funktionseinschränkungen und Sekundärerkrankungen zu reduzieren. Ziel dabei ist es, ein möglichst hohes Maß an Lebensqualität herzustellen bzw. zu sichern (Hurrelmann et al. 2011).

Risikofaktoren

Der ideale Zeitpunkt für die präventive Interventionsform orientiert sich an dem „Grad der Entfaltung und Wirkung von ‚Risikofaktoren'". Hurrelmann (2004) teilt die Risikofaktoren in drei Gruppen ein:
1. **genetische, physiologische und psychische Dispositionen** (z. B. Arterien-

Tab. 7.1 *Primärpräventive Ansätze in Abhängigkeit vom Lebensalter (nach Fischer 2012).*

Lebensalter	Gesundheitsrisiken	Verhaltensprävention	Verhältnisprävention
Embryo	Medikamente, Alkohol, Nikotin, Drogenkonsum der Mutter	gezielte Schwangerenberatung	Bildungsmaßnahmen in der Schule, Volkshochschule usw.
Säugling und Kleinkind	Infektionskrankheiten, Gewalt, Vernachlässigung, plötzlicher Kindstod, Unfälle, Vergiftungen, Infektionen, Entwicklungsstörungen, Karies	ärztliche Kontrolle, Beratung, sichere Aufbewahrung von giftigen Substanzen, Zahnhygiene, Verkehrserziehung, Impfungen	soziale Sicherheit, rechtlicher Schutz des Kindes, Bildung der Eltern
Schulkind und Jugendlicher	Unfälle, Gewalt, psycho-soziale Fehlentwicklungen, Entwicklungsstörungen, Karies, Alkohol, Nikotin, Drogen, Suizid	Verkehrserziehung, Sexualerziehung, Kariesprophylaxe, Sport	Informationskampagnen gegen Drogen und Nikotin, Verbot des Ausschanks von Alkohol an Jugendliche, soziale Integration, Schulbildung und Ausbildung, Freizeitangebote
Erwachsener	Unfälle, Berufskrankheiten, chronische Krankheiten	Sport, Sucht- und Ernährungsberatung, Freizeitgestaltung, individuelle Beratung hinsichtlich Risikofaktoren	Gesundheitspädagogik, soziale Sicherheit, Arbeitszeitregelungen, Altersteilzeit
Alter Mensch	Depression, Isolation, abnehmende Leistungsfähigkeit der Sinnesorgane, abnehmende Mobilität, Mangelernährung, Unfälle, Sekundärerkrankungen (z. B. Dekubitus, Kontrakturen, Pneumonie usw.)	soziale Integration, altersgerechte Ernährung, Koordinations- und Funktionstraining, pflegerische Prophylaxen	Freizeitangebote für ältere Menschen, Unfallverhütung in Einrichtungen des Gesundheitswesens

verengungen, Neubildungen, psychische Überbelastungen usw.)

2. **behavoriale Dispositionen** (Verhaltensweisen wie z. B. Zigarettenrauchen, fettreiche Ernährung usw.)

3. **regionale umweltbezogene Dispositionen** (z. B. erhöhte Strahlenbelastung, erhöhte Ozonbelastung usw.)

7.3.2 Aufgaben der Gesundheitspflege

Gesundheitspflege gestern und heute
Das pflegerische Handeln ohne fördernde bzw. vorbeugende Aspekte ist nicht denkbar. Betrachtet man die historische Entwicklung der Pflege, sind bereits frühzeitig Tendenzen des präventiven und gesundheitsförderlichen Denkens innerhalb der Profession Pflege zu bemerken. So finden sich z. B. erste Wurzeln dieses Verständnisses der Pflege in Florence Nightingales Ausführungen zur Krankenpflege „Notes on Nursing". Diese Schrift trägt in der deutschen Übersetzung von Niemeyer 1878 den bezeichnenden Titel „Rathgeber für die Gesundheits- und Krankenpflege".

Nightingale erklärt in ihren Ausführungen, dass Pflege über die einfachen Darreichungen von Arzneien und bloßen „Handleistungen" hinausgeht. Für Nightingale ist die Beachtung und Nutzung von Umgebungsfaktoren, „... die richtige Verwendung und Regelung der frischen Luft, des Lichts, der Wärme in sich ..." (Nightingale zitiert nach Hassler et al. 2006, S. 15) ein wesentliches Element

der Pflege, das zur Schonung der Lebenskraft eines Kranken beitragen soll.

Nightingale betont zudem, ähnlich dem heutigen Verständnis von Gesundheitsförderung, dass sich Pflege gleichermaßen an Kranke wie auch an Gesunde richtet.

Heute werden der professionellen Pflege zunehmend wichtige Aufgaben im Bereich der Gesundheitsförderung und Prävention zugewiesen. Dies wurde in Deutschland nicht zuletzt mit der Änderung der Berufsbezeichnung zum „Gesundheits- und Krankenpfleger" bzw. „Gesundheits- und Kinderkrankenpfleger" sowie durch eine Aktualisierung der Ausbildungsinhalte im Rahmen der Novellierung des Krankenpflegegesetzes (2004) unterstrichen (s. Kap. 1, S. 5).

Begriff der Gesundheitspflege
„Gesundheits- und Krankenpflege", was meint jedoch der Begriff „Gesundheitspflege"? Gesundheitspflege unterstreicht die bereits von Nightingale beschriebene Ausrichtung der Pflege auch auf den gesunden Menschen hin.

! **DEFINITION** **Gesundheitspflege** ist damit ein Oberbegriff für alle im Zusammenhang mit Gesundheit stehenden pflegerischen Aktivitäten (Lebert u. Siggemann 2004, S. 460). Der Begriff der Gesundheitspflege integriert und verbindet demgemäß die pflegerische Gesundheitsförderung und Prävention (**Abb. 7.6**). ————————

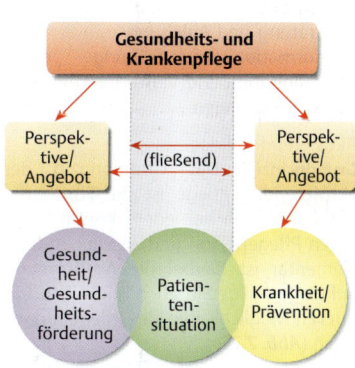

Abb. 7.6 Gesundheitsförderung und Prävention sind zwei sich ergänzende Bestandteile des pflegerischen Angebotes.

Ziele
Was beinhaltet jedoch das heutige Verständnis von Gesundheitsförderung und Prävention für die Pflege und welche Aufgaben ergeben sich daraus? Zunächst kann das Ziel gesundheitsförderlicher und präventiver Pflege wie folgt beschrieben werden.

➜ **MERKE** Ziel gesundheitsförderlicher und präventiver Pflege ist die Erhaltung der Selbstständigkeit und Gesundheit oder eben die Vorbeugung von Pflegebedarf und Krankheit (vgl. Hurrelmann 2004). ————————

Konzepte und Aufgabenbereiche
Die Konzepte und Aufgaben der Pflege im Bereich der Gesundheitsförderung

orientieren sich an denen von der WHO in der Ottawa Charta 1986 beschriebenen Begriffen Empowerment (Bemächtigung), Enabling (Befähigung) und Partizipation (Teilhabe). Für die Pflege können diese Konzepte als *Bemächtigung* der Pflegebedürftigen im Sinne einer Förderung von Stärken und Ressourcen, als *Befähigung* der Pflegebedürftigen zur Problembewältigung im Sinne einer patientenorientierten Haltung bei den Pflegenden und eine aktive *Teilhabe* der Pflegebedürftigen an allen Entscheidungen innerhalb des Pflegeprozesses im Sinne einer partnerschaftlich ausgerichteten Pflegebeziehung verstanden werden

Die beiden „klassischen" gesundheitsförderlichen und präventiven Konzepte der Pflege sind

- die aktivierende Pflege und
- die Prophylaxen.

Weitere, aktuell an Bedeutung und Umfang zunehmende Konzepte der pflegerischen Prävention und Gesundheitsförderung sind:

- Beratung und Anleitung
- Information und Aufklärung
- Organisation und Vermittlung von Pflegeleistungen

Aktivierende Pflege

Grundprinzip. Das Grundprinzip der aktivierenden Pflege ist die Förderung des Gepflegten bei jedem Kontakt zwischen Pflegeperson und zu Pflegendem. Elementar ist hierbei die Abstimmung auf die jeweilige Situation und die individuellen Möglichkeiten des Pflegebedürftigen (*Abb. 7.7*).

Ressourcenorientierte Pflege. Die aktivierende Pflege integriert somit das Konzept der Salutogenese und richtet das Hauptaugenmerk auf die vorhandenen Ressourcen eines Menschen. Es handelt sich um eine implizite, auf Partizipation

zielende und befähigende Haltung, die in jeder Pflegehandlung sichtbar wird (Hurrelmann et al 2004).

👁 **FALLBEISPIEL** Trotz Einschränkungen kann der Pflegebedürftige die Waschung des Oberkörpers mit viel Zeit eigenständig durchführen. Die Pflege des Oberkörpers wird daher nicht von der Pflegeperson übernommen, sondern der Pflegebedürftige erhält vielmehr ausreichend Zeit sowie notwendige Hilfestellungen (z. B. das Richten der Utensilien), um die Waschung selbstständig durchführen zu können. Ziel ist es, so die vorhandenen Ressourcen zu nutzen und zukunftsorientiert zu fördern. ____

➡ **MERKE** Die aktivierende Pflege ist ein Grundprinzip, das der Pflege als Richtungsweiser für gesundheitsförderliche Pflege dient. ____

Dieses Grundprinzip muss dann von den Pflegenden mithilfe des eigenen Pflegeverständnisses in Abschätzung der jeweiligen Situation und über die sinnvolle Integration zusätzlicher Konzepte (wie z. B. die Kinästhetik, das Bobath-Konzept, die Validation, Aromatherapie) mit Leben gefüllt werden.

Prophylaxen

Prophylaxen stellen ein traditionell präventives Feld der Pflege dar. Die prophylaktischen Pflegemaßnahmen zur Verhinderung von Pneumonien (S. 434), Dekubiti (S. 253), Kontrakturen (S. 264), Soor (S. 300), Parotitis (S. 300) und Obstipation (S. 390) dienen der Vorbeugung von Folgeschäden bei bereits vorhandenen Einschränkungen oder Erkrankungen (z. B. nach abdominalen operativen Eingriffen die Pneumonieprophylaxe).

Die Durchführung dieser Maßnahmen wird durch die Pflege weitestgehend eigenständig und routinemäßig durchgeführt (Hurrelmann et al 2004). Je nach Zeitpunkt der Anwendung ist diese Interventionsform insbesondere in den Bereichen der Sekundär- und Tertiärprävention zu verordnen.

Beratung, Anleitung, Information und Aufklärung

Die Beratung und Anleitung sowie die Information und Aufklärung als Interventionsmöglichkeit der Pflege nimmt immer weiter an Bedeutung zu. Bei diesen Interventionsformen steht die Stärkung der persönlichen Kompetenz des Pflegeempfängers im Vordergrund.

Kompetenz ist hier zu verstehen als die Fähigkeit von Menschen, erworbene Fähigkeiten, soziale Regeln und Wissensbestände so sach- und situationsgerecht einzusetzen, dass gesundheitsbezogene Ziele selbst verfolgt werden können (Brisekorn-Zinke 2006).

Zielgruppen. Hinsichtlich ihrer Ausrichtung kann sich Beratung und Anleitung sowie Information und Aufklärung an unterschiedliche Zielgruppen wenden. Zielgruppen können sein:

- Menschen mit bestehenden Beeinträchtigungen
- Menschen mit Risikofaktoren
- gesunde Menschen

Inhalte. Die Bereiche Beratung und Anleitung sowie Information und Aufklärung umfassen folgende Inhalte:

- **Beratung:** Bei der Beratung wird nicht angeleitet oder überzeugt, es werden keine Ratschläge gegeben. Es geht darum, mit der beratenden Person individuelle Lösungsstrategien zu erarbeiten. Bedürfnisse und Erfordernisse werden herauskristallisiert, Möglichkeiten und Ressourcen aufgezeigt. „Beratung ist eine professionelle Unterstützungsleistung, die in einem gemeinsamen Prozess der Orientierung, Planung, Entscheidung und Handlung versucht, biopsychosoziale Ressourcen und sozialökonomische Ressourcen von Umweltsystemen (...) zu entdecken, zu fördern, zu erhalten und aufeinander zu beziehen" (Nestmann 1997, S. 147).
- **Anleitung:** Bei der Anleitung geht es darum, den Pflegeempfänger (Pflegebedürftigen/Angehörigen) bestimmte Pflegetechniken zu lehren, die nötig sind, um möglichst selbstbestimmt handeln zu können (Brisekorn-Zinke 2006). Beispielhaft ist hier die Anleitung im Gebrauch eines Blutzuckermessgerätes im Rahmen

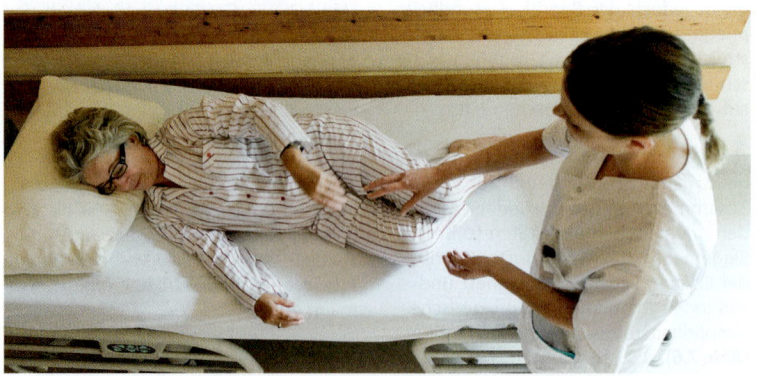

Abb. 7.7 Aktivierende Pflege orientiert sich an den vorhandenen Ressourcen des Patienten und unterstützt ihn bei seinen individuellen Möglichkeiten.

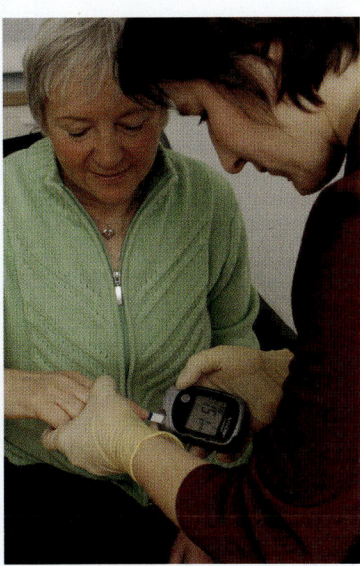

Abb. 7.8 Die Anleitung zur selbstständigen Durchführung eines Blutzuckertests und zur Selbstinjektion von Insulin fördert den eigenständigen Umgang mit Diabetes mellitus.

eines Diabetes mellitus zu nennen (**Abb. 7.8**). Dies ermöglicht dem Menschen die völlig eigenständige Überwachung seiner Blutzuckerwerte.

- **Information und Aufklärung:** Bei der Information und Aufklärung wird der Schwerpunkt auf Kenntnis- und Wissensvermittlung gelegt (z. B. Wirkung von Medikamenten, Notwendigkeit einer ausgewogenen Ernährung oder hygienischer Maßnahmen). Die Informationen können persönlich oder über die Zuhilfenahme von Büchern, Broschüren, Magazinen, Flyern oder dem Internet vermittelt werden. Ebenso können Informationsveranstaltungen z. B. in Sozialstationen oder stationären Einrichtungen eine aufklärende Wirkung enthalten (Brisekorn-Zinke 2006).

Organisation und Vermittlung von Pflegeleistungen

Unter diesen Begriffen können die Leistungen des heutigen pflegerischen Care- und Casemanagements (S. 114) verstanden werden. Hierzu zählen neben dem Entlassungsmanagement u. a.

- die Vermittlung niederschwelliger Betreuungsleistungen zur Entlastung pflegender Angehöriger,
- die Aus- und Fortbildung sowie
- die Begleitung ehrenamtlich Pflegender und der Aufbau von Netzwerken zur verbesserten Angebotsvermittlung (Hurrelmann et al. 2004).

Das folgende Beispiel soll die Anwendungsmöglichkeiten gesundheitsförderlich-präventiv ausgerichteter Pflegeinterventionen verdeutlichen.

FALLBEISPIEL Frau P. ist sehr froh, von diesen Treffen erfahren zu haben. In der ortsansässigen Sozialstation finden regelmäßig Informationsveranstaltungen zu verschiedenen gesundheitsbezogenen Themen statt. So hat sie bereits an Themen zur „gesunden Ernährung", „Bewegung im Alter" und „Entspannungstechniken" teilgenommen.

Erfahren hat sie von den Veranstaltungen durch die Pflegerin, die ihren Mann zu Hause betreut. Herr P. benötigt seit einem Jahr pflegerische Hilfe, nachdem er sich bei einem Sturz auf eisglatter Straße einen Oberschenkelhalsbruch zugezogen hatte. Hierauf folgte eine schwere Zeit im Krankenhaus. Nach der Operation war Herr P. zeitweise verwirrt und anfangs kaum in der Lage, das Bett zu verlassen. Die Pflegenden der Station schafften es in Zusammenarbeit mit den Physiotherapeuten, dass ihr Mann nach einigen Tagen bereits wieder in einem Stuhl Platz nehmen konnte. Zusätzlich wurde er mit Hilfestellungen dazu aktiviert, die Pflege des Oberkörpers in weiten Teilen wieder selbst zu übernehmen (**Abb. 7.9**). Sie konnte beobachten, wie intensiv auf den Hautzustand ihres Mannes geachtet und wie er immer wieder zu Atemübungen angehalten wurde. Sie und ihr Mann erfuhren durch die Pflegepersonen, dass dies zur Vorbeugung von Druckgeschwüren sowie zur Vorbeugung einer Lungenentzündung nötig sei.

Alsbald wurde Frau P. in die Pflege eingebunden und in den prophylaktischen Maßnahmen angeleitet, um diese

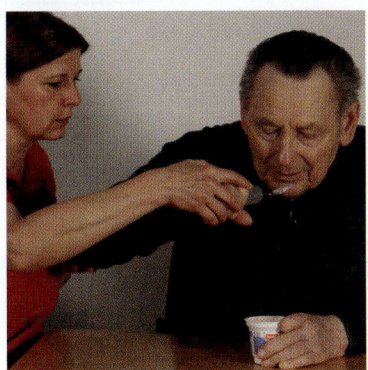

Abb. 7.9 Pflegerische Interventionen als Hilfe zur Selbsthilfe.

auch zu Hause durchführen zu können. Zusätzlich bekam sie wertvolle Hinweise zur rückenschonenden Arbeitsweise im Rahmen der Mobilisation.

Als ihr Mann entlassen wurde, fühlte sich Frau P. jedoch hinsichtlich der neuen Situation unsicher. Aufgrund des Entlassungsmanagements der Klinik wurde sie in dieser Phase jedoch von den Pflegenden durch Beratung und Information begleitet. Zusätzlich wurden wichtige Kontakte hergestellt (z. B. ambulanter Pflegedienst, Krankenkassen) und die wichtigsten Vorbereitungen für die Pflege zu Hause in die Wege geleitet (z. B. Organisation von Hilfsmitteln).

Frau P. besuchte auch nach kurzer Zeit einen Kurs „Pflegen zu Hause", der ihr zusätzlich Sicherheit vermittelte. Durch die stetige Aktivierung von Herrn P. konnte dieser mittels eines Rollators gehend das Krankenhaus verlassen. Inzwischen benötigt Herr P. lediglich leichte Hilfestellungen bei der Körperpflege und dem An- und Auskleiden. Herr und Frau P. machen nicht zuletzt aufgrund der Veranstaltung „Bewegung im Alter" ausgiebige Spaziergänge. Sie fühlen sich beide – obwohl Herr P. beim Gehen einen Gehstock zur Hilfe nimmt – richtig gesund.

Gesundheitspflege in der Praxis

Die genannten Konzepte zur Kompetenzförderung finden bereits in der Praxis Anwendung und wurden auch in die bestehenden Ausbildungsrichtlinien zur Gesundheits- und Kranken-/Kinderkrankenpflege der verschiedenen Bundesländer integriert. Gerade hinsichtlich der verkürzten Liegezeiten und einer Verlagerung der Pflege in den ambulanten Versorgungsbereich nimmt jedoch die Relevanz der Konzepte in der Akutpflege wie auch in der ambulanten Pflege weiter zu. Denn gerade frühe Entlassungen und aufwendige ambulante pflegerische Versorgung machen die Kompetenzstärkung der Pflegebedürftigen umso dringlicher. Insgesamt ist in beiden Versorgungsbereichen mit einer zunehmend professionalisierten Anwendung der genannten Konzepte zu rechnen.

Präventiver Hausbesuch. In diesem Zusammenhang ist auch der präventive Hausbesuch zu nennen, der zunehmend diskutiert wird. Der präventive Hausbesuch dient der Vorbeugung von Pflegebedürftigkeit. Es handelt sich hierbei um eine individuelle Beratung der Pflege von älteren Menschen im eigenen Heim hinsichtlich Ressourcen und Risiken von Selbstständigkeit und Gesundheit. Noch wird der präventive Hausbesuch hauptsächlich innerhalb von Modellprojekten angewandt.

7.3.3 Hilfen für Helfende – Berufliche Gesundheitsförderung für Pflegende

Pflegende sind einer hohen Zahl von Belastungen ausgesetzt, die sie in ihrem beruflichen Alltag zu bewältigen haben. Für die Pflegenden ist es wichtig, die belastenden Faktoren aktiv zu identifizieren, um ihnen in entsprechender – präventiv gesundheitsförderlicher – Weise begegnen zu können.

Diskutiert werden bereits seit den 70er Jahren die hohen körperlichen und psychischen Belastungen im Pflegeberuf. Geringe Aufstiegschancen sowie das Verhältnis zwischen großer Belastung einerseits und niedrigem Lohn andererseits werden zunehmend als eine Ursache für die hohe Fluktuations- und Ausstiegsrate in den Pflegeberufen gesehen (Bock et al. 2011). In den letzten Jahren kam es insbesondere durch die steigenden Patientenzahlen und Verkürzungen der Verweildauer im Krankenhaus bei gleichzeitigem Personalabbau zu einer deutlichen Arbeitsverdichtung im Pflegebereich (Destatis 2009). Die subjektiv empfundene Zunahme dieser Belastungen wurde in der „NEXT"-Studie (nurses` early exit study, Studie über den frühen Berufsausstieg von Pflegenden 2002 – 2006) nachgewiesen. Jede fünfte Pflegekraft gab in der Studie an, dass die beruflichen Belastungen stark zugenommen haben. Als Hauptursache wurde der Zwang von Einsparungen angegeben. Belastungen können verschiedene Ursachen haben.

Organisatorische Belastung

- Zunehmende Verdichtung der Arbeitsbelastung aufgrund von steigenden Patientenzahlen, Zunahme von schwerstpflegebedürftig-multimorbiden Patienten und Verkürzungen der Verweildauer bei reduziertem Personalstand. (siehe 17.3.3 Personelle Besetzung)
- Verstärkt empfundener Zeitdruck bei der pflegerischen Arbeit in Kombination mit der Zunahme von administrativen Tätigkeiten (Braun et al. 2005)
- Hoher Krankenstand bei dem Pflegepersonal mit der Folge einer erhöhten Belastung des anwesenden Personals
- Mängel bei der Einarbeitung neuer Kollegen
- Mängel bei der Arbeitsorganisation (z. B. ständiger Wechsel der Schichtdienste)

Physische Belastung.

- Heben und Tragen von schweren Lasten, oftmals mit der Folge von Beschwerden im Bewegungsapparat der Pflegekräfte (Rückenschonendes Heben und Tragen, S. 270, 271)
- Umgang mit infektiösem Material (Prinzip: Mitarbeiterschutz, S. 189, 195)
- Umgang mit Chemikalien, insbesondere Desinfektionsmitteln (Prinzip: Sichere und umweltschonende Reinigung, Desinfektion und Sterilisation, S. 194, 195)
- Exposition von ionisierender Strahlung
- Schicht- und gerade auch Nachtdienst belasten den Organismus

Psychosoziale Belastung.

- Ständiger Umgang mit menschlichem Leid und Lebensschicksalen anderer Menschen
- Differenzen mit Teammitgliedern und Vorgesetzten
- Umgang mit aggressiven/unfreundlichen Patienten und deren Angehörigen

Die verschiedenen Belastungsschwerpunkte werden in den Tätigkeitsbereichen der Pflege (Krankenhaus, Pflegeheimen, ambulante Pflege) von den Pflegepersonen unterschiedlich intensiv wahrgenommen.

Betriebliche Gesundheitsförderung in der Pflege als Aufgabe der Führung

Aufgrund der Vielzahl der beruflichen Belastungen in der Pflege kann die Entwicklung und Förderung von Widerstandsressourcen (Modell der Salutogenese, S. 162, 493) zur Bewältigung dieser Anforderungen nicht allein der einzelnen Pflegeperson überlassen werden. Betriebliche Prävention und Gesundheitsschutz müssen als wichtiges Un-

ternehmensziel verankert werden (**Abb. 7.10**).

Der von der EU in Auftrag gegebene Leitfaden für Prävention und gute Betriebspraxis erläutert, dass die Schaffung sicherer und gesunder Arbeitsplätze sich besser erreichen lässt, wenn Arbeits- und Gesundheitsschutz fester Bestandteil des Qualitätsmanagements ist. Nicht alle Maßnahmen erweisen sich als gleichermaßen effektiv. Präventionsmaßnahmen, die auf reine Wissens- und Informationsvermittlung in Unterrichtsform abzielen, tragen kaum zur Verringerung der gesundheitlichen Beschwerden des Personals bei. Die besten Ergebnisse im Hinblick auf die Reduzierung von Muskel-Skelett-Erkrankungen konnten nachweisbar mit körperlichen Bewegungs- und Übungsprogrammen zur Steigerung der physischen Belastbarkeit, Verbesserung der Beweglichkeit und Erhöhung der Fitness von Beschäftigten erzielt werden. Daneben erweisen sich vor allem Mehrkomponenten-Programme als effektiv, die sowohl verhaltenspräventive Maßnahmen (Schulungen, Bewegungsprogramme) mit verhältnispräventiven Interventionen kombinieren, z. B. technische Hilfsmittel beim Heben und Tragen oder arbeitsorganisatorische Veränderungen, z. B. Veränderungen in der Dienstplangestaltung. Untersuchungen haben ergeben, dass Maßnahmen der betrieblichen Gesundheitsförderung zu einer Reduktion der Krankheitskosten um durchschnittlich 26,1 % führen. Die krankheitsbedingten Fehlzeiten werden um durchschnittlich 26,8 % verringert (Bundesanstalt für Arbeitsschutz und Arbeitsmedizin et al. 2009).

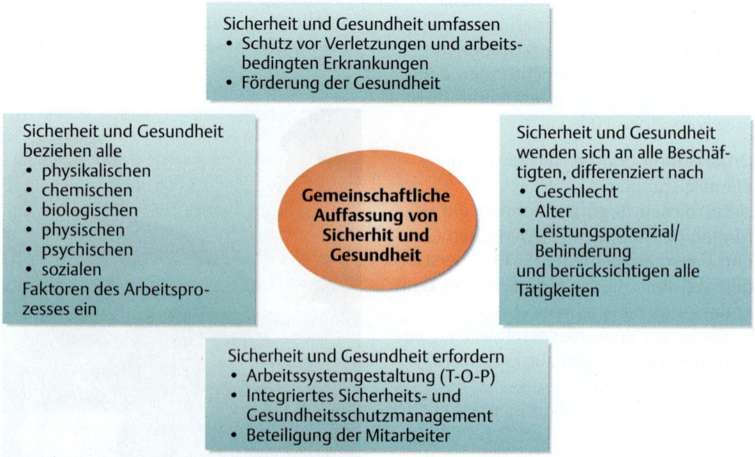

Sicherheit und Gesundheit umfassen
- Schutz vor Verletzungen und arbeitsbedingten Erkrankungen
- Förderung der Gesundheit

Sicherheit und Gesundheit beziehen alle
- physikalischen
- chemischen
- biologischen
- physischen
- psychischen
- sozialen
Faktoren des Arbeitsprozesses ein

Gemeinschaftliche Auffassung von Sicherhit und Gesundheit

Sicherheit und Gesundheit wenden sich an alle Beschäftigten, differenziert nach
- Geschlecht
- Alter
- Leistungspotenzial/ Behinderung
und berücksichtigen alle Tätigkeiten

Sicherheit und Gesundheit erfordern
- Arbeitssystemgestaltung (T-O-P)
- Integriertes Sicherheits- und Gesundheitsschutzmanagement
- Beteiligung der Mitarbeiter

Abb. 7.10 Das Zusammenspiel von Sicherheit und Gesundheit (nach Bundesanstalt für Arbeitsschutz und Arbeitsmedizin 2009).

Burn-out als Risikoerscheinung in der Pflegearbeit

! DEFINITION Das Burn-out-Syndrom ist ein Zustand psychischer oder seelischer Erschöpfung, der als Auswirkung lang anhaltender negativer Gefühle entsteht, die sich in Arbeit und Selbstbild des Menschen entwickeln (Fengler in Domnowski 2010).

Ursachen

Die Entscheidung den Pflegeberuf zu ergreifen, heißt auch, einen großen Teil seines Lebens mit den Lebensschicksalen anderer Menschen zu verbringen. Die Zerrissenheit, Ängste, Wut, den Schmerz, die Ohnmacht und die Hilflosigkeit dieser Menschen werden erlebt. Dadurch werden auch eigene Grenzen des Ertragen-Könnens aufgezeigt. Oft-

mals wählen Menschen, die besonders „gefühlsbegabt" sind und das Leiden anderer mitfühlen und nachvollziehen können, einen pflegerischen Beruf. Je ausgeprägter diese Fähigkeit ist, umso größer ist die Gefahr, dass aus Mitgefühl ein Mit-Leiden wird. Zusätzlich ist der Alltag der Pflegenden geprägt von Zeitdruck, vielen Terminen, Entscheidungsdruck und der Anforderung, sich schnell und ständig auf die Erwartungen und Ansprüche der Klienten einzustellen (Domnowski 2010). Die Pflegekräfte stehen unter einer Dauerbelastung (Stress), die bei einer unzureichenden Aufarbeitung und Eigenreflexion (Psychohygiene) zu schweren Krankheiten, psychischen Störungen und letztlich zum Auftreten des *Burnout-Syndroms* beitragen kann. Die Ursachen des „Ausbrennens" liegen somit in Persönlichkeitsfaktoren der Pfle-

gepersonen wie auch in den Umgebungsbedingungen ihrer Arbeit begründet. (*Abb. 7.11*)

Symptome

Das Burn-out-Syndrom äußert sich durch verschiedene Symptome:

- körperliche: Ermüdung, Energiemangel, Unfall- und Krankheitsanfälligkeit
- emotionale: Niedergeschlagenheit, Hilf- und Hoffnungslosigkeit, Reizbarkeit, Nervosität
- geistige: negative Einstellung zu sich selbst, zum Leben und zur Arbeit allgemein

Verlauf und Symptomatik

Die Ausbildung eines Burn-out-Syndroms findet in Phasen statt. Das Burn-out-Syndrom kann das Ergebnis eines langen Prozesses sein oder sich innerhalb weniger Monate rasch entwickeln. Es gibt unterschiedliche Beschreibungen der Phasenentwicklung eines Burnouts, die sich zwischen der Darstellung von fünf bis zu zwölf Phasen bewegen (*Abb. 7.12*). Es besteht in jeder Phase die Möglichkeit, mit geeigneten Interventionen aus der „Burn-out-Karriere" auszusteigen.

Präventions- und Schutzmaßnahmen

Die Prävention des Burn-out-Syndroms ist ein wesentlicher Teil eines Gesamtkonzepts betrieblicher Gesundheitsförderung. Um der Entwicklung von auslösenden Stressoren am Arbeitsplatz vorzubeugen, sollte ein kontinuierliches „Monitoring" der Arbeitssituation erfolgen. Hierfür stehen folgende Instrumente zur Verfügung:

- Analyse der Arbeitsunfähigkeitsdaten
- Gefährdungsbeurteilung/ Mitarbeiterbefragungen
- Arbeitssituationsanalyse
- Gesundheitszirkel
- Mitarbeitergespräche

Für die Verhältnisprävention (S. 164, 165) bieten sich folgende organisatorische Schutzmaßnahmen an:

- Mitarbeiterorientierte Gestaltung der Arbeitsorganisation
- Möglichkeiten sozialer Unterstützung einräumen
- Feedback bzgl. der Arbeitsabläufe und - ergebnisse geben

Folgende personenbezogene Maßnahmen sind zusätzlich hilfreich

- Fort- und Weiterbildung
- Schulung sozialer und Kommunikativer Kompetenzen
- Zeitmanagement
- Stressbewältigung
- Supervision

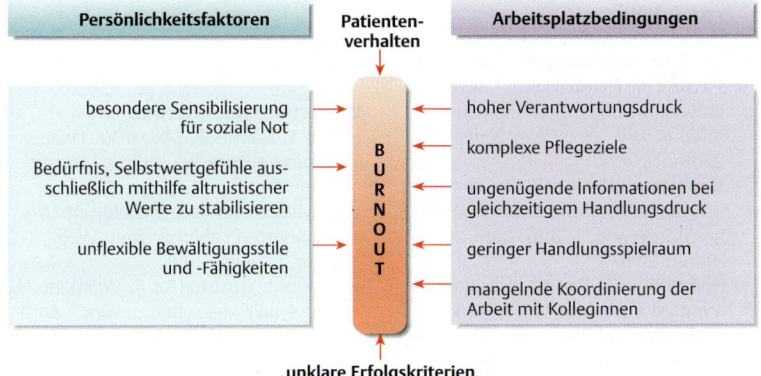

Faktoren, die zur Burnout-Entwicklung beitragen

Persönlichkeitsfaktoren	Patientenverhalten	Arbeitsplatzbedingungen

Persönlichkeitsfaktoren:
- besondere Sensibilisierung für soziale Not
- Bedürfnis, Selbstwertgefühle ausschließlich mithilfe altruistischer Werte zu stabilisieren
- unflexible Bewältigungsstile und -Fähigkeiten

BURNOUT

Arbeitsplatzbedingungen:
- hoher Verantwortungsdruck
- komplexe Pflegeziele
- ungenügende Informationen bei gleichzeitigem Handlungsdruck
- geringer Handlungsspielraum
- mangelnde Koordinierung der Arbeit mit Kolleginnen

unklare Erfolgskriterien

Abb. 7.11 Zu einem Burn-out können viele Faktoren beitragen (nach Rose 1995)

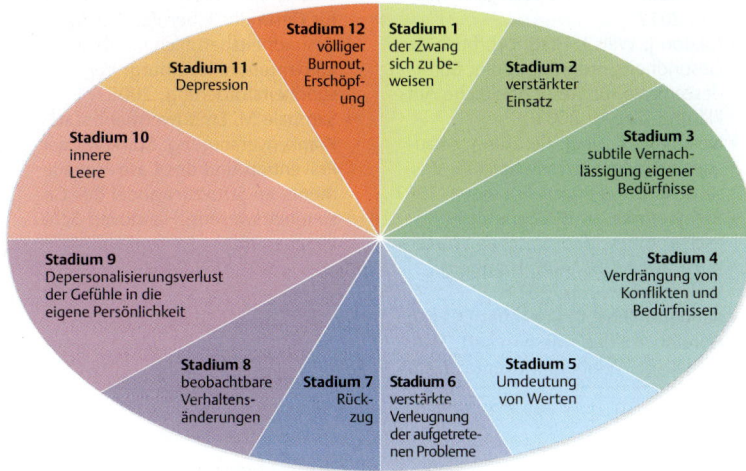

Stadium 1 der Zwang sich zu beweisen
Stadium 2 verstärkter Einsatz
Stadium 3 subtile Vernachlässigung eigener Bedürfnisse
Stadium 4 Verdrängung von Konflikten und Bedürfnissen
Stadium 5 Umdeutung von Werten
Stadium 6 verstärkte Verleugnung der aufgetretenen Probleme
Stadium 7 Rückzug
Stadium 8 beobachtbare Verhaltensänderungen
Stadium 9 Depersonalisierungsverlust der Gefühle in die eigene Persönlichkeit
Stadium 10 innere Leere
Stadium 11 Depression
Stadium 12 völliger Burnout, Erschöpfung

Abb. 7.12 Der Burn-out Zyklus (nach Freudenberger und North 1995)

➡ **MERKE** Wichtig sind auch gute soziale und kommunikative Beziehungen zu anderen Berufsgruppen. —————

(Bundesanstalt für Arbeitsschutz und Arbeitsmedizin et al. 2009)

Lern- und Leseservice

Verwendete Literatur

→ Antonovsky A, Franke A. Salutogenese. Zur Entmystifizierung der Gesundheit. Forum für Verhaltenstherapie und psychosoziale Praxis. Tübingen: DGVT; 1997

→ Bengel J, Strittmatter R, Willmann H. Was erhält Menschen gesund? Köln: Bundeszentrale für gesellschaftliche Aufklärung; 1998

→ Bock A Hrsg. Essays der Gesundheitswissenschaften II. Burnout und Helfersyndrom in der Pflege. München: Martin Meidenbauer; 2011

→ Braun B, Müller R. Arbeitsbelastungen und Berufsaustieg bei Krankenschwestern. In: Pflege & Gesellschaft 2005; 10:3. Online: http://www.dg-pflegewissenschaft.de/pdf/Pfle-Ge0305Braun.pdf (Stand 12. 10. 2011)

→ Brieskorn-Zinke M. Public Health Nursing. Der Beitrag der Pflege zur Bevölkerungsgesundheit. Stuttgart: Kohlhammer; 2007

→ Brieskorn-Zinke M. Gesundheitsförderung in der Pflege. Ein Lehr- und Lernbuch zur Gesundheit, 3. Aufl. Stuttgart: Kohlhammer; 2006

→ Bundesanstalt für Arbeitsschutz und Arbeitsmedizin et al (Hrsg.). Sicherheit und Gesundheit bei der Arbeit im Gesundheitswesen. Leitfaden für Prävention und gute Betriebspraxis; 2009. Online: http://www.dngfk.de/downloads/ (Stand 12. 10. 2011)

→ Bundesanstalt für Arbeitsschutz und Arbeitsmedizin: Volltext der NEXT-Studie (Nurses`early exit study) Online: http://www.baua.de/de/Publikationen/Uebersetzungen/Ue15.pdf?__blob=publicationFile&v=6 (Stand 12. 10. 2011)

→ Burisch M. Das Burnout-Syndrom. Theorie der inneren Erschöpfung. 3. Aufl. Heidelberg: Springer Verlag; 2006

→ Domnowski M. Burnout und Stress in Pflegeberufen. Mit Mental-Training erfolgreich aus der Krise. 3. Aufl. Hannover: Brigitte Kunz; 2010

→ Fischer R. Prävention und Rehabilitation. In: Lauber A, Schmalstieg P. Prävention und Rehabilitation. 3. Aufl. Stuttgart: Thieme; 2012

→ Freudenberger H, North G. Burnout bei Frauen. Frankfurt: Fischer; 1995

→ Hasseler M, Meyer M. Prävention und Gesundheitsförderung – Neue Aufgaben für die Pflege: Grundlagen und Beispiele. Pflegebibliothek – Berliner Schriften. Hannover: Schlütersche; 2006

→ Hurrelmann K. Handbuch der Sozialisationsforschung. 5. Aufl. Weinheim: Beltz; 1998

→ Hurrelmann K. Handbuch Gesundheitswissenschaften. Weinheim: Juventa; 1998

→ Hurrelmann K. Gesundheitssoziologie. Eine Einführung in sozialwissenschaftliche Theorien von Krankheitsprävention und Gesundheitsförderung. 6. Aufl. Weinheim: Juventa; 2006

→ Hurrelmann K, Klotz T, Haisch J, Hrsg. Lehrbuch Prävention und Gesundheitsförderung. 3. Aufl. Bern: Hans Huber; 2010

→ Hurrelmann K, Horn A. Das komplementäre Verhältnis von Gesundheitsförderung und Pflege. In: Schaeffer et al Hrsg.. Handbuch Pflegewissenschaft. Weinheim und München: Juventa; 2011

→ Lauber A, Hrsg. Prävention und Rehabilitation. 3. Aufl. Stuttgart: Thieme; 2012

→ Naidoo J, Wills J, Hrsg. Lehrbuch der Gesundheitsförderung. Köln: Bundeszentrale für Gesundheitliche Aufklärung (BzgA); 2003

→ Nestmann F, Hrsg. Beratung – Bausteine für eine interdisziplinäre Wissenschaft und Praxis. Tübingen; 1997

→ Pschyrembel W, Hildebrandt H. Pschyrembel. Medizinisches Wörterbuch 2012. 263. Aufl. Hamburg: Walter de Gruyter; 2011

→ Rennen-Allhoff B, Schaeffer D, Hrsg. Handbuch Pflegewissenschaft. Studienausg. Weinheim: Juventa; 2003

→ Rose R. Neue Wege gehen. In: Häusliche Pflege9/95. Hannover: Vincentz; 1995

→ Schwartz F, Walter U. Prävention. In: Schwartz F, Hrsg. Das Public Health Buch. München: Urban u. Fischer; 1998

→ Statistisches Bundesamt. Krankenpflege – Berufsbelastung und Arbeitsbedingungen. Statmagazin; 2009 Online: http://www.destatis.de/jetspeed/portal/cms/Sites/destatis/Internet/DE/Content/Publikationen/STATmagazin/Gesundheit/2009__08/PDF2009__08,property=file.pdf (Stand 12. 10. 2011)

→ Steinbach H. Gesundheitsförderung. Ein Lehrbuch für Pflege- und Gesundheitsberufe. 3 Aufl. Wien: Facultas; 2011

Weiterführende Literatur

→ Bals T, Hanses A, Melzer W, Hrsg. Gesundheitsförderung in pädagogischen Settings. Ein Überblick über Präventionsansätze in zielgruppenorientierten Lebenswelten. Weinheim: Juventa; 2008

→ Bengel J, Strittmatter R, Willmann H. Was erhält Menschen gesund? Antonovskys Modell der Salutogenese – Diskussionsstand und Stellenwert – eine Expertise. Erw.. Köln: BzgA; 2001

→ Bielefelder Fachtagung, Fachhochschule, Eds.: Gesundheitsförderung für Gesundheitsberufe. Beiträge zur gesundheitsberuflichen Bildung. Dokumentation. Hamburg: Verl. für Gesundheitsförderung; 2005

→ Sambale M. Empowerment statt Krankenversorgung: Stärkung der Prävention und des Case-Managements im Strukturwandel des Gesundheitswesens. Hannover: Schlütersche; 2005

8 Patientenedukation – Beratung, Schulung, Information in der Pflege

Andreas Kocks, Tanja Segmüller

„Patientenschulung ist ein Weg, Patienten jeden Tag ein wenig unabhängiger werden zu lassen." (London 2010)

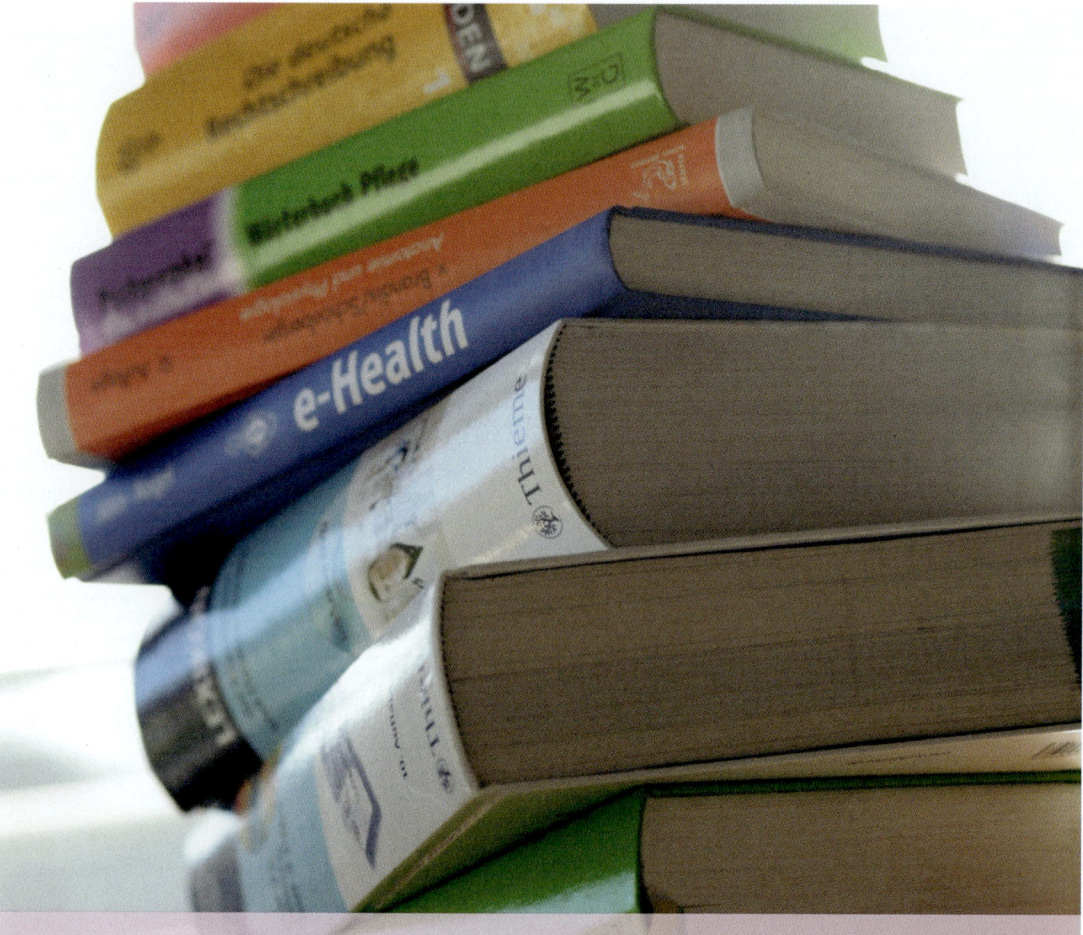

8.1 Grundlagen der Patientenedukation

8.1.1 Definitionen, Ziele und Methoden

> **!** **DEFINITION** **Patienten-edukation** (Synonym Patienten- und Familienedukation) bezeichnet vielfältige gezielte psychologische und pädagogische Maßnahmen, die Patienten und Angehörigen bei der Krankheitsbewältigung helfen. Sie kann damit einen wichtigen Beitrag zum generellen Ziel der Pflege leisten, individuelle Selbstpflegefähigkeiten und Kompetenzen des Patienten zu stärken, um ihm damit seine bestmögliche Selbstkontrolle, Autonomie und Würde im Alltag zurückzugeben.

Der Begriff Patientenedukation (engl. „patient education") ist international geläufig und anerkannt. Die deutsche Übersetzung schließt an diese internationalen Konzepte an. In diesem Sinne bezeichnet Edukation ein weit zu fassendes Spektrum von Bildung und darf nicht mit dem engen deutschen Begriff der „Erziehung" gleichgesetzt werden.

Maßnahmen der Patienten- und Familienedukation können von allen Menschen angeboten werden, die sich mit Gesundheits- und Pflegefragen beschäftigen (Abt-Zegelin 2003; Koch-Straube 2008; Kocks 2009; London 2010). Dies können sowohl Pflegende in Altenpflegeeinrichtungen, im ambulanten Dienst, im OP aber auch pflegende Angehörige sein.

Methoden der Patientenedukation

Innerhalb der Patientenedukation lassen sich die drei wichtige Methoden Informieren, Schulen und Beraten unterscheiden:

> **!** **DEFINITION** **Informieren**: Ein Sachverhalt wird erklärt, eine gezielte Mitteilung wird gegeben. Dies kann mündlich oder schriftlich erfolgen, z. B. mit einem Informationsflyer, mittels Internet, mittels Adressweitergaben oder mit einer Recherchehilfe.

Schulen (Synonym: Anleitung, Unterweisung, Training): In einem geplanten, strukturiert und schrittweise ablaufenden Prozess werden Inhalte und Fertigkeiten an ein oder mehrere Personen vermittelt. Als Schlusspunkt der Schulung dient ein zuvor festgelegtes Ziel, das erreicht werden soll. Dies kann zur Ergebnissicherung ggf. auch überprüft werden.

Tab. 8.1 *Die 3 Elemente der Patientenedukation und ihre Ziele.*

Methode der Patientenedukation	Beispiel	Auswirkungen auf den Patienten
Informationsvermittlung	Ausgabe geeigneter Broschüren zu bestimmten Krankheits- oder Pflegethemen	erhöhte Entscheidungskompetenz des Patienten zwischen möglichen Optionen
Schulung: Erlernen von Pflegetechniken	Anleitung pflegender Angehöriger bei der richtigen Anreichung von Nahrung	erhöhte Handlungs- und Gestaltungsfähigkeit
Beratungsgespräche	Beratungsgespräch über die geeignete Ernährung eines Schlaganfall-Patienten mit Schluckstörungen	Bewältigungs- und Motivationsprozesse werden unterstützt.

Beraten: Beratung ist ein ergebnisoffener, dialogischer Prozess, dessen Ziel eine individuelle Problemlösung ist. Entscheidend ist dabei, dass der Beratende sich auf den Klienten einlässt und mit ihm zusammen eine für ihn passende individuelle Lösung gesucht wird. Beratung bedeutet in diesem Sinne, unterschiedliche Möglichkeiten aufzeigen und das Gegenüber zu Entscheidungen zu befähigen.

Alle drei Aktivitäten sind Kernbestandteile pflegerischen Handelns und können sich im konkreten Patientenkontakt mischen. Den 3 Methoden können konkrete Ziele zugeordnet werden. **Tab. 8.1** nennt für jede Methode ein konkretes Umsetzungsbeispiel aus dem Alltag sowie ein individuelles Ziel, das mit der jeweiligen Methode erreicht werden kann.

8.1.2 Wichtige Gründe für Patientenedukation

In immer mehr Situationen wird heute erwartet, dass Menschen in der Lage sind, informierte Entscheidungen zu treffen. Dies gilt auch für das Gesundheitswesen. Auch und gerade hier müssen oft wichtige Entscheidungen getroffen werden: Soll eine konservative oder eine invasive Behandlungsmethode gewählt werden? Soll die Pflege zu Hause oder in einer Pflegeeinrichtung weiter geführt werden?

Immer mehr Patienten wünschen sich dabei eine **informierte Entscheidung**, d. h. sie möchten das Gefühl haben, ausreichend Informationen zu haben, um für sich eine gute Entscheidung treffen zu können. Gute Beratung, Schulung oder Information ist aus der Sicht der Betroffenen daher ein eindeutiges Qualitätsmerkmal einer Einrichtung. Einschränkend ist hier anzumerken, dass

das Postulat der informierten Entscheidung im Sinne eines Kunden, der sowohl echte Wahlfreiheit als auch ausreichendes Wissen zur Beurteilung hat, in vielen Fragen der Gesundheitsversorgung nur einschränkend aufrecht zu halten ist. Maßnahmen der Patientenedukation tragen aber dazu bei, diesem Anspruch bestmöglich gerecht zu werden.

Auch Politik und Kostenträger wünschen sich mehr Eigenverantwortung der Betroffenen. Durch verkürzte Verweildauern der Patienten in den Kliniken (bedingt durch die Einführung der DRGs) wächst der Bedarf an Patienten- und Familienedukation, auch um Wiedereinweisungen der Patienten ins Krankenhaus zu verringern und die ambulante Versorgung im häuslichen Bereich zu stärken.

8.1.3 Theoretische Hintergründe, Voraussetzungen und Grundannahmen

Die theoretischen Grundlagen der Patientenedukation sind zahlreich. Sie liegen vielfach aus anderen Wissenschaftsdisziplinen vor und müssen für das Spezifische der Pflege angepasst werden. Psychologie, Pädagogik, Soziologie und die Gesundheitswissenschaften sind hier exemplarische Disziplinen, die viele Erkenntnisse liefern. Auch in nahezu allen Pflegetheorien finden sich mit der Aufforderung zur Stärkung des Patienten Bezugspunkte zur Patientenedukation. Im Folgenden sollen einige wichtige Ansätze kurz erläutert werden.

Pflegetheorien. Aus vielen Pflegetheorien geht hervor, dass professionelles Pflegehandeln die Bestärkung des Patienten zum Ziel hat. Einige Pflegetheorien fokussieren sich ausdrücklich auf das Wissen und die Selbstständigkeit des Patienten. Henderson spricht von „Kraft, Willen und Wissen" der Patienten (Henderson 1977). Von Dorothea Orem wurden diese Aspekte aufgegriffen und zur Selbstpflegetheorie verfeinert (Orem 1997). Auch die europäischen Pflegetheorien, z. B. von Juchli oder Krohwinkel, nehmen mit den Aktivitäten des täglichen Lebens die Ressourcen des Patienten mit der Fragestellung in den Blick: Wie können Ressourcen von Patienten erkannt, berücksichtigt und gestärkt werden. Individuelle Edukationsangebote setzen hier an.

Salutogenese. Das von Antonovsky (1997) entwickelte Gesundheitsmodell stellt die Frage nach dem, was den Menschen gesund erhält (S. 162). Als grundlegend für die Frage nach der Gesundheit sieht Antonovsky, das von ihm beschrieben Kohärenzgefühl, ein Gefühl der inneren „Stimmigkeit" bzw. der Überzeugung, eine Situation meistern zu können. Patientenedukation kann in diesem Sinne als kohärenzfördernd angesehen werden.

Verlaufskurvenmodell (Trajektmodell). Chronische Erkrankungen nehmen einen kurvenförmigen Verlauf, verschiedene Phasen lassen sich unterscheiden: stabile, instabile und unsichere Zeiten. Beschrieben wurde dieses Modell erstmals von Corbin und Strauss (1988). Für die professionell im Gesundheitswesen Tätigen wird dadurch die Komplexität chronischer Erkrankungen deutlich. Sie sehen im Rahmen von Behandlungen oft nur einen kleinen Ausschnitt dieses Verlaufs. Patientenedukation hat zum Ziel, Höhen und Tiefen zu berücksichtigen und eine Orientierung über einen Krankenhausaufenthalt hinaus zu geben.

Eine ganze Reihe weiter theoretischer Ansätze wie die **Selbstwirksamkeitstheorie** (Bandura) oder das **Stress-Coping-Modell** sollen hier aus Platzgründen nicht weiter ausgebreitet werden. Gemeinsam ist aber allen, dass Menschen nach Unabhängigkeit streben und aktiv ihren Beitrag zu Ihrer Gesundheit leisten möchten. Auf diesem theoretischen Hintergrund baut Patientenedukation auf.

Der Patientenedukation liegen folgende Voraussetzungen bzw. Grundannahmen, insbesondere aus dem Bereich der Psychologie und Soziologie zugrunde:

- Menschen wünschen generell mehr Beteiligung, sie möchten einen aktiven Beitrag in Fragen von Gesundheit und Krankheit leisten.
- Kontrolle über die eigene Lebenssituation zu haben, ist ein elementares Bedürfnis. Das Gefühl, keinen Einfluss nehmen zu können, ist schwer erträglich. Kranken wird durch Selbst-

bestimmung Würde und Autonomie zurückgegeben.

- Jede Gesundheitsstörung ist auch eine Lernaufgabe für die Betroffenen, langfristige Prozesse erfordern eine dauerhafte Auseinandersetzung mit der neuen Situation.
- Eine gelingende Bewältigung ist mit der betroffenen Person verknüpft. Das bedeutet, der Betroffene ist „Co-Produzent" der Gesundheit, d. h. ohne sein Mitwirken ist eine Gesundung oder ein Zurechtkommen mit der Erkrankung nicht möglich.
- Der Patient muss die neuen Aufgaben, die die veränderte Lebenssituation mit sich bringt, annehmen und selbst einen Beitrag zum eigenen Wohlergehen leisten. Der überwiegende Anteil der Patienten ist bereit, diese Aufgabe anzunehmen.

8.1.4 Patientenedukation – eine Aufgabe der Pflege

Pflegende sind die größte Berufsgruppe im Gesundheitswesen, sie arbeiten sehr nah am Patienten und begleiten ihn mit einer großen Kontinuität. Im Krankenhaus sind Pflegende 24 Stunden für den Patienten da, in der ambulanten Versorgung begegnen sie ihm sogar in seiner privaten Häuslichkeit. Bei vielen Fragen, die sich Betroffene stellen, sind Pflegende demnach vielfach die ersten und nicht selten auch die einzigen Ansprechpartner. Sie genießen bei vielen Patienten eine hohe Vertrauensstellung und besitzen die Fähigkeit, in einer für den Patienten verständlichen Sprache auf Augenhöhe zu kommunizieren.

Pflege ist präsent, sodass günstige Momente für Fragen oder Anleitungen ad hoc ohne gesonderte Verabredung genutzt werden können. Die Beziehung zwischen Pflegenden und Gepflegten bzw. Angehörigen ist eine wichtige Ressource, die es im Sinne der Patientenedukation gezielt zu nutzen gilt. Daher werden gerade den Pflegenden auch häufig Fragen gestellt zur Integration von Krankheit, Therapie und Gesundheitseinbußen in einen gelebten Alltag. Pflegende übernehmen hier psychische, physische und soziale Begleitung – sofern dies Zeit und Qualifikation zulassen.

Die Notwendigkeit pflegebezogener Patientenedukation wird von unterschiedlichen Seiten wie der Politik oder der Wissenschaft betont. An erster Stelle ist hier das **Krankenpflegegesetz** zu nennen. Dort heißt es: *„Die Ausbildung für die Pflege...soll insbesondere dazu befähigen, die folgenden Aufgaben eigenverantwortlich auszuführen: (...) 1 c) Beratung,*

Anleitung und Unterstützung von zu pflegenden Menschen und ihren Bezugspersonen in der individuellen Auseinandersetzung mit Gesundheit und Krankheit (KrPflG Abschnitt 2, § 3). Dementsprechend sind Beratungsaktivitäten der Pflege heute z. B. in den Ausbildungsverordnungen der Pflegeberufe, den **nationalen Expertenstandards** oder **klinischen Versorgungsfäden** zu finden.

8.1.5 Patientenedukation in Deutschland

Patientenedukation in der Pflege wird in Deutschland unter Anderem seit ca. 15 Jahren vom Department Pflegewissenschaft an der Universität Witten/Herdecke (UWH) maßgeblich von Frau Prof. Dr. Abt-Zegelin für die Pflege weiterentwickelt. Drei Institutionen sind hier zu nennen:

- Die Deutsche Gesellschaft für Pflegewissenschaft (www.dg-pflegewissenschaft.de) mit der Sektion BIS – Beraten, Informieren, Schulen
- Der Verein Patientenedukation e. V. (www.patientenedukation.de)
- Die AG Patientenedukation im Department Pflegewissenschaft an der Universität Witten/Herdecke

Neben der Qualifizierung von Pflegenden in Beratungs-, Schulungs- und Informationsaktivitäten, der Entwicklung von Gesprächsleitfäden sowie verschiedener Schulungskonzepten ist hier insbesondere die Einführung von **Patienteninformationszentren (PIZ)** in Deutschland zu erwähnen (Abt-Zegelin 2007). Betroffene haben hier die Möglichkeit, sich durch qualitätsgeprüfte Literatur, Bücher, Broschüren und Filme sowie im Internet mit fachlicher Unterstützung zu informieren und diese Informationen zu bewerten. Patienteninformationszentren gibt es seit 1999 in Deutschland an unterschiedlichen Kliniken.

8.1.6 Modell zum Ablauf der Patientenedukation

Ähnlich wie beim **Pflegeprozess** lassen sich bei der Patientenedukation verschiedene Phasen unterscheiden (**Abb. 8.1**). Auch wenn sich der Pflegeprozess nach bald 20 Jahren der Bemerkung immer noch nicht in allen Bereichen der Pflege nachhaltig durchgesetzt hat, ist dieses Vorgehen auch im Kontext der Patientenedukation zu empfehlen. Letztlich handelt es sich beim Pflegeprozess um den alltäglichen, klassischen Prozess der allgemeinen Problemlösung. In der täglichen pflegerischen Arbeit wird er deshalb in vielen Situationen real gelebt, auch wenn dies in der Dokumentation

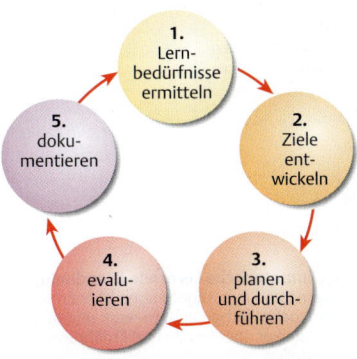

Abb. 8.1 Prozess der Patientenedukation.

oftmals nicht dargestellt ist. Die verschiedenen Phasen des Pflegeprozesses eignen sich sehr gut, gewisse Teile der Patientenedukation zu strukturieren, insbesondere größere Informations- und Schulungspakete.

Schon am Aufnahmetag des Patienten in die Klinik sollte mit der Planung einer systematischen Patienten- und Familienedukation begonnen werden. Ziel ist es, den Patienten und seine Angehörigen zum **Selbstmanagement** zu befähigen und den Patienten damit "**entlassungsfähig**" zu machen. Hierbei sollte handlungsleitend sein, dass der Patient und seine Angehörigen "Alltagswissen" entwickeln und kein "verkleinertes Profiwissen" (Abt-Zegelin u. Adler 2007).

Informationen sammeln/ Lernbedürfnisse ermitteln

Zunächst geht es darum, die individuellen Lernbedarfe und Selbstpflegefähigkeiten festzustellen. Patienten wie auch Angehörige bringen oft viele Kompetenzen und Erfahrungen mit. Diese gilt es, in den Prozess der Patientenedukation zu integrieren. Bei vielen chronischen Erkrankungen kann es sich schon um sehr ausgeprägte Fähigkeiten und Fertigkeiten handeln, gerade wenn die Erkrankung die Betroffenen schon eine längere Zeit in ihrem Leben begleitet hat. Ihnen ist es bereits gelungen, die Gesundheitsstörung in ihren Alltag zu integrieren, sodass es jetzt das Ziel sein kann, diese Fähigkeiten zu erhalten und die neu hinzukommenden Veränderungen in den Blick zu nehmen. Über diese gesundheitsbezogenen Fähigkeiten und Fertigkeiten hinaus sollten auch alltagsspezifische Kompetenzen in die Informationssammlung aufgenommen werden. **Gesundheitsbezogene Fähigkeiten** sind z. B.: Ist ein Patient in der Lage, seinen

Blutzucker selbstständig zu messen oder sich eine Subkutan-Spritze zu geben? **Alltagsspezifische Kompetenzen** sind z. B.: Wie sieht das alltägliche Leben des Patienten abseits der professionellen Versorgung durch Pflegende aus? Wer erledigt die Einkäufe und wer kocht das Essen? Gibt es vielleicht einen Garten, den der Patient als Hobby gern weiter pflegen möchte?

Eingeschätzt werden das **Vorwissen**, der **Lerntyp**, die **Lernbereitschaft** sowie **mögliche Hindernisse oder Herausforderungen** für eine erfolgreiche Beratung, Schulung oder Information. Es können z. B. manuelle Handicaps, eingeschränkte Sinnesleistungen oder kognitive Einschränkungen vorliegen, die berücksichtigt werden müssen. Auch ist es wichtig, kritisch zu reflektieren, ob neben der betroffenen Person selbst weitere Familienmitglieder oder Freunde in den Prozess eingebunden werden sollten.

In der Regel stehen am Anfang der Informationssammlung Gespräche oder Beobachtungen, die sowohl im Rahmen der ersten **Anamnese** als auch in weiteren späteren Begegnungen erfolgen können. In diesem Sinne vervollständigt und ergänzt sich die Informationssammlung je nach Frage- und Aufgabenstellung immer wieder neu.

Mögliche Fragen im Rahmen der Informationssammlung sind:

- Wie würden Sie ihre Erkrankung einem guten Freund erklären?
- Was sind für Sie wichtige Ziele, die Sie im Hinblick auf Ihre Entlassung aus dem Krankenhaus und dem Leben mit Ihrer Erkrankung zu Hause erreichen möchten?
- Welche Veränderungen möchten Sie zuerst angehen?
- Können Sie Ihrer Frau zeigen und erklären, wie Sie sich eine Insulinspritze geben?

Ziele entwickeln

In einem zweiten Schritt geht es darum, mögliche Ziele mit den Betroffenen gemeinsam zu entwickeln. Gerade bei umfangreichen Interventionen sollte dies ausführlich im Vorfeld erfolgen. Nicht immer wünschen alle Patienten oder Angehörigen, im gleichen Umfang informiert oder geschult zu werden. Unterschiedliche Bedürfnisse bedürfen immer unterschiedliche und den individuellen Situationen angepasste Herangehensweisen. Daher ist es möglich, dass sich der Verlauf der Information, Schulung oder Beratung bei einzelnen Patienten unterscheidet – trotz desselben Themas.

Ebenso kann es z. B. vorkommen, dass die Situation oder die Diagnose für die Patienten oder Angehörigen so neu und dementsprechend noch "unvorstellbar" ist, dass sie sich keine oder vielleicht unrealistische Ziele setzen. In diesem Fall kann es Ziel der Patientenedukation sein, durch Beratungsgespräche und Informationen die Zielentwicklung erst zu ermöglichen.

In manchen Fällen kann es hilfreich sein, die Zielvereinbarung schriftlich für den Patienten zu fixieren. Über die Auswahl der Ziele sollte kritisch nachgedacht werden. Ziele sollten konkret, erreichbar und wenn möglich für die Evaluation auch noch überprüfbar sein.

Planung und Durchführung

Nach der erfolgreichen Informationssammlung und der Lernzielvereinbarung sind die konkreten edukativen Maßnahmen zu planen. Diese sollten möglichst maßgeschneidert auf die individuellen Bedürfnisse und Möglichkeiten des Patienten sein.

- Wie vermittle ich das nötige Wissen bzw. Können?
- Welche Maßnahmen eignen sich für den jeweiligen Patienten oder Angehörigen?

Da sich die konkrete Durchführung der geplanten Maßnahmen z. B. im Krankenhaus auf unterschiedliche Pflegende verteilen kann, ist kritisch zu reflektieren, was und in welchem Umfang hinsichtlich der Planung und des Durchführungsnachweises schriftlich zu dokumentieren ist. Neben den konkreten Inhalten der Patientenedukation, können auch Zeit und Raum der Maßnahmen geplant werden: Stehen z. B. gesonderte Räumlichkeiten für Gruppenschulungsmaßnahmen zur Verfügung, die reserviert werden müssen? Wann sind die für die häusliche Versorgung relevanten Personen zusammen? Wann hat der Betroffene im Tagesverlauf die größte Lernmotivation bzw. Lernenergie?

Evaluation/Überprüfen der Maßnahmen

Die Maßnahmen des Informierens, Schulens und Beratens sollten, wie alle anderen Pflegeinterventionen auch, auf ihre Wirksamkeit hin untersucht werden. Nur so ist es möglich, eventuell weitere oder veränderte Bedarfe zu erkennen sowie die Wirksamkeit der eingeleiteten Maßnahmen zu bewerten. Falls die Maßnahmen noch nicht die gewünschten Ergebnisse erreicht haben, dienen die Ergebnisse der Bewertung als Basis für eine erneute Informationssammlung und eine

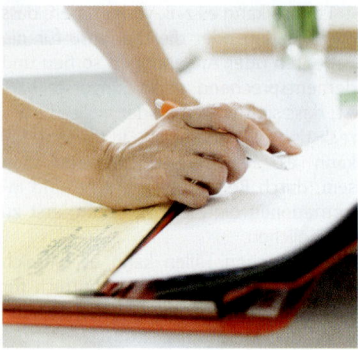

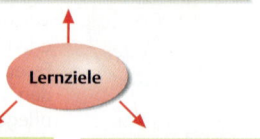

kognitive Lernziele (Wissen)
- Hanna und ihre Angehörigen haben Wissen über Diabetes mellitus und können Risikosituationen erkennen

Lernziele

affektive Lernziele (Gefühle)
- Hanna und ihre Angehörigen gewinnen Sicherheit in der veränderten Gesundheitssituation

psychomotorische Lernziele (Handlung)
- Hanna und ihre Angehörigen können den Blutzucker fachgerecht messen und den Blutzucker über Insulin und Ernährung einstellen

Abb. 8.2 Wie alle Pflegemaßnahmen werden auch die verschiedenen Phasen der Patientenedukation fortlaufend dokumentiert.

Abb. 8.3 Lernzielarten am Beispiel von Hanna.

ggf. nötige Anpassung der Patientenedukation.

Die Wirksamkeit der Maßnahmen kann auf vielfältige Art und Weise überprüft werden. Die Möglichkeiten reichen von kleinen, beiläufigen Gesprächen oder Demonstrationen, wo das Erlernte oder neu erworbene Können kurz beleuchtet wird, bis hin zu strukturierten Untersuchungsmethoden mit einem Fragebogen oder einer „kleinen praktischen Prüfung". Ebenso bietet sich an, nach Lerneinheiten oder Beratungsgesprächen kurz gemeinsam mit dem Betroffenen oder auch im Pflegeteam die Maßnahmen zu reflektieren. Stimmen Maßnahmen und Ziel noch überein? Sind die eingesetzten Methoden richtig? Sind die Ziele erreichbar? Treten Sie selbstbewusst in Beratungsgespräche oder Schulungen ein und lassen Sie sich Rückmeldungen von den Patienten/Angehörigen geben: „Ich habe Sie gestern zum Thema Insulinspritzen beraten, sind bei Ihnen noch Fragen offen oder sollen wir bestimmte Aspekte noch einmal praktisch üben?"

Tipps
Tipps wie Sie die Wirksamkeit von Maßnahmen im Rahmen der Patientenedukation überprüfen können:
- Der geschulte Patient oder Angehörige erklärt in Ihrem Beisein eine gelernte pflegebezogene Tätigkeit einer

anderen ihm bekannten Person, z. B. der Ehefrau oder einem guten Freund (das Anziehen von Anti-Thrombose-Strümpfen, die Technik des Absaugens bei tracheotomierten Patienten, die Mobilisation aus dem Bett usw.).
- Der Patient erklärt ihnen eine bestimmte Technik, z. B. die Insulininjektion.
- Der Patient macht Ihnen eine gelernte pflegebezogene Tätigkeit vor, z. B. das Wechseln der AP-Platte im Rahmen der Stomaversorgung oder die Berechnung der nötigen Insulinmenge im Rahmen der Diabetes-Therapie.
- Sie führen einen schriftlichen Lerntest mit dem Patienten durch, z. B. in Form eines Fragebogens.
- Sie führen einen spielerischen Lerntest mit dem Patienten durch z. B. ein „Wissensquiz" oder einen kurzen Film mit dem richtigen und falschen Vorgehen.

Dokumentation
Auch wenn die Dokumentation als 5. Punkt des Prozesses der Patientenedukation gesondert aufgeführt ist, ist sie ein über alle Schritte begleitender Prozess. Wie die Dokumentation in der Pflege allgemein, hat sie zum Ziel, als wichtiges Arbeitsinstrument professionelle Pflege zu unterstützen. Sie dient primär als Informationssammlung und Wissensspeicher sowie als ergänzendes Kommunika-

tionsinstrument zur Informationsweitergabe sowohl zwischen den Pflegenden als auch zu anderen Berufsgruppen. Dokumentation ist demnach ein wichtiges Element der Qualitätsentwicklung. Durch sie wird sichergestellt, dass alle den gleichen Wissensstand haben und Handlungen auch von verschiedenen Personen gleich ausgeführt werden.

Welche Lernbedürfnisse hat der Patient? Welche Inhalte sind dem Betroffenen oder den Angehörigen schon vermittelt worden? Welche Aspekte sollten in weiteren Informationsgesprächen noch aufgegriffen werden? Wann oder in welcher Konstellation kann der Betroffene am besten lernen? Die Dokumentation kann sich hier in kurzer, knapper und prägnanter Form auf die wesentlichen Inhalte beschränken. Nutzen Sie knappe Sätze und wenn möglich Stichworte. Es versteht sich von selbst, dass im Sinne des Leistungsnachweises die jeweiligen Aktivitäten auch in ihrem Umfang dokumentiert werden sollten. Nebenbei kann Dokumentation so auch dazu beitragen, das pflegerische Leistungsspektrum für Andere transparenter zu gestalten (Buresh u. Gordon 2006). Damit trägt sie über fachliche, inhaltliche Aspekte hinaus auch zu einer Abrechenbarkeit und Rechtssicherheit bei.

8.2 Fallbeispiel: Und plötzlich war alles anders

FALLBEISPIEL Hanna kann sich noch ganz genau erinnern. Sie war damals 16 Jahre alt und besuchte die 10. Klasse der Realschule. Angefangen hatte alles damit, dass sie immer mehr Durst verspürte, was eigentlich nicht typisch für sie war. Klar musste sie dann auch oft

aufs Klo. Richtig komisch wurde ihr die Geschichte erst, als sie auch noch ohne Ernährungsumstellung über fünf Kilo in kürzester Zeit abgenommen hatte. Da ihre Mutter schon lange Zeit an Diabetes erkrankt war, meinte ihr Vater irgendwann, man könnte ja zur Sicherheit auch

einmal den Blutzucker messen. Das Blutzuckermessgerät zeigte über 500 mg/% an. Auch eine zweite Messung brachte keine Besserung. Damals ist Hanna sofort ins Krankenhaus gekommen, letztendlich lag der Zucker von Hanna bei der Einlieferung im Krankenhaus bei 730 mg/%. Nach wenigen Untersuchungen konnten die Ärzte den Typ-I-Diabetes bei Hanna diagnostizieren. Von da an veränderte sich vieles in Hannas Leben.

Fragen: Wenden Sie den Patientenedukationsprozess auf das Fallbeispiel an:
- Welche Herausforderungen haben sich für Hanna mit dieser Diagnose

gestellt? Und welche Lernbedürfnisse ergeben sich daraus?
- Über welches Wissen und welche Fähigkeiten muss Hanna zukünftig verfügen, um mit ihrer Erkrankung in ihrem Alltag gut zurechtzukommen?
- Wo liegen die Aufgaben und die Möglichkeiten der Patientenedukation?

- Welche möglichen Hindernisse oder Herausforderungen müssen Sie bedenken?
- Welche Maßnahmen der Patientenedukation möchten Sie Hanna anbieten?
- Wie würden Sie die Ergebnisse der Maßnahmen überprüfen?

8.3 Patientenedukation in der Praxis

8.3.1 Die notwendigen Inhalte auswählen
Patienten und Angehörige benötigen Informationen über
- die Krankheit(en),
- die Auswirkungen auf tägliche Aktivitäten,
- Risiken und den Umgang mit Symptomen,
- Medikamente und mögliche Nebenwirkungen,
- organisatorische und finanzielle Fragen,
- weiterführende Literatur und Hilfen,
- ...

8.3.2 Den richtigen Zeitpunkt erkennen
Um im Bereich Patienten- und Familienedukation tätig zu werden bzw. edukative Anteile in die Pflege zu integrieren, sind neben dem Expertenwissen im Bereich Pflege auch pädagogische und psychologische Kenntnisse wichtig. Durch diese Kenntnisse ist es möglich, z. B. einen geeigneten Zeitpunkt für eine Schulung oder Beratung zu erkennen oder den zu vermittelnden Inhalt anregend und lernfördernd aufzubereiten. In der akuten Krankheitsphase (oft zu Beginn des Klinikaufenthalts) sind die Patienten z. B. vielfach noch nicht bereit, sich einzulassen. In solchen Fällen ist es sinnvoll, das Angebot zu einem späteren Zeitpunkt noch einmal zu wiederholen.

Der pädagogisch günstige Moment
Beratungs- oder Schulungsanlässe sind in der Pflege zahlreich. Zum Teil sind sie offensichtlich und klar definiert, z. B. im Rahmen von strukturierten Schulungsprogrammen wie im Diabetes-Management oder im Case-Management. In anderen Fällen ergeben sich solche Anlässe aber auch spontan in der Interaktion mit dem Patienten und den Angehörigen. Das Konzept der Patientenedukation bezeichnet solche Anlässe als den pädagogisch günstigen Moment. Dies sind Momente, in denen die Betrof-

fenen höchst motiviert sind und sich demnach günstige Lernmomente ergeben, z. B. wenn der Patient gezielt nach Informationen fragt oder Fertigkeiten selbst übernehmen möchte. Die Vermittlung von Inhalten ist dann am effektivsten, wenn sie die Wissbegierde in diesen Fällen sofort befriedigt. Gehen Sie auf den unmittelbaren Informationsbedarf ein. Wenn Sie nur wenig Zeit haben, können Sie weitere Details auch später ergänzen.
Nachteilig ist, dass pädagogisch günstige Momente oft versteckt und „unsichtbar" sind. Sie werden vielfach von Betroffenen und auch von den Pflegenden nicht unbedingt wahrgenommen. Im Alltag wird sehr häufig mehr beraten und informiert als den Beteiligten oft selbst bewusst ist. Demnach werden solche Situationen auch selten kommuniziert und dokumentiert. Machen Sie sich diese Momente bewusst, nutzen Sie sie und binden Sie sie in Ihre Maßnahmen der Patientenedukation gezielt ein.
Was und wann sind solche pädagogisch günstigen Momente? Wie erkenne ich sie? Zu diesen pädagogisch günstigen Momenten der Patientenedukation gehören z. B.:
- Wenn Fragen gestellt werden, z. B.: Wie kann ich mich selbst aus dem Bett mobilisieren ohne auf Unterstützung angewiesen zu sein?
- Wenn provokante Aussagen getätigt werden, z. B.: Ich brauche keine Gehhilfe mehr, ich sterbe ja sowieso bald.
- Wenn Medikamente gegeben werden, z. B.: Was ist das für eine gelbe Tablette?
- Bei Pflegehandlungen, z. B. Verbandswechsel, Mobilisation aus dem Stuhl. Denken Sie laut: Erläutern Sie die einzelnen Schritte und Begründungen bei einer Pflegehandlung, damit der Patient Ihre Denkprozesse nachvollziehen kann.
- Bei der Essenbestellung, z. B.: Welche Nahrungsmittel sollte ich eigentlich

bei meiner Durchfallerkrankung bevorzugen oder meiden? Diskutieren Sie seine Auswahl und die konkreten möglichen Produkte.
- Wenn etwas Passendes in der Zeitung oder im TV gezeigt wird, z. B.: Arztserien, Nachrichten, ein Prominenter mit einer ähnlichen Erkrankung.
- Wenn der Patient die Notwendigkeit zu Veränderungen zum Ausdruck bringt, z. B.: Ich muss Treppensteigen lernen, ich möchte doch wieder nach Hause.
- Wenn ein Fehler aufgetreten und erkannt worden ist. Dies kann diskutiert werden und als Lernanreiz dienen.

8.3.3 Den Lerntyp erkennen
Menschen lernen unterschiedlich. Manche bevorzugen das praktische Handeln und Begreifen, andere nähern sich Themen eher von der theoretischen Seite, indem Sie lesen und sich Hintergründe erschließen. Nutzen Sie in der Patientenedukation diese unterschiedlichen Möglichkeiten oder kombinieren Sie sie, indem Sie den Patienten eine Fertigkeit manuell durchführen lassen und zusätzlich eine schriftliche Information geben, die er auch später noch nachlesen kann. Auch die gezielte Ansprache der verschiedenen Sinneskanäle riechen, sehen, hören und fühlen haben sich in der Praxis sehr bewährt, indem sie die Lernvorgänge unterstützt und zu einer langfristigen Erinnerung beiträgt.
Folgende lernpsychologische Prinzipien haben sich im Patientenkontext bewährt:
- Bei der Vermittlung von Wissen an Bekanntes anknüpfen.
- Die Aufnahmefähigkeit des Patienten nicht durch ein Überangebot an Informationen überfordern, Pausen machen.
- Den Patienten aktiv teilnehmen lassen, Fragen zulassen und auf diese eingehen.
- Viel visualisieren, anschaulich darstellen.

- Keine Ängste aufkommen lassen (diese behindern das Aufnehmen und Behalten von Inhalten).
- Falsche Informationen behutsam korrigieren.
- Gelerntes wiederholen, Wissen bündeln, wichtige Informationen hervorheben.
- Praktische Übungen einbauen, Strategien des Behaltens nutzen.
- Die Familie und das soziale Umfeld für eine positive Verstärkung nutzen.

8.3.4 Die Mitarbeit des Patienten gewinnen

Für den Erfolg der geplanten Maßnahmen im Bereich Patienten- und Familienedukation ist die Mitarbeit des Patienten entscheidend. Um eine zufriedenstellende Mitarbeit zu erreichen, ist es wichtig, sich intensiv mit dem Patienten und seiner Situation zu beschäftigen. Appelle oder allgemeine Ratschläge sind wenig hilfreich, vor allem wenn Patienten langfristige Verhaltensänderungen mit vielleicht täglich einschneidenden Maßnahmen umsetzen sollen, z. B. die Einhaltung von speziellen Diäten oder die Einnahme von Medikamenten auch in symptomfreien Phasen. Erinnern Sie sich einmal daran, wie schwer oder wie leicht es Ihnen gefallen ist z. B. ihre Ernährungsgewohnheiten umzustellen („Dieses Jahr nehme ich ab und werde mehr Sport treiben").

Der bisher häufig verwendete Begriff der **Compliance** (engl. Einhaltung, Erfüllung, Folgsamkeit) für die gewünschte Therapietreue ist eher überholt. Gute Compliance entspricht demnach der konsequenten Befolgung ärztlicher oder pflegerischer Ratschläge. Dies stößt in der Realität vielfach aber an seine Grenzen, weil Ratschläge oder Therapieanforderungen die Lebenswirklichkeit der Betroffenen vielfach ausblenden. Non-Compliance kann verschiedene Ursachen haben, z. B. wurden die zuvor gegebenen Hinweise vergessen, beim Patienten treten unerwartete Schwierigkeiten im Alltag auf, es entstehen zu hohe Kosten oder es mangelt an Zeit.

Auch der neuere Begriff der **Adherence** (engl. Beachtung, Einhaltung), der die anfänglich von Pflegenden und Betroffenen geführte Konsensfindung betont, scheint im Kontext der Patientenedukation unzureichend. Eine gelungene Patientenedukation bedarf immer, dass man sich auf die individuelle Situation des Gegenübers einlässt und dessen Lebenswirklichkeit ausreichend berücksichtigt. „In den Schuhen des Anderen gehen" bedeutet, sich empathisch in den Anderen hinein zu fühlen und so eine maßgeschneiderte und passende Lösung gemeinsam zu finden.

Folgende Faktoren können neben der Persönlichkeit des Patienten und der therapeutischen Beziehung die Therapiemotivation beeinflussen, indem sie im Sinne einer Art Kosten-Nutzen-Rechnung einander gegenüber gestellt werden (Was verliere ich durch die Therapie? Was gewinne ich?):

- **Auswirkungen der Behandlung** (Kosten, Schmerzen, Beeinflussung des Alltags, Komplexität, Dauer)
- **Auswirkungen der Erkrankung** bzw. veränderten Gesundheitssituation (Kann durch die Therapie – die Einhaltung der Maßgaben – die subjektiv empfundene Lebensqualität entscheidend verbessert werden?)

Manche positiven „Gewinne" durch eine Verhaltensveränderung stellen sich erst in einer entfernten Zukunft ein, manche sind mit vielen Entbehrungen oder dem Verlassen lieb gewonnener Gewohnheiten verbunden, z. B. im Falle einer angestrebten Gewichtsreduktion. Auch dies sollten Sie in einem Beratungsgespräch thematisieren und gemeinsam nach unterstützenden Möglichkeiten und Zielen suchen. Veränderung ist kein einfaches Geschäft.

8.3.5 Die richtige Methode anwenden

Patienteninformation

Informieren ist die häufigste Aktivität der Patienten- und Familienedukation. Pflegende informieren über den OP-Termin, geben ergänzend zur ärztlichen Aufklärung Hinweise über mögliche Nebenwirkungen von Medikamenten oder informieren darüber, welche Selbsthilfegruppe in der Nähe des Wohnorts liegt. Informationen können sich auf kurze, beiläufige Gespräche beziehen, in langen strukturierten Gesprächen vermittelt werden oder die einfache Weitergabe von Informationsmaterial in Form von Broschüren oder Internethinweisen umfassen.

Gerade wenn es sich um umfangreiche und komplexe Informationen handelt, sollten mündliche Informationen durch schriftliche Broschüren oder Checklisten ergänzt werden. Dies kann dazu beitragen, dass wichtige Informationen nicht vergessen werden und verschiedene Informanten in ähnlicher Art und Weise vorgehen. Für Betroffene ist es ein entscheidendes Qualitätsmerkmal, wenn Sie merken, dass die Aussagen und Informationen in einem Team sich nicht gegenseitig widersprechen.

Strukturhilfen sollten dabei so formuliert werden, dass sie wesentliche Inhalte benennen, aber trotzdem für das Gespräch individuelle Freiräume lassen. Ein Beispiel für einen Gesprächsleitfaden zur Antibiotika-Therapie finden sie unter „www.patientenedukation.de" im Menüpunkt Informationen.

Einsatz von Broschüren

Broschüren eignen sich zur Informationsweitergabe, sie liegen vielerorts aus und es gibt sie zu verschiedenen Themen. Einfache Flyer können selbst hergestellt werden, zahlreiche Broschüren können aber auch über Selbsthilfegruppen, Ministerien, Krankenkassen oder die Industrie bezogen werden.

Es ist sinnvoll, mehrere Broschüren zum gleichen Thema (z. B. zur Ernährung des älteren Menschen) bereitzuhalten, da innerhalb der Zielgruppe unterschiedliche Informationsbedürfnisse bestehen. Zu berücksichtigen sind hierbei: Bildungshintergrund, Alter, Krankheitsfortschritt, kultureller Hintergrund usw. Jede Broschüre sollte vor ihrem Einsatz auf Relevanz und Aktualität der Informationen, Layout usw. bewertet werden. Zur Bewertung eignet sich die „Wittener Liste", die es ermöglicht, anhand von zehn Kriterien die inhaltliche Nutzerorientierung und Wissensbasierung der Broschüre zu erfassen.

Oft bietet der „Markt" keine geeigneten Broschüren, vor allem in den Bereichen, wo kein industrielles Interesse besteht. In diesem Fall ist es eventuell ratsam, selbst kleine Broschüren zu erstellen. Auch in diesem Fall, kann „die Wittener Liste" helfen, wichtige Aspekte zu berücksichtigen. Eine Broschürenerstellung ist aber eine nicht zu unterschät-

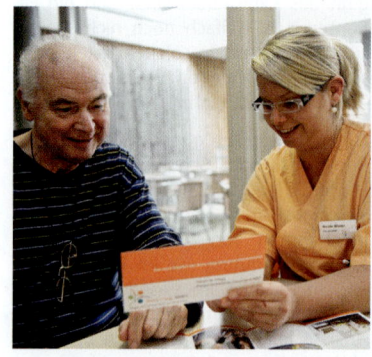

Abb. 8.4 Broschüren eignen sich sehr gut zur begleitenden Informationsweitergabe. Wichtige Kriterien einer guten Broschüre sind z. B., dass die individuellen Belange des jeweiligen Patienten berücksichtigt und für dessen Alltag relevant sind.

Tab. 8.2 *Wittener-Liste zur Broschürenbeurteilung.*

Kriterium	Beschreibung
Zielgruppe und Ziel	Ohne Ziel und Zielgruppe bleibt der Flyer beliebig und berücksichtigt nicht die individuellen Belange. Experten brauchen z. B. andere Informationen als Angehörige, Jugendliche müssen anders angesprochen werden als ältere Betroffene.
Alltagsbezug vorhanden? Relevanz der Information?	Pflege hat die Integration von Krankheiten und veränderten Gesundheitssituationen in das Leben zum Ziel. Vielfach geht es um konkrete Alltagsfragen und nicht um komplexe medizinische Informationen.
positive Bewältigung beabsichtigt? persönliche Ansprache?	Der Adressat des Flyers sollte persönlich angesprochen und gestärkt werden, um ihm persönliche Möglichkeiten aufzuzeigen.
Umfang und Schriftgröße?	Broschüren sollten in etwa 10 Minuten lesbar sein. Bedenken Sie auch die Schriftgröße für ältere Menschen.
Verständlichkeit?	Texte sollten verständlich sein, d. h. Fachworte auch in einfacher Sprache und in Deutsch erklärt sein. Prägnante kurze Sätze haben sich in der Lesbarkeit bewährt.
Layout (Überschriften, Abbildungen, Gliederung,...)	Eine Broschüre sollte optisch ansprechend wirken und inhaltlich einen roten Faden aufweisen. Abschnitte sollten klar gegliedert sein und den Leser zielgerichtet leiten. Abbildungen und Foto können dazu beitragen, Emotionen zu erzeugen und komplizierte Sachverhalte zu vereinfachen.
aktuelles Wissen (Literaturstützung, Quellen, Datum)?	Die Inhalte der Flyers sollten dem aktuellen Stand des Wissens entsprechen. Es sollten Literaturquellen angegeben sein.
Autorenhinweise, Finanzierung, Abhängigkeit?	Eine Broschüre der Industrie ist anders zu bewerten als die einer Selbsthilfegruppe.
weiterführende Hinweise/Adressen?	Zusätzliche Lesehinweise oder relevante Adressen können die Betroffene weiterleiten.
Vollständigkeit?	Abschließend sollte beurteilt werden, ob relevante Informationen fehlen. Diese Beurteilung sollte bewusst interdisziplinär angelegt sein, z. B. durch Ernährungsberater oder Ärzte.

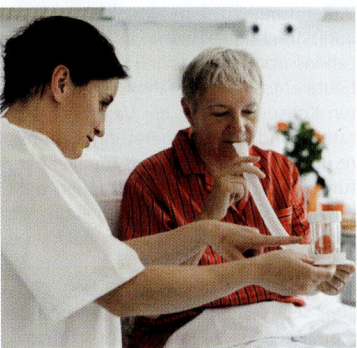

Abb. 8.5 In einer Mikroschulung werden dem Patienten Pflegemaßnahmen, Techniken oder kleine Wissenseinheiten vermittelt. Hier lernt die Patientin, wie sie den Atemtrainer korrekt anwendet.

zende Aufgabe. Binden Sie hierzu auf jeden Fall Fachleute und entsprechende Verantwortungsbereiche in ihrer Einrichtung mit ein. Wichtig ist, dass das neu erstellte Informationsmaterial nach der Diskussion im Team innerhalb der Zielgruppe getestet wird (Pretest). So können eventuelle Änderungs- oder Verbesserungsvorschläge eingearbeitet werden, bevor die Broschüre gedruckt wird. Als entscheidendes Kriterium der Broschüre gilt, dass die Informationen für den Alltag des Patienten relevant sein müssen.

Evidenzbasierung (EBN, EBM). In Medizin und Pflege wird zunehmend versucht, Patienten und ihren Angehörigen nur wissenschaftlich abgesicherte Erkenntnisse zur Verfügung zu stellen. Diese evidenzbasierte Medizin und Pflege kann aber bisher nur z. T. angeboten werden, da es noch nicht für alle Bereiche/Fragestellungen gesicherte Erkenntnisse gibt. Sie sollten sich bei der Bereitstellung von Informationen, Quellen, Fachartikeln immer um eine Evidenzbasierung bemühen. Internetseiten mit evidenzbasierten Informationen finden Sie im Lern- und Leseservice auf S. 182.

Schulungen von Patienten und Angehörigen

Die Schulung vermittelt zielorientiert, strukturiert und geplant Fähigkeiten und Fertigkeiten. Am Ende werden diese Fähigkeiten und Fertigkeiten gesichert und überprüft. Auch Schulungen können unterschiedlich umfangreich sein und sich an einen oder mehrere unterschiedliche Adressaten richten. Vermittelt werden können bestimmte Handlungen aber auch Wissensinhalte oder Einstellungen.

Der Begriff der „Patientenschulung" ist in der Medizin und der Psychologie schon lange als Gruppenschulungsprogramm etabliert, z. B. im Bereich der Diabetikerschulungen. Die Qualität der existierenden Schulungsprogramme ist sehr unterschiedlich und ihre Wirksamkeit vielfach nicht untersucht.

Seit einigen Jahren hat sich das Konzept der Mikroschulung in der Pflege etabliert. In der Pflege sind hunderte von Themen denkbar, die für eine standardisierte Mikroschulung aufbereitet werden können. Als Inhalte eignen sich Maßnahmen wie die subkutane Injektion, der Umgang mit Dosier-Aerosolen oder Wissensinhalte wie die glutenfreie Ernährung oder der Umgang mit Übelkeit.

Mikroschulung

Mikroschulungen sind kleine Lerneinheiten für ein oder zwei Adressaten. Dabei werden bestimmte Pflegetätigkeiten oder kleine Wissenseinheiten vermittelt. Die Schulung wird maßgeschneidert gestaltet, je nach Ressourcen und Fragen der zu schulenden Person/en. Die Pflegende bespricht zunächst mit dem Patienten die relevanten Inhalte, demonstriert dann das Vorgehen und schließlich führt der Patient die Handlung selbst durch. Abschließend werden Fragen geklärt, ggf. ein Wissenstest durchgeführt und der Patient gibt eine Rückmeldung zur Schulung (Evaluation).

Eine Mikroschulung liegt konzeptionell schriftlich ausgearbeitet vor und wird dann an den individuellen Lebensalltag des Patienten angepasst. Die mündliche und praktische Schulung wird durch Karten, Fotos und Merkblätter unterstützt. Mikroschulungen sollten nicht länger als 30 Minuten dauern und können beliebig wiederholt werden. Ausgearbeitete Mikroschulungskonzepte finden Sie auf „www.patientenedukation.de" unter dem Menüpunkt Material.

Beratung

Beratung ist die anspruchsvollste Aktivität im Rahmen der Patientenedukation. Beratung bedeutet, in einen gemeinsamen Findungsprozess einzusteigen. Sie findet damit immer im Dialog statt und ist immer ergebnisoffen. Nur so kann für den Ratsuchenden eine für ihn maßgeschneiderte und passende Lösung gefunden werden. Das oberste Qualitätsmerkmal einer gelungenen Beratung ist die **Zufriedenheit des Ratsuchenden.**

Beratung ist ein aktuelles und zukunftsträchtiges Thema: In immer mehr Lebenssituationen wollen und sollen wir heute entscheidungsfähig sein. Für unseren Konsum gibt es die Verbraucherberatung und Schuldenberatung, für unsere Beziehung die Ehe- und Familienberatung. Immer mehr Berufsgruppen beraten: der Optiker, der Psychologe, der Zahnarzt, der Friseur und der Bankangestellte. Beratung ist demnach nichts Exklusives. Jedes Beratungssetting muss aber seine eigenen Spezifitäten und Bedingungen klären und berücksichtigen.

Beraten zu können ist in der Pflege eine Grundkompetenz. Manche Menschen sind von „Natur aus" gute Berater, andere müssen es mühsam lernen. In der Pflege wurden bisher immer „große" Beratungsentwürfe aus der Psychologie und der Pädagogik diskutiert. Ihnen liegen vielfach lange Beratungsprozesse zugrunde, eine Forderung, die für viele Pflegesituationen unrealistisch ist.

Das Beratungssetting Pflege hat viele Besonderheiten, weswegen es andere (spezielle) Werkzeuge und Entwürfe braucht. Folgende Dinge sind charakteristisch für das Beratungssetting Pflege und bestimmen so die Anforderungen an die Werkzeuge:

- Beratung wird **in allen Bereichen der Pflege** nachgefragt. So weisen Anlässe und Themen für Beratung ein **riesiges Spektrum** auf: von kleinen Beratungsanfragen bis hin zu komplexen Situationen. Diese Offenheit der Situationen führt bei Pflegenden teilweise zu Unsicherheiten.
- Beratungssituationen ergeben sich oft **ad hoc** und vielfach **handlungsbegleitend**, z. B. während des Verbandwechsels oder der Körperpflege. Diese Niederschwelligkeit zeichnet Pflegesituationen aus. Trotzdem oder gerade deshalb sind diese Beratungsgespräche sehr wertvoll.
- Die **Nähe zu den Patienten und Angehörigen** ist charakteristisch für das Setting Pflege.
  Keine andere Berufsgruppe im Gesundheitswesen weist diese Nähe und diese Kontinuität zum Patienten auf. Das Vertrauen der Patienten und Angehörigen ist bereits vorhanden und muss nicht erst aufgebaut werden. Beruflich Pflegende sind dabei die häufigsten und ersten Ansprechpartner von Patienten und Angehörigen – sie sind unmittelbar präsent, können sich nicht entziehen und müssen reagieren.
- Pflegenden sehen sich Klienten **verschiedener Gruppen** und **jeden Alters** gegenüber.
- Beratung geschieht **oft zersplittert** in mehreren Einzelsituationen. Gleiche Themen können mehrere Gesprächspartner haben.
- Viele Gespräche in der Pflege können nicht in einen länger geplanten Prozess integriert werden, da Klienten z. B. schon nach wenigen Tagen aus der Klinik entlassen werden.
- Der **Stellenwert jeglicher Interaktionsarbeit in der Pflege ist noch gering.** Pflegende haben ein schlechtes Gewissen, wenn sie sich bei Gesprächen aufhalten und die „richtige Arbeit" liegen bleibt (Abt-Zegelin, 2009b). Interaktionsarbeit wird kaum dokumentiert, es fehlt an Fachbegriffen.
- Die Aus-, Fort- und Weiterbildung in Beratung ist immer noch ungenügend. Es fehlen Beispiele aus der

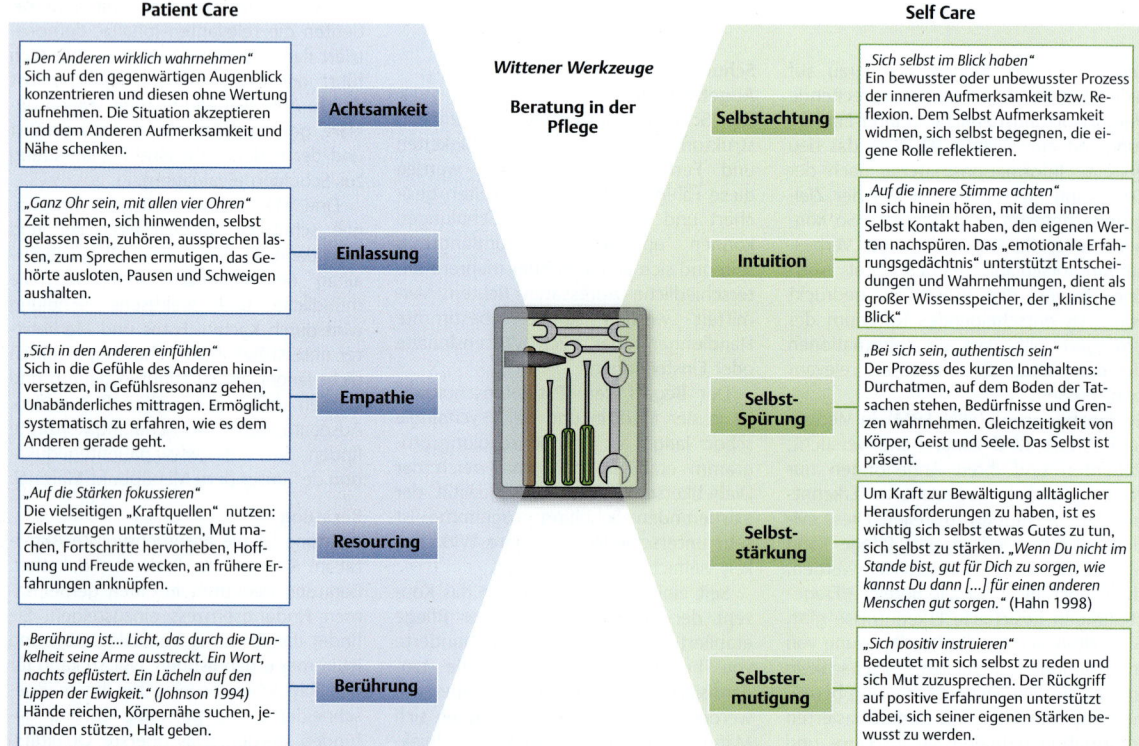

Abb. 8.6 Wittener Werkzeuge – Ein Double-Care-Beratungsansatz für die Pflege.

Pflegepraxis. Die Theorie ist besser, was fehlt ist die Umsetzung.

- Pflegende können sich kaum selbst Rat und Unterstützung holen, z. B. in Form von Supervision oder **kollegialer Beratung**.

Wittener Werkzeuge

Zum Thema Beratung in Pflegezusammenhängen wird seit geraumer Zeit an einem neuen Konzept gearbeitet. Der Psychologe G. G. Bamberger vertritt den Ansatz der lösungsorientierten Beratung (Bamberger 2010) und baut mit einer Arbeitsgruppe am Department für Pflegewissenschaft an der Universität Witten/Herdecke (UWH) einen pragmatischen, anwendungsorientierten neuen Beratungsansatz für Pflegende aus. Dieser Ansatz fragt nach dem, was ein Beratungsgespräch zu einem gelungenen Beratungsgespräch werden lässt. Wir nehmen Augenkontakt auf, hören zu, lassen uns auf Fragen und Gefühle des Gegenübers ein, äußern uns sprachlich und zeigen körperliche Reaktionen. Mit den fünf zentralen Beratungsmodalitäten sehen, hören, fühlen, sprechen und handeln lassen wir diese Reaktionen zusammenfassen. Wie man diese Modalitäten realisieren kann und zwar so, dass sich für den Klienten eine hilfreiche Begegnung entwickelt, dies ist die Aufgabe bewusst einzusetzender Werkzeuge (Tools). Fünf Werkzeuge richten sich hier an den Ratsuchenden (PatientCare). Diese entsprechen anderen Beratungstheorien, durch den Aspekt „Berührung" wird eine pflegerische Grundstrategie aufgegriffen. Neu und ungewöhnlich ist, dass zusätzlich fünf Werkzeuge explizit den Berater selbst in den Blick nehmen (SelfCare).

„Wenn Du nicht im Stande bist, gut für Dich zu sorgen, wie kannst Du dann [...] für einen anderen Menschen gut sorgen?" (Thich Naht Hahn 1998).

Eingebettet ist das Konzept in die Grundorientierungen eines humanistischen Menschenbilds und einer solidarischen Haltung.

Für Pflegende ist es wichtig, Beratungsbedarfe zu erkennen. Möglichkeiten, Fragestellungen und Ansatzmöglichkeiten gibt es im Pflegekontext viele. Sollte sich die Möglichkeit ergeben, aber der Zeitpunkt ungünstig sein, gehen Sie kurz auf die Fragestellung ein und vereinbaren Sie einen besseren Zeitpunkt für ein weiteres Gespräch (siehe pädagogisch günstiger Moment). Wichtig ist, dass Pflegende auch im Kontext von Beratungsaktivitäten ihre Grenzen erkennen und ziehen können. Nicht immer ist Zeit für ein ausführliches Beratungsgespräch gegeben. Auch über andere ergänzende mögliche Unterstützungs- und Beratungsquellen sollte nachgedacht werden. Ebenso wichtig ist es, im Sinne der eigenen Kompetenzen kollegiale Beratung zu suchen (Tietze 2010).

FALLBEISPIEL Schon am nächsten Tag nach Hannas unerwartetem Krankenhauseintritt, hatten Hanna und ihre Mutter ein kurzes Gespräch mit einer Pflegenden auf Station. Sie hat ihnen Hoffnung gemacht und davon erzählt, welche Möglichkeiten für ein gelungenes Leben mit Diabetes auch für Kinder und Jugendliche gegeben sind. Hanna war froh, dass die Pflegende ehrlich war. Nicht alles würde einfach werden und damit Hanna wieder Kontrolle

über ihre Situation gewinnen könne, würde sie einiges lernen müssen. Aber die Pflegenden würden ihr dabei helfen.

In den folgenden Tagen hatte Hanna neben der Diagnostik einige weitere Termine. Bei einem Termin im Patientenedukationszentrum des Krankenhauses haben Sie und Ihre Mutter gemeinsam mit einer Pflegenden nach Informationen über die Erkrankung gesucht. Sowohl in Büchern als auch im Internet wurden sie zum juvenilen Diabetes fündig. Auch wenn sie selbst als Betroffene schon viel über Diabetes wusste, war ihre Mutter froh, dass ihnen jemand bei der Suche nach geeigneten Informationen geholfen hatte. Sie hatte zu Hause schon alleine im Internet recherchiert, dieses Vorgehen aber schnell wieder enttäuscht aufgegeben. Zu viele Informationen hat sie gefunden, die sie in der Qualität nicht bewerten konnte. Auf Station haben die Pflegenden Hanna in mehreren kleinen Schulungseinheiten die Technik des Blutzuckermessens und des Insulinspritzens beigebracht. Anfänglich hatte sie gedacht, sie würde das nie schaffen, zumal sie so Angst vor Spritzen hatte. Aber mit etwas Mut und mit dem Ziel, wieder selbstständig sein zu wollen hat sie es geschafft. Am letzten Tag haben ihr die Pflegenden auch noch einen Informationsflyer zum Thema Diabetes mitgegeben. So hat sie auch noch einige Informationen für Zuhause und auch die Adresse der Diabetesselbsthilfegruppe vor Ort. Wenn Sie wieder in die Schule geht, möchte Sie den Zettel auch ihren Lehrern geben, damit sie über ihre veränderte Gesundheitssituation Bescheid wissen. ⎯⎯⎯

8.4 Qualitätskriterien in der Patientenedukation ⎯⎯⎯⎯⎯⎯⎯⎯⎯⎯⎯⎯⎯⎯⎯⎯⎯

Die Einführung von Qualitätskriterien für die Patientenedukation steht noch am Anfang. In vielen Fällen wird auf die Anforderungen evidenzbasierter **Informationen** oder Handlungen zurückgegriffen, um eine wissenschaftlich fundierte Patientenedukation zu gewährleisten. Zu nennen ist in diesem Zusammenhang z. B. das international bekannte Discern-Verfahren, welches die Beurteilung

schriftlicher (medizinischer) Patienteninformationen für den Arzt ermöglicht (www.discern.de).

Das Netzwerk Patientenedukation e. V. hat dieses Instrument mit der „Wittener Liste" zur Beurteilung pflegebezogene Texte angepasst (s. *Tab. 8.2*). Darüber hinaus ist im Kontext von Beratung, Schulung und Information natürlich auch eine gute fachliche Qualifikation der Be-

schäftigten ein entscheidendes Qualitätskriterium. Neben der eigenen Fachkompetenz ist hier das Wissen um eigene Grenzen und die gezielte Zusammenarbeit mit weiteren Experten zu nennen. Patientenedukation findet in diesem Sinne nie alleine statt, sondern integriert sich mit unterschiedlichen Professionen immer in ein therapeutisches Team.

Lern- und Leseservice

Literatur

→ Abt-Zegelin A. Patienten- und Familieneduaktion in der Pflege. Pflege & Gesellschaft. Frankfurt: Mabuse; 2013, 103 – 115.

→ Abt-Zegelin A. Patienteninformationszentren als pflegerisches Handlungsfeld. Hannover: Schlütersche; 2007

→ Abt-Zegelin A. Auf den Alltag vorbereiten – Informieren als Aufgabe der Pflege. CNE-Fortbildung 2009a; 3: 6–9>

→ Abt-Zegelin A. Gespräche sind Pflegehandlungen. Die Schwester Der Pfleger 2009b; 48 (8): 322-325.

→ Abt-Zegelin A, Adler A. Edukative Unterstützung der Patienten im Krankenhaus. Die Schwester/Der Pfleger 2007; 12: 1074-1077

→ Abt-Zegelin A, Tolsdorf M. Alltag – ein unterschätztes Konzept der Pflege. NOVA 2008; 38 (12): 8–10

→ Antonovsky A. Salutogenese: zur Entmystifizierung der Gesundheit. Dt. erw. Hrsg. von Alexa Franke. Deutsche Gesellschaft für Verhaltenstherapie Tübingen. Tübingen: Dgvt; 1997

→ Bamberger GG. Lösungsorientierte Beratung, 4. Aufl. Beltz: PVU; 2010

→ Buresh B, Gordon S. Der Pflege eine Stimme geben. Bern: Huber-Verlag; 2006

→ Corbin JM, Strauss AL. Weiterleben lernen: Verlauf und Bewältigung chronischer Krankheit, 3. Aufl. Bern: Huber Verlag; 1988

→ Henderson V. Grundregeln der Krankenpflege. Genf: Weltbund der Krankenschwestern und Krankenpfleger (ICN); 1977

→ Kickbusch I. Gesundheitskompetenz. Public Health News 2006; 03 (10)

→ Kickbusch I, Maag D. Health Literacy. In: Heggenhougen K, Stella Q, Eds. Encyclopedia of Public Health, Vol 3. San Diego: Academic Press; 2008: 204–211

→ Koch-Straube U. Beratung in der Pflege, 2. Aufl. Bern: Hans Huber; 2008

→ Kocks A. Im Dialog – Patientenedukation für Hebammen. Deutsche Hebammen Zeitschrift 2009; 07: 9–12.

→ London F. Informieren, Schulen, Beraten: Praxishandbuch zur Patientenedukation, 2. Aufl. Bern: Huber Verlag; 2010

→ Orem D. Strukturkonzepte der Pflegepraxis. Wiesbaden: Ullstein/Mosby; 1997

→ Tietze KO. Kollegiale Beratung – Merkmale, Grundlagen und Wirkungen. Wirkprozesse und personenbezogene Wirkungen von kollegialer Beratung. Wiesbaden: VS Verlag für Sozialwissenschaften; 2010

→ Tolsdorf M. Mit Broschüren gezielt informieren. CNE Fortbildung 2010; 02: 7–9

Kontakt- und Internetadressen

→ Netwerk Patienten und Familienedukation: http://www.patientenedukation.de

→ Bundeszentrale für gesundheitliche Aufklärung: http://www.bzga.de

Internetseiten zu evidenzbasierten Informationen:

→ Patientenseite des IQWIG- Institut für Qualität und Wirtschaftlichkeit im Gesundheitswesen: http://www.gesundfuchs.de

→ Deutsches Netzwerk für evidenzbasierte Medizin e. V.: http://www.ebm-netzwerk.de

→ Deutsches Cochrane Zentrum: http://www.cochrane.de

→ Ärztliches Zentrum für Qualität in der Medizin: http://www.aezq.de

→ Gesundheitsinformationen der Stiftung Warentest: http://www.test.de

→ Arbeitsgemeinschaft der Wissenschaftlichen Medizinischen Fachgesellschaften e. V.: http://www.awmf.org

Weiterführende Literatur

→ Weiterführende Literatur finden Sie auf der beiliegenden DVD.

9 Grundlagen der Hygiene

9 Grundlagen der Hygiene

Franz Sitzmann

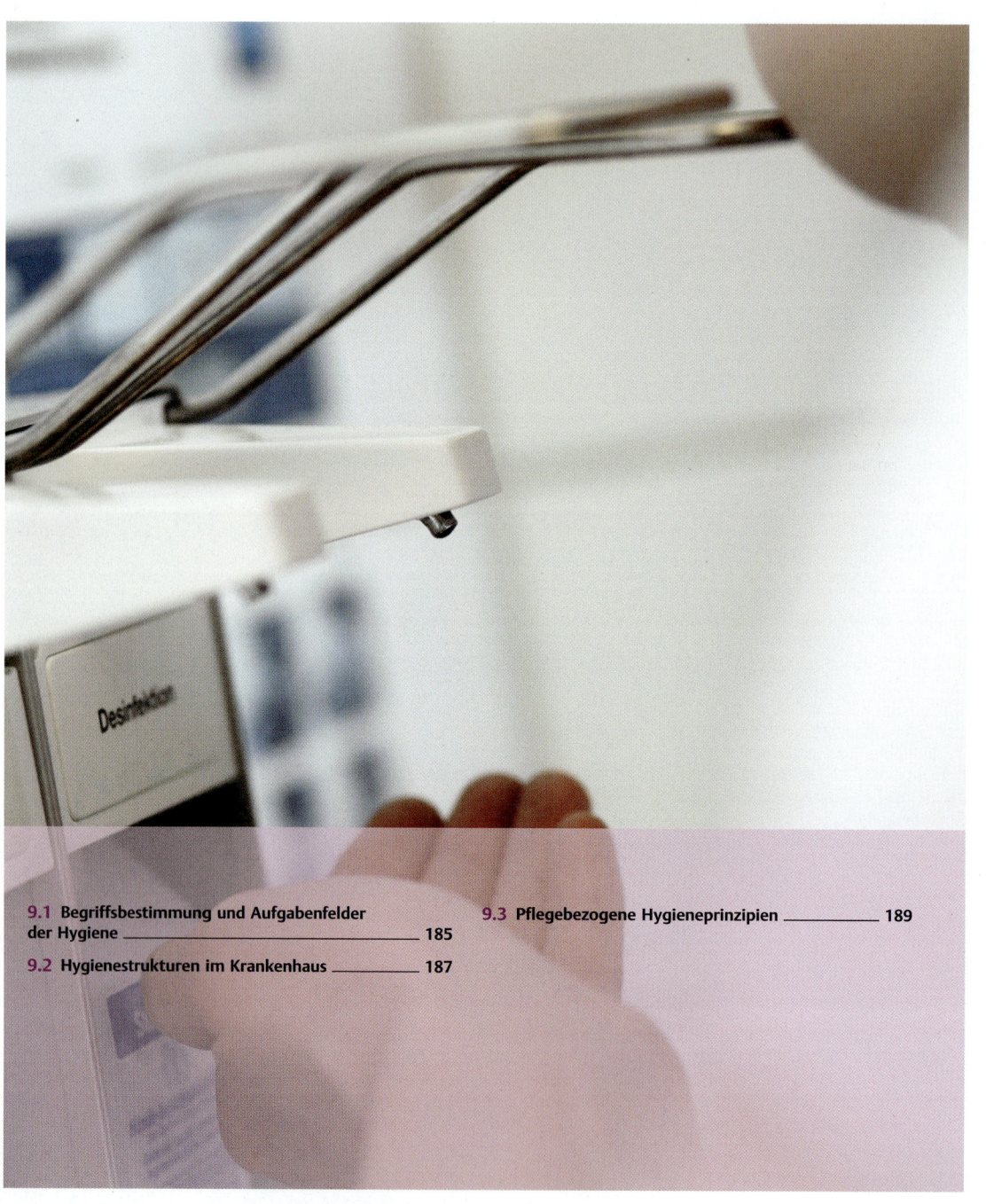

9.1 Begriffsbestimmung und Aufgabenfelder der Hygiene

Der Begriff *Hygiene* wird meist aus der griechischen Götter- und Sagenwelt abgeleitet. *Hygieia*, die Göttin der Gesundheit, verkörpere die Prävention von Erkrankungen. Das Wort „Hygiene" leitet sich jedoch von „hygieia", dem griechischen Wort für „Gesundheit" ab (Schulze-Röbbecke 2007). Es kann als „Gesundheitslehre" oder „Gesundheitspflege" übersetzt werden.

Elsholtz, der 1667 in seiner Schrift „Clysmatica nova" („Neue Clystierkunst") die intravenöse Injektion bei Menschen beschrieb, benutzte im deutschen Sprachraum erstmals den Begriff „Hygiene". In seinem Buch „Diaeteticon" beschreibt er den Begriff im Sinne einer ganzheitlichen Methodik zur Gesunderhaltung. Als Grundvoraussetzungen für Gesundheit nennt er das Nutzenkönnen von sauberem Wasser, reiner Luft und legt Wert auf persönliche Reinlichkeit (Wikipedia 2011).

Hygiene als medizinisches Fachgebiet. Gemäß einer seit vielen Jahren benutzten Definition wird mit Hygiene versucht, „Krankheiten zu verhüten sowie das Wohlbefinden und die Leistungsfähigkeit der Menschen zu erhalten bzw. zu steigern" (Schulze-Röbbecke 2007).

Mit diesem hohen Anspruch, der weit über Ziele der Präventivmedizin hinausgeht, haben sich Vertreter des Fachgebietes Hygiene in der Vergangenheit schuldig gemacht. Sie pervertierten den Begriff „Hygiene", indem sie während des Nationalsozialismus die „endogene Hygiene (Rassenhygiene)" und die „exogene Hygiene (Umwelthygiene)" zusammenfassten. Sie bauten unter dem Begriff „Hygiene" die Tötungsfabriken der Nationalsozialisten mit ihren mörderischen SS-Hygiene-Instituten auf. Im Namen der Hygiene wurden Verbrechen unbeschreiblichen Ausmaßes begangen.

Heute sparen die Aktivitäten des Faches Hygiene den zweiten Teil des ursprünglichen Aufgabenbereichs („Steigerung von Wohlbefinden und Leistungsfähigkeit") weitgehend aus.

Wenn man rational und zeitgemäß Krankenhaushygiene definieren will, kann es heißen:

! **DEFINITION** Krankenhaushygiene ist die Prävention von nosokomialen Infektionen und Antibiotikaresistenzen (Kappstein 2006a).

Falsche Hygienevorstellungen. Im allgemeinen Sprachgebrauch haftet dem Begriff „Hygiene" nichts Erhabenes mehr an. Er hat vielfach einen unappetitlichen Bezug. Im Supermarkt findet man in der Abteilung „Hygieneartikel" Deostifte, Papiertaschentücher, Sprays gegen WC-Geruch, Slipeinlagen und Toilettenpapier. Hier werden vielfach ästhetische Bedürfnisse befriedigt, gesundheitliche Relevanz haben sie nicht immer.

Nachvollziehbar ist, Peinlichkeiten des Umgangs mit „unreinen" Körperausscheidungen und -gerüchen hinter einem Euphemismus, einer beschönigenden Umschreibung wie „Hygiene" zu verbergen. Zudem verfolgen viele Menschen eine z. T. irrationale und zwanghafte Auffassung zur Notwendigkeit von Sauberkeit und Keimarmut sowie zur Beseitigung unreiner, ekelerregender, (vermeintlich) gesundheitsschädlicher Substanzen, Körperausscheidungen und -gerüche (z. B. durch Desinfektionsmittel).

➡ **MERKE** Hygiene umfasst das Erkennen aller Faktoren, die die Gesundheit des Einzelnen oder der Bevölkerung beeinflussen. Sie entwickelt Grundsätze für den Gesundheits- und Umweltschutz. Dazu gehören die Erarbeitung und Anwendung von Methoden zur Erkennung, Erfassung, Beurteilung und Vermeidung schädlicher Einflüsse.

9.1.1 Arbeitsbereiche der Krankenhaushygiene

Auf die Gesundheit können durch Menschen verursachte, technische und natürliche Faktoren einwirken. Daher beschäftigt sich Krankenhaushygiene in einem umfassenderen Sinn mit den nachfolgenden Teilbereichen oder Aufgabenfeldern (**Abb. 9.1**):

- Individualhygiene
- Lebensmittelhygiene
- Sozialhygiene
- Arbeitshygiene
- Umwelthygiene
- Psychohygiene

Die einzelnen Aufgabenfelder sind nicht klar voneinander zu trennen, sind jeweils Teil der anderen und überschneiden sich. So haben auch der medizinische Arbeitsschutz und der allgemeine Infektionsschutz untrennbar miteinander verbundene Anforderungen.

Individualhygiene

Sie liegt in der Verantwortung jedes Einzelnen und beinhaltet individuelle Faktoren, z. B. die Pflege des Körpers mit Kör-

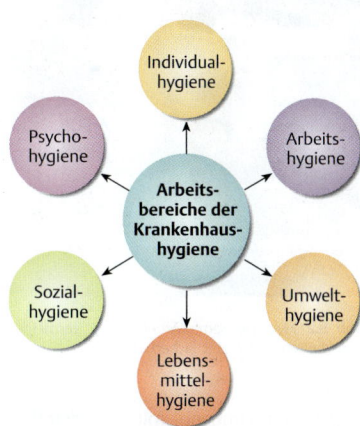

Abb. 9.1 Die einzelnen Arbeitsfelder der Krankenhaushygiene sind nicht klar voneinander zu trennen, sondern überschneiden sich und sind jeweils ein Teil des anderen (nach Sitzmann 2004).

perhygiene, der Bekleidung, Wohnung. Sie beeinflussen die Gesundheit und Leistungsfähigkeit des Menschen.

Lebensmittelhygiene

Das in der industriellen Lebensmittelherstellung bereits seit Langem eingeführte Kontrollsystem HACCP (Hazard Analysis Critical Control Point) eignet sich auch für die Qualitätssicherung der Lebensmittelhygiene im Krankenhaus, Altenpflegeheim und in der ambulanten Essensversorgung „Essen auf Rädern". Es identifiziert Gesundheitsrisiken und konkretisiert Maßnahmen zur Risikobeherrschung, z. B. durch hygienische Prävention.

Sozialhygiene

Mit Sozialhygiene sind gesund erhaltende und stabilisierende Funktionen in den Beziehungen zu unseren Lebensumfeldern gemeint. Zur Sozialhygiene gehören Fertigkeiten und Bedingungen, die uns dabei helfen, das Miteinander mit unserem Umfeld zu gestalten. Arbeitsfelder sind z. B.

- Gesundheitserziehung,
- Gesundheitsvorsorge,
- Früherkennung von Krankheiten.

Für die Krankenhaushygiene ist sie z. B. im Bereich der Überleitungspflege (S. 36) wichtig.

Arbeitshygiene

Sie befasst sich mit Gesundheitsstörungen, die ganz oder teilweise durch die Arbeitsbedingungen verursacht werden, z. B. Berufskrankheiten, die durch Arbeitsstoffe mit Allergiepotenzial oder

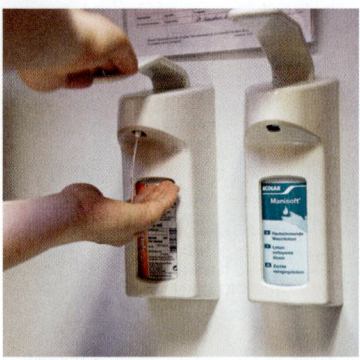

Abb. 9.2 Hygiene am Arbeitsplatz vermeidet Krankheiten und bietet Sicherheit.

durch den Umgang mit Schadstoffen entstehen. Häufig finden sich im Pflegeberuf Rückenkrankheiten sowie psychische Erkrankungen. Weiterhin beschäftigt sich die Arbeitshygiene mit dem hygienischen Arbeitsschutz zur Vermeidung von Infektionen (z. B. Hepatitis B und HIV durch Kanülenstichverletzung) sowie Arbeitsunfällen (**Abb. 9.2**).

 PRAXISTIPP   Zwei Richtlinien des Arbeitsschutzes lauten:
1. Unfälle passieren nicht einfach, sie werden verursacht.
2. Sicherheit ist planbar. ――――――――

Umwelthygiene
Die Umwelthygiene befasst sich mit den Beziehungen zwischen Gesundheit und Umwelt. Sie wird beeinflusst durch das Klima, die Luft und die Wasserqualität. Klima- und Luftqualität wirken sich z. B. bei Erkrankungen durch Schimmelpilze aus, die zunehmend als Allergien auftreten. Die Wasserqualität gewinnt an Einfluss, insbesondere die Versorgung mit hygienisch unbedenklichem Warmwasser. Mikroben (z. B. Legionellen) können durch Inhalation und Aspiration des Wassers übertragen werden und Pneumonien verursachen.

Konzept der Nachhaltigkeit
Das Konzept der Nachhaltigkeit ist ein zentrales Thema der Hygiene und Ökologie.

! **DEFINITION**   **Nachhaltigkeit** bedeutet „so handeln, dass kommende Generationen die gleichen Gestaltungsmöglichkeiten haben wie wir heute". Dies beinhaltet eine ganzheitliche Betrachtung von Ökonomie, Ökologie und Sozialem, z. B. kein restloser Verbrauch fossiler Energien, keine irreversiblen Umweltschäden, keine Benachteiligung

bestimmter Bevölkerungsgruppen (UN-Konferenz von Rio de Janeiro 1992). ――

Nachhaltiges Handeln betrifft folgende Aspekte:
- **Lebensqualität:** Sie umfasst eine intakte Umwelt ebenso wie eine Agrarpolitik, die den Verbraucherschutz ernst nimmt.
- **Kampf gegen Armut:** Nach Schätzungen der WHO sind etwa 80 % aller Krankheiten der Entwicklungsländer „wasserbezogen", sind also direkt auf eine unzureichende Versorgung mit hygienisch einwandfreiem Trinkwasser und auf ungenügende sanitäre Einrichtungen zurückzuführen.
- **Schutz und Förderung der menschlichen Gesundheit:** Dies beinhaltet eine adäquate Erziehung, Ausbildung und Sensibilisierung für unsere Lebensgrundlagen. In Deutschland leben 3 Millionen Mädchen und Jungen – also etwa jedes 6. Kind – laut „Kinderreport 2010" des Kinderhilfswerks von Sozialhilfe und damit in Armut (DKHW 2009). Das Phänomen Kinderarmut ist seit Jahren bekannt. Lehrer bemängeln, dass in vielen Familien Bildung kein Wert mehr ist. Besonders stark von Armut betroffen sind Kinder von Alleinerziehenden sowie Jungen und Mädchen aus Einwandererfamilien. Durch hohen Fernseh- und Computerkonsum verfällt die Fähigkeit, sich sprachlich auszudrücken – auch bei Kindern ohne Migrationshintergrund. Das Kinderhilfswerk fordert daher ein Bildungsprogramm, das um interkulturelle Inhalte ergänzt wird und eine gezielte Sprachförderung vorsieht.
Der Report sagt außerdem, dass Kinder aus sozial schwachen Familien sich ungesünder ernähren und weniger bewegen.

☀ **FALLBEISPIEL**   Bianca, 13 Jahre, Rostock: „Ich teile mir mit meiner Mutter und meiner Schwester ein Zimmer. Ein eigenes Bett habe ich nicht, ich schlafe auf dem Boden."
Janis, 12 Jahre, München: „Manchmal habe ich Hunger. Vor allem in der Schule, weil ich keine Brotzeit dabeihabe. Dafür reicht unser Geld nicht. Wir kaufen nur Milch, Eier und Butter vom Familiengeld. Von der Caritas bekommen wir ein mal pro Woche Kartoffeln und Brot." ――――

Nachhaltige Pflege
Es muss eine Verbindung geschaffen werden zwischen einer intakten Umwelt und der Lebenssituation des Einzelnen. Pflege ist nachhaltig, wenn sie einerseits

Entwicklung ermöglicht und andererseits die geistige Autonomie schützt. Zentraler Ansatz ist der Schutz der Würde des Patienten.
Nachhaltige Hygiene. Anwendung findet nachhaltige Hygiene z. B.
- in Gesundheitsförderungsprojekten gegen Kinderarmut, denn wer in Armut aufwächst, hat als Erwachsener eine schlechtere Gesundheit,
- im professionellen Umgang mit Patienten, die mit resistenten Mikroorganismen kontaminiert oder infiziert sind (z. B. MRSA),
- durch sorgfältig dosierte Desinfektionsmittel,
- in Beratungen gegen unangebrachte Desinfektion im Haushalt,
- in Konzepten der Salutogenese (S. 161), die danach fragt, was gesund hält und sich auf Menschen mit chronischen Leidenszuständen einstellt.

Psychohygiene
Patientenorientierte Psychohygiene umfasst Maßnahmen zur Verhütung von psychischen bzw. psychosomatischen Krankheiten (z. B. Burn-out-Syndrome) und wirkt Komplikationen während eines Krankenhaus- oder Altenheimaufenthalts entgegen. Im Sinne der Lebensgestaltung ist dieser Bereich der Hygiene unerlässlich. Sie betrifft:
- die Umgebungsgestaltung (Krankenzimmer, Aufenthaltsraum),
- das Vermeiden abwertender Sprache (Sprachkultur),
- die Förderung einer Arbeitsatmosphäre, die Therapiegemeinschaften entstehen lässt,
- die Würde Sterbender, auch über den Tod hinaus (S. 546).
Psychische Gesundheit fördert den Heilungs- und Genesungsprozess. Ängste, die durch den Krankenhausapparat ausgelöst werden, müssen reduziert werden.

9.1.2 Epidemiologie
Alle Teilgebiete der Hygiene nutzen Instrumente der Epidemiologie (griech. „epi" = auf, über; „demos" = Volk; „logos" = Lehre), um Ursachen und Folgen sowie die Verbreitung von gesundheitsbezogenen Zuständen und Ereignissen in Gruppen zu erforschen.
Es sind Faktoren, die zu Gesundheit und Krankheit von Einzelpersonen und Populationen beitragen. Sie werden in Untersuchungen zu Epidemien, von Umwelteinflüssen und der Gesundheitsförderung erforscht.
Epidemiologie der Krankenhaushygiene. So befasst sich die Epidemiologie der

Krankenhaushygiene mit dem Auftreten von Infektionen bei Patienten, „... die im zeitlichen Zusammenhang mit einer stationären oder ambulanten medizinischen Maßnahme erworben wurden ..." (s. nosokomiale Infektionen S. 484).

FALLBEISPIEL   John Snow entstammte einer Bergarbeiterfamilie, er war der Älteste von neun Kindern. Als Arzt fragte er sich 1854, ob die in Lon-

don herrschende Choleraepidemie mit inzwischen 14 000 Toten wirklich aus den allgemein beschuldigten Ausdünstungen (Miasmen) stammt oder andere Ursachen hat. John Snow ermittelte, dass sich die Todesfälle im Bereich einer Wasserpumpe in der Broad Street konzentrierten. Nachdem er die Pumpe außer Betrieb setzte, indem er deren Pumpenschwengel entfernte, entstanden keine weiteren Erkrankungen. Die

Epidemie kam zum Stillstand. Seine Vorstellungen von der verschmutzten Trinkwasserquelle nahe den Abwasserkanälen der Themse wurden zu seiner Lebenszeit durch die Wissenschaft nicht anerkannt. Erst einige Jahre nach seinem Tod wurden sie bestätigt.

Seither wird das Jahr 1854 als Beginn der Epidemiologie im eigentlichen Sinn angesehen.

9.2 Hygienestrukturen im Krankenhaus

Qualitätssichernde Mitarbeiter der Krankenhaushygiene können sein:
- Mitglieder der Hygienekommission
- Fachkrankenpfleger für Krankenhaushygiene
- Hygienebeauftragte
- Desinfektoren
- Krankenhaushygieniker

MERKE   Jeder einzelne Mitarbeiter trägt bei seiner Arbeit mit dem Patienten eine nicht delegierbare hygienische Verantwortung: **MRSA = M**iteinander **R**eagieren **S**chützt **A**lle.

Sicherheit und Wohlbefinden bei der therapeutischen und pflegerischen Versorgung werden durch ein wirkungsvolles System der Infektprävention erreicht. Krankenhausbezogene Strukturelemente der Hygiene erläutert *Tab. 9.1*.

Tab. 9.1 *Sinnvolle Elemente einer Hygienestruktur.*

Hygieneelemente	Kommentar
Hygienekommission	Aufgaben bei regelmäßigen Sitzungen: → Analyse der hygienischen Situation → Organisation der Mitarbeiterfortbildung → Festlegung von Verhütungsmaßnahmen und Veränderungsaktivitäten → Beobachtung der Durchführung der Maßnahmen Zusammensetzung z. B.: → ärztlicher Direktor (Vorsitz) → Krankenhaushygieniker → Apotheker → Fachärzte unterschiedlicher Disziplinen als Hygienebeauftragte → Krankenhausbetriebsingenieur → Fachkrankenpfleger für Krankenhaushygiene → Pflegedienstleitung
Hygienebeauftragte für die Einrichtung	→ erfahrene Pflegepersonen und Ärzte mit fundierten Kenntnissen in Hygiene und Mikrobiologie → nebenamtliche Funktion, vertraglich vereinbarte Verpflichtung → Beratungsmöglichkeit durch Krankenhaushygieniker
Fachkrankenpfleger für Krankenhaushygiene	Wichtigste Aufgaben sind: → Information und Beratung der verschiedenen Berufsgruppen → Analyse von Krankenhausinfektionen und deren Einfluss auf Pflegetechniken → Erstellung und Fortschreiben der Hygienepläne und Arbeitsanleitungen → Veranlassen von Isolierungsmaßnahmen Der Bedarf für eine Fachpflegekraft ist abhängig von der Infektionsgefahr innerhalb einer Einrichtung.
abteilungsbezogene Hygienebeauftragte	→ nebenamtliche, engagierte und durch Fortbildung motivierte Mitarbeiter (link nurses)
Infektionserfassung (§ 23 IfSG)	→ klar definierte Zielsetzung → gültiges System der Infektdefinition
Meistern von Infektionsausbrüchen	→ Weisungsbefugnis der Beteiligten muss im Hygieneplan geregelt sein
vorbeugende Maßnahmen gegen die Keimübertragung	→ Betonung der Standardhygiene, modifiziert nach den spezifischen Gegebenheiten der Einrichtung → striktere Maßnahmen im Fall eines Ausbruchs
schriftliche Hygienevereinbarungen (Hygieneplan)	→ vorgeschrieben durch Unfallverhütungsvorschriften und Infektionsschutzgesetz → individuell an die Institution angepasst → ständige Zugänglichkeit (z. B. www.klinik-hygiene.de)
Ausbildung/Information	→ Ausbildungsgrad/Information der Mitarbeiter in Sachen Hygiene in der Einrichtung
Projekte/Programme zur Verminderung von Infektionen bei Patienten und Mitarbeitern	Beispiele: → Impfprogramm → Aktion saubere Hände → Standardhygiene
Gesundheitsprogramm für die Mitarbeiter	→ Programme zur Gesundheitsförderung → Wegweisung zur Verhütung der Exposition mit blutübertragbaren Keimen
Programm zum adäquaten Einsatz von Antibiotika	→ Verabredung von Empfehlungen zum Antibiotikaeinsatz → auf Evidenz basierende Pflege und Behandlung von Infektionen

Desinfektoren

Desinfektoren werden nur im Bedarfsfall beauftragt. Es ist daher nicht nötig, dass jedes Krankenhaus einen Desinfektor beschäftigt. Spezielle Desinfektionsmaßnahmen, die nur von einem Desinfektor durchgeführt werden können, sind äußerst selten. Es handelt sich um das Ausbringen von Desinfektionswirkstoffen bei hämorrhagischem Fieber (z. B. Lassa, Ebola) und anderen in Westeuropa sehr seltenen Erkrankungen. Außerdem werden sie in Kliniken oft mit der technikorientierten Hygiene, z. B. Wartung von Dosiergeräten für Desinfektionsmittel der Stationen und Bewegungsbäder, eingesetzt, was jedoch besser durch Tech-

Was?	Wer?	Wann? Wie oft?	Womit?	Wie?
Händereinigung	alle Mitarbeiter	• bei Betreten bzw. Verlassen des Arbeitsbereiches • nach grober Verschmutzung	Flüssigseife aus Spender	• Seife gründlich abspülen, Hände mit Einmalhandtuch sorgfältig abtrocknen • Hautpflege beachten
hygienische Händedesinfektion	alle Mitarbeiter	• **vor** Verbandwechsel, Vorbereiten von Injektionen/Infusionen, vor Injektionen, Blutentnahmen, Anlagen von Blasen- und Venenkathetern, d.h. vor aseptischen Tätigkeiten • **nach** Kontamination • nach dem Ausziehen der Handschuhe	alkoholisches Einreibepräparat	• trockene Hände • Hände vollständig benetzen (kein Wasser zugeben!) • Präparat verreiben bis Hände trocken sind • grobe Verschmutzungen durch vorsichtiges Waschen entfernen (Umgebungskontamination vermeiden)
Hautantiseptik des Patienten	Pflegende, Ärzte, MTA	• vor Gefäßpunktionen (Injektionen, Blutentnahmen)	alkoholisches Antiseptikum	• Präparat aufsprühen • Alkoholrest unter Beachtung der Einwirkzeit mit sterilem Tupfer abwischen • nochmals spühen und wischen • **Dauer:** 30 Sekunden
		• vor Eingriffen mit besonderer Infektionsgefährdung: i.m.-Injektionen, zentraler Venenkatheter, Punktion des Reservoir implantierter Katheter (Port) u.a.	alkoholisches oder PVP-Iod-Antiseptikum	• sterile Tupfer, 70 % Alkohol • aufsprühen, mit Tupfer abwischen, ein zweites Mal aufsprühen, Einwirkzeit einhalten, ggf. nicht eingetrocknete Lösung mit sterilem Tupfer abwischen • **Dauer:** 1 Minute
		• bei Wunden und bei Verbandwechseln (Indikation beachten!) • zur Schleimhautantiseptik (z. B. Blasenkatheterismus)	PVP-Iod-Präparat Octenidin	
Waschschüsseln, Nierenschalen	Pflegende	• täglich	Flächendesinfektionsmittel 0,5 %	• reinigende Wischdesinfektion • **Einwirkzeit:** bis angetrocknet • vor erneuter Benutzung mit Wasser klar abspülen
Blutdruckmanschette	Pflegende, Ärzte	• nach Kontamination	Flächendesinfektionsmittel 0,5 %	• abwischen • **Einwirkzeit:** bis trocken
Stethoskop	Pflegende, Ärzte	• bei Bedarf	Alkohol 70 %	• einschließlich Ohrolive abwischen
Arbeitsflächen zur Vorbereitung	alle Mitarbeiter	• vor jedem Aufziehen von Injektionen und Vorbereiten von Infusionen	Alkohol 70 %	• mit frischem Lappen oder Einmalhandtuch aufbringen
Kanülen	Pflegende, Ärzte	• direkt nach Gebrauch	durchstichfeste Kanülensammler	• abwerfen, Kappe vorher nicht wieder aufsetzen (Verletzungsgefahr!)
Rasierer, Haarschneidemaschinen	Pflegende	• nach Gebrauch	Alkohol 70%	• abwischen • Scherkopf für 10 Min. einlegen, trocknen
Sauerstoffanfeuchtung	Pflegende	• steriles, geschlossenes System (auch bei Patientenwechsel 3 Monate an Sauerstoffspender belassen) • Nasensonde 48-stdl. wechseln		• bei Nichtgebrauch angebrochener Flaschen: neue Sonde und Verbindungsschlauch **mit Verpackung** an Flasche anschließen

Wichtige Ergänzungen:
• Bei der Anwendung von Desinfektionsmitteln immer geeignete Schutzhandschuhe tragen!
• Alle Desinfektionslösungen täglich frisch ansetzen!
• Nach jeder Kontamination mit potenziell infektösem Material (z. B. Urin, Blut, Stuhl) muss der Verursacher sofort eine gezielte Desinfektion der Fläche durchführen (z. B. Flächendesinfektionsmittel 0,5 % und Einmaltuch)!

Abb. 9.3 Beispiel für einen Reinigungs- und Desinfektionsplan (nach Sitzmann 2004).

niker der Haus- und Betriebstechnik erfolgt.

9.2.1 Erstellen eines Hygieneplans

Auch mit einem auf die Gegebenheiten vor Ort abgestimmten Hygieneplan wird dem Qualitätssicherungsgedanken entsprochen. Er soll

- der Analyse von Infektionsgefahren dienen,
- eine Bewertung der Risiken enthalten mit dem Ziel einer Risikominimierung und
- Überwachungsverfahren festlegen.

Er enthält, neben hygienischen Maßnahmen bei bestimmten pflegerischen Tätigkeiten, eine Übersicht aller Maßnahmen, die zur Reinigung, Desinfektion und Sterilisation in einem Arbeitsbereich durchgeführt werden müssen (Reinigungs- und Desinfektionsplan).

Beispiele für hygienische Maßnahmen sind:

- Vorgehen beim Katheterismus der Blase
- Umgang mit Sondenkost
- endotracheales Absaugen usw.

Idealerweise wird dieser Plan von den Pflegenden, dem Hygienebeauftragten und der Hygienekommission erstellt und in regelmäßigen Abständen aktualisiert (z. B. www.klinik-hygiene.de). Das hat den Vorteil, dass die ausführenden Mitarbeiter die Maßnahmen verstehen, akzeptieren und anwenden. Einen Auszug eines Reinigungs- und Desinfektionsplans für eine Allgemeinstation zeigt *Abb. 9.3*. Dieser Plan enthält

- den betreffenden Gegenstand,
- die ausführende Person,
- die Häufigkeit der Maßnahme,
- das zu verwendende Desinfektionsmittel und seine Anwendung,
- das Datum der letzten Änderung und den Namen des verantwortlichen Verfassers.

Unsinnige Hygienevorstellungen

Im Arbeitsgebiet der Krankenhaushygiene erlebt man Verhältnisse, die mit Sprachregelungen eine obrigkeitsabhängige Überwachungsinstanz ähnlich einer „Hygienepolizei" oder „Hygieneüberwachung" propagieren wollen. Einige spre-

chen von einem „Hygieneregime", das „nur dann optimal funktionieren" kann, „wenn es durch qualifizierte und engagierte Mitarbeiter engmaschig überwacht ... wird" (Sitzmann 2005). Erinnerungen an totalitäre Regierungsformen mit Untertanen, die kontrolliert und überwacht werden müssen, werden bei diesem Verständnis wach.

Begründungen werden meist nicht gegeben und das Bewiesene im Sinne einer evidenzbasierten Hygiene (S. 192) wird vom Unbewiesenen nicht deutlich getrennt. Hygienekontrollen ohne Ankündigung werden propagiert. Ergebnisfördernde Motivation der Mitarbeiter, vertrauensvolle Zusammenarbeit, gegenseitige Achtung der Arbeit – solche Gesichtspunkte moderner Arbeitswissenschaften bleiben auf dem Gebiet der Krankenhaushygiene oft unberücksichtigt. Oft wird dann noch die „Keule" von Gesetzen, Verordnungen und Richtlinien „geschwungen" und patienten- und ergebnisorientierte Zusammenarbeit verhindert.

9.3 Pflegebezogene Hygieneprinzipien

Um Infektionen zu verhindern, ist es richtig, bewährte Regeln möglichst weitgehend zu verwirklichen. Zu den infektionsvorbeugenden Prinzipien gehören:

1. Prinzip: Mitarbeiterschutz
2. Prinzip: Eigenverantwortung der Mitarbeiter
3. Prinzip: aktiv an Pflege und Therapie beteiligter Patient
4. Prinzip: evidenzbasierte Hygiene
5. Prinzip: Standardhygiene
6. Prinzip: Non-Touch-Technik
7. Prinzip: sichere und umweltschonende Reinigung, Desinfektion und Sterilisation
8. Prinzip: Antisepsis (Antiseptik)

9. Prinzip: Asepsis (Aseptik)
10. Prinzip: Distanzierung
11. Prinzip: Isolierung

> **! DEFINITION** Als **Prinzip** (lat.: principium = Anfang, Ursprung) wird eine Regel bezeichnet, die anderen Grundsätzen übergeordnet ist. ───────

9.3.1 Prinzip: Mitarbeiterschutz

Mitarbeiter im Krankenhaus sind Gefahren ausgesetzt: Patienten können infektiös sein, technische Hilfsmittel können u. a. Verletzungen (z. B. Schnitt, Stich) oder Medikamente toxische Wirkungen (z. B. beim Zubereiten von Zytostatika)

verursachen (*Abb. 9.4*). Um diesen Risiken zu begegnen, sind genaue Kenntnisse erforderlich.

Arbeitsschutz verpflichtet zunächst den Arbeitgeber, die Gesundheitsgefährdungen zu beurteilen und die Risiken zu senken. Mitarbeiter müssen wiederholt über die bestehenden Risiken sowie deren Vorbeugung informiert werden. Die mögliche Gefahrenreduzierung für den Mitarbeiter wird nachfolgend verdeutlicht an

- der Gefährdungsermittlung am Arbeitsplatz Schwangerer (s. Fallbeispiel) sowie

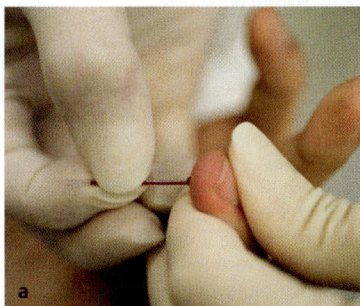
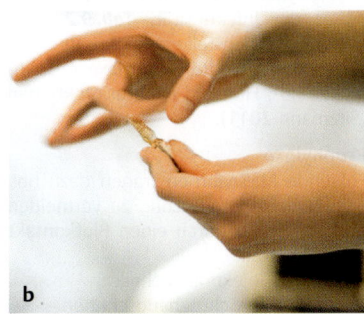
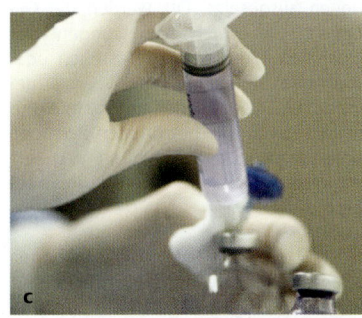

Abb. 9.4 **Beispiele für Gesundheitsrisiken im Krankenhaus. a** Kontaminiertes Blut. **b–c** Verletzungen durch z. B. Glasampullen oder Kanülen sowie toxische Medikamente (z. B. Zytostatika).

- dem Vermeiden viraler Infektionen durch Blutkontakt.

FALLBEISPIEL   Pflegerin Karin ist schwanger. Sie liebt ihren Beruf und freut sich auf ihre Schwangerschaft. Außer leichtem morgendlichem Übelsein fühlt sich Karin H. bei ihrer Arbeit sehr wohl. Sie arbeitet in einem super Team auf der Inneren II und gibt die freudige Nachricht beglückt beim Frühstück weiter. Die Gruppenleitung gibt diese Info an die PDL.

Karin staunt nicht schlecht, als am nächsten Morgen der Kollege H. von der Arbeitssicherheit auftaucht und mit der Gruppenleitung und ihr eine Gefährdungsermittlung nach der Verordnung zum Schutz der Mütter am Arbeitsplatz (MuSchArbV) vornehmen will. Er erklärt, dass die MuSchArbV z. B. zum Infektionsschutz der Mutter und des ungeborenen Kindes neben bestimmten Beschäftigungsverboten auch eine Gefährdungsermittlung für den Arbeitsplatz vorschreibt. So werden z. B. Tätigkeiten beurteilt, bei denen Gefahren durch Blut, Sekret und Speichel bestehen. Auch müssen Arbeitsbereiche eingeschätzt werden, bei denen die Mitarbeiterin evtl. mit Patienten zu tun hat, die mit Narkosegasen, ionisierenden (Röntgen-)Strahlen oder Zytostatika behandelt werden.

Er erläutert ihr Präventionsmaßnahmen, aber auch, dass im Zweifelsfall die Aufsichtsbehörde klärt, ob der Arbeitsplatz und die Arbeitsbedingungen zu einer Gefährdung der werdenden und stillenden Mutter führen können. Dann muss ein Arbeitsplatzwechsel vorgenommen werden. Karin ist froh über diese Instruktion, denn sie will ja ein gesundes Kind auf die Welt bringen … ——

Vermeiden viraler Infektionen durch Blutkontakt

Beschäftigte in Gesundheitsberufen sind einem sehr großen Risiko hinsichtlich der durch Blutkontakt übertragenen Infektionen ausgesetzt. Oft werden die Gefahren, die durch Verletzungen mit einer benutzten Kanüle entstehen oder sonstigen Blutkontakt, nicht ernst genommen. Dadurch entstandene Infektionen haben für die betroffenen Personen Konsequenzen und bedeuten u. U. ein schweres Schicksal für den Rest ihres Lebens.

FALLBEISPIEL   Die 22-jährige Pflegende in Ausbildung Christiane B. klagt über Abgeschlagenheit, Appetitlosigkeit und Gelenkschmerzen. Seit 2 Tagen beobachtet sie einen generalisierten Hautausschlag, der zunehmend juckt. Auf Nachfragen berichtet sie, dass sie im letzten Urlaub in Bolivien in einer ländlichen Entbindungsklinik ein Praktikum absolviert hat.

Mehr als einmal seien bei der Versorgung der Neugeborenen im Kreißsaal die Einmalhandschuhe gerissen und etwas Blut über ihre Hände gelaufen. Da sie sehr kurzfristig einen günstigen Flug bekommen konnte, war vor der Abreise keine Zeit für ausreichende Impfungen gewesen, sie habe sich aber 3 Tage vor der Abreise noch Immunglobulin spritzen lassen.

Befund nach der Erstuntersuchung:
- leichte Druckschmerzhaftigkeit im rechten Oberbauch
- gelbliche Verfärbung von Skleren und Hand- und Fußinnenflächen
- Körpertemperatur 37,9 °C sublingual

Laboruntersuchung:
- Urin: Bilirubin+++
- Blut: Transaminasen erhöht, Bilirubin erhöht, sonst alles im Normbereich

Verdachtsdiagnose:
- Hepatitis B ————————

MERKE   Blutbedingte Infektionen können durch hygienisch korrektes Arbeiten weitgehend vermieden werden. ————————————

Krankheiten

Die größten beruflichen Risiken bestehen durch:
- Hepatitis B (HBV)
- Hepatitis C (HCV)
- HIV
- Q-Fieber und Tuberkulose (selten)

Hepatitisviren

Eine besondere Gefahr für Pflegende ergibt sich bei Hepatitisviren durch die hohe Konzentration von Viruspartikeln in den Infektionsquellen Blut und Blutprodukten. HBV ist durch minimale Mengen infektiöser Körperflüssigkeiten, z. B. 0,00 001 ml Blut, übertragbar.

Je frischer das Blut an der Nadel, desto höher die Infektiosität. *Tab. 9.2* zeigt eine Zusammenstellung praktisch wichtiger Daten für die Prophylaxe nosokomialer HB-, HC- und HI-Virusinfektionen (Sitzmann 2011).

Prophylaxe

Folgende Maßnahmen tragen dazu bei, eine Nadelstichverletzung zu vermeiden und das Risiko durch einen Blutkontakt zu minimieren:
- korrekte Injektionstechnik
- Tragen von Schutzhandschuhen
- Beachten des Verbotes des „recapping" (= Zurückstecken der Schutzkappe auf die Kanüle), denn oftmals bohrt sich die Kanülenspitze unbemerkt seitlich durch die Kappe und wird zum Verletzungsrisiko
- patientennahes Kanülenabstreifen nach Injektion in sicheren Kanülenabwurfbehälter
- Vermeiden von Unordnung auf dem Spritzentablett
- Benutzen von Sicherheitsinstrumenten
- korrektes Verhalten nach beruflich bedingter Blutexposition
- Vorsorge durch Impfungen
- Fortbildungsmaßnahmen

Korrekte Injektionstechnik

Eine profunde Ausbildung derjenigen, die Injektionen ausführen, unterstützt dabei, dass Stichverletzungen, welche auf mangelnde Übung oder Koordination beruhen, vermieden werden (s. Kap. 26, S. 646).

Tragen von Schutzhandschuhen

Schutzhandschuhe, z. B. bei Injektionen getragen, können nicht den Stich und die Inokulation infektionshaltigen Materials in das Gewebe verhindern. Durch Handschuhe ist jedoch eine Risikominimierung möglich, da weniger Infektionsmaterial eingebracht wird (*Abb. 9.5*). Doppelte Handschuhe (Indikatorhandschuhe) stellen einen deutlich höheren Schutz bei besonderen Risiken dar (z. B. Blutkontakt bei blutenden Patienten mit Hepatitis-B-Infektion).

Gefahren für andere entstehen jedoch, wenn die Handschuhe aus Bequemlichkeit oder Unwissenheit über lange Fristen bei Tätigkeiten ohne Blutkontakt getragen werden. HBV können abhängig von der Konzentration, z. B. auf Flächen (z. B. Arbeitsflächen, Bedienflächen von Beatmungsgeräten, Blutdruckmanschetten) mehrere Tage infektiös bleiben. Dann wird das häufig zu beobachtende fortwährende Tragen blutkontaminierter Handschuhe gefährdend für die nachfolgenden Benutzer ohne Handschuhe.

Ordnung auf dem Spritzentablett

Vielfach wird von Pflegenden und Ärzten der Arbeitsaufwand gescheut, ein verletzungssicheres Abwurfgefäß (*Abb. 9.6*) mit dem Spritzentablett zum Patienten zu nehmen. Ein heilloses, gefährliches Durcheinander herrscht dann vor dem Tablett. Zudem sind ständig überfüllte Abwurfgefäße auf den Stationen zu finden und es wird mit dem Finger im Abstreifloch „aufgeräumt".

Tab. 9.2 Daten zur Prophylaxe nosokomialer HB-, HC- und HI-Virusinfektionen (verändert nach Sitzmann 2007).

Hepatitis B	Hepatitis C	HIV
Übertragungswege		
→ Inokulation von Blut oder Blutprodukten → Nadelstichverletzungen → Viruskontakt verletzter Haut (z. B. Dermatitis) → Schleimhautkontakt → perinatale Infektion → enger körperlicher Kontakt (Samen, Vaginalsekret, Speichel, Tränenflüssigkeit) → Sexualpraktiken männlicher Homosexueller → Nadel-Sharing bei i. v.-Drogenabhängigen → Tätowieren und Body-Piercing **Risikopatienten:** → Dialysepatienten sowie polytransfundierte Patienten, Bluter	→ parenteral (Blut und Blutprodukte) → Intimverkehr → perinatale Infektion → Nadelstichverletzungen **Risikopatienten:** → i. v.-Drogenabhängige, Dialysepatienten, Hämophile, Homosexuelle, Insassen von Gefängnissen	→ homosexuelle Intimkontakte bei Männern → i. v.-Drogenmissbrauch → heterosexuelle Kontakte → Transfusion von Blut und Blutprodukten
Infektionsrisiko		
→ hoch für Mitarbeiter im Gesundheitswesen: bei einzelner perkutaner Kanülenstichverletzung > 30 %	→ bei Kanülenstichverletzung eher gering, bedingt durch die geringe Zahl der HCV im Blut; Übertragungsrisiko ca. 2 – 5 %	→ für eine Infektion scheint die Übertragung größerer Blutvolumina als für eine HBV-Infektion notwendig zu sein, das Risiko einer HIV-Infektion als Folge einer beruflichen Exposition ist geringer als die Gefahr einer HBV-Infektion
Virusempfindlichkeit		
→ relativ stabil: übersteht 30 min bei 50 °C, → inaktiv bei 100 °C nach 5 min → stabil bis – 20 °C → eine Woche in getrocknetem Blut noch infektiös	→ gegen Formalin und Hitze empfindlich	→ gegenüber äußeren Einflüssen wenig resistent → verliert außerhalb des Organismus durch Austrocknen 90 – 99 % seiner Infektiosität → behüllte Viren, wie das HIV, verhalten sich gegenüber Desinfektionsmitteln labiler als nackte Viren → inaktiv bei 56 °C nach 8 – 30 min
Inkubationszeit		
→ 50 – 180 Tage	→ 2 – 24 Wochen	→ einige Wochen nach der Infektion kann es zur akuten HIV-Erkrankung mit Fieber, grippeähnlichen Symptomen und Lymphknotenschwellung kommen
Immunität		
→ nach Impfung oder durchgemachter Erkrankung lebenslang	→ wahrscheinlich lebenslang, Impfung noch nicht möglich	
Präventionsmaßnahmen		
Auswahl: → Isolierung nicht notwendig, evtl. bei Schwerstverletzten und Verwirrten mit offenen Wunden → Schutzhandschuhe bei möglicher Kontamination mit Blut (Standardhygiene) → Schutzkittel oder Schürze, wenn Beschmutzung wahrscheinlich → Schutzbrille/Schutzschild bei Möglichkeit der blutigen Aerosolbildung (u. a. Bronchoskopie, Intubation, Geburtshilfe, endotracheales Absaugen, Operation)	→ s. HBV	

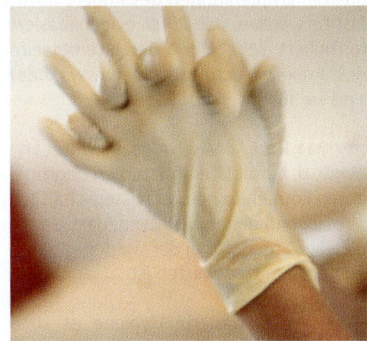

Abb. 9.5 Schutzhandschuhe können im Einzelfall keine Verletzung verhindern, aber sie können das Infektionsrisiko erheblich reduzieren.

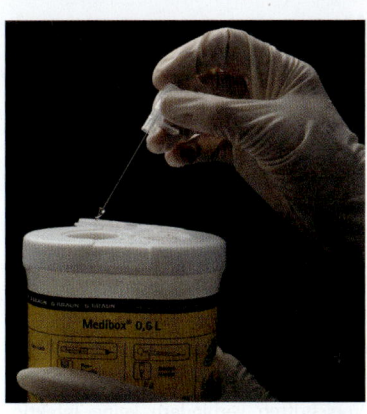

Abb. 9.6 Der Kanülenabwurfbehälter darf auf keinem Spritzentablett fehlen.

Verwendung von Sicherheitsinstrumenten

Obwohl Sicherheit durch Technik nicht zu 100 % zu erreichen ist, fordert die TRBA 250 (2008) sichere Systeme; und dies eigens für Tätigkeiten, bei denen mit Unfallgefahr mit höherer Infektionsgefährdung gerechnet werden muss.

Korrektes Verhalten nach beruflich bedingter Blutexposition

Sofortmaßnahmen. Sofortmaßnahmen bei Kanülenstichverletzungen sind (nach RKI):

- Verletzte Stelle oder die exponierte Haut sofort mit Seife unter fließendem Wasser waschen (Detergenzien haben eine gute antivirale Wirkung).
- Ausgiebige Antiseptik der Wunde mit einem viruswirksamen Hautantiseptikum über > 10 min (antiseptische Spülung bzw. Anlegen eines Alkoholverbandes) durchführen. Dies soll erfolgen, ohne den Blutfluss durch Druck auf das umliegende Gewebe zu fördern.
- Kontaminierte Schleimhäute oder entzündlich veränderte Haut so schnell wie möglich gründlich mit viel Wasser spülen.
- Vorfall als Arbeitsunfall dokumentieren (beim Betriebsarzt oder z. B. in der Zentralambulanz).

Risikoabschätzung. Das weitere ärztliche Vorgehen wird sich danach richten, ob es sich um

- eine parenterale Nadelstichinokulation mit möglichen HBV- oder HIV-infiziertem Blut oder um
- eine oberflächliche Nadelstichverletzung ohne nennenswerte Inokulation von Blut handelt.

Dabei sollen auch

- die Art und Weise der Exposition (perkutan, mukosal, lädierte Haut, Biss),
- das beteiligte Material (Nadel mit oder ohne Lumen, Skalpell),
- der Schweregrad der Exposition (Tiefe der Verletzung, Kontamination des Instruments mit Blut, intravaskulärer Einsatz des Instruments) sowie
- die Art der biologischen Flüssigkeit (Blut, andere Körperflüssigkeiten mit oder ohne Blutkontamination) beurteilt werden.

Postexpositionsprophylaxe. Nach beruflicher Exposition gegenüber HBV, HCV oder HIV sollten sowohl der Patient, von dem das (potenziell) infektiöse Material stammt (Indexpatient), als auch der Exponierte aus versicherungsrechtlichen Gründen in jedem Fall serologisch nachuntersucht werden (bei HIV mit Einverständnis des Mitarbeiters).

Während für HBV die Option einer aktiven Impfung und für HBV und HIV die Möglichkeit einer postexpositionellen Prophylaxe besteht (Behandlungsbeginn bei HIV-Verdacht möglichst innerhalb von 1 – 2 Stunden), ist dies für HCV nicht möglich. Hier kann nur durch eine evtl. Frühtherapie entgegengewirkt werden.

Meldung der Kanülenstichverletzung. Trotz des häufig erheblichen Infektionsrisikos werden Kanülenstichverletzungen nur selten gemeldet. Der Anteil dieses „Underreportings" wird für Deutschland auf etwa 90 % geschätzt (Wicker 2007)!

Die Ursachen dieser Meldedefizite sind vielfältig, u. a. besteht die Annahme eines geringen Risikos durch die Ärzte und die Selbstversorgung von Verletzungen ohne die Einbindung und Information einer chirurgischen Ambulanz oder eines niedergelassenen D-Arztes.

PRAXISTIPP Der für das Krankenhaus zuständige kompetente ärztliche Ansprechpartner zur sicheren Hilfestellung (Notfall!) muss für die Mitarbeiter auch am Wochenende und am 24. Dezember 22.00 Uhr bekannt und erreichbar sein. Völlig fehl am Platz ist die zu beobachtende Bagatellisierung derartiger Verletzungen.

Vorsorge durch Impfungen

Grundsätzlich besteht eine Indikation zur HBV-Schutzimpfung bei allen Mitarbeitern in Berufen, bei denen Kontakt zu Blut und Körperflüssigkeiten gegeben ist. Die vollständige Impfung erfordert 3 intramuskulär applizierte Dosen gemäß dem Schema: 0 – 1 – 6 Monate über einen Zeitraum von 6 Monaten.

Infektionsrisiko. Das Infektionsrisiko nach einer Nadelstichverletzung ist von folgenden Faktoren abhängig:

- Infektionsstatus des Indexpatienten (Viruslast des „Spenderpatienten")
- Immunstatus des Mitarbeiters
- Verletzungstiefe
- Dauer des Kontakts
- Zeitintervall zwischen Verletzung und Reinigung
- prophylaktischen Maßnahmen

PRAXISTIPP Therapeutisch und pflegerisch tätige Mitarbeiter mit Patientenkontakt sollten ihren HBV-, HCV- und HIV-Status kennen.

Prävention durch Fortbildung

Der hohe infektionspräventive Wert von Aus- und Fortbildungsmaßnahmen ist eindeutig beschrieben. Deshalb werden diese in zahlreichen Empfehlungen zur Prävention von HBV, HCV und HIV genannt.

9.3.2 Prinzip: Eigenverantwortung der Mitarbeiter

Vorschriften verhindern keine Infektionen, können jedoch Trotzreaktionen bei Mitarbeitern auslösen, wenn Sinn und Zweck nicht deutlich sind. Einsicht allein genügt aber nicht. Die Handlungskompetenz muss erweitert werden. Für Unterricht und Eigenstudium heißt dies vor allem: Verhaltensweisen selbst ableiten statt Vorschriften lernen.

FALLBEISPIEL **Tragen von Fingerringen in der Pflege.** Heiner M. hat nun eine stichhaltige Begründung gegen Fingerringe in der Pflege: Er weiß, dass durch Ringe eine Verletzungsgefahr für Patienten und mitarbeitende Kollegen ausgeht. Nun ist ihm im Unterricht auch vermittelt worden, dass durch die ständigen Reste von Seifen und Desinfektionsmitteln unter dem Ring eine Dermatosegefahr entsteht. Das leuchtet ein, aber nicht die falsche Begründung im Lehrbuch, dass sich unter den Ringen Krankheitskeime festsetzen würden. Denn er las von Untersuchungen, dass die von ihm sehr häufig und korrekt durchgeführte Händedesinfektion selbstverständlich auch Keime unter den Ringen abtötet (Neuhold 1996).

9.3.3 Prinzip: Aktiv beteiligter Patient

Patienten können erheblich zur Verminderung des Infektionsrisikos beitragen, wenn sie entsprechend informiert und instruiert werden, z. B. zur Händedesinfektion nach WC-Benutzung bei Hepatitis A. Voraussetzung dafür ist, dass der Patient als aktiv handelnde Person betrachtet wird und nicht nur als passiver Leistungsempfänger.

9.3.4 Prinzip: Evidence-based Hygiene

Hygiene ist eine angewandte Wissenschaft, die sich auf international begründete Fakten, Daten und Erkenntnisse beruft. Sie begründet sich jedoch auch auf (hausinterne) Traditionen, persönliche Ansichten und auf Empfehlungen der Industrie. Empfehlungen des Robert Koch-Instituts sollen seit 2000 evidenzbasiert formuliert sein. Über die Internetseite des Robert Koch-Instituts (www.rki.de) sind sie für jeden zugänglich.

MERKE Mit evidenzbasierter Hygiene, d. h. mit Literaturstudien begründeten Empfehlungen, ist wissenschaftlich hinreichend genau bewiesen, dass ein gleiches Ergebnis bei der wiederholten Ausführung zu erwarten ist.

Doch evidenzbasierte Hygiene ist auch das Ergebnis

- pflegerischer Erfahrung,
- ärztlicher Erfahrung sowie
- kritischen Denkens.

Schutzschürze/Schutzkittel
- bei zu erwartender Kontamination der Kleidung mit potenziell infektiösem Material (bei der Körperpflege sowie Umgang z. B. mit Stuhl, Urin, Blut, Sekreten)
- Schutzkittel bei speziellen Isolierungsmaßnahmen (MRSA, Infektionskrankheiten)

→ vor dem Ausziehen: hygienische Händedesinfektion

Mund-Nasenschutz
(normal: chirurgischer Mundnasenschutz, ggf. FFP2 oder FFP 3-Halbmaske) mit **Schutzbrille**, wenn die Gefahr besteht, dass sich Tröpfchen/Aerosole bilden
- endotracheales Absaugen, Influenza – Mitarbeiterschutz
- bei Atemwegsinfektionen der Mitarbeiter – Patientenschutz
- im Rahmen spezieller Isolierungsmaßnahmen (z.B. aerogene Übertragung von TBC)

Hygienische Händedesinfektion
- vor „invasiven" Tätigkeiten an Patients, z. B. Legen von Venenkathetern oder Manipulationen daran, Injektionen (auch in Infusionssystem), Blutentnahmen
- Legen von Harnwegskathetern oder Manipulationen daran
- Absaugen, Manipulationen an Tubus und Beatmungsschläuchen
- Manipulationen an allen Arten von Drainagen (z. B. Liquor-, Wunddrainagen)
- vor dem Richten von Injektionen, Medikamenten, Infusionen
- immer, wenn eine Berührung mit potenziell infektiösem Material erfolgt ist (z. B. Stuhl, Urin, Blut, Sekrete)
- nach jedem direktem Kontakt mit Patienten bei speziellen Isolierungsmaßnahmen (z. B. Kontaktisolierung bei MRSA, Isolierung bei Übertragung durch Tröpfchen bei Influenza, Meningokokken)
- nach dem Ausziehen von Handschuhen und vor dem Ausziehen von Schutzkitteln

Schutzhandschuhe
- bei zu erwartendem Kontakt mit potenziell infektiösem Material (z. B. Stuhl, Urin, Sekrete) zum Mitarbeiterschutz
- vor Berühren von Schleimhäuten und nicht intakter Haut (zum Patientenschutz ggf. sterile Handschuhe)
- im Rahmen spezieller Isolierungsmaßnahmen
- begrenzt sind Schutzhandschuhe desinfektionsfähig!

→ nach dem Ausziehen: hygienische Händedesinfektion

Flächendesinfektion
- Desinfektion der **Arbeitsfläche** vor dem Aufziehen von i.v.-Medikamenten und Infusionen, vor Richten einer sterilen Arbeitsfläche
- Desinfektion aller Flächen bei Kontamination mit potenziell infektiösem Material (Blut, Sekret, Ausscheidungen), sichtbare Verschmutzungen sind vorher zu entfernen

→ 70 % Alkohol + Einmaltuch für kleine (1-2 qm) Flächen

Schutz vor Stichverletzungen
- beim Umgang mit spitzen oder scharfen Gegenständen, Abwurfgefäß patientennah nutzen
- Ordnung auf Spritzen- und Blutentnahmetablett

Abb. 9.7 Maßnahmen der Standardhygiene, ausgeführt von allen Mitarbeitern mit Patientenkontakt (nach Sitzmann 2007).

Es ist wichtig, diese 3 Standbeine miteinander in Einklang zu bringen. Hygiene kann nicht nur Verfahren anwenden, die auf Studien basieren. Sie würden individuelles Denken und Handeln sowie Innovationen unnötig behindern. So können z. B. keine kontrollierten Studien darüber geführt werden, dass das Befolgen der Hygieneprinzipien „Beherrsche deine Hände" und „Praktiziere durch Training so wenig wie möglich unbewusste Hand-Gesichts-Kontakte" für die Hygiene förderlich erscheinen. Die Angewohnheit, ständig Haarsträhnen wegzustreichen und häufige Hand-Gesichtskontakte fördern jedoch einsichtig z. B. die Kontamination von Händen mit MRSA.

Weiterhin lässt sich nicht eindeutig beweisen, dass sich die Umgebungsgestaltung eines Krankenhauses oder Altersheims (Farben, Fördern von Ruhe und Schlaf, menschenwürdige verbale Ansprache eines Menschen) fördernd auf die Heilungskräfte eines Menschen auswirken. Das betrifft auch das Umsetzen eines Salutogenesekonzepts. Trotzdem erscheinen Erfahrungen dazu evident.

→ **MERKE** Evident ist ein Prinzip dann, wenn es ohne weiteren Beweis unmittelbar einleuchtend ist und angewandt werden kann.

9.3.5 Prinzip: Standardhygiene
Sie ist die Basis der Infektionsprävention aller mit dem Patienten arbeitenden Berufsgruppen. Zu den Maßnahmen der Standardhygiene zählen (**Abb. 9.7**)
- Händewaschen und Händedesinfektion (**Abb. 9.8**),
- Benutzen und rechtzeitiges Wechseln von Schutzhandschuhen und Schutzkleidung, in speziellen Fällen Mund-Nasen-Schutz oder Schutzbrille,
- gezielte Reinigung, Desinfektion und Sterilisation,
- konsequenter Schutz vor Stich- und Schnittverletzungen.

Die Durchführung der Händewaschung und der hygienischen Händedesinfektion sind in Kapitel 17, S. 486, ausführlich beschrieben.

Eine sorgfältige Beachtung der Standardhygienemaßnahmen in der täglichen Praxis bei allen Patienten würde Übertragungen potenziell pathogener Keime bei der Patientenversorgung erheblich einschränken; spezielle aufwendige Isolierungsmaßnahmen würden sich damit häufig erübrigen. Die Aufmerksamkeit könnte dann weg von der strikten Isolierung im Einzelzimmer hin auf die herausragende Bedeutung der Standardhygiene für die Prävention nahezu aller Keimübertragungen gelenkt werden (Kappstein 2006b; 2007; Schulze-Röbecke 2009; Sitzmann 2009).

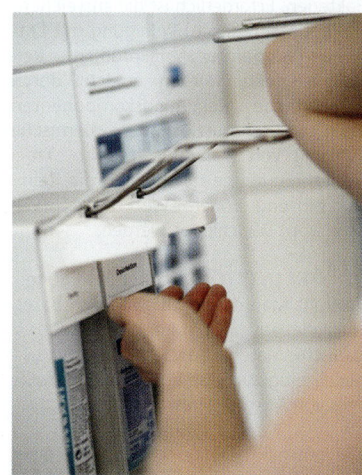

Abb. 9.8 Die hygienische Händedesinfektion gehört zu den Standardmaßnahmen der Hygiene.

9.3.6 Prinzip: Non-Touch-Technik
Bei verschiedenen Pflegemaßnahmen bestimmt die Qualität der Ausführung den Heilungsverlauf ganz wesentlich. So können z. B. Infektionen durch Handkontakt beim endotrachealen Absaugen, beim Verbandwechsel oder beim transurethralen Katheterisieren entstehen. Daher ist immer die sog. „Non-Touch-Technik" anzuwenden: Verletzte Haut, Schleimhaut sowie steriles und kontaminiertes Material werden niemals mit blo-

ßen Händen berührt. Entweder wird Infektionsprävention durch Einhalten der Non-Touch-Technik mittels Benutzen von Instrumenten (Pinzette) anstelle der Finger oder durch Tragen von Schutzhandschuhen praktiziert.

Um besondere Risiken zu minimieren, werden zur Ausführung oft zwei Personen empfohlen (z. B. beim Verbandwechsel einer großen septischen Wunde).

PRAXISTIPP Beim Anwenden der Non-Touch-Technik sind einfache chirurgische Maßnahmen auch ohne das Anlegen steriler OP-Handschuhe möglich (z. B. eine erweiterte Inspektion des Verbandes mit Pinzette). ─────

9.3.7 Prinzip: Sichere und umweltschonende Reinigung, Desinfektion und Sterilisation

Reinigung von Oberflächen
Feuchtigkeit und Wärme allein fördern das Wachstum der Mikroorganismen nur schwach, wenn nicht gleichzeitig Nährstoffe vorhanden sind. In sehr sauberen Bereichen finden sich daher kaum Bakterien. Erforderlich ist die ausreichende (optimal tägliche) Reinigung mit Entfernung sämtlicher Abfallprodukte. Reinigungseffekte werden erreicht durch mechanische Reinigungskomponenten und die schmutzlösende, chemische Wirkung von Reinigungsmitteln. Dabei dürfen die Keime nicht durch die Reinigungslösung oder Werkzeuge (Wischmopp) verschleppt werden.

DEFINITION Unter **Reinigung** versteht man die Beseitigung sichtbarer Unsauberkeit (z. B. Staub, Schmutz, organische Materialien). Dabei kommt es gleichzeitig zur Beseitigung eines Großteils von Mikroorganismen. ─────

Die normale Reinigung führt zu einer Keimreduktion von 50 %, während bei der reinigenden Fußbodendesinfektion ca. 70 % erreicht werden. Die Kontamination ist jedoch nach ca. 3 Stunden wieder gleich hoch (Kappstein 2009b).
Lüften. Wichtig ist neben der Reinigung der Räume und des Mobiliars auch das Lüften der Krankenzimmer bei geschlossener Tür. Diese einfache Maßnahme führt zu einer Keimzahlminderung und wird z. B. bei Patienten mit Lungen-Tbc empfohlen.

Desinfektionsverfahren
Ziel. Ziel der Desinfektion sind die Abtötung, Reduzierung, Inaktivierung bzw. Entfernung von (pathogenen) Mikroorganismen von Flächen und Gegenständen so weit, dass davon keine Infektion bzw. Mikrobenübertragung mehr ausgehen kann.

DEFINITION **Desinfektion** ist die Abtötung, Reduzierung und Inaktivierung von Mikroorganismen. Ausgenommen sind bakterielle Sporen. ─────

Die Definition kann nicht lauten: Abtötung aller pathogenen Keime; Desinfektionsverfahren und -mittel können nicht zwischen pathogen und apathogen unterscheiden. Möglicherweise krankmachende Keime müssen nicht unbedingt abgetötet, aber zumindest so geschädigt werden, dass sie keine Infektionen mehr verursachen. Man unterscheidet physikalische und chemische Desinfektionsverfahren.

Physikalische Desinfektion
Die physikalischen Methoden der Desinfektion beruhen auf der Einwirkung von Energie auf den Mikroorganismus, er stirbt ab. Es gibt fließende Übergänge zur Sterilisation, da in Abhängigkeit von Energiemenge und Einwirkungszeit auch ein Sterilisationseffekt erreicht werden kann. Zu den wichtigsten physikalischen Desinfektionsverfahren zählen
- thermische Desinfektion (trockene und feuchte Hitze, **Tab. 9.3**),
- Desinfektion mittels Strahlen und
- Plasmaverfahren, die in der Entwicklung sind.

Trockene Hitze
Verbrennen. Diese sichere Methode wird bei relativ wertlosen Materialien, z. B. Abfällen, angewendet.
Ausglühen. Hitzestabile Gegenstände (z. B. Metallösen in bakteriologischen Labors) werden kurzzeitig in die Flamme eines Bunsenbrenners gehalten, um das infektiöse Material zu vernichten.

Feuchte Hitze
Auskochen. Vor dem Auskochen müssen Schmutzreste weitgehend aufgelöst werden, damit die Keime, die durch den Schmutz vor dem direkten Angriff geschützt sind, auch erreicht werden.
Desinfektion durch strömenden Dampf. Textilien wie Matratzen, Decken oder Kopfkissen lassen sich sicher und zuverlässig desinfizieren.

Desinfektion mittels Strahlen
Kurzwellige UV-C-Strahlen werden erzeugt, um Bakterien zu inaktivieren. Anwendung finden sie z. B. bei Trinkwasser und Warmwasser. Es wird bestrahlt, um es zu desinfizieren. Das letzte Spülwasser in Endoskopreinigungs- und Desinfektionsautomaten einzelner Hersteller kann ebenfalls durch Strahlen desinfiziert werden.

Tab. 9.3 In der Klinik gebräuchliche thermische Desinfektionsverfahren.

Vorgang	Temperatur	Haltezeit (reine Einwirkzeit)	Beispiele
Auskochen z. B. im Vaporisator oder Dampfkochtopf	100 °C	3 min	Milchflaschen, Sauger, Inhalationsmaterial
vollautomatische Reinigungs- und Desinfektionsmaschine	75 – 95 °C mit Reinigungs-, aber ohne Desinfektionsmittelzusatz	10 min	thermostabile Instrumente, Anästhesie- und Beatmungsmaterialien, Milchflaschen
Endoskop- Reinigungs- und Desinfektionsautomaten	35 – 60 °C mit geeignetem Desinfektionsmittelzusatz	5 min	thermolabile, wasserdichte flexible Endoskope und Zubehör
desinfizierende Steckbeckenspülgeräte (**Abb. 9.9**)	95 °C	> 1 min	Steckbecken, Urinflaschen, Absauggläser
strömender Wasserdampf	75 – 105 °C	3 – 20 min	Textilien, Matratzen, Kopfkissen

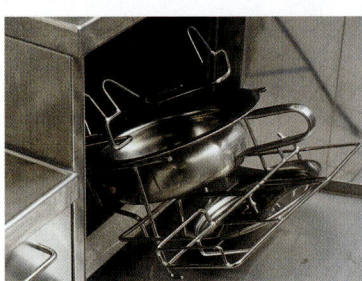

Abb. 9.9 Bei einer Temperatur von 95 °C werden Steckbecken, Urinflaschen und Absauggläser im Steckbeckenspülautomaten innerhalb einer Minute gereinigt und desinfiziert.

Vorteile der physikalisch-thermischen Verfahren

Im Vergleich zur chemischen Desinfektion haben die physikalisch-thermischen Desinfektionsverfahren wichtige Vorteile:

- geringere Kosten
- geringere Umweltbelastung
- höhere Sicherheit bei der Aufbereitung
- Möglichkeiten zur Automation
- keine Toxizität, keine Allergisierung

Thermo-chemische Desinfektion. Bei der Kombination von Hitzeenergie und chemischen Reinigungswirkstoffen spricht man von thermochemischer Desinfektion. Sie wird angewendet in vollautomatischen Reinigungs- und Desinfektionsmaschinen für Instrumente, Endoskope usw.

Chemische Desinfektion

Chemische Substanzen können Mikroorganismen abtöten (Mikrobizidie). Dazu müssen jedoch bestimmte Konzentrationen, Temperaturen und Einwirkzeiten eingehalten werden. Es werden verschiedene Anforderungen an chemische Wirkstoffe gestellt:

- breites Wirkungsspektrum gegen Bakterien, Pilze und Viren
- rasche Wirkung und niedrige Anwendungskonzentrationen
- möglichst keine Beeinflussung durch unspezifische Eiweiße (Sputum, Blut, Eiter, Wundsekret)

- farblos, geruchlos und atoxisch
- keine Schleimhautreizungen
- keine Materialschädigung (wirtschaftlicher Aspekt)
- keine Umweltbelastung

→ **MERKE** Kein Desinfektionswirkstoff kann alle Anforderungen erfüllen. Deshalb sind physikalische Desinfektionsverfahren chemischen Verfahren vorzuziehen. ─────────

Methoden

Es gibt folgende Methoden, um etwas chemisch zu desinfizieren.

Einlegemethode. Gegenstände (Nassentsorgung) werden vollständig in Desinfektionslösung eingelegt. Spitze und/oder scharfe Instrumente müssen laut Unfallverhütungsvorschrift auf diese Art eingelegt werden, wenn keine thermische Desinfektion in vollautomatischen Reinigungs- und Desinfektionsmaschinen erfolgt. Eine wesentliche Voraussetzung für die volle Wirksamkeit der Desinfektion ist die gründliche Reinigung der Instrumente (maschinell oder manuell). Die Lösung muss kalt angesetzt werden, um toxische Dampfentwicklung zu reduzieren. Schläuche und Hohlräume müssen sorgfältig mit der Lösung gefüllt werden. Die Tauchgefäße müssen zum Mitarbeiterschutz abgedeckt sein.

Die Einlegemethode hat auch Nachteile:

- Der zeitliche Aufwand ist hoch, die Wirksamkeit z. T. unzuverlässig.
- Es besteht die Gefahr der Rekontamination mit sog. Wasserkeimen, da die Desinfektionsmittel abgespült werden müssen.

Wisch-Methode. Nass bzw. feucht abwischen. Vorteil dieser Flächendesinfektion ist, dass die Verschmutzung gelöst und entfernt wird. Die Wirksamkeit der routinemäßigen Desinfektion großer Flächen, z. B. des Fußbodens, als Infektionsprophylaxe ist umstritten.

Sprühen. Eine Sprühdesinfektion ist nur für kleine, schlecht zugängliche Flächen geeignet. Mögliche Folge der Sprühdesinfektionsmittel ist z. B. die Belastung der Raumluft mit Allergiegefahr. Da die Fläche nicht voll benetzt werden kann, ist die desinfizierende Wirkung fraglich. Es legt sich lediglich ein Nebel auf den keimhaltigen Schmutz. Im Schmutz bleiben die Mikroorganismen am Leben, sind evtl. nur teilweise geschädigt und können Resistenzen entwickeln (Daschner 2004; McCay 2010).

Wirkstoffe

Zur Desinfektion von Flächen und Instrumenten, aber auch um Haut, Schleimhaut, Wunden und Hände zu desinfizieren, gibt es verschiedene Wirkstoffe (**Tab. 9.4**).

Tab. 9.4 *Wirkstoffe und Anwendung chemischer Desinfektion.*

Wirkstoffgruppe	Wirkstoffe	Beispiel für Handelspräparat	Vorteil	Nachteil	Anwendungsbeispiel
Vor der Anwendung müssen die Angaben des Herstellers zu Konzentration, Anwendung und Einwirkzeit beachtet werden					
Alkohole	→ Ethanol → Isopropanol → Propanol	→ Skinsept → Terralin liquid	→ problemlos abbaubar → breites Wirkungsspektrum → schnelle Wirkung innerhalb Sekunden → rasche Abtrocknung → gute Hautverträglichkeit	→ viruzide Wirkung oft nur durch Zusätze	→ Haut → Händedesinfektion → kleine Flächen
Aldehyde	→ Formaldehyd → Glutaraldehyd	Incidin perfekt	→ gut abbaubar → niedrige Einsatzkonzentration → gute Materialverträglichkeit	→ reizen Haut und Schleimhaut → hohes Sensibilisierungsrisiko → fixieren eiweißhaltigen Schmutz	→ Flächen → Instrumente
Aktivsauerstoffverbindungen (Oxidationsmittel)	→ Kaliumperoxomonosulfat	Perform	→ biologisch abbaubar → schnelle Wirkung → sporenwirksam	→ muss täglich neu angesetzt werden	→ Flächendesinfektion
	→ Wasserstoffperoxid	Apothekenherstellung	→ sehr gute Gewebeverträglichkeit	→ langsamer antimikrobieller Wirkungseintritt	→ Schleimhaut → Wunden

Fortsetzung ▶

Tab. 9.4 Fortsetzung

Wirkstoffgruppe	Wirkstoffe	Beispiel für Handels-präparat	Vorteil	Nachteil	Anwendungs-beispiel
Phenole und Phenol-derivate	→ Phenol (Karbol-säure)	Gevisol	→ geringe Eiweiß-empfindlichkeit → hohes Reini-gungsvermögen	→ toxische Abbau-produkte → langsamer Abbau	→ Flächendesin-fektion → Desinfektion von Ausschei-dungen
oberflächenaktive Sub-stanzen (Tenside)	→ quaternäre Am-moniumverbin-dung	Korsolex AF	→ gute Materialver-träglichkeit → fast geruchlos → gering humanto-xisch	→ Wirkungslücken → mäßige Umwelt-verträglichkeit	→ Instrumenten-desinfektion
	→ Polihexanid	Lavanid 1 oder 2	→ sehr gute Gewe-beverträglichkeit		→ chronische Wunden
	→ Octenidin	Octenisept	→ schneller Wir-kungseintritt → breites Wirkungs-spektrum	→ gewebetoxische Reaktionen fest-gestellt (Kalteis 2003)	→ Schleimhaut → Wunden
Glucoprotamin	→ Glucoprotamin	Incidin plus	→ breites Wirkungs-spektrum → sehr gute Reini-gungswirkung	→ wirkt auf Haut ätzend	→ Flächendesin-fektion
Halogenderivate	→ jodabspaltende Verbindungen (PVP-Jodkomplex)	Braunol		→ starke Inaktivie-rung durch orga-nisches Material → Wirkungslücke bei Staphylococ-cus aureus	→ Schleimhaut → Wunden
	→ Chlor (Hypochlo-rit)		→ breites Wirkungs-spektrum	→ ätzend	→ Trink-, Schwimm- und Abwasserdesin-fektion

Grundregeln beim Umgang mit chemischen Desinfektionswirkstoffen

Viele Reinigungs- und Desinfektionswirk-stoffe sind Gefahrstoffe, d. h., sie wirken gesundheitsgefährdend beim Berühren, Einatmen oder Verschlucken. Einige sind aufgrund eines niedrigen Flamm-punktes leicht entzündbar.

Reinigungs- und Desinfektionsmittel können reizend, ätzend oder giftig wir-ken. Der Hautkontakt mit Lösungen, die nicht am Menschen angewendet wer-den, ist zu vermeiden. Betriebsanweisun-gen und Kennzeichnung der Wirkstoffe weisen darauf hin, welche Gefährdung besteht und wie sie sicher angewendet werden. Schutzmaßnahmen nach § 7 der Gefahrstoffverordnung (GefStoffVO 2010) und die Information der Beschäf-tigten nach den technischen Regeln für Gefahrstoffe (TRGS 555, 2009) müssen beachtet werden.

🖐 **PRAXISTIPP** Für den Umgang mit Desinfektionswirkstoffen gilt: Dis-tanz halten, **immer** geeignete Hand-schuhe tragen, immer kaltes Wasser zum Ansetzen von Lösungen verwenden, den Wischlappen regelmäßig wechseln (z. B. nach jedem Patientenzimmer, zwi-schen der Reinigung des Patienten-

nachttisches und Waschbecken, wenn der Toilettenstuhl oder das WC abge-wischt wurden usw.) und immer frische, ausgekochte oder Einmallappen benut-zen, die nicht feucht trocknend aufbe-wahrt werden dürfen. Für die Dosierung Dosierhilfsmittel und Dosiertabelle oder Desinfektionsmitteldosiergerät verwen-den (**Abb. 9.10**). ⸺

Reinigende Desinfektion von Oberflächen

Desinfizierende Reinigung

Von Böden und anderen Oberflächen in Kliniken darf keine Infektionsgefahr aus-gehen. Während i. d. R. die tägliche Rei-nigung im Stationsbereich von Kranken-haus und Altenheim ohne Desinfektions-mittel ausgeführt werden kann, muss in besonderen Risikobereichen (z. B. bei Pa-tienten mit großen eiternden Wunden, Gangrän, Ulcus cruris und multiresisten-ten Keimen) eine tägliche desinfizieren-de Reinigung des Fußbodens sowie die desinfizierende Reinigung der Patienten-umgebung vorgenommen werden (Schuster 2006). Weiter kann unter-schieden werden zwischen laufender Desinfektion und Schlussdesinfektion.

Laufende Desinfektion. Die laufende Desinfektion wird bei patientennahen

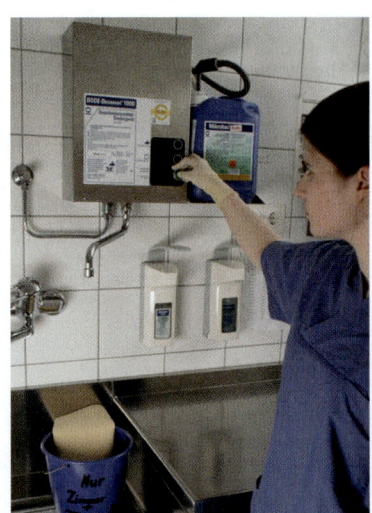

Abb. 9.10 Mithilfe eines Desinfektionsmitteldo-siergerätes lässt sich die Desinfektionsmittellösung hygienisch sicher ansetzen.

Flächen (z. B. dem Display des Überwa-chungsgerätes, Krankenbett, Nachttisch) angewendet, um die Kontamination von Räumen und Einrichtungsgegenständen durch Personen (Hände) im unmittelbaren Patientenbereich möglichst gering zu halten.

Schlussdesinfektion. Die Schlussdesinfektion erfolgt nach Abschluss der Behandlung bei Patienten mit septischem Krankheitsbild (postoperative Infektion, Ulcus cruris, Gangrän) oder einer Infektionskrankheit. Sie findet am besten nach Absprache mit den Mitarbeitern der Klinikhygiene statt.

➤ MERKE Auf eine Raumsprühdesinfektion (z. B. Vernebeln von Formaldehyd-Wasserdampf) sollte völlig verzichtet werden. ─────

Durchführung. Nach Kontamination des Fußbodens oder Mobiliars durch Blut, Stuhl, Urin, Erbrochenes usw. muss möglichst sofort eine desinfizierende Reinigung durchgeführt werden (Schuster 2006). Sie erfolgt je nach Umfang mit einem

- desinfektionsmittelgetränkten Papierhandtuch (z. B. mit 70 % Alkohol),
- Spendersystem mit Einmalvliestüchern und einsatzbereiter Desinfektionsmittellösung,
- frischen Textiltuch (z. B. mit 70 % Alkohol oder 0,5 % Flächendesinfektionsmittel) oder
- Wischmopp (mit 0,5 % Flächendesinfektionsmittel).

Welches Desinfektionsmittel in welcher Konzentration verwendet wird, ist aus dem Reinigungs- und Desinfektionsplan der Station oder Abteilung ersichtlich.

Nutzbarkeit wischdesinfizierter Flächen

Die wischdesinfizierten Flächen können wieder benutzt werden, sobald sie sichtbar trocken sind. Nur im Fall einer Epidemie, d. h. bei mehr als einem Infektionskranken mit der gleichen Erkrankung (und auch nur auf behördliche Anordnung), müssen Desinfektionsmittel mit längeren Einwirkzeiten und höheren

Konzentrationen gewählt werden (§ 18 Infektionsschutzgesetz). Sie werden vom örtlichen Gesundheitsamt angegeben.

Das RKI hat hierzu Hinweise und Empfehlungen veröffentlicht. Die entsprechenden Einwirkzeiten vor der Wiederbenutzung müssen auch eingehalten werden bei gezielter Desinfektion von Flächen nach grober Verschmutzung mit Blut, Stuhl, Urin o. Ä. Zusammenfassend stellt *Tab. 9.5* Regeln zur Material- und Flächenkontamination dar.

Sterilisationsverfahren

Die Versorgung eines Krankenhauses mit Sterilgut erfolgt durch die Zentrale Sterilgut-Versorgungsabteilung (ZSVA), z. B. OP-Sieb-Container, Verbandwechsel-Set, einzeln verpackte Instrumente. Ohne gesonderte Weiterbildung werden Pflegende nicht mehr im Bereich der ZSVA tätig.

✋ PRAXISTIPP In seltenen Arbeitsbereichen (z. B. im Entwicklungsdienst) müssen Sie selbstständig sterilisieren, z. B. mit Dampf-Klein-Sterilisatoren. Dafür benötigen Sie weiteres physikalisches Wissen und Kenntnisse von möglichen Fehlerquellen. ─────

❗ DEFINITION Mit **Sterilisation** soll erreicht werden, dass alle vermehrungsfähigen Mikroorganismen einschließlich bakterieller Sporen am oder im Sterilisiergut abgetötet sind. Um die definitorische Kontaminationswahrscheinlichkeit von 1:1 000 000 zu erreichen, ist zumindest sorgfältige Vorreinigung Voraussetzung. ─────

Die Wahl des Verfahrens hängt von der Beschaffenheit des zu sterilisierenden Materials ab:

- am häufigsten wird die Dampfsterilisation (physikalische Sterilisation) und

- die chemische Sterilisation thermolabiler Materialien mit bestimmten chemischen Stoffen eingesetzt.

Dampfsterilisation. Mikroorganismen bestehen vorwiegend aus Wasser, Eiweiß und Nukleinsäuren. Bei der Dampfsterilisation mit Autoklaven wird die Wärme des Dampfes durch Kondensation am kälteren Sterilisiergut übertragen, es erwärmt sich schnell. Die Abtötung der Keime erfolgt durch Hitze durch Koagulation (Ausflockung) der Proteine.

Geforderte Bedingungen im Autoklaven bzw. am Sterilgut sind:

- 121 °C bei 15 – 20 min Abtötungszeit oder
- 134 °C bei 5 min Abtötungszeit.

Es wird gespannter, d. h. unter Druck stehender Wasserdampf, eingesetzt (**Abb. 9.11**). Zu den eigentlichen Abtötungszeiten werden noch addiert:

- **Entlüftungszeit:** Da Luft ein schlechter Wärmeleiter ist, wird sie mit Vakuumpumpen möglichst vollständig aus der Sterilisierkammer abgesaugt.

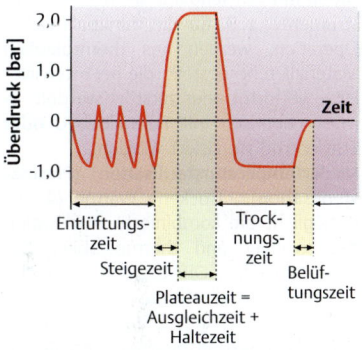

Abb. 9.11 Ablaufschema der Dampfsterilisation. Zur Haltezeit von 5 Minuten bei 134 °C (Abtötungszeit) müssen noch Entlüftungs-, Steige-, Trocknungs- und Belüftungszeit hinzugerechnet werden.

Tab. 9.5 *Kurz und bündig: Regeln zur Material- und Flächendekontamination (Sitzmann 2007).*

Infektions- und andere Gefährdungen	Hygiene bedeutet Vorbeugung
Fußböden sind auch nach routinemäßiger Desinfektion (3 Std. später) wieder kontaminiert und können nicht als Ablage für Schmutzwäsche, Steckbecken o. Ä. oder als saubere Barfußfläche genutzt werden	→ ... durch Befolgen der Hygieneregel: „Außer Rollen und Füßen kommt im Pflegeheim und in der Klinik nichts mit dem Fußboden in Berührung!" → ... durch Benutzung der Flächen nur mit Schuhen (z. B. Badesandalen)
physikalische Desinfektionsverfahren wirken sicherer als chemische Desinfektionssubstanzen	→ ... durch Bevorzugen physikalisch-thermischer Verfahren mit ▪ geringeren Kosten ▪ geringerer Umweltbelastung ▪ höherer Sicherheit, da automatisierbar ▪ fehlender Toxizität, keine Allergisierung von Haut und Atemwegen
Sprühdesinfektion → verlangsamt oder verhindert die Abtötung von Bakterien, falls die Oberfläche nicht optisch sauber, d. h. frei von Proteinen und Fett, ist → fördert Resistenzentwicklung von Keimen → gefährdet Mitarbeiter durch Allergien, Augenschäden, Hautreizungen → stellt auf größeren Flächen kombiniert mit Alkohol Feuergefahr dar	**Hygieneregel:** Keine Sprühdesinfektion (großflächig) anwenden! Wischdesinfektion ist die einzige gut wirksame Methode der Oberflächendesinfektion!

- **Steigezeit:** die Zeit, die zur Erreichung der Betriebstemperatur (121 °C bzw. 134 °C) notwendig ist.

Die Dampfsterilisation kann angewandt werden für Textilien, Papier, Glas, Metall, Gummi. Die Sicherheit, die Keime abzutöten, ist sehr groß. Außerdem ist es auch das wirtschaftlichste und umweltschonendste Verfahren.

Heißluftsterilisation. Ihre Nachteile sind die benötigte sehr hohe Temperatur von 160 – 200 °C und eine längere Abtötungszeit als beim Dampfsterilisator. Die Heißluftsterilisation ist für hitzebeständige Güter gedacht, die über einen längeren Zeitraum behandelt werden können, ohne zu verkohlen oder sich zu verformen (z. B. leeres Glas und Metallteile). Sie findet ohne Luftumwälzung kaum noch Anwendung.

Sterilisation mit ionisierenden Strahlen. Verwendete Strahlen sind z. B. γ-Strahlen (Gammastrahlen). Es ist ein industriell genutztes Sterilisationsverfahren, z. B. von Einmalartikeln.

Formaldehydsterilisation und Gassterilisation mit Ethylenoxid. Immer mehr Instrumente, z. B. für die minimalinvasive Operation, werden aus thermolabilen Materialien hergestellt, die bei intensiver Hitze verformt oder zerstört werden. Es muss chemisch mit Formaldehyd oder Ethylenoxid sterilisiert werden.

Niedertemperatursterilisation (Plasmasterilisation). Trockene Wärme (45 °C) ermöglicht die kombinierte Sterilisation thermolabiler und thermostabiler Gegenstände (z. B. OP-Sets der Augenchirurgie). Die mikrobizide Wirkung entsteht in einem Wasserstoffperoxidplasma, als Reaktionsprodukte entstehen Sauerstoff und Wasserdampf.

Pyrogenfreiheit. Das Zellwandmaterial abgetöteter Mikroorganismen kann, wenn es in großen Mengen ins Blut oder ins Gewebe gelangt, ernste Fieberreaktionen auslösen. Deshalb müssen Lösungen für den parenteralen Gebrauch nicht nur steril, sondern auch pyrogenfrei (Pyrogene = Fieber erzeugende Stoffe) sein. Dies wird durch Filtration erreicht.

Aufbereitung von Medizinprodukten

Auch die Aufbereitung kontaminierter Gegenstände, d. h. die Reinigung, Desinfektion und Sterilisation von Gegenständen, die zur Versorgung der Patienten eingesetzt werden, hat bei der Prävention nosokomialer Infektionen eine hohe Bedeutung. In einer ZSVA (Zentrale Sterilgut-Versorgungsabteilung) kann dabei durch organisatorische Maßnahmen und maschinelle Voraussetzungen ein hohes Maß an standardisierter Versorgung gewährleistet werden.

Welches Verfahren zur Aufbereitung kontaminierter Gegenstände ist das richtige? Dazu gibt eine Empfehlung des RKI Auskunft (Mielke 2001). Verschiedene Schritte sind notwendig, um am Ende ein Qualitätsmanagementsystem darstellen zu können:

- Risikobewertung: Einteilung von Medizinprodukten in Risikoklassen
- Festlegen der Aufbereitungsverfahren unter Berücksichtigung der Herstellerangaben
- Prüfen der funktionellen Sicherheit
- Festlegung und Durchführung des Aufbereitungsprozesses mit Dokumentation

Vermeidbare Fehler bei der Sterilisation

Mangelhafte Vorreinigung des Sterilsierguts. Mikroorganismen können sich vor dem sterilisierenden Wasserdampf schützen, indem sie sich in Schleim-, Blut- und Serumreste oder auch Schmutz und andere Auflagerungen (z. B. Kalkflecken nach Abspülen mit Trinkwasser) einschließen. Aufsehenerregende Zwischenfälle in ZSVA großer Kliniken weisen unlängst auf dringenden Verbesserungsbedarf hin. Besondere Bedeutung gewinnt dies vor dem Hintergrund der Creutzfeldt-Jakob-Krankheit (CJD) und ihrer neuen Variante (vCJD).

Falsche Position des Sterilgutes. Die Gefäße (z. B. Nierenschalen) müssen mit der Öffnung so liegen, dass das Kondensat ablaufen kann (***Abb. 9.12 a***). Eingetütetes Material ist daher senkrecht in den Sterilisationskorb zu stellen. Container mit Wäsche sollte man nicht zu dicht packen, weil der Dampf sonst nicht eindringen kann. Die flache Hand muss zwischen die Tücher eingeschoben werden können.

Verpackung. Die Verpackung muss die völlige Luftentfernung und das Eindringen von Dampf zulassen. Es werden, entsprechend der Norm, Papier, Tücher oder spezielle Polyamidfolien verwendet (***Abb. 9.12 b***). Werden genormte luft- und wasserdampfdurchlässige Container verwendet, ist auf den regelmäßigen Wechsel der Filter (Verfilzungsgefahr mit erschwertem Dampfeintritt) zu achten.

Small-load effect. Kleine Einzelteile sollen nicht in großen Sterilisationskammern einzeln sterilisiert werden, da sonst Gefahr der mangelnden Sterilität besteht. Vor der Dampfsterilisation muss die Kammer evakuiert werden (s. o.), die Funktion der dafür nötigen Pumpen ist auf voll beladene Sterilisa-

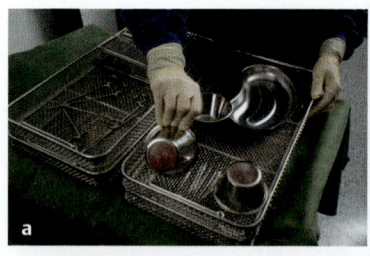

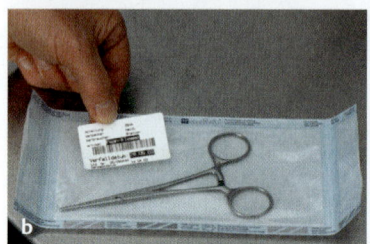

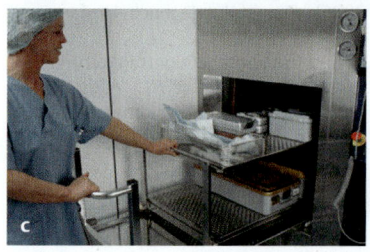

Abb. 9.12 Sterilisation. a Gefäße müssen bei der Sterilisation mit der Öffnung nach unten liegen, damit das Kondensat ablaufen kann. **b** Das Sterilgut wird in speziellen Polyamidfolien eingeschweißt und mit einem Etikett versehen, welches das Datum der Sterilisation, die Chargennummer und den Namen des verpackenden Mitarbeiters angibt. **c** Das eingeschweißte Sterilgut wird in Sterilisationskörben in den Autoklaven geschoben.

tionskammern ausgelegt. Wenn zu viel Luft in der Kammer verbleibt („Luftinseln"), kann die verbliebene Luft nicht genügend erhitzt werden. Luft lässt sich nämlich schwerer erhitzen als ein hohes Vakuum.

Feuchtes Sterilgut. Nur trockenes verpacktes Sterilisiergut ist nach abgeschlossenem Sterilisationsvorgang steril. Besonders bei der Sterilisation von metallenen Instrumenten muss auf Kondenswasser geachtet werden.

Sterilisationskörbe. Werden keine speziellen Sterilisationskörbe verwendet (***Abb. 9.12 c***), können die Innenwände des Sterilisators mit der Verpackung verkleben. Bei der Entnahme wird die Verpackung beschädigt.

9.3.8 Prinzip: Antisepsis

Das Prinzip der Antisepsis wurde bereits seit 1867 durch den Chirurgen Lister angewandt. Dieser vermutete die Übertragung der Entzündungskeime durch die Luft. Als Desinfektionsmittel für Wunden verwendete er Phenolspray oder mit Phenol benetzten Mull, den er während der Operation in die Wunden brachte. Die jahrtausendealte Praxis der Manipulation mit unsterilen Instrumenten und nicht desinfizierten Händen des Operateurs wurde allerdings noch fortgesetzt.

Heute umfasst Antisepsis den Einsatz sog. Antiseptika, antimikrobiell wirksamer Substanzen, die Bakterien und Viren durch Wachstumshemmung (bakteriostatisch bzw. virustatisch) oder Abtötung (bakterizid bzw. viruzid) unschädlich machen. Je nach Anwendungsbereich werden Haut-, Schleimhaut- und Wundantiseptika unterschieden.

> ❗ **DEFINITION Antisepsis**
> (griech.: anti = gegen, sepsis = Fäulnis) bedeutet antimikrobielle Maßnahmen am Ausgangsort bzw. an der Eintrittspforte einer möglichen Infektion bzw. am Infektionsherd auf der Körperoberfläche (Haut, Schleimhaut, Wunden) oder operativ freigelegten Arealen. ────

Antiseptische Maßnahmen

Eine lokale keimzahlmindernde Maßnahme ist vor diagnostischen und therapeutischen invasiven Eingriffen (Injektionen, Punktionen, Operationen) üblich, um die Gefahr der Keimverschleppung zu reduzieren. Es sind verschiedene Maßnahmen zur Antiseptik zu unterscheiden:

- prophylaktische Hautantiseptik (z. B. vor Injektionen und Punktionen)
- prophylaktische Schleimhautantiseptik (z. B. vor Blasenkatheterismus)
- präoperative Haut- und Schleimhautantiseptik (z. B. bei gynäkologischen und urologischen Operationen)
- prophylaktische Wundantiseptik (z. B. Wundspülung bei kontaminierten Wunden)
- therapeutische Antiseptik (z. B. bei septischen Wunden, bei Saug- und Spüldrainagen von Wunden)

Antiseptische Substanzen werden auf Haut, Schleimhaut und auf Wunden verwendet. Haut und Schleimhaut weisen je nach Körperregion (z. B. Hände, Achselhöhle, Kopf, Schleimhaut der Vagina oder Harnröhre) unterschiedliche Keimarten und Keimzahlen auf. Die Einwirkzeit ist von der Gefährdung der invasiven Maßnahme in der jeweiligen Körperregion abhängig. Das Antiseptikum wird während der Einwirkzeit auf der Haut verrieben, z. B. bei i. m.-Injektionen. Vor Operationen und Gelenkpunktionen erfolgt dies mit steriler Kornzange und sterilen Tupfern.

Hautantiseptik

Ein Hautantiseptikum muss schnell wirken und ein breites Wirkungsspektrum haben, damit sämtliche pathogenen Keime abgetötet werden. Die Einwirkzeit hängt von der Zahl der Talgdrüsen ab, da sie die Wirkung der Antiseptika hemmen können. Einige Bereiche (Gesicht, mittlere Anteile des Rückens und der Brust, „Schweißrinne", Achselhöhle) sind besonders reich an Talgdrüsen (**Tab. 9.6**).

Für die Hautantiseptik werden meistens alkoholische Lösungen (Ethanol, Propanol, evtl. auch in Kombination mit Octenidin und PVP-Jodlösung) angewendet. Auswahlkriterien für Hautantiseptika sind z. B.

- Schmerzempfinden (Alkohol brennt in einer Wunde),
- Remanenzwirkung (Zusätze in präoperativen Hautantiseptika wirken längerfristig während der Operation) und
- Zeitfaktor (Alkohol wirkt schneller als wässrige PVP-Jodpräparate).

Zur Markierung von Hautbereichen (z. B. präoperativ) stehen gefärbte Präparate zur Verfügung (**Abb. 9.13**).

Tab. 9.6 *Maßnahmen zur Hautantiseptik bei Injektionen und Punktionen.*

Injektionen (i. v., s. c.), Blutentnahmen (auch Kapillarblut)	Injektionen (i. m.), periphere Zugänge, Abnahme von Blutkulturen	Punktionen des Liquorraums und von Körperhöhlen und Hohlorganen	Punktionen von Gelenken, Legen zentralvenöser Zugänge, operative Eingriffe
Händedesinfektion			
hygienische Händedesinfektion vor dem Anziehen und nach Ablegen der (Schutz-)Handschuhe	hygienische Händedesinfektion vor dem Anziehen und nach Ablegen der (Schutz-)Handschuhe	hygienische Händedesinfektion vor dem Anziehen und nach Ablegen der (Schutz-)Handschuhe	hygienische Händedesinfektion vor dem Anziehen und nach Ablegen der (Schutz-)Handschuhe
Handschuhe			
unsterile Schutzhandschuhe (Einstichstelle nicht mehr palpieren)	unsterile Schutzhandschuhe (Einstichstelle nicht mehr palpieren)	sterile Handschuhe	sterile Handschuhe steriler Schutzkittel Mundnasenschutz Kopfhaube
Tupfer			
sterilisierte Tupfer (von der Rolle)	sterile Tupfer	sterile Tupfer	sterile Tupfer
Durchführung der Hautantiseptik			
Hautantiseptikum aufsprühen	Hautantiseptikum aufsprühen, Einwirkzeit 30 s abwarten, mit sterilem Tupfer abwischen und ein 2. Mal aufsprühen und wiederum die Einwirkzeit von ca. 30 s bis zum vollständigen Abtrocknen abwarten	Hautantiseptikum aufsprühen, Einwirkzeit 30 s abwarten, mit sterilem Tupfer abwischen und ein 2. Mal aufsprühen und wiederum die Einwirkzeit von ca. 30 s bis zum vollständigen Abtrocknen abwarten	Hautreinigung mit Wasser und Seife Hautantiseptikum 2 × auftragen und je 2,5 min Einwirkzeit abwarten mit sterilen Tupfern abwischen Abdeckung der Arbeitsumgebung und des Patienten mit sterilen Tüchern (der Herstellerhinweis ist zu beachten)
Einwirkzeit			
→ ca. 30 s (talgdrüsenarme Haut) → > 10 min (talgdrüsenreiche Haut)	→ mind. 1 min bei talgdrüsenarmer Haut → mind. 10 min bei talgdrüsenreicher Haut	→ mind. 1 min bei talgdrüsenarmer Haut → mind. 10 min bei talgdrüsenreicher Haut	→ mind. 5 min bei talgdrüsenarmer Haut → mind. 10 min bei talgdrüsenreicher Haut

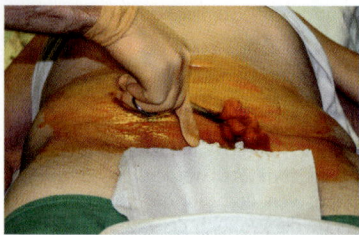

Abb. 9.13 Zur präoperativen Hautantiseptik werden gefärbte Präparate verwendet, um die Hautbereiche zu markieren.

baulichen Schutzmöglichkeiten
- traditionelle Gliederung in septische, aseptische und Reinräume
- Einrichtung von Personen-, Geräte-Material „*schleusen*" als Zugang zu besonders sensiblen Bereichen
- kleine Pflegeeinheiten
- Zentralisierung von therapeutischen Funktionsbereichen

Kontaminationsschutz durch Arbeits- oder Berufskleidung
- stationsgebunden, möglichst kurzärmelig, Haarschutz, u.U. Mund-Nasen-Schutz
- Handschuhe bei gegebener Indikation

Schutzkleidung
- Schutzkittel/Schürze bei erhöhtem Infektions- oder Kontaminationsrisiko

Bereichskleidung
Schutzkleidung für Angehörige

Distanzierung durch Nutzung von:

technisch-apparativen Hilfen
- Einwegmaterialien, wo sinnvoll
- desinfizierbare bzw. sterilisierbare Instrumente, Geräte, Anlagen
- Verhinderung infektiöser Aerosolbildung

antimikrobiellen Aspekten
- alle präventiven Maßnahmen der Isolierung

organisatorischen Verabredungen
- persönliche Verhaltensweisen, Prinzip der Non-Infektion
- Berücksichtigung der Aseptik (Prinzip der Keimfreiheit)
- Zentralisierung von hygienesensiblen, therapeutischen Maßnahmen
- Einhaltung der Wechselintervalle invasiver Katheter usw.
- Umgang mit Abfall

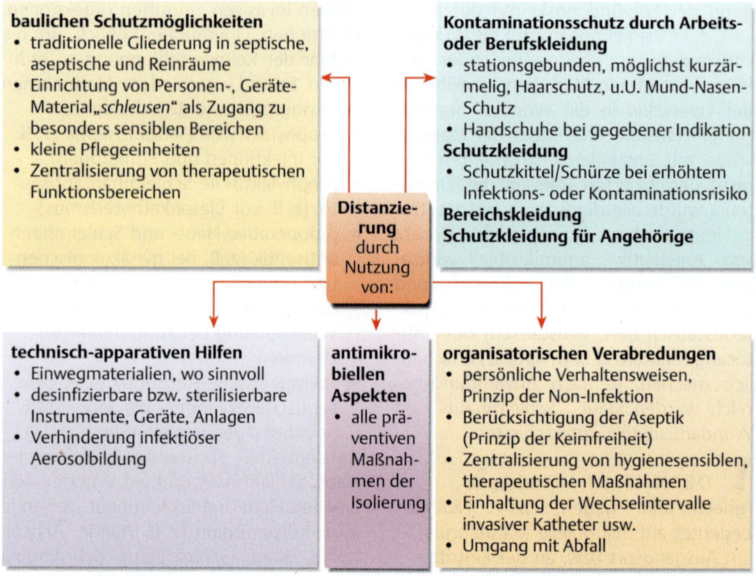

Abb. 9.14 Beim Prinzip der Distanzierung geht es nicht darum, sich vom Patienten zu distanzieren, sondern um die Verhütung einer Erregerübertragung durch die Anwendung verschiedener Maßnahmen (nach Sitzmann 1999).

Schleimhautantiseptik

Hohes Wirkungsspektrum und Gewebeverträglichkeit. Es werden Antiseptika benötigt, die ein gutes antimikrobielles Wirkungsspektrum und eine hohe Gewebeverträglichkeit aufweisen. Dabei muss berücksichtigt werden, dass Schleimhaut sehr empfindlich ist und leicht Reizungen und Sensibilisierungen auftreten. Es besteht die Gefahr, dass die aufgebrachten Substanzen resorbiert werden und toxisch wirken können. Polyvidon-jodhaltige Präparate (z. B. Braunol) dürfen nicht in der Schwangerschaft, bei Säuglingen bis zum Alter von 6 Monaten und in der Stillzeit sowie bei Schilddrüsenüberfunktion oder Jodüberempfindlichkeit angewendet werden.

Geringe Toxizität. Antiseptika müssen eine geringe Toxizität haben. Sie dürfen auch bei Dauergebrauch (z. B. beim Katheterisieren eines querschnittgelähmten Patienten) nicht karzinogen und teratogen wirken. Gebrauchsinformationen des Herstellers sind daher sorgfältig zu beachten. Für die schmerzempfindlichere Schleimhaut werden alkoholfreie Lösungen, wässrige PVP-Jodlösung, Chlorhexidin- und Octenidinlösung verwendet.

Zu bedenken ist, dass es nach einer Haut- und Schleimhautantiseptik nach kurzer Zeit zu einer Neubesiedelung des entsprechenden Hautareals kommt. Für einzelne Indikationen, z. B. Antiseptik vor Operationen, Punktionsstelle ZVK, empfehlen sich Zusätze mit remanenter, d. h. länger anhaltender, Wirkung.

Wundantiseptik

Bei Operations- und Zufallswunden richten sich alle Maßnahmen der Wundbehandlung gegen das Entstehen einer Wundinfektion, bei Wunden mit chronischem Verlauf (z. B. Dekubitus, Gangrän, Ulcus cruris) liegt ein Hauptaugenmerk auf der Beeinflussung ursächlicher Faktoren für die entstandene Wunde sowie lokal in der Förderung der Wundheilung.

Die Indikation für eine Wundantiseptik muss sorgfältig bedacht werden, um Wundheilungsstörungen zu vermeiden. Schon die Vielzahl der traditionellen Wirksubstanzen zeigt (Tab. 23.10), dass es *das* ideale Mittel für jede Wundform nicht gibt. Wichtig ist die Kenntnis von Wundheilungshemmungen (Zytotoxizität) und anderer Nachteile des Therapeutikums.

PRAXISTIPP Zur Infektionsprophylaxe können Wunden mit sterilen Lösungen (z. B. Ringerlösung) gespült oder mit steril gefiltertem Trinkwasser geduscht werden. ⎯⎯⎯⎯⎯⎯

9.3.9 Prinzip: Asepsis

DEFINITION **Asepsis:** Gesamtheit aller Maßnahmen zur Verhütung einer Infektion oder Kontamination, d. h. vorbeugendes Prinzip der Keimfreiheit bei Operationen oder anderen Eingriffen. ⎯⎯⎯⎯⎯⎯

Potenzielle Krankheitskeime werden nicht mehr während eines Eingriffs unschädlich gemacht, sondern vorher von Instrumenten, Textilien und Händen der Handelnden entfernt. Praktiziert wird die Asepsis bei
- der Anwendung steriler Instrumente und OP-Handschuhen, Schutzkleidung und Verbandstoffen,

- der korrekten Anwendung des Mund-Nasen-Schutzes,
- der Klimatisierung von OP-Räumen u. a.

9.3.10 Prinzip: Distanzierung

Bei diesem Prinzip geht es um den Schutz vor Kontamination durch die Distanzierung von Schmutz und pathogenen Mikroorganismen (Non-Infektion, **Abb. 9.14**). Gemeint ist dabei *nicht* die Distanzierung vom Patienten, sondern das Verhüten einer Keimübertragung (Kontaminationsschutz) beim Kontakt mit infizierten bzw. kolonisierten Patienten auf andere Patienten oder Mitarbeiter. Distanzierung wird in Pflege, Diagnostik und Therapie angewendet.

Es ist wichtig, eine professionelle Haltung zur „Distanzierung" zu entwickeln. Sie wird erreicht durch
- durchdachtes Verhalten („Auf den Fußboden des Krankenhauses gehört nichts außer Rollen und Füßen." Steckbecken, schmutzige Bettwäsche usw. sollen nicht mit dem Boden in Kontakt kommen, da sie beim Aufheben Hände und Kleidung kontaminieren),
- das Benutzen von Instrumenten und Handschuhen (s. Non-Touch-Technik S. 193),
- das Tragen von Berufs-, Schutz- und Bereichskleidung,
- sorgfältiges Beseitigen von kontaminiertem Material und Müll sowie

- bauliche Maßnahmen (Schleusen, Reinheitszonen).

Eine weitere Form der Distanzierung ist die Isolierung, d. h. die Unterbringung in einem Einzelzimmer.

Kleidung

Genauso, wie niemand ein Auto reparieren kann, ohne schmutzige Hände und Kleidung zu bekommen, kann niemand mit Infektionsquellen in Kontakt kommen, ohne dass danach auf Kleidung und Händen Mikroorganismen zu finden wären. Da Mikroorganismen auf kontaminierter Kleidung aber nicht so leicht sichtbar sind wie Öl auf einem „Blaumann", müssen wir auf einer fundierten Wissensbasis bestimmen, wann welche Arbeitskleidung zu tragen ist.

Berufskleidung

Berufskleidung, wie der weiße Kittel (Arzt) oder der kurzärmelige Kasack (Pflegende), ist historisch begründet und hat keine wesentlichen hygienischen Schutzfunktionen (Rüden 2007). Sie sichert weder den Patienten noch den Mitarbeiter vor der Übertragung nosokomialer Infektionen oder Keimkolonisationen (Sitzmann 2009). Sie ersetzt die private Kleidung. Falls davon auszugehen ist, dass die Berufskleidung mit Schmutz und Mikroorganismen kontaminiert wurde, ist sie wie Schutzkleidung zu wechseln, möglichst täglich.

Berufskleidung in Form von Dienstkleidern oder Kasack mit Hose in einheitlichem Design und Farbe sowie weiße Ärztekittel verlieren an Bedeutung. In Pädiatrie, Psychiatrie und Psychosomatik wird sie vielfach nicht mehr getragen. Immer mehr Pflegende tragen private Kleidung *und* – im Fall von kontaminationsgefährdenden oder hygienisch sensiblen Tätigkeiten – eine auf den einzelnen Patienten bezogene Schürze oder einen Schutzkittel.

Einheitliche Kleidung in der Intensivpflege und in Funktionsbereichen (z. B. Endoskopie) dient dem Ziel, einen kurzfristigen Wechsel der kontaminierten Kleidung kostengünstig praktizieren zu können. Selbstverständlich kann sie farbig sein, ohne dass das Tragen dieser Kleidung auf diesen Einsatzort beschränkt ist.

🖐 **PRAXISTIPP** Soll Schutzkleidung zum Schutz des Patienten vor nosokomialer Infektion und Kolonisation ihren Zweck erfüllen, tragen Sie sie personenbezogen, d. h., wechseln Sie sie zwischen Patienten. ━━━━━

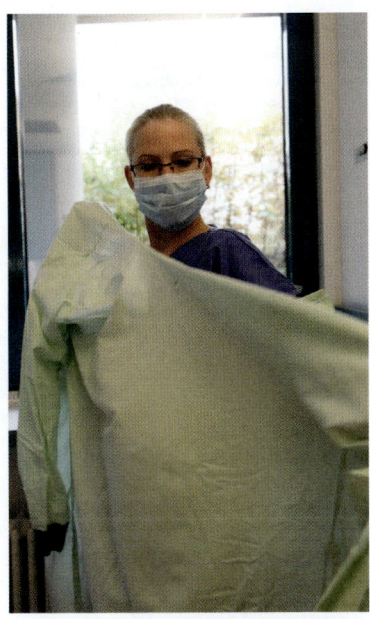

Abb. 9.15 Schutz- und Bereichskleidung. Im OP oder auf einer Intensivstation tragen die Pflegepersonen Bereichskleidung. Zum Schutz vor Krankheiten steht den Pflegenden Schutzkleidung zur Verfügung, diese darf in Speise-, Aufenthalts- und Diensträumen nicht getragen werden.

Schutzkleidung

Bei Schutzkleidung im Sinne des Infektionsschutzes handelt es sich je nach Erfordernis, analog zur persönlichen Schutzausrüstung (PSA) im Arbeitsschutz, um

- Schutzkittel und (Plastik-)Schürzen,
- Augenschutz,
- Mund-Nasen-Schutz und Atemschutz,
- Handschuhe,
- Haarschutz,
- Schuhe.

Sie dienen einerseits dem Mitarbeiter zum Schutz vor schädigenden Einwirkungen während der Arbeit. Werden sie patientengebunden getragen, haben sie eine patientenschützende Wirkung bei

- der Möglichkeit einer Kontamination der üblichen Kleidung durch potenziell infektiöses Material wie Speichel, Bronchialsekret, Blut oder Stuhl (Schutz vor Kreuzkontamination durch Berufskleidung),
- besonders infektionsgefährdeten und an infizierten Patienten (**Abb. 9.15**),
- der Pflege von Patienten, die mit multiresistenten Mikroben (z. B. MRSA) besiedelt sind (Schutz vor Verbreitung auf andere Patienten).

Bei isolierten infizierten Kranken sind langärmelige Kittel mit Ärmelbündchen

und Rückenverschluss als Schutzkleidung zu tragen.

🖐 **PRAXISTIPP** Funktionsbezogene oder einmal genutzte (Plastik-)Trägerschürzen empfehlen sich z. B. bei der direkten Pflege von Kranken, zum Austeilen von Essen und bei Arbeiten mit Fäkalien und im Spülraum. Die Kontaminationsgefahr der Berufskleidung wird vermindert und Kreuzkontaminationen (direkte oder indirekte Übertragung von Patient zu Patient) und Keimverschleppung können reduziert werden. Dazu müssen Kittel und Schürzen nach Gebrauch im Patientenzimmer oder Spülraum weggeworfen oder korrekt aufgehängt und regelmäßig ausgetauscht werden. ━━━━━

Tausch der Schutzkleidung. Regelmäßig tauschen heißt hier in Abhängigkeit von der Verschmutzung, des Gefährdungsrisikos und wird hausintern verabredet. Beispiele: Auf Intensivstation ist nach jeder Dienstschicht zu wechseln, bei extremer Leukopenie (stark verminderte Leukozytenzahl) nach jeder Benutzung, in der Stationsküche alle 16 Stunden.

Auf dem Flur aufgehängt begünstigen sie eine Ausbreitung der Mikroben. Im Patientenzimmer müssen sie mit der markierten Außenseite („rechts") nach außen aufgehängt werden.

Bereichskleidung

Bereichskleidung wird im gesamten Arbeitsbereich (z. B. auf Intensivstationen) getragen. Ein Kleidungswechsel zwischen der Behandlung verschiedener Patienten erfolgt nicht. Damit wird eine Infektion oder Kolonisation von Patienten oder Mitarbeitern nicht verhindert. Dies kann nur durch patientenbezogene Schutzschürze oder -kittel erreicht werden. Also erfüllt die Bereichskleidung nicht die Anforderungen an eine Schutzkleidung im Sinne des Patientenschutzes und ist damit Berufs- oder Arbeitskleidung.

Von Vorteil ist es, dass sie nicht bestimmten Personen zugeordnet ist und leicht verfügbar und auch innerhalb einer Arbeitsschicht schnell gewechselt werden kann.

Wie mit anderer Berufskleidung können sich Mitarbeiter in „Bereichskleidung" frei im Krankenhaus aufhalten. Sie müssen diese Kleidung nicht auf verschiedene Bereiche (z. B. Intensivstation, Dialyse- und Endoskopieabteilung, ZSVA u. a.) eines Krankenhauses beschränkt tragen.

Tab. 9.7 *Distanzierungsmaßnahmen, die endogene und exogene Infektionen verhindern können.*

Distanzierungsprinzip	Maßnahme
sich nicht von anderen anatmen oder anhusten lassen	→ wenn möglich, Abstand wahren → Kopf abwenden
direkten Hautkontakt mit Ausscheidungen (Stuhl, Urin, Sputum) und Körperflüssigkeiten vermeiden	→ wenn möglich, vorher Schutzhandschuhe anziehen → Schutzhandschuhe tragen, wenn Stellen in der Nähe infizierter Wunden palpiert oder Verbände gelöst werden (ggf. mit Pinzette arbeiten)
Staubentwicklung vermeiden, die Krankheitskeime weiterverbreiten kann	→ Bettwäsche nicht unnötig aufschütteln, insbes. bei Patienten mit Durchfall mit Clostridium difficile (Sporenbildner)
den Patienten vor seinen eigenen Keimen schützen	→ nach Benutzung des Steckbeckens oder der Urinflasche das Händewaschen ermöglichen → Analgegend reinigen
Übertragung durch eigene Kleidung oder durch Gegenstände vermeiden	→ sich nicht auf Patientenbetten setzen → Patientendokumentation, Stethoskope usw. nicht auf das Bett legen
bewusster Gebrauch der eigenen Hände	→ Begrüßung durch Handschlag wirkt infektionsverbreitend (insbes. in Zeiten von Influenza), daher andere verbale und nonverbale Möglichkeiten nutzen

Hausinterne Verabredungen bestimmen, dass im OP aus Gründen der Disziplin (Hygiene-Image in der Öffentlichkeit) und aus psychologischen Gründen (Reduzieren von Mitarbeiterbewegungen zwischen Station und OP) farbige Bereichskleidung getragen und ausschließlich dort genutzt wird. Es soll außerhalb des OPs nicht der Eindruck entstehen, dass man eine OP-Abteilung auch in Straßenkleidung betreten kann, wenn ihn die OP-Mitarbeiter in Bereichskleidung verlassen dürfen. Ausnahmen von dieser Regelung sollen ausschließlich Vitalindikationen sein.

Zum Schutz des Patienten ist es auf jeden Fall angebracht, die Bereichskleidung patientenbezogen mit Schutzkleidung (z. B. Schürzen) und aus Mitarbeiterschutzgründen mit PSA (z. B. Schutzbrille und Mund-Nasen-Schutz beim offenen endotrachealen Absaugen) zu ergänzen. Weitere Hinweise zur Distanzierung fasst **Tab. 9.7** zusammen.

☝ **PRAXISTIPP** Schutzkittel für Besucher der Intensivstation sind oft noch üblich. Aus hygienischer Sicht gibt es dazu nur wenig Gründe, denn Angehörige tragen eher Keime, die überall in unserer Umwelt anzutreffen sind. Krankenhausrelevante Mikroorganismen jedoch werden im Wesentlichen durch die Hände übertragen.

Besucherkittel können die Basale Stimulation behindern. Patienten, die nur eingeschränkt wahrnehmen können, werden zusätzlich eingeschränkt, da der Kittel den Geruch des Angehörigen abschirmt oder dieser vom Waschmittelgeruch überdeckt wird.

Auf eine gezielte Kittelhygiene und Händedesinfektion muss bei Besuchern von Patienten mit multiresistenten Krankenhausinfektionen geachtet werden.

9.3.11 Prinzip: Isolierung
Die Isolierung ist die einschneidendste prophylaktische Hygienemaßnahme, um die Verbreitung pathogener Keime zu verhindern. Mitpatienten, Mitarbeiter, Besucher und Umgebung sollen vor der Infektion oder Keimquelle geschützt werden (**Abb. 9.16**).
Grundsätze der Isolierung sind:
- Nicht der Patient soll isoliert werden, sondern die pathogenen Mikroben.
- Isolierungsmaßnahmen orientieren sich am Übertragungsweg des Mikroorganismus.
- Isolierung umfasst alle Maßnahmen, durch die es zur Unterbrechung von Übertragungswegen kommt (z. B. durch das Anlegen eines Wundverbandes).
- Der Isolierungsumfang ist auf den aktuellen Zustand des Patienten abzustimmen.

Zusätzlich zu den Maßnahmen der Standardhygiene (S. 193) sind bei Patienten mit bestimmten Infektionskrankheiten im Stadium der Infektiosität weitere Schutzmaßnahmen erforderlich (S. 1055). Entsprechend den Übertragungswegen sind dies
- Kontaktisolierung,
- Tröpfchenisolierung und
- aerogene Isolierung.

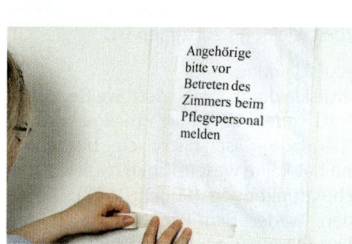

Abb. 9.16 Durch eine Isolierung sollen Mitpatienten, Mitarbeiter, Besucher und Umgebung vor einer Infektion geschützt werden. Nicht der Patient soll isoliert werden, sondern der Krankheitskeim.

Protektive Isolierung (Schutzisolierung)
Während mit den vorgenannten Isolierungsmaßnahmen eine Keimübertragung von Infektionskranken oder kolonisierten Patienten verhindert werden soll, kommt es bei sehr abwehrgeschwächten Patienten auf den Schutz vor dem Kontakt mit potenziell pathogenen Mikroben an (Schutzisolierung). Sie orientiert sich an der Grundkrankheit oder den Risikofaktoren des betroffenen Menschen. Sie hieß früher „Umkehrisolierung". Sie dient dem Schutz eines abwehrgeschwächten und daher stark infektionsgefährdeten Patienten. Vor pathogenen Mikroorganismen protektiv isoliert werden z. B. Patienten mit
- AIDS (S. 1059),
- Leukopenie im Rahmen einer Tumorbehandlung, Knochenmarktransplantation (S. 1209),
- großflächiger Verbrennung (S. 1050).

Lern- und Leseservice

Literatur
→ Anonym. Konferenz der Vereinten Nationen über Umwelt und Entwicklung 1992 in Rio de Janeiro. Nachhaltigkeit. Online: http://de.wikipedia.org/wiki/United_Nations_Conference_on_Environment_and_Development(Stand: 5. 7. 2011)
→ Anonym. Verordnung zum Schutze der Mütter am Arbeitsplatz – MuSchArbV vom 15. 4. 1997 (BGBl I, S. 782), zuletzt geändert durch die Verordnung vom 26. 11. 2010(BGBl I, S. 1643
→ Anonym. Technische Regeln für Biologische Arbeitsstoffe (TRBA 250), Ergänzung vom 14. 2. 2008. Online: http://www.baua.de
→ Anonym. Johann Sigismund Elsholtz. Online: http://de.wikipedia.org/wiki/Johann_Sigismund_Elsholtz#Elsholtz_als_ganzheitlicher_Medicus (Stand 5. 7. 2011)
→ Anonym. Gesetz zur Verhütung und Bekämpfung von Infektionskrankheiten beim Menschen (Infektionsschutzgesetz – IfSG). (zuletzt geändert 20. 6. 2011). Online: http://bundesrecht.juris.de/bundesrecht/ifsg/gesamt.pdf (Stand 5. 7. 2011)
→ Cay Mc, PH et al. Effect of subinhibitory concentrations of benzalkonium chloride on the competitiveness of Pseudomonas aeruginosa grown in continuous culture. Microbiology **156** (2010): 30 – 38
→ Daschner F et al. No routine surface disinfection. Am J Infect Control 2004; 32 : 513 – 515
→ DKHW – Deutsches Kinderhilfswerk, Hrsg. Kinderreport Deutschland 2010; Velber: Family Media; 2009
→ Kalteis T et al. Gewebetoxizität lokaler Antiseptika. Z Orthop 2003; 141: 233

→ Kappstein I. et al. Krankenhaushygiene: Der Dialog ist das Ziel. Krankenhaushygiene up2date 2006a; 1 – 2
→ Kappstein I. Prävention von MRSA-Übertragungen. Krankenhaushygiene up2date 2006b; 1: 9 – 20
→ Kappstein I. Aktuelle MRSA-Problematik. Der Chirurg 77 (2007) 6: 499 – 505
→ Kappstein I. Empfehlungen der „Richtlinie" – was mache ich anders? Krankenhaushygiene up2date 4 (2009a) 2: 125-141
→ Kappstein I.: Nosokomiale Infektionen. 4. Aufl. Stuttgart: Thieme; 2009b
→ Mielke, M et al. Anforderungen an die Hygiene bei der Aufbereitung von Medizinprodukten. Kommission für Krankenhaushygiene und Infektionsprävention beim RKI und Bundesinstitut für Arzneimittel und Medizinprodukte (BfArM). Bundesgesundheitsbl – Gesundheitsforsch – Gesundheitsschutz 44 2001; 11: 1115 – 1126
→ Neuhold G et al. Hat das Tragen von Ringen einen negativen Einfluss auf die Wirksamkeit der hygienischen Händedesinfektion? Hygiene + Medizin 1996 (Suppl. 2)
→ Rüden H, Schulze-Röbbecke R. Medizinische Kleidung aus krankenhaushygienischer Sicht. Krankenhaushygiene up2date 2007; 2: 97 – 110
→ Schulze-Röbbecke R. Prävention der intraoperativen HBV-, HCV- und HIV-Übertragung. Krankenhaushygiene up2date 2006; 1: E1 – E18
→ Schulze-Röbbecke R. Was ist Hygiene? Krankenhaushygiene up2date 2007; 1: 1 – 4
→ Schuster A, Dettenkofer M. Oberflächen im Krankenhaus: Reinigung und Desinfektion. Krankenhaushygiene up2date 2006; 1: 21 – 34

→ Sitzmann F. Hygiene. Berlin: Springer; 1999
→ Sitzmann F. Die unsichtbare Macht der Mikroben – ein vergeblicher Kampf? intensiv 2002; 10: 78
→ Sitzmann F. Einiges vom Leben auf dem Menschen. In: Georg J, Hrsg. Pflegekalender 2004. Bern: Huber; 2004
→ Sitzmann F. Reden, wie einem der Schnabel gewachsen ist? In: Abt-Zegelin A, Schnell WM, Hrsg. Sprache und Pflege. 2. Aufl. Bern: Huber; 2005
→ Sitzmann F. Hygiene daheim. Bern: Huber; 2007
→ Sitzmann, F. Bessere Standardhygiene anstelle von Patientenisolierung. Die Schwester Der Pfleger 48 2009; 11:2
→ Sitzmann F. Weg mit Handschuhen – korrekte Hygiene auch mit weniger Schutzhandschuhen möglich. In: Georg J. HUBER Pflegekalender – Pflege 2010. Bern: Hans Huber; 2009
→ Sitzmann F. Schutzkleidung und ihre Bedeutung im Multibarrieresystem. NOVAcura 40 2009; 3: 36 – 39
→ Sitzmann F. Keine Bagatelle – Reduzierung beruflicher Gefahren blutassoziierter Infektionen. NOVAcura 42 2011; 2: 56 – 57
→ Sitzmann F. Hygiene kompakt. Bern: Huber; 2012
→ Wicker S et al. Gefährdungen durch Nadelstichverletzungen. Dtsch Ärztebl 104 2007; 45: A3102 – 3107

Kontaktadressen
→ Klinikhygiene Gemeinschaftskrankenhaus: http://www.klinik-hygiene.de
→ Robert Koch-Institut: http://www.rki.de

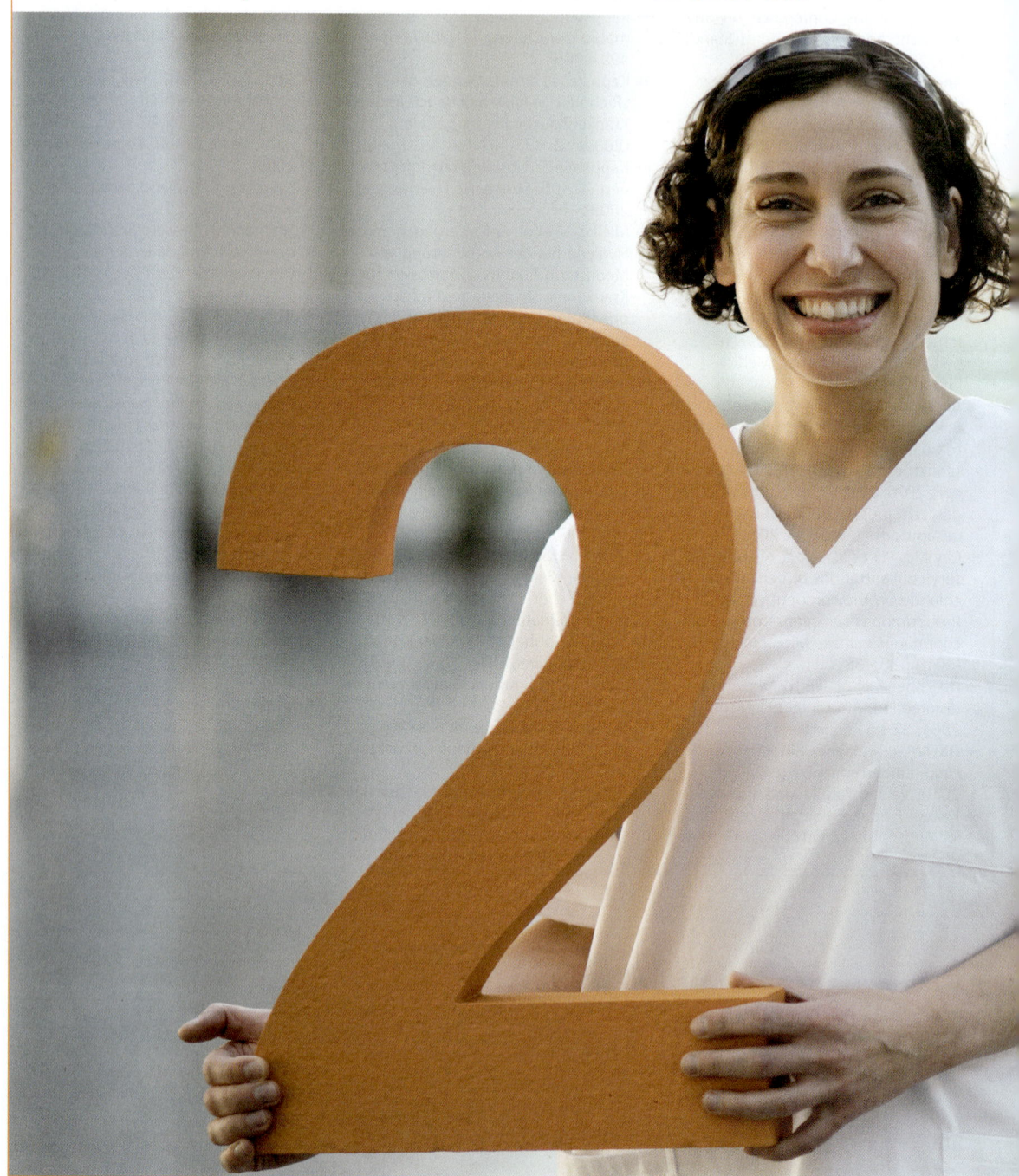

Warum mit „Fällen" lernen?

Susanne Schewior-Popp

Die Pflegeausbildung dient Ihnen dazu, sich auf den Beruf vorzubereiten und sich dafür zu qualifizieren. Sie haben dabei mit Menschen zu tun, die aus verschiedenen Gründen in eine Klinik eingewiesen werden, die teilstationär oder ambulant versorgt oder in einer Einrichtung der Altenhilfe betreut werden.

Diese Menschen bedürfen einer individuellen, auf ihre ganz spezifische Bedarfslage ausgerichtete Pflege. Um so pflegen zu können, benötigen Sie pflegerisches Wissen, Können und Erfahrung. Wir sprechen in diesem Zusammenhang auch von pflegerischer Handlungskompetenz. Ziel der Ausbildung ist es also, dass Sie pflegerische Handlungskompetenz in möglichst fundierter und umfassender Weise erlangen.

Welche Wege sind besonders sinnvoll und wirksam, wenn ich Kompetenzen erlangen will?

Neben den auch aus der allgemeinbildenden Schule bekannten und bewährten Möglichkeiten, Konzepten und Methoden bietet sich das Lernen anhand konkreter Pflegesituationen an. Mit solchen „Fällen" wird ein Stück Pflegealltag in die Schule geholt, denn sie sind reale Pflegesituationen oder sie sind daraus abgeleitet. Für diese Fälle gilt:

- Sie fordern Sie als Schüler auf, Pflegebedarfe zu erkennen, zu identifizieren und zu klassifizieren. Pflegeziele müssen formuliert, Pflegeinterventionen geplant und Pflegewirksamkeit muss überprüft werden.
- Disziplinäre und interdisziplinäre Zusammenarbeit ist erforderlich, Beratungsbedarf muss erkannt und eingelöst werden, Konflikte tauchen auf und fordern Klärungen.
- Patienten, Angehörige oder auch Kollegen zeigen Emotionen oder Reaktionen, die unerwartet sind und vielleicht auch Angst machen, ethische Dilemmata belasten den Arbeitsalltag, die eigene Vorstellung von guter und richtiger Pflege gerät mitunter in Gefahr.

Dies alles ist jeweils sehr individuell auf einen bestimmten Patienten bzw. eine bestimmte Situation ausgerichtet. Natürlich gibt es in den Einrichtungen auch Standards und Regeln, die unabdingbar für gute Pflege sind, aber sie allein reichen eben nicht aus.

MERKE Arbeiten mit Fällen ist so etwas wie pflegerisches Probedenken und Probehandeln. Arbeiten mit Fällen ist damit gleichzeitig auch ein sinnvoller Weg, die viel beschriebene Kluft zwischen „Theorie und Praxis" kleiner werden zu lassen.

„Fälle" bieten wichtige Ankerpunkte, um handlungsorientiert zu lernen. Kurzgefasst geht es dabei um Lernen für das Handeln (im Beruf) und Lernen durch Handeln (möglichst eigenständiges und aktives Lernen). Und nicht zuletzt sind auch die Examensprüfungen zu nennen, die im schriftlichen und mündlichen Teil nicht reines Wissen abfragen, sondern ganz überwiegend fallorientiert gestaltet sind (Literatur zur fallorientierten Prüfungsvorbereitung findet sich im Literaturverzeichnis).

Aus all diesen Gründen treffen Sie, liebe Schülerinnen und Schüler, in diesem Lehrbuch immer wieder auf Fallbeschreibungen, die Sie zur Bearbeitung mithilfe einzelner oder mehrerer Kapitel dieses Buches auffordern. Das gilt in besonderem Maße für die sich anschließenden Aktivitäten des täglichen Lebens (ATLs), denen jeweils ein Fallbeispiel vorangestellt ist.

Fallarten: verschiedene Zielsetzungen – verschiedene Bearbeitungswege

Falldarstellungen können ganz unterschiedlich sein und sie können auch verschiedenen Unterrichtszielen dienen. Wenn Sie diese Ziele erreichen wollen, müssen Sie in aller Regel einer bestimmten methodischen Vorgehensweise folgen.

Die illustrative Krankengeschichte
Häufig werden sogenannte Krankengeschichten eingesetzt. Sie beschreiben mehr oder minder lückenlos einzelne oder mehrere Phasen der Versorgung eines Patienten, von der Aufnahme bis zur Entlassung.

MERKE Illustrative Krankengeschichten dienen vornehmlich dazu, Ihnen Sachverhalte und Ereignisse zu veranschaulichen.

Dabei bildet die einzelne Krankengeschichte quasi eine Rahmenhandlung für den Unterricht. Einzelne Aspekte daraus werden aufgegriffen und im Lehrervortrag, in der Kleingruppe oder im Unterrichtsgespräch bearbeitet. Ihr Lehrer hat dabei die „Bearbeitungsregie", er steuert die Vorgehensweise.

Problemlösungs- und reflexionsfördernde Fallarten
Um Sie auf einem aktiven und eigenständigen Lernweg zu unterstützen, bieten sich vier Arten fallbezogenen Unterrichts besonders an. Die oben beschriebene „illustrative Krankengeschichte" dient ja eher dazu, Ihnen Sachverhalte und Ereignisse zu veranschaulichen. In Anlehnung an E. Steiner lassen sich vier Arten von fallbezogenem Unterricht unterscheiden (Hundenborn 2007):

1. **Fallmethode:** Fälle, die zur Lösung eines Problems auffordern, aber nicht auf das unmittelbare Erleben der Lernenden zurückzuführen sind.
2. **Einzelfallprojekt:** Fälle, die zur Lösung eines Problems auffordern und ihren Ursprung im unmittelbaren Erleben der Lernenden haben.
3. **Falldialog:** Fälle, die das vertiefte Verstehen und Analysieren/Deuten/Interpretieren von Situationen fördern, die aber nicht auf das unmittelbare Erleben der Lernenden zurückzuführen sind.
4. **Fallarbeit:** Fälle, die das vertiefte Verstehen und Analysieren/Deuten/Interpretieren von Situationen fördern und

ihren Ursprung im unmittelbaren Erleben der Lernenden haben.

Sie sehen: diese vier Fallarten unterscheiden sich – etwas vereinfacht – dadurch, welche Kompetenz sie fördern (Problem lösen oder vertieftes Verstehen) und ob sie auf Ihr unmittelbares Erleben zurückzuführen sind oder nicht.

Bei der Fallmethode und dem Einzelfallprojekt geht es primär um die Förderung Ihrer Kompetenz, Probleme zu lösen. Beim Falldialog und der Fallarbeit geht es darum, Ihre hermeneutische (analysierende, verstehende, deutende) Kompetenz zu fördern. Beide Kompetenzbereiche sind sehr wichtig, damit Sie Ihre professionelle pflegerische Handlungskompetenz entwickeln können.

Die Pflegesituation als Fallgrundlage

Konkretes, alltägliches Pflegehandeln geschieht in Pflegesituationen. Was liegt also näher, als Pflegesituationen auch zum Ausgangspunkt fallbezogenen Unterrichts zu machen. So unterschiedlich die einzelnen Pflegesituationen sind, vergleichbar sind auf jeden Fall ihre Strukturmerkmale. Hundenborn und Knigge-Demal haben insgesamt fünf wesentliche Elemente von Pflegesituationen herausgearbeitet (vgl. Hundenborn 2007). Diese fünf Elemente sind:

- die objektiven bzw. objektivierbaren Pflegeanlässe, der Pflegebedarf eines Patienten
- das subjektive Krankheitserleben und das Verarbeiten der Krankheit durch den Patienten
- die Interaktionsstrukturen (Patient-Pflegende-Angehörige usw.)
- die Tätigkeitsfelder und ihre Einbindung in den Kontext (Station, Abteilung, Klinik, Rehaeinrichtung, ambulante Pflege usw.)
- der Pflegeprozess als ein weiteres wichtiges Merkmal, welches nicht den Struktur-, sondern eher den Prozesscharakter betont, innerhalb der pflegerischen Tätigkeit aber entscheidende strukturierende Funktionen hat.

Je nach der gewählten Fallart werden die einzelnen Elemente der Pflegesituation unterschiedlich stark betont:

- bei *Fallmethode* und *Einzelfallprojekt* stehen Pflegeanlass, Tätigkeitsfeld und Problemlösung im Pflegeprozess im Vordergrund,
- bei *Falldialog* und *Fallarbeit* sind es eher das subjektive Krankheitserleben, das Verarbeiten der Krankheit und die Interaktions- und Beziehungsstrukturen im Pflegeprozess.

Variieren kann natürlich auch die Art der Erzählperspektive: ein Fall kann entweder von Außen, also von einer Art (neutralem) Beobachter beschrieben werden, aber auch aus der eher subjektiven Ich-Perspektive eines der Betroffenen (Patient, Pflegende, Angehöriger). Je nach Erzählperspektive spielen dabei Objektivität, Subjektivität oder auch Parteilichkeit unterschiedliche Rollen. Dies zu erkennen und zu berücksichtigen ist wichtig bei der Fallbearbeitung.

Fälle in diesem Lehrbuch

In diesem Lehrbuch finden Sie, liebe Lernende, und natürlich auch die Lehrenden insbesondere im Vorspann der einzelnen ATLs, aber auch an zahlreichen anderen Stellen Pflegesituationen zu Lernzwecken. Diese Situationen sind zwar speziell für dieses Buch „konstruiert", dies geschah aber grundsätzlich in ganz enger Anlehnung an reale Situationen. Nach der obigen Unterscheidung von Arten fallbezogenen Unterrichts handelt es sich dabei entweder um Fälle entsprechend der Fallmethode (eher problemlösungsorientiert) oder des Falldialogs (eher deutungsorientiert). Darüber hinaus sind die Lehrenden natürlich aufgefordert, erfahrungsbezogene Lernsituationen zu schaffen, in denen dann auf der Grundlage der konkreten Schülererfahrungen auch das Einzelfallprojekt oder die Fallarbeit eingesetzt werden können (s. Literatur, S. 210).

Wege zur Fallbearbeitung

Fallbearbeitung kann auf sehr unterschiedliche Weise geschehen. Um Ihnen aber grundsätzliche Bearbeitungshinweise zum Umgang mit den Fällen zu geben, werden im Folgenden jeweils ein Bearbeitungsvorschlag für die eher problemlösungs- bzw. die eher deutungsorientierten Fallarten vorgestellt. Und natürlich ist auch die Verbindung beider Bearbeitungsansätze bezüglich eines Falls denkbar und sinnvoll, also z. B. die Ergänzung einer problemlösungs- durch eine deutungsorientierte Bearbeitung. Bei den im Folgenden dargestellten Vorschlägen zur Fallbearbeitung handelt es sich um zentrale und grundlegende Bearbeitungswege.

Das Problemorientierte Lernen (POL)

Die Fallbearbeitung nach dem sogenannten Problemorientierten Lernen (POL) ist sicher die national wie international verbreitetste Vorgehensweise bei eher problemlösungsorientierten Fällen.

Ursprünglich stammt das Konzept als „Problem based Learning" aus Kanada und wurde in der Medizinerausbildung eingesetzt. Es setzte sich dann zunächst im englischsprachigen Raum im Medizin- und Pflegebereich, aber z. B. auch in der Ausbildung von Sozialarbeitern durch und kam dann vornehmlich über die Niederlande und die Schweiz bis in die deutschen Pflegeschulen (vgl. zur Übersicht Fischer 2004). Im POL gibt es verschiedene Aufgabenarten, am häufigsten und typisch ist aber die sogenannte **Problemlöseaufgabe**. Sie entspricht im Wesentlichen der oben beschriebenen lösungsorientierten Fallmethode. Das Ziel der Fallbearbeitung ist es, das Problem zu lösen.

Wichtig ist aber, dass es nicht unbedingt immer nur *eine* Lösung gibt. Möglicherweise sind auch unterschiedliche Lösungen denkbar. Ziel eines solchen Vorgehens ist also nicht primär ein „Richtig oder Falsch", sondern eine fach-(wissenschaft)liche, theoretisch fundierte und begründete Entscheidung. Der Weg zu dieser Entscheidungsfindung geschieht in sieben Bearbeitungsphasen, dem sogenannten „Siebensprung".

Der Siebensprung

Der Siebensprung ist eine genau beschriebene Vorgehensweise zur Problemlösung (vgl. z. B. Fischer 2004). Er ist in sieben Schritte unterteilt, die bis auf einen Schritt (Schritt sechs) sämtlich in Kleingruppenarbeit erfolgen.

Arbeit in Kleingruppen

Die Größe der Kleingruppen kann zwischen vier und zehn Schülern variieren, sollte innerhalb einer Lerngruppe aber gleich sein. Sinnvoll ist es auf jeden Fall, einen Gesprächsleiter und einen Protokollanten innerhalb jeder Kleingruppe zu bestimmen. Das machen die Kleingruppen selbst.

Gesprächsleiter. Er hat die Aufgabe, der Kleingruppe zu helfen, strukturiert vorzugehen. Er leitet durch die sieben Schritte und achtet auf deren korrekte Einhaltung. Er fasst ggf. einzelne Punkte zusammen, achtet auf eindeutige Formulierungen, stellt weiterführende Fragen, regt die Diskussion an und vermittelt ggf. zwischen den einzelnen Gruppenmitgliedern.

Protokollant. Er fasst die wesentlichen Ergebnisse in den einzelnen Schritten schriftlich zusammen. Er achtet dabei auf Vollständigkeit und korrekte Wiedergabe. Vermeiden sollte er eigene subjektive Einschätzungen. Wenn er unsicher ist, fragt er bei den Gruppenmitgliedern bzw. beim Gesprächsleiter nach.

Die einzelnen Schritte

Eine Vorgehensweise entsprechend dem Siebensprung bietet sich z. B. bei den Falldarstellungen im Vorspann der ATLs „Sich Waschen und Kleiden", „Wachsein und Schlafen", „Essen und Trinken", „Ausscheiden", „Sich Bewegen", „Atmen, Puls und Blutdruck" sowie „Körpertemperatur regulieren" an. Hier geht es primär um die Suche nach pflegerischen Lösungsmöglichkeiten, also um Pflegebedarf bzw. -diagnose, Zielsetzung und Interventionsplanung. Allerdings sollten auch bei diesen Fällen immer nicht nur das rein „technische", also das pflegerische Vorgehen und Handling berücksichtigt werden. Fragen des Erlebens und der Interaktion sind ebenso wichtig und zu berücksichtigen, wenn es um die Problemlösung geht (hier können die Hinweise zur deutungs- und verstehensorien-

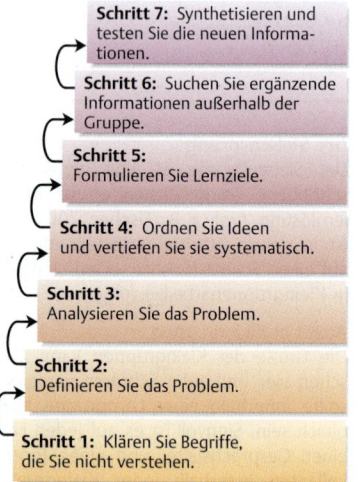

Schritt 7: Synthetisieren und testen Sie die neuen Informationen.

Schritt 6: Suchen Sie ergänzende Informationen außerhalb der Gruppe.

Schritt 5: Formulieren Sie Lernziele.

Schritt 4: Ordnen Sie Ideen und vertiefen Sie sie systematisch.

Schritt 3: Analysieren Sie das Problem.

Schritt 2: Definieren Sie das Problem.

Schritt 1: Klären Sie Begriffe, die Sie nicht verstehen.

Problembearbeitung nach dem Siebensprung (nach Moust et al. 1999)

tierten Bearbeitung weiterhelfen, S. 209). Das entsprechende ATL-Kapitel bietet schwerpunktmäßig die wesentlichen Informationen insbesondere für die Recherche im Schritt sechs, natürlich sind auch Inhalte aus anderen Kapiteln hilfreich, denn der Pflegebedarf des individuellen Patienten geht in aller Regel über den Bereich der einzelnen ATL hinaus.

Vorgehensweise beim Arbeiten mit dem „Siebensprung" in der Kleingruppe

Schritt 1. Klären Sie zunächst, ob Ihnen alle im Fall vorkommenden Begriffe, z. B. Krankheitsbezeichnungen, Medikamenten- oder Laborangaben, diagnostische oder pflegerisch-therapeutische Verfahren, Pflegediagnosen, die im Fall genannt werden, bekannt sind. Klären und überprüfen Sie gegenseitig entsprechende Definitionen. Halten Sie unbekannte und nicht in der Gruppe zu klärende Begriffe fest.

Schritt 2. Fragen Sie sich in der Gruppe, worum es im vorliegenden Fall eigentlich geht. Welche Fragen müssen gelöst werden, welche sind zwar interessant, spielen hier aber nicht unmittelbar eine Rolle? Versuchen Sie, das Problem zusammenzufassen.

Schritt 3. Klären Sie in der Gruppe, was Sie schon über das Problem wissen. Äußern Sie alle Vermutungen, die Sie haben. Halten Sie fest, was Sie wissen, was Sie nicht wissen und was Sie vermuten. Alle geäußerten Vermutungen, auch wenn sie unterschiedlich sind, sind wichtig.

Schritt 4. Versuchen Sie, Ihr Wissen, Ihr Nicht-Wissen und Ihre Vermutungen zu sortieren und zu ordnen. Was gehört zusammen? Gibt es Überbegriffe? Stellen sich zusätzliche Fragen?

Schritt 5. Formulieren Sie Lernfragen, stellen Sie sich in der Gruppe Ihre eigenen Lernziele. Dabei können Sie sich an den Überbegriffen aus Schritt vier orientieren. Formulieren Sie die Lernfragen eindeutig, klar und auf das Problem bezogen.

Schritt 6. In Einzelarbeit suchen Sie nach Antworten auf Ihre Lernfragen. Jeder in der Gruppe macht das selbstständig.

Gehen Sie dabei **nicht** arbeitsteilig vor, jeder geht allen Lernfragen nach, teilen Sie die Fragen **nicht** auf. Recherchieren Sie in diesem und anderen Lehrbüchern, Materialien, die Ihnen die Lehrenden zur Verfügung stellen, im Internet, befragen Sie ggf. auch Experten (Ihr Lehrer wird das entsprechend organisieren).

Schritt 7. Kommen Sie wieder in der Kleingruppe zusammen. Tauschen Sie Ihre Rechercheergebnisse aus. Stellen Sie sich gegenseitig Fragen, fragen Sie auch nach den Quellen der Informationen. Achten Sie auf präzise Wiedergabe. Beziehen Sie Ihre Ergebnisse auf das Ausgangsproblem. Welche Lösungsvorschläge haben Sie? Diskutieren Sie diese.

Der eigentliche Siebensprung endet nach Schritt sieben, also in der Kleingruppe. Sinnvoll kann es aber sein, noch einen abschließenden Schritt in der Großgruppe anzuschließen:

Ergänzender Schritt. In der gesamten Lerngruppe werden die Lösungsvorschläge und Entscheidungen aus den einzelnen Kleingruppen präsentiert, verglichen, analysiert, diskutiert. Ggf. werden weitere Lernabsprachen, z. B. für den nächsten Praxiseinsatz oder auch ein gezieltes Training bestimmter pflegerischer Fertigkeiten (so genanntes Skill-Training, vgl. auch Riedo 2006) verabredet.

MERKE Der Siebensprung funktioniert nur, wenn **alle** Schritte in der genauen Reihenfolge eingehalten werden. Sie dürfen keinen Schritt überspringen, auch wenn Sie einzelne Schritte vielleicht zunächst für überflüssig halten. Keiner der Schritte ist überflüssig; je öfter Sie im POL arbeiten, desto sicherer werden Sie in den einzelnen Schritten. Ihre Lehrerin oder Ihr Lehrer werden Sie in den Kleingruppen unterstützen.

PRAXISTIPP Hinweis für Lehrende. Neben der Beschäftigung mit POL mittels entsprechender Veröffentlichungen (s. Literatur, S. 210) empfiehlt sich die Teilnahme an POL-bezogenen Fortbildungsveranstaltungen, z. B. auch um die verschiedenen Zeitbedarfe einzuschätzen. Das ist nicht nur für den Un-

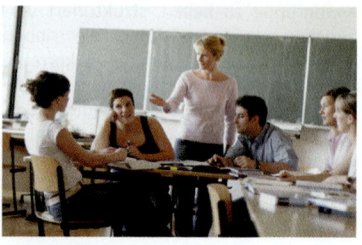

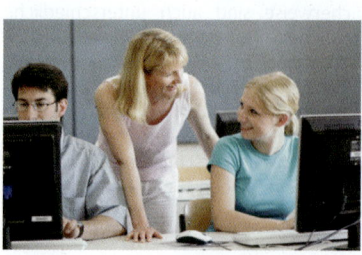

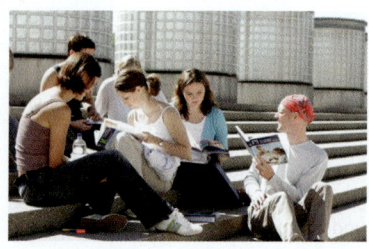

terricht, sondern auch für fallorientierte Prüfungen wichtig. Sinnvoll ist es immer, das ganze Team zu schulen hilft Missverständnisse und Informationsdefizite zu vermeiden. ───────

Deutungs- und verstehensorientierte Fallbearbeitung

Der Einsatz von Fällen im Unterricht oder auch in der Praxisbegleitung im Sinne von Falldialog und Fallarbeit (s. die obige Typologie) schließt eine Vorgehensweise nach POL nicht grundsätzlich aus, erfordert aber eine deutungsbezogene Herangehensweise. Im Vordergrund steht nicht so sehr die Entscheidungsfindung, sondern ein Sichhineinversetzen in die Situation, ein Durchdenken, Nachdenken und der Versuch des Verstehens und Interpretierens einzelner Handlungen, Reaktionen, verbaler und nonverbaler Äußerungen usw. Eine solche Auseinandersetzung geschieht entweder mit real-persönlich erlebten Situationen (Fallarbeit) oder mit zwar fiktiven, aber dennoch realitätsnahen Situationen (Falldialog). Entsprechende Fallbeispiele finden Sie im Vorspann der ATLs „Kind, Mann, Frau sein", „Sinn finden", „Raum und Zeit gestalten" und „Kommunizieren". Immer handelt es sich dabei um Pflegesituationen, allerdings stehen jetzt weniger die konkreten Pflegeanlässe im Vordergrund, sondern das Erleben und Verarbeiten, die Interaktionsstrukturen und auch die Bedeutung der Institution (vgl. Hundenborn 2007). Und genau diese Elemente sind auch der Gegenstand der deutend-verstehenden Auseinandersetzung.

Mehr als reine Regelorientierung

Ingrid Darmann (2005) hat in Erweiterung eines rein regelorientierten Lösungsansatzes der Fallbearbeitung drei Zieldimensionen formuliert, die folgende Fragen stellen:

1. „Welches wissenschaftsbasierte Regelwissen können sich Schüler anhand dieser Situation aneignen?
2. Welche Perspektiven und Deutungen können Schüler anhand dieser Situation rekonstruieren?
3. Welche gesellschaftlichen Widersprüche können Schüler anhand dieser Situation aufdecken?" (Darmann 2005, S. 332).

Die erste Zieldimension bezieht sich wesentlich auf das fallbezogene Fachwissen, wie es z. B. im oben beschriebenen POL herausgearbeitet werden kann. Die zweite Zieldimension fragt vornehmlich nach Verstehen und Deutung, in der dritten Dimension erfolgt die gesellschaftliche/gesellschaftspolitische Rückbindung des

Falls, wie es etwa der Themenbereich 11 der Ausbildungs- und Prüfungsverordnung vorsieht. Darmann spricht immer dann von „pflegeberuflichen Schlüsselproblemen" als Ausgangspunkt von fallbezogenen Lernsituationen, wenn mithilfe eines Falls alle drei oben genannten Zieldimensionen erreicht werden können. Solche Fälle zeichnen sich durch ein hohes Maß an Deutungsoffenheit aus (vgl. Darmann 2005).

Mehrperspektivität der Deutung

Wenn bei einem Fallbeispiel ganz oder teilweise Verstehen und Deutung im Vordergrund stehen, bieten sich verschiedene Vorgehensweisen an; bei Hundenborn (2007) lassen sich (für die Lehrenden) verschiedene Verfahren und deren theoretische Ableitung im Überblick sehr gut nachlesen. Ein wichtiger Zugang, der dabei immer wieder benannt wird, ist die Mehrperspektivität des Deutens und Verstehens. Darmann (2005) schlägt hier die folgenden Perspektiven vor:

- die der Pflegenden (subjektive und biografisch geprägte Interessen, Gefühle, Motive und Werte)
- die der Patienten und Angehörigen (subjektive und biografisch geprägte Interessen, Gefühle, Motive und Werte)
- die der Institution und des Gesundheitssystems (Interessen und Motive)

Die genannten Perspektiven münden ein in einen kommunikativen Dialog des Fallverstehens und der Urteilsbildung hinsichtlich der Perspektive

- der pflegerischen Handlung.

Die Berücksichtigung dieser vier Perspektiven ermöglicht Ihnen, liebe Schülerinnen und Schüler, sich zunächst systematisch mit den verschiedenen Sichtweisen auf der Basis dessen, was der Fall Ihnen an Informationen anbietet, ergänzt durch Ihre eigenen Kenntnisse und Erfahrungen auseinanderzusetzen. Dies geschieht wie beim POL am besten in der Kleingruppe mit Gesprächsleitung und Protokollant. Alle Gruppenmitglieder sind dabei aufgefordert, ihre Vermutungen, ihr Wissen und ihre Interpretationen zu äußern. Dabei ist es wichtig, auch zu sagen bzw. festzuhalten, wie der Einzelne zu einer bestimmten Deutung gelangt. Wie kommt es zu der Aussage über ein bestimmtes Gefühl, ein Motiv oder einen Wert? Auf welche Textstelle im Fall, auf welches theoretische Wissen bezieht sich die Äußerung des einzelnen Gruppenmitglieds?

In einem echten Dialog (Fall*dialog*) setzen sich die Gruppenmitglieder mit

den verschiedenen Auffassungen auseinander, beziehen die verschiedenen Perspektiven aufeinander und kommen schließlich zu einem Verstehen des Falls und zu einer Urteilsbildung. Hierbei ist es wichtig, Alternativen zu benennen und zuzulassen, um schließlich im Sinne einer pflegerischen Teambesprechung zu einer einvernehmlichen Entscheidung zu gelangen oder aber zu der Feststellung, dass mehrere Möglichkeiten des Deutens und Handelns sinnvoll sein könnten und diese dann auch als potenzielle Optionen stehenzulassen.

Der gesellschaftliche Bezug – Reflexion von Deutung und Handlung

Im Sinne der dritten von Darmann (2005 und 2006) benannten Zieldimension (gesellschaftliche Konflikte und Widersprüche) ist es zum Abschluss bzw. in Ergänzung des Falldialogs oftmals hilfreich und über den einzelnen Fall hinaus weiterführend, die Frage zu stellen, inwieweit erkannte und aufgezeigte Widersprüche, Konflikte, Interessenskollisionen oder (ethische) Dilemmata beispielhaft für bestimmte beruflich-gesellschaftliche Gegebenheiten stehen. Diese können sich z. B. auf den Umgang von verschiedenen Berufsgruppen mit- oder auch gegeneinander beziehen, auf unterschiedliche Pflegeverständnisse, auf Weltanschauungen, finanzielle Aspekte, Statusfragen usw. Hier sind dann insbesondere auch das Wissen und die Erfahrungen aus Bezugswissenschaften wie Soziologie, Psychologie, Politik oder Ökonomie gefragt.

Vom fallbezogenen Unterricht zur persönlichen Kompetenz

Die Arbeit mit Fällen ist kein Buch mit sieben Siegeln, das hat diese kurze Einführung Ihnen hoffentlich gezeigt. Das, was Sie hier gelesen haben, soll Ihnen als zusammenfassender Leitfaden dienen und keinesfalls eine gründliche Einführung durch Ihren Lehrer ersetzen. Nach einer solchen Einführung können Sie das Arbeiten an und mit Fällen anhand der Beispielfälle im Vorspann der einzelnen ATLs ausprobieren. Wichtig ist, dass alle Fälle in gewisser Weise immer nur Ausschnitte der Wirklichkeit darstellen, indem sie den Fokus bewusst jeweils auf eine ATL legen. Wir als Herausgeber und Verlag haben uns zu einer solchen Vorgehensweise entschieden, damit Sie mit unseren Fällen gezielt lernen können. Die Fälle bilden also immer auch einen Einstieg in ein komplexes Themenfeld. Je nachdem, wie Ihre Lehrer den Unterricht gestalten, ist es mit zunehmendem Ausbildungsstand sicherlich sinnvoll, auch zunehmend komplexere Fälle zu bearbeiten, dies gilt dann ganz besonders für die Examensvorbereitung.

Und nun: Viel Freude und Lerngewinn bei der Bearbeitung der Fälle!

Lern- und Leseservice

Verwendete und weiterführende Literatur (für die Lehrenden)

→ Berens C. POL konkret. Umsetzung der Methode im Unterricht. PADUA 2006; 5: 12 – 15
→ Büscher C, Gronemeyer-Bosse T. Professionelles Handeln und Fallarbeit. Ein fruchtbares Wechselspiel zwischen Praxis und Theorie. PADUA 2009; 3: 30 – 36
→ Büscher C. Fallstudien. Theorie für die Praxis verstehen. PADUA 2009; 4: 23 – 27
→ Darmann I. Pflegeberufliche Schlüsselprobleme als Ausgangspunkt für die Planung von fächerintegrativen Unterrichtseinheiten und Lernsituationen. PRINTERNET 2005; 6: 329 – 335
→ Darmann I. Bildungsanspruch und Strukturentwicklung. Eine Positionierung der Pflegepädagogik. PADUA 2006; 4: 60 – 65

→ Fischer R. Problemorientiertes Lernen in Theorie und Praxis. Leitfaden für Gesundheitsfachberufe. Stuttgart: Kohlhammer; 2004
→ Hundenborn G. Fallorientierte Didaktik in der Pflege. Grundlagen und Beispiele für Ausbildung und Prüfung. München: Urban und Fischer; 2007
→ Riedo P. Aufwärts in der Schweiz. Problembasiertes Lernen. PADUA 2006; 1: 38 – 45
→ Schewior-Popp S. Fallbezug im Unterricht. Chancen, Möglichkeiten und Grenzen. PADUA 2006; 5: 6 – 11
→ Schwarz-Govaers R. Problemorientiertes Lernen in der Pflegeausbildung. PRINTERNET 2002; 30 – 45

Zur fallbezogenen Prüfungsvorbereitung für Schüler

→ Schewior-Popp S, Fischer R. Schriftliche Prüfung Tag 1. Stuttgart: Thieme; 2006
→ Schewior-Popp S, Fischer R. Schriftliche Prüfung Tag 2. Stuttgart: Thieme; 2007
→ Schewior-Popp S, Fischer R. Schriftliche Prüfung Tag 3. Stuttgart: Thieme; 2008
→ Schewior-Popp S, Fischer R. Mündliche Prüfung Teil 1. Stuttgart: Thieme; 2007
→ Schewior-Popp S, Fischer R. Mündliche Prüfung Teil 2. Stuttgart: Thieme, 2009

10 ATL Wach sein und Schlafen

10 ATL Wach sein und Schlafen

Andreas Fröhlich, Simone Jochum, Christoph S. Nies, Anke Marks, Peter Nydahl, Andreas Portsteffen

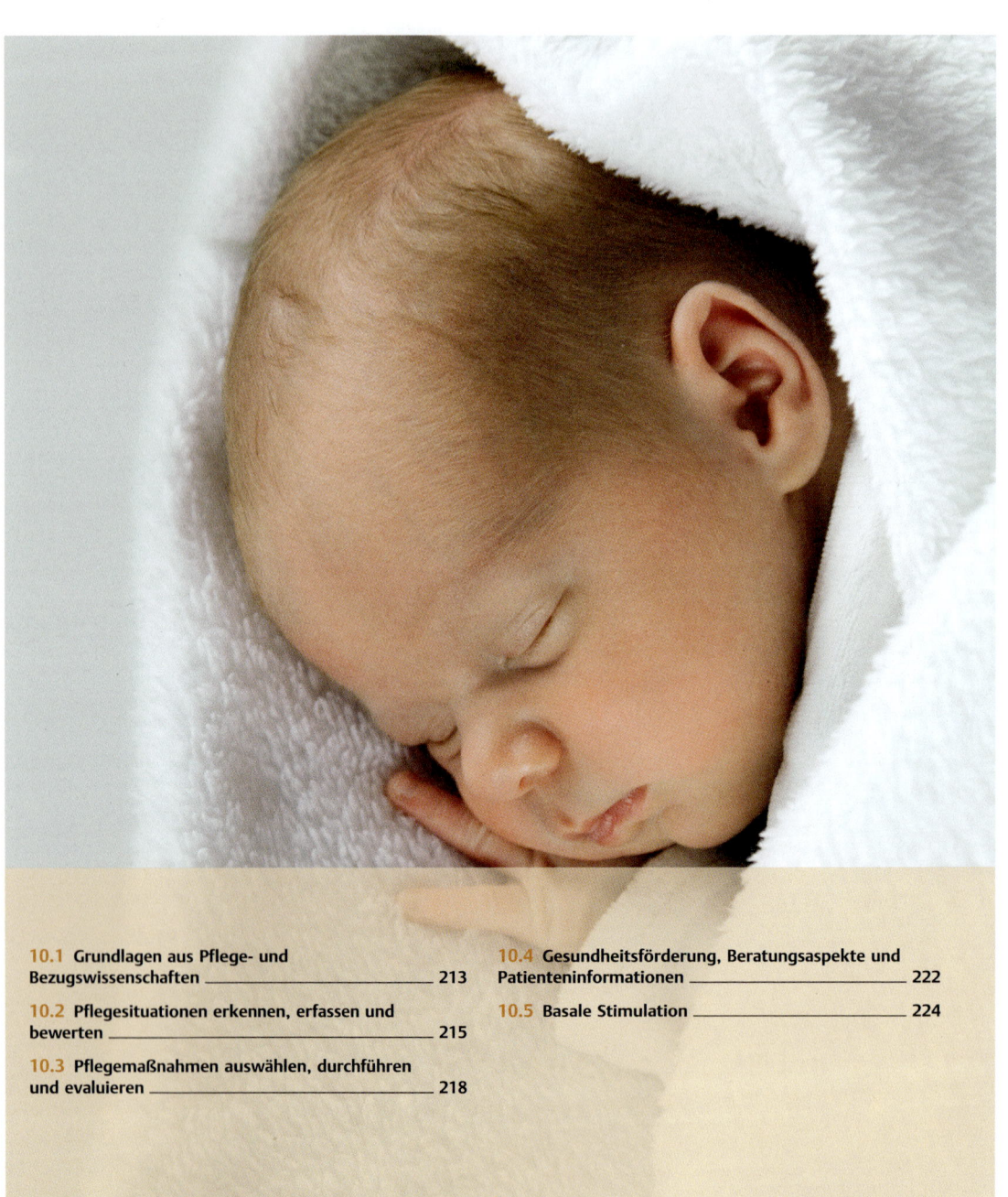

FALLBEISPIEL *Pflegesituation Frau Rosenberger.*
Frau Rosenberger ist 37 Jahre alt und lebt seit fast einem Jahr von ihrem Ehemann getrennt. Demnächst steht der Scheidungstermin an. Frau Rosenbergers neunjährige Tochter Annika leidet sehr unter der Trennung ihrer Eltern. Wer zukünftig das Sorgerecht für Annika erhalten wird, ist noch nicht geklärt.

Heute wird Frau Rosenberger auf die internistische Abteilung wegen einer Verschlechterung ihres langjährig bekanntem Asthma bronchiale aufgenommen. Gesundheits- und Krankenpflegerin

Clara führt mit Frau Rosenberger das Aufnahmegespräch. Bei der Frage nach auftretenden Schlafstörungen seufzt Frau Rosenberger: „Ich hatte immer schon Probleme, abends einzuschlafen. Aber seitdem mein Mann ausgezogen ist, schlafe ich in der Nacht oft nur drei bis vier Stunden, manchmal noch weniger. Morgens bin ich dann wie gerädert und dann kommt noch dieser Husten dazu. Wenn ich mir nicht mehr zu helfen weiß, nehme ich ab und zu eine Schlaftablette ein. Aber eigentlich möchte ich keine Schlafmedikamente einnehmen, das ist doch keine Dauerlösung. Das

Problem ist jedoch, dass ich tagsüber oft müde und dadurch auch meiner Tochter gegenüber gereizt bin. Dabei hat Annika es doch momentan schon schwer genug." Clara schlägt Frau Rosenberger Folgendes vor: „Wenn es Ihnen Recht ist, richte ich Ihnen jetzt noch die angeordneten Medikamente für den Tag. Danach werde ich noch mal zu Ihnen kommen und mit Ihnen in Ruhe über Ihre Schlafstörungen sprechen." Frau Rosenberger nickt zustimmend: „Das wäre sehr nett von Ihnen. Ich befürchte, dass ich hier in der fremden Umgebung sowieso kein Auge zutun werde."

Die Phasen des Wachseins und Schlafens spiegeln den ständig wechselnden Rhythmus des Lebens wider. Dieser Rhythmus zeichnet sich durch Aktivität im Wachsein und Passivität (zumindest physische) im Schlaf aus. Der Mensch benötigt den regelmäßig wiederkehrenden Schlaf als Ausgleich zum Wachsein. Wachen und Schlafen bestimmen unseren Tagesablauf. Die meisten Menschen gehen jahrelang ungefähr zur selben Zeit ins Bett und stehen zur selben Zeit auf.

Der Körper stellt sich mit seinem Biorhythmus („innere Uhr") auf diesen Schlaf-Wach-Rhythmus ein. Wie wir unser Wachsein und Schlafen gestalten, ist sehr eng mit unseren Lebensumständen bzw. mit unserem individuellen Lebensstil verknüpft. Nur an Wochenenden, Feiertagen oder im Urlaub kommt es zu Abweichungen der Schlafzeit. Störungen der Gewohnheiten durch andere Lebensumstände (Urlaub, Auslands- oder Krankenhausaufenthalte) können zu

Schlafrhythmusproblemen und einem verminderten Wohlbefinden führen (z. B. Jetlag nach einem Aufenthalt in einer anderen Zeitzone).

➤ **MERKE** Von der „inneren Uhr" ist es auch abhängig, ob man eher ein Frühaufsteher bzw. Morgentyp („Lerche") oder Langschläfer bzw. Abendtyp („Eule") ist. ───

10.1 Grundlagen aus Pflege- und Bezugswissenschaften ──────────

Anke Marks

10.1.1 Schlaf-Wach-Rhythmus
Der Schlaf ist eine physiologische Bewusstseinsveränderung, die der Regeneration von physischen und psychischen Kräften dient. Genügend Schlaf zu haben, ist ganz entscheidend für unsere Gesundheit und unser Wohlergehen. Durch die veränderte Hirnaktivität und angepasste Bewusstseinslage erholen sich sowohl unser Körper als auch unsere Psyche und sammeln neue Kräfte.

Wie wissenschaftlich bestätigt wurde, kann permanenter Schlafentzug zu Wahnvorstellungen, Psychosen und körperlichen Erkrankungen führen (Möller 1993). Kurzzeitiger Schlafentzug wiederum kann bei der Behandlung von Depressionen unterstützend wirken.

Im Wachzustand ist der Mensch i. d. R. aktiv, die Organtätigkeit wird durch den Sympathikus bestimmt. Im Schlafzustand ist der Körper auf Ruhe und Erholung eingestellt, die Augen sind geschlossen. Die Organtätigkeit wird in der Ruhephase durch den Parasympathikus beeinflusst. Muskeltonus, Herzfrequenz und Blutdruck sind herabgesetzt, die Atmung ist langsamer und tiefer. So sinkt auch die Körpertemperatur nach der ersten Tiefschlafphase ab und steigt

erst wieder beim Aufwachen an. Jedoch sind die Stoffwechselaktivität und die Darmtätigkeit im Vergleich dazu erhöht.

Der gesunde Mensch stellt sich mit seinem Schlaf-Wach-Rhythmus verhältnismäßig exakt auf die 24 Stunden eines Tages ein (**Abb. 10.1**). Die Schlafdauer bleibt einigermaßen konstant. Einige Menschen benötigen weniger Schlaf, andere mehr. Der 24-Stunden-Rhythmus ist eingebunden in den natürlichen Wechsel von Tag und Nacht, wel-

cher auch als zirkadianer Rhythmus (lat. circa = um-, herum; dianus = täglich) bezeichnet wird. Schaltet man künstlich alle Umwelteinflüsse aus, z. B. in einem Schlaflabor (keine Geräusche oder Lärm, kein Licht, konstante Raumtemperatur), stellt sich ein Schlaf-Wach-Rhythmus von 25 Stunden (zirkadian) ein (Möller 1993, Juchli 1997, Friebel 1990).

Schichtarbeiter (3-Schicht-System, Nachtdienste) benötigen immer wieder Zeit, ihren Organismus erneut dem zir-

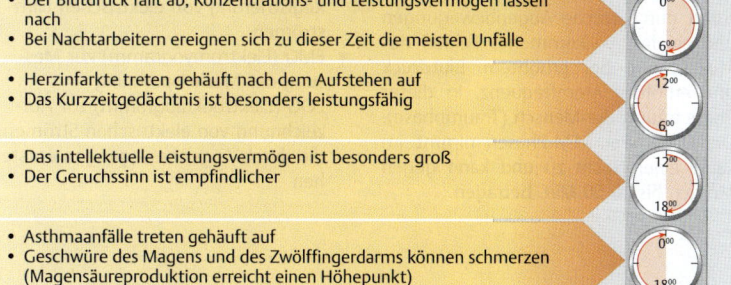

Abb. 10.1 Innere Uhr. Körperliche und geistige Funktionen des Menschen werden durch eine innere Uhr im 24-Stunden-Takt gesteuert.

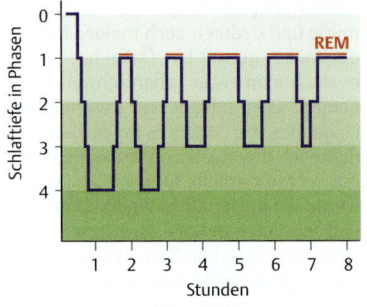

Abb. 10.2 Die unterschiedlichen Schlafphasen werden in Zyklen mehrfach in der Nacht durchlaufen. An jeden Zyklus schließt sich eine REM-Phase (Traumphase) an.

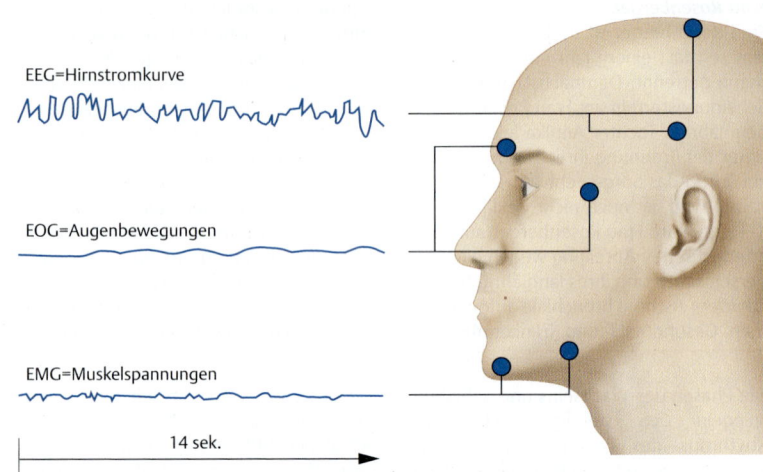

EEG=Hirnstromkurve

EOG=Augenbewegungen

EMG=Muskelspannungen

14 sek.

Abb. 10.3 Im Schlaflabor wird über Nacht ein Elektroenzephalogramm (EEG), ein Elektrookulogramm (EOG) und ein Elektromyogramm (EMG) aufgenommen.

kadianen Rhythmus anzupassen. Gelingt ihnen dies nicht, können Störungen des Schlaf-Wach-Rhythmus entstehen.

10.1.2 Schlafphasen

Der Schlaf wird vom Weckzentrum (Schlaf-Wach-Zentrum) gesteuert, welches seinen Sitz in der Formatio reticularis hat. Man unterscheidet den orthodoxen und den paradoxen Schlaf.

Orthodoxer Schlaf. Entsprechend der Schlaftiefe wird der orthodoxe Schlaf in verschiedene Schlafphasen eingeteilt:

- **Phase 1:** SEM-Phase (Slow-eye-movement = langsame Augenbewegungen, Einschlafphase)
- **Phase 2:** leichter Schlaf
- **Phase 3:** mitteltiefer Schlaf
- **Phase 4:** tiefer Schlaf

In aufeinanderfolgenden Schlafzyklen (Phase 1 → 2 → 3 → 4 → 3 → 2 → 1) werden sie in jeder Nacht etwa vier bis fünfmal wiederholt (**Abb. 10.2**). Die erste Tiefschlafphase ist in durchschnittlich 35 – 40 Min. erreicht, die Tiefschlafdauer variiert zwischen 30 – 60 (im ersten Zyklus) und wenigen Minuten (im letzten Zyklus).

Paradoxer Schlaf. Jeder Zyklus wird durch die REM-Phase (Rapid-eye-movement) abgeschlossen. Sie ist charakterisiert durch rasche Augenbewegungen und ein fast vollkommenes Fehlen des Muskeltonus bei erhöhtem Blutdruck und erhöhter Atemfrequenz. In dieser Phase träumt der Mensch (Traumphase). Die Dauer der REM-Phasen nimmt im Laufe einer Nacht zu und kann gegen Morgen bis zu 50 Min. betragen.

Die Traumforschung hat die besondere Bedeutung des Träumens bewiesen: Hindert man Versuchspersonen daran zu träumen, indem man sie zu Beginn der REM-Phase weckt, so stellen sich nach einiger Zeit Persönlichkeitsstörungen und Gesundheitsprobleme ein (Möller 1993, Juchli 1997). Da fast alle Schlafmittel die REM-Phase unterdrücken, kann davon ausgegangen werden, dass der durch Medikamente gewonnene Schlaf nicht erholsam wirkt. Alkohol und Drogen haben in dieser Hinsicht die gleiche Wirkung wie Schlafmedikamente.

Schlaflabor. Im Schlaflabor können Schlafdauer, Schlaftiefe und Schlafphasen untersucht werden. Die Ergebnisse werden in Form einer Schlafkurve, dem Somnogramm, aufgezeichnet. Über Nacht werden folgende Messungen durchgeführt (**Abb. 10.3**):

- EEG (Elektroenzephalogramm) zur Registrierung von elektrischen Hirnströmen
- EMG (Elektromyogramm) zur Messung der Muskelspannung
- EOG (Elektrookulogramm) zur Aufzeichnung von elektrischen Strömen, die durch Augenbewegungen entstehen

10.1.3 Wachzustand/Bewusstsein

> **DEFINITION** **Bewusstsein** kann als Gesamtheit und Ausdruck aller uns gegenwärtigen – also empfundenen – psychischen Vorgänge definiert werden. _____

Der gesunde Mensch ist im Wachzustand bei klarem Bewusstsein, d. h. er kann seinen Fähigkeiten und seinem Alter entsprechend auf äußere Reize reagieren. Er ist über sich selbst sowie über Zeit und Ort orientiert. Müdigkeit und Schläfrigkeit beeinflussen sowohl die physiologischen als auch die geistigen Fähigkeiten. Zur Beobachtung des Bewusstseinszustandes kann man sich an folgenden Kriterien orientieren:

- **Sprache:** Ist eine Unterhaltung möglich?
- **Sensibilität:** Erfolgt eine Reaktion auf Schmerzreize (z. B. durch Kneifen)?
- **Motorik:** Erfolgt eine Bewegung als Reaktion auf z. B. Schmerzreize?
- **Reflexe:** Sind sie auslösbar durch gezielte Reflexüberprüfung?
- **Pupillenreaktion:** Reagieren die Pupillen auf Lichteinfall durch eine Taschenlampe?
- **Koordinationsfähigkeit** und **Reaktionsvermögen:** Erfolgen Bewegungen und Funktionen aufeinander abgestimmt, sind Reaktionen auf Einflüsse angemessen schnell?

10.2 Pflegesituationen erkennen, erfassen und bewerten

10.2.1 Schlafbedarf und Schlafmuster

Schlafbedarf. Der Schlafbedarf nimmt im Verlauf des Lebens ab:

- Säugling: 18 – 20 Std.
- Kleinkind: 12 – 14 Std.
- Schulkind: 10 – 12 Std.
- Jugendlicher: 8 – 9 Std.
- Erwachsener: 6 – 8 Std.
- betagter Mensch: um 6 Std. (bzw. 12 – 14 Std., rechnet man alle „Nickerchen" dazu)

Ebenso verändert sich die Schlaftiefe und somit die Schlafphasen. Beim Neugeborenen macht der REM-Schlaf die Hälfte des Gesamtschlafes aus. Schon im Verlauf des ersten Lebensjahres verringert sich die REM-Schlafzeit drastisch, während die Non-REM-Schlafzeit praktisch gleich bleibt. Im Erwachsenenalter beträgt der REM-Schlafanteil nur noch 20 – 25 % (**Abb. 10.4**).

Schlafmuster. Im Alter wird das früher monophasische Schlafmuster (Schlaf ohne Unterbrechung) durch ein biphasisches (zweigeteiltes) Schlafmuster abgelöst. Dieses Schlafmuster zeigt, dass zwei Drittel der älteren Menschen eine längere Einschlafzeit haben und während der Nacht mehrmals aufwachen. Die Wachphasen werden dabei oft als unverhältnismäßig lang und qualitätsbestimmend erlebt, oft mit dem Gefühl, gar nicht geschlafen zu haben. Hier gilt es, diese Situationen als normal und nicht als krankhaft anzunehmen und ins Leben zu integrieren.

10.2.2 Verändertes Schlafbedürfnis

Einflussfaktoren

Verschiedene Umstände und Faktoren können das Schlafverhalten und Schlafbedürfnis beeinflussen. Diese Einflussfaktoren können psychisch, physisch, pathologisch oder umgebungsbedingt sein. Zu pflegerischen Maßnahmen bei Schlafstörungen s. **Tab. 10.2**, S. 221.

Psychische Einflüsse

Stimmungen, sowohl ausgelassene Fröhlichkeit und Erregung als auch Niedergeschlagenheit und Trauer beeinflussen in großem Maße unseren Schlaf. Akute oder chronische Konflikte in verschiedenen Lebensbereichen sowie unterschiedliche körperliche, psychische oder soziale Stressfaktoren wirken sich positiv oder negativ auf unser Schlafverhalten aus. Krankheit kann als Begleiterscheinung Einfluss auf das Schlafverhalten nehmen, ebenso können Ängste in Bezug auf Diagnose, Therapie, Operation oder Zukunftsperspektiven unseren Schlaf mitunter massiv beeinträchtigen.

Physiologische Einflüsse

Eine ganze Reihe physiologischer Einflüsse beeinflussen unser Schlafverhalten.
Lebensalter. Sowohl Schlafdauer als auch Schlaftiefe und Schlafstadien verändern sich im Laufe eines Lebens (**Abb. 10.4**).
Körperliche Aktivität. Bewegung und körperliche Aktivität stehen in konstanter Wechselwirkung zum Wachsein und Schlafen. Findet tagsüber eine ausreichende Beanspruchung statt, empfindet der Mensch abends körperliche Erschöpfung und hat ein Schlafbedürfnis. Allerdings kann zu viel abendliche Aktivität ebenso schlafhindernd sein wie zu wenig, da dem Kreislauf und Organismus entweder „aktiv sein" signalisiert wird oder der Körper nicht ausreichend erschöpft ist.
Essen und Trinken. Der übermäßige Genuss von Alkohol unterdrückt die RFM-Phasen (S. 214) und mindert den Erholungswert des Schlafs. Schwere üppige Mahlzeiten am Abend beeinträchtigen den Schlaf, aber auch Hungergefühle können das Einschlafen verhindern. In Verbindung damit ist auch das Körpergewicht zu erwähnen: Untersuchungen zeigen, dass Menschen mit Normgewicht oder leichtem Übergewicht besser schlafen als Menschen mit Untergewicht oder während Schlankheitskuren.
Krankheit. Manche Krankheiten bzw. Symptome (z. B. Fieber, Schmerzen) lassen uns kaum wach werden oder halten uns in einem Dämmerzustand zwischen Wachsein und Schlaf. Beispiele für Krankheiten sind hirnorganische Erkrankungen, Fatigue (chronische Müdigkeit), präkomatöse Zustände, psychische Störungen (z. B. Depression) und die Schlafkrankheit (epidemische Enzephalitis). Auch in der Rekonvaleszenzphase ist das Schlafbedürfnis gesteigert. Bei manischen Patienten hingegen (S. 1136) ist das Schlafbedürfnis vermindert.

Umweltbedingte Einflüsse

Eine ungewohnte oder unbequeme Schlafstätte, ein Mehrbettzimmer oder auch extreme Innen- oder Außentemperaturen können unser Schlafverhalten beeinflussen.

Es gibt Menschen, die in schlecht gelüfteten Räumen oder bei zu hoher oder zu niedriger Luftfeuchtigkeit Einschlafschwierigkeiten haben. Andere wiederum reagieren auf Lichteinflüsse, z. B. flackernde Leuchtreklame, Straßenbeleuch-

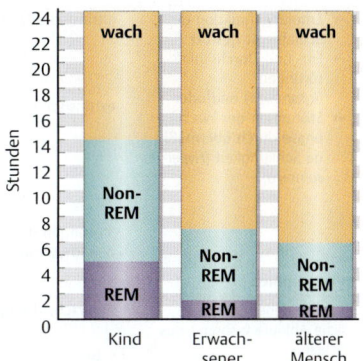

Abb. 10.4 Das Schlafbedürfnis nimmt im Laufe des Lebens ab. Die Schlafphasen verändern sich und der Anteil des REM-Schlafes am Gesamtschlaf reduziert sich.

tung, fehlende Abdunkelung oder Dauerbeleuchtung auf Intensivstationen. Außerdem können Geräusche, Straßen- oder Fluglärm, knallende Türen, laute Musik oder das Schnarchen des Partners den Schlaf stören. Lärm, auch wenn er vom Schläfer nicht registriert wird, stört die Schlafqualität unbewusst, denn das Gehör ist im Schlaf funktionstüchtig.

Viele Menschen sind in ihrem Schlaf auch von der Wetterlage abhängig (z. B. Wetterumschläge, Föhn) oder schlafen bei Vollmond schlechter.

Schlafstörungen (Dyssomnien)

FALLBEISPIEL Frau Kaiser, 46 Jahre alt, ist Hausfrau und Mutter von 2 Töchtern. Bei Frau Kaiser wurde eine Verhärtung der rechten Brust im oberen äußeren Quadranten festgestellt, welche sich als Mamma-Karzinom bestätigte. Frau Kaiser erhielt eine Ablatio rechts mit Ausräumung der axillaren Lymphknoten. Nach Abschluss der Wundheilung ist eine ambulante Chemotherapie und Bestrahlung vorgesehen. Frau Kaiser ist in großer Sorge, was da noch alles auf sie zu kommt und kann nachts nicht schlafen. Sie liegt sehr lange wach, dreht sich x-mal um und findet keine Ruhe. Außerdem vermisst sie ihre Familie. Die Nachtschwester hat Frau Kaiser Schlaftabletten angeboten. Frau Kaiser lehnt dies jedoch ab; sie meint, das sei keine Dauerlösung und die Probleme seien morgen nicht beendet, außerdem habe sie schon viel über Abhängigkeiten gelesen.

Tab. 10.1 *Klassifikation von Schlafstörungen nach ICSD.*

Definition	Einteilung	Ursachen
Dyssomnien		
→ Erholungsfunktion des Schlafes ist gestört → Ein- und Durchschlafstörungen (*Insomnien*) und/oder → Störungen der Wachphase durch übermäßige Schläfrigkeit (*Hypersomnien*)	intrinsische Dyssomnien	→ Schlafapnoe-Syndrom → Narkolepsie → idiopathische Insomnie (ohne erkennbare Ursache)
	extrinsische Dyssomnien	→ externe Faktoren (Lärm, Temperatur u. a.) → verhaltensabhängige Faktoren (fehlendes Schlafritual, Gebrauch von Sucht- und Genussmitteln, Einnahme von Pharmaka u. a.)
	Störungen des zirkadianen Rhythmus	→ Zeitzonenwechsel (Jetlag) → Schichtarbeit
Parasomnien		
vorübergehende körperliche Abläufe während des Schlafes	Aufwachstörungen	→ Schlafwandeln → Nachtangst
	Schlaf-Wach-Übergangsstörungen	→ Schlafstörungen mit rhythmischen Bewegungen → Sprechen im Schlaf
	REM-Schlaf gebundene Parasomnien	→ Albträume → Schlaflähmung
	andere Parasomnien	→ Zähneknirschen → nächtliches Einnässen
krankheitsbedingte Schlafstörungen		
sekundäre Schlafstörungen mit insomnischen, hypersomnischen und parasomnischen Symptomen	Schlafstörungen bei psychiatrischen Erkrankungen	→ Depression → Angsterkrankungen mit Zwangsphänomenen → Alkoholismus
	Schlafstörungen bei neurologischen Erkrankungen	→ Nervenschmerzen → Demenz → Morbus Parkinson
	Schlafstörungen bei internistischen Erkrankungen	→ Atemnot → Herzinsuffizienz mit nächtlichem Wasserlassen → Husten und Juckreiz

gesunder Schlaf

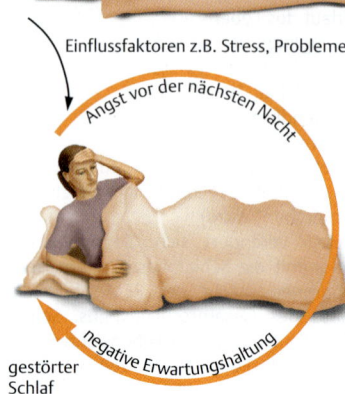

Einflussfaktoren z.B. Stress, Probleme

Angst vor der nächsten Nacht

negative Erwartungshaltung

gestörter Schlaf

Abb. 10.5 Der Teufelskreis des gestörten Schlafes und der Angst vor dem Nicht-schlafen-können. Hilfe bringt nur das Durchbrechen des Gedankenmusters und der Erwartungshaltung.

Schlaf-Wach-Rhythmus

- Wie viele Stunden schlafen Sie durchschnittlich in der Nacht?
- Gehen Sie immer zur gleichen Zeit ins Bett?
- Erwachen Sie immer zur gleichen Zeit?
- Wie lange dauert es, bis Sie einschlafen?
- Werden Sie nachts wach?
  - Wie oft werden Sie wach?
  - Wie lange dauert es, bis Sie wieder einschlafen?
- Schlafen Sie tagsüber?
  - Wie lange?

Qualität des Schlafes

- Wie fühlen Sie sich morgens, wenn Sie aufwachen?
- Wie fühlen Sie sich tagsüber?

Schlafstörende Faktoren

- Liegen Störfaktoren in Ihrer Umgebung vor?
- Haben Sie körperliche oder psychische Erkrankungen?
- Leiden Sie unter psychischen Belastungen?
- Leiden Sie unter nächtlichen Beschwerden wie Wasser lassen, Hautjucken, Herzrasen, Schmerzen?
- Nehmen Sie regelmäßig Medikamente, Drogen oder Alkohol zu sich?
- Welche Ernährungsgewohnheiten haben Sie?
- Wie viel Bewegung haben Sie?

Schlafrituale

- Unter welchen Bedingungen schlafen Sie zu Hause ein?
- Welche Faktoren begünstigen den Schlaf?
- Haben Sie Einschlafrituale?
  - Welche?

Abb. 10.6 Die aufgeführten Fragen helfen bei der Erstellung der Schlafanamnese.

Ein Patient schildert Schlaflosigkeit, Einschlafschwierigkeiten, häufiges Erwachen oder vorzeitiges Aufwachen. Die Diagnose Schlafstörung ist schnell gestellt, aber welches u. U. vielschichtige Problem dahintersteckt, ist vorerst noch nicht zu ahnen. Der Ursachenbereich kann sehr vielfältig sein (s. Einflussfaktoren).

Bei Schlafstörungen handelt es sich um ein dominierendes Symptom, deren Ursachen unbedingt durch eine spezifische Diagnose (Differenzialdiagnose) zu klären sind. Die sorgfältige Pflegeanamnese und Patientenbeobachtung sind gute und bewährte Mittel zur Diagnosefindung. Für die Ursachenforschung ist das Anfertigen eines Schlafprotokolls (s. **Abb. 10.7**, S. 217) hilfreich.

Klassifikationsmodelle

Bei der Differenzierung von Schlafstörungen gibt es verschiedene Klassifikationsmodelle/-muster. Die ICSD (International Classification of Sleeping Disorders) unterteilt Schlafstörungen hauptsächlich nach ihren Ursachen

(**Tab. 10.1**). Die Störungen treten häufig in Mischformen auf.

Schlafapnoe-Syndrom. Eine Sonderform ist das Schlafapnoe-Syndrom. Es ist charakterisiert durch nächtlich auftretende Atempausen/-aussetzer von mehr als 10 Sek. Dauer (während der Non-REM-Phase), die mit einer Sauerstoffunterversorgung einhergehen können. Es betrifft häufiger Männer als Frauen, meist Schnarcher, Menschen mit hohem Blutdruck und/oder Übergewicht. Die ständig wiederkehrenden Atemaussetzer können zu schwerwiegenden Folgen führen: z. B. zu nächtlichen Herzrhythmusstörungen oder einer Hypoxie (Sauerstoffunterversorgung) des Gehirns.

Folgen von Schlafstörungen/Schlafmangel

Zu welchen Auswirkungen Schlafstörungen führen können, ist abhängig von der Dauer, der Intensität, der Ursache und dem individuellen Empfinden des Betroffenen. Folgende Symptome können auftreten:

Datum	Aufge-standen um	Nächtliche Wach-zeiten	Bewertung des Schlafes (1 = gut bis 10 = sehr schlecht)	Speisen nach 16 Uhr	Getränke nach 16 Uhr	Aktivitä-ten nach 16 Uhr	Besondere Ereignisse am Tag	Schlaf-zeiten tagsüber	Zu Bett gegan-gen um	Medika-mente Name/Zeiten	Bemerkungen/ Besonderheiten

Abb. 10.7 Um den Schlaf über einen längeren Zeitraum hinweg zu beurteilen, kann ein Schlafprotokoll angefertigt werden. Mithilfe der protokollierten Beobachtungen können Hinweise auf die Schlafstörung und dessen Ursache gewonnen werden.

- Konzentrationsschwäche
- Ungeduld und Reizbarkeit
- innere Unruhe und Nervosität
- Zerschlagenheit
- emotionale Störungen
- Persönlichkeitsstörungen
- Abnahme der Kreativität
- gesteigertes Schmerzempfinden

Schlaflosigkeit, wie immer sie sich auch manifestiert und wodurch sie verursacht ist, ist für den Betroffenen ein schwerwiegendes gesundheitliches Problem (**Abb. 10.5**).

MERKE Menschen mit Schlafstörungen brauchen menschliche Begleitung und fachliche Beratung. Die Ursachen zu beheben ist besser als das Überdecken durch Medikamente.

10.2.3 Schlafanamnese und Schlafprotokoll

Um die vielfältigen Ursachen und Auswirkungen von Schlafstörungen zu erfassen, ist eine gute Beobachtung des Patientenverhaltens am Tag und in der Nacht erforderlich. Des Weiteren ist eine umfangreiche Anamnese zu erheben (**Abb. 10.6**) und ggf. ein Schlafprotokoll anzufertigen (**Abb. 10.7**), um den Schlaf über einen längeren Zeitpunkt beurteilen zu können. Die in **Abb. 10.6** aufgeführten Fragen sollten bei der Anamnese berücksichtigt werden. Mit den Betroffenen sind folgende Fragen zu klären:

- Tritt die Schlafstörung akut auf oder bestehen generell Schlafprobleme?
- Kennt der Patient die Ursachen für seine Schlafstörungen?
- Verfügt er über eindeutige Einschlafrituale?

PRAXISTIPP Nehmen Sie sich Zeit für diese Gespräche. Nur so werden Sie gemeinsam mit dem Patienten Wege zur Bewältigung seiner Schlafprobleme finden.

Pflegende können während des Nachtdienstes Beobachtungen über folgende Schlaffaktoren machen:
- Schlafposition/-haltung
- Schlaftiefe: Pat. wird bei Betreten des Zimmers durch Pflegende leicht wach/schläft tief
- Geräusche: Atemaussetzer, Schnarchen, Zähneknirschen (Bruxismus)
- Gesamtschlafzeit
- Befinden nach dem Aufwachen

Nach Schlafmitteleinnahme müssen die Beobachtungen ggf. erneut beurteilt werden.

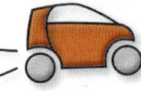

10.3 Pflegemaßnahmen auswählen, durchführen und evaluieren

10.3.1 Krankenbett und Bettzubehör

Häusliche Pflege im Fokus

Pflegebett

„Heute Morgen bin ich schon wieder nicht vom Bett hochgekommen und musste liegen bleiben und auf Sie warten. Dabei muss ich zur Toilette und könnte doch auch schon längst gewaschen sein." Seit einiger Zeit ist die Mobilität der 83-jährigen Frau Simon so stark eingeschränkt, dass sie nur mit viel Unterstützung einer Pflegenden von der Bettkante in den Stand gelangt. Gesundheits- und Krankenpflegerin Nicole sagt darauf: „Vielleicht wäre ein Pflegebett eine Lösung für Sie. Das ist in der Höhe verstellbar und Sie könnten wieder selbst einund aussteigen." Frau Simon fragt: „Das kann ich doch gar nicht bezahlen. Und muss ich dann mein Ehebett abgeben?" Gesundheits- und Krankenpflegerin Nicole kennt ähnliche Einwän-

de bereits. Doch sie weiß, dass es auch um ihre Gesundheit am Arbeitsplatz geht. „Ein Pflegebett kann Ihr Hausarzt verordnen, wie damals den Rollator. So könnten Sie wieder viel selbstständiger sein."
In der häuslichen Pflege gehört es zu den Aufgaben einer Gesundheits- und Krankenpflegerin, die Hilfsmittelsituation eines Patienten einschätzen, den individuellen Bedarf zu erkennen und über die verordnungsfähigen Hilfsmittel zu beraten. Hilfsmittel sind laut § 40 im 11. Buch des Sozialgesetzbuchs „orthopädische und andere Hilfen, die im Einzelfall erforderlich sind, um den Erfolg der Krankenbehandlung zu sichern oder eine Behinderung auszugleichen ...". Zu diesen Hilfsmitteln zahlen Patienten mit einer Pflegestufe 10 % zu, höchstens aber € 25. Voraussetzung für die Einlö-

sung eines Hilfsmittelrezepts ist die Zustimmung der Kranken- oder Pflegekasse. Im Hilfsmittelverzeichnis sind alle Hilfsmittel aufgeführt, für die die Kranken- und Pflegekassen aufkommen. Folgende Hilfsmittel werden in der häuslichen Pflege oft verwendet:

- Pflegebetten und Lagerungshilfen (z. B. Rollen oder Kissen),
- Inkontinenz- und Stomaversorgung (z. B. Inkontinenzschutzhosen und Stomabeutel),
- Ess-, Trink- und Haushaltshilfen (z. B. Besteck mit verstärkten Griffen),
- Alltagshilfen (z. B. Notrufsender),
- Fahrhilfen (Rollstühle),
- Bad- und Toilettenhilfen (z. B. Duschsitz, Toilettensitzerhöhung),
- Gehhilfen (z. B. Gehstöcke, Rollatoren).

Das Krankenbett ist für viele Patienten während eines Krankenhausaufenthaltes der Hauptaufenthaltsort. Auch wenn in den Patientenzimmern kleine Sitzecken integriert sind, so ist doch immer wieder zu beobachten, dass Patienten sich vorwiegend im Bett aufhalten. Bei bettlägrigen Patienten erfüllt dieser Raum sogar alle Räumlichkeiten einer Wohnung, d. h. es wird im Bett gegessen und getrunken, die Ausscheidungen werden hier verrichtet, es ist Wohnraum am Tag und Schlafstätte der Nacht.

Ein Krankenbett unterscheidet sich u. a. von einem „normalen" Bett dadurch, dass es fahrbar ist und viele Funktionen hat (z. B. kann eine Kopfhoch- oder -tieflage eingestellt werden und es ist höhenverstellbar). Ein Krankenbett ist und muss auf die Bedürfnisse der Patienten und der Pflegenden abgestimmt sein. Die Entwicklung der Technik von Krankenbetten hat in den letzten Jahren eine enorme Entwicklung gemacht. Es gibt Betten mit einfacher manueller Bedienung oder Betten mit Hydraulik bis hin zur vollelektronischen Ausstattung (*Abb. 10.8*).

Die Auswahl eines Krankenbettes richtet sich nach dem Angebot der jeweiligen Klinik und dem Lebensalter (z. B.

Säuglings-, Kinder-, Jugend- oder Erwachsenenbetten) und speziellen Umständen der Patienten (Spezialbetten bei Dekubitusgefahr, Betten zur Herzbettlagerung, Stufenbetten bei Bandscheibenvorfällen u. a.).

🖐 **PRAXISTIPP** Damit Sie auch in Akutsituationen schnell und sicher handeln können, informieren Sie sich genau,

wie die hausüblichen Betten funktionieren.

Die Standardbetten müssen sich sowohl in Bezug auf Körpermaße (die Durchschnittsgröße von Menschen hat zugenommen) als auch an den physiologischen Beugemöglichkeiten des Körpers orientieren. Die meisten Krankenbetten haben jedoch eine Teilung von ¹/₃ und

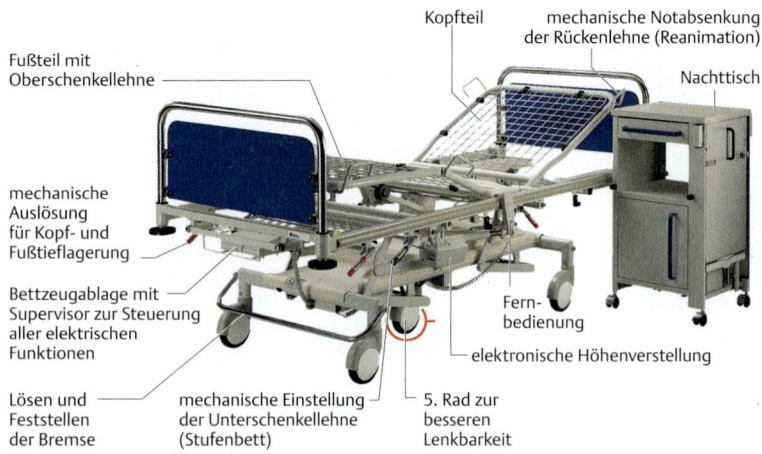

Abb. 10.8 Funktionen und Zubehörteile des Krankenbettes.

$^2/_3$, d. h. die Abknickung des Oberkörpers erfolgt unphysiologisch und dies birgt Gefahren und Folgen in sich:

- eingeschränkte Atmung (→ minderbelüftete Lungen → Erhöhung der Pneumoniegefahr)
- eingeschränkter Nahrungstransport und gestörte Nahrungsaufnahme (→ Aspirationsgefahr)
- erhöhte Scherkräfte und Herunterrutschen im Bett (→ Dekubitusgefahr)
- unphysiologische Abknickung des Oberkörpers (→ Rückenschmerzen)
- dauerhaft erhöhter Muskeltonus bei Pat. mit neurologischen Erkrankungen (→ Spastizitätserhöhung)
- Einschränkung der Mobilität

Darüber hinaus müssten die modernen Betten auch bezüglich des zulässigen Gesamtgewichts verändert werden. Normale Krankenbetten sind für 120 kg zugelassen. Ein zunehmender Anteil der Bevölkerung wiegt jedoch mehr als 120 kg.

Bettzubehör (Hilfsmittel). Zu den Hilfsmitteln am Krankenbett zählen: Patientenaufrichter (kritisch zu betrachten, auch unphysiologisch) mit z. B. Infusionshalter und Bettbügel, Bettgitter, Urinflaschenhalter, Bettverlängerungen, Bettdeckenheber, Bettgitter, Gehstützenhalter, Extensionsgestänge u. a.

🖐 **PRAXISTIPP** Da es eine Vielzahl von Zubehörteilen gibt, lassen Sie sich die sichere Montage zeigen und üben Sie sie im Einzelfall ein. _____

10.3.2 Beziehen des Bettes
Bei der Aufnahme eines Patienten erhält dieser ein gereinigtes und frisch bezogenes Bett, welches in den meisten Kliniken von einer Bettenzentrale angefordert werden kann. Sollte diese Dienstleistung nicht zur Verfügung stehen, liegt die Verantwortung für saubere Betten bei den Mitarbeitern der Station. Bei kontaminierten Betten (z. B. MRSA) ist eine Desinfektion der Betten nach den hausinternen Hygieneplänen erforderlich.

Patientenbetten werden meistens zu zweit gerichtet, dies spart unnötige Wege. Es wird im gleichen Rhythmus durchgeführt.

Vorbereitung
Saubere Wäsche, die auf einem Wäschewagen mitgeführt wird, sollte in ausreichender Menge zur Verfügung stehen, um unnötige Wege zu vermeiden. Außerdem ist es günstig, sowohl ein Händedesinfektionsmittel und einige Pflegemittel mitzuführen, da sich einige Pfle-

gemaßnahmen vorteilhaft während des Bettens mit durchführen lassen, z. B. Einreibungen. Der Wäschewagen sollte auch einen Abwurf für die Schmutzwäsche enthalten. Es besteht meist die Möglichkeit, zwei unterschiedliche Säcke einzuspannen, um die Wäsche sofort sortieren zu können. Die Säcke sind durch eine Farbkodierung gekennzeichnet. Aus hygienischen Gründen werden die eingehängten Wäschesäcke, mit einem Deckel zugedeckt.

Aus hygienischer Sicht sollte zum Bettenmachen über der Arbeitskleidung Schutzkleidung getragen werden (S. 201), um eine Keimverschleppung zu vermeiden. Ebenso ist eine hygienische Händedesinfektion erforderlich. Der Wäscheabwurf steht beim Betten am besten so am Bett platziert, dass die abgezogene Wäsche direkt in den richtigen Sack abgeworfen werden kann. Die saubere Wäsche sollte keinen Kontakt zur Schmutzwäsche haben, damit Kontaminationen vermieden werden. Günstiger sind aus hygienischer Sicht separate Wagen zum Schmutzwäscheabwurf.

Um das Bettzeug ablegen zu können, kann man ans Fußende des Bettes einen Stuhl stellen oder die am Bett integrierte Bettzeugablage aufklappen.

➡ **MERKE** Keine Bettwäsche auf dem Fußboden zwischenlagern, beim Aufheben kontaminieren Sie Ihre Hände und Kleidung mit den Fußbodenkeimen! _____

Beziehen des Bettes ohne Patient
Zum Richten des Bettes wird das Bett auf eine entsprechende Arbeitshöhe gebracht (bei extremen Größenunterschieden von Pflegenden ist ein Mittelmaß zu wählen), dies dient der Entlastung des Rückens. Die Durchführung des Bettwäschewechsels ohne Patienten zeigt Beziehen des Bettes ohne Patient **Abb. 10.9**.

Beziehen eines Bettes mit einem bettlägrigen Patient
Bei einem Patienten, der aus gesundheitlichen Gründen Bettruhe einhalten muss, muss die Wäsche gewechselt werden, ohne dass er das Bett verlässt. Die oben beschriebenen Schritte und Regeln für die Vorbereitung und Durchführung gelten hier ebenso. Für einen möglichst schonenden Wäschewechsel bei einem schwerkranken Patienten sollten einige Aspekte beachtet werden:

- Am Anfang steht die Kontaktaufnahme und die Erläuterung der Maßnahme. Umso besser der Patient aufge-

klärt ist, umso besser kann er mithelfen und bekommt keine Angst (bei bewusstlosen Patienten Initialberührung zur Kontaktaufnahme, S. 229).
- Lässt die Situation des Patienten es zu, wird das Kopfteil flach gestellt und das Kopfkissen entfernt. Dabei muss der Patient auf Atemnot oder Schmerzäußerungen beobachtet werden.
- Der Bettlakenwechsel erfolgt je nach Gesundheitszustand, indem sich der Patient auf die Seite dreht oder eine Brücke macht.

In „Beziehen des Bettes mit Patient" **Abb. 10.10** ist die Durchführung des Bettlakenwechsels mit Patienten, der sich dreht, dargestellt.

🖐 **PRAXISTIPP** Die Flachlagerung wird von vielen Menschen als unangenehm und beängstigend empfunden. Sie können diesen Patienten durch Nähe über Sprache und Körperkontakt vermitteln, dass Sie ihm helfen, die Situation leichter zu nehmen. _____

Patient macht eine Brücke
Kann sich der Patient nicht auf die Seite drehen, so lässt sich analog von oben nach unten verfahren (**Abb. 10.11**):
- Der Patient wird mit dem Oberkörper aufgesetzt und die Laken zur Mitte des Bettes gerollt.
- Beim Einspannen der sauberen Wäsche wird der Patient aufgefordert, das Gesäß anzuheben (dabei benötigt er evtl. Unterstützung).
- Schmutzige und saubere Wäsche werden zum Fußende hin abgerollt. Das Stecklaken kann im Anschluss alternativ von einer Seite zur Mitte gerollt und unter dem Gesäß des Patienten durchgezogen werden.
- Das saubere Bettlaken wird gut gespannt, das Stecklaken nach beiden Seiten gleichzeitig glatt gezogen und kontrolliert, dass der Patient nicht auf Falten liegt.
- Das Kissen und die Bettdecke werden bezogen und der Patient bequem gelagert.

➡ **MERKE** In vielen Krankenhäusern werden keine Stecklaken mehr benutzt: Zum einen spart es den Wäscheverbrauch, zum anderen mindert es die Dekubitusgefahr für den Patienten. ___

10.3.3 Unterstützung bei Schlafstörungen
Gelegentliche Schlafstörungen treten bei vielen Menschen auf. Sie sind von kurzer

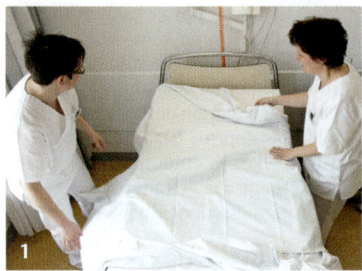

1

Bettwäsche lösen.

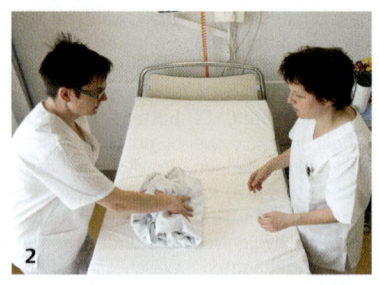

2

Steck- und Bettlaken vom Kopf- und Fußende hin zur Mitte aufrollen. Versuchen Sie dabei so wenig wie möglich Staub aufzuwirbeln. Wäsche direkt in den entsprechenden Sack abwerfen.

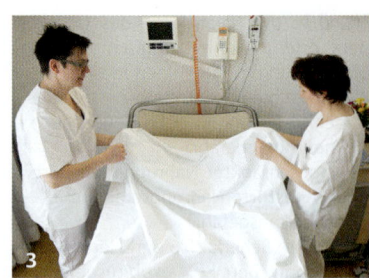

3

Sauberes Laken über die Matratze legen.

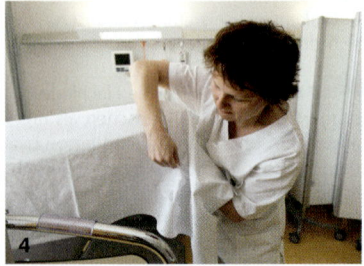

4

Laken am Ende über die Ecke spannen...

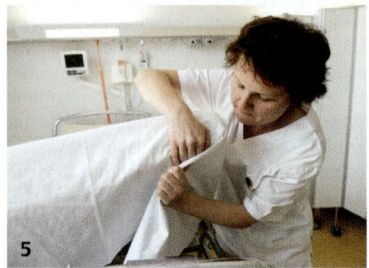

5

und glatt einschlagen.

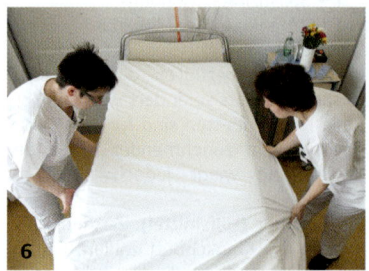

6

Sauberes Laken nun faltenfrei über die Matzratze spannen.

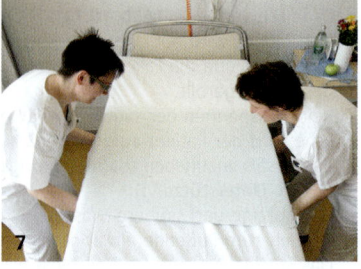

7

Stecklaken quer ausbreiten, sodass die Enden links und rechts ungefähr gleich lang sind und unter die Matzratze spannen. Stoffknicke glattziehen (Vermeidung von Druckstellen).

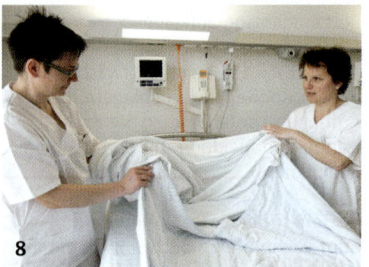

8

Bettdeckenbezug über die Decke ziehen.

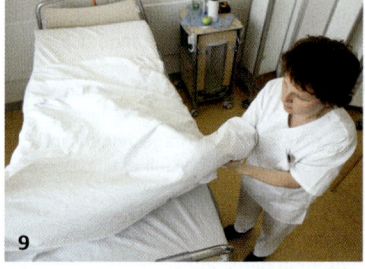

9

Frisch bezogene Bettdecke abschließend glatt auf das Bett legen, am Fußende einschlagen und gedrittelt ablegen.

Abb. 10.9 Die Fotoserie zeigt das Beziehen des Bettes ohne Patient.

Dauer und bedürfen keiner speziellen Behandlung, da sie gewöhnlich von selbst wieder verschwinden. Sie haben keine ernsthaften Auswirkungen auf die Gesundheit. Zur Behandlung von Schlafproblemen gibt es keine Patentrezepte. Im Vordergrund stehen die Analyse der Schlafstörung und die Behebung der Ursachen (*Tab. 10.2*).

10.3.4 Pflegemaßnahmen zur Schlafförderung
Ziel ist es, einen alltagsadäquaten Umgang mit dem Schlaf zu finden. Viele Maßnahmen erzielen ähnliche Wirkungen. Allerdings sprechen nicht alle Men-

schen gleich gut darauf an. Es gilt, für sich herauszufinden, was gut tut und dies dann mit Ausdauer einzusetzen bzw. anzuwenden.

Die Pflegmaßnahmen sind in erster Linie prophylaktischer Natur. Sie dienen der Beratung, der Hilfe zur Selbsthilfe und der Information.

Warme Getränke und Kräutertees
Unter den verschiedenen Kräutern gibt es einige, denen eine beruhigende Wirkung zugeschrieben wird, z. B. Melisse, Hopfen, Baldrian, Weißdorn, Johanniskraut. Allein das Ritual, sich Zeit zu nehmen, um in Ruhe einen Tee zu trinken,

fördert den Prozess des Ab- und Umschaltens.

Manche Menschen und Kinder bevorzugen es abends, bzw. vor dem Schlafen gehen, warme Milch zu trinken.

Duftlampen/-ätherische Öle
Bei den ätherischen Ölen sind die Duftrichtungen mit beruhigender Wirkung ähnlich denen der Kräuter z. B. Lavendel, Melisse.

Atemstimulierende Einreibung
Die schlaffördernde Wirkung der atemstimulierenden Einreibung (ASE) nach Christel Bienstein ergibt sich aus verschiedenen Faktoren (Juchli 1997):

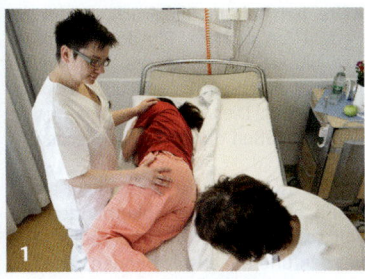

Die Patientin dreht sich zur Seite, zur Absicherung wird sie an Schulter und Hüfte gehalten. Stecklaken und Laken lösen und an die Patientin heranrollen.

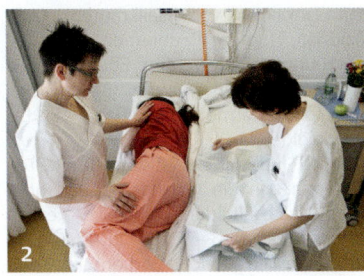

Sauberes Laken der Länge nach zur Hälfte auf die Matzratze legen, an der oberen und unteren Ecke einspannen und unter die Matzratze klemmen. Stecklaken unterstecken. Bett- und Stecklaken hinter die benutzte Wäsche rollen.

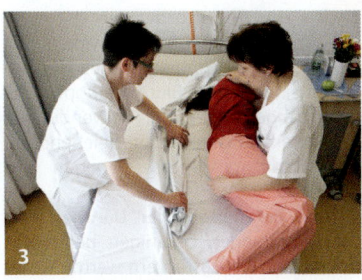

Patientin auffordern, sich über den „Wäschewulst" in der Mitte des Bettes auf die andere Seite zu drehen. Laken und Stecklaken zügig lösen, die schmutzige Wäsche aufrollen und im Wäschesack ablegen.

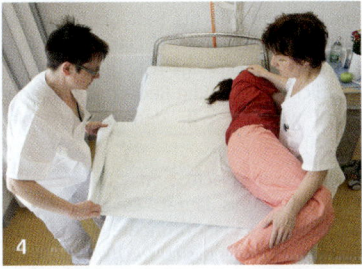

Sauberes Laken ausrollen und gut spannen.

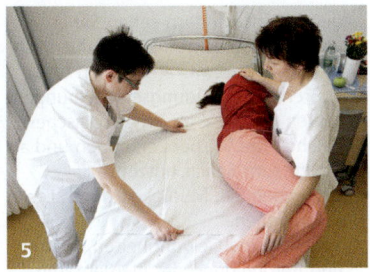

Stecklaken glattziehen und faltenfrei unterstecken.

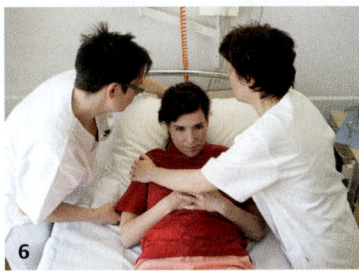

Patientin behutsam lagern und das Kopfteil sofort in eine angenehme Position bringen.

Abb. 10.10 Die Fotoserie zeigt, wie das Bett mit Patient bezogen wird.

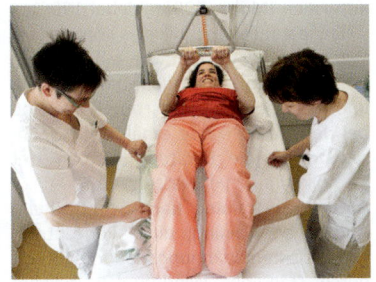

Abb. 10.11 Beim Beziehen des Bettes mit Patient kann hier der Patient eine Brücke machen.

- Die Atmung wird verlangsamt und vertieft. Dies wirkt beruhigend und damit schlaffördernd.
- Durch den Hautkontakt erfährt der Patient Zuwendung und ein Gefühl von Geborgenheit.
- Durch den Einsatz von Kräuterölen (z. B. Lavendel- oder Melissenöl) kann dies positiv unterstützt werden.

Zur genauen Beschreibung einer atemstimulierenden Einreibung siehe S. 220.

Tab. 10.2 Häufige Ursachen und Einflussfaktoren für Schlafstörungen bei Patienten während eines Krankenhausaufenthaltes.

Einflussfaktoren	Pflegerische Maßnahmen
Psychische Einflussfaktoren	
Ängste (vor OP, Diagnose, Zukunft u. a.)	→ Gespräche anbieten → beruhigende Maßnahmen → Atemstimulierende Einreibung
Heimweh, ungewohnte Umgebung	→ abendliches Telefonat ermöglichen → persönliche Gegenstände am Bett, z. B. Bilder
Physische Einflussfaktoren	
Bewegungsmangel	→ Motivation zu Beschäftigung und Bewegungsübungen → Krankengymnastik → Spaziergang
Schmerzen	→ Lagerung → Wärme- oder Kälteanwendungen
volle Blase, Nykturie	→ Toilettengang ermöglichen → ggf. Nachtstuhl ans Bett
Hunger, Durst, trockener Mund	→ Spätmahlzeit → Getränk am Bett
Umgebungsbedingte Einflussfaktoren	
Licht	→ volle Beleuchtung vermeiden → Nachtlichter nutzen
Gerüche	→ lüften
Raumtemperatur: Wärme/ Kälte	→ lüften → zweite oder dünnere Decke, Wärmflasche anbieten
Lärm (z. B. Flurlärm, Schnarchen von Bettnachbarn)	→ Oropax anbieten

Hydro- und Thermotherapie

Alle Wasseranwendungen bewirken eine Entlastung des Kopfes und des Nervensystems, indem das Blut vom Kopf in die Beine abgezogen wird. Anwendungen mit kaltem Wasser wirken belebend auf den Organismus, heiße dagegen entspannend.

Wärme bei motorischer Unruhe. Wärmeanwendungen beruhigen bei motorischer Unruhe, so fördern warme Bäder z. B. das Einschlafen; dies kann durch den Zusatz von Badesalzen oder -ölen

mit Extrakten von Heilkräutern (z. B. Baldrian, Hopfen, Heublumen, Lavendel) noch unterstützt werden. Ebenso unterstützend wirken warme Bauchwickel oder eine warme Brustauflage mit Lavendelöl (S. 414).

Wärme bei kalten Füßen. Bei kalten Füßen helfen ein warmes Fußbad oder auch Wechselbäder. Die Füße werden zuerst für etwa 3 – 5 Min. in 40 °C warmem Wasser gebadet und anschließend 1 Min. in kaltes Wasser getaucht. Dieses regt die Durchblutung des Patienten an.

Kälte bei hohem Blutdruck. Leidet ein Patient an hohem Blutdruck, können der Blutkreislauf und das Druckgefühl im Kopf durch ein kaltes Fußbad entlastet werden. Dies darf allerdings nur bei warmen Füßen durchgeführt werden.

➡ **MERKE** Es ist notwendig, alle Maßnahmen exakt zu dokumentieren. Nur so können die Wirkungen überprüft werden und bei ausbleibendem Erfolg alternative Maßnahmen geplant werden.

10.4 Gesundheitsförderung, Beratungsaspekte und Patienteninformation

10.4.1 Schlafrituale

Der Mensch schaltet seinen Organismus meist nicht spontan von Wachsein auf Schlafen um. Es erfolgt noch eine Phase der Ruhe und Entspannung, um von den Tagesereignissen abzuschalten. Eine wohltuende Abendgestaltung hilft dem Organismus, von Aktivität auf Passivität umzuschalten. Diese Umschaltphase wird nach einem immer wiederkehrenden Muster ritualisiert durchgeführt.

Schlafrituale können sehr vielfältig sein: ein Abendspaziergang, Lüften vor dem Zubettgehen, die allabendliche Toilette (vom Zähneputzen bis zum Entspannungsbad). Was für ein Kind die „Gute-Nacht-Geschichte", ein Schlaflied oder das Kuscheltier ist, ist für den Erwachsenen z. B. Fernsehen, Lesen oder Musik hören. Andere trinken vor dem Schlafengehen heiße Milch, Kräutertees, ein Glas Rotwein oder machen sich eine Wärmflasche. Des Weiteren ist es möglich, über verschiedene Entspannungstechniken in den Schlaf zu finden (S. 222). Gläubige Menschen sprechen abends ein Gebet.

➡ **MERKE** Um Patienten bedürfnisorientiert zu pflegen, sollten sich Pflegende über die individuellen Schlafgewohnheiten oder Schlafrituale informieren, denn diese wirken durchaus als Einschlafhilfen.

10.4.2 Allgemeine Empfehlungen bei Schlafstörungen

Folgende allgemeine Tipps können gegeben werden (einige sind bei Klinikaufenthalten zugegebenermaßen schwierig zu bewerkstelligen):

- Stehen Sie wieder auf, wenn Sie eine halbe Stunde nach dem Zubettgehen nicht eingeschlafen sind. Gehen Sie in ein anderes Zimmer.
- Beschäftigen Sie sich, bis Sie sich wirklich müde fühlen. Seien Sie nicht

deprimiert, sondern sehen Sie in einem missglückten Einschlafversuch die Chance, etwas anderes zu tun.
- Spüren Sie Ermüdungserscheinungen, sollten Sie diese als physiologisches Zeichen des Körpers erkennen und als Aufruf zum Schlaf nutzen.
- Versuchen Sie, Müdigkeit durch Lesen zu erreichen.
- Regelmäßige Gewohnheiten, Wärme und Befriedigung der elementaren Bedürfnisse werden wesentlich dazu beitragen, dass Sie schneller einschlafen.
- Ein vernünftiges Maß an körperlicher Bewegung (Abendspaziergang) wirkt sich auf den Schlaf und Ihr allgemeines Wohlbefinden günstig aus.
- Lassen Sie koffeinhaltige Getränke (Kaffee, Tee, Cola) und auch Alkohol am Abend weg. Trinken Sie lieber Kräutertee (z. B. Melisse, Fenchel, Hopfen) oder eine Tasse warme Milch.

Bewegung

Viele Menschen verbringen den Tag ohne körperliche Aktivität, ob bei der Arbeit oder in der Freizeit. Körperliche Belastungen sind jedoch für unser Wohlbefinden und unsere Gesundheit unerlässlich, denn ohne sie tritt kein befriedigender Schlaf ein. Alles, was Alltag, Freizeit und Hobby zu körperlicher und sportlicher Tätigkeit bereit halten, bietet sich hier als „Therapeutikum" an. Angefangen beim abendlichen Spaziergang (der auch dem geistigen und psychischen Ausgleich dient) über Fahrrad fahren, Schwimmen, Badminton spielen, Ballsportarten oder Gymnastik.

Schlaf-Rhythmus-Training

Der Körper passt sich bei absoluter Regelmäßigkeit einem zirkadianen Rhythmus an („innere Uhr", S. 214). Der physiologische Schlafablauf kann trainiert werden, indem man einen regelmäßigen Schlaf-Wach-Rhythmus lebt und immer

zur gleichen Zeit ins Bett geht und zur gleichen Zeit aufsteht. Diese Regelmäßigkeit muss anfangs z. T. gegen das eigentliche körperliche Bedürfnis durchgeführt werden, z. B. den Mittagsschlaf wegzulassen.

Entspannungstechniken

Eine Erkenntnis lautet: Einschlafstörungen sind Abschaltstörungen. Bei schlechten Schläfern lässt sich nachweisen, dass sie ein höheres Niveau physiologischer Aktivität und eine schlafstörende Anspannung aufweisen (Möller 1993, Friebel 1990). Untersuchungen von Entspannungstechniken haben gezeigt, dass diese sich positiv auf das Schlafverhalten auswirken (Möller 1993, Friebel 1990).

Entspannungstechniken können in Kursen erlernt werden, die z. B. von den Volkshochschulen angeboten werden. Informationen über derartige Kurse sind bei der Krankenkasse erhältlich. Als Anregung für die Beratung werden vier Techniken kurz vorgestellt.

Autogenes Training nach Schulz. Beim Autogenen Training, einer konzentrativen Selbstentspannungsübung, erfolgt durch ständiges Wiederholen gleicher Formeln eine Umschaltung des Organismus von aktiv auf passiv. Über die Autosuggestion werden die Tätigkeit des Sympathikus und die damit verbundenen Organtätigkeiten herabgesetzt und die des Parasympathikus aktiviert. Der Körper schaltet auf Ruhe um.

Phantasiereisen. Bei Phantasiereisen wird eine Geschichte vorgelesen. Dieser hört man mit geschlossen Augen zu. Störende Gedanken und Umwelteinflüsse treten in den Hintergrund und werden ausgeblendet. Die Phantasiereise verfolgt nicht das Ziel, dass der Zuhörer direkt einschläft. Sie soll eher ein Umschalten der Gedanken und des Organismus auf Ruhe herbeiführen.

Yoga, Meditation. Diese Formen der Entspannungstechnik können durch Atemübungen, spezielle Körperübungen und meditative Anteile neben der Entspannung auch eine Veränderung der Einstellung gegenüber Körper, Seele und Krankheitssymptomen bewirken.

Progressive Muskelrelaxation nach Jacobson. Bei der Progressiven Muskelrelaxation werden Muskelgruppen systematisch an- und entspannt. Dadurch erfährt der Körper insgesamt Entspannung.

10.4.3 Schlafförderung durch Medikamente
Andreas Portsteffen

Die Einnahme von Schlafmitteln bei Schlafstörungen ist sehr weit verbreitet. Schlafmittel setzen jedoch lediglich am Symptom „Schlafstörung" an und wirken nicht auf die Ursache (z. B. emotionale Belastungen, Angst). Der durch Hypnotika (Schlafmittel) erzwungene Schlaf ist ein anderer als der natürliche Schlaf. Die Abfolge der unterschiedlichen Schlafphasen wird verändert. Die meisten Schlafmittel unterdrücken die für die Erholung wichtige REM-Phase (S. 214).

Nach einer gewissen Zeit erscheint dem Menschen das Hilfsmittel „Schlaftablette" als unverzichtbar und notwendig, um in den Schlaf zu finden. Dies kann sich in einer körperlichen wie auch in einer emotionalen Abhängigkeit äußern.

Ein unkritisches, allgemeines Anbieten einer Schlafmedikation sollte in ein Krankenhaus der Vergangenheit angehören. Indikation und Auswahl des Medikaments ist eine ärztliche Aufgabe. Pflegende stellen i. d. R. die Medikamente bereit und kontrollieren deren Einnahme. Je stärker wirksam ein Präparat ist, desto intensiver muss der Patient beobachtet werden, um evtl. unerwünschte Wirkungen schnell erfassen zu können.

⮕ **MERKE** Für die Dosierung von Schlafmitteln gilt die Devise: „So wenig wie möglich!"

Pflanzliche Präparate
Schwach wirkende, pflanzliche Präparate können für einige Patienten eine Hilfe sein, besser ein- und durchzuschlafen. Eine abgestufte Auswahl an Präparaten sollte vorhanden sein und sich an den individuellen Bedürfnissen des Patienten orientieren. Gleiches gilt für die Dosis: Oft reichen bereits halbe Standarddosen aus, um eine ausreichende Wirkung zu erzielen.

Tab. 10.3 Aufstellung aktueller als Schlafmittel verwendeter Medikamente (Hypnotika und Sedativa).

Freiname	Präparate (Beispiele)	Halbwertszeit, Wirkdauer
Pflanzliche Sedativa		
Baldrianwurzel	u. a. Baldrian Dispert	
Hopfenzapfen	meist in Kombinationen u. a. Baldriparan, Sedacur	
Passionsblume	meist in Kombinationen u. a. Moradorm S, Passin	
H₁-Antihistaminika		
Diphenhydramin	u. a. Dolestan, Halbmond, Sediat	5 – 6 Std.
Doxylamin	u. a. Gittalun, Hoggar N	8 – 10 Std.
Benzodiazepine		
Triazolam	Halcion	2 – 4 Std. + länger wirksame Metabolite
Brotizolam	Lendormin	4 – 7 Std.
Flurazepam	u. a. Dalmadorm	1 – 2 Std. + lang wirksame Metabolite
Temazepam	u. a. Planum, Remestan	7 – 15 Std.
Lormetazepam	u. a. Noctamid	10 – 14 Std.
Flunitrazepam	u. a. Rohypnol	10 – 20 Std. + lang wirksame Metabolite
Nitrazepam	u. a. Mogadan	20 – 30 Std.
Oxazepam	u. a. Adumbran, Praxiten	6 – 15 Std.
Benzodiazepin-Analoga		
Zolpidem	u. a. Bikalm, Stilnox	2 – 3 Std.
Zopiclon	u. a. Ximovan	4 – 5 Std.

H₁-Antihistaminika
Die so genannten H₁-Antihistaminika haben ihre Bedeutung vornehmlich in der Selbstmedikation. Die ursprünglich als Nebenwirkung aufgetretene Müdigkeit wird somit zur eigentlichen Indikation dieser Präparate, die rezeptfrei und damit in Apotheken zur Selbstmedikation erhältlich sind.

Benzodiazepine
Bei den stark wirksamen Benzodiazepinen müssen Nebenwirkungen und Risiken bedacht und auch wahrgenommen werden, um eine sichere Anwendung zu ermöglichen.

Erholungswert. Mit Benzodiazepinen wird der weniger tiefe Schlaf verlängert und der eigentliche Tiefschlaf verkürzt, was den Erholungswert des Schlafes reduziert.

Wirkdauer. Viele Benzodiazepine (z. B. Valium) haben außerordentlich lange Halbwertszeiten (Wirkdauer). Ein Teil der Wirkung tritt in der Nacht ein, aber auch tagsüber ist noch eine Sedierung und Anxiolyse (Angstminderung) gegeben. Bei einigen Patienten kann das erwünscht sein, bei einer (Ein-) Schlafmedikation ist dies eine unerwünschte Wirkungsverlängerung („Hang-Over", Überhangeffekt).

Muskulatur. Eine stark muskelrelaxierende Wirkung erhöht die Gefahr von Stürzen beim morgendlichen Aufstehen älterer Patienten.

Kumulation. Bei vielen Benzodiazepinen erfolgt bei regelmäßiger Einnahme eine Kumulation (Anhäufung) des Wirkstoffs (*Tab. 10.3*). Bei längerem Gebrauch kann ein abruptes Absetzen zu schwierigen Entwöhnungsprozessen führen: Schlaflosigkeit, Angstzustände, Schwindel oder Verwirrtheit können verstärkt auftreten. Somit sollte bei einer längerfristigen Einnahme dieser Präparate eine Ausschleichphase mit kontinuierlicher Dosisreduktion erfolgen. Dies reduziert sowohl die psychische als auch die physische Gewöhnung an die Benzodiazepine. Sind die Ausscheidungsleistungen der Niere und der Leber im höheren Alter reduziert, tritt auch bei relativ niedrigen Dosierungen eine besonders starke Kumulation auf.

Nebenwirkungen. Paradoxe Wirkungen mit euphorischen Erscheinungen anstelle der Sedierung sind insbesondere bei älteren Patienten möglich. Auch die atemdepressive Wirkung kann bei Patienten mit Lungenerkrankung oder Schlafapnoe eine unerwünschte Reaktion verursachen.

Benzodiazepin-Analoga

Neuere Präparate mit Benzodiazepin-ähnlicher Wirkung könnten hinsichtlich der Veränderung des Schlafphasenmusters und der Erzeugung einer Gewöhnung Vorteile haben. Sie haben relativ kurze Halbwertszeiten und auch lang wirkende Metabolite (Stoffwechselprodukte) treten auf. Aufgrund der zunehmend bekannten Benzodiazepin-Problematik in der Dauermedikation (bereits nach mehr als 2 – 3 Wochen) haben sich diese Präparate (z. B. Zopiclon: Ximovan u. a., Zolpidem: Stilnox u. a., s. *Tab. 10.3*) als Schlafmittel relativ schnell etabliert. Langzeiterfahrungen sind aber noch nicht ausreichend verfügbar.

Wirkmechanismus von Schlafmitteln

Benzodiazepine. Der Wirkort ist das zentrale Nervensystem, v. a. das limbische System und teilweise die Formatio reticularis. In diesen Hirnregionen besteht eine hohe Dichte an sog. Benzodiazepin-Rezeptoren, an denen diese Hypnotika spezifisch binden. Durch die Bindung wird der in den Nervenzellen lokalisierte Botenstoff GABA (Gammaaminobuttersäure) in seiner hemmenden Wirkung auf das ZNS verstärkt. Die Nervenzelle reagiert weniger empfindlich auf erregende Impulse und verarbeitet weniger Reize. Dadurch wirken diese Hypnotika anxiolytisch (angstlösend), beruhigend und entspannend. Aufgrund der direkten Rezeptorwirkung der Benzodiazepine wurde es möglich, einen Benzodiazepinrezeptor-Antagonisten zu entwickeln (Flumazenil u. a., Anexate), der spezifisch und schnell die Wirkungen der Benzodiazepine aufheben kann. Dies ist insbesondere bei Überdosierungen oder erheblichen Nebenwirkungen indiziert (*Abb. 10.12*).

Neuere Substanzen. Die neueren Substanzen (z. B. Zopiclon, Zolpidem) wirken ebenso über den Benzodiazepin-Rezeptorkomplex, allerdings nicht an der gleichen Bindungsstelle. Die Bindung an den gleichen Rezeptor erklärt die sehr vergleichbare Wirkung dieser Substanzen. Die verminderte Gefahr von Toleranz- und Abhängigkeitsentwicklung könnte mit den unterschiedlichen, benachbarten Bindungsstelle in Zusammenhang stehen. Ein spezifischer Antagonist ist bislang nicht verfügbar.

Pflanzliche Präparate. Der Wirkmechanismus ist im Wesentlichen unklar. Insbesondere beim Baldrian stellt sich die Frage nach den eigentlich wirksamen Substanzen. Bestimmte Wirkungen, die auch mit dem GABA-System zusammenhängen könnten, werden aus Untersuchungen abgeleitet. Klinische Prüfungen von pflanzlichen Hypnotika ergeben aufgrund des hohen Placeboeffekts bei der Indikation Schlafstörung keine einheitlichen und zweifelsfreien Ergebnisse.

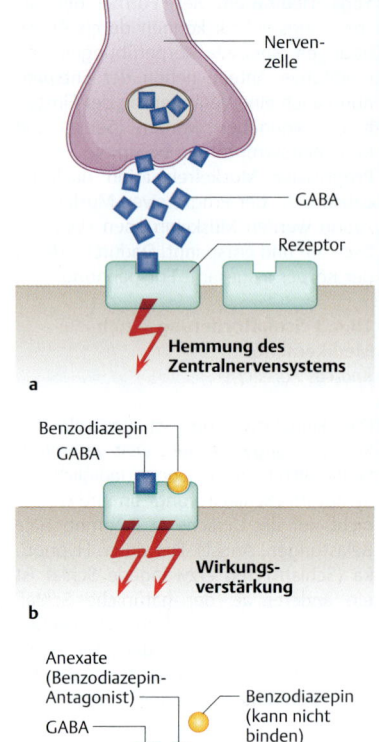

Abb. 10.12 Die Benzodiazepine wirken über die Hemmung des ZNS.

10.5 Basale Stimulation

Andreas Fröhlich, Peter Nydahl

Basale Stimulation ist ein ganzheitlicher Pflegeansatz, der das Befinden und die Aktivitäten des Patienten in den Mittelpunkt stellt. Der Patient wird dabei als Akteur seiner eigenen Entwicklung gesehen. Das Konzept beruht darauf, dass es die eigenen Kompetenzen des Patienten sind, die ihn wieder gesund oder leistungsfähiger machen, und nicht die Medizin, Pflege, Pädagogik usw.

Entstehungsgeschichte. Basale Stimulation entstand als pädagogisches Konzept zur Förderung schwerstbehinderter Kinder und Jugendlicher Mitte der 70er Jahre. Die Kinder waren als Dauerpflegefälle pädagogisch mehr oder weniger aufgegeben, therapeutische Angebote fanden fast nicht mehr statt, und auch eine medizinische Behandlung im engeren Sinne bot sich nicht an. Deshalb wandten sich Pädagogen, Therapeuten und Kinderkrankenschwestern verstärkt dem Aspekt der körperlichen Anwesenheit dieser Kinder zu. Man entdeckte, dass jenseits von gesprochener Sprache und den üblichen Lernkanälen Kontakt mit diesen Kindern aufgenommen werden konnte, wenn man sich auf die körperliche Kommunikation konzentrierte. Beispiele dafür sind:

- Nachmodellieren des Körpers durch behutsame Berührung lässt körperliche und auch fremde Identität erfahren.
- Innehalten des Betreuers während einer Tätigkeit ermöglicht dem Kind, sich auszudrücken und Zustimmung oder Ablehnung zu zeigen.

- Wiederkehrende, anregende Aktivitäten ermöglichen Sicherheit, Freude und Eigenbewegungen.

Begriffsbestimmung. Der Begriff „basal" sollte ursprünglich deutlich machen, dass es sich um ganz einfache und grundlegende Formen der Anregung handeln soll. Der Begriff „Stimulation" macht deutlich, dass es Anregungen im Sinne von Einladungen sind, ein Pflegeangebot anzunehmen, für die der Betroffene keine Voraussetzungen zu leisten braucht. Die sprachliche Wurzel von „stimulus = Reiz" hat sich im Nachhinein als ungünstig herausgestellt. Es handelt sich in keinem Falle um eine „Bereizung" von hilflosen Menschen.

! **DEFINITION** Inzwischen verstehen wir unter **Basaler Stimulation** ein umfassendes Konzept, das voraussetzungslos Angebote an kurzzeitig oder langfristig schwer kommunikations- und aktivitätsbeeinträchtigte Menschen macht. ────────────

Kern des Konzeptes. Basale Stimulation will auch bei schwerst eingeschränkten Patienten nicht nur die vitalen Grundfunktionen sichern, sondern humane Begegnungen zwischen Pflegenden und Patienten gestalten. Diese Begegnungen werden strukturiert, die Pflegenden lernen unnötige Irritationen und Störungen zu vermeiden und Sicherheit zu geben. Die Förderung eines Grundvertrauens durch individuell angepasste Rituale, Wiederholungen und persönliche Pflegeangebote gehört zum Kern der Basalen Stimulation.
Aufgabe der Pflegenden. Pflegende sollen die Ressourcen der Patienten erkennen und sie darin unterstützen,
- mit anderen Menschen zu kommunizieren,
- die Umgebung und v. a. sich selbst wahrzunehmen,
- sich in Bewegung zu erleben und auszudrücken.

10.5.1 Grundannahmen des Konzepts
Zu den grundlegenden Annahmen des Konzepts gehören:
- Ganzheitlichkeit des Menschen,
- pflegerisches Selbstverständnis,
- körperliche Existenz,
- Gefährdung des Patienten durch Habituation (Gewöhnung an eine gleichbleibende Wahrnehmungssituation).

Grundannahme Ganzheitlichkeit des Menschen
Auch wenn sich während einer Krankheit Funktionsausfälle oder unklare Störungen in den Vordergrund schieben, bleibt der Mensch dennoch eine Ganzheit. Begriffe wie „die Galle von Zimmer 7", „der Schlaganfall", „das Koma hinten" sind Anzeichen dafür, dass diese Ganzheit im Krankenhausalltag oft nicht mehr gesehen wird. Der Patient als Mensch findet sich in diesen Aussagen nicht wieder: „Ich bin doch viel mehr als nur eine Galle!"

Entwicklungsbereiche
Der Mensch lässt sich nur in der Theorie in seine einzelnen Funktionen zerlegen, in der Realität bleibt er eine Ganzheit aus sich wechselseitig beeinflussenden, bestärkenden und ergänzenden Wirkgrößen (Entwicklungsbereichen). Ein isolier-

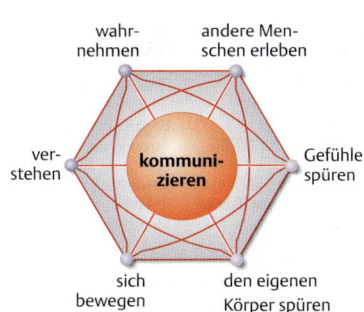

Abb. 10.13 Die wichtigsten menschlichen Entwicklungsbereiche stehen immer miteinander in Beziehung.

tes Erleben in einem Bereich ist nicht möglich, die anderen Bereiche sind immer mitbeteiligt. **Abb. 10.13** zeigt die Entwicklungsbereiche und ihre Vernetzung.
Beispiel „Kontaktaufnahme". Stellen Sie sich vor, Sie würden einem in seiner Bewegung eingeschränkten Patienten nach verbaler Ankündigung die Decke wegnehmen, um ihn umzulagern. Er wird wahrnehmen, dass sich etwas in seiner Umwelt verändert, dass Sie neben seinem Bett stehen und etwas tun. Er sieht Sie, er hört Sie, er riecht und spürt. Je nach Ihrem Verhalten und seinem momentanen Befinden wird er sich respektiert oder hilflos oder auch ganz anders fühlen. Er wird sich vielleicht an frühere Situationen erinnern, vielleicht vergleichen, wie es zu Hause im eigenen Bett war. Das Wegziehen der Decke wird auch eine emotionale Erwartungshaltung in ihm auslösen: z. B. „mir wird kalt", „die ist nett" oder „jetzt geht es endlich los". Der Patient wird aufgrund Ihrer Aktivität vielleicht selbst aktiv werden und sich ansatzweise bewegen, mithelfen oder sich wehren. Er macht dabei verschiedene Körpererfahrungen.
Bei dieser Pflegemaßnahme steht die Kommunikation zwischen Pflegeperson und Patient im Zentrum. Es könnte aber auch z. B. die Bewegungsunfähigkeit oder die Wahrnehmung des Patienten im Mittelpunkt stehen (s. **Abb. 10.13**).

🖐 **PRAXISTIPP** Sie können bei jeder Ihrer pflegerischen Aktivitäten variieren und unterschiedliche Aspekte betonen (**Abb. 10.14**, Übung 1). Wenn Sie die Decke mit eindeutigen, nachmodellierenden Bewegungen über den Körper des Patienten wegstreifen, so betonen Sie die Körpererfahrung. Wenn Sie die Hand des Patienten führen und Sie ihn die Decke greifen lassen und mit ihm

gemeinsam die Decke wegziehen, so betonen Sie die Bewegung und Sozialerfahrung. ────────────

Rangfolge. Es gibt keine eindeutige Rangfolge der Entwicklungsbereiche. Je nach Situation steht mal die Körpererfahrung, mal die Bewegung oder die Sozialerfahrung im Vordergrund. Aus diesem Grund müssen die Bereiche auch in der Pflege gleichmäßig Beachtung finden.

Ganzheitlichkeit der Pflegenden
Auch die Pflegenden wirken ihrerseits ganzheitlich auf die Patienten. Das bedeutet, dass eine einfache Pflegemaßnahme, die vielleicht nur aus einer losen Folge von Berührungen besteht (z. B. das Messen des Blutdrucks), immer auch die Körpererfahrung und die Sozialerfahrung des Patienten mit beeinflusst. Pflegende heben Teilbereiche des Körpers (z. B. den Oberarm während des Blutdruckmessens) manchmal so in den Vordergrund, dass die anderen scheinbar verschwinden. Es ist ein wichtiges Ziel der Basalen Stimulation, diese isolierende Sichtweise aufzulösen und eine ganzheitlichere Wahrnehmung zu erreichen.

Chance für die Pflege
Die Ganzheitlichkeit des Menschen stellt eine Ressource dar, die die Pflege nutzen sollte. Selbst Menschen, die im Koma liegen und anscheinend nicht zur Kontaktaufnahme fähig sind, nehmen wahr, erleben soziale Kontakte, fühlen und erinnern sich und versuchen, sich zu strukturieren. Sie passen sich Veränderungen an, sie reagieren innerhalb ihrer Möglichkeiten und sind sogar in der Lage zu lernen. Lernen und Entwicklung geschehen in diesem Sinne innerhalb einer ganzheitlichen Kommunikation (s. **Abb. 10.14**, S. 226, Übung 2).
Aufgabe der Pflege ist es, diese Entwicklungen zu unterstützen und Bedingungen zu schaffen, unter denen der einzelne Mensch seine Möglichkeiten leichter und unbehinderter entfalten kann.
Beispiel „Spastik". Eine Spastik wird häufig auf ein Defizit der Bewegungsfähigkeit reduziert. Sie kann aber auch Ausdruck eines Lernprozesses sein. Wenn der eigene Körper nach schwerer Krankheit nicht bewegt werden kann und sich dadurch verschwommen und fremd anfühlt, so kann durch einen erhöhten Muskeltonus (Anspannen der Muskeln) ein erstes Spüren erreicht werden. Dies führt kurzfristig zur eindeutigen Wahrnehmung und zum Gefühl der Sicherheit

Übung 1

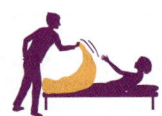

Probieren Sie mit einer anderen Person 3 verschiedene Variationen des Decke-Wegnehmens aus:
1. Ein zügiges Wegnehmen der Decke,
2. Ein Wegziehen mit den Körper nachmodellierenden, festen Berührungen,
3. Ein Wegziehen, indem Sie die Hand des Liegenden führen und Sie gemeinsam die Decke wegziehen.

Was wirkt wie auf Sie, für andere? Welche Variation ist in welcher Situation angemessen? Fallen Ihnen noch weitere Variationen ein?

Übung 2

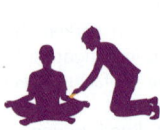

Bitten Sie einen Mitschüler, sich bequem hinzusetzen oder zu legen und die Augen zu schließen. Versuchen Sie dann, dem anderen den rechten oder linken Arm erfahrbar zu machen, indem Sie ihn systematisch berühren. Verwenden Sie dabei auch unterschiedliche Materialien wie Handtücher, Waschlappen, Papiertücher, Stifte usw.

Machen Sie den Arm auch durch Bewegung und Lagerung erfahrbar. Was wirkt wie? Welches Angebot ist am ehesten geeignet, um eine sinnvolle Körpererfahrung zu ermöglichen?

Übung 3

Bitten Sie einen Mitschüler, sich bequem hinzusetzen oder zu legen und die Augen zu schließen. Berühren Sie die andere Person mit dem Finger, machen Sie eine kurze Pause, berühren Sie dann erneut mit der ganzen Hand – Pause – und berühren Sie schließlich jeweils untersuchend, streichelnd, streichend, verweilend. Machen Sie jeweils kurze Pausen dazwischen, um der anderen Person Gelegenheit zum nachspüren zu geben. Welche Kommunikationsbotschaften werden dabei vermittelt? Welche Berührungsqualität vermittelt eine eindeutige Kommunikation?

Übung 4

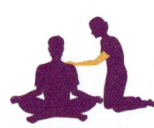

Beobachten Sie einen Menschen, der erhebliche Einschränkungen in seiner Wahrnehmung, Bewegung und Kommunikation erfahren hat, für 2 Stunden. Welche Möglichkeiten zur Kommunikation hat dieser Mensch? Wie reagiert er auf Pflegemaßnahmen? Wie kann er selbst aktiv werden? Können Sie Signale von Kommunikation entdecken, auch ganz unscheinbare? Wie werden diese Signale aufgenommen?

Übung 5

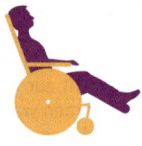

Legen Sie sich mit dem Rücken auf eine Decke auf den Boden, legen Sie die Arme neben dem Körper, stellen Sie die Beine nebeneinander. Spüren Sie durch Ihren Körper systematisch von Kopf bis Fuß und stellen Sie sich vor, Sie könnten mit einem Stift Körpergrenzen nachzeichnen. Erstellen Sie vor Ihrem geistigen Auge ein Bild Ihrer Körpergrenzen. Zeichnen Sie dieses Bild auf ein DIN A4 Blatt. Legen Sie sich hin und bleiben Sie für 20 Minuten völlig unbeweglich liegen. Wiederholen Sie das innere Spüren und Zeichnen der Körpergrenzen und stellen Sie wieder eine Zeichnung her.

Welche Gemeinsamkeiten und Unterschiede können Sie erkennen?

Übung 6

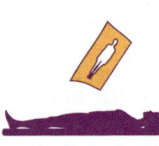

Erinnern Sie sich an Krisensituationen, die Sie in der letzten Woche erlebt haben. Wie sind Sie persönlich damit umgegangen? Regen Sie sich auf? Werden Sie ganz still? Woran merkt man, dass Sie gerade ein Problem haben? Fragen Sie andere Personen nach Ihren Bewältigungsstrategien. Welche Rolle spielen dabei Bewegung und Kommunikation? Welche möglichen Bewältigungsstrategien hat ein Mensch, der plötzlich bettlägerig geworden ist?

Übung 7

Bitten Sie einen Mitschüler, sich bequem hinzusetzen oder zu legen und die Augen zu schließen. Halten Sie eine Hand der Person und beginnen Sie, diese Hand gleichmäßig zur Atmung der Person wenige Zentimeter zu bewegen: aufwärts während der Einatmung, abwärts während der Ausatmung. Folgen Sie mit Ihren Bewegungen der Atmung. Nach 5 Minuten versuchen Sie behutsam für weitere 5 Minuten, die Atmung durch größere oder kleinere, durch schnellere oder langsamere Bewegungen zu beeinflussen. Was wirkt wie? Wo liegen die Unterschiede zwischen Begleitung, Förderung und Überforderung? Was kann in der Pflege sinnvoll und angemessen sein?

Übung 8

Notieren Sie auf einem Blatt Ihre morgendlichen Aufstehgewohnheiten. Gehen Sie von einem normalen Frühdienst aus und schreiben Sie auf, was Sie wann in welcher Reihenfolge machen, vom ersten Weckerklingeln bis zum Verlassen der Haustür. Wie viel Zeit brauchen Sie insgesamt? Stehen Sie sofort auf oder bleiben Sie noch 5 Minuten liegen? Gehen Sie zunächst ins Badezimmer oder in die Küche? Wann putzen Sie sich die Zähne? Waschen oder duschen Sie sich? In welcher Reihenfolge tun Sie dies? Nehmen Sie ein kleines Frühstück zu sich? Notieren Sie Ihre Gewohnheiten. Ihre Lehrkraft kann dann alle Blätter einsammeln, mischen und in der Gruppe neu verteilen, damit Sie am nächsten Morgen die Aufstehgewohnheiten eines anderen Menschen nachvollziehen und erleben. Diskutieren Sie danach Ihre Erfahrungen und auch die Konsequenzen für die Pflege. Gerade bei dieser Aufgabe wünschen wir Ihnen viel Spaß!
(Diese Übung wurde in der Weiterbildung zum Praxisbegleiter in Essen entwickelt).

Übung 9

Seien Sie mutig und gehen Sie mit geschlossenen Augen in einen anderen Raum. Ertasten Sie den Raum und seine Gegenstände und verändern Sie etwas in diesem Raum. Finden Sie anschließend zu Ihrem Ausgangsort zurück und bedenken Sie dann, was Ihnen während der Erfahrung wichtig, was Ihnen eher nebensächlich erschienen ist. Schauen Sie sich dann auch Ihre Veränderung in dem anderen Raum an. Wenn es möglich ist, wiederholen Sie diese Erfahrung mit einer zweiten Person. Schließen Sie wieder die Augen und lassen Sie sich diesmal von der anderen, sehenden Person führen und begleiten. Ist die Erfahrung die gleiche?

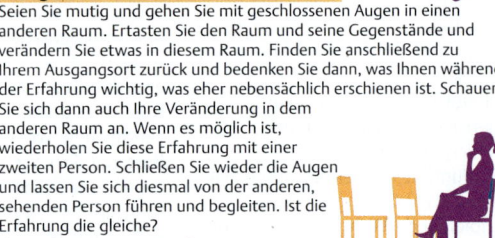

Übung 10

Denken Sie bitte nach: Wer von den Kollegen Ihres Teams sollte Sie am ehesten pflegen? Wer sollte Sie umlagern, wer dürfte Ihnen Nahrung verabreichen, wer könnte Ihnen einen Einlauf verabreichen? Wer dürfte Sie auf keinen Fall pflegen? Wer sollte Sie als Patient im Krankenhaus besuchen? Wann und wie oft sollte dies sein? Dürften Ihre Angehörigen auch bestimmte Pflegeaufgaben übernehmen? Wie versuchen Sie eine für Sie unangenehme Situation mit anderen Menschen zu beenden? Sagen Sie etwas? Werden Sie still, gehen Sie weg, beschäftigen Sie sich offensichtlich mit etwas anderem? Wenn es möglich ist, so tauschen Sie sich mit Ihren Kollegen darüber aus und entdecken Sie Gemeinsamkeiten und Unterschiede. Stellen Sie diese Frage auch Nicht-Pflegenden.

Übung 11

Stellen Sie sich vor, Sie wären als Patient im Krankenhaus. Möchten Sie mitbestimmen, welche Untersuchungen durchgeführt werden? Möchten Sie entscheiden, wann Sie gewaschen werden? Wollen Sie es verantworten, auf welcher Seite Sie die nächsten 2 Stunden liegen werden? Denken Sie darüber nach, bei welchen Aktivitäten des täglichen Lebens Sie Entscheidungen selbst treffen möchten und in welchen ATLs Sie die Entscheidung auch abgeben könnten.

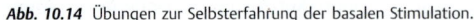

Abb. 10.14 Übungen zur Selbsterfahrung der basalen Stimulation.

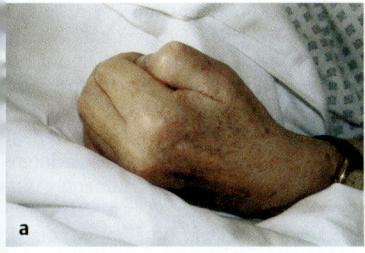
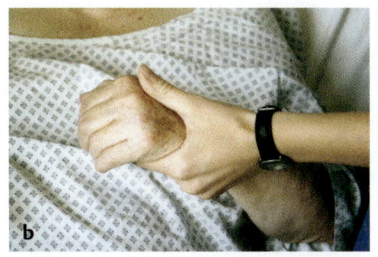
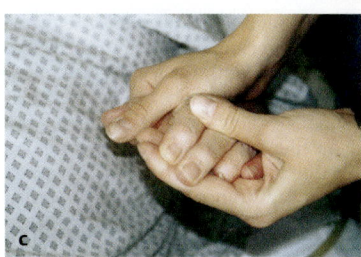
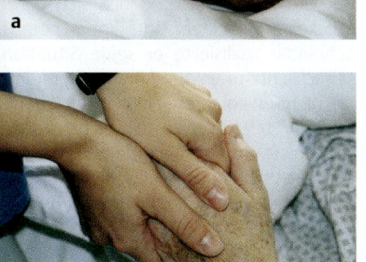
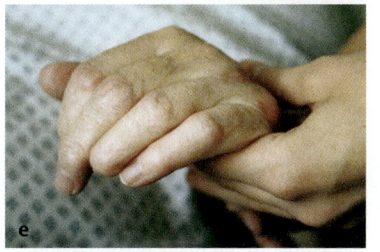
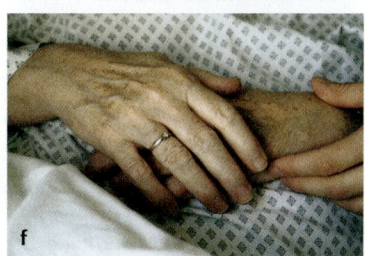

Abb. 10.15 Spastik kann Ausdruck eines Lernprozesses sein.

im eigenen Körper. Langfristig führt eine Spastik aber zu Schmerzen und Kontrakturen (S. 265).

Die Pflegenden sollten das Potenzial des Sich-spüren-wollens erkennen und fördern, z. B.

- kann der Arm durch rhythmische, atemsynchrone Bewegungen als Teil des ganzen Körpers gespürt werden,
- kann der Arm durch eindeutige Berührungen differenzierter als durch Spastik erlebt werden (*Abb. 10.15*),
- kann die Umwelt durch Materialerfahrungen (Decke, Matratze, Nachttisch) erkundet werden.

Der Patient braucht seine bis dahin für ihn sinnvolle Spastik nicht mehr, weil er sich anders wieder erspüren kann. Die Spastik wurde nicht „behoben" und „korrigiert", vielmehr wurden dem Menschen neue Möglichkeiten eröffnet, zu lernen und sich zu entwickeln. Der bis dahin spastische Arm wird zum Ausgangspunkt einer neuartigen Kommunikation, die ein Wahrnehmen in allen Entwicklungsbereichen (s. *Abb. 10.13*) ermöglicht.

Grundannahme Pflegerisches Selbstverständnis

Basale Stimulation beruht auf einem Pflegeverständnis, das den Menschen mit seiner individuellen Entwicklung ins Zentrum stellt. Unterstützen und Begleiten sind Hauptaufgaben der Pflege und nicht Gesundmachen, Korrigieren und Belehren. Impulse des Patienten werden aufgenommen und weiter verfolgt. Standardisierte routinemäßige Abfolgen werden möglichst vermieden und den Be-

dürfnissen des Patienten angepasst. Beispiele dafür sind:

- Ein Patient wird später geweckt, weil er die Nacht zuvor schlecht geschlafen hat.
- Die Ganzkörperwaschung wird abgebrochen, weil der Patient überfordert wirkt.
- Das Eincremen wird wiederholt, weil der Patient es zu genießen scheint.

Krankheiten werden als eine Form der Entwicklung angesehen. Pflege unterstützt den Menschen in seiner Entwicklung und zeigt damit eine Nähe zu pädagogischem und therapeutischem Arbeiten.

Grundannahme körperliche Existenz

Alle Äußerungen des Menschen sind letztlich körperlicher Art, sei es Sprache oder Schrift, Atmung oder Mimik. Der Körper ist das Bezugssystem, über das Menschen in Beziehung miteinander treten. Erst beim Kontakt mit einem anderen Menschen wird den körperlichen Äußerungen Bedeutung zugeschrieben. Der andere Mensch rekonstruiert die Bedeutung und gibt ihnen Sinn. Basale Stimulation geht davon aus, dass

- der Körper immer in der Lage ist, sich zu äußern (z. B. durch die Atmung, die Beschaffenheit der Haut, die Muskelspannung),
- der Körper immer ansprechbar ist für Berührungen, Temperaturunterschiede, Lageveränderungen usw. (s. *Abb. 10.14*, S. 226, Übung 3).

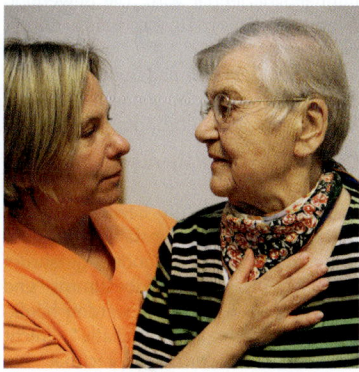

Abb. 10.16 Die körperliche Kommunikation ist eindeutig und drückt Respekt für den anderen Menschen aus.

Chance für die Pflege

Pflege hat wie keine andere Berufsgruppe Zugang zum Körper des Menschen und steht damit in unmittelbarem Kontakt zu Menschen in schwierigsten Entwicklungsphasen. Pflege sollte die Kommunikationsfähigkeit des Körpers nutzen und sich auf die basale Ebene des Körperlichen einlassen (*Abb. 10.16*).

Die basale Kommunikationsfähigkeit (Berührung und Nähe, Distanz und Abwehr, Wärme und Kühle, Sicherheit und Irritation, Aufforderung und Beruhigung) bleibt erstaunlich lange erhalten und kann in der Pflege nicht nur genutzt, sondern auch kultiviert werden (s. *Abb. 10.14*, S. 226, Übung 4).

Beispiel „Umlagern". Der Patient wird an der Schulter berührt, um seine Aufmerksamkeit zu wecken. Ein Zeichen seiner

Aufmerksamkeit wird abgewartet (z. B. Augenbewegungen hinter geschlossenen Augenlidern). Dann erfolgt eine weitere, klare Berührung am Kopf, gefolgt von angedeuteten Bewegungen, um den Patienten auf eine Lageveränderung vorzubereiten. Wieder wird abgewartet, ob die Berührungen verstanden worden sind:

- Zeigt die Atmung eine Zustimmung?
- Verändert sich der Muskeltonus in den Lippen oder an den Schultern?
- Sind kleinste Bewegungen erkennbar? Dann wird der ganze Körper mit der Decke abgestrichen (nachmodelliert). Der Patient reagiert evtl. mit komplexen Bewegungen, gähnt oder streckt sich. Nun wird der Patient durch kleine, rhythmische Bewegungen, die sich an seiner Atmung orientieren, bewegt. Die kleinen Bewegungen deuten die Richtung der kommenden, großen Bewegung an. Dadurch wird der Patient zum Mitmachen ermuntert, weil die gesamte Aktivität für ihn nachvollziehbar wird. Die Bewegung nimmt allmählich zu, der ganze Körper wird bewegt.

So dient eine Umlagerung nicht nur der Druckentlastung, sondern auch der Kontaktaufnahme und Kommunikation.

Gefährdung des Patienten durch Habituation

Patienten, die in ihrem Bewusstsein und in ihrer Kommunikationsfähigkeit eingeschränkt sind, sind besonders gefährdet im Pflegeprozess fremdbestimmt und abhängig zu werden. Sie werden häufig als „nicht mehr kommunikativ", „nicht orientiert" oder „nicht ansprechbar" bezeichnet. Sie werden nur noch mit schematischen Sprachformeln angesprochen, Reaktionen auf der Sprachebene werden nicht beachtet und die Kommunikation mit ihnen wird häufig drastisch eingeschränkt.

Es kommt sogar vor, dass in Anwesenheit dieser Patienten über sie gesprochen wird, so als ob sie am „System" Sprache keinen Anteil mehr hätten. Aus unterschiedlichen Untersuchungen (Salomon 1994, Hannich 1994) geht aber hervor, dass auch scheinbar tief bewusstlose Menschen Sprache verstehen und sich ihrer erinnern können. Sie können anhand der Stimme sogar Personen voneinander unterscheiden.

Grundlagen der Wahrnehmung

Spezifische Informationsfolgen aus der Umwelt werden durch unsere Sinnesorgane so umformuliert, dass sie für unser Zentralnervensystem verarbeitbar werden (S. 1075). Aus diesen Informationen bilden (konstruieren) wir eine innere

Wirklichkeit, die für uns die Abbildung der äußeren Wirklichkeit ist.

Der Prozess der Wahrnehmung ist uns i. d. R. nicht bewusst und läuft ständig ab. Auch unseren eigenen Körper nehmen wir selbst wahr (propriozeptive Wahrnehmung). Diese Selbstwahrnehmung ist bei schwer beeinträchtigten Patienten durch die so genannte Habituation gestört.

Habituation

! DEFINITION **Habituation** ist die Gewöhnung an eine gleichbleibende Wahrnehmungssituation. Habituation bedeutet, dass Informationen aus einer Umwelt, die ständig gleich bleibt, nicht mehr wahrgenommen werden. Was sich nicht mehr ändert, erscheint nicht mehr informativ und wird ausgeblendet. Manchmal treten dann selbsterzeugte Wahrnehmungen (Halluzinationen) an die Stelle der Informationen. ————

Veränderung der Wahrnehmung. Unsere Selbstwahrnehmung ist an die aktive Bewegungsfähigkeit des Körpers und seiner Sinnesorgane gebunden. Nur durch aktives Herumschauen können wir sehen. Ein unbewegtes Starren auf einen Punkt führt dazu, dass alsbald die Seheindrücke verschwimmen. Das Gehirn versucht aber weiterhin, aus den Informationen eine Wirklichkeit zu rekonstruieren: Flecken werden zu Spinnen an der Decke, Lampen scheinen zu schwingen und lose Kabel mutieren zu Rattenschwänzen.

Propriozeptive Habituation. Ein Mensch, der krankheitsbedingt lange in einer Position verharren muss, ohne seine Lage selbst verändern zu können, gerät sehr schnell in eine propriozeptive Habituation: Er spürt seinen eigenen Körper nicht mehr (s. **Abb. 10.14**, S. 226, Übung 5). Ganze Körperteile gehen „verloren", Grenzen verschwimmen, die körperliche Identität wird bedroht. In diesem Sinne kann eine Spastik (s. Beispiel, S. 225) aus der Sicht des Patienten sinnvoll sein, um sich selbst zu spüren.

Innerer Rückzug. Eine andere Bewältigungsstrategie ist der innere Rückzug. Die Patienten wirken teilnahmslos und apathisch. Andere entwickeln sog. Stereotypien, z. B. rhythmisches Klopfen oder Kopfbewegungen, um sich selbst mit den nötigen Informationen zu versorgen. Wieder andere verletzen sich sogar selbst, sie kratzen oder beißen sich, um sich selbst zu spüren. Aus der Sicht des Betroffenen kann das sinnvoll sein.

Beispiel „Autoaggression". Ein junger Mann hatte einen Drogenunfall, wurde reanimiert und lag vier Wochen auf der Intensivstation. Er war wach, ansprechbar, aber nahezu unbeweglich, alle Extremitäten spastisch. Nachdem er verlegt wurde, kam er kurzfristig auf die Intensivstation zurück, weil er Autoaggressionen entwickelt hatte: Er biss sich ganze Stücke aus seiner Unterlippe heraus. Scheinbar realisierte er seine Situation, sein „Nichts-mehr-tun-können". Er konnte nicht weglaufen, nicht mit seiner Freundin telefonieren, sich nicht mal betrinken. Er musste es einfach aushalten. Kann es da nicht sinnvoll sein, sich ganze Stücke aus den Lippen rauszubeißen, weil dies leichter zu ertragen ist als die Vorstellung, den Rest des Lebens in einem Pflegeheim zu verbringen? Diese Handlung scheint für uns kaum nachvollziehbar zu sein, doch die Bewältigungsstrategien jedes Menschen stellen sich anders dar (s. **Abb. 10.14**, S. 226, Übung 6).

Interaktion zwischen Patient und Pflegenden

Die Interaktion zwischen Patient und Pflegenden kann dadurch massiv gestört sein, dass beide in einer unterschiedlichen Wirklichkeit leben. Für den Patienten stellt sich die ungewohnte und häufig auch bedrohliche Umgebung im Krankenhaus anders dar als für die Pflegenden, die hier ihrer täglichen Arbeit nachgehen.

Beispiel „Halluzination". Das Phänomen der „Verwirrtheit" beruht häufig auf einer Fehlinterpretation der Pflegenden. Die bedrohlichen Spinnen, die ein Patient an der Decke kriechen sieht, existieren in den Augen des Pflegenden nicht. Als Folge seiner visuellen Habituation (fehlende Sehanregung durch starren Blick an die weiße Decke) sieht der Patient kleine schwarze Punkte, die sich über die Decke bewegen. Sie werden von ihm als Spinnen interpretiert, vor denen er sich fürchtet und die er beseitigt haben möchte. Es reicht nicht aus, wenn die Pflegenden ihn dann verbal beruhigen und beschwichtigen.

Sie müssen ja nicht glauben, dass da wirklich etwas an der Decke ist, aber glauben Sie dem Patienten, dass er da etwas wahrnimmt. Vertrauen Sie jemandem, der Ihnen immerzu sagt „stimmt nicht" oder „alles nicht so schlimm"?

Pflegende müssen dafür sorgen, dass die visuelle Habituation nicht weiter fortschreitet, z. B. durch Lageveränderung und veränderte Blickrichtung.

10.5.2 Zentrale Lebensthemen

Im Folgenden werden die zentralen Lebensthemen der Basalen Stimulation erläutert, wobei die Reihenfolge einen gewissen Aufbau berücksichtigt, der allerdings nicht streng einzuhalten ist. Eine schematische Anwendung würde gegen das Prinzip der Individualisierung verstoßen.

- Leben erhalten und Entwicklung erfahren.
- Das eigene Leben spüren.
- Sicherheit erleben und Vertrauen aufbauen.
- Den eigenen Rhythmus entwickeln.
- Die Außenwelt erfahren.
- Beziehung aufnehmen und Begegnung gestalten.
- Sinn und Bedeutung geben.
- Das eigene Leben gestalten.
- Autonom leben und Verantwortung übernehmen.
- Die Welt entdecken und sich entwickeln.

Leben erhalten und Entwicklung erfahren

Erste Aufgabe von Pflege ist es zu helfen, das Leben eines Patienten zu erhalten. Pflege unterstützt ihn, die medizinischen Maßnahmen zu akzeptieren. Sie begleitet und unterstützt ihn. Zu den Grundfunktionen des Lebens gehören atmen, sich ernähren, sich bewegen (s. *Abb. 10.14*, S. 226, Übung 7). Pflegende unterstützen Patienten darin, selbstständig zu atmen, wieder selbstständig Nahrung zu sich zu nehmen und dadurch ein Stück Autonomie wiederzugewinnen. Sie fördern Eigenbewegungen des Patienten und damit seine Wahrnehmungsfähigkeit und Lebendigkeit.

Was kann ich tun, um den Patienten in seiner Entwicklung zu begleiten?

- Helfen Sie dem Patienten, seinen Atem wiederzufinden, z. B. durch eine Atemstimulierende Einreibung (S. 231) oder atemsynchrone Bewegungen.
- Fördern Sie den Appetit des Patienten durch den Gebrauch seiner Lieblingsspeisen und akzeptieren Sie auch, wenn der Patient vor lauter Sorge nicht essen mag.
- Unterstützen Sie die Eigenbewegungen des Patienten, helfen Sie ihm, sich selbst und seine Umwelt zu begreifen oder auch wieder erste Schritte zu gehen.
- Nutzen Sie seine früheren Gewohnheiten!

FALLBEISPIEL Eine Patientin nach Schlaganfall schien die Hoffnung aufgegeben zu haben, je wieder laufen zu können, obwohl sie auf der mehr betroffenen Seite bereits wieder etwas spüren und sich auch ansatzweise bewegen konnte. Ich fragte sie, was sie früher gerne gemacht hätte und sie zählte einige Aktivitäten auf, darunter auch Tanzen. Ich bat sie daraufhin um einen Tanz. Sie willigte erstaunt ein und war bereit, sich auf die Bettkante mobilisieren zu lassen. Im Stehen nahm ich sie in einer klassischen Tanzhaltung in den Arm, stützte leicht das schwache Knie und begann, sie in einem Walzerrhythmus hin und her zu bewegen. Sie folgte dem Takt und schließlich konnten wir erste, kleine Tanzschritte durch das Zimmer machen. Als wir das halbe Zimmer durchquert hatten, bedankte ich mich und ging – nicht tanzte – mit ihr im Arm zurück. _____

Das eigene Leben spüren

Ein Patient sollte das eigene Leben in irgendeiner Form wahrnehmen: sich selbst spüren, seinen Körper wahrnehmen und sich im Kontrast zur unbelebten, unmittelbaren Umwelt erleben. „Ich bin ein Individuum, bin für mich, stehe in Kontakt zu anderen und zu Dingen, bleibe aber dennoch eine Einheit."

Was kann ich tun, damit der Patient sich selbst wieder spüren kann?

- Helfen Sie ihm, eine geeignete Position im Bett oder im Stuhl zu finden.
- Fördern Sie seine körperliche Wahrnehmung durch Berührungen und Waschungen, die den Körper nachformen.
- Lassen Sie ihn selbst Kleidung auswählen und gestalten Sie das An- und Ausziehen der Kleidung als Erlebnis.

FALLBEISPIEL Ein junger, bettlägeriger Mann mit Hirnhautentzündung war sehr unruhig. Er atmete sehr schnell, öffnete gelegentlich die Augen, sah durch einen hindurch und schien stark zu phantasieren. Auf Ansprache reagierte er nicht. Ich berührte ihn an seiner Hand, drückte diese fest und wartete ab, ob er aufmerksam werden würde. Seine Reaktion war nicht eindeutig, aber als ich seinen Körper mit festen Berührungen von oben nach unten nachmodellierte veränderte sich sein Blick. Anschließend ließ ich die Luft aus seiner Wechseldruckluftmatratze und deckte ihn mit einer großen Röntgenschürze zu, der Thorax blieb dabei frei. Er schien nach innen zu lauschen und be- ruhigte sich, die Atmung wurde langsamer und regelmäßig. Nach ca. einer Stunde begann er wieder unruhig zu werden. Ich stellte den vorherigen Zustand wieder her und er beruhigte sich erneut. So entwickelte sich ein Wechselspiel: Sobald er Unruhe entwickelte, veränderte ich die Situation. Im weiteren Verlauf atmete er insgesamt immer ruhiger. _____

Sicherheit erleben und Vertrauen aufbauen

Sicher fühlen kann man sich nur, wenn bestimmte erkennbare, voneinander unterscheidbare Ereignisse immer wieder auftreten und man ahnen kann, dass sie auch in Zukunft auftreten werden. Sicherheit erlebt ein Patient, wenn z. B. sein Stöhnen oder ein Schweißausbruch dazu führen, dass eine Pflegeperson sich um ihn kümmert. Erst, wenn sich ein Patient sicher fühlt und den Pflegenden vertraut, kann so etwas wie Kooperation entstehen.

Wie muss ich mich verhalten, damit der Patient sich sicher fühlt?

Wenn ein Patient sein Umfeld nicht selbst beobachten und kontrollieren kann, so kann es vertrauensbildend wirken, wenn er immer gleich begrüßt wird. Dies kann z. B. ein Klopfen an der Tür, ein Ansprechen oder eine Berührung sein. Der Patient sollte mit Namen angesprochen werden und an einer bestimmten, deutlich wahrnehmbaren Stelle berührt werden.

Beispiel „Initialberührung". Vor einer pflegerischen Maßnahme wird der Patient zunächst verbal angesprochen. Dann erfolgt eine ruhige, eindeutige Berührung am Körper im Bereich des oberen Rumpfes, jedoch nicht oberhalb vom Sternum. Die Berührung wird eher stützend und tragend unterhalb der Schulter angeboten (*Abb. 10.17*). Diese Berüh-

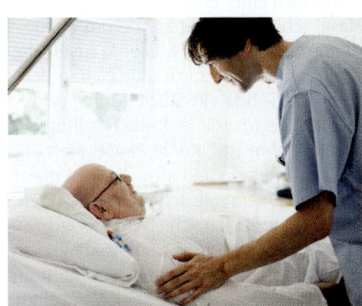

Abb. 10.17 **Initialberührung.** Die Hand der Pflegenden berührt, begrüßt, leitet jede Pflegemaßnahme ein und beendet diese.

rung dauert einen Moment und geht dann in eine gleitende Berührung der Hand über, die sich von der Stelle der Initialberührung aus zu der Körperpartie hin bewegt, wo etwas getan werden muss. Arbeiten Sie währenddessen im Aufmerksamkeitsbereich des Patienten, machen Sie sich wahrnehmbar, sodass der Patient nicht erschrickt, wenn Sie ihn plötzlich berühren. Geben Sie dem Patienten seinerseits das Gefühl, wahrgenommen zu werden:

- Brechen Sie eine Bewegung ab, wenn es dem Patienten weh tut und machen es dann anders.
- Wiederholen Sie eine Berührung, wenn diese dem Patienten angenehm ist.
- Lassen Sie sich vom Patienten leiten, wenn es wichtig ist.

Die Initialberührung kann auch zur Verabschiedung eingesetzt werden. Wieder verweilt die Hand ruhig an der Schulter, erhöht noch einmal kurz den Druck, um sich dann zu entfernen. Initialberührungen können natürlich in Absprache mit dem Patienten auch an einer anderen Körperpartie stattfinden. Daraus kann sich ein Ritual entwickeln, das die Pflegemaßnahmen für den Patienten vorhersehbar und berechenbar macht.

FALLBEISPIEL Ein verwirrter, bettlägeriger Patient hat sich wiederholt seine Magensonde gezogen. Ich habe die Aufgabe, ihm eine neue Sonde zu legen. Nach der verbalen Information, die ihm nicht von Bedeutung scheint, richte ich sein Kopfteil auf und erkläre es ihm noch einmal: „Herr Müller, ich muss Ihnen eine neue Magensonde legen. Die führe ich gleich in Ihre Nase ein." Es folgt eine Berührung an der Nase. „Dann geht dieser dünne Schlauch durch die Speiseröhre bis in den Magen. Darüber kriegen Sie später Suppen und Getränke." Wieder erfolgt eine Berührung, diesmal am Bauch. Herr Müller wirkt jetzt aufmerksam. Nach einer erneuten Berührung der Nase, schiebe ich die Sonde um einige Zentimeter vor. Herr Müller kräuselt die Stirn und scheint zurückzuweichen. Ich ziehe die Sonde ein Stück zurück und erkläre: „Es tut mir leid, dass es Ihnen so unangenehm ist." Kurze Pause, Herr Müller atmet ein und aus. „Es wird gleich einfacher, wenn Sie schlucken...Können wir?" Er nickt. Ich schiebe die Sonde weiter, passiere unter seinem Schlucken den Rachen. Dann würgt er und hebt die Hand. Ich warte ab, bis er sich beruhigt. Seine Hand schiebt sich weiter hoch und ich biete ihm an, diese Hand auf meinen Arm zu legen, um mich ggf. zu unter-

brechen. Nun schieben wir gemeinsam die Sonde bis in den Magen. Herr Müller hatte Vertrauen, selbst in seiner Verwirrtheit, denn ihm wurde zugehört. ___

Den eigenen Rhythmus entwickeln

Patienten sollten auch in der fremden Umgebung des Krankenhauses einen eigenen Rhythmus von Wachen, Ruhen und Schlafen entwickeln dürfen: Phasen der Aktivität und Phasen des Nachdenkens wechseln sich ab. Auch die Verarbeitung der Krankheit verläuft nicht geradlinig, sondern eher rhythmisch. Manche Patienten brauchen lange, um sich mit ihrer neuen Situation zu beschäftigen, andere leben mit einer bemerkenswerten Heiterkeit (s. *Abb. 10.14*, S. 226, Übung 8).

Wie kann ich den Patienten darin unterstützen, seinen eigenen Rhythmus zu finden?
Beobachten Sie den Patienten genau und koordinieren Sie Ihre Aktivitäten mit den Phasen des Patienten, in denen er aufnahmebereit ist. Eine Förderung ist sinnlos, wenn der Patient übermüdet ist. Es kann z. B. sinnvoll sein, nur eine Teilwaschung anzubieten. Fragen Sie den Patienten oder seine Angehörigen, was für einen Aktivitäts- und Ruherhythmus er bisher hatte und versuchen Sie daran anzuknüpfen. Akzeptieren Sie in Phasen der Krankheitsverarbeitung, dass der ansonsten motivierte Patient für eine gewisse Zeit gar nichts will.

FALLBEISPIEL Nach einem Schlaganfall brauchte Herr Petri Unterstützung bei der Morgentoilette. Er war relativ wach, motorisch allerdings noch sehr eingeschränkt. Sobald seine Aufmerksamkeit nachließ, legte ich eine Pause ein. So zog sich die Waschung, einschließlich Rasieren und Mundpflege, über drei Stunden hin. In den Pausen habe ich anderes machen können und immer, wenn er wieder wach wurde, habe ich mich wieder um Herrn Petri gekümmert. Irgendwann fragte der Patient genervt, wie lange das noch dauern würde. Ich war sehr erstaunt, denn mein Arbeitsrhythmus bestand in einem kontinuierlichen Vor-mich-hin-arbeiten mit kurzen Pausen. Sein Rhythmus bestand offensichtlich darin, erst „etwas zu erledigen", um dann eine lange Pause zu machen. Ich habe ihm meinen Rhythmus aufgezwängt. _____

Außenwelt erfahren

Es geht nicht um „Bereizung" oder ein hektisches Zeigen von allem, was um den Patienten herum ist. Vielmehr sollen sinnvolle Beziehungen zu den einzelnen Objekten aufgebaut werden. Der Nachttisch kann nur dann als bedeutungsvoll erlebt werden, wenn der Patient immer wieder erfährt, dass er ihm nützlich ist (s. *Abb. 10.14*, S. 226, Übung 9).

Wie kann ich den Patienten darin unterstützen, seine Umwelt zu erfahren?
- Lassen Sie den Patienten seine Matratze ertasten, damit er spürt, wie viel Platz er hat, um sich auf die Seite drehen zu können.
- Zeigen Sie ihm seinen Nachtschrank.
- Bewegen Sie das Bett, damit er einen anderen Blickwinkel für das Zimmer bekommt.
- Lassen Sie den Patienten vor einer Umlagerung seine Umwelt wahrnehmen.
- Führen Sie die Hände oder auch Füße des Patienten nacheinander über die Matratze bis zu deren Rand, um dem Patienten eine räumliche Vorstellung zu geben.

Es gibt viele Dinge wie Türen, Wasserhähne und Schubladen, die vom Patienten bewegt und in ihrer Bedeutung verstanden werden können.

Beziehung aufnehmen und Begegnung gestalten

Schwer beeinträchtigte Menschen können sich ihre Bezugspersonen nicht selbst aussuchen. Daher ist es wichtig, sie zu beobachten und herauszufinden, wie sie Beziehungen aufnehmen. Ein Stöhnen kann ein solches Signal sein, ein leichtes Bewegen der Hand oder der Versuch, den Kopf zu wenden (s. *Abb. 10.14*, S. 226, Übung 10).

FALLBEISPIEL Ein junger Mann mit Hirnhautentzündung und Tetraspastik (Spastik aller vier Gliedmaßen) schien sehr aufmerksam seine Freundin zu betrachten. Diese war während seines mehrwöchigen Aufenthaltes sehr engagiert und wir versuchten, die intensive Beziehung, die zwischen beiden scheinbar bestand, zu unterstützen. Wir boten der jungen Frau an, sich zu dem Patienten ins Bett zu legen und ihn in den Arm zu nehmen. Kurze Zeit später war es für uns sehr erstaunlich zu sehen, wie sehr der Patient in der Lage war zu entspannen. Er konnte in ihren Armen plötzlich seine Arme strecken und sie auch umarmen. _____

Angehörige sind sowohl Mitbetroffene wie auch Co-Therapeuten. Das vorherige Beispiel zeigt, dass es sehr sinnvoll sein kann, die Angehörigen des Betroffenen in die basal stimulierende Pflege zu integrieren, sie anzuleiten und zu beraten. Sie können dadurch ihre eigene Situation besser verarbeiten und neue Wege zur Kommunikation und Begleitung entwickeln. Bewusstseinsveränderte Patienten können das wahrnehmen und oftmals aktiver werden, wenn sie sich von einer bekannten und vertrauten Person umgeben fühlen. Die Integration der Angehörigen kann über Initialberührung, Berührung, ASE, Massagen bis hin zur angeleiteten basal stimulierenden Ganzkörperwaschung schrittweise erfolgen. Angehörige entwickeln hier oft ein sehr kreatives Potenzial. ───────

Sinn und Bedeutung geben

Krankheit verändert das Leben möglicherweise radikal: Der eigene Körper hat sich verändert, die Lebenssituation ist ungewohnt, es fehlen Orientierungen. Bisherige Werte gelten nicht mehr, neue Werte sind noch nicht gefunden. Durch Sicherheit und Vertrauen kann ein Mensch neue Deutungen seines Lebens vornehmen. Auch das Abschiednehmen vom Leben kann vielleicht als sinnvoll erlebt werden.

Das eigene Leben gestalten

Pflege sollte Patienten dabei unterstützen, ihre persönliche Umwelt aktiv mitzugestalten, z. B. das Bett oder den Nachttisch. Wer in einer Welt leben muss, die nur von anderen arrangiert wird, kann diese Welt nicht als seine Welt akzeptieren.

Welche Möglichkeiten zur individuellen Gestaltung kann ich dem Patienten anbieten?

- Zeigen und erklären Sie dem Patienten, welche Möglichkeiten er hat zu gestalten, z. B. eine Pinnwand oder Magnettafel.
- Wecken Sie seine Aufmerksamkeit, z. B. indem Sie ihm Bilder zeigen.
- Bettwäsche und Nachtbekleidung können von zu Hause mitgebracht werden und je nach Stimmung gewechselt werden.

Womöglich gibt es neben Fotos noch andere Objekte, die der Patient gerne ansieht und um sich haben möchte. Wohin schaut der Patient häufig, was scheint von Bedeutung zu sein? Folgt er mit den Augen, wenn ich diesen Gegenstand bewege?

Ich betreute einen Patienten mit Hirninfarkt und Aphasie, dessen Hände in ständiger Bewegung waren. So bat ich seine Ehefrau darum, einige Gegenstände von zu Hause mitzubringen, mit denen der Patient sich gerne beschäftigt hatte. Wir mobilisierten den Patienten auf die Bettkante und dort begann er, die auf dem Tisch liegenden Objekte zu betrachten. Er griff von sich aus ein Foto heraus, das ihn mit seiner Frau im Arm vor ihrem Haus zeigte. Er betrachtete dieses Bild kurz und begann dann zu weinen. Scheinbar hat ihm das Bild deutlich gemacht, in was für einer Lage er sich befindet. Wir brachen ab, lagerten ihn in einer umgrenzenden Lagerung und brachten ein Laken als Baldachin an seinem Bett an, um seinen Rückzug zu unterstützen. Am nächsten Morgen blickte er interessiert umher, und dies konnte als eindeutiges Zeichen gesehen werden, dass er wieder Umweltkontakt suchte. ───────

Autonom leben und Verantwortung übernehmen

Wir sind der Überzeugung, dass jeder Mensch immer die Möglichkeit hat, in einer gewissen Weise autonom zu leben und verantwortlich für andere zu sein. Pflege kann im idealen Fall Menschen darin unterstützen, autonom und verantwortungsvoll zu leben und zu sterben. Ziel ist es, dass der Patient in der Enge der sozialen Beziehung dennoch autonom ist und andererseits in seiner Autonomie nie alleine ist (s. **Abb. 10.14**, S. 226, Übung 11).

Die Welt entdecken und sich entwickeln

Dieses Lebensthema wurde vor allem für die Arbeit mit Kindern formuliert, es kann aber auch für ältere und alte Menschen Bedeutung haben. Immer geht es in unserem Leben darum, sich nach außen zu orientieren, seinen eigenen Platz in der jeweiligen Welt zu finden. Ob dies die Welt der Familie ist, oder für eine bestimmte Zeit die Welt des Krankenhauses, einer Rehabilitationsklinik oder einer Pflegeeinrichtung: Diese Welt muss entdeckt werden. Mit dieser Entdeckung ist die eigene Entwicklung verbunden, denn es stellen sich Aufgaben der Um- oder Neuorientierung, der Anpassung oder der Gestaltung. Menschen leben nicht auf einer „Insel", sondern in Relationen und menschlichen Beziehungen. Und manchmal wollen sie Abschied nehmen.

10.5.3 Atemstimulierende Einreibung

Bei der Atemstimulierenden Einreibung (ASE) handelt es sich um eine rhythmische, mit unterschiedlichem Händedruck arbeitende Einreibung zur Förderung der Atmung im Rücken- oder vereinzelt auch Brustbereich. Durch sich angleichende, beruhigende oder anregende Atemrhythmen entsteht zwischen Patient und Pflegekraft ein kommunikativer Prozess, der sehr viel Bewusstheit, Entspannung und Sicherheit vermitteln kann. Je nachdem, wie viel Druck ausgeübt wird und wie sich die spiralförmigen (s. u.) Bewegungen während der ASE verändern, kann die ASE begleitend oder auch fördernd angeboten werden.

Ursprünglich war die ASE so gestaltet, dass die Pflegenden den Atemrhythmus vorgaben und mit einem sanften Druck im Sinne eines Angebotes arbeiten. In den letzten Jahren hat sich dieses Vorgehen teilweise verändert. Mitunter kann es sinnvoller sein, auch im unphysiologischen Atemrhythmus des Patienten zu beginnen, um noch deutlicher ein Angebot im Sinne des Beziehungsaufbaus zu machen. Weiter können wir u. U. mit einem recht deutlichen Druck arbeiten, wenn wir die Patienten zu einer Veränderung anregen möchten. Wenn wir die zentralen Ziele berücksichtigen, so können zur ASE noch weitere Variationsmöglichkeiten entwickelt werden: Vertiefung der Atmung zur Sicherheit, das spürbare Erleben des eigenen Atems, das suffiziente Atmen, das der Erhaltung des eigenen Lebens dient usw.

Ziel. Die ASE soll die eigene Atmung des Patienten sowie seine Körperselbstwahrnehmung fördern: Er soll sich mit einem anderen Menschen wohl und in Übereinstimmung fühlen.

Indikationen. Einsatzmöglichkeiten der ASE sind u. a.:

- Ermöglichen eines Beziehungsaufbaus
- psychische Stabilisierung
- Stressminderung
- Atemunterstützung
- Weaning (Entwöhnung vom Beatmungsgerät)
- prä- und postoperative Vor- und Nachsorge
- Beruhigung
- Orientierung
- Entwicklung eines Tag-Nacht-Rhythmus
- Einschlafförderung

Kontraindikationen. Die ASE ist nicht indiziert bei Rippenserienbrüchen oder nur eingeschränkt indiziert nach Operationen am Thorax.

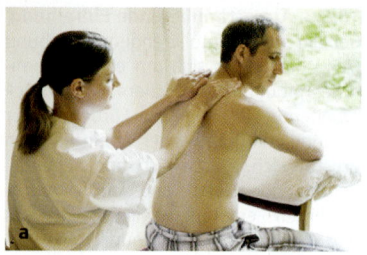 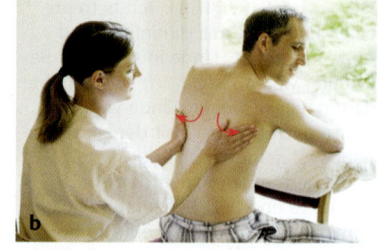 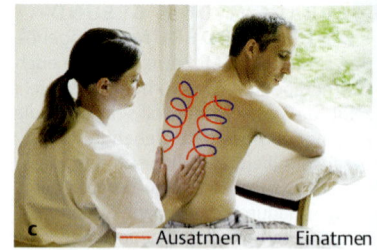

— Ausatmen — Einatmen

Abb. 10.18 Atemstimulierende Einreibung. a Nach einer Kontaktaufnahme an den Schultern wird der Rücken des Patienten mit einer W/O-Lotion mit ruhigen und systematischen Berührungen nachmodelliert, **b** nach einem kurzen Erspüren des Atemrhythmus des Patienten beginnt die ASE mit der Ausatmung, **c** Bewegungsrichtung der Hände beim Ausatmen (rot) und beim Einatmen (blau).

Voraussetzung der Pflegenden. Dazu zählen:

- Kenntnis des Vorgehens
- Konzentrationsfähigkeit
- warme Hände
- keine Ringe an den Händen
- möglichst keine Handschuhe

Positionierung. Mögliche Positionen sind: sitzend, 90°/135°> Gradlage, Bauchlage (Rückenlage, d. h. ASE auf der Brust nur in Ausnahmefällen).

Beginn. Zunächst wird nach einer Kontaktaufnahme an den Schultern (**Abb. 10.18 a**) der Rücken des Patienten mit einer W/O-Lotion mit ruhigen und systematischen Berührungen nachmodelliert. Nach einem kurzen Erspüren des Atemrhythmus des Patienten beginnt die ASE mit der Ausatmung (**Abb. 10.18 b**).

Spiralförmige Bewegungen. Während der Ausatmung gleiten die Hände rechts und links neben der Wirbelsäule 10 – 15 cm nach unten, dann werden die Finger nach außen gedreht und die Hände gleiten entlang der Rippen nach außen. Während dieser Bewegung wird ein leichter Druck mit Zeigefinger, Daumen und Daumenballen nach innen zur Unterstützung der Ausatmung ausgeübt. Während der Einatmung gleiten die Hände nach oben und drehen sich zurück zur Wirbelsäule. Dabei wird ein leichterer Druck mit der Handkante Richtung Kopf ausgeübt, der Thorax also bei der Einatmung unterstützt.

Diese spiralförmige Bewegung wird solange wiederholt, bis die Hände am unteren Rippenrand angelangt sind (je nach Größe des Rückens, bzw. der Hände 5 – 8-mal), danach werden die Hände nacheinander nach oben auf die Schultern gelegt und die ASE fortgeführt (**Abb. 10.18 c**). Hierbei ist es wichtig, nicht erneut auf die Atmung des Patienten zu warten, sondern im Rhythmus bleibend fortzufahren.

Wenn eine Übereinstimmung der Patientenatmung und der Händebewegung erreicht wird, kann die Atmung je nach Indikation dazu angeregt werden, in Frequenz, Verhältnis und Tiefe verändert zu werden. Wie lange die gesamte ASE dauert, richtet sich nach der Indikation und umfasst i. d. R. 3 – 8 Minuten.

Abschluss. Der Rücken des Patienten wird wie zu Beginn nachmodelliert, um einen klaren Rahmen spürbar zu machen. Das weitere Vorgehen richtet sich nach der Befindlichkeit des Patienten und der Indikation der ASE. Wenn die ASE z. B. zum Einschlafen angeboten wird, so kann der Patient nach der ASE in einer schlafbegünstigenden Position unterstützt, das Licht reduziert und ihm „Gute Nacht" gewünscht werden. Eine ASE zur Orientierung kann in einem anderen Gesamtzusammenhang verstanden werden, vorher wurde der Patient beim Aufsetzen unterstützt und hinterher folgen andere, ebenfalls orientierende Angebote wie Ansprache, Umwelterkundung oder eine Aufgabenstellung: „Warten Sie auf mich, ich komme in zwei Minuten wieder".

🍏 PRÄVENTION & GESUND-HEITSFÖRDERUNG

Interventionsschritte der Pflege

Christoph S. Nies

Das Zusammenspiel von Wachsein und Schlafen bildet den Lebensrhythmus eines Menschen, der für einen ausgeglichenen physischen und psychischen Zustand des Menschen eine wichtige Rolle spielt. Insbesondere der Schlaf trägt mit seiner regenerativen Wirkung wesentlich zum psychischen Wohlbefinden wie auch zum Sammeln neuer körperlicher Kräfte bei. Diese Regeneration und das entstehende Wohlbefinden sind für einen gesunden wie auch einen erkrankten oder pflegebedürftigen Menschen der wesentliche Aspekt, um sich den Anforderungen des Lebens in angemessener Weise stellen zu können. Der erholsame Schlaf hat damit einen eigenständig gesundheitsförderlichen Charakter, den es von Seiten einer gesundheitsförderlich bzw. präventiv ausgerichteten Pflege zu unterstützen und zu erhalten gilt. Ein auf den individuellen Biorhythmus eines Menschen abgestimmter Schlaf-Wach-Rhythmus ist damit Ziel der gesundheitsförderlichen Interventionen in der ATL „Wach sein und schlafen".

Veränderte Lebensumstände wie ein Krankenhausaufenthalt oder eine Umsiedlung in ein Pflegeheim, können zu Störungen des Schlaf-Wach-Rhythmus führen. In Folge kann es zu starken Beeinträchtigungen des Wohlbefindens und der physischen und psychischen Leistungsfähigkeit kommen, was für einen Genesungsprozess sehr hinderlich sein kann. Risikofaktoren oder erste Anzeichen für Störungen im Schlaf-Wach-Rhythmus auszumachen und daraufhin geeignete Interventionen einzuleiten, ist, nicht zuletzt aufgrund des intensiven Kontaktes zum Pflegeempfänger, die originäre Aufgabe einer präventiv ausgerichteten Pflege innerhalb der vorliegenden ATL. Dies geschieht auf den verschiedenen Ebenen der Prävention.

Tab. 10.4 zeigt beispielhaft mögliche Interventionen der pflegerischen Gesundheitsförderung und Prävention bezüglich der ATL „Wach sein und schlafen". Die tabellarische Aufteilung erfolgt in Orientierung an den Interventionsschritten Gesundheitsförderung, Primärprävention, Sekundärprävention und Tertiärprävention (s. a. „Gesundheitsförderung und Prävention", S. 163).

Tab. 10.4 Interventionen zur Gesundheitsförderung und Prävention (nach Hurrelmann et al 1998).

Gesundheitsförderung	Primärprävention	Sekundärprävention	Tertiärprävention
Interventionen			
→ Informationsveranstaltung „Der Schlaf als Grundlage meines Wohlbefindens, meiner Selbstständigkeit und meiner Gesundheit" mit spezifisch pflegerischer Perspektive (Veranstaltung im Krankenhaus, Sozialstation, öffentliche Plätze/ Gebäude); mögliche Inhalte: ▪ Grundlagen des Schlafes ▪ Hinweise für die Förderung eines erholsamen Schlafes (z. B. richtige Schlafumgebung, körperliche Betätigung zur Förderung des Schlafes, Schlafrituale, Entspannungstechniken, ▪ Vor- und Nachteile beim Einnehmen von Schlafmitteln) → Information von Pflegebedürftigen und Angehörigen über die Förderungsmöglichkeiten eines gesunden Schlafes im Rahmen einer Pflegesituation (im Krankenhaus, in der ambulanten Betreuung) → den Pflegebedürftigen über die Wichtigkeit der Bewegung in Bezug zum Schlaf aufklären und zur aktiven Bewegung animieren → Vermittlung von Leistungen wie Informationsbroschüren, Informationsabende, Entspannungskurse, Kurse zur Erlernung von Entspannungstechniken, Kurse zur basalen Stimulation, Sportgruppen	→ Beurteilung des Schlaf-Wach-Rhythmus und der Qualität des Schlafes anhand einer Schlafanamnese – Ermittlung von Risikofaktoren → Beratung von Pflegebedürftigen und Angehörigen hinsichtlich der Vermeidung von Risikofaktoren, die im Bereich des Schlafes zu Störungen führen können: z. B. psychische Belastungen, Verhalten bei Schichttätigkeit, unregelmäßige Schlafzeiten, Aufenthalt in fremder Umgebung, Bewegungsarmut → Einleitung von pflegerischen Maßnahmen in Abstimmung auf die Risikofaktoren, z. B.: Durchführung der gewohnten Schlafrituale ermöglichen, Motivation zu Beschäftigung und Bewegungsübungen, Entspannungsübungen → Durchführung des präventiven Hausbesuches bei älteren Menschen im ambulanten Bereich: Erhebung einer Schlafanamnese: ▪ Ermittlung von Risikofaktoren (z. B. unangepasster Einsatz von Schlafmedikamenten), ▪ Aufklärung über Risikofaktoren, ▪ Beratung hinsichtlich geeigneter Interventionen, ▪ ggf. Vermittlung von Informationen und Hilfsangeboten	→ Anleitung, Schulung von Pflegebedürftigen und Angehörigen zur Selbstpflege bei beginnenden Störungen im Bereich des Wachseins und Schlafens: z. B. Anleitung zur Durchführung von Entspannungstechniken (z. B. autogenes Training) bei Einschlafstörungen nach der Umsiedlung in ein Heim, Anleitung zur Durchführung der atemstimulierenden Einreibung bei Einschlafstörungen im Rahmen eines Krankenhausaufenthaltes, Schlaf-Rhythmus-Training → Schaffung einer ruhigen Umgebung im Krankenhaus → Rituale bei einem Krankenhausaufenthalt übernehmen, z. B.: die Eltern eines Kindes in der Einschlafphase mit in das Bett des Kindes lagern lassen (Körperkontakt), abendliches Vorlesen als Ritual zum Einschlafen eines Kindes → Anwendung von physikalischen Maßnahmen, z. B.: Wärme bei motorischer Unruhe (warmes Bad oder warmer Bauchwickel)	→ Anleitung, Schulung von Pflegebedürftigen bei ausgeprägten chronischen Störungen im Bereich des Schlaf-Wach-Rhythmus: z. B. Anleitung von Angehörigen zur Strukturierung des Tages-Nachtablaufes bei der Pflege eines demenziell veränderten Menschen, Anleitung und Beratung zur Dosierung von Schlafmedikamenten → schmerzlindernde Maßnahmen bei chronischen Schmerzen, die Schlafstörungen nach sich ziehen → schlaffördernde Lagerungen bei Intensivpatienten: weitmöglichst versuchen, die gewohnte Schlafposition zu erreichen → Lichttherapie am Tag bei demenzkranken Menschen als Zeitgeber für die Innere Uhr
Interventionszeitpunkt			
im Gesundheitszustand – kein Selbstpflegedefizit im Bereich Wach sein und schlafen vorhanden	erkennbare Risikofaktoren – Gefahr der Entstehung eines Selbstpflegedefizit im Bereich Wach sein und Schlafen	beginnende pathologische Veränderungen, die mit einem Selbstpflegedefizit im Bereich Wach sein und schlafen einhergehen, sind vorhanden	ausgeprägte pathologische Veränderungen, die mit einem Selbstpflegedefizit im Bereich Wach sein und schlafen einhergehen, sind vorhanden
Zielgruppe			
→ Gesamtbevölkerung → Angehörige → Pflegebedürftige	→ Pflegebedürftige mit bestehenden Risikofaktoren → Angehörige	→ Pflegebedürftige mit einem Selbstpflegedefizit/Patienten → Angehörige	→ Pflegebedürftige mit einem Selbstpflegedefizit/Rehabilitanden → Angehörige
Interventionsorientierung			
salutogenetische Ausrichtung (Förderung)	pathogenetische Ausrichtung (Vorbeugung)	pathogenetische Ausrichtung (Korrektur)	pathogenetische Ausrichtung (Kompensation)
Zielsetzung			
Beeinflussung von Verhältnissen und Lebensweisen – Förderung eines gesunden Schlaf-Wach-Rhythmus und eines qualitativ hochwertigen Schlafes	Beeinflussung des Ernährungsverhaltens – Vermeidung von Risikofaktoren die Störungen im Bereich des Wachseins und Schlafens auslösen können	Frühbehandlung des Defizites im Bereich des Wachseins und Schlafens	bestehendes Selbstpflegedefizit im Bereich des Wachseins und Schlafens ausgleichen – Folgeerkrankungen vorbeugen

Lern- und Leseservice

Literatur

→ Faust V, Hole G, Baumhauer H. Der gestörte Schlaf und seine Behandlung. 2. Aufl. Ulm: Universitätsverlag; 1992

→ Finzen A. Medikamentenbehandlung bei psychischen Störungen. 12. Aufl. Bonn: Psychiatrie Verlag; 1998

→ Friebel V. Schlafprobleme aktiv angehen. Stuttgart: Trias; 1993

→ Möller HJ. Therapie psychiatrischer Erkrankungen. Stuttgart: Enke; 1993

→ Sonn A, Bühring U. Heilpflanzen in der Pflege. Bern: Hans Huber; 2004

→ Sonn A. Wickel und Auflagen. 2. Aufl. Stuttgart: Thieme; 2004

→ Spork P. Das Schlafbuch. Reinbek bei Hamburg: Rowohlt, 2007

→ Sturm A, Clarenbach P. Checkliste Schlafstörungen. Stuttgart: Thieme; 1997

Basale Stimulation

→ Bartoszek G, Nydahl P. Ich begleite dich durch deine Verwirrtheit. Zeitschrift für Mitglieder der Deutschen Gesellschaft für Fachkrankenpflege (GFK) 1996; 1: 15

→ Bienstein C, Fröhlich A, Hrsg. Bewußtlos. Düsseldorf: Verlag Selbstbestimmtes Leben; 1994

→ Bienstein C, Fröhlich A. Basale Stimulation in der Pflege. Bern: Huber; 2010

→ Buchholz Th., Gebel-Schürenberg A, Nydahl P, Hrsg. Begegnungen – Basale Stimulation in der Pflege, ausgesuchte Fallbeispiele. Bern: Huber; 2001

→ Buchholz Th. et al. Der Körper eine unförmige Masse. Wege der Habituationsprophylaxe. Die Schwester/ Der Pfleger 1998; 7: 568

→ Fröhlich A, Hrsg. Wahrnehmungsstörungen und Wahrnehmungsförderung. Heidelberg: Universitätsverlag Winter; 2005

→ Fröhlich A. Basale Stimulation. Pflege aktuell 1995; 6 – 7: 504

→ Fröhlich A. Basale Stimulation in der Pflege – Das Arbeitsbuch. Bern: Huber; 2010

→ Fröhlich A. Basale Stimulation – das Konzept. Düsseldorf: Verlag Selbstbestimmtes Leben; 1998

→ Fröhlich A et al. Fördern – Pflegen – Begleiten. Düsseldorf: Verlag Selbstbestimmtes Leben; 1997

→ Hannich H, Dirkes B. Ist Erleben im Koma möglich? Intensiv 1996; 4: 4

→ Mathys R., Straub J. Spastizität – Pflegerische Interventionen aus Sicht der Basalen Stimulation und der Ortho-Bionomy. Bern: Huber; 2011

→ Nydahl P, Bartoszek G, Hrsg. Basale Stimulation – Neue Wege in der Pflege Schwerstkranker. München: Urban & Fischer; 2008

→ Nydahl P. Schön tief Luft holen? Basale Stimulation im Weaning. Intensiv 2002; 5: 202

→ Werner B. Konzeptanalyse Basale Stimulation. Bern: Huber; 2002

Internetadressen

→ http://www.schlafgestoert.de

→ http://www.meine-gesundheit.de/502.0.html

→ http://www.psychosoziale-gesundheit.net/psychiatrie/schlafst.html

→ http://www.basale-stimulation.de

11 ATL Sich bewegen

Gabriele Bartoszek, Ina Citron, Manfred Funk,
Stefan Grossmann-Haller, Felicitas Grundmann,
Simone Jochum, Christoph S. Nies, Adriano Pierobon, Erika Sirsch

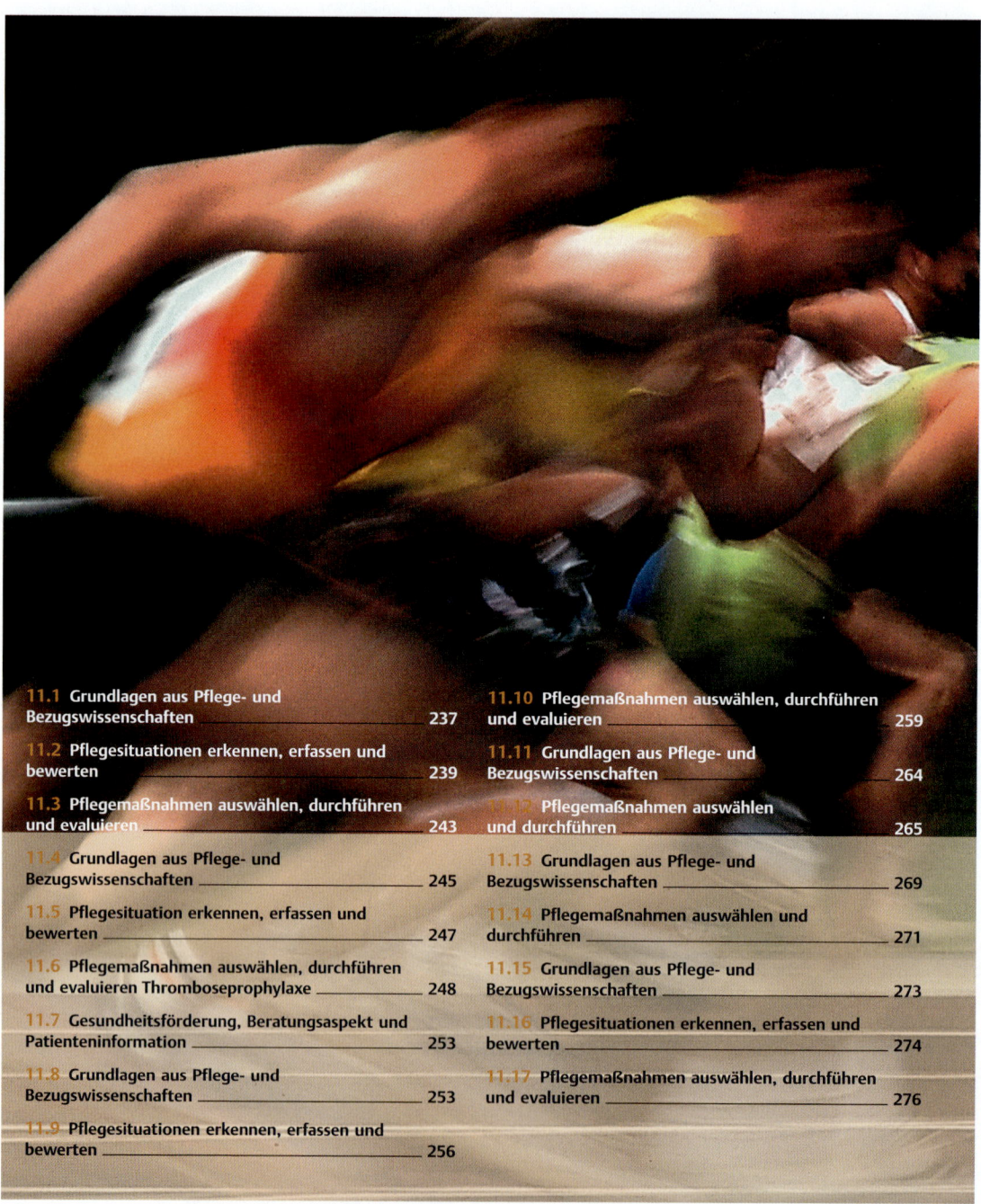

FALLBEISPIEL *Pflegesituation* **Frau Lürsen.**

Die 35-jährige Frau Lürsen ist Abteilungsleiterin bei einer großen Versicherung. Sie hat während der Woche lange anstrengende Arbeitstage, sitzt dabei meistens am Schreibtisch und raucht dabei eine Packung Zigaretten am Tag. Außer einem Hormonpräparat zur Verhütung nimmt Frau Lürsen derzeit keine weiteren Medikamente ein. In ihrem lang ersehnten Osterurlaub unternimmt Frau Lürsen mit ihrem Ehemann eine Reise nach Thailand. Nach drei erholsamen Wochen rückt der Tag der Heimreise schnell wieder näher. Auf dem 14-stündigen Nachtflug zurück nach Deutschland schläft Frau Lürsen die meiste Zeit.

Zu Hause angekommen bemerkt Frau Lürsen am übernächsten Tag, dass ihr linkes Bein geschwollen ist. Beim Aufstehen und Gehen verspürt sie einen ziehenden Schmerz in der Wade, schiebt die Beschwerden aber auf ihre schon länger bekannten Krampfadern. Die Schmerzen halten jedoch weiter an und Frau Lürsen sucht schließlich ihren Hausarzt auf. Dieser überweist sie sofort mit dem Verdacht auf eine tiefe Beinvenenthrombose (TVT) ins Krankenhaus. Dort werden eine Dopplersonografie und eine Phlebografie durchgeführt, die den Verdacht des Hausarztes bestätigen. Frau Lürsen wird stationär aufgenommen, erhält Kompressionsverbände und eine Antikoagulationstherapie mit Heparin. Gesundheits- und Krankenpflegerin

Mia hat heute Frühdienst und begleitet die ärztliche Visite. Der Stationsarzt begrüßt Frau Lürsen: „Guten Morgen Frau Lürsen. Wie geht es Ihnen heute Morgen?" „So einigermaßen", erklärt Frau Lürsen, „das Bein ist schon viel besser, aber seit ich hier bin, liege ich nur im Bett. Nun habe ich ziemliche Rückenschmerzen durch die wenige Bewegung." „Das kann ich mir gut vorstellen. Ich halte es auch für sinnvoll, dass Sie ab sofort wieder mit der Mobilisation beginnen" ermutigt der Arzt Frau Lürsen, „aber stehen sie bitte anfangs nicht alleine auf. Das Pflegepersonal wird Sie dabei unterstützen."

Frau Lürsen schaut erleichtert zu Mia. „Das ist prima. Kommen Sie gleich nach der Visite zu mir?"

A Kinästhetik

Ina Citron

11.1 Grundlagen aus Pflege- und Bezugswissenschaften

Pflegende benötigen Kommunikationsfähigkeit, Bewegungskompetenz und Körperwissen, um die Bewegungsfähigkeit von pflegeabhängigen Personen zu unterstützen. Achtsame Berührung, bewusstes eigenes Bewegungsverhalten und Austausch von sensomotorischen Informationen zwischen Pflegendem und Patient sind notwendig, damit der Patient die Aktivitäten des alltäglichen Lebens im größtmöglichen Maß eigenständig ausführen kann. Indem Pflegende das Bewegungspotenzial des Patienten wahrnehmen und erkennen, tragen sie dazu bei, die Bewegungsfertigkeiten zu erhalten und zu erweitern. Dies ist vom Umfang des selbstständigen Bewegungsvermögens des Betroffenen unabhängig. Es bedarf der aufmerksamen Haltung der Pflegenden, Kenntnisse über die Faktoren menschlicher Bewegung, ihrer Bereitschaft zum Bewegungslernen sowie ihrer sozial-kommunikativen Kompetenz.

11.1.1 Bewegungslernen

Bewegungslernen in diesem Sinne ist am ökonomischen Bewegungsverhalten von kleinen Kindern orientiert. In den ersten Lebensjahren ist das gesunde Bewegungsverhalten kraftökonomisch, vielseitig und harmonisch-fließend (Citron 2011). Kindliches Bewegungsverhalten:
- verläuft im steten Wechsel von Spannen und Lösen der Muskeln,

- erscheint im gesamten Körper und folgt der Körperform,
- nutzt die Stützkraft der Knochen,
- orientiert sich an der Schwerkraft,
- fördert Wahrnehmungsprozesse,
- erleichtert die aktive Bewegungskontrolle,
- wirkt nach innen auf die psychovegetative Regulierung,
- entfaltet sich autonom, intentional („hin zur Welt") und im sozialen Dialog.

Diese bewegungsökonomischen Faktoren sind im Bewegungsverhalten Erwachsener wenig zu beobachten. Aufgrund von Erziehung, Sozialisation, Lebenskultur, Bewegungsgewohnheiten, Stressbelastungen, Bewegungsmangel u. a. sind Alltags- und Arbeitsbewegungen i. A. zielgerichtet, zügig, bewegungsarm und ohne größere Aufmerksamkeit für das tatsächliche Geschehen. Durch ein Bewegungslernen, das sich an kindlichen Bewegungsmustern orientiert (**Abb. 11.1**), werden
- Bewegungsabläufe verlangsamt, um die eigene Bewegungsgeschwindigkeit und den eigenen Bewegungsrhythmus zu empfinden und zu finden,
- kurvenlinige anstatt gradlinige Bewegungsrichtungen im Raum, sowie spiralige anstatt parallele Bewegungsmuster im Körper bevorzugt, um das Gleichgewicht in der Schwerkraft zu

halten und die Stützkraft des Skeletts zu vereinfachen und
- kraftdynamische anstatt kraftstatischer Aktivitäten bevorzugt, um Kraftanstrengungen gegen die Schwerkraft zu vermeiden.

Bewegungsökonomie in Alltags- und Arbeitsbewegungen entwickelt sich durch
- Empfinden für Anspannen und Lösen in verschiedenen Muskelgruppen,
- Entwicklung eines ausgeglichenen Grundtonus der gesamten Muskulatur,
- Wahrnehmen und bewusstes Einsetzen der Stützkraft des Skeletts,
- Erspüren der tatsächlichen Beweglichkeit des Skeletts,
- Entwicklung eines spürenden Kontaktes zum Boden,
- freies Fließen des Atems und
- fokussierte Aufmerksamkeit für das momentane Geschehen.

Die entstehende Zentriertheit und Leichtigkeit der eigenen Bewegung nutzt die Festigkeit des Bodens und das bewegte, labile Gleichgewicht in der Schwerkraft als Mittel für ein fließendes Gleichgewicht im Bewegungs- und Handlungsdialog.

11.1.2 Bewegung und Gesundheit

Pflegeabhängige Personen benötigen ein ökonomisches Bewegungsverhalten zur Wiedererlangung ihrer Selbstregulierung und Eigenständigkeit. Kenntnisse

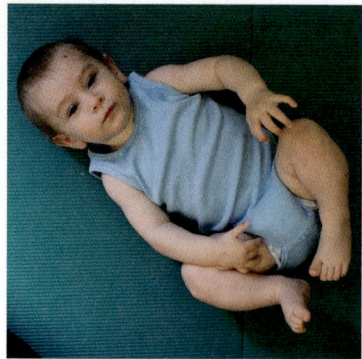

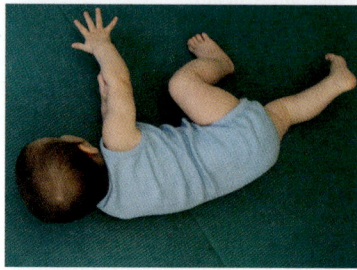

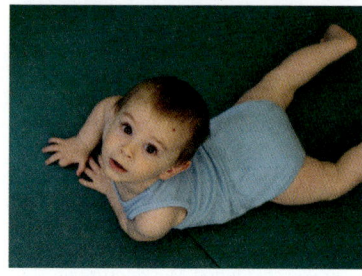

Abb. 11.1 Im Bewegungsverhalten von Kleinkindern sind bewegungsökonomische Aspekte noch deutlich sichtbar.

über die Grundbedingungen menschlicher Bewegung und die Fähigkeit, ein Bewegungsverhalten wahrzunehmen, zu analysieren und an die Möglichkeiten der Person anzupassen, erweitert die Bewegungskompetenz der Pflegenden und reduziert ihre Berufsbelastungen. Durch die Fertigkeit über kinästhetische Informationen Bewegungsunterstützung, Bewegungsführung und/oder Bewegungsbegleitung zu geben, wird helfendes Handeln zu einem symmetrischen Interaktionsprozess und somit zu einer gegenseitig stützenden sozialen Erfahrung. Dieser Handlungsdialog fördert die Gesundung und die Gesunderhaltung des Patienten und erweitert seine Lebensqualität. Darüber hinaus ist es ein probates Mittel, die somatopsychischen Belastungen von Pflegenden auszugleichen.

🍏 **PRÄVENTION & GESUND-HEITSFÖRDERUNG** Die Pflegende ist Vermittlerin von Bewegungsverhalten zur Rehabilitation in stationärer und ambulanter Pflege. Bei der Anleitung zur Selbstpflege des Patienten und von pflegenden Angehörigen steigert die eigene Bewegungskompetenz die Aufmerksamkeit für Möglichkeiten, bleibende Gesundheitsprobleme und Einschränkungen in angemessene Bewegungsabläufe zu integrieren. Dies kann die Entstehung von sekundären Gesundheitsproblemen und zunehmender Pflegeabhängigkeit des Patienten verhindern oder reduzieren sowie pflegende Angehörige wirksam vor gesundheitlichen und psychosozialen Überlastungen bewahren. ⎯⎯⎯⎯⎯

Bewegungsempfindung (Kinästhetik)

❗ **DEFINITION** Die Herkunft des Wortes **Kinästhetik** leitet sich aus den griechischen Wörtern kiniesis = Bewegung, aisthesis = Empfindung ab. Kinästhese, Kinästhesie oder Kinästhetik (Bewegungsempfindung) bezeichnet i. A. die nach innen gerichteten (interozeptischen) Anteile menschlicher Wahrnehmungsfähigkeit, die für die Entwicklung und Erhaltung von lebenswichtigen Funktionen des Menschen wesentlicher sind ist als die nach außen gerichteten (exteriozeptischen). ⎯⎯⎯⎯⎯

Neurophysiologische Faktoren kinästhetischer Empfindungsfähigkeit:
- Muskelspannung (Muskel- und Sehnenrezeptoren)
- Gelenkbewegungen (Gelenkrezeptoren)
- Tiefendruck (Haut- und Muskelrezeptoren)
- Schmerzen (Schmerzrezeptoren)
- Gleichgewicht und Raumlage (Vestibularapparat)
- viszerale und vegetative Empfindungen (Organrezeptoren)
- psychosomatogene Selbstempfindung, Emotionsregulierung, Körperbild und Körper-Selbst mittels komplexer hirnorganischer Funktionen

Die zugrunde liegende Definition der kinästhetischen Empfindungsfähigkeit basiert auf der bewegungspädagogischen Arbeit und Forschung des Physikers Moshe Feldenkrais (Feldenkrais 1994). In der Fachliteratur findet sich hierfür auch der Begriff Propriozeption (Tiefenwahrnehmung), der gleich oder ähnlich definiert ist. Der Arzt Thure v. Üexküll nannte dieses Selbstempfinden „subjektive Anatomie" zur Veranschauli-

chung der Wichtigkeit des Körpererlebens für die psychosomatische Medizin und die Notwendigkeit einer körperbezogenen Psychotherapie (v. Üexküll 1994).

Selbstempfinden und Eigenerleben – sich körperlich spüren, erfassen und deuten zu können – beruht auf eher unbewussten oder vorbewussten kinästhetischen Empfindungen, die durch die Wahrnehmung folgender Aspekte bewusst werden können:
- Körperorganisation im Schwerkraftfeld
- Raumposition
- Beweglichkeit, Kraft, Ausdauer, Schnelligkeit
- Bewegungs- und Handlungsfähigkeit
- körperliches Empfinden von Affekten und Emotionen
- Erleben des eigenen Wohlbefindens
- Wahrnehmen der körperlichen Faktoren von Stressbelastungen
- Empfinden sozialer Nähe und Distanz zu anderen Personen

Von Erwachsenen werden diese Tiefendimensionen des Selbsterlebens und der Eigenständigkeit häufig nur beachtet, wenn sich Gesundheitsprobleme in der Bewegungsfähigkeit, im Wohlbefinden, in der Stimmung oder bei sich auswirkenden Erkrankungen eingestellt haben.

Bewegung und Sinnesfunktion

Die Funktion aller Sinnessysteme ist durch Informationsaufnahme an spezifischen Rezeptoren, sensomotorische Verarbeitung (gesteuerte Muskeltätigkeit) und neuronale Repräsentation bedingt. Im gesunden Menschen ist dies autonom organisiert und bleibt unbewusst. Darüber hinaus kann jede Sinnesfunktion durch Bewegungsempfinden und Beeinflussen der Muskeltätigkeit (Bewegungskontrolle) einer bewussten und willentlichen Funktionssteuerung und -erweiterung unterliegen.

❗ **DEFINITION** **Neuronale Repräsentationen** sind bedingt durch hirnorganische Strukturen und Felder, die sowohl die Sinnesfunktionen steuern und sie intern auslösen, Wahrnehmung ermöglichen (Erkennen und Einordnung von sensorischen Informationen), sowie im Zusammenspiel mit anderen Hirnregionen (Körper)-zustände erzeugen und Bewusstsein bilden. ⎯⎯⎯⎯⎯

Selbstempfinden und Selbstkonzept

Das Selbstkonzept einer Person entsteht durch neuronale Repräsentationssysteme auf Basis der kinästhetischen Empfindungssysteme, sowie anderer Sinnesfunktionen und erlernter Einstellungen, Haltungen, Denkprozesse und Erwartungen. Neben den frühen Bindungs- und Beziehungserfahrungen wirkt die Lern- und Lebensentwicklung mit unterstützenden und/oder traumatischen Erfahrungen im Selbstkonzept einer Person. Das zeigt sich in der Beziehung zu sich selbst, zu anderen Menschen und zur Welt. Das Selbstkonzept ist dynamisch und entwickelt sich durch Erfahrung, die sich neurophysiologische Faktoren des Selbstempfindens somatisch und psychisch im Denken, Fühlen und Handeln einer Person verankert (Embodiment).

! **DEFINITION** Das **Selbstkonzept** umfasst alle bewussten und unbewussten Anteile des Selbsterlebens (Ich-Erleben), der Einstellung zu sich selbst, des Selbstwertes und der Wirksamkeitsüberzeugung in Beziehungen, Umwelt usw. Das Selbstkonzept kann z. B. durch Lernen, Bewegung, Beziehungserfahrung, Therapie oder auch bewusste kognitive Strategien, Meditation, Erlebnisse, positive und negative Ereignisse, schwerwiegende Erkrankungen beeinflusst werden. ⎯⎯⎯⎯⎯

☀ **FALLBEISPIEL** „Die Patientin, die so gut über Musik sprechen konnte, wurde von gravierenden Lokomotionsbehinderungen (Lokomotion = Fortbewegung) geplagt. Sobald jemand sie begleitete, ging sie mühelos. Die von ihr

dafür vorgeschlagene Erklärung ist aufschlussreich: „Wenn Sie mit mir gehen, fühle ich in mir Ihre Kraft zum Gehen. Ich nehme teil an der Stärke und Freiheit, die Sie besitzen. Ich habe teil an Ihrer Kraft, Ihrer Wahrnehmung, Ihren Gefühlen, Ihrem Leben. Ohne es zu wissen, machen Sie mir ein großes Geschenk." Diese Patientin hob die Ähnlichkeit dieser Erfahrung mit dem Empfinden von Musik hervor: „Ich nehme teil an anderen Menschen, wie ich an der Musik teilnehme. Ob es andere Menschen mit ihren eigenen, natürlichen Bewegungen sind oder die Bewegungen der Musik, immer teilt sich mir dieses Gefühl der lebendigen Bewegung mit – nicht nur der Bewegung, sondern auch des Lebens." (Sacks 1995, S. 337) ⎯⎯⎯⎯⎯

11.2 Pflegesituationen erkennen, erfassen und bewerten

11.2.1 Bewegungsunterstützung im Pflegeprozess

Bei vielen pflegerischen Interaktionen sind die üblichen verbalen und nonverbalen Mittel der Kommunikation nur begrenzt wirksam. Die kinästhetische Wahrnehmungsfähigkeit im direkten Berührungskontakt ermöglicht den gegenseitigen Austausch von Bewegungsinformationen während der durchzuführenden Pflegehandlung. Wechselseitig vermittelt werden sensomotorische Aspekte des Fortbewegens, des Haltens einer Position oder des zielgerichteten Bewegens einzelner Körperteile, um die gegenseitige Anpassung und einen aufeinander bezogenen Bewegungsablauf zu gestalten. Bei differenzierter Wahrnehmungsfähigkeit sind körperliche Auswirkungen von affektiven, kognitiven, emotionalen oder sozialen Zuständen (z. B. Verwirrung, Vorbehalte, Ablehnung, Zustimmung) durch Abwehrspannung oder Spannungsanpassung spürbar interpretierbar und können somit beachtet werden.

! **DEFINITION** **Sensomotorik** bezeichnet das Ineinanderwirken der Gesamtheit der sensorischen (analysatorischen) und motorischen (effektorischen) Teilsysteme, die eine Bewegungshandlung ermöglichen. Die sensomotorische Funktion ist von affektiven, kognitiven, emotionalen und sozialen Faktoren beeinflusst und wirkt auf diese Faktoren zurück. ⎯⎯⎯⎯⎯

Aktivierung durch Eigenaktivität

Die sensomotorischen Anteile von Lebensaktivitäten werden häufig nicht wahrgenommen, bzw. es ist nicht genügend Wissen und Bewegungskompetenz vorhanden, um sie zu unterstützen. Das führt zur Vernachlässigung von vorhandenen Bewegungsfähigkeiten der zu pflegenden Person, was wiederum passives Verhalten fördert und die Selbstwahrnehmung reduziert. Spezifische psychophysische Auswirkungen und Belastungen für den Pflegeprozess folgen. Ohne eine angemessene Bewegungsunterstützung bleiben Aufforderungen und Appelle an den Patienten, dass er sich z. B. mehr bewegen, sich mehr Mühe geben solle, wirkungslos. Hinzu kommt, dass der Patient anstelle einer angemessenen Unterstützung direkt oder indirekt negative Botschaften über sich selbst erhält. Einen leichten und sicheren Bewegungsablauf durchzuführen, der die Wahrnehmung eigener Fähigkeit vermittelt, motiviert dazu eigene Möglichkeiten zu aktivieren. Weniger motivierend bzw. demotivierend ist es, wenn der Patient durch eine Pflegeaktivität erfährt, dass er scheinbar immobil und hilflos ist. **Beispiel: „Hilfe beim Aufsetzen zur Bettkante".** Hat die Pflegende nicht genügend sensomotorische Fertigkeiten und Geschicklichkeit oder nimmt nicht wahr, welche individuellen Bewegungsanteile sie wirksam unterstützen kann, wird sie den Patienten auf die Bettkante bewegen oder heben, ohne ihn aktiv zu beteiligen. Diese „objekthafte" Interaktion reduziert die Möglichkeiten beider Beteiligten: Die Hebeanstrengung der Pfle-

genden bewirkt, dass der Patient den Kontakt zu Boden oder Auflagefläche und zur Schwerkraft verliert. Dadurch kann er sich nicht aktiv beteiligen, allenfalls durch Zusammenhalten seines Körpers. Heben bringt die pflegerische Interaktion aus dem körperlichen Gleichgewicht und wird damit zur Belastung der Beteiligten. Die pflegerische Beziehung wird negativ beeinflusst, z. B. durch Furcht der Pflegenden vor Überlastung und Gesundheitsschäden, Ärger über die Inaktivität des Patienten oder das eigene Unvermögen; auf Seiten des Patienten durch zunehmende Passivität, Angst vor unsicheren oder schmerzhaften Bewegungen, Zustandsverschlechterung.

➡ **MERKE** Die Fähigkeit, über kinästhetische Mittel zu kommunizieren und sensomotorische Aspekte der Pflegehandlung zu beachten, ist eine wesentliche Voraussetzung, um pflegerische Interaktionen im Gleichgewicht zu halten. Symmetrische Bewegungsinteraktionen stabilisieren i. d. R. die psychosoziale Beziehung zwischen Menschen. ⎯

11.2.2 Auswirkungen von Stressbelastung

Die physische und psychische Belastung ist in der Pflege i. A. hoch. Eine gesunde Anpassungs- und Selbstsorgefertigkeit der Pflegeperson beeinflusst ihr Vermögen, sich angemessen körperlich, emotional und sozial auf Personen ihres Arbeitsumfeldes zu beziehen und ihre sonstigen beruflichen Aufgaben zu bewältigen. Unverarbeitete Stressbelastun-

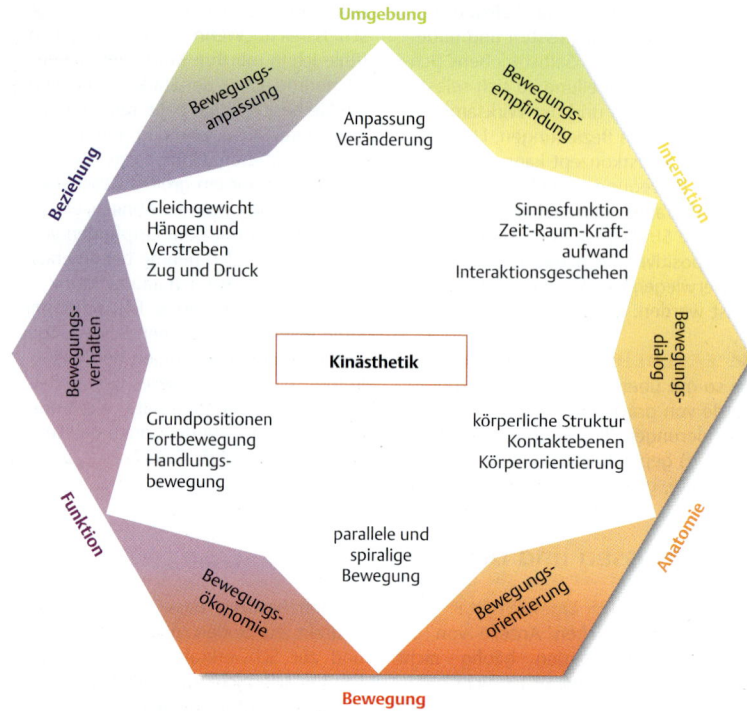

Abb. 11.2 Lernbereiche der Kinästhetik.

perbewegung als „Motor" für den Patienten einzusetzen, gleichzeitig die vorhandenen Bewegungsmöglichkeiten des Patienten zu beachten und ihn dementsprechend an den Handlungs- und Bewegungsabläufen zu beteiligen, ist Stressbewältigung durch körperliche Intervention im Pflegeprozess.

Findet eine Anpassung an die Bewegungsmöglichkeit des Patienten statt, empfängt die Pflegende ausgleichende Bewegungsinformationen, die wechselseitig auf Pflegende und Patienten wirken. Der fließende Austausch von Bewegungsinformationen verändert die Bewegungsfähigkeit beider beteiligten Personen, wirkt auf Stressbelastungen und erweitert das Wohlbefinden.

MERKE Im eigenen Körper empfindet die Pflegende das Mitbewegen des Patienten durch mehr oder weniger Widerstand, bzw. mehr oder weniger Muskelanspannung u. a. Aspekten der Bewegungsökonomie. Ist die kinästhetische Wahrnehmung der Pflegenden durch eigene zu hohe Muskelanspannung reduziert, kann sie sich nicht anpassen und verhindert dadurch Möglichkeiten des Patienten, sich an der Bewegung zu beteiligen.

gen engen das Denken, Fühlen und Handeln ein (Hüther 2001). Dies zeigt sich
- neuromotorisch in einer Einengung von Bewegungsmöglichkeiten, sensomotorisch durch Tonuserhöhung oder Tonusreduzierung der Muskulatur und – daraus resultierend – durch eine Verminderung von Beweglichkeit und Vitalität,
- psychosozial in einer Reduzierung der Selbststeuerung und Beziehungsfähigkeit,
- immunologisch in einer verminderten Krankheitsabwehr und
- neurobiologisch im Untergang von neuronalen Verbindungen, bei gleichzeitiger neuronaler Stabilisierung und Vertiefung der Einengung des Denkens, Fühlens und Handelns.

Werden Stressbelastungen zu hoch und bleiben sie auf Dauer unbewältigt, kommt es zu einer krankheitsauslösenden Dynamik – die körperlichen Auswirkungen unbewältigten Stresses führen über Spannung, Schmerz, Unwohlsein, Krankheit und/oder durch ungeeignete Lösungsversuche (z. B. süchtiges Verhalten in Bezug auf Genuss- und Nahrungsmittel, Drogen, Medikamente, Sport, Konsum) zur Reduzierung körperlicher, emotionaler und sozialer Befindlichkei-

ten, die wiederum weitere Stressbelastungen nach sich ziehen.

Einschränkendes Bewegungsverhalten
Bei der Durchführung von routinemäßigen Bewegungsabläufen oder Hebeaktivitäten sind Pflegende häufig nicht aufmerksam für die Bewegungsempfindung im eigenen Körper. Die Ursache ist eine zu geringe Bewegungskompetenz sowie die daraus entstehenden unzureichenden und belastenden Handlungsgewohnheiten. Stressbelastungen nehmen zu, die sich körperlich und psychosozial auswirken. Die Alarmzeichen einer gesundheitlichen Gefährdung oder Einschränkung, wie Schmerzzustände, chronische Anspannung, Erschöpfung und die dadurch entstehenden sozialen Einschränkungen und Belastungen im Umgang mit Patienten, können auch als Mangel an Bewusstheit und Anpassungsfähigkeit im eigenen Bewegungsverhalten angesehen werden.

Bewegungsanpassung
Bewegungsökonomie und die daraus resultierende körperliche Entlastung erweitert die Anpassungsfähigkeit der Pflegenden an die Bewegungsmöglichkeiten des Patienten. Dadurch werden Stressbelastungen reduziert. Die eigene Kör-

11.2.3 Kinästhetik als komplementäres Pflegekonzept
Im Pflegewesen der Bundesrepublik Deutschland ist Kinästhetik seit ca. 1990 als Methode bekannt geworden. Sie geht auf die bewegungspädagogische Arbeit der US-Amerikaner F. Hatch und L. Maietta zurück. Sie konzipierten in den 70er-Jahren des 20. Jahrhunderts durch Erkenntnisse der Forschung und Bewegungspädagogik (Moshe Feldenkrais, Mabel Todd u. a.), Schulen des modernen Tanzes, der Verhaltenskybernetik (K. U. Smith), der Humanistischen Psychologie (A. Maslow u. a.) und der Kommunikationsforschung (G. Baetson u. a.) ein eigenes System für Körperarbeit, Bewegung, Tanz und Kreativität.

Diese Gruppen wurden seit 1980 in der Schweiz und in Deutschland von Personen besucht, die Bewegung, Tanz und Körperarbeit zur Erweiterung von kreativen und kommunikativen Fähigkeiten, zur Verbesserung ihres Wohlbefindens durch ein körperbezogenes soziales Miteinander und als bewegungs- und tanzpädagogische und therapeutische Fortbildung nutzten. Mitte der 80er-Jahre entstanden die ersten Ausbildungsgruppen für Menschen aus pädagogischen, therapeutischen und pflegerischen Berufen in Deutschland und der Schweiz (Cit-

ron 2011). Die beruflichen Anwendungsmöglichkeiten der Kinästhetik in Pflege
und Behindertenarbeit sind in Zusammenarbeit mit verschiedenen Fachpersonen entwickelt und etabliert worden (S.
Schmidt, Ch. Bienstein, I. Citron, H. Bau-
der-Mißbach u. a.).

Kinästhetik ist heute den Fachpersonen aus Pflegeberufen v. a. als komple-
mentäres Konzept für einen bewegungsorientierten Umgang mit Patienten bekannt. Kürzere berufliche Fortbildungsangebote (Grund-, Aufbau- und Tutoren-
kurse) und Lernangebote im Rahmen
des Unterrichts an den Schulen für Pflegeberufe zielen auf Möglichkeiten

- die eigene Körperbewegung wahrzunehmen und für den Handlungsdialog
mit dem Patienten zu nutzen;
- durch Bewegungsinteraktionen den
Patienten zur Eigenaktivität zu motivieren und ihn darin zu unterstützen;
- die eigenen Bewegungsfertigkeiten
als Gesundheitsvorsorge zu erweitern.

In längeren Weiterbildungsprogrammen
kann eine berufliche Zusatzqualifikation
(Kinästhetik-Trainer, Kinästhetik-Lerntrai-
ner) erworben werden.

Fortbildung für Pflegende
Zur Anleitung von Pflegenden werden
kürzere Fortbildungsangebote konzipiert, die Bewegungslernen vermitteln.
Hierfür werden sechs Lernbereiche vorgestellt (*Abb. 11.2*), durch Bewegungsaktivitäten in Einzel- und Partneraktivitäten
vermittelt, im Miteinander der Lerngruppe körperlich ausprobiert und als Pflege-
anwendungen geübt. Die Inhalte der
sechs Lernbereiche sind ein ergänzendes
„Instrument" für bewegungsorientierte
und gesundheitsfördernde Interaktionen
von der Pflegeperson und dem Patienten.

🍎 **PRÄVENTION & GESUND-
HEITSFÖRDERUNG** Um ge-
sundheitsfördernde Bewegungsinteraktionen gestalten zu können, benötigt die
Pflegende eine hohe Beziehungskompe-
tenz. Die Pflegende beeinflusst während
der Durchführung von pflegenden
Handlungen
- die psychovegetative und sozialemo-
tionale Selbstregulierung,
- die Fähigkeit zur Selbstsorge und
- die vitale Befindlichkeit des Patienten.
Dadurch antwortet sie auf Grundbedürfnisse nach Beachtung, Berührung
bzw. Körperkontakt, sozialer Beziehung,
Eigenständigkeit und Abgrenzung. Pflegende Tätigkeiten ohne die notwendige
Zuwendung zur Person können pflege-
technisch korrekt sein, gesundheitsför-

dernd sind sie nicht. Gesundheitsförderung benötigt die Beachtung der Eigen-
art der zu pflegenden Person (und ihrer
Angehörigen) und ihre aktive und zu-
stimmende Beteiligung am Pflegeprozess. ———————————

Wissen und Selbsterfahrung aus kürzeren Fortbildungsangeboten in Kinästhetik sowie die Anwendung bzw. Anwen-
dungsversuche der Inhalte in der Pflegepraxis erschließen meist noch nicht die
gesundheitsfördernden Möglichkeiten
durch ökonomisches Bewegungsverhalten. Hierfür bedarf es i. d. R. längerfristiger Fort- und Weiterbildungsangebote
(Fortbildung zur Kinästhetik-Tutorin,
Weiterbildung zur Kinästhetik-Multiplika-
torin und Kinästhetik-Trainerin) zur Erweiterung der kommunikativen und sensomotorischen Kompetenz, welche die
eigene Erfahrung in der pflegerischen
Praxis begleiten.

Lernschwierigkeiten
Eine direkte Umsetzung der Inhalte aus
Lern- und Bewegungserfahrung aus
kürzeren Fortbildungsangeboten ist
wegen der Individualität eines Patienten
(eingeschränkte Möglichkeiten, Krankheitszustände, Bedürfnisse) sowie der
noch mangelnden Bewegungskompetenz der Pflegenden schwierig. Die Erweiterung sensomotorischer und kommunikativer Fertigkeiten ist individuell
und multifaktoriell – sie benötigt angemessene Zeiträume, qualitative Lernun-
terstützung und eigene Motivation. Die
Kompetenzentwicklung führt zu individuellen sensomotorischen und kommunikativen Fertigkeiten, die sich als Bezie-
hungsqualität durch die unmittelbare
Wirksamkeit in der beruflichen Arbeit
zeigt.

Lerninhalte werden aus verschiedenen
Gründen nicht durch Praxiserfahrung
vertieft:
- Die notwendigen sensomotorischen
Fertigkeiten können bei kürzeren
Fortbildungsangeboten allenfalls verdeutlicht, aber nicht verinnerlicht
werden. Die benötigte Bewegungskompetenz ist noch nicht entwickelt.
- Das Konzept wird als „Hilfe zum richtigen Handgriff" von Lernenden verkannt und/oder für nicht geeignet erachtet (für einzelne Personen oder
i. A.).
- Notwendige Lernzeit zur Umsetzung
des Neuerlernten wird sich selbst oder
durch arbeitsorganisatorische Abläufe
nicht zugebilligt; Veränderungen stören routinierte Abläufe, die für zeit-

ökonomischer gehalten werden als
das neu Erlernte.
- Handlungsveränderungen werden im
Pflegeteam durch Unmut gegen neue
Anforderungen nicht unterstützt oder
aktiv verhindert.
- Handlungsgewohnheiten sind grund-
sätzlich schneller verfügbar als neu
Erlerntes bzw. als ökonomische Be-
wegungsmuster, die in den typischen
Alltags- und Arbeitsbewegungen von
Erwachsenen wenig genutzt werden.
Dies gilt besonders in belastenden Situationen.
- Es mangelt an kommunikativer und
psychosozialer Kompetenz, um mit
dem Patienten einen symmetrischen
Handlungsdialog einzugehen.
- Die entstehende Nähe zum Patienten
durch die bewusste sensomotorische
Kommunikation wird abgelehnt, z. B.
aus Angst vor Nähe-Distanz-Proble-
men oder durch unreflektierte eigene
Berührungsängste;
- Hohe Stressbelastungen durch Überforderung, Überlastung, Unzufriedenheit, Konflikte oder Gesundheitsein-
schränkungen verhindern oder erschweren das eigene Bewegungslernen durch die pflegerische Praxis.

11.2.4 Lernbereiche des Konzeptes
Die Lernbereiche der Kinästhetik sind
(s. *Abb. 11.2*) Interaktion, Anatomie, Bewegung, Funktion, Beziehung und Umgebung.

Kinästhetik ist ein Instrument zur Reflexion und zur Erweiterung kommunikativer und sensomotorischer Kompetenzen. Grundlage ist die Beschreibung,
Analyse und Förderung menschlicher Bewegungsmöglichkeiten und ihr dialogischer Austausch. Bewegungserfahrun-
gen und Erkenntnisse zur Wahrneh-
mungs- und Interaktionsfähigkeit des
Körpers und von bewegungsorientierten
Aspekten der Beziehung zwischen Menschen und zur Umgebung werden so
vermittelt (*Abb. 11.3*).

Die Lernbereiche beschreiben die
Struktur und Funktion des menschlichen
Körpers durch einfache und bildhafte
Vorstellungen. Die Sprache hierfür ist in
sich logisch, oft aber anatomisch-physio-
logisch stark vereinfachend oder unge-
nau. Sie lenkt die Wahrnehmungs- und
Bewegungsmöglichkeiten und fokussiert
deutlich spürbare Unterschiede. In pflegerischen Aktivitäten geht es um die
Qualität des Bewegungs- und Bezie-
hungsprozesses. Das Wissen um die Inhalte von Kinästhetik ist nur ein kleiner
Teil des Lernens. Das vermittelte kom-

Interaktion

Interaktion ist **Informationsaustausch**
- Information – Rückkopplung
- Aktion – Reaktion
- Frage – Antwort
- Vorschlag – Gegenvorschlag etc.

Informationsaustausch zwischen Menschen findet statt als
- verbale oder nonverbale Kommunikation
- pflegerisches, pädagogisches oder therapeutisches Handeln
- gemeinsam spielen, tanzen, Gymnastik treiben
- Lesen, Schreiben, Radiohören, Fernsehen
- usw.

Sinnessysteme

Sinnessysteme, mit denen wir **Informationen aus der Umgebung** erhalten
- sehen (visuell)
- hören (auditiv)
- tasten (taktil)
- riechen (olfaktorisch)
- schmecken (gustatorisch)

Das **kinästhetische Sinnessystem** gibt uns **Informationen über unser Selbst**
- Spannungsempfindung, Muskelsinn
- Gelenkstellung
- Gleichgewichtssinn
- Raumlage-Sinn
- Tiefensensibilität oder Propriozeption
- Bewegungsempfindung, Bewegungssinn,
- Spürempfinden
- Körperbild, Körperschema
- Körpersensibilität, Körperwahrnehmung
- Viscerale Empfindungen, Somatosensibilität
- Subjektive Anatomie (Th. v. Uexküll)

Sensomotorische Interaktion

Interaktion ist über **drei Bewegungselemente** erfahrbar, beschreibbar und/oder veränderbar:
- **Zeit**   Geschwindigkeit, Zeitablauf, Zeitspanne, Rhythmik, zeitliche Abfolge u.a.
- **Raum**   Richtung, Bewegungsamplitude, Kontaktstellen, Raum-Lage u.a.
- **Kraft** (effort)   Krafteinsatz, statisch, dynamisch, Spannung, Impuls, Druck-Zug u.a.

Wird ein Bewegungsaspekt verändert, verändern sich alle anderen.

Bewegung ist die Grundlage jedes Interaktionsgeschehens. Anpassung an die Interaktionsfähigkeit des anderen geschieht durch die Veränderung von Bewegungselementen.

Bewegungsökonomie entsteht in der Regel durch
- **langsames Bewegungstempo** anstatt schnelles,
- **kurvenlinige Bewegungsrichtung** anstatt gradlinie,
- **dynamischer Kraftaufwand** anstatt statischer.

Drei Interaktionsformen:
- **wechselseitig-gemeinsame Interaktion (mutual interaction)**
  Information und Feedback werden ohne wahrnehmbare Zeitverzögerung wechselseitig gegeben, sodass sich die Bewegungen der beteiligten Personen synchronisieren. Die Interaktion ist von allen Beteiligten im gleichen Maße bestimmt. Diese Interaktionsform geschieht meistens nur über kinästhetische Mittel und ermöglicht eine synchronisierte Bewegungsinteraktion auch bei völlig unterschiedlichen Fähigkeiten der Beteiligten.
- **schrittweise Interaktion**
  Information und Feedback erfolgen wechselseitig mit Zeitverzögerung. Der Informationsaustausch ist über alle Sinneskanäle möglich.
- **einseitige Interaktion**
  Information geht nur in eine Richtung, d.h. Rückkopplung ist durch räumliche Distanz nicht möglich oder wird nicht beachtet. Sie ist über alle Sinneskanäle möglich.

Anatomie

Körperteile – Bewegungsräume

Körperteile als Kontaktzonen

In den **Kontaktzonen**
- Kopf
- Brustkorb
- Becken
- Armen
- Beinen
dominiert **hart-knochig**

Bewegungsräume als Bewegungszonen

In den **Bewegungszonen**
- Hals
- Taille
- Schultergürtel
- Hüftgelenken
dominiert **weich-muskulär**

Kontakt an **Körperteilen** unterstützt die **Beweglichkeit.**
Kontakt an **Bewegungsräumen** verursacht **Unbeweglichkeit**

Knochen – Muskeln

- **Knochen**
  sind hart, stark, stabil; sie schützen und stützen.
- **Muskeln**
  sind weich, verletzlich, unstabil; sie bewegen Knochen.

Orientierung am Körper

Orientierungszonen
- **höchster Punkt** (Scheitelpunkt) und
- **tiefeste Punkte**
  (Spitzen der längsten Zehen)
- **zwei Körperseiten**
- **Mitte** (Ebene Hüftgelenke-Schambein)
- **Körperdiagonalen**
- **Vorderseiten** (Beugeseiten)
- **Rückseiten** (Streckseiten)

Bezugspunkte für
Gewichtstransfer im Körper von oben nach unten

Gewichtstransfer im Körper von Seite zu Seite
Orientierung zum Sitzen, Beugen, parallele Bewegungen
spiralige Bewegungen
Interaktion, Anpassung
Schutz, Gewichttragen

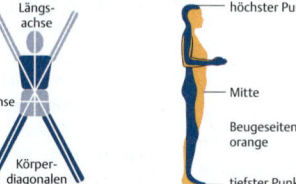
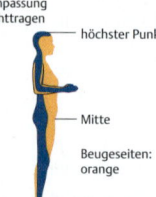

Längsachse
Querachse
Körperdiagonalen

höchster Punkt
Mitte
Beugeseiten: orange
tiefster Punkt

Abb. 11.3 Informationsblatt Kinästhetik.

Bewegung

Bewegungsanalyse

- **Haltungsbewegung** – Körperteile in Beziehung zueinander halten
- **Transportbewegung** – Körperteile isoliert von anderen Körperteilen bewegen können

Die Intergration von Haltungs- und Transportaspekten in der Bewegung bedingt die menschliche Fortbewegung und Handlungsfähigkeit. Dies führt zu einer autonomen, bewussten, halbbewussten oder unbewussten **Bewegungskontrolle.**

Bewegungsmuster

- **Parallele Bewegungsmuster**
  Strecken oder Beugen (oder Drehen)
- **Spiralige Bewegungsmuster**
  Drehen-Strecken oder Drehen-Beugen

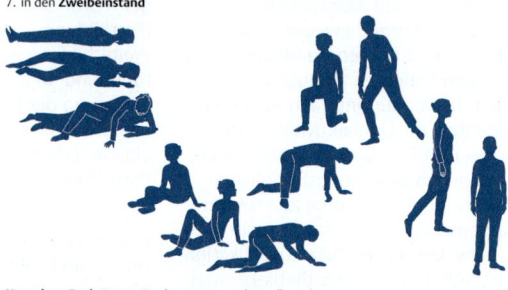

Funktion

Einfache Funktionen: Fortbewegen durch Grundpositionen und Position halten

1. Aus der **Rückenlage** durch Drehen – Strecken
2. in die **Kriechposition**, dann durch Drehen – Beugen
3. in den **Schneidersitz**, durch Drehen – Strecken
4. in die **Krabbelposition**, durch Drehen – Beugen
5. in den **Einbein-Kniestand**, durch Drehen – Strecken
6. in den **Schrittstellung** und schließlich durch Drehen – Beugen
7. in den **Zweibeinstand**

Komplexe Funktionen: Fortbewegung und Handlungsbewegung

a. **Fortbewegung durch den Raum:**
   eine Körperposition wird gehalten, gleichzeitig werden Schritte ausgeführt (auf Füßen, Sitzbeinhöckern), usw.
b. **Halten einer Position und Handlungsbewegung:**
   Im Sitzen Armfunktionen benutzen, um zu essen; im Gehen umherschauen und sich orientieren, usw.

Beziehung

Körperliche Beziehungsfaktoren

Merke: Gewicht – Gleichgewicht = Beziehung in Gleichgewicht!

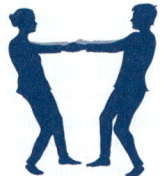
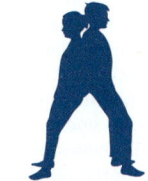

Hängen – Ziehen
Körpergewicht hängt vom gemeinsamen Kontaktpunkt weg, Bewegungsanpassung erfolgt durch gegenseitige Informationen im Ziehen.

Verstreben – Drücken
Körpergewicht drückt gegen den gemeinsamen Kontaktpunkt, Bewegungsanpassung erfolgt durch gegenseitige Informationen im Drücken.

Das **gemeinsame labile Gleichgewicht** in der Schwerkraft im Verstreben oder Hängen ermöglicht eine synchronisierte Bewegungsinteraktion. Im labilen Gleichgewichtszustand werden alle **Bewegungsinformationen (Zeit-Raum-Kraftaufwand)** ohne merkbare Zeitverzögerung wechselseitig ausgetauscht. Dies ist die Grundlage für **Bewegungsökonomie** und **gleichrangige Beteiligung** in der Bewegungsinteraktion.

Umgebung

Gestaltung der Umgebung

Zur Erweiterung der Funktionsmöglichkeiten wird die Umgebung an die Fähigkeit der zu unterstützenden Person angepasst werden.
Adäquate Unterlagerung der Körperteile (Kopf, Brustkorb, Becken, Arme und Beine) erhöht die Beweglichkeit des Körpers insgesamt und die Funktionsmöglichkeit einzelner Körperteile.
Unterlagerung der Bewegungsräume (Hals, Schultergürtel, Taille und Hüftgelenke) schränkt die Beweglichkeit der jeweiligen Körperteile (bishin zum gesamten Körper) ein, in dem der den jeweils unterlagerte Bewegungsraum unbeweglicher wird.

munikative Bewegungslernen erweitert die Wahrnehmungs- und Bewegungsfähigkeiten von Pflegepersonen und zeigt körperorientierte soziale Beziehungs-möglichkeiten. Die eigentliche Kompetenzentwicklung geschieht in der beruflichen Arbeit durch eine zunehmend höhere Aufmerksamkeit gegenüber grundlegenden Aspekten menschlicher Bewegung.

11.3 Pflegemaßnahmen auswählen, durchführen und evaluieren

11.3.1 Fallbeispiel:
Bewegungsunterstützung in ATLs

Die zu pflegende Person, Herr B., ist 74 Jahre alt und an Parkinson erkrankt. Er ist allgemein mäßig verlangsamt und hat Einschränkungen im Gleichgewicht beim Gehen, koordinative Einschränkungen bei allen selbstpflegerischen Aktivitäten sowie feinmotorische Einschränkungen der Hände. Außer Stimmungslabilität sind keine weiteren Einschränkungen vorhanden. Als Hilfsmittel dienen ein höhenverstellbares Bett, Fußhocker und angepasstes Essbesteck. Folgende Aktivitäten werden pflegerisch begleitet: morgendliches Aufstehen aus dem Bett, Morgentoilette und Frühstück.

Wesentliche Teilhandlungen der Pflegetätigkeit beinhalten:
- Aufsetzen aus der Rückenlage auf die Bettkante
- Aufrichten zum Stehen
- Begleitung beim Gehen
- Setzen auf die Toilette, Ausscheidung, Aufrichten zum Stehen
- Körperpflege
- Bekleiden
- Begleitung und Assistenz beim Frühstücken

Bewegungsanalyse

Welche Bewegungen müssen unterstützt werden?

Aus der Rückenlage in die Seitenlage. Das Körpergewicht wird von der Körpermitte auf eine Körperseite verlagert. Der Patient benötigt Bewegungsunterstützung zum Rollen.

Aus der Seitenlage zum Sitzen. Die Beine werden über die Bettkante bewegt, das Gewicht des Oberkörpers wird zum Becken bis in die Sitzposition verlagert. Der Patient benötigt Unterstützung bei der Bewegung der Beine und beim Gewichtstransfer auf das Becken.

Vom Sitzen zum Stehen. Durch eine Gewichtsverlagerung zwischen höchstem und tiefstem Punkt, besonders vom Becken auf die Beine, gelangt der Patient vom Sitzen ins Stehen. Der Patient benötigt Bewegungsbegleitung zur Unterstützung seines Gleichgewichts und zur Koordination von Dreh-Beugebewegungen über die Körpermittelachse.

Gehen. Gewichtsverlagerung von Körperseite zu Körperseite im Gleichgewichtsvermögen des Patienten ermöglicht das Gehen. Der Patient benötigt Gleichgewichtsunterstützung, um eine koordinierte, zyklische Gehbewegung zu ermöglichen.

Aus der Stehposition zum Sitzen. Beim Hinsetzen wird das Gewicht zwischen tiefstem und höchstem Punkt verlagert. Der Patient benötigt Unterstützung des Gleichgewichts und beim Beugen der Hüftgelenke. Abhängig vom Pflegevorhaben wird der Patient mit folgenden Maßnahmen unterstützt:
- Ausscheiden und Aufrechterhalten der Ausscheideposition: Das Becken wird durch Gehen auf Sitzbeinhöckern positioniert. Der Patient benötigt eine zusätzliche Umgebungsveränderung des Bodens (z. B. passende Fußbank, evtl. rutschfeste Unterlage) zur Unterstützung der Sitzposition mit gebeugten Hüftgelenken und leichter Oberkörpervorlage zum Ausscheiden.
- Nahrungsaufnahme, Körperpflege und Bekleiden: Die Beweglichkeit von Oberkörper und Armen wird durch eine Längsrolle zwischen Brustkorb und Stuhllehne unterstützt. Der Patient kann durch Bewegungsunterstützung der Arme Teilhandlungen bei Körperpflege und Bekleiden übernehmen.

Bewegungsdiagnostik

Die Ressourcen der zu pflegenden Person sind
- Liegen ohne Lagerungshilfe,
- Sitzen mit Rückenstütze,
- Stehen mit Unterstützung oder Handgriff,
- Gehen bei Unterstützung des Gleichgewichts,
- Kooperationsfähigkeit bei Pflegehandlung (sprachlich, kognitiv und sensomotorisch),
- Selbstsorgehandlungen bei Unterstützung der Bewegungskoordination (Körperpflege, Bekleiden, Nahrungsaufnahme) und
- zeitliche, örtliche und persönliche Orientierung.

Die zu pflegende Person ist in folgenden Bereichen eingeschränkt:
- Gleichgewicht halten beim Gehen
- Beugebewegung der Hüftgelenke (bei Aktivitäten im Sitzen)

- emotionale Selbstregulierung und Aufrechterhalten sozialer Beziehungen
- Gestik und Mimik, Sprechgeschwindigkeit und Artikulation

Die zu pflegende Person verfügt über Eigenaktivität. Sie kann folgende Bewegungsanteile der pflegerischen Aktivitäten eigenständig ausführen oder durch Eigenaktivität unterstützten:
- Gewicht gegen die Schwerkraft halten
- freies Sitzen bei Bodenkontakt
- Stehen mit Unterstützung
- Gehposition halten
- Schritte setzen
- Sitzposition
- Körperpflege, Bekleiden und Nahrungsaufnahme mit Eigenbewegung unterstützen
- Utensilien halten und mitbewegen

Folgende Bewegungsaspekte müssen unterstützt werden:
- Gewichtstransfer im Körper (zwischen tiefstem und höchstem Punkt, von Körperseite zu Körperseite)
- En-Block-Bewegung mit Nutzung von minimaler Beweglichkeit der Bewegungsebenen
- Koordination der Handlungsbewegung bei Körperpflege und Nahrungsaufnahme
- Sitzposition durch Umgebungsveränderung
- Gleichgewicht beim Gehen

Formulierung von Pflegezielen

Wie könnte die Tätigkeit/Handlung von der zu pflegenden Person künftig eigenständig ausgeführt werden bzw. was ist wichtig, um bestehende Fertigkeiten zu erhalten? Welche Hilfsmittel können förderlich sein? Folgende Pflegeziele sind anzustreben:
- Erhalten und Fördern der Restbeweglichkeit der Hüftgelenke (in Sitzpositionen das Einhalten der Hüftbeugung unterstützen)
- Erhalten der Beugefähigkeit der Beine (Sitzkeil, angepasste Fußbank, rutschfeste Bodenauflage)
- Erhalten koordinativer Fähigkeiten durch Beteiligung bei selbstsorgenden Handlungen und Werkzeuganpassung (Löffelstielanpassung, rutschfeste Unterlagen, erhöhter Tellerrand, Trinkhilfen)

- Sichern sozialer Kontakte (beziehungsintensiv pflegen, soziale Umgebung organisieren (z. B. Patientengruppen)

Lernunterstützung für die Pflegende

Welche idealtypischen Transfers der Kinästhetik bieten Handlungsorientierung und können vorab mit einer gesunden Person (Kollegin bzw. Kursus) geübt werden?

- Aufsetzen vom Liegen zum Sitzen auf der Bettkante (Bewegungsablauf sequenziell [*Abb. 11.4*] und en bloc [*Abb. 11.5*])

- Gehen in Sitzpositionen (*Abb. 11.6*)
- Vom Sitzen zum Stehen (*Abb. 11.7*)
- Begleitung beim Gehen (*Abb. 11.8*)
- Auswirkung von Umgebungsveränderung in Sitzpositionen (*Abb. 11.9*)

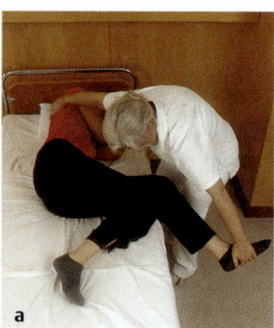 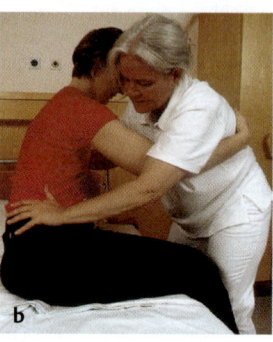 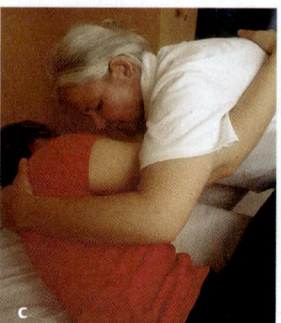 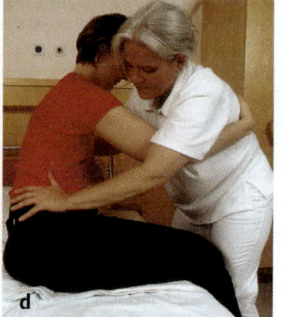

Abb. 11.4 **Aus der Rückenlage zum Sitzen auf der Bettkante. a** Die Beine werden nacheinander bewegt, das untere zuerst. **b** Eine Hand wird unter den Brustkorb gelegt. **c** Die Arme der Liegenden stützen in Bewegungsrichtung. **d** Der Gewichtstransfer von Kopf über Brustkorb zum Becken wird angeleitet.

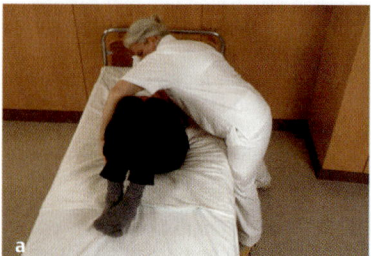 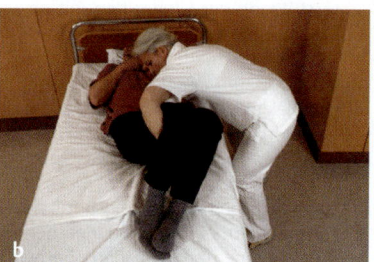 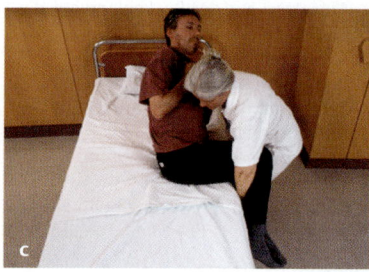

Abb. 11.5 **Aus der Rückenlage zum Sitzen auf der Bettkante, en bloc.** Patienten in En-bloc-Haltungen werden sozusagen einteilig bewegt, dabei ist ein sicherer Kontakt sehr wichtig. **a** Ein Arm wird unter dem Brustkorb platziert, der andere umfasst die Beine auf Knieebene, sodass die Körperposition des Liegenden gesichert ist. **b** In En-bloc-Haltung wird über den Kontakt zu den Beinen eine fließende Bewegung angeleitet, die bis zum endgültigen Sitzen nicht unterbrochen werden darf. **c** Während die Beine des Patienten über die Bettkante nach unten bewegt werden, drückt die Pflegende mit ihrem eigenen Körper gegen den Gewichtswiderstand des Patienten, sodass der Oberkörper zum Sitzen aufgerichtet werden kann.

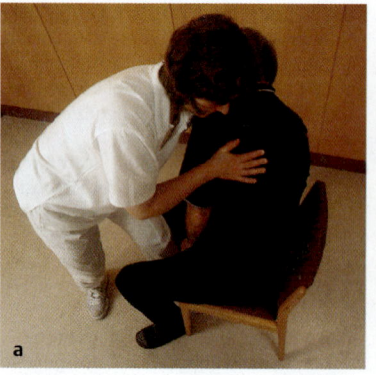 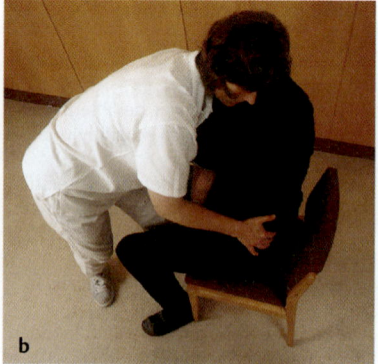 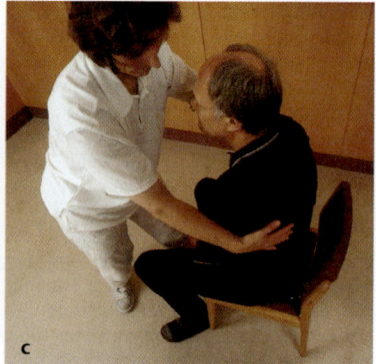

Abb. 11.6 **Gehen in Sitzposition. a** Das Gewicht wird auf eine Körperseite verlagert. **b** Die Bewegung nach vorn erfolgt am Becken, nicht am Oberschenkel. **c** Das Gleichgewicht wird unterstützt.

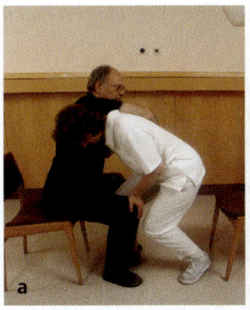 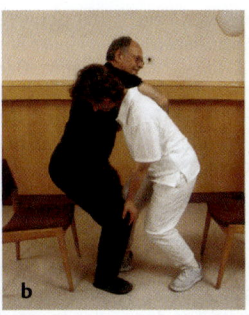 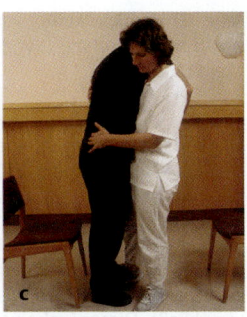

Abb. 11.7 Vom Sitzen zum Stehen. a Eine Hand der Pflegenden umfasst den Brustkorb, die andere wird von oben auf das gebeugte Bein platziert. **b** Durch gleichzeitigen Zug am Brustkorb und Druck auf das Bein wird das Gewicht verlagert. **c** Steht der Patient aufrecht, wird er mit dem Körper der Pflegenden gestützt.

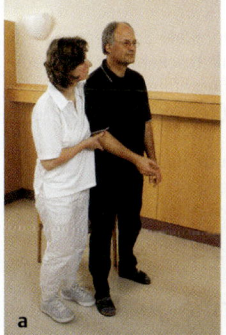 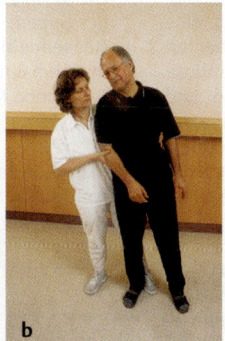 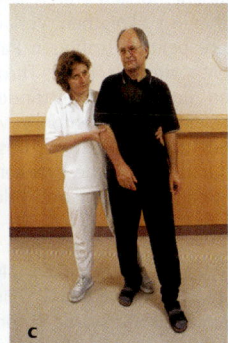 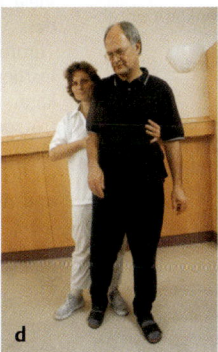 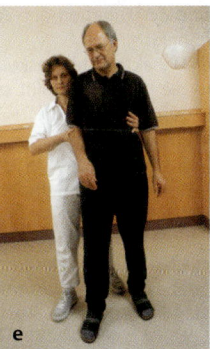

Abb. 11.8 Begleitung beim Gehen. a Das Gehen wird aus sicherem Stand angeleitet. **b** Bei der ersten Gewichtsverlagerung auf eine Körperseite sollte die Pflegende den Patienten auf sich zu bewegen. **c** Der Patient kann nun den ersten Schritt nach vorne setzen. **d** Nun wird das Gewicht auf die andere Körperseite verlagert. **e** Der nächste Schritt wird gesetzt.

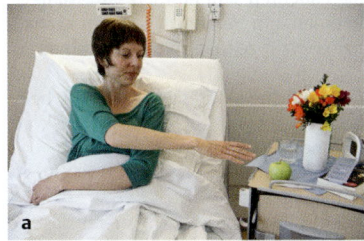 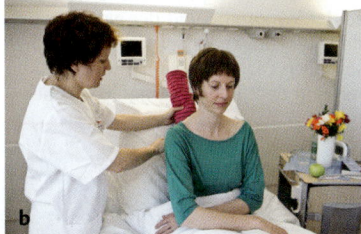 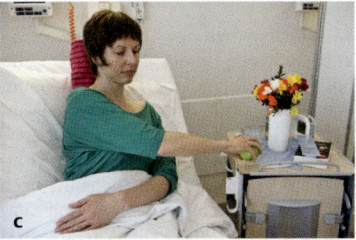

Abb. 11.9 Auswirkung einer Umgebungsveränderung in Sitzposition. a Die Patientin ist in ihrer Bewegungsfähigkeit eingeschränkt. **b** Eine im Durchmesser individuell angepasste Rolle verändert die Auflagefläche des Oberkörpers und dient als Drehachse für den Brustkorb. **c** Während der Greifbewegung des Arms über die Körperlängsachse kann die Patientin nun den Brustkorb leichter mitbewegen und das Gleichgewicht besser halten.

B Thromboseprophylaxe

Felicitas Grundmann

11.4 Grundlagen aus Pflege- und Bezugswissenschaften

❗ DEFINITION Als **Thrombose** wird eine Gefäßerkrankung bezeichnet, bei der sich ein Blutgerinnsel (Thrombus) in einem Gefäß mit vollständigem oder teilweisen Verschluss bildet. Obwohl Thrombosen in allen Blutgefäßen auftreten können, wird damit umgangssprachlich meist eine Thrombose in tiefen Venen (Phlebothrombose) benannt.

➥ MERKE Für den Begriff „Thrombose der tiefen Bein- und Beckenvenen" kann man auch „Phlebothrombose", „tiefe Venenthrombose (TVT)" oder „tiefe Beinvenenthrombose" sagen. ▬

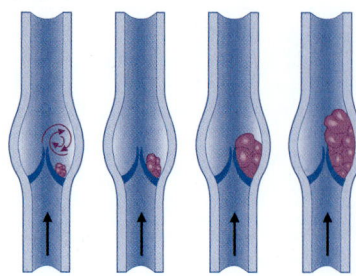

Abb. 11.10 Thrombose. Bei zunehmendem Thrombuswachstum wird der Blutfluss in den Venen behindert.

Der venöse Rücktransport des Blutes zum Herzen ist von der Muskelpumpe und der Funktion der Venenklappen abhängig:

- Die aktivierte Muskulatur drückt auf die Venen, das Blut strömt zum Herzen.
- Intakte Venenklappen wirken der Schwerkraft entgegen und verhindern ein Zurückfließen des Blutes.

→ **MERKE** Eine Thrombose entwickelt sich, wenn der Blutfluss gestört ist oder sich die Blutzusammensetzung verändert (**Abb. 11.10**).

Die tiefen Bein- und Beckenvenenthrombosen sind durch ihre klinische Häufigkeit und die Möglichkeiten prophylaktisch einzuwirken für die Pflegepraxis von besonderer Bedeutung.

11.4.1 Ursachen der Thrombose

In bestimmten Lebensphasen (z. B. Alter über 70 Jahre) oder Krankheitssituationen (z. B. nach Operationen) erhöht sich das Thromboserisiko. Der Mechanismus, der zur Thrombose führt, wird als Virchow-Trias bezeichnet (benannt nach dem Berliner Pathologen Rudolf Virchow, 1821 – 1902). Die Virchow-Trias setzt sich zusammen aus

1. einer Schädigung der Gefäßwand (z. B. bei bestehenden Venenerkrankungen, zunehmendem Alter),
2. einem verlangsamtem Blutstrom (z. B. bei Bettlägerigkeit, Immobilität einer Extremität) und
3. einer veränderten Blutzusammensetzung (z. B. nach Operationen, Sepsis).

11.4.2 Folgen der Thrombose

Die Thrombose gefährdet den Patienten sowohl akut als auch chronisch. Sie ist mit Schmerzen und Einschränkungen der Lebensqualität verbunden. Die am meisten gefürchtete, akute Komplikation ist die Lungenembolie (s. u.). Als chroni-

sche Folgeerkrankung kann sich ein postthrombotisches Syndrom entwickeln (S. 831).

11.4.3 Lungenembolie

Die Lungenembolie ist eine für den Patienten lebensbedrohliche Komplikation der Thrombose.

! **DEFINITION** Eine **Lungenembolie** entsteht, wenn ein Embolus ein Gefäß der arteriellen Lungenstrombahn verschließt. Dieser Embolus wird aus der Peripherie eingeschwemmt, meist durch einen Thrombus der Unterschenkel- oder Beckenvenen (vgl. S. 835).

Viele Lungenembolien treten auf, ohne dass vorher im klinischen Verlauf eine Thrombose beim betroffenen Patienten festgestellt wurde. Eine Thrombose kann also unbemerkt stattfinden und trotzdem eine Lungenembolie verursachen. Dies zu beachten ist besonders wichtig für die häusliche Krankenpflege und die Pflege in Alten- und Pflegeheimen.

 PRÄVENTION & GESUNDHEITSFÖRDERUNG Eine konsequente, aufmerksame Thromboseprophylaxe gilt als präventiv in der Verhinderung einer Lungenembolie.

→ **MERKE** Bei der Lungenembolie handelt es sich um ein akutes, lebensbedrohliches Ereignis. Genaue Kenntnisse der Symptome und der einzuleitenden Sofortmaßnahmen können zu einer schnellen Diagnostik und Therapie führen und dem Patienten ggf. das Leben retten.

Symptome, Diagnostik und Sofortmaßnahmen

👁 **FALLBEISPIEL** Die 70-jährige Bärbel L. ist eine selbstständige, im Umweltschutz engagierte Frau. Natürliches Leben ist ihr wichtig. Schon lange hat sie Schmerzen beim Laufen. Als die Indikation für ein künstliches Kniegelenk gestellt wird, ringt die Patientin lange mit der Entscheidung, sich operieren zu lassen. Die OP, zu der die Patientin sich dann entschließt und der anschließende Verlauf sind von chirurgischer Seite zunächst unauffällig. Aufgrund einer reaktiven Depression kann die Patientin jedoch für einige Tage kaum ihr Bett verlassen. Während des stationären Aufenthaltes erhält die Patientin über 4 Wochen Heparin s. c.. Wieder zu Hause versorgt sich die Patientin selbst und ist

mit Gehhilfen mobil. Nach einigen Tagen verspürt Bärbel L. eine zunehmende Luftnot. Der hinzugerufene Hausarzt überweist sie sofort ins nächste Krankenhaus. Dort wird im CT-Thorax eine Lungenembolie festgestellt.

Die Symptome einer Lungenembolie hängen auch vom Schweregrad der Lungenembolie ab. Je größer der Durchmesser des eingeschwemmten Embolus, umso größer ist auch das Lungengefäß, das er verschließen kann. Folgende klinische Zeichen können beobachtet werden:

- leichte bis schwerste Atemnot
- plötzlich auftretende Zyanose (bläuliche Verfärbung der Haut, besonders der Lippen)
- stechende thorakale Schmerzen, manchmal mit trockenem Hustenreiz
- Tachypnoe (beschleunigte Atmung)
- Tachykardie (beschleunigte Pulsfrequenz)
- massiv gestaute Halsvenen
- Blutdruckabfall
- Unruhe, starke Angst, Beklemmungsgefühl
- Schweißausbruch

✋ **PRAXISTIPP** Menschen drücken ihre Beschwerden unterschiedlich aus und erleben ihre Symptome auch individuell verschieden. Pflegende müssen deswegen die Symptome der verschiedenen Krankheiten gut kennen und die Patienten sehr aufmerksam wahrnehmen, um Veränderungen im Krankheitsverlauf zeitnah mitzubekommen.

Die ärztliche/apparative Diagnostik beinhaltet:

- Labor: D-Dimer Erhöhung
- Blutgasanalyse: erniedrigtes pCO_2, erniedrigtes pO_2
- EKG: Zeichen der Rechtsherzbelastung, Rhythmusstörungen
- Herzultraschall: Zeichen einer akuten Rechtsherzbelastung, ggf. direkter Thrombusnachweis
- Spiral-CT der Lunge
- Perfusionsszintigramm
- Rechtsherzkatheter
- einige Tage später evtl. Rö-Thorax (zur Diagnose einer Infarktpneumonie)

Äußert ein Patient oben genannte Beschwerden oder sind diese zu beobachten, werden folgende Sofortmaßnahmen getroffen:

- Arzt verständigen.
- In der häuslichen Krankenpflege direkt den Notarzt verständigen, um keine Zeit zu verlieren.

- Ruhe ausstrahlen, der Patient befindet sich in einer maximalen Stresssituation.
- Anwesend bleiben.
- Oberkörper hochlagern.
- Keine Schocklagerung (bei systolischen Blutdruckabfällen eher flach lagern, mit leicher Oberkörperhochlagerung)!

- O₂-Gabe, idealerweise mit Maske (10 l/min), da der Patient durch die empfundene Luftnot wahrscheinlich durch den Mund und nicht durch die Nase atmet.
- Blutzucker bestimmen, Kreislauf engmaschig kontrollieren.
- Klinischen Zustand beobachten (insbesondere Halsvenen, Atmung, tho-

rakale Schmerzen, Hautzustand, Auskühlung).
- Medikamentöse Therapie mit
  - Fibrinolytika (Lysetherapie),
  - Antikoagulanzien (Verhinderung der Entstehung von weiteren Thromben) und
  - ggf. medikamentöser Sedierung begleiten.

11.5 Pflegesituation erkennen, erfassen und bewerten

Um prophylaktische Maßnahmen einzuleiten, ist die individuelle, aber objektive Einschätzung der Thrombosegefährdung unabdingbar. Die Risikofaktoren ergeben sich auch aus der Virchow-Trias (S. 246), die bei der Entstehung der Thrombose beteiligt sind.

MERKE Das Thromboserisiko ist nicht immer auf den ersten Blick zu erkennen. Mehrere, sich ergänzende Faktoren können ein höheres Risiko ergeben als zunächst erwartet. So kann ein mobiler, selbstständiger Patient sich als hoch thrombosegefährdet erweisen (z. B. ein junger Patient mit einer Tumorerkrankung, der raucht und/oder übergewichtig ist). Darum sollte bei der Einschätzung keine Vorauswahl der Patienten erfolgen.

Studien haben gezeigt, dass auch Patienten in klinisch-stationärer Behandlung hinsichtlich ihres Thromboserisikos nicht richtig eingeschätzt wurden. Die Thromboseprophylaxe erhält durch verkürzte Krankenhausaufenthalte und einer Zunahme der ambulanten medizinischen Diagnostik und Behandlung auch in der ambulanten Pflege eine neue Bedeutung. Die Einschätzung soll zielgerichtet, vorausschauend und systematisch erfolgen.

Risikofaktoren
Folgende Faktoren erhöhen das Risiko eine Thrombose zu entwickeln:
- Alter > 60 Jahre
- verschiedene internistische Erkrankungen (z. B. erhöhtes Risiko bei Leberzirrhose, Polycythaemia vera, schwerer Varikosis, Herzinsuffizienz, Thrombophilie, AVK)
- Malignome
- hormonelle Therapie (z. B. Ovulationshemmer)
- bestimmte Medikamente (z. B. Cortison, Diuretika)
- Schwangerschaft und vier Wochen nach Entbindung

- OP und postoperativ (besonders bei Operationen der Beine und des Beckens, OP mit einer Dauer > 30 Min.)
- Abknicken der V. poplitea durch langes Sitzen (z. B. im Auto)
- Rauchen
- Übergewicht
- Immobilität und teilweise Immobilität (z. B. durch Frakturen und Stützverbände)
- Lähmungen (z. B. nach zerebralem Insult)
- Flüssigkeitsmangel
- frühere Thrombosen/Embolien
- schwere Infektionskrankheiten, Sepsis

Instrumente zur Risikoeinschätzung
Es stehen sog. Scores (geschätzter oder gemessener Zahlenwert) zur Verfügung, die eine objektive, zielgerichtete und systematische Einschätzung erleichtern (z. B. der Frowein-TVT-Score, **Abb. 11.11**). Scores können beim pflegerischen Aufnahmegespräch eingesetzt werden.

Veränderung der Risikofaktoren
Im Verlauf des Krankenhausaufenthalts kann sich das Thromboserisiko verändern. Es kann zunehmen (z. B. bei neu auftretender Immobilität) oder abnehmen (z. B. bei wiedererlangter Selbstständigkeit).

MERKE Es kann bei einigen Patienten erforderlich sein, die Einschätzung des Thromboserisikos während eines Krankenhausaufenthalts mehrmals durchzuführen.

Thrombosezeichen erkennen

FALLBEISPIEL Der 38-jährige Karell H. aus Polen ist Arbeiter bei einem Bauunternehmen. Lange Zeit schon hat er starke Rückenschmerzen. Als diese nicht mehr auszuhalten sind, wendet sich der Patient an seinen Hausarzt. Dieser überweist ihn an ein Krankenhaus. Dort wurde ein Bandscheibenvorfall diagnostiziert, der auf der neurologi-

schen Station des Krankenhauses konservativ behandelt wird. Der zurückhaltende Patient ist selbstständig in der Körperpflege, aber schmerzbedingt eingeschränkt in seinen Bewegungsabläufen. Mehrmals täglich läuft er in starker Schonhaltung in das stationseigene Raucherzimmer. Nach einigen Tagen wirkt der Patient beim abendlichen Durchgang bedrückt. Auf Nachfragen berichtet er von ziehenden Schmerzen in der linken Fußsohle. Noch am gleichen Abend wird im Duplex-Sono eine Thrombose im linken Unterschenkel festgestellt.

Trotz korrekter Einschätzung der Risikofaktoren und konsequenter Durchführung prophylaktischer Maßnahmen kann sich eine Thrombose entwickeln. Es ist daher wichtig, die Thrombosezeichen zu erkennen und den Patienten über mögliche Symptome zu befragen.

Klinische Symptome und Diagnose einer Thrombose
Folgende Symptome deuten auf das Vorliegen einer Thrombose (s. a. S. 832):
- Schwere-/Spannungsgefühl, ziehende Schmerzen wie „Muskelkater" im betroffenen Bein
- Schwellung, Umfangdifferenz mit zyanotischer (d. h. blau-rot verfärbter) Glanzhaut
- Druckempfindlichkeit im Verlauf der tiefen Venen
- Fußsohlenschmerz bei Druck auf die mediale Fußsohle
- Hitze- oder Kältegefühl im Bein
- Schmerzen in der Leistengegend
- evtl. erhöhte Temperatur

Die ärztliche/apparative Diagnostik beinhaltet:
- D-Dimere im Blutlabor erhöht (Test zum Nachweis von Thromben)
- Duplex-Sonografie (Ultraschall der tiefen Beinvenen mit farbiger Darstellung der Blutströmungsverhältnisse und dabei indirekte Darstellung des Thrombus)

Risikofaktoren	Kategorie	P	Kategorie	P	Kategorie	P
Gefäßwandschädigung						
Varikosis	nein	0	leicht	1	stark	4
frühe Thrombose/Lungenembolie	nein	0	ja	4		
AVK	nein	0	Stadium I – IIa	2	Stadium IIb –IV	4
Alter	40	1	> 60	2	> 70	3
Hämodynamik						
Mobilität	mobil	0	teilmobil (bis ca. 12 Std./Tag)	2	immobil (länger als 72 Std. ununterbrochen)	4
Lähmungen	nein	0	Querschnittlähmung Halbseitenlähmung	3		
Frakturen	nein	0	Unterschenkel	2	Oberschenkel	7
Stützverband	nein	0	Gehgips	3	Liegegips	7
Herzinsuffizienz	nein	0	Stadium I – III	3	Stadium IV	6
Myokardinfarkt	nein	0	ja	4		
Schwangerschaft	nein	0	ja	1		
postpartal	nein	0	ja	2		
Übergewicht	nein	0	>15% (nach Broca)	2	>20% (nach Broca)	
Blutzusammensetzung						
schwere Entzündung	nein	0	ja	7		
Sepsis	nein	0	ja	7		
maligner Tumor	nein	0	ja	7		
Operation	kleine Eingriffe < 30 Minuten	1	Allgemeinchirurg. OP > 30 Minuten	3	Malignom-OP, große urol., gyn. u. orthopäd. Eingriffe > 30 Minuten	7
schwere Verletzungen	nein	0	ja	7		
orale Kontrazeption	nein	0	ja	2		
Rauchen	nein	0	ja	2		
Punkte	**Thromboserisiko**		◄ Spaltensumme		◄ Spaltensumme	◄
0	keines					
1 – 3	gering					
4 – 6	mittel		Gesamtsumme: _____		Thromboserisiko: _____	
7 – maximal	hoch					

Abb. 11.11 Frowein-TVT-Score zur Einschätzung des Thromboserisikos (nach Frowein 1997).

- Phlebografie (Röntgendarstellung mittels Kontrastmittel, welches venös injiziert wird)

- MRT (Magnetresonanztherapie in speziellen Fragestellungen)

➥ **MERKE** Thrombosezeichen können sich unspezifisch darstellen. Eine Thrombose kann trotz fehlender klinischer Zeichen bestehen und eine Lungenembolie verursachen.

11.6 Pflegemaßnahmen auswählen, durchführen und evaluieren
Thromboseprophylaxe

Es hat sich eine Kombination aus medikamentöser und physikalischer Prophylaxe zur Verhinderung einer Thrombose durchgesetzt. Die Thromboseprophylaxe baut auf zwei Säulen auf:
1. **Säule:** medikamentöse Prophylaxe (wirkt auf das Gerinnungssystem des Blutes)
2. **Säule:** physikalische Prophylaxe (beeinflusst den venösen Rückstrom)

Begleitend werden, sofern möglich, die bestehenden Risikofaktoren therapiert (z. B. Ausgleich des Flüssigkeitsmangels, internistische Behandlung einer Krankheit [z. B. Einstellung der Blutzuckerwerte]).

11.6.1 Medikamentöse Thromboseprophylaxe

👁 **FALLBEISPIEL** Der 25-jährige Moritz P. ist leidenschaftlicher Mountain-Biker. Bei einem Sturz verletzt er sich schwer und hat heftige Knieschmerzen. Am nächsten Tag wird ein Kreuzbandriss diagnostiziert. Der OP-Termin wird erst für einige Wochen später festgelegt, da die große begleitende Wunde am Knie ein zu großes Infektionsrisiko birgt. Bis dahin darf der Patient laufen und sein Knie belasten. Endlich findet die OP statt, die komplikationslos verläuft. Nach zwei Tagen wird der Patient in die ambulante Weiterbehandlung durch den niedergelassenen Orthopäden und Hausarzt entlassen. Der Patient trägt Medizinische Thromboseprophylaxestrümpfe und bekommt durch den ambulanten Pflegedienst einmal täglich Heparin s. c. injiziert. ____

Zur medikamentösen Thromboseprophylaxe werden Heparin s. c. oder orale Antikoagulanzien eingesetzt. Für die Auswahl, Anordnung und Dosierung ist der Arzt zuständig und verantwortlich. Die korrekte, zeitgenaue Verabreichung und Dokumentation fällt in den Aufgabenbereich der Pflegenden. Durch verkürzte Krankenhausaufenthalte werden immer mehr Patienten in der ambulanten Pflege mit Medikamenten versorgt, die auf das Gerinnungssystem einwirken. **Heparin.** Heparine wirken auf spezifische Gerinnungsfaktoren und verstärken die physiologische Gerinnungshemmung. Zur Prophylaxe werden meist niedermolekulare Heparine eingesetzt, die s. c. injiziert werden (S. 653, 655).
Orale Antikoagulantien. Marcumar unterbindet die Bildung der Vitamin-K-abhängigen Gerinnungsfaktoren in der Leber und verzögert somit die physiologische Gerinnungszeit. Es hat den Nachteil, dass die Einstellung einige Tage benötigt und wird deshalb i. d. R. eher zur ambulanten Langzeitprophylaxe nach Lungenembolien oder Thrombosen eingesetzt.

11.6.2 Physikalische Prophylaxe
In *Tab. 11.1* sind die Pflegemaßnahmen sowie weitere physikalische Maßnahmen zur Thromboseprophylaxe aufgeführt. Die physikalischen Prophylaxen haben das Ziel, den venösen Rückfluss zu beschleunigen. Sie stützen sich auf zwei Prinzipien.
Kompression der oberflächlichen Venen. Die äußere Kompression der oberflächlichen Venen beschleunigt den venösen Rückfluss in den tief liegenden Beinvenen und verringert so das Thromboserisiko.
Aktivierung der Muskelpumpe. Die venösen Blutgefäße liegen eingebettet in der Muskulatur. Wird diese betätigt und aktiviert, drücken die Muskeln die Venen zusammen (Muskelpumpe). Dadurch wird das Blut zum Herzen gepumpt und die Strömungsgeschwindigkeit erhöht sich. Durch verschiedene Lageverände-

Tab. 11.1 Maßnahmen zur physikalischen Thromboseprophylaxe.

Kompression der oberflächlichen Venen	Aktivierung der Muskelpumpe	weitere physikalische Maßnahmen
→ medizinische Thromboseprophylaxestrümpfe (MTS) → Kompressionsverbände → intermittierende pneumatische Kompression	→ Bewegungsübungen im Bett → Mobilisation → Fußsohlendruck → Bettfahrrad/Sprunggelenkpumpe	→ Hochlagerung der Beine → Atemübungen → Ausstreichen der Beine

Tab. 11.2 Venöse Strömungsgeschwindigkeiten bei verschiedenen Lagerungen und Übungen im Vergleich zur flachen Rückenlage (= 100 %) nach Cottier (Neander 1997).

Lage/Bewegung	venöse Strömungsgeschwindigkeit im Bein in %	venöse Strömungsgeschwindigkeit im Becken in %
Liegen in Rückenlage	100	100
Stehen	60	70
Gehen	120	113
Fußende 20°-Hochlagerung	250	180
Beine 90°-Hochlagerung	370	260
Zehengymnastik	160	150
Fußgymnastik	190	150
Atemübungen	130	115
Bettfahrrad	440	470
elastische Strümpfe (MTS)	190	120

rungen und Aktivitäten kann die Strömungsgeschwindigkeit des Blutes beeinflusst werden (*Tab. 11.2*).

MERKE Die physikalischen Maßnahmen werden prophylaktisch eingesetzt und dürfen bei bestehender Thrombose und bestimmten anderen Grunderkrankungen des Patienten **nicht** oder nur auf Arztanweisung durchgeführt werden. ____

Medizinische Thromboseprophylaxestrümpfe
Indikation. Die aktuelle Studienlage zeigt, dass Tragen von MTS indiziert ist
- bei Patienten mit abdominellen Operationen mit hohem Thromboembolierisiko,
- wenn eine medikamentöse Thromboseprophylaxetherapie nicht möglich ist (z. B. bei Unverträglichkeit, Kontraindikation).

Während der Phase der Immobilität Tag und Nacht getragen werden. MTS werden dann überflüssig, wenn der Patient mehrmals täglich selbstständig seine Muskelpumpe aktivieren kann, z. B. indem er läuft. Dann übersteigt der selbst erzeugte Druck den Andruck der MTS. Der Zeitpunkt, von dem an die Strümpfe nicht mehr getragen werden müssen, hängt von den jeweiligen Risikofaktoren des Patienten ab und seiner Fähigkeit, sich regelmäßig zu bewegen.

MERKE Der zurzeit übliche routinemäßige Einsatz von MTS befindet sich im Umbruch. Es kann sein, dass ihr Einsatz im Klinikalltag neu bewertet und diskutiert werden muss. ____

DEFINITION Der **Ruhedruck** ist der Druck, der auf das ruhende Gewebe wirkt. Der **Arbeitsdruck** ist der Widerstand, der der Muskulatur bei Anspannung entgegengesetzt wird. ____

Kontraindikationen. Folgende Kontraindikationen verhindern das Tragen von MTS:
- arterielle Verschlusskrankheit (AVK)
- dekompensierte Herzinsuffizienz
- Phlegmasia coerula dolens
- septische Phlebitis
- massive Ödeme
- schwere periphere Polyneuropathie
- Materialunverträglichkeit

Eigenschaften der MTS. MTS haben folgende Eigenschaften, wenn sie korrekt angemessen und getragen werden:
- Sie bewirken einen vorgegebenen Druckverlauf durch die Dehnung des Strumpfes, der kontinuierlich abnimmt. Dieses Druckprofil weist am Fußknöchel den höchsten Druck auf und nimmt bis zum Oberschenkel kontinuierlich ab.
- Sie dienen der Muskelpumpe als elastisches Widerlager.
- Sie erzeugen einen hohen Ruhedruck.

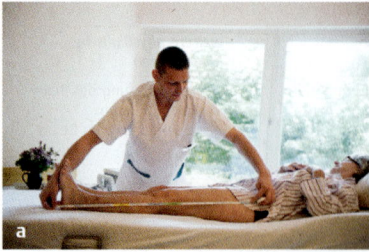
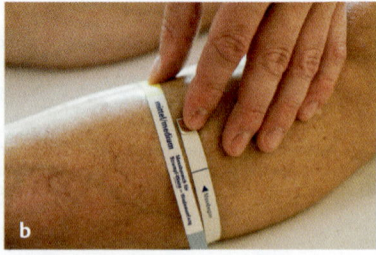
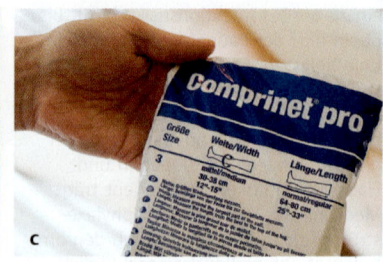

Abb. 11.12 **Auswahl der richtigen Strumpfgröße. a–b** Beinlänge und Wadenumfang werden ermittelt. **c** Die MTS haben die richtige Größe für die Patientin.

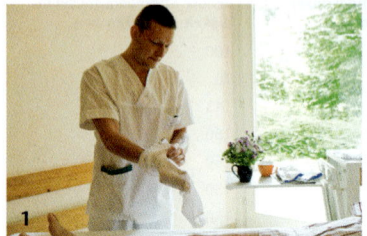
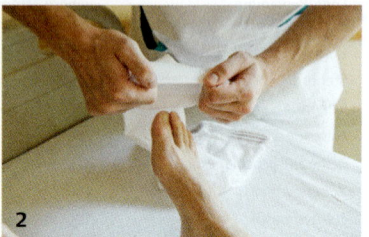
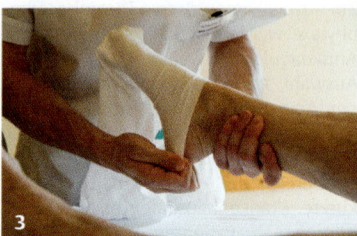

1 In den Strumpf greifen, Fersenteil festhalten, Beinteil nach außen stülpen.

2 Öffnung weiten, um der Patientin den Einstieg zu erleichtern.

3 Strumpf über den Vorderfuß bis zur Ferse ziehen.

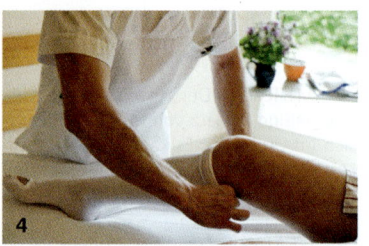
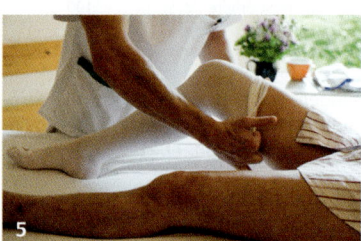
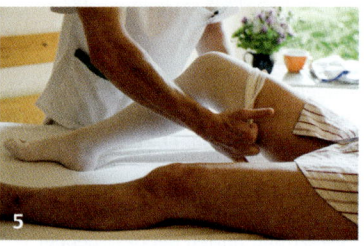

4 / **5** Ausgerolltes Beinteil über den Unterschenkel in Richtung Oberschenkel ziehen.

6 Abschließende Kontrolle des korrekten Sitzes.

Abb. 11.13 Es muss unbedingt darauf geachtet werden, dass beide Strümpfe ganz nach oben gezogen sind und keine Falten werfen.

- Sie behindern i. d. R. nicht die arterielle Versorgung und den venösen Rückstrom.

Anwendungsbedingungen. Um die Wirkung der MTS zu gewährleisten, müssen folgende Bedingungen erfüllt sein:

- Passgenauigkeit (Abmessen und Auswahl der Strumpfgröße nach Herstellerangaben am liegenden Patienten mit entstauten Beinen [**Abb. 11.12**])
- korrekter Sitz (Faltenfreiheit, Abschluss des oberen Gummibands unterhalb der Gesäßfalte, korrekter Fersensitz)
- tägliche Kontrolle auf Einschnürungen, Durchblutungsstörungen (Inspektionsöffnung an den Zehen), richtiger Sitz, Hautnekrosen (z. B. bei nicht bekannter arterieller Verschlusskrankheit), Schmerzen

MTS sollten alle zwei Tage gewechselt werden. Zulieferfirmen bieten Waschverfahren an, sodass sie korrekt aufbereitet

(z. B. unter Beachtung der richtigen Wasch- und Trockentemperatur) und unbrauchbare MTS automatisch aussortiert werden.

Anziehen der MTS. MTS können mit oder ohne technische Hilfen angezogen werden (**Abb. 11.13** u. **Abb. 11.14**). Anziehhilfen bieten sich an, wenn auf Station oder in der häuslichen Pflege die MTS häufig angewendet werden.

🍏 **PRÄVENTION & GESUNDHEITSFÖRDERUNG** MTS sind nicht mit Kompressionsstrümpfen zu verwechseln. Diese werden therapeutisch bei mobilen Patienten zur Behandlung manifester Venenleiden oder Lymphabflusserkrankungen verordnet. Beim Liegen (z. B. nachts) müssen Kompressionsstrümpfe ausgezogen werden, da sie Druckschäden verursachen können.

Kompressionsstrümpfe werden in Kompressionsklassen von 1 – 4 eingeteilt. In der Kompressionsklasse 1 wird die leichteste Kompression hergestellt, die etwa bei Flugzeugreisen zur Thromboseprophylaxe eingesetzt wird. Aufsteigend wird in Klasse 4 die kräftigste Kompression erzeugt, die z. B. beim postthrombotischen Syndrom eingesetzt wird.

Kompressionsverbände

Indikation. MTS sollten dem Kompressionsverband vorgezogen werden, wann immer dies möglich ist. Es kann aber notwendig werden, einen Kompressionsverband anzulegen, wenn durch die anatomische Form des Beines kein MTS passt oder wenn nach ärztlicher Verordnung eine höhere Kompression erzeugt werden soll.

Material. Für den Kompressionsverband werden i. d. R. Kurzzugbinden verwendet. Diese erzeugen einen hohen Arbeitsdruck und einen geringen Ruhe-

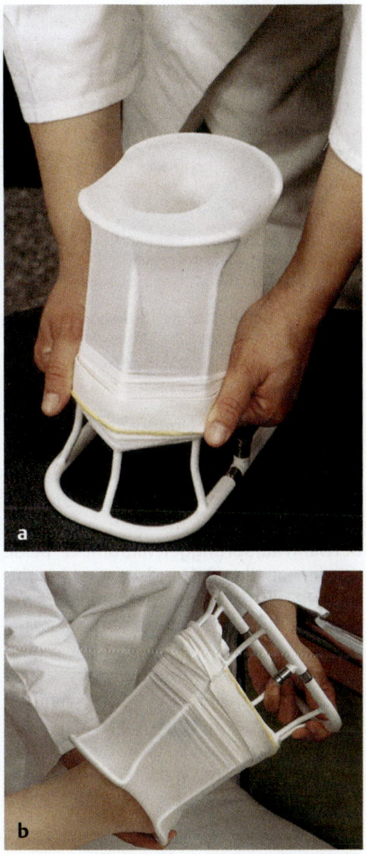

Abb. 11.14 Anziehen von MTS mit Anziehhilfe.
a Beinteil des Strumpfes umgedreht über die Anziehhilfe ziehen. **b** Fuß des Patienten in den Strumpf einführen und die Anziehhilfe bis auf Kniehöhe schieben, ab da den Strumpf in Richtung Oberschenkel abrollen.

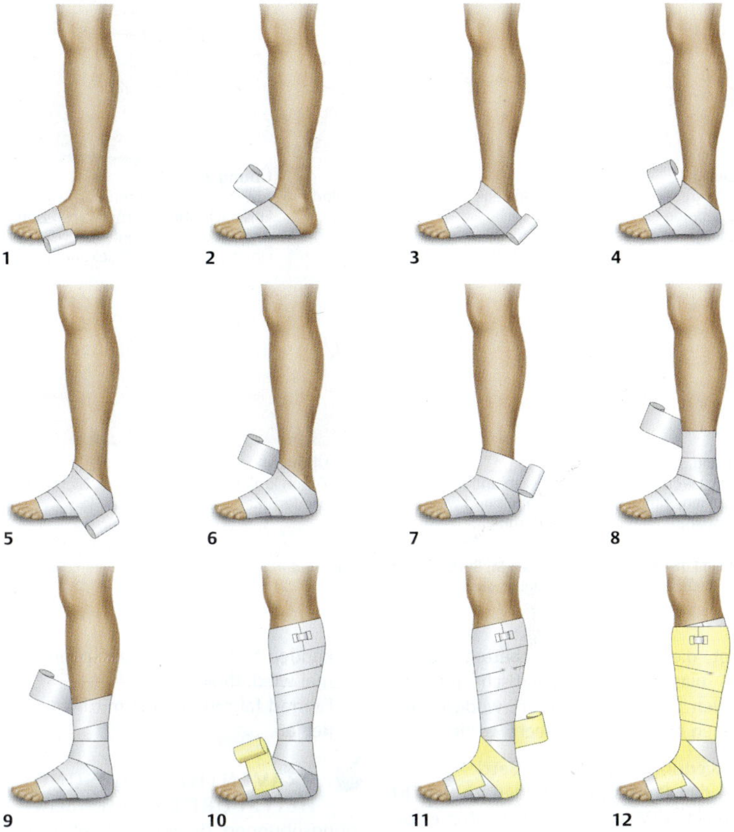

Abb. 11.15 Anlegen eines Kompressionsverbandes. Zur Thromboseprophylaxe reicht ein Kompressionsverband bis zum Knie aus.

druck. Deshalb sollte der Patient Übungen zur Aktivierung der Muskelpumpe durchführen, wenn mit Kurzzugbinden gewickelt wird. Langzugbinden hingegen erzeugen einen hohen Ruhedruck und führen zu starken Einschnürungen.

Durchführung. Zur Thromboseprophylaxe reicht ein Kompressionsverband bis zum Knie aus, da der venöse Strom genügend beschleunigt wird (Neander et al. 1997). Der Unterschenkelverband wird mit zwei Binden bis unter das Kniegelenk durchgeführt (**Abb. 11.15**). Der Oberschenkelverband sollte bis zum proximalen Oberschenkel reichen. Folgendes ist beim Anlegen eines Kompressionsverbandes zu beachten:

- Der Pflegende sollte über ausreichend Erfahrung verfügen oder sich anleiten lassen.
- Die Sprunggelenksstellung beim Anlegen beträgt 90°.

- Die Ferse wird eingebunden.
- Die Zehengrundgelenke werden abgedeckt.
- Der Druck des Verbandes nimmt durch den zunehmenden Radius des Beines automatisch ab. Das bedeutet, dass der Zug des Verbands beim Anlegen nicht verändert wird.
- Zur Vermeidung von Druckstellen muss evtl. lokal abgepolstert werden.
- Die Binde wird mit leichter, geringer Spannung gewickelt (anmodelliert).
- Die Bindenrolle wird auf der Haut abgerollt.

Der Verband muss das Bein allseitig fest umschließen und straff sitzen, es dürfen aber keine Druckstellen, Schnürfurchen oder Schmerzen verursacht werden. Material und Technik müssen der zugrunde liegenden Erkrankung angepasst werden. Es kann erforderlich werden, den Verband mehrmals täglich neu zu wickeln.

Häusliche Pflege im Fokus

In der häuslichen Pflege ist das Anlegen von Kompressionsverbänden oder das An- und Ausziehen von Kompressionsstrümpfen eine recht häufig durch den Arzt verordnete Tätigkeit. Kompressionsverbände finden oft bei solchen Patienten Anwendung, die unter venenbedingten chronischen Wundverhältnissen leiden, da Kompressionsstrümpfe nicht über einem Wundverband angelegt werden können.

Intermittierende pneumatische Kompression

Die intermittierende pneumatische Kompression hat sich in Deutschland bisher nicht durchgesetzt. Es handelt sich um ein computergesteuertes Gerät. Um die Beine werden zwei Manschetten ge-

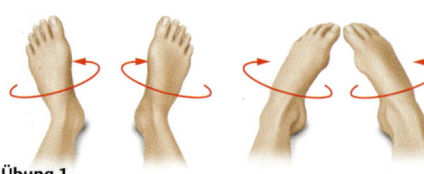

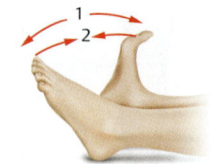

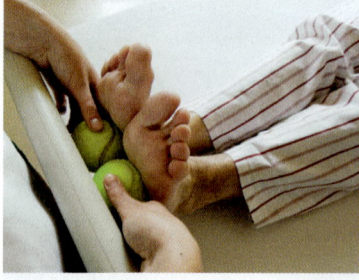

Übung 1
Füße kreisen aus dem Sprunggelenk heraus, abwechselnd oder beide gleichzeitig.
Übungsdauer ca. 30 Sekunden

Übung 2
Abwechselnd rechten und linken Fuß nach oben (körperwärts) ziehen und wieder strecken.
Übungsdauer ca. 30 Sekunden

Abb. 11.17 Tennisbälle als Thromboseprophylaxe. Der Patient aktiviert die Muskelpumpe, indem er Druck auf die Tennisbälle ausübt.

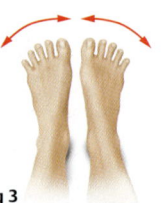

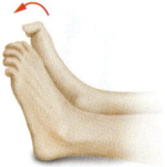

Übung 3
Zehen weit auseinanderspreizen und anspannen, einige Sekunden halten und wieder entspannen. Mehrmals wiederholen.

Übung 4
Zehen krallen und entspannen. Mehrmals wiederholen.

Abb. 11.16 Bewegungsübungen im Bett. Nach der Anleitung durch eine Pflegeperson sollten die Patienten die Übungen mehrmals täglich durchführen.

legt, die Blutdruckmanschetten ähneln. Sie blasen sich automatisch auf und bauen Druck auf bzw. ab, wodurch die Venen regelmäßig entleert werden.

Bewegungsübungen im Bett
Bei den Bewegungsübungen im Bett ist die aktive Mitarbeit des Patienten erforderlich. Er muss in der Lage sein, die Übungen mehrmals täglich konsequent durchzuführen.

PRAXISTIPP Für viele Patienten ist es hilfreich, wenn sie bei selbstständig durchgeführten Übungen motiviert und positiv von den Pflegenden unterstützt werden. ─────

Auswahl der Übungen. Die Auswahl der Übungen ist von der Aktivität des Patienten abhängig. Die Übungen dürfen nicht mit der Indikation zur Bettruhe oder anderen Erkrankungen im Widerspruch stehen (z. B. keine Innenrotation bei Hüft-OP).
Durchführung. Der Patient soll die Übungen mehrmals täglich selbstständig durchführen. Er soll während der Durchführung ruhig atmen können und sich wenig anstrengen. Am Anfang müssen die Übungen angeleitet und beobachtet werden. Es ist sinnvoll, die Übungen bereits präoperativ anzuleiten. Zusätzlich zu den Bewegungsübungen in **Abb. 11.16** können folgende Übungen durchgeführt werden:
- Anspannen der Oberschenkelmuskulatur im Liegen, Spannung einige Se-

kunden halten, wieder entspannen, 3-mal wiederholen.
- Fahrrad fahren im Bett mit beiden Beinen.

PRÄVENTION & GESUNDHEITSFÖRDERUNG Bewegungsübungen, die vom Patienten eigenverantwortlich durchgeführt werden, können das Thromboserisiko senken. Der Patient wird dabei außerdem in seiner Körperwahrnehmung und Eigenverantwortlichkeit sensibilisiert. ─────

Mobilisation
Im Rahmen der Thromboseprophylaxe hat die Mobilisation erst dann einen Effekt, wenn der Patient selbstständig seine Muskelpumpe einsetzt. Stehen allein führt eher zu einer Abnahme des venösen Blutflusses. Beim Sitzen außerhalb des Bettes muss beachtet werden, dass die Kniekehlen und Leisten nicht abgeknickt werden. Sitzen an sich ist keine Thromboseprophylaxe!

MERKE Mobilisation zur Thromboseprophylaxe ist erst effektiv, wenn der Patient aktiv durch den Raum geht oder mindestens „auf der Stelle" tritt. ─

Fußsohlendruck
Die Füße werden im Bett gegen einen Widerstand gedrückt. Die Muskelpumpe wird eingesetzt und passiv das Gewicht und die Aktivierung des Venenplexus in der Fußsohle genutzt. Neben den von Firmen hergestellten speziellen Geräten

haben Pflegende Übungsgeräte entwickelt. So können z. B. am Bettende angebrachte Tennisbälle oder aufgeblasene Sekretbeutel zum Treten genutzt werden (**Abb. 11.17**).
Bettfahrrad/Sprunggelenkpumpe. Beide werden an das Bettende angeschraubt. Beim Bettfahrrad führt der Patient Bewegungen wie beim Fahrradfahren aus, bei der Sprunggelenkpumpe die Bewegungen des oberen Sprunggelenks. Beide Geräte beschleunigen den venösen Rückstrom; das Bettfahrrad ist dabei besonders wirkungsvoll. Vor dem Einsatz der Geräte muss geklärt werden, ob der Patient kardial belastbar ist.

Hochlagerung der Beine
Die Hochlagerung der Beine um 20° hat einen sehr positiven Einfluss auf die venöse Strömungsgeschwindigkeit (s. **Tab. 11.2**). Folgendes ist zu beachten:
- Venen der Leisten und der Kniekehlen dürfen nicht abgeknickt werden.
- Kniekehlen sollen nicht durchgedrückt liegen (Schmerzen).
- Kontraindikationen müssen berücksichtigt werden (z. B. periphere AVK).

Atemübungen
Durch die Bewegung des Zwerchfells wird bei tiefer Atmung in den Venen kurz vor dem Herzen ein Sog erzeugt. Die „Bauchatmung" kann deswegen eine wichtige Unterstützung für den Blutrücktransport sein (s. **Tab. 11.2**). Bei der Bauchatmung wird tief durch die Nase eingeatmet, der Bauch nach vorne gewölbt. Dadurch wird das Zwerchfell nach unten gedrückt. Beim Ausatmen wird der Bauch wieder eingezogen. Das Zwerchfell zieht sich wieder zusammen. Atemübungen sollen in Ruhe und unverkrampft durchgeführt werden.

Ausstreichen der Beine
Das herzwärts gerichtete Ausstreichen der Beine kann im Rahmen der Körperpflege durchgeführt werden. Dadurch

wird jedoch nur kurzfristig der venöse Druck erhöht.

Kontraindikation. Das Ausstreichen der Beine ist bei Patienten mit Herzinsuffizienz, bestehender Thrombose, Hautverletzungen oder bei Schmerzäußerung kontraindiziert.

Durchführung. Das jeweilige Bein wird etwas angehoben. Jeder Strich beginnt an der Ferse und endet an der Mitte des Oberschenkels. Mit beiden Händen werden die Fußknöchel umfasst. Dabei liegen die Daumen oben, während die anderen Finger unten nebeneinander liegen und eine geschlossene Hand bilden. Mit festem Druck werden die Innen- und Unterseiten des Unter- und Oberschenkels und die Kniekehle zum Herzen hin ausgestrichen (*Abb. 11.18*).

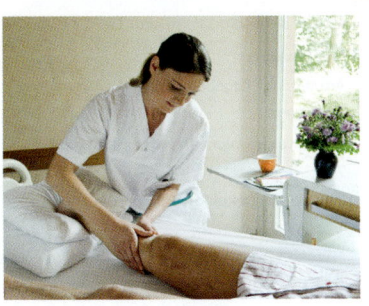

Abb. 11.18 **Ausstreichen der Beine.** Die Daumen liegen oben, die anderen Finger umschließen das Bein des Patienten. Mit festem Druck wird das Bein von der Ferse aus zum Herzen hin ausgestrichen.

11.7 Gesundheitsförderung, Beratungsaspekt und Patienteninformation

Krankheiten und Krankenhausaufenthalte sind einschneidende Ereignisse in der Biografie eines Menschen. Sie bieten die Möglichkeit, innezuhalten und bestimmte Gewohnheiten zu erkennen und vielleicht zu verändern.

Gesprächsführung. Hilfreich kann es für Patienten sein, dabei von Pflegenden unterstützt zu werden. Basis für eine solche Kommunikation ist eine sich gegenseitig wertschätzende und sensibel geführte Kommunikation. Pflegende können sich hier mit einem grundlegenden Aspekt ihrer Arbeit tiefer auseinandersetzen und vielleicht auch persönlich weiterentwickeln. Seminare zur Gesprächsführung werden von unterschiedlichen Anbietern angeboten, z. B. dem DBfK.

Nikotinabusus. Nikotin verändert die Gefäßverhältnisse und ist ein wichtiger Risikofaktor bei der Entstehung einer Thrombose. Mit der Aufgabe des Rauchens kann ein wichtiger Beitrag zur Wiederherstellung von Gesundheit geleistet werden. Das wissen die meisten Menschen. Es gibt viele verschiedene Methoden, das Rauchen einzuschränken und aufzugeben, wenn der Entschluss steht. Krankenkassen bieten hier Informationsmaterialien und Broschüren an.

Gewichtsreduzierung. Auch hier kann ein wichtiger Beitrag zur Gesunderhaltung geleistet und das eigene Wohlbefinden und Selbstbewusstsein gesteigert werden. Krankenkassen bieten hier Informationsmaterialien und Broschüren an.

Bewährt hat sich u. a. das Programm der WeightWatchers, das deutschlandweit angeboten wird. Auch die Deutsche Gesellschaft für Ernährung biete Informationen über gesunde Ernährung und Gewichtsreduzierung an.

Einsatz von ätherischen Substanzen/Aromatherapie. Pflegende können mit ätherischen Substanzen/Aromatherapie ihre Arbeit interessanter und individueller gestalten und gleichzeitig bei Patienten das Interesse an natürlichen Substanzen und Selbstpflege wecken. Kurse zu diesem Themenbereich bieten z. B. die VHS oder der DBfK an.

C Dekubitusprophylaxe

Gabriele Bartoszek, Erika Sirsch

11.8 Grundlagen aus Pflege- und Bezugswissenschaften

> ! **DEFINITION** **Dekubitalulzera** (synonym Dekubitus), auch Druckgeschwüre genannt, lassen sich definieren als lokalisierte Verletzung der Haut und/ oder des darunter liegenden Gewebes. Meist treten sie über einem Knochenvorsprung auf. Nach heutigem Kenntnisstand werden Dekubitalulzera als Folge von lang anhaltendem Druck oder Druck in Kombination mit Scherkraft und/oder Reibung erworben.

Darüber hinaus ist eine Anzahl von untereinander nicht zusammenhängenden Faktoren bekannt, die evtl. die Entwicklung eines Dekubitus begünstigen (Na-

tional Pressure Ulcer Advisory Panel NPUAP 2001).

11.8.1 Dekubitus – eine nicht zu unterschätzende Komplikation

Ein Dekubitus ist kein eigenständiges Krankheitsbild, sondern eine Folge- bzw. Sekundärerkrankung (Schröder 2004). Zur Dekubitushäufigkeit (Prävalenz) liegt in Deutschland keine statistische Gesamterhebung vor. Schätzungen gehen von einer Prävalenz von 5 – 10 % in Krankenhäusern, ca. 30 % in geriatrischen Kliniken und Altenheimen sowie etwa 20 % bei Pflegebedürftigen in der häuslichen Umgebung aus (DAHTA/ DIMDI 2005). Basierend auf statistischen

Hochrechnungen aus dem Jahr 2001 wird eine einrichtungsübergreifende Dekubitusprävalenz von 9,2 % (1,71 Mio. Dekubitusfälle) angenommen (*Tab. 11.3*).

Häufigkeit

Die Häufigkeit des Auftretens von Dekubitus nimmt mit dem Alter zu. Es erkranken zu 80 % Menschen über 55 Jahre (DAHTA/DIMDI 2005). Seit 2008 sind alle nach der Bundespflegesatzverordnung (BPflV) abrechnenden Einrichtungen verpflichtet, bei den über 75-jährigen Patienten in den Monaten Januar bis März alle vorhandenen und neu entstandenen Dekubitalulzera zu dokumentieren und an AQUA-Institute für ange-

Tab. 11.3 *Vorkommen von Dekubitus in Deutschland 2001 (nach DAHTA/DIMDI 2005).*

Krankenhäuser	geriatrische Kliniken und Altenheime	häusliche und ambulante Pflege	gesamt
Anzahl der Pflegebedürftigen			
1 655 3906	604 000	1 440 000	1 859 7906
Dekubitusprävalenz (relative Häufigkeit)			
7,5 %*	30 %	20 %	9,2 %
Zahl der an Dekubitus Erkrankten			
1 241 543	181 200	288 000	1 710 743

*Für die Schätzung des Vorkommens wird vom arithmetischen Mittel der Literaturangaben von 5 – 10 % ausgegangen.

wandte Qualitätsförderung und Forschung im Gesundheitswesen (AQUA 2010) zu übermitteln.

Neben Patienten geriatrischer Einrichtungen sind insbesondere Patienten aus dem Bereich der Intensivmedizin, Inneren Medizin, Chirurgie, Orthopädie, Neurologie und Psychiatrie von der Dekubitusproblematik betroffen (Pelka 1997).

Schmerz

Eines der wesentlichsten Themen von Dekubituspatienten ist das Schmerzerleben (DNQP 2007). Die WHO (Weltgesundheitsorganisation) ordnet die Intensität von Dekubitusschmerzen der Kategorie „stärkste Schmerzen" zu, vergleichbar mit Knochen- oder Nervenschmerzen (Schröder 2007). Insbesondere die Dekubitalulzera höheren Grades sind sehr schmerzintensiv (Rook 1997). Demzufolge umfasst die pflegerische Versorgung von gefährdeten Menschen eine kontinuierliche Einschätzung und Dokumentation der Schmerzsituation, um ggf. ein adäquates Schmerzmanagement einzuleiten.

MERKE Insbesondere Menschen mit kognitiven Störungen können oftmals nicht auf ihre Schmerzen aufmerksam machen. Es bedarf daher einer differenzierten Fremdeinschätzung durch die Pflegenden (Rook 1997).

Weitere Beeinträchtigungen

Schmerzereignisse können die Mobilität beeinträchtigen. Sitzen wird z. B. von manchen Betroffenen schmerzhafter erlebt als ruhiges Liegen. Ebenso können Schmerzereignisse bei der Bewegungsförderung eintreten oder durch eingesetzte Hilfsmittel (z. B. Wechseldruckmatratze). Der Verlust an Selbstbestimmtheit (u. a. Mobilitätseinschränkung, Schmerzen) kann zu Einschränkungen des Alltags sowie zur sozialen Isolation führen und das Krankheitserleben erheblich verstärken (DNQP 2007).

Lebensbedrohliche Komplikationen

Dekubitus kann lebensbedrohlich sein. Laut Todesursachenstatistik wurde 1999 für 229 Personen in der Bundesrepublik ein Dekubitus als zugrundeliegende Todesursache registriert, das entspricht 27 von 100 000 Todesfällen (Robert-Koch-Institut 2002). Gerade Patienten mit großen Dekubitalgeschwüren können bedingt durch Wundinfektionen eine Sepsis entwickeln, die zum Tode führen kann (Schröder 2007).

Kostenfaktor Dekubitus

Sowohl eine Über- als auch die Unterversorgung verursachen unnötig hohe Kosten. Aufgrund unterschiedlicher Kriterien zur Kostenberechnung gehen die Angaben über die zusätzlichen Kosten für Dekubitalulzera weit auseinander. Das Hamburger Projekt „Qualitätsvergleich in Krankenhäusern" schätzt allein die Kosten, die durch die verlängerte Verweildauer entstehen, auf 200 Mio. Euro (Leffmann et al 2002).

Pelka (1997) kommt für die Behandlung von Dekubitalulzera auf Gesamtkosten von 2 Mrd. Euro. Unbeachtet bleibt dabei das Patientenklientel, das aufgrund einer adäquaten Dekubitusprophylaxe keinen Dekubitus entwickelte, für die aber ebenso erhebliche Ressourcen bereitgestellt werden (Diesing 2006).

MERKE Nicht jeder Dekubitus kann vermieden werden, aber es ist möglich, die Häufigkeit des Auftretens zu vermindern (Schröder 2007).

Experten schätzen bei einer konsequenten Einhaltung von Pflegestandards eine potenzielle Reduktion von 50 % der Fälle als realistisch ein. Dies bedeutet für den dekubitusgefährdeten Patienten eine wesentlich bessere Prognose für die Beibehaltung seiner Lebensqualität. Darüber hinaus ist mit einer erheblichen Einsparung der Kosten zu rechnen (Pelka 1998).

11.8.2 Dekubitusstadien

Die Diagnosestellung Dekubitus erfolgt mittels verschiedener Klassifikationssysteme, die den Schweregrad (Stadium) der Erkrankung erfassen. Gegenwärtig liegen 20 Klassifikationssysteme zur Stadieneinteilung vor, die erheblich voneinander abweichen (DNQP 2007, Diesing 2006).

Die Stadieneinteilung des EPUAP (European Pressure Ulcer Advisory Panel) gilt als Standard für den europäischen Raum. Einteilung, Beschreibung und Erkennungsmerkmale der vier Dekubitusgrade gemäß dieser Richtlinie aus dem Jahr 2009 sind in **Abb. 11.19** dargestellt.

MERKE Die Unterteilung nach Schweregrad drückt **keine** hierarchische Beziehung (Progression) aus. Ein Dekubitus entwickelt sich **nicht** grundsätzlich von „Grad 1 nach Grad 4" oder heilt von „Grad 4 nach Grad 1".

Nach EPUA Richtlinie werden „Nichtklassifizierbare Wunden" und die „tiefe Gewebeschädigung" generell als „Grad 4" klassifiziert.

PRÄVENTION & GESUNDHEITSFÖRDERUNG Bei Personen mit dunkler Haut ist eine Rötung kaum festzustellen. Nachfolgende Zeichen können hier auf eine beginnende Gewebeschädigung hinweisen: livide/bläulich verfärbte Hautareale, lokalisiertes Ödem, lokalisierte Induration (pathologische Verhärtung eines Gewebes) sowie umschriebene Wärme, die bei Gewebeschädigung durch Kühle ersetzt wird.

MERKE Nicht jede Hautrötung ist ein Dekubitus! Defloor et al (2006) zeigten in einer Studie auf, dass die richtige Zuordnung der Stadien in der pflegerischen Praxis schwierig ist. Größte Schwierigkeiten gaben die Pflegenden bei der Identifizierung des Stadiums 1 und die Abgrenzung zu Inkontinenzläsionen (z. B. Mazeration der Haut) an

Abb. 11.19 Dekubitusstadien nach EPUAP (Abbildungen Hartmann AG).

Schweregrade	
→ Stadium 1 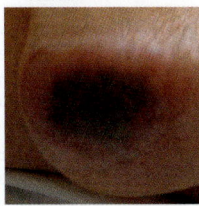	→ Nicht wegdrückbare, umschriebene Rötung bei intakter Haut, gewöhnlich über einem knöchernen Vorsprung. → Bei dunkel pigmentierter Haut ist ein Abblassen möglicherweise nicht sichtbar, die Farbe kann sich aber von der umgebenden Haut unterscheiden. → Der Bereich kann schmerzempfindlich, verhärtet, weich, wärmer oder kälter sein als das umgebende Gewebe.
→ Stadium 2 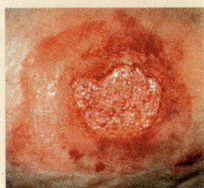	→ Teilzerstörung der Haut (bis in die Dermis/Lederhaut), die als flaches, offenes Ulcus **mit** einem rot bis rosafarbenen Wundbett ohne Beläge in Erscheinung tritt. → Kann sich auch als intakte oder offene/rupturierte, serumgefüllte Blase darstellen. → Manifestiert sich als glänzendes oder trockenes, flaches Ulcus ohne nekrotisches Gewebe oder Bluterguss.
→ Stadium 3 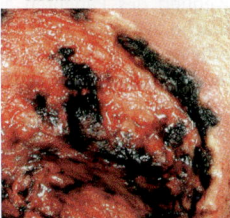	→ Zerstörung aller Hautschichten. → Subkutanes Fett kann sichtbar sein, jedoch keine Knochen, Muskeln oder Sehnen. → Es kann ein Belag vorliegen, der jedoch nicht die Tiefe der Gewebsschädigung verschleiert. → Es können Tunnel oder Unterminierungen vorliegen. Die Tiefe des Dekubitus von Grad 3 variiert je nach anatomischer Lokalisation: Der Nasenrücken, das Ohr, der Hinterkopf und das Gehörknöchelchen haben kein subkutanes Gewebe, daher können Grad 3 Wunden dort auch sehr oberflächlich sein. Im Gegensatz dazu können an besonders adipösen Körperstellen extrem tiefe Wunden auftreten. → Knochen und Sehnen sind nicht sichtbar oder tastbar.
→ Stadium 4 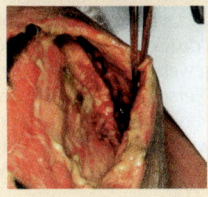	→ Totaler Gewebsverlust mit freiliegenden Knochen, Sehnen oder Muskeln. Belag und Schorf können vorliegen. → Tunnel oder Unterminierungen liegen oft vor. Die Tiefe hängt von der anatomischen Lokalisation ab: Der Nasenrücken, das Ohr, der Hinterkopf und der Knochenvorsprung am Fußknöchel haben kein subkutanes Gewebe, daher können Wunden dort auch sehr oberflächlich sein. → Grad 4 Wunden können sich in Muskeln oder unterstützende Strukturen ausbreiten (Fascien, Sehnen oder Gelenkkapseln) und können dabei leicht Osteomyelitis oder Ostitis verursachen. → Knochen und Sehnen sind sichtbar oder tastbar.

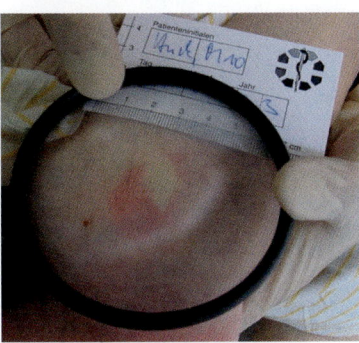

Abb. 11.20 **Fingerdruck-/Lupentest.** Die Hautrötung bleibt nicht bestehen, ein Dekubitus liegt nicht vor.

(DNQP 2007). Mazeration der Haut tritt meist an Stellen auf, die für Dekubitus untypisch sind, wobei die mazerierte Haut geschwollen und nass sowie purpurn verfärbt sein kann (Schröder 2007). Der Fingerdruck-/Lupentest hilft das Stadium 1 eines Dekubitus zu erkennen (***Abb. 11.20***). ─────────

🖐 **PRAXISTIPP** Unter http://www.epuap.org kann die europäische Richtlinie zur Dekubitusprophylaxe und -therapie sowie ein Selbsttest zur Wundeinschätzung bzgl. der Dekubitusgrade abgerufen werden. ─────────

Die ärztliche Diagnosestellung zur Stadieneinteilung der Dekubitalulzera im ICD-10-L 89 wurde im Jahr 2010 der Gradeinteilung des EPUAP angepasst (ICD-10 Version 2011-L 89).Es bedarf jedoch der interdisziplinären Absprache bzw. einer eindeutigen Dokumentation, wenn es um „Nicht-klassifizierbare Wunde" geht. Der L 89 gibt vor, dass bei Unsicherheit bezüglich einer Gradeinteilung, immer der niedrigere Grad zu kodieren ist. Demnach würde z. B. eine gedeckte Nekrose dem Dekubitus Grad 2 zugeordnet werden können.

Da es beim ICD-L 89 die Möglichkeit gibt, einen Dekubitus ohne Angabe eines Grades zu kodieren, kann es auch hierbei zu widersprüchlichen Angaben im interdisziplinären Team kommen.

11.9 Pflegesituationen erkennen, erfassen und bewerten

11.9.1 Risikofaktoren

Für die pflegerische Entscheidungsfindung zur richtigen Prävention bedarf es eines tiefen/umfassenden Wissens hinsichtlich der Einfluss nehmenden Risikofaktoren. Mittlerweile sind 126 Risikofaktoren bekannt, die eine Dekubitusentwicklung begünstigen. Dabei wird oftmals eine Unterscheidung nach extrinsischen (von außen einwirkenden) bzw. intrinsischen (personenbezogenen) Risikofaktoren vorgenommen.

Extrinsische Risikofaktoren:
- Druck und Zeit
- Scherkräfte
- Reibungskräfte

Intrinsische Risikofaktoren:
- Einschränkung der Mobilität
- Herz- und Kreislauferkrankungen
- Hauterkrankungen
- Ernährungsstörungen
- erhöhte Hautfeuchtigkeit

Das Zusammenspiel der Risikofaktoren ist wissenschaftlich noch unzureichend untersucht (DNQP 2010).

Extrinsische Risikofaktoren

Die mikrobiologische Entstehung eines Dekubitus ist bisher nicht abschließend geklärt. Als von außen einwirkende (extrinsische) Risikofaktoren wird eine Kombination von Druckeinwirkungen, Reibung und Scherkräften vermutet (DNQP 2010). Dabei sind die Dekubitusfaktoren „Druck und Zeit" entscheidend (Schröder 2007).

Häusliche Pflege im Fokus

In der häuslichen Pflege kann es in Einzelsituationen schwierig sein, Risiken wie Scher- oder Reibungskräfte rechtzeitig zu erkennen und zu beheben. Durch die i. d. R. begrenzte Anzahl der Einsätze können Stunden vergehen, bis reagiert werden kann (wenn z. B. ein Patient im Sessel heruntergerutscht ist). Hier gilt es, vorausschauend und rechtzeitig Maßnahmen einzuplanen, die ein Rutschen verhindern. Patienten und Angehörige sollten so beraten werden, dass sie Risikosituationen erkennen und dann z. B. den Pflegedienst bitten, einen Einsatz zeitlich vorzuziehen.

Druck und Zeit

Bei länger anhaltendem Druck auf Gewebeanteile (über dem Kapillardruck von 30 mmHG) kann es aufgrund der Ischämie und des anhaltenden Sauerstoffmangels innerhalb weniger Stunden zu einer irreversiblen Hautschädigung kommen (Martin et al. 2000).

Druckgeschwüre können aber auch durch anhaltenden Druck von Sonden, Drainagen, Tuben, nicht korrekt liegenden Zu- oder Ableitungen (z. B. Urinakatheter) oder zu eng anliegenden Verbänden (Gipsverband oder Schienen) entstehen (Diesing 2006).

Scherkräfte

Sie wirken bei Verschiebung der verschiedenen Gewebeschichten. Das bedeutet, dass sich die Oberhaut in Richtung der Bewegung verschiebt, während die darunter liegenden Hautschichten dieser Bewegung nicht folgen (z. B. beim Positionswechsel im Bett oder auf dem Stuhl, beim Einsinken des Patienten in ein Hilfsmittel [Weichlagerung] sowie aufgrund der Hangabtriebskraft beim Hochstellen des Kopfendes im Bereich des Rückens, des Sakralbereiches und der Fersen). Der Dekubitus entsteht dadurch an untypischer Stelle (Diesing 2006)!

Reibungskräfte

Reibungskräfte sind Kräfte, die während einer Gleitbewegung des Patienten auf einer Kontaktfläche zwischen Haut und Hilfsmittel gemessen werden können. Reibungskräfte entstehen durch aktive oder passive Bewegungen wie durch Rutschen, Schleifen und Scheuern über das Laken oder Hochziehen des Patienten (Diesing 2006).

Dekubitus-Prädilektionsstellen. Als dekubitusgefährdete Prädilektionsstellen gelten Hautstellen, an denen das Skelett direkt an das Unterhautfettgewebe grenzt und die druckverteilende Funktion des Muskelgewebes fehlt. Besonders gefährdet sind Fersen, Kreuzbein, Beckenkamm, Ellenbogen. Weitere gefährdete Körperstellen sind Rollhügel, Wirbelsäule, Rippen, Kniescheibe und Hinterkopf (**Abb. 11.21**).

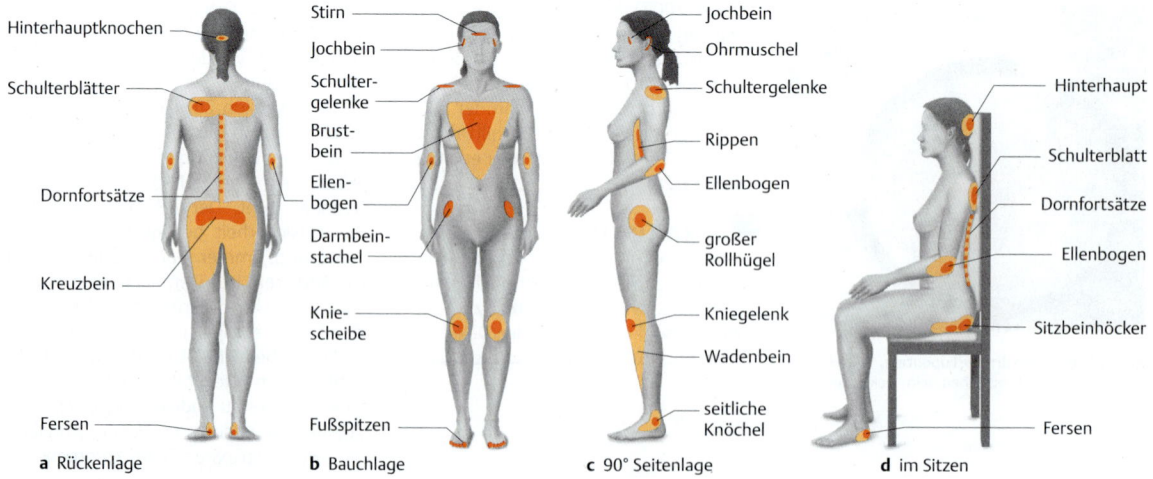

Hinterhauptknochen	Stirn	Jochbein	Hinterhaupt
Schulterblätter	Jochbein	Ohrmuschel	Schulterblatt
Dornfortsätze	Schultergelenke	Schultergelenke	Dornfortsätze
Kreuzbein	Brustbein	Rippen	Ellenbogen
Fersen	Ellenbogen	Ellenbogen	Sitzbeinhöcker
	Darmbeinstachel	großer Rollhügel	Fersen
	Kniescheibe	Kniegelenk	
	Fußspitzen	Wadenbein	
		seitliche Knöchel	
a Rückenlage	**b** Bauchlage	**c** 90° Seitenlage	**d** im Sitzen

Abb. 11.21 **Dekubitus-Prädilektionsstellen.** Besonders dekubitusgefährdete Körperstellen bei verschiedenen Positionen.

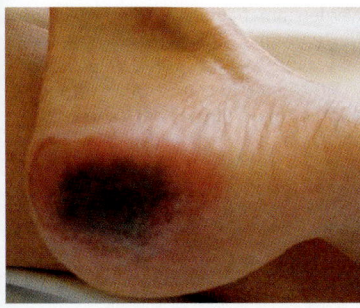

Abb. 11.22 Dekubitus an der Ferse unter intakter Haut.

> **MERKE** Typischer für die Skelettkonturen an den Prädilektionsstellen ist eine konvexe (nach außen gewölbte) Form. Hier steigt der Druck von der Körperoberfläche zur Tiefe um das 3 – 5-fache an (Braun 1997).

Die Fersen sind besonders gefährdet! Hier ist oftmals eine besondere Form des Druckgeschwürs zu beobachten: Unter der intakten Haut wird eine Verfärbung sichtbar, d. h., die darunter liegende Muskulatur ist bereits nekrotisch verändert (**Abb. 11.22**). Da der Fersenknochen ein konvexer Knochen ist, wird bei aufliegender Ferse das tiefer gelegene Gewebe zuerst geschädigt.

🍏 **PRÄVENTION & GESUND-HEITSFÖRDERUNG** Bei einer aufliegenden Ferse und fehlender Eigenmobilität bedarf es einer sofortigen druckentlastenden Intervention, damit sich keine tiefer liegenden Gewebeschäden einstellen.

Intrinsische Risikofaktoren

Intrinsische Risikofaktoren sind vom betroffenen Menschen bedingt. Daher gibt es neben dem altersbedingten Faktor eine Vielzahl von möglichen Dispositionen (Anfälligkeit für die Ausbildung von Krankheiten) und individuellen Einflussfaktoren, z. B. spezifische Medikamentengruppen (www.evidence.de 2007).

> **MERKE** Spezielle Medikamente bewirken eine Zunahme des Dekubitusrisikos (**Tab. 11.4**)!

Einschränkungen der Mobilität. Die Einschränkung der Mobilität bis hin zur Immobilität kann aufgrund motorischer und sensorischer Einschränkungen (z. B. bei einer Halbseitenlähmung), als auch durch eine gestörte Bewusstseinslage (z. B. im Wachkoma) bedingt sein. Eine Dekubitusgefährdung liegt vor, wenn beim bewegungseingeschränkten Patienten weniger als eine Makrobewegung bzw. vier Mikrobewegungen pro Stunde erfolgen. Eine bewegungsaktive Person führt indessen 4 – 12 Makrobewegungen und 12 – 40 Mikrobewegungen in der Stunde durch (Schröder 2007).

Einschränkungen der Wahrnehmungsfähigkeit. Bei neurologischen Erkrankungen, z. B. bei einer peripheren Neuropathie oder Hemiplegie, kann eine Einschränkung der sensorischen Sensibilität eine verminderte Schmerz- und Bewegungswahrnehmung zur Folge haben. Kognitive Störungen erschweren es den Betroffenen, ihren körperlichen Beschwerden (z. B. schmerzende rote Fersen) oder Befindlichkeitsstörungen (z. B. Antriebsstörungen durch medikamentöse Nebenwirkungen) Ausdruck zu verleihen, sodass die Alarmsignale für ein bestehendes Dekubitusrisiko unbeachtet bleiben.

Herz-Kreislauf-Erkrankungen. Zum Dekubitusrisiko tragen folgende Erkrankungen bei, die eine verminderte Durchblutung bzw. eine Behinderung des venösen Rückflusses nach sich ziehen:

- Herzinsuffizienz
- Kreislaufstörungen
- Vasokonstriktion (Gefäßverengung) im Rahmen eines Schocks
- Durchblutungsstörungen
- niedriger Blutdruck
- Temperaturschwankungen (z. B. unter Narkose)

Hauterkrankungen und Druckschädigung in der Vorgeschichte. Hat ein Patient eine lokale Hautschädigung/-irritation (Hautmazeration) insbesondere im Bereich der Dekubitus-Prädilektionsstellen bzw. einen Dekubitus in der Anamnese, bedeutet dies ein erhöhtes Risiko (Diesing 2006, www.evidence.de 2007).

Ernährungsstörungen. Auch wenn keine direkte Verbindung zur Dekubitusentstehung bisher wissenschaftlich nachgewiesen werden konnte, ist es unbestritten, dass Mangel- bzw. Fehlernährung sowie auch Flüssigkeitsmangel das Dekubitusrisiko erhöhen (DNQP 2010, www.evidence.de 2007). Insbesondere wird die Gewebetoleranz gegenüber Hautschädigung durch Druck oder Reibung herabgesetzt.

Erhöhte Hautfeuchtigkeit. Eine erhöhte Feuchtigkeit der Haut entsteht durch Schwitzen, Urin- und/oder Stuhlinkontinenz (www.evidence.de 2007). Hier spielt für eine erhöhte Schweißabsonderung der Einflussfaktor „Mikroklima" eine Rolle. Darunter wird der Austauschprozess von Wärme und Feuchtigkeit zwischen Patient und Hilfsmittel verstanden.

Es wird angenommen, dass Hautfeuchtigkeit einen „Schlüsselfaktor" in Bezug auf die Dekubitusentwicklung darstellt, da eine erhöhte Ansammlung von Feuchtigkeit potenzielle Reibungskräfte verstärkt und die Festigkeit der Epidermis bis hin zur Mazeration der Haut verringert (DNQP 2004). Im Gegensatz zur mechanischen Belastung kann die Entstehung eines Dekubitus durch eine erhöhte Hautfeuchtigkeit zwar nicht ausgelöst, wohl aber gefördert werden (Diesing 2006).

11.9.2 Dekubitusrisiko einschätzen

Bei einem vorliegenden Dekubitusrisiko sollen die Risikofaktoren dokumentiert werden bzw. soll dargelegt sein, worauf sich das Risiko begründet. Insbesondere die Einschränkungen der Bewegungsfähigkeit in Form des von Aktivität und Mobilität soll differenziert aufgezeigt werden (DNQP 2010). Die Häufigkeit der Einschätzung des Dekubitusrisikos

Tab. 11.4 Einflussnahme von Medikamenten auf das Dekubitusrisiko.

Wirkstoffgruppe	Wirkstoff	Wirkung
nichtsteroidale Antiphlogistika	Azetylsalizylsäure, Diclofenac, Indometacin, Phenylbutazon	→ entzündliche Antwort (Immunreaktion) auf eine Druckschädigung ggf. beeinträchtigt
Analgetika	Morphin, Tramadol, Buprenorphin, Fentanyl, Tilidin, Codein, Metamizol	→ ggf. Abschwächung sensorischer Stimuli → Reduktion der Eigenbewegung
Sedativa und Hypnotika	Barbiturate, Benzodiazepine, Chloralhydrat, Piperidin-Derivate	→ Reduktion der Eigenbewegung durch erhöhte Schläfrigkeit
kreislaufaktive Medikamente	Adrenalin, Dopamin, Doputamin, Arterenol	→ Engstellung (Vasokonstriktion) der peripheren Gefäße und damit verminderte Sauerstoffversorgung im Gewebe (Gewebehypoxie)

erfolgt in festgelegten Intervallen oder bei einer akuten Verschlechterung des zu Pflegenden.

Die Vielzahl von Risikofaktoren hat zu einer Vielfalt von Risikoskalen zur Bewertung eines individuellen Dekubitusrisikos geführt. Im englischsprachigen Raum sind ca. 43 Risikoskalen benannt, die für verschiedene Patienten- und Zielgruppen entwickelt wurden. In Deutschland werden am häufigsten die (erweiterte) Norten- und Braden-Skala (Bartholomeyczik u. Metzing 2004) verwendet.

Wissenschaftliche Untersuchungen zeigten, dass keine der untersuchten

Braden-Skala zur Erkennung eines Dekubitusrisikos

	1 Punkt	2 Punkte	3 Punkte	4 Punkte
Sensorisches Empfindungs- vermögen Fähigkeit, adäquat auf druckbedingte Beschwerden zu reagieren	☐ **fehlt** • keine Reaktion auf schmerzhafte Stimuli, mögliche Gründe: Bewusstlosigkeit, Sedierung oder • Störung der Schmerzempfindung durch Lähmungen, die den größten Teil des Körpers betreffen (z. B. hoher Querschnitt)	☐ **stark eingeschränkt** • eine Reaktion erfolgt nur auf starke Schmerzreize • Beschwerden können kaum geäußert werden (z. B. nur durch Stöhnen oder Unruhe) oder • Störung der Schmerzempfindung durch Lähmungen, wovon die Hälfte des Körpers betroffen ist	☐ **leicht eingeschränkt** • eine Reaktion auf Ansprache oder Kommandos • Beschwerden können aber nicht immer ausgedrückt werden (z. B. dass die Position geändert werden soll) oder • Störung der Schmerzempfindung durch Lähmung, wovon eine oder zwei Extremitäten betroffen sind	☐ **vorhanden** • Reaktion auf Ansprache, Beschwerden können geäußert werden oder • keine Störung der Schmerzempfindung
Feuchtigkeit Ausmaß, in dem die Haut Feuchtigkeit ausgesetzt ist	☐ **ständig feucht** • die Haut ist ständig feucht durch Urin, Schweiß oder Kot • immer wenn der Patient gedreht wird, liegt er im Nassen	☐ **oft feucht** • die Haut ist oft feucht, aber nicht immer • Bettzeug oder Wäsche muss mindestens einmal pro Schicht gewechselt werden	☐ **manchmal feucht** • die Haut ist manchmal feucht, und etwa einmal pro Tag wird neue Wäsche benötigt	☐ **selten feucht** • die Haut ist meist trocken • neue Wäsche wird selten benötigt
Aktivität Ausmaß der physischen Aktivität	☐ **bettlägrig** • ans Bett gebunden	☐ **sitzt auf** • kann mit Hilfe etwas laufen • kann das eigene Gewicht nicht allein tragen • braucht Hilfe, um aufzusitzen (Bett, Stuhl, Rollstuhl)	☐ **geht wenig** • geht am Tag allein, aber selten und nur kurze Distanzen • braucht für längere Strecken Hilfe • verbringt die meiste Zeit im Bett oder im Stuhl	☐ **geht regelmäßig** • geht regelmäßig 2- bis 3-mal pro Schicht • bewegt sich regelmäßig
Mobilität Fähigkeit, die Position zu wechseln und zu halten	☐ **komplett immobil** • kann auch keinen geringfügigen Positionswechsel ohne Hilfe ausführen	☐ **Mobilität stark eingeschränkt** • bewegt sich manchmal geringfügig (Körper, Extremitäten) • kann sich aber nicht regelmäßig allein ausreichend umlagern	☐ **Mobilität gering eingeschränkt** • macht regelmäßig kleine Positionswechsel des Körpers und der Extremitäten	☐ **mobil** • kann allein seine Position umfassend verändern
Ernährung Ernährungs- gewohnheiten	☐ **sehr schlechte Ernährung** • isst kleine Portionen nie auf, sondern nur etwa 1/3 • isst nur 2 oder weniger Eiweißportionen (Milchprodukte, Fisch, Fleisch) • trinkt zu wenig • nimmt keine Ergänzungskost zu sich oder • darf oral keine Kost zu sich nehmen oder • nur klare Flüssigkeiten oder • erhält Ernährungs-Infusionen länger als 5 Tage	☐ **mäßige Ernährung** • isst selten eine normale Essensportion auf, isst im Allgemeinen etwa die Hälfte der angebotenen Nahrung • isst etwa 3 Eiweißportionen • nimmt unregelmäßig Ergänzungskost zu sich oder • erhält zu wenig Nährstoffe über Sondenkost oder Infusionen	☐ **adäquate Ernährung** • isst mehr als die Hälfte der normalen Essensportionen • nimmt etwa 4 Eiweißportionen täglich zu sich • verweigert gelegentlich eine Mahlzeit, nimmt aber Ergänzungskost zu sich oder • kann über Sonde oder Infusionen die meisten Nährstoffe zu sich nehmen	☐ **gute Ernährung** • isst immer die angebotenen Mahlzeiten auf • nimmt 4 oder mehr Eiweißportionen zu sich • isst auch manchmal zwischen den Mahlzeiten • braucht keine Ergänzungskost
Reibung und Scherkräfte	☐ **Problem** • braucht viel bis massive Unterstützung bei Lagewechsel • Anheben ist ohne Schleifen über die Laken nicht möglich • rutscht im Bett oder im (Roll-)Stuhl ständig herunter, muss immer wieder hochgezogen werden • hat spastische Kontrakturen oder • ist sehr unruhig (scheuert auf dem Laken)	☐ **potenzielles Problem** • bewegt sich etwas allein oder braucht wenig Hilfe • beim Hochziehen schleift die Haut nur wenig über die Laken (kann sich etwas anheben) • kann sich über längere Zeit in einer Lage halten (Stuhl, Rollstuhl) • rutscht nur selten herunter	☐ **kein Problem zur Zeit** • bewegt sich in Bett und Stuhl allein • hat genügend Kraft, sich anzuheben • kann eine Position über lange Zeit halten, ohne herunterzurutschen	**geringes Risiko** 16 – 15 Punkte **mittleres Risiko** 14 – 12 Punkte **hohes Risiko** 11 – 9 Punkte **sehr hohes Risiko** < 9 Punkte Patient: .... Datum: .... Handzeichen: ....

Abb. 11.23 Braden-Skala zur Erkennung eines Dekubitusrisikos.

Skalen eine zufriedenstellende Voraussage zur Dekubitusentstehung treffen kann (DNQP 2010). Daraus resultiert, dass es keine aussagekräftigen Erkenntnisse zur Unterteilung in verschiedene Risikostufen gibt (DNQP 2010). Dies gilt auch für die am meisten untersuchte Braden-Skala (**Abb. 11.23**). Daher ist es unabdingbar, dass die kontinuierliche

Einschätzung des Dekubitusrisikos von einer erfahrenen und geschulten Pflegenden vorgenommen wird.

Im nationalen Expertenstandard (DNQP 2010) wird darauf verwiesen, dass bei der Nutzung von Assessmentinstrumenten zur Dekubitusrisikoeinschätzung die erfassten Risikofaktoren auch auf die Situation der betroffenen

Menschen zutreffen (DNQP 2010). So ist zu prüfen, ob die in der Pflege alter Menschen häufig problembehaftete Bewegungssituation (z. B. das Auftreten von Reibung und Scherkräfte beim Positionswechsel und Transfer) ausreichend aufgenommen und berücksichtigt wird.

11.10 Pflegemaßnahmen auswählen, durchführen und evaluieren

Laut des Expertenstandards Dekubitusprophylaxe in der Pflege (2010) soll jeder dekubitusgefährdete Betroffene eine Prophylaxe erhalten, die die Entstehung eines Dekubitus verhindert.

Die individuelle Pflege bezieht bei der Zielsetzung und Auswahl der Maßnahmen nicht nur die Betroffenen ein. Auch Angehörige sollten informiert und über Risiko, Zielsetzung und zu treffende Maßnahmen informiert, beraten und ggf. geschult werden. Das bildet die Grundlage für die prozesshafte Pflege von Menschen mit Dekubitusrisiko.

11.10.1 Zielsetzung
Auf den unterschiedlichen Ebenen der Planung und des Handelns werden unterschiedliche Ziele angestrebt. Im nationalen Standard Dekubitusprophylaxe in der Pflege (2010) werden für die Ebenen folgende Ergebnisse formuliert:
1. Eine aktuelle, systematische Einschätzung der Dekubitusgefährdung liegt vor.
2. Ein individueller Bewegungsplan liegt vor.
3. Der Patient/Bewohner befindet sich unverzüglich auf einer für ihn geeigneten druckverteilenden Unterlage.
4. Der Patient/Bewohner und seine Angehörigen kennen die Ursachen der Dekubitusgefährdung sowie die geplanten Maßnahmen und wirken auf der Basis ihrer Möglichkeiten an deren Umsetzung mit.
5. Die Dekubitusgefährdung und die notwendigen Maßnahmen sind allen an der Versorgung des Patienten/Bewohners Beteiligten bekannt.
6. Der Patient/Bewohner hat keinen Dekubitus.

11.10.2 Maßnahmen zur Dekubitusprophylaxe
Ursächlich für einen Dekubitus sind die Faktoren Druck und Zeit. Als wirksame Maßnahmen zur Dekubitusprophylaxe werden daher im nationalen Standard druckverteilende Hilfsmittel sowie Bewegungsförderung genannt (DNQP 2010).

Menschen, die in ihrer Beweglichkeit nicht eingeschränkt sind, verändern auch im Liegen oder Schlafen kontinuierlich ihre Position. Daher ist eine Dekubitusgefahr bei mobilen Menschen i. d. R. nicht gegeben. Erst wenn diese Beweglichkeit eingeschränkt ist, droht die Gefahr eines Dekubitus. Ziel jeder pflegerischen Handlung sollte daher immer auch die Förderung der Eigenbewegung sein.

> **MERKE** Es gilt der Grundsatz: Bewegung vor Lagerung! —————

Wahrnehmungsförderung. Das kann auf unterschiedliche Art erreicht werden. Bewegung kann durch Wahrnehmungsförderung unterstützt werden. Die Wahrnehmungsförderung orientiert sich dabei primär an den Risikofaktoren „Mobilität" und „Aktivität" und weniger an der Ursache „mechanische Belastung". Das Ziel dieses Arbeitsprinzips ist es, durch eine vom Hilfsmittel unterstützte Stimulation der sensorischen Nervenzellen im Kontaktbereich die Eigenmobilität des Patienten zu verbessern und somit das Dekubitusrisiko zu senken bzw. die Heilung zu fördern.
Bewegtes Lagern. Ebenso ist das Konzept „Bewegtes Lagern" darauf ausgerichtet, die Eigenbeweglichkeit soweit wie möglich zu fördern, um Menschen in die Lage zu versetzen, mobil zu bleiben oder es wieder zu werden (Klein-Tarolli u. Textor 2008). Die aktive Unterstützung steht im Vordergrund der Maßnahmen.
Passive Lagerungen. Passive Lagerungen zur Druckumverteilung sollen die mangelnde oder fehlende Eigenbewegung eines dekubitusgefährdeten Menschen ergänzen oder ersetzen. Die Wirksamkeit von Druckverteilung zur Dekubitusprophylaxe ist wissenschaftlich belegt (DNQP 2010). Jede Veränderung der Position, die eine Veränderung der aufliegenden Körperfläche nach sich zieht, ist wirkungsvoll. Ist es nicht möglich, den Patienten umzulagern, muss der Auflagedruck durch den Einsatz druckvertei-

lender Hilfsmittel (**Tab. 11.5**) verringert werden.

> **MERKE** Bei allen Lagerungsmaßnahmen ist zu bedenken: Je weicher die Lagerung im Bett, desto geringer ist die Körperwahrnehmung und desto größer ist die Gefahr einer Desorientierung und des Verlustes des Körperschemas. Auch bei der Lagerung von dekubitusgefährdeten Menschen sollte stets darauf geachtet werden, dass die verbliebene Eigenbeweglichkeit möglichst erhalten oder gefördert wird (Klein-Tarolli u. Müller 2007, Nydahl u. Bartoszek 2003). —————

> 🍎 **PRÄVENTION & GESUND-HEITSFÖRDERUNG** Bei der Lagerung ist darauf zu achten, dass
> - der Auflagedruck umverteilt wird und die großen Gelenke (z. B. Hüfte/Sprunggelenk) dabei ergonomisch positioniert werden,
> - das Einwirken von Reibung und Scherkräften, z. B. durch Herunterrutschen im Bett oder Stuhl, vermieden wird (**Abb. 11.24**) und
> - bei Transfer und Positionierungen kinästhetische Prinzipien zum Einsatz kommen. —————

Eine Druckumverteilung beim Lagern (Positionierungen) kann durch
- Weichlagerung,
- Wechsel- bzw. Umlagerung und
- Freilagerung erreicht werden (**Tab. 11.6**).
Weiterführende Maßnahmen zur Dekubitusbehandlung werden in Kap. 23 beschrieben.

Lagerungen zur Druckentlastung im Liegen
Die Positionswechsel erfolgen in individuellen Bewegungsintervallen, die durch die Hautbeschaffenheit bestimmt werden. Dabei wird die Gewebetoleranz durch den Fingertest überprüft (S. 256). Die persönlichen Vorlieben beim Liegen müssen dabei mit den aktuellen Erfor-

Tab. 11.5 *Hilfsmittel: Arbeitsprinzipien von Antidekubitusauflagen und -matratzen (nach Diesing 2006).*

Antidekubitusauflagen/-matratzen	Wirkprinzip	Vor- und Nachteile
Weichlagerungsmatratzen (WM)	Der Auflagedruck wird durch Vergrößerung der Auflagefläche umverteilt, dabei sinkt der Patient in die Matratze ein. Zur Vergrößerung der Auflagefläche werden Matratzen auf Basis von Rippen und Waben angeboten. Viskoelastische Schaumstoffe (WM) lassen den Körper je nach Gewicht und Temperatur einsinken. „Superweichmatratzen" nach Seiler weisen eine Eindruckhärte unter 20 kPa auf.	Mehrschichtige Schaumstoffmatratzen werden bei Dekubitus bis Grad II nach Seiler eingesetzt. Vorteile: → einfacher Aufbau/Reinigung → niedriges Gewicht → geringer Anschaffungspreis Nachteile: → ggf. schlechte Feuchtigkeitsregulation (oft luftdichter Aufbau) → Reduktion der Eigenbewegung → Gefahr von sensorischer Deprivation und Körperbildstörungen → erhöhtes Pneumonie-, Thrombose-, Kontrakturenrisiko
Wechseldrucksysteme (WDS)	WDS sind eine Kombination aus Weich- und Wechsellagerung. Eine periodische Entlastung des gefährdeten Areals wird durch Füllen und Entleeren separater Zellensysteme mit Luft gewährleistet. Mindestvoraussetzung: → großzellige WDS mindestens 13 cm/Zelle (Schröder 2007) → Alarm bei Druckverlusten → Schnellentlüftungsventil	WDS werden in der Therapie bei Dekubitus bis Grad III nach Seiler eingesetzt. Vorteile: → Der kapillare Verschlussdruck kann unterschritten werden. Nachteile: → hohe Anschaffungskosten → erhöhtes Pneumonie-, Thrombose-, Kontrakturenrisiko → Zunahme der Schmerzsymptomatik durch Hubbewegungen/Spitzendrücke → Reduktion der Eigenbewegung → Gefahr der sensorischen Deprivation, negativen Gewöhnung (Habituation) und Körperbildstörungen → Schlafbeeinträchtigung durch Geräuschkulisse und Vibration
Luftstromtherapie („low-air-loss"-Systeme)	Systeme mit einer aktiven Belüftung des Auflagebereiches arbeiten in Kombination nach dem Prinzip von Weich- und Wechsellagerung. Die aktive Belüftung beruht auf einer Umströmung des Patienten mit der durch die Liegefläche austretenden Luft (mikrofeine Poren, Durchmesser ca. 0,2 μm). Die durch Transpiration anfallende Feuchtigkeit wird mittels Luftstrom ins Matratzeninnere abgeführt. Bei vielen Systemen kann die Lufttemperatur individuell angepasst werden. Mindestvoraussetzung: → s. WDS	WDS werden in der Therapie bei Dekubitus bis Grad IV nach Seiler eingesetzt. Vorteile: → Aufteilung der Matratze in mehrere individuell mit Luft gefüllte Zonen (z. B. Kopf, Brustkorb, Becken, Beine, Fersen) → Verbesserung des Mikroklimas Nachteile: → s. WDS
Mikrostimulationssysteme (MIS)	Arbeitsprinzipien: MIS basieren auf dem Prinzip der Wahrnehmungsförderung in Kombination mit einer moderaten Weichlagerung. Passive Systeme nutzen zur Stimulation der Körperwahrnehmung die Eigenbewegungen des Patienten in Form einer Rückkopplung über die Unterfederung der Matratze. Aktive Systeme übertragen durch die Ansteuerung der Unterfederung unterschiedliche Stimulationsmuster (Welle, Rotation, Schiefe Ebene, Spezial, Statisch) über die Matratze auf den Patienten.	Vorteile: → mit dem eines WDS vergleichbarer therapeutische Nutzen, jedoch reduzierte Nebenwirkungen Nachteile: → passive Systeme nur in Abhängigkeit zur Eigenbewegung einsetzbar → ggf. hohe Anschaffungskosten
Hybridsysteme	Unter Hybridsystemen werden Antidekubitus-Systeme zusammengefasst, die eine Vielzahl der bereits genannten Prinzipien verwenden und sich damit nicht mehr eindeutig einem einzelnen Typ zuordnen lassen.	

dernissen der Dekubitusprophylaxe abgeglichen werden.

🖐 **PRAXISTIPP** Es ist wichtig zu wissen, ob ein Mensch meist auf dem Bauch oder auf dem Rücken geschlafen hat. Hat ein Pat. immer auf dem Bauch liegend geschlafen, ist ein Einschlafen auf dem Rücken schwierig. Hier kann das zeitweise Liegen in der 135°-Lage entspannender sein. Überlegen Sie, welche unterschiedlichen Schlafpositionen sie selber einnehmen. Was bedeutet es für sie, in ungewohnter Position einschlafen zu müssen? _____

30°-Lagerung. Die 30°-Lagerung ist die Position mit den geringsten Risiken für die Entstehung eines Dekubitus. Weder das Kreuzbein noch der Trochanter werden hierbei belastet. Der Betroffene liegt auf einem oder zwei weichen Kissen, die unter eine Körperhälfte eingebracht werden (**Abb. 11.25**). Der Kopf ist durch ein

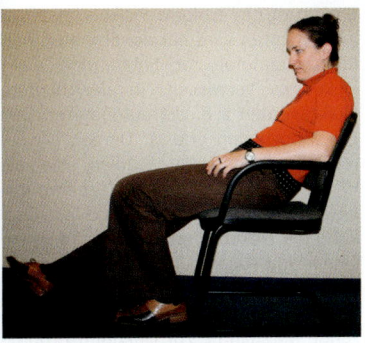

Abb. 11.24 Beim Herunterrutschen im Stuhl oder Bett wirken Scherkräfte.

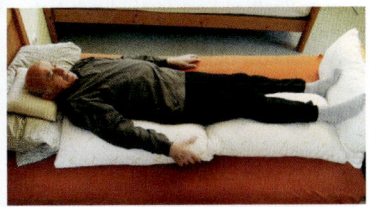

Abb. 11.25 Die 30°-Lagerung entlastet den Trochanter major und den Sakralbereich.

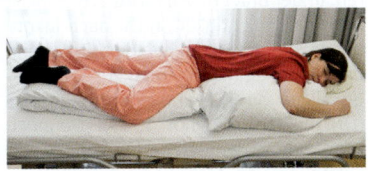

Abb. 11.26 Die 135°-Lagerung entlastet den gesamten Sakralbereich und entspricht dabei häufig der natürlichen Schlafposition.

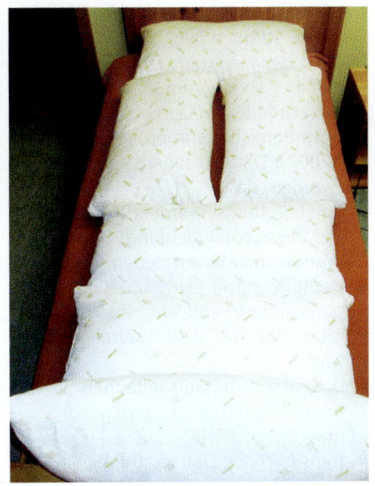

Abb. 11.27 Die Lagerung auf dem Kissenbett entlastet in Rückenlage die Schulterblattspitzen, den Sakralbereich, die Wirbelsäule und die Fersen.

Tab. 11.6 *Druckumverteilende Lagerungen (nach Diesing 2006).*

Lagerungsart	Wirkprinzip
Weichlagerung (**Abb. 11.27**)	Der Patient sinkt in das Hilfsmittel ein. Die Auflagefläche vergrößert sich, wodurch der maximal wirkende Druck umverteilt wird. Das Gewebe wird weniger stark komprimiert und verschoben, und gewährleistet so eine verbesserte Durchblutung. Nachteil: Eigenmobilität und Spontanbewegungen reduziert
Wechsel- bzw. Umlagerung (**Abb. 11.25**)	Durch Hilfsmittel wie Lagerungskissen verändert sich zeitlich und örtlich die Belastung auf der Kontaktfläche. Im entlasteten Bereich wird die Sauerstoffperfusion im Gewebe verbessert, während es im belasteten Bereich zu einer stärkeren mechanischen Belastung des Gewebes und damit zu einer Verschlechterung des Sauerstoffangebotes kommt. Belastungs- und Entlastungszonen müssen in einem festgelegten Rhythmus gewechselt werden (Gewebetoleranz beachten). Wechsellagerung: wechselnde Belastung quer zur Körperlängsachse Umlagerung: Drehung um die Körperlängsachse
Freilagerung (**Abb. 11.26**)	Die Frei- oder Hohllagerung ist ein Sonderfall der Umlagerung, bei der ein Bereich vollständig entlastet und damit frei gelagert wird (z. B. Sakralbereich bei der 135°-Lagerung). Die Entlastung erfolgt andauernd. **Merke:** → insbesondere für die Ferse wichtig → Schädigung des umgebenden Gewebes durch die stärkere Belastung des aufnehmenden Gewebes vermeiden

kleines Kissen gestützt. Bei korrekter Lagerung lässt sich eine Hand leicht unter das Kreuzbein und den entlasteten Trochanter schieben. Die Position kann abwechselnd links oder rechts eingenommen werden. Diese Lagerung entspricht allerdings häufig nicht der natürlichen Schlafposition und wird von betroffenen Menschen nicht immer gern eingenommen.

135°-Lagerung. Die 135°-Lagerung wählen viele Menschen als entspannte Schlafposition, wenn sie diese selber einnehmen können. Sie ist eine Alternative zur Bauchlagerung. Bei der 135°-Lagerung liegt der Kopf auf einem kleinen Kissen, evtl. wird der Oberkörper leicht unterstützt und das oben liegende Bein abgestützt (**Abb. 11.26**). Die Position kann eingenommen werden, wenn z. B. ein Dekubitus im Rücken oder Sakralbereich abheilen muss. Auch Abhusten kann dadurch erleichtert werden.

5/6 Kissenbett. Hierbei wird der Betroffene komplett auf 5 oder 6 Kissen gelagert (**Abb. 11.27**). Das Ziel dieser Lagerung ist die völlige Freilagerung der gefährdeten oder bereits geschädigten Körperbereiche. Allerdings können hier, je nach genutztem Material, die einschränkenden Aspekte der Weichlagerung zum Tragen kommen (Klein-Tarolli u. Textor 2007, Nydahl u. Bartoszek 2003).

V-, A- und T-Lagerung. Die V-, A- und T-Lagerungen sind primär Lagerungen zur Unterstützung der Atmung (Kap. 16, S. 441). Die A- und V-Lagerung können aber auch kurzfristig zur Druckentlas-

tung an den Dornfortsätzen der Wirbelsäule eingesetzt werden. Die T-Lagerung kann ebenfalls, zeitlich begrenzt, zur Druckentlastung an den Schulterblattspitzen und am unteren Rippenrand dienen. Bei diesen Lagerungen muss bedacht werden, dass es dadurch zu erhöhtem Druck auf das Kreuzbein kommen kann. Sie sind daher zur Dekubitusprophylaxe bei bestehendem Risiko nicht geeignet (Schröder 2004).

▶ **MERKE** Besteht ein Dekubitus, ist eine Positionierung auf dem Dekubitus zu vermeiden (DNQP 2010). Auch ein kurzfristiges Liegen auf dem Dekubitus, z. B. beim Hochsetzen zum Essen sollte vermieden werden.

Druckentlastung im Sitzen
Bei längerem Sitzen im Rollstuhl oder Sessel ist bei sehr kachektischen Menschen das Gesäß mit den Sitzbeinhöckern besonders dekubitusgefährdet.

- Positionsveränderungen im Sitzen z. B. durch kleine Keilkissen oder spezielle Hilfsmittel können Entlastung schaffen.
- Entlastende Position kann z. B. durch spezielle Gesäßkissen erreicht werden.
- Beim Sitzen im Sessel sollten die Füße Bodenkontakt haben (Füße evtl. auf einen Schemel stellen oder Fußrasten des Rollstuhls hochklappen, um guten Halt zu ermöglichen und das Herunterrutschen (Scherkräfte) zu verhindern).

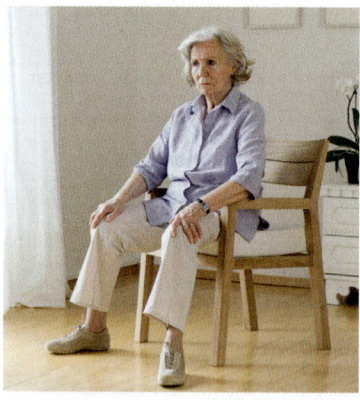

Abb. 11.28 Sitzen. Beim Sitzen im Stuhl ist ein Positionswechsel gut vorzunehmen, wenn die Füße auf dem Boden aufstehen und ein Stuhl mit Armlehnen gewählt wird.

- Auch beim Sitzen im Bett können Scherkräfte zu Gewebeschädigungen führen. Um das Herunterrutschen zu vermeiden, können kleine Polster, z. B. zusammengefaltete Handtücher, vor die Sitzbeinhöcker gelegt werden.

➤ **MERKE** Beim Sitzen ist die Druckbelastung höher als im Liegen. Das Sitzen in Stühlen mit Armlehnen, zurückliegender Rückenlehne und erhöhten Unterschenkeln (oder den Füßen auf dem Fußboden) ist dabei besonders druckentlastend (DNQP 2010, Defloor u. Grypdonk 1999).

Betrachtet man immobile Menschen, die lange sitzen und ihre Position nur schlecht oder nur mir Unterstützung verändern können, wird deutlich, wie wichtig die richtige Sitzposition zur Vermeidung eines Dekubitalulkus ist. Die bestmögliche Sitzposition in einem Stuhl mit Armlehnen ermöglicht es, auch bei längerem Sitzen Mikrobewegungen selber durchzuführen (**Abb. 11.28**).

✋ **PRAXISTIPP** Prüfen Sie, ob es Ihnen beim Sitzen in einem Stuhl mit oder ohne Armlehnen leichter fällt, ihre Sitzposition zu verändern, wenn sie Ihre Bewegung nicht durch Beinaktivität beeinflussen können.

Mikrolagerung
Diese Lagerungsart wird auch synonym als „Mikrobewegung" bezeichnet und seit einigen Jahren in der pflegerischen Praxis angewendet. In der Literatur wird die geringfügige Positionsveränderung als geeignete Maßnahme zur Dekubitusprävention beschrieben (Sowinski u. Maciejewski 2002, Schröder 2004, www.

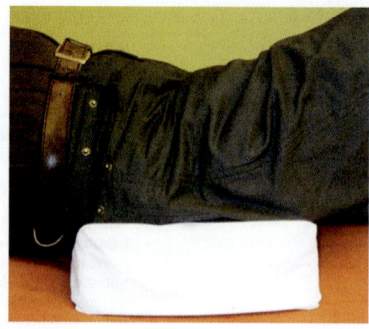

Abb. 11.29 Zur Mikrolagerung gehören Positionsveränderungen durch Keilkissen.

igap.de Stand 30. 9. 2011). Es wird angenommen, dass durch Mikrolagerung eine Veränderung des Auflagedrucks und somit eine ausreichende Be- und Entlastung der dekubitusgefährdeten Stellen eintritt. Die Grundannahme dazu ist, dass bei bewegungseingeschränkten Patienten mit weniger als einer Makrobewegung bzw. vier Mikrobewegungen pro Stunde ein Dekubitusrisiko besteht (Schröder 2007).

Bei dieser Lagerungsart werden je nach Autor durch das Unterlagern kleiner Lagerungshilfsmittel, z. B. Handtuchrolle oder kleines Kissen, geringfügige Positionsveränderungen in definierten Zeitabständen und unter Beachtung der Gewebetoleranz herbeigeführt. Unter Schulter, Gesäß oder andere Körperpartien werden diese Lagerungshilfsmittel in einer bestimmten Reihenfolge (z. B. im Uhrzeigersinn) gelegt oder es werden sowohl Becken als auch Schulter zusammen (rechts/links im Wechsel) unterlagert (Bartoszek 2006). Mobile Patienten können die Mikrolagerungen durch geeignete Hilfsmittel, z. B. kleine Keilkissen aus Schaumstoff, auch selber vornehmen (**Abb. 11.29**). Mikrolagerungen werden auch in sitzender Position durchgeführt.

 PRÄVENTION & GESUNDHEITSFÖRDERUNG Bei einem bestehenden Dekubitus reicht die Mikrolagerung als Therapie nicht aus. Hier muss auch eine Umlagerung stattfinden (Schröder 2004).

Ergänzende Maßnahmen zur Dekubitusprophylaxe
Nur durch Ernährung oder Hautpflege lässt sich kein Dekubitus verhindern. Ausgewogene Ernährung und angepasste Hautpflege können allerdings als ergänzende Maßnahmen zur Dekubitusprophylaxe beitragen.

Ernährung. In einigen Risikoerfassungsinstrumenten wird auf die Ernährung als Risikoparameter zur Entstehung eines Dekubitus verwiesen. In der Braden-Skala werden z. B. die aufgenommenen Eiweißportionen erfasst. Derzeit existieren allerdings keine Studien, die die Wirksamkeit einer gezielten Ernährungsunterstützung als Intervention zur Senkung der Dekubitusinzidenz nachweisen. Eine ausgewogene und angemessene Ernährung ist notwendig zur Erhaltung der Gewebetoleranz und kann eine ergänzende Maßnahme zur Dekubitusprophylaxe sein (DNQP 2010). Dabei sollte auf
- ausreichende Zufuhr von Vitaminen, Spurenelementen und Mineralien,
- eiweißhaltige Kost (evtl. durch Nahrungsergänzungsstoffe/Supplements),
- Aufbaukost bei Mangelernährung (eiweißreich, evtl. hochkalorisch) und
- ausreichende Flüssigkeitszufuhr geachtet werden.

Hautpflege. Inkontinenz gilt durch die damit verbundene Feuchtigkeit bei einigen Dekubitusrisikoskalen (z. B. Norton-Waterlow-Skala) als möglicher Risikofaktor bei der Entstehung eines Dekubitus. Feuchtigkeit kann zu Mazerationen führen. In der Braden-Skala wird z. B. explizit nach der Feuchtigkeit, nicht nach Inkontinenz gefragt. Wie bei der Ernährung gilt auch hier, Maßnahmen zur Hautpflege allein verhindern keinen Dekubitus (DNQP 2010, Defloor 1999). Dennoch kann eine angemessene Hautpflege das Entstehen von Mazeration beeinflussen (www.evidence.de 2008).

🍏 **PRÄVENTION & GESUNDHEITSFÖRDERUNG** Ein transurethraler Dauerkatheter, der länger als 8 Stunden liegt, regt die Durchblutung der Harnröhre und -blase an. Es wird daher angenommen, dass es zu einer verminderten Durchblutung im Os-Sakrum-Bereich kommen kann (Schröder 2007). Darüber hinaus muss beachtet werden, dass
- durchblutungshemmende Faktoren wie beengende Kleidung, Gips- oder Wundverbände vermieden werden,
- Hautpflege mit pH-neutralen Reinigungsmitteln und W/O-Pflegepräparaten (Kap. 12, S. 302) durchgeführt wird,
- der Patient mit aufsaugenden Inkontinenzhilfsmitteln versorgt wird (Kap. 14, S. 373),
- transurethrale Dauerkatheter gezielt eingesetzt werden,
- auf saubere faltenfreie Wäsche geachtet wird und

- Hautkontakt mit Kunststoff oder Gummi vermieden wird. ───────

Druckumverteilende Hilfsmittel zur Dekubitusprophylaxe

Eine Empfehlung für das effektivste Hilfsmittel zur druckumverteilenden Lagerung ist nicht möglich. Es gibt bisher keinen zuverlässigen Nachweis, dass sich die verschiedenen druckreduzierenden Lagerungssysteme, z. B. Weichlagerungs- oder Wechseldrucksysteme (s. *Tab. 11.6*), hinsichtlich ihrer Effektivität einen Dekubitus zu vermeiden, unterscheiden (DNQP 2010).

🍏 **PRÄVENTION & GESUND-HEITSFÖRDERUNG** Den negativen Nebenwirkungen (S. 260) druckverteilender Lagerungsmittel muss mittels prophylaktischer Interventionen entgegengewirkt werden. ───────

Nachfolgende evidenzbasierte Empfehlungen können zur Auswahl von Lagerungshilfsmitteln herangezogen werden (DNQP 2010):
- Risikogefährdete Patienten sollten nicht auf üblichen Schaumstoffmatratzen gelagert werden.
- Hoch-risikogefährdete Patienten sollten auf alternierenden (Wechsel-) Drucksystemen oder anderen druckverteilender Hightech-Systemen gelagert werden.

Im Expertenstandard wird darauf hingewiesen, dass für die Auswahl des Lagerungshilfsmittels das „Wohlbefinden" des Patienten als wichtiges Kriterium zur Entscheidungsfindung angesehen wird. Aktuelle Studien zeigten, dass Patienten mit Wechseldruckauflagen (auf ihrer Krankenhausmatratze) unzufriedener waren, als diejenigen mit einer Wechseldruckmatratze (anstatt der Krankenhausmatratze). Ein Drittel der Patienten gab Schwierigkeiten beim Bewegen im Bett und beim Ein- und Aussteigen an (DNQP 2010). Druckverteilende Lagerungshilfsmittel sollen
- entsprechend der Pflege- und Therapieziele,
- abgestimmt auf die Eigenbeweglichkeit des Patienten,
- unter Berücksichtigung der gefährdeten Körperstellen (z. B. die Fersen),
- das Gewicht/die Größe des Patienten einbeziehend und
- unter Abwägung von Kosten und Nutzen ausgewählt werden (DNQP 2010).

🍏 **PRÄVENTION & GESUND-HEITSFÖRDERUNG** Auch bei Anwendung druckreduzierender Lagerungshilfsmittel (s. *Tab. 11.5*) sind regelmäßige und kontinuierliche Hautkontrollen erforderlich. ───────

↳ **MERKE** Nicht mehr zur Dekubitusprophylaxe verwendet werden sollten
- ~~Fersen, Hacken und Ellenbogenschoner,~~
- ~~Wasserkissen (einzelne Kissen),~~
- ~~Watteverbände,~~
- ~~echte und künstliche Felle,~~
- ~~Gummiringe und~~
- ~~kleinzellige Antidekubitusauflagen~~
(Sowinski u. Maciejewski 2002). ─────

11.10.3 Evaluation der Pflegesituation

Die Ziele und Maßnahmen zur Dekubitusprophylaxe müssen regelmäßig auf ihre Wirksamkeit überprüft werden. Die Einschätzung der Risikofaktoren sowie die daraus resultierenden Ergebnisse sollten mit dem Auftreten bzw. Nicht-Auftreten von Dekubitalulcera abgeglichen werden.

↳ **MERKE** In Zusammenhang mit der Dekubitusprophylaxe müssen
- die aktuelle Einschätzung des Dekubitusrisikos,
- ergänzend die aktuelle Einschätzung zu Schmerzen, Mobilität, Ernährungssituation und Hautzustand,
- der aktuelle, individuelle prospektive Bewegungsplan (*Abb. 11.30*),
- alle durchgeführten Maßnahmen und
- die Evaluation der gesetzten Ziele und der durchgeführten Maßnahmen auf den Grad ihrer Zielerreichung dokumentiert werden. ───────

Dekubitusgefährdete Menschen und ihre Angehörigen müssen um die Dekubitusgefährdung wissen, ihre Ursachen und die geplanten Maßnahmen kennen (DNQP 2010). Erst auf Basis dieser Informationen ist ihre Mitwirkung bei der Umsetzung der Maßnahmen möglich.

Dabei ist es wichtig, mit den Betroffenen und ihren Angehörigen in einer verständlichen Sprache zu kommunizieren. Im Nationalen Standard „Die Pflege von Menschen mit chronischen Wunden" (2007) wird beschrieben, dass der Wissensstand zu Dekubitusentstehung und

Bewegungsplan

Patient:

Datum:

- Tragen Sie in die Spalte „Bewegungsart" die jeweils zutreffende Bewegung ein, indem Sie die Uhrzeit dort einschreiben.
- In die Spalte „Fingertest" wird die negative Durchführung des Tests eingetragen. Sollte der Test positiv sein: In den Pflegebericht eintragen und Wundbogen beginnen.
- Wenn sich der Patient nicht lagern lässt: Zusätzlich in den Pflegebericht den Grund und die erfolgten Maßnahmen eintragen (z. B. Aufklärung, Information an den Arzt, Ersatzlagerung wie Mikrolagerung usw.).

Bewegungshilfsmittel
☐ Lagerungskissen(Anzahl.......)
☐ Schaumstoffkeile
☐ ....
    (Matratzenbezeichnung)

Zeitabstände der Bewegungen
☐ **Tagsüber:** alle .... bis........ Stunden
☐ **Nachts:** alle .... bis........ Stunden
☐ **Individuell** nach Wunsch des Patienten

Bewegungsart										
30° re.	30° li.	135°	Mikro	schiefe Ebene	am Tisch sitzen	Laufen			lässt sich nicht lagern	**Fingertest**	**Hz.**

Abb. 11.30 **Beispiel eines Bewegungsplans.** Alle Maßnahmen werden nach jeder Positionierung durch den Fingertest überprüft.

Behandlung bei Betroffenen und ihren Angehörigen sehr unterschiedlich ist. Der Begriff Ulkus wird häufig mit einem Magenulkus verwechselt und ein Bezug zu einem Druckgeschwür kann nicht ohne weiteres hergestellt werden (Langemo 2000).

Beratung von Betroffenen und ihren Angehörigen umfasst nicht nur die Bereiche der Entstehungsursachen von Dekubitalulzera und die Einschätzung des Dekubitusrisikos (S. 257). Insbesondere die extrinsischen und intrinsischen Risikofaktoren müssen benannt werden (S. 256).

Haben Betroffene und ihre Angehörigen umfassende Informationen, kann die Zielsetzung idealerweise gemeinsam getroffen werden. Geplante Maßnahmen werden so besser nachvollzogen und ggf. auch übernommen.

▶ **MERKE** Für die Kommunikation hat sich in der Praxis die Nutzung von Informationsbroschüren bewährt. Diese müssen nicht immer neu entwickelt werden. Es stehen umfassende Versionen zur Verfügung. Die Stiftung Pflege oder auch die Verbraucherzentrale Bundesverband e. V. haben auf der Basis des Nationalen Expertenstandards Informationsbroschüren für Betroffene und pflegende Angehörige entwickelt. ____

Risikogefährdete Menschen müssen auch Informationen über Hautpflege und Ernährung bekommen. Die Nahrungsangebote sollten an die Bedürfnisse der Betroffenen angepasst werden. So umfasst z. B. die Entlassungsplanung ggf. auch die Organisation von regelmäßigen Essensangeboten (z. B. durch Essen auf Rädern), ergänzt durch frisches Obst und Milchprodukte. Gelegentlich ist es möglich, dazu Nachbarschaftshilfe oder den Einsatz ehrenamtlicher Mitarbeiter von Kirchengemeinden zu organisieren. Die interdisziplinäre Zusammenarbeit z. B. mit Mitarbeitenden der Sozialen Dienste sollte sich auch auf diese Bereiche erstrecken.

D Kontrakturenprophylaxe

Stefan Grossmann-Haller

11.11 Grundlagen aus Pflege- und Bezugswissenschaften

Eine wesentliche Voraussetzung für die Selbstständigkeit im Alltag ist die uneingeschränkte Beweglichkeit, sowohl für das Verrichten der Aktivitäten des täglichen Lebens (z. B. Nahrungsaufnahme und Körperpflege) als auch für die Arbeits- und Leistungsfähigkeit (z. B. im Sport). Je nach Ausmaß der Kontrakturen sind die betroffenen Personen auf Hilfeleistungen durch Pflegende angewiesen.

❗ DEFINITION Als **Kontraktur** (lat. contrahere = zusammenziehen) wird eine Funktions- und Bewegungseinschränkung von Gelenken bezeichnet, die mit einem mehr oder weniger starken Verlust der physiologischen Mobilität eines Gelenks einhergeht. Die betroffenen Gelenke lassen sich auch passiv nicht oder nur in eingeschränktem Maße bewegen. ____

Ursachen für eine Kontraktur können sein:
- Immobilität
- Inaktivität (längere Ruhigstellung durch z. B. Gips oder Korsett, schlechte und einseitige Haltung)
- unprofessionelle Lagerung
- Schonhaltung aufgrund von Schmerzen
- großflächige Narben
- Lähmungen

Die Folgen einer Kontraktur sind fehlende Dehnung des Gewebes und eingeschränkte Blutversorgung, die zur Mangelversorgung mit Nährstoffen führt.

▶ **MERKE** Immobilität und Bewegungsmangel sind die häufigsten Ursachen für Kontrakturen. ____

11.11.1 Einteilung der Kontrakturen nach Gelenkstellung

Entsprechend der Fehlstellung, in der ein Gelenk funktions- und bewegungseingeschränkt ist, wird zwischen Flex-, Ext–, Abduktions- und Adduktionskontraktur unterschieden:
- **Flexions-(Beuge-)kontraktur:** Gelenksteife in Beugestellung; Streckung nicht möglich
- **Extensions-(Streck-)kontraktur:** Gelenksteife in Streckstellung; Beugung nicht möglich
- **Abduktionskontraktur:** Gelenksteife in Abduktionsstellung; Adduktion nicht mehr möglich
- **Adduktionskontraktur:** Gelenksteife in Adduktionsstellung; Abduktion nicht möglich

In **Abb. 11.31** werden die Hauptbewegungsrichtungen des menschlichen Körpers dargestellt.

Spitzfuß. Der Spitzfuß ist die häufigste Kontraktur bei Bettlägerigkeit. Durch das Eigengewicht des Fußes und durch den Druck der Bettdecke wird der Fuß in eine Streckposition gebracht (**Abb. 11.32**). Versteift das Gelenk in dieser Position, kann der Betroffene nur noch auf Zehenspitzen gehen und den Fuß beim Gehen nicht mehr abrollen.

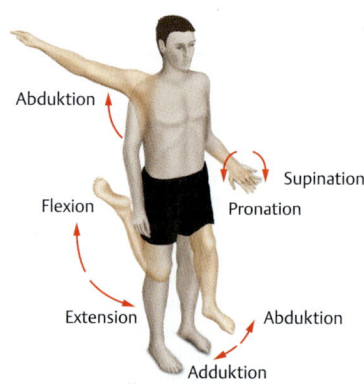

Abb. 11.31 Die verschiedenen Bewegungsrichtungen des menschlichen Körpers.

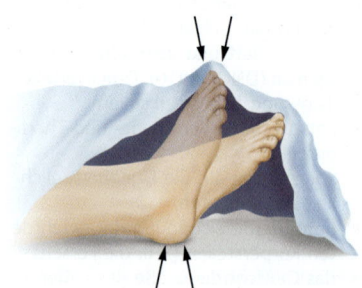

Abb. 11.32 Spitzfuß. Er entsteht durch anhaltenden Druck von Bettdecke und Matratze.

11.11.2 Kontrakturenarten und ihre Ursachen

Grundsätzlich werden angeborene (kongenitale) von erworbenen Kontrakturen unterschieden.

Kongenitale Kontrakturen. Sie werden durch intrauterine Zwangspositionen oder durch Knochen- und Weichteildefekte verursacht (z. B. Hackenfuß, muskulärer Schiefhals).

Erworbene Kontrakturen. Hier ist eine Einteilung in 2 Gruppen sinnvoll, nach der Ursache sowie nach geschädigtem Gewebe.

Erworbene Kontrakturen: Einteilung nach Ursachen

Neurogene Kontrakturen. Sie entstehen durch Verletzungen oder Ausfall von Nerven des zentralen bzw. peripheren Nervensystems, z. B. bei Apoplex, Multipler Sklerose oder zerebralen Durchblutungsstörungen (spastische Kontrakturen), Lähmung durch Schädigung der peripheren Nerven (paralytische Kontrakturen).

Psychogene Kontrakturen. Psychogene Kontrakturen können durch ein psychisches Trauma ausgelöst werden, wobei der Betroffene das Gelenk bewusst oder unbewusst nicht bewegt.

Schmerzbedingte Kontrakturen. Bei Schmerzen wird eine Schonhaltung eingenommen, d. h. eine Position, in der die Schmerzen am wenigsten verspürt werden. Außerdem vermeidet der Betroffene jede Bewegung, die Schmerzen auslöst.

Erworbene Kontrakturen: Einteilung nach geschädigtem Gewebe

Dermatogene Kontrakturen (Haut). Sie werden auch Narbenkontrakturen genannt. Dermatogene Kontrakturen entstehen besonders durch Narben und großflächige Verbrennungen in Gelenknähe, die mit starken Gewebsverkürzungen einhergehen. Bei Winkelveränderungen im Gelenk gerät das Narbengewebe so unter Spannung, dass eine endgradige Gelenkbewegung nicht möglich ist. Narben, die bis in tiefere Gewebsschichten reichen, können Verwachsungen mit

Sehnen, Muskeln, Faszien und manchmal sogar mit Knochen hervorrufen.

Myogene Kontrakturen (Sehnen und Muskeln). Wird ein Muskel nicht beansprucht, kommt es zu Verkürzungen und Kraftverlust (Atrophie). Bei einer Atrophie nimmt die Muskelmasse im Querschnitt ab, bei der Verkürzung werden Sarkomere in der Länge abgebaut, der Muskel passt sich der aktuellen Ruhelänge an. Innerhalb des Muskelbindegewebes entstehen außerdem Verklebungen, sog. Crosslinks. Eine besondere Form der myogenen Kontraktur ist die ischämische Kontraktur, auch Volkmann-Kontraktur genannt. Aufgrund von Ischämie und Nervenkompression durch strangulierende Verbände bei suprakondylären Frakturen kommt es zur Muskelnekrose, die zu Bewegungseinschränkung und Beugestellung der Hand- und Fingergelenke führt. Aber nicht nur bettlägerige Patienten sind davon betroffen sondern auch immer mehr Jugendliche haben bereits myogene Kontrakturen. Aufgrund einer schlechten Haltung und fehlender Bewegung können sie keine physiologische aufrechte Haltung mehr einnehmen.

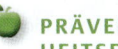 **PRÄVENTION & GESUND-HEITSFÖRDERUNG** Eine gute Haltung und tägliche Bewegung schützen vor Muskelverkürzungen und Muskelatrophie. ─────────────

Fasziogene Kontrakturen (Faszien und Aponeurosen). Bei fasziogenen Kontrakturen kommt es zur Schrumpfung der Aponeurosen (Sehnenhaut, flächenhafte Sehnen) oder Faszien. Ein typisches Beispiel ist die Dupuytren-Kontraktur, bei der durch Schrumpfung der Hohlhandfaszie ein oder mehrere Finger in Flexionsstellung gezogen werden.

Arthrogene Kontrakturen (Gelenke). Ohne Bewegung und ein Mindestmaß an Belastung ist eine Ernährung des Gelenkknorpels nicht möglich. Es reduziert sich die Elastizität und die Verformbarkeit nimmt zu. Der Knorpel wird schon bei normaler Belastung geschädigt. Eine

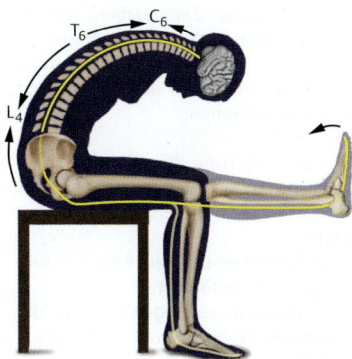

Abb. 11.33 **Slump-Test.** Wenn gleichzeitig der Oberkörper zusammensackt („slump") und das Knie gestreckt wird, belastet man den Ischiasnerv auf Zug.

weitere Folge ist eine Arthrose im Gelenk. Auch der umliegende Kapsel-Bandapparat passt sich der Ruhestellung an. Bei arthrotischen Veränderungen sprechen wir von einem Kapselmuster (das Gelenk steht in einer typischen Fehlstellung, die Hüfte z. B. in Außenrotation, Flexion und Adduktion)

Neurogene Kontrakturen (Nerven). Ist das periphere Nervengewebe in seiner Beweglichkeit eingeschränkt, unterscheiden wir zwei Störungen:

- **Extraneurale Bewegungsstörung:** Die Bewegung des Nervs im Verhältnis zu seinen angrenzenden Strukturen (z. B. Muskulatur, Bandscheibenprolaps, Narbengewebe, ödematöse Veränderungen, Osteophyten) ist eingeschränkt. Sie können den Nerv einengen und zu Beschwerden führen.
- **Intraneurale Bewegungsstörung:** Hier ist die Elastizität der Nerven selbst vermindert. Ursachen können Neuropathien, verminderte Nährstoffversorgung und Immobilität sein.

Ein typischer Test für das periphere Nervensystem ist der Slump-Test (**Abb. 11.33**). Hier wird der Ischiasnerv auf Zug belastet.

11.12 Pflegemaßnahmen auswählen und durchführen ─────────────

Die sinnvollste Behandlung einer Kontraktur ist dieser vorzubeugen und sie zu vermeiden. Hierzu gibt es verschiedene Maßnahmen:

- Lagerung des Patienten
- passives Bewegen bzw. passiv-assistives Bewegen
- Eigenübungen des Patienten

Die negativen Folgen langen Liegens führen v. a. bei älteren Menschen zu späterer Immobilisation und Pflegebedürftigkeit. Bleiben stationäre Patienten für vier Wochen immobil, steigt das Risiko für Pflegebedürftigkeit um das 61-Fache, bei teilweiser körperlicher Aktivität dagegen nur um das 5-Fache. (Sig-

mund-Schultze 2008). Daher ist es bei bettlägerigen und komatösen Patienten sinnvoll einen Behandlungsplan zu erstellen. Der Behandlungsplan wird von Pflegenden, Physiotherapeuten und ggf. auch Ergotherapeuten gemeinsam erstellt und ist auf den Patienten und seinen Krankheitszustand abgestimmt. Er enthält genaue Zeitangaben mit den vorgesehenen Maßnahmen. Angehörige des Patienten sind, besonders in der häuslichen Pflege, in den Behandlungsplan einzubeziehen.

11.12.1 Lagerung des Patienten

Lagerung an sich verhindert nicht, dass es zu Bewegungseinschränkungen kommt:

- Gleitfähigkeit der gelenkigen Anteile wird nicht gefördert.
- Nicht alle Bewegungsrichtungen der einzelnen Gelenke werden berücksichtigt.
- Nicht alle Gelenkstellungen finden endgradig statt.

Dennoch können Lagerungen bei konsequenter Durchführung schwer reversiblen Fehlstellungen (z. B. Spitzfuß) vorbeugen. Es gibt verschiedene Lagerungsmöglichkeiten, die im Wechsel zur Anwendung kommen sollten.

 PRAXISTIPP Bei jeder Lagerung müssen Sekundärerkrankungen und Schmerzen des Patienten berücksichtigt werden, z. B. können Menschen mit Asthma bronchiale nicht in flacher Rückenlage liegen. ————————

Allgemeine Regeln beim Lagern

Bei jeder Lagerung ist darauf zu achten, dass Wunden nicht durch erhebliche Winkelveränderungen betroffener oder benachbarter Gelenke unter starken Zug geraten. Dies würde den Heilungsverlauf stören und verzögern.

Patienten mit spastischen Lähmungen bedürfen einer Lagerung in tonusregulierenden Gelenkstellungen (Bobath-Konzept). Extremitäten mit schlaffen Lähmungen sind mit besonderer Vorsicht zu lagern, um schädigende Dehnungen bzw. Überdehnungen zu vermeiden.

🍏 **PRÄVENTION & GESUNDHEITSFÖRDERUNG**

Um Druckstellen zu vermeiden, sollte der Patient im zweistündlichen Rhythmus umgelagert werden. ————————

Die Lagerung kann in Rückenlage (RL), Seitenlage (SL) oder Bauchlage (BL) erfolgen.

Lagerung in Rückenlage

Die einzelnen Gelenke werden in folgenden Positionen gelagert (**Abb. 11.34 a**):

- **Wirbelsäule:** gerade
- **Kopf:** leichte Flexion
- **Schultergelenke:** 30°-Abduktion
- **Ellenbogengelenke:** 90°-Flexion

- **Unterarme:** Pronation, leicht erhöht gelagert
- **Handgelenke:** Dorsalextension
- **Fingergelenke:** leichte Flexion, in Schalenhaltung unterlagert
- **Daumengelenke:** Opposition in Richtung Zeigefinger
- **Hüftgelenke:** Neutral-Null-Stellung (auftretende Außenrotation kann durch Sandsäcke an den Außenseiten verhindert werden)
- **Kniegelenke:** Neutral-Null-Stellung (Extension),
- **Fußgelenke:** Neutral-Null-Stellung (d. h. Lagerung in einem Winkel von 90° zum Unterschenkel mithilfe einer Bettkiste, einem Schaumstoffblock oder einer Fußstütze mit Arretierung)

In Rückenlage sind folgende weitere Varianten möglich:

Variante 1 (Abb. 11.34 b).

- **Wirbelsäule:** gerade
- **Kopf:** leichte Flexion
- **Schultergelenke:** 90°-Abduktion und 90°-Außenrotation (jeweils rechter und linker Arm im Wechsel)
- **Ellenbogengelenke:** 90°-Flexion
- **Unterarme:** Neutral-Null-Stellung
- **Hand- und Fingergelenke:** liegen entspannt
- **Daumengelenke:** Opposition in Richtung Zeigefinger
- **untere Extremität und nicht rotierter Arm:** s. *Abb. 11.34 a*

Variante 2 (Abb. 11.34 c).

- **Wirbelsäule:** gerade
- **Kopf:** leichte Flexion
- **Hüftgelenke:** leichte Flexion
- **Kniegelenke:** leichte Flexion
- **Fußgelenke:** Flexion (kurzfristig)
- **obere Extremität:** s. *Abb. 11.34 a*

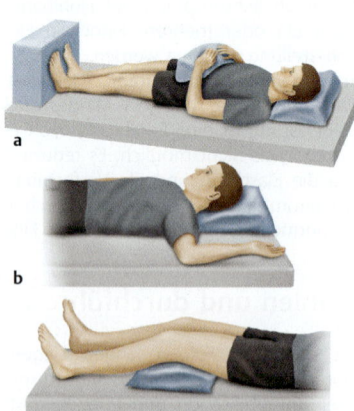

Abb. 11.34 Lagerung in Rückenlage. Für alle Varianten gilt eine flache Rückenlage auf möglichst harter Matratze. **a** Gewöhnliche Variante, **b** Variante 1, **c** Variante 2.

Lagerung in Seitenlage

Die Gelenke werden wie folgt gelagert (**Abb. 11.35**):

- **Wirbelsäule:** gerade
- **Kopf:** geringe Flexion (mit Kissen unterlagern, sodass keine Lateralflexion stattfindet)
- **Taille:** falls deutlich vorhanden, mit Kissen unterlagern
- **aufliegendes Bein:** Neutral-Null-Stellung, d. h. Extension von Knie- und Hüftgelenk, Neutral-Null-Stellung im Fußgelenk
- **aufliegender Arm:** Hand unter aufliegendes Ohr, dadurch Flexion im Ellenbogengelenk und Anteversion im Schultergelenk
- **oben liegendes Bein:** auf Block in mehr oder weniger starker Hüft- und Knieflexion, Fußgelenke in Neutral-Null-Stellung
- **oben liegender Arm:** auf Block in mehr oder weniger starker Anteversion und Ellenbogenflexion, Unterarm und Hand in Neutral-Null-Stellung

Vor dem oben liegenden Arm und Bein sind Schaumstoffblöcke in Höhe der Neutral-Null-Stellung zu platzieren.

Lagerung in Bauchlage

Der Patient sollte auf möglichst harter Matratze flach gelagert werden (sofern keine Kontraindikation durch Dekubitusgefahr, **Abb. 11.36**):

- **Wirbelsäule:** gerade
- **Kopf:** aufliegend, wechselnd zur rechten oder linken Seite gedreht
- **Arme:** in unterschiedlicher Stellung (Neutral-Null-Stellung, Abduktion, Elevation, Außenrotation)
- **Füße:** in Neutral-Null-Stellung bei ausgebautem Fußende oder durch Unterlagerung im Bereich der oberen Sprunggelenke

Ein stark ausgeprägtes Hohlkreuz wird zum Ausgleich mit Kissen vom unteren Rippenrand beidseits bis zur Spina iliaca anterior superior unterlagert.

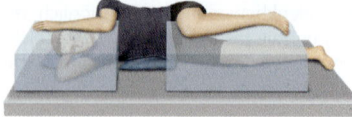

Abb. 11.35 Lagerung in Seitenlage. Flache Seitenlage auf möglichst harter Matratze.

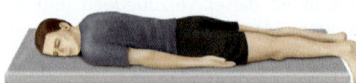

Abb. 11.36 Lagerung in Seitenlage. Flache Seitenlage auf möglichst harter Matratze.

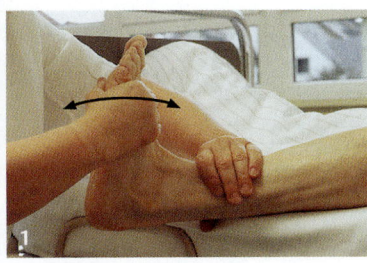
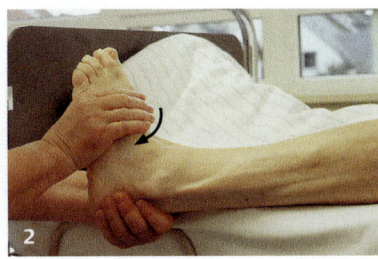
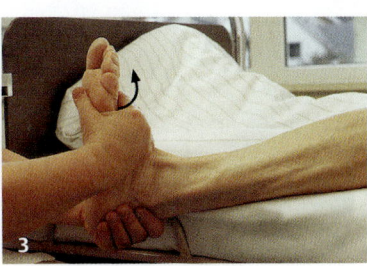

Ausgangsstellung ist die erhöhte Rückenlage. Das zu behandelnde Bein ist abduziert und im Knie unterlagert. Dorsalextension und Plantarflexion des Fußgelenks: Die Physiotherapeutin fixiert den distalen Unterschenkelbereich. Sie umgreift den Mittelfuß und führt den Fuß aus der Neutral-Null-Stellung in 20°-Dorsalextension oder 45°-Plantarflexion und anschließend jeweils in die Neutral-Null-Stellung zurück.

Supination und Pronation am Fußgelenk: Die Physiotherapeutin umfasst die Ferse. Sie umgreift den Mittelfuß und führt den Fuß aus der Neutral-Null-Stellung in 35°-Supination oder

in 15°-Pronation und wieder in die Neutral-Null-Stellung zurück.

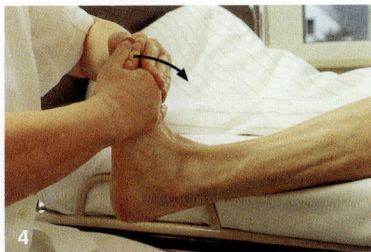
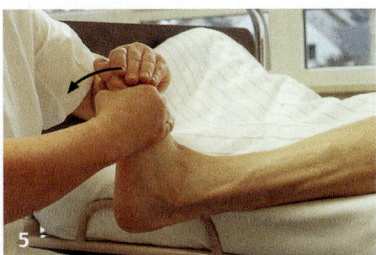
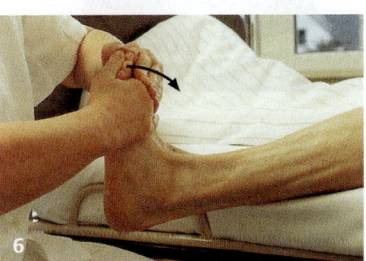

Extension der Zehen: Die Physiotherapeutin fixiert mit beiden Händen den Vorfuß bei Neutral-Null-Stellung des Fußgelenks. Sie führt die Zehen mit beiden Daumen aus der Neutral-Null-Stellung in 60°-Extension und wieder in die Neutral-Null-Stellung zurück.

Flexion der Zehen: Die Physiotherapeutin umgreift den Vorfuß und legt den Daumen unter das Quergewölbe. Mit den oben liegenden Fingern führt sie die Zehen aus der Neutral-Null-Stellung in 40°-Flexion

und in die Neutral-Null-Stellung zurück.

Abb. 11.37 Kontrakturenprophylaxe zur Behandlung von Fuß und Zehen.

🍏 **PRÄVENTION & GESUND-HEITSFÖRDERUNG** Bei bettlägerigen Patienten reichen Lagerungen in physiologischer Mittelstellung und Wechsellagerung zwischen Streck- und Beugelagerung als Maßnahmen der Kontrakturenprophylaxe nicht aus. Die größtmögliche Beweglichkeit und Funktionalität der Gelenke wird v. a. durch regelmäßige Bewegung der Gelenke erhalten. ─────────────

11.12.2 Passive Gelenkbewegungen, aktiv-assistive und aktive Bewegungsübungen

Sofern möglich, sind aktive und aktiv-assistive Bewegungsübungen stets passiven Bewegungen vorzuziehen. Dabei sollte der Patient zur Aktivität angeregt werden, damit seine Selbstständigkeit gefördert wird. Bewegungsübungen verfolgen als Ziele die Erhaltung und Förderung der Beweglichkeit und Selbstständigkeit des Patienten, Schutz vor Muskelatrophie und Aufrechterhaltung von Kraft und Ausdauer. Die Bewegungen sollten in den Gelenken so endgradig wie möglich durchgeführt werden, um den größtmöglichen Effekt zu erzielen.

Vorbereitende Maßnahmen.

- Information des Patienten über Ziel und Art der Bewegungsübung,
- Bewegungsfreiraum schaffen: Entfernen von Bettdecke und Lagerungshilfsmitteln,
- für Sicherheit sorgen durch Fixation von Infusionen, Drainagen, Blasenverweilkatheter ect.,
- Anregung zur aktiven Mitarbeit,
- Prüfung des aktuellen Zustandes des Patienten, z. B. keine Spannungsübungen bei erhöhten Blutdruckwerten,
- möglichst flache Lagerung des Patienten, damit volles Bewegungsausmaß erreicht wird; bei Bewegungen der oberen Extremität ist eine Oberkörperhochlagerung möglich.

Indikation und Wirkungsweisen

Passives Bewegen. Passives Bewegen wird vom Pflegepersonal/Physiothera-peuten am Patienten durchgeführt. Hierbei werden ein oder mehrere Gelenke möglichst endgradig passiv bewegt. Indikation: Bewusstlose, gelähmte oder stark geschwächte Patienten. Passive Bewegungsübungen werden auch zur Vorbereitung aktiver Übungen nach langer Ruhigstellung einzelner Körperteile durchgeführt. Neben dem Effekt der Kontrakturenprophylaxe wirken passive Bewegungen auch entspannend und thromboseprophylaktisch. Auf den *Abb. 11.37*, *Abb. 11.38* u. *Abb. 11.39* werden einzelne Maßnahmen zur Behandlung der oberen und unteren Extremität vorgestellt. Diese Bewegungen können auch aktiv-assistiv und rein aktiv unter Anleitung durchgeführt werden.

Aktiv-assistive Bewegungsübungen. Sie werden vom Patienten mit Unterstützung einer Pflegeperson oder eines Physiotherapeuten durchgeführt, indem ihm z. B. die Schwere der Extremität abgenommen wird oder geholfen wird, einen vollständigen Bewegungsausschlag zu erreichen. Der Patient sollte

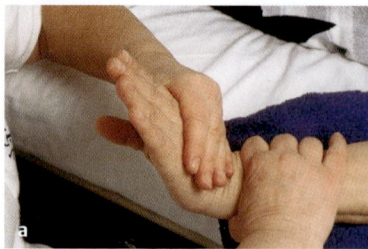
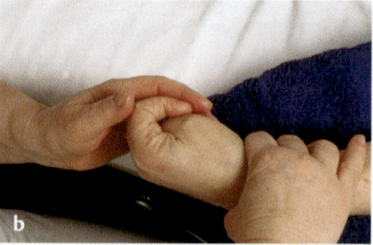
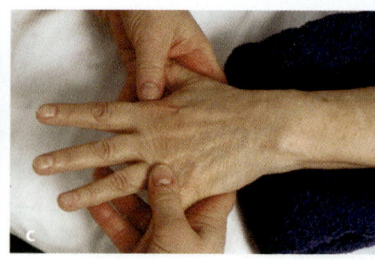

Abb. 11.38 **Kontrakturenprophylaxe von Hand und Fingern. a** Dorsalflexion der Hand, **b** Beugung aller Finger, **c** Spreizen der Finger.

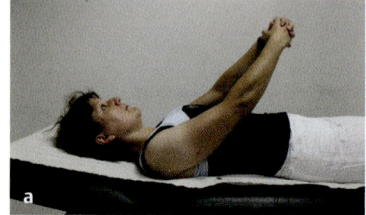
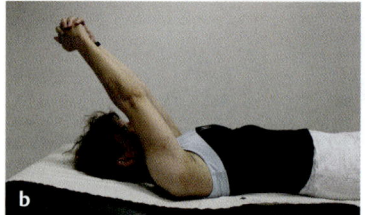
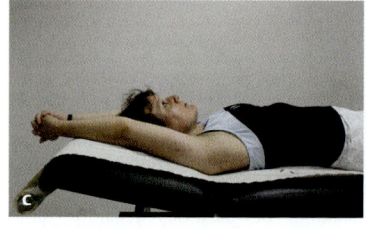
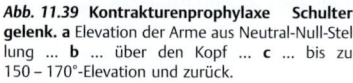

Abb. 11.39 **Kontrakturenprophylaxe Schultergelenk. a** Elevation der Arme aus Neutral-Null-Stellung ... **b** ... über den Kopf ... **c** ... bis zur 150 – 170°-Elevation und zurück.

soweit ansprechbar sein, dass er die Anweisungen versteht und die Bewegungen aktiv mitmachen kann.

Aktive Übungen. Sie werden vom Patienten selbstständig durchgeführt, evtl. benötigt der Patient eine Aufforderung und/oder Anleitung zur Durchführung. Aktive Übungen erhalten das Bewegungsgefühl, regen die Atmung an, fördern die arterielle und venöse Durchblutung und verbessern Schlaf und Appetit (*Abb. 11.40*).

Resistive Übungen. Resistive Übungen sind Bewegungen gegen Widerstand, z. B. gegen die Muskelkraft der helfenden Person, um die Gelenkbeweglichkeit

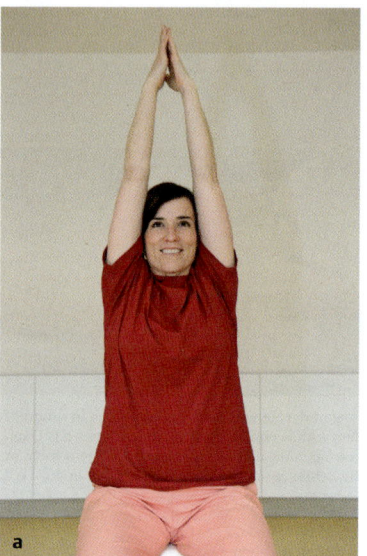
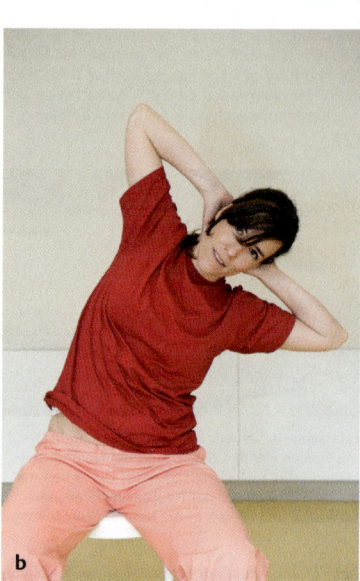
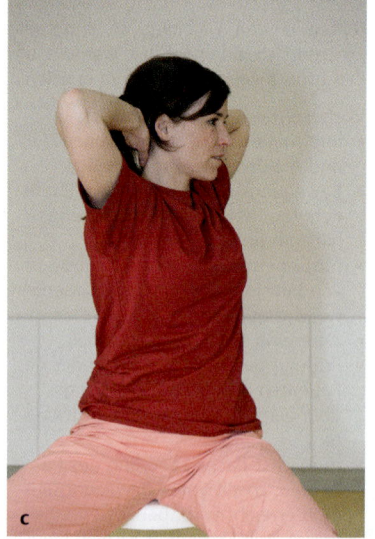
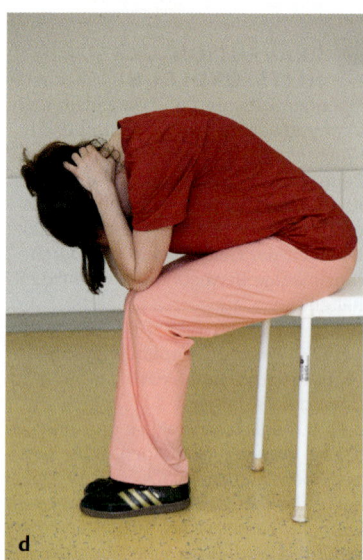

Abb. 11.40 **Rumpfbewegungen.** Aktive Bewegungsübungen zur Mobilisation der Wirbelsäule. **a** Streckung der Wirbelsäule, **b** Seitneigung der Wirbelsäule, **c** Drehung der Wirbelsäule, **d** Beugung der Wirbelsäule.

zu verbessern und die Muskelkraft zu stärken.

Ausführung der Bewegungsübungen
Aktiv-assistive und passive Bewegungsübungen werden langsam und rhythmisch ausgeführt. Es ist zu beachten, dass jede Bewegung das volle Bewegungsausmaß erreicht. Die behandelnde Person steht immer auf der Seite des bewegten Gelenks, um rückenschonendes Arbeiten und vollen Bewegungsausschlag zu gewährleisten. Damit sich keine Mitbewegungen benachbarter Körperabschnitte ergeben und Ausweichbewegungen vermieden werden, wird jeweils eine Hand der behandelnden Person knapp oberhalb, also proximal, des zu bewegenden Gelenks aufgelegt. Jede Bewegung wird 10–12-mal pro Übung und 2–3-mal pro Tag wiederholt.

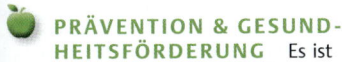 **PRÄVENTION & GESUND-HEITSFÖRDERUNG** Es ist sinnvoll, das Durchbewegen der Gelenke von distal nach proximal durchzuführen, da der Patient bei Bewegung der kleineren Gelenke weniger Widerstand leistet und er sich so auf die Therapie besser

einlassen kann. Der Patient sollte stets zur aktiven Mitarbeit angeregt werden, damit seine Selbstständigkeit gefördert wird. _____

Kontraindikationen. Schmerzauslösende Übungen sind zu unterlassen. Das Bewegen von Extremitäten, deren Gelenke geschwollen, gerötet und temperaturerhöht sind und/oder infektiöse Prozesse aufweisen, dürfen nicht bewegt werden. Außerdem ist der aktuelle Zustand des Patienten zu beachten, d. h. keine Übungen z. B. bei Fieber, Erbrechen oder Durchfall.
Einschränkungen. Patienten mit frischen Narben in Gelenknähe dürfen im Hinblick auf das neue Gewebe nur sehr vorsichtig und evtl. auch nicht bis zum vollen Bewegungsausmaß bewegt werden. Patienten mit zentralen Paresen werden entsprechend dem Bobath-Konzept bewegt (s. Kap. 42, S. 1079).

 PRÄVENTION & GESUND-HEITSFÖRDERUNG Es ist sinnvoll, Bewegungsübungen möglichst in andere Pflegetätigkeiten zu integrieren, z. B. während der Körperpflege

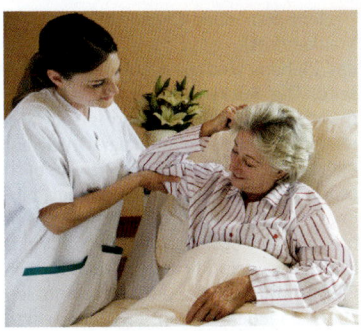
Abb. 11.41 Kämmen. Die Patientin hebt ihren Arm und führt ihn bei gebeugtem Ellbogen in Außenrotation im Schultergelenk nach hinten.

(waschen, kämmen, an- und auskleiden, **Abb. 11.41**) oder bei Gesprächen mit Patienten. _____

Bestehende Kontrakturen erfordern eine spezifische Therapie. Hier arbeiten Physio- und Ergotherapeuten gezielt am Patienten und planen gemeinsam mit dem Pflegepersonal Maßnahmen der Lagerung und Bewegung.

E Unterstützen der Mobilisation

Stefan Grossmann-Haller

11.13 Grundlagen aus Pflege- und Bezugswissenschaften

Um bis ins hohe Alter ohne Rückenbeschwerden arbeiten zu können, ist es sinnvoll, sich rechtzeitig Gedanken darüber zu machen, welche Möglichkeiten es gibt, sich rückenschonend zu halten, zu bewegen und zu arbeiten. Immerhin scheiden fast 50 % der Berufstätigen wegen Rückenbeschwerden vorzeitig aus dem Erwerbsprozess aus.

Bei einer optimalen Haltung sind die aktiven und passiven Strukturen (Knochen, Knorpel und Kapsel-Bandapparat) am wenigsten belastet und die Muskulatur kann am effizientesten arbeiten. Jedoch ist keine Arbeit frei von einseitiger Beanspruchung und so ist es auch wichtig, einen Ausgleich zu den täglichen, körperlichen Belastungen zu schaffen.

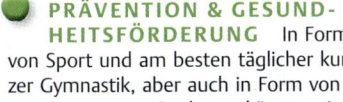 **PRÄVENTION & GESUND-HEITSFÖRDERUNG** In Form von Sport und am besten täglicher kurzer Gymnastik, aber auch in Form von Entspannungsmaßnahmen können einseitige, körperliche Belastungen ausgeglichen werden (**Abb. 11.42**). _____

Damit Fehl- und Überlastungen von einem selbst erkannt werden, ist die Schulung eines guten Körpergefühls zur Wahrnehmung von Haltung und Spannungs- bzw. Verspannungszuständen der Muskulatur notwendig.

Des Weiteren sollten einige biomechanische Zusammenhänge bekannt sein, damit man sich über die Belastungen in verschiedenen Arbeitshaltungen bewusst ist.

11.13.1 Biomechanische Grundlagen
Die Wirbelsäule bildet den Drehpunkt eines zweiarmigen Hebels (**Abb. 11.43 a**). Dieser setzt sich aus dem ventral gelegenen Lastarm der Last (Bauchgewicht, zu tragendes Gewicht) und dem dorsal gelegenen Kraftarm der Rückenmuskulatur zusammen. Je länger und schwerer der Lastarm und je kürzer und schwächer der Kraftarm, umso größer ist die Belastung für die Bandscheibe (**Abb. 11.43 b**). Daraus folgt, dass die Bandscheibe durch

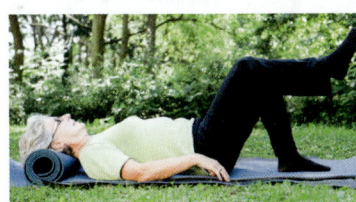
Abb. 11.42 Tägliches körperliches Training hilft, einseitige Belastungen auszugleichen.

- einen kürzeren Lastarm (körpernahes Tragen von Lasten in aufrechter Körperhaltung),
- reduziertes Übergewicht,
- einen kürzeren Kraftarm (durch leicht betonte Lordose der Lendenwirbelsäule) und
- eine trainierte Rückenmuskulatur entlastet wird (**Abb. 11.43 c**).

Beim Training der Rückenmuskulatur sollte besonderer Wert auf Ausdauer und Koordination gelegt werden und nicht nur auf Kraft.

Zieht man einen Gegenstand (z. B. ein Krankenbett), wirkt das Drehmoment des Ziehens zusätzlich auf der Lastarmseite. Die Rückenmuskeln müssen aufgrund ihres kurzen Kraftarms sehr viel mehr Arbeit leisten und der Druck auf die Bandscheibe steigt erheblich (**Abb. 11.43 d**). Schiebt man das Bett hingegen (**Abb. 11.43 e**), so wirkt das Drehmoment des Schiebens auf der Seite des Kraftarms der Rückenmuskulatur. Die Bauchmuskeln, die auf der ventralen Seite dagegen halten, besitzen einen langen Hebelarm und müssen weniger Arbeit leisten als die Rückenmuskeln

beim Ziehen. Demzufolge steigt der Druck auf die Bandscheibe weniger an.

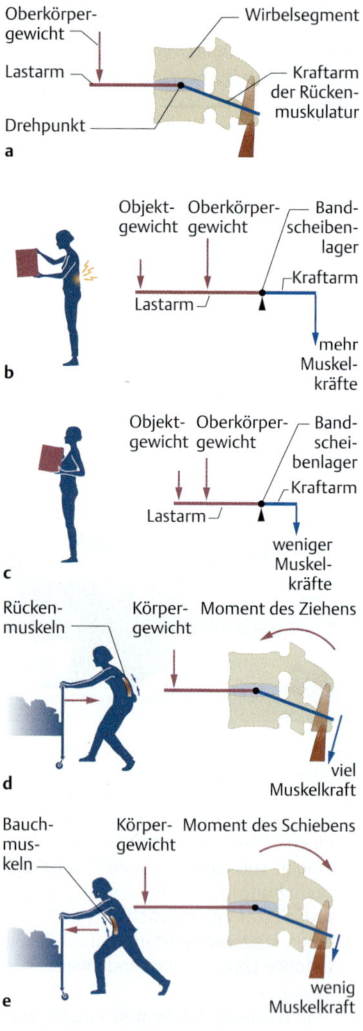

✋ **PRAXISTIPP** Das Bett zu schieben entlastet die Bandscheibe! ⎯

Bei axialer Belastung der Bandscheibe (lotgerechter Sitz und Stand) wird die Druckbeanspruchung des Nucleus pulposus (Gallertkern) auf den gesamten Anulus fibrosus (Faserring) verteilt, wodurch dieser eine Zugbeanspruchung erfährt. Die kollagenen Fasern des Faserrings sind entsprechend gebaut, um dieser Zugbeanspruchung standzuhalten.

Erst wenn in einer nicht lotgerechten Stellung der Wirbelsäule die Belastung zu lange anhält und/oder die Belastung zu groß ist, wirkt sie sich negativ aus. Belastungen dieser Art kommen bei lang dauerndem „krummen" Sitzen und bei falschem Heben von Gewichten häufig vor. Fasern des Anulus fibrosus können einreißen, was zur Protrusion (Vorwölbung) bis hin zum Prolaps (Vorfall) der Bandscheiben führen kann. Außerdem ist die Bandscheibe selbst weder schmerz- noch druckempfindlich, deshalb spürt man nicht, wenn sie überstrapaziert wird.

Die Bandscheibe wird entlastet, wenn
- eine lotgerechte Haltung im Sitz und Stand eingenommen und
- sinnvoll gehoben und getragen wird.

Bei den Empfehlungen für eine gute Haltung ist zu beachten, dass
- die Haltung etwas Individuelles ist und sich immer nach den Möglichkeiten des Einzelnen richten muss,
- sich eine schlechte Haltung nicht von heute auf morgen korrigieren, sondern nur Schritt für Schritt verbessern lässt und
- eine gute Haltung nicht den ganzen Tag gehalten werden kann (Dynamik und Abwechslung sind notwendig und wichtig für die Wirbelsäule, um sie zu entlasten).

11.13.2 Rückenschonendes Sitzen und Stehen

Kriterien für rückenschonendes Sitzen und ihre Wirkung sind Folgende:
- Richtige Sitzhöhe, ein Hüftwinkel von etwas über 90° und Bodenkontakt der Füße (auch bei Kindern wichtig!) gewährleisten Bewegungsfreiheit von Becken und Hüftgelenk und lösen den Aufrichteimpuls aus (**Abb. 11.44**).
- Beckenbreit auseinander stehende Beine vergrößern die Unterstützungsfläche.
- Unter den Kniegelenken in Verlängerung des Oberschenkels stehende

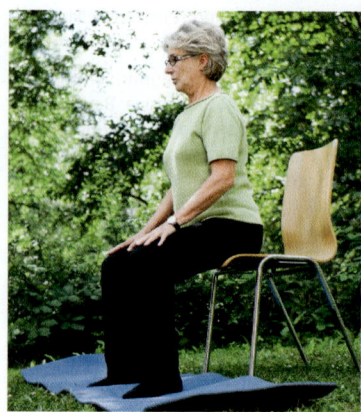

Abb. 11.44 Rückenschonendes Sitzen.

Füße vermeiden Valgusstress auf die Kniegelenke.
- Eine leichte Lordose der LWS belastet optimal die Bandscheiben der LWS, sorgt für harmonische Zusammenarbeit von Bauch- und Rückenmuskulatur und löst Aufrichteimpuls der BWS aus.
- Eine aufgerichtete BWS (falls nötig) sorgt für ökonomische Haltung, Bewegungsfreiheit von Schultergürtel und Schultergelenk und erleichtert die Atmung (Achtung: Schulterblätter nicht nach hinten ziehen, sondern über die Rückenmuskulatur aufrichten!).
- Nach hinten oben geschobener Scheitelpunkt führt zur physiologischen Wirbelsäulenstellung der HWS.

Rückenschonendes Stehen basiert auf folgenden Kriterien und ihrer Wirkung:
- Hüftbreit auseinander stehende Beine und zwischen den Füßen und der Mitte der Füße liegender Schwerpunkt bieten eine gute Unterstützungsfläche und halten ventrale und dorsale Muskelaktivität im Gleichgewicht.
- Nicht überstreckte Knie aktivieren die Oberschenkelmuskulatur und entlasten die Wirbelsäule.
- Weitere Wirbelsäuleneinstellungen s. rückenschonendes Sitzen (s. o.).

Folgende Maßnahmen dienen der Unterstützung:
- Hocker und Stühle mit leicht nach vorn geneigter Sitzfläche sowie Keilkissen erleichtern die Lordosierung der LWS.
- Sitzbälle vermeiden das Ermüden der Muskulatur.
- Bequeme, leichte Kleidung lässt den Gelenken Bewegungstoleranz.

Oberkörpergewicht — Wirbelsegment
Lastarm — Kraftarm der Rückenmuskulatur
Drehpunkt
a

Objekt- Oberkörpergewicht gewicht — Bandscheibenlager
Lastarm — Kraftarm
— mehr Muskelkräfte
b

Objekt- Oberkörpergewicht gewicht — Bandscheibenlager
Lastarm — Kraftarm
weniger Muskelkräfte
c

Rückenmuskeln Körpergewicht Moment des Ziehens
viel Muskelkraft
d

Bauchmuskeln Körpergewicht Moment des Schiebens
wenig Muskelkraft
e

Abb. 11.43 Rückenschonendes Arbeiten. a Wirbelsäule als Drehpunkt eines zweiarmigen Hebels, **b** falsches, körperfernes Tragen, **c** korrektes, körpernahes Tragen, **d** hohe Belastung von Bandscheibe und Rückenmuskeln durch Ziehen von Lasten, **e** Entlasten der Bandscheibe durch Schieben von Lasten.

➤ **MERKE** Wichtig ist die häufige Abwechslung zwischen Sitzen und Stehen. ─────────

11.13.3 Rückenschonendes Heben und Tragen

Bei keiner anderen Tätigkeit des täglichen Lebens ist die Wirbelsäule derart großen Belastungen ausgesetzt wie beim Heben und Tragen von Lasten. Abhängig von Konstitution, Beweglichkeit, Kraft und subjektiven Beschwerden werden zwei Bücktypen unterschieden, der horizontale und der vertikale Bücktyp.

Horizontaler Bücktyp. Hierbei wird bei stabilisierter Wirbelsäule der Oberkörper nach vorne verlagert, wobei die größte Bewegung in den Hüftgelenken stattfindet. Bei langem Oberkörper und viel Gewicht am Rumpf ist diese Art des Bückens nicht empfehlenswert. Ebenso muss gewährleistet sein, dass die Muskulatur der LWS in der Lage ist, ausreichend zu stabilisieren.

Vertikaler Bücktyp. Bei ebenfalls lotgerecht eingestellter Wirbelsäule wird zum Heben in die Hocke gegangen (**Abb. 11.45**). Dies setzt eine gute Hüft- und Kniegelenksbeweglichkeit voraus. Da die Belastung überwiegend auf die untere Extremität übertragen wird, dürfen keine Kniebeschwerden vorliegen und die Oberschenkelmuskulatur muss über genügend Kraft verfügen.

👋 **PRAXISTIPP** So hebt und trägt man richtig:
- Lasten mit einer stabilisierten, lotgerecht eingestellten Wirbelsäule aus den Beinen anheben und körpernah tragen.
- Beim Anheben einer Last Pressatmung vermeiden, am besten dabei ausatmen.
- Schwere Lasten möglichst zu zweit oder mit Hilfsmittel (z. B. Lifter) tragen und Gewichte möglichst auf beide Arme verteilen. ─────────

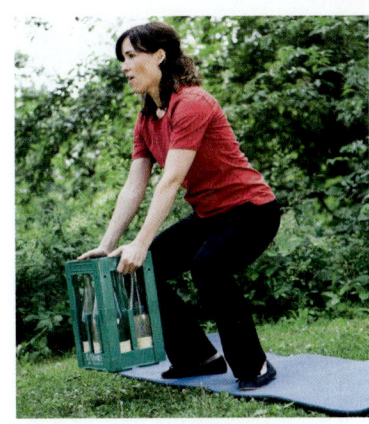

Abb. 11.45 Rückenschonendes Heben und Tragen.

11.14 Pflegemaßnahmen auswählen und durchführen ─────────

11.14.1 Einsatz von Gehhilfen

Indikation
Gehhilfen dienen der Entlastung der unteren Extremität und postoperativ der Sicherheit bei Frühmobilisation. Des Weiteren finden sie ihren Einsatz bei mangelndem Gleichgewicht, allgemeiner Unsicherheit und schlechtem Allgemeinzustand (z. B. Geriatrie).

Bei der Versorgung der Patienten mit geeigneten Hilfsmitteln kann die Mitwirkung von Physio- bzw. Ergotherapeuten sinnvoll sein.

Arten von Gehhilfen
Verschiedene Gehhilfen stehen zur Verfügung (**Abb. 11.46** u. **Abb. 11.47**):
- Gehwagen mit diversen Unterstützungsmöglichkeiten
- Gehbock bzw. Gehgestell
- Rollatoren und Gehräder (Deltarad, Rollmobil)
- Achselstütze, Vierpunktestock, Gehstock und Unterarmgehstütze

Anpassen der Gehhilfen
Alle Gehhilfen müssen individuell der Körpergröße und Schrittlänge des Patienten angepasst werden (**Abb. 11.48**). Der Patient steht aufrecht in Schrittstellung, die Belastung liegt auf dem vorderen Bein, die Ellenbogengelenke sind gestreckt und die Schulter nicht hochgezogen. Die Unterarmstützen stehen in Schulterbreite neben dem vorderen Fuß in Höhe des Vorfußes. Die Unterarmführung sollte möglichst im oberen Drittel des Unterarms enden. Sie darf jedoch nie über das Ellenbogengelenk hinausgehen.

11.14.2 Gangschulung
Je nachdem, ob ein Bein ganz oder teilbelastet bzw. unterstützt werden soll, kann zwischen verschiedenen Gangarten gewählt werden.

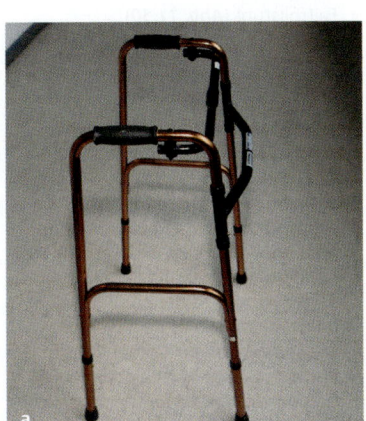
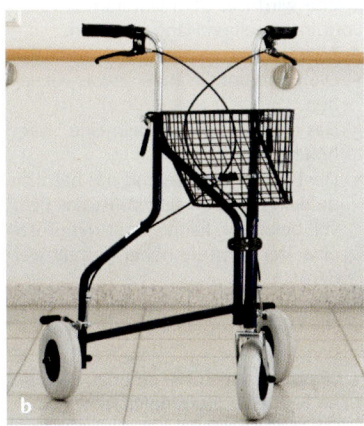
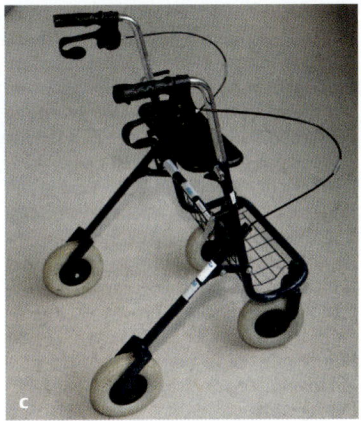

Abb. 11.46 Arten von Gehhilfen. a Gehbock, b Rollator, c Deltarad.

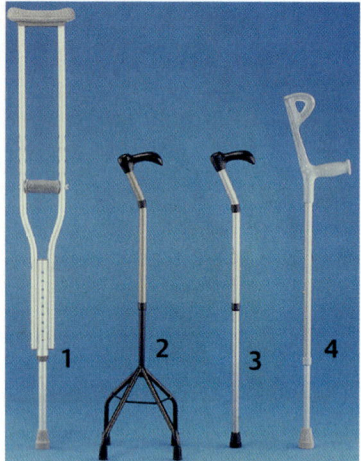

Abb. 11.47 Achselstütze (1), Vierpunktestock (2), Gehstock (3) und Unterarmgehstütze (4).

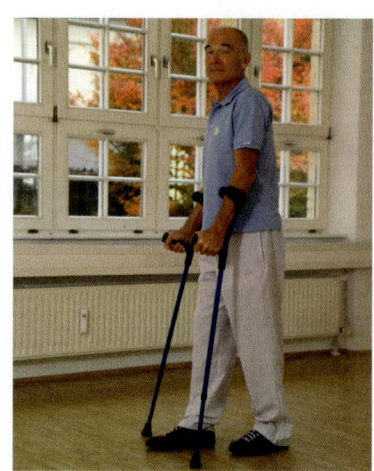

Abb. 11.48 Die Höhe der Unterarmstützen muss individuell eingestellt werden.

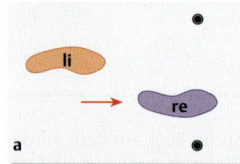 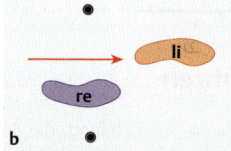 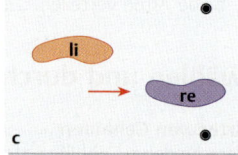

Abb. 11.49 **Drei-Punkte-Gang. a** Betroffenes Bein und Stützen vorsetzen, **b** nicht betroffenes Bein nachsetzen, **c** betroffenes Bein und Stützen wieder vorsetzen.

Gehen mit nur einer Unterarmstütze sollte gänzlich vermieden werden, da der Patient beim Abstützen allzu leicht den Oberkörper über die Gehhilfe verlagert. Die Gewichtsverlagerung hat negative Auswirkungen auf LWS, Schultergelenk und die gesamte Statik. Es ist sinnvoller, bei noch unsicherem Gangbild als Absicherung 1 oder 2 Gehstöcke zu benutzen. Einseitig genutzte Gehhilfen sind immer auf der nicht betroffenen Seite einzusetzen.

Drei-Punkte-Gang. Dabei wird die Belastung nach Angaben des Arztes reduziert. Der Drei-Punkte-Gang erlaubt entlastendes, teilbelastendes sowie vollbelastendes Gehen (**Abb. 11.49**). Die Belastung wird zuvor wiederholt auf einer Waage kontrolliert. Beide Beine stehen hierbei auf gleichem Niveau (z. B. Waage im Boden versenkt, zwei Waagen oder sonstige Ausgleichsmöglichkeiten).

Zwei-Punkte-Gang (Kreuzgang). Der Kreuzgang wird in erster Linie in der Umstellungsphase vom Gehen mit Stützen zum freien Gehen eingesetzt, da der Kreuzgang dem normalen Armpendel entspricht. Beim Zwei-Punkt-Gang werden ein bzw. beide Beine teilweise entlastet. Das betroffene Bein sollte jedoch

mit dem vollen Körpergewicht belastbar sein. Der Zwei-Punkte-Gang ist dem nachfolgend beschriebenen Vier-Punkte-Gang vorzuziehen, weil er ein flüssigeres Gangbild erlaubt. Es werden Stütze und diagonales Bein gleichzeitig vorgebracht, gefolgt von der Gegenstütze und dem Gegenbein.

Treppengehen mit Unterarmstützen
Treppe mit Geländer
Eine Unterarmstütze dient als Stütze, die zweite wird mit dem Unterarmteil nach vorn in derselben Hand getragen.
Aufwärts:
- Die Hand am Geländer etwas vorziehen.
- Das nicht betroffene Bein eine Stufe höher setzen.
- Die Unterarmstütze und das betroffene Bein danebensetzen (ist das Bein voll belastbar, kann es mit der Stütze eine Treppenstufe höher gestellt werden).
Abwärts:
- Die Hand am Geländer etwas vorziehen.
- Die Unterarmstütze und das betroffene Bein eine Stufe tiefer setzen.
- Das nicht betroffene Bein daneben setzen (ist das Bein voll belastbar,

kann es mit der Stütze eine Treppenstufe höher gestellt werden).

Treppe ohne Geländer
Aufwärts:
- Das nicht betroffene Bein eine Stufe höher setzen.
- Das betroffene Bein mit beiden Stützen daneben setzen (ist das Bein voll belastbar, kann es mit der Stütze eine Treppenstufe höher gestellt werden).
Abwärts:
- Beide Unterarmstützen und das betroffene Bein eine Stufe tiefer setzen.
- Das nicht betroffene Bein daneben setzen (ist das Bein voll belastbar, kann es mit der Stütze eine Treppenstufe höher gestellt werden).

11.14.3 Einsatz des Rollstuhls

Indikation
Ein Rollstuhl ist immer dann erforderlich, wenn ein Patient seine Gehfähigkeit teilweise oder vollständig verloren hat. Er benötigt dann einen Rollstuhl entweder vorübergehend für weitere Gehstrecken oder er ist, z. B. infolge von Lähmungen oder Amputationen, nie wieder in der Lage selbstständig zu gehen und zu stehen. In jedem Fall muss der Rollstuhl individuell auf die Bedürfnisse des Patienten abgestimmt werden. Hierzu sollten Physio- oder Ergotherapeuten bzw. Orthopädiemechaniker zu Rate gezogen werden.

Auswahlkriterien
Die Auswahl eines Rollstuhls richtet sich nach folgenden Kriterien:
- Größenverhältnisse des Patienten
- Art der Behinderung
- Einsatzbereich

Rollstuhlarten
Verschiedene Arten von Rollstühlen werden angeboten:
- Faltrollstuhl (**Abb. 11.50**)
- Sportrollstuhl (mit starrem Rahmen)
- Elektrorollstuhl
- Sonderform: Dusch- und Toilettenstuhl

Einsatz des Rollstuhls
Beim Einsatz eines Rollstuhls sind folgende Punkte zu beachten:
- Der im Rollstuhl Sitzende hat einen anderen Blickwinkel als aufrecht stehende Menschen. Bei Gesprächen sollte sich auf Augenhöhe mit dem Rollstuhlfahrer begeben werden.
- Die Hilfsperson sollte den Rollstuhl immer vor sich herschieben (Orientierung für den Patienten, Übersicht für die Hilfsperson).

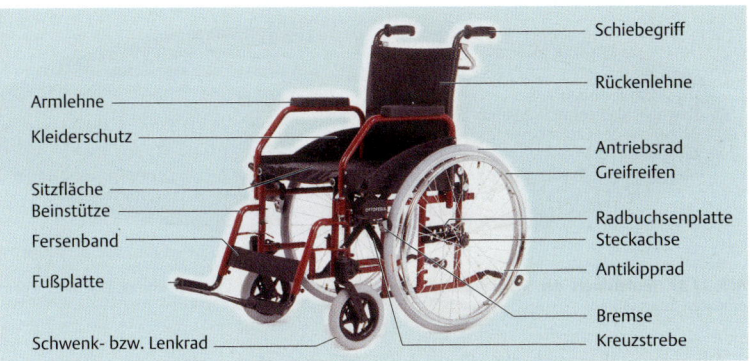

Abb. 11.50 Einzelne Bestandteile eines Faltrollstuhls.

Schiebegriff
Rückenlehne
Armlehne
Kleiderschutz
Antriebsrad
Greifreifen
Sitzfläche
Beinstütze
Radbuchsenplatte
Steckachse
Fersenband
Antikipprad
Fußplatte
Bremse
Kreuzstrebe
Schwenk- bzw. Lenkrad

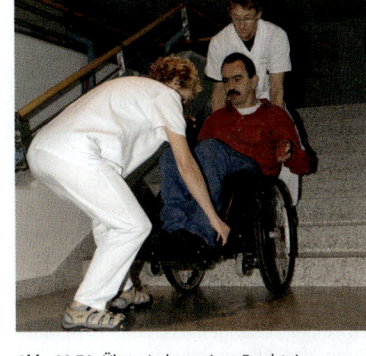

Abb. 11.51 Überwindung eines Bordsteins.

- Nur mit voll aufgepumpten Reifen lässt sich ein Rollstuhl gut schieben bzw. antreiben.
- Eine regelmäßige Wartung des Rollstuhls ist sinnvoll.
- Im stehenden Zustand sollten die Bremsen immer angezogen sein.

- Bei Patienten mit großer Immobilität sollte ein Antidekubituskissen verwendet werden.
- Beim Transfer sollten die Seiten- und Fußteile abgeklappt werden.
- Das Überwinden von Schwellen und Bordsteinkanten muss geübt werden (**Abb. 11.51**).

- Vor dem Kippen des Rollstuhls ist der Patient vorab zu informieren.
- Muss der Rollstuhl über eine Treppe gehoben werden, ist darauf zu achten, dass nur an festen Rahmenteilen angefasst wird.

F Sturzprophylaxe

Adriano Pierobon, Manfred Funk

11.15 Grundlagen aus Pflege- und Bezugswissenschaften

Stürze gehören zum menschlichen Dasein. Wir erleiden während aller Lebensabschnitte Stürze. Im Kindesalter und im hohen Alter treten Stürze jedoch häufiger auf als in anderen Lebensphasen.

Kleinkinder und Kinder stürzen häufig deshalb, weil sie im Spiel, beim Sport und bei anderen Bewegungsaktivitäten älteren Kindern und Erwachsenen nacheifern und dabei situativ ihre noch nicht vollständig ausgebildeten Fortbewegungsfähigkeiten überfordern. Alte Menschen stürzen häufig deshalb, weil sich bei ihnen durch altersbedingte Funktionseinschränkungen und vielfache Erkrankungen die lokomotorische Kompetenz verringert.

> **! DEFINITION** Ein **Sturz** ist ein plötzliches, nicht willentlich beeinflussbares Gelangen auf den Boden oder eine andere, im Vergleich zur Ausganglage deutlich tiefer gelegene Ebene. Ausgeschlossen sind hierbei Stürze, die durch Kollision mit Fahrzeugen entstehen; nicht ausgeschlossen sind Stürze infolge Herzinfarkt, Schlaganfälle und jede Form plötzlichen Bewusstseinsverlusts. ___

Zwar verläuft die Mehrzahl der Stürze auch bei alten Menschen folgenlos, jedoch führen in der Altersgruppe der über 65-Jährigen immerhin 10% der Stürze zu Verletzungen, die eine ärztliche Intervention erfordern. 2,5% dieser Stürze haben eine Krankenhauseinweisung zur Folge.

Die Schenkelhalsfraktur ist bei den über 60-Jährigen der häufigste Frakturtyp. Die Inzidenzrate verläuft bei den über 70-Jährigen nicht linear (gradlinig), sondern exponentiell (hier: steil ansteigend) (**Abb. 11.52**).

In der Bundesrepublik Deutschland treten jährlich ca. 120 000 Schenkelhalsfrakturen auf. Von diesen Frakturen sind fast ausnahmslos ältere Menschen betroffen; bei unter 60-Jährigen sind sie äußerst selten. Bei jüngeren Menschen tritt dieser Frakturtyp fast nie als Folge eines Sturzes auf, sondern in seltenen Fällen infolge eines Unfalls unter hoher Geschwindigkeit (Motorradunfall, Sportunfall).

> **▶ MERKE** Alte Menschen stürzen nicht nur häufiger, sie stürzen auch anders als junge Menschen und erleiden

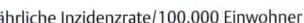

jährliche Inzidenzrate/100.000 Einwohner

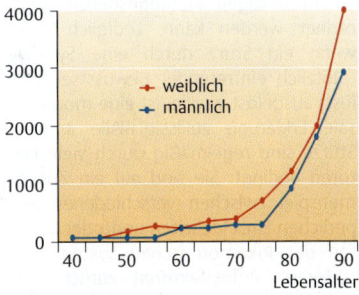

Abb. 11.52 **Inzidenzrate.** Sie zeigt die Anzahl der Schenkelhalsfrakturen bezogen auf das Lebensalter. Deutlich zu erkennen ist die erhöhte Frakturhäufigkeit ab dem 70. Lebensjahr.

schwerere Verletzungen. Als psychische Folge des Sturzes entwickeln sie oft große Angst vor weiteren Stürzen. ___

Psychosoziale Sturzfolgen

Nach einem Sturzereignis entwickelt die Mehrzahl der alten Menschen große Angst, erneut zu stürzen. Diese Angst kann sich zu einer regelrechten Phobie entwickeln. Eine solche starke, zwanghafte Angst wird als Post-Fall-Syndrom bezeichnet. Aus Angst vor weiteren Stürzen schränken die Betroffenen ihre Bewegungsaktivitäten und ihr Mobilitätsverhalten auf eine unangemessene Art ein. Diese Immobilisierungstendenz führt ihrerseits wiederum dazu, dass die lokomotorischen Fähigkeiten deutlich abnehmen.

Dieses Verhaltensmuster darf nicht mit einer angemessenen, gegen Risiken arbeitende Sturzvermeidungsstrategie verwechselt werden. Bei phobischen Ängsten liegt vielmehr eine Fehlkonditionierung vor, die beim Post-Fall-Syndrom zu einer unangemessenen Einschränkung der Alltagsaktivitäten bis hin zur weitgehenden Immobilisierung führt.

Letztlich befinden sich die Betroffenen in einem Teufelskreis, der schlimmstenfalls zu Immobilität bis zur völligen Bettlägerigkeit sowie zu komplettem Autonomieverlust, sozialer Vereinsamung, regressiven (sich zurückentwickelnden) und/oder depressiven Tendenzen und dem Erlöschen des Lebenswillens führt (**Abb. 11.53**).

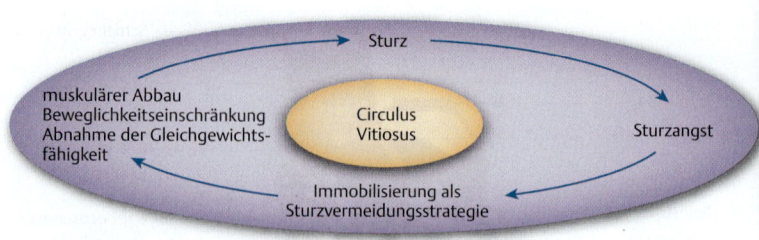

Abb. 11.53 Teufelskreis der Sturzangst. Die Angst vor einem Sturz kann zu Immobilität und einem erneuten Sturz führen.

Oft neigen aber auch die pflegenden Angehörigen und selbst professionelle Pflegekräfte dazu, sturzgefährdete alte Menschen zu immobilisieren. Diese Immobilisierungsmaßnahmen werden oft durch ärztliches Verschreibungsverhalten noch zusätzlich verstärkt. Doch die Akteure arbeiten mit dieser Strategie nicht präventiv, sondern verlagern lediglich das Risiko: Natürlich wird ein immobilisierter, bettlägeriger Mensch kaum stürzen, aber stattdessen unterliegt er stark der Gefahr, eine Embolie, Pneumonie oder andere, oftmals tödliche Sekundärkomplikationen zu erleiden.

> **MERKE** Jede über das unbedingt erforderliche Maß hinausgehende Immobilisierungsmaßnahme ist zu unterlassen! Immobilisierung ist in keinem Fall zur Sturzprävention geeignet!

11.16 Pflegesituationen erkennen, erfassen und bewerten

11.16.1 Sturzrisiko erfassen
Zahlreiche Studien belegen, dass ein Sturz in den seltensten Fällen ausschließlich nur einer einzigen Krankheit, einem einzigen Krankheitssymptom oder einem einzigen Funktionsdefizit zugeordnet werden kann. Lediglich dann, wenn ein Sturz durch eine Synkope (plötzlich eintretender Bewusstseinsverlust) ausgelöst wurde, ist eine monokausale Erklärung zulässig. Alle anderen Stürze sind regelmäßig durch viele Faktoren bedingt: Sie sind auf ein Zusammenspiel zwischen verschiedenen körperlichen Einzeldefiziten und/oder Defiziten des lokomotorischen Systems mit äußeren Einflussfaktoren zurückzuführen. Ein Sturz tritt dann ein, wenn in einer Situation mehrere Defizite nicht mehr kompensiert (ausgeglichen) werden können.

Ein sturzauslösender Faktor kann bei grenzkompensierten Defiziten, also einem gerade noch ausgleichbaren Funktionsverlust, im zunächst nebensächlich erscheinender äußerer Einflussfaktor sein, z. B. ungünstige Bodenbeschaffenheit oder unergonomisches Schuhwerk. Die ungünstige Bodenbeschaffenheit bzw. das nicht optimale Schuhwerk sind bei einem solchen Bedingungsgefüge aber nicht als Sturzursache, sondern als Sturzanlass zu klassifizieren (**Abb. 11.54**).

Intrinsische und extrinsische Risikofaktoren

> 👁 **FALLBEISPIEL** Frau Evers leidet an einer Herzinsuffizienz. Seit kurzem nimmt sie ein vom Hausarzt verordnetes Diuretikum zum Abendessen ein. Bei einem nächtlichen Toilettengang stürzt sie auf dem Weg zur Toilette auf der Treppe. Eine genaue Analyse des Sturzereignisses ergibt Folgendes: Ein situativer Risikofaktor und damit das sturzauslösende Ereignis war das Treppensteigen anlässlich eines nächtlichen Toilettenganges. Auf Grund der Eilbedürftigkeit des Toilettenganges verzichtete Frau Evers auf das Anziehen von festen Schuhen und trug stattdessen Bettschuhe. Ebenso verzichtete sie auf das Tragen ihrer Brille. Die steile Treppe ist mit einem Handlauf versehen, die Treppenstufen sind abgenutzt und die Beleuchtung ist unzureichend.

Im Fallbeispiel liegen mehrere intrinsische und extrinsische Risikofaktoren vor. Als intrinsische Faktoren wären die nicht kompensierte Visuseinschränkung und das Ausscheidungsverhalten zu nennen. Als extrinsische Faktoren kommen Umgebungsgefahren (unzureichende Beleuchtung, abgenutzte Treppenstufen), die Medikation und unangemessenes Schuhwerk in Frage. Zwischen intrin-

sischen und extrinsischen Faktoren besteht insofern ein Zusammenhang, als das Ausscheidungsverhalten durch die Verordnung eines Diuretikums (iatrogener Faktor) beeinflusst wurde. Inwieweit der problematische Einnahmezeitpunkt auf mangelhafte Aufklärung oder auf Complianceprobleme zurückzuführen ist, wäre zusätzlich zu hinterfragen.

> **MERKE** Extrinsische Einflussfaktoren werden oft als Sturzauslöser wirksam, intrinsische Risikofaktoren sind aber die eigentliche Sturzursache!

Sturzrisiken standardisiert erheben
Zur Erhebung sturzassoziierter Merkmale empfiehlt sich ein einheitliches, standardisiertes Schema, das die relevanten Parameter erfasst. Dieses Schema kann aus Gründen der Vereinfachung dahingehend ergänzt werden, dass die Pflegende zusammen mit dem Sturzrisiko zugleich diejenigen Merkmale erfasst, die zu einem höheren Sturzfolgerisiko führen.

Eine Schematisierung sollte aber nicht so weit gehen, dass Erhebungsbögen eingesetzt werden, in denen ausschließlich Ja/Nein-Fragen anzukreuzen sind. Eine derartige Vereinfachung ist nicht zulässig, weil die Mehrzahl der sturzassoziierten Merkmale einen höchst unterschiedlichen Ausprägungsgrad aufwei-

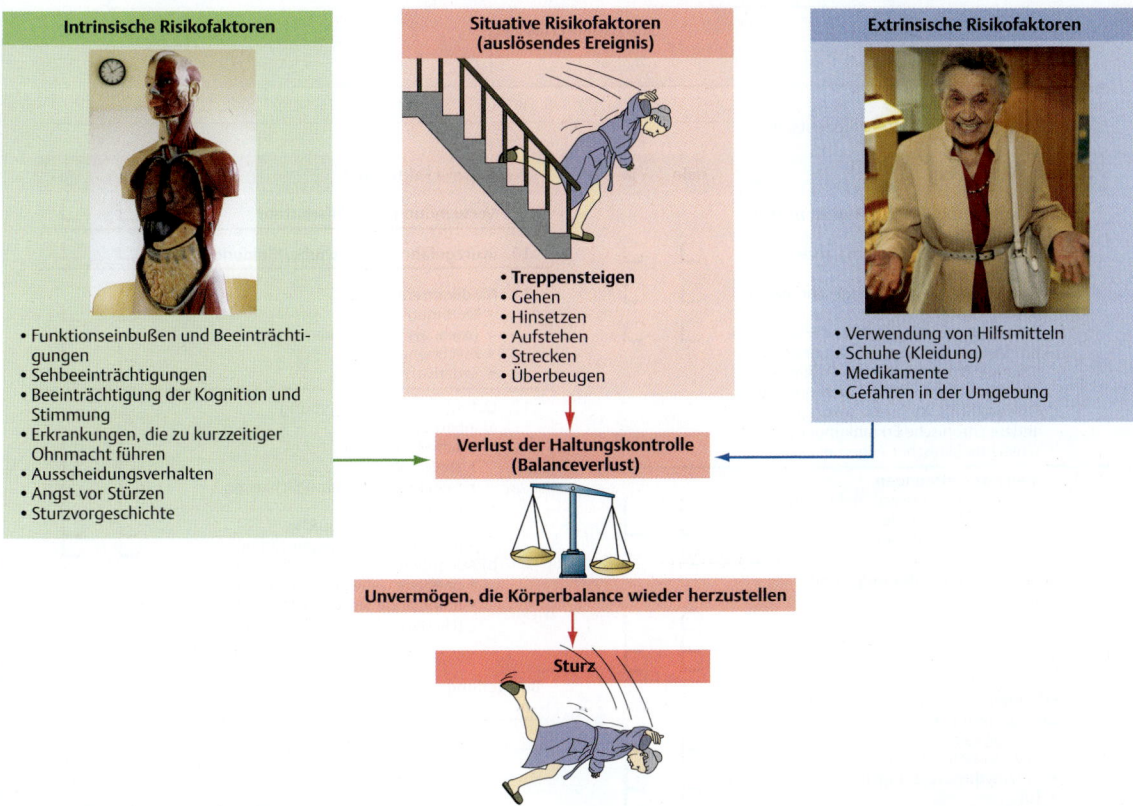

Intrinsische Risikofaktoren

• Funktionseinbußen und Beeinträchtigungen
• Sehbeeinträchtigungen
• Beeinträchtigung der Kognition und Stimmung
• Erkrankungen, die zu kurzzeitiger Ohnmacht führen
• Ausscheidungsverhalten
• Angst vor Stürzen
• Sturzvorgeschichte

Situative Risikofaktoren (auslösendes Ereignis)

• **Treppensteigen**
• Gehen
• Hinsetzen
• Aufstehen
• Strecken
• Überbeugen

Extrinsische Risikofaktoren

• Verwendung von Hilfsmitteln
• Schuhe (Kleidung)
• Medikamente
• Gefahren in der Umgebung

Verlust der Haltungskontrolle (Balanceverlust)

Unvermögen, die Körperbalance wieder herzustellen

Sturz

Abb. 11.54 Sturzgeschehen. Ein Sturz wird ausgelöst, wenn in einer bestimmten Situation, z. B. Treppensteigen, ein intrinsischer Risikofaktor, z. B. eine Sehbeeinträchtigung und ein extrinsischer Risikofaktor, z. B. offene Schuhe oder eine „Stolperfalle", zusammentreffen und nicht kompensiert werden können.

sen können und insofern möglichst konkret beschrieben werden sollten. Es reicht z. B. nicht aus, ärztliche Diagnosestellungen unreflektiert zu übernehmen, ohne die Symptome konkret zu beschrei-

ben; schließlich gibt die Diagnosestellung noch keine Auskunft über Stadium oder Schweregrad einer Erkrankung.

Das Formular zur Sturzrisikoerfassung (nach DNQP 2005) lässt deshalb Raum

für detaillierte Beurteilungen (**Abb. 11.55**). Ebenso kann die Pflegende in diesem Formular die empfohlenen Interventionsmaßnahmen beschreiben.

Sturzrisiko-Erfassung

bei Frau/Herrn _____

sind folgende Sturzrisikofaktoren bedeutsam:

Intrinsische Faktoren	nein	ja
1. Funktionseinbußen und Funktionsbeeinträchtigungen		
• Probleme mit der Körperbalance/ dem Gleichgewicht	☐	☐
• Gangveränderungen / eingeschränkte Bewegungsfähigkeit	☐	☐
• Erkrankungen, die mit veränderter Mobilität, Motorik und Sensibilitäteinhergehen (Multiple Sklerose, Morbus-Parkinson, apoplektischer Insult,Polyneuropathie, Osteoarthritis, Krebserkrankungen, andere chronische Erkrankungen, schlechter klinischer Allgemeinzustand)	☐	☐
2. Sehbeeinträchtigungen		
• reduzierte Kontrastwahrnehmung	☐	☐
• reduzierte Sehschärfe	☐	☐
• ungeeignete Sehhilfen	☐	☐
3. Beeinträchtigung der Kognition und Stimmung		
• Demenz	☐	☐
• Depression	☐	☐
• Delir	☐	☐
4. Erkrankungen, die zu kurzzeitiger Ohnmacht führen		
• Hypoglykämie	☐	☐
• Haltungsbedingte Hypotension	☐	☐
• Herzrhythmusstörungen	☐	☐
• TIA	☐	☐
• Epilepsie	☐	☐
5. Ausscheidungsverhalten		
• Dranginkontinenz	☐	☐
• Nykturie	☐	☐
• Probleme beim Toilettengang	☐	☐
6. Angst vor Stürzen	☐	☐
7. Sturzgeschichte		
Wann gestürzt? _____		
Wo? _____		
8. Ernährungsmängel (BMI, ...)	☐	☐

Extrinsische Faktoren	nein	ja
9. Verwendung von Hilfsmitteln	☐	☐
10. Sturzgefährdende Schuhe/Kleidung	☐	☐
11. Medikamente		
• Multimedikation (mehr als vier Medikamente)	☐	☐
• Psychopharmaka	☐	☐
• Sedativa/Hypnotika	☐	☐
12. Gefahren in der Umgebung		
a) Innenraum		
• schlechte Beleuchtung	☐	☐
• steile Treppen	☐	☐
• mangelnde Haltemöglichkeiten	☐	☐
• glatte Böden	☐	☐
• Stolperfallen (Teppiche, herumliegende Gegenstände)	☐	☐
b) Außenbereich		
• unebene Gehwege und Straßen	☐	☐
• mangelnde Sicherheitsausstattung (Haltemöglichkeiten, Beleuchtung)	☐	☐

Beurteilung: _____

_____

_____

_____

_____

Maßnahmen: _____

_____

_____

_____

_____

_____	_____
Ort, Datum	Unterschrift

Abb. 11.55 Sturzrisikoerfassung. Das Formular zur Sturzrisikoerfassung erfasst intrinsische und extrinsische Faktoren zunächst im Ankreuzverfahren. Dann dokumentiert die Pflegende eine zusammenfassende Beurteilung sowie Interventionsmaßnahmen.

11.17 Pflegemaßnahmen auswählen, durchführen und evaluieren _____

Sturzrisikofaktoren lassen sich durch gezielte Maßnahmen ausschalten oder modifizieren, sodass im Ergebnis das Sturzrisiko sinkt. Durch gezielte präventive Maßnahmen kann zusätzlich das Sturzfolgerisiko, d. h. das Ausmaß der sturzbedingten Verletzungen günstig beeinflusst werden.

Die Wirksamkeit von Sturzpräventionsprogrammen konnte durch mehrere Studien belegt werden. Das Deutsche Netzwerk für Qualitätsentwicklung in der Pflege verweist auf Studien, wonach im häuslichen Bereich die Sturzrate durch geeignete Interventionsprogramme signifikant gesenkt werden konnte (DNQP 2005). Interventionsprogramme

in stationären Einrichtungen führen zu ähnlich positiven Ergebnissen. Pflegedienste mit einem hohen Qualitätsanspruch müssen auf der Basis dieser Erkenntnisse gezielte und nicht nur sporadische und fragmentarische Präventionsbemühungen unternehmen.

MERKE Die pflegerischen Maßnahmen zur Sturzprävention konzentrieren sich auf das Trainieren von lokomotorischer Kompetenz, Ausschalten von extrinsischen Risikofaktoren sowie den Einsatz geeigneter Hilfsmittel (*Abb. 11.56*).

Lokomotorische Kompetenz trainieren

Zentrales Element der Sturzprävention ist das Training der lokomotorischen Kompetenz. Sie beruht neben der Kraft gleichermaßen auch auf den Komponenten Ausdauer, Balancefähigkeit und Schnelligkeit. Diese 4 Komponenten müssen gleichermaßen gezielt trainiert werden.

Bei alten Menschen tritt durch natürliche Abbauprozesse, aber oftmals auch durch alterstypische Erkrankungen, eine Beeinträchtigung verschiedener Komponenten des posturalen Systems auf. Neben altersbedingten Seheinschränkungen und der alterstypischen Abnahme der Nervenleitgeschwindigkeit ist in diesem Zusammenhang besonders die herabgesetzte Kraft durch den Verlust von Muskelmasse bedeutsam. Bei Menschen, die kein Krafttraining betreiben, nimmt die Muskelmasse bereits zwischen dem 30. und dem 55. Lebensjahr kontinuierlich ab. Untersuchungen zeigen, dass in dieser Phase pro Lebensjahrzehnt 2,5 bis 3,5 kg Muskelmasse verloren gehen. Nach dem 55. Lebensjahr beschleunigt sich dieser Prozess. Im Alter von 70 Jahren hat der Mensch im Durchschnitt 40 % seiner Muskelmasse verloren. Dieser Verlust an Muskelsubstanz führt zwangsläufig zu folgenden Erscheinungen:

- Kraftverlust
- Verminderung der Ausdauer
- Verminderung der Schnellkraft

Zusammen mit der Einschränkung von Beweglichkeit, Koordination und Balancevermögen führt dieser Prozess unweigerlich dazu, dass die Fortbewegungskompetenz eingeschränkt und damit das Sturzrisiko erhöht ist.

Einer Vielzahl wissenschaftlicher Studien (z. B. J. Shaw u. C. Snow 1998) verdanken wir aber die erfreuliche Erkenntnis, dass altersbedingte Abnahme der Muskelmasse und damit einhergehender Kraftverlust kein unabänderliches, naturgesetzliches Schicksal ist. Vielmehr lässt sich die Leistungsminderung durch gezielte Trainingsmaßnahmen aufhalten und bei untrainierten Menschen sogar umkehren. Auf diese Weise tritt letztlich sogar ein Leistungszuwachs ein.

MERKE Die Skelettmuskulatur ist in jedem Lebensalter trainierbar. Gezieltes Training kann den Verlust von Muskulatur auch im hohen Alter aufhalten und sogar umkehren!

Die einzig wirksame Methode, körperliche Leistungsfähigkeit und Fortbewegungskompetenz des älter werdenden Menschen zu erhalten, ist körperliches Training.

Aktive Lebensweise. Gezielte Trainingsaktivitäten in der Gruppe oder in Form eines Einzeltrainings sollten dabei durch eine aktive Lebensweise und die Integration muskulärer und motorischer Aktivitäten in Alltagsaktivitäten ergänzt werden. Hierzu zählen z. B.:

- „Inaktivitätsfallen" meiden (z. B. Rolltreppen, Laufbänder, Aufzüge).
- Kurze Wegstrecken zu Fuß oder mit dem Fahrrad statt mit dem PKW bewältigen (z. B. zum Einkaufen).
- Motorisch anspruchsvolle Hobbys ausüben (z. B. Tanzen, Wandern, Schwimmen, Gartenarbeit).
- Auf technische Hilfsmittel selektiv verzichten (z. B. einen konventionellen Rasenmäher anstelle eines motor-

betriebenen Geräts oder gar eines Rasentraktors verwenden).

Effekte gezielten Trainings

Neben der Verbesserung der lokomotorischen Kompetenz erzielt planvolles körperliches Training noch zusätzliche positive Effekte, die ebenfalls bei der Sturzprävention bedeutsam sind:

- Stabilisierung der Knochenmasse
- erhöhte Stoffwechselaktivität
- Stärkung der Herztätigkeit
- verbesserte Lungenfunktion
- vermehrte Bildung roter Blutkörperchen
- Stärkung der Skelettmuskulatur
- entlastete Wirbelsäule
- günstiger Einfluss auf die Psyche

MERKE Sinnvolle, ausgewogene Trainingsleistungen verbessern nicht nur die lokomotorischen Fähigkeiten. Sie haben zusätzlich folgende Effekte:

- Eine Reihe anderer sturzassoziierter Merkmale werden positiv beeinflusst.
- Das Sturzfolgerisiko bei Osteoporose wird verringert.

Trainingsprogramme

Es gibt zahlreiche Trainingsprogramme, die sowohl in der Gruppe, als auch als Einzeltraining durchgeführt werden können (*Abb. 11.57*).

Bei der Auswahl eines geeigneten Trainingsprogramms sollten folgende Aspekte beachtet werden:

- Das Training soll die Komponenten Kraft, Ausdauer, Schnelligkeit und Balancevermögen gleichermaßen berücksichtigen.
- Die einzelnen Übungen sollten ohne großen apparativen und logistischen

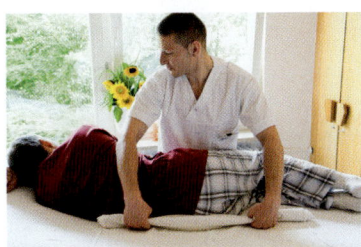

Abb. 11.56 Betten machen. Um einen Sturz zu verhindern, setzt der Pflegende seinen eigenen Körper ein.

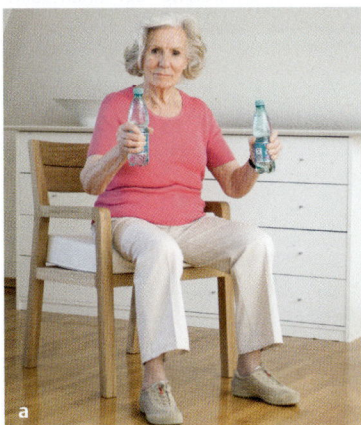
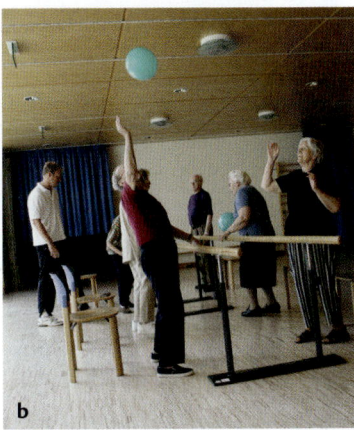

Abb. 11.57 Training der lokomotorischen Kompetenz. Es werden Kraft, Ausdauer, Schnelligkeit und Balancevermögen trainiert.

- Aufwand überall durchgeführt werden können.
- Die Übungen sollten je nach Trainingsfortschritt modifiziert werden können. Hier bieten sich z. B. Gewichtsmanschetten zur Intensivierung an.

Extrinsische Risikofaktoren ausschalten

Aus statistischer Sicht finden die meisten Stürze ausgerechnet innerhalb der eigenen Wohnung statt. Der Grund dafür sind u. a. versteckte Gefahrenquellen. Es gilt, die Umgebungsbedingungen an die Bedürfnisse Älterer anzupassen, die Gefahrenquellen zu erkennen und zu beseitigen.

Oftmals können ältere Menschen nur schwer akzeptieren, dass ihre Wohnung verändert oder dass etwas entfernt wird. Deshalb erfordert es von Angehörigen oder Pflegenden Einfühlungsvermögen und Feingefühl bei der Anpassung der Wohnung. Bewährt hat sich: nichts wegnehmen, sondern etwas hinzufügen. So lässt sich z. B. die hoch stehende Teppichkante des vertrauten und geschätzten Läufers mit Teppichklebeband am Boden fixieren oder eine im Raum liegende Telefonleitung mit Klammern am Zimmerrand befestigen.

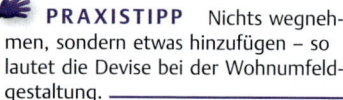 **PRAXISTIPP** Nichts wegnehmen, sondern etwas hinzufügen – so lautet die Devise bei der Wohnumfeldgestaltung. ────────

Protektoren einsetzen

Protektoren können zwar keine Stürze vermeiden. Sie können aber im Falle eines Sturzes die Sturzfolgen mildern und dabei einen gewissen Schutz vor

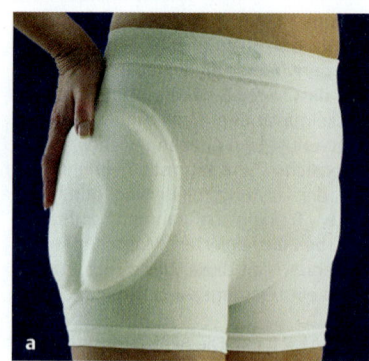
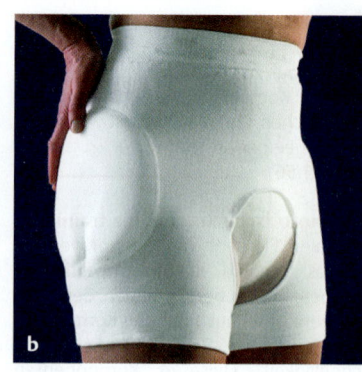

Abb. 11.58 **Hüftprotektoren. a** Hüftprotektor sowohl für Männer als auch für Frauen. **b** Hüftprotektor, der das einfache Wechseln von Inkontinenzmaterialien erlaubt (Rölke Pharma, Hamburg).

der zu Recht gefürchteten Schenkelhalsfraktur bieten (Hüftprotektoren).

Ihr Wirkungsprinzip beruht darauf, dass der Protektor die beim Sturz auftretende Bewegungsenergie absorbiert und damit abmildert. Außerdem wird die Bewegungsenergie umgelenkt und möglichst großflächig auf das Gewebe verteilt. Die Wirksamkeit von Hüftprotektoren wurde in zahlreichen Studien belegt (z. B. Parker et al. 2003).

Die im Fachhandel angebotenen Protektoren unterscheiden sich in Preis, Materialbeschaffenheit und Trageeigenschaften. Manche Protektoren sind in die Unterwäsche eingearbeitet, andere werden in taschenförmige Aussparungen der Unterwäsche eingeschoben (*Abb. 11.58*).

Ein Problem ist oft, dass die sturzgefährdeten Personen das Tragen der Protektoren nicht akzeptieren. Besonders demente Menschen können den Sinn des Protektors nicht verstehen und empfinden ihn als störend. Bei ihnen sollte

bei der Produktwahl darauf geachtet werden, dass der Protektor maximalen Tragekomfort bietet. Manche demente Patienten vergessen dann schon bald nach dem Anlegen eines derartigen Protektors, dass sie ihn überhaupt tragen und akzeptieren ihn problemlos.

Bei der Wahl des Protektors sollte auch darauf geachtet werden, dass das Aus- und Anziehen der Unterkleidung bei Toilettengängen nicht erschwert wird. Dies kann besonders bei Kontinenzproblemen ein entscheidendes Kriterium für die Akzeptanz des Protektors sein.

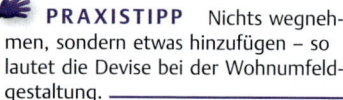 **PRAXISTIPP** Die Verwendung von Protektoren ist dann zu empfehlen, wenn neben einem erhöhten Sturzrisiko ein deutlich erhöhtes Sturzfolgerisiko (Osteoporose, Blutgerinnungsstörung) gegeben ist. Leider tragen die Kassen im Regelfall die Kosten für Protektoren nicht. ────────

PRÄVENTION & GESUND-HEITSFÖRDERUNG

Interventionsschritte der Pflege

Christoph S. Nies

Sich zu bewegen nimmt für den Menschen eine zentrale Bedeutung hinsichtlich des Wohlbefindens und der körperlichen Gesunderhaltung ein, da für die Gestaltung des eigenen Lebens die Bewegungsfähigkeit eines Menschen eine grundsätzliche Voraussetzung darstellt. Ob bei Kontaktaufnahme mit unserer physischen Umwelt oder dem Pflegen sozialer Kontakte, Bewegung – in den unterschiedlichsten Ausprägungen – ist immer Teil der Lebensgestaltung.

Die Gestaltung des eigenen Lebens ist eng verbunden mit dem Streben nach Selbstständigkeit, die im Verwirklichen der eigenen Lebensvorstellung starken Einfluss auf das Wohlbefinden eines Menschen nimmt. Neben dem positiven Effekt der Bewegung auf unser psychisches Wohlbefinden dient Bewegung auch direkt der physischen Gesunderhaltung eines Menschen, z. B. über den positiven Einfluss auf das Herz-Kreislauf-System.

Es wird am Genannten deutlich, dass das Bewegen eines Menschen an sich ausgeprägten gesundheitsförderlichen Charakter besitzt und damit als zentraler Bezugspunkt pflegerisch-gesundheitsförderlicher Interventionen zu sehen ist (z. B. über die Umsetzung des Konzeptes der aktivierenden Pflege, s. auch Kap. 7, S. 166). Auch für den Bereich der pflegerischen Prävention ist das „Sich-Bewegen-Können" eines Menschen von immenser Bedeutung. Eine eingeschränkte Bewegungsfähigkeit zieht meist einen erhöhten Pflegebedarf, verbunden mit Selbstständigkeitsverlust, nach sich.

Eine präventiv ausgerichtete Pflege muss Risikofaktoren für Störungen der Bewegungsfähigkeit erkennen und geeignete Interventionen einleiten. Durch den intensiven Kontakt zum Pflegeempfänger ist gerade die Pflege dafür prädestiniert, Risikofaktoren und auch Störungen in der Bewegungsfähigkeit frühzeitig zu erkennen und darauf abgestimmt zu intervenieren. Dies geschieht auf den verschiedenen Ebenen der Prävention.

Der Interventionsschritt der Tertiärprävention spielt für die ATL „Sich bewegen" eine besonders hervorzuhebende Rolle, da ausgeprägte Störungen der Bewegungsfähigkeit sehr viele Folgeerkrankungen nach sich ziehen können (z. B. Thrombosen, Pneumonien, Dekubitus). Diesen gilt es, präventiv-pflegerisch mittels der jeweiligen Prophylaxen zu begegnen. *Tab. 11.7* zeigt mögliche Interventionen der pflegerischen Gesundheitsförderung und Prävention bezüglich der ATL „Sich bewegen" anhand der Interventionsschritte Gesundheitsförderung, Primärprävention, Sekundärprävention und Tertiärprävention (S. 163).

Tab. 11.7 *Gesundheitsförderung und Prävention (nach Hurrelmann et al. 1998).*

Gesundheitsförderung	Primärprävention	Sekundärprävention	Tertiärprävention
Interventionen			
→ Informationsveranstaltung „Bewegung – Wohlbefinden – Selbstständigkeit – Gesundheit" mit spezifisch pflegerischer Perspektive (im Krankenhaus, Sozialstation, öffentliche Plätze/Gebäude); mögliche Inhalte: ■ Lebensgestaltung durch Bewegung ■ Bewegung und Wohlbefinden ■ Bewegung und Sinnesfunktion ■ Entwicklung der Bewegungsfähigkeit beim Neugeborenen und Kleinkind ■ Möglichkeiten der Bewegungsförderung bei Jung und Alt → Eltern über die Möglichkeiten der Bewegungsförderung beim Kind informieren, z. B. über Bewegungsspiele (im Krankenhaus, in der ambulanten Betreuung) → Anleitung und Durchführung einer aktivierenden Pflege: → Bereiche voll ausschöpfen, in denen keine Einschränkungen in der Beweglichkeit vorhanden sind (Ressourcenorientierung) → Anregungen zu Bewegungsmöglichkeiten geben, z. B.: → im Park spazieren gehen → im Hallenbad schwimmen → Pflegebedürftige über Wichtigkeit der Bewegung im Zusammenhang mit Gesunderhaltung aufklären und zur aktiven Bewegung animieren → Leistungen vermitteln, z. B.: → Informationsabende → Informationsmaterial → Wandertreffs → Sportgruppen für Senioren und junge Menschen	→ Risikofaktoren für Störungen der Bewegungsfähigkeit im Rahmen der Pflegeanamnese und der kontinuierlichen Patientenbeobachtung ermitteln, z. B.: ■ chronische Schmerzen ■ Fehlhaltung ■ Angst → pflegerische Maßnahmen in Abstimmung auf Risikofaktoren einleiten, z. B.: → schmerzlindernde Maßnahmen bei Schmerzen → Platz schaffen bei beengten Verhältnissen → Pflegebedürftige und Angehörige bezüglich Risikofaktoren aufklären und beraten, die Störungen in der Bewegungsfähigkeit nach sich ziehen können, z. B.: Folgen des Liegenbleibens erklären (Ortsfixierung, Bettlägerigkeit) und beratend Alternativen aufzeigen → aktivierende Pflege anleiten und durchführen → präventiven Hausbesuch bei älteren Menschen im ambulanten Bereich durchführen: → ausführliche Anamnese in der ATL „Sich bewegen" erheben → Risikofaktoren identifizieren → über Risikofaktoren aufklären → Informationen und Hilfsangebote vermitteln	→ Pflegebedürftige und Angehörige zur Selbstpflege bei beginnenden Störungen im Bereich der Bewegungsfähigkeit anleiten und schulen, z. B.: ■ Bewegungsübungen bei ersten Anzeichen von Einschränkungen in der Bewegungsfähigkeit (z. B. beschwerliches Aufstehen am Morgen) ■ Gebrauch von Unterarmgehstützen (z. B. bei Unterschenkelgips) ■ Aufstehen unter Beachtung kinästhetischer Prinzipien → aktivierende Pflege anleiten und durchführen: verbliebene Ressourcen im Bereich Bewegung ausnutzen → Bewegungsverhalten/Bewegungszustand beurteilen → physiotherapeutische Behandlung vermitteln (im Krankenhaus oder nach Entlassung)	→ Pflegebedürftige und Angehörige bei ausgeprägten chronischen Störungen im Bereich der Bewegungsfähigkeit anleiten und schulen, z. B.: ■ selbstständige Handhabung von Rollator, Rollstuhl, Patientenlifter oder anderer Hilfsmittel ■ aktive oder passive Bewegungsübungen → aktivierende Pflege anleiten und durchführen: verbliebene Ressourcen im Bereich Bewegung ausnutzen → auf das Bobath-Konzept zur Anbahnung physiologischer Bewegungsabläufe abgestimmte Pflegmaßnahmen anleiten und durchführen, z. B. bei Bewegungsstörungen nach Apoplex → Risiko zur Entwicklung von Folgeerkrankungen aufgrund der gestörten Bewegungsfähigkeit beurteilen, z. B.: ■ Thrombusrisiko mit Frohwein TVT-Score einschätzen → Dekubitusrisiko mit Braden-Skala ermitteln ■ Kontrakturengefahr einschätzen ■ Sturzrisiko einschätzen → prophylaktische Maßnahmen abgestimmt auf die Risikobestimmung einleiten, z. B.: → Thromboseprophylaxe → Dekubitusprophylaxe → Kontrakturenprophylaxe → Sturzprophylaxe → Rehabilitations- und Selbsthilfeangebote vermitteln

Fortsetzung ▶

Tab. 11.7 *Fortsetzung*

Gesundheitsförderung	Primärprävention	Sekundärprävention	Tertiärprävention
Interventionszeitpunkt			
Gesundheitszustand (kein Selbst-pflegedefizit im Bereich des Bewegens)	erkennbare Risikofaktoren (Gefahr der Entstehung eines Selbstpflegedefizits im Bereich des Bewegens)	beginnende pathologische Veränderungen (mit Selbstpflegedefizit im Bereich des Bewegens einhergehend)	ausgeprägte pathologische Veränderungen (mit Selbstpflegedefizit im Bereich des Bewegens einhergehend)
Zielgruppe			
→ Gesamtbevölkerung → Angehörige → Pflegebedürftige	→ Pflegebedürftige mit bestehenden Risikofaktoren → Angehörige	→ Pflegebedürftige mit Selbstpflegedefizit (Patienten) → Angehörige	→ Pflegebedürftige mit Selbstpflegedefizit (Rehabilitanden) → Angehörige
Interventionsorientierung			
salutogenetische Ausrichtung (Förderung)	pathogenetische Ausrichtung (Vorbeugung)	pathogenetische Ausrichtung (Korrektur)	pathogenetische Ausrichtung (Kompensation)
Zielsetzung			
→ Verhältnisse und Lebensweisen beeinflussen → physiologische Bewegung fördern	→ Bewegungsverhalten beeinflussen → Risikofaktoren vermeiden, die Störungen der Bewegung auslösen können	→ Defizit im Bereich des Bewegens früh ausgleichen	→ bestehendes Selbstpflegedefizit im Bereich des Bewegens ausgleichen → Folgeerkrankungen vorbeugen

Lern- und Leseservice

Verwendete Literatur

Kinästhetik

→ Citron I. Kinästhetik – Kommunikatives Bewegungslernen. 3. Aufl. Stuttgart: Thieme; 2011
→ Feldenkrais M. Der Weg zum reifen Selbst – Phänomene menschlichen Verhaltens. 3. Aufl. Paderborn: Junfermann; 2008
→ Hüther G. Wie aus Stress Gefühle werden – Betrachtungen eines Hirnforschers. Göttingen: Vandenhoeck & Ruprecht; 1999
→ Hüther G. Biologie der Angst – Wie aus Stress Gefühle werden. 10. Aufl. Göttingen: Vandenhoeck & Ruprecht; 2011
→ Milz H. Der wiederentdeckte Körper – Vom schöpferischen Umgang mit sich selbst. München: dtv; 1994
→ Mulder T. Das adaptive Gehirn – Über Bewegung, Bewusstsein und Verhalten. Stuttgart: Thieme; 2007
→ Rüegg JC. Gehirn, Psyche und Körper – Neurobiologie von Psychosomatik und Psychotherapie. 3. Aufl. Stuttgart: Schattauer; 2006
→ Sacks O. Awakenings - Zeit des Erwachens. Reinbek: Rowohlt; 1995
→ Schewe H. Die Bewegung des Menschen – Entstehung und Organisation. Stuttgart: Thieme; 1988
→ Schmidtbauer W. Helfersyndrom und Burnout-Gefahr. München: Urban & Fischer; 2002
→ v. Üexküll T. Subjektive Anatomie – Theorie und Praxis körperbezogener Psychotherapie. Stuttgart: Schattauer; 1994

Thromboseprophylaxe

→ Ascher K. Neue Anforderungen bei der Aufbereitung von medizinischen Thromboseprophylaxestrümpfen. Die Schwester/Der Pfleger 2002; 5: 426
→ Ascher S. et al. Thromboseprophylaxe. Angewandte Thromboseprophylaxe in der Pflege. Medi Hospital 2002
→ Baumeister V. et al. Thromboseprophylaxe. In: Sitzmann F, Hrsg. Pflegehandbuch Herdecke. 3. Aufl. Berlin: Springer; 1998
→ Beckmann MW, Boosz AS. Diagnostik und Therapie der Venenthrombose und der Lungenembolie. Kurzfassung der SZ-Leitlinie der AWMF. Stand Juni 2010. Online publiziert: 195 2011 Geburtsh Frauenheilkunde 2011; 71: R36 – R61
→ Beiersdorf AG, Hrsg. Wenn die Venen leiden. Rat und Tat von Beiersdorf. Hamburg
→ Encke A. Stationäre und ambulante Thromboembolie-Prophylaxe in der Chirurgie und der perioperativen Medizin. Online im Internet: http://leitlinien.net/; Stand: 22.11.2007
→ Ewers A. Sind MTS auch bei kleineren Eingriffen erforderlich? Die Schwester/Der Pfleger 2002; 5: 433
→ Ewers A. Angewandte Thromboseprophylaxe in der Pflegepraxis. Die Schwester/Der Pfleger 2002; 5: 376
→ Frowein M. Ein Score kann bei der Pflegeanamnese eingesetzt werden. Pflegezeitschrift 1997; 11: 673

→ Gerlach H-E. Venenleiden – oft unbehandelt. Heilberufe 2000; 12: 30
→ Glasmacher B. Thromboseprophylaxe. Bewegung ist das A und O. Heilberufe 2001; 9: 48
→ Gütermann D et al. Der Medizinische Thromboseprophylaxestrumpf in der Anwendung. Heilberufe 2000; 12: 33
→ Heering Ch. Erfahrungen in der Pflege. Heilberufe 1997; 5: 36
→ Herold G. Innere Medizin. Eine vorlesungsorientierte Darstellung. Köln: Gerd Herold Verlag; 2005
→ Henke F. Das 1 x 1 der Prophylaxe: Thrombosen. Heilberufe 1999; 5: 16
→ Hohenegger M. Akuttherapie und Pflege bei Lungenembolie. Die Schwester/Der Pfleger 2003; 11. Online: www.bibliomed.de/cps/rde/xchg/SID-3E01 936C-7BC35B17/bibliomed/hs.xsl/540_3136.htm
→ Klare M. Das Risiko kennen und mindern. Heilberufe 1997; 5: 30
→ Krause-Riedl K, Matthias U. Ein Weg zur besseren Nutzung von Patientenressourcen. Information und Aufklärung bei der Thromboseprophylaxe durch Patientenberatung. Pflege aktuell 1996; 2: 108
→ Kröger K, Diehm C, Moerchel C. Medizinische Thromboseprophylaxe – Gibt es eine Evidenz? DMW 2011; 136:276 – 279
→ Kümpel P. Thrombosegefährdung im Krankenhaus. Pflegezeitschrift 1995; 5: 274
→ Lessing N. Risikopatienten werden zu selten identifiziert. Deutsches Ärzteblatt 2007; 36: A 2387

→ Lottko B et al. Ein Einschätzungsinstrument zur Gefährdung Pneumonie, Thrombose und Dekubitus. Focus VPU ohne Jahr; 58

→ Neander K-D et al. Thrombose. Grundlagen – Prophylaxe – Therapie. Berlin/Wiesbaden: Ullstein Mosby; 1997

→ Protz K. Kompressionstherapie unter Druck zum Erfolg. Die Schwester/Der Pfleger 2011; 9: 858 – 863

→ Pschyrembel. Klinisches Wörterbuch. 263. Aufl. Berlin: Walter de Gruyter; 2011

→ Rudofsky G. Grundlagen der physikalischen Thromboseprophylaxe. Die Schwester/Der Pfleger 7 2003. Online im Internet: www.bibliomed.de/cps/rde/xchg/SID-3E01936C-7BC35B17/bibliomed/hs.xsl/540_3259.htm

→ Schellong S. Neubewertung medizinischer Thromboseprophylaxestrümpfe. DMW 2011; 136: 276 – 279

→ Schwaller D, Geng V. Nur angepasste Strümpfe sind wirksam. Die Schwester/Der Pfleger 2005; 9. Online im Internet: www.bibliomed.de/cps/rde/xchg/SID-3E01936C-7BC35B17/bibliomed/hs.xsl/815_4079.htm

→ Sippel K, Jünger M. Kompressionstherapie bei Varikose und chronisch venöser Insuffizienz. Gefässchirurgie 2006; 3: 203

→ Zegelin A, Gerlach A. Thromboseprophylaxe. Physikalische Maßnahmen zur Beinvenenthrombose, Teil I–III. Pflege aktuell 1995; 11: 756; Pflege aktuell 1995; 12: 840; Pflege aktuell 1996; 1: 23

→ Zegelin A. Change as Chance – Veränderung als Möglichkeit. Pflege aktuell 1996; 4: 246

Dekubitusprophylaxe

→ Allman RM. Pressure ulcer prevalence, incidence, risk factors, and impact. Clin Geriatr Mea 1997; 13 (Suppl. 3): 421 – 436.

→ AQUA-Institut für angewandte Qualitätsförderung und Forschung im Gesundheitswesen GmbH. Pflege: Dekubitusprophylaxe. Indikatoren 2010. Online: http://www.sqg.de/ergebnisse/leistungsbereiche/dekubitusprophylaxe.html. (Stand 30.08.2011)

→ Bartoszek G. Mikrolagerung versus schräge Seitenlagerung, Pflegerischer Zeit-, Personal- und Materialaufwand zur Dekubitusprävention. Unveröffentlichte Masterarbeit an der Universität Witten-Herdecke. 2006

→ Bartholomeyczik S, Metzing S. Dekubitusprophylaxe: Neue Ergebnisse aus der Pflegeforschung. Zeitschrift für Wundheilung 2004; 4: 166

→ Bienstein C, Fröhlich A. Basale Stimulation in der Pflege. Bern: Huber; 2010

→ Braun M. Anatomische, physiologische und physikalische Aspekte der Dekubitusentstehung. In: Bienstein C, Schröder G, Braun M, Neander K-D. Dekubitus. Stuttgart: Thieme; 1997

→ Defloor T. The risk of pressure sores: a conceptual scheme. Journal of Clinical Nursing 1999; 2: 206

→ Defloor T, Schoonhoven L, Katrien V et al. Reliability of the European Pressure Ulcer Advisory Panel classification system. Journal of advanced nursing, 2 (2006) 189

→ Deutsche Agentur für Health Technology des Deutschen Institut für Medizinische Dokumentation und Information (DATHA/DIMDI). Dekubitusprophylaxe und -therapie. Köln 2005. Online im Internet: http://gripsdb.dimdi.de/de/hta/hta_berichte/hta128_bericht_de.pdf; (Stand 30.8.2011)

→ Deutsches Netzwerk für Qualitätsentwicklung in der Pflege (DNQP). Expertenstandard Dekubitusprophylaxe in der Pflege. Fachhochschule Osnabrück 2010. Online: http://www.dnqp.de (Stand: 30.8.2011)

→ Deutsches Netzwerk für Qualitätsentwicklung in der Pflege (DNQP). Die Pflege von Menschen mit chronischen Wunden. Fachhochschule Osnabrück 2007. Online: http://www.dnqp.de (Stand 30.8.2011)

→ Die Gesellschaft für Ernährungsmedizin und Diätetik e. V. Hrsg. Prophylaxe und Therapie des Dekubitalleidens – Bedeutung der Ernährungsmedizin. Aachen; 2004

→ Diesing P. Prüf- und Bewertungsmethoden für Antidekubitus-Systeme. Dissertation der Technischen Universität Berlin. Online: http://www.berlincert.de/downloads/dissertation_diesing.pdf (Stand: 30.8.2011)

→ EPUAP-European Pressure Ulcer Advisory Panel. Pressure Ulcer Prevention: Quick Reference Guide German Translation Version 2009. Online: http://www.epuap.org/guidelines (Stand 30.08.2011)

→ Institut für Innovationen im Gesundheitswesen und angewandte Pflegeforschung (IGAG). Woltemade N. Entstehung – Wie entsteht ein Dekubitus. Onlinet: http://www.dekubitus.de/dekubitus-entstehung.htm (Stand: 12.01.2008)

→ Jonas I. Viele Druckgeschwüre bleiben unbehandelt. Pro Alter 2002; 1: 10

→ Klein-Tarolli E, Textor G. Bewegtes „Lagern". Positions-Unterstützung nach Esther Klein-Tarolli: Anregungen für die Praxis. 4. Aufl. Dorsten: Verlag Zimmermann; 2008

→ Langemo DK, Lelland H, Hanson D et al. The lives experience of having a pressure ulcer: a qualitative analysis. Advances in Skin and Wound Care 2000; 5: 225

→ Leffmann C, Anders J, Heinemann A et al. Gesundheitsberichterstattung des Bundes Heft 12 – Dekubitus. Berlin: Robert-Koch-Institut; 2002

→ Martin M, Gretzinger B, Kohlschreiber A. Entstehung, Prophylaxe und Therapie von Durchliegegeschwüren. Deutsches Ärzteblatt 2000; 23: A1605

→ Medizinisches Wissensnetzwerkes „evidence.de". Dekubitusprävention. Evidenzbasierte Leitlinie des Wissensnetzwerkes „evidence.de" der Universität Witten/Herdecke. Online: http://www.evidence.de/Leitlinien/leitlinien.html (Stand 30.8.2011)

→ Nydahl P, Bartoszek G. Basale Stimulation – Neue Wege in der Pflege Schwerstkranker. 4. Aufl. Berlin: Ullstein Mosby; 2007

→ Panfil EM, Hrsg. Dekubitus und dessen Versorgung bei Menschen in ambulanter Pflege und Pflegeheimen einer ländlichen Region der Bundesrepublik Deutschland. Im Fokus: Klinische Pflegeforschung, Wittener Schriften. Hannover: Schlütersche; 2004

→ Pelka RB. Ökonomie und Ethik. Phlebologie 1998; 5: 147

→ Pschyrembel. Klinisches Wörterbuch. 263. Aufl. Berlin: Walter de Gruyter; 2011

→ Raabe H. Dekubitus – Dauerproblem in der Pflege? Pro Alter 2002; 1: 8

→ Rook JL. Schmerztherapie in der Wundbehandlung. Hartmann Wundforum 1997; 2: 8

→ Schröder G. Dekubitusprophylaxe – eine Frage der Zeit und des Druckes. CNE Fortbildung und Wissen für die Pflege. Stuttgart: Thieme; 2007

→ Sowinski C, Maciejewski B. Von schlechten Hilfsmitteln und ungeeigneten Interventionen zu effizienter Prophylaxe und Therapie. In: „Do's" und „Don'ts" in der Dekubitusprophylaxe. Sonderdruck Kuratorium Deutsche Altershilfe; 2002

Kontrakturenprophylaxe
→ Hüter-Becker A, Dölken M. Physiotherapie in der Traumatologie/Chirurgie. Stuttgart: Thieme; 2005
→ Siegmund-Schultze N. Immobilisation: Wenn Bettruhe krank macht. Dtsch Arztebl 2008; 105 (Suppl. 4): A-146, B-131, C-131

Unterstützung der Mobilisation
→ Hüter-Becker A et al. Physiotherapie Band 1. Stuttgart: Thieme; 1999
→ Hüter-Becker A et al. Physiotherapie Band 4. Stuttgart: Thieme; 1996
→ Heipertz W et al. Physiotherapie Band 9. Stuttgart: Thieme; 1996
→ Suppé B, Spirgi-Gantert I. FBL Klein-Vogelbach Functional Kinetics. 5. Aufl. Berlin: Springer; 2007

Sturzprophylaxe
→ Deutsches Netzwerk für Qualitätssicherung in der Pflege (DNOP). Expertenstandard Sturzprophylaxe in der Pflege. Osnabrück: DNQP; 2005
→ Parker M et al. Hip protectors for preventing hip fractures in the elderly. The Cochrane Library 2003; 4
→ Shaw J, Snow C. Weighted vest exercise improves indices of fall risk in older woman. J Gerontol Med Sci 1998; 53: M53 – M58

Weiterführende Literatur
Thromboseprophylaxe
→ Rosenberg M. Gewaltfreie Kommunikation. 7. Aufl. Paderborn: Junfermann-Verlag; 2007
→ Harris T. Ich bin o.k. – Du bist o.k. 39. Aufl. Hamburg: rororo; 2004
→ Carr A. Endlich Nichtraucher! München: Goldmann; 2003
→ Sonn A, Bühring U. Heilpflanzen in der Pflege. Huber, Bern 2004

Internetadressen
Kinästhetik
→ http://www.kinaesthetik.de
Thromboseprophylaxe
→ http://www.dge.de
→ http://www.uni-duesseldorf.de/AWMF/awmfleit.htm
→ http://www.weightwatchers.de
Dekubitusprophylaxe
→ http://www.bqs-outcome.de
→ http://www.npuap.org
→ http://www.stiftung-pflege.info/page19/page121/files/Infoheft_Druckgeschwuer.pdf
→ http://www.epuap.org/guidlindes/QRG_Prevention_in_German.pdf

12 ATL Sich waschen und kleiden

Simone Jochum, Dorothea Mört, Christoph S. Nies, Lothar Ullrich

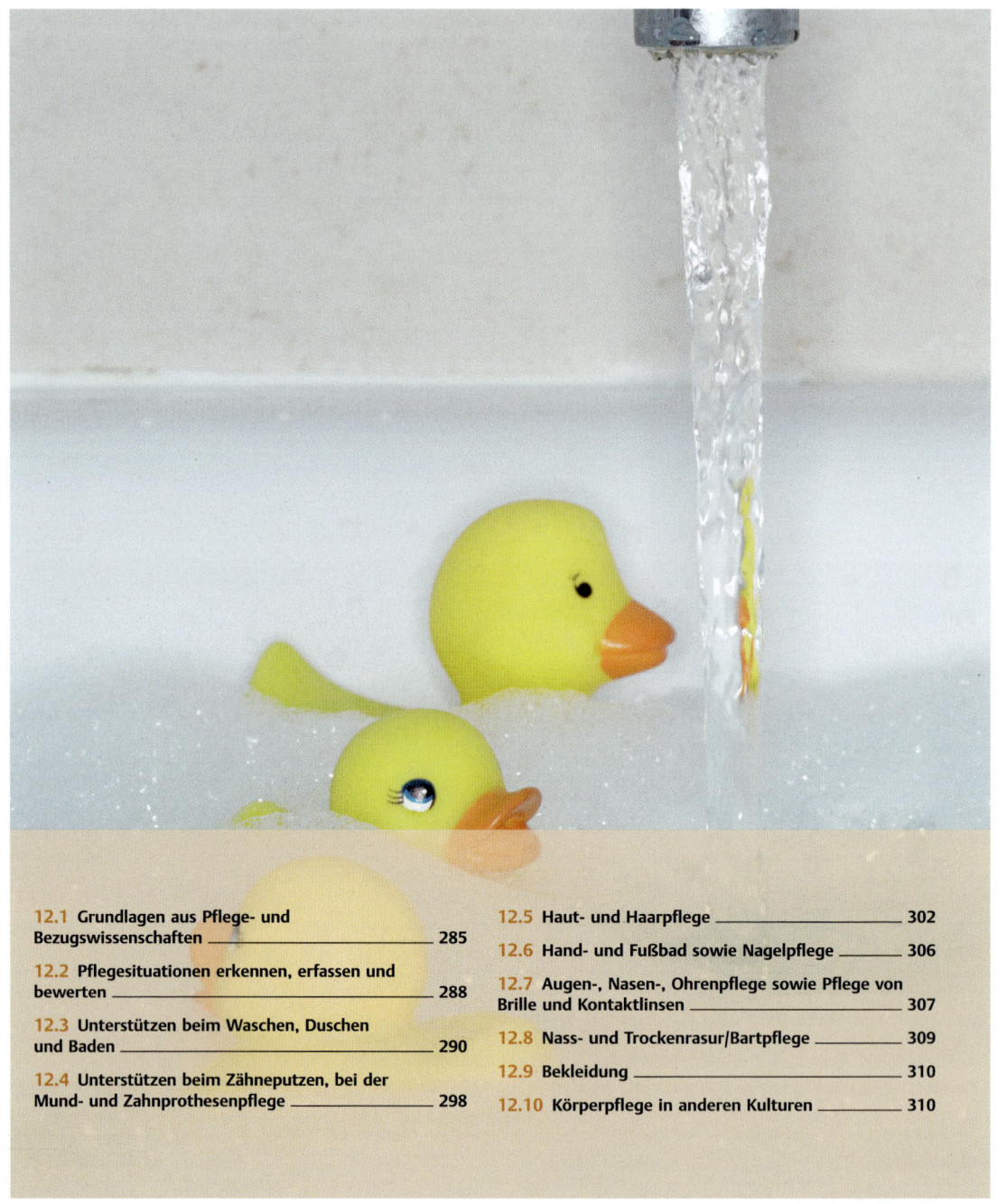

FALLBEISPIEL **Pflegesituation**
Herr Oster. Herr Oster ist 86 Jahre alt und lebt mit seiner Ehefrau in einem kleinen Dorf im Hunsrück. Bis zu einem Schlaganfall vor 12 Jahren hatte Herr Oster noch einen kleinen landwirtschaftlichen Betrieb mit 20 Milchkühen geführt. Seither ist Herr Oster fast vollständig pflegebedürftig und verlässt auch sein Bett inzwischen nur noch sehr selten. Die Pflege wurde bisher vollständig von Frau Oster übernommen; eine mögliche Unterstützung durch einen ambulanten Pflegedienst hatten die beiden damals entschieden abgelehnt.

Nachdem er in der Nacht aus dem Bett gestürzt war, wurde Herr Oster heute in den frühen Morgenstunden notfallmäßig auf die chirurgische Station eingeliefert. Da Frau Oster ihrem Mann

nicht alleine helfen konnte, hatte sie den Rettungsdienst alarmiert.

Gesundheits- und Krankenpflegerin Sabine übernahm am Morgen die Pflege von Herrn Oster und betritt nun sein Zimmer. „Guten Morgen Herr Oster. Ich hoffe, Sie konnten noch ein wenig schlafen. Wie geht es Ihnen jetzt?" „Es geht so", antwortet Herr Oster sichtlich geschwächt. „Schmerzen habe ich momentan keine, aber der Schreck sitzt mir noch in den Knochen." Sabine nickt verständnisvoll. „Das kann ich mir gut vorstellen. Ich möchte Sie gerne bei der Körperpflege unterstützen. Welche Hilfestellungen benötigen Sie denn zu Hause?" „Wissen Sie, ich kann ja nicht mehr alleine aufstehen. Deshalb wäscht meine Frau mich morgens immer im Bett. Aber sie schafft das auch nicht

mehr so gut, schließlich wird sie ja auch älter und ich bin einfach zu schwer für sie." Beim Richten der Materialien stellt Sabine fest, dass Herr Oster weder eigene Waschutensilien noch frische Kleidung dabei hat. Als sie mit der Körperpflege beginnt, fällt ihr auf, dass Herr Oster lange, verunreinigte Fingernägel hat, die Haut sehr trocken ist und die Haare offensichtlich schon längere Zeit nicht gewaschen worden sind. Beim Waschen der Beine entdeckt Sabine eine starke Rötung in beiden Leisten und informiert Herrn Oster darüber. Dieser pflichtet ihr bei: „Ja, das juckt auch ziemlich. Das habe ich aber schon seit längerem."

12.1 Grundlagen aus Pflege- und Bezugswissenschaften

Dorothea Mört, Lothar Ullrich

12.1.1 Äußere Zeichen von Gesundheit und Wohlbefinden

Treten wir mit einer Person in Kontakt, so machen wir uns binnen einiger Sekunden ein Bild über diesen Menschen. Mimik, Gestik und das äußere Erscheinungsbild (Haut und Kleidung) beeinflussen unser Meinungsbild u. a. über Gesundheit, Krankheit, Wohlbefinden und Verhalten. Zu einem gesunden äußeren Erscheinungsbild gehören
- rosige, glatte und reine Haut,
- prall elastischer Hautturgor,
- physiologisch funktionierende Schweiß-, Talg- und Drüsenproduktion,
- 32 weiße, fest sitzende Zähne mit intaktem Zahnschmelz,
- eng anliegendes und gut durchblutetes Zahnfleisch,
- rosige, feuchte und leicht glänzende Schleimhäute,
- dichtes, glänzendes Haar,
- feste, glatte und gleichmäßig geformte Finger- und Fußnägel,
- intaktes Nagelbett und Nagelfalz und
- unauffälliger Körpergeruch.

Tab. 12.1 zeigt beobachtbare Veränderungen von Haut, Haaren und Hautanhangsorganen.

12.1.2 Gesundes Körperpflegeverhalten

Das Spektrum gesunden Verhaltens ist der Primärprävention zuzuordnen und fördert damit Gesundheit und Wohlbefinden gleichermaßen. So vielfältig die

Maßnahmen zur Primärprävention sein können, so unterschiedlich sind sie auch in der Durchführung. Sie unterscheiden sich vornehmlich durch
- Zeitpunkt und verwendetem Zeitaufwand,
- Reihenfolge,
- verwendete Pflegemittel und
- Bekleidung.

Zeitpunkt und Zeitaufwand
Sie sind abhängig vom Entwicklungsstand des Menschen und werden primär durch Vorbilder (Eltern) geprägt (**Abb. 12.1**). Im Laufe des Lebens entwickelt jeder Mensch jedoch seine eigenen Präferenzen. Sie variieren vom täglichen Duschen nach dem Aufstehen bis hin zum wöchentlichen Bad. Anderen Menschen genügt es, wenn sie täglich Gesicht, Hände und Problemzonen reinigen. Bei der Haarpflege sind ebenfalls sehr individuelle Verhaltensweisen zu be-

obachten; vom täglichen bis hin zum einmal wöchentlichen Waschen.

Reihenfolge
Im Laufe des Lebens entwickelt jeder Mensch individuelle Körperpflegerituale, die, sofern die Handlungsfähigkeit erhalten ist, unverändert jeden Tag durchgeführt werden. Sobald körperliche Einschränkungen die Handlungsfähigkeit beeinflussen oder Krankheiten auftreten, ist der Mensch bereit, seine Körperpflegerituale anzupassen. Diese bleiben dann entweder auf Dauer bestehen oder werden nicht weiter umgesetzt, wenn die Handlungsfähigkeit wieder hergestellt ist oder die Notwendigkeit nicht mehr besteht.

Pflegemittel
Die Auswahl an Produkten zur Körperpflege ist fast unüberschaubar. Jeder Mensch hat seine Pflegeprodukte, die er anwendet. Dabei variieren auch hier

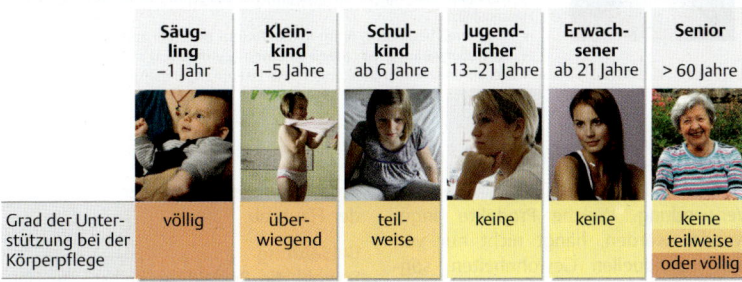

Säugling –1 Jahr	Klein-kind 1–5 Jahre	Schul-kind ab 6 Jahre	Jugend-licher 13–21 Jahre	Erwach-sener ab 21 Jahre	Senior > 60 Jahre
Grad der Unterstützung bei der Körperpflege	völlig	über-wiegend	teil-weise	keine	keine	keine teilweise oder völlig

Abb. 12.1 Entwicklungsbezogene Fähigkeiten bei der Körperpflege. Ein Mensch benötigt im Laufe seines Lebens in unterschiedlichem Maße Unterstützung.

Tab. 12.1 *Mögliche Veränderungen an Haut, Haaren und Hautanhangsorganen (nach Grützner 2004).*

Bereich	beobachtbare Veränderung und mögliche Ursachen
Hautfarbe 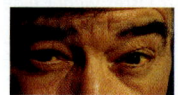	Blässe: → chronisch bei Anämie → akut bei Fieber oder Schock Rötung: → körperliche und/oder psychische Anstrengung wie Angst, Erschöpfung → Fieber (generalisiert) → Allergien (fleckförmig) Zyanose (Blaufärbung) durch eine verminderte Sauerstoffsättigung des Blutes: → peripher (Akrozyanose): an den Akren, Zehen, Ohren, Nase, Fingerspitzen und Zehen → zentral: an Lippen und Körperstamm als Zeichen einer Herzerkrankung (Herzinsuffizienz oder Herzklappenfehler) oder respiratorischer Insuffizienz Ikterus (Gelbfärbung von Haut und Skleren, s. links): → bei fortgeschrittener Leberzirrhose oder Gallengangsstenose, z. B. durch einen Gallenstein Braunfärbung der Haut: → als Bronzehaut bei Morbus Addison → als Folge therapeutischer Bestrahlung erdbeerrote und warme Haut: → bei Kohlenmonoxidvergiftung marmorierte und fahlblasse Haut → bei Sterbenden
Hautturgor 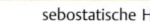	vermindert bei Dehydratation und Malnutrition: → Hautfalten bleiben stehen → erhöht durch Ödeme, z. B. bei Niereninsuffizienz oder venöser Insuffizienz (s. links)
Hautfeuchtigkeit 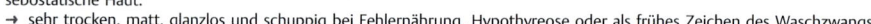	sebostatische Haut: → sehr trocken, matt, glanzlos und schuppig bei Fehlernährung, Hypothyreose oder als frühes Zeichen des Waschzwangs → trocken und schuppig bei Neurodermitis, Psoriasis → durch verminderte oder fehlende Schweißsekretion bei Hypohidrosis und bei Erkrankungen, die mit einem hohen Flüssigkeitsverlust (Diabetes insipidus) einhergehen (s. links) → generell bei starker Schweißsekretion, z. B. bei vegetativen Störungen, Adipositas, Hyperthyreose → lokal an Händen, Füßen oder in den Achseln bei vegetativen Störungen → einseitig (Hemihyperhidrosis) bei z. B. Hemiplegie, Tumoren, Entzündungen des Nervensystems
Hautstruktur 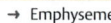	→ Blasen, z. B. als Grad II eines Dekubitus (s. links) oder als Folge einer Verbrennung → Narben infolge einer Operation oder eines Traumas → Geschwüre, z. B. beim diabetischen Gangrän oder Ulcus cruris → Pigmentierung (s. links) → Tumor (Schwellung) infolge eines Traumas oder eines Karzinoms → pergamentartig dünne Haut, z. B. bei langjähriger Kortisoneinnahme → Entzündung, z. B. bei Intertrigo
Bindegewebe	→ Emphyseme → Entzündungen, z. B. infolge einer Herpes-simplex-Infektion (s. links) → Ödeme als Symptom bei venöser Insuffizienz, Rechtsherzinsuffizienz oder bei gestörtem Lymphabfluss → Tumoren, z. B. Lipome → Erythem, z. B. bei Lupus erythematodes
Haare 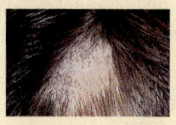	→ trockene, brüchige Haare als Folge von falscher Pflege und/oder Ernährung → Pigmentlosigkeit bei Albinismus → vorzeitiges Ergrauen bei stoffwechselbedingten Erkrankungen (z. B. Cushing-Syndrom) → Parasitenbefall, z. B. Läuse → Lanugobehaarung (Wollhaarflaum) bei ausgeprägter Anorexia nervosa Haarausfall: → hormonell bedingt, z. B. im Klimakterium oder bei androgenetischer Alopezie → als Nebenwirkung von Medikamenten (Zytostatika) → bei chronischen Erkrankungen wie Eisenmangelanämie oder Diabetes mellitus

Fortsetzung ▶

Zeitpunkt, Häufigkeit und Aufwand der Verwendung. Welche Produkte angewendet werden, hängt nicht nur von den individuellen Gewohnheiten, sondern im entscheidenden Maße von physiologischen Gegebenheiten, z. B. der Haut, ab.

Bekleidung

Sowohl die Bekleidung selbst, die Häufigkeit des Wechsels und Anzahl, Größe und Beschaffenheit der Bekleidung variiert. Als normal wird der Wechsel von Tag-, Nacht- und Freizeitwäsche angesehen. Überwiegend ältere Menschen neigen zum Frieren und bevorzugen wärmere Kleidung (Bettjäckchen, Bettschuhe). Weiche, anschmiegsame, feuchtig-

Tab. 12.1 *Fortsetzung*

Bereich	beobachtbare Veränderung und mögliche Ursachen

Nägel 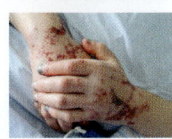 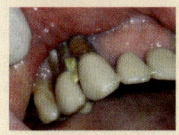	→ brüchig bei Kalzium-Eisen-Mangel
	→ Entzündungen aufgrund eingewachsener Nägel
	→ Krallenbildung aufgrund mangelnder/fehlender Nagelpflege
	→ Farbveränderungen
	  ▪ Durchblutungsstörungen und Hämatome (Blaufärbung)
	  ▪ Nikotin (Gelbfärbung)
	  ▪ Schwarzfärbung (Nekrosen, s. links oben)
	  ▪ querverlaufende weiße Streifen bei Arsen- und Thalliumvergiftung
	→ veränderte Form
	  ▪ Uhrglasnägel, meist kombiniert mit Trommelschlägelfingern bei Herz-Lungen-Erkrankungen, die mit Sauerstoffmangel einhergehen
	  ▪ Quer- und Längsrillen bei Pilzbefall (s. links unten) oder Ekzem
	  ▪ Löffelnägel (weich und nach innen gewölbt) bei Anämie

Mund 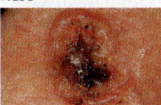	Lippen: → spröde und aufgeplatzt bei Dehydratation oder Mundatmung → Blasen bei Herpes labialis Mundschleimhaut: → Stomatitis aufgrund mangelnder Mundhygiene oder als Nebenwirkung einer Chemotherapie → Parotitis infolge fehlender Kaubewegungen, z. B. bei komatösen Patienten (s. links oben) → trocken als Nebenwirkung von z. B. Atropin → weißliche Beläge, z. B. bei Soorbefall unter Antibiotikatherapie oder bei immunsupprimierten Patienten (Organtransplantation, AIDS) Zahnfleisch: → weich und blass, dem Zahn nicht anliegend und Taschen bildend, z. B. bei Parodontose und Parodontitis (s. links unten) Zähne: → fehlend, abgebrochen oder kariös
Nase	→ vermehrte Sekretabsonderung bei einer Erkältung → Rötung bei Entzündung → Nasenbluten infolge eines Traumas oder erhöhtem Gefäßdruck → Nasenflügelatmung bei starker Atemnot → Veränderungen durch Tumoren (Basaliom, s. links) oder angeborene Fehlbildungen

keitsausgleichende Materialien werden v. a. für die Nacht- und Freizeitwäsche bevorzugt, während die Tageskleidung an Funktion, sozialem Umfeld und Klima angepasst ist.

🖐 **PRAXISTIPP** Direkt nach einer Operation oder wenn stark nässende Wunden vorliegen (z. B. Abdomen apertum), ist es gerechtfertigt, dass der Patient ein Krankenhaushemd trägt. Reflektieren Sie deren Einsatz jedoch fortlaufend, da die Stoffqualität der Krankenhaushemden und die eingeschränkte Bewegungsfreiheit häufig nicht mit Wohlbefinden verbunden werden. ▬▬▬

12.1.3 Gesundheitsgefährdendes Verhalten

Schmutzige Kleidung oder Fingernägel, unangenehmer Körpergeruch oder zerrissene Kleidung lassen nicht per se auf unzureichende Körperpflege schließen. Menschen, die einen Unfall, eine akute Erkrankung (z. B. Schlaganfall) oder einen Sturz in häuslicher Umgebung erleiden, haben keine Zeit, vor dem Arztbesuch eine angemessene Körperpflege durchzuführen. Eine differenzierte Krankenbeobachtung hilft, zwischen einer Ausnahmesituation oder einer echten Verwahrlosung zu unterscheiden. Allein das Vorhandensein von einem oder mehreren Zeichen der Verwahrlosung, lässt nicht auf gesundheitsgefährdendes Verhalten schließen. Manche Menschen ge-

raten mehr oder weniger unverschuldet in eine Situation, in denen sie die eigene Pflege nicht mehr durchführen können oder ihnen die finanziellen Ressourcen fehlen.

Zeichen der Verwahrlosung

Haut und Hautanhangsorgane. Wird über einen langen Zeitraum keine Körperwaschung vorgenommen, so verkleben Hornschuppen, Hautzellen und Staub mit dem Schweiß und bilden vornehmlich an den Stellen, wo Haut auf Haut liegt, bräunliche Krusten. Nach Entfernen dieser Krusten zeigt sich darunter meist eine wunde, gerötete und aufgeschwemmte Haut. Nabelsteine entstehen auf gleiche Weise und lassen sich manchmal nur schwer entfernen. Ferner kommt es bei mangelnder Intimpflege zu starker Geruchsbildung sowie Rötungen, Reizungen, Entzündungen oder gar zu Abszessbildungen. Aufgrund der kürzeren Harnröhre zeigen sich Harnwegsinfektionen bei Frauen häufiger als bei Männern.

Nägel. Sie sind meist schmutzig, brüchig und mitunter auch scharfkantig. Aufgrund fehlender Nagelpflege wachsen die Nägel nach unten und bilden „Krallen" aus. Auch durch ständigen Druck der Schuhe auf die zu langen Nägel wachsen diese nach unten. Die Zehenzwischenhaut kann aufgeschwemmt oder entzündet sein.

Parasiten. Hautbefall mit Krätze (Skabies) oder Kopfläusen in verfilzten Haaren ist möglich. Offene Wunden oder Geschwüre treten v. a. an den unteren Extremitäten auf. Bei ausgeprägter Verwahrlosung können in Wunden Maden zu finden sein.

Zähne. Die Ausprägungen variieren von freiliegend (**Abb. 12.2**), abgebrochen und kariös bis fehlend. Neben starkem Mundgeruch ist je nach Ausprägungsgrad die Nahrungsaufnahme erschwert, sodass eine Mangelernährung (Malnutrition) die Folge sein kann.

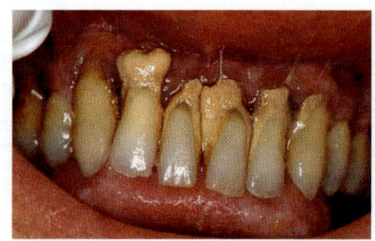

Abb. 12.2 Gebiss eines 50-jährigen Mannes. Front- und Eckzähne werden nur noch durch den Zahnstein im Kiefer gehalten.

12.2 Pflegesituationen erkennen, erfassen und bewerten

12.2.1 Situationseinschätzung

Vor jeder pflegerischen Handlung steht die Planung. Um eine patienten- und prozessorientierte Pflege gewährleisten zu können, müssen Informationen gesammelt, Probleme und Ressourcen definiert, Ziele festgelegt, Maßnahmen geplant und durchgeführt sowie evaluiert werden. Hilfreich kann ein Formblatt sein, in dem sowohl Gewohnheiten des Patienten (Pflegeanamnese), als auch bestehende Einschränkungen und Ressourcen (**Abb. 12.3**) gleichermaßen erfasst werden. Bei der Verwendung eines solchen Formblattes sollte immer kritisch hinterfragt werden, ob es sinnvoll ist, nach allen Kriterien in aller Ausführlichkeit zu fragen. Letztlich bestimmen Ausmaß des Pflegebedarfs und Vorhandensein von Ressourcen die Ausführlichkeit der benötigten Informationen.

In erster Linie orientieren sich die Ziele jedoch immer an den Wünschen des Patienten, vorbestehenden und aktuellen Einschränkungen sowie dem Grad der Unabhängigkeit, sodass eine wohltuende und gesundheitsfördernde Pflege gewährleistet werden kann. Der Aspekt der gesundheitsfördernden Pflege lässt sich in drei Stufen der Prävention gliedern:

1. **Primäre Prävention:** Durch sie sollen Neuerkrankungen verhindert werden. Damit werden solche Präventionsmaßnahmen immer vor Auftreten einer Störung angewendet und drücken sich durch Gesundheitsförderung und -beratung aus (z. B. Beratung zur Veränderung des Körperpflegeverhaltens).
2. **Sekundäre Prävention:** Sie beinhaltet die Krankheitsvorsorge durch Beseitigung von Risikofaktoren und Gefahren, die durch die Krankheit und

deren Begleitumstände auf das Individuum einwirken (z. B. Dekubitusprophylaxe bei immobilen Patienten).
3. **Tertiäre Prävention:** Durch sie sollen weitere Schäden/Beeinträchtigungen durch eine Krankheit verhindert werden (Verhinderungsprophylaxe). Hier ist das Eingreifen einer Pflegeperson notwendig, die z. B. die Körperpflege für den Patienten durchführt.

Patienten- und situationsgerechte Unterstützung

Ob und in welchem Ausmaß der Patient Unterstützung benötigt, kann sowohl patienten- als auch krankheitsbedingte Ursachen haben. Zusammenfassend benötigt der Patient Unterstützung, wenn er
- dauerhaft oder momentan handlungseingeschränkt ist durch
  - Behinderungen oder körperlicher Schwäche,
  - Zu- und Ableitungen (zentralvenöse Katheter, Drainagen, Überwachungssysteme wie EKG, Pulsoxymetrie),
  - Ruhigstellung von Extremitäten durch Gips oder Fixateur externe,
- Unsicherheit und/oder Angst hat,
- einen reduzierten Allgemeinzustand hat oder
- kognitiv (z. B. bei fortgeschrittener Demenz) eingeschränkt ist.

Je nach Unterstützungsursache muss die Pflegeperson
- Einschränkungen ausgleichen,
- Sicherheit vermitteln,
- Orientierung fördern und
- hämodynamische Probleme frühzeitig erkennen.

Einschränkungen ausgleichen

Unterschieden werden muss hier zwischen aktuell eingetretenen und bereits

vorhandenen Erkrankungen sowie zwischen vorübergehenden und chronischen Einschränkungen. Dabei ist jede Kombination möglich (**Abb. 12.4**). Je nachdem, welche Kombination von Einschränkung und Erkrankung vorliegt, benötigt der Patient unterschiedliche Hilfs- bzw. Unterstützungsangebote.

Sicherheit vermitteln

In Bezug auf die Körperpflege sind Patienten meist unsicher und/oder ängstlich, was den Umgang mit Kathetern, Verbänden, Dränagen oder Operationsnähten betrifft. Auch die eigene Leistungsfähigkeit und Handlungsfreiheit kann nicht realistisch eingeschätzt werden. Daher benötigen die Patienten verständliche Informationen darüber, welchen Zweck die Zu- und Ableitungen haben, wie mit ihnen umgegangen werden kann und worauf zu achten ist. Zusätzliche Sicherheit, sowohl für den Patienten als auch für die Zu- und Ableitungen bieten:
- Operationsverbände mit transparenten Folien abkleben, damit der Patient z. B. duschen kann.
- Katheter zur Infusionstherapie oder Drainage mit Fixationshilfen auf der Haut fixieren, damit die Lage auch bei versehentlichem Zug nicht verändert wird (**Abb. 12.5**); Zuleitungen ggf. verlängern, sodass der Patient Handlungsfreiheit hat; Fingerclips, z. B. von einem Pulsoxymeter, auf dem Handrücken mit einem Stegpflaster fixieren und unter dem Nachthemd durchführen, sodass das Kabel bei Handlungen nicht stört.
- Ableitende Systeme (Dränagen, Blasendauerkatheter, Beutel von Magensonden) immer unter Niveau des Organs fixieren, in dem sie liegen, damit

Checkliste zur Anamnese und Situationseinschätzung „Waschen und Kleiden"

Name:

Gespräch geführt am: ....

Gespräch geführt mit: ....

Pflegeperson: ....

Pflegegewohnheiten

Körperpflege

Waschen
- ☐ am Waschbecken
- ☐ abends
- ☐ kaltes Wasser
- ☐ Seife

- ☐ Duschen .... x/Woche
- ☐ morgens
- ☐ warmes Wasser
- ☐ Duschgel........................

- ☐ Vollbad .... x/Woche

- ☐ heißes Wasser
- ☐ Sonstiges

Hautpflege
- ☐ täglich
- ☐ den ganzen Körper

- ☐ .... x/Woche
- ☐ nur das Gesicht/die Hände/den Körperstamm

- ☐ gar nicht

Haut
- ☐ normal
- ☐ Hautprobleme/Allergien?...

- ☐ fettig

- ☐ trocken

Rasur
- ☐ nass
- ☐ trocken
- ☐ After Shave

Zahnpflege
- ☐ .... x/tgl.
- ☐ Mundwasser

Zahnprothese
- ☐ Vollprothese
- ☐ auch nachts im Mund
- ☐ Teilprothese oben
- ☐ Teilprothese unten

Kleidung
- ☐ Nachthemd
- ☐ Schlafanzug
- ☐ Socken im Bett

Grad der Selbstständigkeit
- ☐ nicht beeinträchtigt
- ☐ benötigt Unterstützung bei ....
- ☐ geeignete Hilfsmittel ....
- ☐ Körperpflege muss vollständig übernommen werden

Wünsche des Patienten, die sich auf die Körperpflege auswirken
- ☐ gleichgeschlechtliche Pflege
- ☐ Einbeziehung von Angehörigen erwünscht
- ☐ ethnische/religiöse Besonderheiten ....

Statuserhebung bei Aufnahme
- ☐ Haut ....
- ☐ Haare ....
- ☐ Nägel ....
- ☐ Mund ....
- ☐ Zunge, Zahnfleisch, Zähne, Lippen ....
- ☐ Nase ....
- ☐ Ohren ....
- ☐ Intim- und Analbereich ....
- ☐ Vorhandene Wunden ....
  (detaillierte Beschreibung s. Wunddokumentation)

Abb. 12.3 **Checkliste ATL waschen und kleiden.** Anamnese und Situationseinschätzung mithilfe eines Formblattes.

ein Reflux von Sekret verhindert werden kann (Infektionsprophylaxe).

MERKE Vor Mobilisation in einen Stuhl oder dem Drehen im Bett muss immer geprüft werden, dass Zu- und Ableitungen lang genug sind und sie

nicht unter Spannung stehen. Auch die Kontrolle der Fixierung ist obligat. _____

Führt der Patient die Körperpflege allein im Bad durch, so ist ihm die Klingelanlage in Reichweite zu legen. Hilfreich ist es, dem Patienten zu signalisieren, dass Sie sich in unmittelbarer Reichweite auf-

halten und auch auf Zuruf Hilfestellung geben können. Auch Nachfragen, ob Hilfe benötigt wird oder alles in Ordnung ist, kann Sicherheit vermitteln.

Orientierung fördern
Patienten, die auf Hilfsmittel wie Brille, Kontaktlinsen oder Hörgeräte angewiesen sind, erhalten diese, sobald es die

	Erkrankung akut (A)	Erkrankung bekannt (B)
Einschränkung vorübergehend (1)	1A	1B
Einschränkung chronisch (2)	2A	2B

Abb. 12.4 Vier-Felder-Grafik. Mögliche Kombinationen von Einschränkungen und Erkrankungen eines Patienten.

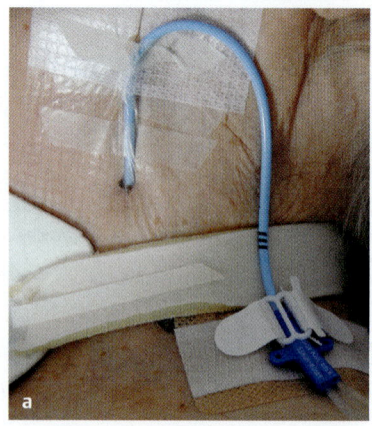 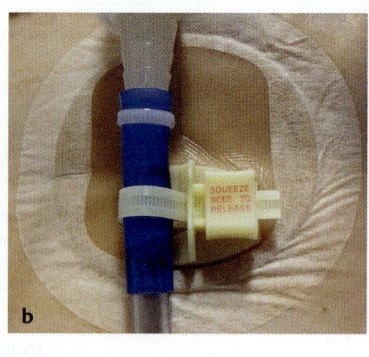

Abb. 12.5 Fixierung eines Multi-Lumen-Katheters **a** und einer arteriellen Kanüle **b** mit einem Stegpflaster.

Situation erlaubt oder wenn sie es wünschen. Stark sehbehinderte oder blinde Personen benötigen meist eine detaillierte Beschreibung der Umgebung, wobei auch das Ertasten notwendig ist, damit sie vollständig erschlossen werden kann. An Demenz erkrankte Personen finden sich in einer neuen Umgebung meist nur schlecht zurecht und können sich nicht sicher und frei bewegen. Hier müssen fortlaufend, und je nach Ausmaß der Demenz, immer wiederkehrend Informationen gegeben werden.

Hämodynamische Probleme frühzeitig erkennen

Patienten nach längerer Immobilität oder Operationen haben oft hämodynamische Probleme. Zur Einschätzung der aktuellen Situation sollte vor einer Mobi-lisation immer eine klinische und apparative Krankenbeobachtung (Blutdruck und Puls messen) durchgeführt werden. Patienten mit reduziertem Allgemeinzustand sind schrittweise an die körperliche Aktivität, z. B. durch ein Mobilisationskonzept, heranzuführen. Um Veränderungen frühzeitig zu erkennen, muss auch während der Aktivität eine fortlau-fende Krankenbeobachtung durchgeführt werden.

👋 **PRAXISTIPP** Bleiben Sie mit dem Patienten ständig in verbalem Kontakt. Sofern sich seine Kreislaufsituation verändert, werden Sie es auch an seiner veränderten Kommunikation frühzeitig erkennen können. _____

12.3 Unterstützen beim Waschen, Duschen und Baden _____

Die Körperpflege zielt nicht nur auf Förderung des Wohlbefindens ab, sondern dient auch der Infektions-, Dekubitus-, Kontrakturen- und Thromboseprophylaxe. Eine Beeinträchtigung der Körperwahrnehmung (Apoplex, Schädel-Hirn-Trauma) kann gezielt durch Körperpflege gefördert werden. Des Weiteren kann die Blutzirkulation angeregt werden, sodass z. B. eine nachfolgende Mobilisation mit einer geringeren Kreislaufbelastung einhergeht.

Jedes Medium, dass zur Körperpflege verwendet wird, hat eine Wirkung und manchmal auch Nebenwirkung auf die Haut. *Tab. 12.2* zeigt die Eigenschaften und Wirkungen von Waschzusätzen auf die Haut.

12.3.1 Unterstützen beim Waschen am Waschbecken

Die Körperpflege am Waschbecken durchführen zu können (und nicht mehr im Bett mit einer Waschschüssel), hat für viele Patienten einen hohen Stellenwert. Zur Vorbereitung müssen alle Utensilien und Hilfsmittel bereitgestellt sein. Dem Patienten sind alle Utensilien so zurecht-zustellen, dass er sie ohne zusätzliche Anstrengung erreichen kann. Für einen ausreichenden Schutz der Intimsphäre muss gesorgt sein. Die Reihenfolge der Körperpflege bestimmt der Patient anhand seiner individuellen Wünsche und Gewohnheiten. Hilfe wird meist beim Waschen des Rückens, der Beine und des Intimbereichs benötigt.

Weg zum Waschbecken. Er bedeutet für manche Patienten schon eine erhebliche Anstrengung, sodass sie die Körperpflege nicht nach ihren Wünschen durchführen können. Sollte dies der Fall sein, kann der Patient auch mit einem Stuhl (Toilettenstuhl, Rollstuhl) in das Badezimmer gefahren werden. Ist der Patient in der Lage, sich auf die Bettkante zu setzen, kann bei entsprechender Einrichtung auch das Bett an das Waschbecken gefahren werden. Benötigt er noch Unterstützung und Sicherheit beim Sitzen, kann ihm ein Sitzwürfel in den Rücken gelegt werden, an dem er sich anlehnen kann.

Waschen des Intimbereichs. Hierfür ist es günstig, wenn der Patient sich vor das Waschbecken stellen kann. Folgendes ist notwendig:

- trockener Fußboden (Rutschgefahr!)
- bereitgestellte Waschutensilien
- Tragen von Schutzhandschuhen
- Möglichkeiten für den Patienten zum Festhalten

Sollte der Patient noch nicht oder nicht mehr genügend Kraft haben, um sich für die Intimpflege vor das Waschbecken zu stellen, kann dies auch später im Bett erfolgen.

👋 **PRAXISTIPP** Vielen Patienten tut es gut, im Rahmen der Körperpflege die Füße in eine Waschschüssel zu stellen und ein Fußbad zu nehmen. Zusatzeffekt ist, dass Sie die Beine sehr nass waschen können. _____

12.3.2 Therapeutische Ganzkörperwaschungen

Sie verfolgen unterschiedliche Ziele – basal beruhigend, basal stimulierend, wahrnehmungsfördernd oder schweißreduzierend (*Tab. 12.3*). Entscheidend für den Erfolg ist, dass sie kontinuierlich und unter lückenloser Krankenbeobachtung durchgeführt werden. Maßgebend für das Beibehalten einer therapeutischen Ganzkörperwaschung ist, dass der Patient sich auf diese einlassen

Tab. 12.2 *Waschzusätze und deren Wirkung auf die Haut.*

Eigenschaft	Wirkung auf die Haut	Fazit für die Pflege
Wasser		

→ guter Wärmeleiter (Entzug oder Zufuhr von Wärme)
→ Wassertemperatur 10 – 34 °C: wird als kühl/kalt empfunden (Hypoämisierung)
→ Wassertemperatur > 37 °C: wird als warm/heiß empfunden (Hyperämisierung)
→ löst je nach Temperatur körpereigenes Talgdrüsensekret
	→ reinigend
	  ▪ wasserlösliche Schmutzanteile
	  ▪ Staub
	  ▪ zucker- und salzhaltige Stoffe
	  ▪ Schweiß
	→ austrocknend durch Verdunstung körpereigenen Wassers bis zur Reproduktion des Hydro-Lipid-Mantels
	→ Verlust der Wasserbindungsfähigkeit durch Auswaschen von Eiweißbausteinen
	→ Lösen von Talgdrüsensekret
		→ Die als angenehm empfundene Wassertemperatur ist bei jedem Menschen sehr unterschiedlich und muss beachtet werden.
		→ Wassertemperatur ist dem Hauttyp anzupassen.

Seife		

→ primär alkalisch: pH 8 – 11
→ enthält hydro- und lipophile Anteile
→ weitere mögliche Zusätze:
  ▪ rückfettende Substanzen (Wollwachs, Fette)
  ▪ Alkohole
  ▪ Parfümöle
  ▪ Desinfektionsmittel
  ▪ Antibiotika
	→ Lösen von nicht wasserlöslichem Schmutz
	→ Lösen des Hydro-Lipid-Mantels
	→ Gutfettung
	→ Juckreiz durch Eindringen von Alkalisalzen in die Haut
	→ Rückfettung nicht ausreichend
	→ Deoseifen zerstören die Hautflora und reduzieren die Immunabwehr
		→ Zur Normalisierung des Hydro-Lipid-Mantels und des pH-Wertes benötigt die Haut zwischen 0,5 – 3 h.
		→ Seifenlauge muss sehr gründlich von der Haut entfernt werden.
		→ Haut rückfetten

Flüssigseife		
→ Seife mit 84 % Wasseranteil → z. T. Zusatz von Fettsäuren (Kokos-, Rizinusöl und rückfettende Substanzen)	→ Wirkung wie Seife → Fettsäuren können hautreizend wirken	s. Seifen
Syndet		
→ wasch- und oberflächenaktive Substanzen (Tenside) → enthalten hydro- und lipophile Anteile → rückfettende Anteile, z. B. Paraffin, Sojabohnen, Olivenöl → Zusätze zur pH-Regulierung	→ Wirkung wie Seifen, jedoch in geringerer Intensität → Rückfettung nicht ausreichend	→ Mittel der Wahl bei normaler, problemloser Haut → keine Syndets bei trockener, zu Allergien neigender Haut → rückfettende Lotionen erforderlich → Überdosierungen können auch normale Haut schädigen → Syndets müssen wie Seifen gründlich von der Haut abgespült werden
Badeöl		

→ Badeöle ohne Emulgator (Spreitungsöle)
  ▪ verbinden sich nicht mit dem Wasser
  ▪ können nicht flächenhaft aufgetragen werden
→ Badeöle mit Emulgator
  ▪ verbinden sich mit dem Wasser
  ▪ flächenhaftes Applizieren möglich
	→ hohes Rückfettungspotenzial
	→ kann die Hautporen verstopfen (Vorsicht bei Fieber)
		→ Badeöle mit Emulgator – das Mittel der Wahl bei trockener Haut
		→ sollen keine Zusatzstoffe wie Duftessenzen oder Desinfektionsmittel enthalten
		→ Häufigkeit der Anwendung je nach Hautbild
		→ Haut nur abtupfen, damit der Ölfilm auf der Haut nicht zerstört wird

kann und keinen zusätzlichen Stress darunter entwickelt. Ätherische Öle können die Wirkung der therapeutischen Ganzkörperwaschung unterstützen (*Tab. 12.4*). Bei deren Verwendung ist zu beachten, dass sie sich nur in Verbindung mit Emulgatoren (Milch, Honig, Kondensmilch) mit dem Wasser verbinden. Die Dosierung der ätherischen Öle für Körperwaschungen sollte 2 – 3 Tropfen pro Waschschüssel nicht übersteigen. Bei der Auswahl der Teeessenzen ist zu beachten, dass nur getrocknete Blätter/Früchte zur Anwendung kommen sollen. Teebeutel (Lebensmittelqualität) haben nur noch einen sehr geringen Gehalt an wertbestimmenden Inhaltstoffen.

12.3.3 Unterstützen beim Waschen im Bett

Zur Unterstützung des Patienten im Bett gehören:

▪ Einschätzen der aktuellen Situation.
▪ Vorbereiten aller Materialien (Sichtschutz, Waschzubehör, Bettwäsche).
▪ Organisieren des Arbeitsplatzes.
▪ Positionierung des Patienten.
▪ Durchführen der Maßnahme.
▪ Nachbereiten der Materialien.

Einschätzen der Patientensituation

Zunächst wird eine Situationseinschätzung vorgenommen. Leitfragen können sein:

▪ Wie fühlt sich der Patient? Ist er ausgeruht, körperlich in der Lage und motiviert, die Körperpflege durchzuführen?

▪ Hat er evtl. Schmerzen, die die Körperpflege und Positionierung erschweren?
▪ Ist er bereit, zum vorgeschlagenen Zeitpunkt die Körperpflege durchzuführen oder hat er noch Ruhebedarf?
▪ Lässt es die aktuelle Situation überhaupt zu, die Körperpflege durchzuführen?

PRAXISTIPP Verwenden Sie die Leitfragen, um mit dem Patienten in Kontakt zu kommen und seine aktuellen Bedürfnisse in Erfahrung zu bringen. Dies fördert nicht nur die Beziehung zwischen Ihnen und dem Patienten, sondern führt auch dazu, dass der Patient sich in seiner Person ernst genommen fühlt.

Tab. 12.3 Anwendung therapeutischer Ganzkörperwaschungen (nach Grützner 2004).

basal beruhigend	basal stimulierend	wahrnehmungsfördernd (Bobath-Konzept)	schweißreduzierend
Ziel			
→ Fördern von Entspannung, Körperintegration	→ Patient fühlt seinen Körper, erfährt die Körpergrenzen	→ Wiedererlernen verlorener Bewegungsfähigkeiten → Fördern der bewussten Wahrnehmung der betroffenen Seite → Vermeiden/Hemmen der Spastik	→ Reduzierung der Schweißsekretion → Förderung des Wohlbefindens
Indikation			
→ unruhige, hyperaktive Patienten → Einschlafstörungen → Schmerzzustände	→ bewusstlose oder bewusstseinsgestörte, orientierungslose Patienten → Depressionen	→ alle Patienten mit Lähmungen durch Krankheiten des zentralen Nervensystems	→ Patienten mit übermäßiger Schweißproduktion (z. B. durch Stress, Hyperaktivität, Fieber)
Orientierung			
→ Körperbehaarung → Körpertemperatur → Vitalzeichen → positive Beziehung zu bestimmten Pflegepersonen → Bewusstseinszustand, Pupillenreaktion → Diagnose			
Wassertemperatur			
→ 37 – 40°	→ 23 – 28°	→ nach Wunsch/Gewohnheit des Patienten	→ immer höher als die Körpertemperatur
Hilfsmittel			
→ gut ausgewrungener Waschhandschuh	→ deutlich strukturierter, tropfnasser Waschhandschuh oder Schwamm	→ deutlich strukturierter Waschhandschuh oder Handtuch → flächenhafte Berührungen mit deutlichem Druck (erkennbar beginnend und endend) → Angehörige	→ feuchter Waschhandschuh
Umgebungsfaktoren			
→ wichtig: warme Zimmertemperatur → wenig mit dem Patienten sprechen → keine Unruhe im Zimmer durch andere Personen			
Zusatz			
→ keine (ggf. später beruhigende Lavendelmilch)	→ vertraute Waschlotion oder Seife des Patienten (ggf. später anregende Rosmarinmilch)	→ keine, ggf. später eigene Zusätze oder Lotionen	→ keine → ggf. Salbeitee (1 l Salbeitee auf 4 l Wasser)
Wirkentfaltung			
→ mit der Haarwuchsrichtung	→ gegen die Haarwuchsrichtung	→ von der nicht betroffenen Seite zur betroffenen Seite unter Betonung der Körpermitte	→ s. basal beruhigende Waschung
Vorgehen			
→ vom Thorax ausgehend beginnen → mit der Haarwuchsrichtung	→ von der Körpermitte ausgehend nach außen, erst den Rumpf und dann die Extremitäten waschen → Hand- und Fußbad einbeziehen → gegen Haarwuchsrichtung	→ Pflegende steht auf der betroffenen Seite → Beginn an den Fingern, dann über die Hand, weiter zur Schulter, über das Sternum bis hin zu den Fingern der betroffenen Seite → Brust, Bauch, Beine, Füße und Rücken nach dem gleichen Prinzip → Gesicht zuletzt waschen → Intimbereich aussparen → punktuelle Berührungen vermeiden	→ s. basal beruhigende Waschung → Intimpflege später durchführen
Abtrocknen			
→ ebenfalls in Haarwuchsrichtung	→ ausschließlich gegen die Haarwuchsrichtung unter Verwendung eines rauen Handtuchs	→ wie bei der Waschung	→ nur abtupfen → nicht eincremen → in Haarwuchsrichtung

Tab. 12.4 Zusätze für therapeutische Ganzkörperwaschungen.

Präparat	Anwendung	allgemeine Wirkung	Zubereitung	Anmerkungen
Lavendel	→ Unruhe → Angst → Schlaflosigkeit → Stress → Schmerzen mit begleitender Unruhe	→ beruhigend → schlaffördernd → stimmungsaufhellend → antiseptisch → juckreizstillend → zellregenerierend	→ 5 Tropfen Lavendelöl in ½ Tasse Milch geben und dem Waschwasser zufügen oder → 3 EL Lavendelblüten mit 1 l kochendem Wasser übergießen; 5 min ziehen lassen, absieben und zu 3–4 l Waschwasser geben	→ Wassertemperatur von 40 °C, damit trotz Abkühlung des Wassers bei der Waschung und durch die Verdunstung auf der Haut entstehende Kälte die Waschung vom Patienten als angenehmen empfunden wird → Waschung mit der Haarwuchsrichtung
Pfefferminz	→ Fieber	→ antiseptisch → schmerzlindernd → verdauungsfördernd → krampflösend → Gallenfluss anregend	→ 3 EL Pfefferminzblätter mit ½ l kochendem Wasser übergießen; 5 min ziehen lassen, absieben und zu 3–4 l Wasser geben	→ tropfnasser Waschlappen → nur leicht abtupfen → es darf keine Zentralisation vorliegen! → keine Anwendung von Pfefferminzöl!!
Salbei	→ Schwitzen	→ desinfizierend: Wachstumshemmung von Bakterien und Pilzen → schweißhemmend	→ 3 EL Salbeiblätter mit ½ l kochendem Wasser übergießen; 10 min ziehen lassen, absieben und zu 3–4 l Wasser geben	→ Körper nur abtupfen → bei längerer Anwendung kann Salbei die Haut austrocknen.

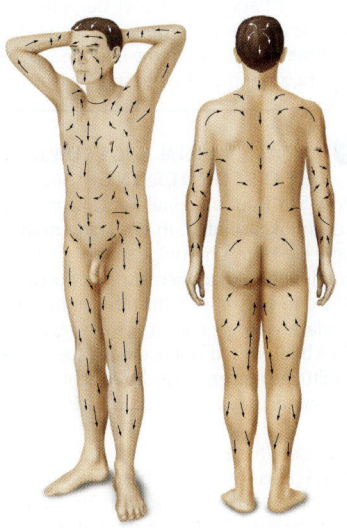

Abb. 12.6 Wuchsrichtung der Körperbehaarung.

Vorbereitung

Eine vollständige Materialvorbereitung ist die Grundbedingung für eine zusammenhängende und zeitsparende Arbeitsweise. Für die Körperpflege sollte bereitgestellt werden:

- je 2 Handtücher und Waschlappen
- Waschschüssel mit klarem Wasser, das nach Wunsch des Patienten temperiert ist
- Körper- und Hautpflegemittel, Deodorant
- Haarbürste/Kamm
- bei Männern alles zur Bartpflege
- Zahnbürste, Zahncreme, Zahnbecher, Wasser, bei Bedarf Mundwasser, Nierenschale
- Nachthemd/Pyjama
- Bettwäsche
- Wäscheabwurf

→ **MERKE** Zur basalen Stimulation im Rahmen der Körperpflege eignen sich Waschhandschuhe aus Frottee, die nicht mit Weichspüler gewaschen wurden. Zur Intimpflege und bei Patienten mit Infektionen (z. B. MRSA [methicillinresistenter Staphylococcus aureus] oder Pilzinfektionen der Haut) werden Einmalwaschhandschuhe verwendet. ――――

PRAXISTIPP Besonders für Patienten mit Infektionen (MRSA, VRE, Noro-Virus) eignen sich feuchte Einmalwaschtücher, die in der Mikrowelle angewärmt werden können. Es entfällt das Stellen einer Waschschüssel und Wasser. Somit entfällt die Reinigung und Desinfektion von infizierten Materialien. ――

Materialien für die Pflegeperson. Die Pflegeperson benötigt Folgendes:

- Schutzschürze, um eine Keimverschleppung über die Dienstkleidung zu vermeiden
- Einmalhandschuhe für die Reinigung der Intimzonen oder bei infektiösen Patienten

Organisation des Arbeitsplatzes

Die Pflegende schafft sich und dem Patienten genügend Platz. Das Nachtschränkchen wird frei geräumt, sodass alle benötigten Materialien darauf übersichtlich platziert werden können. Das Nachtschränkchen sollte auf eine angemessene Höhe eingestellt sein, sodass der Patient problemlos in die Waschschüssel greifen kann. Muss der Patient in flacher Rückenlage verbleiben, sollte der obere Rand der Waschschüssel tiefer sein als die Matratze. Wenn Hilfe beim Drehen des Patienten benötigt wird, sollte dies bereits vorher mit den Kollegen abgesprochen sein, um Wartezeiten für den Patienten zu vermeiden.

PRAXISTIPP Ordnen Sie die Materialien in Reihenfolge der Durchführung an. Wenn Sie die Utensilien gleich nach dem Gebrauch in den Kulturbeutel zurücklegen, haben Sie immer mehr Platz auf dem Nachtschränkchen. Außerdem kann diese Struktur für einen Patienten auch handlungsleitend wirken.

Positionierung des Patienten

Hilfsmittel. Kissen, Decken, Schienen oder Keile werden zunächst aus dem Bett entfernt, sodass dem Patienten ein möglichst uneingeschränkter Handlungsraum eingeräumt werden kann.

Liegeposition. Die günstigste Position des Patienten zur Körperpflege im Bett ist die **Oberkörperhochlagerung.** Damit wird ihm sowohl die Orientierung im Raum als auch am eigenen Körper erleichtert. Außerdem kann so die Kommunikation zwischen Pflegeperson und Patient auf gleicher Höhe stattfinden (Kommunikation mit dem Patienten statt über den Patienten). Ein weiterer Vorteil der Oberkörperhochlagerung ist, dass der Patient weniger gegen die Schwerkraft (*Abb. 12.7*) tätig werden muss und somit Kräfte sparen kann.

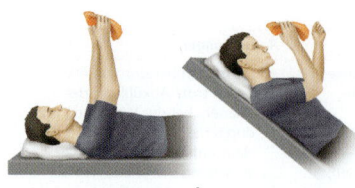

Abb. 12.7 Lagerung des Patienten zur Körperpflege im Bett. a In flacher Rückenlage muss der Patient gegen die Schwerkraft seine Arme weit anheben, damit er z. B. das Gesicht waschen kann. **b** Die 30°– 45°-Oberkörperhochlagerung ist die günstigste Position für den Patienten.

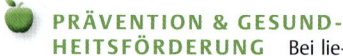 **MERKE** Beachten Sie, dass die Auswahl der Position immer vom Befinden des Patienten und der Erkrankung abhängig ist. So dürfen z. B. Patienten mit einer unversorgten Wirbelkörperfraktur nur in flacher Rückenlage; Patienten mit einem Beckenfixateur meist nur geringfügig erhöht gelagert werden.

🍏 **PRÄVENTION & GESUND-HEITSFÖRDERUNG** Bei liegender Magensonde gilt die 30°– 45°-Oberkörperhochlagerung als guter Aspirationsschutz von Magensekret und ist daher auch als Maßnahme zur Pneumonieprophylaxe anzusehen.

Durchführung
Wassertemperatur und Zusätze. Zunächst werden die Wünsche zur Körperpflege erfragt. Wie soll die Wassertemperatur sein? Besteht ein Interessenskonflikt zwischen Patientenwünschen und dem Ziel der Waschung, muss versucht werden, eine Einigung zu erzielen.
Entkleiden. Ob die Kleidung zu Beginn der Körperpflege ausgezogen wird oder nicht, orientiert sich an den Patientenwünschen und -gewohnheiten.
Gesicht, Hals und Nacken. Da das Gesicht ein sehr sensibler und intimer Bereich ist, sollte es der Patient möglichst selbst waschen. Reichen die Fähigkeiten und Fertigkeiten nicht aus, kann dem Patienten der Waschhandschuh über die Hand gezogen werden. Die Pflegeperson gibt Unterstützung, sodass die Waschung durch den Patienten selbst möglich ist. (**Abb. 12.8**). Das Abtrocknen des Gesichts kann auf gleiche Weise erfolgen. Die Augen werden vom äußeren zum inneren Lidwinkel gereinigt. Liegen Veränderungen (z. B. Konjunktivitis [Bindehautentzündung], Chemosis [Bindehautödem] oder Einblutungen) vor, ist eine spezielle Augenpflege notwendig (Kap. 40, S. 1028).

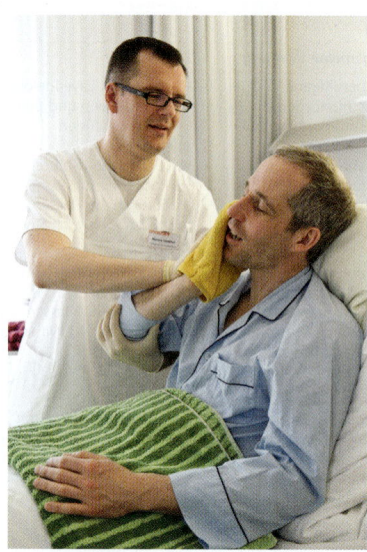

Abb. 12.8 Waschen des Gesichts. Durch eine Pflegeperson geführte Waschung des Gesichts zur Förderung der Körperwahrnehmung.

Haare. Sie werden so frisiert, wie der Patient es gewohnt ist. Bei immobilen und unruhigen Patienten kann es sinnvoll sein, die Haare zusammenzubinden, um ein Verknoten und Verfilzen der Haare zu vermeiden.
Brust, Bauch, Arme. Sie werden nach Wunsch des Patienten gewaschen. Es spielt keine Rolle, in welcher Reihenfolge Arme, Brust und Bauch gewaschen werden.
Rücken und Beine. Kann der Patient sich im Bett aufrichten, wird jetzt der Rücken gewaschen und anschließend das frische Nachthemd oder der Pyjama angezogen. Es folgt das Waschen der Beine.
Falls ihm das Aufrichten nicht möglich ist, werden jetzt nur die Beine gewaschen und abgetrocknet.
Intimbereich. Nach einem Wasserwechsel wird nun der Intimbereich gereinigt. Begonnen wird mit der Reinigung der Oberschenkelinnenseiten, der Leisten und anschließend des Genitalbereichs. Dabei wird folgendermaßen vorgegangen:
- **Frau:** Äußere und innere Schamlippen werden von oben nach unten (zum Anus hin) gewaschen. Danach erfolgt die Reinigung der Harnröhrenöffnung und des Scheidenvorhofs.
- **Mann:** Es erfolgt ein vorsichtiges Zurückschieben der Vorhaut, dann werden Eichel und Harnröhrenöffnung gewaschen. Das Smegma (weißlich, gelbe, talgige Absonderung der Eichel- u. Vorhautdrüsen bzw. im Be-

reich von Klitoris u. kleinen Schamlippen) wird entfernt. Anschließend wird die Vorhaut wieder vorgestreift und Glied und Hoden gewaschen und abgetrocknet.
Nach einem erneuten Wechsel des Waschwassers wird der Patient auf die Seite gelagert und ggf. der Rücken gewaschen und abgetrocknet.
Gesäß, Anus und Gesäßspalte. Diese werden von vorne nach hinten gereinigt, damit es zu keiner Keimverschleppung von Darmbakterien in Richtung Harnröhrenöffnung kommt. Für jede Wischrichtung sollte ein neuer Einmalwaschlappen benutzt werden. Die Haut muss gut abgetrocknet werden.

🖐 **PRAXISTIPP** Anschließend kann jetzt schon ein frisches Laken und falls erforderlich, ein Durchzieher oder eine Einmalunterlage eingebettet werden. Der Patient wird über den Rücken auf die andere Seite gedreht, damit die alte Bettwäsche entfernt und die frische durchgezogen und eingespannt werden kann.

🍏 **PRÄVENTION & GESUND-HEITSFÖRDERUNG** Überall dort, wo Haut auf Haut liegt, kann sich Feuchtigkeit bilden. In der Folge mazeriert die Haut und neigt schnell zu Entzündungen. Rhagaden können durch Reibung entstehen. Zur Intertrigoprophylaxe werden z. B. in Leisten, Achseln, Bauchfalten und unter die Brüste Baumwolltücher gelegt, die die Feuchtigkeit aufsaugen.

Nachbereitung
Am Schluss wird das gesamte Material entsorgt bzw. weggeräumt, das Nachttischchen wischdesinfiziert und der Müll entsorgt.

➡ **MERKE** Wenn Patienten viel Unterstützung und Zeit für die eigene Körperpflege benötigen, überprüfen Sie häufiger die Wassertemperatur.

12.3.4 Unterstützen beim Ganzkörperbad
Das Ganzkörperbad zur Reinigung hat in den letzten Jahrzehnten an Bedeutung verloren. Dafür sind sowohl medizinische, ökonomische, technische, gesellschaftliche und persönliche Faktoren verantwortlich, die in **Tab. 12.5** dargestellt sind.
Die Indikation bzw. Erlaubnis zu einem Ganzkörperbad ist vorher beim Arzt einzuholen. Sie hängt nicht nur mit der kör-

Tab. 12.5 *Faktoren, die den Trend zum Duschen begünstigt haben.*

Gründe für das Duschen	kritische Anmerkung
medizinischer Aspekt	
→ Haut mazeriert weniger, Verlust von Hautfeuchtigkeit ist geringer → wird bei Hauterkrankungen (z. B. Neurodermitis) empfohlen	→ mehrfaches tägliches Duschen schädigt die Haut
ökonomischer Aspekt	
→ Trinkwasserverbrauch geringer als bei einem Vollbad (ca. 50 l gegenüber ca. 120 l).	→ tägliches Duschen verbraucht mehr Wasser als ein wöchentliches Vollbad → hohe Energiekosten, da überwiegend warm geduscht wird
technischer Aspekt	
→ Entwicklung von Duschkabinen und Handbrausen haben Duschen erst möglich gemacht	
gesellschaftlicher Aspekt	
→ geringerer Zeitfaktor, einfachere Integration in den Alltag → „Standard" einer täglichen Körperreinigung	→ geringe gesellschaftliche Akzeptanz gegenüber verschwitzten Menschen → jederzeit frisches Aussehen wird erwartet
persönlicher Aspekt	
→ jederzeit frisches und makelloses Aussehen → körperliche Arbeit erfordert nicht mehr eine intensive Reinigung des Körpers, sondern eher nur eine Erfrischung → Baden ist Wellness (mit Musik, Kerzen, Sekt) und ein Luxus, den man sich nicht jeden Tag gönnt → therapeutische Vollbäder nur bei Bedarf, z. B. wenn der Rücken schmerzt oder bei einer Erkältung	→ es wird weniger zwischen tatsächlichem Bedarf zur Körperreinigung und einer notwendigen Erfrischung differenziert

perlichen Fähigkeit des Patienten zusammen, sondern ist auch eng an Erkrankungen gebunden.

Absolute Kontraindikationen. Bei folgenden Befunden darf kein Vollbad genommen werden:

- instabile Kreislaufverhältnisse, akute Herzinsuffizienz
- großflächige und septische Wunden
- Implantate wie Katheter und Dränagen
- Bettruhe
- erhöhter Hirndruck

Relative Kontraindikationen. Besondere Vorkehrungen ermöglichen trotz folgender Befunde ein Bad:

- manifeste Herzinsuffizienz
- chronische, nicht infizierte Wunden (evtl. durch eine Plastiktüte schützen)
- Schienen und Verbände (evtl. durch eine Plastiktüte schützen)
- Patienten mit Strahlentherapie (sofern das Markierungsfeld nicht mit Wasser in Berührung kommt und die Hautfeuchtigkeit es zulässt)

Vorbereitung

Zur Infektionsprophylaxe muss das Bad hygienisch einwandfrei sein. Außerdem sollte das Bad warm sein, um einer Unterkühlung des Patienten vorzubeugen. Ist der Patient vollständig selbstständig, muss er im Notfall die Rufanlage problemlos erreichen können. Ist er auf Hilfe angewiesen, kann die Pflegeperson über die Rufanlage bei Bedarf Hilfe anfordern, ohne dass sie sich vom Patienten abwenden muss. In jedem Fall sollte an die Badezimmertür ein Besetztschild ange-

bracht werden, damit die Intimsphäre gewahrt bleibt. Im Bad sind neben den benötigten Körperpflegeprodukten ausreichend Handtücher bereitzuhalten.

Durchführung

Die Bildserie in **Abb. 12.9** zeigt eine exemplarische Durchführung. Variationen müssen immer dann vorgenommen werden, wenn der Patient noch hilfebedürftig oder unsicher ist. Erkundigen Sie sich daher vor der Pflegehandlung beim Patienten und lesen Sie den Pflegebericht, um den aktuellen Hilfebedarf und die Leistungsfähigkeit einschätzen zu können. Nur dadurch können Sie die richtige Auswahl von Hilfsmitteln (Patientenlifter, Wannenlifter, Badewannenbrett, Badewannensitz) organisieren.

> **Häusliche Pflege** im Fokus
> In der häuslichen Pflege werden möglichst Badelifter verwendet. Sie bieten eine erheblich größere Sicherheit. Zudem ist die Pflegeperson meist allein, sodass sie im Bedarfsfall nicht mit schneller Hilfe einer Kollegin rechnen könnte. Außerdem ist zu bedenken, dass die Bäder meist enger sind und weniger Haltemöglichkeiten bieten.

> **MERKE** Sollte der Kreislauf des Patienten während des Badens versagen, betätigen Sie die Rufanlage, ziehen Sie den Stöpsel heraus und sorgen Sie dafür, dass der Kopf des Patienten immer über dem Wasser bleibt.

12.3.5 Unterstützen beim Duschen

Abgesehen von den Gewohnheiten mancher Patienten, nehmen viele Patienten gerade nach längerer Immobilität das Angebot, Duschen zu können, gerne an. Es muss sichergestellt sein, dass der Kreislauf und die Atmung stabil genug sowie die körperlichen Ressourcen des Patienten ausreichend sind, um die Maßnahme durchführen zu können. Daher sind vor Beginn des Duschens Blutdruck und Puls zu messen.

Vorbereitung

Aspekte der Vorbereitung sind auf S. 290 zu finden. In der Dusche, die idealerweise barrierefrei zu begehen ist, ist ein standsicherer Duschstuhl mit Armlehnen vorzubereiten.

Durchführung

Die Fotoserie in **Abb. 12.10** zeigt einen beispielhaften Ablauf des Duschens.

> **MERKE** Ein warmes Raumklima im Bad kann für den Patienten auch belastend sein, sodass die Kombination Anstrengung und Wärme zum Kreislaufversagen führen kann.

Evaluation

Sie richtet sich auf:

- Fähigkeiten des Patienten:
  - Bei welchen Maßnahmen benötigt er noch Unterstützung?
  - Zeigen die geplanten Maßnahmen eine Wirkung?
  - In welchen Bereichen stagniert der Fähigkeitserwerb?

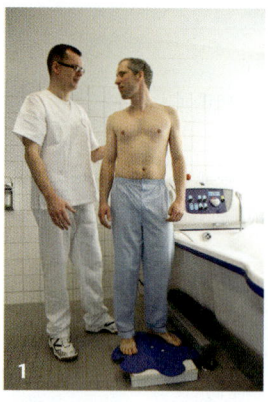

Der Patient wird über die Maßnahme informiert.

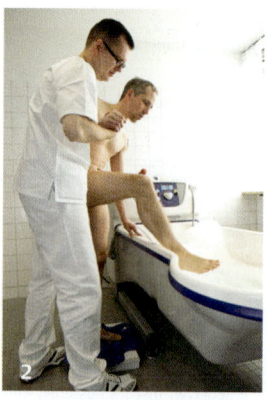

Mit Unterstützung steigt der Patient in die Badewanne.

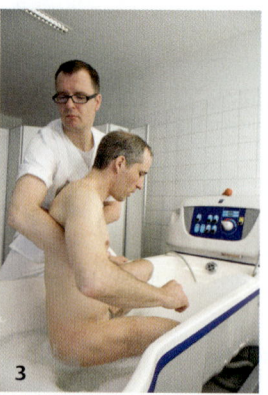

Der Pfleger ist jederzeit bereit, um zu helfen.

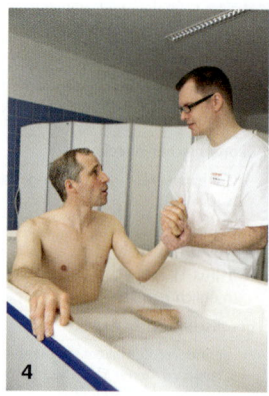

Der Kreislauf des Patienten muss sich erst einmal stabilisieren.

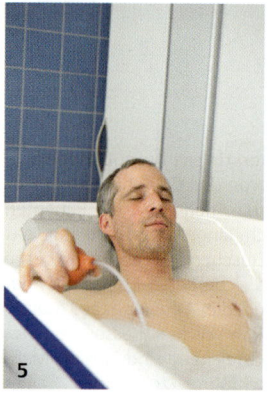

Mit der Klingel in Reichweite kann der Patient auch allein gelassen werden.

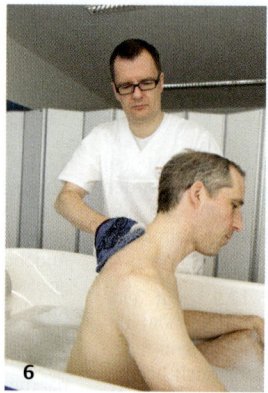

Der Pfleger übernimmt das Waschen des Rückens.

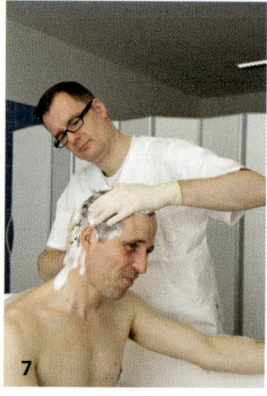

Wenn möglich, werden die Haare mitgewaschen.

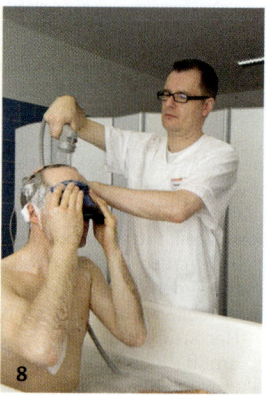

Beim Ausspülen sollte kein Schaum in die Augen gelangen.

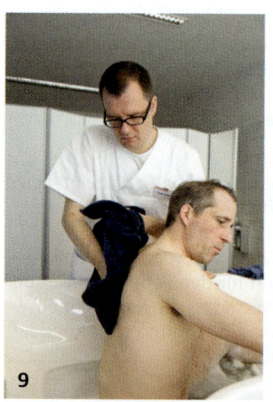

Das Wasser wird ausgelassen, während der Patient noch sitzt. Es kann bereits mit dem Abtrocknen begonnen werden.

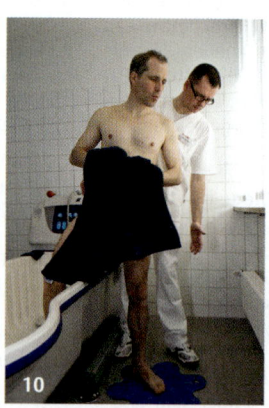

Das Aussteigen aus der Wanne erfolgt langsam und in mehreren Schritten.

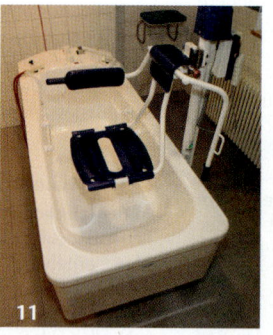

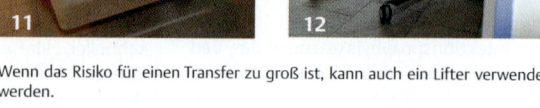

Wenn das Risiko für einen Transfer zu groß ist, kann auch ein Lifter verwendet werden.

Abb. 12.9 Die Fotoserie zeigt das Baden in einer stationären Einrichtung.

- • Sind neue Probleme eingetreten?
- ■ Belastungsgrad des Patienten:
  - ■ Wie hoch ist er?
  - ■ War das Pflegeangebot bzgl. Leistungsfähigkeit angemessen?

- ■ Mitarbeit des Patienten:
  - ■ In welchem Maß ist der Patient bereit mitzuarbeiten?
  - ■ Wenn dies nicht der Fall ist, was sind die Gründe?

- ■ Pflegeplanung:
  - ■ Muss die Pflegeplanung verändert werden?

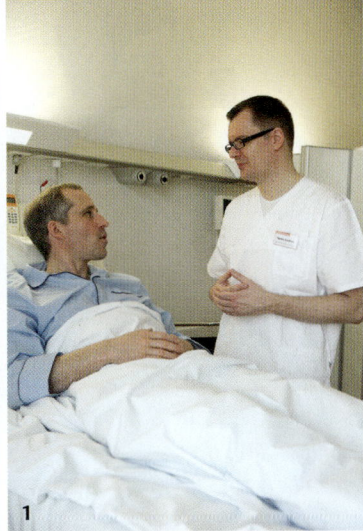

Am Anfang steht die Information, die Frage nach dem Befinden und nach den Wünschen.

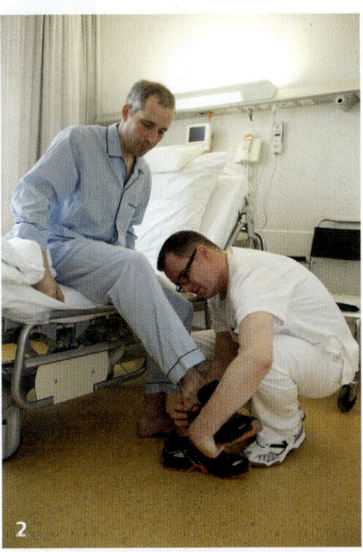

Auch für kurze Wege sollten unbedingt Schuhe angezogen werden, um für die nötige Sicherheit während des Transfers zu sorgen.

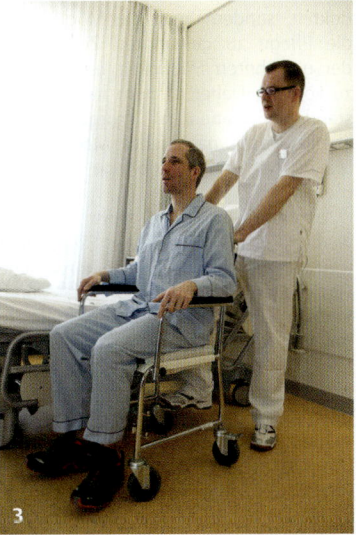

Der Patient kann auch in einem Rollstuhl zum Duschen gefahren werden.

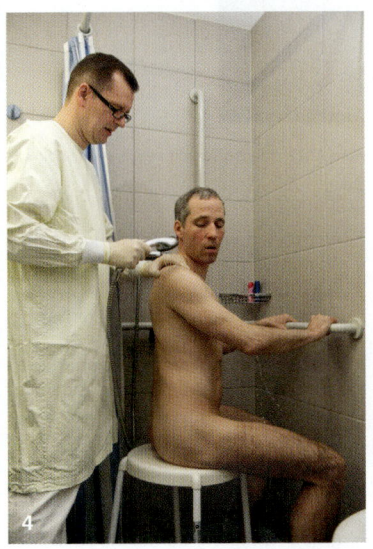

Der Patient kann sich beim Duschen an den Haltegriffen festhalten.

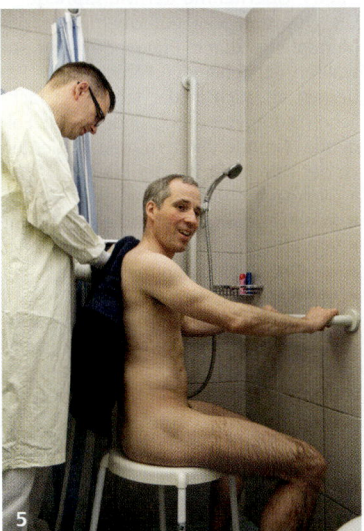

Der Pfleger trocknet den Rücken ab.

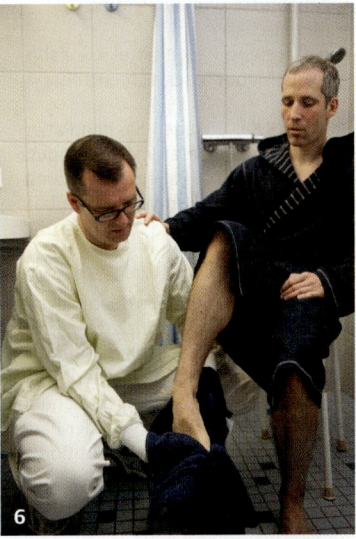

Ein Bademantel schützt vor Verdunstungskälte. Beine und Füße werden am Schluss abgetrocknet.

Abb. 12.10 Die Fotoserie zeigt das Duschen im Bad einer stationären Einrichtung. Vor dem Duschen sollte sich die Pflegeperson genau überlegen, wie das Duschen ablaufen soll und das Vorgehen dann mit dem Patienten besprechen.

12.4 Unterstützen beim Zähneputzen, bei der Mund- und Zahnprothesenpflege

Der Patient im Krankenhaus soll die Möglichkeit erhalten, seine Zahn- und Mundpflegegewohnheiten wie zu Hause fortzuführen. Dies bedeutet nicht nur die Verwendung von eigenen Pflegeprodukten, sondern auch die Möglichkeit, die Pflege zu gewohnten Zeiten und der gewohnten Häufigkeit durchführen zu können. Daher ist dem nicht selbstständigen Patienten morgens und abends sowie nach jeder Mahlzeit die Möglichkeit zur Mundpflege einzuräumen.

Unterstützung muss meist gegeben werden, wenn körperliche Fähigkeiten (muskuläre Schwäche) oder körperliche Fertigkeiten (Einschränkungen durch Verbände, Ödeme) nicht ausreichen, um die Mundpflege selbst durchzuführen. Das Ausmaß der Einschränkungen ist vor Beginn der Pflege immer erneut festzulegen, denn an ihnen orientieren sich nicht nur Auswahl des Unterstützungsangebots sondern auch weitere Pflegeziele.

Material
Folgendes wird zur Zahnpflege bereitgestellt:
- Handtuch
- Zahnbecher mit Wasser
- Zahnbürste und Zahncreme
- Nierenschale
- ggf. weitere Pflegemittel wie Zahnseide, Mundwasser, Lippencreme

> **MERKE** Fragen Sie den Patienten, welche Temperatur das Zahnputzwasser haben soll. Patienten mit empfindlichen Zahnhälsen verwenden häufig warmes Wasser.

Vorbereitung
Neben der vollständigen Materialvorbereitung auf einem desinfizierten Arbeitstisch muss der Arbeitsplatz so organisiert werden, dass genügend Handlungsfreiraum entsteht. Nach Sicherung der Zu- und Ableitungen wird der Patient möglichst in eine sitzende Position gebracht.

Unterstützen bei eingeschränkten körperlichen Fähigkeiten
Bei muskulärer Schwäche ist der Patient nicht in der Lage, entweder den Arm überhaupt zu heben oder ihn über die Dauer der Mundpflege zu halten. Unterstützt werden kann der Patient, indem die Pflegeperson etwas hinter ihm steht. Sie greift nun unter das Ellenbo-

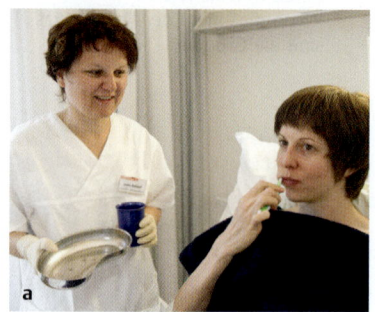 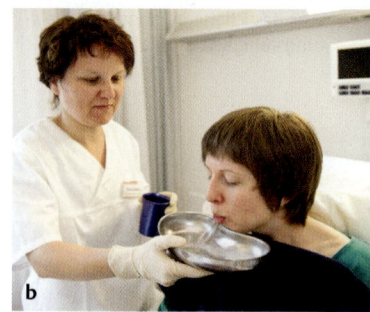

Abb. 12.11 Zahnpflege. a Die Pflegeperson unterstützt die Patientin bei der Zahnpflege und **b** beim Mundspülen.

gengelenk und umfasst das Handgelenk des Patienten und kann so die Bewegungen beim Zähneputzen unterstützen oder gar führen (**Abb. 12.11**).

Liegen z. B. ausgeprägte Handödeme vor, ist meist auch die Beweglichkeit der Finger eingeschränkt, sodass v. a. leichte und feine Gegenstände schlecht gefasst werden können. Bei der Zahnbürste kann eine Griffverstärkung (**Abb. 12.12**) vorgenommen werden, indem der Zahnbürstenstiel in einen elastischen Wickel gesteckt wird.

12.4.1 Übernahme der Mundpflege
Die Notwendigkeit zur Übernahme der Mundpflege durch Pflegende kann sowohl in der fehlenden Fähigkeit des Patienten als auch in der fehlenden fachlichen Kompetenz begründet sein. Folgende Gründe hindern den Patienten an der Durchführung der Pflege:
- Verletzung beider Arme
- komatöser und/oder sedierter Patient
- Apoplex
- geistige Behinderung
- er liegt im Sterben

Der Patient darf die Pflege nicht selbstständig durchführen, wenn ein Zustand nach komplexen intraoralen Operationen vorliegt (z. B. gestielter Muskellappen zur Zungenrekonstruktion).

Grundsätze bei der Mundpflege
Grundsätzlich gilt:
- Der Mund zählt zu den Intimbereichen des Menschen. Es muss vorsichtig gepflegt und das Einverständnis des Patienten eingeholt werden.
- Der Mund ist vor und nach der Pflege mithilfe einer Lichtquelle (Taschenlampe, Punktleuchte) zu inspizieren.
- Die Inspektion ist vorsichtig durchzuführen, sodass kein Würgereiz ausgelöst wird. Hat der Patient keine oder

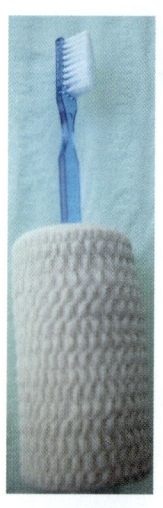

Abb. 12.12 Zahnbürste mit verstärktem Stiel.

verminderte Schutzreflexe, kann eine Aspiration die Folge sein.
- Auch bei Nahrungskarenz muss die Zahnpflege mindestens 2 × täglich erfolgen.
- Bei blutungsrelevanten Gerinnungsstörungen muss meist vorübergehend auf das Zähneputzen verzichtet werden. Stattdessen kann mit einer Munddusche die Reinigung der Zahnzwischenräume und mit einem um den Finger gewickelten Tupfer eine grobe Reinigung der Zahnoberfläche erfolgen.
- Werden therapeutische Zusätze benötigt, stehen natürliche und chemische Substanzen zur Verfügung. Natürliche Substanzen sind wegen der besseren Patiententoleranz und des niedrigeren Allergiepotenzials vorzuziehen.

- Werden Fertiglösungen verwendet, ist die benötigte Menge abzufüllen. Ferner ist die Lösung mit dem Patiennennamen und dem Anbruchdatum zu versehen.
- Zungenbeläge müssen entfernt werden, da sie einen idealen Nährboden für Keime darstellen.
- Bei sehr trockener Mundschleimhaut und vorhandenen Defekten muss die Mundpflege häufiger (1 – 2-mal stündlich) durchgeführt werden, da die Defekte in feuchtem Milieu besser abheilen.

Hat der Patient unter enteraler Ernährung noch eine erhöhte Refluxmenge und einen leicht auslösbaren Würgereflex, kann es sinnvoll sein, während der Mundpflege die enterale Ernährung zu stoppen und ggf. einen Ablaufbeutel anzubringen. Dies gilt insbesondere bei komatösen bzw. sedierten Patienten als zusätzliche Aspirationsprophylaxe.

🍏 **PRÄVENTION & GESUND- HEITSFÖRDERUNG** Zur Infektionsprophylaxe müssen Tees zur Mundpflege mindestens alle acht Stunden erneuert werden. _____

✋ **PRAXISTIPP** Zungenbeläge lassen sich gut mit einer Zungenbürste entfernen (**Abb. 12.13**). Dies kann der Patient u. U. im Tagesverlauf auch häufiger selbst tun. _____

Vorbereitung
Patient. Neben der Patienteninformation und der Materialvorbereitung wird der Patient in Oberkörperhochlage gebracht.

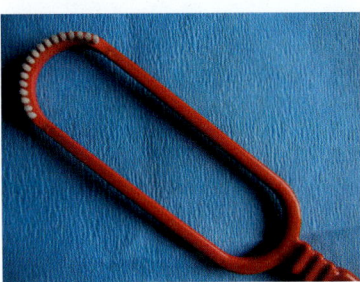

Abb. 12.13 Zungenbürste zur Entfernung von Zungenbelägen.

Material. Folgendes Material wird benötigt und sollte bereitstehen:
- Handtuch
- Zahnbecher mit Wasser
- Zahnbürste und Zahncreme
- Nierenschale
- Mundspatel
- ggf. Watteträger bzw. Kugeltupfer und Peanklemme
- ggf. weitere Pflegemittel wie Zahnseide, Mundwasser, Lippencreme
- ggf. angeordnete Lokaltherapeutika
- ggf. Absaugkatheter
- Lichtquelle
- Abwurf

Personal. Die Pflegeperson sollte Folgendes beachten:
- Händedesinfektion
- Einmalhandschuhe
- Einmalschürze
- ggf. Mundschutz

Durchführung
Zunächst wird die Mundhöhle mithilfe eines Mundspatels und einer Lichtquelle

inspiziert. Eine erste grobe Reinigung kann in einigen Fällen notwendig sein, um die Situation adäquat beurteilen und Veränderungen feststellen oder ausschließen zu können (**Tab. 12.6**). Anhand der Befunderhebung werden die benötigten Pflegemittel ausgewählt (**Tab. 12.7**). Nach dem Putzen der Zähne folgt eine gründliche Spülung oder ein Auswischen des Mundes. Wird die Reinigung mit Kugeltupfern und Peanklemme vorgenommen, muss darauf geachtet werden, dass die Klemme vollständig vom Tupfer umgeben ist, um die Verletzungsgefahr zu reduzieren. Die erneute Inspektion des Mundraumes soll sicherstellen, dass alle Speisereste und Beläge entfernt und Veränderungen an Mundschleimhaut, Zahnfleisch, Zunge oder Zähnen tatsächlich erfasst wurden. Falls notwendig, werden nun Pflegemittel oder verordnete Therapeutika aufgetragen und die Lippen eingecremt.

✋ **PRAXISTIPP** Wird der Kopf leicht nach vorn gelagert, vermindert dies das Aspirationsrisiko. _____

➡ **MERKE** Bei immunsupprimierten Patienten sollte zur Infektionsprophylaxe Aqua ad iniectabilia verwendet werden. _____

✋ **PRAXISTIPP** Das Aufbringen von Substanzen mit Lokalanästhetika (z.B. Xylocain viscös, Kamistad Gel) vor der Pflege kann bei schmerzenden Mundschleimhautveränderungen eine Pflege überhaupt erst möglich machen. _____

Tab. 12.6 *Mögliche Veränderungen der Mundhöhle und Maßnahmen zu deren Behandlung.*

Mundveränderung	Symptome	Ursache	Maßnahme
trockene Zunge/ Mundschleimhaut	→ glanzlose Mundschleimhaut → Zunge klebt am Gaumen → Lippen kleben aneinander → Sprache ist undeutlich	→ reine Mundatmung (z. B. bei Atemnot, Schlaf-Apnoe-Syndrom, Schnarchen) → ungenügend angewärmte/angefeuchtete Atemluft → Dehydratation durch vermindertes Durstgefühl, z. B. bei alten Menschen → Negativbilanzierung, z. B. bei Herzinsuffizienz, Nierenversagen → Fieber → Medikamentennebenwirkungen (z. B. Psychopharmaka, Opiate) → Radiotherapie im HNO-Bereich	→ Bilanzierung zur Situationseinschätzung → für ausreichende Trinkmenge sorgen (häufiges Anbieten und Bereitstellen von Getränken) → Atemluft anwärmen und anfeuchten → ggf. stündliche Mundpflege → Anregung des Speichelflusses durch saure Tees (Hagebutte, Malve, Zitrone) → Tee in Zerstäuber füllen und regelmäßig in den Mund sprühen → Speichelfluss anregen durch Parotitismassage
Hypersalivation	→ vermehrter Speichelfluss aufgrund vermehrter Speichelproduktion oder Unvermögen, Speichel zu schlucken	→ Vergiftungen (Blei und Organophosphate) → psychoneurale Ursachen (Aufregung, Schmerzen) → degenerative Erkrankungen (z. B. Morbus Parkinson) → Stammhirnschädigung → Hirnnervenlähmung (z. B. Nervus vagus, Nervus glossopharyngeus)	→ Mundspülungen mit Salbeitee → psychosoziale Ursache beseitigen → Schluckübungen → evtl. Scopoderm TTS Pflaster (Arztanordnung)

Fortsetzung ▶

Tab. 12.6 *Fortsetzung*

Mundveränderung	Symptome	Ursache	Maßnahme
Zungenbeläge und Borken	→ grau-weiße bis gelb-bräunliche Ablagerungen	→ fehlende mechanische Reinigung (Nahrungskarenz) → Mundatmung → Dehydratation → eingeschränkte Mundhygiene, z. B. bei Beißspastik (Schädel-Hirn-Trauma)	→ ausreichende Flüssigkeitszufuhr → Mund häufig befeuchten → Borken mittels fetthaltiger Substanzen (Vaseline, Butter, Rosenhonig, Dexpanthenol) langsam aufweichen oder z. B. Zucker, gefrorene Ananasstückchen lutschen lassen → 2-stündliche Mundpflege → Kaumuskel von oben zum Mundwinkel hin ausstreichen und massieren
Aphthen	→ kleine, weiße, eng umgrenzte schmerzhafte Defekte von Mundschleimhaut, Zahnfleisch, Mundhöhle oder Zunge	→ mechanische Ursache (Zahnprothese, Kieferverdrahtungen)	→ auslösende Ursache beseitigen (Zahnprothese anpassen, Verdrahtungen kürzen lassen) → Mundspülungen mit Salbei-, Thymian-, Kamillentee → Schleimhautanalgesie vor allem vor Mundpflege und Nahrungsaufnahme (Lutschtabletten, Depanthenollösung mit Zusatz eines Lokalanästhetikums [Hausapotheke]) → Nahrungsmittel anpassen (keine sauren Getränke, weiche Kost, lauwarme Getränke)
Rhagaden	→ spaltförmige Durchtrennung aller Schichten der Epidermis, bevorzugt an Lippen und Mundwinkeln → Schmerzen beim Bewegen der Lippen oder Sprechen	→ Überdehnung der Haut → Eisen- und Vitaminmangel (Vitamin B und C) → Flüssigkeitsmangel	→ ausreichende Flüssigkeitszufuhr (ca. 2 l/Tag) → häufiges Eincremen der betroffenen Hautbereiche
Soor	→ weißliche Beläge, die sich nicht abwischen lassen	→ Immunsuppression → Mundtrockenheit → mangelnde Mundhygiene → aufsteigende Infektion	→ bei Verdacht Hygieneabnahme → Mundschleimhaut feucht halten → lokales Antimykotikum nach Arztanordnung
Stomatitis	→ entzündliche Mundschleimhaut → Mundgeruch → Mundschleimhautblutungen	→ Gingivitis → mangelnde Zahn- und Mundhygiene → mangelnde Zahnprothesenpflege → Vitaminmangel (A, B und C) → Nikotinabusus	→ bei Infektion entsprechend Antibiotika, Virustatika oder Antimykotika → regelmäßige Zahn- und Prothesenpflege → Zahnpflege mit weicher Zahnbürste

 PRÄVENTION & GESUNDHEITSFÖRDERUNG **Soor- und Parotitisprophylaxe.** Viele Patienten werden antibiotisch behandelt oder sind in anderer Weise immunsupprimiert (organtransplantierte Patienten, HIV-Infektion), sodass die Besiedlung von Haut und Schleimhäuten durch Mykosen erleichtert wird. Eine gute Soorprophylaxe stellt eine feuchte Mundschleimhaut dar. Gestörter Speichelfluss kann durch folgende Maßnahmen angeregt werden:

- Verzehr von saurem Obst und Getränken
- Lutschen von sauren Bonbons
- Fördern der Kautätigkeit durch Kaugummikauen, bzw. Essen von Dörrobst

Durch mangelnde oder fehlende Kautätigkeit, fehlenden Speichelfluss sowie der Ansiedlung von Staphylokokken und Streptokokken kann es zu einer starken Schwellung mit begleitender Rötung der Ohrspeicheldrüse kommen (s. **Tab. 12.1**). Die Parotitis kann verhindert werden, indem der Speichelfluss aufrechtgehalten und die vor dem Ohr liegende Parotis in kreisenden Bewegungen massiert wird. ——————————

12.4.2 Zahnprothesenpflege

Sowohl die Voll- als auch die Teilprothese sollen nach jeder Mahlzeit gereinigt werden, damit Speisereste, die sich an den Klammern oder zwischen Gaumen und Prothesendach festgesetzt haben, entfernt werden können. Die Reinigung dient sowohl der Infektionsprophylaxe (Stomatitis, Aphthen) als auch zur Steigerung des Wohlbefindens.

Unterstützen bei der Zahnprothesenpflege

Kann der Patient die Pflege selbstständig durchführen, muss ihm lediglich das benötigte Material (Nierenschale, Zahnbürste, Zahncreme, evtl. Haftcreme) angereicht und die Position so verändert werden, dass er die Reinigung bequem durchführen kann. Da auch Speise- und Haftcremereste auf der Kauleiste vorhanden sein können, sollte der Patient auch immer eine Mundspülung vornehmen.

Übernehmen der Zahnprothesenpflege

Es empfiehlt sich die Zahnprothesenpflege im Rahmen der Mundpflege durchzuführen. Die Bildserie in **Abb. 12.14** zeigt das Entfernen, Reinigen und Einsetzen einer Vollprothese.

▶ **MERKE** Eine Zahnprothese erleichtert nicht nur die Nahrungsaufnahme, sondern beeinflusst auch erheblich Wohlbefinden, Kontaktaufnahme und Aussprache. Außerdem verformt sich der Kiefer sehr schnell, sodass die Zahnprothese schon nach kurzer Tragepause nicht mehr richtig sitzen kann. ——————————

✋ **PRAXISTIPP** Zahnprothesen sind sehr bruchempfindlich und teuer. Lassen Sie Wasser in ein Waschbecken einlaufen und reinigen Sie die Prothese über dem Wasserspiegel. ——————————

Tab. 12.7 *Mundpflegemittel.*

Produkt	Wirkung	Indikation	Anwendung	Besonderheiten
Zitronenstäbchen	→ erfrischend → angenehmer Geschmack	→ prä- oder postoperativ bei Nahrungskarenz	→ Mundhöhle mit Watteträgern auswischen oder diese auslutschen → gefrorene Stäbchen besonders bei Kindern beliebt	→ nicht zur Plaquebeseitigung geeignet → bei längerer Anwendung nach dem Gebrauch den Mund mit Wasser ausspülen, da Zitronensäure den Zahnschmelz angreift
Dexpanthenol	→ Förderung der Epithelisierung → feuchtigkeitsbindend	→ Lösung ein- bis mehrmals täglich auf die Läsionen auftragen	→ Lösung unverdünnt mit Watteträger auf die Läsionen auftragen	→ keine Studie zur Anwendung im Bereich des Mundes vorhanden
Hexoral-Lösung	→ desinfizierend → vorübergehende Keimzahlreduktion	→ Infektionen im Mund-Rachenraum, einschließlich Parodontitis	→ 15 ml unverdünnte Lösung ca. 30 s lang gurgeln bzw. spülen → nicht nachspülen → 3 x täglich nach den Mahlzeiten	→ bei längerer Anwendung Geschmacksirritationen → als Prophylaxemaßnahme im Rahmen der Mundpflege nicht geeignet → Lösung wird häufig als zu „scharf" empfunden
Chlorhexamed-Lösung	→ desinfizierend → vorübergehende Keimzahlreduktion	→ Infektionen im Mund-Rachenraum → Parodontitis	→ 15 ml unverdünnte Lösung 1 min lang gurgeln bzw. spülen → nicht nachspülen → 3-mal täglich nach den Mahlzeiten	Nebenwirkungen: → Geschmacksirritationen/Übelkeit → Mundschleimhautreizungen → bei längerer Anwendung Verfärbungen an den Zähnen, Füllungen und der Zunge → keine Anwendung bei Mundschleimhautläsionen, da gewebetoxisch und wundheilungshemmend → Vorsicht bei Alkoholentzugsdelir → als Prophylaxemaßnahme nicht angezeigt → Lösung wird häufig als zu „scharf" empfunden → große Lücke bei gramnegativen Keimen
Kamille	→ antiseptisch → entzündungshemmend → schmerzlindernd → krampflösend im MDT → beruhigend → stimmungsaufhellend	→ Entzündungen der Mundschleimhaut und des Rachens	→ mehrmals täglich gurgeln bzw. spülen → Teezubereitung: ▪ 3 g Kamillenblüten (ca. 1 EL) mit 150 ml kochendem Wasser übergießen ▪ 10 min ziehen lassen, abseihen	
Salbei	→ Zahnfleischbluten → Entzündungen von Mundschleimhaut/ Zahnfleisch	→ desinfizierend, Wachstumshemmung von Bakterien/Pilzen → schweißhemmend → gerbend → austrocknend	→ Mundspülungen mehrmals täglich → Teezubereitung: ▪ 2,5 g Salbeiblätter mit 100 ml kochendem Wasser übergießen ▪ 10 min ziehen lassen	
Thymian	→ Entzündungen von Mundschleimhaut/ Zahnfleisch	→ antiseptisch → desinfizierend → beruhigend → krampflösend → verdauungsfördernd → schleimlösend	→ Mundspülungen mehrmals täglich → Teezubereitung ▪ 1 Teelöffel Thymianblätter mit ca. 150 ml kochendem Wasser übergießen. ▪ 10 min ziehen lassen, abseihen	

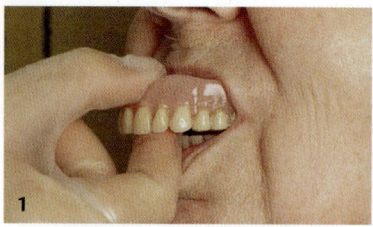

1

Der Daumen schiebt die Oberlippe etwas nach oben, um die Kante der Prothese greifen zu können.

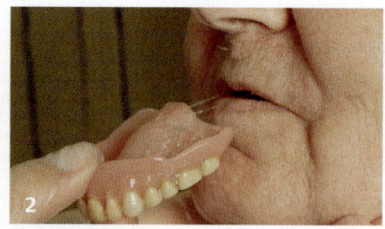

2

Beim Entfernen der Prothese dient der Zeigefinger als Widerlager und verhindert das Herunterfallen der Prothese.

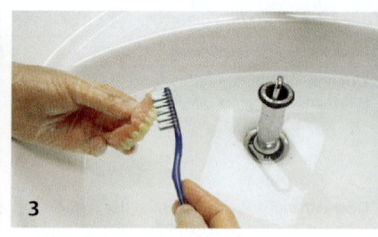

3

Die Prothese wird über dem stehenden Wasserspiegel gereinigt.

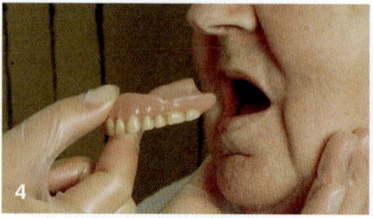

4

Beim Einsetzen der Oberkieferprothese zieht die linke Hand den Unterkiefer sanft nach unten.

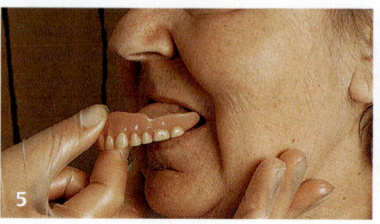

5

Bei einem kleinen Mund sollte erst eine Seite der Prothese in den Mund geschoben werden un der Mundwinkel leicht damit gedehnt werden, dann wird die andere Seite in den Mund geschoben.

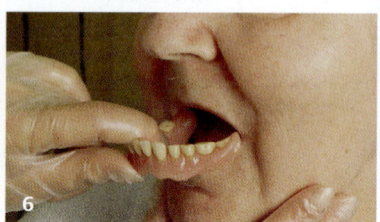

6

Leicht seitliches Einführen erleichtert die Platzierung der Unterkieferprothese.

Abb. 12.14 Die Fotoserie zeigt, wie man mit einer Zahnprothese umgehen sollte. Besonders beim Einsetzen der oberen Prothese ist darauf zu achten, keinen Würgereiz zu provozieren.

Evaluation

Sie richtet sich auf:

- Mundpflege:
  - Wie ist der Zustand von Mundschleimhaut, Zahnfleisch, Zunge, Zähnen?
  - Gibt es Veränderungen der Mundschleimhaut?
  - Welche Pflegemittel und Therapeutika wurden verwendet (ggf. Begründung für den Wechsel von Pflegemitteln)?
  - Wirken die Maßnahmen bei bereits vorhandenen Veränderungen?

- Wie verhält sich der Patient?
- Konnte der Patient aktiv in die Pflege einbezogen werden?
- Gab es besondere Vorkommnisse, z. B. Blutungen, Vagusreiz?
- Fähigkeiten des Patienten:
  - Bei welchen Maßnahmen benötigt er noch Unterstützung?
  - Zeigen die geplanten Maßnahmen eine Wirkung?
  - Sind Pflegeziele erreicht worden?
  - In welchen Bereichen stagniert der Fähigkeitserwerb?

- Sind neue Probleme eingetreten?
- Belastungsgrad des Patienten:
  - Inwieweit war der Patient belastbar?
  - War das Pflegeangebot bzgl. Leistungsfähigkeit angemessen
- Mitarbeit des Patienten:
  - In welchem Maß ist der Patient bereit, mitzuarbeiten?
  - Wenn dies nicht der Fall ist, was sind die Gründe?
- Pflegeplanung:
  - Ist eine Veränderung notwendig?

12.5 Haut- und Haarpflege

12.5.1 Hautpflege

! **DEFINITION** Unter **Hautpflege** werden alle Maßnahmen verstanden, die zum Erhalt oder zur Wiederherstellung des physiologischen Hautzustandes führen.

Die Indikation zur Hautpflege stellt sich immer dann, wenn Veränderungen des physiologischen Hautzustandes, spezielle Erkrankungen (z. B. Psoriasis, Neurodermitis) oder ein Selbstpflegedefizit vorliegen (*Tab. 12.8* u. *Tab. 12.9*). Aber auch Bedingungen im Krankenhaus können eine Veränderung der Hautpflege not-

wendig machen. Klimaanlage, Tragen von Antithrombosestrümpfen oder Negativbilanzierung haben einen negativen Einfluss auf die Hautfeuchtigkeit. Pflegende müssen sich dieser Einflussfaktoren bewusst sein und zum Erhalt der Hautfeuchtigkeit und des Fettgehalts der Haut beitragen. In *Tab. 12.10* sind die Gruppen der Hautpflegemittel, deren Wirkung auf die Haut und ihr Anwendungsbereich dargestellt.

🍏 **PRÄVENTION & GESUNDHEITSFÖRDERUNG** Hautpflege zur Dekubitusprophylaxe. Hautpflege ist neben Druckentlastung, Bewegungsförderung und Körperpflege ein Baustein zur Dekubitusprophylaxe. Durch sie soll die Gewebetoleranz gegenüber externen Einflüssen wie Druck, Reibung und Stoß erhöht werden.

➡️ **MERKE** Es gibt keine verwertbaren Studien, die eine spezielle Hautpflege zur Dekubitusprophylaxe belegen. Somit richtet sich die Hautpflege auf den Erhalt der physiologischen Hautbeschaffenheit.

Tab. 12.8 *Verschiedene Hauttypen und deren Pflege.*

Hauttyp	Ursache	Erscheinungsbild	Folge	Pflege
seborrhoischer Hauttyp (ca. 50 % der Bevölkerung)	→ übermäßige Talgproduktion	→ fettig/ölig glänzend	→ Hautunreinheiten → Entzündungen → bleibt länger jung, ist elastisch, robust gegen Druck, Stoß und Umwelteinflüsse → Hautunreinheiten oder Entzündungen durch leicht verstopfende Hautporen	→ Ö/W-Produkte → keine alkoholhaltigen Produkte
Mischtyp (ca. 20 % der Bevölkerung)	→ unterschiedlich ausgeprägte Talgproduktion	→ sowohl fettig/glänzend als auch trocken/schuppig	→ Unreinheiten und Entzündungen im Stirn-Nasen-Bereich → glanzlos und schuppig im Bereich der Augen und Wangen	→ Ö/W-Produkte für Stirn-Nasen-Bereich → W/Ö Produkte für die trockenen Bereiche
sebostatischer Hauttyp (ca. 10 – 20 % der Bevölkerung)	→ geringe Talgproduktion → schlechte Speicherung von Feuchtigkeit	→ glanzlos → schuppig → feinporig und zart (Hautporen nicht sichtbar)	→ empfindlichster Hauttyp → Spannungsgefühl/Juckreiz → oberflächliche schmerzliche Einrisse bei Belastung, die eine Infektionspforte darstellen	→ W/Ö-Produkte → Duschen statt Baden → Wasser nicht zu heiß wählen → keine Seifen → Syndet gründlich abwaschen → Haut nur abtupfen, nicht rubbeln
Altershaut	→ Verlust von Unterhautfettgewebe → reduzierte Verbindung von Ober- und Lederhaut → Umwandlung elastischer in kollagene Fasern → Abbau von Kapillaren	→ faltig → eher blass → niedrigere Temperatur	empfindlich gegenüber: → Druck → Stoß → Druckwahrnehmung	→ W/Ö-Produkte → genügend Flüssigkeit
pergamentartig dünne Haut	→ langjährige Kortisoneinnahme	→ trocken → schuppig → glänzend → häufig ausgeprägt an Armen, Beinen und Gesicht	→ neigt schnell zu feinen Hautläsionen → empfindlich gegenüber: ▪ Druck ▪ Stoß ▪ Reibung	→ W/Ö-Produkte → Hautläsionen mit Dexpanthenol behandeln → Arme/Beine immer mit zwei Händen anheben (Druckverteilung) → hautfreundliches Pflaster verwenden → bei größeren Defekten spezielle Wundbehandlung einleiten

Tab. 12.9 *Hautpflege bei veränderter Haut (nach Grützner 2004).*

spezifische Hautsituation	Maßnahme
Pflege bei Inkontinenz	→ regelmäßige und schonende Hautreinigung nach Urin- oder Stuhlkontakt → Haut nur abtupfen, nicht rubbeln oder reiben → Hautpflege mit einem W/Ö-Präparat oder ggf. prophylaktischer Hautschutz vor Infektionen durch Präparate mit 1,3-Butandiol als Trägerstoff (z. B. PC 30 V) → Hautreinigung mit warmem, klaren Wasser → bei starken Verschmutzungen (z. B. durch Stuhl) rückfettende Syndets verwenden, unbedingt mit klarem Wasser nachwaschen → Waschlappen nicht mehrfach benutzen → keine Farb- oder Gerbsubstanzen verwenden, da der Hautstatus dann nur schwer zu beurteilen ist → Nachteile von Salben und Pasten bedenken, lassen sich mit Wasser nicht abwaschen → bedarfsgerechter Einsatz von Inkontinenzprodukten
Hautpflege bei Intertrigogefahr und Intertrigo	→ sorgfältiges Abtrocknen der Haut, besonders in Hautfalten (im Leisten- und Bauchbereich, Zwischenräumen von Fingern und Zehen, bei Frauen unter der Brust) → Haut-auf-Haut-Kontakt vermeiden durch Einlegen von Baumwollkompressen → keine Anwendung von Puder (Ausbildung von scharfkantigen Kristallen, wenn Puder feucht wird) → keine Verwendung von Zinkpaste → bei Verdacht auf Sekundärinfektion (Candida) Abstrich abnehmen → bei vorhandener Kandidose lokales Antimykotikum nach ärztlicher Anordnung
Juckreiz (= Pruritus)	→ wie bei trockener Haut → Hautpflege mit harnstoffhaltigen W/Ö-Präparaten → Kühlung wird als Linderung empfunden (Cool-Packs) → Fingernägel kurz schneiden und die Ecken feilen → Tragen von Baumwollhandschuhen → Antipruriginosa (= pharmazeutische Mittel gegen Juckreiz) nach ärztlicher Anordnung (z. B. Optiderm Lotion)

Tab. 12.10 Hautpflegemittel, deren Wirkung auf die Haut und ihre Anwendung.

Präparat	Eigenschaft/Inhaltsstoffe	Wirkung auf die Haut	Anwendung
flüssige Form			
alkoholische Lösung	→ Gemische aus Äthanol, Isopropanol → Trägersubstanz für Zusatzstoffe	→ kühlend → entfettend → austrocknend	→ Rückfettung erforderlich
ölige Lösung	→ Körperöle aus Oliven-, Avocado-, Mandelöl oder Lebertran	→ Aufweichen von Auflagerungen (Borken) → Rückfettung trockener Haut → okklusiv	→ eignen sich lediglich zur Auflösung von z. B. Borken und Schuppen → in Ausnahmefällen zur Hautpflege der extrem trockenen Haut → Vorsicht bei Patienten mit Fieber → nicht auf gereizte/nässende Haut
feste Form			
Puder	→ anorganische Stoffe (Zink-, Titanoxid, Talkum) → organische Stoffe wie Stärke → geringe Haftung auf trockener Haut	→ austrocknend durch Entzug von Wasser und Fetten → kühlend → adstringierend → sekretaufnehmend	→ bilden scharfkantige Kristalle, die bei jeder Bewegung reiben und Verletzungen an der Haut hervorrufen → nicht zur Intertrigoprophylaxe geeignet
halbfeste Form			

Salben	→ wasserfrei
	→ lipophil
	→ Bestandteile:
	  ▪ tierisch (Schweineschmalz)
	  ▪ pflanzlich (Erdnuss-, Olivenöl)
	  ▪ mineralische Öle/Fette (Paraffine)
	  ▪ Silikon, Wachs (Bienenwachs)
		→ okklusiv
		→ Hemmung der Perspiratio insensibilis
		→ verhindert Wärmeabgabe und Verdunstung
		→ verursacht Feuchtigkeitsstau und Quellung der Hornschicht mit nachhaltiger Hydratation
		→ wasserabweisend
		→ nicht abwaschbar
			→ lediglich zur Pflege/Therapie lokal begrenzter Hautbezirke, z. B. auf den Lippen/Wangen geeignet
			→ nicht zur Körpereinreibung geeignet

Pasten	→ wasserfrei → lipophile Grundlage mit 10 %-igem Pulveranteil → weiche Pasten sind stärker fettend	→ kühlend → austrocknend → sekretbindend → nur mit Öl entfernbar	→ nicht bei trockener Haut anwenden

lipophile Creme (W/Ö)	→ ca. 30 % Wasseranteil (hydrophil)
	→ ca. 60 % Fettanteil (lipophil)
	→ weitere Zusatzstoffe:
	  ▪ Emulgatoren
	  ▪ Wollwachsanteil
	  ▪ Glyzeringlykol
	  ▪ Cholesterin 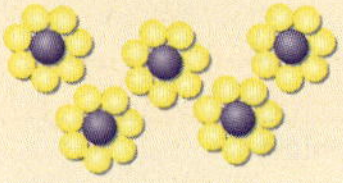
		→ hoher lipophiler Anteil hält die Hautfeuchtigkeit zurück und führt der Haut Feuchtigkeit zu
		→ durch den hydrophilen Anteil bleibt die Luftdurchlässigkeit erhalten
		→ starke Tiefenwirkung
			→ Mittel der Wahl bei trockener Haut

hydrophile Creme (Ö/W)	→ ca. 70 % Wasseranteil
	→ ca. 30 % Fettanteil
	→ weitere Zusatzstoffe:
	  ▪ Emulgatoren, u. a. PEG und Derivate
	  ▪ Natriumlaurylsulfat
	  ▪ enthalten z. T. wasserbindende Feuchthaltemittel wie Glyzerin, PEG, Harnstoff, Kochsalz, Bienenwachs 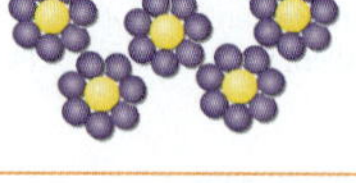
		→ wirkt kühlend auf der Haut
		→ mit Wasser abwaschbar
		→ hoher hydrophiler Anteil führt zur Quellung der Hornschicht und vergrößert so die Oberfläche, wodurch vermehrt Flüssigkeit verdunsten und die Haut nachhaltig austrocknen kann
			→ Mittel der Wahl bei fettiger Haut

12.5.2 Haarpflege im Bett

Gepflegtes Haar hat einen entscheidenden Einfluss auf unser Wohlbefinden und eine Haarpflege sollte gerade dem bettlägerigen Patienten häufig angeboten werden. Bedingung für die Durchführung der Haarwäsche im Bett ist, dass der Patient für eine gewisse Zeit flach liegen kann/darf und sowohl Herz-Kreislauf als auch Atmung dadurch nicht beeinträchtigt werden.

Vorbereitung
- Patient und Team:
  - Information des Patienten
  - Absprachen im pflegerischen, ärztlichen und therapeutischen Team,

zur Durchführung der Maßnahme in Ruhe

- Hilfestellung einer zweiten Pflegeperson, je nach Unterstützungsbedarf des Patienten

Material:

- mehrere Handtücher
- Tuch/Waschlappen zum Schutz der Augen
- Haarshampoo, evtl. weitere Pflegemittel
- Behälter (Litermaß) für das Wasser
- Haarwaschwanne
- Gefäß zum Auffangen des Wassers
- evtl. Bettschutz
- Kamm und Haarfön

- Pflegeperson:
  - Händedesinfektion
  - Einmalschürze
  - Einmalhandschuhe

Durchführung

Die Bildserie in **Abb. 12.15** zeigt die Haarwäsche im Bett mit einer starren Haarwaschwanne. Wenn der Patient seinen Kopf nicht bequem in die Haarwaschwanne legen kann (z. B. bei Morbus Bechterew) oder er sich nicht aufrichten darf (z. B. Beckenfraktur), sollten Haarwaschwannen verwendet werden, die eine geringe Höhe haben und aufblasbar sind.

Häusliche Pflege im Fokus

Eine günstige und auch in der häuslichen Pflege gut durchzuführende Alternative ist die Methode des Haarewaschens mit einem großen Abfallsack, die in **Abb. 12.16** dargestellt ist.

PRAXISTIPP Die Haarwäsche lässt sich gut mit einem Friseurtermin auf der Station kombinieren.

Evaluation

Sie richtet sich auf:

- Haut- und Haarpflege:
  - Wie ist der Zustand von Haut und Haaren?
  - Gibt es Haut- oder Haarveränderungen?

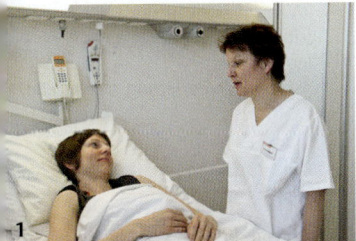

1 Die Patientin wird über die Maßnahme informiert.

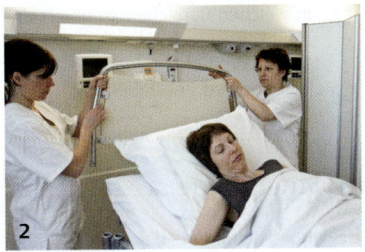

2 Das Kopfbrett des Bettes wird entfernt.

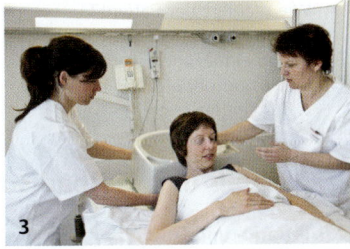

3 Das Haarwaschbecken wird untergeschoben.

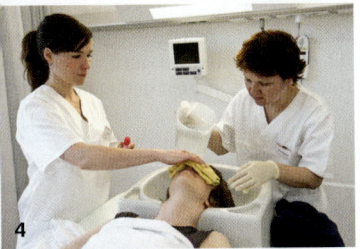

4 Die Augen werden mit einem Waschlappen geschützt und das Haar befeuchtet.

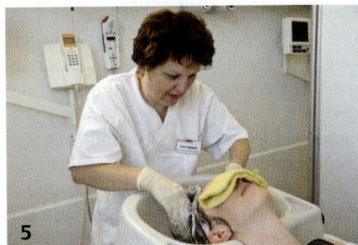

5 Die Haare werden einshamponiert...

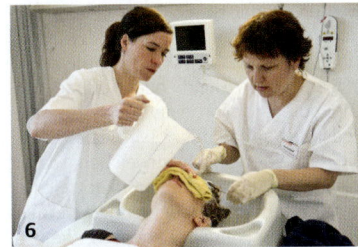

6 ... und ausgespült.

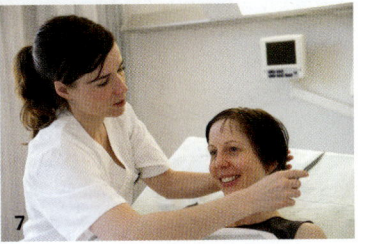

7

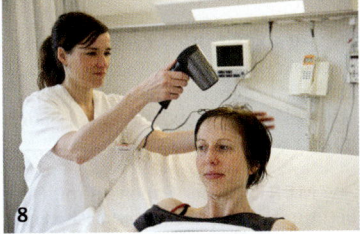

8

Je nach Allgemeinzustand kämmt die Patientin selbst die Haare oder die Pflegende übernimmt das für sie. Ebenso ist es beim Föhnen.

Abb. 12.15 Die Haarwäsche im Bett dauert je nach Haarlänge nur ca. 3 – 8 Min Das ist ein Zeitraum, der vom Patienten gut toleriert werden kann.

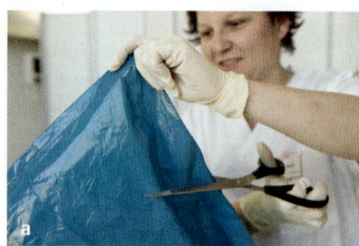
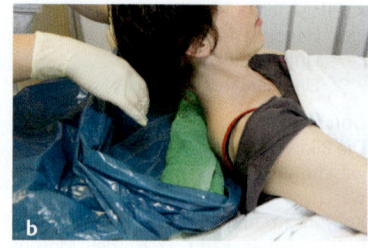
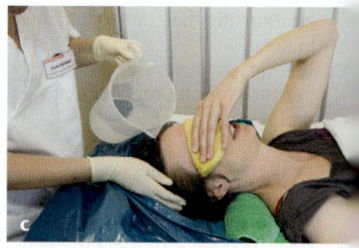

Abb. 12.16 Haarpflege im Bett mithilfe eines Abfallsacks. a Eine Ecke des Abfallsacks wird abgeschnitten, sie dient als Wasserablauf. **b** Das zusammengeroll[t] Handtuch im Nacken dient zur Fixierung des Kopfes und kann zusätzlich Wasser aufsaugen. Der aufgefaltete Abfallsack wird weit unter die Schulter gezogen ur die Öffnung aufgerollt. **c** Waschen der Haare. Die offene Spitze des Abfallsacks wird in ein Auffanggefäß geleitet.

- Welche Pflegemittel und Therapeutika wurden verwendet (ggf. Begründung für den Wechsel von Pflegemitteln)?
- Wie wirken die Maßnahmen bei bereits vorhandenen Veränderungen?
- Wie reagiert der Patient?
- Konnte der Patient aktiv in die Pflege einbezogen werden?
- Gab es besondere Vorkommnisse, z. B. Allergien?

- Fähigkeiten des Patienten:
  - Bei welchen Maßnahmen benötigt er noch Unterstützung?
  - Zeigen die geplanten Maßnahmen eine Wirkung?
  - Sind die Pflegeziele erreicht worden?
  - In welchen Bereichen stagniert der Fähigkeitserwerb?
  - Sind neue Probleme eingetreten?
- Belastungsgrad des Patienten:

- Inwieweit war der Patient belastbar?
- War das Pflegeangebot bzgl. Leistungsfähigkeit angemessen?
- Mitarbeit des Patienten:
  - In welchem Maß ist der Patient bereit mitzuarbeiten?
  - Wenn dies nicht der Fall ist, was sind die Gründe?
- Pflegeplanung:
  - Ist eine Veränderung notwendig?

12.6 Hand- und Fußbad sowie Nagelpflege

12.6.1 Hand- und Fußbad

Immobilen Patienten sollte zumindest nach jeder Mahlzeit und dem Toilettengang eine Handreinigung angeboten werden. Damit ist nicht nur eine Steigerung des Wohlbefindens, sondern auch ein hygienischer Aspekt verbunden.
Indikation. Ein Hand- oder Fußbad wird angeboten, bevor eine Maniküre oder Pediküre durchgeführt wird. Ziel ist es, die Nägel etwas aufzuweichen, damit gerade die sehr harten Fußnägel leichter geschnitten und Verletzungen vermieden werden können. Patienten, die z. B. ein Polytrauma erlitten haben, benötigen ein Handbad, um die Verschmutzungen unter den Nägeln leichter entfernen zu können.

🍏 **PRÄVENTION & GESUND-HEITSFÖRDERUNG** Ein warmes Handbad, evtl. mit Zusatz eines beruhigenden ätherischen Öls (z. B. Lavendel) kann beruhigend und schlafffördernd wirken. Das Gleiche kann mit warmen Fußbädern erreicht werden. Schmerzende und brennende Füße erholen sich und die wohlige Wärme führt zur Entspannung, die einen Effekt auf den ganzen Körper haben kann. ___

Bewegungsübungen bei Gelenksteifigkeit (z. B. nach Verletzungen) fallen in warmem Wasser meist leichter und sind weniger schmerzhaft.
Einschränkungen. Ein Hand- oder Fußbad sollte nicht durchgeführt werden, wenn der Patient den Sinn der Maßnahme nicht erkennen kann. Sind Zuleitungen wie periphere Verweilkanülen vorhanden, sollte ein Handbad nur mit entsprechender Zurückhaltung durchgeführt werden. Gleiches gilt für offene Wunden. Situativ kann es durchaus einmal sinnvoll sein, eine Wunde (z. B. ein nicht infiziertes Ulcus cruris) mit Wasser zu spülen oder gar etwas einzuweichen. Diese Entscheidung muss allerdings vom verantwortlichen Arzt getroffen werden.

👋 **PRAXISTIPP** Lassen Kontrakturen ein Hand- oder Fußbad nicht zu, so kann die Extremität über eine Waschschüssel gehalten und mit Wasser übergossen werden. ___

➡ **MERKE** Bei Patienten mit Diabetes mellitus ist die medizinische Fußpflege als Heilmittel anerkannt, so dass die medizinische Fußpflege durch einen Podologen mit der Krankenkasse abgerechnet werden kann. ___

12.6.2 Nagelpflege

Die Nagelpflege umfasst die Reinigung und das Schneiden der Hornplatte (**Abb. 12.17**), sobald sie die Fingerkuppe überragt.
Indikation. Kurze Nägel stellen sowoh[l] für den Patienten als auch für das betreuende Personal ein geringeres Verlet[-]

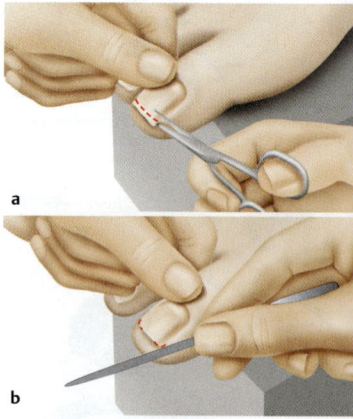

Abb. 12.17 Schneiden und Feilen der Fußnägel. a Der überstehende Nagelanteil wird mit der Schere gekürzt. **b** Die Ecken der Fußnägel sollten nicht mit der Schere ausgeschnitten werden. Sie können mit der Feile sanft und unter geringerer Verletzungsgefahr leicht rund gefeilt werden.

...ungsrisiko dar. Außerdem kann sich ...unter kurzen Nägeln weniger Schmutz ...festsetzen, sodass kurze Nägel auch ...eine Infektionsprophylaxe darstellen. Pa...ienten, die in ihren Ausscheidungen ...hesteln, benötigen ein Handbad, um ...die Verschmutzungen rund um das Na...gelbett entfernen zu können.

> **PRAXISTIPP** Wenn zur Reini...gung eine Nagelbürste verwendet wer...den muss, diese aber zu hart ist, kann ...alternativ eine weiche Zahnbürste ver...wendet werden. ──────

> **PRÄVENTION & GESUND-HEITSFÖRDERUNG Gesund-heitsberatung.** Im Laufe eines langjährig ...bestehenden Diabetes mellitus bilden ...sich Folgeerkrankungen aus, z. B. Mikro...angiopathien (Durchblutungsstörungen ...der kleinen Gefäße), Polyneuropathien

(periphere Nervenschädigungen) und das diabetische Fußsyndrom (S. 983). Mikroangiopathien und Polyneuropa-thien sind dafür verantwortlich, dass Wunden sehr viel langsamer heilen und Verletzungen erst sehr spät wahrge-nommen werden. Daher sind Patienten dahingehend zu schulen, wie sie Verlet-zungen vermeiden und welche Prophy-laxemaßnahmen sie durchführen können und sollen (S. 984). ──────

Nagelpilz. Die Ausprägungen des Nagel-pilzbefalls sind sehr unterschiedlich. Be-steht er schon länger, muss ein Arzt hin-zugezogen werden, der über eine mög-liche Therapie entscheidet.

> **MERKE** Sowohl bei Patienten mit Diabetes mellitus als auch bei Na-gelpilzbefall gehört die Fußpflege in die professionellen Hände eines Podologen!

Evaluation
Sie richtet sich auf:
- Fähigkeiten des Patienten:
  - Bei welchen Maßnahmen benötigt er noch Unterstützung?
  - Zeigen die geplanten Maßnahmen eine Wirkung?
  - In welchen Bereichen stagniert der Fähigkeitserwerb?
  - Sind neue Probleme eingetreten?
- Belastungsgrad des Patienten:
  - Inwieweit war der Patient belast-bar?
  - War das Pflegeangebot bzgl. Leis-tungsfähigkeit angemessen?
- Mitarbeit des Patienten:
  - In welchem Maß ist der Patient bereit mitzuarbeiten?
  - Wenn dies nicht der Fall ist, was sind die Gründe?
- Pflegeplanung:
  - Ist eine Veränderung notwendig?

12.7 Augen-, Nasen-, Ohrenpflege sowie Pflege von Brille und Kontaktlinsen ──────

12.7.1 Augenpflege
Die Augenpflege wird i. A. im Rahmen der Gesichtspflege durchgeführt. Eine spezielle Augenpflege ist nur dann erfor-derlich, wenn eines der folgenden Symp-tome zu beobachten ist:
- Entzündungen (z. B. Konjuktivitis [Bindehautentzündung])
- inkompletter Lidschluss
- fehlender Lidschlag
- ungenügender Tränenfluss

Da das Auge in Bezug auf Reizung und Infektion sehr empfindlich ist, wird die spezielle Augenpflege (Kap. 40, S. 1030) mit sterilen Kompressen und steriler Spülflüssigkeit durchgeführt.

12.7.2 Pflege von Brille und Kontaktlinsen
Brille und Kontaktlinsen stellen für den Patienten eine wichtige Kommunika-tionshilfe dar. Ein Patient, der nicht rich-tig sieht, erlebt Folgendes:
- Unsicherheit im Umgang mit anderen Menschen
- Einschränkung in seiner räumlichen Orientierung (was Passivität/Immobi-lität zur Folge haben kann)
- wesentlich langsameres und vorsich-tigeres Durchführen von Handlungen
- höheres Verletzungs- oder Sturzrisiko

Brille. Sie wird feucht gereinigt. Zu-nächst wird die Brille unter lauwarmem Wasser abgespült, sodass sich kein Staub mehr auf den Gläsern befindet. Anschlie-ßend wird auf jedes Glas ein Tropfen Spülmittel aufgetragen und verrieben. Die Brille wird unter fließendem und lau-

warmen Wasser gründlich abgespült und mit einem weichen Tuch abgetrocknet. Um Kratzer zu vermeiden, sollte die Bril-le bei Nichtgebrauch entweder in ein Etui oder auf die geöffneten Bügel ge-legt werden.

> **MERKE** Brillenputztücher nicht für hochwertige Gläser verwenden, da deren Inhaltsstoffe die Entspiegelung zerstören können. ──────

Kontaktlinsen. Die Pflege der Kontaktlin-sen richtet sich danach, ob es sich um harte oder weiche Linsen handelt. Es gibt Kombipräparate, die gleichzeitig rei-nigen und desinfizieren und eine 3-Pha-sen-Reinigung (Reinigen, Abspülen und Desinfektion) sowie Aufbewahrung. **Abb. 12.18** zeigt exemplarisch die Pflege von weichen Kontaktlinsen.

> **MERKE** Bei der Kontaktlinsen-pflege ist auf äußerste Hygiene zu ach-ten! ──────

12.7.3 Nasenpflege
Die Nase ermöglicht nicht nur das Rie-chen, sondern ist auch für die Anfeuch-tung, Anwärmung und Reinigung der Atemluft unentbehrlich, da so Schädi-gungen der Nasenschleimhaut und des Riechvermögens vorgebeugt werden. Bei Gesunden ist die Nasenpflege ein Teil der Selbstpflege.

Indikation. Eine spezielle Nasenpflege ist immer dann notwendig, wenn z. B. Ma-gensonde oder Sauerstoffbrille liegen

oder wenn Schleimhautreizungen/ Schleimhautdefekte vorliegen. Eine Übernahme der Nasenpflege muss erfol-gen, wenn die Selbstpflege nicht durch-geführt werden kann.

Ziel. Neben der Inspektion soll durch die Pflege die Nasenschleimhaut feucht ge-halten, eine Infektionsprophylaxe und eine Vermeidung von Druckulzera er-reicht werden.

Vorbereitung
Folgendes muss vorbereitet werden:
- Patient:
  - Patienteninformation
  - Oberkörperhochlagerung
  - ggf. Sondenkostzufuhr pausieren
  - Magensondenbeutel unter Magen-niveau auf Ablauf hängen
- Material:
  - dünne Watteträger (unsteril)
  - physiologische Kochsalzlösung
  - ggf. Pflegemittel (z. B. Nasenöl, Bepanthen-Nasensalbe)
  - Fixierpflaster (bei liegender Magensonde)
  - Lichtquelle
  - Abwurf
- Personal:
  - Händedesinfektion
  - Einmalhandschuhe
  - Einmalschürze
  - ggf. Mundschutz

Durchführung
Nach Materialvorbereitung, Information und Lagerung des Patienten wird die Na-senpflege folgendermaßen durchge-führt:

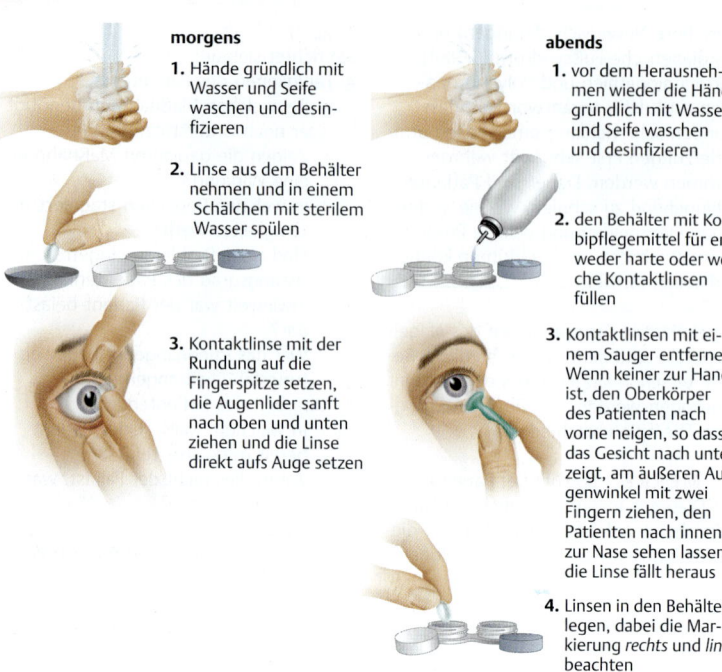

morgens

1. Hände gründlich mit Wasser und Seife waschen und desinfizieren

2. Linse aus dem Behälter nehmen und in einem Schälchen mit sterilem Wasser spülen

3. Kontaktlinse mit der Rundung auf die Fingerspitze setzen, die Augenlider sanft nach oben und unten ziehen und die Linse direkt aufs Auge setzen

abends

1. vor dem Herausnehmen wieder die Hände gründlich mit Wasser und Seife waschen und desinfizieren

2. den Behälter mit Kombipflegemittel für entweder harte oder weiche Kontaktlinsen füllen

3. Kontaktlinsen mit einem Sauger entfernen. Wenn keiner zur Hand ist, den Oberkörper des Patienten nach vorne neigen, so dass das Gesicht nach unten zeigt, am äußeren Augenwinkel mit zwei Fingern ziehen, den Patienten nach innen zur Nase sehen lassen, die Linse fällt heraus

4. Linsen in den Behälter legen, dabei die Markierung *rechts* und *links* beachten

Abb. 12.18 Pflege, Einsetzen und Entfernen von Kontaktlinsen.

- Naseneingänge und Nasenhöhle inspizieren: Feuchtigkeit, Borken, Beläge, Schleimhautdefekte, Entzündungen.
- Festsitzende Borken mit Nasenöl einweichen, sodass sie problemlos abgetragen werden können.
- Angefeuchtete Watteträger einführen und Nasenwände reinigen.
- Den Vorgang wiederholen, bis das Nasenloch sauber ist (jeweils mit einem neuen Watteträger).
- Bei trockener oder wunder Schleimhaut, z. B. Bepanthen-Nasensalbe mit einem Watteträger auftragen, evtl. durch leichtes Zusammendrücken der Nasenflügel die Salbe verteilen.
- Bei liegender Magensonde das Fixierpflaster entfernen, Sonde und Nasenrücken reinigen und Sonde so fixieren, dass sie frei im Nasenlumen liegt.
- Sauerstoffbrillen oder -sonden einmal täglich erneuern, z. B. nach der Nasenpflege im Frühdienst.

> **MERKE** Nach jeder Manipulation an der Magensonde muss durch Auskultation die korrekte Sondenlage überprüft und dokumentiert werden.

12.7.4 Ohrenpflege

Zur Ohrenpflege, Vorbeugung von Infektionen und zum Erhalt des Hörvermögens wird die mechanische Reinigung des äußeren Gehörganges und der Ohrmuschel durchgeführt. Da beim Gesunden keine spezielle Pflege notwendig ist, werden die Ohren im Rahmen der Körperpflege äußerlich gereinigt, indem das Ohr durch leichten Zug nach oben gezogen wird.

Liegt eine Überproduktion von Zerumen (Ohrenschmalz) vor, kann der Gehörgang vollständig verschlossen sein.

Trägt der Patient Hörgeräte, sind diese gleich nach der Ohrenpflege wieder einzusetzen, da ansonsten die Kommunikation erschwert ist.

> **MERKE** Die Ohren dürfen niemals mit Wattestäbchen gereinigt werden, da das Trommelfell verletzt werden kann. Dies hat evtl. eine dauerhafte Hörminderung zur Folge. Benachrichtigen Sie ggf. einen Ohrenarzt, der unter Sicht das Zerumen sicher entfernen kann.

Evaluation

Sie richtet sich auf:

- Augen, Nase und Mund:
  - Wie ist der Zustand von Mundschleimhaut, Zahnfleisch, Zunge und Zähnen?
  - Gibt es Mundschleimhautveränderungen?
  - Welche Pflegemittel und Therapeutika wurden verwendet (ggf. Begründung für den Wechsel von Pflegemitteln)?
  - Wirken die Maßnahmen bei bereits vorhandenen Veränderungen?
  - Wie hat sich der Patient verhalten?
  - Konnte der Patient aktiv in die Pflege einbezogen werden?
  - Gab es besondere Vorkommnisse (z. B. Blutungen, Vagusreiz)?
  - Muss die Pflegeplanung verändert werden?
- Fähigkeiten des Patienten:
  - Bei welchen Maßnahmen benötigt er noch Unterstützung?
  - Zeigen die geplanten Maßnahmen eine Wirkung?
  - Sind Pflegeziele erreicht worden?
  - In welchen Bereichen stagniert der Fähigkeitserwerb?
  - Sind neue Probleme eingetreten?
  - Belastungsgrad des Patienten:
  - Inwieweit war der Patient belastbar?
  - War das Pflegeangebot bzgl. Leistungsfähigkeit angemessen?
- Mitarbeit des Patienten:
  - In welchem Maß ist der Patient bereit mitzuarbeiten?
  - Wenn dies nicht der Fall ist, was sind die Gründe?
- Pflegeplanung:
  - Ist eine Veränderung notwendig?

12.8 Nass- und Trockenrasur/Bartpflege

Für die meisten Männer gehört die Rasur zur täglichen Körperpflege. Je nach Vorliebe und Hautverträglichkeit wird entweder eine Trocken- oder Nassrasur durchgeführt (**Abb. 12.19**). Unterschiede bestehen auch in der Häufigkeit der Rasur.

12.8.1 Nassrasur

Vorbereitung
Für die Nassrasur wird Folgendes vorbereitet:
- Patient:
  - Patienteninformation
  - Oberkörperhochlagerung
- Material:
  - Handtuch
  - Waschhandschuh, Wasser
  - Rasiercreme/Rasierschaum
  - Rasierer
  - ggf. Hautpflegemittel (Aftershave)
  - Nierenschale mit Wasser
  - Abwurf
- Personal:
  - Händedesinfektion
  - Einmalhandschuhe
  - Einmalschürze

Durchführung
Die Nassrasur wird folgendermaßen durchgeführt:
- Gesicht waschen (sofern die Rasur nicht direkt im Rahmen der Körperpflege stattfindet).
- Handtuch über die Brust des Patienten legen.
- Rasiercreme/Rasierschaum sorgfältig unter Aussparung der Augen und Na-

senlöcher auftragen, bis alle Barthaare von Schaum bedeckt sind.
- Mit feuchtem Rasierer zunächst die Wangen und den Hals, anschließend die kleinen Flächen um Nase, Ohren und Lippen rasieren.
- Die Haut ggf. mit zwei Fingern gegen die Haarwuchsrichtung spannen, um auch die Hautfalten zu erreichen.
- Rasierer nach jedem Zug in Wasser tauchen, um Schaum und Haare zu entfernen.
- Zum Abschluss noch einmal das Gesicht waschen, um verbliebene Schaumreste zu entfernen.
- Aftershave oder Pflegemittel auftragen.

🖐 **PRAXISTIPP** Patienten, die eine Zahnprothese tragen, sollten diese im Mund haben, da dann die Gesichtshaut weniger faltig und weich ist. ___

➡ **MERKE** Das Rasieren in Haarwuchsrichtung verhindert Rötungen der Haut und Schnittwunden. ___

12.8.2 Trockenrasur
Die Vorbereitung ist identisch wie bei der Nassrasur. Auch die Technik des Rasierens ist gleich. Es wird in langen Bahnen rasiert. Sofern notwendig, muss die Haut mit zwei Fingern gestrafft werden, um auch in den Hautfalten rasieren zu können. Nach Wunsch wird noch ein Hautpflegemittel aufgetragen und der Scherkopf im Anschluss mit einem Bürstchen vorsichtig gereinigt.

➡ **MERKE** Der Rasierer wird nach Benutzung wischdesinfiziert und in die Kulturtasche oder das Nachtschränkchen des Patienten gelegt. Wird der Rasierer für mehrere Patienten benutzt, müssen Scherblatt und Messerblock in Desinfektionslösung eingelegt werden. ___

Evaluation
Sie richtet sich auf:
- Bartpflege:
  - Wie ist der Zustand der Haut?
  - Wie reagierte der Patient?
  - Konnte der Patient aktiv in die Pflege einbezogen werden?
  - Muss die Pflegeplanung verändert werden?
- Fähigkeiten des Patienten:
  - Bei welchen Maßnahmen benötigt er noch Unterstützung?
  - Zeigen die geplanten Maßnahmen eine Wirkung?
  - Sind die Pflegeziele erreicht worden?
  - In welchen Bereichen stagniert der Fähigkeitserwerb?
  - Belastungsgrad des Patienten:
  - Inwieweit war der Patient belastbar?
  - War das Pflegeangebot bzgl. Leistungsfähigkeit angemessen
- Mitarbeit des Patienten:
  - In welchem Maß ist der Patient bereit mitzuarbeiten?
  - Wenn dies nicht der Fall ist, was sind die Gründe?
- Pflegeplanung:
  - Ist eine Veränderung notwendig?

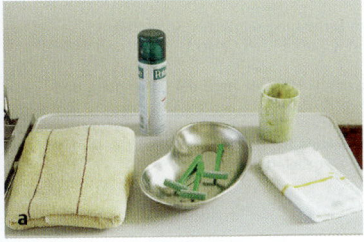
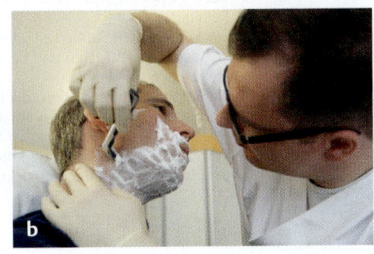
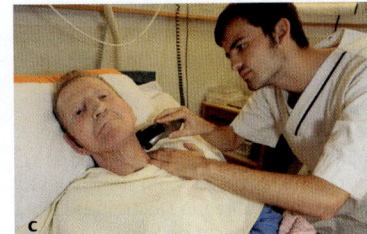

Abb. 12.19 Nass- und Trockenrasur. a Zur Nassrasur benötigt man einen Nassrasierer sehr guter Qualität, ein Gefäß mit Wasser und Rasierschaum. **b** Nassrasur, **c** Trockenrasur.

12.9 Bekleidung

So unterschiedlich Ansprüche, Vorlieben und Abneigungen an die Alltagskleidung sind, so unterschiedlich ist auch die Wahl der Nachtwäsche. Ob es der Pyjama mit angerautem Futter, das Bettjäckchen und Bettschuhe, das kurze Schlafshirt oder gar das Schlafen ohne Kleidung ist, jeder Mensch hat seine individuellen Vorlieben und Gewohnheiten.

➤ **MERKE** Sorgen Sie dafür, dass der Patient so frühzeitig wie möglich wieder seine eigene Nachtwäsche tragen darf. Sie vermittelt ihm nicht nur Sicherheit und Wohlbefinden, sondern reduziert i. A. auch das Krankheitsgefühl.

Bekleidung bei Zu- und Ableitungen
Ein peripher oder zentralvenös liegender Katheter, eine Magensonde oder ein Blasenverweilkatheter sind grundsätzlich kein Hindernis, eigene Kleidung zu tragen. Bei einer peripher liegenden Kanüle wird zunächst die Infusionsflasche durch den inneren Ärmel gezogen, sodass die Arme folgen können und das Oberteil wie gewohnt angezogen werden kann.

➤ **MERKE** Zum Anziehen des Oberteils wird die Rollerklemme geschlossen. Eine Diskonnektion des Infusionssystems von der Kanüle darf aufgrund der hohen Infektionsgefahr nicht erfolgen!

🐾 **PRAXISTIPP** Wenn ein Patient sich immer wieder das Krankenhaushemd auszieht, kann dies ein Zeichen dafür sein, dass er sich darin nicht wohl fühlt.

Aktivität
Patienten, die sich wenig aktiv zeigen, obwohl sie dies aufgrund ihrer Erkrankung sein könnten, profitieren manchmal davon, wenn sie nicht mehr ihre Nachtwäsche, sondern einen Jogginganzug tragen. Manche Menschen zeigen sich nicht mit Nachtwäsche in der Öffentlichkeit, da sich dies einerseits nicht gehört, und sie andererseits als Kranke von jedem identifiziert und stigmatisiert werden können.

Ein weiterer Aspekt ist die Wahl der Schuhe. Viele Patienten haben lediglich ihre Hausschuhe am Bett stehen. Derjenige, der aber noch unsicher auf den Beinen ist, hat in seinen Hausschuhen nicht die nötige Sicherheit. Sprechen Sie Angehörige an, damit sie dem Patienten Schuhe mitbringen, in denen er Halt hat und in denen er bequem laufen kann.

12.10 Körperpflege in anderen Kulturen

Die Religion ist für viele Menschen ein fester Bestandteil in ihrem Leben. Sie legt Normen und Werte fest, die bei der Lebensgestaltung berücksichtigt werden müssen. Gebote und Verbote regeln sowohl das tägliche Leben als auch das Verhalten allgemein und in besonderen Situationen. Außerdem hilft sie, gerade in Grenzsituationen wie Krankheit, eine Antwort auf die Frage nach dem Sinn des Lebens zu finden. Um dem Anspruch einer ganzheitlichen Pflege gerecht zu werden, müssen auch religiöse Bedürfnisse berücksichtigt werden. In *Tab. 12.11* sind anhand von zwei Religionen die besonderen Anforderungen bezüglich Körperpflege und Bekleidung dargestellt.

👁 **FALLBEISPIEL** Frau Dogan ist 65 Jahre alt, verheiratet und hat drei erwachsene Kinder. Obwohl sie schon seit mehr als 20 Jahren in Deutschland lebt, versteht und spricht sie kein Deutsch. Sie ist streng gläubige Muslimin Vor fünf Tagen ist eine Cholezystektomie vorgenommen worden, die komplikationslos verlaufen ist. Auffällig ist, dass Frau Dogan nicht dazu zu bewegen ist, die Körperpflege durchzuführen. Stellt man ihr eine Waschschüssel an das Bett, schaut sie nur ungläubig und verkriecht sich in ihrem Bett. Im Rahmen einer Pflegevisite wurde das Verhalten von Frau Dogan analysiert und mögliche Ur-

Tab. 12.11 Anforderung an die Körperpflege und Bekleidung in verschiedenen Religionen.

Anforderungen an Körperpflege und Bekleidung	
Judentum	Körperpflege: → Hände werden sofort nach dem Aufstehen und vor den Mahlzeiten gewaschen → mit Beginn des Sabbats muss die Körperpflege beendet sein → bei Bartträgern wird zur Pflege nur Rasiercreme oder ein elektrischer Rasierapparat benutzt → Hilfe bei der Grundpflege des Kranken durch die Angehörigen Bekleidung: → Kopfbedeckung bei streng gläubigen Juden als Ausdruck der Ehrfurcht vor Gott → beim Mann die Kappe (Jarmulke) oder Hut → bei der Frau über kurzgeschorenes Haar eine Perücke oder Tuch
Islam	Körperpflege: → äußere Sauberkeit ist Symbol für innere Sauberkeit → Reinigung des Körpers kann nur unter fließendem Wasser stattfinden → alles, was den Körper verlässt, gilt als „unrein" und erfordert eine anschließende Reinigung → zur körperlichen Sauberkeit zählt die Entfernung sämtlicher Körperhaare → vor dem Gebet, Fasten und Lesen im Koran müssen Gesicht, Hände und Füße gewaschen werden → Geburtshilfe/Menstruation (die Frau gilt bis 40 Tage nach der Entbindung und während der Menstruation als „unrein"?) Bekleidung: → Verhüllung des Körpers und Kopfbedeckung bei den Frauen (Ehrfurcht vor Gott, Schutz vor Belästigungen, nackt und ausgeliefert sein)

sachen identifiziert. Die Pflegeplanung wurde dahingehend verändert, dass Frau Dogan ausschließlich von weiblichen Pflegepersonen betreut werden soll. Dabei soll die Anzahl der Kontaktpersonen so gering wie möglich gehalten werden, damit sie zu den Pflegenden ein Vertrauensverhältnis aufbauen kann.

Da im stehenden Wasser (Waschschüssel) keine Reinigung erfolgen kann, soll Frau Dogan zukünftig am Waschbecken die Körperpflege durchführen. Zur Wahrung der Intimsphäre soll die Körperpflege im Badezimmer der Station stattfinden. Besuche von den Kindern werden genutzt, um Frau Dogan über die veränderten Bedingungen zur Körperpflege zu informieren und weitere Wünsche zu eruieren. Sofern sich in dem Angehörigengespräch die Notwendigkeit einer Begehung der Räumlichkeiten herausstellt, soll dies erfolgen.

Schon am nächsten Tag zeigt sich, dass Frau Dogan bereitwillig aus dem Bett aufsteht, sich ins Badezimmer führen lässt und noch einmal kontrolliert, ob das Wasser im Waschbecken tatsächlich abläuft. Als die Pflegende sie auf die Dusche hinweist, scheint sie nicht zu

verstehen, was man ihr damit mitteilen will. Erst als das Wasser angestellt wird, schaut sie interessiert zu, wie das Wasser abläuft und prüft die Wassertemperatur. Ohne weitere Worte entkleidet sich Frau Dogan in Anwesenheit der Pflegenden und stellt sich unter die Dusche. Nach

Beendigung der Körperpflege legt sich Frau Dogan wieder in ihr Bett und zieht sich die Bettdecke bis ans Kinn. Ihr Blick ist zwar immer noch ängstlich, aber der wortlose Händedruck von Frau Dogan spricht für sich. ─────

PRÄVENTION & GESUND-HEITSFÖRDERUNG   Interventionsschritte der Pflege
Christoph S. Nies

Die Körperpflege durchzuführen und sich zu kleiden ist eine sehr individuelle und intime Handlung, die sehr direkt Einfluss auf das Wohlbefinden eines Menschen nimmt. Gerade die Körperpflege kann dazu führen, dass sich ein Mensch wie „neu geboren" fühlt, was schon in der gewählten Formulierung die entspannende und psychisch stärkende – somit gesundheitsförderliche – Wirkung dieser Handlung zum Ausdruck bringt. Die Bewusstmachung und Förderung der positiven Wirkung einer auf die individuellen Bedürfnisse eines Menschen abgestimmten Körperpflege und des angepassten Kleidens ist ein wichtiger Bestandteil einer gesundheitsförderlich ausgerichteten Pflege.

Gerade die über die Körperpflege und das Kleiden erlebte und ausgedrückte Individualität kann in ihrem vollen Ausmaß nur bei weitestgehender Selbstständigkeit erhalten werden. Präventiv ausgerichtete Pflegeinterventionen haben in der ATL „Sich waschen und kleiden" somit auch immer zum Ziel, Einschränkungen der Selbstpflegefähigkeit im Bereich des Waschens und Kleidens, über das Erkennen von Risikofaktoren, vorzubeugen und geeignete Interventionen einzuleiten. In diesem Bereich ist die Pflege als einzig aktiv agierende Berufsgruppe allein verantwortlich und in der Lage, über intensiven Kontakt zum Pflegeempfänger präventiv ausgerichtete Interventionen durchzuführen.

Bei bestehenden Einschränkungen in der Selbstpflegefähigkeit dient die Körperpflege Pflegenden zusätzlich als Möglichkeit, eine intensive Patientenbeobachtung hinsichtlich bestehender

Risikofaktoren für Störungen in anderen Bereichen (z. B. Atmung, Bewegung) durchzuführen und wenn notwendig prophylaktische Maßnahmen einzuleiten. Insgesamt besteht damit eine enge Verknüpfung zu den meisten anderen ATLs. Die positive gesundheitsförderlich-präventive Wirkung einer individuellen Körperpflege und des auf die Bedürfnisse abgestimmten Kleidens wird durch die Integration von Konzepten wie der „Aktivierenden Pflege" oder der „Basalen Stimulation" unterstützt. Dies geschieht auf den verschiedenen Ebenen der Prävention.

Tab. 12.12 zeigt mögliche Interventionen der pflegerischen Gesundheitsförderung und Prävention bezüglich der ATL „Sich waschen und kleiden" anhand der Interventionsschritte Gesundheitsförderung, Primärprävention, Sekundärprävention und Tertiärprävention (S. 312).

Tab. 12.12 *Interventionen zur Gesundheitsförderung und Prävention (nach Hurrelmann et al 1998).*

Gesundheitsförderung	Primärprävention	Sekundärprävention	Tertiärprävention
Interventionen			
→ Informationsveranstaltung „Unabhängig im Alter – Informationen für den Erhalt meiner Selbstständigkeit" mit speziell pflegerischem Fokus (Veranstaltung im Krankenhaus, Sozialstation, öffentliche Plätze/Gebäude); mögliche Inhalte hinsichtlich der ATL „Sich waschen und kleiden": ▪ Körperpflege und Wohlbefinden ▪ beobachtbare Anzeichen für Gesundheit und Wohlbefinden ▪ Pflegemittel (z. B. Wirkung in Bezug zur Altershaut herstellen) ▪ Waschen und Kleiden unterstützen ▪ Entspannungsbäder ▪ aktivierende oder beruhigende Waschungen → Eltern über gesundheitsförderliche Körperpflege beim Säugling und Kleinkind informieren (im Krankenhaus, in der ambulanten Betreuung, Öffentlichkeit) → z. B. Bäder als Förderungsmittel der Körperwahrnehmung → Hautpflege beim Neugeborenen → Mund- und Zahnpflege beim Kleinkind → aktivierende Pflege anleiten und durchführen:Körperpflege und Kleiden, wenn möglich auch im Krankenhaus oder Pflegeheim eigenständig durchführen → Leistungen vermitteln: Informationsabende, Informationsmaterial, Pflegekurse	→ Risikofaktoren für Störungen der Selbstpflegefähigkeit hinsichtlich des Waschens und Kleidens im Rahmen der Pflegeanamnese und der kontinuierlichen Patientenbeobachtung ermitteln: ▪ beginnende Einschränkungen in der Bewegungsfähigkeit ▪ anstehende Operationen ▪ Schlafprobleme ▪ ausgeprägte Schamgefühle (z. B. im Krankenhaus) ▪ Umgebungsfaktoren, die eine selbstständige Körperpflege gefährden (z. B. lange Wege in das Bad/beengte Verhältnisse) → pflegerische Interventionen in Abstimmung auf die identifizierten Risikofaktoren einleiten → Pflegebedürftige und Angehörige bezüglich der Risikofaktoren aufklären und beraten, die Störungen der Selbstpflegefähigkeit in der ATL nach sich ziehen können: → Folgen des Liegenbleibens erklären (Ortsfixierung – Bettlägerigkeit – Unselbstständigkeit) → ungünstige räumliche Verhältnisse → beratend Alternativen aufzeigen → aktivierende Pflege anleiten und durchführen → präventiver Hausbesuch bei älteren Menschen im ambulanten Bereich durchführen: → ausführliche Anamnese in der ATL „Sich waschen und kleiden" erheben → Risikofaktoren identifizieren → über Risikofaktoren aufklären → über Beobachtungskriterien informieren → Informationen und Hilfsangebote vermitteln	→ Pflegebedürftige und Angehörige bei beginnenden Störungen anleiten und schulen, die Einschränkungen in der Selbstpflegefähigkeit im Bereich des Waschens und Kleidens nach sich ziehen: ▪ Körperpflege im Bett durchführen (z. B. im Rahmen einer Bettruhe) ▪ Bewegungsübungen bei ersten Anzeichen von Einschränkungen in der Bewegungsfähigkeit (z. B. beschwerliches Aufstehen am Morgen) ▪ Gebrauch von Hilfsmitteln (z. B. Unterarmgehstützen um ins Bad zu gelangen, Wannenlifter) → aktivierende Pflege anleiten und durchführen: verbliebene Ressourcen im Bereich des Waschen und Kleidens ausnutzen → Pflegeverhalten/Körperzustand beurteilen → Leistungen vermitteln: physiotherapeutische Behandlung, Ergotherapie, Pflegedienst (im Krankenhaus oder nach der Entlassung)	→ Pflegebedürftige und Angehörige bei ausgeprägten chronischen Störungen anleiten und schulen, die Einschränkungen in der Selbstpflegfähigkeit im Bereich Waschen und Kleiden verursachen: ▪ Körperpflege im Rahmen von Demenzen ▪ Körperpflege nach dem Bobath-Konzept (z. B. nach einem Apoplex) ▪ Bewegungsübungen → aktivierende Pflege anleiten und durchführen: Körperpflege und Ankleiden durch das Pflegepersonal unterstützen (so viel wie nötig, so wenig wie möglich) → Risiko zur Entwicklung von Folgeerkrankungen aufgrund der eingeschränkten Selbstpflegefähigkeit im Bereich des Waschens und Kleidens beurteilen: ▪ Gefahr der Soor- oder Parotitisentwicklung im Mundbereich ▪ Gefahr der Entwicklung eines Intertrigo ▪ Gefahr des Ungezieferbefalls → prophylaktische Maßnahmen einleiten, auf die Risikobestimmung abstimmen: ▪ Soor- und Parotitisprophylaxe ▪ Interigoprophylaxe ▪ intensive Haut- und Haarwäsche → Rehabilitations- Selbsthilfeangebote vermitteln
Interventionszeitpunkt			
Gesundheitszustand (kein Selbstpflegedefizit im Bereich des Waschens und Kleidens)	erkennbare Risikofaktoren (Gefahr der Entstehung eines Selbstpflegedefizits im Bereich des Waschens und Kleidens)	beginnende pathologische Veränderungen (Selbstpflegedefizit im Bereich des Waschens und Kleidens ist vorhanden)	ausgeprägte pathologische Veränderungen (Selbstpflegedefizit im Bereich des Waschens und Kleidens ist vorhanden)
Zielgruppe			
→ Gesamtbevölkerung → Angehörige → Pflegebedürftige	→ Pflegebedürftige mit bestehenden Risikofaktoren → Angehörige	→ Pflegebedürftige mit einem Selbstpflegedefizit (Patienten) → Angehörige	→ Pflegebedürftige mit Selbstpflegedefizit (Rehabilitanden) → Angehörige
Interventionsorientierung			
salutogenetische Ausrichtung (Förderung)	pathogenetische Ausrichtung (Vorbeugung)	pathogenetische Ausrichtung (Korrektur)	pathogenetische Ausrichtung (Kompensation)
Zielsetzung			
Verhältnisse und Lebensweisen beeinflussen → Kompetenzen im Bereich des Waschens und Kleidens fördern	Verhalten beeinflussen → Risikofaktoren vermeiden, die Störungen der Selbstpflegefähigkeit in der ATL „Sich waschen und kleiden" auslösen können	→ Defizit im Bereich der Selbstpflegefähigkeit hinsichtlich Waschen und Kleiden früh ausgleichen	→ bestehendes Selbstpflegedefizit im Bereich des Waschens und Kleidens ausgleichen → Folgeerkrankungen vorbeugen

Lern- und Leseservice

Verwendete Literatur

→ Abdoljavad F. Muslime im Krankenhaus. Eine Handreichung des christ-
lich-islamischen Arbeitskreises in
Münster: 1997
→ Behret J. Wirkstoffe in der Pflege
leicht gemacht. Stuttgart: Fischer;
1998
→ Bienstein C, Fröhlich A. Basale Stimulation in der Pflege. Düsseldorf:
Verlag Selbstbestimmtes Leben;
1991
→ Bornschein U. Der Schuß ins Waschwasser ... – Eine pflegerische Studie
über die Wirkung von Badeöl. Die
Schwester/Der Pfleger 1998; 1018
→ Eberding E, Baume A. Augenpflege –
eine nicht zu unterschätzende Tätigkeit auf der Intensivstation. Die
Schwester/Der Pfleger 2001; 40:
1058
→ Gottschalk T et al. Untersuchung einiger häufig gebrauchter Mittel, Instrumente und Methoden zur Mundpflege hinsichtlich einer evidenz-ba-
sierten Anwendung. Pflege 2003; 16:
91
→ Grützner C. ATL Sich waschen und
kleiden. In: Kellnhauser E. et al. Hrsg.
Thiemes Pflege, 10. Aufl. Stuttgart:
Thieme; 2004
→ Heinrichs P. Über die Verwendung
von Waschzusätzen und Körperpfle-
gemitteln in der Krankenpflege, intensiv 1995; 3: 149

→ Kellnhauser E. et al. Hrsg. Thiemes
Pflege. 9. Aufl. Stuttgart: Thieme;
2000
→ Mört D. Körperpflege. In: Meyer G. et
al. Hrsg. Handbuch der Intensivpfle-
ge. 9. Aufl. Landsberg am Lech: eco-
med Medizin; 2000
→ Mört D, Ullrich L. Körperpflege. In:
Ullrich L et al. Hrsg. Thiemes Inten-
sivpflege und Anästhesie. 2. Aufl.
Stuttgart: Thieme; 2010
→ Kottner J, Tannen A. Literaturstudie.
In: Expertenstandard Dekubituspro-
phylaxe in der Pflege, 1. Aktualisie-
rung 2010 einschließlich Kommen-
tierung und Literaturstudie. DNQP;
2010
→ Schewior-Popp S, Sitzmann F, Ullrich
L (Hrsg). Thiemes Pflege. 11. Aufl.
Stuttgart: Thieme; 2009
→ Schulz-Stübner S, Kniehl E, Sitzmann
F. Die Rolle der Mundpflege bei der
Prävention beatmungsassoziierter
Pneumonien. Krankenh.hyg. up2date
2010;5:177 – 192
→ Reichenow A. Hrsg. Hautpflege. In:
Handwörterbuch der Zoologie, An-
thropologie und Ethnologie. 4. Bd.
Breslau (1886) 75
→ Wichtl M. Teedrogen und Phyto-
pharmaka. 3. Aufl. Stuttgart: Wissen-
schaftliche Verlagsgesellschaft mbH;
1997

Weiterführende Literatur

→ Alban S. et al. Multikulturelle Pflege.
München: Urban; 2000
→ Affolter F. Wahrnehmung, Wirklich-
keit und Sprache. Villingen-Schwen-
ningen: Neckar; 1997
→ Bienstein C. Fröhlich A. Basale Sti-
mulation – die Grundlagen. Hanno-
ver: Kallmeyer; 2003
→ Gottschalk T. Mundhygiene und spe-
zielle Mundpflege. Bern: Huber; 2007
→ Zimmermann E. Aromatherapie für
Pflege- und Heilberufe. Kursbuch für
Ausbildung und Praxis. Stuttgart:
Thieme; 2006
→ Erkennen, beschreiben, (be-)handeln.
Pflege bei Hauptproblemen. CNE.
fortbildung 2012;1:1 – 16
→ Sehen und hören. Menschen mit
Sinnesstörungen. CNE.fortbildung
2011; 5:1 – 16
→ Kultur und Kommunikation im Kran-
kenhaus. Kultursensibel pflegen.
CNE.fortbildung 2009; 1:1 – 16
→ Ilkilic I. Begegnungen und Umgang
mit muslimischen Patienten. 5. Aufl.
Bochum: Ruhr-Universität Bochum,
Zentrum f. Med. Ethik: 2005
→ Urban E. Transkulturelle Pflege am
Lebensende. Stuttgart: Kohlhammer:
2011

Internetadressen

→ http://www.quarks.de
→ http://www.stiftung-warentest.de
→ http://www.bobath-vereinigung.de
→ http://www.basale-stimulation.de
→ http://diabsite.de

13 ATL Essen und Trinken

*Simone Jochum, Christoph S. Nies,
Ricki Nusser-Müller-Busch,
Franz Sitzmann, Thomas Werschmöller*

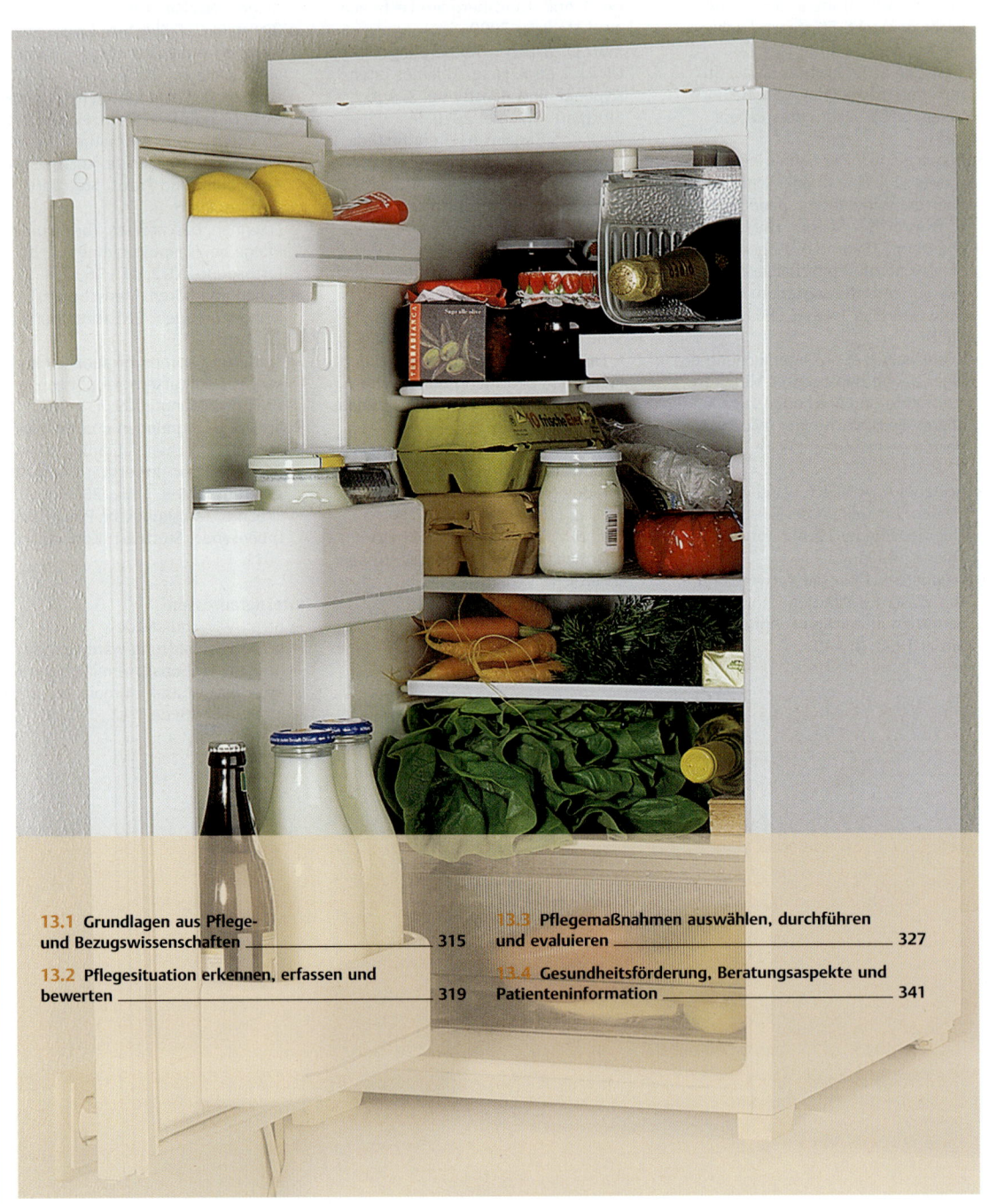

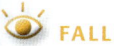

FALLBEISPIEL

Pflegesituation Herr Friedrich.
Herr Friedrich ist 57 Jahre alt. Er ist geschieden und hat zwei Söhne im Alter von 26 und 28 Jahren. Die Trennung von seiner Frau sowie den Verlust seiner Arbeitsstelle kann Herr Friedrich nur schwer verarbeiten. Trost sucht er im Alkohol, den er seit vielen Jahren täglich konsumiert.

Vor einem viertel Jahr wurde bei Herrn Friedrich ein inoperables Ösophaguskarzinom festgestellt. Die durchgeführte Strahlen- und Chemotherapie führte nicht zum gewünschten Erfolg, und auch die Anlage eines Ösophagus-Stents misslang aufgrund der ungünstigen Lokalisation des Tumors. Herr Friedrich

liegt auf der gastroenterologischen Station.

Seit einigen Tagen hat er nun zunehmend Schluckbeschwerden, auch bei der Aufnahme weicher und flüssiger Nahrungsmittel. Stationsarzt Dr. Berg betritt das Zimmer zur morgendlichen Visite. Er schlägt Herrn Friedrich palliativ die Anlage einer PEG (= perkutane endoskopische Gastrostomie) vor. Der Eingriff ist für den kommenden Tag geplant. Gesundheits- und Krankenpflegerin Anna bespricht nach der ärztlichen Aufklärung mit ihm die vorbereitenden Maßnahmen bezüglich des Eingriffs. Die Anlage der PEG erfolgt am nächsten Morgen komplikationslos. Anna holt Herrn Friedrich in der Endoskopie-Abteilung ab und er-

läutert ihm das weitere Vorgehen: „Ab morgen bekommen sie dann Ihre Sondennahrung. Ich werde Ihren Flüssigkeits- und Energiebedarf errechnen und dann alles Weitere in Ruhe mit ihnen besprechen." Am nächsten Morgen bereitet Anna eine Ernährungspumpe sowie eine hochmolekulare Sondennahrung vor und bringt alles zu Herrn Friedrich ins Zimmer. „Guten Morgen Herr Friedrich, ich werde Ihnen jetzt alles erklären und die erste Sondennahrung verabreichen." Herr Friedrich schaut Anna zweifelnd an. „Dann hoffe ich nur, dass ich sie auch vertrage und keine Übelkeit bekomme. Darf ich denn jetzt gar nichts mehr dazu essen und trinken?"

13.1 Grundlagen aus Pflege- und Bezugswissenschaften

Franz Sitzmann

13.1.1 Nährstoffe
Essen ist Voraussetzung für den Aufbau und Erhalt des Organismus und hat wesentlichen Einfluss auf Gesundheit, Leistungsfähigkeit und Lebensqualität. Nahrungsmittel bestehen aus Nährstoffen, also Kohlenhydrate, Eiweiße, Fette, Vitamine, Salze, Spurenelemente, Geschmacks- und Ballaststoffe sowie Wasser (**Tab. 13.1**). Die Nährstoffe dienen als Brennstoffe, Energiespeicher und Strukturelemente. Ihre Aufnahme wird hauptsächlich durch die Wahrnehmung von Hunger und Durst beeinflusst, neurobiologische Effekte des ZNS wirken wesentlich ein. Abhängig von Größe, Gewicht, Alter, Geschlecht und körperlicher Akti-

vität benötigt der Körper unterschiedliche Energiemengen (**Tab. 13.2**).

! DEFINITION Die **Energiebilanz** ist die Differenz zwischen der als Nährstoff zugeführten Energie und den Verlusten, die durch basale Stoffwechselaktivität, physikalische Aktivität, Stuhl, Urin und die thermische Wirkung der Nahrungsstoffe entstehen.

 PRÄVENTION & GESUND- HEITSFÖRDERUNG
Die Energiebilanz hat wesentlichen Einfluss auf die Entwicklung des Körpergewichts: Ein Zuviel an Kalorien wird in Körperfett gespeichert, egal ob diese durch Fett, Eiweiß oder Kohlenhydrate

bezogen werden. Ist das Verhältnis zwischen Energiezufuhr und Energiebedarf ausgewogen, bleibt das Gewicht eines gesunden erwachsenen Menschen konstant.

Eine falsche Ernährung mit möglicherweise resultierendem Übergewicht kann die Ursache einer ganzen Reihe von Folgeschäden sein.

13.1.2 Wissenschaftliche Erkenntnisse
Publizierte Ernährungsempfehlungen sollen zum Erhalt der Gesundheit des Menschen beitragen. Doch auch durch die Wissenschaft ist es nicht möglich, die endgültige Aufklärung zu erhalten. Selbst nach Expertenauffassung gibt es

Tab. 13.1 *Nährstoffe (nach Biesalski u. Grimm 2011).*

Funktion	Vorkommen	Speicherung	Mangelerscheinungen	Empfehlung
Kohlenhydrate				
→ Hauptenergiequelle → Glukoselieferant (wird von fast allen Zellen genutzt) → Ausgangssubstanz für die Bildung des Energiespeichers Glykogen in Leber und Muskulatur → Bestandteil von Glykoproteinen → beteiligt am Aufbau von Knochen, Knorpel und Bindegewebe → Vom täglichen Glukoseumsatz von 180 g benötigt allein das Gehirn 140 g.	→ Obst → Gemüse → Brot → Mais → Kartoffeln → Hülsenfrüchte → Vollkornerzeugnisse	→ als Glykogen in Leber und Muskulatur → als Depotfett	→ Minderung körperlicher und geistiger Leistungsfähigkeit → Untergewicht → Hypoglykämie → Abbau von Körperprotein und Depotfett	→ Anteil am Energiebedarf (Gesamtkalorien) 55 – 60 % → komplexe Kohlenhydratquellen bevorzugen (auch Obst und Gemüse)

Fortsetzung ▶

Tab. 13.1 *Fortsetzung*

Funktion	Vorkommen	Speicherung	Mangelerscheinungen	Empfehlung
Eiweiße				

→ aus Aminosäuren (AS) bestehender Aufbaustoff
→ AS werden benötigt, um Hormone, Enzyme, Antikörper, Bindegewebe und Muskelfasern aufzubauen
→ bei Mangel an Kohlenhydraten kann aus AS Glukose synthetisiert werden (Verwendung als Brennstoff)
→ man unterscheidet
  ▪ nichtessenzielle AS, die vom Körper selbst hergestellt werden können
  ▪ essenzielle AS, die durch die Nahrung zugeführt werden müssen
	→ Kartoffeln
	→ Vollkorngetreide
	→ Brot
	→ Spinat
	→ Hülsenfrüchte
	→ Ei
	→ Milch
	→ mageres Fleisch
	→ Fisch
	→ Käse
		→ Organismus kann keine Speicher anlegen, das bedingt kontinuierliche Zufuhr durch Nahrung	→ Minderung körperlicher und geistiger Leistungsfähigkeit
			→ Hungerödeme
			→ Muskelschwund
			→ Infektanfälligkeit
			→ Anämie
				→ Anteil an Gesamtkalorien etwa 15 %
				→ Bedarfsempfehlung etwa 0,8 g pro kg KG/Tag
				→ Mehrbedarf:
				  ▪ im Alter bei normaler Nierenfunktion (1,2 – 1,3 g)
				  ▪ bei Verbrennungen
				  ▪ bei nephrotischem Syndrom
				→ Einschränkung bei:
				  ▪ Niereninsuffizienz
				  ▪ Lebererkrankung

Fette				
→ Energielieferant und Energiespeicher → Bestandteil von Zellmembranen und Überträgerstoffen → bestehen aus gesättigten (nichtessenziellen) und ungesättigten (essenziellen) Fettsäuren → v. a. pflanzliche Fette enthalten ungesättigte Fettsäuren, die vom Körper nicht selbst gebildet werden können (z. B. Linolsäure aus Pflanzenölen)	pflanzlich: → Mais → Soja → Oliven → Nüsse → Kokos- und Palmkern tierisch: → Butter → Sahne → Käse → Wurstwaren	→ als Depotfett	→ Untergewicht → Minderung körperlicher und geistiger Leistungsfähigkeit → Mangelsymptome durch Fehlen fettlöslicher Vitamine → Hämaturie → Hautveränderungen	→ Anteil an Gesamtkalorien nach derzeitigen Empfehlungen 25 %
Ballaststoffe				
→ kaum verdauliche Kohlenhydrate (z. B. Zellulosefaserstoffe) → sättigen für längere Zeit (verzögerte Entleerung im Magen) → wirken positiv auf die Verdauung (Erhöhung des Stuhlgewichts) → erleichtern den Stuhlgang (erhöhte Wasserbindungsfähigkeit) → beschleunigen die Darmpassage → wirken positiv auf die Zusammensetzung der Darmflora → fördern Ausscheidung von Gallensäuren und Cholesterol (Nutzen bei Diättherapie von Fettstoffwechselstörungen)	→ Kleie → weiße Bohnen → Trockenpflaumen → Vollkornteigwaren → Erbsen → Cornflakes → Himbeeren → Johannisbeeren → Rosinen → Spinat		Mangel an Faser- und Ballaststoffen in der Nahrung fördert: → Zahnkaries → koronare Herzkrankheit → Divertikulose	→ ca. 30 g pro Tag → auf ausreichende Flüssigkeitszufuhr ist zu achten

Fortsetzung ▶

kaum zuverlässige Erklärungen, wie der Mensch Gesundheit und Krankheitsentstehung durch seine Ernährung beeinflusst. Abgesehen von extremen Ernährungsformen wie purer Rohkost oder der fettreichen Atkins-Diät existieren keine eindeutigen oder wiederum angezweifelten Ernährungsempfehlungen, an die man sich halten kann. Ein einheitliches und in sich stimmiges Ernährungswissen fehlt heute, das führt zu Verunsicherung.

Vielfach werden Studien, die angeblich sehr gute Wirkungen bestimmter Lebensmittel zeigen, durch Geldgeber finanziert, die durchaus Interesse an den besonderen Effekten haben. Eine Untersuchung aus dem Jahr 2001 zeigte, dass dunkle Schokolade und Kakao die Cholesterinwerte positiv verändern – finanziert wurde sie vom amerikanischen Ka-

Tab. 13.1 Fortsetzung

Funktion	Vorkommen	Speicherung	Mangelerscheinungen	Empfehlung
Mikronährstoffe				
Mikronährstoffe sind für den menschlichen Organismus lebensnotwendig, da eine Vielzahl von Stoffwechsel- und Wachstumsprozessen nur durch ihre Anwesenheit möglich ist. Sie müssen in ausreichender Menge durch die Nahrung aufgenommen werden (bessere Aufnahme als über Nahrungsergänzungsmittel). Mikronährstoffe sind z. B.: → Mineralstoffe (z. B. Kalzium, Natrium, Kalium, Chlorid, Phosphor) → Spurenelemente (z. B. Eisen, Jod, Fluor) → Vitamine: ▪ wasserlöslich (z. B. Vitamin C, H, B_1, B_6, B_{12}) ▪ fettlöslich (z. B. Vitamin A, D, E, K)			→ funktionelle Stoffwechselstörungen des Organismus → Gründe für Mangelerscheinungen: ▪ einseitige/unausgewogene Ernährung ▪ Reduktionsdiäten ▪ Hochleistungssport ▪ chronischer Drogenabusus	Bei Krankheiten des Dünndarms, Schwangerschaft, veganer Ernährung, Stillzeit, Mangelernährung muss geprüft werden, ob der Bedarf gedeckt wird, um Mangelerscheinungen zu verhindern.
Wasser				
Wasser ist ein essenzieller Nahrungsbestandteil. Ständig muss der natürliche Wasserverlust durch Flüssigkeitszufuhr ausgeglichen werden. Die meisten Gifte können nur über die Harnwege (Urin ca. 1,4 l) ausgeschieden werden, Flüssigkeit wird außerdem über Lunge, Schwitzen und Stuhl verloren.			→ konzentrierter Harn (harnpflichtige Substanzen werden im Organismus zurückgehalten) → Dehydration → Exsikkose	Alle Lebensmittel und Getränke (auch koffein- und alkoholhaltige) zählen zur Flüssigkeitszufuhr (diuretischer Effekt wird durch Gewöhnung vernachlässigbar). Zur durchschnittlichen täglichen Flüssigkeitszufuhr von ca. 2,5 l zählen: → Trinkmenge (1,5 l) → mit fester Nahrung aufgenommenes Wasser (0,3 l) → Oxidationswasser (0,3 l; entsteht bei der Verstoffwechslung von Fett, Kohlenhydraten und Eiweiß)

Tab. 13.2 Energiegehalt und Energiebedarf (nach Biesalski u. Grimm 2011).

Energiegehalt	Energiebedarf
Der Energiegehalt der Nahrung ist messbar und wird als Wärmeeinheit bzw. Brennwert ausgedrückt. Obwohl nur das Joule als Maßeinheit für den Energiegehalt verwendet werden soll, ist die Angabe in kcal (Kilokalorien) in Praxis und Wissenschaft gebräuchlicher (Umrechnungen: 1 kcal = 4,184 kJ, 1 kJ = 0,239 kcal). Der **Brennwert** der Nährstoffe ist verschieden: → 1 g Kohlenhydrate oder Proteine = 4,1 kcal (17,2 kJ) → 1 g Fett = 9,3 kcal (38,9 kJ) → 1 g Alkohol = 7,1 kcal (29,7 kJ)	Die Nahrungszufuhr richtet sich in erster Linie nach dem Energiebedarf. Dieser ist wiederum abhängig vom Grund- und Arbeitsumsatz. Der **Grundumsatz** ist die Energiemenge, die der Körper bei völliger Ruhe im Liegen zur Aufrechterhaltung der Körperfunktionen benötigt. Er ist abhängig von: → Geschlecht → Alter → Gewicht → Körpergröße Faustregel: → 1 kcal/1 kg Körpergewicht/Stunde oder → 100 kJ/1 kg Körpergewicht/24 Stunden → Der **Arbeitsumsatz** ist die Energiemenge, die für Bewegung und Muskelarbeit benötigt wird.

kaoforschungs-Institut. Die kalifornische Rosinen-Vermarktungsgesellschaft sponserte eine Veröffentlichung, die nachwies, dass Rosinen Bakterien im Mund bekämpfen. Und industriefinanzierte Studien wollen sogar bewiesen haben, dass Limonade Teil einer gesunden Ernährung sein kann.

Daher wählen viele den Ausweg, sich einem bestimmten Ernährungsglauben anzuschließen und sich daran zu halten. Wissenschaftliche Erkenntnisse ergänzen oder korrigieren individuelle Erfahrungen. Einige werden hier vorgestellt.

Immunabwehr

Einen sehr wichtigen Infektionsschutz stellt u. a. die Barrierefunktion der intakten Schleimhaut des Magen-Darm-Trakts dar (Thimme 2006). So hemmen zunächst Speichelbestandteile wie Muzine, Immunglobulin A (IgA) und Lysozym das Eindringen von Mikroorganismen. Dazu wirkt der Magensaft bakterizid.

Die Darmmukosa bildet die größte Grenzfläche zwischen Organismus und Außenwelt. Bei dem insgesamt 6 – 7 m langen Dünn- und Dickdarm beträgt die Gesamtoberfläche durch die warzenförmigen Erhebungen der Darmzotten 400 – 500 Quadratmeter. Die Darmmukosa kommt ständig mit Fremd- und Schadstoffen in Kontakt. An der Immunabwehr wirken unspezifische Schutzmechanismen und ein eigenes Immunsystem des Dünndarms mit:

- unspezifische Schutzmechanismen, z. B. Muzinschutzfilm, Makrophagen, die Salzsäure des Magens zur Abtötung von Bakterien
- dünndarmeigenes Immunsystem, z. B. Lymphfollikel der Mukosa, Peyer-Plaques als immunkompetentes Lymphgewebe, Lymphozyten, Plasmazellen

Die intakte Schleimhaut schützt vor dem Eindringen pathogener Mikroben; zudem verhindern symbiotisch auf der Schleimhaut einzelner Abschnitte des Magen-Darm-Trakts lebende Keime, dass potenziell pathogene Keime überhandnehmen. Änderungen dieser natürlichen Flora – am häufigsten durch Antibiotikatherapie – können zur Besiedlung mit pathogenen Keimen führen, was z. B. Durchfall zur Folge haben kann.

Beim Neugeborenen wird die Schleimhaut des Verdauungstraktes v. a. durch IgA aus der Muttermilch geschützt.

Enterale Ernährung

Wie wichtig die Nahrung ist, die wir über den Magen-Darm-Kanal zu uns nehmen, zeigen Entwicklungen in der Medizin. Wurden Schwerstkranke lange Zeit ausschließlich über Infusionen parenteral er-

nährt, so wird heute ausdrücklich die enterale Ernährung als infektionspräventives Therapieprinzip anerkannt. Diese Ernährungsform soll so lange wie möglich aufrechterhalten und insbesondere postoperativ so schnell wie möglich wieder aufgenommen werden (Löser 2010).

Das RKI empfiehlt zur Infektionsprävention Folgendes:

- Generell ist postoperativ keine Unterbrechung der Nahrungszufuhr erforderlich (Oldhafer 2007).
- Durch frühzeitigen oralen bzw. enteralen Kostaufbau anstelle von längerfristiger Nüchternheit wird das Risiko einer Infektion vermindert. In einer Metaanalyse aus 11 Studien mit 837 Patienten wurde gezeigt, dass das Risiko einer Wundinfektion vermindert werden konnte (Oldhafer 2007).
- Unter enteraler Ernährung über eine Jejunostomie (PEG) wurde in einer Studie eine niedrigere Sepsis- und Pneumonierate gefunden als unter totaler parenteraler Ernährung. Daher ist auch bei beatmeten Patienten möglichst frühzeitig die enterale Ernährung anzustreben (Unertl 2000).

Mangelernährung präoperativ

! DEFINITION **Mangelernährung** bedeutet einen Mangel an Nährstoffen und kommt dann zustande, wenn die Zufuhr an Makronährstoffen (Proteine, Kohlenhydrate und Fette) und/oder Mikronährstoffen (Vitamine, Elektrolyte und Spurenelemente) unterhalb des vom Körper benötigten Bedarfs liegt. ——

In der Chirurgie zeigte sich die Bedeutung des Ernährungsstatus für die postoperative Komplikations- und Sterberate bei verschiedenen Krankheitsbildern. Relevant ist die Mangelernährung. In einer prospektiven Erhebung an 5031 chirurgischen Patienten wurden präoperative Ri-

sikofaktoren für das Entstehen einer Wundinfektion untersucht. Hierbei erwies sich Mangelernährung, definiert als signifikanter Gewichtsverlust innerhalb der letzten 6 Monate vor der Operation, als unabhängiger Risikofaktor. Ob mit speziellen Nährlösungen zur enteralen Immunonutrition das Risiko einer bakteriellen Infektion mit nachfolgenden septischen Komplikationen reduziert werden kann, ist Gegenstand derzeitiger Untersuchungen (Oldhafer 2007).

In ersten Metaanalysen von klinischen Studien zur postoperativen Immunonutrition konnten schwere Infektionen und die Länge des Krankenhausaufenthalts reduziert werden.

! DEFINITION Als **Immunonutrition** wird die zur Therapie angewandte Ernährung bezeichnet, die bei schweren Erkrankungen durch Beeinflussung des Immunsystems zusätzlich zur medikamentösen und evtl. operativen Therapie positive Auswirkungen auf die Heilungsrate haben soll. ——

Mangelernährung im Alter

In westlichen Ländern liegt bei älteren Menschen häufig eine Proteinmangelernährung vor. In Frankreich wurde z. B. bei Menschen mit Alzheimer-Demenz in 40 % der Fälle eine Unterernährung festgestellt. Die Faktoren sind vielfältig. In **Tab. 13.3** werden Assessment-Kriterien aufgeführt, mit deren Hilfe eine Unterernährung ermittelt werden kann.

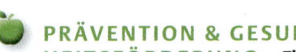 **PRÄVENTION & GESUND-HEITSFÖRDERUNG** **Flüssigkeitsbedarf im Alter.** Ohne Wasser ist kein Leben möglich. Ein Wasserverlust von ca. 20 % des gesamten Wasserbestandes des Körpers führt zum Tod (z. B. durch ausgedehnte Wunden, Durchfall oder Verbrennung der Haut). Der natürliche Wasserverlust (Schwitzen, Urin,

Tab. 13.3 Assessment-Kriterien zur Bestimmung einer Unter-/Mangelernährung im Alter.

Untersuchungsmethode	zu ermittelnde Kriterien
Anamnese	→ Essgewohnheiten, tägliche Nahrungsaufnahme → Gewichtsverlust, Appetitmangel → Alkohol, Medikamente, soziale Situation → gastrointestinale Symptome/Beschwerden → akute/chronische Erkrankungen, Stressfaktoren → erhöhter Energiebedarf durch motorische Unruhe → Leistungseinschränkungen → Einbeziehen einer Fremdanamnese
körperliche Untersuchung	→ allgemeiner körperlicher Habitus → Muskelstatus (z. B. Handrücken, M. quadriceps, M. deltoideus) → subkutanes Fettgewebe (z. B. über M. triceps) → Ödeme, Aszites, Exsikkose → Hautläsionen, Rhagaden → Zahnstatus, Kau-, Schluckfunktion
Anthropometrie	→ Body-Mass-Index (BMI) (kg/m^2)

Atmung) muss ständig durch eine ausreichende Flüssigkeitszufuhr ausgeglichen werden. Durst, der nicht gestillt wird, ist quälender als Hunger. Im Alter lässt das Durstempfinden häufig nach, weshalb viele ältere Menschen nicht mehr ausreichend trinken. Ihnen sollte deshalb öfter angeboten werden, Flüssigkeit aufzunehmen (Trinkförderung, S. 329).

Mythos: „Schlank gleich gesund"

„Dicke" werden diskriminierend behandelt. Der Druck ist groß, eine gute, schlanke Figur zu haben.

Von den Menschen mit Adipositas (Body-Mass-Index [BMI] bei Adipositas Grad II = 35 – 39,9 und bei Grad III >40) hat es wohl jeder oft gehört, dass jedes zusätzliche Kilogramm ihn näher an Herzinfarkt, Diabetes, Krebs u. a. lebensverkürzende Krankheiten bringt. Bei jeder Gelegenheit wird propagiert, dass Dicke ein Risiko als Prämienzahler sind. Die WHO stellt in den Industriestaaten, aber auch in den Entwicklungsländern

einen Anstieg von Herzkrankheiten, Diabetes und weiteren nicht übertragbaren Krankheiten fest, die angeblich Folgen des zunehmenden Körpergewichts sind. Etwa 5 – 8 % der Kosten im deutschen Gesundheitswesen werden auf Adipositas zurückgeführt. Angeblich verursachten übergewichtige Menschen mehr Ausgaben als Raucher. Doch ob die Formel „Schlank gleich gesund" stimmt, ist fraglich.

Vielfach existieren Untersuchungen, die zeigen, dass die Krankheitshäufigkeit und Sterblichkeit durch Herz-Kreislauf-Krankheiten bei fitten Übergewichtigen geringer ist als bei untrainierten Schlanken. Es fehlen Beweise für eine kausale Beziehung zwischen Übergewicht und vorzeitigem Tod.

Eine Analyse von Dutzenden von Studien über den Einfluss des Körpergewichts auf die Sterblichkeit kam zum Schluss, dass bis zu 20 Kilogramm „Übergewicht" bei Frauen keinen, bei

Männern kaum Einfluss auf die Sterblichkeit hat. Die Analyse umfasste gut 600 000 Personen, die über 30 Jahre hinweg beobachtet wurden (Kuoni 2005).

Dennoch: Von der Gewichtsnorm abzuweichen gilt als ähnliches Fehlverhalten, wie sich bewusst Krankheitsrisiken auszusetzen.

Es bedeutete einen großen Schritt vorwärts, wenn wir die Blickrichtung neu ausrichteten: von dem Verfolgen des Ziels eines „Idealgewichts" auf einen gesunden Stoffwechsel bei regelmäßiger körperlicher Aktivität. Nicht der schlanke Untrainierte kann das Ziel sein. Fitness ist wichtiger als das fiktive Idealgewicht.

👋 **PRAXISTIPP** „Rauchen schadet Ihrer Gesundheit" steht auf jeder Zigarettenpackung. „Langes Sitzen schadet Ihrer Gesundheit" müsste auf jedem Fernsehsessel und Stuhl aufgedruckt werden.

13.2 Pflegesituationen erkennen, erfassen und bewerten

13.2.1 Hunger, Appetit, Sättigung, Durst

Hunger

❗ **DEFINITION** Hunger (althochdeutsch hungar = brennendes Gefühl) ist das physiologische Verlangen nach Nahrung. Appetit stammt vom Wort Appetenz, d. h. Lust, Verlangen.

Ursache für das Hungergefühl ist die Abnahme der Glukosekonzentration im Blut. Die auch zu hörenden Kontraktionen des leeren Magens (brennendes, schmerzendes Gefühl = Magenknurren) sind nicht ausschlaggebend. Rezeptoren in Leber und Magen leiten diese Signale an das Zwischenhirn weiter. Auf das Essverhalten wirken sich zudem Körpertemperatur und Wärmeenergieverluste im Körper aus.
Sättigung. Nach der Nahrungsaufnahme wird der Magen gedehnt, Glukosekonzentration und Körperkerntemperatur steigen an. Das wird von Rezeptoren registriert und dem Gehirn mitgeteilt. Das Gefühl der Sättigung entsteht.

Appetit

Appetit ist stimmungsabhängig, Sinnesreize spielen eine Rolle. Bei ausreichendem Nahrungsangebot bestimmen soziale Reize und Umgebungsreize (Geschmack, Aussehen, Personen) stärker den Zeitpunkt und die Menge des Essens

als physiologische Faktoren. Dieses psychische Phänomen kann bewirken, dass auch trotz deutlicher Sättigungssignale weiter gegessen wird. Geschmacksreize, v. a. süß schmeckende Speisen oder ein appetitlich zubereitetes Mahl, steigern den Appetit, obwohl der Hunger längst gestillt ist.

👋 **PRAXISTIPP** Schnelles Essen zwischendurch macht dick! Man spricht dann auch von einer „Adipositas to go" (Duffey 2011).

Auswahl von Speisen. Für die Auswahl sind Geschmacks- und Geruchsaversionen oder -vorlieben verantwortlich, die erlernt wurden oder Ausdruck momentaner Bedürfnisse des Körpers sind, z. B.:
- Bei akuten Erkrankungen des Magen-Darm-Trakts tritt ein lang anhaltender Ekel gegen Geruch und Geschmack der Speisen auf, die in den Stunden vor der Erkrankung gegessen wurden.
- Bei Fieber lehnen Patienten kalorienreiche Nahrung ab, sie verlangen nach salz- und mineralhaltigen Flüssigkeiten.
- Bei Erkrankungen von Leber und Galle treten spezielle Aversionen, z. B. gegen Fett, auf.

👋 **PRAXISTIPP** Ein evtl. bestehendes Nährstoffdefizit kann entdeckt werden, wenn man sensibel darauf ach-

tet, welche Vorlieben ein Patient hat oder was er ablehnt.

Veränderungen von Hunger und Appetit

Heißhunger. Heißhunger (Akorie) unterscheidet sich vom normalen Hungergefühl durch einen plötzlich einsetzenden extremen Drang nach sofortiger Nahrungsaufnahme, wobei mitunter körperliche Symptome wie Zittern und Schweißausbrüche hinzukommen. Neben hormonell bedingten Heißhungeranfällen, z. B. in der Schwangerschaft, ist Heißhunger auch Begleitsymptom bei bestimmten Stoffwechselkrankheiten (Diabetes mellitus, Hyperthyreose) sowie seelischen Störungen (Bulimie).

👁 **FALLBEISPIEL** Zitate einiger bulimischen Frauen:
- „Je mehr ich dem Ideal, dünner als die dünnsten Models zu sein, nacheiferte, desto größer wurde die Angst zu versagen, das Hungern nicht mehr auszuhalten. Je mehr ich hungern wollte, desto mehr habe ich gegessen und gekotzt."
- „Ich habe mich gespürt, wenn ich randvoll war."
- „Ich fand bei einem Fressanfall meine innere Ruhe – über Konflikte musste ich nicht mehr nachdenken – zum Schluss war der Fressanfall meine „Droge" – es ging nicht mehr ohne."

Appetitlosigkeit. Appetitlosigkeit, auch Inappetenz oder Anorexie genannt, kann z. B. bei kachektischen Menschen beobachtet werden. Bei Appetitlosigkeit gehen Freude und Lust am Essen verloren. Es wird darin herumgestochert, ohne davon zu essen. Der Appetitlose äußert kaum einen oder nur extreme Essenswünsche und lässt dann das Gewünschte stehen. Fehlender Appetit hat viele Ursachen, z. B. organische Erkrankungen, Krebserkrankungen und psychogene Störungen, bei Kindern akute Infekte der oberen Luftwege oder Infektionen des Gastrointestinaltrakts. Die Magersucht (Anorexia nervosa) ist eine psychisch bedingte Sonderform der Anorexie.

Nahrungsverweigerung. Hierbei handelt es sich um eine aktive Form von Appetitlosigkeit. Sie kann ein unausgesprochenes, vom Patienten vielleicht nicht ganz bewusst wahrgenommenes Signal des Protests sein, der sich gegen das Leben allgemein richten kann oder gegen bestimmte Menschen und im Krankenhaus z. B. gegen die bestehende Situation. Im Extremfall kann sie ein Suizidversuch sein.

Durst

Durst tritt bei Flüssigkeitsmangel bzw. Salzüberschuss auf. Der Wassergehalt des Körpers muss konstant gehalten werden. Hat der Körper mehr als 0,5 % seines Gewichts an Wasser verloren, werden Rezeptoren im Zwischenhirn angeregt, die das Durstgefühl wecken. Bei einem Verlust von ca. 10 % Flüssigkeit kommt es durch verminderte Speichelsekretion zu einem Trockenheitsgefühl im Mund-Rachen-Raum und zu Sprachstörungen. Das ist ein Signal dafür, dass Flüssigkeit benötigt wird. Physiologische Wasserverluste des Körpers entstehen durch Urin, Schweiß und die Feuchtigkeit der Atemluft.

Wie viel man trinkt, ist wesentlich vom Geschmack des Getränks und der Größe der Auswahl abhängig: Zucker steigert die Flüssigkeitsaufnahme. Alten Menschen kann durch eine größere geschmackliche Auswahl bei Getränken oft eine parenterale Flüssigkeitszufuhr erspart werden.

MERKE Der Wasserbedarf ist abhängig von Außentemperatur, Luftfeuchtigkeit, körperlicher Bewegung (z. B. Arbeit, Wandern) und Ernährung (Gewürz- und Salzgehalt).

Veränderungen des Durstes

Polydipsie. Krankhaft gesteigerter Durst wird als Polydipsie bezeichnet. Vermehrter Wasserbedarf kann z. B. durch abnorm hohen Wasserverlust bedingt sein (z. B. bei anhaltendem Erbrechen, Fieber oder schweren Durchfällen). Zur Situationseinschätzung und angemessenen Therapie wird ein Tagesprotokoll geführt, in dem Ein- und Ausfuhr notiert und bilanziert wird.

Adipsie. Durch eine Schädigung des Hypothalamus kann das Durstgefühl vermindert werden bzw. erlöschen (Adipsie). Das im Alter häufig zu beobachtende verringerte Durstgefühl wird vermutlich ebenfalls durch eine Regulationsstörung des ZNS verursacht.

Durstsymptome. Der Durstige ist unruhig und scheint gequält. Der Mund ist halb offen, die Lippen und die wie suchend vorgestreckte Zunge sind trocken. Der Kiefer vollführt leere Kaubewegungen. Die Nase wirkt spitz, die Augen eingesunken, groß und haben nur einen matten Glanz.

MERKE Zeichen der **Dehydratation** (Austrocknung) infolge mangelnder Flüssigkeitszufuhr und/oder vermehrtem Verlust sind schlaffe, raue, in Falten abhebbare Haut, trockene, raue Schleimhäute, Beeinträchtigung der Stimme, Lethargie, Muskelschwäche, Krämpfe und Bewusstseinstrübung.

13.2.2 Ernährungszustand beobachten und beurteilen

Der Ernährungszustand drückt sich im Gewicht aus. Das Körpergewicht wird durch die Faktoren Hunger, Sättigung, Energieaufnahme und -verwertung, z. B. Bewegung, beeinflusst. Das Wunschgewicht („so möchte ich sein") steht dem Realgewicht („so bin ich") gegenüber. Eutrophie wird als optimaler Ernährungszustand erklärt.

Body-Mass-Index

Als Standard der Beurteilung des Körpergewichts wird die Berechnungsformel des Body-Mass-Index (Körper-Massen-Index) genutzt (**Abb. 13.1**). Die früher angewandte einfache Formel nach Broca: **Sollgewicht = Körperlänge (in cm) – 100 = Normalgewicht** (Abzug von 10 – 15 % ergaben das „Idealgewicht") soll heute nicht mehr angewandt werden. Sie basiert auf z. T. falschen Untersuchungen und suggeriert sehr niedriges Körpergewicht als „ideal" = „gesund".

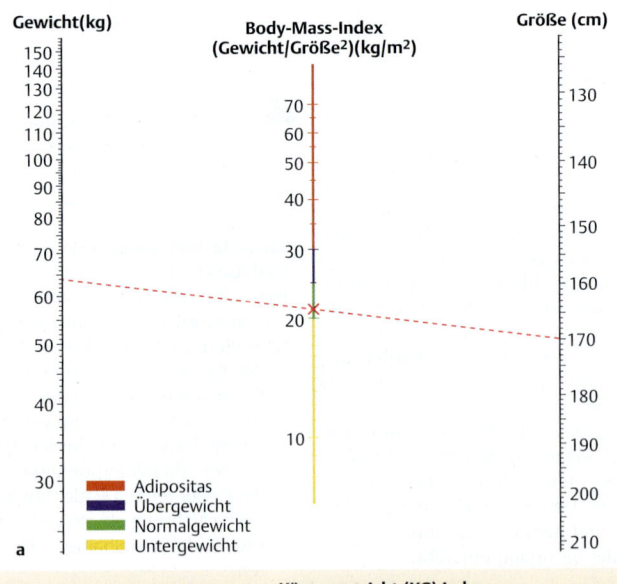

Formel: $BMI = \dfrac{\text{Körpergewicht (KG) in kg}}{(\text{Körpergröße in m})^2}$

Beispiel: $BMI = \dfrac{64 \text{ kg}}{(1{,}70 \text{ m})^2} = 22{,}15$

Abb. 13.1 **Berechnung des BMI.** Anhand der Grafik oder der Formel kann der Body-Mass-Index (BMI) bestimmt werden.

! **DEFINITION** Zur Abgrenzung der verschiedenen Ernährungszustände mittels BMI greift man auf eine Klassifikation der WHO (2008) zurück:
- Untergewicht (BMI < 18,5 kg/m²)
- Normalgewicht (BMI 18,5 bis < 25)
- Übergewicht (BMI 25 bis < 30)
- Adipositas Grad I (BMI 30 bis < 35)
- Grad II (BMI 35 bis < 40)
- Grad III (BMI ≥ 40)

Messungen von Oberarmumfang und Hautfaltendicke
Der BMI ist im Kindesalter nur begrenzt aussagekräftig. Daher wird zusätzlich die Bestimmung der Hautfaltendicke empfohlen, die Aufschluss über die Fettreserven gibt. Die Hautfaltendicke wird durch das Zusammenkneifen der Haut mit einem Messgerät (Fettcaliper) über dem Trizepsmuskel in Oberarmmitte und am Schulterblatt ermittelt (*Abb. 13.2*). Sie ist auch nicht fehlerfrei, da die Fettverteilung keineswegs homogen ist.

🐾 **PRAXISTIPP** BMI, Oberarmumfang und Hautfaltendicke bieten bei kritisch Kranken erste Orientierung über den Ernährungszustand.

Bauchumfang
Der Bauchumfang als Kriterium eines erhöhten Risikos durch Übergewicht ist nach Expertenmeinung aussagekräftiger als der BMI. Der Bauchumfang bezeichnet den in der Mitte zwischen dem unteren Rippenbogen und dem Beckenkamm gemessenen Körperumfang. Vermutet wird ein Zusammenhang zwischen Körperumfang und Auftreten von koronarer Herzkrankheit, Schlaganfall und Diabetes mellitus:
- erhöhtes Risiko: Frauen > 80 cm, Männer > 94 cm
- deutlich erhöhtes Risiko: Frauen > 88 cm, Männer > 102 cm

Die Messungen von Bauchumfang und Waist/Hip-Ratio (s. u.) erfolgen vor dem Frühstück, stehend und mit freiem Ober-

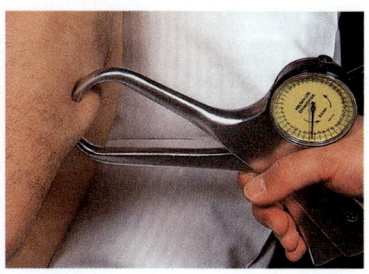

Abb. 13.2 Fettcaliper zur Bestimmung der Hautfaltendicke.

körper (vor dem Spiegel) und leicht ausgeatmet.

Waist/Hip-Ratio
In der Beratung zur Gewichtsreduktion ist das Fettverteilungsmuster, welches mit dem Taillen-Hüft-Verhältnis (Waist/Hip-Ratio, WHR) erfasst werden kann, ein hilfreiches Maß. Das WHR soll bei Männern < 1,0, bei Frauen < 0,85 betragen.

Beispiel: Taillenumfang 75 cm, Hüftumfang 100 cm; WHR = 75 cm : 100 cm = 0,75.

Der Taillenumfang wird in der Mitte zwischen Rippenbogen und Beckenkamm, der Hüftumfang in Höhe des Trochanter major gemessen.

Statistische Größen stehen oft im Vordergrund von Beurteilungen. Dabei wird jedoch oft vergessen, dass das Leben primär dynamische Größen beinhaltet. Abgesehen von eindeutig abnormem Körpergewicht und -größe, gilt es nicht so sehr auf die statistischen Abweichungen als vielmehr auf die dynamischen Veränderungen zu achten. Der Mensch ist keine Maschine, bei der mit Formeln und Tabellen das ideale individuelle Gewicht berechnet werden könnte. Wir müssen persönlich erkennen, was uns in gesunder Balance hält, sodass wir uns schön, gesund und leistungsfähig fühlen.

13.2.3 Veränderungen des Ernährungszustandes

Reduzierter Ernährungszustand und Untergewicht
Bei zahlreichen Krankheiten, die mit Veränderungen des Wasserhaushalts (Dehydratation, Ödeme, Aszites) verbunden sind, ist das Körpergewicht zur Bestimmung des Ernährungszustandes nur bedingt aussagekräftig. Daher spielt die Ernährungsanamnese eine wichtige Rolle.

🐾 **PRAXISTIPP** Für die Erfassung einer Mangelernährung bei älteren Patienten sind in der klinischen und ambulanten Praxis verschiedene Screening- und Untersuchungsverfahren eingeführt (Testbogen im Internet kostenfrei verfügbar). Den größten Stellenwert in der Geriatrie besitzt das „Mini Nutritional Assessment" (MNA). Alternativ kann insbesondere bei Krankenhauspatienten und eingeschränkt kooperativen Patienten auch das „Nutritional Risk Screening" (NRS 2002) oder der „Subjective Global Assessment Score" empfohlen werden (s. S. 110). Seit 2010 existiert ein Expertenstandard Ernährungsmanagement (DNQP 2010).

Symptome
Symptome eines reduzierten Ernährungszustandes sind u. a.:
- geringes Körpergewicht
- ungenügend vorhandenes subkutanes Fettpolster
- bei hochgradiger Abmagerung (Kachexie) ganz fehlende Fettpolster (schlaffe und faltige Haut, eingefallene Wangenhaut)
- verminderte Stoffwechselaktivität (Betroffener ist müde, matt und wenig leistungsfähig)

Physische Ursachen
Gewichtsabnahme tritt auf bei:
- schweren Erkrankungen des Verdauungstrakts (z. B. Colitis ulcerosa)
- Infektionskrankheiten (z. B. AIDS)
- endokrinen Funktionsstörungen (z. B. Hyperthyreose, S. 987)
- konsumierenden Erkrankungen (z. B. Lungentuberkulose, Tumore)
- Veränderungen der Zähne
- altersbedingten Veränderungen des Verdauungssystems (z. B. Atrophie der Schleimhaut)

Veränderungen der Zähne. Häufige Veränderungen sind Zahnbelag (Plaque), Parodontitis und Fehlstellungen:
- **Plaque:** Sie ist eine grauweiße, schmierige Auflagerung und besteht aus Sekreten, Zellen der Mundhöhle sowie Nahrungsresten. Der Belag ist ein guter Nährboden für Bakterien, z. B. für Streptokokkus mutans. Er dient auch weiteren Bakterienarten als Haftoberfläche. Nach wenigen Tagen bildet sich eine dicke Schicht, die durch saure Stoffwechselprodukte zahnschmelzauflösend wirkt und die Kariogenese vorantreibt. Durch Kauen und Zähneputzen wird die Plaque entfernt. Kauen regt die Speichelproduktion an. Speichel reinigt und wirkt antibakteriell bzw. antiviral.
- **Parodontitis:** Sie ist eine Entzündung des Zahnhalteapparates, die zur Parodontose (Zahnfleischschwund) und Zahnausfall führen kann. Die Zähne sind kälteempfindlich, Zahnhälse liegen frei, durch „Zahnwanderung" entstehen Frontzahnlücken.
- **Zahnfehlstellungen:** Unbehandelte Fehlstellungen führen zu Fehlbelastungen, nächtlichem Knirschen und Beschwerden im Kiefergelenk.

Alterserscheinungen. Die Gründe für einen reduzierten Ernährungszustand im Alter sind vielfältig:
- Die Abnahme des Geschmacks- und Geruchssinnes verstärkt Appetitlosigkeit.

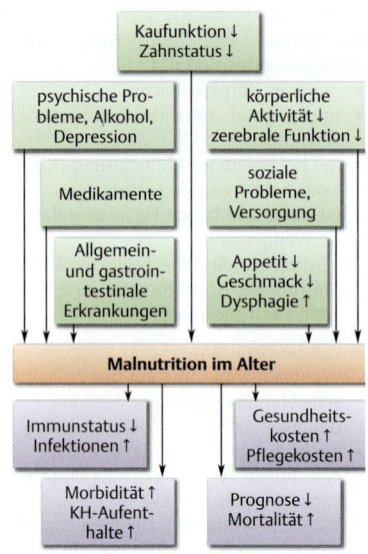

Abb. 13.3 Mangelernährung. Einflussfaktoren, Ursachen und Auswirkungen einer Mangelernährung im Alter (nach Löser 2007).

- Schlechter Zahnersatz behindert die Nahrungsaufnahme.
- Reduzierte Speichelsekretion von zähflüssigem Sekret verursacht Mundtrockenheit (Xerostomie), die Schlucken und Verdauung behindert.
- Einschränkungen der Muskelkraft der Speiseröhre führen zu Schluckbeschwerden.
- Ballaststoff- und nährstoffarme Nahrungsmittel vermindern langfristig die Speichelsekretion, fördern Zahnschäden, Mangelernährung und Obstipation.

Abb. 13.3 gibt einen Überblick zur Mangelernährung im Alter.

Psychische Ursachen

Magersucht (Anorexia) geht mit selbst herbeigeführtem Gewichtsverlust und Körperschemastörung einher und führt zur Kachexie. Emotional labile Personen sind besonders gefährdet. Viele Faktoren spielen bei der Krankheitsentstehung eine Rolle. Folgende Formen gehen oft ineinander über:
- Anorexia nervosa
- Bulimia nervosa

Anorexia nervosa. Die Betroffenen haben ständig Angst dick zu werden und haben ein falsches Bild von sich: Sie erleben sich unabhängig vom tatsächlichen Gewicht als zu dick. Das Gewicht wird, z. B. durch extreme Nahrungseinschränkung, bewusst unter der altersentsprechenden Norm gehalten.

Bulimia nervosa. Die Betroffenen befinden sich in einem Teufelskreis von Heißhungeranfällen, Erbrechen und Fasten. Sie beschäftigen sich andauernd mit Nahrungsbeschaffung, -zubereitung und -aufnahme. Das Gefühl für Hunger und Sättigung ist verlorengegangen. Es kommt zu unkontrollierten Essanfällen. 98 % der Betroffenen sind normalgewichtig, jedoch mit erheblichen Gewichtsschwankungen.

👁 **FALLBEISPIEL Mangelernährung bei Demenz.** „Ich pflege Mutter seit über fünf Jahren. Oft komme ich an den Rand meiner Kräfte und weiß nicht, wie lange ich das noch machen kann." Am meisten zu schaffen macht ihr, dass sich die Mutter so anders verhält als früher. Sie schläft nachts fast nie durch, läuft dann ruhelos durch die Wohnung. „Auch nimmt Mutter immer mehr ab, trinkt nicht genug. In ihrer Rastlosigkeit öffnet sie alle Türen und Schränke, weil sie sich im eigenen Haus nicht zurechtfindet. Dazu beschuldigt sie uns, dass ihr Sachen weggenommen werden." ———

Folgen mangelnder Ernährung

Die Folgen sind u. a. (**Tab. 13.4**):
- Abmagerung
- Hungerödeme (Eiweißmangelödeme)
- Amenorrhö (Ausbleiben der Menstruationsblutung)
- erhöhte Dekubitusgefahr durch Proteinmangel
- postoperative Wundheilungsstörungen, Infektionen, septische Komplikationen

Übergewicht und Adipositas

Zunehmend mehr Menschen in den westlichen Industrienationen haben Übergewicht. Trotz des „Schlankheits-

drucks" steigt in unseren westlichen Kulturen das durchschnittliche Körpergewicht. In Deutschland überschreiten rund 50 % aller Frauen und 60 % aller Männer einen BMI von 25 kg/m^2 und sind damit übergewichtig. Daten aus dem Kinder- und Jugend-Gesundheitssurvey (KiGGS) des RKI weisen darauf hin, dass 15 % der Kinder und Jugendlichen übergewichtig sind. Gegenüber Zahlen aus den 1990er-Jahren bedeutet das einen Anstieg um 50 %! Ähnliche Zahlen zeigen sich bei eingeschulten Kindern (Moß 2007).

Physische Ursachen

Energiehaushalt. Übergewicht kommt in einigen Familien vermehrt vor. Der Grundumsatz ist genetisch vorgegeben und es gibt Menschen, die in Ruhe viele Kalorien verbrauchen und daher mehr essen können ohne dick zu werden als solche, die einen niedrigen Grundumsatz haben. Wie man aus der Zwillings- und Genforschung weiß, bestimmen genetische Faktoren die Entstehung einer Adipositas zu ca. 25 – 50 %.

Mangelnde Bewegung. In Wohlstandsgesellschaften fallen körperliche Aktivitäten kaum mehr an. Von Maschinen und Apparaten wird die Kraftarbeit abgenommen, Entfernungen werden motorisiert überbrückt. Durch ständiges Sitzen (zu Tisch, im Büro, vor dem Fernseher) leiden wir an Bewegungsmangel. Der geringere Energieverbrauch führt zu Übergewicht.

Erkrankungen. Seltene Erkrankungen der Nebenniere oder eine Schilddrüsenunterfunktion (Hypothyreose) können zu Übergewicht führen.

Medikamente. Einige Hormonpräparate wie die Antibabypille oder Kortison können den Stoffwechsel reduzieren, zu

Tab. 13.4 *Klinische Folgen einer fortschreitenden Mangelernährung (nach Löser 2007).*

Immunkompetenz	↓
Infektionsrate, -dauer, -schwere	↑
allgemeine Komplikationsrate	↑
Wundheilungsstörungen, Dekubitus	↑
Immobilität, Sturzgefahr	↑
Allgemeinbefinden	↓
psychische Verfassung (z. B. Depression, Reizbarkeit, Konzentrationsschwäche, Angst, Antrieb)	↓
Hilfs-, Pflegebedürftigkeit, Gebrechlichkeit	↑
Therapietoleranz	↓
Lebensqualität	↓
Morbidität	↑
Letalität	↑
Prognose	↓
↑ erhöht/gesteigert; ↓ erniedrigt/gesenkt	

Flüssigkeitseinlagerungen im Körpergewebe führen und den Appetit anregen, sodass deren Einnahme zu Übergewicht führen kann.

Psychische Ursachen
Bei Übergewichtigen finden sich häufig Essstörungen. Überessen mit Fettsucht (Übergewicht oder Adipositas) und Essattacken (Bulimia nervosa) nach freiwilligen Perioden des Fastens sind am häufigsten. Ursachen können mangelndes Selbstbewusstsein, Kummer, Stress, Angst, Frustration und Langeweile sein. Sie können einerseits Auslöser der Fettleibigkeit sein, andererseits diese unterhalten.

Einige Übergewichtige essen häufiger und schneller als Normalgewichtige. Sie erreichen das Sättigungsgefühl später, weil die Signalübermittlung zum Gehirn gestört ist (S. 319). Sie haben eine erhöhte Magentätigkeit, wodurch der Magen rascher entleert wird und somit kein Sättigungsgefühl durch die Magendehnung ausgelöst wird. Deshalb müssen sie sehr viel sehr schnell essen, um dieses Sättigungsgefühl zu erleben.

Nach der Art ihrer Nahrungsaufnahme können adipöse Menschen in verschiedene Gruppen unterteilt werden:
- „Rauschesser" neigen zu Essattacken.
- „Daueresser" haben einen fast ständig erhöhten Appetit.
- „Nimmersatten" fehlt das Appetit- und Sättigungsempfinden.
- „Nachtesser" zeigen tagsüber ein eher restriktives Essverhalten, leiden an Ein- und Durchschlafstörungen und stillen Hungergefühle v. a. nachts. Dabei können sie den Essvorgang nicht beenden.

Faktoren der Vererbung und des Verhaltens müssen i. d. R. zusammenwirken, damit sich eine Adipositas entwickelt.

Folgen von Übergewicht und Adipositas
Da der Körper bei Übergewicht übermäßig belastet wird, können im Laufe der Jahre Erkrankungen auftreten. Die zugrunde liegenden Hypothesen müssen jedoch kritisch betrachtet werden (S. 319). Als Folgen werden
- kardiovaskuläre Erkrankungen (z. B. Hypertonie),
- Zahnverlust (die durch Fettleibigkeit geschwächte Immunabwehr begünstigt Zahnverlust),
- Stoffwechselstörungen (z. B. Diabetes mellitus) und
- Gelenkbeschwerden (z. B. Arthrose) diskutiert.

Ältere Untersuchungen fanden das unbestreitbar erhöhte Risiko von Erkrankungen und Sterblichkeit durch Adiposi-

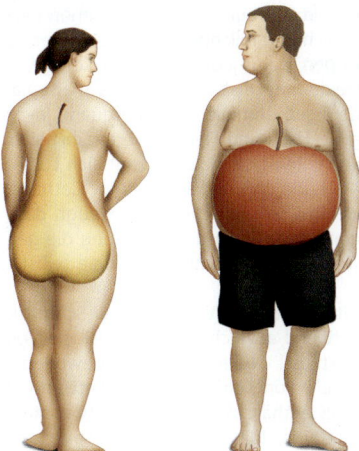

bei der Frau ...   beim Mann ...

Abb. 13.4 Muster der Fettverteilung. Beim „Birnentyp" zeigt sich die Fettansammlung bevorzugt in Bereich von Hüfte, Gesäß, Oberschenkel und Oberarm, beim „Apfeltyp" sind hauptsächlich Kinn, Nacken und Bauch betroffen.

tas abhängig vom Fettverteilungsmuster (Verteilung Fettdepots). Aktuell vermutet eine Studie (Danesh 2011), dass die zentrale Adipositas (Körperform Apfel) ebenso gefährlich wie die hüftbetonte Verteilung des Fettgewebes (Körperform „Birne" Abb. 13.4) ist. Zusätzlich wird daher das Verhältnis von Taillen- zu Hüftumfang (WHR) neben dem BMI als Maß für das gesundheitliche Risiko herangezogen werden. Oft leiden Übergewichtige physisch und psychisch unter der Fettleibigkeit.

➤ **MERKE** Essstörungen haben biologische und psychologische Ursachen. Am häufigsten sind Überessen mit Fettsucht (Übergewicht oder Adipositas), Essensverweigerung (Anorexia nervosa) und Essattacken nach freiwilligen Perioden des Fastens (Bulimia nervosa). ▬

Beobachtung des Gewichts
Gesunde Menschen benötigen eigentlich keine Waage, da ihre Gewichtsschwankungen minimal sind (1 – 2 kg). Bei wechselndem Gewicht und Gewichtsproblemen sind eine regelmäßige Kontrolle und das Anlegen eines Gewichtsprotokolls hilfreich. Bei einigen Patienten gehört die Kontrolle des Gewichts zur Routine, z. B.
- bei der Aufnahme ins Krankenhaus,
- zur korrekten Medikamentendosierung u. a. vor Operationen (Berechnung der Anästhetika, Analgetika, Antibiotika) und
- zur Verlaufskontrolle bei Essstörungen und einer diuretischen Therapie.

Die Waage muss zuverlässig sein und den Mobilisationsmöglichkeiten des Patienten entsprechen (Abb. 13.5). Wichtig ist bei mechanischen Waagen die Austarierung vor dem Wiegen. Bei Schiebegewichtswaagen müssen die Wiegezungen eine Waagerechte bilden. Im Krankenhaus gibt es folgende Waagen:
- Stehwaage
- Sitzwaage (fahr- und arretierbarer Stuhl mit Waage)
- digitale Bettwaage (Plattform, Wägeschienen, Messfüße oder Scheiben, die unter die Betträder gelegt werden)
- Patientenheber mit integrierter Waage

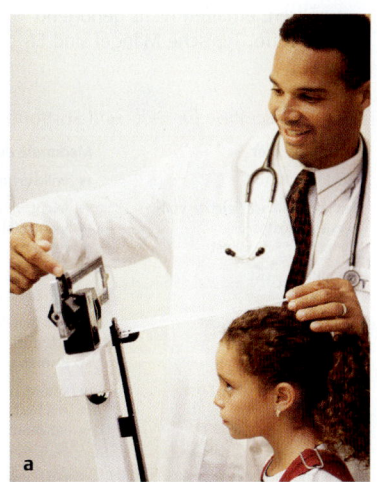
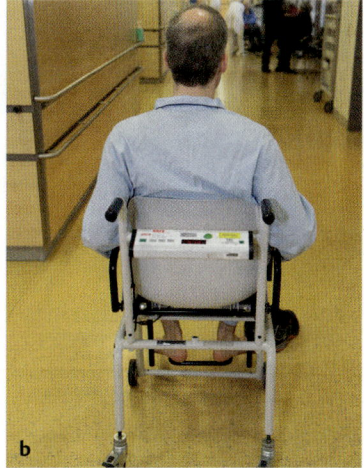

a   b

Abb. 13.5 Waagen. a Stehwaage mit Messlatte zur Größenbestimmung, **b** Sitzwaage.

Wichtig für die Kontrolle ist, dass immer zur gleichen Zeit (morgens, nüchtern), auf der gleichen Waage und mit der gleichen Kleidung barfuß gewogen wird.

✌ PRAXISTIPP Laut Eichgesetz sowie Medizinproduktegesetz müssen Waagen, die zur medizinischen Überwachung, Diagnose und Behandlung oder zur Verhütung und Linderung von Krankheiten eingesetzt werden, geeicht sein. ──────

13.2.4 Ernährungsformen und Unverträglichkeiten

Ernährungsformen

Die Ernährungstherapie ist ein wichtiger Bestandteil des Gesamtkonzepts in der Behandlung chronisch und kritisch Kranker (**Abb. 13.6**). Mahlzeiten bestehen jedoch immer häufiger aus industriell hergestellter, tiefgekühlter, hitzekonservierter und vorgefertigter Nahrung, die mit Geschmacksverstärkern und künstlichen Aromen versehen werden. Selbst die Speisepläne in Seniorenheimen und Krankenhäusern bieten selten eine bedarfsgerechte Versorgung mit Energie- und Nährstoffen.

Alternative Ernährungsformen

👁 FALLBEISPIEL Sich richtig zu ernähren ist heute schwieriger denn je. Arnold W. und Barbara L. zusammen zum Essen einzuladen ist keine gute Idee. Nicht weil sich die beiden nichts zu sagen hätten. Aber außer gedünstetem Gemüse und ein paar Nüssen gäbe es kein Gericht, das sie beide essen würden.

Arnold ist Veganer, daher kommen ihm Fleisch und Milchprodukte nicht über die Lippen, dafür jede Menge Vollkorngetreide und Obst. Auf Barbaras Speiseplan dagegen dominieren Magerquark, Jogurt, Fisch und Fleisch. Sie ernährt sich kohlenhydratarm. Das nennt sich Logi-Methode und bedeutet: kaum Getreide, wenig Obst. Beide sind überzeugt, dass genau ihre Form der Ernährung die gesündeste ist – zumindest für sie selbst. ──

Vitalstoffreiche Vollwertkost. Schmackhaft und abwechslungsreich ist die Vollwertkost. Neben einer ausgewogenen Zufuhr von Kohlenhydraten, Fett und Eiweiß enthält sie alle lebensnotwendigen Vitamine, Mineralstoffe und Spurenelemente in bedarfsdeckender Menge (s. **Tab. 13.1**). Die ausgewogene Vollwertkost hat einen hohen Stellenwert in der Krebsprophylaxe und -therapie: Gemüse und Obst (5 Portionen am Tag) können das Krebsrisiko reduzieren, wobei keine gültigen Aussagen für einzelne Komponenten existieren.
Fleischlose Ernährung. Wachsende Besorgnis über Hormonbelastung, Quecksilberrückstände und Antibiotika in industriell erzeugten Tierprodukten führt zunehmend zu Verzicht auf Fleisch und zum Ausweichen auf alternative Ernährungsformen:

- **Vegetarische Kost:** Eine physiologisch hochwertige Ernährung ist möglich, wenn Milch, Milchprodukte und Eier verzehrt werden (ovo-lakto-vegetabile Kost). Für eine ausgewogene fleischlose Ernährung sind detailliertes Wissen und eine bewusste Auswahl der Lebensmittel nötig. „Puddingvegetarier", d. h. Menschen, die sich hauptsächlich von Nudeln, Keksen und Brot ernähren, erhalten nicht genügend Nährstoffe. Typische Mängel sind Ei-

senmangel, Einbußen bei den Vitaminen B und D, Zinkmangel und zu geringe Kalziumwerte.
- **Streng vegetarische Kost:** Sie ist rein pflanzlich und verzichtet auch auf Tierprodukte wie Honig, Eier und Milchprodukte.
- **Lakto-vegetabile Kost:** Es wird auf Eier, Fisch und Fleisch verzichtet.

Diäten
Thomas Werschmöller

❗ DEFINITION Diät ist eine Kost, die aus medizinischen Gründen verabreicht wird. Sie berücksichtigt das vermehrte oder verminderte Angebot bzw. den Verzicht auf bestimmte Nahrungsbestandteile. ──────

Pflegende sollten mit der Ernährung bei diagnostischen und therapeutischen Maßnahmen, z. B. im Zusammenhang mit Operationen und Untersuchungen, vertraut sein (S. 1222). Das Angebot muss den aktuellen Krankheitszustand berücksichtigen. Pflegende informieren über Grundlagen gesunder Ess- und Trinkgewohnheiten und den Sinn von Diäten. Eine spezielle Diätberatung erfolgt durch geschulte Mitarbeiter. Diät- oder Krankenhausküchen bieten eine Reihe von speziellen Kostformen an (**Tab. 13.5**).

🍏 PRÄVENTION & GESUNDHEITSFÖRDERUNG Die Einhaltung von Diäten im häuslichen Umfeld ist bei vielen Patienten eines der wichtigsten Ziele, um die Gesundheit zu erhalten. Die Einbeziehung der Angehörigen kann entscheidend sein. ──────

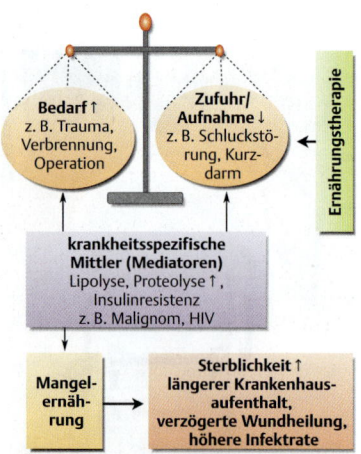

Abb. 13.6 Mangelernährung kritisch Kranker in der Klinik. Mit einer Ernährungstherapie kann den Auswirkungen einer Mangelernährung entgegengewirkt werden.

Tab. 13.5 *Beispiele für Diät- und Kostformen (Kluthe 1999).*

klassische Diät	Merkmale der Diät	Indikationen
Vollkost	→ vollwertige Kost	→ gesunde Ernährung
leichte Vollkost (leichte vollwertige Kost) Synonym: Schonkost	→ leicht verdaulich → nicht blähend → fettarm	→ Erkrankungen des Magen-Darm-Bereiches
Reduktionskost	→ reduzierter und festgelegter Energiegehalt	→ ärztlich verordnete Gewichtsreduktion
Diabetes mellitus Kost	→ auf den Diabetes abgestimmte Diät (u. a. genaue Kohlenhydratzufuhr)	→ Diabetes mellitus
harnsäuresenkende Kost (purinarm)	→ wenig Fleisch, Fisch → reichlich Flüssigkeit → Vermeidung von Alkohol (v. a. von Bier)	→ Hyperurikämie (erhöhte Harnsäurekonzentration im Blut)
natriumdefinierte Kost	→ natriumarme Vollkost	→ Hypertonie (Bluthochdruck)

Ernährungsfehler
Franz Sitzmann

Ernährungsfehler sind z. B.

- einseitige oder falsch zusammengesetzte Ernährung,
- fehlende Mikronährstoffe,
- ein zu hoher Gesamtfettanteil zu Lasten des Kohlenhydratanteils und
- ein zu hoher Anteil gesättigter Fettsäuren.

Unverträglichkeit von Essen und Trinken

Zeichen einer Unverträglichkeit können einzeln oder in Kombination auftreten.

Mundgeruch und Zungenbelag. Bei üblem Mundgeruch (foetor ex ore) können unterschieden werden:

- **Intraoral bedingter Mundgeruch:** Er kann durch ungenügende Zahnpflege, mangelhaft gereinigten Zahnersatz, schmutzige Zahnzwischenräume, Stomatitiden (Entzündung der Mundschleimhaut), Gingivitiden (Entzündung des Zahnfleisches), Parodontose (Zahnbetterkrankung), Zahnfleischbluten u. a. pathologische Veränderungen im Bereich der Mundhöhle verursacht werden.
- **Extraoral bedingter Mundgeruch:** Er kann bei Intestinal-, Infektions- oder Stoffwechselerkrankungen auftreten. Auch Medikamente und Speisen (Kaffee z. B.) können zu unangenehmen Mundgeruch führen.

Viele Betroffene sind sich der Intensität des Mundgeruchs nicht bewusst.

Dyspepsie. Sie ist eine harmlose Verdauungsstörung, die auch begleitend bei organischen Erkrankungen des Gastrointestinaltrakts auftreten kann. Auch zu rasches Essen, ungenügendes Kauen, Essen während einer Gemütserregung, ungewohnt hoher Alkoholkonsum oder psychische Belastungen führen zu mehr oder weniger ausgeprägten Verdauungsstörungen.

Schluckauf (Singultus). Beim Schluckauf kontrahiert sich das Zwerchfell ruckartig und unwillkürlich bei gleichzeitigem Stimmritzenverschluss und nachfolgender tönender Einatmung. Er ist keine Krankheit, kann aber auf abdominelle oder zentralnervöse Prozesse hinweisen. Beim postoperativen Singultus hilft ggf. das Anhalten der Luft oder einige Schlucke Wasser.

Sodbrennen. Sodbrennen wird definiert als epigastrisch, retrosternal und pharyngeal aufsteigende brennende Schmerzen infolge eines Rückflusses (Reflux) von saurem oder gallehaltigem Magen- bzw. Duodenalsaft in die Speiseröhre. Das Rückströmen der Verdauungssäfte wird auch als Regurgitation bezeichnet. Das Enge-, Wärme- und Würgegefühl ist eine der häufigsten Schmerzsensationen bei Ösophaguskrankheiten.

Aufstoßen. Aufstoßen ist das willkürliche Ablassen von Luft aus der Speiseröhre oder unwillkürliche Ablassen von verschluckter Luft (Aerophagie) aus dem Magen. Oft ist die Ursache eher psychisch (man „schlingt die Nahrung in sich hinein") als organisch.

Blähungen. Übermäßige Gasansammlungen im Magen und/oder im Darm werden als Blähungen bezeichnet (Magen- oder Darmflatulenz oder Meteorismus, S. 382). Die angesammelte Luft verursacht ein Druck- und Völlegefühl. Aufstoßen und/oder Windabgang werden als Erleichterung empfunden.

Verstopfung (Obstipation, S. 375).

Durchfall (Diarrhö, S. 381).

Übelkeit, Brechreiz und Erbrechen. Einmaliges Erbrechen ist nicht krankhaft.

Übelkeit und Würgen

Übelkeit. Übelkeit (Nausea) ist das starke Bedürfnis zu erbrechen. Die Spannung der Magenwände, des Duodenums oder des Ösophagus nimmt zu, verbunden mit starker Speichelproduktion und Würgen. Die Ursachen sind ähnlich dem des Erbrechens (Emesis, s. u.). Übelkeit kann von allgemeinem Krankheitsgefühl begleitet sein: Schwäche, Schwindel, Kopfschmerzen, Schweißausbrüche, Brechreiz.

In Form einer Anamnese (Assessment) zu Nausea/Emesis können Beobachtungsaspekte erfasst werden. Übelkeit ist, z. B. wie Schmerz, ein subjektives Empfinden, das von Außenstehenden gar nicht von Patienten nur mit Hilfsmitteln quantitativ beschrieben werden kann. Eine einfache, aber bewährte Möglichkeit der „Messung" der Intensität von Übelkeit bietet die sog. lineare Selbstbeurteilung (**Abb. 13.7**). Der Patient erhält ein vorgedrucktes Blatt mit einer Skala („visuelle Analogskala"). Er dokumentiert darauf mit einem Kreuz das aktuelle Ausmaß der von ihm empfundenen Übelkeit. Die Länge der Skala beträgt 10 cm. Der Abstand vom linken Rand der Skala bis zur Markierung ergibt ein quantitatives Maß (in cm) der Übelkeit. Die Bestimmung soll während der ganzen Therapiedauer und solange die Nausea anhält in vorbestimmten, festen Abständen (z. B. alle 2 – 4 h) auf neuen Blättern wiederholt werden. Die schlechteste Einzelmessung und die Summe der Einzelmessungen ergeben ein gutes Maß für die Übelkeit bzw. die Wirksamkeit der antiemetischen Behandlung.

Übelkeit (Nausea)									
gar keine									könnte nicht schlimmer sein
1	2	3	4	5	6	7	8	9	10

Abb. 13.7 **Nausea/Emesis-Assessment.** Die Intensität der Übelkeit kann anhand der Skala erfasst werden.

Würgen. Würgen ist ein Begleitsymptom oder Vorläufer des Erbrechens. Es ist ein Atmen gegen die geschlossene Glottis mit anstrengenden rhythmischen Kontraktionen der Atem- und Bauchmuskulatur bei verschlossener Glottis und geschlossenem Mund. Thorakale Atmung und Bauchpresse wirken einander entgegen.

Erbrechen

> **DEFINITION** Unter **Erbrechen** versteht man das rasche, kraftvolle Herausbefördern von Magen- bzw. Dünndarminhalt durch den Mund.

Ursachen

Erbrechen (Vomitus, Emesis) ist ein wichtiger Schutzreflex (**Abb. 13.8**). Der Organismus kann sich einer schlecht verträglichen oder verdorbenen Speise schnell entledigen. Auslösende Reize können:

- physikalisch,
- toxisch,
- mechanisch oder
- psychisch sein.

Physikalische Reizung. Brechreiz kann durch Reizung des Zungengrunds, des Zäpfchens, des Rachens, des Magens (z. B. Druckerhöhung durch Überfüllung), des Darmes (z. B. nach Laparoskopie) und des Labyrinths im Innenohr (z. B. bei Seekrankheit, Autofahren) ausgelöst werden.

Toxische, hormonelle und mechanische Reizung des Brechzentrums. Toxisch wirken z. B. Medikamente (Digitalis, Zytostatika, Opiate, Kaliumchlorid) und Alkohol. Hirndruckerhöhung wirkt mechanisch bei Schädelverletzungen, Hormone wirken in der Frühschwangerschaft, Bakteriengifte (z. B. Salmonellose) bei Infektionskrankheiten. Für lebensmittelbedingte Infektionen sind YOPIs (young, old, pregnant and immune deficient) besonders gefährdet, d. h. sehr junge, sehr alte, Schwangere und immungeschwächte Menschen. Selbst „harmlose" Keime können zum Problem werden.

Psychische Reizungen. Da das Brechzentrum mit der Hirnrinde in Verbindung

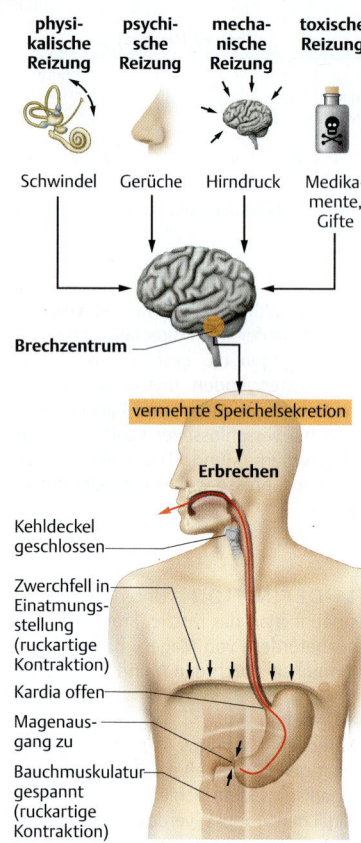

Abb. 13.8 Erbrechen. Darstellung des Schutzreflexes Erbrechen mit einigen Ursachen.

Labels in figure:
physi-kalische Reizung · psychi-sche Reizung · mecha-nische Reizung · toxische Reizung

Schwindel · Gerüche · Hirndruck · Medika-mente, Gifte

Brechzentrum

vermehrte Speichelsekretion

Erbrechen

Kehldeckel geschlossen

Zwerchfell in Einatmungs-stellung (ruckartige Kontraktion)

Kardia offen

Magenaus-gang zu

Bauchmuskulatur gespannt (ruckartige Kontraktion)

steht, kann es durch psychische Vorgänge (z. B. Ekel und Widerwillen) erregt werden. Auch durch Geruchs- und Geschmacksempfindungen, große Angst oder starke Schmerzen (emotional) wird Brechreiz ausgelöst. Da das Brechzentrum in der Nähe von Atem- und Kreislauf-Zentrum liegt, kann der Brechreiz durch tiefes Atmen vorübergehend unterdrückt werden.

Formen und Ablauf

Die verschiedenen Formen des Erbrechens zeigt *Tab. 13.6*. Das Erbrechen verläuft in 3 Phasen:

1. Durch tiefe Inspiration mit nachfolgendem Verschluss der Glottis und des Nasopharynx wird das Erbrechen eingeleitet.
2. Magenmuskulatur und oberer Ösophagussphinkter erschlaffen.
3. Zwerchfell und Bauchdeckenmuskulatur kontrahieren ruckartig, der intraabdominelle Druck wird erhöht und der Mageninhalt teilweise über den Mund entleert.

Aufgrund gegengerichteter Peristaltik im Duodenum und der Pyloruserschlaffung kann auch Galle erbrochen werden.

Tab. 13.6 *Formen des Erbrechens.*

Form	Definition
akut	→ innerhalb von Minuten oder Stunden nach dem Reiz auftretend → bis zu 24 Stunden andauernd
verzögert und protrahiert	→ 1 – 7 Tage nach der Exposition auftretend
persistierend	→ wiederkehrendes, anhaltendes Erbrechen, z. B. in der Frühschwangerschaft → länger als 24 Stunden andauernd
antizipatorisch	→ vorwegnehmend vor Beginn einer Chemotherapie (Ursache ist eine vorangegangene, unzulängliche medikamentöse Emesis-Kontrolle)
psychogen	→ psychische oder emotionale Ursachen

Tab. 13.7 *Beobachtungskriterien bei Erbrechen.*

Beschreibung	Hinweis auf das Krankheitsbild
Zeitpunkt	
→ in Bezug zu Mahlzeiten: nüchtern, vor, während, unmittelbar nach dem Essen, gemessen in Minuten oder Stunden → nur nach bestimmten Speisen → in Bezug auf Medikamente → in Bezug auf Lageveränderungen, Mobilisation → in Bezug auf Belastungen, z. B. Therapie → in Bezug auf Schmerzen → morgens	→ Allergie
Häufigkeit	
→ einmalig → regelmäßig (zyklisches Erbrechen)	→ Pylorusstenose → Emesis gravidarum
Auftreten in Verbindung mit anderen Phänomenen	
→ Schmerzen vermindernd → vorausgehende Übelkeit oder Aufregung → nach Narkose → bei Migräne, in Stresssituationen	→ Magengeschwür
Menge	
→ Vergleichsgrößen angeben: z. B. mundvoll, eine Nierenschale voll, bei großen Mengen in Flüssigkeitsmaßen (ml, l)	
Geruch	

→ normal: leicht säuerlich
→ pathologisch:
  ▪ intensiv sauer
  ▪ faulig stinkend
  ▪ kotartig (Miserere = Erbrechen von Kot)
	→ Passagebehinderung des Magens
	→ Ileus

Farbe	

Die Farbe ist abhängig vom Mageninhalt:
→ normal: gelblich
→ pathologisch:
  ▪ braunschwarz, „kaffeesatzartig" durch angedautes Blut
  ▪ hellrot
  ▪ bräunlich durch Stuhlbeimengung
	→ Blutung im Magen
	→ Ösophagusvarizenblutung
	→ Ileus

Bestandteile des Erbrochenen	
→ Schleim → unverdaute Speisereste → Magensaft oder grünliches Sekret (Galle deutet auf Inhalt aus dem Duodenum) → Blutkoagel	→ Gastritis → Ösophagusstenose → Ösophagusvarizenblutung

Beobachtungskriterien bei Erbrechen

Zur Bestimmung der Ursache des Erbrechens sind verschiedene Beobachtungskriterien wichtig (*Tab. 13.7*).

Tab. 13.8 *Allergische Reaktionen bei Nahrungsmittelallergie.*

Symptom/Reaktion	Ursache
Soforttyp	
Schleimhautschwellung (Anschwellen von Mund-Rachenraum wie Lippen, Gesicht, Zunge, Kehle sowie Augen)	Erweiterung kleiner Blutgefäße mit Flüssigkeitsaustritt ins Gewebe durch Histamin
verstopfte oder stark laufende Nase (allergische Rhinitis)	Anschwellen der Schleimhäute durch Histamin
allergisches Asthma	Verengung der Bronchien durch Histamin
Nesselsucht (Urtikaria), Gesichtsrötung (Flush), Quaddeln oder Ekzembildung, lokaler Schmerz	Austritt von Gefäßflüssigkeit im Entzündungsgebiet durch gesteigerte Gefäßdurchlässigkeit
Blutdruckabfall bis Ohnmacht	Erweiterung der Gefäße (Arteriolen und Venen) infolge der Histaminausschüttung
verzögert auftretende Beschwerden	
gastrointestinale Beschwerden, wie Übelkeit, Erbrechen, Durchfall (Schübe einer chronisch-entzündlichen Darmerkrankung)	Kontraktionen der Darmmuskulatur
atopische Dermatitis	
Gelenkerkrankungen (Arthritis)	

Folgen

Dem Erbrechen folgen meist Lethargie und ausgeprägte Muskelschwäche mit zittrigen Beinen. Fröstelstandard, Frieren und Muskelschmerzen können auftreten. Einmaliges Erbrechen hat keine weiteren Folgen. Anhaltendes oder sehr häufiges Erbrechen ist jedoch nicht ungefährlich. Folgen können z. B. sein:

- Frühgestose in der Schwangerschaft bei Hyperemesis gravidarum
- Exsikkose (Austrocknung)
- Störung des Wasser- und Elektrolythaushalts (Natriumverarmung, Ketonurie)
- Alkalosen (Störung des Säure-Basen-Gleichgewichts im Plasma zur alkalischen Seite)
- Tetanie

Rasch kann sich ein bedrohlicher Zustand entwickeln (z. B. bei Säuglingen, kleinen Kindern, alten Menschen und Geschwächten). Die Beobachtungen werden dokumentiert und bei akutem Auftreten dem Arzt berichtet.

PRAXISTIPP Wenn eine Flüssigkeitsbilanz als Tagesprotokoll geführt wird, soll nach Möglichkeit die Menge des Erbrochenen gemessen und dokumentiert werden.

Allergie

DEFINITION Als **Nahrungsmittelallergie** wird eine Form der Unverträglichkeit bezeichnet, die durch eine spezifische Überempfindlichkeit (Aller-

gie) gegen bestimmte Lebensmittel oder deren Bestandteile gekennzeichnet ist.

Sowohl die allergische Reaktion vom Soforttyp als auch verzögert auftretende Beschwerden können von einer Nahrungsmittelallergie ausgelöst werden (**Tab. 13.8**).

Neben einer pharmakologischen Therapie spielt die Ernährung eine zentrale Rolle in der vorbeugenden Behandlung, also antigenspezifische Karenz und hypoallergene Kostformen bzw. Formula-Diäten. Ferner werden zunehmend Erfolge mit Probiotika sowohl in der Prävention als auch bei der Milderung der Symptome einer Nahrungsmittelallergie gesehen.

13.3 Pflegemaßnahmen auswählen, durchführen und evaluieren

13.3.1 Situationseinschätzung
Thomas Werschmöller

In einem Erstgespräch sollten Essenswünsche, -gewohnheiten und für die Ernährung relevante Erkrankungen erfragt werden. Als Leitfaden zur Beobachtung der Ernährung dienen folgende Fragen:
- Braucht der Patient Hilfe beim Essen?
- Erhält der Patient die richtige Ernährung?
- Isst der Patient ausreichend (im Hinblick auf seine körperliche Verfassung)?
- Fühlt sich der Patient vor, während und nach den Mahlzeiten wohl?

Eine ausführliche Informationssammlung (**Tab. 13.9**) sollte bei den Patienten durchgeführt werden, bei denen sich anhand der vier genannten Fragen Probleme gezeigt haben. In einem fortlaufen-

den Ernährungsprotokoll (analog zum Schluckprotokoll, **Abb. 13.9**) können Beobachtungen und Veränderungen im Verlauf dokumentiert werden.

PRAXISTIPP Orientieren Sie sich bei der Situationseinschätzung an folgenden Leitfragen:
- Benötigt der Patient Hilfe beim Essen?
- Wird er richtig und ausreichend ernährt?
- Wie ist sein Wohlbefinden im Zusammenhang mit dem Essen?

13.3.2 Unterstützung bei Appetitlosigkeit

FALLBEISPIEL Die 85-jährige Frau S. stürzte in ihrem Zimmer im Altenpflegeheim. Im Krankenhaus wurde eine Oberschenkelhalsfraktur festge-

stellt, die am gleichen Tag operativ versorgt wurde. In den folgenden Tagen lag Frau S. viel im Bett und bewegte sich selber kaum. Es war schwer, mit ihr Kontakt aufzunehmen, da sie auf Ansprache kaum reagierte und sich sehr passiv verhielt. Sie war bei Aufnahme ins Krankenhaus schon sehr abgemagert. Angebote zur Nahrungsaufnahme nahm sie nur zögerlich an. Wenn, dann aß sie sehr wenig. Im Verlauf lehnte sie das Essen immer mehr ab, z. B. indem sie den Mund nicht mehr öffnete.

Verschiedene Maßnahmen in Bezug auf Nahrungsauswahl und -zusammensetzung, Appetit und Atmosphäre können bei Appetitlosigkeit eingesetzt werden. **Nahrungsauswahl und -zusammensetzung.** Folgende Maßnahmen sind hilfreich:

Tab. 13.9 Aspekte zur Informationssammlung.

Bereich	Informationen
individuelle Bedeutung des Essens und Trinkens	→ Genusserlebnis → Last → kommunikatives Geschehen → Trost → Essenswünsche (welche?)
Ernährungszustand (EZ)	→ Körpergröße/Gewicht → normaler EZ → reduzierter EZ → BMI (S. 353) → Kachexie → Adipositas → Dehydratation
Ess- und Trinkverhalten (wie, wo, wie oft und wann isst der Patient?)	→ Geschwindigkeit beim Essen/Trinken → Häufigkeit der Mahlzeiten → Essenszeiten → Verweigerung der Nahrungsaufnahme → Kenntnis über seine Diät (z. B. bei Diabetes) → Einhaltung der Diät → religiöse, kulturelle Vorschriften (z. B. kein Essen vor Sonnenuntergang)
Ernährungsgewohnheiten (was und wie viel isst der Patient?)	→ letzte Ernährungsform (z. B. auch parenterale Ernährung) → Kostform (z. B. vegetarisch) → Nahrungsbestandteile (z. B. Obst) → religiöse, kulturelle Vorschriften (z. B. kein Schweinefleisch) → Vorlieben für bestimmte Speisen/Getränke → Abneigung gegen bestimmte Speisen/Getränke → Veränderungen der gewohnten Nahrungs- und Flüssigkeitsaufnahme in letzter Zeit → Alkohol- und Nikotinkonsum, wenn ja, wieviel (Nikotin und Alkohol behindern den Stoffwechsel und somit die Nährstoffversorgung des Körpers) → Nahrungsmittelallergien/-intoleranzen → Einnahme von Nährstoffsupplementen (z. B. Vitaminpräparate) → Menge der aufgenommenen festen Nahrung (ausreichend, zuviel, zuwenig) → Menge der aufgenommenen Flüssigkeit (ausreichend, zuviel, zuwenig)
sonstige Gewohnheiten	→ Wie viel bewegt sich der Patient? → Tätigkeit vor und nach den Mahlzeiten
Beeinträchtigungen der Nahrungsaufnahme	→ Allgemeinzustand (z. B. körperliche Schwäche) → körperliche Einschränkung (z. B. fehlende Armfunktion) → ungünstige Körperstellung (z. B. Rückenlage) → Beeinträchtigung der Sehkraft → schlechter Zustand der Zähne bzw. des Gebisses → Beeinträchtigung des Kauens → Beeinträchtigung von Geruchs- und Geschmacksempfinden → Medikamente (Dosis, Zeitpunkt, Menge); Einfluss auf den Appetit → Atembeschwerden → verändertes Hungergefühl → veränderter Appetit → verändertes Durstgefühl → seelische Belastung → geistige Behinderung → psychische Faktoren für Appetitmangel/vermehrtes Essen (z. B. die Angst vor einer Untersuchung)
Grad der Hilfsbedürftigkeit	→ selbstständig → teilweise hilfsbedürftig → vollständig hilfsbedürftig → vorhandene Hilfsmittel (z. B. spezielle Tasse) → Einflussfaktoren auf die Selbstständigkeit (z. B. in häuslicher Umgebung selbstständiger)
krankheitsbedingte Veränderungen	→ bekannte Essstörung (z. B. Anorexia nervosa) → Appetitlosigkeit (z. B. durch Verletzungen der Mundhöhle) → Diätvorschriften aufgrund von bestimmten Erkrankungen → Durchfall, Blähungen → Übelkeit, Erbrechen, Völlegefühl → Sodbrennen → Krankheiten des Verdauungsapparates → Erkrankungen des Mundes und Verletzungen der Gesichtsknochen → Schmerzen → Schluckstörungen → transnasale Sonde, PEG oder FKJ
soziale Gesichtspunkte	→ Ist der Patient in der Lage, die notwendigen Nahrungsmittel zu beschaffen und zuzubereiten? → Bekommt der Patient Essen von zu Hause mitgebracht?

Protokoll für Schluckstörungen								
Logopädie-Abteilung			Patientin:		Therapeutin:			
Da-tum	Uhr-zeit	Temp. 1x/Tag	Menge/Art der Nahrung Beobachtungen	Dauer in Min.	Verschlucken am Speichel	Häufigkeit des Verschluckens (Strichliste) bei:		Un-ter-schrift
						fester Nahrung	breiiger Nahrung	flüssiger Nahrung	

Abb. 13.9 **Protokoll für Schluckstörungen.** Vorschlag zur Gestaltung eines Schluckprotokolls.

- Vorlieben erfragen (Achtung: Einschränkung durch Erkrankung),
- das Essen mit Gewürzen und Kräutern verfeinern (Produktion von Verdauungssäften wird angeregt),
- kleine Zwischenmahlzeiten anbieten (z. B. Milchmixgetränke), sie werden eher akzeptiert und entlasten den Stoffwechsel,
- passierte, pürierte oder flüssige Nahrung bei Patienten, denen das Kauen der Speisen schwerfällt, anbieten (Nachteile s. S. 321),
- abwechslungsreiche Mahlzeiten anbieten,
- alternativ von den Angehörigen Speisen und Getränke mitbringen lassen (Vorteile: vertraut, Vorlieben des Patienten können besser berücksichtigt werden, in vielen Kulturen spielt das Essen eine sehr wichtige Rolle).

Appetit. Folgendes sollte beachtet werden:
- kurz vor dem Essen den Appetit anregen, z. B. durch eine kleine Tasse Bouillon, ein Gläschen Wein (Arztrücksprache) oder appetitanregende Medikamente,
- Beeinträchtigungen der Nahrungsaufnahme beheben (z. B. schlecht sitzende Zahnprothesen, Beläge auf der Zunge),
- Einnahme von Medikamenten berücksichtigen, ggf. die Einnahmezeiten anpassen (Medikamente verändern den Appetit),
- auf ausreichende Trinkmenge achten, dies kann den Appetit verbessern,

- den Patienten zur Bewegung anregen,
- den Patienten entscheiden lassen, wann, wo und was er essen will,
- bei lang andauernder Nahrungsaufnahme einen Warmhalteteller verwenden.

Atmosphäre. Die Atmosphäre kann wie folgt beeinflusst werden:
- für eine entspannte Atmosphäre sorgen,
- Zimmer lüften, Essenstabletts appetitlich richten,
- ggf. für Gesellschaft sorgen, sie kann den Appetit fördern.

MERKE Im Team sollten schwierige Situationen beim Reichen des Essens, in Bezug auf den jeweiligen Patienten, besprochen und nach individuellen Lösungen gesucht werden.

Bei Nahrungsverweigerung ist die Ursachenforschung wichtig: Kann der Patient nicht essen, oder will er es nicht (s. *Tab. 13.9*)?

13.3.3 Trinken fördern

PRÄVENTION & GESUND-HEITSFÖRDERUNG Probleme beim Trinken sind oft einschneidender als Probleme beim Essen. Flüssigkeitsdefizite können Verwirrtheitszustände oder Infekte (insbesondere bei älteren Menschen) auslösen.

Neben den unter Appetitlosigkeit genannten Empfehlungen gilt:

- Zeit lassen und nicht drängen, das Angebot soll einladend sein,
- regelmäßig kleinere Trinkportionen anbieten,
- Flüssigkeitsmangel nicht durch Alkohol, Kaffee, schwarzen Tee oder Milch ersetzen (Milch ist ein Nahrungsmittel).

Häusliche Pflege im Fokus

Bei einem Patienten durch Trinkförderung eine ausreichende Flüssigkeitsaufnahme zu gewährleisten, kann sich in der häuslichen Pflege als schwierig gestalten. Lebt der Patient allein, bleibt das regelmäßige Anbieten von kleineren Trinkportionen meist auf 3 – 4 Einsätze pro Tag beschränkt, sofern der Patient weitere Einsätze nicht bezahlen kann. Eine problematische Trink- oder Ernährungssituation kann die Grenzen der häuslichen Pflege aufzeigen und dazu führen, dass die Anlage einer PEG-Sonde oder/und der Umzug in eine stationäre Pflegeeinrichtung in Erwägung gezogen werden müssen.

13.3.4 Hilfe beim Essen

FALLBEISPIEL „Frau J. war zurzeit der Beobachtung 78 Jahre alt. Sie lag wegen einer arteriellen Verschlusskrankheit auf einer Station der Inneren Medizin. Aufgrund ihrer Demenz war sie zeitweise desorientiert, vergesslich und sehr verlangsamt. Teilweise konnte Frau J. den Schnabelbecher oder das „Brothäppchen" alleine halten, sie hatte jedoch Schwierigkeiten beim Trinken, da sie den Kopf nicht genügend in den Nacken zurücklegen konnte. Frau J. musste von der Pflegenden immer wieder angeleitet oder erinnert werden, indem diese auf das nächste Stück Brot zeigte, welches genommen werden sollte" (Borker 1996).

Grundlagen

Hygiene. Die Pflegende sollte sich vor der Berührung der Nahrungsmittel die Hände waschen und eine hygienische Händedesinfektion durchführen.

Situationsgestaltung. Der Essplatz sollte möglichst nach den Vorstellungen des Patienten gestaltet werden. Die persönlichen Gewohnheiten des Patienten sind zu berücksichtigen (Hände waschen, Mundpflege, Gebrauch einer Serviette). Idealerweise sitzt die Pflegeperson dem Patienten gegenüber. Sie hat dann die ganze Situation im Blick.

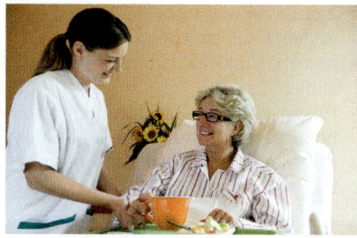

Abb. 13.10 Zur Nahrungsaufnahme im Bett ist das Kopfteil auf etwa 70° erhöht.

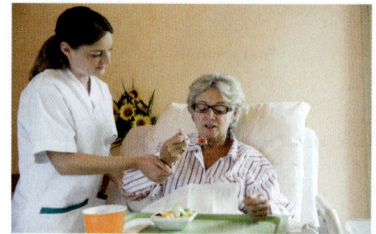

Abb. 13.11 Hilfestellung beim Essen. Die Pflegende umgreift Ellbogen und Handgelenk der Patientin und führt so den Löffel zum Mund.

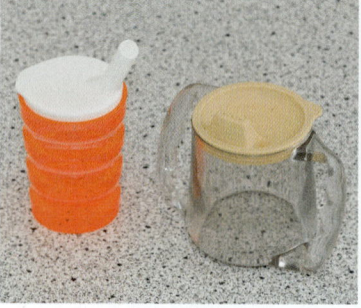

Abb. 13.12 Verschiedene Trinkhilfen.

Lagerung/Position. Ziele der Lagerung sind:
- Aspiration verhindern und
- sensorische und motorische Fähigkeiten des Patienten optimal einsetzen.

Positionen:
- Sitzen am Tisch ist optimal (gute Körperhaltung, gewohnte Situation).
- Beim Sitzen im Bett ist das Kopfteil auf ca. 70° erhöht (**Abb. 13.10**).
- Beim Sitzen an der Bettkante muss die Sicherheit des Patienten gewährleistet sein.
- Beim Liegen im Bett (möglichst in Seitenlage) ist das Schlucken extrem erschwert.

Sicherheit. Die Temperatur von Getränken und Speisen muss geprüft werden. Die Situation muss so gestaltet sein, dass auf eine mögliche Aspiration unverzüglich reagiert werden kann. Bei Schluckstörungen muss besonders vorsichtig vorgegangen werden.

Selbstständigkeit. Der Patient sollte möglichst selbstständig essen. Häufig reicht es, wenn das Essen vorbereitet wird. Zu Hilfestellung bei blinden Menschen s. S. 1034.

Zeit. Die Geschwindigkeit sollte den Wünschen und Möglichkeiten des Patienten angepasst werden.

PRAXISTIPP Wenn Essensreste an Lippe oder Mundwinkel verbleiben, greifen Sie nicht gleich zu Serviette oder Löffel. Erklären Sie dem Patienten, wie er die Reste entfernen kann, z. B. mit der Zunge, durch das Übereinanderschieben von Kinn und Lippen oder durch den Einsatz seiner Hände. Der Pflegende kann auch die Hände des Patienten zum Mund führen. ──────────

Nachbereitung. Mundpflege ist für die Hygiene und den Appetit wichtig. Aspirationsgefährdete Patienten (z. B. durch krankheitsbedingte Schläfrigkeit oder Schluckstörungen) sollten noch für 20 Min. aufrecht sitzen. Die Ess- und Trink-

mengen müssen ggf. dokumentiert werden (Ernährungsprotokoll).

Weitergehende Unterstützungen

Mund öffnen. Bei Manipulationen im Gesicht sollte zur Kontaktaufnahme eine Initialberührung eingesetzt werden (S. 229). Damit der Patient den Mund öffnet, kann die Pflegeperson ihn unterstützen, indem sie
- das Kinn mit leichtem Druck durch den Daumen nach unten drückt, wobei der Zeigefinger das Kinn von unten stützt,
- das Kiefergelenk ausstreicht,
- das Kinn durch Bewegungen (oben, unten und rechts, links) lockert oder
- indem sie über die Lippen streicht.

Führen. Der Pflegende umfasst den Arm oder die Hand und führt gemeinsam mit dem Patienten (**Abb. 13.11**) z. B. einen Becher zum Mund. Diese Art von Hilfestellung kann ein Anstoß sein, damit der Patient die Handlung alleine weiterführt.

Hilfsmittel zur Unterstützung der Nahrungsaufnahme

Ricki Nusser-Müller-Busch

Es gibt viele unterstützende Hilfsmittel (**Abb. 13.12**).

Löffel. Sie sollten nicht zu groß, nicht zerbrechlich und v. a. flach sein, damit ein guter Druck auf die Zunge ausgeübt werden kann (Stimulus für den Schluckvorgang).

Trinkgefäße. Trinkgefäße müssen durchsichtig sein, sodass die Flüssigkeit beim Anreichen gesehen und die Trinkmenge richtig dosiert werden kann. Becher mit „Nasenkerbe" sind hilfreich, da der Becher weiter gekippt werden kann und der Kopf nicht nach hinten überstreckt werden muss (Aspirationsprophylaxe). Schnabeltassen sind bei oralen Pathologien mit pathologischen Saug-/Schmatzbewegungen kontraindiziert, da dabei das pathologische Muster (Saugen) nicht abgebaut werden kann, sondern verstärkt wird.

Strohhalme. Strohhalmtrinken aktiviert die Lippen- und Gaumensegelfunktion. Oft ist das Ansaugen nicht möglich oder die Flüssigkeitsdosierung nicht zu kontrollieren. Bei starkem Ansaugen besteht die Gefahr, dass zu viel Flüssigkeit in den Mund gelangt, dort nicht koordiniert geschluckt werden kann und aspiriert wird.

13.3.5 Hilfe bei Störungen der Schlucksequenz

Die normale Schlucksequenz

Der Kau-, Trink- und Schluckvorgang ist äußerst komplex. An der Schlucksequenz sind verschiedene Schluckzentren, 5 Hirnnerven mit ihren Kernen und die ersten 3 Zervikalnerven beteiligt; ca. 50 Muskelpaare werden innerviert. Gesunde Menschen schlucken mehr oder weniger unbewusst zwischen 600 – 2000-mal pro Tag. Sie brauchen dazu ca. 1,5 l Speichel, auch um die Mundschleimhaut zu reinigen, einen Bolus formen zu können, die Nahrung gleitfähig zu machen und für den Magen vorzubereiten.

PRAXISTIPP Für die Selbsterfahrung ist es wichtig, sich und andere beim Essen verschiedener Konsistenzen zu beobachten, die sichtbaren Bewegungen beim Kauen und Schlucken zu registrieren, auf Geräusche zu achten, und die Kehlkopfbewegungen zu tasten (**Abb. 13.13**). Üben Sie mit einem Partner. Je besser wir die normale Schlucksequenz und ihre Phasen kennen, umso besser können wir Störungen analysieren. ──────────

Der Schluck„akt" (Boluspassage vom Mund in den Magen) wird in 4 Phasen eingeteilt (**Abb. 13.14**):
1. orale Vorbereitungs- oder Kauphase
2. orale Transportphase
3. pharyngeale Phase
4. ösophageale Phase

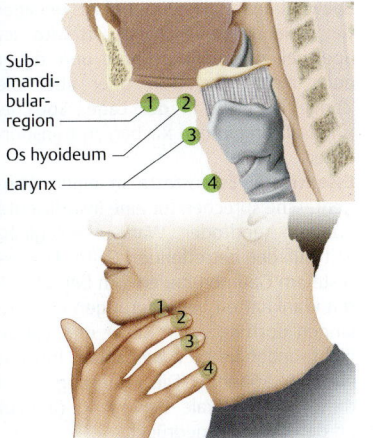

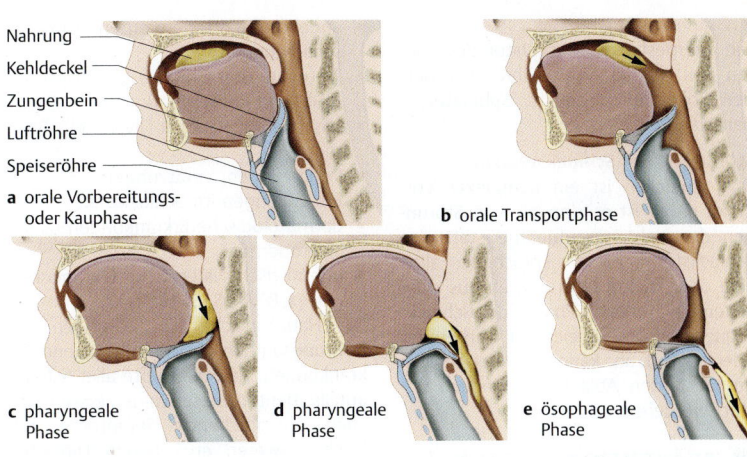

Abb. 13.13 Taktile Schluckkontrolle. Der Zeigefinger spürt die Mundboden- und Zungenbewegung, der Mittelfinger liegt in Höhe des Zungenbeins. Der Ringfinger und der kleine Finger tasten, wie sich der Kehlkopf hebt und senkt.

Abb. 13.14 **Phasen des Schluckaktes. a** Orale Vorbereitungs- oder Kauphase, **b** orale Transportphase, **c** pharyngeale Phase, **d** pharyngeale Phase, **e** ösophageale Phase.

Die Schlucksequenz nach Coombes

Wir kennen Redewendungen wie „Mir läuft das Wasser im Mund zusammen" oder „Das Auge isst mit". Wenn wir Essen sehen oder riechen, bildet sich Speichel und wir müssen schlucken. Deshalb bezieht Coombes (1996) die präorale Phase in die Schlucksequenz und in ihr Therapiekonzept der Therapie des Fazio-Oralen-Trakts (F. O. T. T.) mit ein (S. 333).

Präorale Phase

Über höhere Hirnfunktionen (Hungergefühl, Speiseauswahl u. a.) und die Stimulation von Auge und Geruchssinn durch die Nahrung werden die Schluckzentren stimuliert. Es kommt zu vermehrter Speichelproduktion und dadurch zu vermehrtem Schlucken. Wir sitzen bei Tisch, die Nahrung wird angefasst, ertastet und zum Mund geführt. Dies alles trägt zur Vorbereitung einer erfolgreichen Nahrungsaufnahme bei.

Orale Phase

Orale Vorbereitungs- oder Kauphase. Wir nehmen einen Bissen in den Mund und schließen unsere Lippen, damit die Nahrung im Mund bleibt. Lippen und Zähne verschließen die Mundhöhle nach vorne, die Wangen seitlich, das gegen den Zungenrücken gesenkte Gaumensegel nach hinten. Während wir mit Kiefer, Zähnen und Zunge die Nahrung kauen und mahlen und mithilfe des Speichels zu einem gleitfähigen Bolus formen, prüfen die Rezeptoren die Nahrung geschmacklich. In dieser Zeit atmen wir durch die Nase weiter. Der Bolus wird

dann in der schüsselförmigen Zunge gesammelt und die Zungenspitze legt sich hinter die oberen Schneidezähne an den harten Gaumen (Artikulationsort der Zunge beim „n").

Orale Transportphase. Ausgelöst durch den negativen intraoralen Druck und Kontraktionen der Zungen-, Wangen- und Mundbodenmuskulatur wird der Bolus in 0,2 Sek. in der Zungenlängsrille nach hinten in Richtung Rachen gesogen. Diese Rückwärtsbewegung der Zunge entspricht am ehesten der artikulatorischen Zungenbewegungen wenn wir „n-ga" sagen. Dabei wird das Schlucken durch Zungen- und Speisedruck auf die Rezeptoren der vorderen Gaumenbögen, der Zungenbasis und der Rachenwand eingeleitet. Als Folge hebt sich reflektorisch das Gaumensegel und „dichtet" den Nasen-Rachen-Raum ab, damit der Bolus nicht in die Nase gedrückt wird. Hier endet der willentliche Vorgang.

Pharyngeale Phase

Der Schluckreflex – oder besser die Schluckreaktion – ist ein vorprogrammierter, automatischer Bewegungsablauf, der nicht willentlich unterbrochen werden kann (nur reflektorische Unterbrechungen durch Würgen oder Erbrechen sind möglich).

Die Rachenmuskeln treiben den Bolus mit einer peristaltischen Welle in ca. 0,5 – 1 Sek. durch den Rachen in Richtung Ösophagus. In dieser Phase kreuzen sich Luft- und Speiseweg (**Abb. 13.15**). Zungenbein und Kehlkopf heben sich nach oben, vorne unter die Zunge und

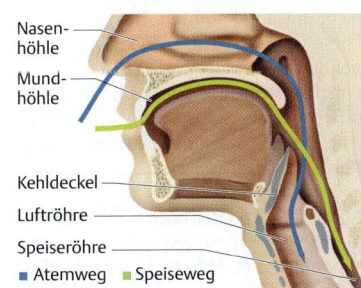

Abb. 13.15 **Kreuzung von Atem- und Speiseweg in der pharyngealen Phase.** Betrachtet man, wie sich Atem- und Speiseweg kreuzen, wird deutlich, warum die Aspirationsgefahr bei Störungen im Pharynx so groß ist.

ziehen so einerseits die Luftröhre „aus dem Schluckweg" und helfen dadurch andererseits, den oberen Ösophagussphinkter zu relaxieren (entspannen) und zu öffnen, damit die Nahrung in den Ösophagus gleiten kann.

Im Rahmen der Schluckreaktion setzt ein dreifacher Verschluss der unteren Atemwege ein. Der Kehldeckel „kippt" über den Kehlkopfeingang und die Stimmbänder und Taschenfalten schließen, sodass die Atmung unterbrochen wird. Am Ende dieser Phase gehen Zungenbein und Kehlkopf wieder in ihre Ausgangsposition zurück und die Atemwege werden geöffnet. Dieser Vorgang (das Nachschlucken) wird zum Reinigen des Rachens automatisiert rhythmisch wiederholt.

Ösophageale Phase

Die quergestreifte Muskulatur des oberen Drittels der Speiseröhre befördert den Bolus durch den 2. Sphinkter in den Magen.

Störungen der Schlucksequenz

Das Schlucken ist ein komplexer Vorgang, daher ist es sinnvoll, von Störungen der Nahrungsaufnahme statt von Schluckstörungen zu sprechen. Fallen eine oder mehrere Strukturen aus oder laufen die einzelnen Phasen der Schlucksequenz nicht ausreichend vorbereitet oder gestört ab, kann die Koordination des gesamten Ablaufs empfindlich gestört werden.

🍏 **PRÄVENTION & GESUND-HEITSFÖRDERUNG** Bekommt ein älterer Patient das Essen zu schnell angereicht, sodass er es nicht ausreichend sehen und riechen kann, dann kann die zum Schlucken wichtige Speichelproduktion unter Umständen nicht in Gang kommen. Die präorale Phase verläuft nicht adäquat, die folgende orale Phase wird u. U. nicht entsprechend vorbereitet und in der pharyngealen Phase kommt es dann zum Verschlucken und evtl. zur Aspiration.

Ausgehend von der normalen Schlucksequenz wird der Patient mithilfe des Phasenmodells (s. *Abb. 13.14*) beobachtet. Störungen können in allen 4 Phasen auftreten:

- Saugschwäche im Neugeborenenalter mit verhindertem Aufnehmen und Schlucken (orale Phase ist betroffen)
- fazio-orale Störungen im Schlucktrakt, z. B. Störungen des Mund-Kieferschlusses, Lähmungen des Gesichts, der Zunge, des Gaumensegels, des Kehldeckels und des Kehlkopfes (einzelne, mehrere oder alle Phasen der Schlucksequenz können betroffen sein)
- Wahrnehmungs- und Sensibilitätsstörungen (einzelne, aber auch alle Phasen können betroffen sein)
- Tonus-, Haltungs-, Bewegungs- und Koordinationsstörungen (einzelne, aber auch alle Phasen können betroffen sein)
- Passagebehinderung in der Speiseröhre, z. B. Stenosen (ösophageale Phase ist betroffen)
- gastroenterale Störung (ösophageale Phase ist betroffen)

Ursachen

Ursachen für das Auftreten einer Störung der Schlucksequenz sind vielfältig, z. B.:

- angeborene oder erworbene Hirnschädigungen
- Traumata und Eingriffe an Halswirbelsäule und Rückenmark
- Missbildungen (auch Divertikel), Tumore
- Verletzungen, Verätzungen
- Erkrankungen im Schlucktrakt
- dermatologische Erkrankungen (z. B. Sklerodermie)
- internistisch-systemische Erkrankungen (z. B. AIDS, S. 1059)

Die Hauptursache für Störungen der Nahrungsaufnahme sind neurogene Erkrankungen. Fast die Hälfte aller Schlaganfallpatienten weisen in den ersten Wochen entsprechende Symptome auf. Nach schweren erworbenen Hirnschäden, Apoplex oder Schädel-Hirn-Traumen ist zu Beginn oft der gesamte Vorgang der Nahrungsaufnahme zusammengebrochen und muss manchmal über Monate wieder gelernt werden.

Presbyphagie. Durch fortschreitende Alterprozesse kann es zur Presbyphagie oder Altersschluckstörung kommen. In Verbindung mit einem Schlaganfall verstärken sich die Symptome. Bis zu 40 % der Patienten in Altenpflegeheimen sind von Störungen der Nahrungsaufnahme betroffen. Neben schlecht sitzenden oder fehlenden Zahnprothesen und einem Rückgang der Speichelproduktion, kann auch die Rachenperistaltik beeinträchtigt sein. So kann man beobachten, dass Essensreste, die im Rachen hängen bleiben, mit viel Flüssigkeit „runtergespült" werden müssen. Die Peristaltik in der Speiseröhre kann herabgesetzt sein, sodass der Bolus länger braucht, um transportiert zu werden.

Symptome

Das Hauptsymptom ist das „Verschlucken". Weitere Symptome sind:

- fehlende Schutzmechanismen (s. u.)
- Speichelfluss
- Essensreste im Mund
- angestrengtes Schlucken
- frühkindliche Reflexmuster
- feucht klingende Stimme

Schutzmechanismen. Schutzmechanismen sind

- **Husten,** unsere wichtigste Schutzreaktion, um in die Atemwege aspirierte Nahrung oder Flüssigkeit wieder hoch zu transportieren,
- **Niesen,** wenn Nahrung (z. B. durch eine Gaumensegellähmung) in den Nasen-Rachen-Raum eindringt und
- **Würgen/Erbrechen,** wenn unvorbereitet Nahrung in den Rachen eindringt oder stecken bleibt.

Speichelfluss. Die Ursache ist weniger der fehlende Mundschluss. Oft wird der Speichel zu wenig gespürt und daher auch nicht geschluckt oder aber die Zunge ist nicht in der Lage, Speichel und Nahrung in den Rachen zu transportieren.

Essensreste. Essensreste in einer Wangentasche sprechen für eine insuffiziente Zungen- und/oder Wangenbeweglichkeit auf der betreffenden Seite. Essensreste am Gaumen finden sich bei schweren krankhaften Veränderungen und gelangen dorthin, wenn Kiefer und Zunge nicht unabhängig voneinander bewegt werden können. Die Nahrung wird durch die vertikale Bewegung (auf-zu) an den Gaumen gedrückt.

Angestrengtes Schlucken. Wiederholtes, angestrengtes Schlucken und Pressen ist zu beobachten, wenn feste Nahrungsreste durch mangelnde Peristaltik im Rachen hängen bleiben oder der obere Ösophagussphinkter eine Öffnungsstörung aufweist. Oft wird mit viel Flüssigkeit nachgespült.

Frühkindliche Reflexmuster. Als pathologische orale Muster können frühkindliche Reflexmuster wieder auftreten, die die Nahrungsaufnahme massiv erschweren: Suchbewegungen (rooting), Saug-/Schmatzbewegungen und bei sehr schweren Hirnschädigungen die gefürchtete Beißreaktion sowie der Zungen„stoß" (stereotype Zungenvorwärtsbewegung, die die Nahrung immer wieder zum Mund heraustransportiert).

Feucht klingende Stimme. Ein feucht klingender „gurgelnder" Stimmklang ist ein sicheres Zeichen für die Penetration von Speichel in den Kehlkopf bis an die Stimmbänder, evtl. aber auch für Aspiration in die unteren Atemwege.

Fieber, Bronchitiden, Aspirationspneumonien. Bei schweren Hirnstammschädigungen finden sich häufig Aspirationen, d. h. Nahrung, Flüssigkeit oder Speichel dringen in die unteren Atemwege ein. Diese können auch „still", also ohne äußere Symptome vorkommen. Fieber, rezidivierende (wiederkehrende) Bronchitiden und Aspirationspneumonien sind dringende Verdachtszeichen für stilles Aspirieren, bei der der lebenswichtige Hustenschutzreflex ausgefallen sein kann. Wie die einzelnen Phasen der Schlucksequenz, können auch Schutzmechanismen gestört sein!

➡ **MERKE** 6 – 20 % der Patienten sterben im ersten Jahr nach erlittener Hirnschädigung an Aspirationspneumonien. Klinische Zeichen für Aspirieren sind u. a. feuchte Stimme, schwacher oder fehlender Hustenstoß, verminderte Kehlkopfhebung und Fieber. Oft reicht die klinische Untersuchung allein nicht aus, Aspiration zu erkennen und ihre Ursachen zu klären. ⎯⎯⎯

Interdisziplinäre Diagnostik
Pflegende beobachten die akuten Probleme bei der Nahrungsaufnahme, um frühzeitig ein interdisziplinäres Vorgehen einzuleiten. Dies ist notwendig, um Aspirationspneumonien zu vermeiden und die Schlucksequenz wieder zu erlernen und ihre Frequenz zu steigern.

Zur Abklärung einer Schluckstörung sind klinische Untersuchungen durch Logopäden und/oder ärztliche Konsultationen der Fachdisziplinen Neurologie, HNO/Phoniatrie, Radiologie, Innere Medizin und gelegentlich auch der Zahnmedizin notwendig. Im Rahmen der Diagnostik und als Verlaufskontrollen haben sich dynamische bildgebende Verfahren, z. B. die Röntgen- oder endoskopischen Schluckuntersuchungen bewährt.

Therapie
Am wichtigsten sind die konservativen, funktionellen Therapieansätze. Sie werden von der Logopädie, in Reha-Kliniken, aber auch von der Ergotherapie oder Physiotherapie durchgeführt. Medikamentöse Therapien spielen eine untergeordnete Rolle. Tracheotomie (S. 1237) muss u. U. wegen Aspirationsgefahr durchgeführt werden, perkutane endoskopische Gastrostomie (PEG, S. 337), um die Ernährung des Patienten zu gewährleisten. Chirurgische Therapieansätze können die Schluckprobleme i. d. R. nicht beseitigen.

Pflegemaßnahmen bei Störung der oralen Phase
Thomas Werschmöller
Kostformen variieren/pürierte oder passierte Kost. Bei Verletzungen, Erkrankungen oder Operationen im Mund-, Hals-, Rachen- oder Speiseröhrenbereich können Speisen nicht ausreichend zerkleinert werden. Zudem können Schmerzen beim Schlucken und Blutungen der Schleimhaut durch feste Nahrungsbestandteile auftreten. In diesen Fällen wird passierte, pürierte oder flüssige Kost angeboten. Sie hat aber auch Nachteile:
- Der Patient kann nicht anhand der Konsistenz erkennen, was er gerade isst.
- Die Kaumuskeln arbeiten nicht.
- Die Vermischung der Speise mit Enzymen des Mundspeichels bleibt aus.
- Passiertes Essen kann Ekel auslösen.

PRAXISTIPP Bieten Sie Nahrungsmittel an, die normalerweise schon weich oder breiig sind. Alternativ zum passierten Essen aus der Küche kann das normale Essen klein geschnitten bzw. mit einer Gabel oder einem Pürierstab zerkleinert werden. Dabei ist der Patient einzubeziehen. Temperatur (z. B. heiße Getränke oder Eis) und Konsistenz (z. B. Suppe, Pudding oder Cremespeise) können je nach Fähigkeiten variiert werden. ⎯⎯⎯

Flüssige Kost. Richtlinien zur Gabe flüssiger Kost sind:
- Information über den Grund der Verabreichung geben,
- kalorien- und eiweißreiche Getränke anbieten, z. B. Milchmix-Getränke,
- verschiedene Geschmacksrichtungen und Produkte anbieten,
- Zusatznahrung zum Nachmittagskaffee oder als Spätmahlzeit geben, nicht vor der normalen Mahlzeit (Sättigungseffekt!).

Kompensationstechniken. Nach Operationen im Schlucktrakt (Zungen-, Rachen- und Kehlkopfbereich) werden kompensatorische Maßnahmen für die Nahrungsaufnahme durch die Logopädie erarbeitet. Pflegende können diese speziellen Maßnahmen nach Anleitung bei den Mahlzeiten übernehmen.

Pflegemaßnahmen bei neurogenen Störungen
Ricki Nusser-Müller-Busch
Bei neurogenen Schluckstörungen reichen die normalen Pflegemaßnahmen nicht aus. Die Schlucksequenz muss speziell angebahnt und trainiert werden. Die Facio-Orale-Trakt-Therapie (F.O.T.T.) ist dafür geeignet.

Schluckanbahnung und Schlucktraining
Das Kau-, Trink- und Schlucktraining wird durch einen „Schluck"-Therapeuten bzw. ein kompetentes Teammitglied durchgeführt. Das kann ein Mitarbeiter aus dem Bereich Logopädie, Ergotherapie, Krankengymnastik oder Pflege sein.

PRAXISTIPP Eine wichtige Übung zur Selbsterfahrung ist es, sich ohne unterstützende Maßnahmen in verschiedenen Positionen (Sitzen, Liegen) Essen und Getränke anreichen zu lassen. ⎯⎯⎯

Voraussetzungen für orale Nahrungsgaben. Für den Beginn und die Durchführung der oralen Nahrungsgabe gelten folgende Voraussetzungen:
- Der Patient kann seinen Speichel schlucken.

- Er kann ausreichende orale und pharyngeale Bewegungen ausführen (z. B. Mund schließen, Zungentransportbewegungen und Kehlkopfbewegungen).
- Der Hustenreflex ist vorhanden und ausreichend kräftig.
- Der Patient ist wach, sitzt aufrecht und hat ein gewisses Situationsverständnis für das Essen und Trinken.

MERKE Die Gefahr der Aspiration muss allen Teammitgliedern bewusst sein. Bei Auftreten von Fieber oder erhöhter Temperatur wird jegliche Nahrungsgabe bis zur Klärung der Ursache eingestellt! ⎯⎯⎯

Therapie des Facio-Oralen Trakts
Die Therapie des Facio-Oralen Trakts (F.O.T.T.) nach Coombes (1996) basiert auf dem Bobath-Konzept und hat sich bei neurogenen Störungen der Atmung, Stimmgebung, des Sprechens und der Nahrungsaufnahme bewährt. Sie wird zunehmend in Pflegekonzepte integriert. Ärzte, Pflegende, Physiotherapeuten, Ergotherapeuten, Logopäden u. a. arbeiten zusammen. Ziel ist es, die Störungen in Tonus, Haltung, Bewegung und Funktionen des Facio-oralen Trakts zu beeinflussen und alltagsrelevante Funktionen wieder zu erlernen. Bei der F.O.T.T. werden Sinnesreize vermittelt, die an frühere Erfahrungen anschließen sollen: wieder am Tisch sitzen, therapeutisches Zähneputzen (Mundhygiene), fazioorale Stimulation, therapeutisches Essen (im Kausäckchen) und Essen reichen. Die F.O.T.T. umfasst vier Bereiche:
- Ernährung
- Mundhygiene
- nonverbale Kommunikation
- Atmung - Stimmgebung - Sprechen

Pflegende nehmen innerhalb des Teams eine wichtige Rolle ein, da sie 24 Std. am Tag mit dem Patienten arbeiten. Angehörige werden in die Prinzipien des Handlings (Transfer zum Tisch, Lagerung, Anfassen, Mund abwischen, Essen reichen und Zähneputzen) eingeführt und können so zuhause ihr Familienmitglied nicht nur versorgen, sondern auch therapeutisch sinnvolle Erfahrungen vermitteln.

Fazio-orale Stimulation
Zur Vorbereitung auf die Nahrungsaufnahme wird die Mundstimulation durchgeführt. Ziel ist es, die Mundhöhle „wach" zu machen, vorzubereiten auf das, was folgt. Auch bei Patienten im Koma, Wachkoma oder mit Durchgangssyndrom kann diese Stimulation Bewe-

gungen anbahnen. Im Laufe der Zeit erlebt der Patient die Stimulation als „orale Routine", die auch statt bzw. vor dem Zähneputzen durchgeführt werden kann.

Durchführung

Wenn der Patient langsame, feste Berührungen mit gutem Druck im Gesicht toleriert (kein Streichen über die Haut, sondern Bewegen des Muskelbauchs) wird das obere Zahnfleisch mit dem Finger dreimal nach hinten und nach vorne massiert und die Wange von innen ausgestrichen. Das geschieht mit übergestreiftem Fingerling unter Kieferstabilisierung/-kontrolle zunächst auf der betroffenen Seite oder der Patientenfinger wird geführt.

Danach wird der Finger kontrolliert aus dem Mund genommen und dem Patienten Zeit gegeben, auf den Stimulus zu reagieren. Oft können Zungenbewegungen oder sogar Schlucken als motorische Reaktion beobachtet werden. Genauso wird dann das untere Zahnfleisch der betroffenen Seite stimuliert und anschließend die andere Seite, ebenfalls oben und unten. Entscheidend ist, dass fazio-orale Reaktionen (Zungen- oder Schluckbewegungen) des Patienten zugelassen und nicht durch zu schnelles Weiterarbeiten verhindert werden.

Grundsätze der Nahrungsaufnahme

Vor jedem Anreichen sind folgende Maßnahmen zu ergreifen:

- physiologische Haltung, Tonus herstellen,
- Nacken mobilisieren und
- Kieferstabilisierung/-kontrolle ausüben.

Für die Nahrungsaufnahme gelten folgende Grundsätze:

- Das Essen soll so nah stehen, dass der Patient es sehen, riechen und den Teller ggf. festhalten kann.
- Der Patient soll den Löffel selber halten und/oder führen, ggf. wird er dabei unterstützt (selbstständiges Essen fördert Speichelproduktion und Schluckstimulation). Erst als letzte Möglichkeit wird die Nahrung angereicht.
- Die Fähigkeiten des Patienten geben immer das Tempo vor. Flüssigkeiten, die schneller fließen, werden am Anfang teelöffelweise angereicht, später evtl. schluckweise aus der Tasse.
- Ein Schluckprotokoll sollte zur Verlaufskontrolle geführt werden. Es sollte Angaben enthalten über Körpertemperatur, Menge und Art der Nahrung, Anzahl des Verschluckens und

welche Konsistenz (flüssig, breiig, fest) dazu geführt hat (s. **Abb. 13.9**).

Haltung/Tonus. Der Patient sollte, soweit es sein Zustand zulässt, während der gesamten Nahrungsaufnahme sicher und entspannt aufrecht sitzen. Sitzt er im Rollstuhl, müssen die Füße Kontakt zum Boden haben. Der normale Muskeltonus wird durch Lagerung mit viel sensorischer Information und Kontakt mit der Umwelt gefördert.

Nackenmobilisation. Die optimale Beweglichkeit von Zungenbein und Kehlkopf ist u. a. von freier Kopf- und Nackenbeweglichkeit abhängig. Vor dem Essen kann der Muskeltonus im Halsbereich normalisiert werden, indem der Patient seinen Kopf langsam nach rechts und links dreht, nach unten oder zu den Seiten neigt.

Kieferkontrolle. Verschiedene, den Unterkiefer und Kopf stabilisierende Griffe können erforderlich sein. Bei Anwendung des Kieferkontrollgriffs von vorne liegt der Mittelfinger abgewinkelt unter dem Kinn zur Stabilisierung des Unterkiefers. Der Daumen liegt am Kinn und der Zeigefinger seitlich am Kiefer.

Diätetik bei neurogenen Störungen

Diätetische Maßnahmen sind Teil der Therapie bei Schluckstörungen. Generell gilt: Konsistenz, Geschmacks- und Geruchsstimulanzien, der Einsatz thermischer Reize und die Größe des Bolusvolumens beeinflussen Speichelsekretion und Schluckauslösung.

Dickflüssige, dünnpürierte Konsistenzen (**Abb. 13.16 a u. b**). Sie eignen sich initial oft, wenn eine Störung in der oralen Vorbereitungsphase vorliegt (z. B. gestörte Zungentransportbewegungen). Sie fließen langsam, sind homogen und hilfreich, wenn die Schluckauslösung verlangsamt oder die pharyngeale Peristaltik herabgesetzt ist. Sie bieten allerdings wenig prägnante Reize im Mund. Dickflüssige Getränke sollten schluckweise im Becher oder teelöffelweise angeboten werden.

Feste Konsistenz. Eine feste homogene Konsistenz (**Abb. 13.16 c u. d**) gibt bessere taktile Informationen im Mund. Zur Stimulation selektiver Zungen- und Kau-

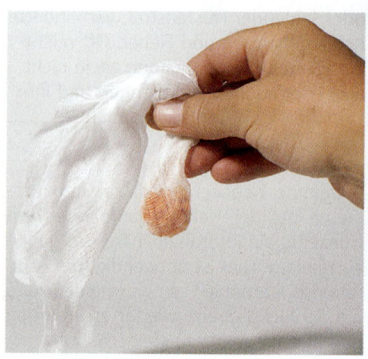

bewegungen werden zu Beginn oft Kausäckchen verwendet (**Abb. 13.17**).

Flüssigkeiten. Flüssigkeiten provozieren aufgrund ihrer schnellen Fließgeschwindigkeit am häufigsten das Verschlucken. Hier sind Andickungsmittel hilfreich. Aromatische Getränke, z. B. Kaffee, regen unseren Geruchssinn an. Oft reicht es schon, an etwas Saures, z. B. eine Zitrone, zu denken und wir produzieren Speichel und müssen schlucken.

✋ **PRAXISTIPP** Diätetische Maßnahmen sind individuell auf den Patienten abzustimmen. Teamarbeit von Therapeuten, Pflegenden und der Diätküche ist eine wichtige Voraussetzung dafür. ———

Modell der Konsistenzstufen

Ein erfolgreicher oraler Kostaufbau steht und fällt mit der Wahl der richtigen Anfangskonsistenz der Nahrung. Sie muss auf die individuelle Schluckfähigkeit des Patienten abgestimmt sein. Zur Diagnostik oder Therapie wird zunächst die am leichtesten zu schluckende Eingangskonsistenz ausgetestet. Diese Konsistenzstufe wird so lange trainiert, bis sie ohne Schwierigkeiten bewältigt werden kann. Erst danach wird sie für die Mahlzeiten „freigegeben" und kann dann als erste Konsistenz auf dem Speiseplan erscheinen. In der Therapie wird dann zur nächsten Konsistenzstufe übergegangen. So entsteht für jeden Patienten ein individueller erster Speiseplan.

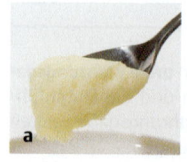 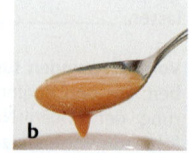 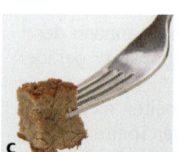 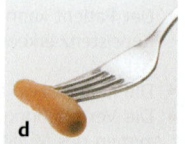

Abb. 13.16 Nahrungskonsistenzen. a Zäh tropfendes, dickflüssiges Essen, **b** fließendes, dünnpüriertes Essen, **c** feste Konsistenz von einem Stück Fleisch und **d** von einem weichen Stück Karotte.

Hauptziel zu Beginn ist nicht die vollkalorische orale Ernährung, sondern die Schlucksequenz durch wiederholtes Üben zu automatisieren.

Ablauf der Nahrungsaufnahme

Unter Beachtung der Grundsätze für die Nahrungsaufnahme wird ein kleiner Bolus mit einem flachen Löffel langsam und mittig, von vorne unten kommend und mit festem (= therapeutischem) Druck auf die Zungenmitte platziert. Der Löffel wird langsam wieder aus dem Mund genommen. Durch taktile Schluckhilfen am Mundboden bei gleichzeitiger Kopfbeugung nach vorne kann die Transportbewegung der Zunge nach hinten und manchmal auch die Schluckauslösung initiiert oder unterstützt werden.

Wichtig ist regelmäßiges Nachschlucken zum Reinigen des Rachens (fehlt oft bei neurogenen Störungen). Auch die Stimme muss nach den einzelnen Schlucken überprüft werden (s. Symptom: feucht klingende, gurgelige Stimme, S. 332). Speisereste, wenn vorhanden, werden langsam mit festem Druck in Richtung Mundschluss abgetupft.

Sicherheitsregeln

Auf die Einhaltung der folgenden Sicherheitsregeln ist unbedingt zu achten:

- Nur erfahrene Personen sollen Essen reichen.
- Das Nachschlucken muss abgewartet werden, ggf. muss dabei taktile Unterstützung durch Druck gegen den Mundboden gegeben oder dazu aufgefordert werden.
- Während der Schlucksequenz werden keine Gespräche mit dem Patienten geführt, aber davor und anfangs nach jeder Schlucksequenz die Stimmqualität und die Atmung überprüft. Später kann die Stimme nach jeweils einigen Schlucken geprüft werden.
- Vor und nach der Mahlzeit wird eine Mundhygiene durchgeführt sowie vorhandene Prothesen (S. 300) gesäubert.
- Nach der Mahlzeit soll der Patient ca. 20 Min. aufrecht sitzen oder nach vorne auf feste (Schaumstoff-) Packs gelagert werden, falls Reste aus der Mundhöhle oder aus Rachenfalten (auch aus Divertikeln) fließen. Dies ist auch wichtig, um das Risiko von ösophagealen Abflussstörungen (Stenosen) zu mindern.

MERKE Die kleinen Schritte des Schlucktrainings und ein behutsamer, langsamer Kostaufbau unter diätetischen Prinzipien entscheiden über Erfolg und Nicht-Erfolg. Auch die Kombination von oraler Ernährung und Sondenernährung kann ein anstrebenswertes Ziel sein, das die Lebensqualität des Patienten verbessert.

Hilfe bei Verschlucken (Aspiration)

MERKE Bevor ein Patient Essen erhält, muss sichergestellt sein, dass effektives Hochhusten als Schutz für die unteren Atemwege funktioniert. Auf eine mögliche Aspiration muss unverzüglich reagiert werden können. Der Patient darf auf keinen Fall fixiert sein (lebensbedrohlich bei Verschlucken).

Kommt es zum Verschlucken, ist es wichtig, ruhig und bestimmt zu bleiben, um Panikreaktionen zu vermeiden. Der Patient wird zum Abhusten aufgefordert und dabei unterstützt, Kopf und Rumpf geneigt zu halten. Wenn sich ein Patient verschluckt, sollten Sie ihm nicht auf den Rücken klopfen, da der Bolus dadurch tiefer rutschen kann.

Ziel ist ein kräftiger Hustenstoß, damit die Nahrung wieder nach oben transportiert wird. Das kann ggf. erreicht werden, indem der Hustenstoß durch Zusammendrücken der Flanken unterstützt wird. Bei hartnäckigem Verschlucken wird der Oberkörper des Patienten weit nach vorne, unten gebeugt. Im Notfall muss abgesaugt werden. Achtung: Abgesaugt werden kann nur Aspirat, das durch den Absaugkatheter passt!

Heimlich-Griff. Er wird nur angewendet, wenn eine lebensbedrohliche Verlegung der oberen Atemwege durch feste Fremdkörper vorliegt! Die Pflegeperson umfasst den Patienten von hinten mit beiden Armen und drückt unterhalb des Brustkorbs kurz und fest zu. Die Ausatemluft wird dadurch sehr fest ausgestoßen und mit ihm der Festkörper. Diese Maßnahme darf wegen der erhöhten Gefahr der Verletzung des Ungeborenen und innerer Organe nicht bei Schwangeren und bei alten Menschen angewendet werden.

13.3.6 Ernährung des Patienten über transnasale Sonden oder PEG
Thomas Werschmöller

Legen einer transnasalen Sonde

DEFINITION Die **transnasale Sonde** wird durch ein Nasenloch über die Speiseröhre in den Magen gelegt. Man unterscheidet zwischen Ernährungs- und Ablaufsonden. Magensonden können auch oral gelegt werden. Dies ist in der Anlage schwieriger und für den Patienten insgesamt unangenehmer.

Indikationen

- diagnostisch: Magensaft gewinnen (Ablaufsonde)
- therapeutisch:
  - Magensaft ableiten (Ablaufsonde, z. B. bei einer Pankreatitis)
  - Sondenkost bzw. Medikamente verabreichen (Ernährungssonde, z. B. bei Bewusstlosigkeit)

Kontraindikationen

- Tumoren, Krampfadern oder Verätzungen im Ösophagus
- Tumoren oder große Verletzungen im Rachen
- Gesichtsschädelverletzungen oder -frakturen
- Gerinnungsstörungen (relative Kontraindikation)

Bei bekannten Anomalien im Nasen-Rachen-Bereich sollte die Sonde unter Sicht gelegt werden. Beim intubierten Patienten ist dies auch empfehlenswert, insbesondere, wenn beim Legen der Sonde ein Widerstand spürbar ist.

Grundlagen

Die transnasale Sonde wird vom Arzt angeordnet. Dieser klärt den Patienten auf und kann die Durchführung delegieren (S. 120). Der Patient bzw. sein gesetzlicher Vertreter muss in die Maßnahme einwilligen (S. 123). Das Legen einer Sonde kann unter radiologischer oder endoskopischer Kontrolle erfolgen, z. B. bei einer Platzierung im Dünndarm. Die Sonde kann alternativ auch durch den Mund (sehr selten) gelegt werden (z. B. großlumige Sonden bei Magenspülungen infolge von Vergiftungen oder bei Gesichtsschädelverletzungen).

Lage. Transnasale Ernährungssonden können gastral (im Magen), duodenal (im Zwölffingerdarm) oder jejunal (im Leerdarm) platziert werden. Duodenal liegende Ernährungssonden werden allerdings wegen der hohen Dislokationsquote (Lageveränderung) und des duodenogastralen Refluxes nicht empfohlen. Es gibt auch doppelläufige Sonden, wobei ein Teil im Magen und der andere im Zwölffingerdarm endet.

Sondenlänge. Für die gastrale Lage reicht i. d. R. eine Länge von 75 cm aus, duodenale Sonden sind etwa 120 – 150 cm lang und jejunal liegende Ernährungssonden müssen etwa 250 cm lang sein.

Sondendurchmesser. Sonden, die zur Ableitung von Magensaft eingesetzt werden, haben einen größeren Durchmesser (16 – 20 Charrière [1 Ch = 1/3 mm]) als Ernährungssonden (8 – 15 Ch). Kinder brauchen kleinere Sonden als Erwachsene. Je dünner die Sonde ist, umso geringer ist das Fremdkörpergefühl.

Sondenmaterial.
- Ablaufsonden:
  - **PVC-Sonden** (PVC = Polyvinylchlorid) haben eine hohe Grundhärte und enthalten magensaftlösliche Weichmacher. Ab einer Liegedauer von 7 Tagen werden sie hart und können zu Nekrosen, Ulzerationen und Blutungen führen. Sie werden daher nur bei kurzfristigen Ableitungen benutzt.
- Ernährungssonden:
  - **Silikonkautschuk-Sonden** sind frei von Weichmachern, trotzdem weich und angenehm zu tragen. Sie werden mit Mandrin gelegt und können mehrere Monate liegen bleiben (**Abb. 13.18**). Sie haben ein kleineres Lumen als Polyurethan-Sonden.
  - **PU-Sonden** (PU = Polyurethan) sind frei von Weichmachern und etwas härter als Silikonkautschuk-Sonden.

Vorbereitung
Folgendes Material wird benötigt:
- Sonde (ggf. mit Gleitmittel)
- lokalanästhesierendes Gel, Wattestäbchen
- wasserfester Stift, Becher mit lauwarmem Tee oder Wasser
- Mundspatel, Taschenlampe, lokalanästhesierendes Spray
- saubere Ablagefläche, Bettschutz, Nierenschale, Zellstoff
- Abwurfbehälter, unsterile Einmalhandschuhe
- 20 ml Spritze, ggf. mit Adapter (oder eine Blasenspritze)
- Stethoskop, Indikatorpapier
- alkoholgetränkte Tupfer, hautschonendes Pflaster
- Verschlusskonus für die Sonde oder ein Ableitungssystem mit Aufhängung
- bei sedierten bzw. intubierten Patienten: evtl. Laryngoskop, Magillzange, Absauggerät

Bei der weiteren Vorbereitung sollte auf folgende Aspekte geachtet werden:

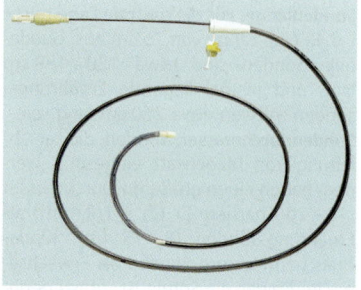

Abb. 13.18 Ernährungssonde mit Mandrin.

- Die Intimsphäre muss gewahrt werden.
- Die letzte Nahrungsaufnahme muss 2 – 6 Std. zurückliegen.
- Der Pflegende muss eine hygienische Händedesinfektion vornehmen.
- Der Patient wird über den Ablauf und seine Mithilfemöglichkeiten informiert.
- Bei wachen Patienten sollte ein Zeichen verabredet werden (z. B. Heben der rechten Hand), mit dem er eine Pause signalisieren kann.

Durchführung
Die Sonde wird wie folgt gelegt:
- Sondenlänge ermitteln und auf der Sonde markieren (**Abb. 13.19**).
- Patient sitzend (z. B. 45°), Bewusstlose seitlich oder halbsitzend lagern (Aspirationsprophylaxe),
- Bettschutz, Nierenschale und Zellstoff vorlegen, Zahnprothesen entfernen, Mund und Nase reinigen, Nasenrücken mit Alkohol entfetten (wegen abschließender Fixierung), Einmalhandschuhe anziehen.
- Nasenloch wählen (meist das Größere).
- Lokalanästhetikum mittels Watteträger im Nasenraum und auf dem vorderen Drittel der Sonde verteilen, Lokalanästhetikum auf den Rachen sprühen (Achtung: Schluckvorgang wird beeinträchtigt).
- Kopf leicht nach hinten beugen (Übergang zwischen Nase und Rachenraum wird leichter überwunden), Sonde in das Nasenloch einführen.
- Sonde vorsichtig ca. 10 cm (Markierung an der Sonde) weiterschieben, sobald sie im Rachen liegt, Kopf leicht nach vorne beugen, um das Abgleiten der Sonde in die Luftröhre zu verhindern (**Abb. 13.20**).
- Evtl. kann dem Patienten lauwarmer Tee oder Wasser zum Trinken gegeben werden. Bei jedem Schluck kann die Sonde dann leichter und sicherer vorgeschoben werden.
- Zügig vorgehen, da die Sonde einen starken Würgereiz auslöst, wenn sie den Rachen passiert.
- Sonde bis zur Markierung einführen, kontrollieren, ob sie sich im Mund aufgerollt hat.

🖐 **PRAXISTIPP** Schauen Sie, so oft sich die Gelegenheit bietet, zu, wie eine erfahrene Pflegeperson eine Sonde legt. Es ist wichtig, das Gleichgewicht zwischen vorsichtigem und bestimmtem Vorgehen zu finden. ───────

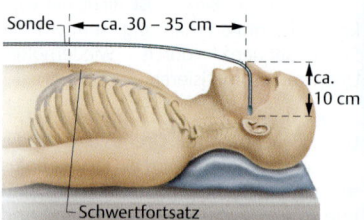

Abb. 13.19 Abmessen der Sondenlänge. Ungefähre Abstände zwischen Ohrläppchen, Nasenspitze und Schwertfortsatz.

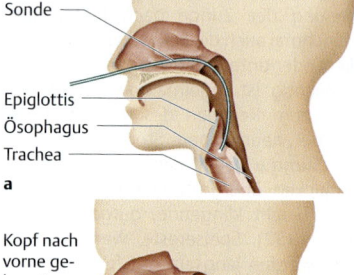

Abb. 13.20 Einführen der transnasalen Sonde. **a** Die Sonde rutscht in die Trachea. **b** Der Patient beugt den Kopf, um ein Abrutschen in die Trachea zu verhindern.

Lagekontrolle. Die korrekte Lage wird kontrolliert, indem mittels 50 – 100 ml Spritze Magensaft aspiriert und mit Indikatorpapier ein Säurenachweis durchgeführt wird. Eine weitere Möglichkeit ist die zügige Insufflation (Einspritzen) von 20 ml Luft bei gleichzeitigem Auskultieren mit dem Stethoskop über dem Epigastrium (Magengrube). Bei korrekter Lage ist ein „blubberndes" Geräusch zu hören. Ist kein Geräusch zu hören, kann die Sonde sich im Mund aufgerollt haben, in einer Schleimhautfalte sitzen, in der Speiseröhre umgeschlagen sein oder in der Luftröhre liegen. In jedem Fall muss die Sonde zurückgezogen und ein neuer Versuch gestartet werden. Aus juristischen Gründen empfiehlt es sich, die Sondenlage durch eine Röntgenaufnahme zu kontrollieren. Dies ist in der Praxis jedoch die Ausnahme.

Fixierung. Die Sonde wird an Nase und Wange mit einem Pflasterstreifen fixiert (**Abb. 13.21**).

Mandrinentfernung. Ein evtl. vorhandener Mandrin wird entfernt. Hat sich die Sonde im Magen aufgerollt, ist dies

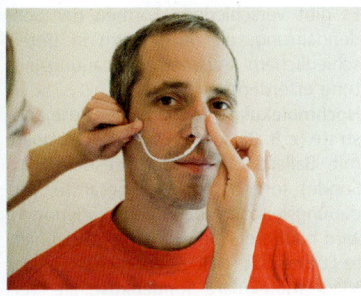

Abb. 13.21 Fixierung der Sonde an Nase und Wange mittels Pflaster. Fettige Haut zur besseren Haftung vorher mit Alkohol abtupfen.

schwierig. Die Sonde muss dann etwas zurückgezogen und die Lage nochmals kontrolliert werden, bevor erneut versucht werden kann, den Mandrin zu entfernen.

Sonde an- oder verschließen. Je nach Indikation wird die Sonde mit einem Stöpsel verschlossen, Sondenkost verabreicht oder ein ableitendes System angebracht.

Komplikationen

Bei starkem Husten, Würgen (evtl. bis zum Erbrechen) oder bei Zyanose muss die Sonde zurückgezogen werden. Der Vorgang wird unterbrochen und erst wieder begonnen, wenn die Symptome abgeklungen sind und der Patient sich entspannt. Eine Fehllage der Sonde in der Luftröhre kann durch atemsynchrone Luftgeräusche an der Magensonde sofort bemerkt werden. Auch in diesem Fall muss die Sonde gezogen werden.

Treten Schleimhautläsionen und Blutungen auf, muss die Sonde ggf. gezogen und der Vorgang abgebrochen werden. Während des Legens der Sonde kann es durch die Reizung des N. vagus zu einer Bradykardie oder sogar zum Herzstillstand kommen (sehr selten). Zur Sicherheit kann man sich eine Ampulle Atropin bereitlegen. Eine weitere Komplikation ist die Perforation des Ösophagus (evtl. begünstigt durch zu harte Sonden).

Nachbereitung

- Nase reinigen, Mund spülen und ggf. Zahnprothese einsetzen
- Patient lagern (bei folgender Sondenkostgabe möglichst sitzend)
- über den Umgang mit der liegenden Sonde informieren
- Material aufräumen
- Mitpatienten informieren, dass sie wieder ins Zimmer dürfen
- Länge, Durchmesser und Art der Sonde, evtl. weitere Pflegemaßnah-

men, die ergriffen wurden, dokumentieren

Pflege bei liegender transnasaler Sonde

Folgende Komplikationen oder Veränderungen können auftreten:
- Austrocknung der Schleimhäute (durch fehlende orale Nahrungsaufnahme, verminderte Speichelbildung und Mundatmung) mit nachfolgenden Infektionen
- Druckstellen (v. a. am Naseneingang)
- Pneumonie (Lungenentzündung)
- Dislokation (Lageveränderung) der Sonde
- Aspiration von Mageninhalt (insbesondere bei Sondenkostgabe)

Folgende Gegenmaßnahmen/Pflegetätigkeiten können Abhilfe schaffen:
- Mundpflege durchführen (S. 298)
- Nasenpflege: Nasenlöcher zur Erleichterung der Atmung und Pflege der Schleimhaut mehrmals tgl. säubern und rückfetten; Pflaster täglich wechseln (Pflasterstelle wechseln)
- Pneumonieprophylaxe vornehmen (S. 436; Sondenträger neigen zur Schonatmung)
- Sondenlage regelmäßig kontrollieren (Dislokationen frühzeitig erkennen)
- Menge, Aussehen, Geruch und Konsistenz des Magensekrets beobachten
- alle Pflegemaßnahmen und Beobachtungen dokumentieren

Entfernen einer transnasalen Magensonde

Vorbereitung
- Material bereitlegen (Einmalhandschuhe, Bettschutz, Tee/Wasser, Spritze, Waschbenzin, Abwurf)
- hygienische Händedesinfektion durchführen
- Patienten informieren

Durchführung
- Bettschutz (z. B. Zellstoff) vorlegen
- Einmalhandschuhe anziehen
- Sonde mit Tee/Wasser durchspülen (um zu verhindern, dass saures Magensekret in die Speiseröhre gelangt)
- Sonde abstöpseln
- Fixierung lösen
- Magensonde zügig entfernen
- Pflasterreste, wenn vorhanden, entfernen
- ausführliche Nasen- und Mundpflege vornehmen

Nachbereitung
Das Entfernen der transnasalen Sonde wird in der Patientenakte dokumentiert.

Verbandswechsel an einer PEG

> **DEFINITION** Bei einer **PEG** handelt es sich um eine perkutane endoskopische Gastrostomie, also um eine Ernährungssonde, die durch die Bauchdecke gelegt wird. _____

Grundlagen

Um zu kontrollieren, ob ein ausgranulierter Stomakanal entstanden ist und um eine Wundinfektion zu vermeiden, muss der Verband einer PEG regelmäßig gewechselt werden.

> **DEFINITION** Ein **Stoma** ist die operativ hergestellte Öffnung eines Hohlorgans nach außen. _____

Es gelten die allgemeinen Richtlinien der Wundversorgung (Kap. 23, S. 576). Nach Anlage der PEG muss der Verbandswechsel in den ersten 7 Tagen täglich stattfinden, danach sollte bei normalen Wundverhältnissen ein Intervall von 3 Tagen ausreichen.

> **PRÄVENTION & GESUNDHEITSFÖRDERUNG** Nach Anlage einer PEG ist die Wundinfektion die häufigste Komplikation. Ein korrekter und regelmäßig durchgeführter Verbandwechsel ist die entscheidende Prophylaxe. _____

Material.
- sterile Schlitzkompresse (5 × 5 cm)
- 4 sterile Kompressen (5 × 5 cm)
- Stretchpflaster, Pflasterstreifen
- Schere, Abwurfbehälter
- Haut- bzw. Wunddesinfektionsspray
- Händedesinfektionsmittel
- 3 Paar keimarme Einmalhandschuhe (für Abnahme des alten Verbandes, Desinfektion und den neuen Verband)

Bei längeren Verbandsintervallen (ab dem 7. Tag) können Folienverbände verwendet werden.

Vorbereitung
- Material bereitstellen
- Hygienische Händedesinfektion durchführen
- Patienten informieren

Durchführung
Der Verband wird entfernt, die Halteplatte gelöst und senkrecht aufgestellt.
Inspektion der Wunde. Schmerzen, Rötung oder Sekretion im Bereich der Wunde können bis ca. 2 bis 3 Tage nach Anlage der PEG-Sonde auftreten. Die Wunde muss auf Blutung (am ersten Tag Nachblutung möglich), Verhärtung

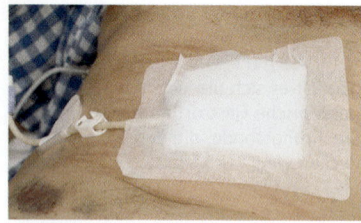

Abb. 13.22 Fertiger Verband einer PEG.

oder Schwellung inspiziert werden. Auch Einzelteile der PEG-Sonde werden untersucht. Gegebenenfalls muss ein Arzt informiert werden.

Desinfektion und Reinigung. Einstichstelle, Halteplatte und körpernaher Teil der Sonde werden von hartnäckigen Krusten oder Pflasterresten gereinigt, mit Hautdesinfektionsmittel desinfiziert und vollständig getrocknet. Dadurch wird die Entstehung einer feuchten Kammer verhindert, die eine Wundinfektion begünstigen würde.

✋ **PRAXISTIPP** Die Sonde bewegt sich in der Halteplatte, wenn sie durch Desinfektionsmittel noch feucht in die Halterung eingelegt wird! Deshalb trocknen lassen. ⎯⎯⎯⎯⎯⎯⎯⎯

Mobilisation der Sonde. Ab dem 2. Tag nach Anlage sollte die Sonde mobilisiert werden. Hierzu wird die Sonde leicht gedreht, ansonsten könnten die Sonde oder die innere Halteplatte einwachsen. Nach 8 – 10 Tagen reicht es aus, die Sonde im Stichkanal zu lockern.

Verband erneuern. Zunächst wird eine Schlitzkompresse zwischen Halteplatte und Bauchdecke um die Sonde gelegt. Die Sonde wird zurückgezogen, bis ein leichter Widerstand durch die innere Halteplatte spürbar ist. Die äußere Halteplatte wird bis auf die Schlitzkompresse zurückgeschoben und die Sonde in der Halteplatte befestigt. Anschließend wird die Halteplatte mit einer sterilen Kompresse abgedeckt und alles mit dem Stretchpflaster befestigt (**Abb. 13.22**). Die Sonde wird noch durch Pflasterstreifen fixiert, wodurch ein Abknicken vermieden werden soll. Der durchgeführte Verbandswechsel und die Wundverhältnisse werden in der Patientenakte dokumentiert. Bei Komplikationen muss ein Arzt informiert werden, ggf. ist eine sofortige Nahrungskarenz notwendig.

🍏 **PRÄVENTION & GESUND-HEITSFÖRDERUNG** Eine zu locker fixierte Sonde verhindert, dass der Stomakanal ausgranuliert (Gefahr der Wundinfektion). Zu festes Anziehen der Halteplatten führt zu Drucknekrosen. ⎯

Dosieren und Verabreichen von Sondenkost
Grundlagen

❗ **DEFINITION** **Künstliche Ernährung** ist die Zufuhr dünnbreiiger oder flüssiger Nahrung über eine Sonde in den Magen oder Dünndarm. ⎯⎯⎯⎯⎯

Indikationen
Die künstliche Ernährung ist indiziert, wenn
- der Patient nicht selber essen kann, darf oder will oder
- die orale bzw. parenterale Ernährung ergänzt werden soll.

🍏 **PRÄVENTION & GESUND-HEITSFÖRDERUNG** Wichtig ist zu erkennen, wann der Patient wieder in der Lage ist, oral Nahrung bzw. Flüssigkeit zu sich zu nehmen. ⎯⎯⎯⎯⎯

Sondenkost
Grundsätzliche Anforderungen an die Sondenkost-Produkte (Substrate) sind
- definierte, standardisierte, ausgewogene und dokumentierte Inhaltsstoffe,
- Keimfreiheit,
- gute Fließeigenschaften und
- gebrauchsfertige, einfache Handhabung.

Es gibt verschiedene Formen der Sondennahrung, die vom Darm in unterschiedlichem Ausmaß Verdauungsleistung erfordern.

Hochmolekulare Sondenkost. Diese Substrate (z. B. Biosorb plus Sonde, Osmolite mit Ballaststoffen oder Fresubin plus Sonde) fordern fast die gesamte Verdauungsleistung des Darms. Synonym wird häufig der Begriff nährstoffdefinierte Formeldiät (NDD) gebraucht.

Niedermolekulare Sondenkost. Sie werden auch als chemisch definierte Elementardiät (CDD) bezeichnet. Niedermolekulare Substrate (z. B. Survimed instant, Peptisorb oder Salvipeptid) werden in den oberen Darmabschnitten resorbiert. Sie werden bei jejunal liegenden Sonden verwendet und führen zu geringerer Stuhlmenge.

Home-made-Kost. Diese Kost besteht aus sondengängig gemachten Grundnahrungsmitteln und fordert fast die gesamte Verdauungsleistung. Sie ist nicht keimfrei und ihre Inhaltsstoffe sind schwer zu definieren. Sie wird verabreicht, wenn Unverträglichkeit gegen industrielle Sondenkost vorliegt oder der Patient es wünscht.

Die verschiedenen Applikationsarten für Sondenkost sind in **Tab. 13.10** zusammengefasst.

Vorbereitung
Zur Gabe von Sondenkost wird folgendes Material vorbereitet:
- Sondenkost in der Flasche oder im Beutel
- bei Bolusgabe per Hand: 100-ml-Spritze

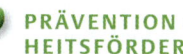

Tab. 13.10 *Vor- und Nachteile der Applikationsarten von Sondenkost.*

Applikationsart	Definition	Vorteile	Nachteile
intermittierende Bolusgabe mittels Spritze oder Pumpe (nur bei gastraler Sondenlage)	Gabe von Sondenkost in Einzelportionen (nicht über 150 ml hochmolekulare Kost)	→ physiologische Nahrungsgabe → Anwesenheit der Pflegeperson während der Verabreichung (bei Spritzengabe)	→ hoher Zeitaufwand, der möglicherweise zu einer schnellen Applikation führt (bei Spritzengabe)
kontinuierliche Sondenkostgabe mittels Schwerkraft	Gabe wird mittels Überleitungssystem über eine Rollenklemme gesteuert	→ seltene Manipulation am Überleitungssystem (im Vergleich zur intermittierenden Bolusgabe)	→ Nahrungszufuhr kann nur ungenau eingestellt werden → Geschwindigkeit verändert sich im Laufe der Gabe unwillkürlich
kontinuierliche Gabe mittels Ernährungspumpe	kontrollierte Gabe mittels Überleitungssystem und Pumpe	→ genaue und sichere Zufuhr → verringerter Zeitaufwand	→ Abwesenheit der Pflegeperson während der Gabe → Probleme werden evtl. zu spät erkannt

- bei Schwerkraftgabe: Überleitungssystem und Infusionsständer
- bei Pumpengabe: Ernährungspumpe,
spezielles Überleitungssystem, Infusionsständer
- zur Ermittlung des Mageninhalts:
100 ml Spritze, Abwurfgefäß
- zur Überprüfung der Sondenlage:
Stethoskop od. Indikatorpapier und
20 ml Spritze
- zur Erwärmung der gekühlter Sondenkost: Gefäß mit warmem Wasser

Anschließend werden folgende Maßnahmen ergriffen:
- Patienten informieren,
- Mundpflege durchführen (ggf. Ge-
schmacksanregung durch ein ge-
schnittenes Apfelstückchen in einer
Kompresse),
- Oberkörper 30° erhöht lagern (zur
Reflux- und Aspirationsprophylaxe),
- somnolente (benommene) Patienten
zur Aspirationsprophylaxe in Seitenlage bringen (insbesondere den Kopf),
- hygienische Händedesinfektion vornehmen.

Durchführung

Sondenkost ist ein sehr gutes Nährme-
dium für viele Keime, daher sind die
Maßnahmen zum hygienischen Umgang
mit der Sondennahrung unbedingt zu
berücksichtigen (*Tab. 13.11*).

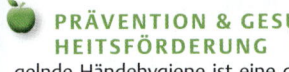 **PRÄVENTION & GESUND-
HEITSFÖRDERUNG** Man-
gelnde Händehygiene ist eine der wichtigsten Ursachen für eine hohe Keimzahl
in der Sondenkost.

Die Sondenkost wird kurz geschüttelt, je
nach Arztanordnung auf Zimmertempe-

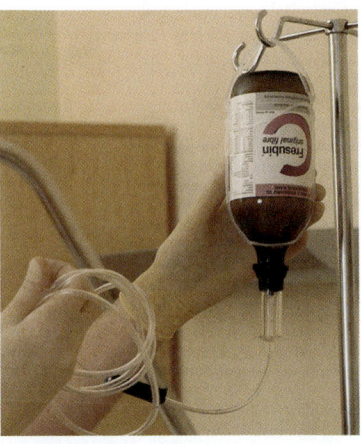

Abb. 13.23 Verbindung der Sondenkost mit einem Überleitungssystem.

ratur erwärmt (nicht über 40°, da das
Eiweiß dann koaguliert) und ggf. mit
einem Überleitungssystem (*Abb. 13.23*)
verbunden.

Bei transnasalen Sonden muss vor
jeder Sondenkostgabe die korrekte Lage
kontrolliert werden (s. S. 336). Zur Re-
flux- und Aspirationsprophylaxe ist es
ggf. notwendig, auch die Magenentlee-
rungsfunktion zu kontrollieren. Hierzu
wird der Mageninhalt mittels einer Spritze aspiriert, Menge und Zeitpunkt des
aspirierten Mageninhalts in der Patientenmappe dokumentiert und dem Arzt
mitgeteilt. Bis maximal 100 ml kann as-
pirierter Magensaft zurückgegeben werden.

Die Sonde wird mit 10 – 20 ml abge-
kochtem Leitungswasser durchgespült
und eine Verbindung zwischen dem

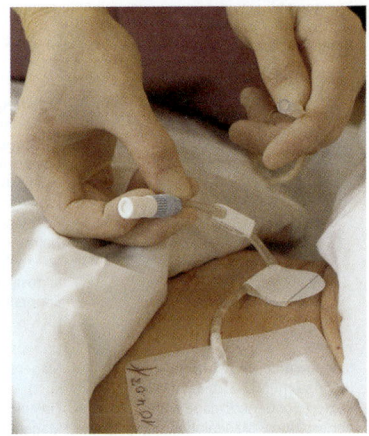

Abb. 13.24 Verbindung der Sonde mit dem Überleitungssystem nach dem Luer-Lock-Prinzip.

Überleitungssystem (oder der Spritze)
und der Ernährungssonde durch Adapter
oder nach dem Luer-Lock-Prinzip hergestellt (*Abb. 13.24*).

🖐 **PRAXISTIPP** Zum Spülen der
Sonde dürfen keine säurehaltigen
(Früchtetees, Obstsäfte) oder gesüßte
Flüssigkeiten (gesüßter Tee) verwendet
werden. Durch die Säuren kann die
Sondenkost ausflocken, durch den Zu-
cker kann die Sonde verkleben.

Die Geschwindigkeit der Gabe und
Menge der Sondenkost ist von vielen
Faktoren abhängig:
- Sondenlage
- Sondenkost
- Dauer der vorherigen Nahrungskarenz
des Patienten
- Magen- und Darmmotilität des Pa-
tienten
- Medikamentengabe

Bei der kontinuierlichen Gabe sind
40 – 150 ml/h möglich.

Der Patient ist während der Gabe der
Sondenkost auf folgende Symptome zu
beobachten: Übelkeit, Unwohlsein, Erbrechen und Blähungen (*Tab. 13.12*).
Auf korrekte Sondenlage (evtl. Manipulationen durch den Patienten) und die Ein-
laufgeschwindigkeit bei Sondenkostgabe
mittels Schwerkraft muss geachtet werden.

Nachbereitung

Folgende Aspekte müssen bei der Nachbereitung beachtet werden:
- Patienten lagern (wichtig ist, dass der
Oberkörper zur Refluxprophylaxe
noch mindestens 30 Min. lang hochgelagert wird)
- Sonde mit Wasser durchspülen

Tab. 13.11 *Hygieneregeln bei enteraler Ernährung.*

Gegen-stand	Maßnahmen
Hände	→ vor jedem Umgang mit Sondenkost und jeder Manipulation am Überleitungssystem Hände waschen oder hygienische Händedesinfektion durchführen → Verbindungsstellen nach Möglichkeit nicht berühren
Sonden-kost	→ Haltbarkeitsdatum beachten → Sondenkost bei Ausfällungen und Verklumpungen verwerfen → pulverförmige Nahrung mit abgekochtem Wasser, sauberen, trockenen Geräten und nur in bedarfsgerechten Portionen zubereiten, möglichst bald verabreichen, Reste nicht aufbewahren → Ernährungspausen (mindestens einmal täglich 4 Std.) einhalten: Bei kontinuierlicher Zufuhr von Sondenkost erhöht sich der pH-Wert, was zu verminderter Abtötung von Keimen im Magen führt. → Flasche bei Anbruch mit Datum und Uhrzeit versehen → nicht länger als 6 – 8 Std. hängen lassen (luftunabhängige, vorgefüllte Behälter bis 24 Std.) → nicht in die pralle Sonne hängen
Material	→ Sonde vor und nach jeder Mahlzeit durchspülen → Überleitungssysteme aseptisch anschließen → Überleitungssysteme 1-mal in 24 Std. wechseln → Ernährungsbeutel, Spritzen und weiteres Arbeitsgerät nach jeder Gabe ausspülen (bei 60 °C, danach trockene, staubfreie Lagerung,), nach 24 Std. wechseln

Tab. 13.12 Häufige Komplikationen bei enteraler Ernährung.

Komplikation	Prophylaxe	Maßnahmen bei eingetretener Komplikation
Magen-Darm-Trakt		
Durchfall	→ Stuhlfrequenz und -konsistenz beobachten → Hygieneregeln beachten → Einlaufgeschwindigkeit nicht zu hoch wählen (insbesondere bei jejunaler Sondenlage) → ballaststoffreiche Sondenkost verabreichen (wenn möglich) → Kost langsam aufbauen (v. a. nach längerer Nahrungskarenz) → Sondenkost temperiert verabreichen → laktose- und keimfreie Sondenkost verwenden → Sondenkost verdünnen (Verringerung der Osmolarität)	→ Flüssigkeitsverlust ausgleichen → Einlaufgeschwindigkeit reduzieren → Menge der Nahrungszufuhr reduzieren → Applikationsweise auf kontinuierlich umstellen → Umstellung der Sondenkost → evtl. mit der Sondenkost pausieren, Gabe von Jogurt und/oder schwarzen Tee → Sondenlage überprüfen (ins Jejunum gewanderte Sonden verursachen bei Bolusgabe Durchfall) → Stuhl auf pathogene Keime untersuchen lassen (Arztanordnung) → Medikamente gegen Durchfall geben (Arztanordnung)
Magenentleerungsstörung (Kennzeichen: 2 Std. nach der letzten Sondenkostgabe sollte der aspirierte Mageninhalt nicht mehr als 100 ml betragen)	→ Magenfüllung kontrollieren (vor Gabe von Sondenkost) → Einlaufgeschwindigkeit nach Arztanordnung einstellen → Magenbewegung ggf. medikamentös unterstützen (Arztanordnung)	→ Nahrungsapplikation um 1 – 2 Std. verschieben → Einlaufgeschwindigkeit reduzieren (Einsatz einer Pumpe notwendig)
Obstipation	→ Stuhlfrequenz und -konsistenz beobachten	→ ballaststoffreiche Nahrung verabreichen → Flüssigkeitszufuhr erhöhen
Material		
Sondenverstopfung (Sonde verstopft meist am proximalen Ende)	→ Sondenkost nicht zu dickflüssig verabreichen, vorher schütteln → Sondendurchmesser beachten → Sonde regelmäßig spülen → Regeln zur Sondengabe von Medikamenten beachten → nicht benutzte Sonden täglich spülen → Sondenklemme regelmäßig verschieben	→ Maßnahmen bei verstopfter Sonde vornehmen (s. Praxistipp, S. 340) → nicht versuchen, den Mandrin einzuführen (**Perforationsgefahr!**) → nach Arztanordnung Sonde entfernen, neue Sonde legen
Atmung/Speiseröhre		
Reflux (Rückfluss von Mageninhalt in den Ösophagus) Regurgitation (Rückfluss von Mageninhalt in den Mund) Aspiration (Eindringen von Mageninhalt in die Atemwege)	→ Fehllage der Sonde vermeiden, Sondenlage überprüfen → Sondenkost ohne Druck verabreichen → Sondenkost langsam verabreichen (bei Bolusgaben mit 100 ml Spritze max. 130 ml in 10 Min.), besser kontinuierliche Gabe → Magenfüllung kontrollieren → Oberkörper des Patienten hochlagern → Temperatur kontrollieren (Möglichkeit der stillen Aspiration mit nachfolgender Pneumonie) → Sonde duodenal oder jejunal legen → Sondenkost nicht geben bei Übelkeit, Erbrechen, Atonie- oder Ileuszeichen	bei fraglichem/bekanntem Reflux: → 45 – 60 Min. nach der Nahrungsverabreichung Ablaufbeutel anschließen, sodass verbliebener Mageninhalt ablaufen kann → nach Arztanordnung Medikamente zur Beschwerdelinderung verabreichen bei Aspiration: → stoppen der Sondenkost → Unterstützung beim Husten, ggf. Absaugen → u. U. Bronchoskopie mit Spülung
Komplikationen durch liegende Magensonde		→ s. S. 337

- verabreichte Sondenkostmenge und Zufuhrgeschwindigkeit dokumentieren
- nach Sondenkostgabe auf Komplikationen (s. **Tab. 13.12**) achten

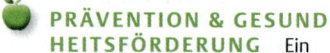

PRÄVENTION & GESUNDHEITSFÖRDERUNG Ein Bogen in der Patientenmappe sollte zur Überwachung der enteralen Ernährung neben den Vitalparametern mindestens Nahrungsbestandteile, Medikamente, Ausscheidungen und allgemeinen Hautzustand (Ödeme, Exsikkose) aufführen.

PRAXISTIPP Verstopfte Sonden lassen sich manchmal freispülen, indem man vorsichtig warmes Wasser durchpresst und die Sonde dabei gleichzeitig durchknetet. Das Einbringen von 5 – 20 ml Cola oder Pepsinwein stellt eine weitere Möglichkeit dar (Löser 2001). Nahrungsreste können mit fein gemörserten Pankreasenzymen (in 8,4 % Natriumhydrogenkarbonat aufgelöst) entfernt werden (Schmitt 2000)

Verabreichen von Medikamenten über eine Sonde
Grundlagen
Medikamente. Die orale Einnahme von Medikamenten ist i. d. R. vorzuziehen, wenn der Patient sie einnehmen/schlucken kann. Flüssige Arzneimittel sind für die Sondengabe geeigneter als feste. Dickflüssige und stark konzentrierte Flüssigkeiten müssen mit viel Wasser (ca. 50 ml) verdünnt werden. Beipackzettel können Auskunft geben, ob die festen Arzneiformen gemörsert oder Kapseln geöffnet werden dürfen bzw. ob es Alternativen in flüssiger Form gibt. Entsprechende aktuelle Medikamentenlisten helfen Zeit zu sparen. Befragen Sie ggf. einen Apotheker nach den Wechselwirkungen und der Verabreichungsform der Medikamente bei einem konkreten Patienten.

Sonde. Es müssen folgende Aspekte beachtet werden:
- Sondenlage: Die Sondenlage im Dünndarm ist Voraussetzung dafür, dass man einige Medikamente gemörsert (d. h. im Mörser zerkleinert, **Abb. 13.25**) verabreichen darf.
- Innendurchmesser (von Material, Hersteller und Typ abhängig): Ein zu kleiner Durchmesser verhindert, dass man bestimmte Medikamente verabreichen kann.

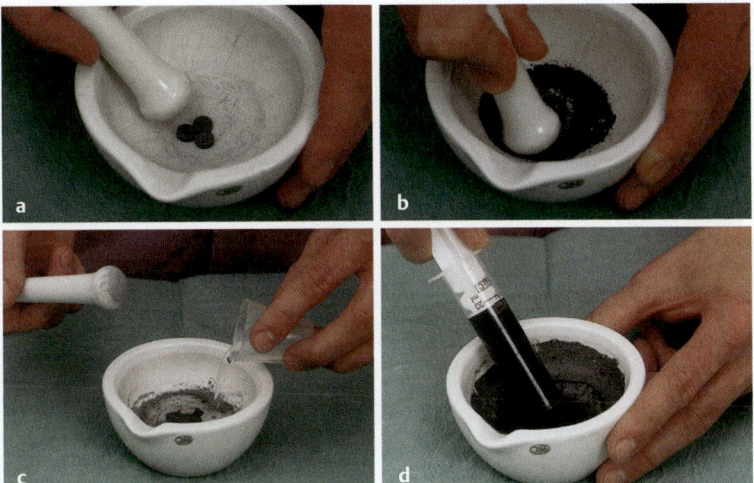

Abb. 13.25 Zerkleinerung und Lösung der Medikamente vor der Gabe über eine Sonde.

Durchführung
Die Medikamente werden folgendermaßen verabreicht:
- Medikamente vorbereiten, z. B. zermörsern (mehrere Medikamente getrennt zermörsern) und aufschwemmen lassen, in Wasser zerfallen lassen, Pulver auflösen, dickflüssige Lösungen verdünnen
- bei transnasalen Sonden Lage kontrollieren
- Sonde mit 20 ml Wasser durchspülen
- Medikament mittels Spritze über das T-Stück oder direkt durch den Sondenanschluss mit vorsichtigem Druck verabreichen
- Patienten auf Reaktionen beobachten (Übelkeit, Unwohlsein)
- Sonde mit 20 ml Wasser nachspülen

MERKE Mehrere Arzneimittel dürfen nur nacheinander gegeben werden, dazwischen wird mit 10 – 20 ml Wasser durchgespült.

PRAXISTIPP Medikamente und Sondenkost dürfen in der Sonde nicht zusammenkommen, denn es besteht die Gefahr, dass die Nahrung ausflockt und die Sonde verstopft. Auf keinen Fall dürfen Arzneimittel der Sondenkost direkt beigemischt werden.

- Sondenöffnung: Seitliche neigen eher zur Verstopfung.

PRÄVENTION & GESUNDHEITSFÖRDERUNG Die orale Gabe von Medikamenten muss zeitlich genau und einzeln erfolgen, die notwendigen zeitlichen Abstände zur Nahrungsgabe müssen eingehalten werden. Evtl. wird ein Zeitplan zur Gabe von Medikamenten und Sondenkost erforderlich.

Vorbereitung
Folgendes Material wird benötigt:
- 20-ml-Spritze, ggf. Adapter
- Stethoskop
- abgekochtes Wasser (evtl. spezielle Trägerlösungen)
- Arzneimittel
- ggf. Porzellanmörser mit Stempel, Glas oder Becher

Weitere Vorbereitungen beinhalten eine hygienische Händedesinfektion und die Patienteninformation.

13.4 Gesundheitsförderung, Beratungsaspekte und Patienteninformation

Franz Sitzmann

Nachfolgend werden einige Aspekte zur Gesundheitsförderung als Inhalte für die Patientenberatung ausgeführt.

Vier Regeln für längeres Leben
Vier einfache Verhaltensregeln verlängern das Leben durchschnittlich um 14 Jahre (Anonym 2012). Das berichten britische Forscher der EPIC, die seit 1993 das Schicksal von mehr als 20 000 Probanden im Alter von mehr als 45 Jahren verfolgt haben. Es handelt sich um anspruchslose Verhaltensregeln wie
- nicht rauchen,
- etwas Sport treiben,
- nur mäßig Alkohol trinken und
- täglich fünf Portionen Obst und Gemüse essen.

Slow Food
Als „Slow Food" bezeichnet sich eine weltweite Vereinigung (non-profit-Organisation) von bewussten Genießern und mündigen Konsumenten. Sie haben es sich zur Aufgabe gemacht, die Kultur des Essens und Trinkens zu pflegen und lebendig zu halten.

Sie fördern verantwortliche Landwirtschaft und Fischerei, artgerechte Viehzucht, traditionelles Lebensmittelhandwerk und die Bewahrung der regionalen Geschmacksvielfalt. Durch ihre Aktivitäten bringen sie Produzenten, Händler und Verbraucher miteinander in Kontakt, vermitteln Wissen über die Qualität von Nahrungsmitteln und machen so den Ernährungsmarkt transparent.

Leben hat Gewicht: Gemeinsam gegen den Schlankheitswahn
Gerade junge Menschen orientieren sich stark an den in den Medien propagierten und fragwürdigen Körper- und Schönheitsidealen. Unter diesem Motto haben drei Bundesministerien und feministische Frauen und Männer eine Initiative für ein gesundes Körperbewusstsein ins Leben gerufen. Sie werden von Prominenten aus Sport, Fernsehen, Mode- und Werbebranche unterstützt.

Was gegen Übelkeit hilft
In der onkologischen Therapie kommt es auf eine konsequente antiemetische Prophylaxe an. Zusätzliche Praxistipps fördern die Compliance, das kooperative Verhalten des Patienten. Gegen Übelkeit hilft Folgendes:
- Jeglichem Bedürfnis nach Nahrungsaufnahme, insbesondere kleinen Mahlzeiten, nachgehen.
- Appetit mit säuerlichen Lebensmitteln (z. B. saure Gurken, saure Bonbons oder Zitroneneis) anregen.
- Eher kalte oder lauwarme Getränke und Speisen bevorzugen (oft reicht ein Teelöffel).
- Auf sehr süße, fettige, salzige, stark gewürzte Lebensmittel verzichten.

- Milde Speisen wie Kartoffelbrei, Apfelmus, Toast, Quark und Bananen bevorzugen, da sie besser verträglich sind.
- Nahrung mit starkem Eigengeruch meiden, da sie Übelkeit und Erbrechen auslösen können.
- Mit Musik, Gesprächen, Fernsehen u. a. Maßnahmen ablenken (entspannte Atmosphäre).
- Mit autogenem Training und Yoga entspannen.

Verbesserung der Nahrungsaufnahme des alten Menschen

Neben professioneller Essbegleitung (insbesondere bei Schluckstörungen) kann die Nahrungsaufnahme alter Menschen folgendermaßen verbessert werden:

- Individuellen Speiseplan aufstellen (abwechslungs- und energiereiche Kost mit hoher Nährstoffdichte als individuelle Wunschkost).
- Gemeinsam einkaufen, Lebensmittel gezielt auswählen.
- Viele Zwischenmahlzeiten, Snacks, kleine mundgerechte Happen anbieten („fingerfood" „eat-by-walking") (Sitzmann 2007).
- Mahlzeiten appetitlich und geschmackvoll zubereiten, individuell würzen, ggf. Geschmacksverstärker einsetzen.
- Mahlzeiten mit Kalorienträgern wie Maltodextrin oder Eiweißkonzentraten anreichern.
- Harte, trockene Bestandteile entfernen (z. B. Brotrinde, festes Obst zerkleinern).

- Appetitanregende Getränke anbieten (z. B. Aperitif).
- Ruhige, behagliche Atmosphäre schaffen, ausreichend Zeit nehmen.
- Gemeinsame Mahlzeiten zusammen mit anderen essen.
- Spezielle Ess- und Trinkhilfen einsetzen, z. B. Becher mit Griffverstärkung, rutschfeste Teller, individuelle Halterung für Essbesteck (S. 330).
- Ausreichend Flüssigkeit anbieten (auch zum Essen ggf. Trinkplan).
- Nahrungsmittelunverträglichkeiten erkennen und vermeiden.
- Individuelle essensinduzierte Probleme, z. B. Übelkeit, Dysphagie, Diarrhöen, Bauchschmerzen, behandeln.
- Körperliche Aktivität fördern (gemeinsame Spaziergänge, Gymnastik, frische Luft [Löser 2007]).

 PRÄVENTION & GESUND-HEITSFÖRDERUNG   **Interventionsschritte der Pflege**

Christoph S. Nies

Die Aufnahme von Speisen und Getränken ist eine Grundvoraussetzung für die Entwicklung und den Erhalt des menschlichen Organismus. Insgesamt nimmt die Aktivität „Essen und Trinken" damit wesentlichen Einfluss auf die Gesundheit und das Wohlbefinden eines Menschen und spielt somit eine herausragende Rolle für die pflegerische Gesundheitsförderung und Prävention. Die

Pflege kann hinsichtlich des Essens und Trinkens auf verschiedenen Ebenen der Gesundheitsförderung und Prävention intervenieren.

Natürlich kommt der Beratung und Aufklärung hinsichtlich eines gesunden Ernährungsverhaltens (z. B. „Vier Regeln für ein längeres Leben", „Slow food") eine besondere Bedeutung im Rahmen der Gesundheitsförderung zu. Aufgrund des intensiven Kontakts zum Pflegeempfänger und des Wissens um konkrete Beobachtungskriterien ist die Pflege dafür prädestiniert, Risikofaktoren

(z. B. für eine Fehlernährung oder Mangelernährung) zu erkennen und ihnen zu begegnen. Dies geschieht auf den verschiedenen Ebenen der Prävention (S. 163).

Tab. 13.13 stellt die Möglichkeiten der pflegerischen Gesundheitsförderung und Prävention bezüglich der ATL „Essen und trinken" anhand der Interventionsschritte Gesundheitsförderung, Primärprävention, Sekundärprävention und Tertiärprävention am Beispiel der Ernährung im Alter dar.

Tab. 13.13 Interventionen zur Gesundheitsförderung und Prävention (nach Hurrelmann et al. 1998).

Gesundheitsförderung	Primärprävention	Sekundärprävention	Tertiärprävention
Interventionen			
→ Informationsveranstaltung „Gesunde Ernährung im Alter" mit spezifisch pflegerischem Fokus (Veranstaltung im Krankenhaus, Sozialstation, öffentliche Plätze/Gebäude); mögliche Inhalte: ▪ Bestandteile einer gesunden Ernährung ▪ Besonderheiten der Ernährung im Alter ▪ Beobachtungskriterien der Ernährung in der Pflege älterer Menschen → Pflegedürftige und Angehörige über die Bestandteile einer gesunden Ernährung informieren (im Krankenhaus, in der ambulanten Betreuung) → zum selbstständigen Zubereiten von Mahlzeiten anregen (in der ambulanten Betreuung) → den Pflegebedürftigen über die Wichtigkeit der Bewegung in Bezug zur Ernährung aufklären und zur aktiven Bewegung animieren → Leistungen vermitteln, z. B. Kochkurse für Senioren, Kochtreffs, Ernährungsberatung, Informationsabende, Informationsmaterial, Sportgruppen für Senioren	→ Pflegebedürftige und Angehörige bezüglich einer Mangelernährung im Alter (z. B. Proteinmangelernährung) aufklären und bei bestehenden Risikofaktoren Ernährungsberatung anbieten → zur Beurteilung des Ernährungszustandes und der Risikofaktoren eines Pflegebedürftigen geeignete Assessmentverfahren anwenden: ▪ Pflegeanamnese (z. B. Ess-Trinkgewohnheiten, Gewichtsverlust, Appetitmangel, Genussmittel, Umgebungsfaktoren) ▪ körperliche Untersuchung ▪ Anthropometrie (BMI) → Pflegebedürftige und Angehörige hinsichtlich der Vermeidung von Risikofaktoren im Bereich der Ernährung beraten → pflegerische Maßnahmen in Abstimmung auf die Risikofaktoren einleiten (z. B. bei Inappetenz appetitanregende Maßnahmen) → präventiven Hausbesuch bei älteren Menschen im ambulanten Bereich durchführen: ▪ Ernährungsstatus erheben ▪ über Risikofaktoren aufklären ▪ Informationen und Hilfsangebote vermitteln	→ Pflegebedürftige und Angehörige zur Selbstpflege bei beginnenden chronischen Störungen anleiten und schulen, z. B.: ▪ Nahrungsaufnahme bei beginnender Unterernährung im Rahmen von Demenzen ▪ Einhaltung von Diäten (z. B. bei Diabetes) ▪ Umgang mit einem Blutzuckermessgerät ▪ Nahrungs- und Flüssigkeitsaufnahme unterstützen (z. B. um ein Voranschreiten von Mangelernährung oder Exsikkose zu verhindern) ▪ selbstständige Aufnahme von Nahrung und Flüssigkeit → Ernährungsverhalten und -zustand beurteilen → Diätberatung vermitteln (im Krankenhaus oder nach der Entlassung) → „Essen auf Rädern" vermitteln (z. B. bei beginnender Mangel- oder Unterernährung)	→ Pflegebedürftige bei ausgeprägten chronischen Störungen anleiten und schulen, z. B.: ▪ selbstständige Insulingabe ▪ eigenständige Verabreichung von Sondenkost bei liegender Magensonde → Ernährungsverhalten und -zustand beurteilen → selbstständige Aufnahme von Nahrung und Flüssigkeit aktivieren und anleiten (z. B. im Rahmen einer Demenz) → prophylaktische Maßnahmen einleiten, z. B.: ▪ Aspirationsprophylaxe (um der Folgeerkrankung Pneumonie vorzubeugen) ▪ Dehydratationsprophylaxe → über mögliche Folgeerkrankungen und Komplikationen aufklären (z. B. im Rahmen eines Diabetes) → Rehabilitations- und Selbsthilfeangebote vermitteln
Interventionszeitpunkt			
Gesundheitszustand (kein Selbstpflegedefizit hinsichtlich der Ernährung vorhanden)	erkennbare Risikofaktoren (Gefahr der Entstehung eines Selbstpflegedefizits im Bereich des Essens und Trinkens)	beginnende pathologische Veränderungen (Selbstpflegedefizit im Bereich des Essens und Trinkens ist vorhanden)	ausgeprägte pathologische Veränderungen (Selbstpflegedefizit im Bereich des Essens und Trinkens ist vorhanden)
Zielgruppe			
→ Gesamtbevölkerung → Angehörige → Pflegebedürftige	→ Pflegebedürftige mit bestehenden Risikofaktoren → Angehörige	→ Pflegebedürftige mit Selbstpflegedefizit/Patienten → Angehörige	→ Pflegebedürftige mit Selbstpflegedefizit/Rehabilitanden → Angehörige
Interventionsorientierung			
salutogenetische Ausrichtung (Förderung)	pathogenetische Ausrichtung (Vorbeugung)	pathogenetische Ausrichtung (Korrektur)	pathogenetische Ausrichtung (Kompensation)
Zielsetzung			
Verhältnisse und Lebensweisen beeinflussen: gesunde Ernährung im Alter fördern	Ernährungsverhalten beeinflussen: Risikofaktoren vermeiden	Defizit/Störung im Bereich der Ernährung früh behandeln	→ bestehendes Selbstpflegedefizit im Bereich der Ernährung ausgleichen → Folgeerkrankungen vorbeugen

Lern- und Leseservice

Verwendete Literatur
Ernährung
→ Anonym. Vier Regeln verhelfen zu längerem Leben. URL: http://www.aerztezeitung.de/medizin/krankheiten/herzkreislauf/?sid=477603 (21.2.2012)

→ Biesalski HK et al. Ernährungsmedizin – nach dem Curriculum Ernährungsmedizin der Bundesärztekammer. 4. Aufl. Stuttgart: Thieme; 2010
→ Biesalski HK, Grimm P. Taschenatlas Ernährung. 5. Aufl. Stuttgart: Thieme; 2011
→ Borker S. Essenreichen in der Pflege. Eine empirische Studie. Berlin/Wiesbaden: Ullstein-Mosby; 1996

→ Danesh J. Separate and combined associations of body-mass index and abdominal adiposity with cardiovascular disease: collaborative analysis of 58 prospective studies. outline goes here .The Lancet 377 (2011) 1085 – 1095

→ DNQP - Deutsches Netzwerk für Qualitätsentwicklung in der Pflege Hrsg. Expertenstandard Ernährungsmanagement zur Sicherstellung und Förderung der oralen Ernährung in der Pflege (2010) Online im Internet: http://www.dnqp.de (Stand 5.7.2011)

→ Duffey, KJ, Popkin, BM. Energy Density, Portion Size, and Eating Occasions: Contributions to Increased Energy Intake in the United States, 1977 – 2006. PLoS Med 8(6): e1 001 050. doi:10 1371/journal. pmed.1 001 050 (Stand 5.7.2011)

→ Eich A. Enterale Ernährung – Sondenernährung in der Pflegepraxis. Wiesbaden: Ullstein Medical; 1998

→ Hickson M. Probiotika verhindern antibiotikainduzierte Diarrhö. Online: http://www.aerzteblatt.de/v4/news/newsdruck.asp?id=28 997; (Stand: 29.6.2007)

→ Knorrek U. Diarrhöe – notwendiges oder vermeidbares Übel? Probleme bei der Sondenernährung. Die Schwester/Der Pfleger 2001; 1:46

→ Kuoni J. Metabolische Fitness statt Idealgewicht – Ein Paradigmenwechsel in der Medizin? Neue Zürcher Zeitung vom 12.3.05

→ Löser C et al. Der ungewollte Gewichtsverlust des alten Menschen. Dtsch Ärztebl (2007); 104: A3411 – 20

→ Löser C, Keymling M. Praxis der enteralen Ernährung. Stuttgart: Thieme; 2001

→ Löser C. Unter- und Mangelernährung im Krankenhaus. Dtsch Ärztebl (2010); 107: 51 – 52:911 – 917

→ Oldhafer K et al. Prävention postoperativer Infektionen im Operationsgebiet. Bundesgesundheitsbl – Gesundheitsforsch – Gesundheitsschutz 2007; 50: 377 – 393

→ Schmitt S. Erklärungsbedürftige Applikationsformen. Applikation von Medikamenten über Ernährungssonden. Teil 5. Die Schwester/Der Pfleger 2000; 1: 22

→ Schmitt S. Erklärungsbedürftige Applikationsformen. Applikation von Medikamenten über Ernährungssonden. Teil 6. Die Schwester/Der Pfleger 2000; 2: 118

→ Sitzmann F. Hygiene daheim. Bern: Huber; 2007

→ Thimme R et al. Dünndarm. In: Siegenthaler W, Blum HE. Klinische Pathophysiologie. 9. Aufl. Stuttgart: Thieme; 2006

→ Unertl K. Empfehlungen – Prävention der nosokomialen Pneumonie. Bundesgesundheitsbl – Gesundheitsforsch – Gesundheitsschutz 2000; 43: 302 – 309

Schluckstörungen

→ Affolter F, Bischofberger W. Wenn die Organisation des zentralen Nervensystems zerfällt und es an gespürter Information mangelt. Villingen-Schwenningen: Neckar; 1993

→ Bartolome G, Schröter-Morasch H, Hrsg. Schluckstörungen. Diagnostik und Therapie. 4. Aufl. München: Urban & Fischer; 2010

→ Coombes K. Von der Ernährungssonde zum Essen am Tisch. In: Lipp B, Schlaegel W, Hrsg. „Wege von Anfang an", Frührehabilitation schwerst hirngeschädigter Patienten. Villingen-Schwenningen: Neckar; 1996

→ Nusser-Müller-Busch R. Die Therapie des Facio-Oralen Trakts. F.O.T.T. nach Kay Coombes. 3. Aufl. Berlin: Springer; 2011

→ Nusser-Müller-Busch R. Therapie neurogener Schluckstörungen. In: Böhme G. Sprach-, Sprech-, Stimm- und Schluckstörungen, Bd. 2: Therapie. Stuttgart: Fischer; 2003

→ Nusser-Müller-Busch R. Diätetische Maßnahmen bei Schluckstörungen im Erwachsenen- und Kindesalter. In: Böhme G. Sprach-, Sprech-, Stimm- und Schluckstörungen, Bd. 2: Therapie. Stuttgart: Fischer; 2003

→ Prosiegel M. Neurogene Dysphagie. NeuroReha 1996; 4: 218

Weiterführende Literatur
Ernährung

→ AG Pflege und Ethik (Hrsg.). Essen und Trinken im Alter, mehr als nur Ernährung und Flüssigkeitsversorgung. Berlin: Cornelsen; 2010

→ Bartholomeyczik S, Schreier S. Ernährungsmanagement zur Sicherstellung und Förderung der oralen Ernährung in der Pflege. Der neue DNQP-Expertenstandard. Die Schwester/der Pfleger 2009; 3: 230 – 234

→ DNQP (Hrsg.). Expertenstandard zur Sicherstellung und Förderung der oralen Ernährung in der Pflege. Entwicklung - Konsentierung - Implementierung. Schriftenreihe des Deutschen Netzwerks für Qualitätsentwicklung in der Pflege. Osnabrück; 2010

→ Germ C et al. Gemeinsam gegen Mangelernährung - Implementierung des Expertenstandards zur oralen Ernährung. Die Schwester/Der Pfleger 2010; 10: 1012 – 1016

→ Henn-Beilharz A, Kiefer A. Die Applikation einer Magensonde – eine einfache Maßnahme? Intensiv 1997; 5

→ Huhn S. Mangelernährung vermeiden. Heilberufe Sonderdruck 2009; 2 – 5

→ Kirschnick O. Pflegetechniken von A– Z. 4. Aufl. Stuttgart: Thieme; 2010

→ Klade S, Vogt M, Kolbig N, Hrsg. Enterale Ernährung. 3. Aufl. München: Urban & Fischer; 2002

→ Kolb C. Im Dilemma von Fürsorge und Autonomie. Nahrungsverweigerung bei an Demenz erkrankten Menschen. Pflegezeitschrift 2009; 2: 72 – 75

→ Moß A. et al. Prävalenz von Übergewicht und Adipositas bei deutschen Einschulkindern. Bundesgesundheitsbl – Gesundheitsforsch – Gesundheitsschutz 2007; 50: 1424 – 1431

→ Nehren O. DGEM-Leitlinien Enterale und Parenterale Ernährung. Stuttgart: Thieme; 2007

→ Ullrich L. et al. Hrsg. Intensivpflege und Anästhesie. 2. Aufl. Stuttgart: Thieme; 2010

→ Wagener et al. Essen und Trinken bei Menschen mit Alzheimer-Demenz. Eine Interaktionsstudie. Pflege 1998; 2: 89

→ Zimmermann B. Enterale Ernährung und Medikamentengabe über die Sonde. Stuttgart: Kohlhammer; 2011

Schluckstörungen

→ Gratz C, Woite D. Die Therapie des Facio-Oralen Trakts bei neurologischen Patienten – Zwei Falldarstellungen. Ergotherapie. 3. Aufl. Idstein: Schulz-Kirchner; 2004

→ Nusser-Müller-Busch R, Hrsg. Die Therapie des Facio-Oralen-Trakts. 3. Aufl. Berlin: Springer; 2010

Internetadressen:

→ http:// www.bvl.bund.de (Bundesamt für Verbraucherschutz und Lebensmittelsicherheit)

→ http://www.dge.de (Deutsche Gesellschaft für Ernährung e. V.)

→ http://www.fet-ev.eu (Fachgesellschaft für Ernährungstherapie und Prävention e. V.)

→ http://www.thehungersite.de (Non-Profit-Organisation mit Fakten über den Hunger in der Welt)

→ http://www.unabhaengige-patientenberatung.de/ (Unabhängige Patientenberatung Deutschland zu Gesundheitsthemen: Mit der Gesundheitsreform 2000 bekam die Förderung der Patientenorientierung und -partizipation im deutschen Gesundheitswesen neues Gewicht. Mit dem § 65 b SGB V wird die Förderung der unabhängigen Patientenberatung möglich.)

→ http://www.vzbv.de/go/ (Verbraucherzentrale – Bundesverband e. V., 10 969 Berlin; Tipps der Verbraucherzentralen zu Themen u. a. der Gesundheit)

→ http://www.was-wir-essen.de (aid-Vertrieb)

Verschiedene kostenlose Screening- und Untersuchungsverfahren (industriegefördert)

→ Mini Nutritional Assessment: http://www.mna-elderly.com (Stand 5. 7. 2011)

→ „Nutritional Risk Screening": https://www.uni-hohenheim.de/wwwin140/info/Anamneseboegen/nrs.pdf (Stand 5.7.11)

→ „Subjective Global Assessment Score": http://www.dgem.de/ernaehrungsteams/download/scores/SGA_Bogen_DGEM.pdf (Stand 5.7.11)

14 ATL Ausscheiden

Simone Jochum, Elke Kuno, Christoph S. Nies, Franz Sitzmann

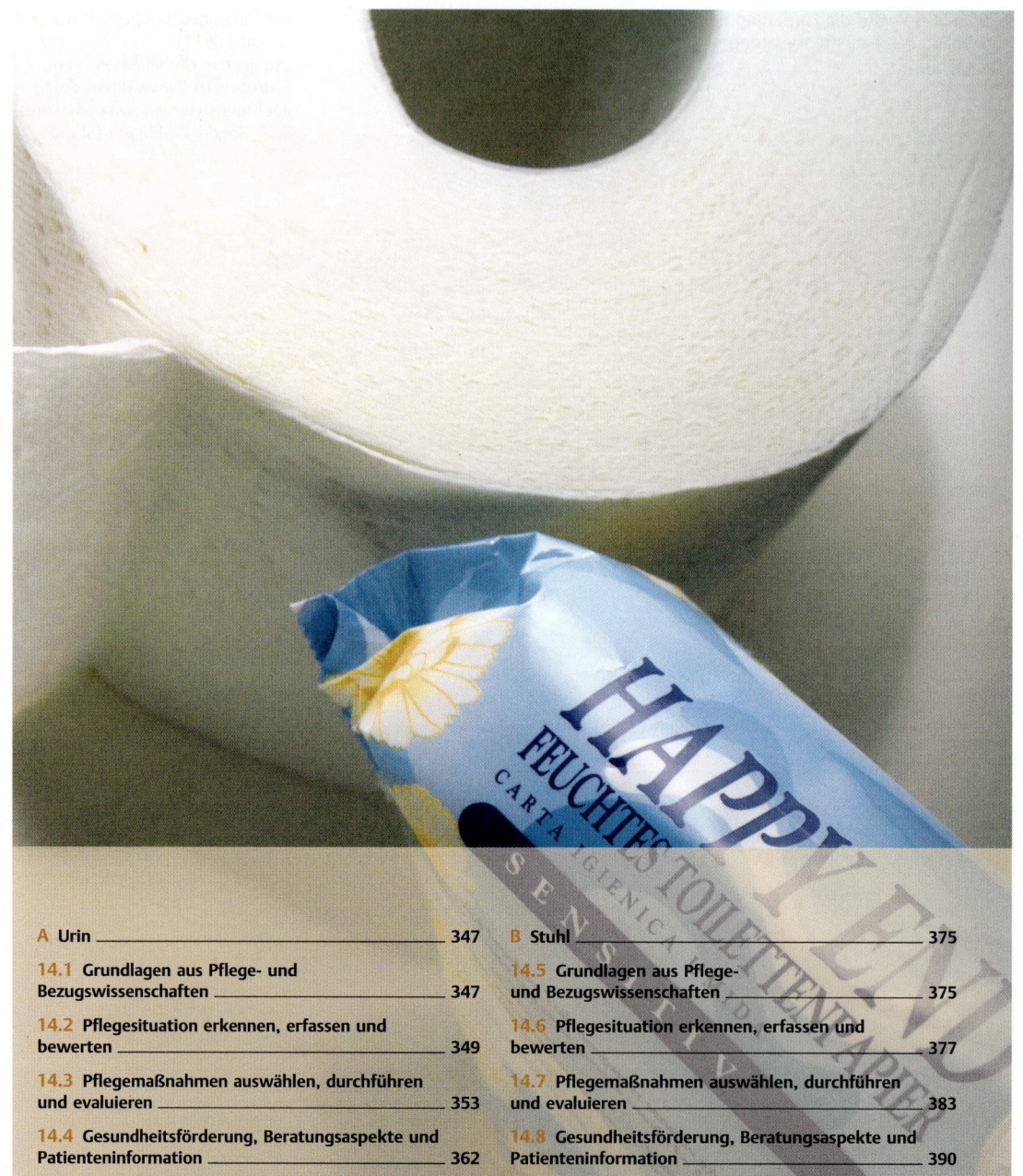

FALLBEISPIEL **Pflegesituation Frau Kunz.**

Frau Kunz ist 40 Jahre alt. Seit der Geburt ihrer beiden Kinder vor 15 und 10 Jahren arbeitet sie halbtags als Verkäuferin in einem Drogeriemarkt. Montags wird der Drogeriemarkt mit neuer Ware beliefert. Für Frau Kunz ist das ein anstrengender Tag an dem sie viele Kisten tragen und ausräumen sowie häufig Treppen steigen muss. Da Frau Kunz übergewichtig ist, fällt ihr die Arbeit zusätzlich schwer. Seit einiger Zeit bemerkt sie, dass sie bei der körperlichen Belastung ihren Urinabgang nicht mehr vollständig kontrollieren kann. Ihr ist das sehr unangenehm und sie spricht mit niemandem darüber; stattdessen versucht sie, mit einfachen Vorlagen die peinliche Situation „in den Griff zu kriegen". Frau Kunz fällt es immer schwerer, ihren Harnabgang zu verbergen. Sie vereinbart schweren Herzens einen Termin bei ihrer Gynäkologin und schildert dieser: „Ich kann ihnen gar nicht sagen, wie sehr ich darunter leide. Egal ob bei der Arbeit oder im Privatleben. Ständig bin ich mit meinen Gedanken nur damit beschäftigt, dass keiner etwas von meinen Beschwerden und dem Urinabgang bemerkt". „Das kann ich sehr gut verstehen", die Ärztin nickt verständnisvoll, „ich schlage ihnen vor, dass ich sie ins Krankenhaus zu einer speziellen Untersuchung überweise. Die Ursache ihrer Beschwerden kann dadurch genau ermittelt werden und eine geeignete Therapie geplant werden." Eine Woche später wird die urodynami-sche Untersuchung in der gynäkologi-schen Ambulanz des Krankenhauses bei Frau Kunz durchgeführt. Gesundheits- und Krankenpflegerin Maria führt die pflegerischen Maßnahmen durch und assistiert bei der Untersuchung. Die Untersuchung ergibt eine Stressinkontinenz zweiten Grades. Die Stationsärztin erklärt Frau Kunz das weitere Vorgehen: „Am Nachmittag werde ich mit unserem Chefarzt besprechen, welche Therapie für sie geeignet ist" erläutert sie, „es ist aber auf jeden Fall wichtig, dass sie ein intensives Training der Beckenmuskulatur durchführen und geeignete Hilfsmittel kennen lernen." Maria nickt. „Kommen Sie, Frau Kunz. Wir gehen nach nebenan und können dort in Ruhe miteinander sprechen."

A Urin

14.1 Grundlagen aus Pflege- und Bezugswissenschaften

Franz Sitzmann

Die Nieren sind die Hauptausscheidungs-organe für Stoffwechselendprodukte, Fremdstoffe, Elektrolyte und Wasser. Die übliche Urinmenge beträgt ca. 1 – 1,5 l/Tag und ist altersabhängig. Pro Tag werden insgesamt ca. 2,5 l Flüssig-keit ausgeschieden:

- ca. 60 % als Urin,
- ca. 36 % über Lunge und Haut und
- ca. 4 % mit dem Stuhl.

Die normale Urinmenge ist von Folgendem abhängig:

- Flüssigkeitsaufnahme (durch Trinken, Infusionen sowie dem Wassergehalt fester Speisen)
- Flüssigkeitsverluste:
  - über Haut und Atmung als unmerkliche Flüssigkeitsverluste (Perspiratio insensibilis)
  - durch Schwitzen als spürbarer Flüssigkeitsverlust (Perspiratio sensibilis)
- Nierenfunktion (beeinflusst z. B. von Blutdruck und Hormonproduktion [z. B. Adiuretin, Aldosteron]).

Volumen und Bestandteile der extrazel-lulären Flüssigkeit (S. 677) müssen ständig konstant gehalten werden. Verluste werden durch Zufuhr von außen (Getränke, Nahrung, Infusionen) und das im Stoffwechsel anfallende Wasser (Oxidationswasser) ausgeglichen (**Abb. 14.1**). Je nach Art der Nahrung und dem resultierenden Stoffwechselgeschehen ändern sich dementsprechend Zusam-

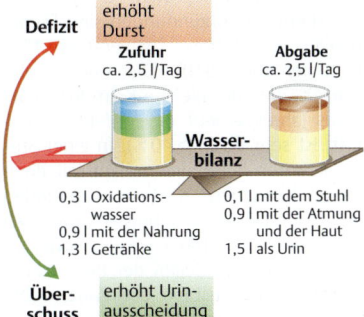

Abb. 14.1 Wasserbilanz. Die Konstanz des Wassergehalts im Körper ist das Ergebnis einer ausgeglichenen Wasserbilanz (aus Biesalski u. Grimm, Taschenatlas Ernährung, Thieme, 2011).

mensetzung und Menge des Endharns. Daraus können Rückschlüsse auf die Funktion der Nieren gezogen werden. Die minimale, täglich auszuscheidende Flüssigkeitsmenge zur Sicherstellung der Ausscheidung von Natrium, Kalium und Harnstoff liegt bei 300 – 500 ml.

Der Flüssigkeitsbedarf richtet sich nach der Menge der ausgeschiedenen Flüssigkeiten. Ein Erwachsener benötigt bei durchschnittlicher körperlicher Aktivität 2650 ml Wasser (Männer 2900 ml, Frauen 2200 ml). Es sollte in Form von Getränken und festen Lebensmitteln aufgenommen werden. Die diuretische Wir-kung von Kaffee und Tee kann bei Gewöhnung vernachlässigt werden (s. S. 317).

Die Bilanzierung kann folgende Ergebnisse liefern:

- **Einfuhr ≥ Ausfuhr:** positive Bilanz (z. B. bei Nierenversagen)
- **Einfuhr ≤ Ausfuhr:** negative Bilanz (z. B. bei Diuretikatherapie)
- **Einfuhr = Ausfuhr:** ausgeglichene Bilanz

Nachfolgend wird eine Auswahl wissenschaftlicher Betrachtungen zum Thema Urinausscheidung vorgestellt.

14.1.1 Physiologische Veränderungen im Alter

Infolge des Alterungsprozesses wird es schwieriger, die Wasserbilanz und den normalen Natriumbestand im Körper aufrechtzuerhalten. Im Alter verändern sich:

- Durstempfinden (lässt nach)
- Nierenfunktion (verschlechtert sich)
- hormonelle Faktoren (z. B. nimmt die Konzentrationsfähigkeit der Niere durch reduziertes Ansprechen der Sammelrohre auf ADH (antidiuretisches Hormon) ab [Briner u. Truniger 2002])

Der Körper kann sich Schwankungen im Wasser- oder Salzhaushalt nicht mehr so gut anpassen. Das reduzierte Durstempfinden begünstigt eine Exsikkose (Austrocknung durch Abnahme des Körperwassers).

Mit 35 Jahren beträgt das gesamte Körperwasser 55 – 60 % des Körpergewichts, beim 75 – 80-Jährigen sinkt es auf 50 % und darunter. Besonders ältere Frauen reagieren empfindlich auf Störungen des Wasserhaushalts (Briner u. Truniger 2002). Plötzlicher Wasserverlust (z. B. bei Durchfall, Erbrechen, Wetterumstände) führt bei Älteren zu schwerwiegenderen Folgen als bei Jüngeren (Sitzmann 2011).

14.1.2 Warum ist normaler Urin steril?

Es ist bei der starken Keimkolonisierung der Harnröhre eine bemerkenswerte Tatsache, dass normaler Urin steril ist. Dazu tragen verschiedene körpereigene Faktoren bei:

- der pH-Wert des Urins (zwischen 5 – 8)
- das mechanische Wash-out-Phänomen bei ausreichendem Urinfluss
- bakterienbindende Proteine, z. B. das Tamm-Horsfall-Mukoprotein der Harnblasenschleimhaut (schützender Schleimstoff)
- die antirefluxiven Harnleiter-Blasen-Einmündungen
- die Abschilferung kolonisierter Blasenschleimhautzellen
- die im Urothel synthetisierten und dann ausgeschiedenen antimikrobiell wirksamen Enzyme, wie Defensine und Cathelizidine
- bei der Frau die vaginale physiologische Keimbesiedlung durch Laktobazillen (östrogeninduziertes Wachstum fördert saures Scheidenmilieu)

Die antimikrobiellen Produkte aus der Blasenschleimhaut, Defensine und Cathelizidine, sind für die Sterilität von entscheidender Bedeutung. Eine bakterielle Besiedlung führt innerhalb von Minuten zu einer schnellen Sekretion dieser Peptide, die z. B. Escherichia coli abtöten (Anonym 2011, Krapf 2007).

14.1.3 Warum kehren Harnwegsinfektionen häufig wieder?

! **DEFINITION** Die Diagnose **Harnwegsinfekt** (HWI) wird bei Vorhandensein typischer Symptome gestellt, z. B.:

- Dysurie (erschwerte oder schmerzhafte Harnentleerung)

- Pollakisurie (häufiges Wasserlassen kleiner Mengen)
- sowie Keimzahl von $> 10^5$/ml im Mittelstrahlurin _____

Physiologischer Schutz

Normalerweise kann sich der Mensch durch seine physiologische Abwehr vor Mikroben schützen. Im Laufe der Evolution stand er im fortwährenden Ringen zwischen mannigfaltigen, äußerst anpassungsfähigen Mikroorganismen und ihren Wirten. Bei einigen Menschen sind Infektionen des Urogenitaltrakts ungewohnt hartnäckig und schwer therapierbar. Steinbildung und/oder Überleben der Keime im Blasenepithel können dafür verantwortlich sein.

Steinbildung. Unter der Einwirkung von Bakterien kommt es durch Veränderungen des Urinharnstoffs zum Konzentrationsanstieg von Ammonium und Bikarbonat im Urin. Er wird dadurch alkalisch (pH-Werte > 7). Unter Einwirkung von Magnesium-Ammonium-Phosphat werden die Bakterien in einen rasch wachsenden Stein (Struvit- oder Infektstein) eingeschlossen und damit schwer therapierbar (Stahl 2006).

Keime im Blasenepithel. Für 80 – 90 % der Harnwegsentzündungen sind Escherichia-coli-Bakterien verantwortlich (Schmiemann 2010). Die Wahrscheinlichkeit, dass der gleiche Keim innerhalb eines Jahres erneut eine Infektion auslöst, ist sehr hoch ($> 40 \%$). In einer Studie konnten Blasenwandzellen mit darin eingeschlossenen Bakterien gefunden werden. Diese Ergebnisse sprechen dafür, dass die Erreger von Harnwegsinfektionen in den Zellen der Blasenwand in einem Ruhezustand überdauern. Dadurch sind sie vor Antibiotika und der Immunabwehr geschützt und können immer wieder neue akute Infektionen auslösen (Sitzmann 2004).

FALLBEISPIEL „Mir ist heute gar nicht gut. Ich habe so ein Brennen beim Wasserlassen und kalt ist mir auch." Die 81-jährige Frau Heinze macht an diesem Vormittag auf Schwester Hanna keinen guten Eindruck. Als Hanna Fieber misst, ist die Körpertemperatur der Patientin leicht erhöht. Beim Wechseln der Vorlage bemerkt sie einen offensiven Uringeruch. „Ich werde mal Frau Doktor Müller fragen, was sie dazu meint." Nachdem sie der Ärztin am Telefon die Symptome geschildert hat,

bittet diese um eine Urinprobe der Patientin. In der Praxis ergibt ein Schnelltest, dass Frau Heinze einen Harnwegsinfekt hat. Hanna erhält ein Rezept über Antibiotika-Tabletten, das sie sofort einlöst und zur Patientin bringt. In der Dokumentation schildert sie die Vorkommnisse, fixiert die ärztliche Therapie sowie weitere Anordnungen der Hausärztin: Frau Heinze soll viel trinken und sollte sich ihr Allgemeinzustand, z. B. mit höherem Fieber, weiter verschlechtern, muss sie zur Abklärung ins Krankenhaus. _____

Häusliche Pflege im Fokus

Wie bei der Pflege im Krankenhaus sollte eine Gesundheits- und Krankenpflegerin auch in der häuslichen Krankenpflege aufmerksam den Kranken beobachten. Sie informiert den Haus- oder Facharzt, wenn neue oder verstärkte Beschwerden und Symptome auftreten oder sich der Allgemeinzustand eines Patienten verschlechtert hat. Die Informationspflicht gegenüber dem Arzt gilt v. a. dann, wenn die Patienten hinsichtlich ihrer Mobilität oder ihrer geistigen Fähigkeiten (z. B. durch demenzielles Syndrom) eingeschränkt sind.

In den meisten Fällen gilt der Hausarzt als erster Ansprechpartner. Er wird entweder telefonische Anordnungen geben oder einen kurzfristigen Hausbesuch einplanen. Ist ein Arzt z. B. im Spätdienst oder am Wochenende nicht erreichbar, entscheidet die Gesundheits- und Krankenpflegerin je nach Schwere der Symptome, ob der Arzt am Folgetag informiert werden kann oder eine Beförderung ins Krankenhaus angezeigt ist. In vielen Bundesländern bietet die kassenärztliche Vereinigung einen ärztlichen Notfalldienst an, der am Telefon sowohl berät und Anordnungen erteilt als auch einen Hausbesuchdienst anbietet. In sehr akuten Fällen ist selbstverständlich die telefonische Verständigung der europaweiten Notfallrettung „112" angezeigt.

PRAXISTIPP Einziges Symptom eines Blaseninfekts bei älteren Menschen kann eine Verhaltensänderung mit Verwirrtheit sein. _____

14.2 Pflegesituationen erkennen, erfassen und bewerten

14.2.1 Beobachtungskriterien

Durch die Beobachtung der Urinausscheidung können Störungen von Diurese (physiologische Harnbildung) und Miktion (Harnlassen) festgestellt werden. Beurteilungskriterien des Harns sind in *Tab. 14.1* dargestellt.

14.2.2 Urindiagnostik

Urin kann üblicherweise ohne großen Aufwand gewonnen werden und eignet sich damit auch für Verlaufskontrollen. Mittels Urindiagnostik können Erkrankungen der Niere (z. B. Glomerulonephritis) und der ableitenden Harnwege diagnostiziert und von extrarenalen Erkrankungen (z. B. erworbene Gerinnungsstörung) abgegrenzt werden.

Gewinnung von Urinproben

Spontanurin. Wird spontan gelassener Urin (Strahlurin) zur Untersuchung benötigt, muss vorher das äußere Genitale gewaschen werden, bei Männern mit zurückgestreifter Vorhaut. Bei Kleinkindern werden Einmalbeutel aus Plastik verwendet, die selbstklebend sind.

Morgenurin. Für einen Schwangerschaftstest z. B. ist stärker konzentrierter Morgenurin erforderlich. Es handelt sich um den Urin der ersten morgendlichen Ausscheidung.

Mittelstrahlurin. Je nach Laboranforderung wird bei Gewinnung von Mittelstrahlurin entweder zunächst die Umgebung der Harnröhrenöffnung mit Wasser und Seife gereinigt oder nicht. Nach neuerer Meinung erbringt das Reinigen der Harnröhrenöffnung vor Entnahme keine besseren Ergebnisse (Just 2006).

PRAXISTIPP Das äußere Genitale darf keinesfalls desinfiziert werden! Desinfektionsmittelreste könnten das mikrobiologische Ergebnis verfälschen.

Das Intervall zwischen der letzten Miktion und dem Zeitpunkt der Uringewinnung sollte möglichst lang sein. Den in der Blase befindlichen Keimen wird dadurch genügend Zeit gegeben, sich zu vermehren. Wichtig ist, dem Patienten die Entnahmetechnik genau zu erklären:

- Die erste Portion Urin wird normal in die Toilettenschüssel gelassen; evtl. vorhandene Bakterien, u. a. Mikroben in der Harnröhre und am äußeren Genitale, werden so durch den eigenen Urin weggespült.
- Der Urin für die Untersuchung wird in der Mitte des Miktionsvorganges in einem Becher aufgefangen.
- Danach entleert der Patient den restlichen Urin in das WC.

PRAXISTIPP Nicht jeder Keimnachweis deutet auf eine Harnwegsinfektion hin. Besonders bei Frauen kommt es zu falschen Werten, z. B. durch Leukozyten bei Fluor (Ausfluss) sowie Erythrozyten bei der Menstruation. Während der Menstruation und 2 – 3 Tage danach sollte daher möglichst keine Urindiagnostik erfolgen.

Sammelurin. Zur Ermittlung bestimmter Stoffe im Organismus wird Urin über 12 – 24 Stunden gesammelt, z. B. bei Verdacht auf Proteinurie und zur Ermittlung der Kreatinin-Clearance (Filtrations-

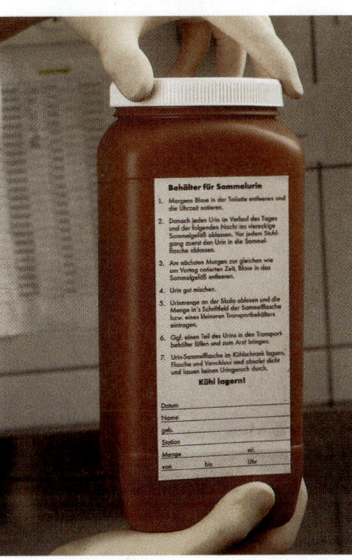

Abb. 14.2 Behälter für Sammelurin.

rate der Niere). Beim Sammeln ist Folgendes zu beachten:

- sauberes, verschließbares Gefäß benutzen (ohne Reinigungs- und Desinfektionsmittelreste, um falsche Befunde zu vermeiden (**Abb. 14.2**),
- Gefäß beschriften (Name, Datum),
- Patient über Zweck und Dauer informieren (fördert Motivation),
- Blase entleeren lassen (bei 24-Stunden-Urin morgens), erst danach beginnen, den Urin zu sammeln,
- alle Urinportionen je nach Untersuchung im lichtundurchlässigen oder mit chemischem Zusatzstoff präpa-

Tab. 14.1 Beobachtungskriterien der Urinausscheidung.

Normalwerte	Physiologische Abweichungen	Krankhafte Abweichungen	Ursachen krankhafter Abweichungen
Miktionshäufigkeit			
→ Säuglinge: bis 25-mal → Schulkinder: 6 – 8-mal → Erwachsene: 4 – 6-mal	→ Häufigkeit ist abhängig von Trinkmenge und Blasenkapazität	Inkontinenz bei Menschen > 6. Lebensjahr	→ physisch, psychisch und sozial
		Pollakisurie: → häufiger plötzlicher Harndrang mit nachfolgender Entleerung nur kleiner Mengen (instabile Blase) → 24 h-Menge ist normal → oft genügen wenige ml, um Harndrang auszulösen	→ Blasenreizung bzw. -entzündung → Blasensteine → Prostataerkrankung
		Nykturie: → verstärkte Harnproduktion sowie auffällig häufiges Wasserlassen während der Nacht	→ Schwäche der Nierenleistung, z. B. bei Herzinsuffizienz, verbunden mit verminderter Harnausscheidung (Oligurie) am Tage → Blasenentleerungsstörung → evtl. Gewohnheitsbildung

Fortsetzung ▶

Tab. 14.1 Fortsetzung

Normalwerte	Physiologische Abweichungen	Krankhafte Abweichungen	Ursachen krankhafter Abweichungen
Harnmenge (ml/Tag)			
→ Säuglinge: bis 500 ml → Schulkinder: bis 1200 ml → Erwachsene: bis 2000 ml	→ Abnahme durch Flüssigkeitsverluste über Atmung und Haut (z. B. starkes Schwitzen) → Zunahme bei großer Trinkmenge (z. B. Bier, Kaffee, schwarzer Tee)	Oligurie: → Verminderung der Harnproduktion und/oder des ausgeschiedenen Harnvolumens unter 500 ml/Tag oder 20 ml/Std. → Oligoanurie oder inkomplette Anurie: → Ausscheidung liegt bei ca. 100 ml/Tag	→ Flüssigkeitsverlust (Fieber, Schwitzen, Erbrechen, Durchfall, Blutverlust), geringe Flüssigkeitsaufnahme → Schock, akutes Nierenversagen, Verlegung der Harnwege → Ansammlung von Ergüssen und Ödemen (Wasserretention im Körpergewebe, z. B. hormonbedingt, hydrostatisch veränderter Druck, Kapillarwandschädigung)
		Anurie: → völliges Versiegen der Diurese oder eine auf weniger als 100 ml/Tag verminderte Ausscheidung von Urin → **Achtung:** Fehlende oder nur minimale Ausscheidung ist ein Alarmsymptom!	→ echte Anurie: kapillarer Nierenparenchym- und Tubulusschaden (z. B. bei schwerem Schock oder Funktionsstörungen im Bereich des Nephrons) → falsche Anurie (postrenal): Harnsperre (z. B. Harnröhrenverschluss) **Folge:** → länger dauernde Anurie führt zur Urämie (Harnvergiftung)
		→ postrenale Anurie	→ z. B. Blasenentleerungsstörung
		→ renale Anurie	→ Störung innerhalb der Niere (z. B. Nephropathie)
		→ prärenale Anurie	→ z. B. länger dauernde Blutdrucksenkung, Exsikkose und Hypovolämie
		Polyurie: → übermäßige Harnausscheidung > 2,5 l/Tag	→ verschiedene Nierenerkrankungen → Diuretikaeinnahme → hormonelle Stoffwechselentgleisung (z. B. bei Diabetes insipidus und Diabetes mellitus)
		Harnverhalt: → Blase kann nicht entleert werden → bei zunächst normaler Blasenkapazität (ca. 350 ml Inhalt) entsteht quälender Harndrang (häufig verbunden mit Unruhe, Blässe, Schwitzen)	→ Prostatavergrößerung, Tumore, neurogene Störungen (z. B. Multiple Sklerose) → Überlaufblase: Blase ist maximal gefüllt, nur wenige Tropfen Harn können gelassen werden **Folge:** → andauernde Überdehnung der Blase führt dazu, dass sie weniger auf Füllungsdruck anspricht und die Störungen zunehmen (Gewöhnung)
		Restharn: → Harn, der unmittelbar nach Miktion in der Blase zurückbleibt (Norm: 10 – 30 ml nach spontaner Miktion)	→ Miktionsstörungen, z. B. Harnverhalt **Folge:** → Risiko für Harnwegsinfektionen → Nierenschäden (Harnstau) bei mehr als 300 ml
Blasenkapazität			
individuell	schwankt zwischen 250 – 500 ml, max. ca. 800 ml		

Fortsetzung ▶

rierten Gefäß sammeln und gekühlt aufbewahren,
- zum Abschluss, z. B. nach 24 Stunden, den Patienten nochmals die Blase entleeren lassen und diesen Urin in das Sammelgefäß geben,
- vor Abfüllen der Laborprobe den Sammelurin durchmischen, um die festen Bestandteile zu verteilen und

- Gesamtmenge auf dem Laborschein notieren.

🖐 **PRAXISTIPP** Das Sammelgefäß sollte kühl, dunkel und abgedeckt aufbewahrt werden (z. B. im WC). ____

Katheterurin. Urin kann aus dem liegenden Harnwegskatheter (S. 354) oder durch Einmalkatheterisierung gewonnen werden. Bei liegendem Dauerkatheter wird der Urin nach Desinfektion (mit 70 % Alkohol) der Punktionsfläche (Latexmembran) mit einer Spritze und Kanüle entnommen (*Abb. 14.3*). Dafür ist

Tab. 14.1 Fortsetzung

Normalwerte	Physiologische Abweichungen	Krankhafte Abweichungen	Ursachen krankhafter Abweichungen
Farbe und Aussehen			
frischer Urin ist klar und hell- bis dunkelgelb (konzentriert)	→ fast wasserhell unter den Bedingungen der Wasserdiurese (z. B. nach reichlicher Flüssigkeitsaufnahme) → dunkel-bernsteinfarben im Durstzustand → abgestandener Urin ist trübe und hat einen geringen Bodensatz → Farbveränderungen durch Medikamente und Nahrungsmittel (u. a. Lebensmittelfarben, Multivitaminpräparate, rote Rüben)	→ milchige Trübung	→ Schleim, fetthaltiger Urin, anorganische Phosphate (Phosphaturie)
		→ schlierig flockige Trübung (Pyurie)	→ Eiterbeimengungen bei Entzündungen im Urogenitalbereich
		→ rötlich bis fleischfarbener, getrübter Urin (Makrohämaturie)	→ Beimengung von Erythrozyten: Vorkommen z. B. bei Blutungsneigung, Nieren- und Harnleitersteinen oder bei Tumoren im Nieren- und Harnwegsbereich
		→ bierbrauner bis grünlich-schwarzer Urin mit gelbem Schüttelschaum (Bilirubinurie)	→ Beimengungen des Gallenfarbstoffs Bilirubin (z. B. bei Hepatitis und Leberzirrhose)
		→ bräunlich-schwarz	→ Blut (nach Stehenlassen der Urinprobe)
		→ grün	→ Pseudomonas-Farbstoff bei Infekten
Geruch			
frisch gelassen: unauffällig	→ einige Zeit nach dem Ausscheiden (z. B. in Urinflasche oder Kleidung) stechender Ammoniakgeruch durch gelöste Harnsäure und Spuren von Ammoniak → verändert durch Genuss bestimmter Nahrungsmittel (z. B. erzeugt Spargel einen schwefelartigen Uringeruch)	→ offensiv übelriechend	→ Bakterieneinwirkung bei Entzündungen der ableitenden Harnwege
		→ obstartig-säuerlich durch Azeton (Ketonkörper) im Urin	→ Entgleisung des Stoffwechsels (z. B. infolge von Diabetes mellitus, Hunger, langandauerndem Erbrechen)
		→ faulig riechend durch Zellverfall	→ bösartige Tumorerkrankungen der ableitenden Harnwege
pH-Wert			
schwach sauer (pH 5 – 6)	durch Nahrung beeinflusst: → pflanzliche Ernährung fördert alkalische Reaktion (bis pH 7,2) → aus eiweißreicher Ernährung resultiert saure Reaktion (pH bis 4,8)	→ pH nimmt im Bereich sauer zu	→ Auftreten bei starkem Schwitzen, Fieber, starken Durchfällen
		→ pH eher neutral bis alkalisch	→ stoffwechselbedingte Alkalose, bei Infektionen an Nieren oder ableitenden Harnwegen
Spezifisches Gewicht			
von 1,015 – 1,025	→ bis 1,025 soll das größere Kind und der Erwachsene konzentrieren können → geringe Ausscheidung: höhere Konzentration → größere Urinmenge: niedrigere Konzentration	→ hohes spezifisches Gewicht bei normaler bis erhöhter Flüssigkeitszufuhr und hellgelbem Urin (Hypersthenurie)	→ bei Zucker- oder Eiweißausscheidung (Albumin- oder Glukosurie)
		→ niedriges spezifisches Gewicht bei schwach konzentriertem Urin	→ Funktionsstörungen der Niere (Hyposthenurie)
		→ gleichbleibende Konzentration trotz Dursten oder hoher Trinkmenge („Harnstarre")	→ Niereninsuffizienz (Isosthenurie)

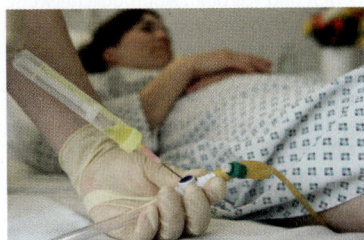

Abb. 14.3 Urinentnahme aus der Punktionsstelle des Ableitungssystems eines Blasendauerkatheters.

es evtl. angebracht, den Katheter vorher für ca. 10 Min. abzuklemmen.

Blasenpunktionsurin. Bei schwierigen anatomischen Verhältnissen und nicht eindeutigen Befunden des Mittelstrahlurins wird der Urin durch eine suprapubische Blasenpunktion gewonnen. Bei Gesunden ist er i. d. R. keimfrei.

Messung der Urinmenge
Restharnbestimmung. Normalerweise wird die Blase bei der Miktion restlos entleert (maximal 30 ml Restharn). Der Restharn wird vorzugsweise mittels transabdominalen Ultraschalls bestimmt.
Stundenurin. Bei Kreislauf- und Nierenversagen oder bei hormonellen Stoffwechselentgleisungen muss die Menge der Urinausscheidung stündlich gemes-

sen werden. Der Urin wird über einen Harnwegskatheter ausgeschieden, in einem Urimeter (Stundenurin-Messkammer) gesammelt, gemessen und nach Öffnen einer Klemme in den Reservoirbeutel abgelassen.

☀ FALLBEISPIEL Das „Wunderkind" starb früh an Nierenversagen. Der Vater schildert die Erkrankungen seines Sohnes im Tagebuch: „Auf einer Reise des 7-jährigen erlitt er Scharlach und ertrug einen eiternden Backenzahn." Dieses chronische Zahnleiden sollte ihn bis zu seinem Tod begleiten. Er machte zweimal akute Schübe eines schweren

Gelenkrheumatismus durch und überlebte mit 9 Jahren einen Typhus abdominalis.

Nach einer Italienreise steht im Tagebuch: „W. hat diese Tage wieder seinen gewöhnlichen Zahnfluss mit ein wenig Geschwulst." Heute muss man annehmen, dass er einen chronisch entzündeten Zahnwurzelherd hatte, ein Zustand, der eine dauernde Schädigung des ohnehin durch ständige Infekte geschwächten Körpers bedeutete. Solche Eiterherde können auch heute unbehandelt zu schweren Nierenschädigungen führen.

Im weiteren Verlauf wurde Wolfgang Amadeus Mozart bettlägerig, es traten Fieber, Übelkeit und Erbrechen auf, sowie ausgeprägte Ödeme und eine „große Atmung" (vermutlich Kussmaul-Atmung). Am 5. Dezember 1791 verschied er.

Eine der vielen Infektionen führte zu einer unerkannten chronischen Erkrankung der Nieren, auf welche Nierenversagen und Tod durch Urämie folgten (Hatzinger 2006).

Mozart schrieb 1787 mit 30 Jahren: „Da der Tod, genau zu nehmen, der wahre Endzweck unseres Lebens ist, so habe ich mich seit ein paar Jahren mit diesem wahren, besten Freunde des Menschen so bekannt gemacht, dass sein Bild allein nichts schreckliches mehr für mich hat, sondern recht viel beruhigendes und tröstendes."

Flüssigkeitsbilanz

! DEFINITION Als **Flüssigkeitsbilanz** bezeichnet man die Gegenüberstellung von Zufuhr (Einfuhr) und Ausscheidung (Ausfuhr) von Flüssigkeiten innerhalb von 24 Stunden.

Indikation
Die Flüssigkeitsbilanzierung erfolgt nach ärztlicher Anordnung, z. B. bei Herz- oder Nierenerkrankungen oder Stoffwechselentgleisungen.

Durchführung.
Zur Bilanzierung gehören folgende Maßnahmen:
- Information von Patienten, Mitarbeitern und Angehörigen,
- Beschriftung von z. B. Steckbecken, Urinflasche, Nachtstuhl mit Maßnahme (Bilanzierung) und Name des Patienten,
- zu Beginn den Patienten die Blase entleeren lassen, Urin verwerfen oder in die Dokumentation des Vortags aufnehmen,

- Notieren von Datum, Uhrzeit, Menge und Art sämtlicher zugeführter Flüssigkeiten (Getränke, Infusionen, Sondenkost) auf dem Bilanz-Dokumentationsblatt,
- Dokumentation der ausgeschiedenen Flüssigkeiten (Urin, Stuhl, Wundsekret, Erbrochenes, Schweiß, Atmung) sowie
- Dokumentation im Pflegebericht und Information des Arztes.

Ergänzende Informationen liefern tägliche Kontrollen von Gewicht, zentralem Venendruck (ZVD) und Hautturgor (S. 286).

🖐 **PRAXISTIPP** Beachten Sie, dass je nach Station oder Krankenhaus unterschiedliche Flüssigkeiten bei der Bilanzrechnung berücksichtigt werden. So werden manchmal z. B. seröse Flüssigkeiten zwar dokumentiert, aber nicht mitberechnet. Lebensmittel mit fester Konsistenz liefern bis zu 1000 ml Wasser, Oxidationswasser trägt mit ca. 300 ml zur Deckung des täglichen Wasserbedarfs bei.

Fehlerquellen. Fehler können entstehen, wenn Getränke nicht dokumentiert werden oder Flüssigkeiten nicht exakt gemessen werden können, z. B. bei Inkontinenz (evtl. Einlagen wiegen) oder bei Flüssigkeitsverlusten durch Schwitzen, z. B. bei Fieber. Diese nicht messbaren Größen können geschätzt werden (Faustregel: bei Fieber 500 ml ausgeschwitzte Flüssigkeit pro 1 °C Temperaturerhöhung).

Untersuchung des Urins
Urin sauber gewinnen
Der Harn sollte möglichst nicht verunreinigt werden. Das erreicht man, indem
- saubere, dem Klinikstandard entsprechende Gefäße verwendet werden,
- direkter Körperkontakt mit dem Gefäß vermieden wird und
- möglichst wenig Hautkeime Kontakt mit dem Urin haben (Gebiet waschen, Männer sollten die Vorhaut zurückziehen, Frauen die Schamlippen spreizen)

Richtigen Entnahmezeitpunkt wählen
Je nach Untersuchung wird der beste Entnahmezeitpunkt gewählt. Beim Schwangerschaftstest ist es der erste Morgenurin. Er ist konzentrierter und enthält daher eine größere Menge des Hormons HCG. Bei Verdacht auf Glukosurie wird der Urin 2 Stunden nach einer kohlenhydratreichen Mahlzeit untersucht.

Kurz aufbewahren und schnell verarbeiten
Urin soll möglichst frisch untersucht werden. Ist das nicht möglich, kann er im Kühlschrank bei 4 °C für einige Stunden verschlossen aufbewahrt werden. Würde der Urin bei Zimmertemperatur gelagert, könnten sich
- pH-Wert durch Ammoniakbildung aus Harnstoff erhöhen,
- Glukosegehalt durch bakteriellen Abbau vermindern und/oder
- Ketone durch Zerfall von Leukozyten oder Erythrozyten verflüchtigen.

Untersuchung mittels Harnteststreifen

➡ **MERKE** Harnteststreifen bestehen aus Reagenzpapier, dessen Testzonen mit einem dünnen Nylonnetz geschützt sind. Sie ermöglichen eine schnelle und zuverlässige Harndiagnostik am Krankenbett, auf Station, in der Praxis, im Labor und ambulant.

Indikation
Harnteststreifen werden verwendet zur
- Routineuntersuchung,
- Verlaufskontrolle,
- Selbstkontrolle durch den Patienten,
- Vorsorgeuntersuchung (Screeningverfahren) und
- Überprüfung der Patientencompliance (S. 568), z. B. in der Suchtstoffanalytik.

Theoretische Grundlagen
Die Teststreifen können mehrere Werte analysieren (sogenannte Multistix). Farbstreifen ermöglichen das Ablesen der Werte. Sie können aber auch maschinell mit einem Reflexionsfotometer abgelesen werden (höherer Durchsatz = Untersuchungszahlen, bessere Dokumentation, Genauigkeit, online-Anschluss an die EDV).

Folgende Parameter werden getestet: pH, spezifisches Gewicht, Nitrit, Urobilinogen und Bilirubin. Auf möglicherweise krankhafte Veränderungen weisen u. a. folgende, normalerweise nicht im Urin enthaltene Substanzen hin: Zucker (Glukosurie), Nitrit (Stoffwechselprodukt typischer Harnwegserreger), Eiweiß (Proteinurie), Blut (Hämaturie), Hämoglobin (Hämoglobinurie), Leukozyten (Leukozyturie), Ketonkörper (Ketonurie).

Durchführung
Nachdem Schutzhandschuhe angezogen wurden, wird der Teststreifen max. 1 Sek. in den Harn eingetaucht. Es wird möglichst frischer, durchmischter Harn verwendet. Alle Testfelder müssen benetzt sein. Beim Herausnehmen wird

Harnuntersuchungen auf
– pH
– Nitrit
– Urobilinogen
– Bilirubin
– Zucker
– Eiweiß
– Blut
– Hämoglobin
– Urozystin
– Ketonkörper

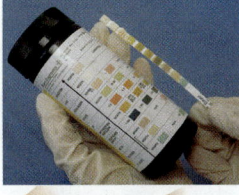

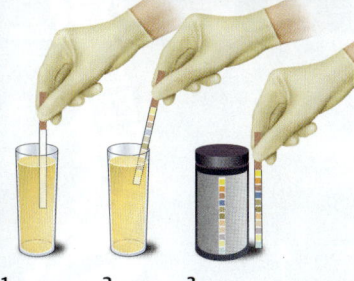

1. eintauchen
2. abstreifen
3. ablesen innerhalb von 60 Sek.

Abb. 14.4 **Urinuntersuchung.** Mit Harnteststreifen können verschiedene Werte des Urins analysiert werden.

die seitliche Kante am Gefäßrand abgestreift, um überschüssigen Harn zu entfernen. Die Testbezirke werden mit der Farbskala auf dem Etikett des Behälters verglichen. Dabei darf der Behälter aus hygienischen Gründen nicht berührt werden (*Abb. 14.4*). Die Ergebnisse werden dokumentiert.

🔖 **PRAXISTIPP** Bei der Selbstkontrolle durch den Patienten kann der Teststreifen kurz in den Mittelstrahl des Urins gehalten werden. Der überschüssige Urin wird dann einfach abgeschüttelt. ▬

Urinmikroskopie
Sie wird wegen des höheren Arbeitsaufwands nur noch vereinzelt durchgeführt. Indiziert ist sie z. B. bei positiven Hinweisen von Teststreifenanalysen, z. B. Hä-

maturie. Insbesondere bei Kindern schließt ein negatives Ergebnis der Teststreifenuntersuchung des Urins eine Harnwegsinfektion nicht aus. Sichere Ergebnisse liefert die Urinmikroskopie. In der Zählkammer sind bei Jungen mehr als 10 Leukozyten pro µl pathologisch, bei Mädchen mehr als 50.

Zwei-Gläser-Probe
Zur Differenzialdiagnostik dient die 2-Gläser-Probe. Sie gibt z. B. Hinweise auf die Lokalisation einer bestehenden Harnwegsinfektion. Der vom Patienten abgelassene Urin wird beim Urinieren in zwei Portionen getrennt aufgefangen. Stammt eitriger oder blutiger Urin aus Niere oder Blase, sind beide Portionen gleichmäßig gefärbt. Stammt er aus der Harnröhre, ist das erste Glas getrübt. Mit dieser Portion wurde die Harnröhre gespült, die zweite Portion ist klar.

Nach rektaler Massage der Prostata kann der Harn mit einer 3-Gläser-Probe beurteilt werden. Das Exprimat (Sekret der Prostatadrüse, das als milchig-trüber Tropfen in der Harnröhrenöffnung erscheint) bzw. der Harn wird in einem 3. Glas aufgefangen und untersucht.

Bestimmung des spezifischen Gewichts (Dichte)
Die Dichte entspricht dem Totalgewicht der gelösten Stoffe im Urin und wird in Gramm pro Liter (g/l) angegeben. Sie ist von der Flüssigkeitsaufnahme abhängig. Das spezifische Gewicht gibt Auskunft über die Konzentration des Harns (Fähigkeit zur Ausscheidung harnpflichtiger Substanzen). Die Normwerte liegen zwischen 1,015 – 1,025 g/l. Nach längerem Dursten kann das spezifische Gewicht bis auf 1,040 g/l ansteigen. Nach extremer Wasseraufnahme ist die Niere in der Lage, bis auf 1,001 g/l zu verdünnen. Reines Wasser wiegt 1000 g/l.

Die Dichtemessung ist mittels Urometer, auch als Harn- oder Senkwaage und Dichte-Aräometer bezeichnet, oder Teststreifen möglich.

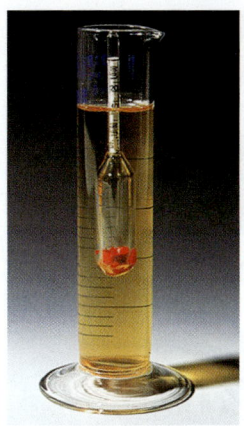

Abb. 14.5 **Bestimmung des spezifischen Gewichts.** Zur korrekten Bestimmung muss das Urometer frei im Messzylinder schwimmen.

Urometer. Die Bestimmung des spezifischen Gewichts des Harns mit dem Urometer ist eine leicht vorzunehmende Methode, die über die Konzentration Auskunft gibt (*Abb. 14.5*). Das Prinzip beruht auf einer Auftriebsmessung mit Spindel (Urometer in mg/l, Eichung entweder 15° oder 20 °C). Der Messwert wird am oberen Rand des Flüssigkeitsspiegels abgelesen. Vor der Messung muss die Temperatur des Urins gemessen werden, da das Urometer auf eine bestimmte Temperatur geeicht ist. Je drei Grad Unterschied muss ein Teilstrich zu- oder abgezogen werden.
Teststreifen. Mit kombinierten Teststreifen können auch Dichteuntersuchungen gemacht werden. Sie sind qualitativ besser und können ohne Temperaturanpassung durchgeführt werden.

Bakteriologische Untersuchung
Weitere wichtige Informationen erhält man durch eine Keimzahlbestimmung (Koloniendichte durch Uricult, Eintauchtest). Eine genaue Identifizierung der Bakterien ist jedoch nur im bakteriologischen Labor möglich.

14.3 Pflegemaßnahmen auswählen, durchführen und evaluieren ▬▬▬

🔖 **PRAXISTIPP** Für alle folgenden Pflegemaßnahmen gilt, dass der Patient vorher ausführlich über die Maßnahme informiert wird. Zur Wahrung der Intimsphäre sollten mobile Mitpatienten oder Besucher das Zimmer verlassen oder ein Sichtschutz genutzt werden. ▬

14.3.1 Anlegen der Urinflasche
Urinflaschen bestehen aus Kunststoff oder Chromnickelstahl. Es gibt sie mit und ohne Deckel. Eine Skalierung dient der Messung der Urinmenge. Urinflaschen gibt es in verschiedenen Formen:
- **Frauen:** Bei Patientinnen mit Beckenfraktur ist die Urinflasche für Frauen eine große Hilfe, sie müssen nicht so häufig das Becken bewegen, Schmer-

zen durch das Sitzen auf dem Steckbecken werden vermieden.
- **Männer:** Die besondere Form verhindert beim Umkippen das Auslaufen (*Abb. 14.6*).

Durchführung
Die Urinflasche wird folgendermaßen angelegt (*Abb. 14.7*):
- Die Urinflasche wird aus der Halterung genommen und in Rückenlage

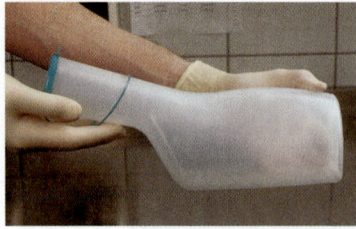

Abb. 14.6 Urinflasche für Männer.

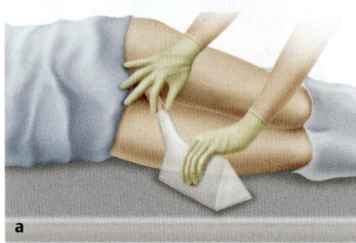

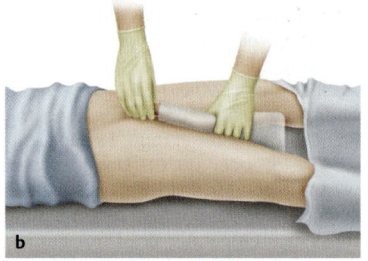

Abb. 14.7 Anlegen der Urinflasche. **a** Seitlich, **b** auf dem Rücken liegend.

zwischen die Beine gelegt oder in Seitenlage vor dem Patienten platziert.

- **Mann:** Entweder legt der Patient seinen Penis selbst in die Flasche oder der Pflegende übernimmt dies mit der behandschuhten Hand.
- **Frau:** Die Öffnung des Flaschenhalses wird eng an die Harnröhrenöffnung gelegt.

Zum Wasserlassen wird der Patient zugedeckt und allein gelassen. Nach dem Wasserlassen wird das Genitale mit Zellstoff abgetupft und dem Patienten wird die Gelegenheit zur Händehygiene gegeben. Wird die Urinflasche nicht nach jeder Miktion entleert, muss sie mit einem Deckel verschließbar sein (Geruchsreduzierung). Sie sollte mindestens vor den Mahlzeiten und zum Abend geleert werden.

 **PRÄVENTION & GESUND-
HEITSFÖRDERUNG** Der Rand der Urinflasche kann Druckgeschwüre an den empfindlichen Schleimhäuten des Intimbereichs verursachen.

Urinflaschen dürfen daher keinesfalls angelegt bleiben. _____

14.3.2 Katheterisieren der Harnblase

Theoretische Grundlagen

❗ DEFINITION Als **Katheterisieren** wird das Einführen eines Katheters in Körperorgane bezeichnet. Es dient der Entleerung von Flüssigkeit. Hier wird vom Blasenkatheter gesprochen, durch den auch Spülungen vorgenommen werden können. _____

Indikation

Diagnostische Indikationen für eine Blasenkatheterisierung sind z. B.:
- exakte Überwachung der Harnausscheidung
- Bestimmung des Blasendrucks (urodynamische Messung)
- Gewinnung kontaminationsfreier Urinproben
- radiologische Untersuchung (Urethrografie)

Therapeutische Indikationen sind:
- akuter Harnverhalt (z. B. postoperativ)
- chronischer Harnverhalt
- präoperative und intraoperative Entleerung der Blase
- Spül- und Instillationsbehandlung (Verabreichung von Medikamenten)

👁 FALLBEISPIEL Mit langsam stärker werdenden, zuletzt aber massiven Unterbauchschmerzen kommt der 80-jährige Hubert Kauder in die Notaufnahme. Nach klinischer Untersuchung wird bei der Computertomografie eine Riesenharnblase bestätigt (**Abb. 14.8**). Nach Anlage eines suprapubischen Katheters wurden 4,5 l Urin abgelassen. Er war danach sofort beschwerdefrei und konnte wieder lachen. _____

Zwei Arten der Katheterisierung

Katheter zur Harnableitung werden auf zwei Arten gelegt:
- transurethral (durch die Harnröhre in die Blase) und
- suprapubisch (zwei Fingerbreit über dem Os pubis wird der Katheter durch die Bauchdecke in die Blase eingeführt).

Weiterhin kann man
- Blasenverweilkatheterismus (transurethral oder suprapubisch) und
- einmaligen und mehrmaligen (intermittierenden) (Selbst-) Katheterismus

unterscheiden.
Jeder Blasenkatheter, insbesondere jedoch der Blasenverweilkatheter, darf nur nach strenger Indikationsstellung ge-

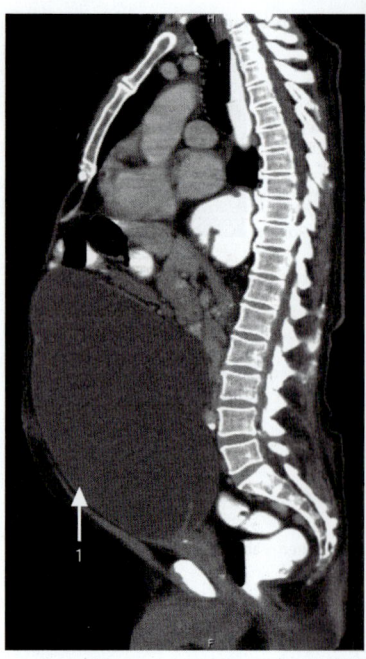

Abb. 14.8 **Riesenharnblase (4,5 l) im CT-Bild.** Als Folge einer Prostatahyperplasie mit Abflussstörung entstand eine große zystische Raumforderung im Unterbauch (1), die die angrenzenden Organe verdrängt (aus Dtsch. med Wochenschr 2007:132, Ropers).

legt werden und ist so früh wie möglich zu entfernen. Wenn absehbar ist, dass ein Katheter über einen längeren Zeitraum liegen soll, ist ein suprapubischer dem transurethralen Katheter vorzuziehen, um die zahlreichen Komplikationen (S. 358) im Zusammenhang mit einem transurethralen Katheter zu vermeiden. Zur Kurzzeitdrainage (< 5 Tage) kann zwischen transurethralem oder suprapubischem Blasenverweilkatheter oder intermittierendem Einmalkatheterismus gewählt werden.

🖐 PRAXISTIPP Als konservativer Behandlungsversuch einer Harnsperre, insbesondere im ambulanten Bereich bei Kindern, hat sich der Versuch der Spontanmiktion in einer mit warmen Wasser gefüllten Badewanne bewährt. _____

Katheterformen

Für Frauen werden i. d. R. nur Nélaton-Katheter, für Männer sowohl Nélaton- als auch Tiemann-Katheter eingesetzt (**Abb. 14.9**). Liegt der Katheter länger, werden doppellumige, weichere Katheter mit Nélaton-Spitze verwendet, die mit einem Ballon in der Blase fixiert werden können. Ein Lumen dient der Urinableitung, über das andere Lumen wird

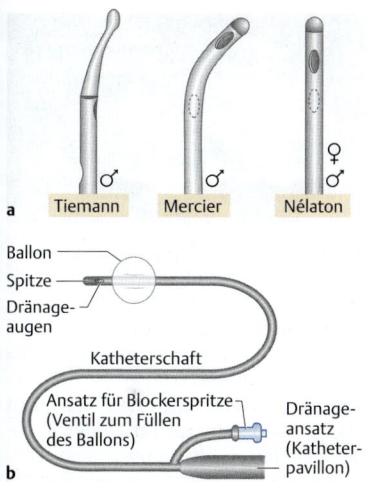

a Tiemann Mercier Nélaton

Ballon
Spitze
Dränage-
augen

Katheterschaft

Ansatz für Blockerspritze
(Ventil zum Füllen
des Ballons)

Dränage-
ansatz
(Katheter-
pavillon)

b

Abb. 14.9 Katheterformen. a Verschiedene Katheterspitzen und **b** Bestandteile eines Blasenverweilkatheters.

der Ballon gefüllt. Die übliche Ballongröße beträgt 10 ml, größere Ballone werden nur nach operativen Therapien verwendet (z. B. 30 ml). Spezielle urologische Indikationen (z. B. Blasentamponade, d. h. ausgeprägte Blutgerinnselbildung in der Blase) bestehen für 3-lumige Spülkatheter (Hämaturiekatheter), die durch ein drittes Lumen die Zufuhr einer Spüllösung in die Blase erlauben. Sie werden im Notfall und postoperativ angewendet.

Für kritisch Kranke werden zur kontinuierlichen Temperaturmessung in der Harnblase (Kerntemperatur) Harnwegskatheter mit Temperaturfühler angeboten (S. 399).

Durchmesser

Der übliche Durchmesser (gemessen in Charrière = Maßeinheit für äußeren Durchmesser = ⅓ mm) beträgt bei:

- Kindern ab 10 Jahren: Ch 8 – 10,
- Frauen: Ch 10 – 12 und
- Männern: Ch 12 – 16.

Größere Durchmesser sind nur nach operativen Therapien (transurethrale Operationen) zweckmäßig. Der Katheterdurchmesser wird individuell gewählt. Bei Männern kommt i. d. R. die Katheterstärke 16 Ch zur Anwendung. Sie ist genügend stabil und liegt der Schleimhaut einer normal-kalibrigen Harnröhre nicht zu eng an. Ein dickerer Katheter, der die Harnröhre ausspannt, beeinträchtigt den Sekretabfluss aus der Harnröhre an der Außenseite des Katheters. Ein Blasendauerkatheter fördert die sog. mukopurulente Membran (Schleimeiter) zwischen Urethralschleimhaut und Katheter, die als Nährboden für Bakterien dient und eine aufsteigende Infektion entlang des zurückgestauten Sekrets fördert. Ein Katheter kann vom Patienten dauerhaft als störend empfunden werden.

Dünnere, weniger stabile Katheter können vor dem Beckenboden oder in der Pars prostatica (Einengung der Harnröhre durch die Prostata) abknicken (**Abb. 14.10**). Zudem ist die Gefahr einer Via falsa (falscher Weg) größer, bei der durch den Katheter in der Harnröhren-

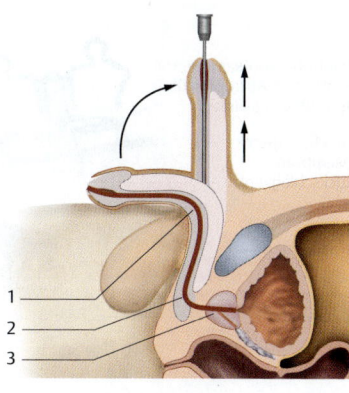

1
2
3

Abb. 14.10 Schwierige Stellen beim Katheterisieren des Mannes. Erste (1) und zweite (2) Kurvatur, mögliche Einengung der Prostata (3).

umgebung Schleimhautverletzungen und Blutungen verursacht werden.

Kathetermaterial

Es werden verschiedene Natur- und Kunststoffe verwendet. Je nach Indikation wird man sich für silikonbeschichtetes Latex, Silikon, Rotgummi, PVC oder Polyurethan entscheiden (**Tab. 14.2**). Es existieren zudem antimikrobiell beschichtete Katheter, z. B. Katheter beschichtet mit Antiseptika, Heparin, Kupfer und Silber. Sie sind lediglich in einzelnen speziellen Fällen indiziert.

Harnableitungssystem

Bei jeder Dauerdränage muss zur Infektionsprophylaxe ein steriles geschlossenes Harnableitungssystem verwendet

Tab. 14.2 *Eigenschaften verschiedener transurethraler Kathetermaterialien.*

Material	Anwendungsdauer	Eigenschaften
Polyvinylchlorid (PVC)	einmalige Anwendung	→ kostengünstig → sicheres, leichtes Einführen → wegen Steifheit nicht für Langzeitdränage geeignet → gibt bei längerer Anwendung Weichmacher (Phthalate) ab
hydrogelbeschichte (hygroskopische) Latex-, PVC- oder Polyurethan-Materialien	einmalige Anwendung	→ verminderte Oberflächenreibung → geringere Gefahr von Schleimhautreizung und -verletzung
Silikon-Latex-Katheter	kurzfristige Anwendung (bis 5 Tage)	→ kostengünstig → weich → Gefahr der Latexallergie reduziert durch Silikonbeschichtung → relativ raue Oberfläche → erhöhte Inkrustationstendenz
beschichtete Katheter (Hydromer-Beschichtung auf Silikon)	kurzfristige Anwendung (bis 5 Tage)	→ geringe Oberflächenreibung → bessere Gleitfähigkeit → geringe Inkrustationsneigung → geringes Risiko urethraler Irritationen und Harnröhrenstrikturen
Silikon	langfristige Anwendung	→ geringe Oberflächenreibung → sehr geringe Inkrustationsneigung durch extrem glatte Oberfläche → höhere Durchflussrate durch größeres Lumen → relativ steif, evtl. Beschwerden verursachend
Polyurethan	langfristige Anwendung	→ bei Raumtemperatur zum Einführen ausreichend steif → in der Wärme der Harnröhre weich und flexibel → höhere Durchflussrate durch größeres Lumen

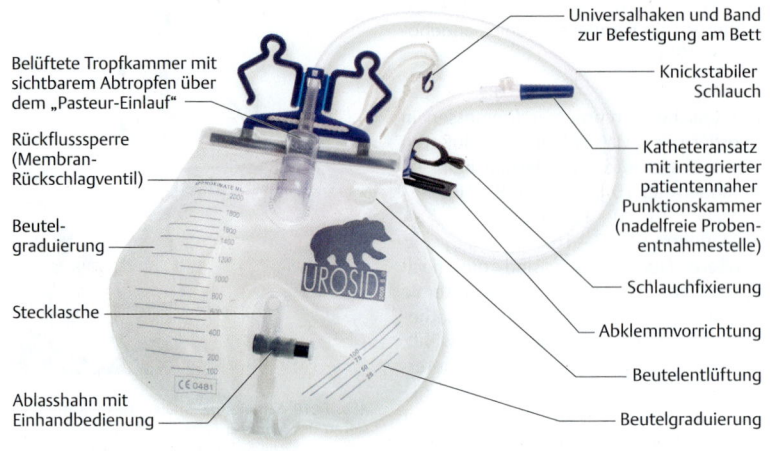

Universalhaken und Band zur Befestigung am Bett

Knickstabiler Schlauch

Katheteransatz mit integrierter patientennaher Punktionskammer (nadelfreie Proben- entnahmestelle)

Belüftete Tropfkammer mit sichtbarem Abtropfen über dem „Pasteur-Einlauf"

Rückflusssperre (Membran- Rückschlagventil)

Beutel- graduierung

Stecklasche

Ablasshahn mit Einhandbedienung

Schlauchfixierung

Abklemmvorrichtung

Beutelentlüftung

Beutelgraduierung

Abb. 14.11 **Geschlossenes Urindränagesystem.** Hygienische Forderungen.

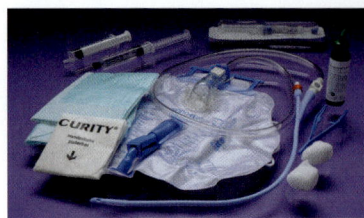

Abb. 14.12 Material zum Legen eines Katheters.

werden. Geschlossen heißt, dass weder zur Urindiagnostik, noch zur Entleerung des Sammelbeutels, noch zum Umlagern des Patienten die Verbindung von Katheter und Beutelansatz unterbrochen werden darf (**Abb. 14.11**).

Hygienische Forderungen an das Harnableitungssystem sind Folgende:

- Tropfkammer mit Pasteur-Einlauf (Verhindern des Keimaufstiegs)
- flüssigkeitsdichte Beutelentlüftung (ungestörter Harnabfluss)
- positionsunabhängiges vertikales Membran-Rückschlagventil (Rück- flusssperre)
- Stufenkonus mit integrierter Probe- nentnahmestelle (Entnahme von Urin ohne Dekonnektion des Dränagesys- tems)
- nicht nachtropfender Auslauf mit Ein- handbedienung
- Stecklasche für Ablassschlauch (zu- sätzliche Bodenfreiheit)
- ausreichend langer Ableitungs- schlauch (Vermeidung von Zug auf den Katheter)
- durchsichtiges Dränagesystem (um Ausscheidungsmenge zu kontrollieren und Veränderungen und Verstopfung rechtzeitig erkennen zu können)

Ein modernes Urindränagesystem schützt vor Rückfluss des Urins aus dem Schlauch in die Harnblase durch ein Antirefluxventil.

Legen eines transurethralen Blasenverweilkatheters

Vorbereitung

Das Material wird in Reichweite gestellt, um zügig und hygienisch einwandfrei ar- beiten zu können. Die Arbeitsfläche wird wischdesinfiziert (Alkohol 70 %).

 PRAXISTIPP Achten Sie da- rauf, dass durch ein Schild an der Tür auch sog. „legitimierte" Mitarbeiter (Mitarbeiter aus dem ärztlichen, thera- peutischen oder Servicebereich) den Pa- tienten beim Katheterisieren nicht stö- ren. ——————

Material. Das sterile Katheterset enthält (**Abb. 14.12**):

- Einpackpapier oder -tuch (dient als Arbeitsunterlage und zum Einschla- gen des Materials nach Beendigen des Katheterisierens)
- Lochschlitztuch zum Abdecken des Genitalbereichs (ca. 50 × 60 cm)
- Petrischale mit 3 – 6 pflaumengroßen Tupfern
- Pinzette
- Mullkompressen (ca. 10 × 20 cm; bei Frauen zum Spreizen der Schamlip- pen, bei Männern, um den Penis zu halten)
- Auffangschale oder Katheterbeutel (zum Urinsammeln bei Einmalkathe- terismus mind. 700 ml fassend)
- Händedesinfektionsmittel, Abwurf- beutel, saubere Schürze
- Schleimhautantiseptikum, steriles Ka- thetergleitmittel
- ein Paar sterile Handschuhe
- sterile 10-ml-Spritze zum Probefüllen des Ballons mit sterilem Aqua destil- lata
- 10-ml- Spritze mit 8 – 10 % Glyzerin- Wasserlösung
- steriler Katheter entsprechend der In- dikation, evtl. Reservekatheter
- steriles geschlossenes Harnablei- tungssystem für Blasenverweilkathe- ter

- unsterile Schutzunterlage

Um Infektionen zu vermeiden, ist eine sorgfältige Intimwaschung (S. 294) an- gebracht. Überall, wo Haut auf Haut liegt, siedeln sich Fäulnisbakterien in ab- geschilferten Hautschuppen und Drü- sensekreten (Smegma = Sekrete von Kli- toris und kleinen Schamlippen der Frau sowie Eichel- und Vorhautdrüsen beim Mann) an, die Infektionen auslösen kön- nen.

Recht im Fokus

Aus strafrechtlichen Gründen sollte bei der Katheterisierung einer Frau eine weibliche Person, bei der Durch- führung beim Mann eine männliche Person anwesend sein. Sexuellem Missbrauch durch Mitarbeiter wird so vorgebeugt. Die Begleitung muss keine Fachperson sein.

Durchführung

Die Durchführung sollte idealerweise durch zwei Pflegepersonen erfolgen. In der Praxis wird ein Blasenverweilkatheter aber meist durch eine Pflegeperson mit der Non-touch-Technik gelegt (**Tab. 14.3**). Es unterscheidet sich kaum vom Legen eines Einmalkatheters.

→ **MERKE** Ein transurethraler Ka- theter ist bei Blutungen aus der Harn- röhre oder bei Verdacht auf einen Harn- röhrenabriss absolut kontraindiziert. Bei vorangegangenem Beckentrauma muss die Passagefreiheit der Harnröhre durch ein Urethrogramm (Kontrastmitteldar- stellung über die Harnröhrenöffnung) geklärt sein. Keinesfalls dürfen polytrau- matisierte Patienten „blind" katheteri- siert werden! ——————

Nachbereitung

Der Intimbereich des Patienten muss ge- säubert und abgetrocknet werden. Der Patient ist wunsch-, bzw. krankheitsbe- dingt zu lagern. Der Arbeitsplatz wird aufgeräumt, die Urinprobe beschriftet und mit Befundanforderungsschein zum

Tab. 14.3 *Legen eines transurethralen Blasenkatheters bei der Frau und beim Mann.*

Frau	Mann
→ hygienische Händedesinfektion	
→ Schutzschürze anziehen	
→ Patienten beim Einnehmen der Rückenlage unterstützen (mit unsteriler Schutzunterlage unter dem Gesäß), evtl. Becken durch Unterlegen eines Kissens anheben	
→ bei der Frau sind die Beine in gebeugter Stellung gespreizt, beim Mann ist das Becken gestreckt oder etwas angehoben	
→ entsprechend dem Wunsch des Patienten Oberkörper zudecken	
Variation bei der Frau:	
→ bei nicht gut erreichbarer Harnröhre (Spastik, sehr adipöse Patientinnen) in Seitenlage lagern und von der Gesäßseite aus katheterisieren	
→ unter aseptischen Bedingungen Katheterset öffnen und Einschlagtuch, an den Rändern gefasst, auf der desinfizierten Arbeitsfläche ausbreiten	
→ falls kein vollständig bestücktes Katheterset benutzt wird, weitere steril verpackte Materialien öffnen und unter Wahrung der Asepsis auf die Arbeitsfläche gleiten lassen	
→ Lochschlitztuch an den Rändern fassen, vorsichtig, ohne die sterile Fläche oder die übrigen Materialien zu berühren, entnehmen und über dem Intimbereich ausbreiten	
→ Tupfer mit Schleimhautantiseptikum satt tränken	
→ sterile Handschuhe anziehen	
→ mit der linken Hand Lochschlitztuch so platzieren, dass die Harnröhrenöffnung sichtbar wird	→ mit der linken Hand Lochschlitztuch so platzieren, dass der Penis auf dem Tuch aufliegt
→ Auffangschale zwischen die Beine auf die sterile Arbeitsfläche stellen	
Blasenverweilkatheter:	
→ kurzen Teil der perforierten Katheterhülle abtrennen und Katheter griffbereit legen	
→ Katheter auf der sterilen Arbeitsfläche mit dem sterilen Harnableitungssystem verbinden	
→ Spritze mit sterilem Aqua dest. füllen und Katheterballon auf Dichtigkeit prüfen	
→ linke Hand: Mullkompresse greifen, große Schamlippen darstellen	→ linke Hand: Mullkompresse greifen, Penis fassen, Vorhaut zurückschieben, mit zwei Fingern durch leichten Zug nach unten die Harnröhrenöffnung spreizen **Variation:** → bei sehr kleinem Penis, der u. U. zurückweicht ("Schlupfpenis") ist das Benutzen der Kompresse eher hinderlich
→ mit Pinzette jeweils mit 1 Tupfer die großen Schamlippen desinfizieren → Strichrichtung von der Symphyse zum Anus hin → große Schamlippen mit Daumen und Zeigefinger spreizen, die Hand verbleibt bis nach Einführen des Katheters in dieser Position	→ Eichel rechts und links um die Harnröhrenöffnung und → Harnröhrenöffnung von oben nach unten jeweils mit einem frischen Tupfer und Schleimhautantiseptikum desinfizieren (*Abb. 14.13 a*)
→ kleine Schamlippen in gleicher Weise jeweils mit jeweils 1 frischem Tupfer desinfizieren (*Abb. 14.14 a*) → mit 5. Tupfer Harnröhrenmündung (von oben nach unten) desinfizieren → 6. Tupfer vor die Scheidenöffnung legen (*Abb. 14.14 b*)	→ desinfiziertes Glied auf die sterile Kompresse ablegen
→ Einwirkzeit des Schleimhautantiseptikums (Octenisept 1 min) beachten!	
→ Kathetergleitmittel auf die Katheterspitze geben	→ wenig Kathetergleitmittel auf die Katheterspitze und einige Tropfen auf die Harnröhrenöffnung geben → Konus der Gleitmittelspritze auf die Harnröhrenöffnung aufsetzen → Penis fußwärts strecken und Gleitmittel langsam unter geringem Druck in die Harnröhre instillieren (*Abb. 14.13 b*) → Harnröhre einige Zeit komprimieren oder mit Penisklemme verschließen → Wirkungseintritt des Anästhetikums abwarten (ca. 1 Min.)
→ Katheter von der Arbeitsfläche nehmen (ggf. mit dem angeschlossenen sterilen Harnableitungssystem)	
→ Katheter mit der sterilen Innenverpackung fassen und das bereits freigelegte Ende in die Harnröhre (ca. 5 – 6 cm) einführen (*Abb. 14.14 b*)	→ Katheter mit Pinzette einige Zentimeter unterhalb der Spitze fassen → freies Ende über dem Handrücken zwischen Ringfinger und kleinem Finger fixieren (*Abb. 14.13 c*) → Penis durch leichten Zug nach oben strecken, Katheter einführen und durch wiederholtes kurzes Nachfassen in gleitenden Zügen vorschieben → geringer Widerstand entsteht meist am Sphincter externus nach ca. 10 cm, der unter dauerndem sanften Druck überwunden wird; dazu Penis fußwärts senken (*Abb. 14.13 d*) **Beachte:** → bei stärkerem Widerstand darf die Passage nicht erzwungen werden!
→ Katheter weiter schieben, bis Urin abläuft	
Einmalkatheterismus:	
→ Urin in Auffangschale oder Urinbeutel auffangen	
→ Katheter vorsichtig aus der Harnröhre ziehen	
Blasenverweilkatheter:	
→ wenn sich Urin entleert, den Katheter noch etwa 3 cm in die Blase vorschieben, damit Füllung des Ballons (Menge nach Angabe des Herstellers) nicht in der Harnröhre erfolgt	
→ geblockten Katheter sanft zurückziehen, bis federnder Widerstand am Blasengrund zu spüren ist	
Beachte:	
→ keinesfalls Katheterballon mit steriler NaCl-0,9 %-Lösung füllen (kann auskristallisieren und später die Entblockung behindern)	
→ es werden 10 ml-Fertigspritzen mit 10 %igem Aqua-dest.-Glyzerin-Gemisch angeboten (Glyzerin dichtet die Membranporen des Katheterballons von innen ab und minimiert Volumenverlust des Ballons)	
→ Verweilkatheter möglichst ohne Zug am Unterbauch zur Leiste lagern	
→ den nicht abgeklemmten Urindränagebeutel unterhalb des Blasenniveaus befestigen	

Fortsetzung ▶

Tab. 14.3 Fortsetzung

Frau	Mann
→ Tupfer von der Vaginalöffnung entfernen	→ nach Kathetereinlage die Reposition der zurückgestreiften Vorhaut nicht vergessen

Variationen: Ein aseptischer Katheterismus kann je nach Erfahrung in verschiedenen Varianten ausgeführt werden:
→ Mit 2 Pinzetten: Zum Desinfizieren und Einlegen des Katheters wird jeweils eine frische Pinzette benutzt.
→ Einführen des Katheters mit steriler Hülle: Jeder Katheter ist doppelt verpackt. Nach Entfernen der äußeren Hülle und Abtrennen des vorderen Teils der Innenhülle kann der Katheter bei Frau und Mann aus der Hülle heraus eingeführt werden.
→ Katheterlegen mit 2 Paar sterilen Handschuhen: Auf die Arbeitshand wird ein zweiter steriler Handschuh gezogen, der nach Ausführen der Desinfektion ausgezogen wird. Der Katheter wird mit einem sterilen Handschuh eingeführt.

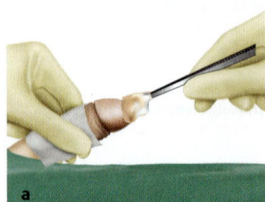
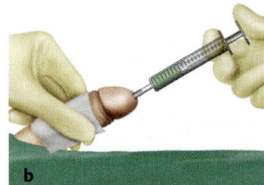
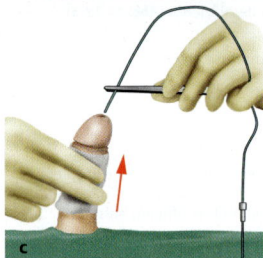
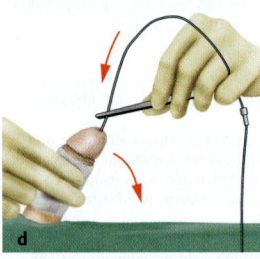

Abb. 14.13 Katheterisieren beim Mann. a Eichel und Harnröhrenöffnung desinfizieren, **b** Gleitmittel instillieren, **c** Penis strecken, Katheter einführen und vorschieben, **d** zur Überwindung des Widerstands am Sphincter externus Penis senken.

Labor gegeben. Die Harnmenge ist ggf. zu dokumentieren, ebenso wie Kathetertyp, Größe in Charrière, Ballonfüllung sowie das voraussichtliche Wechseldatum.

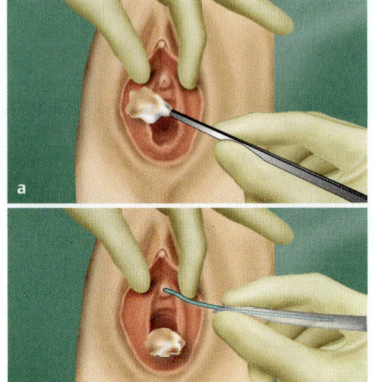

Abb. 14.14 Katheterisieren bei der Frau. a Gegend um Harnröhrenöffnung von Symphyse zum Anus hin desinfizieren, **b** Katheter in Harnröhre einführen.

Komplikationen
Die Fülle möglicher Komplikationen verdeutlicht, dass die Indikation für einen Blasenverweilkatheter streng zu stellen ist.
Läsion der Harnröhrenschleimhaut, Urethritis (Harnröhrenentzündung). Sie kann durch reichlichen Gebrauch von Gleitmittel unter möglichst geringem Druck, insbesondere beim Mann vermieden werden. Das Gleitmittel wirkt lumenweitend, läsionsreduzierend und desinfizierend.

🍏 PRÄVENTION & GESUNDHEITSFÖRDERUNG
Bei kompletter Querschnittlähmung sollte auf einen lokalanästhetischen Zusatz (Endosgel) verzichtet werden; über das venöse Geflecht der Schleimhaut besteht im Verletzungsfall die Gefahr übermäßiger Resorption. Wenn Lokalanästhetika ein Leben lang unnötig durch die Schleimhaut aufgenommen werden (z. B. durch regelmäßige Selbstkatheterisierung beim Querschnittsgelähmten), schädigt dies den Menschen, zumindest besteht ein Allergisierungsrisiko, das reduziert werden kann. ───

Drucknekrosen. Durch den Druck des Verweilkatheters können Drucknekrosen in Harnröhre und Blase entstehen.
Harnwegsinfektionen. Mit zunehmender Liegedauer nimmt das Risiko von Harnwegsinfektionen zu, z. B. durch den Keimaufstieg entlang der Katheteraußenfläche (mukopurulente Schleimstraße, S. 355). Der Harnabfluss ist aufgrund der Katheterkonstruktion nicht restharnfrei möglich, Infektionen werden begünstigt.
Harnröhrenstrikturen. Durch Inkrustationen am Katheter kann beim Entfernen des Katheters die Harnröhre verletzt werden. Inkrustationen werden durch Infektionen und die Verschiebung des pH-Wertes des Urins in den alkalischen Bereich begünstigt. Die Verletzungen fördern die Folgekomplikation Harnröhrenstriktur, d. h. das Entstehen von Engstellen im Harnröhrenlumen durch Vernarbungen.
Epididymitis. Sekret aus der Samenblase kann aufgrund des Blasenkatheters nicht ablaufen, wodurch es zu einer Entzündung des Nebenhodens kommen kann. Hierbei gelangen Keime entlang des Samenleiters in den Nebenhoden.
Paraphimose (spanischer Kragen). Darunter versteht man eine Einklemmung der zurückgestreiften Vorhaut hinter der Eichel (Glans). Es bildet sich ein Schnürring, der zu einer ödematösen Schwellung und Durchblutungsstörung der Glans führt. Im Extremfall kann eine Glansnekrose entstehen. Daher muss nach der Kathetereinlage beim Mann die Vorhaut unbedingt wieder über die Eichel gezogen werden.
Notfall Harnverhalt. Bei chronischem Harnverhalt (Ischurie, Harnsperre) kann die Blase mehrere Liter (!) Urin enthalten. Das Blasendach ist dann bis unter dem Nabel tastbar. Notwendig ist eine schnellstmögliche Entlastung durch Katheterismus. Im Notfall erfolgt dies i. d. R. transurethral, bei Nichtgelingen der Katheterpassage und unauffälligem Gerinnungsstatus suprapubisch. Es exis-

tieren unterschiedliche Empfehlungen zur Vorgehensweise:

- Bei einer übervollen Blase mit > 500 – 700 ml Inhalt muss die gestaute Blase durch zwischenzeitliches Abklemmen in mehreren Sitzungen entleert werden (Gefahr einer schwachen Blutung und eines „Blasenkollaps" = Kreislaufschock bei Menschen mit Kreislauflabilität durch plötzlichen Volumenverlust).
- Fraktioniertes Urinablassen bei akuter oder auch chronischer Retention ist nicht nötig. Blutungen werden nur sehr selten beobachtet (Moll 2003). Handeln Sie nach Arztanordnung!

Legen eines suprapubischen Blasenverweilkatheters

! DEFINITION Beim **Legen eines suprapubischen Blasenverweilkatheters** wird die Harnblase durch die Bauchdecke punktiert. Die Punktionsstelle befindet sich 1 – 2 Querfinger oberhalb der Schambeinkante in der Mittellinie. Synonyme sind: suprapubische Blasenpunktionsfistel, suprapubische Dränage, suprapubischer Blasendauerkatheter, perkutane suprapubische Blasenpunktion, Zystostomie. ————————————

Indikation und Kontraindikation

Indikationen für einen suprapubischen Blasenverweilkatheter sind:

- akuter Harnverhalt (wenn keine transurethrale Katheterisierung möglich ist)
- Sicherstellung der Blasenentleerung über einen Zeitraum von > 5 Tagen (insbesondere bei geriatrischen Patienten)

Die Bakteriurie ist in den ersten Tagen niedriger als beim transurethralen Katheter. Bei längerer Liegedauer besteht kein Infektionsrisiko (Kappstein 2009).

Kontraindikationen sind z. B. Verletzungen im kleinen Becken, Zustand nach Unterbauchoperationen (Narbe am Unterbauch), akutes Abdomen, Schwangerschaft.

Vorbereitung

Material. Auf der mit 70 %igem Alkohol desinfizierten Arbeitsfläche wird Folgendes gerichtet:

- Einmalrasierer, Hautantiseptikum
- Verbandswechsel-Set
- Fixomull-Klebevlies
- geschlossenes Urinableitung-System
- Einmalspritze mit 10 ml sterilem Aqua dest. oder 10 % Glyzerin-Wasserlösung zur Ballonblockung (beachten: Mengenangabe in der Beschreibung des Katheters!)

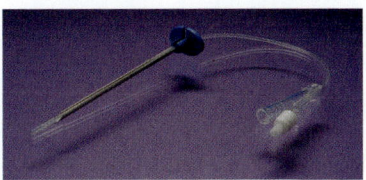

Abb. 14.15 Suprapubisches Punktionsbesteck zur Blasendränage.

- Schutzunterlage, Händedesinfektionsmittel

Material für den ausführenden Arzt:

- Schutzschürze
- sterile Handschuhe, steriles Lochtuch
- Material für Lokalanästhesie und Probepunktion (Medikament, 20 ml Spritze, Kanülen)
- Punktionsset zur suprapubischen Blasendränage (**Abb. 14.15**) mit Silikon-Ballonkatheter und spaltbarem Trokar (großlumige Kanüle, durch die der Katheter eingeführt wird und die nach Punktion gespalten und entfernt wird)

Patient. Die Punktion erfolgt durch den Arzt unter folgenden Voraussetzungen:

- ausreichende Auffüllung der Blase (> 350 ml) zur sicheren Blasenpunktion
- makroskopisch klarer Harn
- ausgeschlossene Gerinnungsstörung

Durch ein Mindestfüllvolumen der Blase von 350 ml sollen Fehlpunktionen in das Peritoneum vermieden werden. Durch eine Sonografie kann der Füllungszustand der Blase ermittelt werden. Der Patient trinkt 500 – 1000 ml oder erhält eine Infusion. Bis zum Eingriff darf er keinen Urin lassen. Bei liegendem transurethralem Verweilkatheter kann die Blasenfüllung bei normaler Nierenfunktion durch einmaliges, mehrstündiges Abklemmen des Katheters erreicht werden. Kann ein Patient den Druck bei liegendem transurethralem Katheter nicht akzeptieren, ist es möglich, die Blase nach Gabe eines Spasmolytikums transurethral aufzufüllen.

Durchführung

Die Punktionsstelle wird rasiert, desinfiziert (Einwirkzeit!) und mit einem Lochtuch abdeckt sowie lokal betäubt. Der Katheter wird in den Trokar eingeführt und mit einem geschlossenen Harnableitungssystem verbunden. Dann führt der Arzt die Punktion und das Einführen des Katheters mit selbstaufrollender Spitze (= pig tail) durch. Der Trokar wird zurückgezogen und gespalten und der Katheter durch Blockung in der Blase fixiert (**Abb. 14.16**). Eine Hautnaht und/oder Verband stellt sicher, dass der Katheter

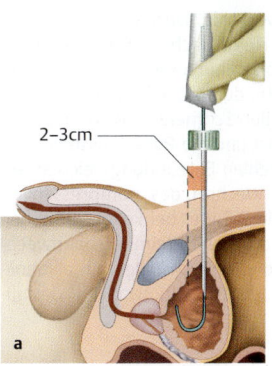

a

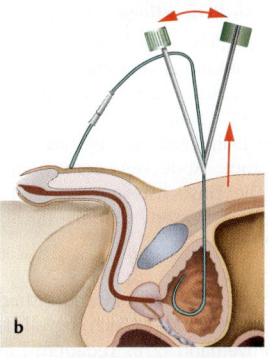

b

Abb. 14.16 Anlage eines suprapubischen Blasenverweilkatheters. a Einführen, **b** Spalten des Trokars.

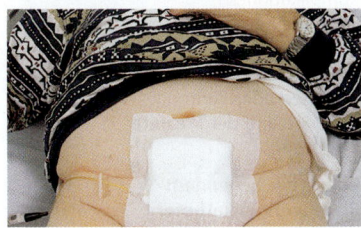

Abb. 14.17 Steriler Verband eines suprapubischen Blasenverweilkatheters.

senkrecht aus dem Gewebe herausgeführt wird (**Abb. 14.17**).

🍎 PRÄVENTION & GESUNDHEITSFÖRDERUNG Wird der Katheter ausreichend mechanisch fixiert, werden unnötige Scheuerbewegungen und dadurch hervorgerufene Infektionen verhindert. ————————————

Nachbereitung

Beobachtung. Harnausscheidung und Kreislauf müssen kontrolliert werden. Weiterhin muss auf Punktionskomplikationen wie Blutung (Makrohämaturie) und Symptome einer Peritonitis geachtet werden.

Verbandwechsel. Der erste Verbandwechsel erfolgt nach 72 Std., wenn der Verband bis dahin intakt ist. Täglich wird das Gewebe durch den intakten Verband palpiert. Bei Schmerzen wird der Verband gelöst und die Punktionsstelle kontrolliert. Fehlen Entzündungszeichen, erfolgt der Wechsel des Kompressenverbandes alle 2 Tage, bei Folienverbänden einmal pro Woche. Beim Verbandwechsel wird die Einstichstelle mit alkoholischem Hautdesinfektionsmittel desinfiziert.

Häusliche Pflege im Fokus

Erfolgt die Pflege des Patienten zuhause oder im Alten- und Pflegeheim, kann bei reizloser und granulierter Einstichstelle (etwa 2–4 Wochen nach Neuanlage) lediglich ein kleines Pflaster zum Abdecken verwendet werden. Die Einstichstelle kann aber auch offen gelassen werden (Sitzmann 2007).

Bei Patienten, die das Bewegungsbad benutzen sollen, hat es sich bewährt, einen Folienverband (z. B. Tegaderm) in Sandwichtechnik anzulegen, bei dem der Katheter zwischen 2 Folienverbänden platziert wird.

Komplikationen
Folgende Komplikationen können auftreten:
- Verletzung des Darms mit daraus resultierender Peritonitis
- Verletzung der Prostata
- Blutung

Pflege bei liegendem Blasenverweilkatheter
Intimpflege
Neben der auf S. 363 f. beschriebenen Intimpflege sind bei transurethralem oder suprapubischem Blasenkatheter besondere pflegerische und infektionspräventive Maßnahmen wichtig.

Waschungen. Prinzipiell ist eine regelmäßige Perinealhygiene (im Bereich des Dammes), insbesondere nach dem Stuhlgang, wichtig, da die Keime von hier kommen. Meatusnahe Katheterinkrustationen des aus der Harnröhre austretenden Sekrets sind vom Katheter schonend zu entfernen, z. B. mit in 3 %igem H_2O_2 (Wasserstoffperoxid) getränkten Mullkompressen. Zug am Katheter ist dabei zu vermeiden.

➡ **MERKE** Besonderheit bei der Frau: Kontaminationen des Verweilkatheters mit Stuhl werden mit sterilen

Kompressen und Schleimhautantiseptikum (Einwirkzeit beachten) beseitigt. Die Strichrichtung ist immer in Richtung zum körperfernen Ende des Katheters. Die Reinigung geschieht sowohl beim Waschen wie auch beim Spülen nach dem Prinzip „von innen nach außen" oder vom körpernahen zum körperfernen Ende des Katheters hin.

Kompresse. Zwischen den Waschungen kann eine sterile Kompresse direkt an der Urethralmündung um den Katheter geknotet werden (dabei den Katheter nicht einschnüren; *Abb. 14.18*). So wird verhindert, dass Oberschenkel und Bettdecke kontaminiert werden und dass der Katheter mit einer damit evtl. verbundenen Lageveränderung des Katheters in der Blase intensiv gereinigt werden muss. Diese „Krawatte" wird bei jeder Intimpflege erneuert. Auf sie soll verzichtet werden, wenn zusätzlich eine

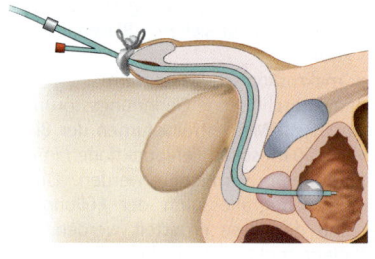

Abb. 14.18 „Krawatte" (Schleife) zum Auffangen von Harnröhrensekret.

Stuhlinkontinenz vorliegt, die die Kompresse verunreinigen würde.

Umgang mit dem Harnableitungssystem
Zur hygienischen Sicherheit müssen folgende 5 Regeln beachtet werden:
- **1. Regel:** Beutel regelmäßig mit Schutzhandschuhen ohne Berührung des Urintransportgefäßes entleeren.
- **2. Regel:** Abknicken von Katheter und Ableitungssystem vermeiden (Harnstagnation erhöht Infektionsgefahr, daher sind auch Katheterventile problematisch).
- **3. Regel:** Auffangbeutel immer frei hängend ohne Bodenkontakt unter Blasenniveau befestigen (*Abb. 14.19*). Das muss insbesondere der mobile Patient wissen!
- **4. Regel:** Ist es während Mobilisation, Lagern u. a. erforderlich, den Beutel über Blasenniveau zu bringen, muss der Zuleitungsschlauch vorher abgeklemmt werden.
- **5. Regel:** Im Falle einer Verletzung der Asepsis und einer nicht zu vermeidenden Diskonnektion muss die Konnektionsstelle vor einer erneuten Verbindung desinfiziert werden (alkoholisches Hautantiseptikum).

Beinbeutel. Mobile Patienten können in Klinik und ambulanter Pflege mit einem Urinbeinbeutel versorgt werden. Dabei handelt es sich jedoch nicht mehr um ein geschlossenes System. Diese Beutel besitzen keine Tropfkammer zur Verhinderung des Keimaufstiegs, sodass ein täglicher Wechsel aus hygienischer Sicht angebracht ist. Nachts verbleibt der Beinbeutel am Bein. Zusätzlich wird am

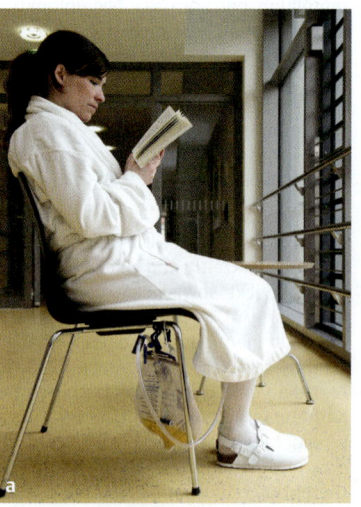

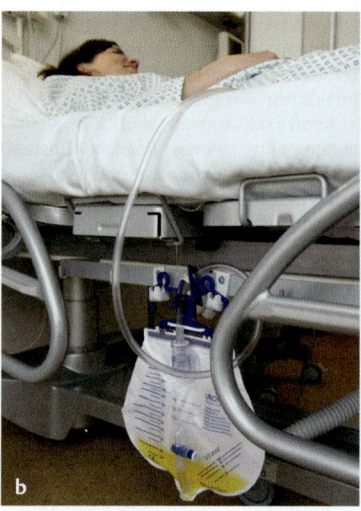

Abb. 14.19 Korrektes Aufhängen des Katheterbeutels. Keine Abknickungen, Beutel unter Blasenniveau und stetes Abfließen des Urins müssen gewährleistet sein.

Auslass des Beinbeutels ein Bettbeutel angeschlossen. Dieser ermöglicht größere Bewegungsfreiheit. Eine solche Kombination ist auch aus hygienischer Sicht zu bevorzugen, da die Verbindung zum Katheter nicht ständig unterbrochen werden muss.

🍏 **PRÄVENTION & GESUND-HEITSFÖRDERUNG** Grundsätzlich gelten zum korrekten infektionspräventiven Umgang die gleichen Bedingungen wie bei einem geschlossenen System (u. a. nicht über Blasenniveau tragen, freier Urinfluss). _____

Auch für mobile, mit transurethralem Verweilkatheter versorgte Betroffene gilt, dass diese Katheter nicht „abgestöpselt" werden dürfen.

Wechseln des Katheters
Wechselintervalle. Blasenverweilkatheter sollen nicht routinemäßig in festen Intervallen gewechselt werden, sondern individuell bei Bedarf (z. B. Inkrustation, Obstruktion [Verlegung, Verstopfung], Verschmutzung, trüber Urin mit Harnsalzen). Es sollte jedoch immer angestrebt werden, die Verweildauer zu reduzieren.
Transurethraler Katheter. Die Liegedauer ist sowohl von den Materialeigenschaften des Katheters als auch von Faktoren wie Diurese, Infektionen und der daraus resultierenden Inkrustationsneigung und Verschmutzung abhängig. Bei katheterassoziierten Harnwegsinfektionen sind Bakterien beteiligt, die eine spezifische Affinität zur Katheteroberfläche haben. Sie bilden einen Biofilm, der gegenüber Antibiotika nur geringfügig empfindlich ist. Bei jedem Wechsel ist der Katheter auf Anlagerungen am Katheterauge zu beobachten. Fehlen sie, kann bei weiterer Indikationsüberprüfung und sorgfältiger Urinbeobachtung das Wechselintervall verlängert werden. Die Anlage einer suprapubischen Dränage (S. 359) ist immer in Erwägung zu ziehen.
Suprapubischer Katheter. Wenn der Katheter noch erforderlich ist, erfolgt der erste Wechsel nach ca. 4 Wochen. Weitere Wechsel sind nach etwa 4 – 8 Wochen ratsam.

Entfernen des Katheters
Zum Entfernen eines transurethralen Verweilkatheters empfiehlt sich folgendes Vorgehen:
- Material richten: 20-ml-Spritze, Auffangschale, Bettschutz, Material für die Intimtoilette, Schutzhandschuhe, Händedesinfektionsmittel, Schutzschürze

- Patienten auf Rücken lagern und Bettlaken durch Unterlage schützen
- Auffangschale zwischen die Beine des Patienten platzieren
- Spritzenkonus in das zum Ballon führende Ventil einführen
- Flüssigkeit aus Ballon restlos absaugen, Katheter vorsichtig herausziehen, auf Inkrustationen kontrollieren und abwerfen
- Intimwäsche vornehmen (lassen) und Patienten bequeme Position ermöglichen

➡ **MERKE** Lässt sich der Ballon nicht entblocken, muss ein (Fach-)Arzt hinzugezogen werden. Keine selbstständigen Manipulationen vornehmen! ____

Keinesfalls sollte vor Entfernen eines transurethralen Katheters ein intermittierendes Abklemmen des Katheters im Sinne eines „Blasentrainings" erfolgen, da dies Infektionen begünstigt. Um die Fähigkeit zur Spontanmiktion bei liegendem suprapubischem Blasenkatheter zu überprüfen, kann ein kurzfristiges Abklemmen des Katheters sinnvoll sein, z. B. nach einer transurethralen Prostataresektion oder nach einer vaginalen Hysterektomie (S. 940).

Blasenspülung und Blaseninstillation

❗ **DEFINITION** Als **Blasenspülung** bzw. **Blaseninstillation** bezeichnet man das sterile Einbringen einer Lösung mittels Blasenspritze (Instillation) oder Spülsystem (Blasenspülung) durch einen Blasenverweilkatheter in die Harnblase. ____

Man unterscheidet die Instillation von der Spülung. Man unterscheidet:
- offene Spülung
- geschlossene Spülung:
  - permanente Spülung
  - intermittierende Spülung

Indikation und Kontraindikation
Blasenspülungen werden nur zur Therapie, nicht routinemäßig oder zur Prophylaxe vorgenommen. Indikationen, die zu einer ärztlichen Anweisung der Blasenspülung führen, sind
- das Ausspülen von Koagula (Blutgerinnsel, Blasentamponade) bei Blutungen aus Prostata, Harnblase oder Nierenbecken und
- postoperatives Sichern und Beobachten der Durchgängigkeit einer Harndränage.

Infektionen werden durch Spülungen verschlimmert (durch die Diskonnektion gelangen z. B. Klinikkeime [Keimverschleppung] in die Blase). Manuelle Spülungen mit unkontrollierbarem, intravesikalem Druck gefährden verstärkt die Blasenschleimhaut durch Bildung eines fremdkörperbedingten entzündlichen Ödems.

🖐 **PRAXISTIPP** Häufigste Ursache einer plötzlichen „Anurie" ist ein abgeknickter oder verstopfter Katheter. Es empfiehlt sich, zunächst den Katheter zu kontrollieren und zu begradigen oder eventuell mit NaCl 0,9 % anzuspülen (Schneevoigt 2011). ____

Bei Blaseninstillationen werden Medikamente in die Blase eingebracht (z. B. antifungale Medikamente bei Pilzinfektion oder zytostatische Therapeutika).

Theoretische Grundlagen
Bei erheblicher Makrohämaturie (sichtbares Blut im Urin) können sich zähe Gerinnsel im Urin bilden, die den Blasenausgang verlegen und einen Harnverhalt verursachen können. Bei einer Blasentamponade kann die gesamte Blase mit Blutgerinnseln gefüllt sein. Die Patienten klagen über stärkste Unterbauchschmerzen und Harndrang. Um die Koagula und evtl. Sedimente komplikationsfrei aus der Blase zu entfernen, ist ein transurethraler Katheterismus mit einem großlumigen, relativ starren Katheter erforderlich, über den sie ausgespült werden. Ein zu weicher Katheter ist ungeeignet, da er kollabiert, wenn man die Koagel mit einer Blasenspritze ansaugt. Nach Abschluss der Evakuation (Absaugung von Blutgerinnseln) der Blase wird oft über einen dreilumigen Spülkatheter (**Abb. 14.20**) eine Blasendauerspülung angeschlossen.

Vorbereitung Blasenspülung
Material. Bei bereits liegendem Blasenkatheter wird folgendes Material benötigt:
- sterile Blasenspritze mit passendem Ansatz für einmalige Spülung
- sterile Spüllösung je nach Anordnung (z. B. isotone Lösungen 0,9 % NaCl, 5 % Glukose mit Einmalentnahmebesteck)
- großvolumige Urinsammelbeutel, sterile Nierenschale
- Katheterklemme oder Péanklemme
- Schutzhandschuhe, Einmalunterlage, Schutzschürze
- alkoholisches Hautdesinfektionsmittel
- Infusionsständer (um für die geschlossene Spülung die Spüllösung

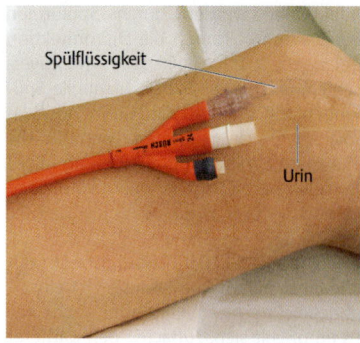

Spülflüssigkeit

Urin

Abb. 14.20 Dreilumiger Spülkatheter.

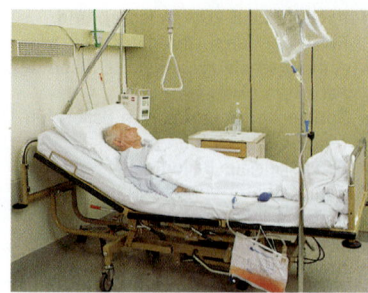

Abb. 14.21 Blasenspülung nach Prostataresektion. Die Spüllösung befindet sich über Blasenniveau.

über Blasenniveau gefahrlos aufhängen zu können; **Abb. 14.21**)

Durchführung der Instillation

Hier soll, im Unterschied zur Blasenspülung, das instillierte Medikament in der Blase wirken. Die Vorgehensweise zur Applikation mit Fertigsystemen kann den Packungsbeilagen entnommen werden.

Durchführung der offenen Spülung

Es handelt sich um wiederholte, intermittierende Applikationen kleiner Mengen Spülflüssigkeit mit einer großen Blasenspritze über den Blasen-Verweilkatheter. Da hier das geschlossene System unterbrochen wird, besteht immer die Gefahr der Einschleppung von Mikroorganismen. Ein aseptisches Vorgehen ist deshalb sehr wichtig. Aus der Blasenfunktion (normales Volumen der Blase 250 – 500 ml, bei 350 ml Inhalt entsteht Harndrang) ergibt sich, dass eine Blasenspülung mit nicht mehr als ca. 120 ml Flüssigkeit durchzuführen ist, um die Wandmuskulatur nicht zur Kontraktion zu reizen. Der Ablauf umfasst:

- Hände desinfizieren, Schutzhandschuhe und Schürze anziehen.
- Einmalunterlage zum Schutz unter den Intimbereich legen.
- Spülflüssigkeit mittels Blasenspritze aufziehen.

- Katheter mit der Katheterklemme abklemmen.
- Dränageansatz (Katheterpavillon) desinfizieren.
- Katheterklemme öffnen, Spülflüssigkeit langsam einspritzen, dabei Überdruck vermeiden, Katheter leicht hochhalten.
- Flüssigkeit aus dem Katheter abfließen lassen.
- Den Vorgang so lange wiederholen, bis die Spülflüssigkeit klar ist.

Durchführung der geschlossenen Spülung

Die Spülung erfolgt über ein geschlossenes System über den Anschluss an einen 3-Wege-Spülkatheter. Die Spülung selbst ist intermittierend oder permanent. Der Vorteil dieser Spülmethode liegt im Aufrechterhalten eines geschlossenen Systems (Schutz vor Infektionen).

Permanente Spülung. Der 3-Wege-Spülkatheter ermöglicht eine kontinuierliche Blasenspülung mit größeren Flüssigkeitsmengen. Das gewährleistet eine optimale Flüssigkeitsdurchspülung der Blase. Von der Blase wird die Spülflüssigkeit über den abführenden Schenkel in den Sammelbeutel abgeleitet. Die bei der permanenten Spülung entstehenden großen Flüssigkeitsmengen erfordern spezielle Urinsammelbeutel mit großem Fassungsvermögen (5 l). Die Entlee-

rungsintervalle sind reduziert. Vor allem nach Operationen ist es wichtig, dass Blutkoagel zuverlässig in den Spülbeutel abtransportiert werden. Der Dränageschlauch muss bei großem Innenlumen über hohe Knickstabilität verfügen.

✋ PRAXISTIPP Die kurzfristige Bilanzierung der ein- und auslaufenden Menge ist wichtig: Eine nicht bemerkte Abflussbehinderung führt sehr schnell zu Schädigungen durch Überfüllung der Blase bzw. Überhöhung des intravesikalen Drucks. ────────

Intermittierende Spülung. Sie ermöglicht die komplette Benetzung des Blasenhohlraumes durch das Spülmedium unter physiologischen Bedingungen. Von Bedeutung sind Einlaufmenge, Geschwindigkeit und Verweildauer der Spülflüssigkeit. Der Ablauf umfasst folgende Schritte:

- Spülflüssigkeit ggf. körperentsprechend vorwärmen (nie bei Blutungen! Wärme fördert die Durchblutung und verstärkt diese dadurch).
- Hände desinfizieren und Schutzhandschuhe anziehen.
- Urin abfließen lassen, System richten.
- Schlauch unterhalb des Katheters abklemmen und Spülflüssigkeit einfließen lassen (Menge beachten!), Klemme schließen.
- Klemme am Abflussschlauch öffnen und Urin und Spülflüssigkeit ausfließen lassen; die Klemme wieder schließen.
- Den Vorgang wiederholen, bis die Spüllösung klar zurückfließt bzw. nach Verordnung.

Nachbereitung

Nach der Spülung müssen die Verbindungsstücke von Katheter und Beutelsystem desinfiziert und wieder angeschlossen werden. Farbe und Beimengungen der Spülflüssigkeit sowie die Spülmenge müssen dokumentiert werden.

14.4 Gesundheitsförderung, Beratungsaspekte und Patienteninformation ────

Um Gesundheitsressourcen und -potenziale eines Patienten zu stärken, muss er über gesundheitsfördernde Maßnahmen und Aktivitäten informiert und beraten werden.

Wesentlich ist es, dem Patienten ein Verständnis der physiologischen Verhältnisse und der Risiken von Infektionen der Harnwege zu vermitteln. Durch die im

Folgenden beschriebenen Maßnahmen kann der Patient aktiv das Risiko für Harnwegsinfekte reduzieren.

Die Förderung der Harnkontinenz stärkt das Selbstwertgefühl vieler Betroffener und lässt sie sorgloser am sozialen Leben teilhaben.

14.4.1 Prävention katheterassoziierter Infektionen der Harnwege

Das Harnsystem ist im gesunden Zustand keimfrei. Es ist z. B. gegen aufsteigende Infektionen geschützt durch

- den pH-Wert des Urins, der je nach Ernährung bei 5 – 8 liegt,

- das Wash-out-Phänomen bei ausreichender Diurese (Ausspülen von Bakterien durch den eigenen Urin),
- eine schützende Muzinschicht (Schleimstoff) in der Schleimhaut der Harnblase,
- antibakteriell wirksame Enzyme und
- apathogene Schutzkeime des vorderen Harnröhrenabschnitts.

Ein sehr hoher Anteil aller nosokomialen Harnwegsinfektionen (HWI) werden von einem Katheter verursacht. Der intermittierende Katheterismus weist geringere Infektionsraten auf als der transurethrale Blasenverweilkatheterismus, da retrogrades (rückläufiges) Keimwandern nicht möglich ist. Weiterhin haben patientenbezogene Faktoren Einfluss auf die Entstehung einer Harnwegsinfektion.

Patientenbezogene Faktoren

Patientenbezogene Infektionsquellen sind die keimbesiedelte Perianalregion (in der Umgebung des Afters), der Genitalbereich, der Unterbauch (Schambehaarung) und die Hände. Von Bedeutung sind auch Grunderkrankung, Geschlecht und Alter.

➤ **MERKE** Die Mehrzahl der Mikroorganismen stammen vom Patienten selbst (endogene Darm- und Hautkeime) oder werden exogen aus dem Hospitalmilieu im Urogenitalbereich angesiedelt. ────────────

Grunderkrankung. Die Grunderkrankung (z. B. Schwere eines Diabetes mellitus, Polytrauma, Niereninsuffizienz, Immunsuppression) wirkt sich auf die Entstehung einer Harnwegsinfektion aus.

Geschlecht. Frauen haben eine höhere Infektionsrate. Ihre Harnröhre ist kürzer (2,5 – 4 cm gegenüber etwa 25 cm beim Mann) und Mikroorganismen können die Harnblase somit besser erreichen. Die Harnröhre der Frau ist zeitweise über die gesamte Länge bis zum Schließmuskel der Blase bakteriell besiedelt, während sich die Besiedelung beim Mann auf das erste (distale) Drittel beschränkt. Zwangsläufig werden diese Keime mit dem Katheter auch bei Einhaltung aseptischer Technik in die Blase verschleppt.

Alter. Über 65-Jährige haben die höchsten Infektionsraten. Die Infektabwehrmöglichkeiten sind im Alter reduziert. Altersbedingte Einschränkungen finden wir im Organgebiet Haut, Magen-Darm-Trakt, Harntrakt, Mobilität u. a.

➤ **MERKE** Grundsätzlich sollte jeder HWI behandelt werden, nicht jedoch jede asymptomatische Bakteriurie (außer während der Schwangerschaft!). ────────────

14.4.2 Präventive hygienische Maßnahmen/Hygieneziele

Folgende Maßnahmen spielen bei der Prävention einer HWI eine wesentliche Rolle:

- Reduktion der Schädigungen durch sorgfältige Auswahl des Kathetermaterials
- handwerklich einwandfreie Qualität des Katheterisierens
- Vermeiden einer Urinstauung
- Vermeiden einer infektionsfördernden Diskonnektion
- korrekte Intimpflege
- möglichst kurze Liegedauer des Katheters
- Verminderung der Infektgefährdung durch weitere Pflegemaßnahmen (u. a. Intimpflege, Flüssigkeitsaufnahme, Mobilisierung, Schutz vor Druckgeschwüren)
- kein routinemäßiger Wechsel von Blasenkathetern

In *Tab. 14.4* sind Präventionsempfehlungen aufgelistet, die vom RKI aus den wichtigsten Risikofaktoren und physiologischen Verhältnissen abgeleitet wurden (auf Richtlinien des CDC begründet).

👆 **PRAXISTIPP** Bedenken Sie, dass chronische Infekte Auswirkungen auf das Wohlbefinden und den körperlichen Zustand haben. Wird z. B. zur besseren Abheilung eines Dekubitalge-

Tab. 14.4 *Auswahl pflegerischer Prävention blasenkatheterassoziierter Infektionen (nach Sitzmann 2007; Sitzmann 2012).*

empfohlene Maßnahmen	unnötige/nicht empfohlene Maßnahmen
Indikation	
→ einmaliger oder intermittierender Katheterismus → suprapubischer Verweilkatheter (Kat IB)	→ transurethrale Verweilkatheter > 5 Tage (Kat IB)
Material	
→ Vollsilikon (Kat. IB) → silikonisiertes Latex → hydrogelbeschichtetes Latex	→ Latex (> 5 Tage) (Kat. II)
Kathetersystem	
→ Katheterset verwenden → den Maßen der Harnröhrenöffnung angepasster Katheterdurchmesser (Kat. IB) → adäquate Länge (Frauen: kürzere Katheter)	→ > 18 Ch (außer bei speziellen Indikationen)
Einlage	
→ als aseptischer Eingriff (Kat. IB) mit Händedesinfektion (Kat. IB) vor und nach jeder Manipulation → sachkundige Non-touch-Technik → reichlicher Gebrauch von Gleitmittel (Kat. IB)	→ in Klinik nicht aseptisches Vorgehen
Ableitungssystem	
→ Sterile, geschlossene Harnableitungssysteme (Kat. IA) → Urinbeutel immer unter Blasenniveau oder kurzfristig Abklemmen (Kat. IB)	→ intermittierendes Abklemmen („Blasentraining") (Kat. IB) → Urinbeutel über Blasenniveau (z. B. bei mobilen Patienten und Umlagerung)
Urinentnahme zur Diagnose	
→ aseptische Urinentnahme aus Probeentnahmestelle nach alkoholischer Desinfektion (Kat. IB)	→ Entnahme aus Beutelreservoir

Fortsetzung ▶

Tab. 14.4 Fortsetzung

empfohlene Maßnahmen	unnötige/nicht empfohlene Maßnahmen
Leeren des Urinbeutels	
→ Schutzschürze tragen → Schutzhandschuhe → Diskonnektion vermeiden (Kat. IA)	→ sterile Handschuhe → Diskonnektion → Ablassstutzen des Beutels desinfizieren
Rekonnektion	
→ bei versehentlicher Diskonnektion nur unter aseptischen Bedingungen nach alkoholischer Sprüh- und Wischdesinfektion von Katheter und Konus des Dränageschlauchs (Kat. IB)	→ bei versehentlicher Diskonnektion Systeme verwerfen
Intimpflege	
→ nicht sterile Handschuhe benutzen (Kat. IB) → Richtung der Reinigung immer vom Harnröhreneingang weg → täglich 1 – 2-mal Waschen des Meatus mit Seife ohne Zusatz von Antiseptika, sorgfältig mit Wasser nachwaschen → Entfernen von Verkrustungen → Antiseptika bei fäkaler Verschmutzung → Vorhaut wieder über die Eichel schieben	→ routinemäßige Anwendung antiseptischer Lösungen oder Salben → routinemäßige, infektionspräventive Blasenspülung oder -instillation
Liegedauer Katheter	
→ individualisierte Intervalle: abhängig von Materialeigenschaften des Katheters und Faktoren wie Diurese, Infekt, daraus resultierender Inkrustationsneigung und Verschmutzung (Kat. IB) → Verweildauer reduzieren → Anlage suprapubischer Katheter bedenken	→ routinemäßiger Katheter- oder Beutelwechsel
Nutzungsdauer Urinbeutel	
→ beim Katheterwechsel erneuern → bei unbeabsichtigter Diskonnektion erneuern, dazu Katheterpavillon mit alkoholischen Spray desinfizieren	

Eine Erläuterung der Kategorisierung (IA, IB, II, III oder IV) finden Sie auf S. 483.

schwürs ein Blasenverweilkatheter gelegt, muss man sich bewusst sein, dass der provozierte chronische Infekt die Wundheilung verschlechtern kann. ⎯⎯

Verhalten bei HWI. Der Keimaufstieg entlang der Katheteraußenfläche fördert Harnwegsinfektionen (HWI), die mit sensorischer Drangsymptomatik und ungehemmten Blasenkontraktionen, d. h. Schmerzen und urethralem Harnfluss, verbunden sind. Oft müssen trotz liegendem Katheter zusätzliche Einlagen genutzt werden. Katheter mit größerem Kaliber sind aber keinesfalls angebracht, da die stärkere Blockung die Drangsymptomatik noch verschlimmert. Richtig ist dagegen, die Indikation für den transurethralen Katheter zu prüfen, eine

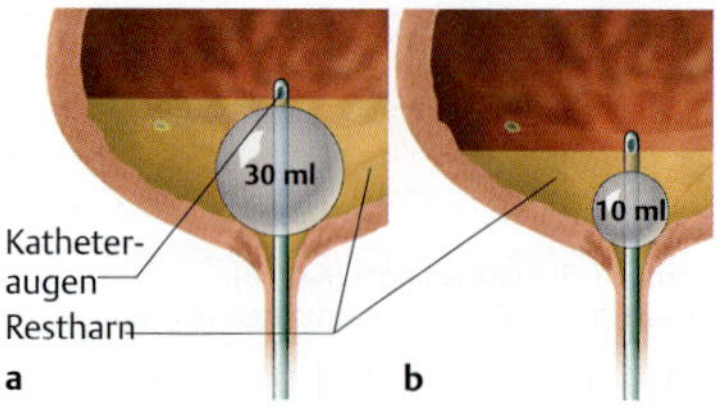

Katheter-
augen
Restharn

a   b

Abb. 14.22 Reizverringerung durch minimale Katheterblockung. Sensorische Drangsymptomatik mit Blasenkontraktion und urethralem Harnfluss bei liegendem Katheter verstärken sich durch Katheter mit größerer Blockung.

suprapubische Harndränage zu initiieren oder den Reiz in Blase und Harnröhre zu verringern, indem ein kleinerer Katheter mit minimaler Blockung gelegt wird (**Abb. 14.22**). Dadurch wird auch der Restharn reduziert.

14.4.3 Pflegerische Unterstützung physiologischer Fähigkeiten unseres Immunsystems

Um den Erkrankungsrisiken zu begegnen, kommt es darauf an, die physiologischen Fähigkeiten unseres Immunsystems zu unterstützen und Keimen durch pflegerische Therapien entgegenzuwirken. Durch Anwenden verschiedener Prinzipien der Prävention (Pflege, Selbstbehandlung sowie Verhaltensempfehlungen) kann ein Großteil der Betroffenen mit rezidivierenden Harnwegsinfektionen infektfrei werden.

Wärme. Wärme ist vielleicht am wichtigsten und unterstützt Prophylaxe und Heilung. Wenn z. B. im Frühjahr die ersten warmen Sonnenstrahlen locken, die Luft aber noch kalt ist und man sich nicht mehr warm genug anzieht und auch noch auf kalte Steine setzt, besteht ein höheres Infektionsrisiko. Ganz wichtig ist, nasse Kleidung sofort zu wechseln, z. B. nach dem Schwimmen. Wärme schützt vor Unterkühlung und steigert so die körpereigenen Abwehrkräfte bei Patienten mit Blasenverweilka-

theter oder bei bestehendem Infekt. Warmes Einpacken hilft auch dem Katheterträger: z. B., indem auch im Bett eine Unterhose getragen wird, kalte Füße vermieden sowie warme Strümpfe und Socken angezogen werden und zur Nacht eine Eukalyptusöl-Blasenkompresse angelegt wird.

Intimpflege. Fehler bei der Intimpflege sind zu unterlassen. Oft wird Hygiene übertrieben praktiziert. Dadurch wird die normale Flora gestört, was eine Fehlbesiedlung mit potenziell krankmachenden Keimen zur Folge haben kann. Meist reicht zur üblichen Körperhygiene fließendes Wasser. Es sollten keine Intimsprays, Deos, aggressive Seifen und chemische Verhütungsmittel eingesetzt werden. Nur bei Trägern transurethraler Katheter werden Wasser und Seife verwendet und Seifenreste gründlich abgespült.

Geschlechtsbedingte Infektionsrisiken reduzieren (z. B. durch richtige Toilettenhygiene). Beim Toilettengang muss darauf geachtet werden, dass das Abputzen nicht vom After zur Harnröhre hin, sondern in umgekehrter Richtung durchgeführt wird. Bei jungen Frauen ist der Geschlechtsverkehr ein häufiger Auslöser für einen HWI („Honeymoon-Zystitis"). Denn beim Verkehr werden Keime aus der Scheide durch die Harnröhre in die Blase hochgeschoben.

Viel trinken. Das gilt auch vor und nach dem Geschlechtsverkehr. Ausreichend Flüssigkeit spült die Blase und Bakterien werden so wieder ausgeschwemmt. Insbesondere beim Vorliegen von Miktionsbeschwerden ist die Trinkmenge jedoch meist reduziert. Es sollte keine extreme Flüssigkeitszufuhr empfohlen, aber auf eine unbedingt ausreichende Flüssigkeitszufuhr geachtet werden. Kaffee- oder Teegenuss erhöhten das HWI-Risiko nicht (Vahlensieck 2006). Damit können ausreichende Harnproduktion und Miktionsfrequenz beeinflusst werden.

🐝 **PRAXISTIPP**   Nicht alle Getränke, die man mag, sind auch sinnvoll. Zitrusfrüchte z. B. reizen die Blase und führen zu einer Verstärkung der Beschwerden. Auch der Genuss von Kaffee oder Alkohol schadet eher, wenn man eine akute Blasenentzündung hat. Gut hingegen sind Mineralwasser oder Apfelschorle und auch Blasen- und Nierentees aus Heilpflanzenmischungen mit Goldrutenkraut, Birkenblättern, Schachtelhalm oder Bärentraube. Sie sind besonders wassertreibend und wirken desinfizierend. Wer keine Zeit hat, sich seinen Tee mit frischen Kräutern und kochendem Wasser aufzubrühen, für den gibt es auch eine praktische Lösung mit fertigen Nieren- und Blasentees aus der Apotheke. Sehr wirkungsvoll zeigte sich tägliches Trinken von 50 ml Moosbeeren- (Cranberries) oder Preiselbeersaft-Konzentrat, mit dem die Haftung der Keime am Epithel der Harnwege blockiert wird.

Den folgenden Spruch hinterließ ein Unbekannter in einem Gasthof: „Wir heben unsere Gläschen auf das Wohle unserer Bläschen." ⸻

Weiterhin unterstützend wirken folgende Maßnahmen:
- strenge Indikationen für Katheter beachten, Liegedauer verkürzen, Wechsel von Kathetern kritisch bedenken,
- Kathetermaterial nutzen, das geringere Schädigungen verursacht (siliconisiertes Latex oder Silikon),
- handwerklich einwandfrei Katheterisieren,
- infektionsfördernde Diskonnektionen vermeiden (geschlossenes Urinableitungssystem) und
- Urinstau vermeiden (d. h. den Urin nicht zu lange einhalten oder ein Abknicken der Urinableitung vermeiden; eine volle Blase schwächt die Abwehr gegen Bakterien).

Bei der Selbstbehandlung ist ein Arztbesuch dann erforderlich, wenn der Urin blutig ist und zusätzlich Schmerzen in der Rückengegend auftreten. Im ungünstigsten Fall wandern die Keime von den Harnleitern über die Blase bis in die Niere und es kommt zur Nierenbeckenentzündung.

Man sollte auch dann einen Facharzt aufsuchen, wenn nach Selbstbehandlung innerhalb von 2 – 3 Tagen trotz Wärme und vielem Trinken die Beschwerden nicht besser geworden sind.

14.4.4 Intermittierender Selbstkatheterismus (ISK)

💡 **FALLBEISPIEL**   Es ist jetzt 7 Jahre her, als sich für Karly von einem Moment auf den anderen das gesamte Leben änderte. Er war mit vier Freunden auf einem Motorradausflug in der Eifel unterwegs. Mitte April hatte die Motorradsaison gerade erst begonnen. Die Bilder, die er vom Unfallhergang im Kopf hat, erzählten ihm seine Freunde, von denen er es immer wieder von neuem hören wollte. Er selbst hat keine Erinnerung an die unübersichtliche Kurve und den LKW, der aus einer Seitenstraße einbog.

Jetzt ist er 33 und lebt seitdem, abgesehen von den vielen Krankenhausaufenthalten, zuhause bei seinen Eltern. Er ist in der Lage, seine Blase selbst zu katheterisieren. Das macht er seit der Anleitung während des Aufenthalts im Querschnittzentrum im Abstand von 4 – 5 Stunden. Trotzdem hat er häufiger Harnwegsinfekte, denn in der Blase befinden sich Verwachsungen und Narben, die die Abflussstörung verstärken. Das sind Folgen der transurethralen Dauerkatheterisierung, die man bei ihm während seines ersten Aufenthalts aus Unkenntnis durchführte. ⸻

❗ **DEFINITION**   **Selbstkatheterismus** bedeutet, dass Patienten sich in Intervallen selbst die Blase katheterisieren (**Abb. 14.23**). ⸻

Indikation und Kontraindikation
Bei funktioneller (neurogener) Harnblasenentleerungsstörung oder myogener chronischer Restharnbildung in der Blase von Querschnittgelähmten ist es in vielen Fällen möglich, dem Betroffenen eine Dauerableitung zu ersparen. Dafür muss vorausgesetzt werden,
- dass der Patient über Motivation, Lernfähigkeit und Lernbereitschaft verfügt,
- dass ausreichende Arm- und Handfunktion für das Katheterisieren gegeben ist und selbstständiges Aus-

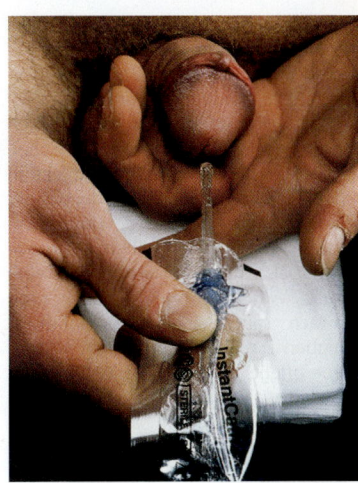

Abb. 14.23 Selbstkatheterisierung des Mannes.

und Ankleiden durchgeführt werden kann,
- dass eine geregelte Diurese vorliegt (maximal 2000 ml in 24 Std.),
- dass der Patient nicht intensivmedizinpflichtig ist,
- dass der Katheterismus etwa 4 – 6-stündlich durchführbar ist.

Als Kontraindikationen gelten Harnröhren- oder Blasenverletzung (Blutung aus der Harnröhre, Hämaturie) und Harnröhrenstriktur.

Vorteile des ISK
Vorteile des intermittierenden Selbstkatheterismus im Vergleich zum Blasenverweilkatheter sind
- die sehr geringe Rate von Komplikationen,
- eine selbstbestimmte, problemlosere Gestaltung des Alltags ohne Katheter und
- die Erhaltung der Speicher- und Entleerungsfunktion der Harnblase (Kontinenz).

Man unterscheidet in der Klinik den aseptischen intermittierenden Fremdkatheterismus (vom Pflegenden durchgeführt) vom aseptischen intermittierenden Selbstkatheterismus (vom Patienten durchgeführt) sowie im häuslichen Bereich den sauberen intermittierenden Selbstkatheterismus („clean intermittent catheterisation" CIC).

Intermittierender Katheterismus im klinischen Bereich
In der Klinik mit ihrer typischen Hospitalkeimflora, die eine eher krankmachende Potenz hat und oft resistent gegen Antibiotika ist, gibt es keine Alternative zum aseptischen Katheterismus. Der von Mit-

arbeitern ausgeführte Katheterismus (aseptischer intermittierender Fremdkatheterismus) soll sich in seiner hygienischen Akkuratesse nicht vom ISK des Patienten während der klinischen Anleitungs- und Einübungsphase unterscheiden. Eine hygienische Händedesinfektion sollen katheterisierender Patient oder Mitarbeiter gleichermaßen vornehmen, da sie eine wesentlich höhere Wirksamkeit hat als eine Seifenwäsche. Die reinigende Waschung des Genitals mit schwach sauer eingestellter Intimwaschlotion 2-mal täglich im Rahmen der Körperpflege wird genauso befürwortet wie die jeweils antiseptische Behandlung der Harnröhrenöffnung samt umgebender Schleimhaut mit sterilen Tupfern und Desinfektionsmittel.

Intermittierender Katheterismus im häuslichen Bereich

Zwischen dem in der Klinik ausgeführten aseptischen Fremd- oder Selbstkatheterismus und dem ISK im häuslichen Umfeld dürfen sich hygienische Unterschiede entwickeln. Sie sollen von den Pflegenden im klinischen Übungsprogramm gegenüber dem Patienten auch vermittelt werden. Eine gefährliche Praxis darf man sich jedoch nicht angewöhnen, wenn einem am Wohlergehen und der Gesundheit liegt. Ohne hygienische Probleme kann auf

- das Katheter-Set,
- sterile Handschuhe beim Einführen des Katheters aus der sterilen Folienumhüllung sowie
- die keimfreie Abdeckung verzichtet werden.

Unentbehrliche Anforderungen des ISK im häuslichen Bereich sind
- mind. 2-mal tägliche Intimtoilette,
- sorgfältiges Desinfizieren der Hände vor jedem Katheterismus sowie
- antiseptische Keimreduzierung im Bereich des Harnröhreneingangs, um Einschiebeflora zu vermindern.

➤ **MERKE** Selbst bei Gesunden sind die vorderen Anteile der Harnröhre bakteriell mit Keimen der Haut von Damm, Schamlippen und Penis besiedelt. Da bei neurogenen Blasenfunktionsstörungen zudem die spülende Reinigung der Harnröhre durch den Harnstrahl entfällt, können immer wiederkehrende Harnwegsinfekte mit Komplikationen die Folge sein. ────

Zeigen sich im weiteren Verlauf des ISK keine individuellen Infektionsprobleme und erfolgte eine Arztabsprache, kann im häuslichen Milieu am ehesten auf

die antiseptische Behandlung der Harnröhrenschleimhaut verzichtet werden. Patienten, z. B. mit altersbedingter pergamentartig dünner und juckender Schleimhaut, können so möglichen schädigenden Einflüssen der antiseptischen Chemie begegnen.

Der ISK muss dem aktuellen und individuellen Trinkverhalten angepasst werden. Sehr positiv wirkt sich das Einüben von Regelmäßigkeit beim ISK aus, da die Verweildauer des Urins in der Blase reduziert wird. Das durch instabile Speicherfunktion und unausgeglichene Blasenentleerung vorhandene Infektionsrisiko wird dadurch erheblich reduziert.

Spezialkatheter

Prinzipiell werden zwei Spezialkatheterarten unterschieden:
- Hydrophil beschichtete Einmalkatheter, deren Beschichtung nach Zugabe von sterilem Aqua dest. oder NaCl 0,9 % innerhalb 30 Sek. aufquillt und den Katheter gleitfähig macht (alternativ dazu gibt es gebrauchsfertige Katheter mit Gleitbeschichtung).
- Hochwertige Katheter, bei denen vor dem Einsatz Gleitmittel in die Harnröhre gespritzt wird.

Diese Spezialkatheter haben weiche Spitzen mit abgerundeten Katheteraugen, die eine Verletzung von Harnröhre und Blase verhindern.

Anleiten zum intermittierenden Selbstkatheterismus

Vorbereitung

Patient. Die Instruktion des Patienten zum intermittierenden aseptischen Einmalkatheterismus muss in mehreren Lernschritten erfolgen. Dazu gehört Folgendes:
- Protokollieren der Ein- und Ausfuhr für ca. 3 Tage einüben.
- Katheterzeiten planen und mit Patientin absprechen.
- Patientin i. d. R. sitzend oder liegend mit leicht aufgerichtetem Oberkörper lagern, das Becken vorziehen, damit die Harnröhrenöffnung gesehen werden kann, Oberschenkelspiegel positionieren (**Abb. 14.24**).
- Einmalunterlage zwischen die Beine legen.
- Intimpflege durchführen.
- Hände desinfizieren.

Material. Folgendes Material wird benötigt:
- Spezialkatheter
- Urinbeutel, Einmalunterlage, Oberschenkelspiegel (nur für die Frau)
- 1 Ampulle mit 20 ml sterilem NaCl 0,9 % oder Aqua dest.
- Katheterset

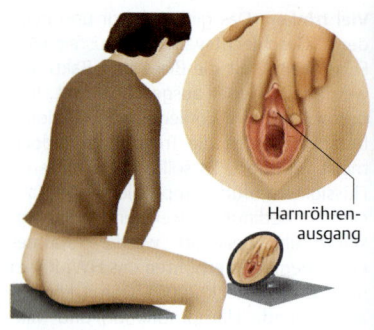

Abb. 14.24 Selbstkatheterismus der Frau im Sitzen.

Harnröhrenausgang

- saubere Schürze für Mitarbeiter, Händedesinfektionsmittel für Patient und Pflegeperson
- je 1 unsteriler und 1 steriler Handschuh (zum Spreizen der Labien)
- Schleimhautantiseptikum
- 1 nasser und 1 trockener Einmalwaschlappen zur Intimpflege

Für die Frau existieren nur 7 cm lange, hydrophil beschichtete Einmalkatheter (Speedi Cath Compact). Sie können diskret benutzt werden.

Durchführung

Die Durchführung umfasst Folgendes:
- Katheterverpackung öffnen, Packung mit NaCl 0,9 % füllen (bei hydrophil beschichtetem Katheter).
- 30 Sek. waagerecht einwirken lassen.
- In Griffnähe mit Pflaster oder Klebepunkt an der Ablagefläche fixieren.
- Urinbeutel im Bett bereitlegen.
- Katheterset auf Ablagefläche richten und öffnen.
- Schleimhautantiseptikum einfüllen.
- Handschuh unsteril (rechts) anziehen.
- Handschuh steril (links) anziehen.
- Mit linker Hand (Zeige- und Mittelfinger) die äußeren und inneren Schamlippen spreizen und hochziehen.
- Mit Schleimhautantiseptikum getränkte Kompresse auf den Harnröhreneingang legen, nach kurzer Einwirkzeit (1 Min.) erneut Schamlippen spreizen und erste Kompresse entfernen, mit zweiter Kompresse die Harnröhrenöffnung desinfizieren.
- Einwirkzeit von 1 Min. dringend beachten.
- Katheter an der Hülle fassen und unter Blickkontrolle (Beinspiegel) einführen.
- Katheterbeutel anschließen.
- Urin ablaufen lassen, dabei nicht auf die Blase drücken.
- Katheter 3 cm herausziehen und warten, bis die Blase vollständig entleert ist.

- Katheter dekonnektieren oder Schlauch abknicken (verhindert Rückfluss von Urin in die Blase).
- Katheter in 2 – 3 Phasen herausziehen und abwerfen.

➤ **MERKE** Der Blasenkatheter muss leicht und ohne Kraftaufwendung vorgeschoben werden. Trifft die Katheterspitze auf Widerstand oder tritt eine Harnröhrenblutung auf, darf der Katheter nicht weiter vorgeschoben werden. ─────

Nachbereitung

Der Urinbeutel wird gesichert und entsorgt und das Einmalmaterial in den Abfall gegeben. Der Intimbereich wird mit einem Einmalwaschlappen gewaschen und getrocknet. Bei Bedarf wird beim Anziehen und beim Einnehmen einer anderen Körperlage unterstützt. Das Patientenzimmer wird aufgeräumt, der Müllbeutel gewechselt und das Material für den nächsten Katheterismus aufgefüllt.

Die durchgeführte Maßnahme muss nur dokumentiert werden, wenn sie abweichend vom Pflegeplan geschieht. Restharnmenge und Beobachtungen bei der Patientin werden in der Dokumentation vermerkt.

14.4.5 Förderung der Harnkontinenz in der Pflege
Elke Kuno

Grundlagen zur Förderung der Harnkontinenz

Die Fähigkeit, seine Ausscheidung willkürlich zu kontrollieren, wird für den erwachsenen Menschen als selbstverständlich vorausgesetzt, Kontinenz wird als „normal" angesehen. Kontinenz wird im Laufe der kindlichen Entwicklung erlernt. Wenn Kinder über das Alter von 6 Jahren einnässen oder zu diesem Verhalten wieder zurückkehren, können diese als inkontinent bezeichnet werden (S. 349).

Inkontinenz hat immer etwas mit Scham zu tun. Sie führt zu psychischer und sozialer Verunsicherung (Hayder 2005). Die Betroffenen büßen an Selbstwertgefühl ein, fühlen sich in ihrem Frau- bzw. Mann-Sein (Kap. 20) infrage gestellt oder fragen sich, ob sie von ihrer Umgebung weiterhin als erwachsene Menschen akzeptiert werden (Hoogers 1993).

☀ **FALLBEISPIEL** Frau B. äußert dies so: „Ich habe Angst, dass es von anderen bemerkt wird, dass sie nichts mehr mit mir zu tun haben wollen, ich sage es nicht mal meiner besten Freundin." Oder Frau C. erzählt: „Beim Einkaufen habe ich Angst, dass es vielleicht jemand sieht oder riecht. Ich gehe zwar vorher zur Toilette, aber wissen Sie, im Dorf ist das schwierig." ─────

Die Erfahrungen zeigen, dass die Betroffenen nach wiederkehrenden, aber unterschiedlichen Verhaltensmustern reagieren, vergleichbar mit der Bewältigung chronischer Krankheit oder Behinderung oder der Auseinandersetzung mit Scham (Hayder 2005, Hilgers 1997). So versuchen z. B. viele zum Selbstschutz die Inkontinenz zu leugnen. Sie entwickeln Schuldgefühle und Aggressionen gegen sich selbst, sind deprimiert und mutlos und nehmen das Leiden als schicksalhaft und nicht behandelbar an.

Harninkontinenz ist ein weit verbreitetes Phänomen, das in allen Altersstufen auftreten kann. Das Risiko steigt mit zunehmendem Lebensalter, statistisch gesehen überwiegen Frauen und ältere Menschen beiderlei Geschlechts (DNQP 2007). Das Risiko der Inkontinenz steigt zwar mit zunehmendem Lebensalter, aber alt werden heißt nicht zwingend inkontinent zu werden.

Im Rahmen der evidenzbasierten Pflege orientiert sich dieses Kapitel an dem 5. Nationalen Expertenstandard zur Qualitätssicherung in der Pflege zur „Förderung der Harnkontinenz in der Pflege" (DNQP 2007).

➤ **MERKE** Die Standardaussage heißt: „Bei jedem Patienten und Bewohner wird die Harnkontinenz erhalten oder gefördert. Identifizierte Harninkontinenz wird beseitigt, weitestgehend reduziert bzw. kompensiert." ─────

Im Expertenstandard wird u. a. dargestellt, wie Kontinenzprobleme zu erkennen und zu behandeln sind. Pflegefachkräfte haben dabei als Teil des interdisziplinären Teams folgende Aufgaben:

- Identifikation von Risikofaktoren für Kontinenzstörungen, Erfassen von Symptomen der Urininkontinenz (initiale Einschätzung).
- Differenzierte Einschätzung der Kontinenzsituation mit Beschreibung des Kontinenzprofils.
- Beratung zu und Planung von Maßnahmen der Erhaltung und Förderung von Kontinenz, bzw. zur Kompensation der Urininkontinenz und zur Vermeidung von Beeinträchtigungen.
- Koordination der multidisziplinären Behandlung und Umsetzung der geplanten Maßnahmen.

- Evaluation des Behandlungsergebnisses und evtl. Modifikation in Zusammenarbeit mit den anderen Berufsgruppen.

Kontinenzförderung ist eine zentrale pflegerische Aufgabe. Die Pflegenden müssen das entsprechende Fachwissen mitbringen, um beraten zu können. Sie müssen eine positive Einstellung gegenüber den Betroffenen und Fingerspitzengefühl haben, um auf die psychischen und sozialen Probleme eingehen zu können. Als übergeordnete Ziele sind stets das individuell höchstmögliche Maß an Kontinenz mit größtmöglicher Selbstständigkeit und psychosozialer Sicherheit anzustreben.

❗ **DEFINITION** Die fachliche Auseinandersetzung mit **Kontinenz/Inkontinenz** orientiert sich an folgenden Definitionen (DNQP 2007):

- Kontinenz ist die Fähigkeit, willkürlich zur passenden Zeit an einem geeigneten Ort die Blase oder den Darm zu entleeren.
- Kontinenz beinhaltet auch die Fähigkeit, Bedürfnisse zu kommunizieren, um Hilfestellungen zu erhalten, wenn Einschränkungen beim selbstständigen Toilettengang vorliegen (Royle u. Walsh zitiert nach Getliffe and Dolman 1997).
- Inkontinenz ist jeglicher, unfreiwilliger Urinverlust (Abrams et al. 2002a).
- Nach NANDA (2003) ist „funktionelle Inkontinenz" die Unfähigkeit eines normalerweise kontinenten Menschen, die Toilette rechtzeitig zu erreichen. Diese liegt dann vor, wenn die Kognition und/oder die Mobilität eingeschränkt sind, jedoch keine Störung am Urogenitaltrakt vorliegt (Resnick 1995). ─────

Initiale Einschätzung der Kontinenzsituation

Nachdem Urininkontinenz zu den gesellschaftlich tabuisierten Themen gehört und die Betroffenen oft nicht darüber sprechen, ist es wichtig, dass Pflegende die Personen mit Risikofaktoren und ggf. mit bereits bestehenden Anzeichen von Urininkontinenz frühzeitig erkennen (DNQP 2007, Deutsche Kontinenzgesellschaft 2005). Der Standard empfiehlt dies jeweils bei Beginn eines pflegerischen Auftrags.

Risikofaktoren. Folgende Risikofaktoren begünstigen das Auftreten von Urininkontinenz (DNQP 2007):

- kognitive Einschränkungen
- körperliche Einschränkungen

- Erkrankungen (z. B. Apoplex, Diabetes mellitus, Demenz, M. Parkinson)
- Medikamente (z. B. Diuretika, Anticholinergika, Antidepressiva, Sedativa, Opiate)
- Harnwegsinfektion
- Belastung des Beckenbodens (z. B. durch Schwangerschaft/Entbindung, bei Adipositas)
- Obstipation
- Östrogenmangel
- Veränderung/Operation der Prostata
- Alter

Symptome. Symptome von Urininkontinenz sind Folgende (Auswahl in Anlehnung der Terminologie der ICS, 2002):

- unwillkürlicher Urinverlust bei körperlicher Betätigung
- unwillkürlicher Urinverlust mit Harndrang einhergehend
- ständiger Harnabgang
- Gefühl einer nicht vollständig entleerten Blase
- Nykturie
- Pollakisurie
- Enuresis (-nocturna)

Pflegende müssen bei der Erhebung sensibel und an der individuellen Situation orientiert vorgehen. Durch Beobachtung und Befragung können Kontinenzprobleme erfasst werden. Hinweise sind z. B. Urinflecken in Bettwäsche oder Kleidung, „heimlicher" Gebrauch von Vorlagen, ständige Benützung von Damenbinden, Verstecken von Unterwäsche, Uringeruch und Ablehnung von Hilfestellung bei der Körper- und Intimpflege. Initiale Fragen können z. B. sein:

- Verlieren sie ungewollt Urin?
- Verspüren sie häufig starken Harndrang?
- Verlieren sie Urin, wenn sie husten, lachen, niesen oder sich körperlich betätigen?

Durch folgendes Verhalten kann die Situation des Patienten erleichtert werden:

- Wahren der Intimsphäre und Bemühen um Diskretion
- angemessener Sprachgebrauch
- Schaffen einer Vertrauensbasis (Patient ernstnehmen, Bedürfnisse akzeptieren)
- Signalisieren von Interesse und Verständnis
- Zeit lassen, sich mitzuteilen

Differenzierte Einschätzung

Zur Planung entsprechender Maßnahmen ist eine differenzierte Einschätzung des Kontinenzproblems erforderlich. Dazu gibt es folgende Möglichkeiten, die individuell anzuwenden sind:

- Ausführliche Anamnese mit körperlicher Inspektion (z. B. Körpergewicht, Auffälligkeiten im Genitalbereich, Trinkverhalten, Stuhlgewohnheiten, bisher erfolgte Therapien, Erwartungen an Behandlung, Auswirkungen auf die Lebenssituation, *Tab. 14.5*)
- Ausschluss einer Harnwegsinfektion mittels Urinanalyse (S. 846)
- Bestimmung des Restharns (S. 351)
- Führen eines geeigneten Miktionsprotokolls
- Durchführung eines 24-Std.-Vorlagengewichtstests
- Erstellen eines Kontinenzprofils

MERKE In Zusammenarbeit mit anderen Berufsgruppen, v. a. den ärztlichen Mitarbeitern, werden die jeweiligen Zuständigkeiten festgelegt und die Instrumente zielgerichtet eingesetzt. Hintergrundwissen zu den Ursachen von Kontinenzproblemen ist dafür Voraussetzung.

Ursachen. Die Ursachen der Urininkontinenz sind vielfältig und altersabhängig, ihre Kategorisierung ist nicht immer einfach. Häufig liegen mehrere Ursachen gleichzeitig vor. Verbreitet ist die medizinische Einteilung, die sich an der Veränderung der Speicher- und Entleerungsfunktion der Harnblase orientiert. Harninkontinenz kann auch aufgrund funktioneller Veränderungen entstehen, z. B. körperlicher und kognitiver Einschränkungen. Beide Ursachenfelder können zusammen vorliegen. Weitere die Kontinenz gefährdende Faktoren sind z. B. die Umgebung oder Medikamente. Maßnahmen zur Kontinenzförderung, die Pflegende in Zusammenarbeit mit anderen Berufsgruppen ausführen, sind an den Ursachen orientiert (s. *Tab. 14.5*, *Tab. 14.6*.).

Kategorisierung. Die International Continence Society (ICS) hat Urininkontinenz wie folgt medizinisch kategorisiert (2002):

- Dranginkontinenz (Urgeinkontinenz, urge [engl.] = Drang)
- Stressinkontinenz/Belastungsinkontinenz
- Mischinkontinenz
- Inkontinenz bei chronischer Harnretention
- extraurethrale Inkontinenz
- unkategorisierbare Inkontinenz

Ursachen und Symptome der verschiedenen Formen von Urininkontinenz s. *Tab. 14.6*.

Pflegeanamnese

Wenn eine Vertrauensbasis geschaffen ist, können die Kontinenzprobleme sinnvoll erörtert und mögliche Ursachen erfasst werden. Als Gesprächseinstieg können folgende Fragen dienen: „Wie lange besteht das Problem? Wie sind Sie bisher damit umgegangen? Haben Sie Hilfsmittel benutzt und wenn ja, welche?"

Bei der Befragung kann man sich an den in *Tab. 14.6* genannten Symptomen orientieren. Bei Dranginkontinenz kann z. B. die Frage gestellt werden: „Haben Sie einen schwer zu unterdrückenden Harndrang?" Einen Hinweis auf Stressinkontinenz kann die Beantwortung der Frage geben: „Verlieren Sie beim Husten Urin?"

Fragen und Beobachtungen müssen auch an den in *Tab. 14.5* genannten Risikofaktoren und dem Erscheinungsbild der Inkontinenz orientiert werden. Dabei können Fragen gestellt werden wie: „Erreichen Sie die Toilette rechtzeitig? Können Sie Ihre Kleidung rechtzeitig öffnen? Wie sind Ihre Trinkgewohnheiten? Leiden Sie an Verstopfung?" Ein weiterer wichtiger Bestandteil des Gesprächs ist die Frage nach den psychosozialen Auswirkungen. Wie wirkt sich die Inkontinenz z. B. auf die Partnerschaft aus?

Restharnbestimmung

Durch die Restharnbestimmung können Blasenentleerungsstörungen und Inkontinenz bei chronischer Harnretention diagnostiziert werden. Sie erfolgt auf ärztliche Anordnung (s. a. S. 958).

MERKE Bei allen inkontinenten Patienten muss Restharn ausgeschlossen werden, um gefährliche Folgezustände, z. B. Infektionen der ableitenden Harnwege, Blasenüberdehnung und ggf. Reflux zu vermeiden.

Miktionsprotokoll/Toilettentagebuch (nach DNQP 2007)

Das Miktionsprotokoll (*Abb. 14.25*) gibt einen Überblick über Miktions- und Trinkverhalten und die funktionelle Blasenkapazität über 24 Std. Es ist ein wichtiges Instrument zur Objektivierung der Kontinenzsituation, zur Auswahl kontinenzfördernder Maßnahmen und auch zur Evaluation des Behandlungsergebnisses. Das Formblatt sollte enthalten:

- Uhrzeiten
- Urinmengen beim Wasserlassen
- Art des Urinabgangs (kontrolliert, unkontrolliert)
- Trinkverhalten

Tab. 14.5 *Häufige kontinenzgefährdende Faktoren, ihre Folgen und Pflegeangebote.*

Faktoren	mögliche Folgen	Pflegeangebote in Zusammenarbeit mit anderen Berufsgruppen
physiologische Altersveränderungen: → abnehmende Kontraktionskraft des Blasenmuskels → Östrogenmangel bei Frauen mit atrophischer Urethritis u. Kolpitis → Vergrößerung der Prostata	→ Miktion bei 200 – 250 ml → Gefahr der Restharnbildung → pH-Wert-Veränderungen in der Vagina, Gefühl der Trockenheit in der Scheide, Berührungsempfindlichkeit der Schleimhaut von Urethra und Scheide → vermehrter Harndrang → Pressen beim Wasserlassen → Gefühl der nicht vollständig entleerten Blase	→ Miktionsvolumen erfassen, durch Abmessen des Urins beim Toilettengang → Restharn in Absprache mit dem Arzt überprüfen (Ultraschall) → Inspektion des Genitale, Gefühl der Trockenheit der Scheide erfragen, pH-Messung in der Vagina, Patientinnen über die Veränderung informieren, evtl. Mithilfe bei der Verabreichung von Östrogenen → Patienten über mögliche Veränderungen informieren, auf ärztliche Abklärung hinweisen
Belastung des Beckenbodens (z. B. durch Adipositas, Schwangerschaft/Entbindung)	→ unzureichender Blasenverschluss	→ Betroffene über die Funktion des Beckenbodens beim Blasenverschluss informieren → Beckenbodentraining durch Physiotherapie → richtiges Heben u. Tragen in Zusammenarbeit mit Physiotherapeuten schulen → Gewichtsreduktion anleiten
Obstipation (Verstopfung)	→ verstärkter Harndrang	→ Obstipation erfassen, Maßnahmen zur Obstipationsbehandlung und -prophylaxe einleiten → Betroffene über die Zusammenhänge informieren
akuter, symptomatischer Harnwegsinfekt	→ verstärkter Harndrang → verringerte Toleranzzeit	→ Urinbeobachtung (Miktionsfrequenz, Geruch, Beimengungen usw.) → Patienten informieren (evtl. Brennen, Schmerzen beim Wasserlassen, verstärkter Harndrang) → zur verstärkten Flüssigkeitszufuhr anregen
eingeschränkte Funktion der unteren Extremität (Gehen, Aufstehen, Hinsetzen)	→ zeitaufwändiger Toilettengang → verlängertes Zeitintervall zwischen Wahrnehmen des Harndrangs und willkürlicher Entleerung → erschwertes Hinsetzen auf die Toilette	→ funktionelle Fähigkeiten erfassen → Toilettengang einüben, z. B. Einsatz von Gehhilfen, Toilettensitzerhöhung, Toilettenstuhl, Urinflasche, Steckbecken, Anleitung im Gebrauch der Hilfsmittel → Toilettentraining → Assistenz
eingeschränkte Funktion der oberen Extremität (Schulter-Arm-Bewegung, Feinmotorik)	→ erschwertes Öffnen u. Ausziehen der Kleidung	→ Kleidung verändern (z. B. Klettverschlüsse) → Selbsthilfetraining, Assistenz
Umgebungsfaktoren: → entfernt gelegene Toilette, schwer zugängliche Toilette → niedrige Toilette → unsaubere, kalte Toilette → Toilette ist schlecht auffindbar	→ zeitaufwendiger Toilettengang → erschwertes Hinsetzen und Aufstehen → Toilettengang wird hinausgezögert	→ Patienten beim Toilettengang beobachten, Störfaktoren feststellen → Selbsthilfetraining in Zusammenarbeit mit Physiotherapie und Ergotherapie, ggf. Toilette verändern (z. B. Haltegriffe, Türverbreiterung) → Toilettenstuhl bereitstellen, Urinflasche u. a. bereitstellen → Toilettensitzerhöhung → für gutes Raumklima in der Toilette sorgen → deutliche Kennzeichnung der Toilette in Institutionen, Weg zur Toilette einüben → für angemessene Beleuchtung sorgen
eingeschränkte sprachliche Äußerungsfähigkeit in Verbindung mit eingeschränkter Selbstständigkeit (z. B. Schlaganfall, Demenz)	→ Patienten können erschwert Harndrang äußern und Hilfe beim Toilettengang erbitten	→ auf nonverbale Äußerungen achten (z. B. Unruhe, Nesteln an der Kleidung) → mit Patienten Zeichen für Harndrang und Hilfe vereinbaren (z. B. Pat. zeigt auf Unterbauch) → Klingel bereitstellen → Assistenz beim Toilettengang
eingeschränkte Orientierung (z. B. Sehstörung, Verwirrtheit)	→ Auffinden der Toilette erschwert oder nicht möglich, Gefahr des Urinverlusts	→ Gang zur Toilette einüben → Toilette kennzeichnen (z. B. Symbole) → evtl. Toilettenstuhl oder andere Hilfen anbieten
eingeschränkte kognitive Fähigkeiten (z. B. Entwicklungsverzögerung, geistige Behinderung, demenzielle Erkrankung)	→ Harndrang kann nicht interpretiert werden	→ Verhaltensbeobachtung → Toilettentraining → Orientierungshilfen → Assistenz beim Toilettengang → einfache Wortwahl → Angehörige über die Fähigkeitsstörung und notwendige Hilfestellungen beraten und anleiten

Fortsetzung ▶

Tab. 14.5 *Fortsetzung*

Faktoren	mögliche Folgen	Pflegeangebote in Zusammenarbeit mit anderen Berufsgruppen
psychische Belastungen (z. B. Abhängigkeit von der Hilfe anderer, Angst, Verunsicherung, Veränderung der Lebenssituation, Depression)	→ Hilfe zum Toilettengang wird als beschämend erlebt, nicht in Anspruch genommen → Antriebshemmung durch Depression → Toilettengang wird hinausgezögert	→ vertrauensvolle Pflegebeziehung aufbauen → Gesprächsbereitschaft signalisieren → auf Ängste eingehen → Information zum Krankenhausaufenthalt und Erkrankung geben → zum Toilettengang auffordern bzw. erinnern → Selbstständigkeit beim Toilettengang unterstützen
Einnahme bestimmter Medikamente	→ Blasenspasmolytika, Opioide: Kontraktionsschwäche des Blasenmuskels → Diuretika: verstärkte Urinproduktion → Sedativa: verzögerte Wahrnehmung des Harndrangs, Verwirrtheit	→ Patienten nach dem Toilettengang nach Gefühl der entleerten Blase fragen → Ein- und Ausfuhr kontrollieren → Restharn in Rücksprache mit dem Arzt kontrollieren → Patienten auf Nebenwirkungen beobachten → Verhalten beobachten (z. B. Orientierung)
Blasenreizstoffe (Alkohol, Koffein)	→ Ausscheidung wird angeregt → Harndrang wird verstärkt wahrgenommen	→ über Wirkung aufklären → zur Selbstbeobachtung anleiten

Tab. 14.6 *Formen und Ursachen der Urininkontinenz (nach Abrams et al 2002a, DNQP 2007).*

Symptome	häufige Ursachen
Dranginkontinenz	
unfreiwilliger Urinverlust mit plötzlichem, nur schwer unterdrückbarem Harndrang einhergehend oder diesem unmittelbar vorausgehend	Überaktivität des Blasenmuskels (Detrusor), neurogene, nicht neurogene, idiopathische Ursachen (z. B. ZNS-Erkrankungen wie Apoplex, Querschnittlähmung; Harnwegsinfektion, Blasensteine, Tumore, Prostataerkrankungen; Reizzustände der Blase)
Stressinkontinenz (Belastungsinkontinenz)	
unfreiwilliger Urinverlust, synchron mit körperlicher Belastung einhergehend (z. B. Husten, Niesen, Lachen)	Veränderungen der anatomischen Lage der Blase und Urethra, Verlust der Stützfunktion des Beckenbodens (z. B. bei Frauen Schädigung des Beckenbodens durch Schwangerschaft und Entbindung, Adipositas; bei Männern nach operativen Eingriffen an der Prostata)
Mischinkontinenz	
unfreiwilliger Urinverlust sowohl im Zusammenhang mit Harndrang als auch mit körperlicher Belastung auftretend	Mischung aus verschiedenen Ursachen, s. Drang- bzw. Stressinkontinenz
Inkontinenz bei chronischer Harnretention	
unfreiwilliger Urinverlust bei unvollständiger Blasenentleerung (Restharnbildung), ohne Schmerzen einhergehend	Schwäche des Blasenmuskels (Detrusorhypoaktivität) oder vollständiger Funktionsverlust (Detrusorakontraktilität), z. B. durch: → Medikamente (Schmerzmittel, Neuroleptika u. a.) → neurologische Erkrankungen (z. B. Querschnittlähmung) → obstruktive Veränderungen am Blasenhals (z. B. Prostatavergrößerung, Harnröhrenstriktur)
extraurethrale Inkontinenz	
beobachtbarer, ständiger Urinverlust über andere Kanäle als die Harnröhre (z. B. Blasen-Scheiden-Fistel)	erworbene Urinfistel, z. B. bei Unterbauchtumor oder angeborene Fehlmündung eines Harnleiters
unkategorisierbare Inkontinenz	
beobachtbarer unfreiwilliger Urinverlust, der auf Basis von Symptomen oder Befunden nicht eindeutig zu zuordnen ist.	unklar

- Ersuchen um Hilfestellung bei der Ausscheidung
- situative Umstände beim unkontrollierten Urinabgang (z. B. Drang, Husten)

Eine Erhebung liefert i. d. R. über 72 Std. zuverlässige Ergebnisse. Das Miktionsprotokoll kann erweitert werden, z. B. durch Beobachtungen zur Wahrnehmungsfähigkeit ("meldet sich", "wird aufgefordert") und/oder Einsatz von Hilfsmitteln. Struktur und Symbole sollten der Zielgruppe angepasst sein. Je nach Fähigkeiten wird das Protokoll von den Betroffenen (Protokoll zur Selbsteinschätzung) und/oder deren Angehörigen oder den Pflegenden (Protokoll zur Fremdeinschätzung) ausgefüllt. Der Einsatz eines Miktionsprotokolls soll zielgerichtet sein und nur dann erfolgen, wenn Konsequenzen daraus erwartet und gezogen werden.

PRAXISTIPP Für die Qualität des Miktionsprotokolls und zur Gewinnung verlässlicher Informationen ist es wichtig, dem Betroffenen und ggf. seinen Angehörigen die Handhabung und den Sinn des Protokolls verständlich zu erklären. ⎯⎯⎯⎯⎯

24-Stunden-Vorlagengewichtstest
Durch diesen Test kann der Schweregrad der Urininkontinenz objektiviert werden. Die Differenz des Gewichts der gleichen

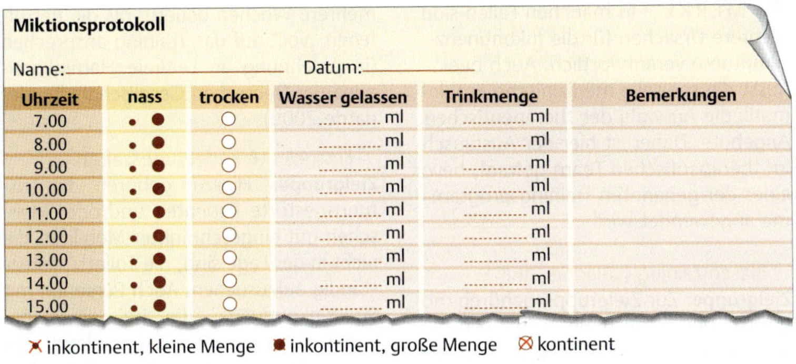

Miktionsprotokoll

Name: _____ Datum: _____

Uhrzeit	nass	trocken	Wasser gelassen	Trinkmenge	Bemerkungen
7.00	• ●	○	.... ml	.... ml	
8.00	• ●	○	.... ml	.... ml	
9.00	• ●	○	.... ml	.... ml	
10.00	• ●	○	.... ml	.... ml	
11.00	• ●	○	.... ml	.... ml	
12.00	• ●	○	.... ml	.... ml	
13.00	• ●	○	.... ml	.... ml	
14.00	• ●	○	.... ml	.... ml	
15.00	• ●	○	.... ml	.... ml	

✗ inkontinent, kleine Menge ● inkontinent, große Menge ⊗ kontinent

Abb. 14.25 Beispiel für ein Miktionsprotokoll (in Anlehnung, AGAPLESION Bethanien Krankenhaus; Heidelberg).

Anzahl gebrauchter und ungebrauchter aufsaugender Hilfsmittel über 24 Std. wird ermittelt. Er kann auch zur Optimierung des Hilfsmitteleinsatzes hilfreich sein.

Kontinenzprofile

Die Kontinenzprofile wurden von der Expertenarbeitsgruppe des Nationalen Standards „Förderung der Harnkontinenz in der Pflege" entwickelt und sind als Beschreibungskategorien zu verstehen (**Tab. 14.7**). Sie bilden die aktuelle Kontinenzsituation und die Fähigkeiten oder Abhängigkeiten des Betroffenen von personeller oder materieller Hilfe ab. Die Profile können sich am Tag und in der Nacht unterscheiden (DNQP 2007).

MERKE Die Kontinenzprofile sind für pflegerisches Handeln bedeutsam. Sie berücksichtigen individuelle Fähigkeiten und Abhängigkeiten und sie dienen als Grundlage zur Auswahl kontinenzfördernder Maßnahmen, für Beratung und als Outcome-Parameter.

Nach Erfahrungen der modellhaften Implementierung des Expertenstandards „Förderung der Harnkontinenz in der Pflege" sind die Kontinenzprofile auch geeignet, v. a. bei längerfristigem Einsatz, Effekte pflegerischer Maßnahmen bei der Kontinenzförderung deutlich zu machen (DNQP 2007).

FALLBEISPIEL Herr M. wird in ein Pflegeheim aufgenommen. Bei der Einschätzung seiner Kontinenzsituation wurden folgende Informationen erhoben:

- Herr M. meldet sich am Tag, wenn er Harndrang hat.
- Er läuft selbstständig mit dem Rollator zur Toilette.
- Er braucht Unterstützung beim Öffnen und Lösen der Hose.
- In der Nacht meldet sich Herr M. nie, er nässt ein. Die eingesetzte Vorlage entfernt er. Das Bett wird nass.

Aus diesen Informationen konnten folgende Kontinenzprofile ermittelt werden:

- Kontinenzprofil am Tag: abhängig erreichte Kontinenz
- Kontinenzprofil in der Nacht: nicht kompensierte Inkontinenz

Maßnahmen zur Kontinenzförderung

Kontinenz kann durch unterschiedliche Maßnahmen gefördert werden. Manche Maßnahmen können Pflegende allein übernehmen, vielfach erfolgt die Kontinenzförderung in interprofessioneller Zusammenarbeit. Die ausgewählten Maßnahmen richten sich nach der Diagnosestellung, den Fähigkeiten und Einschränkungen der Betroffenen und nach deren Wünschen. Nach dem Expertenstandard „Förderung der Harnkontinenz in der Pflege" (DNQP 2007) stehen die im Folgenden beschriebenen Maßnahmen zur Verfügung.

PRÄVENTION & GESUNDHEITSFÖRDERUNG Die Prävention orientiert sich v. a. an den Risikofaktoren. Diese gilt es rechtzeitig zu erkennen, die Betroffenen dazu aufzuklären und über Maßnahmen zu beraten. Hierzu gehören z. B. Geburtsvorbereitungskurse und „Rückbildungskurse" nach der Entbindung (s. Kap. 35).

Ernährungsempfehlungen im Sinne der Kontinenzförderung sind zur Vorbeugung oder Behandlung der Adipositas und zur Obstipationsprophylaxe zu geben (s. **Tab. 14.6**). Viele inkontinente Menschen neigen dazu, aus Angst vor dem Einnässen, wenig zu trinken. Ältere Menschen, deren Durstgefühl i. d. R.

Tab. 14.7 Kontinenzprofile des DNQP (2007).

Merkmal	Beispiel
Kontinenz	
→ kein unwillkürlicher Harnverlust → keine personelle Hilfe notwendig → keine Hilfsmittel	
unabhängig erreichte Kontinenz	
→ kein unwillkürlicher Harnverlust → keine personelle Unterstützung notwendig → selbstständige Durchführung von Maßnahmen	kein unwillkürlicher Urinverlust durch → eigenständige Medikamenteneinnahme → eigenständigen Gebrauch von mobilen Toilettenhilfen → intermittierenden Selbstkatheterismus → Durchführung von Trainingsmaßnahmen (z. B. Blasentraining)
abhängig erreichte Kontinenz	
→ kein unwillkürlicher Harnverlust → personelle Unterstützung bei der Durchführung von Maßnahmen notwendig	→ begleitete Toilettengänge zu individuellen/festgelegten Zeiten → Fremdkatheterismus
unabhängig kompensierte Inkontinenz	
→ unwillkürlicher Harnverlust → keine personelle Unterstützung bei der Versorgung mit Hilfsmitteln notwendig	→ selbstständiger Umgang mit Inkontinenzhilfsmitteln (aufsaugende Hilfsmittel, Kondomurinal, Umgang mit Blasenverweilkatheter)
abhängig kompensierte Inkontinenz	
→ unwillkürlicher Harnverlust → personelle Unterstützung bei der Versorgung mit Hilfsmitteln ist notwendig	→ kompensierende Maßnahmen werden von einer anderen Person übernommen
nicht kompensierte Inkontinenz	
→ unwillkürlicher Harnverlust → personelle Unterstützung und therapeutische bzw. Versorgungsmaßnahmen werden nicht in Anspruch genommen	→ Betroffene wollen nicht über ihre Inkontinenz sprechen; deshalb nehmen sie z. B. keine personelle Hilfe oder Hilfsmittel in Anspruch bzw. können aufgrund kognitiver Erkrankungen diese nicht akzeptieren

nachlässt, bekommen so schnell ein Flüssigkeitsdefizit. Die Gefahr, einen Harnwegsinfekt zu entwickeln und durch den konzentrierten Urin den Harndrang zu verstärken, nimmt zu. Die Betroffenen müssen über die Zusammenhänge aufgeklärt und unterstützten werden, ausreichend zu trinken. Die Förderung von Mobilität und Autonomie in Verbindung mit entsprechender Umfeldgestaltung (*Tab. 14.5*) sind wichtig, um Kontinenz zu erhalten, zu fördern oder Inkontinenz zu reduzieren.

Blasen- und Toilettentrainingsprogramme

Diese Trainingsprogramme sind wenig invasiv und zeigen, welche große Bedeutung den Pflegeangeboten in der Behandlung inkontinenter Menschen zukommt. Alle genannten Programme gehören in den Bereich der verhaltenstherapeutischen Interventionen. Wichtige Voraussetzungen sind die richtige Diagnose und eine infektfreie Blase. Ziele der Programme sind: am Tag Kontinenz zu erlangen oder Inkontinenzepisoden zu reduzieren und die Entleerung der Blase zu den geplanten Zeiten zu erreichen. Wichtig ist, dass das Toilettentraining regelmäßig und konsequent, jedoch nur am Tag, durchgeführt wird.

Das Miktionsprotokoll kann zur Planung und dem Erfolgsnachweis eingesetzt werden (s. *Abb. 14.25*).

MERKE Der Erfolg von Blasen- bzw. Toilettentraining hängt von der Fachkompetenz der Pflegenden, der Motivation und den Ressourcen aller Beteiligten ab.

Die meisten Untersuchungen und Veröffentlichungen zu diesen Programmen kommen überwiegend aus dem anglo-amerikanischen Sprachraum, deshalb werden die englischen Begriffe bei den unterschiedlichen Vorgehensweisen mit aufgenommen. Es stehen verschiedene Trainingsformen zur Verfügung, die Auswahl richtet sich nach der Diagnosestellung und den geistigen und körperlichen Fähigkeiten der Betroffenen, sie werden im Folgenden am Expertenstandard orientiert beschrieben (DNQP 2007):

- Blasentraining
- Toilettentraining:
  - angebotener Toilettengang ("Prompted voiding")
  - festgelegte Entleerungszeiten ("Timed voiding")
  - individuelle Entleerungszeiten ("Habit training")

MERKE In manchen Fällen sind mehrere Ursachen für die Inkontinenzsymptome verantwortlich. Auch beeinflusst die spezielle medizinische Problematik die Auswahl der therapeutischen Angebote. Daher ist hier der Austausch im therapeutischen Team gefragt, bevor eines der genannten Trainingsprogramme angewendet wird.

Blasentraining ("Bladder drill")
Zielgruppe: Zur Zielgruppe gehören motivierte, geistig gesunde, beim Toilettengang körperlich unabhängige Menschen mit Harndrangsymptomatik, Dranginkontinenz, idiopathischer Detrusorüberaktivität und Mischinkontinenz. Ziel ist, die Entleerungsintervalle zu verlängern, Harndrang zu lindern und Kontinenz wiederzuerlangen.

Vorgehensweise: Der Patient wird angehalten, nur zu bestimmten, mit ihm festgelegten Zeiten, Wasser zu lassen, auch wenn er Harndrang hat oder unwillkürlich Urin verliert. Begonnen wird i. d. R. mit 1 – 2-stündlichen Toilettengängen. Die Betroffenen müssen Strategien zur Beherrschung des Harndrangs erlernen (z. B. telefonieren, Kreuzworträtsel lösen). Die Toilettengänge und das Ergebnis werden von den Patienten dokumentiert. Ist der Betroffene für 2 – 3 Tage mit diesem Training kontinent, werden die Zeitintervalle um 15 – 30 Min. gesteigert. Danach können wieder inkontinente Episoden auftreten. Der Prozess wird fortgesetzt, bis bei ausreichend langen Intervallen eine Kontinenz besteht. Die Trainingszeit dauert i. d. R. mehrere Wochen.

Angebotener Toilettengang
Zielgruppe: Hierzu gehören vorwiegend Menschen mit kognitiven Einschränkungen. Ziele sind die Wahrnehmung der Blasenkontrolle zu verbessern und die selbst initiierten Toilettengänge, bzw. erbitten von Hilfe zum Toilettengang, zu erhöhen.

Vorgehensweise: In regelmäßigen Abständen (z. B. alle 2 Std.) wird der inkontinente Mensch zum Toilettengang aufgefordert. Die Frage, ob er nass oder trocken ist, soll die Aufmerksamkeit zusätzlich bewusst auf die Blase lenken. Die Patienten werden nur dann zur Toilette gebracht, wenn sie dies wünschen. Ein laufender Wasserhahn kann das Wasserlassen anregen. Die Pflegeperson fordert bis zu 3-mal auf, wenn der Toilettengang initial abgelehnt wird. Bei erfolgreichem Toilettengang oder wenn die Vorlage trocken ist, meldet die Pflegeperson dies besonders positiv zurück. Es kann

mehrere Wochen dauern, bis die Betroffenen "voll" auf das Training ansprechen (in Anlehnung an Leitlinie Harninkontinenz der Deutschen Gesellschaft für Geriatrie 2009).

Festgelegte Entleerungszeiten
Zielgruppe: Hierzu gehören hirnleistungsgestörte Patienten und/oder Menschen mit eingeschränkter Mobilität, die nicht in der Lage sind, die Toilette selbstständig aufzusuchen. Auch Personen mit Stressinkontinenz, die bei einer bestimmten Blasenfüllung inkontinent sind, zählen zur Zielgruppe. Ziele sind, inkontinente Ereignisse zu vermeiden oder zu reduzieren.

Vorgehensweise: Nach einem festen Zeitplan, z. B. in 3 – 4-stündlichen Intervallen, nach dem Aufstehen, nach den Mahlzeiten, initiiert die Pflegeperson einen Toilettengang. Diese Form wird vermutlich häufig von Pflegenden praktiziert, sie erscheint am einfachsten in den Pflegealltag zu integrieren zu sein (Leitlinie Harninkontinenz der Deutschen Gesellschaft für Geriatrie 2009).

Individuelle Entleerungszeiten
Zielgruppe: Zur Zielgruppe gehören hirnleistungsgestörte und/oder Menschen mit eingeschränkter Mobilität sowie kognitiv intakte Personen mit Mobilitätseinschränkungen, bei denen ein Ausscheidungsmuster erkennbar ist.

Vorgehensweise: Ausgehend vom individuellen Ausscheidungsmuster (Miktionsprotokoll) erfolgen die Toilettengänge vor dem Zeitpunkt (i. d. R. 30 Min.) des voraussichtlichen Einnässens.

Bei allen Trainingsprogrammen müssen die Betroffenen zu den geplanten Zeiten Urin lassen können.

Beckenbodentraining
Dieses Training kann mit oder ohne unterstützende Technik, wie Biofeedback und Elektrostimulation, eingesetzt werden.

Zur Zielgruppe zählen körperlich weitgehend unabhängige, geistig gesunde Menschen mit Stress-, Drang- und Mischinkontinenz. Durch gezieltes Training wird z. B. die Beckenbodenmuskulatur gestärkt, beckenbodenschonende Haltungen und Atemtechniken eingeübt. Die Erhaltung von Urinkontinenz wird gefördert, die Inkontinenzsymptomatik gebessert oder behoben. Beckenbodentraining ist die Domäne speziell geschulter Physiotherapeuten. Pflegende arbeiten mit ihnen eng zusammen.

Triggermethoden oder Valsalvatechnik zur Blasenentleerung

Beide Techniken, die bei neurogenen Blasenfunktionsstörungen angewendet werden können, werden heute sehr kritisch diskutiert, da sie unter anderem langfristig zu Blasen- und Nierenschädigungen führen können. Beide Methoden dürfen nur in Rücksprache mit dem Arzt angewendet werden.

Durch sog. „Triggern", z. B. durch suprapubisches Beklopfen des Unterbauchs oder manuelle rektale Reizung, wird die Kontraktion des Blasenmuskels ausgelöst. Bei der Valsalvatechnik (Credéscher-Handgriff) wird durch Druck auf den Unterbauch die Blasenentleerung ausgelöst.

Operative Therapie

Operative Verfahren werden z. B. bei Lageveränderungen von Blase, Schließmuskelveränderungen (z. B. Stressinkontinenz) und Abflussbehinderungen (Prostataveränderungen) und zur Behebung der extraurethralen Inkontinenz eingesetzt.

Medikamentöse Therapie

Bei Dranginkontinenz können z. B. Medikamente zur Dämpfung der Aktivität des Blasenmuskels eingesetzt werden. Bei älteren Menschen ist besonders auf die Nebenwirkungen und die Interaktion mit anderen Medikamenten zu achten.

Instrumentelle Harnableitung

Die instrumentelle Harnableitung mittels Blasenkatheter ist bei der chronischen Harnretention mit und ohne Inkontinenz und im Rahmen neurogener Blasenentleerungsstörungen notwendig (S. 365). Sie kann auch zur Anwendung kommen, wenn alle anderen Therapieoptionen abgelehnt oder nicht eingesetzt werden können.

Inkontinenzhilfsmittel

Beim Hilfsmitteleinsatz sind zwei Gruppen zu unterscheiden:
- Hilfsmittel zur Förderung und Erhaltung der Kontinenz
- Hilfsmittel zur Kompensation von Inkontinenz

Kontinenz erhalten und gefördert werden kann z. B. durch Einsatz von mobilen Toilettenhilfen (Toilettenstuhl, Steckbecken, Urinflasche, Urinschiffchen). Funktionell-anatomische Hilfsmittel für Frauen wirken verbessernd, indem sie organische Veränderungen korrigieren (Pessar) oder zusätzlich den Blasenverschluss unterstützen (z. B. Vaginaltampons, **Abb. 14.26**). Auch der intermittierende Selbstkatheterismus gehört in diese Hilfsmittelkategorie (S. 365).

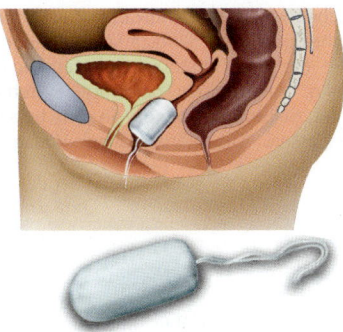

Abb. 14.26 Vaginaltampon. Platzierung des Vaginaltampons in der Scheide.

> ! **DEFINITION** **Inkontinenzhilfsmittel** zur Kompensation der Harninkontinenz sind Produkte, die die Ausscheidungen sicher aufnehmen. Die Hilfsmittel werden vorübergehend, Therapie unterstützend oder dauerhaft eingesetzt.

Die Pflegenden wählen mit den Nutzern aus dem vielfältigen Angebot Hilfsmittel aus. Kenntnisse können in Fortbildungen vertieft werden. Fachkräfte für Stomaversorgung und Inkontinenz beraten darüber hinaus auch gerne die Kollegen. Die Qualitätskriterien der Hilfsmittel sind
- hohe Saug-/Speicherkapazität, schnelle Flüssigkeitsaufnahme,
- Unauffälligkeit beim Tragen,
- Schutz von Haut und Wäsche, Tragekomfort,
- einfache Handhabung, Wirtschaftlichkeit,
- kundenfreundliche Lieferbarkeit und
- Schonung der Umwelt bei Herstellung und Entsorgung.

> ✋ **PRAXISTIPP** Nutzen Sie Angebote der Hersteller, die Sie über ihre Produkte informieren und Muster zum Ausprobieren zur Verfügung stellen. Es ist sehr wichtig, auf die Herstellerinformationen zu achten.

Bei der Auswahl muss neben den Qualitätskriterien auch die individuelle Situation der inkontinenten Person berücksichtigt werden:
- **Inkontinenzart:** Urin- und/oder Stuhlinkontinenz.
- **Ausscheidungsmenge:** „So groß wie nötig, so sicher wie möglich." Eine Unterversorgung gibt keine Sicherheit, eine Überversorgung ist unwirtschaftlich. Die Hilfsmittel können sich tags und nachts nach Art und Größe unterscheiden.
- **Handhabung:** Das Hilfsmittel soll einfach zu handhaben sein, damit der Umgang möglichst selbstständig erfolgen kann. Der korrekte Umgang muss eingeübt und anfangs überprüft werden.
- **Kognitive Fähigkeiten:** Die geistige Fähigkeit muss vorhanden sein, um die Handhabung zu erlernen.
- **Hautverträglichkeit:** Das Hilfsmittel darf die Haut nicht zusätzlich belasten. Kommt es zu Hautschäden (z. B. Kontaktdermatitis), ist das Produkt zu wechseln.
- **Anatomische Gegebenheiten:** Es gibt spezielle Hilfsmittel für Männer oder Frauen.

Inkontinenzhilfsmittel werden in 2 Gruppen eingeteilt: aufsaugende Systeme (Vorlagen, Slips) sowie ableitende Systeme.

Aufsaugende Systeme

Es gibt sie als hochsaugfähiges Einmalmaterial oder als wieder verwendbare (waschbare) Hilfsmittel, erstere werden am häufigsten eingesetzt. Es werden körpernahe und körperferne Systeme angeboten. Sie sind für Männer und Frauen oder speziell nur für Männer nutzbar.

Körperferne Vorlagen. Diese sog. Krankenunterlagen werden hauptsächlich für bettlägerige, immobile Patienten benutzt. Sie schützen lediglich das Bett.

Körpernahe Vorlagen. Zu den körpernahen Hilfsmitteln gehören Vorlagen und

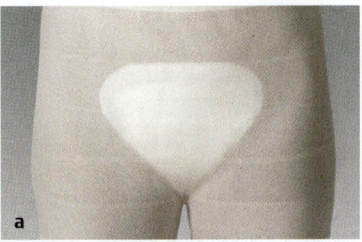
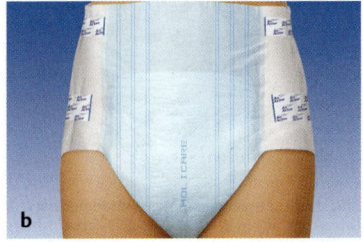

Abb. 14.27 Inkontinenzhilfsmittel. a Anatomisch geformte Inkontinenzvorlage mit Fixierhose. **b** Einmalkontinenzslip mit wiederverschließbaren Klebebändern.

sog. Inkontinenzslips, die mit wiederverschließbaren Klebebändern geschlossen werden oder als saugende Einmalschlüpfer angeboten werden (**Abb. 14.27**). Alle gibt es in verschiedenen Größen und Saugstärken, viele haben einen Nässeindikator. Zur Unterscheidung der Saugstärke verwenden die meisten Hersteller eine Farbkodierung. Anatomisch geformte Systeme sind zu bevorzugen, da sie sich besser anpassen. Die körpernahen Vorlagen werden mit einer passgenauen Fixierhose oder eng anliegender Unterhose getragen. Werden mehr als 5 – 6 Vorlagen in 24 Std. gebraucht, muss die Auswahl verändert werden.

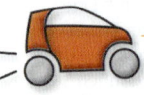

Häusliche Pflege im Fokus

Fallbeispiel: „Na, Frau Giese, wie kommen Sie zurecht mit den neuen Vorlagen? Haben Sie sich schon entschieden?" Gesundheits- und Krankenpflegerin Antje hatte der Patientin bei ihrem letzten Besuch eine Auswahl von verschiedenen Inkontinenzhilfsmitteln aus dem Sanitätshaus mitgebracht. Frau Giese antwortet: „Die sind ja wirklich viel besser als die aus dem Drogeriemarkt. Die Kleinen hier reichen für tagsüber und für nachts wären die etwas Größeren gut." Antje sagt darauf: „Gut, dann schreibe ich Ihnen die Namen auf. Den Zettel können Sie dann morgen zum Termin bei Dr. Schröter mitnehmen, damit er Ihnen die Verordnung ausstellt."

Im Unterschied zur Pflege im Krankenhaus hält ein ambulanter Pflegedienst keine Medikamente, Medizinprodukte oder Hilfsmittel für die Patienten bereit. In den Räumlichkeiten eines Pflegedienstes gibt es also kein Lager wie in einem Krankenhaus mit Inkontinenzartikeln, Verbandmaterial oder Spritzen und auch keinen Medikamentenschrank, um den alltäglichen Bedarf der Patienten zu decken. Für Arzneien und Hilfsmittel, die ein einzelner Patient benötigt, stellt in der häuslichen Pflege der jeweilige Hausarzt ein Rezept bzw. eine Hilfsmittelverordnung aus.

➡ **MERKE** Gebrauchen Sie nicht die Begriffe Windel, Windelwechsel oder wickeln. Sie wirken diskriminierend. Benutzen Sie Begriffe wie **Vorlagen, Inkontinenzslip, Vorlagenwechsel.**

Ableitende Systeme

Kondomurinal. Männer können das Kondomurinal in verschiedenen Ausführungen verwenden (**Abb. 14.28**). Der Urin wird über ein Kondom (Rolltrichter) in einen Sammelbeutel abgeleitet. Die Kondome bestehen aus Latex oder synthetischem Material, sind selbstklebend oder werden mit Haftstreifen oder Hautkleber am Penis befestigt (**Abb. 14.29a**). Bei Männern mit zurückgezogenem Penis ist es nicht anwendbar.

Die Sicherheit ist von der Auswahl eines passgenauen Kondoms abhängig, Penislänge und -umfang sind zu berücksichtigen. Der Umfang wird mittels Schablone oder Maßband ermittelt. Mobile Patienten leiten den Urin in einen Beinbeutel mit Rücklaufsperre und Ablassvorrichtung ab. Zur Befestigung am Körper stehen verschiedene Arten von Bändern oder sog. Holster zur Verfügung (**Abb. 14.29b** u. **c**). Der Beinbeutel wird am Ober- oder Unterschenkel getragen. Systeme, an denen ein sog. Nachtbeutel angeschlossen werden kann, sind bei größerer nächtlicher Urinausscheidung einzusetzen (**Abb. 14.30**). Bei Akzeptanz, entsprechenden anatomischen Voraussetzungen und korrektem Anlegen ist das Urinal ein sicheres Hilfsmittel. Ein Kondomwechsel wird einmal in 24 Stunden empfohlen.

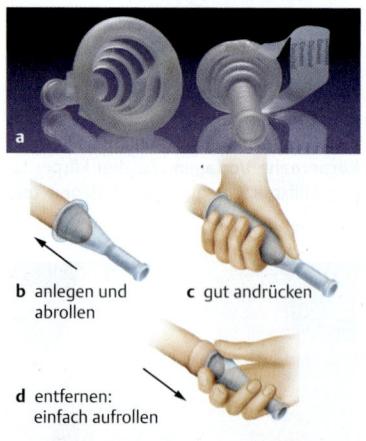

Abb. 14.28 Anwenden eines Kondomurinals. a Urinalkondom, **b–d** Anbringen und Entfernen des Urinalkondoms.

b anlegen und abrollen
c gut andrücken
d entfernen: einfach aufrollen

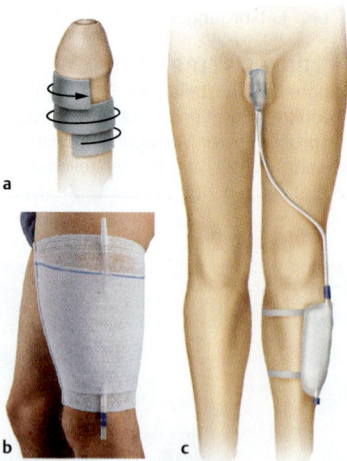

Abb. 14.29 Kondomurinal. a Anbringen des Haftstreifens, **b** Holster für Beinbeutel (B.Braun, Melsungen), **c** Befestigung des Beinbeutels am Unterschenkel.

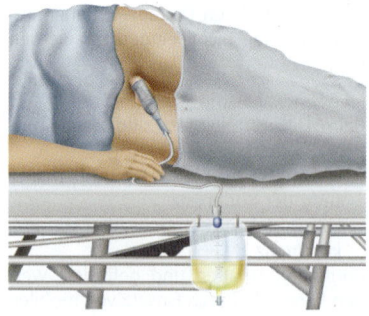

Abb. 14.30 Nachtsammelbeutel (unsteril) für Urin mit Bettaufhängung.

PRAXISTIPP Ein undichtes Urinal ist meist auf Fehler bei der Auswahl oder beim Anlegen zurückzuführen. Beachten Sie bitte genau die Informationen des Herstellers (Größe, Hautpflege, Rasur, Anlegetechnik). ────

Externe Urinableiter. Bei immobilen Männern mit retrahiertem Penis können externe Urinableiter (Urinkollektoren) eingesetzt werden. Diese werden mittels einer selbstklebenden Hautschutzplatte (wie bei der Stomaversorgung) angebracht.

Der Genitalbereich muss vorher rasiert werden. Der Urin wird auch hier in einen Sammelbeutel geleitet.

Blasenverweilkatheter zur Kompensation der Harninkontinenz werden aufgrund drohender Gesundheitsprobleme (S. 358) nur in streng definierten Situationen eingesetzt, z. B. bei vorliegenden Hauterkrankungen im Genitalbereich oder als ausdrücklicher Wunsch der inkontinenten Person. Zur Ableitung müssen sterile Auffangbeutel eingesetzt werden.

> **Recht** im Fokus
>
> Hilfsmittel werden im Sinne des § 139 SGB anerkannt, wenn sie im Hilfsmittelverzeichnis gelistet sind. Sie werden vom Arzt verordnet. Die Kosten werden von der Krankenkasse übernommen, wenn eine mindestens mittelgradige (100 ml in 4 Stunden) Harn- und/oder Stuhlinkontinenz vorliegt und der Einsatz von Inkontinenzhilfen
> - medizinisch indiziert
> - im Einzelfall erforderlich ist und
> - den Versicherten in die Lage versetzt, Grundbedürfnisse des täglichen Lebens zu befriedigen.
>
> Es gibt eine generelle Zuzahlungspflicht. Seit der Einführung bundeseinheitlicher Festbeträge können betroffene mit Zusatzkosten belastet werden.

Anleitung
Für den erfolgreichen, möglichst selbstständigen Einsatz der Hilfsmittel ist die Anleitung und Schulung des Patienten bzw. dessen Angehörigen unerlässlich. Zusätzlich sollte schriftliches Informationsmaterial (Patientenratgeber, Merkblätter) zur Verfügung gestellt werden.

Die Pflegeperson sollte die Hilfsmittel und deren Anwendung gut kennen. Sie sollte die Wirkung beurteilen und Komplikationen wie z. B. Entzündungen frühzeitig erkennen können.

Verarbeitungsprozess
Der Erfolg der Pflegeangebote auf der körperlichen Ebene zur Bewältigung der Inkontinenz beeinflusst den Verarbeitungsprozess maßgeblich. Die Pflegenden müssen aber auch wissen, wie sich die Inkontinenz auf das Erleben der Betroffenen auswirkt. Sie müssen mögliche Bewältigungsstrategien kennen und respektvoll beachten. Dieses Wissen kann helfen, die Reaktionen der Patienten besser zu verstehen und dazu angemessene Verhaltensweisen zu entwickeln. Betroffenen soll es ermöglicht werden, sich bewusst mit der Inkontinenz auseinanderzusetzen und ihre Ressourcen zu nutzen. Dieser therapeutische Prozess fordert von den Pflegenden auch die Auseinandersetzung mit den eigenen Gefühlen, z. B. Ekelgefühle, Schuldgefühle, Hilflosigkeit und den Belastungen, die mit der Pflege inkontinenter Menschen verbunden sind (Sowinski 1996, Müller et al. 2005).

B Stuhl

14.5 Grundlagen aus Pflege- und Bezugswissenschaften

Franz Sitzmann

Bei gesunden Menschen entleert sich der Darm in einem mehr oder weniger regelmäßigen individuellen Rhythmus. Dabei spielen für viele Menschen, neben ausreichender Flüssigkeitszufuhr und Essen ballaststoffhaltiger Nahrungsmittel, individuelle Rituale wie feste Defäkationszeiten eine wichtige Rolle.

14.5.1 Obstipation
Aus der Professionalisierung der Palliative Care sind wichtige neue Erkenntnisse im Umgang mit Menschen entstanden, die unter Obstipation leiden.

❗ **DEFINITION** Der Begriff **Obstipation** beschreibt den subjektiven Eindruck, den Darminhalt nicht in adäquater Häufigkeit und ausreichender Menge, in zu harter Konsistenz und/oder nur unter Beschwerden ausscheiden zu können. ────

Eine Definition für Obstipation, die sich allein an der Stuhlfrequenz orientiert, wird den meisten Menschen, die über Verstopfung klagen, nicht gerecht. Es gilt als gesichert, dass Frauen häufiger über Obstipation klagen und dass das Auftreten einer Obstipation mit dem Alter zunimmt (Clemens u. Klaschik 2007).

Einen Hinweis für die Abgrenzung zwischen dem Normalbereich der Stuhlentleerungen und der Diagnose Obstipation gibt **Tab. 14.8**.

Widersprüchliche Risikofaktoren
Als widersprüchlich stellen sich verschiedene bisher sog. Risikofaktoren dar. Nach gängiger Lehrmeinung wird eine gehäuft auftretende (habituelle) Obstipation durch Fehlernährung (Mangel an Ballast- und Mineralstoffen), Bewegungsarmut, Reisen und Klimaveränderung, Lebensalter, unzureichende Flüssigkeitszufuhr und nicht zuletzt durch eine Schwangerschaft hervorgerufen. Einer der wichtigsten Risikofaktoren sei der langzeitige Gebrauch von Abführmitteln,

Tab. 14.8 Abgrenzung zwischen normaler Stuhlentleerung und Obstipation (nach Clemens u. Klaschik 2007).

Aspekte	Normalbereich	Hinweis auf Obstipation
Stuhlfrequenz	> 3 Entleerungen/Woche und < 3 Entleerungen/Tag	< 3 Entleerungen/Woche
Stuhlgewicht	35 – 150 g/Tag	< 35 g/Tag
Stuhlwassergewicht	ca. 70 %	< 70 %
gastrointestinale Transitzeit	2 – 5 Tage	> 5 Tage

die darmirritierend wirken und kolorektale Karzinome begünstigen würden. Eine Literaturanalyse (Fischbach 2007) stellt die widersprüchlichen Ergebnisse klar (**Tab. 14.9**).

Medikamentöse Anregung der Darmperistaltik

Die Darmperistaltik kann durch Medikamente und manuelle Techniken angeregt werden. Die meisten Laxanzien verbessern die Stuhlkonsistenz durch lumi-nale Wasserretention oder Erhöhung der Wassersekretion in das Darmlumen und/oder fördern die Peristaltik. Abführmittel (Laxanzien) werden nach ihrer Wirkungsweise unterteilt (**Tab. 14.10**).

Tab. 14.9 *Widersprüchliche Empfehlungen bei Obstipation.*

These	wissenschaftliche Belege vorhanden	wissenschaftliche Belege nicht vorhanden
Laxanziengebrauch begünstigt das Auftreten kolorektaler Karzinome	chronische Verstopfung ist mit erhöhtem Karzinomrisiko verbunden	für Laxanziengebrauch nicht belegt
Einnahme von Abführmitteln führt zu Störungen des Elektrolythaushalts (Mangel an Mineralstoffen wie Magnesium und Kalium)	bei Laxanzienabusus	nicht belegt für normalen Gebrauch
bei langdauernder Verstopfung hilft es, mehr zu trinken		nicht belegt
faserarme Kost führt per se zu Verstopfung		nicht belegt
faserreiche Kost (Vollkorn, Obst, Gemüse) hilft bei leichten Formen der Obstipation	ist nützlich	
Therapieansätze erster Wahl bei Verstopfung:		
→ sorgfältig dosierte Laxanzienbehandlung	ja	
→ körperliche Bewegung	ja (Bewegungsmangel führt zu Verstopfung)	

Tab. 14.10 *Verschiedene Arten von Abführmitteln.*

Wirksubstanz	Beispiele für Handelspräparate
Füll- und Quellstoffe	
→ Leinsamen	
→ indischer Flohsamen	→ Agiocur
→ indische Flohsamenschalen	→ Metamucil, Mucofalk, Flosa
→ Weizenkleie	
osmotisch wirkende Abführmittel	
→ salinische Abführmittel	→ Natriumhydrogenphosphate → Natriumsulfat (Glaubersalz) → Magnesiumsulfat (Bittersalz) → Natriumzitrat
→ Zucker und Zuckeralkohole:	
▪ Laktulose	→ Bifiteral
▪ Lactitol	→ Importal
▪ Sorbitol	→ Yal-Lösung
▪ Polyethylenglykol (Kohlenwasserstoffverbindung)	→ Macrogol, Movicol, Isomol, Laxofalk
antiresorptiv und hydragog wirkende Abführmittel (hemmen die Aufnahme von Natrium und Wasser aus dem Darm und führen zum Einstrom von Elektrolyten und Wasser)	
→ natürliche Herkunft:	
▪ Anthraglykosid-haltige Pflanzenteile (Sennoside aus Sennesblättern und -früchten)	→ in Kombination: Bekunis-Tee, X- Prep, Agiolax, Depuran, Liquidepur, Neda-Früchtewürfel
▪ Rizinusöl	→ Laxopol
▪ Aloe	→ Kräuterlax, Rheogen
→ synthetische Herkunft:	
▪ Natriumpicosulfat	→ Laxoberal
▪ Bisacodyl	→ Dulcolax, Bekunis Dragees
Gleitmittel	
→ Glyzerol	→ Glycilax-Suppositorien
→ dickflüssiges Paraffin	→ Agarol N, Obstinol M
→ Docusat-Natrium	→ Norgalax Miniklistier
Abführmittel mit Wirkung auf den Defäkationsreflex (Gasentwicklung im Darm bewirkt Dehnungsreiz auf Darmwand)	
→ Natriumhydrogenkarbonat	→ Lecicarbon CO_2-Laxans-Suppositorien
→ Glyzerol	→ s. o.
→ Sorbitol	→ Klysma

MERKE Bei chronischem Laxanziengebrauch im Sinne eines Abusus kann Gewöhnung eintreten, d. h. zur Stuhlentleerung müssen ständig Abführmittel eingenommen werden. Abführmittel sollten ohne ärztliche Anweisung keinesfalls regelmäßig angewendet werden. ——

14.5.2 Diarrhöen unter Antibiotikatherapie

Erst vor kurzem wurde in Deutschland bei Clostridium difficile ein neuer hochvirulenter Stamm, der Ribotyp 027, bestätigt. Er zeichnet sich aus durch sehr schwer verlaufende Fälle von Clostridium-difficile-assoziierter Diarrhö (CDAD) mit schweren Kolitiden (Dickdarmentzündung), hohen Rückfallraten und schlechtem Ansprechen auf Antibiotika.

DEFINITION Als **antibiotikaassoziierte Diarrhö** wird eine akute Darmstörung bezeichnet, die während und nach Anwendung von Antibiotika auftritt. ——

Diese Diarrhö wird durch eine Verschiebung in der intestinalen Mikroflora beeinflusst. Darüber hinaus begünstigt die Veränderung der mikrobiellen Flora die Ausbreitung pathogener Keime im Darm.

Die Symptome beginnen meist im Verlauf einer Antibiotikatherapie, bei einigen Patienten jedoch erst Tage bis zu mehrere Wochen nach Therapieabschluss. Die klinischen Symptome können sehr unterschiedlich sein: von unkomplizierten Durchfällen bis zur plötzlichen Kolitis mit blutiger Diarrhö, Bauchschmerzen, Fieber und Leukozytose. Als Komplikationen können sich z. B. Perforation des Darms und Sepsis mit teilweise tödlichem Ausgang entwickeln.

Meist verlaufen pseudomembranöse Kolitiden nach Absetzen des auslösenden Antibiotikums selbstlimitierend, es können sich jedoch auch sehr verzögerte Verläufe oder Rezidive zeigen.

PRÄVENTION & GESUNDHEITSFÖRDERUNG Um die Verbreitung erfolgreich zu verhindern, müssen einfache Standardhygienemaßnahmen eingehalten werden (S. 193; Sitzmann 2007). Dazu zählen
- angepasste Händehygiene im Sinne einer konsequenten Händedesinfektion,
- bei Lebensmittelkontakt Hände waschen,
- das Tragen von Schutzhandschuhen,
- das Nutzen einer Schutzschürze bei Patientenkontakt durch alle Berufsgruppen,
- der Einsatz sporozid wirksamer Flächendesinfektionsmittel, z. B. Aktivsauerstoffabspalter (S. 195) sowie
- die Kontaktisolierung mit eigener Toilette.

Als ganz wesentlich hat sich der restriktive, d. h. beschränkte Einsatz von Antibiotika gezeigt. ——

14.6 Pflegesituationen erkennen, erfassen und bewerten

DEFINITION Als **Stuhlgang** oder **Defäkation** versteht man die koordiniert-reflektorische Entleerung des Mastdarminhaltes (Faeces) als letzte Phase der Verdauung. Stuhl wird auch als Kot oder Exkrement bezeichnet. ——

Beim Stuhl handelt es sich um ein Ausscheidungsprodukt, das aus nicht mehr resorbierbaren Resten der Nahrungsmittel, körpereigenen Substanzen (Epithelien, Schleim, Gallenfarbstoffe) sowie Bakterien und Wasser besteht. Physiologische Abweichungen des Stuhls werden

leicht fehlinterpretiert, d. h. es werden Krankheitssymptome vermutet, obwohl sie nur eine Variante des Normalen darstellen.

Stuhl ist durch den Hauptfarbstoff Sterkobilin (Abbauprodukt des Bilirubins) dunkelbraun gefärbt. Nahrung und Medikamente verändern die Färbung (*Tab. 14.11*).

14.6.1 Beobachtungskriterien

Kriterien zur Beurteilung des Stuhls sind in *Tab. 14.12* dargestellt.

14.6.2 Bewertung der Obstipation

Wenn sich ein Patient aus Krankheitsgründen in ungewohnter Weise im Bett oder auf einem Toilettenstuhl entleeren muss, kann er sich durch die Umstände (Mitpatienten, Abhängigkeit von Hilfe bei sehr intimer Lebensnotwendigkeit) erheblich beeinträchtigt fühlen. Der After kann vom Schamgefühl noch mehr tabuisiert sein als die äußeren Geschlechtsorgane. Vielfach können gewohnte Hygieneansprüche nicht erfüllt werden und oft wird auch das Wärmebedürfnis auf kalten Edelstahl-Steckbe-

Tab. 14.11 *Stuhlfärbung.*

Färbung	Ursache
nahrungsmittelabhängige Abweichungen	
→ schwarz-grün (Mekonium, Kindspech)	→ meist wenige Stunden nach der Geburt abgesetzt: geruchlose, klebrige, dunkle Masse, die aus Darmsaft, Fetttröpfchen, Darmepithel, Fruchtwasseranteil und eingedicktem Gallensaft besteht
→ fast schwarz bis schwarz	→ Heidelbeerstuhl, schwerer Rotwein
→ dunkelbraun	→ bei vorwiegender Fleischnahrung
→ rötlich	→ rote Beete
→ grünlichbraun bis dunkelgrün	→ Grüngemüse, Spinatstuhl
→ gelbbraun	→ vorwiegende Kohlenhydratkost (stärkereiche Kost)
→ goldgelb	→ Stuhl des Brustkindes, wird an der Luft sehr oft grün (ohne Bedeutung)
→ gelbweißlich	→ Milchdiät des Erwachsenen
krankheitsbedingte Abweichungen	
→ frisches rotes Blut: ohne Stuhlmasse oder hellrot	→ Blutungen im Enddarm, v. a. Hämorrhoidenblutungen, Analfissuren, Mastdarmpolypen
→ rotbraun marmoriert	→ Blutungen im unteren Dickdarmabschnitt

Fortsetzung ▶

Tab. 14.11 Fortsetzung

Färbung	Ursache
→ braunrot bis schwarz: Teerstuhl (Melaena)	→ Blutungen in der Speiseröhre, im Magen oder im oberen Darmabschnitt (Zersetzung des Blutes durch Salzsäure im Magen)
→ hellgelb: Fettstuhl	→ umfassende Störungen der Verdauungsfunktion, z. B. bei Mukoviszidose, Zöliakie, fortgeschrittene exokrine Pankreasinsuffizienz (Fette werden durch fehlende Lipase nicht gespalten)
→ sehr hell, lehmfarben „kalkweiß": Acholie der Fäzes	→ vollständiges Fehlen von Gallezufluss in den Darm → der Stuhl verliert seine typische Farbe
→ ockergelb (intensiv gelb gefärbte Stühle)	→ Dyspepsie-Koli-Enteritis mit Durchfällen
→ grünlich	→ schwere Diarrhö, z. B. infolge einer akuten Gastroenteritis
→ gelblich-grün	→ Typhus abdominalis
→ dunkelbraun, olivgrün, substanzarm	→ Hungerstuhl, z. B. ungenügendes Muttermilchangebot an der Brust

Tab. 14.12 Beobachtungskriterien Stuhlausscheidung.

Physiologische Verhältnisse	Physiologische Veränderungen	Krankhafte Abweichungen	Ursachen
Häufigkeit			
→ normale Frequenz von 3-mal pro Woche bis zu 3-mal pro Tag als Reaktion auf Stuhldrang → wichtig sind die Defäkationsgewohnheiten (Rhythmus) → bei vielen Menschen erfolgt die Entleerung zu festgelegten Zeiten	→ Ausbleiben der Defäkation z. T. über 2 – 3 Tage bei Umgebungswechsel (Ferien, Reisen, Krankenhausaufenthalt)	Obstipation (Verstopfung) ist gekennzeichnet durch: → zu lange Verweildauer des Stuhls im Darm (Kolontransitzeit oder Slow-Transit) und/ oder → zu hohe Konsistenz des Stuhls (harte, feste Knollen) → selten zu geringes Stuhlvolumen → Zwang zum heftigen Pressen beim Absetzen des Stuhls (Entleerung ist schmerzhaft) → Diarrhö (Durchfälle): gehäufte (> 3-mal/Tag), breiig-flüssige Stuhlentleerungen	→ ist Obstipation keine Folge einer zu langsamen Kolonpassage (im Mittel 48 – 72 Std.), kann die Ursache im Bereich des Mastdarms oder des Schließmuskels liegen **Folge:** → massive Fäulnis- und Gärgifte entwickeln sich, mit permanentem Überblähen (Blähbauch) des Dickdarms → beschleunigte Dickdarmpassage → Erkrankungen mit Störungen von Dünn- und Dickdarmfunktionen
Form und Konsistenz			
→ homogen geformte Masse (dickbreiig bis fest) → Konsistenz abhängig von Ernährung (Höhe des Ballaststoffanteils) und Schnelligkeit der Darmpassage → Stärke entspricht dem Lumen des Darmes, bildet ab dem unteren Dickdarm eine Kotsäule	→ gelegentlich hart und trocken	→ harte feste Knollen (schafskotähnlich-bröckelig, **Abb. 14.31**) → breiig-flüssig → bleistiftförmig	→ schwere Obstipation → Flüssigkeitsmangel im Darm → gestörte Wasserrückresorption → Stenose des Dickdarmlumens, z. B. bei Tumoren
Menge			
→ ist weitgehend ernährungsabhängig und beträgt beim Erwachsenen 60 – 180 g/Tag	→ größere Mengen (bis 500 g) bei sehr ballaststoffreicher Nahrung (Vegetarier) → kleinere Mengen bei vorwiegend schlackenarmer eiweißreicher Ernährung	→ Hungerkot: sehr kleine Menge (substanzarm), bestehend aus Schleim, Gallensaft und Darmzellen ohne Zumischung von Nahrungsresten, dunkelbraun oder olivgrün → Hunger-Diarrhö: Zahl der Entleerungen oft erhöht → Durchfall > 200 g → Fettstuhl (Steatorrhö, Salbenstuhl, Butterstuhl, Pankreasstuhl): sehr große Menge von blasser hellgelber Farbe, die stark stinkt und beim Erkalten erstarrt	→ Hungerzustände → s. S. 381 → Störung der Verdauungsfunktion → u. a. bei Mukoviszidose, Zöliakie oder durchfallartig bei Pankreasinsuffizienz

Fortsetzung ▶

Tab. 14.12 Fortsetzung

Physiologische Verhältnisse	Physiologische Veränderungen	Krankhafte Abweichungen	Ursachen
Geruch			
→ Skatol verursacht den durch die intestinale Mikroflora bedingten Fäulnisgeruch → bei Gesunden nicht übermäßig übelriechend	→ abhängig von der Art der Nahrung (Kohlenhydrate: eher säuerlicher Geruch) und Verweildauer im Darm → bei fleischhaltiger Kost geruchsintensiver	→ Gärungsstühle: breiig oder flüssig, hellgelb, stechend säuerlich riechend, mit Gasbläschen durchsetzt → stark übelriechende Kot- und Darmgasabgänge → Fäulnisdyspepsie (Verdauungsstörung): zahlreiche, jauchig, faulig stinkende, dünne Stühle	→ mangelhafte Verdauung der Kohlenhydrate mit Zunahme der Gärung im Dünn- und insbesondere im Dickdarm → häufig gefördert durch veränderte Darmflora **Folge:** → vermehrte Peristaltik → Meteorismus (Blähungen, Winde, Flatulenz) → Durchfälle → vermehrte Eiweißaufnahme über die Nahrung → zu viel Eiweiß im Darm durch z. B. Eiterbildung bei einer Entzündung → durch Fäulnisbakterien im Darm kommt es zur gesteigerten Eiweißfäulnis
Beimengung			
→ normalerweise keine → möglich sind Schleim und Unverdautes, z. B. Tomatenschalen, Weintraubenschalen		→ Schleim	→ gereizte, entzündete Darmschleimhaut
		→ blutiger Schleim	→ entzündliche Darmerkrankungen, z. B. Colitis ulcerosa, Dysenterie
		→ blutiger Schleim und Eiter	→ chronisch entzündliche Darmerkrankung wie Colitis ulcerosa (Geschwürbildung)
		→ Blut und/oder Schleim in und auf dem Stuhl	→ bei Darmtumoren, Dickdarmpolypen, evtl. mit Wechsel zwischen hartem und weichem Stuhl
		→ unverdaute Nahrungsreste	→ starker Durchfall
		→ Würmer	→ Madenwürmer (Oxyuren): 2 – 12 mm lang, fadendünn, in größerer Anzahl (Knäuel), verursachen Juckreiz am After → Spulwürmer (Askariden): einige Zentimeter lange, dünne, grauweiße Würmer, meist einzeln oder in geringer Anzahl
		→ Wurmglieder	→ Bandwürmer (Tänien): aus einzelnen weißen, kürbiskernförmigen Gliedern bestehend

		→ nicht sichtbare Beimengungen (labortechnisch zu ermitteln):
		  ▪ Wurmeier, pathogene Keime (z. B. Salmonellen)
		  ▪ okkultes Blut = geringe Blutung von 2 – 5 ml/Tag
			→ Würmer (s. o.)
			→ Salmonelleninfektion
			→ kolorektales Karzinom
			→ Hämorrhoiden

pH-Wert			
→ neutral	→ bei flüssiger Entleerung meist sauer → bei fester Entleerung alkalisch		

cken oder in kühlen WC-Räumen nicht befriedigt. Bei der Stuhlentleerung kann, wie beim Harnlassen, willkürlich die Beantwortung des Dranges hinausgezögert werden, bis akzeptable Bedingungen für die Stuhlentleerung erfüllt sind. Dies kann zur Obstipation führen.

Hilfreich kann es sein, eine objektive Bewertung (Graduierung) der beklagten Obstipationsbeschwerden zu erhalten. Dazu kann ein Obstipationsscore angewendet werden. Vorteilhaft ist ein Score besonders zur Verlaufskontrolle und

Beurteilung der Therapieeffektivität (**Abb. 14.32**).

Obstipation kann in einzelnen Fällen ein Hinweis auf eine ernsthafte Erkrankung sein. Eine dringende ärztliche Abklärung ist z. B. erforderlich, wenn

▪ Blut im Stuhl erscheint,

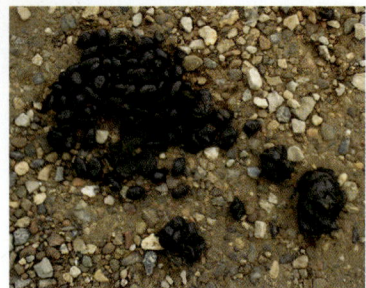

Abb. 14.31 Schafskot auf einem Weg der Insel Amrum.

- Obstipation und Durchfall im Wechsel auftreten und
- die Verstopfung akut auftritt und der Mensch vorher keine Probleme hatte.

Formen der Obstipation

Habituelle Obstipation (chronische Obstipation). Sie ist die häufigste Form, ein teilweise jahrelang selbstständig bestehendes Leiden. Ohne dass eine Ursache gesucht oder gefunden wurde, hat sich der Mensch damit abgefunden, regelmäßig abführende Medikamente einzunehmen.

Akute Obstipation. Sie tritt plötzlich auf. Ursachen sind: Reisen, Bettlägerigkeit nach Operationen oder bei Krankheit,

stenosierende (einengende) Prozesse im Kolon (Darmverschluss), Beschwerden im Afterbereich (z. B. Hämorrhoiden), hormonelle Veränderungen (z. B. Eintreten der Wechseljahre), Pubertät, Schwangerschaft, Medikamente (z. B. Schmerz- oder Hustenmittel). Nach Rückkehr zu dem gewohnten Lebensrhythmus normalisiert sich der Stuhlgang oft auch ohne Behandlung.
Pseudoverstopfung. Sie ist eine kurzzeitige Reduktion der Stuhlfrequenz nach Ernährungsumstellung, wenn der Darm leer ist und eine Weile braucht, bis er wieder ausreichend gefüllt ist, z. B. bei Reduktionskost und nach Durchfall oder Fasten. Der Patient erwartet häufig, täglich Stuhlgang haben zu müssen.

👁 **FALLBEISPIEL** Die 53-jährige Silvia Messner litt seit ihrer Jugend unter Rückenschmerzen. Sie begleiteten sie durch ihr ganzes Leben, mal mehr mal weniger. An sportlichen Aktivitäten hatte sie in früheren Jahren schon alles versucht, sie ging regelmäßig schwimmen, weil sie den Tipp von einem Orthopäden bekommen hatte. Inzwischen kommt sie jedoch mit der Familie nicht mehr dazu.
Früher hatte sie, wenn die Schmerzen zu stark wurden, Tramal-Tropfen genommen. Jetzt hatte ihr ein Orthopäde

gesagt, Schmerzpflaster seien sehr gut verträglich und so war es auch. Die Rückenschmerzen waren fast verschwunden, sie hatte nur zwei Tage leichte Übelkeit.
Eigentlich ging sie heute zu ihrer Hausärztin nur wegen der Verstopfung, an der sie bereits seit 5 Tagen litt. Ungewöhnliche Bauchschmerzen hat sie auch noch bekommen. Obwohl sie Stuhldrang empfand, konnte sie doch auch bei stärkstem Pressen nur wenig steinharten Stuhl absetzen. Ihr wurde geraten, das Opiat-Pflaster nur zusammen mit einem gut dosierbaren Abführmittel zu verwenden.

Ursachen
Die verschiedenen Ursachen für eine Obstipation zeigt **Tab. 14.13**.

✋ **PRAXISTIPP** Während einer Opioid-Therapie, d. h. einer Analgetikatherapie mit morphinartigen Eigenschaften, ist Obstipation die häufigste und hartnäckigste Nebenwirkung. Es kommt auch nicht zu einer Toleranz gegen diese Nebenwirkung. Die Gabe ärztlich verordneter, möglichst mild wirkender Laxanzien, ist i. d. R. so lange erforderlich, wie die Opioidtherapie durchgeführt wird.

Obstipationsscore					
Wie oft hatten Sie in den letzten Tagen Stuhlgang?	☐ höchstens 1-mal/Tag	☒ 2-mal/Tag	☐ 3–5-mal/Tag	☐ 5–10-mal/Tag	☐ noch häufiger
Wie oft gehen Sie pro Tag ohne Erfolg auf die Toilette?	☒ nie	☐ 1–3-mal	☐ 3–6-mal	☐ 6–9-mal	☐ mehr als 9-mal
Wie viel Zeit brauchen Sie auf der Toilette?	☒ weniger als 5 Min.	☐ 5–10 Min.	☐ 10–20 Min.	☐ 20–30 Min.	☐ mehr als 30 Min.
Wie viel Zeit liegt zwischen den einzelnen Entleerungen?	☒ mehr als 5 Std.	☐ 2–5 Std.	☐ 1–2 Std.	☐ 30–60 Min.	☐ wenige Min.
Haben Sie Schmerzen beim Stuhlgang?	☐ nie	☒ selten	☐ manchmal	☐ häufig	☐ immer
Haben Sie ein Druckgefühl im Beckenboden?	☒ nie	☐ selten	☐ manchmal	☐ häufig	☐ immer
Müssen Sie zur Stuhlentleerung kräftig pressen?	☐ nie	☒ selten	☐ manchmal	☐ häufig	☐ immer
Haben Sie ein Gefühl der unvollständigen Entleerung?	☐ nie	☒ selten	☐ manchmal	☐ häufig	☐ immer
Müssen Sie Ihre Stuhlentleerung unterstützen?	☒ nein	☐ Abführmittel	☐ Klistier, Einlauf	☐ heftiges Pressen	☐ Finger
Wie lange leiden Sie an Stuhlentleerungsproblemen?	☒ weniger als 1 Jahr	☐ 1–5 Jahre	☐ 5–10 Jahre	☐ 10–20 Jahre	☐ mehr als 20 Jahre
Auswertung: jede Antwort (gesamt max. 40 Punkte)	jeweils 0 Punkte	1 Punkt	2 Punkte	3 Punkte	4 Punkte
errechneter Wert	*0*	*4*	*0*	*0*	*0*

Name: **Margarete Müller** Datum: **4.02.2009** Handzeichen: ∿

Abb. 14.32 Mit diesem Protokoll können die Obstipationsbeschwerden objektiv bewertet werden (nach Viszeralchirurgie 2006:41, Herold; Dtsch Med Wochenschr 2011:136, Ambe).

Tab. 14.13 *Mögliche Ursachen einer Obstipation (nach Clemens u. Klaschik 2007, Krammer 2009).*

organisch bedingt	funktionell bedingt	auslösende Medikamente
→ Divertikulitis → Tumoren → Entzündungen im Analbereich → neurologische Störungen (Apoplex, Querschnittlähmung, diabetische Polyneuropathie); sie unterbrechen intestinale Reflexe und können durch Immobilität und Bettlägerigkeit Verstopfung fördern → endokrine Erkrankungen (z. B. Schilddrüsenunterfunktion) → metabolische Ursachen (z. B. unregelmäßige Essgewohnheiten) → rektoanale Erkrankungen (z. B. schmerzende Analfissur)	→ verlangsamte Kolonpassage → Störung der Defäkation (z. B. im Mehrbett-Krankenzimmer) → eingeschränkte Flüssigkeitszufuhr → faser- und ballaststoffarme Ernährung → Immobilität	→ medikamentöse Transportstörung bei chronischen Schmerzpatienten (z. B. durch Opioide) → Antiemetika (Medikamente gegen Übelkeit und Erbrechen) → Antihypertensiva (Medikamente gegen Bluthochdruck) → Antikonvulsiva (Medikamente gegen epileptische Krampfanfälle) → Anti-Parkinsonmittel → Diuretika (entwässernde Medikamente) → Antidepressiva (Medikamente, die vorwiegend gegen Depressionen, aber auch z. B. bei Zwangsstörungen und Panikattacken eingesetzt werden) → Antazida (Magensäurebinder)

Untersuchungsbefunde
(häufige Ursachen):

akuter, unkomplizierter Durchfall

Entzündung des Magens, Darms (Gastroenteritis, Enterokolitis): durch Infektion bedingter Durchfall

Entzündung der Bauchspeicheldrüse (Pankreatitis)

Mangelernährung, Reisediarrhö, Nahrungsmittelintoxikation

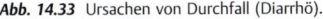

Abb. 14.33 Ursachen von Durchfall (Diarrhö).

Untersuchungsbefunde
(nicht häufige Ursachen, meist chronisch):

Nahrungsmittelallergie, Laktoseintoleranz, Glutenunverträglichkeit (Zöliakie, Sprue)

nach totaler Magenentfernung (Gastrektomie)

Alkoholismus, Leberzirrhose Diabetes mellitus, Hyperthyreose

funktionelle Störungen (Reizdarmsyndrom)

chron. Entzündung des Dickdarms (Colitis ulcerosa), Morbus Crohn

Entzündung einer Darmausstülpung (Divertikulitis)

Tumore

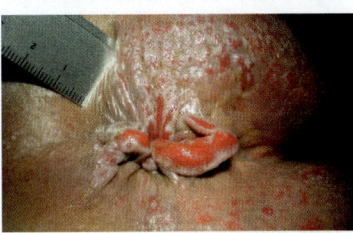

Abb. 14.34 Zustand der Anal- und Perianalhaut. Nach häufigen und heftigen Durchfällen bei Sphinkterinsuffizienz sind nebeneinander gereizte, gerötete und helle Epithelanteile zu erkennen (aus Dtsch Med Wochenschr 2005:130, Rohde).

14.6.3 Bewertung der Diarrhö

DEFINITION **Diarrhö** (Durchfall) ist die Entleerung von flüssigem Stuhl infolge der Malabsorption von Wasser (Störung der Resorption aus dem Darmlumen in die Blut- und Lymphbahn). Von Durchfall spricht man bei mehr als 3 ungeformten bis dünnflüssigen Stühlen täglich. Von einer chronischen Diarrhö spricht man, wenn die Symptome länger als 3 Wochen andauern.

Beobachtungskriterien
Im Sprachgebrauch wird Diarrhö sehr unterschiedlich beschrieben. Eine korrekte Beschreibung berücksichtigt Stuhlmenge, -beschaffenheit, -frequenz, -beimengungen und Zeitpunkt der Defäkation. Oft werden eine ganze Reihe von Begleitsymptomen wie Fieber, Kopf-

schmerzen, Inappetenz, Erbrechen, Unwohlsein und Muskelschmerzen beobachtet. Kommt es zu sichtbaren Blutbeimengungen im Stuhl, wird dies mit dem Begriff der Hämatochezie bezeichnet. Ruhr (Dysenterie) ist eine Infektionskrankheit mit schleimigen, eitrig-blutigen Diarrhöen und Fieber.

Ursachen
Bei Durchfall können Erkrankungen mit Störungen von Dünn- und Dickdarmfunktionen vorliegen, die u. a. infektiöser, toxischer, psychischer, medikamentöser oder funktionaler Natur sind (**Abb. 14.33**).

Durchfallerkrankungen infektiöser Ursache können auf verschiedene Gruppen von Mikroorganismen zurückgeführt werden. Die Keime passieren die Magenschranke und vermehren sich im Darm. Dabei kommt es zu unkontrollierter Sekretion von Wasser und Schleim aus der

Darmwand. Die Fähigkeit der Darmzellen, Wasser zu resorbieren, wird vermindert. Das nicht-resorbierte Wasser verflüssigt nun den Stuhl und wird mit ihm ausgeschieden.

Unterschieden werden fieberhafte Verlaufsformen (z. B. mit den Bakterien Campylobacter und Salmonella sp.) und nichtfieberhafte Erkrankungen, meist in Form einer Gastroenteritis (z. B. durch Viren wie Noroviren, Rotaviren).

14.6.4 Bewertung der Haut im Analbereich
Neben der vom Arzt durchzuführenden körperlichen Untersuchung mit Palpation von Kotansammlungen im Dickdarm, rektaler Untersuchung auf Hämorrhoiden, schmerzhafte Analfissuren, eine evtl. durch harte Kotansammlungen „ausgemauerte" Ampulla recti (erweiterter Abschnitt des Mastdarms), muss auch die Haut der Analregion beurteilt werden (**Abb. 14.34**). Insbesondere geht es um Brennen, Juckreiz und Reizung der Anal- und Perianalhaut mit nässenden Hautläsionen. Sie sind quälend und bedürfen einer speziellen Hautpflege (S. 387).

14.6.5 Bewertung der Blähungen

! DEFINITION **Blähungen** sind der Oberbegriff für Meteorismus und Flatulenz. Ein vermehrter Luft- bzw. Gasgehalt im Magen-Darm-Trakt wird als **Meteorismus** bezeichnet. **Flatulenz** (lat. Flatus = Wind) ist die rektale Gasfreisetzung.

Beobachtungskriterien

Die Blähung kann isoliert auftreten oder zusammen mit Abdominal- und Thoraxschmerzen, abdominalem Spannungsgefühl, Übelkeit, Appetitlosigkeit und Verdauungsstörungen. Erleichterung entsteht, wenn die Gase frei werden. Überwiegend (über 90 %) handelt es sich bei den Gasen um Stickstoff, der Rest sind Wasserstoff, Kohlendioxid, Sauerstoff, Methan und Spurengase. Geruchsbildend sind Schwefelverbindungen sowie Indol oder Skatol.

Ursachen

Zu Blähungen führen z. B. blähende Speisen (Kohl, Zwiebel, Bohnen), Kostumstellung auf ballaststoffreiche Kost, Luftschlucken (Aerophagie), bakteriell bedingte Gärungs- und Fäulnisprozesse, Tonus- und Motilitätsstörungen des Darmes, verminderte Ausscheidung durch Darmobstruktion (Subileus, Ileus) oder verminderte Gasresorption durch Pfortaderhochdruck infolge Leberzirrhose (Meteorismus im Vorstadium der Aszitesbildung) (**Abb. 14.35**).

Ausschlaggebend ist die Flatusfrequenz, liegt sie unter 20 pro Tag, kann von einer normalen Flatusbildung ausgegangen werden.

14.6.6 Stuhldiagnostik

Indikation

Untersuchungen des Stuhls werden durchgeführt zur Feststellung
- der Ausnutzung der Nahrung,
- eines mikrobiologischen Befundes einschließlich Parasiten und
- von Blut im Stuhl.

Entnahme von Stuhlproben

Von festen Stühlen wird mit einem speziellen Löffel, der sich im Verschluss des Probebehälters befindet, eine bohnengroße Menge aus der Tiefe der Stuhlwalze entnommen (nicht von der Oberfläche). Bei flüssigen Stühlen sind ca. 3 ml als Probe erforderlich, wobei möglichst die blutigen, eitrigen oder schleimigen Beimengungen zur Untersuchung erwünscht sind. Bei einzelnen Untersuchungen müssen Angaben des Labors

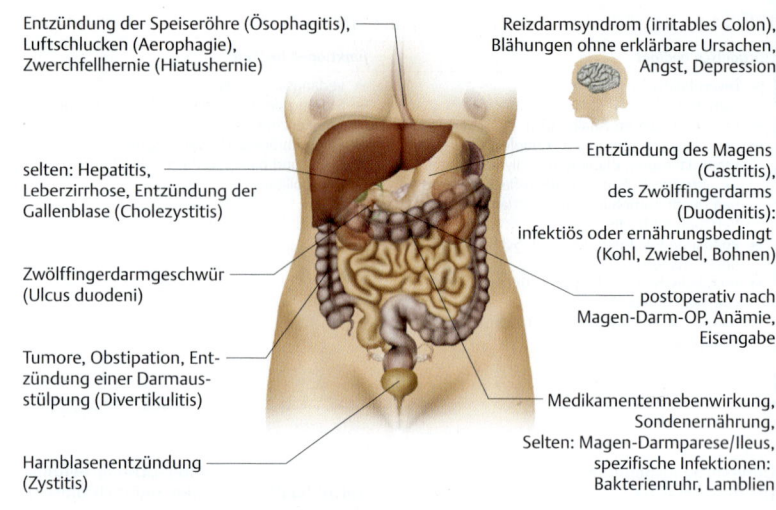

Entzündung der Speiseröhre (Ösophagitis), Luftschlucken (Aerophagie), Zwerchfellhernie (Hiatushernie)

Reizdarmsyndrom (irritables Colon), Blähungen ohne erklärbare Ursachen, Angst, Depression

selten: Hepatitis, Leberzirrhose, Entzündung der Gallenblase (Cholezystitis)

Entzündung des Magens (Gastritis), des Zwölffingerdarms (Duodenitis): infektiös oder ernährungsbedingt (Kohl, Zwiebel, Bohnen)

Zwölffingerdarmgeschwür (Ulcus duodeni)

postoperativ nach Magen-Darm-OP, Anämie, Eisengabe

Tumore, Obstipation, Entzündung einer Darmausstülpung (Divertikulitis)

Medikamentennebenwirkung, Sondenernährung, Selten: Magen-Darmparese/Ileus, spezifische Infektionen: Bakterienruhr, Lamblien

Harnblasenentzündung (Zystitis)

Abb. 14.35 Ursachen von Blähungen (nach Sandholzer 2007).

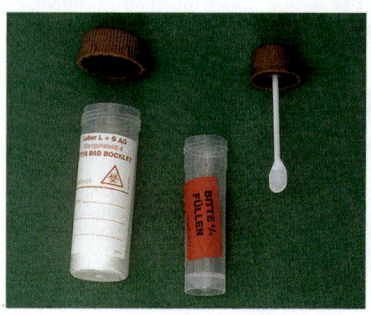

Abb. 14.36 Behälter für Stuhlproben.

zu speziellen Transportmedien berücksichtigt werden (**Abb. 14.36**).

🖐 **PRAXISTIPP** Bei der mikrobiologischen Stuhldiagnostik muss bedacht werden, dass Enteritiserreger nicht ständig ausgeschieden werden. Damit der Keimnachweis der fraktioniert ausgeschiedenen Mikroben gelingt, wird die Einsendung von 3 zu unterschiedlichen Zeitpunkten entnommenen Stuhlproben empfohlen.

Haemoccult-Test

Häufig wird ein Test auf okkultes, d. h. mit dem bloßen Auge nicht sichtbares Blut im Stuhl (Haemoccult u. a.) angeordnet. Dafür wird an drei aufeinanderfolgenden Tagen eine kleine Menge Stuhl im Labor zur Untersuchung abgegeben.

Die Blutgefäße an der Oberfläche von kolorektalen Adenomen (gutartige Geschwulste) oder Karzinomen (bösartiges Geschwulst) sind häufig brüchig und werden bei der Stuhlpassage leicht beschädigt. Dabei können die Gefäße so viel Blut abgeben, dass sich die Farbe des Stuhls verändert. Häufiger jedoch kommt es vor, dass die aus den geschädigten Blutgefäßen austretende Blutmenge so gering ist, dass es nicht zu einer Farbveränderung des Stuhls kommt. Diese Blutspuren lassen sich mit dem Haemoccult-Test nachweisen. Fällt der Test positiv aus, werden weitere Untersuchungen erforderlich. Das kolorektale Karzinom muss nicht zwangsläufig die Ursache von Blut im Stuhl sein. Andere Ursachen für eine Blutung sind z. B. Hämorrhoiden; auch können nach einer Fleischmahlzeit geringe Blutmengen einen falsch-positiven Test bewirken.

➡ **MERKE** Haemoccult ist ein Test auf okkultes Blut im Stuhl und kein Test, um kolorektale Karzinome nachzuweisen.

🖐 **PRAXISTIPP** Machen Sie den Patienten darauf aufmerksam, dass der Stuhl nicht aus dem Wasser des Tiefspül-WCs auf die Testbriefchen aufgetragen werden darf. Oberflächliches Blut kann beim Eintauchen des Stuhls in das Wasser bereits hämolysieren (sich auflösen).

14.7 Pflegemaßnahmen auswählen, durchführen und evaluieren

PRAXISTIPP Pflegende brauchen unterschiedlich lange, um Ekelgefühle zu überwinden und sich bei dieser Pflegemaßnahme sicher zu fühlen. Umgebungsverhältnisse und einfühlsame Kollegen spielen hierbei eine wichtige Rolle (Sitzmann 2009). Die Ausbildung sollte auch ein praxisnahes Übungsprogramm zur Unterstützung der Patienten unter kinästhetischen (S. 237) und Bobath-therapeutischen (S. 1079) Gesichtspunkten bei der Ausscheidung beinhalten. So können Belastungen beim schweren Heben und Tragen reduziert werden.

14.7.1 Benutzung des Steckbeckens

DEFINITION Als **Steckbecken** wird ein Kunststoff- oder Edelstahlgefäß bezeichnet, das zum Stuhl- und Urinausscheiden bei Bettlägerigkeit verwendet wird (Synonym: Bettschüssel, Schieber, Bettpfanne).

Unterschieben

Methode 1: Patient hebt das Becken. Die Beine des Patienten sind hüftbreit aufgestellt und das Becken wird angehoben. Eine Anti-Rutschmatte unterstützt den Patienten darin, mit den Füßen einen besseren Druck auf die Matratze auszuüben. Das ist v. a. bei geschwächten Patienten sinnvoll, die nicht genügend Muskelspannung aufbauen können, um die „Brücke" zu halten. Das Steckbecken wird von der gesunden Seite aus untergeschoben. Das Kreuzbein soll auf dem oberen Beckenrand zu liegen kommen, der Griff zeigt zur Pflegeperson. Wenn keine Kontraindikationen bestehen, wird das Kopfteil des Bettes hochgestellt und der Patient in eine aufrechtsitzende Position gebracht. Männern wird gleichzeitig die Urinflasche angereicht oder angelegt.

Methode 2: Patient dreht sich auf die Seite. Der Patient wird gebeten, die Beine anzuwinkeln oder sie werden ihm angewinkelt und mit der rechten Hand fixiert. Sie können so als Hebel benutzt werden. Durch Wegschieben der Knie nach links rollt der Patient auf die Seite und entlastet sein Gesäß. Das Vorlegen eines gerollten Handtuchs unter der Hüfte kann das Platzieren des Steckbeckens erleichtern. Der Griff des Steckbeckens zeigt zur Pflegeperson. Der Patient kann jetzt auf das Steckbecken zurückgedreht werden, indem erneut seine angewinkelten Beine als Hebel benutzt werden. Das Herausnehmen des Steckbeckens wird auf die gleiche Weise ausgeführt.

PRAXISTIPP Achten Sie darauf, dass Sie das Steckbecken korrekt neben sich bereitstellen, um bei der Ausführung der Technik mit den Armen nicht „über Kreuz" zu kommen.

Methode 3: Assistenz durch eine weitere Pflegeperson. Die Durchführung zeigt **Abb. 14.37**.

MERKE Die Verwendung eines Steckbeckens ist bei Patienten mit Querschnittlähmung absolut kontraindiziert, da sich innerhalb kurzer Zeit ein Dekubitus entwickeln würde.

Entfernen

Die Pflegeperson trägt zum Entfernen des Steckbeckens Schutzhandschuhe

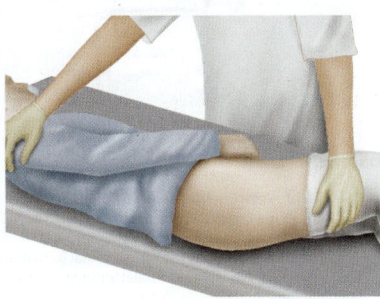
a Der Patient stellt ein Bein an. Die Hand des Pflegers fasst an Oberschenkel und Schulter an …

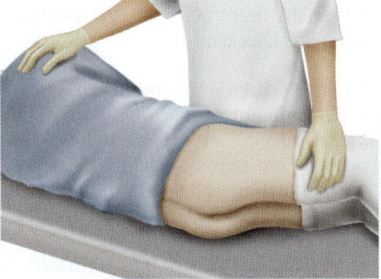
b … und bewegt ihn zu sich. Dadurch dreht sich das Gesäß des Patienten nach oben.

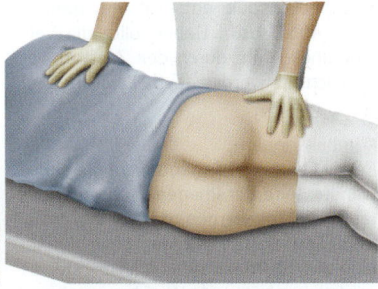
c Der Patient liegt auf der Seite und wird von einer Pflegeperson gehalten.

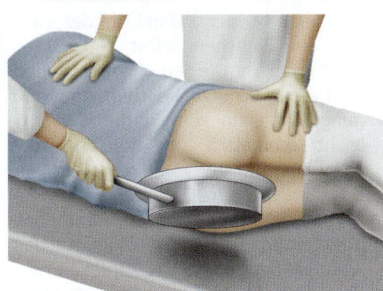
d Die andere Pflegeperson schiebt das Steckbecken unter, so dass dessen oberer Rand sich in Höhe des Kreuzbeins befindet.

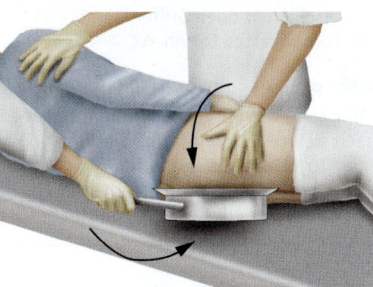
e Der Patient dreht sich langsam auf den Rücken zurück.

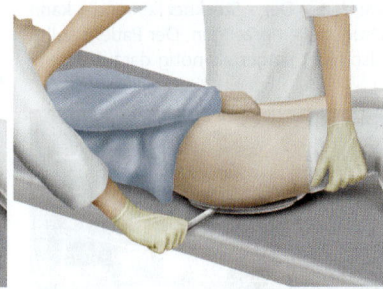
f Das Steckbecken wird vollends unter das Gesäß geschoben. Der Griff muss nach außen zeigen.

Abb. 14.37 Unterschieben des Steckbeckens durch zwei Pflegepersonen.

und Schutzschürze. Beim Entfernen muss das Steckbecken gut festgehalten werden, damit es nicht verrutscht oder der Inhalt ausläuft. Das Steckbecken wird niemals auf dem Fußboden abgestellt (Keimverschleppung), sondern auf einem geschützten Stuhl, im Bett des Patienten oder kurzfristig in die Vorrichtung unter dem Nachttisch des Patienten eingeschoben (Hygieneprinzip der Non-Infektion). Der Patient wird nach Entfernen von bauchwärts zum Rücken gehend mit Zellstoff sorgfältig saubergewischt, im Intimbereich gewaschen und sorgfältig abgetrocknet. Ihm wird die Gelegenheit zum Händewaschen angeboten und eine bequeme Position ermöglicht.

➡️ **MERKE** Beim Unterschieben eines Steckbeckens müssen Sie keine Schutzhandschuhe tragen, beim Entfernen des Steckbeckens aber unbedingt zusammen mit einer Schutzschürze, da Sie mit den Keimen des Patienten in Kontakt kommen können. ————

Nachbereitung
Der Patient wird zugedeckt und das Zimmer gelüftet. Die Ausscheidung wird inspiziert und Auffälligkeiten mündlich an den Arzt weitergegeben. Das Steckbecken mit Inhalt wird hausüblich in der Steckbeckenspüle entsorgt und desinfiziert (*Abb. 14.38*). Dabei sollte die Verstopfungsgefahr durch den Zellstoff berücksichtigt werden (evtl. Zellstoff zum Abfall geben).

Komplikationen
Beim Drehen des Patienten auf die abgewandte Seite der Pflegeperson muss darauf geachtet werden, dass er nicht aus dem Bett rollt. Entweder bewahrt ihn eine zweite Pflegeperson davor oder es wird eine schützende Wand genutzt, vor die das Bett geschoben wird. Alternativ kann ein Bettseitenschutz angebracht werden. Der Steckbeckenrand kann Druckstellen erzeugen. Der Patient sollte also nicht länger als nötig darauf sitzen.

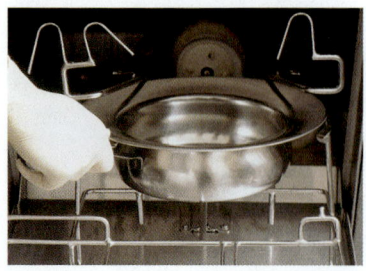

Abb. 14.38 Halterung in der Steckbeckenspüle.

14.7.2 Verwenden des Toilettenstuhls
Durchführung
Der Toiletten- oder Nachtstuhl kann von eingeschränkt bewegungsfähigen Patienten benutzt werden, die auf einem Stuhl sitzen können. Es wird entweder ein Eimer unter den Toilettenstuhl geschoben oder der Toilettenstuhl wird über eine WC-Schüssel gefahren. Bei der Fahrt ins WC sollte der Patient wenn möglich auf der geschlossenen Sitzfläche sitzen. Sie wird erst entfernt, wenn der Stuhl über der WC-Schüssel steht. Bei männlichen Patienten besteht die Gefahr, dass das Genitale sonst zwischen Stuhl und Beckenrand gerät und gequetscht wird.

🖐️ **PRAXISTIPP** Die Mobilisation eines Patienten zur Ausscheidung auf einem Toilettenstuhl ist wohl aufwendiger, als ein Steckbecken zu reichen. Die Vorteile liegen für den Patienten jedoch in der Mobilisationsförderung, der natürlicheren Haltung beim Ausscheiden und der Berücksichtigung von Schamgefühlen. ————

Der Toilettenstuhl steht parallel zum Patientenbett, die Bremsen sind festgestellt. Die Mobilisation des Patienten entspricht der beim Umsetzen in einen Stuhl (*Abb. 14.39*). Die Nachbereitung entspricht der bei der Verwendung eines Steckbeckens.

14.7.3 Fördern der selbstständigen Toilettenbenutzung
Vielfach kann bei entsprechender Einrichtung die selbstständige Toilettenbenutzung gefördert werden. Dazu können unterschiedliche Hilfen genutzt werden, u. a.:
- großzügige Flächen- und Türmaße
- (elektrisch) höhenverstellbare Toilettensitze (mit Brillenpolster)
- seitlich der Toilette angebrachte Halteschienen oder Griffe
- kombiniertes Dusch-WC

🖐️ **PRAXISTIPP** Infektionsgefährdungen durch Kreuzkontamination lassen sich reduzieren durch Desinfektion der Toilettenbrille, z. B. mit 70 % Alkohol oder auch mit einem Papierhandtuch, das mit Händedesinfektionsmittel benetzt wurde. ————

14.7.4 Anwenden von Abführzäpfchen
Einige der in *Tab. 14.10* genannten Medikamente werden auch in Zäpfchenform (Suppositorien) angeboten, ihre

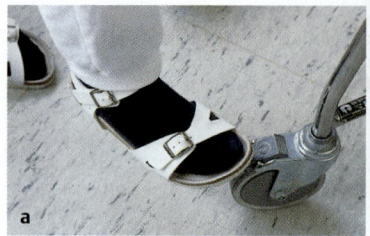

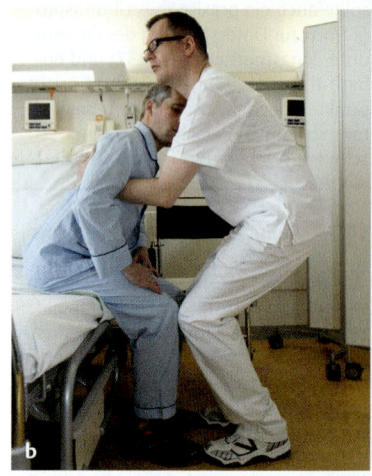

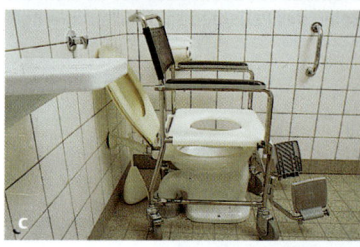

Abb. 14.39 **Verwendung eines Toilettenstuhls.** **a** Bremsen des Toilettenstuhls feststellen, **b** rückenschonender Transfer des Patienten auf den Toilettenstuhl, **c** Toilettenstuhl ganz nach hinten über die Toilette fahren, Toilettenbrille vorher hochklappen.

Wirkung tritt innerhalb von 20 – 30 Min. ein. Ist der Patient in der Lage, sich das Zäpfchen selbst einzuführen, stellt man ihm einen Fingerling und/oder einen Schutzhandschuh zur Verfügung. Zäpfchen können durch Wärme leicht schmelzen und sollten daher nicht lange in der Hand gehalten werden. Nach dem Einführen sollte der Anus noch kurze Zeit zusammengepresst werden oder der Finger vor dem After bleiben, damit das Zäpfchen nicht herausrutscht. Anschließend sollte dem Patienten Gelegenheit gegeben werden, den Schutzhandschuh wegzuwerfen und seine Hände zu waschen.

Ist der Patient nicht selbstständig in der Lage, das Suppositorium einzuführen, übernimmt dies der Pflegende. Der Patient liegt dazu mit angezogenen Beinen auf dem Rücken oder der Seite.

14.7.5 Manuelle Techniken zur Beeinflussung einer schweren Obstipation

Baucheinreibung
Im Rahmen der Körperpflege kann mit Kümmelöl eine beidhändige Baucheinreibung im Uhrzeigersinn, dem Verlauf des Dickdarms entsprechend, vorgenommen werden.

Digitales Ausräumen
Die rektale Koprostase (Kotstauung im Dickdarm) kann insbesondere bei geriatrischen Patienten mit Kotsteinen (Koprolith, Skybala) verbunden sein. Es handelt sich um eingedickten Kot als steinartige Gebilde bis Kirschgröße. Auffallend sind dabei vielfach wässerige Diarrhöen und Stuhlinkontinenz. Die Kolonmukosa wird durch den Kotstau zu einer Hypersekretion angeregt, die aber oft nicht ausreicht, die vorzugsweise im Rektum lokalisierten Kotsteine aufzulösen. Das mit Stuhl durchsetzte Sekret wird durch die propulsive (vorwärtsstoßende) Darmtätigkeit um die Blockade herum gedrängt und unkontrolliert ausgeschieden.

Auch bei Querschnittsgelähmten ist digitales Ausräumen manchmal indiziert. Es muss digital ausgeräumt werden, wenn verschiedene Voraussetzungen erfüllt sind:
- keine spontane Stuhlentleerung für mind. 5 Tage
- harte tastbare Kotansammlung (Kotsteine) im Abdomen oder Rektum
- gesicherte Koprostase
- durch verordnetes Trinken von einem Liter isoosmolarer Trinklösung (z. B. Movicol) nicht erweichbare Stuhlmasse

Da die Ausräumung mit dem Finger sehr schmerzhaft sein kann und einen massiven Eingriff in die Intimsphäre des Patienten darstellt, ist vorher ein zweiter Zyklus der schonenderen medikamentösen Abführmaßnahme zu empfehlen.

Durchführung
Die digitale Ausräumung umfasst folgende Handlungsschritte:
- Zellstoff und Abwurfsack bereitstellen,
- Patienten auf der linken Seite bequem lagern (links befindet sich der absteigende Ast des Dickdarms [Colon descendens]),

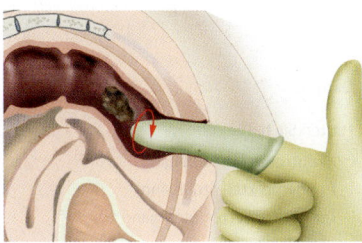

Abb. 14.40 Digitale Ausräumung der Ampulle bei Obstipation.

- Schutzhandschuh anziehen, je einen Fingerling über Zeige- und Mittelfinger darüberstreifen (für den Fall, dass der Handschuh undicht ist) und mit Vaseline gut gleitfähig machen; bei Hämorrhoiden nur Zeigefinger benutzen,
- Finger behutsam in den Anus einführen und die Darmwand zirkulär mit dem Finger stimulieren, um die Kotsteine zu lockern (**Abb. 14.40**),
- Kot in kleinen Portionen entfernen. Kotteile am Zellstoff abstreifen,
- Prozedur wiederholen, bis auch der eingedickte Kot, der aus oberen Darmabschnitten durch die Peristaltik weiterbewegt wird, ausgeräumt werden kann,
- anschließend den Analbereich sorgfältig reinigen und den Patienten bequem lagern,
- Maßnahme und Ergebnisse dokumentieren.

14.7.6 Pflege bei Stuhlinkontinenz
Elke Kuno

! DEFINITION Unter **Stuhlinkontinenz** versteht man das Unvermögen, Stuhl und Darmgase voneinander zu unterscheiden, zurückzuhalten und kontrolliert, zur gewünschten Zeit und am gewünschten Ort auszuscheiden (Wezler 2008).

Erwachsene Menschen jeden Lebensalters können von Stuhlinkontinenz betroffen sein, sie ist aber mehr eine Erkrankung des höheren Lebensalters. Frauen sind 4 – 5-mal häufiger betroffen als Männer (Probst 2007).

Die psychosozialen Folgen von Stuhlinkontinenz scheinen nach den Mitteilungen der Patienten sehr viel einschneidender zu sein als bei Urininkontinenz. Das erklärt möglicherweise die Tatsache, dass nur ein geringer Teil der betroffenen Menschen Hilfe aufsucht. Auffallend ist, dass die Betroffenen sel-

ber von „Durchfällen" sprechen (Enck u. Schäfer 1996).

Pflegende haben durch ihren direkten, häufig auch körperlichen Kontakt mit Betroffenen, folgende Aufgaben:
- Probleme bei der Stuhlausscheidung und -kontinenz zu erkennen
- Betroffene und ggf. deren Angehörige psychosozial zu unterstützen
- das Ausmaß der Inkontinenz zu ermitteln
- den diagnostischen Prozess in Zusammenarbeit mit anderen Berufsgruppen zu unterstützen
- die Therapie in Zusammenarbeit mit anderen Berufsgruppen durchzuführen und zu evaluieren
- bei der Hilfsmittelauswahl und Anwendung zu beraten und anzuleiten
- ggf. Angehörige in den Therapie- und Beratungsprozess mit einzubeziehen

Formen und Ursachen der Stuhlinkontinenz
Stuhlinkontinenz kann verschieden ausgeprägt sein. Eine häufig benutzte Einteilung erfolgt nach klinischem Bild und beschreibt 3 Schweregrade (Probst 2007):
- Grad 1: unkontrollierter Abgang von Darmgasen
- Grad 2: unkontrollierter Abgang von dünnflüssigem Stuhl
- Grad 3: unkontrollierter Verlust von festem Stuhl

Die anale Kontinenz ist ein komplexes Zusammenspiel verschiedener Faktoren, deshalb können die Ursachen von Stuhlinkontinenz vielfältig sein. Oft treten die Ursachen kombiniert auf. Kontinenzfaktoren sind
- Stuhlkonsistenz und Volumen,
- der Zustand von Afterhaut und -schleimhaut, Mastdarm und Schwellkörper,
- der muskuläre Sphinkterapparat,
- die nervale Steuerung der After- und Mastdarmreflexe und
- psychische Faktoren.

Sensorische Ursachen. Sie treten z. B. bei Diarrhö, chronisch entzündlichen Darmerkrankungen, colon irritabile oder fortgeschrittenen Hämorrhoidalleiden auf. Breiiger und flüssiger Stuhl kann schlechter gehalten werden als fester, bei größerem Stuhlvolumen verstärkt sich das Problem, evtl. ist die Wahrnehmung für Mastdarmfüllung herabgesetzt.

PRAXISTIPP Besonderer Beachtung bedarf die bei älteren Menschen häufig vorkommende sog. „paradoxe Diarrhö" bei Kotstauung. Von „paradox" spricht man deswegen, weil es sich eigentlich nicht um einen Durchfall handelt, sondern um einen sog. Verstopfungsdurchfall. Bei gestautem Kot (z. B. Kotsteine, Koprostase) geht reaktiv dünner Stuhl ab. Die „paradoxe Diarrhö" wird oft als Stuhlinkontinenz fehlgedeutet. Wenn Sie Anzeichen von Stuhlschmieren erkennen, klären Sie mit ärztlichen Mitarbeitern ab, ob eine massive Obstipation/Kotstauung (S. 375) vorhanden ist. _____

Muskuläre Ursachen. Hier ist der Schließmuskelapparat geschädigt. Die Patienten klagen über Stuhldrang mit unmittelbarem Stuhlverlust, Kontrollverlust über Winde oder Stuhl und Stuhlabgang bei körperlicher Belastung. Verursacht werden diese Störungen z. B. durch Geburtstraumen, bei Zustand nach operativer Behandlung von Fistelleiden, bei Tumoren, Rektumprolaps und selten durch Pfählungsverletzungen.

Neurogene Ursachen. Sie treten z. B. auf bei Beckenbodensenkung durch chronische Obstipation (starkes Pressen) oder Überdehnung während der Geburt, diabetische Neuropathie, multipler Sklerose, Querschnittslähmung. Die Patienten klagen über Kontrollverlust über ihre Winde und unbemerkten, unkontrollierten Stuhlabgang.

Psychische/psychiatrische Ursachen. Sie sind zu beobachten bei demenziellen Erkrankungen, Psychosen und Psychopathien. Die Symptome sind: keine Kontrolle über Winde und/oder unbemerkter, unkontrollierter Stuhlabgang.

Erscheinung und Ausmaß der Inkontinenz ermitteln

Wie bei der Urininkontinenz versuchen die Betroffenen oft das Problem zu verdecken, weil sie sich schämen. Hinweise auf eine Stuhlinkontinenz sind z. B. häufige Toilettengänge, Ablehnung notwendiger Unterstützung bei Körperpflege oder Wäschewechsel, „heimlicher" Gebrauch von Vorlagen und Aufgabe sozialer Aktivitäten.

Eine wesentliche Bedeutung bei der Einschätzung hat die Anamnese. Die Inkontinenzsituation kann gut mithilfe eines Protokolls oder Stuhltagebuchs präzisiert werden (**Abb. 14.41**). Dieses muss über einen Zeitraum von ca. 2 Wochen, wenn möglich von den Betroffenen selbst, geführt werden. Folgende Informationen sollten festgehalten werden:
- Zeiten der Entleerung
- Inkontinenzereignisse
- Konsistenz der Stuhlausscheidung
- Auslöser für das Inkontinenzereignis

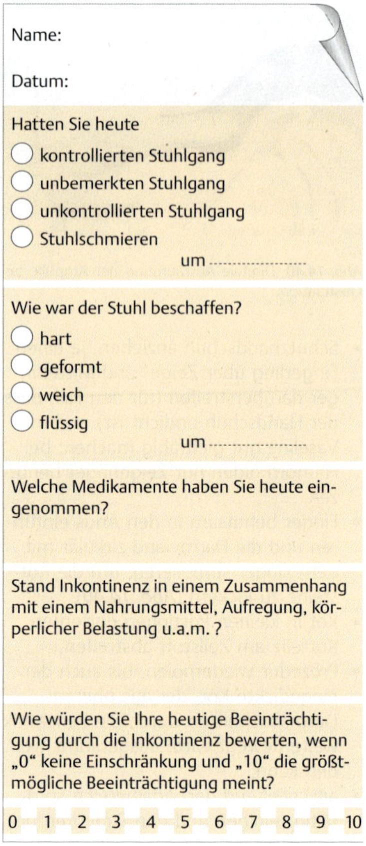

Name:

Datum:

Hatten Sie heute
- ○ kontrollierten Stuhlgang
- ○ unbemerkten Stuhlgang
- ○ unkontrollierten Stuhlgang
- ○ Stuhlschmieren
  um ....

Wie war der Stuhl beschaffen?
- ○ hart
- ○ geformt
- ○ weich
- ○ flüssig
  um ....

Welche Medikamente haben Sie heute eingenommen?

Stand Inkontinenz in einem Zusammenhang mit einem Nahrungsmittel, Aufregung, körperlicher Belastung u.a.m. ?

Wie würden Sie Ihre heutige Beeinträchtigung durch die Inkontinenz bewerten, wenn „0" keine Einschränkung und „10" die größtmögliche Beeinträchtigung meint?

| 0 | 1 | 2 | 3 | 4 | 5 | 6 | 7 | 8 | 9 | 10 |

Abb. 14.41 Tagebuchblatt zur Stuhlinkontinenz.

- Beeinträchtigung des Wohlbefindens

Die funktionellen Fähigkeiten, die die Kontinenz beeinflussen können (z. B. Mobilität, Umgang mit Kleidung beim Toilettengang, Auffinden der Toilette) sind ebenso zu erfassen. Hier haben Pflegende eine Schlüsselfunktion.

Weitere diagnostische Möglichkeiten von ärztlicher Seite sind
- perianale und rektale Inspektion/Untersuchung und
- apparative Diagnostik, z. B. Koloskopie, anorektale Manometrie, Defäkogramm, anales EMG.

Abhängig von der Situation der Patienten und des Diagnoseverfahrens ist die Aufgabe der Pflege dabei vorbereitend oder begleitend.

Behandlung der Stuhlinkontinenz

Die Behandlung der Stuhlinkontinenz kann, je nach Ursache, Ausmaß und Situation des Betroffenen, konservativ oder chirurgisch erfolgen.

Konservative Verfahren. Hierzu zählen
- Verhaltenstraining (Stuhlgangregulierung, Ernährungsberatung, geplante Entleerungszeiten, transanale Irrigation, Verbesserung funktioneller Fähigkeiten),
- Stuhleindickung (z. B. Quellmittel, Immodium, Opiate),
- Physiotherapie (Beckenbodentraining, Sphinktertraining, evtl. Biofeedback) und
- der Einsatz von Hilfsmitteln.

Operative Verfahren. Operativ wird Stuhlinkontinenz mit
- Schließmuskelrekonstruktion,
- sakraler Nervenstimulation und
- Schließmuskelersatz behandelt.

Die Domäne pflegerischer Interventionen ist das Verhaltenstraining und der Einsatz von Hilfsmitteln.

Verhaltenstraining

Geplante Entleerung. Die Betroffenen trainieren eine regelmäßige, möglichst selbst kontrollierte Entleerung. Hierzu sollen die Patienten bewusst zu festgelegten Tageszeiten, ca. 30 Min. nach einer Mahlzeit, den Darm entleeren, auch wenn kein Stuhldrang vorhanden ist. Gute Ergebnisse werden erzielt, wenn die Stuhlausscheidung nach dem Frühstück stattfindet. Individuelle Bedürfnisse und Gewohnheiten sollten allerdings berücksichtigt werden. Die Entleerung wird ggf. mit einem Glyzerin- oder CO$_2$-Zäpfchen angeregt. Zunächst wird ein täglicher Entleerungsrhythmus angestrebt. Je nach Ausscheidungsmenge kann dieser dann alle 2 oder 3 Tage geplant werden.

Ernährung ändern. Die Betroffenen sollen ballaststoffreiche Ernährung und ausreichend Flüssigkeit zu sich nehmen.

Toilettengang ermöglichen. Kognitiv oder körperlich eingeschränkte Patienten, die nicht mehr selbstständig beim Toilettengang sind, werden zur Toilette gebracht oder auf den Toilettenstuhl mobilisiert. In Zusammenarbeit mit anderen Berufsgruppen werden Mobilität und Geschicklichkeit trainiert.

Transanale Irrigation. Durch eine individuell festgelegte Wassermenge, die über einen Ballonkatheter in den Mastdarm eingebracht wird, kommt es zu einer vollständigen Mastdarmentleerung. Das Verfahren wird vorwiegend bei neurogen bedingten Darmfunktionsstörungen eingesetzt (Hegeholz 2007).

➤ **MERKE** Erklären Sie den Betroffenen und/oder den Angehörigen Ziel und Vorgehen des Trainings und unterstützen Sie diese emotional, besonders wenn es längere Zeit dauert, bis sich Erfolge einstellen. ────────

Stuhleindickung

Zur indirekten Verbesserung der Inkontinenzsituation können nach ärztlicher Anordnung Medikamente eingesetzt werden. Bei leichteren Formen der Inkontinenz können, wenn durch die Ernährung kein Einfluss erzielt wurde, Quellstoffe für eine konsistentere Ausscheidung sorgen (Probst 1999).

Sphinkter-Beckenbodentraining

Eine Verbesserung der Willkürfunktion des externen Schließmuskels ist, je nach Ursache, durch ein Sphinktertraining zu erreichen. Es ist nachgewiesen, dass Biofeedbacktraining besonders effektiv ist (Enck u. Wienbeck 1989). Pflegende sollten darüber informiert sein, um mögliche Reaktionen der Patienten zu verstehen (z. B. Angst, Widerstand) und um diese im Gespräch positiv zu beeinflussen. Möglicherweise kann es auch Aufgabe der Pflegenden sein, die Betroffenen in der Anwendung dieses Trainings anzuleiten.

Hautpflege/Inkontinenzhilfsmittel

Die perianale Haut bedarf der besonderen Aufmerksamkeit. Schonende Reinigung evtl. mit Feucht-Öltüchern oder ggf. Pflegeschaum ist zu empfehlen. Bei aggressiven Ausscheidungen empfiehlt sich der Einsatz von sog. Hautprotektoren oder evtl. zinkhaltiger Hautschutzcreme (vom Arzt verordnet).

Zur Evaluation der Behandlungsergebnisse kann das Führen eines Stuhltagebuchs hilfreich sein.

Vorlagen. Als Hilfsmittel werden vorwiegend aufsaugende Systeme genutzt, es gelten die gleichen Auswahl- und Anwendungskriterien wie bei Harninkontinenz (s. S. 373). Der Vorlagenwechsel muss so häufig vorgenommen werden, dass auf keinen Fall Geruchsbelästigung und Hautschäden entstehen.

Analtampon. Es wird wie ein Zäpfchen in den Darm eingeführt und dehnt sich dort aus. Es werden verschiedene Analtampons angeboten (**Abb. 14.42**). Die entsprechende Größe muss durch Ausprobieren ermittelt werden. Ob es eingesetzt werden kann, hängt von der medizinischen Fragestellung und dem Wunsch der Betroffenen ab. Anwendungshinweise und Tragezeit können den jeweiligen Herstellerinformationen entnommen werden. Bei demenziell Erkrankten scheitert die Anwendung manchmal daran, dass sie die Anwendung nicht verstehen. Sie werden z. B. unruhig oder nehmen Manipulationen

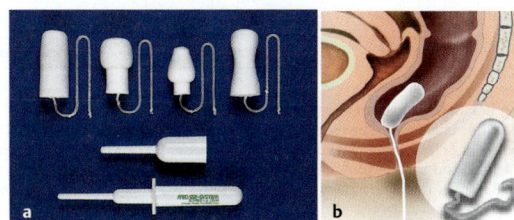
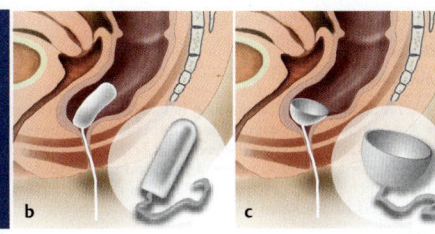

Abb. 14.42 Inkontinenzhilfen. a Verschiedene Analtampons und Einführhilfen, **b** Analtampon vor der Anwendung, **c** Analtampon nach Platzierung im Rektum.

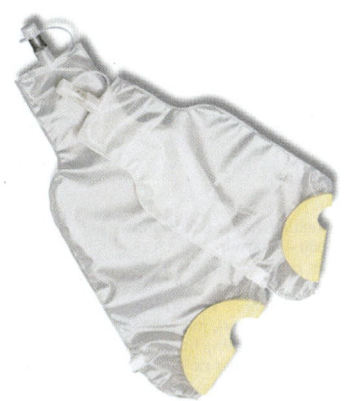

Abb. 14.43 Fäkalkollektor.

vor, wenn sie den Tampon im Darm spüren.

Fäkalkollektor. Für immobile Frauen und Männer gibt es einen in den Analbereich zu klebenden Fäkalkollektor, der austretenden breiigen, flüssigen Stuhlgang in einem Plastikbeutel – ähnlich einem Stomabeutel – aufnimmt (**Abb. 14.43**).

🍏 **PRÄVENTION & GESUNDHEITSFÖRDERUNG** Obstipationsprophylaxe durch entsprechende Ernährung, Geburtsvorbereitung und Beckenbodentraining sowie die Erhaltung der Mobilität können das Risiko für Stuhlinkontinenz senken. ────────

14.7.7 Darmeinlauf
Franz Sitzmann

❗ **DEFINITION** Unter **Darmeinläufen** versteht man retrogrades Einbringen (d. h. rückläufig, bzw. vom After her) größerer Flüssigkeitsmengen in den Mastdarm; beim hohen Einlauf sollen auch möglichst große Abschnitte des Kolons (Dickdarms) erreicht werden. ──

Wirkungsweise

Einläufe wirken auf die Darmperistaltik und lokal auf die Schleimhaut durch mechanische, osmotische und thermische Reize.

Mechanischer Wirkreiz. Bereits das Einführen des Darmrohres übt einen Entleerungsreiz auf den Darm aus, der durch die einlaufende Flüssigkeit (Menge, Druck) verstärkt wird. Benötigt werden folgende Flüssigkeitsmengen: Säuglinge 30 – 50 ml, Kleinkinder 100 – 300 ml, Schulkinder bis 15 Jahre 300 – 500 ml, Erwachsene 1000 – 2000 ml.

Osmotischer Wirkreiz. Der Einlauf erfolgt mit körperwarmem Wasser oder Kamillentee. Je nach Beimischung eines Zusatzes mit osmotischer Wirkung kann der Defäkationsreiz erhöht werden. Als leichter Reiz wirkt der Zusatz von 20 ml Glyzerin oder 1 Teel. Salz auf 1 l Wasser. Einen stärkeren Reiz üben hypertone Kochsalzlösung (1 Essl. Salz/1 l Wasser) oder der Zusatz von 2 – 4 Essl. Olivenöl/ 1 l Wasser aus.

Thermischer Wirkreiz. Üblicherweise werden körperwarme Temperaturen für die Einlaufflüssigkeit empfohlen. In Absprache mit dem Arzt kann der Einlauf 3 – 4 °C kühler als die Körpertemperatur verabreicht werden. Das führt zu stärkerem Defäkationsreiz bis hin zu schmerzhafter Hyperperistaltik.

14.7.8 Klistier

❗ **DEFINITION** Als **Klistier** wird das Einbringen einer kleinen Flüssigkeitsmenge (5 – 300 ml) in das Rektum bezeichnet. ────────

Zu den Einmalklistieren gehören das Klysma (200 – 300 ml) und das Mikroklist (5 ml) (**Abb. 14.44**). Sie bestehen i. d. R. aus hyperosmolaren Lösungen, die einen osmotischen Wirkreiz auf den Darm ausüben. Indikation und Durchführung zeigt **Tab. 14.14**.

Tab. 14.14 *Durchführung eines Klistiers, eines Darmeinlaufs und einer Darmspülung.*

Klistier	Darmeinlauf	Darmspülung
Vorbereitung		
→ schriftliche ärztliche Anordnung beinhaltet Art des Einlaufs und Substanz → Kontraindikationen wurden beachtet: unklare Beschwerden des Bauchraumes, Blutungen im Magen-Darm-Trakt, tiefsitzende Anastomosen oder mechanischer Darmverschluss, Beginn einer Schwangerschaft, drohender Abort oder Gefahr einer Fehlgeburt sowie Querschnittslähmung → der Patient ist über Art, Sinn, Ablauf und seine erforderliche Unterstützung der Maßnahme informiert und damit einverstanden → die Durchführung geschieht im Bad oder mit Wandschirm im Zimmer unter Wahrung der Intimsphäre, die Raumtemperatur ist angemessen, der Patient kann bis zu den Knien zugedeckt bleiben		
Indikation		
→ Darmentleerung und -reinigung vor kleinen Eingriffen, endoskopischen, Untersuchungen, bei Obstipation → Einbringen von Medikamenten zur lokalen Behandlung (z. B. bei entzündlicher Darmerkrankung)	→ Darmentleerung und -reinigung vor Operationen, evtl. zur Geburtsvorbereitung, vor Kontrastmitteleinläufen → zur Anregung der Darmperistaltik bei hartnäckiger Obstipation	→ Darmentleerung und -reinigung vor großen Darmoperationen, vor Koloskopien, nach Vergiftungen, wenn orthograde Spülung nicht angewendet werden kann (Patient kann Spüllösung nicht trinken) → präoperativ verliert die Darmspülung Bedeutung (Fast-Track-Rehabilitation, S. **885**). → als vorbereitende Maßnahme für bildgebende Verfahren zur Darmuntersuchung bzw. bei Behandlung von Nierensteinen und Harnleitersteinen
Material		
→ Schutzhandschuhe, Schutzschürze → Gleitmittel (z. B. Vaseline, Silikongel) → ausreichender Bettschutz als Einmalunterlage → Zellstoff, Abwurfmöglichkeit		
→ Klysma oder Mikroklist (auf Körpertemperatur erwärmt) → evtl. zusätzliches Darmrohr → Steckbecken für Bettlägerige, sonst Toilettenstuhl mit Eimer	→ körperwarmes Leitungswasser oder warmer Kamillentee (1000 – 2000 ml) → evtl. zum Wasser zugeben: Glyzerin, NaCl 0,9 % → unsteriler Sekretbeutel (ohne Rückschlagventil) anstelle eines Irrigators, mit vollständig flüssigkeitsgefülltem Schlauchsystem (luftleer), am Infusionsständer ca. 60 cm über Patienten aufgehängt → 2 Schlauch- oder Péanklemmen → Nierenschale → Darmrohr in entsprechender Größe → Steckbecken für Bettlägerige, sonst Toilettenstuhl mit Eimer (Steckbecken ist zu flach)	→ körperwarme Spülflüssigkeit nach Arztanordnung (bei Erwachsenen 5000 ml) → unsteriler Sekretbeutel (ohne Rückschlagventil) anstelle eines Irrigators, mit vollständig flüssigkeitsgefülltem Schlauchsystem (luftleer), am Infusionsständer ca. 60 cm über Patienten aufgehängt → 3 Schlauch- oder Péanklemmen (je nach Technik, wenn Darmrohr nicht abgeklemmt wird, genügen auch 2 Klemmen) → Nierenschale → Darmrohr in entsprechender Größe → zusätzliches Schlauchstück für den Abfluss, beide Schläuche sind über das Y-Stück miteinander und dem Darmrohr verbunden (**Abb. 14.45**) → Auffangeimer
Lagerung		
→ die Lagerung während Klistier oder Einlauf geschieht anfangs idealerweise auf der linken Seite mit leicht angewinkelten Knien (entspannte Bauchdecke) → die Wirkung wird bei beweglichen Patienten durch langsames Drehen auf die rechte Seite verstärkt → wenn der Einlauf möglichst hoch einlaufen soll, kann der Patient in Kopftieflagerung auf die linke Seite gebracht werden (diese Position ist evtl. auch dann möglich, wenn der Patient die Flüssigkeit nicht gut halten kann)		→ die Lagerung erfolgt auf der linken Seite mit leicht angewinkelten Knien (entspannte Bauchdecke)
Durchführung		
→ Hände desinfizieren → Schutzhandschuhe und Schürze anziehen → Bettschutz unterlegen		
→ Verschlusskappe abnehmen → Gleitmittel auf die Spitze des Klistiers geben → Patienten bitten, sich zu entspannen, insbesondere den Schließmuskel → Ausflussrohr mit leicht drehenden Bewegungen vorsichtig in den Darm einführen und die Flüssigkeit durch Zusammendrücken der Tube langsam und vollständig in den Enddarm einbringen → Patienten auffordern, den Schließmuskel leicht zusammenzupressen → im zusammengedrückten Zustand den Klistierbehälter wieder entfernen → evtl. austretende Flüssigkeit mit Zellstoff auffangen → Schutzhandschuh beim Ausziehen über den entleerten Behälter stülpen und entsorgen	→ Gleitmittel auf die Spitze des Darmrohrs geben, ohne die Öffnungen zu verstopfen → Patienten bitten, sich zu entspannen, insbesondere den Schließmuskel → Darmrohr (nicht am Beutel angeschlossen, da noch Winde abgehen können!) subtil mit leicht drehenden Bewegungen und ohne Kraftaufwand 10 – 20 cm in den Darm einführen, bei Widerstand das Einführen sofort abbrechen, Darmrohröffnung liegt in der Nierenschale → jetzt Schlauch an das Darmrohr anschließen	
	→ Klemme öffnen und Flüssigkeit langsam einlaufen lassen, evtl. Zwischenstopp → Patient sollte mit geöffnetem Mund atmen, um nicht gegen zu pressen → nach Einlaufen der Flüssigkeit Schlauch abklemmen → Zellstoff bereitlegen	→ Klemme des zuführenden Schlauches öffnen, ca. 100 – 200 ml Flüssigkeit in Darm einlaufen lassen → Klemme schließen und nach ausreichender Verweildauer der Spülflüssigkeit Klemme des Ableitungsschlauchs öffnen → Vorgang so lange wiederholen, bis die Flüssigkeit klar zurückläuft → einlaufende Menge darf bis zu 500 ml gesteigert werden, ausschlaggebend ist das Befinden des Patienten → nach dem letzten Einlaufen der Flüssigkeit Schlauch abklemmen
	→ Patienten bitten, den Schließmuskel zusammenzupressen → Darmrohr vorsichtig herausziehen → Flüssigkeitsreste am Gesäß abwischen → Schutzhandschuhe über Darmrohr stülpen und wegwerfen → während des gesamten Ablaufs ist der Patient auf Schmerzäußerungen, ruhiges tiefes Durchatmen sowie beim Abführen auf Kreislaufstabilität gut zu beobachten (das bedeutet, dass der Patient ggf. nicht allein gelassen werden darf)	

Fortsetzung ▶

Tab. 14.14 *Fortsetzung*

Klistier	Darmeinlauf	Darmspülung
→ der Patient soll die Flüssigkeit nicht länger als 10 Min. halten → danach kann der Patient auf dem Topfstuhl mit Eimer oder auf der vorbereiteten Toilette abführen		
Nachbereitung		
→ Erfolg des Einlaufs bzw. der Darmspülung beurteilen und die wesentlichen Beobachtungen dokumentieren → Intimpflege und Händehygiene ermöglichen oder durchführen → Patienten beim Rücklagern und Anziehen unterstützen → Abwurf leeren, Raum lüften → bei Bauchkrämpfen evtl. warmen Leibwickel anlegen		
Variationen		
→ ist die Wirkung im höheren Verlauf des Darmes erwünscht, kann auf das Klysma noch ein Darmrohr aufgesteckt werden	**Hebe-Senkeinlauf/Schaukeleinlauf:** → nach Einlaufen der Spülflüssigkeit wird zum Anregen der Peristaltik der Sekretbeutel unter Patientenniveau gesenkt und wieder gehoben → die Flüssigkeit läuft aus dem Darm heraus und wieder hinein → Hebe-Senkeinläufe sind mit Sekretbeutel genauso möglich wie mit Irrigator → Beutel über Patientenniveau heben, ggf. etwas drücken, dann am Boden auf sauberer Unterlage ablegen oder nur unter Patientenniveau halten und Rückfluss abwarten → nach Anordnung und Indikation mehrfach wiederholen **Schwenkeinlauf mit Ballondarmrohr:** → nach Einführen des Darmrohres erfolgt bis max. 30 Min. ein Blocken mit max. 50 ml Luft	**Orthograde Spülungen:** → bei Sigma-Kolostoma → durch die orale Zufuhr großer Mengen isotoner Lösung können aus tieferen Darmabschnitten Giftstoffe, retardierte Medikamente und verpackte Drogen (Bodypacker) beschleunigt aus dem Darm entfernt werden: über eine dünne nasogastrale Sonde werden 500–1000 ml/Std. instilliert, bis der Patient rektal nur noch klare Flüssigkeit entleert → **Beachte:** bedrohliche Hyponatriämien mit schweren zentralnervösen Symptomen nach Kolonlavage zur Koloskopievorbereitung mit Macrogol können auftreten (Opitz 2011)

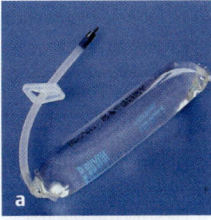

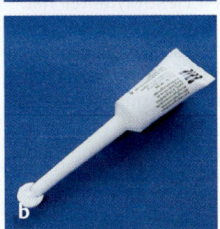

Abb. 14.44 Klistiere. **a** Freka-Clyss, **b** Mikroklist.

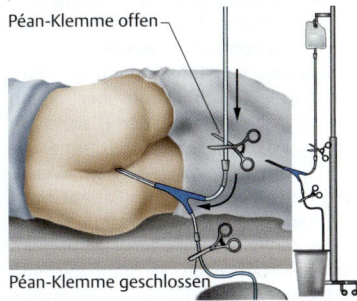

Péan-Klemme offen

Péan-Klemme geschlossen

Abb. 14.45 Durchführung einer Darmspülung.

 PRAXISTIPP Klysmen verschiedener Zusammensetzung und manuelle Ausräumung sind sinnvolle und notwendige Maßnahmen, wenn die oralen Laxanzien entweder nicht indiziert oder nicht ausreichend wirksam sind. ———

Arzneimittel im Fokus

Mittels Klistieren oder Einläufen können auch Medikamente verabreicht werden, z. B.:
- lokal (z. B. Steroide bei Colitis ulcerosa)
- systemisch (z. B. Resonium A bei gestörter Nierenfunktion)
- ammoniakreduzierend (300 ml Lactulose auf 1,5 l Flüssigkeit bei hepatischer Enzephalopathie)
- schlafördernd, beruhigend und zur Behandlung von Krampfanfällen (z. B. Diazepam rectal tube)

14.7.9 Darmspülung

DEFINITION Bei der **Darmspülung** wird unter Verwendung von Spülflüssigkeit (1000–5000 ml) eine präoperative Reinigung größerer Darmabschnitte durchgeführt. ———

Es gibt zwei Arten von Darmspülungen: retrograd und orthograd. Retrograd heißt, dass die Spülung rückläufig, also von rektal appliziert wird. Die retrograde Reinigungsspülung wird z. B. als hoher Schwenkeinlauf ausgeführt. Orthograd heißt, dass die Reinigungsspülung in physiologischer Richtung verläuft (also per os), über eine Duodenalsonde oder über einen Anus praeter (Darmreinigung als Kolonlavage). Indikation und Durchführung der Darmspülung s. **Tab. 14.14**.

PRAXISTIPP Statt des Irrigators kann auf hygienische Weise ein Sekretbeutel mit der Einlauf- oder Klistierflüssigkeit gefüllt und nach Gebrauch verworfen werden. Die Füllung erfolgt nach dem Heber-Prinzip: Beutel mit etwas Luft füllen und Beutelschlauch in Einlaufflüssigkeit tauchen. Wird die Luft anschließend wieder herausgelassen, füllt sich der Beutel mit der Einlaufflüssigkeit. ———

MERKE Klagt der Patient beim Einlaufen der Flüssigkeit über ein Druckgefühl, muss der Beutel kurz gesenkt werden und evtl. die Lage des Darmrohrs verändert werden. Klagt er über Schmerzen, muss die weitere Ausführung unterbrochen werden. Nur wenn die Beschwerden nachlassen, kann er fortgesetzt werden. Sonst muss der Vorgang abgebrochen und ein Arzt informiert werden. ———

14.7.10 Kontinuierliches Stuhldränagesystem

Zunehmend werden neu entwickelte kontinuierliche Stuhldränagesysteme (KSS) in Form kombinierter Katheter-Auffangbehälter-Systeme zur Ableitung von Stuhl und Spülflüssigkeiten aus dem Enddarm genutzt. Das passende System (z. B. ActiFlo, DigniCare oder Flexi-Seal) wird entsprechend sorgfältiger Indikationsstellung ausgewählt: Sie dienen zur Wundinfektionsvermeidung nach operativen Eingriffen, dem Vermeiden der Feuchtigkeitsexposition im Sinne einer Dekubitusprophylaxe bei stark anhaltender Diarrhö, bei wiederholten Maßnahmen zur Reinigung des Darms sowie zur Reduzierung der Umgebungskontamination bei intestinalen Infektionen wie Clostridium difficile (Rothaug 2010).

14.8 Gesundheitsförderung, Beratungsaspekte und Patienteninformation

14.8.1 Prävention und pflegerische Unterstützung bei Obstipation

👐 **PRAXISTIPP** Zu den Basismaßnahmen der Behandlung einer Obstipation gehört die Aufklärung über die Bandbreite der physiologischen Stuhlfrequenz (S. 375). Viele Menschen meinen, sie müssten jeden Tag „können". Und wenn man nicht kann, dann muss man halt „müssen". Nichts ist falscher als diese Meinung! Die Variationen einer „normalen" Stuhlausscheidung reichen von 2-mal am Tag bis zu 3-mal in der Woche. ――――――

Je länger der Stuhl im Darm verweilt, desto trockener wird er und gleicht bisweilen Schafskot (S. 380). Die Entleerung wird schmerzhaft und schwieriger, da auch die dünne Schleimhülle, die den frischen Kotstrang umgibt, wieder resorbiert wird.

Verschiedene Verhaltensweisen können einer Obstipation entgegenwirken:

- Nicht zwanghaft eine tägliche Stuhlentleerung anstreben.
- Sobald ein Stuhldrang verspürt wird, die nächste Toilette aufsuchen.
- Faser- und Ballaststoffmenge der Nahrung erhöhen (S. 316).
- Stopfende Nahrungsmittel (z. B. Schokolade, Weißbrot, Bananen) meiden.
- Viel trinken (mind. 2 l pro Tag).
- Regelmäßig körperlich aktiv sein.

Zu manuellen Techniken beim Vorliegen einer schweren Obstipation s. S. 385.

👐 **PRAXISTIPP** Obstipation während der Schwangerschaft ist mit einer Häufigkeit von ca. 40 % ein häufiges Phänomen (Biedermann 2006). Als Hauptursache werden hormonelle Veränderungen und die Verdrängung des Kolons durch das Wachstum des Kindes und des Uterus angesehen. Es existieren nur eingeschränkte Behandlungsmöglichkeiten in der Schwangerschaft, da stark wirkende Laxanzien vorzeitige Wehen auslösen können. ――――――

Das Problem Obstipation intensiviert sich im Falle eines vorzeitigen Krankenhausaufenthaltes durch die benötigte Bettruhe der schwangeren Frauen: Die wichtigste Möglichkeit zur Prävention einer Obstipation, die Bewegung, ist stark reduziert. Die verminderte Mobilität begünstigt oder verstärkt eine bestehende Obstipation.

Die Ergebnisse zweier pflegewissenschaftlicher Studien (Schmelzer 1990, Ouellet 1996) zeigen einen praxisrelevanten Zusammenhang zwischen eingenommenen Ballaststoffen und dem Faktor Zeit. Durch zusätzliche Ballaststoffe konnte der Bedarf an medikamentösen Laxanzien, Suppositorien und Klistieren reduziert werden.

Konsequenz für die Praxis

Es ist nicht nur sinnvoll, dem Patienten zu ballaststoffreicher Ernährung zu raten, sondern für die Vorbeugung und Behandlung einer Obstipation ein konkretes Angebot und ideale Verabreichungsformen zusätzlicher Faserstoffe patientengerecht zu gestalten. Zudem sollten sie möglichst konsumentenfreundlich, d. h. schmackhaft und bekömmlich sein. Es ist wichtig, die Menschen anzuleiten, nicht nur für die kurze Zeit des Krankenhausaufenthaltes auf den hohen und zusätzlichen Faseranteil in der Nahrung zu achten. Auch darf der Erfolg nicht sofort erwartet werden.

Daher werden in der klinischen Hebammenpraxis von Biedermann (2006) den schwangeren Frauen die faserreichen Produkte in Form einer „Obstipationsbar" angeboten. Zur abteilungseigenen Obstipationsbar gehören faserreiche Produkte wie

- gedörrte Früchte (z. B. Zwetschgen, Feigen, Aprikosen, Birnen),
- Früchte- und Getreideriegel,
- verschiedene Fruchtsäfte,
- Früchtewürfel aus Feigen und Aprikosen,
- Pumpernickelbrot und
- Vollkornbiskuit.

Ergänzend werden von der Krankenhausküche ballaststoffreiche Nahrungsmittel angefordert, z. B. Vollwertsalatteller und Birchermüsli.

14.8.2 Prävention und pflegerische Unterstützung bei Diarrhö

Der größte Teil der Betroffenen wartet das Ende der Durchfälle ab (selbstlimitierender Verlauf) oder setzt Hausmittel oder Medikamente ein. Im Krankenhaus werden Patienten mit Komplikationen behandelt (starke Diarrhö, Infektzeichen, Dehydratation, Immunabwehrschwäche).

Das wichtigste Therapieprinzip bei akuten Durchfallerkrankungen besteht im Ersatz verlorener Elektrolyte und Flüssigkeit. Bei wesentlichen Verlusten ist eine gezielte orale Rehydratation vorzunehmen. Die WHO empfiehlt hierzu eine orale Rehydratationslösung (ORS, z. B. Elotrans, eine Glukose-Elektrolytmischung). Eine rasche orale Hydratation verkürzt eindeutig die Krankheitsdauer und normalisiert den Appetit. Cola und Salzstangen sind nicht zu empfehlen, da Cola im Vergleich zum Zuckergehalt einen zu niedrigen Elektrolytanteil hat.

Gefährlich an einer „therapeutischen Nahrungskarenz" sind die Blockade intestinaler Hormone, Funktionsstörung der Dünndarmmukosa und darauf folgende Atrophie.

Abhängig vom persönlichen Befinden des Patienten und zur Vorbeugung nosokomialer Infektionen werden verschiedene Maßnahmen durchgeführt.

Beobachtung. Häufigkeit der Stuhlgänge, Beschaffenheit des Stuhls sowie Kreislaufsituation (Puls und Blutdruck) und Temperatur des Patienten müssen regelmäßig kontrolliert werden.

Vorbeugung von Infektionen. Zur Vorbeugung einer Infektionsübertragung muss je nach Ursache der Diarrhö ein eigenes WC oder ein Einzelzimmer (je nach Kooperationsfähigkeit) zur Verfügung gestellt werden. Der Patient muss weiterhin zur sorgfältigen Händehygiene (in der Klinik: alkoholisches Händedesinfektionsmittel) nach Stuhlabgabe und Urinlassen sowie Erbrechen angehalten werden. Je nach Mikroorganismus müssen sich Mitarbeiter bei Patientenkontakt mit Schürze/Schutzkittel, Schutzhandschuhen und evtl. Mundnasenschutz (z. B. Norovirus ist fäkal-oral **und** aerogen übertragbar) vor Keimübertragung schützen. Die Händedesinfektion muss sehr sorgfältig, bei Norovirus ausschließlich mit einem nach § 18 IfSG zugelassenen ethanolhaltigen Händedesinfektionsmittel durchgeführt werden.

Bauchschmerzen. Bei Bauchschmerzen können eine Wärmflasche oder feuchtwarme Bauchwickel entlastend wirken (mit dem Arzt abstimmen). Eine Knierolle entspannt die Bauchmuskulatur.

Hautpflege. Die Haut im Analbereich kann durch die häufige flüssige Stuhlabgabe stark gereizt werden. Durchfälle können zu Mazeration der analen Haut (Auf- bzw. Erweichen der Haut) führen. Die Durchfälle haben eine erhöhte Wasch- und Reinigungsaktivität im Analbereich zur Folge. Jedoch können Feuchttücher, Wasser allein und besonders in Kombination mit Seifen, Duschgels und Waschlotionen, wegen der darin enthaltenen Detergenzien die Oberhaut als äußerste Hautschicht und Schutzhülle gegenüber Außeneinflussen zerstören. Damit werden lokale Entzündungen gefördert. Zunächst empfiehlt sich weiches Toilettenpapier. Soweit der Patient nicht selbst zu Intimhygiene und Hautpflege in der Lage ist, übernehmen dies die Pflegenden. Die Pflegende trägt Schutzhandschuhe und Schürze.

Soweit die Haut noch intakt ist, werden mit milder Seife tupfende Waschbewegungen durchgeführt und mit klarem Wasser sorgfältig nachgespült und vorsichtig abgetrocknet. Zum Infektionsschutz werden (feuchte) Einmaltücher angewendet, textile Materialien (Waschlappen, Handtuch) werden nach Benutzen zur Wäsche gegeben.

Liegt jedoch eine gerötete und gereizte Anal- oder Perianalhaut vor, ist nur die schonendste Form der Analreinigung, z. B. mit Vaseline, zu empfehlen.

➡ **MERKE** Säuglinge und Menschen über 60 Jahre sind durch den Flüssigkeitsmangel bei Durchfällen stark

gefährdet. Bezogen auf das Gesamtkörpergewicht haben Säuglinge einen höheren Flüssigkeitsanteil als Erwachsene. Alte Menschen leiden oft unter gestörtem Durstempfinden und nehmen häufig zu wenig Flüssigkeit zu sich. _____

14.8.3 Prävention und pflegerische Unterstützung bei Blähungen

Ernährungsgewohnheiten

Isst der Patient Nahrungsmittel, die Flatulenz verursachen und wenn ja, wie viel und wie oft? Mittels eines Ernährungstagebuchs, in dem Zusammensetzung der Nahrung und Beschwerden mit Zeitangabe aufgeführt werden, können verschiedene Nahrungsmittel ausgetestet werden. Flatulenz erzeugende Nahrungsmittel sind z. B.:

- Bohnen, Sojabohnen, Kohlgemüse, Auberginen, Peperoni, Zwiebeln, Nüsse, Äpfel, Birnen, Pflaumen, Pfirsiche, Trauben,
- stärkehaltige Nahrungsmittel wie Kartoffeln oder Getreideprodukte, ebenso Tiefkühlkost mit „resistenter" Stärke (beim Tiefgefrieren entstanden und durch Amylase nicht mehr spaltbar, z. B. Pommes frites),
- künstliche Süßstoffe wie Sorbitol und Fruktose (z. T. enthalten in Diätprodukten) sowie
- kohlensäurehaltige Getränke und Bier.

🍏 **PRÄVENTION & GESUNDHEITSFÖRDERUNG** Der Patient sollte langsam essen, sorgfältig kauen und beim Essen nicht Nachtrinken. Auf den Genuss von Kaugummis, Bonbons und Nikotin sollte verzichtet werden. _____

Thermische und mechanische Maßnahmen

Wärme. Entspannend wirkt trockene Wärme, sie fördert den Abgang von Blähungen.

Darmrohr. Bei starkem Meteorismus kann ein Darmrohr eingelegt werden. Es wird bevorzugt in Linksseitenlage eingeführt (vgl. S. 388) und muss vorher

gut gleitfähig gemacht werden. Bei spürbarem Widerstand darf es wegen der Gefahr der Perforation nicht tiefer eingeführt werden (abhängig vom Patienten etwa 10 – 20 cm). Ableiten kann man es in eine saubere Urinflasche, da auch flüssiger Stuhl abgehen kann. Bei längerer Liegedauer zur Ableitung von Darmgasen besteht die Gefahr der Ausbildung von Schleimhautläsionen oder Ulzerationen, daher ist die Liegedauer bei einem ungeblockten Darmrohr auf maximal 3 Std. zu begrenzen.

Heilpflanzen und Medikamente

Auf ärztliche Anordnung kann eine Therapie mit Heilpflanzen (Phytotherapeutika) durchgeführt werden. Eine Vielzahl von Heilpflanzen enthält ätherische Öle, die aufgrund ihrer spasmolytischen, gärungswidrigen und verdauungsfördernden Wirkung bei Flatulenz wirkungsvoll eingesetzt werden können. Zu den klassischen Phytotherapeutika mit entblähender Wirkung gehören u. a. Fenchel, Kümmel, Pfefferminze, Anis, meist als Tee oder Tinktur.

In vielen pflanzlichen Präparaten sind sowohl Carminativa (blähungstreibende Medikamente) als auch bitterstoffhaltige Drogen wie Pomeranzenschale, Condurangorinde, Wermutkraut und Enzianwurzel enthalten. Da diese die Magensaft- und Galleproduktion anregen, können sie bei Blähungen v. a. dann helfen, wenn Verdauungsstörungen die Ursache der Flatulenz sind.

Zubereitungen aus bitterstoffhaltigen Drogen entfalten ihre Wirkung am besten, wenn sie eine halbe Stunde vor der Mahlzeit eingenommen werden. Scharfstoffhaltige Phytopharmaka und Gewürze wie Senfsamen, Kalmus-, Galgant- und Ingwerwurzel steigern ebenfalls die Magensaftsekretion und Darmperistaltik und können so bei Blähungen helfen.

Zudem können Medikamente wie Antiflatulanzien und Entschäumungsmittel (z. B. sab simplex) verabreicht werden.

PRÄVENTION & GESUNDHEITSFÖRDERUNG Interventionsschritte der Pflege

Christoph S. Nies

Ausscheiden ist ein menschliches Grundbedürfnis, das abhängig von körperlichen, psychologischen, soziokulturellen und umgebungsbedingten Faktoren Einfluss auf Gesundheit und Lebensqualität eines Menschen nimmt. Die Ausscheidung ist zudem, in unterschiedlicher Ausprägung, eng verbunden mit Scham und Ekelgefühlen, was auch an die pflegerische Gesundheitsförderung und Prävention in dieser ATL besondere Anforderungen stellt. Die besonderen Anforderungen manifestieren sich v. a. darin, dass das Thema Aus

scheiden meist nur sehr ungern oder gar nicht von erwachsenen Menschen thematisiert wird.

Doch gerade für die Gesundheitsförderung und Prävention im Bereich der Ausscheidung ist ein offener und zugleich auch einfühlsamer Umgang mit der Thematik gerade bei bereits bestehenden Störungen unumgänglich. Das Thema wird oftmals tabuisiert, sodass für eine gelungene Gesundheitsförderung und Prävention im Bereich des Ausscheidens gerade an die kommunikativen und beratenden Fähigkeiten einer Pflegeperson sehr hohe Anforderungen gestellt werden.

Die Pflege ist auch im Bereich des Ausscheidens aufgrund des intensiven

Kontakts zum Patienten, in Kombination mit dem Wissen um die Beobachtungskriterien dafür prädestiniert, Risikofaktoren (z. B. fehlerhaftes Hygiene- und Ernährungsverhalten, Anzeichen für Veränderungen der Ausscheidung) zu erkennen und geeignete Interventionen einzuleiten.

Tab. 14.15 zeigt mögliche Interventionen der pflegerischen Gesundheitsförderung und Prävention am Beispiel „Ausscheiden im Alter" anhand der Interventionsschritte Gesundheitsförderung, Primärprävention, Sekundärprävention und Tertiärprävention (S. 163).

Tab. 14.15 *Gesundheitsförderung und Prävention (nach Hurrelmann et al. 1998).*

Gesundheitsförderung	Primärprävention	Sekundärprävention	Tertiärprävention
Interventionen			
→ Informationsveranstaltung „Unabhängig im Alter – Informationen für den Erhalt und Förderung meiner Selbstständigkeit" mit speziell pflegerischem Fokus (Veranstaltung im Krankenhaus, Sozialstation, Seniorenheime usw.); mögliche Inhalte hinsichtlich der ATL Ausscheiden: ▪ Zusammenhang des Ess- und Trinkverhaltens mit der Ausscheidung ▪ Prävention hitzebedingter Gesundheitsschäden von Senioren bei hohen Temperaturen über mehrere Tage (Sitzmann 2011) ▪ Beobachtungskriterien Stuhl und Urin ▪ Besonderheiten der Ausscheidung im Alter ▪ Ernährung und Ausscheidung ▪ Bewegung und Ausscheidung ▪ Informationen über Hilfsmittel → pflegebedürftige ältere Menschen und deren Angehörige im Rahmen einer Pflegesituation über Möglichkeiten zum Erhalt der Selbstständigkeit im Bereich Ausscheiden informieren → Leistungen vermitteln, z. B.: ▪ Informationsbroschüren ▪ Informationsabende ▪ Sportgruppen (Zusammenhang: Bewegung/Ausscheiden) ▪ Kochkurse für Senioren (Zusammenhang: Ernährung/ Ausscheidung)	→ Aufklärung von Pflegebedürftige und Angehörige über Risikofaktoren einer gestörten Ausscheidung aufklären, z. B.: Obstipationsgefahr durch mangelnde Bewegung, stopfende Nahrung und Krankenhausaufenthalt → Ausscheidung anhand von Pflegeanamnese, Beobachtungskriterien und geeigneter Assessmentverfahren beurteilen, z. B.: Bilanzierung, zielgruppenspezifisches Miktionsprotokoll → Risikofaktoren erkennen und abgestimmte Interventionen einleiten, z. B.: nach Beobachten der falschen Wischrichtung bei der Intimpflege zur korrekten Intimpflege anleiten → präventiven Hausbesuch bei älteren Menschen im ambulanten Bereich durchführen: ▪ Ausscheidungsstatus erheben ▪ über Risikofaktoren aufklären ▪ Informationen und Hilfsangebote vermitteln	→ Pflegebedürftige und Angehörige zur Selbstpflege bei beginnenden chronischen Störungen anleiten und schulen, z. B.: ▪ Kontinenzförderung bei Stressinkontinenz (z. B. Beckenboden-, Blasen- und Toilettentraining) ▪ Obstipationsprophylaxe (ausreichende Trinkmenge sicherstellen, ballaststoffreiche Ernährung verabreichen, für ausreichende Bewegung sorgen, usw.) → Hilfsmittel vermitteln (z. B. Toilettenstuhl, Urinflaschen), um die Selbstständigkeit im Bereich des Ausscheidens wieder zu gewährleisten → notwendige Pflegeleistungen zur Unterstützung bei einem Selbstpflegedefizit im Bereich des Ausscheidens vermitteln und organisieren	→ von Pflegebedürftigen bei ausgeprägten chronischen Störungen anleiten und schulen, z. B.: ▪ Inkontinenzversorgung ▪ Katheterisierung ▪ Stomaversorgung ▪ Einläufe → Ausscheidungsstatus beurteilen → prophylaktische Maßnahmen einleiten. um Folgeerkrankungen vorzubeugen, z. B.: → Zystitisprophylaxe im Rahmen von Katheterisierungen → Obstipationsprophylaxe im Rahmen einer Querschnittslähmung, um einem Ileus vorzubeugen → Rehabilitations- Selbsthilfeangebote ermitteln (z. B. nach Anlage eines Stomas)
Interventionszeitpunkt			
Gesundheitszustand (kein Selbstpflegedefizit hinsichtlich der Ausscheidung)	erkennbare Risikofaktoren (Gefahr der Entstehung eines Selbstpflegedefizits im Bereich Ausscheidung)	beginnende pathologische Veränderungen (Selbstpflegedefizit im Bereich Ausscheidung ist vorhanden)	ausgeprägte pathologische Veränderungen (Selbstpflegedefizit im Bereich Ausscheidung ist vorhanden)

Fortsetzung ▶

Tab. 14.15 Fortsetzung

Gesundheitsförderung	Primärprävention	Sekundärprävention	Tertiärprävention
Zielgruppe			
→ Gesamtbevölkerung → Angehörige → Pflegebedürftige	→ Pflegebedürftige mit bestehen- den Risikofaktoren → Angehörige	→ Pflegebedürftige mit einem Selbstpflegedefizit (Patienten) → Angehörige	→ Pflegebedürftige mit einem Selbstpflegedefizit (Rehabili- tanden) → Angehörige
Interventionsorientierung			
salutogenetische Ausrichtung (Förderung)	pathogenetische Ausrichtung (Vorbeugung)	pathogenetische Ausrichtung (Korrektur)	pathogenetische Ausrichtung (Kompensation)
Zielsetzung			
Verhältnisse und Lebensweisen be- einflussen → physiologische Ausscheidung för- dern	Verhalten beeinflussen → Risikofaktoren vermeiden, die Störungen des Ausscheidens begünstigen	→ Defizit im Bereich der Aus- scheidung früh behandeln → Störung behandeln	→ bestehendes Selbstpflegede- fizit im Bereich der Ausschei- dung ausgleichen → Folgeerkrankungen vorbeu- gen

Lern- und Leseservice

Verwendete Literatur

Urin

→ **14 A Urin**
→ Anonym. Cathelicidine. Online im Internet: URL: http://de.wikipedia.org (Stand 13. 7. 2011)
→ Biesalski H.K, Grimm P. Taschenatlas Ernährung, 5. Aufl. Stuttgart: Thieme; 2011
→ Briner V, Truniger B. Elektrolyt- und Wasserbilanz beim geriatrischen Patienten. Aktuel Ernaehr Med 2002; 27: 420 – 424
→ Hatzinger M et al. Wolfgang Amadeus Mozart – Eine urologische Pathographie. Der Urologe 45 (2006) 4:489 – 492
→ Just H-M. Mikrobiologische Untersuchungen. Krankenhaushygiene up2-date 2006; 1: 133 – 152
→ Kappstein I. Nosokomiale Infektionen, 4. Aufl. Stuttgart: Thieme; 2009
→ Kontiokari T et al. Randomised trial of cranberry-lingonberry juice and Lactobacillus GG drink for the prevention of urinary tract infections in women. BMJ 2001; 322: 1 – 5
→ Krapf R. Warum ist normaler Urin steril? Schweiz Med Forum 2007; 7: 707
→ Martius J et al. Empfehlungen zur Prävention und Kontrolle Katheterassoziierter Harnwegsinfektionen. Bundesgesundheitsbl Gesundheitsforsch Gesundheitsschutz 1999; 42: 806 – 809
→ Moll F, Marx FJ. Diagnostik und Therapie der akuten Harnsperre. Notfallmedizin 2003; 29: 502 – 505

→ Piechota H, Pannek J. Katheterdrainage der Harnblase – Stand der Technik und Bedeutung. Hyg Med 2007; 32: 336 – 344
→ Ropers D. Was sehen Sie? Mediquiz Fall 2825. Dtsch med Wochenschr 2007; 132: 671 – 672
→ Sitzmann F. Mit wachen Sinnen wahrnehmen und beobachten (Teil 2). Baunatal: Recom; 1996
→ Sitzmann F. Pflegeleitlinie zum intermittierenden Katheterismus (IC). In Sitzmann F, Hrsg. Pflegehandbuch Herdecke. 3. Aufl. Berlin: Springer; 1998
→ Sitzmann F. Hygiene. Berlin: Springer; 1999
→ Sitzmann F. Hygiene in der Intensivpflege – Sinnvolle und nicht sinnvolle Präventionsmaßnahmen katheterassoziierter Harnwegsinfektionen. Intensiv 2000; 8: 234 – 241
→ Sitzmann F. An allen Orten: sorgfältiger Selbstkatheterismus der Harnblase. Lofric – DAS-MAGAZIN 2004; 10: 8 – 9
→ Sitzmann F. Mikrobielles Versteckspiel in der Blase. In: Georg J, Hrsg. HUBER Pflegekalender 2005. Bern: Huber; 2004
→ Sitzmann F. Hygienische Prävention bei Patienten mit Urinableitung. In: Ullrich L, Stolecki D, Grünewald M, Hrsg. Intensivpflege und Anästhesie. 2. Aufl. Stuttgart: Thieme; 2010
→ Sitzmann F. Hygiene daheim. Bern: Huber; 2007

→ Sitzmann F. Die Hitzefalle - Prävention hitzebedingter Gesundheitsschäden von Senioren. NOVAcura 42 (2011) 4: 51 – 53
→ Sitzmann F. Hygiene kompakt. Bern: Huber; 2012
→ Schaberg T et al. Infektion. In: Siegenthaler W, Blum HE. Klinische Pathophysiologie. 9. Aufl. Stuttgart: Thieme; 2006
→ Schaberg T et al. Infektion. In: Siegenthaler W, Blum HE. Klinische Pathophysiologie. 9. Aufl. Stuttgart: Thieme; 2006
→ Schmiemann G, Kniehl E et al. Diagnose des Harnwegsinfekts. Deutsches Ärzteblatt 107 (2010) 21: 361-367
→ Schneevoigt BS, Stief C. Blasenkatheterisierung. Dtsch Med Wochenschr 136 (2011): 145 – 147
→ Stahl RAK et al. Niere und ableitende Harnwege. In: Siegenthaler W, Blum HE. Klinische Pathophysiologie. 9. Aufl. Stuttgart: Thieme; 2006
→ Vahlensieck W, Bauer HW. Vorbeugung und alternative Methoden der Prophylaxe rezidivierender Harnwegsinfektionen der Frau. Der Urologe 2006; 45: 443 – 450

Urinkontinenz
→ Abrams P, Cardozo L, Fall M et al. The standardisation of terminology of lower urinary tract function: report from the standardisation sub-committee of the International Continence Society. Neurourology and Urodynamics 2002; 21: 167 – 178.
→ Ahnis A, Boguth K, Braumann A et al. Inkontinenz bei alten Menschen. Pflege & Gesellschaft 2008; 13
→ Bundesgesetzblatt, Teil I G 5702. 2003; 55:2109 – 2200

→ Bundesgesetzblatt, Teil I, Nr. 11: Gesetz zur Stärung des Wettbewerbs in der Gesetzlichen Krankenversicherung (GKV-WSG). 2007

→ Hilgers M. Scham-Gesichter eines Affekts. 2. Aufl. Göttingen: Vandenhoeck u. Ruprecht; 1997

→ Deutsche Gesellschaft für Geriatrie: Leitlinien, Harninkontinenz, aktualisierte Fassung September 2009. Euro J Ger Supplement 12 2010; 1:1 – 52

→ Deutsche Kontinenzgesellschaft. Harn- und Stuhlinkontinenz (Blasen- und Darmschwäche); 2005

→ Deutsches Netzwerk für Qualitätsentwicklung in der Pflege, Hrsg. Expertenstandard – Förderung der Harnkontinenz in der Pflege. Entwicklung – Konsentierung – Implementierung. Osnabrück: Schriftenreihe des DNQP; 2007

→ Fakultät Gesundheits- und Pflegewissenschaften, Westsächsische Hochschule Zwickau. University of Applied Sciences. Würde und Inkontinenz. Zwickau; 2010

→ Fischer D. Ekel in der Pflege – ein Tabu, über das man nicht spricht. Unterricht Pflege 2006; 2

→ Füsgen I, Melchior H. Inkontinenzmanual. 2. Aufl. Heidelberg: Springer; 1997

→ Gesetzliche Krankenversicherung. Sozialgesetzbuch (SGB) Fünftes Buch (V), § 33, § 139. Online im Internet: www.sozialgesztbuch-bundessozial-hilfegesetz.de/_buch/sgb_v.htm

→ Getliffe K, Dolman M. Promoting continence. A clinical and research resource. London: Baillière Tindall; 1997

→ Gröning K. Entweihung und Scham – Grenzsituationen in der Pflege alter Menschen. Frankfurt/Main: Mabuse; 2001

→ Hayder D. Einsatz von Hilfsmitteln. In: Deutsches Netzwerk für Qualitätsentwicklung in der Pflege, Hrsg. Expertenstandard – Förderung der Harnkontinenz in der Pflege. Entwicklung – Konsentierung – Implementierung. Osnabrück: Schriftenreihe des DNQP; 2007

→ Hayder D. Die Bürde der Scham. Herausforderungen in der Umsetzung des Expertenstandards „Kontinenzförderung". Nightingale 4 (2005)

→ Hayder D, Kuno E, Müller M. Kontinenz – Inkontinenz – Kontinenzförderung. Bern: Huber, Hogrefe; 2008

→ Hilgers M. Scham-Gesichter eines Affekts. 2. Aufl. Göttingen: Vandenhoeck u. Ruprecht; 1997

→ Hoogers K. Inkontinenz verstehen. München: Reinhardt; 1993

→ Melchior H, Füsgen I, de Geeter P et al. GIH-Manual. Harninkontinenz und Miktionsstörungen. Melsungen: Bibliomed-Medizinische Verlagsgesellschaft mbH; 2003

→ Müller E, Kuno E, Pfisterer M et al. Sicher ekelt man sich davor, doch es gehört einfach dazu. Pflege Aktuell 2005; 59: 30 – 35.

→ NANDA. Nursing Diagnosis: Definitions & Classifications 2003 – 2004. Philadelphia: NANDA; 2003

→ Newman DK. Managing and Treating Urinary Incontinence. Baltimore: Health Professions Press; 2002

→ Norton C. Praxishandbuch – Pflege bei Inkontinenz. München: Urban & Fischer; 1999

→ Paul Hartmann AG. Schulungsunterlagen Inkontinenzhygiene, Fortbildung zum/zur Inkontinenzberater/in

→ Robert Koch-Institut. Gesundheitsberichterstattung des Bundes. Harninkontinenz. Berlin: 2007; 39

→ Sowinski C. Nähe und Distanz – Schamgefühl und Ekel. Pflege eine intime, grenzüberschreitende Dienstleistung. Dr. Mabuse 24 (1999) 121

→ Udri G, Sauer M. Schulungsmappe zur Urinalversorgung, 2010; 17; Lobbach

Verwendete Literatur
Stuhl

→ Ambe P. et al. Das obstruktive Defäkationssyndrom – chirurgische Behandlungskonzepte. Dtsch Med Wochenschr 136 (2011): 586 – 590

→ Biedermann J. Obstipation bei hospitalisierten Schwangeren. Hebamme 2006; 19: 87 – 89

→ Clemens KE, Klaschik E. Übelkeit, Erbrechen und Obstipation in der palliativen Situation. Dtsch Arztebl 2007; 104: A-269 – 278

→ Fischbach W. Viele Mythen ranken sich um die chronische Verstopfung. Online im Internet: http://www.me-dizin-2000.de/frauenheilkunde/texte/laien/pe/2007/obstipation.html; (Stand: 17.7. 2011)

→ Herold A. Koloproktologische Klassifikation und Einteilung der Beckenbodenfunktionsstörungen. Viszeralchirurgie 2006; 41: 163 – 168

→ Krammer H et al. Tabuthema Obstipation: Welche Rolle spielen Lebensgewohnheiten, Ernährung, Prä- und Probiotika sowie Laxanzien. Aktuel Ernaehr Med 34 (2009): 38 – 46

→ Opitz F. Kasuistik interaktiv: Bewusstlos nach Koloskopie – Ein neurologischer Notfall? Der Notarzt 27 (2011): 108 – 113

→ Ouellet LL et al. Dietary Fibre and Laxation in Postop Orthopedic Patients. Clinical Nursing Research 1996; 5: 428 – 440

→ Rohde H. Sphinkterinsuffizienz mit Reizung der Anal- und Perianalhaut. Dtsch med Wochenschr 2005; 130: 1823 – 1824

→ Rothaug O. et al. Kontinuierliches Stuhldrainagesystem im intensivtherapeutischen Bereich. Intensivmedizin und Notfallmedizin 47 (2010) 6: 452 – 462

→ Sandholzer H. Blähungen. Notfall & Hausarztmedizin 2007; 33: 357 – 358

→ Sandholzer H. Durchfall. Notfall & Hausarztmedizin 2007; 33: 301 – 302

→ Schmelzer M. Effectiveness of Wheat Bran in Preventing Constipation of Hospitalized Orthopaedic Surgery Patients. Orthopaedic Nursing 1990; 9: 55 – 59

→ Sitzmann F. Mit wachen Sinnen wahrnehmen und beobachten (Teil 2). Baunatal: Recom; 1996

→ Sitzmann F. Hygiene daheim. Bern: Huber; 2007

→ Sitzmann F. Wenn die Socken in die Haut wachsen – Professionelles Umgehen mit Ekel. NOVAcura – Schweizer Fachverband für Pflege und Betreuung 39 (2009) 4: 37 – 39

Stuhlinkontinenz

→ Enck P, Wienbeck M. Konservative Therapie der Inkontinenz. In: Müller-Lissner SA, Akkermans LMA. Chronische Obstipation und Stuhlinkontinenz. Heidelberg: Springer; 1989

→ Enck P, Schäfer R. Stuhlinkontinenz (inkl. Stoma). Klinik der Gegenwart IV 1996; 18

→ Musial F, Enck P. Patiententagebücher als Instrument zur Diagnosestellung und Therapieverlaufskontrolle bei Defäkationsstörungen. In: Wilz G, Brähler E. Tagebücher in Therapie und Forschung. Göttingen: Hogrefe; 1997

→ Deutsche Kontinenzgesellschaft. Harn- und Stuhlinkontinenz (Blasen- und Darmschwäche). 2005

→ Füsgen I, Melchior H. Inkontinenz-manual. 2. Aufl. Heidelberg: Springer; 1997

→ Gesellschaft zur Förderung der Medizin auf dem Gebiet der Beckenbodenerkrankungen. Europäisches Coloproktologisches Zentrum St. Elisabeth: Stuhlinkontinenz. Online im Internet: http:// www.coloproctology.at/krankheitsbilder/stuhlinkontinenz; Stand: 31. 1. 2008

→ Hegeholz D. Transanale Irrigation – ein modernes Behandlungskonzept bei neurogen bedingten Funktionsstörungen. Referateband, 19. Kongress, Deutsche Kontinenzgesellschaft; 2007

→ Herold A. Koloproktologische Klassifikation und Einteilung der Beckenbodenfunktionsstörungen. Viszeralchirurgie 2006; 41

→ NANDA. Nursing Diagnosis: Definitions & Classifications 2003 – 2004. Philadelphia: NANDA; 2003

→ Probst M. Stuhlinkontinenz. Kontinenz aktuell. 2007; 6

→ Wezler N. Stuhlinkontinenz, Ursachen, Diagnostik und Therapie. Schulungsunterlagen. Unveröffentlicht; 2008

Weiterführende Literatur
Urin
→ Anonym. Die Harndrainage. Empfehlungen des Arbeitskreises „Krankenhaus- und Praxishygiene" der AWMF. AWMF-Register Nr. 029/007. Hyg Med 33 2008; 6: 256 – 259

Stuhl
→ Knipping C. Lehrbuch Palliative Care. 2. Aufl. Bern: Huber; 2007

→ Schmidt F. Therapeutische Einläufe und Klistiere. In: Sitzmann F (Hrsg). Pflegehandbuch Herdecke. 3. Aufl. Berlin: Springer; 1998

Kontakt- und Internetadressen
Urin
→ unabhängige Patientenberatung Deutschland (UPD) informiert und unterstützt bundesweit neutral und unabhängig (22 Beratungsstellen) Patienten bei gesundheitsrelevanten Themen, informiert und gibt nützliche und weiterführende Hinweise rund um das Thema Gesundheit sowie zu speziellen patientenrelevanten Themen, berät in gesundheitsrechtlichen Fragen und gibt Auskünfte über ergänzende (regionale) Angebote der Gesundheitsversorgung: http://www.unabhaengige-patientenberatung.de/ (Stand 13. 7. 2011)

→ Internetseite von Conveen, einem Hersteller hydrophiler Blasenkatheter für den intermittierenden Selbstkatheterismus: Online im Internet: URL: http://www.coloplast.de/Inkontinenzversorgung/Aktuelles/Pages/Aktuelles.aspx (Stand 13. 7. 2011)

Stuhl
→ Medikamentenverzeichnis: http://www.netdoktor.de/ Medikamente/ Medikamente-A-Z/ (Stand 18. 7. 2011)

15 ATL Körpertemperatur regulieren

Susanne Herzog, Simone Jochum, Christoph S. Nies, Franz Sitzmann

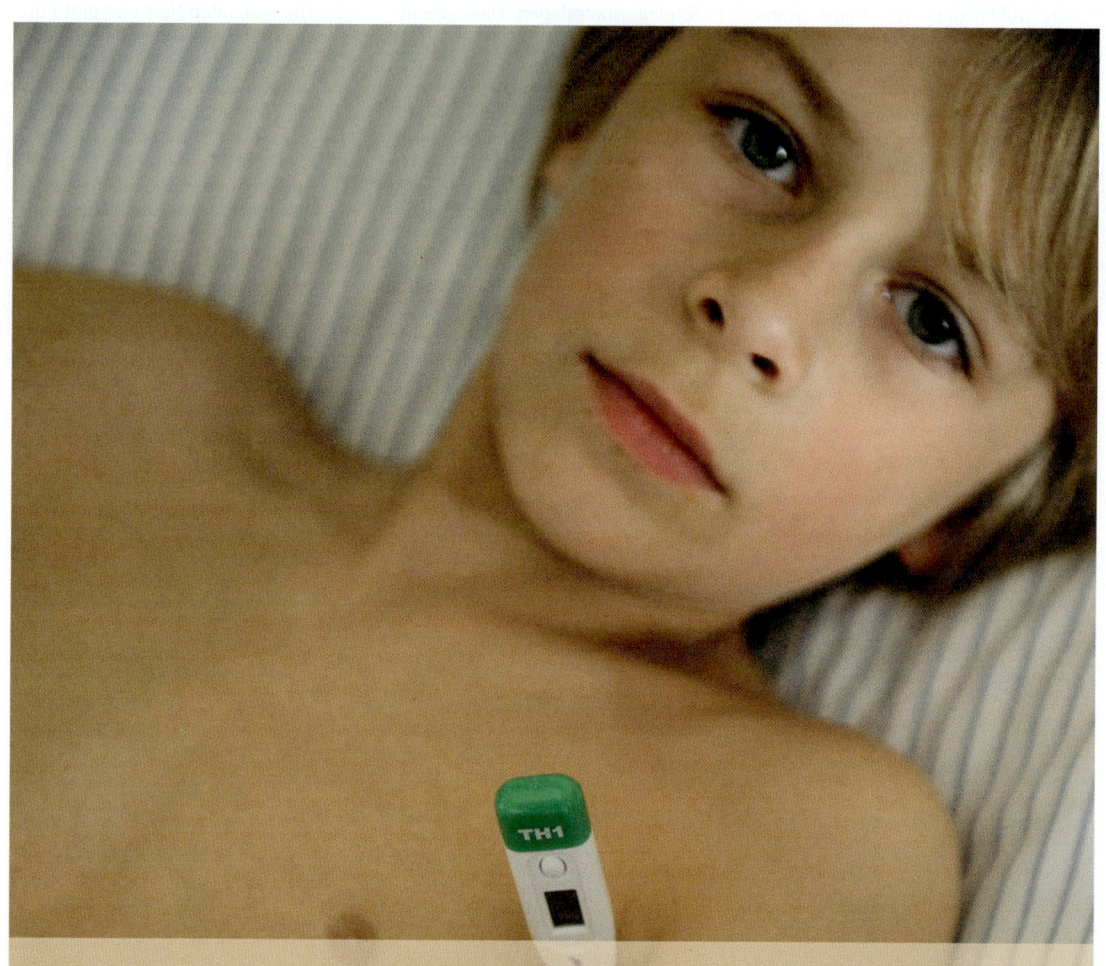

FALLBEISPIEL   Pflegesituation Herr Seiffert. Herr Seiffert ist 73 Jahre alt, seit einigen Jahren verwitwet und lebt in einer Dachgeschoßwohnung im Hause seiner Tochter. Aufgrund eines Kolonkarzinoms vor fünf Jahren hat Herr Seiffert ein Enterostoma, bei dessen Versorgung er täglich Unterstützung durch den ambulanten Pflegedienst erhält.

Als Herr Seiffert am Morgen aufwacht, fühlt er sich noch müde und friert. Er zieht sich eine warme Strickjacke an und legt sich mit einer Wolldecke auf sein Sofa im Wohnzimmer. Appetit auf Frühstück sowie die morgendliche Tasse Kaffee hat er nicht. Wie jeden Vormittag kommt Gesundheits- und

Krankenpflegerin Marina gegen 10.00 Uhr zu Herrn Seiffert, um das Enterostoma zu versorgen. „Guten Morgen Herr Seiffert. Geht es ihnen heute nicht gut?" „Nein" antwortet Herr Seiffert „ich habe solche Hals- und Gliederschmerzen und mein Kopf tut mir weh." „Da haben sie sich wohl auch mit dieser Virusgrippe angesteckt, die hier momentan rund geht. Haben sie denn schon Fieber gemessen? Ihr Kopf ist ziemlich rot und sie fühlen sich warm an." „Bis jetzt noch nicht. " antwortet Herr Seiffert „das Thermometer liegt im Badezimmerschrank. Ich habe es schon lange nicht mehr benutzt." Marina misst ihm sublingual die Temperatur mit einem Digitalthermometer. „Sie haben Fieber Herr

Seiffert, 38,6 °C". Dieser ist besorgt: „Ach je, das hatte ich ja schon ewig nicht mehr. Was mache ich denn jetzt?" „Es ist sicher sinnvoll, wenn sie heute Nachmittag mit ihrer Tochter zum Hausarzt fahren. Wenn sie möchten, mache ich ihnen jetzt erstmal Wadenwickel um das Fieber zu senken. Was haben sie denn heute schon getrunken?" „Bisher nur ein halbes Glas Wasser" antwortet Herr Seiffert. „Dann koche ich ihnen jetzt noch eine große Kanne Tee und sage dann ihrer Tochter unten Bescheid." „Ist in Ordnung, vielen Dank Marina." Herr Seiffert legt sich sichtlich erleichtert wieder auf sein Sofa zurück.

15.1 Grundlagen aus Pflege- und Bezugswissenschaften

Susanne Herzog, Franz Sitzmann

15.1.1 Menschen – homoiotherme Lebewesen

Der Mensch gehört zu den homoiothermen (d. h. gleichwarmen) Lebewesen. Im Gegensatz zu poikilothermen (d. h. wechselwarmen) Tieren, bei denen die Körpertemperatur entsprechend der sich verändernden Umgebungstemperatur schwankt, ist der Mensch fähig, seine Körperkerntemperatur bei ca. 37 °C relativ konstant zu halten. Dies ist eine lebenswichtige Voraussetzung, um die Funktionen der Organe und Systeme aufrechtzuerhalten. Bestehen größere Abweichungen von der physiologischen Körperkerntemperatur über einen längeren Zeitraum, sind Schädigungen der Lebensfunktionen bis hin zum Tode möglich.

Der Körperkern umfasst das Innere des Rumpfes und den Kopf und wird von der Körperschale unterschieden, zu der Extremitäten, Haut und Unterhaut zählen. Anders als die Körperkerntemperatur kann die Temperatur der Körperschale erheblich variieren (28 – 37 °C), sie ist relativ anpassungsfähig an die Umgebung (**Abb. 15.1**).

PRAXISTIPP   Körpertemperatur wird in Grad Celsius (°C) oder in Grad Fahrenheit (°F) angegeben, nachstehend werden Umrechnungsmöglichkeiten aufgezeigt.

Fahrenheit in Celsius °C = (°F– 32) × 5/9 **oder:** (°F– 32) : 1,8

Celsius in Fahrenheit °F = (°C × 9/5) + 32 **oder:** (°C × 1,8) + 32

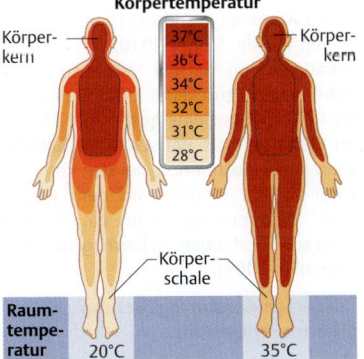

Abb. 15.1 Temperatur von Körperkern und Körperschale. Temperaturzonen eines unbekleideten Menschen bei unterschiedlicher Raumtemperatur (nach Aschoff).

15.1.2 Wärmehaushalt

Die Körperkerntemperatur wird durch das Zusammenspiel von Wärmebildung, Wärmeaufnahme und Wärmeabgabe konstant gehalten. Die energieumsetzenden Prozesse des Stoffwechsels führen zur Wärmebildung. Im Ruhezustand erfolgt dies zu über 50 % durch innere Organe (insbesondere Leber). Bei körperlicher Tätigkeit nimmt die Wärmebildung um ein Vielfaches zu, besonders durch die Aktivität der Muskulatur (**Abb. 15.2**).

Der innere Wärmestrom nimmt die durch Energieverbrennung entstandene Wärme durch das Blut auf und transportiert sie zur Körperoberfläche. Entscheidend für den Wärmetransport zur Haut ist vor allem die Hautdurchblutung.

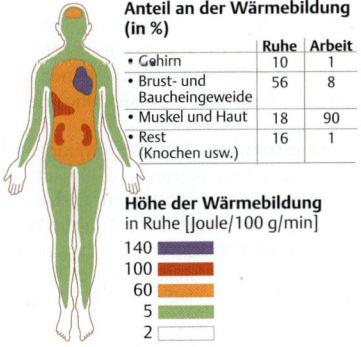

Abb. 15.2 Orte der Wärmebildung (nach Silbernagl u. Despopoulos).

Wärmeabgabe

Der äußere Wärmestrom, die Wärmeabgabe, umfasst Wärmestrahlung (Radiation), Wärmeleitung (Konduktion), Wärmeströmung (Konvektion) und Verdunstung (Evaporation) (**Abb. 15.3**).

Wärmestrahlung. Die durch Strahlung abgegebene Wärmemenge ist von der Temperatur des Strahlers und dessen Umgebung abhängig. Ist ein Gegenstand der Umgebung wärmer als die Haut, nimmt der Körper von dort die Strahlungswärme auf (z. B. Sonneneinstrahlung, Heizung). Ist der Gegenstand kälter, kann die Haut in diese Richtung Strahlungswärme abgeben (z. B. kalte Zimmerwand).

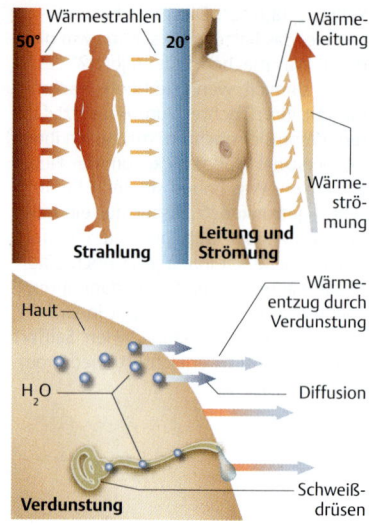

Abb. 15.3 Mechanismen der Wärmeabgabe (nach Silbernagl u. Despopoulos).

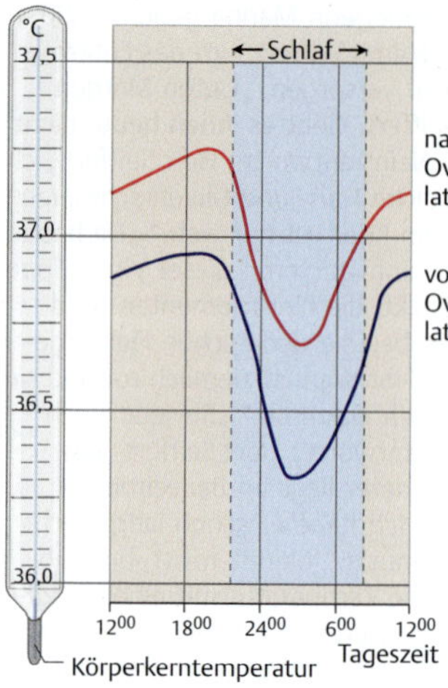

Abb. 15.4 Tageszeitliche Schwankungen der Körpertemperatur. Bei Frauen tritt durch Progesteronwirkung nach der Ovulation eine höhere Körperkerntemperatur auf (nach Jessen).

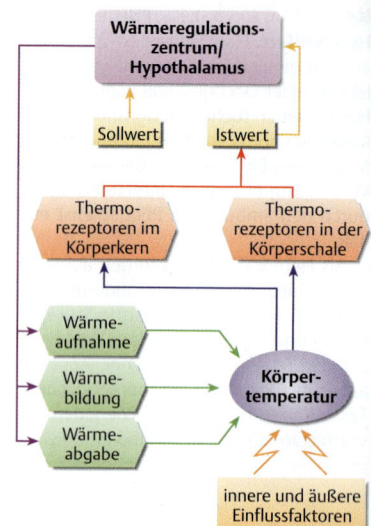

Abb. 15.5 Modell der Wärmeregulation.

Wärmeleitung. Die mit dem Blut zur Körperoberfläche transportierte Wärme wird an das unmittelbar umgebende Medium (z. B. kalte, nasse Kleidung) geleitet.

Wärmeströmung. Wärmeströmung wird erzeugt, indem Wärme auf ein umgebendes Medium übertragen und dann abtransportiert wird. Die natürliche Wärmeströmung findet an der Haut an die umgebende Luft statt, die nach Erwärmung aufwärts geleitet und durch kühlere Luft ersetzt wird, sodass ein ständiger Luftstrom an der Haut erzeugt wird. Voraussetzung ist ein Temperaturgefälle, d. h. die Luft muss kühler als die Haut sein. Stark gefördert wird diese Art der Wärmeabgabe, wenn die jeweils erwärmte Luftschicht von der Haut wegbewegt wird (z. B. Ventilator, Wind).

Verdunstung. Bei hohen Außentemperaturen und bei starker körperlicher Arbeit steigt die Körpertemperatur an. Wärmestrahlung, Wärmeleitung und Wärmeströmung reichen nicht mehr aus, um die Körpertemperatur zu senken. Deshalb muss die Wärme zusätzlich durch Verdunstung abgegeben werden. Der Körper verdunstet Wasser auf zwei Arten:

- **Perspiratio sensibilis:** Der größte Teil des benötigten Wassers gelangt durch die Schweißdrüsen an die Hautoberfläche, die Menge ist individuell unterschiedlich und auch vom Verhalten/körperlicher Tätigkeit abhängig.
- **Perspiratio insensibilis:** In Ruhe werden unmerklich ca. 20 – 50 ml/h über

die Atemwege und die Haut abgegeben (Gekle, Singer 2010). Voraussetzung für die Verdunstung ist eine relativ trockene Umgebungsluft, weil die Luft nur eine bestimmte Menge an Flüssigkeit als Wasserdampf aufnehmen kann (Sättigung). Bei der Verdunstung von 1 l Wasser wird dem Körper eine Wärmemenge von ca. 2400 kJ (580 kcal) entzogen (Silbernagl u. Despopoulos 2007).

Körpertemperaturregulierung (Thermoregulation)

! DEFINITION Der **Sollwert** der Körperkerntemperatur beträgt ca. 37 °C (individuelle Schwankungen von 36 – 37,5 °C). Sie unterliegt tageszeitlichen Schwankungen (zirkadianer Rhythmus: „innere Uhr") von 0,5 – 1 °C. Am niedrigsten ist die Temperatur um ca. 3.00 Uhr, am höchsten um ca. 18.00 Uhr (**Abb. 15.4**). Durch Menstruationszyklus und Krankheiten kann es zu einer längerfristigen Sollwertverschiebung kommen.

Das Wärmeregulationszentrum hat die Aufgabe, den Sollwert der Körperkerntemperatur von 37 °C konstant zu halten (**Abb. 15.5**). Es befindet sich im Zwischenhirn, dem Hypothalamus. Hier befinden sich temperaturempfindliche Thermorezeptoren, die die Kerntemperatur registrieren. Zusätzliche Informationen erhält der Hypothalamus durch

die Kalt- und Warmrezeptoren der Haut und des Zentralnervensystems.

Temperaturempfindung. Die Temperatur der Umgebung wird weder als kalt noch als warm empfunden, wenn sie im sog. Behaglichkeitsbereich liegt (auch thermoneutrale Zone genannt). Vorausgesetzt, dass keine Luftbewegungen stattfinden, ergibt sich für einen gesunden unbekleideten Erwachsenen im Ruhezustand ein Bereich zwischen 27 – 32 °C, im bekleideten Zustand beträgt dieser ca. 23 °C. Im Wasser steigt der Behaglichkeitsbereich je nach subkutaner Fettschicht als Wärmeisolator auf 31 °C (dick) bis 36 °C (dünn) (Silbernagl u. Despopoulos 2007). Liegt die Temperatur jedoch außerhalb dieser thermoneutralen Zone, dann wird sie als kalt oder warm empfunden. Das Auftreten einer Temperaturempfindung wird von weiteren Faktoren beeinflusst: „Je schneller die Temperaturänderung und je größer die Fläche, umso geringer braucht die Temperaturänderung zu sein, um die Wahrnehmungsschwelle zu erreichen" (Fruhstorfer 1996).

▶ MERKE Im Hypothalamus wird die gemessene Körpertemperatur (**Istwert**) mit dem **Sollwert** verglichen. Bei Abweichungen wird reguliert: Überschreitet die Kerntemperatur den Sollwert (z. B. bei körperlicher Arbeit oder einem Saunagang), dann wird die Hautdurchblutung und damit der Wärmetransport vom Körperkern zur Haut erhöht. Liegt hingegen die Kerntemperatur unter dem Sollwert, wird die Durchblutung der Haut gedrosselt. ───────

Periphere Gefäßregulation

Die periphere Gefäßregulation dient dem Wärmeaustausch. Wärme wird größtenteils mit dem Blutstrom weitergeleitet, somit kann durch eine Änderung des Blutdurchflusses in der Peripherie der Wärmetransport vom Körperkern an die Oberfläche in verhältnismäßig weitem Umfang geregelt werden. Die

Steuerung der Vasomotorik (Bewegungsprozesse der Blutgefäße) erfolgt durch

- vasoaktive Substanzen: z. B. Azetylcholin, Histamin (gefäßerweiternd) und Adrenalin, Noradrenalin (gefäßverengend) sowie
- gegenreflektorische Vorgänge (ausgelöst bei Überschreiten der Temperaturschwellenwerte).

Durch die Steuerung der Vasomotorik kann eine drohende Auskühlung, z. B. durch Vasokonstriktion (Engstellung) der Hautgefäße, verhindert werden. Wärme führt dagegen zur Vasodilatation (Weitstellung) der Hautgefäße und damit zur vermehrten Wärmeabgabe über die Haut.

15.2 Pflegesituationen erkennen, erfassen und bewerten ───────

15.2.1 Körpertemperatur beobachten und beurteilen

Pflegeanamnese

Informationen zur individuellen Regulierung der Körpertemperatur können auf unterschiedliche Weise gewonnen werden:

- Im Gespräch mit dem Patienten:
  - Wie ist sein alltägliches und aktuelles Wärmebedürfnis und Temperaturempfinden?
  - Neigt er eher zum Frieren oder zum Schwitzen?
  - Wie reagiert er auf Temperaturprobleme?
  - Welche Maßnahmen ergreift er, die zu seinem Wärmewohlbefinden beitragen?

- Durch Befühlen und Betrachten einzelner Hautpartien (z. B. Gesicht, Schultern, Hände, Füße) können Informationen über Wärmeverteilung und Hautdurchblutung gewonnen werden.
- Beobachten des Verhaltens ermöglicht, Informationen zu individuellem Wärmehaushalt, Temperaturregulierung und Maßnahmen der Verhaltensanpassung zu erhalten.

In *Tab. 15.1* sind typische Beobachtungskriterien zur Regulierung der Körpertemperatur eines Erwachsenen aufgeführt.

Messen der Körpertemperatur

Um die subjektiv gewonnenen Eindrücke über den Wärmehaushalt und die Temperaturregulierung zu objektivieren, wird die Körpertemperatur gemessen.

Wie bereits beschrieben, unterliegt die Körpertemperatur individuellen, tageszeitlichen und hormonellen Schwankungen, die zwischen 0,5 – 1 °C differieren können. Insofern ist ein einmaliger Messwert wenig aussagekräftig. Um Temperaturtrends zu erfassen und somit Rückschlüsse auf Verhaltensweisen, Erkrankungen oder Einflüsse von pflegerischen und therapeutischen Maßnahmen zu erkennen und zu beurteilen, sind weitere Messungen notwendig. Dabei ist zu beachten, dass die Messergebnisse je nach Messort und Messmethode variieren.

Messorte und Messverfahren

An folgenden Körperstellen kann gemessen werden (*Tab. 15.2*):

- im Gehörgang

Tab. 15.1 *Beobachtungskriterien zur Körpertemperaturregulierung.*

Behaglichkeitstemperatur	Kälte/Kühle	Wärme/Hitze
Hautfarbe und Hautkonsistenz		
→ rosig → gut durchblutet	→ Hautblässe, besonders an den Extremitäten und Akren (Ausnahme: die sog. Lewis-Reaktion als kurzfristige Vasodilatation in den Akren bei Temperaturen < + 10 °C: rote Hände, rotes Gesicht nach anfänglicher maximaler Blässe)	→ gerötet → Hautkonsistenz manchmal teigig oder geschwollen
Hautwärme		
→ Kopf und Körperstamm warm → Extremitäten etwas kühler	→ kühl/kalt, besonders an kälteexponierten Körperstellen, Extremitäten und Akren	→ warm, schweißig
Körperhaltung und -bewegung		
→ locker und entspannt	→ Arme körpernah anliegend → zusammengekauert angespannt → aktive Bewegung → Muskelzittern → Gänsehaut	→ „offen", Arme eher abgespreizt → Körperbewegung reduziert
Kleidung und Umgebung		
→ dem individuellen Wärmebedürfnis und der Umgebungstemperatur angepasst	→ dicke Kleidungsstücke → Heizung	→ dünne, leichte, durchlässige Kleidung → Aufenthalt in schattiger, kühler Umgebung
Nahrung		
→ kalte/warme Getränke → den Bedürfnissen entsprechende Kost	→ warme Getränke → kalorienreiche Kost	→ kühle Getränke → flüssigkeitsreiche Kost
seelisch-geistige Verfassung		
→ angeregt bis entspannt	→ eher Unwohlgefühl → reduzierter Antrieb → angespannt	→ eher passiv → antriebsarm oder unruhig

Tab. 15.2 *Messarten der Körpertemperatur.*

Messdauer	Vorteile	Nachteile	Nicht anwenden bei
rektal			
→ Digitalthermometer: ca. 60 – 90 Sek. → elektronisches Thermometer mit Messfühler → Maximumthermometer: ca. 3 – 4 Min.	→ kurze Messzeit im Vergleich zur axillaren/oralen Messung → Temperatur entspricht weitgehend der Körperkerntemperatur	→ unangenehm für den Patienten, da diese Messart einen Eingriff in seine Intimsphäre darstellt → je nach Messtiefe Temperaturunterschiede bis zu 1 °C → mögliche Keimverschleppung → Verletzungsgefahr der Darmschleimhaut → reagiert verzögert auf aktuelle Veränderungen der Körperkerntemperatur	→ Ablehnung dieser Messmethode durch Patienten → Operationen/Untersuchungen und therapeutischen Maßnahmen im rektalen Bereich → Beschwerden/Erkrankungen (Rhagaden, Analprolaps, Diarrhö)
Haut: axillar			
→ Digitalthermometer: ca. 60 – 90 Sek. → Maximumthermometer: ca. 10 Min.	→ angenehme Messmethode → leichte Durchführung	→ lange Messzeit → ungenaues Messergebnis, da lediglich Hauttemperatur gemessen wird und viele Fehlerquellen möglich sind (z. B. Dislokation, Achselschweiß)	→ sehr kachektischen Patienten → Zentralisation des Kreislaufs, da nur Körperschalentemperatur ermittelt wird
Haut: inguinal (Leiste)			
→ kontinuierliche Messung	→ Messung mit dünnem, hochflexiblen Messfühler → Speicherung der Temperatur sowie Alarmfunktion	→ Messung der Hauttemperatur (Fehlerquellen)	→ Zentralisation des Kreislaufs
oral/sublingual			
→ Digitalthermometer: ca. 60 – 90 Sek. → Maximumthermometer: ca. 5 Min.	→ leichte Durchführung	→ Messwert ist beeinflussbar durch unmittelbar vorherige Aufnahme von kalten/heißen Getränken → je nach Messort/-tiefe Temperaturunterschiede	→ Patienten mit Luftnot, Mundatmung, Fazialisparese, Muskelspasmen, Verletzungen im Bereich des Mundes → unruhigen, bewusstseinsgetrübten Patienten → Kindern
im Gehörgang			
→ Infrarot-Ohrthermometer: 1 – 7 Sek.	→ angenehme Messmethode → Messergebnis entspricht der Kerntemperatur → sehr kurze Messdauer	→ teuer → geringe Verfügbarkeit, da nur ein Gerät für mehrere Patienten → Messfehler durch fehlerhafte Anwendung	→ Verletzungen, Erkrankungen im Bereich des Ohres
an Stirn/Schläfe			
→ Infrarot-Sensoren	→ Temperatur in der Nähe großer Blutgefäße kann im Stirn- und Schläfenbereich gut gemessen werden	→ Messmethode ist relativ neu, bislang liegen keine breiten Erfahrungen für Wertung vor	

- oral (in der Mundhöhle)
- sublingual (unter der Zunge neben dem Zungenbändchen)
- axillar (in der Achselhöhle)
- rektal (im Mastdarm)
- vaginal (in der Scheide)
- inguinal (in der Leiste)

In der Intensivpflege stehen weitere Messverfahren zur Verfügung, um die Temperatur im Blut und in verschiedenen Organen zu messen:

- Temperatur des Blutes über den Pulmonaliskatheter
- Temperatur im Rektum über die Rektalsonde
- Temperatur in der Harnblase über den Blasenkatheter
- Temperatur der Haut über das Hautthermometer

Temperaturdifferenzen. Unter Normalbedingungen variieren die Körperkerntemperaturen an verschiedenen Messorten von 0,2 – 1,2 °C. Die höchsten Werte finden sich im Rektum, hier allerdings wiederum abhängig von der Tiefe des Messortes (je nach Tiefe Temperaturunterschiede bis zu 1 °C). Aus diesem Grunde ist für Verlaufskontrollen eine präzise Messtiefe zu fordern. Dies gilt ebenso für die orale/sublinguale Messung. Die axillare Messung gibt nur einen sehr vagen Anhalt über die Körpertemperatur, da sie lediglich die Temperatur der Körperschale misst (s. **Abb. 15.1**).

Gleichzeitige Messung. Aus diagnostischen Gründen kann es sinnvoll sein, simultane Messungen von Körperkern und Körperschale vorzunehmen, um Aussagen über Veränderungen von Wärmeverteilungen, Entwicklung von Fieber usw. zu erhalten und gezielte Therapiemaßnahmen einzuleiten (Holtzclaw 1990, Sund-Levander u. Wahren 2000).

Regeln für die Temperaturmessung

➤ **MERKE** Die Erfassung der individuellen Körpertemperatur unterliegt zahlreichen Einflüssen, sodass für eine aussagefähige Messung Tageszeit, Messort und Messmethode in der Funktionseinheit (z. B. Station) festgelegt werden sollten.

Handhabung. Die Werte werden nach institutionsüblicher Weise dokumentiert. Vor der Anwendung müssen unbedingt die Hinweise des Herstellers beachtet werden, um eine genaue und sichere Messung durchführen zu können. Die verschiedenen Thermometermodelle variieren in der Handhabung und Messdauer. Bei der Reinigung und Desinfektion sind Hinweise auf Wasserdichtigkeit und Materialeigenschaften zu prüfen. Informationen zu den verschiedenen Messverfahren sind in **Tab. 15.2** und **Tab. 15.3** aufgeführt.

MERKE Die Temperatur wird bei Verdacht auf eine Erkrankung und bei Aufnahme im Krankenhaus gemessen. Regelmäßige Temperaturmessungen sollten nur bei Fieber, bei Verdacht auf Infektion, während eines postopera-

tiven Aufenthaltes oder bei Risikopatienten durchgeführt werden, da unnötiges Messen Patienten stört oder beunruhigt. Die Häufigkeit der Messungen richtet sich nach pflegerischer Einschätzung und Beurteilung, Krankheitsverlauf, Befinden und ärztlicher Anordnung. ——

Hygiene. Aus hygienischen Gründen ist es sinnvoll, dass jeder Patient bei Aufnahme ein eigenes Thermometer mit handelsüblichen Schutzhüllen erhält. Ist dies nicht möglich, so muss es nach Gebrauch desinfiziert werden (z. B. mit 70 % Alkohol abwischen), um Kontami-

nationen mit Kreuzübertragung zu vermeiden. Wegen der Verletzungsgefahr durch die Schweißnaht der Schutzhülle darf sie bei der rektalen Messung Frühgeborener nicht verwendet werden.
Ruhephase. Da die Temperatur von vorausgegangener körperlicher Beanspruchung abhängig ist, z. B. körperliche Bewegung, Untersuchungen, pflegerische Maßnahmen (warmes Bad, Einlauf), sollte die Temperatur nach einer entsprechenden Ruhephase von ca. 10 – 20 Min. gemessen werden. Die Dauer der Ruhephase kann individuell unterschiedlich sein. Deshalb ist bei auffälligen Messwer-

Tab. 15.3 *Thermometermodelle.*

Messort	Messbereich	Messtechnik	Besonderheiten
analoges Glasfieberthermometer *(Maximumthermometer)*			
→ axillar → rektal → sublingual/oral	→ 35 – 42 °C → spezielles Säuglingsthermometer 26 – 42 °C	→ luftleeres Glasröhrchen, an der Spitze mit einem Depot aus flüssigem Metall → bei Wärmeaufnahme dehnt sich das Metall aus, steigt in der Säule auf und bleibt bei der Körpertemperaturhöhe stehen → bei Abkühlung reißt der Metallfaden an der verengten Stelle ab und der gemessene Wert bleibt sichtbar → vor erneuter Messung muss das Metall in das Depot zurückgeschlagen werden	→ die Herstellung von Quecksilberthermometern ist in der EU untersagt → Alternative zu Quecksilberthermometern: Geratherm-Thermometer mit dem ungiftigen Metall „Galistan"
digitales Thermometer			
→ axillar → rektal → sublingual/oral	→ 32 – 43,9 °C	→ Messung erfolgt über Mikroprozessor, der mit einem Sensor an der Spitze des Thermometers verbunden ist → batteriebetrieben (ca. 1000 – 3000 Messungen pro Batterie) oder mit Solarzellen (96 Std. ohne Licht betriebsbereit) → nach Funktionskontrolle wird das Thermometer an Körperstelle platziert → Signal kündigt Beendigung des Messvorgangs an	→ automatische Funktionskontrolle: nach Einschalten erscheint ein bestimmter Kontrollwert
mobiler Monitor zur kontinuierlichen Überwachung			
→ axillar → inguinal	→ 32 – 42 °C	→ Kontinuierliche Überwachung mit Messung alle 5 Sek. sowie Speicherung der Temperatur in ausgewählten Intervallen (alle 15 Min., 30 Min., jede Stunde usw.)	→ 50 g leichter Datenmonitor, an Kleidung zu befestigen
Infrarotthermometer			
→ im Gehörgang → an der Stirn	→ 0 – 100 °C → 20 – 42,2 °C	→ Körperwärme wird durch reflektierte Infrarotstrahlen von Trommelfell/Haut ermittelt → zur exakten Platzierung im Gehörgang muss der Gehörgang gestreckt werden (Zug an der Ohrmuschel schräg nach hinten oben), um die Messspitze direkt auf das Trommelfell richten zu können (nicht bei allen Thermometern, auf Herstellerinformationen achten) → Infrarotstrahlung wird in Temperaturwerte umgesetzt und sind auf dem Display abzulesen	→ Aufwärmzeiten, Wärmeaustausch und nicht ausreichender Gewebekontakt entfallen (Fehlmessungen geringer) → die Trommelfelltemperatur ist wegen der Nähe zum Hypothalamus ein idealer Indikator der Körperkerntemperatur → auf jeweils neue Messhülle kann bei bestimmten Modellen verzichtet werden (Desinfektion der Messfühlerspitze mit 70 % Alkohol und Tupfer)

ten, die nicht zum klinischen Bild und zum Befinden des Patienten passen, nach 2 Std. eine erneute Temperaturkontrolle zu empfehlen. Wärmequellen sind vor der Messung zu entfernen.

MERKE Die Ruhe vor der Temperaturmessung ist auch bei der Bestimmung der Körpertemperatur zur natürlichen Familienplanung (Bestimmung der Basaltemperatur) erforderlich. Unter idealen Umständen können bei korrekter Messung (täglich morgens rektal oder vaginal) und Dokumentation der Körpertemperatur die fruchtbaren Tage und der voraussichtliche Eisprung einer Frau bestimmt werden (s. *Abb. 15.4*).

Unruhige Patienten. Bei unruhigen Patienten sollte die Messung überwacht und u. U. das Thermometer festgehalten werden. Bei kleinen Kindern, unruhigen oder zu Krämpfen neigenden Menschen darf keine orale/sublinguale Messung durchgeführt werden, da sie das Thermometer zerbeißen könnten. Kurz zuvor eingenommene (ca. 10 Min.) heiße oder kalte Getränke beeinflussen diese Messmethode ebenso wie eine dauernde Mundatmung.

FALLBEISPIEL Die 5- und 6-jährigen Schwestern Anna und Marie liegen mit Windpocken zusammen im Bett und sind schon wieder ganz quirlig. Trotzdem will der Vater bei der Jüngsten wieder einmal die Temperatur messen und legt ihr mit Ermahnungen das Maximalthermometer unter die Zunge. Ausgelassen klatscht die ältere Schwester in die Hände, woraufhin die Kleine erschrickt und die Spitze des Thermometers abbeißt und verschluckt.

Thermometermodelle
Zum Messen der Körpertemperatur stehen verschiedene Thermometer zur Verfügung (*Abb. 15.6*). Die Wahl des Ther-

mometers ist abhängig von Messort, Alter, Erkrankung, Befinden und Bewusstseinszustand des Patienten, von der Häufigkeit, mit der die Resultate benötigt werden, und natürlich auch von der Auswahl der verfügbaren Thermometer.

Die verschiedenen Thermometermodelle mit Messorten, Messbereichen, Messtechniken und jeweiligen Besonderheiten sind in *Tab. 15.3* zusammengefasst.

MERKE Bei der Interpretation eines Körpertemperaturwertes ist zu beachten, dass dieser von zahlreichen individuellen Einflüssen abhängig ist. Darüber hinaus produziert jeder Messort und jede Messmethode einen eigenen Temperaturwert.

Veränderungen der Körpertemperatur – Hypothermie und Hyperthermie
Bei Abweichungen von der normalen Körpertemperatur wird (rektal gemessen) unterschieden in:
- Hypothermie (unter 35 °C)
- Hyperthermie (über 37,5 °C **ohne** Sollwerterhöhung der Körperkerntemperatur)
- Fieber (über 38 °C **mit** Sollwerterhöhung der Körperkerntemperatur) (S. 404)

Ursachen von Körpertemperaturstörungen
Störungen der Körpertemperatur entstehen durch ein Missverhältnis zwischen Wärmebildung/-aufnahme und Wärmeabgabe. Lokale Schäden treten bei begrenzten Hitze- oder Kältebelastungen auf, die die Kompensationsmöglichkeiten des Körpers übersteigen.

Die Folgen sind Verbrennungen bzw. Erfrierungen in verschiedenen Schweregraden. Ursachen für Temperaturstörungen sind z. B. unangepasstes Verhalten und innere Störfaktoren.

Unangepasstes Verhalten. Falsches Verhalten führt zu generalisierten Temperaturstörungen (z. B. bei Kälte, Regen, Schnee, Hitze, Sonne, Wind oder durch unangemessene Kleidung, körperliche Inaktivität oder extreme Aktivität). Es kommt zu Unterkühlungen, Überwärmungen oder allgemeinen Hitzeschäden.

Innere Störfaktoren. Dies können Infektionen, Medikamentenwirkungen, Vergiftungen, Störungen des Wasser-/Elektrolyt-/Hormonhaushaltes, Körpergewichtsextreme u. a. sein. Auch das Temperaturzentrum im Hypothalamus kann direkt betroffen sein (z. B. Hirnblutung, hypoxischer Hirnschaden, Tumor). Bei einer Querschnittslähmung kann es im betroffenen Bereich zu Störung der Temperaturregulierung kommen: Ausfall des Kältezitterns, der Hautvasomotorik und des Schwitzens. Kälte bzw. Wärme scheint häufig zu paradoxen Empfindungen zu führen, die wiederum sehr belastende Auswirkungen haben können.

Risikogruppen. Alte und sehr junge oder sehr hilfs- und pflegebedürftige Menschen haben häufig eine unzureichende Temperaturwahrnehmung, die nötigen Verhaltensänderungen fehlen (Sitzmann 2011). Im hohen Alter können außerdem körperliche Veränderungen die Temperaturregulierung beeinflussen:
- Die Konstriktionsfähigkeit der peripheren Blutgefäße lässt nach,
- die Zitterschwelle ist häufig erniedrigt,
- die körperliche Aktivität ist eingeschränkt und
- die Nahrungsaufnahme und damit die Grundlage des Energieumsatzes ist reduziert.

Neugeborene und kleine Kinder verfügen über ein ungünstiges Verhältnis zwischen großer Körperoberfläche und geringer Körpermasse. Sie weisen eine geringe Ruhewärmeproduktion und eine dünne subkutane Fettschicht auf. Dadurch können sie leicht auskühlen und

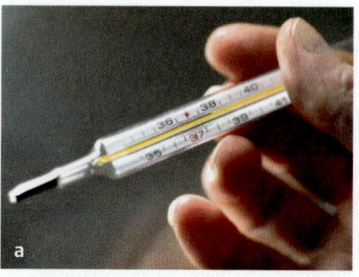
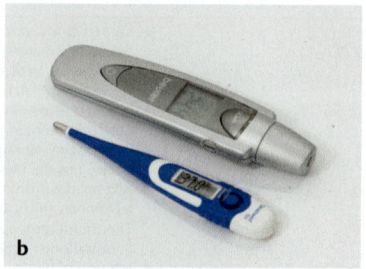
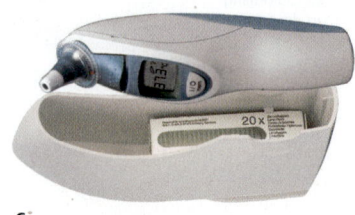

Abb. 15.6 **Verschiedene Thermometer. a** Maximumthermometer, **b** digitales Thermometer, **c** Infrarotthermometer.

benötigen eine höhere Behaglichkeitstemperatur, z. B. für das Neugeborene ca. 34 °C. Als zusätzliche Regulationsmöglichkeit besitzt es braunes Fettgewebe, das ihm eine „zitterfreie" Wärmebildung ermöglicht.

PRÄVENTION & GESUNDHEITSFÖRDERUNG Gefürchtete Folgeschäden beim Diabetes mellitus Typ II sind das Zusammenwirken von Mikro- und Makroangiopathien (z. B. in peripheren Gefäßen der Beine) sowie die diabetische Polyneuropathie. Dadurch kann die Empfindung für Temperatur und Sensibilität bei Verletzungen beeinträchtigt werden. Um das Risiko für Verletzungen mit chronischer Wundheilung zu reduzieren, sollten die Fußsensibilität regelmäßig überprüft und der Patient über Vermeidensstrategien aufgeklärt werden.

Hypothermie

DEFINITION **Hypothermie** ist eine Körpertemperatur von unter 35 °C. Sinkt die Temperatur auf weniger als 27 °C ab, kommt es zu Bewusstlosigkeit, später zu Atem- und Kreislaufstillstand.

Ursachen

Hypothermie kann folgende Ursachen haben:
- nicht vollständig funktionierendes Wärmeregulationssystem oder fehlende, der Temperatur entsprechende Verhaltensänderung
- längerer Aufenthalt in einer kühlen, kalten und/oder nassen Umgebung (z. B. nach Unfällen, Alkohol- oder Drogenintoxikationen)
- Krankheit oder Verletzung
- Unfähigkeit oder verminderte Fähigkeit zu frösteln bzw. durch Kältezittern Wärme zu produzieren
- Unterernährung; verminderter Stoffwechsel
- Vasodilatation, Schwitzen in kühler Umgebung
- Schädigung der Temperaturregulierung, (z. B. durch Verbrennungen, Querschnittverletzungen, Hirnschädigungen, Intoxikationen)
- große Flüssigkeits- und/oder Blutverluste (z. B. während Operationen)

Therapeutische Hypothermie (Hibernation). Sie wird zur Herabsetzung des Stoffwechsels künstlich herbeigeführt, z. B. bei großen chirurgischen Eingriffen (z. B. Herz-, Gefäß-, Neurochirurgie) oder bei sehr hohem zentralem Fieber.

Symptome und Folgen

Die akuten Folgen und Symptome einer Hypothermie lassen sich einteilen in (**Abb. 15.7**):
- Stadium I: **Erregung/Abwehr** (35 – 32 °C)
- Stadium II: **Erschöpfung** (32 – 28 °C)
- Stadium III: **Lähmung** (Scheintod; ca. < 28 °C)

Teile dieser Erkenntnisse beruhen auf Medizinverbrechen im Nationalsozialismus bei KZ-Häftlingen ohne Linderung ihrer Leiden.

MERKE Zeichen des nahen Erfrierungstodes kann „Kälte-Idiotie" sein: durch Hitzehalluzinationen drängt es unterkühlte Betrunkene dazu, sich auszuziehen.

Patienten mit einer Hypothermie im Stadium II und III bedürfen intensivpflegerischer Überwachung. Sie befinden sich in einem lebensbedrohlichen Zustand. Es darf keine rasche Erwärmung der Oberfläche erfolgen, weil es sonst zu schweren Komplikationen kommen kann (z. B. Herz-Kreislauf-Versagen, Azidose).
Hilfsmittel zur Erwärmung. Bei Temperaturen von 32 – 35 °C wird passiv extern erwärmt, d. h. zum Schutz vor einem weiteren Wärmeverlust wird der Betroffene in warmer Raumumgebung mit warmen Decken zugedeckt und mit Folie isoliert. Unter diesen Maßnahmen kommt es durch die körpereigene Wärmebildung i. d. R. zu einem Temperaturanstieg. Bei Temperaturen unter 32 °C muss eine aktive externe Erwärmung stattfinden, d. h. Wärme wird durch warme Infusionen, Wärmematten und Heizdecken zugeführt, u. U. muss eine aktive zentrale Wiedererwärmung per Hämodialyse oder Hämofiltration erfolgen. Eine kontinuierliche Beobachtung

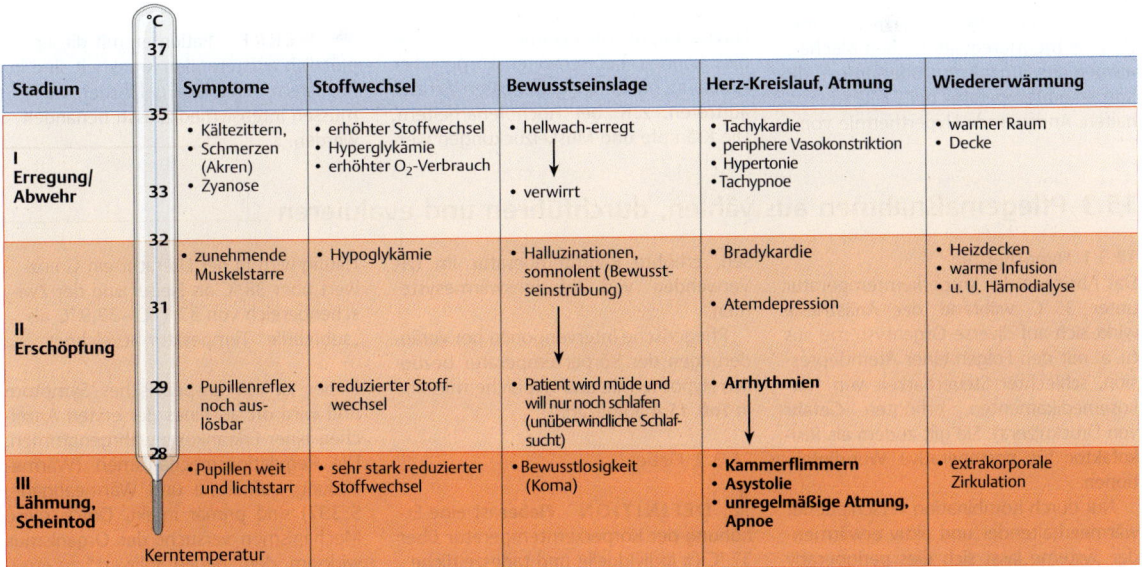

Stadium	°C	Symptome	Stoffwechsel	Bewusstseinslage	Herz-Kreislauf, Atmung	Wiedererwärmung
	37					
	35					
I **Erregung/ Abwehr**	33	• Kältezittern, • Schmerzen (Akren) • Zyanose	• erhöhter Stoffwechsel • Hyperglykämie • erhöhter O$_2$-Verbrauch	• hellwach-erregt ↓ • verwirrt	• Tachykardie • periphere Vasokonstriktion • Hypertonie • Tachypnoe	• warmer Raum • Decke
	32					
II **Erschöpfung**	31	• zunehmende Muskelstarre	• Hypoglykämie	• Halluzinationen, somnolent (Bewusstseinstrübung)	• Bradykardie • Atemdepression	• Heizdecken • warme Infusion • u. U. Hämodialyse
	29	• Pupillenreflex noch auslösbar	• reduzierter Stoffwechsel	• Patient wird müde und will nur noch schlafen (unüberwindliche Schlafsucht) ↓	• **Arrhythmien** ↓	
III **Lähmung, Scheintod**	28	• Pupillen weit und lichtstarr	• sehr stark reduzierter Stoffwechsel	• Bewusstlosigkeit (Koma)	• **Kammerflimmern** • **Asystolie** • **unregelmäßige Atmung, Apnoe**	• extrakorporale Zirkulation
		Kerntemperatur				

Abb. 15.7 Stadien der Hypothermie. Die verschiedenen Stadien zeichnen sich durch unterschiedliche Symptome aus und erfordern spezifische Maßnahmen der Wiedererwärmung.

von Vitalzeichen und Bewusstseinslage ist absolut notwendig.

> **MERKE** Menschen mit Alkoholintoxikation sind besonders von einer Hypothermie bedroht: Die Gefäßweitstellung (anfangs begleitet von Wärmegefühl) durch den Alkohol führt zu starker Auskühlung. Durch nasse Kleidung, z. B. durch Einnässen, wird diese zusätzlich verstärkt.

Erfrierungen

Die Haut- und Extremitätendurchblutung wird schon bei leichter Hypothermie und/oder bei niedrigen Umgebungstemperaturen stark gedrosselt. Dies kann zu Erfrierungen führen. Diesen Prozess begünstigende Faktoren sind: abnorme Gefäßdisposition, Nikotinabusus, anhaltende Einwirkung von Feuchtigkeit bei niedrigen Temperaturen. Betroffen sind vor allem die Endglieder (Akren): Finger, Zehen, Nase und Ohren.

Erfrierungen werden in 3 Schweregrade eingeteilt:

- **1. Grad**: Blässe, Abkühlung, Gefühllosigkeit; nach Erwärmung treten durch Hyperämie Schwellung und Schmerzen auf,
- **2. Grad**: Blasenbildung nach 12 – 24 Std. mit Abheilung ohne Narbenbildung,
- **3. Grad**: trockene Nekrosen (Mumifikation) oder blaurote Blutblasen, nach deren Platzen nasse Nekrosen verschiedener Tiefen, Defektheilung.

Hyperthermie

> **DEFINITION** Bei **Hyperthermie** sind die thermoregulatorischen Mechanismen des Organismus überfordert, die Körperkerntemperatur bei 37 °C zu halten. Andauernde Hyperthermie von

42 °C führt durch Sauerstoffmangel und Gewebezerstörungen zum Tod.

Ursachen

Hyperthermie kann folgende Ursachen haben (Gordon 1998):

- Krankheit oder Verletzung,
- Flüssigkeitsmangel,
- fehlende oder verminderte Fähigkeit zu schwitzen,
- Aufenthalt in einer sehr heißen Umgebung,
- übermäßige körperliche Aktivität,
- erhöhter Stoffwechsel,
- Nebenwirkungen von Medikamenten/ Anästhetika oder
- unangemessene Kleidung.

Symptome

Symptome von hyperthermen Erscheinungen sind:

- erhöhte Körpertemperatur
- gerötete, überwärmte, anfangs meist trockene Haut
- erhöhte Atemfrequenz
- Tachykardie
- manchmal Bewusstseinsveränderungen
- selten Krampfanfälle/Fieberkrämpfe (als Folgeerscheinung)

Formen der Hyperthermie

Hitzekollaps. Der Hitzekollaps (Hitzesynkope) wird durch eine wärmebedingte Weitstellung der Blutgefäße hervorgerufen. Ein großer Teil des Blutes „versackt" in den Beinen (insbesondere im Stehen) und durch Schwitzen verringert sich zusätzlich das Extrazellulärvolumen. Folgen sind z. B. Schwächegefühl, Hypotonie, Schwindel, Übelkeit und Ohnmacht.
Hitzekrämpfe. Hitzekrämpfe (Hitzetetanie) können bei schwerer körperlicher Arbeit in hoher Umgebungstemperatur auftreten, z. B. bei Hochofenarbeitern. Die Krämpfe und Muskelzuckungen werden durch den Mangel an Natriumchlorid verursacht, das beim Schwitzen verloren geht.
Hitzschlag. Der Hitzschlag ist die schwerste Form der Überhitzung und stellt eine akut lebensbedrohliche Situation dar. Er wird durch starke exogene Wärmezufuhr (hohe Umgebungstemperatur) bei gleichzeitig behinderter Wärmeabgabe verursacht. Hohe Luftfeuchtigkeit und körperliche Aktivität begünstigen den Hitzschlag. Symptome sind: Körpertemperaturen > 40 °C, heiße und trockene Haut, Kopfschmerzen, Übelkeit, Tachykardie. Es treten Bewusstseinsveränderungen auf, die zur Bewusstlosigkeit (Hirnödem) führen können.
Sonnenstich. Der Sonnenstich wird durch direkte Einstrahlung der Sonne auf Kopf und Nackenbereich hervorgerufen. Übelkeit, Schwindel und heftiger Kopfschmerz sind die Symptome. Gehirnhyperämie und seröse Meningitis sind Begleiterscheinungen, deren Verlauf tödlich sein kann. Dementsprechend kann eine intensivmedizinische Behandlung notwendig sein.
Maligne Hyperthermie. Die maligne Hyperthermie kann bei Narkosen durch bestimmte Inhalationsgase und Muskelrelaxanzien auftreten. Diese setzen in der Skelettmuskulatur plötzlich exzessiv Kalziumionen frei, sodass es zu generalisierten Muskelzuckungen mit sehr hohem Sauerstoffverbrauch und enormer Wärmebildung kommt. Betroffen sind Menschen mit einem bestimmten genetischen Defekt, der den Ca-Transport betrifft.

> **MERKE** Patienten mit dieser plötzlich auftretenden Krankheit sind in höchstem Maße letal gefährdet, sie müssen intensivmedizinisch behandelt werden.

15.3 Pflegemaßnahmen auswählen, durchführen und evaluieren

15.3.1 Hypothermie

Das Absinken der Körperkerntemperatur unter 35 °C während der Anästhesie wirkt sich auf diverse Organsysteme aus (u. a. mit den Folgen einer Atemdepression, schlechter Steuerbarkeit von Narkosemedikamenten, erhöhter Gefahr von Druckulzera). Sie gilt zudem als Risikofaktor für postoperative Wundinfektionen.

Nur durch Kombination verschiedener wärmeerhaltender und aktiv erwärmender Systeme lässt sich dies perioperativ beeinflussen, z. B. den Patienten so lang und so gut wie möglich zugedeckt lassen, erhöhte Raumtemperatur im OP, Verwenden von Infusionswärmesystemen.

Pflegerische Interventionen bei Veränderungen der Körpertemperatur bezüglich Hypothermie und Hyperthermie sind in **Tab. 15.4** aufgezählt.

15.3.2 Fieber

> **DEFINITION** **Fieber** ist eine Erhöhung der Körperkerntemperatur über 37 °C (± individuelle und tageszeitliche Schwankungen) infolge einer Sollwertänderung im Wärmeregulationszentrum.

Häufig wird in der Literatur ein Grenzwert über 38 °C als Fieber und der Zwischenbereich von 37,1 °C – 37,9 °C als „subfebrile" Temperatur bezeichnet.

Fieber ist ein unspezifisches Symptom und wird oft als eines der ersten Anzeichen einer Erkrankung wahrgenommen. Die Regulationsmechanismen (Wärmebildung/-aufnahme und Wärmeabgabe, S. 397) sind primär intakt. Durch diese Mechanismen versucht der Organismus wirksam, den „neuen Sollwert" zu erreichen bzw. aufrechtzuerhalten. Rektal ge-

Tab. 15.4 *Sofortmaßnahmen bei Veränderungen der Körpertemperatur: Hypothermie und Hyperthermie.*

Störungen der Körpertemperatur	Sofortmaßnahmen
Hypothermie	
→ Unterkühlung (Hypothermie)	→ je nach Ausprägung langsames Wiedererwärmen (innerlich mit warmen Getränken [kein Alkohol!] als auch äußerlich mit warmen Decken, Erhöhen der Raumtemperatur)
→ Erfrierungen	→ Wärmezufuhr sowohl innerlich (warme Getränke, kein Alkohol!) als auch äußerlich (warme Decken); je nach Zustand wird der Patient auf die Intermediate Care (Überwachungsstation) verlegt
Hyperthermie	
→ Fieber	→ s. S. 404
→ Hitzekollaps, Hitzesynkope	→ Flachlagerung und Flüssigkeitszufuhr
→ Hitzekrämpfe	→ orale Zufuhr von Elektrolytlösungen, evtl. Infusionstherapie und Überwachung
→ Hitzschlag	→ Betroffenen in kühle Umgebung bringen, physikalische Kühlung durch kalte Umschläge, Cold-Packs, evtl. Eiswasserbad, kalte Getränke, Sicherstellung der Vitalfunktionen, notärztliche und intensivmedizinische Behandlung
→ Sonnenstich	→ Betroffenen in kühle, schattige Umgebung bringen, Kopf und Oberkörper leicht erhöht lagern, physikalische Kühlungsmaßnahmen, insbesondere des Kopfbereiches
→ maligne Hyperthermie	→ Narkose beenden, Narkosesystem und -gerät auswechseln, Vitalfunktionen sicherstellen, mit 100 % Sauerstoff beatmen, Patienten kühlen, Notfallmedikament Dantrolen verabreichen

messen wird der Schweregrad des Fiebers unterteilt in

- erhöhte (subfebrile) Temperaturen 37,5 – 38 °C,
- leicht erhöhte (febrile) Temperaturen 38,1 – 38,5 °C,
- mäßiges Fieber 38,6 – 39 °C,
- hohes Fieber 39,1 – 39,9 °C und
- sehr hohes Fieber (hyperpyretisches Fieber) > 40 °C.

Ab 42,6 °C beginnt die Denaturierung von Proteinen (Eiweißgerinnung), in dessen Folge der Tod eintritt.

Fieberarten und ihre Ursachen

Infektiöses Fieber. Durch Bestandteile von Mikroben wie Bakterien, Viren und Pilze (exogene Pyrogene) werden im Organismus zahlreiche Prozesse aktiviert. Diese bilden bestimmte Stoffe (Zytokine), u. a. endogene Pyrogene, die zur Fieberreaktion führen.

FALLBEISPIEL Der 6-jährige Simon erlebte auf dem Kindergeburtstag einen Nachmittag voller Ausgelassenheit und schönen Erlebnissen: viele Spiele, herzhafte Würstchen und Limo. Beim Abholen klagte er jedoch über Halsschmerzen und Kopfweh und als ihn sein Vater in das Auto hob, fühlte er sich sehr heiß an. Zu Hause reagierte Simon kaum noch. Nach dem Fiebermessen las die

Mutter 38,9 °C ab und auf der Haut zeigte sich „Gänsehaut".

In der Nacht klagte der Junge weiter über starke Halsschmerzen, durch Wadenwickel ließ sich das Fieber kaum senken. Am Morgen war es schon bei 39,2 °C und Simon wollte nichts essen und trinken.

Die besorgte Mutter informierte den Kinderarzt. Nachdem sie ihm die Symptome auch von anderen Kindern aus der näheren Umgebung geschildert hatte, vermutete der Kinderarzt, dass Simon an Scharlach erkrankt sei.

Resorptionsfieber. Bei Resorptionsfieber ist die Temperatur infolge Resorption (Aufnahme) von Wundsekreten, Gewebstrümmern und Blutergüssen erhöht, z. B. postoperativ oder nach Verletzungen (auch aseptisches Fieber genannt). Es dauert meist einige Tage an und liegt höchstens bei 38,5 °C.

Zentrales Fieber. Das sehr hohe Fieber wird durch Schädigung des Temperaturregulationszentrums hervorgerufen, z. B. nach Hirntraumen.

Durstfieber. Es tritt vor allem beim Säugling infolge Flüssigkeitsmangels auf. Es wird zwar als Fieber bezeichnet, gehört jedoch eher zur Hyperthermie, da nicht der Sollwert verstellt ist, sondern eine Störung der Wärmeabgabe vorliegt.

Toxisches Fieber. Toxisches Fieber entsteht als mögliche Reaktion auf körperfremdes Eiweiß (z. B. Bluttransfusionen, Impfungen).

Dreitagefieber. So wird eine Virusinfektion bei Kleinkindern bezeichnet. Die Kinder haben etwa 3 Tage zwischen 39 – 40 °C Fieber.

Fieber unbekannter Ursache. Erhebliche diagnostische Probleme bereiten fieberhafte Erkrankungen, die länger als 2 – 3 Wochen mit einem dauernden (persistierenden) oder immer wiederkehrenden (rezidivierenden) Fieber verlaufen („Fever of unknown Origin" = FUO). Von den Untersuchenden wird zur Aufklärung eine große Bereitschaft zur Interdisziplinarität gefordert (Winckelmann 2004).

! DEFINITION Zunächst ungeklärtes Fieber als pathologischer Anstieg der Ruhetemperaturen über den individuellen Normbereich des Patienten (längere Zeit am Morgen > 37 °C sublingual gemessen) wird als **Fieber unbekannter Ursache** bezeichnet. _____

Fieberverlauf

Der Fieberverlauf ist durch 3 Stadien gekennzeichnet (**Abb. 15.8**).

Fieberanstieg

Fiebererzeugende Stoffe (Pyrogene) verursachen im Temperaturregulationszentrum eine Sollwerterhöhung. Der „Temperatur-Istwert" weicht noch vom erhöhten „Temperatur-Sollwert" ab. Die Wärmeabgabe wird durch die Verminderung der Hautdurchblutung herabgesetzt, sodass die Haut abkühlt und blass und marmoriert aussieht (Kältegefühl). Gleichzeitig wird die Wärmeproduktion durch Steigerung des Muskeltonus (u. a. erkennbar an der sog. Gänsehaut) bis hin zu Muskelzittern erhöht (Schüttelfrost). Manchmal kann sogar „Zähneklappern" auftreten.

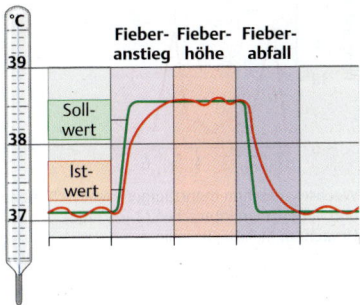

Abb. 15.8 Fieberverlauf. Er ist durch 3 Phasen gekennzeichnet.

Fieberhöhe

In dieser Phase ist der Sollwert erreicht, es kann sich eine Plateauphase anschlie-ßen. Haut und Schleimhäute sind tro-cken, heiß und gerötet, die Augen glän-zend und häufig lichtempfindlich. Der Mensch hat ein starkes Hitzeempfinden. Er leidet an einem ausgeprägten Schwä-che- und Krankheitsgefühl, häufig mit Kopf- und Gliederschmerzen verbunden. Der gesteigerte Energieumsatz führt zur Erhöhung der Atem- und Pulsfrequenz (pro 1 °C Körpertemperaturanstieg Zu-nahme um 8 – 12 Pulsschläge). Der Sauerstoffverbrauch steigt pro 1 °C Kör-pertemperaturerhöhung um 10 % (Man-thous et al. 1995). In dieser Phase treten oft Müdigkeit, Unruhe und Angstgefühle auf. Es besteht meist Appetitlosigkeit, aber ein großes Durstgefühl, das aus dem erhöhten Flüssigkeitsbedarf resul-tiert. Die Urinausscheidung ist gering und konzentriert.

Fieberabfall

Das Temperaturregulationszentrum senkt den Sollwert wieder (z. B. durch Reduzierung der Pyrogene), der erreich-te Istwert ist zu hoch. Es kommt zum Fieberabfall. Wärmeabgabe findet durch eine vermehrte Hautdurchblutung (Rö-tung, Hitzegefühl) und starkes Schwitzen

statt. Der Fieberabfall kann langsam (Lysis) oder schnell (Krisis) erfolgen.
Lysis. Sie kann mehrere Tage dauern. Für den Organismus ist dies weniger belas-tend. Der Schweiß ist warm und groß-perlig.
Krisis. Die Krisis ist, wie der Name sagt, ein kritischer, d. h. rascher Abfall: Das Fieber sinkt innerhalb von wenigen Stun-den. Die Folgen sind hoher Energiever-brauch und Flüssigkeitsverlust, was für den Organismus sehr belastend ist. Mit dem Temperaturabfall sinkt auch die Pulsfrequenz. Steigt sie während der Kri-sis erneut an, kann dies auf einen dro-henden Kreislaufkollaps hinweisen. Symptome dafür sind außerdem kalter, klebriger und kleinperliger Schweiß sowie blasse Haut.

> ➔ **MERKE** Kritisches Entfiebern ist ein Notfall, der zu Kreislaufversagen führen kann.

Fieberverlaufstypen

👁 **FALLBEISPIEL** Der 50-jährige Geschäftsmann erkrankt nach ursprüng-lich unspezifischer Symptomatik wie Abgeschlagenheit und Gliederschmer-zen akut mit einem ca. 15-minütigen Schüttelfrost. In den folgenden Stunden

entwickelt sich hohes Fieber bis 40 °C. Der Mann erbricht einmal und hat be-gleitend starke Kopf- und Rücken-schmerzen. Nach 4 Std. beginnt er mit starkem Schweißausbruch zu entfiebern. Er ist stark erschöpft und schläft ein. Am nächsten Morgen fühlt er sich einiger-maßen wohl. Diese Symptome wieder-holen sich nach 2 Tagen. Die Anamnese gibt dem Arzt den entscheidenden Hin-weis: Der Patient kehrte 14 Tage vor dem ersten Fieberanfall von einer Ge-schäftsreise aus Südostasien zurück. Wegen der Kürze der Reise kümmerte er sich nicht um eine Malariaprophylaxe. ▬

Die klassischen Fieberverläufe, die früher auf bestimmte Erkrankungen hinwiesen, sind heute aufgrund von medikamentö-sen Behandlungen (Antibiotika, Antipy-retika) selten geworden. Nach dem Ver-lauf und den Differenzen zwischen höch-stem und niedrigstem Temperaturwert wird zwischen 6 Fieberverlaufstypen un-terschieden (**Abb. 15.9**).

Begleiterscheinungen

Fieberdelir. Bei sehr hohem und anhal-tendem Fieber kann ein Fieberdelir ent-stehen. Das Bewusstsein ist getrübt, der Patient ist ängstlich-erregt und moto-

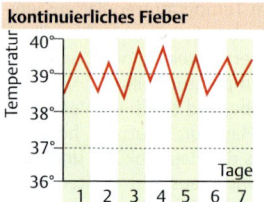

kontinuierliches Fieber

Gleichmäßige Temperatur, die Tagesdifferenz liegt unter 1 °C.
Ursachen: Scharlach, Viruspneumonie, Typhus abdominalis.

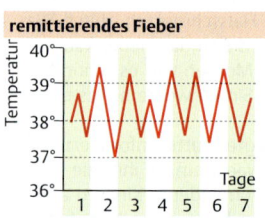

remittierendes Fieber

Zeitweilig nachlassendes Fieber, Tagesdifferenz beträgt ca. 1,5°C. Der tiefste Wert liegt immer über dem Normalwert (37°C), Temperatur abends hoch, dann nachlassend und am Morgen niedrig.
Ursachen: Sepsis, Pyelonephritis, TBC.

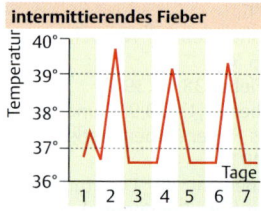

intermittierendes Fieber

Im Tagesverlauf wechseln hohe Temperaturen mit fieberfreien Intervallen, stundenweise hohe Fieberanfälle lösen oft einen Schüttelfrost aus, die Tagesdifferenz beträgt 1,5°C und mehr.
Ursachen: Sepsis, Pyelitis, systemische juvenile chronische Arthritis.

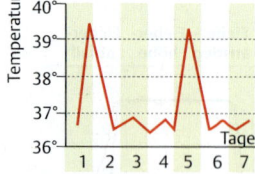

rekurrierendes Fieber

Wechsel zwischen mehrtägigen Fieberschüben und fieberfreien Intervallen (2 – 5 Tage).
Ursachen: Malaria, Borreliose.

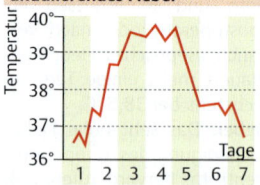

undulierendes Fieber

Wellenförmiger Verlauf mit langsamem Temperaturanstieg, einige Tage hohes Fieber, langsamer Fieberabfall und dann mehrere fieberfreie Tage/ Wochen, dann Wiederholung.
Ursachen: Morbus Hodgkin, Tumore, Bruzellose.

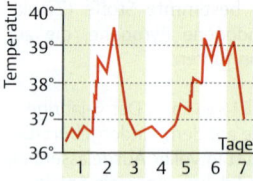

biphasisches Fieber

Temperaturerhöhung in 2 Phasen, Verlauf von Anstieg und Abfall ergeben eine zweigipflige Fieberkurve mit dem Umriss eines zweihöckrigen Kamels.
Ursachen: Meningokokkensepsis, Poliomyelitis, Masern.

Abb. 15.9 **Fiebertypen.** Je nach Verlauf des Fiebers und den auftretenden Temperaturdifferenzen unterscheidet man verschiedene Fieberverlaufstypen.

risch unruhig. Sinnestäuschungen treten auf.

Fieberkrämpfe. Fieberkrämpfe bei Kleinkindern und Kindern unter 5 Jahren treten typischerweise besonders zu Beginn einer fieberhaften Erkrankung auf und sind bei höheren Temperaturen (über 40 °C) häufiger. Bei erwachsenen Epileptikern kann Fieber manchmal einen Krampfanfall nach sich ziehen.

Schüttelfrost. Als Schüttelfrost wird starkes Kältezittern bezeichnet, d. h. unwillkürliche rhythmische Kontraktionen der Muskulatur. Schüttelfrost kann in der Fieberanstiegsphase auftreten. Er wird durch die Differenz des Temperatur-Istwertes und des plötzlich erhöhten Temperatur-Sollwertes verursacht. Durch starkes Kältezittern versucht der Organismus, seine Wärmeproduktion zu erhöhen. Schüttelfrost führt zu starkem Missempfinden. Außerdem ist er, insbesondere für schwerkranke Menschen, körperlich sehr belastend, weil es darunter zu einem enormen Anstieg des Stoffwechsels und Sauerstoffverbrauchs kommt.

Pflegerische Unterstützung bei Fieber

Die Unterstützung richtet sich grundsätzlich nach dem Ausmaß der Einschränkungen, die der Patient durch das Fieber erfährt. Je nachdem, in welcher Phase des Fieberverlaufs er sich befindet, können von den Pflegenden verschiedene Maßnahmen ergriffen werden. Einen Überblick darüber liefert **Tab. 15.5**. Die Maßnahmen haben das Ziel, fieberbedingte Beschwerden zu lindern und einen komplikationsarmen Krankheitsverlauf zu fördern.

FALLBEISPIEL Eine Fachkrankenschwester für Intensivpflege berichtet: „Neulich hatte ich Fieber bei einem grippalen Infekt. Mir war schrecklich kalt und ich hatte fürchterlichen Schüttelfrost. Deshalb habe ich mich mit drei oder vier Decken eingepackt. Selbst als bei mir die Temperatur über 39,5 °C angestiegen ist, habe ich mich mit einer ganz normalen Decke locker zugedeckt. Jetzt kann ich auch besser nachvollziehen, wenn Patienten selbst mit 39 °C Fieber sagen, nehmen Sie mir die Decke nicht weg, ich friere, ich möchte so zugedeckt bleiben. Ich fühlte mich sehr elend und wollte einfach nur in Ruhe gelassen werden. Ich hätte es nicht zugelassen, wenn man mich gewaschen hätte, so wie wir das normalerweise bei unseren Patienten mit Fieber machen."

Die Reflexion des eigenen Krankheitserlebens und der sich daraus ergebenden, möglicherweise individuell sehr unterschiedlichen Bedürfnisse und Verhaltensweisen kann Pflegende für Patientenbedürfnisse sensibilisieren.

PRAXISTIPP Überlegen sie, wie es Ihnen bei einer fieberhaften Erkrankung ergangen ist, was für Sie wichtig war, was Ihnen gut getan hat, was für Sie unangenehm war! ————

Risikogruppen. Neugeborene und Menschen mit Stoffwechselstörungen, Lungen-, Herz-Kreislauf- oder ZNS-Erkrankungen (hier insbesondere, wenn die Temperaturregulierung gestört ist) sind durch hohes Fieber gefährdet, da ihre körpereigenen Regulationsmechanismen zur Wärmeabgabe unzureichend sein können. Ein weiteres Risiko für diese Personengruppen besteht in den fieberbedingten Begleiterscheinungen, z. B. gesteigertem Stoffwechsel und erhöhtem Sauerstoffverbrauch (engmaschige Kontrollen der Vitalparameter, des Bewusstseinszustandes und bei Diabetikern des Blutzuckers). Bei der transdermalen Applikation von Opioiden (z. B. Fentanyl-TTS) besteht die Gefahr, dass bei erhöhter Hauttemperatur die Opioid-Konzentration im Blut erheblich ansteigen kann (z. B. durch Fieber oder Wärmequellen). Schwangere gehören nach derzeitigem Forschungsstand ebenso zur Risikogrup-

Tab. 15.5 Symptome und Pflegemaßnahmen bei Fieber.

Symptome	Pflegemaßnahmen
Fieberanstieg	
→ frieren → Haut: kühl, blass, marmoriert, Gänsehaut → evtl. Schüttelfrost → Anstieg von Puls, Atemfrequenz, Körpertemperatur → Unruhe, Angst	→ Bettruhe → Wärme zuführen durch warme Getränke, zusätzliche Decken, warme Bekleidung (Jacke, Wollsocken), Wärmflasche, Heizung → Kältezittern durch wärmendes Einhüllen der Extremitäten mindern → Ruhe und Sicherheit vermitteln, → häufig nach dem Kranken sehen → nach Beendigung des Schüttelfrostes Temperatur und Vitalzeichen kontrollieren → Arzt benachrichtigen
Fieberhöhe	
→ Hitzeempfinden → trockene, meist gerötete Haut → erhöhte Körpertemperatur → erhöhte Puls- und Atemfrequenz → Durstgefühl → lichtempfindliche Augen → ausgeprägtes Krankheitsgefühl → häufig Gliederschmerzen	→ Beobachtungen hinsichtlich Verlauf und mögl. Ursachen kommunizieren → ärztliche Anordnungen beachten, evtl. bakteriologische Untersuchungen vorbereiten (Blutkultur), evtl. fiebersenkende Medikamente verabreichen → Vitalzeichen, Temperatur und Bewusstsein kontrollieren → auf ausreichende Flüssigkeitszufuhr achten → Ruhe und Sicherheit vermitteln, anwesend sein → bei starkem Hitzegefühl Wärmeabgabe durch Entfernen von zusätzlichen Decken, Wärmflaschen usw. unterstützen, **vorsichtig** kühlende Maßnahmen wie Waschungen, Wadenwickel einsetzen, dabei unbedingt Kältegefühl vermeiden (cave: erneuter Temperaturanstieg) → Umgebung angenehm gestalten, für frische Luft und gedämpftes Licht sorgen
Fieberabfall	

→ Körpertemperatur sinkt
→ vermehrte Hautdurchblutung
→ Lysis:
  ▪ warmer, großperliger Schweiß
  ▪ Normalisierung von Puls- und Atemfrequenz
→ Krisis:
  ▪ kalter, klebriger, kleinperliger Schweiß
  ▪ Hautblässe
  ▪ erneutes Ansteigen der Pulsfrequenz
→ Müdigkeit und Schwächegefühl
→ Schlafbedürfnis
	→ Temperatur und Vitalzeichen kontrollieren
	→ weiterhin Wärmeabgabe unterstützen (s. o.)
	→ Flüssigkeit und Elektrolyte zuführen, leicht verdauliche Kost anbieten
	→ bei der Körperpflege unterstützen,
	→ nach starkem Schwitzen rasch Kleidung und Bettwäsche wechseln
	→ bei Krisiszeichen Arzt verständigen
	→ evtl. bei Mobilisierung unterstützen
	→ für störungsfreie Ruhephase sorgen
	→ pflegerische Maßnahmen auf notwendiges Minimum reduzieren

pe, weil fieberbedingte Anomalien des ungeborenen Kindes oder ein drohender Abort nicht ausgeschlossen werden können.

Fieber senken

Eine Senkung des Fiebers, die lediglich an einen bestimmten Messwert (z. B. ab 39 °C) gebunden ist, wird heute größtenteils abgelehnt. Vielfach wird auf die positiven Effekte von Fieber, wie Unterstützung des menschlichen Immunsystems und hemmende Wirkung auf die Vermehrung vieler Mikrobenarten hingewiesen (Marik 2000, Silbernagl u. Lang 2009).

Kann Fieber aufgrund des Befindens oder der speziellen Erkrankungssituation bei einem Patienten nicht toleriert werden, dann ist eine Fiebersenkung notwendig. Wird die Körpertemperatur jedoch zu drastisch gesenkt, kann dies erneut zu Fieberanstieg und damit verbundenem enorm gesteigerten Stoffwechsel und Kreislaufbelastung führen. Das Befinden des Menschen, die akute Erkrankung, evtl. bestehende Vorerkrankungen und seine Reaktionen auf die erhöhte Körpertemperatur bilden die wesentlichen Grundlagen für pflegerische und therapeutische Maßnahmen.

Fiebersenkende Therapie

Physikalische Maßnahmen. Fachgerecht angewendet bewirken sie eine Senkung der Körpertemperatur und greifen nicht direkt in die pathophysiologischen Fiebervorgänge im Temperaturzentrum ein (S. 402). Sie sollen den Patienten bei seiner Wärmeabgabe unterstützen.

Medikamente. Antipyretika unterbrechen die pathophysiologischen Vorgänge, die zur Sollwertverstellung im Hypothalamus führen. Sie wirken daher fiebersenkend. Gleichzeitig besitzen sie analgetische (schmerzlindernde) Eigenschaften. Als Nebenwirkungen treten u. a. auf:

- Beeinflussung der Thrombozytenfunktion bei Azetylsalizylsäure, z. B. Aspirin (Blutungsrisiko bei Magengeschwüren), Gefahr des Reye-Syndrom bei Allergikern sowie Kindern und Jugendlichen,
- Überempfindlichkeitsreaktionen sowie Schädigung der Zellbildung im Knochenmark (Agranulozytose) bei Metamizol (z. B. Novalgin) und
- Übelkeit, Hautrötung und -ausschlag, Blutdruckabfall als Zeichen einer Überempfindlichkeitsreaktion bei Paracetamol (z. B. ben-u-ron) sowie Störungen der Blutbildung (allergische Thrombozytopenie oder Leukopenie) oder Analgetika-Asthma.

🍏 **PRÄVENTION & GESUNDHEITSFÖRDERUNG** Neben pflegerischen Maßnahmen, die Wohlbefinden und Wärmeregulierung unterstützen, muss der Fiebernde hinsichtlich seiner gesamten aktuellen Erkrankungssituation genau beobachtet und eingeschätzt werden, um drohende Komplikationen rechtzeitig zu erkennen und zu vermeiden. ────

15.3.3 Schweißsekretion (Transpiration) und ihre Veränderungen

❗ **DEFINITION** **Schweiß** (griechisch: hidros) sondert der Mensch beim Schwitzen durch ekkrine Sekretion (etwa 2 Millionen Schweißdrüsen) an die Hautoberfläche ab. Darauf beruht die besonders wirkungsvolle Wärmeabgabe (Verdunstungskälte). Schweiß besteht aus Wasser, NaCl, Harnstoff, flüchtigen Fettsäuren und Cholesterin und hat einen pH-Wert von 4,5. Er wirkt aufgrund des pH-Wertes antibakteriell und baut zusammen mit den Talgdrüsen den Säureschutzmantel der Haut auf. Die normale Schweißproduktion beträgt ca. 400 – 1000 ml/Tag (Apostolidis 2007), kurzzeitig können Maximalwerte von etwa 2 l/Std. überschritten werden und 10 – 12 l/Tag erreicht werden (Simon 1995). ────

Theoretische Grundlagen

Normalerweise ist Schweiß geruchlos, dünnflüssig, warm und großperlig. Seinen „individuellen" Geruch erhält er durch Beimengungen aus den Duftdrüsen und aus der bakteriellen Zersetzung. Im Schweiß können auch Medikamente und Toxine enthalten sein. Die Schweißproduktion beim Menschen ist von vielen Faktoren abhängig: Außentemperatur, Flüssigkeitshaushalt, Körperaktivität, Nahrung, Luftfeuchtigkeit, Hormonhaushalt, psychische Verfassung, Medikamente u. a.

Die Schweißsekretion ist ein wichtiger Faktor der Wärmeabgabe. Sie wird durch cholinerge sympathische Nervenfasern gesteuert. Durch die Verdunstung auf der Haut wird dem Körper Wärme entzogen. Da die Schweißdrüsen erst im Laufe des 2. – 3. Lebensjahres ihre volle Funktionsfähigkeit entwickeln, sind Säuglinge bei hohen Temperaturen gefährdet, einen Wärmestau zu entwickeln.

👆 **PRAXISTIPP** Beobachtung (Aussehen, Menge, Geruch, Konsistenz), zeitliches Auftreten und Lokalisation des Schweißes sind hilfreich, um die körperliche und seelische Verfassung eines Menschen einzuschätzen. ────

Veränderungen der Schweißsekretion

Von der normalen Schweißsekretion gibt es folgende Abweichungen (**Tab. 15.6**):

- Anhidrosis (fehlende Schweißproduktion)
- Hypohidrosis (verminderte Schweißproduktion)
- Hyperhidrosis (vermehrte Schweißproduktion)
- Hemihyperhidrosis (vermehrte Schweißbildung auf einer Gesichts- bzw. Körperhälfte)
- kleinperliger, kalter Schweiß
- Bromhidrosis (übelriechender Schweiß)

Unterstützung bei veränderter Schweißsekretion

👁 **FALLBEISPIEL** Ein Angehöriger berichtet: „In der Nacht wacht meine Frau immer wieder völlig nass geschwitzt auf. Das ganze Bett ist bis auf die Matratzenauflage nass. Ich wasche meine Frau dann, wechsle die Wäsche und bette sie frisch. Das Schwitzen schwächt sie sehr und nach dem Wäschewechsel ist sie völlig erschöpft. Oft dauert es nur eine halbe Stunde, bis alles wieder von Neuem durchgeschwitzt ist. Diese Prozedur wiederholt sich mehrmals jede Nacht!" (Feichtner 2007). ────

Die Schweißarten können Symptome verschiedener Erkrankungen sein. Deshalb erfordern sie je nach Ursache unterschiedliche Maßnahmen.

Allgemeine Maßnahmen

Hyperhidrosis. Bei Hyperhidrosis ist auf häufige Körperpflege zu achten, die Haut soll trocken und intakt sein (sonst Gefahr von Intertrigo). Häufig feuchte und kalte Füße steigern das Risiko, an Fußpilz zu erkranken. Der stark schwitzende Patient verliert erhebliche Mengen an Flüssigkeit und Elektrolyten. Dies muss bei der Flüssigkeitsbilanz (S. 352) und -zufuhr berücksichtigt werden. Menschen, die viel und häufig schwitzen, können sich durch die entstehende Verdunstungskühle leicht erkälten, auch im Sommer. Nicht zu unterschätzen ist die psychische und körperliche Belastung. Häufiger Wäschewechsel ist für einen schwerkranken Patienten sehr anstrengend.

Tab. 15.6 *Veränderungen der Schweißsekretion.*

Charakteristik	Ursache
Anhidrosis	
→ fehlende Schweißproduktion	→ angeborene fehlende Schweißdrüsenanlage → Läsionen oder Degeneration der sympathischen Nervenbahnen → Atropingabe
Hypohidrosis	
→ verminderte Schweißproduktion	→ Ausfall des Parasympathikus mit anticholinerger Wirkung → starker Flüssigkeitsverlust → Hauterkrankungen mit Schädigung der Schweißdrüsen → Medikamenteneinwirkung, z. B. Atropin → endokrinologische Erkrankungen, z. B. Hypothyreose (Schilddrüsenunterfunktion)
Hyperhidrosis	
→ vermehrte Schweißproduktion	→ physiologischer Vorgang der Wärmeabgabe bei hohen Außentemperaturen und gesteigerter körperlicher Aktivität → Fieber → einige Tumorerkrankungen → endokrinologische Erkrankungen, z. B. Hyperthyreose (Schilddrüsenüberfunktion) → Infektionserkrankungen, z. B. Nachtschweiß bei Tuberkulose und AIDS → Klimakterium → Aufregung, Angst, vegetative Störungen, Adipositas (lokale Hyperhidrosis)
Hemihyperhidrosis	
→ vermehrte Schweißbildung auf einer Gesichtshälfte oder einer Körperhälfte	→ neurologische Erkrankungen, z. B. Hemiplegie, Enzephalitis
kleinperliger, kalter Schweiß	
	→ häufig Hinweis auf starke Erregung des Sympathikus → Symptom bei drohendem Kreislaufkollaps, Hypoglykämie, starken Schmerzen
Bromhydrosis	
→ übelriechender Schweiß	→ schlecht belüftete Körperstellen, vor allem an Füßen und Achseln auftretend → bei Stoffwechselerkrankungen → nach dem Genuss von speziellen Nahrungsmitteln → Einnahme von speziellen Medikamenten

🍏 PRÄVENTION & GESUNDHEITSFÖRDERUNG

Verwenden Sie möglichst Naturstoffe, wie Baumwolle, Leinen, Wolle, obwohl im Krankenhaus aus ökonomischen Gründen überwiegend nicht mehr realisiert. Mehrere Stoffschichten übereinander sind nützlich und sinnvoll, z. B. Unterhemd, Schlafanzug und ein weiches Badelaken als Untertuch. Sie saugen den Schweiß auf und ermöglichen einen schnellen Teilwäschewechsel. Häufiges Waschen, evtl. mit Zusätzen wie Salbei, Thymian, Pfefferminz und Zitrone als Badeessenzen (*Tab. 15.7*) und spezielle Hautpflegemittel unterstützen die Körperpflege von stark schwitzenden Menschen und steigern deren Wohlempfinden.

15.3.4 Allgemeine Maßnahmen zur Unterstützung der Körpertemperaturregulierung

Menschen ergreifen vielerlei Maßnahmen, um ihre Temperatur zu regulieren und ihren Wärmehaushalt zu unterstützen. Die Auswahl erfolgt je nach subjektivem Wärme- und Kälteempfinden und der individuellen Temperaturtoleranz.

Möglichkeiten der Pflege

Ist der Mensch nicht in der Lage, selbstständig sein Verhalten im Sinne einer Temperaturanpassung/-regulierung zu ändern, dann benötigt er dazu von anderen Unterstützung und Hilfe. Diese erfolgt in mehreren Stufen:

- Beobachten und Wahrnehmen des Wärmeempfindens

Tab. 15.7 *Auswahl von Heilpflanzen (nach Portsteffen 1998).*

Zubereitung Tee (mit 150 ml kochendem Wasser überbrühen)	Zubereitung Wasch-/Badezusatz (konzentriert mit 1000 ml kochendem Wasser überbrühen) gefiltert dem Waschwasser zufügen	andere Anwendungsformen	Wirkungen/Indikationen
Lavendelblüten			
→ ¼ Teel. → 2 Min. ziehen lassen	→ Vollbad: 50 g → 10 Min. ziehen lassen	→ Badeessenz → Öl 10 % zum Einreiben → Öl 2 % als Zusatz für Wickel/Auflagen	→ entspannend bei Unruhezuständen, Einschlafstörungen, Gliederschmerzen
Lindenblüten			
→ ¼ Teel. → 2 Min. ziehen lassen			→ hustenstillend → schweißtreibend → bei fieberhaften Erkältungen
Pfefferminzblätter			
	→ Waschzusatz (+2 l lauwarmes Wasser): 6 – 7 Teel. → 10 Min. ziehen lassen	→ Badeessenz	→ erfrischend → erzeugt durch Mentholgehalt ein Kältegefühl auf der Haut → anzuwenden bei unangenehmem Wärme/Hitzeempfinden (z. B. Fieber)
Rosmarinblätter			
→ ½ Teel. → 2 – 4 Min. ziehen lassen		→ Badeessenz → Öl 10 % zum Einreiben	→ kreislauftonisierend

Fortsetzung ▶

Tab. 15.7 *Fortsetzung*

Zubereitung Tee (mit 150 ml kochendem Wasser überbrühen)	Zubereitung Wasch-/Badezusatz (konzentriert mit 1000 ml kochendem Wasser überbrühen) gefiltert dem Waschwasser zufügen	andere Anwendungsformen	Wirkungen/Indikationen
Salbeiblätter			
→ ¼ Teel. → 2 Min. ziehen lassen	→ als Waschzusatz (+2 l lauwarmes Wasser): 6 – 7 Teel. → 10 Min. ziehen lassen		→ erhöhte Schweißbildung (Hyperhidrosis) regulierend
Zitrone			
	→ 1 unbehandelte Zitrone unter Wasser einritzen, ausdrücken	→ Badeessenz → Zitrone als Zusatz für Wickel	→ erfrischend → bei unangenehmem Wärme-/Hitzeempfinden (z. B. Fieber) → Bronchitis

- Messen und Beurteilen der Körpertemperaturregulierung
- Beratung und Anleitung zu wärmenden/kühlenden Maßnahmen
- Organisation von Unterstützung (Pflegende als Koordinator)
- Unterstützung
- Teilübernahme
- Gesamtübernahme

Grad der Unterstützung

Häusliche Pflege im Fokus

Der Grad der Unterstützung muss nach individueller Situation ausfallen. In der häuslichen Krankenpflege spielt die Beachtung der Umgebungsfaktoren wie Heizung, ausreichendes Heizmaterial bei Kälte, kühle, schattige Räume bei großer Hitze, warmes Wasser, Kleidung, Versorgung mit angemessener Nahrung eine größere Rolle als im Krankenhaus. Pflegende sind Koordinator zwischen kranken Menschen, Familien und sozialen Einrichtungen.
Institutionelle Pflege. Im Krankenhaus oder in Pflegeeinrichtungen stehen entsprechende Mittel zur Verfügung, aber auch hier bedarf es der genauen Situationseinschätzung der verantwortlichen Pflegenden, inwieweit Verhaltensveränderungen bei dem betreffenden Menschen bzw. Anpassung an die Umgebungsfaktoren unterstützt bzw. übernommen werden müssen.

Gesundheitsfördernde Empfehlungen
Zur Unterstützung gelten folgende Empfehlungen:
- für angepasste Raumtemperaturen sorgen,

- für angemessene, witterungsgerechte Kleidung sorgen,
- für genügend Flüssigkeits- und Essensvorräte sorgen,
- für Körperbewegung sorgen und
- für eine vertrauensvolle und angenehme Umgebung sorgen.

Raumtemperatur. Bei immobilen oder hilflosen Menschen ist darauf zu achten, dass sie keiner intensiven Kälte oder Wärme ausgesetzt sind, Zugluft ist zu vermeiden.

Kleidung. Besonders bewährt haben sich atmungsaktive Textilien (z. B. Baumwolle, Leinen, Seide, Wollstoffe). Mehrere Schichten übereinander eignen sich besser als ein einzelner dicker Stoff, weil sich die dazwischen liegenden Luftschichten erwärmen. Dieser „Zwiebel-Look" ermöglicht eine rasche Anpassung an veränderte Temperaturen. Aber auch chemisch hergestellte Kleidungsstoffe, wie Sympatex oder Goretex sind geeignet. Sie haben so kleine Poren, dass keine Feuchtigkeit eindringen, aber trotzdem Schweiß ungehindert verdunsten kann. Zur Vermeidung von Wärmeverlusten können Kleidung aber auch Bettdecken und Kissen an der Heizung oder mit Wärmelampen angewärmt werden. Entscheidend ist das individuelle Wärmeempfinden, das durch entsprechende Kleidung weder zu Frieren noch zu Wärmestau und Schwitzen führt.

Kopfbedeckung. Die Kopfhaut ist stark durchblutet, deshalb kann bei fehlender oder schwacher Behaarung viel Wärme abgegeben bzw. bei starker Sonnenbestrahlung viel Wärme aufgenommen werden. Aus diesem Grund sollte besonders bei spärlichem Haarwuchs an eine Kopfbedeckung gedacht werden.

Flüssigkeits- und Essensvorräte. Sie sollten ausreichend vorhanden und leicht zu erreichen sein. Flüssigkeitsverluste, z. B. starkes Schwitzen, Erbrechen und Durchfall, schränken die Wärmeabgabe durch Verdunstung ein. Nahrungsaufnahme führt zur Energieverbrennung und damit zur aktiven Wärmeerzeugung (besonders Eiweiße), warme Nahrung führt dem Menschen passive Wärme zu. Spezielle Heilpflanzentees oder -auszüge, die zur Unterstützung der Wärmeregulierung angewendet werden können, sind in **Tab. 15.7** aufgeführt.

Körperbewegung. Aktive Muskeltätigkeit bewirkt eine Stoffwechselsteigerung und regt die Wärmeproduktion an.

✋ PRAXISTIPP Schaffen sie eine vertrauensvolle und angenehme Umgebung und sorgen sie für Entspannung, z. B. Besuche ermöglichen, Musik, Bilder mit warmen Farben, Fotos von Angehörigen, Freunden. ▬▬▬▬▬

15.3.5 Wärme- und Kälteanwendungen (Thermotherapie)
Wärme und Kälte können auf unterschiedliche Weise angewendet werden. Physiotherapeuten setzen zahlreiche Maßnahmen der Thermo- und Hydrotherapie ein. Die in diesem Kapitel beschriebenen Maßnahmen können von Pflegenden durchgeführt werden, um den Menschen bei Störungen der Wärmeregulierung zu unterstützen. Dazu gehören:
- Maßnahmen zur Unterstützung der Wärmebildung, Wärmeerhaltung und Wärmeabgabe und
- Maßnahmen zur Unterstützung des individuellen Wohlbefindens hinsichtlich von Wärme und Kälte.

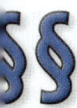

Recht im Fokus

Rechtliche Verantwortung für äußere Anwendungen und Phytopharmaka

Wer Heilpflanzen und physikalische Maßnahmen im Rahmen äußerer Anwendungen innerlich oder äußerlich für sich selbst anwendet, ist dabei frei und kann sich die nötigen (rezeptfreien) Substanzen in der Apotheke oder mit guten Kenntnissen in der Natur selbst besorgen. Phytotherapeutika, d. h. Arzneimittel, die aus Pflanzen gewonnen werden, sind aber keinesfalls generell nebenwirkungsfrei. Sie besitzen ein breites therapeutisches und pharmakologisches Wirkungsprofil, sind meist nebenwirkungsärmer als synthetische Arzneimittel, können jedoch toxische, mutagene oder karzinogene Effekte oder allergische Reaktionen auslösen.

Es werden Maßnahmen beschrieben, die von Pflegenden durchgeführt werden können, um den Menschen bei Störungen der Wärmeregulierung zu unterstützen. In Krankenhaus, Rehaklinik oder Hospiz unterliegen diese Anwendungen der ärztlichen Gesamtverantwortung für Diagnostik und Therapie. Erfahrungen von Pflegenden, die äußere Anwendungen anwenden wollen, reichen von Konfrontation mit einem ablehnenden ärztlichen Dienst über Zustimmung oder Duldung bis zur aktiven Einbeziehung kompetenter und erfahrener Mitarbeiter, die um Unterstützung gebeten werden (Sonn und Bühring 2004).

Auf jeden Fall bedarf es einer Abstimmung mit dem behandelnden Arzt, d. h. er muss grundsätzlich mit solchen Anwendungen einverstanden sein.

➤ **MERKE** „[…] aber hier gilt, insbesondere im Krankenhausbereich, dass die Pflegenden zwar in vollem Umfang die Verantwortung für ihr Handeln tragen, die Verordnung der entsprechenden Maßnahmen jedoch dem verantwortlichen Arzt obliegt." (Böhme 1996) ─────────

Rechtliche Entwicklungen gehen dahin, Pflegenden mehr Kompetenzen zu übertragen und sie als eigenständige Leistungserbringer tätig werden zu lassen.

Grundlagen von Wärme- und Kälteanwendungen

Therapeutische Effekte von Kalt-/Warmanwendungen beruhen vor allem auf physikalisch-hydrotherapeutischen, psycho-sozialtherapeutischen und pharmakologisch-phytotherapeutischen Grundlagen sowie auf der Basis kutiviszeraler Reflexe.

Darüber hinaus sind sie abhängig von Applikationsfläche, Durchblutungsgrad der betreffenden Körperpartie und Dauer der Anwendung (z. B. kommt es bei einem ca. 10 Min. angelegtem kühlenden Wadenwickel zum Wärmeentzug, ein mehrere Stunden angezogener kalter Kneipp-Strumpf führt zu einem gewollten Wärmestau).

Physikalisch-hydrotherapeutische Wirkungen. Kälte-/Wärmeanwendungen werden maßgeblich von den physikalischen Eigenschaften des verwendeten Mediums beeinflusst; dazu gehören u. a. Wärme-/Kältebildung, -leitung und -abgabe (S. 397). Die Hydrotherapie umfasst die Anwendung von Wasser. Wasser ist im Gegensatz zur Luft ein hervorragender Wärme-/Kälteleiter. Es gehört zu den Urelementen und hat auf viele Menschen eine belebende Wirkung.

Psycho-sozialtherapeutische Wirkungen. Aus wissenschaftlichen Untersuchungen ist die Bedeutung von Zuwendung und Berührung bekannt. Kranke Menschen leiden häufig an unangenehmen Symptomen, z. B. Unwohlsein, Frieren, Schwitzen, großer Unruhe oder Ängsten. Bei der Durchführung einer wärmenden oder kühlenden Anwendung wird dem Kranken Zuwendung durch den Pflegenden zuteil.

🍏 **PRÄVENTION & GESUNDHEITSFÖRDERUNG** Als kranker Mensch wahrgenommen zu werden, zu erleben, dass zur Unterstützung und Erleichterung Maßnahmen ergriffen werden, können bereits Schritte sein, die ein Gefühl von innerer Wärme, Entspannung und Wohlbefinden auslösen. Durch die Wechselwirkungen zwischen Seele und Immunsystem über nervale und hormonelle Reize haben solche Empfindungen auch körperliche Wirkungen. „Der Kontakt durch Berührung verbindet die Beteiligten, und unser Handeln hat sofortigen Einfluss auf die Wahrnehmung des Beeinträchtigten" (Oleksiw u. Scheid 1994). ─────────

Darüber hinaus können äußere Anwendungen vom Patienten erlernt werden, sodass er selbst einen aktiven Beitrag zu seiner Gesundheitsvorsorge bzw. seiner Genesung leisten kann.

Pharmakologisch-phytotherapeutische Wirkungen. Je nach Substanz führt die spezifische Heilwirkung in Form von Teeauszug, ätherischem Öl, Essenz, Pulver, Salben usw. zu Entspannung oder Anregung, zur Hyperämisierung (vermehrter Blutfüllung in einem Kreislaufabschnitt), Erwärmung der Haut, Förderung des Stoffwechsels oder zu einem Kältereiz und Frischegefühl. Wirkstoffe werden über die Haut resorbiert und über Verdunstung von der Haut her inhaliert. In **Tab. 15.7** ist eine Auswahl von Heilpflanzen, die in diesem Kapitel berücksichtigt werden, aufgeführt.

Kutiviszerale Reflexe. Der Mensch verfügt im Bereich des Rückenmarks über verschiedene Reflexe, die Regelkreise darstellen. Für lokale Wärme- und Kälteanwendungen ist besonders der kutiviszerale Reflex von Bedeutung: Eine Reizung der Haut im Bereich der Rückenmarksegmente führt über Nervenverbindungen ebenfalls zu einer Beeinflussung der inneren Organe. So können durch hydrothermische Anwendungen Durchblutung und Funktion tiefer gelegener Organe beeinflusst werden. Für eine gezielte Wirkung ist die Kenntnis der entsprechenden Hautareale, der sog. Head-Zonen, notwendig (**Abb. 15.10**).

➤ **MERKE** Die entscheidenden Kriterien für die Anwendung von Kälte und Wärme sind die individuelle Reaktion und das jeweilige Befinden des betreffenden Menschen. ─────────

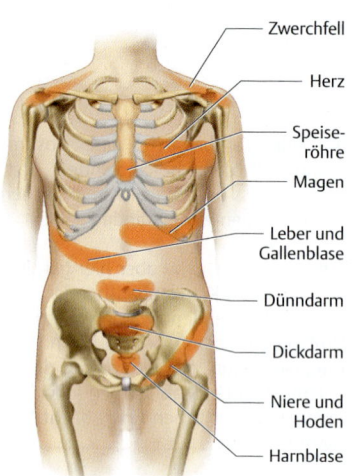

Zwerchfell
Herz
Speise-
röhre
Magen
Leber und
Gallenblase
Dünndarm
Dickdarm
Niere und
Hoden
Harnblase

Abb. 15.10 **Head-Zonen.** Über die Reizung der Haut in den Head-Zonen können durch kutivisczerale Reflexe bestimmte innere Organe stimuliert werden.

Wärmetherapie

Therapeutische Effekte von Wärmeanwendungen sind
- arterielle Hyperämie (vermehrte Blutfüllung),
- erhöhter Gewebestoffwechsel (Förderung der Regeneration),
- verminderte Blutviskosität,
- Vasodilatation (Gefäßerweiterung),
- erhöhte kapilläre Permeabilität,
- verminderter Muskeltonus und
- Schmerzlinderung.

Lokale Wärme bewirkt eine arterielle Hyperämie, wodurch die Zufuhr von Sauerstoff, Nährstoffen, Antikörpern und Leukozyten gefördert und der Gewebestoffwechsel angeregt werden. Dies führt bei wiederholten Anwendungen dazu, dass Regeneration gefördert und Exsudatreste erweicht und aufgelöst werden (Breithaupt u. Demuth 1990).

Darüber hinaus kann es durch Wärmeanwendungen zu allgemeinen Entspannungsreaktionen kommen (erkennbar u. a. an der Senkung von Muskelspannung, Herz- und Atemfrequenz und des Blutdrucks).

Trockene Wärmespender

Wärmflasche. Am häufigsten wird die Gummiflasche verwendet. Sie wird mit ca. 1 l Wasser (60 °C) gefüllt, mit passendem Verschluss zugedreht (dabei ist darauf zu achten, dass die Wärmflasche nicht brüchig und der Dichtungsring intakt ist), anschließend in eine Schutzhülle gezogen und angelegt. Der Verschluss zeigt dabei möglichst nach außen.

Warmpacks. Warmpacks sind mit Gel oder Mineralien gefüllte Elemente in verschiedenen Größen, die in warmem Wasser oder der Mikrowelle erwärmt werden. Sie sind gut formbar und leicht zu desinfizieren. Nach dem Erwärmen und Abtrocknen werden sie in einen Schutzbezug gesteckt und an die gewünschte Körperregion angelegt.

Warme Kräuterkissen. Kräuter, z. B. Kamillenblüten, werden zwischen dünne Baumwolltücher gelegt und zwischen 2 Wärmflaschen erwärmt. Anschließend werden sie wie ein kleines Kissen auf die zu behandelnde Stelle gelegt. Sie werden z. B. bei Ohren- bzw. Zahnschmerzen verwendet.

🖐 **PRAXISTIPP** Bedenken Sie bei der Erhitzung trockener Wärmespender die Empfindlichkeit von Brand- oder Rauchgasmeldern. Die Erwärmung muss sachgerecht erfolgen und darf keinesfalls Anlass für einen Feuerwehreinsatz sein. ─────────

Heizkissen, Heizdecken. Hier sind die Angaben des Herstellers genau zu beachten. Bei unsachgemäßer Anwendung besteht Verbrennungsgefahr.

Konvektive Wärmedecke. Diese Wärmedecke (z. B. Warm touch, Fa. Covidien) stellt eine aktive Wärmetherapie dar, bei der Wärme mittels eines Gebläses auf einen großen Hautbereich übertragen wird. Die Temperatur lässt sich in mehreren Stufen zwischen Raumluft bis ca. 45 °C einstellen. Sie wird besonders im OP und in der Intensivpflege eingesetzt.

Lichtbehandlung (Heliotherapie). Heliotherapie umfasst die planmäßige Anwendung des Lichts als Heilmittel in verschiedenen Formen. In therapeutischer Dosierung werden ultraviolette und infrarote Strahlen genutzt. Die langwellige Infrarotstrahlung besitzt eine niedrigere, die kurzwellige Ultraviolettstrahlung eine höhere Energie. Dies muss bei der Anwendungsdauer beachtet werden. Infrarottherapie wird vorwiegend zur oberflächlichen Erwärmung eingesetzt.

🍎 **PRÄVENTION & GESUNDHEITSFÖRDERUNG** Ultraviolettherapie (zu der auch die Bestrahlung mit der elektrischen Höhensonne gehört) toleriert der Mensch nur in engen zeitlichen Grenzen. Sie wird deshalb weniger zur Wärmeerzeugung, sondern häufiger zu anderen therapeutischen Zwecken eingesetzt, z. B. Vitamin-D-Bildung oder bei Hauterkrankungen. Sowohl infrarotes als auch ultraviolettes Licht können die

Augen schädigen, deshalb ist bei der Bestrahlung auf Augenschutz (dunkle Brille) zu achten. Metallgegenstände wie Uhren, Ohrringe und Ketten müssen vor der Bestrahlung entfernt werden, da sonst Verbrennungsgefahr besteht (starke Wärmeleitung). ─────────

Wärmelampen, Solluxlampen. Die Wärmezufuhr geschieht über Glühbirnen mit 300 – 1000 Watt. Sie werden in der Augentherapie, bei lokalen Entzündungen oder schlecht heilenden Wunden eingesetzt. Die Art der Anwendung (Dauer, Abstand, Intensität der Bestrahlung) unterliegt ärztlicher Entscheidung.

Luftkissenmatratze-/bett. Diese Betten (z. B. TheraPulse ATP, Fa. KCI) werden u. a. zur Vorbeugung von Dekubitus eingesetzt. Sie verfügen über einen Regler, mit dem die gewünschte Temperatur eingegeben wird.

Bettjacken, Bettschuhe, Wollsocken. Viele Menschen leiden aufgrund kalter Füße an Einschlafstörungen. Aus einer Studie aus Basel mit gesunden Probanden wurde dies bestätigt. Bei einer Fußtemperatur von 34 °C schliefen die Probanden nach durchschnittlich 10 Min. ein, während die Probanden mit einer Fußtemperatur von rund 31 °C noch etwa 23 Min. wach lagen (GEO 2000).

➡ **MERKE** Da Wärmequellen zu Hautschädigungen führen können, sollten sie nicht oder nur mit größter Vorsicht (sicherer Abstand!) bei Menschen mit Lähmungen, Sensibilitäts- und Durchblutungsstörungen und nach Regionalanästhesien angewendet werden. Die Wärmequellen und ihre Auswirkungen auf den jeweiligen Menschen müssen genau überwacht werden. Vorsicht ist insbesondere bei elektrisch betriebenen Geräten angebracht. ─────────

Kältetherapie (Kryotherapie)

❗ **DEFINITION** Kältetherapie umfasst die Anwendung von Kälte zu therapeutischen Zwecken. ─────────

Therapeutische Effekte sind:
- verminderter Gewebestoffwechsel,
- erhöhte Blutviskosität,
- Vasokonstriktion (Gefäßverengung),
- bei kurzer Anwendung: erhöhter Muskeltonus,
- bei langer Anwendung: verminderter Muskeltonus,
- lokale Anästhesie,
- Schmerzlinderung sowie
- Entzündungshemmung und abschwellende Wirkung.

Trockene Kältespender
Um eine effektive Kältewirkung zu erreichen, muss die Kälte längere Zeit einwirken. Der Kältespender wird entfernt oder ausgewechselt, bevor er seine kühlende Wirkung verliert.

Nebenwirkungen. Nebenwirkungen sind Durchblutungsstörungen von Haut und tiefer liegenden Gewebeschichten. Bei Kühlung von Gelenken kann eine Erhöhung der Synovialviskosität (Synovia = Gelenkflüssigkeit) auftreten. Aus diesen Gründen ist korrektes Einhalten der ärztlichen Anordnung bezüglich Zeit und Fläche der Kälteauflage erforderlich.

Anwendung. Kälteanwendungen dürfen nur bei gut durchbluteter, warmer Haut angewendet werden, denn nur hier können sie die Wärmeabgabe sinnvoll unterstützen. Das Kühlelement wird nicht direkt an die Haut gelegt, sondern vorher mit einem Baumwollstoff überzogen, um Kälteschäden zu vermeiden.

Beobachtung. Die Farbe der Haut ist ein wichtiges Beobachtungskriterium: Sie muss rosig aussehen; Blässe, Marmorierung oder bläuliche Verfärbung darf nicht entstehen, dies wurde auf einen erlittenen Kälteschaden hinweisen.

Coldpacks. Bei diesen auch als Kryopack bezeichneten Applikationsformen von Kälte handelt es sich um mit Gel gefüllte Kühlelemente, die in gefrorenem Zustand relativ starr sind, sich aber schon nach kurzer Zeit dem betreffenden Körperteil anpassen.

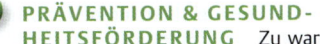

PRÄVENTION & GESUND-HEITSFÖRDERUNG Zu warnen ist vor der Anwendung von Coldpacks bei Diabetikern, z. B. bei Sportverletzungen. Eine Folge des Diabetes sind Neuropathien, die die Empfindung für Kälte herabsetzen. Durch evtl. zusätzliche Störung der Hautdurchblutung erhöhen diese Faktoren die Anfälligkeit für Kälteschäden. ──────

Eisblase/Eiskrawatte. In die aus Gummi bestehenden Behälter werden durch eine Öffnung Eisstückchen eingefüllt. Die Eiskrawatte wird besonders zum Kühlen der Halsregion verwendet, z. B. nach Tonsillektomie oder bei starkem Nasenbluten.

Wärmende oder kühlende Einreibungen
Einreibungen unterstützen durch die Art der Einreibung und/oder durch die Effekte der verwendeten Substanz die Wärmeregulierung. Folgende verschiedene Arten der Einreibung werden unterschieden:

Einsalben/Eincremen. Eine Substanz wird auf einen bestimmten Hautbezirk aufgetragen. Das Einreiben geschieht meist mit kreisenden Bewegungen und leichtem Druck.

Rhythmische Einreibung nach Wegman/Hauschka. Die rhythmischen Einreibungen haben ihren Ursprung in der von Dr. Ita Wegman (1876–1943), einer Mitarbeiterin von Rudolf Steiner, entwickelten rhythmischen Massage. Für den Bereich der Pflege wurde diese Massage von Margarethe Hauschka und Irmgard Marbach zur rhythmischen Einreibung weiterentwickelt. Hierzu gehören Teil- und Ganzkörpereinreibungen. Bei dieser Art der Einreibung wird eine Substanz unter rhythmischen Gesichtspunkten auf die Haut gebracht. Die Formen sind kreisend und gerade, der menschlichen Körperform angepasst. Die rhythmische Einreibung ist durch eine von leichter zu intensiver Berührung wechselnden Qualität gekennzeichnet (von der Heide 2001, Fingado 2002). Ziel der rhythmischen Einreibungen ist, gesunde Lebensrhythmen zu unterstützen und dabei zu helfen, ein gestörtes Gleichgewicht auszugleichen. Viele Patienten beschreiben nach den Anwendungen ein Gefühl der Durchwärmung und Entspannung sowie eine verbesserte Körperwahrnehmung.

Atemstimulierende Einreibung (ASE). Die Einreibung der Haut bewirkt zunächst eine vermehrte Durchblutung im Anwendungsbereich. Darüber hinaus scheinen durch diese Maßnahme auch Fernwirkungen, wie allgemeines Wärmegefühl und Entspannung, möglich zu sein. Zur Durchführung der ASE s. S. 231.

Inhaltsstoffe
Die auf die Haut aufgebrachten Substanzen können je nach Inhaltsstoffen wärmende oder kühlende Effekte haben:

- **Rheumasalben:** Sie enthalten z. B. Bienengifte oder Nikotinsäure, die eine hyperämisierende und wärmende Wirkung haben.
- **Mentholhaltige Salben:** Sie verursachen Kälteempfinden auf der Haut.
- **Gele:** Sie bestehen zum größten Teil aus Wasser (manchmal enthalten sie auch Alkohol) und wirken kühlend.
- **Ätherische Öle:** Sie werden eingesetzt, um Wärmeprozesse aktiv anzuregen.
- **Fette Öle:** Man setzt sie ein, um die vorhandene Wärmehülle zu schützen und zu erhalten (Heine 2001). Meist sind Kombinationen aus ätherischem und fetten Ölen, z. B. Rosmarinöl 10 % (10 % reines Rosmarinöl, 90 % Erdnussöl) sinnvoll.

- **Franzbranntwein:** Er besteht vorwiegend aus Wasser und Alkohol und wirkt so auf der Haut kühlend. Obwohl der Einsatz von Franzbranntwein wegen seiner möglichen hautaustrocknenden Effekte inzwischen sehr kritisiert wird, ist er besonders bei älteren Menschen sehr bekannt und beliebt. Bei häufiger Anwendung ist dementsprechend auf eine rückfettende Hautpflege zu achten.

Hydro-thermotherapeutische Reizanwendungen
Naturheilkundliche Verfahren (z. B. Wasseranwendungen und Umschläge) wurden schon im Altertum beschrieben. Die heutige Hydrotherapie wurde von dem Arzt Siegmund Hahn und seinen beiden Söhnen begründet. Pfarrer Sebastian Kneipp entwickelte später die nach ihm benannten Kneipp-Therapien. Ende des 19. Jahrhunderts wurden die Kaltwassertherapien durch Wärmeanwendungen erweitert. Zahlreiche andere Verfahren kamen hinzu. Eine Erweiterung der therapeutischen Möglichkeiten durch äußere Anwendungen erarbeitete Rudolf Steiner mit der Ärztin Ita Wegman.

Besonders in den letzten Jahrzehnten ist wieder großes Interesse an naturheilkundlichen Anwendungen in der Krankenpflege entstanden. Größtenteils beruhen diese Maßnahmen auf Erfahrungswissen, vielfach fehlen dazu bisher wissenschaftliche Untersuchungen. Mit der sich etablierenden Pflegewissenschaft ist die Hoffnung verbunden, dass die bisherigen Erfahrungen wissenschaftlich analysiert werden, um deren Nutzen bei entsprechenden Indikationen aufzuzeigen und so eine breite Anerkennung zu fördern.

Therapeutisch muss zwischen Reizanwendungen und unterstützenden Anwendungen unterschieden werden.

Reizanwendungen
Prinzip. Das Prinzip von Reizanwendungen in der Hydro-Thermotherapie (z. B. Güsse, Waschungen, Teilbäder, Wechselduschen nach Kneipp) beruht auf der Applikation von therapeutischen Warm-/Kaltreizen. Die Reize werden nach einem bestimmten Schema und genau dosiert verabreicht. Diese Form von Anwendungen findet überwiegend in speziellen Einrichtungen, wie Rehabilitationskliniken, Kurzentren, physiotherapeutischen Praxen oder im häuslichen Bereich statt.

Ziel. Die Reize führen zu einer Reaktion vegetativer Vorgänge und steigern körperliche Abwehr und Leistung. Dabei ist selbst bei Kaltreizen nicht die Kälteentwicklung das Ziel, sondern die körpereigene Wärmeproduktion bzw. die Regulierung des Wärmehaushaltes. Kalte Wickel z. B. entziehen dem Körper sofort Wärme und steigern so den Sympathikotonus, u. a. mit Gefäßverengung, Blutdruckanstieg und einer vertieften und beschleunigten Atmung. Diese Wirkungen gehen nach 5 Min. durch abklingenden Wärmeentzug und zunehmender Gegenregulation des Körpers (Wärmeproduktion) in einen erhöhten Vagotonus über (Bachmann und Resch 2003).

Unterstützende Anwendungen

Hydro-thermotherapeutische Reizanwendungen werden i. d. R. nicht bei akut erkrankten oder sehr geschwächten Menschen eingesetzt, weil deren Organismus infolge der Erkrankung überfordert wäre, auf Reizanwendungen mit den gewünschten Gegenregulationen zu reagieren.

Ziele. Bei diesen Patienten werden Wickel, Auflagen und Bäder im Sinne von unterstützenden Anwendungen mit folgenden Zielen eingesetzt:

- überschießende Prozesse normalisieren, im Sinne von Wärme ableiten,
- Wärme zuführen, entspannen, ordnen und
- Stoffwechselprozesse durch Wärme anregen.

Der Erfolg hängt besonders davon ab, dass die Wirkungsweisen nicht isoliert, sondern als ein voneinander abhängiges Ganzes betrachtet werden. Aus den Wirkungsweisen (S. 416) lassen sich allgemeine Indikationen und Kontraindikationen für Wickel, Auflagen, Waschungen und Bäder als Reiz- und unterstützende Anwendungen ableiten. Spezielle Indikationen und Kontraindikationen für die Anwendungen werden in den jeweiligen Beschreibungen aufgeführt.

Indikationen. Allgemeine Indikationen sind:

- Wärme ableiten (z. B. bei Fieber, schmerzhaften entzündlichen Erkrankungen),
- Wärme zuführen (z. B. bei chronischen Erkrankungen),
- Stoffwechsel anregen (z. B. zur Unterstützung der Sekretolyse),
- beruhigen, entspannen (z. B. bei spastischen Lungenerkrankungen) und
- Immunabwehr, Selbstpflege und Wohlbefinden steigern.

Kontraindikationen. Allgemeine Kontraindikationen sind:

- bekannte Allergien auf Zusätze, wie ätherische Öle, Lebensmittel (Kinder

können besonders empfindlich reagieren),
- mangelnde Akzeptanz und fehlende Kooperation durch den Patienten,
- Hautdefekt (außer bei spezieller Anordnung),
- Fieberanstiegsphase,
- kühle/kalte und minder durchblutete Körperpartien,
- Sensibilitätsstörungen oder Lähmungen und
- unklare Beschwerden.

▶ **MERKE** Bei instabilen Kreislaufverhältnissen ist je nach Anwendung Vorsicht geboten, da es durch Wärme oder Kälte zu einer Zu- oder Abnahme der Durchblutung bestimmter Körperregionen kommen kann. Das kann sich u. U. negativ auf Blutdruck und Puls auswirken. ────

Grundregeln. Die folgenden Grundregeln müssen bei der Anwendung von Wickeln und Auflagen, Bädern und Waschungen beachtet werden:

- Die Pflegeperson muss ausreichendes Wissen und die Fähigkeit zur Durchführung besitzen.
- Eine ausführliche Pflegeanamnese muss vorliegen (Befinden, Wärmehaushalt, Wärme/Kälteempfinden, Temperatur, Hautzustand, Herz-Kreislauf-Situation, Schmerzen, Bewusstseinslage, Allergien, Sensibilitätsstörungen usw.).
- Die aktuelle Situation sowie allgemeine und spezielle Indikationen und Kontraindikationen müssen überprüft werden.
- Information, Zustimmung, Vorbereitung des Patienten muss erfolgt sein: Der Patient sollte vorher alles erledigen, was zu einer Unterbrechung führen könnte, z. B. Trinken, Toilettengang.
- Die Anwendung muss geplant und entsprechend vorbereitet sein:
  - Materialien bettnah vorbereiten,
  - evtl. Unterstützung beim Lagern oder Aufsetzen anfordern,
  - für störungsfreie Zeit während der Maßnahme und der anschließenden Nachruhezeit sorgen und
  - sinnvolle Einbindung der Anwendung in den Tagesrhythmus gewährleisten.
- Es muss zügig gearbeitet werden, um bei heißen/warmen Anwendungen ein Auskühlen der Materialien zu verhindern (Erkältungsgefahr).
- Der Patient muss während und nach der Maßnahme exakt beobachten

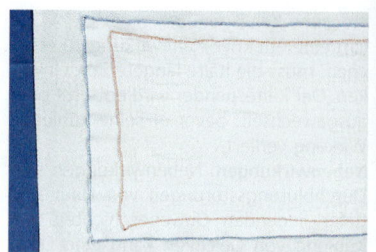

Abb. 15.11 Innentuch und Außentücher eines Wickels.

werden. Bei Missempfinden oder untypischen Reaktionen ist die Anwendung sofort abzubrechen.
- Nach der Anwendung lässt man den Patienten in trockener und warmer Umhüllung nachruhen.
- Die Anwendung wird beurteilt und dokumentiert (kurz-, mittel- und langfristige Wirkung beachten), der Patient dazu befragt.

Wickel und Auflagen

Ähnlich wie bei der Basalen Stimulation oder der Kinästhetik spielt auch in diesem Bereich die Selbsterfahrung eine große Rolle, deshalb ist die Teilnahme an einem Fortbildungskurs empfehlenswert.

Wickel. Der Wickel ist ein mit einem meist flüssigen Zusatz versehenes Tuch (Innentuch), das zirkulär um den zu behandelnden Körperbereich angelegt wird (z. B. Lavendelbrustwickel, Wadenwickel). Das Innentuch wird von 1 – 2 trockenen Außentüchern umgeben (meist Molton- und Frotteetuch), die jeweils an den Kanten ca. 3 – 4 cm überstehen (**Abb. 15.11**).

Kneippwickel. Er besteht aus einem feuchten Innentuch aus grobem Leinen, einem trockenen Baumwolltuch als Zwischentuch, das an den Kanten jeweils 4 cm übersteht und einem abschließenden Außentuch aus Wolle, das an den Außenkanten aus hygienischen Gründen jeweils 2 cm schmaler ist als das Zwischentuch.

Auflage. Die Auflage, oft auch Kompresse genannt, ist ein mit einem Zusatz versehenes Tuch, das auf ein lokal begrenztes Organgebiet aufgelegt wird (z. B. Quarkauflage). Je nach Substanz ist die Auflage ein- oder mehrschichtig. Für Öle werden meist einschichtige Baumwolltuchreste verwendet. Die Auflage wird wie der Wickel von 1 – 2 größeren und trockenen Außentüchern umhüllt.

Kataplasma. Beim Kataplasma handelt es sich um Zusätze aus Brei (z. B. Kartoffelbrei, Leinsamen). Stammen sie aus geo-

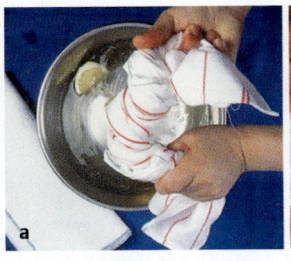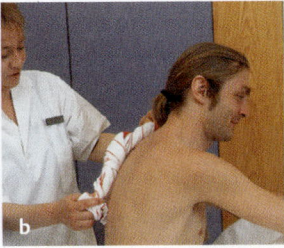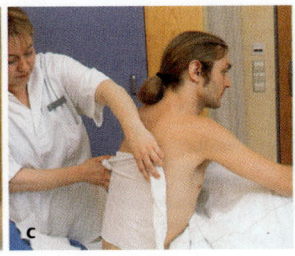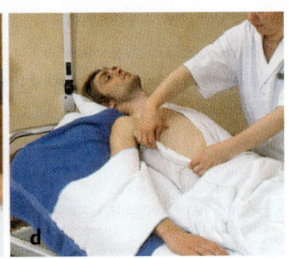

Abb. 15.12 Heißer Wickel. a Nasses Innentuch auswringen, **b** heißes Tuch „anfächeln", **c** einen Teil des Innentuchs am Rücken ausrollen, **d** Innentuch vorne ausrollen und mit Außentüchern fest anlegen.

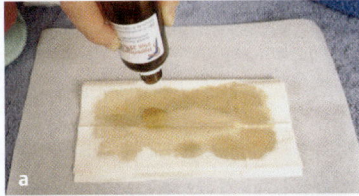
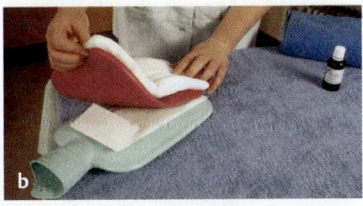

Abb. 15.13 Warme Brustauflage. a Baumwolltuch mit Öl beträufeln, **b** in Plastiktüte oder Brotpapier zwischen zwei Wärmflaschen legen und Moltontuch um die Wärmflaschen wickeln.

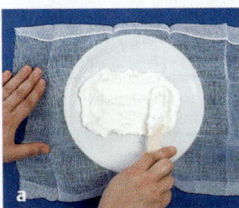
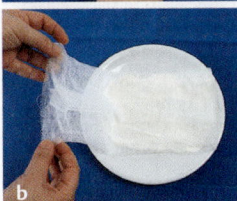
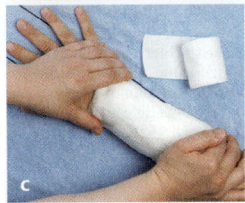

Abb. 15.14 Kühle Auflage. a Quark ca. 1 cm dick auf der Kompresse ausstreichen, **b** Rand einschlagen und **c** Kompresse auf entsprechende Stelle legen.

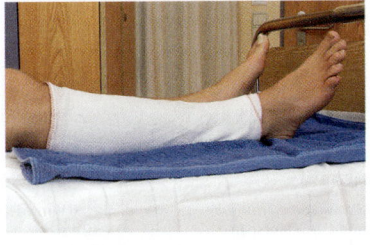

Abb. 15.15 Wadenwickel.

logischen Bereichen (Torf, Moor), werden sie Peloide genannt.

🤚 **PRAXISTIPP**   Die Größe der Wickel- und Auflagentücher richtet sich nach den Körpermaßen der zu behandelnden Person. Es empfiehlt sich, Naturstoffe, wie Baumwolle oder Leinen zu verwenden, da sie atmungsaktiv sind und als Kochwäsche gereinigt werden können. Das Außentuch ist breiter als das Innentuch (Ausnahme: Kneipp-Wickel). ───────

Anwendung. In *Tab. 15.8* sind Beispiele für wärmezuführende, -ableitende und -erzeugende Wickel und Auflagen für Erwachsene aufgeführt.

Bäder und Waschungen
Nach Bachmann und Resch (2003) werden Bäder definiert nach:
- Flächenausdehnung:
  - Vollbad, Dreiviertelbad, Halbbad
  - Sitzbad, Armbad, Fußbad
- Temperatur:
  - warme Bäder (36 – 39 °C)
  - kalte Bäder (bis 18 °C)
  - Wechselbäder (warm/kalt)
  - temperaturansteigende Bäder (ca. 34 – 39 °C)

Die Reizstärke der Bäder richtet sich nach Zeitdauer, Flächenausdehnung, Temperatur, individueller Reaktionslage, Belastbarkeit und Konstitution. Die übliche Badedauer beträgt für:

- warme Teil- und Vollbäder: 10 – 20 Min.
- Wechselbäder: 5 Min. warm, 10 Sek. kalt (Wiederholung)
- temperaturansteigende Bäder: klassisch (ohne Kaltanwendung) 20 – 25 Min.; modifiziert (mit Kaltanwendung) 8 – 12 Min. warm, 6 – 30 Sek. kalt

Wirkung von Bädern. Herkömmliche warme Wannenbäder (38 – 39 °C, 20 Min.) führen zu einer kurzen Erhöhung der Körperschalentemperatur. Ansteigende Überwärmungsbäder (bis 39 °C) lassen die Temperatur des Körperkerns ansteigen. Warme Bäder senken den Vagotonus und wirken somit schlaffördernd. Teilbäder brauchen etwas größere Temperaturabweichungen (nach oben bzw. nach unten) als Vollbäder, um eine vergleichbare Wirkung zu erreichen. Je nach Art des Bades (z. B. Temperatur, Tiefe, Zusatz) kommen spezielle Wirkfaktoren zum Tragen (Bachmann u. Resch 2003):

- **physikalische Wirkfaktoren** (Temperatur, hydrostatischer Druck, Auftrieb):
  - **Temperatur:** Warme Bäder erweitern die Hautgefäße (die in die Haut verlagerte Blutmenge beträgt bis 1,5 l), steigern die Schweißsekretion, dicken das Blut ein (Sogwirkung und „Entschlackung" der Körperzellen und des Zwischenzellgewebes), alkalisieren und senken den Blutzuckerspiegel und regen die Darmperistaltik an.
  - **Hydrostatischer Druck:** Durch das Wassergewicht werden Venen und Lymphgefäße komprimiert, das Blut wird in die inneren Organe verlagert. Vorsicht bei Herzinsuffizienz (Erhöhung der Vorlast des Herzens)!
  - **Auftrieb:** Die Schwerelosigkeit entlastet den Bewegungsapparat bei degenerativen Gelenkkrankheiten.
- **chemische Wirkfaktoren** (Badezusätze): Die Haut ist imstande, Essenzen zu resorbieren. Badezusätze sind

Tab. 15.8 Anwendung von Wickel und Auflagen.

Indikation und Kontraindikation	Wirkung	Material	Durchführung
heißer Wickel (z. B. Zitronenbrustwickel)			
Indikation: → Pneumonieprophylaxe → Entwöhnungsphase von Beatmungsgerät → Bronchitis, Pneumonie → chronische Lungenerkrankungen **Kontraindikation:** → Allergien, bzw. Überempfindlichkeit gegen Zitrusfrüchte	→ durch lokale feuchte Wärme Entspannung und Vertiefung der Atmung → Anregung des Stoffwechsels, dadurch Sekretolyse → Inhaltsstoffe der Zitrone bewirken Frischeempfinden → modifiziert als Brustauflage bis zum Zwerchfell kann ähnliche Wirkung erzielt werden	→ unbehandelte Zitrone → Messer, Gabel, Glas → Schüssel mit sehr heißem Wasser → Badetuch, Innentuch, 35 x 140 cm → Küchentuch als Auswringtuch → Moltontuch, 45 x 140 cm	→ aufgeschnittene Zitrone in heißem Wasser mithilfe eines Glases ausdrücken, um Säure und ätherisches Öl zu erhalten (nicht auspressen!) → aufgerolltes Innentuch eintauchen und stark auswringen (**Abb. 15.12 a**) → heißes Tuch „anfächeln" (**Abb. 15.12 b**) → einen Teil des Innentuchs am Rücken ausrollen (**Abb. 15.12 c**) → Patient zurücklegen lassen → Innentuch vorne ausrollen und mit Außentüchern fest anlegen (**Abb. 15.12 d**) → Dauer: nach 30 Min. Innentuch und Moltontuch zügig entfernen, Patient bleibt zugedeckt und soll nachruhen
warme Brustauflage (z. B. Brustauflage mit Lavendelöl 2 %)			
Indikation: → allgemeine Entspannung → asthmatische Beschwerden → Bronchitis, Pneumonie **Kontraindikation:** → Lavendelallergie bzw. -überempfindlichkeit	→ Ölauflagen wirken wärmespeichernd und damit entspannungsfördernd → Lavendel wirkt schlaffördernd und spasmolytisch	→ dünnes Baumwolltuch, 20 x 30 cm → ca. 10 ml Lavendelöl 2 % → Plastiktüte (lebensmittelecht) oder fettdichtes Butterbrotpapier → 2 Wärmflaschen → Moltontuch, 40 x 140 cm → evtl. Watte oder Rohwolle	→ Baumwolltuch mit Öl beträufeln (**Abb. 15.13 a**) → in Plastiktüte/Brotpapier zwischen 2 Wärmflaschen legen → Moltontuch um die Wärmflaschen wickeln (**Abb. 15.13 b**) → nach ca. 10 Min. sind Moltontuch und Öl gut erwärmt → Öltuch auf die Brust, Moltontuch rund um den Brustkorb legen (dient sowohl zum Warmhalten als auch zur Fixierung der Ölauflage), zusätzlich kann eine Auflage mit Watte oder Wolle die Wärme halten → Anwendung kann mehrere Stunden belassen werden → Ölauflage nach Anwendung in den Plastiksack zurücklegen (mehrmalige Verwendung möglich), jeden Tag einige Tropfen des Öls hinzufügen (Substanzen sind leicht flüchtig)
kühle Auflage (z. B. Quarkauflage)			
Indikation: → Halsschmerzen → Brustdrüsenentzündung → Thrombophlebitis (S. 831) → Sonnenbrand → Insektenstich **Kontraindikation:** → Milcheiweiß-Kontaktallergie	→ kühlend (Quark leitet die mit Entzündungen verbundene Wärme ab, Auflage nur solange sie kühlt, belassen) → Schwellungen gehen zurück → neben den physikalischen Effekten der Kälteanwendung wird auch den Enzymen und der Milchsäure ein Beitrag zur Wirkung zugesprochen	→ Speisequark (Fettstufe ist unerheblich) → Tablett → unsterile Kompressen 10 x 10 cm → Holzspatel → Mullbinde → Handtuch → evtl. wasserdichte Unterlage	→ Quark mind. 30 Min. vor der Anwendung aus dem Kühlschrank nehmen → Quark ca. 1 cm dick auf der Kompresse ausstreichen (**Abb. 15.14 a**) → Rand einschlagen und Kompresse auf entsprechende Stelle legen (**Abb. 15.14 b** u. **c**) → mit Mullbinde oder Handtuch fixieren → Dauer und Anwendungshäufigkeit richtet sich nach den Entzündungszeichen und der Hautdurchblutung → normalerweise wird die Auflage nach 15 – 20 Min. entfernt

Fortsetzung ▶

Tab. 15.8 Fortsetzung

Indikation und Kontraindikation	Wirkung	Material	Durchführung
Wadenwickel			
Indikation: → hohe Körpertemperatur, die zu starker Beeinträchtigung oder zu möglichen Komplikationen führt (z. B. Kreislaufgefährdungen, Stoffwechselentgleisungen, Erschöpfung der Atmung, Fieberkrampf) **Kontraindikation:** → Zentralisation des Kreislaufs → kühle Beine → Frösteln, Frieren → akute Entzündungen im Blasen-/Nierenbereich	→ Körperwärme wird in die kühleren Wadenwickel abgeleitet und durch entstehende Verdunstungskälte zusätzlich gesenkt → bei Wahl eines Wickels, der deutlich kälter ist als die aktuelle Körper- bzw. Behaglichkeitstemperatur, kann es zu Vasokonstriktion und damit zu geringerer Wärmeabgabe über die Haut kommen → Reaktionsfähigkeit auf kühlende Maßnahmen ist bei jedem Patienten unterschiedlich und von vielen Faktoren abhängig (z. B. Erkrankung, Alter, Gefäßzustand, Kreislaufsituation) → genaue Beobachtung sollte Kriterien für Temperatur und Anwendungsdauer entwickeln	→ Schüssel mit ca. 30 – 35 °C warmem Wasser → 2 Baumwolltücher (Geschirrtücher oder Mullwindeln) → Nässeschutz → Badetuch → Wasserthermometer → möglicher Zusatz: Zitrone oder Pfefferminztee	→ Nässeschutz und Badehandtuch unter die Beine legen → Baumwolltücher ins Wasser tauchen, auswringen und zirkulär um die Wade zwischen Knie und Knöchel anlegen → soll Wärmeabgabe über Wärmeleitung und Verdunstungskälte erfolgen, dürfen die nassen Tücher nicht abgedeckt werden (*Abb. 15.15*) → ist nur eine vorsichtige Wärmeabgabe über Wärmeleitung erwünscht, können die nassen Tücher mit trockenen Handtüchern bedeckt werden → nach ca. 10 – 15 Min. Wickel entfernen → u. U. Maßnahme wiederholen (Voraussetzung: Waden sind weiterhin gut durchwärmt) → als Alternative zu Wadenwickeln sind bei Kindern oder unruhigen Patienten in Wickellösung getauchte Kniestrümpfe aus Baumwolle zu empfehlen

Pflanzenextrakte, Öle und Salze. Pflanzenextrakte werden entweder als Badesalze (an Kochsalze oder Meersalze gebunden) verwendet oder sind in Form von Badeölen mit Fetten, Rückfettern oder Ölen versetzt. Aquasane enthalten Pflanzenextrakte auf der Basis von Emulgatoren und hautfreundlichen Schaumstoffen.

- **psychologische Wirkfaktoren** (Entspannung, Anregung, Wohlbefinden).

🍏 **PRÄVENTION & GESUNDHEITSFÖRDERUNG** Es wird empfohlen, keine Bäderanwendungen unmittelbar vor oder nach Mahlzeiten durchzuführen. Der Zeitabstand sollte

mindestens eine halbe Stunde betragen (Bachmann und Resch 2003). Achten Sie darauf, dass Nachruhezeiten eingehalten werden. Kreislaufreaktionen durch Blutumverteilungen sind bei Kälte/Wärme möglich, deshalb Vorsicht bei Menschen mit labilem Blutdruck. _____

Teilbäder. *Tab. 15.9* zeigt eine Auswahl der Teilbäder, die häufiger im Pflegebereich angewendet werden.

Waschungen. Je nach Flächenausdehnung wird zwischen Teil- oder Ganzwaschung unterschieden (S. 415). Ziel, Temperatur und Zusätze sind weitere Unterscheidungen, z. B. fiebersenkende Teilwaschung mit Pfefferminztee. Im Be-

reich „Körpertemperatur regulieren" haben Waschungen folgende Bedeutung:

- Unterstützung der Wärmeabgabe (z. B. kühlende Waschung bei Fieberkranken)
- Unterstützung der Wärmebildung (z. B. warme Waschung mit Rosmarinauszug bei Menschen mit stark reduziertem Allgemeinzustand)
- Unterstützung und Stabilisierung des Wärmehaushalts (z. B. Kneipp-Waschungen)

Einen Überblick über verschiedene Waschungen bietet *Tab. 15.10*.

Tab. 15.9 Anwendung von Teilbädern.

Indikation und Kontraindikation	Wirkung	Material	Durchführung
temperaturansteigendes Armbad			
Indikation: → spastische Lungenerkrankungen → Infekte der Atemwege → Durchblutungsstörungen der Füße **Kontraindikation:** → Lymphödeme → akute Erkrankungen im Bereich der Arme → bei Herz-Kreislauf-Erkrankungen nur nach Rücksprache mit Arzt	→ bei langsamer, möglichst unmerklicher Wärmezufuhr kommt es zu reflektorisch bedingter Durchblutungsförderung der Füße und Unterschenkel und zu einer Bronchospasmolyse (Walther 1990)	→ Handtücher → Waschbecken oder Armschüssel → evtl. Gefäß mit heißem Wasser → Wasserthermometer → bei Atemwegsinfektionen können Thymian- oder Latschenkieferzusätze als Inhaltsstoffe zugefügt werden	→ am einfachsten lässt sich die Anwendung an einem breiten Waschbecken mit beweglichem Wasserhahn durchführen → der Patient legt beide Hände und Arme (bis zur Mitte des Oberarmes) in das 35 °C warme Wasser → innerhalb 15 Min. wird durch die Zufuhr warmen Wassers die Temperatur auf max. 40 °C gesteigert → Patienten abtrocknen → ca. 1 Std. ruhen lassen
warmes Fußbad			
Indikation: → allgemeines Kältegefühl → kalte Füße → Schlafstörungen → Unruhe → Infekte (besonders Erkältungskrankheiten, Infekte der ableitenden Harnwege) → Kopfschmerzen → chronische Lungenerkrankungen **Kontraindikation:** → Krampfadern → Phlebitiden	→ durchblutungsfördernd → schlaffördernd → beruhigend → Becken- und Bauchorgane werden reflektorisch entspannt	→ möglichst Fußbadewanne, damit die Waden mit eintauchen können, alternativ: Eimer → 36 – 38 °C warmes Wasser → Handtuch	→ Fußbadewanne bis zur Wadenhöhe mit warmem Wasser füllen → Füße ca. 10 – 15 Min. darin baden → Beine und Füße abtrocknen → ca. 30 Min. ruhen lassen

Tab. 15.10 Anwendung von Waschungen.

Indikation und Kontraindikation	Wirkung	Material	Durchführung
temperatursenkende Waschung			
Indikation: → Fieber → sehr hohe Außentemperaturen → Hitzeschäden **Kontraindikation:** → Kältegefühl → kühle Haut	→ Wärmeableitung → Bildung von Verdunstungskühle → Frischegefühl, das durch Zusätze wie Pfefferminztee oder Zitrone verstärkt wird	→ Waschschüssel mit ca. 4 l Wasser (Temperatur richtet sich nach Zustand und Wärmebedürfnis des Kranken, 15 – 35 °C) → 2 Waschhandschuhe, Handtuch → evtl. Pfefferminztee oder Zitrone	→ Patient zügig mit beiden Waschhandschuhen abwaschen → nur dort, wo Haut auf Haut liegt, abtrocknen → Patient leicht zudecken, er darf nicht frösteln → Waschung kann mehrmals wiederholt werden
Kneipp-Waschung (nach Bachmann u. Resch 2003)			
Indikation: → Störungen der Wärmeregulation (Neigung zu kalten Händen und Füßen) → schlechte Hautdurchblutung → Abwehrschwäche → vegetative Dystonie **Kontraindikation:** → Frieren, Frösteln	→ Verbesserung der Vasomotorik → vegetativ stabilisierend → Anregung von Kreislauf und Hautdurchblutung → Regulierung des Wärmehaushalts → schlaffördernd	→ Leinenwaschhandschuh → Schüssel mit ca. 4 l kühlem Wasser (anfangs 18 – 22 °C, später kühlere Wassertemperatur)	→ Tuch ins Wasser tauchen, fest ausdrücken → mit rechtem Arm beginnen, erst außen, dann innen → linker Arm ebenso → danach Hals, Brust, Bauch und Rücken → anschließend rechtes Bein außen, dann vorn, anschließend innen, danach hintere Seite einschließlich Gesäß → das linke Bein in gleicher Weise → zum Schluss rechte und linke Fußsohle → zwischendurch Tuch immer wieder ins Wasser tauchen und auf der Haut leicht ausdrücken, sodass ein leichter Wasserfilm auf der Haut entsteht → zügig vorgehen, Waschung sollte nur ca. 2 Min. dauern, Auskühlung vermeiden → nicht abtrocknen (Reizverstärkung durch Verdunstungskühle) → Patient sollte im Bett ca. 30 – 60 Min. ruhen oder sich warm anziehen und bewegen

15.4 Gesundheitsförderung, Beratungsaspekte und Patienteninformation

Betroffene und Angehörige haben ein Bedürfnis zu erfahren, weshalb Störungen der Temperaturregulation vorliegen, z. B. Temperaturempfinden, rekurrierendes Fieber bei Malaria oder Hyperhidrose. Neben dem aufklärenden, informativen und beratenden Gespräch stehen für Betroffene hilfreiche Broschüren, zuverlässiger Internetrat und Bücher zur Verfügung.

Beratung bei Gefahr einer Störung der Temperaturempfindung. Im Beratungsgespräch eines Menschen mit Störungen der Sensibilität und Körperempfindung, z. B. im Frühstadium der Polyneuropathie oder Sensibilitätsstörungen im Laufe der Diabetes-mellitus-Erkrankung, sollten das Empfinden und Wahrnehmen von Wärme und Kälte Thema sein. Ziel ist, den Menschen vor schädlich wirkenden Temperaturen zu schützen, da bei einer Neuropathie mangelndes Wärme- und Kälteempfinden oft gar nicht gespürt werden. Neben fachlichen Hintergründen kann dabei die Selbsterfahrung mittels eines Versuchs hilfreich sein.

MERKE Die vom Menschen gefühlte Temperatur wird als Wärme/Hitze oder Kühle/Kälte empfunden. Diese kann von der gemessenen Temperatur abweichen. Die gefühlte Wärme oder Kälte ist also eine subjektive Wahrnehmung, die von der jeweiligen Person und der Umgebungssituation abhängig ist.

PRAXISTIPP Machen Sie den Drei-Schalen-Versuch (nach Weber): Tauchen Sie die linke Hand in kaltes Wasser (10 °C), die rechte Hand gleichzeitig in heißes Wasser (40 °C). Nach 30 Sek. legen Sie beide Hände in 27 °C warmes Wasser. Ihre linke Hand wird nun das Wasser als warm empfinden, Ihre rechte Hand als kalt.

Unsere Wahrnehmung der Temperatur des Wassers „adaptiert" mit der Zeit, d. h. sie passt sich an die jeweilige Temperatur an. Ausgehend von diesem neuen Anpassungsniveau erscheint das zimmerwarme Wasser dann entweder kalt oder warm. Diesen physiologischen Mechanismus der Adaptation kann man auch in einem sehr heißen Sommer bzw. einem extrem kalten Winter gut beobachten. Nach einigen Tagen extremer Temperaturen hat sich unser Körper daran angepasst (Sitzmann 1995).

Pflegerische Korrektur bei unangemessener Kleidung. Die Körpertemperatur ist sowohl von der körpereigenen Wärmeregulierung als auch vom Verhalten des Menschen abhängig. Normalerweise veranlasst Kälteeinwirkung den Menschen, sich durch wärmende Kleidung, Heizung, warme und kalorienreichere Ernährung oder verstärkte Körperbewegung zu schützen. Andererseits werden bei starker Wärmeeinwirkung leichte Kleidung und kühle Getränke bevorzugt. Eine Temperaturveränderung wird dann wahrgenommen, wenn sie außerhalb des Behaglichkeitsbereichs liegt. Er wird in engen Grenzen von der individuellen Temperaturtoleranz des Einzelnen bestimmt.

Demenzielle Erkrankungen z. B. können dieses Empfinden reduzieren. Um krankhafte Zustände durch unangemessene Kleidung bei kalten Umgebungstemperaturen zu vermeiden, ist pflegerische Korrektur erforderlich.

PRAXISTIPP Überlegen Sie sich, welche Faktoren für Ihre Körpertemperatur, Ihr persönliches Empfinden von Hitze, Wärme, Kühle und Kälte entscheidend sind. Wie wird Ihr Verhalten davon bestimmt?

Hitzewallungen während der Wechseljahre. Unter Hitzewallungen können Frauen bei der Umstellung des Hormonhaushalts leiden: Entweder gelegentlich oder bis 30-mal am Tag kommt es zum plötzlichen eintretenden Symptom des klimakterischen Syndroms (Wechseljahresbeschwerden). Ihr Erscheinen kann vom Beginn der Menopause (Zeitpunkt der letzten Menstruationsblutung) bis zur Postmenopause reichen (ca. bis zum 65. Lebensjahr). Die vasomotorisch bedingten anfallsartigen Hitzewallungen sind oft mit Schweißausbrüchen, fleckigen Hautrötungen und unangenehmem Klopfen des Herzens (Tachykardie) verbunden. Nach der Hitzewallung ist durch die Verdunstungskälte oft leichtes Frösteln zu spüren.

PRAXISTIPP Die folgenden Maßnahmen können bei Hitzewallungen helfen:
- Eine einfache Selbsthilfemaßnahme ist das Tragen leichter Kleidung nach dem Zwiebelprinzip in mehreren Schichten. Je nach Bedarf kann bei einer Hitzewallung eine Lage abgelegt und danach wieder angezogen werden.
- Kleidung aus thermoregulierenden Fasern kann angenehmer sein als Kleidung aus schweren Naturfasern, die sich schnell mit Schweiß voll saugen, evtl. kann Reservewäsche am Arbeitsplatz oder unterwegs hilfreich sein.
- Bei Bedarf können die Unterarme unter laufendes Wasser gehalten werden. Lauwarme Waschungen, versetzt mit Pfefferminz- oder Lavendelöl kühlen besser als kaltes Wasser.
- Der in Südeuropa übliche Fächer kann erholsame Kühlung leisten.
- Hitzewallungen sind evtl. im Zusammenhang mit bestimmten Ereignissen, Speisen (bestimmte Gewürze) oder Getränken (Genussgifte wie Alkohol, Kaffee, Tee) zu erkennen, vielleicht hilft daher eine eigene Dokumentation.

Wärmeschutz bei der Wundversorgung. Mit einem feuchten, körperwarmen Wundmilieu wird bei der Wundheilung die optimale Wirksamkeit körpereigener Zellaktivitäten intensiviert. Ziel muss es sein, Austrocknung und Unterkühlung der Wunde durch nur kurzfristiges Aufdecken sowie geeignete Wundauflagen zu vermeiden.

Eigenverantwortung für Infektionsschutz. Wenn Patienten eine Strahlentherapie z. B. in Kombination mit einer zytostatischen Therapie in den Liquorraum erhalten, evtl. verbunden mit einer allogenen Knochenmarks- und Stammzelltransplantation, sollen sie von Pflegenden informiert werden, wie wichtig eine regelmäßige Temperaturkontrolle für das frühzeitige Erkennen einer Infektion ist. Während des Aufenthalts im Krankenhaus lernt der Patient seinen Körper zu beobachten, Warnsignale (Temperaturerhöhung über 38 °C, Hautausschlag, Durchfall, Brennen beim Wasserlassen usw.) zu erkennen und Veränderungen an die zuständige Pflegeperson und/oder den Arzt weiterzugeben. Die Selbstbeobachtungsfähigkeit gewinnt besonders im Hinblick auf die Krankenhausentlassung an Bedeutung.

Vorsorge für nächtlichen Wäschewechsel bei Hyperhidrose. Nächtliches Schwitzen bei verschiedenen Erkrankungen (z. B. AIDS), in der palliativen Versorgung (S. 548) oder die Notwendigkeit des Wäschewechsels bei Inkontinenz kann sehr belastend sein. Durch Vorsorge kann dem Kranken und den betreuenden Personen länger während der Wäschewechsel in der Nacht erspart werden. Es empfiehlt sich, frische Leibwäsche, Ersatzkissen und Zweitdecke griffbereit zu haben, sowie eine saugfähige Unterlage (z. B. Frotteehandtuch) auf Bettlaken und Kopfkissen zu legen (Sitzmann 2007).

 PRÄVENTION & GESUND-HEITSFÖRDERUNG **Interventionsschritte der Pflege**

Christoph S. Nies

Die Regulation der Körpertemperatur ist eine für den Menschen lebenswichtige Voraussetzung, um die Funktionen der Organe und Körpersysteme aufrechtzuerhalten. Der Mechanismus der Regulation wie auch die Körpertemperatur als solche wird vom Menschen erst dann wahrgenommen, wenn unbehagliche Empfindungen ausgelöst werden. Wärme und Kälte zu empfinden ist ein individuelles Geschehen, das eng mit unserem Wohlbefinden verknüpft ist.

Hier eröffnen sich für den Bereich der Gesundheitsförderung Möglichkeiten auf das Wohlbefinden eines Menschen positiv einzuwirken, indem angenehme Temperaturempfindungen ausgelöst werden (z. B. über die Anwendung von Wickeln und Auflagen). Insbesondere die als angenehm empfundene Wärme trägt wesentlich zum Wohlbefinden und zur Entspannung eines Menschen bei. Ebenso kann aber auch die Empfindung eines kühlen Reizes erfrischend und aktivierend und somit gesundheitsförderlich wirken.

Körpertemperaturstörungen vorzubeugen steht im Vordergrund einer präventiven Ausrichtung im Bereich der ATL „Körpertemperatur regulieren". Einen elementaren Anteil der präventiv pflegerischen Intervention bildet hier sicherlich die Prävention „innerer Störfaktoren", z. B. über infektionsprophylaktische Maßnahmen oder die Vorbeugung vor Störungen des Wasser-Elektrolyt-Haushaltes. Aber auch die Verhaltensprävention (unangepasstem Verhalten vorbeugen, z. B. mit angemessener Kleidung bei Hitze) bildet einen wichtigen Bestandteil der Präventionsschritte in der vorliegenden ATL.

Die Pflege ist auch im Bereich der Körpertemperaturregulation aufgrund des intensiven Kontakts zum Pflegeempfänger in Kombination mit dem Wissen um die Beobachtungskriterien dafür prädestiniert, Risikofaktoren zu erkennen und geeignete Interventionen einzuleiten. Da gerade sehr junge Menschen (Neugeborene) und sehr alte Menschen zu den Risikogruppen einer gestörten Körpertemperaturregulation gehören, werden die in *Tab. 15.11* dargestellten möglichen Interventionen insbesondere in Bezug zu diesen beiden Personengruppen aufgezeigt. Dabei werden die verschiedenen Ebenen der Prävention, Gesundheitsförderung, Primärprävention, Sekundärprävention und Tertiärprävention berücksichtigt (S. 163)

Tab. 15.11 *Gesundheitsförderung und Prävention (nach Hurrelmann et al 1998).*

Gesundheitsförderung	Primärprävention	Sekundärprävention	Tertiärprävention
Interventionen			
→ Informationsveranstaltung „Unabhängig im Alter – Informationen für den Erhalt und Förderung meiner Selbstständigkeit" mit speziell pflegerischem Fokus (Veranstaltungsorte: Krankenhaus, Sozialstation, Seniorenheime usw.); mögliche Inhalte hinsichtlich der ATL „Körpertemperatur regulieren": ■ Grundlagen der Körpertemperaturregulierung ■ Beobachtungskriterien der Körpertemperaturregulierung ■ Besonderheiten im Alter ■ Nahrung und Temperaturregulation ■ Wickel und Auflagen → Informationen für werdende Eltern (Betreuung eines Neugeborenen): → Temperaturregulation eines Neugeborenen → Umgebungsgestaltung hinsichtlich einer förderlichen Umgebungstemperatur → Leistungen vermitteln, z. B.: → Informationsbroschüren (z. B. Versorgung eines Neugeborenen) → Informationsabende → Kurse zu Wickeln und Auflagen	→ Pflegebedürftige, Angehörige oder Eltern über Risikofaktoren aufklären, die zu einer gestörten Temperaturregulation führen können, z. B.: ■ Faktoren, die Infektionen auslösen können ■ Flüssigkeitsmangel ■ fehlerhafte Kleidung ■ unangemessene Umgebungstemperatur für Neugeborene → Risikofaktoren sowie Abweichungen der Körpertemperatur erkennen und abgestimmte Interventionen einleiten, z. B.: → Eltern auf unangemessene Raumtemperatur bei einem Neugeborenen hinweisen und hinsichtlich geeigneter Maßnahmen beraten (z. B. Wärmelampe als Intervention) → Körpertemperatur im Rahmen der Pflegeanamnese ermitteln (insbesondere bei bestehenden Risikofaktoren) → präventive Hausbesuche bei älteren Menschen im ambulanten Bereich durchführen: → Körpertemperaturregulationsstatus erheben → Risikofaktoren aufklären → Informationen und Hilfsangebote vermitteln	→ Pflegebedürftige und Angehörige zur Selbstpflege bei Störungen, die mit einer gestörten Temperaturregulation bzw. Temperaturempfindung einhergehen, anleiten und schulen, z. B.: ■ beim Diabetiker: auf die Gefahr von Temperaturempfindungsstörungen als Folge von Polyneuropathien hinweisen, selbstständiges Überprüfen der Fußsensibilität anleiten ■ bei Frühgeborenen: Temperatur korrekt messen, wärmespendende Maßnahmen erläutern ■ beim Neugeborenen: Durstfieber vermeiden → notwendige Pflegeleistungen zur Unterstützung bei einem Selbstpflegedefizit im Bereich der Körpertemperaturregulation vermitteln und organisieren, z. B.: → regelmäßige Temperaturkontrollen durch den Pflegedienst bei Fieber im Rahmen einer leichten Pneumonie → Wickel und Auflagen, kühlende Waschungen je nach Bedarf anwenden → Waschungen bei vermehrter Schweißsekretion anwenden	→ Pflegebedürftige und Angehörige bei ausgeprägten chronischen Störungen, die mit einer gestörten Temperaturregulation bzw. Temperaturempfindung einhergehen, anleiten und schulen, z. B.: ■ Diabetiker mit ausgeprägten Angiopathien und Polyneuropathien hinsichtlich der Temperaturempfindungs- und Wundheilungsstörungen ■ Umgang mit einer Hyperhidrose (z. B. in der palliativen Versorgung) → bei zentralem Fieber nach Hirntrauma Temperatur messen und fiebersenkende Maßnahmen einleiten → prophylaktische Maßnahmen einleiten, um Folgeerkrankungen vorzubeugen, z. B.: → Exsikkoseprophylaxe bei starkem Fieber (aufgrund des Flüssigkeitsverlustes) → Dekubitus-/Pneumonieprophylaxe im Rahmen eines Fieberschubes (aufgrund der Schwäche) → Rehabilitations-Selbsthilfeangebote vermitteln (z. B. für Diabetiker, HIV/AIDS Patienten)

Fortsetzung ▶

Tab. 15.11 Fortsetzung

Gesundheitsförderung	Primärprävention	Sekundärprävention	Tertiärprävention
Interventionszeitpunkt			
Gesundheitszustand (kein Selbstpflegedefizit hinsichtlich der Körpertemperaturregulation)	erkennbare Risikofaktoren (Gefahr der Entstehung eines Selbstpflegedefizits in der Regulation der Körpertemperatur)	beginnende pathologische Veränderungen (Selbstpflegedefizit im Bereich Körpertemperaturregulation ist vorhanden)	ausgeprägte pathologische Veränderungen (Selbstpflegedefizit im Bereich Körpertemperaturregulation ist vorhanden)
Zielgruppe			
→ Gesamtbevölkerung → Angehörige → Pflegebedürftige	→ Pflegebedürftige mit bestehenden Risikofaktoren → Angehörige	→ Pflegebedürftige mit Selbstpflegedefizit (Patienten) → Angehörige	→ Pflegebedürftige mit Selbstpflegedefizit (Rehabilitanden) → Angehörige
Interventionsorientierung			
salutogenetische Ausrichtung (Förderung)	pathogenetische Ausrichtung (Vorbeugung)	pathogenetische Ausrichtung (Korrektur)	pathogenetische Ausrichtung (Kompensation)
Zielsetzung			
Verhältnisse und Lebensweisen beeinflussen → physiologische Temperaturregulation fördern → Wohlbefinden steigern	Verhalten beeinflussen → Risikofaktoren vermeiden, die Störungen der Regulation der Körpertemperatur begünstigen	→ Defizit im Bereich der Körpertemperaturregulation früh ausgleichen → Störungen behandeln	→ bestehendes Selbstpflegedefizit im Bereich der Körpertemperaturregulation ausgleichen → Folgeerkrankungen vorbeugen

Lern- und Leseservice

Verwendete Literatur

→ Bachmann RM, Resch K. Naturheilverfahren für die Praxis. 2. Aufl. Stuttgart: Hippokrates; 2003
→ Böhme H. Alternative Pflege – was ist erlaubt? Heilberufe 1996; 8: 52
→ Breithaupt H, Demuth F. Physiologische Grundlagen der Kalt- und Warmanwendungen. In: Hildebrandt G, Hrsg. Physikalische Medizin, Bd. 1: Physiologische Grundlagen, Thermo- und Hydrotherapie, Balneologie und med. Klimatologie. Stuttgart: Hippokrates; 1990
→ Feichtner A. Hyperhidrose. In: Knipping C, Hrsg. Lehrbuch Palliative Care. 2. Aufl. Bern: Huber; 2007
→ Fingado M. Rhythmische Einreibungen. Handbuch aus der Ita Wegman Klinik. Dornach: Verlag am Goetheanum/Natura-Verlag; 2002
→ Fruhstorfer H. Somatoviszerale Sensibilität. In: Klinke R, Silbernagl S, Hrsg. Lehrbuch der Physiologie. 2. Aufl. Stuttgart: Thieme; 1996
→ Gekle M, Singer D. Temperaturregulation und Wärmehaushalt. In Klinke R et al., Hrsg. Physiologie. 6. Aufl. Thieme, Stuttgart 2010

→ Geo Magazin: Wohltemperiert schlafen. Ausgabe 01/2000. Online: http://www.geo.de/GEO/mensch/medizin/329.html (Stand 15. 8. 2011)
→ Gordon M. Handbuch Pflegediagnosen. Wiesbaden: Ullstein Medical; 1998
→ Von der Heide U. Die Rhythmische Einreibung. In Heine R, Bay F., Hrsg. Pflege als Gestaltungsaufgabe. 2. Aufl. Hippokrates, Stuttgart 2001
→ Heine R. Dekubitus-, Pneumonie- und Thromboseprophylaxe bei Schwerkranken. In: Heine R, Bay F, Hrsg. Pflege als Gestaltungsaufgabe. 2. Aufl. Stuttgart: Hippokrates; 2001
→ Holtzclaw BJ. Effects of extremity wraps to control drug-induced shivering. A pilotstudy. Nursing Research 1990; 5: 280
→ Jessen C. Temperaturregulation und Wärmehaushalt. In: Klinke R, Silbernagl S, Hrsg. Lehrbuch der Physiologie. 2. Aufl. Stuttgart: Thieme; 1996
→ Manthous CA et al. Effect of cooling on oxygen consumption in febrile critically ill patients. American Journal of Critical Care 1995; 151: 10
→ Marik PE. Fever in the ICU. Chest 2000; 3: 855
→ Oleksiw K. Die Hände – Fluch oder Segen? Altenpflege 1994; 4: 251

→ Portsteffen A. Tees. In: Sitzmann F, Hrsg. Pflegehandbuch Herdecke. 3. Aufl. Berlin: Springer; 1998
→ Silbernagl S, Blum HE. Klinische Pathophysiologie. 9. Aufl. Stuttgart: Thieme; 2006
→ Silbernagl S, Despopoulos A. Taschenatlas der Physiologie. 7. Aufl. Stuttgart: Thieme; 2007
→ Silbernagl S, Lang F. Taschenatlas Pathophysiologie. 3. Aufl. Stuttgart: Thieme; 2009
→ Simon E. Wärmehaushalt und Temperaturregulation. In: Schmidt RF, Thews G, Hrsg. Physiologie des Menschen. 26. Aufl. Berlin: Springer; 1995
→ Sitzmann F. Hygiene daheim. Bern: Huber; 2007
→ Sitzmann F. Mit wachen Sinnen wahrnehmen und beobachten. Teil 1 - Teil 2. RECOM, Basel 1995/1996
→ Sitzmann F. Die Hitzefalle - Prävention hitzebedingter Gesundheitsschäden von Senioren. NOVAcura 42 (2011) 4: 51 – 53
→ Sund-Levander M, Wahren LK. Assessment and prevention of shivering in patients with severe cerebral injury. Journal of Clinical Nursing 2000; 9: 55

→ Walther J. Hydrotherapie. In: Drexel H, Hrsg. Physikalische Medizin, Bd. 1. In: Hildebrandt G, Hrsg. Physiologische Grundlagen, Thermo- und Hydrotherapie, Balneologie und med. Klimatologie. Stuttgart: Hippokrates; 1990

→ Winckelmann G. Fieber unbekannter Ursache. In: Suttorp N et al. Infektionskrankheiten. Stuttgart: Thieme; 2004

Weiterführende Literatur

→ Basfeld M. Phänomen-Element-Atmosphäre. Zur Phänomenologie der Wärme. In: Böhme G, Schiemann G, Hrsg. Phänomenologie der Natur. Frankfurt/Main: Suhrkamp; 1997

→ Bramkamp M, Schneemann M. 38,4 °C – wann ist Fieber? Chemotherapie Journal 2007; 16: 163 – 166

→ Drexel H, Hrsg.: Physikalische Medizin, Bd. 1. Stuttgart: Hippokrates; 1990

→ Herzog S. Regulation der Körpertemperatur. In: Ullrich L et al., Hrsg. Intensivpflege. 2. Aufl. Stuttgart: Thieme; 2010

→ Kirschnick O. Pflegetechniken. 4. Aufl. Stuttgart: Thieme; 2010

→ Krause M, Uhlmann B. Äußere Anwendungen. In: Sitzmann F, Hrsg. Pflegehandbuch Herdecke. 3. Aufl. Berlin: Springer; 1998

→ Lauber A, Schmalstieg P, Hrsg. Wahrnehmen und Beobachten. 3. Aufl. Stuttgart: Thieme; 2012

→ Schwegler J, Lucius R. Der Mensch – Anatomie und Physiologie. 5. Aufl. Stuttgart: Thieme; 2011

→ Sonn A. Wickel und Auflagen. 3. Aufl. Stuttgart: Thieme; 2010

→ Sund-Levander M, Grodzinsky E. Time for a change to assess and evaluate body temperature in clinical practice. International Journal of Nursing Practice 2009; 15: 241

→ Thüler M. Wohltuende Wickel. 9. Aufl. CH Worb: Maya Thüler Verlag; 2003

→ Weber G. Wickel und Auflagen in der anthroposophisch erweiterten Praxis. In: Heine R, Bay F, Hrsg. Pflege als Gestaltungsaufgabe. 2. Aufl. Stuttgart: Hippokrates; 2001

Internetadressen

→ http://www.meine-gesundheit.de/

→ http://www.medizin.de/

→ http://www.barmer.de/

16 ATL Atmen, Puls und Blutdruck

16 ATL Atmen, Puls und Blutdruck

Simone Jochum, Christoph S. Nies, Franz Sitzmann

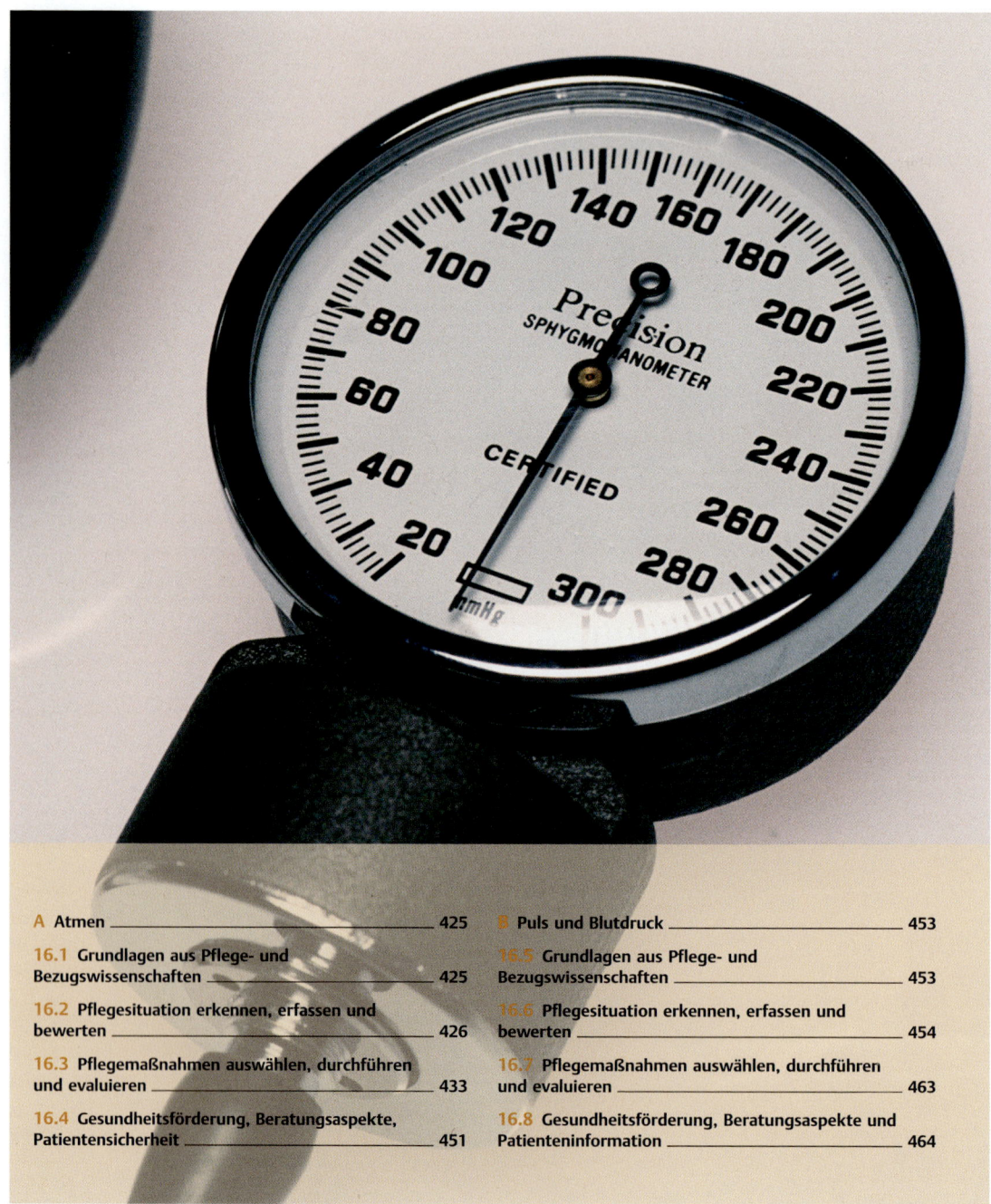

FALLBEISPIEL *Pflegesituation*
Herr Junglas.
Herr Junglas ist 89 Jahre alt und wurde am Vormittag aus dem Altenheim St. Elisabeth mit Verdacht auf Pneumonie in die Klinik eingewiesen. Gesundheits- und Krankenpfleger Tobias beginnt heute nach seinem freien Wochenende mit dem Spätdienst. Sein Kollege Lukas führt die Übergabe am Bett von Herrn Junglas durch und berichtet: „Herr Junglas kam heute morgen zu uns auf Station; die vermutete Pneumonie hat sich bestätigt. Ihm fällt das Atmen ziemlich schwer und er hat Schwierigkeiten, sein Sekret abzuhusten. Herr Junglas ist seit einer Schenkelhalsfraktur vor einigen Jahren in

der Mobilität eingeschränkt und ist nun durch den reduzierten Allgemeinzustand bettlägerig. Laut dem Bericht vom Pflegeheim hat er seit heute Nacht nur wenig getrunken." Tobias begrüßt Herrn Junglas: „Guten Tag Herr Junglas. Können Sie mich verstehen?" Herr Junglas nickt und versucht zu antworten, beginnt dann jedoch heftig zu husten. Tobias und Lukas bringen Herrn Junglas in eine aufrechte Sitzposition und Tobias ermittelt die aktuelle Atemfrequenz. „Der Stationsarzt hat bereits eine Venenverweilkanüle am linken Unterarm gelegt", fährt Lukas mit der Übergabe fort, „angeordnet sind vorerst 500 ml NaCl 0,9 %, ein Antibiotikum als Kurzin-

fusion sowie zwei Liter Sauerstoff über eine Nasensonde. Ich schlage vor, dass wir noch einen Trinkplan anlegen und zur Sicherheit ein Absauggerät ins Zimmer stellen".

Nach der Übergabe richtet Tobias alle benötigten Materialien und geht nochmals zu Herrn Junglas ins Zimmer. „Ich werde ihnen jetzt den Aqua-Behälter an ihrem Sauerstoffgerät erneuern. Danach bekommen sie noch eine Infusion mit Kochsalzlösung, da sie heute so wenig getrunken haben und viel Flüssigkeit benötigen". Herr Junglas öffnet die Augen für einen kurzen Moment und stimmt nickend zu.

A Atmen

Franz Sitzmann

16.1 Grundlagen aus Pflege- und Bezugswissenschaften

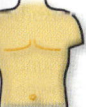

Anatomie und Physiologie im Fokus

Atmung im Überblick

Atmung hat das Ziel, Sauerstoffaufnahme und Kohlendioxidabgabe den jeweiligen Bedürfnissen des Menschen anzupassen. Daneben haben die Lungen stoffwechselbezogene Aufgaben, z. B. wandeln sie Angiotensin I in Angiotensin II um, ein Enzym, das die Gefäßengstellung bewirkt.

> **MERKE** Luft ist lebensnotwendig. Gewebeanoxie, d. h. das Fehlen von Sauerstoff, kann je nach Dauer von behebbaren Funktionsstörungen bis zu irreversiblen Schäden der Zellen führen.

Innere und äußere Atmung. Die gegenüber der inneren Atmung (Zellatmung) abzugrenzende äußere Atmung (Respiration) bezeichnet den Gasaustausch zwischen Luft und Blut sowie den Gastransport im Kreislauf. An der äußeren Atmung sind verschiedene Organe und Gewebsstrukturen beteiligt:

- Im Atemzentrum des Gehirns werden die Impulse für die rhythmische Atemtätigkeit gebildet und über Rückenmarksbahnen sowie periphere Nerven weitergeleitet.
- Durch die Muskeltätigkeit des Zwerchfells und der Atemhilfsmuskulatur strömen die Atemgase ein und aus.
- Die Lunge wird durch ein intaktes knöchernes Thoraxskelett und die Pleurahüllen geschützt und in Form gehalten (**Abb. 16.1**).

Atmung und Kreislauf. Der Mensch besitzt etwa 300 Millionen Alveolen, dünnwandige Bläschen, die an den Endaufzweigungen des Bronchialbaumes sitzen. Umsponnen sind sie vom dichten Netz der Lungenkapillaren. Sie weisen eine Gesamtoberfläche von ca. 140 m^2 auf und sind damit imstande, ausreichenden Gasaustausch zu gewährleisten (Köhler 2011). Sauerstoff wird durch die Wand der Lungenalveolen aufgenommen. Das Hämoglobin der Erythrozyten nimmt diesen Sauerstoff auf und gibt Endprodukte des Stoffwechsels, vor allem Kohlendioxid, ab. Atmung und Kreislauf bilden eine Funktionseinheit.

> **PRAXISTIPP** Es ist nicht der fehlende Sauerstoff, der die in einem stickigen Raum versammelten Menschen müde macht. Die sog. „verbrauchte" Luft hat v. a. einen höheren Anteil an Kohlendioxid. Normalerweise enthält normale Raumluft 21 % Sauerstoff und nur 0,03 % CO_2. Unsere Ausatemluft enthält noch 14 % Sauerstoff, aber 5,6 %

Kohlendioxid – und CO_2 gilt ab 2,5 % in der Luft als toxisch (Dröser 2005). Es empfiehlt sich also häufigeres Stoßlüften – auch von Krankenzimmern.

Partikel, Stäube, Aerosole als Pathogene

> **DEFINITION** Die Gefährlichkeit des **Staubes**, auch als partikelförmige Materie (PM) bezeichnet, hängt stark von der Größe seiner Teilchen ab. Umweltmediziner definieren mehrere Klassen:

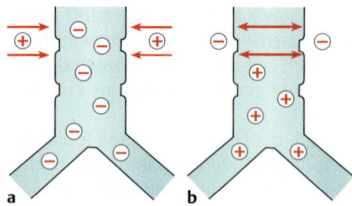

Abb. 16.1 Physiologische Mechanismen bei Ein- und Ausatmung. a Einatmung: Durch die Erweiterung des Thoraxdurchmessers wird intrathorakal ein Unterdruck (–) erzeugt, sodass Luft in die Lunge strömt. Der Umgebungsdruck (+) übersteigt den Druck in den Atemwegen. **b** Ausatmung: Durch elastisches Zusammenziehen (Retraktion) der Lunge wird ein Überdruck (+) erzeugt, sodass die Luft ausgeatmet wird. Der Druck in den Atemwegen übersteigt den Umgebungsdruck (–). Die extrathorakalen Atemwege werden etwas geweitet (nach Schmidt 2007).

- inhalierbaren Feinstaub mit einem Durchmesser von maximal 10 μm (PM 10),
- lungengängigen Feinstaub mit maximal 2,5 μm Durchmesser (PM 2,5) und
- ultrafeine Partikel mit maximal 0,1 μm Durchmesser (PM 0,1).

Die Erkenntnisse der gesundheitsschädigenden Wirkungen von Feinstaub werden seit Jahren deutlicher. Feine Partikel werden von den Schleimhäuten im Nasen-Rachen-Raum bzw. den Härchen im Nasenbereich nur bedingt zurückgehalten, während gröbere Partikel eine geringere Belastung der Atemwege darstellen.

Verwirrend wirkt, dass aus subjektiver Betrachtung, aber auch objektiv messbar Staubemissionen stark zurückgegangen sind. Doch so wie Filter und saubere Brennstoffe den Anteil an sichtbaren Grobstäuben in der Luft reduzierten (Smog), stieg die Konzentration von Feinstäuben. Feinstäube entstehen durch unvollständige Verbrennungsprozesse in Industrie, Haushalt und im Autoverkehr und hier insbesondere bei Dieselmotoren. Diese feinsten Teilchen

schweben an jeder Straße in der Luft und halten sich über Stunden und Tage. Bei jeder Luftströmung werden sie erneut aufgewirbelt.

Feinstäube in Außenluft und Innenraumluft. Am überzeugendsten ist die Datenlage für feine Partikel in der Außen- und Innenraumluft. Einen wichtigen Einfluss haben Feinstäube zudem durch die Beladung der Staubpartikel mit anderen Substanzen. In der Stadtluft können z. B. winzige (Schwer-)metallpartikel, krebserregende polyzyklische aromatische Kohlenwasserstoffe (PAK) oder Säuren an den Staubteilchen hängen und zusätzlich auf die Atemwege wirken.

Feinstaubquellen in Innenräumen sind Laserdrucker, Kopierer, Kerzen (auch Duftkerzen, Räucherstäbchen), Kochaktivitäten (Gasherde), Staubsaugen ohne Filter sowie Zigarettenrauch (Environmental Tobacco Smoke). Zu natürlichen Staubquellen, auch von Feinstaub, zählen Saharastaub, Kleinstlebewesen und

Teile von ihnen (z. B. Pollen), erodiertes Gestein, Waldbrände und Vulkanausbrüche.

Krankheitsauswirkungen. Den gesundheitlich relevanten Teil des Schwebstaubs machen die kleineren Teilchen aus. Es sind „lungengängige" Feinstäube (PM 2,5) und ultrafeine Partikel (0,001 – 0,1μm), die für schwere gesundheitliche Folgen verantwortlich gemacht werden. Die für die Weltgesundheitsorganisation (WHO) sowie Umweltmediziner als gesichert geltende gesundheitliche Bedeutung von Stäuben und Partikeln ist in **Tab. 16.1** zusammengestellt. Besonders betroffen sind Herz-/Kreislaufkranke, ältere Menschen und Kleinkinder.

Sauerstoffzuatmung: Mehr Schaden als Nutzen? Eine wissenschaftliche Lücke besteht in der Frage, ob eine Sauerstoffgabe bei akutem Myokardinfarkt möglicherweise das Mortalitätsrisiko erhöht (Cabello 2010).

Tab. 16.1 *Gesundheitliche Bedeutung von Stäuben und Partikeln (nach Mersch-Sundermann 2008).*

Krankheitsauswirkungen	Beispiele für Auslöser
Schleimhautirritationen	Feinstäube
Atemwegserkrankungen, z. B. chronischer Husten, Bronchitiden	Feinstäube
Sensibilisierung (Allergiebereitschaft)	Mehlstaub, Dieselruß
Silikose/Sarkoidose	Stein- und Mineralstäube
Lungentumoren	Dieselrußpartikel
Nasopharyngealkarzinome	Hartholzstäube
Mesentheliome	Asbestfaserstäube
Herz-/Kreislauferkrankungen, z. B. Herzinfarkt	Feinstäube
Allergien, z. B. Asthma bronchiale	luftgetragene Allergene
Infektionen	Viren, Pilzsporen
Intoxikationen	PAK (Polyzyklische aromatische Kohlenwasserstoffe) als Bestandteile von Erdöl und Kohle
allgemeine Krankheitshäufigkeit, z. B. Sick Building Syndrome (SBS), Chronic Fatigue Syndrome (CFS), Multiple Chemical Sensitivity (MCS) und Verkürzung der Lebenserwartung	Feinstäube
diskutierte Wirkungen auf das Gehirn	ultrafeine Partikel

16.2 Pflegesituationen erkennen, erfassen und bewerten

16.2.1 Beurteilungskriterien der Atmung

🖐 **PRAXISTIPP** Beobachten Sie Ihre eigene Atmung: Wie tief atmen Sie ein? Wie oft atmen Sie pro Minute? Sie werden feststellen, dass die Beobachtung der eigenen Atmung sofort zu einem bewussten Atmen führt und

damit bereits eine Normalatmung nicht mehr zulässt.

Normale Atmung (Eupnoe) erfolgt unbewusst, entspannt und beschwerdefrei. Der Atemrhythmus ist gleichmäßig und Atembewegungen sind nur bei genauem Hinsehen oder durch taktile Erfassung mit Auflegen der Handfläche auf den

Übergang von Abdomen zum Thorax möglich.

Die Atemvorgänge werden von Entwicklungsstand, Konstitution und Beweglichkeit des Körpers beeinflusst. Die Atmung wird beurteilt anhand von:
- Rhythmus und Frequenz sowie
- Qualität, Volumen und Atemtyp.

Neben diesen Kriterien muss beobachtet werden, ob Atemgeräusche und -gerüche auftreten (S. 431). Weitere Untersuchungen zu Diagnostik oder Verlauf von Atemwegserkrankungen sind arterielle Blutgasanalyse (S. 720) und perkutane Oxymetrie (S. 455), Lungenfunktionsprüfung sowie EKG bei schlafbezogenen Atmungsstörungen (zum Erkennen von Arrhythmien).

16.2.2 Atemrhythmus und -frequenz erfassen und bewerten

Indikationen. Atmung unterliegt verschiedenen Einflüssen. Daraus ergeben sich Indikationen, z. B.

- Diagnostik und Verlauf von Atemwegserkrankungen,
- Erfassen der Vitalsituation des Patienten, z. B. bei Neuaufnahme,
- Untersuchungsvorbereitung, -verlauf und -abschluss,
- Kontrolle der Belastbarkeit vor Mobilisation und

- postoperative Überwachung zur Früherkennung postnarkotischer Komplikationen.

👉 **PRAXISTIPP** Beobachten Sie die Atembewegungen (jeweils eine In- und Exspiration als ein Atemzyklus) in einem für den Patienten unbemerkten Moment, z. B. während des Pulsfühlens, mit einer Uhr mit Sekundenzeiger über 1 Min. ─────────

Normaler Atemrhythmus

Atmung ist rhythmisch (regelmäßig, d. h. eine Abfolge etwa gleich tiefer Atemzüge) oder unrhythmisch (unregelmäßig). Der Rhythmus kann willkürlich beeinflusst werden. Physiologische Abweichungen entstehen z. B. leistungsbedingt, durch vereinzelte tiefe Atemzüge (Seufzen) und bei bewusster Atmung.

Gähnen als tiefe Einatmung hat nichts mit Langeweile oder reduziertem Sauerstoffanteil der Einatemluft zu tun (Drö-

ser 2007). So gähnen vielfach Leistungssportler oder Fallschirmspringer vor besonderen Herausforderungen. Gähnen hat eine soziale Komponente: Man lässt

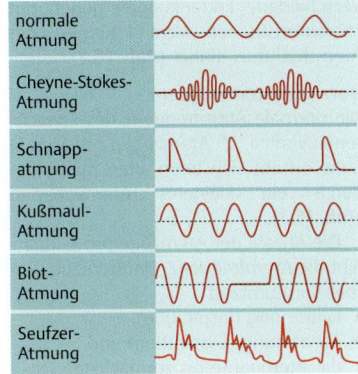

Abb. 16.2 Atemtypen. Schematische Darstellung pathologischer Atemtypen im Vergleich zur normalen Atmung.

Tab. 16.2 *Verschiedene pathologische Atemtypen in der Übersicht.*

Atmungsablauf	Ursache
Schnappatmung	
Die Atemzüge treten immer seltener auf und werden zunehmend schwächer, bis eine terminale Apnoe eintritt. Oft geht ihr die Cheyne-Stokes-Atmung voraus. Bei Patienten mit irreversiblem, nekrotisierendem Hirnversagen (meist als „Hirntod" bezeichnet) kann man noch flache, durch Hypoxie ausgelöste respirationsähnliche Bewegungen beobachten.	→ eventuell bedingt durch Zwerchfellkontraktion bei ausgeprägtem Abfall der Sauerstoffkonzentration im Blut → vereinzelte, kurze Inspirationsbewegungen mit krampfhaftem, tiefem Nach-Luft-Schnappen während des Sterbens. Der Atemrhythmus ist unregelmäßig.
Cheyne-Stokes-Atmung	
Der Patient atmet zunächst mit kleinen, flachen, geräuschlosen Atemzügen. Sie werden allmählich tiefer (keuchender), schwellen dann wieder ab und gehen in eine kurze Atempause (Apnoephase) über. Diese Phasen sind charakterisiert durch zu- und abnehmende Atemfrequenzen (Hyperpnoeperioden). Nach 20 – 30 Atemzügen kann eine längere Atempause von 1½ – 1¾ Min. eintreten.	Es liegt eine geringe Erregbarkeit und hochgradige Schädigung des Atemzentrums oder schwere Herzinsuffizienz zugrunde. Beobachtet wird die Cheyne-Stokes-Atmung bei → Koma, → funktionellen Schäden des Atemzentrums, → Hirndruckerhöhung, → Urämie-Vergiftung, → chronischem O_2-Mangel und → Frühgeborenen (bzw. unreifen Neugeborenen). → Physiologisch kommt sie bei Höhenaufenthalt v. a. während des Schlafs vor.
Kussmaul-Atmung (Azidoseatmung)	
Die Kussmaul-Atmung ist eine abnorm tiefe, regelmäßige Atmung mit normaler Atemfrequenz, die jedoch auch erhöht oder erniedrigt sein kann.	Durch vermehrtes Abatmen von CO_2 versucht der Körper eine metabolische Azidose (= Übersäuerung des Blutes infolge einer Stoffwechselstörung) zu kompensieren. Sie tritt bei schweren Stoffwechselerkrankungen auf, z. B. bei diabetischem oder urämischem Koma oder schwerer Ernährungsstörung. Der Patient kann somnolent oder bewusstlos sein.
Biot-Atmung (Meningische Atmung)	
Bei der Biot-Atmung werden periodisch kräftige Atemzüge gleicher Tiefe von apnoischen Pausen (Atemstillstand) unterbrochen (intermittierende Atmung).	Biot-Atmung kann bei Störungen des Atemzentrums, z. B. bei direkter Hirnverletzung, Blutungen im Hirn, Hirnhautentzündung (Meningitis), Hirntumoren und bei unreifen Neugeborenen beobachtet werden.
Seufzer-Atmung	
Nach initialem tiefem Atemzug kommt es zur periodischen Verminderung der Atemamplitude. Im Gegensatz zur Schnappatmung finden sich bei der Seufzeratmung regelmäßige Atempausen.	Seufzeratmung ist bei Patienten mit hochgradiger Adipositas als eine Form des Schlafapnoesyndroms zu finden (schlafbezogene Atemstörung mit Sistieren des Atemgasflusses an Nase und Mund mit oder ohne Obstruktion der oberen Atemwege).
Hyperventilation	
Eine übermäßige Steigerung der Atmung, v. a. der Ausatmung, führt zu typischen Krampfzuständen (Hyperventilationstetanie). Durch die übermäßige Atmung wird mehr Kohlendioxid abgeatmet, wodurch die Konzentration im Blut abfällt (pCO₂ sinkt = Hypokapnie): Eine respiratorische Alkalose entsteht. Die sich daraus entwickelnde neuromuskuläre Erregbarkeit zeigt sich in krampfartiger Pfötchenstellung der Hände.	Hyperventilation kann willkürlich herbeigeführt werden und ist i. A. nervös bedingt. Die Patienten können nicht tief Luft holen, klagen über Atemnot, Engegefühl über dem Thorax und Erstickungsangst.

sich „anstecken". Wissen darüber existiert wenig, es muss aber eine Bedeutung haben, da auch im Tierreich viel gegähnt wird.

Veränderungen des Atemrhythmus

Verschiedene Erkrankungen gehen mit charakteristischen Veränderungen des Atemrhythmus einher (**Abb. 16.2**).

Normale Atemfrequenz

Die normale Atemfrequenz des Erwachsenen von ca. 15 Atemzügen pro Min. in Ruhe erhöht sich beim alten Menschen durch ein kleineres Atemvolumen (**Tab. 16.3**).

Die Anzahl der Atemzüge pro Min. ergibt die Atemfrequenz. Ein Atemzug (Respiration) umfasst
- Einatmung (Inspiration),
- Ausatmung (Exspiration) und
- die Atempause bis zur nächsten Einatmung.

Verhältnis von Atemfrequenz zu Herztätigkeit

Mit dem Alter verändert sich das Verhältnis von Atemfrequenz zur Herztätigkeit. Das Neugeborene atmet 1-mal während sein Herz 3-mal schlägt. Das Verhältnis ist also 1:3, manchmal sogar 1:1. Mit zunehmendem Alter vertieft und verlangsamt sich die Atmung (tagsüber durchschnittlich 1:4 beim 6-Jährigen, nachts 1:5). Im Alter von 10–12 Jahren beträgt das Verhältnis am Tag 1:5. Beim Erwachsenen beträgt das Verhältnis von Atmung zu Puls nachts, während der Erholung, 1:4 (15–20 Atemzüge pro Minute bei 60–80 Herzschlägen), bei den Anforderungen des Tages jedoch vielfach wieder 1:5.

Veränderungen der Atemfrequenz

Die Atemfrequenz wird durch Reizerhöhung oder -minderung des Atemzentrums beschleunigt oder verlangsamt. Physiologische Abweichungen der Frequenz sind
- beschleunigte Atmung (Tachypnoe) bei körperlicher Anstrengung (höherer Sauerstoffbedarf), Erregung, Hitzeeinwirkung, unvorbereitetem Aufenthalt in großer Höhe oder plötzlichem Schreck und
- verlangsamte Atmung (Bradypnoe) in Ruhe, im Schlaf oder bei körperlich gut trainierten Menschen.

Bei Abweichungen der Frequenz sind immer auch Atemtiefe und Atemrhythmus zu beachten, da ein Kriterium allein keine Beurteilung der Atmung zulässt.

Tab. 16.3 *Altersabhängige Normalwerte der Atemfrequenz (Atemzüge/Min. in Ruhe).*

Alter	Atemfrequenz	Variationsbreite
Frühgeborenes	70	70–80
Neugeborenes	40	30–50
Kleinkind, 1 Jahr	24	30–40
Kind, 8 Jahre	20	15–25
Jugendlicher, 16 Jahre	17	15–20
Erwachsener, > 21 Jahre	14	12–20

Tab. 16.4 *Symptom „Tachypnoe": Ursachen und Krankheitsbilder.*

Krankheitsbilder	mögliche Ursachen
→ Fieber	→ vermehrter O_2-Bedarf
→ chronische Bronchitis → Lungenemphysem → Asthma bronchiale	→ Obstruktion (Erhöhung der Atemwegswiderstände)
→ Pneumothorax → Lungenfibrose → Poliomyelitis → Muskeldystrophie	→ Verminderung der Lungendehnbarkeit
→ Herzinfarkt evtl. mit Lungenödem → Herzfehler	→ Herz-Kreislauf-Erkrankungen (Linksherzerkrankung führt zu Rückstau von Blut in die Lunge)
→ massiver Blutverlust → Anämie	→ Abnahme der Erythrozyten oder Verminderung des Hämoglobins
→ diabetisches Koma → Hyperventilationstetanie	→ zu Atemnot führende metabolische Störungen

Tachypnoe

! **DEFINITION** Als **Tachypnoe** bezeichnet man eine beschleunigte Atemfrequenz mit mehr als 20 Atemzügen pro Min. Sie kann bis zu 100 Atemzüge/Min. betragen.

Ursache. Ursache ist zumeist Sauerstoffmangel verschiedenster Ursache. Der Organismus versucht, durch beschleunigte Atmung einen Ausgleich zu schaffen. Tachypnoe tritt als Symptom bei unterschiedlichen Krankheitsbildern auf (**Tab. 16.4**).

Bradypnoe

! **DEFINITION** Als **Bradypnoe** bezeichnet man eine verlangsamte Atmung mit weniger als 16 Atemzügen pro Min., die sowohl physiologisch als auch pathologisch auftreten kann.

Bradypnoe ist durch tiefe Atemzüge mit großem Luftvolumen und Absinken der Atemfrequenz gekennzeichnet. Sie kann auch im Schlaf auftreten.
Ursache. Es gibt zwei Hauptursachen:
- Druck auf das Atemzentrum (Hirnödem, Kopfverletzungen, Meningitis, Hirntumore, Entzündungen)

- chemische Beeinflussung des Atemzentrums (Vergiftungen, Schmerz- und Schlafmedikamente)

Selbstverständlich muss ein Leistungssportler mit Ruhewerten von 12 Atemzügen pro Min. nicht behandelt werden, obwohl er bradypnoische Werte zeigt.

Atemstillstand (Apnoe)

Ursache. Atemstillstand ist die Folge von peripherer oder zentraler Atemlähmung oder Verlegung der Atemwege. Akute Atembeschwerden können Vorboten eines Atemstillstands sein oder direkt zum Stillstand führen. Der Atemstillstand ist an folgenden Symptomen zu erkennen:
- Atembewegungen sind an Thorax und Abdomen nicht zu sehen oder zu fühlen.
- Atemgeräusch und Luftstrom sind an Mund und Nase weder fühl- noch hörbar.
- Die Haut ist blass und zyanotisch (S. 430).

Das Gehirn reagiert zunächst mit Bewusstseinstrübung und -verlust, manchmal schon nach wenigen Sek., gefolgt von irreversiblen Zellschäden nach 5–10 Min. Bei Apnoetauchern treten diese erst nach über 10 Min auf. Die vollständige Unterbrechung der Gehirndurchblutung führt nach ca. 4 Sek. zu deutlicher Funktionseinschränkung, nach 8 – 12 Sek. folgen vollständiger Ausfall der Organfunktion und Bewusstseinsverlust.

Beurteilung von Atemqualität, Atemvolumen und Atemtyp

Atemqualität (Atemtiefe)

Beurteilt wird die Tiefe der Atmung („flach" oder „tief"). Sie ist in Ruhe gleichbleibend und passt sich der Konzentration von Kohlendioxid und Sauerstoff im Blut an (viel Kohlendioxid und wenig Sauerstoff verstärken die Atmung). Außerdem können evtl. Atemgeräusche beobachtet werden. Normale Atmung erfolgt ohne Anstrengung und nahezu geräuschlos. Physiologische Abweichungen entstehen in Belastungssituationen (z. B. Hecheln eines untrainierten Läufers).

Atem- oder Lungenvolumen (Fassungsvermögen der Lunge)

Das Volumen des einzelnen Atemzugs in Ruhe ist gegenüber dem gesamten Lungenvolumen verhältnismäßig klein. Bei In- und Exspiration können erhebliche Zusatzvolumina aufgenommen bzw. abgegeben werden. Nach der Ausatmung bleibt immer ein bestimmtes Restvolumen in den Alveolen und den zuführenden Atemwegen zurück. Die verschiedenen Atem- oder Lungenvolumina werden mittels Spirometrie, z. B. im Rahmen der Lungenfunktionsprüfung, gemessen (s. *Abb. 16.2*).

Man unterscheidet (*Tab. 16.5*)

- Atemzugvolumen (AZV),
- inspiratorisches Reservevolumen (IRV),
- exspiratorisches Reservevolumen (ERV),
- Residualvolumen (RV),
- Vitalkapazität (VK),
- Inspirationskapazität (IK),
- funktionelle Residualkapazität (FRK) und
- Totalkapazität (TK).

Atemtypen

Je nachdem, welche Muskelgruppen hauptsächlich beteiligt sind, wird in Bauch- oder Zwerchfellatmung (abdominale Atmung), Brust- oder Rippenatmung (kostale Atmung) und Mischatmung unterschieden.

Bauchatmung. Bei der Inspiration flacht das Zwerchfell ab und tritt tiefer. Die Baucheingeweide werden nach unten verschoben, die vordere Bauchwand wölbt sich vor. Der abdominale Atmungstyp tritt besonders bei Säuglingen auf.

Brustatmung. Bei der Brustatmung werden die Rippen durch die Interkostalmuskulatur angehoben und bewirken eine Erweiterung des Brustraums (kostaler Atmungstyp besonders bei Frauen).

Atemnot (Dyspnoe) als Hauptsymptom der gestörten Atmung

Atembeschwerden haben erheblichen Einfluss auf die Lebensqualität. Ringt ein Mensch nach Luft, treten alle anderen Bedürfnisse in den Hintergrund. Eine gestörte Atmung führt häufig zu weiteren Einschränkungen des täglichen Lebens. Oft ist die Arbeitsfähigkeit für längere Zeit oder dauerhaft vermindert, Gespräche mit anderen Menschen strengen an, Bewegung und Geschlechtlichkeit werden erschwert. Andererseits erleben z. B. Kinder bei Atemnot eine besondere Zuwendung durch ihre Eltern.

Tab. 16.5 *Messgrößen zur Beurteilung des Atemvolumens.*

Abkürzung	Definition	Menge	Information
Atemzugvolumen			
AZV	In- bzw. Exspirationsvolumen	beim Erwachsenen in Ruhe etwa 500 ml	$\frac{2}{3}$ der Luftmenge verbleibt in den Alveolen, $\frac{1}{3}$ (ca. 150 ml) in den luftleitenden Wegen (Totraum)
inspiratorisches Reservevolumen			
IRV	Volumen, das nach normaler Inspiration noch zusätzlich eingeatmet werden kann	ca. 2100 – 3000 ml	bei Anstrengung kann das IRV-Volumen noch zusätzlich eingeatmet werden
exspiratorisches Reservevolumen			
ERV	Volumen, das nach normaler Exspiration (Atemruhelage) noch zusätzlich ausgeatmet werden kann	ca. 1500 – 1800 ml	inspiratorisches plus exspiratorisches Reservevolumen und AZV bilden gemeinsam die Vitalkapazität (VK)
Residualvolumen			
RV	Volumen, das nach maximaler Exspiration noch in der Lunge verbleibt	ca. 1200 ml	kann nur indirekt im Body-Plethysmografen ermittelt werden
Vitalkapazität			
VK	Volumen, das nach maximaler Inspiration maximal ausgeatmet werden kann	Summe aus AZV, IRV und ERV	Werte: ca. 4100-5300 ml; bei Sportlern und Sängern zwischen 5000 und 6000 ml, Apnoetauchern sogar bis 10 l
Inspirationskapazität			
IK	Volumen, das nach normaler Exspiration maximal eingeatmet werden kann	Summe aus AZV und IRV	ca. 2500 ml
Funktionelle Residualkapazität			
FRK	Volumen, das nach normaler Exspiration noch in der Lunge enthalten ist	Summe aus ERV und RV	3,0 l (junge) – 3,4 l (ältere) Männer; Frauen 10 – 20 % darunter
Totalkapazität			
TK	Volumen, das nach maximaler Inspiration in der Lunge enthalten ist	Summe aus RV und VK	ca. 6000 ml Einschränkung der TK durch Zustände mangelhafter Dehnbarkeit der Lunge, z. B.: → Pleuraschwarten → intrapulmonale Fibrosen → extrapulmonal bedingte Ventilationsstörungen (Muskeldystrophie, extreme Adipositas)

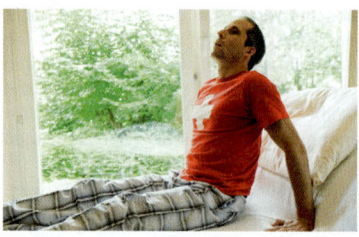

Abb. 16.3 Orthopnoe. Der Patient setzt sich aufrecht, um die Atemhilfsmuskulatur einzusetzen.

! **DEFINITION** **Dyspnoe** bedeutet die Empfindung von Atemnot. Man unterscheidet erschwerte Einatmung (inspiratorische Dyspnoe) von erschwerter Ausatmung (exspiratorische Dyspnoe).

Einteilung der Atemnot

Die Atemnot lässt sich nach Schweregraden in Bezug zur Aktivität einteilen:

- Grad 1: nur bei größerer körperlicher Anstrengung (Tragen, Treppensteigen)
- Grad 2: bei mäßiger Körperarbeit (Gehen auf ebener Strecke)
- Grad 3: schon bei geringer Anstrengung (An- und Ausziehen)
- Grad 4: bereits in Ruhe (Orthopnoe)

Orthopnoe. Sie ist die schwerste Form der Atemnot. Der Patient versucht in aufrechter Haltung und unter Zuhilfenahme der Atemhilfsmuskulatur die Atemnot zu überwinden (**Abb. 16.3**).

🖐 **PRAXISTIPP** Ein Hilfsmittel, mit dem der Patient sein momentanes subjektives Empfinden von Atemnot ausdrücken kann, ist die BORG-Dyspnoe-Skala (**Tab. 16.6**). Auf einer 10-Punkte-Skala (erweitert 12) kann der Patient zwischen „keine Atemnot" bis „maximale Atemnot" differenzieren. Der Patient wählt die Zahl aus, die seine Atemanstrengung am besten wiedergibt. Die Beschreibungen der Atemnot sind den Zahlen so zugeordnet, dass eine Verdoppelung der Zahl meist auch einer Verdoppelung der subjektiven Atemnot entspricht. Aus diesem Grund ist zwei Zahlenwerten keine eigene Beschreibung zugeordnet. Die Skala wird in der Kardiologie und Sportmedizin genutzt, um den Grad der Atemnot über einen Zeitverlauf oder unter Belastung zu ermitteln und zu dokumentieren.

Treptopnoe. Treptopnoe als häufiges Symptom bei Herzinsuffizienz bedeutet Dyspnoe in Linksseitenlage (Luftnot durch Verschiebung des Blutvolumens).

Tab. 16.6 *Modifizierte Borg-Skala zur Ermittlung der subjektiven Atemnot.*

Beurteilung	Ausmaß der Dyspnoe-Empfindung
0	überhaupt keine Dyspnoe
0,5	sehr, sehr mild (knapp wahrnehmbar)
1	sehr mild
2	mild
3	mäßig
4	recht schwer
5	schwer
6	
7	sehr schwer
8	
9	sehr, sehr schwer (fast maximal)
10	maximale Dyspnoe

Spezifische und unspezifische Symptome der Atemnot

Spezifische Symptome geben über die Grunderkrankung genauen Aufschluss. Im Falle der Atemnot sind das hauptsächlich typische Atemgeräusche, die bei bestimmten Erkrankungen der Atemwege zu hören sind. Unspezifische Symptome sind Symptome, die bei verschiedenen Erkrankungen auftreten und daher keinen genauen Rückschluss über die Grunderkrankung geben (**Tab. 16.7**).

Symptom Angst

Menschen mit akuter Atemnot haben das Gefühl zu ersticken. Das kann Panik und Todesangst auslösen. Die Angst ist an Körperhaltung und Mimik zu sehen. Der Patient ist unruhig, schwitzt, leidet unter Beklemmung. Der Blutdruck steigt oder fällt, der Puls wird tachykard, in schweren Fällen bradykard (Zeichen einer Kreislaufinsuffizienz).

Symptom Zyanose

! **DEFINITION** Als **Zyanose** wird eine bläuliche Verfärbung der Haut und der Schleimhäute in Folge eines verminderten Sauerstoffgehalts des Blutes bezeichnet. Man unterscheidet:

- zentrale (globale) Zyanose: Blauverfärbung von Akren, Zunge, Lippen und
- periphere (akrale) Zyanose: Blauverfärbung der Akren durch verlangsamten Blutfluss in einer Körperregion z. B. bei Kälte oder allgemeiner Gefäßverengung; Mundschleimhaut und Zunge sind nicht betroffen.

Die Blaufärbung beruht auf einem erhöhten Anteil von nichtoxygeniertem (nicht mit Sauerstoff gesättigtem) Hämoglobin oder von Hämoglobinderivaten in den kleinen Blutgefäßen. Eine Zyanose wird nur dann bei respiratorischen Störungen beobachtet, wenn die Menge des nichtoxygenierten Hämoglobins etwa 5 g/dl übersteigt.

Sehr ausgeprägt ist die Zyanose an Lippen, Nagelbett und über den Wangenknochen. Es ist nicht einfach, eine Zyanose zu erkennen und ihren Schweregrad zu beurteilen. Bei der Beurteilung spielen z. B. Hautpigmentierung, Farbe des Blutplasmas, Dicke der Haut und Zustand der Hautkapillaren eine Rolle. Die Zyanose tritt nicht immer zwangsläufig bei Atemnot auf. Wenn die Gasaustauschstörung mit einer Anämie einhergeht, können daraus schwere respiratorische Störung und Atemstillstand ohne Zyanose resultieren.

Symptom Aktivierung der Atemhilfsmuskulatur

Bei Atemnot werden die regulären Atmungsmuskeln durch Hilfsmuskeln (au-

Tab. 16.7 *Spezifische und unspezifische Symptome bei Patienten mit Atemnot.*

Spezifische Symptome	Unspezifische Symptome
→ Schnarchen durch zurückgefallene Zunge → inspiratorischer Stridor bei Stenosen der oberen Luftwege → exspiratorischer Stridor bei Verengung der tieferen Luftwege (z. B. spastische Bronchitis) → Pfeifen und „Giemen" bei Asthma bronchiale → Brodeln und Gurgeln bei Fremdkörpern → Blubbern und Rasseln bei Sekretansammlung in Kehlkopf, Luftröhre und Bronchien	→ motorische Unruhe, Angst, Beklemmungsgefühle, Lufthunger → Schwitzen → Zyanose (erkennbar an Lippen, Fingernägeln, Haut, Schleimhäuten); bei Blutverlust (Anämie) ist das Phänomen wegen der geringen Erythrozytenzahl nicht nachweisbar → Blutdruckanstieg oder -abfall → Tachykardie, in schweren Fällen Bradykardie → bei Orthopnoe (s. **Abb. 16.3**): aufrechte Haltung unter Zuhilfenahme der Atemhilfsmuskulatur um Atemnot zu überwinden; Einziehungen im Bereich des Brustkorbes (Drosselgrube, Zwischenrippenräume, untere seitliche Brustkorbabschnitte)

xiliäre Atmungsmuskulatur) unterstützt. Die Einatmung wird aktiv von Muskeln unterstützt, die am Schultergürtel, am Kopf oder an der Wirbelsäule ansetzen und in der Lage sind, die Rippen zu heben.

Menschen in Atemnot stützen sich seitlich auf einen festen Gegenstand ab. Schulter- und Nackenmuskulatur sind angespannt, sie beugen den Kopf nach hinten. Die Ausatmung wird v. a. durch die Bauchmuskeln unterstützt, die die Rippen herabziehen und als Bauchpresse die Baucheingeweide mit dem Zwerchfell nach oben drängen.

Symptom Nasenflügelatmung

Bei Atemnot oder Pneumonie können sich die Nasenflügel heftig bei der Ein- und Ausatmung mitbewegen. Das kann besonders bei Säuglingen beobachtet werden.

PRAXISTIPP Die pulsoxymetrische Messung der peripheren O_2-Sättigung ist eine einfache, nichtinvasive und schnelle Methode, um eine Hypoxämie auszuschließen. _____

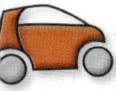

Häusliche Pflege im Fokus

Fallbeispiel. „Du, ich habe gerade zum ersten Mal einen Notfall erlebt." Gesundheits- und Krankenpfleger Nico ist erst seit einigen Wochen in der häuslichen Pflege und noch merklich bewegt, als er im Spätdienst seine Kollegin Birgit anruft. „Als ich zu Herrn Wiemer in die Wohnung kam, sind mir sofort seine blauen Lippen aufgefallen. Als erstes habe ich ihn gerade hingesetzt und ihm sein Notfallspray gegeben. Aber er bekam so schlecht Luft, dass ich die 112 gewählt habe. Nach ein paar Minuten waren die Rettungssanitäter da und haben Herrn Wiemer ins Krankenhaus gefahren." Birgit sagt: „Du hast alles richtig gemacht. Mach' erstmal eine kleine Pause, bevor du weiterfährst." Nico antwortet: „Gut, dass wir bei der Einarbeitung so einen Fall besprochen hatten. Da wusste ich ganz genau, wie ich mich verhalten muss. Aber ich war trotzdem ganz schön aufgeregt."

Dass Pflegende in der häuslichen Pflege fast immer allein im Einsatz sind, bietet sowohl Vor- als auch Nachteile. Viele schätzen die selbstständige Arbeitsweise sehr; mit ihr ist aber gleichzeitig auch ein hohes Maß an Eigenverantwortung verbunden. Die meisten Entscheidungen müssen beim Patienten vor Ort in der aktuellen Situation getroffen werden. Gerade in Notfallsituationen stecken sowohl Unsicherheiten und Risiken als auch Chancen zur Entwicklung der eigenen Sicherheit sowie persönlicher und fachlicher Kompetenzen.

Auch wenn die Arbeitsweise sehr viel selbstständiger ist als z. B. im Krankenhaus, sind Pflegende auch beim Arbeiten in der Häuslichkeit der Patienten in ein Team eingebunden. Ein Austausch mit Kollegen erfolgt z. B. bevor die einzelnen Mitarbeiter in ihre Tour starten, in Dienst- und Fallbesprechungen sowie im Büro mit der Pflegedienst- oder der Einsatzleitung. Sie stehen auch für telefonische Rückfragen zur Verfügung, wenn z. B. Unklarheiten beim Leistungsumfang bestehen oder wie zu verfahren ist, wenn ein Patient die Tür nicht öffnet oder notwendige Pflegemaßnahmen ablehnt. Teamarbeit in der häuslichen Pflege kann auch bedeuten, eine Kollegin im Dienst telefonisch um Rat zu fragen oder sich, wie im Fallbeispiel, im Anschluss an eine Notfallsituation auszutauschen.

Beurteilung der Atemgeräusche

Es gibt allgemeine und spezielle Atemgeräusche. Atemgeräusche, die ihre Ursache im Nasen-Rachen-Raum haben, sind meist harmlos. Zu den allgemeinen Geräuschen zählen Schluckauf, Schnarchen, Niesen und Husten.

Allgemeine Atemgeräusche
Schluckauf (Singultus)

DEFINITION **Schluckauf** ist die Folge von schnellen unwillkürlichen Zwerchfellkontraktionen (Reizung des N. phrenicus) mit ruckartigem Einströmen von Luft in die Atemwege. Damit wird durch die Stimmbänder das typische Geräusch des Schluckaufs verursacht. _____

Ursachen. Er tritt meist vorübergehend und ohne pathologische Bedeutung auf, z. B. ausgelöst durch große Mahlzeiten oder hastiges Trinken. Als organische Ursache kann er nach Bauchoperationen, bei Peritonitis, Hirntumor, Schädelhirn-

trauma oder chronischer Niereninsuffizienz auftreten.

Schnarchen

DEFINITION **Schnarchen** ist ein insbesondere in Rückenlage auftretendes, atemabhängiges Geräusch. Es entsteht durch Erschlaffen der Muskulatur, die das Gaumensegel strafft oder Zurückfallen der Zunge. Dadurch wird der normale Luftweg unterbrochen und ein Atemgeräusch entsteht. _____

Ursachen. Extrem lautes und unregelmäßiges Schnarchen kann auf eine schlafbezogene Atemstörung deuten (längere Atempausen von >10 Sek.) und sollte im Schlaflabor auf ein Schlafapnoe-Syndrom hin untersucht werden. Schlafbezogene Atemstörungen können mit und ohne Obstruktion der oberen Atemwege vorkommen.
Schlafapnoe. Das beobachtete Schnarchen kann harmlos sein oder eine Atemstörung mit Krankheitswert (Schlafap-

noe-Syndrom) darstellen (**Tab. 16.8**). Häufig ist ein Schlafapnoe-Syndrom von einem Abfall der Sauerstoffsättigung im Blut von wenigstens 4 – 5 % begleitet.

Niesen

DEFINITION Bei **Niesen** handelt es sich um heftiges, explosionsartiges Ausstoßen der Atemluft durch die Nase. _____

Ursachen. Dadurch sollen Fremdkörper, Reizstoffe (z. B. Gase) oder Schleim ausgestoßen werden (Schutzreflex). Niesen beginnt meist mit einer tiefen Inspiration. Dann werden Mundhöhle und Kehlkopf gegen die Nase durch das Gaumensegel verschlossen. Es erfolgt ein plötzlicher Exspirationsstoß unter Sprengung des Verschlusses.

Tab. 16.8 Beobachten des Schnarchens.

mit Krankheitswert	eher harmlos
Häufigkeit des Vorkommens	
jede Nacht	sporadisch
Schnarchlautstärke	
sehr laut, dringt aus dem Zimmer	mittellaut bis laut, ständig
Klang	
explosionsartig, grob, mit hohen Frequenzen, röchelnd	in tiefer Frequenz
Atmung: Apnoephasen	
mind. 10 Atemstillstände/h von > 10 Sek. Dauer	gelegentliche kurzfristige Apnoen oder Hypoventilationen
Schlafverhalten	
unruhiger Schlaf, häufiges Erwachen („Zerstörung der Schlafarchitektur")	ruhiger Schlaf

Husten (Tussis)

! **DEFINITION** **Husten** ist ein willkürlicher oder unwillkürlicher Schutzreflex des Körpers, um Sekrete und Fremdkörper durch eine explosive Ausatmung aus den Atemwegen zu entfernen.

Ursachen. Ausgelöst wird Husten (*Abb. 16.4*) durch eine Reizung der Atemwege, z. B. durch Entzündungen, Rauch, Gase, Staub oder Eindringen von Fremdkörpern. Husten kann in Attacken auftreten und zu Atemnot und Zyanose führen. Husten kann ein Symptom für Erkrankungen der Atemwege und des Kreislaufs sein, selten aber auch psychogene Ursachen haben (nervöser Husten). Morgens tritt er häufiger auf, wenn der Mensch erwacht und seine Lage verändert.

Hustenvorgang. Nach kräftiger Einatmung kommt es zum Verschluss der Glottis. Die Stimmbänder werden zunächst verschlossen, dann wird die Ausatmungsmuskulatur angespannt, sodass der Druck in der Lunge steigt. Mit rascher Öffnung („Sprengung") der Stimmbänder erfolgt nun ein Exspirationsstoß. Mit der ruckartigen Luftströmung zu Mund und Nase werden Fremdkörper und Sekret („feuchter" oder „produktiver" Husten) mitgerissen und damit aus den Atemwegen entfernt. Dabei kann es zu Geschwindigkeiten der austretenden Luft von bis zu 120 m/Sek. kommen. Oft ist Husten jedoch „trocken" und „unproduktiv".

Komplikationen des Hustens. Husten kann zu einer Reihe von Komplikationen (*Tab. 16.9*) führen. Hervorzuheben sind Asthmaanfall und Hustensynkope (kurzzeitige Bewusstlosigkeit).

Spezielle Atemgeräusche

Störungen der Atemfunktion bewirken, dass mehr Kraft zum Atmen aufgewendet werden muss. Die Überwindung einer störenden Behinderung ist oft deutlich hörbar. Zur Differenzierung der mit bloßem Ohr zu hörenden Atemgeräusche wird die Lunge mit einem Stethoskop abgehorcht (Auskultation).

Bei der Auskultation wird folgendes beurteilt:
- Ist der Lufteinstrom normal oder vermindert (etwas oder deutlich)?
- Tritt das Geräusch seitengleich oder ungleich auf?
- Wird das Geräusch beim Einatmen (inspiratorisch) oder beim Ausatmen (exspiratorisch) hörbar?
- Wie hört sich das Atemgeräusch an (z. B. grob- und feinblasige Rasselgeräusche)?

Tab. 16.10 stellt die wichtigsten Atemgeräusche den möglichen Ursachen gegenüber.

Stridor

! **DEFINITION** Bei **Stridor** handelt es sich um ein atemsynchrones raues, manchmal fauchendes, in anderen Fällen auch juchzendes Geräusch unterschiedlicher Lautstärke. _____

Ursachen. Das Geräusch entsteht durch Schwingung (Oszillationen) der Atemwege während der Luftpassage an Verengungen der extrathorakalen, seltener der intrathorakalen Atemwege. Ein akuter Stridor wird oft durch das virale Kruppsyndrom („Pseudokrupp") verursacht, die Prognose ist gut. Viraler Krupp ist eine häufige Erkrankung und betrifft bevorzugt ältere Säuglinge und jüngere Kleinkinder, meist im Herbst oder Winter (Schmidt 2007).

Beurteilung des Sputums (Auswurf)

! **DEFINITION** Wird beim Husten Auswurf der Atemwegsschleimhäute mit abgesondert, nennt man den Vorgang **Expektoration**, das Produkt **Sputum**. Sputum ist auf Menge, Aussehen, Geruch und mögliche Beimengungen zu beobachten. _____

Beschaffenheit und Konsistenz. Sputum kann unterschiedlich beschaffen sein:
- schaumig
- dünnflüssig (serös)
- schleimig
- glasig-zähflüssig
- klumpig
- plättchenförmig (eher trocken)

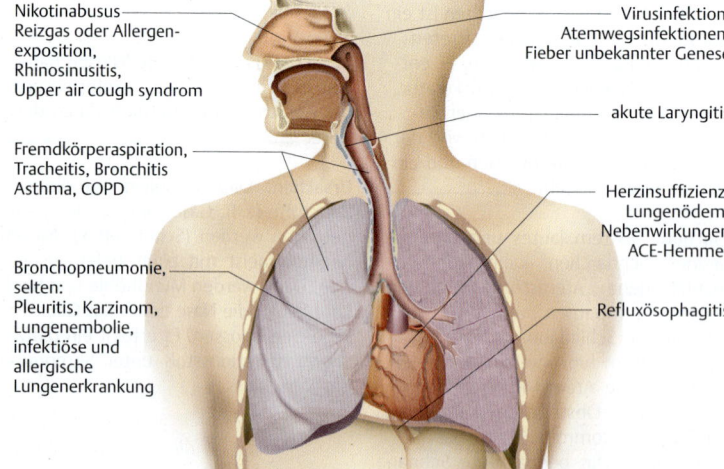

Nikotinabusus Reizgas oder Allergenexposition, Rhinosinusitis, Upper air cough syndrom

Fremdkörperaspiration, Tracheitis, Bronchitis Asthma, COPD

Bronchopneumonie, selten: Pleuritis, Karzinom, Lungenembolie, infektiöse und allergische Lungenerkrankung

Virusinfektion, Atemwegsinfektionen, Fieber unbekannter Genese

akute Laryngitis

Herzinsuffizienz, Lungenödem, Nebenwirkungen ACE-Hemmer

Refluxösophagitis

Abb. 16.4 Husten (Ursachen).

Tab. 16.9 *Mögliche Komplikationen des Hustens (nach Kardos 2006).*

pulmonal	außerhalb der Lunge
→ Pneumothorax, Mediastinalemphysem	→ Stressinkontinenz
→ Asthmaanfall	→ Heiserkeit
→ Rippenfraktur	→ Nasenblutung, konjunktivale Einblutung (Augenbindehaut)
→ Hustensynkope	→ gastroösophagealer Reflux
	→ Kopfschmerz
	→ Leistenbruch

Tab. 16.10 *Typische Atemgeräusche bei Inspiration und Exspiration.*

Atemgeräusch	Auftreten (Beispiele)
inspiratorische Dyspnoe	
→ Brodeln und Gurgeln	→ Fremdkörper
→ Keuchen	→ Anstrengung
→ Röcheln	→ Atemnot
→ Rasseln (Distanzrasseln) oder Brodeln	→ Lungenödem (S. 803)
→ Blubbern und Rasseln	→ Sekretansammlung in Kehlkopf, Luftröhre und Bronchien
→ lautes Schnarchen oder Rasseln	→ Hirnverletzungen
→ hartes, pfeifendes Geräusch (inspiratorischer Stridor)	→ Obstruktionen oder Stenosen (Verlegung oder Verengung) der oberen Atemwege (z. B. bei Fremdkörperaspiration)
→ schnappend	→ schwerste Schädigungen des Atemzentrums (Zeichen der Agonie: Sterben)
exspiratorische Dyspnoe	
→ pfeifender, schnarchender Ton	→ Lungenentzündung
→ Pfeifen und „Giemen"	→ Asthma bronchiale, spastische Bronchitis, Emphysem
→ hartes, pfeifendes Geräusch (exspiratorischer Stridor)	→ Verengung der tieferen Luftwege (obstruktive Atemwegserkrankungen, z. B. Asthma bronchiale, spastische Bronchitis)

Von der Beschaffenheit des Sputums kann man nicht eindeutig Rückschlüsse auf eine bestimmte Krankheit ziehen.
Menge. Sie kann beachtlich sein (bis zu 2 l/Tag bei Bronchiektasen; sog. „maulvolle" Expektorationen).
Beimengungen. Sputum kann z. B. Schleim, Speichel, Leukozyten, Epithelien und evtl. Mikroorganismen sowie Blut enthalten. Das Spektrum reicht von blutiger Färbung bis zu massivem Bluthusten (Hämoptyse).

Aussehen und Farbe. Die Hauptbestandteile bestimmen, wie das Sputum aussieht:
- schleimig
- eitrig (grünlich-gelb)
- serös
- blutig

Daneben gibt es viele Mischformen (z. B. schleimig-eitriges Sputum).

MERKE Eine Sekretretention in den Atemwegen behindert nicht nur das durchströmende Atemgas (erhöhter Atemwegswiderstand), sondern bildet auch einen idealen Nährboden für die Besiedlung mit Keimen. Das kann eine Lungenentzündung zur Folge haben.

Geruch. Normalerweise riecht Sputum nicht. Fauliger Geruch deutet auf Lungengangrän, Bronchiektasen oder Lungenabszess hin.

PRAXISTIPP Der Umgang mit Sputum kann mit starken Ekelgefühlen verbunden sein. Im Unterricht sollten diese Gefühle angesprochen werden. Wie gehen Sie mit Ekel um? Machen Sie sich Reaktionen des Patienten, aber auch eigene Gefühle, z. B. Schuld und Scham, Angst und Aggressionen bewusst.

Beurteilung des Atemgeruchs (Fötor)

Übel riechender Atem (Fötor) ist von Mundgeruch (z. B. durch Zahnkaries oder bei starken Rauchern) nicht immer klar zu unterscheiden. Begünstigend wirken zu geringe Flüssigkeitsaufnahme, Schlafen mit offenem Mund, Parodontitis (Erkrankungen des Zahnfleischs und Zahnhalteapparats) und Rauchen.
Ursache. Hauptursache sind Veränderungen in Mundhöhle und Rachen, z. B. ungenügende Mundhygiene, seltener Nebenhöhlenerkrankungen, Erkrankungen der tieferen Atemwege (insbesondere Bronchiektasen und Lungenabszess) und des Gastrointestinaltrakts (z. B. Aussackungen der Speiseröhre [Ösophagusdivertikel]). Vereinzelt sind die Ursachen systemischer Natur (Leber, Diabetes, Niere). Zur Verbesserung eines unangenehmen Atemgeruchs können verschiedene Mundpflegemittel angewendet werden.

PRAXISTIPP Atemgeruch kann zum sozialen Problem werden und verlangt einen sensiblen Umgang von Pflegenden mit den Betroffenen.

16.3 Pflegemaßnahmen auswählen, durchführen und evaluieren

Der nachfolgende Abschnitt befasst sich mit pflegerischen Interventionen zur Unterstützung der Atmung. Sie verfolgen in erster Linie das Ziel Minderbelüftung, Atelektasen und Pneumonien zu verhindern.
Minderbelüftung. Minderbelüftung der Lunge kann durch zu flache Atmung oder durch einen Sekretstau in den Atemwegen entstehen und zum Zusammenfall und Verkleben der unzureichend belüfteten Alveolen führen (Atelektase).

Minderbelüftung kann Menschen betreffen, die aufgrund von Schmerzen in Thorax oder Abdomen nur eine flache Atmung (schmerzbedingte Schonhaltung, hohe Atemfrequenz) erreichen. Der Mensch führt im hohen Grad lediglich eine Totraumventilation aus.
Atelektase. Dies ist ein nicht mit Luft gefüllter Lungenabschnitt. Der Lungenbezirk ist zwar durchblutet, nimmt aber aufgrund von Minderbelüftung oder Sekretansammlung nicht am Gasaustausch

teil. Die Wände der Alveolen liegen aneinander.
Pneumonie. Die Pneumonie ist eine akut oder chronisch verlaufende Lungenerkrankung. Das Lungenparenchym (Gewebe aus organtypischen Zellen) einschließlich der Alveolarräume und des Interstitiums (Zellenzwischenraum) ist mit entzündlichem Infiltrat gefüllt bzw. die Alveolarwände sind mit Entzündungszellen behaftet.

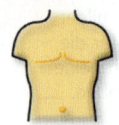

Anatomie und Physiologie im Fokus

Abwehrsystem des Respirationstrakts. Kontinuierlich atmen wir Mikroorganismen ein, während des Schlafes kommt es physiologisch zu Mikroaspirationen. Trotzdem erleiden wir überwiegend keine Infektion. Der Respirationstrakt verfügt über ein wirksames Abwehrsystem. Es ist in der Lage, „normales" Aufkommen von Mikroorganismen ohne weitergehende Reaktion unschädlich zu machen. Insbesondere das Immunsystem hat hier eine wichtige Funktion.

Die Reinigung der Atemluft erfolgt durch die Nasenhaare. Durch den verzweigten Aufbau der Nasenhöhle kommt es zu einer turbulenten Gasströmung, die den Kontakt zwischen Atemluft und Schleimhaut intensiviert. Der Kontakt mit zahlreichen dünnwandigen Blutgefäßen der Nasenhöhle erwärmt die Luft: Bei Eintritt in die Alveolen hat sie Körpertemperatur erreicht und ist maximal mit Wasserdampf gesättigt.

Eingeatmete Mikroben werden in Schleim (Mucin) gebunden, durch antimikrobielle Substanzen geschädigt und durch Zilienschlag und Husten aus dem Atemsystem beseitigt. Kommt es zu tieferem Eindringen, entwickelt sich eine lokale Abwehrreaktion mit Einstrom von neutrophilen Granulozyten, vermehrter Schleimsekretion sowie intensiverer Aktivierung des Immunsystems.

Erst eine Abwehrschwächung kann eine Infektion durch sonst nichtpathogene Mikroben ermöglichen. Darüber hinaus können besondere Virulenzfaktoren, d. h. der Grad der Aggressivität, von Mikroorganismen dazu führen, dass ein sonst wirksames Abwehrsystem nicht ausreichend ist. Zustände verminderter Abwehr mit besonderer klinischer Infektionsgefahr sind in **Tab. 16.11** zusammengefasst.

16.3.1 Prophylaxe nosokomialer Infektionen
Pneumonien sind die zweithäufigsten aller krankenhauserworbenen (nosokomialen) Infektionen, in der Intensivpflege sogar die häufigsten (Sitzmann 2010). Durch Grunderkrankung bzw. Abwehrschwäche werden die physiologischen Schutzfunktionen des Körpers reduziert oder ganz außer Funktion gesetzt. Pflegerische und therapeutische

Maßnahmen sollen diese natürlichen Schutzfunktionen wieder aktivieren.

Tab. 16.12 enthält die wichtigsten Pflegemaßnahmen, z. B. zu Händehygiene, Atemtraining, Ernährung, Mundpflege, Lagerung, Umgang mit dem Absaugsystem. Sie enthält auch Begründungen, warum manche Maßnahmen durchgeführt, bzw. nicht mehr durchgeführt werden sollten.

Tab. 16.11 *Übersicht über Zustände mit verminderter Abwehr (Bals u. Vogelmeier 2006).*

situationsbezogene Zustände	immunologische Zustände	iatrogene Faktoren
→ Intubation, Beatmung → Störungen des ZNS mit Schluckstörungen → Aufenthalt in Krankenhäusern und Pflegeeinrichtungen → Mangelernährung	→ Neutropenie (Verminderung der neutrophilen Granulozyten), Knochenmarkschaden → Immundefekte, z. B. HIV-Infektion, Behandlung mit Zytostatika → Zigarettenrauchen (begünstigt insbesondere Pneumonie)	→ Immunsuppressiva (z. B. Steroide) → invasive Maßnahmen, Gefäßzugänge → Organtransplantation → vorausgehende Antibiotikatherapie

Tab. 16.12 *Möglichkeiten pflegerischer Prävention von Pneumonien (Schulz-Stübner 2010, Sitzmann 2010).*

Empfohlen	Begründung	nicht empfohlen	Begründung
Händehygiene			
→ hygienische Händedesinfektion u. a. vor und nach aseptischen Prozeduren, d. h. Kontakt mit Trachealtubus, Tracheostoma oder Beatmungszubehör	→ beugt Kreuzkontaminationen vor	→ sterile Handschuhe zum endotrachealen Absaugen	→ fehlende wissenschaftliche Begründung für Infektionsprävention
→ keimarme Schutzhandschuhe vor Kontakt mit Schleimhäuten, respiratorischen Sekreten oder mit Sekret kontaminierten Gegenständen → Schutzhandschuhe kurz und gezielt tragen	→ berücksichtigt Prinzip der Distanzierung	→ ständiges Tragen von Schutzhandschuhen	→ Mitarbeiterschädigung → Keimverschleppung
Atemtraining			
→ präoperative Anleitung zum Eingewöhnen → Anleitung zum Abhusten und tiefen Atmen → möglichst Frühmobilisation auch des beatmeten Patienten	→ positiver Effekt auf Infektionsraten insbesondere bei Patienten mit reduzierter Lungenfunktion durch Mobilisation von Sekret	→ Rauchgewohnheiten fortsetzen	→ verstärkte Verschleimung (Hustenreiz) → weitere Schädigung der Zilienfunktion

Fortsetzung ▶

Tab. 16.12 *Fortsetzung*

Empfohlen	Begründung	nicht empfohlen	Begründung
Ernährung			
→ präoperativ Optimierung des Ernährungszustandes → enterale Ernährung möglichst frühzeitig anstreben → vor jeder Nahrungszufuhr Lage der Ernährungssonde überprüfen	→ gute Erfolge der Fast-Track-Rehabilitation (s. Definition, S. 885) → geringere Sepsis- und Pneumonieraten	→ totale parenterale Ernährung und langfristige Ernährungssonde → Platzierung von Ernährungssonden distal des Pylorus	→ Gefahr endogener Infektionsrisiken → fördern nosokomialer Infektionen durch Aspiration und Regurgitation (Rücklaufen z. B. von Magensekret)
Mundpflege			
→ bei immunsupprimierten Patienten mit sterilem Wasser, sonst mit 3-mal tgl. frisch aufgebrühtem Tee (z. B. Thymian, Kamille, Salbei, Ringelblume), kochendes Wasser verwenden → Mundpflegeset mind. täglich wechseln → Munddusche mit täglich gewechseltem sterilen Wasser	→ Stellenwert wird aus hygienischer Sicht vielfach unterschätzt → Pflege fördert physiologische Funktionen der Mundschleimhaut → schützt vor Infektionen mit wasserassoziierten (-verbundenen) Keimen	→ synthetischer Speichel → antiseptische oder antimykotische Medikamente zur Pflege oder Prophylaxe (z. B. Hexetidinlösung) → keine Daueranwendung von Zitrone	→ teuer → Empfinden des Patienten → nur bei therapeutischen Indikationen, z. B. Soor → schädigt den Zahnschmelz
Lagerung			
→ möglichst refluxreduzierende Hochlagerung des Oberkörpers (30–45°) bei Aspirationsrisiko	→ beugt Aspiration vor		
Absaugsystem			
→ offenes oder geschlossenes Absaugsystem	→ geschlossenes Absaugsystem indiziert bei Mitarbeitergefährdung durch Infektionen des Patienten (z. B. offene TBC)	→ geschlossenes Absaugsystem bei absehbar kurzfristiger Beatmung	→ ökonomischer Aspekt → keine Präferenz für offene oder geschlossene Absaugung bezüglich Pneumonierisiko
→ bei offenem Absaugsystem für jeden Absaugvorgang sterilen Einmalkatheter verwenden	→ Infektionsschutz		
endotracheale Absaugung			
→ keimarme Schutzhandschuhe verwenden	→ hygienisch ausreichend	→ sterile Handschuhe	→ hygienisch nicht erforderlich
→ Kontamination des Katheters vor Einführen vermeiden	→ Prinzip der Non-Infektion, Schutz vor Umgebungskeimen	→ während eines Absaugvorganges beim wiederholten Eindringen jedes Mal neuen sterilen Katheter benutzen	→ patienteneigene Flora befindet sich am Katheter, Umgebungskontamination wurde vermieden
→ derselbe Absaugkatheter darf bei beatmeten Patienten innerhalb eines Absaugvorgangs hintereinander verwendet werden → bei erforderlicher Spülung steriles Wasser verwenden	→ patienteneigene Flora der Atemwege		
→ Absaugsystem nach Gebrauch mit Leitungswasser durchspülen	→ System (Geräteverbindungsschlauch und Auffangbehältnis) hat keinen Kontakt mit dem Patienten		
→ Parkposition: Ansatzstück des Absaugschlauches senkrecht aufhängen	→ vermeidet Umgebungskontamination		
→ täglich (möglichst thermische) Desinfektion von Absaugschlauch und Sekretauffangbehälter	→ vermeidet Keimanhäufung und Geruchsbildung		
Schmerzen			
→ adäquate postoperative Schmerztherapie möglichst ohne sedierende Komponenten	→ vermeidet schmerzbedingte Reduktion der Atemfunktion → reduziert Aspirationsrisiko		
Inhalation			
→ Medikamentenvernebler nur mit sterilen Flüssigkeiten nutzen, Medikamente aus Einzelampullen entnehmen → Gerät bei Verwendung an einem Patienten täglich desinfizieren → Gerät trocken und staubsicher aufbewahren	→ kontaminiertes Aerosol erhöht Infektionsrisiko → vermeidet Kontamination mit Wasserkeimen (z. B. P. aeruginosa)	→ sterile Aufbereitung des Gerätes → chemische Desinfektion des Geräte	→ Keimfreiheit nicht erforderlich (wesentlich ist Trockenheit) → Wirkstoff kann sich Kunststoff anreichern

Fortsetzung ▶

Tab. 16.12 *Fortsetzung*

Empfohlen	Begründung	nicht empfohlen	Begründung
Tracheotomie			
→ aseptische Bedingungen bei Tracheotomie und Wechsel der Trachealkanüle → desinfizierte oder sterile Trachealkanülen verwenden	→ fördert aseptische Wundverhältnisse	→ Kanüle unter Leitungswasser auswaschen	→ Schutz vor Infektionen mit wasserassoziierten Keimen
Beatmungsbeutel			
→ Beatmungsbeutel desinfizierend wiederaufbereiten, bevor sie für den nächsten Patienten benutzt werden	→ verhindert Keimverschleppung	→ Beatmungsbeutel ohne Schutzverpackung aufbewahren (z. B. Staub aussetzen)	→ Standardhygiene → staubsichere Aufbewahrung im Stoffbeutel
Sauerstoffanfeuchtung			
→ geöffnete Sterilwasserbehälter ohne Verschluss des Schlauchansatzstutzens können über 100 Tage verwendet werden → absolut hygienischer Umgang mit O_2-Brille bzw. -Sonde und Verbindungsschlauch → Wechsel bei Verwendung an einem Patienten alle 48 Std.	→ bedingt durch spezielle aseptische industrielle Herstellungsverhältnisse → kontaminierte Aerosole gefährden den Patienten	→ selbst aufgefüllte Sauerstoffbefeuchter über 48 Std. hinaus verwenden → Sauerstoffbefeuchter mit unsterilem Wasser nutzen	→ Patientenschädigung durch wasserassoziierte Keime

Umgang mit Sputum. Das Vorgehen zur mikrobiologischen Diagnostik ist in Kap. 24 beschrieben. Bei Sputum handelt es sich um potenziell infektiöses Material. Daher müssen beim Umgang mit Sputum folgende Hygieneregeln beachtet werden:

- Schutzhandschuhe tragen,
- Patienten bitten, niemanden anzuhusten; Patienten auffordern, beim Husten den Mund mit einem (Papier-)Taschentuch zu bedecken, um die Freisetzung respiratorischer Tröpfchen zu reduzieren; Kopf abwenden lassen,
- nach hustenprovozierenden Maßnahmen, z. B. Bronchoskopie, Sputum-Induktion, Raum gründlich lüften,
- bei Kontaminationen der Umgebung die betroffenen Stellen desinfizieren (z. B. mit 70 % Alkohol),
- solange keine mikrobiologische Diagnostik vorgesehen ist, Desinfektionslösung in den Sputumsammelbecher (bevorzugt Einmalbecher mit Deckel) geben,
- Becher mindestens einmal täglich wechseln,
- benutzte Papiertücher des Patienten direkt in einen am Nachttisch befestigten Abwurf geben lassen; Tücher sollen nicht im Bett unter dem Kopfkissen lagern.

16.3.2 Verbessern der Lungenventilation

Sorge für gute Luft

Krankenzimmer brauchen neben frischer Luft die entsprechende Luftfeuchtigkeit und Licht. Der Behaglichkeitsbereich liegt bei 35 – 70 % relativer Luftfeuchte.

Wird im Winter kalte Außenluft, die nur wenig Wasser aufnehmen kann, nach dem Lüften erwärmt, sinkt die relative Feuchte im Zimmer ab. Hohe Luftfeuchtigkeit reduziert die Staubbelastung in der Luft, die Partikel sinken zu Boden. Luftfeuchtigkeit über 70 % fördert jedoch die Wachstumsbedingungen für Mikroorganismen (Schimmelpilze). Stellen Sie daher nur hygienisch einwandfreie Luftbefeuchter auf und drosseln Sie evtl. die Heizung.

👋 **PRAXISTIPP** Mehrmals tägliches und ausgiebiges Lüften des Krankenzimmers (insbesondere vor Atemübungen) ist wesentlich für die Pneumonieprophylaxe. Das Fenster wird weit geöffnet (Stoßlüftung, damit die Luft schnell ausgetauscht wird) und der Patient gut zugedeckt. Wenn die Luft nach etwa 3 Min. vollständig ausgetauscht ist, wird das Fenster wieder geschlossen. Diese Methode ist dem ununterbrochenen Lüften durch einen geöffneten Spalt, auch aus Energiespargründen, vorzuziehen. Zugluft muss vermieden werden. _____

Im Winter sollte das Krankenzimmer mindestens 3 – 4-mal täglich kurz durchgelüftet werden. Je wärmer es jedoch draußen wird, umso länger müssen Fenster und Türen offen stehen, um für den gewünschten Luftaustausch zu sorgen. Das Patientenzimmer häufiger am Tag zu lüften, ist auch eine effektive Empfehlung bei TBC (S. 1070), dabei soll die Zimmertür geschlossen gehalten werden.

Atemtherapie

Chronische Atemwegserkrankungen führen häufig dazu, dass die Atemwege erschlaffen und die Lunge überbläht wird (Emphysem). Das Zwerchfell tritt tiefer und lässt in seiner Funktion als Atemmuskel nach. Die Atemhilfsmuskeln werden verstärkt beansprucht, die Atemarbeit nimmt zu. Sie kann schon bei geringsten körperlichen Belastungen nicht mehr gesteigert werden. Elastizität und Beweglichkeit des Brustraums sind stark eingeschränkt. Atemnot – v. a. unter Belastung – ist die Folge. Leichtes Atmen bei atemtherapeutischen Verfahren kann daher zur wohligen Erfahrung werden.
Ziele. Die Lungenventilation wird bei der Atemtherapie erreicht durch

- effektive Atemarbeit durch bessere Atemtechnik,
- atemerleichternde Körperhaltung und Lagerungen sowie
- bessere Hustentechnik und leichtere Sekretentleerung.

➡ **MERKE** Das Hauptziel der Atemübungen besteht darin, die Ventilation zu verbessern und somit der Verschlechterung der Atemwegserkrankung zu verlangsamen. Die meisten Übungen werden bei chronisch Erkrankten angewendet. Die immer wiederkehrenden Symptome von Atemnot, Angst bis hin zu Todesangst oder Panikgefühl, können zwar nicht behoben, aber günstig beeinflusst werden. _____

Methoden. Physio-, Sprach- und Musiktherapeuten bieten Atemgymnastik, Atem- und Sprachübungen und Intonieren von Tönen an, um die Atmung zu unterstützen, zu beruhigen, zu vertiefen und zu rhythmisieren. Singen unterstützt die Ausatmung. Die Übungen sollen jedoch nicht auf die kurzen Therapiezeiten beschränkt bleiben, sondern auch in die Pflege integriert werden.

✋ PRAXISTIPP Pflegen Sie den Kontakt zu den Therapeuten, um die wichtigsten Atemtherapien zu erlernen und weiterführen zu können. Ihre Patienten, v. a. in der ambulanten Pflege, profitieren später davon, da ambulante Therapien immer seltener verordnet werden, Sie jedoch z. B. Lagerungen in die normale Pflege einfließen lassen können. ────────────

Voraussetzungen

Voraussetzung für die richtige Atemtechnik sind Motivation, Entspannung und Schmerzfreiheit.

Motivation. Richtiges Atmen ist bewusstes Atmen, daher sollte der Patient entsprechend motiviert sein. Nur mechanisch absolvierte Übungen führen weder zur erwünschten Lungenbelüftung noch zur Sekretlösung.

Entspannung. Wenn die Atmung sanft und fließend ist, kommen wir innerlich zur Ruhe. Gezielte Entspannungsübungen können helfen, langsam und ruhig zu atmen. Der Patient wird angeleitet, seinen Atemfluss zu beobachten, ohne ihn zu verändern und dabei den Weg des Atemstroms gedanklich durch Nase, Rachen, Luftröhre, Bronchien und Lungen mit der Einatmung und zurück mit der Ausatmung zu verfolgen.

Schmerzfreiheit. Voraussetzung für die Atemtherapie sind adäquate Analgetikagaben bei (postoperativen) Schmerzen. Patienten reagieren auf Schmerzen beim Atmen mit sog. „Schonatmung": eine verhaltene Atmung mit kurzen Atemzügen, geringem Volumen und erhöhter Frequenz. Sie erhöht das Pneumonierisiko. Die oberflächliche Atmung ist bei Patienten mit Pleuritis (Brustfellentzündung), Pneumonie oder Rippenfrakturen besonders ausgeprägt.

🍏 PRÄVENTION & GESUND-HEITSFÖRDERUNG Wesentliche Aufgabe der Pflege ist es, den Patienten aufzuklären und anzuleiten. Der Patient sollte

- Atmungsvorgänge verstehen,
- auslösende Momente für Atemprobleme erkennen und
- bewährte Atemtechniken beherrschen. ────────────

Einatemtechniken

❗ DEFINITION Als **Einatemtechnik** bezeichnet man das Intensivieren der Einatembewegung, die in der Atemruhelage beginnt (nach Beendigung der normalen Ausatmung) und bis in den Bereich des inspiratorischen Reserveolumens geht. ────────────

Verengte Bronchialwege lassen sich durch betont langsames, tiefes Einatmen mit anschließendem kurzen Anhalten der Luft erweitern. Dadurch sinkt der Atemwegswiderstand, die Atemarbeit wird erleichtert. Die im Folgenden beschriebenen Techniken können unterschieden werden.

Therapeutische Nasenenge. Beim Einatmen wird wie beim Riechen die Luft hochgezogen. Alternativ können auch die Nasenflügel am Ansatz mit 2 Fingern leicht zusammengedrückt werden (**Abb. 16.5**). Das verbessert die Funktion der Atemmuskeln.

Schnüffeln. Schnüffelnde Einatmung führt dazu, dass die Luft aus den unteren Nasengängen den längeren Weg über die Area olfactoria (Riechregion) nimmt und somit länger in der Nase verweilt. Dadurch wird die Einatemluft angefeuchtet und angewärmt. Außerdem wird das Zwerchfell stärker angespannt (erkennbar an der Bauchvorwölbung): Das kräftigt die Einatemmuskeln.

Gähnen. Bei locker geschlossenen Lippen wird durch die Nase „gähnend" eingeatmet (**Abb. 16.6**). Der Patient legt eine Hand unter den Ellenbogen des anderen Armes und dessen Hand mit den 4 Fingerrücken unter den weichen Kinn-Hals-Winkel. Dann zieht er seine auf dem Mundboden breit liegende Zunge mehrmals nach hinten und wartet den Gähndrang ab. Beim Gähnen mit geschlossenen Lippen senkt sich der weiche Mundboden auf die Finger. Am Ende der Einatmung soll die Luft kurz angehalten werden. Mit der dosierten Lippenbremse oder durch die Nase wird ausgeatmet. Bei der Gähntechnik kann ggf. die Hand unter dem Kinn weggelassen werden. Gähnen fördert Entspannung und ermöglicht durch die weite Öffnung der Atemwege einen tiefen energiesparenden Atemzug.

Ausatemtechniken

Durch verstärkte Ausatmung kann eine vertiefte Einatmung eingeleitet werden. Bei Atemnot z. B. werden die untersten Rippen bei der Ausatmung komprimiert. Infolge dessen ist die Einatmung vertieft, die Atemnot gelindert. Neben apparati-

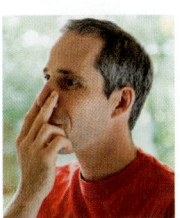

Abb. 16.5 Technik der therapeutischen Nasenenge.

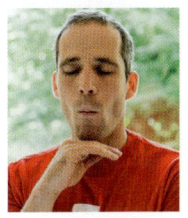

Abb. 16.6 Gähnendes Einatmen mit geschlossenen Lippen.

ven Hilfen (z. B. PEP-Maske) können die folgenden einfachen Ausatemtechniken angewendet werden.

Dosierte Lippenbremse. Die dosierte Lippenbremse ist die einfachste Form der Ausatmung gegen einen Widerstand. Sie ist geeignet, um

- Sekrete zu lösen,
- tiefe Lungenbezirke zu belüften und
- die Atemmuskulatur zu stärken.

Der Patient atmet normal ein und bei fast geschlossenem Mund aus (**Abb. 16.7**). Die Luft wird beim Ausatmen mit den Lippen etwas zurückgehalten (nicht pressen, sondern die Luft durch die fast geschlossenen Lippen ausströmen lassen). Die Lippen erzeugen einen exspiratorischen Atemwiderstand. Dieser Widerstand kann auch auf den phonischen Laut „ff" erzeugt werden. Bei der Ausatmung mittels dosierter Lippenbremse entsteht intrabronchialer Druck. Durch den Druck soll einem Kollaps von instabilen Atemwegen (z. B. bei Lungenemphysem) entgegengewirkt werden. Zäher Schleim wird mobilisiert, ein höherer exspiratorischer Fluss wird erreicht.

Ausatmen beim Singen, Sprechen und Lachen. Bei der stimm- bzw. geräuschhaften Form der Ausatmung, z. B. Summen, übertrifft die Ausatemdauer die Einatemdauer um das 3 – 4-Fache. Beim Sprechen entsteht ein Verhältnis von 1:6 – 1:7 und beim Singen sogar ein Verhältnis von 1:10 – 1:50. Die Einatmung erfolgt kurz und schnell gleichzeitig durch Mund und Nase. Beim Summen und Singen wird die Ausatmung optimal gefördert. Bei herzhaftem Lachen ver-

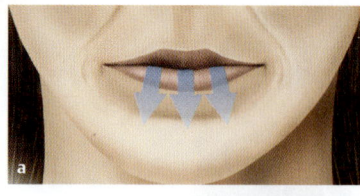

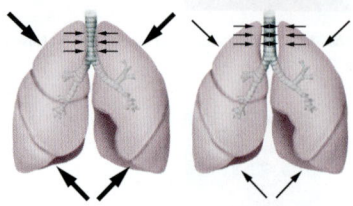

starker Ausatemmuskeleinsatz ohne dosierte Lippenbremse	schwächerer Ausatemmuskeleinsatz mit dosierter Lippenbremse (bessere Ausatmung)

b

Abb. 16.7 Lippenbremse. a Der Patient atmet gegen die geschlossenen Lippen aus. **b** Die Lippenbremse verhindert, dass die Atemwege bei der Ausatmung verengt werden (exspiratorischer Atemwegskollaps).

tieft sich die Ausatmung, steigen Puls und Blutdruck und erhöht sich die Muskelspannung. Lachen ist eine hervorragende Atemübung; zurückgehaltene Tränen hemmen beim Atmen.

PRAXISTIPP Gelingt es Ihnen, ein Lied mit dem Patienten zu singen oder zu summen, haben Sie ein geeignetes Mittel für eine effiziente Pneumonieprophylaxe gefunden. ───

Fünf Standardübungen der Atemtherapie
Tägliche Bewegungen der Arme, Beine und des Rumpfes erhalten die Beweglichkeit, durchlüften die Lungen und lockern Sekrete, die dann entleert werden können (**Abb. 16.8**). Benutzen Sie jedoch möglichst nicht den Begriff „Gymnastikübungen", da es hier um mehr als um Gymnastik geht. Selbst in der Palliativ-

medizin beugen Muskeltraining, v. a. der Beinmuskulatur, sowie eine Aktivitätssteigerung einem peripheren Muskelabbau und einer damit einhergehenden Muskelschwäche vor (Simon 2011).
Beobachtung zu Beginn. Zur Beurteilung von Veränderungen benötigen Sie einen Ausgangswert. Daher sollte vor Übungsbeginn die normale Ruheatmung des Patienten beobachtet werden. Zudem muss festgestellt werden, in welchem Bereich der Atemfluss behindert wird.

PRAXISTIPP Die Patienten sollen bei allen Übungen durch die Nase ein- und ausatmen und den Mund geschlossen halten. Bei Einatmung durch die Nase wird die Luft gereinigt, befeuchtet und erwärmt. Zudem werden die Nasenflügel durch den Atemsog vorne leicht angesaugt, die Nase verschmälert sich beim Einatmen. Wie beim intensiven Wahrnehmen eines angenehmen Geruchs wird dadurch die Einatmung verlangsamt und verlängert. Die Zwerchfellatmung wird angeregt und die Luft verweilt länger in der Lunge. ───

Für alle Standardübungen gilt außerdem:
- Übungen können liegend, sitzend oder stehend ausgeführt werden.
- Zimmer lüften, um für frische Luft zu sorgen (S. 425).
- Liegende Patienten möglichst flach lagern (Kopfkissen verhindern optimale Durchlüftung der Lunge).
- Einschnürende Kleidung öffnen oder ablegen.
- Übungen je 7-mal wiederholen.
- Pausen einlegen, um den Patienten nicht zu ermüden.

PRAXISTIPP Der Patient spürt selbst am besten, welche Übungen für ihn geeignet sind. ───

Bauchatmung
Wirkung. Die Bauchatmung ist eine wirkungsvolle Massage für die inneren Organe und fördert die Durchblutung.

Durch die Zwerchfellabflachung beim Einatmen kann das Herz mehr Blut aus den Venen aufnehmen und wird durch Wölbung des Zwerchfells beim Ausatmen wieder in den Brustkorb hochgedrückt
Durchführung. Der Patient liegt entspannt auf dem Rücken, Arme und Beine liegen locker neben dem Körper. Er atmet langsam durch die Nase ein und saugt die Luft in den unteren Bauchraum. Das Zwerchfell senkt sich, die Bauchwand wölbt sich nach außen, und die unteren Lungenflügel werden mit Luft gefüllt. Bei der Ausatmung wird die Bauchwand eingezogen, das Zwerchfell hebt sich wieder und die Luft kann durch die Nase aus der Lunge ausfließen.

Brustatmung
Wirkung. Die aktive Brustatmung entlastet durch das deutlich sichtbare Heben und Senken des Brustkorbs (Zwischenrippenmuskeln) Herz und Lunge von Druck und aktiviert die Blutzirkulation.
Durchführung. In entspannter Rückenlage wird die Luft langsam und bewusst in den Brustraum eingesogen. Die Rippen dehnen sich nach beiden Seiten. Beim Ausatmen werden die Rippen zusammengezogen, sodass die Luft durch die Nase ausfließen kann. Die Schultern und der Bauch bleiben bei dieser Übung unbeweglich und locker.

Vollatmung
Wirkung. Die Vollatmung bewirkt eine volle Durchlüftung der Lungen, dadurch wird die Sauerstoffversorgung verbessert. Gleichzeitig wirkt sie beruhigend auf das Nervensystem, entspannt bei Schlaflosigkeit, Unruhe und Angst und regt die Organtätigkeit an.
Durchführung. Als Ausgangsposition eignet sich die entspannte Rückenlage oder (noch besser) der lockere Fersensitz. Die Luft wird langsam eingeatmet. Der Bauch wölbt sich, die Rippen gehen auseinander und die Schlüsselbeine heben sich. Die Lunge wird nach und

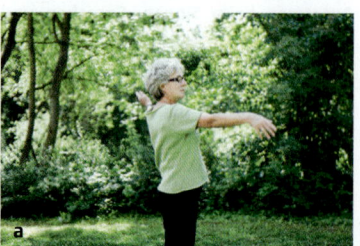
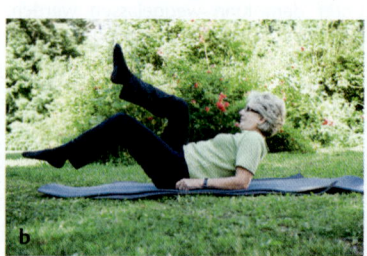
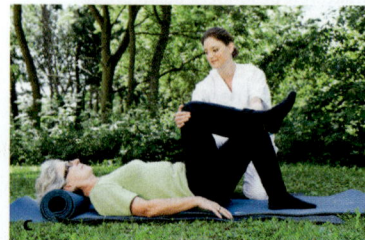

Abb. 16.8 Übungen zum Erhalt der Beweglichkeit. a Mit beiden Armen zur Lockerung kreisen, **b** Rad fahren, **c** zur Kräftigung die Knie abwechselnd zur Schulter ziehen.

nach mit Luft gefüllt, wobei sich der ganze Oberkörper wellenförmig bewegt. Bei der Ausatmung senkt sich die Bauchwand, die Rippen werden zusammengezogen und die Schultern gesenkt. Zwischen Ein- und Ausatmung werden Pausen von beliebiger Dauer eingeschaltet.

Vokalatmung

Durchführung. Diese Atemtechnik wird wie die Vollatmung durchgeführt. Das Einatmen erfolgt jedoch in drei Stufen, bis die Lunge ganz mit Luft gefüllt ist. Der Atem wird nun 3 Herzschläge lang angehalten, wobei er gedanklich in den Bauchraum hinunter gepresst wird. Durch den Mund wird ausgeatmet, wobei die Vokale I, E und U gebildet werden. Die Übung wird mit jedem Vokal 3-mal wiederholt.

Kontaktatmung

Die Pflegeperson versucht, sich mit den Händen dem Atemrhythmus des Patienten anzupassen, sich in die Atembewegungen einzufühlen und ihm dadurch seine Atmung erfahrbar zu machen (s. auch ASE, S. 231).
Wirkung. Die Atembewegungen des Thorax und des Bauchraumes werden durch Auflegen der Hände an Thorax, Bauch und Flanken vertieft (**Abb. 16.9**). Die Kontaktatmung hat eine beruhigende Wirkung auf die meisten Patienten, da sie die Atemqualität verbessert.

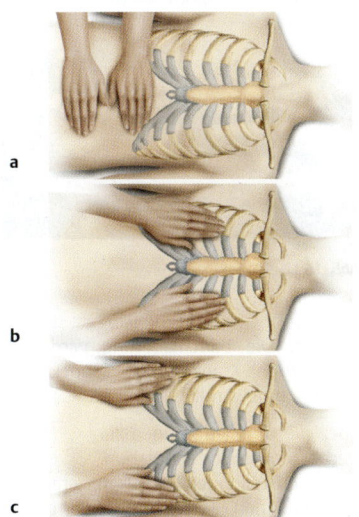

a

b

c

Abb. 16.9 **Kontaktatmung unterstützt durch taktile manuelle Reize die Atmung. a** Die unterhalb des Zwerchfells liegenden Hände stimulieren die Zwerchfellatmung. **b** Zur Anregung der Thoraxatmung werden die Hände seitlich auf den Brustkorb gelegt. **c** Bei der Anregung der Flankenatmung liegen die Hände auf den unteren Rippen.

In Bauchlage oder im Sitzen. Beide Hände der Pflegenden liegen auf der rückenwärtigen oder bauchwärtigen Rippenpartie. Während der Ausatmung wird der Druck der Hände etwas verstärkt und verlängert. Nach einigen Verstärkungen der Ausatmung soll von den Händen Platz für eine verstärkte Einatmung gelassen werden, d. h. die Hände werden sanft etwas vom Körper weggenommen. Der Patient atmet zu den Händen hin.
In Rückenlage. Der Patient liegt mit leicht erhöhtem Oberkörper auf dem Rücken, evtl. in leichter Dehnlage (S. 441). Der Pflegende legt seine Hand auf die Nabelgegend des Patienten. Er hebt dann seine Hand mit der Einatmung des Patienten, ohne sie gänzlich von der Bauchdecke zu lösen. In der Ausatemphase wird die Hand wieder gesenkt. Die Hand hebt und senkt sich zunächst ganz im Rhythmus des Patienten, wobei die sich senkende Hand einen leicht zunehmenden Druck auf den Bauch ausübt. Meist stellt sich nach einigen Atemzügen eine abdominelle Atmung mit Heben und Senken der Bauchdecke ein. Der Atemstrom beruhigt und vertieft sich. Jetzt wird der bei der Ausatmung ausgeübte sanfte Druck wieder reduziert, bis sich die Hand völlig passiv mit der Bauchdecke hebt und senkt.

Patientenmobilisation

Jede körperliche Aktivität des bettlägerigen Patienten führt u. a. dazu, dass sich durch erhöhten Sauerstoffbedarf und Sekretbewegung die Atmung intensiviert. Dadurch wird Bronchialschleim abtransportiert und einer Pneumonie vorgebeugt. Deshalb sollten auch beatmete Patienten auf der Intensivstation möglichst früh mobilisiert werden (z. B. im Liegesessel). Postoperativ sollten Patienten so früh wie möglich aufstehen (meist schon 4 – 10 Std. nach großen Operationen) oder wenn dies nicht möglich ist, konsequent gelagert werden. Unter tiefem Durchatmen kann der Patient so oft wie möglich körperlich aktiviert werden durch
- sich im Bett aufsetzen,
- Aufstehen (mit Hilfe),
- vor dem Bett auf der Stelle treten und
- im Zimmer oder auf dem Stationsflur umhergehen.

Dabei werden durch Vertiefung der Atmung vorher nicht belüftete Lungenbereiche wieder mit Luft durchströmt. Physiotherapeutisch geleitete Atemübungen werden ärztlich verordnet.

🖐 **PRAXISTIPP** Es ist hilfreich, den Patienten zu einfachen Atemübungen, unabhängig von der Physiotherapie, anzuregen. Das können Recken, Strecken, langsames Aufblasen eines Luftballons, Produzieren von Seifenblasen mit einem Strohhalm u. a. sein. _____

Atemfördernde Positionsveränderungen (Lagerungen)

Warum lagern? Schmerzen führen zu einseitiger Lage (Schonhaltung) und stellen somit eine Pneumoniegefährdung dar. Häufig verbringen Patienten wegen starker Schmerzen schlaflose Nächte in Schonhaltung auf einer Körperseite und atmen nur flach. Die reduzierte Belüftung einzelner Lungenabschnitte und der verminderte Lagewechsel führen dazu, dass Schleim nicht abgehustet werden kann und sich eine Pneumonie entwickelt.
Wirkung. Durch atemfördernde Positionsveränderung und Mobilisation kann eine bewusstere Wahrnehmung der Atmung erzielt und der Gasaustausch wirkungsvoll verbessert werden. Entzündungssekrete und Schleim können leichter abfließen. Erhöhter Muskeltonus durch körperliche Aktivität und Positionsveränderungen des Körpers
- beschleunigt den Stoffwechsel,
- verbessert die Ventilations-/und Perfusionsverhältnisse,
- fördert die Zwerchfellaktivität und
- wirkt sich positiv auf die Zilienbewegung aus.

Oft können Atmungsprobleme und negative Auswirkungen auf das Wohlbefinden durch entsprechende Lagerungen gelöst oder vermindert werden.

🖐 **PRAXISTIPP** Der Patient sollte die durch Pflegepersonen vorgegebene Lagerungsposition selbstständig verändern können. Das darf nicht negativ gewertet werden. Verglichen mit der ständigen Lageveränderung von Gesunden ist das Intervall eines zweistündlichen Lagewechsels sehr lang! _____

Oberkörperhochlagerung (Langsitz im Bett)

Der Patient sollte sich so oft wie möglich in einer aufrechten bzw. sitzenden Körperposition befinden. Ein erhöht gelagerter Oberkörper (**Abb. 16.10**) erleichtert bei Orthopnoe das Atmen. Tiefes Atmen wird gefördert und hilft beim Abhusten oder Abräuspern von Bronchialsekret. Die Unterlagerung der Arme zur Entspannung der Thorax- und Schultermuskulatur mit Kissen kann sinnvoll sein. Der Brustkorb wird von dem Gewicht der

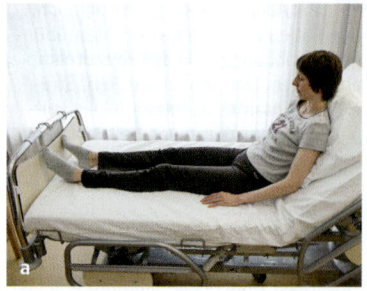 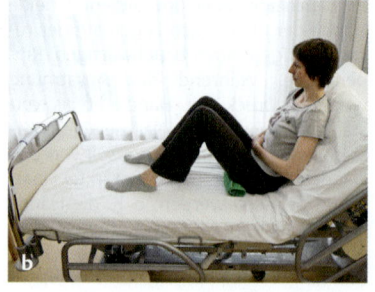 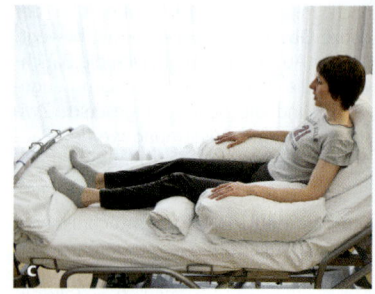

Abb. 16.10 **a** Oberkörperhochlagerung, **b** mit Rutschbremse, **c** Unterstützung der Arme bei erschwerter Atmung.

Schultern befreit und die Atemhilfsmuskulatur unterstützt. Der Patient fühlt sich jedoch, besonders bei erhöhter Körpertemperatur, oft eingeengt.

Rutschbremse. Zur Stabilisierung der Oberkörperhochlage kann entweder das Bett verkürzt werden (Bettstütze, Kissen, Bettkiste) oder ein kleines Polster als Rutschbremse vor die Sitzbeinhöcker positioniert werden. Als Polster kann ein kleines gerolltes Handtuch (**Abb. 16.10 b**) oder ein Keilkissen benutzt werden.

Hochlagern der Arme. Um die Atmung bei Orthopnoe (S. 430) zu unterstützen, können zusätzlich beide Arme hochgelagert werden (**Abb. 16.10 c**). Das kann auch mit einem Stillkissen erfolgen, das zu einer „Reling" gelegt wird. Der Brustkorb wird so vom Gewicht der Schultern befreit und die Atemhilfsmuskulatur unterstützt. Die Arme können durch Tischchen, Kissen oder weich aufgeblasene Luftballons abgestützt werden. Eine Knierolle oder ein Stillkissen führt zur Entspannung im Bereich der Bauchmuskulatur und erleichtert die Atmung zusätzlich.

Durchführung

Die korrekte Lagerung wird folgendermaßen erreicht:

- Kopfteil des Bettes hochstellen und Oberkörper so aufrichten, dass das Gewicht über die beiden Sitzbeinhöcker nach unten zur Matratze abgeleitet wird.
- Wirbelsäule mit einem kleinen Kissen oder einer Rolle unterstützen; der Rücken muss gestreckt bleiben, um das Einsinken des Bauches zu verhindern (**Abb. 16.11**).
- Gesäß muss direkt im Knick Kopfteil/Liegefläche liegen (evtl. ist es nötig, das Bett zu verlängern); Patient darf nicht zum Fußende rutschen (Oberkörper würde zusammensinken und die Atmung behindert).

- Knie leicht beugen, evtl. mit einer Rolle unterlagern; Beine leicht außenrotiert und gespreizt lagern.

Seitenlagerung

In Seitenlage und noch stärker in Bauchlage werden mehr gesunde Bereiche belüftet. Entzündungssekrete und Schleim können durch die veränderte Körperhaltung und durch verstärkte Ausatmung leichter abfließen. Je nach Lagerung werden die oben liegenden Lungenabschnitte besser belüftet als die anderen. Durch einen 2-stdl. Wechsel von Seiten-, Bauch- und Rückenlage, werden alle Lungenabschnitte regelmäßig belüftet. Der untere Zwerchfellabschnitt leistet der Atmung durch den auf ihn wirkenden Druck des Bauchinhaltes Widerstand. Das Bronchialsekret wird der Schwerkraft folgend in Richtung Hauptbronchus mobilisiert und kann abgehustet werden. Eine 90°-Seitenlage (**Abb. 16.12**) wirkt sich auf die druckbelastete Körperhälfte allerdings negativ aus (Dekubitusgefahr). Deshalb sollte diese Lage nicht länger als 30 Min. durchgeführt werden.

Bauchlagerung

Erkrankungen der Lunge betreffen selten das gesamte Organ. Schlecht belüftete Bezirke finden sich häufig im Bereich des Rückens (dorsobasal). Sie können funktionell als „kranke" Lunge angesehen werden, oben gelegene, gut belüftete Bezirke hingegen als „gesunde" Lunge.

Durch das Drehen des Patienten aus der Rücken- in die Bauchlage werden diese Bereiche besser belüftet. In den tiefer liegenden Lungenbezirken eingelagerte Sekrete können mobilisiert werden. Soll ein Patient morgens Bronchialsekret lösen, sollte er vor dem Aufstehen in Bauchlage von der linken zur rechten Seite wechseln und dann abhusten. Länger bettlägerige Patienten können im Wechsel zwischen linker und rechter Seitenlage sowie in Bauchlage gelagert

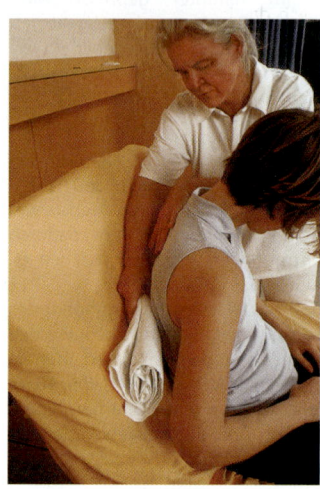

Abb. 16.11 Lagerungshilfsmittel. Eine Querrolle verhindert, dass der Bauch einsinkt.

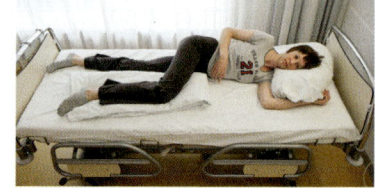

Abb. 16.12 90°-Seitenlagerung.

werden. Die Bauchlagerung wird z.B. bei kritisch Kranken mit Schocklunge (ARDS) angewandt.

Spezielle Dehnlagerungen zur Verbesserung der Ventilation

Die Dehnstellungen zur Atemtherapie in verschiedenen Körperpositionen bewirken an Gelenken und Muskeln eine möglichst starke Dehnung. Sie vermindern erhöhte Gewebswiderstände, senken den Muskeltonus und fördern die Durchblutung in den gedehnten Bereichen. Durch Atemvertiefung und niedrigerer

Atemfrequenz wird der Strömungswiderstand in den Atemwegen reduziert. Auf diese Weise wird der Bronchialraum besser belüftet und Sekret gelockert.

Einfache Dehnlage. Viele Patienten wählen diese Entlastungslagerung als bevorzugte Schlafstellung. Ausgangsstellung ist die Rückenlage, der Oberkörper ruht auf einer mäßig erhöhten Unterlage (Kissen). Der Kopf ist zur Seite gedreht, der Arm der Gegenseite wird über den Kopf seitlich nach oben oder die Hand unter den Kopf gelegt. Je höher dabei der Arm gelegt wird, umso größer ist die Atemfläche. Zur weiteren Entspannung kann evtl. noch das Bein der Gegenseite seitlich abgewinkelt gelegt werden.

Drehdehnlage. Die Drehdehnlage (*Abb. 16.13 a*) wird zur Entspannung und Atemerleichterung eingesetzt. Der Patient wird auf die linke oder rechte Seite gelagert, das obere Bein leicht angewinkelt. Der obere Arm liegt hinter dem Kopf, die Hand im Nacken. Der Oberkörper wird langsam so weit wie möglich nach hinten gedreht (ohne die Lage der Beine zu verändern). In dieser Stellung sollte der Patient einige Zeit bleiben und ruhig in den Bauch atmen. Dann wird die Übung auf der anderen Seite wiederholt.

Halbmondlage. Bei der Halbmondlage (*Abb. 16.13 b*) handelt es sich um eine therapeutische Seitenlagerung. Der Patient streckt einen Arm über den Kopf, wodurch der obere Lungenteil auf der betroffenen Seite gedehnt und besser

belüftet wird. In dieser Lage bietet sich eine Vibrationsmassage an.

Die Lage ist bei Osteoporose, Kontrakturen und Wirbelsäulenschäden kontraindiziert, da gute Beweglichkeit der Wirbelsäule erforderlich ist.

VATI-Lagerungen. Je nach Lage der Kissen wird durch gezielte Hohllagerung eine unterschiedliche Entlastung erreicht. Es sind Lagerungstechniken, die auch zur Dekubitusprophylaxe angewendet werden können (S. 261). Der Patient liegt auf dem Rücken. Durch die Dehnung des Brustkorbs wird die Lunge besser belüftet. Unterstützend kann zur Sensibilisierung der Atmung die Standardübung „Kontaktatmung" angewendet werden (S. 439). Die Lagerungen werden nach der Form der Kissen benannt (*Tab. 16.13*).

👋 **PRAXISTIPP** Bei der ersten Durchführung soll die Pflegende zunächst anwesend bleiben, um auf Wunsch des Patienten die Lagerung verändern zu können. Die Beobachtung des Patienten ist von Bedeutung: Wird eine Verbesserung der Atmung erreicht? Kommt es zu einer adäquaten Dehnung des Brustkorbs? Der Patientenruf muss in Griffweite des Patienten liegen. Toleriert der Patient die Lagerung gut, ist die Fortsetzung möglich. ──────────

Verabreichen von Sauerstoff

Sauerstoff (O_2) ist ein elementarer Bestandteil der Atmosphäre. Er wird zur

Energiegewinnung in den Körperzellen benötigt. Die Zellen müssen kontinuierlich mit Sauerstoff versorgt werden, da sie ihn nicht speichern können. Auf O_2-Mangel reagiert der Körper mit Atemnot und Zyanose (S. 430). Unspezifische Symptome sind Angst und Unruhe, erhöhte oder ggf. erniedrigte Herzfrequenz, Verwirrtheit, Kopfschmerzen oder Übelkeit.

Erhöhter Sauerstoffbedarf besteht z. B. bei Fieber und Verbrennungen. Indikationen zur Verabreichung sind z. B. Lungenerkrankungen mit Ateminsuffizienz, arterielle Hypoxie, Schockzustand oder herabgesetzte O_2-Kapazität des Blutes (Anämie).

 Recht im Fokus

Verordnungspflicht. Eine Sauerstofftherapie muss, außer im akuten Notfall, ärztlich verordnet sein bezüglich
- Dosierung der Menge des Sauerstoffs in l/Min.,
- Dauer der Anwendung (kontinuierlich oder intermittierend) und
- Verabreichungsform (Nasenkatheter, Maske oder Zelt).

👋 **PRAXISTIPP** Die Gabe von Sauerstoff ist nicht nebenwirkungsfrei: Vorsicht ist geboten, wenn Patienten an einer chronischen Lungenerkrankung, wie COPD mit erhöhten CO_2-Partialdruck leiden. Das plötzliche „Überangebot" an Sauerstoff kann zu einer CO_2-Narkose mit Atemstillstand führen (Gerlach 2011).

Evtl. sollte ein individueller Test nichtmedikamentöser Therapien der Atemnot einer dauerhaften O_2 vorausgehen. So berichten Patienten, dass die Zufuhr frischer oder kühler Luft ins Gesicht (z. B. durch ein offenes Fenster oder einen Handventilator) als lindernd empfunden wird. Eine Studie bei Patienten mit Atemnot und fortgeschrittener Erkrankung (Galbraith 2010) unterstützt diese Erfahrung und zeigte Wirksamkeit. ──────────

Patient. Der Patient wird über die Maßnahme informiert und dabei unterstützt, eine atemerleichternde Position einzunehmen. Um Sauerstoff zu verabreichen, benötigt man ein Applikationssystem (zentrale Gasversorgung, Sauerstoffflasche, mobiler O_2-Konzentrator) und Hilfsmittel, um dem Körper den Sauerstoff zuzuführen (z. B. Sauerstoffsonde, -brille, -maske).

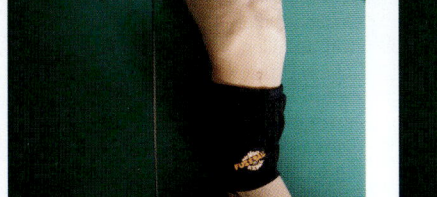

Abb. 16.13 Dehnlagerungen. **a** Drehdehnlage, **b** Halbmondlage

Tab. 16.13 *Überblick über die speziellen VATI-Dehnlagerungen.*

Lagerung	Ziel	Durchführung	Anwendungsdauer und -häufigkeit
V-Lagerung 	→ untere Lungenbezirke dehnen → Flankenatmung (seitliche Thoraxbereiche) fördern	→ zwei nicht zu prall gefüllte Kissen zu „Schiffchen" formen → Kissen zu einem V legen, die Spitzen überlappen sich → Patient legt sich zurück, Spitzen der Kissen liegen unter dem Sakralbereich → Kopf mit separatem Kissen unterstützen	→ mehrmals täglich für 10 – 20 Min.
A-Lagerung 	→ obere Lungenbezirke dehnen	→ zwei Schiffchenkissen werden wie ein A gelegt, → Patient legt sich zurück, so dass er mit dem dritten Halswirbel auf dem Kissen aufliegt und der Hals frei liegt → der Druck wird im Steiß erhöht	→ mehrmals täglich für 10 – 20 Min.
T-Lagerung 	→ untere, mittlere oder obere Lungenanteile dehnen	→ Kissen wie ein T legen und Patient so darauf lagern, dass er mit der Wirbelsäule auf dem Längskissen liegt → Querkissen wird nach Bedarf tiefer oder höher gelegt	→ mehrmals täglich für 10 – 20 Min.
I-Lagerung 	→ untere, mittlere oder obere Lungenanteile dehnen	→ statt eines Kissens wird eine Rolle in Längsrichtung unter die Wirbelsäule gelegt	→ nur kurze Zeit belassen und nach Verträglichkeit wiederholen

Sauerstoffapplikationssysteme

Medizinischer Sauerstoff wird aus Luft gewonnen, die Qualität unterliegt der Aufsicht des Apothekers.

Zentrale Gasversorgung über Wandanschluss

Im Krankenhaus besteht meist eine zentrale Gasversorgung. Der Sauerstoff kann aus einem über dem Patientenbett installierten Wandanschluss entnommen werden. Die genaue Dosierung (l/Min.) wird am Feinregulierventil eingestellt und am Durchflussströmungsmesser (Flowmeter) kontrolliert (**Abb. 16.14**). Im Patientenzimmer gibt es verschiedene Wandanschlüsse. Um Verwechslungen zu vermeiden, haben alle Anschlüsse unterschiedliche Formen.

Sauerstoffflaschen

Fehlt eine zentrale Gasversorgung oder benötigt ein mobiler Patient Sauerstoff, können Abfüllungen in Flaschen genutzt werden. Neu entwickelte transportable Sauerstoff-Sparsysteme führen dem Patienten synchron mit jedem Atemzug, also nur zu Beginn jeder Einatmung, bedarfsdosiert O_2 aus 0,1 – 2,0-Literflaschen zu. Der Flaschenmantel medizinischen Sauerstoffs wird der Euro-Norm entsprechend entweder durchgehend oder auf der Flaschenschulter mit der Kennfarbe weiß gekennzeichnet, aus der Einführungszeit der Euro-Norm ist die Flasche auf der Schulter zusätzlich mit dem Großbuchstaben N (für neu) gekennzeichnet.

Umgang mit Sauerstoffflaschen. Eine Sauerstoffflasche hat nur eine bestimmte Menge Rauminhalt, z. B. 10 l. Um ein Vielfaches dieses Rauminhalts mit Sauerstoff zu füllen, wird der Sauerstoff unter hohem Druck komprimiert. Dieser Druck wird in Bar angegeben und lässt sich an einem Manometer ablesen. Um dem Patienten den Sauerstoff ohne Schäden zuführen zu können, wird die Flasche mit einem Druckminderer verbunden (**Abb. 16.15**). Den tatsächlichen Sauerstofffluss aus der Flasche kann man am Flowmeter ablesen.

> **MERKE** Beim Umgang mit Sauerstoffflaschen ist immer große Vorsicht geboten, da das Gas unter hohem

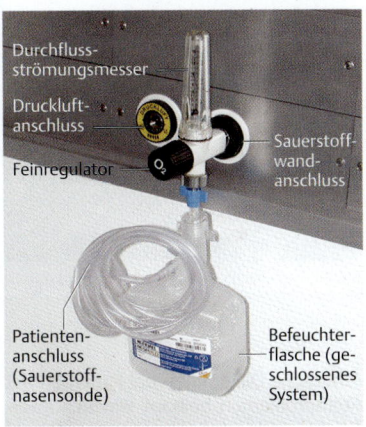

Durchfluss-strömungsmesser

Druckluft-anschluss

Feinregulator

Sauerstoff-wand-anschluss

Patienten-anschluss (Sauerstoff-nasensonde)

Befeuchter-flasche (ge-schlossenes System)

Abb. 16.14 Sauerstoffwandanschluss mit Befeuchterflasche.

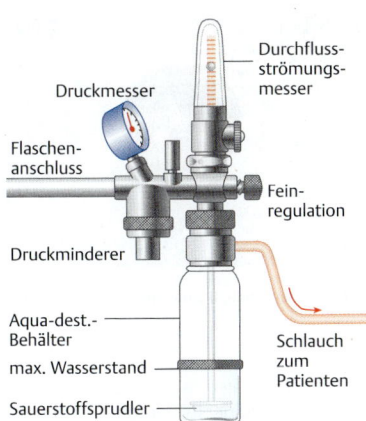

Durchfluss-strömungsmesser

Druckmesser

Flaschen-anschluss

Feinregulation

Druckminderer

Aqua-dest.-Behälter

max. Wasserstand

Sauerstoffsprudler

Schlauch zum Patienten

Abb. 16.15 Sauerstoffentnahme aus der Flasche. Sauerstoffgerät mit Druckminderer, Flascheninhaltsmanometer und Flowmeter.

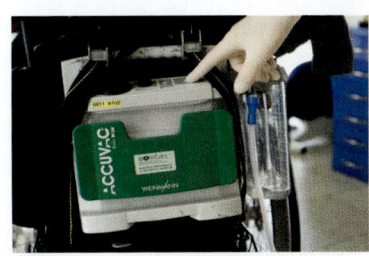

Abb. 16.17 Mobile O$_2$-Konzentratoren ermöglichen auch Aktivitäten außer Haus.

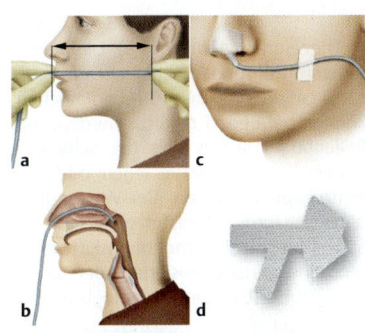

a

b

c

d

Abb. 16.18 Sauerstoff-Nasenkatheter. a Katheterlänge abmessen, **b** bis zum weichen Gaumen einführen, **c** mit hautfreundlichem Pflaster fixieren, **d** Fixierpflaster (Nasofix).

Druck steht. Folgende Vorschriften sind strikt zu beachten:

- absolutes Rauch- und Feuerverbot
- Flaschen dürfen nicht gerollt oder geworfen werden
- beim Hinstellen müssen die Flaschen z. B. mit einer Kette vor dem Umstürzen gesichert werden
- direkte Sonneneinstrahlung ist zu vermeiden
- zum Öffnen des Flaschenventils darf keine Gewalt angewendet werden
- Ventile dürfen niemals gefettet oder geölt werden (Explosionsgefahr!) ——

Sauerstoffvorrat einer Flasche berechnen. Um den Sauerstoffvorrat einer Flasche zu berechnen, wird der verfügbare Rauminhalt der Sauerstofflasche (z. B. 10 l) mit dem Manometerstand (z. B. 90 bar) multipliziert und durch die angeordnete Literzahl (z. B. 3 l/Min.) dividiert. Die Lösung der Aufgabe finden Sie in **Abb. 16.16.**

Mobile O$_2$-Konzentratoren

Zur Langzeittherapie bei chronisch obstruktiven Atemwegserkrankungen (Magnussen 2008) werden mobile O$_2$-Konzentratoren empfohlen. Sie produzieren aus atmosphärischer Luft reinen Sauerstoff. Raumluft wird angesaugt, verdichtet und der Luftstickstoff gebunden. Reinheitsgrade bis zu 95 Vol% können erreicht werden. Mini-Konzentratoren mit einem Gewicht von 2 kg und einem Batteriegürtel können außer Haus mitgeführt werden (**Abb. 16.17**). Für die auch LOT benannte Therapieform (LOT steht für „long term oxygen therapy") ist die Sauerstoffzufuhr über das Gestell einer normalen Sehbrille als unauffällige Erscheinungsform möglich.

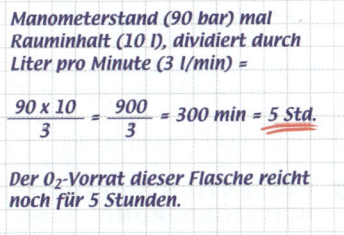

Manometerstand (90 bar) mal Rauminhalt (10 l), dividiert durch Liter pro Minute (3 l/min) =

$$\frac{90 \times 10}{3} = \frac{900}{3} = 300\ min = 5\ Std.$$

Der O$_2$-Vorrat dieser Flasche reicht noch für 5 Stunden.

Abb. 16.16 Restgehalt einer Sauerstofflasche. Beispielrechnung zur Ermittlung des Sauerstoffvorrats.

Bessere Akzeptanz und Compliance sind damit zu erwarten.

Hilfsmittel zur O$_2$-Verabreichung

Hilfsmittel zur Verabreichung von Sauerstoff sind Nasensonde mit und ohne Schaumstoffpolster, Sauerstoffbrille, Gesichtsmaske (mit und ohne Reservoirbeutel) und transtracheale O$_2$-Applikation. Sauerstoff kann auch verabreicht werden, wenn der Patient in einem Sauerstoffzelt, einer Sauerstoffkammer oder – bei Säuglingen – in einem Inkubator liegt.

Verabreichung über Nasensonde

Nasensonden sind zur langfristigen O$_2$-Verabreichung geeignet, da sie den Patienten nur wenig behindern. Er kann trotz der Sonde sprechen, essen und trinken. Der Patient sollte durch die Nase einatmen, da sonst viel Sauerstoff über den Mund verloren geht.

Die Sonde wird wie folgt gelegt:

- Patient sollte sich die Nase schnäuzen,
- Katheterlänge abmessen (Nasenspitze bis Ohrläppchen),

- Sonde bis zum weichen Gaumen vorschieben (pharyngeale O$_2$-Applikation) und dann 1 cm zurückziehen (**Abb. 16.18**),
- Sonden mit Schaumstoffkissen (**Abb. 16.19 a**) nur 1 cm in den Naseneingang einführen,
- Sonde fixieren, verordnete Literzahl einstellen,
- Sonde mit dem Verbindungsschlauch des O$_2$-Spenders verbinden.

Vorteil des Schaumstoffkissens. Das Kissen sichert den festen Halt und beugt gleichzeitig durch Druckverteilung einem Dekubitus an der Nasenschleimhaut vor (**Abb. 16.19 a**). Druckstellen an der Nasenschleimhaut können durch 2-mal täglichen Wechsel der Lage und durch Wechsel des Nasenlochs vermieden werden.

🍏 **PRÄVENTION & GESUNDHEITSFÖRDERUNG** Flussraten von mehr als 4 l/Min. können nasale Reizungen verursachen. ——

Verabreichung über Sauerstoffbrille

Nasale Sauerstoffbrillen werden für die Zufuhr geringerer Sauerstoff-Flussraten (bis zu 6 l/min) verwendet. Sie sind zur langfristigen Verabreichung von Sauer-

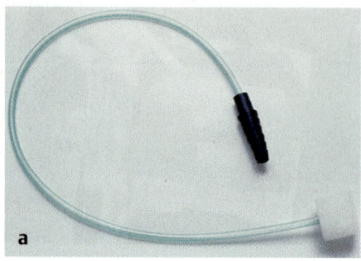
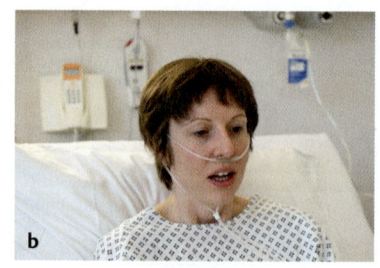
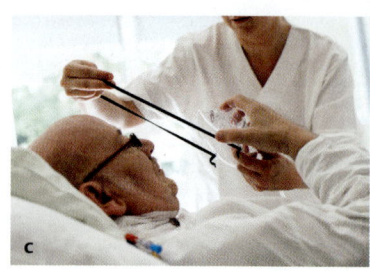

Abb. 16.19 **Hilfsmittel zur Verabreichung von Sauerstoff. a** Nasensonde, **b** Sauerstoffbrille, **c** Sauerstoffmaske.

stoff geeignet (***Abb. 16.19 b***). Die beiden sauerstoffführenden Schlauchenden, die ca. 1 cm in die Nasenöffnung reichen, können bei Bedarf gekürzt werden. Wie Brillenbügel lassen sich die Schläuche hinter die Ohrmuschel legen oder am Hinterkopf befestigen. Bei Verwendung ohne Schaumstoffpolster geht sehr viel Sauerstoff an die Umgebungsluft verloren, eine genaue Dosierung der Sauerstoffzufuhr ist daher nicht möglich.

Verabreichung über Sauerstoffmaske

Sauerstoffmasken werden z. B. zur Einleitung der Anästhesie, bei Verabreichung hoher Sauerstoffkonzentrationen oder in der Schlafapnoetherapie verwendet (***Abb. 16.19 c***). Durch die Maske kann hochdosierter O_2 verabreicht werden. Der Nachteil ist, dass der Patient mit der Maske schlecht sprechen, nicht essen und trinken kann. Außerdem verursacht eine Gesichtsmaske zunächst Unsicherheit und Angst. Es werden Sauerstoffmasken für mittlere O_2-Konzentrationen angeboten, bei denen während der Inspiration auch Raumluft durch Seitenaugen einströmt. Eine weitere Form für hohe Konzentrationen ist mit einem Reservoirbeutel ausgestattet, mit dem auf unvorhergesehene Atmungsmuster und Atemzugvolumen reagiert werden kann. Maskenventile verhindern das Zumischen von Raumluft. **Nachbereitung der nasalen oder oralen O_2-Gabe.** Die Nasen- und Mundschleimhaut ist auf Veränderungen (z. B. Austrocknung oder Verletzung) zu beobachten. Mund- und Nasenpflege ist mehrmals täglich erforderlich. Während der gesamten Therapie ist darauf zu achten, dass die Sonde durchgängig ist. Die Sauerstoffgabe mit Angabe der Literzahl und Dauer wird dokumentiert. Ein Wechsel von Sonde und Sauerstoffbrille ist aus hygienischen Gründen spätestens nach 48 Std. erforderlich.

Transtracheale O_2-Applikation

Langfristige Sauerstoffzufuhr ist zudem über einen transtrachealen Katheter (SCOOP-System) möglich. Dazu wird in Lokalanästhesie ein kleiner, flexibler Katheter vom unteren Hals in die Trachea (Luftröhre) eingeführt. Diese Art der Sauerstoffapplikation ist wirksamer als die Sauerstoffgabe über eine Nasensonde. Sie vermindert Totraumventilation sowie Atemarbeit und es kommt nicht zu Läsionen der Nasenschleimhaut. Die Sauerstoffersparnis beträgt ca. 50 %. Die Stimme wird nicht beeinträchtigt.

🍏 **PRÄVENTION & GESUNDHEITSFÖRDERUNG** Sauerstoff ist ein Medikament und nicht nebenwirkungsfrei. In hohen Dosen wirkt Sauerstoff toxisch. Als typisches Zeichen einer O_2-Vergiftung treten Schwindel und Krämpfe auf. Das Herzzeitvolumen ist infolge eines erhöhten Vagustonus erniedrigt und die Gehirn- und Nierendurchblutung eingeschränkt. Beachten Sie ärztliche Angaben zu Dosis und Dauer der Behandlung konsequent.

Zur Kontrolle eignet sich die Messung der Sauerstoffsättigung mit Pulsoximeter (S. 738); sie wird neben Herzfrequenz, Blutdruck, Atemfrequenz und Körpertemperatur als der 5. Vitalparameter bezeichnet. _____

16.3.3 Vermeiden von Sekretansammlung

Sekretansammlungen sind durch die im Folgenden beschriebenen Interventionen zu beeinflussen.

Sekretverflüssigende Maßnahmen mittels ätherischer Öle

❗ **DEFINITION** **Ätherische Öle** sind flüchtige, meist pflanzliche Öle mit charakteristischem, aromatischem Geruch. Sie werden aus allen Teilen aromatischer Pflanzen durch z. B. Destillation, Ausziehen oder Pressen gewonnen. _____

Ätherische Öle können bei Patienten mit Atemproblemen heilsam wirken. Unverfälschte, d. h. ohne synthetische Chemikalien hergestellte Substanzen, erhält man in der Apotheke. Die Substanzen können oral (z. B. als Hustenelexier), als Inhalation (S. 447) oder transdermal (über die Haut) verabreicht werden.

Transdermale Applikation. Die Wirkstoffe werden über die Haut in Verbindung mit einer Wärmeanwendung aufgenommen, z. B. als Wickel und Auflagen oder als Bade- und Waschwasserzusätze. Rhythmische Einreibungen mit Salben können atemfördernd wirken (Krause u. Uhlmann 1998). Ätherische Öle wirken auf verschiedene Weise:

- vegetativ-emotional (beruhigend/belebend),
- bronchospasmolytisch (lösen Bronchialkrämpfe),
- sekretomotorisch (fördern Schleimtransport),
- expektorierend (fördern den Auswurf),
- dosierbar reizend auf die Hautdurchblutung,
- entzündungshemmend und antibakteriell und
- abschwellend (Schleimhäute) durch Kühleffekt ätherischer Öle mit hohem Dampfdruck (d. h. ihrem Bestreben, in gasförmigen Zustand überzugehen).

Verschiedene Untersuchungen belegen die atemregulierende als auch beruhigende und schlaffördernde Wirkung (Schiff 2006).

Wickel und Auflagen. Therapeutisch wirksam ist Wärme in Verbindung mit atemfördernden Substanzen, z. B. als feuchtwarme Wickel und Auflagen. Aus der Vielzahl der äußeren Anwendungen mit sekretlösender Wirkung (Krause u. Uhlmann, 1998) werden Formen mit pneumonieprophylaktischer Wirkung auf S. 416 beschrieben.

Hilfestellung beim Abhusten

Anatomie und Physiologie
im Fokus

Husten ist ein Reflex, der durch Reizung von Hustenrezeptoren in der Tracheal- und Bronchialschleimhaut ausgelöst wird. Jeder Hustenstoß erhöht sehr stark den Druck innerhalb des Brustkorbs. Die Bronchien verengen sich und gleichzeitig werden neue Hustenstöße provoziert. Husten kann eine schwere Atemnot oder einen Asthmaanfall auslösen.

Ziel. Hustentechniken können den Menschen dabei unterstützen, hustenbedingte Schmerzen nach operativen Eingriffen zu mindern, unproduktiven Husten ("Reizhusten") zu dämpfen und die Atemwege von Bronchialsekret zu befreien.

Hustenbedingte Schmerzen nach OP reduzieren

Bei Eingriffen am Thorax. Der Patient sitzt aufrecht mit leicht nach vorn gebeugtem Oberkörper (möglichst außerhalb des Bettes auf einem Stuhl oder an der Bettkante). Die Pflegeperson fixiert die Rippen vorne und hinten und lässt den Patienten durch die Nase mehrmals tief ein- und ausatmen. Nach einer langsamen tiefen Einatmung wird der Patient aufgefordert, kräftig zu husten.

Bei Eingriffen am Abdomen. Nach abdominalen Eingriffen kann ein Gegendruck flach aufgelegter Hände auf den Verband das Abhusten erleichtern.

PRAXISTIPP Fragen Sie den Patienten nach dem Husten, ob die Hilfe ausgereicht hat oder ob er mehr Unterstützung (stärkeren Druck) benötigt. Ängstliche Patienten husten in mehreren kleinen Stößen.

Unproduktiven Husten dämpfen

Reizhusten äußert sich mit Kitzeln im Rachenbereich. Es besteht eine Überempfindlichkeit der Hustenrezeptoren, die z. B. auf schnelle Luftströmung, kalte Luft oder reizende Gase reagieren.

Die Hustenhilfe ist leider nicht immer erfolgreich. Die Patienten sollen zuerst etwas Speichel schlucken, dann die Luft möglichst lange anhalten, und anschließend oberflächlich, d. h. mit kleinen Atemzügen, atmen. Dann wieder abwechselnd Luft anhalten und oberflächlich atmen bis der Hustenreiz schwindet.

Atemwege von Bronchialsekret befreien

Haben Patienten Schwierigkeiten, zähes Sekret aus den Bronchien abzuhusten, kann das sog. "Haffing" helfen. Der Patient atmet durch die Nase ein und atmet einmal, evtl. auch zweimal auf die Silbe "haff" forciert aus.

Optimal ist es, wenn der Patient nach dem Einatmen die Luft für etwa 2 – 3 Sek. anhält, damit die seitliche Ventilation erhöht wird. Das forcierte Ausatmen reizt die Hustenrezeptoren und löst einen Hustenstoß aus.

PRAXISTIPP Der Patient soll genügend (Papier-)Taschentücher und direkt am Bett einen Abwurfbeutel zur Verfügung haben.

Lockerung intrabronchialen Schleims durch Vibration

Durch manuelle oder hilfsmittelunterstützte Vibration im Thorax soll Bronchialsekret von der Bronchialwand gelöst und der Schleim verflüssigt werden. Vibrationen des Thorax können in Kombination mit Lagerungsdrainagen und Atemtechniken (S. 437) zu besserer Sekretentleerung führen.

Die Vibrationen bringen den Brustkorb in Schwingungen, die sich auf die inneren Wände der Atemwege übertragen. Festsitzendes Sekret wird gelöst, das Flimmerepithel der Atemwege stimuliert und der Selbstreinigungsmechanismus der Lunge angeregt. Vibrationsmassagen sind bei Patienten mit chronisch obstruktiver Bronchitis (S. 753) oder in der postoperativen Phase indiziert. **Tab. 16.14** zeigt die Anwendung manueller und apparativer Hilfsmittel, die dabei helfen, den Schleim zu lockern.

Tab. 16.14 *Manuelle und apparative Atemhilfen, um Bronchialsekret zu lösen.*

Anwendungstechnik	Wirkmechanismus und Begründung	Kontraindikation bzw. Abbildung
Massagegerät mit einstellbarer Vibrationsstärke (z. B. Vibramat)		
→ mit dem Gerät in ruhigen Bewegungen über den Rücken fahren → in Ausatmungsphasen mit stärkerem Druck über den Thorax führen **Merke:** Wirbelsäule, Schulterblatt und Nierenbecken aussparen	→ Vibrationen sind intensiver als die per Hand ausgelösten Vibrationen	→ Herzinfarkt → Lungenembolie → Thrombose (Blutgerinnsel kann sich lösen) → Aneurysma → Knochenmetastasen → Osteoporose (Gefahr der Spontanfraktur)
Klopfungen des Rückens		

→ sanftes Klopfen, beginnend am unteren Rippenbogen:
  ▪ mit lockerer Faust
  ▪ mit lockerer hohler Hand oder
  ▪ mit elastischer Kleinfingerkante
→ während mehrerer Atemzüge, bis der Patient das gelöste Sekret abhusten kann
	→ Sekret soll in Richtung Hilus (Hauptbronchus) gelangen; Richtung der Vibrationen oder Klopfungen sind egal	→ Rippen- oder Wirbelfrakturen
		→ Schädel-Hirn-Trauma (Blutungsgefahr aufgrund Druckanstiegs)
		→ Patienten mit Periduralkatheter

Igelball		
→ langsames "Berollen" verschiedener Abschnitte des Oberkörpers in kleinen Kreisbewegungen → Variation des Drucks von ganz sanft bis zu Druck, den der Patient noch als angenehm empfindet **Merke:** niemals auf Knochen und Gelenken (Wirbelsäule) massieren	→ Akupressurpunkte und -zonen werden aktiviert → fördert Entspannung → steigert Durchblutung von Haut, Bindegewebe und Muskulatur (Wärmeempfindung)	→ nicht geeignet bei Wirbelsäulenproblemen

Fortsetzung ▶

Tab. 16.14 *Fortsetzung*

Anwendungstechnik	Wirkmechanismus und Begründung	Kontraindikation bzw. Abbildung
Vario-Resistance-Pressure (VRP₁)-Gerät mit „Flutterventil" (trillerpfeifenähnliches Gerät)		
→ rostfreie Kugel wird durch Ausatmungsdruck an der Trichterwand hoch gerollt → Luft entweicht durch Löcher im Kopfteil, wodurch Druck am Mundstück sinkt → daraufhin rollt die Kugel zurück in den Trichter und verschließt diesen erneut → je nach Neigung des VRP₁-Gerätes werden unterschiedliche Drücke durch die Ausatmung erzeugt, um die Kugel zu bewegen und den Ausatemstrom freizugeben	kurze Unterbrechungen des exspiratorischen Atemstroms bewirken „Stop-and-go-Mechanismus" (veränderlicher Widerstandsdruck): → Ausatemluft in den Bronchien wird in Schwingungen versetzt → Viskosität des Schleims, Hustenreiz und Atemwegswiderstand werden vermindert → Sekretmobilisation wird gefördert → positiver Druck verhindert vorzeitigen Verschluss der Bronchien beim Abhusten	**Merke:** Bei akuter Atemnot VRP₁-Gerät nicht einsetzen! 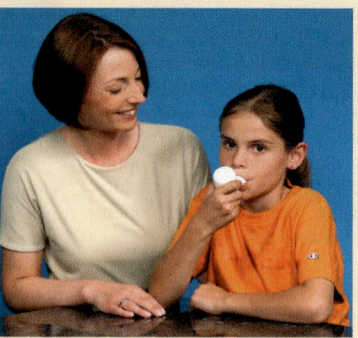
RC-Cornet (hornähnliches Gerät)		
→ RC-Cornet kann lageunabhängig verwendet werden	→ Hineinblasen erzeugt Druckschwankungen → Durchmesser der Bronchien wird erweitert → Schleim wird von Bronchialwänden abgeschert	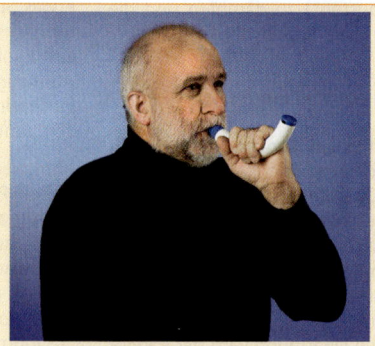
SMI-Atemtrainer		
SMI-Atemtrainer (SMI = sustained maximal inspiration, d. h. langsames, anhaltendes und so tief wie mögliches Einatmen) mit PEP (= positiv expiratory pressure, d. h. positiver Ausatmungsdruck) für Inspirationstraining: → nach der Einatmung soll der Patient versuchen, die Einatembemühung vor dem Ausatmen noch ein wenig fortzusetzen → Einatmungsgrößen Flow oder Volumen werden für den Patienten sichtbar gemacht und fördern richtiges Atmen → Flow kann dosiert reguliert werden → Das Gerät kann auch, rasch umgebaut, zum **Exspirationstraining** nach der PEP-Methode genutzt werden. Damit ist aktive, aber nicht forcierte Ausatmung gegen einen Widerstand möglich.	→ evtl. vorhandene Atelektasen, die nicht schon zu lange bestehen, werden eröffnet → in der möglichst langen endinspiratorischen Pause kann sich die eingeatmete Luft auf die Alveolen verteilen	→ Atemfrequenz > 24/Min. Ruhe → schwere Herzinsuffizienz → Asthma bronchiale → Lungenemphysem mit Dyspnoe und Zyanose

Fortsetzung ▶

 PRAXISTIPP Zeichnen Sie sich in Partnerarbeit gegenseitig im Stehen die Lungenumrisse auf ein T-Shirt. Sie erhalten eine plastische Vorstellung von der Lunge und das segment- und hilusorientierte Abklopfen oder Vibrieren ist für Sie konkreter nachzuvollziehen. ▬

Lagerungsdränage
Lagerungsdränagen erleichtern die Sekretentleerung bei Patienten mit Sekretverhalt und Sputummengen von mehr als 30 ml pro Tag. Sie vermindern, evtl. in Kombination mit Atemtechniken und Vibrationen, die Atemwegsobstruktion.

Autogene Dränage. Der Patient führt anfangs eine Phase vertiefter Ein- und Ausatmungen durch. Nach einer maximalen Inspiration hält er die Luft an. Dadurch soll Luft hinter die Sekretansammlung transportiert werden, um in der Aus-

Tab. 16.14 Fortsetzung

Anwendungstechnik	Wirkmechanismus und Begründung	Kontraindikation bzw. Abbildung
1. atemfluss-(flow-)orientiertes Gerät		
→ tiefe und langsame Atemzüge entsprechen den „Seufzern" von Gesunden in der Ruheatmung	→ bei flow-orientierten Geräten werden zur inspiratorischen Strömungserhöhung Bällchen in einer Röhre angehoben	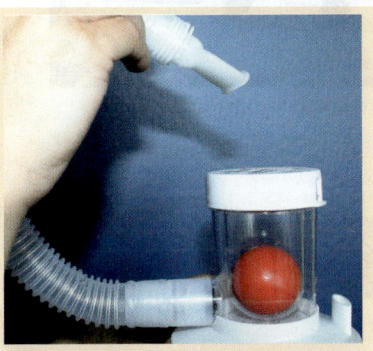
2. volumenorientiertes Gerät	→ bei volumenkontrollierten Geräten wird das eingeatmete Volumen angezeigt	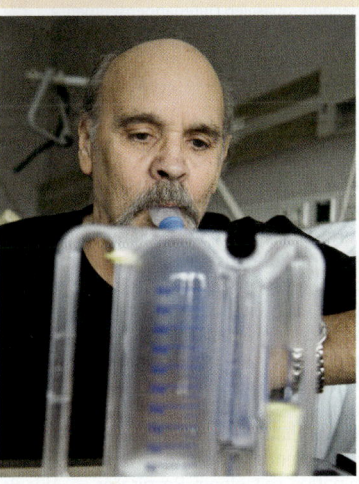
3. kombinierte Geräte		

atemphase das Sekret mundwärts mobilisieren zu können.

Dränagelagerung. Dränagelagerungen erleichtern das Abfließen des Bronchialsekrets von den kleinen in die großen Bronchien. In Abgrenzung zu den atemerleichternden Lagerungen (S. 439) erlernen die Patienten Körperpositionen, die von der Lage der erkrankten Lungen- und Atemwegsabschnitte abhängig sind. Die Indikationen zu den einzelnen Lagerungen ergeben sich aus ärztlich erhobenen Diagnosen, die sich auf einzelne Segment- und Lappenbronchien beziehen.

Durchführung. Verschiedene Lagerungen werden anhand eines von Physiotherapeuten erarbeiteten Lagerungsplanes eingenommen (*Abb. 16.20*). Die Lagerungen wechseln in einer individuell auf die Erkrankung abgestimmten Reihenfolge: Rückenlage, Rechts- und Linksseitenlage sowie Bauchlage werden in Hoch-, Flach- und Kopftieflage vorgenommen.

Für die Lagerungen werden 1–2 dickere Kissen oder ein ca. 15 cm dicker Kunststoffblock benötigt. Vor der Dränagelagerung kann evtl. inhaliert werden, damit sich das Sekret besser löst. Je nach Arztanordnung wird ein Lagerungsplan erarbeitet, wobei jede Dränagelagerung 3–5 Min. eingenommen werden soll. Das Gesamtprogramm kann bis zu 1 Std. beanspruchen.

Zeitpunkt. Die Zeiten sind mit dem Patienten abzustimmen, denn er kennt die Tageszeit mit der stärksten Bronchialsekretion am besten. Meist hat sich frühmorgens das meiste Sekret angesammelt. Direkt nach den Mahlzeiten kann die Dränagelagerung zu Übelkeit, Erbrechen oder Aspiration führen.

Ein verbesserter pulmonaler Gasaustausch durch verbesserte Dränage des Sekrets wird in der Intensivmedizin mit der kinetischen Therapie in Spezialbetten angestrebt.

Inhalationstherapie

! **DEFINITION** **Inhalieren** als therapeutische Maßnahme ist das Einatmen von Dämpfen, zerstäubten Flüssigkeiten, gelösten Medikamenten oder wirkstoffhaltigen Gasen.

Ziele. Inhalationen erleichtern das Atmen und lockern dickflüssiges, zähes Sekret. Ziel der Inhalation ist es, das vernebelte Medikament direkt in die Atemwege und in die Lungen zu bringen. Die Inhalationsbehandlung hat den Vorteil, dass die Medikamente genau dort hin gelangen, wo sie wirken sollen und dadurch besser und sparsamer dosiert werden können. Außerdem werden systemische Nebenwirkungen minimiert, die entstehen könnten, wenn das Medikament erst über den Körper zum eigentlichen Wirkort geschleust werden muss.

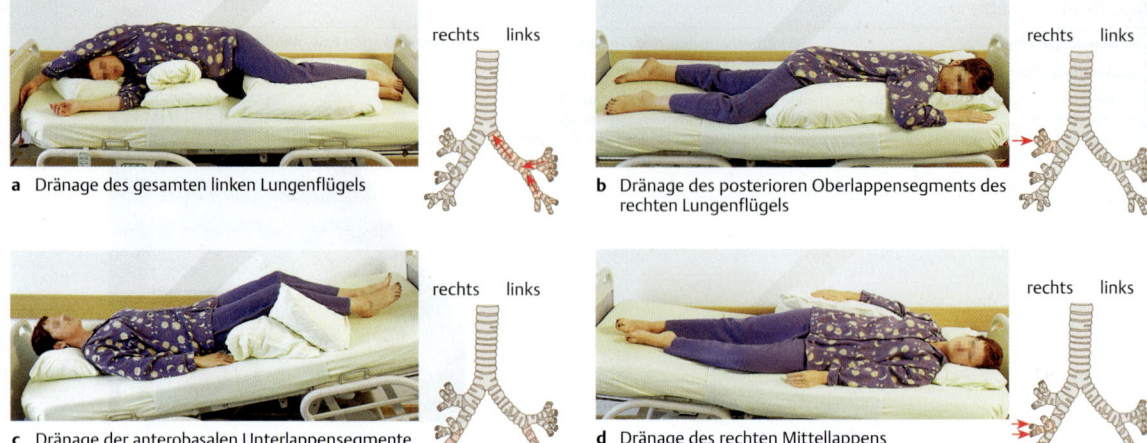

a Dränage des gesamten linken Lungenflügels

b Dränage des posterioren Oberlappensegments des rechten Lungenflügels

c Dränage der anterobasalen Unterlappensegmente beider Lungenflügel

d Dränage des rechten Mittellappens

Abb. 16.20 Dränagelagerungen. Die Lagerungen wechseln in einer individuell auf die Erkrankung abgestimmten Reihenfolge.

Inhalationszusätze. Inhalierbare Medikamente sind z. B. Bronchospasmolytika, Sekretolytika, Mukolytika, Antibiotika, Kortikoide und Lokalanästhetika. Häufig dient physiologische Kochsalzlösung, die bereits selbst sekretlösend wirkt, als Trägersubstanz. Je nach Gebrauchsinformation des Medikamentenherstellers und Arztanordnung wird 3 – 4-mal täglich in der angegebenen Dosis mit 3 ml NaCl 0,9 % inhaliert.

Sekretolytika haben expektorative, d. h. auswurffördernde Wirkung, wenn sie in Kombination mit einem Respirator mit intermittierendem positivem Druck (intermittend positive pressure breathing = IPPB) und Atemtraining verabreicht werden.

Nebenwirkungen. Bei der Inhalation sind die Patienten auf Nebenwirkungen (s. Gebrauchsinformation der Herstellerfirma) zu beobachten:

- Bei manchen Patienten löst der Medikamentennebel einen ausgeprägten Kältereiz mit Husten aus.
- Einige Medikamente wirken auf Gefäßmuskulatur und Herzfunktion.

Wirkung des Inhalats. Wie wirksam ein Inhalat ist, hängt u. a. von Tröpfchengröße, Nebeldichte und Temperatur ab. Feine Nebel werden als Aerosole, großtropfige als Spray bezeichnet. Um eine bronchiale Wirkung zu erreichen, muss das Medikament in den Bronchialbaum gelangen und sich auf der Schleimhaut ablagern. Das Inhaliergerät muss also die entsprechende Eindringtiefe gewährleisten.

Eindringtiefe des Inhalats. Die optimale Teilchengröße beträgt 3 µm (µm, Mikron

= Mikrometer; 1 µm = 1 Tausendstel mm). Kinder benötigen noch feinere Aerosole (2 µm). Nur diese Teilchen sind alveolargängig (lungengängiges Aerosol) und erreichen die kleinsten Aufzweigungen der Bronchien und sogar die Lungenbläschen. Teilchen mit einer Größe > 10 µm werden vollständig vor und am Kehldeckel (Glottis) deponiert. Tröpfchen unter 1 µm Durchmesser sind zu leicht. Sie haben eine zu geringe Sedimentationsgeschwindigkeit, um sich in der zur Verfügung stehenden Zeit in den Alveolen absetzen zu können; sie werden zum größten Teil wieder ausgeatmet. Im bisher zuletzt veröffentlichten Test (Stiftung Warentest 2007) erzeugten alle Vernebler wirksam lungengängige Partikel, Kritik wurde am verschwenderischen Umgehen der Systeme mit Arznei geübt.

Freiluftinhalation

Bei der Freiluftinhalation werden, z. B. an windgeschützten Orten, vieldüsige Vernebleranlagen aufgestellt. Als Zerstäuber werden auch hoch aufgeschichtete Wände aus Schwarzdornzweigen genutzt, an denen Sole herabrieselt. Die Luft wird mit Salzen angereichert und durch die Verdunstungsvorgänge befeuchtet und gekühlt. Eine besonders wirkungsvolle Form der Freiluftinhalation ist ein Aufenthalt in der Meeresbrandungszone.

Rauminhalation

In einem geschlossenen Raum wird durch zentrale Zerstäubung aus mehreren Düsen feintropfiger Solenebel erzeugt. Patienten, denen es schwer fällt am Inhalationsapparat zu atmen, kön-

nen ohne Verkrampfung oder Hyperventilation inhalieren. Durch die Befeuchtung der Atemluft wird die Reinigungsfunktion des Respirationstraktes unterstützt. Zum Anfeuchten der Luft wird Wasser durch Druckluft, Erhitzen oder Ultraschall mit hygienisch einwandfreien Geräten vernebelt. Anwendungshäufigkeit und -dauer bestimmt die Arztanordnung.

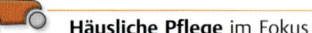

Häusliche Pflege im Fokus

Wasserdampf-Inhalation bei viralem Krupp. Bei der Betreuung von älteren Säuglingen und jüngeren Kleinkindern kommt es im Herbst und Winter häufig zu Atemnot bei viralem Krupp („Pseudokrupp"). Die den Krupp kennzeichnenden, plötzlich auftretenden Symptome wie bellender Husten, inspiratorischer Stridor und variable Dyspnoe tritt insbesondere am späten Abend oder in der Nacht auf. Neben der Beruhigung der Eltern und des Kindes gilt als anerkannter Therapiebaustein zuhause die versuchsweise Inhalation angefeuchteter Luft. Die therapeutische Inhalation von kühler (Kind an die kalte Nachtluft bringen) oder mit Wasserdampf gesättigter Luft führt im Modell zur Gefäßverengung mit Abnahme von Ödem und Zähigkeit des Sekrets. Zur Wasserdampf-Inhalation wird den Eltern geraten, das Kind mit ins Bad zu nehmen, wo eine warme Dusche warmen Dampf produziert.

Inhalation mittels Kopfdampfbad

Die einfachste Inhalationsmethode ist das Kopfdampfbad. Es findet v. a. in der ambulanten Pflege bei hartnäckigen Erkrankungen der Nasennebenhöhlen und Schnupfen Anwendung. Dem Wasser können, je nach Indikation, z. B. Kamillenblüten, Salbei, Thymian oder Emser Salz zugesetzt werden.

Durchführung. 2 l nicht mehr kochendes Wasser werden mit dem Zusatz in eine Schüssel gegeben. Der Patient sitzt sicher (Achtung Verbrennungsgefahr!) und bequem am Bettrand oder am Tisch und beugt den Kopf ca. 20 cm über die Schüssel. Damit der Dampf nicht entweicht, wird ein Badetuch über Kopf und Schüssel gehängt. Bei Kindern sollte die Pflegeperson aus Sicherheitsgründen zusammen mit dem Kind unter dem Tuch inhalieren. Es wird mit offenem Mund geatmet solange Dampf aufsteigt (ca. 10 Min.). Es empfiehlt sich, die Augen wegen möglicher Reizung der Augenbindehäute zu schließen. Abschließend wird das Gesicht kalt abgewaschen und gründlich abgetrocknet (evtl. eincremen). Der Patient muss nach dem Dampfbad vor Zugluft geschützt werden. Die Inhalation wird 2–3-mal pro Tag wiederholt.

Inhalation über Inhalationsgeräte

Inhalationsgeräte gehören mittlerweile zur Standardausstattung in Klinik und Praxis wie auch in der ambulanten Pflege. In Physiotherapieeinrichtungen sind sie oft wandmontiert, sonst werden sie fahrbar auf einem Ständer oder als Tischmodell bevorzugt.

Düsenvernebler (Zerstäubung durch Luftdruck) können geräuschlos und in allen Positionen genutzt werden. Derartige Geräte werden gern bei Kindern eingesetzt, damit sie während der evtl. nächtlichen Inhalationstherapie nicht aufwachen. Ultraschallvernebler erzeugen feintropfiges Aerosol und sorgen für bis zu 10-fach größere Nebeldichten.

Hygienische Aspekte. Reste der Inhalationslösung im Inhaliergerät sind wegen der Gefahr der Verkeimung zu verwerfen. Im Anschluss an jede Inhalation wird das Inhaliergerät zerlegt, gereinigt und trocken aufbewahrt. Die hygienische Aufbereitung ist bei Patienten mit Mukoviszidose (S. 764) besonders wichtig.

Inhalationstechnik. Aufgabe der Pflegeperson ist die genaue Anleitung des Patienten zur richtigen Atemtechnik und Anwendung des Inhalationsgerätes, sowie die Aufklärung über Wirkungen und Nebenwirkungen der Medikamente. Die Inhalationstechnik beeinflusst Transport, lokale Ablagerung und Nutzung des Inhalats. Wie weit das Medikament

in die Lunge eindringt hängt ab von der richtigen Atemtiefe und der richtigen Atemfrequenz.

Je flacher und schneller geatmet wird, desto geringer sind Eindringtiefe und Kontakt des Medikamentes mit der Schleimhaut. Besondere Probleme können bei Patienten mit obstruktiven Erkrankungen der Atemwege auftreten, wenn Medikamente nur in die gut belüfteten Regionen gelangen, während die erkrankten Teile mehr oder weniger von der Wirkung der Medikamente ausgespart bleiben. Positiv wirken

- eine vertiefte langsame Atmung,
- evtl. Vorinhalation eines bronchospasmolytisch wirksamen Medikaments und
- ggf. parenterale oder orale Gabe broncholytisch oder sekretolytisch wirkender Medikamente auf ärztliche Anordnung.

MERKE Die korrekte Anleitung des Patienten bei der Inhalation ist Aufgabe der Pflegenden.

Inhalation mittels Dosieraerosol

Eine weitere Form der Inhalationstherapie ist der Einsatz von Dosieraerosolen, sog. Taschensprays. Neben der in *Abb. 16.21* beschriebenen Variante gibt es noch die Möglichkeit, den Behälter kurz zu schütteln, lange auszuatmen,

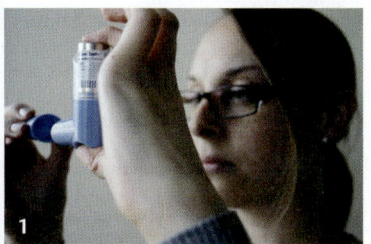
Behälter des Dosieraerosols mit Mittelfinger und Daumen greifen, Schutzkappe abnehmen.

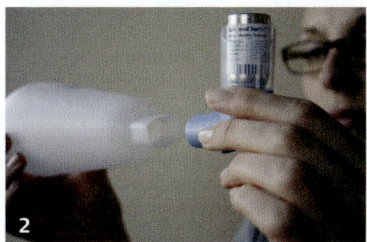
Inhalationshilfe aufsetzen.

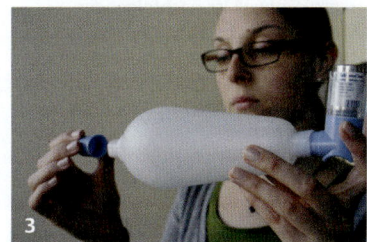
Inhalationshilfe mit Schutzkappe verschließen.

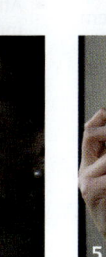
Der Patient muss nun ausatmen und dann die Luft anhalten.

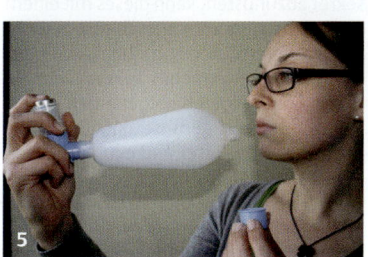
Dosieraerosol kurz schütteln, dann durch Druck auf den Boden des Behälters einen Aerosolstoß auslösen, Schutzkappe abnehmen.

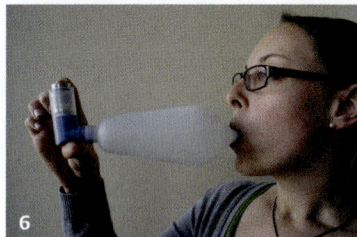
Sofort nach dem Abnehmen der Schutzkappe den Substanznebel aus der Inhalationshilfe inhalieren und den Atem einige Sek. anhalten. Damit hat das Medikament Zeit seine Wirkung zu entfalten.

Abb. 16.21 Anleitung zur Benutzung eines Dosieraerosols mit Inhalierhilfe (Spacer).

das Mundstück zwischen Lippen und Zähne zu nehmen, Kopf leicht zurückneigen, möglichst tief einzuatmen und gleichzeitig den Aerosolbehälter zusammenzudrücken. Danach wird der Atem für etwa 5 – 10 Sekunden angehalten, das Mundstück aus dem Mund genommen und durch die Nase ausgeatmet. Zu weiteren Anwendungsmöglichkeiten des Dosieraerosols s. S. 573.

MERKE Bei den klassischen „Asthmasprays" gelangt ein Großteil der Medikamente nicht in die Atemwege, sondern wird in Mund- und Rachenraum, auf Kehlkopf und Stimmbändern deponiert. Insbesondere dort, wo der Sprühstoß auftrifft, entstehen hohe Medikamentenkonzentrationen, wodurch in der Folge Hefepilze (Soor) und Heiserkeit auftreten können. Zudem gelangen die Medikamente durch Resorption über die Schleimhäute in das Blut und lösen in anderen Organen Nebenwirkungen aus. ───────────

PRÄVENTION & GESUND-HEITSFÖRDERUNG Steroide sollten nur mit vorgeschaltetem Ausdehnungsgefäß (sog. Spacer, s. **Abb. 16.21**) inhaliert werden. Sie verringern die Belastung der Mund- und Rachenschleimhäute und somit das Risiko einer Soorpilzinfektion als unerwünschte Nebenwirkung des Medikaments. Sinnvoll ist nachfolgendes Mundspülen bzw. Zähneputzen. ───────

Fehlerquellen. Bei der Inhalation mit Dosieraerosolen können weitere Fehlerquellen auftreten:
- Es wird vergessen zu schütteln, die Schutzkappe zu entfernen oder vorher auszuatmen.
- Der Behälter wird nicht aufrecht gehalten oder das Mundstück wird nicht ganz umschlossen.
- Inhalation und Auslösung der Medikamentenzufuhr verlaufen nicht synchron.
- Medikamentenzufuhr wird mehrfach ausgelöst.
- Es wird vergessen, zwischendurch den Atem anzuhalten.
- Es wird vergessen, den Füllstand des Dosieraerosols regelmäßig zu kontrollieren.

PRAXISTIPP Um den Füllungsstand zu Hause zu kontrollieren, kann das Dosieraerosol ohne Mundstück in ein Glas Wasser gegeben werden. Sinkt es zu Boden, ist es voll, steht es senkrecht im Wasser, ist es halb gefüllt.

Schwimmt der Behälter auf dem Wasser, ist das Dosieraerosol leer. ───────────

Pulverinhalatoren. Das Nutzen treibgasfreier Pulverinhalatoren bietet den Vorteil, dass ein Aufsprühen auf die Mund-Rachen-Schleimhäute vermieden wird. Die richtige Einatemtechnik vorausgesetzt, gelangen größere Mengen der Wirkstoffe in die Atemwege als bei den Dosieraerosolen.

PRÄVENTION & GESUND-HEITSFÖRDERUNG Flüssigkeit bei Lungenerkrankungen. Bisher wurde angenommen, dass durch eine erhöhte Flüssigkeitszufuhr die Expektoration (Schleimproduktion) gefördert werden kann. Studien (Vogelmeier 2007) belegen jedoch, dass dies bei Anwendung von schleimlösenden Medikamenten nur bei dehydrierten Patienten gilt. Die allgemeine Empfehlung großer Trinkmengen, z. B. bei chronisch obstruktiver Bronchitis, sei nicht gerechtfertigt. Sie führe eher zu Herzdekompensation und leiste einer bereits bestehenden Ödemneigung Vorschub.

Patienten mit verschleimten Atemwegen (z. B. bei Asthma bronchiale), sollten das Trinken von kalten Flüssigkeiten vermeiden, um besonders nachts Bronchospasmen zu vermeiden. Stattdessen sollten heiße Tees in Thermoskannen angeboten werden, z. B. Lungenkraut- und Thymiantee im Wechsel. ───────

Sekretentleerung durch Absaugen

DEFINITION Unter Sekretentleerung durch **Absaugen** versteht man das Entfernen von Bronchialsekret oder eingeatmeten Fremdsubstanzen nach Aspiration aus den oberen und unteren Atemwegen (syn. Bronchialtoilette). ──

Ist der Patient nicht in der Lage, Bronchialsekret abzuhusten, kann dieses mit einem an ein Absauggerät angeschlossenen Absaugkatheter unter Sog abgesaugt werden. Das gewonnene Sekret wird in einem Sammelgefäß aufgefangen.

Ziel des Absaugens ist, dass die Lunge hindernisfrei belüftet und evtl. Bronchialsekret zur Diagnostik gewonnen werden kann (Kap. 29). So kann Atelektasen und Pneumonien vorgebeugt werden.

Grundsätzlich unterscheidet man beim Absaugen von Atemwegsekret oder aspiriertem Material
- sog. blindes Absaugen (über den Mund [orales Absaugen] oder die Nase [nasales Absaugen]) und

- Absaugen unter Sicht (über Endotrachealtubus oder Trachealkanüle [S. 1247], bronchoskopisches Absaugen mit einem Endoskop während der Spiegelung der Atemwege).

16.3.4 Vermeiden von Aspiration

DEFINITION **Aspiration** ist das Eindringen fester oder flüssiger Stoffe (Mageninhalt, Blut, Fremdkörper) in die Atemwege während des Einatmens. ──

Bei Patienten mit eingeschränkten Husten- und Schluckreflexen sind neben refluxreduzierender Hochlagerung des Oberkörpers (30 – 45°) Techniken des kontrollierten Schluckens (FOTT) (S. 333) angebracht.

16.3.5 Professionelle Interventionen bei Atemnot

Erlebt ein Mensch Atemnot, empfindet er Angst, die wiederum die Atemnot verstärkt; in der gleichen Weise wirkt sich bemerkte Hilflosigkeit und Aufgeregtheit um ihn herum aus. Manchmal kann er sich nicht mehr verbal äußern, sondern nur durch Mimik oder Gestik auf seine Notlage aufmerksam machen. Wichtigstes Pflegeziel ist, die Angst zu nehmen.

Akute Atemnot
Um einem Patienten in akuter Atemnot zu helfen, sind folgende Maßnahmen zu ergreifen (Wörth 2011):
- Patienten mit akuter Atemnot nicht allein lassen!
- Ruhe bewahren und ohne Hektik arbeiten.
- Evtl. Hilfe über Patientenrufanlage oder Telefon holen.
- Aufgeregte Besucher evtl. aus dem Zimmer bitten (das ist keinesfalls bei Kindern angebracht; hier würde sich die Angst verstärken; die aufgeregten Eltern sollten beruhigt werden).
- Atmung erleichtern, z. B. durch atmungserleichternde Position (s. o.).
- Bei immobilen Patienten Oberkörper hochlagern und Arme unterstützen (S. 439), mobilen Patienten zum Kutschersitz raten (S. 451).
- Beengende Kleidung lockern und das Fenster öffnen.
- Patienten auffordern, möglichst gegen die Lippenbremse auszuatmen (S. 437).
- Verordnete Bedarfsmedikamente (z. B. Sauerstoff, β-Mimetika) verabreichen.
- Wenn sich keine Besserung zeigt, oder der Zustand des Patienten sich verschlechtert, Arzt informieren.

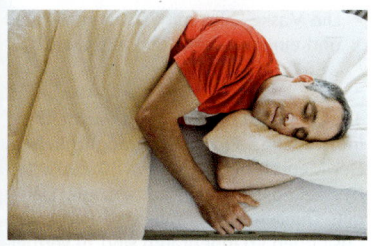

Abb. 16.22 Entspannte Seitenlage.

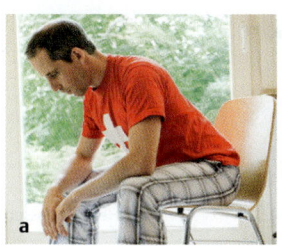

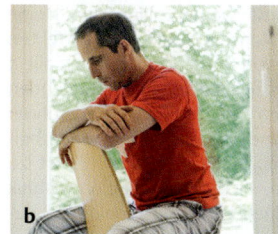

Abb. 16.23 **Atemerleichterndes Sitzen. a** Kutschersitz, **b** Reitsitz.

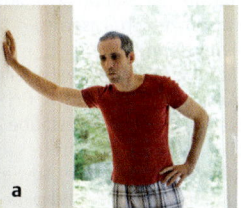

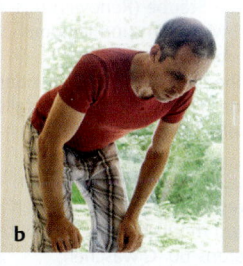

Abb. 16.24 **Atemerleichterndes Stehen. a** Handstütz an der Wand, **b** Handstütz auf den Oberschenkeln („Torwartstellung").

Es ist zudem angezeigt, die Symptome sorgfältig zu beobachten (Bewusstseinslage, Hautfarbe, Atmung, Blutdruck, Pulsfrequenz, pulsoxymetrische Messung der Sauerstoffsättigung) und den Ablauf zeitnah zu dokumentieren.

> **MERKE** Rasche Reaktion auf verabreichten Sauerstoff kann auf einen Anstieg des pCO_2 (CO_2-Partialdruck) mit drohender Kohlendioxidnarkose hinweisen.

Atemnot bei chronischer Erkrankung
Hier kommt es, neben zuverlässiger Hilfe in der Akutsituation, auf die beratende und schulende Funktion der Pflegenden an. Bei der Zimmerbelegung sollte dem

Asthma-wissen → • Erfahrungen • Krankheitseinstellung • Kontrollüberzeugung • Risikoeinschätzung • Selbstwirksamkeit • Einschätzung eigener Kompetenz • Konsequenzerwartung → Handeln

Abb. 16.25 Beeinflussende Faktoren für die Umsetzung von Asthma-Wissen auf eine entsprechende Handlung des Patienten.

Patienten aus psychischen Gründen ein Fensterplatz angeboten werden. Atemunterstützende Körperpositionen und Atemtechniken können im Fall der Atemnot helfen, wenn sie gut angeleitet und vom Patienten verinnerlicht wurden. Nur dann können sie im Fall von Atemnot sofort angewendet werden.

Atemerleichternde und -unterstützende Körperhaltungen
Bei Atemnot kann durch verschiedene Körperhaltungen die Atmung erleichtert werden. Entlastung des Thorax und Einsatz der Atemhilfsmuskulatur sollen dazu führen, dass der Atemwegswiderstand vermindert und die Thoraxbeweglichkeit verbessert wird.
Körperhaltung im Bett. Nachts liegen viele Patienten auf der Seite mit hochgestelltem Kopfteil. Der untere Arm liegt unter dem Kopfkissen, während der obere Arm vor dem Körper aufgestützt wird (*Abb. 16.22*). Beim schweren Asthmaanfall sitzt der Patient aufrecht im

Bett und stützt die Hände der gestreckten Arme neben den Körper (S. 430). Damit gelingt es ihm, die Atemhilfsmuskeln optimal einzusetzen.
Körperhaltung im Sitzen. Leidet der Patient tagsüber unter Atemnot, setzt er sich im Kutschersitz (*Abb. 16.23 a*) mit auf den Oberschenkeln aufgestützten Unterarmen auf einen Stuhl. Erleichterung finden Menschen mit Atemnot, wenn sie die Hände am Hinterkopf falten. Eine weitere entspannende Sitzposition ist der Reitsitz (*Abb. 16.23 b*): Der Stuhl wird umgedreht, die Ellenbogen auf die Lehne gestützt und der Rücken dabei gerade gehalten.
Körperhaltung im Stehen. Patienten mit Atemnot stellen sich nach einer Belastung in die Torwartstellung, d. h. sie stützen die gestreckten Arme auf die Oberschenkel (*Abb. 16.25 b*) oder stützen sich mit einer Hand an die Wand und stemmen die andere Hand auf die Hüfte (*Abb. 16.25 a*). Diese Stellung wird beibehalten, bis die Atemnot vorüber ist.

> **MERKE** Die meisten Patienten nehmen bei Atemnot, nach körperlicher Belastung oder starker psychischer Erregung intuitiv eine atemerleichternde Stellung ein. Der Mensch mit Atemnot weiß selbst am besten, welche Körperstellung ihm hilft!

Anpassung des Atmens an Bewegungen. Der Patient kann sein Atmen den Bewegungen anpassen, z. B. beim Aufstehen und Hinsetzen, beim Heben und Abstellen und beim Treppensteigen.

16.4 Gesundheitsförderung, Beratungsaspekte, Patientensicherheit

Die korrekte Anwendung therapeutisch indizierter Technik und pflegetherapeutischer Interventionen kann Lebensqualität und Überlebensdauer der oft schwerkranken Patienten deutlich verbessern.

Dazu sind Schulungen der Patienten während stationärer Aufenthalte oder ambulanter Termine angebracht.

16.4.1 Anleitung zu korrekter Atemtechnik bei der Inhalation
Bei der Schulung zum Gebrauch von Inhalationssystemen muss korrektes Vorgehen Schritt für Schritt erläutert und

demonstriert werden. Nur eine kleine Zahl von Menschen wird den korrekten Gebrauch von Inhalationssystemen allein nach verbalen oder unterstützenden schriftlichen Erläuterungen durchführen können. Eine gründliche und wiederholte Schulung ist unabdingbar. Es ist zu empfehlen, sich die Inhalationstechnik des einzelnen Patienten regelmäßig demonstrieren zu lassen (Patientenedukation S. 172, 177). Nur damit ist die Effizienz der Behandlung sicherzustellen.

Inhalationstherapie

Am Beispiel der erzielten Fortschritte bei der Behandlung des Asthma bronchiale wird die Bedeutung kompetenter Beratung deutlich. Erfolge wurden nicht im besseren Verständnis der Mechanismen des Bronchialasthmas oder der Entwicklung neuer Medikamente erreicht. Der größte Fortschritt zur Verbesserung des Alltags von Asthmatikern u. a. chronisch Lungenkranken besteht in einer veränderten Betreuung der Kranken, durch Förderung der Eigenverantwortung und Prüfung der Fähigkeiten.

Der Patient wird angeleitet, die frühen Anzeichen von Dekompensation besser zu verstehen und einen schriftlichen Aktionsplan umzusetzen, um seine Medikamente in Abhängigkeit vom Schweregrad des Asthmas selber zu dosieren. Für die Beteiligten in Klinik und Ambulanz bedeutet das eine erhebliche Verhaltensänderung. Es geht beim Umgang mit chronisch Lungenkranken um die Kohärenz: Er soll seine Erkrankung im Zusammenhang sehen und adäquat reagieren lernen (**Abb. 16.25**).

Eine korrekte Anleitung betroffener Menschen unterstützt selbstständiges Anwenden der gelernten Technik. Es gilt, z. B. die Fehlerquote bei der Anwendung inhalativer Arzneimittel von ca. 80 % zu senken.

Durchführung

Beim Inhalieren nimmt der Patient eine entspannte, bequeme und aufrechte Haltung ein, damit er ungehindert in den Bauch atmen kann (evtl. durch seitliche Armauflagen unterstützt). Viele Patienten finden das Inhalieren anfangs anstrengend. Die Patienten sind wie folgt anzuleiten (**Abb. 16.26**):
- Füllen Sie zu jedem Inhalieren neue Lösung ein.
- Umschließen Sie beim Inhalieren das Mundstück mit Lippen und Zähnen, auf Wunsch kann eine Nasenklammer unterstützen.

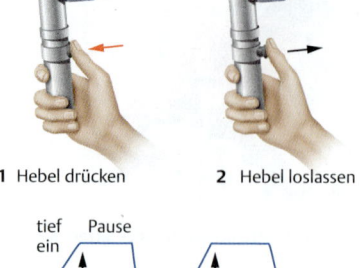

1 Hebel drücken   **2** Hebel loslassen

3 normal — tief ein — Pause — tief aus (Nase)

Abb. 16.26 **Umgang mit einem Inhalationsgerät.** Membrankompressor mit Mundstück.

- Je nach Gerätetyp muss das Verneblerteil aufrecht gehalten werden, damit eine adäquate Aerosolerzeugung möglich ist.
- Atmen Sie langsam mit Atempausen (5 Sek.) ein, da die Medikamente sich dann besser in den Bronchien verteilen und effektiver wirken.
- Atmen Sie langsam durch Nase oder die fast geschlossenen Lippen aus und aktivieren Sie dabei die Lippenbremse.
- Vermeiden Sie es, die Atmung zu forcieren, da erhöhte Luftgeschwindigkeit und Turbulenzen zur vorzeitigen Ablagerung des Medikaments führen.
- Atmen Sie nicht zu schnell und nicht zu tief, das führt zu Schwindel oder krampfartigen Erscheinungen (Tetanie).
- Wenn das Gerät mit einer Unterbrechertaste ausgestattet ist, dient sie dazu, Medikamentenaerosol nur bei der Einatmung strömen zu lassen. Bedienen Sie sie atemsynchron.
- Begrenzen Sie die Inhalation auf 10 – 15 Min., meist wird eine Inhalation 4-stdl. angeordnet
- Inhalieren Sie bei empfindlichem Magen nicht kurz vor und kurz nach dem Essen.
- Wenn zwei Lösungen verordnet wurden, wenden Sie diese immer im Wechsel an.
- Zur Reinigung des Mundstücks reicht eine thermische Desinfektion (im ambulanten Bereich ist die Geschirrspülmaschine ausreichend, trockene Aufbewahrung ist der wesentlichste Punkt!).

- Die Maske kann mit 70 %igem Alkohol und einem reinen Tuch ausgewischt werden.

16.4.2 Staubexpositionen vermeiden

Individuelle Präventionsmöglichkeiten. Der Mensch hält sich etwa 80 – 90 % seines Lebens in Innenräumen auf. Daher gilt: Quellen von Staub- und Partikelexpositionen im Innenraum sind zu vermeiden oder zu minimieren. Das gilt insbesondere für Quellen

- feiner und ultrafeiner Stäube (z. B. aus Verbrennungsprozessen, Laserdruckern, Kopiergeräten),
- allergener Stäube (z. B. Milben- oder metallpartikelhaltiger Stäube [Ni, Cr]),
- toxischer Stäube wie Hartholzstäube (Buche, Eiche), Stäube aus Sprühaerosolen (Biozide, Insektizide) sowie
- infektiöser Stäube wie pilz- und pilzsporenhaltige Stäube (Renovierungsarbeiten) sowie viren- und legionellenhaltiger Aerosole.

Hausstaubmilbe. Zur Vermeidung oder Reduzierung des Hausstaubmilbenbefalls können sinnvolle Maßnahmen angewendet werden:

- Matratzen, Decken und Kopfpolster mit hochwertigen Zwischenbezügen versehen und möglichst alle 3 Monate bei mindestens 60 °C waschen; waschbare Bettdecken und Polster verwenden und alle 2 – 3 Monate waschen.
- Möglichst oft und lange staubsaugen, das gilt besonders für das Schlafzimmer.
- Bett beim Bettzeugwechsel, etwa ein Mal pro Woche, 15 Min. lang absaugen.
- Schafwoll-, Seiden- und Daunendecken meiden, da Milben in Naturmaterialien gute Lebensbedingungen haben.
- Auf das Raumklima achten: Hausstaubmilben mögen es feucht und warm (Temperatur im Schlafzimmer < 20 °C, Luftfeuchtigkeit < 50 % ist anzustreben).
- Staubfänger vermeiden, staubige Kleider oder Schuhe nie im Schlafzimmer wechseln.
- Kuscheltiere 24 – 48 Std. ins Tiefkühlfach stecken, um Milben abzutöten; anschließend bei 60 °C waschen, um Allergene zu entfernen.
- Leicht wischbare Böden im Schlafzimmer verlegen, z. B. Parkett, Linoleum oder Fliesen.

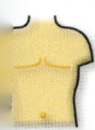

B Puls und Blutdruck

Franz Sitzmann

16.5 Grundlagen aus Pflege- und Bezugswissenschaften

Anatomie und Physiologie im Fokus

Herz-Kreislauf-System im Überblick

Die Regulation des Herz-Kreislauf-Systems hat die Aufgabe, den Bedürfnissen entsprechend die Durchblutung des Organismus zu gewährleisten.

Kreislauf. Mit der linken Kammer pumpt das Herz das Blut durch die arteriellen Blutgefäße des großen Kreislaufs zu den Blutkapillaren der Körperperipherie. Über die Venen gelangt es zurück zum Herzen und wird nun im kleinen Lungenkreislauf von der rechten Herzkammer durch die Lunge gepumpt und wieder dem linken Herz zugeleitet.

Blutvolumen. Im sog. Niederdrucksystem, also in den Venen, im rechten Herzen und in den Gefäßen des kleinen Kreislaufs befinden sich ca. 80 % des gesamten Blutvolumens. Es beträgt rund 4 – 5 l.

Blutspeicher. Das Niederdrucksystem dient als Blutspeicher. Die Venen weisen hohe Dehnbarkeit und große Kapazität auf. Die Fähigkeit zur Verminderung der Gefäßweite der Venen (Konstriktionsfähigkeit) ermöglicht es, das Volumen bei Bedarf in Anspruch zu nehmen. Mangelnde Kompensation der Speicherfunktion zeigt sich bei orthostatischen Dysregulations-Reaktionen (Kollaps) während des Lagewechsels nach längerer Immobilisation.

ZVD. Der zentralvenöse Druck ist eine wichtige Größe zur Beurteilung von Blutvolumen und Herzleistung. Bei zu geringem Blutvolumen ist fast ausschließlich das Niederdrucksystem verkleinert. Bei normaler Herz- und Lungenfunktion ist daher der zentrale Venendruck (ZVD, normal 2 – 12 cmH$_2$O) ein gutes Maß für das Blutvolumen.

HZV. Das Herzzeitvolumen errechnet sich aus Herzfrequenz mal Schlagvolumen und beträgt in Ruhe ca. 5,6 l/min. Eine Steigerung von Frequenz und/oder Schlagvolumen kann das HZV auf ein Vielfaches erhöhen.

Blutversorgung der Organe. Das HZV verteilt sich nach Lebenswichtigkeit und momentanem Bedarf auf die Organe (**Abb. 16.27**). Vorrangig wird eine ausreichende Durchblutung des Gehirns (ca. 13 % des Ruhe-HZV) aufrechterhalten, da es nicht nur ein lebenswichtiges Organ ist, sondern auch auf einen O$_2$-Mangel besonders empfindlich reagiert. Auch die Durchblutung der Koronararterien des Herzmuskels (in Ruhe ca. 4 % des HZV) darf nicht abfallen, da die daraus resultierende Störung der Pumpfunktion den gesamten Kreislauf in Mitleidenschaft ziehen würde. Die Nieren erhalten rund 20 – 25 % des HZV. Die im Verhältnis zu ihrem geringen Gewicht sehr hohe Durchblutung dient zum allergrößten

Teil der Kontroll- und Ausscheidungsfunktion dieses Organs. Bei drohendem Schock kann daher die Nierendurchblutung vorübergehend zugunsten von Herz und Gehirn gedrosselt werden. Durch die Skelettmuskulatur fließt bei starker körperlicher Arbeit ca. ¾ des erhöhten HZV. Während der Verdauung erhält der Magen-Darm-Trakt einen relativ hohen Anteil am HZV. Die Durchblutung der Haut (in Ruhe ca. 10 % des HZV) dient in erster Linie der Wärmeabgabe.

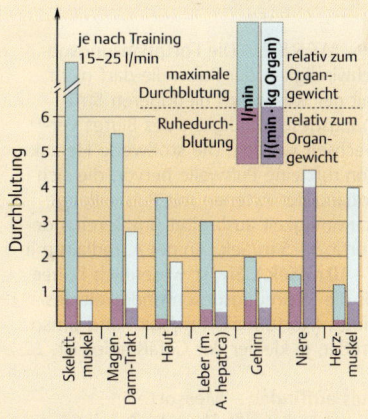

Abb. 16.27 Organdurchblutung (nach Silbernagl u. Despopoulos 2007).

Bedeutung der Vitalzeichen

Zu den Vitalzeichen gehören neben der Atmung auch Puls und Blutdruck. Sie geben Hinweise auf körperliche Veränderungen und psychischen Zustand. Bei Erregungszuständen oder Ängsten verändern sich die Vitalzeichen mitunter sehr deutlich: Wir sind dann schnell „auf 180". Puls und Blutdruck steigen, die Atemfrequenz verändert sich. Auch

wenn ein Patient bewusstlos ist, ermöglichen die Vitalzeichen Rückschlüsse, z. B. auf Schmerzen. Das wird, neben anderen Überwachungsparametern, z. B. in der Anästhesie genutzt.

Erkennen pathologischer Veränderungen. Wenn die Vitalzeichen stark verändert oder nicht mehr wahrnehmbar sind (z. B. Fehlen des Pulses) besteht Lebensgefahr. Durch sorgfältige Kontrolle der

Vitalzeichen lassen sich viele Erkrankungen oder Verschlechterungen von Krankheiten rechtzeitig erkennen. Es ist deshalb für jede Pflegeperson wichtig, die Vitalzeichen exakt, technisch sicher und an der richtigen Stelle messen und beurteilen zu können, damit sie gefährliche von ungefährlichen Abweichungen unterscheiden kann.

16.6 Pflegesituationen erkennen, erfassen und bewerten

16.6.1 Puls auffinden und messen

Anatomie und Physiologie
im Fokus

Der Puls (lat. Pulsus = Stoß) wird durch Kontraktion des Herzens hervorgerufen. Er ist der fühlbare Anstoß der Druckwelle an der Arterienwand (*Abb. 16.28*).

Windkesselfunktion. Während der Austreibungsphase wird kinetische Energie (Bewegungsenergie) beim Übertritt von Blut in die Aorta durch die Dehnung der Gefäßwände in potenzielle (Deformations-) Energie verwandelt, d. h. ein Teil des in die Aorta transportierten Herzschlagvolumens wird gespeichert („Windkesselfunktion"). In der Füllungsphase des Herzens lässt der Druck in der Aorta nach, die gedehnte Gefäßwand zieht sich wieder zusammen und setzt die gespeicherte Blutmenge frei.

MERKE Die Fortpflanzungsgeschwindigkeit der Pulswelle darf nicht mit der wesentlich niedrigeren Strömungsgeschwindigkeit des Blutes verwechselt werden. Die stoßweise Herzaktion ruft eine Pulswelle hervor, die sich entlang der Arterien mit Pulswellengeschwindigkeit ausbreitet (im Bereich der Aorta: 3 – 5 m/Sek., an der A. radialis mit 5 – 10 m/Sek.). Sie ist wesentlich höher als die Strömungsgeschwindigkeit des Blutes (Aorta max. 1 m/Sek.) und umso größer, je kleiner der Gefäßradius ist. ▬

Puls auffinden – Messorte

Grundsätzlich gilt, dass der Puls an jeder Arterie (Schlagader) gemessen werden kann, die nahe an der Körperoberfläche liegt und gegen festes Gewebe (Knochen, Muskulatur) gedrückt werden kann. Da der Blutdruck in den Venen bis auf wenige mmHg absinkt, ist bei

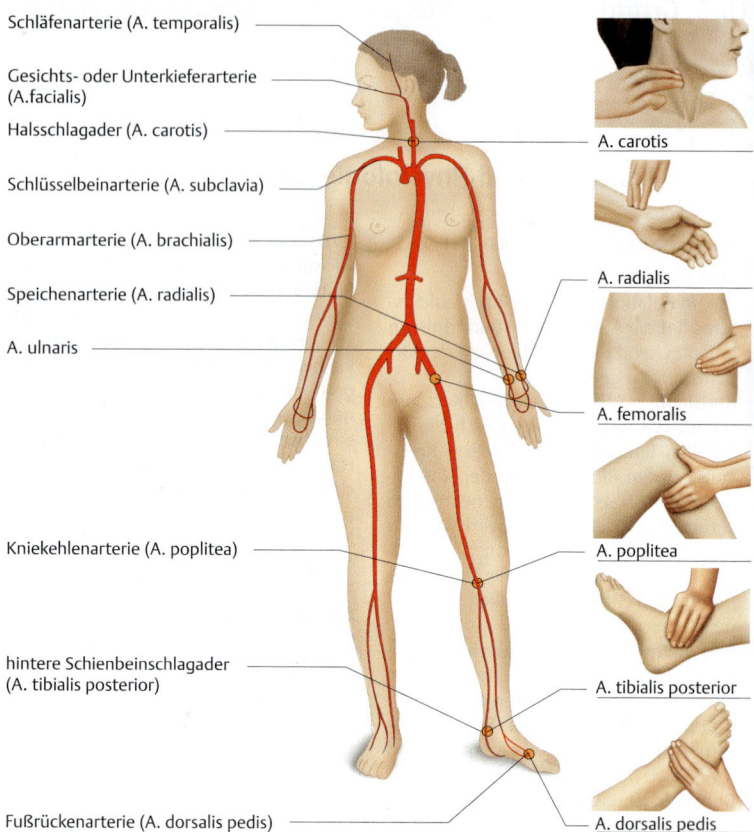

Schläfenarterie (A. temporalis)

Gesichts- oder Unterkieferarterie (A. facialis)

Halsschlagader (A. carotis)

Schlüsselbeinarterie (A. subclavia)

Oberarmarterie (A. brachialis)

Speichenarterie (A. radialis)

A. ulnaris

Kniekehlenarterie (A. poplitea)

hintere Schienbeinschlagader (A. tibialis posterior)

Fußrückenarterie (A. dorsalis pedis)

A. carotis

A. radialis

A. femoralis

A. poplitea

A. tibialis posterior

A. dorsalis pedis

Abb. 16.29 Verlauf der Gefäße an den häufigsten Pulsmessorten.

ihnen kein Puls mehr zu fühlen. Man unterscheidet
- zentral gemessenen Puls vom
- peripher gemessenen Puls.

Der zentrale Puls kann an allen großen, herznahen Arterien getastet werden und gibt relativ genau die Herzfrequenz wieder. Bei der peripheren Messung können schwache Pulswellen (bei Arrhythmien, Hypotonie) an den kleinen Arterien nicht immer getastet werden. Messen Sie daher den Puls bei Arrhythmien oder im Schock immer an zentralen Gefäßen.

Orte zur zentralen Messung

Der zentrale Puls kann an den folgenden Arterien gemessen werden (*Abb. 16.29*).

A. subclavia (Schlüsselbeinarterie). Die Arterie ist nur bei sehr mageren Patienten tastbar!

A. carotis (Halsschlagader, im seitlichen Halsdreieck, *Abb. 16.30*). Der Puls ist an beiden Seiten mühelos gleichzeitig zu tasten, wenn man mit Daumen und Zeigefinger den Kehlkopf am Oberrand des

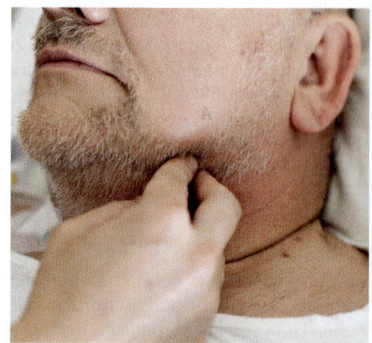

Abb. 16.30 Der zentrale Puls ist an der Halsschlagader mühelos zu tasten.

Schildknorpels zangenartig (Vorsicht!) umfasst. An zwei Ästen der A. carotis kann der zentrale Puls ebenfalls gemessen werden:
- A. temporalis (Schläfenarterie): Sie ist seitlich über dem Jochbogen zu tasten.

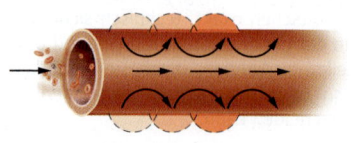

Abb. 16.28 **Windkesselwirkung der Aorta.** Wenn das Blut in der Systole aus dem Herzen ausgeworfen wird, breitet sich der dabei entstehende Druckanstieg als Pulswelle von der Aorta über das gesamte arterielle System aus (nach Klinke u. Silbernagl 1996).

- A. facialis (Unterkieferarterie): Sie ist leicht zu tasten, wenn man die Zähne fest aufeinander beißt und sich der Masseter (Kaumuskel) anspannt.

PRAXISTIPP Es besteht die Gefahr heftiger Kreislaufreaktionen (Karotis-Sinus-Reflex), wenn auf die empfindlichen Nervenendungen der A. carotis (auf Höhe des Schildknorpel-Oberrandes) gedrückt wird: Abfall der Herzfrequenz und des Blutdrucks. Diesen Puls darf man daher nur mit leichtem Druck und nicht zu lange tasten!

A. femoralis (Leistenarterie). Der Puls ist unterhalb des Leistenbandes an der Innenseite des Oberschenkels zu tasten. Die A. femoralis ist Punktionsort für arterielle Blutproben.
Fontanelle des Säuglings. Beim Neugeborenen klaffen an einigen Stellen weite Lücken zwischen den Knochen des Schädeldachs. An der Kopfhaut kann man die arteriellen Pulsationen der Hirnarterien sehen oder durch zartes Auflegen der Hand fühlen.
Herzspitzenstoß. Bei jeder Systole „stößt" die Herzspitze gegen die Brustwand. Diese Bewegung ist oft gut zu tasten, bei manchen Menschen ist sie als pulsierende Vorwölbung an der Brustwand zu sehen.

PRAXISTIPP Obwohl die A. facialis und A. radialis die bei weitem wichtigsten Pulsmessorte sind, ist es eine gute Übung, an allen genannten Stellen bei sich selbst und anderen den Puls zu finden.

Orte zur peripheren Pulsmessung
An folgenden Punkten ist der periphere Puls zu tasten (s. **Abb. 16.29**).
A. brachialis (Armarterie). Sie verläuft an der gesamten Innenseite des Oberarmes unbedeckt von Muskeln, zwischen den Muskelgruppen der Ellbogenstrecker und -beuger.
A. radialis (Speichenschlagader). Zunächst erfühlt man am Handgelenk unterhalb des Daumenballens (Innenseite des Handgelenkes) die deutlich tastbare Muskelsehne des M. carpi radialis nahe der Mitte und tastet sich dann nach außen, also zur Daumenseite des Handgelenkes vor. Um den Puls sicher zu tasten, setzt man Zeige-, Mittel- und Ringfingerkuppe mit leichtem Druck auf.
A. poplitea (Kniekehle). Der Puls wird bei gebeugtem Knie getastet. Beim Strecken wird die Arterie durch den Fettkörper der Kniekehle geschützt. Die Arterie liegt tief an der Gelenkkapsel. Bei ent-

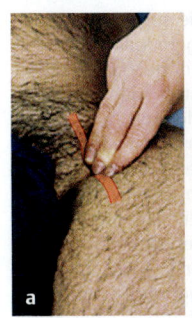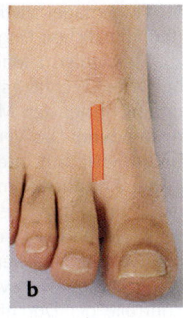

Abb. 16.31 Postoperativ sollte die Durchblutung der Beine überprüft werden (z. B. in der Gefäßchirurgie): **a** in der Leiste (A. femoralis), **b** am Fußrücken (A. dorsalis pedis).

spanntem Muskel muss tief in das Gewebe hinein gedrückt werden.
A. dorsalis pedis (Fußrückenarterie). Sie verläuft in der Rinne zwischen dem 1. und 2. Mittelfußknochen. Um zuverlässige Ergebnisse zu erhalten, ist einige Übung erforderlich.
A. tibialis posterior (dorsal des Innenknöchels). Ihren Puls fühlt man leicht etwa fingerbreit schräg unterhalb und hinter dem Innenknöchel. Sie zieht über Sprung- und Fersenbein hinweg.

PRAXISTIPP Postoperativ wird die Durchblutung der Beine u. a. am Puls überprüft. Mangeldurchblutung kann durch Pulsfühlen in der Leistenbeuge oder am Fußrücken festgestellt werden (**Abb. 16.31**).

Manuelles Pulsmessen
Pulsen nennt man das Fühlen und Zählen des Pulses. Beim Pulstasten werden Frequenz, Rhythmus und Qualität erfasst. Die oft nur mit Übung zu ermittelnden Ergebnisse werden dokumentiert. Der Puls wird 15 Sek. gezählt und mit 4 multipliziert, um die Schläge pro Minute festzustellen. Der 1. Pulsschlag wird mit der Zahl „Null" gezählt, da der Puls kein Ereignis von Sekundenbruchteilen ist, sondern ein Ablauf von Kontraktion und Entspannung, der zirka eine halbe bis ganze Sekunde dauert (Schmidt-Richter 2011). Setzt die Zählung am Beginn des Pulsschlages an, ist die erste Herzaktion erst mit Beginn des zweiten Pulsschlags abgeschlossen. Daher ist es korrekt, den ersten Pulsschlag mit „Null" zu zählen. Letztendlich hat die Diskussion eher akademischen Wert, Therapiemaßnahmen werden durch derart geringe Abweichungen nicht wirklich beeinflusst.

PRAXISTIPP Eine volle Minute wird gezählt bei neu aufgenommenen Patienten und bei Patienten mit sehr langsamen und mit unregelmäßigem Puls.
Es handelt sich beim Puls messen immer um eine Momentaufnahme, bei jeder Unsicherheit sollte eine volle Minute gemessen werden.

Messfehler. Falsche Werte können entstehen,
- wenn der eigene Daumen zum Messen benutzt wurde (Verwechslung des eigenen Pulses mit dem des Patienten),
- wegen zu leichten Drucks der Finger (nicht alle Schläge wurden gefühlt),
- wegen zu starken Drucks der Finger (die Pulswelle wurde unterdrückt),
- wenn in Folge einer Gefäßerkrankung, z. B. arterielle Verschlusskrankheit, der Puls einseitig verändert ist, aber am gesunden Arm oder Bein gemessen wird.

MERKE Wegen der Abhängigkeit des Pulses von den Gefäßeigenschaften muss bei Pulsveränderungen an einem anderen Ort nachkontrolliert werden. Extremitäten müssen jedoch keinen völlig synchronen Puls aufweisen.

Apparative Pulsmessung
Der Puls kann auch apparativ gemessen werden, z. B. mittels EKG oder Pulsoxymetrie.

EKG
In vielen klinischen und ambulanten Bereichen, aber auch im Leistungs- und Ausdauersport, wird per Langzeit-EKG (über Armbänder oder Brustgurte) die genaue Herzfrequenz, Blutdruck und EKG aufgezeichnet. Vielfach sind die Geräte mit einem Sender oder Datenspeicher zur Auswertung versehen oder geben Notfälle (z. B. Sturz, Herzattacke) als Notruf weiter.

Pulsoxymetrie
Die Pulsoxymetrie ist ein Verfahren zur nichtinvasiven Messung der arteriellen Sauerstoffsättigung (**Abb. 16.32**).
Technik. Der Sensor hat auf der einen Seite zwei in einem definierten Lichtbereich leuchtende Lichtquellen. Damit wird die Haut im raschen Wechsel im Infrarot- und Rot-Bereich durchleuchtet. Das arterielle Blut verursacht mit jedem Herzschlag eine pulssynchrone Volumenveränderung des durchstrahlten Gewebes und somit auch eine pulssynchrone Änderung der Absorption des durchdringenden Lichts. Ein gegenüberliegen-

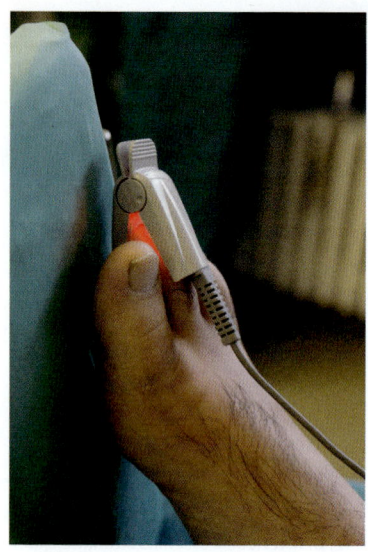

Abb. 16.32 Mit der Pulsoxymetrie kann sowohl die Pulsfrequenz, als auch der Sauerstoffgehalt des Blutes bestimmt werden.

der Fotosensor misst die Strahlungsintensität der einzelnen Lichtimpulse.
Messsystem. Gemessen wird mit einem Clip, ähnlich einer Wäscheklammer, oder einem Klebesensor an einem leicht zugänglichen Körperteil, vorzugsweise an Finger, Zeh, Ohrläppchen oder bei Frühgeborenen am Fußballen oder Handgelenk. Ein Überwachungsmonitor ermittelt den prozentualen Anteil gesättigter roter Blutkörperchen. Normwerte liegen beim Gesunden bei 97 % (Grey 2010), bei älteren Menschen ca. bei 92 – 95 %. Die ermittelte Sauerstoffsättigung wird als SpO_2 (partielle Sauerstoffsättigung) bezeichnet. Die Pulsoxymetrie lässt sich auch für die Pulsmessung nutzen.

MERKE Die Feststellung von Hypoxämien, d. h. verminderter Sauerstoffgehalt im Gewebe, durch Pulsoxymetrie wurde vielfach belegt (Bon 2001). Selbst erfahrene Beobachter nehmen eine Zyanose erst bei Sättigungswerten unter 80 % wahr, während das Gerät frühzeitig auf potenziell gefährliche Veränderungen (Wert < 90 %) hinweist.

Messfehler. Die häufigsten Ursachen für Fehlermeldungen sind Vasokonstriktion (Kälte, Hypovolämie, Katecholamin-Therapie, z. B. Dopamin, Adrenalin) und Bewegungsartefakte (Störungen durch Transportbewegungen). Zudem kann sehr starkes Umgebungslicht die pulsoxymetrische Messung beeinträchtigen. Zu vermeiden ist dies durch Abdecken des Sensors. Bei einigen Farben lackier-

ter Fingernägel sowie sehr schmutzigen und künstlichen Fingernägeln kommt es zu Messfehlern. Man beobachte daher bei aller Technik stets den Patienten und nicht nur den Monitor!
Anwendung. Das Verfahren wird im Rettungsdienst, auf Intensivstationen sowie in der Anästhesie im Rahmen des Standardmonitorings der Patienten eingesetzt. Neben der Überwachungsfunktion der beiden Vitalwerte SpO_2 und Puls dient dieses Messverfahren auch zur Kontrolle der Durchblutung einer Extremität, was v. a. in der Gefäß- und Unfallchirurgie relevant ist (z. B. bei Luxationen). Bei Frühgeburten ist es hilfreich zur häuslichen Überwachung von Atmung, Sauerstoffsättigung und Puls.

16.6.2 Beurteilen des Pulses, Pulsveränderungen

Pulskontrollen sind ein wichtiges Kriterium zur Beurteilung der Herz- und Kreislauf-Funktion (Vitalzeichen). Sie geben Auskunft über Herztätigkeit, Beschaffenheit der Gefäße und Störungen des Kreislaufs. Die Beurteilung des Pulses kann Hinweise auf Herz-, Gefäß- oder Schilddrüsenkrankheiten, aber auch auf Fieber, Anstrengung oder viele andere Veränderungen geben. Beim Messen des Pulses beurteilt man Frequenz, Rhythmus und Qualität des Pulses.

Pulsfrequenz

Die Pulsfrequenz ist die Anzahl der Pulsschläge pro Minute. Sie wird beeinflusst von physischen Faktoren (Alter, Geschlecht, Energieumsatz, Herz-Kreislauf-System) und psychischen Faktoren (Gefühle z. B. Freude, Angst, akuter Schmerz).

Physische Einflussfaktoren

Lebensalter und Geschlecht. Die normale Pulsfrequenz ist vom Alter abhängig:
- Foetus 150 – 160/Min.
- Neugeborenes 120 – 140/Min.
- Kindergartenkind ca. 100/Min.
- Jugendliche ca. 85/Min.
- Erwachsene 70 – 80/Min.
- Senioren 70 – 90/Min.

Generell ist der Puls bei Frauen etwas schneller als bei Männern, was physiologisch bedingt ist (u. a. körperliche Aktivität, Blutdruck). Nach der Menopause nähert er sich allmählich dem des Mannes an.
Körperliche Aktivität. In Ruhe und im Schlaf schlägt das Herz langsamer. Aktivität erhöht die Frequenz. Beim jungen Erwachsenen kann der Puls in Extrembelastung auf über 200/Min. ansteigen. Aktiver Sport führt zu Bradykardie in Ruhephasen und ist durch den Einfluss des

Nervus vagus bedingt (vagotonische Umstellung). Trainierte Menschen weisen niedrigere Ruhefrequenzen als Untrainierte auf (30 – 40/Min.).
Höhenanpassung. In Höhen über 3000 m lässt die Sauerstoffkonzentration der Luft extrem nach. Um dies zu kompensieren, reagiert der Körper des Menschen nach Tagen in großer Höhe mit einer Erhöhung der Herzfrequenz.
Energieumsatz. Muskeltätigkeit erhöht den Energieumsatz und führt somit auch indirekt zur Steigerung der Herzfrequenz.
Herz-Kreislauf-System. Funktionsfähigkeit des Herzens und Zustand der Gefäße (elastische, glatte Wände) beeinflussen die Pulsfrequenz.

Veränderungen der Frequenz

Der Puls kann sich entweder erhöhen, erniedrigen oder ganz ausbleiben. Es wird unterschieden zwischen Tachykardie, Bradykardie, Pulsdefizit und Asystolie.

Tachykardie

DEFINITION Als **Tachykardie** wird ein schneller Puls mit mehr als 100 Schlägen/Min. bezeichnet.

Tachykardie kann physiologische oder pathologische Ursachen haben. Physiologische Ursachen der Tachykardie sind z. B.
- körperliche Anstrengung und
- seelische Erregung

Pathologische Ursachen der Tachykardie sind z. B.
- Schock,
- Störungen der Atmung (Atemnot),
- Erkrankungen von Herzmuskel oder Herzklappe,
- schwere Anämie,
- Blut- und Flüssigkeitsverlust,
- Nebenwirkung von Medikamenten,
- Schilddrüsenüberfunktion und
- hohes Fieber (pro 1 °C Erhöhung ca. 8 Schläge/Min.).

Man spricht von einer relativen Bradykardie, wenn trotz hohem Fieber die Pulsfrequenz normal bleibt, z. B. bei bestimmten Infektionserkrankungen (Typhus abdominalis).

Paroxysmale Tachykardie

Hierbei handelt es sich um anfallsweise Beschleunigung der Herzfrequenz zwischen 150 – 220/Min. Sie kann über Minuten bis Tage andauern und plötzlich wieder in normale Frequenz umschlagen. Ursachen für eine paroxysmale Tachykardie sind Herzerkrankungen (z. B. Herzmuskelerkrankungen, rheumatische Erkrankungen des Herzens) und Schilddrüsenüberfunktion.

Bradykardie

! **DEFINITION** Als **Bradykardie** wird ein langsamer Puls mit weniger als 60 Schlägen/Min. bezeichnet. _____

Pulsverlangsamung kann physiologische oder pathologische Ursachen haben. Physiologische Ursachen sind z. B.
- hohes Alter,
- Schlaf,
- Hunger und
- körperlich gut trainierter Zustand

Pathologische Ursachen sind z. B.
- Störungen der Reizbildung,
- Störungen der Reizleitung,
- Medikamentenüberdosierung (z. B. durch Digitalisglykoside),
- Vergiftungen und
- zentrale Vagotonie bei Schädelinnendruckerhöhung (z. B. durch Blutungen, Tumore)

Auch beim Absaugen von Schleim und der Sondierung des Magens kann durch Vagusreiz eine Bradykardie provoziert werden. Bei weniger als 40 Pulsschlägen/Min. besteht aufgrund zerebraler Mangeldurchblutung Lebensgefahr.

Pulsdefizit

! **DEFINITION** Ein **Pulsdefizit** besteht, wenn eine Differenz zwischen Herzfrequenz und Pulsfrequenz vorliegt. _____

Beim Pulsdefizit besteht nicht wirklich eine Bradykardie. Bei Herzerkrankungen, z. B. bei Vorhofflimmern, Herzrhythmusstörung bei akutem Herzinfarkt oder Koronarinsuffizienz, kann die Pulsfrequenz niedriger liegen als die Zahl der Herzschläge. Der geschwächte Herzmuskel ist nicht in der Lage, bei jedem Schlag ein ausreichendes Blutvolumen auszuwerfen, das als Pulswelle spürbar ist.

Asystolie

! **DEFINITION** Als **Asystolie** wird Pulslosigkeit bezeichnet. Infolge von Vagusreflexen, Reizbildungs- oder Reizleitungsstörungen oder Myokardschaden bleibt die Herzkontraktion (Systole) aus und es ist kein Puls zu tasten. _____

✋ **PRAXISTIPP** Stellen Sie eine periphere Pulslosigkeit (kein Radialispuls zu tasten) fest, müssen Sie sofort den zentralen Puls tasten (A. carotis) und nach Alarmierung des Arztes sofort den Blutdruck messen. _____

Asystolie ist Symptom des Endzustandes schwerer Erkrankungen oder Verletzun-

gen. Ein Verschluss der A. radialis, z. B. durch ein Blutgerinnsel, ist dagegen eher selten.

Pulsrhythmus

Der Puls ist rhythmisch, wenn zwischen den Schlägen die gleichen Zeiträume liegen. Atemabhängige Schwankungen sind möglich
- während der Inspiration (Frequenz nimmt zu) und
- während der Exspiration (Frequenz nimmt ab).

Die sog. „respiratorische Arrhythmie" ist physiologisch und tritt besonders deutlich bei vertiefter Atmung und bei Kindern auf. Andere Formen der Pulsarrhythmie sind nur mit einem EKG exakt festzustellen.

Veränderungen des Rhythmus

Störungen oder Unregelmäßigkeiten des Pulsrhythmus werden als Arrhythmien (wechselnder Rhythmus) bezeichnet. Bei Gesunden, aber auch bei vielen Herzerkrankungen ist der Puls völlig regelmäßig. Der Herzschlag ist unregelmäßig bei Reizbildungs- oder Reizleitungsstörungen des Herzens. Im Folgenden wird auf Extrasystolen, absolute Arrhythmie und den Adams-Stokes-Anfall eingegangen. Weitere Arrhythmieformen werden mit den typischen EKG-Bildern in Kap. 32.6, S. 806, behandelt.

Extrasystolen

Extrasystolen sind Herzschläge außerhalb des Grundrhythmus. Sie können physiologische und pathologische Ursachen haben. Vereinzelte und gleichgestaltige Extrasystolen treten bei physiologischen Ursachen auf. Physiologische Ursachen sind z. B.
- vegetative Labilität,
- Nervosität und
- starkes Rauchen.

Pathologische Ursachen sind z. B.
- Herzmuskelschäden,
- Koronarsklerose oder
- Überdosierung von Digitalisglykosiden.

Es handelt sich um gehäufte und vielgestaltige, erst nach Belastung auftretende oder dann häufiger werdende Extrasystolen als Zeichen einer organischen Schädigung.

Absolute Arrhythmie

! **DEFINITION** Als **absolute Arrhythmie** bezeichnet man eine vollständige Unregelmäßigkeit des Pulses. _____

Meist beruht die absolute Arrhythmie auf einem Vorhofflimmern und kommt v. a. bei Klappenfehlern mit Überdeh-

nung des linken Vorhofs, degenerativen Herzerkrankungen und Schilddrüsenüberfunktion vor.

Adams-Stokes-Anfälle

Adams-Stokes-Anfälle werden durch Herzrhythmusstörungen ausgelöst (Asystolie, extreme Bradykardie oder Tachykardie). Sie führen zur Minderdurchblutung des Gehirns.

Symptome. Die Symptome sind entsprechend gekennzeichnet durch Schwindel, Gleichgewichtsstörungen sowie plötzliche Ohnmachtsanfälle (Synkopen). Auf plötzliche Verlangsamung oder Unterbrechung der Blutzirkulation reagiert das Gehirn am schnellsten und empfindlichsten. Die daraus resultierende zerebrale Ischämie führt
- in etwa 5 Sek. zu Schwindel,
- in 10 – 15 Sek. zu Bewusstlosigkeit,
- in 20 – 40 Sek. zu Krämpfen,
- in etwa 1 Min. zum Atemstillstand und
- nach max. 5 Min. zum irreversiblen Hirnschaden.

Während des Anfalls sind die Pupillen weit, es besteht Asystolie, extrem niedriger Blutdruck und Blässe. Nach Beendigung des Anfalls kommt es zur reaktiven Steigerung der Durchblutung (Hyperämie). Kurzfristige Minderdurchblutungen verursachen nur flüchtige zerebrale Symptome in Form von Synkopen.

Pulsqualität

Zur Bestimmung der Pulsqualität wird die Spannung bzw. Härte sowie die Füllung bzw. Größe beurteilt. Die Beurteilung und Beschreibung dieser Qualitätsmerkmale verlangt einige Erfahrung. Ein gesunder Mensch hat einen weichen, gut gefüllten, schwer unterdrückbaren Puls.

Spannung bzw. Härte. Sie wird von der Höhe des mittleren arteriellen Drucks bestimmt. Die Beobachtung der Pulsspannung erlaubt eine grobe Beurteilung des systolischen Drucks. Der Puls fühlt sich hart oder weich an. Bei Hypertonie (Bluthochdruck) ist der Puls meist hart, bei Hypotonie (niedriger Blutdruck, z. B. bei Schock) meist weich.

Füllung bzw. Größe. Die Füllung ist abhängig von Blutmenge im Gefäß, Kontraktionskraft des Herzens und Elastizität der Gefäße.

✋ **PRAXISTIPP** Hilfreich bei der Beurteilung der Pulsqualität kann die Frage sein: Wie viel Kraft muss ich aufbringen, um den Pulsschlag zu unterdrücken? _____

Die Größe des Pulses wird beschrieben als

- kleiner Puls, wenn er schlecht gefüllt ist (z. B. bei Blutverlust),
- großer Puls, wenn er gut gefüllt ist (z. B. bei Hypertonie) und
- fadenförmiger Puls, wenn er klein, schnell und schlecht messbar ist.

16.6.3 Beurteilungskriterien des Blutdrucks

! **DEFINITION** **Blutdruck** ist der Druck, den das strömende Blut auf die Gefäßwand ausübt. Im klinischen Sprachgebrauch ist der Blutdruck der in den großen Arterien herrschende Druck. ────────────

Der Blutdruck erlaubt Rückschlüsse auf die Funktion von Organen (z. B. Niere, Schilddrüse) und auf verschiedene Erkrankungen. Inzwischen besitzen viele Patienten ein Blutdruckmessgerät und kontrollieren ihren Blutdruck selbst. Seit 1895 der italienische Kinderarzt Scipione Riva-Rocci eine Methode zum Messen des Blutdrucks erfand, ist RR die Abkürzung für Blutdruck.

➤ **MERKE** Der Blutdruck kann als Überdruck über den Atmosphärendruck in Millimeter Quecksilbersäule angegeben werden. Als physikalische Einheit des Druckes gilt Pa (Pascal). Die Umrechnungsformel lautet: (mmHg) × 0,1333 = (kPa) = Kilopascal. ────────

Blutdruckwerte

Der Blutdruck, z. B. 120/80 mmHg, besteht aus zwei Werten, dem oberen (systolischen) und dem unteren (diastolischen). Der systolische entsteht während der Auswurfphase des Herzens (Systole), der diastolische während der Füllungsphase des Herzens (Diastole). Zusätzlich kann die Blutdruckamplitude („pulse pressure") ermittelt werden. Sie ist der Unterschied zwischen dem systolischen und dem diastolischen Wert. Der Blutdruck kann ebenfalls in der Hohlvene unmittelbar vor der Einmündung in den rechten Vorhof gemessen werden und wird als zentraler Venendruck (Zentralvenendruck, ZVD) angegeben. Er wird in cm Wassersäule gemessen.

Normwerte

Für den Blutdruck gelten folgende Normwerte:

- systolischer Blutdruck in zentralen Gefäßen: 120 mmHg (16 kPa)
- diastolischer Blutdruck: 80 mmHg (10,7 kPa)

- Blutdruckamplitude: etwa 40 mmHg (5,4 kPa)
- Zentralvenendruck (ZVD): 2 – 12 cm H_2O in flacher Rückenlage

Mittlerer arterieller Druck

Der mittlere arterielle Druck, abgekürzt MAD oder MAP (von engl. mean arterial pressure), liegt zwischen dem systolischen und diastolischen Druck. Zum einen wird er von den automatischen oszillometrischen Blutdruckmessgeräten auf der Intensivstation oder im OP berechnet und angezeigt. Liegen nur der systolische und der diastolische Wert vor, kann der MAD nach einer Formel für die peripheren Gefäße errechnet werden:

$$RR_m = \frac{RR_S - RR_d}{3} + RR_d$$

(RR_m = arterieller Mitteldruck, RR_s = systolischer arterieller Druck, RR_d = diastolischer arterieller Mitteldruck).

➤ **MERKE** Der MAD gilt in der Intensivmedizin als zuverlässige Einflussgröße für die Organdurchblutung und wird in der Therapie als Richtwert der Perfusion herangezogen, wenn Hirn, Niere, Herz, Blutgefäße oder andere Organe sicher durchblutet werden müssen, z. B. im Schock, nach Schädel-Hirn-Trauma oder Gefäß-Operationen. ─────

Der arterielle Blutdruck zeigt entsprechend der Rhythmik von Systole und Diastole deutliche Schwankungen. Höchstwerten während der Systole folgt ein Minimalwert infolge des Abströmens des Blutes aus dem arteriellen Windkessel kurz vor Beginn der Austreibungszeit. Die Höhe des arteriellen Blutdrucks hängt von verschiedenen Faktoren ab:

- dem Schlagvolumen des Herzens
- dem Zustand der Blutgefäße
- dem Gefäßwiderstand

Physiologische Blutdruckwerte

Ein einzelner Messwert ist nur eine Momentaufnahme. Ein Blutdruckwert kann nur unter Kenntnis seiner Umgebungsvariablen wie Lage, körperliche Aktivität

und Tageszeit eingeordnet und bewertet werden.

Physiologische Blutdruckschwankungen sind abhängig von

- Gefühlsveränderungen (z. B. Angst und Schmerz),
- körperlicher Aktivität (Muskelarbeit steigert den Blutdruck),
- Atmung (während der Einatmung sinkt der Blutdruck leicht),
- Nahrungsaufnahme (nach dem Essen steigt der systolische Druck mäßig an, der diastolische fällt häufig leicht ab),
- Tagesrhythmus (am höchsten gegen 15 Uhr, am niedrigsten gegen 3 Uhr, vgl. zirkadiane Periodik) und
- Alter (*Tab. 16.15*).

Alter. Der Blutdruck steigt auch bei Gesunden mit zunehmendem Alter. Dabei ist die Erhöhung des systolischen Druckes größer als die des diastolischen. Ein wesentlicher Grund für die Zunahme des systolischen Druckes ist die abnehmende Elastizität des Gefäßsystems und zunehmende Starre der Arterienwände. Bei gleichem Herz-Minuten-Volumen ist der systolische Blutdruck im Alter höher als in der Jugend, da das gealterte – weniger elastische – arterielle System weniger nachgeben kann, um die gleiche ausgeworfene Blutmenge aufzunehmen.

➤ **MERKE** In der älteren Bevölkerung besteht ein Zusammenhang zwischen einer erhöhten Blutdruckamplitude und einem erhöhten kardiovaskulären Risiko. ───────────

16.6.4 Technik des Blutdruckmessens

Der Blutdruck kann direkt (blutig) und indirekt (unblutig) gemessen werden. Bei der Erstmessung, insbesondere in der Ersten Hilfe, ist immer an beiden Armen zu messen, da es erhebliche Blutdruckunterschiede geben kann (z. B. bei Verschlüssen von Armarterien). Weitere Messungen erfolgen immer an dem Arm mit dem höheren Blutdruckwert und unter den gleichen Bedingungen (Sitzen, Liegen, Stehen).

Tab. 16.15 Altersabhängige normale Blutdruckwerte.

Altersgruppe	RR in mmHg	RR in kPa
Säugling	80/60	10,7/8,0
Kleinkind	95/60	12,7/8,0
Schulkind	100/60	13,3/8,0
Jugendlicher	110/70	14,7/9.33
Erwachsene	120/80	16/10,7
ältere Menschen > 60 Jahre	150/90	20/12

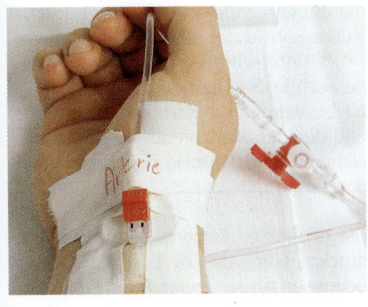

Abb. 16.33 Ein arterieller Zugang muss besonders gekennzeichnet sein.

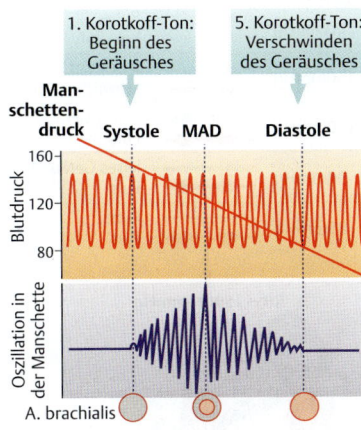

Abb. 16.34 Prinzipien der Blutdruckmessung (Bald 2007). Auskultatorische Blutdruckmessung: Nach Ablassen des Manschettendrucks kommt es zum 1. Korotkoff-Geräusch beim beginnenden Blutfluss durch die A. brachialis (Systole) und zum 5. Korotkoff-Geräusch beim ungehinderten Durchfluss durch die Arterie (Diastole). Oszillometrische Blutdruckmessung: Die geringe Blutdruckschwankung wird unter der Manschette gemessen, sie ist beim mittleren arteriellen Blutdruck (MAD) am größten. Systolische und diastolische Werte werden dann nach unterschiedlichen Algorithmen berechnet.

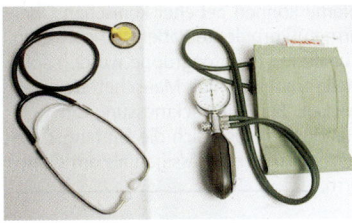

Abb. 16.35 Stethoskop und Blutdruckmessgerät mit Manschette.

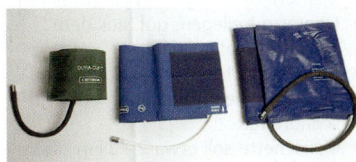

Abb. 16.36 Blutdruckmanschetten in verschiedenen Größen.

Direkte Blutdruckmessung

Die sog. „blutige" Messung des Blutdrucks über einen in die Arterie eingeführten Druckaufnehmer wird während Operationen oder zur Intensivüberwachung durchgeführt. Für die direkte Blutdruckmessung wird die A. radialis oder die A. femoralis katheterisiert. Ein Vorteil der direkten Messung ist, dass arterielle Blutproben zur kurzfristigen Blutgasanalyse entnommen werden können (**Abb. 16.33**).

Indirekte Blutdruckmessung

Man misst den Blutdruck i. A. unblutig (indirekt). Es wird nicht der Blutdruck in der Aorta, sondern in einer großen Arterie (A. brachialis, A. femoralis) bestimmt. Alle indirekten Messverfahren beruhen auf dem Manschettenprinzip, wobei der Blutstrom durch den Druck in einer aufblasbaren, eine Extremität umschließenden Manschette ganz oder teilweise unterbrochen wird.

Man unterscheidet die drei folgenden indirekten Messmethoden (**Abb. 16.34**):

- auskultatorische Messung
- palpatorische Messung
- oszillometrische Messung

Gerätetypen

Seit Jahren wird die Blutdruckmessung standardmäßig mit dem Sphygmomanometer (von Riva-Rocci eingeführtes Quecksilbermanometer) bzw. dem Aneroidbarometer (= Dosenbarometer, **Abb. 16.35**) am Oberarm durchgeführt. Um Qualitätskriterien zu erfüllen, müssen Blutdruckmessgeräte nach europäischer Norm validiert sein und dürfen dann das Zeichen CE (= Confirmity Europe) tragen. Alle 2 Jahre müssen in Kliniken die Geräte überprüft werden (messtechnische Kontrolle).

Vorbereitung – auskultatorische und palpatorische Messung

Die Vorbereitung ist bei der auskultatorischen und palpatorischen Messung gleich. Sie beinhaltet die Lagerung des Arms sowie Auswahl und Anlegen der Manschette.

Lagerung

Unabhängig in welcher Position (im Sitzen oder Liegen) gemessen wird, soll sich die Ellenbeuge und der ganz leicht im Ellenbogengelenk gebeugte Unterarm auf Herzhöhe befinden. Bei Verdacht auf orthostatischen Blutdruckabfall, bei älteren Patienten (wegen der Häufigkeit von Ohnmachten und Stürzen) und bei Hypertonie muss der Blutdruck stets auch im Stehen gemessen werden.

PRAXISTIPP Bei Patienten mit arteriellen und venösen Zugängen, Hemiplegie, Lymphödemen (z. B. nach Brustamputation) sowie Shuntzugang (Fistel) für die Dialyse darf an dem betroffenen Arm kein Blutdruck gemessen werden. ⎯⎯⎯⎯

Manschettenwahl

Es wird eine nicht dehnbare Manschette verwendet. Sie enthält eine Gummiblase, die mit einem Manometer verbunden ist und über ein Ventil aufgepumpt und entleert werden kann.

Manschettenbreite. Internationaler Konsens zur Manschettenbreite existiert nicht. Die ideale Manschettenbreite beträgt 6/5 des Durchmessers der Extremität. Fachgesellschaften können Maße nur empfehlen (**Tab. 16.16**). Durch die Verwendung einer falschen Manschettengröße kann der tatsächliche gemessene Blutdruck um 10 mmHg differieren.

Bei Oberarmumfängen > 41 cm kann man die oft erheblichen Messfehler durch Verwendung einer besonders breiten Manschette verringern. Man benutzt ebenso wie zur Messung am Oberschenkel eine 18 – 20 cm breite und 60 – 80 cm lange Manschette (**Abb. 16.36**).

PRAXISTIPP Wenn nur die Wahl zwischen einer schmalen und einer etwas zu breiten Manschette besteht, sollte man eher die größere Manschette wählen. Die Gefahr zu niedrigerer Messwerte ist bei Verwendung einer zu breiten Manschette geringer. Spezielle Pro-

Tab. 16.16 *Empfohlene Manschettenmaße für die manuelle Blutdruckmessung.*

Altersgruppe	Oberarmumfang	Manschettengröße*
Kleinkind		3 cm, 5 cm
Schulkind	15 – 20 cm	8 × 13 cm
Erwachsener	unter 33 cm	12 – 13 × 24 cm
Erwachsener	33 – 41 cm	15 × 35 cm
* Manschettengröße bezieht sich auf den aufblasbaren Teil der gesamten Vorrichtung		

bleme können bei eher konischen Oberarmen (korpulente Patienten) auftreten. Für diese Patientengruppe wurden spezielle trapezförmige Manschetten entwickelt. Bei Blutdruckmessung am Handgelenk lässt sich die Umfangsdifferenz eher vernachlässigen als am Oberarm.

Anlegen und Aufpumpen der Manschette

Dazu gehört Folgendes:

- Manschette völlig von Luft entleeren.
- Oberarm freilegen, ggf. aus dem Ärmel schlüpfen lassen.
- Manschette fest und faltenfrei anlegen, ohne venöse Stauung oder Abschnürung.
- Manschette soll etwa 2 – 3 cm oberhalb der Ellenbeuge enden.
- Ventil am Manometer schließen, damit keine Luft entweicht.
- Manschette zügig bis auf 70 mmHg aufpumpen.
- Manschette unter Palpation des Radialispulses weiter aufpumpen auf einen Wert, der ca. 30 mmHg oberhalb des Druckes liegt, bei dem der Radialispuls verschwindet (Kompression der A. brachialis mit Unterbrechung der Blutströmung).

Nach diesen identischen Vorbereitungen kann die indirekte Blutdruckmessung nach zwei Techniken ausgeführt werden: palpatorisch oder auskultatorisch.

Durchführung der palpatorischen Messung

Die palpatorische Messung beruht auf dem Prinzip, dass der Radialispuls bei Erhöhung des Manschettendruckes verschwindet und bei Absenkung des Manschettendruckes wieder auftritt. Diese Methode ist zur ersten Orientierung über die Höhe des systolischen Blutdrucks oder als Messung im Notfall geeignet und wird folgendermaßen ausgeführt:

- Druck der Manschette durch vorsichtiges Öffnen des Ventils langsam verringern (2 – 3 mmHg pro Sek. bzw. pro Herzschlag),
- beim ersten wieder tastbaren Puls systolischen Druckwert ablesen,
- Restluft aus Manschette ablassen,
- Manschette lösen.

Der diastolische Blutdruck ist mit dieser Methode nicht festzustellen.

Durchführung der auskultatorischen Messung

Bei der auskultatorischen Messung werden die Geräusche in der Ellenbeuge abgehört (**Abb. 16.37**):

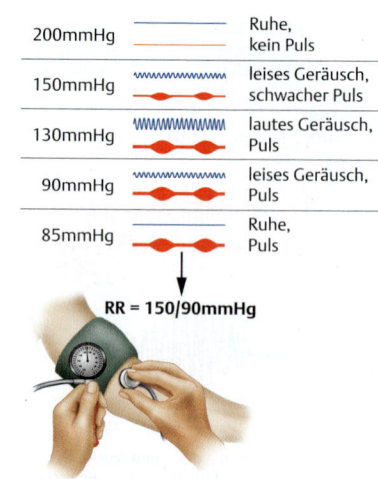

Abb. 16.37 Blutdruckmessung nach Riva-Rocci. Systolischen und diastolischen Blutdruck misst man, indem Auftreten und Verschwinden von Strömungsgeräuschen (blaue Kurve) über der Armarterie abgehört werden.

- Schallaufnehmer des Stethoskops in die Ellenbeuge auf die A. brachialis legen.
- Manschettendruck durch vorsichtiges Öffnen des Ventils langsam verringern (2 – 3 mmHg pro Sek. bzw. pro Herzschlag), gleichzeitig Schlagader in der Ellenbeuge abhören.
- Druckwert beim ersten hörbaren pochenden Geräusch (Korotkoff-Geräusch) am Manometer ablesen (Wert entspricht dem systolischen Blutdruck).
- Manschette langsam weiter entleeren.
- Druckwert beim letzten Klopfton ablesen (Wert entspricht dem diastolischen Blutdruck).
- „Muffling" (wenn die Geräusche deutlich leiser werden) ist nur in den Fällen als diastolischer Wert zu interpretieren, in denen ein Geräusch bis zu einem Manschettendruck nahe 0 mmHg zu hören ist (die Regel gilt auch für ältere Patienten, Kinder und Schwangere).
- Restluft aus Manschette ablassen und Manschette lösen.

> **MERKE** Nach Ablassen des Manschettendrucks kommt es zum 1. Korotkoff-Geräusch beim beginnenden Blutfluss durch die A. brachialis (Systole) und zum 5. Korotkoff-Geräusch beim ungehinderten Durchfluss durch die Arterie (Diastole).
>
> Die Korotkoff-Töne entstehen durch Turbulenz in der pulssynchron abrupt beschleunigten Blutsäule. Sie werden

mit abnehmendem Manschettendruck lauter. Sobald der diastolische arterielle Druck unterschritten wird und die Arterie auch in der Diastole durchgängig bleibt, werden die Korotkoff-Töne leiser und dunkler. Manchmal sind sie noch während 5 – 10 mmHg Druckabfall hörbar.

Die häufigsten Fehlerquellen beim Blutdruckmessen, die zu falschen Messergebnissen führen, zeigt **Tab. 16.17**.

> **MERKE** Alle erwähnten Probleme führen zu einer denkbaren oder tatsächlichen Veränderung des bestehenden oder gemessenen Blutdrucks. Eine korrekte Gewichtung jedes Faktors bei einzelnen Patienten ist unmöglich. Daher sollte unter besten Bedingungen und Ausschaltung möglichst aller Störfaktoren ein gutes Messergebnis angestrebt werden.

> **PRAXISTIPP** Gesunder Skeptizismus gegenüber eigenen Einmal-Messwerten ist empfehlenswert.

Nachbereitung Manschette und Stethoskop

Es ist sinnvoll, das Stethoskop an Ohrolive und Schallkopf durch Abreiben mit 70 % Alkohol (evtl. mit Watteträger) vor und nach der Anwendung zu desinfizieren. Armmanschetten werden nach Benutzen nicht abgesprüht (Arbeitsschutz!), sondern mit 70 %-Alkohol abgewischt oder die Textilmanschette in Desinfektionslösung eingelegt, anschließend gespült und getrocknet oder bei Verschmutzung bei 60 °C gewaschen und getrocknet. Die Aufbereitung ist bei Kontamination mit Blut, Erbrochenem, Schweiß oder vor Wiederbenutzen im Stationsbereich nach Verwendung bei einem Patienten mit Infektionserkrankung (Isolierung) angebracht.

Dokumentation

Blutdruckwerte werden meistens als Zahl, z. B. 128/86 mmHg, mit der Uhrzeit der Messung dokumentiert.

> **PRAXISTIPP** Leitliniengerecht sollte eine Dokumentation auf 2 mmHg genau (Ablesegenauigkeit) erfolgen. Unzulässiges Runden auf „0" sollte unterlassen werden. In einer Untersuchung zeigte sich bei der manuellen Messung in 86 % der Fälle eine Vorliebe für die Endziffer „0", bei automatischer Nachmessung entstanden keinerlei Endzifferpräferenzen (Ritter 2007). Derartige Praktiken können z. B. zu ungerechtfertigten

Tab. 16.17 Probleme und Fehlerquellen beim Blutdruckmessen und ihre Auswirkungen.

Problem	Fehlerquelle	Auswirkung
Unruhe, Lärm	→ weniger als 3 – 5 Min. Ruhe vor der Messung → Messung erfolgt in unruhiger Umgebung	→ vorausgegangene seelische oder körperliche Belastungen führen zu falsch hohen Werten → Lärm erschwert das Hören leiser Arterientöne
Erstmessung	→ es wird nur an einem Arm gemessen	→ Blutdruckunterschiede werden nicht erfasst (bedingt durch Stenosen der A. subclavia, Aortenisthmusstenose)
Korotkoff-Geräusch	→ diastolischer Wert wird bereits abgelesen, sobald die Herzgeräusche leiser und „dunkler" werden („muffling")	→ falsch hoher diastolischer Wert
auskultatorische Lücke	→ Geräusche verschwinden vorübergehend im Bereich der Blutdruckamplitude über einen Bereich bis zu 40 mmHg (bei arterieller Hypertonie zu beobachten, Phänomen kann provoziert werden durch langsames Aufpumpen der Manschette) → Bestimmung eines zu tiefen systolischen Druckes wird durch palpatorische Kontrolle der A. radialis verhindert (Er 2006)	→ falsch hoher diastolischer Wert
Umfang des Oberarmes	→ zu schmale Manschette	→ falsch hohe Blutdruckwerte
Kleidung	→ Ärmel schnüren oberhalb der Manschette ein (funktionelle Stenose)	→ venöse Stauung in der Extremität kann zu poststenotischem Strömungsabfall und damit falsch niedrigen Werten führen
Körperlage	→ Patient steht bei der Messung	→ falsch niedrige Werte
Manschettenposition	→ Manschette wird unterhalb der Herzhöhe positioniert	→ falsch hohe Werte (insbesondere bei Unterarmmessgeräten)
Manschettendruck (Ablassgeschwindigkeit)	→ zu schnelles Ablassen im Bereich des systolischen und diastolischen Blutdrucks	→ systolisch zu niedrige und diastolisch zu hohe Werte
Gefäßkompression	→ Stethoskop wird zu fest angedrückt (Kompression des Gefäßes)	→ Geräusche sind auch unterhalb des diastolischen Drucks hörbar
Auf- oder Abrunden	→ Druckwerte werden gerundet abgelesen	→ falsche Messergebnisse
Messwiederholung durch Unsicherheit	→ zwischen wiederholten Messungen liegen weniger als 2 Min. mit unvollständig druckentlasteter Manschette	→ falsche Messergebnisse

medikamentösen Behandlungen führen, zudem sind „kleine" Therapieerfolge nicht zu erkennen. ────────

Oszillometrische Messung
Durch Entwicklungen auf dem Gebiet der Elektronik und den Bedarf häuslicher Blutdruckmessungen hat das oszillometrische Messprinzip insbesondere bei den weit verbreiteten Handgelenkmessgeräten Anwendungsreife erlangt (**Abb. 16.38**). Es stehen Oberarm- oder

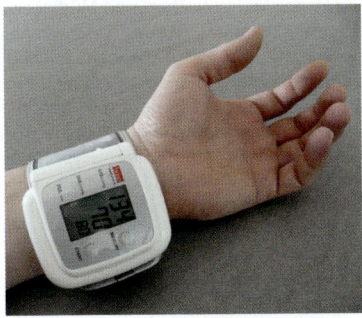

Abb. 16.38 Automatische Messung am Handgelenk. Verlässlichkeit des Geräts und Eignung des Patienten sollten vor Anwendung durch auskultatorische Vergleichsmessungen bestätigt werden.

Handgelenkgeräte sowie vollautomatische Blutdruckgeräte mit einstellbaren Zeitintervallen, z. B. tagsüber alle 20 Min., nachts alle 30 Min., und Alarmgrenzen zur Verfügung. Es ist möglich, für die Messgrößen Puls, Systole, Diastole und MAD eine obere und untere Alarmeinstellung zu wählen. Die Werte der automatischen Blutdruckmessgeräte werden digital angezeigt.
Prinzip. Bei den oszillometrisch messenden Geräten wird der Blutdruck durch Übertragung von Schwingungen der Gefäßwand (Pulsationen) auf die Druckmanschette dargestellt. Der Amplitudenverlauf eines pulssynchronen Zeigerausschlags am Messgerät wird abgeschätzt. Im Gegensatz zur auskultatorischen Blutdruckmessung wird bei dieser Methode primär der mittlere arterielle Blutdruck (MAD) gemessen, systolische und diastolische Blutdruckwerte werden vom Gerät berechnet. Besonders für den diastolischen Blutdruck entstehen unterschiedliche Messwerte (**Tab. 16.18**). Da bei der oszillometrischen Methode der Signalaufnehmer die Manschette selbst ist, entfallen zusätzliche Geräteteile, z. B. Mikrophon und Mikrophonleitungen,

wodurch die Anwendung sehr einfach wird.

▸ **MERKE** Die geringe Blutdruckschwankung wird unter der Manschette gemessen, diese ist beim mittleren arteriellen Blutdruck (MAD) am größten. Systolische und diastolische Werte werden dann nach unterschiedlichen Algorithmen berechnet. ────

👋 **PRAXISTIPP** Um eine optimale Signalaufnahme zu gewährleisten, ist darauf zu achten, dass die Manschette beim Anlegen am Oberarm möglichst auf die A. brachialis zentriert wird. Erhöhte Blutdruckwerte der oszillometrischen Messung sollen durch eine auskultatorische Messung kontrolliert werden. ────

16.6.5 Beurteilen des Blutdrucks, Blutdruckveränderungen

Hypertonie
Lange standen Veränderungen des diastolischen Blutdruckes im Mittelpunkt, seit einigen Jahren sind es die Veränderungen des systolischen Blutdrucks (Deutsche Hochdruckliga e. V. 2008).

Tab. 16.18 Vor- und Nachteile unterschiedlicher Blutdruckmessmethoden (nach Bald 2007).

auskultatorische Blutdruckmessung	oszillometrische Messung
Vorteile	
→ einfach und billig	→ keine Verwendung von Quecksilber
→ 100 Jahre Erfahrung	→ einfachere Handhabung und bessere Ergebnisse bei Säuglingen und Kleinkindern
→ Normwerte, auch für Kinder, aus großen Studien	→ geringer Einfluss des Untersuchers
→ Verwendung in der klinischen Forschung	→ digitale Anzeige (keine Rundung)
Nachteile	
→ Abhängigkeit von Zuverlässigkeit und Training des Untersuchers	→ wenige Geräte für Kinder validiert
→ schwierige Messung bei Bewegung	→ Messwerte abhängig von unterschiedlichen Geräte-Modellen
→ Schwierigkeit, den diastolischen Blutdruck zu bestimmen	→ Messwerte entsprechen nicht denen auskultatorischer Messungen
→ oft Rundung auf Endziffern 0 oder 5	→ Normwerte nur aus kleinen Studien

Tab. 16.19 Einteilung der Hypertonie nach Richtlinien der ESH/ESC (Anonym 2008).

Kategorie	systolisch (mmHg)		diastolisch (mmHg)
optimal	< 120	und	< 80
normal	120 – 129	und/oder	80 – 84
hoch-normal	130 – 139	und/oder	85 – 89
Hypertonie Grad 1 (leicht)	140 – 159	und/oder	90 – 99
Hypertonie Grad 2 (mittelschwer)	160 – 179	und/oder	100 – 109
Hypertonie Grad 3 (schwer)	≥ 180	und/oder	≥ 110
isolierte systolische Hypertonie	≥ 140	und	< 90

Physiologische Änderungen der Kreislauffunktion im höheren Lebensalter beruhen im Wesentlichen auf Strukturveränderungen in Gefäßwänden und Herzmuskulatur. Die Amplitude des Blutdrucks spielt bei der Behandlung von Hypertonikern eine wichtige Rolle. Eine große Amplitude gibt Hinweise auf ein starres, durch atherosklerotische Ablagerungen versteiftes Gefäßsystem.

Klassifikation. WHO (Weltgesundheitsorganisation), europäische und deutsche Fachgesellschaften veröffentlichen Leitlinien zur Diagnose und Therapie der Hypertonie und definieren verschiedene Blutdruckwerte, z. B. (*Tab. 16.19*)

- Normotonie (unter 140/90 mmHg)
- Grenzwerthypertonie (systolisch um 141 – 160 mmHg, diastolisch um 91 – 95 mmHg)
- eindeutige arterielle Hypertonie (systolisch über 160 mmHg und/oder diastolisch über 95 mmHg; dabei spielt es keine Rolle, ob beide Werte oder nur einer erhöht ist)

Für Erwachsene erfolgten die Festlegungen anhand von Ergebnissen epidemiologischer Studien, die den Anstieg des kardiovaskulären Risikos ermittelten. Für Kinder und Jugendliche existieren solche Studien nicht.

👋 **PRAXISTIPP** Um zu klären, ob und in welchem Ausmaß eine Hypertonie vorliegt, wird ein „alltagsnahes Blutdruckprofil" empfohlen. _____

Symptome. Zunächst existieren eher unspezifische Symptome z. B. Schwindel, Kopfschmerzen, Sehstörungen. Später treten Symptome als Folge von Organschäden auf, z. B. der Niere, des Herzens und des Gehirns.

Hypotonie

👁 **FALLBEISPIEL** Das „boy-group-Syndrom" (Ohnmacht): Dass junge Menschen „plötzlich von den Beinen geholt werden", ist bei Fernsehübertragungen von Gelöbnisfeiern der Bundeswehr, nach längerem Stehen an der Kinokasse sowie bei Popkonzerten vor der Bühne zu beobachten. _____

❗ **DEFINITION** Blutdruckwerte unter 100/60 mmHg, chronisch oder chronisch rezidivierend, werden als **Hy-**potonie bezeichnet. Als **akute Hypotonie** wird der Schock bezeichnet. _____

Klassifikation

Man unterscheidet essenzielle (primäre) Hypotonie (niedriger Blutdruck im Liegen) und relative (sekundäre) Hypotonie (Symptom einer anderen Erkrankung, z. B. endokrine, kardiovaskuläre, neurogene Hypotonie, Hypotonie im Rahmen von Infektionen, medikamentös bedingte Hypotonie) (Maack u. Böhm 2006).

Symptome

Spezifisches Zeichen einer Hypotonie ist ein niedriger Blutdruck im Liegen und/oder Stehen. Dabei genügt niemals nur eine Messung.

Unspezifische Zeichen sind Müdigkeit, Abgeschlagenheit, Leistungsschwäche, Schwarzwerden vor den Augen, Schwindel, Leeregefühl im Kopf, Kältegefühl in den Gliedmaßen, Ohrensausen, herzbezogene Missempfindungen, Schlafstörungen, Reizbarkeit. Eine Hypotonie muss nur bei auftretenden Symptomen behandelt werden.

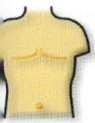

Anatomie und Physiologie im Fokus

Kreislaufkollaps

Regulation des Kreislaufs. Die Aufgaben der Kreislaufregulation bestehen darin, die Blutversorgung auch unter wechselnden Umgebungs- und Belastungsbedingungen sicherzustellen. Die folgenden Bedingungen müssen dabei erfüllt sein:

- Herzaktion und Blutdruck müssen einer optimalen Regelung unterliegen (Homöostase).
- Die Mindestdurchblutung für alle Organe muss gesichert sein (s. *Abb. 16.27*).
- Der Blutstrom muss zu den jeweils aktiven Organsystemen (z. B. Muskel) auf Kosten ruhender Organe (z. B. Magen-Darm-Trakt) umverteilt werden.

Eine gleichzeitige Maximaldurchblutung aller Organe würde die Herzleistung überfordern.

Physiologische Anpassung. Ihrer hohen Dehnbarkeit und großen Kapazität wegen dienen die Venen als Blutspeicher, bei ausreichender Konstriktionsfähigkeit ist dies von Vorteil. Wird die Lage gewechselt (Stehen, Sitzen, Liegen) sind Anpassungsvorgänge notwendig. Diese physiologischen Veränderungen werden über Pressorezeptoren im arteriellen System und über Dehnungsrezeptoren in den intrathorakalen Gefäßabschnitten ausgelöst. Sie bedingen neben hormonellen Reaktionen z. B. eine Steigerung der Herzfrequenz.

Reaktion beim Lagewechsel. Oft reichen die komplexen Anpassungsvorgänge nicht zur Aufrechterhaltung einer ausreichenden Kreislauffunktion aus, sodass der Blutdruck stärker absinkt. Insbesondere beim Übergang vom Liegen zum Stehen kann es durch den erhöhten Druck auf die Beinvenen zur Erweiterung der peripheren, relativ dünnwandigen Venen kommen. Dadurch verschiebt sich ein Blutvolumen von 400 – 600 ml in die unteren Körperabschnitte. Der Volksmund spricht davon, dass das Blut in den Beinen „versackt".

Dieses Volumen wird aus anderen Gefäßgebieten (z. B. Kopfbereich) verlagert und hat erhebliche Rückwirkungen auf die allgemeine Kreislauffunktion. Als Folge der zerebralen Minderdurchblutung treten zunächst Symptome wie Schwindel, Sehstörung u. a. bis hin zum Bewusstseinsverlust auf.

Mangelnde Kompensation. Bei hypoton veranlagten Menschen reichen die physiologischen Anpassungsvorgänge nicht aus, um z. B. langes Stehen, Aufenthalt in Hitze und Schwüle oder plötzliche, evtl. geringfügige Schmerzen, zu kompensieren. Im Krankenhaus führen längere Erkrankungen mit Bettruhe und nachfolgender Mobilisation häufig zu Kreislaufkollaps.

PRAXISTIPP Fragen Sie den Patienten, ob seine Symptome im Liegen oder bei Lagewechsel bzw. im Stehen auftreten. Wenn die Symptomatik nur beim Lagewechsel zum Stehen auftritt, spricht man von orthostatischer Dysregulation. ───

Begünstigende Faktoren des Kreislaufkollaps

Folgende Faktoren begünstigen einen Kreislaufkollaps:

- Varizen, Venensklerose und venöse Insuffizienz
- Abnahme der Muskelpumpe (Inaktivität, Bettruhe, längeres Anstehen)
- Anämie
- medikamentöse Therapie
- höhere Umgebungstemperatur (extreme Hitze) und Schwüle
- Stress-Situationen, z. B. Blutabnahme

MERKE Beim „harmlosen" Kreislaufkollaps (Synonyme: orthostatische Dysfunktion, vasovagale, also gefäß- oder kreislaufbedingte Synkope, Ohnmacht) werden durch Vagusreizung die Blutgefäße weit gestellt und die Herzfrequenz verlangsamt. Das führt zur Minderdurchblutung des Gehirns und kurzfristigem Bewusstseinsverlust. Nach Zeitpunkt des Auftretens wird zwischen pathologischer Früh- und Spätreaktion unterschieden (innerhalb von 1 Min. oder später nach einer Mobilisation). Die Ohnmacht bei der Mobilisation ist von einer durch Brady- oder Tachykardie hervorgerufenen Synkope zu unterscheiden. Prognostisch ungünstig ist das Auftreten einer Synkope im Zusammenhang mit einer kardialen Grunderkrankung, z. B. Infarkt, Rhythmusstörung. ───

16.7 Pflegemaßnahmen auswählen, durchführen und evaluieren ───

Vorbeugen und Unterstützen bei Kreislaufkollaps

Präventive Maßnahmen

Um einen Kreislaufkollaps bei der Mobilisation eines Patienten, der z. B. nach einer Operation lange bettlägerig war, zu verhindern, bietet sich Folgendes an:

- vor der Mobilisation psychischen Stress und Erwartungsangst (z. B. vor Schmerzen) verringern
- vor der Mobilisation Blutdruck messen (nicht immer hilfreich, da oft erst der Lagewechsel zur Hypotonie führt)
- Bewegungsübungen im Bett ausführen, um die Wadenpumpe zu aktivieren
- Mobilisation in Stufen durchführen (Beine aus dem Bett hängen, Sitzen an der Bettkante, Arme und Beine bewegen)
- Haltefunktion der peripheren Venen durch Tragen von MTS unterstützen (fördern den venösen Rückfluss)
- Funktion der Muskelpumpe durch Laufen unterstützen (fördert den venösen Rückstrom)
- Einfluss der Atmung nutzen (die tiefe Inspiration fördert den venösen Rückfluss)

PRAXISTIPP Zum Sitzen an der Bettkante stehen Sie sicherheitshalber vor dem Patienten, das Kopfteil ist hochgestellt, um dem Patienten eine Stütze zu bieten. Das erste Aufstehen aus dem Bett sollten immer zwei Pflegende unterstützen. Beobachten Sie den Patienten genau. Unterhalten Sie sich mit ihm, dabei stellen Sie am ehesten Veränderungen fest. Bei einem Kollaps sollten Sie den Patienten über Ihren Körper rutschend langsam auf den Boden gleiten lassen. _____

Gegen Ohnmachtsneigung können vorbeugend isometrische Muskelübungen versucht werden: Bei ersten Ohnmachtsvorboten sollen die Menschen im Stehen die Beine kreuzen und Bein-, Bauch und Gesäßmuskeln anspannen (Wasner 2008). Alternativ kann ein Gummiball in der rechten Hand zusammengedrückt werden. Die Übungen können dafür sorgen, dass sich der Widerstand der Blutgefäße erhöht und so das Absacken des Blutes verhindert wird.

Beobachtung bei Mobilisation

Während der Mobilisation wird der Patient auf Vorzeichen einer Ohnmacht beobachtet:

- Schwindel (z. B. Schwarzwerden vor Augen)
- Übelkeit
- Blässe, kalter Schweiß
- vagusbedingte Bradykardie (Puls ca. 40 – 60/Min.)

Beobachtung und Maßnahmen bei Kollaps

Während der Ohnmacht sind folgende Symptome zu beobachten:
- vagusbedingte Bradykardie (Puls ca. 40 – 60/Min.)
- kurzzeitiger Bewusstseinsschwund
- Blässe, kalter Schweiß
- Hypotonie (systolischer Blutdruck < 80 mm Hg)

Folgende Pflegemaßnahmen sollten während der Ohnmacht durchgeführt werden:

- Flachlagerung (evtl. Schocklagerung, d. h. Beine hochlagern)
- Frischluftzufuhr (evtl. O_2-Gabe auf Arztanordnung)
- Wärmeerhaltung durch Zudecken
- Suchen nach Sekundärverletzungen
- Überwachen der Vitalzeichen (Puls, Atmung, Blutdruck und Bewusstsein)
- Notruf, wenn Patient sein Bewusstsein nicht kurzfristig durch die horizontale Lage wiedererlangt
- Information des Arztes
- Dokumentation im Pflegebericht

✋ PRAXISTIPP Auf gar keinen Fall sollten Sie den Patienten überstürzt in Sessel oder Bett bringen, da ein Transport die Gefahr weiterer Schäden und Verletzungen in sich birgt. _____

16.8 Gesundheitsförderung, Beratungsaspekte und Patienteninformation _____

16.8.1 Ambulante Blutdruckmessungen und Selbstmessungen

➡ MERKE Die Messung des arteriellen Blutdrucks ist kosteneffizient. Keine andere Untersuchung in der Medizin hat bei vergleichsweise geringem Aufwand eine so hohe Bedeutung für die Patientenbetreuung, weil die arterielle Hypertonie einer der wichtigsten abwandelbaren Risikofaktoren für die Volkskrankheiten Schlaganfall, Herzinfarkt, Herzinsuffizienz und periphere arterielle Verschlusskrankheit (pAVK) ist (Ritter 2007). _____

Messungen im Krankenhaus erlauben meistens keine zuverlässigen Rückschlüsse auf den Blutdruck unter ambulanten Alltagsbedingungen. Im Krankenhaus kommt es häufig zum sog. „Erwartungshochdruck". Er bezeichnet eine isolierte Blutdrucksteigerung während einer Messung in Praxis oder Klinik, wohingegen die Blutdruckwerte zuhause normal sind. Bei der ärztlichen Untersuchung können Blutdruckwerte erreicht werden, die denen mittelschwerer Arbeit entsprechen („Weißkittel-Phänomen" oder „Praxishypertonie").
    Verordnete Selbstmessungen und ambulante Blutdruck-Langzeitmessungen (ABDM) sollten unter repräsentativen Bedingungen erfolgen, d. h. bei berufstätigen Patienten zumeist an Werktagen unter häuslichen und beruflichen Bedingungen. Man erhält Auskunft über den Blutdruck nach dem morgendlichen Auf-

stehen, unter psychischen und nach körperlichen Belastungen (**Abb. 16.39**).

➡ MERKE Wichtigster Prognoseparameter für den kardiovaskulären Tod ist der nächtliche Blutdruck und nicht die konventionelle Gelegenheitsblutdruckmessung (Middeke 2007). _____

Ambulante Blutdruckmessungen. Blutdruckmessungen erfolgen am Tag und in der Nacht (ambulante 24-Std.-Blutdruckmessung) sowie während ergometrischer Leistung. Im Wesentlichen bestehen vier Vorzüge:
- Sie sind kostengünstiger, da die Frequenz der Arztbesuche reduziert wird.
- Die Compliance (Therapietreue) des Patienten wird verbessert.
- Fehler in der Diagnostik werden reduziert.
- Die häusliche Blutdruckmessung kann auch von Kindern und Jugendlichen mit terminaler Niereninsuffizienz zuverlässig durchgeführt werden.

✋ PRAXISTIPP Ein wesentlicher Grund für unzureichende Therapietreue ist, dass hoher Blutdruck meist keine Beschwerden verursacht. Die Bedeutung weniger „Millimeter-Hg" wird oft unterschätzt, wenn nicht bedacht wird, dass diese Erhöhungen mit der Pulsfrequenz jahrzehntelang auf die Arterien „einhämmern" und damit langfristig große Schäden verursachen können. _____

Blutdruckselbstmessung. Die Blutdruckselbstmessung ist eine wichtige

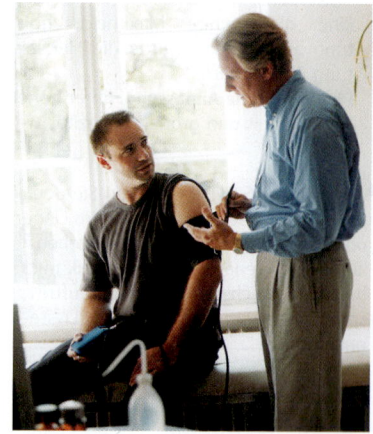

Abb. 16.39 Ambulante Langzeit-Blutdruckmessung.

Methode zur Überprüfung des Blutdrucks v. a. zur Therapiekontrolle. Lediglich sehr ängstliche oder hypochondrische Patienten sollten nicht zur Selbstmessung angeregt werden. Handgelenksmessgeräte können empfohlen werden, wenn sie das Prüfsiegel einer Hypertoniegesellschaft oder ein CE-Siegel tragen (Anonym 2010). Die Anleitung des Patienten zur Selbstmessung des Blutdrucks sollte verschiedene Aspekte beachten (**Tab. 16.20**). Eine auch für den Patienten leicht nachvollziehbare Darstellung der Vielzahl von Verfälschungen der Blutdruckmessung gibt **Abb. 16.40** wieder.

Tab. 16.20 Fehlerquellen bei der Blutdruckselbstmessung: Auswirkungen und Gesundheitsberatung.

Fehlerquelle	Auswirkungen	Gesundheitsberatung
→ unzureichende körperliche und emotionale Entspannung	→ falsch hohe Werte	→ Patient erklären, dass 3 – 5 Min. vor der Messung Ruhe einkehren soll
→ Arm über Herzhöhe gelagert → Arm unter Herzhöhe gelagert	→ falsch niedrige Werte (besonders bei Messung am Handgelenk) → falsch hohe Werte	→ Einflüsse des hydrostatischen Drucks → Position des Armes von Patient überprüfen lassen
→ Messintervalle zu lang (keine ausreichende Anzahl von Einzelmessungen)	→ mangelhafte Repräsentanz der Werte zu den Aktivitäten des Patienten	→ Patientenverständnis erreichen
→ Messintervalle zu kurz	→ falsche Werte	→ Patientenverständnis erreichen
→ Manschette am dominanten Arm	→ Bewegungsartefakte (falsche Werte)	→ Patientenverständnis erreichen
→ Arm wird während des Messvorgangs bewegt (z. B. bei Sport)	→ falsche Werte	→ Patientenverständnis erreichen
→ falsche Position der Armmanschetten	→ Messfehler bis über 10 mmHg systolisch und diastolisch	→ Position vom Patienten überprüfen lassen
→ Blutdruck wird vom Patienten als statische Größe angesehen	→ falsche Werte	→ Patientenverständnis erreichen → Parallelmessung beim Hausarzt ist bei Diskrepanzen zur Kontrolle des Patientengerätes angebracht
→ mangelnde Begleitung des Patienten	→ Motivationsmangel	→ regelmäßige Erfolgskontrolle motiviert → Patient führt Tagebuch über Aktivitäten, v. a. die Schlafenszeiten

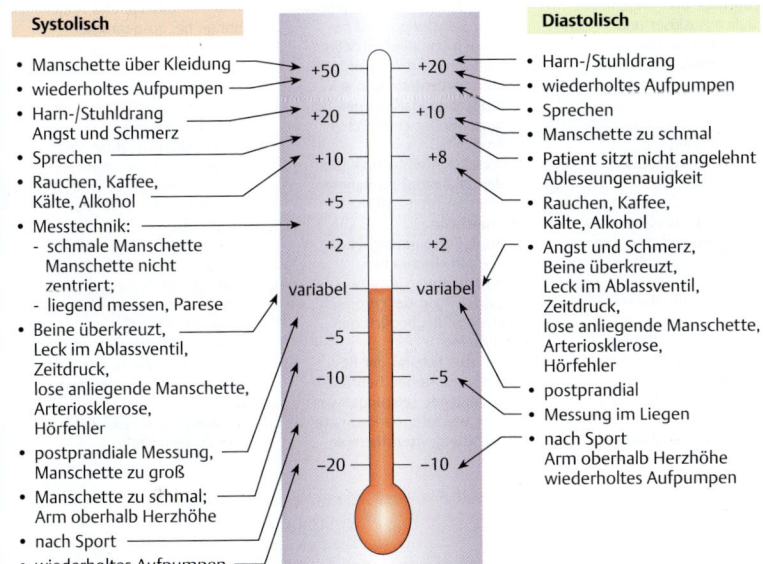

Abb. 16.40 Verfälschungen der Blutdruckmessung (n. Sandholzer 2007).

Systolisch

- Manschette über Kleidung +50
- wiederholtes Aufpumpen
- Harn-/Stuhldrang Angst und Schmerz +20
- Sprechen +10
- Rauchen, Kaffee, Kälte, Alkohol +5
- Messtechnik: +2
  - schmale Manschette Manschette nicht zentriert;
  - liegend messen, Parese variabel
- Beine überkreuzt, Leck im Ablassventil, −5 Zeitdruck, lose anliegende Manschette, −10 Arteriosklerose, Hörfehler
- postprandiale Messung, Manschette zu groß
- Manschette zu schmal; −20 Arm oberhalb Herzhöhe
- nach Sport
- wiederholtes Aufpumpen

Diastolisch

- Harn-/Stuhldrang +20
- wiederholtes Aufpumpen +10
- Sprechen
- Manschette zu schmal +8
- Patient sitzt nicht angelehnt Ableseungenauigkeit
- Rauchen, Kaffee, Kälte, Alkohol +2
- Angst und Schmerz, Beine überkreuzt, variabel Leck im Ablassventil, Zeitdruck, lose anliegende Manschette, −5 Arteriosklerose, Hörfehler
- postprandial
- Messung im Liegen −10
- nach Sport Arm oberhalb Herzhöhe wiederholtes Aufpumpen

- Übergewicht
- Diabetes mellitus
- Depression
- Körperbewusstsein, Selbstwertgefühl

Rote-Beete-Saft

Dass Stickoxid (NO) in den Blutgefäßen ein wichtiger Vasodilatator ist, ist lange bekannt (Nobelpreis 1998). Seine blutdrucksenkende Wirkung wird in der Therapie genutzt, zudem wird die antianginöse Wirkung von Nitropräparaten durch NO vermittelt.

Über einen indirekten Weg können aber auch nitrathaltige Nahrungsmittel, zu denen z. B. Rote Beete gehört, eine antihypertensive Wirkung haben. Nach Umwandlung zu Stickoxid können sie den Blutdruck senken. In einer Studie (Ahluwalia 2008) erzielte ½ Liter Rote-Beete-Saft täglich eine antihypertensive Wirkung, die durchaus mit der von Medikamenten vergleichbar ist. 3 Stunden nach Gabe an gesunde Freiwillige war der systolische Blutdruck um 10,4 mmHg und der diastolische Blutdruck um 8 mmHg gefallen. Die Wirkung des Rote-Beete-Saftes wurde verhindert, wenn die Probanden den Speichel nicht herunter schluckten. Nitrat wurde nicht „enterosalivarisch" zu Stickoxid umgewandelt.

Die Experimente belegen damit schlüssig, dass die blutdrucksenkende Wirkung auf den Nitratgehalt der Roten Beete zurückzuführen ist.

16.8.2 Senkung des Blutdrucks durch Nahrungsmittel und Aktivität

Krafttraining

Die blutdrucksenkende Wirkung von körperlicher Aktivität und Sport ist seit Jahren bekannt. Meist wurde bisher regelmäßiges Ausdauertraining empfohlen.

Muskelkrafttraining ist bei älteren Versuchspersonen jedoch auch geeignet, bei folgenden gesundheitlichen Problemen einen positiven Effekt zu erreichen (Siewers 2007):

- Bluthochdruck
- Herzerkrankungen

PRÄVENTION & GESUND-HEITSFÖRDERUNG Interventionsschritte der Pflege

Christoph S. Nies

Atmung und Kreislauf, der über die Werte Puls und Blutdruck repräsentiert wird, sind Vitalfunktionen des Körpers. Sie machen das Leben des Organismus überhaupt erst möglich. In ihrer Funktion reichen sie aber über die rein körperlich bestimmten Aspekte hinaus. Die Vitalwerte werden stark durch unser Befinden und unsere Stimmung beeinflusst und dienen damit neben der Darstellungsmöglichkeit der körperlich-vitalen Situation auch als Parameter unserer psychischen Verfassung.

Es werden aber nicht nur die Vitalwerte durch unsere psychische Befindlichkeit beeinflusst, sondern gleichzeitig kann umgekehrt, insbesondere über die Vitalfunktion der Atmung, Einfluss auf unsere Stimmung – das Wohlbefinden – genommen werden. Dadurch ist die ATL „Atmen, Puls und Blutdruck" im Hinblick auf gesundheitsförderliche Interventionsbemühungen der Pflege besonders wirkungsvoll. Gesundheitsförderliche Intervention in Form von Aufklärung und Beratung sind besonders bedeutsam: z. B. zu Faktoren des sozialen Umgehens, der Umwelt sowie der Eigenaktivität und des enthaltenen Einflusses auf die Vitalfunktionen.

Auch in der ATL „Atmen, Puls und Blutdruck" ist die Pflege, aufgrund des intensiven Kontakts zum Pflegeempfänger und des Wissens um konkrete Beobachtungskriterien, dafür prädestiniert, Risikofaktoren (z. B. gesundheitsschädigendes Eigenverhalten [z. B. Rauchen], erste Veränderungen der Vitalwerte) zu erkennen und Interventionen einzuleiten. *Tab. 16.21* stellt anhand der verschiedenen Ebenen der Prävention (S. 163) einige Möglichkeiten pflegerischer Gesundheitsförderung und Prävention am Beispiel des ATL-Bereichs „Atmen" dar.

Tab. 16.21 *Gesundheitsförderung und Prävention (nach Hurrelmann et al. 1998).*

Gesundheitsförderung	Primärprävention	Sekundärprävention	Tertiärprävention
Interventionen			
→ Informationsveranstaltung „Atmen ist Leben" (Veranstaltung im Krankenhaus, Sozialstation, öffentliche Plätze/Gebäude), mögliche Inhalte: ▪ Bedeutung der Atmung für den Menschen ▪ Atmung und Wohlbefinden ▪ Physiologie der Atmung ▪ Beobachtungskriterien der Atmung ▪ Förderungsmöglichkeiten von Atmung und Wohlbefinden ▪ Atemübungen ▪ Bewegung und Atmung → Pflegdürftige und Angehörige über Möglichkeiten und Wirkung von Atmungsförderung und Atemübungen informieren (im Krankenhaus, in der ambulanten Betreuung) → Pflegebedürftige und Angehörige zu Atemübungen anleiten → Leistungen vermitteln, z. B.: → Broschüren, DVDs → Informationsveranstaltungen → Atem-Entspannungskurse → Sportgruppen	→ Pflegebedürftige und Angehörige bezüglich Auslöser und Auswirkung einer gestörten Atmung bei bestehenden Risikofaktoren aufklären, Risikofaktoren sind z. B.: ▪ Rauchen ▪ wenig Bewegung ▪ andauernde Sorgen oder Stress ▪ schlechte Umgebungsluft → Risikofaktoren identifizieren und Maßnahmen einleiten, um sie zu vermeiden oder abzuschwächen: → Rauchen: über gesundheitsschädigende Wirkung aufklären, Entwöhnungsmöglichkeiten aufzeigen, Unterstützungsangebote vermitteln (z. B. Beratung in „Raucherambulanz") → andauernde Sorgen oder Angst: entspannende Atemübungen anleiten → Immobilität: pneumonieprophylaktische Maßnahmen einleiten → präventiven Hausbesuch bei älteren Menschen im ambulanten Bereich durchführen: → Atmungsstatus hinsichtlich bestehender Risikofaktoren oder erkennbarer Veränderungen beurteilen → Aufklärung, Beratung, Anleitung, Unterstützung auf den Atemstatus abstimmen	→ Pflegebedürftige und Angehörige zur Selbstpflege bei beginnenden chronischen Störungen anleiten und schulen, z. B.: ▪ atemvertiefende und sekretlösende Maßnahmen bei beginnender chronischer Bronchitis ▪ korrekte Atemtechnik (bei der Inhalation) im Rahmen eines leichten Asthma bronchiale ▪ Atem-Entspannungsübungen bei chronischen Schmerzen → Kontaktatmung bei chronisch unruhigen Pflegbedürftigen durchführen → Atemstatus anhand der Beobachtungskriterien beurteilen → unterstützende Leistungen vermitteln, wie Informationsmaterial, Beratung, Atemtherapie	→ Pflegebedürftige und Angehörige bei ausgeprägten chronischen Störungen im Bereich des Atmens anleiten und schulen, z. B.: ▪ im Umgang mit einem Tracheostoma ▪ bei Mukoviszidose hinsichtlich Lagerungen, Atemtechniken, Ernährung und Infektionsprophylaxe → über mögliche Folgeerkrankungen und Komplikationen aufklären (z. B. Cor pulmonale oder Lungenemphysem als Folge der COPD) → zu gesundheitsbewusstem Verhalten anleiten, um Folgeerkrankungen vorzubeugen → Rehabilitations-Selbsthilfeangebote vermitteln
Interventionszeitpunkt			
Gesundheitszustand (kein Selbstpflegedefizit hinsichtlich Atmung vorhanden)	erkennbare Risikofaktoren (Gefahr der Entstehung eines Selbstpflegedefizits im Bereich Atmung)	beginnende pathologische Veränderungen (Selbstpflegedefizit im Bereich Atmung vorhanden)	ausgeprägte pathologische Veränderungen (ausgeprägtes Selbstpflegedefizit im Bereich der Atmung vorhanden)
Zielgruppe			
→ Gesamtbevölkerung → Angehörige → Pflegebedürftige	→ Pflegebedürftige mit bestehenden Risikofaktoren → Angehörige	→ Pflegebedürftige mit Selbstpflegedefizit (Patienten) → Angehörige	→ Pflegebedürftige mit Selbstpflegedefizit (Rehabilitanden) → Angehörige

Fortsetzung ▶

Tab. 16.21 Fortsetzung

Gesundheitsförderung	Primärprävention	Sekundärprävention	Tertiärprävention
Interventionsorientierung			
salutogenetische Ausrichtung (Förderung)	pathogenetische Ausrichtung (Vorbeugung)	pathogenetische Ausrichtung (Korrektur)	pathogenetische Ausrichtung (Kompensation)
Zielsetzung			
→ Verhältnisse und Lebensweisen beeinflussen → physiologische Atmung und Wohlbefinden fördern	→ Verhalten beeinflussen → Risikofaktoren vermeiden, die Störungen von Atmung und Wohlbefinden begünstigen	→ Defizit im Bereich Atmung früh behandeln → Störung behandeln	→ bestehendes Selbstpflegedefizit im Bereich Atmung ausgleichen → Folgeerkrankungen vorbeugen

Lern- und Leseservice

Verwendete Literatur

Atmen
→ Anonym. Inhalationsgeräte: Endlich wieder durchatmen. Stiftung Warentest 2007; 5: 88 – 92
→ Bals R, Vogelmeier C. Lungen und Atmung. In: Siegenthaler W, Blum HE, Hrsg. Klinische Pathophysiologie. 9. Aufl. Stuttgart: Thieme; 2006
→ Cabello JB. et al. Oxygen therapy for acute myocardial infarction. The Cochrane Library 2010; 6: 1 – 13
→ Clemens KE, Klaschik E. Diagnostik und Therapie der Atemnot in der Palliativmedizin. Z Palliativmed 2007; 8: 141 – 154
→ Dröser C. Mief macht müde. DIE ZEIT; Nr. 24 vom 9. 6. 2005
→ Dröser C. Tief einatmen. DIE ZEIT; Nr. 44 vom 26. 10. 2006
→ Dröser C. Hand vor den Mund. DIE ZEIT; Nr. 1 vom 27. 12. 2007
→ Ehrenberg H. Atemtherapie in der Physiotherapie/Krankengymnastik. München: Pflaum; 1998
→ Galbraith S et al. Does the use of a handheld fan improve chronic dyspnea? A randomized, controlled, crossover trial. J Pain Symptom Manage 2010; 39: 831 – 838
→ Gerlach U et al. Innere Medizin für Gesundheits- und Krankenpflege. 7. Aufl. Stuttgart: Thieme; 2011
→ Kaltwasser A et al. Ventilation fördern. CNE.fortbildung 5.2010, Lerneinheit 17. Stuttgart: Thieme; 2010
→ Kardos P. Diagnostik des Hustens beim Erwachsenen. Notfall & Hausarztmedizin 2006; 32: 482 – 485
→ Knipping C. Lehrbuch Palliative Care. 2. Aufl. Bern: Huber; 2007
→ Köhler D, Haidl P. Sauerstoff in der Medizin. Pneumologie 2011; 65: 25 – 36

→ Krause M, Uhlmann B. Kompressen und Wickel. In: Sitzmann F. Pflegehandbuch Herdecke. 3. Aufl. Berlin/ Heidelberg: Springer; 1998
→ Lauber A, Schmalstieg P. Pflegerische Interventionen. 2. Aufl. Stuttgart: Thieme; 2007
→ Magnussen H. et al. Deutsche Gesellschaft für Pneumologie und Beatmungsmedizin e. V. Leitlinie Langzeit-Sauerstofftherapie. Pneumologie 2008; 62: 748 – 756
→ Mersch-Sundermann V. Partikel, Stäube, Aerosole. Vortrag beim 18. Freiburger Hygiene- und Infektiologiegespräch 21./22. 2. 2008 (Institut für Umweltmedizin und Krankenhaushygiene am Universitätsklinikum Freiburg)
→ Sandholzer H. Husten. Notfall & Hausarztmedizin 2007; 33: 63 – 64
→ Simon ST, Müller-Busch C, Bausewein C. Symptomatische Behandlung von Schmerzen und Atemnot. Der Internist 52 2011; 1:28 – 35
→ Sitzmann F. Mit wachen Sinnen wahrnehmen und beobachten (Teil 2). Baunatal: Recom; 1996
→ Sitzmann F. Hygiene. Berlin: Springer; 1999
→ Sitzmann F. Hygiene daheim. Hygienisches Arbeiten in Alten- und Pflegeheimen und in der häuslichen und rehabilitativen Pflege. Bern: Huber; 2007
→ Sitzmann F. Prävention nosokomialer Infektionen. In: Ullrich L u. a. (Hrsg.). Intensivpflege und Anästhesie. 2. Aufl. Stuttgart: Thieme; 2010
→ Schiff A. Schlafförderung durch Atemstimulierende Einreibung bei älteren Menschen. Bern: Huber; 2006
→ Schmidt SM. Stridor. Pädiatrie up 2 date 2007; 2: 335 – 354

→ Schulz-Stübner S, Sitzmann F, Kniehl, E. Die Rolle der Mundpflege bei der Prävention beatmungsassoziierter Pneumonien. Krankenhaushygiene up2date 2010 5; 3: 177 – 192
→ Vogelmeier C. et al. Leitlinie der Deutschen Atemwegsliga und der Deutschen Gesellschaft für Pneumologie und Beatmungsmedizin zur Diagnostik und Therapie von Patienten mit chronisch obstruktiver Bronchitis und Lungenemphysem (COPD) Pneumologie 2007; 61: e1 – e40
→ de Vries U, Petermann F. Asthmamanagement: Welche Bedeutung hat das krankheits- und behandlungsbezogene Wissen des Patienten? DMW 2008; 133: 139 – 143
→ Wörth T. Management bei Luftnot-Akutmaßnahmen. Lege artiv 1 2011; 1: 46 – 49

Kreislauf
→ Ahluwalia A et al. Research shows a daily dose of beetroot juice can beat high blood pressure. 2008. Online: URL: http://www.aerzteblatt.de/ nachrichten/31 296/ (22. 7. 2011)
→ Anonym. Deutsche Hochdruckliga e. V. DHL – Deutsche Hypertonie Gesellschaft. Leitlinien zur Behandlung der arteriellen Hypertonie 2008. Online im Internet: URL: http://www.awmf.org/uploads/tx szleitlinien/046-001 S2 Behandlung der arteriellen Hypertonie 06-2008 06-2013.pdf (22. 7. 2011)
→ Bald M. Arterielle Hypertonie. Pädiatrie up2date 2007; 2: 209 – 228
→ Bon HG, Marquardt U. Pulsoxymetrie: Technische Grundlagen und klinische Anwendung. Intensiv 2001; 9: 79 – 82

→ Busse R. Gefäßsystem und Kreislaufregulation. In: Schmidt RF, Thews G, Hrsg. Physiologie des Menschen. 26. Aufl. Berlin: Springer; 1995

→ Er F et al. Apparative Untersuchungen des Herzens. In: Siegenthaler W, Blum HE, Hrsg. Klinische Pathophysiologie. 9. Aufl. Stuttgart: Thieme; 2006

→ Grey K. Klinische und apparative Überwachung der Atmung. In: Ullrich L u. a. (Hrsg.). Intensivpflege und Anästhesie, 2. Aufl. Thieme, Stuttgart 2010

→ Maack C, Böhm M. Blutdruck. In: Siegenthaler W, Blum HE, Hrsg. Klinische Pathophysiologie. 9. Aufl. Stuttgart: Thieme; 2006

→ Middeke M. Diskussion zu dem Beitrag Ritter, 2007. Dtsch Ärztebl 2007; 104: A2662

→ Ritter MA et al. Messung des arteriellen Blutdrucks. Dtsch Ärztebl 2007; 104: A1406 – 1410

→ Sandholzer H. Blutdruckmessung. Notfall & Hausarztmedizin 2007; 33: 9 – 10

→ Siewers M, Weisser B. Krafttraining und arterielle Hypertonie. Dtsch med Wochenschr 2007; 132: 2449 – 2452

→ Silbernagl S, Despopoulos A. Taschenatlas Physiologie. 7. Aufl. Stuttgart: Thieme; 2007

→ Sitzmann F. Mit wachen Sinnen wahrnehmen und beobachten (Teil 2). Baunatal: Recom; 1996

→ Schmidt-Richter R. Warum wird bei der Pulsmessung mit Null begonnen? Thieme CNEonline. Online: http://www.thieme.de/cne/inhalte/expertenrat/faq_detail.php?cluster_id=1&id=898&start=85 (22. 7. 2011)

→ Wasner, T. Tipps gegen das Umkippen im OP - Lieber abtreten als wegtreten. Via medici 2008; 3: 20

Weiterführende Literatur
Atmen

→ Gutenbrunner C, Hildebrandt G. Handbuch der Balneologie und medizinischen Klimatologie. Berlin/Heidelberg: Springer; 1998

→ Unertl K et al. Empfehlungen Prävention der nosokomialen Pneumonie. Mitteilung der Kommission für Krankenhaushygiene und Infektionsprävention am Robert-Koch-Institut. Bundesgesundheitsbl. 2000; 43: 302

Kreislauf

→ Roßlenbroich B. Die rhythmische Organisation des Menschen. Stuttgart: Freies Geistesleben; 1994

Internetadressen
Atmen

→ Informationen über Lungenerkrankungen und umfangreiche Darstellung der Prävention und Therapie URL: http://www.lungenaerzte-im-netz.de (19. 7. 2011)

→ LOT steht für „long term oxygen therapy": Informationen über Umgang und die Erfahrungen mit der Sauerstoff-Langzeit-Therapie. URL: http://www.sauerstoffliga.de/home.php (19. 7. 2011)

→ Zur Aufgabe der Deutschen Lungenstiftung gehört es, die Öffentlichkeit über Lungen- und Atemwegserkrankungen zu informieren: Online: http://www.lungenstiftung.de/ (19. 7. 2011)

Kreislauf

→ Eine Standardarbeitsanweisung (SOP) für die Blutdruckmessung (in der Apotheke) findet sich online: URL: http://www.abda.de/fileadmin/assets/Praktische_Hilfen/Handlungsanweisungen/Pharmazeutische_Betreuung/ZAPP/SOP%20Blutdruckmessung%20in%20der%20Apotheke_2010.pdf (Stand 22. 7. 2011)

→ Leicht, auch für Patienten verständliche Informationen zum Blutdruck finden sich unter: Patientenberatung bei der Blutdruckselbstmessung - Standardarbeitsanweisung (SOP) für die Apotheke. Online: URL: http://www.abda.de/fileadmin/assets/Praktische_Hilfen/Handlungsanweisungen/Pharmazeutische_Betreuung/ZAPP/SOP%20Patientenberatung%20Blutdruckselbstmessung%20in%20der%20Apotheke_2010.pdf (Stand 22. 7. 2011)

→ Deutsche Hochdruckliga e. V. und Deutschen Hypertonie Gesellschaft. Online: URL: http://www.paritaet.org/RR-Liga/indexv4.htm (Stand 22. 7. 2011) Hier existiert auch ein Verzeichnis der Blutdruck-Messgeräte für die Patienten-Selbstkontrolle, die ein Prüfsiegel für die Messgenauigkeit erhielten (zuletzt für das Jahr 2009).

→ Testergebnisse der Stiftung Warentest 12/2010 für automatische Blutdruckmessgeräte zur Selbstmessung, darunter fünf Handgelenk- und sieben Oberarmgeräte. Online: URL: http://www.testberichte.de/a/blutdruckmessgeraet/magazin/test-stiftung-warentest-12-2010/241 907.html (Stand 22. 7. 2011)

17 ATL Sich sicher fühlen und verhalten

Angelika Abt-Zegelin, Irmela Gnass,
Simone Jochum, Christoph S. Nies, Franz Sitzmann

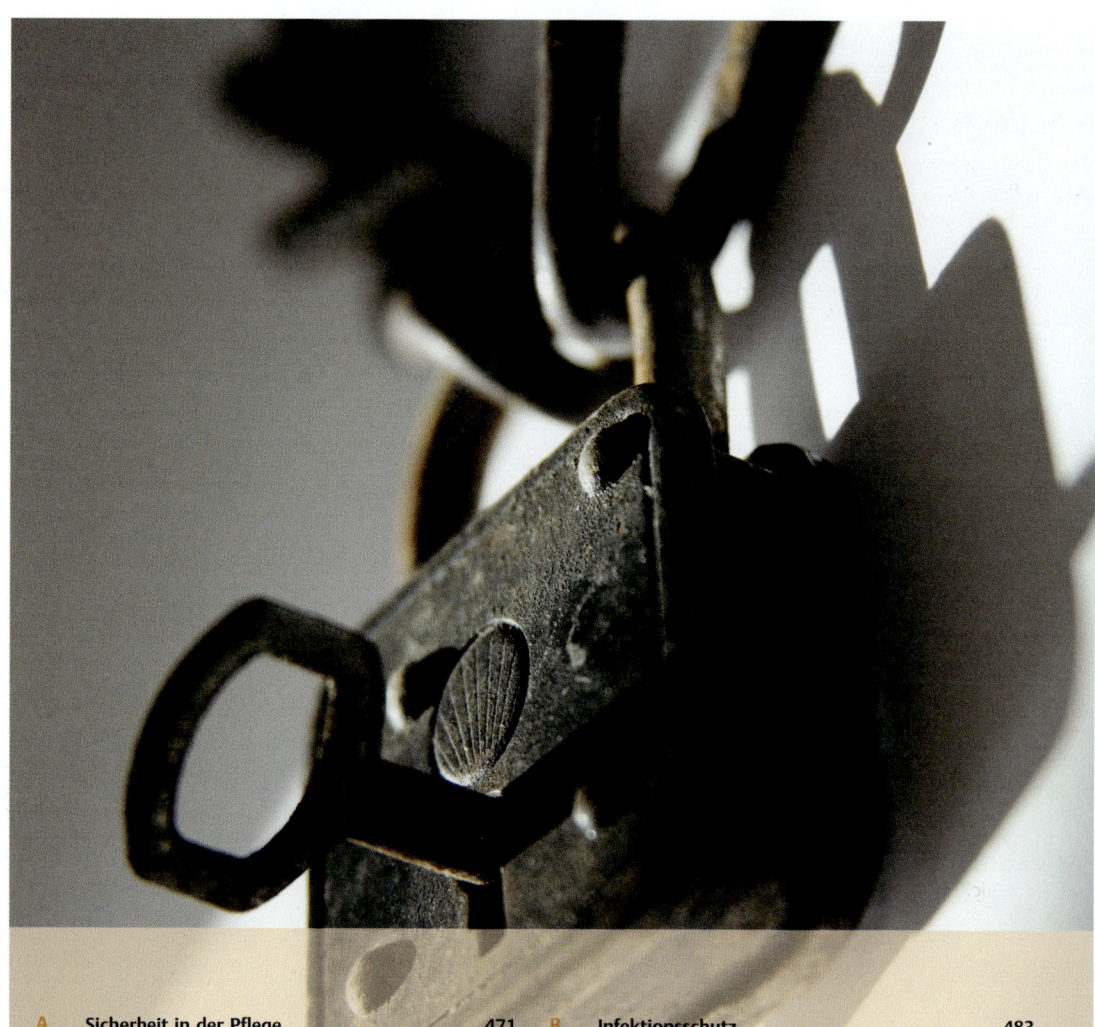

FALLBEISPIEL **Pflegesituation Frau Berger.**

Frau Berger ist 79 Jahre alt und lebt seit dem Tod ihres Mannes in einem Seniorenstift im Westerwald. Sie hat eine Tochter, die sie regelmäßig besucht. Frau Berger leidet seit vielen Jahren an einer chronischen Herzinsuffizienz und benötigt inzwischen Hilfe in fast allen Aktivitäten des täglichen Lebens. Vor einem Jahr konnte sie mit ihrer Tochter noch spazieren gehen, inzwischen muss sie mit einem Rollstuhl gefahren werden.

Aufgrund zunehmender körperlicher Schwäche und starker Belastungsdyspnoe wurde Frau Berger in der letzten Woche auf die kardiologische Station des Krankenhauses aufgenommen. Da in der letzten Zeit bei den Bewohnern des Seniorenstiftes gehäuft eine Kolonisation

mit MRSA festgestellt worden war, wurden auch bei Frau Berger routinemäßig Abstriche auf MRSA entnommen. Gesundheits- und Krankenpfleger Marc berichtet bei der Übergabe seinem Kollegen Maik, der heute aus dem freien Wochenende kommt, folgendes: „Das Labor hat vor fünf Minuten angerufen. Frau Berger ist im Rachenabstrich MRSA positiv. Wir haben sie bereits isoliert, die Sanierung kann heute noch beginnen. Frau Berger ist noch sehr geschwächt und kann das Bett momentan nicht verlassen. Die Mahlzeiten müssen gerichtet werden, essen kann sie aber selbstständig. Frau Müller, die im gleichen Zimmer lag, haben wir im Nachbarzimmer untergebracht. Ihr Mann stand schon ganz empört im Stationszimmer und wollte wissen, ob seine Frau sich jetzt mit ir-

gendetwas Gefährlichem angesteckt hat, als er das Schild „Vor Betreten bitte Rücksprache mit dem Pflegepersonal" an der Zimmertür gelesen und die ganzen Schutzutensilien vor dem Zimmer gesehen hat."

Gesundheits- und Krankenpfleger Maik beschließt sich nun selbst ein Bild von Frau Berger zu machen und beginnt bei ihr mit dem Nachmittagsrundgang. Frau Berger schaut ihn erschreckt an, als er mit der Schutzkleidung ihr Zimmer betritt. „Was ist denn bloß hier los und wie geht es jetzt weiter mit mir? Der Arzt hat gesagt, ich habe etwas Ansteckendes. Kann ich denn überhaupt wieder in mein Heim zurück? Und meine Tochter wollte heute Nachmittag vorbei kommen. Kann sie mich denn besuchen?"

A Sicherheit in der Pflege

17.1 Bedeutung von Sicherheit

Irmela Gnass

Jeder Mensch möchte in seinem Leben Sicherheit erfahren. Er möchte Halt und Orientierung im Leben, sich getragen fühlen, festen Boden unter den Füßen spüren. Der Mensch möchte aus einer Position des „Sich-sicher-Fühlens" handeln und sich entwickeln. Das Leben selbst birgt viele Risiken, absolute Sicherheit wird es nicht geben. Wie der Mensch für sich Sicherheit definiert und wann er Sicherheit empfindet, ist individuell verschieden und von seiner Persönlichkeit abhängig.

Sowohl in gesunden Phasen als auch in Zeiten in denen eine Erkrankung oder Pflegebedürftigkeit im Vordergrund steht, wird sich der Mensch dem Gesundheitswesen anvertrauen und erwartet eine angemessene und sichere Versorgungsqualität. Holzer et al (2005) schreibt: „Vertrauen in das Gesundheitssystem zu haben gehört zu den wichtigsten Elementen jedes Gesundheitssystems." Vertrauen bedeutet: Das öffentliche Erscheinungsbild des Gesundheitswesens überzeugt den Einzelnen, dass

das Bestmögliche geschieht, sowohl von den systemischen Voraussetzungen als auch seitens der dort Arbeitenden. Patientensicherheit ist eine professionelle und gesellschaftliche Herausforderung.

PRAXISTIPP Verfolgen Sie in den Medien die Meldungen zu Missständen in der Pflege. Welche ethischen Aspekte werden benannt? Werden Sanktionen bzw. Entschädigungen für die Beteiligten ausgesprochen? Erfolgen Konsequenzen aus den Ereignissen?

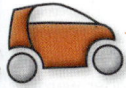

Häusliche Pflege im Fokus

Fallbeispiel: „Herr Auer ... Herr Auer, bitte machen Sie auf. Hier ist der Pflegedienst zum Insulin spritzen." Pfleger Gerd wird langsam unruhig. Jetzt hat er schon länger an der Wohnungstür geklingelt und geklopft und der Patient öffnet nicht. Er kennt Herrn Auer noch nicht lange, weiß aber, dass er wegen einer starken Sehminderung die Wohnung nicht ohne Begleitung verlässt. Hört der Patient einfach schwer? Oder

ist er vielleicht unterzuckert und in Gefahr? Gerd kann erst weiterfahren, wenn die Situation geklärt ist. Schließlich öffnet sich die Tür der Nachbarwohnung. „Warten Sie, ich mache Ihnen auf", sagt der Nachbar. „Ich schaue ja öfters nach Herrn Auer und habe einen Schlüssel." Wenig später findet Gerd den Patienten im Sessel vor, der Fernseher läuft laut. Herr Auer ist sofort ansprechbar, doch zur Sicherheit kontrolliert Gerd

den Blutzucker: zum Glück ist alles in Ordnung! Auf die Problematik angesprochen sagt der Patient: „Klar können Sie einen Schlüssel haben. Damit fühle ich mich selbst auch besser, schließlich war ich schon öfter unterzuckert. Aber immer dreimal klingeln; das machen der Nachbar und meine Tochter auch so."
In der häuslichen Pflege werden die Patienten in ihrer eigenen Wohnung ver-

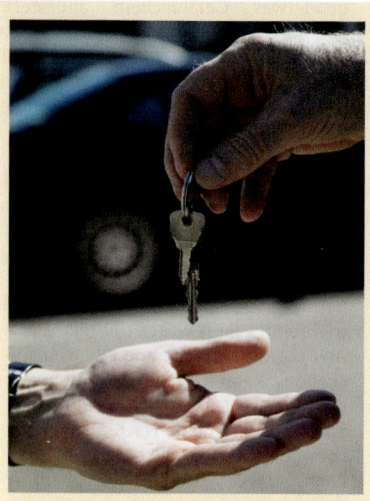

Abb. 17.1 Ein Wohnungsschlüssel für den Pflegedienst erhöht das Sicherheitsgefühl des Patienten.

sorgt. Spätestens dann, wenn ein Patient seine Wohnungstür nicht mehr öffnen kann, wird die Übergabe eines Haus- und Wohnungsschlüssels an den Pflegedienst per Vertrag geregelt. Dies erhöht sowohl das Sicherheitsgefühl des Patienten als auch die Sicherheit des Pflegedienstes, seinem Versorgungsauftrag nachkommen zu können (**Abb. 17.1**).

Die Schlüsselgewalt des Pflegedienstes setzt ein großes Maß an Vertrauen des Patienten sowie Verantwortung bei jedem einzelnen Mitarbeiter voraus. Maßnahmen, die die Sicherheit beiderseits erhöhen, sind z. B. die Vereinbarung von Klingelzeichen vor dem Aufschließen sowie das Führen von Schlüssellisten oder die Aufbewahrung von Patientenschlüsseln in einem elektronisch gesicherten Schrank, zu dem jeder Mitarbeiter nur mit einer PIN Zugang hat.

Die Wohnung eines Patienten ist ein privater und geschützter Ort, den sonst nur die Bewohner selbst oder enge Angehörige per Schlüssel betreten. Ganz gleich, wie lange ein Pflegedienst schon mit einem Schlüssel z. B. bei einem bettlägerigen Patienten ein- und ausgeht: Die Pflegenden bleiben in einer Gastrolle und dürfen in der fremden Wohnung nicht nach Belieben walten und eigene Vorstellungen von Hygiene oder Ordnung durchsetzen. Der Patient ist Kunde und hat alle Wahlfreiheit. Er entscheidet sowohl darüber, welcher Pflegedienst ihn versorgt als auch über alle Maßnahmen und Veränderungen, die an ihm und in seiner Wohnung getroffen werden.

17.2 Patientensicherheit

Der Begriff Patientensicherheit wird in den letzten Jahren vermehrt gebraucht. Was ist damit gemeint? Nimmt man es wörtlich, so scheint es um die Sicherheit des Patienten zu gehen.

Der Patient ist ein Mensch, der erkrankt ist und medizinische und pflegerische Behandlung erfährt. Die Behandlung wünscht sich der Patient bestmöglich und ohne Störungen. Doch stehen dem Anspruch nach optimaler Behandlung und Sicherheit in der Versorgung viele Hindernisse gegenüber. Sobald Menschen arbeiten, sind Fehler nicht immer zu vermeiden, insbesondere wenn man die komplexen und schnellen Abläufe in der modernen Medizin und Pflege berücksichtigt. So könnte man Krankenhäuser als „Risikoorte" bezeichnen.

Patientensicherheit ist auch ein Thema in stationären und ambulanten Pflegeeinrichtungen. Im Jahre 1999 veränderte eine Arbeit aus den USA weltweit den Blick auf die Aspekte von Patientensicherheit. Das Institute of Medicine (IOM) veröffentlichte unter dem Titel „To err is human – building a safer health system" (Irren ist menschlich – Entwicklung eines sicheren Gesundheitssystems) einen Bericht, der Probleme im amerikanischen Gesundheitssystem untersuchte (Kohn et al. 1999). Die Analyse von Studien zeigte, dass für 2,9 – 3,7 % aller Patienten sog. unerwünschte Ereig-

nisse (s. Definitionen) auftraten. Besonderes Aufsehen erregte die hochgerechnete Anzahl der Todesfälle.

! **DEFINITION** Ein **unerwünschtes Ereignis** wird definiert als negatives Behandlungsergebnis, das Folge der medizinischen Behandlung ist und nicht dem zugrunde liegenden Gesundheitszustand zuzuschreiben ist.

Ein **vermeidbares unerwünschtes Ereignis** ist ein unerwünschtes Ereignis, das auf einen Fehler zurückgeht.

Ein **Behandlungsfehler** liegt vor, wenn zusätzlich mangelnde Sorgfalt nachgewiesen werden kann (APS 2007). _____

Auch in Deutschland rückt das Thema Patientensicherheit immer mehr in den Mittelpunkt der Versorgungsqualität im Gesundheitswesen, insbesondere im Krankenhaus. Dabei geht man davon aus, dass 0,1 % aller Krankenhauspatienten an einem vermeidbaren unerwünschten Ereignis versterben (APS 2007). Eine Sterblichkeit von 0,1 % entspricht bei 17 Mio. Krankenhauspatienten etwa 17 000 auf vermeidbare unerwünschte Ereignisse zurückgehende Todesfälle in Deutschland (SVR 2007). Die Zahl ist mehr als 3-mal höher als die aktuelle Zahl der Verkehrstoten. Sie zeigt, wie wichtig weitere Arbeiten an Präventionsprogrammen sind.

Eine Untersuchung der Weltgesundheitsorganisation (WHO) ergab, dass weltweit jeder zehnte Patient durch Fehler im Gesundheitswesen betroffen ist. Die steigende Anzahl der Anzeigen wegen Schädigung durch Behandlungsfehler (früher „Kunstfehler") führte dazu, dass auch die Versicherungsgesellschaften sich vermehrt mit dem Thema Patientensicherheit beschäftigen.

17.2.1 WHO-Programm „Patient Safety"

Die Weltgesundheitsorganisation (WHO) hat im Jahre 2002 die „World Alliance for Patient Safety" (Weltbündnis für Patientensicherheit) gegründet. In der weltweiten Kampagne werden 10 Aktionsbereiche beschrieben, in denen weltweit Bündnisse bereits tätig sind oder werden (**Tab. 17.1**).

Die WHO sieht die Akutpflege und -versorgung als große Herausforderung. Im Aktionsbereich 9 nimmt sie sich besonders der Risiken von Patienten im Akutbereich an. Damit die Ausrichtung der Themen zielführend verläuft, identifiziert und favorisiert die WHO die Erklärung weiterer Forschungsbedarfs. Im Aktionsbereich 2 werden u. a. die Patientenrechte fokussiert. Die Initiative soll die Patientenversorgung verbessern und Kosten senken, die durch gesundheitsbezogene Schäden an Millionen von Patienten weltweit entstehen.

Tab. 17.1 Aktionsbereiche der „World Alliance for Patient Safety".

Aktionsbereich 1	Patientensicherheit als globale Herausforderung
Aktionsbereich 2	Patienten und Verbraucherbeteiligung
Aktionsbereich 3	von verbesserter Patientensicherheit lernen und darüber berichten
Aktionsbereich 4	Entwicklung einer Klassifikation zur Patientensicherheit
Aktionsbereich 5	Forschung rund um Patientensicherheit
Aktionsbereich 6	Lösungen zur Minimierung von Risiken durch Gesundheitspflege und zur Verbesserung der Sicherheit
Aktionsbereich 7	Aktionen rund um die Patientensicherheit
Aktionsbereich 8	Technologien zur Patientensicherheit
Aktionsbereich 9	internationale Kooperationen zur Versorgung von akutkranken Patienten
Aktionsbereich 10	globaler Austausch zur den Kenntnisse über die zur Patientensicherheit

9 Regeln des DBfK

Neun Themen sollen das Risiko in der Gesundheitsversorgung reduzieren und die Patientensicherheit verbessern. Vom Deutschen Berufsverband für Pflegeberufe (DBfK) werden die Themen als „9 Regeln" mit klarer Handlungsanweisung dargestellt:

1. ähnlich aussehende bzw. ähnlich klingende Medikamentenbezeichnungen
2. Patientenidentifikation
3. Kommunikation an den Schnittstellen
4. Seitenverwechslungen
5. Konzentration von Injektions- und Infusionslösungen
6. sichere Folgemedikation bei Patientenüberleitung
7. Katheter- bzw. Sonden-Diskonnektion (s. S. 363 u. 697)
8. Mehrfachverwendung von Einmalmaterial
9. Händehygiene zur Vermeidung von nosokomialen Infektionen (S. 486)

Sie sind nachweislich effizient und verringern inakzeptable Schäden. Weltweit arbeiten zahlreiche Experten an der Anpassung der 9 Regeln (DBfK 2007).

17.2.2 Aktionsbündnis Patientensicherheit

Das Aktionsbündnis Patientensicherheit (APS) wurde 2005 gegründet. Seitdem sind viele Kooperationen und internationale Kontakte entstanden, um die wissenschaftliche Bearbeitung des Themas Patientensicherheit weiterzuentwickeln. Die Schwerpunkte bei der Gründung des APS sind insbesondere Medikamentensicherheit, Eingriffsverwechslung, Patientenidentifikation und nutzeradäquate Berichtssysteme.

Die Prävention von Eingriffsverwechslungen ist seitdem in nahezu allen Krankenhäusern ein gut bearbeitetes Thema. Ergebnisse aus Deutschland zeigen im internationalen Vergleich guten Erfolg. Der im Jahr 2007 veröffentliche Bericht des APS informiert über den Forschungsstand zum Thema Patientensicherheit und zur Sterblichkeit durch unerwünschte Ereignisse in der Gesundheitsversorgung. Weiter wird überlegt, welche Daten wie zu erheben sind (Methodik). Das APS hat 2008 eine Tagung zum Thema Medizinproduktesicherheit durchgeführt, z. Z. befindet sich die Kampagne „Saubere Hände" im Aufbau.

Die Themenfelder des Aktionsbündnisses sind eng an die Aktionsbereiche der WHO angelehnt. Die Felder orientieren sich ebenfalls vorwiegend an der Versorgung von Menschen im Krankenhaus. Hier ist anzumerken, dass der größere Anteil von pflegerischer Leistung im Gesundheitswesen heute im außerklinischen Bereich erfolgt. Themen, die somit aus pflegerischer Sicht für die Sicherheit von Patienten wichtig sind, werden derzeit noch nicht im ausreichenden Maße berücksichtigt.

Daten erheben

Um die Qualität von Pflege beurteilen zu können, müssen Patientenergebnisse so detailliert wie möglich erfasst werden. Wenn keine Daten zu spezifisch pflegerischen Themen erhoben werden, können die Versorgung und insbesondere die Anzahl unerwünschter Ereignisse nicht dargestellt werden. Es gibt derzeit nur wenige, nicht verallgemeinerbare Studien.

In Kooperation mit der Universität Maastricht (Niederlande) erhebt die Charité Universitätsmedizin Berlin (Bereich Pflegewissenschaft) seit 2002 jährlich Daten zu den Schwerpunkten Pflegeabhängigkeit, Sturzereignisse, Inkontinenz und Dekubitus. Teilnehmende Einrichtungen in Berlin und Umgebung erhalten die wissenschaftlichen Daten des unabhängigen Instituts und somit eine Basis für innerbetriebliche Entscheidungen und für Verhandlungen mit den Kostenträgern. Daten zur Prävalenz veranschaulichen, wie häufig bestimmte Schwerpunkte vorkommen und ermöglichen die Übertragung auf andere Einrichtungen.

! **DEFINITION** **Prävalenz** erfasst die zum Zeitpunkt der Datenerhebung zu messende Häufigkeit einer Erkrankung und/oder Pflegediagnose in einer definierten Bezugsgruppe (Brandenburg et al. 2007).

Um über die Versorgung in Gesundheitseinrichtungen eine Aussage treffen zu können, müssen Ergebnisse pflegerischer Leistungen gemessen werden. Dadurch wird die Praxis überprüft, was dem Patienten und seiner Sicherheit zu Gute kommt.

17.3 Fehlerkultur

„Man spricht nicht darüber": Das ist eine lang gepflegte Kultur. Fehler werden nicht benannt, nicht die eigenen und nicht die der anderen. Fehler werden nicht offen dargestellt und Fehler werden nicht zugegeben, aus Angst vor Sanktionen. Doch nicht alle Fehler sind rechtlich relevant, vielmehr können sie eine Quelle sein, Lernprozesse einzuleiten, um die Ereignisse zukünftig zu vermeiden (Holzer et al. 2005).

Es ist für jede Einrichtung eine Herausforderung, eine offene Kultur für die Kommunikation über unerwünschte Ereignisse bzw. Fehler zu schaffen.

➥ **MERKE** Mitarbeiter müssen die Gewissheit haben, dass sie auf unerwünschte Ereignisse oder Fehler aufmerksam machen dürfen, ohne dafür eine Sanktionierung zu erfahren. ─────

Das Wissen darüber, dass es keine Fragen nach Schuld, sondern Fragen nach den Ursachen gibt, erleichtert es den Mitarbeitern, Ereignisse direkt anzusprechen. Personen, die in einer direkten Situation auf Beinahe-Fehler hingewiesen wurden, zeigten sich häufig dankbar. Wird der Hinweis als Störung oder als negative Kritik in Form von Anmaßung empfunden oder gar unterbunden, ist offene Kommunikation schwierig.

Anonyme Meldungen

Die offene Kommunikation in der direkten Situation stellt insbesondere zwischen den unterschiedlichen Hierarchieebenen eine der größten Hürden dar. Anonymisierte Beschwerde- bzw. Fehlermeldesysteme im Rahmen vom Risikomanagement, erleichtern oft die Meldung von unerwünschten Ereignissen. Dabei muss gewährleistet sein, dass die Information vertraulich behandelt wird.

Eine zeitnahe Auswertung (Analyse) des Ereignisses mit Blick auf beteiligte Einflussfaktoren wird Mitarbeiter motivieren, eine erneute anonymisierte Meldung auszustellen. Nichts ist demotivierender als keine Rückmeldung oder Veränderung nach einer Meldung, in der eigene oder andere Beinahe-Fehler aufgezeigt werden.

„bottom up" – „top down"

Im Rahmen von Qualitätsmanagement/ -sicherung werden Qualitätszirkel mit der Methode „bottom up" durchgeführt. Das bedeutet, dass Mitarbeiter in die Qualitätsoptimierung innerhalb ihres Verantwortungsbereiches eingebunden werden. Die Komplexität von Prozessen in der Versorgung von Menschen in Gesundheitseinrichtungen kann am Besten von Personen, die direkt am Prozess beteiligt sind, beschrieben werden.

Die Strategie ist zeitaufwendig und wird alleine nicht zum Erfolg führen, wenn nicht das Management der Einrichtung die Strategien des Risikomanagements als Teil ihrer Qualitätssicherung versteht und durch entsprechende Strukturen („top down") unterstützt. Strategien seitens des Managements einer Einrichtung kann z. B. die Einführung eines anonymen Meldesystems für unerwünschte Ereignisse oder Fehler sein.

Whistleblowing

Eine besondere Form der Fehlerkultur stellt das Whistleblowing (engl. „Pfeifenbläser", vgl. deutsch „jemanden verpfeifen") dar. Whistleblower sind Menschen, die illegales Handeln, Missstände oder Gefahren für Mensch und Umwelt aufdecken. Sie tun dies intern, innerhalb ihres Betriebes, ihrer Dienststelle oder Organisation oder auch extern gegenüber zuständigen Behörden, Dritten oder auch der Presse. Ein Whistleblower hat die Zivilcourage, Missstände aufzuzeigen und handelt v. a. aus Pflichtbewusstsein und/ oder aus selbstlosen, ethischen, religiösen oder Gewissensgründen. Sie setzen so nicht selten ihren Arbeitsplatz und ihr soziales Ansehen und ihren Ruf aufs Spiel.

Sie werden sehr häufig Opfer von Mobbing-Attacken.

„Aus Fehlern lernen"

Das Aktionsbündnis Patientensicherheit hat Mitarbeiter aus Medizin und Pflege gebeten, über Fehler und was sie daraus gelernt haben, zu berichten. Nun liegt die Broschüre „Aus Fehlern lernen" vor. Die Autoren berichten auf sehr persönliche Weise über ihre Erfahrungen (Aktionsbündnis Patientensicherheit e. V. 2008). Die Veröffentlichung war ein großes Medienereignis und zeigt, wie ungewöhnlich das Reden über Fehler im Gesundheitswesen ist. Es ist schwierig über die Ereignisse zu sprechen, denn niemand gibt gerne zu, dass er einen Fehler gemacht hat. In schlimmsten Fall könnten rechtliche Konsequenzen folgen.

Um hohe Qualität und Sicherheit in der Gesundheitsversorgung zu halten, muss längerfristig jeder Einzelne konsequent vermeidbare Fehler, Schäden oder Beinahe-Schäden berichten, um aus ihnen zu lernen. Die Herausgeber wünschen, dass die Broschüre einen Beitrag zur Fortentwicklung einer modernen Sicherheitskultur leistet und im Gesundheitswesen für einen kulturellen Wandel im Umgang mit Fehlern sorgt (Aktionsbündnis Patientensicherheit e. V. 2008).

MERKE Fehler werden in allen Berufsgruppen und auf allen Hierarchieebenen gemacht. ──────

17.3.1 Menschliches Versagen

Im Zusammenhang mit großen Unfällen wird häufig von „menschlichem Versagen" gesprochen. Und auch in Gesundheitseinrichtungen findet sich schnell ein Mitarbeiter, der für ein unerwünschtes Ereignis verantwortlich gemacht werden kann.

Die Fehlertheorie von Reason (2000) befasst sich mit der Entstehung von „menschlichem Versagen". Sie verdeutlicht, dass der Mensch und sein Verhalten nicht ohne den dazugehörigen Kontext (Umgebung) betrachtet werden dürfen (**Abb. 17.2**). Zunächst unterscheidet er „aktives" vom „latenten" Versagen.

DEFINITION **Aktives Versagen** erfolgt durch Menschen, die eine unsichere Handlung in der direkten Mensch/ Mensch Schnittstelle durchführen und damit eine unmittelbare Auswirkung erzeugen (z. B. Mediziner/Patient, Pflegende/Patient). **Latentes Versagen** entsteht durch Entscheidungen, die auf höherer Ebene einer Organisation stattfinden (z. B. Management). ──────

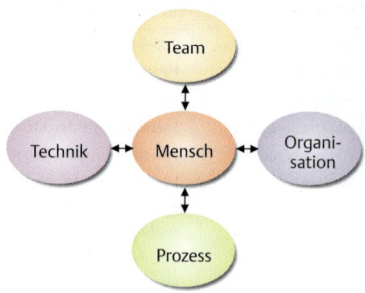

Abb. 17.2 Der Mensch im Kontext seiner Arbeitsumgebung.

Latentes Versagen wird erst dann sichtbar, wenn die Entscheidungen des Managements mit anderen Einflussfaktoren zusammenkommen und durch verschiedene Sicherheitsbarrieren hindurch zu einem kritischen Ereignis oder Fehler führen.

Des Weiteren werden 3 Kategorien von Fehlern, die von bewusst beabsichtigen Handlungen (Verstößen) getrennt zu betrachten sind, unterschieden:

- **Fähigkeitsbasierte Patzer/Schnitzer:** Sie entstehen durch Unaufmerksamkeit, wenn man z. B. während Routinearbeiten abgelenkt oder unterbrochen wird.
- **Regelbasierte Fehler:** „Echte" Fehler sind auf vorgeschaltete Denkprozesse zurückzuführen. Der Fehler entsteht durch die falsche Anwendung einer Regel oder die Regel war für die unbekannte Situation falsch.
- **Wissensbasierte Fehler:** Die Art von Fehlern kommt in Situationen vor, die neuartig sind und für die noch keine fertigen Lösungsstrategien vorliegen. Die Ursache hierfür kann v. a. auf falsche Wahrnehmung von Situationen, Speicherungen von Entwicklungen, Interpretationen oder unzureichende Kontrolle zurückgeführt werden. Komplexe Denkprozesse sind gefragt, können aber nicht abgerufen werden.
- **Verstöße:** Ein Verstoß ist ein Zuwiderhandeln gegen vorgeschriebene Sicherheitsregeln. Verstöße können gewohnheitsmäßig oder nur in bestimmten Situationen auftreten. Sie beruhen auf der menschlichen Neigung, mit geringstem Aufwand zum Ziel zu kommen. Wird man nicht auf Verstöße aufmerksam gemacht, oder/ und erfährt keine Sanktionierung, häufen sich die Pflichtverletzungen und werden zur Gewohnheit.

MERKE Fehler und Verstöße können alleine oder in Kombinationen auftreten. Die Fehlertheorie von Reason weist ausdrücklich darauf hin, dass „menschliches Versagen" immer im Kontext der Situation betrachtet werden muss. Somit ist „menschliches Versagen" nicht allein für die Entstehung von kritischen Ereignissen zu betrachten.

17.3.2 Entstehung kritischer Ereignisse

Im Rahmen von Patientensicherheit spricht man kaum noch von Fehlern, sondern von kritischen Ereignissen. Kritische Ereignisse entstehen nicht nur aufgrund von „menschlichem Versagen". Wendet man den Blick nur auf „menschliches Versagen", behindert das die Sicht auf systembedingte Probleme. Ein Mitarbeiter befindet sich in seiner Arbeitsumgebung ständig in Interaktion mit Patienten, Team, Management, Technik und Arbeitsprozessen. Der Mensch – und somit das „menschliche' Versagen" – muss immer als ein Teil bei der Entstehung von kritischen Ereignissen betrachtet werden (s. **Abb. 17.2**).

Betrachtet man kritische Ereignisse genauer, lassen sich immer Begleitfaktoren erkennen, die den Verlauf beeinflusst haben. Im Risikomanagement stellt sich die Frage nach systembedingten Problemen. Wenn Sie Auslöser sind, sollten sie erkannt und beseitigt werden. Bei der Suche nach systembedingten Problemen gilt es immer den Blick auf alle Hierarchieebenen (Team), Abläufe (Prozesse), Materialien (Technik) und Vorgehensweisen (Organisation) zu richten (s. **Abb. 17.2**). Werden systembedingte Probleme erkannt und beseitigt, verringert sich das Risiko des Auftretens von kritischen Ereignissen.

MERKE Kritische Ereignisse können durch Kenntnis über den Entstehungsmechanismus vermieden werden.

Schweizer-Käse-Modell

Ein leicht verständliches Modell zur Entstehung von kritischen Ereignissen (Fehlern) stellt das sog. „Schweizer-Käse-Modell" von Reason (2000) dar (**Abb. 17.3**). Der Mensch ist im Gesundheitswesen immer einem Risiko ausgesetzt. Um Schäden bzw. kritische Ereignisse zu vermeiden, werden Sicherheitsmaßnahmen/-barrieren eingebaut. Leider wird es noch weitere Stellen geben, an denen es unvorhersehbare Risiken gibt. Sie werden durch die weißen Löcher in den Sicherheitsbarrieren verdeutlicht.

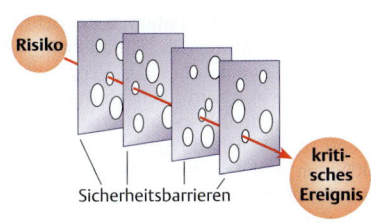

Abb. 17.3 Schweizer-Käse-Modell. Sicherheitsbarrieren bergen immer unvorhersehbare Risiken.

MERKE Sicherheitsbarrieren sind Maßnahmen, die durchgeführt werden, um das Schadensrisiko gering zu halten. Bei der Entstehung eines kritischen Ereignisses ist davon auszugehen, dass Sicherheitsbarrieren versagt haben.

Patientendokumentation

Pflegende entnehmen ärztliche Anordnungen der Patientendokumentation. Die Dokumentation enthält einheitliche Informationen über den Patienten und ist deshalb ein wichtiges Arbeitsmittel! Sie dient auch dazu, den Pflege- und Behandlungsprozess zu optimieren. In der Praxis ist die Patientendokumentation z. T. unübersichtlich und schlecht leserlich. Dieses systembedingte Problem sollte kritisch betrachtet (System analysieren) und bei Bedarf angepasst (Sicherheitsbarrieren einbauen) werden.

Mündliche Anordnungen

Ein deutlich höheres Risiko stellen mündliche Anordnungen dar, sie unterliegen allen Problemen zwischenmenschlicher Kommunikation. Erfolgen Anordnungen gar über mehrere Instanzen (OP, Anästhesie, Chirurgie) stellt dies ein weiteres Risiko (Einflussfaktor) für die Entstehung von kritischen Ereignissen dar.

PRAXISTIPP Wählen Sie ein thematisches Beispiel aus ihrem derzeitigen Arbeitsbereich und analysieren Sie die vorhandenen Sicherheitsbarrieren.

In der Behandlung und Begleitung von Menschen in Einrichtungen des Gesundheitswesens werden täglich viele Informationen ausgetauscht. Die Kommunikation ist eine bekannte Fehlerquelle.

MERKE Informationen, die mündlich weitergegeben werden, führen bei falsch übermittelter Information auf kollegialer Ebene zu fatalen Folgen. Das gilt besonders bei fremdsprachlichen Verständigungen.

„Gesagt ist nicht zwangsläufig gehört.
Gehört ist nicht zwangsläufig verstanden.
Verstanden ist nicht zwangsläufig einverstanden.
Einverstanden ist nicht zwangsläufig beibehalten.
Beibehalten ist nicht zwangsläufig angewandt.
Angewandt ist nicht zwangsläufig beibehalten."

Abb. 17.4 Missverständnisse der Kommunikation (frei nach Konrad Lorenz).

Kommunikation

Ausgeprägte Hierarchieebenen erschweren die Kommunikation: Mitarbeiter trauen sich oft nicht, Vorgesetzte auf Risiken hinzuweisen, bzw. Entschlüsse zu kritisieren. Der Umstand ist in der Flugsicherung als Ursache für Fehlerketten identifiziert worden. Zudem gibt es Missverständnisse in der Kommunikation, die in bestehenden Hierarchieebenen und einer unterschiedlichen Sprache der einzelnen Berufsgruppen (z. B. Medizin, Pflege) begründet sind (**Abb. 17.4**). Viele unnötige Risiken und vermeidbare Fehler im Pflege- und Behandlungsprozess entstehen nicht zuletzt durch mangelnde Absprachen untereinander (Toellner-Bauer 2006).

Eine sichere verbale Kommunikation ist häufig zwischen dem Sprecher (Sender) und dem Zuhörer (Empfänger) gestört. Personen sind direkt, laut und deutlich anzusprechen. Werden die Punkte nicht beachtet, kann es zu Fehlinformationen mit Folgen kommen. In Bereichen, in denen mehrere Berufsgruppen zusammenarbeiten und die Kommunikation eine große Rolle spielt, sollte auf eine sichere Kommunikation geachtet werden.

MERKE Eine einheitliche und deutliche Sprache und das Verwenden von kurzen Wörtern in einer Notfallsituation stehen für eine sichere Versorgung von Menschen.

PRAXISTIPP Die Verwendung der Worte „Notfall" oder „Rea" z. B. muss für alle gleichbedeutend verwendet werden, um die richtigen Maßnahmen in die Wege zu leiten. Gleich klingende Wörter, z. B. „Rea" „Reha" stellen ein Risiko dar, das durch die Verwendung von Zahlencodes vermieden werden kann.

Die Kommunikation findet aber nicht nur im Behandlungsteam statt. Der Patient und seine Angehörigen tragen ebenfalls

Informationen bei. Die Informationen sollten mit Sorgfalt erfasst und in der Behandlung Berücksichtigung finden.

Patient

Der Patient als Leistungsempfänger ist Dreh- und Angelpunkt der Patientensicherheit. Um Fehler zu vermeiden, werden z. B. die Patienten kurz vor Einleitung der Narkose gefragt, welche Seite die zu operierende ist. Aber auch die Information über Medikamentenunverträglichkeiten findet sich nicht unbedingt in den Unterlagen von Patienten wieder.

Angehörige

Die Angehörigen sind um das Wohl des Patienten (Bewohner) besorgt und werden häufig als „Störfaktor" empfunden. Für die Behandlung geben sie wichtige Informationen, die der Patient in der akuten Situation vielleicht vergisst oder sich evtl. im weiteren Behandlungsverlauf nicht traut zu sagen, z. B. in einer traditionell von Ärzten dominierten Visite.

PRAXISTIPP Angehörige geben Informationen mit Blick auf schnelle Genesung/Behandlung und sind Vertreter für die Patientenrechte. Sie registrieren Veränderungen und auch unerwünschte Ergebnisse, äußern sie gegenüber Pflegenden und Ärzten. _____

Leider werden die Anmerkungen seitens des therapeutischen Teams nicht selten missverstanden. Erhalten Angehörige bei Unklarheiten im Behandlungsprozess keine eindeutigen und verständlichen Erklärungen sondern nur Zurückweisung, werden sie skeptisch und nicht selten kommt der Verdacht auf, dass das Behandlungsteam etwas verbergen will.

Offene Gespräche, auch über nicht so gut gelaufene Behandlungen zeigten häufig, dass Angehörige für die Ereignisse Verständnis haben, aber auch, dass einige unerwünschte Ereignisse vermieden wurden, wenn Angehörigen Gehör geschenkt wurde.

MERKE Wenn man Patienten und Angehörige in den Behandlungsprozess einbezieht, können kritische Ereignisse vermieden werden. _____

Sender und Empfänger

Um sicher zu gehen, dass wichtige Informationen oder Anweisungen auch verstanden wurden, empfiehlt es sich, sie wiederholt auszusprechen bzw. vom Empfänger wiederholen zu lassen. Der Empfänger gibt wieder, was er gehört hat und der Sender hat eine Rückmel-

dung, ob die Information auch richtig verstanden wurde. In Situationen, in denen es Zweifel über das Verständnis gibt, sollte in jedem Fall noch mal nachgefragt werden. Insgesamt tragen Konzepte der Erziehung und Beratung für Klienten und Angehörige auch zur „Patientensicherheit" bei. Nur der „gut Informierte" kann gesundheitliche Maßnahmen unterstützen.

PRAXISTIPP Denken Sie über die Versorgung von alten Menschen im Krankenhaus nach, über die Versorgungsqualität bzw. Bereiche in denen Sie dem Risiko von unerwünschten Ereignissen im besonderen Maße ausgesetzt sind. _____

17.3.3 Personelle Besetzung

Das Deutsche Institut für angewandte Pflegewissenschaft (DIP) erhebt seit 2002 einige relevante Daten im Pflegewesen. Unter dem Namen Pflege-Thermometer werden die Ergebnisse von Befragungen dargestellt. 2009 wurde über die Personalkapazitäten im Krankenhaus berichtet.

Die Befragung zeigt bis 2005 eine Reduzierung der personellen Besetzung im Pflegebereich. Eine deutliche Schwächung des Personalabbautrends in Krankenhäusern wurde durch die zusätzliche Beschäftigung von 1840 Pflegenden im Jahr 2008 erreicht. Das Gutachten des Sachverständigenrates (2007) empfiehlt eine andere Zusammenarbeit der Akteure im Gesundheitswesen. Es wird über Neuzuschnitte von Kompetenz und Kooperation diskutiert.

Der derzeitige Anstieg von Patienten im Krankenhaus (+5 %) mit kürzerer Verweildauer und einem Zuwachs an Medizinern (+19,5 %) bedeutet ein Mehr an Anordnungen mit nicht delegierbaren Aufgaben für Pflegende (Isfort 2007). Die Arbeitsverdichtung wird als ein Aspekt der Gefährdung der Patientensicherheit diskutiert.

Qualitätssicherung

Für den Zusammenhang von Patientensicherheit und Patientenergebnissen kann auf internationale Studien zurückgegriffen werden. Studien stellen allerdings immer nur eine Momentaufnahme dar. Um aus den Daten Entscheidungen abzuleiten, ist es langfristig nötig, regelmäßig relevante Daten zur Gesundheitsversorgung (Patientenergebnissen) zu erfassen. Die Daten sollten eine Aussage treffen können, welche Behandlungsform zum Ergebnis beigetragen hat. Erste Ansätze zur Erfassung von Ergebnissen

(Outcome, Qualität) sind durch den Gesetzgeber in den Sozialgesetzbüchern V und XI festgelegt worden.

BQS. Für den Krankenhausbereich sieht das SGB V (Krankenversicherungsgesetz) in § 135 a Abs. 2 und § 137 Abs. 1 Nr. 1 eine externe Qualitätssicherung vor. Sie wird derzeit durch die Bundesgeschäftsstelle Qualitätssicherung gGmbH (BQS) durchgeführt. Die BQS erfasst allerdings nur Daten zu einigen ausgewählten Diagnosen mit standardisierten Abläufen in der operativen Medizin. Das SGB XI (Pflegeversicherungsgesetz) schreibt in § 80 ebenfalls eine externe Qualitätssicherung für Pflegeeinrichtungen fest.

MDK. Die Überprüfung der Qualität in den Pflegeeinrichtungen erfolgt durch den Medizinischen Dienst der Krankenkassen (MDK). Krankenhäuser und Pflegeeinrichtungen sind aufgefordert, eine interne Qualitätssicherung, im Rahmen eines Qualitätsmanagements durchzuführen. Trotz der vom Gesetzgeber vorgeschriebenen internen und externen Vorgaben sind die Daten noch nicht ausreichend um langfristige Entscheidungen zu stützen.

Personalkapazität und Ergebnisqualität

Das IQWIG (Institut für Qualität und Wirtschaftlichkeit im Gesundheitswesen) veröffentlichte ein Arbeitspapier zum Zusammenhang zwischen Personalkapazität und (Patienten-) Ergebnisqualität in der stationären Versorgung. Die Literaturstudie hat der Diskussion um die personelle Besetzung in Deutschlands Kliniken einen neuen Antrieb gegeben. Delegierbare Tätigkeiten oder der gezielte Einsatz von Techniken für Bestell- und Transportwesen sind Strategien, die diskutiert werden, um der veränderten Personalkapazität zu begegnen. Doch ob die veränderte Personalkapazität eine Auswirkung auf die Ergebnisqualität der Patienten hat, kann aufgrund mangelnder Studien nicht genau gesagt werden.

Der ICN (International Council of Nursing, Weltbund der Pflege) sieht zunehmende Zusammenhänge zwischen Personalkapazität und der erhöhten Gefährdung der Patientensicherheit. Der Deutsche Berufsverband für Pflegeberufe (DBfK) ist für Deutschland aktives Mitglied im ICN. Auf internationaler Ebene findet ein Austausch über berufspolitische Aspekte z. B. quantitative und qualitative personelle Besetzung (Skillmix), über Patientenergebnisse, Vorbehaltsaufgaben, delegierbare Tätigkeiten usw., unter den veränderten politischen Anforderungen statt.

17.4 Risikomanagement

Welche Strategien die einzelnen Einrichtungen (Krankenhäuser, ambulante/stationäre Pflegeeinrichtungen) benötigen, um Patientensicherheit zu gewährleisten, muss einrichtungsspezifisch erarbeitet werden. Wichtige Erkenntnisse zum Umgang mit unerwünschten oder gar vermeidbaren Ereignissen sind aus anderen Bereichen (Atomkraftwerke, Luftfahrt) entlehnt. Wenn Mensch und Technik korrespondieren, können unerwünschte Ereignisse auftreten. Dies soll mit den Strategien eines Risikomanagements vermieden werden.

Strategien des Risikomanagements

Das Risiko, das ein unerwünschtes Ereignis oder gar ein Fehler geschieht, ist bei der täglichen Vielzahl von einzelnen, teilweise ineinander greifenden Tätigkeiten nie ganz vermeidbar (Paula 2007). Um die Anzahl der unerwünschten Ereignisse gering zu halten, sollten grundlegende Strategien des Risikomanagements Beachtung finden (**Abb. 17.5**, s. a. S. 94).

Sicherheit als Unternehmensziel

Dass Einrichtungen, insbesondere Krankenhäuser als Hochrisikobetriebe, sich der Sicherheit als Unternehmensziel annehmen, scheint kaum fraglich. Aber es gibt Organisationen, die wegen eigener finanzieller Vorteile Mitarbeiter unter Druck setzen, keine Risiken zu melden. Andere erfahren trotz starker Reglementierung (Sicherheitsvorkehrungen) unvorhersehbare Ereignisse. Ein hohes Sicherheitsniveau zeigen jene Unternehmen, in denen jeder Mitarbeiter, egal auf welcher Hierarchieebene er arbeitet, auf Risiken hinweist.

Interdisziplinäre Zusammenarbeit fördern

Die interdisziplinäre Zusammenarbeit sollte von allen Beteiligten auf das Wohlbefinden des Patienten ausgerichtet sein. Es ist wichtig, dass Patientenergeb-

nisse als eine gemeinsam erbrachte Leistung – auch über mehrere Schnittstellen im Gesundheitswesen – verstanden werden. Viele nicht aufeinander abgestimmte Einzelhandlungen erhöhen das Risiko von Fehlern. Darum ist es wichtig, Regelungen über Zuständigkeiten und Verantwortungen zu haben. Wenn jemand für einen Bereich verantwortlich ist, wird das Risiko geringer, dass Tätigkeiten nicht oder gar doppelt ausgeführt werden.

Abbau von Hierarchien

Bei klaren Strukturen und Zuständigkeiten ist zusätzlich der Aspekt des Abbaus von Hierarchien zu berücksichtigen. Nicht die eigenen Fehlhandlungen sollten benannt werden dürfen, sondern auch die aus anderen Hierarchieebenen (Abteilungsleitung, Arzt, Ober- und Chefarzt usw.). Dies ist ein wesentlicher Schritt „Fehlerketten" frühzeitig zu unterbrechen und ein kritisches Ereignis zu vermeiden.

Alle Beteiligten müssen wissen, dass sie ein Teil des Behandlungsteams sind und zum Gelingen des Versorgungsauftrages beitragen. Respektvoller Umgang miteinander wird die Kommunikation mit Blick auf evtl. Risiken vereinfachen. In einem Unternehmen, das einen respektvollen Umgang fördert, erleben sich idealerweise alle Mitarbeiter als gleichwertige Partner.

Einheitliche Abläufe

Um einheitliche Abläufe in der Behandlung einzuführen, haben verschiedene Organisationen (wissenschaftliche Fachgesellschaften, Netzwerke usw.) in der Medizin und Pflege Leitlinien, Standards, Richtlinien, Empfehlungen, Pathways usw. erstellt. Durch Leitlinien wird eine beste Evidenz zu Prävention, Diagnostik, Prognose, Therapie, Nebenwirkungen und Kostenwirksamkeit identifiziert, bewertet und zusammengefasst, sodass sie für Anwender nachvollziehbar ist (Kirchner 2004).

> **MERKE** Evidenz meint Aussagen, die durch wissenschaftliche Erkenntnisse untermauert sind.

AWMF. In der Arbeitsgemeinschaft der wissenschaftlichen medizinischen Fachgesellschaften (AWMF) sind derzeit 158 wissenschaftliche Fachgesellschaften der Medizin zusammengeschlossen. Die AWMF berät z. B. über grundsätzliche und fachübergreifende Angelegenheiten

und Aufgaben, erarbeitet Empfehlungen und Resolutionen und vertritt sie gegenüber den damit befassten Institutionen, insbesondere auch im politischen Raum. **DQNP.** Für die Disziplin der Pflege hat das Deutsche Netzwerk für Qualitätsentwicklung in der Pflege (DNQP) neben den betriebsintern entwickelten Pflegestandards und Arbeitsablaufbeschreibungen Nationale Expertenstandards zu den Themen

- Dekubitusprophylaxe,
- Entlassungsmanagement,
- Schmerzmanagement,
- Sturzprophylaxe,
- Ernährungsmanagement,
- Förderung der Harnkontinenz und
- Pflege von Menschen mit chronischen Wunden erarbeitet.

Unabhängig, von welcher Disziplin Leitlinien, Standards oder Empfehlungen herausgegeben werden, bei der Umsetzung in die Praxis, wird es immer auch eine Auswirkung auf andere Disziplinen (z. B. Physiotherapeuten, Pharmakologen) geben. Daher ist es von zunehmender Bedeutung, dass bei der zukünftigen Entwicklung von einheitlichen Abläufen, Experten aus allen Disziplinen zusammen arbeiten. Durch die interprofessionelle Standardisierung werden Zusammenarbeit und Delegation erheblich erleichtert.

> **MERKE** Regelmäßige Schulungen stellen sicher, dass einheitliche Handlungsabläufe (z. B. Reanimation, Trainingsprogramme mit Simulationspatienten oder sog. Dummys) vermittelt werden.

Redundanzen schaffen

> **DEFINITION** Unter **„Redundanzen schaffen"** versteht man ein System, in dem an einen Schutz vor unerwünschten Ereignissen gedacht wird (Sicherheitsbarrieren).

Damit ist gemeint, dass eine zweite Person in der Routinearbeit einen Fehler erkennen kann, allerdings nicht, dass die Tätigkeit von zwei Personen ausgeführt wird. In Operationssälen z. B. gibt es bereits eine unbewusste gegenseitige Kontrolle, obwohl man von der ordnungsgemäßen Ausführung der Tätigkeiten durch die Kollegen ausgeht. Um den Aspekt in die tägliche Arbeit zu integrieren, bedarf es einer „offenen" Fehlerkultur, d. h. es wird über Ereignisse gleich wel-

S icherheit als „Unternehmensziel" definieren
I nterdisziplinäre Zusammenarbeit fördern
C haos vermeiden
H ierarchien abbauen
E inheitliche Arbeitsabläufe einführen
R edundanzen schaffen
H uman Factors einplanen
E vtl. Risiken erfassen
I ncident Reports austauschen
T raditionen kritisch überdenken

Abb. 17.5 Strategien des Risikomanagements.

cher Art und welchem Verursacher gesprochen.

> ↠ **MERKE** Offenheit und Kritikfähigkeit sind für die gegenseitige Kontrolle von besonderer Bedeutung. ▬▬

„Human Factors" einplanen

Der Aspekt „Irren ist menschlich" sollte in jedem Arbeitsbereich als „Human Factor" (Faktor Mensch) eingeplant werden. Aber auch wenn Sicherheitsbarrieren und der Faktor Mensch in Arbeitsabläufen eingeplant sind, wird es trotzdem zu unvorhersehbaren unerwünschten Ereignissen kommen.

Risiken erfassen

Im Rahmen des Risikomanagement werden Zwischenfälle evtl. als Risiken erfasst und sollten mit einer systematischen Analyse rückwirkendes Verständnis für die Situation ermöglichen (**Abb. 17.6**). Mit den gewonnenen Erkenntnissen aus der Analyse können beeinflussende Faktoren („Fehlerquellen") identifiziert werden. Für zukünftige Abläufe geben die Analysen wichtige Erkenntnisse mit Empfehlungscharakter, die im Idealfall für Anpassungen der Arbeitsabläufe sorgen und ein erneutes Ereignis verhindern.

„Incident Reports" austauschen

„Incident Reports" (Ereignisberichte) auszutauschen ist wichtig. Durch eine einheitliche Form von anonymen Meldungen an neutrale Meldestellen werden Mitarbeiter motiviert, Ereignisse zu melden.

Traditionen kritisch überdenken

Die Pflege ist durch langjährige Traditionen und Rituale und daraus abgeleitete, vermeintliche Sicherheit in der Versorgung von Menschen geprägt. Im Kontext von pflegerischem und medizinischem Fortschritt ist es wichtig, Traditionen kritisch zu überdenken. Es ist ein langer Weg Verhaltens- und Denkmuster zu verändern, aber es ist ein Weg der den

---

Schritte einer systematischen Analyse vor Ort
1. Identifizieren von Ereignissen und Entscheidungen für Untersuchung
2. Auswahl der Mitarbeiter des Analyseteams
3. Zusammentragen aller Informationen (Patientenakte, Interviews mit Beteiligten)
4. Chronologischen Ablauf des Ereignisses festlegen
5. Unsichere Handlungen identifizieren
6. Beeinflussende Faktoren identifizieren
7. Empfehlungen entwicklen und Umsetzung erstellen

Abb. 17.6 Systematische Analyse (nach Taylor-Adams u. Vincent 2004).

Patienten am Ende eine bestmögliche und sichere Versorgung zuteil werden lässt.

Fehlerberichts- und Lernsysteme

> ❗ **DEFINITION** **Fehlerberichtssysteme** dienen ausschließlich der Erfassung von Fehlern. **Lernsysteme** haben zusätzlich den Anspruch, dass aus den Berichten von kritischen Ereignissen ein Lernprozess eingeleitet wird. ▬▬

Aus kritischen Ereignissen (Fast-Fehlern) kann so gelernt und evtl. eine ähnliche oder gar gleiche Situation vermieden werden. Eine wesentliche Voraussetzung für die Entscheidung, ein unerwünschtes Ereignis oder gar Fehler zu melden, ist die Gewissheit, dass der Meldende anonym bleibt (S. 474).

Im Folgenden wird eine kleine Auswahl an Bericht- und Lernsystemen zur Erfassung von kritischen Ereignissen vorgestellt, die i. d. R. anonymen Meldeverfahren zugeordnet werden können.

Critical-Incident-Report-System (CIRS). Die deutsche Ärzteschaft setzt in unterschiedlichen Bereichen das Meldesystem CIRS ein. Es dient der Informationsgenerierung und -sammlung, um Risikokonstellationen im Behandlungsprozess zu er-

fassen. Dabei kommen unterschiedliche Instrumente der Erfassung zum Einsatz, z. B. Patienten- oder Mitarbeiterbefragungen oder die Möglichkeit der Schadensmeldung. Die Instrumente geben Hinweise über kritische Ereignisse, die dann einer systematischen Analyse zugeführt werden. Die CIR-Systeme werden bereits in der Notfallmedizin und Unfallchirurgie eingesetzt und vom Zentrum für Qualität in der Medizin befürwortet (www.aezq.de).

Behandlungsfehlerregister (BFR). Das Aktionsbündnis Patientensicherheit (APS) erarbeitet in einer Arbeitsgruppe mit dem Namen „Behandlungsfehlerregister" eine Datenbank, wo anonym Behandlungsfehler gemeldet werden können.

Die Systeme CIRS und BFR sind Bestandteil eines klinischen Risikomanagements. Die Umsetzung ist ein wesentlicher Aspekt zur Qualitätssicherung.

Berichts- und Lernsystem für Altenpflege. Vom Kuratorium Deutsche Altershilfe (KDA) initiiert und vom BMG unterstützt startete Ende 2007 das „Online Berichts- und Lernsystem für Altenpflege" (www.kritische-ereignisse.de). Jeder kann dort anonym von kritischen Ereignissen berichten. Die Redaktion behält sich unter festgelegten Kriterien vor, ob der Bericht veröffentlicht wird. Die bereits frei geschalteten Berichte zeigen ein breites Spektrum von kritischen Ereignissen in der Altenpflege. Die Kommentare dazu geben häufig praktische Lösungsvorschläge. Der Erkenntnisgewinn durch den Austausch soll dazu beitragen, die Pflegepraxis zu verändern. Ein ähnliches Fehlerberichts- und Lernsystem gibt es auch für Hausarztpraxen (www.jeder-fehler-zaehlt.de).

Weitere Systeme. Dazu zählen das Patientensicherheits-Informations-System (PaSIS) und das Patientensicherheits-Optimierungs-System (PaSOS).

17.5 Handlungsbedarf ▬▬▬▬▬▬▬▬▬▬▬▬▬▬▬▬▬▬▬▬▬▬

Im Rahmen der Qualitätsentwicklung hat die Patientensicherheit besondere Aufmerksamkeit erlangt. Es ist mittlerweile ein Thema mit großem Handlungsbedarf und Entwicklungen. In allen Versorgungsstrukturen des Gesundheitswesens müssen relevante Daten erfasst werden, damit nicht nur für den Krankenhausbereich eindeutige Entscheidungen getroffen werden können.

Die meisten Daten liegen derzeit zur Personalkapazität vor. Daneben gibt es auch Daten zu den „Pflegeklassikern" wie Dekubitus und Sturz, die im Rahmen der Qualitätsberichte des Medizinischen Dienstes der Krankenkassen (MDK) oder der Bundesgeschäftsstelle für Qualitätssicherung (BQS) erhoben werden. Doch sind noch lange nicht alle pflegerelevanten Themen erfasst.

Es fehlen vergleichbare Daten z. B. zu den Themen Mangelernährung, Inkontinenz, Immobilität und Schluckstörungen. Im Gutachten des SVR (2007) wird unter dem Namen Patientensicherheitsindikatoren (PSI) eine Synopse von internationalen Erfahrungen und Beispielen vorgestellt. Die Indikatoren sollen Beinahe-Fehler, das Basiselement jeder Fehlerkette, frühzeitig aufzeigen.

Die Erfassung von pflegerischen Daten ist ein wichtiges Element in der Patientensicherheit. Daten sollten zur Pflegebedürftigkeit wie auch Pflegebedarf und -aufwand erhoben werden um differenzierte Aussagen zu Patientenergebnissen treffen zu können. Ein weiterer Versuch die Erfassung zu systematisieren stellt das Minimal Nursing Data Set (MNDS) dar, z. B. in Belgien wird es systematisch und regelmäßig erhoben. Dabei werden vorher definierte Indikatoren der Pflege über einen festgelegten Zeitraum (z. B. 1 Woche) einmal jährlich in Einrichtungen des Gesundheitswesens erhoben und ausgewertet.

Die Daten könnten zur Patientensicherheit und Pflegekapazität gezielte Erkenntnisse liefern. Vergleiche zu den Vorjahren würden Veränderungen aufzeigen und Argumentationshilfe auf unternehmerischer als auch auf politischer Ebene sein. Es ist wichtig, zum Problem der Patientensicherheit einen adäquaten Zugang aufzubauen und kontinuierlich fortzuentwickeln, um den Leistungsanbietern und Berufsgruppen Handlungsoptionen an die Hand zu geben.

17.6 Patientensicherheit aus pflegerischer Sicht

Angelika Abt-Zegelin

„Patientensicherheit" aus pflegerischer Sicht umfasst weitaus mehr Themen als bisher diskutiert werden – auch der Altenpflegebereich und die häusliche Pflege sind wichtige Anwendungsfelder. Überschriften wie „Klientensicherheit" bzw. „Pflegesicherheit" scheinen hier aber geeigneter. Sturz, akute Verwirrtheit, Dekubitus, Exsikkose oder Aspiration sind Komplikationen, die oft vorkommen. Hier soll als Beispiel das Risiko Ortsfixierung/Bettlägerigkeit vorgestellt werden. Im folgenden Text werden einige Grundtatsachen thematisiert und die wichtigsten Einflussfaktoren an drei Fallbeispielen deutlich gemacht.

17.6.1 Risiko: Ortsfixierung und Bettlägerigkeit

Schleichende Immobilisierung mit der Unfähigkeit, den Sitz- oder Liegeort selbstständig wechseln zu können ist eine der häufigsten Risiken in der Pflege, sie bedarf der Prophylaxe und Rehabilitation.

Eine Studie untersuchte vor Jahren erstmalig Bettlägerigkeit und den Prozess des Bettlägerigwerdens (Zegelin 2004). Dabei wurde klar, dass Bettruhe und Bettlägerigkeit zu unterscheiden sind: Bettruhe ist zeitlich befristet, Bettruhe „hat" ein Mensch, bettlägerig hingegen „ist" ein Mensch und der Zustand ist nicht nur unbefristet, er wird oft als endgültige Abwärtsentwicklung wahrgenommen.

Es stellte sich heraus, dass Bettlägerigkeit eine Sonderform der „Ortsfixierung" ist.

❗ DEFINITION **Ortsfixiert** bedeutet, dass der betroffene Mensch nicht mehr allein vom Bett zum Sessel, vom Rollstuhl zum Sofa, von der Toilette zum Flur kommt, er ist auf Hilfe angewiesen. _____

Allmähliche Ortsfixierung tritt bei Altenheimbewohnern viel häufiger auf als Bettlägerigkeit – so oft, dass selbst der Verein „Handeln statt Misshandeln" sich des Themas angenommen hat. Durch das (falsch verstandene) Paradigma der aktivierenden Pflege werden die Menschen „herausgesetzt" und scheinen mobil, obwohl sie ortsfixiert sind. Ortsfixierung stellt wiederum ein Risiko dar, Menschen sind bei Gefahren nicht in der Lage, sich selbst in Sicherheit zu bringen.

❗ DEFINITION Unter **Bettlägerigkeit** wird ein längerfristiger Daseinszustand verstanden, bei dem sich der betroffene Mensch die überwiegende Zeit des Tages (und der Nacht) im Bett aufhält.

In der strikten (schweren) Form von Bettlägerigkeit steht der Mensch überhaupt nicht mehr auf. Bei mittlerer Ausprägung verlässt der Mensch für wenige Handlungen kurzzeitig das Bett, etwa um Auszuscheiden, zur Körperpflege oder zum Essen. Bei leichter Form der Bettlägerigkeit kann der Mensch etwa 4 – 5 Std. außerhalb des Bettes sein, etwa in einem Rollstuhl oder in einem Sessel sitzend. _____

Alle Formen der Bettlägerigkeit können durch die Art der Hilfestellung weiter differenziert werden (eine oder mehrere Personen, Einsatz von Hilfsmitteln). Bei strikter Bettlägerigkeit muss unterschieden werden, ob der bettlägerige Mensch in der Lage ist, sich im Bett zu bewegen. Zur Beschreibung können auch hier 3 Stufen gewählt werden: keine Eigenbewegung, mittlere Beweglichkeit, gute Beweglichkeit.

Pathophysiologie des Liegens

Bettruhe und ihre Auswirkungen sind recht gut untersucht, u. a. von den „Weltraumbehörden" ab Mitte des 20. Jhd. bis heute. Langfristiges Liegen kommt dem Zustand der Schwerelosig-keit im All am nächsten, für die Astronauten steht dabei das Problem des Muskelabbaus im Vordergrund. Die negativen Auswirkungen des Liegens sind deutlich, dabei sind die Ergebnisse kaum auf ältere und kranke Menschen zu übertragen – hier sind die Folgen noch dramatischer.

Bettruhe als Behandlungskonzept wird deshalb in der Medizin zunehmend kritisiert, schon Ende des 19. Jahrhunderts wurden Komplikationen wie Thrombose, Pneumonie, Dekubitus, Kontrakturen usw. beobachtet und entsprechende „Prophylaxen" entwickelt. In den letzten Jahren mehren sich Studien der Mediziner zur Schädlichkeit der Liegeverordnung und inzwischen wird sogar in der Intensivmedizin möglichst schnell mobilisiert.

Zahlreiche pathophysiologische Veränderungen in sämtlichen Organsystemen stellen sich schon nach 1 – 2 Liegetagen ein. Die Veränderungen sind abhängig von Ausgangsbefunden. Viele Studien gehen auf die umfangreiche Pathophysiologie des Liegens ein (u. a. Olson 1990): Bettruhe als Behandlungsform ist selbst nach Myokardinfarkt nicht mehr zu empfehlen.

Körperliche Folgen. Im Liegen schoppt das Blutvolumen aus den Beinen im Körperstamm an, kurzfristig steigt hier das Volumen und wird dann reaktiv ausgefiltert, zunächst im extravasalen Bereich. Die Flüssigkeit im Gewebe nimmt zu – die Nasenschleimhaut schwillt an, es kann zu Anasarka (Flankenödemen) kommen. Weitere Symptome sind Hypotension und Pulsanstieg, alle Atemvolumina sind reduziert, Sekretstau und Atelektasen sind die Folgen. Magensekretion und Peristaltik nehmen ab, die Menschen haben weniger Appetit. Obstipation stellt sich ein. Durch das Liegen wird Harninkontinenz begünstigt. Körperflüssigkeiten und Elektrolyte verschieben sich durch die gesteigerte Diurese. Die Gerinnungsverhältnisse ändern sich, die Immunabwehr nimmt ab, die Hormonzyklen sind gestört. Die Knochen verlieren Kalzium, v. a. schwindet die Muskelkraft schon nach kurzer Zeit, es drohen Gelenkkontrakturen (S. 264).

Psychische Folgen. Durch Dauerliegen können Wahrnehmungsverluste (sensorische Deprivation) entstehen, Bewegung und Wahrnehmung sind eng verknüpft. Depressionen und Stimmungswechsel sind wahrscheinlich: Die Betroffenen fühlen sich wertlos und ohne Hoffnung. Fehlende Anregung ziehen Abstumpfung und Habituation nach sich. Bei langem, ruhigem Liegen geht das Gefühl für den Körper verloren, sowohl an der Oberfläche als auch in die Tiefe. Bewegungsfähigkeit und Denkvermögen hängen ebenfalls eng zusammen. Wenn ein Mensch ruhig gestellt wird, verringern sich auch seine kognitiven Leistungen: Er kann sich nicht mehr konzentrieren. Zahlreiche psychologische Studien zeigen, dass während der Krankenhauszeit die IQ-Werte sinken. Für alte Menschen werden deswegen Bewegung, sensorische und emotionale Anregung und geistige Aktivierung im stationären Bereich gefordert.

MERKE Psychische und geistige Leistungsfähigkeit stehen mit dem allgemeinen Aktivierungsniveau in engem Zusammenhang. Kognitive Leistungen sind beim „Herumgehen" oder auch auf dem Fahrradergometer besser als in Ruhe (Lehrl 1984).

Besonders in den letzten Jahren mehren sich Befunde zum bedeutsamen Zusammenhang zwischen Hirnleistungen und Bewegung und insgesamt überhaupt zur therapeutischen Wirkung von Bewegung (Blech 2007).

Verringerte Alltagskompetenz. Erweitert man den medizinischen Begriff der „Pathophysiologie" und betrachtet weitere Veränderungen, wird deutlich, dass insgesamt die Alltagskompetenz durch den Rückzug ins Bett abnimmt. Ulmer u. Saller (1994) beschreiben ein durch Krankenhausaufenthalte hervorgerufenes Inaktivitätssyndrom, es führt schnell zu einem Kaskadeneffekt. Sie zitieren mehrere Untersuchungen nach denen ¾ der über 75-Jährigen, die vor Klinikeintritt noch selbstständig waren, nach der Entlassung Hilfe benötigten. Sie beziehen sich auf die oben genannten negativen Folgen der abnehmenden Mobilität, führen aber noch zusätzliche Aspekte ein: So erwähnen sie die Rolle der Angst und der Vorsichtsmaßnahmen, es wird

zuwenig gegessen und getrunken, manchmal stellt sich akute Verwirrtheit ein. In der fremden Umgebung finden sich Betagte nicht zurecht, die Betten sind zu hoch, sie sind auf Hilfe angewiesen, möchten sie aber nicht beanspruchen. Durch Medikation, Infusionen u. a. „Behandlungsmaßnahmen" werden die Patienten ans Bett „fixiert" – die Abwärtsspirale ist programmiert.

FALLBEISPIEL Krankenhaus. Herr Braun, 78 Jahre alt, kommt wegen schwerer Herzinsuffizienz zum wiederholten Mal in die Klinik. Er lebt zu Hause mit seiner Ehefrau. Herr Braun bewegt sich langsam, aber selbstständig. Nach einer Woche überwiegenden Liegens ist er zu schwach zum Stehen, er soll deswegen zunächst in eine Kurzzeitpflegeeinrichtung. Herr Braun fühlte sich im Krankenhaus unsicher und „wackelig", er benutzte die Urinflasche und stand kaum auf. Sein Bett empfand er als einzigen „gemütlichen" Rückzugsort, er verhielt sich passiv und fragte wenig. Er wollte v. a. „den Schwestern keine Arbeit machen" und Rücksicht nehmen auf die schwache personelle Besetzung. Den wechselnden Pflegenden ist es nicht aufgefallen, dass Herr Braun zunehmend immobil wird. Herr Braun erhielt ein Schlafmittel, da er nachts kaum Ruhe fand – durch einen Medikamentenüberhang döste er auch tagsüber immer wieder ein. Die Pflegedokumentation blieb im Bereich Mobilität leer.

MERKE Das Bewegungsvermögen muss differenziert beschrieben werden: Unsicherheiten, Strecken, Hilfestellungen usw. Oft zeigen sich in Pflegedokumentationen nur Standardfloskeln wie „Gehübungen" oder „mobilisiert". Genaue Einschätzungen und Verlaufsdokumentationen sind so nicht möglich.

Krank sein = Liegen? Trotz aller ungünstigen Befunde ist festzustellen, dass Liegen in Zusammenhang mit Medizin und Pflege immer noch als „normal" angesehen wird. Kranke Menschen haben manchmal das Bedürfnis, sich hinzulegen. In akuten Phasen können dadurch Energien konzentriert und Kräfte geschont werden. Über Jahrhunderte entstand deshalb die Auffassung, dass es bei den meisten Krankheiten gut sei, wenn die Menschen liegen würden. Mangels anderer Möglichkeiten wurde vor mehr als 150 Jahren die Verordnung von Bettruhe ein wichtiges „Behandlungskonzept" in der Medizin. Die Auffassung wirkt bis heute fort: Es wird

von Liegedauer und Verlegung geredet, es wird erwartet, dass Kranke das Bett „hüten", Betten sind oft die zentralen Möbel in Pflegeeinrichtungen.

MERKE Um Dauerliegen zu vermeiden, müssen Einstellungen grundsätzlich geändert und Umgebung und Ablauf in Krankenhäusern und Altenheimen aktiv gestaltet werden.

Phasenmodell/Verlaufskurve

Bettlägerigkeit entwickelt sich allmählich über die 5 Phasen Instabilität, Ereignis, Immobilität im Raum, Ortsfixierung und Bettlägerigkeit. Die einzelnen Phasen gehen fließend ineinander über, sind von jeweils unterschiedlicher Dauer und Ansatzpunkt für präventive Maßnahmen.

In allen Phasen wirken 5 konstante Einflussfaktoren:

- **Liegepathologie:** Je länger sie andauert, umso schwerer wird es, „dagegen anzugehen".
- **Krankheitsfortschritt** (evtl. mit Komplikationen): Eine Thrombose oder ein zweiter Schlaganfall können Fortschritte rückgängig machen.
- **Individualität und Temperament:** Wie reagiert der Patient, findet er sich rasch ab oder kämpft er gegen seinen Zustand an?
- **Situationsbewältigung:** Wenn Menschen noch Perspektiven entwickeln, Sinn erleben, eine Rolle ausfüllen, geben sie sich nicht so schnell mit dem Liegeschicksal geschlagen.
- **Einstellung und Kompetenz** von Pflegenden und Angehörigen (Oma ist schon alt).

1. Phase: Instabilität. Schon vor der Bewegungsunfähigkeit fühlen sich die Befragten „vorsichtig, schwindelig", sie haben Probleme mit dem Gehen und nutzen z. T. Hilfsmittel. Manche haben ihr Wohnumfeld verändert, alle haben ihren Bewegungsradius verkleinert. Die instabile Phase kann viele Jahre anhalten.

2. Phase: Ereignis. Das Ereignis können z. B. ein Klinikaufenthalt, ein Heimeinzug und/oder ein Sturz sein. Durch den Rückzug ins Bett verschlechtert sich die Beweglichkeit deutlich.

FALLBEISPIEL Altenheim. Frau Müller, 82 Jahre alt, lebt seit 4 Jahren im Altenheim, bei ihrem Einzug war sie mobil, ging außerhalb spazieren. Inzwischen ist Frau Müller auf den Rollstuhl angewiesen, die Gründe dafür sind unklar, ein Bewegungsstatus ist anfangs nicht erhoben worden. In der Pflegedokumentation finden sich Floskeln wie „Gehübungen" oder „mobilisiert", selbst bei Pflegevisiten oder externen Prüfungen (MDK, Heimaufsicht) ist die zunehmende Immobilität nicht aufgefallen.

Der Heimeinzug erfolgte wegen leichter Vergesslichkeit und Schwäche, Frau Müller hatte ihren Mann bis zu dessen Tod vor 5 Jahren zu Hause gepflegt. Anfangs trauerte sie über die vielen Verluste, wirkte zurückgezogen und apathisch. Inzwischen hat sich ihr seelischer Zustand stabilisiert, auch durch Gabe von Psychopharmaka. Allerdings kann sie kaum mehr einen Schritt gehen – in den letzten Jahren ist sie zudem mehrmals gestürzt. Die Angst vor Stürzen führte dazu, dass Frau Müller sich kaum noch bewegt. Frau Müller sitzt den ganzen Tag im Rollstuhl, allerdings fährt sie nicht selbst, sondern wird geschoben. Durch den Rollstuhl scheint sie „mobil", allerdings wird der Transfer immer schwieriger, weil sie kaum Kraft hat, wenige Sekunden zu stehen. Auf die Toilette bzw. ins Bett wird sie kurz „rübergezerrt" bzw. gehoben, sie wechselt nicht vom Rollstuhl in einen normalen Stuhl oder Sessel.

Der Rollstuhl ist zu groß und zu schwer für Frau Müller, anfangs hat sie versucht, sich selbst im Rollstuhl fortzubewegen – allerdings gab es keine Einweisung oder Unterstützung. Ihre Füße erreichen kaum den Boden. Der Rollstuhl wurde nicht individuell angepasst, sie erhielt das vorrätige Standardmodell. Das Sitzen im (unbequemen) Rollstuhl führt inzwischen schon zu Rückenschmerzen, daher bittet Frau Müller zunehmend darum, im Bett liegen bleiben zu können.

Der Transfer gestaltet sich unterschiedlich, je nach Vorgehen der Pflegeperson – es gibt kein gemeinsames, schriftliches Konzept. Bei einigen Pflegenden hat Frau Müller schlechte Erfahrungen gemacht, sie fühlt sich unsicher und vermeidet den Transfer. Bei der Mobilisierung durch eine Praktikantin wäre Frau Müller neulich fast gefallen. Außerdem fühlt sich Frau Müller bei einigen Pflegenden als Last, sobald geringe Anzeichen der Zumutung, Stöhnen oder Unmutsäußerungen auftreten, schraubt sie ihre Ansprüche zurück. In den letzten Monaten hat Frau Müller die Einrichtung nicht mehr verlassen können. Unregelmäßig erhält Frau Müller Physiotherapie. Zwischen der Krankengymnastik und den Pflegepersonen gibt es keine Absprachen. Im Wohnbereich sind ⅔ der Menschen in ähnlicher Lage wie Frau Müller. Um mit jedem Bewohner einmal am Tag den Flur in fördernder Weise auf und ab gehen zu können fehlt die Zeit,

dazu müssten weitere ausgebildete Pflegende eingestellt werden. _____

PRAXISTIPP Nutzen Sie jeden erforderlichen Transfer, damit die immobilen Menschen wenigstens einige Schritte zielgerichtet gehen können. Achten Sie darauf, dass sich der Pflegebedürftige ganz aufrichtet und ein Gefühl für seine Füße und Beine bekommt. Grundsätzlich wichtig sind geeignete Schuhe. _____

3. Phase: Immobilität im Raum. Die Menschen sind in ihrer Bewegung zunehmend eingeschränkt, sie wechseln zwischen Sofa, Rollstuhl oder Sessel und legen sich auch tagsüber kurz hin. Durch geschickte Hilfen und eine positive Bewältigung kann Bettlägerigkeit lange Zeit hinausgezögert werden, hierbei ist es wichtig, häufig zwischen Liegen und Sitzen zu wechseln (selbstbestimmt). Pflegebedürftige sollten nicht „zu lange", ohne Hilfe beanspruchen zu können, außerhalb des Bettes sitzen. Sie versuchen dann, die Situation künftig zu meiden. Strikt im Bett liegt kaum jemand, aber ein funktionales „Absitzen der Zeit" im Rollstuhl kommt im Altenheim oft vor.

4. Phase: Ortsfixierung. Ein selbstständiger Wechsel z. B. zwischen Bett, Rollstuhl, Sessel oder Toilette ist nicht mehr möglich. Die Menschen bleiben an einem Ort und sind für den Transfer auf Hilfe angewiesen. Die Ortsfixierung entwickelt sich allmählich. Die Phase ist der entscheidende Eintritt in die Bettlägerigkeit, die wichtigste Kategorie des Prozesses hin zum Dauerliegen. Ich bin „festgenagelt", „angekettet", „ich kann hier nicht allein weg" äußern die Liegenden und dieses Erleben steht für sie im Vordergrund. Ein „Heraussetzen" im Sinne einer (armselig verstandenen) aktivierenden Pflege ändert daran nichts – die Menschen bleiben „ortsfixiert".

FALLBEISPIEL Häusliche Pflege. Frau Sielmann, 84 Jahre alt, lebt allein zu Hause. Seit drei Jahren ist sie wegen Parkinson und Rheuma überwiegend bettlägerig. Ein Pflegedienst kommt dreimal täglich, außerdem sind andere Dienstleister tätig (Einkaufen, Kochen, Putzen). Frau Sielmann ist Witwe, hat aber guten Kontakt zu den entfernt wohnenden Kindern und Enkeln.

In der Wohnung von Frau Sielmann stapeln sich verschiedene Hilfsmittel, wie Treppenlifter und Badehilfen, die meisten Gegenstände sind aber nicht zum Einsatz gekommen. Sie wurden auf

Drängen der Kinder angeschafft, vom Arzt verordnet und vom Sanitätsfachhandel geliefert. Vorab wurden die Hilfsmittel nicht ausprobiert, niemand hat Zeit für ein Training. Bis vor kurzem ist Frau Sielmann noch allein aufgestanden, seit sie ein Pflegebett mit Antidekubitusmatratze hat, traut sie sich nicht mehr allein aus dem Bett.

Frau Sielmann spürt, dass nicht mehr erwartet wird, dass ihre Mobilität sich verbessert. Kürzlich hat ihre Tochter persönliche Dinge mit den Worten „Mutti, das brauchst Du doch nicht mehr" weggeräumt. Frau Sielmann ist geistig klar, durch die Eintönigkeit kann sie sich allerdings nicht mehr an alle Zeiträume erinnern, ganze Monate sind ihr „verloren gegangen". Auch kann sie sich nicht mehr so gut konzentrieren, Lesen fällt ihr schwer, die Brille passt nicht, das Buch kann sie kaum halten. Beim Fernsehen schläft sie sofort ein. In letzter Zeit verzichtet sie oft darauf, sich anziehen zu lassen.

Die ersten Jahre hat sie noch gegen die Immobilisierung angekämpft, nun versucht sie nur beim Besuch der Kinder einen beweglichen und launigen Eindruck zu machen. Der gute Kontakt zu ihren Verwandten hält sie „aufrecht". —

5. Phase: Bettlägerigkeit. In der Phase der Bettlägerigkeit liegen die Menschen „rund um die Uhr" im Bett, sie stehen überhaupt nicht mehr auf, sie sind „strikt bettlägerig". Die Menschen verlassen auch zur Ausscheidung nicht mehr das Bett und sind mit Inkontinenzprodukten versorgt. Solange Menschen noch den Toilettenstuhl benutzen, könnte die Sitzzeit in anderen Möbeln herausgezögert werden – es ist dann eher eine Frage von Komfort und Hilfestellung, ob die Menschen mehr Sitzen als Liegen.

Verlust der Privatsphäre
In der Phase der Bettlägerigkeit beklagen die Menschen, dass sie sich oft nicht ernst genommen fühlen, dass über sie oder von oben mit ihnen gesprochen wird und dass ihnen keine Rückzugsmöglichkeit, keine Privatsphäre bleibt. Das Bett wird zum öffentlichen „Arbeitsort", jeder macht sich ohne vorherige Ansprache am und im Bett zu schaffen. Zudem kommt es zu einem großen Verlust von Macht und Kontrolle in den eigenen 4 Wänden.

Respekt vor dem Wunsch, Liegen zu wollen
Bettlägerigkeit entsteht i. d. R. als unerwünschte Komplikation, unglückliche Umstände verketten sich. Die meisten

Menschen sind über die Einbuße ihrer Selbstständigkeit verzweifelt.

Es gibt jedoch auch Menschen, die aus freiem Willen liegen möchten, etwa um Kraft zu sammeln für Wichtigeres, um über ihr Leben nachzudenken, um mit der Familie alte Rechnungen zu begleichen. Der Wunsch ist zu respektieren, es geht also nicht um unreflektiertes „Herausgezerre" der Kranken, sondern um einen sensiblen Umgang mit der Thematik. Es braucht viel Kompetenz und Einfühlungsvermögen, um die Gründe herauszufinden: z. B. „hinter die Kulissen zu sehen", ob es nicht doch um Rücksichtnahme oder einen Rückzug aus aktuell reaktiven Gründen geht.

Für einige Menschen kann Dauerliegen auch einen „Krankheitsgewinn" bedeuten, vielleicht erhalten sie durch den Liegestatus mehr Zuwendung.

PRAXISTIPP Treffen Sie Vereinbarungen: „Wenn heute nur wenig Bewegung möglich ist, sollte dies morgen wieder aufgeholt werden." _____

Einfluss des Lebensalters

In einer Studie zeigte sich, dass das Lebensalter keinen Einfluss auf das Liegeschicksal hat – 60-Jährige können sich aufgegeben haben, 95-Jährige wieder versuchen, mobil zu werden. Aus Sicht der Pflegenden und Ärzte spielt das Alter sehr wohl eine Rolle, älteren Menschen werden seltener Rehabilitationsmaßnahmen verordnet. Alter in Verbindung mit Immobilität scheint normal zu sein.

Prävention von Ortsfixierung

Immer noch glauben sowohl Betroffene als auch Fachpersonal, dass es durch das Liegen „von allein besser wird". Es ist wichtig, den Betroffenen die Folgen des Liegenbleibens sachlich und freundlich (nicht drohend) immer wieder zu erklären. Dazu kann im Team ein Gesprächsleitfaden festgelegt werden. Für Bewegung verantwortlich zu sein ist eine Hauptaufgabe pflegerischer Dienstleistung und nicht Luxus oder ein karitativer Akt.

Um Bettlägerigkeit zu vermeiden, darf sie von den Beteiligten nicht länger als

schicksalhaftes Geschehen, sondern muss vielmehr als Komplikation verstanden werden – immer vorausgesetzt, das die betroffenen Menschen nicht von sich aus dauernd liegend möchten.

PRAXISTIPP Häufige Mobilisationen stehen an erster Stelle („rasten rostet"). Damit sind nicht stumpfsinnige Bewegungsübungen gemeint, vielmehr muss den betroffenen Menschen Lust auf Bewegung gemacht werden. Sich zu bewegen muss einen Sinn haben, dazu ist auch biografisches Wissen erforderlich. Pflegende brauchen Bewegungskompetenz und gute Absprachen. _____

In vielen Fällen ist Bettlägerigkeit „rehabilitierbar": Alle einzelnen Faktoren lassen sich überprüfen und minimieren, sind also beeinflussbar. Grundsätzlich ist wichtig, einer Bettlägerigkeit „nachzuspüren", sich Fragen zu stellen („wie ist das entstanden"). Als Monitoring könnte in regelmäßigen Abständen ein Bewegungsstatus erhoben werden, dazu reichen einfache Fragen aus, z. B.: Kann

Das RIP-Managementsystem	Risikopotenzialanalyse (RIP)	**1** Risiken erfassen

Einrichtung .... Wohnbereich .... Bearbeitet von: .... am: ....

Risikostufe: 3 = hohes Risikopotenzial 2 = mittleres Risikopotenzial 1 = Risikopotenzial vorhanden 0 = kein Risikopotenzial erkennbar

	RIP-Tabelle	AEDL-Bezug	1	2	3	4	5	6	7	8	9	10	11	12	13	14	15
	Pflegestufe																
	Risikopotenziale:																
Überwiegend körperlicher Hilfebedarf	1. Dekubitusgefahr	2															
	2. Gefährdete **Harnkontinenz**	6															
	3. Gefahr der **Hautschädigung**	4															
	4. Kontrakturengefahr	2															
	5. Mangelnde orale **Flüssigkeitsaufnahme**	5															
	6. Mangelnde **Nahrungsaufnahme**	5															
	7. Gefahr durch **Munderkrankungen**	5															
	8. Gefahr durch **Ortsfixierung**	2															
	9. Pneumoniegefahr	3															
	10. Schmerzen	13															
	11. Gefahr der **Sensorischen Deprivation**	1															
	12. Stuhlgangsprobleme	6															
	13. Sturzgefahr	2															
	14. Thrombosegefahr	2															
Überwiegend geronto-psychischer Hilfebedarf	15. Eigengefährdung	11															
	16. Gefahr durch **Störung des Ausdrucks** von Bedürfnissen	1															
	17. Gefahr durch **gestörte Tagesablaufplanung**	9															
	18. Gefahr durch **gestörten Tag-Nacht-Rhythmus**	8															
	19. Hin- und Weglaufgefahr	11															
	20. Gefahr durch **mangelnde Kooperation**	11															
	21. Gefahr durch Verkennung/ Verursachung **gefährdender Situationen**	1															

Abb. 17.7 Risikoübersicht.

der Mensch frei sitzen, einige Sekunden allein stehen, drei Schritte frei gehen?

👋 **PRAXISTIPP** Wenn Menschen mehrere Tage gelegen haben, muss die Liegepathologie langsam zurücktrainiert werden, Wahrnehmungsförderung, Muskelaufbau, Kreislauftraining sind erforderlich. ───────────

Die Pflegewissenschaft arbeitet daran, differenzierte Einschätzungs- und Interventionsverfahren zu entwickeln. Drohende Ortsfixierung zu erkennen steht an erster Stelle, daher haben verschiedene Konzepte die Ortsfixierung in einen Katalog von Risiken aufgenommen (**Abb. 17.7**).

Pflegende sollten Bewegungskonzepte erlernen sowie über die Bedeutung eines „guten Transfers" Bescheid wissen.

👋 **PRAXISTIPP** Legen Sie bei ängstlichen, immobilen Menschen den genauen Ablauf des Transfers in einem Transferprotokoll fest. Alle Beteiligten sollten sich an den Ablauf halten. Hier kommt auch der Zusammenarbeit zwischen Pflege und Physiotherapie eine große Bedeutung zu. In der Altenpflege sollte wenigstens das Gehen einiger Schritte erhalten werden. ───────────

🍏 **PRÄVENTION & GESUND-HEITSFÖRDERUNG** Die Etablierung einer Sturzprophylaxe kann bei vielen Menschen den Eintritt in den Prozess des Bettlägerigwerdens vermeiden. Bewegungsförderung dient auch der Vorbeugung von Stürzen. ───────────

Ebenso wichtig ist die Ausstattung mit funktionalen Möbeln/Hilfsmitteln im Umfeld von mobilitätseingeschränkten Menschen. Pflege sollte dabei hinter dem Alltagsleben zurücktreten, wenn möglich sollen Menschen tagsüber nicht soviel liegen.

👋 **PRAXISTIPP** Den „Aufforderungscharakter" der Betten kann man evtl. durch Anschaffen von bequemen Sesseln oder Sofas reduzieren. In einer Einrichtung gelang es, dass durch Auflegen bunter Tagesdecken die Bewohner nicht „richtig" ins Bett gingen, sondern sich nur kurz ausstreckten. ───────────

Die aufgeführten Maßnahmen sind nur dann nützlich, wenn ein sinnvolles, den Tag strukturierendes Konzept dahintersteht und Bewegung als zielgerichtet empfunden wird.

B Infektionsschutz

Franz Sitzmann

17.7 Grundlagen aus Pflege- und Bezugswissenschaften ───────────

17.7.1 Stufen der Empfehlungen des Robert Koch-Instituts (RKI)

Aus gutem Grund ist es in der wissenschaftlich begründeten Pflege und Medizin üblich, vorzugsweise jene pflegerischen, therapeutischen oder diagnostischen Maßnahmen anzuwenden, deren Wirksamkeit durch Studien belegt ist. Es existiert eine große Zahl klinischer Studien, die sich mit der Primärprävention von Infektionen, einschließlich der nosokomialen Infektionen befassen.

Aktuelle Studien finden sich z. B. in den Empfehlungen des Robert-Koch-Instituts (RKI). Im Jahr 1999 erschienen erstmals Empfehlungen der Kommission für Krankenhaushygiene und Infektionsprävention (KRINKO), deren einzelne Empfehlungen waren mit einer Evidenzkategorie belegt (Exner 1999). Sie orientieren sich an den weltweit am Meisten verbreiteten Empfehlungen des Centers for Disease Control and Prevention (CDC, USA). Sie beschreiben die wissenschaftlich abgesicherte Beweiskraft, ihre theoretische Begründung und praktische Anwendbarkeit. Die Einstufung berücksichtigt auch ökonomische Auswirkungen und entsprechende gesetzliche Vorgaben (Kategorie IV).

Die aktualisierten einzelnen Kategorien lauten:
- **Kategorie IA:** Diese Empfehlung basiert auf gut konzipierten, systematischen Bewertungen (Reviews) oder einzelnen, hochwertig randomisierten und kontrollierten Studien.
- **Kategorie IB:** Diese Empfehlung basiert auf klinischen oder epidemiologischen Studien und strengen, plausiblen und nachvollziehbaren theoretischen Ableitungen.
- **Kategorie II:** Diese Empfehlung basiert auf hinweisenden Studien/Untersuchungen und strengen, plausiblen und nachvollziehbaren theoretischen Ableitungen.
- **Kategorie III:** Eine Empfehlung ist nicht möglich, da über die Wirksamkeit von bestimmten Maßnahmen nur unzureichende oder widersprüchliche Hinweise vorliegen.
- **Kategorie IV:** Hierunter fallen die Anforderungen, Maßnahmen und Verfahrensweisen, die durch allgemein geltende Rechtsvorschriften zu beachten sind (Esener 2010).

17.7.2 Auswahl wissenschaftlicher Erkenntnisse

Erkältung und Schnupfen. Eine Studie der US-Armee bewies die Bedeutung des Händewaschens mit Wasser und Seife zur Verhütung von Schnupfen. Im Rahmen einer Kampagne gegen Erkältungskrankheiten reduzierte regelmäßiges Händewaschen Erkältungen um 45 %. Die Soldaten mussten in einem Großversuch 5-mal am Tag ihre Hände waschen. Die einfache Prozedur konnte gegen den aufwändigen Einsatz von ultravioletten Strahlen, Staubunterdrückung, Desinfektionsmittel und vorbeugender Gabe von Antibiotika bestehen (Ryan 2001). Allerdings wurde nicht untersucht, wie stark der Hydrolipidmantel der Haut beim wiederholten Waschen geschädigt wurde.

Mitarbeiterzahl/-qualifikation im Pflegedienst und Anzahl nosokomialer Infektionen. Eine große Zahl internationaler Studien beweist übereinstimmend die wissenschaftliche Evidenz zwischen der Mitarbeiterzahl/-qualifikation im Pflegedienst und dem Risiko nosokomialer Infektionen. So konnte ein Zusammenhang nachgewiesen werden zwischen dem Mitarbeitermangel und
- einer erhöhten Zahl von Infektionen bei liegenden zentralvenösen Kathetern (Fridkin 1996),
- der Zunahme krankenhauserworbener Pneumonien (Mulder 2001),
- vermehrten Infektionen mit S. aureus, Enterobacter bei Schwerverbrannten sowie MRSA (Pittet 1997) sowie
- der Zunahme von Infektionen (Hugonnet 2007, Schulte-Sasse 2010).

Das RKI formuliert die Wechselbeziehung in einer IA-Kategorie: „Es ist wissenschaftlich gesichert, dass eine nicht angemessene Ausstattung der Neonatologischen Intensivpflegestation mit qualifiziertem und vor Ort eingearbeitetem Personal das Risiko nosokomialer Infektionen erhöht." (Simon 2007).

Der ethischen Verantwortung für erhöhtes Leid durch nosokomiale Infektionen, größerer Sterberate und höherer Kosten können sich Verantwortliche nicht mehr entziehen (Sitzmann 2010c). **Bildung von Abwehrstoffen in gesunder Haut.** Nicht nur immunkompetente Zellen im Innern des Körpers können Mikroben abwehren. Auch Hautzellen bilden Abwehrstoffe, die Bakterien daran hin-

dern, in den Körper einzudringen. So fanden Forscher (Leung 2007, Peric 2009) heraus, dass der Kontakt mit Staphylokokken die Freisetzung verschiedener Eiweißstoffe, sog. antimikrobielle Peptide, auslöst. An die Keratinozyten gebundene Staphylokokken wurden mithilfe von Beta-Defensin-3 innerhalb von Minuten abgetötet. Keratinozyten entstehen aus Stammzellen ständig neu, gelangen durch die Oberhaut nach außen, verhornen schließlich und werden dann abgestoßen.

🍏 **PRÄVENTION & GESUNDHEITSFÖRDERUNG** Nur wenn mit erhobenen kontaminierten Händen ca. 45 Min. keine Gegenstände angerührt werden, ist diese Form der Bakterizidie, d. h. Fähigkeit Bakterien abzutöten, in der praktischen Arbeit umsetzbar. Das ist aber in der Arbeitspraxis sicher nicht realistisch! Rascher wirkt eine hygienische Händedesinfektion.

17.8 Pflegesituationen erkennen, erfassen und bewerten

17.8.1 Ursachen für Infektionen im Krankenhaus

❗ **DEFINITION** Mit dem Begriff **Krankenhausinfektion** oder **nosokomiale Infektion** werden Infektionen bezeichnet, die ein Patient während eines Krankenhausaufenthaltes zusätzlich zu seiner Grunderkrankung erwirbt.

Der Begriff „nosokomiale Infektion" beschränkt sich jedoch nicht nur auf Infektionen, die Patienten während eines stationären Aufenthaltes erwerben, sondern schließt auch ambulante Patientenversorgung, Infektionen von Mitarbeitern und ggf. Besuchern mit ein. Patienten werden jedoch immer häufiger auch im ambulanten Bereich behandelt. Daher wird der Begriff „nosokomial" zunehmend durch den Begriff „healthcare-associated" (in Zusammenhang mit einer medizinischen Maßnahme) ersetzt. Das Infektionsrisiko durch die Gesamtheit der professionellen Pflege und Behandlung auch nach dem evtl. kurzen Krankenhausaufenthalt von Patienten wird damit gezielter berücksichtigt.

👁 **FALLBEISPIEL** Der 61-jährige Paul Weber wird mit Prostatakarzinom zur radikalen Prostatektomie (operatives Entfernen der Prostata) eingewiesen. Als Nebendiagnosen stellen sich Alkoholabusus mit Fettleber und Herzinsuffizienz dar. Es zeigt sich als Verlauf:

- Tag 1: präoperative Diagnostik ohne Infektionshinweise
- Tag 2: Operation nach Legen eines ZVK und einer arteriellen Kanüle unter perioperativer Antibiotikaprophylaxe; der Patient erhält 3 Bluttransfusionen
- Tag 5: Entfernen des Dauerkatheters bei klarem Urin sowie des ZVK

- Tag 8: Stabilisierung, Abnahme der Miktionsbeschwerden, Wunde unauffällig
- Tag 11: Entlassung bei unauffälligem postoperativen Verlauf
- Tag 19: Patient fühlt sich nicht wohl, leichte Schmerzen im Wundbereich, er nimmt eigenständig Aspirin
- Tag 21: Fieber bis 38,5 °C; an der OP-Wunde eitrige Sekretion mit umgebender deutlicher Rötung
- Tag 22: Patient sucht ambulanten Urologen auf, der ihn wieder in die Klinik einweist; bei Eröffnung der OP-Wunde ergießt sich massiv Eiter aus der Wunde; mit einer Spritze abgenommener Eiter wird zur mikrobiologischen Diagnostik gegeben und eine Wunddrainage gelegt; Beginn einer systemischen Antibiotika-Therapie bei V. a. Wundinfektion
- Tag 24: Befund der mikrobiologischen Untersuchung: Staphylococcus aureus

🍏 **PRÄVENTION & GESUNDHEITSFÖRDERUNG** Postoperative Wundinfektionen können auch nach Entlassung auftreten; es gilt, bei kurzer Verweildauer den Patienten über evtl. Frühsymptome und seine adäquaten Reaktionen zu informieren.

Die Senic-Studie von 1981 ermittelte, dass ca. 30 % der Gesamtzahl an nosokomialen Infektionen (NI) durch professionelle Prävention zu vermeiden gewesen wäre (Kappstein 2009). Heute ist man der Auffassung, dass auf Intensivstationen 15 – 25 % der NI verhindert werden können, da diagnostische und therapeutische Eingriffe zunehmen und patienteneigene Risikofaktoren, z. B. hohes Alter und Zusatzerkrankungen, eine höhere Gefährdung mit sich bringen (Gastmeier 2011).

Die meisten an nosokomialen Infektionen beteiligten Keime stammen aus der körpereigenen Flora, die der Patient entweder bereits bei der stationären Aufnahme mitbringt oder die er während des Aufenthaltes durch Kontakt mit der Krankenhausumwelt erwirbt. Schon nach kurzer Zeit des Krankenhausaufenthaltes werden Haut und Nasen-Rachen-Raum des Patienten mit potenziell pathogenen, krankenhausspezifischen Bakterien besiedelt (**Tab. 17.2**).

Zu den häufigsten Infektionen zählen Harnwegsinfektionen, untere Atemwegsinfektionen (Pneumonien), postoperative Infektionen im Operationsgebiet (Wundinfektion) und die primäre Sepsis, die häufig zum Tod führt (Sitzmann 1999). **Ursache krankheitsbedingte, verminderte natürliche Abwehr.** Verschiedene Krankheiten führen dazu, dass die natürliche Resistenz des Menschen geschwächt wird (z. B. Leukämie, maligne Tumoren, Verbrennungskrankheit, Diabetes mellitus, kardiovaskuläre Erkrankungen). Schon minimale Mikrobenmengen können aufgrund der geschwächten Immunabwehr zu schweren Infektionen führen.

Ursache therapiebedingte, verminderte Resistenz. Therapien beeinflussen erwünscht oder unerwünscht die Funktion des Immunsystems. So führen bestimmte Arzneimittel, z. B. Zytostatika oder Kortison, ebenso wie Bestrahlungen zu einer Immunsuppression. Nach einer Organtransplantation wird das Immunsystem bewusst unterdrückt, um eine Abstoßungsreaktion des Körpers zu vermeiden. Auch langdauernde Operationen und die Implantation von Endoprothesen beanspruchen die Widerstandskraft des Organismus und überfordern sie oft. **Ursache erhöhte Anzahl invasiver, diagnostischer Eingriffe.** Die starke Speziali-

Tab. 17.2 *Infektionsgefährdungen und ihre Prophylaxe.*

Infektionsgefährdungen	Prophylaxe
Faktor Zeit: Besiedlung des Patienten mit potenziell pathogenen, krankenhausspezifischen Bakterien (z. B. des Nasen-Rachen-Raumes und der Haut) erfolgt schon nach kurzer Zeit	möglichst kurzfristige präoperative Verweildauer im Krankenhaus
Schlafumkehr und Desorientierung sowie Verweigerung der Nahrungsaufnahme: → wirken sich körperlich aus und unterstützen Infektionen → fördern psychoreaktiv ausgelösten Sterbeprozess (psychischer Hospitalismus; Sitzmann 1999)	Monotonie, Isolation, sensorische Deprivation und Immobilisation besonders alter Menschen reduzieren
sehr junges und hohes Lebensalter: → Pädiatrie: physiologische Unreife des Immunsystems bei Frühgeborenen und Neugeborenen sowie extrem hohe Zahl invasiver Prozeduren während der stationären Behandlung → Geriatrie: Unterernährung (Proteine, Vitamine, Mineralien, v. a. Zink), „Altern" des Immunsystems bzw. der Infektionsabwehrmöglichkeiten, Steroide, Kolonisation durch multiresistente Keime, Zunahme hygienischer Probleme durch erhöhte Zahl demenzieller Erkrankungen	insbesondere altersbedingte Infektionsgefährdungen durch angepasste Hygiene reduzieren

Tab. 17.3 *Iatrogene Infektionen mit bevorzugten Mikroben nach invasiv-therapeutischen Eingriffen.*

Eingriff	Iatrogene Infektionen	Mikroorganismen
Blasenkatheter (transurethral)	Urethritis, Prostatitis, Epididymitis, Zystitis, Pyelonephritis, Bakteriämie, Urosepsis	E. coli, Enterokokken, Pseudomonas (P.) aeruginosa, Candida albicans
Intubation, Tracheotomie, Beatmungstherapie	Sinusitis, Tracheitis, Beatmungspneumonie, Septikämie	Staphylococcus (S.) aureus, P. aeruginosa, Darmkeime, Klebsiella, Candida albicans, Acinetobacter baumannii
chirurgisch-operative Eingriffe	postoperative Infektionen im Operationsgebiet, Abszess, Osteomyelitis	überwiegend Bakterien (S. aureus, Enterokokken, E. coli, P. aeruginosa), Candida albicans
Verweilkanülen, intravasale zentrale Katheter	Phlebitis, Septikämie, Endokarditis	S. epidermidis, S. aureus, P. aeruginosa, Candida albicans, Acinetobacter, Enterokokken
Ernährung durch Magensonde, perkutan endoskopische Gastrostomie (PEG)	Gastroenteritis, Lebensmittelintoxikation durch Bakterientoxine, Peritonitis, peristomale Wundinfektion (bei PEG), Pneumonie	Darmkeime, P. aeruginosa, S. aureus, Salmonellen
endoskopische Eingriffe	Cholangitis, Pankreatitis, Bakteriämie	Enterokokken, Darmkeime, Staphylokokken, P. aeruginosa

sierung in der Medizin hat zu einem Anstieg an invasiven diagnostischen und therapeutischen Maßnahmen geführt. Dabei können Mikroorganismen in den Körper gelangen. Jede Punktion, Sondierung oder Endoskopie ist daher mit dem Risiko einer nosokomialen Infektion verbunden. **Tab. 17.3** gibt einige Beispiele iatrogener Infektionen nach Eingriffen.

Ursache räumliche Konzentration multimorbider Patienten. Nosokomiale Infektionen treten bevorzugt in bestimmten Bereichen auf, z. B. Intensivstationen, Frühgeborenenabteilungen und onkologischen Stationen. Das liegt unter anderem an der hohen Zahl schwerstkranker und multimorbider Menschen. Angepasste Hygienemaßnahmen können die Gefahr reduzieren.

Ursache Fehlverhalten der Krankenhausmitarbeiter. Mangelndes Wissen zum Thema „Infektionsverhütung", Überbelastung und fehlende Motivation fördern Verstöße gegen hygienische Grundregeln. Das führt dazu, dass sich Krankheitskeime in und an Personen und Ma-

terialien ansiedeln, vermehren und verbreiten (s. auch Infektionsweg, S. 1057).

17.8.2 Pflegebezogene Grundlagen der Hygiene

Wenn man einer größeren Zahl von Krankenhausinfektionen nachgeht, dann fallen vier Dinge auf:

- Es sind immer wieder die gleichen, relativ wenigen Mikrobenarten, die den größten Teil aller Krankenhausinfektionen bewirken, z. B. Staphylococcus aureus und gramnegative Stäbchen: Escherichia coli, Enterobacter Spezies, Pseudomonas aeruginosa.
- Es kommt zu einer Häufung der Infektionen bezüglich ihrer Lokalisation (Harnwege, Atemtrakt, Darm, Wunden).
- Es kommt zu einer Häufung bei bestimmten Pflegemaßnahmen (Einführen von Blasenkathetern, Inhalation und Beatmung, Legen von ZVK usw.).
- Es kommt zu einer Häufung bestimmter Übertragungsarten (Hände, Instrumente, Apparate).

FALLBEISPIEL Seit Tagen hat die 58-jährige Maria Pauli rechtsseitige Unterbauchbeschwerden. Ihr Hausarzt weist sie mit dem Verdacht auf akute Appendizitis in die Klinik ein. Bei Untersuchungen stellen sich folgende Befunde dar:

- Abdomensono: entzündlich-ödematöse Schwellung der Appendix
- Labor: Leukozytose und CRP-Erhöhung

Es zeigt sich als Verlauf:

- Tag 1: Operation; Diagnose: Perforation des Wurmfortsatzes, begleitende Peritonitis (Bauchfellentzündung); Beginn mit i. v.-Antibiotikatherapie.
- Tag 3: Temperatur liegt bei 38,4 °C; Patientin klagt über erschwerte Miktion, worauf sie 1-mal katheterisiert wird; bakteriologische Untersuchung des Urins wird angefordert; Wunde beim Verbandwechsel unauffällig, Drainage fördert wenig klares Sekret.
- Tag 4: Temperatur steigt bis 39,2 °C, weitere Symptome der Patientin: Schüttelfrost, Kopfschmerzen, gespannte Bauchdecke, Pollakisurie

(d. h. Ausscheidung häufiger, kleiner Harnmengen); Blutkulturen werden abgenommen; Wunde beim Verbandwechsel unauffällig, Drainage wird gezogen.
- Tag 5: Katheterurin > 10^5 KBE/ml Escherichia coli mit Resistenz gegen die antibiotische Therapie; Antibiotikatherapie wird umgestellt.

- Tag 8: Wunde zeigt weiter regelrechte Heilung.
- Tag 10: Abnahme der Miktionsbeschwerden, Patientin wird entlassen.

✋ **PRAXISTIPP** Bei postoperativem Fieber muss immer eine Wundinfektion ausgeschlossen werden, es ist aber auch an andere Infektionsherde zu denken (Pneumonie, Harnwege, Kathetersepsis)!

Die Konsequenz aus der Häufung beeinflussbarer Krankenhausinfektionen ist, hygienische Bemühungen auf relativ wenig Inhalte zu konzentrieren, um ein sinnvolles, gezieltes Handeln des Einzelnen zu erreichen.

17.9 Pflegemaßnahmen auswählen, durchführen und evaluieren

17.9.1 Professionelle Händehygiene
Die Händehygiene wird übereinstimmend als die wichtigste Maßnahme angesehen, um die Ausbreitung von Infektionen zu verhindern, insbesondere krankenhauserworbene Infektionen. Hände sind durch die Keime ihrer residenten Flora, transienten Flora und temporär residenten Flora eine mögliche Infektionsquelle.

Residente Flora. Das ist die für die jeweilige Körperregion und das Individuum charakteristische Keimbesiedlung. Auch durch äußere Manipulationen, z. B. Waschen oder intensive Behandlung mit Handbürsten, sind die Keime kaum zu entfernen. Durch natürliches Ablösen oder mechanisches Abschuppen der oberen Hornhautpartikel werden sie jedoch ständig freigesetzt. Mit dem Schweiß gelangen die Keime an die Hautoberfläche und können bei defekten Handschuhen in Wunden gelangen.

Transiente Flora. Sie besteht aus wechselnden Keimen, die durch Kontakt mit Menschen und Gegenständen erworben werden und locker auf der Haut liegen, an Hautfett und Schmutz gebunden und besonders unter den Nägeln zu finden sind. Die Mikroorganismen sind durch Waschen und Händedesinfektion leicht zu entfernen.

Temporär residente Flora. Bei einer dritten Gruppe von Mikroorganismen erfolgt teilweise eine Anpassung an die Umgebung, d. h. sie können temporär resident werden. In die Gruppe werden Keime eingeordnet, die grundsätzlich der transienten Flora angehören. Aus unterschiedlichen Gründen können sie für längere Zeit auf der Haut nachweisbar sein und sich dort vermehren, ohne jedoch klinische Erscheinungen hervorzurufen, z. B. ist Staphylococcus aureus zeitweilig auf Haut oder Nasenschleimhaut von Klinikmitarbeitern ohne gleichzeitiges Vorliegen einer Infektion nachweisbar. Oft sind sie nach freien Tagen und Erholung in der Natur wieder verschwunden.

Praxis der Händehygiene
Vermeiden unkontrollierter Hand-Gesichts-Kontakte
Ein wichtiger Rat für professionelle Händehygiene lautet: „Beherrsche deine Hände" und vermeide unbewusste Hand-Gesichts-Haar-Kontakte (**Abb. 17.8**).

✋ **PRAXISTIPP** Aufschlussreich ist es, sich selbst und seine Mitmenschen bei verschiedenen Gelegenheiten zu beobachten, wo sich die Hände befinden.

Haare oder Gesicht sollen nicht unkontrolliert aus Gewohnheit befingert werden. Insbesondere bei hygienerelevanten Tätigkeiten, wie dem Vorbereiten von Injektionen, Essen-Eingeben, Verbandwechsel oder sterilem Absaugen, sind wir versucht, einem Jucken nachzugeben oder eine Haarsträhne zurückzustreifen.

Händewaschung
Bei der Händewaschung unterscheidet man Händewaschung mit Flüssigseife und desinfizierende Händewaschung.

Händewaschung mit Flüssigseife
Normalerweise reagiert Seife leicht alkalisch. Zur Hautreinigung sollten milde Waschlotionen mit neutralem oder schwach saurem pH-Wert genutzt werden. Häufiger Kontakt mit Wasser wirkt auf die natürliche Barrierefunktion der Haut (Wasser-Fettfilm, früher als „Säureschutzmantel" bezeichnet): Die Hornschicht quillt auf, Hornzellen werden abgelöst und der Haut die eigenen Lipide, die wichtigen Hautfette, entzogen. Auch können die natürlichen Feuchthaltefaktoren, die für die Geschmeidigkeit der Haut von Wichtigkeit sind, herausgelöst werden. In geschädigte Haut, also gerötete, juckende oder geschwollene Haut, dringen chemische Substanzen und Mikroorganismen leichter ein. Austrocknen, Entzündungen und ein Ekzem können die Folge sein.

➡ **MERKE** Bei jedem Händewaschen mit Waschlotion oder Flüssigseife werden ca. 25 % des hauteigenen Fettschutzes weggespült.

Durchführung. Waschplätze sollten so ausgestattet sein, dass sowohl die Armatur als auch der Flüssigseifenspender mit dem Ellenbogen bedient werden können (**Abb. 17.9**). Fehlt die Ausstattung, sollte man den Wasserhahn nach dem Trocknen der Hände mit dem benutzten Einmalhandtuch abdrehen. So kann vermieden werden, dass die Hände durch die primär verschmutzte Wasserarmatur rekontaminiert werden.

➡ **MERKE** Häufiges Waschen der Hände, verbunden mit einer qualitativ schlechten Waschsubstanz und mangelnder Hautpflege, wirkt meist schädigender auf die Haut als konsequente Händedesinfektion (**Tab. 17.4**).

Grob verschmutzte Hände. Stuhl oder Blut werden entweder sofort ohne Umgebungskontamination abgewaschen oder zunächst oberflächlich, z. B. mit desinfektionsmittelbenetztem Zellstoff, abgewischt. Eine Seifenwaschung ergänzt das optisch vollständige Entfernen. Dabei muss eine Umgebungskontamination vermieden werden. Nach dem Waschen und sorgfältigen Abtrocknen muss ausnahmsweise eine alkoholische Händedesinfektion angeschlossen werden, um eine intensivere Keimreduktion und -abtötung zu erzielen.

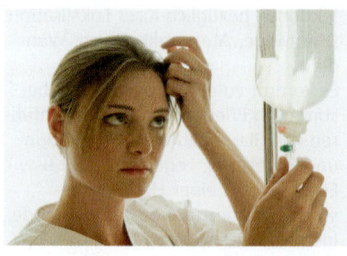

Abb. 17.8 „Beherrsche deine Hände."

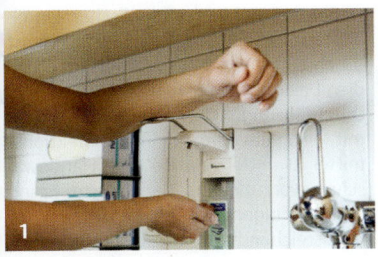
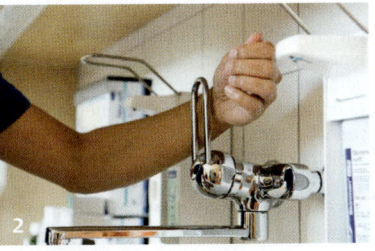
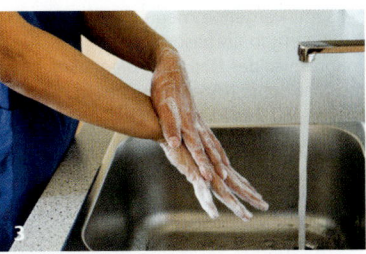

Seifenspender und Armatur werden so bedient, dass die Hände nicht damit in Kontakt kommen.

Die Hände werden 15-30 Sekunden eingeseift und

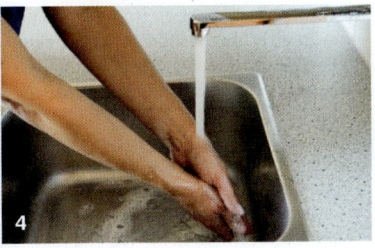
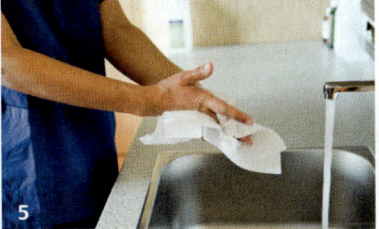
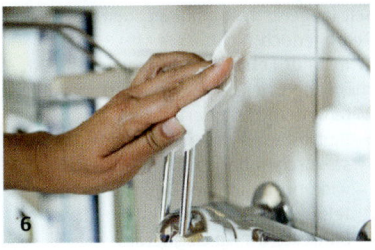

anschließend gründlich abgespült.

Nach dem Abtrocknen wird das Wasser entweder mit dem Ellenbogen oder dem benutzten Einmalhandtuch abgestellt.

Abb. 17.9 Hände mit Flüssigseife waschen.

Tab. 17.4 *Bedingungen und Anlässe für Händewaschen bzw. -desinfektion.*

Kontaminationsarmes Händewaschen	Hygienische Händedesinfektion
Voraussetzungen	
→ mit Flüssigseife aus Spender → gründlich abspülen → abtrocknen mit Papiertuch → Dauer 15 – 30 Sek.	→ bequeme Erreichbarkeit der Spender → betätigen des Spenders mit Ellenbogen, vollständiges Benetzen der trockenen Hände → gründliches Verreiben → Einwirkzeit 30 Sek.
Indikation	
→ bei sichtbarer Verschmutzung → zu Beginn bzw. am Ende der Arbeit → vor dem Essen bzw. vor dem Verteilen von Essen (risikoabhängige Entscheidung zwischen hygienischer Händedesinfektion oder Händewaschung) → vor und nach pflegerischer Versorgung von nicht-infizierten Patients → nach Toilettenbenutzung. → nach dem Naseputzen (nach Husten und Niesen mit Hand vor Mund und Nase) → bei Clostridium difficile Infektion vor dem Anreichen von Speisen oder Sondenkost zusätzlich zur Händedesinfektion empfohlen	→ vor aseptischen Prozeduren z. B. Kontakt mit Wunden, mit dem Bereich der Einstichstellen von Blasenkathetern, Infusionen, endotrachealem Absaugen, Drainagen, auch wenn dabei Handschuhe getragen werden → vor Tätigkeiten mit Kontaminationsgefahr (u. a. Herstellen von Infusionen, Injektionen) → vor Kontakt mit Patients, die im besonderen Maße infektionsgefährdet sind. → nach Kontakt mit potenziell oder definitiv infektiösem Material oder infizierten Körperregionen, potenziell kontaminierten Gegenständen, Flüssigkeiten oder Flächen → nach Ablegen von Schutzhandschuhen bei möglichem Mikrobenkontakt oder massiver Verunreinigung → nach Kontakt mit Patients, von denen Infektionen ausgehen können oder die mit Keimen von besonderer krankenhaushygienischer Bedeutung besiedelt sind (z. B. MRSA)

Desinfizierende Händewaschung

Obwohl in den Empfehlungen des RKI nicht ausgeführt, werden im Küchenbereich Präparate eingesetzt, die gleichzeitig reinigende und desinfizierende Wirkung haben. In manchen europäischen und vielen angloamerikanischen Ländern werden antimikrobielle Seifen („surgical scrub") zur Händewaschung noch im medizinisch-pflegerischen Bereich verwendet.

Körperdekontamination. Eine Indikation für Präparate zur reinigenden Körperdekontamination liegt z. B. vor, wenn bei Menschen mit Besiedlung von Methicillin-resistenten Staphylococcus aureus (MRSA) Körperwaschungen vorgenommen werden sollen.

Händedesinfektion

Hierbei werden hygienische und chirurgische Händedesinfektion unterschieden.

FALLBEISPIEL Was meist nicht eindeutig nachgewiesen werden kann, war im Fall des 35-jährigen Hans K. möglich: die Quelle seiner Hepatitis-B-Infektion. Der Beweis gelang durch DNA-Sequenzierung, d. h. gleichartigen Genomnachweis, der Viren in Blutproben des Erkrankten und des vermuteten Verursachers, einem Anästhesisten.

Völlig überraschend erkrankte Hans K. an einer Hepatitis-B. Die vom Gesundheitsamt vorgenommene Nachforschung ergab als besonders risikoreiches Ereignis vor der Hepatitis-Diagnose eine Tonsillektomie (Mandeloperation). Sie erfolgte 82 Tage vor der Hepatitis-Diagnose während der üblichen Inkubationszeit (ca. 60 – 180 Tage). In der Klinik wurde am gleichen Tag und im selben OP direkt vorher bei einem 9-Jährigen eine Polypen-OP durchgeführt. Seine sehr hohe Infektiosität als Hepatitis-B-Virusträger war dem Gesundheitsamt seit längerer Zeit bekannt, dem OP-Team jedoch nicht.

In einer Fehlerkonferenz wurden u. a. mögliche Übertragungsquellen mit den Mitarbeitern diskutiert:

- Blutreste auf den Flächen des Beistelltisches bei unzureichender Einwirkungsdauer des Desinfektionsmittels
- Blutreste im Absauggerät
- mangelnde Händehygiene der Anästhesiemitarbeiter (keine Schutzhandschuhe, keine Händedesinfektion zwischen den OPs, tragen von Armbanduhr und Ring, Umgang sowohl mit sterilen als auch mit benutzten Gegenständen)

Veränderungen im Hygienemanagement des OP-Teams wurden realisiert. _____

Hygienische Händedesinfektion

Die hygienische Händedesinfektion ist eine der effektivsten Methoden der Prävention nosokomialer Infektionen. Sie gehört zu den Standardhygienemaßnahmen bei der Versorgung von Patienten (Reichardt 2009, Sitzmann 2011a).

➡ **MERKE** Bei der Standardeinreibemethode für die hygienische Händedesinfektion geht es darum, Kontaktkeime (transiente Flora) von der Hautoberfläche zu beseitigen und die Anzahl haueigener Keime (residente Flora) zu vermindern. _____

Die hygienische Händedesinfektion reduziert die transiente Hautflora so stark, dass eine Verbreitung bzw. Übertragung von Mikroorganismen i. d. R. unterbunden wird. Die Keimreduktion ist signifikant stärker als bei der sozialen Händewaschung und bietet damit eine bedeutend höhere Sicherheit. Auch werden bei alkoholischen Einreibepräparaten keine Hautlipide aus der Haut ausgespült. Sie werden zwar im Stratum corneum emulgiert und damit aus ihrer strukturellen Anordnung gedrängt, sie verbleiben jedoch – sofern nicht abgespült wird – substanziell auf der Haut. Die bessere

Hautverträglichkeit alkoholischer Einreibepräparate im Vergleich zu Seifen ist durch eine Vielzahl experimenteller Studien belegt (Scheithauer 2010).

Durchführung. Die Händedesinfektion mit alkoholischem Händedesinfektionsmittel ist in der Routine dem Händewaschen vorzuziehen. Die Durchführung umfasst Folgendes (**Abb. 17.10**):

- ausreichend alkoholisches Händedesinfektionsmittel aus dem Spender (oder der „Kittelflasche") in die trockenen Hände geben (mind. 3 – 5 ml),
- gründlich über mindestens 30 Sekunden bis zu den Handgelenken verreiben, bis die Hände trocken sind,
- für die Einwirkzeit müssen die Hände feucht bleiben, d. h. es muss evtl. erneut Substanz auf die Hände gegeben werden,
- entscheidend ist neben der Einwirkzeit die Technik, d. h. Hygieneschwachstellen wie Fingerkuppen, Zwischenräume der Finger, Falten der Handinnenflächen und die Daumen sind gründlich mit einzubeziehen (**Abb. 17.11**).

Hautschädigung. Effektive Händehygiene setzt intakte Haut voraus, das gilt insbesondere für die Händedesinfektion. Alkohol entfettet zunächst, die Hautver-

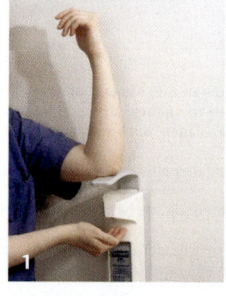

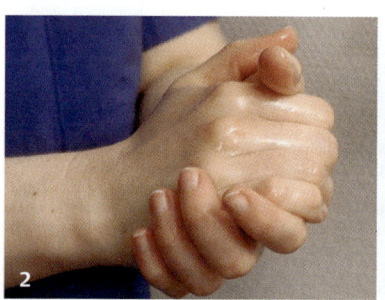

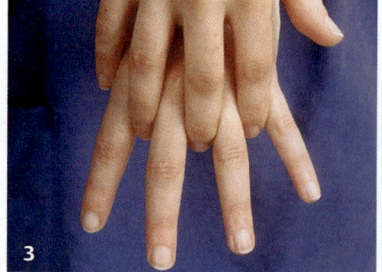

Mithilfe des Ellenbogens wird ausreichend Desinfektionsmittel (3 – 5 ml) in die trockene Hand gegeben und zwischen den Händen verrieben.

Mit der rechten Hand werden Handrücken und Fingerinnenseiten der linken Hand eingerieben und umgekehrt.

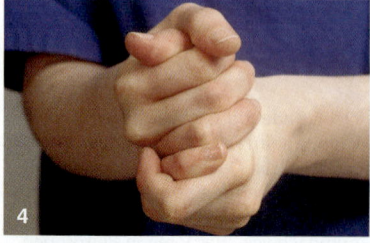

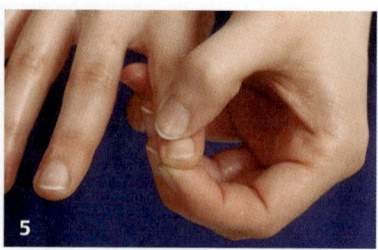

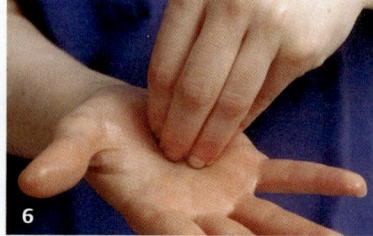

Mit kreisenden Bewegungen wird der linke Daumen mit der umschließenden rechten Handfläche desinfiziert und umgekehrt.

An jedem Finger wird der Fingernagelbereich desinfiziert.

Mit kreisendem Reiben werden die geschlossenen Fingerkuppen in der rechten Handfläche desinfiziert und umgekehrt.

Abb. 17.10 **Händedesinfektion.**

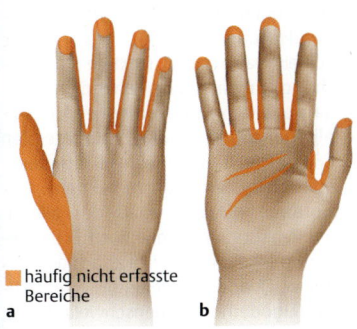

■ häufig nicht erfasste
Bereiche

a   b

Abb. 17.11 Desinfektionsschwachstellen. Bei
unzureichender Benetzung mit dem Desinfektionsmittel lassen sich mit dem Fluorosept-Test Desinfektionsschwachstellen (mit UV-Licht nachweisbar)
erkennen.

träglichkeit wird jedoch durch Zusatz
von Rückfettungsmitteln verbessert. Bei
Kontakt eines alkoholischen Desinfektionsmittels mit geschädigter Haut entstehen Schmerzen. Das Schädigungspo-
tenzial ist bei feuchten Händen gesteigert, außerdem wird der Wirkstoff u. U.
gefährlich verdünnt. Weitere Zusätze bedingen eine verlängerte Wirksamkeit im
Sinne einer bakteriostatischen Wirkung
(Remanenz).

🖐 **PRAXISTIPP** Bei der Auswahl
sind Produkte zu bevorzugen, die frei
von sensibilisierenden Zusatzstoffen sind
(Parfüm, Farbstoff). ────────────

Chirurgische Händedesinfektion
Sie wird vor allen Operationen oder anderen invasiven Eingriffen durchgeführt
und soll verhindern, dass Hautkeime der
direkt am Eingriff Beteiligten (instrumen-

tierende Pflegende, Operateur, Assistent) verschleppt werden. Sie dient
neben der Elimination der transienten
auch einer weitgehenden Reduktion der
residenten Flora, sodass bei Beschädigung des Handschuhs die Infektionsdosis, die mit dem Schweiß in die Wunde
gelangt, niedrig gehalten wird.

Es können zwei Methoden angewendet werden: Waschmethode (mit mikro-
biziden Waschpräparaten, z. B. PVP-Iod)
und Einreibemethode mit Alkohol (wird
häufiger angewendet).

Einreibemethode. Sie umfasst folgende
Maßnahmen (s. Abb. 47.7, S. 1228):
- vor der ersten Desinfektion eines
  Tages Händewaschen vornehmen (im
  Idealfall > 10 Min. vor der Desinfektion, also auf Station oder im Umklei-
  deraum des OP (Sitzmann 2007); eine
  1-minütige Waschung der Hände erhöht die Hautfeuchtigkeit signifikant
  für bis zu 10 Min. und setzt damit die
  Alkoholwirkung herab,
- ausreichende Menge des Desinfektionsmittel (ca. 10 – 15 ml) auf die
  Hände geben und auf Händen und
  Unterarmen verreiben,
- Desinfektionsmittel einreiben, bis die
  Hände trocken sind (je nach Herstel-
  lerangabe).

➡ **MERKE** „Waschorgien" vor
Operationen mit Wasser, Handbürste
und Seife sind Geschichte! ────────

Zwischen den Operationen sollen die
Handschuhe ausgezogen werden, um
eine Verbreitung von Blut (auch winzigs-
ter Mengen) zu vermeiden und die Haut
nicht zu sehr zu belasten.

Vor der nächsten OP bei kurz aufeinander folgenden Eingriffen muss Folgendes beachtet werden:
- letzte chirurgische Händedesinfektion
  vor < 60 Min.: Desinfektion 1 Min.
  lang durchführen,
- letzte chirurgische Händedesinfektion
  vor > 60 Min.: Desinfektion in üblicher
  Dauer vornehmen.

Hautpflege
- Hautirritationen (Rötung, Reizung)
  und Hautschädigungen werden oft
  fälschlicherweise dem alkoholischen
  Händedesinfektionsmittel angelastet.
  Oftmals sind Hautveränderungen aber
  auf falsche Gewohnheiten zurückzuführen:
  - zu häufiges Händewaschen
  - Waschen der Hände vor der Hän-
    dedesinfektion
  - mangelnde Hautpflege
  - langfristiges Handschuhtragen

Abnutzungsekzeme. Abnutzungsekzeme heilen i. A. schnell ab, wenn sie Gelegenheit zur Regeneration erhalten, insbesondere durch zeitweises Vermeiden
der hautbelastenden Tätigkeit. Besonders hilfreich ist eine hautschonende
Händehygiene (***Abb. 17.12***).

🖐 **PRAXISTIPP** Eine mit haut-
verträglichen Flüssigseifen, Lotionen und
Hautcremes gepflegte, glatte und ge-
schmeidige Haut gewährt einen besseren Schutz vor der Besiedlung mit Mikroorganismen (Sitzmann 2011a). ──────

17.9.2 Korrekter Umgang mit Schutzhandschuhen
Schutzhandschuhe werden in erster Linie
getragen, um eine Keimübertragung zu

Eine hautschonende Händehygiene umfasst sowohl die schonende Durchführung der professionellen Händehygiene als auch einen wirksamen
Hautschutz und eine konsequente Hautpflege.

Hautschonende Durchführung der Händehygiene	Wirksamer Hautschutz	Konsequente Hautpflege
Tragen von Schutzhandschuhen: • puderfreie Schutzhandschuhe (unterschiedlicher Materialien) tragen • nach Benutzen der Handschuhe hygienische Händedesinfektion durchführen • Schutzhandschuhe nicht länger als erforderlich tragen (Sitzmann 2009) **Händewaschung:** • ohne Händeringe (Seifenreste sind hautschädigend) durchführen • Wassertemperatur unbedingt unter 40 °C (heißes Wasser reizt trockene Haut noch mehr) halten • milde (pflanzliche) Seifen (im privaten Bereich) oder Flüssigseifen (nicht überdosieren) benutzen • Tensidreste gründlich abspülen • Hände mit hautschonenden (Textil-) Handtüchern (im Beruf nur 1x nutzen) oder Einmalpapierhandtüchern gründlich abtrocknen (ohne Restfeuchte) **Hygienische Händedesinfektion:** • nur mit absolut trockenen Händen durchführen • möglichst nur mit farbstoff- und parfümfreien Produkten	• rechtzeitig schützende Handschuhe im Freien tragen (nicht erst bei Frost! Die Talgdrüsen stellen bei zunehmender Kälte die Produktion ein, die Folge ist gerötete und juckende Haut) • Nacht-Handpackung mit fettreicher Hand-Haut-creme und Baumwollhand-schuhen durchführen • an manchen (Feucht-) Arbeitsplätzen ist die Nutzung spezieller Haut-schutzsalben möglich	• heilungsfördernde feuchtigkeitsregulierende Pflegecreme nutzen • möglichst Naturkosmetik verwenden (keine Silikon-präparate, keine Erdöl-produkte) • Anwendung von Pflege-creme vor der Arbeit, in Arbeitspausen, nach der Arbeit, zu Hause

Abb. 17.12 Informationsblatt zur hautschonenden Händehygiene.

verhindern. Dazu gelten folgende Regeln:

- Schutzhandschuhe mit sauberen Händen unmittelbar vor der Tätigkeit aus der Verpackung nehmen
- Schutzhandschuhe nach (möglicher) Kontamination wechseln (manchmal auch während der Versorgung eines Patienten)
- Handschuhe wechseln, wenn ein anderer Patient versorgt werden soll

Desinfektion. Die Desinfektion behandschuhter Hände wird nicht allgemein empfohlen. Sie kann aber sinnvoll sein, denn von angelegten Schutzhandschuhen lassen sich besser Keime reduzieren als von der Haut der Hand selbst. Die Maßnahme ist in Situationen praktikabel, die einen häufigen Handschuhwechsel erfordern würden, z. B. i. v.-Blutentnahme. Zu beachten sind nachgewiesene Desinfizierbarkeit, kein vorangegangenes Perforationsrisiko, keine Kontamination mit Blut u. a.

➡ **MERKE** Handschuhe sind kein Ersatz für das Waschen und Desinfizieren der Hände. Hände sollen nach dem möglichst kontaminationsfreien Ausziehen von Handschuhen (**Abb. 17.13**) gewaschen bzw. desinfiziert werden, weil Handschuhe oft unbemerkt undicht sind oder es beim Ausziehen der Handschuhe zu einer Kontamination kommt. ────

Fortwährendes Tragen. Häufig zu beobachtendes fortwährendes Tragen wirkt gefährdend für den Pflegenden (Allergiegefährdung), die Patienten (Übertragung von Keimen anderer Patienten) und die übrigen Mitarbeiter (mit Handschuhen verschmutzte Kontaktflächen, z. B. Türklinken, gefährden andere).

➡ **MERKE** Handschuhe kurz und gezielt tragen! ────────────

Unverträglichkeiten von Schutzhandschuhen
Das erhöhte Hygienebewusstsein führt zu einem steigenden Bedarf an Latex-handschuhen, zu längeren Tragezeiten und damit zur Zunahme von Latexallergien. Dies trifft insbesondere zu bei

- Mitarbeitern im Pflege- und Dentalbereich,
- einigen Patientengruppen (Patienten mit Spina bifida, traumatisch Querschnittsgelähmte) und
- Menschen mit atopischen Erkrankungen, z. B. Heuschnupfen, Neurodermitis, Asthma bronchiale und bei bestehenden Handekzemen.

Wegen ihrer hohen gesundheitlichen Bedeutung ist die Naturlatexallergie oder -sensibilisierung als Berufskrankheit anerkannt, aus Sorge vor Nachteilen am Arbeitsplatz unterbleibt die Meldung jedoch vielfach.

Reaktionsformen. Folgenden Reaktionsformen können auftreten:

- irritative Kontaktdermatitis (nicht allergisch)
- allergische Soforttypreaktion
- allergisches Kontaktekzem (Allergie vom Spättyp)

Irritative Kontaktdermatitis
Nicht alles, was wie eine Allergie aussieht, ist auch eine. Eine große Zahl von Hautreaktionen nach dem Tragen von Handschuhen ist auf andere Ursachen zurückzuführen (**Tab. 17.5**).

Allergische Soforttypreaktion
Die Symptome, die nach einer unterschiedlich langen Sensibilisierungsphase auftreten, zeigen sich meist innerhalb von Sekunden bis wenige Minuten nach Allergenkontakt. Sie können ausgelöst werden durch:

- Hautkontakt (z. B. beim Tragen von Handschuhen),
- Schleimhautkontakt (rektale Untersuchung, zahnärztliche Behandlung),
- Inhalation von Latexproteinen oder
- Allergenaufnahme durch parenteralen Kontakt (z. B. Blasenverweilkatheter, Infusionssystem, Spritzenkolben).

Symptome. Das Ausmaß der allergischen Reaktionen kann je nach Schweregrad von lokalisierter Urtikaria (flächiges Erythem, Quaddeln), generalisierter Urtikaria (Lidödeme, Lippenschwellungen), allergischer Rhinitis, Konjunktivitis, Asthma bronchiale bis zum manchmal tödlich verlaufenden anaphylaktischen Schock reichen. Zudem wurden Kreuzreaktionen zwischen Naturlatex und verschiedenen rohen Früchten (z. B. Banane, Kiwi, Avocado, Tomate) beobachtet.

Allergisches Kontaktekzem
Die Allergie wird nicht durch Latexproteine, sondern durch mindestens einen Zusatzstoff, der bei der Herstellung von Handschuhen eingesetzt wird, verursacht. Die Symptome bleiben i. d. R. auf Kontaktstellen begrenzt. Die Sensibilisierungsphase vor dem erstmaligen Erscheinen von Symptomen kann Tage oder Jahre dauern.

Symptome. Zunächst ist die Haut trocken, schuppend, gerötet und weist Bläschen auf. Mit 12 – 48 Std. Latenzzeit nach Allergenkontakt folgt Nässen und Juckreiz. Besonders betroffen sind Handrücken und Fingerknöchel.

Tab. 17.5 *Ursachen und Entstehungsfaktoren der irritativen Kontaktdermatitis.*

Ursachen	Entstehungsfaktoren
Druck- und Schwitzurtikaria	→ anlagebedingt → mehrstündig getragene Handschuhe
irritativ-ekzematöse Hautreaktionen (z. B. Okklusionseffekte)	→ Aufweichen der Hornhaut durch Luftabschluss (Mazerationen entstehen) → Eindringen von Zusatzstoffen aus dem Handschuh in die Oberhaut
Desinfektionsmittel	→ Eindringen von Chemikalien durch den Handschuh in die Haut

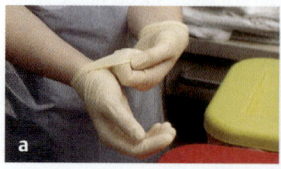 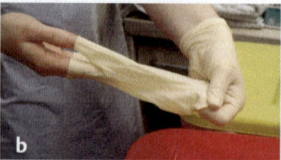 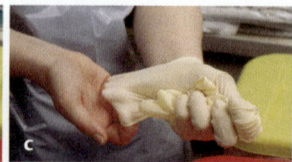 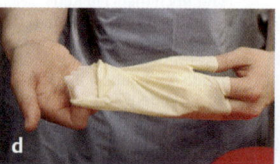

Abb. 17.13 Kontaminationsfreies Ausziehen von Handschuhen. a Mit der linken Hand wird die Stulpe des rechten Handschuhs gefasst... **b** ...und der Handschuh abgestreift. **c** Die linke Hand umschließt den abgestreiften Handschuh, während die rechte Hand in die Innenseite der Stulpe des linken Handschuhs greift... **d** ...und den Handschuh abstreift. Die Außenseiten der Handschuhe zeigen dabei nach innen, wodurch die kontaminierten Seiten verschlossen sind.

Vorbeugen von Unverträglichkeiten

Vorbeugen ist möglich durch:

- Tragen ungepuderter Latexhandschuhe (allergenhaltiger Puder ist ein potenter Allergieauslöser, v. a. am oberen Atemtrakt),
- Nutzen von Latexalternativen, z. B.:
  - Kunststoffhandschuhe (z. B. aus Vinyl (PVC), Copolymer, Nitril-Kautschuk) oder
  - Kunstgummihandschuhe (z. B. aus Styrol-Butadien-Kautschuk, Polychloropren (Neoprene), für Personen mit manifestem Handekzem, schweren atopischen Erkrankungen und bereits eingetretener Naturlatexallergie),
- konsequente Pflege mit Cremes und Salben (beugt Mikroläsionen als ideale Eintrittspforte für Latexproteine vor) und
- Reduktion der Tragezeiten.

🍏 **PRÄVENTION & GESUND-HEITSFÖRDERUNG** Um schwere, auch tödlich endende Zwischenfälle durch Sensibilisierung auf Latex während Anästhesie, Operation und auf der Station zu vermeiden, ist bei naturlatexsensibilisierten Patienten der Stoff unbedingt zu vermeiden. Das Material für eine naturlatexallergenfreie Behandlung ist auch für den notärztlichen Bereich bereitzuhalten. ————

Lagerung. Risse am Stulpen, Löcher und Aufhellungen können durch fehlerhafte Lagerung der Latexhandschuhe entstehen und müssen zur hygienischen Sicherheit unbedingt vermieden werden. Latexhandschuhe sollen bei Luftfeuchtigkeit von weniger als 63 % und bei Raumtemperatur gelagert werden. Sie sollten nicht in der Nähe von Heizungen und elektrischen Geräten und ohne direkte Sonnen- und Lichteinstrahlung gelagert und „möglichst frisch" verbraucht werden.

Irrtümer der Händehygiene

Bei der Händehygiene existiert eine Reihe von Irrtümern, die einer korrekten Anwendung entgegenstehen. Sie werden in *Tab. 17.6* berichtigt.

17.9.3 Handhaben steriler Materialien

Ziel ist es, die Sterilität zu sichern und die Produktqualität bis zur Anwendung beim Patienten sicherzustellen. Um die Sterilität zu bewahren, sind folgende Regeln zu beachten:

- Sterilgut trocken lagern (max. 70 % Luftfeuchte).

Tab. 17.6 *Irrtümer zur Händehygiene und deren Berichtigung.*

Irrtümer der Händehygiene	Berichtigung
grob verschmutzte Hände erst desinfizieren	→ stark verschmutzte Hände zunächst erst vorsichtig abspülen, waschen, abtrocknen und dann ausnahmsweise nachfolgend desinfizieren
Händedesinfektion (HD) vor und nach jedem Patientenkontakt	→ nicht realisierbar! → richtig ist eine gezielte HD, z. B. vor aseptischen Prozeduren und nach Körperflüssigkeitskontakt → Ziel: Compliance und korrekte Ausführung erhöhen
Tragen von Schutzhandschuhen ersetzt HD	→ Schutzhandschuhe weisen in unterschiedlicher Häufigkeit Löcher auf
Schutzhandschuhe sind nicht zu desinfizieren	→ Desinfektion behandschuhter Hände wird nicht allgemein empfohlen (RKI III) → erwägbar bei Verwendung guter Qualität und Situationen, die einen sehr häufigen Handschuhwechsel erfordern würden (z. B. i. v. Blutentnahmen) → auf Handschuhen kann eine höhere Keimzahlreduktion als auf der Haut erreicht werden
Einwirkzeit der HD immer 30 Sek.	→ Einwirkzeit je nach Präparat und Mikrobe unterschiedlich, z. B.: ▪ TBC-Verdacht 2 × 30 Sek. ▪ Noroviren 2 Min. ▪ Herstellerangaben sind zu beachten
„Waschen ist besser als desinfizieren"	→ Aussage trifft nur für die sporenbildenden Clostridium difficile zu → man müsste sich 100 mal die Hände waschen, um die Keimreduktion einer HD zu erreichen
„Hautpflege ist Frauensache"	→ auch stark strapazierte Haut des „starken" Geschlechts benötigt sorgfältige Pflege

- Sterilgut nur mit sauberen, desinfizierten Händen berühren.
- Unsachgemäße Lagerung in Schubladen oder engen Schränken vermeiden (führt evtl. zu Beschädigung der Schutzverpackung).
- Verpackung auf Feuchtigkeit kontrollieren (Kondenswasser, Feuchtigkeitsränder, feuchtes Sterilgut ist unsteril!).
- Siegelnähte der Beutel/Tüten auf korrekten Verschluss kontrollieren (evtl. Kanalbildung durch falsch gewählte Temperatur des Schweißgerätes).
- Verpackung auf Beschädigung kontrollieren (durch Pinzette, spitze Schere usw.).
- Farbindikator als Sterilisationskontrolle prüfen (schlägt nach durchgeführter Sterilisation um).
- Produkterläuterungen lesen.
- Sterilisationsdatum kontrollieren (Verfallsdatum überschritten?).

Bei industriell verpacktem Sterilgut ist es wichtig, die Chargennummer bei Mängeln angeben zu können. Hausintern aufbereitetes und verpacktes Material muss den Namen des packenden Mitarbeiters erkennen lassen (S. 198). Andernfalls kann eine Reklamation nicht gezielt bearbeitet werden.

Kontaminationsfreies Öffnen von Sterilgut

Vor dem Öffnen der Sterilgutverpackung wird die Arbeitsfläche vorbereitet. Sie muss rein, trocken und frei von unerwünschten Mikroorganismen sein (kurzfristige Desinfektion kleiner Flächen mit 70 % Alkohol und Einmaltuch). Die Entnahme des Materials aus der Sterilverpackung sollte in möglichst turbulenzarmer Zone stattfinden (geschlossene Türen und Fenster, keine Personenmobilität). Dies ist wichtig, da durch den beim Auspacken aufgewirbelten Staub das Sterilgut kontaminiert werden kann. Weiterhin sollten folgende Regeln beachtet werden:

- Sterile Schutzkleidung einschließlich Haube und Mund-Nasenschutz je nach Art der Anwendung tragen.
- Sterilmaterial möglichst erst vor dem Gebrauch auspacken.
- Beim Öffnen nicht sprechen, Sterilgut nicht anhusten usw.
- Sterilgut nur auf steriler Arbeitsfläche ablegen.
- Kontaminationsgefahr bei Entnahme ausschließen (Fixation des Arbeitstisches, steriles und unsteriles Material deutlich trennen).

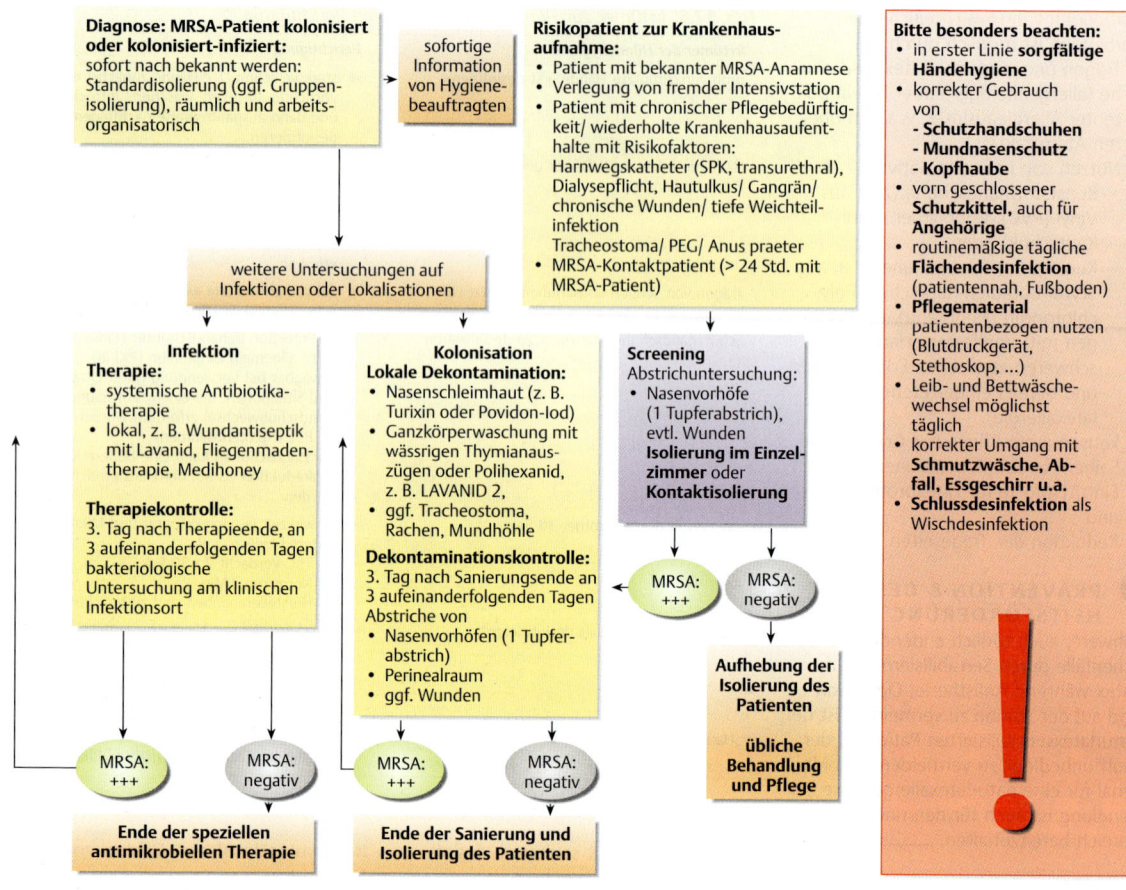

Abb. 17.14 Maßnahmen beim Auftreten von MRSA.

- Sterilgut nicht durch die Papierverpackung stoßen (Kontamination durch ausgefranste Ränder beim Herausnehmen), stattdessen Verpackung vorsichtig öffnen bzw. peelen.
- Sterilprodukte mit Non-Touch-Methode (S. 193) nutzen.
- Sterile Materialien, z. B. bei großen, infizierten Wunden, nach Möglichkeit durch eine zweite Person anreichen lassen.
- Zu sterilen Materialien Abstand wahren.

17.9.4 Multiresistente Mikroorganismen

Immer mehr Mikroben entwickeln Resistenzen als Abwehrmechanismus gegen antimikrobiell wirksame Substanzen. Resistente Krankenhauskeime sind ein weltweites Problem: Antibiotika bleiben bei Infektionen wirkungslos und bieten nur noch eingeschränkte Möglichkeiten zur Therapie.

Beispiele. Beispiele resistenter Mikroorganismen sind:
- Methicillin-resistente Staphylococcus aureus (MRSA)
- Vancomycin-resistente Staphylococcus aureus (VRSA)
- Vancomycin resistente Enterokokken (VRE)
- Extended-spectrum-beta-lactamase (ESBL)-Bildner (d. h. Darmkeime wie Klebsiella pneumoniae und E. coli; sie haben die Fähigkeit, verschiedene Antibiotika zu inaktivieren und können ihre Resistenzmechanismen an andere pathogene Bakterienspezies weitergeben) (Sitzmann 2011b)

Ursachen für Infektionen und Resistenzentwicklung

Die Zusammensetzung der hochempfindlichen Normalflora des Körpers wird als unbeabsichtigter Nebeneffekt durch Breitspektrum-Antibiotika erheblich verändert. Sie kann dann mit multiresistenten Stämmen z. B. MRSA nicht mehr ge-

nügend konkurrieren, der Betroffene erkrankt.

Resistenzen entstehen bei der Anwendung von Antibiotika, z. B.
- bei Behandlung der falschen Infektion (z. B. einer Virusinfektion der Atemwege),
- durch falsche Dosierung (zu niedrig) oder
- über eine falsche Zeitspanne (wenn z. B. nach relativer Beschwerdefreiheit das Medikament zu früh abgesetzt wird).

Übertragungswege und Risikogruppen

Übertragungswege. Die Übertragung multiresistenter Mikroorganismen kann endogen (Selbstinfektion mit körpereigener Besiedlungsflora) oder exogen (z. B. Umweltkeime) erfolgen (S. 1057). Die Übertragung von MRSA erfolgt v. a. durch Kontaktinfektion (S. 1057), d. h. durch Hände der Mitarbeiter und selten Tröpfcheninfektion.

Risikogruppen. Die folgenden Patientengruppen sind oft mit multiresistenten Keimen besiedelt:

- Patienten mit bekannter MRSA-Anamnese
- von Intensivstationen verlegte Patienten
- Patienten, die > 24 Std. Kontakt mit MRSA-Trägern hatten (z. B. Mitpatienten)
- Patienten mit chronischer Pflegebedürftigkeit oder wiederholten Kran-

kenhausaufenthalten (z. B. mit Harnwegskatheter, Dialysepflicht, chronischen Wunden)
- Patienten, die (beruflich) direkten Kontakt zu Tieren in der landwirtschaftlichen Tiermast (Schweine) haben

Vorbeugen und Kontrollieren von MRSA

Frühzeitige, der Situation angepasste und klinisch bewährte Maßnahmen sind

in **Abb. 17.14** zusammengefasst. Wenn alle Mitarbeiter bereit wären, eine solide hygienische Grundversorgung im Sinne der Standardhygiene (S. 193 u. 1059) bei allen Patienten von Anfang an durchzuführen, wäre besondere Vorsichtnahme bei resistenten Keimen weniger bedeutsam (Kappstein 2006, Sitzmann 2010b).

17.10 Gesundheitsförderung, Beratungsaspekte und Patienteninformation

Isolierung im Einzelzimmer
Mit einer strikten räumlichen Isolierung wird den Patienten und Angehörigen der Krankenhausaufenthalt und den Mitarbeitern die Arbeit erschwert. Dass Patienten in strikter Isolierung medizinisch schlechter versorgt sind und mehr medizinische Komplikationen aufweisen, ist in verschiedenen Publikationen belegt worden (Hartmann 2005, Korczak 2010,

Dettenhofer 2010). Es kommt zu Einschnitten in soziale Bereiche des Patienten, z. B. Beziehung zu Familienangehörigen/ Freunden in der Besucherrolle und Beziehungen zu Ärzten und Pflegenden.

Ein vertrauensvolles Patienten-Pflege-Verhältnis ist dadurch gefährdet. Das Wohlbefinden des Patienten kann durch Freundlichkeit und konkrete Informatio-

nen über den Hintergrund der Isolierung unterstützt werden.

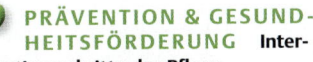 **PRAXISTIPP** Neben dem aufklärenden, informativen und beratenden Gespräch stehen für Betroffene hilfreiche Broschüren, zuverlässiger Internet-Rat und Bücher zur Verfügung. _____

**PRÄVENTION & GESUND-
HEITSFÖRDERUNG** Interventionsschritte der Pflege
Christoph S. Nies

Halt und Orientierung im Leben – das Sicherheitsbedürfnis eines Menschen ist eng verbunden mit der tief verankerten Zuversicht, das eigene Leben und die eigene Lebenswelt im Wesentlichen für erklärbar und kontrollierbar zu halten. Antonovsky beschreibt die Zuversicht in seiner Vorstellung von Gesundheit und Krankheit im Modell der Salutogenese als das sog. Kohärenzgefühl. Die Ausprägung des Kohärenzgefühls, also in gewissem Sinne auch das Gefühl von Sicherheit im Leben, bildet ein zentrales Konzept der Gesundheitsförderung hinsichtlich des Bewegens auf dem Gesundheits- und Krankheitskontinuum (s. Kap. 7.2, S. 162).

Die Förderung des Sicherheitsgefühls eines Menschen in den verschiedenen Lebenswelten – z. B. zuhause, Krankenhaus, Pflegeheim – kann wesentlich zu seinem Wohlbefinden oder seiner Genesung beitragen. Die Aktivität des Sicherfühlens und Verhaltens beeinflusst alle anderen ATLs und ist als Aspekt der Gesundheitsförderung und Prävention nicht losgelöst von diesen zu betrachten. Zentrale Konzepte der Prävention sind insbesondere sicherheitsgefährdende Einflüssen der Umgebung vorzubeugen oder risikoreiche Verhaltensweisen zu vermeiden.

Die Kompetenzförderung auf Seiten des Pflegeempfängers ist ein wesentlicher Aspekt für eine gelungene Gesundheitsförderung und Prävention (über sicherheitserhöhende Aspekte informieren oder über Risikofaktoren aufklären). Die

Pflege ist aufgrund des intensiven Kontaktes zum Pflegeempfänger dafür prädestiniert, Risikofaktoren für die Sicherheitsgefährdung oder ein unzureichendes Sicherheitsgefühl zu erkennen und geeignete Interventionen einzuleiten und ihnen zu begegnen. Dies geschieht auf den verschiedenen Ebenen der Prävention (s. Kap. 7.3, S. 164).

Tab. 17.7 stellt einige Möglichkeiten der pflegerischen Gesundheitsförderung und Prävention anhand der Interventionsschritte Gesundheitsförderung, Primärprävention, Sekundärprävention und Tertiärprävention innerhalb des ATL „Sich sicher fühlen und verhalten" dar. Die Verbindung zu den verschiedenen anderen ATLs wird im Bereich Gesundheitsförderung, wie auch den Schritten der Prävention sehr deutlich.

Tab. 17.7 *Gesundheitsförderung und Prävention (nach Hurrelmann et al 1998).*

Gesundheitsförderung	Primärprävention	Sekundärprävention	Tertiärprävention
Interventionen			
→ Informationsveranstaltung „Unabhängig im Alter – Informationen für Erhalt und Förderung meiner Selbstständigkeit" (Veranstaltung im Krankenhaus, Sozialstation, Seniorenheime, öffentliche Plätze usw.); mögliche Inhalte: ▪ angepasste Wohnraumgestaltung im Alter, Hausnotruf ▪ Förderung der Bewegungsfähigkeit ▪ Sicherung der Orientierung ▪ Umgang mit Arzneimitteln → Informationen für werdende Eltern für die Betreuung eines Neugeborenen/Kleinkindes: → Transport eines Neugeborenen → Maßnahmen zur Wahrnehmungsförderung eines Neugeborenen → Beobachtungskriterien → risikoarme Umgebung im Kleinkindalter gestalten → Ressourcen eines Pflegebedürftigen im Bereich Sicherheit fördern (z. B. Angehörige mit einbeziehen) → Verantwortungsbewusstseins mittels Aufklärungsarbeit in Bezug auf Infektionskrankheiten fördern (z. B. HIV, Hepatitis) → Leistungen vermitteln, z. B.: → Informationsbroschüren → Informationsabende	→ sichere Umgebung im Krankenhaus gestalten (Vertrauen schaffen, sichere räumliche Umgebung schaffen) → Infektionsprophylaxe (nosokomiale Infektionen vermeiden) → Pflegebedürftige, Angehörige oder Eltern über Risikofaktoren aufklären, die sicherheitsgefährdend sein können, z. B.: ▪ Infektionsgefahr ▪ Gefahrenquellen für Stürze ▪ begünstigende Faktoren einer Ortsfixierung (Bettlägerigkeit/Phase „Instabilität") → Sicherheitsgefährdung eines Menschen im Rahmen der Pflegeanamnese beurteilen (z. B. Risikopotenzialanalyse) und abgestimmte Interventionen einleiten, z. B.: → eine in Teilen vertraute Umgebung schaffen → Teppichböden wegräumen (Sturzgefahr) → präventiven Hausbesuch bei älteren Menschen im ambulanten Bereich durchführen: → Status der Sicherheitsgefährdung erheben → über Risikofaktoren aufklären → Informationen und Hilfsangebote vermitteln	→ Pflegebedürftige und Angehörige zur Selbstpflege bei beginnenden chronischen Störungen anleiten und schulen, z. B.: ▪ Bewegungsübungen bei eingeschränkter Mobilität ▪ korrekte Mobilisationstechniken bei zunehmender Immobilisierung (Phase „Ereignis") ▪ sturzprophylaktische Maßnahmen ▪ gedächtnisfördernde und tagesstrukturierende Maßnahmen → Maßnahmen der Infektionsbekämpfung bei ersten Anzeichen einleiten, z. B. bei ersten Anzeichen einer postoperativen Wundinfektion Wundbehandlung einleiten→ auf Angst und Unsicherheitsgefühle bei der Aufnahme (insbesondere bei Kindern) angemessen eingehen	→ Pflegebedürftige bei ausgeprägten chronischen Störungen anleiten und schulen, z. B.: ▪ Anlage von Hüftprotektoren bei ausgeprägter Sturzgefahr ▪ korrekte Einsatz von Hilfsmitteln (z. B. Rollstuhl ▪ Einmalkatheterisierung unter asept. Kautelen durchführen → regelmäßige Risikopotenzialanalyse durchführen → prophylaktische Maßnahmen einleiten, um Folgeerkrankungen vorzubeugen, z. B.: Pneumonie-, Dekubitus-, Thromboseprophylaxe → infektionsprophylaktische Maßnahmen bei chronischen Störungen mit einem erhöhten Infektionsrisiko einleiten, z. B. HIV-Erkrankung → Rehabilitations-Selbsthilfeangebote vermitteln
Interventionszeitpunkt			
Gesundheitszustand (kein Selbstpflegedefizit hinsichtlich des Sicherheitsgefühls und der Verhaltenssicherheit)	erkennbare Risikofaktoren (Gefahr der Entstehung eines Selbstpflegedefizits im Bereich Sicherheit)	beginnende pathologische Veränderungen (Selbstpflegedefizit im Bereich Sicherheit vorhanden)	ausgeprägte pathologische Veränderungen (ausgeprägtes Selbstpflegedefizit im Bereich Sicherheit)
Zielgruppe			
→ Gesamtbevölkerung → Angehörige → Pflegebedürftige	→ Pflegebedürftige mit bestehenden Risikofaktoren → Angehörige	→ Pflegebedürftige mit Selbstpflegedefizit (Patienten) → Angehörige	→ Pflegebedürftige mit Selbstpflegedefizit (Rehabilitanden) → Angehörige
Interventionsorientierung			
salutogenetische Ausrichtung (Förderung)	pathogenetische Ausrichtung (Vorbeugung)	pathogenetische Ausrichtung (Korrektur)	pathogenetische Ausrichtung (Kompensation)
Zielsetzung			
→ Verhältnisse und Lebensweisen beeinflussen → sicheres Umfeld und ein auf Sicherheit ausgerichtetes Verhalten fördern	→ Verhalten beeinflussen → Risikofaktoren vermeiden, die Gefühl von Unsicherheit oder gefährdendes Verhalten begünstigen	→ Defizit im Bereich Sicherheit früh behandeln	→ bestehendes Selbstpflegedefizit im Bereich Sicherheit ausgleichen → Folgeerkrankungen vorbeugen

Lern- und Leseservice

Verwendete Literatur
Sicherheit in der Pflege
→ Abt-Zeglin A, Reuther S. Mobil im Pflegeheim. Die Schwester/Der Pfleger 2011; 50: 322 – 325
→ Abt-Zeglin A, Reuther S, Simon M. Schleichende Immobilität bei älteren Menschen verhindern. Pflegezeitschrift 2010; 63: 139 – 142
→ Abt-Zegelin A, Reuther S. „Warum werden Heimbewohner immobil?" Pro Alter KDA. 2009; 1: 23 – 28
→ Aktionsbündnis Patientensicherheit e. V. Aus Fehlern lernen. 2008
→ Blech J. Bewegung. Frankfurt/Main: Fischer; 2008
→ DBFK. WHO startet „Neun Regeln zur Patientensicherheit". Die Schwester/Der Pfleger 2007; 46: 532
→ Holzer E, Thomeczek C, Hauke E, Conen D, Hochreutener MA. Patientensicherheit. Leitfaden für den Umgang mit Risiken im Gesundheitswesen. Wien: facultas Verlag; 2004
→ KDA. Kritische Ereignisse – Berichts- und Lernsysteme im Internet. Pro Alter 2007; 04

→ Klirchner H. Grundlagen der Leitlinienarbeit in Qualitätszirkeln. Ärztliches Zentrum für Qualität in der Medizin. Berlin; 2004

→ Kohn L, Corrigan J, Donalsson M. To Err Is Human: Building a safer health system. Washington DC: National Academy Press; 1999

→ Lehrl S. Die Talfahrt des IQ im Krankenhaus. Psycho 1992; 10: 198, 201 – 202, 207 – 208, 213

→ Olson EV. The Hazards of Immobility. American Journal of Nursing 1990; 3: 43 – 49

→ Paula H. Patientensicherheit und Risikomanagement im Pflege- und Krankenhausalltag. Heidelberg: Springer Medizin Verlag; 2006

→ Reason J. Human error: models and management. British Medical Journal 2000; 329: 768 – 770

→ Sachverständigenrat zur Entwicklung im Gesundheitswesen. Kooperation und Verantwortung. Voraussetzung einer zielorientierten Gesundheitsversorgung. Gutachten 2007. Online im Internet: http://www.svr-qesundheit.de; Stand: 29. 04. 2007

→ Taylor-Adams S, Vincent C. Systems analysis of critical incident. The London Protocol, London: St. Mary Hospital. Clinical Safety, Research Unit; 2004

→ Toellner-Bauer U. Bessere Kommunikation – mehr Patientensicherheit; Teil 1: Kommunikationsanalyse. Die Schwester/ Der Pfleger 2006; 05

→ Ulmer EM, Saller R. Das Krankenhaus – ein gefährlicher Ort für ältere Menschen. Internistische Praxis 1994; 34: 847 – 852

→ Zegelin A. Festgenagelt sein – Der Prozess des Bettlägerigwerdens. Bern: Huber; 2005

Infektionsschutz

→ Dettenkofer M et al. Patienten mit multiresistenten Erregern. Wirksamkeit und Risiko von Isolierungsmaßnahmen bei „MRSA & Co." Zentralbl Chir 2010; 135: 124 – 128

→ Exner M et al. Zukünftige Präventions- und Kontrollstrategien in der Krankenhaushygiene. Bundesgesundheitsbl 1999; 42: 798 – 801

→ Exner M, Gastmeier P, Just HM et al. Die Kategorien in der Richtlinie für Krankenhaushygiene und Infektionsprävention – Aktualisierung der Definitionen. Bundesgesundheitsbl 2010; 537: 754 – 756

→ Fridkin SK et al. The role of understaffing in central venous catheter-associated bloodstream infections. Infect Control Hosp Epidemiol 1996; 17: 150 – 8

→ Furtwängler M et al. Nosokomiale Hepatitis-B-Übertragungen. Dtsch Arztebl 2006; 16: A 1084 – 1087

→ Gastmeier P. Epidemiologie und Prävention bakterieller Infektionen. Intensivmedizin up2date 2011; Online publiziert 6. 6. 2011

→ O' Grady N et al. Guidelines for the Prevention of Intravascular Catheter-Related Infections 2011. Centers for Disease Control and Prevention, Atlanta. Online: http://www.cdc.gov/hicpac/BSI/BSI-guidelines-2011.html (Stand 14. 7. 2011)

→ Hartmann C. Wie erleben Patienten die Isolation im Krankenhaus aufgrund einer Infektion oder Kolonisation mit MRSA? Hygiene + Medizin 2005; 7/8: 234 – 243

→ Hugonnet S et al. The effect of workload on infection risk in critically ill patients. Crit Care Med 2007; 35: 76 – 81

→ Kampf G et al. Optimierung der chirurgischen Händedesinfektion. Zentralbl Chir 2006; 13: 322 – 326

→ Kappstein I. Nosokomiale Infektionen. 4 Aufl. Stuttgart;: Thieme: 2009

→ Kappstein I et al. Krankenhaushygiene: Der Dialog ist das Ziel. Krankenhaushygiene up2date 2006; 1: 1 – 2

→ Kappstein I. Prävention von MRSA-Übertragungen. Krankenhaushygiene up2date 2006; 1: 9 – 20

→ Korczak D, Schöffmann C. Medizinische Wirksamkeit und Kosteneffektivität von Präventions- und Kontrollmaßnahmen gegen Methicillin-resistente Staphylococcus aureus (MRSA)-Infektionen im Krankenhaus. HTA-Bericht 100. Online: http://portal.dimdi.de/de/hta/hta_berichte/hta263_bericht_de.pdf (Stand 24. 7. 2011)

→ Leung DYM et al. The Constitutive Capacity of Human Keratinocytes to Kill Staphylococcus aureus Is Dependent on β-Defensin 3. Journal of Investigative Dermatology 2007; 127: 2368 – 2380

→ Luther M, Martiny H. Untersuchungen über die mikrobielle Kontamination von Außenseiten von Sterilgutverpackungen. Hyg Med 1992; 6: 249 – 259

→ Mulder T, de Reus R. Bigger nursing staffs linked with lower hospital pneumonia and UTI rates, HHS reports. Clin Infect Dis 2001; 32: 1058

→ Nelson RRS. In-vitro activities of five plant essential oils against methicillin-resistant Staphylococcus aureus and vancomycin-resistant Enterococcus faecium. J Antimicrob Chemother 1997; 40: 305 – 306

→ Peric M et al. Cathelicidine: multifunktionelle Abwehrmoleküle der Haut. DMW 2009; 13: 1/02: 35 – 38

→ Pittet D, Furrer H. Personalreduktion und nosokomiale Infektionen. Swiss-NOSO 1997; 4: 1 – 6

→ Reichardt C et al. Hygienische Händedesinfektion. Intensivmed.up2date 2009; 5: 93 – 105

→ Ryan MAK et al. Handwashing and respiratory illness among young adults in military training. American Journal of Preventive Medicine 2001; 21: 79 – 83

→ Scheithauer S. et al. Händehygiene – einfach, aber nicht trivial. Krankenh. hyg.up2date 5 2010; 81 – 94

→ Schulte-Sasse U. Risiko für nosokomiale Infektionen: voll zu beherrschen? Krankenhaushygiene up2date 2010; 4: 277 – 292

→ Schulze–Röbbecke R. Evidence–based infection control - Vom Nachweis der Effektivität infektionspräventiver Maßnahmen. Krankenhaushygiene up2date 2007; 4: 293 – 295

→ Simon A et al. Empfehlung Neonatologie < 1500 g. Bundesgesbl 2007; 50: 1265 – 1303

→ Sitzmann F. Mit wachen Sinnen wahrnehmen und beobachten, Teil 2. Baunatal: RECOM; 1996

→ Sitzmann F. Hygiene. Berlin: Springer; 1999

→ Sitzmann F. Hygiene in der Intensivpflege – Händehygiene. intensiv – Fachzeitschrift für Intensivpflege und Anästhesie 2001; 9: 57 – 64

→ Sitzmann F. Hygiene in der Intensivpflege – Infektionsprophylaktische Maßnahmen postoperativer Infektionen im Operationsgebiet. intensiv - Fachzeitschrift für Intensivpflege und Anästhesie 2007; 15: 134 – 142

→ Sitzmann F. Weg mit Handschuhen. In: Georg J. Huber Pflegekalender 2010. Bern: Huber; 2009

→ Sitzmann F. Prävention nosokomialer Infektionen. In: Ullrich L et al. Intensivpflege und Anästhesie. 2. Aufl. Stuttgart: Thieme; 2010a

→ Sitzmann F. Aktiv gegen MRSA. Pflegen Intensiv 2010b; 1: 1 – 3

→ Sitzmann F. Bis zu 30 Prozent der Infektionen sind vermeidbar - Hygiene erfordert qualifiziertes Personal und umfassende Aufklärung auch der Patienten. Führen & wirtschaften 2010c; 5: 1 – 4

→ Sitzmann F. Pflegende Händehygiene. Novacura 2011; 4: 28 – 29

→ Sitzmann F. Multiresistente Keime - korrekt reagieren zu Hause und im Pflegeheim. Novacura 2011b; 5: 26 – 28

→ Sitzmann, F. Hygiene kompakt. Huber, Bern 2012 (in Druck)

Internetadressen

→ http://www.kaemmer-beratung.de/aktuell/index.html (KK-Training)

Patientensicherheit:

→ http://www.who.int/patientsafety/worldalliance/en/

→ http://www.aktionsbuendnis-patientensicherheit.de/

→ http://www.whistleblower-net.de/

→ http://www.charite.de/dppf/index.html

Berichtsysteme

→ http://www.kritische-ereignisse.de

→ http://www.jeder-fehler-zaehlt.de

Richtlinien/Expertenstandards

→ http://www.awmf.de

→ http://www.dnqp.de

→ http://www.epuap.com/

→ http://www.charite.de/dppf/pdf_pps/praevent.pdf

Infektionsschutz

→ http://www.klinik-hygiene.de (Beispiel für klinikbezogene Hygieneverabredungen)

18 ATL Raum und Zeit gestalten – arbeiten und spielen

Simone Jochum,
Christoph S. Nies, Gabie Vef-Georg

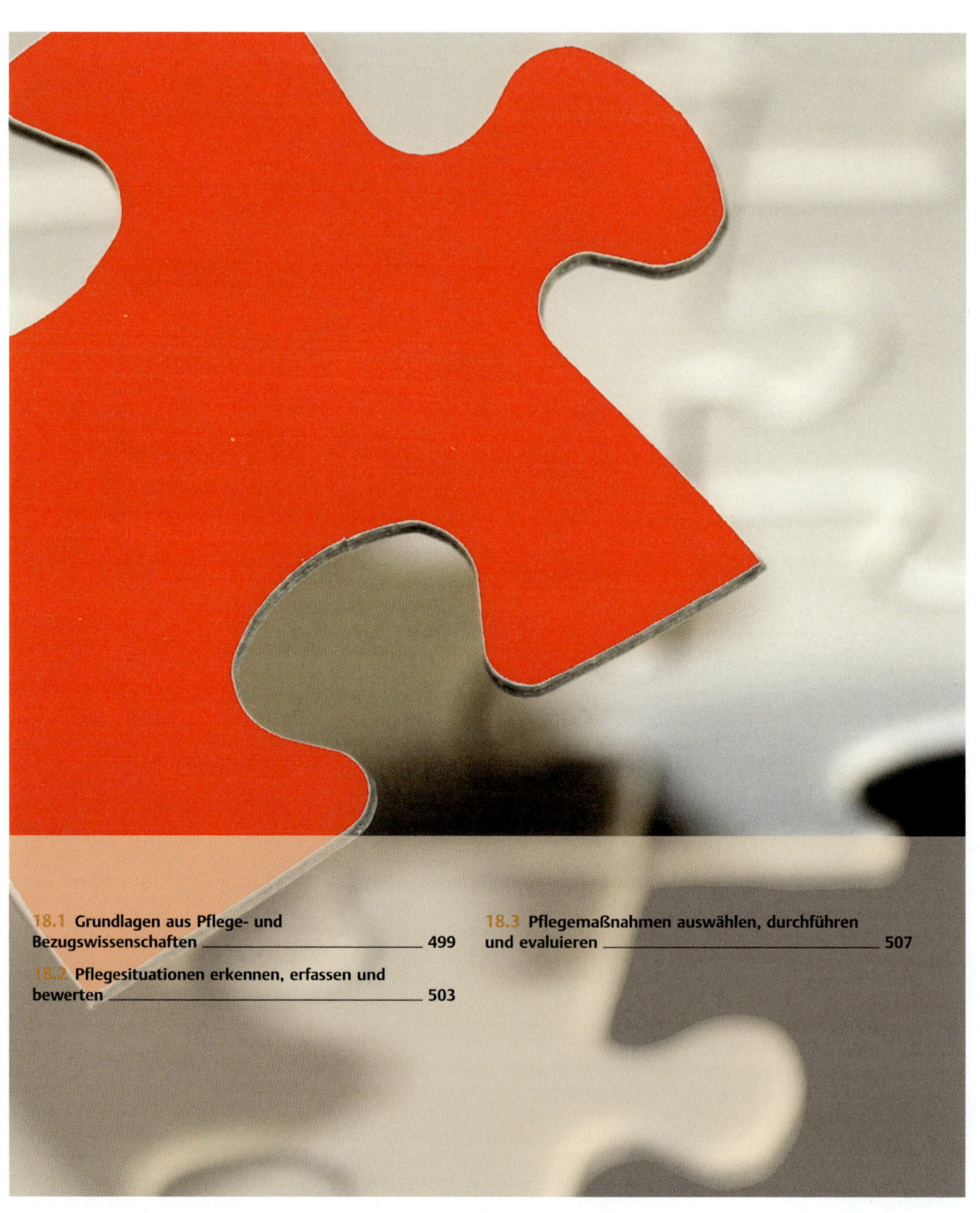

Frau Walter.
Frau Walter ist 73 Jahre alt und wurde vor drei Tagen wegen einer Schenkelhalsfraktur auf die chirurgische Station eingeliefert. Sie lebt in einer kleinen Wohnung in der Stadt und war im Treppenhaus ausgerutscht, das von ihrer Nachbarin frisch geputzt wurde. Frau Walter ist verwitwet und lebt zurückgezogen. Ihre einzige Tochter wohnt mit ihrer Familie in Spanien und kann sie nur selten besuchen. Bekannte hat Frau Walter nur wenige in der Stadt. Ihre Zeit verbringt sie mit langen Spaziergängen und der Pflege ihres Wellensittichs.

Noch am Aufnahmetag wurde Frau Walter operiert, um die Fraktur zu stabilisieren. Komplikationen gab es keine, nur das Aufstehen bereitet Frau Walter noch große Mühe und sie verbringt die meiste Zeit in ihrem Bett. Gesundheits- und Krankenpflegerin Lisa beginnt heute nach ihrem Urlaub mit dem Spätdienst. „Hallo Lisa, schön Dich zu sehen" wird

sie von ihrer Kollegin Lara begrüßt. „Heute haben wir wirklich viel zu tun. Es sind heute viele Operationen geplant, wir haben gerade noch zwei Patienten notfallmäßig aufgenommen und unser Chefarzt hat sich jetzt auch noch zur Visite angekündigt. Pünktlich zur Übergabe schaffen wir es heute sowieso nicht." „Wo kann ich als Erstes helfen?" erkundigt sich Lisa. Lara schaut auf die Klingelanlage im Stationszimmer. „Es klingelt schon wieder in drei Zimmern. Vielleicht könntest du damit mal anfangen". Lisa versorgt zügig die Patienten und die Übergabe kann eine halbe Stunde später als geplant beginnen. Kaum dass die ersten Patienten besprochen sind, klingelt es erneut.

„Schon wieder Frau Walter", seufzt Lara und steht auf, „sie hat in der letzten Stunde bereits zum vierten Mal geklingelt. Wenn sie bloß wüsste, was hier heute los ist." Lara betritt das Zimmer von Frau Walter: „Hallo Frau Walter, ist es was Dringendes? Wir sind momentan

noch bei der Übergabe". „Entschuldigen sie bitte" antwortet Frau Walter, „ich habe gar nicht auf die Uhr geschaut. Irgendwie will die Zeit heute überhaupt nicht vergehen. Aber vielleicht könnten sie mir eine Zeitung am Kiosk kaufen und das Telefon und den Fernseher anmelden. Ich bekomme doch keinen Besuch und habe schon gestern ihre Kollegin darum gebeten. Aber die hat es wohl vergessen. Außerdem muss ich mich bei meiner Nachbarin erkundigen, ob es meinem Wellensittich gut geht." „Oh, das tut mir leid Frau Walter. Das ist bei der vielen Arbeit sicher untergegangen. Ich schaue gleich, wer das für sie erledigen kann." Als Lara wieder ins Stationszimmer geht, wird sie auf dem Weg von Chefarzt Dr. Leinen begrüßt. „So, wir könnten nun mit der Visite beginnen. Bitte holen sie schon mal die Akten und besorgen alle neuen Röntgenbilder."

18.1 Grundlagen aus Pflege- und Bezugswissenschaften

Gabie Vef-Georg

18.1.1 Ordnen von Raum und Zeit
Jedes menschliche Leben findet in Raum und Zeit statt, wobei der Raum im weitesten Sinne den Ort und die Zeit die Dimension, in der etwas stattfindet, beschreibt. In diesem Zusammenhang wird klar, dass Raum und Zeit sehr eng miteinander verbunden sind. Die enge Verbindung findet man auch in den Begriffen „Zeitraum" und „in geraumer Zeit" wieder. Als Raum bezeichnet man z. B. den Innenraum in Gebäuden, den geografischen Raum als Region oder den Sprachraum, als Ausdruck dafür, welche Sprache dort gesprochen wird. Menschen können Spiel- oder Freiräume haben, um etwas Bestimmtes zu tun und nicht zuletzt hat der Mensch den Weltraum erobert.

Der wichtigste Raum für den Menschen bleibt der Wohnraum, das Zuhause. Es ist der Ort, an dem er lebt, an dem er sich die meiste Zeit aufhält, in dem er sich geborgen und vertraut fühlt. Die Gestaltung des Wohnraums hängt von individuellen Bedürfnissen und Vorlieben des jeweiligen Menschen ab. Die Individualität ist ausschlaggebend dafür, ob dieser Raum nur ein Ort ist, an dem er wohnt oder wirklich ein Zuhause, in dem er sich wohlfühlt. Daher stellt der Wohnraum eines Menschen einen wichtigen

Teil seines Lebensraumes dar. Innerhalb dieses Lebensraumes bestimmt der Mensch selbst, welche äußere Gestalt er diesem geben möchte und in welcher Lebensform er sich darin bewegen will.

▶ **MERKE** Der Wohnraum eines Menschen ist ein wichtiger Teil seines Lebensraumes. ─────

Wohn- und Lebensbedingungen hängen von äußeren Gegebenheiten wie Region, Land und Kontinent sowie von finanziellen Mitteln, die der Einzelne zur Verfügung hat, ab. Sie sind Grundlage für die Art der Behausung, z. B. Mietwohnung oder eigenes Haus. Diese Faktoren bezeichnen räumlich gesehen die Lebenssituation, in der sich der Mensch befindet. Als weiterer Raum, den wir immer mit uns tragen, kann unser Körper bezeichnet werden, inklusive Intimbereich und Intimzonen. Er stellt den Raum dar, in dem wir uns immer befinden und der uns am nächsten ist.

18.1.2 Wahrnehmung des Raums
Ein Mensch nimmt den Raum, in dem er sich befindet, mit seinen Sinnen wahr. Er sieht ihn und kann somit seine Tiefe und Ausmaße ermessen. Er betritt ihn und kann etwas über Lage, Symmetrien oder Unebenheiten in ihm sagen und er

empfindet die Raumtemperatur über seine Haut. Die Stimmung, die in einem Raum herrscht, wird intuitiv erfasst. Gerüche, die bestimmten Räumen eigen sind wie Küche, Keller oder Badezimmer werden wahrgenommen. Ob man sich in einem Raum wohlfühlt und gerne verweilen möchte oder nicht, wird von all diesen Wahrnehmungen beeinflusst.

▶ **MERKE** Räume nehmen wir mit unseren Sinnen wahr. ─────

18.1.3 Zeit

❗ **DEFINITION** **Zeit** in ihrer messbaren Form ist das Aufeinanderfolgen und Ablaufen von Sekunden, Minuten, Stunden, Tagen, Monaten und Jahren. Vom Menschen wahrgenommene Zeit bewegt sich aus der Vergangenheit in die Gegenwart zur Zukunft und vergeht, während wir uns in ihr befinden und bewegen. ─────

Zeit und Uhrzeit
Das tägliche Leben wird stark von der Zeit, die mit Uhren gemessen wird, geprägt. Ein Leben ohne Uhren ist für uns heute nicht mehr vorstellbar. Die Uhrzeit ist grundlegender Bestandteil der Zeitordnung. Fahr- und Flugpläne wären ohne genau festgelegte Zeiten undenk-

bar. Das ganze öffentliche Leben ist daran gekoppelt. Es gibt Arbeitszeiten, Fahrzeiten, Ladenschlusszeiten, Öffnungszeiten usw. Die Zeiten sind genau festgelegt und beschreiben bestimmte Zeiträume, in denen sie stattfinden.

Dem gegenüber steht die Zeit, die als Freizeit zur Verfügung steht. Auch sie kommt heute ohne Uhren fast nicht mehr aus. Sprechen wir von der Freizeit, so merken wir sofort, dass hier eine andere Dimension von Zeit hinzukommt. Die Zeit kann vom Menschen selbst bestimmt und gestaltet werden. Sie kann – je nach Schwerpunkt, den der einzelne Mensch in seiner freien Zeit setzt – auf Uhrzeit verzichten. Einzelne menschliche Körperfunktionen werden ebenfalls in Zeit gemessen, z. B. Herzschlag pro Minute oder Atemzüge pro Minute.

MERKE Zeit ist nicht gleich Uhrzeit.

Zeit und Wahrnehmung

DEFINITION **Zeitsinn** bezeichnet die Fähigkeiten eines Menschen, seine Zeit individuell wahrzunehmen, ein eigenes Zeitgefühl und eine Vorstellung von seiner Lebenszeit zu haben.

Ein Mensch hat eine Vergangenheit, lebt in der Gegenwart und bewegt sich in die Zukunft. Die drei Ebenen stellen ein Kontinuum dar von bereits erlebter Zeit, von Zeit, in der man sich gerade befindet und Zeit, die noch kommen wird.
Vergangenheit. Die Vergangenheit eines Menschen ist individuell. Sie hat ihn lebensgeschichtlich geprägt und wirkt in die Gegenwart hinein.
Gegenwart. Die Gegenwart und alles, was in ihr geschieht, hängt sehr vom Zeitmanagement des Einzelnen ab, also von Entscheidungen darüber, was in welcher Zeit getan werden kann oder muss.
Zukunft. Die Zukunft ist die Zeit, die noch kommen wird. Der Mensch in der heutigen Zeit lebt stark zukunftsorientiert und verplant seine Zeit oft bis weit in die Zukunft hinein. Die Möglichkeit hat er erst, seit die Grundbedürfnisse des Menschen sichergestellt sind. Es werden Termine, Reisen und viele persönliche Wünsche und Projekte oft weit im Voraus geplant. Die Lebensplanung kann nicht immer so eingehalten werden, da es im Leben oft unvorhersehbare, nicht planbare Ereignisse gibt: Lebensereignisse wie Ortswechsel, Geburt, Unfall, Krankheit und Tod.
Zeitempfinden. Das persönliche Zeitempfinden ist von Mensch zu Mensch

verschieden. Es gibt Zeiten, die in der wahrgenommenen Zeit schnell und solche, die langsam vergehen. Das hängt damit zusammen, was man in der Zeit tut und ob man das Erlebte als angenehm oder unangenehm empfindet. Die Zeitwahrnehmung ist auch von der sog. Eigenzeit und dem eigenen Rhythmus abhängig.

Chronobiologie

DEFINITION **Chronobiologie** ist die Wissenschaft von den zeitlichen Rhythmen biologischer Prozesse.

Viele Funktionen in unserem Körper werden zeitlich nach körpereigenen Rhythmen organisiert, die von inneren Uhren gesteuert und getaktet werden. Die rhythmischen Phänomene werden von der Chronobiologie wissenschaftlich erfasst und analysiert.

Biologische Rhythmen
Biologische Rhythmen können ein- oder mehrphasig verlaufen. Einphasige Rhythmen treten nur einmal am Tag auf oder haben nur einmal in 24 Std. ein Maximum oder Minimum, z. B. der Schlaf-Wach-Rhythmus eines Erwachsenen. Ansonsten spricht man von mehrphasigen Verläufen, z. B. der Schlaf-Wach-Rhythmus eines Säuglings oder vieler hochaltriger Menschen. Biologische Rhythmen lassen sich auch nach ihrer Periodendauer als ultradiane und zirkadiane Rhythmen unterscheiden.
Ultradiane Rhythmen. Sie weisen eine Periodendauer von weniger als 24 Std. auf. Sie sind mehrstündig, können sich mehrmals am Tag wiederholen und weisen Spitzen auf. Dazu gehören Pulsverlauf und Blutdruck, die einem zwölfstündigen Rhythmus folgen sowie die Atmung. Manche ultradianen Rhythmen zeichnen sich durch etwa 90-minütige Ruhe-Aktivitäts-Zyklen aus, z. B. die 4–5 NREM-REM-Schlafzyklen in der Nacht, die zyklisch wiederkehrende Spontanmotorik des Magen-Darm-Traktes, sowie die 90-minütig schwankende Daueraufmerksamkeit des Menschen.
Zirkadiane Rhythmen. Sie bezeichnen annähernd 24 Std. dauernde, dem physikalischen Tag-Nacht-Rhythmus angepasste, biologische Rhythmen. Zu diesen endogenen Rhythmen gehören der Schlaf-Wach-Rhythmus, Schwankungen von Körperkerntemperatur und Hormonproduktion (Kortisol, Adrenalin, Insulin, Schilddrüsenhormon, Melatonin) sowie tagesrhythmische Schwankungen der Schmerzempfindlichkeit und der Funk-

tionen von Lunge, Leber und Nieren (Peter et al 2007).

Innere Uhren
Um die vielen körpereigenen Rhythmen unterschiedlicher Länge koordinieren und zusammenspielen zu lassen, bedarf es innerer „Schrittmacher", sog. „innerer Uhren". Einem Dirigenten gleich orchestriert, synchronisiert und harmonisiert die zentrale innere Uhr die Rhythmen und zirkadianen Systeme des Menschen. Sie liegen als Nervenknoten von etwa 50 000 Nervenzellen oberhalb der Sehnervkreuzung und werden deshalb als suprachiasmatischer Nukleus (SCN) bezeichnet.

Die zentrale innere Uhr übernimmt 4 Aufgaben:
- Sie stimmt die inneren Uhren aufeinander ab.
- Sie synchronisiert die inneren Uhren mit der Außenwelt mithilfe von äußeren Zeitgebern wie Licht und dem Hell-Dunkel-Zyklus sowie sozialen Faktoren, wie Sozialkontakten während Arbeitszeiten, Mahlzeiten, sozialen Aktivitäten und Bewegung.
- Sie verhindert die Möglichkeit der Störungen von außen. Deswegen bleiben die inneren Uhren nach nur einer durchwachten Nacht im Takt.
- Sie trifft Vorbereitungen auf kommende Ereignisse, um den Körper nach dem Nachtschlaf aufzuwecken, erholt und leistungsbereit zu machen (Zulley u. Knab 2009).

Zirkadianes System
Das zirkadiane System des Menschen sorgt für die zeitliche Orchestrierung des Organismus in einem steten Wechselspiel innerer Prozesse und äusserer Zeitgeber (**Abb. 18.1**). Nervenbahnen mit lichtempfindlichen Nervenzellen der Netzhaut (retinohypothalmische Bahn, RHT) leiten Hell-Dunkel-Wechsel der Umgebung an die innere Uhr (SCN) weiter. Der SCN gleicht seinen inneren Rhythmus mithilfe dieser Photorezeptoren im Auge mit dem äußeren Hell-Dunkel-Wechsel der Umgebung ab, d. h. der Licht-Dunkel-Zyklus synchronisiert die zentrale innere Uhr. Licht ist dabei der stärkste Zeitgeber des zirkadianen Systems.

Die zentrale innere Uhr sendet rhythmische Signale aus, die die peripheren Uhren in Herz, Lunge und Leber aufeinander abstimmen, rhythmisieren und synchronisieren. Verhaltensbezogene (Aktivität, Schlafen-Wachen, Leistung) und physiologische Signale (Temperaturregulation, Hormonsystem, Stoffwechsel, Herz-Kreislauf) wirken ihrerseits auf

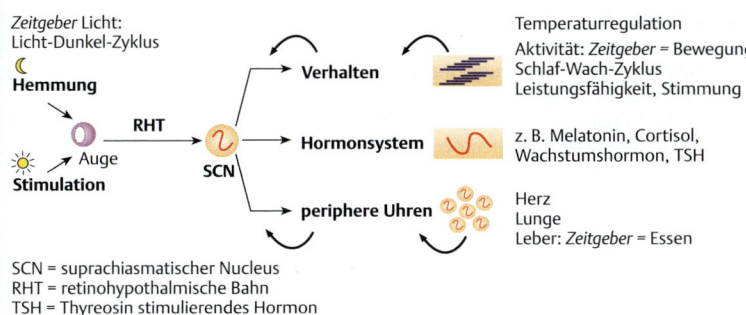

Zeitgeber Licht:
Licht-Dunkel-Zyklus

Hemmung

RHT

Stimulation

Auge

SCN

Verhalten

Hormonsystem

periphere Uhren

Temperaturregulation
Aktivität: *Zeitgeber* = Bewegung
Schlaf-Wach-Zyklus
Leistungsfähigkeit, Stimmung

z. B. Melatonin, Cortisol,
Wachstumshormon, TSH

Herz
Lunge
Leber: *Zeitgeber* = Essen

SCN = suprachiasmatischer Nucleus
RHT = retinohypothalmische Bahn
TSH = Thyreosin stimulierendes Hormon

Abb. 18.1 Zirkadianes System des Menschen (nach Foster 2004).

den SCN und sorgen für eine feine Abstimmung des rhythmischen Systems und seiner Leistungen. Zirkadiane Systeme zu verstehen, ist Voraussetzung für eine professionelle Chronopflege (Georg 2008).

Chronopflege

DEFINITION **Chronopflege** beschreibt den Zweig der professionellen Pflege, der sich mit Auswirkungen chronowissenschaftlicher Erkenntnisse sowie

chronobiologischer Einflussfaktoren, Rhythmen und Systeme auf ATLs, Lebensfunktionen und Lebensspanne des Menschen beschäftigt.

Im Rahmen des Chrono-Pflegeprozesses schätzen Pflegende aktuelle und potenzielle Störungen biologischer Rhythmen und Systeme oder Entwicklungspotenziale zur Synchronisation biologischer Rhythmen und Beeinträchtigungen des Synchronisations- und Desynchronisationskontinuums in einem Chronoassessment ein. Zusätzlich erkennen und benennen sie Chrono-Pflegediagnosen (**Abb. 18.2**). Die Pflegediagnosen bilden den Ausgangspunkt, um Zeitgeber und Pflegeinterventionen auszuwählen, die biologische Rhythmen und Systeme gezielt erhalten, fördern oder wieder herstellen (Resynchronisation) und sie mit gutem Timing auszuführen. Die Ergebnisse der eingeleiteten Pflegeinterven-

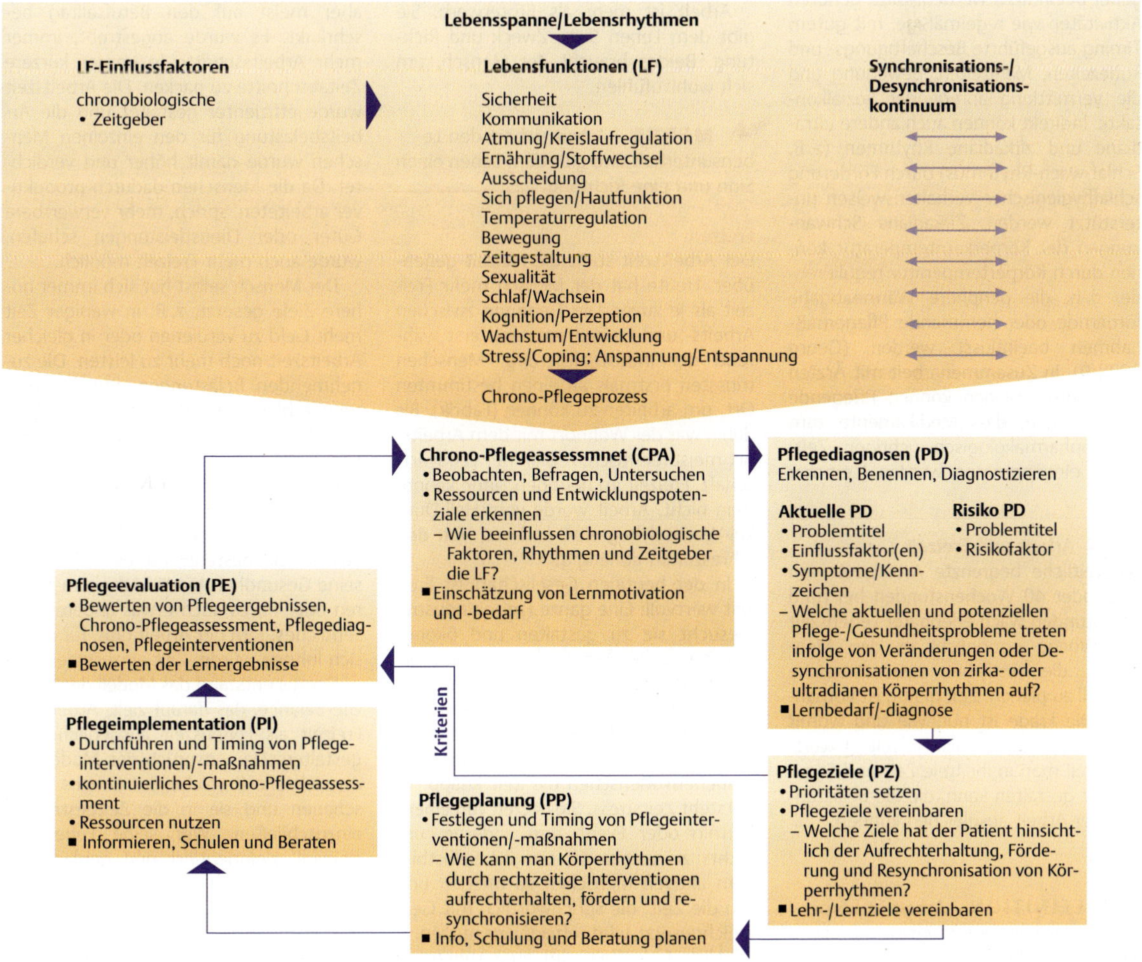

Lebensspanne/Lebensrhythmen

LF-Einflussfaktoren

chronobiologische
• Zeitgeber

Lebensfunktionen (LF)

Sicherheit
Kommunikation
Atmung/Kreislaufregulation
Ernährung/Stoffwechsel
Ausscheidung
Sich pflegen/Hautfunktion
Temperaturregulation
Bewegung
Zeitgestaltung
Sexualität
Schlaf/Wachsein
Kognition/Perzeption
Wachstum/Entwicklung
Stress/Coping; Anspannung/Entspannung

**Synchronisations-/
Desynchronisations-
kontinuum**

Chrono-Pflegeprozess

Chrono-Pflegeassessmnet (CPA)
• Beobachten, Befragen, Untersuchen
• Ressourcen und Entwicklungspoten-
  ziale erkennen
  – Wie beeinflussen chronobiologische
    Faktoren, Rhythmen und Zeitgeber
    die LF?
■ Einschätzung von Lernmotivation
  und -bedarf

Pflegediagnosen (PD)
Erkennen, Benennen, Diagnostizieren

Aktuelle PD
• Problemtitel
• Einflussfaktor(en)
• Symptome/Kenn-
  zeichen

Risiko PD
• Problemtitel
• Risikofaktor

– Welche aktuellen und potenziellen
  Pflege-/Gesundheitsprobleme treten
  infolge von Veränderungen oder De-
  synchronisationen von zirka- oder
  ultradianen Körperrhythmen auf?
■ Lernbedarf/-diagnose

Pflegeevaluation (PE)
• Bewerten von Pflegeergebnissen,
  Chrono-Pflegeassessment, Pflegediag-
  nosen, Pflegeinterventionen
■ Bewerten der Lernergebnisse

Pflegeimplementation (PI)
• Durchführen und Timing von Pflege-
  interventionen/-maßnahmen
• kontinuierliches Chrono-Pflegeassessment
• Ressourcen nutzen
■ Informieren, Schulen und Beraten

Kriterien

Pflegeplanung (PP)
• Festlegen und Timing von Pflegeinter-
  ventionen/-maßnahmen
  – Wie kann man Körperrhythmen
    durch rechtzeitige Interventionen
    aufrechterhalten, fördern und re-
    synchronisieren?
■ Info, Schulung und Beratung planen

Pflegeziele (PZ)
• Prioritäten setzen
• Pflegeziele vereinbaren
  – Welche Ziele hat der Patient hinsicht-
    lich der Aufrechterhaltung, Förde-
    rung und Resynchronisation von Kör-
    perrhythmen?
■ Lehr-/Lernziele vereinbaren

Abb. 18.2 Chrono-Pflegemodell und Chrono-Pflegeprozess (nach Georg 2001/2008).

tionen werden von Pflegenden bewertet und verantwortet (Georg 2000/2008).

Rollen und Aufgaben von Pflegenden

Im Rahmen der Chronopflege kommt Pflegenden in der Gesundheits- und Krankenpflege die Rolle zu, den Chrono-Pflegeprozess zu steuern und Patienten Zeitgeber zu vermitteln.

Lichttherapie. Licht wirkt direkt auf den SCN und ist ein physikalischer Zeitgeber. Licht kann direkt in Form von natürlichem Tageslicht im Rahmen von Heim- oder Klinik-Spaziergängen oder indirekt bei Pflegeinterventionen an lichtexponierten Orten eingesetzt werden („Lichtdusche statt Körperdusche"). Weißes von UV-Strahlen freies Kunstlicht kann im Rahmen der Lichttherapie gezielt mithilfe von Lichttherapielampen verwendet werden.

Soziale und körperliche Zeitgeber. Chronobiologische Systeme können auch indirekt durch soziale und körperliche Zeitgeber beeinflusst werden. Dazu gehören Aktivitäten wie regelmäßige, mit gutem Timing ausgeführte Beschäftigungs- und Ruhezeiten, Mahlzeiten, Bewegung und die Vermittlung anregender Sozialkontakte. Indirekt können auch andere ultradiane und zirkadiane Rhythmen (z. B. Schlaf-wach-Rhythmus) durch Förderung schlafhygienischer Verhaltensweisen unterstützt werden. Zirkadiane Schwankungen der Körperkerntemperatur können durch Körpertemperatur regulierende, d. h. die periphere Wärmeabgabe fördernde oder hemmende Pflegemaßnahmen beeinflusst werden (Georg 2008/9). In Zusammenarbeit mit Ärzten und Pharmakologen können Pflegende dafür sorgen, dass Medikamente zum chronopharmakologisch richtigen Zeitpunkt eingenommen werden (Lemmer 2012).

18.1.4 Arbeit und Freizeit

Die zeitliche begrenzte Arbeitszeit von 38,5 oder 40 Wochenstunden bei rund 110 Stunden wach erlebbarer Lebenszeit pro Woche ermöglicht es den Menschen, die restlichen Lebensbereiche sinnvoll zu planen. Zeit genug ist vorhanden. Die Frage ist nur, wie und womit man die Zeit füllen will. Freizeit ist wertvoll, weil man in ihr freie Zeit und Familienzeit gestalten kann, die die Belastungen der Arbeit ausgleichen können.

Arbeit

! DEFINITION **Arbeit** ist körperliches oder geistiges Tätigsein mit einzelnen Aktivitäten. _____

Arbeit bestimmt unser Leben. Damit ist in erster Linie Erwerbsarbeit gemeint, die den Lebensunterhalt sichert und materiellen Wohlstand ermöglicht: Ein Drittel des Tages verbringen wir mit unserer Arbeit und am Arbeitsplatz. Neben der Erwerbsarbeit müssen noch andere Arbeiten verrichtet werden, z. B. Hausarbeit und Erziehungsarbeit. Materielle Güter müssen mit Arbeits- und Zeitaufwand gepflegt, beaufsichtigt und instand gehalten werden. Wenn man über die Zeit nicht verfügen kann, benötigt man Zeit und Energie, um diese Dienstleistungen durch andere zu organisieren oder an andere zu delegieren.

Man arbeitet auch an der eigenen Entwicklung als Person und an seinen Zielen und nicht zuletzt leistet man Beziehungsarbeit, indem man sich in Beziehungen zu anderen Menschen (Partner, Kollegen, Kindern, Freunde) engagiert und somit dem Bedürfnis nach Generativität nachkommt.

Arbeit ist mehr als Broterwerb. Sie gibt dem Leben Sinn, Zweck und Richtung. Beides braucht der Mensch, um sich wohlzufühlen.

MERKE Arbeit sichert den Lebensunterhalt und gibt dem Leben einen Sinn und eine Richtung. _____

Freizeit

Der Arbeitszeit steht die Freizeit gegenüber. Heute hat der Mensch mehr Freizeit als je zuvor. Die Trennung zwischen Arbeits- und Freizeit entstand erst während der Industrialisierung. Menschen mussten erstmals an einen bestimmten Ort, um arbeiten zu können (Fabrik). Bis dahin war der Wohnort mit dem Arbeitsort meist identisch, z. B. in der Landwirtschaft. Freizeit im heutigen Sinne kannte man nicht, Arbeit wurde vom Hell-Dunkel-Wechsel begrenzt und war von den Jahreszeiten abhängig.

In der heutigen Gesellschaft ist Freizeit wertvoll: Eine ganze Freizeitindustrie versucht sie zu gestalten und ökonomisch zu verwerten. Viele Menschen versuchen die kostbare Zeit aktiv zu nutzen, indem sie z. B. reisen, kulturell, sportlich oder spielerisch tätig sind. Im Bestreben, möglichst viel in der Freizeit zu tun, wird manchem Menschen die Zeit knapp: Es entsteht Zeitstress. Sie hetzen von einem Termin oder Event zum anderen, um nichts zu verpassen, um ihr Selbstbild vom aktiven Menschen zu pflegen und um die Zeit, die sprichwörtlich mit Geld gleichgesetzt wird, effektiv zu nutzen. – Wirklich freie Zeit, um auszuruhen, zu

entspannen oder einmal nichts zu tun, bleibt oft nicht (Schnabel 2010).

MERKE Freizeit sollte auch zweckfreie Zeit beinhalten, die mit Ruhe, Entspannung und Muße einhergeht, ohne zweckgebundene Aktivitäten. _____

Ausgleich zwischen Arbeit und Freizeit

MERKE Damit der Mensch gesund, zufrieden und ausgeglichen sein kann, muss es eine ausgewogene Balance zwischen Arbeit und Freizeit geben. _____

Wenn es heute darum geht, zwischen Arbeit und Freizeit, Aktivität und Ruhe, Anspannung und Erholung auszugleichen, spricht man häufig von „Work-Life-Balance". – Was hat es damit auf sich?

Der Begriff Zeitmanagement hat sich schon seit geraumer Zeit etabliert, blieb aber meist auf den Berufsalltag beschränkt. Es wurde angestrebt, immer mehr Arbeitsschritte in immer kürzere Zeitabschnitte zu packen. Die Arbeitszeit wurde effizienter gestaltet und die Arbeitsbelastung für den einzelnen Menschen wurde damit höher und verdichtet. Da die Menschen dadurch produktiver arbeiteten, sprich, mehr verwertbare Güter oder Dienstleistungen schufen, wurde auch mehr Freizeit möglich.

Der Mensch selbst hat sich immer höhere Ziele gesetzt, z. B. in weniger Zeit mehr Geld zu verdienen oder in gleicher Arbeitszeit noch mehr zu leisten. Die zunehmenden Belastungen und Anforderungen blieben nicht ohne Folgen: Herzinfarkte, Depressionen und Burn-out-Syndrome bei Menschen um die 40 Jahre häuften sich. Dies stimmte viele Menschen nachdenklich und manche fragten sich, ob das Leben wirklich nur aus Arbeit besteht, ob es sich lohnt, seine Gesundheit für die Arbeit zu riskieren oder ob es auch etwas anderes Wesentliches, fern der Arbeit gibt, für das es sich lohnen würde, Zeit einzusetzen.

Daraus entstand das Modell der Work-Life-Balance, das darauf zielt, Arbeit und Freizeit als Lebenszeit ausgeglichen zu gestalten. Der Anspruch des Modells ist es, sich alle Bereiche des Lebens anzuschauen und sie in die Zeitgestaltung einzuschließen. Wer seine Lebenszeit sinnvoll, zielorientiert und geplant gestalten will, muss das nicht nur für einzelne, sondern alle Bereiche des Lebens tun. Bezogen auf ihre Arbeit ist das vielen Menschen vertraut, aber in anderen Lebensbereichen ist es ihnen fremd

(Knoblauch 2005). Ziel ist es, einen effektiven Arbeitsstil mit allen anderen Lebensbereichen in Einklang zu bringen und dadurch die Lebensqualität zu verbessern.

> **MERKE** Nur wer sich ausgewogen, also in unterschiedlichen Lebensbereichen, auf die wichtigen Ziele konzentriert, entwickelt sich langfristig gesund und zufrieden weiter (Knoblauch 2005).

Kulturspezifische Interessen

Was wir in unserer Freizeit tun, hängt auch davon ab, in welchem Kulturkreis wir leben. In südeuropäischen Ländern findet Freizeit häufig auf den Straßen und in Lokalen statt. Die ganze Familie „flaniert" zu einer bestimmten Tageszeit auf der Hauptstraße, man trifft andere Familien und tauscht sich dabei rege aus. Auch hält man dort mittags eine Mittagsruhe in Form einer „Siesta" ein, da es in dieser Zeit oft viel zu heiß ist, um zu arbeiten. Je nach Land kann die Siesta 1 – 3 Stunden dauern. In China ist das Recht auf Mittagsruhe sogar gesetzlich verankert.

Interessen Gleichaltriger

Menschen gleichen Alters haben häufig gleiche Freizeitinteressen. So treffen sich Jugendliche gern an bestimmten Orten oder Plätzen, hören gemeinsam „ihre" Musik und „ziehen um die Häuser". Auch alte Menschen treffen sich gerne mit Gleichaltrigen, etwa zu Familienfeiern oder Seniorennachmittagen. Der Mensch als soziales Wesen sucht und braucht sozialen Kontakt mit anderen und das Gefühl integriert zu sein.

18.2 Pflegesituationen erkennen, erfassen und bewerten

18.2.1 Unterstützung bei Raumproblemen

Umgebungswechsel

Muss ein kranker, behinderter oder pflegebedürftiger Mensch sein Zuhause verlassen, stellt das immer ein einschneidendes, belastendes Erlebnis dar. Er wird aus seiner gewohnten Umgebung gerissen und kann außer seinem, nun nicht mehr unversehrten Körper, nahezu nichts an Raum, außer seinem „Körperraum", mitnehmen.

Beim Eintritt in ein Krankenhaus oder Altenheim ist das zunächst der gravierendste Faktor: Die Umgebung des Patienten verkleinert sich schlagartig auf seine Person, ein Bett und einen Nachtschrank. Seine ganze Welt wird dadurch sehr klein und oftmals muss er auch noch mit einer oder mehreren anderen Personen ein Zimmer teilen. Es hängt von der Krankheit oder dem Grad der Pflegebedürftigkeit ab, ob er das Bett oder das Zimmer überhaupt verlassen kann. Hinzu kommen häufig Schmerzen und Sorgen über seinen Zustand und seine Zukunft. Der Mensch erlebt in dem Moment einen Rollenwechsel von der Person zum Patienten oder Bewohner. Die vertrauten Menschen aus seiner Umgebung können nur besuchsweise bei ihm sein und alle anderen Menschen sind ihm zunächst fremd.

Relokationssyndrom

Der Umgebungswechsel kann zu einem Bündel von menschlichen Reaktionen führen, die als Relokationssyndrom bezeichnet werden.

> **DEFINITION** Ein **Relokationssyndrom** bezeichnet physiologische und/oder psychosoziale Störungen infolge des Wechsels von einer (vertrauten)

Umgebung in eine (fremde) andere (NANDA-I 2010).

Ein Relokationssyndrom ist durch folgende Merkmale gekennzeichnet:
- vorübergehender oder dauerhafter Umgebungswechsel
- freiwilliger oder unfreiwilliger Umgebungswechsel
- Alleinsein, Entfremdung, Einsamkeit
- Depression
- Angst (z. B. vor Trennung)
- Schlafstörung, Rückzugsverhalten, Zorn
- Identitätsverlust, Verlust des Selbstwerts oder Selbstwertgefühls
- vermehrtes Aussprechen von Bedürfnissen, Aussagen über Widerwilligkeit/Besorgnis bezüglich des Umgebungswechsels
- zunehmende körperliche Beschwerden (z. B. gastrointestinale Störungen, Gewichtsveränderungen)
- Abhängigkeit, Unsicherheit
- Pessimismus, Frustration, Furcht

Allmähliche Ortfixierung

Eine weitere Problematik, bezogen auf die Räumlichkeit, stellt die allmähliche Ortfixierung dar (Zegelin 2005).

> **DEFINITION** Unter **Ortfixierung** versteht man den immer kleiner werdenden Aktions- und Bewegungsradius einer Person.

Das kann sowohl den häuslichen, klinischen als auch den Heimbereich betreffen. Im häuslichen Bereich sind Wohnbedingungen evtl. dafür verantwortlich, dass ein Mensch mit gesundheitlicher Einschränkung (z. B. eingeschränkter körperlicher Mobilität) zunächst die Wohnung nicht mehr verlassen kann. Er

braucht dann Betreuung durch Sozial- und Haushaltsdienste.

Bei fortschreitender Bewegungseinschränkung oder nach einem plötzlichen Ereignis (z. B. Sturz) kann es dazu kommen, dass er das Bett nicht mehr verlassen kann. So werden sein Bewegungsradius und damit seine Welt immer kleiner: Er ist allmählich auf einen Ort fixiert und droht über den schleichenden Prozess des Bettlägerigwerdens immobil zu werden.

Häusliche Pflege im Fokus

Fallbeispiel: Der Leiter eines ambulanten Pflegedienstes hat beim Erstbesuch bei einer neuen Patientin die gewünschte Pflege besprochen. Abschließend weist er noch auf bestehende Sturzgefahren in der Wohnung hin: „Was mir hier Sorgen macht sind die vielen Stolperfallen in Ihrer Wohnung. An jeder Türschwelle und jeder Teppichkante könnten Sie fallen. Und besonders im Bad ist kein einziger Handgriff. Ich würde Ihnen gerne noch etwas zu den Möglichkeiten der Wohnraumanpassung sagen ..."
Pflegebedürftige, die einer Pflegestufe zugeordnet sind, haben gemäß den Bestimmungen der Pflegeversicherung (SGB 11, § 40) Anspruch auf Anpassung ihrer Wohnung an die veränderte Lebenssituation. Dazu gehören technische Hilfen, z. B. Rampen, Verbreiterung von Türen, Umbau von Küche und Badezimmer, Einbau eines Treppenlifts. Die Pflegekasse kann für eine Wohnraumanpassungsmaßnahme bis zu € 2557 als Zuschuss bewilligen. Der Pflegebedürftige zahlt einen Eigenanteil von 10 %, höchstens aber 50 % eines Monatseinkommens.

Obdachlosigkeit

Eine ganz andere Art und wohl die extremste Form von Problemen mit Räumlichkeiten, stellt die Obdachlosigkeit dar. Menschen, die obdachlos sind, haben keinen Raum, wie wir ihn im üblichen Sinne verstehen. Sie haben keine eigenen vier Wände, leben unter freiem Himmel oder in Notunterkünften und auch meist ohne Angehörige.

Kommen solche Menschen in ein Krankenhaus oder Pflegeheim, bedeutet das für sie eine Umstellung. Sie sind i. d. R. nicht mehr an feststehende Abläufe gewöhnt, z. B. regelmäßige Mahlzeiten oder Körperpflege. Es ist für sie ungewohnt, im Bett zu schlafen und ggf. Rücksicht auf einen Zimmernachbarn nehmen zu müssen. Solche Menschen haben meist ganz schwere Schicksale hinter sich und dadurch das Vertrauen in die Menschen und die Gesellschaft überhaupt verloren. Viele Obdachlose haben eine Suchtproblematik und sind in schlechtem Allgemein- und Ernährungszustand. Sie müssen erst wieder neu lernen, sich in geschlossenen Räumen aufzuhalten.

MERKE Obdachlose Menschen haben meist schwere Schicksale erlebt und müssen viele Dinge erst wieder neu lernen. _____

18.2.2 Unterstützung bei Zeitproblemen

Zeit sinnvoll und planvoll zu strukturieren will gelernt sein. Meist ist die Arbeitszeit des Menschen formgebend und alles andere gruppiert sich um sie. Dennoch schaffen es viele Menschen nicht, ihre Zeit sinnvoll zu planen und ihre Arbeitszeit und Freizeit ausgewogen zu gestalten. Sie verzetteln sich oder vertrödeln ihre Zeit, sie schaffen es nicht, bestimmte Aufgaben in der dafür vorgesehenen Zeit zu bewältigen und schieben diese immer wieder auf. Daraus ergibt sich großer zeitlicher Druck, der auch als Zeitstress bezeichnet wird.

Überforderung. Hält zeitlicher Druck langfristig und unvermindert an, können Menschen mit Überforderung reagieren oder gar krank werden. Sie brauchen für ihre innere Ausgeglichenheit das Gefühl, Dinge beendet, fertiggestellt und erledigt zu haben, ansonsten sind sie gefährdet, sich auf Unerledigtes zu fixieren und damit zu blockieren. Daraus kann Disstress entstehen.

Disstress und Eustress

DEFINITION **Disstress** ist lang anhaltender, negativer Stress, der überfordert und zu psychosomatischen Störungen führt. Positiver Stress wird als **Eustress** bezeichnet. _____

Um gesundheitsschädlichen Disstress zu vermeiden, ist es notwendig, regelmäßige Pausen und Erholungszeiten einzuhalten. Genauso wichtig ist es, die eigene Einstellung und das Anspruchsdenken den Arbeitsbedingungen anzupassen. Es ist wichtig, die eigenen Grenzen zu kennen, zu achten und sie langfristig nicht zu überschreiten.

MERKE Eustress wird empfunden, wenn man durch eine Aufgabe angespornt und im positiven Sinne herausgefordert wird, wenn man der Meinung ist, eine Aufgabe bewältigen und zu einem guten Ende bringen zu können. Etwas Anstrengendes zu bewältigen, befriedigt, macht stolz und erhöht das Gefühl der Selbstwirksamkeit. _____

Langeweile

DEFINITION **Langeweile** beschreibt eine Zeit, in der „nichts los" ist, nichts geschieht. _____

Betroffene erleben sich als interesse- und lustlos und nehmen ein Gefühl der inneren Leere wahr. Während Disstress die Menschen mit zu vielen Anforderungen in zu kurzer Zeit belastet, stresst Langeweile durch zu geringe Anforderungen in zu langen Zeiträumen. Entscheidend ist dabei, welche Haltung den Situationen gegenüber eingenommen wird und wie sie bewertet werden.

DEFINITION **Sich** zu **langweilen** heißt, dass man mit sich selbst nichts anfangen kann und die Interessen nicht kennt. _____

Man ist unfähig, etwas Schönes zu tun, was gut tut und man hat das Gefühl, Zeit sinnlos zu vergeuden. Daraus resultiert häufig ein schlechtes Gewissen bis hin zu depressiven Verstimmungen. So kann Langeweile ebenfalls Druck erzeugen und die Empfindung entstehen lassen, nichts Sinnvolles mit seiner Zeit anfangen zu können und unfähig zu sein. Langeweile kann so zu Machtlosigkeit und einem beeinträchtigten Selbstwertgefühl führen (Fitzgerald Miller 2003).

Langeweile bewältigen

Die Reaktionen auf Langeweile sind verschieden. Während die Einen mit ängstlichem, blinden Aktionismus reagieren, können Andere resignieren und lethargisch werden. Um Langeweile zu bewältigen und sinnvoll damit umzugehen, ist es sinnvoll, in sich zu gehen und sich folgende Fragen zu stellen:

- Was möchte ich machen?
- Woran habe ich wirklich Interesse?
- Was habe ich früher gerne getan?

Oft muss man auch eine Weile das Nichtstun aushalten, damit man Ideen und Vorstellungen entwickeln kann. Das ist für viele Menschen meist der schwerste Teil der Aufgabe. Auf dem Weg heraus aus der Langeweile hin zu Interessen, Vorlieben und der konkreten Vorstellung von Dingen, die man wirklich gerne tut, kann der Mensch eine Fähigkeit entwickeln, die als Selbstkompetenz bezeichnet wird. Sie kann im weiteren Verlauf zu einer kompetenten Gestaltung der freien Zeit führen.

Flow-Erlebnisse. Sie sind ein weiteres wichtiges Hilfsmittel, das aus Langeweile und somit aus sinnentleerter Zeit herausführen kann. Sie gehen auf den Glücksforscher Mihaly Csikszentmihalyi (2008) zurück und können sowohl Freizeit als auch Arbeitszeit betreffen. Es sind Erlebnisse, in denen die Zeit fließt und verfliegt, also schnell und ohne Mühe vergeht, weil der Mensch in ihnen etwas tut, in das er sich völlig vertiefen und in dem er selbstvergessen aufgehen kann. Er erlebt dabei ein starkes Glücksgefühl, ähnlich, wie es kleine Kinder beim Spielen tun. Gelingt es einem Menschen, der an Langeweile leidet, solche Erlebnisse bei sich zu entdecken, hat er eine wichtige Ressource gefunden, um seine Zeit mit genussvollen und sinnvollen Erlebnissen zu bereichern.

Häusliche Pflege im Fokus

In der häuslichen Pflege begegnen Pflegende oft Patienten, die wegen Einschränkung ihrer Mobilität ihre Wohnung nicht selbstständig verlassen können, unter Langeweile leiden oder das Gefühl haben, nichts mehr leisten zu können und daher nutzlos und abhängig zu sein. Hier können Pflegende dem Patienten, unter Hinweis auf seine Ressourcen, die Möglichkeiten einer als sinnvoll erlebten Lebensgestaltung aufzeigen. Auch Angebote von Mobilitätsdiensten können hier sehr nützlich sein. Die Eindrücke von „draußen" wirken oft merklich in der eigenen Wohnung nach.

18.2.3 Unterstützung bei Stress

! DEFINITION **Stress** wird als eine starke Leistungsanforderung und erhöhte körperliche und/oder seelische Belastung beschrieben, die zu Schädigungen der Gesundheit führen kann (Duden 2000). ─────

Pflegende, Patienten und Angehörige können durch vielfältige übermäßige Anforderungen der Umgebung und unzureichende Bewältigungsmöglichkeiten unter Druck geraten. Druck oder damit verbundene Anspannung, Sorge und Kummer werden als „Stress" bezeichnet, der Menschen, nicht nur von der Wortbedeutung des Lateinischen „distringere" her, „auseinander ziehen" kann.

Anatomie und Physiologie im Fokus

Aus physiologischer Sicht definiert man Stress als komplexe Reaktion des menschlichen Organismus auf unspezifische Einwirkungen der Umgebung. Dabei unterscheidet der Stressforscher Selye (1997) drei Phasen:
1. **Alarmreaktion:** Stressauslösende Faktoren erzeugen im Körper durch Ausschüttung von Stresshormonen (Adrenalin, Noradrenalin, Kortisol) die Bereitschaft zu kämpfen oder zu flüchten (z. B. steigen Blutzuckerspiegel, Herzschlag und Blutdruck, Muskeln werden besser durchblutet) Daher wird die Reaktion auch auf Englisch als „Fight-or-Flight"-Reaktion bezeichnet.
2. **Anpassungs- oder Widerstandsphase:** Die anfänglichen Symptome verschwinden. Der Organismus versucht, sich an den Stressauslöser anzupassen und entwickelt eine erhöhte Widerstandskraft.
3. **Erschöpfungsphase:** Wirkt der Stress weiter auf den Organismus ein oder erhöht er sich sogar noch, kann sich der Körper unter der andauernden Belastung erschöpfen. Die Anpassungsreserven des Körpers sind verbraucht und es treten Krankheiten auf (z. B. Bluthochdruck, Magengeschwüre, Rheumatismus, Asthma, allergische Reaktionen, Herz- und Nierenleiden).

Selye (1997) bezeichnete die Krankheiten als Anpassungskrankheiten. Er drückt damit aus, dass die Einflüsse nur potenziell schädlich sind und die Krankheiten durch unzulängliche Anpassungsversuche des Körpers verursacht oder verschlimmert werden.

Ein Mindestmaß an positivem Eustress, im Gegensatz zu negativem Disstress, ist überlebensnotwendig. Ob eine Stresssituation als belastend oder herausfordernd erlebt wird, hängt von den einwirkenden physikalischen, biologischen, psychologischen oder sozialen Stressoren ab. Ebenso bedeutsam wie die Stressoren sind nach Ansicht des Stressforschers Lazarus, wie die betroffene Person die Situation erlebt und bewertet (Lazarus 2005).

Stresssituationen einschätzen. Be- und entlastende Faktoren und Bewältigungsstrategien lassen sich im Rahmen einer pflegerischen Einschätzung mit folgenden Fragen ermitteln (Gordon 2012):
- Gab es in den letzten 1 – 2 Jahren große Veränderungen/Lebenskrisen in Ihrem Leben?
- Wer ist Ihnen die größte Hilfe, wenn Sie über wichtige Dinge sprechen müssen? Ist dieser Mensch für Sie erreichbar?
- Fühlen Sie sich häufig sehr angespannt? Was hilft Ihnen, damit umzugehen? Nehmen Sie irgendwelche Medikamente, Drogen, Alkohol zu sich?
- Wenn Sie große Probleme oder überhaupt Probleme in Ihrem Leben haben, wie gehen Sie damit um?
- Ist/sind diese Lösung(en) zumeist erfolgreich?

Pflegeproblem: Stressüberlastung

Stressüberlastungen von Patienten beschreiben Anforderungen, die nach Umfang und Art übermäßig sind und Handeln erforderlich machen. Die betroffenen Personen erleben Situationen als exzessiv belastend und äußern evtl. ein Gefühl der Anspannung oder ein Druckgefühl. Sie haben Schwierigkeiten, im Alltag zu funktionieren, äußern Probleme bei der Entscheidungsfindung, empfinden ein Gefühl steigender Wut und Ungeduld. Betroffene berichten über negative Auswirkungen von Stress: z. B. körperliche Symptome, seelisches Leid, das Gefühl, „krank zu sein" oder „krank zu werden". Als belastende Einflussfaktoren gelten
- vielfältige, gleichzeitig bestehende Stressfaktoren (z. B. Bedrohungen, Anforderungen aus dem Umfeld; soziale Bedrohungen bzw. Anforderungen),
- intensive, wiederkehrende Stressfaktoren (z. B. Gewalt in der Familie, chronische Krankheit, eine zum Tode führende Krankheit) und
- inadäquate Ressourcen (z. B. finanzielle Ressourcen, soziale Ressourcen,

Bildungs-/Wissensgrad) (NANDA-I 2010, Georg 2007).

Pflegerisches Stressmanagement

Pflegende können die genannten stressauslösenden Faktoren verringern oder beseitigen, bzw. Betroffene dabei unterstützen, die Belastungssituation neu zu bewerten und eigene Stressreaktionen zu kontrollieren (Hill-Rice 2005). Dazu können verschiedene Techniken eingesetzt werden: z. B. aktiv zuhören, Ärger kontrollieren, Angst mindern, Betroffene informieren, beraten und emotional unterstützen, Aromen zur Entspannung einsetzen, Präsenz zeigen und soziale Unterstützung fördern (Bulecheck 2012). Spezielles „Stressbewältigungstraining" besteht zumeist aus folgenden 4 Elementen:
- **Patientenedukation:** Patienten sollen lernen, Stress zu verstehen und zu erkennen, sowie Stressoren und Stressreaktionen auf kognitiver, emotionaler und physiologischer Verhaltensebene zu unterscheiden.
- **Problemlösetraining:** Dabei werden belastende Situationen erfasst, die Selbstbeobachtung bezüglich Kognition, Emotion, Physiologie und Verhalten geschult, beobachtete Denk- und Verhaltensmuster analysiert und überprüft, Handlungsalternativen gesammelt, ausgewählt und im Alltag umgesetzt und geübt.
- **Genussförderung:** Potenziell angenehme Aktivitäten, die der Klient vernachlässigt hat, werden erfasst; neue genussvolle Erlebnisse unter Einbeziehung aller Sinne angeboten und Belastungen ausgleichende Aktivitäten in den Alltag eingeplant.
- **Entspannungstraining:** Entspannende Techniken wie progressive Muskelrelaxation, autogenes Training und mentale Techniken wie Gedankenreisen oder gelenkte Imagination werden vermittelt und eingeübt. Wärmeanwendungen in Form von Wickeln und Bädern fördern ebenfalls die Entspannung (Huber u. Winter 2006).

Zur Verringerung von Angst und Spannungsgefühlen können z. B. Techniken der „Imagination" und „tiefe Atementspannung" eingesetzt werden. Die beiden Techniken können sehr gut miteinander verbunden angewendet werden.

Imagination. Imagination oder auch „gelenkte Vorstellung" setzt mental einen oder mehrere Sinne ein, um die Anspannung im Körper zu verringern. Dabei kann man sich in Gedanken vertiefen, sich schöne, angenehme Bilder (Strand, Wiese) vorstellen oder an angenehme

Erfahrungen (Reise) zurückdenken. Bezogen auf eine Prüfung könnte das die Erinnerung an eine Situation sein, in der einem schon einmal alles bestens gelungen ist oder in der man eine schwierige Aufgabe zufriedenstellend bewältigt hat.

🖐 **PRAXISTIPP** **Tiefe Atementspannung.** Es empfiehlt sich, wie folgt vorzugehen:

- Atmen Sie langsam und tief.
- Während Sie langsam einatmen, nehmen Sie Kraft und Ruhe in sich auf.
- Während Sie langsam ausatmen, fühlen Sie, wie die Anspannung ihren Körper verlässt.
- Atmen Sie nun langsam und regelmäßig weiter ein und aus, in einem für Sie angenehmen Rhythmus. Sie können auch bewusst in den Bauch ein- und ausatmen.
- Stellen Sie sich vor, dass Sie sich an einem schönen Ort befinden. Sie liegen z. B. an einem warmen Sommertag im Gras oder am Strand. Beenden Sie die Übung mit einer langsamen, tiefen Ausatmung. Sagen Sie nach dem letzten Ausatmen zu sich selbst „Ich fühle mich wach und entspannt".
- Die Atemtechnik sollte 4 – 6-mal pro Tag durchgeführt werden (Osterbrink 1999).

18.2.4 Störungen des Arbeit-Freizeit-Rhythmus

Arbeitslosigkeit

Bezogen auf die Arbeitswelt ist Arbeitslosigkeit die den Menschen am stärksten belastende Störung. Sie kann die Existenz bedrohen und den Betroffenen in eine tiefe Sinnkrise stürzen. Der Verlust des Arbeitsplatzes wird von vielen Menschen als persönliches Versagen gedeutet, selbst dann, wenn offensichtlich betriebswirtschaftliche Interessen des Arbeitgebers dazu geführt haben.

In der heutigen Zeit, in der bei Milliardengewinnen der Unternehmen trotzdem immer weiter Arbeitsplätze abgebaut werden (jobless growth) und die Weltwirtschaft sich rezessiv entwickelt, wirkt ein möglicher Verlust des Arbeitsplatzes auf Menschen bedrohlich. Arbeit ist im Leben der Menschen keine verlässliche Größe mehr, sie ist nicht mehr berechenbar und planbar, sondern ein Unsicherheitsfaktor. Auch die Lebensplanung wird von dieser Unsicherheit stark beeinträchtigt, etwa durch die Frage, ob und wo man sesshaft werden möchte, ob man ein Haus bauen kann und eine Familie gründen möchte (Steingart 2011).

Arbeit gibt unserem Leben Struktur, hat zeitgebende Funktion, fällt sie plötzlich weg, droht Strukturverlust und Desynchronisation. Tageszeiten und damit verknüpfte Tätigkeiten sind dann nicht mehr wichtig und werden vernachlässigt. Arbeit ist sinn- und zielgerichtet: Ohne Arbeit kann der Mensch beides verlieren, den Sinn und das (Lebens-) Ziel. Ein wichtiges Ziel von Arbeit ist es, etwas zu erreichen, voranzukommen und letztlich am Ende des Lebens auch darauf stolz sein zu können. Etwas im Leben geleistet zu haben, ist für viele Menschen an ihr Arbeitsleben geknüpft. Fällt der Faktor Arbeit weg, kann ein Gefühl von Nutzlosigkeit und daraus resultierend eine Identitätskrise entstehen.

Ruhestand

Die meisten Menschen freuen sich auf ihren Ruhestand, auf die Vorstellung, endlich viel freie Zeit zur Verfügung zu haben und viele Dinge, z. B. Hobbys, Reisen und Träume verwirklichen zu können. Oft kommt es jedoch anders als gedacht.

➜ **MERKE** Der Wechsel vom Arbeitsleben in den Ruhestand zählt zu den kritischen Übergängen im Leben eines Menschen. ———————————

Es kann passieren, dass die Betroffen, ähnlich wie bei der Arbeitslosigkeit, infolge des Strukturverlustes in ein tiefes Loch fallen. Plötzlich fallen Pflichten und gewohnte Aufgaben weg, somit auch vieles von dem, was bisher selbstverständlich war. Es ist nicht einfach, seinem Leben einen neuen Sinn und neue Inhalte zu verleihen, ohne dahinter die dringende Notwendigkeit zu verspüren, dies auch zu müssen.

Weitere wichtige Einflüsse stellen die persönlichen Beziehungen des Rentners dar. Hat er Freunde, ein soziales Netz, gibt es noch den Ehe-/Lebenspartner oder Kinder, hat er bestimmte Aufgaben und Pflichten ihnen gegenüber? Viele Paare sind es nach so langer Zeit der Berufstätigkeit nicht mehr gewohnt, den ganzen Tag miteinander zu verbringen. In manchen Fällen haben sich die Interessen der Partner unbemerkt auseinanderentwickelt oder verändert.

Ein häufiges Phänomen ist es auch, zu viele Dinge auf den Zeitpunkt der Pensionierung zu verschieben, oft handelt es sich dabei um die schönen Dinge im Leben. Nun stellt derjenige fest, dass er jetzt zwar die Möglichkeit hätte, viele der aufgeschobenen Dinge zu tun, es aber aus irgendwelchen Gründen nicht

kann. Sich selbst Gutes zu tun, gut für sich und seine seelisch-geistigen Bedürfnisse zu sorgen, will gelernt sein, man kann es nicht einfach so. Meist ist es ein langer Prozess, bei dem man sich selbst näherkommt und sich besser kennenlernt.

➜ **MERKE** Wenn Menschen ihr Leben aufgrund ihrer Berufstätigkeit immer wieder auf später vertagt haben, dann haben sie auch einen Teil ihres Lebens nicht gelebt. Das Leben lässt sich nicht auf später verschieben, sondern es findet statt und fließt, während wir uns in ihm bewegen (Comte-Sponville 2010).

Diese Umstände können bei Rentnern dazu führen, sich die Frage nach dem Sinn des Lebens völlig neu zu stellen. Kommen Krankheiten und gesundheitliche Beeinträchtigungen hinzu, kann das Gefühl entstehen, vieles verpasst zu haben. Die Pensionierung löst häufig eine Rückschau auf das vergangene Leben aus. Fällt dieser Rückblick negativ aus, kann es zu Gefühlen des Bedauerns und Bereuens kommen und nicht zuletzt zur Überzeugung, vieles falsch gemacht zu haben. Die Tatsache, daran nun nichts mehr verändern zu können, kann bei den Betroffenen ein Gefühl der Machtlosigkeit erzeugen (Fitzgerald, Miller 2003).

Arbeitsumfeld

Die Verhältnisse am Arbeitsplatz können sehr belastend sein, besonders wenn es sich um „Mobbing" oder „horizontale Feindseligkeit" handelt. Zusammen mit einer starken Arbeitsbelastung für den Einzelnen können sich Druck und Überforderung so steigern, dass der Mensch davon krank und für lange Zeit arbeitsunfähig wird. An einigen Kliniken gibt es mittlerweile einen Mobbingbeauftragten, der in solchen Fällen versucht zu vermitteln, Konflikte zu lösen und Krisenmanagement zu betreiben (Bartholomew 2009).

Arbeitssucht

Wie vieles andere, was zu exzessiv betrieben wird, kann auch die Arbeit zur Sucht werden. Arbeitssucht ist v. a. durch Flucht gekennzeichnet. Menschen, die sich übermäßig in die Arbeit stürzen, gehen damit häufig Konflikten, Ängsten und Unerledigtem in ihrem restlichen Leben aus dem Weg. Sie verdrängen negative Gefühle und scheuen sich davor, sich mit sich selbst auseinanderzusetzen. Sie definieren sich nahezu ausschließlich über die Arbeit und beziehen den größten Teil ihres Selbstwertgefühls aus ihr.

Workaholics haben meist kein soziales Netz von Menschen außerhalb des Arbeitsumfeldes. Arbeit wird somit zum Selbstzweck und dient nur noch in zweiter Linie dem Broterwerb. Arbeitssüchtige Menschen fühlen sich extrem unwohl, wenn sie nicht arbeiten können. Freizeit, Urlaub, Erholung und Entspannung sind für sie unangenehm und werden möglichst vermieden.

Oft dauert es sehr lange, bis Arbeitssucht überhaupt erkannt wird. Schließ-lich muss man ja arbeiten, um leben zu können. Arbeit dient den Betroffenen als gute Ausrede, sich mit nichts anderem beschäftigen zu können, da Arbeit wichtig ist und aus vielen plausiblen Gründen Vorrang hat. Lässt die Arbeitskraft bei solchen Menschen nach, versuchen sie, das mit noch mehr Arbeit zu kompensieren. Betroffene sind oft extrem überarbeitet, da der Ausgleich durch Ausruhen und Entspannen nahezu völlig fehlt. Sie arbeiten, bezogen auf die Arbeitsstun-den, weit mehr als es das normale Maß verlangt. Sie machen keine Pausen, essen unregelmäßig und schlafen zu wenig. Das alles führt häufig zur völligen Erschöpfung und letztlich zu einer Reihe von Erkrankungen. Herzinfarkt, Burnout, Bluthochdruck, Magengeschwüre, Depressionen und Ängste sind oft die Folgen von Arbeitssucht.

18.3 Pflegemaßnahmen auswählen, durchführen und evaluieren

18.3.1 Unterstützen in Zeiten des Krankseins

Wenn ein Mensch in ein Krankenhaus oder eine Langzeiteinrichtung kommt, dann braucht er unterstützende Pflegende. Unterstützung bedeutet zunächst, die Personen in den neuen Örtlichkeiten und dem Raum, den er nun für einige Zeit als „seinen Raum" beanspruchen wird, zu orientieren. Er muss wissen, in welchem Zimmer er sich befindet, wo seine Sachen sind, wo sich Badezimmer und WC befinden, wie er nach draußen gelangt, in welchem Stockwerk er ist und wie die Abteilung heißt, auf der er liegt. Falls er einen Telefonanschluss hat, muss ihm die Nummer mitgeteilt werden, sodass ihn seine Angehörigen auch erreichen können.

Ob ein Mensch sich in der neuen, ungewohnten Situation einigermaßen wohlfühlt, hängt auch davon ab, wie das Krankenzimmer gestaltet ist. Hier hat er nur einen kleinen eigenen Raum: sein Bett und seinen Nachtschrank. Deshalb ist es sehr wichtig, dem Patienten zu ermöglichen, eigene Dinge, wie Bilder von Bezugspersonen, eine Uhr, Lektüre, evtl. ein eigenes kleines Kissen, einen bevorzugten Duft und wann immer möglich eigene Wäsche und Nachtkleidung zu benutzen.

> **MERKE** Die Identität eines Menschen in fremder Umgebung definiert sich stark über kleine eigene Dinge, über Persönliches, was ihn von anderen unterscheidet.

18.3.2 Lesen – Vorlesen – Lachen

Lesen
Beschäftigt zu sein ist bedeutsam, mangelnde Beschäftigung oder Langeweile können negative gesundheitliche Folgen haben. Zur Krankheit können ein Gefühl von Machtlosigkeit und depressive Verstimmungen hinzukommen. Lesen stellt eine wohltuende, ablenkende, informierende und ausgleichende Beschäftigung dar. Viele Menschen haben im Alltag kaum noch Zeit, etwas zu lesen und häufig sind die Zeiten des Krankseins die einzigen, in denen sie überhaupt noch lesen. Somit kann Lesen bewusst als hilfreiche Intervention während eines Krankenhausaufenthaltes eingesetzt werden.
Bibliotherapie. Bibliotherapie ist eine Form der Psycho- und Kunsttherapie und eine wichtige Pflegeintervention. Das Lesen von Büchern wird gezielt eingesetzt, um die emotionale Ausdrucksfähigkeit des Patienten zu unterstützen und somit die Bewältigung von Krankheitsprozessen positiv zu beeinflussen und zu unterstützen. Hierbei ist es wichtig, zusammen mit dem Patienten eine geeignete Buchauswahl zu treffen. Das gelingt am Besten, wenn zuvor eine Art Lesebiografie erhoben wird. Die folgenden Fragen können dabei helfen:
- Was hat der Patient bislang gerne gelesen?
- Wie viel und wie häufig hat er gelesen?
- An welchen Inhalten ist er momentan interessiert?

Grundsätzlich lässt sich zur Auswahl der Bücher sagen, dass je nach Stand und Phase des Krankheits- und Bewältigungsprozesses, in dem sich der Patient gerade befindet, eher ablenkende Bücher oder hinlenkende, unterstützende Bücher von Nutzen sein können. Als ablenkende Bücher eignen sich sehr gut Romane, Krimis, Belletristik, alles was entspannt, humorvoll oder aber sehr spannend ist, sodass der Mensch für die Zeit des Lesens in eine andere Welt „abtauchen" kann und somit die eigene Situation für kurze Zeit in den Hintergrund tritt. Bei hinlenkender Literatur eignet sich Ratgeberliteratur besonders gut sowie Fachliteratur, die die spezielle Problematik beschreibt, falls sie gut verständlich und einfach geschrieben ist.

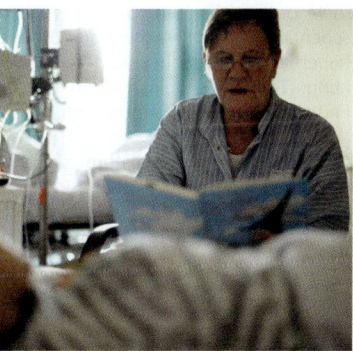

Abb. 18.3 Das Vorlesen von Geschichten kann die Krankheitsverarbeitung wesentlich unterstützen.

Ebenso können Gedichte und Bücher mit religiösen, Sinngebenden Inhalten den Krankheits- und Genesungsprozess positiv beeinflussen.

Vorlesen
Ist ein Mensch nicht in der Lage selbstständig zu lesen, stellen Hörbücher eine gute Alternative dar. Auch das Vorlesen hat eine große Bedeutung. Der Vorlesende widmet seine Zeit dem Zuhörer, konzentriert sich ganz auf ihn und kann den Inhalt des Vorgelesenen für weitere Interaktionen mit dem Patienten nutzen (**Abb. 18.3**). Einzelne Inhalte können in den Alltag integriert werden und einen Anknüpfungspunkt darstellen.

Viele Menschen haben eine positive Erinnerung an das Vorlesen. Es ist meist eine Erinnerung an die Kindheit, in einem von Mutter, Großmutter oder einem Verwandten vorgelesen wurde. Dabei schenkte einem ein geliebter Mensch viel Aufmerksamkeit und Beachtung und die gehörten Geschichten haben einen auf besondere Weise mit diesem Menschen verbunden.

🖐 **PRAXISTIPP** Neben dem Vorlesen ist es für viele Menschen, besonders alte Menschen, ebenso wichtig, aus ihrem Leben, von ihrer Arbeit und Familie erzählen zu können. Geschichten erzählen (Narrative Therapie) gewinnt dadurch einen ebenso hohen Stellenwert, wie das Vorlesen. Entscheidend dabei sind aufmerksames Zuhören und die Zeit, die sich die Pflegende für den Menschen und seine (Lebens-)Geschichten nimmt. ───────

Lachen

Lachen ist gesund, so sagt der Volksmund und das stimmt ganz genau. Viele Untersuchungen haben das inzwischen gut belegt. Lachen und Humor haben eine gesundheitsfördernde Wirkung (*Tab. 18.1*). Beim Lachen werden Endorphine (Glückshormone) im Körper ausgeschüttet.

Gelotherapie. Sie beschäftigt sich mit der therapeutischen Wirkung des Lachens auf den Menschen. Lachen entspannt, schafft eine gute Stimmung, Sorgen treten in den Hintergrund. Lachen ist ein Reflex, der sowohl körperlich, in Form von Kitzeln als auch seelisch durch das Hören von lustigen, witzigen Dingen ausgelöst werden kann. Beim Lachen ist der Mensch unbeschwert und guter Laune. Genau diesen Zustand versucht man in der Gelotherapie zu nutzen. Um Lachen gezielt herbeizuführen, werden heute vielerorts in den Kliniken Klinikclowns eingesetzt, es gibt auch bereits Lachseminare und Lachgesellschaf-

ten, in denen man sich trifft, um gemeinsam zu lachen. Lachen und Humor sollten immer auch Bestandteile im zwischenmenschlichen Miteinander sein und so auch in der Beziehung von Pflegenden zu Patienten. Humor hat eine ablenkende Wirkung und kann für kurze Zeit Schmerzen oder Sorgen in den Hintergrund treten lassen.

18.3.3 Ergo-, Musik- und Kunsttherapie

Ergotherapie

❗ **DEFINITION** **Ergotherapie** ist eine zusammenfassende Bezeichnung für Teilgebiete der Beschäftigungs- und Arbeitstherapie, um verschiedene, verlorengegangene Fähigkeiten und Funktionen beim Menschen wiederzuerlangen. Sie wird bei Menschen jeden Alters eingesetzt. ───────

Hauptaufgabe der Ergotherapie ist es, den Menschen mit verschiedenen gesundheitlichen Beeinträchtigungen dazu zu befähigen, die Aktivitäten des täglichen Lebens wieder selbstbestimmt und eigenständig ausführen zu können. Es werden gezielt Alltagstätigkeiten, die infolge einer Erkrankung oder eines Unfalls vom Patienten nicht mehr ausgeführt werden können, neu vermittelt, eingeübt und bis zum wieder selbstständigen Ausführen trainiert (Selbsthilfetraining). Das können sowohl motorische Fähigkeiten (funktionelles Training), als auch psy-

chisch-geistige Fähigkeiten eines Menschen betreffen.

Auch die Förderung der Kompetenzen zur Wiedereingliederung in den erlernten oder einen neuen Beruf sind Aufgabe der Ergotherapie (berufsorientiertes Training). Dabei ist eine wichtige Aufgabe der Ergotherapie, die veränderte gesundheitliche Situation gemeinsam mit dem Betroffenen an das Alltags- und Berufsleben anzupassen, sodass er sich, evtl. mit bleibenden Beeinträchtigungen, alleine und selbstbestimmt in seinem Leben organisieren und zurechtfinden kann.

Musiktherapie

❗ **DEFINITION** **Musiktherapie** ist eine Form der Kunsttherapie und wird gezielt therapeutisch eingesetzt, um seelische, körperliche und geistige Gesundheit zu erhalten, zu fördern und wieder herzustellen. ───────

In der Musiktherapie unterscheidet man drei Formen:
- aktive Musiktherapie (Spielen von Instrumenten)
- rezeptive Musiktherapie (gezieltes Hören von Musik)
- gemeinsames Singen

In vielen Kliniken steht den Patienten ein eigenes Radioprogramm zur Verfügung. Die Heilkraft der Musik und des Musizierens ist aus vielen Kulturen bekannt und wurde ausführlich beschrieben. Seit den 1950er-Jahren entwickelte sich das ei-

Tab. 18.1 *Mögliche organspezifische, physiologische Wirkungen des Lachens (nach Bischofsberger 2008).*

Organ	Physiologische Wirkungen des Lachens
Herz	→ Puls-, Blutdruck- und Zirkulation werden erhöht, wobei der Blutdruck nach dem Lachereignis unter das vorherige Niveau fallen kann und Lachen dadurch einen hypotonen Effekt zeigt → zirkulationsanregende Wirkung von Lachen wird auch mit „innerem Jogging" beschrieben → Fähigkeit zum Lachen kann kardioprotektive Wirkung haben
Lunge	→ erhöhte Exspiration von CO_2 → verbesserte Sauerstoffsättigung → Verminderung von Residualvolumen und Feuchtigkeit
Skelettmuskeln	→ erhöhte Durchblutung und Muskelspannung in Abdomen, Nacken, Thorax und den Schultern während des Lachereignisses → erhöhte Entspannung der nicht gebrauchten Muskulatur
Haut	→ erhöhte Temperatur und galvanische Leitfähigkeit*
Hormone	→ Erhöhung der Neuroendorphine und Katecholamine → Verminderung der immunschwächenden Hormone
Gehirn	→ erhöhte Aufmerksamkeit → erhöhte Aktivität des autonomen Nervensystems → verbesserte Sauerstoffzufuhr
Immunsystem	→ verbesserte humorale und zelluläre Immunantwort → Erhöhung des Immunglobulin A im Speichel
Tränen	→ Vergleich von emotionalen Tränen und Tränen beim Zwiebelschneiden: emotionale Tränen führen zu Toxinabbau, letztere enthalten fast nur physiologisches Wasser

*Messmethode aus dem Biofeedback

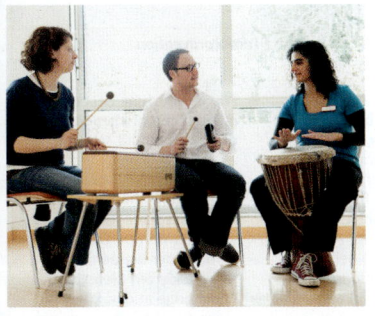

Abb. 18.4 Bei der Musiktherapie wird die positive Wirkung von Musik auf das psychische Wohlbefinden ausgenutzt.

genständige Berufsbild des Musiktherapeuten. Seither ist die Musiktherapie als klinische Behandlungsmethode erprobt und etabliert (**Abb. 18.4**).

PRAXISTIPP Für Pflegende, die Musik therapeutisch bei Patienten einsetzen wollen, ist es wichtig, eine musikalische Biografie zu erheben. Das beinhaltet, die musikalischen Vorlieben und Abneigungen des Patienten zu erfragen. Lautstärke und Rhythmus sind wichtige Indikatoren für therapeutisch eingesetzte Musik und müssen unbedingt den Bedürfnissen des Patienten angepasst werden. _____

Auf Intensivstationen und bei Frühgeborenen kann ebenfalls Musik zum Einsatz kommen und den therapeutischen Prozess unterstützen. Dort sollte sie jedoch stets leise und nur situativ angewendet werden, da sich diese Patienten nicht aktiv gegen das Hören von Musik wehren können. In Pflegeheimen ist es heute oft üblich und fester Bestandteil, dass Pflegepersonen gemeinsam mit den Bewohnern singen und musizieren. Die Aktivität wird von den Bewohnern sehr geschätzt und kann gezielt eingesetzt werden, um Wohlbefinden und Stimmung zu verbessern und das Gemeinschaftsgefühl zu stärken.

PRAXISTIPP Sollte es in Ihrer Einrichtung noch nicht üblich sein, mit den Bewohnern gemeinsam zu Singen, könnten Sie das Interesse daran bei den Bewohnern erfragen und eine Singstunde einführen. _____

Kunsttherapie

DEFINITION **Kunsttherapie** ist ein Sammelbegriff für therapeutische Verfahren, in denen mit kreativen Medien gearbeitet wird. _____

In der Kunsttherapie, auch als Gestalttherapie bezeichnet, wird mit gestalterischen Mitteln, wie malen, plastizieren oder bildhauern dem Patienten eine andere Form des Ausdrucks ermöglicht (**Abb. 18.5**). Die dabei entstehenden Objekte können anschließend gemeinsam mit dem Therapeuten gedeutet und somit in den Krankheits- und Heilungsprozess integriert werden.

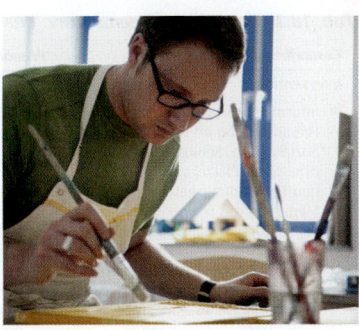

Abb. 18.5 In der Kunsttherapie können Patienten ihre Kreativität ausleben.

Häufig können Patienten – v. a. Kinder – ihre Situation besser nonverbal in Form von Bildern oder gestalteten Gegenständen ausdrücken. So lassen sich verborgene Ängste, Sorgen, Traumata, aber auch Fähigkeiten des Patienten entdecken. Pflegenden kommt dabei die Rolle zu, den Patienten zu bestärken und zu unterstützen, sich kreativ zu betätigen und auszudrücken. Etwas selbst zu gestalten kann das Selbstwertgefühl des Patienten stärken und ihm das Gefühl vermitteln, selbst noch etwas zu können und nicht in allen Lebensbereichen abhängig und auf fremde Hilfe angewiesen zu sein.

PRÄVENTION & GESUNDHEITSFÖRDERUNG Interventionsschritte der Pflege
Christoph S. Nies

Das Gestalten des eigenen Zeit- und Lebensraumes und des damit verbundenen Ausdrückens der eigenen Individualität ist ein wichtiger Faktor des Lebens, der wesentlich auf die Befindlichkeit und Entwicklung eines Menschen Einfluss nimmt. Das Spielen eines Kindes z. B. dient nicht nur der Schaffung von Wohlbefinden, sondern ist gleichzeitig ein aktiver Weg, um sich alltägliche Fähigkeiten anzueignen oder sie zu verfestigen. Das Spiel des Kindes ist also bereits ein Basiselement der Förderung im Sinne einer Entwicklungs- und Gesundheitsförderung innerhalb der vorliegenden ATL.

Für den Erwachsenen ist insbesondere der Wohnraum ein zentrales Element des Lebensraumes, das für das Gefühl von Geborgenheit und Wohlbefinden eine wichtige Rolle spielt. Der eigene Wohnraum ist also ein günstiger Bezugspunkt im Rahmen gesundheitsförderlicher Interventionen. Hier wird auch deutlich, wie sehr pflegerisch-präventiv ausgerichtete Interventionen z. B. im Rahmen eines Wohnortwechsels (z. B. Einzug in ein Heim) aktiv werden müssen, um möglichen negativen Folgen des Wohnortwechsels vorzubeugen.

Gerade für den Akutbereich Krankenhaus ist der Aspekt der Zeitgestaltung innerhalb gesundheitsförderlich- und präventiv-pflegerischen Bemühens zu beachten. Die Menschen werden oftmals sehr abrupt durch die akute Aufnahme in ein Krankenhaus aus ihren gewohnten Zeitstrukturen herausgerissen. Die unvermittelte Umstellung auf eine von außen, in weiten Teilen vorgegebene Zeitstruktur, kann den betroffenen Menschen sehr schwer fallen. Auch hier gilt es, präventive Interventionen einzuleiten, die den negativen Auswirkungen auf das Wohlbefinden entgegenwirken.

In der ATL „Raum und Zeit gestalten – arbeiten und spielen" werden sehr viele Bereiche des individuellen Daseins angesprochen. Pflege ist aufgrund des intensiven Kontaktes zum Pflegeempfänger dafür prädestiniert, Risikofaktoren für negative Folgen einer gestörten Raum-Zeitgestaltung zu erkennen und geeignete Interventionen einzuleiten, um ihnen auf den verschiedenen Ebenen der Prävention (Kap. 7.3, S. 164) zu begegnen. *Tab. 18.2* stellt einige Möglichkeiten der pflegerischen Gesundheitsförderung und Prävention innerhalb der ATL „Raum und Zeit gestalten – arbeiten und spielen" dar.

Tab. 18.2 *Gesundheitsförderung und Prävention (nach Hurrelmann et al. 2010).*

Gesundheitsförderung	Primärprävention	Sekundärprävention	Tertiärprävention
Interventionen			

→ Informationsveranstaltungen (Veranstaltung im Krankenhaus, Sozialstation, Seniorenheimen, öffentliche Plätze) zu verschiedenen Entwicklungsbereichen des Menschen mit pflegerischem Fokus; mögliche Inhalte:
  ▪ Spielen als zentrales Förderungsinstrument in den verschiedenen Kindheitsphasen
  ▪ Wohnraum als Zufluchtsort
  ▪ Eustress als Entwicklungsmöglichkeit
  ▪ Selbstpflege im Sinne einer ausgewogenen „Work-Life-Balance"
  ▪ Freizeitangebote für Senioren
→ Leistungen vermitteln, z. B.:
→ Informationsbroschüren
→ Informationsabende
→ Freizeitangebote für Jung und Alt
→ Kulturtreffs
	→ Umgebung im Krankenhaus gestalten, die das Mitbringen von einigen persönlichen Gegenständen ermöglicht
	→ vertraute Umgebung (z. B. eigene Möbel, Bilder) im Pflegeheim gestalten, um Relokationssyndrom vorzubeugen
	→ individuelle Tagesstrukturierung im Rahmen der Pflegeanamnese ermitteln und bei der Pflegeplanung berücksichtigen
	→ über Fixpunkte im Stationsablauf informieren und die Möglichkeiten der freien Zeitverfügung aufzeigen
	→ auf Freizeitangebote im Krankenhaus hinweisen (z. B. Sportangebote, Bibliothek, Spiele)
	→ hinsichtlich möglicher Aktivitäten (z. B. Lesen, Spielen, Malen) beraten, um Langeweile vorzubeugen
	→ präventiven Hausbesuch bei älteren Menschen im ambulanten Bereich durchführen:
	  ▪ Lebensraum- und Zeitgestaltung im Rahmen einer ausführlichen Anamnese beurteilen
	  ▪ Beratung hinsichtlich möglicher, förderlicher Änderungen anbieten
		→ Pflegebedürftige und Angehörige zur Selbstpflege bei beginnenden Störungen, die Veränderungen der Raum-Zeitgestaltung nach sich ziehen, anleiten und schulen, z. B.:
		  ▪ Angehörige intensiv in die Pflege einbinden, um Angst (z. B. vor Trennung) bei beginnendem Relokationssyndrom entgegenzuwirken
		  ▪ Bücher, Musik, Hörbücher einsetzen, um entstandener Langeweile entgegenzuwirken
		→ ggf. gleichaltrige Patienten bei lange andauerndem Klinikaufenthalt zusammenlegen (Entgegenwirken von Langeweile und Disstress)
		→ Raumgestaltung nach individuellen Vorstellungen zulassen
		→ Spielen als Therapie einsetzen (in Abstimmung auf Entwicklungsphasen des Kindes)
		→ Gesprächsbedarf erkennen, Gesprächsbereitschaft signalisieren und Gesprächswunsch berücksichtigen
		→ Zeit und Raum für Privatsphäre ermöglichen
		→ Soziale und physikalische Zeitgeber vermitteln
			→ Pflegebedürftige bei ausgeprägten chronischen Störungen anleiten und schulen, z. B.:
			  ▪ Ergotherapie, Musiktherapie, Kunsttherapie (z. B. bei ausgeprägtem Relokationssyndrom, Depressionen oder bei demenziell veränderten Menschen)
			→ Angehörige in den Pflegeprozess einbeziehen, um ggf. genauere Informationen zur Raum- und Zeitgestaltung zu erhalten und abgestimmte Interventionen durchzuführen (z. B. Information von Angehörigen über das Hören von geliebter Musik bei Wachkomapatienten)
			→ Gelotherapie vermitteln (z. B. auf einer onkologischen Kinderstation mittels Klinikclowns), um der Folgeerkrankung einer Depression vorzubeugen
			→ Rehabilitations- Selbsthilfeangebote vermitteln

Interventionszeitpunkt			
Gesundheitszustand (kein Selbstpflegedefizit hinsichtlich der Gestaltung von Raum und Zeit vorhanden)	erkennbare Risikofaktoren (Gefahr der Entstehung eines Selbstpflegedefizits im Bereich der Raum- und Zeitgestaltung)	beginnende pathologische Veränderungen (Selbstpflegedefizit im Bereich der Raum- und Zeitgestaltung vorhanden)	ausgeprägte pathologische Veränderungen (ausgeprägtes Selbstpflegedefizit im Bereich Raum- und Zeitgestaltung vorhanden)
Zielgruppe			
→ Gesamtbevölkerung → Angehörige → Pflegebedürftige	→ Pflegebedürftige mit bestehenden Risikofaktoren → Angehörige	→ Pflegebedürftige mit Selbstpflegedefizit (Patienten) → Angehörige	→ Pflegebedürftige mit Selbstpflegedefizit (Rehabilitanden) → Angehörige
Interventionsorientierung			
salutogenetische Ausrichtung (Förderung)	pathogenetische Ausrichtung (Vorbeugung)	pathogenetische Ausrichtung (Korrektur)	pathogenetische Ausrichtung (Kompensation)
Zielsetzung			
→ Verhältnisse und Lebensweisen beeinflussen → eine als positiv empfundene Gestaltung von Raum und Zeit fördern	→ Verhalten beeinflussen → Risikofaktoren vermeiden, die Störungen der Raum- und Zeitgestaltung hervorrufen können	→ Defizit im Bereich der Raum- und Zeitgestaltung früh behandeln	→ bestehendes Selbstpflegedefizit im Bereich der Raum- und Zeitgestaltung ausgleichen → Folgeerkrankungen vorbeugen

Lern- und Leseservice

Verwendete Literatur
→ Bartholomew K. Feindseligkeiten unter Pflegenden beenden. Wie sich das Pflegepersonal gegenseitig das Leben schwer macht und den Nachwuchs vergrault – Analysen und Lösungen. Bern: Huber; 2009
→ Bulecheck G et al. Pflegeinterventionsklassifikation. Bern: Huber; 2012
→ Comte-Sponville A. Glück ist das Ziel, Philosophie der Weg. Zürich: Diogenes; 2010
→ Duden. Das Herkunftswörterbuch. Mannheim: Dudenverlag; 1989
→ Duden. Das Wörterbuch medizinischer Fachausdrücke. Mannheim: Dudenverlag; 1998
→ Duden. Das große Fremdwörterbuch. Mannheim: Dudenverlag; 2000
→ Bischofberger I. Das kann ja heiter werden: Humor und Lachen in der Pflege. 2. Aufl. Bern: Huber; 2008
→ Csikszentmihalyi M. Das flow–Erlebnis. Stuttgart: Klett-Cotta; 2008
→ Eichhorn C. Gut erholen – besser leben. Stuttgart: Klett-Cotta; 2007
→ Fitzgerald Miller J. Coping fördern – Machtlosigkeit überwinden. Bern: Huber; 2003
→ Foster R. Rhythms of life: the biological clock that control the daily lives of every living thing. Yale: Yale University Press; 2004
→ Georg J. Chronobiologie und Pflege. NOVA 2000; 12
→ Georg J, Frowein M. Pflegelexikon. Bern: Huber; 2001
→ Georg J. Stressüberlastung bei der Pflege alter Menschen. NOVA 2007; 12: 10 – 12
→ Georg J. Teams im Kopf und Körper – Zirkadiane Systeme des Menschen. NOVAcura 2008; 6: 34 – 36
→ Georg J. Aus dem Takt. NOVAcura 2009; 1: 18 – 21
→ Georg J. Chronopflege und zirkadiane Systeme. Sr/P 2007; 718: 639 – 641

→ Gordon M. Handbuch Pflegediagnosen. Bern: Huber; 2012
→ Hatzelmann E, Held M. Zeitkompetenz: Die Zeit für sich gewinnen. Weinheim: Beltz; 2005
→ Hill Rice V. Stress und Coping. Bern: Huber; 2005
→ Huber H, Winter E. Checkliste Schmerztherapie. Stuttgart: Thieme; 2006
→ Juchli L. Pflege. Stuttgart: Thieme; 1997
→ Kellnhauser E et al. Thiemes Pflege. 9. Aufl. Stuttgart: Thieme; 2000
→ Kellnhauser E et al. Thiemes Pflege. 10. Aufl. Stuttgart: Thieme; 2004
→ Klein S. Zeit, der Stoff aus dem das Leben ist. Frankfurt: Fischer; 2006
→ Knoblauch J, Hüger J, Mockler M. Ein Meer an Zeit. Frankfurt: Campus; 2005
→ Lazarus RS. Stress, Bewältigung und Emotionen. In: Hill Rice V. Stress und Coping. Bern: Huber; 2005
→ Lemmer B. Chronopharmakologie. 4. Aufl. Stuttgart: WVG; 2012
→ NANDA-I. Pflegediagnosen. Definition und Klassifikation 2009 – 2011. Kassel: Recom; 2010
→ Osterbrink J. Tiefe Atementspannung. Bern: Huber; 1999
→ Peter H, Penzel T, Peter JH, Hrsg. Enzyklopädie der Schlafmedizin. Berlin: Springer; 2007
→ Pschyrembel. Klinisches Wörterbuch. Berlin: De Gruyter; 1990
→ Pschyrembel. Wörterbuch Pflege. Berlin: De Gruyter; 2003
→ Saletu B, Saletu-Zyhlarz GM. Was sie schon immer über Schlaf wissen wollten. Wien: Ueberreuther; 2001
→ Schlote A. Zeit genug! Wege zum persönlichen Zeitwohlstand. Weinheim: Beltz; 2000
→ Schnabel U. Muße. Vom Glück des Nichtstuns. München: Blessing; 2010

→ Seiwert LJ. Wenn Du es eilig hast, gehe langsam. Frankfurt: Campus; 2005
→ Selye H. Stress. Reinbeck: Rowohlt; 1977
→ Steingart G. Das Ende der Normalität. Nachruf auf unser Leben, wie es bisher war. 2. Aufl. München: Piper; 2011
→ Vef-Georg G. Die Angst natürlich bekämpfen. NOVA 2007; 12: 44 – 45
→ Vester F. Phänomen Stress. München: dtv; 2003
→ Zegelin A. Festgenagelt sein. Der Prozess des Bettlägerigwerdens. Bern: Huber; 2005
→ Zulley J, Knab B. Unsere Innere Uhr. 2. Aufl. Frankfurt: Mabuse; 2009

Weiterführende Literatur
→ Geißler KA. Es muss in diesem Leben mehr als Eile geben. Freiburg: Herder; 2001
→ Herrmann E, Kätker S. Diversity Management. Bern: Huber; 2007
→ Jönsson B. Zeit, wie man ein verlorenes Gut zurückgewinnt. Köln: Kiepenheuer & Witsch; 2000
→ Käppeli S. Pflegekonzepte Band 3. Bern: Huber; 2001
→ Köhler A. Lange Weile. Frankfurt: Insel; 2007
→ Nadolny S. Die Entdeckung der Langsamkeit. München: Piper; 2000
→ Spork P. Das Uhrwerk der Natur. Reinbek: Rowohlt; 2004

Internetadressen
→ http://www.humor.ch
→ http://www.humor.de
→ http://www.klinikclowns.de/
→ http://www.lachclub.de
→ http://www.lachen.de
→ http://www.mobbing.de

19 ATL Kommunizieren

Simone Jochum, Andreas Fröhlich, Christoph S. Nies

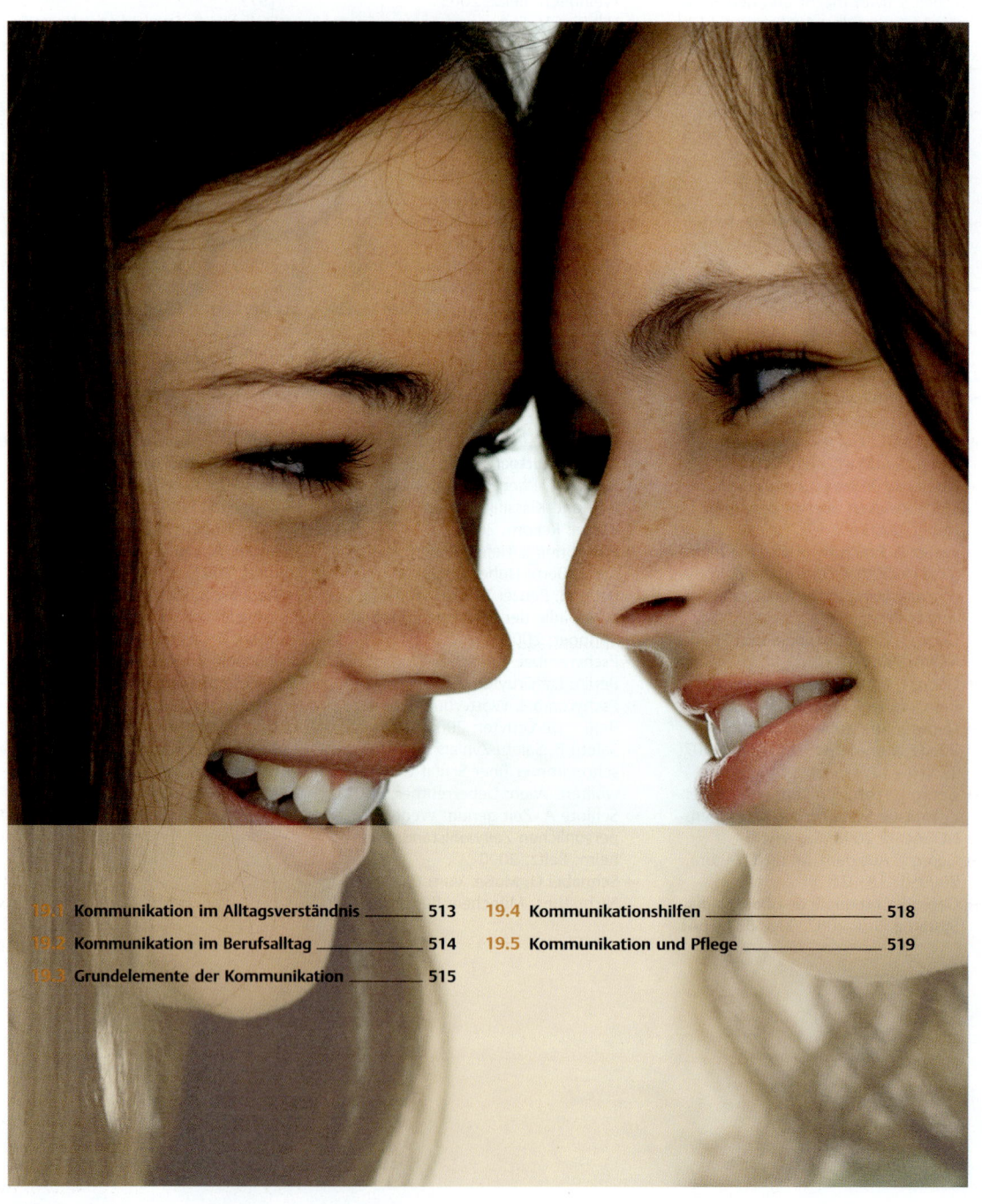

FALLBEISPIEL **Pflegesituation Frau Dauner.**
Gesundheits- und Krankenpflegerin Carina arbeitet bei einem ambulanten Pflegedienst. Sie betreut schon viele Jahre die gleiche Patientengruppe und wird von allen Patienten sehr geschätzt. Da Carina heute krank ist, wird sie von ihrer Kollegin Anne vertreten.

Anne fährt als erstes zur der 68-jährigen, durch eine Amyotrophe Lateralsklerose vollständig gelähmten Frau Dauner, bei der eine Ganzkörperpflege im Bett durchzuführen ist. Frau Dauner lebt gemeinsam mit ihrem Ehemann in einem eigenem Haus auf dem Land. Anne klingelt und Herr Dauner öffnet die Tür. „Guten Morgen Herr Dauner, ich bin Schwester Anne. Wir kennen uns noch nicht", Anne reicht Herrn Dauner die Hand. „Wo ist denn Schwester Carina? Sie sagte doch, dass sie heute zu meiner Frau kommt." fragt dieser erstaunt. „Meine Kollegin ist leider krank geworden und ich habe den Großteil ihrer Patienten zusätzlich übernommen. Wo

finde ich denn ihre Frau?" Herr Dauner schaut skeptisch und begleitet Anne ins Wohnzimmer. „Schwester Carina ist heute nicht da, Anni" spricht Herr Dauner seine Frau an, die in einem Pflegebett am Fenster liegt, „hoffentlich klappt das alles genauso wie sonst." „Sie sind ja bisher noch nicht bei uns gewesen." Frau Dauner ist sichtlich unzufrieden. „Das Wasser ist viel zu kalt!" beschwert sie sich, als Anne mit der Körperpflege beginnt. „Aber sie sagten doch eben noch, dass es ihnen so angenehm ist." erwidert Anne überrascht. „Nein, es ist zu kalt." brummelt Frau Dauner. Anne wechselt das Waschwasser und führt die Körperpflege weiter fort. Sie bemüht sich ein Gespräch in Gang zu bringen und erkundigt sich nach den Enkelkindern, von denen sie Fotos auf der Anrichte stehen sieht. Frau Dauner antwortet jedoch sehr einsilbig kaum mehr als ja oder nein. Als Anne Frau Dauner auf die Seite dreht, entdeckt sie eine starke Rötung am Steiß. „Nach der Körperpflege werde ich sie auf die Seite lagern. Ihr Steißbein ist

gerötet." „Das hatte ich noch nie und ich liege auch tagsüber immer auf dem Rücken um fern zu sehen, " erwidert Frau Dauner schroff. „Wenn sie jetzt weiter auf dem Rücken liegen bleiben könnten sie ein Druckgeschwür bekommen, " erklärt Anne, „ich komme in zwei Stunden wieder hier vorbei und drehe sie auf den Rücken zurück. Falls sie vorher nicht mehr liegen können, kann ihr Mann mich einfach anrufen und ich komme zwischendurch." Frau Dauner ist schließlich einverstanden und lässt sich auf die linke Seite drehen. Annes Frage, ob sie bequem liegt, bejaht sie. „Dann muss ich jetzt weiter, die anderen Patienten warten schon. Bis in zwei Stunden, Frau Dauner". Eine dreiviertel Stunde später klingelt Annes Mobiltelefon, es ist der Leiter der Sozialstation. Er teilt ihr mit, dass Frau Dauner sich über sie beschwert habe und morgen von einer anderen Pflegeperson versorgt werden möchte.

19.1 Kommunikation im Alltagsverständnis

Andreas Fröhlich

Wir leben – so wird häufig betont – in einer Informationsgesellschaft. Eine solche Informationsgesellschaft ist dadurch gekennzeichnet, dass Information häufig, schnell und in großem Umfang zwischen einzelnen Gesellschaftsteilen ausgetauscht wird. Ist dieser Austausch von Information bereits das, was mit Kommunikation gemeint ist? Politiker möchten eine bestimmte Ansicht oder Absicht „kommunizieren". Wird diese Ansicht oder Absicht akzeptiert, haben sie das Gefühl, erfolgreich kommuniziert zu haben. Wir benutzen in unserer Gesellschaft eine Fülle unterschiedlicher Kommunikationsmedien, z. B. Telefon und Computer, wir schicken SMS und tauschen ganze Datensätze aus.

In den deutschen Krankenhäusern kann man sich die Arbeit ohne moderne Kommunikationstechnologie überhaupt nicht mehr vorstellen. Das System lebt davon, dass es kommunikativ vernetzt ist und Information nahezu jederzeit auf kürzestem Wege einem anderen zugestellt werden kann.

Noch einmal muss die Frage gestellt werden, ist Kommunikation tatsächlich Informationsaustausch? Geht man auf die ursprüngliche lateinische Bedeutung des Wortes „communicare" zurück, ent-

deckt man zusätzliche Bedeutungsinhalte, die auch heute von Interesse sein können. Communicare bedeutet

- Gemeinsamkeit herstellen,
- Gemeinsamkeit sichern,
- Partizipation ermöglichen,
- sich austauschen und
- in den Dialog eintreten.

Damit wird deutlich, dass Kommunikation schon früher als beim Informationsaustausch beginnt, nämlich da, wo Menschen aufeinander Bezug nehmen, sich wechselseitig wahrnehmen und dann in eine Interaktion eintreten.

Interaktion könnte man als Vorstufe oder allgemeinere Form der Kommunikation beschreiben. Menschen tun etwas miteinander, nehmen in ihrem Handeln Bezug aufeinander, sodass die Handlungen zueinander passen und eine gemeinsame Abfolge von Aktivitäten bilden. Paul Watzlawick, einer der berühmtesten Kommunikationsforscher, hat Interaktion und Kommunikation fast gleich gesetzt. Auch im Pflegealltag fallen Interaktion und Kommunikation häufig zusammen, insbesondere dann, wenn es sich um sog. nonverbale Kommunikation handelt.

! **DEFINITION** **Nonverbale Kommunikation** kommt ohne Worte aus und ermöglicht dennoch Verstehen (*Abb. 19.1*).

Kommunikation im engeren Sinne

In unserem Alltagsverständnis hat Kommunikation meist etwas mit Sprache zu tun, sei es gesprochene Sprache, geschriebene Sprache oder mit einer anderen Technik übermittelte Sprache. Wir wissen im Alltag sehr genau, dass man „die gleiche Sprache sprechen" muss, um sich zu verstehen, um erfolgreich zu kommunizieren. Treffen Kommunikationspartner aus unterschiedlichen Sprachen aufeinander, die die jeweils andere nicht verstehen oder sprechen, bleibt nur „mit Händen und Füßen" zu reden.

MERKE Im zwischenmenschlichen Bereich entstehen Kommunikationsbeeinträchtigungen, wenn keine gemeinsame Sprache zur Verfügung steht, wenn die Sprachproduktion verhindert oder schwer eingeschränkt ist und man den anderen nicht mehr verstehen kann. Hier wird ein wesentliches Merkmal der Kommunikation deutlich: Es handelt sich immer um etwas, an

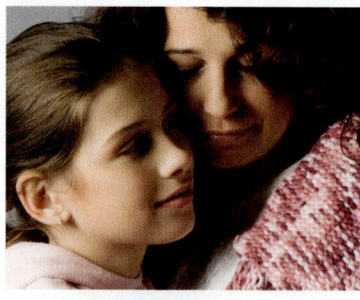

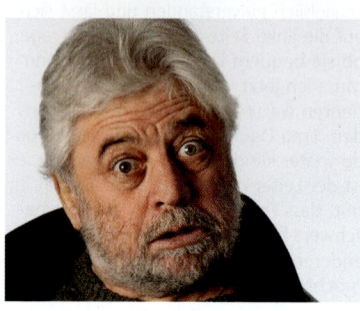

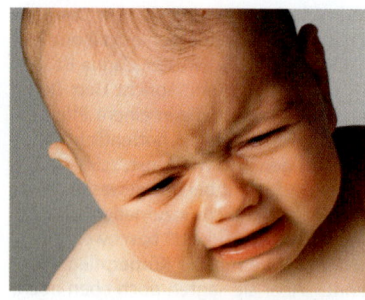

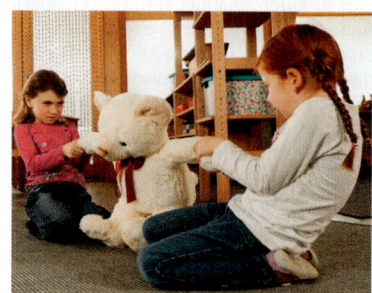

Abb. 19.1 Beispiele für nonverbale Kommunikation.

dem mindestens zwei Menschen beteiligt sind. —————

Wenn es den Menschen nicht gelingt, „Gemeinsamkeit zu schaffen", ist die Kommunikation beeinträchtigt. Gemein-

samkeit kann im Verstehen, in der Einschätzung der Situation, in der Bewertung von Gefühlen oder in der Regelung von Beziehungen vorhanden sein. Missverständnisse beziehen sich immer auf beide oder gar mehrere Kommunikationspartner. Kommunikation ist ein gemeinschaftliches Produkt: Die Kommunikation kann gestört sein, nicht der einzelne Kommunikationspartner ist der „Gestörte".

In der Beziehung von Pflegenden zu Patienten ist gelingende oder misslingende Kommunikation immer ein gemeinschaftliches Produkt, nicht einfach eine Information oder Mitteilung, die der Eine dem Anderen überreicht, die verstanden oder nicht verstanden wird. Kommunikation gestaltet sich in jeder Beziehung ganz individuell, es kann keine absolut gültigen Regeln des Gelingens oder Misslingens von Kommunikation geben.

MERKE Kommunikation ist das Ergebnis wechselseitiger Bemühungen um Mitteilung und um Verstehen, das Ergebnis gemeinsamer Anstrengung, sich mittels Sprache oder anderer Zeichen auszutauschen. —————

19.2 Kommunikation im Berufsalltag

Gedacht
Ist noch nicht gesagt.
Gesagt ist noch nicht gehört.
Gehört ist noch nicht verstanden.
Verstanden ist noch nicht akzeptiert.
Akzeptiert ist noch nicht getan.
Getan ist nicht das Gleiche wie gedacht.

An Pflegende werden außerordentlich unterschiedliche Anforderungen gestellt, was ihre Kommunikation und Kommunikationsfähigkeit angeht. Pflegende stehen in ihrem Beruf nahezu immer in Kommunikationsprozessen. Es ist ein wesentlicher Bestandteil ihres Berufes, Gemeinsamkeiten mit anderen herzustellen, um das umzusetzen, was menschlich wie fachlich in der Einzelsituation erforderlich ist.

Kommunikationspartner. Pflegende kommunizieren

- mit Patienten,
- mit Angehörigen von Patienten,
- mit Kolleginnen und Kollegen,
- interdisziplinär mit Kolleginnen und Kollegen aus anderen Fachrichtungen (Medizin, Therapie, mit Angehörigen

von Rettungsdiensten, mit Krankenhausseelsorgern u. a.),

- mit Kollegen aus der Verwaltung, dem Hausservice und den Reinigungsdiensten.

Jedes Mal müssen Pflegende auf eine andere „Sprache" zurückgreifen. Selbst wenn alle Beteiligten Deutsch als erste Sprache sprechen, sind Sprachniveau, individuelle Sprachgestaltung und sprachkultureller Hintergrund meist unterschiedlich und die jeweilige berufliche Zugehörigkeit bestimmt Inhalte, Formulierungen, Fachausdrücke, ja sogar die ganze Darstellungs- und Argumentationsart.

MERKE Eine gemeinsame Sprache finden, bedeutet Raum für Gemeinsamkeiten entdecken. —————

In der heutigen Situation von Krankenhäusern und vergleichbaren Einrichtungen ist damit zu rechnen, dass viele der genannten Kommunikationspartner tatsächlich eine andere Sprache sprechen, die wiederum für viele der Kommunika-

tionspartner eine Fremdsprache ist. Oft steht also nur ein sehr vereinfachtes gemeinsames Sprachrepertoire zur Verfügung, die Kommunikation wird dadurch eingeschränkt, sie ist nicht so fein differenzierbar. Das stellt erhöhte Anforderungen: Man muss sich besser auf sein Gegenüber einstellen, kann weniger voraussetzen, muss genauer beobachten, ob man auch verstanden wird.

Kommunikationsanlässe. Pflegende haben ein sehr weites Spektrum an Kommunikationsanlässen zu bewältigen:

- Pflegende geben Information weiter.
- Pflegende „übersetzen" Information.
- Pflegende geben Rat und Empfehlung.
- Pflegende leiten an.
- Pflegende fragen systematisch.
- Pflegende beschreiben Beobachtungen.
- Pflegende hören einfach nur zu.
- Pflegende trösten.
- Pflegende zeigen Verständnis.
- Pflegende zeigen Grenzen auf.
- .... Pflegende müssen manchmal auch sprachlos bleiben.

Pflegende müssten eigentlich Kommunikationsgenies sein. Das kann man aber von Menschen nicht erwarten. Man kann aber erwarten, dass sie ihre vorhandenen Kompetenzen ausdifferenzieren und ihre Fähigkeiten auch in der einzelnen Situation einbringen.

19.3 Grundelemente der Kommunikation

19.3.1 Analoge und digitale Kommunikation

Watzlawick hat vor etwa 40 Jahren eine ganz wesentliche Feststellung machen können: Es gibt innerhalb jedes Kommunikationsprozesses zwei unterschiedliche, aber gleichermaßen bedeutungsvolle Anteile. Er nannte sie analoge und digitale Kommunikation.

> **! DEFINITION** **Analoge Kommunikation** ist alles, was nicht in Worten, sondern durch unsere Körperhaltung, durch Mimik, Gestik, Nähe zum Kommunikationspartner, Atmung usw. ausgedrückt wird: z. B. unsere Gefühle, unsere Erregung, unsere kühle Distanziertheit.
>
> **Digitale Kommunikation** ist das, was ausdrücklich gesagt wird: Worte, Sätze, also der reine Inhalt der gesprochenen Sprache.

Die Botschaft, die wir an andere Menschen richten, das, was wir ihnen mitteilen möchten, ist aber immer ein Gemisch aus analoger und digitaler Kommunikation. Es kommt zu einer sehr überzeugenden, eindeutigen Mitteilung, wenn digitaler Inhalt und analoge Mitteilung weitgehend übereinstimmen. Misstrauisch, skeptisch zweifelnd werden wir, wenn die beiden Anteile sich widersprechen, wenn der Körper etwas anderes sagt als die Worte. Die Glaubwürdigkeit, das Vertrauen leiden ganz erheblich darunter.

Wenn auch die Bezeichnungen „analoge" und „digitale" Kommunikation nicht mehr ganz unserem derzeitigen Sprachgefühl entsprechen, ist doch die grundsätzliche Entdeckung der Zweiteiligkeit von Kommunikation von großer Bedeutung. Gerade im Umgang mit kranken oder sterbenden Menschen und ihren Angehörigen kommt es immer wieder zu Situationen, in denen die beiden Kommunikationselemente auseinander driften und deshalb beim Gegenüber große Verwirrung, Unsicherheit, Angst und Sorge auslösen.

> **PRAXISTIPP** Es gehört sicherlich zu den wichtigen Aufgaben in der Ausbildung und in den ersten Berufsjahren, sich als Pflegende immer wieder zu beobachten, zu kontrollieren und ggf. zu korrigieren, wenn man Hinweise bekommt, dass bei einem selbst Widersprüchlichkeiten in der Kommunikation auftauchen.

Authentizität

Wenn beide Kommunikationselemente weitgehend übereinstimmen, dann sprechen wir von Authentizität, d. h. der Mensch wirkt echt in seiner Mitteilung, vertrauenswürdig, wir können ihm glauben. Das wiederum ist eine der grundlegenden Voraussetzungen dafür, dass wir tun, was dieser Mensch uns vielleicht rät, empfiehlt oder aber auch verbietet. Die Compliance von Patienten, d. h. ihre Bereitschaft zur Zusammenarbeit, hängt wesentlich von dieser Authentizität bzw. Echtheit in der Kommunikation ab.

Umgekehrt werden Pflegende sehr oft die Erfahrung machen, dass Patienten ihr wahres Befinden nicht darstellen können oder nicht darstellen möchten, dass aber ihr Körper „eine ganz andere Sprache spricht". Aus dieser analogen Kommunikation wird sehr schnell deutlich, wie es dem Patienten tatsächlich geht. Natürlich darf deswegen niemand der Lüge bezichtigt werden, es ist vielmehr ein Zeichen dafür, dass der Patient noch nicht in der Lage ist, den tatsächlichen Gesundheitszustand wahrzunehmen, ernst zu nehmen und als Leidender (Patient) authentisch zu sein. Pflegerische Professionalität zeigt sich darin, dass das erkannt, aber nicht negativ bewertet wird. Es geht darum, ein deutliches Auseinanderklaffen von analoger und digitaler Kommunikation beim Patienten als Hinweis auf einen Entwicklungsprozess zu sehen.

> **MERKE** Man muss nicht dauernd reden, um zu kommunizieren

19.3.2 Mensch und Sprache

Es steht außer Zweifel, dass auch andere Lebewesen miteinander kommunizieren. Der Informationsaustausch zwischen Lebewesen ist bereits auf der Stufe einfachsten Lebens feststellbar. Es gibt kommunikative Prozesse zwischen Zellen und Informationsaustausch bei Kleinstlebewesen. Viele Tiere haben bereits Kommunikationssysteme entwickelt, denken wir an die Sprache der Bienen, an die Gesänge der Vögel, bis hin zu den ausdrucksvollen Gesten und der lebhaften Mimik von Affen.

Aber es scheint, dass nur der Mensch eine genetische Prädisposition zur Entwicklung gesprochener Sprache hat. Ein Kind, das ohne schwerwiegende Beeinträchtigung in die Gemeinschaft sprechender Menschen hineingeboren wird, lernt zu sprechen, es wird sprachlich. Das ist ein keineswegs einfacher Prozess, der etliche Jahre in Anspruch nimmt, bis ein größer gewordenes Kind seine Sprache beherrscht.

Lernprozess

Das Lernen ist sehr individuell und abhängig vom Funktionieren unterschiedlicher Organe. Es kann entsprechend auch gestört, behindert oder gar gänzlich unmöglich gemacht werden. Es ist aber auch ein kultureller Prozess, abhängig von den Kommunikationspartnern des Kindes. Kommunikation heißt, es sei hier noch einmal in Erinnerung gerufen, Gemeinsamkeit herstellen. Eltern müssen mit Kindern, Geschwister untereinander, Gemeinsamkeit herstellen, sprachlich, ausdrucksbezogen, gefühlsorientiert und auf Sachen und Ereignisse bezogen.

Je differenzierter die sprechenden Menschen um das Kind herum kommunizieren, desto größer sind seine Chancen, ebenfalls eine differenzierte Sprachfähigkeit zu entwickeln. Stehen nur wenige Begriffe zur Verfügung, ist der Wortschatz klein, bleibt die Grammatik sehr einfach, so wirkt sich dies möglicherweise auch auf das Denken aus, das bei den Menschen in Sprachform abläuft. Je differenzierter die Sprache, desto mehr Denkmöglichkeiten ergeben sich für den Menschen.

> **MERKE** Wem nicht geantwortet wird, der wird sprachlos.

Kommunikation ohne Muttersprache

Menschen, die mit uns nur in einer zweiten oder dritten Sprache kommunizieren können, in einer Sprache, die sie nur zu Teilen beherrschen, sind in ihrem Ausdruck ganz erheblich eingeschränkt. Sie können mit uns und wir mit ihnen nur kleine Gemeinsamkeiten schaffen, die häufig nicht detailreich, nicht differenziert sind. Es gelingt nicht, feine Unterschiede herauszuarbeiten. Damit sind

z. B. Explorationen über einen bestimmten Schmerz außerordentlich schwierig, es entsteht keine Gemeinsamkeit, wenn Missbefinden oder körperliche Beeinträchtigungen eingeschätzt werden (vgl. transkulturelle Pflege, S. 52).

Situation in der Pflege
Die fast gleichen Fragen lassen sich auch im Hinblick auf die Pflegenden selbst stellen. Welche sprachliche Ausgangssituation hat die einzelne Pflegende im privaten, im beruflichen Leben? Gibt es eine umfangreiche Kenntnis einer gemeinsamen Sprache mit den unterschiedlichen Patienten? Gibt es eine große Variationsbreite der Sozialsprache, der Körpersprache und all der Kompetenzen, die in die Kommunikation mit einfließen?

19.3.3 Einschränkungen der Kommunikation

➜ **MERKE** Jemanden anzusprechen heißt, ihn zu berühren. ————

Pflegende haben in ihrem Berufsalltag sehr häufig mit Menschen zu tun, die in ihrer Kommunikationsfähigkeit deutlich eingeschränkt sind. Diese Menschen können sich nicht so ausdrücken, wie sie es gewohnt sind und möglicherweise haben sie auch massive Schwierigkeiten, andere Menschen so wahrzunehmen, dass sie die Mitteilungen, Informationen und Hinweise vollständig aufnehmen und verarbeiten können.

Fast möchte man sagen, dass nur wenige Patienten zunächst die Fähigkeit zur Kommunikation vollständig in der ihnen üblichen Weise zur Verfügung haben. Auch wenn keine eigentliche Kommunikationsstörung vorliegt, so ist doch i. d. R. die Einweisung in ein Krankenhaus, möglicherweise sogar notfallmäßig, so aufregend, dass die Wahrnehmung deutlich eingeengt wird, dass vieles „an einem vorbei geht". Die Konzentration auf Schmerz, die Angst, die Sorge engen die Wahrnehmung ein, machen gewissermaßen „blind" für kommunikative Zeichen. Daher haben Pflegephänomene im Zusammenhang mit Kommunikation eine große Bedeutung (Fröhlich 2007). Diese sog. Pflegephänomene beschreiben komplexe emotional eingefärbte Erlebenssituationen von Patienten, wie Angst, Sorge oder Scham, aber auch positive wie Vertrauen, Hoffnung oder Glaube. Die komplexen Erlebenssituationen verändern die Fähigkeit zur Herstellung von Gemeinsamkeit, verändern die Kommunikationsfähigkeit.

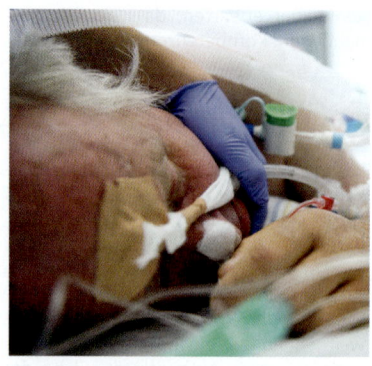

Abb. 19.2 Beatmete Patienten können ihre Mimik nur begrenzt einsetzen.

Außer psychologischen Kommunikationseinschränkungen gibt es noch mehr oder weniger massive Einschränkungen der Kommunikationsfunktionen: Atmung und Artikulation sowie Bewusstsein, also den Komponenten, die die Produktion von Sprache und damit die gewohnte Kommunikation sichern. Bewusstlosigkeit, Koma oder psychische Extremzustände verändern das Bewusstsein derartig, dass die Herstellung von Gemeinsamkeit zwischen Patient und Personal nicht oder nur in kleinen Ansätzen möglich ist. Muss ein Mensch aus medizinischen Gründen beatmet werden, ist damit seine sprachliche Kommunikation und auch oft ganze Teile seiner mimischen Kommunikation außer Kraft gesetzt (**Abb. 19.2**).

Die Artikulation, d. h. die Beweglichkeit von Lippen, Zunge, Kieferstellung und dem gesamten Mundraum kann z. B. durch Verletzungen, Lähmungen (z. B. Schlaganfall) oder Schwellungen so beeinträchtigt sein, dass der Betroffene seine Gedanken nicht mehr in hörbare Worte umsetzen kann.

🖐 **PRAXISTIPP** Für den Kommunikationspartner ist es wichtig, möglichst schnell festzustellen, ob die Kommunikationsbeeinträchtigung eher auf der inneren oder äußeren Seite liegt, d. h. ob das Gegenüber nicht sprechen kann oder nicht über Sprache verfügt. ————

Die Unterscheidung kann hilfreich sein, wenn es darum geht, die eigene Mitteilungsart zu wählen: Wer nicht sprechen kann, wird dennoch gesprochene Sprache verstehen können, wer nicht über Sprache verfügt, wird auch gesprochene Sprache nicht aufnehmen können. Dann treten andere Kommunikationsformen (s. unten) in den Vordergrund, die von

den Pflegenden und vom anderen Personal eingesetzt werden müssen, um die Kommunikationsbarriere zu überwinden und es nicht zu einer tief greifenden Kommunikationsstörung kommen zu lassen.

Auch im Rahmen eines umfangreichen Handbuches wird es nicht möglich sein, für alle denkbaren Formen von Kommunikationsbeeinträchtigung durch Funktionsstörungen beim Patienten Lösungen vorzuschlagen. Kommunikation ist vielfältig, noch vielfältiger sind ihre Störungsmöglichkeiten. Daher soll im Folgenden an einzelnen Beispielen gezeigt werden, welche Strategien eingesetzt werden können, um die Kommunikation nicht vollständig einbrechen zu lassen.

19.3.4 Grundprinzipien professioneller Kommunikation
Beim Stichwort „professionelle Kommunikation" fällt einem möglicherweise gleich die Empfangschefin eines großen Hotels ein, die ständig freundlich in unterschiedlichen Sprachen souverän und kenntnisreich ihre Gäste betreut. Wir wissen, es geht ihr um Kundenzufriedenheit und gleichzeitig um einen möglichst reibungslosen ökonomisch orientierten Ablauf ihrer Arbeit. Ein tieferes Interesse an den Einzelpersonen, den Gästen werden wir von ihr nicht verlangen können. Ganz anders in der Pflegesituation: Auch da sind natürlich fachliche Kompetenz und Professionalität gefragt, aber echte Zuwendung und eine grundlegende Kommunikationsbereitschaft über das Alltägliche hinaus sind zu erwarten.

Professionelle Kommunikation im Sinne der Pflege zeichnet sich durch Folgendes aus:
- Kommunikation will Gemeinsamkeit schaffen.
- Kommunikation ist echt, aufmerksam und offen für alle unterschiedlichen Botschaften des Patienten.
- Kommunikation ist bewusst, d. h. auch kontrolliert.
- Kommunikation bezieht stets die fachliche Information mit ein.
- Kommunikation ist ganzheitlich, d. h. der sprachliche Inhalt wird stimmig von Körpersprache, Mimik, Gestik und Haltung begleitet. Im Gegenzug werden Körpersprache, Mimik und Gestik der Patienten mit in die Kommunikation einbezogen.
- Kommunikation sucht nach kommunikativen Kompetenzen des Gegenüber und nutzt sie. Auch dann, wenn die sehr speziellen Kompetenzen in

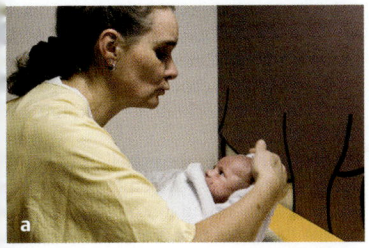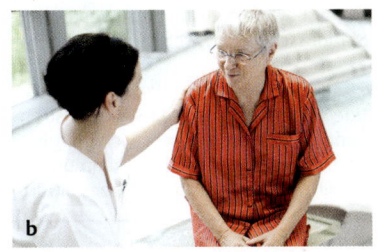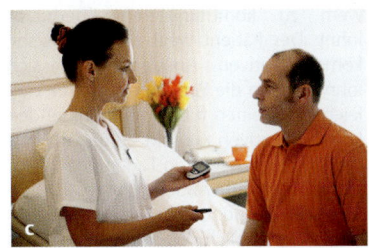

Abb. 19.3 Unterschiedliche Menschen erfordern eine unterschiedliche Ansprache.

einer „normalen" Unterhaltung nicht genutzt werden.

- Professionell orientierte Kommunikation sucht einen Abgleich mit den Kollegen, damit es nicht zu Missverständnissen, Fehlinterpretationen und irreführenden Deutungen kommt.
- Professionelle Kommunikation vermittelt an die Kollegen wichtige Verständigungsprinzipien mit dem individuellen Patienten.

Formen der Ansprache

Da Kommunikation in der täglichen Arbeit einer Pflegekraft die zentrale Rolle spielt, da jede pflegerische Handlung immer auch kommunikative Anteile in sich trägt, ist es besonders wichtig, die eigenen kommunikativen Kompetenzen zu entwickeln. Dazu gehört im pflegerischen Alltag ganz besonders die Fähigkeit variabel zu sein. Nicht ein kommunikatives Prinzip allein kann die Verständigung sicherstellen, sondern die Fähigkeit unterschiedliche Formen flexibel einzusetzen. Die Ansprache eines schreienden Babys unterscheidet sich natürlich von der Begrüßung eines alten Menschen, ein Kleinkind braucht einen anderen Ton als ein Jugendlicher und meist möchten Männer anders angesprochen werden als Frauen (**Abb. 19.3**).

Die Zeiten, in denen z. B. schwerhörige alte Menschen nach den Prinzipien der Babysprache angesprochen wurden, sind sicherlich weitgehend vorbei. Hier hat sich im Sinne einer kommunikativen Differenzierung schon sehr viel getan. Aber nicht nur die Ansprache selbst sondern die Art der Berührung, der kommunikative Körperkontakt verändert sich je nach Alter, Geschlecht, kultureller Herkunft und natürlich auch nach dem aktuellen Befinden des Gegenüber. Fröhlicher Optimismus, aufmunternde Scherzworte können durchaus angebracht sein, manchmal ist ruhiges Schweigen mit ebenso ruhiger Berührung verlangt (**Abb. 19.4**). Dafür lassen sich keine schematischen praktischen Anweisungen geben. Die Persönlichkeit der Pflegen-

Kommunizieren		
Orientierung geben, begleiten, erläutern, vorbereiten, warnen, beruhigen	Aufmerksamkeit erzeugen, neugierig machen, wecken, locken, fordern, fragen, anregen	Da sein, Vertrauen geben, nicht alleine lassen, zuhören, annehmen, schweigen

Abb. 19.4 Beispiele für Variationsmöglichkeiten des Kommunizierens.

den, ihre Erfahrung und v. a. aber ihre Sensibilität und Variationsfähigkeit fließen zu stark ein, sodass sich nur schwer Regeln aufstellen lassen.

Der eigene schwungvolle Elan am Morgen kann sich dem Patienten mitteilen, wenn seine Situation psychisch nicht zu weit entfernt ist. Um jemanden kommunikativ „mitnehmen" zu können, muss eine Gemeinsamkeit entstehen und die kann sich nur von einem gemeinsamen Ausgangspunkt aus entwickeln. Eine rein verbale Aufforderung wie „Lassen Sie sich heute doch nicht so hängen!" oder milder formuliert „Schauen Sie mal nach draußen, welch ein schöner Tag es ist!" kann einen Patienten aus seiner schwierigen, düsteren Stimmungslage nicht herausholen. Es muss in einer positiven Art signalisiert werden, dass die schwierige Situation des Patienten durch die Pflegende sehr wohl bemerkt wird, dass man selbst aber heute den Tag sonnig sieht.

➡ **MERKE** Pflegende sollen sich nicht verstellen, sich nicht vollständig den Patienten anpassen, sondern immer nach gemeinsamen Ausgangspunkten für die weitere Entwicklung der Kommunikation suchen. ————

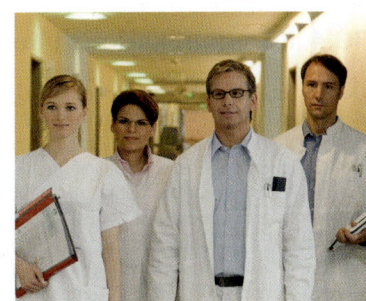

Abb. 19.5 Unterschiedliches Fachpersonal im Krankenhaus.

19.3.5 Kommunikative Leistung der Patienten

Es soll noch einmal ins Bewusstsein gerufen werden, dass die Situation eines Patienten in einer Institution wie Krankenhaus eine ganz besondere Lebenssituation darstellt. Der Betroffene ist gerade in eine völlig andere Welt geraten, steht unter dem Eindruck, das bisherige Leben nicht mehr in der gewohnten Form weiter leben zu können, ist von Ängsten und Sorgen, aber auch von Hoffnungen erfüllt. Für die meisten ist diese Welt vollständig neu, die Strukturen sind im Wesentlichen unbekannt.

Unter dem Aspekt der Kommunikation bedeutet das, dass Patienten sehr viel Energie darauf verwenden müssen, die kommunikativen Strukturen der neuen Umgebung zu erforschen. Sie haben es mit einer Vielzahl wechselnder Personen zu tun, deren Funktion sie erst nach und nach, manchmal nie erfahren. Schwestern, Pfleger, Ärzte, Chefarzt, Oberarzt, Stationsarzt, „ärztlichen Lehrlinge", Therapeuten, Putzfrauen, die MTA aus dem Labor, aus dem EKG und noch viele andere sind zunächst kaum unterscheidbar (**Abb. 19.5**). Sie strahlen gegenüber dem Patienten eine gewisse Autorität aus, sie handeln professionell, zügig, erklären das Notwendigste, aber meistens ist das viel zu wenig.

Als Patient muss man lernen, wie mit den Einzelnen zu kommunizieren ist, mit wem zu kommunizieren überhaupt lohnt. Der Patient weiß nicht, ob seine kommunikativen Anstrengungen sich lohnen, denn die Person, mit der er vielleicht jetzt einen für ihn befriedigenden kommunikativen Kontakt aufgebaut hat, taucht in den nächsten Tagen überhaupt nicht mehr auf. Andere treten an ihre Stelle, die Bemühungen waren gewissermaßen vergeblich. Wen kann man was fragen, wen kann man worum bitten,

wer ist wofür zuständig, wer ist die Stationsschwester, wer ist Dr. Müller?

👋 **PRAXISTIPP** Professionell Tätige sollten einsehen, dass dies anstrengende Arbeit ist, die sehr viel Energie kostet, die Stress bedeuten kann und die damit dem Selbstheilungsprozess Kräfte entzieht. _____

Solche „Energiefresser" gibt es natürlich im System noch viele, z. B. die Vielzahl undefinierbarer Geräusche, Mitpatienten im Zimmer, Besucherströme oder Untersuchungen mit technischen Geräten.

➡ **MERKE** Professionelle Kommunikation bedeutet das Bemühen, durch Kommunikation und in Kommunikation für die Patients Stress zu reduzieren und Kräfte für die weitere individuelle Entwicklung zu aktivieren. _____

19.4 Kommunikationshilfen

Das vorliegende Buch und damit auch das Kapitel zur Kommunikation orientiert sich am Gedanken der Aktivitäten des täglichen Lebens von Liliane Juchli. Wenn Kommunikation eine Aktivität des täglichen Lebens ist, müsste sie auch aktiv, d. h. selbstständig vom Patienten in Alltagssituationen eingesetzt werden können. Für viele Patienten ist dies aufgrund ihrer derzeitigen Krankheitssituation mit den begleitenden Maßnahmen nicht mehr möglich. Sie sind eingeschränkt, ihre ihnen bisher zur Verfügung stehende Kommunikation ist unmöglich geworden.

Aufgabe professionell Pflegender u. a. begleitender Berufe ist es, eine Kommunikationsebene zu suchen, auf der Gemeinsamkeiten trotz aller Einschränkungen noch hergestellt werden können. Hier ist v. a. die körperliche Ebene von Bedeutung. Der Körper des Patienten ist immer anwesend: Seine Anwesenheit ist letztlich die größte Gemeinsamkeit zwischen Patient, Arzt, Pflegenden, Therapeuten und all den anderen. Der Körper des Patienten ist der Grund für die Anwesenheit aller pflegerischen und medizinischen Fachkräfte. Auf dieser Ebene muss Kommunikation beginnen.

Somatischer Dialog
Der somatische Dialog (Fröhlich 1982) ist ein Ansatz, mit den Mitteln des Körpers zu kommunizieren. Es handelt sich nicht um den Einsatz von Gesten, von verstärkter Mimik oder dergleichen, sondern von noch elementareren Zeichen, die zwischen Menschen ausgetauscht werden:

- Atmung kann Ängstlichkeit, Hektik, Aufgeregtheit oder Ruhe und Gelassenheit mitteilen.
- Muskelspannung kann Abwehr, Erregung, Ruhe, Gelassenheit andeuten.
- Die Haut teilt über Temperatur, Feuchtigkeit und Spannung etwas mit.

- Bewegungen, ein Öffnen der Hände, Liderzucken und Schlucken geben Hinweise auf Befinden und Reagieren.
- Blutdruck und Herzfrequenz können ebenfalls als Ausdruck eines Menschen verstanden werden, nicht nur als medizinische Parameter.
- Sekretion, Magen- und Darmgeräusche und Speichel sind ebenfalls Anzeichen für psychische Reaktionen oder Aktivitäten.

Eine Begleitung der Atmung im Sinne der atemstimulierenden Einreibung (S. 231) ist eine Form des somatischen Dialogs. Der Körper (griechisch = soma) kommuniziert mit den ihm unmittelbar eigenen Mitteln. Der Dialog, das Miteinander, entsteht dadurch, dass Pflegende körperlich oder körpernah und nicht nur sprachlich antworten. Ein gemeinsames Atmen, ein Ausstreichen der sich entspannenden oberen Extremitäten kann dem Patienten vermitteln: Ich verstehe dich, ich beobachte die Änderung in deinem Befinden und unterstütze dich dabei.

➡ **MERKE** Öffnet man sich den körperlichen Zeichen gegenüber, nimmt man sie als kommunikative Mitteilung, so bestätigt sich die Grundaussage von Watzlawick: Man kann nicht **nicht** kommunizieren. Auch ein ruhiges, scheinbar völlig in sich gekehrtes Daliegen wird zum Zeichen für den Kommunikationspartner. _____

Klare eindeutige Berührungen, wiederkehrende Berührungsrituale, der Einsatz vertrauter sprachlicher Formulierungen und die gleichbleibende Reaktion auf Patientensignale, auch durch verschiedene Pflegende sind weitere Grundprinzipien einer basalen Kommunikation.

Basale Grundprinzipien der Kommunikation
Eine grundlegende, basale Kommunikation kann sich einige Prinzipien zu eigen machen, die stets von Vorteil einzusetzen sind:

- Die aktiveren Kommunikationspartner, hier die Pflegenden, bringen sich in eine Vis-a-vis-Position, die im höchsten Sehschärfebereich der Patienten liegt. Möglicherweise ist das eine sehr dichte Position, die man zur Wahrung der Intimität nicht lange einnehmen möchte, dann kann man sich vorsichtig um einige 10 cm aus der nahen Position weg bewegen, bleibt aber im Blickfeld.
- Der Hintergrund innerhalb des Blickfeldes ist zu beachten. Wirre, undefinierbare unklare Hintergründe machen es eingeschränkten Patienten sehr schwer, das Gesicht als die eigentlich wichtige Kommunikationsregion zu fokussieren.
- Das Gleiche gilt für den akustischen Hintergrund. Eine Stimme wird am besten auf dem Hintergrund von Stille erkannt und nicht in einem Gewirr von Geräuschen, anderen Stimmen, Musik oder dergleichen.
- Berührung (vgl. Initialberührung) schafft auf der körperlichen Ebene Nähe und Beständigkeit, lässt die Verbindung gewissermaßen nicht abreißen. Berührung bleibt konstant, deutlich, eher fest.
- Ruhe und Stille sind der beste Kontrast für kommunikative Angebote, so werden Zeichen, Signale und Mitteilungen am besten erkannt.
- Einfache Informationen erreichen den eingeschränkten Patienten besser als multiple Informationen. Das bedeutet nicht, dass die Sprache simpel werden muss, sondern es bedeutet, dass nur eine Mitteilung gemacht wird („Ich möchte Ihnen jetzt das Gesicht waschen" – in der Mitteilung haben der

Besuch am Nachmittag, das Mittagessen und die Untersuchung am Vormittag nichts verloren, das sind andere Themen, die an einem anderen Punkt zur Sprache, zur Mitteilung werden müssen).

- Der Anfang (Initialberührung) und das Ende (rituelle Verabschiedung) sollen jeweils auch bei kurzen kommunikativen Kontakten klar markiert werden.

Alternative Kommunikationshilfen

Für Menschen, die aktuell durch Krankheit oder eine medizinische Intervention nicht über Lautsprache verfügen, aber bei weitgehend klarem Bewusstsein sind, gibt es mittlerweile einige interessante Kommunikationshilfen, die in der täglichen Pflege eingesetzt werden können.

Spontan werden Pflegende mit solchen Patienten versuchen, sog. Ja-Nein-Fragen zu formulieren, die durch Nicken, Kopfschütteln oder andere verabredete Zeichen beantwortet werden können. Das Abfragen macht die Patienten allerdings in hohem Maße von Fantasie und Kreativität der Fragenden abhängig. Wie geschickt gefragt wird, wie Fragen formuliert werden, die sich nicht auf das unmittelbare Geschehnis, sondern vielleicht auf psychische Befindlichkeiten, auf engste Befürchtungen beziehen, hängt ebenfalls von der Vorstellungskraft der fragenden Person ab. Natürlich kann man dafür Strategien entwickeln. Man kann eine Fragekultur aufbauen, die in solchen Fällen eine Grundkommunikation sichert.

Klinik-Kommunikationsbuch. Ein Klinik-Kommunikationsbuch (Bauersfeld u. Fröhlich 2007) versucht, System in das Fragen zu bringen. Essen und trinken, schlafen, Toilettengang, sich waschen und kleiden werden in knappen Fragen aufgeschlüsselt. Die Gestaltung des Kommunikationsbuches erlaubt ein einfaches Zeigen durch den Patienten, sofern er dazu in der Lage ist. Alle Fragen bzw. Themenbereiche sind vom Patien-

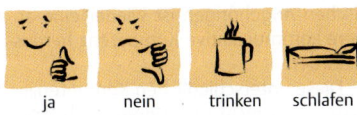

Abb. 19.6 Verschiedene Piktogramme.

ten aus formuliert, er kann also die Kommunikation als seine eigene Mitteilung verstehen, ist nicht der oder die Abgefragte. Selbstverständlich müssen in einem solchen Heft Schriftgröße und Schriftart den eingeschränkten Lesemöglichkeiten eines liegenden Menschen angepasst sein. Der Umfang muss überschaubar bleiben, damit eine solche Kommunikationshilfe überhaupt eingesetzt werden kann. Um die Inhalte wirklich auf die Bedürfnisse des Patienten auszurichten wurden ehemalige Patienten interviewt, die für eine gewisse Zeit „sprachlos" waren. Sie brachten ihre Erfahrungen, ihre Wünsche, ihre Sprachlosigkeit mit ein.

Piktogramme. In Vertiefung eines solche Ansatzes wurden für Erwachsene spezifische Piktogramme (kleine unmittelbar erkennbare Bildzeichen) entwickelt, die wiederum spezifisch für den Patientenbedarf konzipiert wurden (**Abb. 19.6**). Bislang gibt es solche Kommunikationspiktogramme hauptsächlich für nichtsprechende Kinder, die aufgrund einer Behinderung nicht artikulieren können.

Vereinheitlichung im Team. Ausdifferenzierte Kommunikationshilfen wie Piktogramme haben sich noch nicht überall durchgesetzt. Bis dahin wird es nötig sein, dass Pflegende sich der besonderen kommunikativen Situation ihrer Patienten immer bewusst sind. Gerade bei wahrnehmungsbeeinträchtigten und ihrer Wachheit reduzierten Patienten ist es sehr wichtig, dass eine Vereinheitlichung im Team stattfindet. Nicht jeder, der mit einem Patienten zu tun hat, sollte sich eigene Formulierungen für wiederkehrende Handlungen ausdenken

müssen. Das macht es dem Patienten sehr viel schwerer, sich auf die jeweils angekündigte Aktivität einzulassen.

🖐 **PRAXISTIPP** Eine hohe Wiedererkennungsrate erleichtert die Kommunikation. Daher ist es wichtig, sich im Team zu verständigen, wie man die einzelne Aktivitäten, Maßnahmen, Hilfen usw. benennen will. _____

Es hat sich bewährt, einige wichtige Kommunikationshinweise direkt einsehbar am Bett des Patienten anzubringen. Ein Blick sollte genügen, um zu sehen, dass der Patient eine Kommunikationsbesonderheit hat, auf die alle eingehen müssen, die mit ihm in Kontakt treten wollen. Gerade bei Menschen, die sehr deutlich in ihrer Wahrnehmung, Kommunikation und Wachheit beeinträchtigt sind, ist eine solche Kurzinformation für die möglichen Kommunikationspartner von großer Bedeutung. Ganz persönliche Anknüpfungspunkte für eine Kommunikation können ebenfalls per Klebezettel mitgeteilt werden: z. B. Enkel, Garten, Hund, Hobby.

Somatische Kommunikationssignale müssen ggf. erläutert werden. Eine veränderte Atmung kann das einzige aktive Kommunikationssignal des Patienten sein, sollte dann aber auch von allen Beteiligten als ein solches Signal, nicht einfach nur als veränderte Atemtiefe und Frequenz gewertet werden. Hierzu bedarf es natürlich einer klärenden Absprache im Team und dringend der Vermittlung an alle.

Spezielle technische Hilfen bis hin zu Sprachausgabecomputern gibt es heute insbesondere für Patienten in Rehabilitationskliniken oder anderen Spezialeinrichtungen. Hier wird sicherlich eine weitere dynamische Entwicklung stattfinden, die Bedienung solcher Hilfen wird einfacher werden.

19.5 Kommunikation und Pflege

Pflege ist ein Berührungs- und Kommunikationsberuf. Zu weiten Teilen erfolgt Kommunikation in der Pflege durch Berührung, pflegerische Berührung gibt immer auch kommunikative Signale. Pflegende begleiten Patienten durch den Tag und die Nacht. Sie begleiten sie sprachlich und durch ihre körperliche Anwesenheit. Das tun sie in einer Intensität und Dauer, wie wir es aus dem

sonstigen Leben nur in der Beziehung von Eltern zu ihren Kindern kennen. Diese frühe Erfahrung führt leicht dazu, dass Patienten „regredieren", d. h. einen oder mehrere Schritte in ihrer Entwicklung zurück gehen, wenn sie sich gewissermaßen wie in Kinderzeiten durch einen erwachsenen Menschen sicher aufgefangen und gehalten fühlen.

Kommunikationsanforderungen

Für eine gewisse Zeit, für gewisse Situationen ist Regredierung nichts Besorgniserregendes. Sie entspricht z. B. der Erschöpfung, der Angst, dem Gefühl des Alleinseins (vgl. Pflegephänomene bei Patienten, S. 106). Pflegende müssen sich durch die Regredierung nicht in ihrer eigenem Tun bedroht fühlen. Die Patienten möchten i. d. R. schnellstmöglich wieder selbstständig, autonom und unabhängig werden. Dies ist eine der besonderen Kommunikationsanforderungen an Pflegende.

Von Pflegenden wird auch erwartet, dass sie mit Kollegen, im Team, mit anderen Fachleuten fachlich, kompetent, menschlich, offen und zuverlässig kommunizieren. Hier wird eine ganz andere Art der Kommunikation verlangt, weniger ganzheitlich, mehr sprachlich, stärker an den üblichen Konventionen orientiert.

In der Arbeit mit besorgten, verängstigten, traurigen, verzweifelten oder auch fordernden, drängenden, unrealis-

tischen Angehörigen ist wieder eine andere kommunikative Kompetenz herausgefordert.

Diese unterschiedlichen Kompetenzen lassen sich nicht aus einem Buch erlernen. Menschen bringen unterschiedliche Voraussetzungen mit: Manche sind wahre Kommunikationsgenies, andere würden am liebsten für sich alleine arbeiten. Kommunizieren auf unterschiedlichen Ebenen mit unterschiedlichen Zielrichtungen kann aber auch in gewissem Umfang gelernt werden. Dafür steht eine unübersehbare Vielzahl von Ratgebern zur Verfügung, Kurse und Seminare werden angeboten.

PRAXISTIPP Wichtig ist es, im Team, mit befreundeten Kollegen über die Kommunikation zu kommunizieren, indem man die eigene Art der Kommunikation hinterfragt, sich Fragen stellen lässt, Anregungen aufnimmt und sich auch an denen orientiert, bei denen Kommunikation erfolgreich funktioniert. Berufsanfängern sollten erproben, welche kommunikativen Verhaltensweisen zu einem passen und welche überhaupt nicht.

Gemeinsamkeit schaffen als übergeordnetes Ziel beruflicher Tätigkeit ist ein hoher Anspruch, Gemeinsamkeit geschaffen zu haben eines der befriedigendsten Erlebnisse im beruflichen Alltag.

PRÄVENTION & GESUNDHEITSFÖRDERUNG

Interventionsschritte der Pflege
Christoph S. Nies

Kommunikationsprozesse und Interaktionsprozesse sind elementarer Bestandteil der Pflege. Gerade in den Bereichen pflegerischer Prävention und Gesundheitsförderung werden besonders ausgeprägte Anforderungen an die Kommunikationsfähigkeit der Pflegenden gestellt. Insbesondere die Anteile der Beratung und Anleitung als Instrumente pflegerischer Prävention und Gesundheitsförderung verlangen äußerst differenziert geschulte Kommunikationsfähigkeiten.

Kommunikation ist ein wichtiger Bezugspunkt pflegerisch-präventiver Inter-

ventionen. Sich mitzuteilen, das Gegenüber zu verstehen, also das Bemühen, sich mittels Sprache oder anderer Zeichen auszutauschen – kurz Kommunikation und Interaktion stellen die wesentlichen Instrumente eines Menschen dar, um über die entstehende Gemeinsamkeit in sozialen Beziehungen leben und sich entwickeln zu können.

Kommunikation und Interaktion gewinnen aus der Perspektive der Gesundheitsförderung eine zentrale Bedeutung, da der Mensch mittels Kommunikation und Interaktion in besonderer Weise in die Lage versetzt wird (im Sinne der Salutognese nach A. Antonovsky), das „Kohärenzgefühl" und hier insbesondere das Gefühl der „Verstehbarkeit" (S. 162) auszubilden und zu entwickeln. Die För-

derung der Kommunikationsfähigkeit eines Menschen nimmt damit wesentlichen Einfluss darauf, inwieweit er seine Ressourcen sinnvoll einsetzen und damit größtmögliches Wohlbefinden erreichen kann.

Die Kommunikationsfähigkeit eines Menschen ist ein sehr wichtiger Faktor. Das erklärt, warum pflegerische Prävention von Störungen, die Einschränkungen in der Kommunikationsfähigkeit eines Menschen nach sich ziehen können, so bedeutsam sind. *Tab. 19.1* stellt einige Möglichkeiten der pflegerischen Intervention für den Bereich der Kommunikation dar.

Tab. 19.1 *Gesundheitsförderung und Prävention (nach Hurrelmann et al. 1998).*

Gesundheitsförderung	Primärprävention	Sekundärprävention	Tertiärprävention
Interventionen			
→ Informationsveranstaltung „Unabhängig im Alter – Informationen für den Erhalt und Förderung meiner Selbstständigkeit" mit speziell pflegerischem Fokus (Veranstaltung im Krankenhaus, Sozialstation, öffentliche Plätze/ Gebäude); mögliche Themen z. B.: ■ Grundlagen der Kommunikation ■ Bedeutung der Kommunikation in der Pflege ■ Kommunikationsstrukturen des Gesundheitswesens ■ Internet als Mittel der Informationsgewinnung im Gesundheitswesen ■ Sozialstation als kommunikativer Dreh- und Angelpunkt bezüglich des Austauschs der Informationsgewinnung und der Vermittlung von Gesundheitsleistungen im ambulanten Bereich → Pflegedürftige und Angehörige über die Möglichkeit einer kommunikativen Vernetzung mit einer Sozialstation/ einem Pflegedienst (z. B. Hausnotruf) zum Erhalt der Unabhängigkeit informieren → junge Eltern beraten: → auf die Möglichkeit hinweisen, sich vermehrt mit anderen jungen Eltern (z. B. innerhalb von Krabbelgruppen) auszutauschen → Leistungen vermitteln, z. B.: Informationsveranstaltungen mit anschließendem Austausch zu bestimmten Gesundheitsthemen → EDV-Kurse: Schwerpunkt Internetnutzung → Seniorentreffen, Tanztees, Stillcafés, Sportgruppen, Kommunikationskurse → auf ein Hobby abgestimmte Veranstaltungen	→ Pflegebedürftige und Angehörige bezüglich der Gefahr von Kommunikationsstörungen und deren Auswirkung auf das Wohlbefinden und die Pflegebedürftigkeit aufklären, z. B.: ■ im Rahmen eines stationären Aufenthaltes darauf hinweisen, dass es wichtig ist Angehörige in den Pflegeprozess einzubeziehen ■ im ambulanten Bereich darauf hinweisen, dass der Austausch mit anderen Menschen desselben Alters (bei ggf. fehlenden Angehörigen) wichtig ist; unterstreichen, dass sich ein solcher Austausch positiv auswirkt → Risikofaktoren identifizieren und Maßnahmen einleiten, die sie vermeiden oder verringern, z. B.: → bei Schwerhörigkeit (kommunikativer Austausch über die Sprache ist erschwert), Möglichkeiten zur Behebung (Hörgerät) aufzeigen und ggf. Kontakt zu einem Hörgeräteakkustiker herstellen → Kommunikationsstörungen zwischen Pflegebedürftigen und Angehörigen wahrnehmen und abgestimmte Interventionen einleiten (z. B. klärendes Gespräch bei Missverständnissen) → präventiven Hausbesuch bei älteren Menschen im ambulanten Bereich durchführen: → Ist-Stand erheben: besteht kommunikativer Austausch zu Angehörigen, Freunden, Bekannten? → bei Anzeichen eines verstärkten sozialen Rückzugs auf mögliche Folgen hinweisen → beraten (z. B. hinsichtlich einer Vernetzung mit einem Pflegedienst) → über neue Wege der Kommunikation informieren (z. B. Internet) → Leistungen vermitteln, z. B. Sozialdienst, Grüne Damen, Pflegedienst, Seniorentreffs	→ Pflegebedürftige und Angehörige zur Selbstpflege bei Veränderungen, die Störungen (ggf. nur vorübergehend) im Bereich der Kommunikation nach sich ziehen, anleiten und schulen, z. B.: ■ Kommunikationshilfen im Bereich der verbalen Kommunikation nutzen (z. B. Ja-Nein-Fragen, Kommunikationsbuch, Piktogramme) → Anwendung von Kommunikationshilfen durch das Pflegepersonal → Biografiearbeit durch Pflegepersonal, um besseres Verstehen zu fördern → unterstützende Leistungen vermitteln, z. B.: Informationsmaterial, Beratung, Sprachtherapie	→ Pflegebedürftige bei chronischen Erkrankungen, die ausgeprägte Störungen im Bereich der Kommunikation nach sich ziehen, anleiten und schulen → Angehörige bei der Kommunikation mit einem an Demenz erkrankten Menschen beraten, anleiten und unterstützen → Basale Stimulation als Kommunikationsmittel (z. B. im Rahmen eins Wachkomas) anleiten, schulen und anwenden → Rehabilitations- und Selbsthilfeangebote vermitteln
Interventionszeitpunkt			
Gesundheitszustand (kein Selbstpflegedefizit hinsichtlich Kommunikation vorhanden)	erkennbare Risikofaktoren (Gefahr der Entstehung eines Selbstpflegedefizits im Bereich Kommunikation)	beginnende pathologische Veränderungen (Selbstpflegedefizit im Bereich Kommunikation vorhanden)	ausgeprägte pathologische Veränderungen (ausgeprägtes Selbstpflegedefizit im Bereich Kommunikation vorhanden)

Fortsetzung ▶

Tab. 19.1 *Fortsetzung*

Gesundheitsförderung	Primärprävention	Sekundärprävention	Tertiärprävention
Zielgruppe			
→ Gesamtbevölkerung → Angehörige → Pflegebedürftige	→ Pflegebedürftige mit bestehenden Risikofaktoren → Angehörige	→ Pflegebedürftige mit Selbstpflegedefizit (Patienten) → Angehörige	→ Pflegebedürftige mit Selbstpflegedefizit (Rehabilitanden) → Angehörige
Interventionsorientierung			
salutogenetische Ausrichtung (Förderung)	pathogenetische Ausrichtung (Vorbeugung)	pathogenetische Ausrichtung (Korrektur)	pathogenetische Ausrichtung (Kompensation)
Zielsetzung			
→ Verhältnisse und Lebensweisen beeinflussen → Kommunikation fördern	→ Verhalten beeinflussen → Risikofaktoren vermeiden, die Störungen im Bereich Kommunikation und des Wohlbefindens begünstigen	→ Defizit im Bereich Kommunikation früh behandeln → Störung behandeln	→ bestehendes Selbstpflegedefizit im Bereich Kommunikation ausgleichen

Lern- und Leseservice

Literatur
→ Achilles S et al. Cosymo-Symbolsystem. Pforzheim: INCAP; 2007
→ Bauersfeld (Achilles) S, Fröhlich A. Das Klinik-Kommunikationsbuch. Pforzheim: INCAP; 2007

→ Bienstein Chr, Fröhlich A. Basale Stimulation in der Pflege – die Grundlagen. 7. Aufl. Bern: Huber; 2012
→ Domenig D, Hrsg. Professionelle transkulturelle Pflege. Bern: Huber; 2001
→ Fröhlich A. Basale Stimulation in der Pflege – das Arbeitsbuch. 2. Aufl. Bern: Huber; 2010

→ Fröhlich A. Der somatische Dialog. In: Behinderte in Familie, Schule und Gesellschaft 1982; 4: 15 – 20
→ Watzlawick P, Beavin JH, Jackson DD. Menschliche Kommunikation. Bern: Huber; 1969

20 ATL Kind, Frau, Mann sein

Simone Jochum, Susanne Lehmann, Christoph S. Nies

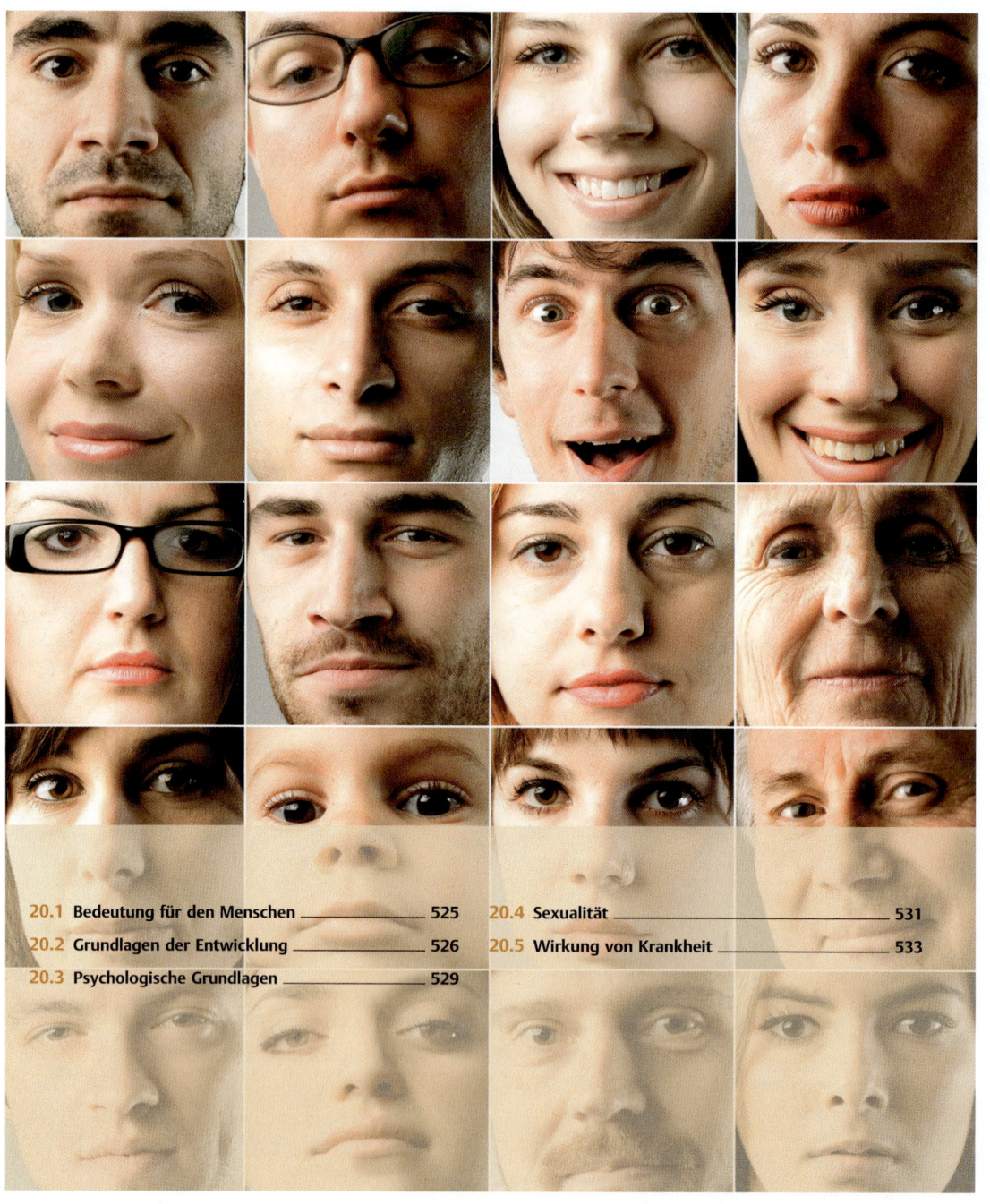

Frau Lau.

Gesundheits- und Krankenpflegeschüler Tom ist 18 Jahre alt und absolviert seinen Stationseinsatz auf der Gynäkologie. Er hat sich bereits gut ins Stationsteam integriert und führt seine Aufgaben zuverlässig durch. Manchmal fühlt sich Tom jedoch aufgrund des Fachgebiets unsicher. Im Gespräch mit seiner Praxisanleiterin äußerte er, dass er sich unwohl fühlt, wenn er beispielsweise bei einem Verbandwechsel bei einer Patientin nach Mastektomie assistieren soll. Diese meinte, dass sie ihn zwar verstehen kann; solche Tätigkeiten zur Pflege aber eben dazu gehörten. Am Vormittag wurde die 22-jährige Tina Lau mit einer akuten Adnexitis aufgenommen. Tom hat heute Frühdienst und seine Praxisanleiterin bespricht mit ihm den Ablauf.

„Du kannst dann bitte das Aufnahmegespräch mit Frau Lau führen und eine Akte anlegen. Bei der Blutentnahme werde ich dann helfen." Tom richtet die benötigten Materialien, und nachdem er sich Frau Lau vorgestellt hat, begleitet er sie in ihr Zimmer. Frau Lau macht einen unsicheren und aufgeregten Eindruck. Tom misst die Vitalzeichen und beginnt mit dem Aufnahmegespräch. Als er sie nach ihren aktuellen Beschwerden fragt, wird sie rot. Frau Lau antwortet kurz: „Ich bin ja wegen dieser Entzündung hier und fühle mich insgesamt geschwächt." Tom führt das Aufnahmegespräch schnell fort und ist sichtlich erleichtert, als er den Bogen ausgefüllt hat. „Wer ist denn hier eigentlich der Stationsarzt?" erkundigt sich Frau Lau. „Das ist Frau Dr. Weiß. Sie wird gleich zu Ihnen kommen und sie aufnehmen." Frau Lau atmet tief durch

und ist sichtlich erleichtert. Um die Mittagszeit begrüßt Frau Dr. Weiß die Patientin „Welche Beschwerden haben sie momentan?" erkundigt sie sich. „Ja, meine Frauenärztin hat mich wegen der Entzündung zu ihnen überwiesen. Seit einigen Tagen habe ich Unterbauchschmerzen und einen unangenehmen Ausfluss." antwortet Frau Lau leise. „Wenn es Ihnen Recht ist, werde ich sie gleich untersuchen und anschließend bespreche ich mit Ihnen das weitere Vorgehen." „Ist in Ordnung" willigt Frau Lau ein. Frau Dr. Weiß ruft im Stationszimmer an und bittet um eine Assistenz bei der Untersuchung durch eine Pflegekraft. Frau Lau schaut die Stationsärztin bittend an. „Kann diesmal vielleicht eine Schwester kommen anstelle eines Pflegers?"

20.1 Bedeutung für den Menschen

Susanne Lehmann

Gesund und glücklich zu sein sind oft die am häufigsten genannten Wünsche der Menschen. Doch das kann für jeden etwas ganz anderes bedeuten. Die Menschen haben oft das Ziel, dem Leben einen Sinn zu geben, trotz allem glücklich zu sein und sich auf keinen Fall unterkriegen zu lassen. Jeder mobilisiert seine Kräfte, um z. B. schmerzliche Ereignisse oder Konflikte zu bewältigen oder einfach die eigenen Grenzen auszutesten. Dabei wird das eigene Ich-Bewusstsein stark von der Rolle als Kind, Frau, Mann in einer bestimmten Lebensphase unter bestimmten Umweltbedingungen beeinflusst.

Das primäre Interesse der Pflege besteht darin, für die pflegebedürftige Person den Erhalt der eigenen Wertvorstellungen und die Lebensform zu ermöglichen. Es stellen sich insbesondere Fragen nach der aktuellen Rolle und eigenen Lebenssicht. Welche Ziele möchte die Person erreichen, die evtl. durch Krankheit usw. gefährdet sind. Wo kann/soll Pflege dabei unterstützen? Handelt es sich mehr um instrumentelle Unterstützung oder geht es um Informationen? Auch emotionale Unterstützung kann pflegerische Aufgabe sein. Hinzu kommen Fragen nach der Geschlechtsbestimmung, nach Nähe/Distanz, Intimsphäre und Intimität, Schamgefühlen sowie dem Um-

gang mit der eigenen Geschlechtlichkeit, aber auch der Geschlechtlichkeit in anderen Kulturkreisen.

20.1.1 Geschlechtsentwicklung

Das menschliche Genom verteilt sich auf 46 Chromosomen und umfasst etwa 3 Milliarden Basenpaare, es beherbergt 50 000 – 100 000 Gene. Jeder Mensch definiert sich auch über sein Geschlecht. Fehlt die Akzeptanz des eigenen Geschlechts, kann das schwere Folgen für das eigene Wohlbefinden haben. Grundsätzlich werden die folgenden Aspekte unterschieden: biologisch-genetisches Geschlecht, Geschlechtsidentität und Geschlechtsrolle/Individualität.

Biologisch-genetisches Geschlecht. Das genetische Geschlecht wird durch den Chromosomensatz bestimmt. Ein 46-XY- oder 46-XX-Karyotyp legt das chromosomale Muster fest und markiert den Beginn von komplexen genetischen Ereignissen, die zur Entwicklung einer weiblichen oder männlichen Gonade, Ovar oder Hoden, führen.

Geschlechtsidentität. Die Identität mit dem eigenen Geschlecht entwickelt sich in den ersten Lebensjahren eines Menschen. Hier spielen nicht nur die biologischen Faktoren eine besondere Rolle sondern auch das Erziehungsverhalten der Eltern. Durch entsprechende Erzie-

hung kann die Identität mit dem eigenen Geschlecht maßgeblich beeinflusst werden. Manche Menschen haben Schwierigkeiten, ihre genetische und geschlechtliche Identität in Einklang zu bringen. Erheblichen Störungen können die Folge sein, besonders dadurch, weil auch in der Gesellschaft die Meinung vorherrscht, dass man einen bestimmten Körper benötigt, um Mann oder Frau sein zu können.

Geschlechtsrolle. Mit dem Begriff werden die äußere Verhaltensweisen erfasst. Trotz Emanzipation und Gleichberechtigung gibt es immer noch bestimmte Vorstellungen darüber, wie Junge oder Mädchen aussehen oder sich verhalten sollten. Es stellt sich allerdings die Frage, ob jemand, der seine Rolle anders lebt, von der Gesellschaft als Außenseiter betrachtet wird?

Individualität. Der Begriff Individualität (lat.: Ungeteiltheit) bezeichnet im weitesten Sinne die Tatsache, dass ein Mensch oder Gegenstand einzeln ist und sich von anderen Menschen bzw. Gegenständen unterscheidet. Wenn in der Psychologie oder den Sozialwissenschaften von der Individualität des Menschen gesprochen wird, sind damit alle, auch über seinen Charakter hinausgehenden Eigenheiten bis hin zu Körperbau und Aussehen gemeint.

20.2 Grundlagen der Entwicklung

Für eine gesunde Entwicklung ist es fördernd, wenn die Geschlechtlichkeit bewusst erlebt und gelebt werden kann. Man kann die Entwicklung eines Kindes und Jugendlichen in drei Abschnitte unterteilen:

- frühe Kindheit bis 6 Jahre
- eigentliche Kindheit von 6 – 12 Jahre
- Reifezeit von 12 – 18 Jahre

Die Pubertät (lat.: pubertas, Mannbarkeit) liegt am Beginn der Reifezeit, ist also der Übergang von der Kindheit zur Jugendzeit. Die Pubertät kann in drei Abschnitte unterteilt werden.

Vorpubertät. So bezeichnet man die Zeitspanne zwischen dem ersten Auftreten der sekundären Geschlechtsmerkmale (z. B. Scham- und Achselhaare) und dem ersten Funktionieren der Geschlechtsorgane, was in den meisten Fällen noch nicht gleichbedeutend mit Zeugungsfähigkeit ist. Der jugendliche Körper verändert sich aber nicht nur im Hinblick auf die geschlechtliche Differenzierung, sondern auch hinsichtlich der Körperproportionen und des Tempos des Längenwachstums (Wachstumsschub). Bei beiden Geschlechtern verstärkt sich die Schweißabsonderung und schon zu Beginn dieser Phase wachsen bei den Jungen Hoden und Penis rascher und bei Mädchen entwickeln sich die Brüste.

Pubertät im eigentlichen Sinn. Das Wachstum verlangsamt sich, die Geschlechtsmerkmale prägen sich aus. Beim Mädchen kommt es zur ersten Regel (Menarche) und beim Jungen zur ersten Ejakulation. Bei den Jungen stellt sich zu dieser Zeit meist der Stimmbruch ein.

Adoleszenz (nachpubertäre Periode). In der Literatur wird damit der Zeitraum von 17 – 20/21 Jahren verstanden. Geschlechtsdrüsen und Geschlechtsorgane werden voll entwickelt und funktionsfähig.

Das Jugendalter wird von Entwicklungspsychologen sehr häufig als Übergangsphase bezeichnet. Die meisten Autoren verstehen darunter die Zeitspanne zwischen dem 12.– 21. Lebensjahr, in der der Heranwachsende allmählich die Kindheit verlässt und auch noch nicht vollständig zu den Erwachsenen zählt. In dieser Zeit gibt es oft Krisen, durch die das Kind hindurch muss, um zum Erwachsenen zu werden. In manchen Kulturen wird dem Jugendlichen, dem es dann an Anerkennung mangelt, die Integration in die Gesellschaft erschwert. Jungen und Mädchen treten ungefähr zu

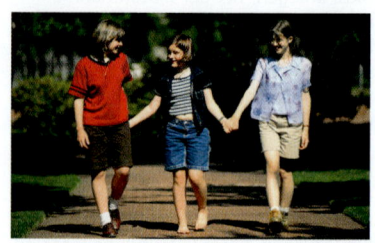

Abb. 20.1 Soziale Beziehungen zu Gleichaltrigen bestimmen die Entwicklung mit.

selben Zeit in die Pubertät ein, aber die Kriterien sind bei Jungen schwerer zu erkennen als bei Mädchen. In den genannten drei Zeitspannen ist nicht nur eine beschleunigte körperliche und sexuelle Reifung zu erkennen sondern auch eine sehr starke Prägung der Persönlichkeit (**Abb. 20.1**).

20.2.1 Körperliche Entwicklung

Puberaler Wachstumsschub. Nach der Kindheit, in der ein sehr gleichmäßiges Wachstum zu erkennen ist, setzt etwa vom 11.– 13. Lebensjahr ein sehr intensives Längenwachstum ein, wobei dies individuell bzw. zwischen Mädchen und Jungen sehr verschieden ist. Bei Mädchen beginnt es ca. mit 7,5 Jahren, spätestens mit 12, bei Jungen frühestens mit 10 und spätestens mit 13,5 Jahren (Schenk-Danziger 1988). Jungen durchlaufen nach Einsetzen der Geschlechtsreife eine längere Wachstumsperiode, während sie bei Mädchen wesentlich früher endet (Nickel 1975).

Veränderungen der Körpergestalt. Während der Reifeentwicklung treten beachtliche Unterschiede in der Körpergestalt von Jungen und Mädchen hervor. In der Reifezeit kommt es bei Mädchen zu starkem Wachstum des Beckengürtels und somit zur Ausbildung der breiteren und rundlichen Hüften. Bei Jungen kommt es zum Breitenwachstum der Schultern. Die Ausbildung der Muskeln setzt sich bei Jungen in weiteren Jahren fort, genauso wie die Neigung zur vermehrten Anlage von Fettdepots bei Mädchen (Nickel 1975).

Entwicklung der psychomotorischen Leistung. Das ungleiche Körperwachstum zeigt sich zunächst in schlaksigen Bewegungen, die oft einen unbeholfenen Eindruck machen. Vor allem schnell wachsende Jungen brauchen Zeit, ihre Bewegungskoordination den veränderten Verhältnissen anzupassen. Unterschiedlich sind die Auswirkungen des

Wachstumsschubs bezüglich der Motorik zwischen den Geschlechtern. Mädchen sind Jungen in der Feinmotorik überlegen und bleiben dies auch (Schenk-Danziger 1988).

20.2.2 Geschlechtliche Reifung

Biologische Grundlagen

Eine Vielzahl von Hormonen ist für den puberalen Wachstumsschub und die Ausbildung der sekundären Geschlechtsmerkmale verantwortlich: Hormone der Nebennierenrinde, der Hypophyse, der Schilddrüse und Geschlechtshormone. Durch die hormonelle Veränderung im Körper der Jugendlichen bilden sich die sekundären Geschlechtsmerkmale aus.

MERKE Als primäre Geschlechtsmerkmale bezeichnet man die inneren und äußeren Organe, die zur Fortpflanzung notwendig sind: bei Mädchen Vagina, Uterus und Adnexen, bei Jungen Penis, Hoden und Skrotum.

Sekundäre Geschlechtsmerkmale bilden sich in der Reifezeit heraus und kennzeichnen Fraulichkeit und Männlichkeit jeder Person. Bei den Mädchen zählen dazu das breitere Becken, die Hüftform, das Wachstum der Brüste und die Schamhaare. Kennzeichen zu Beginn der Reifung sind bei Jungen Schamhaare, Körperbehaarung an Armen, Beinen und Brust sowie Stimmbruch und Bartwuchs. Beim Eintritt der Geschlechtsreifung befinden sich alle Geschlechtsorgane noch im Anfangszustand ihrer Reifeentwicklung.

Äußere Einflüsse

Biologische Reifung und puberaler Wachstumsschub sind nicht ausschließlich von Hormonen beherrscht. Es wirken auch Umwelteinflüsse von außen ein, die Wachstum und Entwicklung beeinflussen. Hungerperioden können zu deutlicher Verlangsamung von Wachstum und körperlicher Reifung im Jugendalter führen. Ein Entwicklungsrückstand, der aus Unterernährung resultiert, kann wieder aufgeholt werden, wenn dieser Zustand nicht allzu lange andauert. Bei Mädchen treten Mangelerscheinungen häufiger auf als bei Jungen. Es wird vermutet, dass Mädchen um ihrer Figur willen wenig bzw. einseitig essen. Magersucht und Fettsucht zählen zu den bekanntesten Entwicklungsstörungen.

Durch den Einfluss des Klimas setzt die körperliche Entwicklung sowie die

Geschlechtsreife in manchen Ländern früher bzw. später ein. In skandinavischen Ländern setzt die puberale Entwicklung wesentlich später ein und verläuft langsamer als in Mittel- und Südeuropa (Nickel 1975).

20.2.3 Zyklus der Frau

Jede Frau besitzt zwei Eierstöcke, die links und rechts von der Gebärmutter angelegt sind. Die Eierstöcke oder Ovarien sind nur etwa drei Zentimeter groß. Schon vor der Geburt eines Mädchens werden in den Eierstöcken bis zu 400 000 Eizellen angelegt.

Jede Eizelle ist von einem Eibläschen, dem Follikel, umgeben. Auf diese Weise kann die Eizelle Jahrzehnte überdauern. Follikel in dem Stadium werden Primärfollikel genannt. Mit der Pubertät beginnt die fruchtbare Phase der Frau. Für die folgenden ca. 30 Jahre findet nun ein monatlicher Zyklus von Eisprung und Regelblutung statt.

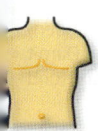

Anatomie und Physiologie im Fokus

Reifung einer Eizelle

In der Pubertät beginnt der Hypothalamus, das hormonelle Steuerungssystem im Gehirn, das Hormon GnRH auszuschütten. Das Hormon wirkt auf die Hypophyse (Hirnanhangsdrüse) ein. Durch das GnRH erhält die Hypophyse den Befehl, das Hormon FSH in das Blut abzugeben. Unter dem Einfluss des Hormons FSH (follikelstimulierendes Hormon) beginnen im Eierstock jeweils einige Follikel gleichzeitig zu wachsen. Der Zellensaum wächst zu mehreren Schichten an. Auch die Eizelle wird etwas größer. In dieser Phase wird der Follikel Sekundärfollikel genannt.

Tertiärfollikel. Tertiärfollikel sind noch weiter gewachsen. Die Zellstrukturen im Innern lockern immer mehr auf. Es bilden sich kleine „Zwischenräume", die sich mit Flüssigkeit füllen. Der Tertiärfollikel ist mit ca. 1 cm Durchmesser so groß, dass er andere Strukturen im Inneren des Eierstocks beiseite drängt. Der Tertiärfollikel produziert Östrogene, die in die Blutbahn und das Innere des Tertiärfollikels abgegeben werden. Die Höhe der Konzentration des Östrogens im Inneren des Tertiärfollikels ist für die weitere Reifung der Eizelle ausschlaggebend.

Graaf-Follikel. Von den Follikeln, die sich in beiden Eierstöcken bis zum Tertiärfollikel entwickelt haben, wird schließlich i. d. R. einer so dominant, dass er die anderen verdrängt: Sie gehen zugrunde. Dennoch sind sie nicht überflüssig: Sie produzieren das für den Körper so wichtige Östrogen in ausreichender Menge. Der übrig gebliebene Tertiärfollikel entwickelt sich weiter, bis er so voller Follikelflüssigkeit ist, dass er Druck auf die Wand des Eierstocks ausübt. Er wird jetzt Graaf-Follikel oder einfach sprungreifer Tertiärfollikel genannt.

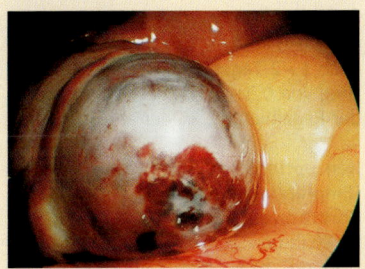

Abb. 20.2 Ovar direkt nach dem Eisprung.

Eisprung. Mithilfe der vermehrt ausgeschütteten Hormone LH (luteinisierendes Hormon) und FSH aus der Hypophyse, und weil der Druck auf die Follikelwand so groß geworden ist, reißt schließlich der Follikel auf. Dabei strömt die Follikelflüssigkeit aus und schwemmt die reife Eizelle aus dem Eierstock aus (*Abb. 20.2*). Zu dem Zeitpunkt haben sich die Fimbrien des Eileiters über den Eierstock gestülpt und fangen die ausgeschwemmte Eizelle auf.

Gelbkörper. Die Eizelle ist jetzt für 12 Stunden befruchtungsfähig. Das Follikelepithel, das im Eierstock zurückbleibt, wandelt sich unter dem Einfluss von LH zum Gelbkörper um. Der Gelbkörper produziert Progesteron. Progesteron sorgt dafür, dass die Schleimhaut der Gebärmutter auf eine befruchtete Eizelle vorbereitet wird. Gleichzeitig geht die Produktion von Östrogen zurück. Wenn die Eizelle nicht befruchtet wird, entwickelt sich der Gelbkörper innerhalb der nächsten 10 – 11 Tage zurück. Nach 2 Monaten ist schließlich nur noch ein winziges Fleckchen weißes Narbengewebe vorhanden. Der zurückgebildete Gelbkörper produziert auch kein Progesteron mehr und löst so die monatliche Blutung aus. Am Ende der

Blutung beginnen wieder Primärfollikel zu reifen und der Zyklus beginnt von vorn. Kommt es zur Schwangerschaft, wird der Gelbkörper immer größer und produziert sehr viel Progesteron. Der Gelbkörper geht dann erst mit dem 4. Schwangerschaftsmonat zugrunde und die Plazenta übernimmt die Hormonproduktion.

Gebärmutterschleimhaut und Zyklusphasen

Der Zyklus beginnt mit dem 1. Tag der Monatsblutung (Menstruation) und endet am 1. Tag der nächsten Blutung. Jeder Zyklus dauert zwischen 25 – 35 Tagen. Für die Beschreibung der Phasen wird von einem klassischen 28-Tage-Rhythmus ausgegangen. Jede Frau hat ihren individuellen Rhythmus. Der Zyklus wird in mehrere Phasen eingeteilt, die sich am Zustand der Gebärmutterschleimhaut orientieren.

Menstruations- oder Blutungsphase. Der erste Tag der Menstruation oder Blutung ist der Beginn des Zyklus. Normalerweise dauert die Blutung zwischen 3 – 7 Tagen. Dabei löst sich die oberste Schicht der Gebärmutterschleimhaut, die Funktionalis, ab. Die abgelösten Teile der Funktionalis mischen sich mit Blut. Jeden Monat verliert die Frau dabei ca. 50 ml Blut. Während der Menstruation zieht sich die Muskulatur der Gebärmutter zusammen, um die Ablösung der Funktionalis zu unterstützen. Das kann manchmal zu Schmerzen im Unterbauch führen. Die beginnenden Aufbauprozesse im Eierstock führen zum Ende der Blutung.

Proliferations- oder Aufbauphase. Die Funktionalis der Gebärmutterschleimhaut wird ca. vom 5.– 14. Tag des Zyklus wieder aufgebaut. Der Aufbau wird durch Östrogene gesteuert, die der Follikel im Eierstock ausschüttet und die über die Blutbahn zur Gebärmutterschleimhaut gelangen. Am 14. Tag der Proliferationsphase erreicht der Östrogenspiegel im Blut schließlich eine bestimmte Konzentration. Die Hypophyse beginnt jetzt mit der stark vermehrten Ausschüttung von LH (luteinisierendes Hormon). LH löst wiederum den Eisprung aus und es beginnt die nächste Phase des Zyklus. Nach dem Eisprung wird vom Gelbkörper Progesteron abgegeben. Das Hormon führt in den Drüsen der Gebärmutterschleimhaut zu vermehrter Produktion von Drüsen-

sekret. Außerdem wachsen die Drüsen weiter, obwohl die Funktionalis ihr Wachstum abgeschlossen hat. Deshalb spricht man in dieser Phase auch oft von einem Umbau der Gebärmutterschleimhaut. In die Gebärmutterschleimhaut wird vermehrt Glykogen, eine Speicherform von Glukose, eingelagert. Kommt es zu einer Schwangerschaft, wird der Embryo in den ersten Wochen durch die Gebärmutterschleimhaut ernährt.

Sekretions- oder Gelbkörperphase. Die Sekretions- oder Gelbkörperphase beginnt mit dem 15. Zyklustag. Sie dauert

bis kurz vor der nächsten Menstruationsphase an. Wenn es nicht zu einer Schwangerschaft kommt, bildet sich der Gelbkörper zurück und produziert kein Progesteron mehr. Das führt dazu, dass sich die Arterien der Gebärmutter zusammenziehen. Die Durchblutung der Funktionalis nimmt stark ab und es entsteht ein örtlicher Sauerstoffmangel. Die Ischämie führt innerhalb kürzester Zeit (wenige Stunden) zum Absterben der Funktionalis. Damit beginnt die Menstruationsblutung und der Kreislauf schließt sich.

20.2.4 Konzeption, Konzeptionsverhütung, Familienplanung

! DEFINITION Unter **Konzeption** versteht man die Befruchtung der weiblichen Keimzellen gemeint (Verschmelzung von Ei- und Samenzelle = Konjugation). _____

Die Eizelle bleibt nach dem Eisprung ca. 6 – 12 Stunden befruchtungsfähig, d. h. nur in dieser Zeit kann eine Konzeption stattfinden. Der Transport zum Uterus über die Tube dauert ca. 5 – 7 Tage. Männliche Samenzellen bleiben ca. 48 – 72 Stunden befruchtungsfähig. Sie gelangen nach der Ejakulation in ca. 40 Minuten durch Eigenbewegungen von der Vagina durch die Zervix über den Uterus in die Tuben. Der optimale Bereich für eine Konzeption ist der ampulläre Teil der Tube, der optimale Zeitpunkt ist ca. 4 – 5 Tage vor dem Anstieg der Basaltemperatur (**Abb. 20.3**).

! DEFINITION Die **Basaltemperatur** ist die morgens vor dem Aufstehen gemessene Körpertemperatur der Frau zur Bestimmung des Follikelsprungs, der

nach 1 – 2 Tagen einen Temperaturanstieg von 0,3 – 0,6 °C bewirkt und vor der Regelblutung wieder abfällt. _____

Konzeptionsverhütung (Empfängnisverhütung, Kontrazeption)

Maßnahmen zum Zweck der Familienplanung bzw. der Geburtenregelung durch Verhinderung des Eisprungs, der Befruchtung der Eizelle oder der Einnistung des befruchteten Eies in die Gebärmutterschleimhaut können durch natürliche, mechanische und lokale chemische Methoden sowie Hormone oder operative Eingriffe erfolgen.

➤ **MERKE** Die Empfängnisverhütung wird nach dem Pearl-Index (PI) bewertet: Der Pearl-Index gibt als Versagerquote an, wie viele von 100 Frauen schwanger werden, wenn sie über ein Jahr mit der angegebenen Methode verhüten. _____

Es ergibt sich z. B. ein PI von 1, wenn 100 Frauen ein Jahr lang ein Intrauterinpessar verwenden und eine von ihnen schwanger wird. Sehr wirksame Empfängnisver-

hütungsmethoden haben einen PI von < 1,0.

Natürliche Methoden. Zu den natürlichen Methoden gehört v. a. der Coitus interruptus, bei dem der Geschlechtsakt vor dem Samenerguss unterbrochen wird (PI: 10 – 20). Bei der periodischen Enthaltsamkeit müssen die Phasen natürlicher Unfruchtbarkeit ermittelt werden. Nach der Rhythmusmethode (z. B. Knaus-Ogino-Methode) besteht die „fruchtbare Zeitspanne" vom 9.– 19. Zyklustag. Sie ist sehr unzuverlässig (PI: 14 – 40) und zählt ebenso wie die Temperaturmethode (PI: 1 – 3), die auf einer Messung der Basaltemperatur beruht, zu den unsicheren Methoden. Mit der Billings-Methode (PI: 15 – 30) wird die sich zyklisch ändernde Konsistenz des Gebärmutterhalsschleims beobachtet; in Kombination mit der Temperaturmethode wird sie als symptothermale Methode (PI: 0,8) bezeichnet.

Mechanische Methoden. Unter den mechanischen Methoden ist in erster Linie das Kondom (Präservativ, ein über den erigierten Penis gestreifter Gummischutz) zu nennen (PI: 0,4 – 2). Das Scheidendiaphragma, eine Silikongummikappe mit federndem Außenring, wird vor dem Geschlechtsverkehr in die Scheide eingeführt und kann das Eindringen der Spermien in die Gebärmutter verhindern (PI: 2 – 4). Intrauterinpessare (IUP) sind Kunststoffeinsätze, z. B. in Schleifen-, Spiralen- oder T-Form mit einer Länge von 3 – 4 cm und zur Erhöhung der empfängnisverhütenden Sicherheit meist mit Kupferdraht umwickelt; sie werden vom Arzt in die Gebärmutter eingeführt (PI: 1 – 3).

Chemische Methoden. Zu den chemischen Mitteln gehören oberflächenaktive Wirkstoffe in Salben-, Gel-, Schaum- oder Zäpfchenform, die bei lokaler An-

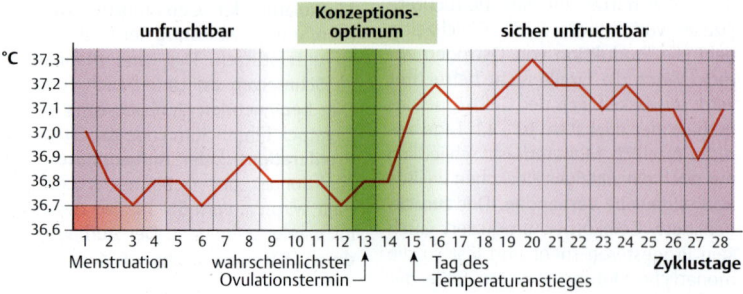

Abb. 20.3 Basaltemperaturkurve bei einem physiologischen Menstruationszyklus.

wendung in der Scheide Spermien abtöten (Spermizide), bevor sie in die Gebärmutter einwandern können (PI: 8 – 13).

Hormonelle Empfängnisverhütung. Die hormonelle Empfängnisverhütung verhindert den Eisprung durch abgewandelte Eierstockhormone (Östrogene, Gestagene). Diese als „Antibabypille" bekannten Präparate beeinflussen die Hypophyse dahingehend, dass sie die zum Eisprung notwendigen Hormone nicht bildet (PI: 0,5). Nach Zusammensetzung und Dosierung unterscheidet man Kombinationspräparate mit über den Zyklus gleichbleibendem Wirkstoffgehalt von Sequenzialpräparaten, die die Hormonbestandteile in gestufter Folge und Konzentration enthalten und damit den natürlichen Schwankungen des Hormonspiegels eher entsprechen. Die Mikropille enthält einen niedrig dosierten Östrogenanteil, die Minipille nur Gestagen in minimaler Konzentration. Zu den reinen Gestagenpräparaten gehören auch injizierbare Depot-Gestagene (PI: 0,5 – 2), Implantate und gestagenhaltige IUP. Die Pille danach (Postkoitalpille) enthält entweder hoch dosiert Östrogen und Gestagen oder das Antigestagen Mifepriston. Die Einnahme sollte möglichst bald, aber nicht später als 72 Stunden nach dem ungeschützten Geschlechtsverkehr erfolgen.

Operative Eingriffe zur Empfängnisverhütung. Eine i. d. R. nicht mehr rückgängig zu machende Methode der Empfängnisverhütung ist die Sterilisation (operatives Unfruchtbarmachen). Im Unterschied zur Kastration bleiben Keimdrüsen (Hoden, Eierstöcke), Geschlechtsorgane sowie Sexualtrieb erhalten. Die Sterilisation stellt die sicherste Form der

Empfängnisverhütung dar. Die Eingriffe zur Sterilisation des Mannes sind einfacher als diejenigen bei der Frau, da hierzu kein Eingriff in die Bauchhöhle notwendig ist. Bei der Vasektomie des Mannes wird unter Lokalanästhesie ein Stück (1 – 2 cm) des Samenleiters im Bereich des Hodensacks oder der Leisten entfernt. Bei der Sterilisation der Frau wird die Durchgängigkeit der Eileiter laparoskopisch aufgehoben (Tubensterilisation).

20.2.5 Klimakterium

Das Klimakterium (griech. Klimaktér = Stufenleiter, kritischer Zeitpunkt im Leben; umgangssprachlich: Wechseljahre) bezeichnet bei der Frau die Jahre der hormonellen Umstellung vor und während der Menopause. Das Klimakterium ist wie die Pubertät ein natürlicher Abschnitt im Leben einer Frau und keine Krankheit, es bedarf i. d. R. keiner Behandlung. Beschwerden, die durch die hormonelle Umstellung auftreten können, müssen evtl. behandelt werden. Manche Frauen kommen bereits mit 40 Jahren in das Klimakterium andere erst Mitte 50. Wenn die Eierstöcke entfernt werden müssen, unabhängig vom Alter, setzt das Klimakterium unmittelbar ein.

Die Wechseljahre führen zu Schwankungen im Menstruationszyklus. Die Blutungen werden stärker oder schwächer, die Abstände dazwischen größer oder kleiner, es kann zu Abständen von einigen Monaten kommen, bis die Blutung dann aufhört. Damit ist die Fruchtbarkeit der Frau beendet. Die wichtigste hormonelle Änderung ist der Rückgang des Östrogens, das in den Eierstöcken gebildet wird.

Symptome. Die häufigsten Beschwerden während der Wechseljahre sind Hitzewallungen (S. 419), Schweißausbrüche, Libidomangel, Schlafstörungen, Stimmungsschwankungen bis hin zu Depressionen, Haarausfall sowie verstärkter Haarwuchs im Gesicht. Außerdem kann es zu Herzbeschwerden, Gelenk- und Muskelschmerzen und Gewichtszunahme kommen.

Behandlung/Beratung
Da die Fortentwicklung unserer Gesellschaft dazu geführt hat, dass Frauen heute ein Lebensalter von 80 Jahren und mehr erreichen, ist eine Hormonersatztherapie zunehmend wichtig. Vegetative Beschwerden können meist mit pflanzlichen Präparaten (z. B. Mönchspfeffer) oder Entspannungstechniken (z. B. Yoga) behandelt werden. Diese Behandlungsformen verhindern jedoch nicht gleichzeitig Organerkrankungen, die durch Östrogenmangel verursacht werden können. Dazu gehören u. a. Osteoporose, Haut- und Schleimhautrückbildung sowie Erkrankungen der Gefäße. Die Hormonersatztherapie kann in Form von Tabletten, Gel oder Pflaster erfolgen.

Klimakterium virile
Als Klimakterium virile wird die Hormonumstellung beim Mann in der Lebensmitte bezeichnet. Beim Mann bleibt die Zeugungsfähigkeit zwar bis ins hohe Alter erhalten, die Wahrscheinlichkeit, noch fruchtbaren Samen zu produzieren, sinkt auch beim Mann im Alter. Die Hormonumstellung ist nicht so deutlich ausgeprägt wie bei der Frau, sinkende Testosteronwerte sind aber auch festzustellen.

20.3 Psychologische Grundlagen

20.3.1 Schamgefühl

Das Wort hat eine seelisch-emotionale Bedeutung. Scham kann Vernichtungsgefühle auslösen und tritt in der Kindheit am stärksten auf (vgl. die Redensart „sich zu Tode schämen"). Solche Ängste können sich manifestieren, je nach Art und Intensität, in Form von Emotionen, die charakteristisch für zwischenmenschliche Beziehungen sind.

Scham spielt besonders bei gesellschaftlichen Tabuthemen eine große Rolle. Das ist in hohem Maße beim Thema Sexualität der Fall. Schamgefühle stehen häufig mit Sexualität in Verbindung und werden deshalb auch leicht mit ihr vermischt, bis hin zur Bezeichnung des Schoßes der Frau als

„Scham". Scham ist jedoch nicht sexueller Natur, sondern die Angst vor Ehrverlust.

🖐 **PRAXISTIPP** Gerade in der Pflege sollte man sich darüber klar sein, dass die eigenen Schamgefühle mit denen der Patienten nicht identisch sein müssen. Ein großes Maß an Taktgefühl und Sensibilität im Umgang mit den Patienten wird hier den Pflegenden abverlangt. ────

Scham als Gefühl haben wir, wenn ein anderer in unsere Intimsphäre eindringt oder wenn wir unsere Gefühle oder Verhaltensweisen bewerten und zu dem Schluss kommen, dass wir etwas falsch

gemacht haben – und v. a., dass dieses vermeintliche oder tatsächliche Versagen bekannt werden könnte. Schamgefühle sind oft mit Schuld-, Angst- oder Minderwertigkeitsgefühlen verwoben und deshalb in dem Gefühlswirrwarr schwer zu präzisieren.

Neben vegetativen Erscheinungen wie Erröten, Herzklopfen und Zittern sind Verhaltensweisen wie den Blick senken, den Kopf abwenden, hüsteln oder räuspern Hinweise auf den emotionalen Zustand eines Menschen. Unterschieden werden kann Scham von Schuld: Bei der Scham messen wir ein Verhalten unseres ganzen Selbst an gesellschaftlichen Normen (z. B. meine Leistung war schlecht), bei der Schuld haben wir als ganzes Selbst versagt (z. B. Ich bin schlecht).

Scham gibt es in allen Kulturen, besonders Körperscham (peinliche Gefühle bei Nacktheit vor anderen) und sexuelle Scham. Scham ist Auseinandersetzung mit Fremdem (in mir, bei anderen) und verursacht Anspannung und Neugier ebenso wie Angst und Furcht (z. B. ein Kind, das mit etwas Neuem konfrontiert wird, versteckt sich, blinzelt aber neugierig aus sicherer Entfernung).

Umgang mit Schamgefühlen. Pflegende können durch ihr Verhalten im direkten Umgang mit Patienten unnötige Schamgefühle verhindern:

- Vor einem Einbruch in die Intimsphäre und vermeintlich schambesetzten Eingriffen darüber informieren.
- Erläutern, warum sie nach intimen Details fragen, warum sie Patienten bitten, sich auszuziehen.
- Intimsphäre dabei weitestgehend schützen (z. B. spanische Wand, **Abb. 20.4**).
- Respekt signalisieren hinsichtlich der Verletzlichkeit des Menschen.
- Patienten in Absprache schambesetzte Tätigkeiten selbst machen lassen (z. B. Intimwaschung).
- Bei gegebenem Anlass taktvoll und diskret vermutete Schamgefühle ansprechen („ich kann mir vorstellen, dass es Ihnen unangenehm ist, wenn ich jetzt…").

20.3.2 Intimsphäre/Intimität

! **DEFINITION** Die **Intimsphäre** ist die innere Sphäre, ein Bereich persönlichen Erlebens, über den der Einzelne üblicherweise nicht spricht und den er der Umwelt gegenüber aus Takt oder Bewahrung des Selbstgefühls sorgfältig abschirmt.

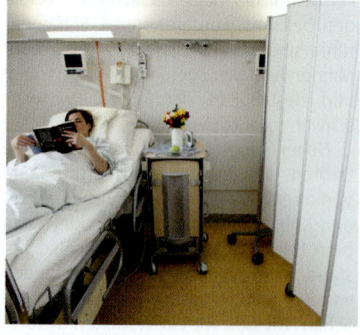

Abb. 20.4 Die spanische Wand sollte möglichst fest installiert sein, da es Zeit kostet, sie erst verschieben zu müssen.

Demgegenüber steht der Begriff „Intimität". Er beschreibt eine Atmosphäre der Freundlichkeit, der Innigkeit, z. B. die Intimität beim Stillen eines Neugeborenen.

! **DEFINITION** **Intimität** ist ein „[...] gegenseitiges Gefühl der Akzeptanz, der fürsorglichen Verpflichtung, der behutsamen Zuwendung und des Vertrauens" (Masters u. Johnsson 1990).

Die Intimsphäre eines Menschen ist ein Bereich, der nur ihn selbst etwas angeht. Das ist bei Kindern nicht anders als bei Erwachsenen. Kinder entwickeln eine ganz natürliche Schamgrenze. Möchten sie sich nicht nackt oder in Unterwäsche zeigen, ist das unbedingt zu respektieren. Das gilt z. B. auch für die Benutzung des Badezimmers. Kleine Kinder baden sehr gerne mit den Erwachsenen zusammen. Meist hört das im gemeinsamen Einverständnis zwischen Kind und Eltern im Lauf der Jahre auf. Es gibt keinen Grund, das Kind im Badezimmer zu stören.

Verhaltensweisen zum Schutz der Intimsphäre in der Pflege

→ **MERKE** Alle Verhaltensweisen zur Wahrung der Intimsphäre und Persönlichkeit eines Patienten/Bewohners sind geprägt durch den Respekt, den man ihm entgegenbringt.

Beispiele für respektvolles Verhalten sind Folgende:

- Deutlich anklopfen, bevor man das (Patienten-) Zimmer betritt.
- Evt. mehrere Tätigkeiten im Zimmer verrichten, um allzu häufige Störungen zu vermeiden.
- Bettdecke niemals ohne Vorankündigung entfernen.
- Bei der Körperpflege im Zimmer für Sichtschutz sorgen.
- Jede Pflegetätigkeit dem Patienten vorher erklären.
- Bei der Ganzkörperwäsche nur kleine Körperbereiche aufdecken.
- Vor jedem Griff in Schrank oder Nachtschrank vorher um Erlaubnis fragen.
- Bei sehr persönlichen Gesprächen mit dem Patienten die Mitpatienten aus dem Zimmer bitten.
- Beim Verlassen des Zimmers darauf achten, dass der Patient geeignete Kleidung und Schuhe trägt.
- Bei der Kommunikation die „wir"-Form vermeiden.
- Tabuzonen des Körpers beachten.

Kulturelle Unterschiede. Die Wahrung der Intimsphäre ist z. B. auch für muslimische Patienten von großer Bedeutung. Bei der Anreichung des Steckbeckens ist es wichtig, dass Frauen vom weiblichen Pflegepersonal und Männer vom männlichen Pflegepersonal betreut werden. Nach dem Toilettengang ist es üblich, mit klarem Wasser aus Krügen oder Kannen die Genitalregion zu spülen, dabei wird mit der linken Hand gewaschen, weil die rechte dem Essen vorbehalten ist.

20.3.3 Nähe und Distanz

Nähe und Distanz sind grundlegende Begriffe in der Kommunikation in der Pflege. Wer das Leiden anderer sieht, kann davon sehr ergriffen werden.

Zunächst wird oft zwischen der tatsächlichen Entfernung von zwei Personen unterschieden, die von beiden Seiten akzeptiert wird. In der Pflege besteht häufig die Gefahr, vorgegebene Grenzen zu überschreiten. Auch wenn der betroffene Patient sein Einverständnis gibt, sind es Einbrüche in die ganz persönlichen Sphären eines Menschen.

Bei emotionaler Nähe bzw. Distanz geht es um Sympathie und Antipathie, die sich oft bereits aus dem ersten Eindruck herleiten lassen.

Es stellt sich die Frage, wie Pflegende mit Nähe und Distanz in der Interaktion mit den Patienten umgehen. Je mehr körperliche Einschränkungen vorhanden sind, umso mehr gewinnt die taktil-kinästhetische Interaktion zur Bewältigung von Alltagshandlungen an Bedeutung. Der kranke, der behinderte Mensch muss genauso wie die Pflegende diese Form der Kommunikation annehmen, unabhängig davon, ob das beide wollen oder nicht.

20.3.4 Selbstwertgefühl

Mit dem Begriff Selbstwertgefühl verbinden wir im psychologischen Sinn den Eindruck oder die Bewertung, die man von sich selbst hat. Das kann sich auf den Charakter und die Fähigkeiten des Individuums, die Erinnerungen an die Vergangenheit und das Ich-Empfinden beziehen. Das Selbstwertgefühl resultiert aus dem Vergleich vermeintlich subjektiver Fähigkeiten mit den Anforderungen, mit denen sich die Persönlichkeit konfrontiert sieht.

Der Grad des Selbstvertrauens hängt normalerweise von der unterschiedlichen Befähigung für bestimmte Tätigkeiten ab und ist zeitlichen Änderungen (z. B. durch Emotionen oder Müdigkeit) unterworfen. Die Basis für einen sicheren

Umgang mit sich und der Umwelt hängt eng mit dem Selbstvertrauen und dem Selbstwertgefühl zusammen.

Entwicklung des Selbstwertgefühls
Selbstsicherheit bildet sich im Laufe der kindlichen Entwicklung aus. Nach gängigen Theorien wird die Basis für ein gesundes Selbstwertgefühl in der Kindheit gelegt. Entscheidend ist das Ausmaß an

Zuneigung und Anerkennung, die ein Mensch besonders von den Eltern erfährt. In späteren Lebensphasen kann das Individuum den Eigenwert positiv beeinflussen, je unabhängiger es von der Meinung anderer ist. Kritisch ist die Zeit der Pubertät. Sie ist oft durch die Suche nach Identität und durch Selbstzweifel gekennzeichnet. Insbesondere

bei Mädchen lässt sich ein Absinken des Selbstwerts erkennen, da vorherrschende Schönheitsideale oft entgegen ihrer pubertären Entwicklung stehen.

Erwachsene festigen ihr Selbstwertgefühl meist aus beruflichen Einflüssen. Bei entsprechenden Misserfolgen oder auch Arbeitslosigkeit kann das Selbstwertgefühl stark negativ beeinflusst werden.

20.4 Sexualität

! DEFINITION Sexualität (aus dem lat. Sexus = Geschlecht) bezeichnet im weitesten Sinn die Gesamtheit der Lebensäußerungen, Verhaltensweisen, Empfindungen und Interaktionen von Lebewesen in Bezug auf ihr Geschlecht. Zwischenmenschliche Sexualität wird in allen Kulturen auch als möglicher Ausdruck der Liebe zwischen zwei Personen verstanden. _____

Beim Menschen gehört Sexualität zu den Grundbedürfnissen und ist nicht nur durch reines Instinktverhalten sondern durch bewusste Entscheidungsprozesse geprägt. Sexuelle Anziehung drückt sich durch Zärtlichkeit, Worte, verschiedene sexuelle Praktiken oder auch durch besitzergreifendes Verhalten aus. Die Sexualität eines Menschen beeinflusst seine Psyche, seine persönliche Entwicklung, letztendlich sein gesamtes gesellschaftliches Umfeld.

Formen der Sexualität. Neben der am weitesten verbreiteten Ausrichtung des Sexualverhaltens, der Heterosexualität (Zuneigung zum anderen Geschlecht), gibt es auch andere sexuelle Orientierungen, z. B. Homosexualität (Ausrichtung des Sexualtriebs auf das eigene Geschlecht), Bisexualität (Sexualtrieb richtet sich auf beide Geschlechter) oder Asexualität (kein Verlangen nach Sex).

Sexualität und Pflege
Tabuthema in der Pflege? Als Tabuthema wird häufig das Verhältnis von Sexualität und Pflege angesehen. Ein Tabu beschreibt immer etwas Verbotenes, in diesem Fall das Verbot von sexuellen Elementen in der Pflege. Mittlerweile zeigen jedoch Untersuchungen, dass von Auszubildenden in der Pflege Sexualität als selbstverständliches Element der pflegerischen Begegnung wahrgenommen wird.

! DEFINITION Der Duden erklärt, dass sich ein **Tabu** dem (sprachlichen) Zugriff aus Gründen moralischer, religiöser oder konventioneller Scheu

entzieht. Es kann also dann von einem Tabu gesprochen werden, wenn ein bestimmter Tatbestand zwar existiert, aus unterschiedlichen Erwägungen heraus aber nicht zum Gegenstand erlaubter Kommunikation wird. _____

Die Begriffserklärung ist im Zusammenhang von Sexualität und Pflege außerordentlich wichtig. Es ist davon auszugehen, dass nicht die Existenz von sexuellen Momenten in der Pflege in Frage steht, offen ist nur, ob und in welcher Form darüber gesprochen wird. Wenn man von einem weit gefassten Verständnis ausgeht, dann ist festzuhalten, dass Sexualität ein selbstverständlicher Teil der pflegerischen Begegnung ist. Zu Schwierigkeiten kommt es, wenn in der Verzahnung sexueller und pflegerischer Aspekte Grenzen zwischen beruflichem und privatem Feld verschwimmen.

Zahlreiche Pflegehandlungen erfordern die Aufnahme eines engen Kontakts zum Körper der zu pflegenden Person. Nicht selten ist, wie bei der Ganzkörperpflege, die Entblößung des Körpers erforderlich. Diese Art der Begegnung zwischen Pflegenden und Gepflegten kann auf beiden Seiten zu sexualisierten Fantasien führen. Ihre besondere Brisanz erhalten diese Situationen durch die Tatsache, dass häufig pflegende Frauen und Männer Pflegebedürftige des jeweils anderen Geschlechts versorgen.

Insbesondere, wenn die zu pflegende Person etwa gleichaltrig ist, kann die eigene Geschlechtlichkeit angesprochen werden. Allerdings erleben pflegende Männer sexuelle Spannungen häufig bei sich selbst, während weibliche Pflegekräfte diese Momente für sich oft als eine Belastung empfinden.

☼ FALLBEISPIEL Ein Krankenpfleger schildert seine Konflikte mit eigenen lustvollen Empfindungen bei der Pflege junger Patientinnen: „Ich weiß, dass diese Gefühle bei der Arbeit ei-

gentlich nichts zu suchen haben – aber ich bin doch auch kein Neutrum!" (Zettl 2000)

Eine Krankenpflegerin berichtet: „Ich wasche Patienten anders, wenn sie schlafen. Wenn der Patient wach ist, habe ich viel mehr Hemmungen. Es ist dann viel schwieriger, ihn richtig zu waschen, die Vorhaut wegzuschieben. Man macht dann ganz schnell. Ich weiß ja nicht, wie das für den Patienten ist…" (v. Klitzing 1997) _____

Männer und Frauen bewerten die Vermengung von professionell erforderlicher Kontaktaufnahme und persönlicher Betroffenheit häufig als problematisch. Gleichwohl wird die Notwendigkeit dieser Art der Begegnung nicht in Frage gestellt, auch nicht das Prinzip der gegengeschlechtlichen Pflege. Wichtig ist, dass die Wiederherstellung der Grenze zwischen beruflichem und privatem Feld erreicht werden kann.

Besonders im Bereich der Langzeitbetreuung finden sich Beispiele für die Aufnahme intimer Kontakte zwischen Pflegenden und Gepflegten, die dann auch versucht werden, gerechtfertigt zu werden.

✋ PRAXISTIPP Angesichts der engen Verknüpfung von Sexualität und Pflege kann es nicht das Ziel sein, sexuelle Elemente aus der pflegerischen Begegnung herauszuhalten, sondern es muss darum gehen, gerade die Auszubildenden zu befähigen, berufliche und private Grenzverläufe zu definieren und deren Beachtung durchzusetzen. Hier kann eine Enttabuisierung im Sinne einer größeren Selbstverständlichkeit in der sprachlichen Auseinandersetzung mit dem Thema Sexualität in der Pflege durchaus hilfreich sein. _____

Sexualität im Alter
Sexualität im Alter wird zwischen den Generationen weitgehend tabuisiert und auch in der Öffentlichkeit wird

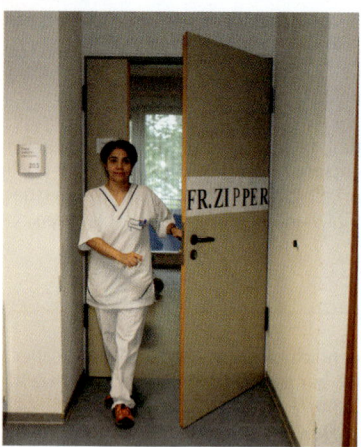

Abb. 20.5 Häufiges Ein- und Ausgehen von Pflegenden belastet die Privatsphäre.

über Sexualität im Alter wenig gesprochen. So findet man in einschlägigen Zeitschriften für Frauen reiferen Alters kaum praktische Tipps zur Sexualität. Junge Menschen sind durch entsprechende Zeitschriften sicherlich wesentlich besser informiert. So wie das Thema Sexualität seit den 60er-Jahren in die gesamte Gesellschaft Einzug gehalten hat, könnte das Thema Sexualität im Alter schon allein aufgrund der bevölkerungsbedingten Altersverschiebung bald auf breites Interesse stoßen.

Intimsphäre im Pflegeheim
Intime und sexuelle Kontakte sind sehr menschliche Bedürfnisse. Dennoch erlebt man, besonders in Pflegeheimen, eher eine Arbeitsatmosphäre mit geplanten Arbeitsabläufen. Es geht weniger darum, die Abläufe an die realen Bedürfnisse der Bewohner anzupassen. Selten gibt es im Heim räumliche Nischen oder Rückzugsmöglichkeiten. Der einzelne Bewohner hat es nicht leicht, seine Intimsphäre zu wahren (**Abb. 20.5**). Es gibt z. B. oftmals keine Briefkästen für die einzelnen Bewohner, die Zimmer sind häufig nicht abschließbar oder die Bewohner haben keinen eigenen Schlüssel. Das sind nicht die besten Voraussetzungen, um Sexualität auszuleben.

Es hängt vom Personal eines jeden Heimes ab, inwieweit es auf die Bedürfnisse seiner Bewohner eingeht. Eine Voraussetzung für Intimsphäre im Heim ist die Art der Zimmer. Sind viele Einzelzimmer vorhanden, so ist es für die Bewohner leichter, sich eine Intimsphäre aufzubauen, als wenn vorwiegend Doppelzimmer bewohnt werden. Manche Heime

bieten Eheappartements an, die abschließbar sind. Lässt das Pflegepersonal es zu, dass Paare, die sich neu gefunden haben, gemeinsam ein Doppelzimmer bewohnen, können die beiden ungehinderter intim miteinander umgehen. Wenn der eine den anderen in seinem Zimmer besuchen muss, ist dies schon schwieriger – besonders, wenn der Partner dann wieder ein Doppelzimmer mit einer anderen Person teilt.

Geschlechtlichkeit in anderen Kulturkreisen
Kulturelle Faktoren haben einen starken Einfluss auf Körperdeutungen, Identitäten und Erleben von Sexualität, besonders der gesellschaftliche Umgang spielt eine wichtige Rolle. In der Pflege kommt es häufig zu Unsicherheiten in den Handlungsabläufen, da es an Informationen bzw. Hintergrundwissen mangelt.
Beispiel Islam. Die Frau ist nach den Vorstellungen des Islam die sexuell Aktive: Durch ihre Erscheinung weckt sie die Begierde des Mannes. Bei Geburten im Krankenhaus sind die Väter nicht anwesend, es kommen auch keine Angehörigen ins Krankenhaus. Jungen werden länger gestillt, da angenommen wird, dass sie dadurch stärker werden. 40 Tage nach der Geburt und während der Menstruation darf die Frau, da sie unrein ist, nicht beten, den Koran berühren und keinen Geschlechtsverkehr haben. Homosexualität ist in der Türkei tabu und gesetzlich verboten. Viele türkische Frauen tragen Kopftücher, um von Äußerlichkeiten abzulenken. Daher müssen auch im Krankenhaus entsprechende Kleidungsvorschriften berücksichtigt werden.
Sexualität in China. Sexualität ist vielfach noch ein Tabuthema. Viele Menschen sind der Ansicht, Geschlechtsverkehr hat negativen Einfluss auf die Gesundheit und schwäche den Organismus. Sexuelle Aufklärung findet nur selten statt. Im Rahmen der geburtlichen Vorsorgeuntersuchungen ist die Amniozentese zur Geschlechtsbestimmung sehr beliebt. Ein Sohn gilt als besonderes Statussymbol, weibliche Föten werden häufig abgetrieben.

PRAXISTIPP Grundsätzlich ist es in vielen Kulturen einfacher, bei gesundheitlichen Problemen, besonders, wenn es sich um tabuisierte Themen handelt, gleichgeschlechtliche Pflegekräfte mit den betroffenen Patienten arbeiten zu lassen. ━━━━━

Homosexualität
Homosexualität bezeichnet eine sexuelle Orientierung, die sich ausschließlich auf Personen des gleichen Geschlechts bezieht. Homosexuelle Frauen werden als Lesben bezeichnet, Männer als Schwule. Schätzungen über die Häufigkeit von Homosexualität schwanken zwischen 1–10 %. Die tatsächliche Häufigkeit von homosexuellem Verhalten hängt jedoch in hohem Maß von gesellschaftlichen und kulturellen Rahmenbedingungen ab.

Bei vielen Menschen, die sich zum eigenen Geschlecht hingezogen fühlen, kommt es im Laufe ihres Lebens zum sog. Coming-out. Das Coming-out wird häufig in zwei Phasen beschrieben:
- In der Phase des Sich-bewusst-Werdens gestehen die Personen sich ein, dass sie für die gleichgeschlechtliche Liebe offen sind (inneres Coming-out).
- Die Phase des Sich-Erklärens ist das Coming-out nach außen bei Familie, Freunden und Kollegen.

In Deutschland gibt es seit dem 1. August 2001 die sog. Eingetragene Lebenspartnerschaft oder das Lebenspartnerschaftsgesetz (LPartG). Zwei Menschen gleichen Geschlechts wird in der Bundesrepublik Deutschland die Begründung einer Lebenspartnerschaft ermöglicht. Die sexuelle Orientierung der Personen ist dabei unerheblich. Eine Lebenspartnerschaft ist in Deutschland neben der Adoption für Nicht-Blutsverwandte die einzige Möglichkeit, einer gleichgeschlechtlichen Beziehung einen rechtlichen Rahmen zu geben. Eine völlige Gleichstellung steht noch im Bereich der Steuern, der Hinterbliebenenversorgung und der Möglichkeit der gemeinsamen Adoption von Kindern aus.

Homosexuelle und Kirche
Katholische Geistliche mit homosexueller Veranlagung werden zunehmend wahrgenommen, dennoch lässt sich nach den Vorstellungen der Kirche gelebte Homosexualität nicht mit dem christlichen Glauben vereinbaren. Angestellte der katholischen Kirche, die eine Lebenspartnerschaft eingehen, werden, wie geschiedene Paare, die erneut heiraten, oft wegen Unvereinbarkeit mit dem Glauben entlassen. Dennoch gibt es mittlerweile auch schwule Priester, die sich outen, aber weiterhin von ihrer Gemeinde gestützt werden.

20.5 Wirkung von Krankheit

Krankheiten betreffen den Menschen meist in allen Lebensbereichen. Dazu gehört auch die Sexualität, ein Thema, dass in solchen Situationen oft ausgeklammert wird. Die eigene Identität wird im Krankenhaus auf ein Minimum begrenzt. Je mehr Interesse Pflegende an der Person des Patienten zeigen, umso besser kann dieser sich mit der Ausnahmesituation Krankenhaus identifizieren.

Bei chronischen Erkrankungen oder Unfällen, die irreversible Schäden hinterlassen haben, braucht der Patient Zeit und Verständnis, um mit der veränderten Situation zurechtzukommen. Oft ist es für die Patienten hilfreich, wenn Pflegende gemeinsam mit ihnen die noch vorhandenen Ressourcen ermitteln und entsprechende Zukunftsveränderungen diskutieren:

- Welche Unterstützung erfährt der Patient innerhalb der Familie?
- Ist eine Wiederaufnahme der Berufstätigkeit möglich? Wenn ja, zu welchem Zeitpunkt und in welchem Umfang?
- Wo braucht die Familie evtl. Entlastung?

Krankheiten verändern das Selbstwertgefühl, bedeuten oft Abhängigkeit oder Verlust. Es können Minderwertigkeitsgefühle entstehen, die sich bei einem Krankenhausaufenthalt noch verstärken und den Genesungsprozess behindern.

PRAXISTIPP Pflegende können das Selbstwertgefühl unterstützen, indem der Patient Interesse an seiner Person erfährt, in seinen Ressourcen unterstützt wird, mit seinen Wünschen wahrgenommen wird und Zuwendung erfährt. ────

Auswirkung von Krankheit auf die Sexualität

Krankheit verändert auch die Sexualität. Krankheitsbilder, in denen mit einer Beeinträchtigung des sexuellen Lebens gerechnet wird, stellen sich oft sehr unterschiedlich dar. Sie sind z. B. bei folgenden Patientengruppen zu finden:

- Patienten mit Tumorleiden
- Diabetiker
- Patienten nach Herzinfarkt
- Patienten mit Genitalerkrankungen

Um als Pflegeperson in solchen Situationen beratend tätig werden zu können, bedarf es ein hohes Maß an gegenseitigem Vertrauen. Jede Intervention erfordert eine systematische Beobachtung des Patienten, seiner Umgebung und deren Analyse und Bewertung durch die Pflegenden, um möglichen Krisen rechtzeitig begegnen zu können. Nicht immer werden die Patienten mit intimen Fragen auf die Pflegekräfte zugehen, sie benötigen Signale.

Spezielle Beratungssituationen. Pflegekräfte müssen ihrerseits auf spezielle Beratungssituationen vorbereitet sein:

- Kann ich trotz meiner Diagnose sexuell aktiv sein?
- Kann ich Kinder zeugen/bekommen?
- Welche Hilfsmittel stehen mir zur Verfügung?
- Wie gehe ich mit einer möglichen Inkontinenz um?

Diese Fragen bedingen eine vertrauensvolle Atmosphäre, die durch folgende Merkmale geprägt sein sollte:

- Offenheit
- keine Suggestivfragen
- keine Wertung
- Ungestörtheit

PRAXISTIPP Die Pflegekraft sollte sich immer bewusst machen, dass sie ein Spiegel für den Patienten ist (Salter 1998). Wenn sie den Patienten mit seiner Veränderung annimmt, lernt der Patient sich anzunehmen. Bereitstellung von Kontaktadressen und Selbsthilfegruppen können ebenfalls hilfreich sein. ────

20.5.1 Therapeutische Berührung

Die therapeutische Berührung (Therapeutic Touch/TT) ist eine für die stationäre Behandlung konzipierte Methode der Pflege und Komplementärmedizin. Sie basiert auf der Annahme, dass der Mensch ein eigenes Energiefeld hat, das mit den Feldern seiner Umgebung in Kontakt steht. In der Pflege bedeutet das konkret, wenn es Patienten nicht mehr möglich ist, sich verbal mitzuteilen, sind die Hände neben den Augen das wichtigste Kommunikationsmittel. Dabei merkt der Patient oft, ob es sich um eine Routineberührung oder eine bewusste Berührung der Pflegenden handelt.

Die Wirkungen der therapeutischen Berührungen als standardisierte Pflegemaßnahme, die über einfache Berührungen hinaus auf Störungen im Energiesystem des Körpers positiven Einfluss nimmt, wurden in vielen wissenschaftlichen Studien belegt.

Bei Frühgeborenen. Die therapeutische Berührung spielt z. B. bei Frühgeborenen eine wichtige Rolle. Frühgeborene Kinder können nicht wie gesunde Termingebo-

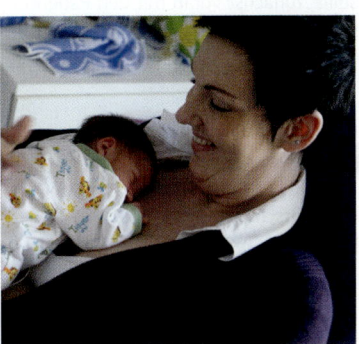

Abb. 20.6 Die Känguru-Methode fördert den Aufbau der Eltern-Kind-Beziehung.

rene die ganze Zeit bei ihren Eltern sein. Oft müssen die Frühgeborenen auf die Intensivstation oder die Neonatologie verlegt werden. Hier sind frühgeborene Kinder einer lauten Umgebung sowie vielen schmerzhaften Untersuchungen ausgesetzt. Sie werden durch viele verschiedene Pflegefachpersonen gepflegt, was den Beziehungsaufbau zu ihren Eltern erschwert. Jedoch ist besonders für Frühgeborene der Kontakt und Beziehungsaufbau zu seinen Eltern lebenswichtig. Eine Möglichkeit, mit seinem Kind einen nahen, intensiven, körperlichen Moment zu verbringen, bietet die Känguru-Methode, oder auch Haut-zu-Haut-Kontakt genannt. Bei der Känguru-Methode wird das bis auf die Windel ausgezogene Kind der Mutter oder dem Vater auf die nackte Brust gelegt (**Abb. 20.6**). Diese Art von Körperkontakt hat positive Auswirkungen auf die Entwicklung der Frühgeborenen.

Bei Kleinkindern. Bei der Pflege von Kleinkindern spielt die therapeutische Berührung ebenfalls eine wichtige Rolle. Nach einer Aussage von Satir (1990) braucht ein Kind täglich 12 Umarmungen, um zu reifen.

Bei älteren Menschen. Die Anwendungsmöglichkeiten in der Pflege des älteren Menschen sind vielfältig, sowohl als Ergänzung zur Schulmedizin als auch in Kombination mit anderen Pflegeansätzen, z. B. Basale Stimulation (S. 224) oder Validation (S. 1156). Demente oder unruhige Heimbewohner reagieren deutlich mit einer Verbesserung ihrer Symptomatik (Giasson 1999).

PRAXISTIPP Welche Form der Berührung angenommen und akzeptiert wird, hängt von der Erziehung und der

Sozialisation ab. Hinzu kommt das jeweilige Krankheitsbild. In jedem Fall sollte zunächst vorab mit den Patienten geklärt werden, welche Berührung für sie erträglich ist.

In dem Zusammenhang ist auch der Einsatz von Handschuhen in der Pflege zu überlegen. Viele pflegerische Maßnahmen erfordern das Tragen von Handschuhen, sind evtl. sogar zwingend vorgeschrieben. Andererseits kann das Tragen von Handschuhen auch als Distanz von den Patienten angesehen werden und ein Gefühl der Ablehnung verursachen.

 PRÄVENTION & GESUND-HEITSFÖRDERUNG Interventionsschritte der Pflege
Christoph S. Nies

Sich als Kind, Frau oder Mann in seiner Identität und Rolle zu erleben und zu entwickeln ist eine wesentliche Voraussetzung, um das eigene Leben als sinnhaft und lebenswert zu erleben. Das Ziel insbesondere der Gesundheitsförderung in der ATL „Kind, Frau, Mann sein" sollte sein, ein von eigenen Wertvorstellungen und der eigenen Lebensform geprägtes Sinnerleben und das daraus entstehende Wohlbefinden zu fördern.

Beugt man Störungen des Ich-Erlebens vor, kann einem Menschen auch gerade in einem durch Krankheit geprägten Lebensabschnitt geholfen werden, seinen Lebenssinn weiterhin zu erfahren und somit Kräfte zur Bewältigung der Krankheit beizusteuern. Gerade der Verlust von Individualität und Geschlechtlichkeit z. B. während eines Krankenhaus- oder Heimaufenthaltes kann sich – bis hin zur Selbstaufgabe – negativ auf den Verlauf der Genesung oder Bewältigung auswirken. Da das für alle Entwicklungsstufen des Lebens zutrifft, wird somit auch die pflegerische Gesundheitsförderung und Prävention von der frühen Kindheit bis zum späten Erwachsenenalter in der ATL „Kind, Frau, Mann sein" aktiv.

Pflege ist gerade in dieser ATL aufgrund des intensiven und engen – teilweise intimen – Kontaktes zum Pflegeempfänger gefordert, das Ich-Erleben des Menschen in besonderem Maße zu beachten, im pflegerischen Rahmen zu fördern und geeignete Interventionen einzuleiten, um mögliche Störungen zu begegnen. Das geschieht auf den verschiedenen Ebenen der Prävention (S. 163). **Tab. 20.1** stellt einige Möglichkeiten der pflegerischen Gesundheitsförderung und Prävention innerhalb der ATL „Kind, Frau, Mann sein" dar.

Tab. 20.1 *Gesundheitsförderung und Prävention (nach Hurrelmann et al. 1998).*

Gesundheitsförderung	Primärprävention	Sekundärprävention	Tertiärprävention
Interventionen			
→ Informationsveranstaltungen zu verschiedenen Entwicklungsbereichen des Menschen mit pflegerischen Fokus (Veranstaltung im Krankenhaus, Sozialstation, Seniorenheimen, Öffentliche Plätze usw.), z. B.: ■ Wahrnehmungsförderung des Neugeborenen ■ Umgang mit ersten Schamgefühlen des Kindes ■ Umgang mit veränderter Intimität und Wunsch nach Intimsphäre in der Pubertät ■ Möglichkeiten der Konzeptionsverhütung ■ Sexualität im Alter – Schaffung von Freiräumen in Institutionen → Leistungen vermitteln, z. B.: → Möglichkeiten für Senioren, ihre Arbeitskraft und Erfahrung zur Verfügung zu stellen (z. B. Kinderhüten, Hausmeistertätigkeiten) → Informationsbroschüren und Informationsabende → Kontakttreffs (auf Altersstufe abgestimmt – z. B. für Senioren) → Kulturtreffs	→ Umgebung im Krankenhaus gestalten, die eine Wahrung der Intimsphäre ermöglicht (Trennwände, Anklopfen vor dem Eintreten, Vereinbarung von festen Zeiten usw.) → Schwerpunkte des Ich-Erlebens im Rahmen der Pflegeanamnese ermitteln, z. B.: ■ Aussagen zu Besonderheiten der Körperpflege berücksichtigen ■ ggf. Besonderheiten des kulturellen Hintergrundes erfragen → abgestimmte Interventionen einleiten, z. B.: → Pflegemaßnahmen nur durch weibliches Pflegepersonal → Individualität unterstützen, z. B.: → darauf hinweisen, dass Kleidung nicht obligat nach der Aufnahme gegen ein Nachthemd getauscht werden muss → für kindgerechte Umgebung (z. B. Spielecke) im Rahmen der Kinderkrankenpflege sorgen → auf kinderspezifische Wünsche vorbereitet sein (Eis im Kühlfach) → präventiven Hausbesuch bei älteren Menschen im ambulanten Bereich durchführen: hinsichtlich möglicher, ggf. neuer Lebensentwürfe im Alter beraten (z. B. keine notwendige Selbstaufgabe bei Verwitwung)	→ Pflegebedürftige und Angehörige zur Selbstpflege bei beginnenden chronischen Störungen, die Veränderungen des Ich-Erlebens nach sich ziehen, anleiten und schulen, z. B.: ■ Bewegungsübungen nach einem Herzinfarkt, gerade wenn körperliche Bewegung ein wesentlicher Aspekt des Ich-Erlebens darstellt ■ Anlage einer Brustprothese nach Brustamputation ■ Kenntnisse über Selbstpflege vermitteln ■ therapeutische Berührung (bei Kleinkindern zu Unterstützung der Reifung) → Gesprächsbedarf erkennen, Gesprächsbereitschaft signalisieren und Gesprächswunsch berücksichtigen → individuelle Wünsche nach Möglichkeit berücksichtigen und erfüllen → Angehörige in den Pflegprozess einbeziehen, um bei der Bewältigung von Angst und Trauer zu unterstützen → Zeit und Raum für Privatsphäre ermöglichen	→ Pflegebedürftige bei ausgeprägten chronischen Störungen anleiten und schulen, z. B.: therapeutische Berührung bei Kindern (z. B. bei Frühgeborenen oder behinderten Kindern) und Erwachsenen (z. B. bei Depressionen, bei demenziell erkrankten Menschen) → Durchführung therapeutischer Berührungen durch das Pflegepersonal, in Kombination mit anderen Pflegeansätzen (z. B. Validation im Rahmen von Demenzerkrankungen) → Angehörige in den Pflegeprozess einbeziehen, um bei der Bewältigung von Angst und Trauer zu unterstützen → Zeit und Raum für Privatsphäre ermöglichen → Rehabilitations- und Selbsthilfeangebote vermitteln

Fortsetzung ▶

Tab. 20.1 Fortsetzung

Gesundheitsförderung	Primärprävention	Sekundärprävention	Tertiärprävention
Interventionszeitpunkt			
Gesundheitszustand (kein Selbstpflegedefizit hinsichtlich des Ich-Erlebens vorhanden)	erkennbare Risikofaktoren (Gefahr der Entstehung eines Selbstpflegedefizits im Bereich des Ich-Erlebens)	beginnende pathologische Veränderungen (Selbstpflegedefizit im Bereich des Ich-Erlebens vorhanden)	ausgeprägte pathologische Veränderungen (ausgeprägtes Selbstpflegedefizit im Bereich des Ich-Erlebens vorhanden)
Zielgruppe			
→ Gesamtbevölkerung → Angehörige → Pflegebedürftige	→ Pflegebedürftige mit bestehenden Risikofaktoren → Angehörige	→ Pflegebedürftige mit Selbstpflegedefizit (Patienten) → Angehörige	→ Pflegebedürftige mit Selbstpflegedefizit (Rehabilitanden) → Angehörige
Interventionsorientierung			
salutogenetische Ausrichtung (Förderung)	pathogenetische Ausrichtung (Vorbeugung)	pathogenetische Ausrichtung (Korrektur)	pathogenetische Ausrichtung (Kompensation)
Zielsetzung			
→ Verhältnisse und Lebensweisen beeinflussen → ein als positiv empfundenes Ich-Erleben fördern	→ Verhalten beeinflussen → Risikofaktoren vermeiden, die Störungen des Ich-Erlebens hervorrufen können	→ Defizit im Bereich des Ich-Erlebens früh behandeln	→ bestehendes Selbstpflegedefizit im Bereich des Ich-Erlebens ausgleichen → Folgeerkrankungen ausgleichen

Lern- und Leseservice

Literatur

→ Baumgart-Fütterer I. Die Schwester / Der Pfleger 1994; 33: 85 – 93
→ Branden N. Die 6 Säulen des Selbstwertgefühls. 2. Aufl. München: Piper; 2011
→ Duppel S. Nähe und Distanz als gesellschaftliche Grundlegung in der ambulanten Pflege. Hannover: Schlütersche; 2005
→ Giasson M et al. L'Effet du Toucher Therapeutic sur les Personnes atteintes de Démence de Type Alzheimer à un Stade avancé. Quebec; 1999
→ Haeberle E. Die Sexualität des Menschen, Handbuch und Atlas. München: Dtv; 2003
→ Jütte R. Lust ohne Last, Geschichte der Empfängnisverhütung. München: C.H. Beck; 2003

→ Kellnhauser E, Schewior-Popp S. Ausländische Patienten besser verstehen. Stuttgart: Thieme; 1999
→ v. Klitzing W. Die Nähe zum Patienten kann Angst machen. Pflegezeitschrift 1997; 8: 459
→ Masters W, Johnsson V. Liebe und Sexualität. Berlin: Ullstein; 1990
→ Montagu A. Körperkontakt. 11. Aufl. Stuttgart: Klett-Cotta; 2004
→ Nickel H. Entwicklungspsychologie des Kindes- und Jugendalters. Schulkind und Jugendlicher. Bern: Huber; 1982
→ Oerter R, Montada L. Entwicklungspsychologie, ein Lehrbuch. München: Urban & Schwarzenberg; 1982

→ Rahn-Huber U. Kursbuch Wechseljahre. München: Südwest; 2005
→ Schenk-Danzinger L. Entwicklungspsychologie. Wien: Österreichischer Bundesverlag; 1988
→ Satir V. Selbstwert und Kommunikation. München: Pfeiffer; 1990
→ Satir V. Kommunikation – Selbstwert – Kongruenz. Paderborn: Junfermann; 2004
→ Steinmüller W, Schaefer K, Fortwängler M, Hrsg. Gesundheit – Lernen – Kreativität. Bern: Huber; 2001
→ Stemmer R. Grenzkonflikte in der Pflege. Patientenorientierung zwischen Umsetzungs- und Legitimationsschwierigkeiten. Frankfurt: Mabuse; 2001
→ Zettl S. Krankheit und Sexualität. Stuttgart: Kohlhammer; 2000

21 ATL Sinn finden im Werden – Sein – Vergehen

Ursula Geißner,
Simone Jochum, Annedore Napiwotzky,
Christoph S. Nies, Franz Sitzmann, Johann-Christoph Student

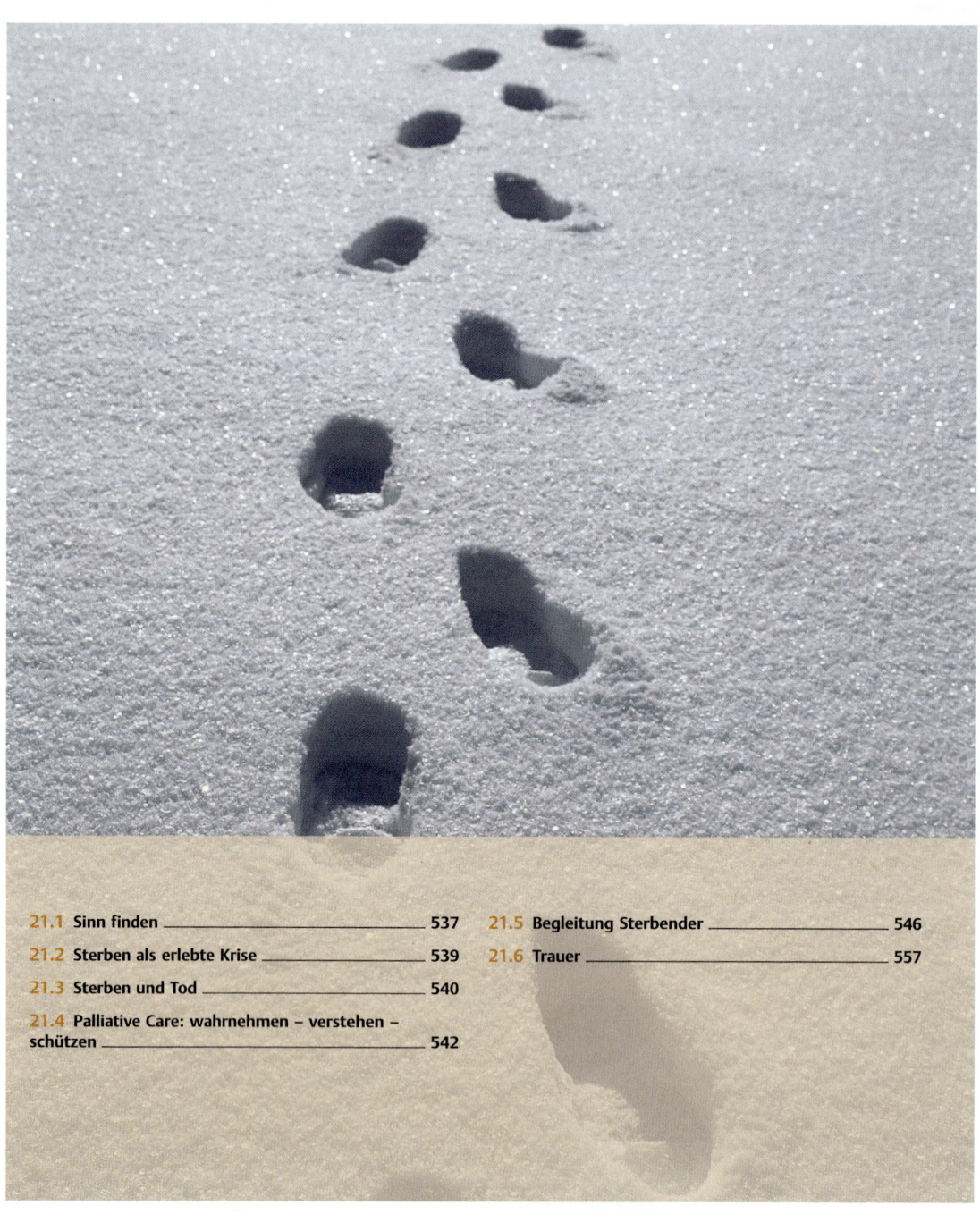

Pflegesituation Frau Groß.

Frau Groß ist 42 Jahre alt und wird mit akuter Verschlechterung des Allgemeinzustandes auf die internistische onkologische Station aufgenommen. Bei Frau Groß wurde vor einem Jahr ein kleinzelliges Bronchialkarzinom diagnostiziert. Sie wurde mit einer Chemotherapie behandelt und ist auf der Station bereits bekannt. Frau Groß ist verheiratet, hat eine 14 jährige Tochter und lebt in einem eigenen Haus mit großem Garten.

Gesundheits- und Krankenpflegerin Marie begleitet Frau Groß auf ihr Zimmer. „Jetzt können sie sich erstmal etwas ausruhen, Frau Groß. Das Aufnahmegespräch führe ich dann gleich mit ihnen." Marie bereitet alle notwendigen Unter-

lagen im Stationszimmer vor und betritt etwas später erneut das Zimmer von Frau Groß. „Seit wann hat sich denn ihr Zustand so verschlechtert?" erkundigt sie sich. „Seit letzter Woche geht es jeden Tag etwas mehr Berg ab mit mir und seit heute geht fast gar nichts. Mein Mann hat momentan zum Glück Urlaub, ich kann zu Hause nicht mal mehr die Treppen steigen. Aber na ja, wahrscheinlich werde ich sowieso nicht mehr nach Hause zurück kommen" erklärt Frau Groß mit zittriger Stimme. „Denken sie doch nicht gleich an das Schlimmste," versucht Marie Frau Groß zu ermutigen „sie werden sehen, in ein paar Tagen geht es ihnen bestimmt wieder besser und sie können zurück zu ihrer Familie." „Und falls doch nicht?" erwidert Frau Groß mit glasigen Augen,

„ich habe versucht, mit meinem Mann über die Situation zu sprechen. Also wie es ist, wenn ich nicht mehr da sein werde. Aber der sagt auch immer, dass es noch lange nicht soweit ist und wechselt das Thema. Ich möchte meine Familie nicht belasten, aber ich will auch, dass alles geklärt und geregelt ist, wenn irgendwann der Tag gekommen ist. Ich habe solche Angst." Frau Groß beginnt leise zu weinen. Marie legt die Aufnahmeunterlagen bei Seite. „Wie können wir ihnen jetzt helfen Frau Groß? Möchten Sie gerne mit unserer Psychologin sprechen?" „Nein, Marie. Bleiben Sie doch bitte einfach nur bei mir – es geht schon gleich wieder". Marie nimmt die Hand von Frau Groß und schweigt.

21.1 Sinn finden

Ursula Geißner

MERKE Alles Lebendige wird, ist und vergeht. ——————————

Die Tatsache ist so selbstverständlich, dass wir Menschen dies an uns kaum beobachten, aber an den Anderen sehen wir die Veränderungen.

Werden und wachsen

„Du bist mal groß geworden!" sagt die Tante zu ihrer Nichte, jedes Mal, wenn sie zu Besuch kommt. Die Kleine kennt den Ausruf schon und kann ihn spöttisch nachahmen.

Ganz kleine Kinder strecken die Arme über dem Kopf in die Höhe und zeigen, dass sie „soo groß" sind. Am Türrahmen im Kinderzimmer ist eine Messlatte angebracht. „Schon wieder zwei Zentimeter gewachsen", sagen die Eltern und die Kinder sind froh und stolz.

Kinder wollen wachsen und groß werden. Dann, ja dann können sie endlich alles tun, was sie als Kinder noch nicht können oder nicht dürfen. „Endlich 18!" steht in einer Glückwunschbotschaft in der Zeitung. Endlich kann man den Führerschein machen, darf so lange aufbleiben und ausgehen, wie man will, kann entscheiden, ob man zu Hause bei den Eltern bleiben will oder ausziehen möchte.

Wachsen und werden sind in dieser frühen Lebensphase eng verbunden. Die Neugier auf die Welt setzt schon das kleine Kind in Bewegung, es versucht

zu krabbeln und aufzustehen und die ersten Schritte weg aus den behütenden Armen seiner Mutter zu machen. Abenteuerlust und Träume bestimmen die nächsten Ziele. Gefördert und gestützt von der nahen Umgebung ist das Werden ein Wagnis und eine Lust.

Dieses Werden hat seinen Sinn in sich (**Abb. 21.1**).

Erste Sinnfragen

Die ersten Sinnfragen tauchen dann auf, wenn die Wege zur Realisierung der Träume schwierig werden. Ein zehnjähriger Junge, dessen Eltern ihm gerne helfen würden über die nächste Klassenstufe und den Übergang in eine weiterführende Schule zu erleichtern, stellt die Sinnfrage vielleicht so:

- „Was hat es für einen Sinn, soviel zu lernen, wenn ich doch keine guten Noten bekomme?"
- „Was hat es für einen Sinn zu lernen, wenn mir die Schule keinen Spaß macht?"

Noch etwas älter geworden, argumentieren Heranwachsende provokativ:

- „Ihr habt gelernt, wie ihr sagt fleißig und was habt ihr heute davon? So ein Leben wie Ihr möchte ich nicht führen. Das hat doch alles keinen Sinn!"

Frage nach dem Sinn bei Enttäuschung und Frustration

Es ist gar nicht einfach, auf diese Fragen zu antworten. Denn Sinnerfüllung stellt sich erst ein, wenn die Mühe vorangegangen ist. Bei Frustrationen und Enttäuschungen möchte man alles hinschmei-

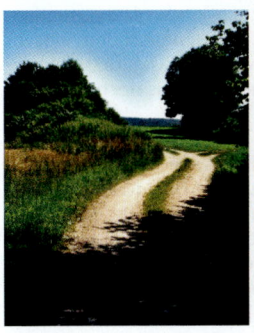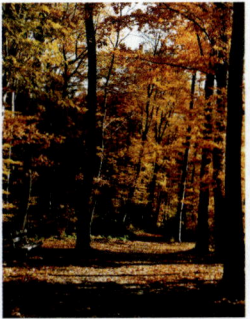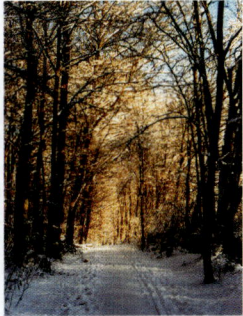

Abb. 21.1 Wege zu verschiedenen Jahreszeiten verweisen auf unser Unterwegssein und den Rhythmus des Lebens (Fotos: Gertrud Schubert).

ßen, möchte, dass ein Wunder geschieht und alles wie in Träumen leicht wird.

Das kann auch in der Berufsausbildung von Pflegenden geschehen. Hatte man sich den Beruf zu schön vorgestellt und hat als Motivation zur Berufsausbildung nur im Kopf, „mit Menschen zu tun haben zu wollen", kann schon eine erste Begegnung mit der Realität des pflegerischen Alltags eine Enttäuschung sein. „War das wirklich sinnvoll, diesen Beruf zu wählen?" fragt man sich vielleicht schon nach dem ersten Realitätsschock.

FALLBEISPIEL Ein Team einer Station ist gestresst. Zu der regelmäßigen pflegerischen Arbeit kamen in den letzten Wochen zusätzliche Anforderungen auf die Pflegenden zu. Sie, die gewohnt waren in einem kleinen Team zu arbeiten, müssen sich mit einem anderen Team zusammentun und den Dienst auf der größeren Station übernehmen.

„Dafür bin ich nicht in die Pflege gegangen" klagt eine Mitarbeiterin und (fast) alle stimmen ihr zu. Ein Pfleger setzt dem Ganzen noch die Spitze auf: „Ich habe gelernt, der Patient soll im Mittelpunkt stehen. Aber jetzt steht nur noch der Profit im Mittelpunkt." So stellten die Mitarbeiter dieses Teams die Sinnfrage in ihrem Beruf ...

Antworten auf Sinnfragen
Schnelle Antworten sind bei Sinnfragen unsinnig, sie verkennen die Tiefe und die existenzielle Bedeutung solcher Fragen.

Deshalb sollte eine andere Form des Miteinandersprechens beginnen. Eine Form, die die Frage ernst nimmt, so ernst, dass derjenige, der mit nachdenklichen Fragen beginnt, selber weiß, dass die Antworten nicht einfach sind und niemand bei Sinnfragen einfach abgetan werden kann. Eine Gesprächsform, die die gemeinsame Suche nach dem Sinn ermöglicht, in der sich alle Zeit nehmen, genauer und konkreter zu fragen, wann und unter welchen Bedingungen der Sinn verloren zu gehen droht.

Im obigen Beispiel ist das so gelaufen:

FALLBEISPIEL ... Nach der verzweifelten Klage einer älteren Mitarbeiterin, die sagte: „Früher habe ich mich an der Dankbarkeit der Patienten gestärkt. Da bin ich trotz aller Mühen, die es immer schon gab, froh geworden und das gab mir Kraft" fragt eine Kollegin: „Gibt es denn heute gar nichts mehr, was dich freut?"

Nach einigem Zögern suchten daraufhin alle nach den Kleinigkeiten im Alltag, die sie freuen können. Verwun-

derlicherweise standen dabei nicht mehr die Patienten im Mittelpunkt, sondern die Teamkollegen.

So hat diese Gruppe in ihrer Suche einen Punkt gefunden, der die Sinnfrage verändert hat, aber sie auch beantwortbar erscheinen ließ. Eine Antwort, die im Miteinandersuchen nach dem Sinn der pflegerischen Arbeit in diesem Team gefunden wurde, könnte man so umschreiben: „Wenn ich mich von euch anderen verstanden fühle, wenn ich mit euch zusammen sein kann und weiß, dass wir uns bemühen, uns gegenseitig Stütze zu sein, dann finde ich meine Aufgabe als Pflegende sinnvoll."

Sinnsuche mit Anderen
Die einsame Suche nach dem Sinn seines Tuns und Handelns kann zu Trauer und Verzweiflung führen. Das, was man sich erträumte und auf was man hoffte, hat sich nicht so erfüllt, wie man es sich gewünscht hatte.

Schlimm wird es dann, wenn einem nur noch einfällt: „Das, was ich tue hat keinen Sinn!" In einer solchen Stimmung neigen wir dazu, zu verallgemeinern. Dann sagen wir nur allzu gerne: „Alles hat keinen Sinn mehr!" Damit verdunkelt sich alles um uns herum und in einem selber.

Aus dieser Dunkelheit finden Menschen nur schwer alleine heraus, denn ihre Augen sind von Tränen verschleiert, ihre Ohren taub und ihr Körper wie gelähmt und ganz erstarrt. Wie können die Tränen abgewischt, die Ohren geöffnet, das Bewusstsein auf die Lebendigkeit des Körpers wiedererlangt werden?

Dann, wenn andere Menschen da sind, die behutsam die Sinne wieder wecken. Behutsam und einfühlsam, auch dann, wenn sie den Weinenden nicht ganz verstehen, aber doch eine Ahnung haben von den Leiden, von denen der Weinende ergriffen ist. Dass die Hilfe auch demjenigen Kraft gibt, der helfen will, ist nicht nur Kinderglaube, sondern auch durch die Hirnforschung wissenschaftlich bewiesen. Das gute Gefühl, jemanden zu helfen, ist als Hochstimmung nachweisbar.

MERKE Wenn freundschaftliche oder auch liebende Hilfe nicht helfen kann, müssen therapeutische Hilfen aufgesucht werden. Dazu brauchen die (im pathologischen Sinne) depressiven Menschen diejenigen Anderen, die sie zum Weg in die Therapie ermutigen.

Supervision. Teams brauchen Zeit und Raum, in dem sie sich miteinander austauschen können, um die Ressourcen ihrer Kollegialität zu nutzen. Eine bewährte Methode ist die Supervision.

Große Sinnfragen
Männer und Frauen sind immer mal wieder mit den großen Sinnfragen konfrontiert. Hatten sie sie im Alltag vergessen, solange sie gesund waren, gut aufgehoben unter Menschen, die sie lieben und von denen sie geliebt werden, wenn ihre Anstrengungen belohnt wurden und immer wieder neue Hoffnungen nährten, so vertrauten sie darauf, dass es gut geht, das Leben.

Bei schweren seelischen und körperlichen Schmerzen steht dann doch auf einmal groß und unausweichlich die Frage nach dem Sinn des Lebens vor ihnen. Ein Unfall, eine Krankheit, eine Trennung, ein Verlust eines geliebten Menschen sind Anlässe, die die Sinnfrage unausweichlich machen. Und wieder helfen nicht die schnellen Antworten. Wenn jemand unvorsichtigerweise sagt: „Ihre Krankheit hat sicher einen Sinn!", dann kann der Betroffene sich entweder der Autorität einer Pflegenden glaubend ergeben oder aber eine solche Antwort als totales Missverständnis erleben, was sein Vertrauen in die Helfenden erschüttert.

MERKE Pflegende können bei großen Sinnfragen nur Begleiter sein, Begleiter auf einem Weg, den der Erschütterte selber finden muss.

Als Begleiter können Pflegende auch von Kranken, Verletzten und Trauernden lernen, wenn sie gut zuhören und lernen wollen. Was sind die „Halteseile" für diesen Menschen, woraus zieht er trotz allem Hoffnung? So können sie darüber staunen, wenn jemand aus seinem Glauben heraus, unbeantwortete Fragen stehen lassen kann, weil er Größerem vertraut. Staunen darüber, wie Frauen sich gegenseitig trösten, die ihre Kinder verloren haben und wie Kranke, die wissen, dass ihre Krankheit zum Tode führt, noch auf die Erfüllung manchmal ganz kleiner Träume hoffen.

PRAXISTIPP Pflegende können die Suche nach dem Sinn fürsorglich begleiten.

MERKE Die Frage nach dem Sinn von Leiden ist die Frage, die keiner beantworten kann.

Wenn der vorübergehende Schmerz einsichtig gemacht werden kann, als ein Schmerz, der auf Besserung und Heilung hoffen lässt, kann vernünftiger Zuspruch helfen, bei unangenehmem Schmerz beim Zahnarzt genauso wie beim Einstich für eine Spritze. Das schönste Beispiel von sinnvollen Schmerzen sind die Wehen bei einer Geburt, die sofort vergessen werden, wenn das kleine menschliche Wesen auf dem Bauch der Mutter schreiend oder schmatzend liegt.

Leiden, das größer ist, als der vorübergehende oder zu behandelnde Schmerz lässt uns Menschen ratlos und mitfühlend hilflos die Frage ernsthaft stellen: „Warum muss der Mensch so leiden?"

Angehörige und Trauernde sprechen einsichtig davon, dass der Tod, dem langes Siechtum und vieles Leiden vorangegangen sind, eine Erlösung war, für den Leidenden und für die Mitleidenden. Wenn das Vergehen, das Sterben natürlich erscheint, nach einem langen, erfüllten Leben, dann können selbst die Trauernden in ihren Todesanzeigen versöhnt davon reden, dass die Zeit gekommen war.

Wenn Kinder und junge Menschen, Männer und Frauen mitten aus dem Leben gerissen werden oder für immer behindert oder verstümmelt bleiben, dann stellt sich die Frage unausweichlich: „Was hat das Leiden für einen Sinn?" Philosophen haben sich seit Jahrhunderten mit dieser Frage auseinandergesetzt. Künstler, Lehrer und Meister in verschiedenen Religionen haben sich an diese Sinnfrage gewagt. Verbannte und Gefolterte, Alleingelassene, Hungernde und Frierende schreien sie heraus in ihrer Verzweiflung.

→ **MERKE** Eine allgemeine Antwort auf die Frage nach dem Sinn des Leidens gibt es nicht. Es gibt aber immer wieder individuelle Erfahrungen eines Sinns des Leidens. ─────

Fragt ein Leidender: „Was hat dieses mein Leiden für einen Sinn?", dann kann vielleicht eine Antwort wie diese Trost sein: „Ich kann es Ihnen nicht sagen. Aber ich kann sie begleiten, wenn sie sich auf die Suche begeben."

21.2 Sterben als erlebte Krise

Franz Sitzmann

Krisen

Krisen gehen wir am liebsten aus dem Weg. Auch mit Sterben sind häufig Krisen verbunden. Beides bezeichnet einen Übergang: Altes geht zu Ende, die Sicherheit ist weggebrochen, das Neue noch nicht erreicht. Es ist eine heikle Übergangssituation.

❗ **DEFINITION** Eine **Krisensituation** ist ein schmerzhafter seelischer Zustand, der von einem überraschenden Ereignis oder akuten Geschehen hervorgerufen wird. Die Krisensituation kann entstehen, wenn sich ein Mensch auf dem Weg zu wichtigen Lebenszielen Hindernissen gegenübersieht. ─────

Krise kann Bedrohung und Gefahr beinhalten, es können aber auch Möglichkeiten der Reifung, des Wachstums damit verbunden sein.

Sterben wird von vielen unangenehm befürchtet. Es kann als eine biografische Krise angesehen werden, die das Ende unseres Lebens markiert. Und es stellen sich gerade in der Sterbesituation viele Menschen Sinnfragen: Nach dem Wozu des bisherigen Lebens, nach dem Sinn des Leidens und Sterbens, nach Schuld und Vergebung, nach einem Weiterleben oder der Verwandlung, nach dem, was von uns bleibt. Solche Fragen können spannend, klärend, gewinnbringend, aber auch belastend, niederschmetternd wirken.

Von Sterbenden lernen

Sich auf das Thema Sterben einzulassen, fällt vielen schwer. Die Einstellung zum Sterben anderer ist eng mit der Auseinandersetzung mit dem eigenen Leben und Sterben verbunden. Eine adäquate Begegnung mit dem Leid des Anderen fordert die Bereitschaft zur Auseinandersetzung mit eigenen existenziellen Fragen, Nöten, Ängsten und Zukunftssorgen heraus.

Eine qualifizierte Sterbe- und Trauerbegleitung ist ohne kompetentes Wissen heute nicht mehr möglich. Es sind medizinische, psychologische, soziale, rechtliche und spirituelle Kenntnisse erforderlich. Beim Umgang mit Sterben ist es für den Einzelnen aber auch Aufgabe innezuhalten, zurückzutreten und zu schauen, zu reflektieren.

Fragen können dabei sein:
- Was wäre, wenn es keinen Tod auf der Welt gäbe?
- Was wäre, wenn wir von vornhinein den genauen Zeitpunkt unseres Todes wüssten?

Von Sterbenden können wir viel lernen: Geduld, Leidensfähigkeit, Dankbarkeit für Kleinigkeiten, den Umgang mit Ängsten, Humor trotz allem, die Frage nach dem Jenseits usw. (**Abb. 21.2**).

Vom Sterben lernen ist eine schwierige und den ganzen Menschen betreffende Lernart. Berührt und betroffen werden vom eigenen und fremden Leiden verträgt keine Belehrung. Hier geht es mehr darum, Zugänge zu ermöglichen und zu erhalten, etwas Hereinzulassen, was uns ängstigt, etwas teilen und mit-

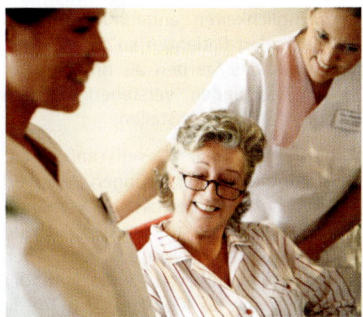

Abb. 21.2 Humor kann helfen, schwierige Situationen auszuhalten.

teilen. Solche Lernprozesse haben mit Erfahrung von Leid, mit Einlassen und Zulassen von eigenen und fremden Ängsten und Verlusterfahrung zu tun und ermöglichen letztendlich, über sich selbst hinauszuwachsen.

Hilde Domin (1987) hat die Unterweisung, die wir von Sterbenden erhalten, also in dem der Sterbende zum Lehrmeister wird, in einem schönen Gedicht so formuliert:

„Unterricht

Jeder der geht, lehrt uns ein wenig über uns selber.

Kostbarster Unterricht an den Sterbebetten,

alle Spiegel so klar wie ein See nach großem Regen,

ehe der durstige Tag die Bilder wieder verwischt.

Nur einmal sterben sie für uns, nie wieder.

Was wüssten wir je ohne sie?

...

Wir, deren Worte sich verfehlen, wir vergessen es
und Sie?

Sie können die Lehre nicht wiederholen.

Dein Tod oder meiner, der nächste Unterricht so hell,

so deutlich, dass es gleich wieder dunkel wird." (Domin 1987)

21.3 Sterben und Tod

Franz Sitzmann

Sterben und Tod berührt uns v. a. durch zwei Aspekte: unsere persönliche Einstellung und die Tabuisierung in der Gesellschaft.

Persönliche Einstellung

Zur Bereitschaft und Fähigkeit sterbende Menschen zu pflegen, gehört, sich mit dem eigenen Sterben zu befassen und über die persönliche Einstellung zum Tod nachzudenken. Diese Einstellung hat einen großen Einfluss darauf, ob wir Patienten in der Sterbephase menschlich pflegen können. Denn nur, wenn wir uns selbst als Menschen mit Schwächen und Unzulänglichkeiten annehmen, können wir auch den Patienten so akzeptieren. Wenn wir das Sterben als größten von vielen Abschieden verstehen, können wir uns ihm leichter stellen.

Tabuisierung in der Gesellschaft

Verdrängung. In der heutigen Zeit wird der Tod aus dem Bewusstsein verbannt. Wie die Gedanken ans Sterben, so wird auch das Sterben selbst aus dem Leben verdrängt. In früheren Zeiten kam der Mensch schon als Kind mit dem Tod in Berührung, denn die Anwesenheit alter Menschen und Sterbender in der Familie war selbstverständlich. Seit dem 19. Jahrhundert wird das Sterben zunehmend aus dem familiären Bereich in Kliniken und Altenheime verlegt. Die meisten Menschen sterben alleine, in Krankenhäusern oder in Heimen. 96 % der unter 25-Jährigen haben noch keinen Leichnam gesehen.

Ängste. Der Umgang mit sterbenden Patienten ist oft angstbesetzt. Pflegende stehen in einem Rollenkonflikt: Einerseits sind sie Mitglieder der Gesellschaft und verdrängen Leid, Krankheit und Sterben. Andererseits wird von Pflegenden und Ärzten aber erwartet, dass sie das können, was vielen Menschen heute nicht mehr möglich ist: mit Sterbenden zu leben und zu arbeiten.

Was können wir gegen unsere Angst vor dem Tod tun? Einige Pflegende flüchten in Aktionismus, d. h. sie verrichten eine Tätigkeit nach der anderen, nur um etwas zu tun zu haben. Sie versuchen, ihre Angst zu kompensieren. Konkrete

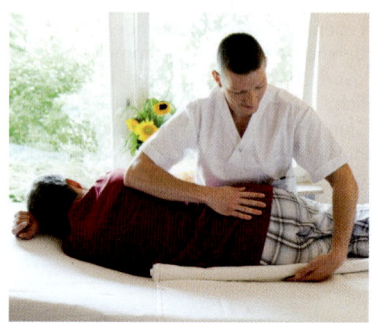

Abb. 21.3 Konkrete Pflegehandlungen können helfen, die Unsicherheit mit Sterbenden zu überbrücken.

Pflegehandlungen können aber auch helfen, die eigene Unsicherheit zu überbrücken und mit dem Sterbenden in Kontakt zu kommen (**Abb. 21.3**).

👁 **FALLBEISPIEL** „Wenn es bei einem Patienten meiner Station zu Ende geht, komme ich mir immer komisch vor, länger bei ihm im Zimmer zu bleiben. Meist haben wir viel Arbeit und ich kann mich nicht einfach neben sein Bett setzen. So finde ich immer einen Grund, oft zu dem Sterbenden zu gehen. Einmal nehme ich das Blutdruckgerät mit, ein anderes Mal kontrolliere ich die Infusion oder die Sauerstoffzufuhr, obwohl ich genau weiß, dass ihm damit nicht geholfen werden kann. Trotzdem, dabei halte ich ihm kurz die Hand, streichle ihn und kann ihn spüren lassen, dass ein Mensch bei ihm ist."

Offener Umgang mit dem Tod. Wichtig ist, dass über den Tod eines Patienten auch im Krankenhaus zwischen allen Mitarbeitern offen gesprochen wird. Auch Mitpatienten müssen trauern und ihre Gefühle aussprechen können.

✋ **PRAXISTIPP** Ein Stationsritual im Sterbefall, z. B. eine brennende Kerze in einer Ecke des Stationsflures (brandgeschützt im Windlicht oder als schwimmende Kerze), kann Anlass zum Gespräch über einen Verstorbenen sein.

Vielleicht wird damit den Lebenden das Gefühl vermittelt, dass auch sie nach ihrem Tod nicht gleich vergessen werden.

Patientenverfügung

Menschliche Selbstbestimmung. In Krankheit und Alter können Verhältnisse entstehen, in denen sonst angebrachte Diagnostik und Therapieverfahren nicht mehr in Frage kommen und Begrenzungen erforderlich sein können. Dann tritt palliativmedizinische Versorgung in den Vordergrund (S. 542). Zunehmend wird zum Anspruch menschlicher Selbstbestimmung in derartigen Krisensituationen dem Wert von Patientenverfügungen und ihrer Reichweite eine gesellschaftliche Diskussion geführt. Das Recht der Patientenverfügung wurde in § 1901 a BGB zum 1. 9. 2009 geregelt.

Darin treffen Menschen vorsorglich Regelungen und geben dem behandelnden Arzt Anweisung, ob und welche Behandlung sie in Lebensumständen in der letzten Lebensphase wünschen. Der Behandlungswille des Patienten muss durch einen Betreuer oder einer von ihm bevollmächtigten Person (Vorsorgevollmacht) zum Ausdruck gebracht werden.

➡ **MERKE** Im medizinischen Notfall, in dem Ärzte oder Betreuer entscheiden müssen, muss aus der Erklärung möglichst eindeutig abzulesen sein, was der Betreffende für sich gewollt hat und wie er entscheiden würde, wenn er das noch selbst könnte.

❗ **DEFINITION** Die **Patientenverfügung** ist eine Willenserklärung zum Umfang medizinischer Behandlung im Falle der Einwilligungsunfähigkeit. Von der Patientenverfügung ist eine **Vorsorgevollmacht** (S. 123) zu unterscheiden. In ihr bestimmt ein Mensch einen Dritten, an seiner Stelle im Fall der Einwilligungsunfähigkeit zu entscheiden. In einer **Betreuungsverfügung** bestimmt der Verfügende vor Eintritt einer Betreuungsbedürftigkeit seinen möglichen

Betreuer, dieser Person muss das Betreuungsgericht entsprechen. ⸺

Die Vorsorgevollmacht legt schriftlich fest, dass der Bevollmächtigte an die Patientenverfügung gebunden ist und den darin geäußerten Willen gegenüber Pflegenden und Ärzten durchzusetzen hat. Patientenverfügung und Vorsorgevollmacht sollten gemeinsam erstellt werden.

 FALLBEISPIEL Bei Eintreffen des Notarztes war der 80-jährige Hans J. nicht kontaktierbar. Seit 3 Jahren leidet er an einem Prostatakarzinom. Mit Tachypnoe, Tachykardie und Fieber bis 40 °C befand er sich offenbar im Sterbeprozess. Die Alarmierung des Rettungsdienstes mit Notarzt erfolgte offensichtlich aufgrund einer psychosozialen Überlastung der Angehörigen. Der Hausarzt war nicht erreichbar und es fehlte eine professionelle ambulante Palliativbetreuung. Durch den Notarzt erfolgte eine symptomkontrollierte Therapie mit 10 mg Morphinsulfat i. v. Durch die medikamentöse Therapie konnte der Leidensdruck des Patienten sichtbar reduziert werden. Seinem früher geäußerten und in einer Patientenverfügung schriftlich fixierten Wunsch entsprechend, verblieb der Patient bei seinen Angehörigen in häuslicher Umgebung. Die Unterstützung durch einen Pflegedienst war gewährleistet, der Hausarzt am nächsten Tag informiert. Der Patient verstarb am nächsten Tag. ⸺

Es stehen für Interessierte eine Fülle Ratgeber und Materialien z. B. von Kirchen, Hospizorganisationen, Regierung oder Verbänden von Ärzten zur Verfügung (s. Lern- und Leseservice).

§§ **Recht** im Fokus

> Eine Patientenverfügung sollte ganz konkret beschreiben, für welche Situation sie gelten soll. So kann sie formuliert sein: „Wenn ich an einer unheilbaren Krankheit leide, die nach ärztlicher Einschätzung unaufhaltbar zum Tode führen wird und keine Anzeichen von Lebenswille bei mir erkennbar sind, hat für mich Leidensminderung absoluten Vorrang vor allen anderen therapeutischen Maßnahmen...". Damit ist die Situation beschrieben, die gemäß Bundesgerichtshof (BGH, Urteil vom 17. März 2003, Az: XII ZB 2/03) eingetreten sein muss, wenn die Ablehnung weiterer lebenserhaltender Maßnahmen wirksam verweigert werden soll.

Abwägungen als Gesunder. Es empfiehlt sich, dass der Mensch, der eine Patientenverfügung erstellen möchte, sich in eine intensive Auseinandersetzung sowie tiefgreifende persönliche Abwägungen im Hinblick auf Tod und Sterben begibt. Das Ringen um Krankheit, Leiden und Tod ist notwendig, um sich bewusst zu werden, dass eine Patientenverfügung als Ausdruck des Selbstbestimmungsrechts auch die eigene Verantwortung für die Folgen bei Umsetzung der Patientenverfügung umfasst. Da das im Fall einer plötzlichen schweren Erkrankung nicht immer möglich ist, ist es angebracht, dass die Verfügung bereits in gesunden Tagen formuliert wird. Am Ende dieser persönlichen Willensbildung kann sowohl die Entscheidung stehen, eine Patientenverfügung zu erstellen, als auch die Entscheidung, keine Vorsorge treffen zu wollen. Eine Beratung bei der Erstellung einer Patientenverfügung ist empfehlenswert und trägt dazu bei, sich selbst Klarheit über das Gewollte zu verschaffen.

Kritische Überlegungen. Eine Patientenverfügung wird in mehrfacher Hinsicht als kritisch angesehen, z. B. könnte sie die krankheitsbedingte Prognose eines Patienten verschlechtern. Es wird befürchtet, dass Patientenverfügungen bei den behandelnden Ärzten zu einer „negativen therapeutischen Grundeinstellung" führen könnten. Dadurch könnte sich dann die Prognose tatsächlich verschlechtern. Dieser Effekt ist in der Literatur als „Futility" (Aussichtslosigkeitsannahme) beschrieben. Andere sehen in den Bestrebungen für die Patientenverfügung einen Einstieg in die Euthanasie „durch die Hintertür". Der gesellschaftliche Zwang zum „sozialverträglichen Frühableben" wird befürchtet (Sitzmann, Zegelin 2006).

Verbindlichkeit einer Patientenverfügung. Bei einwilligungsunfähigen Patienten ist die in einer Patientenverfügung zum Ausdruck gebrachte Ablehnung einer Behandlung für den Arzt bindend, sofern die konkrete Situation derjenigen entspricht, die der Patient in der Verfügung beschrieben hat und keine Anhaltspunkte für eine nachträgliche Willensänderung erkennbar sind. Jedoch beziehen sich schriftlich niedergelegte Zeugnisse oder auch mündliche Äußerungen „immer auf künftige Behandlungssituationen, die vom Patienten nicht bis in letzte Konsequenz überblickt werden können. Wir müssen uns also damit abfinden, dass es abschließende Sicherheiten – auch rechtliche – hier nicht geben kann" (Klinkhammer 2008). Im oben zitierten BGH-Urteil heißt es dazu: „Ist ein Patient einwilligungsunfähig und hat sein Grundleiden einen irreversiblen tödlichen Verlauf angenommen, so müssen lebenserhaltende oder -verlängernde Maßnahmen unterbleiben, wenn dies seinem zuvor – etwa in Form einer sog. Patientenverfügung – geäußerten Willen entspricht [...]"

Wiederholung der Verfügung. Es existieren dazu keine gesetzlichen Vorschriften, Willensäußerungen unterliegen keiner Verjährung. Es empfiehlt sich aber, die Verfügung im Abstand von 2–3 Jahren erneut zu unterschreiben. Damit wird ihre fortbestehende Gültigkeit bestätigt.

21.4 Palliative Care: wahrnehmen – verstehen – schützen

Annedore Napiwotzky, Johann-Christoph Student

 FALLBEISPIEL **Pflegesituation Frau Ott.**

Mit folgendem Beispiel möchten wir aufzeigen, was die palliative Haltung in der Pflege bewirken kann.

Eine Palliative-Care-Fachkraft berichtet: „Frau Ott, eine bereits bekannte, onkologisch kranke Patientin, 67 Jahre alt, wurde wegen Verschlechterung des Allgemeinzustandes, starkem Gewichtsverlust und Exsikkose zur Palliativpflege stationär aufgenommen. Schmerztherapeutisch war sie sehr gut eingestellt. Mobilisation vom Bett auf den Nachtstuhl und ins Bad war noch möglich. Frau Ott hatte ein metastasierendes Mammakarzinom, das vor einigen Jahren palliativ chemotherapeutisch und durch Radiotherapie behandelt wurde. Vor ca. zwei Jahren traten Metastasen in Knochen, rechter Gesichtshälfte im Bereich des Jochbeines auf, wodurch sie sehr entstellt aussah. Frau Ott konnte seit einigen Wochen, bedingt durch massive Schluckbeschwerden, nur noch teelöffelweise Wasser, Tee oder etwas klare Brühe zu sich nehmen.

Sie litt unter stärkster Heiserkeit, ein Umstand, der eine verbale Kommunikation sehr erschwerte. Sie hätte ohne Probleme Wünsche oder Bedürfnisse auf einen Block schreiben können. In diesem Punkt war sie jedoch sehr eigen. Ich glaube, Frau Ott hat durch diesen Umstand Zeit, die sie für sich brauchte, von uns allen, von Ärzten und Pflegekräften, eingefordert.

Ich weiß, dass sie über die infauste Prognose ihrer Erkrankung sehr gut informiert war. Psychisch machte Frau Ott einen stets ausgeglichenen und zufriedenen Eindruck. Durch Gespräche während pflegerischer Tätigkeiten erfuhr ich, dass sie mit ihrer Freundin gemeinsam in einer großen Wohnung lebte und von dieser auch liebevoll betreut wurde. Sie sprach von sich aus auch mehrmals das Thema Sterben und Tod an, aber in einer Form und Abgeklärtheit, die mich zum Nachdenken veranlasste.

Am vierten Tag ihrer stationären Aufnahme hatte ich Spätdienst und wurde von Kollegen mit den Worten begrüßt: „Frau Ott ist dermaßen aggressiv und fordernd, nichts kann man ihr recht machen, an allem hat sie etwas zu meckern. Viel Spaß heute Nachmittag!" Ich konnte jedoch die Aussagen meiner Kollegen vom Frühdienst nicht bestätigen.

Frau Ott war wie gewohnt freundlich, und es fiel auch kein unangebrachtes Wort. Das Einzige was mir auffiel war, dass sie am späten Nachmittag immer wieder für eine halbe Stunde in einen regelrechten Tiefschlaf fiel, jedoch auf Ansprache erwachte. Ansonsten gab es keine Besonderheiten. Am folgenden Tag hatte ich Frühdienst. Originalton Nachtwache: „Ich musste Frau Ott in ein Einzelzimmer schieben, sie war nicht mehr ansprechbar und nicht erweckbar. Der Dienst habende Arzt sagte, sie sei präfinal. Ihre Freundin wurde informiert, war auch schon hier."

Genauso fand ich Frau Ott vor, als läge sie im Koma. Dennoch gab es keinen Hinweis darauf, aus welchem Grund dieser Zustand eingetreten war. Ab dem nächsten Tag hatte ich eine Woche Urlaub und am darauf folgenden Samstag Frühdienst. Die Übergabe meiner Kollegen lautete: „Frau Ott geht es wieder besser, sie hat einfach zwei Tage ohne Unterbrechung geschlafen, ist wieder ganz schön fordernd, macht aber einen depressiven Eindruck. Schmerzen hat sie keine. Übrigens, sie hat oft nach dir gefragt."

Als ich das Zimmer von Frau Ott betrat, strahlte sie mich an, mit den Worten: „Gott sei Dank, dass Sie wieder da sind. Ich habe auf Sie gewartet." Auf mein: „Weshalb?" erhielt ich eine Antwort, mit welcher ich absolut nicht gerechnet hatte. Sie sprach mit heiserer Stimme, unter größter Anstrengung, jedoch klar und verständlich: „Das geht nur Sie und mich etwas an. Bitte bringen Sie mir Dolantin in ausreichender Dosierung und spritzen Sie mir dies!" Auf mein erschrockenes „ja aber...", fiel sie mir sofort ins Wort: „Wenn Sie es nicht spritzen wollen, dann bringen Sie mir wenigstens die Ampullen, ich spritze es selbst durch den Port. Ich will und kann nicht mehr! Und bitte, sprechen Sie mit niemandem darüber!"

Meine erste Reaktion: „Das kann ich nicht, und das würde ich auch niemals tun. Aber ich bin im Moment mit dieser Situation völlig überfordert. Ich brauche jetzt etwas Zeit für mich. Bitte haben Sie Verständnis." Ich betreute Frau Ott an diesem Tag weiter, hatte jedoch Kommunikationsprobleme, konnte ihr kaum in die Augen sehen. Umso überlegener wirkte sie. Für mich war diese Situation unerträglich. Nach Dienstende bat ich

sie um ein Gespräch. Ich habe ihr nur diese eine Frage gestellt: „Was ist passiert?" – Hierdurch kam einiges zu Tage: Schon als Frau Ott vor ca. fünf Jahren die Diagnose ihrer Erkrankung erfuhr und wenig später feststand, dass eine Heilung nicht mehr möglich sei, habe sie sich mit „aktiver Sterbehilfe" beschäftigt, „ein Türchen offen gelassen".

Als Frau Ott bei uns stationär aufgenommen wurde, „habe sie ganz einfach mal den fehlenden Schlaf der letzten Wochen nachgeholt." – Zitat: „Mir war alles egal, ich hatte einfach keine Kraft mehr und keine Lust zu reagieren, wollte nur meine Ruhe haben." Das Schlimmste aber sei für sie gewesen, dass man den letzten Rest an Selbstständigkeit genommen habe.

Einfache Dinge waren jedoch für Frau Ott von hohem Stellenwert: „Jeder weiß, dass ich mich nur mit klarem Wasser wasche. Und jeden Tag gab man mir, trotz Protest, Waschlotion ins Waschwasser."

„Meinen Oberkörper habe ich immer selbst gewaschen. Irgendwann wurde mir auch das abgenommen; ich war wohl zu langsam."

„Wenn ich den Schieber benutze, putzt mich einfach jemand ab. Ich will das selbst tun."

„Warum muss ich seit einer Woche jeden Tag die gleiche klare Suppe essen? Ich möchte mal wieder etwas anderes! Kein Mensch fragt mich!"

„Ich fühle mich in diesem Zimmer abgeschoben, alleine gelassen!"

Mit jedem Satz von Frau Ott wurde mir klarer, was ihr eigentliches Anliegen war, auf keinen Fall aber aktive Sterbehilfe. Trotzdem sprach ich sie noch einmal darauf an. Ihre Antwort: „Ich wusste, dass sie so reagieren, nicht locker lassen. Und, ich wusste eine Zeit lang selbst nicht mehr, was ich will. Ich weiß, dass ich sterben muss, aber ich will noch ein bisschen leben vor meinem Tod."

Am nächsten Morgen verlegten wir Frau Ott mit ihrem Einverständnis in ein Vier-Bett-Zimmer. Raus aus der Isolation! Sie hatte sehr nette Zimmernachbarinnen; mit einer Patientin, die sehr viel handarbeitete, verstand sie sich besonders gut. Auf deren Anregung hin, bzw. nach einem „Fachgespräch" unter Patientinnen: „Frau Ott, haben sie schon was im Kopf? (Damit meinte sie Metastasen.) Nein? O.K. Haben sie etwas an den Händen? Nein? Ja also, warum tun Sie dann nichts?", begann Frau Ott wieder zu stricken. Das hatte sie früher für ihr Leben gern getan. Innerhalb von zwei Tagen hatte sie eine komplette Ausfahrgarnitur für das Baby ihres Neffen gestrickt und war sehr stolz darauf. Außerdem begann sie wieder zu lesen (wir hatten etwas Literatur in der Nähe ihres Bettes platziert) und machte Kreuzworträtsel.

Frau Ott war „bettmobil", sie hat sich (mit klarem Wasser), soweit ihre Ressourcen dies ermöglichten, alleine gewaschen, erhielt von uns insgesamt nur die Hilfe, die sie benötigte und wünschte (Umdenken im Team war nötig!). Sie

begann auch wieder, weiche Brötchen, bestrichen mit Butter, nicht zu essen, sondern „auszulutschen", wie sie es nannte und probierte passierte Kost aus. Manchmal konnte sie etwas essen, manchmal nicht. Wichtig war für sie das Angebot. Parenterale Ernährung erfolgte zusätzlich über den Port. Nach intensiver Rücksprache mit dem behandelnden Arzt entschied sich die Patientin ganz bewusst für den Verzicht einer geplanten Therapie, lehnte auch weitere Untersuchungen ab.

Sie wollte nach Hause und auch zu Hause sterben.

Ihre Schmerztherapie war im Moment adäquat. Ferner war sie bei ihrem Haus-

arzt, der sie schon jahrelang betreute, in guten Händen. Von ihm konnte sie jederzeit kompetente Hilfe erwarten, falls die Schmerzen stärker u. a. Symptome auftreten würden. Von unserer Seite wurde die Pflegeüberleitung eingeschaltet, ein ambulanter Pflegedienst für die häusliche Mitbetreuung gefunden, fehlende Hilfsmittel organisiert. Zwei Wochen nach unserem Gespräch wurde Frau Ott nach Hause entlassen.

Mir ist bekannt, dass Frau Ott noch sechs Monate gut gelebt hat und einen schönen Tod hatte, ohne Schmerzen und in Würde" (Mladek 2004).

! DEFINITION Aus dem lateinischen Wortstamm pallium (Mantel) und dem angelsächsischen Begriff care (Fürsorge, Pflege) zusammengesetzt, versteht man unter **Palliative Care** die „fürsorglich-umhüllende", lindernde und schützende Sorge für schwer kranke und sterbende Menschen mit ihren Angehörigen. ─────────────

Das setzt bei den Helfenden eine spezielle Haltung wie Echtheit, Wertschätzung und Einfühlsamkeit voraus (Rogers 1983). In der Palliative Care ist die Beziehung der Pflegenden zu den Kranken und ihren Angehörigen (im weitesten Sinn) die Basis der Pflege. Diese Basis fußt auf den drei Pflegekompetenzen: wahrnehmen – verstehen – schützen (Student u. Napiwotzky 2011).

Die WHO weist gerade dem Pflegeberuf in der Palliative Care eine gewichtige Rolle zu: Pflegende tragen in besonderer Weise Verantwortung für Informationsvermittlung, Beratung und Anleitung von Kranken und ihren Angehörigen und sorgen nicht zuletzt für die Kontinuität der Fürsorge zwischen Zuhause und dem Krankenhaus. Wegen ihrer Nähe zu den Kranken sind Pflegende außerdem in idealer Weise geeignet, Schmerzen u. a. Symptome zu beobachten und richtig einzuschätzen (WHO 1990).

Allerdings entspricht dies oftmals nicht der Realität des allgemeinen Pflegealltags. Pflegende sehen sich selbst oft als Spezialisten unter anderen Spezialisten (z. B. Diätassistenten, Physiotherapeuten) und werden auch von anderen Berufsgruppen so gesehen. Das verweist Pflege dann tendenziell in die Funktionspflege, die bestimmte Handgriffe bzw.

Eingriffe zu bestimmten Zeiten vornimmt. Folgende negativen Aspekte eines multiprofessionellen Teams sind dann kaum zu umgehen (Davy u. Ellis 2003):

- Viele Termine und Konsultationen stören das Leben der Kranken und ihrer Angehörigen, sodass kaum Zeit und Kraft für andere Dinge bleibt.
- Unklare, widersprüchliche Informationen in verschiedenen Fachsprachen verunsichern die Betroffenen.
- Jeder Spezialist will „sein Stück" abbekommen und versäumt es, eine Beziehung zu den Betroffenen aufzubauen, in der sie als „ganze Menschen" und nicht als Problemstücke wahrgenommen werden.
- Manche Bedürfnisse werden gar nicht berücksichtigt, weil jeder Spezialist

annimmt, darum kümmert sich der Andere.

Standort der Pflegenden

Um ihre Rolle verantwortlich einnehmen zu können, muss der Standort der Pflegenden anders definiert werden, so wie es **Abb. 21.4** zeigt. Im Mittelpunkt steht die kranke Person mit ihren Angehörigen. Ihnen am nächsten sind die Pflegekräfte. Die Pflegekraft ist ihre primäre professionelle Bezugsperson, die einerseits den Überblick behält über das, was mit der kranken Person und ihren Angehörigen passiert und die andererseits um die Möglichkeiten der spezialisierten Fachkräfte weiß und diese zum richtigen Zeitpunkt heranzieht. Das ähnelt der Rolle, die eine Mutter für ihr noch unterstützungsbedürftiges Kind hat, in profes-

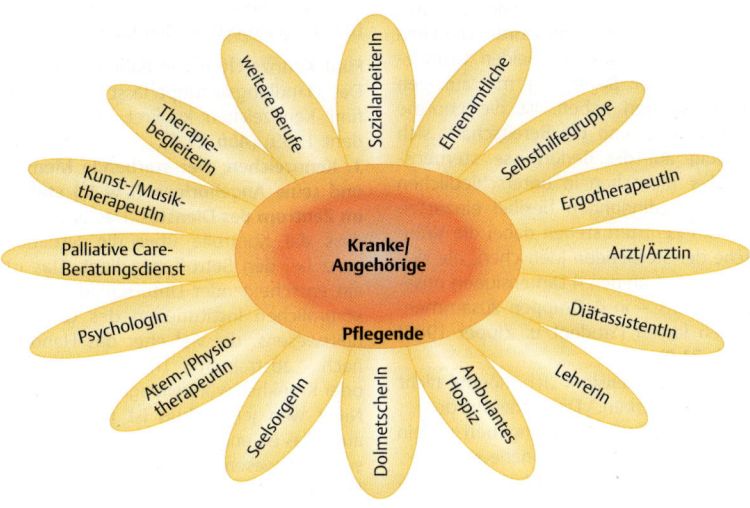

Abb. 21.4 Standort der Pflegenden in der Palliative Care.

sionalisierter Form. Eine ähnliche generalistische Funktion haben Hausärzte für ihre Kranken in der Allgemeinpraxis oder die Heilerziehungspflegenden für Menschen mit Behinderungen in den entsprechenden Einrichtungen.

Entwicklung von Palliative Care

Die Entwicklung der Medizin hatte im ausgehenden 19. und insbesondere im 20. Jahrhundert das optimistische Ziel, Menschen wieder gesund zu machen, derart in den Vordergrund gerückt, dass jene, bei denen das nicht mehr zu erreichen war, weil sie zu krank oder zu alt waren, an den Rand gedrängt wurden oder gar ganz aus dem Blickfeld verschwanden. Zunächst fast unmerklich hat sich in der Mitte des vorigen Jahrhunderts eine sanfte Revolution gegen die Ausblendung von Sterben, Tod und Trauer formiert. An der Spitze der sich daraus entwickelnden Bewegung standen zwei Frauen: Die englische Krankenschwester, Sozialarbeiterin und Ärztin Cicely Saunders und die aus der Schweiz stammende amerikanische Psychiaterin Elisabeth Kübler-Ross. Beide knüpften letztlich an das an, was – insbesondere die weiblich geprägte – Heilkunst seit ihren Anfängen stets gekennzeichnet hat: die Fähigkeit, dem kranken Menschen ganz nahe zu sein und zu bleiben, auch wenn es Angst macht; die Fähigkeit, mutig ganz genau hinzusehen, auch wenn Abstoßendes zu erkennen ist und ein tiefes Wissen darum, wie Beschwerden, insbesondere Schmerzen, zu lindern sind (Achterberg 1991).

Hospizbewegung. In ihrem Bemühen um einen menschlicheren Umgang mit Sterbenden und Trauernden entwickelten sie das, was bald zu einer weltumspannenden Bewegung wurde: die Hospizbewegung. Was die beiden Gründerinnen dieser Bewegung mit auf den Weg gegeben haben, ist die enorme Lernfähigkeit und die Bereitschaft, sich ständig auf die Bedürfnisse sterbenskranker Menschen in unterschiedlichen Rahmenbedingungen flexibel einzustellen. Im Zentrum stehen dabei die Wünsche der sterbenden Menschen, die sich – orientiert an den 4 Dimensionen unseres Lebens – in 4 Gruppen zusammenfassen lassen (Student u. Zippel 1987) (**Abb. 21.5**):

- **Soziale Dimension:** „Ich möchte nicht alleine sterben." Das bedeutet den Wunsch, im Sterben umgeben zu sein von denen, die einem nahe stehen. Verbunden ist dieser Wunsch oft mit der Hoffnung, in vertrauter Umgebung, am liebsten zu Hause sterben

zu dürfen, dort wo man sich ein Leben lang geborgen gefühlt hat.
- **Körperliche Dimension:** „Ich möchte ohne Schmerzen sterben." Dies schließt die Hoffnung ein, ohne körperliche Belastungen aber auch ohne Entstellungen und geistige Störungen sterben zu dürfen.
- **Psychische Dimension:** „Ich möchte Dinge noch zu Ende bringen dürfen." Es ist der Wunsch, Zeit und Raum genug zu haben, um letzte Dinge noch regeln zu können, Beziehungen klären zu können und dann schließlich loslassen zu können.
- **Spirituelle Dimension (die Frage nach dem Sinn):** „Ich brauche Menschen, die es aushalten, wenn ich jetzt alles infrage stelle." Dieser Wunsch richtet sich an Menschen, die das „Sich-Infrage-Stellen" aushalten können, ohne voreilige Antworten geben zu müssen oder davon zu laufen.

Es liegt nahe, dass sich all diese Wünsche am ehesten in der vertrauten Umgebung der eigenen vier Wände realisieren lassen. So wundert es nicht, dass bei den verschiedenartigsten Umfragen 80 – 90 % aller Befragten den Wunsch äußern, zu Hause sterben zu dürfen. Deshalb realisieren sich die meisten Hospizangebote weltweit als ambulant arbeitende Dienste. Die Zeiten sind lange vorbei, in denen man mit dem Begriff „Hospiz" zu Recht in erster Linie ein konkretes Gebäude für Sterbenskranke verband. In der Hospizarbeit entwickelte sich im aufmerksamen Begleiten von sterbenden Menschen mit ihren Angehörigen ein gemeinsames, inhaltliches Handlungskonzept, das als **Palliative Care** bezeichnet wird und unabhängig von einem konkreten Ort realisiert werden kann:

Fünf Kennzeichen von Palliative Care

Das Handlungskonzept lässt sich durch fünf Kennzeichen konkret fassen (Student 1999) (**Abb. 21.6**).

1. Kennzeichen: Der sterbende Mensch und seine Angehörigen (i. w. S.) stehen im Zentrum des Dienstes. Das bedeutet, dass die Kontrolle über die Situation ganz bei den Betroffenen liegt. Das ist ein entscheidender Unterschied zu herkömmlichen Institutionen des Gesundheitswesens, die viel eher das Handeln nach abstrakten Therapiekonzepten oder Krankheitsvorstellungen ausrichten. Nicht weniger wichtig ist jedoch (und auch das ist ungewöhnlich für unser Gesundheitswesen), dass die Angehörigen in gleicher Weise mit bedacht werden in dem Wissen, dass sie oftmals mehr

1. **Soziale Dimension**
   „Ich möchte nicht alleine sterben."

2. **Körperliche Dimension**
   „Ich möchte ohne Schmerzen sterben."

3. **Psychische Dimension**
   „Ich möchte Dinge noch zu Ende bringen dürfen."

4. **Spirituelle Dimension**
   „Ich brauche Menschen, die es aushalten, wenn ich jetzt alles infrage stelle."

Abb. 21.5 Die 4 Wünsche sterbender Menschen.

1. Der sterbende Mensch und seine Angehörigen stehen im Zentrum des Dienstes.

2. Der Gruppe der Betroffenen steht ein multiprofessionelles Team zur Verfügung.

3. Mitarbeit freiwilliger Begleiterinnen und Begleiter

4. Die guten Kenntnisse in der Symptomkontrolle.

5. Die Kontinuität der Fürsorge für die betroffene Gruppe.

Abb. 21.6 Die 5 Kennzeichen, die allen Hospizangeboten weltweit gemeinsam sind.

leiden als die sterbenden Menschen selbst.

2. Kennzeichen: Der Gruppe der Betroffenen steht ein multiprofessionelles Team zur Verfügung. Das Team besteht nicht nur aus medizinischem Personal, wie Pflegekräften und Arzt, sondern bezieht weitere Berufsgruppen, insbesondere Sozialarbeiter und Seelsorger ein. Sterben ist keine Krankheit, sondern eine kritische Lebensphase – die allerdings oftmals mit Krankheit verbunden ist. Hieraus entstehen vielfältige Lebensbedürfnisse, denen nur durch ein multiprofessionell arbeitendes Team von Fachleuten begegnet werden kann, das hierfür ausgerüstet ist. Die Teammitglieder haben aber nicht nur Aufgaben gegenüber der betroffenen Gruppe, sondern auch untereinander. Sie sollen sich gegenseitig so unterstützen, dass sie inneres Wachstum aller Teammitglieder fördern und auf diese Weise dem Burnout entgegenwirken.

3. Kennzeichen: Mitarbeit freiwilliger Begleiterinnen und Begleiter. Die „Ehrenamtlichen" werden in der Palliative Care nicht als Lückenbüßer missbraucht. Die freiwilligen Helfer haben ganz eigenständige Aufgaben. Sie tun Alltägliches wie kochen, einkaufen, Kinder hüten, am Bett sitzen, reden, sich zur Verfügung stellen. Aber sie tun das alles im Angesicht des Todes. Ihr Ziel ist es, Sterbebegleitung zu einem Teil alltäglicher mitmenschlicher Begegnungen zu machen und damit der Integration des Sterbens in den Alltag zu dienen, Sterbenden und Trauernden die Teilhabe an der Gesellschaft (wieder) zu ermöglichen.

4. Kennzeichen: Gute Kenntnisse in der Symptomkontrolle. Hier geht es insbesondere (aber nicht nur) um die Schmerztherapie. Auf dem Gebiet der Symptomkontrolle hat die Hospizbewegung in den Jahrzehnten ihres Bestehens Bemerkenswertes geleistet und erhebliche Verbesserungen herbeigeführt. Sie hat damit der Tatsache Rechnung getragen, dass es zu den größten Ängsten sterbender Menschen gehört, z. B. unter Schmerzen, Atemnot und Verdauungsstörungen leiden zu müssen. Dabei geht es keineswegs in erster Linie um medikamentöse Maßnahmen. Solche Beschwerden betreffen stets den ganzen Menschen. Deshalb muss auch der Umgang mit ihnen alle 4 Dimensionen unserer menschlichen Existenz berücksichtigen. Hier geht es entscheidend um Lebens*qualität*, nicht um Lebens*quantität*.

5. Kennzeichen eines Hospizkonzeptes ist die Kontinuität der Fürsorge für die betroffene Gruppe. Das bedeutet v. a., dass ein Hospizdienst rund um die Uhr erreichbar sein muss. Krisen im körperlichen und seelischen Bereich sind nicht an Dienstzeiten gebunden! Nicht selten fühlen sich Familien gerade in den frühen Morgenstunden oder nachts mit ihren Problemen derart allein gelassen, dass sie keinen anderen Ausweg mehr wissen, als einer Einweisung der Sterbenden in die Klinik zuzustimmen. Dem kann ein Palliative-Care-Dienst, der rund um die Uhr erreichbar ist, oftmals schon mit geringem Aufwand per Telefon entgegenwirken. Kontinuität der Fürsorge hat aber noch einen weiteren Aspekt: Sie bedeutet, dass die Begleitung einer Familie nicht mit dem Tod eines Angehörigen beendet wird. Gerade diejenige Person des Teams, die besonders enge Kontakte zur Familie hatte, sollte den Hinterbliebenen auch in der Zeit der Trauer weiterhin zur Verfügung stehen. Trauer ist eine besonders krankheitsbelastete Phase des Lebens. Gute Trauerbegleitung kann die gesundheitlichen Risiken mindern und dazu beitragen, dass die Hinterbliebenen ohne zusätzliche körperliche und seelische Schäden die Zeit nach dem Tod eines Menschen überstehen.

Wer erhält wo Palliative Care?

In Deutschland realisiert sich Palliative Care bislang in erster Linie in folgenden Spezial-Institutionen:

- ambulant tätige Palliative-Care-Dienste:
  - ambulante Hospiz-Dienste, Palliative-Care-Beratungsdienste und spezialisierte ambulante Palliativ – Versorgung (SAPV gem. § 37 b SGB V)
- stationäre Palliative-Care-Angebote:
  - stationäre Hospize als kleine, unabhängige Betteneinheiten unter pflegerischer Leitung mit speziell geschulten Pflegekräften
  - Palliativstationen als Palliative-Care-Spezialstationen innerhalb von Krankenhäusern

Die Zahl der Palliative-Care-Dienste ist in Deutschland in den letzten 18 Jahren erfreulich gestiegen. Zurzeit (2011) gibt es nach Angaben der entsprechenden Fachgesellschaften ca. 1500 ambulante Palliative-Care-Angebote und rund 300 stationäre Palliative-Care-Einrichtungen. Es muss jedoch bedacht werden, dass all diese Dienste nur 2,5 % aller sterbenden Menschen eine umfassende palliative Betreuung anbieten (Deutsches Ärzteblatt 2007). Zudem ist festzuhalten, dass ca. 80 % aller Menschen hierzulande in Krankenhäusern und Pflegeheimen ihr Leben beenden. Die entscheidende Frage ist also, wie auch dieser Mehrheit der sterbenskranken Menschen ein Palliative-Care-Angebot gemacht werden kann.

Palliative-Care-Beratungs-Teams. Um innerhalb einer Institution den Palliative-Care-Gedanken intensiv zu verbreiten und möglichst vielen schwer kranken Menschen zugute kommen zu lassen, hat sich das aus dem angelsächsischen Bereich stammende Konzept der Palliative-Care-Beratungs-Teams bewährt (Keay u. Schonwetter 1998). Darunter versteht man ein Team von speziell im Bereich der Palliative Care geschulten und erfahrenen Pflegekräfte, die andere Dienste und die Betroffenen beraten: Sie leiten die Angehörigen ebenso wie die Pflegedienste dabei an, mit schwerwiegenden Symptomen kundig umzugehen und vermitteln damit nachhaltige Lernerfahrungen.

Palliative Care für Menschen mit nichtonkologischen Erkrankungen. In Deutschland wird Palliative Care in erster Linie als Angebot für Menschen mit Krebs vorbehalten. Tatsächlich aber stirbt die Mehrzahl der Menschen an nichtonkologischen Erkrankungen (NOE) wie Herz-Kreislauf-Erkrankungen, Nieren-, Leber- und Lungenerkrankungen; also Erkrankungen des höheren Alters. Die Ausweitung des Palliative-Care-Angebotes auf diese Betroffenengruppe ist dadurch erschwert, das die Einschätzung der Lebensprognose bei Menschen mit NOE nicht so leicht „intuitiv" möglich ist wie bei onkologischen Erkrankungen. Das Maß des palliativen Bedarfs erscheint weniger gesichert. Dem könnte abgeholfen werden, wenn auch in Deutschland die in den USA erarbeiteten Prognose-Marker (Student u. Napiwotzky 2011) stärker beachtet würden. Dann würde es leichter fallen, das in der Hospizarbeit erworbene Wissen auch für Menschen mit NOE verfügbar zu machen.

Palliative Care ist mittlerweile keineswegs nur ein Konzept der liebevoll-fürsorglichen Betreuung von Menschen am Lebensende. Wie die Weltgesundheitsorganisation (WHO 2002) betont, profitieren Kranke und ihre Angehörigen von Palliative Care bereits zu einem frühen Zeitpunkt ihrer lebensbedrohlichen Erkrankung, wenn durchaus noch Heilungschancen gesehen werden können und eine kurative Therapie durchgeführt wird.

MERKE Eine Pflege auf der Basis einer Beziehung, eine fürsorgliche Haltung der Pflegenden sollte nicht auf schwer kranke und sterbende Menschen beschränkt bleiben. Wichtig ist, dass Pflegende ihre Zuständigkeit, ihren Standort erkennen und einnehmen. Das gegenwärtige Interesse an der Palliative Care sollte genutzt werden, eine palliative Haltung von Pflegenden als grundsätzliche berufliche Aufgabe grundsätzlich zu verankern und auch finanziell zu ermöglichen.

21.5 Begleitung Sterbender

Franz Sitzmann

21.5.1 Besonderheiten der Kommunikation

Voraussetzung einer individuellen und patientenorientierten Betreuung in den letzten Lebenstagen ist das Kennenlernen von Patienten und Angehörigen. Das bedeutet,

- das Gespräch zu suchen und Gesprächsbereitschaft zu signalisieren,
- Patienten und Angehörigen von ihrer Lebens- und Krankheitserfahrung erzählen zu lassen,
- die Haltung des Gegenüber zu akzeptieren und
- eine Beziehung nicht durch generelles, abstraktes Wissen, auf alle Beteiligten gleichermaßen umgesetzt, unpersönlich und distanziert erleben zu lassen.

PRAXISTIPP Bedeutungsvoll ist das Akzeptieren, dass Kommunikation in der Sterbephase kein Luxus darstellt (Fesenfeld 2008). Sie stellt eine originäre Pflegetätigkeit dar und ist wesentliche Pflegeintervention.

Symbolsprache

Während der Begleitung Kranker und Sterbender ist es möglich, dass die Betroffenen Träume und Halluzinationen berichten.

DEFINITION Eine **Halluzination** ist eine Wahrnehmung einzelner bzw. mehrerer Sinne, ohne dass ein Reiz vorhanden wäre. Für den Halluzinierenden hat sie Realitätscharakter oder kann von realen Wahrnehmungen nicht unterschieden werden.

So kann sich der Kranke die Frage stellen: „Habe ich wirklich einen schwarzen Raben an meinem Fußende sitzen gesehen?" In diesem Dialog gilt es sehr einfühlsam und äußerst behutsam umzugehen.

Begegnen wir einem Menschen, der sich uns gegenüber in einer Symbolsprache mitteilen will, reagieren wir unter Umständen irritiert.

FALLBEISPIEL Der sonst sehr zurückhaltende, doppelseitig unterschenkelamputierte alte Herr fordert Schwester Maria im Nachtdienst im barschen Ton auf, ihm den schwarzen Anzug, das weiße Hemd bereitzulegen und die guten Schuhe unter einen bestimmten Stuhl zu stellen. Trotz ihrer Bedenken zur Desorientiertheit legt sie ihm schließlich die Sachen bereit. Im ruhig verlaufenden Nachtdienst findet die Pflegende den Mann in der letzten Runde am frühen Morgen tot im Bett.

An dem Fallbeispiel kann die äußerst komplexe und anspruchsvolle Aufgabe einer Kommunikation mit Sterbenden deutlich werden. Mitten im Trubel des Alltags, ohne Vorbereitung, unter oft unwirklich erscheinenden Bedingungen, ist eine kommunikative Kompetenz der ruhigen Akzeptanz gefordert.

Ein weitere Beispiel für Symbolsprache ist das Reisemotiv, dem wir bei Sterbenden begegnen können (Sitzmann 1998c). Menschen, die über ihren Zustand aufgeklärt sind, überraschen ihre Umgebung damit, dass sie eine Reise planen. Dazu können sie sich sogar Reiseprospekte kommen lassen oder wünschen, den Koffer zu packen.

21.5.2 An Sinneswahrnehmungen und Symptomen orientierte pflegerische Interventionen

Sinneswahrnehmung. Wenn ein Mensch stirbt, stellen sich Pflegende und Angehörige oft die Frage: „Was geschieht während des Sterbens und was nimmt der Sterbende wahr?" Darauf lässt sich keine allgemein gültige Antwort geben, der Weg des Sterbens ist für jeden Menschen sehr unterschiedlich. Sterbende nehmen in der terminalen Phase durch ein verstärktes Feingefühl oft sehr sensibel und intensiv wahr.

DEFINITION In der **terminalen Phase** ist der Patient sehr schwach, zumeist bettlägerig, für lange Perioden schläfrig mit stark limitierter Konzentrationszeit. Es besteht zunehmendes Desinteresse an Nahrung und Flüssigkeit.

Rudolf Steiner (1911) teilte Wahrnehmung und Sinne in verschiedene Bereiche ein. Seine Erkenntnisse entsprechen modernen Physiologieerkenntnissen und beschreiben verschiedene sehr sensible und intensive Wahrnehmungen:

- physische Wahrnehmungen (z. B. Lebenssinn: „Ich fühle mich wohl", Gleichgewichts-, Tast-, Bewegungs- und Lagesinn)
- sensuelle (emotionale) Wahrnehmungen (d. h. Sinne, die das Gefühlsleben berühren, z. B. Seh-, Geschmacks-, Geruchs- und Wärmesinn)
- soziale Wahrnehmung (d. h. auf das Geistige gerichtete Sinne, z. B. Hör-, Sprach- oder Wortsinn, die Wahrnehmung eines gesprochenen Lautes, die Wahrnehmung des vom anderen mitgeteilten Gedankens und ein Sinn, der als Ich-Sinn bezeichnet wird, wenn wir fühlen, dass ein „Ich" hinter dem Gesprochenen steht)

Für den Aufbau einer zwischenmenschlichen Beziehung ist auch das Wahrnehmen nonverbaler Mitteilungen wie Körperhaltung, Gesichtsausdruck, Finger- und Handbewegung wichtig (Sitzmann 1995).

Veränderung der physischen Wahrnehmung
Tastsinn

Symptome. Krankheits-, schmerz-, schwäche- oder bewusstseinsbedingte Bewegungslosigkeit und Habituation führen dazu, dass Menschen ihren Körper nicht mehr spüren („Ich fühle meinen Rücken nicht mehr").

DEFINITION Als **Habituation** (lat. habituari: etwas an sich haben; habituell: zur Gewohnheit geworden) wird eine i. d. R. nicht bewusste Reizabschwächung bezeichnet. Habituation setzt ein, wenn ein Individuum wiederholt einem Reiz ausgesetzt ist, der sich als unbedeutend erweist. Eine Reaktion auf diesen Reiz schwächt sich immer mehr ab und kann womöglich völlig unterbleiben.

Pflegerische Intervention. Manchmal hilft dem Sterbenden eine sanfte Berührung, vielleicht möchte er gehalten werden (**Abb. 21.7**). Zu anderen Zeiten wünscht er, nicht berührt zu werden. Bei der Körperpflege und bei äußeren

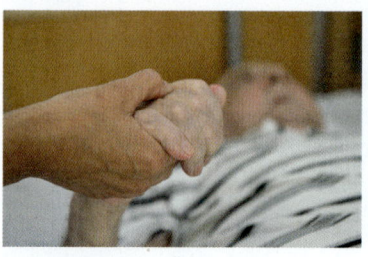

Abb. 21.7 Berührungen sind wichtig, auch wenn der Patient keine wahrnehmbare Reaktion mehr zeigt.

Anwendungen (z. B. Einreibungen) werden die Gliedmaßen in bewussten, ruhig geführten Aktionen bewegt. Das Ausstreichen von Händen und Füßen löst Verspannungen. Hilfreich sind oft geringe Umlagerungen.

PRAXISTIPP Achten Sie darauf, dass Sie bei körperlichem Kontakt den Patienten bewusst berühren. Sie können über die Sinnesempfindung ein Erlebnis von Schutz und menschlicher Wärme vermitteln. ⎯⎯⎯⎯

Vielfach können Sterbende, aber auch demente Personen, in der nonverbalen Kommunikation z. B. mit einem Therapiehund (Sitzmann 2007a), Beruhigung, Wärme, Angenommensein, Geborgenheit und Zärtlichkeit erleben.
Aktivierende Pflege. In der unterschiedlich langen Sterbephase kommt es darauf an, nicht in eine passiv abwartende Haltung zu geraten. Eine derartige Haltung reduziert Gesprächsthemen auf Krankheiten. Kleidung wird nur noch selten gewechselt, der Patient liegt ständig im Bett, obwohl er noch mobilisiert werden könnte. Der Lebenssinn verkümmert.

PRAXISTIPP Das Wohlbefinden eines Menschen kann gesteigert werden, wenn man ihm z. B. ermöglicht, sein gewohntes gepflegtes Äußeres durch regelmäßiges Haare waschen oder schneiden zu erhalten. Seelisch kräftigend wirkt Lob. Körperlicher Schwäche kann mit medizinischen Hilfen mitunter durch aktivierende Pflege und Physiotherapie entgegengewirkt werden. ⎯⎯⎯⎯

Oft besteht die Auffassung, dass der Patient v. a. Ruhe braucht. Übliche pflegerische Maßnahmen werden von den Pflegenden nicht mehr ausgeführt, da man sie als Belastung für den Sterbenden ansieht. Eine solche eingeschränkte Sichtweise führt zu einer ebenfalls eingeschränkten Pflege. Sie fördert Sekundärschäden wie Druckgeschwüre.

Wichtig ist, sich zu fragen: Was nützt dem Patienten und womit fügen wir ihm Schaden zu? Gemeinsame Zielvereinbarungen können z. B. verhindern, dass durch regelmäßige Lagerung ein Sterbender einen Dekubitus erleidet. Andererseits resultieren aus dem fortwährenden Drehen zum Schutz vor Wundliegen bei einem Menschen mit Knochenmetastasen massive Schmerzen. In dem Fall würde die Prophylaxe eher schaden als nutzen.

MERKE Sterbende vereinen alle Risikofaktoren für ein Druckgeschwür, oft ist auch bei Durchführung sorgfältiger Prophylaxemaßnahmen ein Dekubitus nicht vermeidbar. ⎯⎯⎯⎯

Veränderung der sensuellen Wahrnehmung
Geschmacks- und Geruchssinn
Die Essgewohnheiten des Sterbenden ändern sich. Das Bedürfnis zu essen und zu trinken, ist meist sehr gering. Er weist es oft ab. Nicht mehr Essen und Trinken zu können, stellt jedoch für manche Patienten, besonders aber die Angehörigen eine unmittelbare Bedrohung für das Leben dar. Zwangsernährung ist unbedingt abzulehnen, die Basisbetreuung in der Sterbephase, die für jeden Menschen gewährleistet sein muss, umfasst nicht die Verpflichtung zur Ernährung, sondern das „Stillen von Hunger und Durst".
Symptome. Oft schmeckt nichts mehr, auch wenn zunächst der Wunsch nach einer bestimmten Speise oder Getränk geäußert wurde. Zunächst wird Flüssiges fester Nahrung vorgezogen. Auf Gerüche, z. B. den Geruch exulzerierender Wunden, können Sterbende sehr sensibel reagieren. Auch kaum wahrnehmbare Speisegerüche oder Duftstoffe können Widerwillen oder Übelkeit hervorrufen.
Pflegerische Interventionen. Trinken kann sich anregend auf die Funktion des Geschmacks- und Geruchssinns auswirken (**Abb. 21.8**). Andererseits kann das Durstgefühl fehlen. Sehr erfrischend wirkt sich eine im Zimmer aufgeschnittene Zitrone aus, der Duft wird meist als angenehm und erfrischend erlebt. Es empfiehlt sich, dass Begleiter sorgfältig beobachten, ob der Patient auf Düfte von Duftlampen oder ätherischen Ölen bei der Körperpflege mit An- oder Ent-

spannung reagiert. Es sollte nur so viel Nahrung gegeben werden, wie der Sterbende will, bei Sondennahrung nur kleine Mengen pro Mahlzeit. Es kann auch angebracht sein, kleine Häppchen der Lieblingsspeise anzubieten, die nach Kauen und Schmecken wieder ausgespuckt werden dürfen.
Anhaltspunkte zur Flüssigkeitsgabe bei Sterbenden. Auch professionelle Betreuer sterbender Menschen sehen vielfach in einer Infusion die Vorstellung, dass sie das wenigste sei, was man für den Kranken tun könne. Und man könne und wolle ja niemanden verdursten lassen.

Doch sollten auch für eine Subkutantherapie (s. S. 658) von Flüssigkeit bei sterbenden Menschen grundsätzliche Überlegungen angestellt werden:
- Wer wünscht die Infusion?
- Warum?
- Was sind die Vorteile und Risiken für den Sterbenden?
- Wann wird die Flüssigkeitszufuhr mit Subkutantherapie in Betracht gezogen?
- Ist die Dehydratation die Folge einer Krise, einer Komplikation (z. B. Diarrhö) oder ist es der Beginn des Sterbeprozesses?

MERKE In der Fachliteratur sind keine schlüssigen Beweise zu finden, dass Menschen in der direkten Sterbephase von einer künstlichen Flüssigkeitszufuhr profitieren (Sitzmann 2007b). ⎯⎯⎯⎯

Mundtrockenheit
Mundtrockenheit kann medikamenteninduziert und/oder durch die typische Mundatmung bedingt auftreten.
Pflegerische Interventionen. Um eine Austrocknung zu verhindern, ist eine sehr kompetente Mundpflege und krea-

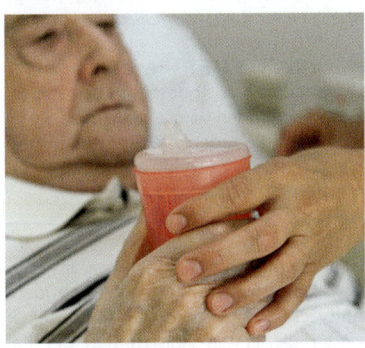

Abb. 21.8 Dem Patienten sollte bis zuletzt immer wieder etwas zu trinken angeboten werden.

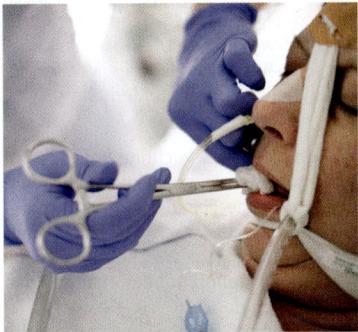

Abb. 21.9 Zur Mundpflege gehört auch eine regelmäßige Inspektion der Mundhöhle.

tive Munderfrischung angebracht. Die Mundpflege ist möglichst nach jeder Mahlzeit sowie nach den Bedürfnissen und Gewohnheiten des Patienten mehrmals täglich durchzuführen (**Abb. 21.9**).

! DEFINITION Mundpflege in den letzten Lebenstagen darf nicht ohne Einverständnis des Sterbenden durchgeführt werden. _____

Bei der Mundpflege steht nicht der zu dokumentierende Befund einer Mundinspektion im Vordergrund, sondern das individuelle Wohlbefinden des Sterbenden. Kaltes Wasser oder stark säurehaltige Obstsäfte können wegen der Kälte oder Geschmacksintensität als zu intensiv erlebt werden. Warmer Tee kann belebend wirken. Kleine mundgerechte Stücke frisches Obst, z. B. ein Stück Apfelsine, Apfel oder gedämpftes Gemüse, wie Fenchel, in eine Mullkompresse eingewickelt, wirken auf die Speichelsekretion belebend. Es muss jedoch darauf geachtet werden, dass die Mullkompresse gut festgehalten wird, damit sich der Sterbende nicht daran verschlucken kann. Evtl. kann das Lieblingsgetränk in Form eines kleinen Eiswürfels angeboten werden (mit etwas geschmacksneutraler Gelatine zwecks gefahrlosen Schluckens), wenn die Kälte toleriert wird.

Sehen
Symptome. Auch die Farbwahrnehmung des sterbenden Menschen wird intensiver. Kunsttherapeuten berichten, dass Farben, die der Gesunde wegen ihrer Zartheit kaum noch sehen kann, vom Sterbenden als unerträglich intensiv erlebt werden.
Pflegerische Interventionen. Blumen und Pflanzen, die der Sterbende ja vielleicht nie wieder in der Natur sehen wird, können erfreuen. Das Fenster, und wenn es auch nur ein Stückchen Himmel oder ein Hausdach zeigt, sollte im Blickfeld des Liegenden sein. Je nach Wunsch können Bilder in der Nähe des Bettes platziert werden, z. B. ein liebgewordenes Gemälde, ein religiöses Motiv oder ein Bild eines geliebten Menschen.

Wärme empfinden
Wärme spielt eine wichtige Rolle, da oft die eigene Wärmeproduktion abnimmt. Eine natürliche Folge des Sterbeprozesses ist, dass der Kreislauf sich immer mehr auf die lebenswichtigen Organe beschränkt. Aufgrund der mangelnden Kreislauffunktion hat der Sterbende – sofern er nicht hohes Fieber hat – kalte Füße und Finger, sein ganzer Körper fühlt sich kühler an. Ist der Mensch von

Wärme umgeben, entwickelt er Vertrauen und fühlt sich geborgen.
Pflegerische Interventionen. Durch eine Einreibung (z. B. mit Lavendelöl), durch Socken oder eine Bettflasche kann der Körper warm gehalten werden. Erstreckt sich die Zentralisation des Kreislaufs über längere Zeit, sorgen ein warmes Fußbad im Bett oder Hand- und Armbäder für eine Durchwärmung des Körpers und können so eine beruhigende Wirkung ausüben. Schwitzt der Patient, ist eine dünne Decke oder ein Leinentuch angenehmer.

PRAXISTIPP Anstelle von kaltem Wasser sollte lieber warmer Tee gegeben werden. Es ist sinnvoll, immer eine Thermoskanne mit warmem Tee auf dem Nachttisch bereit zu haben. ___

Veränderung der sozialen Wahrnehmung
Aufrichtigkeit ist wichtig
Ganz deutlich erleben Schwerkranke und Sterbende unsere Wahrhaftigkeit oder Unwahrhaftigkeit. Aufrichtigkeit ist gefordert, wenn der auf den Tod Zugehende fragt, wie lange er noch zu leben hat oder schildert, wie er sich seine Begleitung vorstellt und welche Wünsche er nach dem Todeseintritt hat.

Die in ein Gespräch einfließende Mitteilung über das bevorstehende Sterben ist für den Todkranken vielfach eine Erlösung. Sicher können Augenblicke danach erschütternd sein, aber es kann auch der Zwang weichen, am Leben festhalten zu müssen. Sorgen erscheinen weniger bedrückend und eine Entspannung kann einsetzen. Oft weiß der Patient auch selbst, dass er dicht vor dem Tode steht: Er ist feinfühliger als in gesunden Tagen und weiß die Zeichen seiner Umgebung auch ohne Worte zu deuten. Seltener durch Worte, viel öfter in Symbol- oder Traumsprache (Sitzmann 1998c), teilt er uns mit, was er über seinen Zustand weiß oder ahnt.

PRAXISTIPP Andeutungen des Patienten zu Todesahnungen mit Redewendungen wie: „Das dürfen Sie jetzt aber nicht denken, Sie werden bestimmt wieder gesund" abzuwehren, machen ihn einsam, da er sich unverstanden fühlt. _____

Hannich (1996) berichtet über das Erleben komatöser Patienten: „Nach dem Aufwachen aus der Bewusstlosigkeit waren die ersten Äußerungen der Patientin zur Pflegeperson: ‚Sie sprachen mit mir. Die anderen, sie dachten, ich

sei dick und hässlich. Dass ich tot sei. Nicht hören könnte. Nicht Sie. Sie sprachen und ich hörte.'"

Das Gespräch mit sterbenden Menschen muss geübt werden. Unsere eigenen Gedanken und Vorstellungen dürfen das Gehörte nicht prägen. Wir sollen nicht über und für den Sterbenden denken, sondern mit ihm. Keiner außer dem Sterbenden kann wirklich wissen, wie er sich fühlt.

Hör- und Wortsinn
Die „Sprache der Sterbenden" umfasst eine Vielzahl verbaler und nonverbaler Kommunikationsformen. Hierzu ist weniger die bestimmte Technik einer Gesprächsmethode erforderlich als vielmehr aktives Zuhören zu üben.
Pflegerische Interventionen. Eine Voraussetzung besteht in der Fähigkeit zum Schweigen, in unserer kommunikativen Welt eine schwer auszuhaltende Form zwischenmenschlicher Verständigung. Zuhören, Anhören, Hinhören ist aufmerksame Anteilnahme. Im Gespräch sollte die Pflegende mit eigenen Worten wiedergeben, was sie vom anderen gehört hat und somit noch einmal aussprechen, was der andere meint (Spiegelung). Wer über das Sterben, den Lebensinhalt und Lebenssinn nichts sagen kann, sollte es auch nicht tun.

PRAXISTIPP Zur nonverbalen Kommunikation gehört ein Kontakt, der die unmittelbare Nähe zum Sterbenden erfordert, keinesfalls sollte man an der Tür stehen – mit der Klinke in der Hand – oder am Fußende des Bettes. _____

Meist wird der Grad der Ansprechbarkeit auf äußere Reize als Hinweis für die Bewusstseinslage des Patienten genommen. Wir dürfen auf keinen Fall aus der Tatsache, dass er nicht „reagiert" schließen, er könne nichts mehr wahrnehmen. Er nimmt mehr wahr, als wir von außen vermuten. Insbesondere hören sehr schwache und bewusstseinseingeschränkte Menschen durchaus länger, als es ihnen gelingt zu sprechen. Flüstern in seiner Umgebung lässt den Sterbenden sich ausgeschlossen fühlen.

➤ MERKE Der Hörsinn des Sterbenden ist meist sehr fein ausgeprägt, er ist der letzte Sinn, der schwindet. ___

Bewusstsein und Orientierung
Der sterbende Mensch verliert das Zeitgefühl und den Bezug zur Realität, schläft tagsüber und ist nachts wach, erkennt anwesende Personen evtl. nicht

mehr. Die Augen sind ganz oder halb ge-schlossen und die Hände tasten unruhig über die Bettdecke. Er zupft an den Bett-tüchern, macht ziellose Armbewegun-gen, schüttelt die Finger ohne ersichtli-chen Grund usw.

PRAXISTIPP Für Sie oder die Angehörigen als Begleiter sind Phasen der Erholung wichtig. Als Sterbebegleiter kommen wir an die Grenzen der Belast-barkeit. Sie sollten das Zimmer immer wieder verlassen, um Kraft zu sammeln und sich mit anderen auszutauschen.

Bewusstseinseintrübung. Obwohl man-che Sterbende bis zuletzt wach und ori-entiert bleiben, ist doch oft durch Or-ganversagen ein Eintrüben des Be-wusstseins bis zum Koma zu beobach-ten. Der Patient

- kann sich nicht mehr so lange kon-zentrieren,
- wirkt schläfrig, dann wieder beson-ders leicht irritierbar,
- schläft viel; die letzte Zeit vor dem Tode gleicht einem tiefschlaf- oder ohnmachtsähnlichen Zustand.

Das Stadium der Bewusstseinseintrü-bung schwankt erheblich: Menschen, die schon seit Tagen im Koma liegen, werden in seltenen Fällen sogar noch einmal wach und sind fähig, noch ein paar Worte zu sagen. Manche Demenz-kranke werden Tage oder Stunden vor dem Sterben auffallend klar. Bei zu-nehmender Bewusstseinstrübung wirkt der Sterbende dann wie im Tiefschlaf. Es gelingt immer weniger, ihn aufzu-wecken, bis er schließlich im Koma liegt, also nicht mehr aufzuwecken ist.

MERKE Bewusstlose Menschen sollen mit dem Respekt behandelt wer-den, der ihnen auch im Wachen ge-schuldet wird (Artikel 1 GG „Die Würde des Menschen ist unantastbar").

Pflegerische Interventionen. Wenn Pfle-gende, Angehörige, Freunde und Nach-barn ruhig am Bett des Sterbenden sit-zen, vermitteln sie ihm, dass er nicht al-lein ist (**Abb. 21.10**). Das wirkt beruhi-gend. Starke Unruhe ist evtl. dadurch be-dingt, dass der Sterbende nicht gut liegt, Blase oder Darm entleeren möchte, aber zu schwach ist oder sich schämt, das auszusprechen.

PRAXISTIPP Kann niemand längerfristig bei dem Sterbenden blei-ben, versuchen Sie immer wieder, auch kurzfristig, Signale Ihrer Begleitung zu geben. Halten Sie ihm die Hand, spre-

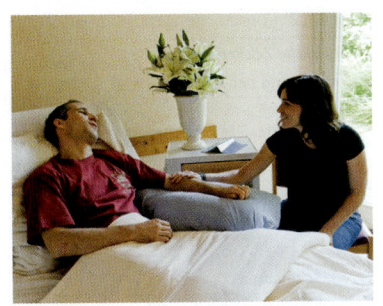

Abb. 21.10 Angehörigen sollte ein Kontakt in un-mittelbarer Nähe zum Patienten ermöglicht wer-den, auch wenn das einige Umräumarbeiten erfor-dert.

chen Sie ihn an, auch wenn Sie keine wahrnehmbare Reaktion erleben. Das bedarf Mut, vielleicht haben Sie das Ge-fühl: „Es missfällt mir, so gesehen zu werden – am Bett sitzend, Hände hal-tend." Bedenken Sie, was für Sie selbst beim eigenen Sterben wichtig wäre (Löser 1982).

Die Pflegende kann Nähe zum Sterben-den aufbauen, indem sie sich fragt: „Wer ist er?" „Wo ist er?" „Was will er?" Oder noch konkreter: „Was ist seine Frage?" „Was beschäftigt ihn?"

MERKE Was sich in der letzten Lebensphase des sterbenden Menschen um ihn ereignet, kann sich für den Be-gleiter entweder als belastendes und oft schwer zu überwindendes Trauma ma-nifestieren oder als heilende Quelle für den anschließenden Trauerprozess ent-wickeln (Knipping 2007).

21.5.3 Phasen des Sterbens

Jeder Mensch durchläuft den letzten Ab-schnitt seines Lebens auf seine eigene Weise. Dennoch lassen sich aufgrund vieler Gespräche mit Sterbenden typi-sche Abfolgen erkennen. Menschliche Reaktionen auf Leiden sind sehr ähnlich und in der Grundsicherheit erschütternd. Elisabeth Kübler-Ross hat als Erste die Phasen des Sterbens erforscht. Sie be-obachtete, dass sich die Gemütsverfas-sung Sterbender schrittweise ändert und dabei typische Stadien durchläuft.

Der psychische Sterbeprozess vollzieht sich nach Elisabeth Kübler-Ross (2011) in 5 Phasen, auf die Pflegende auf unter-schiedliche Weise reagieren können (**Tab. 21.1**).

MERKE Das Phasenmodell des Sterbens darf keineswegs als starre Ab-folge von Phasen verstanden werden. Die Individualität des Menschen ist in seiner letzten Lebensphase besonders ausgeprägt. Die Phasen können sich wiederholen und überschneiden.

Tab. 21.1 *Phasen des Sterbeprozesses und mögliche Verhaltensweisen.*

Kennzeichen	Was kann man als Begleiter tun?
1. Phase: Nicht-wahrhaben-Wollen	
Hoffnung auf Genesung und Angst streiten vor dem Sterben miteinander	→ Verhalten des Patienten akzeptieren und Reaktionen aushalten → sprechen lassen und zuhören, Rückfragen stellen, jedoch niemals sagen: „Reißen Sie sich zusammen!"
2. Phase: Zorn, Auflehnung, Depression, Protest	
dies zeigt sich u. a. in aggressiven Verhaltenswei-sen gegenüber Angehörigen und Helfern	→ ruhig bleiben und nicht gereizt reagieren; die Reaktion des Sterbenden ist nicht gegen eine bestimmte Person gerichtet
3. Phase: Verhandeln mit dem Schicksal	
vorübergehende Besserung oder Verlangsamung des Krankheitsverlaufs werden dazu benutzt, Pläne zu machen und versucht, durch Hilfe von hochspezialisierten Fachärzten, religiösen Gelüb-den u. a. dem drohenden Schicksal zu entrinnen oder diesem hinauszuzögern	→ Hoffnung zubilligen, aber: keine Illusionen unterstützen
4. Phase: Depression	
nach Enttäuschung der Hoffnung folgt oft eine schwere Depression mit Traurigkeit, Vereinsa-mung und großem Bedürfnis nach Kontakt und Nähe eines verständnisvollen Menschen	→ dem Sterbenden das Recht auf Traurigkeit zugestehen; Zeichen der Trauer zulassen (z. B. Tränen des Sterbenden) → mit beruhigendem Auftreten unterstützen
5. Phase: innere Ruhe	
oft kommt es dazu, dass der Sterbende zur inne-ren Ruhe findet, den Tod annimmt und die un-abwendbare Realität bejaht	→ letzte Wünsche und Anweisungen des Sterbenden schriftlich festhalten → in Kontakt zum Sterbenden bleiben, z. B. indem man seine Hand hält, bei ihm bleibt

21.5.4 Körperliche Symptome des Sterbens

Die körperlichen Symptome des Sterbens sind sehr vielfältig. Die Agonie als Multiorganversagen wird als „Schwerstarbeit" empfunden, die Symptome können sich ständig ändern (**Tab. 21.2**).

> ❗ **DEFINITION** Als **Agonie** (griech. „Qual, Kampf") wird ein sich über wenige Minuten bis hin zu mehreren Stunden erstreckender Todeskampf bezeichnet. Er ist begleitet von Erscheinungen, die das allmähliche Erlöschen der Nerventätigkeit anzeigen und dem unmittelbaren Todeseintritt vorausgehen. ──────────

Anhaltspunkte zur Rasselatmung

Die geräuschvolle Rasselatmung in den letzten Lebenstagen oder -stunden kann für die Angehörigen und Pflegenden eine schwere Belastung darstellen. Oft wird berichtet, dass es ihnen nur schwer gelingt, die geräuschvolle, rasselnde Atmung des Sterbenden zu vergessen. Sprachlich problematisch ist zudem die Verwendung von Begriffen wie „Todesrasseln" oder „terminales Rasseln", denn es ist die Atmung, die sich rasselnd anhört. Nicht der Sterbende „rasselt" in seiner letzten Lebensphase (Knipping 2007).

> 👋 **PRAXISTIPP** Eine wesentliche pflegerische Aufgabe ist es, Angehörigen die körperliche Veränderung zu erläutern. Es soll auch versucht werden, ihnen die Angst zu nehmen, dass der ihnen Nahestehende „qualvoll erstickt" sei. ──

Pflegerische Interventionen. Die pathophysiologische Begründung der Rasselatmung liegt im Unvermögen des Patienten, in den letzten Lebenstagen das produzierte Atemwegssekret oder den sich ansammelnden Speichel wie üblich zu schlucken oder abzuhusten. Neben einer positionsverändernden Lagerung, z. B. einer leichten Oberkörperhochlagerung mit unterstützten Armen und leicht abgesenktem Fußende, kann eine Medikamentengabe erwogen werden. Hilfreich sind evtl. Diuretika oder eine die bronchiale Schleim- und Sekretproduktion reduzierende Anticholinergikagabe, z. B. Buscopan. Die Applikation von Sauerstoff erscheint hier nicht angebracht. Psychologisch entlastend kann ein in niedriger Drehzahl eingestellter (Hand-)Ventilator wirken sowie ein möglichst weit geöffnetes Fenster mit frischer Luft. Nur wenn unvermeidlich ist bei Behinderung der Atmung das Absau-

gen des Mundes und des oberen Atemtraktes angebracht. Tieferes endotracheales Absaugen erhöht das Leid des Sterbenden durch die Reizungen und evtl. Verletzung der Schleimhaut sowie weiterer Anregung der Schleimproduktion.

Anhaltspunkte zur Dyspnoe

Atemnot in der Sterbephase kann sehr vielschichtig begründet sein. Wichtig ist hier, rechtzeitig und differenziert zu erfassen, ob pathophysiologische Ursachen medizinischer Komplikationen vor-

liegen (z. B. Pneumonie, Sepsis, Pleuraerguss, Herzinsuffizienz) oder im Zusammenhang mit Angst, Trauer, Unruhe oder Panik stehen.

Pflegerische Interventionen. Die patientengemäße Reaktion auf eine beobachtete Dyspnoe in der Sterbephase ist nicht automatisch Sauerstoffgabe. Sauerstoff sollte als Medikament betrachtet werden, das nur bei entsprechender Indikation eingesetzt wird (Simon, Müller-Busch 2011)). Vielfach ist zur Behandlung einer Dyspnoe in der Sterbe-

Tab. 21.2 Körperliche Symptome als Zeichen des nahenden Todes (nach Sitzmann 1996).

Körperliche Zeichen	Mögliche pflegerische Interventionen
Veränderung der Atmung	
→ Tachypnoe → erschwertes Atmen (schnappend, rasselnd, brodelnd, keuchend) → lange Atempausen zwischen den Atemzügen → Unruhe und Angst im Todeskampf (evtl. Schreien, Fluchen, lautes Beten)	→ Lagerungshilfe: Kopf und Oberkörper erhöht, evtl. leicht sitzende Lagerung → Hinweise zur Rasselatmung → zur evtl. Sauerstoffgabe bei Dyspnoe → ruhiges Dabeisein, trotzdem sollte der Sterbebegleiter das Sterbezimmer immer wieder einmal verlassen, andere Pflegende können Hilfe anbieten
evtl. Schmerzen	
→ schmerzverzerrtes Gesicht → Tränen	→ ärztliches Konsil bzgl. Schmerzmedikation initiieren → Lagerungshilfen → äußere Anwendungen (z. B. rhythmische Massage, Reflexzonenmassage)
reduzierte Körpertemperatur	
→ weiße, kalte Extremitäten	→ warm halten durch Socken → leichte wärmende Einreibung der Extremitäten mit ätherischem Öl → vom Patienten entfernt liegende Wärmflasche (um Verbrennung zu vermeiden!)
Blutdruck und Puls	
→ Blutdruckabfall → schneller, schwacher, unrhythmischer Puls → blau marmorierte Hände und Füße → Ödeme	
Orientierung	
→ Augen halb oder ganz offen (Pupillen reagieren schwächer auf Lichteinfall) → Patient fixiert anscheinend nicht mehr (schaut in eine andere Welt?)	→ Licht wurde bereits früher gedämpft → der Patient sollte möglichst einen Blick nach draußen haben
Bewusstsein	
→ zunehmende Bewusstseinseintrübung → Sterbender wird teilnahmsloser → starre Mimik → evtl. Koma (mit oft ausgesprochen aktivem Gehörsinn)	→ Patienten trotz Bewusstlosigkeit in ruhiges Gespräch einbeziehen → ihn ansprechen und Angehörige informieren, dass sensible Wahrnehmung möglich ist
Schleimhaut	
→ trockener, offener Mund → evtl. schmerzend	→ Lippen und Mundschleimhaut immer wieder mit Tee befeuchten → meist benötigt der Mensch kein Trinken mehr
Haut	
→ kalter Schweiß → Totenflecken (dunklere Verfärbung der aufliegenden Seite des Körpers sowie an Füßen, Knie und Händen) → weiße Nasenspitze → blasse oder bläuliche Haut im Gesicht, eingefallenes Gesicht („das Gesicht tritt zurück")	→ Schweiß mit feuchtem Tuch abwischen

Tab. 21.3 *Sichere und unsichere Todeszeichen.*

sichere Todeszeichen	unsichere Todeszeichen
frühe Veränderungen:	→ Atemstillstand
→ Leichen- oder Totenflecken (Livores):	→ Pulslosigkeit
▪ Aussehen: blassrote, später dunkelrote bis blaugraue Verfärbungen an den tiefer liegenden Stellen des Körpers	→ keine Herztöne mehr zu hören
▪ Beginn: zunächst hinter den Ohren, am Hals und am Nacken, später auf der ganzen Unterseite des Toten	→ Bewusstlosigkeit
▪ Auftreten: bereits während des Todeskampfes; in jedem Fall treten sie 20 Min. bis 1 Std. nach Eintritt des Todes auf	→ Körper kühlt spürbar auf die Umgebungstemperatur ab (Körperoberfläche innerhalb 6 – 12 Stunden, an Händen und Gesicht schneller)
→ Totenstarre (Rigor mortis)	→ Hautblässe
▪ Beginn: bei Wärme früher (ca. 2 – 3 Stunden nach dem Tod), bei kühlerer Umgebung später	→ komplette Lähmung aller Muskeln mit fehlendem Lidschlag
▪ Auftreten: zunächst sind die Muskeln des Unterkiefers, der Gelenke, des Nackens davon betroffen; nach 2 – 3 Tagen löst sie sich wieder in der gleichen Reihenfolge	→ Kornea (Augenhornhaut) wird trüb: Austrocknungserscheinung
späte Veränderungen:	
→ Verwesungsgeruch	
▪ Auftreten: abhängig von Umgebung, Luftfeuchtigkeit, Temperatur	

phase ärztlich verordnetes Morphin das wichtigste und wirksamste Medikament. Es wird damit eine Toleranzerhöhung des Atemzentrums beim Anstieg des arteriellen CO_2-Partialdruckes erreicht. Durch Abnahme der Atemfrequenz kommt es zu einer verbesserten Ausnutzung (Ökonomisierung) der angestrengten Atmung.

Der Tod

Als klinischer Tod wird der völlige Kreislaufstillstand mit Fehlen von Puls, Herzaktion und Atmung erlebt, nach etwa 20 Sekunden schwinden Hörvermögen und Bewusstsein (**Tab. 21.3**). Nach wenigen Minuten kommt es zur Lähmung, der Sterbende lässt die Hand los, sie kann aber noch zucken. Der klinisch Tote ist für einige Minuten durch Reanimation wiederbelebungsfähig (Wiederbelebungszeit). In dieser Reanimationszeit sind Nahtoderlebnisse und Tastempfindungen möglich. Danach führt der durch den Kreislaufstillstand hervorgerufenen Sauerstoffmangel (Hypoxie in den Geweben des Körpers) unweigerlich zu irreversiblen Schäden.

21.5.5 Grenzbereiche Sterben und Tod

Das Thema „Sterben" wirft einige Fragen auf, die sehr persönlich geprägt sind und dennoch gesellschaftlich diskutiert werden. Dazu gehören Nahtoderfahrung, Auseinandersetzung mit Sterbehilfe (Euthanasie), Hirntod und Organtransplantation.

Nahtoderfahrung

Nahtoderlebnisse schildern Menschen, die ganz nah an der Schwelle des Todes

gestanden haben, also für begrenzte Zeit für klinisch tot befunden wurden, einen Herzstillstand erlitten haben und erfolgreich reanimiert wurden, z. B. während einer Operation, nach einem Verkehrsunfall oder in einem Zustand kurz vor dem Ertrinken (van Lommel 2001). Sie berichten von Momenten, in denen sich das Bewusstsein aus dem Körper gelöst hat. Menschen mit Nahtoderlebnissen schildern entweder positive Erlebnisse, die Trennung vom Körper, ein helles Licht am Ende eines Tunnels, ein Gefühl von Freude und Hoffnung, die Rückschau auf ihr Leben oder seltener negative Erfahrungen wie sehr unangenehme und Höllenerfahrungen.

FALLBEISPIEL Die Neurologin Frauke Brunner, damals 61, schildert, wie sie von einer Lawine verschüttet wurde. Nach eineinhalb Stunden konnte sie lebend geborgen werden. Sie war Teilnehmerin einer Skitour. Bei dem Unglück verloren neun Menschen ihr Leben... (Beglau 2008).

„Es kam ein Riesenbett von der Seite, ein ganz weiches Bett, so weich wie mein Federbett nicht weich ist...

Meine Position kannte ich. Dass da unten unten und dort oben oben war... Und ich wunderte mich, wie viel Licht durchging. Im Nachgespräch hat's dann geheißen, du warst scheintot, weil die Scheintoten haben Helligkeitserlebnisse."

Wie tief waren Sie unten?

„2,5 Meter"

In dieser Tiefe ist es doch vollkommen dunkel.

„Mir kam es eben nicht so vor..." Haben Sie irgendwelche Geräusche im Schnee wahrgenommen?

„Es war mäuschenstill, da ist rein gar nichts... Es ist in der Ewigkeit nichts... Die Überlebenschance bei neunzig Minuten unter Schnee ist schon sehr gering, ist nur noch zwanzig Prozent. Und zwei Stunden überleben kaum Leute...

Ich geh nicht mehr gern in die Berge, wenn alles ganz weiß in weiß ist..., das erinnert an die Verschüttung... Das hat mit dem Weißen, mit der Todesnähe zu tun. Das macht mir Angst."

Als Auswirkung lässt sich nach Nahtoderfahrungen häufig eine starke Veränderung der Lebensgestaltung beobachten. Die Medizinerin Elisabeth Kübler-Ross veröffentlichte in ihrem Buch „Interviews mit Sterbenden" 1969 erstmals solche Berichte. Dazu stellen sich die folgenden Fragen:

- Wann beginnt eigentlich der Tod?
- Was ist der Tod?
- Kann man den Tod klar definieren in dem Sinne, hier ist eine Grenze, und wer die überschritten hat, der kommt nicht wieder?
- Kann man sich die Grenze zwischen Leben und Tod eher fließend vorstellen?
- Was passiert mit den Menschen, mit ihren Seelen und mit dem Ich nach dem Tod?

Die Antworten auf diese Fragen werden natürlich sehr unterschiedlich ausfallen, je nach religiöser Orientierung oder je nachdem, welche Lebensphilosophie ein Mensch vertritt.

PRAXISTIPP Wichtig ist, dass wir Pflegende uns mit solchen Erfahrungen auseinandersetzen und dass Menschen darüber berichten dürfen, damit sie mit dieser emotionalen Erfahrung zurechtkommen können; sie können darin Beruhigung und Frieden finden.

Auseinandersetzung mit Sterbehilfe (Euthanasie)

Pflegende sind mit der Debatte über Sterbehilfe oder Euthanasie konfrontiert, denn pflegerisches Handeln ist in gesellschaftliche Werthaltungen eingebunden. Meist werden dabei Begrifflichkeiten vermischt und ohne Klarheit gebraucht. Wichtiges Kriterium zur Unterscheidung ist das Motiv des Handelnden.

DEFINITION Unter **Sterbebegleitung** (Sterbebeistand) versteht man die bestmögliche Hilfestellung beim Sterben. Sie ist eine kontinuierliche Be-

Tab. 21.4 Euthanasieauffassungen (nach Sitzmann 1986, Simon 2007).

1. Aktive Sterbehilfe (Tötung auf Verlangen*)	
Definition: Bewusstes, aktives Eingreifen zur Beendigung des Lebens. Ziel der Handlung ist Lebensverkürzung durch Tötung des Patienten.	

Motiv	→ **Mitleid:** oft erleben Angehörige in hilfloser, unfähiger Weise das Ringen eines Menschen mit dem Tod. Mit dem Mitleid wird häufig nicht das Leid des anderen gemeint, sondern unser eigenes Leiden.
	→ **Würdeverlust:** „unwürdiges Hängen an Schläuchen und Apparaten"
	→ **ökonomischer Druck:** verbreiteter gesellschaftlicher Konsens zur Einschränkung lebenserhaltender Therapien ab einem bestimmten Alter (Rationierung)
	→ **gesellschaftlicher Druck:** dauernde politische Fixierung auf Alterspyramide mit resultierender Kostenbelastung
	→ **Leiden beenden wollen:**
	   ▪ mit Zustimmung (Patient verlangt Tod durch Dritten): verboten
	   ▪ ohne Zustimmung: verboten

Problem	→ unwiderruflich → Missbrauchsgefahr (Tötung nicht entscheidungsfähiger Personen) → Tötung nicht immer ohne Komplikationen (verlängerter Todeskampf, Wiedererwachen, Muskelkrämpfe, Erbrechen)
2. Indirekte Sterbehilfe (Sterbebegleitung und Therapien am Lebensende*)	
Definition: Im Ausnahmefall unbeabsichtigte, aber als unvermeidliche Nebenfolge in Kauf genommene Beschleunigung des Todeseintrittes durch medikamentöse Therapie (meist Schmerzbehandlung oder palliative Sedierung).	

Motiv	→ durch Medikamente Leiden lindern
	→ früherer Todeseintritt:
	   ▪ mit Zustimmung: erlaubt
	   ▪ ohne Zustimmung: unzulässig

Problem	→ Missbrauchsgefahr und Grauzone
Konsequenz	→ nicht ohne Begleitung des Sterbenden sowie palliativmedizinische und -pflegerische Versorgung (Palliativ Care)
3. Passive Sterbehilfe (Sterbenlassen*)	
Definition: Verzicht auf technisch mögliche Lebens- und Leidensverlängerung.	

Motiv	→ Sterben wird als natürlicher Prozess zugelassen
	   ▪ mit Zustimmung: erlaubt
	   ▪ ohne Zustimmung: unzulässig

Problem	→ Missbrauchsgefahr
Konsequenz	→ nicht ohne Begleitung des Sterbenden und palliativmedizinische und -pflegerische Versorgung (Palliative Care)
4. Beihilfe zum Suizid	
Definition: Hilfe zur Selbsttötung, z. B. durch Bereitstellen entsprechender Medikamente. Eigentliche Tötungshandlung erfolgt durch den Patienten selbst.	
Motiv	→ einer anderen Person helfen, physisches und/oder psychisches Leid durch Tod zu beenden ▪ mit Zustimmung: strafrechtlicher Grenzfall
Problem	→ Selbstbestimmung des Patienten vs. Verpflichtung des Pflegenden, Arztes u. a. zum gesundheitlichen Wohl des Patienten (Garantenpflicht) → die überwiegende Zahl ehemaliger Suizidanten sind froh, die Tat überlebt zu haben
Konsequenz	→ bessere Betreuung gefährdeter Menschen, insbesondere Menschen ab 65 Jahren, z. B. durch Hilfestellung bei der Bewältigung der Lebenskrise

*Vorschläge des Nationalen Ethikrates für eine alternative Terminologie (Müller-Busch et al 2007)

---

gleitung des Sterbenden, die über Wochen und Monate dauern kann. Demgegenüber ist deutlich der Begriff Sterbehilfe (*Tab. 21.4*) abzugrenzen. _____

Patiententötungen. Von diesen Fällen der individuellen Sterbehilfe bzw. Tötungen müssen die durchgeführten Tötungen von Patienten durch Pflegende und Ärzte unterschieden werden, die sich auf „Sterbehilfe" als Entschuldigungsgrund berufen haben (Sitzmann 1986). Hier wurden vielfach im juristischen Sinne niedere Beweggründe als Motiv der Handlungen in Betracht gezogen.

❗ **DEFINITION** Der heute in Deutschland gebräuchliche Ausdruck der Sterbehilfe leitet sich ursprünglich her aus dem Wort **Euthanasie** (aus dem altgriechischen: „eu" = schön, angenehm; „tha-

natos" = Tod). Man verstand darunter einen leichten Tod ohne große Schmerzen, ohne verzweifelten Todeskampf, also eine würdige Bewältigung des Sterbens. Der Begriff Euthanasie ist in Deutschland, bedingt durch die missbräuchliche Nutzung in der NS-Zeit für das Tötungsprogramm Behinderter und Kranker, negativ belegt und durch den Begriff der Sterbehilfe ersetzt worden. _____

Hirntod und Organtransplantation
Die Möglichkeiten der Transplantationsmedizin eröffnet vielen Schwerkranken neue Perspektiven. Um Organe zu transplantieren, kann ein Sterbender nach schwerer Hirnschädigung (z. B. durch Schlaganfall, Vergiftung, Unfall) zum „Hirntoten" erklärt werden. Neben der Lebendspende können Organe hirntot erklärter Menschen das Leben anderer

retten. Der Begriff „Hirntod" wurde nach den weltweit ersten Herztransplantationen 1968 formuliert.

❗ **DEFINITION** Der **Hirntod** wird entsprechend naturwissenschaftlich-medizinischer Kriterien definiert als der vollständige und irreversible Ausfall aller Hirnfunktionen bei noch aufrechterhaltener Kreislauffunktion im übrigen Körper, d. h. das Herz schlägt noch. Dabei wird der Patient kontrolliert beatmet. Der Tod wird nach Prüfung einer Reihe neurologisch-klinischer und apparativer Untersuchungen festgestellt. _____

Hoffnung der Kranken. Tausende von Menschen stehen auf den Wartelisten der Transplantationszentren und hoffen auf ein neues Organ, das ihnen das Weiterleben mit neuer Lebensqualität ermöglichen soll.

Problem aus Sicht der Gesunden. Vielen Menschen fällt es schwer, sich zu Lebzeiten mit dem Thema Organspende und damit auch mit dem eigenen Tod auseinanderzusetzen. Hilfreich wäre es, wenn jeder das Selbstbestimmungsrecht für oder gegen die Organspende in Anspruch nehmen würde und seine Entscheidung kundtut. Wer diese Entscheidung für sich selbst trifft, erspart Angehörigen und Mitarbeitern des Krankenhauses erhebliche Belastungen.

FALLBEISPIEL In diesem Zusammenhang wird häufig der Fall des „Erlanger Babys" zitiert, in dem bei einer in der 15. Woche schwangeren Frau 1992 nach Hirntod noch nach 5 Wochen das normale Wachstum des Fetus wahrgenommen wurde. Eine Infektion führte zum Ende der Schwangerschaft und Einstellen lebenserhaltender Therapien. Bereits 1991 wurde eine 33-jährige Patientin mit der gleichen Symptomatik in der Filderklinik (Bavastro 1994) behandelt. Sie war bei ihrem Zusammenbrechen aus nicht geklärter Ursache in einer Stuttgarter Parkanlage in der 17. Woche schwanger. Nach 84 Behandlungstagen wurde die hirntot erklärte Mutter von ihrem Kind in der 29. Schwangerschaftswoche wegen Uteruskontraktionen durch Kaiserschnitt entbunden. Es entwickelte sich vollkommen normal. Die Frau überlebte noch 2 Tage und starb im Beisein ihres Mannes. Der Ehemann bekräftigte während der gesamten intensivmedizinischen Behandlung den Wunsch, dass die Schwangerschaft weitergeführt werden solle.

Probleme aus Sicht der Pflegenden. Für Pflegende ist es oft schwer, hirntote Patienten zu pflegen, bis die Organe entnommen werden. Sie pflegen den Körper, der mithilfe des Beatmungsgerätes weiter atmet, leeren Urinbeutel und infundieren Flüssigkeit. Reize beim Absaugen oder bei der Mundpflege können Hirnstammreflexe des Patienten auslösen, er gähnt – und wirkt so lebendig. Sie ertappen sich dabei, dass sie den Patienten weiter informieren, ihn ansprechen – aber hört er diese Worte? Ist er wirklich tot oder ist noch etwas von ihm da? Wenn man einen hirntoten Patienten pflegt, ist es wichtig, sich mit diesen Fragen auseinanderzusetzen (Kuhlmann 2001).

21.5.6 Bedeutung und Bräuche in verschiedenen Konfessionen

Die Nähe des Todes ist für viele Menschen, jedoch keineswegs für alle, der Moment, über religiöse Themen zu sprechen. Vielen Menschen ist es wichtig, ihre religiösen Übungen zu praktizieren oder religiöse Vorschriften einzuhalten.

PRAXISTIPP Religiöse Symbole wie Kreuz oder Rosenkranz und religiöse Rituale wie Krankensalbung und Kommunion dürfen dem Sterbenden nicht aufgedrängt werden, spenden aber Gläubigen Trost. ────

Nachfolgend werden Beispiele für die Gestaltung religiöser Praxis in der Sterbebegleitung geschildert.

Römisch-katholische Kirche

Was bedeutet der Tod? Nach der Auferstehung wird der Mensch in einen neuen, heilen Menschen, zu neuem Leben in Vollendung, Unverweslichkeit, Kraft, Freude und Gemeinschaft verwandelt (1. Kor. 15,42 – 43) „Er, Christus, wird unseren hinfälligen Leib seinem verherrlichten Leibe gleich gestalten" (Phil. 3,21).

Religiöse Vorschriften/Bräuche. Auf Wunsch sollen ernstlich Kranke die Krankensalbung erhalten (Kranken- und Heilsakrament). Erhofft wird, dass sich die geistige innere Erneuerung (zum Ritus der Krankensalbung gehört auch die Vergebung von Schuld) durch innere Ruhe und Gelassenheit positiv auf das Gesamtbefinden auswirkt. Beichtgespräch und/oder Kommunion im Angesicht des Todes gelten als Wegzehrung (Sterbesakrament). Bei Neugeborenen kann in Lebensgefahr jeder die Nottaufe übernehmen.

Anforderungen an die Pflege. Der Seelsorger sollte möglichst frühzeitig benachrichtigt und Patienten und Angehörigen vorgestellt werden. Nach Eintritt des Todes sollte der Seelsorger nur nach Absprache mit den Angehörigen gerufen werden.

Gebete. Die wichtigsten Gebete sind in der Bibel enthalten. Weiteres findet sich im katholischen Gebet- und Gesangbuch „Gotteslob".

Protestantische Kirche

Was bedeutet der Tod? Die Haltung zum Tod ist stark durch die persönliche Einstellung geprägt. Nach dem Tod wird der Mensch auferweckt (Jüngstes Gericht). Gott wird durch den Tod hindurch das, was er selbst schon im irdischen Leben geschaffen hat, vollenden, d. h. den Toten selbst zur Vollendung führen. Das

Wichtigste wird die volle Gemeinschaft mit Gott sein „...ihn sehen, wie er ist" (1. Joh. 3,2).

Religiöse Vorschriften/Bräuche. Im Protestantismus werden Rituale jedweder Art abgelehnt, wobei die Haltung dazu gespalten ist. Auf Wunsch feiert der Pfarrer das Abendmahl mit dem Sterbenden, das den Charakter eines Geleits zum Sterben bekommen kann.

Anforderungen an die Pflege. Menschliche Anteilnahme und Nähe stehen im Vordergrund der Pflege. Es sollte entsprechend der Bedürfnisse des Sterbenden gehandelt werden. Evtl. können dem Sterbenden vertraute Bibelabschnitte oder Kirchenlieder vorgelesen oder vorgesungen werden: z. B. Psalm 23 („Der Herr ist mein Hirte" in verschiedenen Übersetzungsvarianten: http://de.wikipedia.org/wiki/Psalm_23), das Lied „So nimm denn meine Hände", das Glaubensbekenntnis oder das „Vater unser". Nach dem Tod sollen Angehörige im Sterbezimmer Abschied nehmen können. Falls die Angehörigen es wünschen, Verbindung zum Gemeindepfarrer ermöglichen, um Bestattung besprechen zu können.

Gebete. Die wichtigsten Gebete sind in der Bibel und im Evangelischen Gesangbuch enthalten.

Orthodoxe Kirche

Dazu gehören die russisch-, griechisch-, serbisch-, syrisch-, orientalisch- und koptisch-orthodoxe Kirche. Sie sind einig im Glauben, dass Christus Gott und Erlöser ist. Die kirchliche Lehre fußt auf Bibel und Tradition. Zur Lehre der römisch-katholischen Kirche bestehen Unterschiede. Bilder (Ikonen) sind irdische Verkörperungen der himmlischen Welt. Wichtigstes Buch ist die Bibel.

Religiöse Vorschriften/Bräuche. Der orthodoxe Glaube verpflichtet zu engem familiären Zusammenhalt. Das hat zur Folge, dass Angehörige z. B. selbst die Körperpflege ausführen oder das Essen reichen wollen.

Anforderungen an die Pflege. Angehörige und ggf. die Glaubensgemeinschaft sollten verständigt werden. Ein Priester wird gerufen, um zu beichten, die Krankensalbung und die Kommunion zu erhalten. Das Aufstellen einer Ikone spendet Trost. Nach Eintritt des Todes Seelsorger nach Absprache mit den Angehörigen rufen.

Gebete. Gebete sind unter http://www.bulgarische-kirche.de/index.php?option=com_content&task=view&id=17&Itemid=31 zu finden (Zugriff 26. 7. 2011).

Zeugen Jehovas

Was bedeutet der Tod? Gottes Wort lehrt, dass wir selbst, mit all unseren physischen und geistigen Fähigkeiten die Seele sind. Die Seele des Menschen lebt nach seinem Tod nicht weiter. Aufgrund der Hoffnung auf eine Auferstehung ist Trost gegeben. Wichtigstes Buch ist die Bibel.

Religiöse Vorschriften/Bräuche. Für einen im Sterben Liegenden bedarf es keinerlei Zeremonien. Meist wird seelischer Beistand im Familien- und Freundeskreis gewünscht. Der Glaube an die Auferstehung ist die tragende Kraft in der Sterbestunde.

Anforderungen an die Pflege. Zeugen Jehovas erwarten, dass auch im Sterben ihr Glaube respektiert wird. Die Organentnahme wird abgelehnt, nur eine fremdblutfreie Therapie wird akzeptiert. Kinder, denen gegen den Willen ihrer Eltern Bluttransfusionen verabreicht wurden, erfahren Trost und Zuwendung innerhalb ihrer Familie und in der Glaubensgemeinschaft. Besuche von Geistlichen anderer Religionsgemeinschaften werden nicht gewünscht.

Maßnahmen nach Eintritt des Todes. Die Glaubens- und Gewissensfreiheit nach Art. 4 GG ist von großer Bedeutung, Zeugen Jehovas fordern die Unversehrtheit des Körpers auch im Tode.

Gebete. Glaubensansichten sind zu finden unter http://www.watchtower.org/x/beliefs_and_activities.htm, Gebete unter http://watchtower.org/x/bibel/ (Zugriff 26. 7. 2011).

Christengemeinschaft

Was bedeutet der Tod? Das Ich (individueller Geist) kehrt in die geistige Welt zurück, um auf der Basis seiner Erfahrungen des vergangenen Erdenlebens das Schicksal für ein Leben nach neuer Wiedergeburt vorzubereiten. In der Zeit lebt der Verstorbene im ruhigen Rückblick auf sein Erdenleben, bis auch diese Bilder verdämmern und die seelische Verarbeitung beginnt.

Religiöse Vorschriften/Bräuche. Der sterbende Mensch wird sorgfältig begleitet: Beichtgespräch, Kommunion und Letzte Ölung können den Tod würdig vorbereiten, Aussegnung und Bestattungsfeier leiten die Seele aus dem Leibe in die Geisteswelt. Die Menschenweihehandlung bezieht die Verstorbenen in den Kreis der versammelten Gemeinde ein. Die Bestattungsfeier ist nicht an die Mitgliedschaft gebunden.

Anforderungen an die Pflege. Pflegende sollten versuchen, die bildhafte Sprache des Sterbenden zu verstehen. Ruhig brennende Kerzen, duftende Blumen und Vorlesen aus dem Evangelium geben die nötige Unterstützung. Unmittelbar nach Eintritt des Todes lebt die Seele noch in einem gewissen Zusammenhang mit dem Leib. Kontakt mit Angehörigen und Seelsorger wird aufgenommen, evtl. eine 3-tägige Aufbahrung ermöglicht. Es erfolgt eine Aussegnung am Ort der Aufbahrung, evtl. auch erst unmittelbar vor der Bestattung/Kremation.

Gebete. Das wichtigste Buch ist das Neue Testament, wichtigste Gebete sind das Glaubensbekenntnis und das Vater unser (im Internet unter http://www.christengemeinschaft.org/ Zugriff 26. 7. 2011).

Judentum

Juden glauben an Gott als Schöpfer. Der Gesetzestext der Juden ist in der Thora (Pentateuch) niedergeschrieben. Die Ankunft des Messias wird als Heilsbringer erwartet.

Religiöse Vorschriften/Bräuche. Das religiöse Judentum ist in sich äußerst vielgestaltig und reicht von der Orthodoxie über das konservative Judentum bis hin zu liberalen und reformierten Gläubigen. Da man nicht wissen kann, wann der Tod an einen herantritt, lehrt der Talmud, so zu leben, dass jeder Augenblick mit gutem Gewissen für einen und ohne Schande für andere sterben zu können. Den Mitmenschen obliegt die ethische und „heilige" Pflicht des Krankenbesuchs („Bikkur cholim") als Ausdruck der Nächstenliebe. Jede praktische Hilfe in der Einhaltung der Speisegesetze und der Achtung des Sabbat wird hoch geschätzt und ist auch von psychischem Wert. Familie, jüdische Gemeinde, Rabbiner geben Auskunft über Vorschriften und konkrete Unterstützungsmöglichkeit.

Es ist verboten, dem Todkranken die Wahrheit über seinen Zustand zu verheimlichen, ansonsten beraubt man ihn einer Vorbereitung auf den Tod und Versöhnung mit den Mitmenschen.

Pflegemaßnahmen nach Eintritt des Todes. Es gibt (z. T. abergläubisch fundierte) Bräuche beim Eintritt des Todes: z. B. alle Spiegel im Trauerhaus zu verhängen und alle stehenden Wasser auszuschütten. Der Familie soll Gelegenheit zur Totenwache gegeben werden. Dem Verstorbenen werden die Augen geschlossen, da der Tod dem Schlaf entspricht. In Anlehnung an 1. Mose 46,4 führt diese Handlung an der älteste Sohn durch. Die Hände des Verstorbenen müssen seitlich am Körper anliegen (nicht auf der Brust gekreuzt oder gefaltet). Für orthodox praktizierende Juden gilt, dass Nichtjuden den Körper eines gestorbenen Juden nicht berühren dürfen. Das progressive Judentum akzeptiert, dass diese Regel für Ärzte und Pflegepersonen nicht berücksichtigt werden kann.

Gebete. Das Kaddisch ist eines der wichtigsten Gebete im Judentum. Es ist ein Heiligungsgebet und wird außerdem zum Totengedenken gesprochen. Weitere Gebete sind im Internet zu finden: http://www.hagalil.com/judentum/gebet/sidur.htm (Zugriff 26. 7. 2011).

Islam

Im Islam steht nicht wie im Christentum die Versöhnung von Gott und Mensch im Mittelpunkt, sondern die Unterwerfung des Menschen unter Gott. Der Islam ist nicht allein eine Religion, sondern zugleich ein in sich geschlossenes, für Muslime verbindliches rechtlich-politisches Wertesystem. Als politische Religion fasst er Glaube und Staat zusammen. Er gründet auf dem Koran, der für die Gläubigen das unverfälschte Wort Gottes ist.

Was bedeutet der Tod? Der Tod gehört zum Leben. Gott gibt das Leben und nimmt es auch wieder. Der Tod trennt die Seele vom Körper. Die Seele kommt vor das Jüngste Gericht. Der gläubige Moslem, der sich seines Todes gewiss ist, bereitet sich durch das Gebet auf seinen Tod vor, er legt Rechenschaft über sein Leben ab und will im Angesicht des Todes „rein" werden. Für die Angehörigen ist es die letzte Möglichkeit, dem Sterbenden die Ehre zu erweisen und von ihm Vergebung für das zu erhalten, was sie ihm angetan haben.

Religiöse Vorschriften/Bräuche. Pflichtgebete sind nicht eine Zwiesprache zwischen dem Geschöpf und seinem Schöpfer, sondern ein Akt der Ergebenheit. Beim Essen gilt: nichts vom Schwein, keinen Alkohol. Krankenbesuche gehören zu den heiligen Pflichten eines gläubigen Muslimen, der Besucher tut damit etwas Gutes und dem Kranken wird Ehre und Beistand gewährt. Je mehr Besucher, desto größer die Ehre! Der Tod wird in Gegenwart anderer, auch des Sterbenden, i. d. R. eher nicht erwähnt. Daher wird dem Sterbenden sein nahes Ende nicht mitgeteilt. Jüngere Generationen weichen davon ab.

Anforderungen an die Pflege. Äußere Sauberkeit (Kontinenz, Bettwäsche) ist Symbol für innere Sauberkeit: Alles was mit Urin und Exkrementen in Berührung gekommen ist, muss penibel sauber gewaschen werden (Hände des Patienten, der Pflegenden, Utensilien, Wäsche u. a.). Sorgen Sie für eine vorbildliche Mundpflege. Ein Moslem akzeptiert zum Waschen nur fließendes Wasser, auch abgekochtes Wasser wird als reinigend gebilligt (S. 310). Das Schamgefühl ist untrennbar mit der Ehrbarkeit verbunden. Es ist verboten, das andere Geschlecht nackt zu sehen, auch wenn der Mensch bereits tot ist. Die Pflege der Frauen durch Männer ist verboten (insbes. bei älteren Patientinnen), der Arzt ist von dieser Regelung ausgenommen. Die Reaktionen der Trauer fallen meist heftiger aus als in anderen Religionen. Für einen effektiven Trauerprozess ist es notwendig, das Klagen zu ermöglichen und die Familien in ihrer Trauer zu unterstützen.

Pflegemaßnahmen nach Eintritt des Todes. Tote Muslime dürfen i. d. R. nicht von „Ungläubigen" (Nichtmuslime) berührt werden. Sollte das nicht zu verhindern sein, sollten Sie auf jeden Fall Einweghandschuhe tragen, um direkten Kontakt mit der bloßen Haut zu verhindern. Die Augen werden vom nächsten Angehörigen geschlossen. Das Waschritual ist klar vorgeschrieben (männliche Verstorbene von zwei Geistlichen, Frauen von darin erfahrenen Frauen).

> **PRAXISTIPP** Pflegende sollten bei der Betreuung Sterbender und Verstorbener von Menschen aus anderen Kulturen bedenken, dass der Tod und die Trauer eines Verstorbenen z. T. intensiver erlebt wird. Das wird auch durch die Begleitung des Todes durch große Menschenansammlung im Krankenhaus deutlich.

Weitere Maßnahmen sind: Lesen im Koran, bis der Tod eingetreten ist (Glaubensbekenntnis), evtl. mit Tonträger, das Fenster öffnen („öffne das Fenster, damit die Seele den Weg nach draußen findet"), den Verstorbenen betten (Arme an der Körperseite, Kopf nach rechts und Gesicht nach Südosten – Mekka wenden), eine Kerze anzünden, eine würdige und angemessene Atmosphäre schaffen. (Gebote des Islams sind zu finden unter http://www.islam.de/27.php Zugriff 26. 7. 2011)

21.5.7 Pflege nach Eintritt des Todes (Exitus)

Nach Eintritt des Todes verändert sich der Körper des Verstorbenen und zur Beurteilung können sichere von unsicheren Todeszeichen abgegrenzt werden (s. *Tab. 21.3*).

Pflegemaßnahmen im Krankenhaus
Dokumentation und Information

Todeseintritt dokumentieren. Der Tod wird mit genauer Uhrzeit in der Patientendokumentation eingetragen. Je nach hausinterner Regelung werden der zuständige Arzt, die pflegerische Leitung der Abteilung o. a. benachrichtigt.

Todesbescheinigung ausstellen. Der Arzt hat unverzüglich nach Erhalt der Nachricht über den Todesfall die Untersuchung des Verstorbenen vorzunehmen. Die Todesbescheinigung darf erst nach persönlicher Untersuchung ausgestellt werden. Grundsätzlich sollen dabei, neben der Feststellung des sicheren Todes anhand mindestens eines sicheren Todeszeichens (s. *Tab. 21.3*), Todeszeit, Todesart (natürlich oder unnatürlich), die zum Tode führenden Erkrankungen und die Todesursache dokumentiert werden. Die Vorschrift, die Leichenschau unverzüglich durchzuführen, hat den Sinn, bei Scheintod noch Reanimationsmaßnahmen veranlassen zu können.

Angehörige informieren. Mit dem Arzt wird abgesprochen, wer die Angehörigen benachrichtigt.

Versorgung des Gestorbenen

> **PRAXISTIPP** Nach dem Eintritt des Todes können die letzten Pflegemaßnahmen in Ruhe ausgeführt werden. Sie können auch, unmittelbar nachdem der Patient gestorben ist, kurz innehalten. Vielleicht denken Sie an den Verstorbenen und seine Angehörigen, sprechen ein Gebet oder einen Spruch aus. Sie können mit den versorgenden Arbeiten 30 – 60 Min. warten.

Materialien entsorgen. Es wird alles entfernt, was nicht mehr benötigt wird: technische Geräte, Sonden, Katheter, Infusionen, Kissen, Decken, Hilfsmittel zur Lagerung, Bettseitenschutz, Patientenruf, Utensilien aus dem Nachttisch. Decken Sie Wunden flüssigkeitsdicht ab, wechseln Sie evtl. den Stomabeutel.

Waschung. Die Aussage „Jeder Verstorbene muss gewaschen werden" ist falsch. Abhängig davon, wie die letzte Lebensphase ablief, wird der Verstorbene gewaschen und eine Intimpflege durchgeführt:

- Schwitzte der Patient im Todeskampf stark?
- Sind Spuren der Reanimation zu beseitigen?
- Hat er Urin oder Stuhl unter sich gelassen?
- Hat er erbrochen?

Die Haare werden gekämmt und ggf. eine Zahnprothese eingesetzt. Falls erforderlich, sind die Augenlider mit feuchten Tupfern geschlossen zu halten.

> **PRAXISTIPP** Angehörige werden, wenn sie es wünschen, in die Maßnahmen mit einbezogen. Vielleicht haben Angehörige den Wunsch, sich mit diesem letzten Dienst von dem Verstorbenen zu verabschieden (Sitzmann 2005c).

Lagerung. Verstorbene werden i. d. R. flach auf dem Rücken gelagert. Aus hygienischen Gründen sollte kein Federkissen unterliegen, ein Pack Zellstoff in einem Kopfkissenbezug genügt, damit der Kopf richtig liegt. Um den Unterkiefer zu stützen, sollte möglichst keine feuchte Binde um den Kopf gelegt werden, sie führen zu strangulationsähnlichen Malen an Hals und Wangen. Besser ist es, nur das Kinn mit einer Plastikkinnstütze (*Abb. 21.11*) oder mit einer Zellstoffrolle so zu stützen, dass der Mund geschlossen bleibt. Die Kinnstütze kann mit einer Mullbinde um den Hals leicht fixiert werden. Ein Identifikationsetikett wird an einem Fuß des Verstorbenen angebracht. Er wird mit einem frischen Laken zugedeckt und zwar so, dass das Gesicht frei ist und die Arme mit übereinander gelegten oder gefalteten Händen über der Brust liegen.

> **PRAXISTIPP** Ein sehr schöner Brauch ist es, eine frische Blume auf den Oberkörper zu legen oder eine Kerze anzuzünden (feuerfeste Unterlage, Teelicht oder Schwimmkerze benutzen).

Kleidung und Schmuck. Nach Absprache erhält der Verstorbene eigene Kleidung (Bluse, Kleid, Rock oder Hemd mit Krawatte und Anzug) oder ein frisches langärmeliges Hemd des Krankenhauses. Schmuck inklusive Ehering sollte grundsätzlich entfernt werden, es sei denn, es bestehen andere Verabredungen mit dem Verstorbenen oder seinen Angehö-

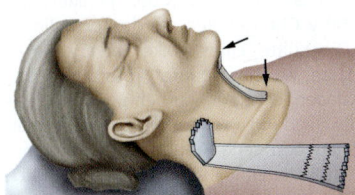

Abb. 21.11 Kinnstütze für Verstorbene. Plastikkinnstützen sind über den Fachhandel zu beziehen.

rigen. Weiteres Eigentum des Verstorbenen ist, am besten zu zweit, zu inventarisieren und je nach Krankenhausvereinbarung den Angehörigen oder der Verwaltung gegen Unterschrift zu übergeben.

Hygiene. Eine Vergiftungsgefahr durch Eiweißfäulnisprodukte (Ptomaine, sog. Leichengifte) beim Berühren von Verstorbenen besteht nicht (Sitzmann 2005a).

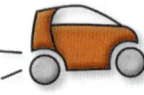 **PRAXISTIPP** Selbstverständlich sollten Sie aber bei septischen Wundzuständen und Verstorbenen mit Infektionserkrankungen die Vorschriften der Hygiene genau wie bei lebenden Patienten beachten. Schützen Sie Ihre Hände vor Kontaminationen mit Stuhl, Urin, Blut und Erbrochenem und tragen Sie eine Schutzschürze. Sterbezimmer und Krankenbett sind wie bei der Entlassung eines lebenden Patienten nachzubereiten. ────────

Transport. Der Verstorbene verbleibt meist noch einige Stunden im Zimmer, bis die Angehörigen sich verabschiedet haben. Danach wird er – je nach Krankenhaus – mit verdecktem Gesicht in einen Aufbahrungsraum (**Abb. 21.12**) gebracht. Das soll keine „Tarnung" sein, um die Mitpatienten zu „schonen", sondern eine Maßnahme, um die Intimsphäre des Toten zu wahren.

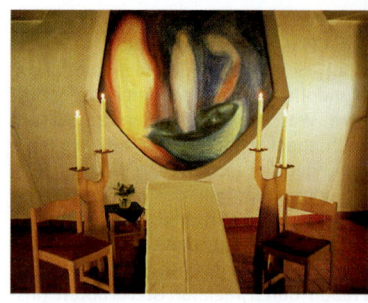

Abb. 21.12 In eigens dafür gestalteten Räumen können die Angehörigen den Verstorbenen bis zu drei Tage lang würdevoll verabschieden.

Häusliche Pflege im Fokus

Abschied nehmen. Nach dem Eintritt des Todes geben Sie den Angehörigen und sich selbst die Zeit zum Abschiednehmen, die sie brauchen. Meist ist es für die Angehörigen hilfreich, sich vom Toten zu verabschieden. Der Einstieg in die Trauer ist leichter und es findet ein gewisser Abschluss der meist sehr belastenden Pflege statt. Hilfreich sind auch Gespräche in der Familie über das gemeinsame Leben – die Erinnerungen. Vielleicht zünden Sie eine Kerze an.

Totenschein. Mit dem Hausarzt ist vorab zu klären, wann die Benachrichtigung erfolgen soll, falls der Tod nachts eintritt. Formal ist der Arzt verpflichtet, die „Leichenschau unverzüglich" vorzunehmen. Zum Ausstellen eines Totenscheines kann aber i. d. R. bis zum nächsten Morgen gewartet werden. Auch das Bestattungsunternehmen muss erst am nächsten Morgen benachrichtigt werden.

Aufbahrung. Stirbt jemand zu Hause, kann der Verstorbene je nach Landesrecht bis zu 36 Std. zu Hause aufgebahrt werden. Nach Antrag eines Angehörigen bei der örtlichen Ordnungsbehörde kann die Frist verlängert werden, wenn ein Arzt bescheinigt, dass dagegen keine (hygienischen) Bedenken bestehen. Vielfach wird der Verstorbene vom Bestatter sofort abgeholt, obwohl die Angehörigen mehr Zeit gebraucht hätten, um Abschied zu nehmen (Sitzmann 2007a).

Fallbeispiel: „Ich habe Vater nach seinem Tod drei Tage in seiner Wohnung behalten können. Ich habe mit ihm diese drei Tage gesprochen. Ich war dankbar, dass sich mein Bruder um das Begräbnis der körperlichen Hülle kümmerte." (Tausch u. Tausch 1985)

21.5.8 Verabschiedungs- und Aufbahrungskultur

Fragen nach dem Abschluss des eigenen Selbst sowie Grenzerfahrungen des Lebens haben dazu geführt, dass sich der Umgang mit dem Tod verändert. Neue Formen des Abschieds existieren in immer mehr Einrichtungen.

Die Verabschiedungs- und Aufbahrungskultur spiegelt das allgemeine Bewusstsein und das Verhältnis einer Gesellschaft zum Tod wider. Perikles, der 500 v. Chr. geboren wurde, formulierte: „Die Kultur eines Volkes erkennt man daran, wie sie mit ihren Toten umgeht." Pflegende sollten Aufbahrung und Verabschiedung Verstorbener wieder als pflegebezogene Kulturaufgabe anerkennen (Sitzmann 1997a, Sitzmann 2001, Sitzmann 2007a).

Unterstützt durch Hospize und professionelle Begleitdienste nimmt die Zahl von Hausaufbahrungen zu. Eine Aufbahrungskultur pflegt die Würde eines Menschen über den Tod hinaus. In eigens dafür gestalteten Räumen können die Angehörigen den Verstorbenen bis zu drei Tage lang würdevoll verabschieden (**Abb. 21.12**).

Drei Thesen

Sicher wird Ihnen die Aufbahrung Verstorbener als pflegebezogene Aufgabe zunächst fremd – weil ungewohnt – vorkommen. Sie können sich fragen, welche Aufgabe eine Pflegende denn noch bei einem Verstorbenen erfüllen soll. Ist es nicht normal, dass mit dem Tod alles aufhört, auch die pflegerische Betreuung? Mithilfe einiger erläuterter Thesen können Sie versuchen, Antworten auf Fragen nach dem richtigen Umgang mit dem Tod zu finden.

These 1

„Eine Aufbahrungskultur pflegt die Würde eines Menschen über den Tod hinaus."

Hier geht es um Hilfe beim Trösten. Verstorbene verändern ihren Gesichtsausdruck. Oft verschwinden die Spuren von Qual und Schmerz. Stattdessen strahlt das Gesicht Ruhe und Gelassenheit aus. Diese Veränderung kann nach Abschluss einer Totenwache oder bei häufigen Besuchen beim Verstorbenen dazu führen, dass der Leichnam wirklich nur noch als die Hülle des Verstorbenen wahrgenommen wird. Kann das nicht ein Trost für manche Angehörigen und eine Hilfe für betreuende Mitarbeiter sein, die Vorstellung vom Tod als Feind und Gegner alles Lebendigen zu überwinden?

These 2

„Die menschenwürdige Aufbahrung eines Verstorbenen ist eine wichtige Station bei der Trauerarbeit der nahen Angehörigen und der professionellen Helfer."

FALLBEISPIEL Äußerung eines Pflegers: „Wir bemühen uns, jeden Toten, unabhängig von seiner Weltanschauung und Konfession, drei Tage lang aufzubahren, wobei es natürlich auch von den Angehörigen abhängt, ob sie mit diesen drei Tagen überhaupt etwas verbinden können. Für viele Menschen ist ja das Leben mit dem Tode abgeschlossen, also auch für viele Angehörige, sodass sie alles daran setzen, den Verstorbenen möglichst rasch aus dem Krankenhaus zu holen."

Pflegende u. a. therapeutisch Tätige können sich von dem Verstorbenen verabschieden. Manchmal haben sie vor dieser Begegnung Angst. Wenn sie aber den Verstorbenen trotzdem aufsuchen, so nehmen sie oft starke Wandlungen im Antlitz des Toten wahr und lernen seine Gegenwart in diesen ersten 3 Tagen zu ahnen. Das nimmt Pflegenden wie Angehörigen meist die Scheu vor dem Verstorbenen und ihrer eigenen Auseinandersetzung mit dem Tod.

Aufgabe der Pflegenden ist es auch, an die eigene Gesundheit zu denken. Zur gelungenen Selbstpflege gehört die Frage: „Wie nehme ich Abschied von Patienten, die bei uns auf der Station gestorben sind? Gibt es einen Stationsritus? Hat jeder die Möglichkeit, bewusst Abschied zu nehmen, oder lassen wir

uns die gestorbenen Patienten ‚klauen', indem sie einfach weg sind, bis wir wieder Dienst haben?"

These 3

„Strukturen in Einrichtungen, die eine menschliche Verabschiedung von Verstorbenen unterstützen, können Gewalt und Aggressionen gegenüber Sterbenden mindern."

Es ist wissenschaftlich belegt, dass der Mensch im Umgang mit Sterbenden und bei der Betreuung von kranken und alten Menschen nicht unbegrenzt belastbar und nicht unbegrenzt zu Mitgefühl fähig ist. Der Umgang mit Sterben, Tod und Trauer zwingt auch den Helfer zu ständiger Auseinandersetzung mit der eigenen Vergänglichkeit und kann zu persönlichen Überforderungen führen.

Unter bestimmten Bedingungen kann daraus Gewalt gegenüber Patienten bis hin zu Patientenmisshandlungen und -tötungen (Sitzmann 1989) resultieren. Fördern bestimmte Verhältnisse am Arbeitsplatz, z. B. Meinungsverschiedenheiten am Krankenbett, Kompetenzstreitigkeiten, Arbeitsklima und unzureichende personelle Besetzung die Gewalt gegenüber Patienten? Gehören dazu auch die Lebensbedingungen für Sterbende, die Gestaltungsfreiräume für Angehörige nach dem Sterben, z. B. die fehlende Ausgestaltung des Abschieds?

MERKE Eine Verabschiedungskultur kann dazu beitragen, Abschied im Alltag bewusster zu erfahren, Trauer zuzulassen und das Ende einer Beziehung auch als Chance für einen Neubeginn unmittelbar kennenzulernen.

Nachbesprechung

Auch in Krankenhäusern haben Pflegende Verabschiedungsformen entwickelt. Etwa 4 – 6 Wochen nach dem Todestag des Verstorbenen laden sie z. B. alle Therapeuten, Ärzte, Pflegepersonen und oft auch die nahen Angehörigen zu einer Nachbesprechung ein. Sie gibt die Möglichkeit, auf das Leben des Verstorbenen zu blicken, offen stehende Fragen zu Krankheit und Therapie zu klären und den Toten noch einmal bildlich in den Mittelpunkt zu stellen.

Die Angehörigen werden ermuntert, aus der Zeit vor dem Krankenhausaufenthalt zu berichten, einzelne Mitarbeiter erzählen Erlebnisse aus Begegnungen mit dem Verstorbenen. Aus der Teilwahrnehmung jedes Einzelnen entsteht so ein Ganzes.

Der Verstorbene wird bewusst in die geistige Welt entlassen. Diese Form der Verabschiedung kann Angehörige trösten und für Mitarbeiter hilfreich sein, die ständige Konfrontation mit dem Tod zu verarbeiten und Motivation und Kraft für die Arbeit zu sammeln.

PRAXISTIPP Eine Nachbesprechung im Team ist wichtig, um mögliche Schuldgefühle aussprechen zu können („Haben wir alles Mögliche gemacht?" „Hätten wir anders auf den Patienten reagieren können?"). Ebenso ist sie wichtig, um Fragen zur Qualität der Arbeit im Sinne einer Fehlerkultur (Sitzmann 2008a; S. 473) zu beantworten („War die Reanimation entsprechend koordiniert?").

21.6 Trauer

21.6.1 Zuwendung zum Angehörigen

Betreuung bei plötzlichem Tod
Es hat sich bewährt, den Angehörigen mit klaren und eindeutigen Worten im persönlichen Gespräch den Tod mitzuteilen: „Ihr Vater ist tot", „Ihre Ehefrau lebt nicht mehr"; aber nicht: „Die Reanimation hat nicht angeschlagen." Sprechen Sie ruhig und langsam. Oft sind Wiederholungen nötig, Pausen sind zur Orientierung wichtig.

PRAXISTIPP Unbedingt sollten Sie Sätze, die die Gefühle der Angehörigen beurteilen, vermeiden, z. B.: „Ich weiß, wie es Ihnen jetzt geht." Wissen Sie das wirklich? Ihre Fassungslosigkeit, Sprachlosigkeit und Irritation müssen Sie

hingegen nicht verbergen. Sie können sie ansprechen und ausdrücken.

Auf beruhigende Medikamente sollte möglichst verzichtet werden, der Abschied von dem Verstorbenen muss, um den Trauerverlauf günstig zu beeinflussen, uneingeschränkt wahrgenommen werden. Für den Trauerverlauf ist es auch wichtig, Angehörigen den Kontakt zum Verstorbenen zu ermöglichen. Einerseits haben sie vielfach den dringenden Wunsch danach, scheuen aber gleichzeitig die Berührung.

PRAXISTIPP Raten Sie mit ruhigen Worten, dass sie den Verstorbenen streicheln, ihn nochmals in den Arm nehmen oder mit einem Kuss verab-

schieden können. Versuchen Sie, bestimmte Aufgaben gegenüber den Angehörigen (Begleitung zur Verabschiedung, zum Aufbewahrungs- oder Aufbahrungsraum) selbst zu übernehmen und nicht an pflegefremde Mitarbeiter des Krankenhauses abzugeben, die den Verstorbenen nicht kannten.

Trauer nach einem Suizid. Das Thema Suizidtrauer ist in der Fachwelt spät entdeckt worden. Seit einigen Jahren treten Menschen aus dem bedrückenden Schweigen um den Tod eines ihrer Lieben heraus und halten sich zum Gespräch bereit. „Mir ging es und geht es wie dir. Können wir versuchen, uns gegenseitig zu helfen?" Im Internet wird unter: http://www.trauer-nach-suizid.

de/ ein Band für gegenseitigen Beistand und für Beratung unter Trauernden nach Selbsttötungen geknüpft.

 PRAXISTIPP Bedenken Sie, wenn Sie von „Selbstmord" sprechen. Selbstmord ist ein weit verbreitetes Un-Wort: Mörder ist laut Strafgesetzbuch, wer aus …-Lust, …-Trieb, Habgier oder sonstigen niedrigen Beweggründen … tötet. Wie steht es mit dem Menschen in oft ausweglos erscheinender Lage, der „Selbstmörder" tituliert wird? Wer kann einem Menschen, der sich selbst tötet, niedrige Beweggründe zusprechen? ▬

Es ist besser von Suizidpatienten, von Selbsttötung, von Tod durch eigene Handlung zu sprechen. Auch die eher alte Form des „entleibens" ist treffend. „Selbstmord" wirkt sozial stigmatisierend (Sitzmann 2005b).

Unterstützung im Trauerprozess
Unterstützende Maßnahmen in der Trauer sind sehr individuell. Dennoch gibt es Erfahrungen, die viele Menschen gleichermaßen machen, z. B.:
- Trauer ist keine Krankheit, sondern ein Prozess.
- Trauer braucht Zeit.
- Es hilft, Tränen, Schmerz, Angst und Wut zuzulassen.
- Es ist gut, Verwandte, Freunde, Nachbarn, Seelsorger oder andere Trauernde (geführte Trauergruppen) zu finden, die zuhören und damit ein Stück begleiten können.

Beratung der Trauernden. Gespräche über den Tod und die Trauerarbeit, das Erledigen administrativ notwendiger Angelegenheiten, das Vorbereiten der Bestattungsfeierlichkeiten usw. fällt im Krankenhaus üblicherweise nicht mehr in den Aufgabenbereich der Pflegegruppe. Pflegende in der ambulanten Pflege haben hingegen oft die Aufgabe, die trauernde Familie noch über den Tod hinaus zu begleiten.

Beziehungen zum Verstorbenen aufbauen. Manchen Menschen ist es ein Bedürfnis, eine Verbindung zu dem Verstorbenen aufzubauen. Doch vielfach besteht die Auffassung, dass sich über den Zustand nach dem Tode wenig sagen lässt. Der Verstorbene sei nicht mehr da, das gelte es zu akzeptieren. Sicher ist es notwendig, dass Angehörige und Pflegende die Realität des Todes akzeptieren, aber damit sind noch nicht die vielfach tief verwurzelten Gefühle und Beziehungen tot, die den Hinterbliebenen mit dem Verstorbenen verbinden. Der Verstorbene existiert für den Trauernden in einer inneren Form weiter. Ob der Trauerprozess gelingt, hängt davon ab, wie der Trauernde die Beziehung gestaltet, welches Verhältnis er zum Toten gewinnt. Das ist wesentlich von der Hilfe der Betreuenden abhängig.

Schonung Angehöriger. Es ist falsch, bei der Trauerbegleitung Schonung und Trost als wichtigstes Ziel anzustreben. Trauernde brauchen sehr viel Schutz, aber nicht Schonung im Sinne von „Beschönigung". Besonders gut ausgedrückt wird das durch den Satz: „Die Tränen dienen als Scheibenwischer der Seele."

Gelungene Trauerarbeit. Der „normale" Trauerprozess geht seinem Ende entgegen, wenn es dem Trauernden gelingt, seine innere und äußere Welt wiederaufzubauen, eine Welt, in der der Verstorbene integriert ist und weder völlig verstoßen ist noch ein „Schattendasein" führen muss.

21.6.2 Psychohygiene für Pflegende
Um den Tod zu akzeptieren und zu verarbeiten ist es normal, wenn zunächst Ihr Lebenssinn beeinträchtigt ist. Sie trauern, müssen mit Kollegen oder Freunden darüber sprechen, vielleicht weinen Sie. Wenn Sie eine innige Verbindung zu dem Verstorbenen hatten und zunächst keinen Abstand gewinnen können, müssen Sie darauf achten, dass Ihre eigenen Lebenskräfte nicht reduziert werden. Das kann sich z. B. in Krankheiten und Schlafbeschwerden äußern.

 PRAXISTIPP Lassen Sie das Weinen zu. Tränen sind Ausdruck Ihrer Emotionalität, Sensibilität und Ihres Mitgefühls. Nehmen Sie vom aufgebahrten Verstorbenen Abschied, gönnen Sie sich genügend Schlaf und, insbesondere in dieser Phase, regelmäßiges gutes Essen. Vor allem sind Ansprechpartner wichtig, jemand, der zuhören kann, daher ist auch an Krankenhausseelsorger zu denken! Sie sollten mit dem unverarbeiteten Schmerz nicht allein bleiben. So kann es Ihnen möglich werden, sich wieder neuen Aufgaben zuzuwenden. ▬

🍏 **PRÄVENTION & GESUNDHEITSFÖRDERUNG**

Interventionsschritte der Pflege
Christoph S. Nies

Die Frage nach dem Sinn des Seins ist eine der schwierigsten Fragen, denen sich ein Mensch in seinem Leben gegenübersieht. Die Art, in der ein Mensch sich dann auf den Weg macht, die Frage für sein Leben zu beantworten, hat entscheidenden Einfluss auf sein Handeln anderen Menschen, aber auch sich selbst gegenüber. Sein Handeln gegenüber sich selbst schließt auch das Handeln gegenüber der eigenen Gesundheit – bzw. das Handeln zur Gesunderhaltung – mit ein (s. Kap. 7 u. S. 159). Damit ist z. B. die Entwicklung eines individuellen Lebensstils mit den resultierenden Verhaltensweisen (z. B. genussgeprägter Lebensstil, Rauchen als Verhaltensweise) gemeint, die Einfluss auf Gesundheit oder Krankheitsverlauf eines Menschen nehmen.

Hier zeigt sich eine wichtige Verbindung dieser ATL mit den Inhalten der Gesundheitsförderung und Prävention. Pflegerische Gesundheitsförderung kann über Information, Beratung und Unterstützung in Bezug auf bereits vorhandene, dem Menschen Sinn gebende und zudem gesundheitsförderliche Lebensaspekte wesentlichen Einfluss nehmen (z. B. Förderung eines spirituell gefestigten Lebensstils).

Gerade in extremen Situationen eines Lebens, oftmals ausgelöst durch Krankheit und Pflegebedürftigkeit, wird die Sinnfrage im Leben eines Menschen erneut bzw. überhaupt erst in dieser Deutlichkeit aufgeworfen. Durch den intensiven Kontakt zum Pflegeempfänger ist an diesem Punkt im Besonderen die Pflege im Rahmen präventiv ausgerichteter Pflegehandlung gefordert, Risikofaktoren oder vorhandene Defizite für ein gestörtes Sinnerleben (z. B. Gefühl der Sinnlosigkeit eines Leidens bis hin zur Selbstaufgabe) bei einem Menschen zu erkennen und diesen präventiv zu begegnen. Das geschieht auf den verschiedenen Ebenen der Prävention (S. 164).

Es ist selbstverständlich, dass gerade in der ATL „Sinn finden im Werden – Sein – Vergehen" die Individualität des Menschen und seines ganz persönlichen Sinnerlebens Bezugspunkt der konkreten Interventionen darstellt und diese somit höchst unterschiedlich sein können. In *Tab. 21.5* werden einige Interventionen der pflegerischen Gesundheitsförderung und Prävention dargestellt.

Tab. 21.5 Gesundheitsförderung und Prävention (nach Hurrelmann et al. 1998).

Gesundheitsförderung	Primärprävention	Sekundärprävention	Tertiärprävention
Interventionen			
→ Informationsveranstaltungen zu verschiedenen Bereichen des Menschseins mit pflegerischem Fokus (Veranstaltung im Krankenhaus, Sozialstation, Seniorenheimen, Öffentliche Plätze usw.), mögliche Inhalte hinsichtlich der ATL „Sinn finden im Werden – Sein –Vergehen" z. B.: <ul><li>Förderungsmöglichkeiten der psychosozialen Entwicklung eines Menschen</li><li>Spiritualität als sinngebende Energie</li><li>Ruhestand als Chance</li><li>gesund Leben als neuer Lifestyle</li><li>Sterben als letzte Entwicklungsphase des Lebens</li></ul>→ Ressourcen eines Pflegebedürftigen im Bereich des Sinnerlebens fördern, z. B.: → Raum für Spiritualität schaffen → Kreativität (z. B. Malen, Komponieren, Musizieren) unterstützen → Kontakt zu bestehenden sozialen Bindungen unterstützen → Leistungen vermitteln, z. B. → Informationsbroschüren (z. B. zur psychosozialen Entwicklung) → Lifestyle-Beratung → spirituelle Literatur → Arbeitsangebote für Senioren → Freizeitangebote für Jung und Alt → Kulturtreffs	→ ausführliche Pflegeanamnese mit dem Schwerpunkt Biografie (Einstellungen und Werte erkennen) → über das Kennenlernen des Menschen mit seiner besonderen Biografie Risikofaktoren herausfiltern, die hinsichtlich der jetzigen Situation Störungen des Sinnerlebens hervorrufen können, z. B.: zeitlebens gearbeitet, aktiv gewesen, Aktivität und Selbstständigkeit als Lebensinhalt, nun beginnende Mobilitätseinschränkung (Risiko: Sinnkrise) → hinsichtlich möglicher alternativer Aktivitäten und dem Gebrauch von Hilfsmitteln beraten, um Aktivität zu ermöglichen (z. B. Rollator) → präventive Beratung hinsichtlich möglicher Veränderungen des Lebensstils bei bestehenden Risikofaktoren durchführen, z. B.: <ul><li>bei genussgeprägtem Lebensstil: Beratung hinsichtlich der Vermeidung von Risikofaktoren (z. B. Rauchen)</li><li>Information über gesunde Arten des Genusserlebens (z. B. Wellnessanwendungen)</li></ul>→ Hausbesuch bei älteren Menschen im ambulanten Bereich: → ausführliche biografische Anamnese → auf Risikofaktoren (z. B. besondere Lebensereignisse/ Verlust des Partners, Risiko: Sinnkrise) eingehen → Gesprächsbereitschaft signalisieren → Beratung hinsichtlich möglicher, förderlicher Aktivitäten anbieten	→ Pflegebedürftige und Angehörige zur Selbstpflege bei beginnenden Störungen, die Veränderungen des Sinnerlebens nach sich ziehen, anleiten und schulen, z. B.: <ul><li>durch intensive Einbindung von Angehörigen in den Pflegeprozess nach z. B. entstellenden Operationen (z. B. Gesichtsbereich)</li><li>Umgang mit Schmerzen</li></ul>→ bei der Erfüllung von Bedürfnissen unterstützen: → religiöse/spirituelle Bedürfnisse (z. B. bei einem in der Bewegung eingeschränkten muslimischen Patienten zum Morgengebet in einem ruhigen Raum mobilisieren) → Bedürfnis nach sinnvoller Beschäftigung (z. B. Spielen bei Kindern oder Lesen/Vorlesen bei Erwachsenen) → Gesprächsbedarf erkennen, Gesprächsbereitschaft signalisieren und Gesprächswunsch berücksichtigen → Zeit und Raum für Privatsphäre und der Pflege intimer Beziehungen ermöglichen → ggf. frühzeitige logotherapeutische (psychologische) Behandlung vermitteln	→ Pflegebedürftige und Angehörige bei ausgeprägten chronischen Erkrankungen, die Störungen im Sinnerleben nach sich ziehen, anleiten und schulen, z. B.: <ul><li>Pflege von Sterbenden</li><li>mit erlebter Sinnlosigkeit bei demenzieller Erkrankung umgehen</li><li>mit den Bedürfnissen onkologisch erkrankter Kinder und deren Sinnfragen und Zweifel umgehen</li></ul>→ Pflegebedürftige und Angehörige intensiv den Pflegeprozess einbeziehen → Schmerzen im Rahmen einer palliativen Versorgung lindern → Aufrichtigkeit und Echtheit bei der Versorgung Sterbender → Deprivationsprophylaxe als pflegerische Intervention bei ausgeprägten chronischen Störungen → Leistungen vermitteln, z. B.: → Logotherapie → Verhaltenstherapie → Rehabilitations- und Selbsthilfeangebote
Interventionszeitpunkt			
Gesundheitszustand (kein Selbstpflegedefizit hinsichtlich des Sinnerlebens vorhanden)	erkennbare Risikofaktoren (Gefahr der Entstehung eines Selbstpflegedefizit im Bereich des Sinnerlebens)	beginnende pathologische Veränderungen (Selbstpflegedefizit im Bereich des Sinnerlebens vorhanden)	ausgeprägte pathologische Veränderungen (ausgeprägtes Selbstpflegedefizit im Bereich des Sinnerlebens vorhanden)
Zielgruppe			
→ Gesamtbevölkerung → Angehörige → Pflegebedürftige	→ Pflegebedürftige mit bestehenden Risikofaktoren → Angehörige	→ Pflegebedürftige mit Selbstpflegedefizit (Patienten) → Angehörige	→ Pflegebedürftige mit Selbstpflegedefizit (Rehabilitanden) → Angehörige
Interventionsorientierung			
salutogenetische Ausrichtung (Förderung)	pathogenetische Ausrichtung (Vorbeugung)	pathogenetische Ausrichtung (Korrektur)	pathogenetische Ausrichtung (Kompensation)
Zielsetzung			
→ Verhältnisse und Lebensweisen beeinflussen → ein positives Sinnerleben fördern	→ Verhalten beeinflussen → Risikofaktoren vermeiden, die Störungen des Sinnerlebens herbeiführen können.	→ Defizit im Bereich des Sinnerlebens früh behandeln	→ bestehendes Selbstpflegedefizit im Bereich des Sinnerlebens ausgleichen, Folgeerkrankungen vorbeugen

Verwendete Literatur
Sterben und Tod

→ Anonym. Grundsätze der Bundesärztekammer zur ärztlichen Sterbebegleitung. Deutsches Ärzteblatt 108 (2011) 7: A 346-348

→ Anonym. Urteil BGH vom 17. März 2003, Az: XII ZB 2/ 03 (Ablehnung lebenserhaltender Maßnahmen)

→ Bavastro P. Anthroposophische Medizin auf der Intensivstation. Dornach: Verlag am Goetheanum; 1994

→ Bavastro P. Wie erscheint uns ein Patient im Hirnversagen („Hirntod")? In Bavastro P, Hrsg. Individualität und Ethik. Stuttgart: Urachhaus; 1997

→ Beglau B, Jäger S. Der weiße Tod. Online im Internet: http://dasmagazin.ch/; Stand: 16. 3. 2008

→ Domin H. Gesammelte Gedichte. Frankfurt: Fischer; 1987

→ Fesenfeld A. Kommunikation mit Sterbenden. Die Schwester/Der Pfleger 2008; 47: 208 – 212

→ Glöckler M, Heine R, Hrsg. Handeln im Umkreis des Todes. Dornach: Verlag am Goetheanum; 2002

→ Gümmer M. Der Prozess der Vergesellschaftung (Institutionalisierung) des Sterbens in modernen Industriegesellschaften. Unveröffentlichte Abschlussarbeit. Osnabrück 1990

→ Hannich HJ, Dierkes B. Ist Erleben im Koma möglich? Intensiv 1996; 4: 4

→ Junge K, Sitzmann F. Versorgung und Betreuung Verstorbener – Verabschiedung. In: Sitzmann F, Hrsg. Pflegehandbuch Herdecke. 3. Aufl. Berlin: Springer; 1998

→ Klinkhammer G. Sterben in Würde. Eine gute Orientierung für ärztliches Handeln. Deutsches Ärzteblatt 2008; 105: 1 – 2

→ Knipping C. Lehrbuch Palliative Care. 2. Aufl. Bern: Huber; 2007

→ Kübler-Ross, E.: Interviews mit Sterbenden, 3. Aufl. Stuttgart: Kreuz; 2011

→ Löser R. Sterben auf Intensivstation. Krankenpflege 1982; 6: 212

→ van Lommel P et al. Near-death experience in survivors of cardiac arrest. A prospective study in the Netherlands. Lancet 2001; 358: 2039

→ Moody RA. Leben nach dem Tod. 35. Aufl. Reinbek bei Hamburg: Rowohlt; 2011

→ Müller-Busch HC et al. Ethik in der Palliativmedizin. Z Palliativmed 2007; 8: 55 – 68

→ Simon E. Euthanasie-Debatte an ausgewählten Beispielen im europäischen Vergleich. In: Knipping C, Hrsg. Lehrbuch Palliative Care. 2. Aufl. Bern: Huber; 2007

→ Simon S.T., Müller-Busch C., Bausewein C. Symptomatische Behandlung von Schmerzen und Atemnot. Der Internist 52 (2011) 1:28-35

→ Sitzmann F. Recht in Pflege und Betreuung. Die Schwester/Der Pfleger 1985; 24: 127

→ Sitzmann F. Recht in Pflege und Betreuung. Melsungen: Bibliomed; 1986

→ Sitzmann F. Notstand einer Pflegenden? Recom-Monitor 1989; 2: 26 – 28

→ Sitzmann F. Mit wachen Sinnen wahrnehmen und beobachten, Teil 1. Basel: RECOM; 1995

→ Sitzmann F. Mit wachen Sinnen wahrnehmen und beobachten, Teil 2. Baunatal: RECOM; 1996

→ Sitzmann F. Aufbahrung und Abschiednehmen – Aufgabe der Pflegenden gegenüber den Verstorbenen. Die Schwester/Der Pfleger 1997a; 2: 157

→ Sitzmann F. Ein fast vergessener Brauch – Verabschiedung und Aufbahrung Verstorbener, Teil 1 + 2. Der Wegbegleiter 3 + 4; 1997b

→ Sitzmann F. Ethik des Sterbens – Würde des Lebens. Die Schwester/Der Pfleger 1998a; 37: 514

→ Sitzmann F. Praktiken der Behandlung Verstorbener. In: Sitzmann F, Hrsg. Pflegehandbuch Herdecke. 3. Aufl. Berlin: Springer; 1998b

→ Sitzmann F. Die Symbolsprache des Sterbenden. In: Bienstein C, Zegelin-Abt A, Georg J, Hrsg. Take Care – Pflegekalender 1999. Wiesbaden: Ullstein Medical; 1998c

→ Sitzmann F. Tot – und was dann? Verstorbene verabschieden und aufbahren. Hospizratgeber der IGSL. Bingen; 1999

→ Sitzmann F. Mit wachen Sinnen Sterbende wahrnehmen, beobachten und begleiten. In: Arbeitskreis „Sterbebegleitung Diakoniestationen in Hessen", Hrsg. „Des Menschen Tage sind wie Gras". Diakoniestation Birkenau, 2001

→ Sitzmann F. Vor der Erinnerung steht der Abschied: Thesen zum Abschied und zur Aufbahrung Verstorbener. In: Burgheim W. Qualifizierte Begleitung von Sterbenden und Trauernden: Medizinische, rechtliche, psycho-soziale und spirituelle Hilfestellungen (Loseblattsammlung). Merching: FORUM; 2002

→ Sitzmann F. Sind Verstorbene giftig? Zum Risiko von Infektionskrankheiten durch Tote. intensiv – Fachzeitschrift für Intensivpflege und Anästhesie 2005a; 13: 63 – 65

→ Sitzmann F. Reden, wie einem der Schnabel gewachsen ist? Plädoyer für eine Sprachkultur in Pflege, Medizin und Gesellschaft. In: Schnell M, Abt-Zegelin A. Sprache und Pflege. 2. Aufl. Bern: Huber; 2005b

→ Sitzmann F. Umgang mit Verstorbenen und ihren Angehörigen. In: Burgheim W. Qualifizierte Begleitung von Sterbenden und Trauernden: Medizinische, rechtliche, psycho-soziale und spirituelle Hilfestellungen (Loseblattsammlung). Merching: FORUM; 2005c

→ Sitzmann F, Zegelin A. „Soviel Wortmüll war nie" Sprachkultur in Ausbildung und beruflicher Bildungsarbeit – ABC der denk-würdigen Begriffe. In: Abt-Zegelin A., Schnell MW, Hrsg. Die Sprachen der Pflege. Schlütersche Verlagsgesellschaft, Hannover 2006

→ Sitzmann F. Gerade noch ein Mensch – jetzt nicht mehr? Den Abschied würdig gestalten – Aufbahrung unserer Toten. In: Burgheim W. Qualifizierte Begleitung von Sterbenden und Trauernden: Medizinische, rechtliche, psycho-soziale und spirituelle Hilfestellungen (Loseblattsammlung). 18. Aufl. Merching: FORUM-Verlag; 2006

→ Sitzmann F. Hygiene daheim. Bern: Huber; 2007a

→ Sitzmann F. Müssen Sterbende verdursten? Pro und Kontra der Flüssigkeitsgabe während des Sterbens. In: Burgheim W. Qualifizierte Begleitung von Sterbenden und Trauernden: Medizinische, rechtliche, psycho-soziale und spirituelle Hilfestellungen (Loseblattsammlung). Merching: FORUM; 2007b

→ Sitzmann F. Ich habe ihr einen Ba-ckenzahn herausgebrochen und fühle mich miserabel – aber meine Schuld verschweige ich. In: Aktionsbündnis Patientensicherheit Hrsg. Aus Fehlern lernen. Witten/Herdecke; 2008a
→ Sitzmann F. Stille Geburt. In: Burg-heim W. Qualifizierte Begleitung von Sterbenden und Trauernden: Medizi-nische, rechtliche, psycho-soziale und spirituelle Hilfestellungen (Loseblatt-sammlung). Merching: FORUM; 2008b
→ Sitzmann F. Orte der Erinnerung. In: Burgheim W. Qualifizierte Begleitung von Sterbenden und Trauernden: Medizinische, rechtliche, psycho-so-ziale und spirituelle Hilfestellungen (Loseblattsammlung). Merching: FORUM; 2010
→ Steiner R. Vortragszyklus: Die Welt der Sinne und die Welt des Geistes. Steiner, Dornach GA 134; 1911/12
→ Tausch AM, Tausch R. Sanftes Ster-ben. Reinbek: Rowohlt; 1985

Palliative Care

→ Achterberg J. Die Frau als Heilerin. Die schöpferische Rolle der heilkun-digen Frau in Geschichte und Ge-genwart. München: Scherz; 1991
→ Deutsches Ärzteblatt 2007; 104: A2976
→ Davy J, Ellis S. Palliativ pflegen. Ster-bende verstehen, beraten und be-gleiten. Bern: Huber; 2003
→ Keay TJ, Schonwetter RS. Hospice Care in the Nursing Home. American Family Physician 1998; 57: 3, 5
→ Mladek P. Palliative Care/Palliativme-dizin – eine Alternative zur aktiven Sterbehilfe? Ausschnitt aus einem Fallbeispiel aus einer unveröffentlich-ten Abschlussarbeit im Palliative Care Kontaktstudiengang V, 2004 an der Elisabeth-Kübler-Ross-Akademie für Bildung und Forschung im Hospiz Stuttgart. In: Student JC, Napiwotzky A. Palliative Care: wahrnehmen – verstehen – schützen. Stuttgart: Thieme; 2011

→ Rogers CR. Die Klientenzentrierte Gesprächspsychotherapie. 4. Aufl. Frankfurt/M.: Fischer; 1983
→ Student JC, Zippel S. AIDS und Ster-ben. In: Jäger H, Hrsg. AIDS – psy-chosoziale Betreuung von AIDS- und AIDS-Vorfeldpatienten. Stuttgart: Thieme; 1987
→ Student JC, Hrsg. Das Hospiz-Buch. 4. Aufl. Freiburg: Lambertus; 1999
→ Student JC, Napiwotzky A. Palliative Care: wahrnehmen – verstehen – schützen. Stuttgart: Thieme; 2011
→ WHO. Cancer pain relief and pallia-tive care. Report of a WHO Expert Committee. World Health Organiza-tion, Geneva 1990
→ WHO. National Cancer Control Pro-grammes: Policies and Managerial Guidelines. World Health Organiza-tion, Geneva 2002; 84

Weiterführende Literatur

Sinn finden

→ Cyrulnik, B. Die Kraft, die im Unglück liegt. Von unserer Fähigkeit, am Leid zu wachsen. München: Goldmann; 2001
→ Schmid, W. Schönes Leben? Einfüh-rung in die Lebenskunst. Frankfurt: Suhrkamp; 2000
→ Sölle, D. Leiden. 3. Aufl. Stuttgart: Herder; 1976

Sterben und Tod

→ Geißner U. Kommunikation verste-hen. Stuttgart: Thieme; 2006
→ Hoff J, in der Schmitten J, Hrsg. Wann ist der Mensch tot? Reinbek: Ro-wohlt; 1994
→ Kuhlmann B. Die Belastungen von Pflegenden im Umgang mit hirnto-ten, potenziell organspendenden Menschen. Intensiv 2001; 9: 130
→ de Ridder M. Wie wollen wir sterben? Ein ärztliches Plädoyer für eine neue Sterbekultur in Zeiten der Hochleis-tungsmedizin. München: DVA; 2010

Kontakt- und Internetadressen

→ IGSL – Internationale Gesellschaft für Sterbebegleitung und Lebensbei-stand (IGSL-Hospiz) e. V., Amtsstraße 1, 55 411 Bingen, http://www.igsl-hospiz.de/ (IGSL-Hospiz ist eine der großen Dachorganisationen der Hos-pizbewegung)
→ Deutscher Hospiz- und PalliativVer-band e. V. (DHPV), Aachener Straße 5, 10 713 Berlin, http://www.hospiz. net/ (DHPV ist eine bundesweite In-teressenvertretung der Hospizbewe-gung in Deutschland)
→ Deutsche Hospiz Stiftung, Europa-platz 7, 44 269 Dortmund, Telefon: 0231/738 073-0, Fax: 0231/738 073-1, http://www.hospize.de/kontakt. html (Patientenschutzorganisation für Schwerstkranke und Sterbende)

Anschriften für Patientenverfügungen

→ http://www.aerztekammer-hamburg. de/patienten/patientenverfueg.htm
→ http://www.bmj.de/DE/Buerger/ge-sellschaft/Patientenverfuegung/ _doc/Patientenverfuegung_doc. html;jsessionid=287-CEB704DBD3246DF4BA8A-ED39FB4C 9.1_cid102 (Online 25. 7. 2011)
→ http://www.igsl-hospiz.de/ (Interna-tionale Gesellschaft für Sterbebeglei-tung und Lebensbeistand)

3 Bei der medizinischen Diagnostik und Therapie mitwirken

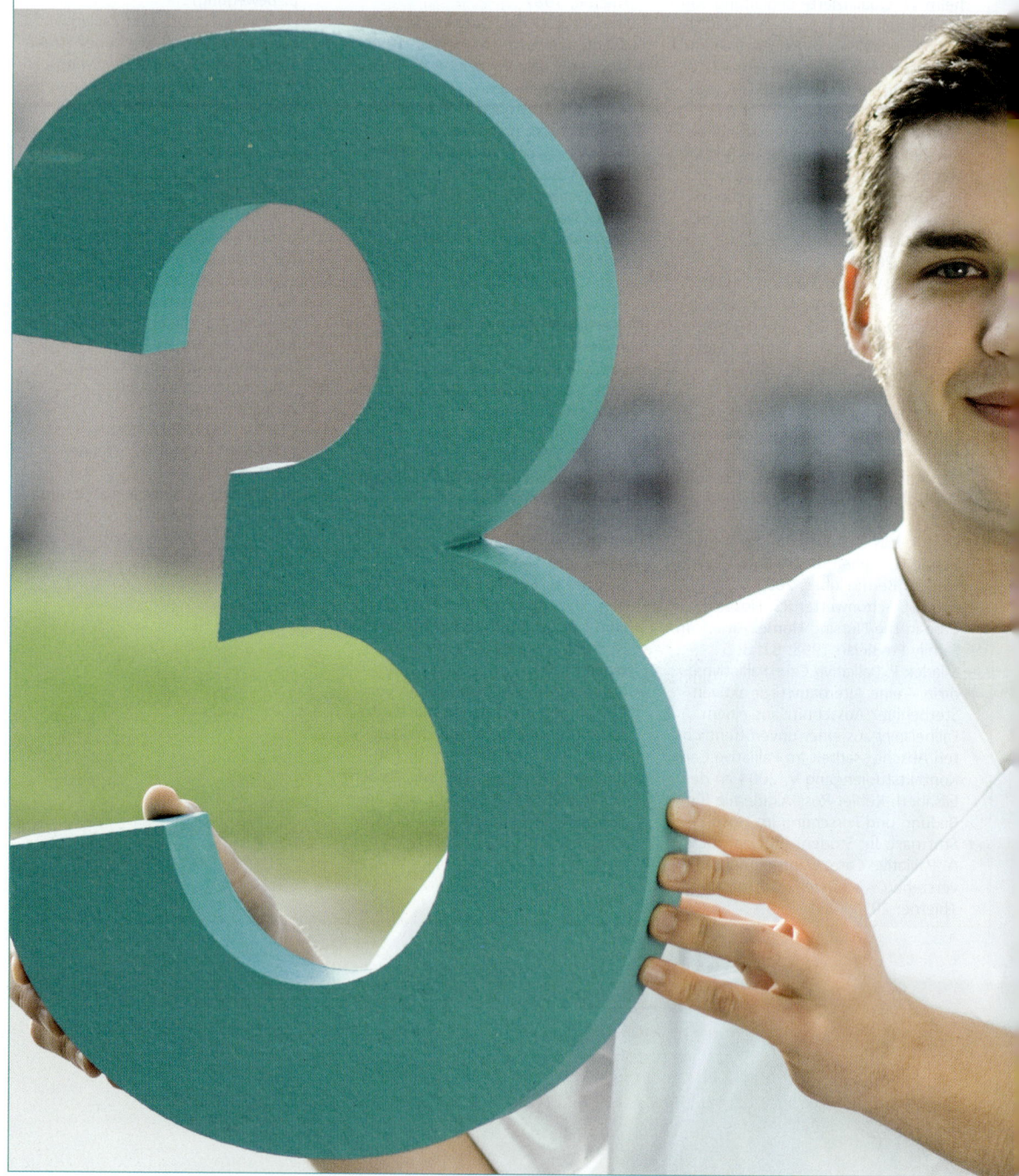

22 Verabreichen von Arzneimitteln – Grundlagen der Medikamentenlehre

Andreas Portsteffen

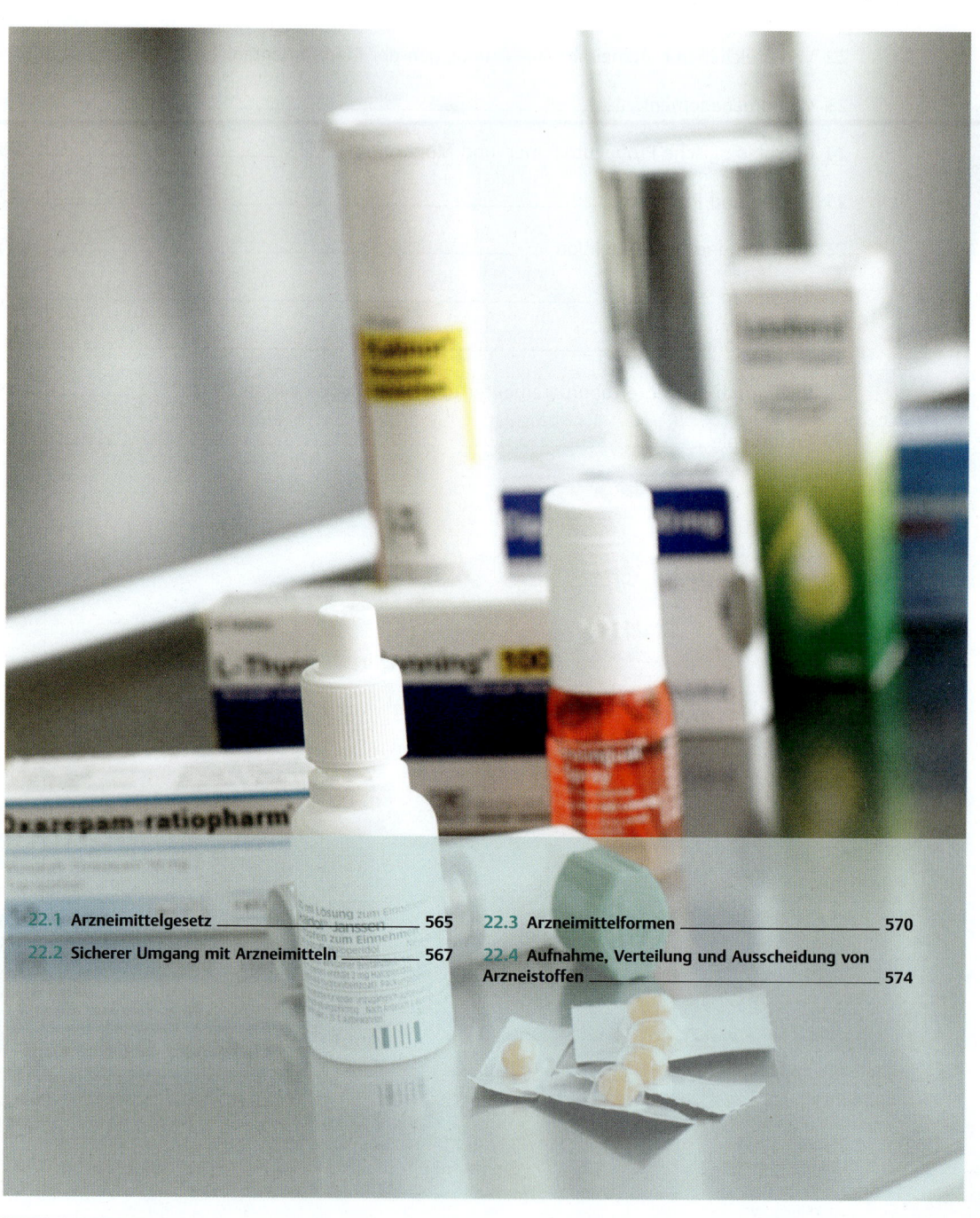

Die Einnahme von Arzneimitteln ist in unserer Gesellschaft alltäglich geworden. Eine zunehmende Gewöhnung an Arzneimittel im Kindesalter mindert die Hemmschwelle und fördert den Arzneimittelkonsum. Der Wunsch nach „Wundermitteln", d. h. nach Problemlösung durch ein Arzneimittel, ist so groß, dass die Präparate oft genug ihr eigentliches Ziel erreichen und in großen Mengen gekauft werden. Dabei sind die Probleme, die mit einem zu schnellen Griff zum Arzneimittel verbunden sind, deutlich: Analgetika verursachen Nierenschäden, Kortikosteroide Immunsuppression, Antibiotika Resistenzbildungen und Psychopharmaka besitzen Suchtpotenzial.

PRAXISTIPP Schauen Sie sich Ihre Hausapotheke an. Wissen Sie, wofür Sie die Medikamente bekommen haben? Würden Sie Medikamente an andere Personen weitergeben mit dem Hinweis, „dass sie Ihnen selbst gut geholfen haben"? _____

22.1 Arzneimittelgesetz

Ein Arzneimittel ist immer verknüpft mit einer Indikation, d. h. mit einer Beschreibung, welche Erkrankung oder welche Symptome korrigiert oder beeinflusst werden sollen. Dies ist der wesentliche Unterschied zwischen einem Arzneimittel und einem Lebensmittel, Diätetikum, Genussmittel oder Medikalprodukt (z. B. Injektionszubehör oder Katheter).

DEFINITION In Deutschland wird der gesetzliche Rahmen durch das **Arzneimittelgesetz (AMG** 2006) beschrieben. Ein **Arzneimittel** ist dazu bestimmt, Krankheiten, Leiden, Körperschäden oder krankhafte Beschwerden zu heilen, zu lindern, zu verhüten bzw. zu erkennen, die Beschaffenheit, den Zustand oder die Funktionen des Körpers oder seelische Zustände erkennen zu lassen bzw. zu beeinflussen und Krankheitserreger, Parasiten oder körperfremde Stoffe abzuwehren, zu beseitigen oder unschädlich zu machen. _____

22.1.1 Arzneimittel

Arzneimittel bestehen immer aus einem oder mehreren Wirkstoffen, die zusammen mit meist einer Reihe von Hilfsstoffen in eine für das Arzneimittel typische Form gebracht werden. Dabei ist eine Vielzahl verschiedener (Arznei-)Formen möglich (s. u.).

Neben dem eigentlichen Arzneimittel (z. B. der Tablette) gehören auch die (Primär-)Verpackung, hier meist der Blister oder das Döschen, die beiliegende Gebrauchsinformation und die Faltschachtel zu einem „kompletten" Arzneimittel (**Abb. 22.1**).

MERKE Nur wenn diese Teile zusammen vorliegen, erhält der Anwender die zum sicheren Gebrauch notwendigen Informationen. Daraus ergibt sich, dass die Lagerung eines Arzneimittels nur zusammen mit Gebrauchsinformation und Faltschachtel erfolgen darf. ▬

Wie ein Arzneimittel gekennzeichnet ist und welche Informationen wie mitgeteilt werden müssen, ist im AMG festgeschrieben.

Generika. Neben dem sog. Originalpräparat, also dem Präparat, welches als Erstes von einem pharmazeutischen Hersteller mit einem neuen Wirkstoff herausgebracht wurde, gibt es auch zahlreiche sog. Generika.

DEFINITION **Generika** sind Präparate mit Wirkstoffen, die nicht mehr unter einem Patentschutz stehen und somit auch von anderen als dem Originalanbieter hergestellt werden dürfen. _____

Erkennbar sind diese Generika oftmals dadurch, dass sie die Arzneistoffbezeichnung im Namen führen und keine Fantasiehandelsnamen tragen (z. B. ASS ratiopharm, Originalpräparat ist Aspirin, Arzneistoffbezeichnung ist Acetysalizylsäure [ASS]). Durch verschiedene Maßnahmen des Gesetzgebers (z. B. Festbetragsregelung) stieg der Anteil der Generika am Gesamtverordnungsvolumen in den letzten Jahren stark an (**Abb. 22.2**).

22.1.2 Indikationen, Nebenwirkungen/Wechselwirkungen

Indikationen. Ein Arzneimittel ist für die Behandlung von genau beschriebenen Erkrankungen bzw. Symptomen zugelassen. Die Wirksamkeit bei diesen zugelassenen Indikationen muss vom pharmazeutischen Unternehmen belegt werden und ist Voraussetzung für die Zulassung eines Arzneimittels. Es ist eine ärztliche Aufgabe, diese Arzneimittel auch indikationsgerecht einzusetzen.

Nebenwirkungen/Wechselwirkungen. Im Laufe der Entwicklung eines (neuen) Wirkstoffs werden zusätzliche Wirkungen, aber auch unerwünschte Wirkungen, Wechselwirkungen bei bestimmten Patientengruppen, mit bestimmten anderen Arzneimitteln oder bestimmten Nahrungsmitteln festgestellt und entsprechend in der Gebrauchsinformation aufgeführt.

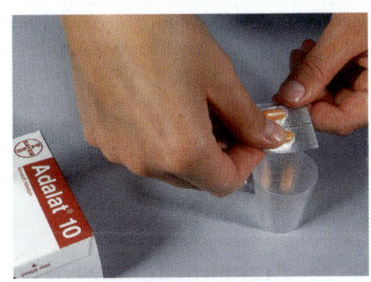

Abb. 22.1 Neben dem eigentlichen Arzneimittel gehören auch die Primärverpackung, hier der Blister, die Gebrauchsanweisung und die Faltschachtel zu einem „kompletten" Arzneimittel.

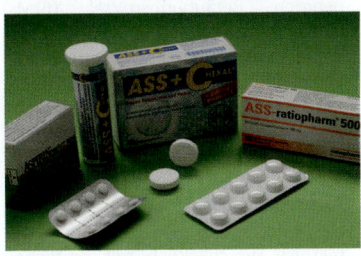

Abb. 22.2 Aspirin und einige Generika, die die Arzneistoffbezeichnung (ASS) im Namen tragen.

Die Auflistung dieser vielfältigen Beobachtungen und Möglichkeiten von Neben- und Wechselwirkungen entbindet den Hersteller von einer unmittelbaren Haftung für ggf. auftretende gesundheitliche Schäden. Aus diesem Grund werden im Laufe der Zeit diese Hinweise bei einem Arzneimittel immer umfangreicher. Werden zusätzliche, bisher noch nicht bekannte Nebenwirkungen beobachtet, müssen sie den pharmazeutischen Unternehmen und den Aufsichtsorganen (z. B. Arzneimittelkommission der deutschen Ärzteschaft) gemeldet werden, um die Beurteilung eines Arzneimittels bzgl. Wirksamkeit und Sicherheit stets weiterentwickeln zu können.

22.1.3 Verordnung/Verschreibung

Ein Arzneimittel kann auf verschiedenen Wegen in den Handel kommen. In einer Drogerie sind z. B. nicht apothekenpflichtige Arzneimittel wie Vitamin- und Mineraltabletten, Tees oder pflanzliche Präparate erhältlich. Der Verkauf bzw. die Abgabe von apothekenpflichtigen bzw. verschreibungspflichtigen Arzneimitteln ist nur in der Apotheke zulässig, letztere sogar nur mit Vorlage einer ärztlichen Verschreibung. Grund für diese Differenzierung ist die Bewertung, welche Risiken bei einem auch bestimmungsgemäßen Gebrauch auftreten können und wie diesen Risiken am besten begegnet werden kann. Seit wenigen Jahren dürfen sog. Versandapotheken auch apotheken- und rezeptpflichtige Arzneimittel an die Besteller verschicken. Auch Rezepte können über diesen Weg beliefert werden.

22.1.4 Betäubungsmittel

❗ **DEFINITION** **Betäubungsmittel** sind Arzneimittel, die bei einem unsachgemäßen Gebrauch ein erhöhtes Risiko bzgl. Missbrauch und Abhängigkeit beinhalten. Darunter fallen die meisten sehr stark wirksamen Analgetika (Opiate und verwandte Substanzen) sowie zahlreiche Psychostimulanzien vom Amphetamin-Typ. Im Betäubungsmittelrecht werden zudem auch synthetische wie pflanzliche Suchtstoffe/-mittel aufgeführt und entsprechend als „nicht verkehrsfähig" deklariert. _____

Umgang. Der Umgang mit Betäubungsmitteln zeichnet sich durch eine ganze Reihe von Vorschriften bzgl. Verschreibung, Abgabe, Aufbewahrung und Dokumentation aus, die von Pflegenden und Ärzten berücksichtigt und eingehalten werden müssen (s. Fokus). Da ein stark wirksames Analgetikum, z. B. Morphin, in der stationären wie auch ambulanten Behandlung von chronischen Schmerzpatienten unverzichtbar ist, ist das Wissen über den Umgang mit diesen Arzneimitteln erforderlich.

Interessanterweise sind die beschriebenen und bekannten psychischen Abhängigkeitspotenziale dieser Substanzen fast ausschließlich bei nicht bestimmungsgemäßem, nicht indiziertem, d. h. missbräuchlichem Gebrauch festzustellen.

Arzneimittel im Fokus

Umgang mit Betäubungsmitteln

Wegen ihres hohen Suchtpotenzials nehmen Betäubungsmittel (BtMs) einen besonderen Stellenwert unter den Arzneimitteln ein. Die Herstellung, Verordnung, Abgabe und Dokumentation von Betäubungsmitteln sind im Betäubungsmittelgesetz (BtMG) festgelegt.

Anforderung

Die Anforderung von Betäubungsmitteln ist ausschließlich mit amtlichen Formularen möglich. Diese werden vom Bundesinstitut für Arzneimittel und Medizinprodukte ausgegeben und registriert.
ambulant: mittels Betäubungsmittelrezept
Im Notfall dürfen BtMs für Patienten auch mit einem Normalrezept ausgestellt werden (Vermerk: Notfallrezept). Ein BtM-Rezept ist dann unverzüglich nachzureichen.
stationär: mittels Betäubungsmittelanforderungsschein
In der Krankenhausapotheke muss eine Unterschriftsprobe vom verschreibungsberechtigten Arzt vorliegen. Alle eingehenden Anforderungen werden registriert und die Unterschrift überprüft.

Aufbewahrung

In jedem Medikamentenschrank ist ein spezielles, abschließbares, einbruchsicheres Fach für Betäubungsmittel vorgesehen.
Die Stationsleitung/Schichtleitung trägt den Schlüssel immer bei sich und übernimmt die Verantwortung dafür.

Dokumentation

Betäubungsmittelbuch: Jedes verabreichte Betäubungsmittel muss im Betäubungsmittelbuch registriert werden. Die Seiten des Betäubungsmittelbuches müssen fortlaufend nummeriert sein. Jede Bestandsänderung muss sorgfältig dokumentiert werden.
Zugang: Ein Zugang aus der Apotheke erhält folgende Angaben:
- Datum
- Darreichungsform
- Menge
- Name des verschreibenden Arztes
- Nummer des Betäubungsmittelrezeptes (Betäubungsmittelanforderungsscheins)
Entnahme: Eine Entnahme erfolgt unter Angabe von:
- Betäubungsmittelbezeichnung
- Menge
- Datum und Uhrzeit
- Name des Patienten
- Name des verschreibenden Arztes
- Name der verabreichenden Pflegeperson

Fehlerhafte Eintragungen werden durchgestrichen und keinesfalls mit Tippex unkenntlich gemacht. Seiten dürfen nicht herausgerissen werden.
Zu Bruch gegangene Ampullen werden unter Angabe von Zeugen als Abgang dokumentiert.

Prüfung

Der aktuelle Bestand an Betäubungsmitteln muss immer mit der Bestandsangabe im Betäubungsmittelbuch übereinstimmen.
Der verantwortliche Arzt muss mindestens einmal monatlich die vorschriftsmäßige Führung der Betäubungsmittelbücher prüfen und seine Unterschrift und das Datum anbringen.
Die Betäubungsmittelbücher werden drei Jahre lang, von der letzten Eintragung an gerechnet, aufbewahrt.

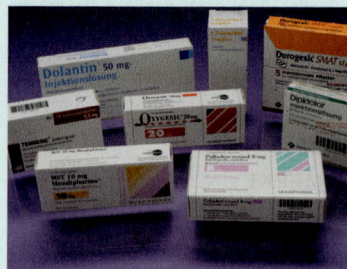

Abb. 22.3 Verschiedene Betäubungsmittel im Überblick.

> **MERKE** Eine unter ärztlicher Kontrolle durchgeführte Schmerzbehandlung mit Opiaten ist in keiner Weise vergleichbar mit der Einnahme gleicher oder verwandter Substanzen unter dem Aspekt der Suchtbefriedigung. ⎯⎯⎯

22.2 Sicherer Umgang mit Arzneimitteln

Ärztliche Aufgaben. Die Verordnung von Arzneimitteln ist die Aufgabe des Arztes, d. h., er macht die eindeutige Angabe darüber, welches Präparat in welcher Dosierung wie oft zu verabreichen ist. Die Aufklärung des Patienten und die Verlaufsbeobachtung gehören ebenfalls unmittelbar zu den ärztlichen Aufgaben.

Pflegerische Aufgaben. Die Aufgabe der Pflegenden ist es, diese ärztlichen Verordnungen umzusetzen, zu unterstützen und zu dokumentieren. Weiterhin können Pflegende den sehr regelmäßigen und engen Kontakt zum Patienten nutzen, um Wahrnehmungen und Beobachtungen zu machen, die die Wirkungen und Begleiterscheinungen unter einer Therapie unmittelbar sichtbar werden lassen. Fragen und Unsicherheiten des Patienten werden oftmals zuerst den Pflegenden gegenüber geäußert und können so für die weitere Behandlung mit einbezogen werden.

22.2.1 Versorgung mit Arzneimitteln

Die Versorgung mit Arzneimitteln im Krankenhaus geschieht i. d. R. durch eine eigene oder benachbarte Krankenhausapotheke. Die Versorgung durch eine öffentliche Apotheke ist seltener und meist nur für kleine Häuser geeignet. Der Versorgungsumfang der Krankenhausapotheke erstreckt sich meist über die Arzneimittel und Infusionslösungen hinaus und beinhaltet noch Diagnostika und Chemikalien, Diätetika und Trink- und Sondenkost, Medikalprodukte und Verbandsmittel, Pflegemittel und Reinigungs- und Desinfektionsmittel.

Beratung. Neben der eigentlichen Versorgung spielen die Betreuung und Information der Pflegenden und Ärzte durch den Apotheker eine zunehmend größere Rolle. Die Beratung über Art der Anwendung und die Mitarbeit an Behandlungskonzepten bewirkt unmittelbar eine Steigerung in der Qualität der Versorgung und hat zugleich günstige Auswirkungen auf die angestrebte Wirtschaftlichkeit in der Therapie. Das Ziel, eine sichere Medikation unter Vermeidung von Fehlern (Verordnungsfehler, Dokumentationsfehler, Applikationsfehler) zu erreichen, steht zunehmend stärker im Blickpunkt der Öffentlichkeit und der vor Ort Verantwortlichen.

Arzneimittel-Kommission

Ein Krankenhaus ist vom Gesetzgeber verpflichtet, eine Arzneimittel-Kommission (AMK) einzurichten. Mitglieder sind meist leitende Ärzte der verschiedenen medizinischen Disziplinen sowie der leitende Apotheker. Der Auftrag der AMK ist es, unter therapeutischen und auch wirtschaftlichen Aspekten eine Auswahl von Präparaten zu erstellen, diese in einer hauseigenen Arzneimittel-Liste zu veröffentlichen und so die Präparate der Standardversorgung zu benennen.

Zusätzliche Aufgaben einer AMK sind meist: Erarbeitung von Behandlungsrichtlinien, Weitergabe und Bewertung

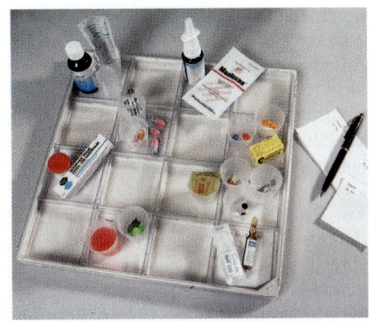

Abb. 22.4 Stellen der Medikamente. Die Kärtchen des Medikamententabletts mit den täglichen Verordnungen halten Namen und Zimmernummer des Patienten, das Medikament und dessen Dosierung fest.

von Informationen und Auswertung der wirtschaftlichen Daten des Arzneimittelverbrauches.

22.2.2 Richten der Medikamente

Die Umsetzung von der Patientenakte in die tatsächliche Medikation erfolgt oft mithilfe von Kärtchen, die zusammen mit dem passenden Tablett zum Stellen der Medikamente eingesetzt werden (*Abb. 22.4*). Das Übertragen von Patientenname, Präparat, Dosis und Einnahmezeitpunkt auf die Kärtchen ist jedoch eine Fehlerquelle und muss entsprechend geprüft werden. Insbesondere auch Änderungen in der Medikation müssen in dieser Weise übernommen werden.

Arzneimittel im Fokus

Dokumentation

Um Fehler zu vermeiden, ist eine einheitliche und abgestimmte Form der Dokumentation von „Arzneimittel" und „Dosis" zu verwenden. Folgende Beispiele können dies verdeutlichen:

Beispiel 1.
ASS 1000 mg: 1 – 1 – 1
ASS 500 mg: 2 – 2 – 2

Beispiel 2.
Decortin H 20 mg: 1 – 0 – 1/2
Decortin H: 20 mg – 0 – 10 mg

Prinzipiell bedeuten beide Schreibweisen jeweils die gleiche Medikation. Im ersten Beispiel besteht aber konkret die Gefahr, dass nur 3-mal 1 Tablette ASS 500 gegeben wird, da es eine 1000 mg-Form so nicht gibt. Zudem droht die Gefahr, dass bei Übertragung der Dokumentation aus der Patientenakte heraus die Verordnung falsch wiedergegeben wird. Im zweiten Beispiel gibt die obere Version das genaue verwendete Präparat wieder. In der unteren Version kann man die gewünschte Dosis mit 5 mg, 10 mg oder 20 mg Tabletten zusammenstellen.

Wechselnde Tablettenkonstellationen können bei einem Patienten zu Irritationen und Misstrauen führen. Immer gilt, dass bei fehlender Vereinbarung und bei Nichtbeachten (z. B. durch neue Mitarbeiter) die Gefahr von Medikationsfehlern sehr konkret ist und nachweislich häufig Medikationsfehler auftreten. Aus diesem Grund wird i. d. R. das Arzneimittel mit dem Namen bezeichnet, welches auch konkret zum Einsatz kommt. Ob dann ASS 500 mg 2 – 2 – 2 oder ASS 500 mg 1000 – 1000 – 1000 dokumentiert wird, ist weniger entscheidend, sollte aber dennoch einheitlich gemacht werden.

Stellen. Das eigentliche Stellen der Medikamente erfordert eine besondere Konzentration. Der Pflegende, der die Medikamente stellt, muss dies in einer ruhigen Arbeitsatmosphäre tun. Störungen durch Telefon, Rufgerät oder andere Mitarbeiter erschweren eine kontinuierliche Arbeit und mindern so die erforderliche Sicherheit. Mitarbeiter in einer Einarbeitungsphase oder Auszubildende erlernen das Stellen der Medikamente unter Anleitung von erfahrenen Pflegenden.

PRAXISTIPP Sehr hilfreich für den Ausführenden ist das hörbare Aussprechen dessen, was er auf der Medikationskarte liest. Das gezielte „Vorlesen" (Call-outs) der gesamten Information (Patient, Präparat, Dosis und Einnahmezeitpunkt) verstärkt die Aufmerksamkeit und innere Kontrolle und ermöglicht unmittelbar das Erkennen von Abweichungen. ——————

Nachkontrolle. Sofern es machbar ist, sollte das gestellte Präparat zu jeder Zeit namentlich erkennbar sein. Dies erleichtert die obligate Nachkontrolle durch einen anderen Pflegenden. Bei Ampullen ist dies so lange gewährleistet, bis die Spritze aufgezogen wurde, danach kann die leere Ampulle zur Kontrolle neben der Spritze liegen bleiben. Bei Tabletten, Kapseln oder Zäpfchen sollte durch Teilung der Blister, sofern vorhanden, der Präparatename noch erkennbar bleiben.

Unit-Dose-System
In dieser Organisationsform wird das Stellen der Medikamente zu einem sehr großen Teil durch die versorgende Krankenhausapotheke geleistet. Die für den nächsten Tag geplante Medikation wird für jeden einzelnen Patienten der Apotheke schriftlich oder per „elektronischem Rezept" mitgeteilt. Es erfolgt eine Plausibilitätskontrolle und nach Freigabe wird die Medikation meist von einem Automaten in kleine Folienbeutel abgepackt und entsprechend mit Patientenname, Präparat, Stärke und Einnahmehinweisen versehen.

Die gesamte Medikation einer Abteilung wird auf Tabletts angeordnet und zur Station gebracht. Die Pflegenden übernehmen die Weitergabe an die Patienten und ergänzen die Medikation durch die nicht im Unit-Dose-System vorbereiteten Medikamente (Säfte, Tropfen, Injektions- und Infusionslösungen). Für mögliche, aktuelle Änderungen der Medikation steht der Station zudem noch ein begrenzter Notvorrat zur Verfügung. Ergänzend werden in einigen Kliniken die Identität des Patienten und die Zugehörigkeit der Medikation zu diesem Patienten mit einem Barcode-Leser vor Abgabe der Medikation abgeglichen.

22.2.3 Beurteilung der Compliance

! **DEFINITION** Wie gut ein Patient eine ihm verordnete Medikation ausführen kann bzw. ausführt, wird mit dem Begriff **„Compliance"** umschrieben. ——————

Abweichungen. Je mehr Präparate es sind und je komplexer die Einnahmevorschriften sind, desto häufiger sind Abweichungen von der zuvor geplanten Medikation festzustellen. Dies trifft ganz besonders bei Dauermedikationen zu und dann besonders stark, wenn der Patient kein konkret erlebbares Krankheitsgefühl hat, oder bei einer prophylaktischen Medikation (z. B. Hypercholesterinämie).

Reduktion/Absetzen des Arzneimittels. Wird eine Medikation bei den ersten Anzeichen einer Besserung vom Patienten selbst reduziert oder abgesetzt (z. B. bei einer antibiotischen Behandlung), ist der Behandlungserfolg unmittelbar gefährdet. Das heißt, die Frage, ob ein Patient seine Arzneimittel richtig einnimmt, ist immer wieder neu zu hinterfragen. Ein stationärer Aufenthalt kann auch deshalb nötig werden, weil die bestehende Medikation nicht korrekt ausgeführt wurde und es so zu einer Verschlechterung gekommen ist (z. B. bei einem Diabetiker).

Eigenverantwortlichkeit. Ob ein Patient durch Alter, Gebrechlichkeit oder Krankheit in der Lage ist, eigenverantwortlich zu handeln, kann bei den Aufnahmegesprächen geklärt werden. Einschränkungen in der Feinmotorik, in der Sehkraft oder in der Orientierung müssen entsprechend berücksichtigt werden.

Vortäuschung. Aus unterschiedlichen Gründen kann es vorkommen, dass ein Patient die Einnahme der Arzneimittel bestätigt, diese aber nur vortäuscht. Für diese Situation muss der Pflegende eine besondere Sensibilität und Wachsamkeit entwickeln. Oftmals sind fehlendes Vertrauen oder Unverständnis über das, was „mit einem geschieht", Ursache für diese Art der Täuschung. Dieses Verhalten ist nicht nur auf psychiatrische Patienten beschränkt, die zu dem Zeitpunkt nicht mit den Therapeuten kooperieren können.

Gleiches gilt für die zusätzliche Einnahme von Präparaten oder Mitteln, die den Ärzten oder Pflegenden nicht mitgeteilt werden. Dies kann bei alkoholkranken oder medikamentenabhängigen Patienten der Fall sein, deren Abhängigkeit bei einer akuten Aufnahme nicht bekannt ist.

Anleitung. Wird eine Medikation verordnet, die der Patient dauerhaft erhalten soll, benötigt er eine genaue Anleitung, um sie auch nach der Entlassung selbstbestimmt weiterführen zu können. Nur wenn der Patient unabhängig von den Vorbereitungen und der Kontrolle der Pflegenden seine Medikation „versteht", wird er sie zu Hause auch umsetzen können. Schriftliche Hinweise, intensive Erklärungen und das Einbeziehen von Angehörigen oder ambulanten Pflegeteams sind dazu oft notwendig.

22.2.4 Verabreichen der Medikamente
Erst wenn das richtige Arzneimittel zum richtigen Zeitpunkt zum richtigen Patienten gelangt ist und dieser es in der gewünschten Weise eingenommen hat, ist die eigentlich so einfache Verordnung durch den Arzt auch wirklich umgesetzt. Bei der Vielzahl der Patienten pro Abteilung und der Verordnungen pro Tag ergeben sich entsprechend viele Verordnungen, die durch die Pflegenden ausgeführt werden müssen.

➡ MERKE Beim Verabreichen von Medikamenten muss immer die 5-R-Regel beachtet werden:
- richtiger Patient?
- richtiges Medikament?
- richtige Dosierung?
- richtige Darreichungsform?
- richtiger Zeitpunkt? ——————

Einflüsse auf die Medikamentengabe
Für die richtige Wirkung und für die gewünschte Verträglichkeit des Medikaments müssen oft spezielle Hinweise berücksichtigt werden.

Mahlzeiten. Der Einfluss von Mahlzeiten oder die zeitliche Unabhängigkeit von Mahlzeiten sind wichtige Kriterien für die Medikamenteneinnahme. Einige Lebensmittel können die Wirkung von Arzneimitteln beeinflussen (z. B. Milch, Käse, Grapefruitsaft) genauso wie bestimmte Arzneimittel nicht miteinander kombiniert werden sollten.

Tageszeit. Eine zirkadiane (tageszeitliche) Abhängigkeit der Arzneimittelgabe ist dann zu berücksichtigen, wenn unterschiedlich starke Wirkungen oder auch Nebenwirkungen abhängig vom Tag-Nacht-Rhythmus festzustellen sind. Dies gilt z. B. für die Kortikosteroid-Gabe, für cholesterinsenkende Präparate, für Mittel der Bluthochdruck-Behandlung, für Analgetika sowie auch für einige Zytostatika.

🖐 **PRAXISTIPP** Bei allen festen Arzneimitteln wie Tabletten oder Kapseln sollten Pflegende darauf achten, dass der Patient möglichst sitzt oder steht und ausreichend Flüssigkeit (mind. 100 ml) dazu trinkt. Besonders Kapseln können unter Umständen in der Speiseröhre kleben bleiben, sich teilweise dort auflösen und an dieser Stelle die Schleimhaut stark schädigen. Wenn Sie Medikamente über eine Magen- oder Dünndarmsonde verabreichen, sollten dabei einige Besonderheiten beachtet werden (S. 340). ──────────

Gebrauchsinformation
Wie ein Arzneimittel gegeben werden soll, ist in der Gebrauchsinformation beschrieben. Für die häufig verwendeten Arzneimittel einer Station sollten die Mitarbeiter diese notwendigen Informationen kennen. Bei weniger oft eingesetzten Präparaten müssen diese Informationen nachgelesen werden. Zu diesem Zweck ist im Bereich einer Station eine Sammlung von aktuellen Gebrauchs- bzw. Fachinformationen hilfreich. Dies erfolgt meist durch Zugriff auf die „Rote Liste online" oder den so genannten „Ifap-Index" per Intranet.

In vielen Fällen sind die Angaben der Gebrauchsinformation für die speziellen Notwendigkeiten einer Krankenhausmedikation aber nicht ausreichend. Dies gilt insbesondere für komplexere Arzneimitteltherapien, z. B. einer Intensivabteilung. Dann sind besonders die Apotheker gefragt, durch zusätzliche Informationen und Bewertungen eine sichere Behandlung zu gewährleisten.

Spezielle Applikationstechniken
Neue Applikationstechniken erfordern eine gekonnte und exakte Bedienung, z. B.:
- Pen-Systeme für z. B. Insuline (S. 658)
- Pulver-Inhalatoren für z. B. Kortikoide (S. 573)
- implantierbare (S. 637, 683) oder tragbare (S. 1174) Pumpensysteme
- Depotpflaster bzw. transdermale therapeutische Systeme (TTS) mit z. B. Fentanyl, Scopolamin oder Estradiol (S. 572)

Unterschiedliche, folgenreiche Applikationsfehler sind leider immer wieder zu beobachten.

22.2.5 Wirkung und Nebenwirkung erfassen
Die Gebrauchsinformation nennt meist viele Begleiterscheinungen oder Nebenwirkungen, die auftreten können oder im Einzelfall bereits aufgetreten sind. Durch Kenntnis der Wirkungsweise und durch das Wissen der dafür typischen und möglichen Nebenwirkungen entsteht zusammen mit einer intensiven Patientenbeobachtung eine Beurteilung, wie sich die Medikation auswirkt.

Beobachtung. Die Beobachtung beinhaltet die regelmäßige Kontrolle von z. B. Blutdruck, Puls, Körpertemperatur, Blutzucker, Ausscheidungen und Frage nach der Befindlichkeit. Seltene oder überraschende Reaktionen bedürfen einer zusätzlichen Aufmerksamkeit, um auch in dieser Situation den Patienten sicher betreuen zu können. Wahrnehmung, Beschreibung, Dokumentation und Weitergabe dieser umfassenden Patientenbeobachtung an den Arzt ist ein wesentlicher pflegerischer Schwerpunkt.

Begleitmedikation. Oftmals sind Begleiterscheinungen so eng mit der Medikation verbunden, dass von Anfang an eine Begleitmedikation zur Milderung erfolgt. Die unmittelbare Behandlung von zu erwartender Übelkeit und Obstipation gehört so z. B. zur Schmerztherapie mit Opioid-Analgetika dazu.

22.2.6 Dokumentation
In erster Linie dient die Dokumentation der Beurteilung von Behandlungsverläufen und -ergebnissen (S. 80). Nur wenn bei der Vielzahl der Patienten und der Vielzahl an Möglichkeiten klar und eindeutig ist, was wann mit welchem Ergebnis durchgeführt wurde, ist eine eindeutige Beurteilung möglich. Dies geschieht in hohem Maße zur Sicherheit des Patienten. In unklaren Fällen, in Situationen, wo das Geleistete oder nicht Geleistete verantwortet werden muss, ist die Patientendokumentation eine Grundlage für diese Beurteilung. Der Zwang zur Dokumentation der pflegerischen oder ärztlichen Leistung sowie der Behandlungsverläufe resultiert neben der eigentlichen medizinischen Notwendigkeit noch aus folgenden Gründen:
- Die Dokumentation der Betäubungsmittel ergibt sich aus dem Betäubungsmittelrecht.
- Die Dokumentation der Leistung am Patienten z. B. auch aus der Notwendigkeit der Abrechnung.
- Die Dokumentation von Diagnosen, Indikationen und Behandlungen ergibt sich aus der Frage der Kran-

kassen, inwieweit eine stationäre Behandlung angezeigt ist.

22.2.7 Aufbewahren von Arzneimitteln
Arzneimittel sind immer so zu lagern, dass ein Zugriff für Unbefugte nicht möglich ist. Die Schränke müssen verschlossen sein und werden nur zur eigentlichen Entnahme geöffnet (**Abb. 22.5**). Ebenfalls zu berücksichtigen ist, dass neu gelieferte Packungen nach hinten gepackt werden und so erst die älteren Packungen aufgebraucht werden. Diese Art der Einordnung reduziert nennenswerte Verluste durch Verfall von Medikamenten oder auch anderen begrenzt haltbaren Gütern.

Lagerungsbedingungen
Alle Arzneimittel haben vorgegebene Lagerungsbedingungen (**Tab. 22.1**), die zum Erhalt der Qualität unbedingt einzuhalten sind. Die richtige Lagerungstemperatur und der Schutz vor direkter Sonneneinstrahlung sind notwendig. Die Haltbarkeit wird auf der Packung und meist auch auf Ampulle, Tube, Flasche oder Blister angegeben. Dieses Datum muss lesbar und vorhanden sein, um zu jeder Zeit das Alter eindeutig bestimmen zu können. Nach Ablauf des Haltbarkeitsdatums darf das Arzneimittel nicht mehr

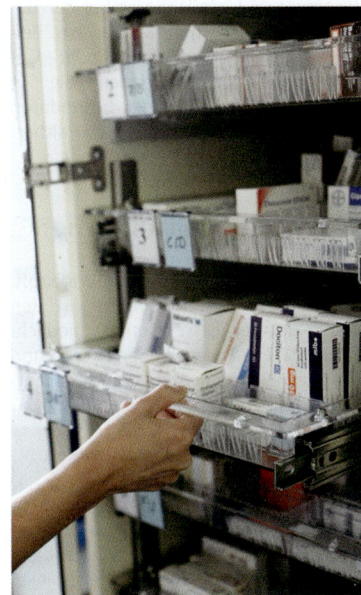

Abb. 22.5 Verschließbare, flexible und gut übersichtliche Lagerungsmöglichkeiten des Stationsvorrats erleichtern den Umgang mit den Medikamenten. Angebrochene Packungen sollten gekennzeichnet werden und vor der neuen Packung stehen.

Tab. 22.1 *Übliche Lagerungsbedingungen für Medikamente.*

	Temperatur	Lagerungsort	Bemerkung
Tiefkühllagerung	< – 18 °C	in einem Tiefkühlschrank	darf nicht auftauen
Kühllagerung	2 – 8 °C	in einem Kühlschrank	darf nicht gefrieren
Raumtemperatur	15 – 25 °C	in einem Schrank	Lichtschutz erforderlich

Tab. 22.2 *Spezielle Hinweise für angebrochene und zubereitete Arzneimittel (beispielhafte Texte aus aktuellen Fachinformationen).*

Arzneimittel	Hinweise
Cefaclort r.ph. Trockensaft	„Die gebrauchsfertige Suspension ist im Kühlschrank (nicht über 8 °C) aufzubewahren und so gelagert 14 Tage haltbar."
Diflucan Saft	„Es wird empfohlen, [...] nach Anbruch der Flasche nicht länger als 30 Tage zu verwenden."
Humalog 100 E/ml Patrone	„Nach dem Einlegen der Patrone in den Pen muss die Lösung bei Lagerung unter 30 °C innerhalb von 28 Tagen aufgebraucht werden."
Heparin-Na 25 000 IE ratiopharm	„[...] ist nach Anbruch 1 Woche haltbar."
Refobacin Augentropfen	„Der Inhalt einer Flasche [...] sollte aus bakteriologischen Gründen 6 Wochen nach Erstentnahme nicht mehr verwendet werden."
Rocephin	„[...] enthält keine Konservierungsmittel. Der Inhalt der zubereiteten Lösung ist zur einmaligen Entnahme bestimmt. Es empfiehlt sich, die Lösungen möglichst rasch nach der Zubereitung zu verwenden."
Vancomycin CP	„Für die parenterale Anwendung sollte die frisch zubereitete Lösung wegen des Risikos einer mikrobiellen Kontamination bei der Auflösung alsbald gebraucht werden. Für die orale Anwendung kann die zubereitete Lösung 24 h im Kühlschrank aufbewahrt werden."

verwendet werden. Es erlischt sozusagen die Garantie des Herstellers.

Aufbewahrungshinweise. Neben den Lagerungsbedingungen sind bei einer Vielzahl von Präparaten so genannte Aufbewahrungshinweise zu beachten. Hierbei wird angegeben, wie ein angebrochenes oder zubereitetes Präparat gelagert werden muss und wie lange es bei der beschriebenen Lagerung haltbar ist. Beispiele aus aktuellen Fach- oder Gebrauchsinformationen finden Sie in **Tab. 22.2.** Werden keine besonderen Hinweise gegeben, so gilt das Haltbar-

keitsdatum. Dies gilt auch für Säfte, alkoholische Tropfen, Salben und Puder.

✋ **PRAXISTIPP** Die Lagerung im Medikamentenkühlschrank bedarf einer regelmäßigen Kontrolle, ob der geforderte Temperaturbereich von 2 – 8 °C auch tatsächlich eingehalten wird. Verschiedene Ursachen können dazu führen, dass zu hohe oder zu niedrigere Temperaturen erreicht werden. Wenn es keine automatische Temperaturregistrierung gibt, ist deswegen die tägliche handschriftliche Dokumentation von Tiefst-, Höchst- und aktueller Tempera-

tur erforderlich. Dies kann relativ einfach mit elektronischen Min-Max-Thermometern erfolgen. ─────────

Stationsbegehung

Die regelmäßige, gesetzlich vorgeschriebene, halbjährliche Stationsbegehung durch die Apotheker der Krankenhausapotheke soll einen Überblick über den Umgang mit Arzneimitteln im Stationsbereich ermöglichen. Ein gegenseitiges Wahrnehmen und ein Austausch über die jeweiligen Aufgaben und Fragen sollten Teil einer Begehung sein.

22.3 Arzneimittelformen

Die Art und Weise, wie ein Wirkstoff, eingebaut in eine Arzneiform, in den Körper gelangt, ist sehr unterschiedlich. In **Tab. 22.3** sind verschiedene Wege und die dazugehörigen Arzneimittel zusammengestellt.

22.3.1 Tabletten, Kapseln, Tropfen und Säfte

Tabletten. Tabletten sind komprimierte Pulver, die unter Druck in die jeweilige Form gepresst werden. Zusätzlich kann ein Überzug aufgetragen werden. Dieser kann z. B. die Auflösung und den Zerfall der Tablette beeinflussen, vor einem unangenehmen Geschmack schützen oder den Wirkstoff vor Licht und/oder Sauerstoff schützen.

Hartgelatine-Kapseln. Hartgelatine-Kapseln bestehen aus einem Unterteil, in welches ein Pulver oder Granulat gefüllt wird, und einem Oberteil als Deckel. Eine solche Kapsel kann man zur Applikation öffnen und so den Kapselinhalt einnehmen.

Weichgelatine-Kapseln. Weichgelatine-Kapseln enthalten meist ölige Lösungen. Hierbei sind die beiden Kapselhälften miteinander verklebt und ein Öffnen ist nicht möglich.

Tropfen und Säfte. Bei Tropfen und Säften liegt der Wirkstoff bereits in gelöster Form vor. Meist enthalten diese Zubereitungen verschiedene Zusatzstoffe, um die Lösung ausreichend lange haltbar zu machen. Ein Vorteil ist auch die tropfen- oder volumengenaue Dosierung, sodass

häufig Kinderarzneimittel in dieser Form vorliegen und die Dosierung flexibel je nach Alter oder Gewicht möglich ist. Natürlich können Säfte und Tropfen von Kindern auch einfacher geschluckt werden als Tabletten und Kapseln. Sogenannte Trockensäfte sind Pulver, die mit (Leitungs-)Wasser aufgelöst werden und dann als Lösung verabreicht werden können. Oft sind es Antibiotika vom Penicillin- und Cephalosporintyp, die in dieser Art vorliegen und speziell für Kinder angeboten werden.

Einnahme. Die Einnahme erfolgt immer per os, d. h. „durch den Mund". Im Magen löst sich die feste Arzneiform auf, der Wirkstoff beginnt sich aufzulösen und wird meist in den oberen Dünndarmabschnitten resorbiert. Dieser

Tab. 22.3 *Applikationswege und Arzneimittelformen.*

Applikationsort	Applikationsart	Arzneimittelformen
Applikation auf Haut und Schleimhaut		
Haut	kutan/epikutan	Salben, Gele, Öle, Pflaster
Mund- und Zungenschleimhaut	bukkal, (sub-)lingual (s. l.)	Tabletten, Lösungen, Sprays
Magen- und Darmschleimhaut	(per)oral (p. o.) = enteral	Tabletten, Kapseln, Lösungen, Suspensionen, Tropfen
Rektumschleimhaut	rektal (rek.)	Suppositorien, Salben, Lösungen
Nasenschleimhaut	nasal (nas.)	Tropfen, Sprays, Salben
Bronchialschleimhaut	pulmonal	Dosieraerosole, Lösungen, Inhalationskapseln
Konjunktiva (Bindehaut)	konjunktival	Tropfen, Salben, Gele
Applikation in das Körperinnere (parenteral)		
unter Umgehung von Resorption		
in eine Arterie	intraarteriell (i. a.)	Injektionslösung (Infusionslösung)
in eine Vene	intravenös (i. v.)	Injektionslösung, Infusionslösung
in den Liquorraum	intrathekal (i. th.)	Injektionslösung
in ein Gelenk	intraartikulär	Injektionslösung
mit erhaltener Resorption		
in die Haut	intrakutan (i. c.)	Injektionslösung (Infusionslösung)
unter die Haut	subkutan (s. c.)	Injektionslösung
in den Muskel	intramuskulär (i. m.)	Injektionslösung
in die Bauchhöhle	intraperitoneal (i. p.)	Injektionslösung, Infusionslösung

Übertritt durch die Darmwand kann „passiv", d. h. aufgrund des vorliegenden Konzentrationsgefälles dieser Substanz zwischen Darmlumen und Blutstrom, oder „aktiv", d. h. unter Beteiligung in der Darmwand vorliegender spezifischer Rezeptoren erfolgen. Erst nach Aufnahme in den Blutstrom kann der Wirkstoff zu seinem Wirkort transportiert werden.

Magensaftresistente Tabletten und Kapseln

Ist ein Wirkstoff säureempfindlich, d. h. instabil bei Kontakt mit der Magensäure oder unverträglich, so kann dieser Wirkstoff in magensaftresistenten Tabletten oder Kapseln eingebettet werden.
Wirkung. Diese Tabletten bzw. Kapseln oder deren Inhalt sind mit einem dünnen Überzug versehen, der sich im sauren Milieu des Magens nicht auflöst. Erst im neutralen bis leicht alkalischen Dünndarm erfolgt die Auflösung der Schutzschicht und der eigentlichen Arzneiform. Diese veränderte und gesteuerte Freisetzung des Wirkstoffs aus seiner Arzneiform ermöglicht die perorale Gabe von säureempfindlichen Wirkstoffen (z. B. Omeprazol, Pankreatin). Gleiches gilt bei Wirkstoffen, die die Magenschleimhaut reizen können und so eine Unverträglichkeit bewirken (ASS, Diclofenac, Sulfasalazin).

Magensaftresistente Tabletten dürfen demnach nicht geteilt werden. Magensaftresistente Pellets in Kapseln dürfen i. d. R. zwar entnommen und ohne Kapselhülle gegeben werden, sie dürfen aber nicht zerkleinert oder zerkaut werden. Besonderheiten oder Ausnahmen sind in den Gebrauchsinformationen nachzulesen.

> **MERKE** Magensaftresistente Tabletten dürfen nicht geteilt werden!

Retardtabletten

> **DEFINITION** **Retardtabletten** setzen ihren Wirkstoff verzögert frei. Dadurch ist es möglich, eine längere Wirkdauer bei Wirkstoffen zu erreichen, die bei schneller Freisetzung nicht gegeben wäre. Die Einnahmeintervalle können so verlängert und gleichzeitig konstantere Wirkstoffspiegel im Blut erreicht werden.

Wirkung. Es gibt verschiedene Möglichkeiten, wie eine Retardtablette aufgebaut ist (**Abb. 22.6**). Eine einfache Möglichkeit ist die Verwendung eines schwerlöslichen Wirkstoffs, der sich während der gesamten Magen-Darm-Passage langsam löst. Ebenfalls kann ein Wirkstoff in eine schwerlösliche Matrix eingebaut werden, die sich dann verzögert auflöst. Eine dritte Möglichkeit ist die Verwendung von „Reservoirs", in denen der Wirkstoff eingebettet ist. Durch den langsamen Zustrom von Flüssigkeit im Magen-Darm-Bereich löst sich die Substanz und wird langsam und kontrolliert durch kleine Löcher in der „Reservoirwand" freigesetzt. Bei dieser speziellen Form der Retardtablette kann die

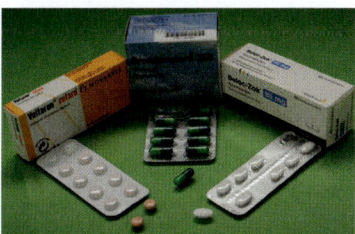

Abb. 22.6 Beispiele für Retardtabletten.

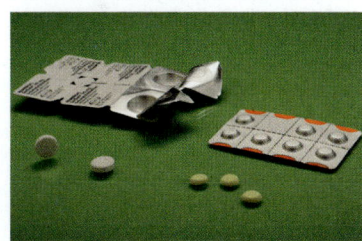

Abb. 22.7 Beispiele für Schmelztabletten.

leere Tablettenhülle auch scheinbar unverändert wider ausgeschieden werden.
Handhabung. Retardtabletten dürfen nie geteilt werden, es sei denn, die Teilbarkeit ist ausdrücklich erlaubt. Diese wichtige Information ist in der Gebrauchsanweisung nachzulesen. Werden Retardtabletten, die nicht geteilt werden dürfen, geteilt oder zerstoßen, so wird i. d. R. der gesamte Wirkstoff unverzögert freigesetzt und resorbiert, was zu erheblichen Nebenwirkungen und Vergiftungen führen kann. Bei stark wirksa-

men Opiaten, die in einer Retardform vorliegen, ist die unmittelbare Resorption der gesamten Wirkstoffmenge unter Umständen tödlich.

➤ **MERKE** Retardtabletten dürfen niemals geteilt werden, es sei denn, es ist ausdrücklich erlaubt! ⎯⎯⎯⎯⎯⎯

Schmelztabletten

❗ **DEFINITION** Schmelztabletten sind Tabletten, die sich beim Kontakt mit Speichel sofort auflösen, sodass kein aktiver Schluckvorgang erforderlich ist. Der Wirkstoff wird einfach durch das normale Schlucken des Speichels mit aufgenommen. ⎯⎯⎯⎯⎯⎯

Vorteilhaft kann diese Arzneiform sein, wenn alters- oder krankheitsbedingt das Schlucken beeinträchtigt ist. Ebenso ist eine bessere Kontrolle der Einnahme bei Schmelztabletten möglich. Tabletten, die sich auf der Zunge auflösen und nicht aktiv ausgespuckt werden, sind so erfolgreich appliziert. Dies ist insbesondere im psychiatrischen Bereich wichtig, da hier oftmals die Medikamenteneinnahme vorgetäuscht wird. Wirkstoffe, die auch als Schmelztablette verfügbar sind, sind u. a. Olanzapin, Mirtazapin, Risperidon, Aripiprazol, Lorazepam, Ondansetron.

Handhabung. Bei der Handhabung von Schmelztabletten ist zu beachten, dass sie nicht wie andere Tabletten durch die Blisterfolie durchgedrückt werden dürfen, sondern die Folie vorsichtig abgezogen werden muss. Anderenfalls wird die Schmelztablette sofort zerdrückt und ist unbrauchbar.

Sublingualtabletten
Wirkung. Sublingualtabletten enthalten einen Wirkstoff, der nach Freisetzung aus der Tablette oder Kapsel im Mundraum über die Zungen- und Mundschleimhaut resorbiert wird. Dieser Resorptionsort kann dann vorteilhaft sein, wenn bei einer Resorption im Dünndarm eine zu hohe Abbaurate durch die erste Leberpassage des Blutes („first-pass-Effekt") zu erwarten wäre. Sublingual applizierte Arzneimittel zeichnen sich auch durch einen schnellen Wirkeintritt aus (Nitroglyzerin-Beißkapsel, Temgesic sublingual oder Actiq-Lutschtablette).

Pflaster (transdermale therapeutische Systeme/TTS)
Zunehmend häufig werden Arzneimittel in Form von wirkstoffhaltigen Pflastern entwickelt und in den Verkehr gebracht. Eine Grundvoraussetzung dafür ist, dass

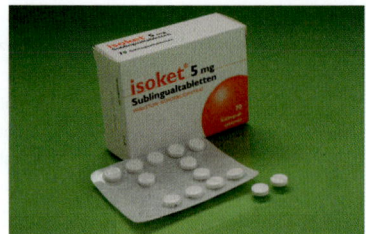

Abb. 22.8 Beispiel für eine Sublingualtablette.

der Wirkstoff in einer konstanten und nachvollziehbaren Weise in der Lage ist, durch intakte Haut zu penetrieren und schon mit vergleichsweise geringen Dosierungen eine ausreichende Wirkung zu erzielen ist. Diese Bedingungen sind z. B. bei folgenden Wirkstoffen gegeben: Fentanyl, Buprenorphin, Scopolamin, Rivastigmin, Estradiol und andere Hormone, Nikotin.

Wirkung. Die Pflaster enthalten i. d. R. ein Wirkstoffdepot, aus welchem bei Hautkontakt gleichmäßig Wirkstoff abgegeben wird. Dieser Wirkstoff penetriert aufgrund eines Konzentrationsgefälles durch die intakte Haut, sammelt sich teilweise in den oberen Hautschichten und wird dann konstant mit dem Blutstrom im ganzen Körper verteilt. Die Wirkdauer, d. h. Wechselhäufigkeit, kann zwischen 1-mal pro Tag und 1-mal pro Woche variieren. Für den Patienten ist dies i. d. R. ein angenehmer und komfortabler Applikationsweg.

Risiken und Nebenwirkungen. Es sind allerdings bei unsachgemäßem Gebrauch auch erhebliche Nebenwirkungen, Überdosierungen und Vergiftungen möglich, sodass der Umgang mit diesen Systemen gut angeleitet und kontrolliert werden muss. Wenn z. B. Schmerzpflaster an verschiedenen Stellen aufgeklebt werden und die Pflaster dann vergessen werden, ist eine Überdosierung leicht möglich. Gerade bei betreuten Personen (Heim, häusliche Pflege, Krankenhaus) besteht hier ein erhebliches Risikopotenzial. Wenn ein Patient ein Schmerzpflaster im Rücken- oder Bauchbereich hat und sich selbst eine Heizdecke oder Wärmflasche auflegt, so sind die Freigabe des Wirkstoffs und die Penetration durch die Haut stark erhöht. Bei Fentanylpflastern kann dies zu maximalen Überdosierungen mit Atemlähmung und Tod führen. Auch Temperaturerhöhung durch Fieber oder das Sitzen in einem Rollstuhl kann zu unterschiedlichen Freisetzungsgeschwindigkeiten führen.

Nachteil. Dem Vorteil der bequemen Handhabung stehen auch einige Nach-

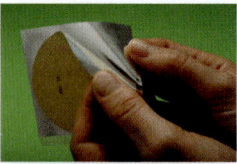
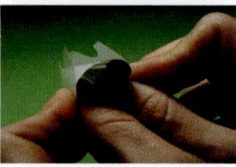

Abb. 22.9 Beispiele für transdermale Pflaster.

teile entgegen. Das Hautdepot wird langsam auf- und abgebaut. Somit kann es einige Stunden dauern, bis ein Wirkeintritt feststellbar und Stunden und Tage bis der gesamte Wirkstoff abgebaut ist. Eine Akut- und Bedarfsmedikation muss folglich parallel eingenommen werden können.

Suppositorien (Zäpfchen)

❗ **DEFINITION** Suppositorien sind Medikamente, die in Körperhöhlen eingeführt werden, vornehmlich in den Mastdarm oder in die Vagina. ⎯⎯⎯

Die rektale Applikation von Wirkstoffen ist eine Alternative zur oralen Gabe, und zwar immer dann, wenn eine orale Gabe nicht möglich oder unsicher ist. Dies ist z. B. der Fall bei kleinen Kindern, aber auch bei älteren Menschen, z. B. mit Magensonde.

Wirkung. Suppositorien bestehen in den meisten Fällen aus Hartfett, in welchem der fein pulverisierte Wirkstoff verteilt eingebettet ist. Sogenanntes „Hartfett" hat die Eigenschaft, bei Körpertemperatur zu schmelzen und so die Wirkstoffpartikel freizugeben. Der Wirkstoff löst sich und wird über die Rektalschleimhaut resorbiert. Rektal angewendete Wirkstoffe können entweder eine lokale Wirkung entfalten, z. B. bei Abführ- oder Hämorrhoidenzäpfchen, oder aber durch Resorption und Weitertransport durch den Blutstrom eine systemische Wirkung zeigen. Dies ist z. B. bei Analgetika und Antipyretika (Paracetamol, Ibuprofen, Indometacin, Metamizol) der Fall. Bedingt durch das relativ langsame Schmelzen und Auflösen ist der Wirkungseintritt entsprechend verzögert.

Injektionslösungen

! **DEFINITION** Bei der **Injektion** wird ein Arzneimittel mit einer Kanüle direkt in den Organismus gespritzt. Die Applikation erfolgt also unter Umgehung einer schützenden Resorptionsbarriere (Haut oder Schleimhaut). ⎯⎯⎯⎯

Aus der fehlenden Resorptionsbarriere ergeben sich einige besondere Anforderungen an diese Arzneiform. Grundvoraussetzung für alle Injektionslösungen sind die Sterilität und Pyrogenfreiheit (Abwesenheit von Fieber erregenden Substanzen, z. B. Abbauprodukte von Bakterien). Es sind i. d. R. wässrige, klare Lösungen, die meist intravenös verabreicht werden. In einigen Fällen, wenn z. B. ein Wirkstoff in wässriger Lösung nur sehr begrenzt haltbar ist, besteht das Arzneimittel aus einer Trockensubstanz, die mit einem geeigneten Lösungsmittel zur Injektionslösung zubereitet wird (S. 652). Seltener gibt es z. B. Kristallsuspensionen oder ölige Zubereitungen, die subkutan (S. 655) oder intramuskulär (S. 659) appliziert werden. Subkutane oder intramuskuläre Injektionen sind zudem volumenbegrenzt. Es kann dort meist nur bis zu 2 ml (schmerzfrei) appliziert werden.

Nebenwirkungen. Da Injektionslösungen meist unmittelbar und vollständig in den Körper gelangen, ist im Falle einer Unverträglichkeit auch mit akuten und heftigen Reaktionen zu rechnen. Dies kann bis zum anaphylaktischen Schock reichen.

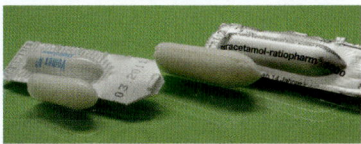

Abb. 22.10 Beispiele für Suppositorien.

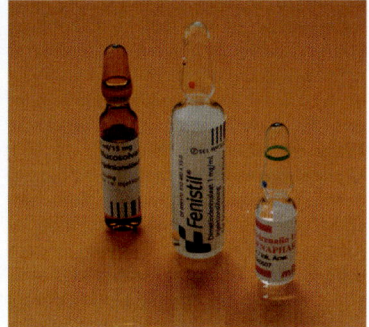

Abb. 22.11 Beispiele für Injektionslösungen.

Infusionslösungen

! **DEFINITION** **Infusionslösungen** sind großvolumige Lösungen (> 50 ml), die i. d. R. intravenös appliziert werden. Infusionslösungen sind immer wässrig und müssen den natürlichen Bedingungen des Blutes möglichst angeglichen werden, um eine ausreichende Verträglichkeit sicherzustellen. Dies gilt insbesondere für den pH-Wert (Isohydrie) und für die Teilchenkonzentration (Isotonie).

Arzneimittelhaltige Infusionen. Selbstverständlich müssen auch Infusionslösungen steril und pyrogenfrei sein. Basis- oder Trägerlösungen sind z. B. NaCl 0,9 %, Glukose 5 % oder Ringer-Lösung. Arzneimittelhaltige Lösungen sind z. B. Antibiotika-Lösungen, Amantadin-Lösung. Als Volumenersatz können Infusionslösungen mit Hydroxyethylstärke (HES), Dextranen, Gelatine oder Humanalbumin genutzt werden. Auch sog. Trockensubstanzen können durch Lösen mit einem Lösungsmittel als wirkstoffhaltige Infusionslösung zubereitet werden. Dies ist bei allen Antibiotika vom Penicillin- bzw. Cephalosporin-Typ der Fall. In vielen Fällen werden einzelne oder mehrere Arzneistoffe (Injektionslösungen) in Infusionslösungen gegeben und so über einen definierten Zeitraum appliziert. Dies erhöht i. d. R. die Verträglichkeit der applizierten Injektionslösungen.

Infusionen zur parenteralen Ernährung. Lösungen zur parenteralen Ernährung enthalten Kohlenhydrate (KH), Aminosäuren (AS) und Fette. Da alle drei Bestandteile miteinander nicht ausreichend stabil sind, liegen diese Lösungen als einzelne „Bausteine" oder in 2er-Kombinationen (KH + AS) vor. Eine Fettemulsion ist immer eine separate Lösung und muss entweder vor Applikation mit der Kohlenhydrat-Aminosäure-Lösung gemischt werden oder aber parallel infundiert werden. In sog. 3-Kammerbeuteln liegen diese Einzelkomponenten so lange voneinander getrennt vor, bis kurz vor Applikation die Kammern durchmischt werden. Die resultierende Mischung hat dann eine Stabilität, die für die Applikationsdauer ausreichend ist. Abhängig von der Konzentration der Lösung ist eine periphervenöse Applikation (bis max. 850 mosm/l) möglich. Darüber hinaus ist die Applikation in einen so genannten zentralen Zugang erforderlich. Hier ist der Blutstrom so groß, das durch Verdünnung der hochkonzentrierten Ernährungslösung keine Reizungen oder andere lokale Reaktionen zu befürchten sind.

Weitere Informationen zu Infusionen finden Sie in Kap. 27 (S. 676).

Inhalationsarzneimittel

Für die Behandlung von Lungen- und Bronchialerkrankungen ist die Applikation des Wirkstoffes per Inhalation der bestmögliche Weg. Auf diese Weise ist eine direkte lokale Wirkung mit i. d. R. geringen Wirkstoffmengen möglich. Eine Belastung des Gesamtorganismus ist damit weitgehend vermeidbar. Insbesondere bei Asthma und COPD (chronic obstructive pulmonary disease, S. 753) ist dieser Applikationsweg bestens geeignet.

Wirkung. Inhalationslösungen und Dosieraerosole sind die älteren typischen Beispiele für die inhalative Applikation. Inhalationslösungen werden mithilfe von Inhalationssystemen (z. B. Pari Boy) appliziert. Dosieraerosole sind kleine Druckgaskartuschen, in denen der Wirkstoff fein verteilt mit einem verflüssigten Treibgas vorliegt (**Abb. 22.12**). Bei Druck auf den Auslöser tritt ein fein verteilter Sprühnebel aus, der unmittelbar inhaliert wird. Entweder wird das Dosieraerosol direkt an die Lippen gesetzt und appliziert oder aber man verwendet einen sogenannten Spacer, durch den man den Sprühnebel einatmet (s. S. 449).

Pulverinhalatoren. Die Einschränkungen in der Verwendung von FCKW haben in den 90er-Jahren die Entwicklung von FCKW-freien Inhalativa vorangetrieben. Entweder wurde auf noch zulässige Druckgase gewechselt (z. B. Norfluran) oder aber es wurden Systeme von Pulverinhalatoren entwickelt. Beispiele für diese Systeme sind: Turbohaler (Fa. Astra für Symbicort, Pulmicort oder Oxis), Handihaler (Fa. Boehringer Ingelheim für Spiriva), Jethaler (Fa. Ratiopharm) und Easyhaler (Fa. Hexal).

Bei diesen Systemen werden Pulver zur Inhalation freigesetzt, die dann aktiv

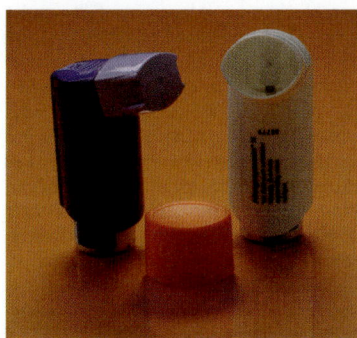

Abb. 22.12 Beispiele für Dosieraerosole.

und zeitlich abgestimmt vom Patienten inhaliert werden müssen. Die Pulver stammen entweder aus Kapseln, die zur Applikation mit dem Applikationssystem geöffnet werden, oder aber es werden Tablettenoberflächen mechanisch abgekratzt und das entstehende Pulver wird inhaliert.

Patientenschulung. Da die Applikationssysteme zunehmend komplexer und anspruchsvoller geworden sind, ist bei der Patientenschulung durch Arzt oder Apotheker darauf zu achten, dass die Handhabung gelernt und gekonnt wird. Abhängig von Alter, Krankheit und Compliance ist das am besten geeignete System auszuwählen. Wenn eine Therapie keinen Erfolg hat, ist unbedingt zu prüfen, ob nicht Handhabungsprobleme ursächlich dafür sind.

Augenarzneimittel

Arzneimittel, die am Auge appliziert werden, müssen ähnliche Voraussetzungen erfüllen wie Injektionslösungen. Zum Schutz der empfindlichen Augenschleimhaut müssen Augenarzneimittel ebenfalls steril und pyrogenfrei sein. Ebenso ist ein Angleichen an das natürliche Milieu der Augenschleimhaut erforderlich. Arzneistoffe, die am Auge appliziert werden, sind z. B. Antibiotika, Kortikosteroide, Beta-Blocker.

Augentropfen. Wässrige Augentropfen enthalten i. d. R. einen Wirkstoff, der lokal am Auge seine Wirkung entfalten soll. Darüber hinaus gibt es zahlreiche Augentropfen, die als Ersatz für fehlende

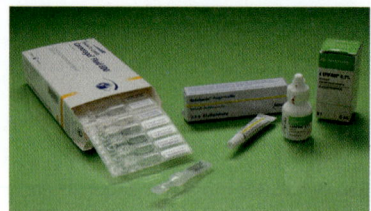

Abb. 22.13 Beispiele für Augenarzneimittel.

Tränenflüssigkeit verwendet werden. Augentropfen werden in Mehrdosisbehältnissen bis max 5 ml oder in Eindosisbehältnissen (EDO = Eindosisophthiole) angeboten (**Abb. 22.13**). Augentropfen in Mehrdosisbehältnissen benötigen eine Konservierung, die sicherstellt, dass mögliche hineingetragene Keime wirksam abgetötet werden.

Augensalben. Augensalben bzw. -gele sind ebenfalls sterile Zubereitungen, die in den Bindehautsack appliziert werden. Bedingt durch die Konsistenz einer Salbe/eines Gels ergibt sich eine längere Kontaktzeit mit der Augenschleimhaut im Vergleich zu einer wässrigen Lösung. Allerdings ist meist auch die Sicht durch „Schlierenbildung" länger beeinträchtigt.

Verwendbarkeit. Wegen der besonderen Instabilität gegenüber mikrobiellen Verunreinigungen ist die Verwendbarkeit von Mehrdosisbehältnissen nach Anbruch auf 4 – 6 Wochen begrenzt. EDOs sind zur einmaligen Verwendung vorgesehen.

Dermatika

Bei der Anwendung von Salben, Gelen, Lotionen auf die intakte Haut ist die natürliche Resorptionsbarriere der verschiedenen Hautschichten intakt. Das bedeutet aber auch, dass aufgetragene Wirkstoffe diese natürliche Schutzschicht durchqueren müssen, um ggf. eine Wirkung unterhalb der Hautschicht bewirken oder gar in den Blutstrom gelangen zu können.

Dermatika werden i. d. R. für eine lokale Behandlung eingesetzt. In Einzelfällen kann aber die Applikation eines hormonhaltigen Gels eine orale oder parenterale Applikation ersetzen.

Grundlage. Die Grundlage für Dermatika kann sehr unterschiedlich sein: rein fette Grundlage, Wasser-in-Öl-Mischung, Öl-in-Wasser-Mischung, rein wässrig oder wässrig-alkoholisch. Die Art der Grundlage wird auch durch die Wirkstoffe beeinflusst, die mithilfe der Grundlage „transportiert" werden sollen. Allerdings ist oft auch der Hauttyp, die akute Hautbeschaffenheit oder die Verträglichkeit ausschlaggebend für die Art der gewählten Grundlage. Aus diesem Grund werden insbesondere Kortikosteroid-haltige Dermatika in verschiedenen Formen als z. B. Paste, Fettsalbe, Salbe, Creme oder Gel angeboten. Für die Anwendung in den Haaren und auf der Kopfhaut ist es zudem erforderlich, dass die Salbengrundlage prinzipiell abwaschbar ist.

22.4 Aufnahme, Verteilung und Ausscheidung von Arzneistoffen

22.4.1 Aufnahme und Verteilung

Wie in **Tab. 22.3** dargestellt gibt es verschiedene Wege, wie ein Arzneimittel in den Körper gelangen kann. Je nach Applikationsweg gibt es die dazu passende Arzneiform.

Aufnahme. Orale Arzneiformen werden geschluckt, im Magen zerfällt meist schon die Arzneiform und gibt den Wirkstoff frei. Im oberen Dünndarmabschnitt beginnt typischerweise die Resorption des gelösten Wirkstoffes durch die Darmschleimhaut. Die gut durchblutete Darmschleimhaut transportiert die nun resorbierten Wirkstoffmoleküle über die Pfortader zunächst zur Leber. Da viele Arzneistoffe in der Leber verstoffwechselt, d. h. inaktiviert und abgebaut werden, ist es wichtig, das eine ausreichende Menge die erste Leberpassage unverändert durchläuft.

Verteilung. Nach der Leberpassage erfolgt die Verteilung im ganzen Blutkreislauf innerhalb kurzer Zeit. Neben der Verteilung im Blutkreislauf ist für die Wirkung vieler Arzneistoffe wichtig, dass sie sich und vor allem wo sie sich in bestimmten Organen anreichern (z. B. Muskelgewebe, Fettgewebe, Knochen, ZNS). Diese Anreicherung ist teilweise abhängig von der Durchblutung und teilweise von spezifischen Eigenschaften der Substanz. Ebenso ist die Verteilung in den verschiedenen Körperflüssigkeiten außerhalb des Blutes wichtig.

In vielen Fällen ist die eigentliche Wirkung von Arzneistoffen rezeptorbedingt. Um eine entsprechende Wirkung auszulösen, bedarf es eines direkten Kontaktes zwischen dem Arzneistoffmolekül und dem Rezeptor. Direkt oder indirekt kann daraus die eigentliche Wirkung entstehen.

22.4.2 Abbau und Ausscheidung

Direkt mit der Aufnahme von Arzneistoffen beginnt schon der Abbau und die Ausscheidung. Bei der ersten Leberpassage nach Aufnahme durch die Dünndarmschleimhaut erfolgt ein meist enzymatischer Abbau des Wirkstoffs. Häufig entsteht z. B. eine Kopplung mit einer Säuregruppe, um die Ausscheidung über die Niere zu beschleunigen. Dieser neu gebildete Wirkstoff-Säure-Komplex ist i. d. R. pharmakologisch unwirksam und die Ausscheidung erfolgt über die Niere, die Leber oder die Galle.

Eliminationshalbwertszeit. Abhängig davon, in welchem Umfang und mit welcher Geschwindigkeit diese Metabolisierung stattfindet, ergibt sich eine längere oder kürzere Aufenthaltsdauer des aktiven Wirkstoffs im Plasma. Eine Kennzahl dafür ist die sog. Eliminationshalbwertszeit, die Zeit, in der die Plasmakonzentration auf die Hälfte des ursprünglichen Wertes abgefallen ist. Diese Kennzahl ist substanzabhängig. Erfolgt die Wirkung rezeptorvermittelt kann es aber auch zu sehr viel längeren Wirkdauern kommen als tatsächlich Wirkstoff im Plasma verfügbar ist. Im Falle einer Rezeptorblockade oder einer Rezeptorinaktivierung ist die Wirkdauer davon abhängig, wie schnell der Rezeptor wieder wirkstofffrei wird bzw. wie schnell sich der Rezeptor regenerieren kann. Beispiele hierfür sind die Protonenpumpeninhibitoren (z. B. Omeprazol, Pantoprazol) oder die AT-1-Rezeptorantagonisten (z. B. Valsartan, Candesartan).

Renale Clearance. Kennzahlen für den Abbau und die Ausscheidung von Wirkstoffen sind auch die renale Clearance und die hepatische Clearance. Die Clea-rance bezeichnet das (virtuelle) Plasmavolumen, das pro Zeiteinheit von der jeweiligen Substanz befreit bzw. „geklärt" wird. Hier ist aber neben der Substanzeigenschaft des Wirkstoffes auch die Organleistung mitentscheidend. Bei Nieren- oder Leberfunktionseinschränkungen ergibt sich unmittelbar auch eine reduzierte Clearance. Dies ist z. B. beim älteren Menschen fast immer der Fall. Eine gesteigerte hepatische Clearance kann auch die Folge einer Enzyminduktion sein. Hierbei sind die abbauenden Enzyme durch verschiedene Substanzen angeregt, vermehrt oder aktiviert worden. Diese Substanzen könne andere Arzneistoffe sein (z. B. Carbamazepin, Rifampicin, Diphenhydramin, Barbiturate, Phenytoin) oder auch „Genussgifte" wie Alkohol und Zigaretten.

Lern- und Leseservice

Weiterführende Literatur

→ Kirschner W. Arzneiformen richtig anwenden. 3. Aufl. Stuttgart: Deutscher Apotheker Verlag; 2007
→ Kretz FJ, Reichenberger S. Medikamentöse Therapie. 6. Aufl. Stuttgart: Thieme; 2007
→ Mutschler E. Arzneimittelwirkungen kompakt. Stuttgart: Wissenschaftlicher Verlagsgesellschaft; 2006
→ Renner J. Arzneimittel in der Pädiatrie. Stuttgart: Thieme; 2006
→ Schmid B, Hartmeier C, Bannert C. Arzneimittellehre für Krankenpflegeberufe. 8. Aufl. Stuttgart: Wissenschaftliche Verlagsgesellschaft; 2011

23 Wundmanagement

Franz Sitzmann, Lothar Ullrich

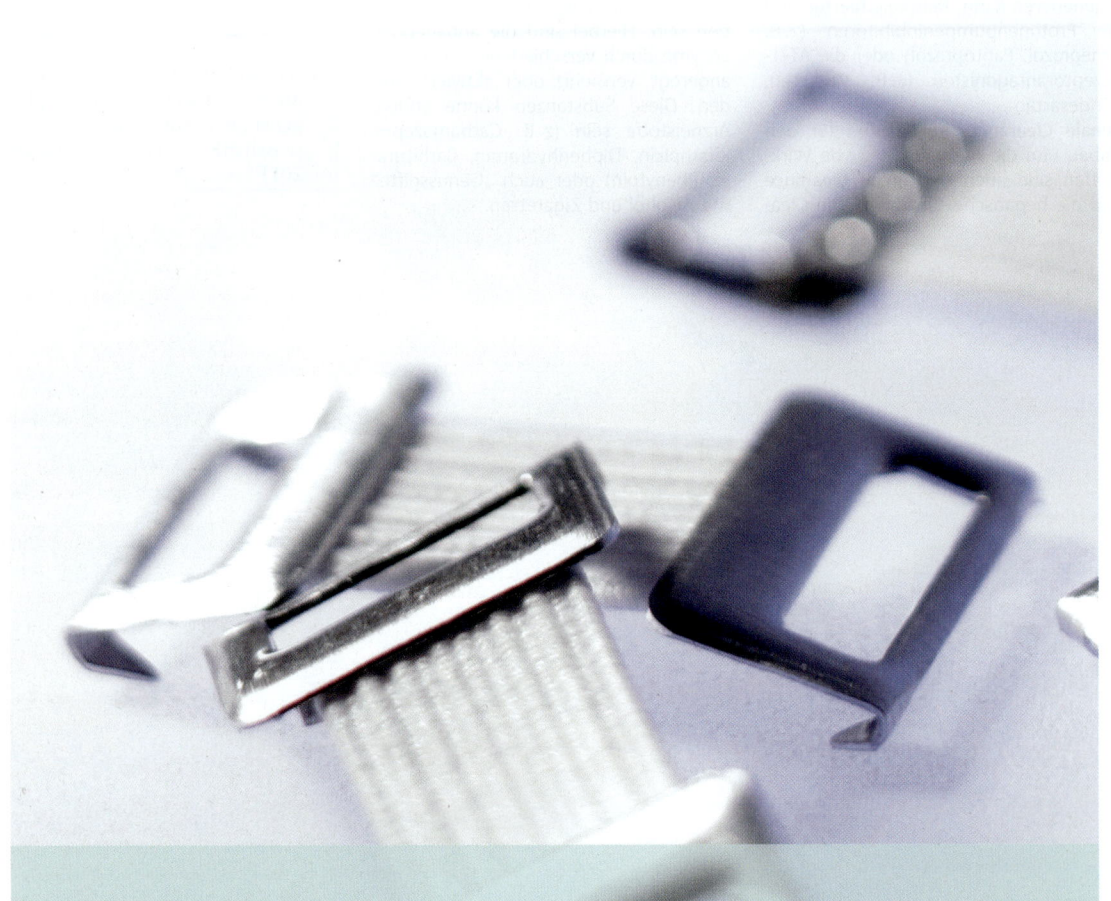

23.1 Grundlagen aus Pflege- und Bezugswissenschaften

23.1.1 Wundentstehung

! **DEFINITION** Jeder Gewebedefekt mit mehr oder weniger klaffender Gewebedurchtrennung der Haut oder Schleimhaut wird als Wunde bezeichnet.

Wunden lassen sich nach folgenden Kriterien klassifizieren:
- nach der Art ihrer Entstehung
- nach dem Kontaminationsgrad
- nach Tiefe und Ausdehnung des Defekts
- nach Erscheinungsbild und Verletzungshergang

Art ihrer Entstehung
Wunden können nach der Art ihrer Entstehung unterschieden werden in
- traumatische Wunden,
- iatrogene Wunden und
- chronische Wunden (**Tab. 23.1**).

Traumatische Wunden. Die häufigsten Wundarten sind Schnitt- und Stichverletzungen, Schürfwunden sowie Quetsch-, Platz- und Risswunden. Thermische (Verbrennungen, Erfrierungen), chemische (Verätzungen) und strahlenbedingte Wunden können dieser Kategorie zugeordnet werden.

Iatrogene Wunden. Neben der traumatischen Gewebezerstörung gibt es die vom Arzt verursachte, sog. iatrogene Wunde. Zu dieser Sonderform gehört die durch Schnitt geplant gesetzte (elektive) Operationswunde. Da sie unter aseptischen Bedingungen entsteht, hat sie die geringste Infektionsgefahr und die beste Heilungstendenz. Postoperative Wundinfektionen lassen sich jedoch niemals ausschließen.

Chronische Wunden. Die z. B. als Dekubitus, Gangrän, diabetisches Fußulkus, Ulcus cruris venosum oder ulzerierte Tumore auftretenden Wunden unterscheiden sich von den zugrunde liegenden Ursachen (Primärerkrankungen) wesentlich. Dies ist bei der therapeutischen Pflege sowie der Umsetzung des Prinzips der idealfeuchten Wundbehandlung nach Wundbettsanierung und Wunddokumentation grundlegend zu beachten (Kern 2010).

Kontaminationsgrad
Eine wichtige Rolle beim Risiko des Auftretens einer Wundinfektion spielt die Kontaminationsklasse. Je nach Ausmaß und Grad ihrer Kontamination werden Wunden unterschieden in (**Tab. 23.2**)
- klinisch saubere Operationswunden,
- klinisch saubere, aber kontaminierte Wunden,
- kontaminierte Wunden und
- massiv kontaminierte oder infizierte Wunden.

Tiefe und Ausdehnung des Defekts
Eine andere Art der Einteilung orientiert sich an der Tiefe und Ausdehnung des Defekts. Unterschieden werden:
- offene Wunden
- geschlossene Wunden

Offene Wunden. Darunter versteht man Wunden, bei denen die Haut- oder Schleimhautoberfläche zerstört ist. Je nach Tiefe und Ausmaß unterscheidet man:
- oberflächliche Wunden (Wunden, die die Epidermis nicht durchtrennen; Erosion, Schürfung)
- perforierende Wunden (alle Hautschichten sind betroffen)
- komplizierte Wunden (auch die tieferen Schichten sind betroffen, womöglich unter Einbeziehung innerer Organe oder anderer Strukturen wie Gefäße und Nerven)

Geschlossene Wunden. Dies sind tiefe, unter intakter Haut entstandene Wunden. Häufigste Ursachen sind Distorsion (Verstauchung), Luxation (Verrenkung), geschlossene Frakturen sowie Muskel- und Sehnenrisse.

Erscheinungsbild und Verletzungshergang
Im klinischen Alltag müssen oft kurzfristig unterschiedliche Weichteilschäden verschiedener Ursachen aus pflegerischer und ärztlicher Sicht wahrgenommen und dokumentiert werden, denn die Behandlung und pflegerische Betreuung orientieren sich daran. Aus praktischen Gründen werden daher Wunden meist nach ihrem Erscheinungsbild, der einwirkenden Kraft und dem Hergang der Verletzung unterschieden. **Tab. 23.3** zeigt die verschiedenen Wundarten und ihre möglichen Komplikationen auf. Dazu bestehen weitere Wundarten, wie aktinische Wunden, die durch ionisierende Strahlung entstehen, thermische (Verbrennungen) oder chemische Wunden (Verätzungen).

23.1.2 Begleiterscheinungen von Wunden
Je nach Ausmaß der Wunde unterscheiden sich die Beschwerden des Betroffenen (Schmerzen, Blutung, Angst).

Tab. 23.1 *Klassifikation der Wundarten nach ihrer Ursache mit Beispielen (nach Tautenhahn 2007).*

traumatische Wunden	iatrogene Wunden	chronische Wunden
→ mechanische Verletzungen	→ Inzisionen	→ venöse Ulzerationen
→ thermische Verletzungen	→ Punktionen	→ arterielle Ulzerationen
→ chemische Verletzungen	→ Laserbehandlung	→ diabetische Ulzerationen
→ strahlenbedingte Verletzungen	→ Spalthautentnahme	→ Dekubitus
	→ Amputationen	

Tab. 23.2 *Kontaminationsklassen (nach Sitzmann 2007b).*

Kontaminationsklassen	Erläuterungen
1. klinisch saubere Operationswunde	→ unwesentliche Kontamination, z. B. elektive Schilddrüsen-, Herz- oder Gelenk-OP → Diese aseptischen Wunden können durch eine Naht direkt verschlossen werden.
2. klinisch saubere, aber kontaminierte Wunde	→ frisch traumatisierte Wunde → operationsbedingte Eröffnung eines Hohlraumsystems, z. B. Appendektomie oder OP im Bereich des Oropharynx, der Vagina oder nicht besiedelter Gallenwege
3. kontaminierte Wunde	→ offene Fraktur mit erheblichem Keimeintrag → Biss-, Schuss-, Quetschwunde → operationsbedingte Eröffnung eines Hohlraumsystems mit Keimaussaat, z. B. abdominoperineale Rektumamputation
4. massiv kontaminierte oder infizierte Wunde	→ verzögerte Versorgung, z. B. alte Verletzungswunde → fäkale Kontamination, z. B. nach Darmperforation → manifeste Infektion oder eine Operation bei Patienten, die mit multiresistenten Keimen (MRSA, VRE) besiedelt oder infiziert sind

Tab. 23.3 *Wundarten.*

Wundart	Erscheinungsbild	einwirkende Kraft	mögliche Komplikationen
Schnittwunden	glatte Wundränder, anfangs heftig blutend	spitze Gewalteinwirkung	Verletzung tieferer Gewebeschichten → beste Heilungstendenz, wenn sie nicht durch stark kontaminierte Messer (z. B. Metzgermesser) entstanden sind
Schürfwunden	flächenhafte Wunden mit starker Wundsekretion bei geringem Blutaustritt	abscherende Kräfte	neigen zur Infektion (schmieriger Wundbelag), Pigmentstörung nach Abheilung (bei Verschmutzung)
Platz-, Quetschwunden	unregelmäßig begrenzte und gequetschte Wundränder, Blutung	stumpfe Gewalteinwirkung	Infektionsgefahr wegen schlechter Durchblutung der Wundränder, Nekrosen
Risswunden	unregelmäßige, zerrissene Wundränder mit Taschenbildung, Blutung	Dehnung oder Zerrung	erhöhte Infektionsgefahr
Bisswunden	Kombinationsverletzung von Riss- und Quetschwunde, häufig ausgedehnte Taschenbildung	Tier- und Menschenbiss	extrem hohe Infektionsgefährdung mit Bakterien und Viren
Schusswunden	Kombination aus Riss- und Quetschwunde Einschusswunde meist klein mit Verbrennungen und Pulverschmauch, Ausschusswunde meist größer und stark zerfetzt	ausgedehnte Gewebezerstörung mit Defektbildung durch hohe Energieübertragung	hohe Infektionsgefahr durch anaerobe Bakterien Verletzung tiefer Gewebebezirke Verletzung mehrerer Körperhöhlen
Skalpierung/ Décollement	(Teil-)Abtrennung der Kopfschwarte flächenhafte Ablederung von Haut u. a. Gewebe	Abscherung	Infektionsgefahr durch Taschen- und Hämatombildung

Schmerzen

Etwa ein Drittel aller Frischverletzten hat zunächst keine Schmerzen. Diese Analgesie kann Minuten bis Stunden anhalten. Prinzipiell bedeutet diese Schmerzausschaltung, dass der Organismus versucht, seine Unversehrtheit zu erhalten bzw. wiederherzustellen. Die schädigenden Reize aktivieren Nozizeptoren (freie Nervenendigungen in der Haut), deren Signale häufig zu motorischen Reaktionen wie Abwehr und Flucht führen, die den Schaden begrenzen sollen. Die Signale werden aber auch als Schmerz wahrgenommen. Dieser hat die Aufgabe, die Aktivität des Organismus zu dämpfen und so die Heilungsvorgänge zu fördern.

MERKE Schmerz hat eine Warn- und Rehabilitationsfunktion!

Blutung

Die Blutung ist abhängig vom Ort und von der Tiefe der Verletzung, also davon, ob Arterien, Venen oder Kapillaren betroffen sind. Das Ausmaß der Blutung hängt auch von der Wundentstehung ab. So bluten Schnittwunden stärker als Quetschwunden, bei denen die Gefäße zusammengedrückt werden, wodurch sich rasch ein Thrombus bildet.

Arterielle Blutungen. Ist der Blutverlust nach außen erkennbar, sind sie stark, spritzend und pulsierend. Der Patient verliert schnell viel Blut, und es stellt sich relativ rasch ein Schockzustand durch Volumenmangel ein, der lebensbedrohlich sein kann.
Venöse Blutungen. Sie sind weniger bedrohlich, können aber, wenn größere Venen betroffen sind, auch ein beträchtliches Ausmaß annehmen (z. B. bei Blutungen aus Krampfadern).
Kapilläre Blutungen. Blutungen aus den Kapillaren werden auch als punktförmige oder Sickerblutungen (parenchymatös) bezeichnet.

Bei Gerinnungsstörungen kann es zu gefährlichen Blutungen, auch unter der Haut, kommen. Sie treten auf bei akuter lymphatischer Leukämie (S. 1200), Bluter-Krankheit oder bei Patienten, die sich einer Antikoagulanzientherapie (z. B. mit Marcumar) unterziehen müssen.

23.1.3 Wundheilung

Jede Wunde löst im Organismus physiologische Vorgänge aus, mit dem Ziel,

- die offene, ungeschützte Wunde rasch zu schließen,
- den Verlust von Blut, Lymphe und Wärme zu vermeiden,
- das Austrocknen der Wundflächen zu verhindern,
- die Wunde vor äußeren Einflüssen (Infektionen, mechanischen Reizen) zu schützen.

! DEFINITION Unter Wundheilung versteht man den in Phasen verlaufenden Prozess des Defektverschlusses. Der Wundverschluss kann als **Regeneration** (gewebespezifischer Ersatz, z. B. Epithelien) oder **Reparation** (unspezifischer Ersatz durch vernarbendes Stützgewebe) erfolgen. Gewöhnlich weist das entstehende Ersatzgewebe geringere Qualitäten auf hinsichtlich Stabilität und Funktion. ___

Wundheilungsphasen

Bei Verletzungen der Haut vermitteln Nozizeptoren nicht nur Schmerzen, sondern fördern direkt lokale Abwehr- und Heilungsprozesse. Obwohl die Wundheilung ein dynamisches Geschehen ist, kann man verschiedene Phasen unterscheiden (**Abb. 23.1**). Im Idealfall lassen sich vier zeitlich aufeinanderfolgende Prozesse unterscheiden:

1. Entzündungs-/Exsudationsphase (erste Stunden)
2. Resorptive Phase (1. – 4. Tag)
3. Proliferative Phase/Granulationsphase (3. – 10. Tag)
4. Reparative Phase/Epithelisierung (7. Tag bis Monate)

Die Phasen überlappen sich und können nur willkürlich voneinander getrennt werden. Der physiologische Ablauf dauert i. d. R. 2 – 3 Wochen. Die Reißfestigkeit der Hautnarbe beträgt dann erst 20 % des Endzustandes. Aus der ursprünglich sehr gefäßreichen „roten Narbe" entsteht ein kapillar- und zellarmes Bindegewebe (weiße Narbe), eine Anpassung (Remodellierung) verläuft über Jahre.

1. Entzündungs-/Exsudationsphase. Die initiale Blutung und die Blutgerinnung

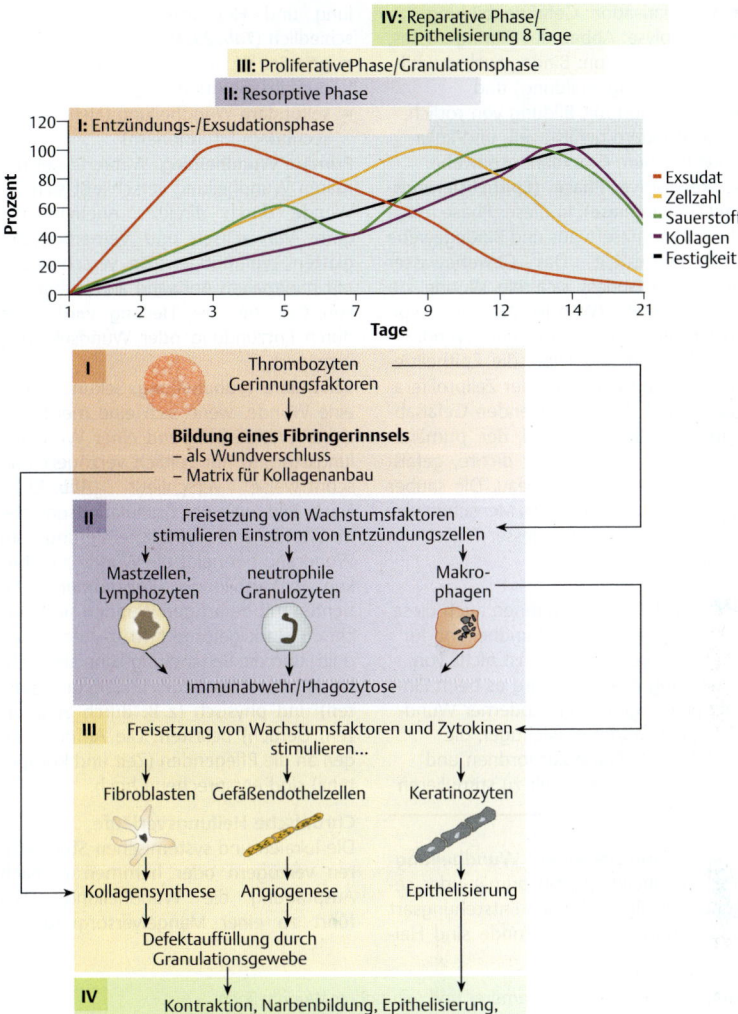

Abb. 23.1 Phasen der Wundheilung (aus Allgemeine und Viszeralchirurgie 2007: 3, Tautenhahn et al.).

leiten die Heilung ein. Thrombozyten heften sich an verletzte Blutgefäße und bilden einen Pfropf zur Blutstillung; anschließend setzt die Blutgerinnung ein. Die aus dem verletzten Gewebe austretenden Blutbestandteile und Plasma führen zum schnellen Wundabschluss. Es kommt zur

- Gefäßreaktion mit Blutung, Vasokonstriktion, Gerinnselbildung, Wundödem,
- Blutgerinnung mit Gerinnungskaskade, Fibrinbildung, Verschorfung und
- Entzündung.

Die exsudative Phase der Entzündung („Gewebsdurchsaftung") ist Voraussetzung für den Abbau von nekrotischem Gewebe (Wundreinigung) und für die Steigerung der Zellvermehrung und des Zellwachstums.

2. Resorptive Phase. In dieser Phase übernehmen Makrophagen (Fresszellen) die wichtigste Funktion: Mit ihrer Fähigkeit zur Einwanderung (Migration) und Aufnahme fester Partikel, z. B. Gewebetrümmer (Phagozytose) beteiligen sie sich an der Infektabwehr und lösen mit Enzymen, wie Hydrolasen und Proteasen, abgestorbenes Gewebe und Mikroorganismen auf. So wird die Wunde gereinigt und der Infekt bekämpft.

3. Proliferative Phase/Granulationsphase. In der nun eingeleiteten Granulationsphase wird die Bildung von Granulationsgewebe gefördert (stimuliert). Es kommt zur

- Vaskularisation: Gefäßneubildung,
- Fibrinolyse: Abbau des Fibringerüstes,
- Zellproliferation: Bindegewebsneubildung (Kollagenbildung) und
- Granulation mit Bildung von rötlich, glänzendem gefäß-, zell- und kollagenreichem Granulationsgewebe.

4. Reparative Phase (Epithelisierungs- und Umbauphase). In dieser Phase reifen die Kollagenfasern aus und Bindegewebe wird hergestellt. Das Gewebewasser nimmt ab, sodass sich die Wunde zusammenzieht (Wundkontraktur). Epithelgewebe sprießt von den Wundrändern her ein und leitet die Epithelisierung ein. Mit Rückgang der Zellproliferationen und dem einsetzenden Gefäßabbau entwickelt sich bei der primären Wundheilung (s. u.) eine dichte, gefäßarme Narbe auf Hautniveau. Die sauber granulierende Wunde des Menschen verkleinert sich im Durchmesser täglich um 1 – 2 mm.

➤ **MERKE** Wenn Ihnen auch diese Stadieneinteilung der Wundheilung für die Wundtherapie zunächst nicht von Bedeutung erscheint, wird es beim Einsatz phasengerechter moderner Wundtherapeutika immer wichtiger, die Wunde einer Phase zuzuordnen und einzelne Prozesse gezielt zu stimulieren (Jöckel 2009).

Primäre und sekundäre Wundheilung
Die Wundheilung kann primär oder sekundär erfolgen. Je nach Entstehungsart und Kennzeichen der Wunde sind Hei-

lung und Heilungsdauer sehr unterschiedlich (**Tab. 23.4**):
- **primäre** Wundheilung (Heilung per primam intentionem)
- **sekundäre** Wundheilung (Heilung per secundam intentionem)

Primäre Wundheilung. Während der primären Wundheilung verschließt sich die Wunde durch direktes Aneinanderlagern, Verwachsen und Vernarben der glatten Wundränder. Sie verschmelzen mit minimalem Aufwand an Neubildung von Gewebe. Die Heilung wird nicht durch Entzündung oder Wundsekretion verzögert.

Sekundäre Wundheilung. Sekundär heilt eine Wunde, wenn sich eine meist infizierte Wunde aufgrund einer Wundheilungsstörung nur zeitlich verzögert und schrittweise verschließt (**Abb. 23.2**). Nach Bildung von Granulationsgewebe im Wundgrund und Epithelisierung vom Wundrand her neigt die Wunde zur starken Narbenbildung (Kontraktion). Patienten mit derartigen Wunden sind psychisch stark gefordert (u. a. Angst, Geduld) und die Behandlung kann sie nachhaltig sozial (Dauer der Erkrankung, Kosten) und physisch (z. B. durch Schmerzen, Geruch) belasten. Die Anforderungen an die Pflegenden (Zeit und Kompetenz) sind entsprechend hoch.

Chronische Heilungsverläufe
Die lokalen und systemischen Störfaktoren verzögern oder hemmen je nach Ausprägung die Wundheilung. Dies führt zu einer Mangelversorgung der

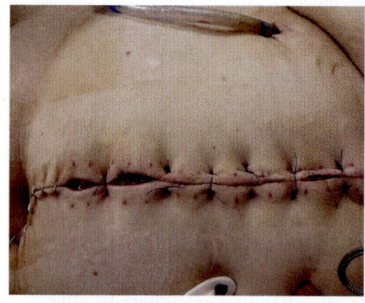

Abb. 23.2 Postoperative Wundinfektion (aus Allgemeine und Viszeralchirurgie 2007: 3, Tautenhahn et al.).

Haut und des subkutanen Gewebes. Bei Wunden mit einer solch schlechten Heilungstendenz handelt es sich prinzipiell um sekundär heilende Wunden. Eine dauerhafte Heilung ist nur möglich, wenn die ursächlichen Störfaktoren erkannt und ihre hemmenden Einflüsse beseitigt werden (s. auch **Tab. 23.7**, S. 582).

❗ **DEFINITION** Von einer chronischen Wundheilungsstörung spricht man, wenn eine Wunde innerhalb von 4 – 12 Wochen keine Tendenz zur Heilung zeigt (Schiemann 2008).

Mikrobiologischer Zustand einer Wunde
Die Wechselbeziehung zwischen Mikroorganismen und der Wunde kann von

Tab. 23.4 *Unterschiede primärer und sekundärer Wundheilung.*

Entstehung	Kennzeichen	Heilung/Resultat	Heilungsdauer
Primäre Wundheilung (Heilung per primam intentionem, oder p.-p.-Heilung)			
operativ gesetzte oder scharfrandige Gelegenheitswunde, die innerhalb von 6 – 8 Stunden unter aseptischen Bedingungen (Naht, Metallklammern oder Klammerpflaster) verschlossen wird	Für eine primäre Wundheilung → darf kein zu großer Gewebeverlust und → keine Infektion mit virulenten Keimen vorliegen, → muss eine normale Heilungstendenz (gute Durchblutung) bestehen.	Heilt ohne Entzündungsreaktion ab, evtl. wurde sie vorher ausgeschnitten (glatte Wundränder): Die eng aneinanderliegenden Wundränder verkleben durch Fibrinausscheidung und schützenden Wundschorf. Daraus entsteht eine strichförmige, fast unsichtbare Narbe (minimale Neubildung von Granulations- und Narbengewebe).	48 Stunden nach Operation ist die Wunde verschlossen.
Sekundäre Wundheilung (Heilung per secundam intentionem, oder p.-s.-Heilung)			
→ Nahtdehiszenz → infizierte Wunde → stark verschmutzte Wunde (z. B. Rollsplitt, Glassplitter)	→ zerklüftete, breit klaffende Wunden oder Gewebedefekte → direkte Adaption der Wundränder meist nicht möglich, der Wundverschluss erfolgt über die Ausfüllung der Wundlücke durch umfangreiche Neubildung von Gewebe → Bei Wunden mit hoher Infektionsgefahr und flächenhaften Wunden ist primärer Wundverschluss nicht möglich, sie werden offen gehalten, sekundäre Wundheilung wird angestrebt.	Schon früh sind am Wundgrund feinkörnige Wärzchen sichtbar. Der Aufbau von Granulationsgewebe ist störanfälliger für endogene und exogene Einflüsse. Vom Wundgrund her muss Wunde allmählich mit einer ausgeprägten entzündlichen, granulierenden Reaktion nach oben zuheilen. Mit der Wundkontraktion entsteht eine breite, häufig eingezogene, kosmetisch und oft auch funktionell störende Narbe.	Heilung dauert schon aufgrund des Ausmaßes der Wunde erheblich länger (Tage bis Wochen).

Tab. 23.5 *Beurteilung des mikrobiologischen Zustandes einer Wunde.*

Begriff	Erläuterung
Kontamination	Mikroorganismen befinden sich in der Wunde, vermehren sich jedoch (evtl. noch) nicht.
Kolonisation	Mikroorganismen vermehren sich in der Wunde, es erfolgt aber keine immunologische und klinische Reaktion des Menschen.
Infektion	Ablagerung und Vermehrung von Mikroorganismen im Gewebe mit entsprechender immunologischer und klinischer Reaktion des Menschen

Tab. 23.6 *Erscheinungsbild verschiedener Wundinfektionen (nach Pschyrembel Pflege 2007).*

Farbe des Wundbelags	Geruch	wahrscheinlichste Mikrobentypen	Wundinfektion
gelblich-braun bis orange	–	Staphylokokken, Streptokokken	
bläulich-grün	süßlich	Pseudomonas aeruginosa	pyogen (Eiterung erregend)
–	nach Darminhalt	Escherichia coli	
schwarz (Gangrän)	faulig	Proteus vulgaris (Gangränbildner)	putrid (Fäulnis erregend)
weißlich, schwach gelb	neutral	Wenn keine weiteren Entzündungzeichen (Rötung, Schmerz, Wärme) vorhanden sind, besteht der Belag aus Fibringerüsten und weißen Blutkörperchen (Leukozyten), die während des Heilungsprozesses abgebaut wurden. Die Wunde ist nicht infiziert.	
unspezifisch	nicht zuzuordnen	Verdacht auf Infektion mit MRSA oder Vancomycin-resistenten Enterokokken (VRE)	

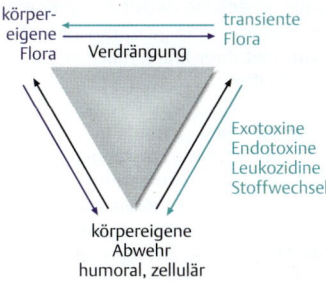

Abb. 23.3 Mikrobiologie der Wunde – eine empfindliche Balance (nach Schwarzkopf 2007).

lockerem „Darinsitzen", d. h. Kontamination, bis zu einer ausgeprägten Infektion reichen (**Tab. 23.5**).

Ursache einer Infektion ist nie ein Keimeintrag alleine, sondern sie bildet immer die Balance zwischen Mikroorganismen einerseits sowie lokalen und systemischen Abwehrfähigkeiten des Menschen andererseits ab.

Mikrobiologie der Wunde – eine empfindliche Balance

Eine Besiedlung der Wunde mit verschiedenen Bakterienarten muss, insbesondere in chronischen Wunden, keineswegs ungünstig sein. Eine Besiedlungsvielfalt erschwert möglicherweise gefährlicheren Mikroorganismen die Ansiedlung.

So sind chronische Wunden niemals steril!

Bei der Therapie ist immer das Zusammenspiel dieses mikrobiellen Ökosystems zu bedenken. Durch die Besiedlungskeime, die sich mit ihrem Stoffwechsel sowohl unterstützen als auch gegenseitig im Wachstum hemmen können, kann es zu einem Gleichgewicht der körpereigenen Bakterienflora (residente Bakterien) und solchen, die erst im Nachhinein in die Wunde gelangen, kommen. Ein weiterer Faktor in diesem Balanceverhältnis ist die körpereigene Abwehr, die mit Fresszellen Keime und abgestorbene Zellen abräumt (**Abb. 23.3**). Daher sollte eine routinemäßige vorbeugende Antiseptik auf chronischen Wunden aus Furcht vor Infektionen nicht praktiziert werden.

Erst bei einer Infektion reduziert sich die Vielzahl der Keimarten auf eine oder zwei, die die Vorherrschaft gewinnen und die dann typische Infektionszeichen aufzeigen. Das Aussehen und manchmal der Geruch der Infektion geben Aufschluss über die wahrscheinlichsten Mikroorganismen (**Tab. 23.6**).

Prinzipiell handelt es sich bei sekundär heilenden Wunden um chronische Wunden mit einem verzögerten Heilungsverlauf. Eine chronische Wunde kann:

- eine „saubere" Wunde sein, d. h., Wundkeime haben nicht die Ober-

hand, das Wundsekret sieht gelblich-rahmig aus, die Wunde riecht nicht übel, oder
- eine septische Wunde mit massiver Sekretion und eitrigem Wundsekret sein.

Septische Wunden riechen meist übel und die Wundränder sind oft gerötet und überwärmt. Eventuell reagiert der gesamte Organismus des Menschen (systemische Reaktion mit Fieber, Leukozytose u. a.).

Individuelle Betrachtung des Patienten

Die Situation eines Menschen während der Wundbehandlung kann nie isoliert betrachtet werden. Es gibt nicht „die Wunde" oder „den Verbandwechsel", sondern immer die einzelne Person, die eine entsprechende Behandlung bzw. pflegerische Unterstützung benötigt. Den Nöten und Ängsten der Patienten muss mit Fachkompetenz und einfühlender Unterstützung begegnet werden. Fragen wie die folgenden können Hinweise auf die Nöte und Ängste des Patienten und damit auf Probleme der Wundbehandlung geben. Sie werden mit Hinweisen aus einigen Studien konkretisiert:

Wer ist der Patient (Alter, Biografie, Persönlichkeit)? Verschiedene Wunden sowie nachfolgende Komplikationen wirken sich auf die Aktivität und Sicherheit eines Menschen sehr unterschiedlich aus. Studien belegen, dass Patienten je nach Wundart unter Schmerzen, eingeschränkter Mobilität, Wundnässe, Wundgeruch, schmerzbedingter Schlaflosigkeit, Körperbildstörungen, Scham, Schwierigkeiten bei der Hygiene, der Kleider- und Schuhwahl, sozialer Isolation, Macht- und Hoffnungslosigkeit und Abhängigkeit von anderen leiden (Panfil 2007).

Wie reagiert er auf Probleme (z. B. verzögerte Heilung, plötzlich aufgetretene Entzündungszeichen)?

23.1.4 Wundheilungsstörungen

Jede Wunde, auch eine durch Naht verschlossene postoperative Wunde, ist Gefahren ausgesetzt. Durch Einflussnahme auf die physiologische Wundheilung kommt es zu Wundheilungsstörungen. Man unterscheidet:

- lokale Faktoren
- systemische Einflussfaktoren

Lokale Wundheilungsstörungen

Lokal begrenzte Störfaktoren können die Heilung der Wunde beeinträchtigen. **Tab. 23.7** fasst einige Einflussfaktoren, die zu lokalen Wundheilungsstörungen führen können, zusammen.

Tab. 23.7 *Einige lokale Störfaktoren der Wundheilung im Überblick.*

Lokale Faktoren	Pflege- und Behandlungsprinzip
Vorschädigung des Gewebes durch Bestrahlung	Behandlung wie Verbrennungen
Vorschädigung des Gewebes durch heilungsstörende „Therapeutika"	strenge Indikationsstellung und Auswahl an Antiseptika und Wundtherapeutika
verbliebene Fremdkörper (Infektionsgefahr)	penibles Entfernen von Fremdkörpern
schlecht durchblutete oder nekrotische Wunde	→ großzügiges und sorgfältiges Ausschneiden der Wunde → sorgfältige Wundreinigung → **Hinweis:** Dadurch werden avitales und minder durchblutetes Gewebe entfernt, eine optimale Gewebsdurchblutung erreicht und eingedrungene Bakterien reduziert; verbliebenen Keimen wird der Nährboden genommen.
Hämatom	Hämatombildung vermeiden (Nahttechnik, chirurgisches Ausräumen)
zu hohe Nahtspannung (gefährdet die Wundheilung)	Verschluss der Wunde ohne Spannung
Austrocknung und Unterkühlung der Wunde	→ seltene Verbandwechsel → nur körperwarme Wundspüllösungen und Wundantiseptika verwenden → Schutz durch geeignete Wundauflagen
Bewegung im Wundgebiet (lokale Instabilität wirkt infektionsfördernd)	sorgfältige Wundversorgung

Zu den lokalen Wundheilungsstörungen zählen (Glatz 2010):
- Hyperästhesien
- Serome
- Wundhämatome
- Infektionen
- Wundrandnekrosen
- Dehiszenzen und
- Keloide

Hyperästhesie

Nach einer Verletzung wird die Haut um die Verletzungsstelle zunehmend empfindlich (Hyperästhesie) und beginnt sich zu röten. Die sich rasch ausbreitende Entzündung entsteht z. T. durch die Nozizeptoren selbst (neurogene Entzündung). Die Rötung und die Hyperästhesie können weit über das ursprüngliche Verletzungsgebiet hinaus verstärkt werden durch
- Weitstellung der Gefäße,
- Ausstrom von Plasma aus den Kapillaren und
- Freisetzung von Histamin.

Durch Wundbehandlung soll erreicht werden, dass die Selbstregulation nicht gestört wird.

Serome

Bei Seromen handelt es sich um eine Ansammlung von Exsudat (Lymphe, Serum) in Wundhohlräumen. Meist entstehen sie durch offene Lymphbahnen oder angeschnittene Lymphknoten, Reizzustände im Wundgebiet (verursacht z. B. durch Fremdkörper) oder operationstechnisch bedingte Nekrosen (u. a. verursacht durch Unterbindung, d. h. Liga-

turen von Gefäßen zur Blutstillung und durch evtl. Spannungszustände beim Verschluss großer Gewebsdefekte). Weitere Ursachen können u. a. Transsudate bei Eiweißmangel oder behindertem Lymphabfluss sein. Größere Serome müssen durch eine Wundrevision behandelt werden, kleinere Serome können steril abpunktiert werden mit Anlage eines leichten Kompressionsverbandes.

Wundhämatome

Nach jeder lokalen geschlossenen Traumatisierung und nach jedem aseptischen operativen Eingriff kann ein Bluterguss durch Nachblutung aus kleineren Gefäßen entstehen. Ein postoperatives Wundhämatom kann entstehen durch
- mangelhafte Blutstillung im Wundgebiet,
- abgerutschte Ligaturen (Gefäßunterbindungen),
- Hemmung der Blutgerinnung infolge Antikoagulanzientherapie und
- pathologische Veränderung der Gerinnung.

Am häufigsten befinden sich Wundhämatome im Subkutangewebe. Die Wunde schwillt an und schmerzt. Weitere Symptome der Nachblutung können Tachykardie und Hypotonie sein. Meistens kommt die Blutung spontan zum Stillstand, unterstützend kann bei kleineren Hämatomen die Auflage von Eis sein. Das Hämatom wird im Laufe einiger Wochen resorbiert, d. h. vom Körper aufgelöst. Die Blaufärbung der darüberliegenden Haut ist durch eingelagerte Abbauprodukte des Hämoglobins bedingt. Ein

postoperatives Wundhämatom muss vom Arzt unmittelbar nach seiner Diagnosestellung chirurgisch entleert werden, da es einen potenziellen Infektionsherd darstellt.

PRAXISTIPP Das Öffnen einzelner Fäden am Krankenbett und ein Ausdrücken des Hämatoms gehen mit hohen Infektionsrisiken einher. ———

Infektionen

Jede Wunde ist ein Zugang ins Körperinnere und birgt die Gefahr der Keimeinschleppung. Bei einem Unfall und bei kontaminierten Wunden befürchtet man das Eindringen von anaeroben Keimen, v. a. von Tetanus- und Gasbranderregern. Als Mikroben von Wundinfektionen kommen Bakterien erst dann in Betracht, wenn sie über ein spezifisches, für den Menschen pathogenes Potenzial verfügen. Die Mehrzahl der Keime ist aber avirulent, weshalb die Wunde nach „Anfrischen der Wundränder" sofort durch eine Naht geschlossen werden kann. Virulent werden die Keime in einer nicht versorgten Wunde erst nach Stunden.

DEFINITION **Virulenz** bezeichnet die schädliche Aktivität von Krankheitserregern im Organismus bzw. die Gesamtheit ihrer krank machenden Eigenschaften. ———

Ausnahme sind Wunden, die schon durch die Art ihrer Entstehung eine Primärinfektion mit virulenten Keimen einschließen. Dazu gehören Biss-, Stich-, Quetsch- und Pfählungsverletzungen (**Tab. 23.3**). Solche Wunden sind generell als infiziert einzustufen.

Sind die Keime schon beim Eintritt in eine Wunde als virulent anzusehen (z. B. Krankenhauskeime, die von der Haut des Patienten in eine Operationswunde gelangen), hat der Organismus keine Zeit mehr zur Abschirmung (s. **Abb. 23.2**). Solche Infektionen gelten als sehr gefährlich, v. a. wenn der Patient durch sein Alter oder seine Grunderkrankung zusätzlich in seiner Abwehr reduziert ist.

Je nach Ort und Ausmaß werden chirurgische Wundinfektionen in 3 Gruppen eingeteilt:
- oberflächlich
- tief
- organbezogen (Kappstein 2008).

MERKE Der Grad der Wundinfektion hängt von Keimart, Keimzahl, Keimvirulenz (Vermehrung von Toxinprodukten), Wundbeschaffenheit und der Abwehrlage des Patienten ab. ———

Wundrandnekrosen

Wundrandnekrosen entstehen als Folge nicht oder mangelhaft durchbluteter Wundränder. Eine Traumatisierung während der OP, schlechte Nahttechnik oder eine primäre Minderdurchblutung (Ischämie) können Ursache sein. Bei geringfügigen trockenen Nekrosen kann evtl. eine Abgrenzung (Demarkation) abgewartet werden. Feuchte Nekrosen müssen wegen ihrer Infektionsgefährdung ausgeschnitten werden.

Dehiszenz

⚠️ **DEFINITION** **Dehiszenz** bedeutet das Auseinanderklaffen von Binde- oder Stützgewebe, von Teilen der Bauchwand oder von Wundflächen. ▬

Man spricht von Frühdehiszenz einer Wunde nach primärem Nahtverschluss, wenn nach wenigen Tagen bei noch liegenden Fäden die Wunde aufplatzt. Dazu führen z. B. Ischämien durch Nähte, zu früh gezogene Fäden, Adipositas oder postoperativer Husten. Eine Dehiszenz kann jedoch auch erst nach 2 – 3 Wochen entstehen. Ursache ist dann

meist eine generelle Abwehrschwäche oder ein schlechter Allgemeinzustand des Patienten. Auch eine lokale Infektion kann zur Dehiszenz führen. Von einem Platzbauch spricht man, wenn sich der Bauchdeckenverschluss komplett (alle Schichten betreffend) nach einer Laparotomie öffnet, sodass der Darm sichtbar wird (s. **Abb. 23.25**, S. 604). Hier bedarf es sofortiger chirurgischer Intervention, ggf. der Implantation eines Kunststoffnetzes. Oberflächliche Hautdehiszenzen brauchen hingegen keine spezielle Behandlung.

Hypertrophe Narbenbildung und Keloide

Manche Menschen neigen zu überschießender Narbenbildung. Dabei entwickeln sich scharf umschriebene sowie erhabene Narben (hypertrophe Narben) kurze Zeit nach der Operation. Sie bleiben i. d. R. auf das Wundgebiet begrenzt. Keloide hingegen überschreiten die Wundgrenzen und zeigen keine Tendenz zur Rückbildung (**Abb. 23.4**).

Systemische Wundheilungsstörungen

Neben den lokalen Faktoren, die eine Wundheilung beeinflussen, gibt es auch

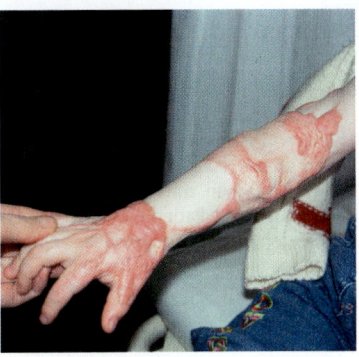

Abb. 23.4 Keloid wölbt sich über das Niveau der angrenzenden Haut und dehnt sich über den Wundbereich hinaus aus (mit freundlicher Genehmigung Paul Hartmann GmbH).

systemische Einflüsse, die eine Wundheilung z. T. massiv behindern können. Die Ursachen für diese Störfaktoren müssen erkannt und entsprechend im Pflege- und Behandlungsplan mit berücksichtigt werden. **Tab. 23.8** zeigt zusammengefasst die wichtigsten Maßnahmen bei systemischen Störungen auf

Tab. 23.8 *Systemische Wundheilungsstörfaktoren (modifiziert nach Tautenhahn 2007).*

Systemische Einflussfaktoren	Behandlungs- und Pflegeprinzipien
präoperative Verweildauer im Krankenhaus (Wandlung des patienteneigenen Keimspektrums durch den Krankenhausaufenthalt)	→ ambulante Diagnostik und OP-Vorbereitung
schlechter Allgemeinzustand (z. B. fortgeschrittenes Alter, Immobilität, Inkontinenz)	→ Verminderung von Risikofaktoren bei geplanten Eingriffen
herabgesetzter Immunstatus	→ Bevorzugung von Eigenblutspende, da Fremdblutersatz immunsuppressiv wirkt
Mangelernährung wie: → Vitamin-C-Mangel (erhöht die Kapillarpermeabilität) → Vitamin-A-Mangel (reduziert die Granulation und Epithelisierung) → Zinkmangel (verzögert die Wundheilung) → Eisenmangel (reduziert die Kollagenbildung) → Volumenmangel → Hungern (vermindert die Wundgranulation) → Eiweißmangel → niedriger Albuminserumspiegel	→ Verbesserung der Ernährung durch ausreichende Zufuhr von Vitaminen, Eiweiß, Kalorien → gezielte Substitution → Flüssigkeitssubstitution, Kontrolle des Hautturgors
Rauchen und Alkohol (beides hemmt die Wundheilung durch Vitaminmangel)	→ die konsumierte Menge an Alkohol und Zigaretten sollte täglich reduziert werden mit dem Ziel der Abstinenz → wichtig ist auch die Behebung des Vitaminmangels
Arzneimittel wie:	
→ Zytostatika	→ keine Änderung möglich
→ Kortikoide	→ möglichst ausschleichende Therapie präoperativ
→ Antibiotika	→ i. d. R. perioperativ ausreichend
Fieber, Exsikkose	→ optimale postoperative Flüssigkeitssubstitution
Multimorbidität, z. B. Stoffwechselerkrankungen	→ Behandlung bestehender Krankheiten
Diabetes mellitus	→ optimale Stoffwechselkompensation durch häufige Kontrolle der Blutzuckerwerte, der Ernährung und der Gabe von Insulin und oralen Antidiabetika
Durchblutungsstörungen	→ Sicherstellen der arteriellen Durchblutung (Kontrolle der Fußpulse, Warmhalten der Extremitäten)
Venenklappeninsuffizienz	→ Beine 1- bis 2-mal täglich vor dem Aufstehen wickeln → insuffiziente Perforansvenen müssen operativ unterbunden werden
Dekubitus	→ korrekte und regelmäßige Lagerung zur Druckentlastung entsprechend der Dekubitusprophylaxe (S. 253)

23.2 Situation des Patienten mit chronischen Wundverhältnissen

Schmerzen

Hat der Patient Schmerzen? Nach einer Studie von Husband (2001), die sowohl Patienten als auch Pflegende zu ihren Wahrnehmungen zum Krankheitsverlauf befragte, suchen Patienten i. d. R. wegen Schmerzen eine professionelle Unterstützung. Ihr Ziel ist die Reduktion von Schmerzen. Vielfach erleben sie jedoch lediglich, dass

- die Behandlung auf die Wunde reduziert wird,
- Schmerz nur als Diagnose wahrgenommen wird,
- die Auswirkungen des Schmerzes auf das Leben und den Alltag vernachlässigt werden.

PRAXISTIPP Stellen Sie sich vor, Sie wären Patient in einem Krankenhaus und haben eine chronische Wunde. Beim Verbandwechsel hören Sie vielleicht Sätze wie „Haben Sie sich nicht so, das kann doch nicht so schlimm sein!" oder „Das kann doch jetzt nicht wehtun!". Wem tut es nicht gut, freundliche Worte der Erklärung zu hören und sich ernst genommen zu fühlen?

Allgemeinzustand

Wie wirken sich die Wunden auf den Allgemeinzustand des Patienten oder der Allgemeinzustand auf die Wunde aus? Studien zeigen, dass Patienten vielfach den Wunsch haben, über ihr Erleben der Wunde zu reden. Edwards (2003) fand in einer Studie heraus, dass Patienten sich wünschen, über ihren Alltag mit der Wunde sprechen zu können. In der Realität erleben die Patienten stattdessen jedoch nur Interesse für die Wunde und deren Behandlung. Sie fühlen sich als Wunde und nicht als Mensch behandelt.

Geruch der Wunde

Wie verarbeitet der Kranke die Situation einer schlecht riechenden Wunde? Gibt es Zusammenhänge zwischen Wundheilungsstörungen und einer evtl. Depression? Patienten mit schlecht riechenden Wunden nehmen sehr sensibel die nonverbalen Reaktionen von Professionellen auf den Geruch wahr und fühlten sich verletzt, wenn die Bedürfnisse nicht wahrgenommen oder die Reaktionen zu technisch orientiert schienen.

FALLBEISPIEL Aussage einer Patientin: „Meine 7-jährige Tochter mag mich nicht mehr besuchen kommen, sie sagt, in meinem Zimmer stinkt es. Ich möchte überhaupt keine Besuche mehr, ich schäme mich zu sehr. Ich sehe das Erschrecken in den Augen meiner Besucher und ich sehe auch, was für eine Belastung mein Verbandwechsel für die Pflegenden darstellt. Sie ekeln sich vor mir. Ich kann das verstehen, ich ekle mich ja auch vor mir selbst." (Feichtner 2007)

Wissensstand des Patienten

Fehlt dem Patienten Wissen? Um die Maßnahmen zur Linderung von Beschwerden, Förderung der Wundheilung und der Verhinderung von Rezidiven zu unterstützen, müssen Betroffene die Bedeutung der Maßnahmen und damit die Wundursache kennen. Viele Studien beschreiben hier typische Wissensdefizite von Patienten. Patienten kennen oft die Ursache ihrer Wunde nicht und deuten bestimmte Begriffe anders, z. B.

- wird wohl „venös" mit Venen in Verbindung gebracht, der pathophysiologische Zusammenhang mit der Wundentstehung wird dagegen nicht verstanden,
- wird die Bedeutung eines „Ulkus" mit einem Magengeschwür und nicht mit der Beinwunde in Verbindung gebracht,
- wird „traumatisch" als psychisches Trauma verstanden und nicht als körperliches.

Jeder zweite Befragte wusste nach einer Studie von Edwards (2002) nicht, welche eigenen Anteile und Aktivitäten er zur Behandlung beitragen konnte. Zum Teil waren die Patienten gegenteiliger Ansicht, gaben an, „mehr ausruhen" bzw. „mehr aktiv sein" sei wichtiger.

MERKE Pflegende müssen Wünsche, die sie berücksichtigen können, oder Einschränkungen (z. B. bezüglich Mobilität), die der Patient verstehen müsste bzw. nicht verstehen kann oder will, kommunikativ im Informations-,

Beratungs-, Anleitungs- oder Schulungsgespräch bearbeiten. Die Voraussetzungen dazu beschränken sich nicht auf Fähigkeiten der Alltagskommunikation.

Reaktionen und Gefühle

Weitere Fragen zum Befinden des Patienten sind:

- Wie reagiert der Patient auf Probleme (z. B. verzögerte Heilung, plötzlich aufgetretene Entzündungszeichen)?
- Ekelt er sich evtl. vor dem Geruch bzw. Anblick der Wunde?
- In welchem Umfeld lebt der Patient? Fördert und unterstützt es seine Mobilität oder isoliert es ihn?
- Empfindet er Scham?
- Wie sind seine Bedürfnisse bezüglich Intimsphäre, Wohlbefinden?

Vielfach fühlen Patienten sich nicht wahrgenommen und verstanden. Ebbeskog u. Emami (2005) befragten ältere Menschen mit Ulcus cruris venosum, wie sie den Verbandwechsel erleben. Die Patienten zwischen 74 und 89 Jahren beschrieben zwei Formen der Pflege:

1. Die Patienten fühlen sich ängstlich, wenn der Verbandswechsel routinemäßig stattfand. Sie erlebten das Interesse der Pflegefachkräfte für den Verbandwechsel, nicht jedoch für sie als Person mit bestimmten Gefühlen und Erleben. Einige Patienten kommentierten den Verbandswechsel und die damit verbundenen Gefühle wie Angst oder Schmerzen, die Pflegefachkräfte reagierten jedoch nicht darauf. Dies führte zu einem Gefühl der Verletzlichkeit, der Kontrolllosigkeit und Unterdrückung.
2. Patienten fühlten sich in die Behandlung integriert, wenn eine sensible Atmosphäre vorhanden war, ein Gefühl des Verstehens und der Kompetenz.

 PRAXISTIPP Patienten wünschen sich,

- über das Erleben der Wunde zu reden,
- sich wahrgenommen und verstanden zu fühlen,
- dass ihre Schmerzen in der pflegerischen Behandlung berücksichtigt werden.

23.3 Beratungsangebote und Patientenschulungen

Auf dem pflegerisch-therapeutischen Arbeitsgebiet schlecht heilender Wunden kommt es auf die ständige Aktualisierung des Wissens von Patienten und Mitarbeitern sowie auf ein hohes Maß an Bereitschaft zur Mitarbeit des Patienten (Compliance) an. Die nachfolgenden Beispiele für Beratungsangebote und Patientenschulungen richten sich mit ihren Inhalten an den verschiedenen Ursachen chronischer Wunden aus.

Ulcus cruris arteriosum. Patienten mit einer arteriellen Verschlusskrankheit werden geschult, auf bestimmte Aspekte im Umgang mit ihrer Erkrankung zu achten. So werden sie darauf hingewiesen, orthopädische Schuhe entsprechend der Druckverteilung zu tragen. Sie werden angeleitet, ihre Füße im Hinblick auf Veränderungen wie Hornhautschwielen, Rhagaden, Pilzinfektion der Nägel u. a. sorgfältig zu inspizieren. Darüber hinaus bekommen die Patienten Verhaltensregeln für den Alltag vermittelt, z. B.

- dass die Fußpflege nicht mit schneidenden Instrumenten durchgeführt werden darf,

- dass Fußbäder nur körperwarm sein dürfen,
- dass Barfußlaufen und externe Wärmequellen (Wärmflaschen, Heizkissen) vermieden werden sollten (stattdessen sollte die Eigenwärme durch Wollsocken oder Wattestiefel unterstützt werden),
- dass auf das Rauchen unbedingt verzichtet wird (AVK, S. 827).

Ulcus cruris venosum. Diesen Patienten wird die Bedeutung der Kompressionstherapie erläutert sowie das Anziehen von Kompressionsstrümpfen nahegelegt. Sie sollen zu einer „venengesunden" Lebensweise mit viel Bewegung angeregt und zur Gewichtsabnahme und einem häufigen Hochlagern der Beine angeleitet werden.

Dekubitus des querschnittgelähmten Patienten. Die regelmäßige Lagerungstechnik zur Druckentlastung muss sachkundig gefördert werden. Wichtig ist es, den Patienten zur Körperwahrnehmung und zum Beobachten von Frühzeichen des Dekubitus anzuleiten. Durch regelmäßige Stuhl- und Urinentleerung kann Inkontinenz vermieden werden.

Kommunikationsfähigkeiten der Pflegenden

! DEFINITION Unter **Kommunikationsfähigkeiten** von Pflegenden versteht man die Kompetenz, zu antworten und die richtigen Worte zu finden, aber auch die nonverbale Körpersprache des Patienten zu verstehen.

Die Patienten fühlten sich wahrgenommen und verstanden, wenn Pflegefachkräfte sich nach ihrem Befinden erkundigten und wie sie den Verbandwechsel, z. B. das Reinigen der Wunde, erlebt haben (Panfil, 2007).

„Reden", d. h. verbal kommunizieren, ist eine Pflegemethode und dient dem geplanten, zielhaften und strukturierten Austausch von Informationen zur Förderung, Erhaltung und Wiederherstellung von Alltagskompetenzen von Patienten und Angehörigen. Gespräche als „pflegetherapeutische Methode" können als Informations-, Beratungs-, Anleitungs- oder Schulungsgespräch innerhalb der Diagnostik, Ziel- und Maßnahmenplanung und Evaluation durchgeführt werden.

23.4 Pflege- und Behandlungsplan

Ziel jeder Wundbehandlung ist es, den Organismus dabei zu unterstützen, so früh wie möglich eine funktionsgerechte Regeneration bzw. Heilung des geschädigten Gewebes herbeizuführen.

23.4.1 Behandlungsprinzipien akuter traumatischer Wunden

Verletzungen werden generell nach einem festen Schema versorgt:
- Beurteilung der Wunde nach ihrer Ursache (s. *Tab. 23.1*, S. 577), Lokalisation, ihrem Alter und Zustand (evtl. auch Begleitverletzungen und Grunderkrankungen)
- Reinigung bzw. Antiseptik
- Lokalanästhesie
- Débridement, um die Keimbesiedlung und Verschmutzung zu reduzieren
- Wundrandausschneidung (1 – 2 mm im Gesunden)
- lückenlose Wundrandadaption (Wundverschluss)
- Wundabdeckung
- heilungsunterstützende Maßnahmen falls notwendig (*Abb. 23.5*)

Einzelne Schritte dieses Konzeptes werden nachfolgend erläutert.

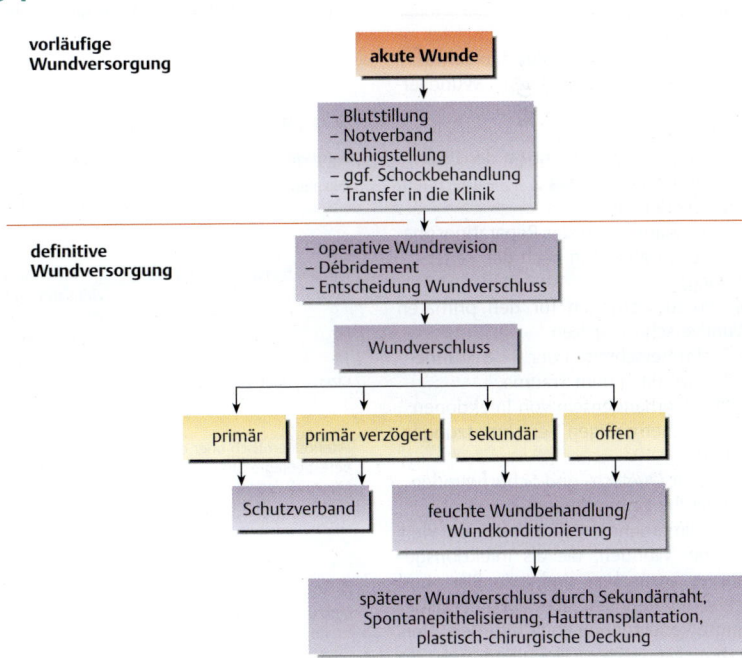

Abb. 23.5 Prinzipien der Behandlung akuter Wunden (nach Tautenhahn et al. 2007).

Reinigung bzw. Antiseptik

Zur Reinigung von akuten Wunden kann körperwarme Ringer-Lösung verwendet werden, ein Gemisch aus Kalzium-, Kalium- und Natriumchlorid in Wasser (z. B. als Finger- oder Handbad in einer sterilen Schüssel). Bei bakterieller Kontamination (z. B. Biss- oder Fleischerverletzungen, Verschmutzungen der Wunde mit Erde) eignet sich angewärmtes Polihexanid in Ringer-Lösung sehr gut (Lavanid, Serasept) in der Anwendungskonzentration 0,02 % oder 0,04 %, bezogen auf den Wirkstoff. In Wasser ist Polihexanid in Prontosan gelöst.

Polihexanid hat ein breites mikrobizides Wirkungsspektrum gegen Bakterien und Pilze, gegen das bisher noch keine Resistenzbildung gefunden wurde. Eine Gewebetoxizität wurde bisher nicht festgestellt. Die Lösung verursacht keine Schmerzen. Zur Antiseptik vor Eingriffen bei intakter Haut eignet sich Propanol (Alkohol), kombiniert mit der Remanenzwirkung von Octenidin (z. B. Octeniderm).

> **MERKE** Der Impfstatus des Verletzten ist prinzipiell abzuklären. Je nach Impfschutz und Art der Verletzungen erfolgt die Tetanusprophylaxe nach den aktuellen Empfehlungen der ständigen Impfkommission am Robert-Koch-Institut. Zugleich ist an Tollwut, eine HIV- oder Hepatitiskontamination zu denken.

Wundrandadaption (Wundverschluss)

Bezüglich des definitiven Wundverschlusses unterscheidet man:
- Primärnaht
- verzögerte Primärnaht (in der Proliferationsphase, etwa 2 – 7 Tage nach der Verletzung)
- Sekundärnaht (in der Reparationsphase, etwa ab 8. Tag nach der Verletzung)

Als Voraussetzungen für den primären Wundverschluss gelten
- Nichtüberschreiten der 6 – 8-Stunden-Grenze nach dem Trauma,
- Nichtvorhandensein von Infektionen oder übermäßigen Verschmutzungen und
- das für Quetsch- und Schürfwunden typische Unterminieren der Haut.

Eine Primärnaht muss unterlassen werden bei Wunden, die als infektionsgefährdet anzusehen sind, wie Biss- und Schussverletzungen, aber auch berufsbedingte Verletzungen von Chirurgen, Tierärzten, Landwirten, Fleischern usw. Im Gesicht ist aufgrund der guten Durchblutung eine primäre Wundversorgung

auch zu einem späteren Zeitpunkt noch möglich.

23.4.2 Behandlungsprinzipien chronischer Wunden

Die Pathophysiologie chronischer Wunden unterscheidet sich von der akuter Wunden. Die normale Abfolge des Reparationsprozesses wird an einer oder mehreren Stellen der verschiedenen Stadien der Wundheilung unterbrochen (**Tab. 23.9**). Als grundlegendes Behandlungsprinzip müssen zunächst die Ursachen dieser Wundheilungsstörung gefunden und möglichst abgestellt werden (lokale und systemische Störfaktoren, S. 582).

Erst dann kommen die nachfolgenden Grundsätze einer modernen Wundtherapie bei chronischen Wunden zur Anwendung.

Lokale Grundsätze einer modernen Wundtherapie sind
- Débridement,
- Wundspülung,
- Infektionskontrolle,
- phasengerechte Wundversorgung.

Systemische Grundsätze einer modernen Wundtherapie sind
- Patientenberatung,
- Ernährungsberatung,
- Revaskularisation (Verbesserung der Gefäßversorgung),
- medikamentöse Einstellung u. a.

Grundlagen der optimalen Wundbettpräparation (TIME-Prinzip) werden nachfolgend erläutert.

TIME-Prinzip

Beim erfolgreichen und evaluierten Behandlungskonzept TIME steht für jeden Buchstaben dieses Anglizismus die zu diagnostizierende und behandelnde Zielstruktur (**Abb. 23.6**):
- T = Tissue (Gewebebehandlung)
- I = Inflammation/Infection (Entzündungs-/Infektionskontrolle)
- M = Moisture (Wundexsudatgleichgewicht)
- E = Edge (Wundrandförderung)

T – Behandlung des Wundgewebes

Chronische Wunden sind mit Nekrosen belastet, die einen Nährboden für Bakterien darstellen. Damit wird die Entzündungsreaktion verlängert und mechanisch eine Kontraktion und Reepithelisierung behindert.

Maßnahmen. Die chirurgische Wundreinigung durch Entfernung von Nekrosen (Débridement) bietet die schnellste und effektivste Möglichkeit, Zelltrümmer und nekrotisches Gewebe zu entfernen (**Abb. 23.7**). Leichte Blutungen nach dem Reinigungsprozess fördern die Ausschüttung von Wachstumsfaktoren. Die lokale Durchblutung wird unterstützt und der Infektionsnährboden entzogen. Im Gegensatz zur akuten Wunde erfolgt jedoch durch die Grundkrankheit eine fortwährende Nachbildung, sodass ein intermittierendes, angemessenes Débridement folgen muss. Abhängig von der Wundart und -ausdehnung muss die ärztliche Entscheidung getroffen werden, ob das Abtragen von Nekrosen

Tab. 23.9 Beispiele für häufige chronische Heilungsverläufe.

Beispiele	Hinweise zur Entstehung	Therapeutische Einflussnahme
Dekubitus 4. Grades	Durchblutungsstörungen beim Dekubitus	die permanente Druckeinwirkung des direkt dem Knochen aufliegenden Gewebes muss reduziert werden
chronisch venöse Insuffizienz (CVI)	gestörte Makro- und Mikrozirkulation (die CVI führt in ihrer schwersten Form zum Ulcus cruris varicosum oder venosum)	kann z. B. durch Kompressionstherapie verbessert werden
ulzerierender Tumor		Tumor wird operativ entfernt, die nachfolgende plastische Deckung heilt ein
arteriosklerotisch oder diabetesbedingte Störung der Mikrozirkulation	*trockene Gangrän:* nekrotisches Gewebe ist eingetrocknet, hart und schwarz verfärbt (Mumifikation) bei *feuchter Gangrän* wird nekrotisches Gewebe durch Fäulnisbakterien zersetzt und eitrig verflüssigt	Verbesserung durch Therapie der Grunderkrankung
chronische posttraumatische Wunden	entstehen meist infolge einer unzureichenden Primärbehandlung des Traumas oder seiner Komplikationen	Behandlungsprinzipien akuter traumatischer Wunden (s. S. 586)

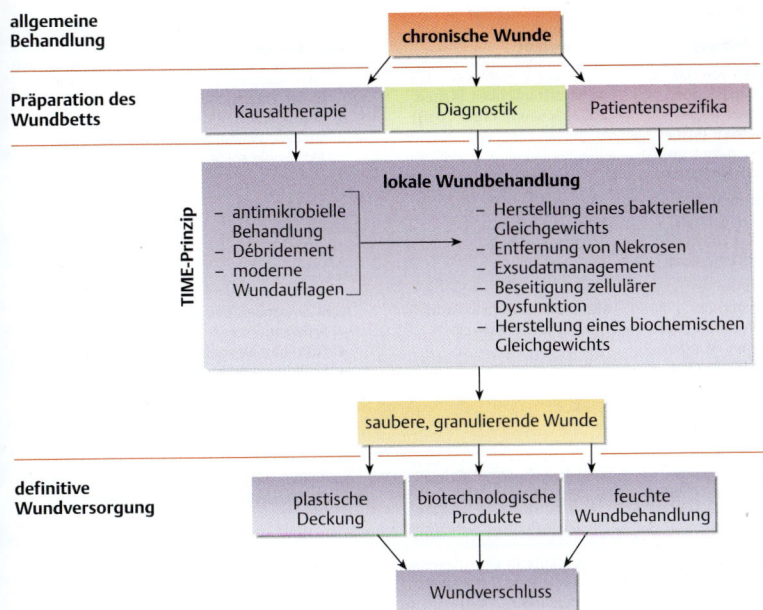

allgemeine
Behandlung

chronische Wunde

Präparation des
Wundbetts

| Kausaltherapie | Diagnostik | Patientenspezifika |

lokale Wundbehandlung

TIME-Prinzip

– antimikrobielle
  Behandlung
– Débridement
– moderne
  Wundauflagen

– Herstellung eines bakteriellen
  Gleichgewichts
– Entfernung von Nekrosen
– Exsudatmanagement
– Beseitigung zellulärer
  Dysfunktion
– Herstellung eines biochemischen
  Gleichgewichts

saubere, granulierende Wunde

definitive
Wundversorgung

| plastische Deckung | biotechnologische Produkte | feuchte Wundbehandlung |

Wundverschluss

Abb. 23.6 Prinzipien der Behandlung chronischer Wunden (Tautenhahn 2007).

durch ein autolytisches (konservativ) oder chirurgisches Débridement erfolgen soll.

I – Behandlung der Inflammation/Infektion

Jede Störung der Hautbarriere führt zu einer Veränderung der physiologischen Bakterienflora. Die kontaminierenden Keime müssen nicht mit den Mikroorganismen der Infektion identisch sein. Chronische Wunden sind niemals steril. Die Anwesenheit von Keimen führt zudem nicht unbedingt zur Beeinträchtigung der Wundheilung. Mit einer Verzögerung ist allerdings ab einer Keimzahl von $10^5 - 10^6$ Mikroorganismen/g Gewebe zu rechnen.

MERKE Eine Wundinfektion zeigt sich mit den Entzündungsreaktionen

- Rubor (Rötung)
- Calor (Wärme)
- Dolor (Schmerzen)
- Tumor (Schwellung)
- Functio laesa (eingeschränkte Funktion)

Maßnahmen. Da sich meist die oberflächlichen Keime von denen der tieferen Gewebeschichten unterscheiden, ist der herkömmliche Wundabstrich der Biopsie unterlegen. Débridement, Dränage, Wundspülung, z. B. mit Ringer-Lösung und evtl. eine systemische Antibiotikatherapie sind Mittel der Wahl. Der Verband ist ggf. täglich mehrfach unter Verwendung von z. B. Alginat- oder silberionenhaltigen Wundauflagen (S. 590) zu wechseln.

Lässt sich die Infektsanierung durch die beschriebenen Maßnahmen nicht erreichen, kann eine kurzzeitige Behandlung mit Polihexanid-, Polyvidon-Iod-Präparaten oder Octenidin-getränkten Mullauflagen (*Tab. 23.10*) und Antiseptikaspülungen durchgeführt werden. Auf die prophylaktische Antiseptik sollte bei chronischen Wunden verzichtet werden. Sie hat bei der modernen Wundbehandlung ihre Bedeutung verloren, denn oft sind Zellschädigungen die Folge.

M – Exsudatmanagement

Die Korrektur des biochemischen Milieus chronischer Wunden schafft die Voraussetzung eines schnelleren Heilungsprozesses. Dazu wird das „Moist-Wound-Healing" (feuchtwarmes Wundmilieu) für alle sekundär heilenden Wunden angewandt, bei denen evtl. eine Wundkonditionierung erforderlich ist. Darunter versteht man die Reinigung der Wunde und die Züchtung frisch durchbluteter Granulationen als Voraussetzung für eine spätere Deckung der Wunde durch Transplantation (Gewebeaufbau zur Defektfüllung)

Maßnahmen. Eine phasengerechte Wundversorgung wird angestrebt (*Abb. 23.8*). Sie sollte sich nach einem konkreten Wundversorgungskonzept (*Tab. 23.11*) richten (Sitzmann u. Portsteffen 2007 d; Ravenschlag u. Ullrich 2007).

MERKE Chronische Problemwunden heilen im feuchtwarmen Wundmilieu schneller als in einem trockenen, der Luft ausgesetzten Wundmilieu.

E – Wundrand/Wundumgebung

Ausgeprägte Gewebewucherungen (Hyperproliferationen) im Bereich der Wundränder verhindern, dass die Epidermis in chronischen Wunden über das Wundgewebe wandert und so die Wunde schließt. Zugleich finden sich bei stark exsudativen Wunden Veränderungen der Wundumgebung im Sinne

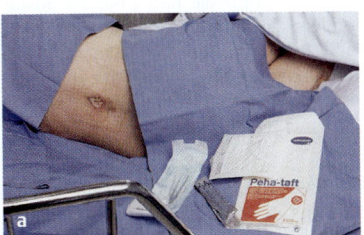 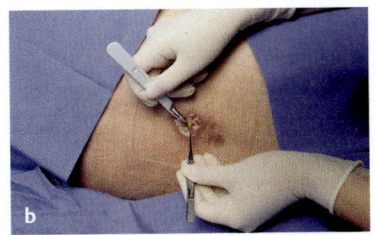 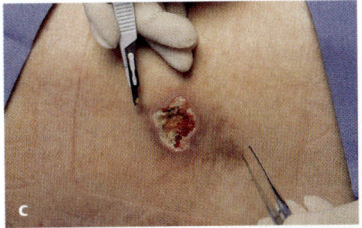

Abb. 23.7 Débridement eines Druckgeschwürs. **a** Benötigtes Material. **b** Nekrotisches Gewebe wird mit der Pinzette angehoben und mit dem Skalpell entfernt. **c** Blutet die Wunde leicht, ist das nekrotische Gewebe entfernt.

Tab. 23.10 *Auswahlkriterien für Wirkstoffe zur Wundantiseptik.*

Wirkstoffe und Präparate	antimikrobielle Wirkung	Zytotoxizität	Bemerkungen
Polihexanid-Lösung, z. B. Lavanid, Seraseptt	in Konzentrationen von 0,02 % und 0,04 % in Ringer-Lösung sichere Wirksamkeit gegen breites Keimspektrum (insbesondere gegen S. aureus und gegen P. aeruginosa wirksam)	Mittel der 1. Wahl: hohe Gewebeverträglichkeit (Kalteis 2003, Schaumburger 2010)	→ nicht anzuwenden bei Schwangerschaft/ in der Stillperiode → Kombination mit PVP- jodhaltigen Lösungen, Wasserstoffperoxid oder Silber-Aktivkohle sollte vermieden werden
Polihexanid-Lösung, z. B. Prontosan	in Konzentration von 0,1 % in Wasser (aqua ad injectabila) mit Tensid (Betain) zur Reduzierung der Oberflächenspannung		
PVP-Jodpräparate, z. B. Braunol	rasche Sofortwirkung bei oberflächlichen Wunden (konzentriert), bei tiefen Wunden 1: 10 mit Ringer-Lösung verdünnt sehr gute antimikrobielle Wirksamkeit, Wirkungseinbuße durch Blut und Sekret	Mittel der 2. Wahl in Bezug auf Gewebeverträglichkeit	nicht anwenden bei: → Schwangerschaft → Früh- und Neugeborenen → Schilddrüsenerkrankungen → bekannter Jod-Allergie → erschwerte Wundbeobachtung durch Färbung
Wasserstoffperoxid-Lösung, 3 %	wird durch Blut rasch inaktiviert, keine ausreichende Wirkung, allerdings gute Reinigungswirkung	hohe Gewebeverträglichkeit (Kalteis, 2003)	großzügig mit NaCl 0,9 % nachspülen; nicht in geschlossenen Körperhöhlen anwenden
Octenidin, z. B. Octenisept	gute antimikrobielle Wirkung	ausgeprägte In-vitro-Gewebetoxizität wurde festgestellt (Kramer, 1999, 2004)	Anwendungsdauer max. 7 Tage
Ethanol, z. B. Softasept N	gute antimikrobielle Wirkung	mit PVP-Jod-Lösung vergleichbar	Anwendung wegen Brennen nur im Ausnahmefall!

Tab. 23.11 *Wundversorgungskonzept (nach Ravenschlag u. Ullrich 2007).*

Wundzustand	Versorgungsmöglichkeiten
Reinigungsphase	
Nekrose	→ chirurgisches Débridement → Hydrogel
infizierte oder infektionsgefährdete Wunde*	→ Hydroalginat mit Silber → Abdeckung mit Fettgaze und Kompressen → ggf. mit Polihexanidgel 3-5 Tage vorbehandeln
Restnekrosen und/oder Fibrinbeläge	→ Hydrogel, Hydroalginat mit Silber → Abdeckung mit Schaumverband
Granulationsphase	
Granulation plus Infektionsgefährdung	→ Hydroalginat mit Silber → Abdeckung mit Schaumverband
Granulation ohne Infektionsgefährdung	→ ggf. Alginat und/oder Protease modellierende Matrix → Abdeckung mit Schaum- oder hydrokolloidalem Verband
Epithelisierungsphase	
Epithelgewebe vom Wundrand zirkulär schließend	Schaumverband oder hydrokolloidaler Verband

* **Merke: Bei MRSA und VRE** immer Hydroalginat mit Silber verwenden; Abdeckung mit Kompressen oder Schaumverband (phasenunabhängig)!

von Mazeration, Ödem, Erythem oder Ekzem. Bei diesen Veränderungen ist an potente Kontaktallergene mit Kontaktsensibilisierung durch Wundauflagen zu denken.

Maßnahmen. Die Behandlung des Wundrandes ist in das Konzept der Wundbettaufbereitung einzubeziehen:

- Bei frischen Granulationsrändern: keine Reinigung und Spülung vornehmen, keine Salben zur Granulationsförderung, Wundruhe durch atraumatische Verbände, feucht halten.
- Bei überschießenden Granulationen: Hier kann man vorsichtig mit dem Ätzstift einwirken.
- Bei exsudativen Wunden: Geeignete Wundauflagen regulieren die Exsudatmenge; bei ausgeprägten Befunden zeigen sich Vaseline oder Zink-paste als hilfreich, zudem ist ein Ausweichen auf Stomaschutzsalben möglich.
- Bei stagnierenden Granulationen: Bei schmierigen, schlaffen und stagnierenden Granulationen müssen die möglichen Ursachen eruiert und behandelt werden (z. B. Blutminderversorgung, Druckbelastung, mangelhafte Wundreinigung).

Wundabdeckung

Wundauflagen sind heute mehr als ein Wundschnellverband oder Mullkompressen. Was über viele Jahre zur Blutstillung und zum Schutz der Wunde verwendet wurde, reicht nach neuesten Forschungen und umfangreichen praktischen Erfahrungen nicht mehr aus. Zwar soll auch heute noch die Wundabdeckung vor äußeren Einflüssen schützen, aber zusätzlich greift sie aktiv in den Heilungsprozess ein. Moderne Wundverbände schaffen für die nacheinander ablaufenden Heilungsphasen (s. *Abb. 23.1*, S. 579) ein günstiges Mikroklima und unterstützen die physiologischen Heilungsprozesse (Jöckel 2009).

Okklusive Wundbehandlung

! **DEFINITION** **Okklusion** bezeichnet in der Wundbehandlung einen luftfreien Verschluss und Abdichtung der Wunde gegenüber der Umgebung. ——

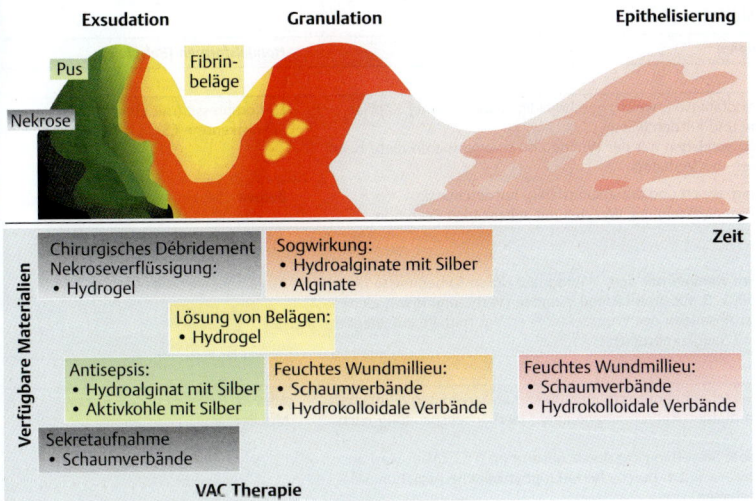

Abb. 23.8 Phasengerechte Wundversorgung chronischer Wunden.

Seit Mitte der 80er-Jahre setzte sich bei der Wundbehandlung das Konzept der Okklusion durch. Es wurde beobachtet, dass Wunden unter Luftabschluss besser heilen als vergleichbare Wunden, die an der Luft trocknen. Diese Abdichtung regt den Körper an, über den Blutweg Sauerstoff in das Wundgebiet zu fördern. Ein feuchtes, körperwarmes Wundmilieu intensiviert zusätzlich die optimale Wirksamkeit körpereigener Zellaktivitäten.

Die okklusive Wundbehandlung wird ab S. 597 ausführlich beschrieben.
Kontraindikationen. Während bakterielle Kontaminationen keine Kontraindikation für Okklusivverbandtechniken darstellen, dürfen chronische Wunden nicht in dieser Art verbunden werden bei
- klinischen Anzeichen einer lokalen oder systemischen Infektion (Zunahme der Schmerzen, Schwellung, Anstieg von Temperatur und Leukozyten),
- Infektionen mit anaeroben Keimen,
- ischämisch-gangränösen Läsionen, insbesondere mit Beteiligung tieferer Strukturen (Knochen, Sehnen, Faszien).

Begleittherapie. Die okklusive Verbandtechnik kann bei Bedarf mit anderen Therapien kombiniert werden. So ist z. B. bei einem Ulcus cruris venosum eine Kompressionstherapie in Kombination mit dem Okklusionsverband erforderlich.

Funktionen moderner Wundverbände
Dem Erscheinungsbild der Wunde entsprechend (s. **Tab. 23.6**, S. 581) haben die Verbände verschiedene Funktionen und Aufgaben:
- bei **trockenen, nekrotischen Wunden:** Feuchtigkeitsretention
- bei **schorfbedeckten, feuchten Wunden:** Feuchtigkeitsretention, Exsudataufnahme, evtl. Geruchsbindung und antimikrobielle Wirkung
- bei **sauberen, exsudativen Wunden:** Exsudataufnahme, Wärmeisolierung, evtl. Geruchsbindung und antimikrobielle Wirkung
- bei **trockenen oder wenig Sekret fördernden Wunden:** Feuchtigkeitsretention, Wärmeisolierung, Schutz vor Verkleben mit dem Wundgrund

Moderne Verbände sind in ihrer Anwendung eher spezifisch und müssen deshalb differenziert eingesetzt werden. Die Wahl der Wundauflage richtet sich dabei nach den Anforderungen, die die jeweilige Heilungsphase an die Funktion des Wundverbandes stellt. Geht es eher um eine Wundbettsanierung und Reinigung, eine Wundkonditionierung zum Granulationsaufbau oder um den Wundverschluss?

Auswahl der richtigen Wundauflage
Die richtige Wahl der Wundauflage ist für den Fortgang der Wundheilung von besonderer Bedeutung. Neben den in **Tab. 23.12** aufgeführten existieren noch (bio)aktive Verbände, z. B. honighaltige Wundbehandlungsmittel wie Medihoney, autologe Hauttransplantate, lyophilisierte Schweinehaut, autologe Keratinozytenkulturen, Wundverbände auf Kollagenbasis mit Wachstumsfaktoren.

Die Liste angebotener Substanzen, die die Granulation und Epithelisierung fördern sollen, ist lang. Meist fehlen klinische Beweise. Andererseits hemmen metallhaltige Pasten, die meisten Antiseptika und viele pflanzliche Präparate die Wundheilung. Bei Langzeitanwendung können sie bei offenen Wunden Allergien und Hautirritationen verursachen.

PRAXISTIPP Ein starker Wundgeruch kann den Patienten selbst und sein Umfeld beeinträchtigen. Aktivkohle-Verbände binden den Geruch besonders gut.

23.4.3 Heilungsunterstützende Maßnahmen
Einige der folgenden Wundbehandlungsverfahren sind noch keine festen Bestandteile der täglichen Wundversorgung. Ihre Anwendung kann aber zukünftig sinnvoll sein, wenn mehr Erfahrungen und wissenschaftlich fundierte Aussagen ihren therapeutischen Nutzen rechtfertigen.

Madentherapie
Durch das Einbringen steril gezüchteter Fliegenlarven der Schmeißfliegenart Lucilia sericata (Goldfliege) in die chronische Wunde werden Heilungsvorgänge stimuliert. Ein feinmaschiges Netz hindert dabei die Larven am Verlassen der Wunde.
Durchführung. Zunächst wird die Wunde gereinigt und die Wundumgebung mit Hydrogelstreifen oder Hydrokolloidverband geschützt abgedeckt (zum Schutz vor möglichem Juckreiz der Larven auf intakter Haut). Anschließend wird eine Gaze auf die vorbereitete Fläche mit saugfähiger Unterlage ausgebreitet. Im Transportröhrchen werden die Maden mit steriler isotoner Kochsalzlösung aufgeschwemmt und auf die ausgebreitete Gaze geleert. Dann wird die Gaze mit den Maden auf die Wunde aufgebracht. Pro Quadratzentimeter Wundoberfläche werden 5 – 10 Larven gegeben („Freiläufer"). Darüber wird eine zweite Wundauflage aus Mullkompressen gegeben, die die Wundflüssigkeit aufnehmen soll. Die Behandlungseinheit wird mit lockerem Wundverband oder Pflaster fixiert. Eine Alternative ist das Aufbringen der Maden auf die Wunde in einer fest verschweißten Gaze („Biobag"). Damit wird der „Käfigbau" erspart.
Wirkprinzip. Die Larven sondern ein Sekret ab, das die Wunde reinigt. Sie „fressen" sich keineswegs durch die Wunde. Ein deutlicher Indikator für den Behandlungserfolg sind das Erscheinen von ro-

Tab. 23.12 Moderne Wundauflagen und -substanzen

Wundauflagen	Wirkprinzipien	Handelsformen (Beispiele)
1. Inaktive Wundauflagen		
Baumwoll-Mullkompressen	→ gute Saugfähigkeit, weich, geschmeidig, Wirkung einer Kapillardränage und luftdurchlässig → **Hinweis:** verkleben mit der Wunde und traumatisieren diese beim Entfernen des Verbands	ES-Kompresse (mit eingeschlossener Schnittkante = ES)
Saugkompressen: → Saugvlies-Kompressen → Viskose-Gaze-Kompressen (Faserverbundstoffe)	→ saugfähig, weich und anpassungsfähig, luftdurchlässig → gute Polsterwirkung, für Wunden mit sehr starker Sekretion	Zetuvit
Salbenkompressen (weitmaschiges Baumwollgewebe oder spezielle Vliesstoffe, mit Salbe getränkt)	→ verkleben weniger mit dem Wundgrund durch Salbenmasse ohne Wirkstoff, z. B. für großflächige Wunden (Verbrennungswunden) → **Hinweis:** Absaugen des Wundsekretes erfolgt mithilfe aufgelegter Mull- und Saugkompressen	Atrauman, Oleotüll, Adaptic
2. Interaktive Wundauflagen/-substanzen		
Polyurethan-Schaumverbände	→ hohes Sekretaufnahmevermögen durch Kapillarwirkung (Flüssigkeit steigt in dünnen Röhren infolge ihrer Oberflächenspannung nach oben) → irreversible Sekretbindung durch Adsorption (Flüssigkeit wird an den Kapillarwänden durch chemisch-physikalische Anziehungskräfte festgehalten) → hochsaugfähig (bis zum 10-Fachen ihres Eigengewichts) und nicht ausdrückbar	Allevyn, Cutinova hydro, Biatain, Mepilex
Hydrokolloide	→ wundabgewandte, nicht klebende Seite besteht aus semiokklusivem Folienmaterial, das gegen bakterielle Kontamination schützt, jedoch einen Gasaustausch zulässt → hydrokolloide Wirkseite des Verbandes nimmt aus der Wunde durch Quellung Flüssigkeit auf → Kolloidanteil des Verbands bindet nach und nach Exsudat und verwandelt sich dabei in ein freies Gel, das die Vertiefungen der Wunde auskleidet	Askina Biofilms, Varihesive E, Hydrocoll, Comfeel plus, Tegasorb, Combiderm
Hydropolymere	→ erzeugen ein Gel, halten es aber in einer stabilen Matrix im Verbandinneren	Tielle, Spyrosorb
Hydrogele	→ führen der Wunde von Anfang an Feuchtigkeit zu, haben einen hohen Wasseranteil → speziell in trockenen Wunden wirken sie aufquellend und lösen Beläge und Nekrosen → **Hinweis:** Verlängerte Verbandwechselintervalle sind möglich. Gel wird mit Ringer-Lösung ausgespült.	Intra Site Gel, Nobagel, Varihesive-Hydrogel, Hydrosorb, Nu-Gel, Askina Transorbent, Purilon
Alginate (Kompressen)	→ bestehen fast ausschließlich aus Bestandteilen der braunen Seealge (aus dem trockenen Alginatgerüst entsteht unter Exsudataufnahme ein Gel) → immense Saugleistung und optimale Anpassung z. B. in tiefen Ulzera oder Nischenwunden → **Hinweis:** In Wundtaschen (Kavitäten) sollte die Tamponade, ihrem Namen zum Trotz, nur locker eingelegt werden: Sie quillt in der Wunde zu einem strukturbeständigen Gel.	Nobaalgin, Algosteril, Seasorb, Sorbalgon, Algi Site M, Trionic, Kaltostat, Comfeel Alginat Tamponade, Silvercel (mit Silberionen)
Folien	→ hauchdünne synthetische Folienverbände aus Polyurethan eignen sich zur Abdeckung akuter Wunden nach primärer Wundversorgung und zur Behandlung oberflächlicher Hautdefekte	Opsite, Cutifilm, Tegaderm, Bioclusive, Comfeel Plus Transparenter Wundverband
3. Aktive Wundauflagen		
→ Aktivkohle-Kompressen → Silber-Aktivkohle-Kompressen	→ greifen durch adsorptive Vorgänge aktiv ins Wundklima ein und haben im Gegensatz zu den interaktiven Auflagen einen chemisch-physikalisch definierten, gezielten Wirkungsmechanismus → haben keine nennenswerte Saugleistung für Sekret → sehr gut aufnahmefähig für Bakterien und verschiedene Zerfallsprodukte (Proteine aus Eiter und Endotoxine können sie jedoch nicht absorbieren) → das auf der Kohle fixierte Silber kann die Mikroorganismen abtöten → weitere Vorteile von Kohleverbänden: Sie sind dünn, anschmiegsam, weich, atmungsaktiv und geruchsbindend.	→ Carbonet, Carboflex → Actisorb Silver 220
4. Aktive Wundauflagen/Antiseptisch wirkende Wundauflagen		
silberbeschichtete Auflage	→ zur Infektionsprophylaxe und bei infizierten Wunden durch Freisetzung von Silberionen	Acticoat, Aquacel Ag
Jodgaze	→ klassische antiseptische Wundtamponade	Jodoform Tamponade

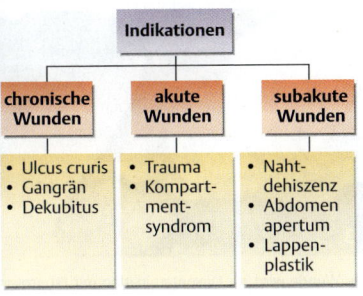

Abb. 23.9 Indikationen für V.A.C.-Therapie.

sarotem Granulationsgewebe und das Absterben der Larven, wenn sie nur noch gesundes Gewebe vorfinden.

Vakuumtherapie
Bei der sog. V.A.C.-Therapie (Vacuum Assisted Closure Therapy) wird ein Schaumstoffverband auf die Wundoberfläche gebracht und anschließend mit einer transparenten, bakteriendichten Polyurethanfolie dachziegelartig abgeklebt. Über ein kleines, in die Folie eingebrachtes Loch wird dann ein „Saugnapf" geklebt, der mittels Schlauch mit einer Vakuumquelle verbunden wird. In der Regel wird ein Vakuum von 125 mmHg am Gerät eingestellt. Wundsekret und toxische Zerfallsprodukte werden kontinuierlich abgesaugt. Im Verband herrscht ein gleichmäßig temperiertes, feuchtes Wundmilieu. Beobachtet werden bei dieser Methode beschleunigte Heilungsverläufe, da die Bildung von Granulationsgewebe angeregt wird. Plastische Sekundärmaßnahmen sind anschließend häufig erforderlich.

Indikationen/ Kontraindikationen. Durch die V.A.C.-Therapie werden die Gewebeperfusion und Granulationsneubildung verbessert. Daher ist sie nur bei Wunden indiziert (**Abb. 23.9**), bei denen der Wachstumsprozess angeregt werden soll. Sie stellt keinen Ersatz für ein chirurgisches Débridement dar. Nicht angewendet werden soll die V.A.C.-Therapie bei

- freiliegenden Gefäßen/Gefäßanastomosen (bedingt) → es käme zur Kompression auf Gefäße/ Anastomosen durch Druck des Schwammes,
- Gerinnungsstörungen und akuten Blutungen → unter kontinuierlichem Vakuum kann kaum eine Blutstillung erreicht werden,
- unbehandelter Osteomyelitis,
- malignen Tumoren,
- Gewebenekrosen mit Verkrustungen (Anonym 2011).

MERKE In inoperablen Einzelfällen, z. B. bei infauster Situation einer verjauchend zerfallenden Tumorhöhle, kann es unter dem rein palliativen Gedanken sinnvoll sein, mittels V.A.C.-Therapie eine hygienische und für den Patienten tolerierbare Wundabdeckung zu schaffen (Sitzmann 2009a).

Voraussetzungen zur V.A.C.-Therapie. Nekrosen müssen vor der Anlage entweder chirurgisch oder autolytisch entfernt werden. Damit der Schwamm die gesamte Wundoberfläche bedecken kann, muss die Wunde ausreichend geöffnet sein. Zwingend erforderlich ist eine luftdichte Abdeckung der Wunde.

Anlage einer V.A.C.-Therapie. Die Anlage einer V.A.C.-Therapie wird in **Abb. 23.10** dargestellt.

PRAXISTIPP Bei empfindlicher Umgebungshaut wird diese durch einen transparenten Folienverband geschützt.

Wundheilung unter V.A.C.-Therapie. Eine Wundheilung unter V.A.C.-Therapie ist in **Abb. 23.11** dargestellt. Die Therapiezeit kann durchaus 4 – 8 Wochen betragen.

Verbandwechsel bei V.A.C.-Therapie. Die Information und Vorbereitung des Patienten, des Materials und der Ablauforganisation unterliegen den allgemeinen Anforderungen an einen Verbandwechsel und werden an dieser Stelle als bekannt vorausgesetzt. Der Verbandwechsel erfolgt alle 2 Tage bzw. nach 12 Std. bei vorhandener Wundinfektion:

- Schutzkleidung, Handschuhe und ggf. Mundschutz und Schutzbrille anlegen
- Verband entfernen
- Wunde spülen
- Wundumgebung entfetten
- geeignete Schaumverbände an Wundfläche, Wundtiefe und Wundhöhlen anpassen
- Abdeckfolie zuschneiden (sollte ca. 3,5 cm über den Wundrand reichen)
- Wunde sorgfältig mit Schaum bedecken/ausfüllen
- Schaum mit der Folie abdecken (ohne ihn zu komprimieren!)
- evtl. Leckagen mit restlicher Folie abdichten
- ein ca. 1 cm großes Loch in die Folie über dem Schaum schneiden und die Saugleitung aufkleben
- Anschlüsse an das Therapiesystem anbringen
- auf Dichtigkeit und Einstellungen kontrollieren

PRAXISTIPP Werden mehrere Schaumstoffstücke verwendet, müssen sie alle untereinander Kontakt haben, damit die Sogentwicklung gewährleistet wird.

Entfernen der V.A.C.-Therapie. Eine V.A.C.-Therapie wird wie folgt entfernt:

- Vakuum 1 Std. vor geplanten Verbandwechsel beenden, da es einen schmerzfreien Verbandwechsel erleichtert.
- Optional können zum Lösen des Schaums 10 – 30 ml NaCl 0,9 % in den zum Verband führenden Schlauch gegeben werden, der dann für 15 – 30 min. abgeklemmt wird.
- Restliches Sekret in den Sammelbehälter laufen lassen und Schlauchverbindungen lösen.
- Folie sanft auseinander ziehen (nicht abziehen!).
- Schaum vorsichtig entfernen, evtl. mit NaCl 0,9 % befeuchten.

MERKE Hat ein Gewebewachstum in den Schaum stattgefunden, können dadurch Adhäsionen (Verwachsungen, Verklebungen) ausgelöst werden. In einem solchen Fall muss die Frequenz der Verbandwechsel erhöht werden. Zusätzlich kann die Wunde mit einem nichtinvasiven, porösen Material (z. B. Mepitel) bedeckt werden.

Hyperbare Oxygenation
In einer Druckkammer atmet der Patient bei hohem Druck reinen Sauerstoff. Dadurch werden bei chronischen Wundheilungsstörungen

- Leukozyten und Makrophagen aktiviert,
- durch Vasokonstriktion die Ödembildung vermindert,
- die bakterizide Wirkung auf anaerobe Erreger verstärkt,
- Toxine inaktiviert.

Thrombozytäre Wachstumsfaktoren
Wachstumsfaktoren spielen bei der natürlichen Wundheilung eine entscheidende Rolle. Im Wundmilieu lassen sich nahezu alle nachweisen (als Polypeptide, z. B. PDWHF). PDWHF (platelet-derived wound healing factors) ist ein thrombozytäres Wachstumskonzentrat, welches aus Thrombozyten gewonnen wird. Inzwischen werden klinische Erfahrungen mit autolog aus dem Eigenblut des zu behandelnden Patienten isoliertem Material gemacht. Diese unterstützen

- die Bildung von Granulationsgewebe,
- die Vaskularisation,

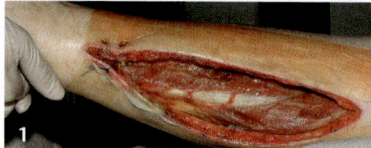

1

2 Tage alte großflächige Wunde nach Spaltung eines Kompartments.

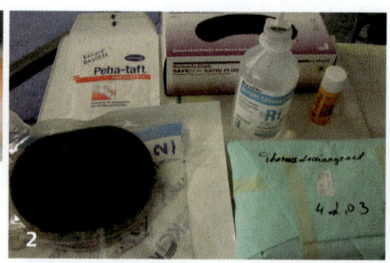

2

Vorbereitetes Material zur Anlage einer V.A.C.-Therapie

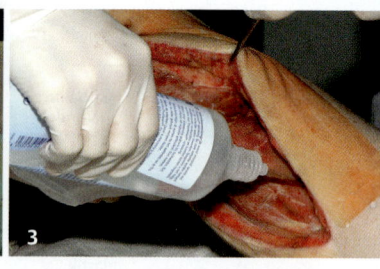

3

Die Wunde wird zur Dekontamination mit Prontosan ausgespült.

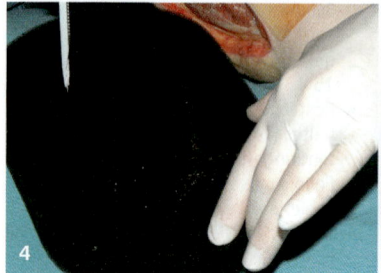

4

Steriler PU-Schaum wird mit einem sterilen Skalpell auf Wundgröße zugeschnitten.

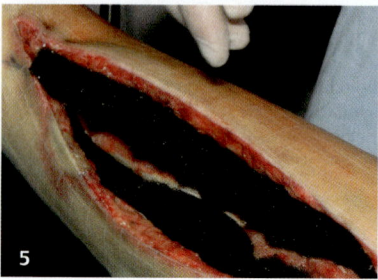

5

Zunächst werden die Wundtaschen mit PU-Schaum ausgefüllt.

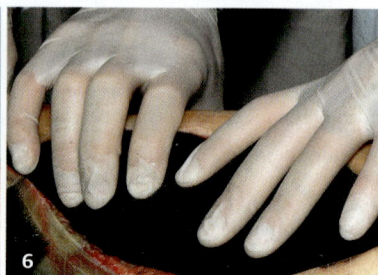

6

Anschließend wird die Wunde vollständig mit sterilem PU-Schaum abgedeckt.

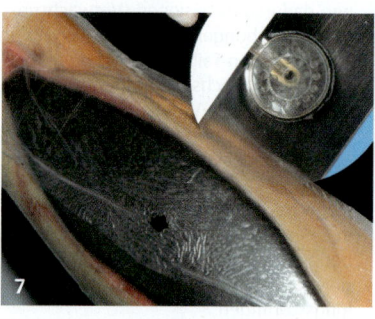

7

Die Wunde wird mit Folie ohne Zug (!) dachziegelartig abgeklebt. Auf das in die Folie geschnittene Loch wird der Dränageschlauch geklebt.

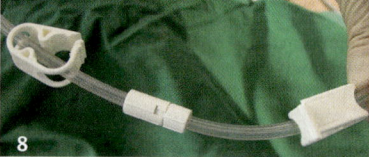

8

Der Dränageschlauch von der Wunde wird mit dem zuführenden Schlauch zum Sammelgefäß konnektiert, sodass anschließend der Sog am Gerät eingeschaltet werden kann.

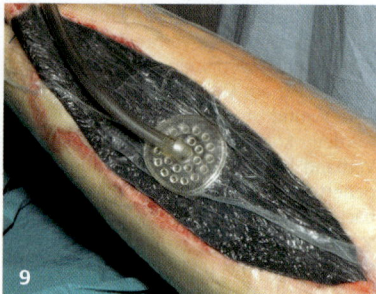

9

Ein Sog von 125 mmHg wird auf die Wunde ausgeübt, was zum Zusammenziehen des Schaums führt. Gleichzeitig kann man hier die Dichtigkeit des geschlossenen Systems erkennen.

Abb. 23.10 Vakuumversiegelung nach Spaltung eines Kompartmentsyndroms (aus Ullrich et al., Intensivpflege und Anästhesie, Thieme 2010).

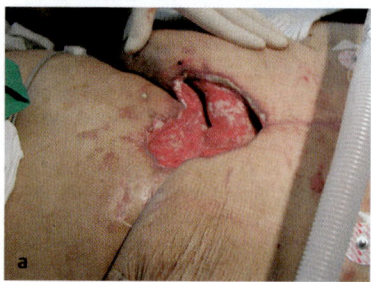

a

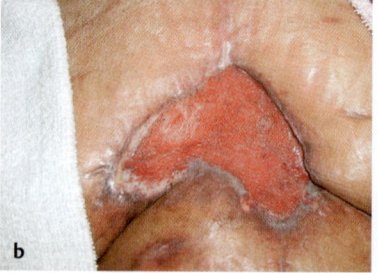

b

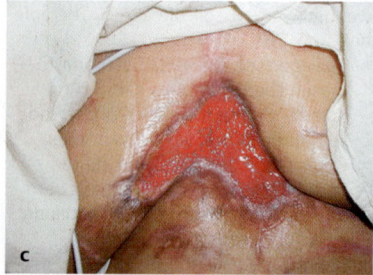

c

Abb. 23.11 Wundheilungsverlauf unter V.A.C.-Therapie (aus Ullrich et al., Intensivpflege und Anästhesie, Thieme 2010). **a** Ausgangssituation, **b** Wunde nach 6 Wochen, **c** Wunde nach 8 Wochen V.A.C.-Therapie (die Wunde ist so weit granuliert, dass sie mit Mesh-Graft gedeckt werden kann).

- die Epithelisierung und
- die Remodellierung der Wunde.

Die Anwendung von Wachstumsfaktoren ist eine sehr teure Therapie, sodass sie eher speziellen Einsatzgebieten vorbehalten bleibt. Ihre Wirkung ist bisher nicht gesichert.

Durchführung. Nach dem Prinzip der sog. semiokklusiven feuchten Wundbehandlung wird zunächst eine Baumwollkompresse in die PDWHF-Lösung getränkt, dann ausschließlich auf den Wundbereich aufgebracht und mit einer Fettgaze großräumig abgedeckt. Über den täglich zu wechselnden Verband wird eine Bandage gewickelt. Die gleichzeitige Anwendung zelltoxischer Therapeutika (z. B. Lokalantibiotika oder Antiseptika) sollte vermieden werden.

Gepulste Stimulation

Bei dieser Therapiemethode wird die Wunde mit niederfrequentem Strom stimuliert. Der Strom fließt über eine sterile Behandlungselektrode. Durch die negative Polarität einer elektrischen Ladung soll das Débridement beschleunigt werden, mit der positiven Ladung sollen die Granulation sowie die Gewebsneubildung stimuliert werden. Beobachtet wird eine Zunahme der Kapillardichte sowohl im Bereich des Wundrandes als auch in der Wunde.

23.4.4 Durchführung von Wundverbänden

Die Durchführung des Wundverbandes ist ärztliche Tätigkeit. Meist wird der erste postoperative Verband durch den behandelnden Arzt entfernt oder gewechselt. Die weiteren aseptischen Verbandwechsel bzw. die Betreuung der Patienten mit chronischen Wunden führen dann Pflegende aus. Das postoperative Sicherstellen des OP-Erfolges durch eine adäquate Wundversorgung und die Differenziertheit pflegerischer Therapien bei chronischen Heilungsverläufen weist auf die erforderliche Kompetenz bei den Pflegenden hin.

Recht im Fokus

Da auch hier Grundsätze verantwortlicher Delegation ärztlicher Tätigkeiten an Pflegende gelten, wird nachfolgend ein Beispiel für eine Dienstanweisung gegeben. Sie ist im Einvernehmen mit der Pflegedienstleitung abzufassen (Auszüge):

Aus Verantwortung gegenüber dem Sicherheitsbedürfnis der Patienten und den Pflegenden gegenüber, die für ihre Tätigkeiten die Durchfüh-

rungs- und Handlungsverantwortung tragen (strafrechtliche und zivilrechtliche Verantwortung), muss gewährleistet sein, dass

1. die ausschließlich dem Arzt vorbehaltene Anordnung von Verbandwechseln schriftlich zu dokumentieren ist (mit Anordnungsverantwortung),
2. der Arzt nur speziell für die zu übernehmende Aufgabe qualifizierte Pflegende beauftragen darf (Auswahlpflicht),
3. der Patient aufgeklärt ist.

Die Pflege- und Behandlungskonzepte können nur aufgrund einer umfassenden Anamnese (Wundbeurteilung) erstellt werden. Wenn Wunden längere Zeit bestehen, liegt es oft an mangelnder Ursachenabklärung. Ein qualitäts- und kostenorientiertes Wundmanagement bedeutet zuerst, althergebrachte und eingespielte pflegerische Maßnahmen und Therapien („das haben wir immer so gemacht") auf ihren Nutzen und ihre Wirksamkeit zu überprüfen.

Darüber hinaus erfordern der Verlauf der Wundheilung und die Beurteilung der Wundversorgung sowie die Koordination bei einem häufig wechselnden Arzt- und Pflegeteam eine sorgfältige schriftliche Aufzeichnung und kontinuierliche Dokumentation. Bei Veränderung der Wundverhältnisse muss der Arzt informiert werden.

Günstig hat sich die grundsätzliche (Material-)Absprache im Qualitätszirkel zwischen Krankenhaus, niedergelassenen Praxen, ambulanten Pflegediensten sowie Altenpflegeheim gezeigt (Sitzmann u. Portsteffen 2007 d).

Aufgaben der Pflege. Bei der Wundbehandlung stehen für die Pflegenden folgende Aufgaben im Vordergrund:

- Stationsmanagement auf operativen Abteilungen
- Versorgung der Wunde in Zusammenarbeit mit dem behandelnden Arzt
- Wundbeurteilung und Dokumentation
- Wundreinigung
- Durchführung der Verbandwechsel und -techniken
- Anleitung und Schulung des Patienten bzw. Förderung seiner Mitarbeit (Compliance)

Stationsmanagement auf operativen Abteilungen

Die stationäre Betreuung von aseptischen und septischen Patienten auf einer gemeinsamen Station bedarf be-

sonderer hygienischer Maßnahmen, um Kreuzkontaminationen zu vermeiden. So ist es möglich, septische und aseptische Patienten auf einer Station zu betreuen, es bedarf keiner eigenen septischen Station.

Die Patienten sollten aber nach den Wundkategorien getrennt in verschiedenen Zimmern untergebracht werden. Die Weiterverbreitung von Infektionen geschieht im Wesentlichen über die Hände der Mitarbeiter. Dieser Übertragungsweg ist nur durch eine Maßnahme sicher zu verhindern: Die korrekt durchgeführte Händedesinfektion.

MERKE Bei Patienten mit septischen Wunden muss täglich die gezielte Desinfektion von patientennahen Flächen (Nachttisch, Bettplatz, Waschbecken, WC usw.) und Fußboden gewährleistet sein. Nur so kann das Risiko von Kreuzkontaminationen minimiert werden.

Versorgung der Wunde

Eine konsequente Versorgung der Wunde beinhaltet

- Beurteilung der Wunde mit aussagefähiger Dokumentation,
- Entfernung abgestorbenen Gewebes,
- kontinuierliche Wundreinigung,
- Anlegen eines physiologischen Wundverbandes,
- Maßnahmen zur Prävention und Behandlung einer Infektion und
- systemische Maßnahmen zur Unterstützung der Wundheilung.

Während primär heilende, durch Naht verschlossene Wunden verhältnismäßig einfach zu versorgen sind, sind die fachlichen Anforderungen an den Ausführenden bei sekundär heilenden, akuten und chronischen Wunden ungleich höher. Hier handelt es sich um eine bedeutsame therapeutische Maßnahme, mit der alle Wundheilungsphasen beeinflusst werden können.

Um eine umfassende Wundversorgung gewährleisten zu können und die Situation in Bezug auf die Wunde bzw. die Wundbehandlung sicher einschätzen zu können, müssen folgende Fragen im Vorfeld der Behandlung berücksichtigt werden:

- **Welche** Arztanordnungen liegen vor?
- **Wie** war der Heilungsverlauf bis jetzt?
- **Worauf** ist beim Verbandwechsel zu achten?
- **Was** muss dokumentiert werden?
- **Welches** Material brauche ich?
- **Wie** organisiere ich den Ablauf?
- **Wer** hilft mir?

- **Welche** hygienischen Schutzmaßnahmen sind zu treffen?
- **Worauf** muss in der Umgebung geachtet werden?
- **Wie** muss der Patient vorbereitet werden?

Welche Arztanordnungen liegen vor? Je nach Wunde, Wundbeschaffenheit und Heilungsverlauf können die Arztanordnungen sehr unterschiedlich sein, z. B. zweimal tägliche Wundspülung mit Ringer-Lösung, bakteriologische Untersuchung im Fistelkanal, rechtzeitige orale Schmerzmittelgabe vor Verbandwechsel usw.

Wie war der Heilungsverlauf bis jetzt? Was sagt die Pflegedokumentation? Hat sich die Wunde verändert? Benötige ich evtl. zusätzliche Informationen? Fragen wie diese sind im Vorfeld des Verbandwechsels zu klären, da sie entscheidenden Aufschluss geben über Wundstatus, Heilungsverlauf und nicht zuletzt über die Situation des Patienten. Eventuell ist eine mikrobiologische Diagnostik vorzubereiten.

Worauf ist beim Verbandwechsel zu achten? Hier sind die Beobachtungskriterien (S. 595), die Hygienerichtlinien und die Pflegestandards usw. zu berücksichtigen.

Was muss dokumentiert werden? In der schriftlichen und evtl. fotografischen Wunddokumentation müssen der Verlauf der Wundheilung, die Wundinspektion, die Beurteilung der Wundversorgung und die Verbandwechsel kontinuierlich nachvollziehbar sein (S. 595).

Welches Material brauche ich? Aus dem Schrank oder Verbandswagen wird das notwendige Material bereitgelegt (**Abb. 23.12**).
Sterile Materialien sind:
- Einmalhandschuhe (nicht unbedingt Latex!)
- evtl. Abdecktuch
- anatomische und chirurgische Pinzetten zur Verbandabnahme, zum Débridement und zur Wundreinigung
- evtl. scharfer Löffel oder Skalpell zum Débridement und zur Wundrandauffrischung
- evtl. Wundantiseptika (beachte streng die Indikation!)
- Spritzen und Ringer- oder Glukose-Lösung
- evtl. Knopfkanüle und Sonden zum Sondieren der Wundtiefe und zum Spülen
- Tupfer, Kompressen, evtl. salbenhaltige Gaze
- Schere
- Klemme (einzeln verpackt)
- evtl. Material zur Faden- oder Klammerentfernung

Unsterile Materialien sind:
- Schutzschürzen
- Händedesinfektionsmittel
- Einmalhandschuhe (nicht unbedingt Latex!)
- Abwurfbeutel
- desinfiziertes Tablett zum patientenindividuellen Transport der Materialien
- Mund-, Nasen- und Haarschutz bei großflächigen Wunden bzw. besonderer Infektiosität

- Fixiermaterial wie Pflaster, Vliese, Binden, Netz- oder Schlauchverbände
- Verbandschere

🖐 **PRAXISTIPP** Es ist darauf zu achten, dass sterile Materialien auch auf einer sterilen Unterlage gerichtet werden. Man sollte sie nicht zu früh vorbereiten, da sie sonst durch längeres Offenstehen kontaminieren. Lässt sich die frühzeitige Vorbereitung nicht vermeiden, sind die Materialien steril abzudecken. ━━━━

Wie organisiere ich den Ablauf? Die Termine für den Verbandwechsel sind im therapeutischen Team festzulegen. Ihre Reihenfolge ist im Stationsbetrieb bei mehreren Verbandwechseln und verschiedenen Patienten unwesentlich. Die jeweilige Ausführung muss aber so erfolgen, dass keine Keimübertragung stattfindet. Dabei sind das Tablettsystem und eine sorgfältige Händehygiene hilfreich. Das Tablett oder einzelne Materialien dürfen jedoch nicht auf dem Bett des Patienten abgelegt werden, ggf. kann der Nachttisch-Auszug benutzt werden. Um die Gegenstände zweckmäßig zu platzieren, sollte Folgendes beachtet werden:
- Arbeitsfläche (Tablett, ausgepacktes Set, Nachttisch-Auszug) immer neben der Pflegenden anordnen, nie hinter ihr.
- Entsorgungssack patientennah, evtl. am Nachttisch-Auszug, festkleben.
- Nichtsterilisiertes Material patientennah vorbereiten (Flaschen, Tuben, geschlossene Sets, Heftpflaster usw.).
- Sterilisiertes Material patientenfern anordnen → damit lässt sich das „Übergreifen" über sterile Materialien (z. B. beim Abwerfen gebrauchter Verbandstoffe) vermeiden.
- Benutzte Instrumente in Container für die Trockenentsorgung (zur maschinellen desinfizierenden Aufbereitung) oder in Desinfektionslösung ablegen.

Wer hilft mir? Kann ich die Wunde allein verbinden oder brauche ich die Mithilfe einer zweiten Person? Großflächige Wunden (z. B. Größe von ca. 2 Handflächen) und tiefe Wunden (Dekubitus 3. und 4. Grades, sekundäre Wundheilungen, entzündliche Prozesse, offene Frakturen und Fisteln) werden zur Wahrung der Asepsis immer durch 2 Personen verbunden, aufgrund der Verantwortung durch Arzt und Pflegenden. Das Vorgehen muss entsprechend koordiniert werden.

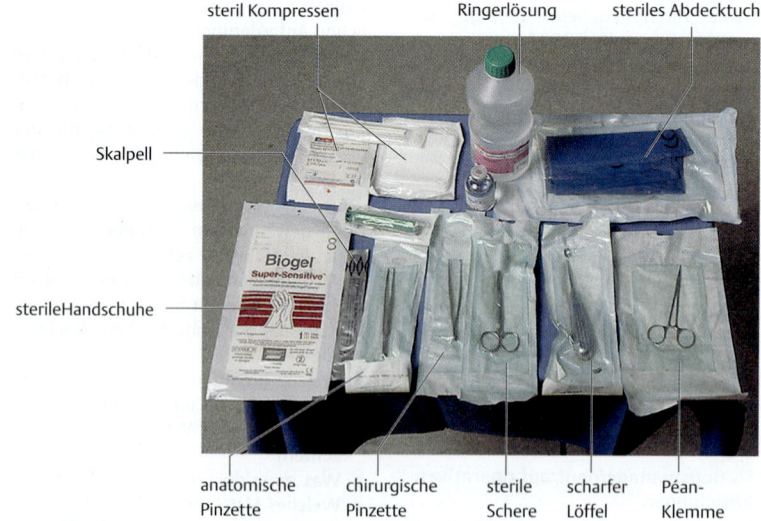

steril Kompressen — Ringerlösung — steriles Abdecktuch

Skalpell

sterileHandschuhe

anatomische Pinzette — chirurgische Pinzette — sterile Schere — scharfer Löffel — Péan-Klemme

Abb. 23.12 Material für einen Verbandswechsel.

Welche hygienischen Schutzmaßnahmen sind zu treffen? Pflegende müssen darauf achten, dass sie

- vor und nach dem Verbandwechsel eine hygienische Händedesinfektion durchführen,
- sterile oder unsterile (zur Verbandabnahme) Schutzhandschuhe wählen,
- größere Verbände außerhalb der Routinevisite mit eigenem Schutzkittel oder Vorbindeschürze durchführen,
- bei eigener Erkältungskrankheit einen Mund-Nasen-Schutz tragen und
- Sterilität bei Materialien und bei der Durchführung der Verbandwechsel gewährleisten.

Worauf muss in der Umgebung geachtet werden? Während eines Verbandwechsels sollten im Zimmer

- keine Reinigungs- oder Bettenarbeiten durchgeführt werden, da sonst Staub und Keime aufgewirbelt werden,
- keine unbefugten Besucher im Patientenzimmer sein, denn der persönliche Schutz und die Intimität des Patienten müssen gewahrt bleiben (Bettvorhang oder Stellwand),
- alle Fenster und Türen geschlossen sein und
- genügend Platz und eine gute Beleuchtung gewährleistet sein.

Wie muss der Patient vorbereitet werden? Vor dem Verbandwechsel sollte der Patient ausführlich informiert werden über Zweck und Vorgehen. Erklärungen helfen, dass er seine Hände nicht in den Handlungsbereich der Wunde bringt (z. B. bei schmerzhaften Tätigkeiten). Falls notwendig, erhält er ca. 20 Minuten vor dem Verbandwechsel ein Schmerzmittel nach ärztlicher Anordnung (z. B. beim Ziehen eines T-Dräns oder eines Tampons). Für den Verbandwechsel muss er bequem und zweckmäßig gelagert werden. Darüber hinaus sollte ausreichend Zeit sein für evtl. Fragen des Patienten. Nach Abnahme des Verbandes sollte er nicht mehr über die Wunde sprechen, damit keine Keime in die Wunde gelangen.

Wundbeurteilung und Dokumentation

Voraussetzung einer adäquaten Wundbehandlung ist, das vorherrschende Wundstadium festzustellen. Selbst der Erfahrene hat damit oft Schwierigkeiten. Die Beschreibung der Farbe sowie weitere Kriterien der Wundoberfläche können dabei hilfreich sein (**Tab. 23.13**).

Zur korrekten Beurteilung und Dokumentation des Wundzustandes (**Abb. 23.13**) sind folgende Wundmerkmale schriftlich festzuhalten:

Tab. 23.13 Beurteilung des Wundstadiums nach Verlaufsphasen (modif. n. Kramer et al. 1999).

Hauptmerkmal der Wundoberfläche	zusätzliche Kriterien
Beläge und Nekrosen (Ausmaß und Beschaffenheit)	
schwarz (nekrotisch, ledrig)	→ trocken → feuchtnass → Rand der Nekrose fest verbacken → Rand der Nekrose teilweise locker
schwarz/gelb (Mischphase von Nekrose und Fibrin)	→ trocken → feucht → nass
schwarz/gelb/rot (Mischphase von Nekrose + Fibrin + Granulation)	→ trocken → feucht → nass
gelb (Fibrinbelag)	→ trocken → feucht → nass
Granulation (Vorhandensein, Beschaffenheit)	
gelb/rot (Fibrin + Granulation)	→ trocken → feucht → nass
rot (feste Konsistenz, feinkörnig, gut durchblutet)	→ trocken → feucht → nass
Epithelisation (Umfang)	
rot/rosa (Granulation + beginnende Epithelisation)	→ trocken → feucht → nass
rosarot (epithelisiert) Neubildung der Epidermis von den Wundrändern aus	→ instabile, dünne brüchige Haut → teils ekzematisierte Haut → trockene Haut → normale Hautkonsistenz

- Beschaffenheit des Exsudats (serös, blutig)
- Ausmaß der Sekretion (stark sezernierend, Wunde am Austrocknen usw.)
- Grad der Blutungsneigung
- Schmerzhaftigkeit der Wunde
- evtl. Infektionsanzeichen (Schwellung, Rötung, gelbliche oder grünliche, schmierige Beläge, Geruch)

Die Wunddokumentation erfolgt grundsätzlich immer schriftlich, evtl. zusätzlich fotografisch. Sie sollte zeitnah erfolgen, aber erst nach Beendigung des Verbandwechsels, damit während der Wundversorgung keine Unterbrechung entsteht. Die Dokumentation beinhaltet Informationen über

- Wundzustand,
- Wundversorgung und
- Verbandwechsel.

🖐 **PRAXISTIPP** Zur Beurteilung der Wundheilung muss die Wunde immer im selben Abstand, bei gleicher Beleuchtung (weil sonst die Farben unterschiedlich sind) und in derselben Lagerungsposition begutachtet werden. ———

Die schriftliche Fixierung der Wunddokumentation ist wichtig

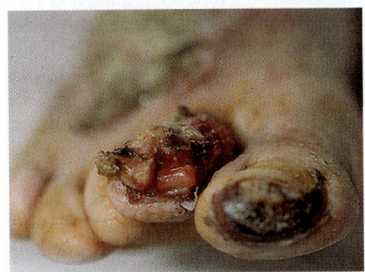

Abb. 23.13 Trockene Nekrose (großer Zeh), feuchte Nekrose (zweiter Zeh).

- zur Wundanalyse,
- zur Informationsweitergabe und
- aus rechtlichen Gründen.

Wundanalyse. Es geht um die Beurteilung von Wundgröße, Wundtiefe, Unterminierungen im Bereich von Wundtaschen (d. h., der Wunde liegt lediglich Gewebe locker auf, das aber keine Verbindung zum Wundgrund hat), Wundstadium, Wundumgebung usw. Hat sich die Wunde seit dem letzten Verbandwechsel vergrößert/verkleinert? Gibt es Fortschritte, Stagnation oder Rückschläge in der Behandlung? Muss die Behandlung geändert werden? Zur Größenbestimmung ist zunächst der Durchmesser

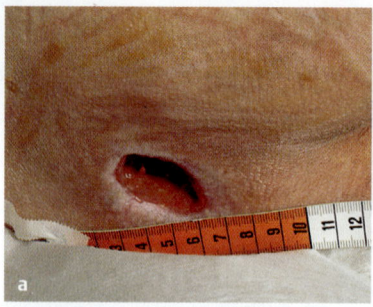 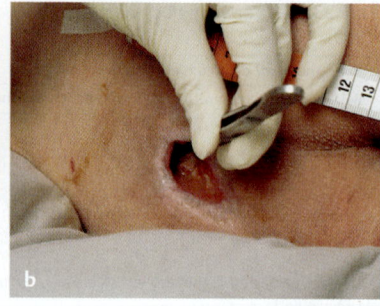 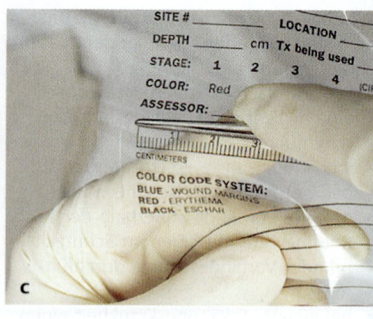

Abb. 23.14 Wundanalyse. **a** Bestimmung des Wunddurchmessers mit Bandmaß. **b, c** Bestimmung der Wundtiefe mit Pinzette.

zu bestimmen (**Abb. 23.14 a**). Bei tiefen Geschwüren (z. B. Dekubitus) ist eine Tiefenbestimmung mit ihren Höhlen- und Taschenbildungen sowie Unterminierungen wichtig (**Abb. 23.14 b, c**).

Informationsweitergabe. Um Beobachtungsergebnisse an die weiter- oder mitbehandelnden Ärzte und Pflegenden ohne Verlust an Fakten weitergeben zu können, ist eine korrekte Dokumentation erforderlich.

Rechtliche Gründe. Um Beweise für die regelmäßig durchgeführten prophylaktischen und therapeutischen Maßnahmen der Wundbehandlung sichern zu können, ist die schriftliche Dokumentation von Wundzustand, Wundversorgung und Verbandwechsel unerlässlich; sie kann nicht durch ein Foto ersetzt werden. Die Dokumentationspflicht Pflegender (S. 119) ist im Krankenpflegegesetz in § 3 Abs. 2 fixiert. Hilfreich ist dafür ein vorgegebener Dokumentationsbogen.

Bezüglich der fotografischen Dokumentation muss beachtet werden, dass der Patient der Aufnahme zustimmt und das Foto immer mit Datum, Größenangaben und Patientendaten zu versehen ist. Sie ist Bestandteil der Patientenakte.

> **MERKE** Eine konsequente Fotodokumentation kann eine gute Ergänzung zur Verlaufsdokumentation darstellen. ————————————

Wundreinigung
Indikation. Grundsätzlich ist zwischen der prophylaktischen Antiseptik und der Anwendung aus therapeutischer Indikation zu unterscheiden. Typische prophylaktische Indikationen sind
- Primärversorgung verschmutzter, kontaminierter Wunden und
- Versorgung traumatogener Wunden.

Die Wundantiseptik erfolgt hier immer mit chirurgischer Wundrevision bzw. Débridement. Dazu muss die Lösung auf Körpertemperatur angewärmt werden.

> **MERKE** Die Wundheilung wird durch Auskühlung der Wunden um Stunden verzögert. ————————————

Kontraindikation. Keine Indikation zur Antiseptik besteht bei folgenden Wunden:
- abgetrocknete Operationswunde ab dem 2. Tag
- heilende Gelegenheitswunde
- heilendes Hauttransplantat
- chronische Wunde

Bei chronischen Wunden dürfen Zellschädigung und bakterielle Resistenzentwicklung nicht in Kauf genommen werden. Ausnahme ist eine bestehende Infektion.

> **PRAXISTIPP** Bedenken Sie die evtl. Zytotoxizität (zellschädigende Wirkung) lokaler Wunddesinfektionsmittel. ————————————

Auswahl von Wundantiseptika. Bei der Auswahl lokal anzuwendender Wundantiseptika sind in erster Linie folgende Kriterien zu berücksichtigen:
- Wirkung gegen Mikroorganismen (antimikrobielle Wirkung)
- Geschwindigkeit der Wirkungsentfaltung
- Beeinflussung der Wirkung durch Eiweiß, Blut und pH-Veränderungen
- mögliche Entwicklung von Resistenzen gegen Mikroorganismen
- Zytotoxizität
- Wundverträglichkeit

Es gibt nur eine kleine Auswahl zellverträglicher Mittel ohne Selektionsdruck. Die wichtigsten Gruppen zeigt **Tab. 23.10** (S. 588).

Für oberflächliche, lokal begrenzte und tiefe Wunden sind PVP-Jod-Lösungen geeignet (1:10 mit Ringer-Lösung verdünnt). Polihexanid (z. B. Lavanid) und PVP-Jod-Präparate (z. B. Braunol) dürfen nicht zusammen angewendet werden: Sie haben Wechselwirkungen!

Nicht oder nicht ausreichend wirksam sind lokale Antiseptika auf der Basis von Farbstoffen (z. B. Gentianaviolett) und Wasserstoffperoxid 3 %, das allerdings eine gute Reinigungswirkung besitzt. Auch antibiotikahaltige Salben stören, über längere Zeit angewandt, die Wundheilung: Sie schädigen die Granulozytose und Lymphozytose mehr als die Mikroben. Weiterhin stören sie die Durchblutung und behindern die Bildung von Granulationsgewebe. Dadurch verzögern sie signifikant die Heilung, abgesehen davon, dass sie Kontaktallergien und Resistenzen Vorschub leisten.

Verbandtechniken und Verbandwechsel
Voraussetzungen eines Verbandwechsels
Beim Umgang mit verletzten und verwundeten Patienten müssen die allgemeinen Maßnahmen der Hygiene gewährleistet sein (S. 193). Darüber hinaus sind beim Wechsel von Wundverbänden noch folgende hygienischen Richtlinien zu beachten:
- Kreuzkontaminationen vermeiden
- Tablettsystem nutzen
- Schutzkleidung tragen
- Non-Touch-Technik praktizieren

Kreuzkontaminationen vermeiden. Da die Weiterverbreitung von Infektionen im Wesentlichen über die Hände der Mitarbeiter geschieht, ist die hygienische Händedesinfektion **vor** und, wegen möglicher Handschuhdefekte, **nach** jedem Verbandwechsel unbedingte Voraussetzung. Zudem müssen die Arbeitsfläche und der evtl. verwendete Verbandwagen nach jedem Gebrauch desinfiziert werden.

Tablettsystem nutzen. Das benötigte Material wird im Verbandwagen (**Abb. 23.15**) oder in einem Schrank der Station gelagert. Es hat sich in der Praxis bewährt, einen Verbandwagen nicht mit ins Patientenzimmer zu nehmen. Stattdessen wird ein jeweils frisch desinfizier-

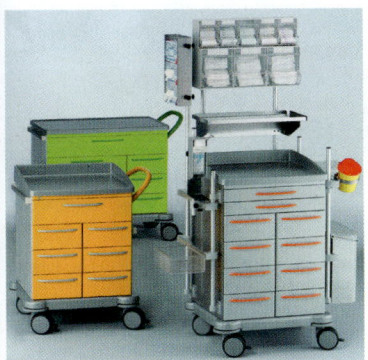

Abb. 23.15 Verbandwagen zur Lagerung des Materials (Schmitz und Söhne GmbH & Co KG).

tes (z. B. mit 70 %igem Alkohol) Tablett für das Verbandsmaterial benutzt, um die Gefahr von Kreuzkontaminationen zu vermeiden. Bei materialaufwendigen Verbandwechseln kann auch ein fahrbarer Mehrzweckwagen eingesetzt werden. Die für den Verbandwechsel erforderlichen Gegenstände sollten hygienisch zweckmäßig platziert werden (S. 594).

PRAXISTIPP Möglichst zu zweit arbeiten, insbesondere bei aufwendigen Verbandwechseln, z. B. bei großen Druckgeschwüren und Dehiszenz der Bauchwandschichten (s. **Abb. 23.25**, S. 604).

Schutzkleidung tragen. Bei ausgedehnten infizierten Wunden ist das Tragen von Schutzkitteln bzw. Einmalschürzen sinnvoll. Vor dem Anziehen und nach dem Ausziehen der Handschuhe sollte eine hygienische Händedesinfektion durchgeführt werden.

Non-Touch-Technik praktizieren. Empfehlenswert ist beim Verbandwechsel die Non-Touch-Technik, d. h., zum Abnehmen des Verbandes werden Einmalhandschuhe und zur Versorgung der Wunde sowie zum Auflegen der ersten Verbandslage sterile Handschuhe bzw. Instrumente verwendet ("fingerlose" Technik). Es sollte unbedingt vermieden werden, mit kontaminierten Handschuhen Flaschen, Tuben, Arbeitsflächen usw. zu berühren.

Abdeckung trockener, geschlossener Wunden

Die geringsten Schwierigkeiten machen primär heilende, durch Naht verschlossene Wunden. Ziel des Wundverbandes ist es, eventuelle Sickerblutungen aufzunehmen und die Wunde vor Sekundär-

infektionen bzw. vor mechanischen Irritationen zu schützen. Als Verbandmaterial ist eine trockene Wundabdeckung empfehlenswert, z. B. mit sterilem Pflaster (selbsthaftender Wundverband) oder sterilen Kompressen, die mit Fixierpflaster/-vlies befestigt werden. Nach 48 Stunden ist diese Wunde geschlossen; ein weiterer Verbandwechsel erfolgt nur auf Wunsch des Patienten (Schutz vor Reiben der Kleidung).

Durchführung. Die trockene Wundabdeckung wird folgendermaßen durchgeführt:

- Hände desinfizieren und unsterile Einmalhandschuhe anziehen
- alten Verband lösen
- direkte Wundauflage/Kompresse vorsichtig entfernen
- Zustand der Wunde einschätzen, beurteilen und Verband auf Sekretabsonderungen inspizieren
- Material in Abwurfbeutel abwerfen
- unsterile Handschuhe ausziehen und abwerfen
- Überlegung, ob Folgeverband erforderlich/gewünscht
- mit steriler Pinzette oder sterilen Handschuhen weiter vorgehen
- evtl. die Wunde von innen nach außen mit einem sterilen Tupfer oder einem Watteträger mit Ringer-Lösung reinigen (eine routinemäßige Wundantiseptik ist hier nicht angebracht!)
- sterile Wundauflage aufbringen
- Verband mit Pflaster, Fixiervlies oder Mullbinde fixieren
- benutzte Materialien in den Abwurfbeutel abwerfen
- Patienten wieder in die gewünschte Lagerungsposition bringen und zudecken

PRÄVENTION & GESUNDHEITSFÖRDERUNG Eine frühzeitige Pflege der Narbe, d. h. der verschlossenen Wunde, und ihrer Umgebung hält die Haut geschmeidig. Das Einreiben zudem einer leichten Gewebemassage gleich und wirkt wohltuend. Es eignen sich Öle, z. B. Johanniskrautöl, Mandelöl sowie Ringelblumen-(Calendula-) und Sonnenhutsalbe (Echinacea). Der Patient wird vor der Entlassung zur Selbstpflege angeleitet.

Abdeckung offener, nicht infizierter Wunden

Sehr viel höher sind die Anforderungen an die korrekte Materialauswahl und Verbandtechnik bei sekundär heilenden, akuten und chronischen Wunden. Ziel ist es, beim Verbandwechsel das Granulationsgewebe nicht zu verletzen. Geeig-

net sind nicht verklebende Gelkompressen (z. B. Comprigel) oder wundfreundliche, wirkstofffreie Salbenvliese (z. B. Atrauman). Sie werden mit einer weiteren Wundauflage (sterile Mullkompresse) kombiniert und mit Fixierpflaster, Fixiervlies oder Mullbinde befestigt. Der Verbandwechsel erfolgt je nach Wundsekretion 1- bis 2-täglich.

Durchführung. Vorgehen wie oben beschrieben. Vorsichtig die Wundauflage entfernen. Lässt sie sich nicht abnehmen, weil sie mit der Wunde verklebt ist, darf sie auf keinen Fall abgerissen werden. Befeuchten Sie die Auflage mit Ringer-Lösung, bis sich die Verklebung gelöst hat.

Okklusive Wundbehandlung

Damit der bestehende Hautdefekt einer chronischen Wunde abheilen kann, müssen die lokalen Stör- und systemischen Einflussfaktoren (S. 582) beim Pflege- und Behandlungsplan mitberücksichtigt werden.

Als Verbandmaterial sind moderne Verbände geeignet, die auf dem Okklusionsprinzip beruhen (zu den Grundlagen s. S. 588). Sie halten die Wunde nach dem Modell einer Hautblase feucht, warm und sauber. Darüber hinaus schützen sie den Wundrand vor Mazeration (Aufweichen, Gewebeauflösung) und saugen überschüssige Feuchtigkeit auf.

Wechselintervalle. Von den Herstellern werden lange Intervalle von mehreren Tagen, gar bis zu einer Woche angegeben. Besonders in der Reinigungsphase beobachtet man jedoch oft eine derart starke Exsudation, dass die Auflagen in wesentlich kürzeren Abständen, teilweise sogar täglich gewechselt werden müssen. Ist die Sekretion sehr stark, sollten saugfähige Alginatverbände, Schaumverbände oder eine kontinuierliche V.A.C.-Therapie (S. 591) eingesetzt werden, um häufige Verbandwechsel zu vermeiden.

Bei Sättigung der Hydrokolloide zeigt sich über der Wunde eine Quellungsblase. Wenn sie den Wundrand erreicht hat, muss der Verband gewechselt werden (**Abb. 23.16**). Eine Mazeration der Wundränder kann sonst nicht ausgeschlossen werden.

Markierung der Wundränder. Beim frisch aufgeklebten Verband erkennt man die Wundränder am besten; daher empfiehlt es sich, sie mit Kugelschreiber vorsichtig auf dem Verband zu markieren. Einige Produkte weisen eine zum Archivieren geeignete bedruckte Rasterfolie auf, auf der die Wundgröße nach der Applikation mit einem Marker-

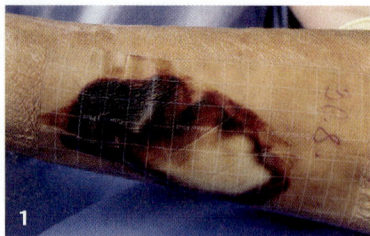

1

Die Blase hat den Wundrand erreicht: Zeichen, dass der Hydrokolloidverband gewechselt werden muss.

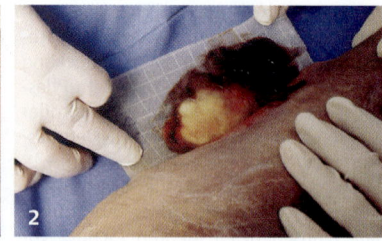

2

Vorsichtiges Lösen des alten Verbandes: das gelbliche, physiologische Gel (nicht mit Eiter zu verwechseln) wird sichtbar.

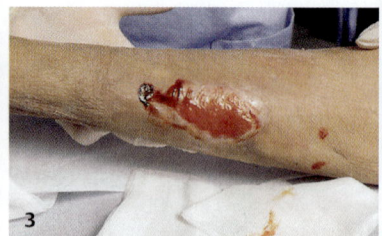

3

Die Wunde muss nun erst von dem Gel gesäubert werden.

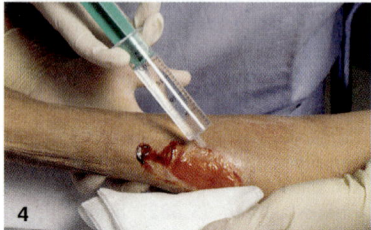

4

Säubern der Wunde mittels Ringer-Spülung. Um zusätzlich einen mechanischen Reinigungsstrahl zu erzeugen, kann die Wunde mit einer kleinen Kanüle ausgespritzt werden.

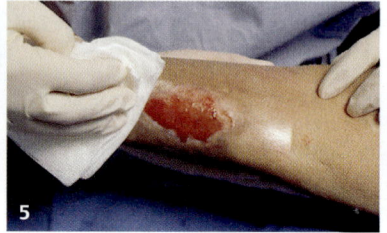

5

Der Wundrand muss nach der Spülung getrocknet werden, damit der neue Hydrokolloidverband haften kann.

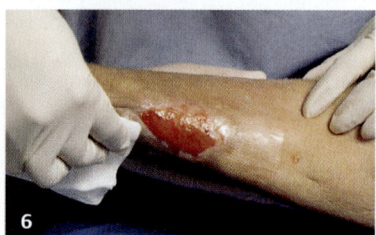

6

Dazu wird der Wundrand vorsichtig trockengetupft.

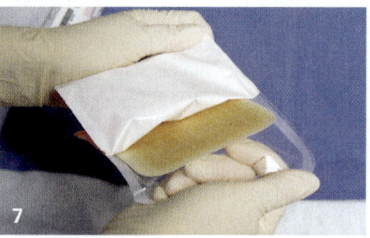

7

Der neue Hydrokolloidverband wird ausgepackt (Sterilität wahren!) ...

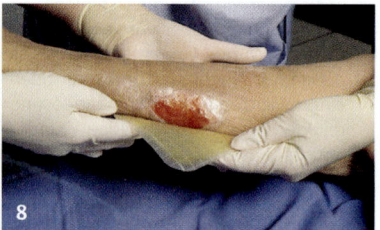

8

... und auf die Wunde aufgelegt.

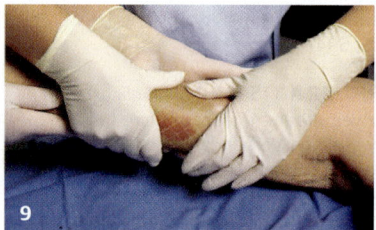

9

Drückt man den Verband mit beiden (warmen) Händen kurz an, so haftet er besser.

Abb. 23.16 Wechsel eines Hydrokolloidverbandes einschließlich Spülung.

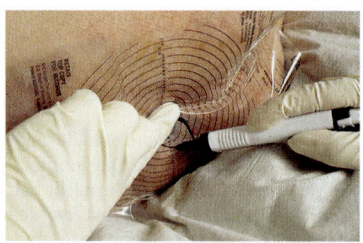

Abb. 23.17 Mit einer dem Wundverband beiliegenden Rasterfolie kann die Größe der Wunde bestimmt und dokumentiert werden.

stift dokumentiert werden kann (**Abb. 23.17**). Zu häufige und zeitlich ausgedehnte Verbandwechsel sollten vermieden werden, da jeder Verbandwechsel eine Störung der Wundruhe bedeutet und der Temperaturabfall in der Wunde den Heilungsverlauf bremst.

Entfernen des Verbandes

Der Verband wird folgendermaßen entfernt:

- Fixierung des Verbandes mit unsterilen Handschuhen entfernen (Verbände zur feuchten Wundbehandlung verkleben nicht mit der Wunde, daher wird bei diesem Verbandwechsel eine Verletzung des jungen, äußerst empfindlichen Epithels vermieden).
- Wundauflage vorsichtig mit Pinzette entfernen.
- Zustand der Wunde (Wundinspektion und Beobachten des Verbandes auf Sekretabsonderung) einschätzen.
- Unsauberes Material sofort in Abwurfbeutel abwerfen und diesen entsorgen.
- Schutzhandschuhe achtsam ausziehen („Schnalzen" verbreitet Keime), sterile Handschuhe anziehen.

Wundgeruch. Der starke Wundgeruch stellt den Patienten selbst, seine Angehörigen und die Pflegenden oft auf eine harte Probe. Hydrokolloid-Verbände sind zwar geruchsdicht, aber entfernt man den Verband, riecht es besonders intensiv. Das Problem ist leider nicht völlig zu lösen, einige mildernde Hilfen gibt es jedoch:

- Zimmer regelmäßig gründlich lüften
- Aktivkohle-Verbände nutzen
- Schälchen mit ätherischen Ölen aufstellen
- Kräuterkissen im Raum aufhängen
- alte Verbände direkt nach dem Verbandwechsel aus dem Patientenzimmer entfernen

MERKE Eine starke Vermehrung des Wundsekrets, oft von fauligem Geruch, ist charakteristisch für eine hydrokolloide Okklusionsbehandlung. Oft wird dies fälschlicherweise als Wundinfektion angesehen. Keinesfalls ist ein Therapieabbruch angebracht!

Reinigung der Wunde und Wundumgebung

Septische Wunden werden von außen nach innen gereinigt (um die Keimverschleppung auf gesundes Gewebe zu verhindern), evtl. mit einem geeigneten Wundantiseptikum. Beläge und devitalisiertes Gewebe müssen vom Arzt mechanisch mit Skalpell oder einem scharfen Löffel gereinigt werden.

Eine effektive Wundreinigung ist durch Spülungen mit Ringer-Lösung oder NaCl 0,9 % in steriler Spritze mit leichtem Druck möglich. Für tiefe, zerklüftete Wunden muss die Spritze mit einer Knopfsonde oder einem kurzen Ka-

theter verbunden werden. Auffangen kann man die Flüssigkeit mit sterilen Kompressen oder Nierenschale; anschließend den Wundrand sorgfältig mit Tupfern trocknen. Das erhöht die Haftung und verhindert eine Hautmazeration durch das Wundsekret. Kein Wundbenzin anwenden, da durch Feuchtigkeitsentzug der Haut die Haftkraft des Verbandes beeinträchtigt wird.

Beim Baden oder Duschen darf Leitungswasser nicht in die Nähe der Eintrittsstellen von intravasalen Kathetern, Wunden oder Dränagen gelangen. Hier kann eine Folienabdeckung schützen. Beim Ausduschen oder Baden von Dekubitalgeschwüren und anderen chronischen Wunden ist eine adäquate Filtration des Wassers zu empfehlen, um wasserkeiminduzierte nosokomiale Infektionen zu vermeiden (Sitzmann 2009b).

> **MERKE** Das Ausduschen von Dekubitalgeschwüren und anderen chronischen Wunden ohne Sterilfiltration gilt als Kunstfehler!

Aufbringen der neuen Wundauflage

Nach der Wundreinigung wird die neue Wundauflage steril appliziert. Bei tiefen serösen Wunden (mehr als 1 cm) wird mit geeigneter Tamponade (z. B. Alginat) aufgefüllt, um auch in der Tiefe der Wunde das Absaugen keimbelasteten Sekretes sicherzustellen (*Abb. 23.18*). Wichtig ist, dass nicht zu fest tamponiert wird, da sonst die Mikrozirkulation der Wundfläche beeinträchtigt wird.

Größenbestimmung der Wundauflage. Die Wunde muss 2 cm über den Rand abgedeckt sein. Wenn mehrere hydroak-

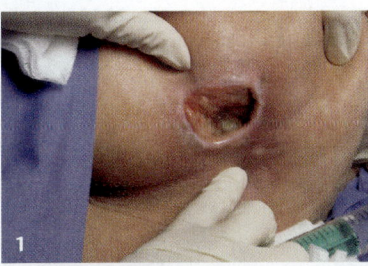

Reinigung der Wunde mittels Ringer-Spülung …

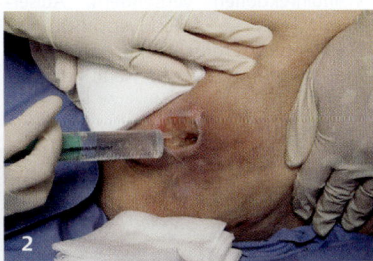

… besonders in den Wundtaschen.

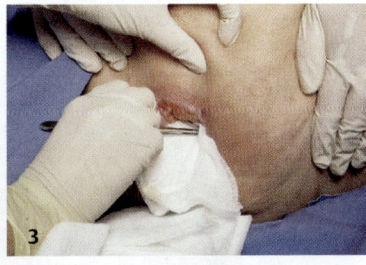

Die Taschen werden ausgetupft, ohne sie zu verletzen.

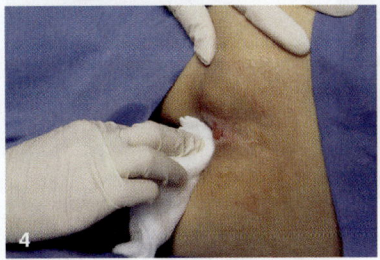

Trocknen der Wunde mit einer Kompresse.

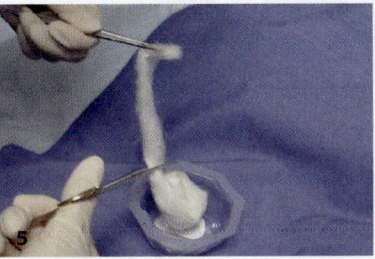

Die Tamponade wird, wenn nötig, auf die erforderliche Länge gekürzt.

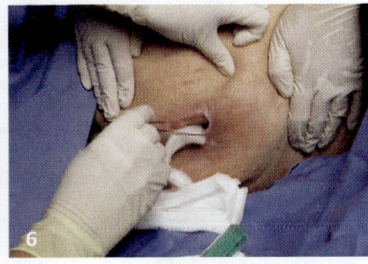

Sie wird mithilfe einer Pinzette in die Wunde, insbesondere die Wundtaschen, locker eingelegt.

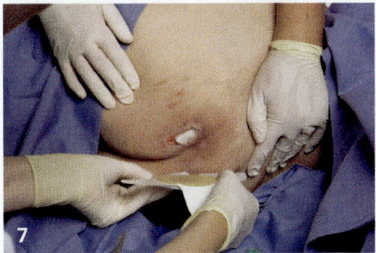

Die Haut muss trocken sein, damit der Hydrokolloidverband besser haften kann.

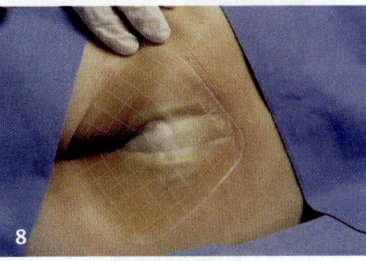

Der Hydrokolloidverband wird aufgebracht.

Abb. 23.18 Fachgerechter Verbandwechsel mit Alginat-Tamponade und abschließendem Hydrokolloidverband.

tive Verbände erforderlich sind, sollen sie sich überlappen.

Durchführung. Der Wundverband wird ohne Berühren der sterilen Oberfläche von der Folie abgezogen und auf die Wunde geklebt. Dank ihrer Elastizität und selbstklebenden Eigenschaften lassen sich hydroaktive Verbände gut anmodellieren. Anschließend wird der Verband für ca. 1 Minute angedrückt, insbesondere an den Rändern. Das Haftvermögen nimmt durch das Erwärmen mit den Händen zu. Bei Bedarf kann man die Auflage zusätzlich mit einem lose angelegten Verband oder mit einer semipermeablen Klebefolie (Tegaderm, Opsite) sichern.

🖐 **PRAXISTIPP** Achten Sie auf eine zirkuläre Okklusion. Der hydrokolloide Verband muss daher mehrere Zentimeter über die Wundränder hinausgehen. Andernfalls kommt es zu einem frühzeitigen Wundsekretaustritt bzw. zu einem „Abschwimmen" der Hydrokolloidauflage. _____

23.4.5 Wunddränagen

❗ **DEFINITION** Mit **Dränagen**, flexiblen, oft perforierten Schläuchen, werden aus Operationswunden sowie Körper- oder Abszesshöhlen Flüssigkeitsansammlungen wie (Wund-)Sekret, Blut, Galle, Verdauungssaft oder Eiter abgeleitet. _____

Funktionen von Wunddränagen
Unterschieden werden zwei generelle Funktionen von Dränagen:
- prophylaktische Funktion (präventiv)
- therapeutische Funktion (kurativ)

Prophylaktische Funktion. Dränagen werden als präventive Maßnahme eingelegt, z. B. als
- Sekretdränage in der Bauchhöhle,
- Redon-Dränage im Weichteilgewebe.

Sie sollen die postoperative Wund- und Heilungskontrolle unterstützen und Wundinfektionen vermindern. Außerdem geben sie Aufschluss über evtl. Nachblutung, Ergussbildung und Anastomoseninsuffizienz, d. h. Nahtundichtig-

keit einer Anastomose. So entscheidet der Operateur z. B. vor dem definitiven Verschluss einer Wunde, ob zur Sicherung des Sekretabflusses eine Wunddränage eingelegt werden muss. Er berücksichtigt dabei, dass die Wundheilung vom Ausmaß der Blutungen und von daraus folgenden Hämatomen (Blutergüssen) bestimmt wird. **Abb. 23.19** zeigt die häufigsten Lokalisationen von Dränagen in der Bauchhöhle.

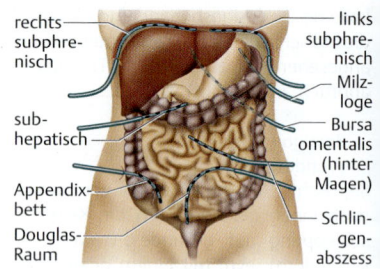

Abb. 23.19 Häufige Lokalisationen von Dränagen in der Bauchhöhle.

(Bildbeschriftungen: rechts subphrenisch, links subphrenisch, Milzloge, subhepatisch, Bursa omentalis (hinter Magen), Appendixbett, Schlingenabszess, Douglas-Raum)

(Untere Bildtafel: a mit Beschriftungen PTD, Zieldränage, T-Dränage; b, c, d, e)

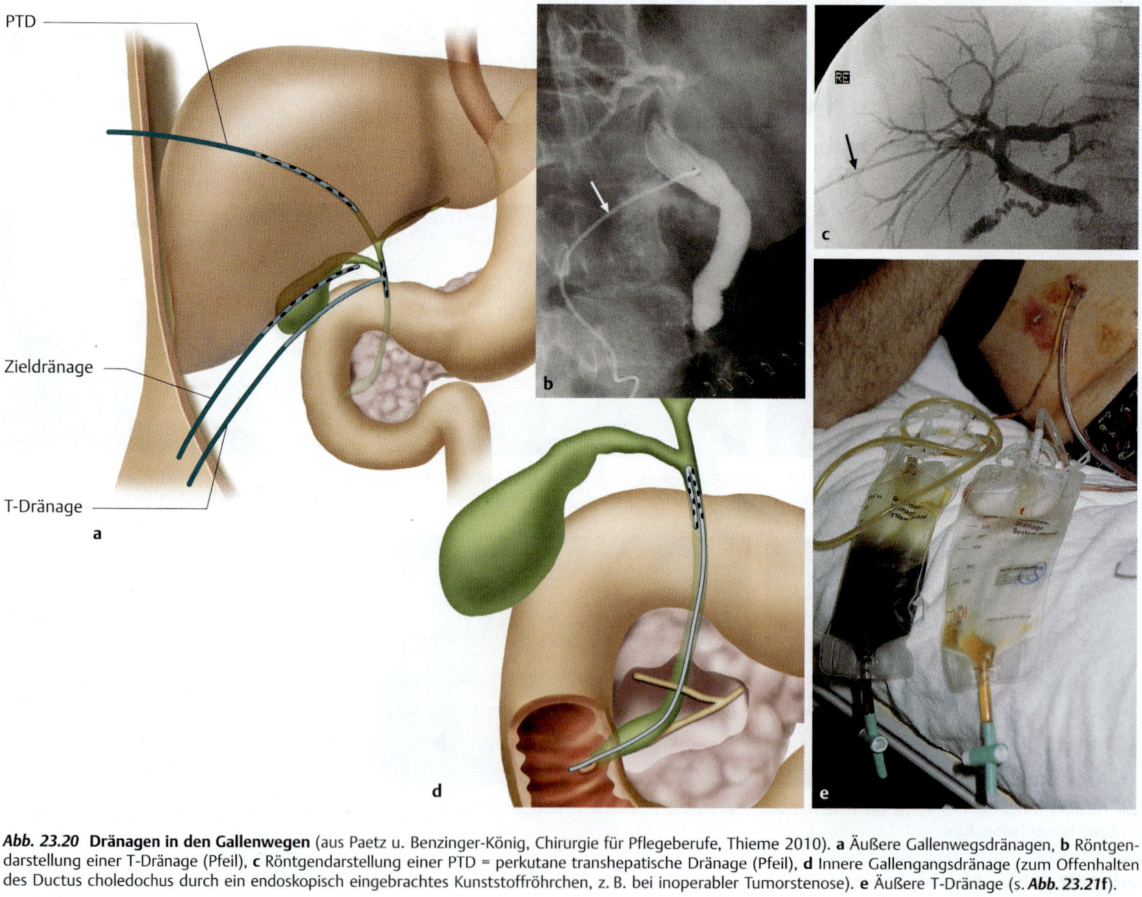

Abb. 23.20 Dränagen in den Gallenwegen (aus Paetz u. Benzinger-König, Chirurgie für Pflegeberufe, Thieme 2010). **a** Äußere Gallenwegsdränagen, **b** Röntgendarstellung einer T-Dränage (Pfeil), **c** Röntgendarstellung einer PTD = perkutane transhepatische Dränage (Pfeil), **d** Innere Gallengangsdränage (zum Offenhalten des Ductus choledochus durch ein endoskopisch eingebrachtes Kunststoffröhrchen, z. B. bei inoperabler Tumorstenose). **e** Äußere T-Dränage (s. **Abb. 23.21f**).

➤ **MERKE** Durch prophylaktische Wunddränage soll eine Ansammlung von Körpersekreten (Wundsekret, Blut und Lymphe) wirkungsvoll verhindert werden. Darüber hinaus werden eine Fixierung der inneren Wundflächen sowie eine frühwarnende Indikatorfunktion bei Komplikationen (z. B. Anastomoseninsuffizienz, Blutungen) angestrebt (Fernández 2003). ————————

Therapeutische Funktion. Andere Dränagen verfolgen eine therapeutische Zielsetzung, z. B.
- Ableitungsdränagen bei Abszessen oder inneren Fisteln,
- Bülau-Dränage bei Hämato-/Pneumothorax (verwendet in der Thoraxchirurgie zum Ausdehnen einer kollabierten Lunge).

Indikationen von Wunddränagen
Die Indikationen aller Dränagen lassen sich zusammenfassen:
- Verhütung von Hämatomen und Seromen bei unsicherer Blutstillung, großen Wundflächen oder großen Wundhöhlen
- Adaption von Wundrändern und Gewebsflächen
- Verhütung einer Abszessbildung bei infizierten Wundhöhlen
- Sekretabfluss bei einem eröffneten Abszess
- frühzeitiges Erkennen einer Nahtinsuffizienz bei Anastomosen des Magen-Darm-Trakts, insbesondere bei Ösophagus- und Kolonanastomosen sowie Sekretableitung
- Galleableitung bei Cholezystektomien mit Gallengangsrevisionen (**Abb. 23.20**, s. auch S. 895)
- Wiederausdehnung der Lunge bei Thorakotomien (S. 774)
- Blutabfluss und Ausdehnung der kollabierten Lunge bei einem Hämato-/Pneumothorax (S. 772)

Zunehmend werden Dränagenbehandlungen mit interventionellen Verfahren, d. h. invasiven nichtkonservativen Maßnahmen ohne Operation vorgenommen, z. B. durch CT gesteuert bei Abszessen und Hämatomen der Milz.

Wirkprinzipien von Wunddränagen
Bei den meisten Dränagen sind eine oder mehrere Gummilaschen oder ein Schlauch aus Gummi oder Kunststoff (Drän) oder selbstsaugende Materialien wie Gaze oder Schaumstoff erforderlich. Zum anderen ist eine Druckdifferenz (Sog) zwischen der Dränspitze und dem Auffangbehältnis erforderlich. Diese wird zur Sekretförderung durch unterschiedliche physikalische Prinzipien erzeugt:

- Schwerkraft (mit 0 mmHg Sogstärke)
- Kapillarwirkung
- Heberprinzip
- Saugprinzip (Vakuum)

Schwerkraft (mit 0 mmHg Sogstärke). Bei der Schwerkraftdränage wird das angesammelte Sekret durch den Drän vom tiefsten Punkt z. B. der Körperhöhle in einen tiefer gehängten Ablaufbeutel abgeleitet. **Abb. 23.20** zeigt beispielhaft Dränagen in den Gallenwegen.

Kapillarwirkung. Bei Dränagen durch Kapillarwirkung wird die Adhäsion (Kapillarkraft) genutzt, um das Sekret bzw. Exkret sogar aufwärts in einen Verband abzuleiten. Dieses Prinzip kann bewirkt werden durch Verbandsmull als Docht in einer Wunde, wie beim *Penrose-Drän* (Mulldocht in einem dünnwandigen Gummirohr, **Abb. 23.21 c**) oder beim *Easy-Flow-Drän* (einem weichen Kunststoffrohr mit längs geripptem oder waschbrettartig geformtem engem Innenlumen, **Abb. 23.21 e**).

Heberprinzip. Dränagen nach dem Heberprinzip nutzen das Prinzip „verbundener Röhren", um die Flüssigkeit zunächst zwar aufwärts, aber schließlich in tiefer gelegene Auffangbeutel oder -flaschen abzuleiten. Sie dienen hauptsächlich der Ableitung von Magen-, Darm- und Gallensekreten. Unbedingte Voraussetzung für eine einwandfreie Funktion ist das Aufrechterhalten der Höhendifferenz zwischen dem Flüssigkeitsspiegel im Reservoir und im Auffanggefäß. Es besteht nur eine geringe schonende Sogwirkung, sie entspricht ungefähr der beschriebenen Differenz in cm Wassersäule.

Saugprinzip (Vakuum). Bei dieser Dränagenform wird ein extern erzeugtes Vakuum genutzt. Angewendet werden zum einen
- Vakuumflaschen (Unterdruckflaschen), z. B. Redondränage (S. 602),
- sich selbst expandierende Faltenbälge oder Plastikbälle (Jackson-Pratt-Dränage, S. 603) oder
- Saugpumpen (S. 603).

Bei der Thoraxsaugdränage, die bei Pneumothorax nach Verletzung oder Operation im Brustkorb angewendet wird, wird ein definierter Sog (meist 15 – 30 cm Wassersäule) genutzt.

Aktive und passive Dränagen
Als aktive Dränagen werden z. B. Saug- und Schlürfdränagen bezeichnet, bei denen das mittels einer Pumpe oder evakuierter Flasche erzeugte Vakuum genutzt wird. Davon sind zu unterscheiden passive Dränagen, die von der Druckdifferenz zwischen Dränspitze und Auffangbehältnis abhängig sind, z. B. Schwer-

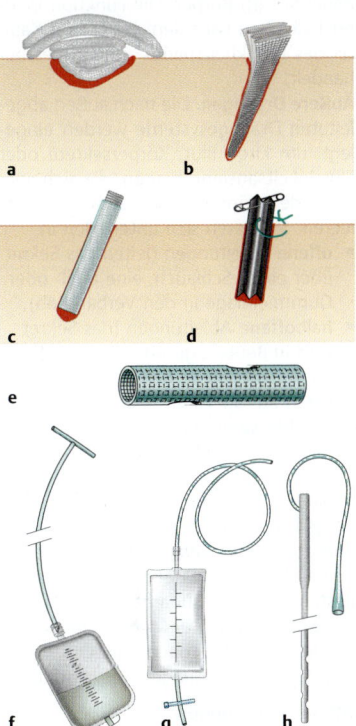

Abb. 23.21 Wunddränagearten. a Tamponade, **b** Gazedocht (wird bis zur Stelle der Sekretion in den Wundkanal hineingeschoben), **c** Penrose-Drän, **d** Gewellter Plattendrän (angenäht und mit einer Sicherheitsnadel gesichert), **e** Silikonkapillardrän („easy flow"), **f** T-Drän, **g** Robinson-Dränage (Reflux von Wundsekret aus dem Reservoir in die Wundhöhle wird durch ein Einweglippenventil verhindert), **h** Spül-Saug-Dränage-Katheter.

kraft-, Überlauf-, Penrose- und Easy-Flow-Dränagen.

Einteilung von Dränagesystemen
Prinzipiell unterscheidet man:
- innere Dränagen
- nach außen abgeleitete Dränagesysteme

Innere Dränagen. Sie stellen eine Verbindung zwischen zwei Organen her (z. B. verbindet die Liquordränage beim Hydrozephalus die Hirnventrikel mit dem Peritonealraum) oder schienen ein verengtes Gangsystem im Körperinnern (z. B. eine verengte Koronararterie, die durch einen Tumor verengte Speiseröhre oder den Gallengang. Innere Dränagen, z. B. Stents (gewirkte Drahtgeflecht- oder Plastikröhrchen), wirken als selbstexpandierende Endoprothesen und werden als „verlorene Dränagen" bezeichnet (s. **Abb. 23.20 d**). Diese Dränagen können operativ, minimalinvasiv oder endoskopisch eingeführt werden und bleiben dauerhaft im Körper. Die Funktion innerer Dränagen wird dem jeweiligen Kapitel des Krankheitsbildes zugeordnet behandelt.

Äußere Dränagen. Die nach außen abgeleiteten Dränagesysteme werden eingelegt, um Eiter, Blut, Körpersekrete oder Flüssigkeitsansammlungen, die sich später bilden können, nach außen zu entleeren. Sie lassen sich unterteilen in

- **offene** Ableitungen (leiten das Sekret über einen Schlauch, eine Mull- oder Gummieinlage in den Verband ab),
- **halboffene** Ableitungen (das Sekret wird in Beuteln gesammelt, evtl. leitet die Austrittsstelle der Dränage in einen auf die Haut geklebten Beutel),
- **geschlossene** Ableitungen (das distale Ende der eingebrachten Dränage führt direkt in ein Reservoir in Form einer Flasche oder eines Beutels).

Wegen den schwerwiegenden Konsequenzen einer Wundinfektion gelten heute die geschlossenen Dränagen als Bestandteil der Standardtherapie. Weitere spezielle Katheter in der Bauchhöhle werden zur Peritonealdialyse (S. 854) und zur Aszitesdränage angewendet.

Offene Ableitungen
Bei offenen Dränagen fließt die Sekretion entweder durch Schwerkraft nach außen ab oder durch das Prinzip des „Vis a tergo" (lat.: Kraft von hinten). Dieser Druck entsteht, wenn der Druck im Hohlraum über den atmosphärischen Druck ansteigt. Bei offenen Dräns muss das Sekret von Baumwollkompressen-Lagen aufgesaugt werden.

Streifen und Dochte
Sie eignen sich für infizierte und potenziell infizierte Wunden und leiten das Wundsekret in den Verband ab. Verwendet werden Gazestreifen, die aus längs gefalteten, mehrlagigen Baumwollkompressen bestehen und den Wundverschluss verhindern sowie den Sekretablauf fördern sollen. Sie werden als Tamponade bezeichnet (**Abb. 23.21 a**).

Falls die sezernierende Stelle nicht ganz freigelegt werden kann, wird ein Gazedocht (**Abb. 23.21 b**) in die Tiefe der Wunde eingeführt. Er muss häufig gewechselt werden, da er in der feuchten Wunde aufquillt und den Wundkanal verschließt. Bei der Entfernung des Dochts kann ein Schwall zurückgehaltener Flüssigkeit nachfließen. Wird Gaze durch einen dünnwandigen, geschmeidigen Latexschlauch gezogen, der das Ankleben am umgebenden Gewebe verhindern und damit Flüssigkeit aus dem tiefsten Punkt der Wunde aufsaugen soll, wird dieser Drän als Zigarettendrän oder Penrose-Drän bezeichnet (**Abb. 23.21 c**).

Wellgummidräns
Ein Dränagekanal, z. B. von großen perianalen Abszessen, kann durch Einlegen einer Platte aus Gummi- oder Kunststoffmaterial (**Abb. 23.21 d**) offen gehalten werden. Durch seine wellenförmige Struktur fließt die Flüssigkeit ab. Je nach Bedarf kann sie zurechtgeschnitten werden. Plattendräns müssen durch Hautnaht und/oder sterile Sicherheitsnadel fest verankert werden, damit sie nicht in die Wunde hineinrutschen.

Halboffene Ableitungen
Silikonkapillardräns („easy flow")
Hierbei handelt es sich um kollabierende Dräns (dünnes Silikon) mit gewelltem Innenrelief (**Abb. 23.21 e**), die auf Kapillarwirkung beruhend schonend Sekret fördern. Ihre Länge und Seitenlöcher werden je nach Bedarf zurechtgeschnitten und in einen am Körper aufgeklebten Beutel geleitet. Sie werden v. a. intraperitoneal nach Operationen in der Bauchhöhle (u. a. Magen- und Darmchirurgie, Gallenblasen- und Pankreaschirurgie) angelegt, denn Sogdränagen sind hier kontraindiziert.

> **MERKE** Dränagen in der Bauchhöhle dürfen nie an einen Sog ange-

schlossen werden; denn es besteht die Gefahr der Darmwandschädigung!

T-Dräns
T-Dräns beruhen auf dem Prinzip der Schwerkraft und leiten den Gallensaft postoperativ nach Cholezystektomie in ein Beutelsystem ab (**Abb. 23.20, Abb. 23.21 f**). Ihre Form entspricht einem T. Im Gegensatz zur Robinson-Dränage handelt es sich beim T-Drän um silikonisierten Naturgummi, der ausreichend stabil den Gallenfluss dräniert.

Geschlossene Ableitungen
Robinson-Dränage
Dies ist eine weitere intraabdominale Silikondränage ohne Sog (**Abb. 23.21 g**), bei der jedoch das Beutelsystem nicht gewechselt wird. Nach dem Prinzip der Schwerkraft fließt das Sekret in den Beutel, der ausschließlich über einen Ablaufstutzen entleert werden kann.

Redon-Saugdränage
Diese unter Vakuum stehende, überwiegend geschlossene Saugdränage verfügt über einen nicht einstellbaren Sog, der nur beim Vakuumflaschen-Wechsel unterbrochen wird (**Abb. 23.22**). Der in der Wunde liegende dünne Kunststoffschlauch hat mehrere Perforationen, sodass der Unterdruck im Sekretsammelgefäß nach Einbringen der eigentlichen Dränage aktiv Blut und Sekret aus der Wundhöhle saugt. Voraussetzung dieses Systems ist der luftdichte Abschluss der Wunde nach außen. Sie ist geeignet zur Einlage in der Weichteil- und Knochenchirurgie.

Die als Einmal- oder Mehrwegflaschen erhältlichen Systeme gibt es in unterschiedlichen Größen. Mini-Redons werden z. B. in der Handchirurgie angewendet. Wird sehr viel Wundsekret angesaugt, muss die Flasche unter sterilen Bedingungen gewechselt werden. In der Regel ist ihre Funktion als Blutungsdränage mit Sog nach 1 – 2 Tagen erfüllt. Bei längerer Verweildauer erhöht

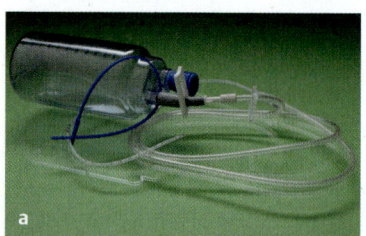
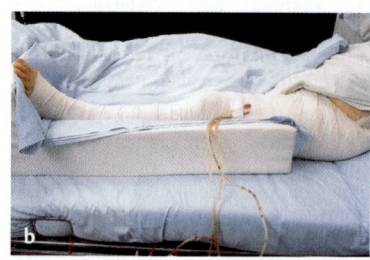
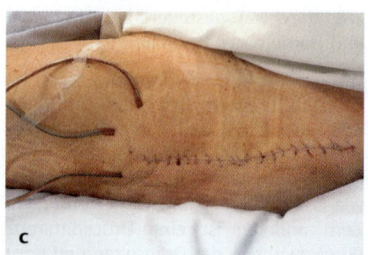

Abb. 23.22 Redon-Dränagen. a Die Perforationen am durchsichtigen Ende des Kunststoffschlauchs sind gut sichtbar. Die Redon-Flasche wird mit dem blauen Kunststoffband unterhalb der Matratze am Fußende des Bettes angebracht (Fa. B.Braun Melsungen AG). **b** Die Dränageschläuche sind sicher am Verband mit Pflasterstreifen fixiert. **c** Eintrittsstelle der Dränagen und Fixierung mit Pflasterstreifen.

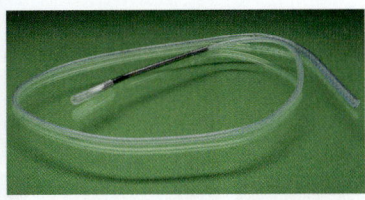

Abb. 23.23 Jackson-Pratt-Dränage (B+P, Neunkirchen-Seelscheid).

sich die Gefahr einer aufsteigenden Infektion.

Jackson-Pratt-Dränage

Sie finden Verwendung in flacher und runder Ausführung. Das weiche Silikonmaterial ist durch Innenstege vor dem Kollabieren geschützt und weist viele kleine Bohrungen auf. Je nach Indikation kann diese Dränage mit oder ohne Sog mit einem Reservoir verbunden werden. Ohne Sog wird sie in der Bauchchirurgie eingesetzt (**Abb. 23.23**).

Spül- bzw. Spül-Saug-Dränage

Diese Sonderform der Dränagen besitzt ein oder zwei Dräns mit integriertem Spülkatheter (**Abb. 23.21 h**). Sie werden zur kontinuierlichen Spülung der freien Bauchhöhle oder im Extremitätenbereich bei knöchernen Infekten, z. B. eines infizierten Gelenkes, genutzt. Liegen einlumige Dräns, kann über zwei weitere Dräns mit größerem Lumen die Spülflüssigkeit mit Wundsekret wieder abfließen.

Diese Art der Dränage stellt eine Möglichkeit dar, in infiziertem Gewebe auf überwiegend mechanischem Weg (mit Ringer-Lösung, evtl. mit Antiseptika- oder Antibiotikazusatz) eine Keimverdünnung und einen stetigen Abtransport von nekrotischem Material zu erreichen.

Mögliche Komplikationen der Dränagesysteme

An den möglichen Komplikationen scheiden sich die Befürworter und Gegner von Dränagen. Ihr Einsatz ist durchaus strittig (Pichl 2005, Anonym 2010). So wird in der Literatur darauf hingewiesen, dass die meiste ausfließende Flüssigkeit lediglich aus der Gewebsreaktion auf den Fremdkörper stamme. Zudem bestehe die Tendenz, dass in vielen Geweben die Dräns innerhalb von 6 Stunden durch Fibrinablagerungen oder Blutkoagel abgedichtet seien. Damit entfalle ihre ableitende Funktion.

Die Indikationen für Dränagen werden daher aufgrund ihrer Nebenwirkungen immer kritischer gestellt (Treutner 2003), insbesondere im Bereich der Elektivchirurgie (geplante Eingriffe) und im Fast-Track-Konzept (s. S. 885). Auch für die Pflegenden ist es daher wichtig, die Gefahren der Dränagen zu kennen und bei der Pflege zu beachten. Zu den häufigsten Komplikationen gehören

- aufsteigende Infektionen über den Dränageschlauch,
- Arrosionsblutungen und Verwachsungen.

Sie wirken zudem negativ auf das Krankheitsgefühl des Patienten.

Aufsteigende Infektionen. Alle Dränagen und Kathetersysteme, die durch die äußere Haut in den Körper geführt werden, stellen eine Eintrittsmöglichkeit für Mikroorganismen dar, können eine bakterielle Kontamination fördern und zur Infektion führen. Entweder steigen die Mikroben durch das Lumen oder entlang der Außenwand des Schlauches auf. Entscheidend ist die Liegedauer: Die Infektionsrate ist in der Untersuchung von Willy (2003) nicht erhöht bei einer Liegezeit bis 72 Stunden. Intraartikuläre Dränagen sollten (Pichl 2005) nicht länger als 24 Stunden belassen werden, da es darüber zu erhöhten Infektionsraten kommt und sie bereits nach 24 Stunden durch einen Thrombus im Dränageschlauch als verlegt gelten. Zudem soll ein Infektionsrisiko durch ein möglichst geschlossenes System und aseptische Manipulationen an der Dränageaustrittsstelle vermieden werden.

> **MERKE** Da jede Dränage einen Fremdkörper darstellt, führt sie zur Reizsekretion der Wunde. Wegen der Gefahren durch aufsteigende Infektionen gilt: Dränagen sind so lange wie nötig anzuwenden und so kurz wie möglich.

Arrosionsblutungen und Verwachsungen. Das starre Ende des Schlauches kann das umgebende Weichteilgewebe mechanisch schädigen (arrodieren). Werden dabei Blutgefäße verletzt, kann es zu gefährlichen Blutungen kommen. Verwachsungen können als lokale Komplikation postoperativ entstehen z. B. durch eingebrachtes Fremdkörpermaterial (Nahtmaterial, Dränagen) oder durch die angewandte Operationstechnik (u. a. Anwenden elektrischer Blutstillung = Kauter). Bei Verwachsungen handelt es sich um fibrinöse Verklebungen bauchfellüberzogener Eingeweide, die zum (Briden-)Ileus (Darmverschluss) führen können.

Krankheitssituation des Patienten. Dränagen, die aus dem Körper führen, können das Krankheitsgefühl des Patienten verstärken. Dauernd austretende Sekrete erinnern ihn an sein Kranksein. Die Angst kann zunehmen, wenn er unzureichend über Saugsysteme informiert ist. Die Geräusche der Saugsysteme beeinträchtigen seine Nachtruhe und er hat das Gefühl, die Funktion der Geräte überwachen zu müssen. Zudem schränken die Dränagen die Beweglichkeit der Patienten ein und viele fürchten sich vor unkontrollierten Bewegungen.

23.4.6 Pflegeschwerpunkte im Umgang mit Dränagen

Berücksichtigt man die möglichen Komplikationen von Dränagesystemen, ist deutlich, dass ihr Einsatz nur mit eindeutigen ärztlichen Anordnungen im Rahmen der speziellen Pflege sicher gewährleistet werden kann. Nach der Einlage der Dränage müssen Pflegende klare Informationen über die Lage und Aufgabe des Systems erfragen und Überwachungskriterien (evtl. Sog, Ableitung, Systemwechsel, Liegedauer) schriftlich fixiert erhalten. Diese richten sich nach der Indikationsstellung der Dränage (z. B. prophylaktische Blutungsdränage oder aktive therapeutische Dränage im Rahmen der Thoraxchirurgie oder Spül-Saug-Dränage). Entsprechend diesen Vorgaben müssen der Überwachungsplan (z. B. gesonderte Pflegeverlaufs- und Bilanzbögen) und die Planung der lokalen Pflegemaßnahmen (u. a. Beobachtung der Ein- und Austrittsstelle der Dränagekatheter, des Verbandes, der Sogstärke, Kontrolle auf Durchgängigkeit) erstellt werden.

Aufgaben der Pflege. Bei der Pflege von Patienten mit angeschlossenen Dränagesystemen stehen folgende Aufgaben im Vordergrund:

- Durchführung der Verbandwechsel
- Kontrolle und Dokumentation des ablaufenden Sekrets
- Kontrolle des Dränagesystems
- Wechsel der Sekretbeutel oder Sekretflaschen und Leeren des Sekretsammelsystems
- Assistenz beim Entfernen der Dränagen

Verbandwechsel bei Dränagen

Der Verbandwechsel (**Abb. 23.24**) und die Inspektion der Dränageaustrittsstelle sollten nach Absprache mit dem Arzt geplant werden. Um mögliche Komplikationen zu vermeiden, sind folgende Richtlinien einzuhalten.

Silikonkapillar- ("easy flow") oder Latexrohrdrän. Empfehlenswert sind Stomabasisplatten mit möglichst kleinem Durchmesser zum Schutz der Haut vor den aggressiven Sekreten (Schutz vor

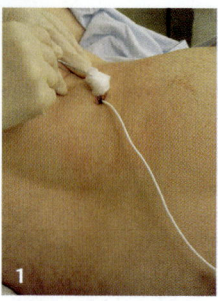
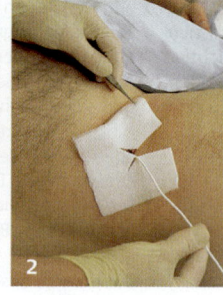
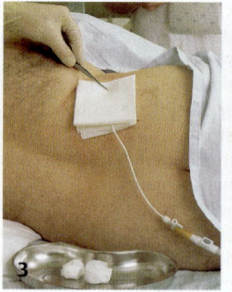
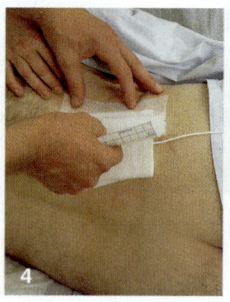
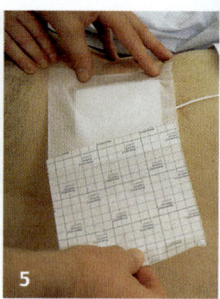

1 Desinfizieren.

2 Auflegen der Schlitzkompresse.

3 Abdecken mit einer Kompresse.

4 Fixieren mit einem Pflaster

5

Abb. 23.24 Fixieren einer Wunddränage und Verbandwechsel.

Hautmazerationen) und hautfreundliche Ausstreif- oder Auffangbeutel. Diese sollten unter sterilen Kautelen mindestens 2-mal wöchentlich gewechselt werden. Die Durchtrittsstelle der Dränage wird mit sterilen Kompressen und NaCl 0,9 %, ggf. auch mit H_2O_2 gereinigt. Den ausführenden Dränageschlauch reinigt man mit sterilen Kompressen und NaCl 0,9 %.

Robinson- und T-Drän. Die Austrittsstelle wird mit NaCl 0,9 %, bei starker Verschmutzung mit H_2O_2 gereinigt und mit PVP-Jod-Lösung desinfiziert. Dabei muss auf Hautmazerationen geachtet und eine Schlitzkompresse um die Austrittsstelle gelegt werden. Bei stark sezernierenden Dränagen ist ein zusätzlicher Hautschutz der umgebenden Hautregion, z. B. mit Hydrokolloidplatten, erforderlich. Insbesondere bei Spül- und Saugdränagen besteht die Mazerationsgefahr der Haut, weil Sekret und Spülflüssigkeit häufig nicht nur über die Dränage ablaufen. In jedem Fall ist eine Unterwanderung der Folie durch Sekrete zu vermeiden.

Vakuumtherapie. Als effektive Dränagetherapie bietet die Vakuumtherapie bei Anastomoseninsuffizienzen und septischen Prozessen in der Bauchhöhle Vor-

teile. Auch hier steht pflegerisch der Schutz der Haut vor Mazerationen im Vordergrund (**Abb. 23.25**).

Sekretkontrolle und Dokumentation

Dränagen können hilfreich sein, um Nahtinsuffizienzen oder sich entwickelnde Nachblutungen frühzeitig zu erkennen. Oft finden Blut und Wundsekret ihren Weg nach außen und können so entdeckt werden.

Bei der postoperativen Übernahme eines Patienten muss der Flüssigkeitsstand der Dränage mit Datum und Uhrzeit markiert und schriftlich festgehalten werden. Danach folgt je nach hausinterner Absprache (z. B. Zeitpunkt der Bilanzerstellung) die kontinuierliche Verlaufskontrolle und Markierung der Sekretmenge. Bei mehreren Dränagen werden diese nummeriert und getrennt dokumentiert.

Für die diagnostische Abklärung postoperativer Wundinfektionen, insbesondere tief gelegener Infektionsprozesse, ist die mikrobiologische Untersuchung von Dräns bzw. der aus ihnen gewonnenen Sekrete bedeutsam. Der Gefahr der exogenen Kontamination muss jedoch durch aseptische Entnahme der Probe vorgebeugt werden.

PRAXISTIPP Kontrollieren Sie das Sekret auf Menge, Aussehen (Farbe, Beimengungen) und bei offener Ableitung auf Geruch. Beobachten Sie das gesamte Ableitungssystem von der Austrittsstelle (Haut, Verband) bis in das Sekretauffanggefäß und achten Sie auf Veränderungen. Praktizieren Sie Infektionsschutz durch das konsequente Tragen von Schutzhandschuhen, Schutzschürze und wechseln Sie die Patientenunterlage bei Verschmutzung. ────

Kontrolle des Dränagesystems

Die Funktion der Dränagesysteme (Sog und Durchgängigkeit) muss aufmerksam beobachtet werden. Das ist v. a. bei Dränagen mit kontrolliertem Sog, z. B. der Thoraxdränage, dringend erforderlich. Hier muss Folgendes kontrolliert werden:

- Sekretabfluss
- Sogstärke
- Soggeräusche

Das im Schlauch stehende Sekret kann regelmäßig im nicht eröffneten Schlauchsystem mit einer Schlauchrollerklemme Richtung Auffanggefäß „ausgemolken" werden. Auch der freie Abfluss von Dränagen mit unkontrolliertem Sog, z. B. der Redon-Dränage, ist sicherzustellen, insbesondere nach Umlagerungen.

Bei der Mobilisation und Umlagerung der Patienten sollte auch unbedingt darauf geachtet werden, einen Rückfluss des abgeleiteten Sekrets und ein Abtrennen der Dräns zu vermeiden. So sollte z. B. der Ausstreifbeutel vor dem Umlagern geleert und Zug am Drän vermieden werden.

MERKE Jede Öffnung eines in sich geschlossenen Schlauchsystems stellt eine potenzielle Infektionsgefahr dar. ────

Schwerkraftdränagen müssen immer unter Patientenniveau aufgehängt werden. Zum gefahrlosen Umlagern des Patienten kann man diese Dränageart kurzfristig mit einer Péanklemme, die an den Klemmblättern geschützt ist, abklemmen.

PRAXISTIPP Nehmen Sie Schmerzen ernst! Berücksichtigen Sie die vom Patienten geäußerten Schmerzen im Bereich der Dränagen und geben Sie seine Äußerungen mit entsprechender

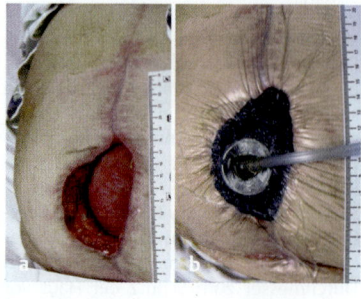

Abb. 23.25 Versorgung einer klaffenden Bauchwunde mit Vakuumtherapie.

Nachhaltigkeit an den zuständigen Arzt weiter. _____

Umgang mit Sekretbeutel oder Sekretflaschen

Wechsel der Sekretbeutel oder -flaschen. Bei der Auswahl eines Wunddränagesystems ist es wichtig, dass das Handling beim Wechsel der Flaschen ohne Verspritzen von Sekret möglich ist. Um Kontamination zu vermeiden, sollte das System mit Schraubkonnektoren ausgestattet sein.

🖐 **PRAXISTIPP** Zum Wechsel einer neuen Vakuumflasche informieren Sie den Patienten, dass trotz langsamen Öffnens der Klemme durch das Einwirken des vollen Sogs auf das Wundgebiet Schmerzen auftreten können. _____

Leeren des Sekretsammelsystems. Werden Sekrete oder andere Körperflüssigkeiten aus Dränagen mit Einwegbeuteln gesammelt, z. B. zur Liquordränage, in Stuhlkollektoren, in Wundsekretbeutel, müssen die mehr oder weniger gefüllten Beutel von Pflegenden geleert werden. Sie dürfen meist nicht ungeleert zum Abfall gegeben werden. Ihre Entleerung kann mit Einmalhandschuhen in den Randspüler der Steckbeckenspüle oder direkt in die Steckbeckenspüle erfolgen. Dabei besteht immer eine Kontaminationsgefahr, die durch vorsichtiges Hantieren gebannt werden kann.

Entfernen der Dränage

Die Dränagen werden je nach Art und hausinterner Verabredung nach Absprache mit den behandelnden Ärzten durch den Arzt oder erfahrenen Pflegenden entfernt. Bei der Vorbereitung ist zu achten auf:

- sorgfältige Patienteninformation (gibt Sicherheit und verringert Angst),
- Schmerzempfinden des Patienten (evtl. Schmerzmittelgabe vorab).

Nach Gewährleistung der hygienischen Sicherheit (z. B. aseptisches Vorgehen, Händedesinfektion, Schutzschürze, Vermeiden einer Umgebungskontamination) erfordert das Ziehen einer Dränage ein sicheres und zügiges Arbeiten:

- Verband mit unsterilen Handschuhen entfernen,
- Handschuhe wechseln,
- Annaht (zur Fixation und Sicherung des Dräns) mit steriler Schere lösen und mit Pinzette ziehen,
- (evtl. Redon-) Dränage belüften (wird von Experten unterschiedlich bewertet),
- anschließend Dränage zügig, aber nicht ruckartig entfernen,
- sterile Kompresse bereithalten, um das Wundsekret während des Ziehens aufzufangen,
- Dränageschlauch auf Vollständigkeit prüfen,
- Wunde reinigen (evtl. Wundantiseptik),

- sterilen Verband mit hoher Absorptionsfähigkeit anlegen.

Blutungsdränagen. Sie werden entfernt, wenn nur noch geringe blutige Sekretmengen gefördert werden, i. d. R. nach 1 – 3 bzw. 4 Tagen. Meist werden sie vollständig gezogen und nicht schrittweise gekürzt.

Abszessdränagen. Diese entfernt man, sobald die Abszesshöhle verschwunden ist. In der Regel werden die Dräns schrittweise gekürzt (je nach Fördermenge), damit sich der Dränagekanal schließt. Auf die zusätzliche Fixierung mit steriler Sicherheitsnadel ist zu achten, um zu verhindern, dass der Drän in das Wundgebiet zurückgleitet.

Dränagen in der Unfallchirurgie. In der Unfallchirurgie und Orthopädie wurden nach max. 24 Stunden Verweildauer die geringsten Infektionsraten gefunden. Nach Verabredung mit dem Operateur werden Redon-Dränagen gezogen, wenn die Fördermenge bei 50 ml/24 Stunden liegt.

Abdominelle Dränagen. Beispielsweise ist für die Entfernung der T-Dränage die Abflussrate der Galle ins Duodenum (300 ml/24 Stunden nach außen) ausschlaggebend. Bei hindernisfreiem Abfluss der Galle ins Duodenum wird z. B. das T-Drän am 5. postoperativen Tag abgeklemmt und erst nach Röntgenkontrastuntersuchung der Gallenwege entfernt.

Lern- und Leseservice

Verwendete Literatur

→ Anonym. Negative Pressure Wound Therapy (NPWT) systems – Preliminary Public Health Notification (24. 2. 2011). Online: http://www.fda.gov/Safety/MedWatch/SafetyInformation/SafetyAlertsforHumanMedicalProducts/ucm190 704.htm

→ Diefenbeck M et al. Vakuumtherapie bei Haut- und Weichgewebsinfektionen der Extremitäten. Z Orthop Unfall 2011; 149: 324 – 329

→ Ebbeskog B, Emami A. older patients' experience of dressing changes on venous leg ulcers: more than just a docile patient. Journal of Clinical Nursing 2005; 14: 1223 – 1231

→ Edwards L et al. An exploration of patients' understanding of leg ulceration. Journal of Wound Care 2002; 1: 35 – 39

→ Feichtner A. Exulzerierende Tumorwunden. In: Knipping C, Hrsg. Lehrbuch Palliative Care 2. Aufl. Bern: Huber; 2007: 350 – 356

→ Fernández ED, Post S. Abdominelle Drainagen. Chirurg 2003; 74: 91

→ Glatz, U. Dehiszenz statt Rekonvaleszenz. Via medici 2010; 1: 44 – 47

→ Hansis M et al. Empfehlungen: Anforderungen der Hygiene bei Operationen und anderen invasiven Eingriffen. Mitteilung der Kommission für Krankenhaushygiene und Infektionsprävention am Robert-Koch-Institut. Bundesgesundheitsbl 2000; 43: 644

→ Husband L. Shaping the trajectory of patients with venous ulceration in primary care. Health Expectations 2001; 3: 189 – 198

→ Jöckel JA et al. Wundauflagen und temporäre Weichteildeckung bei der Versorgung akuter und chronischer Wunden. OP-JOURNAL 2009; 25 : 182 – 193

→ Kalteis T et al. Gewebetoxizität lokaler Antiseptika. Z Orthop 2003; 141: 233 – 238

→ Kappstein I. Postoperative Wundinfektion – Ursachen und Prävention. Krankenhaushygiene up2date 2008; 3: 9-28

→ Kern M. Palliative Wundbehandlung (ex)ulzerierender Wunden. Frauenheilkunde up2date 4 2010; 1: 2 – 15

→ Knapp U, Hansis M. Die Wunde. 2. Aufl. Stuttgart: Thieme; 1999

→ Kramer A et al. Konsensusempfehlung zur Auswahl von Wirkstoffen für die Wundantiseptik. URL: http://www.lazarus. at/img_uploads/1267-Endfassung (Stand 2. 8. 2011)

→ Leserbrief zum Artikel Deutschle G et al. Ausduschen mit Leitungswasser – eine sinnvolle Maßnahme? Die Schwester/Der Pfleger 2005; 4

→ Oldhafer K et al. Empfehlungen: Prävention postoperativer Infektionen im Operationsgebiet. Mitteilung der Kommission für Krankenhaushygiene und Infektionsprävention am Robert-Koch-Institut. Bundesgesundheitsbl 50 2007; 3: 377 – 393

→ Paetz B, Benzinger-König B. Chirurgie für Pflegeberufe. 21. Aufl. Stuttgart: Thieme; 2009

→ Panfil EM. Mehr als der richtige Wundverband. Professionelle Pflege. Die Schwester/Der Pfleger 2007; 10

→ Panfil EM, Schröder G, Hrsg. Pflege von Menschen mit chronischen Wunden. 2. Aufl. Bern: Huber; 2010

→ Pichl JJ et al. Perioperative Infektionsprophylaxe in Unfallchirurgie und Orthopädie. OP-Journal 2005; 3: 220 – 223

→ Ravenschlag C, Ullrich L. Handbuch zur Versorgung von Wunden. 2. Aufl. Universitätsklinikum Münster; 2007

→ Schaumburger J et al. Toxizität lokaler Antiseptika auf Chondrozyten in vitro. Z Orthop Unfall 148 2010; 1: 39 – 43

→ Schwarzkopf A. Mikrobiologie der Wunde – ein fragiles Gleichgewicht. Aseptica 2007; 3: 3-10

→ Sitzmann F. Hygiene. Berlin: Springer; 1999

→ Sitzmann F. Wunden nie ohne Sterilfilter ausduschen! Die Schwester/Der Pfleger 2005; 7: 570

→ Sitzmann F. Wundspülung nie ohne Sterilfilter. In: Georg J. Pflegekalender 2007. Bern: Huber; 2006

→ Sitzmann F. Förderung patientenorientierter Wundbehandlung durch trägerübergreifende Standardisierung und Evidencebasierung. Wundmanagement 2007a; Suppl. 1: 45

→ Sitzmann F. Hygiene daheim. Bern: Huber; 2007b

→ Sitzmann F. Hygiene in der Intensivpflege – Infektionsprophylaktische Maßnahmen postoperativer Infektionen im Operationsgebiet. intensiv 2007c; 3: 134 – 142

→ Sitzmann F, Portsteffen A. Arbeitskreis „chronische Wunde" der MQMH. Wundfibel Herdecke. 4. Aufl. Herdecke; 2007 d

→ Sitzmann F. Wenn die Socken in die Haut wachsen – Professionelles Umgehen mit Ekel. NovaCura 40 2009a; 4: 37 – 39

→ Sitzmann F. Spülen chronischer Wunden. NovaCura 40 2009b; 4: 40 – 41

→ Tautenhahn J et al. Wunde, Wundheilung, Wundbehandlung. Allgemeine und Viszeralchirurgie up2date 2007; 3: 201 – 216

→ Treutner KH et al. Material und Struktur von Drainagen. Chirurg 2003; 74: 85

→ Ullrich L, Mört D. Wundversorgung. In: Ullrich L, Stolecki D, Grünewald M, Hrsg. Intensivpflege und Anästhesie. 2. Aufl. Stuttgart: Thieme; 2010

→ Weidenhagen R et al. Einsatzmöglichkeiten der Vakuumtherapie zur Therapie des septischen Abdomens. Zentralbl Chir 2006; S 1: 115 – 119

→ Welsch T, Büchler, MW. Anastomoseninsuffizienz im Gastrointestinaltrakt. Intensivmedizin up2date Ausgabe eFirst 2011 (1. 8. 2011)

→ Willy C et al. Drainagen in der Weichteilchirurgie. Chirurg 2003; 74: 108

Weiterführende Literatur

→ Assadian O, Kramer A. Antiseptik. In: Kramer A, Assadian O, Hrsg. Wallhäußers Praxis der Sterilisation, Desinfektion, Antiseptik und Konservierung. Stuttgart: Thieme; 2008

→ Bieker M. Der Einsatz von Hydrokolloidverbänden beim Dekubitalgeschwür - Literaturarbeit zur Weiterbildung „Geprüfte/r Unabhängige/r Pflegesachverständige/r" (Stand 16. 3. 2010). Online: http://www.margitta-bieker.de/wifap.htm (Stand 1. 8. 2011)

→ Panfil EM et al. Expertenstandard Pflege von Menschen mit chronischen Wunden. Osnabrück: Deutsches Netzwerk für Qualitätsentwicklung in der Pflege (DNQP); 2008

→ Protz K. Moderne Wundversorgung, 6. Aufl. München: Elsevier; 2011

→ Voggenreiter G, Dold C. Wundtherapie. 2. Aufl. Stuttgart: Thieme; 2009

Kontaktadressen

→ Deutsche Gesellschaft für Wundheilung und Wundbehandlung e. V., c/o Brigitte Nink-Grebe, Glaubrechtstraße 7, 35 392 Gießen, Tel.: (0641) 6 868 518, E-Mail: dgfw@dgfw.de

→ Initiative Chronische Wunden e. V. (ICW), Am Brambusch, 44 536 Lünen, Tel.: (0231) 7 933 121, E-Mail: organisation(at)icwunden.de

Internetadressen

→ gesundheit.nrw.de/content/e19/e2803

→ www.ic-wunden.de/

→ http://www.dgfw.de/index_1_gesellschaft.html

→ Produktdatenbank Wundversorgung. Online im Internet: www.jalomed.de/pd5/index.php (Stand 28. 7. 2011)

→ www.klinik-hygiene.de

24 Mikrobiologische Probeentnahmen und Monitoring

Franz Sitzmann

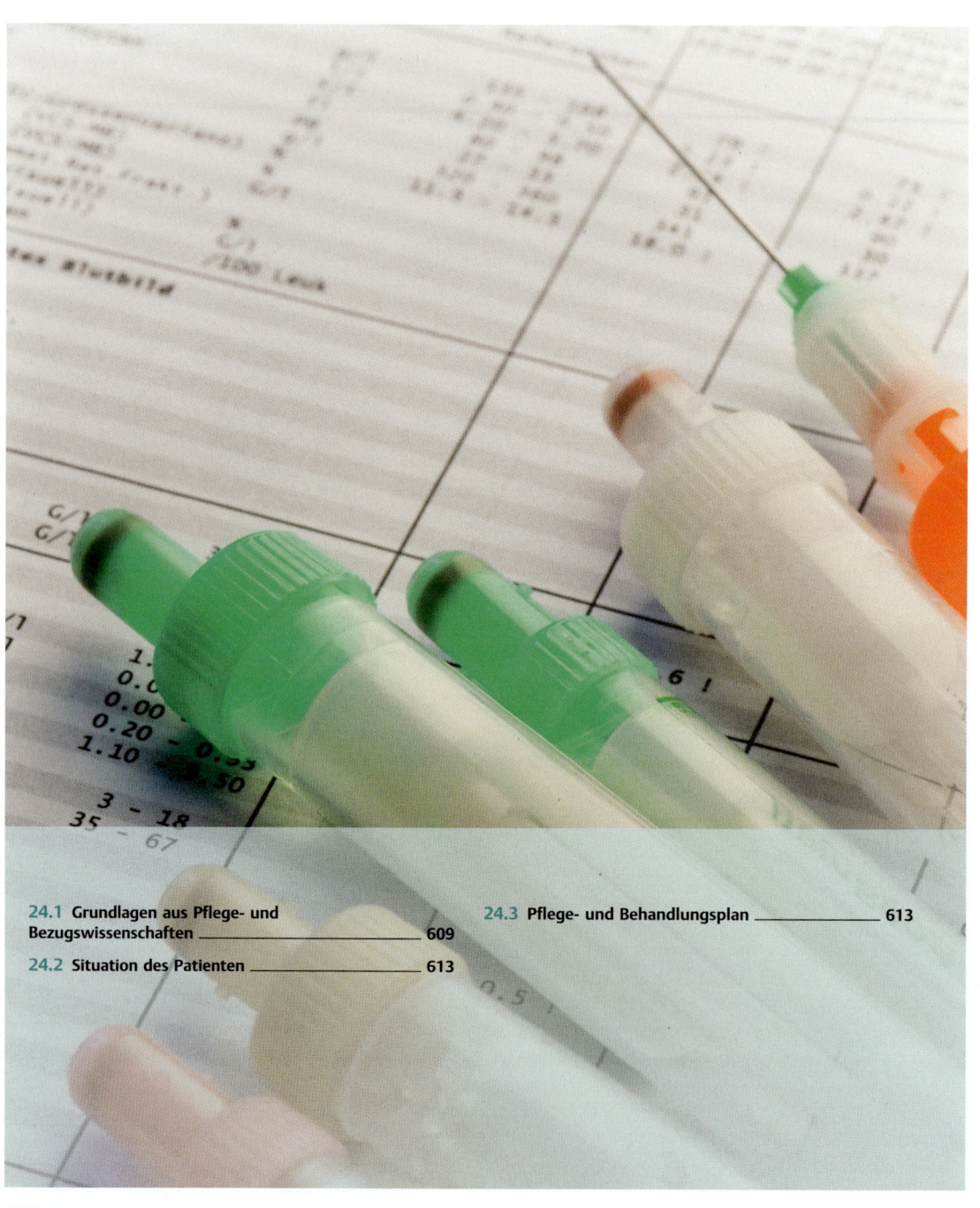

Weltweit stellen Erkrankungen durch Mikroorganismen nach wie vor die häufigste Todesursache dar. Bis vor einigen Jahren glaubte man noch, durch neu entwickelte antimikrobielle Wirkstoffe wie die modernen Antibiotika, Infektionskrankheiten „im Griff" zu haben. Spätestens aber durch das Auftreten der AIDS-Pandemie und resistenter Mykobakterien bei der Tuberkulose (S. 1070) wurden wir eines Besseren belehrt. Ein Drittel der Weltbevölkerung (1,7 Milliarden) ist mit Tuberkulose-Mikroben infiziert, 22 Millionen sind krank, ihre Verbreitung wird mit der HIV-Infektion gefördert.

Solange aber die auslösenden Faktoren von Infektionserkrankungen nicht ausreichend beachtet und die gesell-

schaftspolitischen Ursachen (z. B. Armut, mangelnde Schulbildung) nicht bekämpft werden, wird sich an der Erkrankungshäufigkeit nichts ändern.

Oft wird von „neuen" Seuchen geredet, was hat es damit auf sich? Festzustellen ist, dass sich Viren und andere Mikroorganismen durch genetische Mechanismen wie Mutationen und Genaustausch verändern und dadurch an Pathogenität zu- oder abnehmen. Es sind keine neuen Mikroben, es gibt aber wohl alte und neue Formen von Infektionen, die sich z. B. durch unangemessenen Antibiotikaeinsatz verändern. Hat uns dann eine Infektion „erwischt", sind wir von ihr „befallen", sehen wir uns als Opfer der Mikroorganismen. Infektions-

krankheiten sind ein allgegenwärtiges Thema, das Angst auslöst.

FALLBEISPIEL Im Osten Hongkongs zwischen belebten Einkaufszentren, Eis- und Rollschuhbahnen wird nicht nur mit hartem Stoff gedealt. Wer nach ein paar „Rot-Schwarzen" fragt, bekommt diskret ein paar Kapseln des Antibiotikums Ampicillin in die Hand gedrückt. Die Pillenaktion ist illegal, Verkauf und Besitz von verschreibungspflichtigen Antibiotika sind gesetzlich verboten. An Nachfrage mangelt es jedoch nicht: Ampicillin gilt bei den Südchinesen als Allheilmittel gegen Husten, Heiserkeit und Schnupfen und so besorgen sie sich das Therapeutikum häufig, ohne einen Arzt zu konsultieren.

24.1 Grundlagen aus Pflege- und Bezugswissenschaften

24.1.1 Einleitung

Mikrobiologische Untersuchungen gewinnen eine zunehmende Bedeutung, da

- aus der immer weiter verkürzten klinischen Aufenthaltsdauer z. B. ein Großteil postoperativer Wundinfektionen erst nach Entlassung der Patienten auftritt (Reilly 2005),
- die aus zunehmend ambulant durchgeführten Eingriffen notwendige Nachsorgeverpflichtung ebenfalls in den ambulanten Bereich übergeht.

DEFINITION **Mikrobiologische Probeentnahmen** dienen der systematischen Bestätigung oder dem Ausschluss einer Infektionserkrankung. Sie sind Mittel einer gezielten Diagnosestellung. Unter **mikrobiologischem Monitoring** hingegen versteht man Routinekontrollen bei Patienten oder Umgebungsuntersuchungen.

Je nach Fragestellung und Verdachtsdiagnose werden gezielt Blutkulturen, Urin, Stuhl, Liquor, Hautgeschabsel, Haare, Rachenabstrich, Wundabstrich, Sputum usw. zur mikrobiologischen Untersuchung gegeben.

Diese Untersuchungen dienen z. B. dazu,

- Infektionen frühzeitig zu erkennen und die zur frühestmöglich gezielten Behandlung erforderliche Resistenztestung (Antibiotikaresistenz) durchzuführen,
- Hygiene- und Desinfektionsvorschriften in der unbelebten Umgebung zu kontrollieren,

- Ergebnisse aus Probeentnahmen (genauere Risiko- bzw. Situationsbeurteilung während der Behandlung) besser zu analysieren.

Die im Rahmen des Monitorings verordneten Untersuchungen verursachen einen erheblichen Kosten- und Zeitaufwand und müssen in ihrem tatsächlichen Wert durch nüchterne Prüfung von Aufwand und Ertrag analysiert werden. Im Rahmen der Sparanstrengungen im Gesundheitswesen muss z. B. geprüft werden, ob zweimal wöchentlich eine routinemäßige Untersuchung von Trachealsekret, Urin, Drainagesekreten, Blutkulturen, das Abnehmen von Abstrichen und Anlegen mikrobiologischer Kulturen, evtl. mit Resistenztestung, notwendig sind. Sie sollten evtl. Patienten mit schwersten Erkrankungen (z. B. Organversagen) vorbehalten werden. Durch eine Kombination von Risikoanalyse und gezieltem Einsatz des Monitorings lässt sich bei bestimmten Patientengruppen die frühzeitige Diagnostik verbessern. Bewährt hat sich dies im Rahmen von Screeninguntersuchungen von Patienten mit konkreten MRSA-Risikofaktoren sofort nach Eintritt in das Krankenhaus.

MERKE Ein beidseitiger Nasenabstrich und evtl. Wundabstrich bei Patienten mit Risikofaktoren für MRSA haben sich, auch zum Mitarbeiterschutz, als zweckmäßig erwiesen.

24.1.2 Kontamination – Kolonisation – Infektion

Mikrobiologische Untersuchungen stellen höhere Anforderungen als klinisch-chemische Verfahren (Kap. 29). Mikroor-

ganismen sind Lebewesen, die unter unterschiedlichen Einflüssen (u. a. Lokalisation, Vorbehandlung mit Antibiotika, Transport) anders reagieren.

DEFINITION **Kontamination:** Unter Kontamination versteht man die unerwünschte Verunreinigung von Gegenständen oder Körperteilen mit Mikroorganismen (**Abb. 24.1**).

Kolonisation: Die *physiologische Kolonisationsflora* stellt die normale Besiedlung des Menschen mit Mikroorganismen dar. Sie findet sich auf Haut und Schleimhäuten und ist je nach Körperregion unterschiedlich zusammengesetzt (**Abb. 24.2**). Eine *pathologische Kolonisationsflora* zeigt sich dagegen nur unter besonderen Bedingungen. Im Krankenhaus können Mitarbeiter und Patienten mit multiresistenten Bakterien wie Pseudomonas aeruginosa oder MRSA besiedelt sein.

Infektion: Um von einer Infektion zu sprechen, müssen bei der Ansiedlung, dem Wachstum und der Vermehrung von Mikroorganismen in einem Makroorganismus (z. B. dem Menschen) Ab-

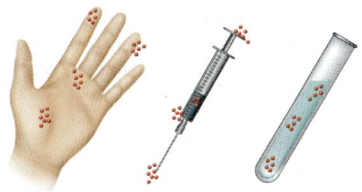

Körper-   Gegen-   Untersuchungs-
teile   stände   material

Abb. 24.1 Kontamination.

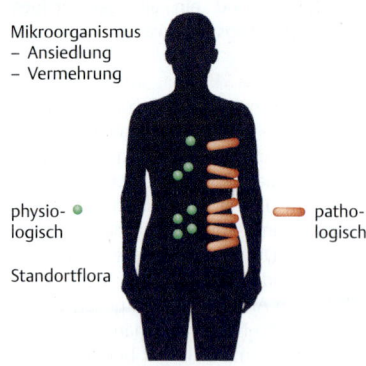

Mikroorganismus
– Ansiedlung
– Vermehrung

physio-
logisch

patho-
logisch

Standortflora

Abb. 24.2 Kolonisation.

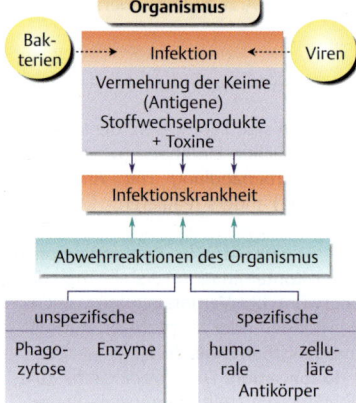

Abb. 24.3 Infektion.

wehrreaktionen und/oder Schädigungen auftreten (**Abb. 24.3**).

Charakterisiert wird eine Infektion durch die Symptome
- Calor (Überwärmung),
- Rubor (Rötung),
- Dolor (Schmerz),
- Tumor (Schwellung) und
- Functio laesa (Heilungsstörung, Gewebsuntergang durch mikrobielle Einwirkung).

➡️ **MERKE** Infektion ist nicht gleich Krankheit! Erst wenn Symptome vorliegen und Funktionsänderungen von Organen Beschwerden verursachen, liegt eine Krankheit vor.

24.1.3 Untersuchungsarten

Zur Identifikation von Mikroorganismen können prinzipiell folgende Untersuchungsarten unterschieden werden:
- Objektträgerausstriche
- Isolierung und Kultur

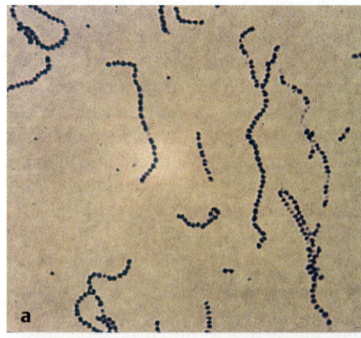

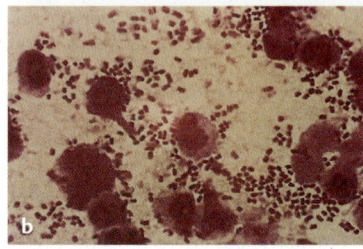

Abb. 24.4 Bei der Gramfärbung nehmen **a** grampositive Bakterien eine blaue Färbung an, **b** gramnegative eine rote Färbung.

- molekularbiologische Verfahren
- spezifische Antikörpernachweise

Objektträgerausstriche

Die einfachste Darstellung von Mikroben in ihrer Form (Morphologie) sind sogenannte Nativpräparate, bei der Untersuchungsmaterial ohne weitere Aufarbeitung mikroskopiert wird. So wird in sehr dringenden Fällen (z. B. Liquor bei Meningitisverdacht, Rachenabstrich bei Diphtherieverdacht) das gewonnene Material sofort auf einem Objektträger ausgestrichen und unter dem Mikroskop untersucht. Zur besseren Darstellung ihrer Größe, Form und Beweglichkeit können Bakterien und Pilze gezielt angefärbt werden.

Beurteilung des Untersuchungsergebnisses. Bereits im gramgefärbten Präparat eines Tropfens frisch gelassenen Urins sind Keime mikroskopisch nachweisbar und grob zuzuordnen. Bei der Gramfärbung wird ein Präparat eingefärbt; grampositive Bakterien behalten dabei mikroskopisch sichtbar eine dunkelblaue Färbung, gramnegative Bakterien erscheinen nach der Gramfärbung rot (**Abb. 24.4**). Der Nachweis von Bakterien mit dieser Methode weist schon auf das Vorliegen einer signifikanten Keimzahl hin.

Nachweis von Kolibakterien. Die Nitritprobe (z. B. mit Teststreifen) ist ein einfacher Nachweis von Kolibakterien. Für die Keimzahlbestimmung stehen ver-

schiedene Methoden zur Verfügung. Am einfachsten ist die Verwendung von Eintauchnährböden. Diese vorgefertigten Nährböden werden nach Eintauchen in den Urin über 18 – 24 Stunden bei 37 °C bebrütet. Anschließend lässt sich im positiven Fall die Keimzahl bestimmen. Die qualitative Untersuchung sowie die Resistenzbestimmung erfolgen im bakteriologischen Labor.

Isolierung und Kultur

Für viele Bakterien ist es gelungen, künstliche Nährböden zu entwickeln, auf denen sie wachsen. Viren können in Zellkulturen vermehrt werden. Der Keimnachweis ermöglicht
- Quantifizierung (Anzahl pro Milliliter, z. B. im normalerweise sterilen Urin),
- Typisierung,
- Resistenzprüfung (Empfindlichkeit) der Keime gegen verschiedene antimikrobiell wirksame Substanzen, z. B. Antibiotika.

Molekularbiologische Verfahren

Mithilfe molekulargenetischer Testsysteme kann das genetische Material – also DNS oder RNS – von Mikroorganismen, die sonst nur sehr schwer oder mit längerem Zeitaufwand zu züchten sind, z. B. Mycobacterium tuberculosis, bestimmt werden.

Ziel ist ein schnelles Ergebnis zur sofortigen Therapieentscheidung. Damit gewinnt das Point-of-Care-Testing (POCT), z. B. selbst für die mikrobiologische Diagnostik am Patientenbett, Bedeutung. Aktuell angebotene Tests basieren auf direkter Mikroskopie oder einem Antikörpernachweis. So erfolgt z. B. die Identifikation von Resistenzgenen mit molekularer Diagnostik (Book 2010).

Spezifische Antikörpernachweise

Als mögliche Antwort des Organismus auf eine Infektion bilden sich nach bestimmter Zeit Antikörper, die im Serum nachgewiesen werden können. Bestimmt werden die Produktion und der Anstieg des Antikörpertiters u. a. im Serum (z. B. bei Windpocken) und im Liquor (z. B. auf Treponema pallidum).

➡️ **MERKE** Im klinischen Alltag werden Bakterien i. d. R. kulturell, Protozoen mikroskopisch und Viren serologisch nachgewiesen.

24.1.4 Antibiotikaresistenzen

Die antimikrobielle Chemotherapie hat das Ziel der selektiven Beeinträchtigung der Mikroorganismen, sodass z. B. der Makroorganismus Mensch diese unschädlich machen oder sogar eliminieren kann. Gegen die schädigende Wirkung antimikrobieller Substanzen setzen sich die Mikroben durch Resistenzentwicklung zur Wehr, z. B. Staphylococcus aureus gegen Methicillin, d. h. MRSA.

! **DEFINITION** Mikroorganismen sind **resistent** gegen eine mikrobielle Substanz, wenn sie bei therapeutisch erreichbaren Konzentrationen weiterhin vermehrungsfähig sind. ————————

Es handelt sich um bakterielles Wachstum trotz der Gegenwart eines Antibiotikums. Als entscheidende Ursache für die alarmierende weltweite Zunahme bakterieller Resistenzen erwies sich der breite und häufig ungerechtfertigte Einsatz von Antibiotika in der Humanmedizin. Auch in der Tierzucht fördern wir diese Entwicklung, indem wir Antibiotika im Stall und in Aquakulturen verfüttern; die Tiere sollen damit rasch an Gewicht zunehmen und den Bedingungen der großindustriellen Aufzucht standhalten. Und so wird der Wettlauf zwischen Antibiotikaforschern und Mikroorganismen immer mühsamer und teurer. Unklar ist, wer ihn gewinnen wird.
Agar-Diffusionstest. Um feststellen zu können, wie ein isolierter und kultivierter pathogener Keim auf verschiedene Antibiotika reagiert, wird der zu prüfende Bakterienstamm auf einem Nährboden als homogener Rasen ausgeimpft. Die infrage kommenden Antibiotika sind in definierter Konzentration auf Filterpapierblättchen aufgebracht. Es handelt sich um:
- P = Penicillin G
- AM = Ampicillin
- OX = Oxacillin
- CF = Cephalotin
- CC = Clindamycin

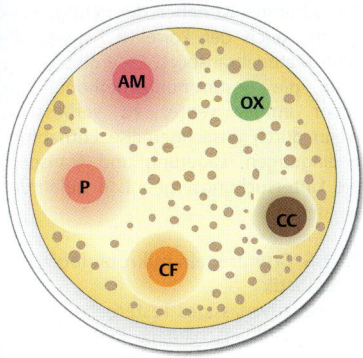

Abb. 24.5 Resistenzverhalten von Enterokokken im Agar-Diffusionstest.

Werden diese auf die Oberfläche des Nährbodens aufgelegt, diffundiert der Wirkstoff ins Medium. Je besser die Wirkung des Medikaments auf die Mikroben ist, umso größer wird die Hemmzone um das Blättchen herum (**Abb. 24.5**).

24.1.5 Qualitätssicherung bei Probeentnahmen
Die Aussagekraft mikrobiologischer Befunde und der Erfolg einer differenzierten Infektionsdiagnostik hängen entscheidend von der Qualität des Untersuchungsmaterials ab. Alle Personen, die in irgendeiner Form an der mikrobiologischen Infektionsdiagnostik beteiligt sind, müssen entsprechend informiert sein. Es geht um eine korrekte Bestimmung des an der Infektion beteiligten Keims.
Um eine sachgerechte Gewinnung und optimale Bearbeitung des Untersuchungsmaterials gewährleisten zu können, sind folgende Punkte zu berücksichtigen:
- Auswahl des Transportmediums
- Eignung des Materials
- Bestimmung des Zeitpunkts
- Auswahl des Entnahmeorts
- Optimierung der Entnahmetechniken
- Vermeidung von Probenverwechslungen
- sachgerechte Zwischenlagerung
- Sicherung des Probentransports

🖐 **PRAXISTIPP** Damit der Mikrobiologe eher fündig wird, sollten ein paar kurze klinische Angaben auf dem Begleitschein nicht fehlen. ————————

Die meisten humanpathogenen Bakterien wie Darmbakterien, z. B. Enterobacteriaceae oder Staphylokokken (u. a. Pathogene eitriger Hauterkrankungen und Wundinfektionen), teilen sich alle 20 Min. Nach 3,5 Stunden hat sich ihre Zahl vertausendfacht. Das macht die Notwendigkeit korrekter Aufbewahrung und korrekten Transports mikrobieller Proben verständlich (Kappstein 2009).

Auswahl des Transportmediums
Es empfiehlt sich, die Transportmedien des jeweiligen Laborpartners zu nutzen und bei Unklarheiten nachzufragen (**Tab. 24.1**). Grundsätzlich gilt: „Tempo geht vor Transportmedium." Darüber hinaus ist Folgendes zu beachten:
- **Punktate und Flüssigkeiten** sind ohne Zusatz in sterilem Gefäß zu transportieren. Für kleine Volumina können abgestöpselte Spritzen (ohne Kanüle!) verwendet werden. Zum Nachweis anaerober (unter Luftabschluss wach-

sender) Bakterien sollte das Material mit speziellen Transportmedien (Blutkulturflasche) eingesandt werden.
- Bei **Biopsien** aus nicht kontaminiertem Gebiet ist die Beigabe von 1 – 2 ml steriler 0,9 %iger NaCl-Lösung nur angebracht, wenn eine Austrocknung droht.
- Bei **Blutproben** sind spezielle aerobe und anaerobe Blutkulturmedien zu verwenden.

Eignung des Materials
Je nach Fragestellung und angeforderten Laboruntersuchungen muss auch das geeignete Probenmaterial entnommen werden (s. **Tab. 24.1**). Biopsiematerial (S. 620), z. B. aus einer Wunde, ist ergiebiger als Punktat oder lediglich ein Abstrich.

Bestimmung des Zeitpunkts
Für eine optimale Gewinnung von mikrobiologischem Untersuchungsmaterial ist auch der richtige Zeitpunkt der Entnahme mitentscheidend. Beispielsweise sollte möglichst früh, v. a. noch vor Beginn einer Antibiotikatherapie, Material zur Keimisolierung entnommen werden. Denn durch die Gabe des Antibiotikums werden neben der normalen Körperflora auch pathogen wirkende Mikroorganismen verändert. Eine gezielte Diagnostik wird damit erschwert.

Auswahl des Entnahmeorts
Der Keimnachweis ist am sichersten, wenn das Untersuchungsmaterial möglichst vom Ort des krankhaften Prozesses stammt. Wundsekret sollte der Tiefe der Wunde entnommen werden, um in dem gewonnenen Material auch Keime nachweisen zu können (**Abb. 24.6**).

Optimierung der Entnahmetechniken
Die Anzüchtergebnisse sind durch Kontaminationen aus der Umgebung, d. h. durch Begleitflora, gefährdet. Vor Entnahme von Blut, Liquor und Blasenpunktionsurin ist deshalb eine adäquate Hautantiseptik durchzuführen. Andererseits sind Kontaminationen von Material eines Körperbereiches mit physiologischer Bakterienflora meist nicht zu vermeiden.

➡ **MERKE** Proben zur Keimanzucht dürfen keinesfalls mit histologischen Fixativen, z. B. mit Alkohol oder Formalin in Kontakt kommen. Eventuell vorhandene Mikroben würden sofort vernichtet werden. ————————

Tab. 24.1 Verschiedene mikrobiologische Methoden, orientiert an häufigen Infektionen.

Infektionen	Entnahmeart und -material zur mikrobiologischen Diagnostik	Bemerkungen
eitrige Angina	Rachenabstrich in Transportmedium	unverzüglich Labor, sonst Kühlschrank
Meningismus	Liquorpunktion (2 ml ausreichend)	unverzüglich Labor, telefonisch ankündigen
jedes (!) Fieber unklarer Genese	Blutkulturen	aerob/anaerob 3 Paare innerhalb von 24 Std.
faulig riechende Infektionen (Verdacht auf Anaerobier-Infektion)	Sputum, Eiter, Aszites (spezielle Transportmedien erforderlich) möglichst Eiter, keine Abstriche einsenden	geschlossene Spritzenbehälter
eitrige Wundinfektion	möglichst Eiter, mindestens aber Wundausstriche aus der Tiefe	keine Abstriche einsenden
Venenkatheterinfektion	Venenkatheterspitze, quantitative Blutkultur aus Venenkatheter und zusätzlich aus peripherer Vene	mindestens 5- bis 10-fach höhere Keimzahl aus Venenkatheter spricht für Venenkatheterinfektion
nosokomiale Diarrhöe (häufig nach Antibiotikatherapie)	Toxinnachweis und Stuhlkultur auf Clostridium difficile	
Peritonitis mit Aszites	Eiter in speziellem Transportmedium (Anaerobier!)	wesentlich besser als Abstriche!
chronische Bronchitis mit trockenem Husten	Serologie auf atypische Pneumonieerreger (z. B. Mykoplasmen, Clamydien)	
Tuberkulose	*Sputum*: 3 getrennte Morgenproben an 3 aufeinanderfolgenden Tagen *Urin*: 3 getrennte Morgenproben an 3 aufeinanderfolgenden Tagen (morgendlicher Mittelstrahlurin)	steriles Gefäß, Sputum möglichst speichelfrei bei Verdacht auf Genital-Tbc
atypische Pneumonie bei abwehrgeschwächten Patienten	Serologie auf Legionellen	Antikörpernachweis im Urin
Osteomyelitis	Eiter, intraoperatives Material (Aspirat)	wesentlich besser als Abstriche!
postoperative Infektionen	Sekret oder Eiter aus Drainagen in Transportmedium	keine Drainageabstriche (häufig Sekundärkontamination)
genitale Mykosen	Vaginalsekret, Vulvaabstrich, Urethralsekret	Abstrich in Transportmedium
Harnwegsinfekt	Tauchnährboden vollständig in frischen Mittelstrahlurin eintauchen bzw. beim Urinieren mit dem Mittelstrahlurin berieseln (Urin abtropfen lassen)	

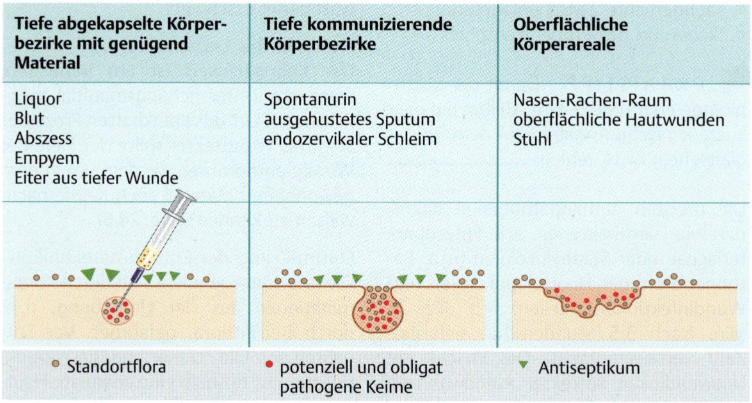

Tiefe abgekapselte Körperbezirke mit genügend Material	Tiefe kommunizierende Körperbezirke	Oberflächliche Körperareale
Liquor Blut Abszess Empyem Eiter aus tiefer Wunde	Spontanurin ausgehustetes Sputum endozervikaler Schleim	Nasen-Rachen-Raum oberflächliche Hautwunden Stuhl

● Standortflora   ● potenziell und obligat pathogene Keime   ▼ Antiseptikum

Abb. 24.6 Gewinnung von Untersuchungsmaterial von verschiedenen Körperarealen (nach Sitzmann 1999).

Vermeidung von Probenverwechslungen

Probenmaterial muss sorgfältig beschriftet und möglichst eindeutig, elektronisch lesbar kodiert werden, um Fehler zu vermeiden. Im Labor wird die Verwechslungsgefahr durch EDV weitgehend reduziert. Doch auch in der Vergangenheit waren mehr als 90 % der Verwechslungen nicht dem Labor, sondern den Stationen des Krankenhauses anzulasten. Da Pflegende und Ärzte unter zunehmendem zeitlichem Druck arbeiten, nimmt diese Gefahr eher zu.

Um eine korrekte Bezeichnung des Probenmaterials zu gewährleisten, sollte dieses deutlich und gut lesbar beschriftet sein. Gedruckte Etiketten vermindern die Verwechslungsgefahr. Stehen sie nicht zur Verfügung, sind die Proben mit folgenden Angaben zu versehen:

- Name und Geburtsdatum des Patienten
- Entnahmedatum, -uhrzeit
- entnehmende Person
- Name der Station

Sachgerechte Zwischenlagerung

Besonders wichtig ist die korrekte Zwischenlagerung der mikrobiologischen Proben wie Blut, Liquor, Stuhl usw. Meist ist bis zum nächsten Morgen eine materialgerechte Zwischenlagerung notwendig. Prinzipiell gibt es dafür drei Möglichkeiten, die in *Tab. 24.2* aufgezeigt werden.

Sicherung des Probentransports

Entscheidend für die Qualität und Aussagekraft der mikrobiologischen Laboruntersuchungen ist neben der richtigen Lagerung auch der korrekte hausspezifische Materialtransport. Es ergibt wenig Sinn, die Bestimmungsmethoden im Labor immer weiter zu verbessern, wenn durch unsachgemäße Entnahmebedingungen, Lagerung und Transport die Untersuchungsergebnisse gefährdet werden.

24.1.6 Grundregeln mikrobiologischer Diagnostik

Um ein zuverlässiges Testergebnis zu erhalten, sind verschiedene Regeln zu beachten:

- korrekte Wahl des Materials, meist Material vom Ort der Infektion

Tab. 24.2 Drei Möglichkeiten der Zwischenlagerung von mikrobiologischen Proben.

Art der Zwischenlagerung	Funktion	Untersuchungsmaterial
Kühlschrank (4 °C)	Keime bleiben i. d. R. anzüchtbar, ihre Vermehrung ist jedoch unterbrochen	→ Sputum, Trachealsekrete → Urin nativ
Brutschrank (36 – 37 °C)	für Material in Nährlösung sinnvoll, damit sich evtl. vorhandene Mikroorganismen vermehren	→ Blut in Blutkulturflaschen → Urin im Uricult-Behälter → Liquor für bakterielle Diagnostik (wenn Weiterverarbeitung binnen 12 Std. möglich) → Liquor in Blutkulturflasche (wenn Weiterverarbeitung in über 12 Std. möglich)
Raumtemperatur	einige Erreger besitzen ein Enzymsystem, das eher bei niedrigen Temperaturen aktiviert wird und autolytisch, d. h. selbstauflösend, wirkt	→ Punktionsflüssigkeiten (Aszites, Pleurapunktat) → Abstrichtupfer (Bakterien oder Pilze) → Fremdkörper (z. B. Venenkatheterspitze) → Stuhlprobe (falls Keimzahl wichtig: Kühlschrank)

- Ziel der Materialgewinnung ist es, möglichst viele und möglichst ungeschädigte Infektionskeime zu erhalten (Materialentnahme vor der ersten Antibiotikagabe)
- Vermeidung von Kontaminationen mit Keimen der Haut- und Schleimhautflora des Patienten (sonst „eindeutige" Befunde mit einem falschen Keim und evtl. ein Antibiogramm mit wirkungsloser, nebenwirkungsreicher Behandlung)

- Materialgewinnung mittels Tupfer ist immer schlechter geeignet als direktes Material (Keime haften schlechter am Tupfergewebe und können durch das Tupfermaterial geschädigt werden)
- Entnahme einer ausreichenden Materialmenge
- sorgfältige Kennzeichnung des Materials (S. 612)
- Verwenden geeigneter Transportgefäße, d. h. es muss den mikrobiologischen Anforderungen entsprechen

(meist ein steriles, flüssigkeitsdichtes Gefäß, evtl. mit geeignetem Transportmedium, s. **Tab. 24.1**)
- Aufbewahrungshinweise und Transportzeiten müssen beachtet werden (sonst kann das Material schnell wertlos werden und bei Verarbeitung nicht aussagekräftige Befunde liefern)
- bei außerhäusigen Transporten müssen gesetzliche Beförderungsbestimmungen eingehalten werden (Rückfrage im Labor)

24.2 Situation des Patienten

24.2.1 Situation des (Risiko-) Patienten bei Krankenhausaufnahme

Bei Menschen mit Risikofaktoren und bei reduzierter Immunabwehr können multiresistente Keime, wie MRSA, eine vitale Bedrohung darstellen. Im Krankenhaus existiert die Gefahr eines Reservoirs erkannter und unerkannter, meist mit multiresistenten Mikroben nasal besiedelter oder infizierter Patienten. Dazu kommen solche MRSA-Träger, die noch von früheren Krankenhausaufenthalten kolonisiert oder infiziert geblieben sind und unerkannt wiederaufgenommen werden.

Daher führen immer mehr Krankenhäuser bei Risikopatienten sofort auf der jeweiligen Aufnahmestation ein Screening auf MRSA-Besiedlung durch. Die Mitarbeiter nehmen einen Abstrich nasal und von evtl. Wunden vor. Bis zum MRSA-negativen Ergebnis werden die Patienten im Einzelzimmer isoliert oder werden einer Kontaktisolierung unterzogen.

▶ **MERKE** Aufnahmescreening heißt Abstrichuntersuchung mit
- einem Tupfer (mit NaCl 0,9 % befeuchtet) in beide Nasenlöcher sowie
- jeweils einem Abstrich von chronischen Wunden oder anderen Wundöffnungen.

Konsequente Standardhygiene möglichst im Einzelzimmer oder eine Kontaktisolierung wird während der Patientenbetreuung weitergeführt, bis das MRSA-negative Ergebnis vom Labor kommt. ▬

Diese Praxis kann zu Unsicherheit bei Angehörigen und Patienten führen. Sorgfältige Aufklärung ist sicher hilfreich, wenn Angehörige eines Patienten auf die unterschiedlichen Erfordernisse in der Pflege zwischen Klinik und Alten- und Pflegeheim oder ambulanter Pflege im Gespräch hingewiesen werden.

24.2.2 Information des Patienten

Gleichgültig, ob es sich um eine Probeentnahme ohne oder mit Eingriff in den Körper handelt, der Patient wird stets besser mitarbeiten, wenn er ausreichend über die Vorgehensweise und den Zweck der Untersuchung informiert wurde. Seine Angst und Ungewissheit bezüglich des Laborergebnisses darf dabei nicht vergessen werden. Lässt sein Gesundheitszustand es zu, dass er Stuhl- und Urinproben selbst entnimmt, ist eine ausführliche, am besten mündliche und schriftliche Information unerlässlich, um die Qualität der Proben zu gewährleisten.

Bei diagnostischen Eingriffen ist der Patient darüber aufzuklären, wozu dieser Eingriff dient und wie dabei verfahren wird. Das nimmt ihm ein wenig die Unsicherheit darüber, was mit ihm geschieht, und reduziert das Gefühl des Ausgeliefertseins.

24.3 Pflege- und Behandlungsplan

Je nach benötigtem Material kann die Gewinnung dem Patienten selbst bzw. seinen Betreuern übertragen werden (z. B. Stuhl, Urin). Hier ist eine dem Patienten angepasste und ausführliche Information wichtig, um so die Vorbereitung qualitativ zu verbessern.

Die Probenbeschaffung wird zudem an qualifizierte Mitarbeiter der Pflege oder des Bakteriologischen Labors delegiert, z. B. kapilläre und venöse, jedoch nicht arterielle Blutentnahmen. Auch einzelne komplikationsträchtige Eingriffe in den Körper des Menschen werden vom Arzt an kompetente Pflegende de-

legiert, so der Katheterismus der Harnblase oder eine Sekretentnahme aus der
Wundtiefe. Andere Eingriffe wie Biopsien
und Punktionen werden vom Arzt mit
Unterstützung speziell dafür ausgebildeter Mitarbeiter vorgenommen (Kap. 25).

Je nach Fragestellung werden unterschiedliche Laboruntersuchungen angeordnet. Für den Keimnachweis ist es
wichtig, ob

- das Material aus einer normalerweise
  sterilen Körperregion stammt oder
- es Kolonisationsflora enthalten kann.

Bei normalerweise sterilem Untersuchungsmaterial kann mithilfe eines mikroskopischen Präparates eine erste,
schnelle Verdachtsdiagnose bezüglich
des Mikroorganismus gestellt werden.

24.3.1 Blutkulturen

Blutkulturen sind z. B. bei Verdacht auf
eine Bakteriämie oder Sepsis (Septik-
ämie) indiziert. Sepsis ist die Beschreibung eines klinischen Bildes mit z. B. Fieber, Blutdruckabfall, Oligurie. Andere Indikationen sind Peritonitis, Meningitis,
Pneumonie und Fieber unbekannter Ursache oder bei liegendem intravasalem
Katheter (Borde 2010).

Material. Vorbereitet werden:
- Schutzhandschuhe, evtl. steril
- Lochtuch
- Hautantiseptikum (alkohol. PVP-Jod
  oder 70 % Alkohol)
- sterile Tupfer
- Blutkulturflaschen (aerob und an-
  aerob oder zwei aerobe Flaschen)
- Blutentnahmekanülen

Durchführung.
- Hände desinfizieren
- Plastikkappe von beschrifteter Blutkulturflasche entfernen, ohne Ver-
  schlussgummi zu berühren
- Verschluss desinfizieren
- Punktionsfläche mit sterilen Tupfern
  und Hautantiseptikum ausgiebig desinfizieren (wischen)
- Einwirkzeit von 1 oder 2 Min. beachten, danach zweite Desinfektion
- Punktionsstelle danach nicht mehr
  palpieren
- möglichst nicht sprechen oder husten, um Kontaminationsgefahr zu reduzieren
- nach Fehlpunktion Kanüle wechseln
- Blutentnahme bei Erwachsenen
  20 – 30 ml (bei Säuglingen und Kleinkindern 1 – 5 ml abhängig vom Pa-
  tientengewicht in Flasche mit geringerer Menge an Kulturmedium)

Wenn Blut mittels Blutentnahmekanülen
entnommen wird:

- Kanüle zwischen Blutabnahme und
  Inokulation in die Blutkulturflasche
  wechseln
- Menge in eine aerobe und anaerobe
  oder zwei aerobe Flaschen aufteilen
- nach dem Beimpfen die Flaschen
  schütteln, um gute Durchmischung
  von Blut und Kulturmedium zu gewährleisten

Die Blutentnahme für eine Blutkultur
mittels Adaptersystem ist in **Abb. 24.7**
dargestellt.

Transport/Lagerung.
- Vorrat an Flaschen in Brutschrank bei
  37 °C lagern
- gegen Abkühlung schützen
- Transport innerhalb kürzester Zeit ins
  Labor, ansonsten Lagerung je nach
  Laborangabe (einige Systeme dürfen
  nicht vorbebrütet werden)
- Belüftung der aeroben Flaschen (falls
  erforderlich) nicht auf Station, sondern im Labor unter Verwendung
  bakteriendichter Filter oder unter
  Sterilbank

Tipps und Tricks.
- ein Fieberanstieg muss nicht abgewartet werden (Just 2006)
- möglichst früh nach Auftreten von
  Fieber/Schüttelfrost abnehmen
- es lohnt sich meist, eine dritte Blutkultur nach 24 Std. zu entnehmen
- die Abnahme soll möglichst vor Beginn der Antibiotikatherapie oder
  -pause sein

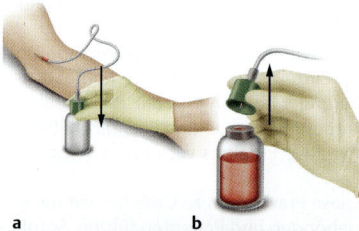
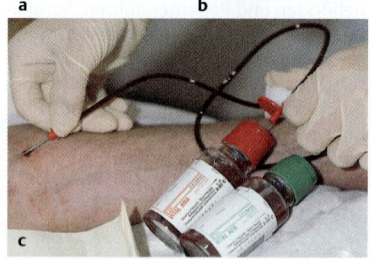

**Abb. 24.7 Blutentnahme für eine Blutkultur
mittels Adaptersystem. a** nach Desinfektion der
Haut und des Flaschenstopfens wird nach der Venenpunktion der Adapter auf die Flasche gedrückt
b nach Erreichen der gewünschten Blutmenge wird
der Adapter entfernt **c** während der Entnahme ist
auf ordnungsgemäßen Blutfluss und auf die entnommene Blutmenge zu achten.

- auch bei liegendem ZVK Blut aus peripherer Vene entnehmen
- bei Verdacht auf Katheterinfektion
  Blut aus ZVK und peripherer Vene
  entnehmen

➡ **MERKE** Keine Blutentnahme aus
zentralen Venenkathetern oder peripher-
venösen Verweilkanülen vornehmen, da
hier bereits eine Kontamination vorliegen kann. ───────

24.3.2 Gefäßkatheterspitze

Besteht der Verdacht einer Bakteriämie
aufgrund eines infizierten Venenkatheters, muss zur Sicherung der Diagnose
neben der Blutkultur auch die Venenka-
theterspitze untersucht werden.

Material. Vorbereitet werden:
- Schutzhandschuhe
- Hautantiseptikum (alkohol. PVP-Jod
  oder 70 % Alkohol)
- sterile Schere
- steriles Probenröhrchen

Durchführung.
- Schutzhandschuhe anziehen
- Einstichstelle um den Katheter mit
  Hautantiseptikum desinfizieren (zum
  Schutz vor Kontamination des Kathe-
  ters durch Hautflora beim Herauszie-
  hen)
- Verdunstung des Präparates abwarten
  (Kontakt mit Desinfektionsmittelres-
  ten verfälscht Ergebnis!)
- ggf. Hautschorf entfernen
- Katheter vorsichtig aseptisch ziehen,
  Spitze mit steriler Schere abschneiden
  (5 cm des Katheters) und in steriles
  Probenröhrchen geben (**Abb. 24.8**).

Transport/Lagerung. In sterilem Probenröhrchen wird die Katheterspitze sofort
ins Labor transportiert (darf nicht austrocknen).

Tipps und Tricks.
- zur Diagnosesicherung katheterassoziierter Bakteriämie ist gleichzeitig
  eine positive Blutkultur erforderlich
- Katheterspitzen nicht routinemäßig
  einschicken

24.3.3 Liquor

Infektionen des zentralen Nervensystems
(z. B. Enzephalitis, Meningitis, S. 1068)
verlaufen oft sehr rasch und nicht selten
mit tödlichem Ausgang. Daher sind Geschwindigkeit von Transport und schnelle
Bearbeitung des Untersuchungsmaterials
hier oft entscheidend.

Material. Sterile Probenröhrchen werden
vorbereitet.

Durchführung.
- Liquorpunktion nach korrekter Desinfektion der Haut bzw. nach sorgfältiger Desinfektion unter sterilen Bedin-

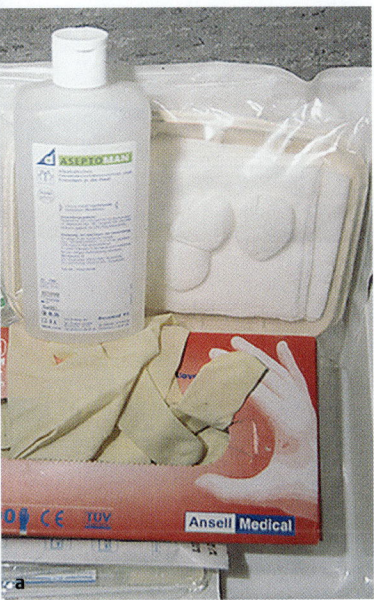
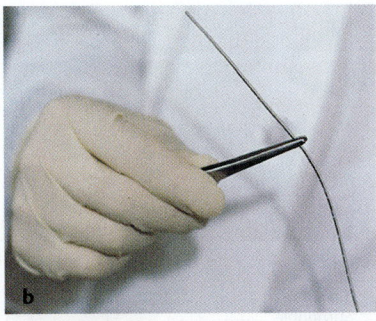
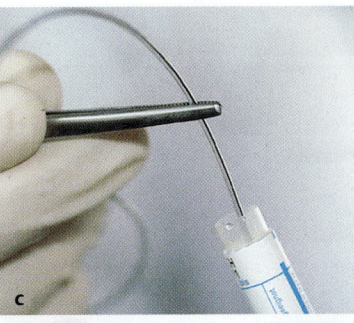
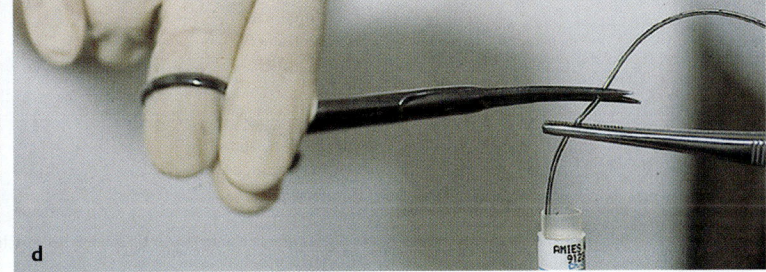

Abb. 24.8 **Katheterspitze. a** Tablett mit benötigtem Material **b** Ziehen des Katheters **c** Einführen der Katheterspitze in ein steriles Proberöhrchen **d** Abschneiden der Spitze in 5 cm Länge.

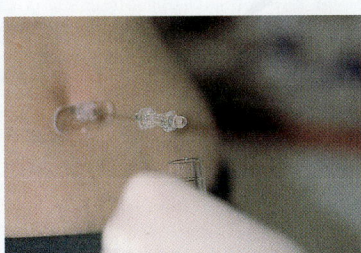
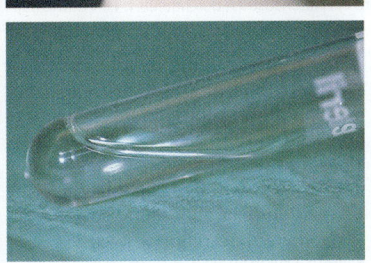

Abb. 24.9 Nach der Lumbalpunktion mit sehr sorgfältiger Desinfektion der Punktionsstelle, um Keimeinschleppungen und Kontaminationen der Probe zu vermeiden, lässt der Durchführende den Liquor in das Proberöhrchen eintropfen.

gungen aus externer Ventrikeldrainage
- 1 – 2 ml Liquor aufteilen in mind. 3 sterile Probenröhrchen, größere Volumina bei Untersuchung u. a. auf Pilze, Tb-Bakterien
- das Probenröhrchen nach Lumbalpunktion und Eintropfenlassen des Liquors (*Abb. 24.9*) sofort mit Schraubkappe dicht verschließen

Transport/Lagerung.
- so schnell wie möglich Transport ins mikrobiologische Labor
- nicht kühlen, sondern stehen lassen bei Raumtemperatur
- falls längere Lagerung notwendig, Teil des Liquors in Blutkulturflasche und in Brutschrank geben

Tipps und Tricks. Damit empfindliche bakterielle Mikroben (Meningokokken, Pneumokokken) nicht absterben, soll der Liquor möglichst sofort körperwarm ins Labor gebracht werden (ggf. telefonisch ankündigen). Je nach Entfernung ist ein Thermobehälter erforderlich.

24.3.4 Pleura-, Perikard-, Synovial-, Peritoneal-Flüssigkeit

Material. Zur mikrobiologischen Diagnostik von Pleura-, Perikard-, Synovial- oder Peritoneal-Flüssigkeit werden sterile Probenröhrchen vorbereitet.

Durchführung.
- Punktion nach sorgfältiger Hautdesinfektion
- gewonnenes Material in steriles Probenröhrchen füllen (2 – 5 ml ausreichend in Röhrchen; größere Volumina bei Untersuchung auf Tb-Bakterien)

Transport/Lagerung.
- Materialien nicht kühlen
- sehr geringe Mengen beimpfen in vorgewärmter Blutkulturflasche (Erwärmungsgerät für Bluttransfusionen)
- falls längere Lagerung notwendig: Teil des Materials in Blutkulturflasche und

(je nach Laborangabe) in Brutschrank geben

Tipps und Tricks. Die Abnahme von Sekret ist einem Abstrich vorzuziehen.

24.3.5 Respirationstrakt

Nasenabstrich

Abstriche der Nase/des Rachens zum Screening auf MRSA sind bei Patienten mit Risikofaktoren bei Krankenhausaufnahme angebracht. Die bevorzugt in der vorderen Nasenhöhle siedelnden Staphylococcus aureus gelangen durch unbedachten Hand-Gesichts-Haar-Kontakt auf die Hände und werden durch mangelnde Händehygiene verbreitet.

Material. Vorbereitet werden:
- Abstrichtupfer
- steriles NaCl 0,9 %

Durchführung. Die Durchführung eines Nasenabstrichs ist in *Abb. 24.10* dargestellt.

Transport/Lagerung.
- Röhrchen mit Transportmedium
- Lagerung im Kühlschrank bis zum schnellstmöglichen Transport ins Labor

Tipps und Tricks.
- Abstrich möglichst lange nach letzter Säuberung
- mit NaCl 0,9 % angefeuchtetem Tupfer nicht tief (1 – 2 cm) in die Nase einführen, da z. B. der Erreger S. aureus bevorzugt in vorderer Nasenhöhle siedelt

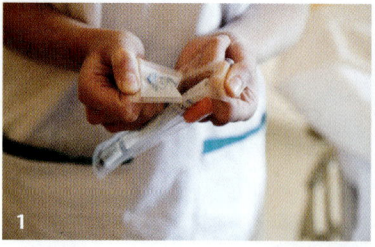
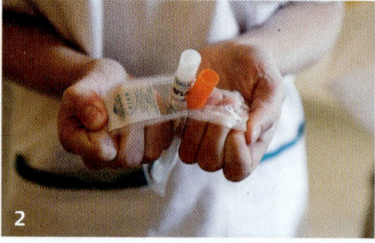
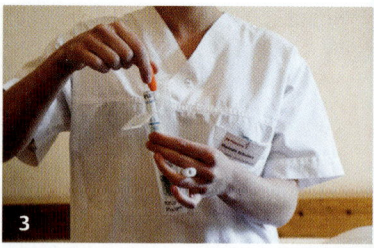

Abstrichtupfer mit Transportmedium wird korrekt geöffnet (peel-off) und entnommen.

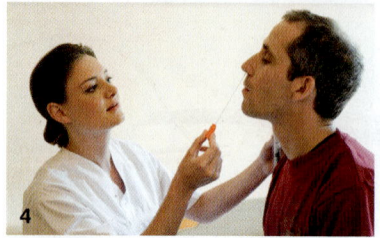
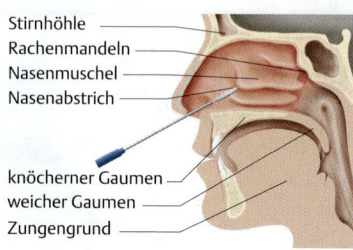
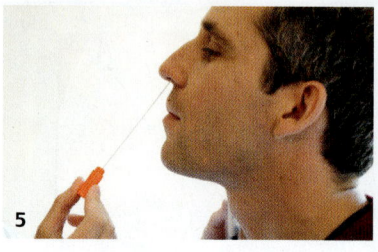

Stirnhöhle
Rachenmandeln
Nasenmuschel
Nasenabstrich

knöcherner Gaumen
weicher Gaumen
Zungengrund

Zum Nasenabstrich den mit NaCl 0,9 % befeuchteten Tupfer mit leichter Drehung bis zur Nasenmuschel vorschieben, einige Male gegen die Nasenwand drehen und herausziehen; Wiederholung mit gleichem Tuper im nächsten Nasenloch.

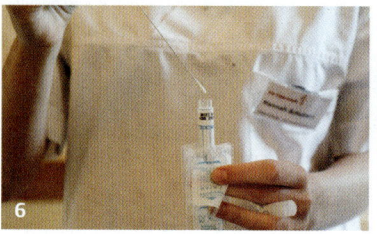
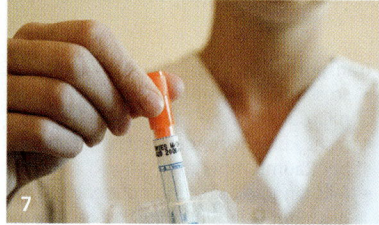
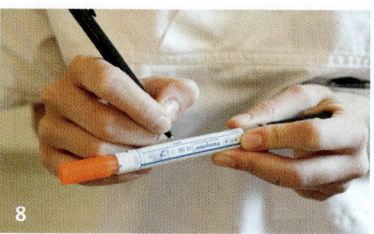

Tupfer in Transportmedium geben (non-touch), dieses verschließen und abschließend beschriften.

Abb. 24.10 Zum Nachweis von Keimträgertum (Staphylococcus aureus oder methicillinresistente S. aureus) wird ein Nasenabstrich durchgeführt. Ein Abstrichtupfer reicht für beide Nasenhöhlen aus.

Nasennebenhöhlen
Material. Vorbereitet wird ein steriles Probenröhrchen.
Durchführung. Punktion der Nebenhöhlen und Aspiration von Sekret (so viel wie möglich), evtl. Spülen mit Ringer-Lösung.
Transport/Lagerung. Probenröhrchen umgehend ins Labor bringen oder Sekret in Transportmedium geben.

Rachenabstrich
Die Entnahme ist z. B. zum MRSA-Screening indiziert und erfolgt mit Zungenspatel.
Material. Vorbereitet werden Abstrichtupfer.
Durchführung. Das Material von entzündeten bzw. sekretbedeckten Regionen der hinteren Rachenwand, des Gaumens und der Tonsillen, z. B. bei eitriger Angina zum Nachweis von A-Streptokokken, mit drehender oder kräftig streichender Bewegung des Tupfers entnehmen. Mit

Abstrichtupfer entzündete Region oder Rachenring abstreichen (**Abb. 24.11**), evtl. zweiten Abstrichtupfer für normalen Schleimhautabstrich. Aus Tonsillenkrypten Probe vorsichtig unter Drehen des Tupfers entnehmen. Dabei Berührung mit gesund erscheinender Schleimhaut und Speichel vermeiden (physiologische Keimbesiedlung).

Transport/Lagerung. Kühlschranklagerung bis zum schnellstmöglichen Transport ins Labor.
Tipps und Tricks.
- 6 Std. vor der Materialentnahme nicht mehr gurgeln oder Mund spülen (Abnahme am besten morgens)
- kein Sprühanästhetikum verwenden, da durch die Trägersubstanz (Alkohol)

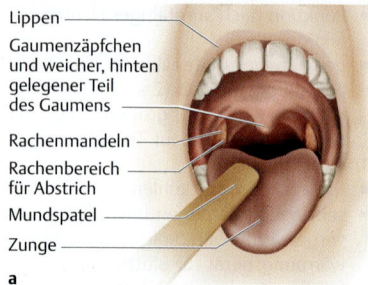

Lippen
Gaumenzäpfchen und weicher, hinten gelegener Teil des Gaumens
Rachenmandeln
Rachenbereich für Abstrich
Mundspatel
Zunge

a

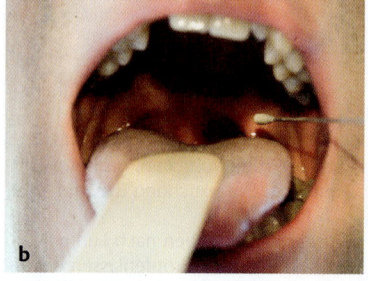

b

Abb. 24.11 Rachenabstrich. Rachen (Rachenmandeln = Tonsillen und Rachenhinterwand) unter drehenden Bewegungen und Aufwendung von Druck abstreichen.

das Ergebnis der mikrobiologischen Kultur verfälscht werden kann

Sputum
Material. Vorbereitet werden:
- steriles Probengefäß
- Zellstoff

Durchführung.
- wenn möglich, vorher mehrfach Mund spülen lassen mit Leitungswasser
- respiratorisches Sekret aus Bronchialsystem hochhusten und in steriles Behältnis expektorieren lassen (> 1 ml)

Transport/Lagerung.
- Untersuchung innerhalb von 4 Std. ist dringend anzustreben
- im Kühlschrank (4 °C) Zwischenlagerung, bei längerer Transportzeit Kühllagerung

Tipps und Tricks.
- Abgabe sinnvoll unter Aufsicht
- am besten ist Nüchternsputum geeignet
- Auswurf kann durch Inhalation von NaCl (3 – 10 %) provoziert werden
- Spucke oder Speichel ist kein Sputum!

> **MERKE** Speichel ist für mikrobiologisch-diagnostische Zwecke unbrauchbar!

Trachealsekret
Trachealsekret kann auf drei Arten gewonnen werden:
1. nasotracheale bzw. pharyngotracheale Absaugung (**Abb. 24.12**)
2. bronchoskopische Absaugung und bronchoalveoläre Lavage (BAL) (d. h. ein alveolärer Auswaschvorgang) oder geschützte Bürste
3. transtracheale Aspiration

Dabei wird jeweils so viel Sekret wie möglich abgesaugt bzw. aspiriert (BAL: 40 – 80 ml).

Transport/Lagerung. Siehe Sputum.

24.3.6 Uringewinnung zur bakteriellen Diagnostik
Bei Harnwegsinfektionen wird der Urin auf bakterielle Mikroorganismen untersucht. Am besten eignet sich der erste Morgenurin, i. d. R. der sogenannte Mittelstrahlurin, bei Frauen evtl. durch Katheterisierung gewonnen. Da das Risiko einer iatrogenen Infektion besteht, sollte eine Katheterisierung nur unter strenger Indikation (z. B. bei einer bestehenden Kontraindikation für eine Blasenpunktion) und sterilen Kautelen durchgeführt werden.

Eine suprapubische Blasenpunktion durch den Arzt sollte immer dann durchgeführt werden, wenn das bakteriologische Ergebnis des Mittelstrahlurins nicht zweifelsfrei ist. Kontraindikationen für diese Punktion sind:
- Blutungsneigung
- eitrige Harnwegsinfektion
- Voroperation im Unterbauch
- Verdacht auf Tumor

Darüber hinaus ist die Methode problemlos durchzuführen.

Bei Kindern werden zur Uringewinnung Einmal-Plastikklebebeutel verwendet. Der Morgenurin ist am besten geeignet, die letzte Miktion sollte mehr als 3 Stunden zurückliegen.

Mittelstrahlurin
Mittelstrahlurin ist einfach zu gewinnen, er ist jedoch auch sehr anfällig für Kontaminationen. Je nach klinikinternem Standard zur sachgerechten Gewinnung von Mittelstrahlurin wird die Umgebung der Harnröhrenöffnung (periurethrales Gebiet) speziell gereinigt oder nicht, jedoch die Entnahmetechnik streng beachtet. Davon hängt die Aussagekraft des Ergebnisses ab.

Materialien. Vorbereitet werden:
- Urinaufnahmegefäß (sauberes Steckbecken)
- Schutzhandschuhe
- verschlossener steriler Urinbecher oder Tauchnährboden (**Abb. 24.13**)

Durchführung.
- Harnröhre zum Urinlassen steril darstellen

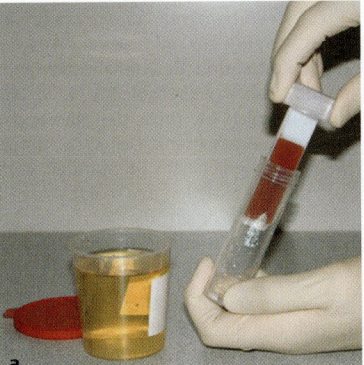
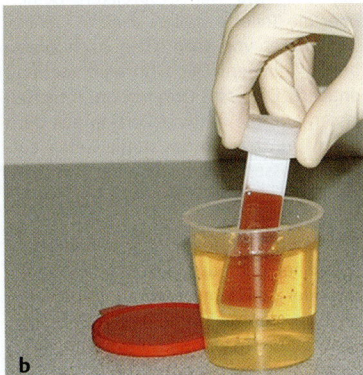
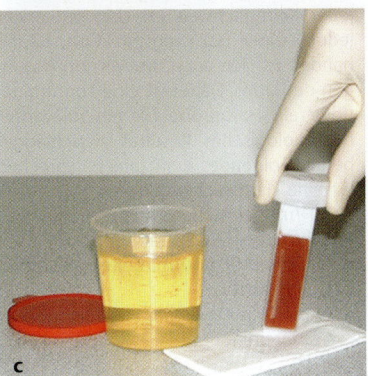
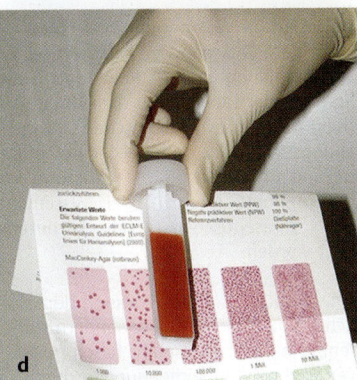

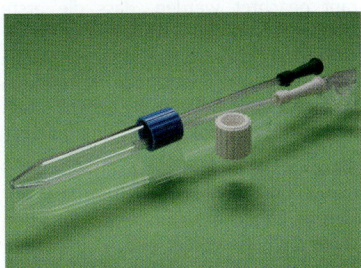

Abb. 24.12 Gefäß für BAL/endotracheal abgesaugtes Material.

Abb. 24.13 **Durchführung des Uricult-Tests. a** Deckel mit Eintauchnährboden unter aseptischen Bedingungen von sterilem Untersuchungsröhrchen abschrauben **b** Uricult-Nährmediumträger in die frisch gelassene Urinprobe eintauchen bis die Agaroberflächen vollständig bedeckt sind **c** überflüssigen Urin abtropfen lassen und mit saugfähigem Papier abtupfen **d** Uricult-Nährmedium mit den Musterbildern vergleichen, um die Kolonienzahl zu ermitteln.

- erste Milliliter verwerfen, ohne Unterbrechung steriles Gefäß füllen (5 – 10 ml)

Tipps und Tricks. Eine spezielle Reinigung der Umgebung der Harnröhrenöffnung scheint das Ergebnis nicht zu verbessern. Es wird von manchen Autoren noch empfohlen (Groß 2006), von anderen nicht mehr für erforderlich gehalten (Just 2006). Wesentlich ist, die vom jeweiligen Labor geforderte Entnahmetechnik genau zu erklären.

Anleitung für die kooperationsfähige, selbstständige Frau

Die Gewinnung von Mittelstrahlurin erfolgt nach dem Duschen, nach einer Genitalspülung oder mechanischen Reinigung des äußeren weiblichen Genitals mit Einmalwaschlappen und Spreizen der Labien (kein Desinfektionsmittel verwenden). Dabei ist auf eine ausführliche und sensible Information und Erläuterung der medizinischen Notwendigkeit dieser Reinigung zu achten, da es sich um einen Eingriff in die Intimsphäre der Patientin handelt.

Zur Reinigung und Urinabgabe soll sich die Frau mit gespreizten Beinen über die Toilette stellen. Äußere Genitalien immer von vorn oben nach hinten reinigen! Der Urin wird stehend entleert. Die erste Urinportion abfließen lassen und die mittlere Portion aus dem freien Urinstrahl in das sterile Gefäß auffangen lassen. Dabei sollte der Urin kontaminierte Schamhaare nicht berühren.

➤ **MERKE** Keine Schleimhautantiseptik bei Reinigung des äußeren Genitals oder der Harnröhrenmündung anwenden, der bakteriologischer Befund könnte durch Desinfektionsmittel verfälscht werden!

Anleitung für die eher immobile Frau

Nach dem Duschen der Patientin, einer Genitalspülung oder Reinigung mit Spreizen der Labien kann die Uringewinnung auf dem gynäkologischen Untersuchungsstuhl oder mithilfe der Bettpfanne und pflegerischer Unterstützung im Patientenbett erfolgen. Bei Misslingen muss in aseptischer Technik katheterisiert werden.

➤ **MERKE** Beim Trocknen der Schleimhaut nicht reiben, sondern tupfen. Es besteht die Gefahr falsch positiver Erythrozytenbeimengungen durch Mikroblutungen.

Reinigungs-Anleitung für den Mann

Zunächst wird das Präputium (Vorhaut) zurückgestreift und mit Einmalwaschlappen oder Kompressen die Eichel und die Harnröhrenmündung mit Wasser gründlich gereinigt. Beim Urinlassen werden 10 – 50 ml Urin aufgefangen, jedoch nicht die erste Portion, da sie mit Keimen aus der Harnröhre belastet sein kann.

Auch bei einer Untersuchung mit Eintauchnährboden (z. B. Uricult, **Abb. 24.13**) darf erst die zweite Portion des Urins steril aufgefangen und der Nährboden darin kurz eingetaucht werden.

Beschicken des Eintauchnährbodens und Resistenzprüfung

Im Urin vorhandene Bakterien bleiben auf dem Objektträger, der gleichzeitig als Nährbodenträger auf beiden Seiten mit einer Agarschicht überzogen ist, haften. Sie wachsen während der Inkubation zu makroskopisch sichtbaren Kolonien aus. Die Koloniendichte ist demnach proportional zur Bakterienkonzentration im Urin. Das Vorgehen zeigt **Abb. 24.13**.

Die so vorbereitete Trägereinheit wird ohne Verzug zur Inkubation, Auswertung, Kultur und Resistenzbestimmung an das Labor weitergeleitet. Falls dies nicht möglich ist, muss der Nährboden in einem Brutschrank bei 37 °C aufbewahrt werden. Nach 24 Stunden kann ggf. durch Auszählen der makroskopisch sichtbaren Kolonien die Keimzahl bestimmt und die Kultur anschließend im Kühlschrank zwischengelagert werden.

Infektionsrelevante Keimzahlen

Urin in der Blase ist physiologisch steril. Auch Blasenpunktionsurin ist, wenn keine Infektion vorliegt, steril. Nicht jeder Keimnachweis im Urin entspricht jedoch einer Harnwegsinfektion, häufig handelt es sich auch um Verunreinigungen des Urins. Daher ist eine kontaminationsfreie Harnprobe für ein relevantes bakteriologisches Resultat ausschlaggebend. Folgende Keimzahlen sprechen für eine Harnwegsinfektion:

- 10^3/ml bei Katheterurin
- 10^5/ml bei Mittelstrahlurin
- 10 000 – 100 000/ml gelten als kontrollbedürftig
- unter 10 000/ml sind Hinweis für eine Verunreinigung

➤ **MERKE** Der alleinige Nachweis von Bakterien ohne Leukozyturie ist häufig auf eine Verunreinigung zurückzuführen.

Katheterurin (transurethral oder suprapubisch)

Material. Vorbereitet werden:
- Hautantiseptikum (70 % Alkohol)
- 10 ml-Spritze
- Kanüle
- steriles Probenröhrchen

Durchführung.
- Punktionsstelle am Dränagesystem desinfizieren und Urin aseptisch mit Spritze und evtl. Kanüle entnehmen (5 – 10 ml). Es existieren Urinbeutel mit nadelfreier Probeentnahmestelle.
- Wirkstoff abtrocknen lassen.
- keine Diskonnektion vornehmen.
- Urin nicht dem Urinbeutel entnehmen.

Transport/Lagerung. Die Urinprobe sollte möglichst sofort untersucht werden oder sofort nach Abnahme in den Kühlschrank gestellt werden.

Tipps und Tricks.
- Katheterisierung nur zur mikrobiologischen Diagnostik ist nicht indiziert (auch nicht bei der Frau), da Gefahr der Keimeinschleppung besteht!
- Eintauchnährböden sind nicht sinnvoll, da auch Entzündungsparameter beurteilt werden sollen.

➤ **MERKE** Niemals Urin dem Sammelbeutel entnehmen! Wenn nötig, Urin stauen; Ableitungsschlauch ca. 3 – 5 cm distal von der Punktionsstelle abklemmen. Keine Diskonnektion der Verbindung Katheter-Ableitungsschlauch vornehmen!

Einmalkatheterurin

Zur Vorbereitung und Durchführung des Einmalkatheterismus s. S. 357. Da es aus Fertigungsgründen nicht möglich ist, ein Gel (Gleitmittel Endosgel oder Instillagel) ohne antimikrobiell wirksamen Konservierungsstoff- und Desinfektionsmittelzusatz herzustellen (z. B. Chlorhexidin), muss bei einer diagnostischen Urinabnahme durch Einmalkatheterismus darauf geachtet werden, dass die erste Urinprobe verworfen wird. Erst die zweite Portion Urin wird in eine sterile Schale gegeben und damit der Nährboden beimpft. Sonst besteht die Gefahr falsch negativer bakteriologischer Ergebnisse.

Blasenpunktionsurin

Blasenpunktionsurin ist indiziert zur Abklärung fraglicher Befunde. Zur Punktion sollte die Blase gefüllt sein.

Materialien. Vorbereitet werden:
- Hautantiseptikum
- 10 ml-Spritze
- Kanüle

- steriles Probenröhrchen oder Tauchnährboden

Durchführung. Nach der Hautdesinfektion führt der Arzt die suprapubische Punktion der Blase durch. Für die Urinprobe werden 5 – 10 ml benötigt. Der gewonnene Urin aus der Spritze wird in ein steriles Uringefäß gespritzt oder sofort tropfenweise über beide Seiten des Nährbodens (z. B. Uricult) verteilt.

Transport/Lagerung. Die Urinprobe sollte möglichst sofort untersucht werden oder sofort nach Abnahme in den Kühlschrank gestellt werden.

24.3.7 Urethralabstrich/Vaginalabstrich

In der Gynäkologie und Geburtshilfe dient der Vaginalabstrich der Feststellung der momentanen Zyklusphase bzw. hormonellen Aktivität und zur Abklärung von Scheidenentzündungen, z. B. Vaginalsoor und Krebserkrankungen.

Urethralabstrich

Materialien. Vorbereitet werden:
- frische Waschlappen oder einige Mullkompressen
- Flüssigseife
- steriles Abstrichröhrchen

Durchführung.
- Harnröhrenöffnung (Orificium urethrae externa) mit Wasser und Seife reinigen und mit sterilen Tupfer vorsichtig tupfend abtrocknen.
- Mit 0,9 % NaCl feuchten Abstrichtupfer ca. 2 (– 5) cm tief einbringen und durch Drehen zellhaltiges Material gewinnen.

Transport/Lagerung. Abstrichtupfer umgehend zur Untersuchung bringen.

Tipps und Tricks. Urethraabstrich mind. 4 Std. nach der letzten Miktion abnehmen.

Vaginalabstrich

Materialien. Vorbereitet werden:
- frische Waschlappen oder einige Mullkompressen
- Flüssigseife
- sterile Tupfer
- steriles Abstrichröhrchen

Durchführung.
- Vulva mit Wasser und Seife reinigen und mit sterilem Tupfer abtrocknen.
- Möglichst unter Spekulumeinstellung Scheidenwand abstreichen.

Transport/Lagerung. Umgehend zur Untersuchung bringen, Lagerung bei 4 °C (Kühlschrank).

Tipps und Tricks. Ein vaginaler Abstrich auf MRSA ist aussagekräftig.

24.3.8 Gastrointestinaltrakt

Duodenalsaft/Galle

Mikroorganismen, die den oberen Dünndarm befallen, lassen sich auch in Erbrochenem oder in Duodenalsekret nachweisen.

Materialien. Vorbereitet werden sterile Probenröhrchen.

Durchführung. Nach Duodenalsondierung wird so viel Galle wie möglich aspiriert.

Transport/Lagerung.
- Proben in sterilen Probenröhrchen zur sofortigen Untersuchung bringen.
- Zum Nachweis von Lamblien sofort nach Entnahme in der Klinik ein (ungefärbtes) Objektträgerpräparat mikroskopieren oder innerhalb von 20 Min. ins mikrobiologische Labor bringen.

Stuhluntersuchungen

Stuhluntersuchungen werden z. B. bei Verdacht auf Enteritis (Darminfektion) durch Salmonellen, Shigellen und Rotaviren angeordnet. Zum Nachweis darmpathogener Mikroben sollte, wenn möglich, eine Stuhlprobe entnommen werden. Nützlich ist eine vorherige schriftliche Information des Patienten (*Abb. 24.14*).

Stuhlprobe

Materialien. Vorbereitet wird ein steriles Transportgefäß mit im Verschluss integrierten Löffelchen.

Durchführung.
- Stuhl in sauberes Gefäß absetzen, z. B. Bettpfanne (ohne Urinbeimengung).
- Probe mittels Spatel in ein Stuhlröhrchen übertragen (etwa bohnengroße Portion bzw. 1 ml dünnflüssiges Material).

Transport/Lagerung.
- Probe sollte am besten sofort untersucht werden, ansonsten bei 4 °C (Kühlschrank) lagern.
- Bei V. a. Amöben oder Lamblien körperwarmen Stuhl unverzüglich einsenden (muss innerhalb von 20 Min. mikroskopiert werden).

Tipps und Tricks. Hilfe für ambulante Patienten zum Auffangen des Stuhls im WC-Becken kann ein sauberer Margarinebecher oder eine abgeschnittene Milchpackung (Tetrapack) sein.

Rektalabstrich

Ein Rektalabstrich ist z. B. indiziert zum Nachweis von MRSA oder VRE oder wenn die Entnahme einer Stuhlprobe nicht möglich ist.

Materialien. Vorbereitet werden:
- Abstrichtupfer
- NaCl 0,9 %

Durchführung. Der angefeuchtete Abstrichtupfer wird vorsichtig 3 – 5 cm hin-

---

Bei Ihnen soll zur Klärung einer Darminfektion eine mikrobiologische Untersuchung auf Durchfallerreger erfolgen. Dazu sind Stuhlproben am besten geeignet.
Zum Erreichen eines möglichst korrekten Untersuchungsergebnisses ist Ihre Mithilfe sehr wichtig!

1. Proben sammeln

Nach Entleeren der Harnblase setzen Sie bitte den Stuhl in ein sauberes Gefäß (z. B. Bettpfanne) oder in die trockene, mit Papier ausgelegte Toilette ab. Eine Kontamination (Verunreinigung) der Stuhlprobe mit Urin oder Reinigungsmittel ist unbedingt zu vermeiden. Entnehmen Sie bitte mit dem Löffelchen des Transportgefäßes an mindestens drei verschiedenen Stellen eine Stuhlprobe. Wenn Sie Beimengungen von Blut, Schleim oder Eiter feststellen, entnehmen Sie bevorzugt an diesen Stellen Proben. Füllen Sie das kleinere Röhrchen bis zu einem Drittel, bei flüssigem Stuhl genügen 2–3 ml (10–15 Löffelchen).

2. Probenkennzeichnung

Drehen Sie nach der Entnahme den Schraubverschluss fest zu, beschriften Sie das Etikett mit Ihrem Namen, Vornamen und Geburtsdatum und kleben es auf das Röhrchen. Stecken Sie bitte das gefüllte Stuhlröhrchen in den Versandbehälter. Auf dem Begleitschein neben Ihrem Namen bitte Datum und Uhrzeit der Probenentnahme vermerken.

3. Lagerung und Transport

Bei sofortigem Transport ins Labor genügt Raumtemperatur.
Bei längerem Transport bzw. Lagerungszeit länger als 2 Stunden: Kühlschranklagerung.
Probe mit dem Untersuchungsauftrag je nach Absprache mit der Pflegeperson oder dem Arzt:
1. in die Praxis bringen;
2. persönlich im Labor abgeben;
3. Probenversand per Briefpost.
Nutzen Sie dann bitte das spezielle Versandgefäß, es enthält ein spezielles Transportmedium.

Abb. 24.14 Patienteninformation zur Stuhlentnahme und Untersuchung.

ter den Analsphinkter eingeführt und die Darmwand ringsum abgestrichen.

Transport/Lagerung.

- Abstrichtupfer ins Transportmedium einbringen.
- Lagerung im Kühlschrank bis zum möglichst schnellen Transport ins Labor.

24.3.9 Wundsekrete, Punktate und Biopsiematerial

Eiter, Abszesspunktat, Wundsekret

Materialien. Vorbereitet werden:

- Hautantiseptikum
- 10 ml-Spritze
- (Knopf-)Kanüle

Durchführung. Nach der Desinfektion der Haut wird der Eiterherd punktiert und in sterile Spritze aspiriert. Es gilt so viel wie möglich zu aspirieren, denn durch Punktion gewonnenes Material ist besser geeignet als Abstriche!

Transport/Lagerung. Das Material wird in ein steriles Röhrchen gespritzt und unverzüglich ins Labor gebracht.

Tipps und Tricks.

- Möglichst vor der chirurgischen Eröffnung punktieren.
- Bei V. a. Tetanus oder Gasbrand Gewebebiopsie entnehmen (keine Abstriche!).

PRAXISTIPP Tupferabstriche enthalten oft zu wenig Material und sollten, insbesondere bei Abszessen oder tiefen Wundinfektionen, nach Möglichkeit durch Alternativverfahren wie Gewebsbiopsien ersetzt werden. Abstriche enthalten eher Umgebungskeime, Eiter hingegen enthält neben Leukozyten und eingeschmolzenem Gewebe v. a. die verursachenden Mikroorganismen. ———

Offene Ulzera

Materialien. Vorbereitet werden:

- sterile Abstrichtupfer
- steriler scharfer Löffel

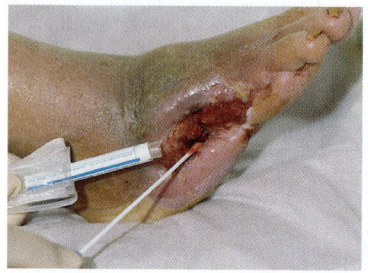

Abb. 24.15 Entnahme von Wundmaterial mit einem Abstrichtupfer nach Entfernen von Wundbelägen.

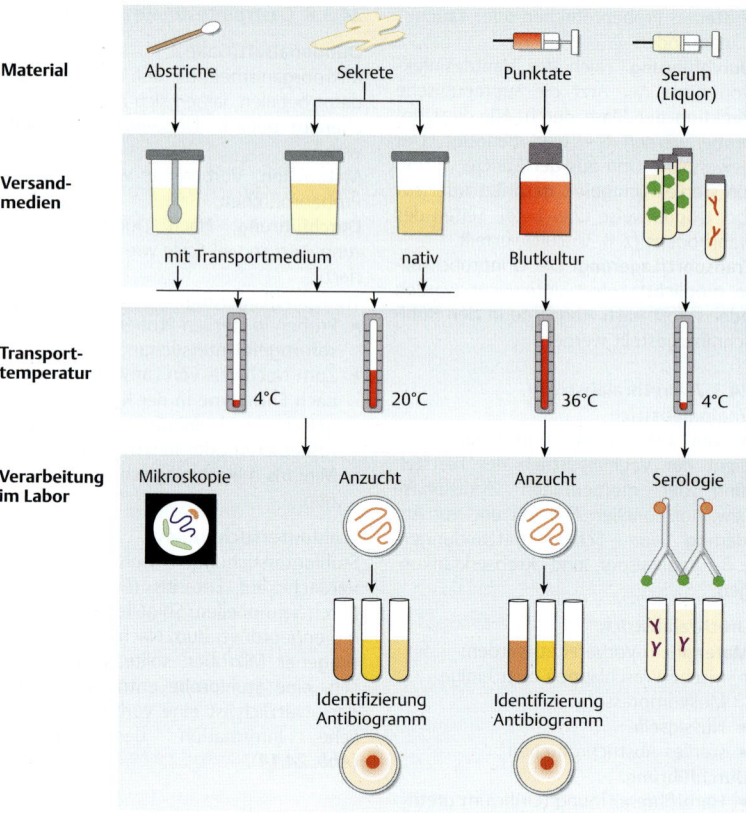

Material	Abstriche	Sekrete	Punktate	Serum (Liquor)
Versandmedien	mit Transportmedium	nativ	Blutkultur	
Transporttemperatur	4°C	20°C	36°C	4°C
Verarbeitung im Labor	Mikroskopie	Anzucht → Identifizierung Antibiogramm	Anzucht → Identifizierung Antibiogramm	Serologie

Abb. 24.16 Überblick über mikrobiologische Untersuchungsmaterialien und ihre Verarbeitung im Labor (Miksitis u. Hahn 2004).

- Skalpell oder 10 ml-Spritze mit (Knopf-)Kanüle
- steriles Röhrchen

Durchführung.

- Wenn möglich Eiter aspirieren mit Spritze (so viel wie möglich).
- Bei wenig Sekret Material nach Entfernen von Belägen (ohne Hautdesinfektion) aus der Tiefe der Wunde entnehmen (*Abb. 24.15*).
- Gewebe vom Wundrand exzidieren oder mit sterilem Tupfer Abstrich vom Wundrand entnehmen.

Transport/Lagerung.

- Lagerung bis zum Transport ins Labor im Kühlschrank.
- Abstrichtupfer in Transportmedium lagern bei Zimmertemperatur.

Tipps und Tricks. Exzidiertes Gewebe siehe Biopsiematerial.

Biopsiematerial

Häufig ist eine Biopsie die einzige Möglichkeit, um eine tiefe Mykose nachzuweisen (AIDS-Patienten).

Materialien. Vorbereitet werden:

- Hautantiseptikum
- Skalpell
- Verbandset mit Pinzette
- steriles Probenröhrchen
- NaCl 0,9 %

Durchführung.

- Aseptisch entnommene Gewebeprobe in Röhrchen ohne Transportmedium geben (wenn möglich 1 cm³).
- Nicht in Formalin fixieren!

Transport/Lagerung. Möglichst sofortiger Transport ins Labor (Autolyse), ansonsten Lagerung bei 4 °C im Kühlschrank.

MERKE Besonders zu beachten sind die einzuhaltenden Transportzeiten, Transporttemperaturen und Versandmaterialien, da sonst das Material schnell wertlos werden kann und bei Verarbeitung nicht aussagefähige Befunde liefert (*Abb. 24.16*). ———

Lern- und Leseservice

→ Book M et al. Point-of-Care-Monitoring AINS 2010; 45: 732 – 738

→ Borde JP et al. Abnahme von Blutkulturen. DMW 2010; 135: 355 – 358

→ Deja M. Anhang zu Strategien für die Verordnung von Antibiotika in der Intensivmedizin: Standards für die mikrobiologische Diagnostik. AINS 2007; 2: 108 – 110

→ Groß U. Kurzlehrbuch Medizinische Mikrobiologie und Infektiologie. Stuttgart: Thieme; 2006

→ Just HM. Mikrobiologische Untersuchungen. Krankenhaushygiene up2-date 2006; 1: 133 – 152

→ Kappstein I. Nosokomiale Infektionen. 4 Aufl. Stuttgart: Thieme; 2009

→ Kerwat K et al. Abnahme und Transport von mikrobiologischen Proben. AINS 2011,46: 330 – 331

→ Miksitis K, Hahn H. Basiswissen Medizinische Mikrobiologie und Infektiologie. 3. Aufl. Berlin: Springer; 2004

→ Neumeister B et al. Mikrobiologische Diagnostik. 2. Aufl. Stuttgart: Thieme; 2009

→ Reilly J et al. A study of telephone screening and direct observation of surgical wound infections after discharge from hospital. Journal of Bone and Joint Surgery 2005; 87-B: 997 – 999

→ Sitzmann F. Hygiene. Berlin: Springer; 1999

→ Sitzmann F. Prävention nosokomialer Infektionen. In: Ullrich L, Stolecki D, Grünewald M, Hrsg. Intensivpflege und Anaesthesie. 2. Aufl. Stuttgart: Thieme; 2010

→ Sitzmann F. Hygiene kompakt. Bern: Huber; 2012

25 Biopsie und Punktion

Franz Sitzmann, Dietmar Stolecki

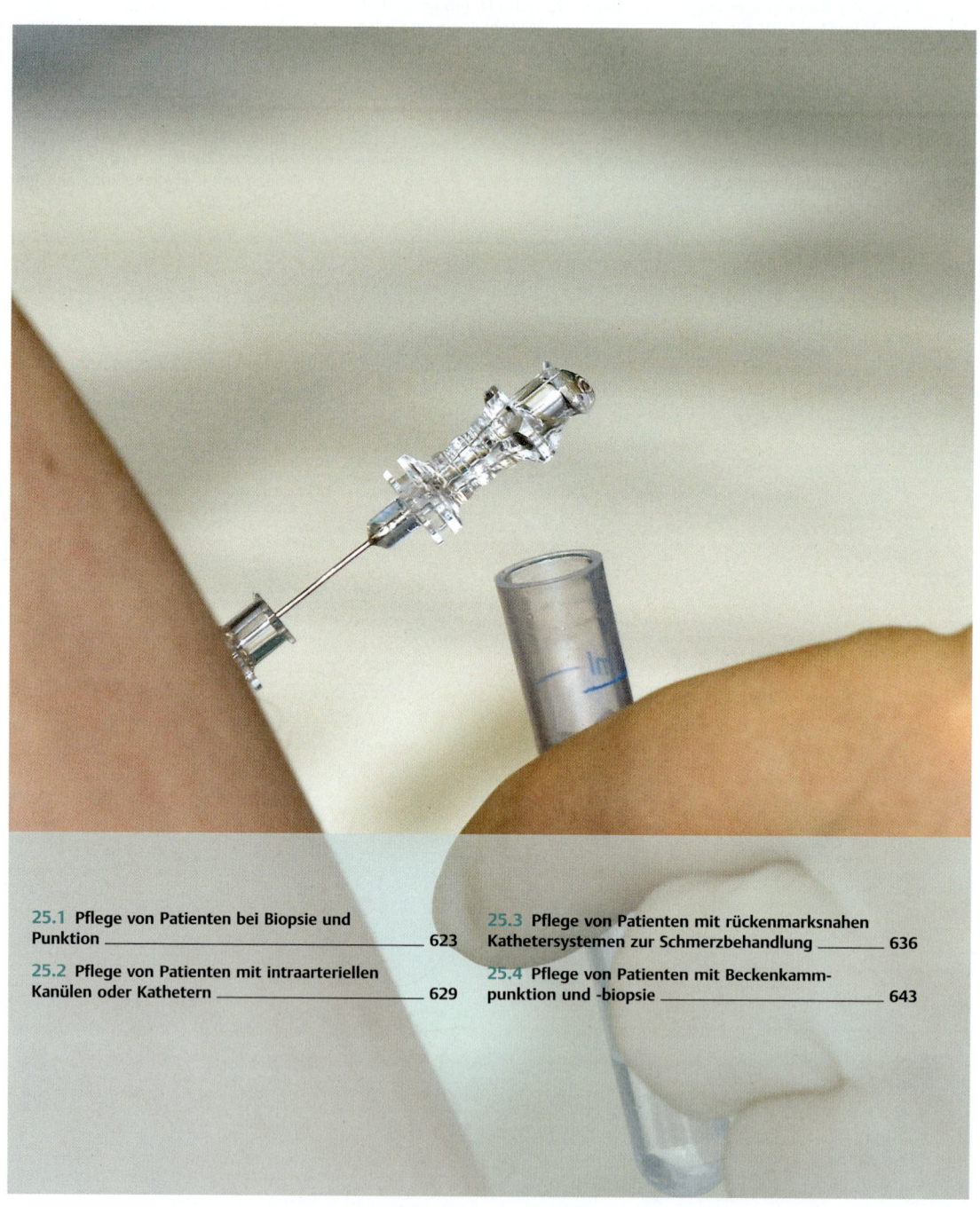

25.1 Pflege von Patienten bei Biopsie und Punktion

Franz Sitzmann

25.1.1 Grundlagen aus Pflege- und Bezugswissenschaften

! DEFINITION **Punktionen** und **Biopsien** sind invasive, d. h. eingreifende Maßnahmen. Sie erfolgen mithilfe bildgebender Verfahren oder ohne Sichtkontrolle als Blindbiopsie bzw. Blindpunktion. ____

Biopsien können mit den Steuerungsinstrumenten Ultraschall (Sonografie), Durchleuchtung (Röntgen), Endoskopie, CT (Computertomografie) oder MRT (Magnetresonanztomografie = syn. Kernspintomografie), auch in Kombinationen der Verfahren und/oder verbunden mit

Kontrastmittelgabe, durchgeführt werden.

Eine Auswahl von Punktionen/Biopsien zeigt *Abb. 25.1*. Der Zugang erfolgt je nach Lage des zu punktierenden Organs perkutan bzw. durch eine physiologische Körperöffnung.

Punktion

! DEFINITION Eine **Punktion** (lat. punctio, Einstich) ist das gezielte Setzen einer Nadel oder eines anderen spitzen Instrumentes in ein (Blut-)Gefäß, ein Organ oder einen vorgebildeten Hohlraum bzw. eine neu gebildete Höhle. Wenn dabei Gewebeflüssigkeit entnommen wird, wird diese **Punktat** genannt. ____

Eine Punktion kann mit einer Hohlnadel (Kanüle, Trokar) vorgenommen werden oder es werden, wie bei einer Akupunktur, massive Stahlnadeln ohne Lumen an bestimmte Akupunkturpunkte gesetzt. Punktiert werden Blutgefäße und Körperhohlräume wie Bauchhöhle, Gelenke, Fruchtblase, Pleuraspalt oder Lumbalsack.

! DEFINITION Als **Trokar** wird eine in einer Hülse steckende, dolchartige, starke Nadel (Mandrin) mit Griff und dreikantiger Spitze bezeichnet; die Nadel kann nach dem Einstechen in Körperhöhlen unter Zurücklassen der Hülse entfernt werden. ____

Indikation

Punktionen werden ausgeführt
- zur therapeutischen Entnahme von Flüssigkeiten (z. B. Entlastung bei der Aszitespunktion),
- zur diagnostischen Entnahme von Körperflüssigkeiten (z. B. von Liquor) und -geweben (Biopsie),
- zur Entnahme von pathologischen Ergüssen (z. B. Kniegelenkserguss),
- zum Einbringen von Diagnostika (z. B. Kontrastmittel),
- zum Einbringen von Therapeutika (z. B. zytostatische Medikamente) und Instrumenten (z. B. Punktionstracheotomie).

Wie bei jeder geplanten Operation müssen Kontraindikationen beachtet werden, z. B. kontaminierte Wunden, Infektionen, Hauterkrankungen und eiternde Hautveränderungen im Punktionsbereich.

Dränagen. Ziel einer durch Punktion eingeführten Dränage sind die perkutane Entlastung eines Flüssigkeitsverhaltes sowie dessen Ausheilung (s. Kap. 23). Anders als bei der diagnostischen Biopsie wird bei Dränagen in der Wahl des Zugangsweges darauf geachtet, dass sowohl mit größerem Kaliber gearbeitet wird und eine mehrtägige Verweildauer der Dränage gewährleistet sein muss. Dränagen können in Trokartechnik (d. h., eine Dränage wird auf einer Nadel montiert in einem Arbeitsschritt eingeführt) oder in Seldingertechnik (zunächst Punktion mit einer dünnkalibrigen Nadel und nachfolgend Einbringen der Dränage über einen Wechseldraht) durchgeführt werden.

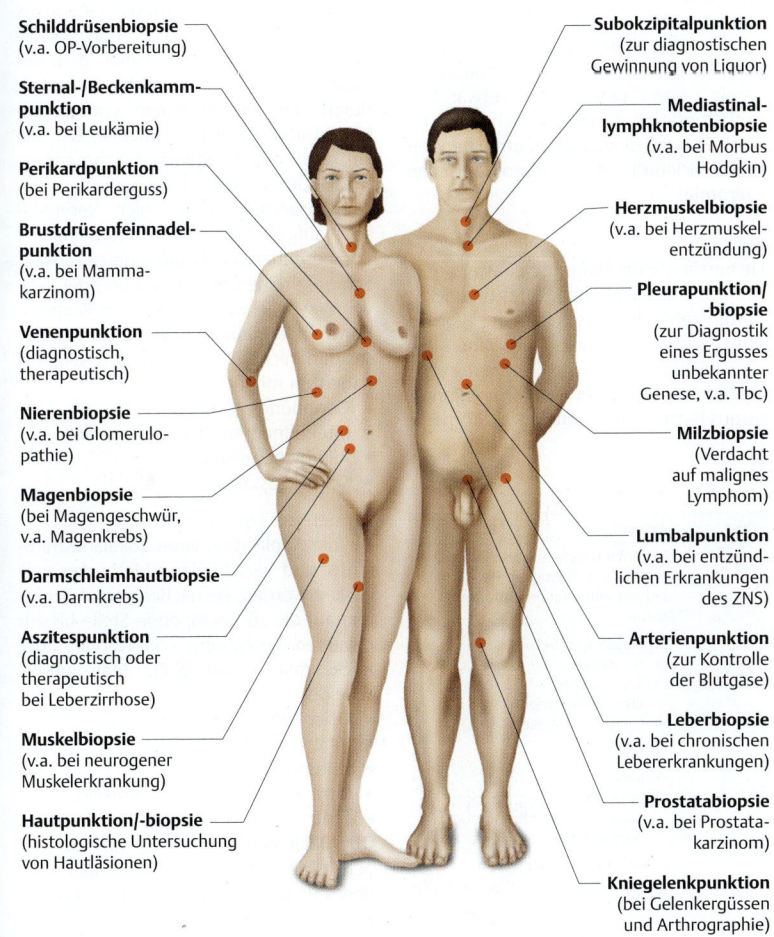

Schilddrüsenbiopsie (v.a. OP-Vorbereitung)

Sternal-/Beckenkammpunktion (v.a. bei Leukämie)

Perikardpunktion (bei Perikarderguss)

Brustdrüsenfeinnadelpunktion (v.a. bei Mammakarzinom)

Venenpunktion (diagnostisch, therapeutisch)

Nierenbiopsie (v.a. bei Glomerulopathie)

Magenbiopsie (bei Magengeschwür, v.a. Magenkrebs)

Darmschleimhautbiopsie (v.a. Darmkrebs)

Aszitespunktion (diagnostisch oder therapeutisch bei Leberzirrhose)

Muskelbiopsie (v.a. bei neurogener Muskelerkrankung)

Hautpunktion/-biopsie (histologische Untersuchung von Hautläsionen)

Subokzipitalpunktion (zur diagnostischen Gewinnung von Liquor)

Mediastinallymphknotenbiopsie (v.a. bei Morbus Hodgkin)

Herzmuskelbiopsie (v.a. bei Herzmuskelentzündung)

Pleurapunktion/-biopsie (zur Diagnostik eines Ergusses unbekannter Genese, v.a. Tbc)

Milzbiopsie (Verdacht auf malignes Lymphom)

Lumbalpunktion (v.a. bei entzündlichen Erkrankungen des ZNS)

Arterienpunktion (zur Kontrolle der Blutgase)

Leberbiopsie (v.a. bei chronischen Lebererkrankungen)

Prostatabiopsie (v.a. bei Prostatakarzinom)

Kniegelenkpunktion (bei Gelenkergüssen und Arthrographie)

Abb. 25.1 Übersicht über die wichtigsten Punktionen und Biopsien.

Punktionsmaterial

Das Punktat genannte Punktionsmaterial besteht aus Blut, Liquor, Knochenmark oder Erguss, der unter pathologischen Bedingungen entstanden ist. Solche Flüssigkeiten finden sich z. B.

- in der Pleurahöhle (bei Pleuritis),
- im Herzbeutel (bei Perikarditis),
- in zystischen Geschwülsten (z. B. Ovarialzyste),
- an allen Stellen, wo sich, insbesondere durch Bakterienwirkung, Eiter angesammelt hat (Abszess).

Beim Punktat unterscheidet man Exsudat vom Transsudat (*Tab. 25.1*):

Exsudat (lat. exsudare = ausschwitzen). Bezeichnet eine trübe Flüssigkeit, die im Rahmen einer Entzündung *(Lernhilfe: E wie entzündlich)* aus den Gefäßen tritt. Sie wird je nach den Bestandteilen bezeichnet als

- hämorrhagisch (blutig),
- fibrinös (durch Fibrinbeimengung gerinnend),
- serös (aus Serum bestehend) oder
- eitrig.

Transsudat (lat. trans = über, hinaus und sudare = [aus]schwitzen). Bezeichnet eine meist seröse Flüssigkeitsansammlung in Körperhöhlen nicht entzündlicher Genese infolge von Stauungen, z. B. bei Herzinsuffizienz, Traumen). Sie ist zell- und eiweißarm sowie fibrinogenfrei.

Biopsie

> **DEFINITION** **Biopsie** (griech.: bios = Leben; opsis = betrachten) ist die Entnahme einer Gewebeprobe zur histologischen oder zytologischen Untersuchung.

Bei einer Biopsie werden Haut-, Schleimhaut-, (Herz-)Muskel-, Lymphknoten- oder andere Gewebezylinder entnommen.

Entnahmetechniken

Biopsien können der Entnahmetechnik entsprechend bezeichnet werden als

- Lochstanzbiopsien (Trepanationsbiopsie),
- Nadel-, Feinnadelaspirationsbiopsie,
- Exzisions- (Schneide-)biopsie,
- Shavebiopsie (oberflächliches Ausschneiden zur Probeexzision),
- endoskopische Zangenbiopsie,
- Kürettage (z. B. Auskratzung bzw. Abschabung im Bereich der Gebärmutter oder Entnahme oberflächlicher Hautläsionen),
- Schwammbiopsie (Aufsaugen von Flüssigkeit mit Hilfe eines Gelatine- oder Zelluloseschwämmchens).

Weder offen noch laparoskopisch, sondern zunehmend endoluminal können inzwischen Biopsien bzw. Punktionen vorgenommen werden. Als Begriff wurde dafür NOTES geprägt, als Abkürzung für *natural orifice transluminal endoscopic surgery* (auf deutsch etwa: Eingriff/Operation durch natürliche Öffnungen). Es handelt sich dabei um eine Weiterentwicklung der laparoskopischen Chirurgie.

> 👁 **FALLBEISPIEL** Die Leberbiopsie bestätigte die Diagnose einwandfrei: Aufgrund des klinischen Bildes und der herumstehenden Flaschen in der Wohnung stellte die Notärztin die Wahrscheinlichkeits-Diagnose Ösophagusvarizenblutung bei Rainer Beck. Der Alkoholismus hatte bereits den ganzen Körper gezeichnet. Sein Gesicht war gerötet, Spider-Naevi zeichneten sich ab, die Nasolabialfalte war sehr tief. Er war stets ein eher schlanker Typ gewesen. Das Bäuchlein, das er mit sich herumtrug, wurde wohl gern als Bierbauch gedeutet, doch bereits sein Hausarzt hatte ihm erklärt, dass es sich um Aszites (Bauchwasser) handelte, Ausdruck seiner alkoholgeschädigten Leber. Auch die kleinen Brüste, die ihm gewachsen waren und die zurückgegangene Körperbehaarung waren Zeichen seiner Leberinsuffizienz. Neben anderen Untersuchungen bestätigte nach der Leberpunktion die feingewebliche Untersuchung der winzigen Leberprobe die Diagnose Leberzirrhose.

Schmerzbeeinflussung

Die meisten Biopsien können ambulant in Lokalanästhesie und milder Sedierung durchgeführt werden. Bei Kindern ist meist eine Allgemeinnarkose erforderlich.

Mit einer Lokalanästhesie (lat.: locus „Ort" und griech.: „nicht" und „Wahrnehmung") werden reversibel, d. h. vorübergehend und örtlich begrenzt, durch die gezielte Gabe von Betäubungsmitteln (Lokalanästhetika, LA), die Funktion der Erregbarkeit schmerzvermittelnder sensibler Endorgane und das Leitungsvermögen sensibler Nervenfasern aufgehoben. Es kommt dabei zur vorübergehenden Empfindungslosigkeit, Schmerzfreiheit und Hemmung der aktiven Beweglichkeit in Teilen des Körpers. **Kontraindikationen.** Eine Lokalanästhesie darf nicht durchgeführt werden bei Patienten mit

- Gerinnungsstörungen,
- Infektionen im Anästhesiegebiet,
- Allergiebereitschaft,
- Schockzustand.

Formen der Lokalanästhesie

Für die Applikation eines Lokalanästhetikums sind verschiedene Methoden entwickelt worden; sie reichen vom Aufträufeln auf die zu betäubende Stelle bis zur gezielten Betäubung von Nerven oder Rückenmark (*Abb. 25.2*). Man unterscheidet

- Oberflächenanästhesie,
- Infiltrationsanästhesie,
- Leitungsanästhesie,
- intravenöse Regionalanästhesie,
- zentrale Nervenblockaden.

Oberflächenanästhesie. Nervenendigungen in der Haut oder Schleimhaut werden durch Auftragen des LA betäubt, z. B.

Tab. 25.1 Abgrenzungen des Transsudats und Exsudats

	Transsudat	Exsudat
Ursachen	lokale und allgemeine Stauungen	bei entzündlichen Prozessen Austritt von Flüssigkeit und Zellen aus Blutgefäßen und Lymphbahnen
Beispiele	→ hämorrhagische Ergüsse bei Traumen → Stauungstranssudat bei Herzinsuffizienz → Aszites bei Leberzirrhose	im Pleuraraum bei → Pneumonie → Tuberkulose → Bronchialkarzinom → Lungenmetastasen
Aussehen	klar	getrübt
Farbe	→ gewöhnlich von seröser Beschaffenheit → hellgelb bis grünlich	→ anfangs serös → später serös-eitrig, fibrinös, hellgelb bis grünlich, blutig oder jauchig
Menge	bis zu mehreren Litern	je nach Fall unterschiedlich
spezifisches Gewicht	entspricht dem Blutplasma und ist < 1016	> 1016
Eiweißgehalt	gering, < 30 g/l	> 30 g/l, je nach Beimengungen von Zellen, Eiter

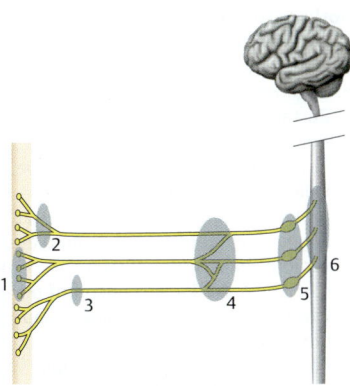

Abb. 25.2 Wirkung von Lokalanästhetika (nach Pschyrembel, 2011). Die Größe des anästhesierten Körperbereichs hängt von der erreichten Konzentration im lokalisierten Nerv ab. **1** Oberflächenanästhesie (kleines Areal), **2** Infiltrationsanästhesie (größere Fläche), **3–6** Leitungsanästhesie: periphere Leitungsanästhesie (**3–5**), z. B. als periphere Nervenblockade (**3**), Plexusanästhesie (**4**) oder Paravertebralanästhesie (**5**), zentrale Leitungsanästhesie (**6**), z. B. als Spinalanästhesie.

- auf Schleimhaut und Wunden anwendbare Salben und Sprays (z. B. Lidocain),
- auf der Haut anwendbare Pflaster oder Cremes (z. B. EMLA-Pflaster, das Lidocain und Prilocain enthält, S. 666),
- Kryoanästhesie (Kälteanästhesie, z. B. mit Chloräthylspray).

Infiltrationsanästhesie. In der zu betäubenden Fläche wird durch flächige intrakutane, subkutane oder intramuskuläre Injektion ein LA angewendet, z. B. für kleinere chirurgische Eingriffe.

Leitungsanästhesie. Bei dieser Form der Regionalanästhesie wird das LA möglichst nahe im Verlauf des zu betäubenden peripheren Nerven oder des Nervengeflechts injiziert. Mit der Leitungsanästhesie können mit kleiner Menge an LA große Gebiete anästhesiert werden, z. B. bei der Plexusanästhesie der oberen Extremität mit Ausschaltung von N. radialis, N. medianus, N. ulnaris und N. musculocutaneus für chirurgische Eingriffe an Hand und Arm.

Intravenöse Regionalanästhesie. Bei der auch Bier'sche Venenanästhesie genannten LA wird nach einer Blutleere das LA in eine Vene der nicht durchbluteten Extremität injiziert. Es handelt sich um ein Verfahren für kurze Operationen an Weichteilen von Arm oder Bein, z. B. mit Mepivacain, Bupivacain, Lidocain und Procain.

Zentrale Nervenblockaden. Das Lokalanästhetikum wird für die Spinal- und Periduralanästhesie (PDA) rückenmarksnah injiziert (s. Kap. 25.3, S. 636).

FALLBEISPIEL Tausende Soldaten wurden im Irak verwundet, 90 % haben ihre Verletzungen überlebt. Wie wird dort der Schmerz bei Verwundung der Extremitäten behandelt? Seit 2003 versuchen es die Ärzte nicht allein mit Morphium, sondern mit regionaler Anästhesie – möglichst an „Ort und Stelle" – nahe an der Verwundung und gefolgt von kontinuierlicher Gabe eines Lokalanästhetikums. Leitungsanästhesie unterbricht die Schmerzleitung zum Hirn, während diese bei genereller Anästhesie noch immer ankommen und – potenziell – zentralnervöse Veränderungen und die so gefürchteten „chronic-pain"-Syndrome erzeugen (Hampton 2007). ▬

Gefäßverengender Zusatz

Lokalanästhesien können mit oder ohne gefäßverengenden Zusatz (Vasokonstringenz mit Adrenalin, Suprarenin, Ephedrin, Octapressin) injiziert werden. Dieser bewirkt

- einen langsameren Abtransport des Anästhetikums (längere Wirkung),
- eine Reduktion einer systemischen Wirkung (Verringerung toxischer Nebenwirkungen),
- eine schwächere Durchblutung im Operationsgebiet (chirurgischer Eingriff ist einfacher und gefahrloser).

➡ MERKE Gefäßverengende Zusätze in Lokalanästhetika dürfen an Endarteriengebieten (den Akren wie Finger und Zehen sowie am Penis) und wenig durchbluteten Hautbezirken wegen der Gefahr einer ischämischen Schädigung (Gangrän) niemals verwendet werden. Genauso wenig dürfen sie bei Mangeldurchblutung injiziert werden! ▬

25.1.2 Situation des Patienten

Die Untersuchungsergebnisse von Punktionen haben i. d. R. für die betroffenen Patienten erhebliche Konsequenzen, insbesondere wenn es um die Diagnose von malignen Tumoren geht. Jede Biopsie oder Punktion bedeutet, dass dem Patienten eine Verletzung zugefügt wird, die evtl. mit Schmerzen verbunden sein kann. Davor empfindet der Betroffene Angst, zudem fürchtet er sich vor den Komplikationen, die während eines solchen Eingriffs auftreten können. Zur erforderlichen korrekten ärztlichen Patientenaufklärung vermögen kooperationsfähige Pflegende eine Atmosphäre des Vertrauens zu schaffen.

PRAXISTIPP Ein gut informierter Patient ist zur Mitwirkung fähig. Das verhindert oftmals Probleme und Komplikationen. ▬

25.1.3 Pflege- und Behandlungsplan

Biopsien und Punktionen sind i. d. R. ärztliche Aufgabe. Dies betrifft die Anordnung und Durchführung. Der Patient sollte durch den Arzt möglichst einen Tag vor dem Eingriff über die Intervention aufgeklärt werden. Unter Umständen ist eine schriftliche Einverständniserklärung notwendig (abhängig von der Intensität des Eingriffs). Die Informationen erfolgen über Zweck, Ziel, Dauer, mögliche Missempfindungen, Komplikationsmöglichkeiten des Eingriffs und evtl. zu erwartende Unannehmlichkeiten. Hierbei ist eine Anamneseerhebung von Blutungskomplikationen unerlässlich. So können Blutungsereignisse im Zusammenhang mit früheren Operationen (z. B. Cholezystektomie, Appendektomie, Tonsillektomie, Zahnextraktionen) Hinweise auf Blutgerinnungsstörungen geben. Pflegende sollten diese Informationen des Patienten kennen und sie evtl. ergänzen.

Aufgaben der Pflege. Im Rahmen einer Punktion/Biopsie ergeben sich folgende Schwerpunkte:

- Vorbereitung des Patienten
- Assistenz bei der Durchführung der Lokalanästhesie
- Assistenz bei der Durchführung der Punktion/Biopsie
- Nachsorge und Beobachtung auf Komplikationen

Grundsätzliches zur Vorbereitung

Punktionen und Biopsien unterscheiden sich in den Prozessschritten nicht wesentlich, lediglich in Intensität und Komplexität der Ausführung gibt es Differenzen. Die Grundsätze der Vorbereitung und Durchführung werden daher zusammen beschrieben (**Abb. 25.3**). Ein Beispiel wird mit der Beckenkammbiopsie aufgezeigt (Kap. 25.4, S. 643), weitere Inhalte verschiedener Punktionen und Biopsien sind den pflegerischen Aufgaben bei speziellen Erkrankungen zugeordnet.

Hygiene

Das Ausmaß der hygienischen Vorbereitungen richtet sich nach dem Zielort der Körperpunktion.

Patientenvorbereitung. Das Punktionsfeld ist für die Lokalanästhesie und die Hautpunktion so weit freizulegen, dass eine Kontamination durch Kleidungsstücke zuverlässig vermieden und die Punktionsausführung nicht behindert wird.

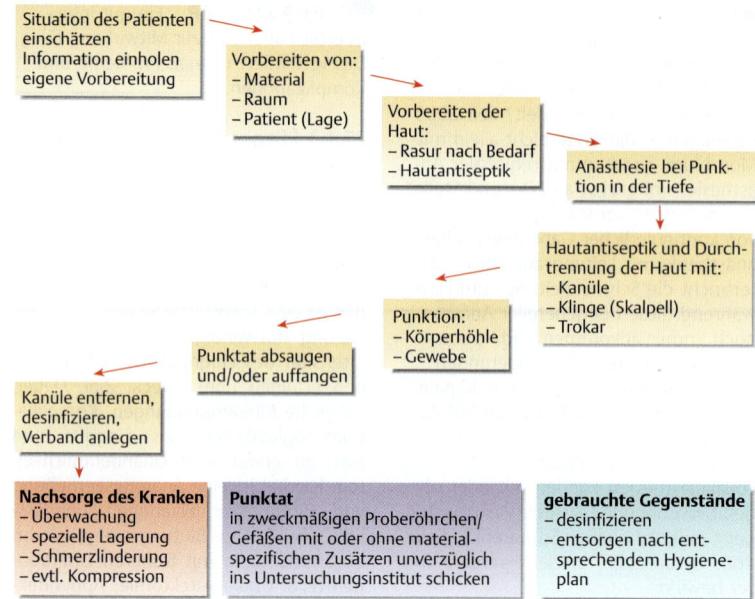

Abb. 25.3 Prozessschritte von Punktionen und Biopsien.

Vorbereitung des Patienten
Bei der Vorbereitung muss Folgendes beachtet werden:

- Situation einschätzen in Bezug auf Zustand, Belastbarkeit und Informationsbedürfnis des Patienten
- Blutwerte kontrollieren (Blutgruppe, Quick-Test, Gerinnungsfaktoren)
- prüfen, ob Schmerzmittel vom Arzt angeordnet wurden und wann diese verabreicht werden müssen
- u. U. muss der Patient nüchtern bleiben (Narkose oder evtl. länger dauernde endoskopische Biopsien)
- Punktionsstelle soweit notwendig vorbereiten (Haare kürzen, möglichst nicht rasieren)
- unmittelbar vor der Punktion dem Patienten die Gelegenheit geben, Blase und, wenn möglich, Darm zu entleeren
- möglichst bequem lagern, je nach Art der Anästhesie und Punktion sowie den Bedingungen des Patienten

Assistenz bei der Durchführung der Lokalanästhesie
Die Lokalanästhesie ist Aufgabe des Arztes. Aufgabe der Pflegenden ist es, das Material vorzubereiten sowie zu assistieren und den Patienten auf Nebenwirkungen zu beobachten. Der Patient muss so gelagert sein, dass er entspannt und für längere Zeit ruhig liegen kann.

Vorbereitung des Materials
Für die Lokalanästhesie sind folgende Gegenstände bereitzulegen:
- Materialien zur Hautantiseptik
- Injektionsspritzen (1 ml und 5 bzw. 10 ml)
- dünne Injektionskanülen
- Lokalanästhetikum nach Verordnung

PRAXISTIPP Um die desinfizierte Stelle besser abgrenzen zu können, kann gefärbtes Desinfektionsmittel verwendet werden. _____

Durchführung
Die Durchführung erfolgt durch den Arzt:
- Er sucht und markiert evtl. die gewünschte Injektionsstelle mit ihren anatomischen Strukturen durch einen nicht abwaschbaren Farbstift.
- Er führt die Hautantiseptik durch (bei oberflächlichen Infiltrationsanästhesien reicht eine zweimalige Hautantiseptik aus, für alle weitergehenden Blockaden gelten die Bedingungen einer operative Hautantiseptik).
- Er zieht sich nach der hygienischen Händedesinfektion OP-Handschuhe an.

Rasur. Falls eine Rasur erforderlich ist, darf sie erst kurz vor dem Eingriff erfolgen.
Händehygiene. Nach vorausgehender hygienischer Händedesinfektion sind vom ausführenden Arzt entweder OP-Handschuhe oder Schutzhandschuhe zu tragen. Aufgrund der hohen Rate defekter Handschuhe nach ausgeführten Eingriffen muss jeder Eingriff mit einer hygienischen Händedesinfektion abgeschlossen werden.
Gespräche. Der ausführende Arzt sollte das Sprechen auf das Notwendige beschränken (Gefahr, die Punktionsstelle mit Streptokokken zu kontaminieren). Daraus bedingt sich auch eine sorgfältige Vorbereitung des Patienten und des erforderlichen Materials.
Gesichtsmaske. Sind Spritzenwechsel (Dekonnektionen) während des Eingriffs nötig und besteht die Möglichkeit des Verspritzens von Körperflüssigkeit, muss der Arzt eine Gesichtsmaske zum Schutz vor Augen- oder Schleimhautkontamination tragen.
Steriles Material. Spezialkanülen und Einmalspritzen müssen steril sein.

MERKE Steril verpackte Instrumente dürfen – ebenso wie Medikamentenampullen – erst unmittelbar vor der Punktion geöffnet werden. Zu den Prinzipien der „Non-Infektion" gehört, Nadelanteile und Katheter, die in den Körper

eingebracht werden, vorher **nicht** mit bloßer Haut in Kontakt zu bringen. _____

Hautantiseptik
Auch bei Verwendung kleinster Injektionsnadeln können Hautstanzzylinder entstehen, die in die Tiefe des Gewebes verlagert werden. Dabei können Mikroorganismen der Hautoberfläche ins Gewebe verschleppt werden. Daher sind Maßnahmen der Hautantiseptik konsequent auszuführen (**Tab. 25.2**).
Reinigung. Bei Verunreinigung der Haut (z. B. Schmutz, Blut) muss vor der Hautdesinfektion grundsätzlich die Haut gereinigt werden.
Desinfektion. Die Antiseptik kann durch Sprühen oder Wischen aufgebracht werden. An talgdrüsenreichen Hautarealen lassen sich durch mehrfaches Aufbringen des Desinfektionsmittels und Wischen mit Tupfern oder Kompressen (zusätzliche „mechanische Komponente") größere Keimzahlen reduzieren. Präparate mit zusätzlicher Remanenz (anhaltender Effekt) der Desinfektionswirkung, z. B. Octeniderm, empfehlen sich für einzelne Indikationen, z. B. Anlage eines ZVK.
Tupfer. Werden Tupfer oder Kompressen verwendet, müssen diese *sterilisiert*, d. h. keimarm, sein. Maßnahmen mit besonderer Infektionsgefährdung, z. B. Punktion von Gelenken oder Körperhöhlen, intramuskuläre Injektion oder Legen zentraler Venenkatheter, erfordern *sterile* Tupfer.

Tab. 25.2 *Maßnahmen der Hautantiseptik bei unterschiedlichen Punktions- und Biopsietechniken mit einigen Materialien zur Aseptik (Sitzmann 2012).*

Punktionsart	Einwirkzeit*	Erforderliches Material und Desinfektionstechnik
intrakutane Injektion	mind. 30 Sek.	Wirkstoff aufsprühen und abtrocknen lassen
subkutane Injektion	mind. 30 Sek.	aufsprühen, Alkoholrest unter Beachtung der Einwirkzeit mit sterilisiertem Tupfern abwischen bei Insulininjektion durch Patienten selbst keine Hautantiseptik erforderlich
subkutane Infusion	mind. 30 Sek.	keimarme Tupfer, 70 % Alkohol aufsprühen, Alkoholrest unter Beachtung der Einwirkzeit mit sterilisiertem Tupfer abwischen
intramuskuläre Injektion	1 Min.	sterile Tupfer, 70 % Alkohol aufsprühen, mit Tupfer abwischen, ein zweites Mal aufsprühen, Einwirkzeit einhalten, ggf. nicht eingetrocknete Lösung mit sterilem Tupfer abwischen
intravenöse Punktion (peripherer Venenkatheter)	mind. 30 Sek.	keimarme Tupfer, 70 % Alkohol, Schutzhandschuhe aufsprühen oder abwischen unter Beachtung der Einwirkzeit
Punktion des Reservoirs implantierter Katheter (Port)	mind. 1 Min.	sterile Tupfer, 70 % Alkohol, sterile OP-Handschuhe Punktionsstelle großflächig (Einwirkzeit) desinfizieren in aseptischer Arbeitstechnik: → zuerst hygienische Händedesinfektion → mit sterilen Tupfern Desinfektionsmittel verreiben → anschließend Sprühdesinfektion, die während der weiteren Vorbereitungen antrocknen kann (insgesamt mind. 1 Min., andere geben 3 Min. an) → bei wiederholten Punktionsversuchen zwischendurch sprühend desinfizieren
zentraler Venenkatheter	mind. 1 Min.	sterile Tupfer, remanentwirksames alkoholhaltiges Hautantiseptikum, sterile OP-Handschuhe und Abdeckung, Haube, Mund-Nasen-Schutz, steriler Kittel Antiseptikum sprühen – wischen – sprühen – wischen (mehrmals Tupfer wechseln und Einwirkzeit nach Herstellerangaben beachten)
Punktion von Gelenken und sterilen Körperhöhlen in talgdrüsenarmen Hautregionen**	mind. 1 Min.	sterile Tupfer, sterile OP-Handschuhe und (Loch-) Tuchabdeckung, bei Kontaminationsgefahr steriler Kittel mehrmalige großflächige Sprüh-Wisch-Desinfektion mit alkoholhaltigem Hautantiseptikum (Hautareal feucht halten, Einwirkzeit beachten)
Punktion von Gelenken und sterilen Körperhöhlen in talgdrüsenreichen Hautregionen***	mind. 10 Min.	Kopfhaarschutz, steriler Kittel, ein evtl. zwei Paar sterile Operationshandschuhe, steriles Lochtuch, sterile Tupfer Hautantiseptik besonders sorgfältig durchführen: Punktion erfolgt in Schweißrinne mit talgdrüsenreicher Haut, selbst bei langen Einwirkzeiten sind bei sonst gut wirksamen Desinfektionsmitteln geringere Keimzahlreduktionen zu erreichen gefärbtes alkoholisches Hautantiseptikum mit sterilen Tupfern mehrmalig auftragen und verreiben Desinfektionslösung von kranial nach kaudal aufbringen (Haut muss während Einwirkzeit mit dem Präparat feucht gehalten werden) eine Einwirkzeit von 1 Min. ist unbedingt einzuhalten (einige Autoren empfehlen zur Sicherheit 10 Min. Einwirkzeit; Kampf 2011).

* Grundsätzlich sind die Anwendungsempfehlungen des Herstellers zu berücksichtigen (Beipackzettel, Rote Liste, Originalbehältnis)
** Talgdrüsenarme Hautregionen: alle Bereiche außer den unten genannten
*** Talgdrüsenreiche Hautregionen: Kopfhaut, Stirn, Achselhöhle, vordere (Brustbein) und hintere Schweißrinne des Thorax (Wirbelsäule)

- Er setzt zunächst unter Beachtung steriler Vorsichtsmaßnahmen mit feiner Kanüle (und 1-ml-Spritze) eine Hautquaddel.
- Er spritzt dann stufenweise mit einer längeren Kanüle (und 5- bis 10-ml-Spritze) unter wiederholter Aspiration und Rotation um 180° (um eine intravenöse oder intraarterielle Injektion zu vermeiden) das Lokalanästhetikum ein.

Beobachtung auf Komplikationen

Schwere, u. U. lebensbedrohliche, Komplikationen können bei der Anwendung von LA infolge eines zu hohen Blutspiegels des LA oder des gefäßverengenden Zusatzes sowie allergischer Reaktionen auftreten.

Ein Patient, der eine LA erhalten hat, ist sorgfältig zu überwachen, um Nebenwirkungen frühzeitig zu erkennen. Abge-

sehen von der Überwachung der Vitalparameter ist die Ansprache eine einfache und sichere Methode, um sich einen Eindruck über den aktuellen Allgemein- und Bewusstseinszustand zu verschaffen. Bei größeren Eingriffen werden die Vitalzeichen evtl. auch apparativ kontrolliert und die Werte dokumentiert. Das kann durch die ständige Überwachung des Pulses und Sauerstoffgehaltes des Blutes mit Pulsoxymetrie (S. 455) geschehen.

→ **MERKE** Je mehr LA injiziert wird, desto mehr wird resorbiert – je höher der Plasmaspiegel, desto größer ist die Gefahr von toxischen Nebenwirkungen auf ZNS und Herz-Kreislauf-System. Die Resorptionsgeschwindigkeit ist abhängig vom Injektionsort (s. *Abb. 25.2*). _____

Assistenz bei der Durchführung der Punktion/Biopsie

Die Maßnahmen sind entsprechend dem Ablaufschema in *Abb. 25.3* zu planen.

Vorbereitung des Materials

Die Art der Punktion bestimmt das zu richtende Material:

- Punktionskanülen/Biopsieinstrument
- Spezialspritzen und -bestecke bzw. Zubehör (evtl. Klammersetzer)
- Probeentnahmeröhrchen
- evtl. zusätzliches Auffanggefäß, Begleitzettel für das Labor
- OP-Handschuhe, Abdecktücher, evtl. Mund-Nasen-Schutz, Augenschutz
- Schnellverband, Deck- oder Kompressionsverband

Durchführung

Das Prinzip einer Punktion bleibt immer gleich, egal welches Organ punktiert wird. Unterschiedlich ist das Ausmaß der Vorbereitung, Unterstützung und Nachsorge. Diese richten sich nach der Art der gewählten Zugangsmethode und der Situation bzw. dem Zustand (Befinden, Befund) des Patienten. Die Durchführung der verschiedenen Punktionen ist in den entsprechenden Kapiteln beschrieben.

Nach der Lokalanästhesie erfolgt nochmals eine Hautantiseptik. Das Punktionsgebiet wird steril abgedeckt. Dabei müssen sterile Handschuhe getragen werden. Der Arzt prüft die Wirkung des Anästhetikums mit einer sterilen Nadel oder Pinzette. Der Patient sollte dabei nichts spüren. Dann kann die Punktion, oft mit einem kleinen Hautschnitt, beginnen.

Die Pflegende überwacht das Befinden des Patienten. Sie sorgt dafür, dass
- der Raum warm und zugluftfrei ist und den Erfordernissen der Infektionsprophylaxe entspricht,
- der Patient nur so weit aufgedeckt ist, dass eine ungehinderte Durchführung gewährleistet ist,
- die Intimsphäre gewahrt ist (Patient darf durch unbeteiligte Zuschauer nicht gestört oder beschämt werden).

Nachsorge und Beobachtung auf Komplikationen
Nachsorge
Verband. Die Einstichstelle muss nach der Punktion sofort steril abgedeckt und verbunden werden, um Infektionen und Verschmutzungen der Kleidung zu vermeiden (Wundschnellverband o. Ä.).
Untersuchungsmaterial. Alle Beteiligten müssen dafür Sorge tragen, dass die Fehlerquoten möglichst gering bleiben.

Je nach Material wird das entnommene Punktat/Aspirat bzw. Biopsat für den Transport ins mikrobiologische oder klinische Labor/Pathologische Institut vorbereitet.

> **MERKE** Gefährlich ist die Einsendung von mehreren Biopsien (oder Polypektomiepräparaten) in einem Untersuchungsgefäß.

Zum Material sind dem Pathologen/Labor klinische Angaben zu Anamnese, Art und Dauer der Symptomatik und einer evtl. vorausgegangenen Therapie und v. a. relevante Befunde zu übermitteln.

Quetschartefakte, d. h. Verfälschungen der Gewebestruktur, durch Zangen oder Schlingen müssen vermieden werden. Der Transport erfolgt instituts- und materialabhängig in
- **Biopsieröhrchen** mit Konservierungsmitteln (Fixierlösung, z. B. Formalin): Das aspirierte Gewebematerial wird unverzüglich hineingegeben und zur Untersuchung geschickt,
- sterilen **Kulturbehältern** mit Agarsubstanz (für Blut, Urin u. a.) zur Anzucht von Mikroorganismen,
- sterilen **Nativröhrchen** ohne Zusatz zum Zentrifugieren, Pipettieren o. Ä. vor der Untersuchung: Sie dienen der Aufnahme von Blut, Urin, Liquor, Gewebeflüssigkeit usw.

Entsorgung. Punktionsmaterial, das nicht untersucht werden soll, muss so entsorgt werden, dass davon keine Infektionsgefahr ausgeht. Das benutzte Instrumentarium wird gemäß Hygieneplan desinfiziert und entsorgt.

Dokumentation. Der Arzt legt die Dauer der Bettruhe, eine evtl. Nahrungskarenz, die Alarmgrenzen bei Monitorüberwachung und die Bedarfsmedikation bei Schmerzen fest.

Beobachtung auf Komplikationen
Jede Punktion/Biopsie ist mit Risiken verbunden. Grundsätzlich kann man davon ausgehen, dass eine periphere Punktion (z. B. Hautbiopsie, Venenpunktion) weniger Risiken birgt als eine Punktion in die Tiefe des Körpers (Leber, Nieren). **Tab. 25.3** zeigt spezifische Gefahren bei der Punktion/Biopsie verschiedener Organgebiete und gibt an, was beobachtet bzw. welche Maßnahme durchgeführt werden sollte.

Bei der Punktion infizierter Gewebe wie Drüsen und Abszesse ist an folgende Komplikationen zu denken:
- Infektion des Punktionskanals mit Ausbreitung der Mikroorganismen in die Nachbarschaft
- nachfolgende Blutung, Verletzung von Nachbargewebe, dann auch Fistelbildung bei Abszesspunktion

Prävention und Gesundheitsförderung. Da Biopsien und Punktionen zunehmend ambulant durchgeführt werden, muss der Patient auch nach Abschluss der Untersuchung sorgfältig schriftlich und mündlich informiert werden. Dazu gehören Hinweise zur Mobilität, z. B. darf der Patient
- frühestens nach 24 Stunden aktiv am Straßenverkehr teilnehmen,
- in dieser Zeit keine wichtigen Entscheidungen treffen und nicht an gefährdenden Maschinen arbeiten,
- den ambulanten Bereich nur in Begleitung verlassen!

Tab. 25.3 *Spezifische Gefahren der Punktion und Biopsie von verschiedenen Organgebieten (Beispiele).*

Gefahren	Maßnahmen
Pleura, Lunge	
Verletzung des Lungengewebes mit nachfolgendem Pneumothorax	→ Kontrolle der Atmung auf Regelmäßigkeit → Patienten informieren, sich bei Atemnot sofort zu melden
Blutung aus angestochenem Lungengefäß	→ Kontrolle von Blutdruck und Puls → Verband auf Nachblutung kontrollieren
nach Biopsie der Lungen Blutungsgefahr in die Pleurahöhle (Hämatothorax)	→ Kontrolle der Atmung auf Regelmäßigkeit → Kontrolle von Blutdruck und Puls
Infektionen sowie Verletzungen von Leber, Milz, Herz	→ Beobachtung auf Entzündungszeichen
Reexpansionslungenödem bei zu hoher einmaliger Entlastung (> 1000 bis max. 1500 ml Punktionsmenge)	→ Kontrolle auf Atemstörungen (Zeichen eines Lungenödems), die 2 – 3 Std. nach Pleuraerguss auftreten können
Abdomen	
Verletzung innerer Organe, z. B. Perforation des Darmes (bei Verwachsungen)	→ Beobachtung auf Schmerzen und Abwehrspannung im Bauchraum
Perforation eines Gefäßes mit Blutung	→ Kontrolle von Blutdruck und Puls
zu umfangreiches Ablassen von Aszites führt zu Kreislaufversagen durch fehlende Kompression der großen Bauchgefäße durch den Aszites (Schockgefahr) und starkem Eiweißverlust	→ Kontrolle von Blutdruck und Puls → evtl. Anlegen einer Bauchbinde → Kontrolle des Bauchumfangs und Verbands auf Nachblutung und nachlaufender Flüssigkeit (Aszites-Leckage)

Fortsetzung ▶

Tab. 25.3 *Fortsetzung*

Gefahren	Maßnahmen
Leber	
insbesondere bei Blindpunktion Blutungsgefahr (peritoneal oder intrapleural)	→ Kontrolle der Atmung → Kontrolle von Blutdruck und Puls (zunächst für 2 Stunden viertelstündlich, dann zwei Stunden lang halbstündlich; bei hospitalisierten Patienten ist es angebracht, über weitere 5 Stunden stündliche Kontrollen durchzuführen) → Kontrolle des Verbands auf Nachblutung → Patienten für 2 Stunden zur Kompression der Leber auf der Punktionsstelle, d. h. in Rechtsseitenlage, lagern (zusätzlich Sandsack unterlegen) → entscheidend nach der Punktion ist die anschließende Ruhezeit (ca. 6 – 8 Stunden) → je länger der Patient ruht, desto geringer ist das Risiko der seltenen Nachblutung → Nahrungskarenz für 6 Stunden, um bei Blutungskomplikation notfalls operativ vorgehen zu können → am Folgetag der Punktion ist eine Blutbildkontrolle in Abhängigkeit von der Klinik des Patienten durchzuführen
Gallenaustritt mit peritonealer Reizung	→ Beobachtung auf Abwehrspannung im Bauchraum, Temperaturerhöhung
Gelenke	
Verletzung von Gewebe (Knorpel, Gefäße, Nerven)	→ Beobachtung auf Schwellungen → Messung des Umfangs
Spätkomplikation: Gelenkinfektion, Gewebeinfektion, Schäden nach Verletzung von Gewebe (z. B. von Knorpel; führt zu Arthrose)	→ Beobachtung auf lokale Wärmebildung und weitere Entzündungszeichen (Schmerzen, Schwellung)
Haut	
Hautbiopsie: starke Blutung nach Gefäßpunktion oder bei Gerinnungsstörung	→ Befragen nach Blutungsneigung vor Punktion → Kompression der Biopsiestelle für 5 Min.
Infektion	→ Beobachtung auf lokale Wärmebildung und weitere Entzündungszeichen (Schmerzen, Schwellung)
hypertrophe Narben- oder Keloidbildung bei prädisponierten Patienten	→ Spätkomplikation
Durasack des Rückenmarks	
Lumbalpunktion: Einklemmung von Nervengewebe	→ Kontrolle der Atmung → Kontrolle von Blutdruck und Puls → Beobachtung auf Lähmungserscheinungen
postpunktioneller Kopfschmerz	→ zu reduzieren durch Verwenden möglichst dünner atraumatischer Spinalnadeln → nicht mehr Liquor abpunktieren, als für die Untersuchung notwendig ist; eine flache Lagerung lindert den Schmerz
Rückenschmerzen vermutlich durch Überdehnung von Bändern infolge Relaxation und Trauma an der Punktionsstelle	→ Frühmobilisation fördern → Prävention durch atraumatische Technik und Rolle unter der Lendenwirbelsäule zur Erhaltung der Lordose

25.2 Pflege von Patienten mit intraarteriellen Kanülen oder Kathetern

Dietmar Stolecki

Die Anlage von intraarteriellen Kanülen oder Kathetern erfolgt aus diagnostischen Gründen oder zur Kontrolle therapeutischer Verfahren. Im Zuge immer komplexerer Versorgungsprozesse in den Krankenhäusern versorgen Pflegende nicht nur auf Intensivstationen Patienten mit liegenden intraarteriellen Zugängen, sondern inzwischen auch auf Allgemeinpflegestationen.

25.2.1 Grundlagen aus Pflege- und Bezugswissenschaften

Bedeutung der invasiven Blutdruckmessung

Die Entwicklung der invasiven Blutdruckmessung begann bereits im 18. Jahrhundert. Der Wissenschaftler und Theologe Stephen Hales hatte 1773 erstmals den arteriellen Blutdruck bei einem Pferd gemessen, wozu er eine mit Flüssigkeit gefüllte Glasröhre mit der Halsschlagader des Pferdes kombinierte.

Bis heute wurde die Methodik so weit entwickelt, dass sie eine wichtige Voraussetzung darstellt, um Patienten in allen kritischen Situationen sicher und permanent überwachen zu können. Der Einsatz der invasiven Blutdruckmessung erlaubt auch in Situationen, z. B. beim Schockgeschehen oder beim stillstehenden Herzen wie bei einer Herz-OP, eine exakte Beurteilung der Druckverhältnisse, da die Blutdruckmessung kontinuierlich erfolgt und die gemessenen Werte auf dem Überwachungsmonitor angezeigt werden. Die non-invasive Blutdruckmessung (S. 459) reicht daher oft nicht aus.

Indikationen

Für die Anlage eines arteriellen Katheters gibt es zahlreiche, aber eng gefasste Indikationsstellungen.

Diagnostische Gründe. Dies sind:

- in der Kardiologie bei perkutaner transluminaler Koronarangiografie (PTCA)
- in der Radiologie zwecks Applikation eines Kontrastmittels zur Darstellung von Gefäßen (Arteriografie)

Therapeutische Gründe. Dies sind:

- kontrollierte Hypotension (Blutdrucksenkung) in der Anästhesie für spezielle Operationen
- arterielle Blutentnahme zur Ermittlung der Blutgase:
  - bei respiratorischer Insuffizienz
  - bei Beatmungstherapie
  - in der Entwöhnungsphase vom Respirator
- kontinuierliche Blutdruckmessung
  - bei instabilen Kreislaufverhältnissen, z. B. bei Schock
  - unter Therapie mit stark kreislaufwirksamen Medikamenten
  - zur perioperativen Überwachung bei größeren Operationen
  - zur Überwachung bei kardiologischen Eingriffen wie Stentimplantation

Am häufigsten kommen intraarterielle Kanülen bei der invasiven Blutdruckmessung zum Einsatz.

Blutdruckkomponenten

Der arterielle Blutdruck ist der zentrale Parameter für die Versorgung der Organe. Der Auswurf des Volumens aus dem linken Herzen erzeugt eine Druckwelle, die sich im gesamten Gefäßsystem ausbreitet und gemessen werden kann (in mmHg). Dabei spielen folgende Werte eine entscheidende Rolle:

- systolischer Blutdruck
- diastolischer Blutdruck
- arterieller Mitteldruck
- Blutdruckamplitude

Systolischer Blutdruck. Er ist gekennzeichnet als höchster Punkt der arteriellen Druckkurve und wird je nach Monitorsystem abgekürzt mit Ps (pressure systolic) oder „Art. sys" (arteriell systolisch). Der systolische Blutdruck steht stellvertretend für das Schlagvolumen des Herzens und gilt als Maß für den myokardialen Sauerstoffverbrauch. Er gibt zusätzlich Auskunft über eine Hypo- oder Hypertonie.

Normwert: 90 bis 140 mmHg.

Diastolischer Blutdruck. In der Druckkurve ist er der niedrigste Punkt und wird abgekürzt mit Pd (pressure diastolic) oder „Art. dias" (arteriell diastolisch)

Der diastolische Druck ist ein Maß für die Koronardurchblutung und damit für die Sauerstoffversorgung des Myokards.

Normwert: 60 bis 90 mmHg.

Arterieller Mitteldruck. Er wird abgekürzt mit Pm (pressure mean) oder „Art. mittel" und stellt die treibende Kraft für die Durchblutung der Organe und der Peripherie dar.

Normwert: 70 bis 105 mmHg.

Blutdruckamplitude. Sie ist die Differenz zwischen systolischem und diastolischem Blutdruck. Sie kann Auskünfte über Veränderungen im Herz-Kreislauf-System geben. Bei sklerotischen Veränderungen kann die Amplitude stark ansteigen, wohingegen bei einer sogenannten Herzbeuteltamponade die Amplitude erheblich kleiner werden kann.

Punktionsorte

Abb. 25.4 gibt einen Überblick über die punktierbaren Arterien. Die Auswahl des Punktionsortes richtet sich nach

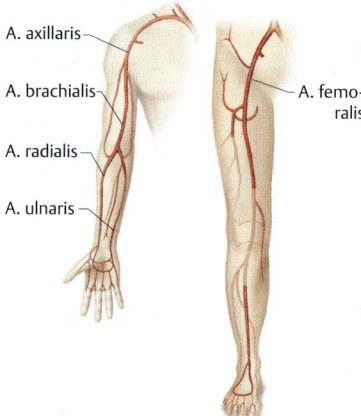

A. axillaris

A. brachialis

A. radialis

A. ulnaris

A. femoralis

Abb. 25.4 Häufig punktierte Arterien.

- Indikation,
- pathophysiologischen Bedingungen benachbarter Arterien,
- erforderlicher Zugänglichkeit bei operativen Eingriffen,
- Erfahrung des Arztes.

Für die invasive Blutdruckmessung wird am häufigsten die A. radialis punktiert.

Bei der Punktion der A. radialis besteht die Gefahr einer Minderversorgung von Hand und Fingern, wenn die parallel verlaufende A. ulnaris keinen ausreichenden Blutfluss gewährleistet. Die Folgen wären u. U. Nekrose und Amputation der Gliedmaßen. Die Gefahr besteht auch umgekehrt, wenn die A. ulnaris punktiert wird und über die A. radialis keine ausreichende Durchblutung des Endstromgebietes gewährleistet ist. Um diese Gefahr zu minimieren, wird der Kollateralkreislauf überprüft. Das geschieht mittels des so genannten Allen-Tests.

Allen-Test

Der Patient wird aufgefordert, eine Faust zu bilden. Der Arzt komprimiert nun sowohl A. radialis als auch A. ulnaris, bis die Hand des Patienten blass wird. Jetzt wird der Patient aufgefordert, die Hand zu öffnen. Gleichzeitig gibt der Arzt die A. ulnaris frei, während die A. radialis weiterhin abgedrückt bleibt. Wird die Hand des Patienten innerhalb von bis zu 10 Sek. wieder rosig, so spricht nichts gegen eine Punktion der A. radialis (**Abb. 25.5**). Dauert die Verfärbung länger als 10 Sek., sollte die Arterie nicht punktiert werden.

Danach wird zusätzlich auch die Versorgung der A. ulnaris über die A. radialis geprüft: Kompression der A. ulnaris, Freigabe der A. radialis. Auch hier muss die rosige Hautfarbe in gleicher Zeit zurückkehren. Dieser nicht ganz unumstrittene Test wird prinzipiell anderen, aufwändi-

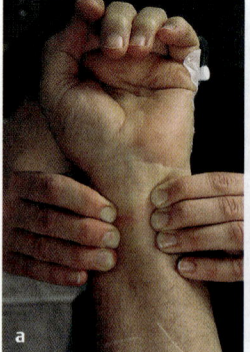
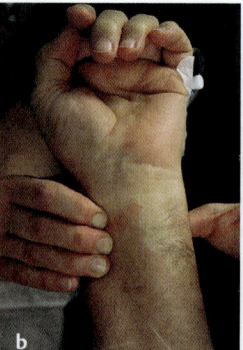
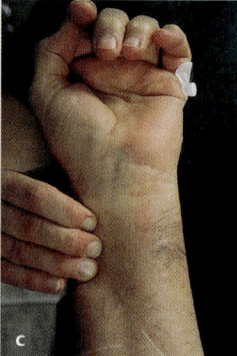

Abb. 25.5 Durchführung des Allen-Tests. a Kompression der Aa. radialis und ulnaris, **b** die deutlich blasse Hautfarbe muss nach Freigabe der A. ulnaris zurückgehen, **c** die deutlich blasse Hautfarbe ist rückläufig.

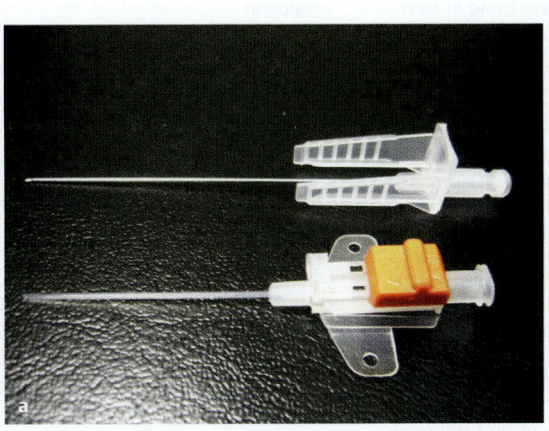
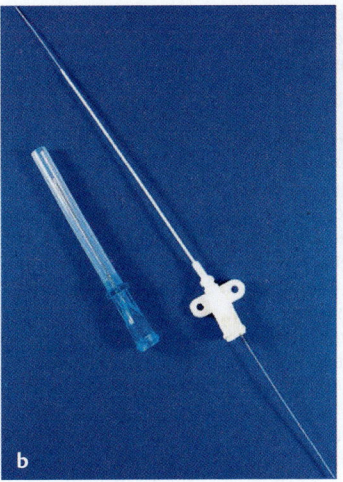
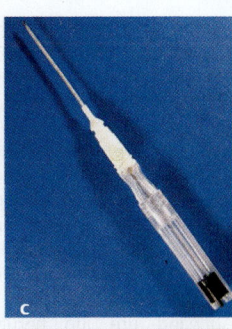
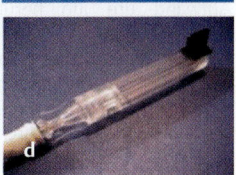

Abb. 25.6 **Arterielle Kunststoffverweilkanüle. a** mit Teflon beschichtete dünnwandige Kunststoffkanüle und Führungsdraht, **b** Radialis-Katheterisationssystem mit Seldinger-Technik, **c** Radialissystem QuickFlash, **d** Blutrefluxkammer.

geren Verfahren vorgezogen. Als Alternative stehen Dopplersonografie oder Plethysmografie zur Verfügung.

Arterienkanülen und -katheter

Zur Kanülierung stehen mit Teflon beschichtete dünnwandige Kunststoffkanülen und Katheter zur Verfügung (*Abb. 25.6*). Der Kunststoff darf nicht mit biologischen Substanzen reagieren und muss gewebeverträglich sein. Die Kanülen haben Ähnlichkeit mit Venenverweilkanülen. Speziell angefertigte Kanülen haben keine Zuspritzmöglichkeit, damit es nicht zu versehentlichen intraarteriellen Injektionen und damit zu massiven Komplikationen kommen kann.

Seldinger-Technik. Intraarterielle Katheter werden zumeist in der weniger traumatischen Seldinger-Technik gelegt. Hierbei wird eine Arterie mit einer Kanüle punktiert, der Mandrin entfernt und ein Stahldraht über die Hohlnadel in die Arterie vorgeschoben. Nach Entfernung der Hohlnadel wird dann der arterielle Katheter über den Stahldraht vorgeschoben und platziert.

Prinzip der invasiven Blutdruckmessung

Für das Verständnis der invasiven Blutdruckmessung müssen das Prinzip des Verfahrens und der Aufbau der Messkette geklärt sein.

Nach Kanülierung einer Arterie wird die platzierte Kanüle mit einem Messsystem verbunden, das mit heparinisierter Kochsalzlösung gefüllt ist. Das Messsystem selbst besteht aus (*Abb. 25.7*)

- einer druckstabilen Zuleitung,

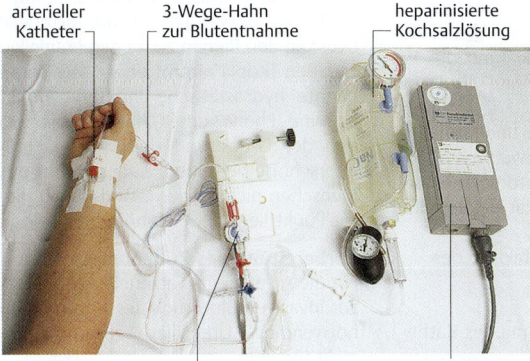

Abb. 25.7 Aufbau der Messkette zur invasiven Blutdruckmessung.

- einem Druckwandler, auch Transducer genannt,
- einer Spülzuleitung,
- einem Kabel, welches das Messsystem mit dem Monitor verbindet.

Der mit dem Blutauswurf einhergehende Druck wird über das flüssigkeitsgefüllte Schlauchsystem zum Druckwandler weitergeleitet.

Die am Transducer befindliche Membran dehnt sich mit der Stärke des Impulses aus und überträgt den Druck auf eine Spanndrahtkonstruktion. Die vom Patienten übertragene mechanische Energie wird also durch den Transducer in elektrische Energie umgewandelt und über das Monitorkabel an den Verstärker im Monitor geleitet. Hier werden die Impulse verstärkt, gemessen und schließlich als Blutdruck in mmHg angezeigt.

25.2.2 Situation des Patienten

FALLBEISPIEL Herr Meier leidet an einer koronaren Herzkrankheit und muss sich einer Herz-OP unterziehen. Er soll drei aortokoronare Venenbypässe erhalten. Da während der Narkose die Hämodynamik durch diverse Medikamente stark beeinträchtigt sein kann und im weiteren Verlauf die Operation am stillstehenden Herzen erfolgt, muss über eine arterielle Blutdruckmessung die sichere Überwachung von Herrn Meier gewährleistet sein. Daher wird unmittelbar vor der Narkoseeinleitung eine intraarterielle Blutdruckmessung angelegt. Diese Maßnahme erfolgt also noch im wachen Zustand des Patienten, worüber er bereits am Vortag aufgeklärt wurde. Mittels moderner Lokalanästhetika wird der Patient dabei keine Schmerzen ertragen müssen. Er merkt lediglich bei der Punktion der Arterie ein leichtes Brennen und einen Druck. ───────

Nach der Operation kann der Patient auf der Intensivstation bei liegender arterieller Kanüle durch Zuleitungen im Bewegungsradius behindert, durch akustische Signale bei einer arteriellen Blutdruckmessung gestört und vielleicht sogar durch den zusätzlichen maschinellen Aufwand um ihn herum geängstigt sein. Sollte der Patient von dort auf eine Allgemeinpflegestation mit einer invasiven Blutdruckmessung verlegt werden müssen, bedarf es hier einer erhöhten Aufmerksamkeit durch das zuständige Personal, da die Versorgung (noch) nicht routiniert verläuft und damit eher fehlerbehaftet sein kann.

25.2.3 Pflege- und Behandlungsplan

Aufgaben und Aufgabenverteilung
In den Zuständigkeitsbereich des Arztes gehören sowohl die Aufklärung des Patienten über den Grund und die Dauer der Maßnahme sowie Erläuterungen bzgl. möglicher Probleme und Komplikationen. Er ist auch verantwortlich für die Anlage der invasiven Blutdruckmessung und übernimmt alle damit gekoppelten sterilen Aufgaben:
- Abdeckung und Desinfektion des Punktionsortes
- Punktion der Arterie
- Platzierung und Fixierung des Katheters
- Anlage des Verbands
- Entsorgung des benutzten Materials

Aufgaben der Pflege. Bei der Anlage einer invasiven Blutdruckmessung haben Pflegende folgende Aufgaben:
- Vorbereitung des Messsystems und des notwendigen Zubehörs
- Assistenz bei der Anlage einer arteriellen Blutdruckmessung
- Kontrolle und Dokumentation der Blutdruckwerte
- Blutentnahme bei liegender Kanüle
- Beobachtung des Patienten auf Komplikationen
- Wechsel des Mess-/Spülsystems
- Verbandwechsel
- Entfernung der Kanüle

Vorbereitung des Messsystems
Zunächst wird ein Beutel mit 500 ml 0,9 % Kochsalzlösung nach Standard der Klinik mit Heparin versehen und das gesamte Messsystem luftleer gefüllt. Danach wird die Spüllösung in eine Druckmanschette eingespannt und über das Manometer ein Druck von ca.

300 mmHg aufgebaut. Der Transducer wird in einer speziellen Vorrichtung am Bett des Patienten platziert und in Herzhöhe positioniert, wo der so genannte Nullabgleich (Eichung) vorgenommen wird (*Abb. 25.8*).

Nullabgleich. Dabei wird der am Druckwandler befindliche Dreiwegehahn zur Atmosphäre hin geöffnet, sodass ein Ausgleich zum Umgebungsdruck stattfindet. Parallel wird die Nullpunkttaste am Monitor gedrückt. Nach kurzer Zeit, von Monitor zu Monitor unterschiedlich, erscheinen eine Nulllinie in der Anzeige sowie der Hinweis „Nullabgleich erfolgt". Das System ist nun geeicht und kann eingesetzt werden.

Für den Nullabgleich ist es wichtig, dass sich der Druckwandler auf Herzhöhe des Patienten befindet und während der Messung in dieser Position verbleibt. Die Erklärung dafür ergibt sich durch die orthostatische Druckregulation in Zusammenhang mit der Erdanziehungskraft. Im Stehen nimmt der arterielle Druck in den Beinen zu, in den kranialen Gefäßen (Kopf) nimmt er ab. Der sogenannte hydrostatische Indifferenzpunkt ist eine Ebene des Gefäßsystems, wo sich der Druck und damit der Gefäßquerschnitt bei einem Lagewechsel des Menschen nicht ändern. Und genau dieser Punkt liegt auf Herzhöhe.

Vorbereitung des Zubehörs
Für die Anlage eines arteriellen Katheters zur invasiven Blutdruckmessung müssen notwendige Utensilien zusammengestellt werden:
- unsteriles Material:
  - Mundschutz, Haube
  - Einmalunterlage, Rasierer, Hautdesinfektionsmittel

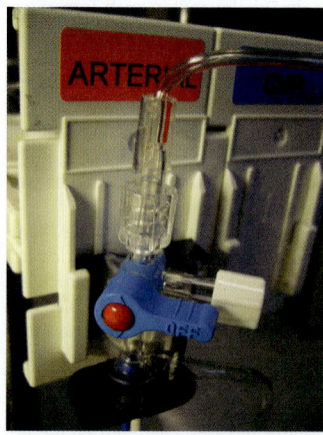

Abb. 25.8 Druckwandler in Haltevorrichtung.

- Transducer, Monitorkabel, EKG
- Druckmanschette, Kochsalzbeutel, Heparin
- steriles Material:
  - Handschuhe
  - Tischabdeckung, Lochtuch
  - arterielle Katheter zwischen 18 und 20 G
  - 2-ml-Spritze
  - Lokalanästhetikum z. B. Mepivacain 1 %
  - Transducer-Set, roter 3-Wege-Hahn
  - Tupfer, Verbandmaterial mit Pflasterzügeln
  - evtl. Nahtmaterial und Nadelhalter

Das vollständig vorbereitete Material wird griffbereit auf einem Beistelltisch gelegt.

Assistenz bei der Anlage einer arteriellen Blutdruckmessung
Die Assistenz umfasst im chronologischen Verlauf (ärztliche Tätigkeiten in kursiver Schrift):
- Pflegende führt eigene hygienische Händedesinfektion durch.
- *Arzt setzt sich Haube auf und legt Mundschutz an.*
- *Er lagert und fixiert die Extremität, an der punktiert wird (Abb. 25.9).*
- *Er zieht nach hygienischer Händedesinfektion sterile Handschuhe an.*
- Pflegende reicht sterile Unterlage für den Tisch an.
- *Arzt deckt Tisch steril ab und nimmt Lochtuch für die Punktionsstelle (immer bei Seldinger-Technik) sowie Katheter entgegen.*
- Pflegende desinfiziert Punktionsstelle.
- *Arzt deckt das Punktionsgebiet steril ab und appliziert ein Lokalanästhetikum.*
- *Arzt punktiert die Arterie und schiebt den Katheter vor (Abb. 25.10).*
- Pflegende reicht Messsystem an.
- *Arzt konnektiert Katheter und Messsystem und verbindet die Punktionsstelle.*
- *Er entsorgt benutztes Material (Hausmüll; scharfe Gegenstände separieren).*
- Pflegende spült das System.

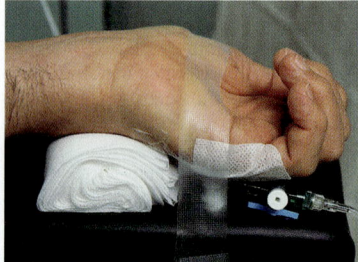

Abb. 25.9 Überstreckte Hand zur arteriellen Punktion.

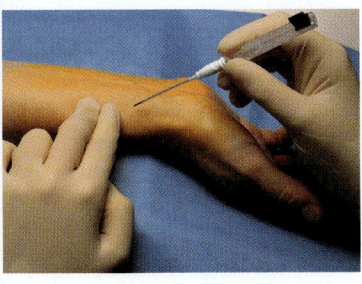

Abb. 25.10 Punktion der A. radialis.

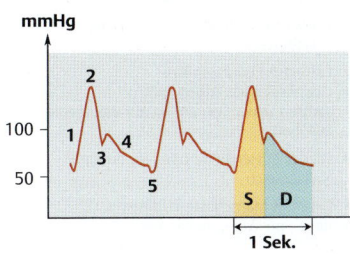

mmHg

Abb. 25.11 Arterielle Druckkurve und Bedeutung der Anteile. 1 rascher Anstieg mit einsetzender Systole, 2 systolischer Spitzendruck, 3 Aortenklappenschluss mit Druckschwankung, 4 langsamer Druckabfall in der Diastole, 5 niedrigster Punkt (enddiastolischer Druck), S Systole, D Diastole.

- Pflegende kennzeichnet arteriellen Zugang mit Etiketten oder mittels Fettstift zur Vermeidung einer Fehlinjektion.
- Pflegende stellt die für den Patienten individuell angepassten Alarmgrenzen ein und dokumentiert diese Werte.
- Pflegende misst parallel nicht-invasiven Blutdruckmessung zur Kontrolle der invasiv erfassten Werte.
- Nach Absprache mit dem Arzt dokumentiert die Pflegende den gesamten Vorgang mit Art und Größe der Kanüle, Ort der Kanülierung und eventuellen Besonderheiten.

Die Punktion einer Arterie mittels einer kurzen Kanüle erfolgt nach hygienischer Händedesinfektion und mit sterilen Handschuhen. Nach der Kanülierung und erfolgreicher Nullpunktbestimmung muss auf dem Monitor das Bild in **Abb. 25.11** zu sehen sein.

Dokumentation und Kontrolle der Blutdruckwerte

Alle regelmäßig erfassten Blutdruckwerte werden dokumentiert. Die Möglichkeiten sind sehr variabel. Neben der Eintragung von konkreten Zahlen können auch Diagramme erstellt werden (**Abb. 25.12**). Diagramme haben den Vorteil, dass sie den Verlauf in einem

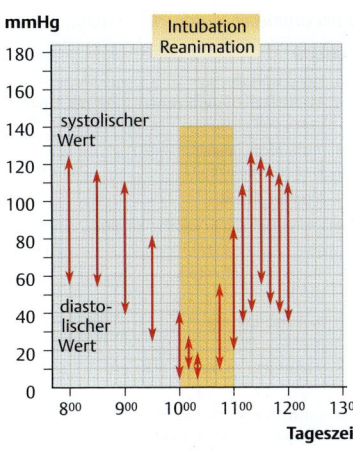

Abb. 25.12 Grafische Dokumentation des Blutdrucks.

Bild darstellen und Besonderheiten von Blutdruckschwankungen schneller verdeutlichen. Die Art richtet sich nach der zugrunde liegenden Philosophie der Abteilung.

🖐 **PRAXISTIPP** Kontrollieren Sie trotz hoher Messgenauigkeit der invasiven Blutdruckmessung mindestens einmal pro Dienst die invasiv ermittelten Werte mit Hilfe einer Blutdruckmanschette. Messfehler und Blutdruckdifferenzen können so eindeutig bestimmt werden, womit folgerichtige Therapien eingeleitet werden können. ——

Häufige Messfehler und deren Ursachen

Hinreichende Kenntnisse über das normale Aussehen einer arteriellen Blutdruckkurve, ihre möglichen Abweichungen und eventuellen Ursachen sind von besonderer Bedeutung für die sichere Überwachung der anvertrauten Patienten (**Abb. 25.13**).

Tab. 25.4 erschließt die häufigsten Messfehler, ihre Ursachen und Handlungsschritte.

Komplikationen

Mit intraarteriellen Kanülen oder Kathetern können auch Komplikationen auftreten. Dazu gehören
- Hämatombildung,
- Infektion und Thrombose,
- Blutungen,
- Intimaablösung und Bildung eines Aneurysmas,
- versehentliche intraarterielle Injektionen mit Gefäßspasmus, Ischämie und Nekrosenbildung,
- Läsionen des N. medianus v. a. bei Punktion der A. brachialis,

a Schleuderzacken

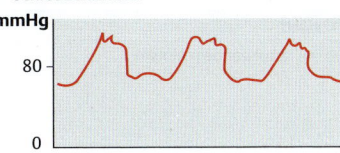

b Gedämpfte Kurve

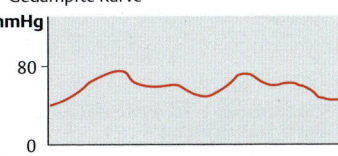

Abb. 25.13 a Arterielle Blutdruckkurve mit Schleuderzacken (systolischer Blutdruck wird zu hoch angezeigt), **b** gedämpfte arterielle Blutdruckkurve (systolischer Blutdruck wird zu niedrig, diastolischer Blutdruck zu hoch angezeigt).

- Mangelperfusion bei insuffizientem Kollateralkreislauf.

Hämatombildung
Mit der Insertion kann eine Fehlpunktion verbunden sein, womit sich rund um die Punktionsstelle ein Hämatom bilden kann. Bei liegender Kanüle ist auf eine sichere, rutschfreie Fixierung zu achten. Ist die Fixierung zu locker, kann durch Bewegung der Kanüle eine Ruptur des Gefäßes entstehen. Das Hämatom (raumfordernder Prozess) birgt die Gefahr in sich, dass die nervale Versorgung der Hand beeinträchtigt werden kann. Der Patient äußert so genannte Parästhesien (Missempfindungen) in den Fingern.

Infektion und Thrombose
Bei Verdacht auf eine Thrombose oder eine lokale Infektion (häufiger bei Punktion der A. femoralis) muss die Kanüle, um weitere Komplikationen zu verhindern, schnellstmöglich entfernt werden. Der zuständige Arzt muss informiert werden, der ggf. eine andere Punktionsstelle nutzt. Am häufigsten treten Infektionen im Bereich der A. femoralis auf.

Blutungen
Durch unbemerkte Diskonnektion des Messsystems kommt es v. a. bei offenen Blutdrucksystemen (Dreiwegehahn) zu Blutungen. Wenn dies auch selten vorkommt, ist die Gefahr eines hohen Blutverlustes sehr hoch.

➡ **MERKE** Der punktierte Arm (das Bein) des Patienten sollte so gelagert sein, dass die Punktionsstelle jederzeit unter Berücksichtigung der Intimsphäre einsehbar ist. So lässt sich bei einer Diskon-

Tab. 25.4 *Fehler, Ursachen und Fehlerbehebung bei arterieller Blutdruckmessung.*

Ereignis	Ursache	Maßnahme
keine Kurve auf dem Monitor	→ Dreiwegehahn zu → Messsystem unterbrochen, nicht mit Monitor gekoppelt	→ Verbindungen überprüfen → Leitungen kontrollieren
	→ Transducer defekt → Einschub defekt	→ Transducer austauschen → Einschub überprüfen, ggf. austauschen
	→ Monitor defekt	→ Monitor austauschen
Nullabgleich nicht möglich	→ Dreiwegehahn in falsche Richtung gestellt	→ Dreiwegehahn kontrollieren
	→ Transducer, Monitorkabel oder Monitor defekt	→ überprüfen und ggf. austauschen
Schleuderzacken in Kurve (systolischer Blutdruck wird zu hoch angezeigt)	→ zu lange Leitung	→ Leitung austauschen (maximale Länge 180 cm)
zu hoher Blutdruck	→ Transducer zu niedrig platziert	→ wieder in Herzhöhe bringen, erneuter Nullabgleich
gedämpfte Kurve: systolischer Blutdruck wird zu niedrig, diastolischer Blutdruck zu hoch angezeigt	→ Luftblasen im System → Blutgerinnsel im System → Kanüle liegt an Gefäßwand an → fehlender Druck im System	→ Luftblasen herausspülen → Gerinnsel nach außen spülen → sanften Druck von außen auf die Kanüle ausüben
der Druck wird zu niedrig angezeigt	→ Transducer zu hoch platziert	→ wieder in Herzhöhe bringen, erneuter Nullabgleich
Kanüle thrombosiert	→ kein ausreichender Druck von Spüllösung → keine ausreichende Spülung	→ Druck in Manschette erhöhen → neue Spüllösung anhängen

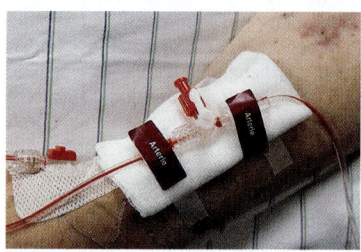

Abb. 25.14 Eindeutig gekennzeichneter arterieller Zugang.

nektion des Systems ein lebensbedrohlicher Blutverlust verhindern. ─────

Intimaablösung und Bildung eines Aneurysmas

Intimaablösung und Bildung eines Aneurysmas (Ausweitung der Arterie) sind sehr seltene Spätfolgen und bleiben häufig unbemerkt. Evtl. ist später ein operativer Eingriff zur Sanierung erforderlich. Das Ablösen der Intima entsteht primär durch unsachgemäße Fixierung.

Versehentliche intraarterielle Injektion

Trotz aller Vorsichtsmaßnahmen wie deutlicher Beschriftung der Kanüle (**Abb. 25.14**), Verzicht auf einen Dreiwegehahn oder Nutzung eines roten Dreiwegehahns am System kann es in seltenen Fällen zu einer Fehlinjektion kommen. Sie ist mit fatalen Folgen für den Patienten gekoppelt, wenn nicht schnell gehandelt wird.

Symptome. Zeichen einer Fehlinjektion sind
- massive Schmerzen distal der Punktionsstelle,
- starke blasse Verfärbung, teils fleckige Haut,
- Zyanose an den Akren,
- kein tastbarer peripherer Puls,
- evtl. frühzeitige Nekrosenbildung.

Diese Probleme resultieren aus dem vom pH-Wert des Blutes abweichenden pH-Wert des intraarteriell applizierten Medikaments. In dieser Situation darf keine Zeit verloren werden, da es für den Patienten auch um den Erhalt der betroffenen Extremität geht.

▶ **MERKE** Niemand darf eine Fehlinjektion verschweigen. Alle erforderlichen Maßnahmen müssen schnell vorbereitet und eingeleitet werden! ─────

Maßnahmen. Notwendige Maßnahmen sind:
- Arzt schnell informieren
- Kanüle unbedingt liegen lassen, um mindestens 20 ml isotone Kochsalzlösung injizieren zu können (Verdünnungseffekt, Anpassung des pH-Wertes)
- Heparin zur Thrombolyse und ein Lokalanästhetikum (z. B. Lidocain 1 %) zur Analgesie und Gefäßdilatation aufziehen
- evtl. Streptokinase aufziehen (je nach Ausprägung der Thrombosierung kann dies durch den Arzt appliziert werden)

- anästhesiologisch kann eine Plexusanästhesie durchgeführt werden, durch die eine ausgeprägte Vasodilatation und eine ausgezeichnete Analgesie zu erzielen ist

Wechsel des Mess-/Spülsystems

Um eine kontinuierliche und konstant richtige Blutdruckmessung zu gewährleisten und um die Gefahr von Kontaminationen und Infektionen gering zu halten, ist ein regelmäßiger Wechsel des Mess-/Spülsystems erforderlich.

Offene Systeme. Das Wechselintervall für offene Systeme beträgt 24 Stunden. Zusätzlich sollten die Angabe des Herstellers beachtet werden (Produktbeschreibungen). Gewechselt wird das gesamte System mit Druckdom, Dreiwegehahn und Spüllösung.

Geschlossene Systeme. Diese können bis zu 96 Stunden genutzt werden, solange keine Diskonnektion stattgefunden hat.

▶ **MERKE** Da Blut die Körperflüssigkeit mit dem höchsten Infektionsrisiko darstellt, müssen unbedingt Handschuhe getragen werden. Tragen Sie bei bekannten Infektionen wie Hepatitis B, C und D sowie bei HIV zusätzlich Mundschutz und Brille! ─────

Verbandwechsel

Die Punktionsstelle muss täglich auf Infektionszeichen kontrolliert werden. Bei Verwendung von Gazeverbänden wird ein Verbandwechsel innerhalb von 24 Stunden empfohlen. Bei Nutzung von

Folienverbänden verlängert sich das Intervall auf bis zu 7 Tage. Ist der Verband verschmutzt oder durchfeuchtet, muss früher gewechselt werden. Der Verbandwechsel unterliegt dem Prinzip der aseptischen Vorgehensweise, zu dem folgendes Material benötigt wird:

- Abwurfbehälter
- je ein Paar unsterile und sterile Handschuhe
- steriles Pflaster oder Folienverband sowie sterile Pflasterstreifen zur Fixierung (Zügel)
- sterile Kompressen, Hautdesinfektionsmittel

Durchführung. Ein Verbandwechsel umfasst folgende Schritte:

- Hände desinfizieren
- unsterile Handschuhe anziehen
- alten Verband mit Hautdesinfektionsmittel lösen
- Einstichstelle desinfizieren
- sterile Handschuhe anziehen
- Punktionsstelle mit sterilen Kompressen desinfizierend reinigen, Inkrustationen lösen und entfernen
- abschließend vorsichtig den „Pflasterzügel" lösen und unterhalb der Kanüle reinigen (**Vorsicht:** Die Kanüle kann sehr schnell aus der Arterie rutschen; ggf. ist eine zweite Person erforderlich, die die Kanüle sichert)
- Punktionsstelle mit sterilem Pflasterverband versehen und Kanüle mit einem schmalen sterilen Pflasterstreifen sicher fixieren (**Achtung:** Konnektionsstelle zwischen Kanüle und Messsystem darf keinen Druck auf das Hautniveau ausüben und dadurch eine Hautläsion hervorrufen)
- um direkten Zug auf die Kanüle zu vermeiden, die Druckleitung des Messsystems oberhalb des Verbandes in eine Schleife legen und fixieren
- gebrauchte Materialien entsorgen und Verbandwechsel dokumentieren

Entfernung der Kanüle

Die Liegedauer einer intraarteriellen Kanüle unterliegt dem Prinzip „so lange wie klinisch benötigt", womit die Indikation täglich zu überprüfen ist. Ein routinemäßiger Wechsel des arteriellen Zugangs wird nicht empfohlen. Nach dem Lösen des Verbands und der Entfernung des arteriellen Zugangs ist auf eine sofortige und ausreichende Kompression der Punktionsstelle zu achten:

- Bei der A. radialis und der A. ulnaris sollte mindestens 3 Min. komprimiert werden, danach wird ein Pflasterverband angelegt.
- Bei der A. femoralis ist eine Kompressionszeit von 10 Min. erforderlich, die

auch mit beiden Daumen durchgeführt werden kann. Der Blutfluss muss dabei allerdings erhalten bleiben. Anschließend wird ein Druckverband angelegt, der für weitere 10 Min. belassen wird. Auch hier wird abschließend die Punktionsstelle mit einem Wundverband abgedeckt.

In beiden Fällen muss das Versorgungsgebiet der Arterien auf evtl. auftretende ischämische Zeichen engmaschig kontrolliert werden.

Blutentnahme bei angeschlossenem Blutdruckmesssystem

Arterielle Zugänge eignen sich auch dazu, bei einem Patienten Blutentnahmen z. B. für Blutgasanalysen durchzuführen. Die Durchführung der Blutentnahme richtet sich nach dem Typus des Blutdruckmesssystems. Man unterscheidet:

- offene Systeme
- geschlossene Systeme

Offenes System

Dieses verfügt über einen Dreiwegehahn nahe der Konnektionsstelle, über den Blut entnommen werden kann (**Abb. 25.15**):

- roten Verschlussstopfen abschrauben und 2-ml-Spritze in den Konus stecken
- Tupfer unter Dreiwegehahn legen
- Dreiwegehahn in Flussrichtung der Spritze stellen und 2 ml Blut aspirieren
- Dreiwegehahn jetzt so stellen, dass weder Blut nach außen gelangen kann noch eine Spüllösung fließt
- das Röhrchen für die Blutprobe in den Konus stecken, Hahn wieder in Flussrichtung des Röhrchens stellen und nochmals 2 ml Blut aspirieren (nur diese Probe ist relevant)
- abschließend Hahn wieder in Messrichtung stellen, Spüllösung aktivieren, um genaue Messung des arteriellen Druckes zu gewährleisten, und

das System mit einem sterilen Verschlussstopfen verriegeln

➤ **MERKE** Tragen Sie bei der Blutentnahme unbedingt Handschuhe. Die Kontaminationsgefahr ist sehr groß! Vergewissern Sie sich, dass der Dreiwegehahn in der richtigen Stellung ist, da sonst sehr schnell Blut aus dem System entweicht. _____

PRAXISTIPP Für die Unterscheidung von arteriellen und venösen Zugängen ist es sinnvoll, einheitlich mit Verschlussstopfen umzugehen. So können rote Verschlussstopfen für arterielle, blaue für venöse Zugänge genutzt werden. Durch diese farbliche Codierung werden Irrtümer minimiert. _____

Geschlossenes System

Das geschlossene System hat keinen Dreiwegehahn, sondern einen Drehregler und Adapter im Messsystem (**Abb. 25.16 a**). Um Blut zu entnehmen, wird zunächst der Drehregler betätigt, womit Blut aus der Arterie in das Messsystem fließt. Nach einer Desinfektion des Adapters wird eine Spritze mit pas-

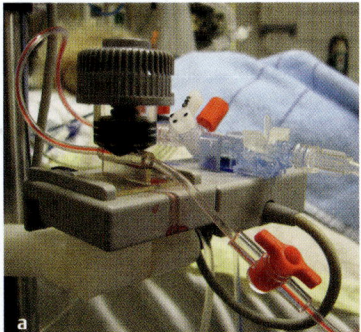
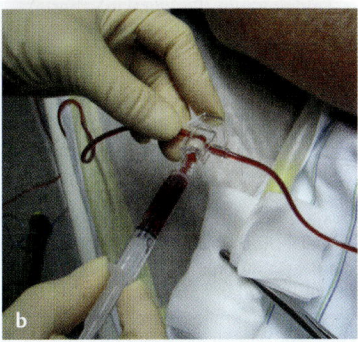

Abb. 25.16 a Druckaufnehmer in Herzhöhe. *links:* Drehregler mit dem Blut ins das Schlauchsystem zurückbefördert wird. *rechts:* Druckwandler. **b** Arterielle Blutentnahme aus einem geschlossenen System über einen speziellen Adapter.

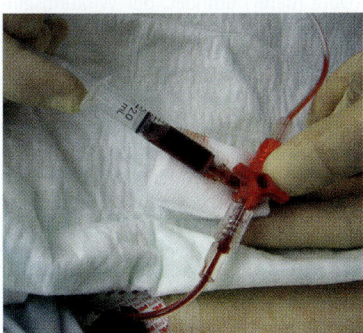

Abb. 25.15 Arterielle Blutentnahme aus einem offenen System.

sendem Gegenstück zum Adapter aufgesetzt. Das weitere Verfahren ist ähnlich: Wieder Aspiration von 2 ml Blut, danach Entnahme von 2 weiteren ml. Abschließend wird das Messsystem mit der heparinisierten Lösung durch Drehen des Drehreglers gespült.

🖐 **PRAXISTIPP** Wenn sich Blut nur schwer aspirieren lässt, üben Sie auf dem Verband einen sanften Druck auf die wahrscheinlich an der Arterienwand anliegende Kanüle aus. Häufig lässt sich Blut problemlos entnehmen. ⎯⎯⎯⎯

Blutentnahme – Einmalpunktion
Die Einmalpunktion zur arteriellen Blutentnahme wird vom Arzt durchgeführt. Bei der Einmalpunktion zur Blutentnahme ergeben sich folgende Schwerpunkte für die Pflegenden:

- Vorbereitung des Materials
- Vorbereitung des Patienten
- Assistenz bei der Durchführung der Punktion
- Vorbereitung und Assistenz

Material. Für die Punktion einer Arterie zwecks einer einzelnen Blutentnahme wird folgendes Material benötigt:

- ein BGA-Blutprobenröhrchen oder eine heparinisierte 2-ml-Spritze
- eine dünne Kanüle (Nr. 12 – 14)
- Hautdesinfektionsmittel, Einmalunterlage
- sterile Handschuhe und Tupfer
- Kanülenabwurf und ein Mülleimer

Patient. Nach Information und Sicherstellung der Intimsphäre wird der Patient nach Wahl des Punktionsortes gelagert:

- in bequemer Rückenlage mit ausgelagertem Arm bei Punktionen der Aa. radialis, ulnaris und brachialis
- in flacher Rückenlage und mit leicht abgewinkeltem, nach außen rotiertem Bein bei Punktion der A. femoralis

Durchführung. Das Bett wird mit der Einmalunterlage im Punktionsbereich geschützt. Zur Punktion der A. radialis oder A. ulnaris wird die Hand des Patienten überstreckt gehalten. Dies kann durch eine Pflegeperson übernommen werden oder der Arm wird mit einer Rolle unterlegt und in überstreckter Position fixiert. In dieser Position kann der Arzt punktieren (s. **Abb. 25.9**, S. 632).

25.3 Pflege von Patienten mit rückenmarksnahen Kathetersystemen zur Schmerzbehandlung ⎯⎯⎯⎯⎯⎯⎯⎯⎯⎯⎯⎯⎯

Franz Sitzmann

25.3.1 Grundlagen aus Pflege- und Bezugswissenschaften
Indikation. Rückenmarksnahe Leitungsanästhesien werden u. a. angewendet zur

- Schmerzausschaltung in der Geburtshilfe,
- Schmerzausschaltung bei operativen Eingriffen,
- postoperativen Schmerztherapie,
- Schmerzbehandlung bei Tumorpatienten.

Wirkorte. Bei der rückenmarksnahen Schmerzbehandlung durch die örtliche Applikation von Lokalanästhetika unterscheidet man zwei Wirkorte:

- Subarachnoidalraum (Spinalanästhesie)
- Epiduralraum (Periduralanästhesie)

Spinalanästhesie
Bei der Spinalanästhesie (SPA) handelt es sich um eine Regionalanästhesie durch Injektion eines Lokalanästhetikums (LA) in den Subarachnoidalraum (Spinalraum), der kein Rückenmark, sondern nur Liquor (Rückenmarksflüssigkeit) sowie nicht umscheidete Spinalnerven enthält (**Abb. 25.17**). Synonym werden die Bezeichnungen subarachnoidale, intrathekale oder intradurale Anästhesie verwendet (veraltet: Lumbalanästhesie). **Wirkung.** Durch die Injektion eines LA in den Spinalraum wird der Schmerz rasch ausgeschaltet. Es kommt zur vorübergehenden und kompletten Blockade der motorischen, sensorischen und sympa-

thischen Erregungsleitung in den Spinalnervenwurzeln.
Punktionsort. Die Punktion erfolgt meistens zwischen dem 3. und 4. bzw. 4. und 5. Dornfortsatz der Lendenwirbelsäule. Beim Erwachsenen endet das Rückenmark durch Längenwachstum etwa auf Höhe des zweiten Lendenwirbels (LWK 1/2).

Periduralanästhesie
Bei der Periduralanästhesie (PDA) wird das LA in den Epiduralraum (Periduralraum, Raum zwischen Periost und Durasack = Dura mater) injiziert (s. **Abb. 25.17**). Synonym: Epiduralanästhesie.
Wirkung. Das hier injizierte LA bewirkt eine vorübergehende Blockade der den Epiduralraum durchziehenden extraduralen Spinalnervenwurzeln. Sie sind in diesem Bereich von der harten Hirnhaut (Dura mater) umhüllt, der Wirkungseintritt des LA ist dadurch am Hauptwirkort deutlich verzögert (etwa 20 – 30 Min.); das LA muss erst durch die Dura diffundieren.
Punktionsort. Diese Form der Lokalanästhesie ist in jeder Höhe der Wirbelsäule möglich. Die Lendenwirbelsäule wird allerdings bevorzugt punktiert, da hier der Zugang günstiger und die Gefahr einer Rückenmarksverletzung geringer ist (kein Rückenmark mehr vorhanden, nur noch Liquor und Spinalnerven, s. o.).
Medikamentenmenge. Die benötigte Medikamentenmenge ist für den Periduralraum größer als für den Spinalraum.

Dies liegt am größeren Verteilungsvolumen des Periduralraumes und der benötigten höheren örtlichen Konzentration. Durch passende Dosiserhöhung des LA wird die gewünschte Anästhesiehöhe erreicht.

Tab. 25.5 fasst die Unterschiede von Peridural- und Spinalanästhesie zusammen.

Kombinierte Spinal- und Periduralanästhesie
Spezielle Kanülen ermöglichen die Kombination dieser beiden Anästhesiearten (**Abb. 25.18**): In den Periduralraum wird eine Tuohy-Kanüle (Periduralkanüle) gelegt. Durch diese wird im 1. Schritt eine dünne Spinalkanüle bis in den Subarachnoidalraum vorgeschoben und die Spinalanästhesie durchgeführt. Die Spinalkanüle wird entfernt und im 2. Schritt wird durch dieselbe Periduralkanüle ein Periduralkatheter in den Periduralraum geschoben. Dabei werden die Vorteile der beiden Verfahren kombiniert:

- schnelle und gute Schmerzausschaltung durch die Spinalanästhesie
- Verlängerung der Schmerzausschaltung durch eine nachfolgende Periduralanästhesie

Regionale Opioidanalgesie
Neben der intra- und postoperativen Schmerzbehandlung durch rückenmarksnahe Schmerzmittelapplikation können diese Verfahren auch bei der Behandlung chronischer Schmerzen angewendet werden. Dies trifft insbesondere auf die peridurale Blockade mit Lo-

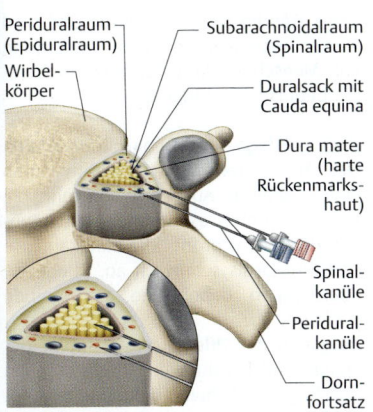

Peridualraum (Epiduralraum)

Wirbel-körper

Subarachnoidalraum (Spinalraum)

Duralsack mit Cauda equina

Dura mater (harte Rückenmarks-haut)

Spinal-kanüle

Peridural-kanüle

Dorn-fortsatz

Abb. 25.17 Bei der Spinalanästhesie erfolgt die Punktion in den Subarachnoidalraum, während die Periduralkanüle in den Periduralraum eingeführt wird.

Tab. 25.5 *Vergleich Periduralanästhesie – Spinalanästhesie (mod. n. Pschyrembel 2011).*

Kriterium	Periduralanästhesie	Spinalanästhesie
Punktionsstelle	lumbal, sakral, thorakal, zervikal (je nach der für den bestimmten operativen Eingriff benötigten Anästhesieausdehnung ist eine differenzierte Blockade möglich)	lumbal
Punktionstechnik	schwierig, höherer Zeitaufwand bei Anlage	einfach
Injektionsort	Epiduralraum	Subarachnoidalraum
Lokalanästhetikamenge	groß	gering
Wirkungseintritt	langsam	rasch
Wirkungsdauer	lang	weniger lang
postspinale Kopfschmerzen	keine	bei ca. 0,2 – 24 % der Patienten

kalanästhetika (z. B. Bubivacain) und Opioiden zu.

> **DEFINITION** Die **regionale Opioidanalgesie** ist die Applikation von Opioiden in den periduralen und subarachnoidalen Raum. Opioide sind Analgetika vom Opiat-Typ (z. B. Morphin, Buprenorphin, Fentanyl). Sie besetzen Opiatrezeptoren im Hinterhorn des Rückenmarks und bewirken auf diese Weise bereits in geringen Dosierungen eine starke und anhaltende Analgesie. ――――

Obwohl es ein sehr betreuungsaufwändiges und invasives Verfahren ist, ist die Medikamentengabe über einen Verweilkatheter bei bestehenden Kontraindikationen für die orale Gabe von Schmerzmitteln (z. B. Schluckstörungen, Subileus) oder nicht zu behebenden Nebenwirkungen (z. B. Obstipation) sehr vorteilhaft. Damit ist die von der WHO formulierte Stufenleiter der Schmerzbehandlung um eine 4. Stufe mit dem Einsatz stark wirksamer Opiate über rückenmarksnahe Katheter zu erweitern (S. 1174).

Langzeitanwendung. Bei guter analgetischer Wirkung einer zunächst diagnostischen Applikation der betreffenden Substanz kann ein Periduralkatheter in Verbindung mit einem subkutanen Port oder einer externen Pumpe angelegt werden. Insbesondere zur Langzeitanwendung der kontinuierlichen intrathekalen Opioidinfusion stehen diese implantierbaren Medikamentenpumpen zur Verfügung (**Abb. 25.19**). Bewährt hat sich diese Methode bei Patienten mit Krebserkrankung mit unerträglichen Schmerzen und eingeschränkter Lebenserwartung.

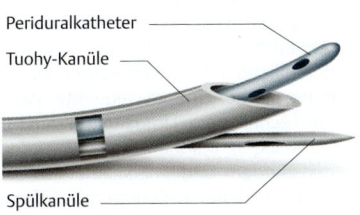

Periduralkatheter

Tuohy-Kanüle

Spülkanüle

Abb. 25.18 Über die Tuohy-Kanüle kann eine kombinierte Spinal- und Periduralanästhesie durchgeführt werden.

PCA (Patient Controlled Analgesia). Unter PCA versteht man jede Form der Selbstapplikation von wirksamen Analgetika, auch in der häuslichen Pflege. Die PCA mit einem durch den Patienten selbst verabreichten, fraktionierten und gering dosierten starken Opioid kommt der individuell unterschiedlichen Schmerzempfindung und dem individuellen Analgetikabedarf entgegen. Es handelt sich um ein Infusionssystem, bei dem der Patient per Knopfdruck selbstständig kleine Dosen von Schmerzmitteln einfließen lassen kann. Durchgeführt wird die PCA mit Hilfe von Spritzenpumpen; damit appliziert der Patient kontinuierlich Schmerzmedikamente über

- einen Periduralkatheter (PCEA = Patientenkontrollierte Epidurale Analgesie) oder über
- einen zentralvenösen Zugang (PCIA = Patientenkontrollierte Intravenöse Analgesie).

Schmerzassessment. Das Schmerzassessment ist Grundlage der ärztlichen Medikamentenverordnung und der Erfolgskontrolle der Behandlung. Der Patient selbst sollte zum Experten seiner Situation angeleitet werden. Es gilt, ihn

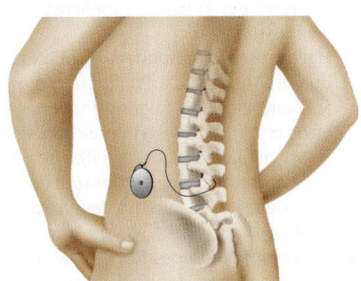

Abb. 25.19 Schematische Darstellung einer implantierten Medikamentenpumpe.

bestmöglich dazu zu befähigen, seinen subjektiv wahrgenommenen und erlebten Schmerz einzuschätzen, auszudrücken und zuverlässige Aussagen dazu zu machen. Pflegende müssen auf subjektive, verbale und visuelle Methoden zurückgreifen, um den Schmerz eines Patienten annähernd erfassen und dokumentieren zu können. Zu einer Dokumentation der Schmerzintensität (Schmerzeinschätzung) und der Schmerzverlaufdokumentation gehört die korrekte Dokumentation der Schmerzmittelgabe mit Beobachtung der (Neben-)Wirkungen (S. 1171).

Hygienestandards. Hygienische Empfehlungen zur Anlage und pflegerischen Versorgung von rückenmarksnahen Kathetersystemen entsprechen den Empfehlungen zur Anlage zentralvenöser Katheter (Stevens 2010; Sitzmann 2012). Sie sind seit 2000 kategorisiert und basieren auf der wissenschaftlich abgesicherten Beweiskraft (Evidenz) der jeweiligen Aussagen oder deren nachvollziehbaren theoretischen Begründung.

Anlage des Katheters
Bei der Anlage des Katheters muss aseptisch und antiseptisch gearbeitet werden. Dies beinhaltet:

- hygienische Händedesinfektion durchführen
- Punktionsgebiet nur bei starker Behaarung rasieren
- Punktionshöhe festlegen und Einstichstelle markieren, dann Hautantiseptik und Punktion unter aseptischen Bedingungen vorbereiten
- sterile Vorbereitung und Handhabung des Ultraschallkopfs und des zuführenden Kabels bei ultraschallgesteuerter Regionalanästhesie
- Antiseptik des Rückens durch Arzt, der mit Mund-Nasen-Schutz, Kopfhaarschutz, sterilem Kittel und mit einem Paar (evtl. zwei Paar) Operationshandschuhen bekleidet ist
- trotz Mundnasenschutz soll der Arzt während der Punktion möglichst wenig sprechen
- Hautantiseptik besonders sorgfältig durchführen, da die Punktion in einer Schweißrinne mit talgdrüsenreicher Haut erfolgt (in diesen Bereichen sind selbst bei langen Einwirkzeiten sonst gut wirksamer Desinfektionsmittel geringere Keimzahlreduktionen zu erreichen)
- vor Desinfektion des Rückens Moltonunterlage unter den Patienten legen
- Hautantiseptik durch mehrmaliges Auftragen und Verreiben mit einem sterilen Tupfer und einem gefärbten alkoholischen Hautdesinfektionsmittel durchführen
- Desinfektionslösung von kranial nach kaudal aufbringen (die Haut muss während der gesamten Einwirkzeit mit dem Präparat feucht gehalten werden!)
- dabei die Operationshandschuhe frei von Desinfektionslösung halten oder nach der Desinfektion und dem Abdecken des Rückens des Patienten mit großem (selbstklebendem) sterilem Lochtuch die Handschuhe wechseln
- Einwirkzeit von 1 Min. unbedingt einhalten. Obwohl für diesen Bereich Empfehlungen schwierig zu geben sind, empfehlen einige Hygieniker vor Injektionen und Punktionen mit höherem Infektionsrisiko zur Sicherheit eine Einwirkzeit von 10 Min. Dabei soll die Haut über die gesamte Zeit mit dem Präparat feucht gehalten werden (Kerwart 2010).

Nach der Punktion. Nach der Anlage eines Periduralkatheters ist Folgendes zu beachten:

- Das subkutane Tunnelieren eines Katheters bis zur Punktionsstelle sollte immer dann erfolgen, wenn eine Liegedauer über 24 Std. geplant ist. Diese Führung des Katheters unter

der Haut schützt vor aufsteigenden Infektionen. Dazu ist eine weitere Lokalanästhesie seitlich von der Punktionsnadel erforderlich.
- Injektionsflachfilter werden zur Vermeidung von Kontaminationen der Injektionslösungen empfohlen, ein routinemäßiger Wechsel jedoch nicht (Morin 2006).
- Ein Katheter wird an seiner Austrittsstelle angenäht. Nach Entfernen der Punktionsnadel wird ein Okklusiv-Verband mit sterilem Tupfer und Pflaster angelegt. Am 2. Tag werden sowohl die Punktionsstelle als auch Katheteraustrittsstelle mit einem sterilen Pflaster versorgt, der Katheter wird über die Schulter kopfwärts abgeleitet und mit Pflaster am Rücken fixiert. Am 2. Tag nach Einlegen eines Katheters empfiehlt sich ein wasserdampfdurchlässiger Transparentverband.

Katheterpflege. Eine konsequente aseptische Technik beim Umgang mit den für die jeweiligen Maßnahmen benötigten Gegenständen und Medikamenten ist das entscheidende Kriterium zum Schutz vor Infektionen

- bei der Injektionsvorbereitung und
- beim Verbandwechsel am rückenmarksnahen Katheter.

25.3.2 Situation des Patienten

Ohne Schmerzen könnten wir nicht leben: Schmerzen schützen vor Verletzungen, Schmerzen warnen vor Überlastungen. Wenn wir keine Schmerzen hätten, würden wir ständig Verletzungen erleiden und unseren Körper überfordern, ohne etwas dagegen zu tun oder uns zu schützen.

Schmerzen während therapeutischer Maßnahmen haben eine Warnfunktion, die es zu beachten gilt. Patienten mit akuten Schmerzen haben unbedingt Priorität bei der Hilfe. Chronische Schmerzen verlieren ihre Warnfunktion. Sie erreichen als Begleitsymptomatik vieler chronischer Erkrankungen eigenen Krankheitswert.

Schmerz wird von Menschen als ein belastendes körperliches Ereignis empfunden und ist aus Sicht des Patienten die am meisten gefürchtete Folge z.B. von Krebserkrankungen. Dabei bestehen Wechselbeziehungen zu Gefühlen der Angst, der Depression und gelegentlich der Aggression. Mit Vorurteilen und Mythen wie „Morphingaben sollten die Ausnahme und nur für die letzten Stunden des Lebens reserviert sein", „Morphin macht süchtig", „Wenn man mit Schmerzmitteln beginnt, muss man die

Dosis ständig steigern" wurde und wird immer noch eine adäquate Versorgung von Menschen, die einer Schmerztherapie bedürfen, unterlassen.

25.3.3 Pflege- und Behandlungsplan

Der Arzt bereitet die Punktion durch eine sorgfältige Antiseptik vor, führt die Punktion unter aseptischen Bedingungen durch und ordnet die Medikamente und ihre Dosis schriftlich an. Pflegende übernehmen dabei eine assistierende Funktion.

Aufgaben der Pflege. Im Rahmen der Spinal- und Periduralanästhesie ergeben sich folgende Schwerpunkte:

1. Vorbereitung des Materials und des Patienten
2. Assistenz bei der Durchführung
3. Unterstützung und Überwachung des Patienten
4. Beobachtung auf Nebenwirkungen und Komplikationen
5. Verabreichung der angeordneten Medikamentendosis bei der postoperativen Schmerztherapie
6. Pflege der Katheteranlage

Vorbereitung der Spinalanästhesie
Vorbereitung des Materials
Zur Behandlung einer Ateminsuffizienz werden Anästhesiegerät und -hilfsmittel (z.B. Intubationsbesteck und Endotrachealtubus) wie für eine Allgemeinanästhesie gerichtet.

✋ PRAXISTIPP Zur Bereithaltung der Notfallmedikamente ist es zu empfehlen, die Medikamentenampullen auf eigenem Tablett vorzurichten. Sie sollen aber nicht aufgezogen gelagert werden, auch nicht gekühlt. Werden z.B. morgens nach Arbeitsbeginn die Notfallmedikamente aseptisch aufgezogen und bis zum Ende des Dienstes kühl gelagert, so entspricht dies nicht den GMP-Bedingungen („Gute Herstellungspraxis"). Erfahrene Anästhesisten bestätigen, dass für das Aufziehen gerichteter Medikamentenampullen in jeder Situation ausreichend Zeit bleibt. ———

In das Spinalset gehören, je nach Krankenhausstandard (*Abb. 25.20*):

- 3 – 4 Kompressen, ca. 3 Tupfer
- 2 Abdecktücher (davon 1 Lochtuch, evtl. selbstklebend)
- 1 Kanüle zum Aufziehen der Medikamente
- 1 Kanüle für Hautquaddel und Infiltration des Stichkanals
- evtl. Kanüle dazulegen (als Führungskanüle für Spinalnadeln)

- Lokalanästhetikum (Anästhesisten fragen)

Dem steril angezogenen Arzt werden eine 2-ml-Spritze (für Lokalanästhetikum zur Infiltration) und eine 5-ml-Spritze (für Lokalanästhetikum zur Spinalanästhesie) zum Aufziehen der Medikamente angereicht.

Vorbereitung des Patienten

Überwachung. Der Patient wird an die Überwachungsgeräte angeschlossen (EKG, Pulsoxymetrie, RR-Messung) und ein venöser Zugang wird gelegt, um bei Komplikationen rasch intervenieren zu können. Die Pulsoxymetrie als einfach zu handhabendes, nichtinvasives Verfahren zur kontinuierlichen Messung der arteriellen Sauerstoffsättigung (S_aO_2) reagiert bei Hypoxämie sehr schnell. Ein Sensor, der an einem Finger oder Ohrläppchen angebracht wird, errechnet die pulssynchrone Volumenveränderung im arteriellen, pulsierenden Blut des durchstrahlten Gewebes.

Lagerung. Der Patient wird in Seitenlage, im Sitzen oder in Bauchlage gelagert. Die Seitenlage ist für den Patienten am bequemsten, die Kollapsneigung ist geringer. Am sitzenden Patienten sind die Dornfortsätze und Interspinalräume leichter zu tasten als in Seitenlage. Immer sollte der Patient das „Kinn an die Brust nehmen".

In der **Seitenlage** rückt der Patient mit dem Gesäß an die Seitenkante des Operationstisches und wird dazu aufgefordert, einen „Katzenbuckel" zu machen, d. h. die Knie maximal anzuziehen (**Abb. 25.21 a**).

PRAXISTIPP Die korrekte Lagerung des Patienten während der Operation mindert postoperative Rückenschmerzen; z. B. kann ein Kissen bei vorliegendem Hohlkreuz die erschlaffte Rückenmuskulatur im Lendenwirbelbereich unterstützen. ——————

Die **Sitzposition** erfolgt entweder im Schneidersitz oder mit vom Tisch herabhängenden und auf einem Hocker abgestützten Beinen (**Abb. 25.21 b, c**).

PRAXISTIPP Bei der Punktion im Sitzen muss auf den Kreislauf des Patienten geachtet werden. Der den Patienten abstützende Pflegende kann dies mit Blick auf den Monitor und durch Fühlen des Pulses übernehmen. ——————

Hautantiseptik. Die Antiseptik erfolgt entsprechend den oben beschriebenen Hygienestandards.

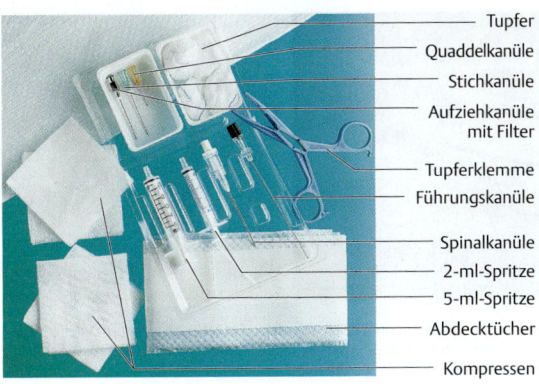

Abb. 25.20 Komponenten eines Spinalsets.

Tupfer
Quaddelkanüle
Stichkanüle
Aufziehkanüle mit Filter
Tupferklemme
Führungskanüle
Spinalkanüle
2-ml-Spritze
5-ml-Spritze
Abdecktücher
Kompressen

Assistenz bei der Durchführung
Spinalanästhesie

MERKE Alle Maßnahmen müssen so ablaufen, dass die Spinalkanüle und das Lokalanästhetikum den Subarachnoidalraum steril und ohne Einbringen von Desinfektionsmittel erreichen. Trotz Mund-Nasen-Schutz soll der Arzt während der Punktion möglichst wenig sprechen. ——————

Die Durchführung umfasst folgende Schritte:

- Pflegende reicht Spinalkanüle an (Größe je nach Absprache mit dem Anästhesisten).
- Arzt führt Spinalkanüle ein (**Abb. 25.22**).
- Zur längerfristigen Analgesie reicht Pflegende einen Katheter mit Flachfilter an (s. o.).
- Arzt platziert den Katheter durch die Spinalkanüle im Subarachnoidalraum und entfernt die Spinalkanüle.

- Arzt legt einen Tupferokklusivverband bei einmaligem Einbringen eines Lokalanästhetikums an.
- Bei Einlage eines Katheters führt der Arzt eine durchsichtige, atmungsaktive Wundversorgung durch.

PRAXISTIPP Injektionsflachfilter sollen verhindern, dass Partikel in den Epidural- oder Subarachnoidalraum injiziert werden. Sie sollten bei länger liegendem Katheter nicht routinemäßig gewechselt werden. ——————

Periduralanästhesie

Zur Vorbereitung und Überwachung des Patienten sind dieselben Maßnahmen wie bei der Spinalanästhesie erforderlich. Das bezieht sich auch auf das Instrumentarium und die Lagerung des Patienten. Die Komponenten des Periduralsets zeigt **Abb. 25.23**, die Durchführung der PDA ist in **Abb. 25.24** zusammengefasst.

Fixierung. Zur Fixierung des PDA-Katheters sollte eine Schlaufe nach unten gelegt werden und der PDA-Katheter mit einem Steg befestigt werden. Der PDA-

- Kinn an Brust
- Kopf und Knie einander annähern
- Schultern senkrecht übereinander
- Hüften senkrecht übereinander

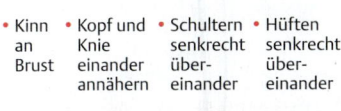

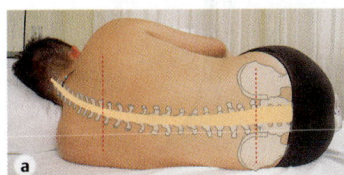

- „Katzenbuckel" am Bettrand oder Seitenkante des OP-Tisches

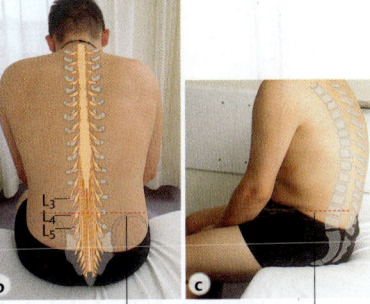

Verbindungslinie zwischen Beckenkämmen

Abb. 25.21 Lagerung des Patienten zur Spinalanästhesie **a** in Seitenlage, **b** und **c** im Sitzen.

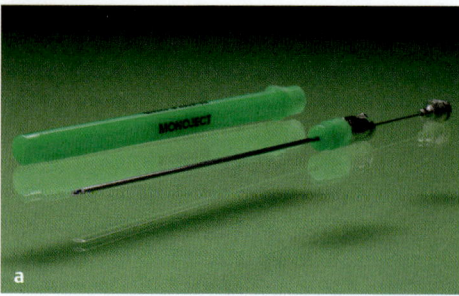
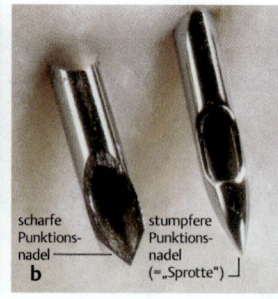

scharfe
Punktions-
nadel

stumpfere
Punktions-
nadel
(=„Sprotte")

b

Abb. 25.22 a Spinalkanüle, **b** die scharfe Nadel hinterlässt nach dem Zurückziehen einen Defekt in der Dura, die atraumatische Nadel („Sprotte") drängt die Durafasern auseinander, schädigt sie aber nicht.

Katheter wird am Rücken hoch bis zur Schulter mit weißem Pflaster/wasserdampfdurchlässiger Folie fixiert. Dazu muss der Patient vorher den Rücken nochmals ganz „rund" machen, da sonst bei späterer Bewegung auf den PDA-Katheter Zug ausgeübt werden könnte.

PRAXISTIPP Eine deutliche Kennzeichnung auf der Fixierung des Katheters ist sinnvoll, um eine Verwechslung mit dem ZVK zu vermeiden. _____

Unterstützung und Überwachung des Patienten
Psychische Unterstützung
Die psychische Unterstützung ist bei der rückenmarksnahen Leitungsanästhesie mit Lokalanästhetika intensiver notwendig als bei der Vorbereitung einer Allgemeinanästhesie. Einem wissbegierigen Patienten sollten bereits beim Anlegen des Katheters alle Schritte erklärt wer-

den, ängstliche Patienten versucht man eher abzulenken.

Die Informationen sollten durch die assistierende Pflegeperson erfolgen. Während der Operation können individuelle Wünsche des Patienten berücksichtigt werden, z. B. Begleitung der Operation durch Erläuterungen oder Verfolgen einer Arthroskopie über den Monitor, Musik über Kopfhörer, Sedierung oder Schlaf.

PRAXISTIPP Insbesondere bei älteren und bettlägerigen Patienten kann die Durchführung der Punktion erschwert sein. Hier ist eine sachgerechte Unterstützung bzw. die Lagerung des Patienten besonders wichtig; der Pflegende steht dabei vor dem Patienten und stützt ihn. _____

Überwachung im Aufwachraum
Im Aufwachraum wird
- der Bewusstseinszustand kontrolliert,
- der Rückgang des Analgesieniveaus verfolgt,

- der Kreislauf durch Messen des Blutdrucks und kontinuierliches Monitoring von EKG und Puls überwacht,
- der Füllungsstand der Blase ermittelt.

PRAXISTIPP Die Anästhesiehöhe kann mit Hilfe von Eiswürfeln (kalt/warm) bzw. „spitz/stumpf-Unterscheidungstestung" abgeschätzt werden. Das Kalt-warm- oder Spitz-stumpf-Empfinden verhält sich parallel zur Schmerzempfindung an der Körperoberfläche („segmentale Ausbreitung"). _____

Unterstützung und Überwachung auf der Station
Die Verlegung aus dem Aufwachraum hängt davon ab, um welche Art der Schmerztherapie es sich handelt:
- bei Single-shot-Periduralanästhesie (einmaliges Einbringen des LA): Die

Bakterien- und Partikel-Flachfilter · Katheterkupplung · Quaddelkanüle · Stichkanüle · Aufziehkanüle

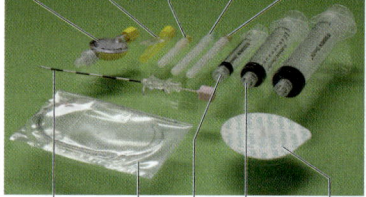

Peridural-katheter mit Tuohy-Schliff · Peridural-katheter · 3 ml-Spritze · 10 ml-Spritze · Pin Pad zum Befestigen des Katheters

Abb. 25.23 Komponenten eines Periduralsets (B. Braun, Melsungen).

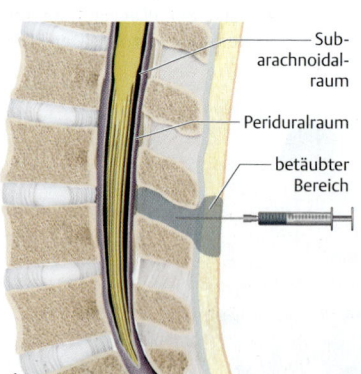

Sub-arachnoidal-raum

Periduralraum

betäubter Bereich

1

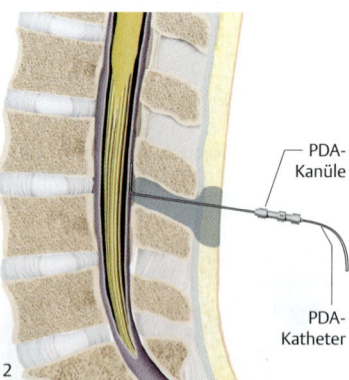

PDA-Kanüle

PDA-Katheter

2

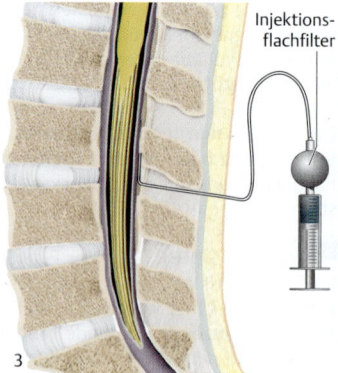

Injektions-flachfilter

3

Abb. 25.24 Durchführung der Periduralanästhesie. 1 Der Bereich, in den die PDA-Kanüle eingeführt werden soll, wird betäubt. **2** Die PDA-Kanüle wird vorgeschoben, bis der Periduralraum erreicht ist. Vorsichtig wird dann der Katheter eingeführt. Nach Entfernen der PDA-Kanüle wird zuerst die Testdosis gegeben. Wird diese gut vertragen, kann weiteres Lokalanästhetikum bis zur völligen Schmerzfreiheit gegeben werden. **3** Während und nach der Operation kann über den PDA-Katheter Schmerzmittel gegeben werden. So ist eine gute Schmerztherapie jederzeit möglich.

Verlegung ist möglich, wenn das Analgesieniveau unter einer bestimmten Höhe (unter Th 12) liegt oder die sensible Blockade bis Hautsegment L 1 zurückgegangen ist; alternativ, wenn die Analgesie um mindestens 2 Segmente bei stabilem Kreislauf zurückgegangen ist.

- bei Fortführung einer Katheter-PDA auf Station: Der Patient sollte schmerzfrei und kreislaufstabil sein und die Füße bewegen können.

In diesen Fällen kann der Patient nach ärztlicher Anordnung auf die Allgemeinstation verlegt oder nach ambulanten Operationen nach Hause entlassen werden. Hier darf er wieder essen und trinken.

Die Pflegemaßnahmen auf der Station umfassen Folgendes:

Schmerztherapie. Die postoperative Schmerztherapie beginnt im Aufwachraum. Frühzeitig vor dem Einsetzen der Schmerzen sollte die systemische Analgesie eingeleitet werden. Zur Schmerzhemmung im gesamten Körper wird oral oder parenteral (subkutane, intramuskuläre oder intravenöse Injektion) die Medikation verabreicht.

Mobilisation. Nach Abklingen der Sympathikusblockade, einige Stunden nach Ende der sensiblen Blockade, können die Patienten vorsichtig mobilisiert werden (zu erfahren durch subjektive Angaben des Patienten über Zunahme der Empfindlichkeit für Berührungs- oder Schmerzreize; bei vorliegender Anästhesie wird ein Schmerzreiz, z. B. durch eine Nadel, nur als stumpfer Druck empfunden).

Blasenentleerung. Die Blasenentleerungsstörung kann noch andauern, d. h., sie muss beobachtet und evtl. behandelt werden.

Beobachtung auf Nebenwirkungen und Komplikationen

Folgende Nebenwirkungen und Komplikationen können auftreten:
- verminderte Körpertemperatur
- Blutdruckabfall
- Dyspnoe
- totale Spinalanästhesie mit Atemstillstand
- Phantomphänomene
- postspinaler Kopfschmerz
- Rückenschmerzen
- Harnverhalt
- neurologische Komplikationen
- Infektionen

Verminderte Körpertemperatur. Durch die Vasodilatation kühlen Patienten schneller aus und frieren leicht. Als ein kompensatorischer Ausgleichsversuch des Organismus zur Wärmeregulation kann das Muskelzittern auftreten.

Maßnahmen: Mit dem Einsatz von Wärmematten und anderen Wärmetherapiegeräten (z. B. Warmtouch-Gerät), Anheben der Raumtemperatur im Operationssaal und angewärmten Infusionen kann dies gemindert werden.

Blutdruckabfall. Durch die Blockade der sympathischen Fasern kann es zur arteriellen und venösen Gefäßweitstellung (Vasodilatation) und Bradykardie kommen, die zum Blutdruckabfall führen, der von Übelkeit und Erbrechen begleitet sein kann. Er tritt nicht nur zu Beginn auf, sondern ist auch nach ca. einer halben Stunde und noch später möglich.

Maßnahmen: Puls und EKG müssen kontinuierlich und der Blutdruck alle 5 Min. überwacht werden. Durch Infusionsbehandlung und rasche Gabe von Vasopressoren (z. B. Akrinor) wird der Blutdruckabfall minimiert.

Dyspnoe. Bei Ausdehnung der Anästhesie hochthorakal (> Th 2) ist zunächst die Atmung betroffen. Der Patient klagt über Dyspnoe und durch Ausfall der Atemhilfsmuskulatur kann sich eine Ateminsuffizienz durch totale Spinalanästhesie entwickeln.

Maßnahmen: Zur Unterstützung der Atmung ist Sauerstoffinsufflation unter pulsoxymetrischer Kontrolle (6 l/Min.) angezeigt.

Totale Spinalanästhesie. Eine lebensbedrohliche Komplikation stellt eine hohe oder totale Spinalanästhesie dar. Hierbei kommt es zur vollständigen Sympathikusblockade und Blockade der Interkostal- und Phrenikusnerven, bedingt durch eine zu hohe Ausbreitung des Lokalanästhetikums. Dabei gähnt der Patient zunächst und spricht mit Flüsterstimme, bevor es zu Blutdruckabfall, Unruhe, Angst und durch Lähmung des Zwerchfells zum Atemstillstand kommt.

Maßnahmen: Die Atmung muss überwacht werden, am besten mit dem Pulsoxymeter. Je nach Ausprägung wird durch den Arzt eine Intubation und Beatmung durchgeführt.

Phantomphänomene. Bei diesen unter Spinalanästhesie bei bis zu 80 % der Patienten auftretenden Phänomenen unklarer Ursache empfindet der Patient die Extremitäten als verkürzt, überkreuzt liegend, in der Luft schwebend oder senkrecht stehend.

Maßnahmen: Eine beruhigende Erklärung hilft.

Postspinaler Kopfschmerz. Aufgrund von Liquorverlust aus der Punktionsstelle kann es zu postpunktionalen Kopfschmerzen kommen. Diese sind typischerweise von der Lagerung abhängig (im Liegen keine Beschwerden, in aufrechter Haltung Kopfschmerzen, manchmal auch Nackenschmerzen).

Maßnahmen: Die früher häufig vorbeugend verordnete 24-stündige flache Bettruhe ist nicht sinnvoll (Diener 2006). Therapeutisch kann sie zeitweise angebracht sein zur Verminderung des Liquordrucks im Leckagebereich in Verbindung mit Analgetikagabe. Zur Vorbeugung werden möglichst dünne atraumatische Punktionsnadeln empfohlen.

Rückenschmerzen. Durch die Relaxierung der Rückenmuskulatur und Überdehnung der Bänder, Gelenke und Muskeln sowie Trauma an der Punktionsstelle können Rückenschmerzen auftreten.

Harnverhalt. Durch die Blockade der sakralen Nervenfasern, die zuletzt abklingt, kann es zu einem Harnverhalt kommen. Die Prüfung des Füllungszustandes der Blase ist auch wegen möglicher reflektorischer Kreislaufreaktionen bei anhaltend voller Blase von Bedeutung.

Maßnahmen: Die volle Blase (bedingt durch die Infusionsbehandlung) kann Grund für eine Medikamentengabe oder einmalige Katheterisierung sein. Die Anlage eines Dauerkatheters ist nicht ratsam (Risiko eines Harnwegsinfekts).

Neurologische Komplikationen. Durch den Einsatz von Antikoagulanzien sowie mögliche sekundäre Verletzung eines Gefäßes durch den Katheter kann sich ein peridurales Hämatom ausbilden. Vor Eintritt einer irreversiblen sensorischen Paraplegie treten Rückenschmerzen mit radikulärer Symptomatik sowie Sphinkterinsuffizienzen der Blase und des Darmes als Warnzeichen auf.

Maßnahmen: Die Patienten müssen deshalb zumindest in den beiden der Punktion folgenden Tagen aufmerksam auf neurologische Warnsymptome beobachtet werden.

Infektionen. Bakterielle Infektionen durch nicht streng aseptische Punktion oder hämatogene Streuung im Periduralraum breiten sich langsamer aus als subarachnoidale Infektionen nach Spinalanästhesie. Hyperästhesien (Überempfindlichkeit für Berührungsreize) sind, ebenso wie vom Patienten geäußerte motorische Störungen, als Folge dieses infektiösen Prozesses ernst zu nehmen.

Maßnahmen: Bei Rötung der Punktionsstelle (Hinweis auf eine Infektion) soll nach der Entfernung die Katheterspitze steril abgeschnitten und zur bakteriologischen Untersuchung gegeben werden. Dies gilt auch für Katheterliegezeiten von mehr als 7 – 10 Tagen. Vorher sollte keine Hautantiseptik durchgeführt werden, um kein falsch negatives Ergebnis durch das Desinfektionsmittel hervorzurufen. Nach dem Ziehen des Katheters wird die Eintrittsstelle durch einen Verband geschützt.

> **MERKE** Die genannten Komplikationen können Stunden bis Tage nach der rückenmarksnahen Anästhesie auftreten.

Injektion von Anästhetikum zur postoperativen Schmerztherapie

Aufgabe von Pflegenden ist es, bei der postoperativen Schmerztherapie die angeordnete Medikamentendosis zu verabreichen. Bei der Injektion von Schmerzmitteln bei der Regionalanästhesie ergeben sich folgende Schwerpunkte:

- Vorbereitung
- Injektion
- Beachten der Nebenwirkungen

Vorbereitung der Medikamentengabe

In Anlehnung an die Empfehlungen zu zentralen Gefäßkathetern (Sitzmann 2012) werden bei der regionalen Anästhesie folgende hygienische Vorgehensweisen als Voraussetzungen empfohlen:

- Händehygiene mit hygienischer Händedesinfektion durchführen
- ausreichend bemessene Arbeitsfläche mit 70 % Alkohol und Einmaltuch vorbereiten
- Medikamente nicht in betriebsamen Raum zubereiten
- Raumtemperatur < 25 °C
- aseptische Arbeitstechnik: Injektionsspritzen und Infusionssysteme erst unmittelbar vor Zubereitung auspacken
- nach Möglichkeit die Medikamente erst unmittelbar vor Gebrauch aufziehen
- Medikamente immer in eine neue sterile Spritze mit neuer sterilen Kanüle aufziehen
- vorgerichtete Spritze immer mit einem sterilen Stöpsel verschließen
- Unterweisung der Mitarbeiter dokumentieren
- Infusionssystem erst unmittelbar vor Infusion entlüften und blasenfrei befüllen; unkontrolliert langes „Herumstehen" gelöster Medikamente vermeiden

Injektion des Schmerzmedikaments

Bei der Injektion des Schmerzmedikaments sollte sorgfältige Hygiene berücksichtigt werden:

- hygienische Händedesinfektion durchführen

- Konnektionsstelle mit steriler Kompresse mindestens 30 Sek. desinfizieren
- vor Injektion immer mit 2 ml-Spritze aspirieren → es darf kein Blut oder Liquor, sondern nur eine kleine Menge Luft zu aspirieren sein
- Injektionsflachfilter werden zur Verhinderung von Partikelinjektionen durch die Injektionslösung empfohlen
- Anästhetikum injizieren
- abschließend mit sterilem Stöpsel verschließen

Nebenwirkungen der Opioidgaben

> 🍏 **PRÄVENTION & GESUNDHEITSFÖRDERUNG** Die regelmäßige Fortbildung über Komplikationen und Nebenwirkungen der Lokalanästhetika und deren Anzeichen ist wichtig, um Nebenwirkungen der periduralen Opioidtherapie wahrzunehmen. Erst dadurch sind Pflegende in der Lage zu erkennen, wann adäquate therapeutische Maßnahmen erforderlich sind und durch Ärzte eingeleitet werden müssen.

Unter einer Therapie mit Opioiden können Nebenwirkungen auftreten, die durch ärztlich angeordnete Begleittherapie beeinflusst werden können. Als häufigste sind zu nennen:

- Atemdepression
- Pruritus (Juckreiz)
- Sedierung
- Übelkeit/Erbrechen
- Harnretention
- Obstipation

Atemdepression. Die gefährlichste Nebenwirkung der rückenmarknahen Opioidtherapie ist die dosisabhängige Atemdepression, die bei einzelnen Medikamenten innerhalb von 15 – 30 Min. nach Applikation auftreten kann. Bei Morphin kann jedoch noch nach Stunden eine Atemdepression auftreten.

Pruritus (Juckreiz). Dieser tritt meist 2 – 3 Std. nach Injektion auf. Morphin verursacht ihn besonders häufig. Durch die Gabe von Antihistaminika und Ganzkörperwäsche mit Essigwasser (3 EL Obstessig auf 5 l Waschwasser) und einer guten Hautpflege kann der Juckreiz gestillt werden.

Sedierung. Bei einem Großteil der Patienten tritt in der Einstellungsphase der starken Opioidtherapie durch die zentral dämpfende Wirkung ein sedierender Effekt ein.

Übelkeit und Erbrechen. Sie können ebenfalls als Symptome der Opioidtherapie auftreten, da Rezeptoren des Brech-

zentrums erregt werden. Sie können die Lebensqualität der Patienten erheblich beeinträchtigen. Mit einer Häufigkeit bis 30 % nach epiduraler und bis zu 75 % nach spinaler Applikation kommt es 3 – 4 Std. nach Injektion zu Übelkeit und Erbrechen.

Harnretention. Über eine Erhöhung des Tonus der glatten Muskulatur wird der Harndrang abgeschwächt. Dadurch kann es zur Überfüllung und Überdehnung der Blase kommen. Die Harnretention zeigt sich nach 14 – 16 Std. v. a. nach Applikation von Morphin.

Obstipation. Opioide erhöhen den Ruhetonus des Darmes und vermindern die Peristaltik. Damit kommt es bei starken Opioiden zu anhaltenden Obstipationen, die bei Daueranwendung in nahezu 100 % auftreten. Sie sollten bereits zu Beginn der Therapie prophylaktisch mit Laxanzien kombiniert werden.

Beobachtung auf Komplikationen

Bei der Gabe von Schmerzmitteln als Periduralanästhesie können folgende Komplikationen auftreten:

- intravasale Injektion
- Atemdepression
- neurologische Komplikationen (s. o.)
- Infektionen (s. o.)

Intravasale Injektion. Die intravasale, auch durch Aspirationsversuch vor der Injektion nicht sicher auszuschließende Injektion einer hohen Lokalanästhetikadosis stellt eine mögliche Gefahr dar. Deutliche subjektive, zunächst zerebral bedingte Anzeichen wie metallischer Geschmack auf der Zunge, Unruhe, Tremor, Schwindel, Ohrensausen, Übelkeit, Sprach- und Sehstörungen und Verwirrtheit können sich zu objektiven zerebralen Krämpfen steigern.

Atemdepression. Sehr selten kann es nach der Injektion des Lokalanästhetikums zu einer Atemdepression kommen. Sie ist durch eine schnelle Resorption des Opioids aus dem Periduralraum mit systemischer Wirkung bedingt.

Pflege der Katheteranlage

Auch bei der Pflege rückenmarksnaher Katheter gelten die Regeln analog zu zentralen Gefäßkathetern:

- Verband täglich inspizieren, bei Gazeverbänden die Einstichstelle auf Druckschmerz prüfen
- Verbandwechsel nicht routinemäßig durchführen
- bei Druckschmerz, Fieber unklarer Genese Gazeverband entfernen und Einstichstelle inspizieren
- Transparentverband bei Verschmutzung und Ablösung oder spätestens nach 7 Tagen wechseln

- bevorzugt alkoholische Antiseptika auf Einstichstelle auftragen (keine Salben verwenden)
- unnötige Diskonnektion vermeiden
- Indikation des Katheters täglich überprüfen

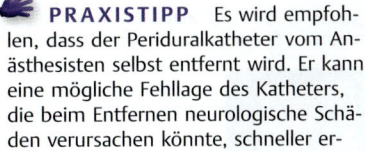 **PRAXISTIPP** Es wird empfohlen, dass der Periduralkatheter vom Anästhesisten selbst entfernt wird. Er kann eine mögliche Fehllage des Katheters, die beim Entfernen neurologische Schäden verursachen könnte, schneller erkennen. So kann ein Abscheren des Katheters an einem Dornfortsatz auftreten, wenn der Patient nicht die gleiche Lage mit gebeugtem Rücken einnimmt wie beim Legen. _____

25.4 Pflege von Patienten mit Beckenkammpunktion und -biopsie _____

Franz Sitzmann

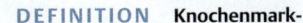

25.4.1 Grundlagen aus Pflege- und Bezugswissenschaften

Besteht wegen der Symptome oder der Veränderungen des peripheren Blutbildes (Differenzialblutbild) der Verdacht einer hämatologischen Systemerkrankung (z. B. Verdacht auf Knochenmarkhypoplasie oder Knochenmarkkarzinose), ist die Knochenmarkpunktion und -biopsie eine häufige Untersuchung.

! DEFINITION **Knochenmarkpunktion:** Mit einer Hohlnadel werden aus dem Markraum durch Aspiration einige Markbröckchen gewonnen und u. a. zytologisch untersucht.

Knochenmarkbiopsie: Mit einer deutlich größeren Stanznadel wird bei der Knochenmarkbiopsie Knochenmarkgewebe als Stanzzylinder entnommen und u. a. histologisch untersucht (Jamshidi-Technik). _____

Entnahmeorte. Punktions- bzw. Biopsieort ist heute zumeist der hintere Beckenkamm (Spina iliaca posterior superior), weil er schmerz- und komplikationsarm ist und sich keine großen Gefäße in unmittelbarer Nähe befinden. Wegen der seltenen, aber schwersten Komplikationen, wie Aorta- und Myokardverletzungen, wird nur in absoluten Ausnahmefällen wie früher üblich das Sternum punktiert.

25.4.2 Situation des Patienten

Vielfach sind Patienten, deren Knochenmark untersucht werden soll, in schlechter körperlicher und psychischer Verfassung. Sie sind meist ängstlich, weil sie nicht wissen, was auf sie zukommt. Das Untersuchungsergebnis hat großen Einfluss auf das weitere Leben: Es geht um die endgültige Diagnosesicherung einer Erkrankung. Deshalb können Patienten der Risikoaufklärung über die unangenehme Untersuchung nur mit wenig Aufmerksamkeit folgen. Umso wichtiger ist es, über wesentliche Komplikationsmöglichkeiten aufzuklären. Diese sind:
- Schmerzen sind unvermeidbar, da nur Haut, Bindegewebe und Periost, nicht

jedoch die Spongiosa betäubt werden können.
- Die Blutungs- und Hämatomgefahr ist wegen gestörter Blutgerinnung erhöht. Daher ist die anschließende Kompression umso wichtiger.
- Infektionen der Wunde sind bei sterilem Arbeiten und guter Blutstillung selten.
- Nerven- oder Organverletzungen sind sehr selten.

Die Sorgen und Ängste müssen von den Pflegenden berücksichtigt und der Patient einfühlsam begleitet werden.

25.4.3 Pflege- und Behandlungsplan

Aufgaben der Pflege. Die Durchführung von Punktionen bzw. Biopsien liegt im ärztlichen Aufgabenbereich, Pflegende haben dabei folgende Aufgaben:
- Vorbereitung der Maßnahme
- Assistenz während der Maßnahme
- Nachbereitung der Maßnahme

Vorbereitung der Maßnahme

Laboruntersuchungen. Direkt vor der Untersuchung müssen Thrombozytenzahl und Gerinnung kontrolliert werden.

Information. Der Patient wird darüber informiert, dass er Schmerzen verspüren kann, sobald Knochenmark angesaugt wird. Die verabreichte Lokalanästhesie reicht nur bis zur Knochenhaut. Die Information des Patienten kann eine spontane Abwehrreaktion, die zum Verrutschen der Nadel führt, verhindern. Es muss genügend Zeit zur Verfügung stehen, um Fragen zu klären und Unsicherheiten auszuräumen.

Maßnahme. Der Patient wird kurz vor dem Eingriff gebeten, seine Harnblase zu entleeren. Danach wird das Punktionsgebiet rasiert, wenn dies nötig ist.

Vorbereitung der Materialien

Um einen reibungslosen Ablauf der diagnostischen Maßnahme zu gewährleisten, werden alle Materialien vor dem Eingriff im Patientenzimmer hergerichtet. Die steril verpackten Instrumente ebenso wie Medikamentenampullen dürfen jedoch erst unmittelbar vor der Punktion geöffnet werden. In den Körper einzuführende Nadelanteile und Katheter dür-

fen vorher nicht mit der bloßen Haut in Kontakt kommen (Prinzip der „Non-Infektion").

Folgende Materialien werden zur Knochenmarkuntersuchung benötigt (**Abb. 25.25**):
- Hautantiseptikum (ohne Abb.)
- Punktionsnadel (links)
- Biopsienadel (rechts, darunter Stanze und Austreibestab)
- evtl. steriler Kittel (ohne Abb.)
- steriles Lochtuch
- sterile Handschuhe
- 20 ml-Spritze
- Skalpell
- 10 ml-Spritze mit Kanüle
- Lokalanästhetikum, z. B. 10 ml Lidocain 2 %
- sterile Tupfer und Kompressen
- Sandsack (ohne Abb.)
- EDTA-Monovetten oder Ausstrichmaterial, Gefäß mit Fixierlösung
- Pflaster, Schere, Schnellverband (ohne Abb.)
- Abwurfbehälter (ohne Abb.)

Lagerung des Patienten

Der Patient wird so gelagert, dass er den Eingriff einerseits gut ertragen, andererseits der Arzt gut punktieren kann. Dazu ist entweder eine flache Bauchlage geeignet oder eine der stabilen Seitenlage ähnliche Position. Dabei wird das untere Bein leicht, das obere stärker abgewinkelt, sodass sich das Becken in einer nach hinten gekippten Position befindet. Die Crista iliaca ist so auch bei adipösen Patienten gut auffindbar (**Abb. 25.26**).

Assistenz während der Maßnahme

Die Durchführung einer Beckenkammbiopsie in flacher Bauchlage ist in **Abb. 25.27** dargestellt. Während der Punktion assistiert die Pflegende dem Arzt und reicht ihm die benötigten Materialien steril an. Des weiteren kümmert sie sich um das Wohlbefinden des Patienten und achtet darauf, dass die Durchführung der Maßnahme für ihn erträglich ist.

Nachbereitung

Nach der Knochenmarkpunktion bzw. -biopsie wird die Punktionsstelle mit Kompressen steril verbunden. Die Pa-

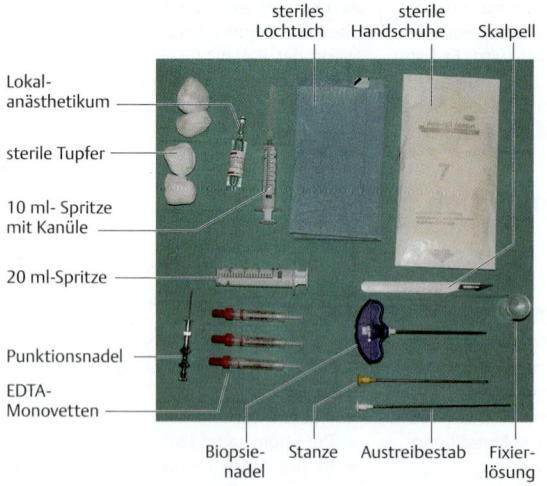

sterile   sterile
Lochtuch   Handschuhe   Skalpell

Lokal-
anästhetikum

sterile Tupfer

10 ml- Spritze
mit Kanüle

20 ml-Spritze

Punktionsnadel

EDTA-
Monovetten

Biopsie-   Stanze   Austreibestab   Fixier-
nadel   lösung

Abb. 25.25 Material für die Knochenmarkpunktion.

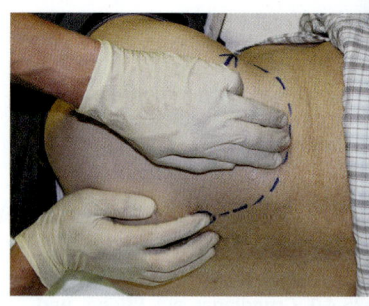

Abb. 25.26 Lagerung des Patienten zur Becken-kammbiopsie.

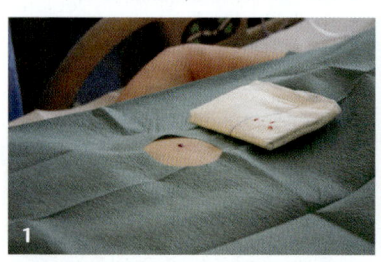

Einstichstelle nach Stichinzision mit Skalpell.

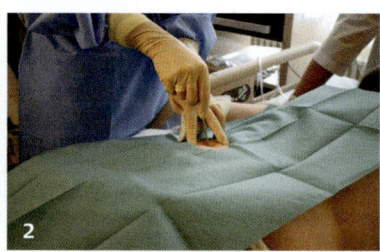

Stanzkanüle wird eingeführt.

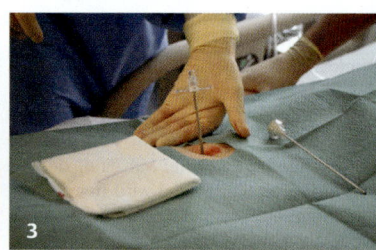

Mandrin wird entfernt.

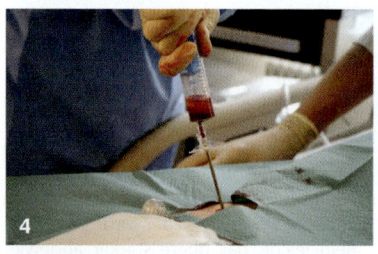

Knochenmark wird aspiriert.

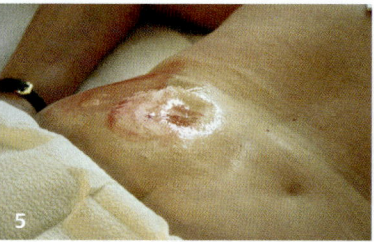

Einstichstelle nach Entfernung der Stanzkanüle.

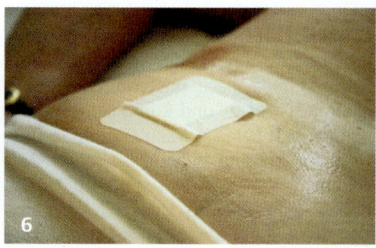

Einstichstelle wird mit sterilem Pflaster abgedeckt.

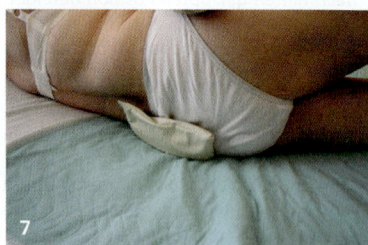

Patientin wird auf dem Rücken gelagert, ein Sand-sack drückt gegen die Punktionsstelle.

Abb. 25.27 Diese Fotoserie zeigt die Durchführung einer Beckenkammbiopsie.

tienten werden ca. 30 Min. auf dem Rücken gelagert, um die Punktionsstelle zu komprimieren; bei Thrombopenie wird zusätzlich ein Sandsäckchen (z. B. eine kleine, mit Sand gefüllte Wärmflasche) verwendet und ggf. die Liegedauer verlängert. Der Kreislauf muss beobachtet werden, da es zu orthostatischen Dysregulationen, d. h. niedriger Blutdruck bei Lagewechsel und im Stehen, unabhängig vom Blutdruck im Liegen, kommen kann, insbesondere bei anämischen Patienten.

Je nach Punktionsstandard oder Situation wird dem Patienten eine 6-stündige Bettruhe empfohlen. Die Pflegeperson überprüft die Punktionsstelle regelmäßig auf Blutungs- und Infektionsanzeichen (Temperaturerhöhung). Der sterile Verband wird 2 Tage belassen.

Lern- und Leseservice

Verwendete Literatur

→ Bieker C, Grünewald M. Klinische und apparative Überwachung der Herz-Kreislauf-Regulation. In: Ullrich L, Stolecki D, Grünewald M. Intensivpflege und Anästhesie. 2. Aufl. Stuttgart: Thieme; 2010
→ Diener HC et al. Das Liquorunterdrucksyndrom. Akt Neurol 2006; 33: 1: 20 – 25
→ Hampton T. Researchers probe nerve-blocking pain treatment for wounded soldiers. JAMA 2007; 297: 2461 – 2462
→ Henrichs MP et al. Die Biopsie von Knochentumoren. OP-JOURNAL 2010; 26: 3: 172 – 176
→ Kampf G et al. Hautantiseptik in 30 Sekunden ohne Differenzierung? Hyg Med 2011; 36: 5:183 – 185
→ Kerwat K et al. Spinalanästhesie – Hygienestandards bei Spinalanästhesie. AINS 2010; 45: 3: 196 – 198
→ Kessler P, Wulf H. Duraperforation – postpunktioneller Kopfschmerz – Prophylaxe- und Therapiemöglichkeiten. Anästhesiol Intensivmed Notfallmed Schmerzther 2008; 43: 5: 346 – 352
→ Kirschnick O. Pflegetechniken von A-Z. 4. Aufl. Stuttgart: Thieme; 2010
→ Knichwitz G. Hämodynamisches Monitoring. Teil 1. intensiv 1996; 1: 37
→ Knüchel-Clarke R et al. Wenn nur noch der Pathologe hilft. Internist 2010 : 51 : 4: 463 – 472
→ Kochs F, Knipfer E. Klinikleitfaden Intensivpflege. 4. Aufl. München: Urban & Fischer; 2008
→ Kramer A, Heeg P, Botzenhart K, Hrsg. Krankenhaus- und Praxishygiene. München: Urban & Fischer; 2001

→ Lapp H, Müller M. Invasives und nicht invasives hämodynamisches Monitoring. In: Meyer G, Friesacher H, Lange R. Handbuch der Intensivpflege. Pflegerische Praxis und medizinische Grundlagen. 8. Ergänzungslieferung 2000. Landsberg: ecomed; 1993
→ Larsen R. Anästhesie und Intensivmedizin für die Fachpflege. 7. Aufl. Berlin: Springer; 2007
→ Morin AM et al. Hygieneempfehlungen für die Anlage und weiterführende Versorgung von Regionalanästhesie-Verfahren – Arbeitskreis Regionalanästhesie der DGAI 2006. Online Im Internet: Online: http://www.ak-regionalanaesthesie.dgai.de/empfehlungen-links/empfehlungen.html (Stand 4. 8. 2011)
→ Nauck F, Jaspers B, Zernikow B. Therapie chronischer Schmerzen bei Erwachsenen und Kindern. In: Knipping C. Lehrbuch Palliativ Care. 2. Aufl. Bern: Huber; 2007: 198 – 225
→ Neuburger M et al. Kasuistik interaktiv: Beidseitige Anästhesie des Plexus brachialis. Anästhesiol Intensivmed Notfallmed Schmerzther 2007; 11 – 12: 770 – 773
→ Pfannes R, Niederwieser D. So wird's gemacht. Hämatologie, Diagnostik. DMW 2006; 131: 2411 – 2413
→ Pschyrembel. Klinisches Wörterbuch. 262. Aufl. Berlin: de Gruyter; 2011
→ Roewer N, Thiel H, Wunder C. Anästhesie compact. 3. Aufl. Stuttgart: Thieme; 2007
→ Schlosser BM, Andres AM, Bauer TT. Nosokomiale Infektionen. Intensivmedizin up2date 2005; 1: 225 – 238

→ Schulte am Esch J, Bause H, Kochs E. Anästhesie. Intensivmedizin, Notfallmedizin, Schmerztherapie. 3. Aufl. Stuttgart: Thieme; 2007
→ Sitzmann F. Hygiene. Berlin: Springer; 1999
→ Sitzmann F. Hygiene in der Intensivpflege. Sinnvolle und nicht sinnvolle Präventionsmaßnahmen Gefäßkatheter-assoziierter Infektionen. intensiv 2003; 11: 7
→ Sitzmann F. Hygiene in der Intensivpflege. In: Ullrich L, Stolecki D, Grünewald M, Hrsg. Intensivpflege und Anästhesie. 2. Aufl. Stuttgart: Thieme; 2010
→ Sitzmann F. Hygiene kompakt. Bern: Huber; 2012
→ Stevens M, Lipfert P. Regionalanästhesie. In: Ullrich L, Stolecki D, Grünewald M, Hrsg. Intensivpflege und Anästhesie. 2. Aufl. Stuttgart: Thieme; 2010

Internetadressen

→ Eine Plattform für Pflegende, Ärzte und Patienten, die sich mit dem Thema „Leukämie" beschäftigen. Zielgruppenspezifisch können hier Informationen eingesehen werden zu Diagnostik, Therapie, Forschung und Studien (Stand 4. 8. 2011): http://www.kompetenznetz-leukaemie.de/content/e20
→ Kostenfreies, systematisches Informationssystem für die klinischen Aspekte der Onkologie und Hämatologie (Stand 4. 8. 2011): http://www.onkodin.de/zms/content/index_ger.html

26 Injektion und Gefäßpunktion

Franz Sitzmann

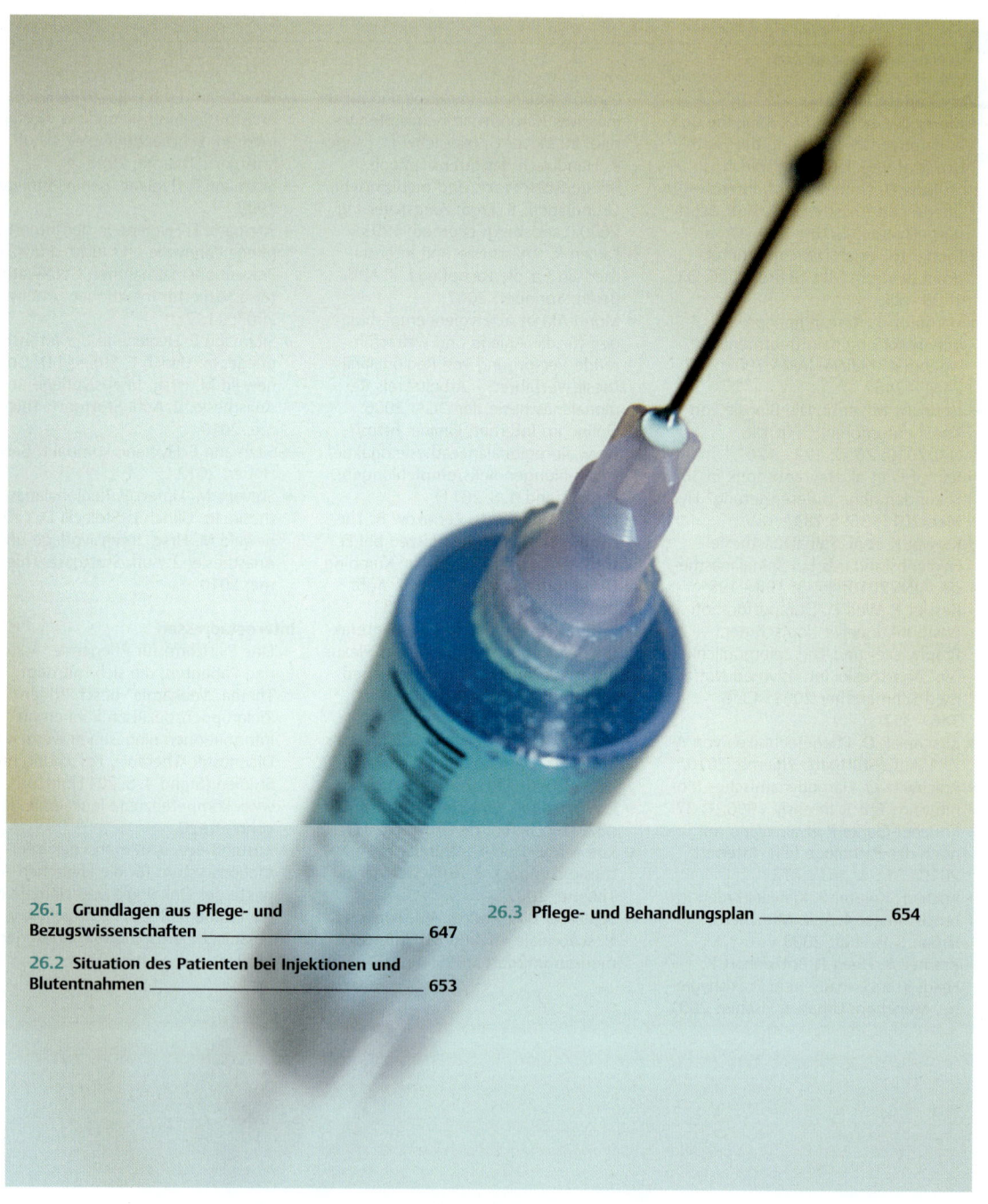

26.1 Grundlagen aus Pflege- und Bezugswissenschaften

! **DEFINITION** Als **Injektion** wird die parenterale Verabreichung (Applikation) von Medikamenten oder anderer Stoffe in den Körper bezeichnet. Dies geschieht mithilfe einer Spritze und Injektionskanüle unter Verletzung der intakten Hautoberfläche. ───────

Nach Applikationsort und -form werden verschiedene Injektionen unterschieden (*Tab. 26.1*).

Vorteile von Injektionen
Die Gabe von Medikamenten in Injektionsform hat verschiedene Vorteile:
Reduzierung von Nebenwirkungen. Durch die Medikamentenapplikation unter Umgehung des Magen-Darm-Trakts können Schleimhautschäden vermieden werden. Zudem kommt es nicht zu Wirkstoffverlusten bei Erkrankungen mit eingeschränkter Resorptionsleistung des M-D-Trakts.
Medikamentengabe auch bei schweren Beeinträchtigungen. Parenteral können Medikamente eingesetzt werden bei Menschen mit Nahrungskarenz, Bewusstlosen und bei Schluckstörungen.
Bekannte Resorptionszeiten. Je nach Applikationsort ist eine kurze Resorptionszeit mit schnellem Wirkungseintritt von Vorteil. Sie beträgt bei i. v.- und i. a.-Injektionen Sekunden, 10 – 15 Min. bei i. m-Injektionen und ist verzögert innerhalb 20 – 30 Min. bei s. c.-Injektionen. Insbesondere bei Depotpräparaten können Wirkungseintritt und -dauer weiter beeinflusst werden.
Dosiergenauigkeit. Da die Injektionslösungen auf bestimmte Konzentrationen verdünnt oder in exakten Teilmengen entnommen werden können, ist eine genaue Dosierung möglich.
Lokale Einwirkungsmöglichkeit. Parenterale Medikamentengaben ermöglichen eine lokale therapeutische Einwirkung.

Nachteile von Injektionen
Die Gabe von Medikamenten in Injektionsform hat aber auch Nachteile:
Nebenwirkungssymptome. Nachteile sind möglich durch Nebenwirkungen des verabreichten Medikaments. Unverträglichkeitsreaktionen können bei jeder Art von Medikamentenverabreichung auftreten. Bei Injektionen jedoch tritt die Reaktion meist sehr schnell und unverhofft auf. Sie kann sich durch folgende Symptome ankündigen:
- Hauterscheinungen wie Rötungen, Flecken und Juckreiz
- Kopf-, Gelenk- und Gliederschmerzen
- Unruhe und Angst
- Erbrechen und Übelkeit
- Temperaturanstieg, Hitzewallungen
- Atembeschwerden bis hin zur Atemnot
- ausgeprägte Kreislaufschwankungen bis zum Schock

Dies sind allgemeine Komplikationen, medikamentenspezifische Risiken werden bei den verschiedenen Applikationsarten geschildert. Bei auftretenden Nebenwirkungen muss unverzüglich der Arzt verständigt werden.
Schmerzen und Komplikationen durch Organverletzungen. Schmerzen können durch den Einstich oder das Einspritzen des Medikaments verursacht werden. Folgen einer falschen Injektionstechnik können beträchtlich sein. Sie werden der jeweiligen Injektionsart entsprechend ausgeführt.
Infektionen. Lokale oder systemische Infektionen können auftreten; sie sind bedingt durch mangelndes Beachten von Hygienevorschriften sowie unzureichende Immunabwehr.

Kontraindikationen
Injektionen sollen niemals durchgeführt werden
- in Gebiete mit lokalen Hauterkrankungen und entzündete Gewebeabschnitte,
- in Hautgebieten mit Ödemen,
- bei Störungen der Hautdurchblutung, z. B. Ödeme, Hämatome,
- bei Schockzuständen in periphere Gefäße (Zentralisation des Blutvolumens, z. B. Herzinfarkt),
- bei Patienten mit Gerinnungsstörungen.

 Recht im Fokus

Je nach Indikation, Medikament und Applikationstechnik werden Injektionen von eingewiesenen Patienten selbst, Angehörigen, Mitarbeitern der Gesundheitsfachberufe (u. a. Pflegende, medizinische Fachangestellte) und Ärzten durchgeführt.
Patienteneinwilligung: Eine Injektion ist nur dann gestattet, wenn der Patient dem zu Heilzwecken erforderlichen Eingriff zugestimmt hat. Dazu ist auch die Information über die Wirkung des Medikaments erforderlich. Dies sollte bei der Erläuterung des Injektionsvorgangs und der Vorbereitung des Patienten bedacht werden. Der Patient stimmt in eine sichere Ausführung ein, d. h. nur derjenige, der durch Ausbildung die Technik beherrscht (sie kunstgerecht – lege artis – ausführt) oder eine zusätzliche Qualifikation über Techniken, Gefahren und evtl. Komplikationen einer Injektion absolvierte, ist dazu befugt. Verweigert der Patient eine Injektion, darf gegen seinen Willen trotz einer vorhergehenden Einverständnis nicht gehandelt werden!
Merke: Jede Injektion stellt im Sinne des Strafgesetzbuches eine Körperverletzung dar, die i. d. R. der Zustimmung des Patienten bedarf.

Tab. 26.1 *Applikationsorte ausgewählter Injektionen.*

Injektionsart	Applikationsort im Gewebe
endotracheal	tracheale Applikation ausgewählter Medikamente
intraarteriell (i. a.)	Arterien
intraartikulär	Gelenk
intrakardial	Herz
intrakutan (i. c.)	derbe Lederhaut (Korium)
intralumbal	Wirbelkanal des Lendenbereichs
intrathekal, auch intradural	Liquorraum
intramuskulär (i. m.)	Muskulatur
intraossär (i. o.)	bevorzugt Knochenmark des proximalen Unterschenkels (Tibia)
intravenös (i. v.)	Venen
subkutan (s. c.)	Unterhautgewebe (Subkutis)

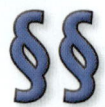

§§ Recht im Fokus

Ausführung von Injektionen auf ärztliche Anordnung

Zunehmend werden ärztliche Tätigkeiten an Pflegende delegiert, z. B. intravenöse Injektionen und Arzneimittelapplikationen. Bisher war die intravenöse Medikamentengabe Pflegenden in so genannten Sonderbereichen vorbehalten wie
- Intensiv- und Anästhesieabteilungen,
- Dialyseeinrichtungen,
- Notaufnahme.

Zunehmend werden derartige Aufgaben nach ärztlicher Anordnung auch auf andere weitergebildete Pflegende, z. B. in ambulanter und stationärer Onkologie, übertragen. Ferner werden die ursprüngliche Gruppe ausgeschlossener Arzneimittel, die ausschließlich ärztliches Handeln bzw. ständige Anwesenheit und Erreichbarkeit erforderten, z. B. Zytostatika, immer weiter gefasst.

Zum Ausführen rechtlich sicherer Anordnungen durch Ärzte müssen verschiedene Kriterien erfüllt sein:
- Anordnung
- Kenntnisse
- dienstliche Regelungen

Eindeutige Anordnung. Die eindeutige (schriftliche) ärztliche Anordnung der Injektion ist Voraussetzung einer sicheren Ausführung.

Kenntnisse der Pflegenden. Kenntnisse zur Indikation, Kontraindikation, Wirkung und mögliche Nebenwirkungen des Medikaments müssen den Ausführenden bekannt sein. Sie müssen sich auch über Veränderungen im Befinden des Patienten informieren, was eine höhere Komplikationsdichte für die Ausführung bedeuten kann.

Dienstanweisung. Bei der Delegation ärztlicher Aufgaben an Pflegende ist dringend zu empfehlen, entsprechend einer formulierten Dienstanweisung zu handeln (Sitzmann 1998a, Uni Münster 2007, Schell 2011). Sie sollte Aussagen enthalten zum Tätigkeitsbereich der Delegation, zu ärztlichen Pflichten bei Delegation, zur Durchführungs- und Handlungsverantwortung des ausführenden Pflegenden, der Qualifikation des Pflegenden, Verweigerungsrecht, z. B. erhöhtem Risiko sowie Haftpflichtschutz für Pflegende.

Pflegerealität 2011. Zukünftig können in einem Modellvorhaben nach SGB V 63.3 c Tätigkeiten auf Pflegefachkräfte übertragen werden, die bisher nur Ärzten vorbehalten waren. Die Art der selbstständigen Ausübung von Heilkunde durch Pflegende wird vom Bundesausschuss festgelegt (Heilkundeübertragungs-Richtlinie).

26.1.1 Vorbereiten von Injektionen

Arbeitsplatz

Das Aufziehen der Medikamente erfolgt in der Routine an einem ausschließlich dafür vorgesehenen Arbeitsplatz. Als sinnvolle Bedingungen haben sich dafür bewährt:
- Zubereiten von Injektionen/Mischinfusionen ohne Zeitdruck
- durch geschulte Mitarbeiter
- angemessen große freie Arbeitsfläche in einem ruhigen Arbeitsbereich (zur besseren Konzentrationsmöglichkeit)
- Materialvorrat in Griffnähe
- Applikation der Injektionen/Infusion ohne weitere Zwischenlagerung (max. 1 Std.)

Vor Beginn der Vorbereitungen werden Arbeitsfläche, Spritzentabletts (z. B. mit 70 % Alkohol und Einmaltuch) und Hände gründlich desinfiziert (**Abb. 26.1**).

Arbeitsschutz

Ambulante Pflege. Beim Entgegennehmen eines fremden Pens ist darauf zu achten, dass man sich nicht durch die Kanüle verletzt. Der Patient soll den Pen auf eine Ablage legen. Es geht nicht um die Vermeidung von Schmerzen, das Prozedere „Stichverletzung" ist sehr aufwändig und die Hepatitisinfektionsgefahr besteht.

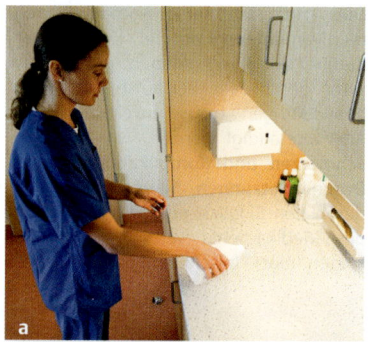
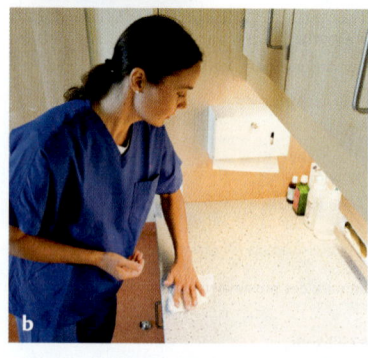

Abb. 26.1 Vor Beginn der Vorbereitungen wird die Arbeitsfläche gründlich desinfiziert.

Abwurfgefäße beim Patienten. Unbedingt müssen stich- und bruchfeste Abfallbehältnisse bei Injektionen und Blutentnahmen mit zum Patienten genommen werden.

Verletzungssichere Instrumente. In den TRBA 250 (Technische Regeln für biologische Arbeitsstoffe im Gesundheitswesen und in der Wohlfahrtspflege) wurden diese Schutzbestimmungen getroffen. Zudem werden Arbeitsinstrumente gefordert, bei denen keine oder eine geringere Gefahr von Stich- oder Schnittverletzungen besteht. Für festgelegte Arbeitsbereiche ist die Umstellung auf verletzungssichere Instrumente vorgeschrieben (Anonym 2008).

Postexpositionsprophylaxe. Das korrekte Vorgehen nach Exposition mit Blut, z. B. durch Kanülenstich, oder anderen biologischen Flüssigkeiten von Mitarbeitern im Gesundheitswesen ist in Kap. 9, S. 192 behandelt.

Patientensicherheit

Verschiedene Instrumente haben sich zur Förderung der Patientensicherheit bewährt, dazu gehören:
- Call outs
- die 5-R-Regel
- Injektionsstandards
- geeignete Patientenedukation

Call-outs

Bei der Vorbereitung von Injektionen und insbesondere von Mischinfusionen empfiehlt sich das Praktizieren von Call-outs (Sitzmann 1998b; 2007; 2010). Aus Zeit- und Mitarbeitergründen wird eine in der Theorie geforderte Vier-Augen-Kontrolle der aufgezogenen Medikamente meist nicht realisiert. Ein Vorschlag ohne Zeitaufwand soll zum Erreichen einer erhöhten Sicherheit propagiert werden: Ähnlich wie im Cockpit sollen so genannte Rufmodelle (Call-Outs) durchgeführt werden. Hintergrund dieser Modelle in sicherheitssensiblen Bereichen ist die konkrete Einzelüberprüfung, aber auch die Plausibilitätsprüfung des ausgesprochenen Vorgangs. In Call-Out-Modellen dürfen nur solche Begriffe laut ausgesprochen werden, die auch konkret abgelesen werden (readings). Das laute Ablesen ist Teil der Prozedur und wird immer durchgeführt. Auch der allein Arbeitende überliest leichter beim Schweigen, als wenn er das Abgelesene ausspricht. Eine Verwechslung von Medikamenten in Routine und Eile wäre damit nahezu ausgeschlossen.

5-R-Regel

Vor jeder Injektion muss im Sinne der Fehlervermeidung die 5-R-Regel bedacht werden (s. a. S. 568):

1. Richtiger Patient? Wenn Sie nicht absolut sicher sind, fragen Sie den Patienten nach seinem Namen. Namensschilder können vertauscht sein. Manche Namen klingen ähnlich oder sind sogar identisch. Manche ältere Menschen hören schlecht und nicken aus Höflichkeit oder Unsicherheit.

2. Richtiges Medikament? Medikamente können leicht verwechselt werden. Das Verfallsdatum ist gleichfalls wichtig. Unbeschriftete Spritzen oder Spritzen ohne daneben liegende geleerte Ampulle oder über deren Inhalt keine Eindeutigkeit besteht müssen unbedingt verworfen werden.

3. Richtige Dosierung und Konzentration? Achten Sie ausdrücklich auf die Dosierungs- und Konzentrationsangaben.

4. Richtige Applikationsform? Viele Medikamente gibt es in unterschiedlichen Zubereitungen für verschiedene Applikationsformen und damit auch in unterschiedlichen Konzentrationen.

5. Richtiger Zeitpunkt? Bei der Verabreichung verschiedener Medikamente muss der bestimmte Zeitpunkt (z. B. morgens/abends) beachtet werden. Im Zweifel gibt der Beipackzettel Auskunft.

Injektionsstandards

Neben der hausinternen Übertragung und dem persönlichen Realisieren gängiger Injektionsstandards hat sich das Aufstellen berufsgruppenübergreifender Checklisten mit Sofort- und Gegenmaßnahmen bei Injektionszwischenfällen mit im Haus verwendeten Arzneimitteln bewährt. Dazu gehören auch hygienische Regeln, z. B. zu injizierende oder infundierende Medikamente möglichst erst unmittelbar vor Gebrauch zu richten (max. 1 Std. vor Verabreichung).

Händehygiene. Bei jeder Injektions- und Infusionsvorbereitung sowie Injektion erfolgt vorher die Händedesinfektion.

Schutzhandschuhe. Es empfiehlt sich, insbesondere Injektionen stets mit Schutzhandschuhen zu verabreichen. Es lassen sich dadurch zwar keine Kanülenstichverletzungen vermeiden, die Gefahr einer Infektion nach Kanülenstich ist jedoch durch das Abstreifen der benutzten Kanüle am Handschuhmaterial reduziert.

Patientenedukation

Ebenso bedeutend wie eine gute pflegerische Weiterbildung und ein guter i. v.-Zugang ist die gründliche Information des Patienten. Er kann z. B. bei Zytostatikagabe zur Reduktion des Paravasat-Risikos erheblich beitragen. Zudem entdeckt der Patient Probleme am schnellsten, wenn er weiß, worauf er bei der i. v.-Applikation zu achten hat. Er muss daher beim Anschließen des Medikaments eindringlich darauf hingewiesen werden, dass er sich bei Symptomen wie Schmerzen, Brennen, Stechen, Schwellung oder Rötung an der Einstichstelle oder im Venenverlauf sofort meldet. Er muss auch verstanden haben, warum dies so wichtig ist. Sonst besteht die Gefahr, dass der Patient beim Auftreten der beschriebenen Symptome „erst mal abwarten will", bevor er sich meldet.

Patienten mit vermindertem Schmerzempfinden (z. B. Diabetiker, aber auch Krebspatienten mit Schmerztherapie) oder somnolente Patienten spüren evtl. ein Paravasat nicht. Weiter haben alte Menschen mit leicht verletzlichen Venen, Kinder wegen ihres Bewegungsdrangs sowie Verwirrte, Adipöse und Patienten mit venösen oder lymphatischen Abflussproblemen in der betroffenen Extremität ein erhöhtes Paravasat-Risiko.

Materialvorbereitung

Spritzen

Flüssige Medikamente werden in sterilen Einmalspritzen aufgezogen, die in verschiedenen Größen angeboten werden. Es können Volumina von 1, 2, 5, 10

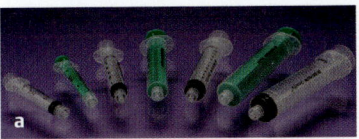
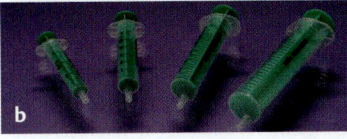

Abb. 26.2 Spritzen verschiedener Größen. a mit Luer-Lock-Ansatz, **b** mit Steckansatz.

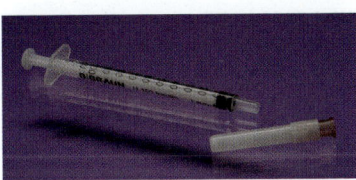

Abb. 26.3 Insulinspritze. U 100 Spritze mit Kanüle.

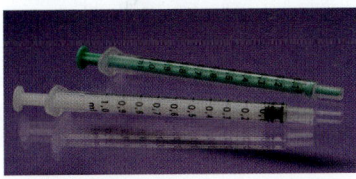

Abb. 26.4 Tuberkulinspritze. 1 ml-Spritze, Skalenwert 0,01 ml.

und 20 ml aufgezogen werden (**Abb. 26.2**).

Darüber hinaus gibt es spezifische Skalierungen, z. B. die Insulinspritze mit 40 oder 100 I.E./ml (I.E. = Internationale Einheiten, **Abb. 26.3**) oder die Tuberkulinspritze mit einer Aufteilung von 1/100 ml, d. h. 1 Teilstrich der Skala entspricht 0,01 ml (**Abb. 26.4**).

Beim Spritzenkonus gibt es unterschiedliche Ausführungen. Am häufigsten sind der Luer-Steckansatz mit großer Auflagefläche (**Abb. 26.2 b**), sodass die Kanüle nach dem Aufstecken gut sitzt, und der Luer-Lock-Ansatz (**Abb. 26.2 a**), der aufgeschraubt wird. Bei Spritzen ab 5 ml kann der Steckansatz auch exzentrisch sitzen.

Kanülen

Weiterhin werden für die Vorbereitung und auch Verabreichung von Injektionen verschiedene Kanülen benötigt. Die Größenmaße der Einmalkanülen werden in Pravaz angegeben. Die Bezeichnung geht auf den franz. Orthopäden Charles G. Pravaz (1791 – 1853) zurück. Die Kanülennummern beziehen sich auf die unterschiedlichen Außendurchmesser und Längen der Kanülen. Zur besseren Differenzierung sind die verschiedenen Größen farblich kodiert (*Tab. 26.2*).

Die Größeneinteilung nach Pravaz findet Verwendung bei Einmalkanülen, für Venenverweilkanülen wird das Gauge-System verwendet. Die Kennzeichnung des Pravaz-Systems ist „Gr." (für Größe). Durch Farbmarkierung nach der DIN 13 095 und ISO 6009 können die Kanülen leicht voneinander differenziert werden. Diese Standardisierung basiert nicht auf dem Pravaz-System, lässt sich jedoch teilweise zuordnen.

Weitere Materialien

Damit die Medikamente ohne Störung aufgezogen werden können, werden sämtliche erforderlichen Materialien bereitgestellt:

- sterilisierte Tupfer (nur in besonderen Fällen sterile Tupfer)
- ggf. Ampullensäge
- Aufziehkanüle
- ggf. Belüftungskanüle mit Bakterienfilter oder Überleitungskanüle (anstelle von Aufziehkanüle)
- Spritzen
- Injektionskanüle je nach Art der Injektion
- Hautantiseptikum
- Kanülenabwurf
- Müllsammler für sonstigen Abfall
- Spritzentablett

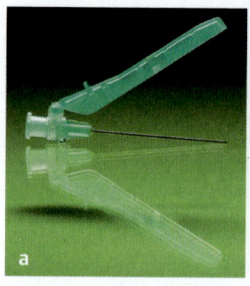 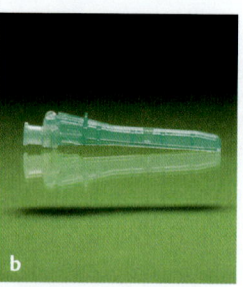

Abb. 26.5 Sicherheitskanüle für die i. m.-Injektion. Nach dem Gebrauch wird die Schutzvorrichtung über die Kanüle geklappt.

Zur Durchführung von i. v.-Injektionen, i. a.-Injektionen und s. c.-Infusionen sind weitere Materialien zu richten (s. dort).

🖐 **PRAXISTIPP** Das Nutzen von Aufziehkanülen reduziert die Gefahr von Partikeln (Glasbruch) in der Injektionslösung sowie der Kontamination der Injektionslösung. Ausdrücklich weist die STIKO (Ständige Impfkommission) auf eine trockene Injektionsnadel (d. h. gesonderte Aufziehkanüle) bei Impfungen hin: Mit Impfstoff benetzte Kanülen verursachen Schmerzen und Entzündungen im Stichkanal (Anonym 2011)! ———

Aufziehen des Medikaments

Parenterale Medikamente werden in Glasampulle, Stechampulle, flüssig oder als Trockensubstanz hergestellt oder in Fertigspritzen abgefüllt.

Aufziehen von Medikamenten aus einer Glasampulle

Das Aufziehen der Medikamente aus der Glasampulle erfolgt in mehreren Schritten:

1. Richtiges Medikament wählen.
2. Richtige Spritzengröße wählen.
3. Die Injektionslösung aus dem Ampullenkopf in die Ampulle zurückbefördern, z. B. durch leichtes Klopfen, mit-dem-Finger-Schnippen oder einer Bewegung aus dem Handgelenk heraus, ähnlich der beim Herunterschlagen eines Thermometers.
4. Zum Öffnen der Glasampulle einen Tupfer über den Ampullenhals legen und mit Daumen und Zeigefinger abknicken (Verhütung von Glassplitterverletzungen durch evtl. brechenden Ampullenkopf oder Schnittverletzungen am Ampullen-

Tab. 26.2 *Verschiedene Einmalkanülen und ihre Verwendungszwecke (die in der Klinik gebräuchlichen Größen sind fett gekennzeichnet).*

Größe (nach Pravaz)	Außendurchmesser (mm)	Länge (mm)	Farbe	Gauge	Verwendung
–	1,6	40	weiß	19	Aufziehkanüle, Blutentnahme
1	0,9	40	**gelb**	20	i. v.
–		70			i. m. (Gesäß bei übergewichtigen Patienten)
2	0,8	40	grün (Abb. 26.5)	21	i. m. (Oberschenkel, Oberarm, Technik nach v. Hochstetter bei untergewichtigen Erwachsenen und großen Kindern)
–	0,8	50			i. m. (Technik nach v. Hochstetter bei normalgewichtigen Erwachsenen)
12	0,7	30 – 32	schwarz	22	Blutentnahme; i. m. (Oberschenkel)
14	0,60 – 0,65	30 – 32	blau	23	s. c., i. m. (Oberschenkel); i. v.
16	0,66	26	**blau**	23	s. c.; i. v.
17	0,55	25	lila	24	s. c.
18	0,45	25	braun	26	Insulin
–		12			s. c.
20	0,4	20	**grau**	27	Insulin
–	0,40 – 0,42	12 – 16			s. c.
21	0,35	20			
22	0,3	20			
23	0,25	20			

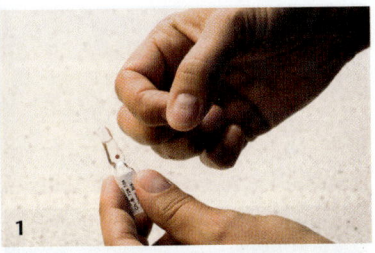
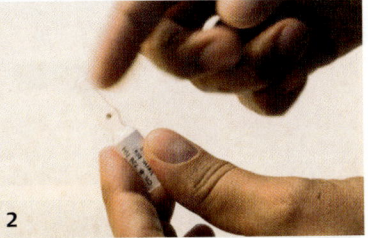
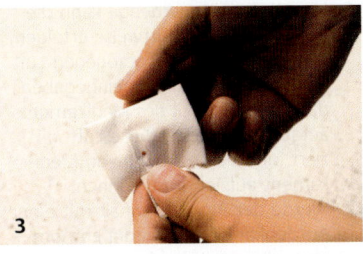

Injektionslösung aus dem Ampullenkopf in die Ampulle zurückbefördern, z. B. durch Beklopfen des Ampullenkopfes.

Tupfer über den gesamten Ampullenkopf legen.

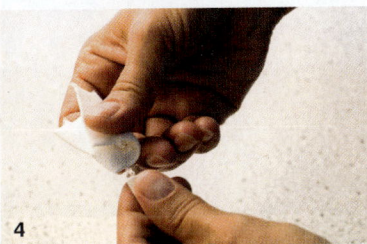
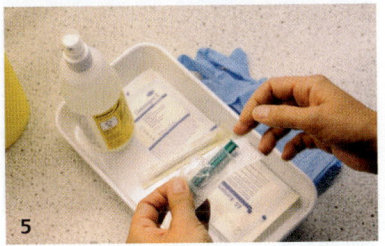
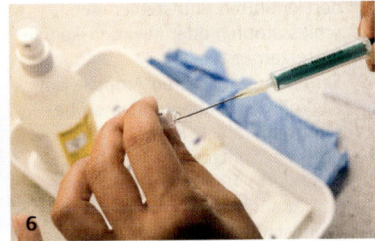

Ampullenkopf mit Daumen und Zeigefinger abknicken.

Sorgfältiges Entnehmen von Spritze und Kanüle aus Verpackung. Peel-off-System nutzen, d. h. Kanüle und Spritze nicht durch Verpackung drücken.

Die Aufziehkanüle stößt auf den Boden der Ampulle auf. Der Zeigefinger bietet ein Widerlager an der Spritzengriffplatte. Daumen und Zeigefinger ziehen den Spritzenkolben zurück.

Abb. 26.6 Die Fotoserie zeigt, wie ein Medikament aus einer Glasampulle in eine Spritze aufgezogen wird.

hals) (**Abb. 26.6**). Heute gebräuchliche Glasampullen sind entweder am Ampullenhals mit einem weißen Ring oder am Ampullenkopf mit einem Punkt gekennzeichnet. Sie haben eine Sollbruchstelle.

5. Bei Glasampullen ohne Kennzeichnung Ampullenhals mittels Ampullensäge ansägen und dann ebenso mit Tupferschutz abknicken.
6. Unter sterilen Bedingungen die Spritze auf die Kanüle aufsetzen.
7. Medikament restlos aufziehen, dabei die Ampulle schräg halten (möglichst kleinlumige Aufziehkanüle wählen, damit feinste Glassplitter der Glasampulle nicht mit aufgezogen werden).
8. Aufziehkanüle direkt in den Kanülenabwurf entsorgen (um den Spritzenkonus nicht unsteril zu machen, sterile Aufziehkanüle nicht am Entsorgungsgefäß abstreifen, sondern sofort mit den Fingern abziehen).
9. Aus Verletzungsgründen Kanüle **nicht** in die Schutzkappe rückführen (so genanntes „recapping" unterlassen!).
10. Luft aus der Spritze entfernen, dazu den Konus nach oben halten (durch leichtes Beklopfen des Spritzenzylinders sammeln sich die Luftblasen am Konus und können ohne gleichzeiti-

ges Verspritzen von Injektionslösung herausgespritzt werden).
11. Entweder einen sterilen Verschlussstöpsel auf die Spritze aufsetzen und die leere Ampulle mittels Leukosilk an die Spritze kleben, sodass der Inhalt der Spritze gekennzeichnet ist

oder

12. Injektionskanüle aufsetzen, ohne den Kanülenschutz abzuziehen und die Spritze mit der leeren Ampulle auf das mit dem Patientennamen beschriftete Tablett legen.
13. Auf dem Spritzentablett richten: sterilisierte Tupfer, Hautantiseptikum, Kanülenabwurf und ggf. Wundschnellverband.

➤ **MERKE** Niemals zur Verabreichung eines Medikamentes die Aufziehkanüle benutzen, sie ist nach dem Aufziehen stumpf und kann Verletzungen an der Vene verursachen (Widerhaken).

Aufziehen von Medikamenten aus einer Stechampulle

Das Aufziehen der Medikamente aus der Stechampulle erfolgt in mehreren Schritten:

1. Bei Stechampullen zunächst Metallverschluss oder Plastikkappe von der Ampulle entfernen.
2. Stopfen mit Alkohol 70 % und Tupfer desinfizieren.

3. Bei der Entnahme von Teilmengen (Mehrdosisbehältnis, s. Fokus) entweder jeweils eine neue Kanüle nach der Desinfektion des Einstichstopfens benutzen

oder

4. eine Mehrfachentnahmekanüle („Minispike", **Abb. 26.7**) mit Belüftungsfilter (dadurch wird das sonst notwendige Einspritzen von Luft überflüssig), danach Mini-Spike wieder verschließen.
5. Bei Nichtverwenden eines Mini-Spikes kann durch die Flüssigkeitsentnahme aus einer Stechampulle ein Unterdruck entstehen (daher empfiehlt es sich, vor der Flüssigkeitsaspiration in etwa die gleiche Menge an Luft in die Ampulle einzuspritzen).

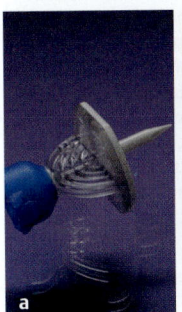
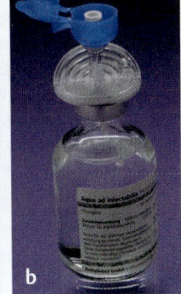

Abb. 26.7 Mehrfachentnahmekanüle (Mini-Spike).

6. Je nach Entnahmemenge kann die Entnahme nur schrittweise erfolgen, d. h., ein Teil der aufgezogenen Luft wird in die Ampulle hineingegeben, dann wird ein Teil des Medikaments aufgezogen, die restliche Luft injiziert, um die Restmenge an Medikament aufziehen zu können.
7. Wurde der Ampulleninhalt mit einer Aufziehkanüle vollständig entnommen, diese entfernen und in das Abwurfgefäß geben.
8. Spritzenzylinder wie oben geschildert entlüften und sterilen Verschlussstopfen oder Injektionskanüle aufsetzen.
9. Spritze mit der leeren Ampulle auf das mit dem Patientennamen beschriftete Tablett legen.
10. Auf dem Spritzentablett richten: sterilisierte Tupfer, Hautantiseptikum, Kanülenabwurf und ggf. Wundschnellverband.

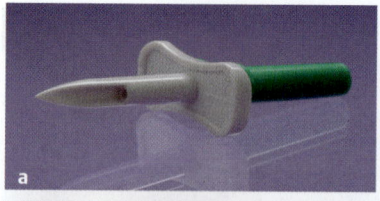
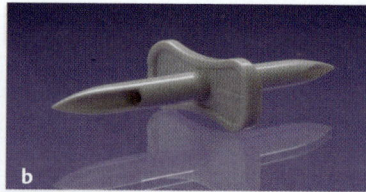
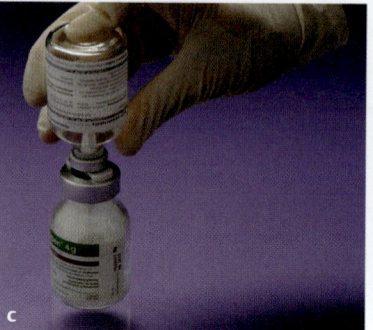
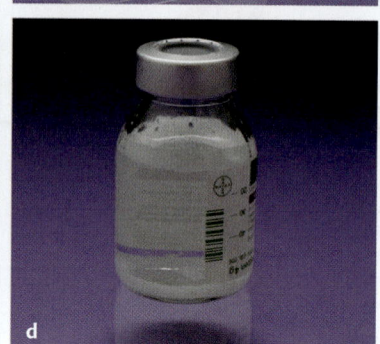

Abb. 26.8 Auflösen der Trockensubstanz mit Lösungsmittel mit Hilfe einer Überleitungskanüle (bei Antibiotika mit Schutzhandschuhen = Arbeitsschutz).

Arzneimittel im Fokus

Unsachgemäßer Umgang mit **Mehrdosisflaschen** kann zu erschütternden Komplikationen führen, daher sind zum gefahrlosen aseptischen Umgang mit Mehrfachentnahmeflaschen hygienische Grundsätze zu beachten:
- wenn immer möglich, Einzeldosisbehältnisse verwenden
- jeweils neue sterile Kanüle und Spritze nutzen, wenn kein Mini-Spike verwendet wird
- Kanüle nicht stecken lassen
- Mehrfachentnahmeflaschen parenteraler Lösungen maximal 8 Stunden nutzen (keinesfalls dienstschichtübergreifend!), Öffnungsdatum und Uhrzeit vermerken!
- Multidosenbehältnisse zur Vorbeugung des Keimwachstums unter Berücksichtigung der Herstellerangaben kühl (+4 bis +7 °C) lagern
- je nach Präparat wird keine Kühllagerung empfohlen (Kristallbildung!)
- keinesfalls Reste aus Einzeldosisbehältnissen zu einem späteren Zeitpunkt verwenden!

Zubereitungen von Medikamenten mit Konservierungsstoff in Mehrdosenbehältnissen sind zur Mehrfachentnahme geeignet (z. B. Insuline, Heparin). Je nach Herstellerangaben ist über 1–3 Wochen die Entnahme möglich.

FALLBEISPIEL Pressemitteilung des Landgerichts E.: „Prozessbeginn: Der Narkosearzt soll fahrlässig den Tod der damals 3-jährigen S. verursacht haben, weil er bei einer Vollnarkose während einer zahnärztlichen Behandlung entgegen ausdrücklicher Herstelleranweisung eine zuvor bereits benutzte (Mehrdosisflasche) und deshalb möglicherweise mit Bakterien verunreinigte Narkoselösung eingesetzt habe. Das Mädchen verstarb innerhalb von 12 Stunden trotz alsbald eingeleiteter ärztlicher Rettungsbehandlungen im Krankenhaus an einem Kreislaufzusammenbruch.

Am selben Tag erkrankte ein weiterer Patient des Angeklagten, ein 42 Jahre alter Mann, nach einer bei einem chirurgischen Eingriff durch den Angeklagten durchgeführten ambulanten Narkose. Der Patient konnte jedoch gerettet werden...“ (Anonym) (2008)

Aufziehen von Medikamenten nach Auflösen von Trockensubstanzen

Medikamente als Trockensubstanz müssen vor der Injektion vollständig gelöst werden. Dazu werden die mitgelieferten oder im Beipackzettel ausgewiesenen Lösungsmittel benutzt.

Trockensubstanz und Lösungsmittel in Glasampulle
- Beide Glasampullen öffnen (s. o.).
- Lösungsmittel aus der Glasampulle aufziehen (s. o.).
- Lösungsmittel mit geringem Druck der Trockensubstanz zufügen.

- Auflösen abwarten, ohne mit Kanüle zu rühren oder Ampulle zu schütteln.

Trockensubstanz in Stechampulle
Mithilfe einer Überleitungskanüle wird die Trockensubstanz mit Lösungsmittel aufgelöst (*Abb. 26.8*):
- Zunächst den Metallverschluss oder die Plastikkappe von der Stechampulle entfernen.
- Stopfen mit Alkohol 70 % und Tupfer desinfizieren.
- Überleitungskanüle in den Einstichstopfen der Stechampulle mit dem Lösungsmittel einstechen.
- Stechampulle mit der Trockensubstanz auf das zweite Ende der Überleitungskanüle aufstecken.
- Lösungsmittel vollständig überleiten.
- Auflösen der Trockensubstanz vollständig abwarten (durch vorsichtiges Hin- und Herrollen zwischen den Handflächen kann dies evtl. beschleunigt werden).
- Medikament kann jetzt als Kurzinfusion vorbereitet oder zur Injektion in eine Spritze aufgezogen werden.

PRAXISTIPP Vor der NMH-Gabe (niedermolekulare Heparine) mit Fertigspritze die Luftblase nicht herausspritzen: sie dient dazu, dass das gesamte Medikament in den Patienten gelangt.

Pflegewissenschaftlicher Hinweis. Aus pflegewissenschaftlichen Studien (Mc Gabhann 1996) wird zur Schmerzreduktion zum Aufziehen von i. m.-Injektion die so genannte Air-Bubble-Technik empfohlen. Beim Aufziehen der Injektionsflüssigkeit wird eine kleine Luftblase in Kanüle und Spritze belassen, die im Muskel einen Filter zwischen Medikament und Gewebe darstellt und entlang der Nadel einem Eindringen (Rückfluss) in subkutanes Gewebe vorbeugt.

26.2 Situation des Patienten bei Injektionen und Blutentnahmen

Eine Spritze weckt fast wie der Bohrer des Zahnarztes instinktiv Aversionen – bei den meisten Menschen umso mehr, je länger die Nadel ist. „Ich kann kein Blut sehen, weder bei mir noch bei anderen. Mir wird schon schlecht, wenn mir Blut aus dem kleinen Finger genommen oder 'ne Impfung verpasst wird!" bekennen gestandene, lebenserfahrene Männer wie Herr Anders, ein 71-jähriger Rentner. Er soll eine intrakutane Injektion erhalten.

PRAXISTIPP Halten Sie daher die Kanüle möglichst außer Sicht des Patienten (besonders bei Kindern). Fordern Sie ängstliche Patienten auf wegzusehen oder lenken Sie den Patienten mit einer Unterhaltung ab.

Nicht immer jedoch sind die Erfahrungen mit Injektionen negativ. Vielfach erlebt der Patient bei einer Injektion den schnellen Wirkungseintritt sehr angenehm, z. B. postoperativ bei starken Schmerzen. Doch sind die Erfahrungen sehr unterschiedlich, nachfolgend werden einige subjektive Erfahrungen geschildert.

Subkutane Injektionen
Subkutane Injektionen sind weit verbreitet. Einmal ist dies durch die häufig verordnete Thromboembolieprophylaxe, insbesondere jedoch durch die Insulingaben bedingt. Es handelt sich hier um Injektionen, die nicht nur von Pflegenden, sondern – nach entsprechender Schulung – auch von Patienten selbst ausgeführt werden. Auch homöopathische und anthroposophische Medikamente werden meist subkutan und zu Hause von den Patienten injiziert.

Bei längerfristiger oder lebenslanger Abhängigkeit von einem Medikament (z. B. Insulin oder Interferon) werden häufig so genannte Pens eingesetzt: spezielle Injektionsgeräte, die ihrer Ähnlichkeit mit einem Füllfederhalter wegen so benannt sind. Aufgrund der einfachen Bedienbarkeit kommt es weniger zu Dosierungsproblemen. Es verbreiten sich jedoch auch gefährliche Techniken, wie das Injizieren von Insulin durch die Kleidung.

PRÄVENTION & GESUND-HEITSFÖRDERUNG Keine Injektion durch die Kleidung! Auch wenn sich Patienten Insulin auf diese Weise spritzen (in Eile, mangelnde Intimität in der Öffentlichkeit), darf dies in der Klinik nicht erfolgen (Beschichtung der Kanüle wird entfernt, infektiologische Komplikationen usw.).

Subkutane Infusionen
Die Gabe von Nahrung und Flüssigkeit an Kranke und schwache Menschen ist Ausdruck von Fürsorge und Hilfe. Das kann auch für die künstliche Ernährung und Flüssigkeitszufuhr zutreffen. Die Infusion kann ein symbolischer Akt, ein Ritual sein, mit dem diese Fürsorge ausgedrückt werden kann. Die größte Schwierigkeit beim Sterbenden ist die Entscheidung, ob eine künstliche Flüssigkeits- und Nahrungszufuhr die Lebensqualität des Menschen günstig beeinflusst.

In der Vergangenheit war die Therapieform „subkutane Infusion" auch in der Klinik üblich, sie ist heute dort jedoch weitgehend in Vergessenheit geraten. In der ambulanten Versorgung, in der Geriatrie und Palliativpflege wird diese Möglichkeit genutzt, um z. B. einen nicht durch Trinken zu behebenden Flüssigkeitsmangel bei Patienten zu behandeln und so einen Klinikaufenthalt zu vermeiden.

Die subkutane Infusionstherapie sollte jedoch das Trinken im Sinne einer „Rationalisierung" nicht ersetzen, dort, wo es mit Hilfe möglich ist. In einzelnen Fällen dient diese Infusionsform der medikamentösen Therapie.

Intramuskuläre Injektionen
Trotz höherer Anforderungen an die Technik gegenüber der intravenösen Injektion werden die meisten i. m.-Injektionen nicht von Ärzten, sondern von Pflegenden ausgeführt. Damit wird die hohe Verantwortung bezüglich einer korrekten Injektionstechnik gerade bei dieser Injektionsform deutlich.

Im Gegensatz zu anderen Injektionstechniken ist gerade die i. m.-Injektion beim Patienten mehr mit Ängsten belastet – oft zu Recht. Grundsätzlich sollte geprüft werden, ob eine i. m.-Injektion unbedingt nötig ist. Die meisten Medikamente können oral eingenommen werden. Wenn jedoch die parenterale Gabe unerlässlich ist, sollte zuerst an die intravenöse Injektion gedacht werden. Zudem sollten nadelfreie Injektionssysteme weitere Verbreitung finden.

Venöse Blutentnahme
Der Patient erwartet eine perfekte periphere Venenpunktion, insbesondere wenn sie durch Pflegende ausgeführt wird. Diese ist schmerzarm und wird sicher und korrekt ausgeführt.

Die Blutentnahme erfolgt meist aus diagnostischen Gründen. Der Patient befindet sich daher in einer unsicheren und ängstigenden Lage und wartet vielleicht schon länger auf eine Diagnose. Bei chronisch Kranken kann die häufige Blutuntersuchung der Verlaufsbeobachtung dienen, es kann eine Besserung erwartet werden oder eine Verlangsamung der Verschlechterung. Für andere Patienten stellt sich eine Blutentnahme als Routine dar.

Kapilläre Blutentnahme
Insbesondere zur Blutzuckerbestimmung hat sich die Untersuchung von Kapillarblut als Standardmethode durchgesetzt. Inzwischen wird sie in der intensivierten Insulintherapie als Blutzuckerselbstkontrolle angewandt. Weitere Bedeutung gewinnt das Verfahren zur Bestimmung der Thromboplastinzeit (Quick) unter oraler Therapie mit Antikoagulanzien (z. B. Marcumar).

26.3 Pflege- und Behandlungsplan

26.3.1 Intrakutane Injektion

❗ DEFINITION Die **intrakutane (i. c.) Injektion** ist eine Injektionstechnik, bei der kleine Arzneimittelmengen in die Haut appliziert werden. Sie wird auch intradermale Injektion oder Intrakutantest genannt. ─────

Diese Technik, die unter den verschiedenen Injektionsarten (*Tab. 26.1*) eine wichtige Stellung einnimmt, kommt u. a. zum Einsatz:

- zur Verabreichung von Impfstoffen
- zur Applikation von Lokalanästhetika bei der Neuraltherapie („Quaddeln")
- diagnostisch zum Durchführen von Sensibilisierungstests (Intrakutantest), z. B. Allergie- und Tuberkulinprobe (nach Mendel-Mantoux)
- zur systemischen Langzeitkontrazeption (Empfängnisverhütung für 3 Jahre); mit einem speziellen Applikator wird an der Innenseite des Oberarms das Kontrazeptivum unter die Haut injiziert

Die intrakutane Injektion erfordert Geschick, da mit einer sehr feinen Kanüle flach in die Haut gestochen werden muss, um den gewünschten Effekt zu erreichen.

Injektionsstellen

Injektionsort ist die derbe Lederhaut (Korium) des gesamten Körpers, z. B.:

- Außenseite des Oberschenkels im proximalen Abschnitt
- Streckseite des Oberarms
- obere Hälfte der Beugeseite des Unterarms

Die Epidermis ist, außer an Fußsohle und Handfläche, maximal 75 – 150 µm dick und kann kein nennenswertes Flüssigkeitsvolumen aufnehmen (Schwegler 2011).

🍏 PRÄVENTION & GESUND-HEITSFÖRDERUNG Handelt es sich um Schutzimpfungen, die Narben hinterlassen können, sollte Folgendes beachtet werden: Narben im Oberarmbereich können durch Wachstum in die Nähe des Ellbogengelenks „wandern". Wegen kosmetischer Nachteile sollte deshalb zur Injektion der Oberschenkelbereich gewählt werden. ─────

Grundsätzliche Regeln

Wie bei allen Injektionen müssen grundsätzliche Regeln beachtet werden (S. 648):

- vor der Injektion Hände waschen oder desinfizieren
- vor der Injektion nochmals die 5-R-Regel beachten (S. 649)!
- Injektionen stets mit Schutzhandschuhen verabreichen
- nach der Injektion die Einstichstelle auf Hautveränderungen hin kontrollieren!

Hygiene

Händehygiene. Vor jeder Injektion sollte die Händedesinfektion durchgeführt werden. Zwischen der Desinfektion und der Injektion liegen jedoch noch einige Arbeitsschritte. Aufgrund der Nähe des Daumens und Zeigefingers zum Injektionsort beim Anheben der dünnen Hautschicht ist daher eine nochmalige Desinfektion erforderlich. Das können dann nochmals beide Hände sein oder nur die beiden Finger.

Hautantiseptik. Punktionsstelle 30 Sek. mit einem mit Desinfektionsmittel getränkten Zellstofftupfer desinfizieren. Beim Tuberkulintest wird die Haut nicht desinfiziert, sie soll nach der Injektion auch nicht mit einem Pflaster abgedeckt werden (Barben 2007).

Sterilität des Injektionsmaterials. Mit einer sterilen Kanüle darf nur ein einziges Mal eine intrakutane Quaddel gesetzt werden; für eine weitere Quaddel an anderer Stelle muss eine neue sterile Kanüle verwendet werden.

Aufgaben der Pflege

Im Rahmen der intrakutanen Injektion ergeben sich folgende Schwerpunkte:

- Vorbereitung des Materials
- korrekte Durchführung der intrakutanen Injektion
- Nachsorge

Materialvorbereitung

Auf einem sauberen Tablett werden die erforderlichen Materialien gerichtet (*Abb. 26.9*):

- mit einer Feindosierungsspritze (Skalierung z. B. in 0,01 ml-Schritten) sollen Impf- und Teststoffe (z. B. für Tuberkulin) injiziert werden,
- feinste Kanülen bereitlegen, z. B. 0,45 mm Durchmesser × 10 mm oder 16 mm Länge (G26, Farbcode braun),
- evtl. Zellstofftupfer mit Desinfektionsmittel vorbereiten,

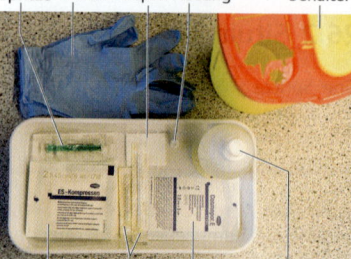

Schutz-hand-schuhe · Spritze · Tupfer · Ampulle mit Injektions-lösung · Abwurf-behälter

Kompressen · Kanülen · Wund-verband (Pflaster) · Hautanti-septikum

Abb. 26.9 Material für eine intrakutane Injektion.

- Kanülenabwurfgefäß mit zum Patienten nehmen.

Durchführung

Die intrakutane Injektion wird folgendermaßen durchgeführt:

- Hände desinfizieren.
- Material bereitlegen und auf Vollständigkeit überprüfen (Vorbereitung s. Kap. 26.1, S. 648).
- Patienten informieren.
- Injektionsstelle auswählen und Patienten unterstützen, sich bequem zu lagern.
- Haut des Patienten sowie Daumen und Zeigefinger der injizierenden Person desinfizieren (Einwirkzeit von 30 Sek. beachten!).
- Injektion in 2 Varianten:
  - 1. Mit Daumen und Zeigefinger werden höchstens 4 – 5 mm der Haut gefasst und ein wenig hochgezogen. Dadurch werden Epidermis und Korium ohne das subkutane Fettgewebe gegriffen. Die Punktion wird mit nach oben gerichtetem Kanülenanschliff in die zusammengedrückte Haut beinahe parallel (Winkel ca. 15°) zur Haut durchgeführt.
  - 2. Als Alternative wird die Haut mit der einen Hand flach gespannt. Die Kanüle wird fast parallel zur Hautoberfläche (Winkel etwa 15°) in die Haut eingestochen und gegen erheblichen Widerstand so weit eingeführt, dass die nach oben gerichtete Nadelöffnung in der Haut verschwindet (*Abb. 26.10*).
- Bei korrekter Einspritzung ist die injizierte Flüssigkeit (ca. 0,1 ml) gut sichtbar; die injizierte Lösung hebt

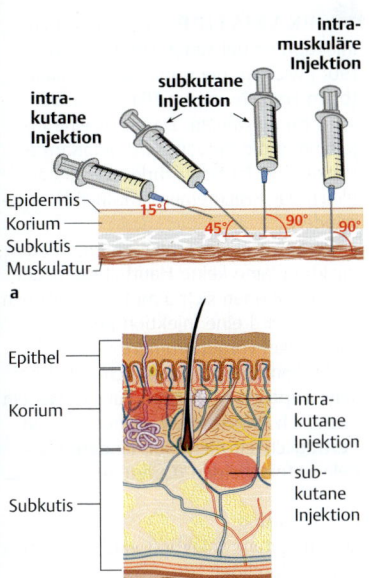

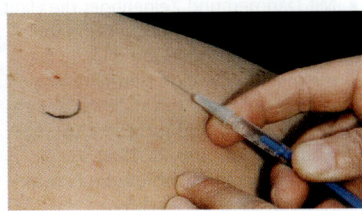

Abb. 26.10 a Injektionswinkel und -tiefen bei der intrakutanen, subkutanen und intramuskulären Injektion, **b** Medikamentendepots sind farblich hervorgehoben.

Abb. 26.11 Injizierte Flüssigkeit ist gut als kleine Auftreibung der Hautschicht ("Buckel") sichtbar; die injizierte Lösung hebt sofort eine kleine weißliche Hautquaddel an.

sofort eine kleine weißliche Hautquaddel ("Buckel" als kleine Auftreibung der Hautschicht) mit einem Durchmesser von ca. 10 mm an (**Abb. 26.11**).

- Trockenen Tupfer auf die Injektionsstelle legen und Injektionskanüle herausziehen.
- Keine kreisenden oder reibenden Bewegungen ausführen, um die Quaddel nicht auszudrücken (Quaddel verschwindet innerhalb von Stunden).
- Kanüle noch beim Patienten entsorgen (nicht mit aus dem Zimmer nehmen).
- Je nach Indikation Injektionsstelle kennzeichnen (mit Filzstift oder Kugelschreiber einkreisen, evtl. Zeit und Datum dazuschreiben).

- Den Patienten evtl. informieren, dass er die Injektionsstelle nicht berühren soll, sich 48 – 72 Stunden an dieser Stelle nicht wäscht und reibende Kleidung vermeidet (z. B. bei Testung mit Allergenextrakten).

Fehler. Bei einer fehlerhaften Injektion kann die Lederhaut durchstoßen werden und die Kanülenspitze im Unterhautgewebe (Subcutis) liegen. Ein Nachlassen des Widerstandes beim Vorschieben der Kanüle und ein Ausbleiben der Quaddel weisen auf die falsche Lage hin. Es muss dann eine erneute Injektion erfolgen.

26.3.2 Subkutane Injektion

! DEFINITION Bei der subkutanen (s. c) Injektionstechnik wird das Arzneimittel in die Subkutis, d. h. das Unterhautgewebe (**Abb. 26.10**), gespritzt.

Die Subkutis enthält fast den gesamten Fettanteil der Haut mit eingelagerten Blutgefäßen und kleinen Nerven. Mit der s. c.-Injektion wird ein verzögerter Wirkungseintritt des verabreichten Arzneimittels bezweckt (konstanter Wirkstoffspiegel über längeren Zeitraum). Injektionen von isotonischen, wässrigen Lösungen können in die Subkutis verabreicht werden. Hypo- oder hypertone bzw. stark saure oder alkalische Lösungen subkutan injiziert sind sehr schmerzhaft. Ölige Präparate würden wegen der reduzierten Resorption zu Nekrosen führen und werden deshalb nicht subkutan verabreicht.

Injektionsstellen

Es eignen sich alle Körperregionen mit ausgeprägter Subkutis. 4 Applikationsorte (**Abb. 26.12**) sind für subkutane Injektionen besonders geeignet:

- Bauchhaut zwischen Spina iliaca anterior superior und Bauchnabel, wobei 2 cm um den Nabel injektionsfrei bleiben sollten
- Außenseite und vordere Fläche der Oberschenkel, wobei eine Handbreite über dem Knie injektionsfrei bleiben soll
- Außenseite der Oberarme
- Region ober- und unterhalb des Schulterblattes (hier kann der Patient selbst allerdings keine Injektion durchführen)

Für die Injektion von Antikoagulanzien wird von den Herstellern überwiegend die Injektion in die Bauchhaut, alternativ in den Oberschenkel festgelegt.

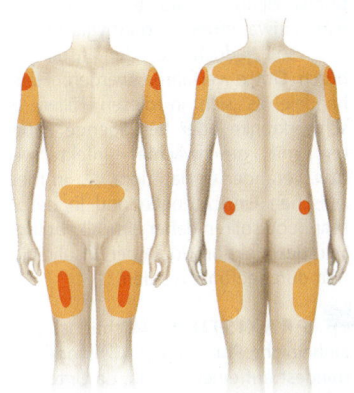

- Bereiche für subkutane Injektion (s.c.)
- Bereiche für intramuskuläre Injektion (i.m.)

Abb. 26.12 Injektionsbereiche für subkutane und intramuskuläre Injektionen.

✋ PRAXISTIPP Bei der Auswahl des geeigneten Applikationsortes ist die zu erwartende Resorptionszeit des injizierten Medikamentes ein wichtiges Kriterium. Daher sind die beigepackten Fachinformationen zu beachten.

Kontraindikationen

Subkutane Injektionen sollen niemals durchgeführt werden bei:

- lokalen Hauterkrankungen,
- Hautgebieten mit Ödemen,
- Störungen der Hautdurchblutung und
- Schockzuständen (Zentralisation des Blutvolumens).

Hygiene

Hautantiseptik vor Insulininjektion. Diabetologen, Kliniker und Hygieniker haben unterschiedliche Auffassungen. Es gibt einige Gründe, die gegen eine routinemäßige Antiseptik vor s. c.-Injektionen von Insulin sprechen:

- Es besteht die Gefahr, durch die Injektion Alkoholreste in die Haut einzubringen, was schmerzhaft sein kann.
- Es können histologische Hautveränderungen verursacht werden, die nicht nur kosmetisch störend sind, sondern auch die Insulinresorption verändern.
- Es sind lokale Hautreizungen möglich. Jahrzehntelange Erfahrungen in der ambulanten und klinischen Insulintherapie lassen eine Antiseptik unnötig erscheinen, da infektiöse lokale oder systemische Komplikationen bei der Insulinapplikation nicht beobachtet wurden. Vom Robert-Koch-Institut (Anonym 2011) wird vertreten, dass „... nichts dagegen einzuwenden (ist), dass ein Diabetiker bei sich selbst auf die Hautdesinfek-

tion verzichtet. Voraussetzung ist jedoch eine einwandfreie Körperhygiene." Anders soll jedoch bei der Insulingabe durch Dritte verfahren werden: Häufig handele es sich in diesen Fällen um schwerkranke oder bettlägerige Patienten mit geschwächter Infektabwehr bzw. veränderter Hautflora. „... In medizinischen Einrichtungen und in der Altenpflege sollten daher eine alkoholische Hautdesinfektion vor jeder Insulininjektion durchgeführt werden..."

🖐 **PRAXISTIPP**   Wichtig ist eine einheitliche Praxis in der Klinik oder zumindest auf einer Station, da Unterschiede bei der Ausführung oder der Anleitung den Patienten unnötig verunsichern. Letztlich ist eine Antiseptik vor Insulininjektion in der Klinik und ambulanten Pflege eine „forensische" Entscheidung (d. h. zur juristischen Absicherung: „Vielleicht könnte ja mal etwas passieren!"). ———————

Hautantiseptik vor Heparininjektion. Da Heparine Konservierungsstoffe enthalten, dürfte eine Antiseptik vor der Injektion überflüssig sein. Die Erfahrungen sind allerdings nicht so umfassend abgesichert und langfristig vorhanden wie bei Insulin. Aus klinischer Sicht sind für eine Hautantiseptik vor Heparininjektion in eine Bauchfalte weitere Aspekte zu berücksichtigen:

- In der Klinik existieren Hospitalkeime, die die Haut des Patienten nach kurzer Zeit besiedeln.
- Die Haut einer Bauchfalte unter der Gürtellinie ist mit mehr Keimen kontaminiert als andere Körperstellen.

Deshalb empfiehlt es sich, insbesondere vor der Injektion von Heparinen, die Injektionsstelle mit alkoholischem Hautdesinfektionsmittel anzusprühen und den Alkoholrest unter Beachtung der Einwirkzeit mit einem sterilisierten Tupfer abzuwischen. Das gilt in der Klinik auch bei anderen Injektionslösungen, womit sich Gefährdungen des Patienten reduzieren lassen.

Sterilität des Injektionsmaterials. Patienten und Mitarbeiter des Gesundheitswesens sollen zu jeder Injektion sterile Kanülen und Spritzen benutzen (Anonym 2011). Dies gilt auch für die Injektionskanülen an den Insulinpens: Nach jeder Applikation ist die Nadel zu verwerfen und vor einer neuen Injektion eine neue Nadel aufzusetzen. Begründungen:

- Die Nadelspitze wird stumpf (Gewebstraumatisierung).
- Der schmerzlindernde Silikonschutzfilm reibt sich bei Benutzung ab.

- Der Nachweis bei Infektionen, dass kein Behandlungsfehler vorlag, ist bei Mehrfachgebrauch erschwert.
- Das Haftenbleiben von Geweberesten in der Nadelspitze kann die Dosiergenauigkeit nachfolgender Injektionen beeinträchtigen.
- Es kann sich Luft in der Ampulle ansammeln, wenn die Nadel zwischen den einzelnen Injektionen auf dem Pen bleibt (fehlerhafte Dosierung).

Eine Kontaminierung des Inhalts von Insulinampullen zur wiederholten Verwendung, wie sie für die Injektion mittels Einmalspritzen noch eingesetzt wurden, wirkt sich durch den zugesetzten Konservierungsstoff nicht aus.

Aufgaben der Pflege
Im Rahmen der subkutanen Injektion ergeben sich folgende Schwerpunkte:
- Vorbereitung des Materials
- korrekte Durchführung der subkutanen Injektion
- Nachsorge

Materialvorbereitung
Auf einem Tablett werden die erforderlichen Materialien gerichtet:
- geeignete Spritze (Insulinspritze mit spezieller Graduierung, 2-ml-Spritze oder Fertigspritze)
- Kanüle mit geringem Außendurchmesser (Länge wird durch den Einstichwinkel und Körperbau des Patienten bestimmt, *Tab. 26.3*)
- Zellstofftupfer mit Desinfektionsmittel
- Schutzhandschuhe
- Kanülen- oder Fertigspritzenabwurf

🖐 **PRAXISTIPP**   Für die Insulininjektion ist bei senkrechtem Einstich (90°) wichtig, die optimale Nadellänge (beim Erwachsenen < 10 mm, Kinder < 8 mm) zu wählen. Damit ist eine Injektion in die nerven- und gefäßarme subkutane Haut gewährleistet und zugleich das Risiko einer i. m.-Injektion gemindert.

Bei sehr schlanken Patienten, bei der Injektion kann keine Hautfalte gebildet werden, eignen sich 5 mm lange Nadeln oder es wird eine Injektion im 45°- Einstichwinkel vorgenommen.

Studien belegen, dass sich selbst bei sehr adipösen Menschen kürzere Nadeln bezüglich Wirksamkeit, Sicherheit und Verträglichkeit nicht von längeren Nadeln unterscheiden (Cureu 2011). ———

Durchführung
Die subkutane Injektion wird folgendermaßen durchgeführt:
- Hände waschen (eher: Patient) oder desinfizieren.
- Material bereitlegen und auf Vollständigkeit prüfen (Vorbereitung, s. Kap. 26.1, S. 648).
- Patienten informieren.
- Mit Daumen und Zeigefinger die Haut in einer 2 – 3 cm starken Falte abheben und eine Hautfalte bilden (durch die Injektion in eine Hautfalte ist gewährleistet, dass die Injektion in Subkutangewebe und nicht in Muskelgewebe erfolgt, *Abb. 26.13 a*).
- Hautantiseptik durchführen, Einwirkzeit von 30 Sek. beachten.

Tab. 26.3 Auswahl der geeigneten Kanüle für s. c.-Injektionen.

Kanülenmerkmal	Körperbau des Patienten			
	adipös		normal	
Einstichwinkel	45°	90°	45°	90°
Gauge	27	26	26	27
Farbcode nach ISO 6009	grau	braun	braun	grau
Außendurchmesser	0,4 mm	0,45 mm	0,45 mm	0,4 mm
Länge	25 mm	12 mm	12 mm	12 mm

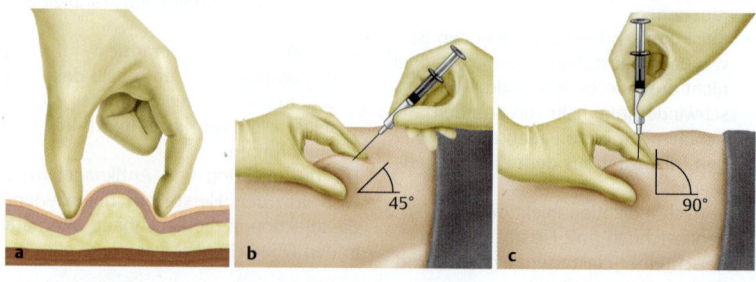

Abb. 26.13 Injektion in die Subkutis des Unterbauchs. a Hautfalte aufnehmen **b** Einstich im 45°-Winkel (längere Kanüle), **c** Einstich im 90°-Winkel

- Um das Schmerzempfinden zu reduzieren, entweder die Hautfalte vor der Injektion eine Weile massieren oder unmittelbar vor der Punktion die Hautfalte kurz zusammendrücken (nicht jedoch bei Heparin!) → durch die Manipulation wird Gewebshormon mit schmerzlindernder Wirkung freigesetzt (Vieten 2005).
- Injektionstechnik in 2 Variationen (**Abb. 26.13 b, c**):
  - 1. Kanüle im Winkel von 45° einstechen (nur bei Verwendung einer längeren Kanüle)
  - 2. Kanüle in die Hautfalte senkrecht einstechen
- Nach der langsamen Injektion des Medikaments ohne vorherige Aspiration die Kanüle noch 8 – 10 Sek. in der Subkutis eingeführt lassen, um einen Medikamentenrückfluss zu vermeiden.
- Kanüle zügig entfernen und Hautfalte loslassen (durch das Verschieben der einzelnen Hautschichten verschließt sich der Stichkanal; zu frühes Loslassen der Hautfalte könnte eine intramuskuläre Injektion zur Folge haben).
- Mit einem trockenen, frischen Tupfer die Einstichstelle kurz komprimieren, **keine** kreisenden oder reibenden Bewegungen ausführen (fördert Hämatome).
- Kanüle noch beim Patienten entsorgen (nicht mit aus dem Zimmer nehmen).

Aspiration. Bei speziellen, durch den Arzt ausgeführten Injektionen, z. B. zur Lokalanästhesie und Immuntherapie, wird die Aspiration angeraten. Subkutane Injektionen, von Pflegenden ausgeführt, werden aus folgenden Gründen **ohne** vorangehende Aspiration vorgenommen:
- Bei der Pen-Injektion ist eine Aspiration nicht durchführbar.
- Durch Aspirieren sind eher Gewebeschäden und die intramuskuläre Injektion möglich (durch das Verschieben der Kanüle). Während des gesamten Injektionsvorgangs soll die Hautfalte *nicht* losgelassen werden, somit ist die Aspiration auch technisch nicht möglich. Bei sehr schlanken Patienten besteht ansonsten die Gefahr, dass die Kanüle in Muskelgewebe vordringt.
- Ohne Aspiration kommt es zu deutlich weniger Komplikationen, z. B. Hämatomen als Folge einer Gewebetraumatisierung durch Verwackeln der Kanüle.
- Durch die Injektion in die hochgehobene Hautfalte entsteht eine kleine Erweiterung und damit Platz für das

Medikament (um aspirieren zu können, müsste die Hautfalte losgelassen werden).
Zur Frage der Aspiration müssen auch immer die Hinweise auf dem entsprechenden Beipackzettel berücksichtigt werden.
Besonderheiten bei sehr kachektischen Patienten. Bei diesen Patienten ist eine Injektion in die abgehobene, sehr dünne Hautfalte äußerst schwierig. Es empfiehlt sich, die Haut zu spannen statt sie abzuheben und in die gespannte Haut nur wenige Millimeter tief senkrecht oder in einem flachen Winkel (45°) einzustechen.

Besonderheiten bei der Insulininjektion
Injektionsort. Mischinsuline sollen am Morgen in den Bauch (s. **Abb. 26.13**) injiziert werden. Dies erhöht die Resorptionsrate des schnell wirkenden Anteils und deckt zugleich die damit die postprandialen Blutglukosespitzen am Vormittag ab. Verglichen mit Injektionen in den Oberarm erreichen dabei die Patienten eine stabilere Stoffwechselsituation.
Für Verzögerungsinsuline – NPH-Insuline (Normalinsulin mit Zusatzsubstanz NPH = neutrales Protamin Hagedorn) sollte die subkutane Injektion in den Oberschenkel bevorzugt werden, da sie hier langsamer und gleichmäßiger resorbiert wird. Insulininjektionen sollten zur selben Tageszeit (z. B. vor dem Frühstück) immer in dieselbe Körperregion erfolgen, z. B. morgens immer in die Bauchhaut, abends immer in den Oberschenkel. Da jede Körperstelle ein anderes Resorptionsmuster hat, ist so die Wirkung einer Insulindosis zuverlässig vorherzusagen.

🖐 **PRAXISTIPP** Da am Bauch meist reichlich Subkutangewebe vorhanden ist und leichter eine Hautfalte gebildet werden kann, ist diese Injektionsstelle für Humaninsulin zu bevorzugen. Daher soll auch in den Oberarm kein Insulin injiziert werden. Die Faltenbildung ist erschwert mit der Folge häufigerer i. m.-Injektionen anstelle der beabsichtigten s. c.-Injektion. ⎯⎯⎯⎯

Injektionsschema. Erhalten Patienten, z. B. insulinpflichtige Diabetiker, über lange Zeit immer wieder subkutane Injektionen, sollte ein Rotationsschema verwendet werden (**Abb. 26.14**). Damit wird sichergestellt, dass täglich wechselnde Injektionsstellen gewählt werden. Ein Injektionsplan, z. B. im Oberschenkelbereich, informiert den Patienten darüber, wie er auch bei mehrmaliger tägli-

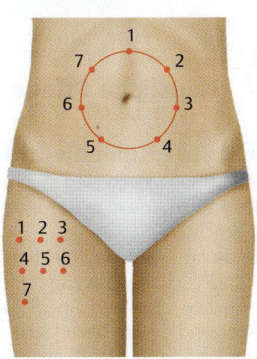

Abb. 26.14 Rotationsschema. Applikationsorte regelmäßig wechseln, um eine Hämatombildung oder Fettgewebeveränderungen zu vermeiden. Die Injektionsstelle sollte jeweils 2 cm von der vorherigen entfernt liegen.

cher Insulininjektion eine Verödung der Injektionsstelle und eine Lipodystrophie (Rückbildung von subkutanem Fettgewebe, auch Lipatrophie genannt) oder eine Lipohypertrophie (Wachstum, Verhärtung) vermeidet. Das Gewebe kann sich nach einer Injektion genügend erholen. Dem Patienten muss diese Technik gezeigt und erläutert werden.
Resorptionsunterschiede. Bei einem Wechsel der Einstichstelle muss auch der Beobachtung Rechnung getragen werden, dass die Injektion eines Medikaments je nach Injektionsstelle eine unterschiedlich starke und rasche Wirkung hat:
- Injektion in den Bauch: rascheste Resorption
- Injektion in den Oberschenkel: bei Ruhe langsamere Resorption, durch Bewegung gesteigerte Resorption
- Injektion in den Oberarm: mittlere Resorptionsgeschwindigkeit; gesteigert ist sie bei stärkerer Bewegung

🖐 **PRAXISTIPP** Insbesondere für Insulininjektionen bei Kindern sollte der Oberarm ausgespart bleiben, da hier die Gefahr intramuskulärer Injektionen erhöht ist. Das Insulin würde dann zu schnell resorbiert werden. ⎯⎯⎯⎯

Insulinpumpe. Eine spezielle Injektionsart ist die kontinuierliche Injektion von kurz wirksamem Insulin über die Subkutis der Bauchhaut mittels einer Insulinpumpe (S. 978). Die Nadel, die subkutan liegen bleibt, wird über 1 – 2 Tage in der Bauchdecke belassen. Individuelle Bedarfsschwankungen an Insulin können während des Tages berücksichtigt werden.

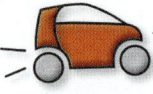

Anleitung zur Insulininjektion

In der ambulanten Pflege sind zur Anleitung des Patienten einige Besonderheiten zu beachten:

- Eine Beratung über die Injektionstechnik oder Funktionsweise eines Pens zwischen „Tür und Angel" ist unbefriedigend. Nur nach selbstständiger Vorführung der Benutzung eines Pens oder der Injektionstechnik schrittweise durch den Patienten („step-by-step") mit Möglichkeit der Korrektur durch den anleitenden Pflegenden ist der Behaltenseffekt ausreichend (**Abb. 26.15**).
- Bei der Penauswahl müssen die „handicaps" eines Patienten berücksichtigt werden. So sollten bei eingeschränkter Sehkraft Pens mit großem Display und gut ablesbaren Zahlen benutzt werden. Auch moto-

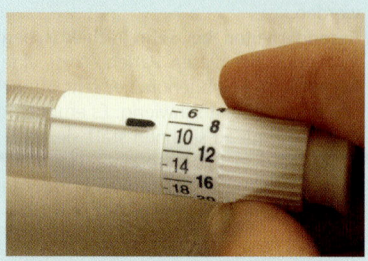

Abb. 26.15 Viele Patienten haben Schwierigkeiten, die Dosierungen zu erkennen und richtig einzustellen.

rische Einschränkungen, z. B. Arthrose oder Koordinationsstörungen (M. Parkinson), Lähmungen nach Schlaganfall oder allgemeine Muskelschwäche des Alters müssen bei der Penauswahl bedacht werden.

- Der Patient sollte darüber informiert werden, dass er immer einen genügenden Vorrat an Insulin hat.
- Misch- oder NPH-Insuline müssen mindestens 15 – 20-mal geschwenkt werden, da sich dann erst die wirksame Durchmischung einstellt.
- Insulin muss immer langsam injiziert werden, da es sonst zum Wiederaustritt von Insulin aus dem Stichkanal kommt.
- Mit Vorsicht ist die Angabe eines Patienten zu betrachten, den idealen, weil völlig schmerzfreien Injektionsort gefunden zu haben. Zugrunde liegen dem häufig Lipohypertrophien, d. h. Fettgewebswucherungen.

Komplikationen

Blutungsgefahr. Um eine Hämatombildung während der sehr häufig angewandten subkutanen Heparintherapie zu vermeiden, müssen in dieser Zeit intramuskuläre Injektionen anderer Arzneimittel vermieden werden. Bei Patienten mit rückenmarksnahen Kathetersystemen (S. 636) darf wegen der Gefahr von Blutungskomplikationen eine subkutane Heparintherapie nicht durchgeführt werden. Komplikationen in Form lokaler Hämatombildungen kommen häufiger nach Heparin- als nach Insulininjektionen vor.

Verhärtungen. Verhärtungen an der Punktionsstelle können auf häufig durchgeführte Injektionen an derselben Stelle zurückzuführen sein und sind durch den Wechsel des Injektionsortes zu vermeiden.

Seltene Komplikationen. Lokale Infektionen und allergische Reaktionen auf das injizierte Medikament und ein beschleunigter Wirkungseintritt und verkürzte Wirkdauer bei versehentlich intramuskulärer Injektion sind bei korrekter Durchführung dieser Injektionsart eher selten. Sie können auftreten, wenn bei kachektischen Patienten zur s. c.-Injektion eine zu lange Kanüle verwendet wird.

26.3.3 Subkutane Infusion

!**DEFINITION** Unter einer subkutanen Infusion (Hypodermoclysis) versteht man die subkutane artifizielle (künstliche) Flüssigkeitszufuhr. ⸻

Die subkutane Infusion kommt hauptsächlich aus zwei Gründen zum Einsatz:

1. zur Flüssigkeitszufuhr bei Exsikkose, z. B. 0,9 %ige NaCl-Lösung, 5 %ige Glukoselösung und isotone Glukose-NaCl-Lösung. In der Palliativpflege erfolgt ggf. mit einem Zusatz von Opiaten eine Schmerzbehandlung. Für die Klinik ist diese Infusionsbehandlung in der Häufigkeit eine unbedeutende Therapie geworden. Sie wird zunehmend in der ambulanten Betreuung und Altenpflege als eine Möglichkeit gesehen, bei Patienten einen durch Trinken nicht zu behebenden Flüssigkeitsmangel zu behandeln und Klinikaufenthalte zu vermeiden.
2. zur Verabreichung von Immunglobulin-G-Präparaten bei Patienten mit primärer (angeborener) Immunmangelkrankheit (häufig in Heimselbsttherapie).

Geeignete Punktionsstellen. Das Unterhautfettgewebe ist geeignet

- im mittleren Drittel der Außenseite oder Vorderseite des Oberschenkels,
- in der mittleren äußeren Oberarmregion,

- infraklavikulär: 3 Querfinger (4 – 5 cm) unterhalb des Schlüsselbeins, im Winkel von ca. 30° sternumwärts (Richtung Brustbein)
- in der Flanke und der Bauchdecke unter Aussparung der Region, die sich 3 – 5 cm um den Bauchnabel herum befindet,
- im Bereich des oberen Brustbereichs,
- oberer Teil der Schulterblätter (bei Bauchlagerung oder bei Mobilisation im Tagesrollstuhl).

Aufgaben der Pflege

Im Rahmen der subkutanen Infusion ergeben sich folgende Schwerpunkte:

- Vorbereitung des Materials
- korrekte Durchführung der subkutanen Infusion
- Nachsorge

Materialvorbereitung

Auf einem desinfizierten Tablett werden die erforderlichen Materialien gerichtet:

- Infusionslösung nach Anordnung, übliches Infusionssystem
- Butterfly-Kanüle (z. B. Safety Multifly 23 G, Länge 2 cm, Durchmesser 0,65 mm)
- sterile Tupfer, Folienpflaster und Zellstofftupfer mit Hautantiseptikum

Zur Infusionsvorbereitung s. Kap. 27 (S. 689).

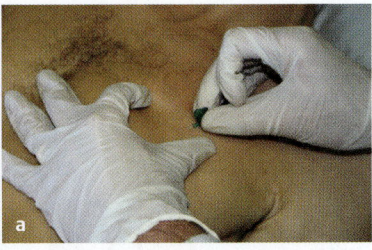 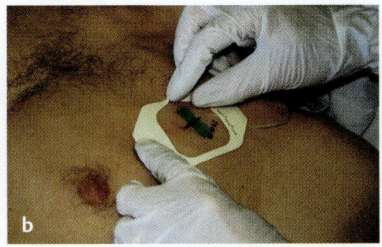 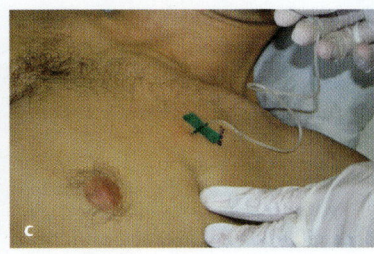

Abb. 26.16 Subkutane Infusion. a Infraklavikuläres, subkutanes Einlegen einer Butterfly links, **b** Fixierung der Butterfly-Nadel mit einem Tegaderm-Transparent-folienverband, **c** bereit zur Subkutantherapie.

Durchführung

Die subkutane Infusion wird folgendermaßen durchgeführt (**Abb. 26.16**):

- Hände desinfizieren
- dem Patienten und evtl. den Angehörigen die geplante Maßnahme erläutern
- Infusionsort auswählen
- Hautantiseptik durchführen (Einwirkzeit von 30 Sek. beachten!)
- Butterfly-Kanüle im 45°-Winkel einstechen (sie muss in der Subkutis liegen und zur Seite hin leicht beweglich sein; auch bei der subkutanen Infusionstechnik ist eine Aspiration nicht möglich und nötig)
- entlüftete Infusionsleitung an die Kanüle anschließen
- Punktionsstelle, Kanüle und Schlauch während der Infusion durch gute Fixierung mit sterilen transparenten Pflaster abdecken und vor dem Herausziehen schützen (beim Fixieren der Butterfly-Kanüle kann durch Hebelwirkung ihre Spitze nach oben gedrückt werden, was manchmal zum schlechten Einlaufen der Infusion führt)
- Tropfgeschwindigkeit nach Anordnung einstellen und beobachten, z. B. 1000 ml Infusionslösung in 6 – 8 Stunden (Tropfgeschwindigkeiten bis 1000 ml in 4 Stunden sind möglich)
- zum Abschluss die Kanüle zügig entfernen (die Butterfly-Kanüle kann jedoch auch 5 – 7 Tage belassen werden. Eine tägliche Inspektion der Einstichstelle durch den Transparentverband ist angeraten, um mögliche Hautreizungen, Irritationen oder Entzündungssymptome rechtzeitig zu erkennen)
- mit einem trockenen, frischen Tupfer die Einstichstelle kurz komprimieren, dabei keine kreisenden oder reibenden Bewegungen ausführen
- Kanüle beim Patienten in den Kanülenabwurf entsorgen

PRAXISTIPP Infusionen in der Nacht sind sinnvoll, damit die Mobilität des Patienten am Tag nicht eingeschränkt wird. _____

Kontraindikationen

Eine subkutane Infusion wird nicht gegeben,

- wenn der Patient es ausdrücklich ablehnt oder der mutmaßliche Wille des Patienten es vermuten lässt, dass er keine subkutane Infusionen wünscht,
- bei ausgedehnten generalisierten Ödemen,
- bei schwerer ausgeprägter Aszites,
- bei schweren Gerinnungsstörungen mit Hämatombildung bei einer früheren Subkutangabe,
- bei schwerster Thrombopenie oder Koagulopathie, Hautläsionen (Knipping 2007).

Komplikationen

Starkes Druckgefühl. Klagt der Patient über zu starken Druck an der Punktionsstelle, muss die Infusionsgeschwindigkeit reduziert werden. Es empfiehlt sich, jeweils die Hälfte der Flüssigkeit in den rechten und linken Oberschenkel zu infundieren.

Schmerzen. Es dürfen keine Schmerzen auftreten; sie weisen auf eine zu tief (intramuskulär) liegende Kanüle hin. Ein nochmaliger Einstich mit neuer Kanüle an anderem Ort im flacheren Winkel schafft Abhilfe.

26.3.4 Intramuskuläre Injektion

DEFINITION Die **intramuskuläre Injektion** ist eine Injektionstechnik, bei der kleinere Arzneimittelmengen in einen Skelettmuskel gegeben werden. ___

Intramuskuläre Injektionen zeichnen sich durch eine gute Resorption bei verzögertem Wirkungseintritt des verabreichten Medikaments aus. So erreicht man z. B. durch die Verabreichung eines Schmerzmedikaments eine Depotwirkung, die

den Patienten über längere Zeit schmerzfrei lässt. Die maximale Wirkung tritt nach etwa 20 – 40 Min. ein.

Injektionsstellen

Für Injektionen in den Muskel kommen neben Gesäß- und Oberschenkelmuskel der Oberarmmuskel infrage:

- **M. glutaeus medius** bzw. **M. glutaeus minimus:** Dreieck zwischen Spina iliaca anterior superior (vorderer oberer Darmbeinstachel), Crista iliaca (Darmbeinkamm) und Trochanter major (großer Rollhügel des Oberschenkels),
- **M. vastus lateralis:** zwischen einer Handbreit unterhalb des Trochanter major und einer Handbreit über der Patella (Kniescheibe),
- **M. deltoideus:** ca. 5 cm unterhalb des Akromions (Schulterhöhe an der Außenseite des Oberarms). Diese Injektionsstelle wird für Impfungen (u. a. leichtere Zugänglichkeit) bevorzugt.

Für die Injektion in den M. glutaeus medius bzw. M. glutaeus minimus gibt es zwei gängige Methoden:

1. ventroglutäale Injektion nach A. von Hochstetter
2. ventroglutäale Injektion nach Sachtleben (Crista-Methode)

Verschiedene Autoren wandelten die Methode nach von Hochstetter ab, ohne dass dies jedoch zu wesentlichen Erleichterungen beim Auffinden des Injektionspunktes führte. Da man im Laufe seines Berufslebens die Verwendung verschiedener Injektionsstellen beobachtet, werden im Anschluss kurz zwei weitere erläutert, ohne dass sie praktischer Lehrinhalt sein sollen:

- Injektionsmethode nach Dvorák
- Injektion nach Lanz und Wachsmuth

MERKE Die Methode „oberer äußerer Quadrant des Gesäßmuskels" (M. glutaeus maximus) ist gefährlich und veraltet! Es besteht die Gefahr, entweder zu oberflächlich, also subkutan zu bleiben oder aber Nerven zu verletzen. Vielleicht erleben Sie noch Kollegen, die diese Methode verwenden. Lassen Sie sich nicht von ihnen in dieser unsicheren Lokalisationstechnik anleiten!

Ventroglutäale Injektion nach A. von Hochstetter

Eine relativ sichere intramuskuläre Injektionsmethode für die Gesäßmuskulatur ist die ventroglutäale Injektion nach von Hochstetter, da der Injektionsort relativ weit vom Ischiasnerv entfernt ist (**Abb. 26.17**). Die ventroglutäale Injektion nach von Hochstetter darf nur bei Erwachsenen durchgeführt werden!

Durchführung

Die Injektion wird in den M. glutaeus medius bzw. in den M. glutaeus minimus, der darunterliegt, vorgenommen. Hier erfolgt die Injektion von seitlich in ein klar umrissenes dreieckiges Feld, das anhand von Orientierungspunkten mit wenig Variationsmöglichkeiten aufgefunden werden kann.

Der Patient liegt in Rücken- oder Seitenlage. Die drei Markierungspunkte sind der vordere Darmbeinstachel, der Darmbeinkamm und der große Rollhügel (**Abb. 26.18**).

Abb. 26.19 zeigt die Durchführung einer i. m.-Injektion nach von Hochstetter.

> ➤ **MERKE** Beim Auflegen der Finger für das Dreieck nach von Hochstetter sind unbedingt Zeige- und Mittelfinger zu verwenden. Keinesfalls dürfen der Daumen und Zeigefinger für die Lokalisation genutzt werden. Mit Daumen und Zeigefinger wird ein wesentlich stumpfwinkligeres Dreieck gebildet, wodurch man viel zu weit nach dorsal und damit in die Nähe zur Gefäßnervenscheide des N. ischiadicus kommt.

Vorteile. Die Injektionsmethode nach v. Hochstetter hat folgende Vorteile:
- Die Muskelschicht ist in diesem Feld besonders dick (der mittlere und der kleine Gesäßmuskel liegen direkt übereinander); man darf also tief einstechen.
- Die Injektion ist in Rückenlage des Patienten möglich.
- Der bettlägerige Patient presst, wenn er auf dem Rücken liegt, nicht auf die Injektionsstelle und hat daher weniger Beschwerden.
- Das Injektionsfeld ist weit von den Durchtrittsstellen der großen Gefäße und Nerven entfernt.

Nachteile. Die Injektionsmethode nach v. Hochstetter hat folgende Nachteile:

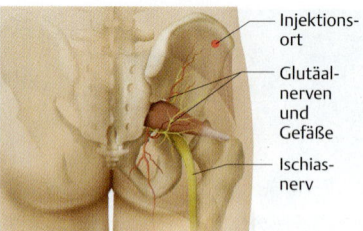

Abb. 26.17 Verlauf des Ischiasnervs (Ansicht von hinten).

- die Körpergröße des Patienten wird bei dieser Methode nicht berücksichtigt
- in der Beschreibung gibt es keine Angaben, ab welchem Alter oder welcher Körpergröße diese Methode angewandt werden darf
- unterschiedliche Fingerlängen können Abweichungen beim Auffinden des Injektionsortes bedingen

Ventroglutäale Injektion nach Sachtleben (Crista-Methode)

Die Injektion nach Sachtleben (Crista-Methode) erfolgt wie bei der Methode nach von Hochstetter in den M. glutaeus medius. Zur Orientierung empfiehlt Sachtleben den Beckenkamm und den großen Rollhügel.

Durchführung

Der Injektionsort ist bei Säuglingen, Kindern und Erwachsenen unterschiedlich zu wählen (**Tab. 26.4**).

Bei Säuglingen, Klein- und Schulkindern.
- Das Kind liegt entspannt, mit etwas angewinkelten Beinen in rechter Seitenlage.
- Der Kopf des Kindes liegt links von der Pflegenden.
- Die linke Hand der Pflegenden wird an die Flanke des Kindes angelegt, der Zeigefinger liegt dabei auf der Knochenleiste des Darmbeinkammes.
- Rechts vom Zeigefinger der linken Hand der Pflegeperson (s. **Tab. 26.4**) auf der gedachten Verbindungslinie zwischen Darmbeinkamm und dem großen Rollhügel – liegt die Injektionsstelle.
- Die Injektion erfolgt in Richtung Bauchnabel.

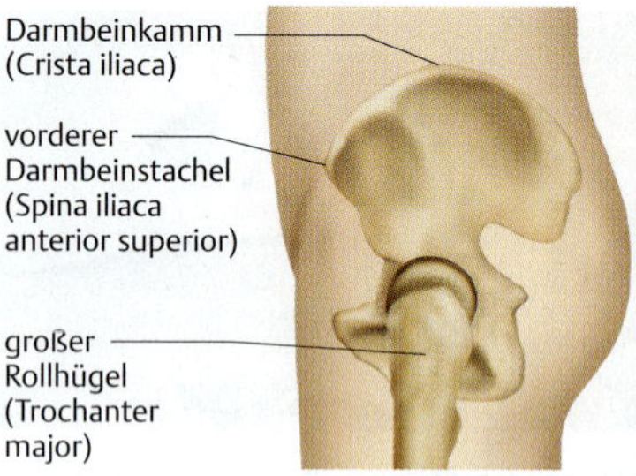

Abb. 26.18 Als Markierungspunkte für die Injektion nach von Hochstetter dienen der vordere Darmbeinstachel, der Darmbeinkamm und der große Rollhügel.

Bei Erwachsenen.
- Der Patient liegt auf der Seite, die Pflegende steht vor dem Patienten.
- Die rechte Hand wird so in die Flanke gelegt, dass der Zeigefinger an der Knochenleiste des Darmbeinkammes liegt (**Abb. 26.20**).
- Der Injektionspunkt liegt 3 Querfinger unterhalb des Darmbeinkammes auf der gedachten Frontallinie über dem Trochanter major (**Ventroglutäale Injektion** nach Sachtleben (Crista-Methode) (**Abb. 26.21**).
- Die Injektion erfolgt in Richtung Bauchnabel.

Vorteile. Die Injektion nach Sachtleben (Crista-Methode) hat folgende Vorteile:
- Ein unruhiges Kind kann wirksam gehalten werden, wenn die Pflegeperson vor dem Patienten steht und ihre linke Hand in seiner Flanke liegt.
- Der Beckenkamm ist bei jedem Menschen unzweifelhaft und einfach zu finden.

Injektionsmethode nach Dvorák

Die Injektionsmethode nach Dvorák kommt zur gleichen Einstichstelle wie die von-Hochstetter-Methode. Das Auffinden der Injektionsstelle ist mit dieser Technik recht einfach (**Abb. 26.22**):
- Soll mit der rechten Hand in die rechte Gesäßhälfte injiziert werden, wird mit dem Daumen der linken Hand (Finger adduziert) der vordere Darmbeinstachel getastet.
- Mit dem Mittelfinger der Darmbeinkamm erreicht.
- Der Mittelfinger hakt dann hinter den Darmbeinkamm.

Tab. 26.4 Maßeinteilung nach Sachtleben.

Körpergröße	Einstichstelle unterhalb des Beckenkamms
Säuglinge bis 75 cm Körpergröße	1 Querfinger (ca. 2,5 cm)
Kleinkinder bis 125 cm Körpergröße	2 Querfinger (ca. 5 cm)
Schulkinder und Erwachsene	3 Querfinger (ca. 7,5 cm)

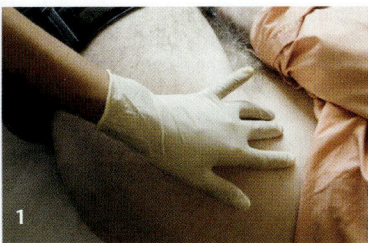

Abtasten des vorderen Darmbeinstachels und des Darmbeinkamms.

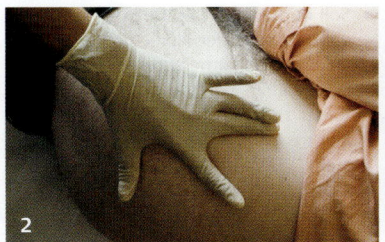

Der nach ventral zeigende Mittelfinger tastet mit der Kuppe den vorderen Darmbeinstachel, der Zeigefinger wird maximal abgespreizt und tastet entlang des Darmbeinkammes, von dort aus wird der Zeigefinger nun ca. 2 cm nach unten weggedreht, während der andere auf dem Darmbeinstachel bleibt.

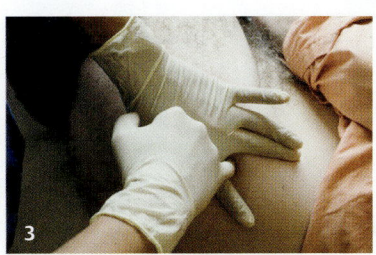

Durch diese Drehung kommt der Handballen auf dem großen Rollhügel zu liegen und es folgt die Markierung der Injektionsstelle z. B. mit dem Fingernagel, Tupferreibung (Haut rötet sich) oder gefärbtes Desinfektionsmittel.

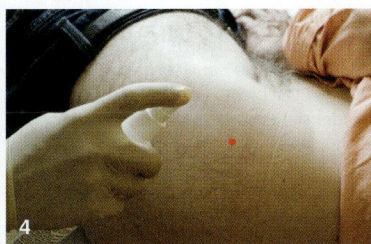

Desinfektion der Injektionsstelle: sprühen, wischen, sprühen, Einwirkzeit einhalten, wischen. (Die Injektionsstelle ist in diesem Foto mit einem roten Punkt markiert.)

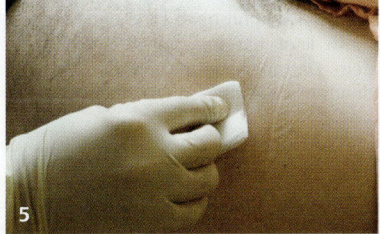

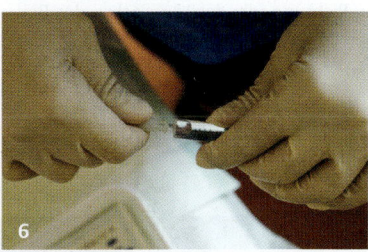

Kanülenschutz abziehen (beachte das Belassen einer kleinen Luftblase).

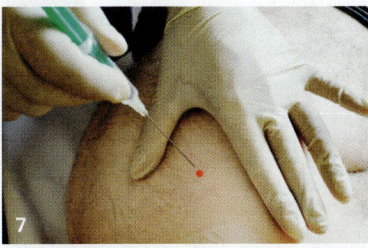

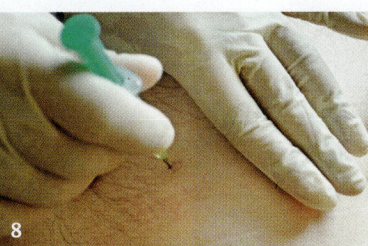

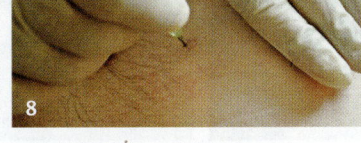

Im unteren Teil des durch die zwei Finger beschriebenen Dreiecks wird nun die Injektion zügig vorgenommen: Senkrecht zur Hautoberfläche tief in das Gewebe einstechen.

Aspirieren.

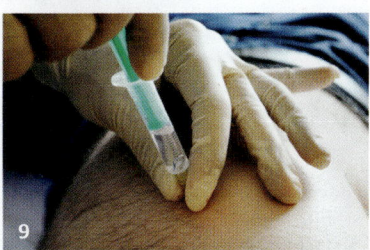

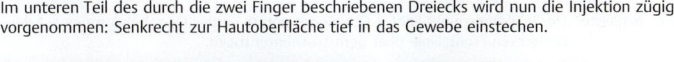

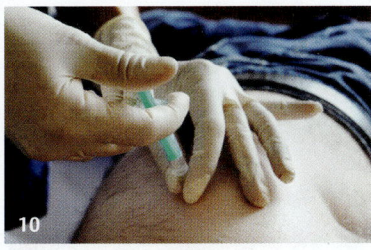

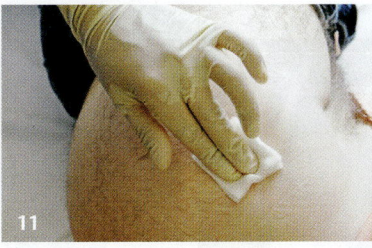

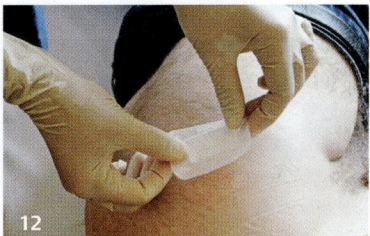

Medikament langsam injizieren und Kanüle entfernen. Kanüle einhändig in den Abwurfbehälter entsorgen.

Einstichstelle mit trockenem, frischem Tupfer kurz komprimieren.

Einstichstelle mit einem Pflasterschnellverband abdecken.

Abb. 26.19 Die Fotoserie zeigt die korrekte Durchführung einer ventroglutäalen i. m.-Injektion nach von Hochstetter.

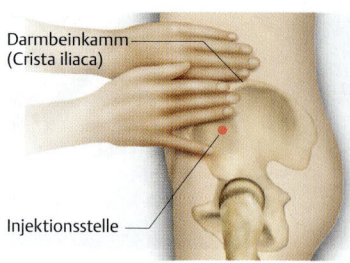

Darmbeinkamm
(Crista iliaca)

Injektionsstelle

Abb. 26.20 Injektion nach Sachtleben. Lokalisation der Injektionsstelle.

- Der Daumen verlässt den Darmbeinstachel und fixiert zusammen mit dem Zeigefinger die Haut in einer Richtung, die der Längsachse des Beines entspricht.
- Mit der rechten Hand wird etwa in der Mitte zwischen Daumen und Zeigefinger injiziert.

Soll in die linke Gesäßhälfte gespritzt werden, wird der kleine Finger der linken Hand zum Tasten des Darmbeinstachels benutzt und der Mittelfinger zum Fixieren des Darmbeinkamms.

Vorteile. Die Injektionsmethode nach Dvořák hat folgende Vorteile:
- Größere Gefäße und der N. ischiadicus werden nicht gefährdet.
- Die als Infektionsquellen in Frage kommenden Finger sind weit genug von der Kanüle entfernt.
- Man kann dem Patienten die Injektion auch in Rückenlage verabreichen.

Injektionsmethode nach Lanz und Wachsmuth

Bei der Injektion nach Lanz und Wachsmuth liegt das Injektionsfeld zwischen dem Darmbeinkamm und der Verbindungslinie des oberen Darmbeinstachels

(Spina iliaca anterior und posterior superior): Kaudal wird durch eine Verbindungslinie zwischen den hinteren und vorderen oberen Darmbeinstachel ein halbmondförmiges Gebiet gedacht.

Vorteile. Das Injektionsfeld ist weit vom N. ischiadicus entfernt und hält einen ausreichenden Abstand von der A. glutaealis superior und dem N. glutaeus superior.

Nachteile. Die Muskelschicht ist in diesem Bereich wesentlich dünner als weiter unten. Es ist nicht leicht, die optimale Einstichtiefe zu finden:
- sticht man zu tief, trifft man auf die sehr schmerzempfindliche Knochenhaut oder dringt in den Knochen ein
- sticht man zu zaghaft, erreicht man nur das Unterhautfettgewebe

Man muss also sehr sorgfältig die Dicke der Fettschicht abschätzen, um die Nadel sicher in den Muskel zu bringen.

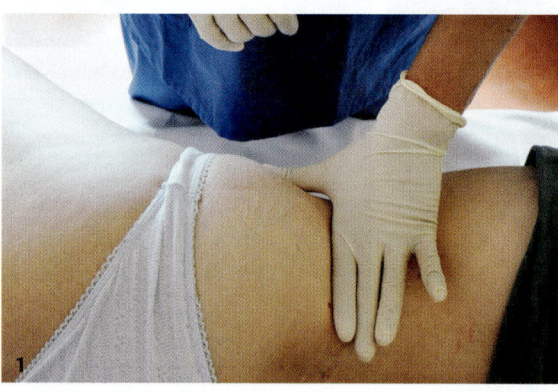

1

Die linke Hand liegt so in der Flanke, dass der Zeigefinger an der Knochenleiste des Darmbeinkamms liegt.

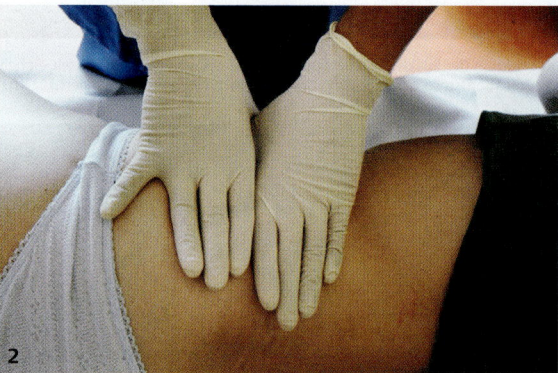

2

Der Injektionspunkt liegt 3 Querfinger unterhalb des Darmbeinkmmes auf der gedachten Frontallinie über dem Trochanter major.

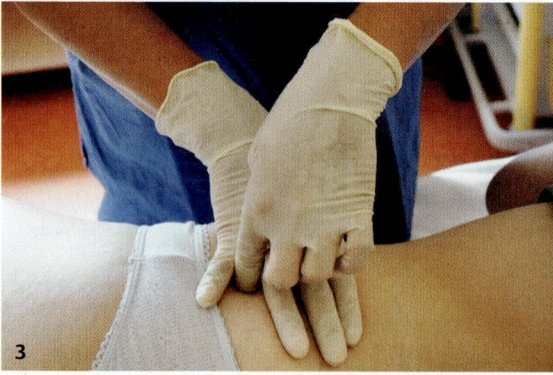

3

Markierung der Einstichstelle mit dem Fingernagel.

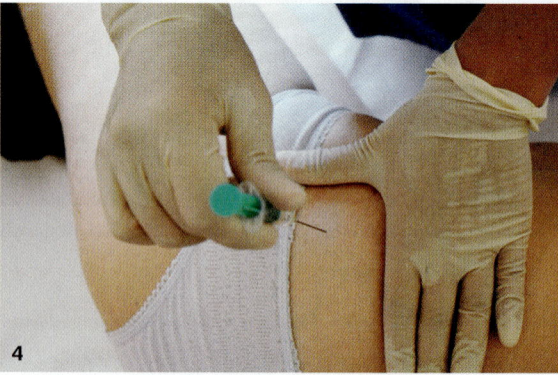

4

Nach der sorgfältigen Hautantiseptik erfolgt die Injektion zügig senkrecht zur Hautoberfläche in Richtung Bauchnabel.

Abb. 26.21 Durchführung der ventroglutäalen i. m.-Injektion nach Sachtleben (Crista-Methode).

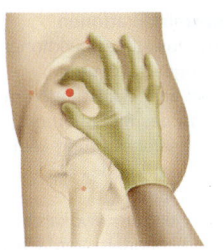

Abb. 26.22 Injektionsort nach Dvorák. Mit der rechten Hand wird etwa in der Mitte zwischen Daumen und Zeigefinger injiziert.

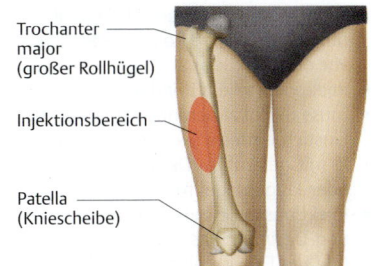

Trochanter major (großer Rollhügel)

Injektionsbereich

Patella (Kniescheibe)

Abb. 26.23 Lokalisation des Injektionsbereiches für die intramuskuläre Injektion in den Oberschenkel.

Injektionsstelle Oberschenkelmuskel

Der Patient (Kind oder Erwachsener) liegt bei dieser Technik entspannt in Rückenlage. Die Einstichstelle befindet sich an der Außenseite des Oberschenkels, d. h., die Pflegeperson denkt sich eine vordere Bügelfalte und eine seitliche Hosennaht als Orientierungslinie. Der Injektionsort (in den M. vastus lateralis) liegt:

- beim Kind im mittleren Drittel der Außenseite des Oberschenkels
- beim Erwachsenen eine Handbreit unterhalb des Rollhügels und eine Handbreit über der Kniescheibe in der Mitte des seitlichen Oberschenkels (**Abb. 26.23**)

Die Punktion erfolgt immer senkrecht zur Haut mit Stichrichtung auf den

Femur zu. Bei Säuglingen muss sorgfältig darauf geachtet werden, dass die Kanüle nicht durch den M. vastus lateralis hindurch in die vor dem Femur verlaufende Gefäßscheide der A. femoralis einsticht (zu tiefe Injektion!).

Abb. 26.24 zeigt die Durchführung der Injektion.

Injektionsstelle Oberarm

Eine Injektion in den Oberarm erfolgt häufig bei Impfungen, entsprechend den herstellerbezogenen und STIKO-empfohlenen Injektionshinweisen.

Neben der Lähmung des N. ischiadicus bei der Injektion in den Gesäßmuskel gehört die Lähmung des N. radialis bei der Injektion in den Oberarm zu den

zweithäufigsten Nervenverletzungen durch Injektionen (**Abb. 26.25**). Unabhängig von der Punktionstechnik ist hier eine gefahrlose Injektion nicht möglich, da der Abstand von der Punktionsstelle zu umliegenden Nerven und Gefäßen zu gering ist. Deshalb sollte die intramuskuläre Injektion in den Oberarm möglichst vermieden werden.

Allgemeine Aufgaben der Pflege

Im Rahmen der intramuskulären Injektion ergeben sich folgende Schwerpunkte:

- Hygiene
- Vorbereitung des Materials
- korrekte Durchführung der intramuskulären Injektion
- Nachsorge

Hygiene

Hautantiseptik. Es ist unmöglich, die Haut der Einstichstelle keimfrei zu machen. Der Gesäßbereich kann mit Darmkeimen besiedelt sein. Diese können am Injektionsort zu Infiltraten, Abszessen und Nekrosen führen. Daher sollte die Hautantiseptik, insbesondere bei Patienten mit Abwehrschwäche, mit sterilen Tupfern und einem alkoholischen (z. B. Skinsept G) oder PVP-Jod-Präparat (z. B. Braunoderm) als Desinfektionsmittel durchgeführt werden. Das Hautantiseptikum wird aufgesprüht, mit Tupfer abgewischt, ein zweites Mal aufgesprüht

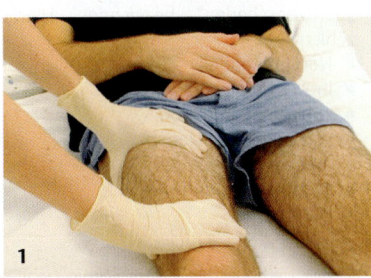

1
Injektionsbereich festlegen.

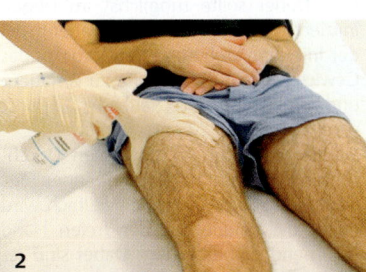

2
Injektionsstelle desinfizieren.

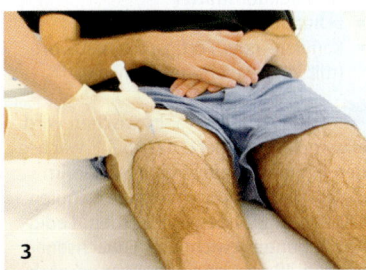

3
Einwirkzeit abwarten.

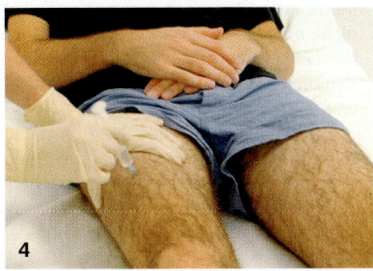

4
Injektionsnadel im 90°-Winkel einführen.

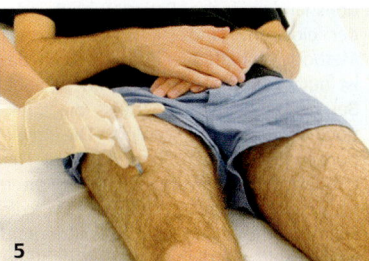

5
Medikament langsam injizieren.

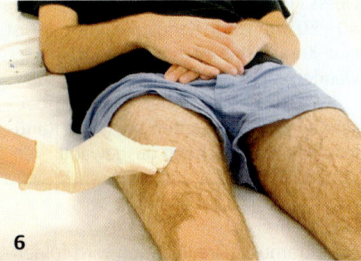

6
Stichkanal mit Tupfer kurz komprimieren.

Abb. 26.24 Die Fotoserie zeigt die korrekte Durchführung einer Injektion in den Oberschenkelmuskel.

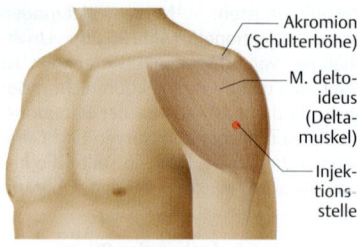

Akromion
(Schulterhöhe)

M. delto-
ideus
(Delta-
muskel)

Injek-
tions-
stelle

Abb. 26.25 Injektionsbereich für die intramuskuläre Injektion in den Oberarm.

(Einwirkzeit einhalten) und ggf. nicht
eingetrocknete Lösung mit sterilem Tupfer abgewischt. Als Einwirkzeit sind 60
Sek. vorgeschrieben.
Sterilität des Injektionsmaterials. Auf
Verfallsdatum und vorschriftsmäßige
Entnahme aus der Verpackung achten.
Das Peel-off-System nutzen, nicht die Kanüle oder Spritze durch die Verpackung
stoßen. Dieser Hinweis sollte insbesondere beim sterilen Anreichen oder Richten von Injektionsmaterial beachtet werden.

Materialvorbereitung
Auf einem desinfizierten Tablett werden
die erforderlichen Materialien gerichtet:
- geeignete Spritze (2- bis 5-ml-Spritze
  oder Fertigspritze)
- Kanüle in Abhängigkeit vom Körpergewicht des Patienten (**Tab. 26.2**)
- sterile Tupfer mit evtl. gefärbtem
  Desinfektionsmittel
- Schutzhandschuhe
- Kanülen- oder Fertigspritzenabwurf
  (mit zum Patienten nehmen)

✥ PRAXISTIPP Inzwischen wird
allgemein akzeptiert, dass bei Erwachsenen zur intramuskulären Injektion im
Gesäßmuskel möglichst lange Kanülen
(70 mm Länge) benutzt werden. Lediglich bei untergewichtigen Erwachsenen
werden 40 mm lange Kanülen empfohlen, bei normalgewichtigen Erwachsenen
zur intramuskulären Injektion in den
Oberschenkel (M. vastus lateralis)
40 – 50 mm lange Kanülen. Für Kinder ist
eine Kanüle mit 40 mm Länge zu verwenden.
Bei sehr kachektischen wie auch bei
sehr adipösen Patienten muss die Kanü-
lenlänge entsprechend ausgewählt werden. ───────────────

Durchführung
Die intramuskuläre Injektion wird folgen-
dermaßen durchgeführt:
- Hände desinfizieren
- Material bereitlegen

- Schutzhandschuhe anziehen (Zeitpunkt spielt keine Rolle, wesentlich ist
  vor der Punktion)
- Injektionsstelle auffinden
- muss die lokalisierende Hand vor dem
  Einstich entfernt werden, Einstichstelle mit gefärbtem Desinfektionsmittel
  oder Fingernagel markieren
- Injektionsstelle mit sterilem Tupfer
  und Desinfektionsmittel desinfizieren
  (auf die Einwirkzeit achten)
- Injektionskanüle senkrecht zur Hautoberfläche tief in das Gewebe einstechen
- zwischen Haut und Kanülenkonus
  einen etwa 5 mm großen Sicherheitsabstand lassen
- aspirieren, d. h. die Spritze sicher in
  der Position halten und den Spritzenstempel leicht zurückziehen
- fließt kein Blut zurück, **langsam** injizieren
- Kanüle rasch entfernen
- Einstichstelle mit trockenem, frischem
  Tupfer kurz komprimieren
- dabei keine kreisenden oder reibenden Bewegungen ausführen, um eine
  Hämatombildung zu vermeiden
- Einstichstelle mit einem Pflasterschnellverband abdecken
- Kanüle noch beim Patienten entsorgen

Lage des Patienten. Beim stehenden Patienten treten im Muskel evtl. Scherkräfte auf, die eine Kanüle abbrechen können. Daher sollte möglichst im Liegen
injiziert werden. Muss ein Patient bei
der Injektion stehen, ihn auffordern, das
Gewicht auf die Gegenseite zu verlagern
und die Körperseite, auf der injiziert
wird, vollständig zu entspannen.
Schmerzen. Zur schmerzfreien Durchführung ist das rasche Überwinden des
Hautwiderstandes wichtig. Vielfach wird
daher die Kanüle aus der freien Hand
kommend eingestochen. Dabei sind jedoch eine korrekte Stichrichtung und
ein genauer Punktionsort nur schwer beeinflussbar. Das Abstützen der Punk-
tionshand auf der Patientenhaut oder
der eigenen Hand (siehe Hochstetter-
Methode) schafft hier Abhilfe. Auch das
ist nur möglich, wenn der Patient liegt.
Bei starken Schmerzen muss die Injektion abgebrochen werden. Die Injektionstechnik sollte schonend sein! Der
Einstich soll schwungvoll im rechten
Winkel zur Haut erfolgen. Da die
Schmerzpunkte an der Gesäßgegend
weit auseinanderliegen, ist bei richtiger
Technik der Einstich für den Patienten
nicht oder kaum schmerzhaft.

Kontraindikationen
Intramuskuläre Injektionen dürfen nicht
durchgeführt werden
- bei Schockzuständen mit Zentralisation des Blutvolumens, da wegen der
  Perfusionsstörung keine ausreichende
  Resorption des Medikamentes erfolgen kann,
- bei akutem Myokardinfarkt oder entsprechendem Verdacht (es entsteht
  sonst eine Kontraindikation für eine
  evtl. anstehende Lysetherapie und
  eine CK-Erhöhung, die als spezifische
  Enzymaktivität zu betrachten ist),
- bei Hämophilie (die i. m.-Injektion
  führt zu langen Nachblutungen und
  zu Hämatombildung),
- bei Patienten mit Varikothrombose,
  bei denen evtl. eine Thrombolyse
  oder Heparinbehandlung notwendig
  ist,
- unter oraler Antikoagulation (die Injektion kann zu exzessiven intramuskulären Hämatomen führen),
- unter Heparintherapie (um eine Hämatombildung zu vermeiden, müssen
  intramuskuläre Injektionen anderer
  Arzneimittel vermieden werden).
In Hautgebiete mit Ödemen, Hämatomen oder einer lokalen Infektion darf
keine Injektion erfolgen!

Komplikationen
Nach intramuskulären Injektionen können bestimmte Komplikationen in Erscheinung treten und werden dann als
„Spritzenschaden" bezeichnet. Hierzu
zählen
- Nervenschäden,
- intraarterielle Injektion,
- subkutane Injektion,
- septischer Spritzenabszess,
- aseptische Nekrosen,
- Thrombosen und
- Hämatome.

Nervenschäden
In der Fachliteratur bisher wenig beachtet wurde die Gefahr, dass bei der Injektion in die Gesäßmuskulatur nach der
Methode „oberer, äußerer Quadrant"
nicht nur der Ischiasnerv, sondern auch
die Nn. glutaei und auch die in dieser
Region verlaufenden Blutgefäße verletzt
werden können.
Eine Schädigung des N. ischiadicus
führt zur Lähmung der Beuger am Oberschenkel und der gesamten Unterschenkelmuskulatur sowie zur Sensibilitätsstörung an der Außen- und Rückseite des
Unterschenkels und am Fuß
(**Abb. 26.26**). Die oben beschriebene
ventroglutäale Injektion nach von
Hochstetter verhindert diese Komplikationen aber weitgehend, sodass eine fal-

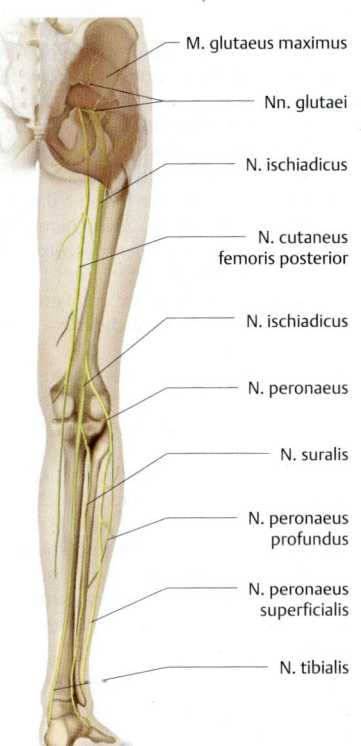

M. glutaeus maximus

Nn. glutaei

N. ischiadicus

N. cutaneus femoris posterior

N. ischiadicus

N. peronaeus

N. suralis

N. peronaeus profundus

N. peronaeus superficialis

N. tibialis

Abb. 26.26 Eine Schädigung des N. ischiadicus führt zur Lähmung der Beuger am Oberschenkel und der gesamten Unterschenkelmuskulatur sowie zur Sensibilitätsstörung an der Außen- und Rückseite des Unterschenkels und am Fuß.

sche Lokalisation als Ursache angesehen werden kann.

Akute toxische Gewebeschäden ("Sofortschmerz") und Injektionslähmungen entstehen durch Injektionen in Nervennähe. Schmerzlosigkeit des Einstiches und der Injektion sowie auch ein freies Intervall bis zum Auftreten eines Injektionsschadens sind kein Beweis dafür, dass die Einspritzung korrekt durchgeführt wurde. Eine Medikamenten(neben)wirkung durch Nervenschädigung kann durch Diffusion des Medikamentendepots in die Nervenbahnen auch erst später auftreten.

Aber auch bei sachgerechter Lokalisation der Einstichstelle besteht in einzelnen Fällen die Gefahr, dass ein peripherer Nerv geschädigt wird, weil er an atypischer Stelle verläuft. Solche Zwischenfälle lassen sich niemals ganz vermeiden.

Versehentliche Injektionen
Versehentliche intraarterielle Injektion. Als Embolia cutis medicamentosa (Nicolau-Syndrom) wird eine sehr seltene Nebenwirkung nach intramuskulären, meist

intraglutäalen Injektionen bezeichnet, die mit teilweise großflächigen Nekrosen im Injektionsareal einhergeht. Als Ursache wird eine medikamentöse Embolie durch intra- oder paraarterielle Injektion nach vorheriger Durchstechung eines Gefäßes diskutiert. Meist fallen schon während oder kurz nach der Injektion starke, stechende Schmerzen im Anwendungsbereich auf. Sie können jedoch auch erst ca. 20 Min. nach der Injektion im Bereich der Einspritzstelle auftreten mit Rötung und Schwellung. In der Folge entsteht ein livides, netzartiges Erythem, in dem sich innerhalb von Tagen bis Wochen z. T. ausgedehnte aseptische Nekrosen bilden. Nach deren Abstoßung verbleibt ein Ulkus, das manchmal erst nach Monaten abheilt (Kurzen 2011).
Versehentliche subkutane Injektion. Wenn bei adipösen Patienten zur i. m.-Injektion eine zu kurze Kanüle verwendet wird, wird das Arzneimittel stattdessen s. c. gespritzt. Mögliche Folgen sind Schmerzen, verlängerte Resorptionszeit mit verzögertem Wirkungseintritt und verlängerter Wirkungsdauer sowie Gewebenekrosen.

Septischer Spritzenabszess
Bei intramuskulären oder subkutanen Injektionen, bei deren Ausführung nachlässig vorgegangen und die Regeln der Asepsis missachtet wurden (unsteriles Material, ungenügende Hautantiseptik, aber auch Abwehrschwäche des Patienten), kann es zur bakteriell-entzündlichen Komplikation mit Einschmelzung und Abszessbildung kommen. Bei dieser Komplikation sind meist Staphylokokken, selten anaerobe Clostridien beteiligt.

Häufig vergrößern sich diese Abszesse, besonders die im Glutäalbereich, schnell. Sie können die Grenzen des betroffenen Muskels überschreiten und in ungünstigen Fällen, besonders bei Behandlung mit Heizkissen oder anderen Hitzeapplikationen, entweder zum Eitereinbruch in die Blutbahn mit Allgemeininfektion (Sepsis) oder zur Ausbreitung in den Muskelfaszienräumen (Phlegmone) des Oberschenkels führen. Sobald sich an einer Injektionsstelle eine heiße, schmerzhafte Schwellung mit tastbarer Resistenz zeigt, muss der darunterliegende Abszess durch Inzision breit eröffnet und durch lockere Tamponade offengehalten werden.
Aseptische Nekrosen. Vor allem wenn keine nennenswerten Keimmengen implantiert wurden, besteht die Gefahr, dass sich diese Abszesse in derbes, fibröses Gewebe umwandeln. Dadurch kön-

nen so starke Beschwerden entstehen, dass die operative Entfernung erforderlich wird. Verursacht werden kann diese Komplikation durch ein für die i. m.-Injektion unverträgliches Medikament sowie durch die subkutane Applikation einer ursprünglich intramuskulär beabsichtigten Medikamentengabe. Ursprüngliche i. m.-Applikationsangaben der Hersteller wurden in der Vergangenheit geändert, da zu viele derartige Schädigungen aufgetreten sind.

🍏 **PRÄVENTION & GESUNDHEITSFÖRDERUNG** Bei Komplikationen ist auf jeden Fall im Rahmen eines einrichtungsbezogenen CIRS (Critical Incident Reporting-System = Fehlerberichtssystem) die Meldung eines derartigen kritischen Ereignisses (critical incident) erforderlich. Letztlich soll eine Risiko- und Fehlervorsorge erreicht werden, zudem ist hier eindeutig die Art und Weise der Patienteninformation (wer? wann? wie?) geregelt. „Wer lernt, über Risiken zu reden, wird auch über Fehler reden." (Anonym 2011)

Maßnahmen bei Injektionszwischenfällen
In **Tab. 26.5** sind mögliche Injektionszwischenfälle und die entsprechenden Verhaltensmaßnahmen aufgelistet.

26.3.5 Venenpunktion zur Blutentnahme
Die Venenpunktion dient der Blutentnahme für diagnostische Untersuchungen; dazu ist eine Arztanordnung erforderlich. Venöse oder kapillare Blutentnahmen können grundsätzlich in den Tätigkeitskatalog der Pflegenden aufgenommen werden. Voraussetzung hierfür ist, dass

- sie in Ausbildung oder Weiterbildung gelehrt und geübt wurden,
- sie nicht auf Kosten der eigentlichen Pflege durchgeführt werden müssen und
- zur Absicherung der anordnenden Ärzte und durchführenden Pflegenden ordnungsgemäße und sichere rechtliche Rahmenbedingungen geschaffen werden (Witzel 2007).

Es geht zudem um die Prioritätensetzung und um die klare Entscheidung der originären Aufgaben der Pflege. In einer differenzierten Zuordnung stellenplanrelevanter Tätigkeiten der Berufsgruppen müssen solche Entscheidungen klinikbezogen getroffen werden.

Tab. 26.5 *Verhaltensmaßnahmen bei Injektionszwischenfällen.*

Injektionszwischenfall	Verhaltensmaßnahmen
Auftreffen der Kanülenspitze auf die Knochenhaut	→ Kanüle ca. 1 cm zurückziehen, dann erst injizieren
starker ausstrahlender Schmerz beim Einstich (vermutlich Anstich eines Nervs)	→ Kanüle herausziehen → es gilt die Regel, Missempfindungen, Taubheitsgefühl, Schmerzen oder Lähmungen, die in unmittelbarem Zusammenhang mit einer Spritze vom Patienten geäußert werden, absolut ernst zu nehmen und sofort dem Arzt mitzuteilen
starker Schmerz während der Injektion (vermutliche perineurale Injektion oder Reizwirkung des Medikaments)	→ Injektion sofort abbrechen!
Bluteintritt in die Spritze bei Probeaspiration (Anstich eines Gefäßes)	→ Kanüle herausziehen → mit neuem Medikament, neuer Spritze und neuer Kanüle an anderer Stelle erneut einstechen
schmerzhafte, blasse Verfärbung der Gewebeperipherie des Injektionsbereiches (auch bei i. v.-Injektion)	→ versehentliche intraarterielle Injektion! → Injektion sofort abbrechen! → wenn möglich Kanüle liegen lassen, damit sofort nach Arztanordnung eine unverzügliche Nachinjektion von physiologischer NaCl-Lösung und einem gefäßerweiternden Medikament, evtl. mit einem Kortisonpräparat, erfolgen kann
Abbrechen einer Kanüle während der Injektion (äußerst selten)	→ Kanüle sofort mit einer Kornzange aus dem Stichkanal herausziehen → wenn dies nicht gelingt, dann möglichst Kanüle sofort operativ entfernen

FALLBEISPIEL Falsche „Pfleger" eingesetzt: Gefängnisstrafe für Medizinunternehmer. Der Angeklagte hatte in den 90er Jahren in Recklinghausen ein Mediziner-Zentrum aufgebaut, das betriebsärztliche Untersuchungen in ganz Deutschland durchführte. Zu den Kunden gehörten mehrere namhafte Großkonzerne. Spätestens ab 2002 wurden bei den Untersuchungen auch Rechtsanwaltsgehilfen und Bürokaufleute eingesetzt, die keinerlei medizinische Vorbildung hatten. Auch sie mussten Blut abnehmen, Spritzen setzen und Impfungen vornehmen. ...Das Gericht wertete die Taten als Körperverletzung. (Der Arzt wurde) ... vom Bochumer Landgericht zu zwei Jahren Haft ohne Bewährung verurteilt. —

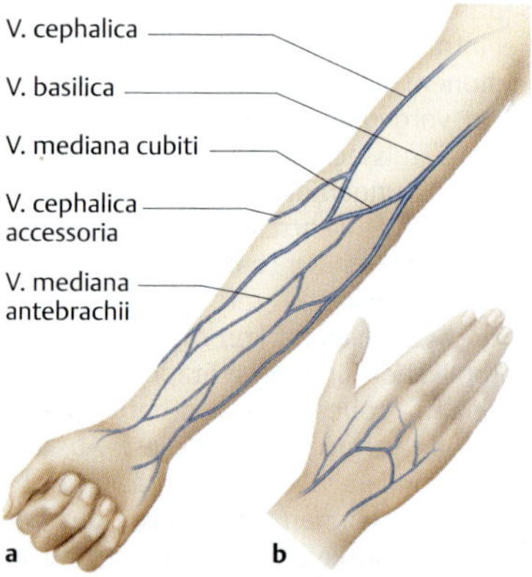

V. cephalica

V. basilica

V. mediana cubiti

V. cephalica accessoria

V. mediana antebrachii

a   b

Abb. 26.27 Periphere venöse Blutentnahmestellen. a Unterarm, **b** Handrücken.

Punktionsstellen

Typische Punktionsstellen sind oberflächlich liegende Venen (in der Reihenfolge der Punktionshäufigkeit):

- in der **Ellenbeuge** (V. mediana cubiti, V. mediana cephalica, V. mediana basilica, **Abb. 26.27 a**),
- am **Unterarm** (V. cephalica, V. mediana antebrachii),
- am **Handrücken** (subkutanes Venennetz des Handrückens, wird vom Patienten als besonders schmerzhaft empfunden, **Abb. 26.27 b**),

- am **Schädel** beim Säugling (Venen an Stirn- und Scheitelbein),
- am **Fußrücken** (soll möglichst vermieden werden, da Thrombosen hier gefährlichere Auswirkungen haben als bei den oberen Extremitäten).

MERKE Bei der Venenpunktion von Säuglingen, Kleinkindern und verwirrten Personen muss eine assistierende Person hinzugezogen werden. —

Hygiene

Händehygiene. Hände desinfizieren und immer Schutzhandschuhe tragen (jeder Mensch ist potenzieller Infektionsträger von HBV, HCV, HDV, HGV, HIV usw.).

Hautantiseptik. Das Punktionsgebiet möglichst frühzeitig einsprühen oder mit einem alkoholischen Tupfer die gewählte Punktionsstelle abwischen. Einwirkzeit und das Trocknen des Alkohols durch Verdunsten abwarten. Zum Tasten der Vene unmittelbar vor der Punktion die desinfizierte Einstichstelle nicht mehr berühren.

Hautreinigung. Nach Beendigung der Blutentnahme und nach Blutstillung ggf. die Haut des Patienten von Blutresten reinigen.

Probenmaterial. Röhrchen und Etiketten dürfen nicht blutverschmiert sein. Infektiöses Probenmaterial soll auf Röhrchen und Anforderungsformular (evtl. symbolisiert) gekennzeichnet sein, obwohl sämtliche Laborproben als kontaminiert gelten müssen.

Aufgaben der Pflege

Im Rahmen der venösen Blutentnahme ergeben sich folgende Schwerpunkte:

- Vorbereitung des Materials
- korrekte Blutentnahme durch Venenpunktion
- Nachsorge
- Weitergabe der Blutproben ans Labor

Materialvorbereitung

Auf einem desinfizierten Tablett oder Blutentnahme-Set werden die erforderlichen Materialien gerichtet:

- ausgefüllte Laboranforderungsscheine
- Staubinde oder Blutdruckmanschette
- Hautantiseptikum
- sicheres Abwurfgefäß für benutzte Kanülen
- Schnellverband, Schere
- keimarme Zellstofftupfer
- übliche Blutröhrchen, die meist als geschlossenes Blutentnahmesystem in Spritzenform (= Monovette) verwendet werden und für größere Labors mit Barcode-Etiketten beschriftet oder beklebt werden
- Kanüle, als Sicherheitskanüle, oder Butterfly-System
- Schutzhandschuhe

Durchführung

Die Durchführung einer venösen Blutentnahme mittels Butterfly-Kanüle ist in **Abb. 26.28** dargestellt.

Schritt 1: Punktion vorbereiten.

- Bei Kindern ist es ggf. angebracht, eine Stunde vor Venenpunktion ein lokal anästhesierendes Pflaster, z. B. EMLA-Pflaster mit den Wirkstoffen Li-

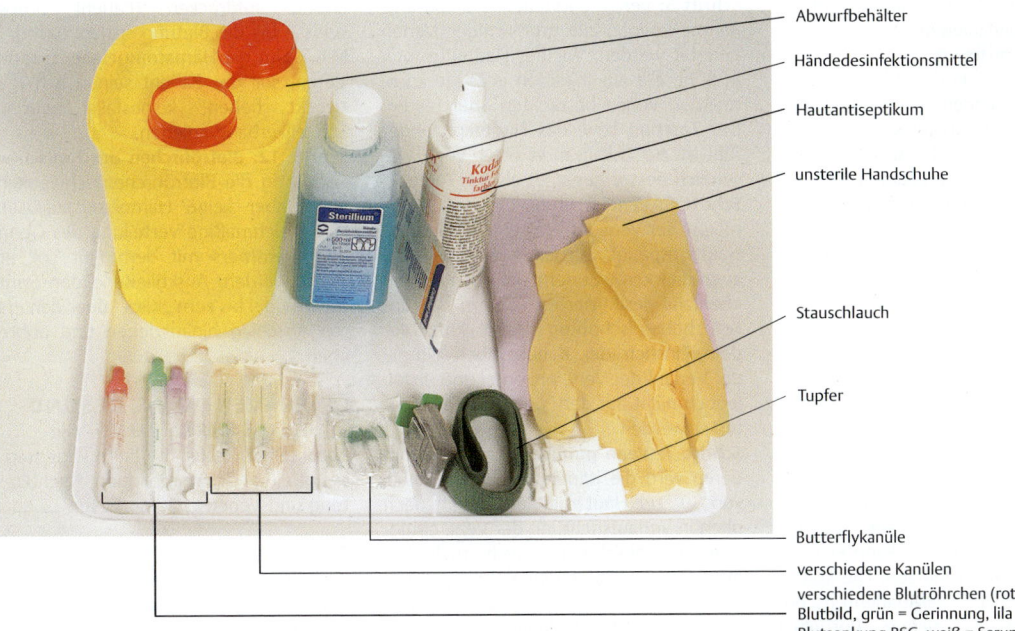

- Abwurfbehälter
- Händedesinfektionsmittel
- Hautantiseptikum
- unsterile Handschuhe
- Stauschlauch
- Tupfer
- Butterflykanüle
- verschiedene Kanülen
- verschiedene Blutröhrchen (rot = Blutbild, grün = Gerinnung, lila = Blutsenkung BSG, weiß = Serum)

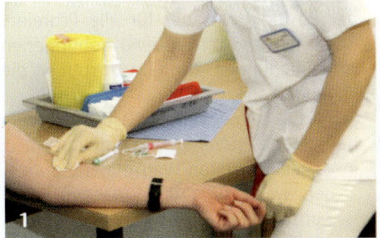

Die Punktionsstelle wird desinfiziert.

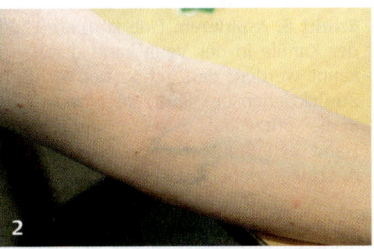

Nachdem der Stauschlauch eine Handbreit über der Punktionsstelle am Oberarm angelegt wurde, lassen sich die Venen gut darstellen.

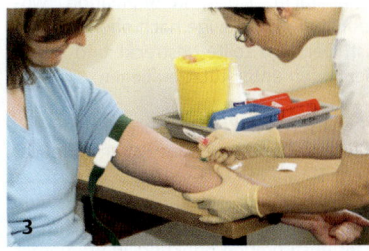

Die Vene wird mit einer Butterfly-Kanüle in einem Winkel von 30° punktiert. Dabei wird die Kanüle in Verlaufsrichtung der Vene eingeführt und gleichmäßig etwa 1 cm vorgeschoben. Schon bei leichtem Zurückziehen des Spritzenkolbens füllt sich das Blutröhrchen mit Blut.

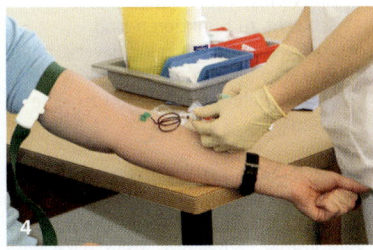

Werden mehrere Blutröhrchen gefüllt, hält eine Hand die Kanüle gut fest, während die andere das Blutröhrchen wechselt (hier von rot = Blutbild auf grün = Gerinnung).

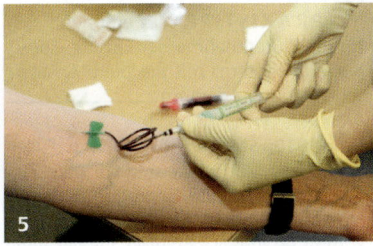

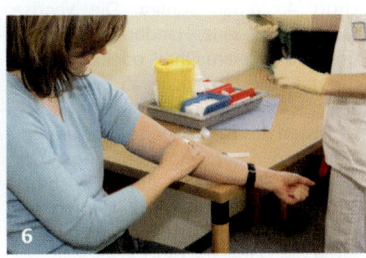

Nachdem die Kanüle zügig gezogen wurde, wird sofort ein Tupfer kräftig auf die Punktionsstelle gedrückt bis die Blutung aufhört (mind. 1 Min.). Dabei hält die Patientin den Arm gestreckt. Danach wird ein Schnellverband angelegt.

Abb. 26.28 Die Fotoserie zeigt eine venöse Blutentnahme mittels Butterfly-Kanüle.

docain und Prilocain, auf die Punktionsstelle aufzulegen.

- Hände desinfizieren.
- Patientensituation einschätzen: Patienten mit Namen ansprechen, um sicherzugehen, dass es sich um den richtigen Patienten handelt (Vorsicht bei Schwerhörigen); liegen Informationen des Patienten und Einwilligung vor?
- Bettschutz unter die Punktionsstelle legen.
- Punktionsstelle großzügig desinfizieren.
- Während der Einwirkzeit des Desinfektionsmittels Schutzhandschuhe anziehen, die Kanüle aufsetzen und die Schutzhülle über der Kanüle entfernen.
- Material bereitlegen.

Schritt 2: Patienten lagern. Am günstigsten ist für den Patienten eine sitzende oder liegende Position, so kann er nicht umfallen und sich verletzen. Die stabile Lage des Arms ist für ein patientenschonendes und zugleich sicheres Vorgehen angebracht, i. d. R. in Supination, wodurch die Ellenbeuge nach oben gekehrt ist. Der Arm sollte gestreckt und im Ellenbogen unterstützt aufliegen.

🖐 **PRAXISTIPP** Vor der venösen Blutentnahme sollte der Patient mindestens 5 Min. in Ruhe sein. ────

Schritt 3: Bequeme Haltung einnehmen. Der Ausführende punktiert in bequemer Ruhehaltung, am Besten sitzend. Das sollte jedoch nicht auf dem Bettrand des Patienten geschehen. Sie sollte eine innere Ruhe ausstrahlen, womit das geduldige ständige Erklären gegenüber dem Patienten verbunden ist.

Schritt 4: Venen stauen. Die venöse Stauung wird eine Handbreit über der Punktionsstelle am Ober- oder Unterarm angelegt. Der arterielle Zufluss muss ungehindert möglich sein, was durch das Tasten des Radialispulses gewährleistet werden kann (Stauungsdruck 50 – 100 mmHg). Die in der Praxis so beliebten Maßnahmen, wie Beklopfen der Venen oder den Patienten mehrmals kräftig die Hand zur Faust schließen lassen = „pumpen", sind bei optimal angelegter Stauung überflüssig.

🖐 **PRAXISTIPP** Vorsicht bei alten, exsikkierten Menschen, deren Hautfalten schnell im Stauschlauch eingeklemmt werden können. ────

Schritt 5: Venen darstellen. Zur Blutentnahme können alle großlumigen Venen genutzt werden. Vor der Hautantiseptik in Ruhe alle zur Injektion in Frage kommenden Venen betrachten oder tasten. Der Tastsinn bzw. das Fingerspitzengefühl ist zur Lokalisation einer Vene wesentlich besser geeignet als das Auge.

Schritt 6: Vene straffen. Um das „Wegrollen" der Vene zu vermeiden, kann die Haut gespannt werden, ohne die Vene auszudrücken. Zudem kann mit den ebenfalls desinfizierten Fingern der linken behandschuhten Hand kurz vor dem Einstich der Kanüle noch einmal der Verlauf der Vene proximal und distal, jedoch nicht auf der Punktionsstelle, getastet werden.

Schritt 7: Vene punktieren. Zum Punktieren wird die Kanüle in einem Winkel von 30° zur Haut mit dem Schliff nach oben in Verlaufsrichtung der Vene eingeführt und gleichmäßig, nicht ruckartig, etwa 1 cm vorgeschoben. Im weiteren Verlauf hält die linke Hand die Kanüle fest und stützt sich dabei auf dem Arm des Patienten ab.

Schritt 8: Aspirieren. Eine korrekte Lage der Kanüle in der Vene kann daran erkannt werden, dass schon bei leichtem Zurückziehen des Spritzenstempels Blut in die Spritze läuft. Dazu mit der rechten Hand den Stempel vorsichtig bis zum Anschlag ziehen und darauf achten, dass die Kanülenspitze sich nicht in der Vene hin und her bewegt. Die Folge wäre ein Durchstechen der Venenwand mit Schmerzen für den Patienten.

Schritt 9: Monovetten wechseln. Sind zur Diagnostik mehrere Röhrchen zu füllen, hält die eine Hand die Kanüle gut fest, während die andere die Monovetten wechselt.

🖐 **PRAXISTIPP** Es empfiehlt sich für die Blutentnahme der Einsatz eines Butterfly-Systems mit flexiblem Ansatzschlauch und Adaptern. ────

Schritt 10: Stauung lösen. Nach Füllen der letzten Monovette und vor dem Ziehen der Kanüle aus der Vene muss die Blutstauung gelöst werden. Anderenfalls kommt es zum Nachbluten aus der Vene und ein Bluterguss (Hämatom) unter der Haut entsteht. Danach die Kanüle von der Monovette lösen.

Schritt 11: Kanüle entfernen und abdrücken. Einen frischen Tupfer lose auf die Einstichstelle legen und die Kanüle zügig in Verlaufsrichtung herausziehen und noch beim Patienten in die Kanülenbox geben. Niemals Kappe wieder auf die Kanüle stecken! Danach den Tupfer sofort

kräftig aufdrücken (Patient drückt selbst), bis die Blutung sistiert (mind. 1 Min.). Um die Hämatomgefahr zu reduzieren, soll der Patient seinen Arm gestreckt heben, keinesfalls beugen. Schnellverband anlegen.

Schritt 12: Blutröhrchen durchmischen. Vorsichtig die Blutröhrchen schwenken, dabei aber keine Hämolyse auslösen. Eine gleichmäßige Verteilung des Gerinnungshemmers mit dem Blut soll erreicht werden. Anschließend den Spritzenstempel bis zum „Klick" über den ersten Anschlag hinausziehen und abbrechen.

 PRÄVENTION & GESUNDHEITSFÖRDERUNG Beobachtende Nachsorge beim Patienten beugt eine Hämatombildung, Nachblutung und Venenschädigung vor. ────

Tipps und Tricks

Körperlage. Die Körperlage spielt bei Laboruntersuchungen durchaus eine Rolle: es bestehen 5 – 15 % Differenz bei den Prüfergebnissen von liegender zu sitzender Position. Das gilt für alle Proteine, Blutzellen und an Proteine gebundenen Untersuchungen. Am günstigsten ist die liegende Lage.

Schlechte Venenverhältnisse. Hilfreich bei schlechten Venenverhältnissen ist:

- vor der Punktion Wärmflasche auflegen, warmes Handbad machen oder warmen Wickel auflegen
- die Punktion unterstützen, indem man statt der Stauschlauches eine Blutdruckmanschette nutzt (auf einen Wert aufpumpen, der knapp unterhalb des diastolischen Wertes liegt)
- Arm herabhängend lagern
- beachten, dass bei Patienten nach Blutverlusten die Venen i. d. R. schlecht zu punktieren sind
- venösen Zugang versuchsweise mit Butterfly-System erreichen
- einen erfahrenen Kollegen zu Hilfe rufen

🖐 **PRAXISTIPP** Lassen Sie sich nicht verunsichern, wenn ein Patient von seinen „schlechten" Venen spricht. Es gibt immer „schlechte" Tage, nach dem zweiten Fehlversuch sollten Sie einen Kollegen um die Entnahme bitten. ────

Häufige Fehlerquellen

Typische Fehler bei der Blutentnahme sind:

- „Pumpen" mit der Faust: führt zu beträchtlichem Kalium-Anstieg (bis zu 1 mmol/l)

- zu langes Stauen (> 30 Sek.) verursacht eine Hämkonzentration, welche falsch hohe Werte ergibt (z. B. Proteine, Enzyme)
- versehentliche Arterienpunktion, besonders in der Ellenbeuge (ist durch sorgfältiges Studium des Venenverlaufs zu vermeiden)
- wenn die Einstichstelle dick wird, ist entweder die Vene beschädigt oder geplatzt und es bildet sich ein Hämatom im Gewebe (sofort die Stauung lösen und die Nadel herausziehen, Einstichstelle mit einem Tupfer einige Minuten kräftig abdrücken).
- zu heftiger und ungleichmäßiger Aspirationssog bei der Blutentnahme und zu starkes Schütteln der Monovette: Erythrozyten werden geschädigt (Hämolyse) und die Analyseergebnisse beeinträchtigt, Wiederholungspunktionen werden notwendig
- Gerinnungsröhrchen niemals zuerst füllen, allein durch die Stauung wird das Gerinnungssystem aktiviert; zudem wird das erste Röhrchen zwangsläufig mit Gewebsthrombokinase kontaminiert, falsche Ergebnisse resultieren
- Blutentnahmen aus Venenkathetern ergeben häufig Verfälschungen, z. B. der Gerinnungsresultate bei Heparininfusion oder der Elektrolytbestimmung bei Infusionsbestandteilen
- keinesfalls bei einem niereninsuffizienten Patienten Blut aus dem Shuntarm entnehmen (er muss für die Dialyse geschont werden)
- Blut nicht aus dem Arm der betroffenen Seite bei Frauen mit Brustamputation mit axillärer Lymphknotenausräumung nehmen (Lymphabfluss ist gestört)
- falsche Beschriftungen, Verwechslung von Patienten und ungenaue oder mündliche Verordnungen können zu falschen diagnostischen und therapeutischen Schlüssen führen

Bei Blutentnahmen für blutgruppenserologische Untersuchungen müssen eindeutige Kriterien erfüllt sein: Verwechslungen kommen häufiger vor als Fehlbestimmungen, Verwechslungen sind daher zuverlässig auszuschließen. Der anfordernde Arzt ist für die Identität der Blutprobe verantwortlich. Jedes Probengefäß ist vor Entnahme eindeutig zu kennzeichnen mit Name, Vorname, Geburtsdatum bzw. in kodierter Form. Von der abnehmenden Person muss der Untersuchungsauftrag vollständig ausgefüllt und unterschrieben werden. Der Einsender muss auf dem Untersuchungsantrag eindeutig ausgewiesen sein.

26.3.6 Intravenöse Injektion von Medikamenten

! DEFINITION Als intravenöse Injektion (i. v.-Injektion) wird die Arzneimittelgabe direkt in eine Vene bezeichnet, womit ein fast sofortiger Wirkungseintritt verbunden ist. _____

Injektionsstellen

Für die einzelne Injektion entsprechen sie den Zugängen zur Blutentnahme. Aufgrund der Gefahr von arteriellen Fehlpunktionen sollten jedoch ausschließlich die oberflächlichen Venen der radialen („daumenseitigen") Seite der Ellenbeuge beziehungsweise des Unterarms benutzt werden. Es sollte zudem die evtl. angebrachte Kombination mit einer Blutentnahme beachtet werden.

Meistens wird die venöse Applikation von Medikamenten durch einen liegenden i. v.-Zugang vorgenommen. Dafür gibt es verschiedene Zugangswege:

- für mehrere Injektionen nacheinander mit einer Butterfly-Kanüle oder über eine Venenverweilkanüle (S. 682)
- in einen zentralen Venenkatheter (S. 682) oder
- in ein implantiertes Kathetersystem (Port, S. 686; Hickman-Broviac-Katheter, S. 684)

Die Medikamentengabe kann erfolgen durch Injektion oder Infusion (S. 676) in Form von Medikamentenzugabe in Infusionsflaschen, als Kurzinfusionsgabe, z. B. Antibiotika.

Die Gabe von i. v.-Injektionen hängt ab

- von der Kompatibilität der verschiedenen Medikamente
- vom Patienten (Allergiebereitschaft, Unverträglichkeit)

Daher empfiehlt es sich, dass z. B. die Antibiotika-Erstgabe von einem Arzt vorgenommen wird.

Hygiene. Hautantiseptik und Umgang mit Venenzugängen entspricht der Venenpunktion (S. 665). Zur Vorbereitung von Injektionslösungen s. S. 650.

👋 PRAXISTIPP Manipulationen an der Konnektionsstelle von ZVK und Verweilkanüle mit absolut notwendiger Diskonnektion des Katheteransatzes nur kombiniert mit einer Desinfektion des Hubs durchführen! _____

Aufgaben der Pflege

Im Rahmen der intravenösen Injektion durch Pflegende ergeben sich folgende Schwerpunkte:

- Vorbereitung des Materials

- korrekte Durchführung der intravenösen Injektion
- Nachsorge

Vorbereitung von Injektionen

- Vorbereitung der Materialien (S. 649)
- Kontrolle des Medikaments auf die 5-R-Regel (S. 649)
- Aufziehen des Medikaments (S. 650)

Durchführung der Injektion

Das weitere Vorgehen mit Patientenvorbereitung entspricht zunächst der venösen Blutentnahme. Dann:

- Puls kontrollieren und Befinden des Patienten nachfragen.
- Nach der Punktion etwas Blut aspirieren, um sicher zu sein, dass die Kanüle in der Vene liegt.
- Stauung mit der anderen Hand lösen und das Medikament mit der angeordneten Injektionsgeschwindigkeit (siehe auch Gebrauchsinformation) injizieren.
- Während der Injektion Befinden des Patienten beobachten (einschließlich Kontrolle der Vitalzeichen).
- Zum Abschluss der Injektion die Kanüle entfernen und den Patienten den Punktionsbereich für fünf Minuten mit einem Tupfer komprimieren lassen (den Patienten bitten, den Arm möglichst hoch zu halten).

👋 PRAXISTIPP Bei der Auswahl des geeigneten Applikationsorts ist die beigepackte Fachinformation zu beachten, z. B.

- das Medikament: Der heftige Schmerz, den viele Patienten bei Propofol-Injektion zur Narkoseeinleitung erleiden, ist durch Gabe in eine Unterarmvene statt in eine Handvene zu vermeiden (Jolata 2011)
- die Injektionsgeschwindigkeit und die zu erwartende Wirkzeit des injizierten Medikaments.

Injektion in eine liegende Venenverweilkanüle oder in einen Venenkatheter.

- Laufende Infusion stoppen (Dreiwegehahn zudrehen).
- Konus an den Dreiweghahn oder die Zuspritzpforte der Venenverweilkanüle nach Desinfektion aufsetzen.
- Zulässige Menge des Medikaments im vorgeschriebenen Zeitraum spritzen.
- Während der Injektion Befinden des Patienten beobachten und erfragen (einschließlich Kontrolle der Vitalzeichen).
- Nach Abschluss der Injektion Inkompatibilitäten vermeiden durch Nachspülen mit NaCl 0,9 % und die Infusion wieder aufdrehen.

PRAXISTIPP Liegt ein Verlängerungsstück, befindet sich darin noch ein Medikamentenrest. Daher muss die Infusionsgeschwindigkeit zunächst der Injektionsgeschwindigkeit des Medikaments angepasst werden. Der Pflegende muss solange beim Patienten bleiben, bis sich kein Medikament mehr in der Verlängerung befindet.

Nachsorge

Die Entsorgung der benutzten Materialien ist Aufgabe des Injizierenden. Insbesondere gilt dies für gebrauchte Kanülen, um Verletzungen anderer Mitarbeiter, oft weniger Qualifizierter, zu vermeiden.

Die Beobachtung des Patienten im Anschluss erstreckt sich zum einen auf die Wirkung und Nebenwirkungen des verabreichten Arzneimittels und zum anderen auf eventuelle Komplikationen der Injektion (Verband auf Nachblutung und Infektionszeichen).

Probleme und Komplikationen

Punktionsprobleme können auftreten bei

- Adipositas,
- langjährigem Diabetes mellitus,
- Chemotherapie und Dauermedikation mit Kortikosteroiden,
- sehr geringem Alter des Patienten,
- Extremitätenverletzungen,
- thermischen Traumata,
- chronischem Betäubungsmittel-Abusus (z. B. Injektion von Heroin).

Risiken mit erforderlicher Arztinfo sind:

Lokale Thrombophlebitis. Bei einer i. v.-Therapie über eine Venenverweilkanüle kommt es meist innerhalb weniger Tage zu einer lokalen Thrombophlebitis. Sie ist meist durch mechanisch/chemische Einwirkungen der Kanüle und der Medikamentengaben bedingt.

Hämatombildung. Wird das Gefäß durchstochen oder nach der Injektion nicht ausreichend lange und intensiv komprimiert, kommt es zu Einblutungen in das Gewebe. Daraus können Schmerzen und im Punktionsbereich Schwellung mit Hämatom entstehen. Neben lokal kühlenden Maßnahmen mit Venenpflege und ggf. Heparin-Salbenverband ist eine Information des Arztes erforderlich.

Paravasat. Kommt es bei der Punktion zu einem Durchstechen der Vene oder wird sie nicht getroffen, kann das Medikament paravenös fließen (para = neben, vas = Gefäß), also in das umliegende Gewebe. Bei gewebsreizenden Medikamenten kann das zu einem örtlichen Absterben des Gewebes (Nekrose), Nervenschädigungen oder zu Abszessen führen.

Intraarterielle Injektion. Bei versehentlicher Injektion in eine Arterie, die sich durch starke Schmerzen und ggf. Durchblutungsstörungen distal der Injektionsstelle zeigt, muss die Kanüle unbedingt in der Arterie belassen werden und der Arzt umgehend informiert werden. Als Folgen können sich entwickeln: plötzlich auftretende Schmerzen, Gefäßverschluss, Ischämie, Gewebsnekrosen bis hin zur Amputationsnotwendigkeit.

Allergische Reaktion. Auch bei Anzeichen allergischer Reaktionen sollte die Kanüle im Gefäß belassen und der Arzt sofort informiert werden, um Gegenmaßnahmen einzuleiten.

Alternativen für den Notfall

In Notfallsituationen lässt sich nicht immer schnell und sicher ein peripher-venöser Zugang legen. Wenn Umgebungsfaktoren oder patientenspezifische Aspekte eine Venenpunktion scheitern lassen, gibt es Alternativen. Dazu zählen die

- Punktion der V. jugularis externa,
- intraossäre Injektion und
- tracheale Medikamentenapplikation.

V. jugularis externa. Mit der Punktion der V. jugularis externa besteht ein Punktionszugang für einen zentralen Venenkatheter (ZVK, S. 698).

Intraossäre Punktion. Mit der intraossären Punktion als neuartiges, aber erprobtes Verfahren steht eine sichere Option für die notfallmäßige Infusions- und Medikamententherapie sowie für Blutentnahmen bei Kindern und Erwachsenen zur Verfügung. Das Knochenmark ist sehr gut durchblutet, daher lässt sich die intraossäre Injektion mit der intravenösen vergleichen. Bevorzugt wird an der Tibia (Schienbein) intraossär punktiert. Alternative Punktionsorte sind u. a. der distale Femur (Oberschenkelknochen), der Humerus (Oberarmknochen).

Medikamentengabe in die Trachea. Einige ausgewählte Medikamente, z. B. Adrenalin, Atropin, Lidocain, können über den endotrachealen Tubus bei der Herz-Lungen-Wiederbelebung angewandt werden.

26.3.7 Entnahme von Kapillarblut

Um wiederholte Gefäßpunktionen zu Untersuchungszwecken und die damit verbundenen Gefahren für die Patienten zu vermeiden, kann als Alternative zur Gewinnung von venösem oder arteriellem Blut auch Kapillarblut entnommen werden. Dies gilt v. a. für die Untersuchung von

- Blutzucker,
- Blutgerinnung,
- Elektrolyten,
- Hämoglobin,
- Thrombozyten,
- zur Blutgasanalyse (BGA) oder
- zum Screening von Neugeborenen auf Stoffwechselkrankheiten.

PRÄVENTION & GESUNDHEITSFÖRDERUNG Neben der professionellen Kontrolle von Blutgerinnung und Blutzucker werden zunehmend Patienten in das Selbstmanagement eingeführt, wodurch sie selbstständig auf Abweichungen von den vom Arzt vorgegebenen individuellen therapeutischen Bereich reagieren können. Damit gewinnt die Schulung und Beratung durch Pflegende Bedeutung.

Punktionsstellen

Punktionsstellen sind:
  Ohrläppchen (**Abb. 26.29**)
- Seiten der Fingerbeere (**Kapillare Blutentnahme** zur Blutzuckermessung mit Stechhilfe (**Abb. 26.30**)

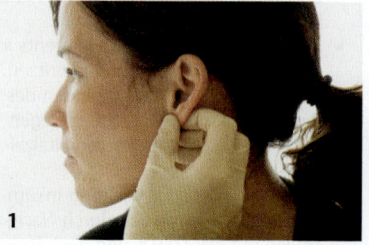 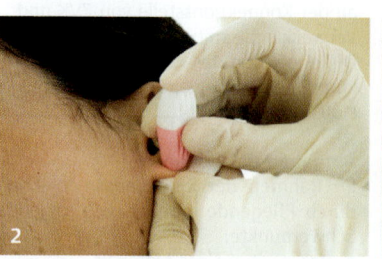 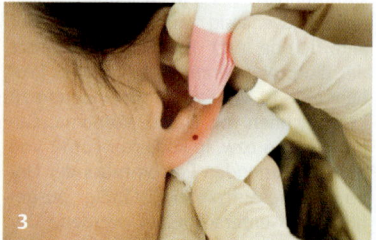

Abb. 26.29 Entnahme von Kapillarblut aus dem Ohrläppchen mittels moderner Stechhilfe.

Tab. 26.6 Zusammenfassung der Injektions- und Gefäßpunktionsarten.

Punktions- bzw. Applikations- bezeichnung	Punktionsabsicht	Punktions- bzw. Applikationsort	Resorption und Re- sorptionsgeschwin- digkeit	Erforderliches Material	Medikamenten- behältnisse	Beispiele für applizierte Arzneimittel
intrakutan (i. c.)	→ Injektion	→ derbe Leder- haut (Korium)	gut, aber langsam	→ Feindosie- rungsspritze mit Kanüle	→ Ampullen → Fertigspritzen → Stechampullen	→ Lokalanäs- thetika → Impfstoffe → Allergietes- tung → Tuberkulin- Testung
subkutan (s. c.)	→ Injektion → Infusion	→ Unterhaut- gewebe (Subkutis)	gut, aber langsam	→ Insulinspritze → Kanüle → Fertigspritze → Pen → Butterfly	→ Ampullen → Stechampul- len → Fertigspritzen → Infusionsfla- schen	→ Insulin → Heparin → Interferon → NaCl 0,9 % → Glukose 5 % → evtl. Schmerz- medika- mente
intramuskulär (i. m.)	→ Injektion	→ Gesäßmuskel → Oberschen- kelmuskel → Oberarm- muskel	gut, schneller als s. c., langsamer als i. v.	→ Spritze → lange Kanüle → Fertigspritze	→ Ampullen → Stechampullen → Fertigspritzen → Injektions- flaschen mit Trockensub- stanz	→ Analgetika, → Spasmolytika
intravenös (i. v.)	→ Blutentnah- me → Injektion → Katheterisie- rung → Infusion → Transfusion → Venendruck- messung	→ Vene	Wirkungseintritt sofort	→ Spritze → Kanüle → Sicherheits- kanüle → Sicherheits-Ve- nenverweilkanüle → Butterfly → zentrales Ve- nenkatheter- system	→ Ampullen → Stechampul- len → Fertigspritzen → Injektionsfla- schen mit Trockensub- stanz → Kunststofffla- schen und -beutel → Glasinfu- sionsflaschen	Vielzahl von Wirksubstanzen
kapillar	→ Blutentnahme	→ Ferse (Neu- geborene) → seitliche Fin- gerbeere → Handballen → Ohrläppchen u. a.		→ Lanzette, → Stechhilfe mit verstellbarer Einstichtiefe		
intraarteriell (i. a.)	→ Blutentnahme → Injektion → Katheterisie- rung → Infusion → direkte Blut- druckmes- sung	→ A. radialis → A. femoralis → A. carotis	Wirkungseintritt sofort	→ Spritze → Kanüle → Kathetersys- tem	→ Ampullen → Stechampullen → Fertigspritzen → Injektions- flaschen mit Trockensub- stanz → Kunststoff- flaschen und -beutel → Glasinfu- sionsflaschen	→ Röntgen- kontrast- mittel → gefäßerwei- ternde Me- dikamente
intraartikulär	→ Injektion, diagnostische und thera- peutische Punktion	→ Kniegelenk → Ellbogen- gelenk → Schulter- gelenk → Sprunggelenk → Handgelenk u. a.	bei Injektion nur lokale Wirkung erwünscht	→ Spritze → Kanüle	→ Ampullen → Stechampullen → Fertigspritzen	→ Antiphlo- gistika → Lokalanäs- thetika

Fortsetzung ▶

Tab. 26.6 Fortsetzung

Punktions- bzw. Applikationsbezeichnung	Punktionsabsicht	Punktions- bzw. Applikationsort	Resorption und Resorptionsgeschwindigkeit	Erforderliches Material	Medikamentenbehältnisse	Beispiele für applizierte Arzneimittel
intrakardial	→ Injektion	Innere des Herzens				Medikamente zur Reanimation werden heute i. v., intraossär, durch Tubus und dünnlumigen Katheter endobronchial appliziert
intraossär	→ Injektion → Infusion	→ Tibia (Schienbein) distale Femur (Oberschenkelknochen) → Humerus (Oberarmknochen) u. a.	Wirkungseintritt sofort	→ Spritze → intraossäre Spezialnadeln (unterschiedliche Hersteller)	→ Ampullen → Stechampullen → Injektionsflaschen mit Trockensubstanz → Kunststoffflaschen und -beutel	übliche Reanimationsmedikamente (u. a. Vasopressoren und Antiarrhythmika) sowie alle gängigen Infusionslösungen und Blutprodukte
intrathekal, Synonym: subarachnoidal, intradural	→ Punktion → Injektion	Subarachnoidalraum	schnell	→ Spritze → Spinalkanüle	→ Ampullen	→ Lokalanästhetika, → Zytostatika
epidural (peridural)	→ Injektion	Epiduralraum	deutlich verzögert (ca. 20 – 30 Min.)	→ Spritze → Spinalkanüle	→ Ampullen → Stechampullen	→ Lokalanästhetika

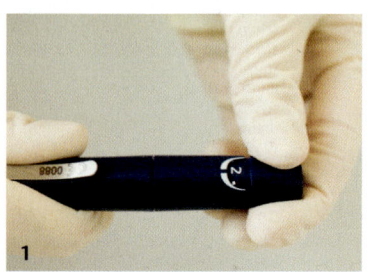

1 Einstellen der Einstichtiefe. Es wird mit einer kleinen Tiefeneinstellung begonnen. Nur wenn die Blutprobe zu klein ist, muss mit der nächst höheren Stufe probiert werden.

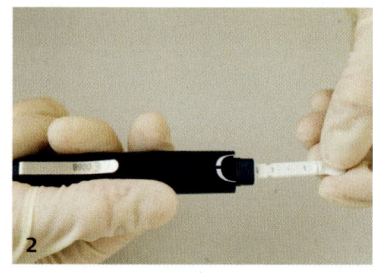

2 Eine neue Lanzette wird in die Stechhilfe eingeschoben. Anschließend wird die Kappe abgezogen, wobei die Lanzette im Halter festzuhalten ist.

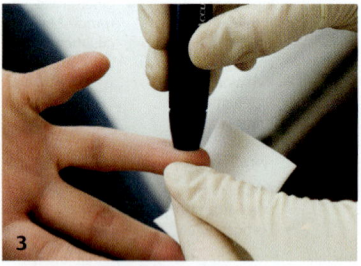

3 Die Stechhilfe wird seitlich an die Fingerbeere gedrückt und der Auslöser ausgelöst. Die Fingerbeere darf nach dem Einstich nicht zu stark zusammengedrückt werden, da sonst Lymphe freigesetzt wird und die Blutprobe verdünnt wird.

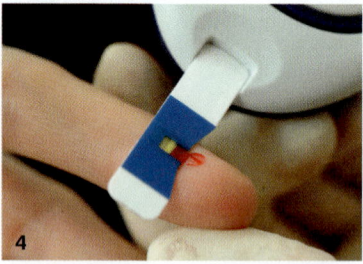

4 „Slip-in-Verfahren": Der Blutstropfen wird an den Rand des Teststreifens gehalten und automatisch hineingezogen. Es muss sichergestellt werden, dass genügend Blut auf den reaktiven Teil des Teststreifens gelangt, sonst gelingt die Messung nicht.

Abb. 26.30 Kapillare Blutentnahme am Finger. Die Dicke der Haut variiert von Mensch zu Mensch und von Finger zu Finger. Moderne Blutzuckermessgeräte benötigen nur eine kleine Menge Blut.

■ Unterarm oder Ferse (nur bei Neugeborenen und Säuglingen üblich)

Eine Blutentnahme zur Blutzuckermessung kann anstatt am Finger an der Handfläche, dem Handballen oder Unterarm vorgenommen werden (sog. **AST**, englisch für „**A**lternative **S**ite **Te**sting"). Für die Stechhilfe muss allerdings eine andere Endkappe verwendet werden, um Blut an den genannten Stellen zu entnehmen.

Die kapilläre Blutentnahmemethode ist technisch einfach und vom Laien und mit geringem Materialaufwand durchführbar. Ein Nachteil ist die geringe verfügbare Blutmenge. Außerdem ist im Kapillarblut die Trennung von Plasma und Serum nur schwierig durchführbar.

Hygiene

Händehygiene. Zur professionellen Kapillarblutentnahme werden grundsätzlich Schutzhandschuhe getragen.

Hautantiseptik. Eine Desinfektion der Haut zur kapillären Blutentnahme wird, wie von einigen Autoren auch bei der subkutanen Injektion, für unnötig erachtet (RKI 2011). Patienten sollten sich jedoch vor dem Einstich die Hände mit Seife waschen. Das dient der Sauberkeit und Durchblutung in den Fingern. Wird jedoch eine alkoholische Hautantiseptik praktiziert, muss das Desinfektionsmittel vor der Punktion sorgfältig abgetrocknet sein. Es kommt sonst durch Verdünnungseffekt oder Reste des Desinfektionsmittels zu veränderten Testergebnissen.

Ein Pflaster auf der Einstichstelle schützt zunächst den Patienten vor Verschmutzung oder Infektion der Einstichstelle, es verhindert zudem die Blutkontamination anderer.

Arbeitsplatz. Der Arbeitsplatz am Blutzucker- oder Blutgasanalyse-Messgerät sollte immer sauber hinterlassen werden. Eine Desinfektion der Arbeitsflächen mit 70%igem Alkohol ist nach jeder Nutzung angebracht.

Aufgaben der Pflege
Im Rahmen der kapillaren Blutentnahme ergeben sich folgende Schwerpunkte:
- Vorbereitung des Materials
- korrekte Durchführung der kapillaren Blutentnahme
- evtl. Blutprobenanalyse (Blutzuckerbestimmung)
- Nachsorge

Materialvorbereitung
Auf einem desinfizierten Tablett werden die erforderlichen Materialien gerichtet:
- stark hyperämisierende Salbe (z. B. Finalgon extra stark) für die BGA-Untersuchung
- Schutzhandschuhe
- keimarme Tupfer
- steril verpackte Einmallanzetten oder Stechhilfe mit verstellbarer Einstichtiefe (Tiefeneinstellungen von 0,51 bis 2,04 mm)
- Abwurfbehältnis für benutzte Lanzette
- Teststreifen oder Glaskapillare
- kleines Pflaster
- evtl. Messgerät

Durchführung
Kapillarblut wird folgendermaßen entnommen:

✋ PRAXISTIPP Vor dem Einstechen können Patienten Folgendes tun, um ausreichend Blut in die Finger zu bekommen:
- den Arm für eine kurze Zeit locker an der Seite hängen lassen
- Hände unter lauwarmes Wasser halten und gegeneinanderreiben
- den betreffenden Finger vorsichtig von der Handfläche zur Fingerkuppe massieren ———

- zur Vorbereitung der Blutgasanalyse mit arterialisiertem Kapillarblut das Ohrläppchen oder die Fingerbeere 5 – 10 Min. vor der Punktion mit der hyperämisierenden Salbe bestreichen
- vor der Punktion die Salbe gründlich abwischen
- Verfallsdatum der Teststreifen kontrollieren
- bei Testsystemen kontrollieren, dass die Chargennummer der Teststreifen mit der Geräteeinstellung (Code erscheint im Display beim Einschalten des Gerätes) übereinstimmt
- mit der Lanzette ausreichend tief und senkrecht zur Haut schnell und ohne zu bohren einstechen (vorsichtiges, zögerliches Einstechen schmerzt eher); am besten eignen sich Stechhilfen

✋ PRAXISTIPP Niemals in die Fingerbeere stechen, sondern immer in die Seite der Fingerkuppe. Die Blutversorgung ist hier besser und das Schmerzempfinden geringer. Es bietet sich eher der Ringfinger der nichtbevorzugten Hand an, also nicht der meist angebotene rechte Zeigefinger des Rechtshänders. Nicht den Daumen anstechen. ———

- ersten Blutstropfen mit einem sauberen Tupfer abwischen (er kann zuviel interstitielle Flüssigkeit enthalten)
- Fingerbeere leicht zusammendrücken, damit ein ausreichend großer Blutstropfen entsteht (Fingerbeere nicht pressen oder quetschen, das verursacht das Verdünnen der Blutprobe durch Gewebeflüssigkeit und verfälscht das Messergebnis)
- Blutstropfen je nach Untersuchungstechnik entweder:
  - auf das vorgesehene Feld des Teststreifens tropfen lassen (Blutzuckerbestimmung),
  - luftblasenfrei in eine waagrecht gehaltene Mikrokapillare aufsteigen lassen (BGA) und unmittelbar anschließend untersuchen oder
  - den Sensor an den Blutstropfen führen und vom Messsystem einsaugen lassen.

Infektionsgefahr. Für den Mitarbeiter besteht Infektionsgefahr durch Stichverletzungen mit der Lanzette oder durch Blutkontamination. Die geplante Einstichstelle muss sauber und gut durch-

blutet sein. Sie darf nicht ödematös oder entzündet sein.

➤ MERKE Bei Patienten mit Kreislaufzentralisation (z. B. im Schock, bei starkem Blutverlust oder Unterkühlung) kann die kapillare Untersuchungsmethode nicht angewendet werden. ———

Tipps und Tricks
Punktion am Ohrläppchen. Diese Methode ist weitgehend schmerzfrei. Außerdem ist hier die Infektionsgefahr der kleinen Wunde weniger groß als an der Fingerbeere, die ständigen Kontakt zu keimbesiedelten Gegenständen hat. Von Vorteil ist zudem, dass empfindliche Menschen nicht ihr eigenes Blut sehen. Dadurch wird die Gefahr eines Kreislaufschocks verringert. Für die Selbstmessung scheidet diese Punktion jedoch aus. Nachteilig ist auch eine mögliche Verschmutzung der Kleidung des Patienten.

Punktion der seitlichen Fingerkuppe. Die seitliche Fingerbeere ist im Gegensatz zum Ohrläppchen leichter zugänglich. Bei der Punktion kann die Hand sicher auf einem Tisch gelagert werden. Jedoch enthält die Fingerspitze sehr viele Tastkörperchen und ist daher äußerst schmerzempfindlich.

Untersuchungsergebnisse
Blutgasanalyse. Die Ergebnisse der Blutgasanalyse aus dem Kapillarsystem haben eine größere Schwankungsbreite als die Untersuchungsergebnisse von Blut aus großen Arterien (A. radialis oder A. femoralis). Bei stark gefährdeten Patienten (Atmung, Herz-Kreislauf) auf Intensivstationen ist die Blutgasanalyse aus dem Kapillarsystem deshalb nicht ausreichend.

Blutzuckerwerte. Blutzuckerwerte können bei Bestimmung z. B. am Unterarm im Vergleich zum BZ-Wert an der Fingerbeere abweichen. Dies kommt v. a. durch Unterschiede in der regionalen, oberflächlichen Hautdurchblutung und der verzögerten Einstellung des Glukosegleichgewichts nach Nahrungsaufnahme sowie nach Applikation von Insulin zustande. Muss der Patient mit stark schwankenden Blutzuckerwerten rechnen, sollte der Blutzucker grundsätzlich nur aus dem kapillaren Blut aus der Fingerbeere bestimmt werden.

Lern- und Leseservice

Verwendete Literatur

**Grundlagen aus Pflege- und Bezugs-
wissenschaften**

→ Anonym. Impfempfehlungen der
Ständigen Impfkommission (STIKO)
am Robert Koch-Institut. Online:
http://www.rki.de/cln_109/
nn_1 493 664/DE/Content/Infekt/
EpidBull/Archiv/2011/30__11,tem-
plateId=raw,property=publicationFile.
pdf/30_11.pdf (Stand 4. 8. 2011)
→ Anonym. Narkosearzt zu zwei Jahren
Haft auf Bewährung verurteilt. Online: http://www.aerzteblatt.de/v4/
news/news.asp?id=30 971 (Stand
5. 8. 2011)
→ Anonym: TRBA 250 (Technische Regeln für biologische Arbeitsstoffe im
Gesundheitswesen und in der Wohlfahrtspflege, Stand 11/2007) Online:
http://www.baua.de/nn_15 116/de/
Themen-von-A-Z/Biologische-Ar-
beitsstoffe/TRBA/pdf/TRBA-250.pdf
(5. 8. 2011)
→ Schell W. Die Delegation von Injektionen, Infusionen und Blutentnahmen auf nichtärztliches Personal.
Online: http://www.wernerschell.de/
Rechtsalmanach/Diagnostik%20und%
20Therapie/delegation.php (Stand
4. 8. 2011)
→ Sitzmann F. Recht in Pflege und Betreuung. Melsungen: Bibliomed;
1986
→ Sitzmann F. Dienstanweisung zu Injektionen und Infusionen. In: Sitzmann F, Hrsg. Pflegehandbuch Herdecke. 3. Aufl. Berlin: Springer; 1998a
→ Sitzmann F. Call outs zur Patientensicherheit. In: Georg J, Hrsg. Pflegekalender 1999. Wiesbaden: Ullstein-
Medical; 1998b
→ Sitzmann F. Hygiene daheim. Bern:
Huber; 2007
→ Sitzmann F. Arzneimitteltherapiesi-
cherheit – Fünf Hinweise fördern Sicherheit. HealthCare Journal B. Braun
Melsungen AG (2010) 2: 23 – 25
→ Uni Münster. Dienstanweisung. Delegation ärztlicher Tätigkeiten an Krankenpflegepersonal 2007; 3
→ Wied S, Warmbrunn A. Pschyrembel
Pflege. 2. Aufl. Berlin: de Gruyter;
2007

Intrakutane Injektion

→ Barben J et al. Tuberkulose 2007.
Lungenliga St. Gallen. Online: http://
www.lungenliga.ch/fileadmin/user_u-
pload/Luzern/Praevention/Tuberkulo-
se_2007.pdf (Stand 5. 8. 2011)
→ Diehl R et al. Neue Empfehlungen für
die Umgebungsuntersuchungen bei
Tuberkulose. Gesundheitswesen 73
2011; 6: 369 – 388

Subkutane Injektion

→ Anonym. Bedarf es einer Hautdesinfektion vor der subkutanen Insulininjektion? Online: http://www.rki.de/
cln_048/nn_206 446/SharedDocs/
FAQ/Krankenhaushyg/Insulingabe/
FAQ__01.html (Stand 8. 8. 2011)
→ Anonym. Mehrfache Verwendung
von Injektionsnadeln bei Insulinpens
und Insulin-Einmalspritzen? Online:
http://www.rki.de/cln_151/
nn_206 446/SharedDocs/FAQ/Kran-
kenhaushyg/Insulingabe/FAQ__01.
html (Stand 8. 8. 2011)
→ Cureu B et al. Die Injektion bei Diabetes mellitus: VDBD-Leitfaden 2011.
St. Ingbert. Online: www.vdbd.de
(Stand 5. 8. 2011)
→ Vieten M, Heckrath C. Medical Skills.
Arbeitstechniken für Famulatur und
PJ. 4. Aufl. Stuttgart: Thieme; 2004

Subkutane Infusion

→ Knipping C. Umfassende Pflege und
Betreuung Schwerkranker und Sterbender am Beispiel ausgewählter
Symptome und Interventionen. Bun-
desgesundheitsbl-Gesundheits-
forsch-Gesundheitsschutz 2006; 11:
1104 – 1112
→ Knipping C. Lehrbuch Palliative Care,
2. Aufl. Bern: Huber; 2007
→ Sitzmann F. Sterbephase – mehr oder
weniger Flüssigkeit geben? Pro und
Kontra der Flüssigkeitsgabe während
des Sterbens. In: Burgheim W. Qualifizierte Begleitung von Sterbenden
und Trauernden: Medizinische,
rechtliche, psycho-soziale und spirituelle Hilfestellungen (Loseblattsammlung). 22. Aktualisierung. Merching: FORUM-Verlag; 2007
→ Sitzmann, F. Hygiene daheim. Bern:
Huber; 2007

Intramuskuläre Injektion

→ Anonym. Empfehlung zur Einführung
von CIRS im Krankenhaus (Stand 9/
2006). Online: http://www.aktions-
buendnis-patientensicherheit.de/aps-
side/07-07-25-CIRS-Handlungsemp-
fehlung.pdf (Stand 8. 8. 2011)
→ Anonym. Intramuskuläre Injektion.
Online: http://www.pflegewiki.de/
wiki/Intramuskul%C 3 %A4re_Injek-
tion (Stand 8. 8. 2011)
→ Bay E. Injektionsschäden des Nervus
ischiadicus. DMW 86 (1961) 12:
505 – 508
→ Bay E. Technik und Gefahren der intramuskulären Injektion. DMW 92
1967; 43: 1950 – 1952
→ Beissert S et al. Farbbildkasuistik:
Embolia cutis medicamentosa nach
intraartikulärer Injektion. Der Haut-
arzt 1999; 3: 214
→ Christ M. Embolia cutis medicamentosa. DMW 105 1980; 6: 201 – 203
→ Embolia cutis medicamentosa nach
Injektion von Diclofenac (VOLTAREN
u. a.). In arznei-telegramm 3/1997,
http://www.arznei-telegramm.de/re-
gister/9 703 034.pdf., (Stand
8. 8. 2011)
→ Dvorák J. Injektionstechnik: Einfach
und gefahrlos. Selecta (10. 05. 1976)
→ v. Hochstetter A. Über die intraglu-
täale Injektion, ihre Komplikationen
und deren Verhütung. Schweizerische Medizinische Wochenschrift
1954; 43: 1226
→ v. Hochstetter A. Über Probleme und
Technik der intraglutäalen Injektion.
Schweizerische Medizinische Wochenschrift 1955; 47: 1138
→ Höhne M. Untersuchungen zur optimalen intramuskulären Technik im
Glutäalbereich unter besonderer Berücksichtigung der Länge von Kanülen bei der intraglutäalen Injektion.
Dissertation FU Berlin; 1980
→ Humbert H. Subcutane und intramuskuläre Injektionstechniken.
2. Aufl. Nürnberg: Novartis Pharma;
1998
→ Kurzen JL et al. Eine Injektion mit
Folgen. Schweiz Med Forum 11 2011;
19: 340 – 341

→ Mc Gabhan L. A comparison of two depot injection techniques. Nursing Standard 1996: 37: 39 – 41

→ Sachtleben P. Der gefährliche „obere äußere" Quadrant. DMW 1980; 105: 531

Venenpunktion zur Blutentnahme

→ Feneis H. Dauber W. Anatomisches Bildwörterbuch. 8. Aufl. Stuttgart: Thieme; 1998

→ Schlitt HJ, Schlitt, A. Prä- und postoperative Laboruntersuchungen. Allgemein- und Viszeralchirurgie up2date 3 2009; 3: 159 – 170

→ Witzel K et al. Die venöse Blutentnahme im klinischen Alltag. DMW 132 2007; 47: 2495 – 2499

Intravenöse Injektion

→ Aniset L et al. Der intraossäre Zugang. Eine wichtige Alternative im Notfall. AINS 2007; 7 – 8: 494 – 499

→ Jalota L et al. Prevention of pain on injection of propofol: systematic review and meta-analysis. BMJ 2011; Online http://www.bmj.com/content/342/bmj.d1110 (Stand 8. 8. 2011)

→ Kellner P et al. Der intraossäre Zugang in der präklinischen Notfallmedizin. AINS 46 2011; 5: 324 – 328

→ Vieten M, Heckrath C. Medical Skills. 4. Aufl. Stuttgart: Thieme; 2004

Entnahme von Kapillarblut

→ Anonym. Notwendigkeit der Hautdesinfektion vor einer Blutzuckerkontrolle? Online: http://www.rki.de/cln_162/nn_206 446/DE/Content/Infekt/Krankenhaushygiene/FAQ/Insulingabe/faq__krankenhyg__insulin__ges.html?__nnn=true (Stand 8. 8. 2011)

→ Nauck MA et al. Blutzuckerselbstkontrolle bei Diabetes mellitus. Dtsch Arztebl 106 2009; 37:587 – 594

Weiterführende Literatur

→ Gabka J. Injektions- und Infusionstechnik. 4. Aufl. Berlin: de Gruyter; 1988

→ Humbert H. Injektionen, Punktionen und Blutentnahmen. Stuttgart: Kohlhammer; 2002

→ Knipping C. Subkutantherapie und Dehydratation in der letzten Lebensphase. In: Knipping C, Hrsg. Lehrbuch Palliative Care. Bern: Huber; 2006

→ Schwegler J. Der Mensch – Anatomie und Physiologie. 5. Aufl. Stuttgart: Thieme; 2011

Internetadressen

→ Cureu B et al. Die Injektion bei Diabetes mellitus: VDBD-Leitfaden 2011. St. Ingbert. Online: www.vdbd.de (Stand 5. 8. 2011)

→ Hilfreiche Informationen zu Produkten und Insulininjektion:
  → www.bd.com/de/diabetes/ (Stand 8. 8. 2011)
  → www.abbott-diabetes-care.de/blutzuckerselbstkontrolle.html (Stand 8. 8. 2011)

27 Infusionen

Dietmar Stolecki

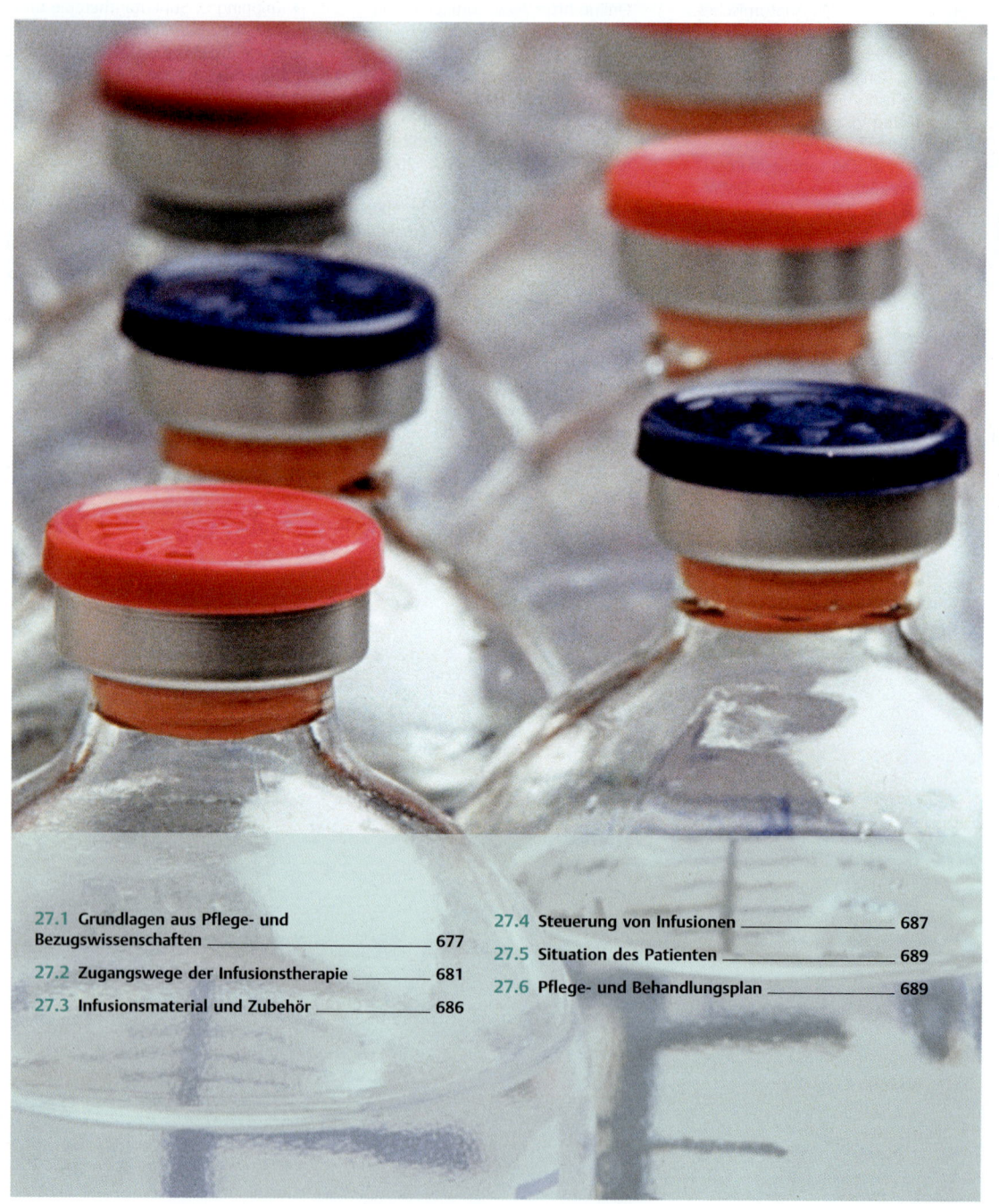

27.1 Grundlagen aus Pflege- und Bezugswissenschaften

Mit der Entdeckung des Blutkreislaufs durch Harvey zu Beginn des 17. Jahrhunderts dauerte es vom ersten fehlgeschlagenen Infusionsversuch am Menschen bis zum 20. Jahrhundert, ehe die Infusionstherapie eine anerkannte und probate Methode wurde, um Menschen mit Flüssigkeiten und Medikamenten intravenös zu unterstützen.

Tab. 27.1 Verteilung der Körperflüssigkeit in Prozent.

	Gesamtmenge an Flüssigkeit	Extrazellulärer Raum		
		gesamt		
Kinder	70 – 75 %	25 – 30 %	Kinder	70 – 75 %
Männer	ca. 60 %	ca. 20 %	Männer	ca. 60 %
Frauen	ca. 55 %	ca. 17 %	Frauen	ca. 55 %

> ! **DEFINITION** Der Begriff **Infusion** ist abgeleitet von dem lateinischen Wort **infundere** und bedeutet wörtlich: hineingießen. Gemeint ist damit das Einfließenlassen von Flüssigkeiten in den Organismus über eine Venenverweilkanüle oder einen zentralvenösen Katheter. ___

Notwendig wird diese Therapie, wenn die Selbstregulation (Homöostase) des Organismus durch Krankheit oder Trauma gestört ist. Vital gestörte Funktionen können wiederhergestellt und stabilisiert werden.
Ziele. Zu den Zielen gehören
- Isovolämie (Aufrechterhaltung des Flüssigkeitsvolumens),
- Isoionie (Korrektur bzw. Aufrechterhaltung der lebensnotwendigen Elektrolytkonzentrationen und deren Zusammensetzung),
- Isotonie (Wiederherstellung oder Aufrechterhaltung eines konstanten osmotischen Druckes) sowie
- Regulierung der Osmolarität.
Des Weiteren können über zentralvenöse Katheter
- spezielle Ernährungslösungen im Sinne einer vollständigen oder partiellen parenteralen Ernährung mit Fett, Eiweiß, Kohlenhydraten, Vitaminen und Spurenelementen sowie
- Medikamente appliziert werden.

27.1.1 Wasser- und Elektrolythaushalt
Zum Verständnis des Wasser- und Elektrolythaushaltes sind Kenntnisse bzgl.
- Wassergehalt des Körpers,
- Flüssigkeitsräumen,
- Zusammensetzung und Funktion der Elektrolyte und
- Regulation des Wasserhaushaltes notwendig.

Wassergehalt des Körpers
Wasser ist die existenzielle Grundsubstanz des menschlichen Organismus und verantwortlich für verschiedene Prozesse wie Lösung und Transport von Stoffen. Gleichzeitig ist Wasser beteiligt an der Temperaturregulation.

Der Gesamtgehalt an Wasser im menschlichen Organismus wird mit ca. 50 – 70 % des Körpergewichtes angenommen, abhängig von Geschlecht, Alter und Fettgehalt des Körpers. Haben Säuglinge noch einen Wassergehalt von über 75 %, so reduziert er sich im Alter bis auf 55 %, sichtbar an der trockenen und faltigen Haut. Bei erwachsenen, normalgewichtigen Frauen beträgt er ca. 55 %, bei normalgewichtigen Männern ca. 60 % des Körpergewichtes. Adipöse Menschen haben ein kleineres Flüssigkeitsvolumen als magere bis kachektische Menschen, was sich durch die Zunahme des Fettgewebes bei gleichzeitigem Umbau des Bindegewebes von wasserreichem zu wasserärmerem erklären lässt (**Abb. 27.1**, **Tab. 27.1**).

Flüssigkeitsräume
Der Gesamtwassergehalt des Körpers verteilt sich primär auf zwei Kompartimente (Teilräume):
- intrazellulärer Raum
- extrazellulärer Raum

> ! **DEFINITION** Als **extrazellulären** Raum bezeichnet man den mit Flüssigkeit gefüllten Raum außerhalb der Zellen. Dieser ist unterteilt in den intravasalen Raum, der alle Flüssigkeiten von Herz, Blut- und Lymphgefäßsystem beinhaltet, und den interstitiellen Raum, der die Flüssigkeit zwischen den Zellen umschließt (**Abb. 27.2**). ___

Krankheitsbedingt kann es zur Ausbildung eines so genannten dritten Raumes (third space) kommen. Dabei handelt es sich um
- **physiologische Flüssigkeiten,** die der aktuellen Regulation entzogen sind, z. B. Liquor und Galle,
- **pathologisch bedingte Flüssigkeiten,** die z. B. in den Peritonealraum (Aszites), den Gastrointestinaltrakt (Ileus), die Pleura (Erguss) oder auch das

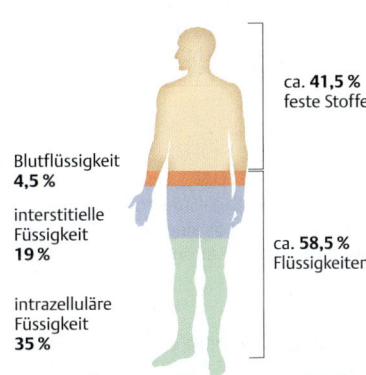

Blutflüssigkeit
4,5 %

interstitielle Füssigkeit
19 %

intrazelluläre Füssigkeit
35 %

ca. **41,5 %** feste Stoffe

ca. **58,5 %** Flüssigkeiten

Abb. 27.1 Die Blutflüssigkeit macht nur knapp 4,5 % des Körpergewichts aus, steht aber mit der interstitiellen Flüssigkeit in Verbindung.

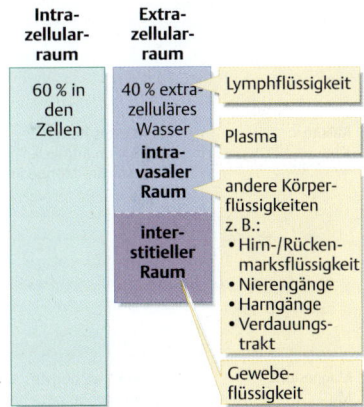

Intra-zellular-raum	Extra-zellular-raum	
60 % in den Zellen	40 % extrazelluläres Wasser **intravasaler Raum**	Lymphflüssigkeit
		Plasma
	interstitieller Raum	andere Körperflüssigkeiten z. B.: • Hirn-/Rückenmarksflüssigkeit • Nierengänge • Harngänge • Verdauungstrakt
		Gewebeflüssigkeit

Abb. 27.2 Flüssigkeitsräume und die Verteilung des Wassers im Körper eines Erwachsenen (nach Solomon).

Bindegewebe gepresst (sequestriert) werden.
Hierbei kann es sich sehr wohl um größere Mengen handeln. Da dieses Wasser dem Regulationsmechanismus nicht mehr zur Verfügung steht, können große Probleme aufgrund des Flüssigkeitsmangels entstehen.
Physiologische Austauschvorgänge von gelösten Substanzen und Wasser

spielen sich sowohl zwischen dem intrazellulären und dem interstitiellen als
auch zwischen dem interstitiellen und
dem intravasalen Raum ab. Mit ca. 7 %
des Gesamtvolumens an Flüssigkeit hat
der intravasale Raum zwar nur einen geringen Anteil, dafür aber eine umso größere Bedeutung für die Regulation der
Gesamtmenge.

➤ **MERKE** Die im intravasalen
Raum befindliche Flüssigkeit stellt
gleichzeitig das primäre Transportsystem
für den Organismus dar. Die intravasale
Flüssigkeit entspricht dem Blutplasma
(s. **Abb. 27.2**).

Elektrolyte

DEFINITION Unter dem Begriff
Elektrolyte versteht man Salze, Basen
und Säuren, die in einer wässerigen Lösung in positiv (Kationen) und negativ

geladene Teile (Anionen) zerfallen (dis-
soziieren).

Innerhalb der Flüssigkeitsräume befinden sich die Elektrolyte. In einer Lösung
ist die positive Ladung immer gleich
groß wie die negative Ladung. Es wird
also ein Gleichgewicht (Äquivalenz) gehalten. Elektrolyte sind von existenzieller
Bedeutung. Sie werden mit der Nah-
rungskette aufgenommen und über
Niere, Haut und Darm wieder ausgeschieden. **Tab. 27.2** zeigt die Konzentra-

tionen der wichtigsten Kationen und
Anionen im Blutplasma, **Tab. 27.3** die
wesentlichen Funktionen der Elektrolyte.
Es wird deutlich, dass ein ausgewogenes
Verhältnis von Elektrolyten und Wasser
von größter Bedeutung ist. Gängige
elektrolythaltige Lösungen sind in
Abb. 27.3 dargestellt.

In der Gesamtsumme ergeben Kationen und Anionen eine Konzentration von
ca. 300 mmol/l, die sich in den verschiedenen Flüssigkeitsräumen unterschiedlich verteilen. Während sich im Intrazel-

Tab. 27.2 Wichtigste Kationen- und Anionen-Konzentration im Blutplasma.

Kation (+) in mmol/l		Anion (-) in mmol/l	
Natrium (Na⁺)	135 – 145	Natrium (Na⁺)	135 – 145
Kalium (K⁺)	3,6 – 4,8	Kalium (K⁺)	3,6 – 4,8
Kalzium (Ca⁺⁺)	2,1 – 2,8	Kalzium (Ca⁺⁺)	2,1 – 2,8
Magnesium (Mg⁺⁺)	0,8 – 1,3	Magnesium (Mg⁺⁺)	0,8 – 1,3
Kation (+) in mmol/l	Anion (-) in mmol/l	Kation (+) in mmol/l	Anion (-) in mmol/l

Tab. 27.3 Funktionen der wichtigsten Elektrolyte und Auswirkungen bei Störungen der Konzentration.

Elektrolyt	Art und Lokalisation	Funktion und Wirkung	Störungen
Natrium Na⁺	→ wichtigstes Kation im extrazellulären Raum (ca. 60 %), 10 % intrazellulär, 30 % im Knochen	→ hauptverantwortlich für Tonizität des Extrazellularraumes → mitverantwortlich für das Auslösen von Aktionspotenuialen	→ Erhöhung bzw. Reduktion des Flüssigkeitsgehalts und der Osmolarität → neurologische Störungen wie Kopfschmerz, gesteigerte Reflexe, Somnolenz, Krampfneigung → kardiovaskuläre Störungen wie Hypotonie, Tachykardie, erhöhter Venendruck → periphere Ödeme, Lungenödem mit Rasselgeräuschen → trockene Haut und Schleimhaut
Kalium K⁺	→ wichtigstes Kation → zu 98 % im intrazellulären Raum, davon ⅔ der Menge im Skelettmuskel	→ als Gegenspieler zum Na⁺ verantwortlich für Reizübertragung an Nerven- und Muskelzellen → beteiligt an Proteinsynthese und Verwertung von Kohlenhydraten	→ neurologische Störungen wie Müdigkeit, Schwäche, Lethargie, Verwirrtheitszustände, Lähmungen der Muskulatur, Muskelkrämpfe → kardiale Störungen wie Herzrhythmusstörungen, AV-Blockierungen, Kammerflimmern → Störungen der Leberfunktion bei chronischem Mangel (Ammoniakintoxikation) → gastrointestinale Störungen wie Übelkeit, Erbrechen, Diarrhö
Magnesium Mg⁺⁺	→ neben K⁺ wichtigstes Kation → Gesamtmenge zwischen 800 und 1100 mmol, davon ca. 50 % im Skelett, der Rest in Muskelzellen und Organen → nur 1 % extrazellulär	→ fördert die Fibrinolyse → verzögert neuromuskuläre Erregbarkeit → vermindert Tonus der glatten Muskulatur	→ wenn zu wenig: verstärkte neuromuskuläre Erregbarkeit → Nervosität, Depression, Hyperreflexie, Muskelkrämpfe bis zur Tetanie → Herzrhythmusstörungen
Kalzium Ca⁺⁺	→ Kation → Gesamtmenge ca. 1 – 2 %des Körpergewichts mit Hauptanteil in der Skelettmuskulatur → nur zu 1 % in extrazellulärer Flüssigkeit	→ beeinträchtigt über das Membranpotenzial die Erregbarkeit der Nerven und Muskeln → ist an Blutgerinnung beteiligt	→ erhöhte und erniedrigte neuromuskuläre Aktivität → zerebrale Störungen wie Konzentrationsschwäche, Kopfschmerz, Schwindel, Nervosität, Hyperreflexie, Krämpfe → trockene und spröde Haut bei chronischem Mangel → intestinale Störungen wie Übelkeit, Erbrechen, Magen-Darm-Atonie
Chlorid Cl⁻	→ wichtigstes Anion des intravasalen Raums	→ beteiligt an Erregbarkeit von Zellmembranen → enge Verbindung mit Säure-Basen-Status	→ allgemeine Schwäche → verstärkte neuromuskuläre Erregbarkeit

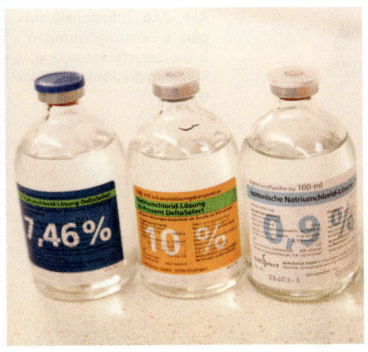

Abb. 27.3 Elektrolythaltige Lösungen.

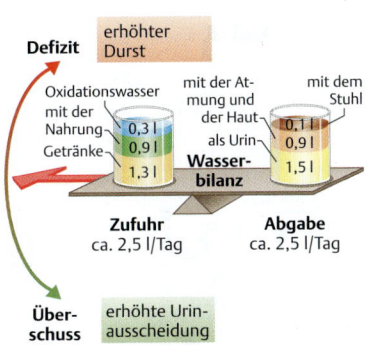

Abb. 27.4 Die tägliche Zufuhr und Abgabe von Wasser beträgt täglich ca. 2,5 l. Ein Defizit erhöht den Durst, ein Überschuss erhöht die Urinausscheidung.

lularraum zumeist Kalium, Magnesium und Hydrogenphosphat befinden, sind im extrazellulären Raum v. a. Natrium, Chlorid und Natriumhydrogenkarbonat zu finden.

Die Konzentrationen dieser Substanzen in den beiden extrazellulären Räumen sind nahezu gleich; die Flüssigkeiten unterscheiden sich nur durch einen höheren Eiweißgehalt im Plasma.

Neben den positiv und negativ geladenen Elektrolyten enthält die Körperflüssigkeit aber noch weitere Stoffe wie Kristalloide und Kolloide. Beide Stoffe spielen in der Infusionstherapie eine entscheidende Rolle.

Kristalloide. Das sind Mikromoleküle, die die Eigenschaft haben, zu 80 % ungehindert aus dem Gefäßsystem in das Gewebe diffundieren zu können. Hierzu gehören Elektrolyte und niedermolekulare Kohlenhydratlösungen.

Kolloide. Das sind Makromoleküle mit unterschiedlichen elektrischen Ladungen, die sich nur im intravasalen Raum verteilen. Kolloidale Lösungen sind Dextrane, Gelatine und Hydroxyäthylstärke.

Regulation
Unter gesunden Bedingungen ist der Organismus in der Lage, große Schwankungen in der Flüssigkeitsaufnahme und -abgabe zu kompensieren. Damit aber Transport- und Stoffwechselprozesse funktionieren können, muss die Homöostase, d. h. die Aufrechterhaltung des Flüssigkeitsvolumens, der Osmolarität sowie der Elektrolytzusammensetzung und -konzentration gewährleistet sein.

❗ **DEFINITION** Als **Osmolarität** bezeichnet man die Molkonzentration aller in einem Liter Lösung wirksamen Moleküle. Dabei kann es sich um Kationen und Anionen sowie um nicht elektrisch geladene Teilchen handeln. Alle

Teilchen üben einen bestimmten Druck aus, den man als osmotischen Druck bezeichnet (s. Osmose, S. 680). ⎯⎯⎯⎯

Für die Homöostase sorgt eine permanent ausgeglichene Wasser- und Elektrolytbilanz, also ein immerwährendes *Fließgleichgewicht*. Unter physiologischen Bedingungen ist diese Bilanz genau geregelt. Bei der Aufnahme von ca. 2,5 l Wasser pro Tag muss auf der Ausfuhrseite ebenfalls eine Menge von ca. 2,5 l stehen (**Abb. 27.4**). Die aufzunehmende Flüssigkeit verteilt sich auf

- ca. 1300 ml Getränke,
- ca. 900 ml Flüssigkeit, die in fester Nahrung enthalten ist und
- ca. 300 ml Flüssigkeit, die durch Stoffwechselvorgänge entsteht.

Demgegenüber scheidet der Organismus

- ca. 1500 ml Wasser als Urin über die Nieren,
- ca. 900 ml Wasser über Haut und Lunge (perspiratio insensibilis) und
- ca. 100 ml über den Darm als Beimengung zum Stuhl aus.

Regelmechanismen bei Störungen des Wasserhaushaltes
Der Mensch verfügt über ein sehr ausgeklügeltes System von Kontroll- und Regelmechanismen (nervale und hormonelle Steuerungsprozesse), die in der Lage sind, die „inneren Anforderungen" des Wasser- und Elektrolythaushaltes auszugleichen und ihren Defiziten Ausdruck zu verleihen. Beteiligt sind v. a. die Hypophyse, die Nieren, die Nebennieren, die Lunge und das sympathische Nervensystem. Der Organismus befindet sich in einem permanenten dynamischen Gleichgewicht zwischen Aufnahme und Abgabe.

Die Flüssigkeitsaufnahme kann
- geringer sein als die Ausscheidung (Dehydratation) oder
- größer sein als die Ausscheidung (Hyper-Hydratation).

Dehydratation
Ist die Flüssigkeitsaufnahme geringer als die -ausscheidung, trocknet der Organismus aus und man spricht von Dehydratation. Symptome sind eine trockene Zunge und trockene Schleimhäute. Der Mensch empfindet Durst und wird danach streben, dieses Defizit und Bedürfnis auszugleichen. Parallel versucht sich der Organismus gegen weitere Defizite zu schützen. Man unterscheidet:
- hypotone Dehydratation
- hypertone Dehydratation

Hypotone Dehydratation. Dieser Zustand ergibt sich durch ein minimiertes Volumen im Extrazellularraum und eine zu geringe Osmolarität. Dieser Zustand kann z. B. bei stark schwitzenden Patienten (Salz- und Wasserverlust) eintreten, die zu wenig Flüssigkeit oder salzfreie Infusionslösungen erhalten.

Hypertone Dehydratation. Wenn vom Organismus festgestellt wird, dass das Blutplasma hyperton geworden ist (d. h., die Plasmaosmolarität steigt an), wird über einen Regelkreis veranlasst, dass das im Hypothalamus gebildete und im Hypophysenhinterlappen gespeicherte antidiuretische Hormon (ADH) ausgeschüttet wird. Dieses Hormon gelangt über das Blut zur Niere und erzwingt dort eine reduzierte Wasserausscheidung.

Bekommt der Organismus dann keine Flüssigkeit, steigt der Hämatokritwert an und die Erythrozyten können verklumpen (agglutinieren), was schlimmstenfalls zu einem akuten Kreislaufversagen führt.

Hyperhydratation
Überwiegt die Flüssigkeitsaufnahme, kommt es zur Überwässerung (Hyperhydratation). Hier unterscheidet man zwei Formen:
- hypertone Hyperhydratation
- hypotone Hyperhydratation

Hypertone Überwässerung. Sie ergibt sich durch ein Zuviel an Infusionslösung oder durch hormonelle Störungen (z. B. durch einen Aldosteron-produzierenden Tumor) bei gleichzeitig eingeschränkter Nierenfunktion. Die Folge ist ein Anstieg der Natriumkonzentration, was zwar ebenfalls Durstgefühl auslöst, aber keine Kreislaufprobleme bedingt.

Hypotone Überwässerung. Diese Form kann bei Dialysepatienten entstehen, deren Nierenfunktion aufgehoben ist und gleichzeitig zu viel Flüssigkeit trin-

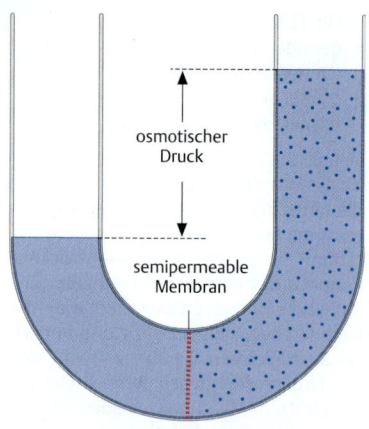

osmotischer Druck

semipermeable Membran

Abb. 27.5 Durch die semipermeable (halbdurchlässige) Membran fließt Flüssigkeit, um die Konzentration der elektrisch geladenen Teilchen (rechts) auszugleichen. Der osmotische Druck lässt den Spiegel auf der rechten Seite steigen.

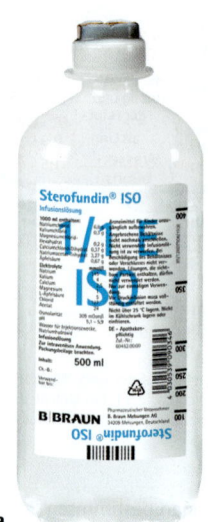

a

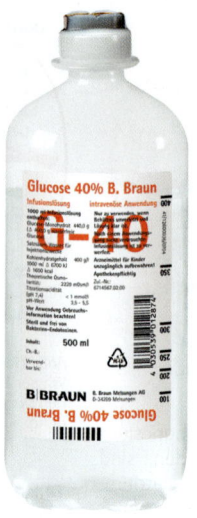

b

Abb. 27.6 Infusionslösungen. a Elektrolytlösungen, **b** Energielieferanten, z. B. Kohlenhydratlösung (Glukose).

ken. Der Organismus versucht, die unterschiedlichen Konzentrationen der Lösungen in den jeweiligen Räumen im Gleichgewicht zu halten. Die Konzentrationen von Kationen und Anionen sind sowohl im Plasma wie auch im intrazellulären Raum im Gleichgewicht. Das gelingt durch die so genannte Osmose.

Osmose

❗ **DEFINITION** Unter **Osmose** versteht man den Übergang des Lösungsmittels einer Lösung durch eine semipermeable (halbdurchlässige) Membran, die zwar durchlässig für das Lösungsmittel, nicht aber für darin gelöste Stoffe ist (**Abb. 27.5**). _____

Osmose entsteht durch unterschiedliche Druckverhältnisse in den Lösungen diesseits und jenseits der Membran. Die treibende Kraft ist der osmotische Druck (griech.: osmo = Stoß), mit dem ein Lösungsmittel durch eine semipermeable Membran zu einer Lösung mit einer höheren Konzentration von gelösten Teilchen gezogen wird. Die Einheit des osmotischen Drucks wird in osmol/l bzw. mosmol/l angegeben.
Wirkung. Steigt die Konzentration von Elektrolyten im Extrazellularraum an,

wird Wasser nach extrazellulär diffundieren, womit die Konzentration der Teilchen intrazellulär ansteigt und parallel dazu die Flüssigkeit im extrazellulären Raum verdünnt wird.

Werden die Regelvorgänge des Wasser- und Elektrolythaushaltes durch Krankheit, Unfall oder Operation gestört, so ist der Organismus selbst nicht oder nicht mehr ausreichend in der Lage, Veränderungen zu kompensieren. Es müssen Ersatzlösungen infundiert werden.

27.1.2 Infusionslösungen
Infusionslösungen müssen nach ihrer Herstellung absolut steril und pyrogenfrei, also frei von Fieber erzeugenden Substanzen, in den Handel gelangen. Sie werden in Glas- und Kunststoffflaschen oder in Beuteln aus Kunststoff geliefert. Grundsätzlich wird zwischen iso-, hypo- und hypertonen Lösungen unterschieden:

- **Isotone** Lösungen haben einen gleich großen osmotischen Druck wie das Plasma (ca. 300 mosmol/l).
- **Hypotone** Lösungen haben einen geringeren Druck, also eine niedrigere Osmolarität (270 mosmol/l).
- **Hypertone** Lösungen verfügen über einen höheren Druck (310 mosmol/l).

⮕ **MERKE** Zur Vermeidung von Reizzuständen der Venenwände, von Thrombosen und Thrombophlebitiden müssen hypertone Lösungen v. a. bei mehr als 800 mosmol/l unabdingbar über einen zentralen Venenkatheter infundiert werden. Bei Unsicherheiten bezüglich der Wahl des Zugangs und der zu infundierenden Lösung sollten unbedingt die Angaben des Herstellers gelesen werden! Neben der Reizung der Venenwände können auch die Erythrozyten geschädigt werden. _____

Welche Infusionslösungen eingesetzt werden, ergibt sich aus der weiteren Zielsetzung und der individuellen Situation des Patienten. Ist die Infusionstherapie nur von kürzerer Dauer und kann der Patient nach wenigen Stunden wieder trinken und essen, werden Basislösungen wie NaCl 0,9 % oder Glukose 5 % eingesetzt.

Die Indikation für die unterschiedlichen Lösungen ergibt sich aufgrund bereits bestehender oder zu erwartender Defizite. So werden Elektrolytlösungen, kolloidale Volumenersatzlösungen, osmotherapeutisch wirksame Lösungen oder Ernährungslösungen infundiert (**Abb. 27.6**, **Tab. 27.4**).

Tab. 27.4 *Zusammensetzung und Funktion von Infusionslösungen.*

Lösungen	Zusammensetzung und Funktion	Anwendungshinweise
Kristalloide Lösungen Dies sind kristallisierbare Substanzen, die ungehindert durch die Zellmembran diffundieren können (80 % gelangen ins Gewebe).		
Elektrolytlösungen (Voll-, Zweidrittel-, Halb-, Eindrittellösungen)	→ enthalten unterschiedliche Ionenkonzentrationen → dienen der Zufuhr von Flüssigkeit und Elektrolyten in unterschiedlichen Konzentrationen → Trägerlösungen für Medikamente	→ bei der Infusion ist die Osmolarität in Bezug zum venösen Zugang zu berücksichtigen (evtl. muss die Infusion über ZVK verabreicht werden) → Lösungen müssen klar, die Behälter unbeschädigt sein → max. 5 ml/kg Körpergewicht/Std.
Energielieferanten		
Kohlenhydratlösungen (Glukose)	→ Zufuhr von Kalorien im Rahmen der parenteralen Ernährung → Glukosezufuhr bei vermindertem Blutzucker → Zufuhr von elektrolytfreiem Wasser (G5 %)	→ regelmäßig Blutzuckerspiegel und Kalium kontrollieren → dürfen nicht parallel mit Blutkonserven über gleiche Kanüle oder gleiches Lumen des ZVK laufen (Pseudoagglutination) → ab 20 % Glukose Unverträglichkeitsreaktion möglich wegen saurem pH → Infusionsgeschwindigkeit 1,25 – 5 ml/kg Körpergewicht/Std.
Fettlösungen	→ Fettemulsionen zur Deckung des Bedarfs an Energie und essenziellen Fettsäuren	→ Blutbild, Lipide, Thrombozyten und Elektrolyte regelmäßig kontrollieren → häufig Inkompatibilitäten mit Heparin und Kalzium
Aminosäuren	→ essenziell für den Eiweißstoffwechsel → zur partiellen parenteralen Ernährung	→ vor Licht geschützt lagern
Kolloidale Lösungen *(Plasmaexpander)* Plasmaexpander sind hochmolekulare Substanzen (Molekulargewicht > 10 000), die Wasser an sich binden (auch aus dem Gewebe), dadurch Volumenzunahme größer als zugeführtes Volumen		
Dextrane	→ zur Prophylaxe und Therapie von Mikrozirkulationsstörungen bei Schock, Verbrennungen u. ä.	→ wegen Gefahr der Anaphylaxie: vorher unbedingt Promit verabreichen → Patienten engmaschig beobachten (Gefahr des Bronchospasmus, Atem- und Kreislaufstillstand)
Stärke	→ zur Prophylaxe und Therapie des Volumenmangels bei Schock → zur Hämodilution (Blutverdünnung)	→ selten anaphylaktoide Reaktionen (bei geringsten Anzeichen Infusion sofort stoppen!)
Gelatine	→ zur Prophylaxe und Therapie des Volumenmangels	→ evtl. Unverträglichkeit, Gefahr der Anaphylaxie

27.2 Zugangswege der Infusionstherapie

Lösungen können auf unterschiedlichen Wegen infundiert werden. Hauptsächlich geschieht dies über das venöse Gefäßsystem. Bei Kindern gibt es noch die Möglichkeit der wenig angewandten intraossären Infusion, bei der eine Lösung in einen Röhrenknochen appliziert wird. Selten geworden sind subkutane Infusionen, bei denen Lösungen z. B. in den Oberschenkel geleitet werden.

Der primäre Zugangsweg ist aber das venöse Gefäßsystem. Es bietet nicht nur ideale Bedingungen für Infusionen, Transfusionen und Medikamente, sondern garantiert auch einen schnellen Wirkungseintritt. Gleichermaßen können venöse Zugänge auch für diagnostische Zwecke, wie Blutentnahmen oder Messungen innerhalb des Herz-Kreislauf-Systems genutzt werden. Geeignet sind dafür Venenverweilkanülen und zentrale Venenkatheter, die vorübergehend im Gefäßsystem platziert werden, sowie im-plantierbare venöse Kathetersysteme für eine dauerhafte Applikation.

Punktionsorte. Die Auswahl des Punktionsortes für vorübergehende venöse Gefäßzugänge (**Abb. 27.7**) orientiert sich an der Fragestellung, wozu der venöse Zugang gebraucht wird. Bei kurzfristiger Infusionstherapie, z. B. bei einem vermeintlich kleineren operativen Eingriff, wird der Zugang vom Handrücken des Patienten an aufwärts über den Unterarm bis zur Ellenbeuge gewählt (von distal nach proximal). Bei länger dauernder Therapie können folgende Venen punktiert werden:

- V. cephalica, V. basilica oder V. mediana cubiti am Arm
- V. jugularis interna oder externa am Hals
- V. subclavia oberhalb des Schlüsselbeins

Möglich ist auch die Punktion der V. femoralis, die allerdings aufgrund der problematischen Umgebung aus hygie-

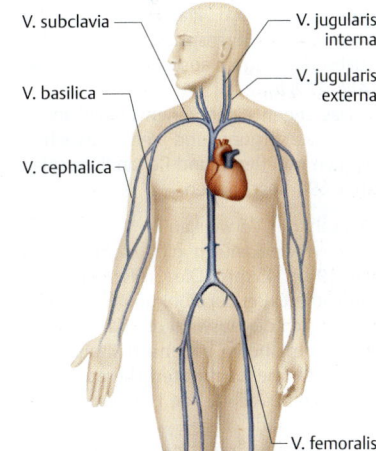

Abb. 27.7 Punktierbare Venen an Hand, Unterarm, Leiste und oberer Thoraxhälfte.

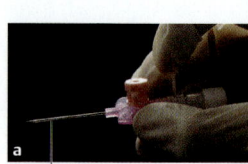
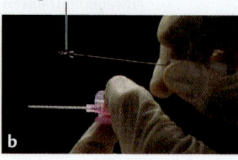

Sicherheitsverschluss nach erfolgter Punktion

Verschluss-kappe

Luer-Lock-Anschluss

Stahlkanüle mit scharfem Schliff

Zuspritz-pforte   Fixations-platte   Verschluss-mandrin

Abb. 27.8 Sicherheitsvenenverweilkanüle mit Luer-Lock-Anschluss (BBraun, Melsungen AG). Die neueren Modelle haben eine Schutzvorrichtung an der Kanülenspitze, der die scharfe Spitze nach erfolgter Punktion umspannt, um Stichverletzungen vorzubeugen.

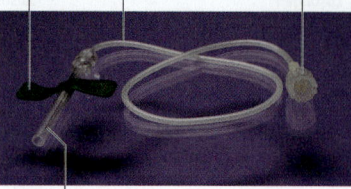

Fixations-platte   Kunststoff-schlauch   Luer-Lock-Anschluss

kurze Stahlkanüle mit Schutzkappe

Abb. 27.9 Spezialkanüle Butterfly (BBraun, Melsungen AG).

nischer Sicht seltener punktiert wird. In seltenen Fällen können auch Venen am Unterschenkel oder Fußrücken ausgewählt werden.

27.2.1 Venenverweilkanülen

Die Kanülen haben je nach Hersteller unterschiedliche Firmenbezeichnungen, z. B. Viggo, Venüle oder Braunüle. Alle bestehen aus mehreren Teilen (**Abb. 27.8**). Die innenseitige Teflonbe-schichtung sorgt für eine geringere Adhäsion, sodass weniger Thromben gebildet werden. Der Luer-Lock-Ansatz garantiert, dass alle zur Verfügung stehenden Überleitsysteme angeschlossen werden können. Über die Zuspritzpforte ist es möglich, Medikamente direkt in die Vene zu spritzen. Vielfach sind innenseitig Bakterienfilter eingesetzt, um eine Kontamination zu minimieren. Mit neueren Entwicklungen sind Kanülen auf dem Markt gekommen, die einen größeren Selbstschutz vor Stichverletzungen bieten. Sobald der Mandrin der Kanüle zurückgezogen wird, klappt ein Stahlnetz über die Kanülenspitze, sodass eine Stichverletzung ausgeschlossen ist (**Abb. 27.8 b**).

Das Legen einer Venenverweilkanüle, deren Versorgung und Verbandwechsel werden im Pflege- und Behandlungsplan ab S. 694 beschrieben.

Auswahl der Verweilkanüle

Venenverweilkanülen gibt es in Längen von 19 bis 45 mm. Die Größen sind farbig codiert. Bei der Punktion einer Vene richtet sich die Auswahl der Kanüle nach

- den peripheren Venenverhältnissen und der beabsichtigten Therapie,
- der voraussichtlichen Liegedauer der Kanüle und
- der gewünschten bzw. erforderlichen Durchflussrate (**Tab. 27.5**).

➤ **MERKE** Je kürzer die Verweildauer der Kanüle und je weniger über

Tab. 27.5 Venenverweilkanülen mit Durchflussmenge, Farbcodierung und Größen.

Farbcode	Gauge (inG)	Innendurchmesser (in mm)	Außendurchmesser (in mm)	Durchflussrate (in ml/Min.)
braun/orange	14	1,6	2,0	bis 330
grau	16	1,3	1,7	bis 195
weiss	17	1,1	1,4	bis 125
grün	18	1,0	1,2	bis 95
rosa	20	0,8	1,0	bis 60
blau	22	0,6	0,8	bis 35
gelb	24	0,4	0,6	bis 22

die Kanüle infundiert werden muss, desto kleiner kann die Kanüle sein. ——

Wird eine kleinlumige Kanüle benutzt, bleibt ein ausreichender Blutfluss erhalten, wodurch hinter dem distalen Ende ein schneller Verdünnungseffekt erzielt wird. In Notfällen, in denen große Mengen an Flüssigkeit in kurzer Zeit infundiert oder gar Blut übertragen werden muss, sollte die jeweils größtmögliche Kanüle gewählt werden. Eine Kanüle darf das Venenlumen aber niemals vollständig ausfüllen.

Butterfly. Die Flügelkanüle, die so genannte Butterfly (**Abb. 27.9**), besteht aus einem kleinen Kunststoffschlauch und einer Stahlhohlnadel. Vor der Punktion werden die Flügel zwecks besserer Handhabung hochgestellt, und danach werden die Flügel auf der Haut ausgebreitet und mit Pflaster fixiert. Die Kanülen eignen sich zur kurzzeitigen Infusion, zur Blutentnahme oder bei sehr schlechten Venenverhältnissen.

27.2.2 Zentraler Venenkatheter (ZVK)

Zentrale Venenkatheter werden als Set geliefert und bestehen aus

- einer großlumigen Punktionsnadel und
- einem aus Kunststoff gefertigten Schlauch.

Nach der Punktion einer großen Vene wird der Katheter in eine zentrale Posi-

tion vorgeschoben und erhält seine endständige Position vor dem rechten Vorhof des Herzens in der V. cava superior (obere Hohlvene).

Das Legen eines ZVK, dessen Versorgung und Verbandwechsel werden im Pflege- und Behandlungsplan ab S. 695 beschrieben.

Arten von ZVK

Man unterscheidet:

- geschlossene Kathetersysteme (z. B. Cavafix), die steril von einer Hülle umgeben sind,
- offene Kathetersysteme, die erst einer Verpackung zu entnehmen sind und nach der so genannten Seldinger-Technik gelegt werden

Je nach Anzahl ihrer Lumina (innerer Durchmesser einer Röhre) werden sie als Mono- oder Multilumenkatheter bezeichnet (**Abb. 27.10**). Die Bedürfnisse der Therapie entscheiden, ob ein mehr- oder monolumiger Katheter eingesetzt wird. Mit einem dreilumigen Katheter kann z. B. gleichzeitig parenteral ernährt, Medikamente appliziert und der zentralvenöse Druck gemessen werden.

Indikationen für den ZVK

Notwendig werden zentralvenöse Katheter, wenn

- ein sicherer venöser Zugang für einen längeren Zeitraum gebraucht wird,
- periphere Venen nicht punktierbar sind,

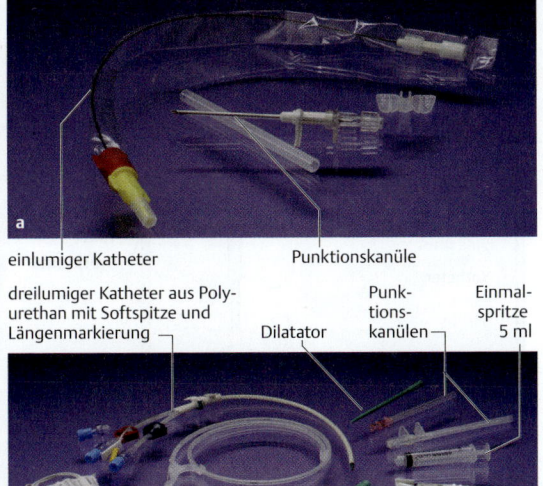

Abb. 27.10 Zentrale Venenkatheter. a Einlumiger Polyurethankatheter zur Katheterisierung der oberen Hohlvene 32 cm lang in steriler Hülle, **b** dreilumiges Cavakatheter-Besteck für hohe Durchflussraten und Akutdialyse zur Katheterisierung der oberen Hohlvene nach der Seldinger-Methode (BBraun, Melsungen AG).

einlumiger Katheter

Punktionskanüle

dreilumiger Katheter aus Polyurethan mit Softspitze und Längenmarkierung

Dilatator

Punktionskanülen

Einmalspritze 5 ml

Verbindungskabel zur intraatrialen FKG-Ableitung

Führungssonde mit Längenmarkierung und flexibler J-Spitze

Steckclip zur Fixierung des Katheters

Skalpell

- hochwirksame Medikamente herznah appliziert werden müssen (z. B. Katecholamine, Nitropräparate),
- eine zentralvenöse Sauerstoffsättigung bestimmt werden soll,
- Medikamente verabreicht werden, die eine starke Venenreizung hervorrufen (z. B. Kalium),
- der Patient hochkalorisch ernährt werden soll (Osmolarität ≥ 800),
- der zentralvenöse Druck (ZVD) bestimmt werden muss.

Materialbeschaffenheit
Man unterscheidet Katheter mit Kunststoffbeschichtungen aus
- Silikon und Polyäthylen (selten wegen Allergien und Thrombosegefahr),
- Polyurethan (sehr gute Bioverträglichkeit, niedrige Thrombogenität),
- Polyurethan mit einer Hydromerbeschichtung,
- Katheter mit einer Silberbeschichtung.

Hydromerbeschichtung. Das Hydromer ist eine spezielle Oberflächenbeschichtung, die durch Körperflüssigkeit und Wasser aktiviert wird und einen Flüssigkeitsfilm bildet. Dieser Film
- reduziert die Reibung des Katheters,
- minimiert die Verklebung des Blutes an der Katheteroberfläche (Adhäsion),
- sorgt für eine extrem hohe Verträglichkeit (Kompatibilität) und
- vermindert die Bildung von Thromben (thrombogenetische Eigenschaft).

Dadurch kann die Liegedauer erhöht und die Komplikationsrate erheblich vermindert werden.

Silberbeschichtung. Die Beschichtung von zentralvenösen Kathetern mit Silber geschah, da eine antimikrobielle Wirkung angenommen wurde. Eine signifikante Wirkung und damit optimierte Liegezeit bei geringerer Infektionsrate konnte jedoch nicht eindeutig nachgewiesen werden.

Weitere Forderungen. ZVK müssen röntgenkontrastgebend sein und Längenmarkierungen zur besseren Positionierung aufweisen. Alle Katheter sind für Kinder und Erwachsene in der Länge von 6 – 70 cm verfügbar.

27.2.3 Implantierbare venöse Kathetersysteme
Chronische Krankheiten und onkologische Krankheitsbilder erfordern oft eine langfristige medikamentöse Behandlung oder eine parenterale Ernährungstherapie über das venöse Gefäßsystem. Bei herkömmlichen Venenzugängen müssen die Betroffenen viele Punktionen oder mehrere Katheterwechsel erdulden. Die Folgen sind häufige Phlebitiden, viele Krankenhausaufenthalte oder ambulante Behandlungen zur Anlage neuer Katheter. Zudem ist die Mobilität der Betroffenen stark eingeschränkt.

Um die Bedingungen für Patienten mit Dauerinfusionen oder Langzeitthera-

pien zu verbessern, wurden so genannte implantierbare Venenkatheter entwickelt, um die Selbstständigkeit der Patienten zu verbessern und die medizinischen Bedingungen einer länger dauernden Infusionstherapie zu optimieren.

Bei den heute verwendeten implantierbaren Venenkathetern unterscheidet man zwei Systeme:
- teilweise implantierbare Katheter (Hickman-Broviac und Groshong)
- vollständig implantierbare Katheter (Portkatheter)

Beide Systeme werden unter sterilen Kautelen zumeist in Lokal-, aber auch in Allgemeinanästhesie implantiert. Sie können mehrere Wochen bis zu einigen Jahren ohne Wechsel genutzt werden.

Die Versorgung und Verbandwechsel von implantierbaren Venenkathetern wird im Pflege- und Behandlungsplan ab S. 702 beschrieben.

Indikationen. Für beide implantierbaren Kathetersysteme gelten die gleichen Indikationen. Sie werden eingesetzt
- als sicherer venöser Zugang zur medikamentösen Langzeittherapie (z. B. Antibiose),
- zur Schmerztherapie,
- bei häufigen Intervallinfusionen,
- zur Prophylaxe von Phlebitiden bei Gabe von aggressiven Medikationen (z. B. Chemotherapeutika),
- bei schlechten Venenverhältnissen,
- bei lang dauernder parenteraler Ernährung (z. B. Lösungen mit hoher Osmolarität),
- bei sich häufig wiederholenden Blutentnahmen,
- zur Transfusion von Blutprodukten,
- zur Behandlung von chronischen Krankheiten (AIDS, chronische Arthritis, chronische Osteomyelitis), um Selbstständigkeit und Mobilität zu erhöhen.

Zugangswege. Die venösen Zugangswege der getunnelten bzw. der Portkatheter sind identisch:
- V. jugularis
- V. subclavia
- V. basilica
- V. cephalica

Teilweise implantierbare Systeme
Diese Venenkatheter werden nur teilweise implantiert. Das bedeutet, dass
- ein Teil außerhalb des Körpers bleibt (extrakorporal),
- ein Segment unter die Haut gelegt (subkutan) und
- ein Teil in einer zentralen Vene (intravasal) platziert wird.

Das distale, intravasale Ende liegt dabei, wie bei anderen zentralvenösen Kathetern, in der Vena cava superior vor dem rechten Vorhof. Aufgrund des subkutanen Anteils bezeichnet man diese Katheter auch als *getunnelte Katheter.* Beispiele sind

- Hickman-Broviac-Katheter und
- Groshong-Katheter.

Hickman-Broviac-Katheter

Dieser aus Silikonkautschuk hergestellte Katheter verfügt über ein oder mehrere Lumen und kann wie andere zentralvenöse Systeme zur Bestimmung der richtigen Lage radiologisch dargestellt werden (**Abb. 27.11**).

Der Katheter besteht aus drei Teilen:
- intravasaler Anteil
- subkutaner Anteil
- extrakorporaler Anteil

Der *intravasale* Anteil wird mit seiner Spitze wie ein konventioneller zentralvenöser Katheter in der Vena cava superior unmittelbar vor dem rechten Vorhof platziert.

Am *subkutanen* Anteil (Tunnel) sorgt eine spezielle, aus Polyester bestehende Muffe für eine sichere Fixierung in der Haut und damit Schutz vor Dislokation. Sie bietet gleichzeitig Schutz gegen aufsteigende Infektionen.

Am *extrakorporalen* Anteil ist das Material des Katheters mit einer Schutzmanschette verstärkt. Eine hier angebrachte Schlauchklemme sorgt für einen sicheren Verschluss des Katheters. Am proximalen Ende befinden sich Luer-Lock-Anschlüsse zur Anbindung an handelsübliche Überleitsysteme.

Groshong-Katheter

Der Groshong-Katheter ähnelt im Aufbau dem Hickman-Broviac-Katheter. Er unterscheidet sich aber durch eine abgerundete Spitze am distalen Ende. Hier befindet sich zusätzlich ein spezielles Ventil, das auf Druck reagiert. Dieses so genannte Groshong-Ventil ist an jedem Lumen des Katheters angebracht und öffnet sich, wenn eine Lösung infundiert, injiziert oder umgekehrt Flüssigkeit aspiriert wird. Ohne Nutzung des Katheters bleibt es verschlossen. Ein Austritt von Flüssigkeit oder Eindringen von Luft ist nicht möglich. Schlauchklemmen am proximalen Ende des Katheters sind daher nicht erforderlich. (**Abb. 27.12**).

Implantation

Bei der chirurgischen Implantation (OP) beider Katheterarten wird zunächst der Katheter durch Spülung mit NaCl 0,9 % von Luft befreit und zur Vermeidung einer Thrombosierung heparinisiert. Nach Freilegung einer zentralen Vene schiebt der Chirurg das distale Ende bis

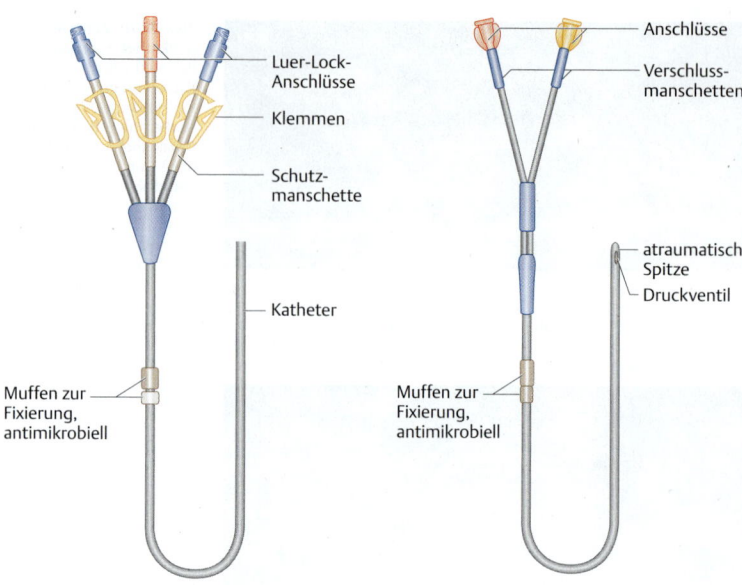

Abb. 27.11 Der aus Silikonkautschuk hergestellte Hickman-Broviac-Katheter verfügt über ein oder mehrere Lumen. Eine spezielle Muffe am subkutanen Anteil sorgt für eine sichere Fixierung in der Haut. Am extrakorporalen Anteil ist der Katheter mit einer Schutzmanschette verstärkt. Schlauchklemmen sorgen für einen sicheren Verschluss.

Abb. 27.12 Der Groshong-Katheter besitzt am distalen Ende eine abgerundete Spitze und ein spezielles Ventil, das sich nur öffnet, wenn eine Lösung infundiert, injiziert oder umgekehrt Flüssigkeit aspiriert wird.

vor den rechten Vorhof. Das subkutane Segment führt er unter der Haut Richtung vordere Thoraxwand, sodass der extrakorporale Anteil nahe der Mammille ausgeleitet wird (**Abb. 27.13**). Zur Vermeidung einer Luftembolie liegt der Patient dabei in Trendelenburg-Lage (S. 696).

Konnektoren

Die proximalen Lumen werden mit selbstschließenden Konnektoren (auch Katheteransatzstücke genannt) verbunden, die für beide Katheter zur Verfügung stehen. Sie verbinden über einen Luer-Lock-Anschluss den Katheter mit dem Überleitsystem. Am proximalen Ende des Konnektors befindet sich eine Dichtungsmembran. Sie sorgt dafür, dass

- ein Ausfluss von Blut verhindert wird und
- Medikamente nicht zurücklaufen können.

Vor einer Blutentnahme, Medikamentenapplikation oder Infusionstherapie wird die Membran mit einer sterilen Kompresse wischdesinfiziert. Zur Prävention einer Kontamination wird der Konnektor bei laufender oder nach abgeschlossener Therapie mit einer sterilen Kompresse versehen. Konnektoren können nach Herstellerangaben bis zu 7 Tage benutzt werden.

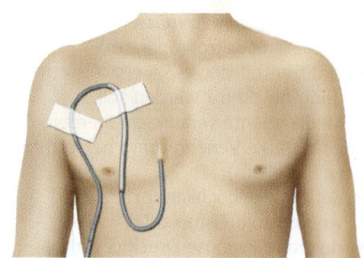

Abb. 27.13 Das subkutane Segment des implantierten Groshon-Katheters wird unter der Haut Richtung vordere Thoraxwand geführt, sodass der extrakorporale Anteil rechts oder links neben dem Brustbein ausgeleitet wird.

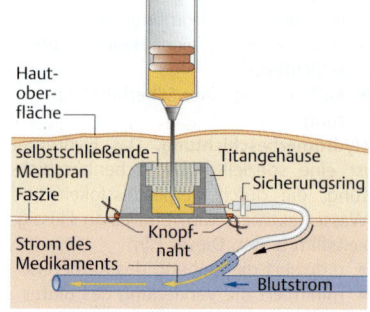

Abb. 27.14 **Einstich in das Portcath-System.** Für Bolusinjektionen und Blutentnahmen wird eine gerade Huber-Nadel gewählt, für Infusionen und Bluttransfusionen eine gebogene.

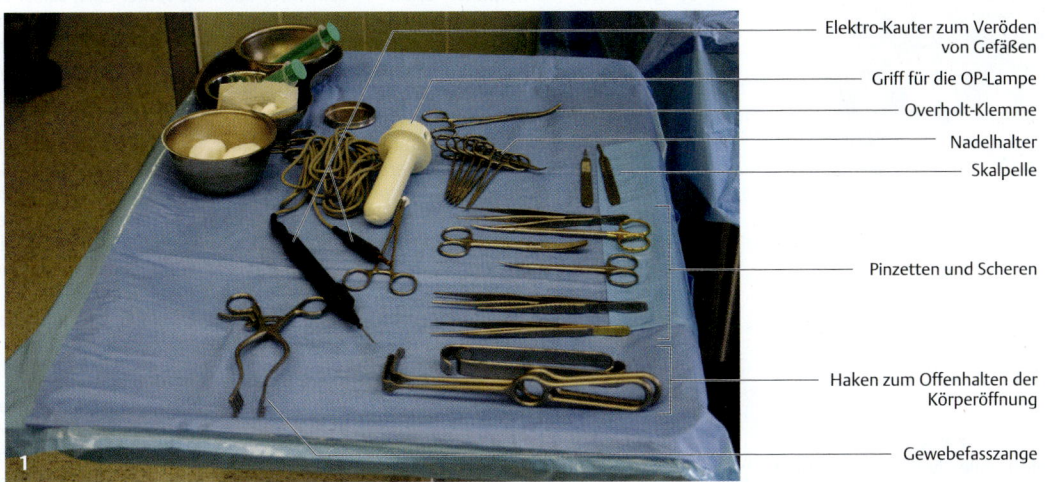

Elektro-Kauter zum Veröden von Gefäßen
Griff für die OP-Lampe
Overholt-Klemme
Nadelhalter
Skalpelle

Pinzetten und Scheren

Haken zum Offenhalten der Körperöffnung

Gewebefasszange

1 Vorbereiteter OP-Tisch

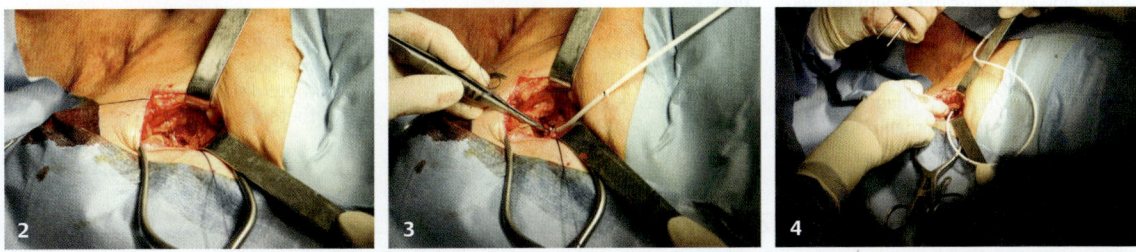

Nach dem Einschnitt rechts unter dem Schlüsselbein wird die V. subclavia freigelegt und ein Katheter bis zum rechten Vorhof vorgeschoben und fixiert.

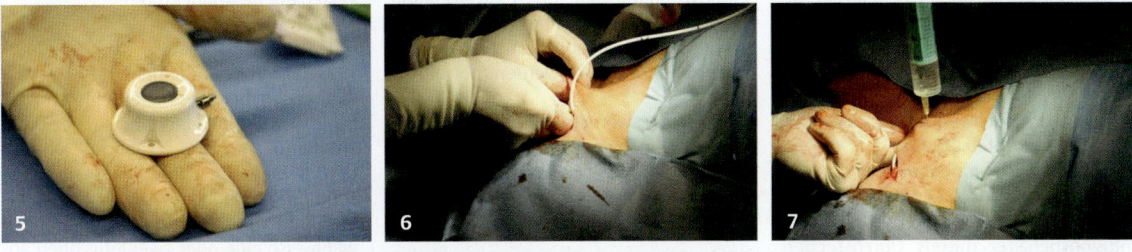

Der Port wird in die Subkutantasche eingepasst und mit dem Katheter verbunden, zur Kontrolle wird der Port punktiert.

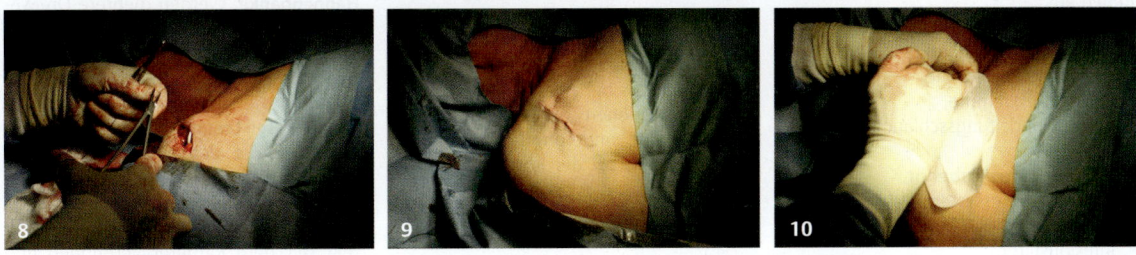

Die Tasche wird mit 2 Nähten geschlossen (die Naht sollte nicht über dem Port liegen), die Naht wird mit sterilem Wundverband geschützt.

Abb. 27.15 Diese Fotoserie zeigt, wie ein Port unter dem Schlüsselbein rechts an die V. subclavia angeschlossen wird.

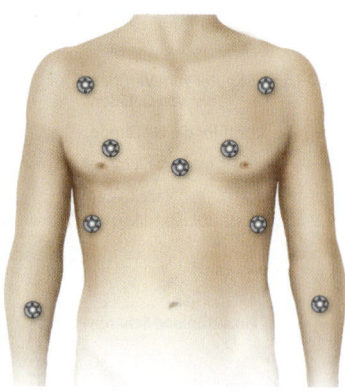

Abb. 27.16 Mögliche Platzierungen eines Ports am Oberkörper.

Beschädigung der Kathetersysteme
Der extrakorporale Anteil kann durch fehlerhafte Handhabung (z. B. Verschluss mit Péanklemmen) beschädigt werden, sodass eine Reparatur mit einem speziellen Reparatur-Set erforderlich wird. Ein gänzlicher Wechsel oder ein erneuter operativer Eingriff kann so verhindert werden. Nur Ärzte oder Pflegende dürfen diese Reparaturen vornehmen.

Vollständig implantierbare Systeme
Die so genannten Portkatheter unterscheiden sich von teilweise implantierbaren Systemen durch ein am Katheter angeschlossenes Reservoir. Dieser auch als Port oder Kammer bezeichnete Anteil besteht aus Kunststoff, Keramik oder Titan. Er wird mit dem Kathetersystem vollständig unter der Haut implantiert (*Abb. 27.14*). Der Hohlraum des Ports wird durch eine selbstschließende Silikonmembran (Septum) begrenzt. Beispiele dafür sind Intraport, Port-A-Cath, Vital-Port oder Bard-Port.

Implantation. Bei der Implantation wird die Kammer in eine geöffnete Hauttasche gelegt (*Abb. 27.15*). Nach Verbindung mit dem Port wird der Katheter unter der Haut fortgeleitet und in einer zentralen Vene platziert. Ein Sicherungsring sorgt für eine feste Verbindung beider Anteile des Systems. Die Kammer selbst wird mit subkutanen Nähten fixiert.

Lokalisation. Zur Anlage eines Ports dienen i. d. R. anatomische Bereiche mit knöchernem Untergrund, sodass die Punktion der Kammer unproblematisch möglich ist (*Abb. 27.16*). Der Chirurg achtet bei der Wahl des Implantations-ortes darauf, dass der Patient in der Lage sein wird, den Port später auch selbst zu punktieren. Zur Verfügung stehen Einzel- oder Doppelports sowie kleinere Größen, die bei Erwachsenen am Unterarm platziert oder für Kinder genutzt werden können.

Nutzungsdauer. Trotz einer hohen Anzahl möglicher Punktionen hält die Membran bei richtiger Wahl der Kanüle und Einsatz richtiger Technik bis zu zwei Jahre. Bei täglich drei Punktionen entspricht das ca. 2000 Punktionen, ehe das System gewechselt werden muss.

Zur Punktion des Ports und anschließender Infusionsgabe s. S. 702.

Komplikationen beider Systeme
Wie bei allen Implantaten ist mit Abstoßungsreaktionen zu rechnen, die allerdings nicht sehr häufig vorkommen. Ebenso selten sind Luftembolie, Hämato- und Pneumothorax (Blut- oder Luftansammlung im Thorax). Zu den häufigeren Problemen gehören
- lokale Infektion bis zur Sepsis,
- Thrombose des Gefäßes,
- Katheterdislokation und
- Katheterverschluss.

27.3 Infusionsmaterial und Zubehör

27.3.1 Überleitsysteme
Infusionsbestecke oder Überleitsysteme stellen die Verbindung zwischen dem Infusionsbehälter und dem venösen Zugang her. Es stehen zwei Arten zur Verfügung:
1. Systeme zur schwerkraftgesteuerten Überleitung (*Abb. 27.17a*)
2. Systeme zur pumpengesteuerten Übertragung (*Abb. 27.17b*)

Beide Infusionssysteme werden mit dem Infusionsbehälter mittels Durchstechen des Gummistopfens gekoppelt. Sie bestehen aus
- einem Einstichdorn,
- einem Belüftungsfilter,
- einer Tropfenkammer,
- einer Rollerklemme,
- einem Überleitungsschlauch.

27.3.2 Weiteres Zubehör
Die Überleitungssysteme können ergänzt werden durch
- Infusionsfilter,
- Rückschlagventile,
- Konnektoren.

Infusionsfilter
Infusionsfilter haben die Aufgabe, Glas- und Plastikpartikel der Infusionsbehälter sowie Mikroorganismen und Pyrogene zurückzuhalten. Mit ihrem Einsatz kann die Nutzungsdauer eines Überleitungssystems nach Angabe der Hersteller auf bis zu 96 Std. erhöht werden (normal 24 Std.).

Die Filter werden zwischen Überleitsystem und Venenkatheter eingesetzt (*Abb. 27.18*). Der Einsatz solcher Filter empfiehlt sich v. a. bei immunsupprimierten Patienten.

Rückschlagventile
Ihre Ventilfunktion soll eine zielgerichtete Flussrichtung der Infusionslösung garantieren. Sie verhindern, dass Blut vom Patienten in das Überleitsystem zurückfließt und dass bei zwei gleichzeitig laufenden Infusionen die Flüssigkeit des einen in den anderen Behälter fließt. Das kann z. B. bei der Kombination von schwerkraft- und druckgesteuerter Infusion passieren. Rückschlagventile sind nicht immer zuverlässig, minimieren aber viele Fehler.

Konnektoren
Mit speziellen Verbindungen, so genannten Konnektoren, ist es möglich, Infusionen parallel laufen zu lassen oder zusätz-lich Medikamente zu injizieren. Es gibt verschiedene Konnektoren:
- Dreiwegehähne
- Hahnenbänke
- Mehrfachverbindungen

Dreiwegehähne. Sie haben eine „männliche" Schraubverbindung (Luer-Lock) zur Kanüle und zwei „weibliche" Öffnungen. Diese beiden Anschlüsse sind passend für die Überleitsysteme. Durch Umstellung des Hahnenkükens können wahlweise eine oder zwei Infusionen appliziert werden (*Abb. 27.19*).

Hahnenbänke. Werden mehrere Dreiwegehähne aneinandergereiht, spricht man von einer Hahnenbank. Sie werden patientenfern am Infusionsständer angebracht und erlauben die parallele Infusion mehrerer Lösungen. An der Hahnenbank befindet sich eine Zuleitung, die mit dem venösen Zugang verbunden wird (*Abb. 27.20*).

Mehrfachverbindungen. Sie werden direkt mit dem Katheter verbunden und haben wie Hahnenbänke 3 – 5 weitere Anschlüsse für Infusionszuleitungen. Ihre Nachteile liegen in der patientennahen Ablage und ihrem Gewicht. Bei Umlagerungen des Patienten zieht die ge-

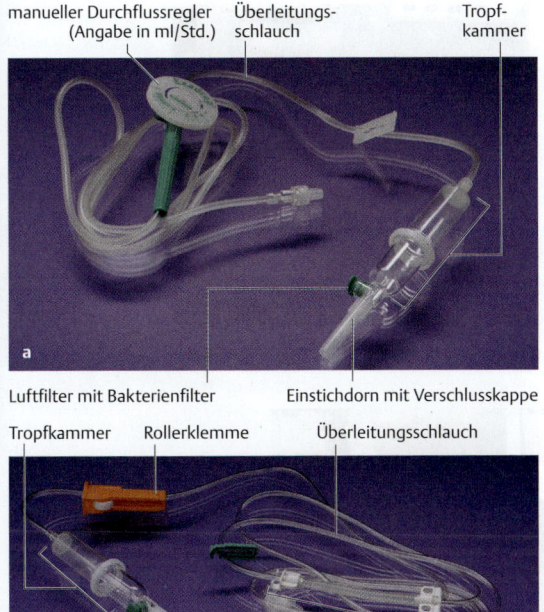

manueller Durchflussregler (Angabe in ml/Std.)   Überleitungs-schlauch   Tropf-kammer

a

Luftfilter mit Bakterienfilter   Einstichdorn mit Verschlusskappe

Tropfkammer   Rollerklemme   Überleitungsschlauch

b

Luftfilter mit Bakterienfilter   Einstichdorn mit Verschlusskappe   Schlauchabschnitt zum Einspannen in Infusomat

Abb. 27.17 Infusionssysteme (BBraun, Melsungen AG). **a** Systeme zur schwerkraftgesteuerten Überleitung, **b** Systeme zur pumpengesteuerten Übertragung.

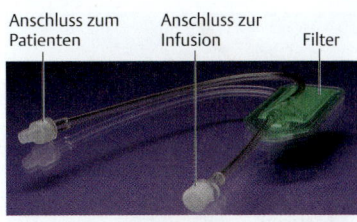

Anschluss zum Patienten   Anschluss zur Infusion   Filter

Abb. 27.18 Formen von Infusionsfiltern mit Dreiwegehahn-System (BBraun, Melsungen AG).

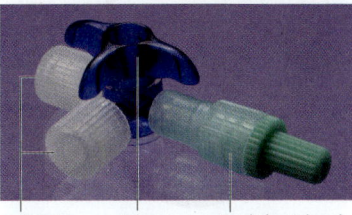

weibliche Öffnungen   Hahnen-küken   männliche Schraub-verbindung (Luer-Lock)

Abb. 27.19 Dreiwegehahn (blau) für venöses System (BBraun, Melsungen AG).

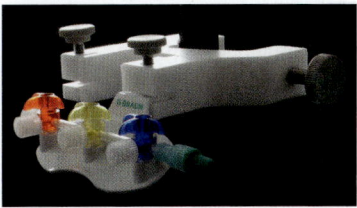

Abb. 27.20 3-fach-Hahnenbank.

samte Masse am Katheter und führt nicht selten zu Reizzuständen.

🖐 **PRAXISTIPP** Bei Nutzung von Hahnenbänken sollte zusätzlich auch am Katheter ein Dreiwegehahn angebracht werden, damit bei Bedarf weitere Medikamente ohne lange Wegstrecke appliziert werden können. ——————

27.4 Steuerung von Infusionen

Infusionen können mittels Schwerkraft oder durch Pumpen gesteuert appliziert werden. Es stehen jeweils unterschiedliche Überleitungssysteme zur Verfügung.

27.4.1 Schwerkraftgesteuerte Infusionen

Die an Infusionsständern aufgehängten Infusionslösungen werden gemäß der Schwerkraft zum Patienten übertragen. Entscheidend für die Applikation ist ein ausreichend großes Druckgefälle zwischen Infusionsflasche und Patient.

Druckinfusionen

Infusionslösungen in Kunststoffbehältern können im Bedarfsfall auch mit Druck appliziert werden. Dazu wird
- die mit dem Überleitsystem vorbereitete Infusionslösung in eine spezielle Druckmanschette eingespannt (**Abb. 27.21**),

- am Manometer ein Druck von bis zu 300 mmHg erzeugt,
- das Infusionssystem mit der Kanüle bzw. dem ZVK verbunden und
- die Rollerklemme geöffnet.

Auf diesem Weg kann im Notfall schnell Flüssigkeit substituiert werden, wie es bei einem massiven Volumenmangel z. B. im Schockgeschehen erforderlich sein kann.

➡ **MERKE** Beim Einsatz einer Druckinfusion ist es wichtig, dass die Belüftung verschlossen wird und keine anderen Infusionen laufen, da sonst die Gefahr besteht, dass einerseits Luft appliziert oder die unter Druck stehende Infusionslösung in die frei laufenden Infusionsbehälter hochgedrückt wird. ——

27.4.2 Pumpengesteuerte Infusionen

Mit Infusionspumpen können Infusionslösungen exakt dosiert appliziert werden. Da die Pumpen sehr unterschiedlich konzipiert sind, muss man sich in die Betriebssysteme einweisen lassen (Vorschrift des Medizin-Produkte-Gesetzes). Man unterscheidet:
- elektrische Infusionspumpen (**Abb. 27.22a**)
- elektrische Spritzenpumpen (**Abb. 27.22b**)

Beide Gerätetypen sind mit Akkus ausgestattet, sodass auch während des Transports eines Patienten die Infusionslösungen weiterlaufen können. Zugleich versetzen sie den Patienten in die Lage, sich in einem gewissen Radius bewegen zu können.

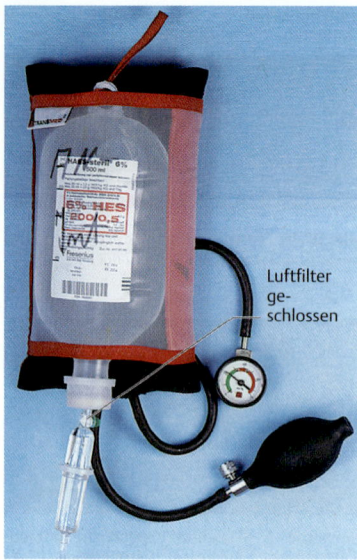

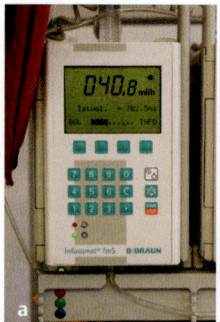 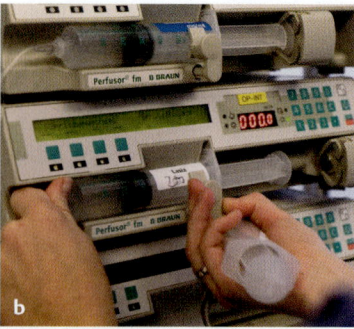

Abb. 27.22 **a** elektrische Infusionspumpe (Infusomat), **b** elektrische Spritzenpumpe (Perfusor).

Luftfilter
ge-
schlossen

Abb. 27.21 Auf die in eine Druckmanschette eingespannte Infusionsflasche wirkt ein Druck von 200 mmHg ein.

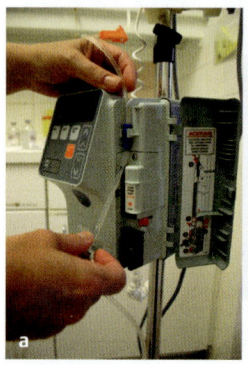 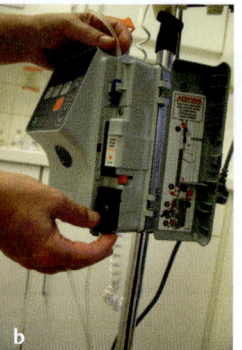

Abb. 27.23 Das Überleitsystem wird mit seinem elastischen Schlauch in der Rollerwalze der Infusionspumpe eingespannt.

Infusionspumpen

Infusionspumpen arbeiten nach zwei Prinzipien:
1. Die Flüssigkeit wird peristaltisch vorangetrieben (durch Rollerwalzen).
2. Die Flüssigkeit wird linear vorangetrieben.

Beide Systeme sind mit Luft- und Druckdetektoren ausgestattet. Bei eintretender Luft oder bei z. B. nicht korrekt ausgerichtetem Dreiwegehahn und damit einhergehender Druckerhöhung im System stoppen die Infusionspumpen ihre Aktivität und geben Alarm.

Das Überleitsystem für Infusionspumpen wird gefüllt und anschließend mit seinem elastischen Schlauch in der Rollerwalze der Infusionspumpe eingespannt (*Abb. 27.23*). Die Infusion kann gestartet werden, wenn der Tropfendetektor an der Tropfenkammer befestigt wurde.

Förderratenberechnung. Inzwischen stehen immer mehr Geräte zur Verfügung, mit denen eine automatische Förderratenberechnung möglich ist. Dazu werden die Daten eines Volumen- und Zeit-

limits am Gerät eingegeben, womit die Infusionstherapie sehr genau gesteuert werden kann.

Spritzenpumpen

Spritzenpumpen werden ebenfalls elektrisch betrieben und befördern in einem konstanten Fluss Infusionslösungen zum Patienten. Hierzu stehen spezielle Spritzen und Überleitsysteme zur Verfügung, die luftfrei gefüllt in die Spritzenpumpen eingespannt und mit dem venösen Zugang verbunden werden.

Da diese Geräte nur mit einem Druck-, nicht aber mit einem Luftalarm ausgestattet sind, müssen Spritze und Überleitsystem **unbedingt luftfrei** gefüllt werden, da sonst die Gefahr besteht, dass Luft in das venöse System des Pa-

tienten gelangt, was ggf. zu einer Luftembolie führen kann.

Förderratenberechnung. Auch die Inhalte der Spritzenpumpen lassen sich per Tastatur eingeben, sodass eine Erkennung der applizierten Medikamente am Display der Pumpe möglich ist.

➡ **MERKE** Elektrisch betriebene Spritzenpumpen gehören in die Klasse 2 b (aktive Medizinprodukte) und sind damit einweisungspflichtig. Das **Medizin-Produkte-Gesetz** (MPG) besagt, dass jeder Anwender für die ordnungsgemäße Bedienung der Geräte verantwortlich ist und haftet. Daher liegt die volle Verantwortung für die Nutzung von solchen Geräten beim Anwender, also bei Pflegenden und Ärzten. ——————

27.5 Situation des Patienten

Die Infusionstherapie begleitet viele Therapien und wird kurz-, mittel- und langfristig eingesetzt. Sie ist aber nicht frei von Nebenwirkungen. Für viele Patienten beginnen Einschränkungen bereits mit der Venenpunktion.

Bei der Venenpunktion selbst handelt es sich nicht, wie vielfach behauptet wird, nur um einen „Pieks", sondern häufig auch um eine schmerzhafte Intervention. Daher sollten Lokalanästhetika vor der Punktion einer Vene insbesondere vor Platzierung eines zentralvenösen Katheters eine selbstverständliche Vorbereitung darstellen. Etwaige Schwierigkeiten sind dem Patienten mitzuteilen – es ist sein Körper und er hat ein Recht zu erfahren, was mit ihm passiert!

Bei der Applikation von Medikamenten können Nebenwirkungen eintreten, auf die im Vorfeld aufmerksam gemacht werden muss (z. B. Reizung der Intima). Oftmals müssen Patienten bei vollständig parenteraler Ernährung auf eine orale Nahrungsaufnahme und damit auf bekannte geschmackliche Empfindungen des Gaumens verzichten. Hier ist an Alternativen bzw. ergänzende Angebote zu denken, um olfaktorische und gustatorische Reize zu bieten.

Neben die nicht unerheblichen Infektionsgefahren gesellen sich weitere potenzielle Beeinträchtigungen im täglichen Leben hinzu:

- Infusionsflasche und -ständer werden zum ständigen Begleiter, womit die Mobilität sowie einzelne Fähigkeiten des Patienten eingeschränkt werden.
- Die Körperpflege sowie das Sichkleiden werden schwieriger, da Verband und Zuleitung im Weg sind.
- Der Bewegungsradius wird eingeschränkt in Abhängigkeit von der Länge der zuleitenden Systeme.
- Alarmierende Infusionspumpen mit einer Lautstärke von bis zu 90 Dezibel stören nicht nur den Schlaf-Wach-Rhythmus, sondern können zur ausgeprägten psychischen Belastung werden.
- Nicht selten wird der Patient von der Angst geplagt, sich durch eine Bewegung Kanüle oder Katheter ungewollt zu entfernen.

Diese und weitere Beeinträchtigungen erfordern eine erhöhte Aufmerksamkeit sowie Unterstützung durch Pflegende.

Implantierbare Systeme. Die für eine Dauerinfusionstherapie implantierbaren Systeme (S. 683) sind für Patienten mit chronischen Erkrankungen eine wesentliche Verbesserung. Bei gezieltem Training gelingt oft die Selbstversorgung zu Hause, da auch Infusionspumpen als Ergänzung zur Verfügung stehen. Weitere Vorteile liegen in der relativ schmerzarmen Punktion und der reduzierten Infektionsgefahr. Nicht zuletzt erhöhen sie die Lebensqualität durch die höhere Mobilität.

27.6 Pflege- und Behandlungsplan

Die Indikationsstellung für eine Infusionstherapie obliegt ausschließlich dem behandelnden Arzt. Er hat die Anordnungs- und Gesamtverantwortung und entscheidet,

- welche Infusionen,
- über welchen Zeitraum,
- mit welcher Geschwindigkeit/Menge pro Zeiteinheit und
- mit welchen Zusätzen gegeben werden.

MERKE Ärzte können die Durchführung einer Infusion auf diplomierte Pflegende übertragen. Krankenpflegeschüler sind davon ausdrücklich ausgenommen, da sie rechtlich nicht selbstständig handeln dürfen! Die Delegation erfolgt ad personam, also an eine konkrete Person. Gemäß dem erteilten Auftrag übernimmt die Pflegende die Durchführungsverantwortung.

Aufgaben der Pflege. Im Rahmen der Infusionstherapie ergeben sich folgende Schwerpunkte:

- Vorbereitung und Verabreichung von Infusionen
- Überwachung der Infusionstherapie
- Kontrolle und Dokumentation der Flüssigkeitsbilanz sowie der via Infusion applizierten Medikamente
- Vorbereitungen und ggf. Assistenz zur Platzierung einer Verweilkanüle bzw. eines zentralen Venenkatheters
- Messung und Dokumentation des ZVD

27.6.1 Vorbereitung und Verabreichung von Infusionen

Infusion richten

Infusionslösungen müssen aus hygienischen Gründen immer zeitnah zum Applikationszeitpunkt vorbereitet werden. Bevor eine Infusionstherapie gemäß der Verordnung des Arztes gestartet werden kann, wird die Arbeitsfläche wischdesinfiziert und das notwendige Material zusammengestellt. Benötigt werden

- Infusionsständer,
- Infusionslösung mit passendem Überleitsystem,
- bei Glasflaschen evtl. zusätzliche Aufhängung,
- evtl. eine Infusionspumpe.

Der Ablauf zur Vorbereitung einer Infusion sieht folgendermaßen aus (**Abb. 27.24**):

- verordnete Lösung und benötigtes Material auf der Arbeitsplatte richten
- Verfallsdatum der Infusion kontrollieren
- Hände hygienisch desinfizieren
- Verschlussring der Infusionsflasche entfernen
- Überleitsystem aus der sterilen Verpackung nehmen
- Einstichdorn unter Wahrung der Asepsis durch den Gummistopfen stechen
- Rollerklemme schließen
- Infusionslösung am Infusionsständer aufhängen und Belüftung öffnen
- Tropfenkammer durch Druck auf diese bis zur unteren Hälfte füllen
- Rollerklemme öffnen und das gesamte System luftfrei füllen

PRAXISTIPP Überprüfen Sie, wann eine Desinfektion des Gummistopfens erforderlich und welche Einwirkzeit bei einer Desinfektion notwendig ist.

Medikamente hinzufügen

Sollen der Infusionslösung Medikamente zugesetzt werden, sollte auf folgende sechs Prinzipien geachtet werden:

1. Hygiene. Das Richten erfolgt unter sterilen Kautelen an einem sauberen Arbeitsplatz (Hände-, Flächendesinfektion mit einem gelisteten Mittel der Deutschen Gesellschaft für Hygiene und Mikrobiologie, kurz DGHM). Es werden nur die aktuell notwendigen Infusionen vorbereitet (keine Lagerhaltung).

2. Kontrolle. Medikamente werden auf Verfallsdaten und mögliche Inkompatibilitäten (Unverträglichkeiten mit anderen Arzneimitteln) kontrolliert, in sterilen Einmalspritzen aufgezogen und mittels Kanüle oder durch so genannte Zuspritzspikes durch den Gummistopfen der Infusionsflasche in die Lösung gespritzt.

3. Dokumentation. Die injizierten Medikamente, die Dosierung, Name des Patienten, Datum und Uhrzeit sowie der Name des die Infusion richtenden Mitarbeiters werden auf der Infusionslösung notiert.

4. Vermischung. Die Infusionslösung wird abschließend zur besseren Verteilung der Zusätze leicht gedreht oder gekippt. **Vorsicht:** Bei nicht durchmischten Lösungen kann sich der medikamentöse Zusatz so absetzen, dass er mit den ersten Millilitern bereits infundiert wird,

was einer sehr hohen und damit gefährlichen Konzentration entsprechen kann!

5. Veränderungen. Bei Veränderungen der Lösung in Form von Farbe oder Konsistenz (Ausflockungen) darf die Lösung nicht verwendet werden. Das ist nicht immer leicht zu beurteilen, da die Medikamente z. T. selbst farbig sind.

6. Überdruck. Sollte ein größeres Volumen an Medikamenten zugesetzt werden müssen, so wird zunächst die gleiche Menge an Infusionslösung dem Behälter entnommen, damit es nicht zur Überfüllung kommt (**Abb. 27.25**). Damit wird der Infusionsbehälter gleichzeitig entlüftet, sodass durch Überdruck keine Fontäne emporschießt! Geeignet sind dazu Spikes. Die notwendigerweise entnommene Menge an Lösung wird in der Bilanz berücksichtigt. Das bedeutet in der Bilanz: 460 ml Infusionslösung + 40 ml Medikamente.

➤ **MERKE** Vorsicht beim nachträglichen Zumischen von Medikamenten in eine bereits laufende Infusion! Beachten Sie unbedingt die Restmenge an Trägerlösung in Bezug zum medikamentösen Zusatz, da die Konzentration ggf. gefährlich hoch werden kann. Unbedingt Rücksprache mit dem Arzt halten.

Infusionslösung anwärmen

Infusionslösungen werden i. d. R. bei Zimmertemperatur gelagert. Mit der Applikation „zimmerwarmer" Lösungen geht dem Menschen aber Energie verloren, die er für andere Körperfunktionen benötigt. Von daher ist es sinnvoll und teils auch notwendig, die Infusionslösungen vor oder während der Applikation anzuwärmen. Vorgewärmte Infusionen sind indiziert bei Patienten,

- die hypotherm sind,

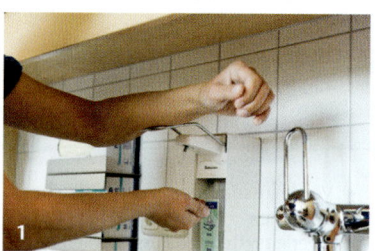
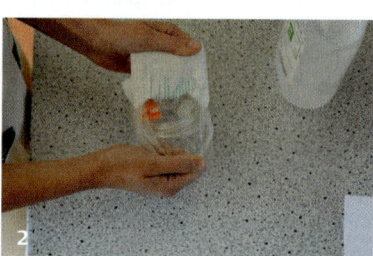

1 Die Pflegende desinfiziert die Hände.

2 Sie nimmt ein Infusionsbesteck aus der Verpackung (peel-off) und entfernt die Schutzkappe vom Einstichdorn.

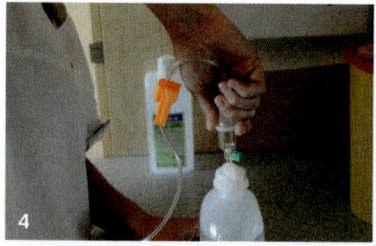
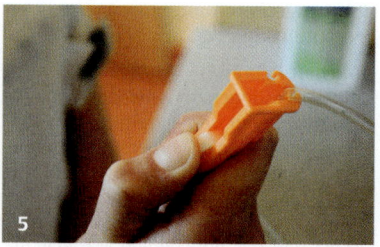
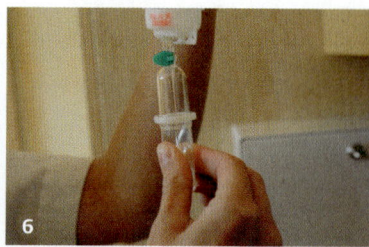

4 Sie führt den Einstichdorn in die Infusionsflasche und schließt die Rollerklemme.

6 Sie füllt die Tropfenkammer,

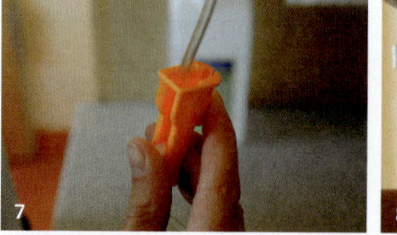
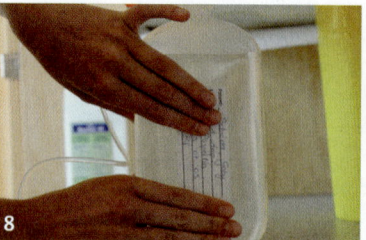
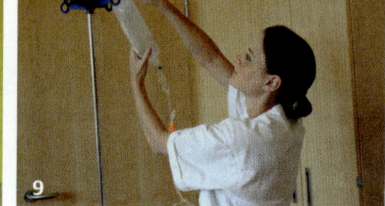

7 öffnet die Rollerklemme und entlüftet das System.

8 Anschließend beschriftet sie die Infusion und hängt sie an den Infusionsständer

Abb. 27.24 Die Fotoserie zeigt eine Variante, wie eine Infusion vorbereitet wird. Alternativ kann die Infusion schon zum Füllen des Systems an den Infusionsständer gehängt werden, nachdem die Rollerklemme geschlossen wurde.

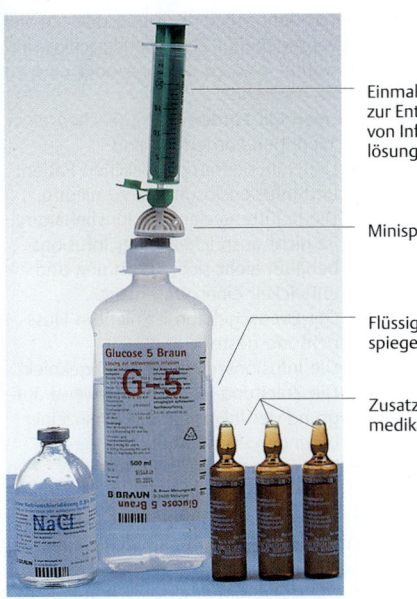

Einmalspritze zur Entnahme von Infusions- lösung

Minispike

Flüssigkeits- spiegel

Zusatz- medikation

Abb. 27.25 Infusionsflasche mit Spike und Medikamentenzusatz. Die Menge der Zusatzmedikation muss der Infusion vorher in Form von Infusionsflüssigkeit entzogen werden.

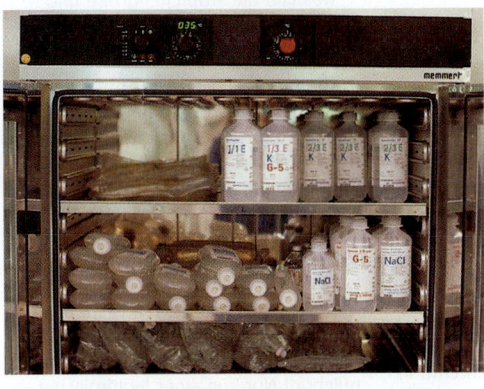

Abb. 27.26 Wärmeschrank mit vorgewärmten Infusionen. Vorteil: immer genügend vorbereitete Infusionen. Nachteil: Kosten der Anschaffung, längere Aufwärmzeit.

sionslösungen sind an Pflegende delegierbare ärztliche Aufgaben. Krankenpflegeschüler sind nicht formell qualifiziert und dürfen daher diese Aufgaben nicht wahrnehmen.

Mehrere Infusionen koordinieren
Um eine reibungslose Infusionstherapie bei parallel zu applizierenden Lösungen zu ermöglichen, ist zu überlegen, ob die Lösungen ausschließlich schwerkraftgesteuert oder in Kombination mit Pumpensteuerung infundiert werden.

Prinzipiell empfiehlt sich bei mehreren parallel zu infundierenden Lösungen die Verwendung einer patientenfern am Infusionsständer angebrachten Hahnenbank. Die vorbereiteten Infusionen werden mit der jeweiligen Infusionsleitung namentlich gekennzeichnet und an der Hahnenbank konnektiert, sodass nur die Zuleitung der Hahnenbank zum Patienten führt (**Abb. 27.28**). Der Nachteil liegt sicherlich in den höheren Kosten. Vorteile sind:

- klare Zuordnung der Lösungen an der Hahnenbank (jede Lösung ist besser zu identifizieren)
- geringere Beeinträchtigung des Patienten, da nicht viele, sondern nur eine Infusionsleitung seinen Aktionsradius beeinflusst
- minimiertes Gewicht am venösen Zugang, sodass weniger Zug und mechanische Reizungen entstehen

Müssen Infusionen pumpen- und schwerkraftgesteuert appliziert werden, ist darauf zu achten, dass die Zuleitung der schwerkraftgesteuerten Lösungen näher am Patienten angebracht werden als die pumpengesteuerten Infusionen. Es kann sonst zu einem Rückstau in den schwerkraftbetriebenen Infusionslösungen kommen, da der Druck der Pumpensteuerung zu groß ist. Hier empfiehlt sich, wenn nicht schon in der Infusionsleitung integriert, die Verwendung von Rückschlagventilen (S. 686).

27.6.2 Überwachung der Infusionstherapie
Zu den Aufgaben der Pflegenden gehört die Sicherstellung eines ordnungsgemäßen Ablaufs der Infusionstherapie.

Dementsprechend müssen Pflegende
- die vorgegebene Reihenfolge der Lösungen beachten,
- die Flussgeschwindigkeit einstellen und kontrollieren,
- den Füllungszustand des Infusionssystems regelmäßig inspizieren, um eine Luftinfusion zu vermeiden,
- bei parallel laufenden Infusionen dafür sorgen, dass alle Lösungen in der

- bei denen ein lang dauernder operativer Eingriff bevorsteht (Wärmeverlust),
- die viele Infusionen in kurzer Zeit erhalten (Gefahr der Hypothermie),
- die polytraumatisiert sind (Störung der Thermoregulation),
- die Verbrennungen erlitten haben (Störung der Thermoregulation) und
- v. a. bei Kindern, da sie keine ausreichenden Fettreserven als Kälteschutz haben.

Es gibt zwei Verfahren zur Erwärmung von Infusionslösungen:
- Vorwärmung
- kontinuierliche Erwärmung

Vorwärmung. Eine gezielte Vorwärmung der Lösung lässt sich erreichen durch einen Wärmeluftschrank (**Abb. 27.26**) oder spezielle Wärmegeräte, die die Infusionen bei 37 °C erwärmen. Das Wasserbad ist zwar eine preiswerte, aber nicht mehr akzeptable Methode, da die Temperatur nicht exakt definiert ist und damit Schäden an der Lösung entstehen können. Auch wenn die vorgewärmten Lösungen während der Applikation wieder abkühlen, ist der Effekt als positiv im Sinne des Wärmeerhalts zu bewerten.

Kontinuierliche Erwärmung. Hierbei wird das Infusionssystem der jeweiligen Lösung über eine wärmeabgebende Platte oder Rolle geleitet, die mittels Strom kontinuierlich Wärme abgibt. So gelangt immer warme Infusionslösung zum Patienten (**Abb. 27.27**).

Infusion anhängen
Die vorbereitete Infusion wird am Bett des Patienten an den Infusionsständer gehängt und die Infusionszuleitung am venösen Zugang des Patienten konnektiert. Starten und Wechseln von Infu-

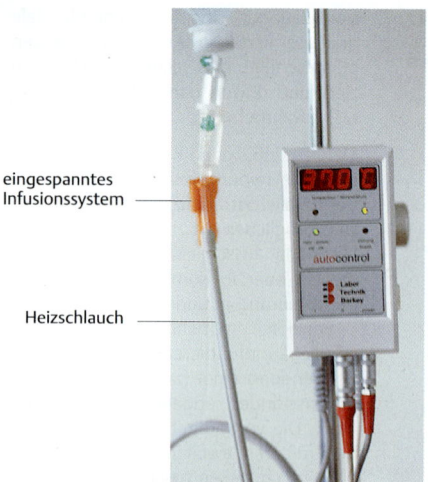

Abb. 27.27 Durchflusserwärmung einer Infusion.

eingespanntes Infusionssystem

Heizschlauch

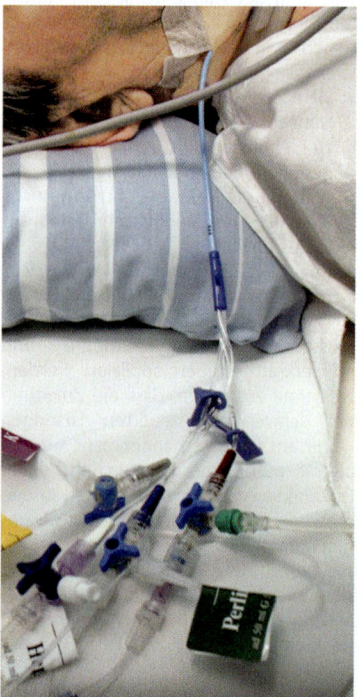

Abb. 27.28 Die vorbereiteten Infusionen werden mit der jeweiligen Infusionsleitung namentlich gekennzeichnet (optimal werden die einzelnen Leitungen an einer Hahnenbank konnektiert, sodass nur die Zuleitung der Hahnenbank zum Patienten führt).

vorbestimmten Zeit infundiert werden,
- auf Inkompatibilitäten achten (Unverträglichkeiten, die sich durch Ausflockung zeigen),
- einen evtl. parenteralen Flüssigkeitsbedarf anhand des zentralvenösen

Druckes und dem klinischen Bild des Patienten erkennen und dem Arzt signalisieren,
- regelmäßig Ein- und Ausfuhr bilanzieren und dokumentieren,
- nach jeweiliger Verordnung Medikationen hinzufügen,
- den Ablauf in Bezug auf Menge, Art und Zeit dokumentieren,
- die Punktionsstellen regelmäßig inspizieren und Verband wechseln sowie
- die Vitalzeichen kontinuierlich erfassen und dokumentieren.

Schwerkraftgesteuerte Infusionen einstellen und kontrollieren

Die häufig verwendete Methode der schwerkraftgesteuerten Applikation ist unabhängig von Strom und Akkubetrieb, somit preiswert und überall durchführbar.

Tropfgeschwindigkeit berechnen

Mittels der Rollerklemme wird die Menge bzw. Tropfgeschwindigkeit der Flüssigkeit durch vorsichtiges Auf- bzw. Zudrehen geregelt (**Tab. 27.6**). Dabei gilt:
- 20 Tropfen pro Minute entsprechen 1 ml
- 1 Tropfen pro Minute entspricht 3 ml pro Stunde (60 Tropfen)

Bei Anordnung eines Gesamtvolumens und einer vorgegebenen Zeit, in der der Patient die Menge bekommen soll, lässt sich die Flussgeschwindigkeit wie in **Abb. 27.29** dargestellt ermitteln.

Probleme bei schwerkraftgesteuerten Infusionen

Bei der durch Schwerkraft gesteuerten Infusionstherapie können Probleme auftauchen, die die Förderrate einer definierten Applikationsmenge beeinflussen.

Der Patient erhält zu wenig oder zu viel in vorgegebener Zeit. Die Ursachen sind entweder eine zu niedrige oder eine zu hohe Förderrate.

Zu niedrige Förderrate. Ursachen einer zu niedrigen Förderrate sind:
- Die Höhendifferenz zwischen Patient und Infusionslösung ist zu niedrig.
- Die Belüftung des Infusionsbehälters ist nicht ausreichend, der Infusionsbehälter zieht sich zusammen und entwickelt einen Unterdruck.
- Der Dreiwegehahn ist nicht in Flussrichtung gestellt.
- Die Infusionszuleitung ist abgeknickt.
- Die Zuleitung ist möglicherweise aufgrund der Inkompatibilität einzelner Lösungen verstopft.
- Der venöse Zugang ist verlegt (Thrombosierung).
- Es liegt eine Leckage vor.

Zu hohe Förderrate. Ursache einer zu hohen Förderrate:
- Die Höhendifferenz zwischen Patient und Infusionsbehälter ist zu groß, weshalb die Tröpfchengröße und damit die Gesamtmenge pro Tropfen zunimmt.

Pumpengesteuerte Infusionen einstellen und kontrollieren

Vor dem Einsatz eines elektrisch betriebenen Gerätes muss sich der Anwender vom ordnungsgemäßen Zustand des Gerätes überzeugen. Das jeweilige Überleitsystem darf keinerlei Schäden an der Verpackung aufweisen (Sterilität).

MERKE Elektrisch betriebene Spritzenpumpen sind nach dem Medizin-Produkte-Gesetz (MPG) einweisungspflichtig! Nur von einer legitimierten Person eingewiesene Mitarbeiter dürfen diese Geräte anwenden. Das bedingt eine Grundeinführung und eine ständige Aktualisierung des Wissens bezüglich der zu betreibenden Geräte. Zudem ist jeder Anwender für die ordnungsgemäße Bedienung der Geräte verantwortlich und haftet auch dafür! Daher liegt die volle Verantwortung für die Nutzung von solchen Geräten beim Anwender, also der eigenverantwortlich Pflegende oder dem Arzt, nicht aber beim Krankenpflegeschüler!

Infusionspumpe in Betrieb nehmen

Die Infusionspumpe bzw. der Infusomat wird folgendermaßen bedient:
- Infusionspumpe am Infusionsständer befestigen und am Stromkreis anschließen
- die vorbereitete Infusion bei geschlossener Rollerklemme am Infu-

Tab. 27.6 Übersicht zu Tropfengeschwindigkeit bei Schwerkraft gesteuerter Infusion, Förderrate bei Druck gesteuerter Infusion.

Infusionszeit	Gesamtmenge	ca. Tropfen pro Minute	Förderrate in ml pro Stunde
24 Std.	2000 ml	28	83,33
	1500 ml	18	62,5
	1000 ml	14	41,66
	500 ml	7	20,83
12 Std.	2000 ml	56	166,66
	1000 ml	28	83,33
	500 ml	14	41,66
8 Std.	1000 ml	42	125
	500 ml	21	62,5
6 Std.	500 ml	28	83,33
4 Std.	500 ml	42	125
2 Std.	500 ml	83	250
1 Std.	500 ml	166	500
	250 ml	83	250
	100 ml		100
30 Min.	100 ml	66	200
	50 ml	33	100

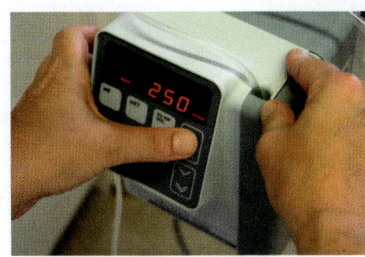

Abb. 27.30 Am Display des Infusomaten ist die Infusionsgeschwindigkeit in ml/Std. gut zu erkennen.

- Überleitsystem am venösen Zugang anschließen
- Starttaste drücken.

Probleme bei Infusionspumpen
Die meisten Fehler sind nicht technisch bedingt, sondern durch den Anwender verursacht. Zehn Tipps sollen dem Anwender helfen, damit die Sicherheit des Patienten konstant gewährt bleibt (**Abb. 27.31**).

Überwachung auf Nebenwirkungen
Neben erwünschten Wirkungen können natürlich unerwünschte Nebenwirkungen und Probleme bei der Infusionstherapie auftreten. Die Nebenwirkungen hängen zumeist von der infundierten Grundlösung ab. Bei parallel laufenden Infusionen, v. a. mit medikamentösen Zusätzen, sind Inkompatibilitäten das größte Problem. Viele Hersteller bieten kostenlos Listen und PC-Programme (z. B. KiK = **K**ompatibilität **i**m **K**atheter der Fa. BBraun) an, auf denen die meisten Infusionslösungen zu finden sind, die über ein Lumen ohne Inkompatibilitätsprobleme infundiert werden können.

Ein weiteres Problem kann eine zu schnelle Infusionsgeschwindigkeit darstellen, sodass kardiale und pulmonale Komplikationen entstehen können, was v. a. bei vorgeschädigten Patienten eintreten kann. Die Kontrolle von Herz-Kreislauf-Parametern (Blutdruck, Puls, Herzrhythmus) sowie der Atmung (Atemfrequenz und -tiefe) gibt frühzeitige Hinweise auf evtl. Probleme.

27.6.3 Flüssigkeitsbilanz
Bei allen Infusionstherapien ist eine exakte Bilanzierung der Ein- und Ausfuhr notwendig. Diese Aufgabe kann an Pflegende delegiert werden.

Einfuhr
Neben allen oral aufgenommenen Flüssigkeiten (Getränke, Suppen, Eiswürfel) werden auch sämtliche kristalloide und kolloidale Lösungen sowie Blut getrennt aufgeführt und summiert. In der Inten-

---

$$\frac{\text{Infusionsmenge (ml)} \times 20 \text{ Tropfen/ml}}{\text{Infusionsdauer (Std.)} \times 60 \text{ Min./Std.}} = \frac{\text{Gesamttropfenzahl}}{\text{Infusionsdauer (Min)}} = \frac{\text{Tropfen}}{\text{Min.}}$$

Beispiel: Der Patient soll in 24 Std. 2000 ml Infusionslösung bekommen. So ergibt sich folgende Rechnung:

$$\frac{2000 \text{ ml} \times 20 \text{ Tropfen/ml}}{24 \text{ Std.} \times 60 \text{ Min./Std.}} = \frac{40\,000 \text{ Tropfen}}{1440 \text{ Min.}} =$$

27,7 Tropfen pro Min.

Somit muss die Pflegeperson entweder 1 Minute lang die Tropfen zählen und einstellen, oder sie berechnet, nach welcher Zeit jeweils ein Tropfen fallen muss. Dazu dividiert man

$$\frac{60 \text{ Sekunden/Min.}}{27,7 \text{ Tropfen/Min.}} = 2,16 \text{ Sekunden}$$

Alle 2 Sekunden etwa muss also ein Tropfen fallen. Die Förderrate ist nur relativ genau.

Abb. 27.29 Formel zur Errechnung der Tropfgeschwindigkeit bei schwerkraftgesteuerten Infusionen.

---

sionsständer aufhängen und gemäß der Produktbeschreibung mit dem Transportschlauch in die Walze einlegen, die Vorrichtung schließen
- Luftdetektor an die Tropfkammer koppeln
- Netzschalter drücken (Gerät nimmt einen Check vor)
- Gesamtmenge der Lösung und das vorgesehene Zeitintervall für die Applikation am Display einstellen
- Überleitsystem mit dem venösen Zugang verschrauben
- nach Berechnung der Dosis die Rollerklemme öffnen
- Starttaste drücken (am Display ist die Geschwindigkeit in ml/Std. zu erkennen, **Abb. 27.30**)

Spritzenpumpe in Betrieb nehmen
Eine Spritzenpumpe bzw. Perfusor wird folgendermaßen bedient:
- Spritzenpumpe am Infusionsständer befestigen und an Stromkreis anschließen
- Spritze aus der Verpackung nehmen, Medikament steril aufziehen
- Spritze und Überleitsystem miteinander verbinden und das Überleitsystem luftfrei füllen
- Strom einschalten und nach Selbstcheck des Gerätes die Spritzenpumpe programmieren (Menge in ml pro Stunde oder Volumen und Zeitintervall der Applikation einstellen)
- Spritze in die Spritzenpumpe einspannen und arretieren

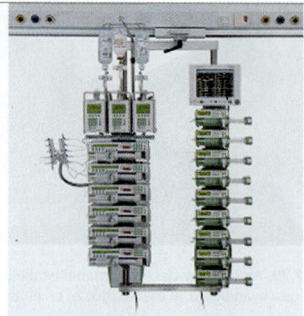

Im Umgang mit Spritzenpumpen ergeben sich immer wieder Probleme.
Die Fehler sind nicht immer technisch bedingt, sondern resultieren auch aus fehlerhafter Bedienung.

Folgende Tipps helfen bei der Fehlersuche und der sachgerechten Bedienung der Geräte.

1.	**Keine gemischten Systeme über einen Zugang laufen lassen!**	Schwerkraft und druckgesteuerte Infusionen sollten nicht über den gleichen venösen Zugang laufen, da die durch Druck betriebene Lösung in die schwerkraftbetriebene Infusionslösung gepresst wird.
2.	**Rückschlagventile aufseiten der Schwerkraftinfusion installieren!**	Wenn nur ein venöser Zugang vorhanden ist, aber beide Lösungen laufen müssen, ist es ratsam, Systeme mit Rückschlagventil aufseiten der Schwerkraftinfusion zu nutzen.
3.	**Achtung bei parallel laufenden Infusionen!**	Bei mehreren parallel laufenden Infusionen sollten alle frei laufenden Infusionen entwede mit einem Rückschlagventil ausgestattet oder proximal zum Patienten an der Hahnenbank angeschlossen sein.
4.	**Auf übersichtliche Beschriftung achten!**	Bei mehreren Infusionen auf eine patientennahe Beschriftung der Überleitsysteme achten, damit der Überblick gewahrt bleibt und Verwechslungen ausgeschlossen sind.
5.	**Infusionsleitungen kurz halten!**	Damit die Infusionsleitungen sich nicht verknäulen, sollten diese so kurz wie möglich gehalten werden. Dabei muss auf die sog. Syphonbildung der Zuleitung geachtet werden (Vermeidung einer Luftinfusion dadurch, dass die Zuleitung ca. 20 cm unterhalb des Herzniveaus des Patienten in einer Schleife liegt).
6.	**Verschluss der venösen Zugänge vermeiden!**	Okklusionen von venösen Zugängen durch Inkompatibilitäten lassen sich minimieren, wenn vorher ein Infusionsregime bestimmt wird. Sich nicht „vertragende" Infusionen werden voneinander getrennt an verschiedenen venösen Zugängen bzw. Lumina eines Katheters angeschlossen (inzwischen stehen computergestützte Empfehlungen zur Verfügung).
7.	**Der Perfusor gibt Druckalarm!**	Alarmiert die Spritzenpumpe, so handelt es sich um einen Druckalarm. Als erste Maßnahme muss die Stellung des Dreiwegehahns kontrolliert werden. Ist er die Ursache, so muss vor der Umstellung des Hahns der Druck an der Spritzenpumpe entlastet werden, damit es nicht zu einer ungewünschten, eventuell bedrohlichen Bolusinjektion kommen kann. Nicht alle Spritzenpumpen verfügen über eine Druckausgleichseinrichtung.
8.	**Der Infusomat gibt Luftalarm!**	Kontrollieren Sie, ob der Luftdetektor ordnungsgemäß angebracht oder die Tropfenkammer von innen mit Flüssigkeit benetzt ist. Je nach Ursache Luftdetektor anschließen, gegen die Wand der Tropfenkammer klopfen, notfalls neues Besteck verwenden.
9.	**Vor einem Spritzenwechsel System blockieren!**	Vor dem Wechsel einer Spritze muss unbedingt vorher der Dreiwegehahn umgestellt werden. Sonst kann sich durch Schwerkraft eine unbestimmte Menge Infusionslösung in den Patienten entleeren, bevor die neue Spritze eingespannt ist. Bei einigen Medikamenten kann das sehr gefährlich für den Patienten werden.
10.	**Auf regelmäßige Wartung achten!**	Infusions- und Spritzenpumpen müssen regelmäßig gewartet werden.

Abb. 27.31 Informationsblatt mit Tipps zu Problemen mit Infusionspumpen.

sivtherapie werden sogar alle i. v.-Medikationen addiert, die zu größeren Mengen führen können und nicht vernachlässigt werden dürfen. Man unterscheidet in dieser Bilanz oft zwischen einer so genannten blauen (Kristalloide) und roten Bilanz (Kolloidale und Blut), um die Flüssigkeitsaufnahme besser beurteilen zu können.

Ausfuhr
Demgegenüber stehen alle ausgeführten Flüssigkeiten. Dazu zählen:
- über die Niere ausgeschiedener Urin
- über die Magensonde abgesonderter Magensaft
- über die Haut, Schleimhaut und Lunge diffundiertes Wasser (extraglanduläre Wasserabgabe oder Perspiratio insensibilis)
- über die Schweißdrüsen abgegebenes Wasser (glanduläre Wasserabgabe oder Perspiratio sensibilis)
- Stuhl, dem ca. 100 ml Wasser beigemengt sind
- verloren gegangenes Blut

Alle bilanzierbaren Flüssigkeiten werden in einer Rechnung miteinander verglichen, sodass Differenzen deutlich werden. Eine positive Bilanz bedeutet ein Zuviel an Wasser, eine negative Bilanz ein Zuwenig an Flüssigkeit (**Abb. 27.32**).

27.6.4 Vorbereitung und Legen einer Venenverweilkanüle

Patienten vorbereiten
Die Aufklärung über Zweck, Art und etwaige Dauer einer Infusionstherapie ist ärztliche Aufgabe. Dennoch müssen Pflegende hinreichende Kenntnisse haben bzgl. Anlage einer Infusion, Durchführung und Überwachung der In-

Bilanz-Protokoll							Name des Patienten:
Abteilung:							Vorname:
							Geb.-Datum:
Blatt Nr.: .... Datum:							Barcode:

Zeit		Einfuhr				Ausfuhr		Drainage	Bilanz
		Inf.	Med.	Perf.	Oral	Urin	MS	Ausf.	

Abb. 27.32 Zur Überwachung der Flüssigkeitsaufnahme und -ausscheidung werden alle bilanzierbaren Flüssigkeiten in einer Rechnung miteinander verglichen. Eine positive Bilanz bedeutet ein Zuviel an Flüssigkeit, eine negative Bilanz ein Zuwenig an Flüssigkeit.

fusionstherapie. Hinzu kommen eventuelle Fragen, die den Patienten beschäftigen und die durch Pflegende beantwortet werden können. Sie betreuen den Patienten 24 Stunden lang und sind damit Hauptansprechpartner. Im Zweifelsfall muss die Frage an den zuständigen Arzt weitergeleitet werden, da nur er die Aufklärungspflicht innehat.

Kanülierung vorbereiten
Für die Anlage einer Venenverweilkanüle werden folgende Materialien benötigt:
- Handschuhe als Schutz vor Kontaminationen
- Hautdesinfektionsmittel
- Tupfer
- Stauschlauch
- Spritze mit Lokalanästhetikum
- Venenverweilkanülen (Auswahl bereithalten)
- steriles Pflaster zur Fixierung der Kanüle und Abdeckung der Punktionsstelle
- evtl. eine Schere und ein Rasierer bei stark behaarter Haut im Punktionsbereich
- eine Unterlage zum Schutz des Bettlakens
- zusätzlich evtl. ein Lagerungskissen für den Arm

Alle beteiligten Personen müssen eine hygienische Händedesinfektion durchführen (S. 488). Das Tragen von Schutzhandschuhen dient dem Selbstschutz.

Kanülierung durchführen
Nach Aufklärung des Patienten wird der Unterarm des bequem in Rückenposition liegenden Patienten freigelegt. Danach ergibt sich folgendes Vorgehen (**Abb. 27.33**):
- Stauschlauch anlegen, um die Venen zu füllen (der Stauungsdruck darf den arteriellen Druck nicht überschreiten)
- wenn die Venenfüllung nicht ausreicht, Patient zum Öffnen und Schließen der Faust auffordern (bessere Venenfüllung)
- ggf. Punktionsbereich rasieren
- Hautareal desinfizieren (Einwirkzeit beachten)
- Kanülenverpackung noch einmal kontrollieren (steril?)
- unbeschädigte Kanüle aus der Verpackung nehmen und anreichen
- Arzt punktiert die Vene, zieht nach Rückfluss von Blut den Stahlmandrin zurück und schiebt die Plastikkanüle in der Vene vor
- Stauschlauch nach erfolgreicher Punktion lösen
- sterilen Pflasterverband anlegen (es gibt spezielle Pflaster, die die Punktionsstelle abdecken und gleichzeitig die Kanüle fixieren – Verzicht auf unsterile Pflaster im Bereich der Punktionsstelle, da diese häufig stark kontaminiert sind!)
- Stahlmandrin unter Abdrücken der Vene herausziehen

- kontaminierten Stahlmandrin in den dafür vorgesehenen Behälter abwerfen
- intravasale Lage kontrollieren durch Injektion einiger ml NaCl 0,9 %
- bei intravasaler Lage Infusionstherapie starten

Die Infusionszuleitung muss ausreichend vor Zug gesichert werden, um eine Infusionstherapie sicher durchzuführen und unnötige Venenreizungen durch Bewegungen innerhalb der Vene zu verhindern. Die Phlebitisrate der am Handrücken platzierten Kanülen fällt am geringsten aus (RKI 2002).

PRAXISTIPP Verlassen Sie den Patienten erst, wenn mehrere ml der Infusionslösung eingelaufen und keine Komplikationen aufgetreten sind! Wichtig ist die Dokumentation der Kanülierung mit Angabe von Größe und Lokalisation der Kanüle durch den Arzt (Pflegende sollten eventuell daran erinnern!).

Zum Verbandwechsel venöser Zugänge s. S. 697.

27.6.5 Vorbereitung und Legen eines ZVK

Material richten
Vor der Anlage von zentralvenösen Kathetern werden eine Infusion sowie sterile und unsterile Materialien gerichtet.
Steriles Material. Dies sind:
- zentraler Venenkatheter in der gewünschten Länge (abhängig vom Punktionsort)
- Handschuhe, Kompressen, Unterlage
- Lochtuch und Einmalkanülen bei zentralen Venen oder bei Seldinger-Technik
- Kopfhaube, Mundschutz und Kittel
- 10-ml-Einmalspritze für NaCl 0,9 %
- 5-ml-Einmalspritze für Lokalanästhetikum
- Dreiwegehahn
- Nadelhalter und Nahtmaterial (z. B. Seide der Größe 0)
- steriles Pflaster

Unsteriles Material. Dies sind:
- Einmalunterlage bei peripher anzulegenden geschlossenen Kathetern (z. B. Cavafix)
- Handschuhe und Hautdesinfektionsmittel
- Rasierer und Stauchschlauch
- Ampullen mit 0,9 % NaCl und Lokalanästhetikum
- Schere und Abwurf

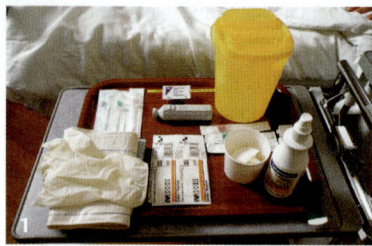

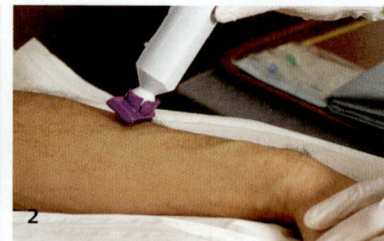

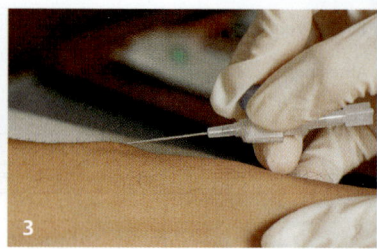

Zunächst muss Folgendes gerichtet werden: Handschuhe, Hautdesinfektionsmittel, Tupfer, Stauschlauch, Venenverweilkanülen (Auswahl bereit halten), steriles Pflaster, Kanülenpflaster, evtl. eine Schere und einen Rasierer, eine Unterlage zum Schutz des Bettlakens und ein Abwurfeimer.

Nach dem Anlegen des Stauschlauches wird eine Punktionsstelle rasiert und desinfiziert.

Der Arzt punktiert die Vene im flachen Winkel.

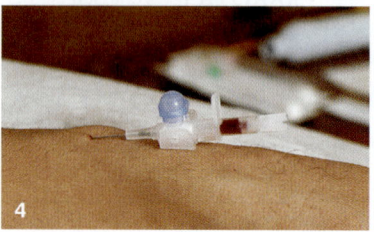

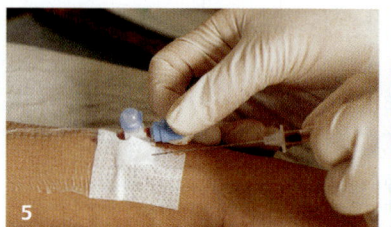

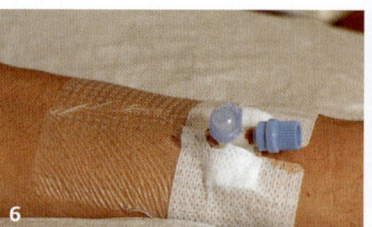

Nach Rückfluss von Blut wird der Stahlmandrin zurückgezogen und die Plastikkanüle in die Vene vorgeschoben.

Nach dem Lösen des Stauschlauchs wird ein steriler Pflasterverband angelegt und der Stahlmandrin unter Abdrücken der Vene herausgezogen.

Nach der Kontrolle der intravasalen Lage durch Injektion einiger ml NaCl 0,9% kann die Venenverweilkanüle mit einem Verschlussmandrin abgestöpselt werden.

Abb. 27.33 Die Fotoserie zeigt, wie eine Venenverweilkanüle gelegt wird.

Kanülierung durchführen

Die Auswahl des Punktionsortes richtet sich nach den Venenverhältnissen. **Tab. 27.7** gibt einen Überblick über punktierbare Venen und mit der Punktion und Liegedauer einhergehende, mögliche Komplikationen.
Lagerung. Wird der ZVK über eine periphere Vene am Arm gelegt, wird der Patient bequem auf dem Rücken gelagert.

MERKE Bei der Punktion der Vv. jugularis interna und externa wird der Patient in 15°-Kopftieflage (Trendelenburg-Lage) gebracht. Sie dient bei der Punktion der V. jugularis interna zur Vermeidung einer Luftembolie, bei Punktion der V. jugularis externa zur besseren Venenfüllung.

Seldinger-Technik. Soll ein Katheter mit Seldinger-Technik gelegt werden, müssen weitere Aspekte berücksichtigt werden (s. u.). In beiden Fällen wird vorab ein Lokalanästhetikum in die Haut injiziert, da die Anlage eines ZVK sehr schmerzhaft ist. Bei der Seldinger-Technik handelt es sich um einen mehrphasigen Einführungsprozess (**Abb. 27.34**).

Pflegeaufgaben

Die Pflegende übernimmt folgende Aufgaben:
- Mundschutz anlegen, hygienische Händedesinfektion vornehmen
- Materialien auf einem kleinen Beistelltisch richten
- bei Punktion eines Armes Einmalunterlage unterlegen
- dem Arzt alle sterilen Materialien anreichen
- Vitalfunktionen während der Katheteranlage überwachen
- Patienten nach seinem Wohlergehen fragen
- Patienten in gewünschte, zulässige, für ihn bequeme Position bringen
- Bett auf „etwaige abhandengekommene Materialien" kontrollieren
- alle Materialien entsorgen,
- Lagekontrolle des Katheters mit der Röntgenabteilung koordinieren

Arztaufgaben

Nach Anlage von Kopf- und Mundschutz erfolgt zunächst eine hygienische Händedesinfektion. Dann zieht der Arzt einen sterilen Einmalkittel und Handschuhe an und deckt den zu punktierenden Bereich steril mit einem Tuch ab. Nun wird die Vene punktiert, der Stahl-

mandrin entfernt und ein Führungsdraht intravasal platziert (**Abb. 27.34**). Nach Entfernung der Kunststoffkanüle wird der Katheter über den Führungsdraht bis zur endgültigen Position vorgeschoben und abschließend der Führungsdraht entfernt. Jetzt wird ein Dreiwegehahn am Katheter angeschlossen, die intravasale Lage mittels einer Injektion mit Kochsalz geprüft und der Dreiwegehahn verschlossen. Abschließend wird/werden
- die Punktionsstelle gereinigt und desinfiziert,
- der Katheter zur Sicherung angenäht oder mit sterilen Pflastern fixiert,
- ein steriler Verband zum Schutz angelegt,
- alle Abdeckungen entfernt und die Katheteranlage dokumentiert.

Bei der Verwendung großlumiger ZVK wird ggf. zusätzlich ein mit dem Katheterset mitgelieferter Dilatator verwendet. Dieser wird zunächst über den platzierten Führungsdraht in die Vene geschoben, womit die Punktionsstelle und das punktierte Gefäß geweitet werden. Danach wird der Dilatator wieder entfernt und wie beschrieben der Katheter gelegt.

Tab. 27.7 Komplikationen bei Venenpunktionen und Kathetern. Bei der Punktion von peripheren und zentralen Venen können immer Komplikationen auftreten. Ebenso können durch die Liegedauer der Katheter Beeinträchtigungen für den Patienten entstehen.

Punktionsort	Komplikationen beim Punktieren und Legen der Katheter	Gefahren beim liegenden Katheter	Länge der Katheter
allen Punktionsorten gemeinsam:	→ Fehlpunktion → Hämatom	→ Thrombophlebitis → lokale bis systemische Infektion → Arrhythmien	
Periphere Venen			
V. basilica und V. cephalica	→ Katheter lässt sich nicht immer vorschieben: Hilfe durch Pflegende erforderlich, um die Lage des zu punktierenden Armes zu verändern	→ hohe Rate von Thrombophlebitiden → Herzrhythmusstörungen durch Vorrutschen des Katheters (Bewegen des Armes) → Herzwandperforation durch Vorrutschen des Katheters → Einschränkung der Selbstfürsorge des Patienten	bis 70 cm
V. femoralis	→ wird nur noch selten punktiert → Punktion der A. femoralis mit massiver Blutungsgefahr	→ hohe Infektionsgefahr wegen benachbarter Körperregionen → Bein muss absolut ruhig gestellt sein	bis 70 cm
Zentrale Venen			
V. jugularis externa	→ Perforation des Gefäßes mit starker Blutung → Pneumothorax (selten)	→ Vorteil: geringe Bewegungseinschränkung	6 – 45 cm
V. jugularis interna	→ Pneumothorax, aber nur bei Verwendung zu langer Kanülen → Hämathorax (Blut im Pleuraraum) durch Perforation eines unteren Segments der Vene → Luftembolie → Chylothorax: nur bei linker Jugularisvene durch Punktion des Ductus thoracicus (Ansammlung von fetthaltiger Lymphe im Pleuraraum) → Infusionsthorax bei unbemerkter Perforation	→ größere Blutung und Luftembolie bei Diskonnektion → Vorteil: geringere Bewegungseinschränkung als peripherer Venenkatheter	6 – 45 cm
V. subclavia	hauptsächlich Gefahr eines Pneumothorax Hämatothorax durch Perforation der A. subclavia Luftembolie Infusionsthorax Verletzung des Plexus brachialis	Luftembolie	6 – 45 cm

Lagekontrolle

Abschließend muss überprüft werden, ob der Katheter korrekt positioniert ist (**Abb. 27.35**). Zur Lagekontrolle stehen zwei Möglichkeiten zur Verfügung:
1. atriale EKG-Ableitung (Atrium = Vorhof)
2. Röntgenaufnahme

Für die atriale Kontrolle sind spezielle Katheter, ein dazugehöriges Kabel und ein EKG-Monitor erforderlich. Der Katheter wird vorgeschoben, bis im EKG eine deutlich erhöhte P-Welle sichtbar wird. Das zeigt, dass sich der Katheter im rechten Vorhof befindet. Nun wird der ZVK langsam zurückgezogen, bis das EKG wieder normal ist. Die Katheterspitze befindet sich nun korrekt *vor* dem rechten Vorhof. Sowohl die Anlage als auch die Lagekontrolle müssen durch den Arzt dokumentiert werden.

Das Röntgenbild zeigt zumeist eindeutig die korrekte Lage des ZVK.

27.6.6 Versorgung venöser Zugänge

Verbandwechsel

Zur Prävention lokaler Venenreaktionen und v. a. Venenkatheter assoziierter Infektionen (90 %) stellen aseptische Bedingungen beim Umgang mit venösen Zugängen eine Grundvoraussetzung dar. Ursachen für mikrobielle Kontaminationen sind

- die Keimbesiedelung der Haut des Patienten (extraluminaler Infektionsweg) und
- die Berührung des venösen Zugangs bzw. die Diskonnektion von venösem Zugang und Infusionssystem (luminaler Infektionsweg).

Das Verbandmaterial bietet weitgehend Schutz vor Kontaminationen. Aber ohne adäquates hygienisches Verhalten und Einhalten konsequenter Regeln nützt der beste Verband nichts.

Material

Es stehen unterschiedliche Materialien und Techniken für den Verbandwechsel zur Verfügung:
- sterile Gazeverbände
- transparente, wasserdampfdurchlässige Folienverbände aus Polyurethan

Bei der Verwendung von Gazeverbänden wird ein Verbandwechsel innerhalb von 48 – 72 Std. empfohlen (bei Bedarf z. B. bei Verschmutzungen auch häufiger). Bei transparenten Verbänden liegt das Wechselintervall bei bis zu 7 Tagen (siehe Produktbeschreibungen).

Durchführung

Nach den Richtlinien für Krankenhaushygiene und Infektionsprävention des Robert Koch-Instituts (RKI) sind folgende Empfehlungen zu berücksichtigen (**Abb. 27.36**, **Abb. 27.37**):
- hygienische Händedesinfektion vor und nach jedem Verbandwechsel
- Verbandwechsel mittels No-Touch-Technik oder mit sterilen Handschuhen
- täglicher Verbandwechsel, wenn der Verband keine Inspektion der Insertionsstelle ermöglicht
- sofortiger Verbandwechsel bei Durchfeuchtung, Verschmutzung oder Ablösung
- keine Verwendung von antibakteriellen Salben an der Einstichstelle, da eine Wirksamkeit nicht bewiesen ist und einige Präparate die Resistenzentwicklung von Keimen fördern können

Nach der Information des Patienten und der Vorbereitung des Materials wird wie folgt vorgegangen:
- eine bequeme Lagerung ermöglichen
- unsterile Handschuhe anziehen (Selbstschutz)
- alten Verband vorsichtig entfernen und in Abwurf entsorgen

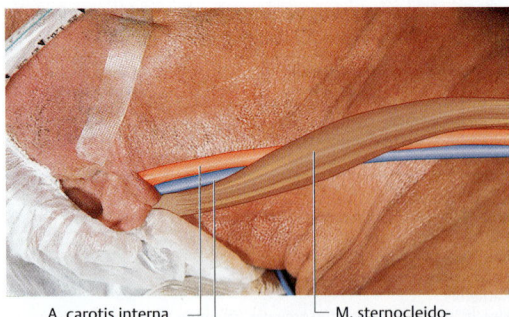

Abb. 27.34 Nach der Seldinger-Technik wird ein ZVK in die V. jugularis gelegt.
a Zur Kanülierung der V. jugularis interna rechts nach der Seldingertechnik wird zuerst das entsprechende Hautareal desinfiziert.
b Vor der Punktion werden die Lumen des ZVK mit Kochsalz und damit luftleer aufgefüllt.
c Der Arzt punktiert die V. jugularis unter Palpation der A. carotis.
d Über die in der V. jugularis liegende Nadel wird ein Seldinger-Draht vorgeschoben.
e Nach Entfernen der Nadel wird über den Seldinger-Draht der ZVK vorgeschoben.
f Nach Platzierung des ZVK wird die korrekte intravasale Lage durch Aspiration von Blut bestätigt.

A. carotis interna
V. jugularis interna
M. sternocleido-mastoideus

a

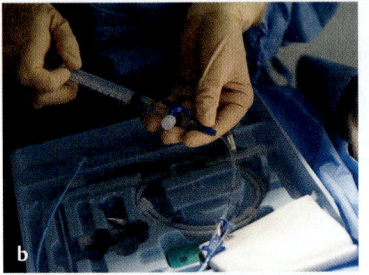

b

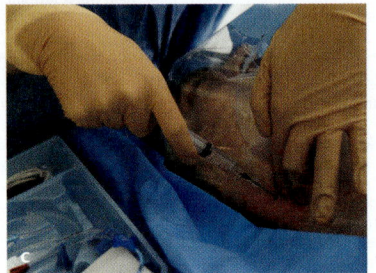

c

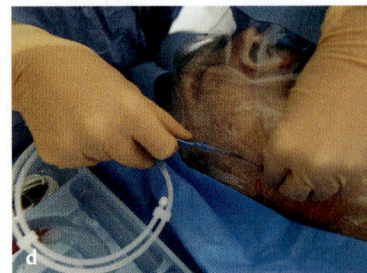

d

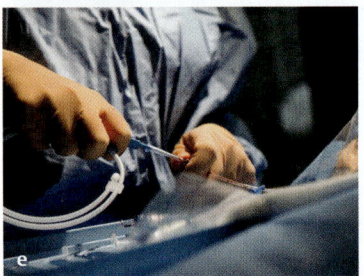

e

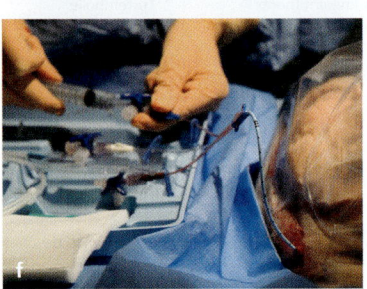

f

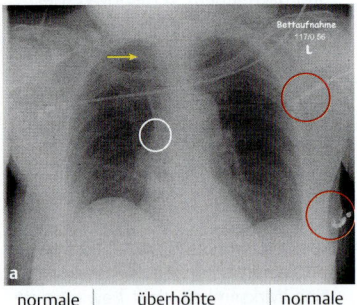

a

| normale P-Welle | überhöhte P-Welle | normale P-Welle |

b

Abb. 27.35 Lagekontrolle des ZVK. a Die Röntgenaufnahme zeigt die korrekte Lage (gelber Pfeil und Kreis) eines ZVK in der V. cava superior vor dem rechten Vorhof und EKG-Ableitungen mit zuführenden Kabeln (rote Kreise). **b** In der atrialen EKG-Ableitung wird die Fehllage in Form einer erhöhten P-Welle sichtbar.

- die Punktions- und Konnektionsstellen desinfizieren (alkoholische Antiseptika)
- mögliche Inkrustierungen unter sterilen Kautelen entfernen
- Einstichstelle nochmals von innen nach außen desinfizierend reinigen
- Einstichstelle und umgebendes Hautareal auf Entzündungszeichen, Unverträglichkeitsreaktionen (Pflaster) und Nebenwirkungen (ausgelaufene Infusionslösung) inspizieren
- neuen Verband steril anlegen
- Verbandwechsel dokumentieren

MERKE Als Grundsatz für Manipulationen an venösen Zugängen gilt: So oft wie nötig, so wenig wie möglich! Diskonnektionen sind auf das Minimum zu beschränken und vor jeder Berührung der venösen Zugänge und ihrer Verbindungsstellen müssen die Hände desinfiziert werden. ————

Weitere Maßnahmen
Alle zuleitenden Systeme, Konnektoren und Dreiwegehähne werden innerhalb von 24 Std. gewechselt (Infektionsprophylaxe). Wenn vorübergehend keine weiteren Infusionen laufen müssen, kann die Venenverweilkanüle mit NaCl 0,9 % gespült und/oder mit einem Kunststoffmandrin abgetöpselt werden (Mandrin muss die gleiche Größe wie die Kanüle haben, daher auf Farbcodierung achten!).

MERKE Thrombosierte Kanülen und ZVK dürfen niemals unter Druck freigespült werden, da die Gefahr einer Embolie besteht! Arzt benachrichtigen, der ggf. eine neue Kanüle legt und die alte zieht. ————

Zentrale Venenkatheter sollen niemals ohne Infusion sein, also niemals nur verschließen. Die Gefahr einer Thrombosie-

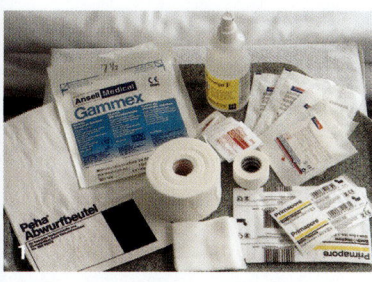

Materialien: Abwurfbeutel, sterile Handschuhe, Desinfektionsmittel, sterile Kompressen in zwei verschiedenen Größen, steriles Pflaster, Fixationspflaster, Mullbinde.

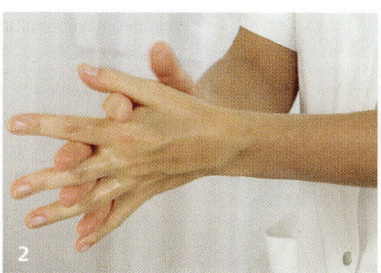

Desinfektion der Hände.

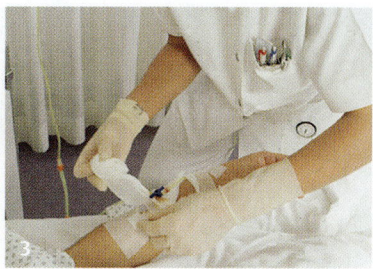

Entfernen des alten Verbandes. Bitte denken Sie daran: sobald Sie eine Erkältung haben, müssen Sie einen Mund-Nasen-Schutz tragen, um eine Kontamination der Eingangspforte zu verhindern.

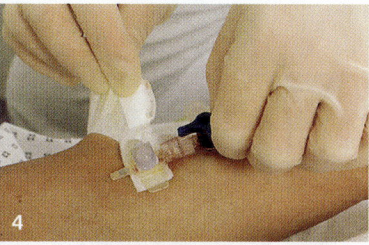

Sichern Sie beim Entfernen des letzten Pflasters mit einer Hand den Katheter, um eine mögliche Lageveränderung zu verhindern. Zusätzlich sichernd wirkt ein Pflasterzügel am Infusionssystem (auch in Abb. 6 gut zu erkennen).

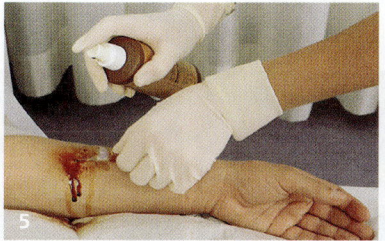

Nach der Desinfektion wird die Einstichstelle von innen nach außen gereinigt, um zu vermeiden, dass Keime zur Eintrittspforte gelangen.

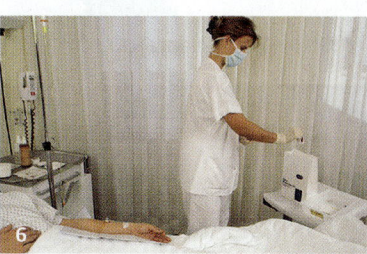

Die Trennung von reiner Seite (links) und unreiner Seite (rechts) ist hier sehr schön zu sehen. Es wird auch deutlich, warum die Sicherung des Katheters vor Dislokation so wichtig ist. Die Pflegeperson kann nicht jede Sekunde den Katheter mit ihrer Hand fixieren.

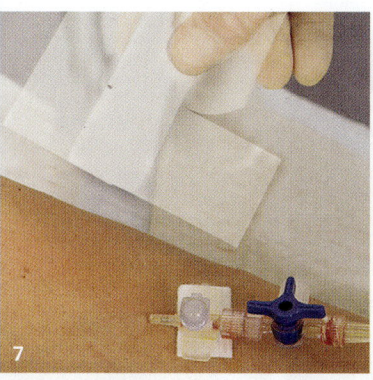

Eine kleine Kompresse schützt vor Druckgeschwüren und wird mit dem Pflaster, das die Einstichstelle schützt, fixiert. Das Pflaster darf nicht über den Dreiwegehahn geklebt werden, um eine Wechsel noch zu ermöglichen.

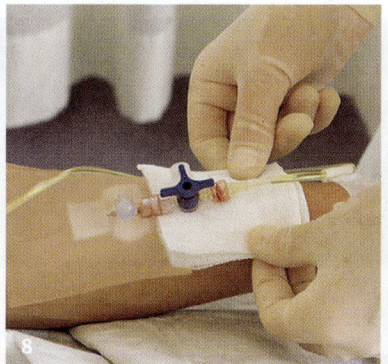

Eine Kompresse wird zur Dekubitusprophylaxe zwischen Dreiwegehahn und Haut geschoben.

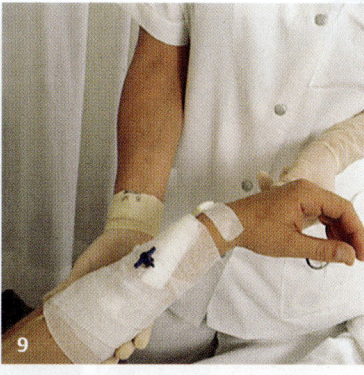

Eine Mullbinde fixiert zusätzlich das Infusionssystem. Es sollte in Zusammenhang mit dem Verbandwechsel erneuert werden, da sonst die Mullbinde wieder entfernt werden müsste.

Abb. 27.36 Die Pflegeperson führt einen Verbandwechsel am peripheren Venenkatheter durch.

rung ist sehr groß. Es müsste ein neuer ZVK gelegt werden. Eine Heparinisierung eines nicht genutzten Lumens am ZVK wird laut RKI wegen möglicher Blutungsneigung nicht empfohlen.

27.6.7 Messung des zentralvenösen Drucks (ZVD)

❗ DEFINITION Der **zentralvenöse Druck** ist der über einen ZVK in der V. cava superior gemessene Druck. Er entspricht dem Druck im rechten Vorhof des Herzens. Der ZVD liefert Informationen bzgl. Venentonus, Rechtsherzfunktion und intravasalen Flüssigkeitsvolumens. _____

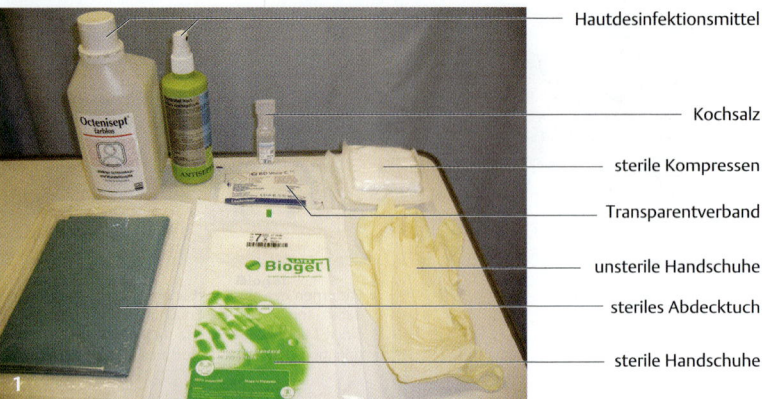

Hautdesinfektionsmittel

Kochsalz

sterile Kompressen

Transparentverband

unsterile Handschuhe

steriles Abdecktuch

sterile Handschuhe

Vorbereitetes Material zum Verbandwechsel am ZVK.

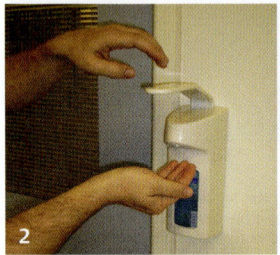

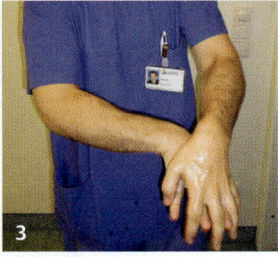

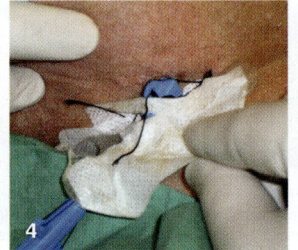

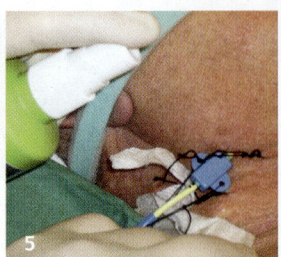

Vor Beginn des Verbandwechsels erfolgt eine hygienische Händedesinfektion.

Nachdem unsterile Handschuhe angezogen worden sind, wird der alte Verband entfernt. Unter Zuhilfenahme von alkoholischer Hautdesinfektionslösung lässt sich die Fixierung z. T. leichter lösen.

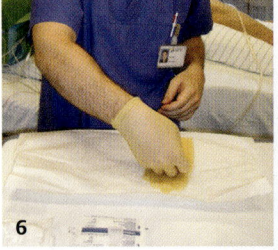

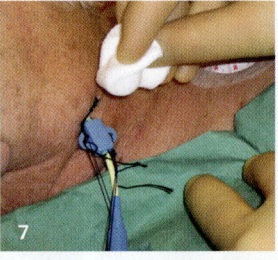

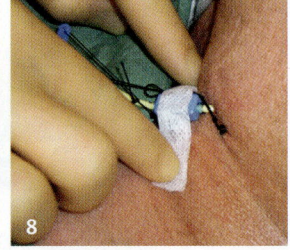

Nach Wechsel der Handschuhe wird unter sterilen Kautelen die Punktionsstelle desinfizierend gereinigt, mögliche Inkrustierungen mit NaCl 0,9% entfernt.

ZVK wird mit sterilem Pflasterstreifen fixiert (1. Fixierung).

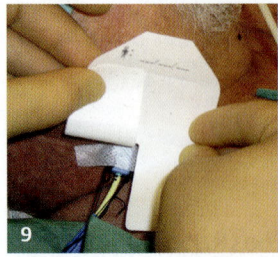

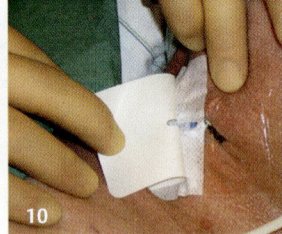

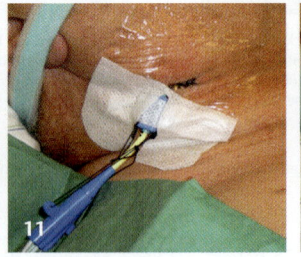

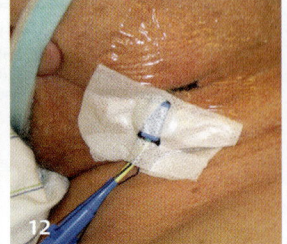

Steriler Transparentverband wird angelegt.

Vollständige sterile Abdeckung mit Transparentverband.

Fertiger Verband mit 2. Fixierung durch Pflasterstreifen.

Abb. 27.37 Der Verbandwechsel am ZVK ist eine anspruchsvolle Aufgabe, die Fingerspitzengefühl erfordert. Die hygienischen Vorschriften müssen unbedingt eingehalten werden.

Für die Ermittlung des zentralvenösen Druckes stehen zwei Messmethoden zur Verfügung:

- Messung über Wassersäule oder
- elektrische Messung mittels eines Transducers

Der Referenzpunkt (Nullpunkt) liegt in Höhe des rechten Vorhofs (hydrostatischer Indifferenzpunkt). Bei der Messung liegt der Patient flach auf dem Rücken, soweit die Erkrankung es zulässt.

Normwert. Der Normwert des ZVD variiert und liegt zwischen 1 und 9 mmHg. 1 mmHg entspricht 1,36 cm Wassersäule (H$_2$O). Wird die Messung mittels Wassersäule ermittelt, beträgt der Umrechnungsfaktor für mmHg 0,74. Damit lassen sich bei angenommenen Fehlmessungen Vergleiche anstellen.

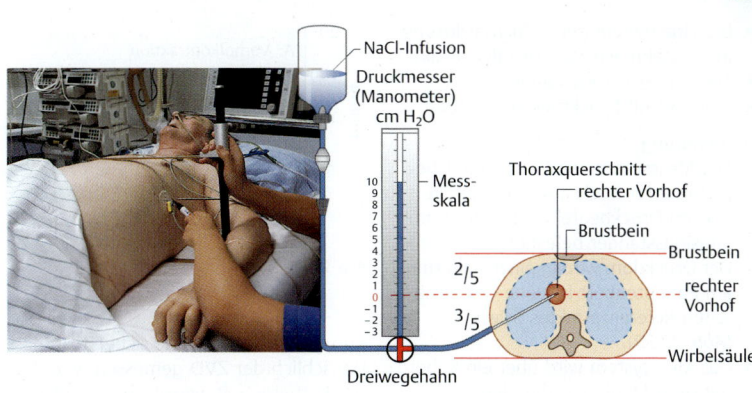

Abb. 27.38 *Links:* Ermittlung des Referenzpunkts mittels Thoraxschublehre. *Rechts:* Die Messlatte (Manometer) stimmt mit dem Nullpunkt und dem ermittelten Referenzpunkt (in Höhe des rechten Vorhofes) überein. Das Messsystem ist mit dem ZVK verbunden, die Skala zeigt einen ZVD von 10 cm Wassersäule.

Messung über Wassersäule

Die Messung des ZVD erfolgt in fünf Schritten:

1. Material vorbereiten
2. System füllen
3. Null-Punkt bestimmen
4. Messung durchführen
5. nachbereiten und die ermittelten Werte dokumentieren

1. Schritt: Material vorbereiten

Erforderlich sind

- eine Thoraxschublehre zur Ermittlung des Referenzpunktes,
- ein Fettstift zur Markierung des Referenzpunktes,
- ein am Infusionsständer befestigtes Venotonometer (Messskala mit Pfeil),
- 0,9%ige Kochsalzlösung,
- ZVD-Messsystem (dreischenkelig) mit Dreiwegehahn.

2. Schritt: System füllen

Das Messsystem besteht aus 3 Lumina, die mit einem Dreiwegehahn verbunden sind. Das Messsystem wird aus der Verpackung entnommen, das Überleitsystem mit der Infusionsflasche konnektiert und nach Aufhängen der Kochsalzflasche das komplette System mit Kochsalzlösung gefüllt. Der Messschenkel wird in das Venotonometer (Messlatte) gespannt und das Überleitungssystem am ZVK fixiert.

3. Schritt: Nullpunkt bestimmen

Der informierte Patient wird unter Berücksichtigung von Kontraindikationen (z. B. erhöhter intrakranieller Druck) in eine flache Rückenlage gebracht. Die Thoraxschublehre wird in Höhe des Herzens vorsichtig unter den Thorax des Patienten geschoben. Nun wird die Wasserwaage auf der Schublehre ins Lot gebracht. Der Referenzpunkt (Nullpunkt)

befindet sich in Höhe des Dorns der Thoraxschublehre.

Mit Zustimmung des Patienten sollte der Referenzpunkt mit einem Fettstift am Thorax gekennzeichnet werden. Danach die am Infusionsständer befestigte Messlatte an den Patienten heranfahren und Pfeil so ausklappen, dass seine Spitze direkt auf den markierten Referenzpunkt zeigt (**Abb. 27.38**).

4. Schritt: Messung durchführen

Alle Infusionen, v. a. druckgesteuerte, müssen angehalten werden, damit es später nicht zu Bolusinjektionen kommt. Die weiteren Schritte sehen wie folgt aus:

- Das angeschlossene Messsystem wird durch Öffnen des daran befindlichen Dreiwegehahns freigegeben.
- Zunächst werden einige Milliliter Kochsalzlösung aus dem Infusionsbehälter in den ZVK gespült, sodass der ZVK frei durchgängig ist (manchmal können Verklebungen durch Glukose und andere Lösungen auftreten).
- Durch Umstellung des Dreiwegehahns in Richtung des Venotonometers (Messlatte) kann jetzt die Kochsalzlösung aus dem Messschenkel in den Patienten fließen.
- Die Wassersäule senkt sich atemsynchron bis zum Erreichen des tatsächlichen Wertes, der jetzt abgelesen und dokumentiert werden kann.

5. Schritt: Nachbereitung

Bei der Nachbereitung ist Folgendes zu beachten:

- Das Messsystem wird mit Hilfe des eigenen Dreiwegehahns blockiert, sodass Flüssigkeit nicht ungewollt austreten kann.
- Der Dreiwegehahn am ZVK wird wieder in Richtung der Infusionen umge-

stellt. **Achtung:** noch einmal sicherstellen, dass keine Bolusinjektionen durch nicht abgestellte druck- oder schwerkraftgesteuerte Infusionen eintreten!

- Wenn der Zugang am Dreiwegehahn des ZVK für andere Zwecke benutzt werden muss, wird das Messsystem vom ZVK gelöst, der Schraubverschluss mit einem sterilen Verschlussstopfen versehen und an der Aufhängung der Rollerklemme befestigt.
- Der Patient wird wieder in eine für ihn angenehme und zulässige Position gebracht.

> **MERKE** Bei atemsynchronen Bewegungen des Flüssigkeitsspiegels können Schwankungen so groß sein, dass ein Mittelwert angenommen und als ZVD notiert werden muss.

Elektrische Messung des ZVD

Diese ZVD-Messung wird zumeist auf „intermediate care" oder Intensivstationen sowie in der Anästhesie eingesetzt. Anstelle einer Wassersäule ist wie bei der arteriellen Blutdruckmessung technisches Zubehör notwendig.

Die **Vorteile** dieses Messverfahrens sind v. a. bei mehrlumigen Kathetern:

- permanente und direkte Überwachung des ZVD,
- minimierte Kontaminationsgefahr, da eine permanente Diskonnektion nicht mehr erforderlich ist.

Material

Für die elektrische Messung wird benötigt:

- Messsystem mit druckstabilen Schläuchen
- Druckmanschette

- 0,9 %ige heparinisierte Kochsalzlösung im Beutel (nach Standard der Klinik)
- Transducer (Druckwandler)
- Monitor mit Druckmessvorrichtung

Vorbereitung
- Das Messsystem wird luftfrei mit heparinisierter Kochsalzlösung gefüllt und im Druckbeutel eingespannt am Infusionsständer befestigt.
- Der Druckdom wird in einer Halterung am Patientenbett in Höhe des ermittelten Referenzpunktes fixiert (**Abb. 27.39**).
- Das Messsystem wird über ein Kabel mit dem Monitor verbunden.
- Am Monitor wird der Messort „ZVD" angewählt und nun der Nullabgleich des Transducers durchgeführt, indem man den Dreiwegehahn am Druckwandler zur Atmosphäre hin öffnet und am Monitor die Nulltaste drückt.

Durchführung
Nach Anschluss des Messsystems am ZVK wird der Patient flach gelagert und der Dreiwegehahn am ZVK in Richtung Transducer gestellt. Auf dem Monitor erscheinen eine ZVD-Kurve (**Abb. 27.40**) und ein in mmHg angegebener ZVD-Wert.

Die Nachbereitungen sind identisch mit den für die Messung über Wassersäule beschriebenen.

→ **MERKE** Der Wert allein reicht nicht aus. Es muss immer eine ZVD-

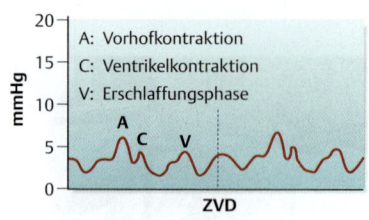

Abb. 27.40 Normale ZVD-Kurve.

Kurve zu sehen sein, die sicherstellt, dass tatsächlich der ZVD gemessen wird. Ist der Katheter z. B. verrutscht, ergibt die Messung falsche Werte, die nur auffallen können, wenn man dazu eine Kurve sieht. ─────────

27.6.8 Pflegemaßnahmen bei vollständig implantierbaren Systemen
Bei der pflegerischen Versorgung von Patienten mit vollständig implantierbaren Kathetern stehen einige Vorbehaltsaufgaben im Vordergrund, sodass innerhalb der Klinik geregelt sein muss, was Pflegende per Delegation an Tätigkeiten übernehmen dürfen. In jedem Fall gehören spezielle Unterweisungen zu den Grundvoraussetzungen, um mit diesen Systemen fachgerecht umgehen zu können.
Aufgaben der Pflege. Neben der generellen Krankenbeobachtung und der Unterstützung stehen für die Pflegenden bei der Infusionstherapie über implantierbare Systeme folgende Schwerpunkte im Vordergrund:
- Beobachtung und Kontrolle der Punktionsstelle und der Infusionssysteme
- Punktion des Ports
- Anschluss von Infusionen
- regelmäßige Spülung der Systeme
- Verbandwechsel und Versorgung des Systems

- Dokumentation aller Maßnahmen und Veränderungen

Punktion von Portsystemen
Über die erste Nutzung des Portsystems entscheidet der Chirurg. Sollten keine Schwellungen im Bereich des Ports vorliegen, die eine Wartezeit von bis zu mehreren Tagen bedingen, kann das Portsystem ebenso wie die teilimplantierten Systeme sofort genutzt werden.

Richten des Materials
Steriles Zubehör. Für vollständig implantierte Portsysteme wird folgendes steriles Zubehör benötigt:
- Handschuhe
- nicht stanzende Nadel 20 – 22 Gauge mit integrierter Verlängerung (**Abb. 27.41**)
- zwei 10-ml-Spritzen oder größer
- 10 – 20 ml NaCl 0,9 %
- Lochtuch
- Pflaster- oder Folienverband
- evtl. Lokalanästhetikum
- Heparin
- ggf. ein Infusionsset (Verlängerung)
Unsteriles Zubehör. Gerichtet werden
- Hautdesinfektionsmittel, Mundschutz,
- Einmalhandschuhe und Abwurf.

Vorbereitung des Patienten
Vor der Punktion muss der Patient befragt werden, ob sich seit der letzten Kanülierung Probleme ergeben haben (Schmerzen, Rötung, Druckempfindlichkeit), die auf Komplikationen wie lokale Entzündungen oder Thrombose hinweisen. Nach Erläuterung der Vorgehensweise wird eine für den Patienten bequeme und für die Punktion günstige Lage gewählt.

Durchführung der Kanülierung
Die Punktion erfolgt unter aseptischen Bedingungen. Alle sterilen Materialien werden auf einem steril gedeckten Tisch vorbereitet. Für eine Bolusinjektion oder Blutentnahme reicht eine Sprüh-

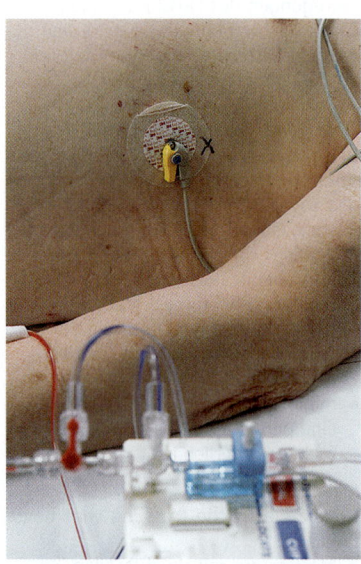

Abb. 27.39 Der Einmaldruckwandler, in Höhe des Referenzpunktes in einer Halterung fixiert, dient zur Messung des arteriellen Blutdrucks und des zentralvenösen Drucks.

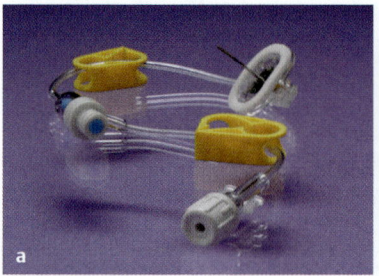
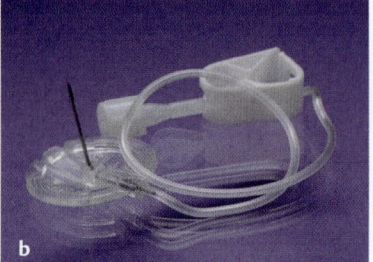

Abb. 27.41 Portnadeln (BBraun, Melsungen AG). **a** Spezialschliff-Sicherheitskanüle mit abgewinkelter Nadelspitze 20G, **b** Portkanüle mit Fixierflügeln 20G.

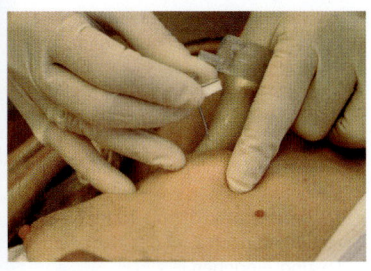

Abb. 27.42 Punktion eines Ports. Die Haut oberhalb des Ports wird gestrafft.

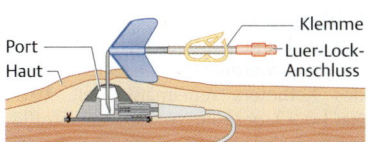

Port
Haut
Klemme
Luer-Lock-Anschluss

Abb. 27.43 Rechtwinklig gebogene Huber-Nadel mit Verlängerung (Infusionsset).

desinfektion des Hautareals mit ausreichender Einwirkzeit. Für eine Infusionstherapie und bei lang liegender Kanüle empfiehlt sich eine chirurgische Wischdesinfektion.

Nach Abdeckung der Haut mittels Lochtuch wird die Haut oberhalb des Ports mit einer Hand gestrafft (**Abb. 27.42**). Vor der Punktion wird der Patient gebeten, tief einzuatmen und die Luft anzuhalten. Währenddessen wird die Kanüle langsam senkrecht bis zum Erreichen des Bodens der Portkammer eingeführt und senkrecht gehalten. Das ist wichtig, damit es nicht durch eine unvollständige Einführung zum Verschluss der Kanüle durch das Septum kommen kann. Gleichzeitig kann die Kanüle durch zu schnelles Eindringen beschädigt werden und später beim Herausziehen die Membran zerstören.

Sobald die Kanüle platziert ist, wird der Patient aufgefordert weiterzuatmen. Durch Aspiration von Blut muss die richtige Lage der Kanüle überprüft werden. Danach kann die Verlängerung abgeklemmt und die Spritze verworfen werden.

Eine Alternative stellt die Punktion mit einer rechtwinklig abgebogenen so genannten Huber-Nadel dar (**Abb. 27.43**). **Verbandwechsel.** Der Verband wird analog zu den konventionellen zentralvenösen Kathetern unter sterilen Kautelen mit Transparent- oder Kompressenverbänden gewechselt.

Anwendung der Portsysteme

Die vollständig implantierten Portsysteme werden überwiegend genutzt

- zur Blutentnahme,
- für Bolusinjektionen,
- für Infusionen.

Blutentnahme über Portsystem

Nach nochmaliger Aspiration von 5 ml Blut und Verwerfen der Spritze wird die Verlängerung abgeklemmt und eine 20-ml-Spritze adaptiert. Jetzt kann man die notwendige Menge an Blut aspirieren und später in vorgesehene Blutröhrchen umfüllen. Unmittelbar nach der Blutentnahme muss das System mit 20 ml NaCl 0,9 % gespült werden.

Bolusinjektion über Portsystem

Vor der Applikation des Medikaments wird das Portsystem mit 0,9 % NaCl gespült, um einen freien Abfluss zu gewährleisten. Dann folgendermaßen vorgehen:

- Zuleitung wieder abklemmen, Spritze verwerfen
- Spritze mit dem zu applizierenden Medikament adaptieren
- Klemme öffnen, Medikament injizieren (auf eventuelle Fehlinjektion achten)
- System wieder abklemmen, Spritze verwerfen

Sollen mehrere Medikamente nacheinander injiziert werden, muss nach jeder Injektion eine Spülung mit Kochsalz erfolgen. Ansonsten wird der Port abschließend mit heparinisierter Kochsalzlösung geblockt, um eine Okklusion zu verhindern. Danach kann die Kanüle

unter Druck auf den Stempel (Vermeidung von Blutrückfluss) vorsichtig aus dem Port gezogen werden.

Für Blutentnahmen und Bolusinjektionen müssen Spritzen von 10 – 20 ml benutzt werden, damit kein zu großer Druck (> 40 psi) erzeugt und der Port nicht geschädigt wird.

Infusion über Portsystem

Das Verfahren zur Anlage einer Infusion ist sehr ähnlich (**Abb. 27.44**). Nach sicherer Punktion und Spülung des Ports wird die Punktionsnadel fixiert und zusammen mit dem Areal des Ports steril verbunden. Dabei sollte ein Teil der Schlauchverlängerung als Schlaufe unter dem Verband fixiert werden, sodass sich ein eventueller Zug nicht direkt auf den Port auswirken kann. Der Luer-Lock-Anschluss wird mit dem Überleitsystem konnektiert.

Zu Beginn der Infusionstherapie ist auf eine mögliche Schwellung zu achten, die auf eine Fehlinfusion hinweist. Nach der Infusion wird das Überleitsystem von der Verlängerung getrennt und das System mit 10 ml Kochsalzlösung gespült. Ist unmittelbar danach keine weitere Infusion erforderlich, wird das Portsystem nach Vorgabe der Klinik heparinisiert (z. B. 100 IE Heparin pro ml). Die Kanüle bleibt liegen (max. bis zu zwei Wochen).

Wird das System länger nicht benutzt, wird die Punktionsnadel unter Druck auf den Stempel entfernt. Es empfiehlt sich eine Spülung und erneute Blockung mit Heparin innerhalb von 4 Wochen. Ein Verband des Ports ist hierbei nicht erforderlich.

27.6.9 Maßnahmen bei teilweise implantierten Kathetern

Teilimplantierte Kathetersysteme können unmittelbar nach ihrer Anlage genutzt werden. Zu den pflegerischen Maßnahmen gehören:

- Sicherstellung der hygienischen Bedingungen

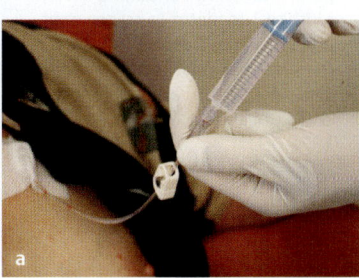
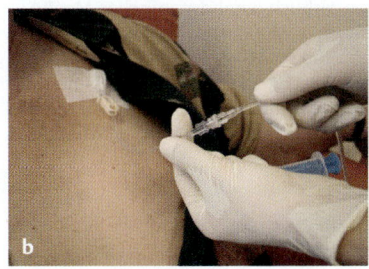
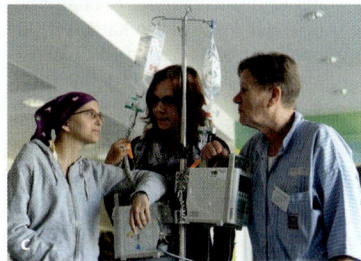

Abb. 27.44 Infusion über das Portsystem. a Nach der Punktion wird der Port gespült, **b** der Luer-Lock-Anschluss des Ports wird mit dem Überleitsystem konnektiert, **c** zu Beginn der Infusionstherapie ist auf eine mögliche Schwellung zu achten, die auf eine Fehlinfusion hinweist.

- Wechsel der Infusionslösungen
- regelmäßige Spülungen der jeweiligen Lumen
- Verbandwechsel

Hygiene und Wechsel der Infusionslösungen

Zur Vermeidung einer Kontamination sollen die Anschlussstücke der Katheter in sterile Kompressen eingelegt werden. Vor jeder neuen Applikation werden die Anschlussstücke aus der Kompresse entfernt und wischdesinfiziert. Danach kann das jeweilige Infusionssystem konnektiert und die Infusionstherapie gestartet werden. Bei einem notwendigen Wechsel der Infusionslösung wird das neue Infusionssystem ohne Wischdesinfektion unter aseptischen Bedingungen konnektiert.

Spülungen

Erfolgt keine kontinuierliche Infusionstherapie, werden die einzelnen Lumen des Katheters regelmäßig mit 10 ml NaCl 0,9 % gespült. Werden Nährstofflösungen eingesetzt, empfiehlt sich eine Spülung der Lumen mit 20 ml NaCl 0,9 %.

Darüber hinaus können zusätzliche Spülungen durchgeführt werden, um Ablagerungen z. B. durch Fettlösungen zu verhindern. Dazu wird unter Berücksichtigung der Anamnese eine Alkohollösung benutzt. Die applizierte Alkoholmenge entspricht dabei einer Menge von 1 g Alkohol. Zum Vergleich: Eine Flasche Bier enthält je nach Marke zwischen 40 und 60 g Alkohol.

Durchführung

Nach Aufklärung des Patienten ergibt sich folgender Ablauf:

- zwei sterile 10-ml-Spritzen mit NaCl 0,9 % füllen und auf steril gedecktem Tisch richten
- eine dritte Spritze mit 5 ml NaCl 0,9 % und 5 ml 95 %igen Alkohol aufziehen und steril anrichten
- Mundschutz anlegen und Hände desinfizieren
- Katheter zunächst mit 10 ml NaCl spülen, danach 2 ml der NaCl-Alkohol-Lösung eingeben
- nach Wartezeit von 1 – 2 Minuten Katheter mit weiteren 10 ml NaCl nachspülen
- Katheter abstöpseln

Verbandwechsel

Die Intervalle der Verbandwechsel als auch die Verbandstoffe entsprechen denen bei herkömmlichen zentralvenösen Kathetern (S. 697).

Lern- und Leseservice

Verwendete Literatur
→ Axhausen Ch, Keusch K. Wasser- und Elektrolythaushalt. In: Frey P, Baumann C, Kurmann Ch, Pasch Th. Anästhesiologie und Intensivmedizin. Band 1. Bern: Huber; 1998
→ Baranowski L, Jonas G. The intravenous therapy department. In: Terry J, Baranowski L, Lonsway RA, Hedrick C, eds. Intravenous therapy. Clinical principles and practice. Philadelphia: WB Saunders; 1999: 15 – 42
→ Bieker C, Grünewald M. Kardiopulmonale Reanimation. In: Ullrich L, Stolecki D, Grünewald M, Hrsg. Intensivpflege und Anästhesie. 2. Aufl. Stuttgart: Thieme; 2010: 188 – 196
→ Daschner F, Dettenkofer M, Frank U, Scherrer M. Praktische Krankenhaushygiene und Umweltschutz. 3. Aufl. Heidelberg: Springer; 2006
→ Eberhardt H. Antimikrobielle Wirkung silberbeschichteter zentralvenöser Katheter – Eine Studie an Patienten mit Untersuchung der Ätiopathogenese der mikrobiellen Katheterkolonisation durch Pulsfeld – Gelelektrophorese nach Makrorestriktionsanalyse. http://archiv.ub.uni-heidelberg.de/volltextserver/volltexte/1999/90/pdf/90_1.pdf: Zugriff vom 22.12 2007

→ Enderling G. Unterstützende Systeme zur parenteralen Nahrungsaufnahme. In: Ullrich L. Zu- und ableitende Systeme. Stuttgart: Thieme; 2000
→ Fikret E. Der zentrale Venenkatheter. Dtsch Med Wochenschr 2007; 132: 327 – 329
→ Fresenius Kompendium. 18. Aufl. 1996
→ Gastmeier P, Rüden H. Gefäßkatheter-assoziierte Infektionen. In: Gastmeier P, Rüden H, Lohde H, Ekkernkamp A, Seifert J. Qualitätssicherung in der noskomialen Infektiologie. Leitlinien – Prävention – Therapie. Stuttgart: Aesopus; 1998
→ Gordon M. Handbuch Pflegediagnosen. München: Urban & Fischer; 2001
→ Hartig W, Biesalki H, Druml W, Forst P, Weimann A. Ernährungs- und Infusionstherapie. Standards für Klinik, Intensivstation und Ambulanz. 8. Aufl. Stuttgart: Thieme; 2003
→ Hintzenstern U von, Sakka SG. Praxisbuch hämodynamisches Monitoring. München: Urban & Fischer; 2005
→ Hirschmann W. Periphere Venenverweilkanülen. Hygienemaßnahmen und Komplikationen. HygMed 12: 972

→ Jauch KW, Schregel W et al. Technik und Zugänge in der parenteralen Ernährung. Aktuelle Ernährungsmedizin 2007; 32: 41 – 53
→ Kutz N. Venöse Zugänge. In: Taeger K et al. Grundlagen der Anästhesiologie und Intensivmedizin für Fachpflegepersonal. 4. Aufl. Wiesbaden: Wissenschaftliche Verlagsabteilung Abbott GmbH; 2002
→ Larsen R. Anästhesie und Intensivmedizin für die Fachpflege. 7. Aufl. Berlin: Springer; 2007
→ Lapp H, Müller M. Invasives und nicht invasives hämodynamisches Monitoring. In: Meyer G, Friesacher H, Lange R. Handbuch der Intensivpflege. Pflegerische Praxis und medizinische Grundlagen. 8. Ergänzungslieferung (2000). Landsberg/Lech: ecomed, 1993
→ Madeo M, Martin C et al. A randomized trial comparing Arglaes (a transparent dressing containing silver ions) to Tegaderm (a transparent polyurethane dressing) for dressing peripheral arterial catheters and central vascular catheters. Intensive and Critical Care Nursing 1998; 4: 187 – 191

→ Pargger H. Intravasale Katheter und Monitoring. In: Burchardi H, Larsen R, Kuhlen R. Die Intensivmedizin. 10. Aufl. Berlin: Springer; 2008

→ Schmidt RF, Lang F. Physiologie des Menschen. 30. Aufl. Berlin: Springer; 2007

→ Schmitz JE. Ernährung und Infusionstherapie. In: Burchardi H, Larsen R, Kuhlen R. Die Intensivmedizin. 10. Aufl. Berlin: Springer; 2007

→ Schwegler J. Der Mensch. Anatomie und Physiologie. 5. Aufl. Stuttgart: Thieme; 2011

→ Silbernagl S, Despopoulos A. Taschenatlas der Physiologie. 7. Aufl. Stuttgart: Thieme; 2007

→ Schulte am Esch J, Bause HW, Kochs E, Scholz J, Standl T, Werner C, Hrsg. Anästhesie und Intensivmedizin. MLP Duale Reihe. 3. Aufl. Stuttgart: Thieme; 2007

→ Schummer W, Schummer C. Gefäßzugänge. In: van Aken H, Reinhardt K, Zimpfer M, Welte T. Intensivmedizin. 2. Aufl. Stuttgart: Thieme; 2006

→ Sitzmann F. Prävention nosokomialer Infektionen. In: Ullrich L, Stolecki D, Grünewald M, Hrsg. Intensivpflege und Anästhesie. 2. Aufl. Stuttgart: Thieme; 2010: 290 – 313

→ Stein J, Jauch KW. Praxishandbuch Klinische Ernährung und Infusionstherapie. Berlin: Springer; 2003

→ Stolecki D. Klinische Ernährung. In: Ullrich L, Stolecki D, Grünewald M, Hrsg. Intensivpflege und Anästhesie. 2. Aufl. Stuttgart: Thieme; 2010: 262 – 274

→ Trautmann M et al. Empfehlung Prävention Gefäßkatheter-assoziierter Infektionen. veröffentlicht unter www.rki.de; Bundesgesundheitsblatt November 2002

→ Uslu M, Börner U, Koebke J. Leitfaden der zentralvenösen Katheterisierung. Stuttgart: Thieme; 1997

→ Weilemann LS, Schuster HP. Parenterale Ernährung. Stuttgart: Thieme; 1993

→ Wilhelm W, Larsen R. et al. Hämodynamisches und respiratorisches Monitoring, intravasale Katheter. In: Die Intensivmedizin. 11. Aufl. Berlin: Springer; 2011

Internetadressen

→ http://www.dhzb.de/Pflegestandard. htm (Infusionstherapie)

→ http://θ/(Infusion)

28 Transfusionen

Dietmar Stolecki

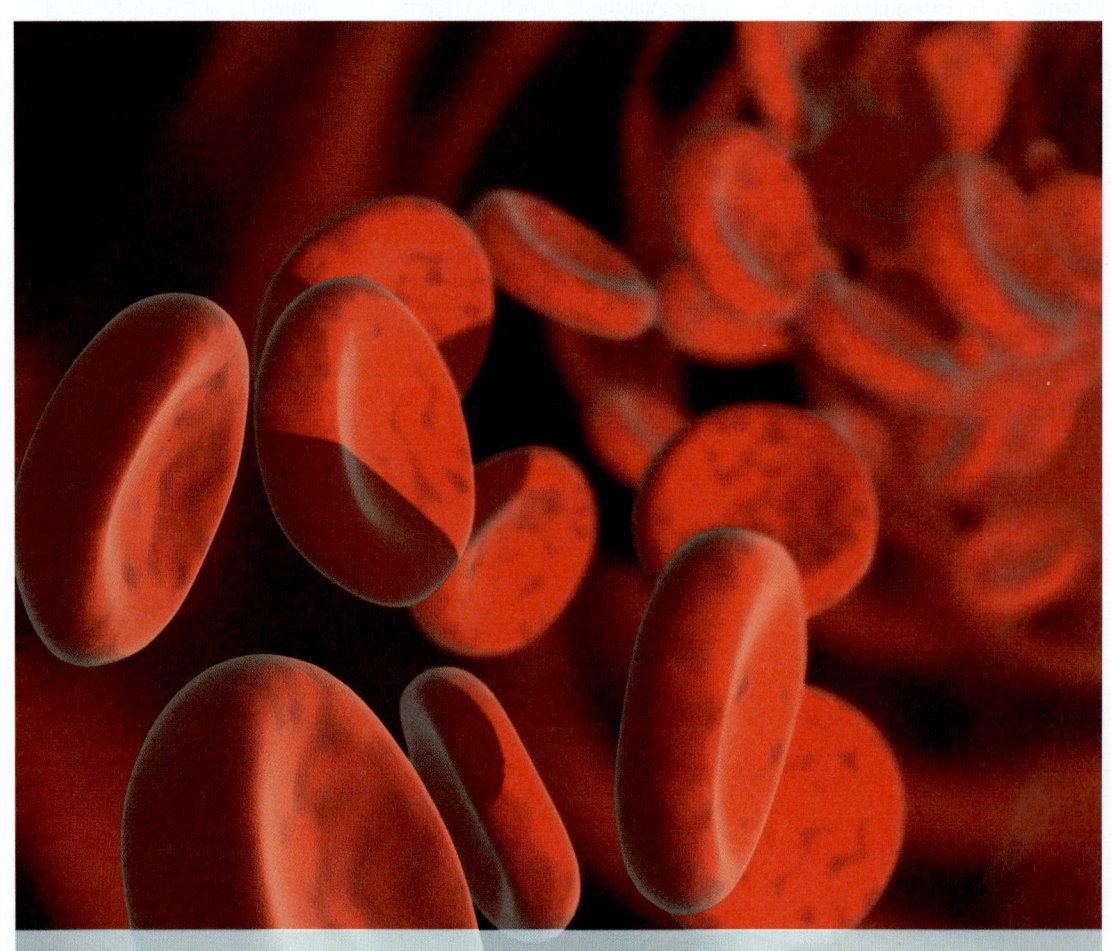

28.1 Grundlagen aus Pflege- und Bezugswissenschaften

Mit der Entdeckung der Blutgruppen durch Karl Landsteiner im Jahr 1901 und der Entdeckung des Rhesusfaktors im Jahr 1940 durch Wien und Landsteiner gelang der Durchbruch für die Transfusionsmedizin. Durch weiterentwickelte Erkenntnisse aus der Immunologie und der Serologie ist es heute möglich, Menschen mit angeborenen oder erworbenen anämischen Zuständen spezielle Blutpräparate zu übertragen und dadurch vielfach Leben zu retten.

! DEFINITION Unter **Transfusion** (lat.: transfusio = das Hinübergießen) versteht man die Übertragung von Blut und Blutderivaten an einen Menschen.

28.1.1 Indikation

Durch eine Reihe von Erkrankungen, Verletzungen und Operationen können Blutungen eintreten und die Hämostase (Blutstillung) stören und damit eine vitale Bedrohung des Patienten verursachen. Insofern ist die Transfusion von Blut- und Blutbestandteilkonserven indiziert bei

- erhöhter Infektionsanfälligkeit (bei Leukozytopenie),
- Gefahr einer unstillbaren Blutung (bei Thrombozytopenie),
- Unfall mit großem Blutverlust (zu wenig Erythrozyten als Sauerstoffträger).

Das macht deutlich, dass Patienten vielfach Blut oder Blutderivate, eben den „Saft des Lebens" benötigen, um aus einer vital bedrohlichen Situation zu gelangen.

Zur Beurteilung einer Situation, die eine Bluttransfusion indiziert, sind Kenntnisse über die Blutkomponenten erforderlich.

28.1.2 Zusammensetzung und Funktionen des Blutes

Das Blutvolumen beträgt bei einem Erwachsenen ca. 8 % des Körpergewichts. Dies macht bei einem Körpergewicht von 70 kg zwischen 5 und 6 Litern aus. Es teilt sich in (**Abb. 28.1**):

- flüssige Bestandteile: Blutplasma (ca. 55 %) und
- zelluläre (korpuskuläre) Bestandteile: Blutzellen (ca. 45 %)

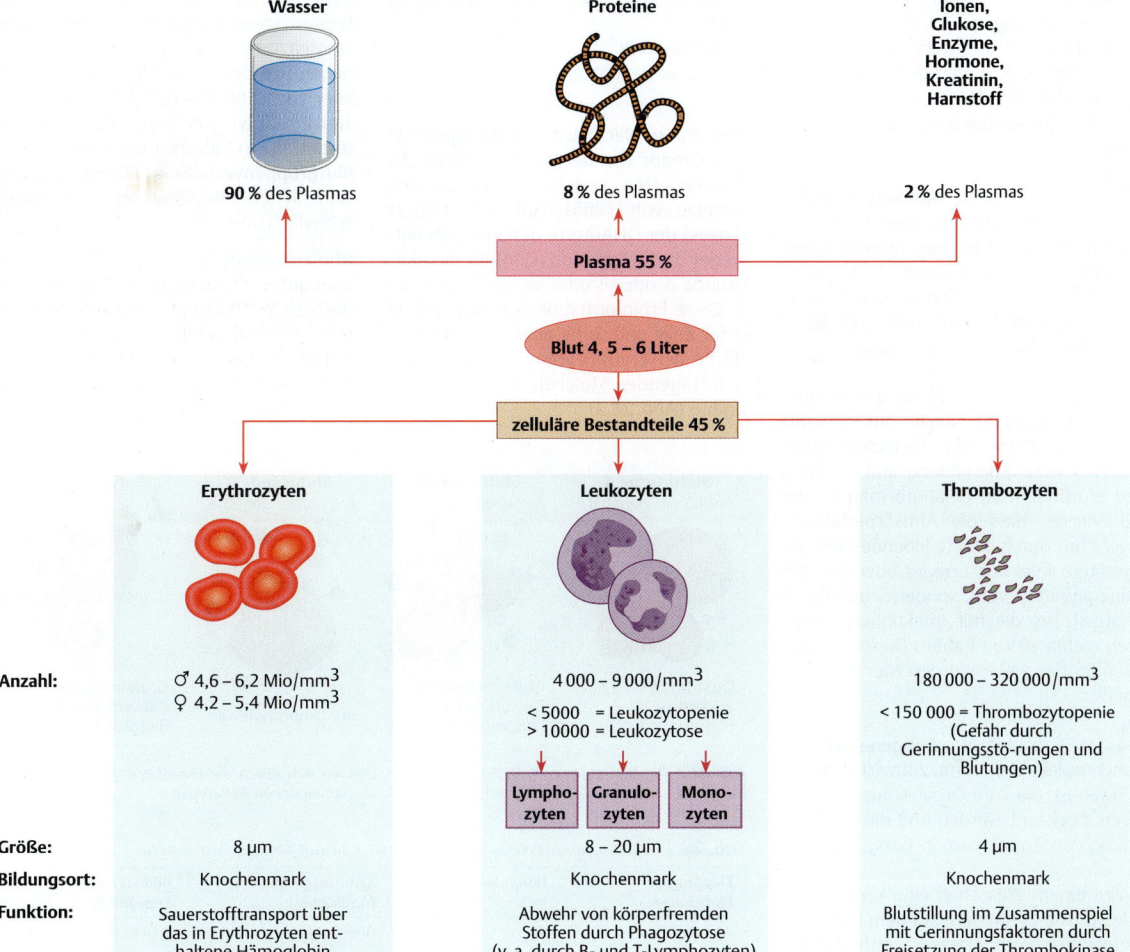

Abb. 28.1 **Blutzusammensetzung.** Feste und flüssige Bestandteile des Blutes.

90 % des Plasmas bestehen aus Wasser, 8 % sind Proteine, der Rest verteilt sich auf Zucker, Hormone und andere Stoffe.

Zu den zellulären Bestandteilen gehören Erythro-, Leuko- sowie Thrombozyten. Die Hauptaufgabe der Erythrozyten besteht im Sauerstofftransport. Während Leukozyten als „Polizisten" des Organismus fungieren und für die Abwehr von körperfremden Stoffen zuständig sind, sorgen die Thrombozyten in Kooperation mit Gerinnungsfaktoren für die Blutstillung bei Verletzungen.

Blut ist auch das Transportmittel für alle lebenswichtigen Stoffe und sorgt gleichzeitig für den Abtransport von Abfall- und Schadstoffen.

28.1.3 Immunabwehr – Antikörper und Antigene

Mit der Untersuchung von Infektionskrankheiten entstand das Fach der Immunologie. Immunologen fanden bei der Untersuchung von Blutproben heraus, dass nach überstandener Krankheit eine Immunität gegen diese Erkrankungen eintrat. Das führte zu der Erkenntnis, dass Antikörper dafür verantwortlich sind.

> **! DEFINITION** **Antikörper** sind Glukoproteine, die nach Kontakt des Organismus mit artfremden Proteinen von B-Lymphozyten und Plasmazellen gebildet werden und im Serum bzw. Plasma zu finden sind. Sie bekämpfen das körperfremde Eiweiß. ⎯⎯

Mit der Weiterentwicklung des Fachbereichs der Immunologie hin zur Serologie wurde das Ziel verfolgt, Gesetzmäßigkeiten der Antikörperbildung und -wirkung zu ergründen. So gelangte man zu der Erkenntnis, dass die Antikörperbildung nicht nur durch intakte lebende oder abgetötete Infektionserreger oder ihre Toxine angeregt wird, sondern auch durch Naturstoffe, die mit Infektionskrankheiten nichts zu tun haben. Dieser Gruppe von Stoffen gab man den Namen „Antigen".

> **! DEFINITION** **Antigene** sind hochmolekulare Stoffe, zumeist Proteine (Eiweiße), die vom Organismus als artfremd erkannt werden und die die Bildung von Antikörpern in Gang setzen. ⎯

Wird einem Menschen eine körperfremde Substanz (Antigen) auf dem Blutwege zugeführt, wird diese als artfremd erkannt und durch die Immunabwehr bekämpft. Dazu werden Antikörper gebildet, womit es zu einer **Antigen-Antikör-**

per-Reaktion kommt. Antikörper wirken auf zwei verschiedene Weisen:
- Agglutination (Zellverklumpung)
- Lyse (Auflösung)

Diese Erkenntnisse spielen für die Transfusionsmedizin eine bedeutende Rolle, da beide Wirkungen zu unerwünschten Reaktionen bei einer Transfusion und damit bis hin zum Tod führen können. Daher ist höchste Vorsicht und Konzentration erforderlich, wenn für einen Patienten eine Transfusion notwendig wird: Es darf zu keiner Verwechslung kommen!

28.1.4 Blutgruppen

Ehe es zu einer Bluttransfusion kommt werden zahlreiche Analysen durchgeführt. Im Blut findet man typische Eigenschaften, die als Blutgruppe und Rhesusfaktor gekennzeichnet sind. Insofern unterscheidet man mehrere Blutgruppensysteme. Von besonderer Bedeutung sind:
- AB0-System
- Rhesus-System

AB0-System

Vererbung. Nach den Vererbungsregeln von Gregor Mendel werden spezifische Eigenschaften vererbt (3 Mendel'sche Gesetze von 1865). Auf dem Genort (Lokus) der DNA-Kette befindet sich entweder die Information (Gen) für die Blutgruppe A oder B oder weder für A noch B. Diese Erbinformation befindet sich an jeder Zelle und somit auch auf der Oberfläche der Erythrozyten. Die Informationen tragenden Moleküle nennt man Antigene (*Abb. 28.2*).

Antigene. Besitzt ein Mensch ein A-Antigen auf seiner Blutzelle, so hat er die Blutgruppe A. Dementsprechend hat eine Person die Blutgruppe B, wenn es B-Antigene auf seinen Blutzellen hat. Personen, die sowohl das A- als auch das B-Antigen haben, besitzen die Blutgruppe AB. Fehlen die Antigene A und B, handelt es sich um die Blutgruppe 0.

Antikörper. Im Blutplasma befinden sich Antikörper, die gegen die Antigene auf den Erythrozyten einer anderen Blutgruppe gerichtet sind.

Blutgruppenverträglichkeit. Diese Kenntnisse sind bei der Transfusion von Blut klinisch relevant, da sich verschiedene Blutgruppen nicht vertragen. Würde z. B. einem Menschen mit der Blutgruppe A Blut der Gruppe B übertragen, käme es zu einer Antigen-Antikörper-Reaktion und das Blut würde agglutinieren (verklumpen). Aus diesen Überlegungen wird deutlich, dass i. d. R. nur Erythrozytenkonzentrate übertragen werden, die die gleiche Blutgruppe haben wie der Empfänger. Möglich sind aber auch AB0-kompatible (verträgliche) Transfusionen von Erythrozytenkonzentraten, die in *Tab. 28.1* dargestellt sind.

Blutgruppenverteilung. Die Blutgruppen sind in der Bevölkerung sehr unterschiedlich verteilt.

Rhesussystem

Man unterscheidet weitere Antigene, die nach dem 1940 entdeckten Rhesussystem eingeteilt sind. Es handelt sich um Antigene, die sich ausschließlich an der Erythrozytenmembran, aber nicht an anderen Zellen im Organismus befinden.

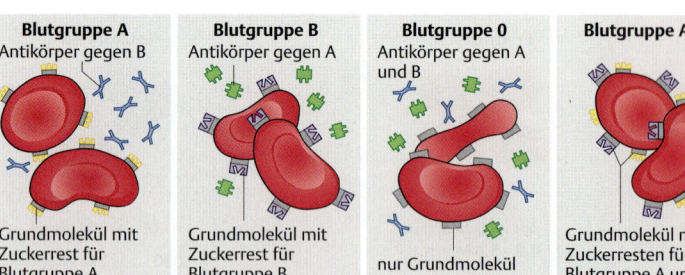

Abb. 28.2 Die Blutgruppen A, B, AB und 0 unterscheiden sich durch die jeweils auf der Erythrozytenmembran lokalisierten Antigene und die im Blutplasma vorhandenen Antikörper.

Tab. 28.1 *Blutgruppenverteilung, Antikörper, kompatible Transfusionen.*

Empfänger Blutgruppe	Häufigkeit in %	Serumagglutinine (Antikörper)	AB0-kompatible Transfusion
A	45	Anti-B	A oder 0
B	8	Anti-A	B oder 0
AB	3	keine	AB, A, B oder 0
O	44	Anti-A und Anti-B	0

Insgesamt unterscheidet man Antigene, die mit D, d, C, c, E und e bezeichnet werden. Ist der Buchstabe groß geschrieben, so ist das Antigen dominant. Ein kleiner Buchstabe bezeichnet das Fehlen des Antigens.

Das wichtigste, klinisch relevante ist das Antigen D, über das ca. 85 % der Menschen verfügen. Diese Menschen gelten als *Rhesus-positiv (Rh-positiv)*. 15 % der Menschen besitzen dieses Antigen nicht und sind damit *Rhesus-negativ (rh-negativ)*. Für sie wird der Buchstabe „d" benutzt. Die Antikörper gegen diese Antigene werden erst nach einem Kontakt mit einem Antigen des Rhesussystems gebildet. Dies kann z. B. durch Schwangerschaft oder durch eine blutgruppenungleiche Transfusion geschehen.

Weitere Blutgruppensysteme
Neben diesen beiden beschriebenen Blutgruppensystemen gibt es noch einige andere Gruppen, von denen das Kell-System das bedeutsamste ist. Zur Minimierung von Transfusionszwischenfällen werden das Kell-Antigen (groß) K und das Cellano-Antigen (klein) k untersucht. Circa 8 % der mitteleuropäischen Bevölkerung sind Kell-pos. und ca. 92 % Kell-neg.

Das Duffy-, Kidd- und Lewis-Antigensystem sind nur dann von Bedeutung, wenn Antikörper vorliegen, die auch in diesen Systemen eine gruppengleiche Transfusion erforderlich machen.

28.1.5 Formen der Transfusion
Zur Bluttransfusion ist ein Spender erforderlich, dem eine gewisse Menge Blut entnommen wird. Das Blut wird untersucht, aufbereitet, in spezielle Behälter abgefüllt und bereitgestellt. Man unterscheidet
- Fremdbluttransfusion (Spender und Empfänger sind zwei Personen) und
- autogene Bluttransfusion (Spender = Empfänger).

Fremdbluttransfusion - Untersuchungen
Die Labortests sind sehr aufwendig, vielfältig und komplex. Zur Analyse des Spenderblutes gehören folgende Untersuchungen:
- Feststellung von pathogenen Keimen (HIV, Hepatitis B, C oder D)
- Bestimmung der Blutgruppe
- Ermittlung von evtl. vorhandenen Antikörpern (Kreuzprobe)

Bestimmung der Blutgruppen des AB0-Systems
Nach Ausschluss von pathogenen Keimen wird das frische Spenderblut in verschiedenen Monovetten mit den 3 Testreagenzien (Anti-A, Anti-B und Anti-AB = Antikörper) gemischt und zentrifugiert. Danach wird das Blut über einer Lichtquelle geschüttelt und optisch auf Agglutination geprüft. Durch Fehlen oder Vorhandensein einer Agglutination erfolgt die Klassifikation der Blutgruppe.

Bestimmung des Rhesusmerkmals
Im nächsten Schritt wird das Spenderblut mit mindestens zwei Testreagenzien (monoklonale Antikörper) vermischt. Sind beide Tests negativ (keine Agglutination), gilt der Spender als rh-negativ. Sind beide Tests positiv, gilt er als Rh-positiv. Weisen die Proben unterschiedliche Ergebnisse auf, werden weitere Tests erforderlich (indirekter Coombs-Test, s. u.).

Ermittlung von Antikörpern – Kreuzprobe
Antikörper im Blut des Empfängers oder des Spenders führen durch Antigen-Antikörper-Reaktionen zu Transfusionszwischenfällen. Sie finden sich im AB0-System, im Rhesus-System und in anderen Systemen wie Kell, Kidd u. a. Im Labor werden Spender- und Empfängerblut mit der so genannten Kreuzprobe (serologische Verträglichkeitsprobe) überprüft.

Die Kreuzprobe ist die wichtigste serologische Prüfung vor Verabreichung einer Bluttransfusion. Es handelt sich um eine In-vitro-Prüfung (in vitro = im Reagenzglas) der Blutgruppenverträglichkeit von Spender- und Empfängerblut. Ihr Ziel ist eine optimale Erfassung aller Antikörper, sowohl beim Empfänger als auch beim Spender, die eine Transfusions-Reaktion im Sinne einer Hämolyse (Zerstörung der Erythrozyten) verursachen könnten. Die Deutsche Gesellschaft für Transfusionsmedizin hat die Kreuzprobe vor der Transfusion von Blut zwingend vorgeschrieben.

Dreistufentest. Die Kreuzprobe wird immer im Dreistufentest durchgeführt, um Unverträglichkeiten in allen Systemen zu erfassen (*Abb. 28.3*):
- Major-Test
- Minor-Test
- indirekter Coombs-Test

Major-Test
Mit Ausnahme von Neugeborenen, eventuell alten und immunsupprimierten Menschen (nach Behandlung mit Antibiotika und Kortison und anderen Chemotherapeutika) verfügen alle anderen Menschen über Antikörper gegen ABO-Antigene. Man bezeichnet diese Antikörper als reguläre Antikörper. Alle anderen eventuell vorhandenen Antikörper werden als irreguläre Antikörper bezeichnet, die z. B. nach einer Schwangerschaft entstehen oder sich nach einer Bluttransfusion oder nach Kontakt mit Mikroorganismen entwickeln können. Man findet irreguläre Antikörper bei 1–2 % aller Menschen mit der Blutgruppe A und zu 25 % bei der Blutgruppe AB.

Zum Ausschluss irregulärer Antikörper des Empfängers wird das Serum des Empfängers mit Erythrozyten des Spenders in einem Reagenzglas oder auf einem Objektträger gemischt und 20 Minuten lang bei 37 °C beobachtet. Zeigt sich makroskopisch und mikroskopisch eine Agglutination, spricht man von einer positiven Kreuzprobe (*Abb. 28.3 a*). Diese Transfusion darf nicht verabreicht werden!

Minor-Test
Bei der Gegenprobe werden zum Ausschluss irregulärer Antikörper des Spenders gegen Antigene des Empfängers Erythrozyten des Empfängers mit Serum des Spenders gemischt und auf gleiche Weise untersucht (*Abb. 28.3 b*). Auch hier darf das Blut nicht agglutinieren.

Direkter und indirekter Coombs-Test (Antihumanglobulintest)
Da durch Major- und Minor-Test nicht alle Antikörper nachgewiesen werden können, schließt sich ein dritter Test an, der als Coombs-Phase oder auch als Coombs-Test bezeichnet wird.
Direkt. Beim direkten Coombs-Test werden bisher nicht erfasste, im Patientenserum enthaltene inkomplette Antikörper der IgG(Immunglobulin)-Klasse und Komplementkomponenten, die sich auf dem Erythrozyten befinden, durch Zugabe eines Testserums (Antihumanglobulin) nachgewiesen.
Indirekt. Der indirekte Test dient dem Nachweis von freien Antikörpern im Serum des Empfängers. Der Test verläuft 3-stufig. Serum des Empfängers und Testerythrozyten werden bei 37 °C inkubiert. Nicht agglutinierte, mit den inkompletten (freien) Antikörpern des Patienten beladene Testerythrozyten werden in einer Kochsalzlösung gewaschen. Danach wird auch hier das Testserum (auch Coombs-Serum genannt) hinzugefügt. Sind im Blut Antikörper der IgG-Klasse vorhanden, wird eine Agglutination ausgelöst (*Abb. 28.3 c*).

➤ **MERKE** Nur wenn alle Tests der Kreuzprobe negativ sind, darf dem Empfänger Spenderblut übertragen werden. Sollte nochmals Blut benötigt

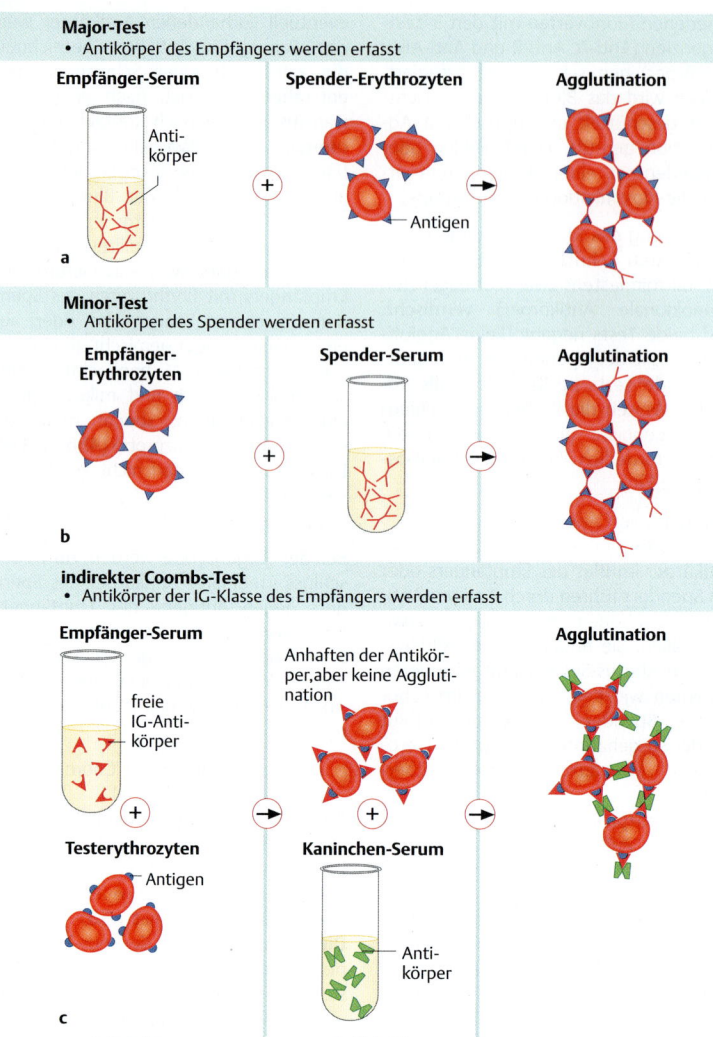

Major-Test
- Antikörper des Empfängers werden erfasst

Empfänger-Serum   Spender-Erythrozyten   Agglutination

Antikörper

+

Antigen

a

Minor-Test
- Antikörper des Spender werden erfasst

Empfänger-Erythrozyten   Spender-Serum   Agglutination

+

b

indirekter Coombs-Test
- Antikörper der IG-Klasse des Empfängers werden erfasst

Empfänger-Serum   Anhaften der Antikörper, aber keine Agglutination   Agglutination

freie IG-Antikörper

+   →   +   →

Testerythrozyten   Kaninchen-Serum

Antigen   Antikörper

c

1. Schritt   2. Schritt

Abb. 28.3 Die Kreuzprobe dient der Erfassung aller Antikörper, sowohl beim Empfänger als auch beim Spender.

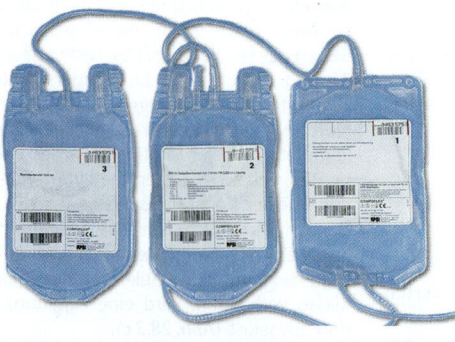

Abb. 28.4 Drei miteinander verbundene Blutbeutel zur Eigenblutspende.

werden, muss die Kreuzprobe nach 3 Tagen wiederholt werden, da Antikörper nach einer Bluttransfusion auftreten können. _____

Eigenblutbestandteile (auto = eigen) transfundiert werden. Unterschieden werden
- präoperative Eigenblutspende,
- Hämodilution,
- intraoperative Autotransfusion.

Präoperative Eigenblutspende
Vor einem geplanten operativen Eingriff können Patienten auf die Möglichkeit der Eigenblutspende hingewiesen werden. Kontraindikationen bestehen bei
- Erkrankungen des blutbildenden Systems, Gerinnungsstörungen,
- Anämie (Hb 11,5 pg/dl),
- dekompensierter Herzinsuffizienz und instabiler Angina pectoris,
- schwerer Aortenstenose, schweren Lungenfunktionsstörungen,
- metastasierenden Tumorerkrankungen,
- Infektionserkrankungen,
- Apoplexie, Kachexie.

Durchführung
Um einen Patienten nicht durch die Eigenblutspende zu gefährden, wird bei ihm eine Untersuchung durchgeführt. Dabei werden Diagnosen zu Alter, Gewicht, Blutdruck, zur Funktion des Herzens und der Atmung sowie Begleiterkrankung wie Diabetes mellitus gestellt und mit Punkten beurteilt (Punkte = engl.: score). Je höher der Score, desto größer ist die Gefährdung des Patienten. Ab einer Punktzahl von 7 darf der Patient nicht zur Blutspende zugelassen werden. Nach der Überprüfung des Risiko-Scores zur Eigenblutspende wird Blut entnommen und im Labor wie bei der Herstellung von Fremdblut überprüft.

Die eigentliche Entnahme von Eigenblut (jeweils 500 ml) erfolgt in Intervallen ab vier Wochen vor dem geplanten operativen Eingriff. Über eine großlumige Kanüle wird das abzuleitende Blut in drei miteinander verbundene Konservenbeutel (**Abb. 28.4**) geleitet. Unmittelbar am Patienten werden diese Beutel noch mit speziellen Kodierungen versehen, sodass eine spätere Verwechslung ausgeschlossen ist.

Als Flüssigkeitsersatz erhält der Patient unmittelbar nach der Blutentnahme 500 ml isotone Ringer-Lösung. Die mit Entnahmedatum und Kodierung versehenen Konservenbeutel werden in der Blutbank mit der Bezeichnung der Blutgruppe, des Rhesusfaktors und der Beschriftung „Eigenblutkonserve" versehen. Haltbarkeit:
- Erythrozytenkonzentrate 35–42 Tage
- Frischplasmen zwischen 1–2 Jahre

Autogene Bluttransfusion
Zur Vermeidung von infektiösen und immunologischen Risiken der Fremdbluttransfusion können auch Eigenblut bzw.

Konservierung von Blutprodukten

Alle Blutkonserven, also Spenderblut wie Eigenblut, werden über eine großlumige Kanüle direkt in spezielle, kodierte Beutel abgefüllt, die mit der Blutgruppe, dem Rhesusfaktor, dem Entnahme- und dem Verfallsdatum versehen werden. Anstelle des Namens des Spenders wird für Konservenbeutel und Pilotröhrchen (spezielle Blutprobenröhrchen) ein Kodierstreifen verwendet.

In den Konservenbeuteln befinden sich Stabilisatoren, durch die das Blut künstlich haltbar gemacht wird.

ACD-Stabilisator. ACD bezeichnet die Kombination von Zitronensäure (Acidum citricium), Natriumzitrat (Citricium sodium) und Traubenzucker (Dextrose). Die Dextrose ernährt die Erythrozyten. Das Zitrat bindet Kalzium und hebt damit die Blutgerinnung auf. Die Zitronensäure verhindert eine Karamellisierung der Zusatzstoffe bei der Sterilisation des Blutes. Mit ACD konservierte Konzentrate können bis zu 28 Tage überleben.

CPDA-Stabilisator. Dieser Stabilisator besteht aus einer Kombination von Zitronensäure, Phosphat, Dextrose und Adenin. Phosphat unterstützt den Zuckerstoffwechsel der Erythrozyten und Adenin verlängert die Haltbarkeit. Erythrozytenkonzentrate mit den Stabilisatoren CPDA können zwischen 35 und 42 Tage gelagert werden.

Hämodilution

Die Hämodilution stellt eine Sonderform der autologen Bluttransfusion dar und wird v. a. präoperativ eingesetzt. Dem Patienten wird Blut entnommen und das Volumen gleichzeitig in Form von kristalloiden (kochsalzähnliche, niedermolekulare) oder kolloidalen (hochmolekulare, die Blutbahn nicht verlassende) Lösungen über einen zweiten venösen Zugang ersetzt.

Das Vorgehen bei der Hämodilution ist denkbar einfach: Zunächst erhält der Patient nach der Narkoseeinleitung 500 ml einer kristalloiden Lösung infundiert. Danach wird vom Patienten Blut (20 ml Vollblut/kg Körpergewicht) in spezielle Blutbeutel abgeleitet, die mit Stabilisatoren versehen sind. Parallel dazu wird dem Patienten über einen zweiten venösen Zugang die gleiche Menge an kolloidaler Lösung verabreicht, um eine Isovolämie (Konstanz des Blutvolumens) zu erzielen.

⟶ **MERKE** In dieser Phase wird der Patient engmaschig überwacht: Kontrolle des Blutdrucks, kontinuierliche Er-

mittlung der Herzfrequenz sowie der Sauerstoffsättigung (S. 455) und, falls erforderlich, des zentralvenösen Drucks (S. 699). ——————

Sollte es während der nachfolgenden Operation zu einer chirurgisch bedingten Blutung kommen, erhält der Patient zunächst einmal weitere kolloidale Lösungen. Diese Blutverdünnung bewirkt durch Senkung des Hämatokrits eine bessere Fließeigenschaft. Das führt zu einer

- Erhöhung des Herz-Minuten-Volumens,
- Optimierung des koronaren Blutflusses,
- Verbesserung der Oxygenierung des Herzens.

Ist die Operation beendet oder der Hämatokrit zu weit abgefallen, werden die abgenommenen Warmblutkonserven in umgekehrter Reihenfolge der Entnahme retransfundiert.

Die Methode ist für kardial vorgeschädigte Patienten wegen der reduzierten Anzahl der Sauerstoffträger allerdings nicht geeignet.

Intraoperative Autotransfusion

Während einer Operation verliert ein Patient Blut in unterschiedlichem Ausmaß. Das im Operationsfeld befindliche Blut kann mittels eines sterilen Absaugers aus dem OP-Gebiet abgesaugt und in ein spezielles Auffanggefäß geleitet und schließlich retransfundiert werden. Dazu stehen zwei Systeme zur Verfügung:

- direkte Autotransfusionssysteme
- maschinelle Autotransfusion (MAT)

Direkte Autotransfusion. Mit diesem System wird Blut aufgefangen, antikoaguliert und nach Filterung ohne weitere Aufarbeitung retransfundiert.

Maschinelle Autotransfusion. Für die MAT stehen spezielle Geräte, so genannte Cell-Saver ("Zellenretter") zur Verfügung. Blut wird mittels einer Saugung in ein Reservoir geleitet, zentrifugiert und dabei von unerwünschten Bestandteilen wie Spülflüssigkeit, Antikoagulanzien (Hemmstoffe der Blutgerinnung), aktivierten Gerinnungsfaktoren, Zelltrümmern und freiem Hämoglobin befreit. Dabei werden allerdings auch Thrombozyten und Plasma entfernt (**Abb. 28.5**).

⟶ **MERKE** Grundsätzlich kontraindiziert ist der Einsatz des Cell-Savers bei septischen Infektionen und malignen Tumoren, da es sonst zu einer hämatogenen Streuung von Keimen bzw. Tumorzellen kommt. ——————

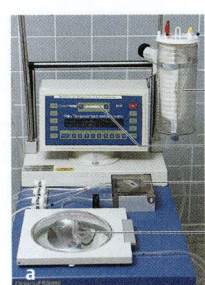
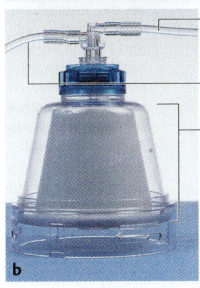

Sammelreservoir für Blut und Antikoagulans mit 40-μm-Filter

Vakuumeinstellung

Rollerpumpe

Zentrifuge mit Separations- und Waschglocke

Zuleitung von Blut und heparinisiertem NaCl 0,9%

Ableitung zum Retransfusionsbeutel

Glockenkörper, in den über einen innen liegenden Füllkanal Blut transportiert wird (Separation von Blut und Blutbestandteilen durch Zentrifugation)

Abb. 28.5 a Cell-Saver zur autologen Bluttransfusion, **b** Separations- und Waschglocke der Zentrifuge.

28.1.6 Blutprodukte

Für die Therapie von anämischen Zuständen und Gerinnungsstörungen steht eine Vielzahl von Blutkonserven und Blutderivaten zur Verfügung. **Tab. 28.2** gibt einen Überblick über Indikationen, Zusammensetzung, Lagerungsart und -dauer.

Rechtliche Aspekte im Umgang mit Transfusionen

Mit Novellierung des Transfusionsgesetzes und weiteren Ergänzungen in den Folgejahren hat die Bundesärztekammer das Anlegen einer Transfusion als eine nicht zu delegierende ärztliche Aufgabe definiert. Dazu gehören auch vorbereitende Tests wie der sog. Bedside-Test (S. 714).

Transfusionsverantwortlicher. In jeder Klinik muss ein Transfusionsverantwortlicher bestellt werden, der für alle transfusionsmedizinischen Fragen zuständig ist, über notwendige Kompetenzen verfügt sowie eine spezifische Qualifikation besitzt.

Transfusionsbeauftragter. Zusätzlich ist für jede Abteilung ein Transfusionsbeauftragter zu benennen, der über Grundkenntnisse und Erfahrung verfügen muss.

Dokumentationspflicht. Für alle transfusionsmedizinischen Präparate besteht eine umfassende Dokumentationspflicht. Bei Problemen und Komplikationen sind alle mit dem transfundierten

Tab. 28.2 *Verfügbare Blutprodukte.*

Präparat	Herstellung	Indikation	Zusammensetzung	Lagerungsart und -dauer	Besonderheiten
Spezielle Erythozytenkonzentrate					
Zusatzbemerkung: Nicht mehr indiziert sind Transfusionen mit Voll- und Warmblutkonserven. Die Transfusion von Vollblutkonserven ist nicht mehr vertretbar, da damit die Entstehung von Gerinnungsstörungen begünstigt wird. Warmblutkonserven sind nicht auf Infektionsparameter untersucht.					
buffy-coat-freies Erythrozytenkonzentrat (Ery-Konzentrate)	durch Zentrifugieren werden sowohl Leuko- und Thrombozyten (buffy-coat) als auch Plasma abgetrennt	Mangel an Sauerstoffträgern bei akuten Blutungen durch Trauma, bei Blutverlusten durch OP	Erythrozyten ca. 90 % Leukozyten < 10 % Plasma < 1 %	35 Tage bei + 2° bis 6 °C im Kühlschrank Kühlkette während des Transports nicht unterbrechen (1 bis 10 °C)	Übertragung mit Filtergröße 170 Mikrometer (µm)
buffy-coat-freies Ery-Konzentrat in additiver Lösung	bei der Herstellung werden buffy-coat und Plasma entfernt, anschließend mit einer ergänzenden Lösung aus Glukose, Natriumchlorid, Adenin und Mannitol aufgefüllt enthält weniger Plasma und Stabilisatoren als buffy-coat freie Konzentrate aber gleiche zelluläre Anteile	Mangel an Sauerstoffträgern bei akuten Blutungen durch Trauma, bei Blutverlusten durch OP	Erythrozyten > 80 % Leukozyten < 20 % Plasma < 15 %	42 Tage bei + 2° bis 6 °C Grad im Kühlschrank	gleiche Filtergröße
gewaschene Ery-Konzentrate	durch mehrmaliges Aufschwemmen werden Plasmaanteile, Leukozyten und Thrombozyten fast vollständig entfernt	bei früheren Unverträglichkeitsreaktionen gegen Plasmaproteine trotz der Gabe von buffy-coat-freien oder leukozytendepletierten Konserven nach vielen vorangegangenen Transfusionen und bei Patienten mit positivem Antikörpersuchtest	Erythrozyten > 80 % Leukozyten < 5 % Plasma < 1 %	14 Tage bei + 2° bis 6 °C im Kühlschrank	gleiche Filtergröße
leukozytendepletierte Ery-Konzentrate	durch Abfilterung von Leukozyten mittels spezieller Leukozytenfilter Gewinnung eines hochkonzentriertes Ery-Konzentrat	Minimierung der Gefahr einer Immunisierung gegen leukozytäre Antikörper, Reduktion der Übertragung von intrazellulären Viren, z. B. Zytomegalievirus	Erythrozyten > 80 % Leukozyten < 1 % Plasma < 15 %	35 Tage bei + 2° bis 6 °C im Kühlschrank	gleiche Filtergröße
bestrahlte Ery-Konzentrate	werden aus max. 8 Tage alten Ery-Konzentraten durch Bestrahlung mit Gammastrahlen hergestellt, dadurch Inaktivierung von Lymphozyten	bei immunsuprimierten Patienten, bei Knochenmarktransplantation, bei Leukämien, malignen Tumoren und einhergehender Chemotherapie	Erythrozyten > 80 % Leukozyten < 20 % Plasma < 15 %	7 Tage bei + 2° bis 6 °C im Kühlschrank	bessere Verträglichkeit als bei nicht filtrierten EKs
kryokonservierte Ery-Konzentrate	nach Waschung und Hinzufügen von einem Gefrierschutzmittel wird das Blut tief gefroren und bei mindestens – 80 °C gelagert; muss nach dem Auftauen nochmals gewaschen und sofort verwendet werden	bei Patienten mit Antikörpern gegen alle Antigene	Erythrozyten > 50 % Leukozyten < 1 % Plasma < 1 %	bis zu 10 Jahren bei – 80 °C und tiefer	sehr teuer und nur bei wenigen nationalen und internationalen Blutbanken vorrätig
spezielle Thrombozytenkonzentrate					
thrombozytenreiches Plasma	wird durch langsames Zentrifugieren von Frischblut gewonnen, der abgesetzte Plasmaanteil in einen zweiten Beutel abgepresst	nach starkem Blutverlust und bei Thrombozytopenie < 20 000	enthält ca. 65 % der in einem EK enthaltenen Thrombozyten, ist frei von Leuko- und Erythrozyten	bei Zimmertemperatur bis 72 Std.	Spezialfilter erforderlich

Fortsetzung ▶

Tab. 28.2 Fortsetzung

Präparat	Herstellung	Indikation	Zusammensetzung	Lagerungsart und -dauer	Besonderheiten
Thrombozyten-konzentrate	werden durch nochmalige Zentrifugation aus thrombozytenreichen Plasmen hergestellt enthält je nach Herstellungsverfahren $6 - 8 \times 10^{10}$ Blutplättchen in etwa 40 – 80 ml Plasma	nach starkem Blutverlust und bei Thrombozytopenie < 50 000	höherer Gehalt an Thrombos bei der Hälfte des Volumens gegenüber Frischblut	bis zu 5 Tagen bei 20 bis 24 °C auf speziellen Geräten in Bewegung halten (Rotatoren)	wenn aus einem Pool von mehreren Spendern gewonnen innerhalb von 12 Stunden zu verbrauchen
Präparate mit Gerinnungsfaktoren					
Gefrorenes **F**rischplasma (GFP oder FFP – fresh frozen plasma)	wird bei der Herstellung von Ery-Konzentraten gewonnen, wobei alle zellulären Anteile entfernt werden, unmittelbar danach wird das Plasma schockgefroren	bei Gerinnungsstörungen	enthält nach dem Auftauen Gerinnungsfaktoren mit 80 % ihrer ursprünglichen Wirkung	bei – 30 °C 1 Jahr bei – 40 °C 2 Jahre und mehr	Auftauen bei bis 37 Grad, sofortige Gabe, darf nach dem Auftauen nicht mehr eingefroren werden, 170 μm Filter Blutgruppenidentität beachten!
PPSB (Prothrombinkomplex)	Gerinnungsfaktoren werden aus Plasmapools gewonnen und auf spezifische Art isoliert	bei Hämophilie B (Mangel des Faktors IX) und bei Überdosierung von Marcumar	enthält die Faktoren II, VII, IX und X, ist aber nur standardisiert für den Faktor IX	zwischen 2 und 6 °C	muss nach Auflösen sofort verbraucht werden normales Infusionsbesteck
Cohn'sche Fraktion	wird aus Frischplasma hergestellt		enthält primär die Faktoren VIII und XIII sowie Fibrinogen	zwischen 2 und 6 °C	
Faktor-VIII-Präparate	werden aus großen Mengen Frischplasma gewonnen oder gentechnisch hergestellt	bei Hämophilie A	Primär Faktor VIII	zwischen 4 und 8 °C	bei humanem Faktor VIII hohes Hepatitisrisiko 170 mü Filter
Immunglobuline und Hyperimmunglobuline	Immunglobuline werden aus Plasmapools gewonnen und bieten Schutz gegen virale und bakterielle Infektionen HIs werden aus dem Plasma von Spendern mit hohen Titern an Antikörpern gewonnen, die gegen eine bestimmte Krankheiten gerichtet sind, z. B. Hepatitis oder Röteln	I: humane Globuline HI: spezifische Antikörper		sehr unterschiedlich siehe Angaben der Hersteller	

Blutprodukt in Verbindung stehenden Personen und Institute bis hin zur Bundesbehörde (Paul-Ehrlich-Institut) zu benachrichtigen. Alle mit der Transfusion auszufüllenden Dokumente müssen 15 Jahre aufbewahrt werden.

Ablehnen von Transfusionen

Jeder hat das Recht, die Transfusion von Blutprodukten abzulehnen, z. B. aus religiösen Gründen (z. B. Zeugen Jehovas).

Die Verantwortung trägt der Entscheidende selbst. Der zuständige Arzt kann aufgrund seiner Verantwortung und des abgelegten Eides wiederum die Behandlung des Patienten ablehnen, wenn durch den Verzicht auf Transfusionen das Risiko für einen operativen Eingriff zu groß ist und Komplikationen befürchtet werden.

Entmündigung. Bei nicht geschäftsfähigen Personen kann das Vormundschaftsgericht einbezogen werden. In vital bedrohlichen Situationen kann dann im Sinne des noch unmündigen Kindes zugunsten einer Behandlung mit Transfusionen entschieden werden. Das bedeutet, dass den Eltern für den Zeitraum der lebensrettenden Notfallmaßnahme das Sorgerecht entzogen werden würde.

28.2 Situation des Patienten

Trotz immer besserer medizinischer Aufklärung haben Menschen unverändert sehr unterschiedliche Einstellungen zum Thema der Transfusion. Einige Menschen fürchten sich vor einer Transfusion, was bedingt ist durch das Wissen um mögliche Komplikationen wie bakterielle oder virale Infektionen, die u. U. eine Hepatitis oder AIDS induzieren und deren

Verlauf gar tödlich enden kann. Andere Menschen haben eher eine indifferente Vorstellung und betrachten Blutkonserven als eine Art „Rotbäckchen". Jedoch steht dieses „Lebenselixir" z. Z. nicht mehr in ausreichendem Umfang zur Verfügung, sodass Blutbanken von einer deutlichen Mangelversorgung sprechen.

➤ **MERKE** Jeder Mensch kann unverhofft in die Situation gelangen, dass Blut übertragen werden muss.

FALLBEISPIEL Herr Müller, 36 J. alt, ist als Bauschreiner tätig und hat am Morgen seines Dienstes einen Arbeitsunfall. Auf einem Gerüst übersieht er ein liegendes Kabel am Boden, stolpert und stürzt 5 Meter tief auf einen Zaun. Er kommt mit einem Polytrauma (Mehrfachverletzung, von der eine oder die Kombination lebensbedrohlich ist) in die Klinik. Die Diagnose lautet: Oberschenkel- und Beckenfraktur, Milzruptur,

Durchspießung des linken Lungenlappens. Sein Hb beträgt 6,5 pg/dl, die Erythrozyten im Blut sind auf 2,7 Mill./µl, die Thrombozyten auf 160 000/µl abgefallen.

Aufgrund des massiven Blutverlustes und der noch nicht gestillten Blutungen besteht absolute Lebensgefahr. Damit werden sofort 12 Erythrozyten-, 2 Thrombozytenkonzentrate sowie 12 Beutel Frischplasma bestellt.

28.3 Pflege- und Behandlungsplan

Die Indikationsstellung wie auch die Durchführung der Transfusionstherapie obliegen ausschließlich dem behandelnden Arzt und sind nicht delegierbar. Lediglich die Durchführung eines Bedside-Tests kann an Pflegende übergeben werden, das allerdings nur unter direkter Aufsicht eines Arztes.

Aufgaben der Pflege. Im Rahmen der Transfusionstherapie ergeben sich folgende Schwerpunkte:

- Vorbereitung, Lagerung und Kontrolle der Blutkonserven
- Überwachung während der Transfusion
- allgemeine Krankenbeobachtung und Erkennen von Früh- und Spätkomplikationen
- erste Maßnahmen bei hämolytischen Transfusionszwischenfällen.

28.3.1 Vorbereitung, Lagerung und Kontrolle der Blutkonserven

Der vom Arzt unterschriebene Anforderungsschein wird der Blutbank überstellt. Die georderten Blutkonserven werden nach dem Empfang überprüft:

- Stimmen Patientendaten überein?
- Sind Blutgruppe und Kreuzprobe bestimmt?

Werden die Konzentrate erst später gebraucht, müssen die Konserven im Kühlschrank gelagert werden. Sind sie für den sofortigen Gebrauch vorgesehen, so werden die Konserven sorgfältig bei 37 °C angewärmt.

▶ **MERKE** Zur Erwärmung dürfen nur zu diesem Zweck hergestellte Geräte benutzt werden, da die Gefahr besteht, dass das Blut sonst zu warm wird und eine Hämolyse einsetzt.

Aufbewahrung

Blutkonserven müssen je nach Art sehr unterschiedlich aufbewahrt werden. Erythrozytenkonzentrate müssen z. B. zur Verhinderung der Hämolyse (Auflösung der Erythrozyten) bei 2 – 6 °C in einem erschütterungsfreien Kühlschrank gelagert werden. Die Kühlschränke müssen mit einer Messeinrichtung zur kontinuierlichen Registrierung der Temperatur versehen sein.

▶ **MERKE** Die Kühlkette der Konserven darf weder für den Transport noch in der Klinik unterbrochen werden, wenn die Konzentrate nicht sofort transfundiert werden sollen. Erreicht die Konserve eine Temperatur von 10 °C, darf sie nicht erneut im Kühlschrank gelagert werden.

Vorbereitung der Konserve

Für die Transfusion wird der Konservenbeutel mit einem Transfusionsbesteck verbunden (nach DIN 58 360, Porengröße 170 – 230 µm, **Abb. 28.6**).

Nach nochmaliger Überprüfung der Patientendaten wird folgendermaßen vorgegangen (Vorbereitung einer Blutkonserve **Abb. 28.7**):

- Hände desinfizieren
- Transfusionsbesteck aus der unbeschädigten Verpackung nehmen
- Kunststoffversiegelung des Blutbeutels abdrehen
- Transfusionsbesteck mit dem Einstichdorn in den Konservenbeutel einführen
- Rollerklemme geöffnet lassen und Blutkonserve nach unten halten
- durch leichten Druck auf den Konservenbeutel Blut in die auf dem Kopf stehende Tropfenkammer pressen und sie bis zur Hälfte füllen
- Rollerklemme schließen und den Konservenbeutel am Infusionsständer des Patienten aufhängen
- Übertragungssystem luftfrei füllen und abschließend Rollerklemme wieder schließen

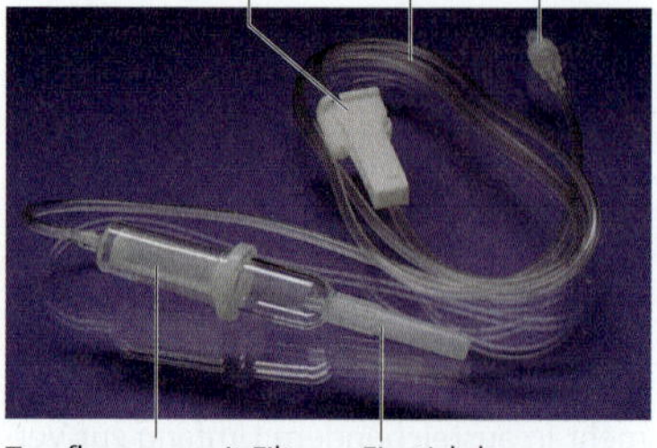

Roller-Klemme Patienten-Zuleitung Luer-Lock-Anschluss

Tropfkammer mit Filter Einstichdorn

Abb. 28.6 Transfusionsleitung (170 µm) mit Filter.

▶ **PRAXISTIPP** Zur Optimierung der Fließeigenschaft kann dem zu übertragenden Blut ein so genanntes Ery-Set (physiologische Kochsalzlösung) zugefügt werden. Dazu dient die zweite Versiegelung am Konservenbeutel. Die Versiegelung wird abgedreht und das Ery-Set mit dem Überleitsystem eingeführt. Die Kochsalzlösung wird durch Druck auf den Beutel in die Konserve gefüllt und am Ende an dem Konservenbeutel belassen.

AB0-Identitäts- oder Bedside-Test

Unmittelbar vor der Transfusion überprüft der verantwortliche Arzt die Blutgruppenmerkmale des Empfängerbluts und der Blutkonserve auf einer Karte. Da der Test am Bett des Patienten stattfinden muss, heißt er Bedside-Test. Auch dieser Test ist zwingend vor der Transfusion von der Bundesärztekammer vorgeschrieben. Auf speziellen Karten werden die im Kühlschrank aufzubewahrenden Testseren (Anti-A, Anti-B, Anti-AB und Anti-D) in die vorgezeichneten Felder gegeben. Danach erfolgt die Zugabe des Konservenblutes. Bei Übereinstimmung der Blutgruppe und des Rhesusfaktors agglutiniert das Blut in den Feldern. **Abb. 28.8 a** zeigt, dass der Empfänger die Blutgruppe AB Rh-pos. besitzt.

Andere Karten, z. B. Medtro, enthalten bereits ein Testserum (**Abb. 28.8 b**). Das Prinzip zur Bestimmung ist gleich. Das Beispiel zeigt eine Agglutination im Feld Anti-A, d. h., der Patient besitzt die Blutgruppe A. Stimmen die Daten des Patienten mit denen der Blutkonserve überein, kann transfundiert werden. Gibt es Unstimmigkeiten ist die transfusionsmedizinische Einrichtung sofort zu benachrichtigen.

Biologische Vorprobe nach Oehlecker

Da bereits durch wenige Milliliter des transfundierten Blutes Unverträglichkeitsreaktionen auftreten können, wird ein allerletzter Test durchgeführt:

Bei der Vorprobe nach Oehlecker handelt es sich um den Versuch der Früherkennung einer (akuten) Unverträglichkeitsreaktion. Der Arzt überträgt zügig 5 – 20 ml Blut einer überprüften Blutkon-

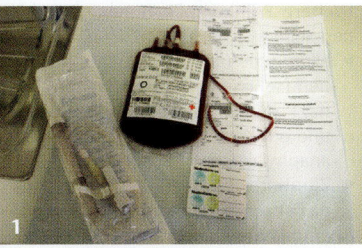 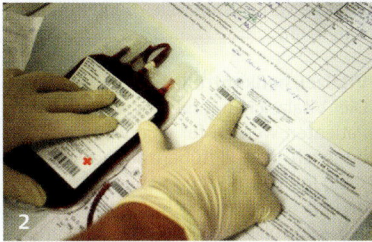 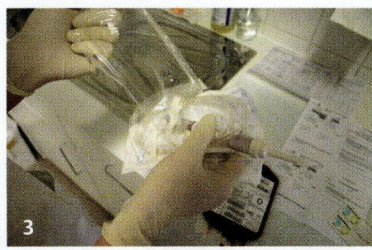

Nach sorgfältiger Überprüfung der Patientendaten wird das Transfusionsbesteck aus der Verpackung genommen.

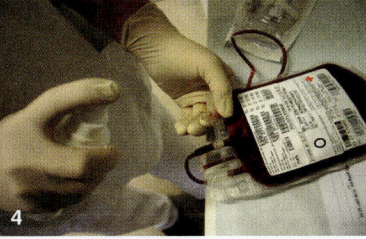 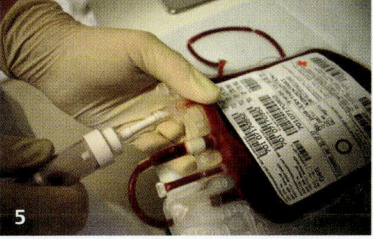 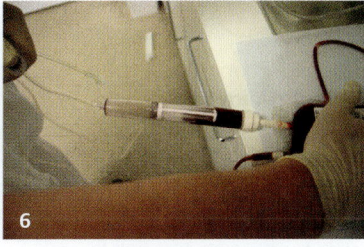

Je nach Klinikstandard wird der Einstichstöpsel desinfiziert oder nicht und der Einstichdorn eingeführt. Bei geschlossener Rollerklemme wird durch leichten Druck Blut in die auf dem Kopf stehende Tropfenklammer gepresst und bis zur Hälfte gefüllt.

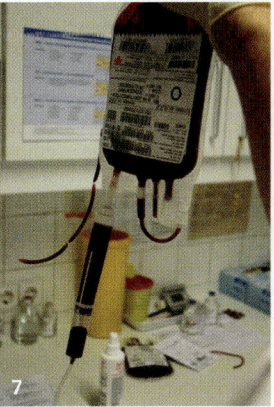 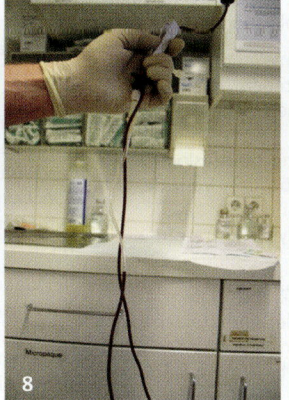 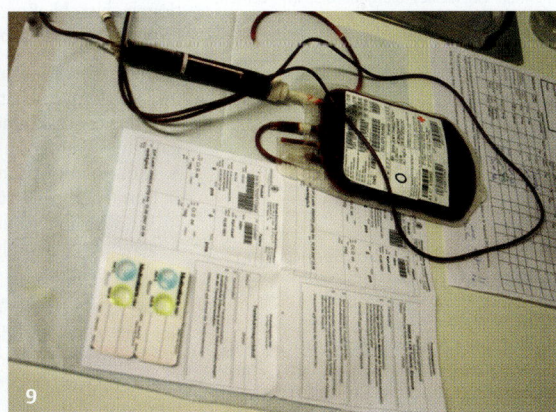

Der Konservenbeutel wird an den Infusionsständer gehängt und das Übertragungssystem luftleer gefüllt. Abschließend wird die Rollerklemme wieder geschlossen.

Abb. 28.7 Die Fotoserie zeigt, wie je nach Klinikstandard eine Blutkonserve vorbereitet wird.

---

serve und stoppt dann die Transfusion. Für die nächsten 5 – 10 Minuten kontrolliert er dann das Befinden des Patienten. Mögliche Zeichen der Unverträglichkeit sind Unruhe, Übelkeit und Gesichtsrötung. Bleiben diese aus, so ist die Probe negativ und die Blutkonserve kann weiterlaufen.

28.3.2 Überwachung während der Transfusion

Um eine sichere Versorgung des Patienten zu gewährleisten, überwachen und versorgen Pflegende den Patienten kontinuierlich. Die engmaschige Überwachung ist insbesondere in den ersten 20 Minuten zu gewährleisten, da Frühkomplikationen dann eintreten. Zu den Beobachtungsmerkmalen gehören:

- Patienten regelmäßig befragen, ob er sich wohlfühlt (Übelkeit, flaues Gefühl im Bauch, Schmerzen?).
- Herzfrequenz, Blutdruck und Atmung kontinuierlich kontrollieren.
- Haut insbesondere im Gesicht und am Körperstamm inspizieren (Flush, Urtikaria?).
- Urin auf evtl. Verfärbung kontrollieren (Hämaturie).
- Körpertemperatur kontrollieren.
- Fließgeschwindigkeit des Blutes beobachten:

- Einlaufzeit insgesamt ca. 1 Std. bei kardial suffizienten Patienten (ca. 40 – 60 Tropfen pro Minute)
- Einlaufzeit 3 – 4 Std. bei Patienten mit Kreislaufinstabilität und zur Vermeidung einer Hypervolämie
- Bedürfnisse des Patienten erfragen und so weit wie möglich erfüllen.
- Bilanzierung durchführen: gesamte Menge an Blut notieren, wenn Ery-Set hinzugefügt, ebenfalls bilanzieren.
- Alle ermittelten Parameter sowie die Angaben des Patienten dokumentieren.

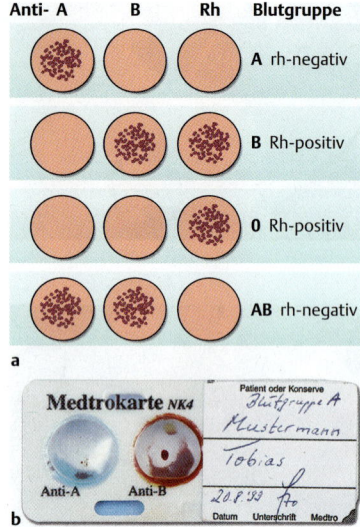

Anti- A	B	Rh	Blutgruppe	
			A	rh-negativ
			B	Rh-positiv
			0	Rh-positiv
			AB	rh-negativ

a

b

Abb. 28.8 a Prinzip der Blutgruppenbestimmung auf mit Antigen-Testseren präparierten Testkarten. **b** Medtro-Karte. Im linken, blauen Testfeld (Anti-A) sieht man ein kleines Blutgerinnsel, im rechten, roten Testfeld (Anti-B) ist keine Reaktion abzulesen; der Patient hat also Blutgruppe A.

➤ **MERKE** Keine Glukose- oder Elektrolytlösungen in Kombination mit Blut über die gleiche Kanüle oder das gleiche Lumen laufen lassen (führt zur Hämolyse der Erythrozyten)!

28.3.3 Maßnahmen bei Beendigung der Transfusion

Blutkonserve
Die Blutkonserve wird steril abgeklemmt und sorgfältig verpackt mit dem Transfusionssystem und der Bedside-Testkarte für 24 Stunden im Kühlschrank aufbewahrt. Dadurch ist bei einer möglichen, verspäteten Transfusionsreaktion mit dem Rest des Konservenblutes (mindestens 10 ml) eine nachträgliche Überprüfung durchführbar. Sollten keine weiteren Probleme auftreten, können die gebrauchten Konservenbeutel nach 24 Stunden verworfen werden.

Venöser Zugang
Der für die Transfusion benötigte venöse Zugang wird mit physiologischer Kochsalzlösung durchgespült und mit einem Mandrin verschlossen, falls keine weitere Infusion über diesen Zugang laufen soll.

➤ **MERKE** Die Venenverweilkanüle darf nicht unmittelbar nach der Transfusion gezogen werden, da immer mit einer verspäteten Komplikation gerechnet werden muss und daher ein venöser

Zugang von existenzieller Bedeutung sein kann.

Vitalzeichenkontrolle
Die Vitalzeichen und der Zustand des Patienten werden für eine weitere Stunde nach der Blutübertragung engmaschig im Rhythmus von 15 – 30 Minuten, danach für weitere acht Stunden stündlich kontrolliert. Alles, was der Patient während der Therapie nicht selbstständig durchführen konnte, sollte ihm nach der Transfusion ermöglicht werden.

Bei Unwohlsein des Patienten oder Symptomen, die auf einen Transfusionszwischenfall hindeuten, ist die Blutübertragung sofort zu stoppen, die Kanüle zu belassen und der Arzt zu benachrichtigen.

28.3.4 Beobachtung auf Früh- und Spätkomplikationen
Strenge gesetzliche Auflagen sorgen für den höchsten Standard an Sicherheit. Dennoch lassen sich nicht alle Komplikationen ausschließen. Man unterscheidet Früh- und Spätkomplikationen.

Frühkomplikationen
Im Vordergrund stehen hämolytische Transfusionsreaktionen. Diese können eingeteilt werden in
- akute hämolytische Transfusionsreaktion (Häufigkeit tödlicher Verläufe 1:1,3 Millionen) und
- verzögerte hämolytische Transfusionsreaktion.

Akute hämolytische Transfusionsreaktion
Sie tritt während oder unmittelbar nach der Transfusion von Erythrozyten auf. Die häufigste Ursache ist eine AB0-Inkompatibilität, die meist durch Verwechslung der Konzentrate zustande kommt. Da die Komplikation mit weitreichenden Konsequenzen für den Patienten verbunden ist, muss hier die höchste Konzentration herrschen. Symptome treten fulminant auf, die Letalitätsrate ist hoch.
Symptome bei wachen, ansprechbaren Patienten. Dies sind:
- vegetativ: Unruhe, Angst
- gastrointestinal: Übelkeit, Erbrechen
- Schmerzen: brennender Schmerz in der für die Transfusion genutzten Vene, Kopf-, Rücken-, Bauch- oder Brustschmerzen sowie präkordiale Schmerzen
- Haut: Fieber, Schüttelfrost, Gesichtsrötung, Hautprickeln
- Hämodynamik: Tachykardie, Hypotonie
- Atmung: Anstieg der Atemfrequenz
- Niere: Hämaturie

Weitere Frühkomplikationen. Dies können sein:
- allergische (anaphylaktische) Reaktionen (sehr selten). Symptome: Urticaria, Pruritus, Hautrötung im Gesicht und am Körperstamm, selten bis zum anaphylaktischen Schock
- Zitratintoxikationen, Vergiftung: ausgelöst durch den in den Konserven enthaltenen Stabilisator (Zitronensäure und deren Derivate). Symptome: Hypokalziämie, evtl. Gerinnungsstörungen, Arrhythmien. Tritt v. a. bei Früh- und Neugeborenen, Patienten mit ausgeprägten Leberfunktionsstörungen und nach Massivtransfusionen auf (30 – 50 %iger Ersatz des Blutvolumens des Empfängers)
- Hypothermie (ausschließlich bei Massivtransfusionen mit nicht aufgewärmten Konzentraten)
- Hyperkaliämie

Symptome bei sedierten, narkotisierten Patienten. Hier können Symptome durch Medikamente verdeckt werden. Festzustellen sind aber Hämaturie, Hypotonie, Tachykardie und bei Operationen diffuse Blutungen im OP-Gebiet, hervorgerufen durch Gerinnungsstörungen. In schweren Fällen kann es zur disseminierten intravasalen Gerinnung (engl.: DIC, Synonym: Verbrauchskoagulopathie = erhöhte Blutungsneigung durch Verbrauch von Gerinnungsfaktoren und Thrombozyten) und akutem Nierenversagen kommen.

Verzögerte hämolytische Transfusionsreaktion
Sie tritt erst nach einigen Tagen auf, wobei die Phase der Blutübertragung unauffällig war. Ursache sind spezifische erythrozytäre Antikörper, die während der Blutübertragung nur in geringer Konzentration vorhanden waren und von der Kreuzprobe nicht erfasst wurden.
Frühsymptome. Die verzögerte Transfusionsreaktion zeigt sich in einem unerklärlichen Abfall des Hämoglobins mit unterschiedlich ausgeprägten Frühsymptomen. Dazu gehören häufig
- Fieber, Anämie, Ikterus, Hämoglobinurie.
Selten sind
- disseminierte intravasale Gerinnung,
- Nierenversagen und
- tödlich verlaufende Zwischenfälle.
Spätsymptome. Auftreten können
- vegetative Symptome wie Übelkeit, Erbrechen,
- Störungen der Atmung wie Atemnot und Zyanose,

- Störungen des Bewusstsein wie Bewusstlosigkeit und delirante Zustände,
- Hämodynamische Störungen wie Bradykardie und kaltschweißige Haut,
- Störungen der Temperaturregulation wie Frieren mit nachfolgendem Anstieg der Körpertemperatur.

Spätkomplikationen

Keime auf der Haut oder im Blut des Patienten können zu einer Kontamination der Konserven führen. Fast alle Blutprodukte bergen somit die Gefahr der Kontamination mit
- Hepatitis-B- und -C-Viren,
- HI-Viren oder
- verschiedenen Bakterien.

Für eine bakterielle Kontamination ist die Häufigkeit 1:1 000 000, für eine virale 1:3 000 000. Da die jeweilige Inkubationszeit mehrere Wochen dauert, spricht man von Spätkomplikationen. Der Patient sollte auf mögliche Symptome hingewiesen werden.

28.3.5 Erste Maßnahmen bei hämolytischen Transfusionszwischenfällen

Folgende Maßnahmen sollten erfolgen:
- Transfusion sofort abstellen und Konserve abklemmen
- Blutkonserve für die Überprüfung der Unverträglichkeit im Labor (Blutbank) sicherstellen
- venösen Zugang liegen lassen
- Patienten beruhigen
- Schockbehandlung vorbereiten und bei Maßnahmen assistieren

- Patient zur Intensivstation bringen, dort Unterstützung bei der Kreislaufstabilisierung, Sauerstoffangebot adaptieren, Diurese forcieren
- Auf Arztanordnung Heparinisierung zur Prophylaxe der Verbrauchskoagulopathie durchführen
- Harn alkalisieren
- Frühzeitig Hämodialysetherapie bei anzunehmendem akutem Nierenversagen einleiten

Die Fülle von Komplikationen verdeutlicht, dass nicht nur eine hohe Kompetenz vonseiten der transfundierenden Ärzte notwendig ist, sondern auch Pflegende gute Kenntnisse haben müssen, um ernste Probleme vom Patienten abwenden zu können.

Lern- und Leseservice

Verwendete Literatur

→ Booke M. Fremdblutsparende Maßnahmen. intensiv 2000; 8: 14
→ Czerwinski E, Glameyerm Th, Schmid G. Schriftenreihe Immunhämatologische Untersuchungen. 3. Aufl. Dade Behring; 1998
→ Duwe D, Steins M. Hämostase, Blutgerinnung und Transfusion. In: Ullrich L, Stolecki D, Grünewald M, Hrsg. Intensivpflege und Anästhesie. 2. Aufl. Stuttgart: Thieme; 2010: 555 – 562
→ Eckstein R. Immunhämatologie und Transfusionsmedizin. 3. Aufl. München: Urban & Fischer; 2004
→ Funke I, Wieneth M, Kubaneck B. Substitution mit Thrombozyten. In: DRK-Blutspendedienst Nordrhein und Westfalen-Lippe gGmbH. Heft 18. Steinfurt: Sigma Druck; 1999
→ Gerlach U, Wagner H, Wirth W. Innere Medizin für Pflegeberufe. 7. Aufl. Stuttgart: Thieme; 2011
→ Glück D. Risiko der HIV-, HCV- und HBV-Übertragung durch Blutpräparate. Infusionsther. Transfusionsmed. 1999; 26: 335
→ Großkopf V. Krankenpflege und Recht. 2. Aufl. Balingen: spitta; 2002
→ Hansen E. Hämotherapie. In: Taeger K, Rödig G. Grundlagen der Anästhesiologie und Intensivmedizin für Fachpflegepersonal. Wiesbaden: Wissenschaftliche Verlagsabteilung Abbott GmbH; 2002
→ Höfert R. Von Fall zu Fall – Pflege im Recht. Rechtsfragen in der Pflege von A – Z. Berlin: Springer; 2006

→ Kretschmer V, Weippert-Kretschmer M. Eigenblut als Vollblut oder Blutkomponenten. Anästh Intensivmedizin 1994; 35: 125
→ Kubaneck B. Therapie mit Erythrozyten. In: Müller-Eckhardt C. Transfusionsmedizin. Berlin: Springer; 1988
→ Larsen R. Anästhesie und Intensivmedizin für Fachpflegende. 7. Aufl. Berlin: Springer; 2007
→ Martin E, Herfart C, Buhr HJ, Motsch J. Autologe Bluttransfusion. Juristische und medizinische Aspekte. Heidelberg: Kaden; 1992
→ Michaelis G. Grundlagen des Transfusionswesens – allgemeine Transfusionskunde und die Behandlung mit Erythrozytenkonzentraten. intensiv 2000; 8: 21
→ Müller-Eckhardt C, Kiefel V. Transfusionsmedizin, Grundlagen, Therapie, Methodik. 3. Aufl. Berlin: Springer; 2004
→ Nagl D, Bringmann G. Beiträge zur Transfusionsmedizin. DRK-Blutspendedienst 1999; 17
→ Reng M. Hämostase und Hämotherapie. In: Burchardi, H. u. a. Hrsg.: Intensivmedizin, 11. Aufl. Berlin: Springer; 2011
→ Rump G, Braun R et al. Transfusionsmedizin compact. Stuttgart: Thieme; 2002
→ Scherer RU. Anästhesiologie – ein handlungsorientiertes Lehrbuch. Stuttgart: Thieme; 2000
→ Schmidt RF, Lang F. Physiologie des Menschen. 30. Aufl. Berlin: Springer; 2007

→ Schwegler J, Lucius R. Der Mensch. Anatomie und Physiologie. 4. Aufl. Thieme: Stuttgart; 2011
→ Sibrowski W, Kelsch R. Grundlagen der Transfusionsmedizin. In: van Aken H, Reinhart K, Zimpfer M, Hrsg. Intensivmedizin. Stuttgart: Thieme; 2006
→ Schulte am Esch J, Bause HW, Kochs E, Hrsg. Anästhesie und Intensivmedizin. 3. Aufl. Stuttgart: Thieme; 2006
→ Vorstand und wissenschaftlicher Beirat der Bundesärztekammer. Leitlinien zur Therapie mit Blutkomponenten und Plasmaderivaten. Berlin; 2001
→ Wissenschaftlicher Beirat der Bundesärztekammer. Richtlinien zur Gewinnung von Blut und Blutbestandteilen und zur Anwendung von Blutprodukten (Hämotherapie). Köln: Deutscher Ärzte-Verlag; 2000

Internetadressen

→ http://www.bmgs.bund.de/
→ http://www.bundesaerztekammer.de
→ http://www.bundesrecht.juris.de/tfg
→ http://www.molecular-haemostasis.de/download/DRKLeitfaden.pdf
→ http://www.rotkreuz.de/blutspendedienst/index.html
→ http://www.transfusionsmedizin-online.de/Transfusionsgesetz

29 Pflegerisch relevante Laborparameter und bildgebende Verfahren

Torsten B. Möller, Andreas Schwarzkopf

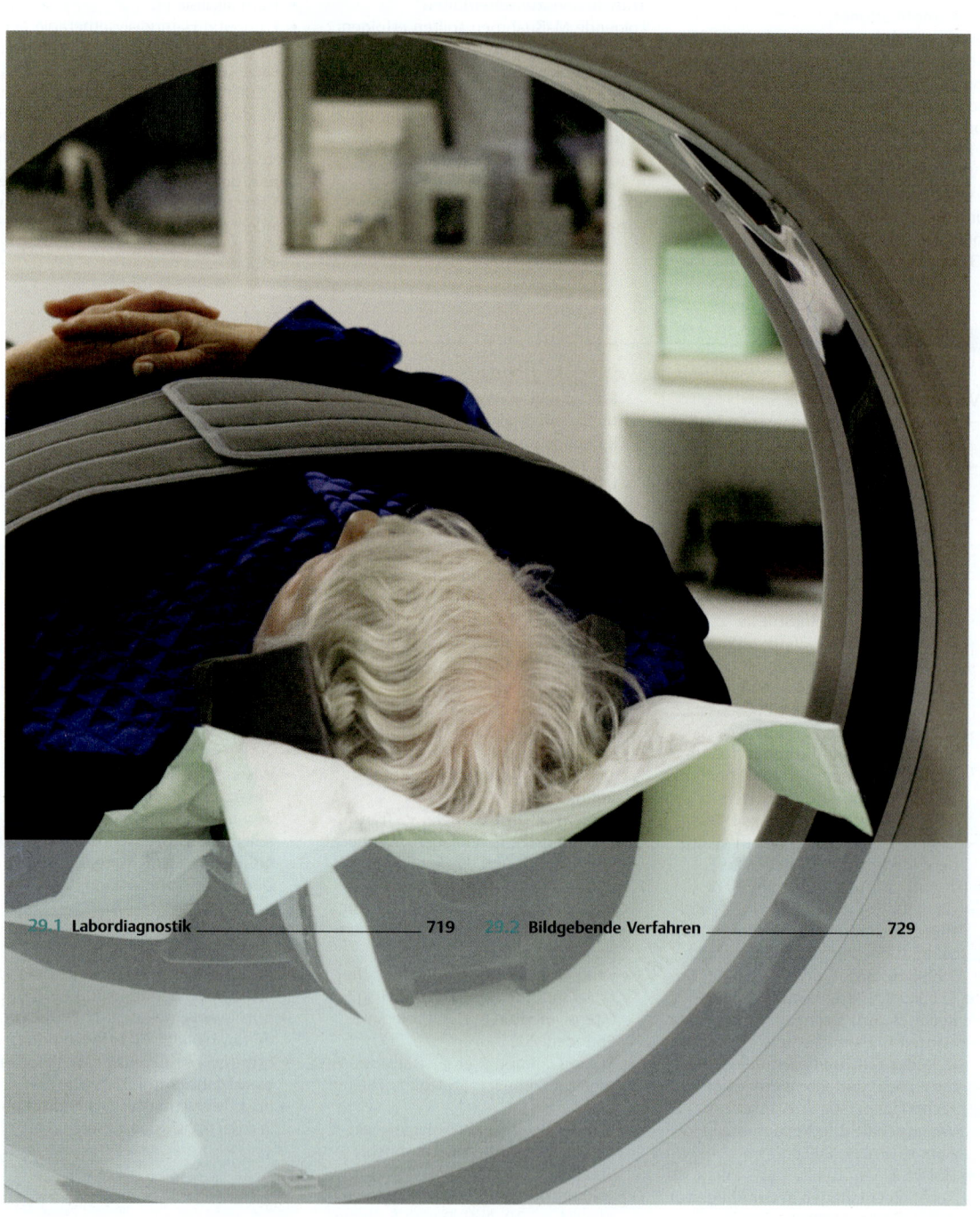

29.1 Labordiagnostik

Andreas Schwarzkopf

29.1.1 Das Labor als Therapiebegleiter
Blaulichter zucken, das Martinshorn ertönt kurz. Obwohl der Rettungswagen schon in die Notaufnahme eingefahren ist! Das Signal für die Schwestern und Pfleger in der Ambulanz, das nun jede Sekunde zählt. Alles ist vorbereitet und der vital bedrohte Patient wird in den Eingriffsraum gebracht. Die hundertfach bewährte Routine der Notfallambulanz läuft an. Am Anfang müssen die Vitalparameter stabilisiert werden. Muss Volumen substituiert werden, fehlen Elektrolyte? Ist der Blutverlust kritisch? Herzinfarkt?

Keiner der Ärzte und Pflegenden kann sich mehr auf seine Intuition alleine verlassen. Unverzüglich werden diagnostische Maßnahmen eingeleitet. Hierzu gehören nahezu immer Laborparameter und bei Bedarf auch bildgebende Verfahren. Der Bogen für das Notfalllabor ist schnell ausgefüllt. Damit wird beim Labor eine Reihe von aussagekräftigen Untersuchungen angefordert, die relativ schnell einen Überblick über die Situation des Stoffwechsels des Patienten geben können. Je nach Krankheitsverdacht kommen weitere Parameter hinzu – z. B. Enzymdiagnostik bei Verdacht auf Herzinfarkt.

Aber auch bei der folgenden stationären Behandlung werden immer wieder Laboruntersuchungen erfolgen. Denn so erhalten Ärzteschaft und Pflegekräfte einen Eindruck vom Therapiefortschritt und können die Medikation optimal anpassen. Dadurch fühlen Patienten sich wohler und Nebenwirkungen werden minimiert.

Natürlich gilt das ebenso im ambulanten Bereich. Auch in Arztpraxen und Pflegeeinrichtungen werden jeden Tag Blut- und andere Proben abgenommen und an Laboratorien geschickt.

Untersuchungsmaterialien gewinnen
Die so genannte „Präanalytik" ist für die Richtigkeit der Laborergebnisse, auch als „Befund" bezeichnet, von entscheidender Bedeutung. Der Begriff Präanalytik umfasst alle Maßnahmen, die getroffen werden müssen, bevor die Probe im Labor ankommt. Hierzu gehören:
1. korrekte Gewinnung der Probe
2. richtiges Transportgefäß je nach gewünschter Untersuchung
3. zeitnaher Transport der Probe – mit korrekt ausgefülltem Begleitschein (*Abb. 29.1*)

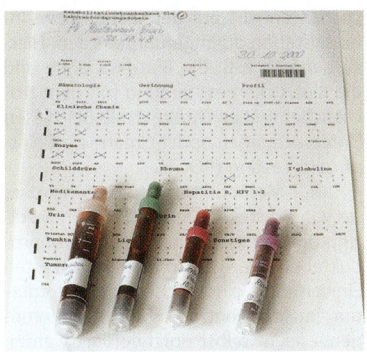

Abb. 29.1 Blutröhrchen und Anforderungsschein für das Labor.

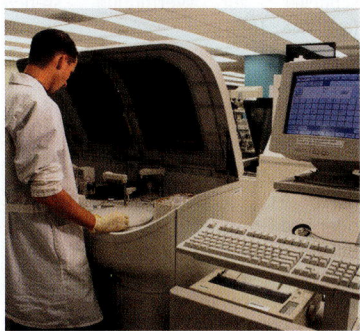

Abb. 29.2 Im zentralen Kliniklabor bestimmt medizinisch-technisch geschultes Personal die Laborparameter.

4. korrekte Lagerung der Probe (z. B. Kühlschrank), wenn ein sofortiger Transport nicht möglich ist
5. ggf. Vorbereitung der Probe (z. B. „Absern" durch Zentrifugieren) vor Versand

Für die aus Blut gewonnenen Werte der sogenannten „klinischen Chemie" ist die Auswahl der richtigen Abnahmeröhrchen von besonderer Bedeutung. Diese Abnahmeröhrchen enthalten nämlich bereits bestimmte Salze oder Chemikalien, um eine Blutgerinnung und Verfälschung von Werten, z. B. durch Hämolyse, zu verhindern. Gerade auch bei mikrobiologischen Untersuchungen (S. 608) ist die Auswahl der richtigen Transportmedien von besonderer Bedeutung. Können Proben nicht gleich untersucht werden, sind evtl. weitere Schritte notwendig. Wenn z. B. eine Untersuchung aus Serum durchzuführen ist und die Probe erst noch versandt werden muss, wird das Blutröhrchen zentrifugiert. Mikrobiologische Proben müssen u. U. bis zum Abtransport ins Labor im Kühlschrank, bei Raumtemperatur oder auch im Brutschrank (Blutkulturen) gelagert werden.

Auch der Begleitschein muss sorgfältig ausgefüllt werden. Die Patientenidentifikation muss eindeutig sein und es muss sicher gestellt sein, dass sämtliche Untersuchungsaufträge auch korrekt angegeben sind (s. *Abb. 29.1*). Bei mikrobiologischen Untersuchungen ist außerdem der Hinweis auf eine möglicherweise bestehende Abwehrschwäche (z. B. aktuelle Zytostatikatherapie) oder bereits verabreichte Antibiotika sinnvoll.

Werden Proben für die weitere Untersuchung mittels Post oder Kurierdienst verschickt, müssen sie entsprechend sorgfältig verpackt und gemäß der geltenden Vorschriften markiert werden.

MERKE Auf jeden Fall muss immer ein möglichst schneller Transport ins Labor versucht werden! Nur dann ist die Qualität des Untersuchungsmaterials optimal und der Befund hat die größtmögliche Präzision.

Im Labor
Im Labor werden die Proben zunächst sortiert und, falls notwendig, geteilt (*Abb. 29.2*). Untersuchungen der klinischen Chemie laufen heute weitgehend automatisiert ab. Die notwendigen chemischen Reaktionen und Auswertungen finden auf kleinstem Raum in Analyseautomaten statt. Die Ergebnisse liefert der Automat direkt an den Laborcomputer, der aus den Resultaten der einzelnen Untersuchungen dann den Befund für den Patienten zusammenstellt. So steht der klinisch-chemische Befund innerhalb kürzester Zeit (je nach Untersuchungen und Untersuchungsumfang, oft schon nach zwei Stunden) zur Verfügung und kann in vielen Krankenhäusern von den Ärzten direkt an den Bildschirmen auf den Stationen eingesehen werden. Auf mikrobiologische Befunde muss man allerdings deutlich länger warten, da ja Bakterien, Pilze und ggf. Viren erst angezüchtet werden müssen (s. u.).

In wenigen Stunden stehen dagegen der mikroskopische Befund mit grampositiven oder gramnegativen Bakterien und ggf. einem Erregernachweis mit Immunofluoreszenz (z. B. Legionellen oder Chlamydien) zur Verfügung. Auch Antikörpernachweise (z. B. Syphilis) oder Toxintests (Clostridium difficile) können schneller zur Verfügung stehen (s. S. 728, 1064).

Das Labor vereinigt dann die Ergebnisse der einzelnen Abteilungen (z. B. Bakteriologie und Pilzlabor) auf einen Befund und stellt diesen entweder elektronisch, per Fax oder per Post den Einsendern zu. Viele Labors informieren vorab telefonisch, wenn besonders kritische oder beachtenswerte Befunde vorliegen. Bei der Bildschirmübermittlung können pathologische Befunde farbig hinterlegt sein oder am Anfang des Textes erscheint ein Generalhinweis auf das Vorhandensein bakteriologischer Befunde.

Standards und wenn es schnell gehen muss
Das Labor ist rund um die Uhr besetzt. In kleineren Krankenhäusern ist das nicht immer der Fall, aber hier existiert eine Rufbereitschaft, die manchmal auch Röntgenbilder machen kann. Außerhalb der normalen Dienstzeiten arbeiten die herbeigerufenen medizinisch-technischen Assistentinnen (MTA) oder das Laborpersonal das so genannte Notfalleilprogramm (NEP) ab. Die hier zur Verfügung stehenden Laborparameter sind in ihrer Breite naturgemäß beschränkt. Im Wesentlichen werden die wichtigsten Stoffwechselparameter (z. B. Blutzucker, Wasserhaushalt, Nierenfunktion, kleines Blutbild, CRP als Entzündungsparameter) und ggf. noch fachspezifische dringende diagnostische Parameter (z. B. Enzymbestimmung für Herzinfarkt) bestimmt.

Zu den normalen Dienstzeiten werden dann auch alle anderen Untersuchungen durchgeführt, insbesondere das häufig angeforderte Routineprogramm (RP). Einige Kliniken führen zusätzlich fachgebietsspezifische Untersuchungen durch oder fordern sie von anderen Speziallabors an (z. B. bei Schlaganfallpatienten häufig durchgeführte genetische Tests, die darüber Auskunft geben sollen, ob

eine versteckte – Thrombembolien auslösende – Gerinnungsstörung vorliegt).

Laboruntersuchungen auf Station
Ein kleiner Teil der Untersuchungen kann „patientennah" auf der Station bzw. Intensivstation durchgeführt werden. Hierzu gehören z. B. die Blutgasanalyse und die Blutzuckerbestimmung mit dem trockenchemischen Streifentest. Bei diesen Untersuchungen spricht man von Pointof-Care-Testing (POCT).

POCT-Methoden sind so gewählt, dass sie von Pflegekräften nach der im Medizinproduktegesetz und der Medizinproduktebetreiber-Verordnung verankerten Einweisung – einschließlich der geforderten Qualitätskontrollen und Kalibrierungen – leicht selbst durchgeführt werden können. Ein gut abzulesendes Kontrollsystem hilft, Fehlbestimmungen zu erkennen und so falsche therapeutische Konsequenzen zu vermeiden.

Als einfaches Beispiel sei die Blutzuckertestung mittels Trockenchemie genannt, wobei bei einigen Herstellern der Wert um bis zu 30 % oder mehr vom wahren Wert abweicht, wenn – entgegen der Anweisung des Herstellers – die Entnahmestelle mit einem alkoholischen Hautdesinfektionsmittel desinfiziert wurde. Aber auch die anderen Untersuchungen können nur gelingen, wenn die Anweisungen der Reagenzienhersteller korrekt eingehalten werden.

29.1.2 Laborparameter der „klinischen Chemie" im Überblick
Die nachfolgenden Tabellen geben einen kurzen Überblick über die relevanten Parameter, deren Untersuchungsindikation, ihre Normbereiche, kritische Laborwerte und das zu entnehmende Probenmaterial.

Zum einfachen Finden sind die Parameter nach zu untersuchenden Organsystemen und innerhalb der Organe alphabetisch geordnet aufgeführt. Bezüglich der genannten Werte ist anzumerken, dass SI-Einheiten verwendet wurden. Alle Werte gelten für Erwachsene.

Für Neugeborene, Säuglinge und Kinder, gelegentlich auch bei Schwangerschaft, können sich andere Normwerte ergeben.

> **MERKE** Grundsätzlich sind die in den Befunden der Labore angegebenen Normwerte zu berücksichtigen, da sich durch die Verwendung anderer Testverfahren und Einheiten Abweichungen ergeben können.

Atmung

> **FALLBEISPIEL** Die 78 Jahre alte Erna Wilder, die sich in letzter Zeit wegen einer Hüftprellung wenig bewegt hatte, wird von ihrem 16-jährigen Enkel bewusstlos und kaum noch atmend auf dem Wohnzimmerboden gefunden. Der Besatzung des Notarztwagens fallen die zyanotischen (als Zeichen der Sauerstoffmangelversorgung blau verfärbten) Lippen und Finger auf. Die Laser-Fingersonde zeigt sofort, dass eine gravierende Mangelversorgung mit Sauerstoff vorliegt. Nach Intubation und Beatmung mit hohem Sauerstoffanteil kann die Patientin stabilisiert werden. Im Krankenhaus wird sofort eine Blutgasanalyse durchgeführt und die Lunge geröntgt. Verdachtsdiagnose: Lungenembolie.

Die fortlaufende Messung der Blutoxygenierung mittels Laser-Fingersonde ermöglicht ein fortlaufendes Monitoring der Atmungsfunktion. Die auf Intensivstationen häufiger durchgeführte Blutgasanalyse erlaubt eine noch differenziertere Betrachtung und gibt Rückschlüsse auf den Atmungsanteil des Säure-Basen-Haushalts (**Tab. 29.1**).

Blut als Organsystem

> **FALLBEISPIEL** „Ach, Herr Doktor, es ist ein Elend!" Erschüttert zeigt Großmutter Rostova auf ihre Enkelin Natascha. Die 17-jährige ist offensichtlich untergewichtig, sehr blass und hat große dunkle Ringe unter den

Tab. 29.1 Blutgasanalyse.

Parameter	Indikation	Normalbereich	kritische Werte	Probenmaterial
pCO_2	Beurteilung des respiratorischen Anteils des Säure-Basen-Haushalts	32 – 46 mmHg (4,3 – 6,1 kPa)	< 19 mmHg (2,5 kPa) > 67 mmHg (8,9 kPa)	arterielles Blut in trocken-heparinisierter „Blutgasspritze"
pH	Säure/Basen-Haushalt	7,35 – 7,45	< 7,1 und > 7,6: lebensbedrohliche Azidose bzw. Alkalose	arterielles Blut
pO_2	Bestimmung des Sauerstoffs im Blut	71 – 104 mmHg (9,5 – 13,9 kPa)	< 43 mmHg (5,7 kPa): arterielle Sauerstoffsättigung < 80 %!	arterielles Blut
Base excess (BE)	Beurteilung des metabolischen Anteils des Säure-Basen-Haushalts	(– 2,5)–(+ 2,5) mmol/l	< – 10 und > + 10 mmol/l	arterielles Blut

Augen. „Immer ist sie müde und essen tut das Mädel gar nichts mehr", jammert die Großmutter weiter, „Model will sie werden und deswegen ganz mager sein. Ach wohin soll das führen ..." Der Arzt nimmt unter dem Verdacht einer Eisenmangelanämie Blut ab.

Blut ist ein unkompliziert zu gewinnendes Untersuchungsmaterial und wird daher für viele Untersuchungen herangezogen. In diesem Abschnitt werden die Parameter genannt, die etwas über die Blutfunktion, die darin enthaltenen Zellen und die Blutgerinnung aussagen. Blutuntersuchungen, die sich primär auf andere Organsysteme beziehen, sind unter den folgenden Organsystemen dargestellt.

Kleines Blutbild
Eine Übersicht über den aktuellen Blutzellenstatus (Verhältnis untereinander, Anzahl, ggf. auch Zustand) geben die verschiedenen „Blutbilder". Das kleine Blutbild (Tab. 29.2) besteht dabei i. d. R. aus der Bestimmung des Hämoglobingehaltes (Hb), der Erythrozytenzahl, dem Hämatokrit (Zellanteil des Blutes bezogen auf das Gesamtvolumen), dem mittleren Hämoglobingehalt der Blutkörperchen (Färbekoeffizient MCH), dem mittleren Erythrozyteneinzelvolumen (MCV), dem Sättigungsindex (MCHC), sowie den

Zahlen der Thrombozyten und Leukozyten.
Eisen. Ergänzend wird bei Verdacht auf Eisenmangelanämie oder die seltene Eisenüberladung Eisen im Serum (Mann: normal 12,7 – 36 µmol/l, Frau: normal 11,1 – 31 µmol/l) bestimmt. Zusammen mit der Bestimmung von Eisentransportfaktoren Transferrin und Depot-Ferritin kann die Diagnose präzisiert werden.

Differenzialblutbild
Das Differenzialblutbild teilt die Leukozyten weiter auf und erlaubt Rückschlüsse auf den Abwehrstatus eines Patienten (**Tab. 29.3**).

Andere „Blutbilder"
Weitere so genannte Blutbilder sind das große Blutbild (bestehend aus dem kleinen Blutbild und dem Differenzialblutbild) und das rote Blutbild, bei dem ausschließlich die Erythrozyten betrachtet werden. Es entspricht dem kleinen Blutbild ohne Thrombozyten und Leukozyten.

Für alle Blutbilder gilt, dass der sofortige Transport ins Labor die besten Ergebnisse mit sich bringt. Das kleine Blutbild darf nicht länger als 24 Stunden kühl gelagert werden, das Differenzialblutbild nicht länger als 8 Stunden.

Gerinnungsstatus
Eine sehr wichtige Funktion des strömenden Blutes ist die Blutgerinnung zur Abdichtung von auftretenden Verletzungen. Die Gerinnungsfunktion kann dabei sowohl von der Funktion der Thrombozyten als auch von verschiedenen Faktoren im Blutplasma abhängen. Mittlerweile stehen umfangreiche Testbestecke zur Verfügung, um eine detaillierte Analyse vornehmen zu können. **Tab. 29.4** zeigt die so genannten Globalteste, die einen Übersichtswert der Funktion bieten.

Unspezifische Entzündungs- und Infektionsparameter
Das Organsystem Blut ist ein wichtiger Träger der körpereigenen Abwehr. Daher können hier unspezifische Infektionsparameter gemessen werden. Neben dem Differenzialblutbild geben u. a. das so genannte C-reaktive Protein und die Blutkörperchensenkungsgeschwindigkeit wichtige Hinweise (**Tab. 29.5**).

Herz
FALLBEISPIEL „Verdammter Mist", schreit der 48 Jahre alte, übergewichtige Schreinermeister Rainer Paschoff mit hochrotem Kopf. „Bin ich denn nur von Idioten umgeben?!" Das Formteil passt nicht und seine Leute

Tab. 29.2 Kleines Blutbild.

Parameter	Indikation	Normalbereich	Kritische Werte	Probenmaterial
Erythrozytenzahl	Anämie, Blutverlust, Durchblutungsstörungen	Mann 4,5 – 6,3 Frau 4,2 – 5,5 10^{12}/l	> Normbereich: Polyzythämie < Normbereich: Anämie	EDTA-Vollblut
Hämoglobin	Blutverlust, Blutbildungsstörung	Mann 14 – 18 pg/dl Frau 12 – 16 pg/dl	Hb < 8 pg/dl[10] und/oder Hk < 24 %: mangelnde Sauerstoffversorgung	EDTA-Vollblut
Hämatokrit (Anteil der roten Blutkörperchen vom Blutgesamtvolumen)	Flüssigkeitshaushalt: → Wurde genug getrunken? → oder hat der Körper zu viele Blutkörperchen erzeugt (seltenes Krankheitsbild der Polyzythaemia vera)?	Mann 42 – 52 % Frau 37 – 47 %	bei Patienten mit einer Herz-Kreislauf-Erkrankung: Hb < 10 pg/dl und/oder Hk < 30 % Hb > 20 pg/dl und/oder Hk > 60 % (Hyperviskositätssyndrom)	EDTA-Vollblut
Leukozyten	Abwehrstatus, Zellstatus	4,3 – 10,00 10^9/l	Abweichungen bedingen Differenzialblutbild	EDTA-Vollblut
MCH (mittlerer Zellhämoglobingehalt der roten Blutkörperchen)	wird berechnet aus Hb und Erythrozytenzahl	0,40 – 0,53 fmol	Abweichung bedeutet Erythrozytenauffälligkeiten	EDTA-Vollblut
MCV (mittleres Zellvolumen der roten Blutkörperchen)	wird berechnet aus Hämatokrit und Erythrozytenzahl, Direktmessung möglich	80 – 94 fl	wie MCH	EDTA-Vollblut
MCHC (mittlere Zellhämoglobinkonzentration in den roten Blutkörperchen)	wird zur Plausibilitätskontrolle aus Hb und Hämatokrit berechnet	4,81 – 5,74 mmol/l Ery	auch bei Pathologie relativ konstant	EDTA-Vollblut
Thrombozytenzahl	unklare Blutungen, Knochenmarkserkrankungen, Kontrolle bei Strahlen- und zytostatischer Therapie	100 000 – 350 000/µl	< 10 000 /µl: Blutungsgefahr > 1 Mio/µl: Thrombosegefahr	EDTA-Vollblut

Tab. 29.3 *Differenzialblutbild.*

Parameter	Indikation	Normalbereich	kritische Werte	Probenmaterial
basophile Granulozyten	allergische Reaktion	20 – 200 10^9/l	Erhöhung: Allergie?	EDTA-Vollblut oder Zitratblut
eosinophile Granulozyten	Reaktion auf Fremd-eiweiße	50 – 700 10^9/l	Erhöhung: Parasiteninfektion?	EDTA-Vollblut oder Zitratblut
neutrophile Granulozyten	Abwehrstatus (Bakterien-Phagozytose)	2000 – 7500 10^9/l	Erhöhung: Infektion? starke Erhöhung: Leukämie?	EDTA-Vollblut oder Zitratblut
Monozyten	Abwehrstatus	200 – 900 10^9/l	> Normbereich: Abwehr aktiviert < Normbereich: Abwehrmangel	EDTA-Vollblut oder Zitratblut
B-Lymphozyten	Antikörperproduktion	100 – 500 10^9/l	< Normbereich: Abwehr gegen virale Infektionen und Impfschutz vermindert	EDTA-Vollblut oder Zitratblut
NK-Zellen	zytotoxische Zellen, Virus-abwehr	100 – 600 10^9/l	Abwehr gegen Erreger vermindert	EDTA-Vollblut oder Zitratblut
T-Lymphozyten CD4	Helferzellenstatus	450 – 2000 10^9/l	< Normbereich: Abwehrschwäche	EDTA-Vollblut oder Zitratblut
T-Lymphozyten CD8	zytotoxische Zellen	200 – 1000 10^9/l	CD 4 / CD 8-Ratio dient dem AIDS- Monitoring	EDTA-Vollblut oder Zitratblut

Tab. 29.4 *Parameter zur Blutgerinnung.*

Parameter	Indikation	Normalbereich	kritische Werte	Probenmaterial
Thrombozytenzahl	unklare Blutungen, Knochenmarkserkrankungen, Kontrolle bei Strahlen- und zytostatischer Therapie	100 000 – 350 000/µl	< 10 000/µl: Gefahr einer Blutung > 1 Mio/µl: Thrombosegefahr	EDTA-Vollblut
aktivierte partielle Thromboplastinzeit (aPTT)	Suchtest und Verlaufskontrolle bei plasmatischen Gerinnungsstörungen Heparintherapie-Monitoring	24 – 36 Sek.	> 120 Sek.: Anstieg um das 2,5fache des oberen Referenzbereichs bedeutet Blutungsgefahr	Zitratplasma
Blutungszeit nach Hautstich	einfachstes Thrombozyten-Screening, POCT	4 – 6 Min.	> Normbereich: Thrombozytopenie, Funktionsstörung, Hemmer (z. B. ASS)	Lanzette, Uhr
Antithrombin (AT)	Verlaufskontrolle bei plasmatischen Gerinnungsstörungen, Thrombophilie-diagnostik, Nichtansprechen auf Heparin	80 – 120 %	< 50 %: hohes Risiko thromboembolischer Komplikationen	Zitratplasma
Fibrinogen	Suchtest und Verlaufskontrolle bei plasmatischen Gerinnungsstörungen, Lysetherapie-Monitoring	2,0 – 4,0 g/l	< 0,8 g/l: Blutungsgefahr	Zitratplasma
Thromboplastinzeit (Quick-Wert, TPZ)	Suchtest/Verlaufskontrolle bei plasmatischen Gerinnungsstörungen, Monitoring, Gabe von Vitamin-K-Antagonisten Verlaufskontrolle bei Vitamin-K-Mangel	70 – 130 % der Norm	< 50 %: erhebliche Störung der Lebersyntheseleistung < 10 %: Blutungsgefahr	Zitratplasma

stehen nur betroffen herum. „Jetzt müssen wir...", weiter kommt er nicht. Stechende Schmerzen in der Brust bringen ihn zum Verstummen und ihm wird schwindlig. ─────

Besonders wichtig ist in einem wie oben dargestellten Fall die schnelle unterstützende Labordiagnose des Herzinfarkts (*Tab. 29.6*). Auch verschiedene Kardio-myopathien (Erkrankungen und Schädigungen des Herzmuskels) können mittels Labordiagnostik diagnostiziert werden, hierauf wird jedoch im Detail nicht eingegangen.

Leber

FALLBEISPIEL Hubert Korten fühlt sich gar nicht gut. Diese ewige Müdigkeit und Abgeschlagenheit nervt den agilen Geschäftsmann. Gerade jetzt, wo er die Erfolge seiner Ägyptenreise vor 5 Wochen einfahren könnte! Merkwürdig ist auch der fast weiße Stuhl. So etwas hat er bei sich noch nie gesehen. Er sucht den Hausarzt auf, der ihm gleich Blut abnimmt. „Möglicherweise Hepatitis A", erklärt er dabei. ─────

Tab. 29.5 *Unspezifische Entzündungsparameter.*

Parameter	Indikation	Normalbereich	kritische Werte	Probenmaterial
Blutkultur	Fieber, Sepsisverdacht, Endokarditis	Kultur steril	Bakteriennachweis nach Kontaminations-Ausschluss	Kulturflasche mit Nährbouillon
Blutsenkungsgeschwindigkeit (BSG)	Entzündungsscreening; auffällige Erythrozyten	Mann: unter 15 mm/Std. Frau: unter 20 mm/Std.	starke Erhöhung spricht für Entzündungsreaktion oder abartige Erythrozyten	Natriumzitratblut 1,6 ml Blut + 0,4 ml Natriumzitrat
C-reaktives Protein (CRP)	Suchtest und Verlaufskontrolle bei Entzündungen	< 5 mg/l	Erhöhung spricht für bakterielle Infektion oder Autoimmunprozesse	Natriumzitratblut 1,6 ml Blut + 0,4 ml Natriumzitrat
Procalcitonin	Frühindikator bakterieller Infektionen, Abgrenzung viraler Infektionen	< 0,1 ng/ml	> 0,25 ng/ml: bakterielle Infektion > 2 ng/ml: Sepsis	Serum

Tab. 29.6 *Parameter bei Herzinfarkt.*

Parameter	Indikation	Normalbereich	kritische Werte	Probenmaterial
Glutamat-Oxalazetat-Transaminase (GOT)	Herzinfarkt, Skelettmuskelschäden	< 50 U/l	s. Leber	Serum Li-Heparinatplasma
Iso-Kreatinkinase (CK-MB)	Verdacht auf Herzinfarkt	Ausgangsgröße mit Wert nach 6 und 24 Stunden vergleichen	> 100 U/l: Verdacht auf Herzinfarkt	Serum
Laktatdehydrogenase (LDH)	Verlaufskontrolle des Myokardinfarkts	< 240 U/l	> 1000 U/l: Blastenschub, Hämolyse	Serum
Myoglobin	Herzinfarkt: erhöht nach 2–3 Std. maximale Werte nach 3–4 Std.	35–55 µg/l	> Normbereich: Muskelschäden zu befürchten	Serum

Tab. 29.7 *Funktionsparameter der Leber.*

Parameter	Indikation	Normalbereich	kritische Werte	Probenmaterial
Ammoniak	Hepatopathie, neuromuskuläre und zerebrale Störungen, Chemotherapie, Valproinsäure-Therapie	< 80 µg/l	>300 µg/dl: komatöse Zustände infolge hepatischer Enzephalopathie	Li-Heparinat-Plasma
Bilirubin, gesamt/direkt	Ikterus, Differenzialdiagnose und Verlauf	< 1,2 mg/dl < 0,25 mg/dl	Neugeborene < 14 mg/dl: Gefahr der Bilirubinenzephalopathie	Serum
Gamma-Glutamyltransferase (γ-GT)	Verdacht auf Lebererkrankung oder -überlastung	Mann: 6–28 U/l Frau: 4–18 U/l bei einigen Tests: < 60 U/l	>Normbereich: Leberirritation	Vollblut, EDTA- und Heparin-Blut
Glutamat-Pyruvat-Transaminase (GPT), Alanin-Aminotransferase (ALT oder ALAT)	Leber- und Gallenwegserkrankungen, Früherkennung einer Virushepatitis (Transfusionssicherheitsuntersuchung)	< 50 U/l	>Normbereich: Leberparenchymerkrankung	Serum, Plasma
Glutamat-Oxalazetat-Transaminase (GOT), Aspartat-Aminotransferase (AST oder ASAT)	Leber- und Gallenwegserkrankungen, Herzinfarkt, Skelettmuskelschäden, erhöht nach Alkoholabusus	< 50 U/l	> Normbereich: Herz-, Skelettmuskel oder Leber geschädigt	Serum, Plasma
Laktat	Leberversagen, Differenzialdiagnose unklarer metabolischer Azidosen	1,0–1,8 mmol/l	> 5 mmol/l (45 mg/dl): Laktatazidose bei Leberfunktionseinschränkung, Biguanid-Therapie	Kapillarblut, NaF-Vollblut

Die Leber ist das wichtigste „Entgiftungsorgan" des Menschen und produziert die Galle. Mit der γ-GT steht ein besonders empfindliches Enzymsystem zur Verfügung, dass frühzeitig Leberschäden und Vergiftungen anzeigen kann. Bei Verdacht auf Hepatitis müssen sich spezifische Antigen- und Antikörpernachweise auf die einzelnen Hepatitis-Viren anschließen. *Tab. 29.7* zeigt die Funktionsparameter der Leber.

Niere

FALLBEISPIEL Die Rentnerin Pauline Möller macht sich Sorgen um ihren 78-jährigen Ehemann. Die Beine des langjährigen Diabetikers sind geschwollen und er klagt, dass kaum noch Wasser auf die Toilette käme. Schließlich trübt er ein und Pauline Möller ruft einen Krankenwagen. Die behandelnden Ärzte im Krankenhaus stellen eine Urämie und Nierenversagen fest.

Die Ausscheidungsfunktion der Niere kann anhand von zwei Parametern überprüft werden (**Tab. 29.8**). Im Verdachtsfall schließen sich weitere Untersuchungen des Harns und des Bluts, z. B. die Kreatinin-Clearance, an.

Pankreas

Die Funktion der Bauchspeicheldrüse kann zur Orientierung mit Lipase und Pankreas-Elastase 1 geprüft werden (**Tab. 29.9**).

Schilddrüse

👁 **FALLBEISPIEL** Carima Santiago wundert sich, dass es ihr so schlecht geht. Gerade mal 28 Jahre alt, bekommt sie schon nach wenigen Stufen Treppensteigen Herzrasen. Schlafen kann sie

auch nicht mehr gut. Im Büro kann sie nicht mehr lange stillsitzen und heute Abend zittern ihr auch noch die Hände. Morgen muss sie unbedingt zu ihrer Hausärztin…

Fehlfunktionen der Schilddrüse haben weitreichende Folgen. Die Hypothyreose (Unterfunktion) verlangsamt Menschen bis hin zum Kretinismus, Hyperthyreose (Überfunktion) führt zu innerer Unruhe bis hin zum Kreislaufzusammenbruch. **Tab. 29.10** zeigt die Funktionsparameter der Schilddrüse.

Nebenschilddrüse

👁 **FALLBEISPIEL** Karl Mayer ist ein guter Schwimmer. Aber plötzlich braucht er Hilfe: Ein schmerzhafter

Krampf lähmt sein rechtes Bein. Der Bademeister hilft ihm aus dem Wasser. „Haben Sie das öfter?", fragt er. „In letzter Zeit ja. Manchmal auch nachts. Ich sollte wohl mal zum Arzt gehen…" ▬

Die Nebenschilddrüse nimmt entscheidenden Einfluss auf den Kalzium- und damit auf den Knochenstoffwechsel. Kalziummangel erzeugt aber auch, wie der Mangel an Magnesium, spastische Krämpfe der Muskulatur (Tetanie). **Tab. 29.11** zeigt die Funktionsparameter der Nebenschilddrüse.

Medikamente und Gifte

👁 **FALLBEISPIEL** Marina Martens schaut glücklich auf ihren 10 Jahre alten Sohn Martin. Seine epileptischen

Tab. 29.8 *Funktionsparameter der Nieren.*

Parameter	Indikation	Normalbereich	kritische Werte	Probenmaterial
Harnstoff	Ausscheidung Niere, aber auch abhängig von Leberfunktion	2 – 8 mmol/l	> 50: Nierenschaden, massiver Eiweißabbau < 2: Eiweißmangelernährung	nüchtern Serum, Plasma
Kreatinin	Nierenscreening	Mann: 62 – 106 µmol/l Frau: 53 – 97 µmol/l	> Normbereich: Verdacht auf Nierenprobleme	Serum, Plasma

Tab. 29.9 *Funktionsparameter des Pankreas.*

Parameter	Indikation	Normalbereich	kritische Werte	Probenmaterial
Lipase	akute und chronische Pankreatitis	< 190 U/l	> 700 U/l: akute Pankreatitis	Serum
Pankreaselastase 1	orientierende Pankreasfunktionsprüfung	> 200 µg/g	< 100 µg/g: exokrine Pankreasinsuffizienz	Stuhl

Tab. 29.10 *Funktionsparameter der Schilddrüse.*

Parameter	Indikation	Normalbereich	kritische Werte	Probenmaterial
freies T_4	Nachweis und Differenzialdiagnose von Schilddrüsenfunktionsstörungen sowie zur Therapiekontrolle	10 – 25 pmol/l (0,8 – 2 ng/ dl)	> 5 ng/dl (6,4 pmol/l): Gefahr einer Thyreotoxikose	Serum
TSH	Ausschluss einer Schilddrüsenfehlfunktion, Kontrolle der Suppressionstherapie	0,35 – 4,5 mU/l	> Normbereich: Schilddrüsendiagnostik < Normbereich: Hypophysenfehlfunktion	Serum

Tab. 29.11 *Funktionsparameter der Nebenschilddrüse.*

Parameter	Indikation	Normalbereich	kritische Werte	Probenmaterial
Kalzium (gesamt oder frei)	Verdacht auf Erkrankungen der Nebenschilddrüse, maligne Tumoren, tetanieähnliche Zustände	gesamt: 2,1 – 2,65 mmol/l frei: 1,15 – 1,35 mmol/l	gesamt < 1,65 mmol/l oder frei < 0,78 mmol/l: Gefahr der hypokalzämischen Tetanie gesamt > 3,5 mmol/l oder frei > 1,6 mmol/l: Gefahr der hyperkalzämischen Krise bis Koma	Serum, Li-Heparinat-Vollblut
Parathormon	Verdacht auf Nebenschilddrüsenfehlfunktion	methodenabhängig	> Normbereich: Osteolyse < Normbereich: Tetanie, Katarakt	Serum (12 Stunden vorher nüchtern)

Tab. 29.12 *Beispiele für Drug-Monitoring und Vergiftungsanalysen.*

Parameter	Indikation	Normalbereich	kritische Werte	Probenmaterial
Gentamicin (Antibiotikum)	Drug Monitoring	2 – 5 – 10 mg/l	> 10 µg/ml: Oto-/Nephro-toxizität	Serum
Vancomycin (Antibiotikum)	Drug Monitoring	5 – 40 mg/l	> 40 µg/ml: Oto-/Nephro-toxizität	Serum
Carbamazepin (Antiepilepti-kum)	Drug Monitoring	4 – 10 µg/ml	> 15 µg/ml	Serum
Valproinsäure (Antiepilepti-kum)	Drug Monitoring	50 – 100 µg/ml		Serum
Alkohol (Ethanol)	Verkehrstüchtigkeit, Intoxikation	0,024 ‰ produziert durch Darmbakterien	> 0,2 ‰ relativ fahr-untüchtig > 0,8 ‰ absolut fahr-untüchtig > 3,5 ‰ Todesgefahr	Serum
Cyclosporin A Immunsup-pressivum (Therapie nach Organtransplantation)	Drug Monitoring	therapieabhängig	> 400 ng/ml: hohe Wahr-scheinlichkeit für Toxizität (z. B. Nephrotoxizität, toxisches Koma)	ETDA-Vollblut
Digoxin (Herzglykosid)	Drug Monitoring	0,8 – 2,0 µg/l	> 2,4 µg/l Todesgefahr	Serum
Digitoxin (Herzglykosid)	Drug Monitoring	10 – 25 µg/l	> 30 µg/l: kardiale Beschwerden	Serum
Hämoglobin-CO	Verdacht auf Kohlenmo-noxid-Vergiftung	0,5 % (Raucher bis 10 %)	> 15 %: Atemnot > 35 %: Ohnmacht > 65 %: Tod	Vollblut, ggf. hämoly-siert nach Laborangabe
Lithium (Psychopharmakon)	Drug Monitoring	0,3 – 1,0 mmol/l	> 1,5 mmol/l: Krämpfe, Koma	Serum
Theophyllin (Antiasthmati-kum)	Drug Monitoring	10 – 20 µg/ml	> 20 µg/ml: Krämpfe, kar-diale, Arrhythmien	Serum

Anfälle sind mit dem neuen Medikament besser geworden. Doch stimmt die Dosis über den Tag verteilt? Eine Spiegelbe-stimmung soll Auskunft geben. ——

Beim so genannten „Drug Monitoring" werden Medikamentenspiegel be-stimmt, um festzustellen, ob die einge-setzte Dosis beim Patienten noch im therapeutischen Bereich liegt. Unter-schreitungen bedeuten, dass die er-wünschte Wirkung nicht eintritt; Über-schreitungen können erhebliche toxische Nebenwirkungen bis hin zum Tod haben. Daneben können auch Drogen wie He-roin, Psychopharmaka, Schmerzmittel und viele andere Präparate, die gele-gentlich von Personen missbräuchlich eingenommen werden, nachgewiesen werden. Blutspiegel auch relativ harmlo-ser Medikamente, z. B. Antibiotika, kön-nen bestimmt werden, wenn die Patien-ten Komplikationen haben, z. B. eine Niereninsuffizienz. *Tab. 29.12* zeigt eine kleine Auswahl.

Stoffwechsel
Elektrolyte
Elektrolyte gehören zum Standard-La-borprogramm (*Tab. 29.13*). Ihre Bestim-mung kann im Falle von Abweichungen auf weiter zu diagnostizierende Organ-störungen hinweisen (Kalzium s. Neben-schilddrüse, Eisen s. Blut).

Fettstoffwechsel
Viele Menschen in Europa sind heute überernährt. Cholesterin ist ein Parame-ter, der noch weiter in LDL (low density lipoproteids) und die als angioprotektiv geltenden HDL (high density lipopro-teids) unterteilt wird. *Tab. 29.14* zeigt die Funktionsparameter des Fettstoff-wechsels.

Wasserhaushalt
Der Wasserhaushalt hängt von verschie-denen Parametern ab (*Tab. 29.15*). Es handelt sich um die Verteilung von Was-ser im Körper in Blutplasma, Lymphen und Gewebe. Diese Wasserverteilung bestimmt auch den Elektrolytanteil: Mangel oder Überschuss einzelner Elekt-rolyte kommen vor und können gravie-rende Folgen für den Patienten haben.

Das Zusammenspiel mit den Organen ist sehr komplex und kann hier leider nicht dargestellt werden (siehe entspre-chende Kapitel).

Zucker
Der Diabetes mellitus mit seinen ererb-ten und erworbenen Formen ist heute keine Seltenheit mehr. Die Parameter in *Tab. 29.16* geben Auskunft.

Urinstatus
Der Urinstatus wird sowohl notfallmäßig wie auch im Routinelabor erhoben. Tro-ckenchemische Teststreifen geben einen raschen, orientierenden Überblick. Im

klinischen Alltag werden routinemäßig bestimmt:
- Glukosegehalt (normal 15 mg/dl)
- Anzahl der Erythrozyten (normal 5/µl)
- Hämoglobin (normal negativ, im po-sitiven Fall Hämoglobinurie, z. B. nach intravasaler Hämolyse)

Bei Verdacht auf Niereninsuffizienz wird die Kreatinin-Clearance bestimmt, in der parallel die Konzentration des Kreatinins in Serum und Sammelurin gemessen wird.

Die Teststreifen können auch einen Hinweis auf einen Harnwegsinfekt geben (S. 617). Die mikrobiologische Untersuchung gibt Klarheit. Dabei ist die signifikante Bakteriurie zu beachten. Erst Keimzahlen größer als 10 000 pro ml werden i. d. R. berücksichtigt, da Mit-telstrahlurin durch die Harnröhrenmün-dungsflora kontaminiert wird. Daher wird Mittelstrahlurin im Kühlschrank auf-bewahrt, wenn er nicht gleich ins Labor gebracht werden kann. Eine POCT-fähi-ge Alternative ist die Urin-Objektträger-Kultur, wobei Nährböden vollständig be-netzt und anschließend bebrütet werden (*Abb. 29.3*). Informationen über die Urin-gewinnung zur bakteriellen Diagnostik finden Sie in Kap. 24 (S. 617).

Liquor
Die Untersuchung des Liquors nach Lumbalpunktion dient v. a. der Diagnos-tik der Meningitis (S. 1068) und Enze-

Tab. 29.13 *Routinemäßig bestimmte Elektrolyte.*

Parameter	Indikation	Normalbereich	kritische Werte	Probenmaterial
Chlorid	Salzhaushalt	80 – 118 mmol/l	> Normbereich: falsch infundiert? < Normbereich: Magensäureverlust?	
Harnsäure	Purinstoffwechsel, z. B. Gelenkschmerzen	180 – 420 µmol/l	> Normbereich: Gicht?	Serum, Plasma (3 Tage vor Abnahme Purine, Eiweiß und Alkohol reduzieren)
Kalium	Herzrhythmusstörungen, Monitoring, Dialyse	3,6 – 4,8 mmol/l	> Normbereich: Kammerflimmern < Normbereich: Adynamie, Tod durch Herzstillstand	Serum
Kalzium (gesamt oder frei)	Verdacht auf Erkrankungen der Nebenschilddrüse, maligne Tumoren, tetanieähnliche Zustände	gesamt: 2,1 – 2,65 mmol/l frei: 1,15 – 1,35 mmol/l	gesamt < 1,65 mmol/l oder frei < 0,78 mmol/l: Gefahr der hypokalzämischen Tetanie gesamt > 3,5 mmol/l oder frei > 1,6 mmol/l: Gefahr der hyperkalzämischen Krise bis Koma	Serum, Li-Heparinat- Vollblut
Magnesium	Muskelkrämpfe	0,7 – 1,1 mmol/l	< Normbereich: Muskelkrämpfe, EKG-Abweichungen	Serum, Plasma
Natrium	Störungen der Flüssigkeits- und Elektrolytbilanz, Störungen des Säure-Basen-Haushaltes, Nierenerkrankungen, Mineralkortikoidexzess- und -mangelsyndrome	132 – 145 mmol/l	< 120 mmol/l: lebensbedrohlicher Volumenmangel, Blutdruckabfall > 160 mmol/l: lebensbedrohliche Hypervolämie mit akuter Herzinsuffizienz, Ödembildung (Lungen, Gehirn)	Serum
Phosphat	Erkrankungen (Skelett, Nieren)	0,87 – 1,67 mmol/l	> Nierensteingefahr	Serum, Plasma
Eisen	Eisenmangelanämie, Eisenverwertungsstörungen	Mann: normal 12,7 – 36 µmol/l Frau: normal 11,1 – 31 µmol/l	< Mangel > Siderosegefahr (Eisenüberladung)	Serum

Tab. 29.14 *Funktionsparameter des Fettstoffwechsels.*

Parameter	Indikation	Normalbereich	kritische Werte	Probenmaterial
Gesamtcholesterin	Status, Arteriosklerose	< 240 mg/dl (< 6,2 mmol/l)	> Normbereich: Gefäßschaden, Herz- und Schlaganfallrisiko	Serum, Plasma (nüchtern)
Triglyzeride	Status, Leberstoffwechsel	50 – 200 mg/dl (< 2,28 mmol/l)	> Normbereich: Ernährung? Diabetes?	Serum, Plasma (nüchtern)

Tab. 29.15 *Funktionsparameter des Wasserhaushalts.*

Parameter	Indikation	Normalbereich	Kritische Werte	Probenmaterial
Gesamteiweiß	Ödeme, Monitoring, „künstliche" Ernährung	62 – 82 pg/l	> 90: schwere Exsikkose, Tumorproteine < 45: multiple Ödeme, Blutdruckabfall	Serum
Osmolalität	neben Störungen der Natriumbilanz führen Hyperglykämie, Urämie, Laktatazidose, Ketoazidose und Alkoholintoxikation zu Hyperosmolalität	280 – 295 mosmol/kg	<330 mosmol/kg: zentrale Symptomatik und Koma < 240 mosmol/kg: Ödembildung, neurologisch-psychiatrische Symptome	Serum

phalitis, seltener dem Nachweis von chronischen Hirnerkrankungen, z. B. der Creutzfeldt-Jakob-Erkrankung. Bei bakteriellen Meningitiden ist die Zellzahl – v. a. neutrophile Granulozyten – massiv erhöht, ja der Liquor kann richtig trüb sein. Weitere Hinweise geben die niedrige Glukosekonzentration (normal 50 % des Serumwertes) und der erhöhte Laktatwert (2,2 mmol/l). Bedingt durch die Störung der Blut-Hirn-Schranke ist der Eiweißgehalt erhöht. Die virale Meningi-

Tab. 29.16 Funktionsparameter des Zuckerstoffwechsels.

Parameter	Indikation	Normalbereich	kritische Werte	Probenmaterial
Glukose	Status, Koma	50 – 100 mg/100 ml	< Normbereich: Unwohlsein bis Schock > 140: Polydypsie, Diabetes	Kapillarblut (nüchtern)
Glukose	wie oben, Patient nicht nüchtern	< 130 mg/100 ml	wie oben	Kapillarblut
glykolisiertes Hämoglobin oder HbA1c	Langzeit-Screening (6 – 8 Wochen) der Diabeteseinstellung	5,5 – 8 %	> 10 %: schlechte Einstellung	EDTA oder Heparinblut

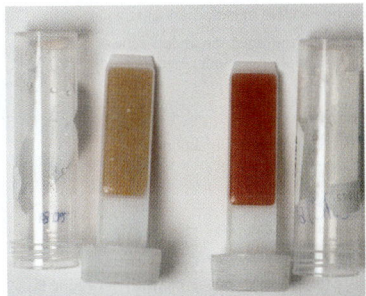

Abb. 29.3 Urin-Objektträger-Kultur

tis/Enzephalitis zeigt dagegen klaren Liquor, eine erhöhte Zellzahl, überwiegend Mono- und Lymphozyten, aber deutlich weniger als bei der bakteriellen Meningitis. Glukose, Eiweiß und Laktat sind im Normbereich oder allenfalls gering verändert.

Wenn möglich, sollte der Liquor in drei Fraktionen gewonnen werden:
- die erste für die Zählung der Granulozyten
- die zweite für die chemischen Parameter
- die dritte für die bakteriologische Kultur oder den Virusnachweis und/oder die Antigenuntersuchung (möglich z. B. für E. coli K1, Haemophilus influenzae B, Streptococcus pneumoniae, Neisseria meningitidis)

Bei Unfällen mit Schädelfraktur kann es erforderlich sein, Liquor von Nasensekret zu unterscheiden. Liquor hat einen höheren Glukosegehalt und einen deutlich geringeren Eiweiß- und Kaliumanteil.

Zur Gewinnung von Liquor s. Kap. 24 (S. 614).

29.1.3 Mikrobiologische Untersuchungen

❗ **DEFINITION** Als **mikrobiologische Untersuchungen** werden alle Untersuchungen mit Materialien von Menschen und Tieren bezeichnet, die den

Nachweis eines Krankheitserregers (Bakterium, Virus, Pilz, Parasit) zum Ziel haben.

Dieser Nachweis kann auf unterschiedliche Weise erbracht werden:
- mikroskopisch aus dem Material (meist nach Färben)
- bei kulturellen Untersuchungen wird das Probenmaterial auf geeigneten Nährböden verteilt (zum Nachweis bestimmter Viren sind Zellkulturen notwendig)
- schwer oder gar nicht anzüchtbare Erreger werden serologisch (indirekt durch Nachweis von Antikörpern im Patientenblut) nachgewiesen
- der Erbgutnachweis mittels Polymerase-Kettenreaktion (PCR) kann das Vorhandensein von ganz geringen Mengen auch toter Erreger nachweisen.

Je nach Krankheitsverlauf und vermuteter Ursache werden geeignete Untersuchungsmaterialien gewonnen. *Tab. 29.17* zeigt Beispiele von Untersuchungsmaterialien, von Kopf bis Fuß betrachtet. Zur Gewinnung von Untersuchungsmaterial s. Kap. 24 (S. 608). Im Folgenden werden einige typische mikrobiologische Untersuchungsverfahren vorgestellt.

Mikroskopischer Nachweis von Mikroorganismen als Krankheitserreger

Bei wichtigen Materialien, bei denen es auf eine schnelle Diagnose ankommt (z. B. Liquor, Wundabstrich, bewachsene Blutkultur), steht die mikroskopische Untersuchung am Anfang des Ablaufs der mikrobiologischen Untersuchung. Nach der Gramfärbung oder anderen Färbungen (z. B. Ziehl-Neelsen bei Verdacht auf Tuberkulose) wird das Präparat mit verschiedenen Vergrößerungen durchmustert. Beurteilt werden Leukozyten- oder Epithelienzahl, Parasiten und deren Eier, Bakterien und Pilze. Die Anzahl wird semiquantitativ (z. B. wenige, reichlich oder massenhaft) angegeben.

Der Virusnachweis aus geeigneten Materialien gelingt gelegentlich elektronenmikroskopisch. Lichtmikroskopisch können evtl. Virusinfektionen indirekt durch Nachweis bestimmter Zellen (z. B. Zytomegalievirus) oder typischer Gewebsläsionen nachgewiesen werden.

Immunfluoreszenz. Die direkte Immunfluoreszenz ist eine Möglichkeit, Bakterien oder Einzeller bereits gattungs- oder speziesselektiv zu färben. Hierzu werden mit einem Fluoreszenzfarbstoff markierte Antikörper verwendet, die sich gegen den gesuchten Erreger richten. Leuchtet das Präparat unter entsprechender UV-Bestrahlung auf, ist der gesuchte Erreger vorhanden, wenn nicht, ist das Präparat diesbezüglich negativ.

Kulturelle Untersuchungen

Kulturelle Anzucht

Bakterien und Pilze werden für die weitere Untersuchung möglichst angezüchtet. Hierzu stehen unterschiedliche Nährmedien und Nährlösungen zur Verfügung (*Abb. 29.4*). Weitere Möglichkeiten der Anzucht bestimmter Erreger ergeben sich aus der Kulturatmosphäre. Anaerobier z. B. mögen keinen Sauerstoff und manche Keime wachsen besser, wenn der CO_2-Gehalt der Atmosphäre bei der Bebrütung erhöht ist. Moderne Nährböden können sogar in Abhängigkeit vom Stoffwechsel der Bakterien den Kolonien einzelner Spezies unterschiedliche Farben verleihen.

Flüssige Nährmedien erlauben gelegentlich auch die Anzucht von durch Antibiotikatherapie oder Transport vorgeschädigten Bakterien oder Pilzen.

Differenzierung und Antibiogramm

Der Anzucht schließt sich die Differenzierung (Erkennung der Gattung oder Spezies) und die Resistenztestung an. Zur Differenzierung werden dem Mikroben verschiedene „Futterquellen" angeboten. Wenn sie diese nutzen, kommt es zu einer chemischen Reaktion, die mit einem Farbindikator dargestellt wird.

Tab. 29.17 Untersuchungsmaterialien und Indikation (von Kopf bis Fuß).

Untersuchungsmaterial	Indikation
Liquor	Nachweis einer Hirnhautentzündung
Poolabstrich Nase, Rachen oder Haaransatz, Leiste	MRSA-Screening
Gehörgangsabstrich	bei Otitis externa und Neugeborenen mit Verdacht auf konnatale Infektion
Rachenabstrich	Pharyngitis, Laryngitis, Scharlach
Zungen- oder Wangentaschenabstrich	Nachweis von Soorpilzen
Nasopharyngealabstrich	Verdacht auf Keuchhusten
Trachealsekret	bei beatmeten Intensivpatienten oder Trachealkanülenträgern
Sputum	Pneumonie, Verdacht auf Tuberkulose
bronchoskopisch gewonnene Spülflüssigkeit (broncho-alveoläre-Lavage)	Pneumonie, Verdacht auf Tuberkulose
Pleurapunktat	Empyem, Infektionen des Lungenfells
Blutkultur	bei Verdacht auf Sepsis oder streuende andere Infektionserkrankungen
Serum	Nachweis von Antikörpern gegen Infektionserreger, die anders schwer oder gar nicht nachweisbar sind, z. B. Syphilis, Toxoplasmose oder Hepatitis und HIV
Magenbiopsie	Nachweis von Helicobacter pylori
Nabelabstrich	bei Neugeborenen und Säuglingen
Rektalabstrich	zum Nachweis von Shigellen und bei Neugeboreneninfektionen
Stuhlprobe	Nachweis von Enteritiserregern und Darmparasiten
Urin	Nachweis von Harnwegsinfektionen
Exprimaturin	zum versuchten Nachweis bei Prostatainfektionen
Scheiden- bzw. Penisabstriche	Nachweis von Genitalmykosen, Gonorrhoe u. a. Erreger
Scheidenabstrich bei Schwangerschaft	Nachweis von Gardnerella vaginalis, Streptokokken der serologischen Gruppe B, Pilzen, Listerien
Gelenkspunktate	Verdacht auf Gelenksempyem
Hautgeschabsel	Verdacht auf Pilzinfektionen (Dermatophyten)
Hautbiopsien	bei granulomatösen Hautinfektionen (Aktinomykosen, MOTT, Nocardiose)
Nagelmaterial	Nagelmykose
Wund- und Fistelabstriche	Nachweis von Wundinfektionen
Katheterspitzen	Verdacht auf katheterassoziierte Sepsis

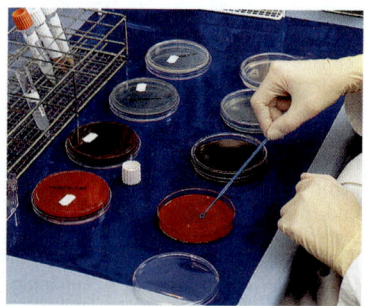

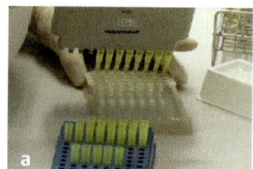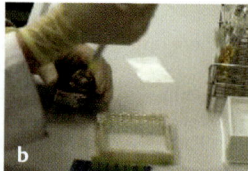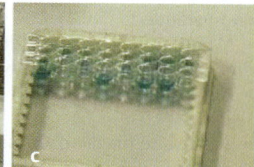

Abb. 29.5 Antikörpernachweis im Enzymimmunoassay (EIA). Testschritte, nachdem die Serumproben auf die Testplatte aufgetragen wurden: **a** Platte wird nach der Einwirkzeit „gewaschen", **b** zweites Antiserum wird zugegeben, **c** Farbreaktion entsteht dort, wo die Serumproben Antikörper gegen den Krankheitserreger enthalten, abschließend wird die Farbintensität mit dem Fotometer gemessen.

Abb. 29.4 Für eine schnelle und breite mikrobiologische Diagnostik wird das Material, hier ein Abstrich, auf mehrere Nährböden ausgebracht und bebrütet.

Dies geschieht heute in den meisten Laboren bereits weitgehend automatisiert.

Die Resistenztestung auf verschiedene Antibiotika oder Antimykotika kann im Flüssigmedium stattfinden und dann gleichfalls automatisch ausgewertet werden. Möglich ist auch der Agar-Diffusionstest (s. Kap. 24, S. 611), bei dem auf ein mit Bakterien beimpften, standardisierten Nährboden Antibiotikaplättchen aus Papier mit bestimmter Dosierung ausgelegt werden.

Befundmitteilung

Mikrobiologische Befunde bestehen aus dem mikroskopischen Ergebnis, dem semiquantitativen und qualitativen kulturellen Ergebnis sowie dem Antibiogrammen der geprüften Erreger. Nur bei Urin und Hefepilzen im Stuhl wird das Ergebnis quantitativ in Zehnerpotenzen ermittelt, ein Infektionsverdacht besteht erst bei >10^5 Bakterien pro ml Urin bzw. >10^3 Pilzen pro g Stuhl.

Serologische Untersuchungen

Erreger können indirekt über die Antikörperbildung der Patienten gefunden werden. Hierzu werden verschiedene Serumproben im Abstand von mehreren Tagen gewonnen und nach IgM-Antikörpern (als Zeichen der akuten Infektion) und IgG-Antikörpern (als Zeichen einer vor längerer Zeit durchgemachten Infektion) gesucht (**Abb. 29.5**).

Auch Viren, deren Anzucht – wenn überhaupt möglich – sehr aufwändig ist, nämlich in Kulturen mit lebenden Zellen, werden über die gegen sie erzeugten Antikörper nachgewiesen.

Polymerase-Kettenreaktion

Die Polymerase-Kettenreaktion ist ein molekularbiologisches Untersuchungsverfahren. Die raschen Fortschritte der Molekularbiologie in den letzten Jahren haben auch einen Fortschritt in der mikrobiologischen Diagnostik gebracht.

Durch die Polymerase-Kettenreaktion (PCR) können heute erregerspezifisch DNA oder mit entsprechendem Mehraufwand RNA amplifiziert (d. h. vermehrt) werden. Hierzu werden zwei erregertypische Primer (kurze DNA-Stücke) als Start- und Endpunkt für die DNA-Vermehrung eingesetzt. Anschließend wird das PCR-Produkt in einer Gelmatrix elektrophoretisch aufgetrennt und man kann dann aufgrund seiner Größe eine Aussage machen, ob der gesuchte Erreger vorhanden ist oder nicht.

29.2 Bildgebende Verfahren

Torsten B. Möller

Zu den bildgebenden Verfahren gehören alle Diagnoseverfahren, die mit einer Bildgebung abschließen. Man unterscheidet vier große Gruppen:

- Röntgendiagnostik
- Nuklearmedizin
- Ultraschall
- Magnetresonanztomografie (Kernspintomografie)

29.2.1 Röntgendiagnostik

Röntgenstrahlen werden von einer Röntgenröhre, ähnlich wie Licht aus einer Glühbirne, ausgesendet. So wie man Licht durch ein Blatt Papier durchschimmern sieht, können auch Röntgenstrahlen hinter einem Körper gemessen werden, nachdem sie durch unterschiedliche Gewebe unterschiedlich geschwächt wurden. Gemessen wird entweder mit

- einem Film (konventionelle Röntgendiagnostik),
- einer lichtempfindlichen Speicherfolie (digitale Radiografie) oder
- einer Messvorrichtung (z. B. Durchleuchtung, digitale Direktradiografie,

digitale Angiografie, Computertomografie, **Abb. 29.6**).

Es gibt viele Verfahren mit unterschiedlichen Fragestellungen, bei denen auch in der Patientenvorbereitung Unterschiedliches zu beachten ist (**Tab. 29.18**).

29.2.2 Nuklearmedizin

Bei nuklearmedizinischen Untersuchungen (z. B. Szintigrammen) werden Substanzen mit gering radioaktiven Stoffen verbunden. Injiziert man diese, kann man die Verstoffwechselung im Körper von außen mit einer speziellen Kamera verfolgen (**Abb. 29.7**). Bei Substanzen, die über die Niere ausgeschieden werden, verringert man die Strahlenbelastung für den Patienten, indem man ihn viel trinken und häufig die Blase entleeren lässt bzw. bei Babys die Windeln wechselt. Insgesamt ist die Strahlenmenge bei diagnostischen Verfahren i. d. R. jedoch so gering, dass für das Pflegepersonal, Mitpatienten und Besucher keine Gefahr besteht. **Tab. 29.19** zeigt nuklearmedizinische Verfahren im Überblick.

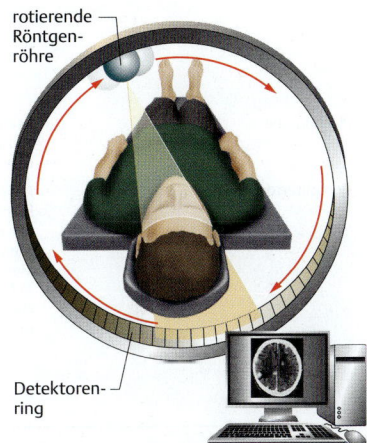

Abb. 29.6 Prinzip der Computertomografie (CT): Der Patient wird von beweglichen Röntgenröhren umkreist. Anschließend werden die Signale vom Computer zu einem 2- oder 3-dimensionalen Bild zusammengesetzt und auf einem Monitor sichtbar gemacht.

Tab. 29.18 *Radiologische Verfahren.*

Untersuchung	Verfahren	Indikation	Pflegerische Aufgaben
Thorax-Röntgen	→ konventionelles Röntgen	→ Pneumonie → Tumor	→ Metallteile (Schmuck z. B. Kette, Piercing usw.) ablegen lassen → EKG-Elektroden (bei Aufnahmen im Thoraxbereich) abmachen
Knochen-Röntgen	→ konventionelles Röntgen	→ Fraktur → degenerative Veränderungen → Heilungskontrolle	
Abdomen-Röntgen	→ konventionelles Röntgen	→ freie Luft	
Magen-Darm-Passage	→ Patient trinkt Kontrastmittel (meist Barium) → dabei werden Röntgenaufnahmen angefertigt	→ Tumor → Entzündung → Geschwüre von Speiseröhre, Magen, Dünndarm	→ 8-stündige Nahrungs- und Nikotinkarenz → wenn Dickdarm- und Magen-Röntgen durchgeführt werden sollen, immer erst Dickdarm (KM wird schneller ausgeschieden und stört dann andere Untersuchung nicht)
Kolonkontrasteinlauf	→ KM wird als rektaler Einlauf in den Dickdarm eingebracht → dann Röntgenaufnahmen	→ Tumoren → Entzündungen des Dickdarms	→ Abführprogramm (meist oral mit viel Flüssigkeit) → nach der Untersuchung Patient auf Beschwerden im Bauch (mögliche Perforation) und Blut im Stuhl beobachten

Fortsetzung ▶

Tab. 29.18 Fortsetzung

Untersuchung	Verfahren	Indikation	Pflegerische Aufgaben
Urografie	→ nierengängiges KM wird i. v. injiziert → Röntgenaufnahmen zu unterschiedlichen Zeiten	→ Stein → Tumor → Stauung	→ Blutwerte (Kreatinin) bestimmen → mildes Abführprogramm → Patient viel trinken lassen → direkt vor der Untersuchung auf die Toilette schicken
Angiografie	→ KM wird über Katheter in Gefäße injiziert → dabei Röntgenaufnahmen (meist digital)	→ Einengung von Gefäßen → Tumorversorgung mit Gefäßen → Gefäßmissbildungen	→ Blutwerte (Gerinnungsstatus, Kreatinin) bestimmen → Patienten direkt vor der Untersuchung auf die Toilette schicken → nach der Untersuchung mehrere Stunden Druckverband, 24 Std. Bettruhe → auf Nachblutung achten → auf ausreichende Flüssigkeitszufuhr achten
Phlebografie	→ in eine Fußrückenvene wird KM injiziert → dann Röntgenaufnahmen	→ Beinvenenthrombose → Krampfadern	→ Blutwerte (Gerinnung, Kreatinin) bestimmen
Computertomografie (CT)	→ Patient liegt in einer „kleinen Röhre"; um ihn dreht sich auf der einen Seite die Röntgenröhre, auf der anderen Seite Messkammern → Aufnahmen aus unterschiedlichen Winkeln (Computer errechnet hieraus Schnittbilder)	→ überlagerungsfreie Darstellung von Organen, z. B. zur Tumorsuche, bei Infarkten oder Blutungen (Kopf), oder z. B. Bandscheibenveränderungen (Wirbelsäule)	→ 3-stündige Nahrungskarenz (immer wenn KM gegeben werden muss) → vorher Blutwerte (Kreatinin) bestimmen (**Notfall-CT natürlich sofort!**) → Achtung: Barium-KM ist für CT zu dicht (deshalb CT immer vor Magen- oder Dickdarmröntgen oder abführenden Maßnahmen durchführen)

Tab. 29.19 Nuklearmedizinische Verfahren.

Untersuchung	Verfahren	Indikation	Pflegerische Aufgaben
Schilddrüsenszintigrafie	→ radioaktive, jodähnliche Substanz wird injiziert und von der Schilddrüse aufgenommen → nach 20 Min. werden Bilder angefertigt	→ Schilddrüsenüber- und -unterfunktion → kalte oder heiße Knoten → Schilddrüsenvergrößerung	→ keine jodhaltigen Medikamente oder Kontrastmittel vor der Untersuchung (deshalb Röntgenuntersuchung mit KM, z. B. i. v. Niere, i. v. Galle, Angiografie erst **nach** Schilddrüsenszintigrafie) → Einnahme von Schilddrüsenmedikamenten fortsetzen
Nierenszintigrafie	→ ein mit radioaktiver Substanz markiertes nierenpflichtiges Medikament wird injiziert → Menge und Zeit der Ausscheidung wird gemessen	→ Nierenfunktion	→ mindestens 3 Tage vor Nierenszintigrafie keine Untersuchung mit Röntgen-KM, da dies über die Nieren ausgeschieden wird (verfälscht sonst das Ergebnis) → ca. 1 Std. vor der Untersuchung 1 l Tee trinken lassen → nach Untersuchung auf ausreichende Blasenentleerung achten (Strahlenschutz)
Knochenszintigrafie	→ radioaktiv markierte Substanz, die im Knochen abgelagert wird, wird i. v. injiziert → nach 2 – 3 Std. werden Aufnahmen angefertigt	→ Metastasen → Knochenentzündungen	→ direkt vor der Untersuchung Blase entleeren lassen, Katheter oder Inkontinenzvorlage wechseln → nach Untersuchung auf ausreichende Blasenentleerung achten → schwangeres Pflegepersonal und Kleinkinder am Untersuchungstag nicht zu lange mit dem Patienten zusammenbringen (Strahlenschutz)

Fortsetzung ▶

Tab. 29.19 Fortsetzung

Untersuchung	Verfahren	Indikation	Pflegerische Aufgaben
Herzszintigrafie	radioaktive Substanz wird unter Belastung injiziert und im Herzmuskel angereichert	Herzinfarkt	→ Patient am Untersuchungstag nüchtern und (wenn möglich) keine Herzmedikamente einnehmen lassen → kein Langzeit-EKG → wenn vorhanden Bilder des Belastungs-EKG mitgeben
Schilling-Test	→ Patient schluckt radioaktiv markiertes Vitamin B_{12} in einer Kapsel → nach 2 Std. wird die Aufnahme des Vitamins durch die i. m. Injektion von nicht markiertem „normalen" Vitamin B_{12} gestoppt	Vitamin B_{12} - Resorptionsstörungen	→ Patient bis zur Vitamin B_{12}-Injektion nüchtern lassen → vor der Kapseleinnahme Urin 24 Std. sammeln
Positronen-Emissions-Tomografie (PET), meist kombiniert mit einem CT als PET-CT	→ i. v. Injektion eines Positronen aussendenden Radiopharmakons, meist ein markierter Traubenzucker (FDG)	→ Nachweis bösartiger Tumoren und Metastasen → (Hirn- und Herzleistung)	→ Patient mindestens 4 (– 12) Std. nüchtern lassen → Anamnese (insbesondere bezüglich Diabetes, vorangegangener Operationen, Chemo- und Strahlentherapien) vervollständigen

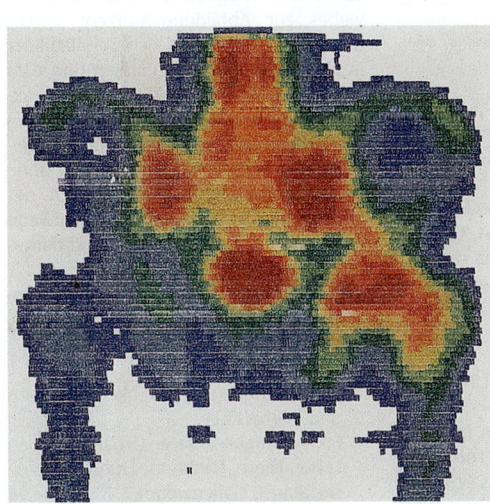

Abb. 29.7 Dieses Szintigramm zeigt eine Entzündung in Iliosakralgelenken, linkem Hüftgelenk und Lendenwirbelsäule.

Positronen-Emissions-Tomografie

Ein besonderes Verfahren der Nuklearmedizin ist die Positronen-Emissions-Tomografie, kurz PET genannt. Bei ihr werden Radionuklide verwendet, die Positronen (β + -Strahler) aussenden (emittieren) und zu Schnittbildern (Tomogrammen) verarbeiten. Dadurch lassen sich viele Stoffwechselprozesse im Körper punktgenau lokalisieren (*Abb. 29.8*). Als häufigstes Radiopharmakon wird ein radioaktiv markierter Traubenzucker (FDG) eingesetzt. Da z. B. Krebszellen einen deutlich höheren Zuckerumsatz haben als das umliegende Gewebe, hebt sich ein bösartiger Tumor deutlich hervor. Das gilt auch für Metastasen und Lymphknotenbefall. Auch zur Therapiekontrolle lässt sich die PET einsetzen, da

der Zuckerumsatz im Gewebe stark sinkt, wenn der Tumor z. B. auf die Chemotherapie anspricht.

Der radioaktiv markierte Traubenzucker wird dabei ganz normal in eine Vene injiziert. Danach muss man je nach zu untersuchender Region zwischen 15 und 60 Minuten warten, damit die Substanz verstoffwechselt werden kann. Die anschließende Untersuchung dauert etwa 30 – 60 Minuten. In letzter Zeit wird die PET-Untersuchung immer häufiger zusammen mit einem Computer- oder Magnetresonanztomogramm (s. unten) kombiniert, da dadurch eine noch bessere Zuordnung des Radioaktivität aufnehmenden Gewebes möglich ist.

Als besonderes Verfahren muss die PET auch speziell vorbereitet werden. Die Patienten müssen mindestens 4 (besser 12) Std. vor der Untersuchung nüchtern bleiben, um die Aufnahme des radioaktiven Traubenzuckers sicherzustellen. Deshalb sollte auch vor einer FDG-Injektion der Serum-Glukosespiegel bestimmt werden.

Die Patientenanamnese muss insbesondere hinsichtlich Diabetes, vorangegangener Operationen (mindestens in den letzten 6 Monaten), Chemo- und Strahlentherapie vollständig sein, da all dies die Glukoseanreicherung beeinflussen kann.

Strahlenschutz

Gemeinsam ist allen Röntgenverfahren sowie der Nuklearmedizin der notwendige Strahlenschutz, da die Strahlen ab einer bestimmten Menge (Dosis) gesundheitsschädlich sein können. Einerseits kann man Schutz vor Strahlung durch Abdecken (Abschirmen) erreichen (Bleischürzen und Bleiabdeckungen, Bleiwände, denn „Strahlen kommen immer gerade und nie um die Ecke"), andererseits durch Abstandhalten. Mit doppeltem Abstand von der Strahlenquelle viertelt sich die Strahlenmenge, der man ausgesetzt ist. Ein wichtiger Punkt ist auch die Zeit, der man sich einer Strahlung aussetzt: am besten so kurz wie möglich oder gar nicht (alle, die bei einer Durchleuchtung keine dringende Aufgabe haben, gehören vor die Tür). Wie man sich im Umgang mit Strahlen zu verhalten hat, regelt die Röntgenverordnung.

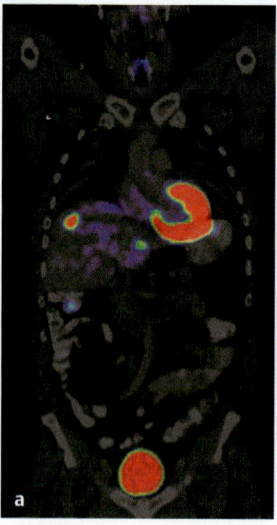 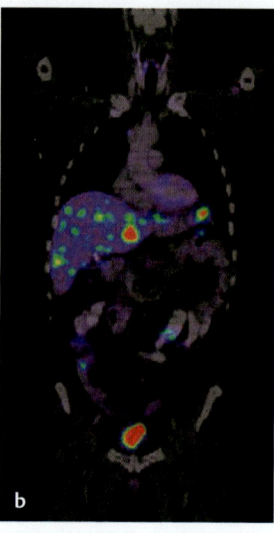

Abb. 29.8 Beide Bilder zeigen ein modernes 18 FDG-PET-CT bei Lebermetastasen eines Kolon-Karzinoms in koronarer Schnittführung: Je mehr Speicherung desto roter, wobei die Speicherung in der Harnblase und im Herzmuskel als normal und methodenbedingt anzusehen ist. So sieht man auf dem linken Bild (neben Herzmuskel und Harnblase) in der Leber einen größeren und damit stärker speichernden (roten) Herd, neben einem kleinen und damit weniger speichernden (blaugelben) Herd.

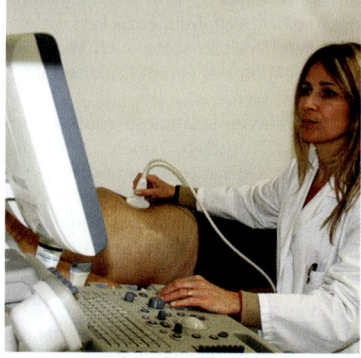

Abb. 29.9 Ultraschalluntersuchung des Abdomens.

Strahlenschutzmaßnahmen sind:
- **Abschirmung:** baulicherseits durch Blei in Wänden, Türen, Glas, in der Schutzkleidung und durch flexible Bleiabdeckmatten

- **Abstand:** Strahlung nimmt mit dem Quadrat des Abstandes ab (bei doppelter Entfernung um das Vierfache)
- **Zeit:** unnötigen Aufenthalt in Räumen mit Strahlung (Röntgenraum, OP) vermeiden, Zeit des Kontakts mit radioaktivem Material bzw. Röntgenstrahlen kurz halten

29.2.3 Ultraschall
Ohne Strahlen kommt der Ultraschall (Sonografie) aus. Ein kleiner Tonerzeuger (auch Schallkopf genannt), den man auf die Körperoberfläche aufsetzt, ruft sozusagen in den Körper hinein. Das Echo der zurückgeworfenen Schallwellen misst das Gerät ebenfalls und kann so aus der Menge und der zeitlichen Abfolge der Schallechos Bilder erzeugen (*Abb. 29.9*). Grenzt ein Gewebe an Luft, werden fast alle Schallwellen reflektiert, und es bleibt nicht mehr genug Schallenergie übrig für das dahinter liegende Gewebe. Des-

halb muss man vor der Ultraschalluntersuchung Maßnahmen ergreifen, um insbesondere die Luft im Magen-Darm-Trakt zu vermindern (*Tab. 29.20*).

Ultraschalluntersuchungen sind nach derzeitigem Kenntnisstand völlig ungefährlich, auch für Schwangere und Babys.

29.2.4 Magnetresonanztomografie
Ohne Strahlen kommt auch die Kernspintomografie (KST oder auch Magnetresonanztomografie = MRT genannt) aus. Vom Prinzip her ist ihre Funktionsweise einfach zu verstehen, wenn man akzeptiert, dass nicht nur Metalle, z. B. Eisen, magnetisierbar sind, sondern auch Wasser – nur viel geringer. Der Mensch besteht aus viel Wasser, je nach Gewebe mal etwas mehr, mal weniger. Man kann den Patienten somit in ein starkes Magnetfeld legen und die unterschiedliche Magnetisierbarkeit des Gewebes zur Abbildung nutzen. Vorteil der Methode ist, dass sich Schnittbilder in allen Ebenen erzielen lassen und dass man Möglichkeiten der Gewebecharakterisierung hat (*Abb. 29.10*). Neben neurologischen und orthopädischen Fragestellungen können darüber hinaus ohne Kathetergabe die Gefäße (ähnlich der Röntgenangiografie), die Gallenwege und der Dünndarm hervorragend dargestellt werden.
Indikationen. Indiziert ist eine Kernspintomografie bei
- neurologischen Erkrankungen (z. B. Hirninfarkt, MS, Tumor),
- Erkrankungen von Gelenken, Knochen und Wirbelsäule,
- Erkrankungen innerer Organe (z. B. Leber, Niere, Pankreas, Dünn- und Dickdarm, Gallenwege),
- Erkrankungen von Prostata und Hoden,
- Erkrankungen der Brust (Mamma),
- Herz- und Gefäßerkrankungen.
Kontraindikationen. Prinzipiell gilt die Kernspintomografie als gefahrlos. Sogar Schwangere (nach einer Übereinkunft ab dem ersten Schwangerschaftsdrittel),

Tab. 29.20 *Pflegerische Aufgaben bei Ultraschalluntersuchungen.*

Untersuchte Region	Pflegerische Aufgaben
Halsorgane, Extremitäten	→ reinigen (Salben, Schminke entfernen) → Schmuck ablegen lassen
Oberbauchorgane	→ am Untersuchungsvortag keine blähenden Speisen verabreichen, evtl. sogar entblähende Medikamente geben → am Untersuchungstag Patient nüchtern lassen (Gallenblase ist sonst nicht gefüllt) → wenn zusätzlich Röntgenuntersuchungen mit Barium angeordnet sind (z. B. Magen und Dickdarm), Ultraschall immer zuerst (Barium im Darm kann sonst Ultraschall stören)
Beckenorgane	→ eine der wenigen Untersuchungen, bei der die Harnblase gefüllt sein sollte → Patient deshalb trinken lassen und nicht zur Toilette schicken (Ausnahme: vaginale Ultraschalluntersuchung)

Ein relatives Verbot zur Kernspintomografie (d. h. es muss zunächst abgeklärt werden, ob der Patient untersucht werden kann) gilt für Patienten mit

- eisenhaltigen Fremdkörpern,
- Herzklappen,
- Ohrimplantaten,
- Stents und
- Prothesen (hingegen können z. B. Patienten mit Hüftendoprothesen praktisch immer untersucht werden).

➤ **MERKE** Schrittmacherpatienten dürfen nicht in den Kernspintomografen! _____

Pflegerische Aufgaben. Zu den Aufgaben von Pflegenden im Rahmen einer anstehenden Kernspintomografie gehören:

- auf mögliche Kontraindikationen achten
- Nierenfunktion (Kreatinin) bestimmen (wegen KM-Gabe)
- Metallteile (Schmuck, Hörgeräte, Piercing) möglichst schon vor der Untersuchung ablegen lassen
- auf großflächige Tätowierungen achten (können sich erhitzen)

29.2.5 Verfahren mit Kontrastmittelgabe

Bei allen Kontrastmittelgaben – besonders bei injizierten Röntgenkontrastmitteln – können prinzipiell unerwünschte Nebenwirkungen auftreten. Eine der wichtigsten Nebenwirkungen ist die allergische Reaktion. Hier kann es zu einer Sofortreaktion, aber auch zu Spätreaktionen (meist innerhalb von 15 Minuten, aber auch noch viel später) kommen. Der Patient sollte deshalb auch bei „diffusen" Klagen nach einer KM-Injektion immer besonders beobachtet werden. Weitere mögliche Nebenwirkungen sind:

- akutes Nierenversagen (bei größeren KM-Mengen und eingeschränkter Nierenfunktion → deshalb vor KM-Gabe Kreatinin bestimmen!)
- thyreotoxische Krise (bei bestehender Schilddrüsenüberfunktion → deshalb vor Gabe jodhaltiger Röntgenkontrastmittel Schilddrüsenhormone bestimmen! Kernspinkontrastmittel enthalten kein Jod; hier ist keine Bestimmung nötig)

Patienten, die nach einer Gabe von (jodhaltigem) Röntgenkontrastmittel allergisch reagiert haben, können aber unabhängig davon Kernspinkontrastmittel erhalten. Diese sind nämlich ganz anders zusammengesetzt und verursachen nur extrem selten unerwünschte Nebenwirkungen.

Zeichen der Kontrastmittelunverträglichkeit. Zeichen und Symptome einer Unverträglichkeit gegen Kontrastmittel werden je nach Schwere unterschieden. **Leichtere** Unverträglichkeitsreaktionen sind:

- Unruhe
- Übelkeit, Erbrechen (wegen Gefahr der Aspiration Patienten vor der Untersuchung nüchtern lassen!)
- Hustenreiz, Niesen, Gähnen
- Hautausschlag, Juckreiz, Haut- und Gesichtsödem

Schwere Reaktionen auf eine Kontrastmittelunverträglichkeit sind:

- Kreislaufdysregulation (Blutdruckabfall, Tachykardie = schneller Puls)
- Schweißausbruch, Blässe, Schüttelfrost
- anaphylaktischer Schock
- Kehlkopfödem
- Auslösen eines Asthma-bronchiale-Anfalls
- Bewusstlosigkeit
- Krampfanfall

29.2.6 Pflegemaßnahmen vor und nach bildgebender Diagnostik

Zur Vorbereitung von Patienten, die sich einer bildgebenden Diagnostik unterziehen müssen, sind folgende Maßnahmen zu beachten:

- Patienten vor der Untersuchung zur Blasenentleerung anregen (außer bei Ultraschall des Beckens).
- Auch wenn der Patient liegend oder sitzend transportiert wird, darauf achten, dass er ordentlich bekleidet ist und Schuhe oder Hausschuhe dabei hat.
- Bei Anus-praeter-Untersuchungen vorher Beutel entleeren, nach der Untersuchung auf mögliche schnellere Füllung des Beutels achten.
- Blasenkatheterbeutel vor und nach der Untersuchung (z. B. Strahlung) wechseln.
- Metallteile (Uhren, Schmuck, Scheckkarten) vor einer Kernspinuntersuchung auf Station lassen.
- Infusionen (insbesondere mit Perfusor) wenn möglich, abhängen (i. v.-Zugang aber liegen lassen).
- Anforderungsschein ausreichend ausfüllen; wichtige Vorerkrankungen des Patienten und für die Untersuchung relevante Krankheiten (z. B. Schilddrüsenüberfunktion) vermerken.
- Zusätzlich die Röntgenvoraufnahmen mitgeben.
- Blutwerte (Gerinnung, z. B. bei Angiografie), Kreatinin (bei allen KM-Untersuchungen) wenn nötig notieren.

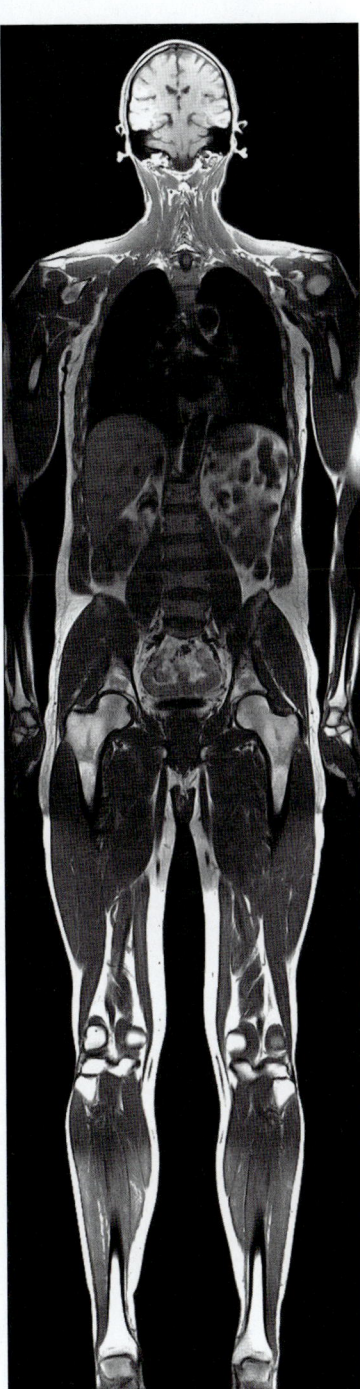

Abb. 29.10 Beispiel einer Kernspintomografie (Ganzkörperbild).

Babys und Kinder können bedenkenlos untersucht werden. Dennoch dürfen bestimmte Patienten nicht in ein Magnetfeld: Es gilt ein absolutes Verbot für Patienten mit Herzschrittmachern!

- Beim Patienten nachfragen, ob Langzeit-EKG angeschlossen ist (eignet sich nicht für bildgebende Diagnostik).

Je nach Art der Diagnostik ist der Patient nach der Untersuchung besonders zu beobachten. So besteht bei Angiografien Nachblutungsgefahr. Der Verband bzw. der Druckverband muss regelmäßig kontrolliert werden. Da nach Kontrastmittel-

gaben allergische Spätreaktionen auftreten können, sind die Patienten mit diffusen Beschwerden auch noch Stunden nach der Injektion besonders zu beobachten.

Lern- und Leseservice

Verwendete Literatur
Labordiagnostik
→ Beckmann G, Rüffer A. Mikroökologie des Darmes. Hannover: Schlütersche; 2000
→ Frambach D. Karteikarten Klinische Chemie. http://home.arcor.de (2003)
→ Jassoy C, Schwarzkopf A, Hrsg. Hygiene, Mikrobiologie und Ernährungslehre für Pflegeberufe. Stuttgart: Thieme; 2005
→ Thomas L. Labor und Diagnose. 5. Aufl. Marburg: Medizinische Verlagsgesellschaft; 2000

Bildgebende Verfahren
→ Möller T. Röntgennormalbefunde. 4. Aufl. Stuttgart: Thieme; 2003
→ Möller T, Reif E. Taschenatlas der Einstelltechnik. 4. Aufl. Stuttgart: Thieme; 2009
→ Möller T, Reif E. Rezeptbuch radiologischer Verfahren. Berlin: Springer; 2002
→ Möller T, Reif E. Atlas der Schnittbildanatomie. Muskuloskelettales System. Stuttgart: Thieme; 2008

Internetadressen
→ Laborwerte:
→ http://www.netdoktor.de
→ Infektionskrankheiten von A-Z:
→ http://www.rki.de

30 Endoskopie

Uwe Gottschalk, Silvia Maeting, Elisabeth Kern-Waechter

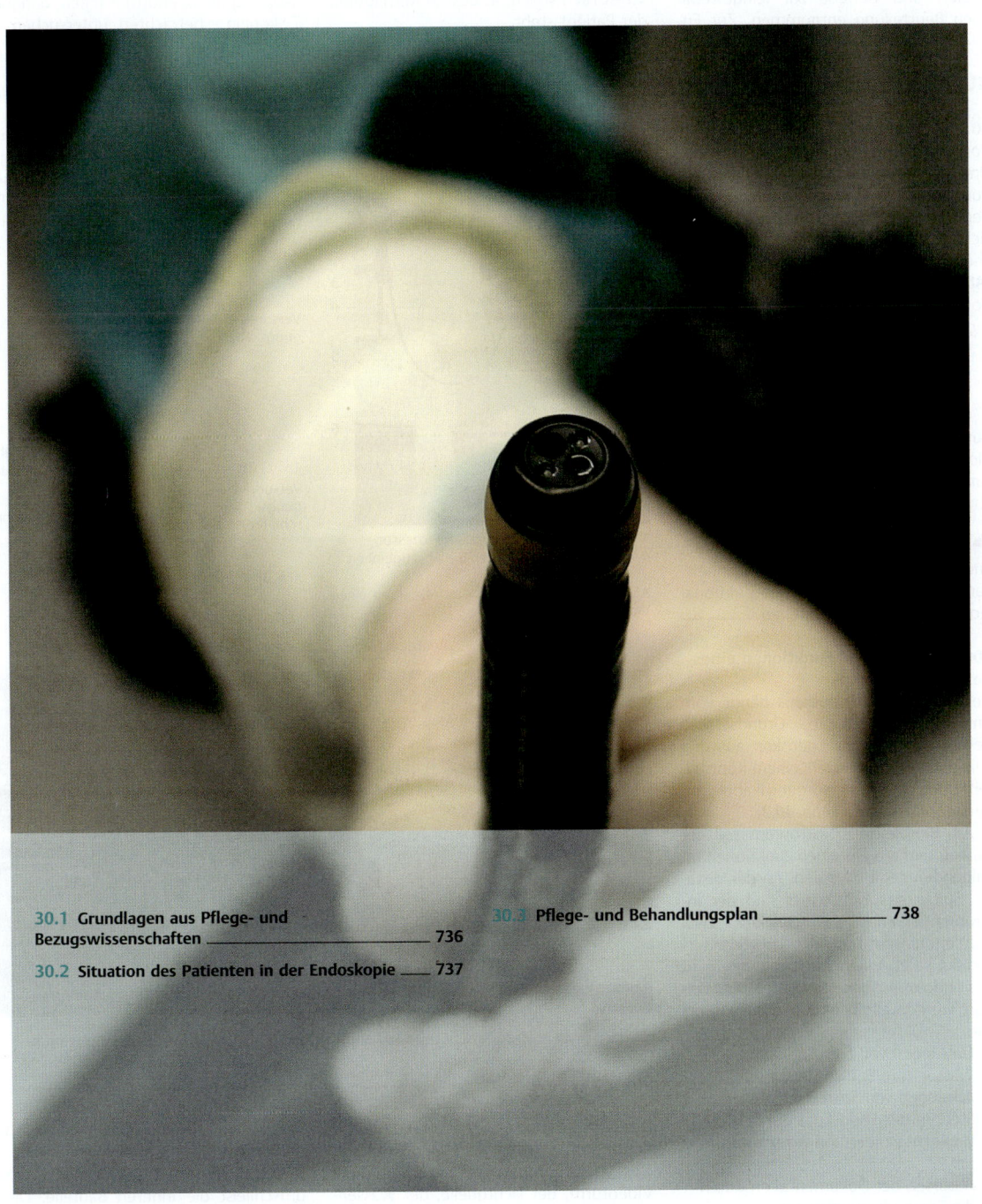

Zu den wichtigsten diagnostischen Verfahren zur Erkennung von krankheitsspezifischen Veränderungen im Gastrointestinaltrakt zählt die Endoskopie. Dabei werden die verschiedenen Abschnitte des Verdauungssystems mittels unterschiedlicher Untersuchungsverfahren inspiziert und Gewebe zur feingeweblichen Beurteilung entnommen. Zur Endoskopie gehört aber nicht nur die Diagnostik sondern auch ein breites Spektrum therapeutischer Verfahren. Voraussetzung für die Durchführung endoskopischer Untersuchungen ist neben dem medizintechnischen Know-how ein umfangreiches medizinisches und pflegerisches Fachwissen, in dessen Mittelpunkt der Patient steht.

> **! DEFINITION** **Endoskopie** umfasst die Ausleuchtung und Inspektion von Hohlräumen mithilfe eines Endoskops mit der Möglichkeit einer Gewebeentnahme sowie zur Durchführung kleinerer operativer Eingriffe unter optischer Kontrolle (Hippel-Lindau). Endoskop = griech.: end(o) = innen, darinnen / Skopein = betrachten, untersuchen.

30.1 Grundlagen aus Pflege- und Bezugswissenschaften

30.1.1 Gerätetechnische Voraussetzungen

Um die verschiedenen Untersuchungen durchführen zu können, werden ein Videoturm mit Monitor, Videoprozessor, Lichtquelle und ein Endoskop entsprechend der Untersuchung benötigt (**Abb. 30.1**). Für therapeutische Interventionen werden zusätzliche medizinisch-technische Technologien verwendet:

- Ultraschallgerät
- Röntgenanlage
- Hochfrequenzgerät
- CO_2-Insufflation

Zur Überwachung des Patienten wird ein Monitoring mit O_2-Ableitung, RR-Messung, Pulsmessung und EKG-Überwachung benötigt (**Abb. 30.2**).

> ➡ **MERKE** Zusätzlich muss in jeder Endoskopieabteilung eine Notfalleinheit zur Beherrschung eines cardio-pulmonalen Zwischenfalls bereitstehen. ━━

30.1.2 Aufbau und Funktionen eines flexiblen Endoskops

Der Aufbau des Endoskops hängt vom Anwendungsgebiet ab. Grundsätzlich besteht ein flexibles Endoskop aus drei Teilen: einem Einführteil, einem Kontrollteil und einem Versorgungskabel mit Versorgungsstecker (**Abb. 30.3**).

Am Beispiel des Gastroskops soll der Aufbau und die einzelnen Funktionen im Folgenden erklärt werden: An der distalen Spitze des Einführteils sind der Instrumentierkanal, das Objektiv, zwei Lichtleiterlinsen und die Luft-/Wassersprühdüse zu erkennen. Gesteuert wird das Endoskop über das Kontrollteil. Von dort werden alle Funktionen ausgeführt wie

- Einbringen von Luft,
- Wasser zum Spülen der Linse,
- Absaugen von Sekreten,
- Steuern des Endoskops durch die Abwinkelungsräder und Arretierungshebel,
- Auslösen der Dokumentation durch die Fernbedienungstasten.

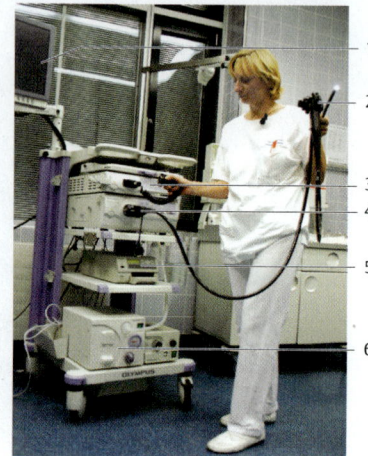

1 = Monitor, 2 = Endoskop, 3 = Prozessor, 4 = Lichtquelle, 5 = Printer, 6 = Absaugeinheit

Abb. 30.1 Anschluss eines Gastroskops an einen Videoturm.

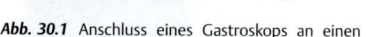

Röntgenmonitor   Röntgenanlage   Endoskopiemonitore

Überwachungsmonitor   Endoskopieeinheit

Abb. 30.2 Endoskopieeinheit.

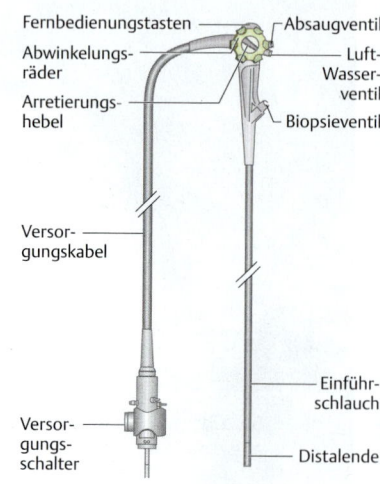

Fernbedienungstasten — Absaugventil
Abwinkelungs-räder — Luft-Wasser-ventil
Arretierungs-hebel — Biopsieventil
Versor-gungskabel
Einführ-schlauch
Versor-gungs-schalter — Distalende

Abb. 30.3 Aufbau eines Endoskops.

Das Versorgungskabel verbindet das Kontrollteil mit dem Versorgungsstecker. Der Versorgungsstecker wird mit dem Videoturm, der Lichtquelle, der Wasserflasche und der Absaugeinheit verbunden.

Der äußere Mantel des Endoskops umschließt die inneren Bauteile. Diese wiederum werden geschützt durch eine

Metallspirale. Die inneren Bauteile setzen sich zusammen aus: Digitalkabel, Arbeitskanal, zwei Lichtleitern, Luft-Wasser-Kanal, vier Bowdenzügen.

Die Besonderheiten der verschiedenen Endoskoptypen sind in **Tab. 30.1** dargestellt

Funktion der Lichtquelle. Durch die Lichtquelle wird das Licht des Endoskopes mittels Lampentaste gezündet und mittels Helligkeitsregelungstasten geregelt. Das Licht wird i. d. R. durch eine Xenonlampe erzeugt, die Tageslichtqualität besitzt. Um das Licht automatisch oder manuell zu regeln, wird die Umschalttaste bedient. Außerdem wird in der Lichtquelle die Luftzufuhr reguliert. Mittels der Luftzufuhr werden die Hohlorgane entfaltet, sodass das entsprechende Organ inspiziert werden kann.

Funktion des Videoprozessors. Die Endoskope verfügen über einen CCD-Chip, der am Distalende eines Endoskopes eingebaut ist. Über ein Digitalkabel werden die Informationssignale an den Videoprozessor weitergeleitet und dort verarbeitet. Dazu gehören eine digitale Strukturverstärkung sowie eine elektronische und mechanische Vergrößerung bis um den Faktor 150. Über den Videoprozessor wird das bearbeitete Bild an den Monitor weitergeleitet.

Bilddokumentation. Die Bilddokumentation dient der Verlaufskontrolle, Fixierung von Befunden, dem Nachweis und kann direkt über einen Printer ausgelöst

Tab. 30.1 Besonderheiten verschiedener Endoskoptypen.

Endoskoptyp	Besonderheiten
Gastroskop	Der Arbeitskanal hat eine Durchmesser von 2,0 – 3,8 mm, der Durchmesser vom Jumbogerät für die Notfallendoskopie beträgt 6 mm, die Länge des Einführteils beträgt 100 cm.
Koloskop	Der Arbeitskanaldurchmesser beträgt 3,2 – 4,2 mm, die Länge des Einführteils beträgt 130 – 180 cm, zum Versteifen der Geräte zur Verbesserung der Vorschubs werden auch Endoskope mit einem Versteifungsmechanismus angeboten.
Duodenoskop	Der Arbeitskanal hat einen Durchmesser von 2,0 – 4,2 mm, die Länge des Einführteils beträgt 120 cm und das Duodenoskop besitzt eine Seitblickoptik zur Darstellung der Papille und einen Albaranhebel zur besseren Steuerung der Instrumente.
Bronchoskop	Der Durchmesser des Arbeitskanals beträgt zwischen 1,2 und 3,2 mm, die Länge des Einführteils beträgt 55 cm, es hat nur einen Bowdenzug zum Steuern des Distalendes und keine Luft- und Wasserzufuhr.
Echoendoskop	Der Arbeitskanal hat einen Durchmesser von 2,0 – 44,2 mm, die Länge des Arbeitskanals beträgt 120 cm und es hat ein zusätzliches Anschlusskabel für die Datenübermittlung an ein Ultraschallgerät. An der distalen Spitze eines Echoendoskopes befindet sich ein Ultraschallkopf, der es ermöglicht, einen Ultraschall von „innen" mit einer entsprechend besseren Auflösung durchzuführen.
Intestinoskop	Der Arbeitskanal hat einen Durchmesser von 2,8 mm, ist 200 cm lang, und um den gesamten Dünndarm spiegeln zu können, wird ein Single- oder Doppelballonsystem benötigt.

werden. Außerdem besteht die Möglichkeit der Bildspeicherung durch die Vernetzung der Endoskopieeinheit mit dem Krankenhausbetriebssystem.

Absaugeinheit. Während einer endoskopischen Untersuchung werden zwei Absaugeinheiten benötigt, zur Absaugung von Sekreten durch das Endoskop und zusätzlich eine Rachenabsaugung.

Endowasher. Der Endowasher ermöglicht eine zusätzliche, wenn nötig, intensive Spülung. Das ist besonders wichtig bei Blutungen, um eine bessere Sicht zu erhalten. Um den Endowasher in Betrieb nehmen zu können, muss vor der Untersuchung das Gefäß des Endowashers mit NaCl-Spüllösung gefüllt, der Fußschalter bereitgelegt und das Schlauchsystem angeschlossen werden.

30.2 Situation des Patienten in der Endoskopie

In der Endoskopieabteilung laufen die Vorbereitungen zum endoskopischen Eingriff. Die medizin-technischen Geräte werden vor dem Eingriff nochmals auf Funktionstüchtigkeit überprüft. Das jeweilige Endoskop wird adaptiert und der Instrumententisch aufgerüstet. Die an dem Eingriff Beteiligten verständigen sich in der Fachsprache über die zu erwartende Diagnose und die Therapie.

Eine alltägliche Situation für das Pflege- und Ärzteteam in der Endoskopie. – Aber wie erlebt der Patient die Situation? Der Patient, der zu einer endoskopischen Untersuchung kommt, befindet sich in einer Ausnahmesituation. Der Betroffene sieht sich mit Angstgefühlen konfrontiert, die dieser – je nachdem, welche Strategien er im Laufe seines Lebens entwickeln konnte – besser oder weniger gut bewältigen kann.

Wird genauer auf die Angstgefühle des Patienten geschaut, kann festgestellt werden, dass die Furcht vor dem Ergeb-

nis des Eingriffes bei den allermeisten an erster Stelle steht, gefolgt von den einzelnen Auswirkungen während des Eingriffs. Er kann sich im Einzelfall fragen: Bekomme ich trotz Gastroskop im Rachenraum genügend Luft oder muss ich ersticken? Werde ich die Schmerzen ertragen können? Muss ich würgen oder erbrechen? Kann ich die schlechten Gerüche ertragen? Die Gefühlsschwankungen und Unsicherheiten werden von den Patienten sehr unterschiedlich erlebt und können ihn erheblich belasten (vgl. http://www.crohn-colitis-nuernberg.de/downloads/endoskopie.pdf).

Aufgrund der persönlichen Unsicherheiten und Ängste fordern heute von sich aus schon ca. 80 % der Patienten eine Sedierung vor dem endoskopischen Eingriff. Trotz der hohen Akzeptanz der Sedierung schwingen auch dabei Befürchtungen und Ungewissheiten mit, wie etwa „Wer passt auf mich auf, wenn ich schlafe? Wache ich danach wie-

der auf? Angst vor Verlust der Selbstkontrolle – was habe ich Intimes erzählt?"

Welche pflegerischen Erwartungen kann der Patient an das Team der Endoskopie stellen? Durch die besondere Situation des Patienten vor, während und nach dem endoskopischen Eingriff erwartet der Patient aus seiner Perspektive kontinuierliche psychische Betreuung und körperliche Unterstützung vor, während und nach dem Eingriff. Die Pflegefachkräfte können den Pflege- und Unterstützungsbedarf vor, während und nach dem endoskopischen Eingriff aus professioneller Sicht einschätzen und die notwendigen Schritte einleiten und umsetzen. Es ist außerordentlich wichtig, auf die Ängste, Fragen und Bedürfnisse des Patienten gezielt einzugehen und diese ernst zu nehmen: Ein entspannter und gut informierter Patient, der zudem die Berücksichtigung seiner Bedürfnisse erlebt, arbeitet kooperativer mit, ist weniger ängstlich und benötigt meist weniger Medikamente.

Ermittlung des Pflegebedarfs

Zur Ermittlung des Bedarfs werden die Instrumente Pflegeprozess, Pflegegespräch und Einschätzungsscores zu Hilfe genommen.

Bei stationären Patienten kann das Pflegeassessment der Kollegen auf Station zugrunde gelegt und die individuelle Risikoabschätzung vonseiten des Eingriffs vorgenommen werden, um so zielgerichtet und sicher handeln zu können. Unabhängig davon gelten allgemeine Kontraindikationen und Risikofaktoren für die jeweilige endoskopische Untersuchung.

Je nach Patientensituation werden 1 – 2 erfahrene Pflegefachkräfte zur Betreuung und Assistenz eingeplant.

Pflegegespräch

Das Pflegegespräch ist insbesondere bei ambulanten Patienten sowie bei Patienten mit zeitaufwendigen therapeutischen Eingriffen ein wichtiges Instrument, um die Erfassung des Pflegebedarfs vor, während und nach der Untersuchung sicherzustellen und dient zudem dem Vertrauens- und Beziehungsaufbau.

Das Pflegegespräch wird i. d. R. als „halb- oder teilstrukturiertes Interview" geführt, d. h., dass die Endoskopiepflegefachkräfte Leitfragen zum objektiven

und subjektiven Befinden und zum Unterstützungsbedarf bei den einzelnen Eingriffen vorbereitet haben, diese Fragen jedoch in der Reihenfolge flexibel eingesetzt werden können.

Bei ambulanten Patienten erhält das Gespräch zusätzlich noch eine andere Wertigkeit, da hierbei die Vorbereitung zum Eingriff, z. B. das Einnehmen der Trinklösung vor der Koloskopie, das Aufnahme- und Entlassungsmanagement effizient geplant werden kann. Es sind z. B. die Fragen zu klären: Wie lange wird der Patient noch in der Endoskopie weiter überwacht? Wer holt den Patienten aus der Endoskopieabteilung ab? Wie wird er zu Hause weiter betreut?

30.3 Pflege- und Behandlungsplan

30.3.1 Vorbereitung der Untersuchung durch das Pflegeteam

Um eine endoskopische Untersuchung ohne Komplikationen durchzuführen, sind verschiedene Dinge im Vorfeld zu beachten:

1. administrative Vorbereitung
2. Vorbereitung des Untersuchungsraums
3. allgemeine pflegerische Vorbereitung

Administrative Vorbereitung. Dazu gehören die Anmeldung des Patienten und die Weiterleitung besonderer Informationen über den Patienten wie Vorerkrankungen, Infektionen, Allergien und die aktuellen Gerinnungswerte, um Gewebeproben und auch therapeutische Eingriffe durchführen zu können. Vorbefunde wie Ultraschallbefunde, Röntgenbefunde, CT usw. enthalten wichtige Informationen und müssen zusammen mit der vollständigen Akte in die Endoskopieabteilung geschickt werden. Eine endoskopische Untersuchung zählt zu einem operativen Eingriff, somit muss der Patient bzw. der Betreuer durch den Arzt über Art, Umfang und mögliche Komplikationen aufgeklärt werden. Außerdem wird von dem behandelnden Arzt eine Indikation gestellt die u. a. wichtige Informationen für die Vorbereitung der Untersuchung enthält.

Vorbereitung des Untersuchungsraums. Die medizinisch-technischen Geräte mit Überwachungsmonitor werden bereitgestellt. Entsprechend der Intervention werden der Instrumententisch, die Medikamente zur Sedierung sowie die Materialien zur Anlage einer Venenverweilkanüle vorbereitet. In jeden Untersuchungsraum gehören auch ein Abwurf für spitze Gegenstände, ein Müllbeutel

und ein Wäschesack für die Schmutzwäsche (ABC-Müll).

Allgemeine pflegerische Vorbereitung. Nachdem die zuständige Pflegekraft den Patienten begrüßt und sich vorgestellt hat, wird der Patient in den Untersuchungsraum gebracht. Die Akte wird auf Vollständigkeit überprüft und Informationen, die der Patient zusätzlich angibt, werden in dem bereitgelegten Pflegedokumentationsbogen festgehalten. Während dieser vorbereitenden Maßnahmen befindet sich der Patient in einer besonderen Gefühlssituation, die es zu beachten gilt. Deshalb ist in diesem Moment ein genaues Wahrnehmen und Einfühlen in die Situation des Patienten ausgesprochen wichtig, um angemessen auf ihn eingehen zu können. Sind alle Fragen des Patienten geklärt, wird vorhandene Prothetik wie Zahnersatz und Hörgerät entfernt, gekennzeichnet und sturzsicher aufbewahrt. Zur Kreislaufüberwachung und Überprüfung der Vitalzeichen wird die Überwachung angebracht. Dabei wird das Pulsoximeter zur Messung der Pulsfrequenz und Sauerstoffsättigung angebracht und die RR-Manschette zur Blutdruckmessung (**Abb. 30.4**). Eine Überwachung mittels EKG ist dann notwendig, wenn der Patient kardiologisch und pulmologisch vorbelastet ist oder eine langwierige Untersuchung bevorsteht. Zusätzlich erhält der Patient Sauerstoff über eine Nasensonde.

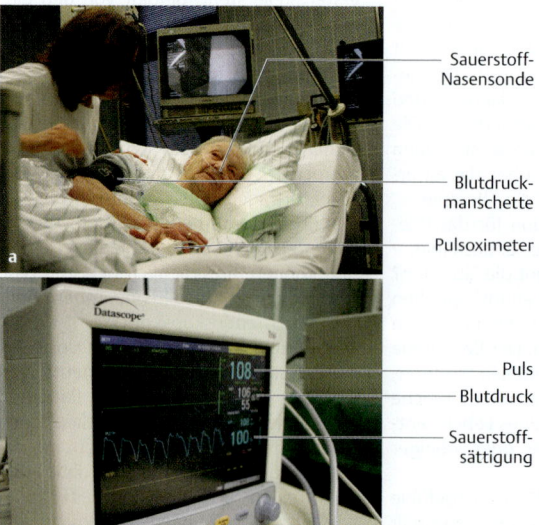

Sauerstoff-Nasensonde

Blutdruck-manschette

Pulsoximeter

Puls

Blutdruck

Sauerstoff-sättigung

Abb. 30.4 Zur Überwachung werden Puls, Blutdruck und Sauerstoffsättigung gemessen.

30.3.2 Durchführung endoskopischer Untersuchungen anhand von Fallbeispielen

Im Folgenden werden einige endoskopische Untersuchungen anhand von Fallbeispielen dargestellt. Eine Übersicht über die therapeutischen Maßnahmen während der Untersuchung gibt **Tab. 30.2**.

Gastroskopie mit Verdacht auf Blutung

FALLBEISPIEL Ein 35-jähriger Patient gibt an, seit mehreren Tagen Schmerzen im Epigastrium zu verspüren und Teerstuhl abgesetzt zu haben. Nach geringer Nahrungsaufnahme besserten sich die Beschwerden, sodass er häufig nachts aufstand und an den Kühlschrank ging. Es bestehen z. Z. erhebliche private Sorgen, die den Patienten stark belasten. Es besteht der Verdacht auf ein Zwölffingerdarmgeschwür (Ulcus duodeni). Bei einer Gastroduodenoskopie findet sich im Bulbus duodeni ein 8 mm großes Ulkus mit Fibrinbelag. Dem Magenantrum und dem Corpus werden Gewebeproben entnommen und einem Urease-Schnelltest unterzogen. Dabei findet sich ein positiver Nachweis auf den Befall mit Helicobacter pylori. Mittels der Therapie mit einem Protonenpumpenblocker und zweier Antibiotika erfolgt die Eradikationsbehandlung und der Patient ist nach zwei Tagen bereits weitestgehend beschwerdefrei. ———

Spezielle medizinisch-technische Vorbereitung

Der Patient ist nüchtern und hat kein Blut erbrochen, sodass ein Standardgastroskop zum Einsatz kommt. Da er jedoch seit wenigen Tagen Teerstuhl abgesetzt hat, wird zur Sicherheit das Gefäß des Endowashers mit NaCl-Spüllösung befüllt, das Schlauchsystem angeschlossen und beide Geräte auf Funktionstüchtigkeit geprüft.

Instrumententisch zur Gastroskopie mit Blutung

Bei der Gastroskopie mit Intervention kommen zwei Instrumententische zum Einsatz (**Abb. 30.5**).

Auf dem Grundtisch wird zum Spülen ein Gefäß mit NaCl-Spüllösung bereitgestellt, mit einem Entschäumer versetzt und zur Applikation eine 50-ml-Spritze zum Spülen bereitgelegt. Um das Endoskop gleitfähig zu machen, werden Kompressen und Gleitgel benötigt (**Abb. 30.5 a**). Das Gastroskop wird über den Mund eingeführt, und um das Endoskop vor Bissen zu schützen, bedarf es eines Beiß-

schutzrings. Werden während der Untersuchung krankhafte Veränderungen gesehen, müssen diese feingeweblich untersucht werden, dafür wird eine Biopsiezange verwendet. Die Gewebeproben werden in ein Gefäß mit 4 %iger Formalinlösung gebracht oder es wird ein HP-Test durchgeführt.

DEFINITION Der **HP-Test** ist ein Urease-Färbetest für den Nachweis des Bakteriums Helicobacter pylori, bei dem die Gewebeproben auf einen Nährboden aufgebracht werden. Dieser Test wird nach 24 Std. abgelesen und ist dann positiv, wenn sich der Nährboden pinkfarben verfärbt hat (**Abb. 30.6**). ———

Da bei dem Patienten im Fallbeispiel der Verdacht auf eine Blutung besteht, wird zusätzlich zum Gastroskopiegrundtisch ein Tisch zur Blutstillung vorbereitet (**Abb. 30.5 b**). Auf diesen Tisch gehören:

- Clipapplikator mit Clips verschiedener Größe zum mechanischen Verschluss der Läsion
- verschiedene Injektionsnadeln zum Spritzen unterschiedlicher Substanzen, zur mechanischen Blutstillung z. B.
  - NaCl-Adrenalingemisch 1:10 000,
  - Fibrinkleber,
  - Histoacryl - Lipiodol – Gemisch,
  - Athoxysklerol 1 %,
  - NaCl 0,9 %,
  - Aqua destilata.
- Kompressen
- Spritzen verschiedener Größe
- Kanülen und Spikes zum Aufziehen der Substanzen

Spezielle pflegerische Vorbereitung zur Gastroskopie mit Blutung

Der Patient wird in Linksseitenlage gelagert, um eine Aspiration durch Blut oder Sekrete zu vermeiden. Zum Schutz des Patienten vor Verschmutzungen wird unter seinen Kopf eine wasserdichte,

Tab. 30.2 Endoskopische Untersuchungen.

Untersuchungsverfahren	Therapeutische Maßnahmen während der Untersuchung
Gastroskopie	→ Blutstillung mittels Varizensklerosierung, Banding, Unterspitzen mit Adrenalin, Fibrinverklebung, Histoacrylverklebung, Argon-Plasma-Koagulation, Clip-Applikation → Polypektomie → Mukosektomie (EMR, ESD) → Bougierung, Dilatation → Achalasiebehandlung → Stentplatzierung → Therapie des Zenker-Divertikels → Platzierung einer PEG → Fremdkörperentfernung
Koloskopie	→ Blutstillung mittels Unterspitzen mit Adrenalin, Fibrinverklebung, Argon-Plasma-Koagulation, Clip-Applikation → Polypektomie → Mukosektomie → Dilatation → Stentplatzierung → Fremdkörperentfernung
Proktoskopie	→ Hämorrhoidenligatur
ERCP	→ Papillotomie → Steinextraktion → mechanische Lithotripsie → elektrohydraulische Lithotripsie → Stentplatzierung Kunststoff/Metall → Bougierung → Ballondilatation
PTCD	→ Drainageplatzierung intern/extern → Stentimplantation → Steinextraktion
Endosonografie	transoral: → Feinnadelpunktion → transgastrale Pseudozystendrainage rektal: → Abszessdarstellung → Fisteldarstellung
Intestinoskopie	→ Blutstillung → Polypektomie → Fremdkörperentfernung → Dilatation → Durchführung einer ERCP bei schwierigen anatomischen Verhältnissen

Gleitgel Endoskop Beissschutzring

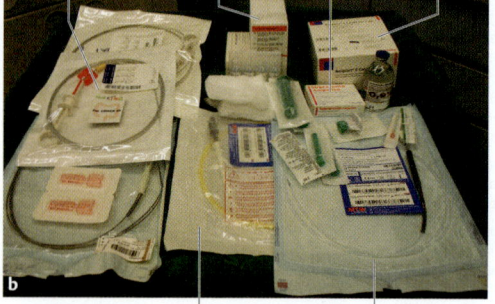

Abb. 30.5 Instrumenten-tische zur Gastroskopie.
a Grundtisch, **b** Tisch zur Blutstillung.

Histologieröhrchen Biopsiezange

Clip-Applikatoren Histoacrylkleber Adrenalin Fibrinkleber

einlumige Injektionsnadel doppellumige Injektionsnadel

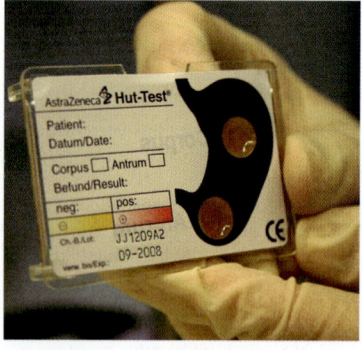

Abb. 30.6 Positiver HP-Test.

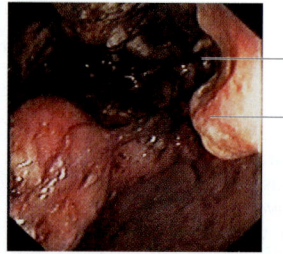

Grund des Ulcus

Randwall

Abb. 30.7 Ulkus im Bulbus duodeni.

saugfähige Unterlage gelegt. Unmittelbar vor der Untersuchung wird der Beißschutzring eingesetzt und der Patient sediert.

Untersuchungsablauf

Der Arzt führt das Gastroskop. Inspiziert werden während der Untersuchung: Mund und Pharynx (Rachenraum), Larynx (Kehlkopf), Speiseröhre, Magen, Duodenum. Da der Patient in diesem Fallbeispiel ein Ulkus im bulbus duodeni

hat, wird je eine Gewebeprobe aus dem Antrum und Corpus entnommen, da eine Besiedelung mit dem Helicobacter pylori bei einem Ulkus an dieser Stelle sehr hoch ist (**Abb. 30.7**).

Durchführung der Biopsie. Die Biopsiezange wird der Sterilgutverpackung entnommen, auf Funktionstüchtigkeit geprüft und unter sterilen Kautelen angereicht. Nach Anordnung des Arztes und der Wiederholung des Kommandos durch die Pflegefachkraft wird die Zange geöffnet, und nachdem der Arzt das Gewebe gegriffen hat, auf Ansage wieder geschlossen und aus dem Bio-

psiekanal des Endoskopes entfernt. Das Biopsat wird in den bereitgestellten HP-Test eingebracht. Zieht der Arzt das Gastroskop aus dem Patienten, wischt die Pflegefachkraft den äußeren Mantel mit einer Kompresse ab, damit die Umgebung nicht kontaminiert wird. Nach der Untersuchung werden das Endoskop und sonstiges Zubehör der Geräteaufbereitung zugeführt.

Spezielle pflegerische Betreuung während der Gastroskopie

Beim Einführen des Gastroskops ist es hilfreich, wenn der Kopf des Patienten sanft in gebeugter Haltung gehalten wird. Er wird aufgefordert, ruhig und gleichmäßig zu atmen. Speichel, der sich im Mund sammelt, sollte nicht hinuntergeschluckt werden, sondern auf die saugenden Hilfsmittel fließen. Die Unterlage wird bei Bedarf gewechselt. Gegebenenfalls kann eine zusätzliche Rachenabsaugung notwendig werden.

Je nach Überwachungsmonitoring werden Werte des Pulsoximeters und RR beachtet und dokumentiert, ebenso wird kontinuierlich auf das Atemmuster, das Hautkolorit und allergische Reaktionen geachtet.

Dem wachen Patienten werden zusätzlich die Untersuchungsschritte mitgeteilt, damit er sich orientieren kann. Bei Bedarf kann nonverbaler Kontakt in Form von Halten der Hand oder beruhigendem Streichen über den Arm sehr hilfreich sein.

Koloskopie

FALLBEISPIEL Kurz nach dem fünfzigsten Geburtstag des Patienten hat der Hausarzt im Rahmen einer Vorsorgeuntersuchung eine Stuhlprobe auf okkultes Blut untersuchen lassen. Beschwerden von Seiten des Patienten bestanden nicht. Diese Stuhlprobe fiel positiv aus (Blut im Stuhl) und es erfolgte daraufhin eine Koloskopie bis in das terminale Ileum. Im Sigma zeigte sich ein semizirkulärer polypöser Tumor. Histologisch handelte es sich um ein Adenokarzinom und eine Hemikolektomie links schloss sich in den nächsten Tagen an. Metastasen waren weder in der Sonografie noch in der Computertomografie nachzuweisen. Da ein Lymphknotenbefall vorlag, erfolgte anschließend eine ambulante Chemotherapie. Der Patient ist inzwischen 55 Jahre alt und ohne Rezidiv. ──────

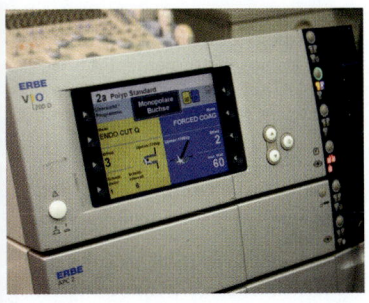

Abb. 30.8 Hochfrequenzschneidegerät.

Spezielle medizinisch-technische Vorbereitung

Da der Patient noch keine Koloskopie hatte und somit keine Informationen vorhanden sind bezüglich eines besonders langen Kolons, wird ein Koloskop mit einer Nutzungslänge von 130 cm an die Versorgungseinheit angeschlossen und getestet. Zur Vorbereitung hat der Patient ein Abführmittel getrunken und nach seinen Angaben führt er jetzt nur noch kamillefarbenes Wasser ab. Ein Endowasher ist bei dieser guten Vorbereitung nicht nötig, wird aber trotzdem zur Sicherheit komplett bereitgestellt. Ein Hochfrequenzschneidegerät zur möglichen Polypabtragung wird vollständig vorbereitet und angeschaltet (**Abb. 30.8**).

Instrumententisch zur Koloskopie

Um während der Untersuchung kleine Stuhlreste wegspülen zu können, werden die 50-ml-Spritze zum Spülen und das Gefäß mit NaCl-Spüllösung mit Entschäumer versetzt bereitgestellt. Auch werden das Gleitgel und die Kompressen benötigt. Zur Gewebeentnahme werden eine Biopsiezange mit entsprechender Länge des Koloskops und mehrere Histologieröhrchen mit Formalin 4 % vorbereitet. All diese Dinge gehören auf den Grundtisch (**Abb. 30.9 a**), und weil die genaue Ursache der Blutung nicht bekannt ist, werden auf einem zweiten Tisch folgende Instrumente und Materialien zur Gewebeentnahme, eventuellen Polypabtragung und Blutstillung bereitgelegt (**Abb. 30.9 b**):

- Polypenschlingen verschiedener Größe und Form zum Abtragen von Polypen
- Polypenfalle zum Durchsaugen und Auffangen kleinerer Polypen (**Abb. 30.10**)
- Polypengreifer zum Greifen von Polypen
- Clipapplikator mit Clips verschiedener Größen zum Verschließen kleiner De-

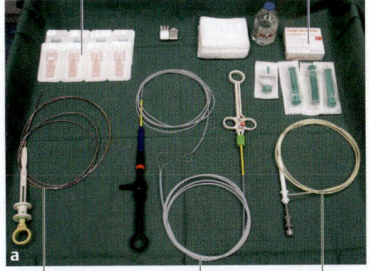

Abb. 30.9 Instrumententisch zur Koloskopie. a Grundtisch zur Polypabtragung, **b** Tisch für Zusatzinstrumentarium.

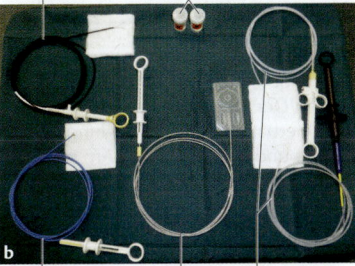

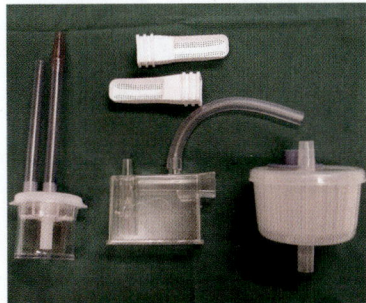

Abb. 30.10 Verschiedene Polypenfallen.

fekte, Gefäße und zum Adaptieren von Wundrändern
- Injektionsnadeln (Länge entsprechend dem Koloskop)
- Adrenalin-Ampullen zur Blutstillung
- NaCl-0,9%-Ampullen zur Unterspritzung der Polypen
- 10-ml-Spritzen
- Kanülen zum Aufziehen der Substanzen
- Kompressen

Spezielle pflegerische Vorbereitung zur Koloskopie mit Polypabtragung

Der Patient erhält für die Untersuchung eine Untersuchungshose. Die Untersuchungsliege des Patienten wird mit einer wasserdichten, saugfähigen Unterlage ausgelegt. Gelagert wird der Patient in einer stabilen Seitenlage. Anschließend wird er zugedeckt, um seine Intimsphäre zu wahren und ihn vor Auskühlung zu schützen.

Untersuchungsablauf

Vor der Koloskopie führt der Arzt eine digitale Untersuchung durch und kann damit die Schließmuskelspannung testen, Knoten und Tumoren in diesem Bereich ausschließen und die Verschieblichkeit der Wand über der Prostata kontrollieren. Danach wird das Koloskop durch den Arzt eingeführt und so viel Luft in den Darm eingebracht, dass dieser sich entfaltet. Auf Anordnung des Arztes schiebt die Pflegefachkraft das Endoskop unter Sicht langsam vorwärts, während der Arzt die Richtung des Endoskops mittels Steuerungsrädern und leichtem Drehen des Endoskopes steuert. Da ein großer Teil des Darmes mobil im Bauchraum liegt, unterstützt die Pflegefachkraft durch gezielten Druck auf die Bauchdecke die Fixierung des Kolons. Ist der Ileozökalbereich mit der Bauhin'schen Klappe erreicht, wird nun das Koloskop langsam zurückgezogen und alle Abschnitte des Kolons mit Zökum, Colon aszendens, Colon transversum, Colon descendens, Colon sigmoideum, Rektum und Anus werden ausgiebig inspiziert.

Der Patient im Fallbeispiel hat ein die Hälfte der Zirkumferenz einnehmende Wucherung, welche makroskopisch ein Karzinom vermuten lässt (**Abb. 30.11**). Dieser Bereich wird reichlich biopsiert. Auf Ansage des Arztes wird die Zange der Sterilgutverpackung entnommen, auf Funktionstüchtigkeit geprüft und unter sterilen Kautelen angereicht. Geöffnet und geschlossen wird die Zange auf Kommando des Arztes, dabei werden diese Kommandos wiederholt. Nach dem Entfernen der Zange aus dem Arbeitskanal des Koloskops werden die Gewebeproben in das bereitstehende Histologieröhrchen gegeben (**Abb. 30.12**). Sind genügend Gewebeproben entnommen und alle Bereiche des Kolons betrachtet worden, wird das Endoskop entfernt. Der äußere Mantel des Endoskops wird mit einer feuchten Kompresse abgewischt, durchgesaugt und abgelegt. Das Endoskop und alle Zusatzinstrumente werden der Geräteaufbereitung zugeführt.

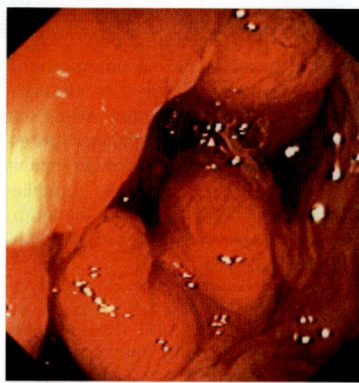

Abb. 30.11 Semizirkuläres Kolonkarzinom.

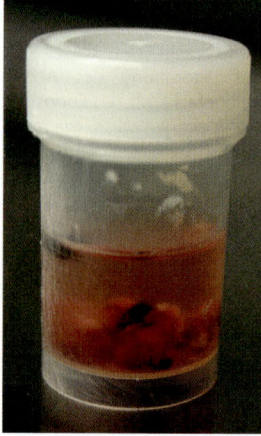

Abb. 30.12 Histologieröhrchen mit Gewebeproben.

Spezielle pflegerische Betreuung während der Koloskopie mit Polypenabtragung

Bei der Koloskopie ist öfter mit Umlagerungen zu rechnen. Daher ist es wichtig, dass der Patient immer wieder sicher gelagert wird und zugedeckt bleibt.

Kurz vor der Polypenabtragung wird dem Patienten eine Neutralelektrode zum Ableiten des Hochfrequenzstroms an den Oberschenkel oder Oberarm appliziert, da Muskelgewebe am besten den Strom leitet. Hierbei ist zu beachten, dass die Hautfläche trocken, frei von Verletzungen, von starkem Haarwuchs und von Narbengewebe ist. Bei der Informationssammlung vor dem Eingriff wird geklärt, ob der Patient in den betreffenden Bereichen Implantate besitzt. Wenn ja, wird dieser Bereich nicht für das Aufkleben der Neutralelektrode benutzt.

Neben dem Monitoring werden kontinuierlich die Vitalzeichen beobachtet

und dokumentiert. Bei Bauchkrämpfen oder stark geblähtem Bauch kann die Aufforderung zum Luftablassen hilfreich sein. Die Schmerzäußerungen des Patienten können ein Hinweis auf den Darmverlauf sein. Deshalb sind diese wahrzunehmen, zu deuten und dem Arzt weiterzuleiten. Die unter dem Gesäß liegenden saugenden Hilfsmittel werden regelmäßig gewechselt, damit der Patient nicht in seinen Ausscheidungen liegen muss.

ERCP – endoskopisch retrograde Cholangio-Pankreatikografie

FALLBEISPIEL Kolik im Oberbauch und anschließender Ikterus: Nach der Hochzeitsfeier ihres Sohnes litt die 53-jährige Patientin nachts unter kolikartigen Oberbauchschmerzen im rechten Oberbauch mit Ausstrahlung in den Rücken und in die Schulter. Am nächsten Nachmittag bemerkte sie eine rötlichbraune Färbung des Urins und der Stuhlgang war hell. Die Skleren zeigten bei der Betrachtung im Handspiegel am Fenster eine gelbe Verfärbung. Als sich die Patientin am nächsten Morgen in der Rettungsstelle vorstellte, zeigten sich neben einer Erhöhung des Bilirubins im Serum bereits eine Erweiterung des Gallenganges auf 10 mm und eine mit kleinen Konkrementen gefüllte Gallenblase. Bei der darauf umgehend veranlassten ERCP wurden nach einer Papillotomie mehrere Konkremente aus dem Gallengang entfernt. Zwei Tage später wurde die Patientin aus dem Krankenhaus entlassen und einen Monat später die Cholezystektomie durchgeführt. ───────

Spezielle medizinisch-technische Vorbereitung

Bei der ERCP wird das Duodenoskop, das eine Seitblickoptik besitzt, bis zur Papilla vateri vorgeschoben und dort platziert. Die Instrumente werden über die Papilla vateri in das Gallengang- oder Pankreasgangsystem eingebracht und können dann nur unter Röntgensicht gesehen werden. Deshalb wird die Untersuchung nur unter radiologischer Kontrolle durchgeführt. Zum Eröffnen der Papille wird ein Hochfrequenz-Schneidegerät benötigt, dieses wird vorbereitet und angeschaltet.

Instrumententisch zur ERCP

Für die ERCP werden drei Instrumententische benötigt. Auf dem ERCP-Grundtisch werden eine 50-ml-Spritze zum Spülen von Sekreten, ein Gefäß mit NaCl-Spüllösung mit Entschäumer ver-

setzt, Kompressen, Beißschutzring und Gleitgel bereitgestellt.

Der zweite Instrumententisch ist der unsterile Tisch, auf dem alle Instrumente bereitgelegt werden, die für diese Indikation nötig sind (**Abb. 30.13 a**). Dazu gehören:

- Steinextraktionskörbe zum Entfernen der Gallensteine aus dem Gallengangssystem
- mechanische Notfalllithotripsie zur mechanischen Zertrümmerung von Gallengangssteinen
- Pushersystem zum Platzieren von Drainagen
- verschiedene Drainagen

Der dritte Tisch ist steril (**Abb. 30.13 b**). Folgende Materialien werden auf diesem Tisch vorbereitet:

- sterile Kompressen
- kleines steriles Gefäß mit Kontrastmittel
- größeres steriles Gefäß mit NaCl 0,9 %
- 10-ml und 30-ml-Spritzen
- Führungsdraht zum Sondieren des Gallengangs
- Darstellungskatheter zum Sondieren und Darstellen des Gallengangs
- Papillotom zum Eröffnen der Papilla vateri

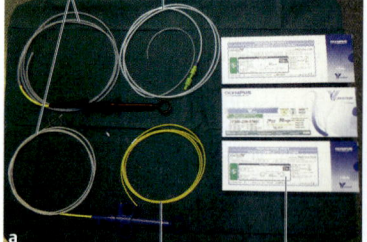

Abb. 30.13 Instrumententische zur ERCP. a Tisch für Zusatzinstrumentarium (unsteriler Tisch), **b** steriler Tisch.

Spezielle pflegerische Vorbereitung zur ERCP mit Steinextraktion

Der Patient wird in Bauchlage gelagert, das Gesicht des Patienten ist auf die linke Seite gedreht. Da der Eingriff länger dauern kann, ist auf eine weiche Auflage auf dem Röntgentisch zu achten, um die Gefahr von Druckläsionen zu mindern. Lagerungshilfsmittel sind je nach Einschränkung des Patienten erforderlich. Da die Untersuchung unter Röntgendurchleuchtung erfolgt, ist der Strahlenschutz zu beachten. Der Patient wird während der Untersuchung zugedeckt, damit er nicht auskühlt.

Der Patient darf keine kontrastgebenden Metalle im Bereich der Durchleuchtung tragen, da diese die Beurteilung der Röntgenaufnahme beeinträchtigen.

Untersuchungsablauf

Der Arzt führt vorsichtig das Duodenoskop über den Mund ein bis zur Papille. Da das Duodenoskop eine Seitblickoptik besitzt, können die Abschnitte zwischen Mund und Duodenum nur partiell eingesehen werden. Liegt das distale Ende des Duodenoskops so, dass die Papilla vateri dargestellt wird, wird auf Anordnung durch den Arzt der Darstellungskatheter angereicht. Ist der Gallengang sondiert, wird über den Darstellungskatheter unter Anweisung Kontrastmittel gespritzt. Durch das Kontrastmittel wird das Gallengangsystem sichtbar und krankhafte Veränderungen können dargestellt werden (**Abb. 30.14**).

Der Patient im Fallbeispiel hat Gallensteine. Um diese entfernen zu können, muss der Sphinkter Papilla vateri aufgeschnitten werden. Dies erfolgt durch den Wechsel des Darstellungskatheters auf ein Papillotom. Ist das Papillotom im Gangsystem platziert, wird es auf Ansage des Arztes und Wiederholen des Kommandos durch die Pflegekraft gespannt. Dann setzt der Arzt das Papillotom durch das Betätigen des Fußschal-

ters unter Strom. Ist die Papilla vateri eröffnet, wird das Papillotom entfernt und durch das Steinextraktionskörbchen ersetzt. Das Steinextraktionskörbchen wird in den Gallengang vorgeschoben und nach Ansage geöffnet. Der Arzt fängt die Steine ein und entfernt sie aus dem Gallengang und legt sie in das Duodenum ab. Von dort gehen die Steine via naturalis ab.

Sind alle Steine entfernt, erfolgt eine abschließende Röntgenkontrolle durch Einbringen von Kontrastmittel über das Steinextraktionskörbchen, welches anschließend aus dem Arbeitskanal des Duodenoskopes entfernt wird. Nach dem Entfernen des Endoskops wird der Mantel des Endoskopieeinführteils mit feuchter Kompresse abgewischt, durchgesaugt und zusammen mit dem gebrauchten Instrumentarium der Aufbereitung zugeführt.

Spezielle pflegerische Betreuung während der ERCP mit Steinextraktion

Durch die Bauchlage erfährt der Patient eine stärkere Einschränkung von Bewegungsfreiheit, des Blickfeldes und der Atmung. Patienten mit kardialen Beschwerden und Atemnot müssen bei dieser Lagerung besonders engmaschig beobachtet werden. Da bei diesem Eingriff Kontrastmittel appliziert wird, ist neben den üblichen Vitalzeichenkontrollen auch auf eine mögliche Kontrastmittelallergie zu achten.

Die Neutralelektrode wird kurz vor dem Aufschneiden der Papilla vateri in der schon beschriebenen Weise am Patienten angebracht. Die unter dem Kopf liegenden saugenden Hilfsmittel werden regelmäßig gewechselt, damit der Patient nicht in seinem Speichel liegen muss.

Endosonografie mit Feinnadelpunktion

👁 **FALLBEISPIEL** Bereits seit Wochen leidet der Patient unter Rückenschmerzen und die Betreuung durch den Orthopäden hat bisher keine Besserung erbracht. Aus differenzialdiagnostischen Gründen wurde eine Oberbauchsonografie veranlasst. Hier fand sich eine Zyste im Pankreaskopf. Wegen der Adipositas des Patienten war die Aussage jedoch begrenzt. Unter dem Verdacht eines Bauchspeicheldrüsentumors wurde eine Endosonografie durchgeführt. Vom Duodenum aus konnte der Pankreaskopf gut sonografisch dargestellt werden und die Zyste zeigte solide Anteile. Mittels einer Feinnadel erfolgte die Zystenpunktion durch das Endo-

skop. Im gewonnenen Sekret waren die Tumormarker CEA und CA 19-9 stark erhöht und in der Zytologie zeigten sich maligne Zellen. Daraufhin erfolgte die Pylorus erhaltende Pankreaskopfresektion unter Mitnahme des Duodenums, durch das die Punktionsnadel geführt wurde.

Spezielle medizinisch-technische Vorbereitung

Zur Endosonografie mit Punktion wird ein Echoendoskop mit einem longitudinalen Schallkopf bereitgestellt. Das Echoendoskop wird an den Videoturm und das Anschlusskabel für die Datenübermittlung der Ultraschalldaten an ein Ultraschallgerät angeschlossen. Ultraschall gelingt nur, wenn zwischen dem Ultraschallkopf (**Abb. 30.15**) und der Schleimhaut keine Luft ist. Dies ist an verschiedenen Stellen im Magen und Duodenum schwierig. Überbrückt werden kann dies durch Einbringen von NaCl-Spüllösung mittels Endowasher. Deshalb wird der Endowasher vorbereitet und bereitgestellt.

Instrumententisch zur Endosonografie mit Feinnadelpunktion

Zwei Instrumententische werden für die Endosonografie mit Feinnadelpunktion benötigt. Der erste Tisch ist der Grundtisch:

- Gefäß mit NaCl-Spüllösung mit Entschäumer versetzt
- Kompressen
- Beißschutzring
- Gleitgel

Der zweite Tisch wird für die Punktion vorbereitet (**Abb. 30.16**):

- Punktionsnadel mit einem Durchmesser entsprechend dem Arbeitskanal
- Aspirationsspritze mit Absperrhahn und Spritzenkolben mit Kolbensicherung
- Objektträger
- Petrischale mit NaCl 0,9 %

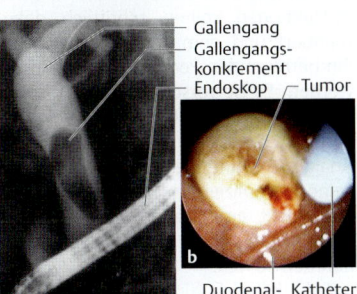

Gallengang
Gallengangs-
konkrement
Endoskop — Tumor

b

Duodenal- Katheter
wand

a

Abb. 30.14 **a** großes Gallengangskonkrement, **b** Karzinom der Papilla vateri.

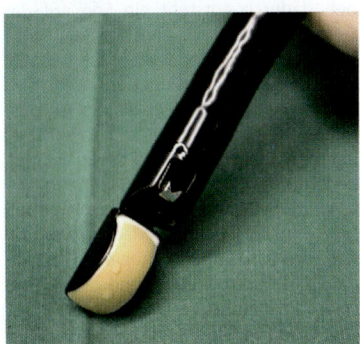

Abb. 30.15 Longitudinaler Schallkopf.

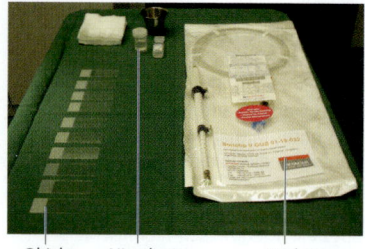

Objekt-   Histologie-   Punktions-
träger   röhrchen   nadel

Abb. 30.16 Instrumententisch für die endosonografische Punktion.

- Histologieröhrchen mit 4 %igem Formalin

Spezielle pflegerische Vorbereitung
Die Lagerung des Patienten erfolgt in Linksseitenlage. Da eventuell NaCl-Spüllösung zum Auffüllen des Magens gegeben wird, ist besonderes Augenmerk auf die Gefahr der Aspiration zu legen.

Untersuchungsablauf
Der Arzt führt das Echoendoskop ein und schallt den Pankreaskopf und Umgebung (**Abb. 30.17**). Hat er die fragliche Läsion eingestellt, wird die Punktionsnadel auf Ansage unter sterilen Kautelen angereicht und am Arbeitskanal des Echoendoskops arretiert. In der Punktionsnadel befindet sich ein Mandrin, das durch den Arzt unmittelbar vor der Punktion bis in die Punktionsnadel zurückgezogen wird. Hat der Arzt die Nadel in der Läsion platziert, wird das Mandrin vollständig entfernt und die vorbereitete Aspirationsspritze angereicht.

Zur Vorbereitung der Aspirationsspritze gehört der Aufbau eines Vakuums in der Spritze durch Schließen des Dreiwegehahnes und Zurückziehen des Kolbens bis die Kolbensicherung greift. Die Aspirationsspritze wird an die Punktionsnadel durch einen Luer-Lock-Anschluss verschraubt. Der Dreiwegehahn wird geöffnet, dadurch entsteht ein Sog auf das Gewebe. Der Arzt bewegt die Punktionsnadel innerhalb der Läsion auf und ab. Zum Entfernen der Punktionsnadel wird der Sog aufgehoben, indem der Arzt die Kolbensicherung öffnet und den Druck langsam abgelasst. Nun wird die Punktionsnadel entfernt und das gewonnene Material auf Objektträgern ausgestrichen (**Abb. 30.18**). Ist genug Material vorhanden wird das Echoendoskop entfernt, abgewischt, durchgesaugt und der Aufbereitung zugeführt.

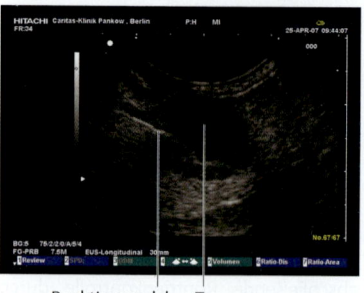

Punktionsnadel   Tumor

Abb. 30.17 Ultraschallbild des Pankreaskopfes mit Punktion.

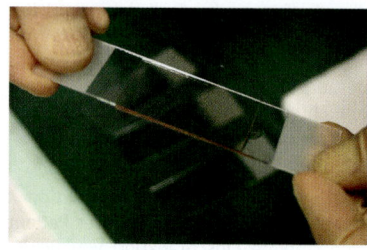

Abb. 30.18 Ausstrich auf Objektträger.

30.3.3 Allgemeine Nachsorge unmittelbar nach der Untersuchung
Der Patient verbleibt so lange an dem Monitoring angeschlossen, bis die Vitalzeichen stabil sind und er aufgewacht ist. In dieser Zeit ist es wichtig, dass die Pflegefachkraft den Patienten weiter beobachtet. Die Vitalzeichen des Patienten vor, während und nach der Untersuchung werden auf dem Pflegedokumentationsbogen notiert. So ist sichergestellt, dass eine lückenlose Weiterbetreuung und -behandlung erfolgen kann. Ebenfalls vermerkt werden die Medikamente, die der Patient während des Aufenthaltes in der Endoskopie erhalten hat, und Besonderheiten, die während der Untersuchung aufgetreten sind. Auch werden die Anordnungen des Arztes bezüglich der Nahrungskarenz und der Bettruhe sowie weiterer Kreislaufkontrollen und spätere Blutentnahmen auf dem Pflegedokumentationsbogen verzeichnet. Die Gewebeproben werden mit Patientendaten versehen und zum Versand bereitgestellt.

Ist der Patient ansprechbar und kreislaufstabil, wird der stationäre Patient einer examinierten Pflegefachkraft von Station übergeben, die dort die Überwachung des Patienten weiterführt.

30.3.4 Überwachung des ambulanten Patienten
Der ambulante Patient wird nach dem Eingriff in einen Überwachungsraum gebracht und – je nach Situation – weiter mit O_2-Gabe versorgt und bleibt am Monitoring angeschlossen. Kontinuierlich wird er von der Endoskopiepflegefachkraft beobachtet und seine individuelle Situation eingeschätzt. Falls es der Patient wünscht und die Patientensituation es erlaubt, können zu diesem Zeitpunkt die Angehörigen mit einbezogen werden. Der Patient ist entlassbereit, wenn die Entlasskriterien erreicht sind. Die Entlasskriterien modifiziert nach DGAI (Deutsche Gesellschaft für Anästhesiologie und Intensivmedizin) sind:
- stabile Vitalzeichen
- Orientierung nach Zeit, Ort und bekannten Personen
- komplette Schmerzfreiheit (oder weitgehende)
- körperliche Fähigkeiten entsprechen dem Zustand vor dem endoskopischen Eingriff
- fehlende oder minimale Übelkeit, Erbrechen oder Benommenheit
- Aufnahme oraler Flüssigkeit ohne Erbrechen
- Miktion unter Kontrolle
- verantwortlicher Erwachsener zur Begleitung nach Hause
- Entlassung wird von der überwachenden Endoskopiefachkraft koordiniert, die Freigabe erfolgt durch den Endoskopeur oder Arzt

Je nachdem, was im Rahmen des Pflegegesprächs im Vorfeld festgelegt wurde, werden jetzt die Angehörigen oder ein gewerbliches Transportunternehmen informiert, damit der Patient mit Begleitung nach Hause entlassen werden kann.

Der Patient und die ihn zu betreuenden Personen sind darüber zu informieren, welche Komplikationen im speziellen Fall auftreten können, was bei Problemen zu tun ist und wann sie wen wo hinzuziehen oder anrufen müssen. Diese Instruktionen sollten schriftlich dokumentiert und dem Patienten bzw. den ihn betreuenden Personen ausgehändigt werden. Es ist vorsorglich darauf hinzuweisen, dass die Patienten bis zu 24 Stunden nach der Sedierung und/oder Analgesie keine Verträge abschließen, keine komplizierten Maschinen bedienen, nicht am Straßenverkehr teilnehmen dürfen und keinen Alkohol zu sich nehmen sollten.

Sehr hilfreich für den Patienten und seine Angehörigen sind Merkblätter zu der durchgeführten Untersuchung. Sie beinhalten Hinweise zur Untersuchung, die bei dem Patienten durchgeführt wurde, und geben schriftliche Verhaltensanweisungen, z. B. zu Ernährung und körperlicher Anstrengung sowie eine Telefonnummer, die bei Komplikationen genutzt werden kann. Auf dem Markt erhältlich sind Bögen zur dokumentierten Qualitätssicherung, z. B. pro-Compliance, in denen die Nachsorge und das Verhalten nach ambulanten Endoskopien vermerkt werden können.

✋ PRAXISTIPP Bewährt hat sich eine telefonische Nachfrage über den Gesundheitszustand am postendoskopischen Tag. Hierbei kann zudem das Entlassungsmanagement evaluiert werden. ⎯⎯⎯⎯⎯⎯⎯⎯⎯

30.3.5 Aufbereitung flexibler Endoskope

Einsatz- und konstruktionsbedingt sind die flexiblen Endoskope als semikritische Medizinprodukte mit besonderen Anforderungen an die Aufbereitung eingestuft.

Durch das Endoskop wird die Schleimhaut nicht penetriert, sondern nur berührt. Es gelangen jedoch durch die endoskopische Untersuchung Blut, Sekrete, Bakterien und Viren an den äußeren Mantel des Endoskops und des inneren dünnlumigen Kanalsystems. Daher besteht die Forderung, dass die Endoskope nach jedem Einsatz desinfiziert werden müssen.

Zur Dekontamination können folgende Verfahren gewählt werden (vgl. RKI-Empfehlung „Anforderung an die Hygiene bei der Aufbereitung flexibler Endoskope und endoskopischen Zusatzinstrumentariums"):
- manuelle Aufbereitung
- halbautomatische Aufbereitung
- maschinelle Aufbereitung

Durch alle 3 Methoden – korrekt ausgeführt – können sichere Ergebnisse erzielt werden.

Mit dieser Methodenauswahl konkurriert jedoch die Forderung aus dem Medizinproduktegesetz. Nach diesem Gesetz kommt für die Aufbereitung von Medizinprodukten nur ein validiertes und dokumentiertes Verfahren in Betracht, d. h., dass einem maschinellen validierbaren Verfahren der Vorzug zu geben ist.

Nachfolgend die einzelnen Aufbereitungsschritte (in Anlehnung der Checkliste RKI-Empfehlung), die so nach jedem Einsatz des Endoskops zu erfolgen haben:
- Vorreinigung
- Dichtigkeitstest
- manuelle Reinigung
- Abspülung der Reinigungslösung
- Desinfektion
- Schlussspülung
- Trocknung
- Funktionskontrollen
- Lagerung

Vorreinigung

Sofort nach Extraktion des Endoskops aus dem Körper des Patienten erfolgt die Vorreinigung. Schon beim Herausziehen des Endoskops wird das Einführteil mit einem fusselfreien Einwegtuch abgewischt und unmittelbar im Anschluss an die Untersuchung sofort mit Reinigungslösung durchgesaugt. Beim Eintauchen und Durchsaugen werden abwechselnd Absaug-, Luft- und Wasserventil betätigt, um so alle Kanäle durchzuspülen. Es wird so lange durchgesaugt, bis durch den Absaugschlauch klare Flüssigkeit zu sehen ist. Dies dient der Keimerstentsorgung und verhindert das Antrocknen von organischem Material und chemischer Rückstände im Kanalsystem. Das RKI empfiehlt eine nicht fixierende Reinigungslösung.

Durch ein konstruktionsbedingtes Zusammenlaufen des Luft- und Wasserkanals bei den Olympus-Endoskopen in den letzten ca. 25 cm im Distalende wird aus Schadenspräventionsgründen das Einsetzen eines Reinigungsventils empfohlen. Dies geschieht unter Spritzschutz, indem an der Lichtquelle die Luftzufuhr kurzzeitig ausgeschaltet wird. Beim Durchdrücken des Reinigungsventils gelangen gleichzeitig Luft und Wasser durch die beiden Kanäle.

Abschließend werden alle Kanäle luftleer gesaugt und das Endoskop wird von Optikspülsystem, Lichtquelle und Absaugschlauch dekonnektiert. Dabei ist auf keimreduziertes Arbeiten zu achten.

Das Endoskop wird in einem Wannensystem in den Aufbereitungsraum transportiert. Dies dient dem Kontaminationsschutz des Untersuchungsumfeldes. Bei dem Wannensystem ist zu beachten, dass es mindestens die Ausmaße eines Endoskop-Transportkoffers besitzt, glatte und desinfektionsmittelresistente Oberflächen hat und geschlossen werden kann.

Dichtigkeitstest

Aus Gründen der Schadensprävention empfehlen die Hersteller von Endoskopen vor dem Einlegen der Geräte in die Reinigungslösung einen Dichtigkeitstest, um so durch etwaige Perforationen Wassereinbrüche und in Folge teure Reparaturen am Endoskop zu vermeiden. Dabei wird der manuelle Dichtigkeitstester nach Herstellerangaben noch in der Wanne angeschlossen und bei laufendem Test in das Becken mit Reinigungslösung gelegt und bewegt.

➜ MERKE Vor dem Einlegen des Video-Endoskops in die Reinigungslösung muss unbedingt die Wasserschutzkappe nach Herstellerangaben angebracht werden. Ein ungeschütztes Einlegen des Video-Endoskops kann einen großen Schaden an dem elektronischen System verursachen. ⎯⎯⎯⎯⎯⎯

Manuelle Reinigung

Durch die manuelle Reinigung mit speziellen auf das Endoskop abgestimmten Bürsten werden alle zugänglichen Kanäle sorgfältig gebürstet, bis an dem Bürstenkopf keine Verunreinigungen mehr zu sehen sind. Durch diesen Vorgang kann die Keimzahl in den langlumigen Kanälen bis zu 4-log-Stufen reduziert werden. Zudem können Parasiten oder Parasitenzysten entfernt werden. Diese können i. d. R. nicht oder nur unzulänglich durch Desinfektionsmittel eliminiert werden.
- Das Bürsten wird unter der Wasseroberfläche vorgenommen, um Spritzeffekte mit kontaminierten Flüssigkeiten zu vermeiden.
- Die entfernten Ventile, die Ventileingänge, das Distalende und der Außenmantel des Endoskopes werden ebenfalls manuell gereinigt.
- Bei Duodenoskopen mit offenem Albarankanal muss dieser ebenfalls mit Reinigungslösung durchgespült werden.

Abspülung der Reinigungslösung

Nach der manuellen Reinigung sind das Kanalsystem und der Außenmantel des Endoskops mit Trinkwasser zu spülen, um die gelösten Schmutzpartikel zu entfernen. Zudem werden unerwünschte Interaktionen des Reinigungsmittels mit dem nachfolgend eingesetzten Desinfektionsmittel vermieden.
- Jede Bürste wird nach jeder Benutzung im Ultraschallbad gereinigt und danach desinfiziert..
- Die Reinigungslösung darf keine zusätzliche Kontaminationsbelastung für die nachfolgenden Endoskope darstellen. Daher ist die Lösung je nach chemischer Substanz nach jedem Endoskop zu wechseln.

Bis zu diesem Dekontaminationsschritt werden alle Endoskope gleich behandelt. Je nach Methode erfolgen die weiteren Schritte.

Manuelle Aufbereitung
Manuelle Desinfektion
Bei diesem Verfahren wird das Endoskop vollständig in die Desinfektionslösung eingelegt und sämtliche Kanäle werden mit entsprechenden Spülansätzen luftblasenfrei befüllt. Als Desinfektionsmittel kommen Produkte aus der VAH- bzw. RKI-Liste in Frage. Darüber hinaus müssen die Endoskop-Hersteller die Produkte für ihre Geräte freigegeben haben.

- Um die Raumluftbelastung so gering wie möglich zu halten, ist die Desinfektionsmittelwanne abzudecken.
- Die Konzentrationsangaben und Einwirkzeiten sind nach Herstellerangaben genau einzuhalten.
- Beim Wechsel der Lösung sind die Desinfektionsmittelwannen und -deckel mechanisch und desinfizierend zu reinigen.

Schlussspülung
Durch die Schlussspülung soll erreicht werden, dass das Desinfektionsmittel vollständig aus dem Endoskop entfernt wird, um Gesundheitsschädigungen am Patienten und Beeinträchtigungen am Endoskop zu vermeiden.

- Zur Abspülung der Desinfektionsmittelrückstände ist jeweils frisches einwandfreies mikrobiologisches Wasser zu verwenden (Leitungswasser oder unsteriles Aqua dest. erfüllt diese Anforderung nicht!)
- Für Endoskope, die in mikrobiell nicht besiedelten Bereichen verwendet werden (z. B. Bronchoskope, Duodenoskope, flexible Zystoskope) wird zur Schlussspülung steriles Wasser empfohlen.
- Die Dauer der Wässerungsphase soll bei aldehydischen Desinfektionsmitteln mindestens 5 Minuten, bei aldehydfreien Mitteln mindestens 10 Minuten betragen.

Trocknung
Dieser Schritt erfolgt auf der reinen Seite des Aufbereitungsraumes. Kommt das Endoskop sofort wieder zum Einsatz, genügen das Freiblasen der Kanäle und der elektrischen Kontakte sowie das Trocknen des Außenmantels mit einem keimarmen, flusenfreien Tuch.

Bei der Verwendung von medizinischer Druckluft ist darauf zu achten, dass die max. Druckangaben der Endoskophersteller einzuhalten sind. Es wird max. 0,5 bar empfohlen, damit die Klebestellen im Inneren des Endoskops nicht zusätzlich belastet werden.

Wird das Endoskop am Ende des Untersuchungsprogramms nicht mehr gebraucht, ist auf vollständige Trocknung zu achten. Dabei wird in der gleichen Art und Weise vorgegangen, jedoch unter Verlängerung des Trocknungszeitraums. Außerdem können die Trompetenventileingänge mit 70 % Isopropanol getränkten Wattestäben vorsichtig getrocknet werden. Die Trocknungsphase sollte mit größter Sorgfältigkeit durchgeführt werden, um das Wachstum von Mikroorganismen in der Restfeuchtigkeit zu vermeiden.

Funktionskontrollen
Zur Schadensprävention wird am Ende des Untersuchungsprogramms das Endoskop einer ausführlichen Funktionsprüfung unterzogen. Hierbei werden die Verschleißteile, wie das Distalgummi, der äußere Endoskopmantel, die Bowdenzüge bei deren Abwinkelung und das Distalende mit den Optikdeckgläsern genau inspiziert, um Veränderungen sofort zu erkennen. In regelmäßigen Abständen wird von den Herstellern empfohlen, das Distalende mit einer Lupe zu kontrollieren, um kleine Haarrisse frühzeitig zu erkennen und so Wassereinbrüche ins optische und elektronische System zu vermeiden.

Lagerung
Damit Stagnationszonen im Kanalsystem des Endoskops vermieden werden, sollen die Endoskope hängend, kontaminationsgeschützt und sicher gelagert werden.

- Die Ventile und die Schutzkappe werden getrennt gelagert. Diese werden während der Lagerung nicht eingesetzt.
- Die Konstruktion und Ausstattung des Aufbewahrungsschrankes sollten so sein, dass dieser gut desinfiziert werden kann.
- Dieser Schrank ist ausschließlich für die Aufbewahrung der Endoskope vorgesehen und darf nicht für anderen medizinischen Sachbedarf benutzt werden.

Halbautomatische Aufbereitung
Die halbautomatische oder auch teilautomatische Aufbereitung unterscheidet sich von der manuellen Methode nur unwesentlich. Die Schritte Desinfektion und Schlussspülung werden automatisch durch Zirkulation der Flüssigkeiten durch das Kanalsystem vorgenommen. Dadurch entsteht ein höherer mechanischer Reiz. Für den Einsatz von Reinigungs- und Desinfektionsmitteln gelten die gleichen Vorgaben wie bei der manuellen Desinfektion.

Da die Einzelschritte vor der Desinfektion und die Schritte nach der Schlussspülung identisch mit der manuellen Aufbereitung sind, wird an dieser Stelle auf das vorher Beschriebene verwiesen.

Desinfektion
Das gereinigte Endoskop wird in die Wanne des Desinfektionsgeräts eingelegt und mit den gerätespezifischen Adaptern und Spülansätzen korrekt angeschlossen. Der Deckel wird geschlossen und der Programmablauf des Halbautomaten wird gestartet.

Die Konzentration und Einwirkzeit der Desinfektionslösung sind nach Herstellerangaben exakt einzuhalten.

Schlussspülung
In manchen Desinfektionsgeräten werden Schlussspülung und Trocknung im Anschluss an die Desinfektion automatisch übernommen. Ist dies nicht der Fall, muss das Endoskop der Lösung entnommen werden. Die Kanäle werden mit Luft frei geblasen und in ein weiteres Becken mit mikrobiologisch einwandfreiem Wasser eingelegt. Das Endoskop wird wieder korrekt angeschlossen und der Spülablauf wird gestartet. Für jedes Gerät wird mikrobiologisch einwandfreies frisches Spülwasser verwendet.

Maschinelle Aufbereitung
Bei der maschinellen Aufbereitung erfolgen die Reinigung, Desinfektion und Schlussspülung nach einem festgelegten Programm in einem Reinigungs- und Desinfektionsgerät für Endoskope (RDG-E). Um ein sicheres Ergebnis zu erhalten, sind eine manuelle Vorreinigung und ein Abspülen der Reinigungslösung nach wie vor notwendig. Das RDG-E muss validierbar sein und folgende Kriterien erfüllen:

- automatischer Dichtigkeitstest
- automatische Prüfung der Durchgängigkeit aller Kanäle
- exakte Dosierung der Chemie
- Kontrolle der vorgegebenen Temperaturbereiche und des Spüldrucks
- ausreichende Spülung mit hygienisch einwandfreiem Wasser
- Trocknung
- Keimreduktion um ≥ 9 log$_{10}$-Stufen für den gesamten Aufbereitungsprozess
- Mindestanforderungen an das Desinfektionsmittel gemäß den gültigen EN-Normen

Nach Entnahme aus dem RDG-E schließt sich die Funktionskontrolle und die Lagerung wie schon beschrieben an.

Lern- und Leseservice

Literatur

→ Classen M, Tytgat GNJ, Lightdale CJ. Gastroenterologische Endoskopie. Stuttgart: Thieme; 2004

→ Gottschalk H, Maeting S, Kernwaechter E, Hrsg. Thiemes Endoskopieassistenz. Stuttgart: Thieme; 2009

→ Kahl S, Köhler G, Dormann A. Interventionelle Endoskopie. München: Urban & Fischer; 2007

→ Messmann H, Hrsg. Lehratlas der Koloskopie. Stuttgart: Thieme; 2004

→ Sander R, Hofmeier C, Hrsg. Assistenz und Pflege in der Endoskopie. Stuttgart: Kohlhammer; 2005

→ Soehendra N, Binmoeller KF, Seifert H, Schreiber HW. Praxis der therapeutischen Endoskopie. Stuttgart: Thieme; 1997

→ Wilcox CM, Munoz-Navas M, Sung JY. Atlas of clinical gastrointestinal Endoscopy. New York: Saunders Elsevier; 2007

4 Gesundheits- und Krankenpflege bei bestimmten Patientengruppen

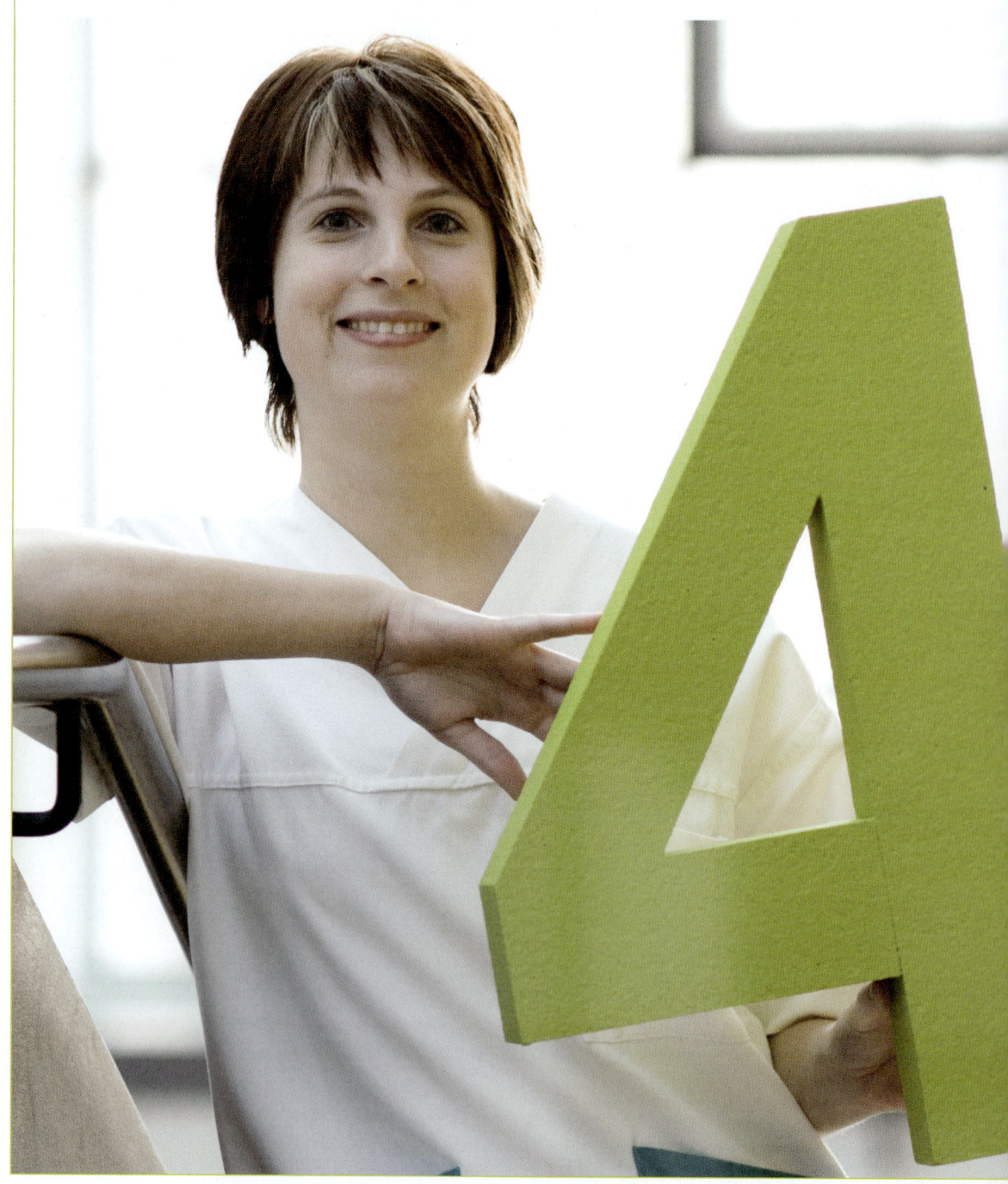

31 Pflege von Patienten mit Erkrankungen des Atemsystems

Christof Schnürer, Franz Sitzmann, Annette Stade

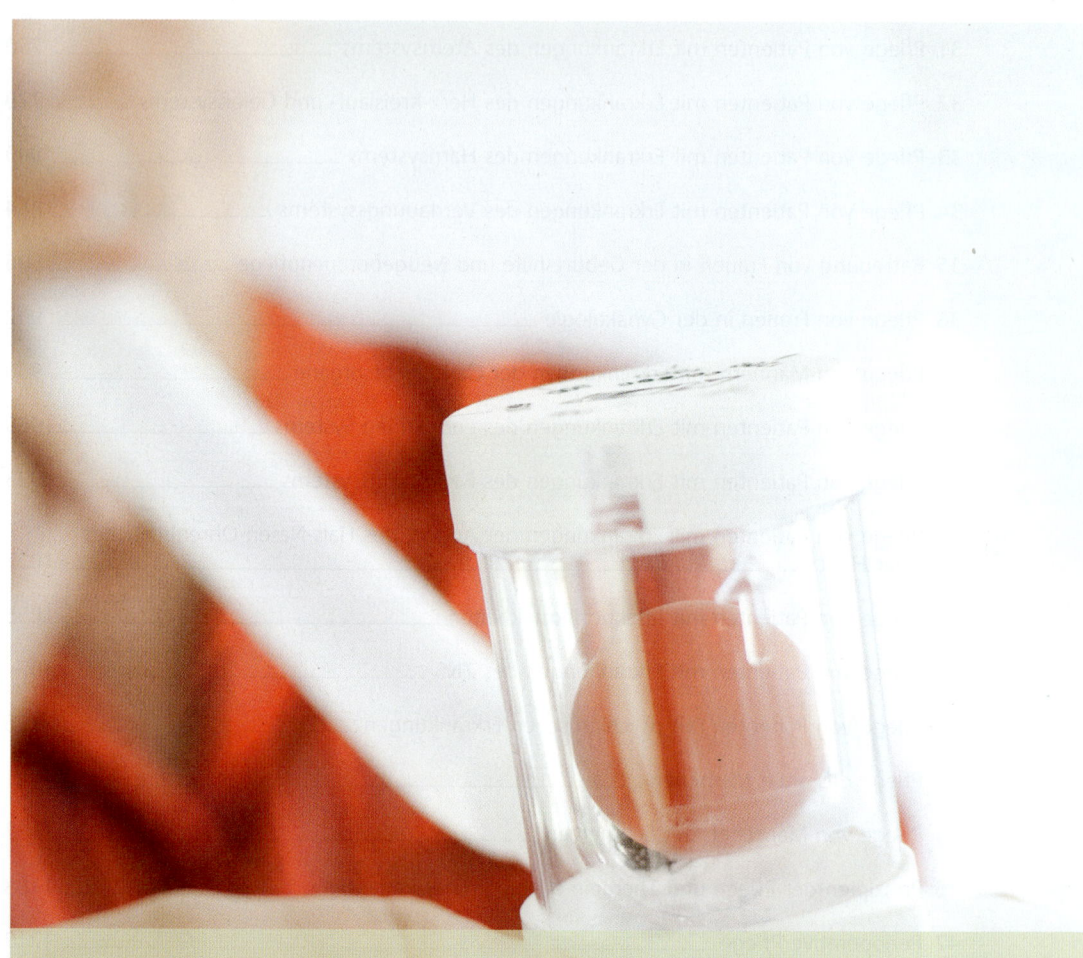

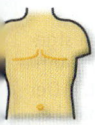

Anatomie und Physiologie im Fokus

Lunge und Atemwege im Überblick

Die Vorstellung des Atemorgans als „umgekehrter Baum" (**Abb. 31.1**) ist sehr anschaulich: Der Nasenraum mit seinem umfangreichen Nebenhöhlensystem und der sich anschließende Rachenraum bilden die „Wurzel" des Luftleitsystems. Dem Baumbild folgend, teilt sich der „Stamm", der durch die Luftröhre (Trachea) gebildet wird, in zwei große „Äste", die jeweils einen Lungenflügel belüften. Das Bronchialsystem verzweigt sich danach immer weiter, um schließlich in den kleinsten Bronchien (Bronchioli) und den daran hängenden Lungenbläschen, den „Blättern" des Baumes, zu enden (**Abb. 31.2**).

Die Pleura umhüllt die Lunge und besteht aus zwei Häuten:

- Pleura pulmonalis (visceralis) – dünne Gewebsschicht auf der Oberfläche beider Lungen
- Pleura parietalis – bedeckt die Innenwände des Brustkorbes, die Oberseite des Zwerchfells und den Herzbeutel (**Abb. 31.3**)

Zwischen beiden Pleurahäuten befindet sich ein kapillärer Spalt, der Pleuraraum. Die Oberfläche der Pleurablätter muss „spiegelglatt" und der Pleuraspalt mit einer serösen Flüssigkeit „geschmiert" sein, damit die Lungenflügel

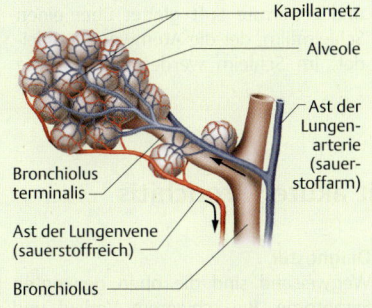

Abb. 31.2 Bronchiolus. Das sauerstoffarme Blut nimmt hier Sauerstoff aus der Atemluft auf und gibt Kohlendioxid an sie ab.

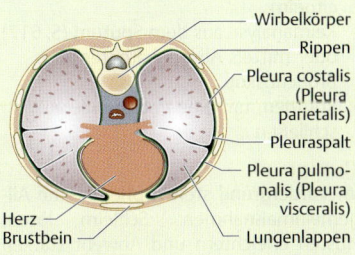

Abb. 31.3 Pleurahäute. Die Pleura pulmonalis hüllt die Lunge ein. Die Pleura parietalis heißt im Bereich der Thoraxwand Pleura costalis.

bei der Ein- und Ausatmung reibungslos im Thorax (Brustraum) gleiten können.

Belüftung der Lunge. Der Luftaustausch (Ventilation) in den Alveolen erfolgt durch die Atembewegungen. In der Einatmung (Inspiration) wird der Brustraum erweitert, die unteren Atemwege und Alveolen werden vergrößert, es entsteht ein Unterdruck und die Umgebungsluft wird angesaugt. Die Ausatmung (Exspiration) erfolgt umgekehrt durch Verkleinerung des Brustraums, es entsteht ein Überdruck – die Luft wird ausgestoßen.

Weg des Atemstroms. Die Außenluft tritt i. d. R. durch die Nase in die oberen Atemwege (**Abb. 31.4**) ein und wird in den Rachenraum weitergeleitet. Der Atemstrom kreuzt im mittleren Rachen von hinten oben kommend nach vorn den Nahrungs- und Flüssigkeitsstrom und gelangt über die V-förmige

Enge der Stimmbänder in die Luftröhre (s. Abb. 13.15, S. 331). Die hufeisenförmige Trachea taucht unterhalb der Stimmbänder nach wenigen Zentimetern in den Brustkorb ein (intrathorakal, untere Atemwege) und unterliegt damit, genauso wie die Bronchialverzweigungen, den oben beschriebenen wechselnden Druckverhältnissen.

Gasaustausch. Dies ist die Hauptaufgabe des Atemorgans. Sauerstoff (O_2) wird aus der Umweltluft in das Blut aufgenommen und Kohlendioxid (CO_2) abgegeben. Aus dem blauroten venösen Blut wird das hellrote, mit Sauerstoff

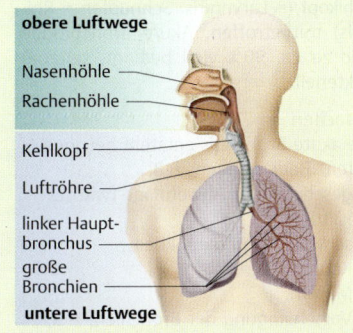

Abb. 31.4 Atemwege. Die im Kopf und Halsbereich liegenden Anteile des Luftleitsystems bezeichnet man als „obere Atemwege". Die im Brustraum gelegenen Anteile des Tracheobronchialbaumes werden als „untere Atemwege" zusammengefasst.

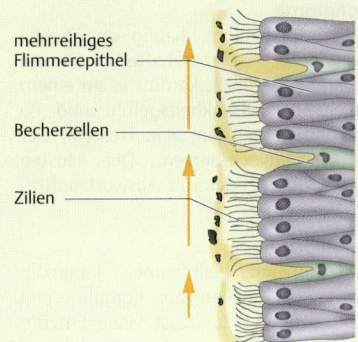

Abb. 31.5 Flimmerepithel. Der Schleim aus den Becherzellen hält kleine Partikel fest. Die Zilien der Flimmerepithelzellen befördern diese mit dem Schleim in den Rachen.

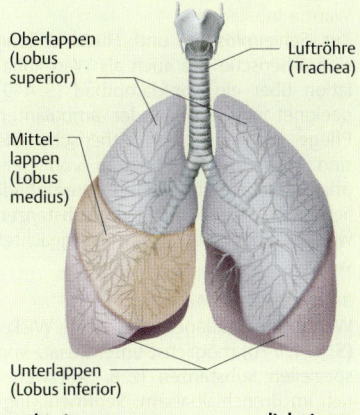

Abb. 31.1 Atemsystem. Das Bild vom „umgekehrten Baum" beschreibt das gesamte System als eine funktionelle Einheit.

gesättigte arterielle Blut. Der Gasaustausch findet in den Lungenbläschen (Alveolen) statt, wo Blut und Außenluft an extrem dünnen Membranen in engsten Kontakt kommen. Die Gase in den Alveolen folgen allein dem Konzentrationsgefälle. Kohlendioxid diffundiert ca. 6 × schneller aus dem Blut in die Alveolen als der Sauerstoff von den Alveolen in das Blut (Ateminsuffizienz S. 1237).

Clearance. Dies ist die wichtige Reinigung der Atemluft. Die angefeuchtete und erwärmte Luft gleitet über einen Schleimfilm, der die Atemwege auskleidet. Im Schleim werden eingeatmete Partikel und Mikroorganismen festgehalten und durch Abwehrstoffe (Antikörper) unschädlich gemacht. Der Schleim wird durch Flimmerhärchen (Zilien) ständig nach außen befördert (*Abb. 31.5*).

31.1 Pflege von Patienten mit akuter Bronchitis

Christof Schnürer, Franz Sitzmann

31.1.1 Medizinischer Überblick

Definition

Die **akute Bronchitis** ist eine akute Entzündung der Bronchialschleimhäute. Zumeist sind die oberen Atemwege, z. B. Kehlkopf (= Laryngitis, Schnupfen = Rhinitis) mitbetroffen. Akute Bronchitiden sind zu ca. 90 % viral bedingt, seltener bakteriell.

Ursachen

Die akute Bronchitis entsteht bei „geeigneten" Bedingungen, z. B.
- geschwächter Abwehrlage (wie „Erkältung"),
- schwerer Grundkrankheit,
- Keuchhusten,
- Masern,
- Vorschädigung der Bronchien, z. B. chronische Bronchitis, Asthma, Rauchen,
- ausreichender Menge bzw. Virulenz der Mikroben.

Übertragen wird die akute Bronchitis durch Kontakt- und Tröpfcheninfektion.

Symptome

Neben quälendem, häufig den Schlaf störenden, schmerzhaften Husten („wundes Gefühl"), kommt es zu einem allgemeinen Krankheitsgefühl und zu Entzündungszeichen, z. B. Frösteln, Fieber, Gliederschmerzen. Der Husten kann trocken oder mit Auswurf auftreten.

Komplikationen

Eine Bronchitis heilt zumeist innerhalb von 1–4 Wochen ab. Komplizierend kann sich eine zunächst virale Entzündung bakteriell besiedeln. Es können Bronchospasmen bis hin zu asthmatischen Luftnotanfällen auftreten, es kann sich eine Pneumonie (S. 766) entwickeln und schließlich kann eine akute in eine chronische Bronchitis übergehen (s. COPD, S. 753).

Diagnostik

Wegweisend sind die oben genannten Symptome. Bei schwerem Verlauf und einem Hinweis auf bakterielle Besiedlung kann folgende Diagnostik angezeigt sein:
- Laboranalysen (CRP, Blutbild, Procalcitonin)
- Keimanalyse aus dem Sputum (S. 617) oder mittels Absaugkatheter bzw. Bronchoskop
- Röntgen, um eine Pneumonie auszuschließen

Therapie

Im Vordergrund stehen pflegerische Allgemeinmaßnahmen: Schleim lösen, Husten erleichtern und Abwehr stärken (S. 434). Diese Maßnahmen sind zumeist wirksamer als Medikamente. Antibiotika sind i. d. R. nicht indiziert. Lediglich bei geschwächten Patienten und nachgewiesener bakterieller Besiedlung kann eine kalkulierte Therapie angezeigt sein. Unkritische und ungezielte Antibiosen, die aus „Vorsicht" oder „zur Vorbeugung" verordnet werden, sind unbedingt zu vermeiden. Mögliche Nebenwirkungen und das Fördern resistenter Keime überwiegen den Nutzen von Antibiotika.

31.1.2 Pflege- und Behandlungsplan

Die akute Bronchitis wird meist ambulant behandelt. Stationär findet man das Krankheitsbild als Komplikation einer anderen Erkrankung, bzw. bei geschwächten und/oder sehr alten Menschen mit schweren Grunderkrankungen.

Pflegemaßnahmen sollen das allgemeine Krankheitsgefühl mildern, den Verlauf beschleunigen und mögliche Komplikationen vorbeugen. Das pflegerische Konzept hat drei Hauptziele:
1. Sekret verflüssigen und Bronchien reinigen (Bronchialtoilette)
2. Schleim lösen
3. unproduktiven Reizhusten lindern

Reinigung der Bronchien fördern

Ätherische Öle oral, als Inhalation und transdermal in Salben wirken atemstimulierend und intensivieren die Atemtiefe. Sie regen die Zilientätigkeit an und fördern so die Reinigung der Schleimhäute. Damit wird u. a. der Entstehung von Atelektasen und einer Pneumonie (S. 424) entgegengewirkt. Es ist aber auf individuelle Überempfindlichkeiten gegenüber Einzelsubstanzen zu achten.

Schleim lösen und Reizhusten lindern
Heiße Getränke

Heilpflanzen eignen sich als warme Tees oder Säfte. Sie wirken z. B.
- sekretolytisch (Bibernellwurzel, Primelwurzel),
- spasmolytisch (Thymian- und Efeublätter) und
- reizmildernd (Schleimstoffe enthaltende Pflanzen wie Eibischwurzel, Isländisch Moos, Spitzwegerichblätter).

Die Frage der Flüssigkeitsmengen bei Lungenerkrankungen wird auf S. 450 erläutert.

Warme Inhalationen

Zur Schleimlösung und Hustenstillung sind ätherische Öle auch als Warminhalation über ein Kopfdampfbad (S. 449) geeignet und z. B. in der ambulanten Pflege gut einsetzbar. Ätherische Öle sind konzentrierte Essenzen von Heilpflanzen. Auf individuelle Überempfindlichkeiten, meist auf Einzelsubstanzen wie Anis oder Fenchel, muss geachtet werden.

Brustwickel und Auflagen

Warme Brustauflagen oder heiße Wickel (S. 414, 770) möglichst unter Zusatz von speziellen Substanzen (z. B. Spitzwegerich im Bronchialbalsam, Senfmehl, Ingwer) regen Durchblutung und den Stoffwechsel an. Sie fördern die Abwehr, wirken krampflösend und Bronchien erweiternd, mildern Husten und lösen Schleim.

In **Tab. 15.8** (s. S. 416) werden die erforderlichen Materialien für eine warme Brustauflage aufgezählt. Das dort aufgeführte Lavendelöl ist durch Bronchialbalsam zu ersetzen.

Durchführung. Eine Auflage sollte möglichst den Thorax vom Rippenbogen bis zur Achselhöhle umfassen. Das Baumwolltuch wird so gefaltet, dass es etwa 10 cm breit und etwas länger als das Brustbein des Patienten ist. Es wird mit Bronchialbalsam wie ein „gut gestrichenes Butterbrot" bestrichen und dabei rechts und links ein 2 cm breiter Rand frei gelassen.

Den Salbenlappen zusammenklappen, in eine kleine Plastiktüte geben, einige Minuten zwischen zwei Wärmflaschen legen, das Moltontuch außen herumschlagen. Danach den Salbenlappen aus der Plastikhülle nehmen und über das Brustbein auflegen. Das Moltontuch kreuzweise darüber legen und mit Pflasterstreifen befestigen, Nachthemd oder Schlafanzug wieder anziehen.

> **MERKE** Der Bronchialbalsamlappen kann einige Stunden oder über Nacht angelegt bleiben. Der Patient sollte dabei ruhen. Unterstützend wirkt das Trinken von warmem Hustentee. Nach dem Abnehmen der Auflage sollen Hals, Oberkörper und Arme warm gehalten werden. ───────────

Weitere Maßnahmen

Unterstützend wirken atemtherapeutische Pflegemaßnahmen (Kap. 16), wie

- Hilfen zum schmerzfreien Abhusten,
- Einatem- und Ausatemtechniken,
- mehrmals tägliches Lüften des Krankenzimmers und ausreichende Luftfeuchtigkeit.

Zu trockene Luft begünstigt das Austrocknen der Schleimhäute, beeinträchtigt die Zilienbewegung und fördert so die Viskosität des Bronchialschleims (Sekreteindickung). Zugluft und Auskühlung müssen aber unbedingt vermieden werden.

Zudem wirkt besonders im Herbst, Winter und frühem Frühjahr eine dem Wetter angepasste Kleidung vorbeugend.

31.2 Pflege von Patienten mit chronisch obstruktiver Lungenerkrankung (COPD) ───────

31.2.1 Medizinischer Überblick

Definition

Unter dem Kürzel COPD (**c**hronic **o**bstructive **p**ulmonary **disease**) werden Krankheiten zusammengefasst, die zu einer Einengung (Obstruktion) der Atemwege führen und nicht dem Asthma zugerechnet werden. Dazu gehören die chronische (obstruktive) Bronchitis und das Lungenemphysem.

Chronische Bronchitis. Hustet ein Patient in zwei aufeinander folgenden Jahren mehr als 3 Monate lang, so spricht man von einer chronischen Bronchitis. Schreitet diese fort und entwickelt sich im Verlauf eine Obstruktion, so wird daraus eine COPD. Dabei kommt es durch chronische Belastung zur Störung der Funktion und zum Umbau der Schleimhäute und der Bronchien. Folge ist eine mangelnde Reinigung (Clearance) der Bronchien mit erhöhter Anfälligkeit, Husten und vermehrtem, verklumpenden Schleim.

Lungenemphysem. Beim Lungenemphysem vergrößern sich die Lungenbläschen zunehmend und gehen gleichzeitig unter. Das führt zum Verlust von Lungengewebe und Lungenelastizität. Das Emphysem kann entweder nur Teile einer Lunge oder diffus beide Lungen betreffen (**Abb. 31.6**).

Die COPD wird heute in vier Schweregrade unterteilt (leicht, mittel, schwer, sehr schwer). Die Einteilung erfolgt vorwiegend nach den Lungenfunktionsparametern.

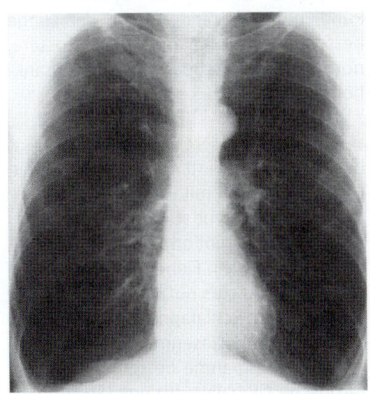

Abb. 31.6 Röntgenbild mit den typischen Zeichen eines Lungenemphysems: tiefstehendes Zwerchfell, betonte zentrale Pulmonararterienäste und geringe Dichte der peripheren Lungenstruktur.

Ursachen

Die COPD wird durch eine abnorme Entzündungsreaktion der Atemwege ausgelöst. Als Hauptgrund für die weltweit dramatische Zunahme der COPD wird das Zigarettenrauchen angesehen. Weitere Auslöser können chronifizierte Entzündungen sowie inhalative Belastungen durch Stäube und Reizgifte z. B. aus dem beruflichen Umfeld sein.

Lungenemphysem. Dies kann entweder als Folge einer chronisch obstruktiven Bronchitis, eines langjährigen Asthmaleidens entstehen oder als eigenständige primäre Erkrankung auftreten. Durch den Gewebsverlust verlieren die Bronchien ihre elastische Aufhängung und verengen sich dadurch in der Ausatmung übermäßig.

Symptome

Leitsymptome sind Husten und zunehmende Luftnot, die teilweise anfallsartig auftreten und sich bei Infekten und/oder Atemwegsbelastungen verschlechtern. Charakteristisch bei der chronischen Bronchitis ist Auswurf in allen Variationen (besonders morgens). Jedoch kommt Auswurf dagegen kaum bis gar nicht beim Emphysem vor. Bronchospasmen, wie beim Asthma bronchiale, sind unterschiedlich ausgeprägt. Behandelt man diese mit Asthmamitteln, so kommt es aber nur zu einer teilweisen Rückbildung der Obstruktion (teilreversibel). Bei Neigung zu Bronchospasmen sind exspiratorische Atemgeräusche (Giemen, Pfeifen, Brummen) besonders ausgeprägt und die Ausatmung ist erschwert.

Zumindest in fortgeschrittenen Fällen findet man bei den meisten Betroffenen Mischbilder: Neben einer exspiratorisch betonten Obstruktion finden sich die mehr oder weniger ausgeprägten Zeichen einer chronischen Bronchitis und eines Emphysems.

Risikofaktoren

Zu den Faktoren, die eine bestehende COPD negativ beeinflussen, gehören:

- Rauchen
- berufsbedingte Noxen
- Luftverschmutzungen bei Inversionslagen
- hohe Ozonkonzentrationen im Sommer
- Autoabgase
- rezidivierende Atemwegsinfekte, Allergien

- genetische Komponenten (z. B. alpha1-Antitrypsinmangel beim Lungenemphysem)

Komplikationen
Im Verlauf einer COPD kann es zu folgenden Komplikationen kommen:
- akute virale und/oder bakterielle Infekte (Infektexazerbationen) können sich zu Pneumonien ausweiten (infolge häufiger Antibiotikagaben Besiedlung mit resistenten Problemkeimen)
- Rechtsherzbelastung und -insuffizienz (Cor pulmonale)
- Entwicklung einer pulmonalen Kachexie
- zunehmende Ateminsuffizienz
- Pneumothorax (S. 772) beim Platzen einer Emphysemblase (selten)

Diagnostik
Untersuchungsmethoden sind:
- klinische Untersuchung
- Lungenfunktionsprüfung
- Blutgasanalyse
- Röntgen der Thoraxorgane, ggf. CT
- Sputum- und Keimanalyse

Therapie
Die Behandlung richtet sich nach der im Vordergrund stehenden Grundproblematik. So wird man mittels antiasthmatischer Therapiekonzepte (S. 758) den reversiblen Anteil der Obstruktion möglichst konsequent über 24 Stunden am Tag minimieren. Dazu werden vorwiegend langwirkende Antiasthmatika (β-Mimetika, Parasympathikolytika, Retardtheophylline) und Kortison eingesetzt. Weitere Maßnahmen sind:
- Sauerstoffgaben bei Luftnot und ggf. als Langzeittherapie unter Beachtung der Blutgase und des Bewusstseinszustands
- Antibiotikagabe bei bakteriellen Infektexazerbationen, gezielt nach Resistenzlage
- schleimlösende Medikamente, z. B. N-Acetylcystein (z. B. ACC), Ambroxol (z. B. Mucosolvan), Myrtol (z. B. Gelomyrtol) nach Indikation, Wirksamkeit und Verträglichkeit
- krankengymnastische Übungen zur Verbesserung der Atem- und Hustentechniken
- körperliche Bewegung, Gymnastik (evtl. in sog. Lungensportgruppen)
- angepasste Ernährung (kalorien- und vitalstoffreiche, ausreichende Ernährung bei pulmonaler Kachexie; Gewichtsreduktion bei Adipositas)
- operative Entfernung großer Emphysemblasen

PRÄVENTION & GESUND-HEITSFÖRDERUNG Maßnahmen, um eine COPD positiv zu beeinflussen, sind:
- Tabakrauchen vermeiden
- inhalative Belastungen erkennen und vermeiden
- frühzeitig konsequent behandeln, ggf. Lebensstil ändern (Beratung, **Abb. 31.7**)
- vorbeugend gegen Influenza und Pneumokokkeninfektion impfen

31.2.2 Pflege- und Behandlungsplan
COPD entwickelt sich „schleichend" über Jahre. Nur wenigen Patienten ist daher ihre Erkrankung bewusst, obwohl die spirometrische Messung eine Lungenfunktionseinschränkung zeigt. Damit profitieren sie nicht von professionellen Hilfen zur Verhütung schwerwiegender Folgen. Denn COPD ist nach heutiger Auffassung oft primär bereits eine Systemerkrankung; neben Veränderungen der Lunge bestehen kardiale, muskuläre, ossäre, nutritive, psychische und soziale Krankheitsfolgen.

FALLBEISPIEL Herr Dankhaber, 57 Jahre, kommt notfallmäßig wegen schwerer Luftnot mit Husten und grüngelben Auswurf zur stationären Aufnahme. Seine Frau gibt an, dass er in den letzten Tagen kein Fieber oder Infektzeichen hatte. Nachts nutzt Herr Dankhaber wegen einem Schlafapnoesyndrom eine Beatmung über Nasenmaske.
Bei der Aufnahme besteht eine respiratorische Globalinsuffizienz (Störung der Atmung mit einer Minderbelüftung der Lungenbläschen) mit respiratorischer Azidose (Übersäuerung des Blutes) bei einer exazerbierten COPD (akuter Schub einer COPD). Durch ein Röntgen des Thorax stellt der behandelnde Arzt fest, dass Herr Dankhaber eine Pneumonie mit Atelektasen im rechten Lungenflügel hat. Weiter erkennt der Arzt, dass der rechte Hauptbronchus durch Sekret komplett verlegt ist und Herr Dankhaber einen Pleuraerguss hat. Nach einer interventionellen (therapeutischen) Bronchoskopie, bei der Sekret zur Entlastung abgesaugt wurde, bessern sich die Sauerstoffwerte im Blut jedoch nicht. Herr Dankhaber muss intubiert werden und wird auf die Intensivstation verlegt.

Aufgaben der Pflege. Pflegetherapeutisch geplantes Handeln bei COPD orientiert sich an den in **Tab. 31.1** aufgestellten Zielen unter möglichst aktiver Beteiligung des Patienten.

Im Vordergrund der pflegerischen Maßnahmen und Betreuung stehen
- professioneller Beistand bei akuter Atemnot,
- Unterstützung bei Begleiterkrankungen und Steigerung der körperlichen Belastbarkeit,
- Reduzierung der Frequenz von COPD-Exazerbationen.

Beistand bei Luftnot
Beruhigung. Luftnot kann beim Patienten Panik und Todesangst auslösen. Eine besondere Bedeutung kommt dem zwischenmenschlichen Kontakt zu:
- Beruhigende Worte bewirken oft Wunder.
- Ein dem Patienten zugewandtes und positiv professionelles Auftreten lindert Angst.
- Wesentlich ist, ein ruhiges Umfeld zu schaffen und den Menschen dabei nicht allein zu lassen.

MERKE Hilfe erwartet der Patient von seinem Helfer. Diese muss ihm nicht nur durch Taten, sondern auch durch Worte vermittelt werden.

Sauerstoffgabe. Sauerstoff wird entsprechend der Arztanordnung als wichtigste Erstmaßnahme über eine Mund-Nasen-Maske mit Reservoir gegeben. Nur so können ausreichend hohe inspiratorische Sauerstoff-Anteile erreicht werden. Eine Nasensonde oder Sauerstoff-Brille ist oft unzureichend.
Maskenbeatmung. Auf Anordnung kann die Gabe von Sauerstoff über eine nichtinvasive Maskenbeatmung mittels CPAP (continuous positive airway pressure) erfolgen. Dazu muss der Patient ausreichend wach und kooperationsfähig sein.

PRAXISTIPP Vielfach wird die dicht sitzende Maske als sehr beengend empfunden: Deshalb muss der Patient über die Maßnahme aufgeklärt und immer wieder durch Worte beruhigt werden.

Inhalation erleichtert Ausatmung. Der „giemende" Patient fällt auf durch verlängerte Ausatmung, verursacht durch die Engstellung der unteren Atemwege. Damit unterscheidet sich sein Problem vom alveolären Ödem bei Pneumonie oder Lungenödem. Der therapeutische Ansatz ist die Bronchodilatation, z. B. mit schnell wirksamen β_2-Sympathomimetika.
Sofern möglich, sollte die Gabe inhalatorisch erfolgen, z. B. mehrere Hübe Salbutamol als Erstgabe. Die Gabe des

Gesundheitsberatung COPD

Grundsätzlich gilt: Die Patienten müssen wissen, dass sie durch konsequente Maßnahmen das Fortschreiten der Erkrankung und das Risiko lebensbedrohlicher Komplikationen beeinflussen können. Es gilt, nicht nur das Fortschreiten zu bremsen, sondern den Patienten so weit wie möglich zum Spezialisten für seine Erkrankung zu schulen, um einen optimierten Einsatz der Medikamente zu gewährleisten.
Ziel ist Eigenverantwortlichkeit und aktive, gesundheitsbezogene Lebensgestaltung des Patienten.

Beratung „Selbstpflegekonzept"

Info: Schulung, Beratung und Motivation erfordern Fachkompetenz und Empathie. Sie zielen darauf ab,
- schädigende Einflüsse bewusst zu machen und sie zu vermeiden lernen,
- therapeutische Maßnahmen konsequent einzuhalten,
- Pflegemaßnahmen für die eigene Bewältigung zu nutzen.

Patientenschulung	Risikofaktor Rauchen	Verbesserung der Atemtechnik	Ergänzende sing- und sprach-therapeutische Maßnahmen
- Was soll der Patient lernen? - Welche Hilfsmittel stehen zur Verfügung? - Wer ist an der Schulung beteiligt?	- Raucht der Patient? - Wie schätzt der Patient seinen Umgang mit der Sucht ein? - Wie kann das Rauchen reduziert werden?	- Was kann der Patient tun, um effektiver zu atmen? - Welche krankengymnastischen Übungen kennt er?	- Wie kann der Ausatemwiderstand erhöht werden? - Welche Übungen helfen dem Patienten?
Info: Alle Maßnahmen, pflegerische wie medikamentöse bis hin zur O$_2$-Dauertherapie, sollten den Pflegenden zumindest in den Grundzügen bekannt sein, um den Patienten rechtzeitig möglichst umfassend anleiten zu können, sodass er bei der Entlassung mit den Medikamenten und Maßnahmen vertraut ist.	**Info:** Als Hauptgrund für die weltweit dramatische Zunahme der COPD wird das Zigarettenrauchen angesehen. 90 % aller Patienten mit chronischer Bronchitis sind Raucher. 10 % aller Frühinvaliditätsfälle sind Folge einer COPD. Im Frühstadium ist durch Ausschaltung der o. g. Risikofaktoren die Prognose in der Regel gut.	**Info:** COPD-Patienten atmen häufig an der Grenze ihrer Kraft- und Lungenreserven. Es ist daher wichtig, Übungen zur Erleichterung und Ökonomisierung der Atmung zu vermitteln und den Patienten regelmäßig dazu anzuhalten. Diese Maßnahmen können und sollten nach ausreichender Anleitung zu Hause weitergeführt werden.	**Info:** Sehr hilfreich für die meisten Patienten sind Übungen aus der Sing-und/oder Sprachtherapie. Mit diesen Übungen lernen die Patienten, durch Phonation oder Töne, den Ausatemwiderstand zu erhöhen, ohne dass sie sich auf die Atmung bewusst konzentrieren müssen. Gleichzeitig führen Tonfrequenzen zu Schwingungen, die den Schleim und Bronchospasmen lösen.
Empfehlung: In nichtspezialisierten Krankenhäusern muss die Patientenanleitung so weit wie möglich in den Stationsablauf integriert werden. Hier sollten Ärzte, Pflegende, Physiotherapeuten und ggf. Kunsttherapeuten gemeinsam die Therapieziele festlegen. In Fachkliniken oder/und Fachpraxen werden Gruppenschulungen angeboten, auf die verwiesen werden sollte. Für Laien gibt es darüberhinaus problembezogene Literatur, Internetseiten und Lernprogramme auf CD-Rom. Partner oder nahe Angehörige sollten in die Informationsvermittlung, Anleitungen und Schulungen möglichst mit einbezogen werden.	**Empfehlung:** Das Tabakrauchen sollte vermieden werden. Eine Entwöhnung setzt den festen Willen und in der Regel eine professionelle Begleitung voraus. Helfen Sie dem Patienten, das Rauchen zumindest zu reduzieren. **Praxistipp:** Erleichtern Sie dem Patienten die Reduktion oder ggf. den Tabakentzug, indem Sie ihn nicht direkt nach Ihrer eigenen Zigarettenpause pflegen.	**Empfehlung:** - Ausatmen gegen die geschlossenen Lippen („Lippenbremse") bzw. unter Phonation eines scharfen *F*'s, dabei werden die in der Ausatmung kollabierten Bronchien offen gehalten - Übungen zur Kräftigung der Zwerchfell- und Zwischenrippenmuskulatur (Kap. 16) - Übungen, die Thoraxbeweglichkeit (Kap. 16) zu verbessern, insbesondere den Thorax aus seiner Fixierung in der Inspirationsstellung zu lösen - Körperstellungen, die die Atmung erleichtern sollen (Kutschersitz) - Hustentechniken (Kap. 16)	**Empfehlung:** Laute, wie das langgezogene stimmhafte, tieffrequente *W* (wie Welle) oder *S* (wie ein Bienensummen) sind hier z. B. geeignet. Laute wie *NG* oder *NGO* mit offenem Mund gesummt, dienen der besseren Durchlüftung und Entschleimung der „Sprachorgane" (Rachen und die Nase mit ihren Nebenhöhlen).

Abb. 31.7 Informationsblatt zur Gesundheitsberatung bei COPD.

Tab. 31.1 *Pflegetherapeutische Ziele der Patientenschulung bei COPD.*

Ziel	Maßnahme
Prävention	Rauchentwöhnung, Arbeitsplatzhygiene
Mitwirkung bei medikamentöser Therapie	Medikamentengabe, z. B. β_2-Sympathomimetika, Tiotropiumbromid, Theophyllin, Glukokortikoide, Mukopharmaka, Antibiotika
Mitwirkung bei nichtmedikamentöser Therapie	körperliches Training, Physiotherapie, Ernährungsberatung
Mitwirkung bei anderen Therapien	Langzeit O$_2$-Therapie, nicht-invasive Beatmung

üblichen Dosieraerosols gelingt in Notfallsituationen oft nur ineffektiv. Hilfreicher ist eine Inhalationsmaske, in deren Vernebler das Medikament in flüssiger Form eingegeben wird, wodurch über den hohen Sauerstofffluss ein sehr feines Aerosol erzeugt wird.

Allgemein ist die inhalative Applikation der oralen Gabe vorzuziehen, da mit geringeren Dosen gleiche Effekte erreicht werden und damit weniger unerwünschte Wirkungen in Kauf genommen werden müssen. Essenziell ist das Einüben der Inhalationstechnik mit dem Patienten (S. 449) und das Überprüfen im Therapieverlauf.

Patientenposition. Angst drückt sich in Körperhaltung und Mimik aus. Meist sitzen die Patienten aufrecht im Bett, diese Position kann pflegerisch unterstützt werden (S. 439).

Atemfrequenz und Vigilanz beobachten. Sauerstoffgaben sind meist nützlich, jedoch nicht ohne Risiko. Patienten mit COPD und daraus resultierender chronischer Hyperkapnie (erhöhter Kohlendioxidgehalt im Blut) können auf die Sauerstoffgabe mit einem Verlust des Atemantriebs reagieren. Aufgrund des stets erhöhten arteriellen CO_2-Partialdrucks erfolgt die Regulation des Atemantriebs über den chronisch erniedrigten O_2-Partialdruck.

Sekretlösung. Leitsymptom ist die Mengenzunahme und Viskosität des Sputums. Pflegerisch kann bei festsitzendem Schleim angewandt werden

- äußere Vibration (S. 445)
- innere Vibration (S. 445)
- Inhalationen ätherischer Öle oder/und Pharmaka (z. B. Thymian, Kamille oder Mukolytika) nach ärztlicher Anordnung.
- Erhöhte Flüssigkeitszufuhr, diese fördert die Expektoration aber nur bei dehydrierten Patienten. Sie ist somit nicht generell bei Mukopharmaka (Schleimlöser) indiziert.
- Wickel, Auflagen und Einreibungen (Zitronenwickel am Morgen und Lavendelölwickel für eine hustenberuhigte Nacht sind in Tab. 15.8, S. 416 beschrieben

Angst und Depression. Das Symptom Luftnot ist einer der stärksten Auslöser für Ängste und depressive Störungen. Ängste bei Menschen mit einer chronischen COPD resultieren ferner aus den durch die Krankheit bedingten tagtäglichen Einschränkungen des Soziallebens, des Leistungsvermögens usw. (Kreuter 2011). Angst und Depressionen sind besonders häufige Faktoren bei COPD-Patienten, die sich auf andere Bereiche wie verminderte Belastbarkeit, funktionelle Einschränkungen und gehäufte Exazerbationen übertragen. Dazu wirken sich immer wiederkehrende Notfallbehandlung und psychische Erkrankungen auf die erhöhte Mortalität der COPD aus. Pflegende müssen relevante depressive Symptome beachten, da Patienten sonst zu selten therapiert werden.

Tab. 31.2 *Arzneimittelwirkungen.*

Arzneimittel	mögliche Auswirkung
Langfristige Therapie mit Sauerstoff und Sedativa	Atmung
Inhalative Glukokortikosteroide	Schleimhaut (Mundsoor)
β_2-Sympathomimetika	Tachykardie, Muskelzittern, Nervosität, Unruhe, metabolische Störungen (z. B. Hyperglykämie)

Unterstützung bei Begleiterkrankungen

Mikrobiologisches Screening. Die Patienten mit einer COPD sind vielfach antibiotisch vorbehandelt. Dazu kommt, dass eine Krankheitsverschlimmerung oft viral ausgelöst wird und Antibiotika nicht gegen Viren wirken. Häufige Antibiotikaanwendungen fördern die Resistenzentwicklung der Mikroben. Daher ist bei einer stationären Aufnahme – bis zum Beweis des Gegenteils – von einer Besiedelung mit resistenten oder gar multiresistenten Keimen (z. B. ESBL, MRSA) auszugehen und ein entsprechendes Aufnahmescreening angebracht. Neben einer sorgfältigen Standardhygiene sind dann weitere Hygienemaßnahmen erforderlich, um die Verbreitung der Keime zu vermeiden (s. S. 202, 613).

Über-/Unterernährung. Über- und Untergewicht beeinflussen Symptome und Prognose der Patienten. Leicht lässt sich eine Adipositas anhand des Body-Mass-Indexes (BMI) (S. 320) feststellen. Für die Beurteilung der Kachexie ist der signifikante unbeabsichtigte Gewichtsverlust (z. B. > 10 % in 6 Monaten) geeignet. Hier soll mittels oraler hochkalorischer Ernährung eine Gewichtszunahme erreicht werden, sinnvoll kombiniert mit körperlichem Training.

Langzeitsauerstofftherapie. Die Langzeit-Sauerstofftherapie, evtl. nur in der Nacht, gehört heute bei hypoxischen Lungenerkrankungen wie der COPD zum Standard.

Körperliche Aktivität. Zunehmende Schwere der COPD fördert bei Belastungsdyspnoe, dass sich die Menschen eher schonen. Ihre körperliche Belastbarkeit sinkt und es folgert daraus eine Dekonditionierung von Herz, Kreislauf und Muskulatur. Folge ist eine abnehmende Lebensqualität, die zu verstärkter sozialer Isolation und häufigem Auftreten von Depression führt.

Selbst simples Training isolierter Muskelgruppen der Arme und Beine bei Patienten mit erheblichen Begleitkrankheiten ist hilfreich.

Medikamentennebenwirkung. Unerwünschte Arzneimittelwirkungen und

deren Auswirkungen müssen beachtet werden (*Tab. 31.2*).

Reduzierung der Frequenz von COPD-Exazerbationen

Patientenschulungen. Als umfassendes Selbstmanagementtraining mit individuellen Anweisungen für Exazerbationen (akuter Krankheitsschub) und körperlichen Training führen Patientenschulungen zu einer signifikanten Reduktion von Krankenhausaufnahmen und Notfallbehandlungen.

Daher sind sie ein wichtiges Therapieelement für alle Schweregrade der Erkrankung. Daran sollte jeder Patient mit COPD teilnehmen können und zur Mitarbeit motiviert werden.

Zu wesentlichen Inhalten gehören Informationen über Risikofaktoren und deren Reduktion bzw. Elimination, insbesondere die Wichtigkeit der Raucherentwöhnung. Weitere Themen sollten sein das Beachten von Symptomen, die schweregradadaptierte Selbstmedikation mit inhalativen Bronchodilatoren, die Vorbeugung und Behandlung von Exazerbationen und Bronchialinfekten sowie neben korrekter Inhalationstechnik die atemerleichternden Körperhaltungen.

Raucherentwöhnung. Das Risiko, eine COPD zu entwickeln, bestimmt sich durch den kumulativen Zigarettenkonsum (Packungsjahre bzw. pack-years). Ein Packungsjahr bedeutet, dass ein Raucher über den Zeitraum von einem Jahr durchschnittlich täglich eine Packung Zigaretten geraucht hat (Andreas 2008).

▶ **MERKE** Zigarettenrauch führt zu einer komplexen Veränderung der zellulären und humoralen Immunantwort, damit werden u. a. respiratorische und systemische Infektionen begünstigt.

Eine motivierende Beratung zur Tabakentwöhnung wird bei vielen Krankheitssyndromen, z. B. koronare Herzkrankheiten, Ulkuskrankheit, arterielle Verschlusskrankheit propagiert. Sehr demotivierend wirkt, wenn Vertreter des Gesundheitsberufes selbst rauchen und aus Kleidung und Mund nach Rauch riechen.

Die inhaltliche Strukturierung des Ablaufs einer Beratung kann nach den **5 A** (Anonym 2000) erfolgen:
- Abfragen des Rauchstatus (Ask)
- Anraten des Rauchverzichts (Advise)
- Abfragen der Aufhörmotivation (Assess)
- Assistieren beim Rauchverzicht (Assist)

- Arrangieren der Nachbetreuung (Arrange)

Zigarettenrauchen ist zum einen ein wesentlicher Risikofaktor für die COPD, kann zudem im Rahmen der Langzeit-Sauerstofftherapie gefährlich sein. Unter Sauerstofftherapie und gleichzeitigem Zigarettenrauchen wurde bei den oft mobilen Patienten von lebensgefährlichen oder gar tödlichen Verbrennungen berichtet (Klemeit 2009).

PRAXISTIPP Patienten, die rauchen, sollten über die Gefahren der Sauerstofftherapie aufgeklärt werden. Auf jeden Fall ist selbstverständlich eine Tabakentwöhnung anzustreben. ———

31.3 Pflege von Patienten mit Bronchiektasen

31.3.1 Medizinischer Überblick

Definition
Als **Bronchiektasen** bezeichnet man sackförmige Ausweitungen der Bronchien, in denen sich große Mengen verkeimten und eitrigen Schleims ansammeln können (**Abb. 31.8**). Betroffen sind zumeist einer oder mehrere Unterlappen der Lunge. Einmal vorhandene Bronchiektasen bilden sich nicht wieder zurück.

Ursachen
Ursachen der Bronchiektasen sind
- genetisch bedingte Schwäche oder Fehlbildung des Bronchialbaums und
- vorausgegangene schwere Entzündungen mit narbigen Veränderungen der Lungen-Bronchialarchitektur (Reinigungsfähigkeit der Bronchien ist gestört).

Symptome
Bei Bronchiektasen zeigen sich folgende Symptome:
- ständiger Husten (Hauptsymptom)
- Hustenattacken mit vorwiegend morgendlichem Auswurf großer Mengen („maulvolle Expektoration") eines gelblich-grünen, teilweise stark riechenden Sputums
- häufig Blutbeimengungen
- gelegentlich größere Blutungen (Haemoptysen)
- nicht selten begleitend Bronchospasmen, wie beim Asthma

Komplikationen
Bronchiektasen bieten eine ideale Voraussetzung für Pneumonien mit vielfach resistenten Problemkeimen (z. B. Pseudomonas, E. coli). Der chronische Entzündungsprozess kann zur Eiweißablagerung und schweren Schäden an anderen Organen führen (Amyloidose).

Diagnostik
Bronchiektasen werden diagnostiziert durch
- typische klinische Zeichen („maulvolle Expektorationen"),
- Röntgen-Thorax und CT (s. **Abb. 31.8**).

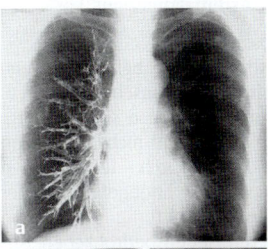
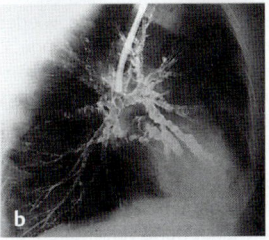

Abb. 31.8 Bronchografie. a Unauffälliger Befund, **b** ausgeprägte zylindrische und sackförmige Bronchiektasen.

Ergänzende Verfahren sind:
- Keimanalyse aus Sputum (S. 432), evtl. bronchoskopisch gewonnen
- Lungenfunktionsprüfung
- Blutgasanalyse

Therapie
Die Therapie reicht von der Symptombehandlung bis zu operativen Maßnahmen:
- Schleimlösung und Drainageförderung durch physikalische Therapien
- gezielte Antibiotikagabe nach Antibiogramm, evtl. nach bronchoskopischer Absaugung und Spülung
- operative Sanierung (wenn möglich)
- zur Förderung der Reinigungsleistung (Clearance) und bei Bronchospasmen Theophylline und β-Mimetika, ggf. Behandlung wie bei COPD

31.3.2 Pflege- und Behandlungsplan
Bei Bronchiektasen imponieren die Leitsymptome chronischer Husten sowie große Auswurfmengen, süßlich-fade oder faulig riechend. Im weiteren Verlauf müssen Bluthusten und Abszessbildung beachtet werden.

Aufgaben der Pflege.
- Bronchialsekret mobilisieren
- den Kranken gezielt beobachten

Mobilisierung des Bronchialsekrets
Das Sekret kann vor allem morgens „auf Kommando" entleert werden. Wichtige physikalische Maßnahmen sind die Inhalationstherapie sowie die Lagerungs- und Vibrationsbehandlung (S. 445). Mit speziellen Atemübungen (S. 775) erlernt der Betroffene, Sekret zu lockern und abzuhusten.

Medikamentös kann die Bronchialtoilette unterstützt werden durch Inhalationen, z. B. bei besonders zähem Sekret mit warmer Sole (z. B. mit PARI Sole und NaCl 0,9 %).

Weiter regen Ingwer-Brust-Kompressen den Schleimfluss an, erhöhen die Durchblutung und tragen zur Stärkung der köpereigenen Abwehr bei.

MERKE Damit erwerben Patienten im gewissen Umfang Selbstständigkeit, täglich morgens eine Art „Bronchialtoilette" durchzuführen. ———

Beobachtung des Kranken
Meist werden abgehustetes Blut oder blutige Beimengungen im Auswurf von Patienten als vital bedrohlich empfunden. Hämoptyse beschreibt eine Blutung aus dem Respirationstrakt mit 30 – 60 ml Blut. Abzugrenzen ist sie von der bei Bronchiektasen oft zu findenden Hämoptoe, dem massiven Abhusten reinen Blutes mit Lebensgefahr bei > 120 ml Blut/h.

Repiratorische und gastrointestinale Blutung unterscheiden sich, indem Blut aus dem Atemtrakt meist hellrot, flüssig, schaumig ist, während Blutungen aus dem Magen hämatiniertes, d. h. schwarzes, Blut von klumpiger Konsistenz bringen.

31.4 Pflege von Patienten mit Asthma bronchiale

31.4.1 Medizinischer Überblick

Definition

Asthma ist eine chronisch entzündliche Erkrankung der Atemwege, die durch eine bronchiale Hyperreagibilität (übermäßige Reaktion auf Reize) und eine variable Atemwegsobstruktion (Einengung der Atemwege) charakterisiert ist.

Als Atopie wird eine Neigung des Menschen bezeichnet, mit Überempfindlichkeitsreaktionen, also mit allergischen Reaktionen, auf den Kontakt mit ansonsten harmlosen Substanzen aus der Umwelt zu reagieren.

Schweregrade des Asthmas. Bisher wurde das Asthma bronchiale gemäß Symptomen des Ausmaßes der Atemwegsobstruktion sowie der Variabilität der Lungenfunktion in 4 Schweregrade eingeteilt (Gerlach 2011). Heute wird beurteilt, wie gut das Asthma unter Kontrolle ist. Diese Beurteilung dient als langfristige Verlaufskontrolle und ist Grundlage für Therapieanpassungen (Bundesärztekammer 2011). Jeder Patient kann nach erfolgter Erstbeurteilung der Schwere des Asthmas zu einem bestimmten Zeitpunkt nach seinem Grad der Asthmakontrolle beurteilt werden.

Heute unterscheidet man 3 Grade:

- kontrolliertes Asthma
- teilweise kontrolliertes Asthma
- unkontrolliertes Asthma

Ursachen

Die Ursache für die chronische, nicht erregerbezogene Entzündung wird heute in einer Vielzahl von Umweltfaktoren, in der Sozialisation („westlicher Lebensstil") und in genetischen Faktoren gesehen. Atemwegsinfekte und/oder allergische Reaktionen sind häufig Auslöser oder führen zu Verschlechterungen. Je nach Auslösebedingungen unterscheidet man das allergische (exogen) Asthma von einem nicht allergischem (intrinsisch – ausgelöst z. B. durch Infekte, Kälte, verschmutzte Luft, psychische und physische Belastung, Medikamente). Oft handelt es sich um eine Mischung aus beiden Formen. Luftnot oder Hustenattacken entwickeln sich, wenn

- die Bronchialmuskulatur krampft (Bronchospasmus),
- Atemwegswände ödematös anschwellen,

- Atemwege durch zähes (weißlich-glasiges) Sekret verlegt sind oder
- Atemwege bindegewebartig umgebaut sind („Remodeling").

Symptome

Charakteristisch, aber durchaus nicht immer führendes Symptom sind Luftnotanfälle. Hustenattacken können alleiniges oder Frühsymptom eines Asthmaleidens sein („Asthmaäquivalent").

Atemgeräusche

Charakteristisch ist die behinderte Ausatmung mit Atemgeräuschen (Giemen, Pfeifen, Brummen). Diese sind teilweise auf Distanz hörbar und nicht selten von Hustenattacken (durch festsitzenden Schleim) und/oder Engegefühl in der Brust begleitet. Achtung: Bei einem sehr schweren, lebensbedrohlichen Anfall können die Atemgeräusche wieder völlig verschwinden („stille Lunge"). Frühmorgendliche Hustenattacken können alleiniges oder Frühsymptom eines Asthmaleidens sein.

Atemnot

Die Atmung wird angestrengt und beschleunigt (Tachypnoe). Die Atemmittellage ist in die Einatmung verschoben, die Atemhilfsmuskulatur (z. B. M. sternocleidomastoideus am Hals) wird eingesetzt, bei schwerem Verlauf sind die Patienten zyanotisch (S. 428).

Anfallshäufigkeit und Schwere. Diese variieren im Tages- und Jahresverlauf. Die Anfälle treten besonders in den frühen Morgenstunden mit Erwachen gegen 3 – 5 Uhr auf. Sie sind vielfach abhängig von meteorologischen Bedingungen (z. B. Wetterwechsel, Nebel, Ozon) und von Allergenen beim allergischen Asthma (z. B. Pollenflug, **Abb. 31.9**).

Komplikationen

Zu den Komplikationen zählen

- erhöhte Anfälligkeit gegenüber Atemwegsinfekten und Pneumonien (durch Schleimverhalt und gestörte Reinigungsfunktion der Schleimhäute),
- Atemstillstand und/oder Rechtsherzversagen durch zunehmende Ateminsuffizienz im akuten Asthmaanfall und/oder Erschöpfung durch lang anhaltendes Asthma (Status asthmaticus) und

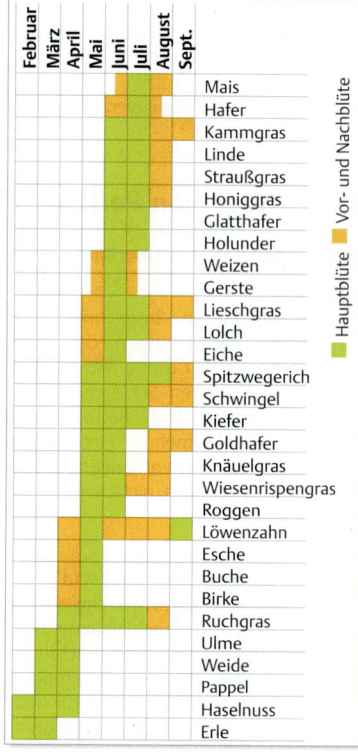

Abb. 31.9 Pflanzenpollen können Asthma auslösen oder verschlimmern. Der Kalender zeigt Blütezeiten häufiger Auslöser auf.

- Lungenemphysem und COPD als Folge eines chronisch fortschreitenden und/oder unzureichend behandelten Asthmas.

Diagnostik

Wichtigstes diagnostisches Mittel ist die Lungenfunktionsprüfung (Spirometrie). Daneben geben auch Blutgasanalyse, Peak-Flow-Protokolle (S. 761) und ggf. Allergieuntersuchungen Auskunft über die Asthma-Erkrankung.

Therapie

Die medikamentöse Therapie des Asthma bronchiale orientiert sich an dem Schweregrad, der Verträglichkeit, der Wirksamkeit und der Akzeptanz durch den Patienten.

Arzneimittel im Fokus

Bei der medikamentösen Therapie des Asthma bronchiale unterscheidet man Medikamente

- für eine Langzeitkontrolle (Controller) und solche,
- die kurz wirken und einen Anfall unterbrechen sollen (Reliever).

Wirkprinzipien und Anwendungsformen sind *Tab. 31.3* zu entnehmen. Medikamente für den Notfall sind

- β-Mimetica inhalativ, oral, s.c. und i.v. (stationär),
- Anticholinergika inhalativ,

- Theophyllin oral/i.v. (stationär) sowie
- hoch dosiertes Kortison oral oder i.v.

Tab. 31.3 *Wirkdauer, Wirkprinzipien und Applikationsformen von Antiasthmatika.*

Substanzgruppe	Wirkdauer	Wirkprinzip	Applikationsform	Handelsnamen (Auswahl)
Glukokortikosteroide	lang	entzündungshemmend	inhalativ oral/s.c./i.v./rektal	Pulmicort, Flutide, Junik, Alvesco Decortin, Prednison
langwirkende β-Mimetika	(ca. 12-24 Std.)	bronchienerweiternd	inhalativ	Foradil, Oxis, Serevent, Onbreze
kurzwirkende β-Mimetika	(ca. 4 Std.)	bronchienerweiternd	inhalativ/oral/s.c./i.v.	Sultanol, Berotec, Bricanyl, Bronchospasmin
langwirkende Theophylline	lang	bronchienerweiternd, gering antientzündlich	oral	Bronchoretard
kurzwirkende Theophylline	kurz	bronchienerweiternd, gering antientzündlich	i.v./oral	Bronchoparat
Anticholinergika	kurz	bronchienerweiternd	inhalativ	Atrovent
DNCG	lang	entzündungshemmend	inhalativ	Intal
Montelukast	lang	entzündungshemmend	oral	Singulair
Kombinationspräparate				
Glukokortikosteroide + langwirkende β-Mimetika	lang	bronchienerweiternd, antientzündlich	inhalativ	Symbicort, Viani
kurzwirkende β-Mimetika + Parasympathikolytika	kurz	bronchienerweiternd	inhalativ	Berodual

31.4.2 Pflege- und Behandlungsplan

In Abhängigkeit von Alter und Begleiterkrankungen des Patienten können folgende Ziele aus präventiver, therapeutischer und pflegerischer Sicht angestrebt werden:

- Ermöglichen einer uneingeschränkten Leistungsfähigkeit bei Aktivitäten des täglichen Lebens, einschließlich sportlicher Betätigung o.a. körperlichen Belastungen.
- Symptomkontrolle, d.h. vermeiden akuter und chronischer Krankheitserscheinungen
- normale Lungenfunktion bzw. bestmögliche Peak-Flow-Werte
- Verbesserung der gesundheits- und asthmabezogenen Lebensqualität
- Vermeiden von Asthma-Auslösern (bronchiale Hyperreagibilität) gegenüber Stimuli aus der Umwelt
- Vermeiden unerwünschter Wirkungen der Therapie

FALLBEISPIEL Der 18-jährige Daniel wird von seiner Mutter in die Notaufnahme gebracht. „Ich bekomme so schwer Luft", schildert der junge Mann dem Arzt. Beim Schulsport (400-m-Lauf im Freien) bekam er heute eine schwere Hustenattacke mit Atemnot und pfeifenden Atemgeräuschen. Deutlich ist eine Sprechdyspnoe festzustellen.

Seit einigen Tagen bestehe ein Atemwegsinfekt mit nächtlichem Husten. Daniel leide seit früher Kindheit unter Heuschnupfen, berichtet die Mutter weiter, und als Kleinkind habe er Milchschorf gehabt. Immer wieder habe er als Kind im Winter „Erkältungen" gehabt, die mit Atemnot verbunden waren (mod. n. Schmidt 2007). Auffallend stellt sich im Gespräch eine tageszeitabhängige Atemnot mit gehäuften nächtlichen Erwachen und Dyspnoe zwischen 3 und 4 Uhr dar.

Aufgaben der Pflege. Bei Asthma bronchiale lassen sich pflegerische Aufgaben konzentrieren auf

- das Vermeiden auslösender Reize,
- eine gute Asthma-Patientenschulung mit Realisieren des Erlernten im Alltag (Bundesärztekammer 2011).

Meiden von Asthma-Auslösern

Es sind bei Asthmatikern auslösende Noxen zu beachten. Diese sind entweder zu erfragen oder über allergologische Austestungen (Muche-Borowski 2009) zu erfassen. Es werden unterschieden:

Auslöser für allergisches Asthma

Das exogen-allergische Asthma wird von eigentlich harmlosen Substanzen verursacht, auf die ein Asthmatiker reagiert, z.B.

- Haustier-Allergene (Tierhaare, Vogelfedern),
- Umwelt-Allergene (Baum- und Gräser-Pollen, *Abb. 31.9*),

- häusliche Allergene (Kot von Hausstaubmilben und Sporen von Schimmelpilzen),
- bestimmte Nahrungsmittel,
- bestimmte Medikamente,
- Chemikalien (allergisch und nicht-allergisch bedingt),
- Berufs-Allergene.

Auslöser für nichtallergisches Asthma
- Virusinfekte (in der Regel sind infektionsbedingte Exazerbationen viralen Ursprungs)
- bakterielle Infekte
- bestimmte berufliche, meist chemisch-toxische Substanzen

Auslöser für alle Asthmaformen
Asthmatiker reagieren häufig auf unspezifische Reize im Sinne einer Verstärkung des Asthmas bzw. der Obstruktion. Zu solchen Reizen gehören
- Infektionen der oberen und unteren Luftwege, jahreszeitlich gehäuft im Herbst, Winter und frühem Frühjahr
- körperliche Anstrengung (Anstrengungsasthma, siehe Fallbeispiel)
- psychische Belastung und Stress infolge der dadurch ausgelösten vermehrten Atmung (Hyperventilation)
- Kälte (Nebel, Kaltluft)
- Luftschadstoffe in der Umgebung, d. h. Abgase wie Stickstoff- und Schwefeldioxid, Ozon, Staub, auch durch Aufwirbeln beim Saubermachen zu Hause
- Tabakrauch (aktives und passives Rauchen)
- Medikamente (insbesondere Aspirin und andere Antirheumatika, Betablocker)

Allergieprävention
Mit unterschiedlichem Evidenzgrad existieren Empfehlungen zur Verringerung des allergischen Asthmas (Muche-Borowski 2009) sowie Versorgungsleitlinien Asthma (Bundesärztekammer 2011). Im Vordergrund stehen folgende Ratschläge:
- Aufgeben des Rauchens (Aktiv- und Passivrauchen), insbesondere während der Schwangerschaft, verringert u. a. das Asthmarisiko.
- Schulungsangebot an Eltern und werdende rauchende Eltern über die zahlreichen negativen Effekte des Rauchens auf ihre Kinder.
- Meiden von Katzen und Nagern bei Allergien (Atopie) der Eltern zur Asthmaprävention des Kindes. Hunde haben ein geringeres Allergiepotenzial.
- Im Sinne einer frühzeitigen unspezifischen Immunstimulation können das

Aufwachsen auf einem Bauernhof und der Besuch einer Kindertagesstätte vor der Entwicklung atopischer Erkrankungen schützen.
- Meiden eines Innenraumklimas mit Schimmelpilzwachstum bei hoher Luftfeuchtigkeit und mangelnder Ventilation.
- Eine Exposition gegenüber Innenraumluftschadstoffen, z. B. flüchtigen organischen Verbindungen, die z. B. als Formaldehyd aus neuen Möbeln und bei Maler- und Renovierungsarbeiten freigesetzt werden, sollte gering gehalten werden.
- Das Verhindern von Übergewicht wird, insbesondere bei Kindern, auch zur Allergieprävention wie Asthma empfohlen.

Neben diesen Empfehlungen zur Primärprävention, existieren Sekundärpräventions-Empfehlungen, die vermeiden, dass das Asthma sich verschlimmert und ein Wiederauftreten oder eine Chronifizierung verhindern. Angestrebt wird, dass die Anfallsbereitschaft des Patienten reduziert wird, indem er seine angegriffenen Atemwege vor Zusatzreizen schützt, z. B.
- durch Tabakentwöhnung,
- durch individuelles Fördern von Klimatherapien, die oft zu einer länger anhaltenden Besserung führen,
- gering halten der Belastungen durch bestimmte Luftschadstoffe, z. B. Dieselabgase, Stickoxiden und Ozon beim Wohnen an viel befahrener Straße,
- sich so weit als möglich vor dem Aussetzen vermeidbarer Auslösefaktoren schützen. So besteht z. B. die geringste Pollenbelastung in den Abendstunden. Daher sollte das Lüften der Wohnung eher in den Abendstunden erfolgen und allemal bei Regenwetter (Sitzmann 2000).

Schutz vor Kälte. Es sollte zudem Anliegen sein, Entzündungen der Atemwege als bekannte Anfalls-Auslöser zu verringern: Dies kann Schutz vor Kälte sein. Oft haben Asthmapatienten kalte Füße, ohne dass dies wahrgenommen wird. Warme Fußbäder morgens (S. 418) im Wechsel mit Fußeinreibungen abends sorgen für eine Durchwärmung der Füße und wirken ausgleichend auf das Atemsystem. Weitere Kältezonen, die durch Abtasten, z. B. in der Flanken-Nierenregion erkennbar werden oder die der Patient selbst angibt, können Triggerpunkte für Hustenattacken und Asthmaauslöser sein.

> **PRAXISTIPP** Regen Sie Patienten zu einer Adaption an kalte Luft an. So ist im Winter Nasenatmung, im Freien zunächst mit einem Schal vor dem Mund, angebracht. Weiter ist eine körperbedeckende und wärmende Kleidung nützlich, z. B. ein Seidenschal am Hals, eine Mütze, ein über die Taille reichendes Unterhemd, Nierenwärmer, langärmeliges Nachthemd oder ähnliches.
>
> Nierenwärmer oder Hüftwärmer fördern das Warmhalten des Nierenbereichs. Es ist nicht normal, dass Menschen ständig kühl ist.
>
> Schur- oder Angorawolle bringen einen guten Temperaturausgleich, Luft- und Feuchtigkeitsaustausch, eine angenehme trockene Wärme und eine optimale Klimabalance auf der Haut.

Komplikationen erkennen und Maßnahmen einleiten
Astmaanfall beherrschen
Meist kennen Patienten Auslöser und Vorzeichen von Anfällen. Notfallsituationen können durch den geschulten Stufenplan für Notfälle vermieden werden.

Ein Asthmaanfall, erkennbar an akut auftretender Luftnot, lässt sich als leicht-mittelschwerer, schwerer oder lebensbedrohlicher Anfall differenzieren.

Leichter-mittelschwerer Anfall. Beobachtung: Im leichten Anfall kann der Patient noch normal sprechen, seine Atemfrequenz liegt bei < 25/min, die Herzfrequenz < 110/min.

Initialtherapie: 2 – 4 Hübe des verordneten Dosieraerosols, z. B. eines kurzwirkenden β_2-Sympathomimetikums mit Spacer; ggf. nach 10 – 15 min wiederholen. Dazu nutzt der Patient erlernte Selbsthilfetechniken, wie die Einnahme einer atemerleichternde Körperhaltung (S. 439) und der Einsatz der dosierten Lippenbremse (S. 437).

> **PRAXISTIPP** Atemnot verursacht starke Angstzustände, die sich bis zu Todesangst steigern können. Atemnot erfordert eine beruhigende und Sicherheit vermittelnde Zuwendung. Wichtig ist es, den schweren oder lebensbedrohlichen Anfall rasch zu erkennen, die erforderliche (Bedarfs-)therapie zu beginnen und ggf. den Arzt zu verständigen.

Schwerer Anfall. Beobachtung: Es besteht eine Sprechdyspnoe, der Patient kann nur Worte oder Satzfragmente sprechen, die Atemfrequenz liegt bei > 25/min, die Herzfrequenz > 110/min.

Initialtherapie: Passend ist Sauerstoff 2 – 4 l/min über eine Nasensonde unter Beobachtung der Atmung sowie 2 – 4 Hübe des verordneten Dosieraerosols mit Spacer (in 10 – 15 Minuten-Intervallen wiederholen); unerwünschte systemische Wirkungen, z. B. tachykarde Herzrhythmusstörungen, müssen bei hoher Dosierung beachtet werden.

Auch hier sind vom Patienten erlernte Atemselbsthilfetechniken angebracht, evtl. müssen Pflegende den Patienten an die Lippenbremse erinnern. Soweit innerhalb von 30 – 60 Min. keine Besserung eintritt, muss eine stationäre Behandlung erfolgen.

Lebensbedrohlicher Anfall. Beobachtung: Patienten sind so kurzatmig, dass sie kaum sprechen können (Sprechdyspnoe). Patienten sitzen aufrecht und halten sich an der Bettkante fest, um ihre Atemhilfsmuskulatur mit einsetzen zu können (Orthopnoe). Eventuell besteht eine Bradykardie, der Patient kann eine Zyanose aufweisen. Kennzeichnend ist auch eine flache Atmung, Atemgeräusche fehlen bei einer hochgradigen Spastik.

Initialtherapie: Sauerstoff 2 – 4 l/min über eine Nasensonde unter Beobachtung der Atmung sowie 2 – 4 Hübe des verordneten Dosieraerosols mit Spacer (in 10 – 15 Min.-Intervallen wiederholen). Pflegende unterstützen den in extremer Angst befindlichen Patienten mit beruhigender Anwesenheit und bei einer atemerleichternden Lagerung bzw. Körperposition (Oberkörperhochlagerung). Hilfreich ist es, wenn der Patient in der Lage ist, entlastend seine Beine auf dem Boden oder auf einer Fußbank abzustellen.

Intensivtherapie: Beim schweren bzw. lebensbedrohlichen Asthmaanfall muss intensivmedizinisch die Betreuung fortgesetzt werden, insbesondere wenn sich der Patientenzustand trotz medikamentöser Therapie nicht bessert. Das gilt insbesondere in folgender Lage des Patienten:

- fortgesetzte oder zunehmende Hypoxämie (arterielle Sauerstoffsättigung $S_aO_2 < 92\,\%$)
- Hyperkapnie (erhöhter Kohlenstoffdioxidgehalt des Blutes)
- Azidose (arterieller/kapillärer pH < 7,35)
- falls überhaupt messbar: zunehmende Verschlechterung der PEF-Werte (Peak Flow = peak expiratory flow)
- Erschöpfung oder Bewusstseinsstörung/Konfusion des Patienten
- Koma oder Atemstillstand

In diesen Fällen muss der Patient sediert und intubiert werden. Die sedierende und angstlösende Medikation kann bei chronischer respiratorischer Insuffizienz zur kritischen Atemdepression führen, wohl mit einem verminderten Empfinden für die Dyspnoe, jedoch ohne objektive Besserung. Eine heftige und plötzliche Erschöpfung der Atemmuskulatur kann Folge sein.

Asthma-Patientenschulung
PEF-orientierte Arzneimitteltherapie

❗ **DEFINITION** Der Peak Expiratory Flow (PEF) ist der maximale Atemstrom bei der Ausatmung. ——————

Patientenvoraussetzung. Der besondere Wert des PEF besteht darin, dass die Obstruktion im häuslichen Umfeld des Patienten zu jeder Zeit registriert werden kann. Erforderlich sind die Fähigkeit und Motivation des Patienten und das Unterlassen von Manipulationen. Eine sorgfältige Anleitung in Durchführung und Dokumentation ist erforderlich, damit Patienten eine reproduzierbare und verlässliche Peak-Flow-Messung möglich ist. Zudem sind die Messwerte geräteabhängig, daher ist ein Gerätewechsel zu vermeiden oder im Protokoll zu vermerken.

Geräte. Mit dem Peak-Expiratory-Flow-Meter (**Abb. 31.10**, **Abb. 31.11**) stehen handliche Geräte als wichtige Hilfsmittel zur Einschätzung des Therapieerfolgs und zur Verlaufskontrolle zur Verfügung. Bei modernen Geräten sind Ampelzonen eingezeichnet, die sich an Prozentwerten ausgehend vom ermittelten persönlichen Bestwert (PBW) orientieren. Sie stehen in Beziehung zum ärztlich verordneten Aktionsplan. Die jeweiligen Messwerte werden z. B. in einem Asthmatagebuch dokumentiert.

Schulung. Jeder Patient mit Asthma bronchiale-Therapie soll strukturiert und verhaltensbezogen geschult werden.

Ziel ist seine persönliche Sicherheit und aktives Engagement, die chronische Krankheit zu bewältigen. Eingeschlossen sind Kenntnisse der Symptomatik, Wirkung sowie adäquate Durchführung und Selbstanpassung der medikamentösen Therapie an den jeweiligen Grad der Asthmakontrolle. Wesentlich ist die medikamentöse Behandlung immer durch nicht medikamentöse Maßnahmen zu ergänzen.

Erforderlich sind dazu ein individueller schriftlicher Therapie- und Notfallplan sowie die Notfallmedikamente (**Abb. 31.12**).

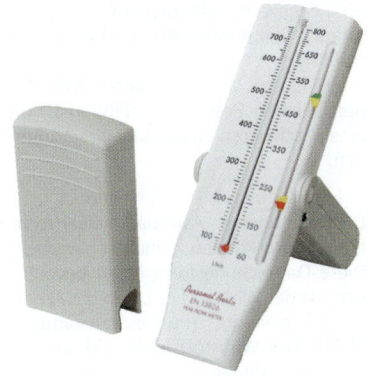
Abb. 31.10 Mit einem Peak-Flow-Meter kann die maximale Atemstromstärke bestimmt werden (R. Cegla GmbH & Co. KG; Medizinisch-Technische Geräte Montabaur).

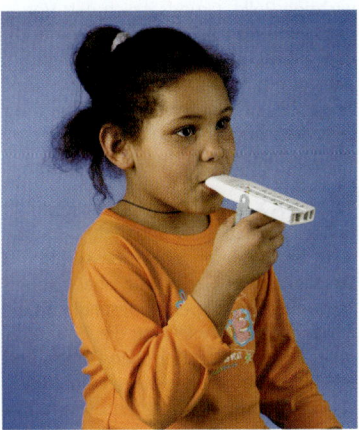
Abb. 31.11 Der Peak-Flow-Meter wird waagerecht vor den Mund gehalten und mit Lippen und Zähnen festgehalten. Der Patient atmet kurz und mit aller Kraft aus (R. Cegla GmbH & Co. KG; Medizinisch-Technische Geräte Montabaur).

PEF-Selbstkontrolle. Mit der Selbstkontrolle werden Grundlagen gelegt, mit deren Hilfe die Patienten ihre Medikamente an den jeweiligen Schweregrad der Erkrankung anpassen können (**Tab. 31.4**). Durch die Selbstkontrolle wird die Therapietreue des Patienten verbessert. Je weiter der Patient selbst hilfreiche Konsequenzen aus den protokollierten Messwerten ableiten kann, desto eher wird er die Selbstkontrolle fortsetzen.

Beurteilung der Werte. Die PEF-Werte sind alters- geschlechts- und größenabhängig. Bei korrekter Messtechnik kann nach einer Eingewöhnungsphase eine Peak-Flow-Tagesvariabilität von mehr als 20 % als diagnostischer Hinweis für ein Asthma angesehen werden. Diese

20 %-Grenze bezieht sich auf die Durchführung von mindestens vier Messungen pro Tag.

Bei einem Wert von unter 50 % des persönlichen Bestwertes (PBW) ist von einem schweren Asthmaanfall auszugehen.

Pharmakotherapie und Inhalation

Die wichtigsten Asthma-Medikamente (**Tab. 31.3**) können inhaliert werden. Diese Darreichungsform ist zu bevorzugen, da der Wirkstoff direkt in die Atemwege gelangt (Bundesärztekammer 2011). Der Wirkstoff ist bereits in sehr geringen Mengen wirksam, sodass Inhalieren systemisch weniger belastet als die Einnahme von Tabletten.

PRAXISTIPP Inhalationsmanöver: Die Atemtechnik spielt eine wichtige Rolle. Grundsätzlich gilt: Vor dem Inhalieren tief ausatmen und nach dem Inhalieren den Atem eine Weile anhalten, um den Wirkstoffteilchen Zeit zu geben, sich in der Lunge abzusetzen. Dies gilt insbesondere für die Inhalation von Glukokortikosteroiden. ⸻

PRAXISTIPP Das Vorgehen bei der Inhalation ist abhängig vom jeweils verwendeten Inhalationssystem. Die Vielfalt der Geräte zur inhalativen Therapie zwingt speziell geschulte Pflegende, sich zur Anleitung des Patienten mit zahlreichen technischen Details der Inhalatoren auseinanderzusetzen. Mehr als bei anderen medikamentösen Therapien hängen der Therapieerfolg und die Compliance des Patienten von der richtigen Handhabung des Inhalators ab. ⸺

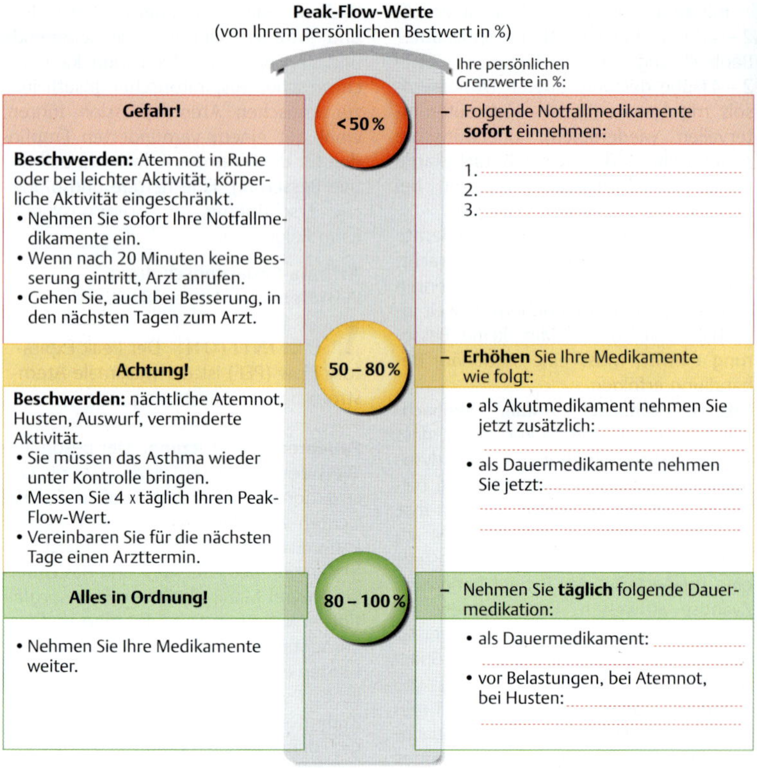

Abb. 31.12 Die in den Farben einer Ampel markierten PEF- (Peak-Flow-) Grenzwerte helfen dem Patienten, seine Medikamente nach den Vorgaben selbst einzustellen.

Nicht-medikamentöse Maßnahmen

Medikamentöse Therapien und pflegerische Hilfen für Asthmatiker sind stets durch nichtmedikamentöse Maßnahmen zu ergänzen.

Körperliches Training

Mit körperlichen Aktivitäten kann die Asthmasymptomatik reduziert werden und damit eine gesteigerte Belastbarkeit mit einer Anhebung der Lebensqualität erreicht werden. So soll der Patient zur Teilnahme am Schulsport oder Lungensportgruppen angeregt werden.

Tab. 31.4 *Schema zur Beurteilung eines Asthma bronchiale an Symptomen und Peak-Flow-Werten (nach Matthys u. Seeger 2008).*

Beurteilung	Symptome	Peak-Flow (PEF-)Werte	Maßnahmen
gut	→ normales Schlafverhalten → minimale/keine Beschwerden	PEF > 80 – 100 % des PBW	keine
unbefriedigend	→ nächtliche Atemnot → Husten → Auswurf → verminderte Aktivität	PEF < 80 % des PBW	→ Medikation steigern: β₂-Sympathikomimetika → evtl. inhalatives Kortikoid
mangelhaft	→ Atemnot in Ruhe oder bei leichter körperlicher Aktivität	PEF < 50 % des PBW	→ sofort β₂-Sympathikomimetika inhalieren → bei fehlender Besserung orales Kortikoid + Notfallbehandlung
PBW = persönlicher Bestwert			

Arzneimittel im Fokus

Es gibt verschiedene *Inhalationssysteme*, mit denen Asthma-Medikamente inhaliert werden können:

- Dosieraerosole
- Pulverinhalatoren
- elektrische Vernebler

Die Auswahl wird sich nach der Eignung für den Patienten richten.

Dosieraerosole

Bei treibgasgetriebenen Dosieraerosolen werden bei jedem Sprühstoß eine genau festgelegte Menge des Medikamentes abgegeben (Anleitung zur Anwendung s. S. 449).

Bei den sehr häufig zu beobachtenden Koordinationsfehlern im gleichzeitigen Einatmen und Auslösen des Dosieraerosols empfehlen sich sog. atemgetriggerte Systeme. Hier wird, z. B. für Kinder und ältere Patienten, mit dem Sprühstoß das Medikament erst durch einen Atemzug freigesetzt (sog. Autohaler). Das fördert ein sicheres Absetzen des Wirkstoffs in der Lunge

Spacer

Die Nutzung dieser Inhalierhilfe vermindert die Menge an Medikamententeilchen, die im Rachen an der Mund-schleimhaut hängen bleiben und ist unerlässlich, wenn Patienten Koordinierungsprobleme mit dem gleichzeitigen Drücken und Einatmen haben. Ein Mundstück mit einer Luftkammer wird auf das Dosieraerosol aufgesetzt.

Spacer sollten insbesondere beim häufigen Anwenden von Dosieraerosolen oder großer Mengen verwendet werden. Heiserkeit und Pilzbefall der Mundschleimhaut (Mund-Soor), die bevorzugt bei der inhalativen Glukokortikosteroid-Therapie auftreten, können vermieden werden, wenn der Patient möglichst vor dem Essen inhaliert oder nach Benutzen den Mund ausspült, die Zähne putzt und ggf. etwas isst, z. B. Joghurt. Der Effekt des Spacers lässt sich verbessern, wenn er vor dem Gebrauch mit Wasser plus Geschirrspülmittel gewaschen wird und dann getrocknet wird. Damit verbleibt ein Rest des Spülmittels an der Wand und verringert die elektrostatische Aufladung des Spacers (Anleitung zur Anwendung s. S. 450).

Pulverinhalator

Zum Nutzen von Pulverinhalatoren (*Abb. 31.13*) muss die Dosis geladen werden, das erfolgt je nach Gerätetyp unterschiedlich. Befindet sich der Arz-

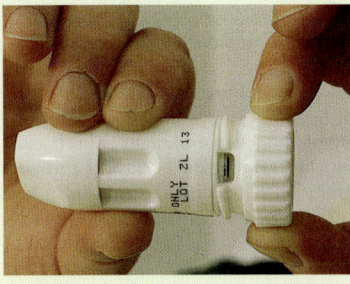

Abb. 31.13 Pulver-Inhalator. Durch Hin- und Herdrehen des Dosierrads wird das Medikament korrekt dosiert.

neistoff in einer Kapsel oder einem Blister, legt der Patient diese bzw. diesen in das Gerät ein. Beim Öffnen des Geräts wird die Kapsel bzw. der Blister angestochen, oder beim Öffnen des Geräts wird eine Dosis aus dem Blisterstreifen, der bereits im Applikator liegt, in den Inhalationskanal gefördert.

Elektrische Vernebler

Die korrekte Inhalationstherapie mit elektrisch- oder druckluft-betriebenen Geräten zur Vernebelung von Arzneistofflösungen wird auf Seite 451 beschrieben.

Anatomie und Physiologie im Fokus

Atembewegungen wirken auch auf die Funktion anderer Organe. Dafür einige Beispiele:

- Sämtliche Bauchorgane werden mit der Bewegung des Zwerchfells bewegt und durch wechselnde Druckverhältnisse „massiert".
- Der Rückstrom des Blutes aus den großen Körpervenen (Vena cava) wird durch den inspiratorischen Unterdruck im Brustraum gefördert.
- Die Lungengefäße haben auch die Funktion eines Blutspeichers, der z. B. beim Aufrichten dem Herzen Blutvolumen zur Aufrechterhaltung des Blutdruckes zur Verfügung stellt.

Körpergewichtsreduktion

Adipöse Asthmapatienten sollten eine Gewichtsreduktion erreichen.

Atemphysiotherapie

Techniken der physiotherapeutischen Atemtherapie können als Maßnahmen der Reduktion von Atemnot, Hustenreiz und Angst angewandt werden. Zur Förderung des Selbstmanagements sowie zur Steigerung der Lebensqualität kann die Atemphysiotherapie ebenso beitragen.

Bereits in der Klinik sind in Zusammenarbeit mit der Physiotherapie und dem Atemtherapeuten Atemtechniken zu üben und zu vermitteln (S. 436).

Tabakentwöhnung

Aktives und passives Rauchen führt zu einer Verstärkung des Asthmas. Alle rauchenden Patienten bzw. rauchende Angehörigen (Passivrauchen) sollen tabakabstinent leben. Auf Hilfen zu qualifizierten Tabakentwöhnungskursen, z. B. http://www.zukunft-rauchfrei.com/ und evtl. medikamentösen Hilfen zur Raucherentwöhnung soll hingewiesen werden.

Psychosoziale Aspekte.

Psychische Belastungen durch krankheitsbedingte Behinderungen im privaten und beruflichen Bereich sind bei Menschen mit Asthma häufig. Hinzu kommen psychische Komorbiditäten wie Angsterkrankungen und Depressionen oft vor. Diese können den Verlauf der Krankheit wesentlich beeinflussen und die Behandlung und das Selbstmanagement erschweren. Zudem können psychosoziale Aspekte das Erreichen einer guten Kontrolle verhindern.

Komplementäre Pflege

Wickel und Auflagen haben das Potenzial, im physiologischen Wechsel von Tag- und Nachtrhythmus atemerleichternd zu wirken. Zitronenwickel (S. 416) werden vormittags angelegt und helfen, Schleim zu lösen. Lavendelölwickel haben sich für die Nacht bewährt (Sitzmann 1998). Wärme und die beruhigende Wirkung des Lavendels verbessern die Nachtruhe.

31.5 Pflege von Patienten mit zystischer Fibrose (Mukoviszidose)

31.5.1 Medizinischer Überblick

Definition

Die Mukoviszidose (zystische Fibrose, international gebräuchliche Name CF = „Cystic Fibrosis") ist eine angeborene schwere Stoffwechselerkrankung, die mit hoch visköser (zähflüssiger) Schleimveränderung der exokrinen Drüsen einhergeht. Das Krankheitsbild tritt zumeist bereits im Säuglingsalter auf. Betroffen sind vorwiegend die Lungen, der Darm und die Bauchspeicheldrüse (**Abb. 31.14**).

Noch vor ca. 50 Jahren war die durchschnittliche Lebenserwartung 2 Jahre. Inzwischen ist sie auf 35 – 40 Jahre gestiegen. Die Prognose hängt vom Ernährungszustand ab.

Ursachen und Symptome

Der Mukoviszidose liegt ein vererbbarer Gendefekt zugrunde. Zu den wichtigsten Symptomen zählen

- chronischer Husten, oft mit eitrigem Auswurf,
- zäher Schleim,
- zunehmende Luftnot,
- Verdauungsstörungen mit Bauchschmerzen: Symptome der Malabsorption und Mangelernährung und
- Wachstumsstörungen.

Diagnostik

Die Mukoviszidose wird mit einem Schweißtest (Guthrie-Test) erkannt, der im Rahmen der Säuglingsvorsorge routinemäßig durchgeführt wird. Lungenfunktionsprüfung und Blutgasanalysen ergänzen die Diagnostik. Antibiogramme und Röntgenuntersuchungen sind bei infektiösen Komplikationen angezeigt.

Komplikationen

Beim Erwachsenen stehen pulmonale Komplikationen, insbesondere rezidivierende, schwere Atemwegs- und Lungenentzündungen im Vordergrund, die für einen narbigen und zystischen Umbau der Lungen verantwortlich sind (daher der international gebräuchliche Name CF = „Cystic Fibrosis"). Im Spätstadium ist die respiratorische Insuffizienz für 90 % der Todesfälle verantwortlich.

Therapie

Säuglinge, Kinder und Jugendliche sollten in Spezialeinrichtungen therapiert werden. Im Erwachsenenalter steht zumeist die symptomatische Behandlung im Vordergrund:

- konsequente Bronchialtoilette
- frühzeitige gezielte, auch inhalative Antibiose bei entzündlich-bakteriellen Komplikationen
- ggf. Sauerstoffgabe
- Herzunterstützung (z. B. entwässernde Maßnahmen bei Ödemneigung)
- adäquate, hochkalorische Diät
- enzymatische Unterstützung der Verdauungsfunktionen
- Die Lungentransplantation ist letztes therapeutisches Mittel der Mukoviszidose.

🍏 **PRÄVENTION & GESUNDHEITSFÖRDERUNG** Im Vorfeld einer Schwangerschaft ist eine humangenetische Beratung möglich.

31.5.2 Pflege- und Behandlungsplan

Therapeutische Fortschritte werden bei der bisher nicht heilbaren Erkrankung erreicht, indem durch multiprofessionelle Zusammenarbeit unter Einbeziehen des Patienten auf Ernährungsdefizite, Lungenveränderungen, körperliche Betätigung und hygienische Prävention Einfluss genommen wird (Ellemunter 2011).

Arbeit im multiprofessionellen Team

Es wird soweit als möglich die ambulante Betreuung mit 3-monatigen Vorstellungsterminen angestrebt. Bei diesen Untersuchungen werden Checks u. a. durch CF-spezialisierte Pflegende, Ernährungsberatern und Physiotherapeuten durchgeführt.

Aktives Einbeziehen der Patienten in Behandlungsplanung

Spezialisierte Zentren sprechen dem Patienten eine aktive Rolle zu. So erhält z. B. der Betroffene alle medizinischen Kriterien zu seinem Gesundheitszustand (grafische Verläufe und tabellarisch zusammengefasste Laborwerte) während regelmäßiger Ambulanzbesuche auf einem separaten Bildschirm „in Echtzeit gespiegelt". Damit soll er befähigt werden, sich selbst ein Urteil zu bilden, informierter und partnerschaftlicher mit seinem Therapeuten zu sprechen und sich wirksamer in die Planung der Betreuung einzubringen (Ellemunter 2011).

Jugendliche und Erwachsene müssen psychosozial beraten werden. Sie sind mit Problemen bei chronischer Erkrankung konfrontiert, wie Fragen zu Ausbildung, Arbeitsplatz und Lebensplanung (Lebenspartner, Fertilität und Kinderwunsch).

Ausgleich der Mangelernährung

Ziel ist es, Verdauungsfunktionen zu verbessern, um den Erkrankungsverlauf positiv zu beeinflussen. Dabei existieren als Hauptproblem Ernährungsdefizite durch

- die Pankreasinsuffizienz mit unzureichender Nahrungsresorption,
- die vermehrte Atemarbeit und
- den erhöhten Kalorienbedarf unter rezidivierenden Infektionen.

Daher basiert die Ernährung auf

- einer hochkalorischen Ernährung. Als Behandlungsziel soll bei Frauen mit einer CF ein Body Mass Index (BMI) von 22 erreicht werden, für Männer ein BMI von 23. Patienten sollten häufige, kleine Mahlzeiten (mind. 6 pro Tag) einnehmen, als Zwischenmahlzeiten z. B. Müsliriegel, Kräcker, Studentenfutter.
- der Substitution fehlender Pankreasenzyme zu jeder Mahlzeit. Damit kann die Nahrung besser aufgeschlossen werden. Die Dosis dieser Präparate wird mit Nahrungsfetten ergänzt.
- dem Ausgleich der Mangelzustände aufgrund verminderter Aufnahme durch den Darm mit Zugabe essenzieller Fettsäuren, fettlöslicher Vitamine (A, D, K und E), Mineralien, Spurenelementen und Antioxidantien.

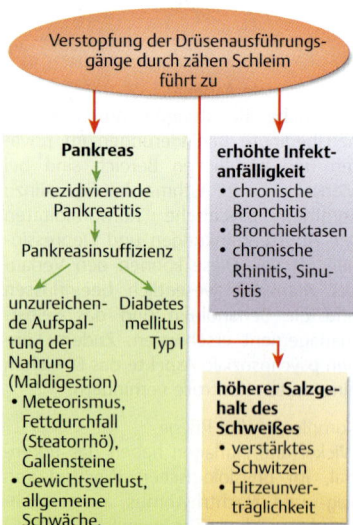

Abb. 31.14 Bei der zystischen Fibrose können fast alle Organsysteme in Mitleidenschaft gezogen sein. Meist beschränken sich die Störungen aber auf die Funktion des Pankreas, der Atmungsorgane und der Schweißdrüsen.

The flow diagram contains:

Verstopfung der Drüsenausführungsgänge durch zähen Schleim führt zu

Pankreas
- rezidivierende Pankreatitis
- Pankreasinsuffizienz
  - unzureichende Aufspaltung der Nahrung (Maldigestion)
    - Meteorismus, Fettdurchfall (Steatorrhö), Gallensteine
    - Gewichtsverlust, allgemeine Schwäche, Vitaminmangel
  - Diabetes mellitus Typ I

erhöhte Infektanfälligkeit
- chronische Bronchitis
- Bronchiektasen
- chronische Rhinitis, Sinusitis

höherer Salzgehalt des Schweißes
- verstärktes Schwitzen
- Hitzeunverträglichkeit

Eine nicht ausreichend oral aufgenommene Nahrungsmenge wird mittels perkutaner endoskopischer Gastrostomie (PEG) mit zusätzlicher nächtlicher enteraler Sondennahrung ergänzt. Hier besteht pflegerisch die Versorgungsnotwendigkeit der Stomawunde (S. 886). Eine begleitende Betreuung durch spezialisierte Ernährungsberater ist erforderlich.

Physiotherapie

Physiotherapie spielt eine besonders wichtige Rolle, um Lungenveränderungen hinauszuzögern. Patienten erlernen individualisiert altersentsprechende Techniken wie die Autogene Dränage. Dabei handelt es sich um eine Selbstreinigungstechnik (S. 446) bei vermehrtem und zähem Bronchialsekret. In drei Phasen wird Sekret zunächst gelöst, dann gesammelt und schließlich abgehustet. Als Erleichterung werden mechanische Hilfsmittel (S. 446) wie Flutter, RC-Cornet und PEP-System verwendet. Durch diese Hilfsmittel wird mit kleinem Ausatemwiderstand erreicht, dass das Sputum transportiert wird, ohne dass die Bronchien kollabieren.

Ziel der Physiotherapie ist, das zähe Sekret vom Flimmerepithel der Trachea und Bronchien wegzubefördern, da es einen guten Nährboden für Mikroben darstellt.

Intensive Therapien mit weiteren Dränagetechniken wie der Quincke-Hängelage (**Abb. 31.15**), Klopfmassagen, Atemgymnastik, optimaler Inhalationstherapie mit sekretlösenden Medikamenten und Antibiotika sind nützlich. Mit individuell

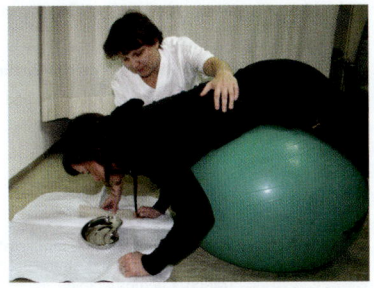

Abb. 31.15 Bei der Quincke-Hängelage ist der Kopf zur Sekretdränage tief gelagert.

abgestimmtem körperlichem Training kann die allgemeine Leistungsfähigkeit gesteigert werden.

Arzneimittel im Fokus

Auch bei der CF haben sich atemwegserweiternde Medikamente zur Unterstützung bewährt (s. **Tab. 31.3**). Bei Verträglichkeit und nachgewiesener Wirksamkeit kann die hohe Viskosität der Sekrete u. a. mit DNase, einer Substanz, die das Kernmaterial abgestorbener Zellen (DNA) spaltet, vermindert werden. Weitere Medikamente zur Schleimlockerung sind Mukolytika (z. B. N-Acetylcystein) und Sekretomotorika (z. B. Ambroxol).

Hygienische Prävention

Das strikte Befolgen der Hygieneregeln für Mitarbeiter und Patienten orientiert sich an den CF-relevanten Bakterien,

d. h. Pseudomonas aeruginosa und Burkholderia cepacia. Sie sind überall verbreitet (ubiquitär), z. B. in Grundwasser und Erdboden und überleben längere Zeiträume in feuchter Umgebung („Pfützenkeime" in Inhalatoren, Luftbefeuchtern, Waschbecken-Abflüssen u. a.). Sobald Multiresistenzen gegen Antibiotika auftreten, ist eine Patientenisolierung zweckmäßig (S. 492) ansonsten ist optimale Standardhygiene (S. 193) angebracht.

Raumbelegungen in Ambulanz, Physiotherapie, Ernährungsberatung und anderen Bereichen erfolgen optimal so, dass bestimmte Tage und Räumlichkeiten Patienten mit bestimmten mikrobiologischen Befunden vorbehalten sind. Begründet wird dies mit dem Vorsatz, Keimübertragung unter CF-Patienten, z. B. im Rahmen von Gruppenaktivitäten, zu verhindern.

Patienten, die mit Pseudomonaden besiedelt sind, die auf der Agarplatte makroskopisch schleimig imponieren (mukoide Variante), sind gefährdeter. Zudem besteht bei Patienten mit dem sog. „Burkholderia-cepacia-Syndrom", gekennzeichnet durch Fieber und Bakteriämie ein rascher Abfall der Lungenfunktion mit deutlich verkürzter Überlebensdauer (Pletz 2010).

Bei stationären Patienten trägt die häufige Antibiotikagabe zur Selektion von Clostridium difficile bei (S. 1064). Sie kann ohne Durchfall und primär mit einem toxischen Megakolon verlaufen.

31.6 Pflege von Patienten mit Lungen- und Bronchialtumoren

31.6.1 Medizinischer Überblick

Definition

Das Bronchialkarzinom ist eine bösartige Entartung der Bronchialschleimhaut. Der Tumor wächst i. d. R. in das Bronchiallumen hinein und wird meist erst im fortgeschrittenen Stadium diagnostiziert. Man unterscheidet zwei Hauptgruppen:
1. das „kleinzellige" Karzinom (rasches Wachstum und Metastasierung)
2. das „nicht kleinzellige" Karzinom (relativ langsam)

Lungentumore sind Karzinome der Alveolen und deutlich seltener als Bronchialkarzinome.

Ursachen

Als Hauptsache für das zunehmende Auftreten des Bronchialkarzinoms wird das Rauchen angesehen. Weitere auslösende oder begünstigende Faktoren sind:
- belastende Inhalationen (z. B. Asbest und Radium)
- zunehmende Lebenserwartung
- Ernährungsgewohnheiten

Symptome

Die Symptome sind abhängig vom Stadium der Erkrankung. Im frühen Stadium gibt es selten hinweisende Symptome. Im fortgeschrittenen Stadium sind chronischer Husten, blutiges Sputum und wiederkehrende Bronchopneumonien hochverdächtige Hinweise auf ein Bronchialkarzinom. Im Spätstadium stehen Hustenattacken, Luftnot, Schmerzen und Symptome je nach Metastasierungsort (Knochen, Hirn, Leber, Nebennieren, **Abb. 31.16**) im Vordergrund.

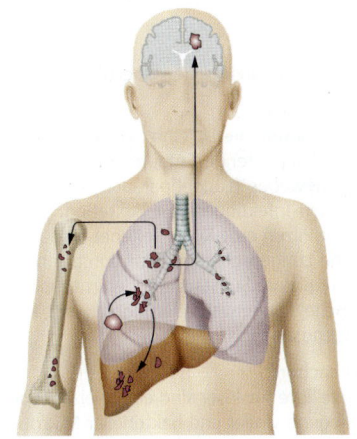

Abb. 31.16 Metastasierungswege und -organe des Bronchialkarzinoms (nach Largiadèr).

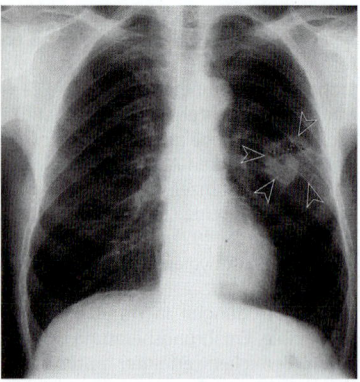

Abb. 31.17 Das Röntgenbild zeigt deutlich ein peripheres Bronchialkarzinom rechts.

Diagnostik

Zu den Untersuchungsmethoden gehören:

- Röntgenaufnahmen (**Abb. 31.17**), CT
- Bronchoskopien mit PE (Probeentnahme)
- evtl. Mediastinoskopie und operative PE
- Tumormarker

Therapie

In Frühstadien wird die operative Sanierung angestrebt. Insbesondere das kleinzellige Karzinom und fortgeschrittenere Stadien sind aber operativ nicht zu heilen und deswegen i. d. R. durch Strahlen- und Chemotherapie nur noch lindernd (palliativ) und lebensverlängernd zu behandeln.

Tab. 31.5 Phaseneinteilung des Pflegebedarfs bei krebskranken Patienten (nach Heine 2010).

Phase	Herausforderung für den Patienten	Aufgaben der Pflege
1	→ angstbesetzter Prozess vor und nach der Diagnose	→ Unterstützen der Diagnostik → Beteiligen am interdisziplinären Aufklärungsgespräch des Patienten als Bezugspflegende, möglichst mit Angehörigen → Hilfe bei Bewältigung der Ratlosigkeit

2	→ Erleben eingreifender, möglichst kurativer Therapien: Bestrahlung, Operation, Chemotherapie
	→ supportive Therapien (= unterstützende Prozeduren zur Abschwächung der Symptomatik wie antiemetische, Ernährungs- und Schmerz-Therapie, Infektionsprävention)
		→ Bereits in dieser Phase Patienten und Angehörigen die zwei gleichberechtigten Säulen der Pflege und Therapie des Lungenkarzinoms vermitteln:
		  ▪ tumororientierte
		  ▪ symptomatische Betreuung
		→ Unterstützen der Therapie und Linderung der Therapiefolgen

3	→ Leben mit der Krankheit	→ Integration der Krankheit in den Lebensalltag → vorausschauende Kommunikation in Phasen des wechselvollen Krankheits- und Behandlungsverlaufs, so während Remissionsphase (Nachlassen der Symptome) oder Tumorprogress (Wachstum)
4	→ Palliative Phase: quälende Symptome der Grundkrankheit	→ Lindern und Kontrolle der Symptome → Lebensbegleitung → Begleiten im unabwendbaren Sterben

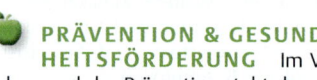
PRÄVENTION & GESUND-HEITSFÖRDERUNG Im Vordergrund der Prävention steht der Rauchverzicht. Die Ernährung ist auf viel Obst und Gemüse umzustellen. _____

31.6.2 Pflege- und Behandlungsplan

Pflege im Eigentlichen ist nicht an Diagnose und Organbefund orientiert (Heine 2010), daher wird nicht der Versuch gemacht, **die** onkologische Pflege bei Tumorerkrankungen der Lunge darzustellen.

Schwerpunkte der Pflege bei thorakalen Tumoren, die sich in 70 % als unheilbar darstellen (Tessmer 2011), können wie in Tabelle **Tab. 31.5** gegliedert werden.

31.7 Pflege von Patienten mit Pneumonie

Franz Sitzmann

31.7.1 Medizinischer Überblick

Definition

Die **Pneumonie** ist eine akut oder chronisch verlaufende Entzündung des Lungengewebes (Lungenparenchym). Meist spielen Infektionen mit Bakterien, Viren oder Pilzen eine Rolle, seltener sind toxische Lungenschädigungen durch Inhalation giftiger Substanzen oder immunologische Lungenveränderungen (z. B. Kollagenosen).

Ursachen

Beteiligte Auslöser sind eine Vielzahl vorwiegend viraler und bakterieller Mikroorganismen (**Tab. 31.6**), die bei Abwehrschwäche oder Störungen der reinigenden Atemwegsfunktionen (Clearance) insbesondere für ältere Menschen zur

Bedrohung werden können. Die Pneumonie ist die häufigste zum Tode führende Infektionserkrankung, auch bei alten Menschen. Weltweit ist sie die fünfthäufigste Todesursache.

> **MERKE** Besonders gefährlich sind die Erkrankungen, die im Krankenhaus erworben werden (nosokomiale Pneumonien). Sie sind oft schwerer behandelbar, da die beteiligten Mikroben gegen viele Antibiotika Resistenzen entwickelt haben. Ihre Übertragung kann durch Kontakt über nicht oder nicht ausreichend desinfizierte Hände sowie über kontaminierte Geräte (Inhalatoren) erfolgen. _____

Infektionswege

Eine Pneumonie kann auf verschiedene Weise entstehen:

- Inhalation von in der Luft vorhandenen Mikroben als Tröpfcheninfektion
- Aspiration von Keimen aus dem Rachenraum oder von Magensaft
- hämatogene Aussaat von entfernten Infektionsherden oder Mikroorganismen, die über das Blut von Infektionsherden (z. B. Katheterseptikämien) oder sogar aus dem Darm in die Lungen gelangt (bakterielle Translokation)
- direkte Ausbreitung der Infektion aus einem angrenzenden Herd (eher selten)

Tab. 31.6 Einteilung, Mikroorganismen und Ursachen von Pneumonien.

Formen der Pneumonie	Häufige Mikroben und Ursachen
Verlaufsform (klinisch)	
typischer Verlauf	Streptococcus pneumoniae (Pneumokokken)
atypischer Verlauf	Viren, Bakterien (Mykoplasmen, Legionellen, Chlamydien)
Entstehung (epidemiologisch)	
ambulant (in der natürlichen Umgebung des Patienten erworbene Pneumonie)	S. pneumoniae (Pneumokokken), Haemophilus influenzae, S. aureus, Viren, Mycoplasma pneumoniae, Chlamydia pneumoniae, Legionella pneumophila
nosokomial (im Krankenhaus erworbene Pneumonie ohne Hinweis auf existente Infektion bei Krankenhausaufnahme oder Inkubationsphase)	vermehrt (resistente) Problemkeime: S. aureus, Ps. aeruginosa, Klebsiella spp., E. coli, Enterobacter spp., Klebsiellen, Coli- und Enterobakterien oft als Produzenten von Beta-Lactamasen mit erweitertem Wirkungsspektrum (ESBL)
Pneumonie bei definierter Abwehrschwäche (z. B. Transplantation, HIV-Infektion, Leukämie, zytostatischer Therapie)	Legionella pneumophila, Pilze (Candida albicans, Pneumocystis carinii), atypische Mykobakterien, Viren (Herpes, CMV)
Pneumonie bei Disposition zur Aspiration (hohes Lebensalter, ZNS- oder Ösophaguserkrankungen, Alkoholismus)	S. aureus, Anaerobier
Lokalisation (anatomisch)	
bronchopulmonal	
alveolär (Entzündung betrifft hauptsächlich das Lungenparenchym, also den Ort des eigentlichen Gasaustausches). Man unterscheidet: → Lobärpneumonie, wenn ein ganzer Lungenlappen betroffen ist → Bronchopneumonie, wenn an mehreren Stellen die Alveolen betroffen sind	
Ursachen (ätiologisch)	
primär: Die Lungenentzündung tritt ohne eine Vorerkrankung von Herz oder Lunge auf (s. Fallbeispiel)	Bakterien, Viren, Rickettsien, Pilze, Mykoplasmen, allergisch wirkende Substanzen, Pneumocystis carinii
sekundär: Es liegt eine Vorerkrankung des Herzens oder der Lunge vor	Zirkulationsstörungen, Bronchusveränderungen, toxische Einwirkungen, Aspiration

Anatomie und Physiologie
im Fokus

Luftnotattacken und Pneumonien können entstehen, wenn Substanzen aus der Nahrung die Atemwege verlegen oder aus dem Magen aufsteigende saure Speisen das Atemsystem reizen, schädigen oder gar bis in die Bronchien gelangen (Aspiration). Oft ist eine Beatmung oder Fehlfunktion an der Kreuzungsstelle zwischen Atem- und Nahrungsstrom (s. **Abb. 31.4**) die Ursache für eine Aspiration.

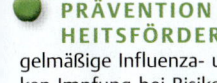

PRÄVENTION & GESUNDHEITSFÖRDERUNG
Eine regelmäßige Influenza- und Pneumokokken-Impfung bei Risikopersonen wird mit hohem Empfehlungsgrad befürwortet.

Symptome

Pneumonien haben entweder einen klassischen Verlauf mit typischen Symptomen (z. B. Pneumokokkenpneumonie) oder einen Verlauf mit atypischen Symptomen (z. B. Viruspneumonie oder Mykoplasmenpneumonie).

Typischer Verlauf. Symptome einer typisch verlaufenden Pneumonie sind:
- akuter Beginn innerhalb 12 – 24 Stunden
- hohes Fieber (> 39 °C), oft mit Schüttelfrost
- Tachykardie
- Husten mit Auswurf (eitrig: gelblich, grün, bei Blutbeimengung haemorrhagisch)
- Dyspnoe (S. 429)
- Zyanose (S. 430)
- pleurale Brustschmerzen (Schmerzen beim Atmen)

Atypischer Verlauf. Atypische Pneumonien treten bei zuvor gesunden, jüngeren Patienten meist nach einer grippalen Vorerkrankung auf:
- mäßig akuter Beginn
- langsam steigendes Fieber (< 39 °C)
- selten Schmerzen oder Erguss des Brustfells
- zusätzliche Symptome wie Kopfschmerz, Hepatitis, Karditis oder Pankreatitis

Komplikationen. Gefürchtete Komplikationen einer Pneumonie sind:
- direkte Ausbreitung innerhalb (Lungenabszess) und außerhalb der Lunge (z. B. in den Pleuraspalt, Folge: Empyem)

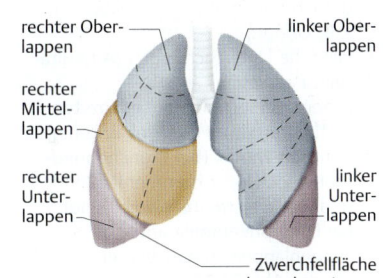

Abb. 31.18 Weil die linke Lunge eine große Aussparung für das Herz besitzt, besteht der linke Lungenflügel nur aus 2 statt 3 Lungenlappen.

rechter Oberlappen

linker Oberlappen

rechter Mittellappen

rechter Unterlappen

linker Unterlappen

Zwerchfellfläche der rechten Lunge

- indirekte Ausbreitung mit dem Blutstrom auf andere Körperteile (z. B. septischer Schock und hochgradige respiratorische Insuffizienz, Pneumokokkenmeningitis)
- thromboembolische Komplikationen infolge Bettruhe und Exsikkose (v. a. bei älteren Patienten)
- Herz-/Kreislauf-Versagen (toxisch und/oder durch starke Flüssigkeitsverschiebungen sowie durch Hypoxämie und hohes Fieber)
- körpereigene entzündliche Abwehrreaktion des Gesamtorganismus (septischer Schock = SIRS)

- akutes Nierenversagen besonders bei älteren exsikkierten Patienten

FALLBEISPIEL Zehn Tage sind es her, dass der sonst gesunde 39-jährige Till Skanner, Versicherungskaufmann, an einem banalen Virusinfekt der oberen Atemwege gelitten hat. Am Abend fühlt er sich nach einem Kundenbesuch nicht wohl. In der Nacht darauf entwickelt er hohes Fieber und Husten, der einen röt-lich-bräunlichen Auswurf produziert. Es besteht beim Aufwachen ein schweres allgemeines Krankheitsgefühl mit atemabhängigen thorakalen Schmerzen. Als er aufstehen will, leidet er zusätzlich unter Atemnot und Schüttelfrost. Der gerufene Notfallarzt weist ihn ins Krankenhaus ein. Herr Skanner hat eine hohe Atemfrequenz (36/Min.), eine Tachykardie (140/Min.), einen hypotonen Blutdruck (90/60 mm Hg) und eine Lippenzyanose. Im Röntgenbild des Thorax zeigen sich eine dichte Infiltration des rechten Oberlappens und ein mäßiger Pleuraerguss. ——————————

Diagnostik
Zu den Untersuchungsmethoden gehören:
- spezielle Anamnese (Art und Schwere der Grunderkrankung, Infektionen, z. B. Grippe)
- klinische Untersuchungen (Auskultation, Perkussion)
- Laboruntersuchungen (Leukozyten im Blutbild erhöht, PCR, Prokalzitonin)
- Röntgen-Thorax (bei Bronchopneumonie lockere, zusammenfließende und weit verstreute Verdichtungen; bei Lobärpneumonie am Spalt des Lungenlappens scharf begrenzte Infiltrate, **Abb. 31.19**)
- mikrobiologische Untersuchungen zum Keimnachweis:

- Blutkultur
- Sputum (nur bei Eiterflocken im Sputum; Mund vorher ausspülen)
- Trachealsekret
- bronchoskopisch gewonnenes Material
- Pleurapunktat bei Ergussnachweis durch Sonografie

MERKE Nach Auslandsaufenthalten müssen Mikroben von Pneumonien, die nicht in Mitteleuropa vorkommen, in die Differenzialdiagnose mit einbezogen werden. ——————————

Therapie
Eine klinische Behandlung ist nur bei schwerem Verlauf sowie sozialen Umständen, die eine ambulante Therapie unmöglich machen, angezeigt. Ein schwerer Verlauf ist gekennzeichnet durch eine Atemfrequenz von > 30/Min., schwere Dyspnoe, Temperatur < 35 °C oder > 40 °C, Hypotonie, Hinweis auf extrapulmonale Infektionsherde (z. B. Delirium).

Eine unkomplizierte interstitielle Lungenentzündung wird symptomatisch therapiert, da es sich bei den Mikroorganismen meist um Viren handelt, die nicht wirksam mit Antibiotika behandelt werden können. Eine Aufnahme im Krankenhaus ist i. d. R. nicht notwendig.

Häusliche Pflege im Fokus

Die häusliche Pflege bei der Pneumonie umfasst:
- körperliche Schonung
- ausreichendes Flüssigkeitsangebot
- Analgetikagabe bei Pleuraschmerzen
- Antitussivagabe bei quälendem, trockenem Husten

- Inhalation von sekretolytischen und bronchodilatatorischen Medikamenten bei obstruktiver Ventilationsstörung

Ergänzend eignen sich sekretionssteigernde Tees (z. B. Thymian und Fenchel). Ihre schwach spasmolytische und antiseptische Wirkung unterstützt die spezifische antibiotische Therapie.

Die klinische Therapie umfasst ergänzend zu den Maßnahmen der häuslichen Pflege:
- bei Hypoxämie: Zufuhr befeuchteten Sauerstoffs über Sonde oder Maske (S. 441)
- Atemtherapie (S. 436)
- Antibiotikatherapie entsprechend des Keimnachweises oder rationell kalkulierte Therapie nach Entstehungsursache
- bronchoskopische Absaugung bei Sekretverhalt oder zu schwachem Hustenstoß

Beatmung. Eine maschinelle Beatmung wird nötig, wenn eine Pneumonie generalisiert oder eine kardiopulmonale Krankheit so schwer ist, dass eine adäquate Oxygenation des Blutes mit spontaner Atmung und zusätzlicher Sauerstoffgabe nicht mehr möglich ist.

Naturheilverfahren. Diese können ebenfalls eingesetzt werden. Ätherische Öle von Thymian, Eukalyptus und Fenchel werden nach peroraler Aufnahme über die Bronchien ausgeschieden und wirken dort sekretionssteigernd. Zudem besteht eine schwache spasmolytische und antiseptische Wirkung als Unterstützung der spezifischen antibiotischen Therapie.

31.7.2 Pflege- und Behandlungsplan
Die Pflege konzentriert sich auf Maßnahmen zur Pneumonieprophylaxe und bei bestehender Pneumonie

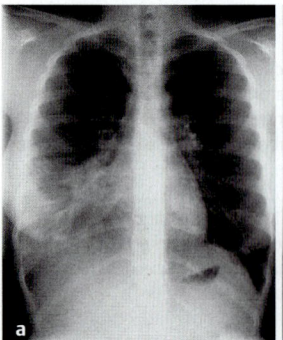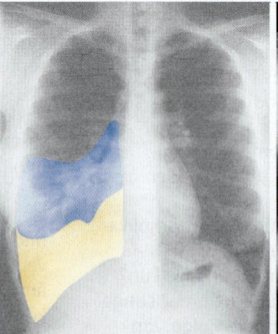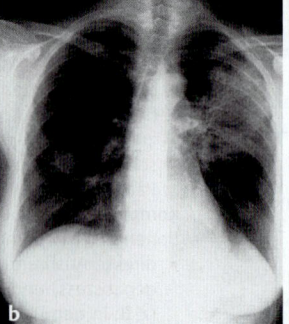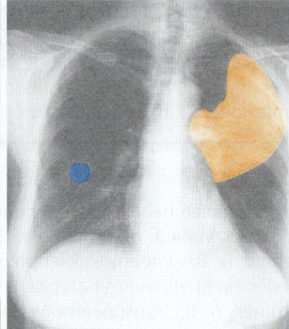

Abb. 31.19 Das Röntgenbild zeigt **a** eine überwiegend rechtsseitige Bronchopneumonie, **b** Verschattungen im linken Oberlappen bei Lobärpneumonie.

Maßnahmen zur Pneumonieprophylaxe

Sie umfassen die in Kap. 16 angeführten Pflegeziele, wie

- Verhindern von psychischem Hospitalismus,
- Prävention nosokomialer Pneumonie,
- Verbessern der Lungenventilation,
- Vermeiden der Sekretansammlung,
- Aspiration vermeiden,
- Atemtherapeutische Maßnahmen,
- Fördern der Mobilisation,
- atemfördernde Lagerungen und
- Inhalationstherapie.

Maßnahmen bei bestehender Pneumonie

Die Aufgaben konzentrieren sich neben der pflegerischen Therapieunterstützung auf Folgendes:

- mögliche Komplikationen frühzeitig erkennen
- die Atmung unterstützen, z. B. durch geeignete Lagerung und Atemtherapie
- die Regulierung der Körpertemperatur unterstützen

Komplikationen frühzeitig erkennen. Zu den möglichen Komplikationen gehören

- Lungenabszess,
- Pleura-Empyem,
- Pleuraerguss,
- septischer Schock = SIRS,
- hochgradige respiratorische Insuffizienz (ARDS),

- Herz-/Kreislauf-Versagen,
- akutes Nierenversagen besonders bei älteren exsikkierten Patienten und
- Antibiotika-Nebenwirkungen (z. B. Allergie, pseudomembranöse Kolitis, S. 1064).

Atmung unterstützen. Anzustreben sind die Förderung der Lungenbelüftung (S. 436), Sekretlösung und -entleerung. Dazu sind hilfreich:

- Beeinflussung der Thoraxschmerzen durch vom Arzt angeordnete, geeignete Analgetika
- Unterstützung des Hustens, um das Sputum zu expektorieren (S. 445)
- Analgetikagabe bei Pleuraschmerzen
- Atemgymnastik
- Mobilisation, wenn Entfieberung und Kreislaufstabilisierung erreicht ist
- atemerleichternde Lagerung
- frische Luft kurzfristig ohne Zugluft
- Antitussivagabe bei quälendem, trockenem Husten
- Inhalation von sekretolytischen und bronchodilatatorischen Medikamenten bei obstruktiver Ventilationsstörung
- Zufuhr von befeuchtetem Sauerstoff (S. 441)

➡ **MERKE** Wird das Sekret nicht gelöst, kann dies auf eine endobronchiale Obstruktion hinweisen und nach endotrachealem Absaugen (S. 1249)

eine Bronchoskopie erforderlich machen. Deshalb ist die Beobachtung des Inhalationserfolgs sehr wichtig! _____

👁 **FALLBEISPIEL** Herr Skanner erhält sofort eine Antibiotikatherapie. Doch trotz weiterer intensiver Versorgung verschlechtern sich die Vitalparameter. Er wird intubationspflichtig und entwickelt ein nicht zu beeinflussendes Kreislaufversagen. In der Blutkultur wird Streptococcus pneumoniae (Pneumokokken) nachgewiesen. Nach weiteren 3 Tagen verstirbt der Patient trotz der Bemühungen Aller. Die Obduktion zeigt eine massive Verfestigung von Ober- und Mittellappen der rechten Lunge und des linken Unterlappens, die eine leberähnliche Konsistenz aufweist sowie beidseitige ausgedehnte Pleuraergüsse. Todesursache war ein Herzversagen (nach Schaberg, Kaufmann 2006). _____

Regulierung der Körpertemperatur unterstützen. Liegt ein schweres Krankheitsbild vor, wird die Selbstpflege des Menschen stark eingeschränkt. Hier ist unterstützende Körperpflege zur Minderung der Einschränkungen erforderlich. Je nach Temperatur- und Kreislaufverhältnissen sind wärmereduzierende äußere Anwendungen angebracht (S. 409).

31.8 Pflege von Patienten mit Pleuritis _____

Annette Stade

31.8.1 Medizinischer Überblick

Definition

Als **Pleuritis** bezeichnet man eine Brustfellentzündung. Im Volksmund wird sie auch als „Rippenfellentzündung" bezeichnet. Eine Entzündung der Pleura.

Formen der Pleuritis

Es werden zwei Arten der Pleuritis unterschieden:

Pleuritis sicca. Diese Entzündung der Pleura (Pleuritis fibrinosa; trockene Rippenfellentzündung) beginnt mit Fibrinauflagerungen an den Pleurablättern, die dann aufeinander reiben. Die Pleuritis sicca verläuft ohne Erguss. Eine Pleuritis sicca (trockene Rippenfellentzündung) ist oft der Vorläufer einer Pleuritis exsudativa (feuchte Rippenfellentzündung).

Pleuritis exsudativa. Hierbei (auch feuchte Rippenfellentzündung genannt) kommt es zur entzündlichen Ergussbildung zwischen den Pleurablättern. Die

Flüssigkeit (Exsudat) drängt die Pleurablätter auseinander. Dadurch verschwindet der heftige atemabhängige Schmerz und geht in ein dumpfes Druckgefühl über.

Ursachen

Die Pleuritis entsteht meist sekundär, d. h. als Komplikation bzw. Folge einer Lungenentzündung (Pneumonie), Lungen- oder Pleuratumors, Herzinfarkt, Lungeninfarkt, Lungentuberkulose, Bauchspeicheldrüsenentzündung oder Kollagenose. Auch Erkrankungen aus dem rheumatischen Formenkreis (z. B. Lupus erythematodes) und Autoimmunerkrankungen können die Pleura entzünden.

Symptome

Pleuritis sicca. Sie beginnt häufig mit heftigen, stechenden, atemabhängigen Rücken- oder Seitenschmerzen (Thoraxschmerzen). Der Patient nimmt unwillkürlich eine Schonhaltung und -atmung ein und atmet oberflächlich und be-

schleunigt; oft verbunden mit einem Reizhusten ohne Auswurf. Fieber tritt in diesem Stadium nur selten auf. Geht die Pleuritis sicca in die Pleuritis exsudativa (feuchte Rippenfellentzündung) über, lassen die Schmerzen oft nach.

Pleuritis exsudativa. Hier sind die Schmerzen beim Atmen geringer als bei der trockenen Pleuritis. Die Schmerzen sind je nach Größe des Pleuraergusses eher drückend in der Brust und in der Schulter der betroffenen Seite (besonders bei Seitenlage durch Phrenikusreiz). Die Patienten haben meist Fieber und bei Ergüssen Atemnot.

Bei der feuchten Pleuritis kann sich die vermehrt gebildete Pleuraflüssigkeit infizieren. Es bilden sich Schwielen, die mehrere Zentimeter dick sein können. Wenn Sie zusammenschrumpfen, ist der Brustkorb an dieser Stelle eingeengt und die Lunge kann sich nicht mehr richtig entfalten.

Tab. 31.7 Formen von Pleuraergüssen.

Exsudat	Transsudat	hämorrhagischer Erguss	chylöser Erguss
Beschreibung (Synonyme)			
eitriger Pleuraerguss (Pleuraempyem, Pyothorax)	nicht entzündlicher Pleuraerguss (Serothorax)	blutiger Pleuraerguss (Hämatothorax) häufig in Kombination mit Pneumothorax	lymphhaltiger Pleuraerguss (Chylothorax)
Aussehen			
getrübt	klar	blutig	trüb
Farbe			
grünlich, eitrig, jauchig	hellgelb, serös wie Blutserum	rötlich	milchig
spezifisches Gewicht			
über 1016	unter 1016	über 1016	über 1016
Eiweißgehalt (Rivalta-Probe)			
positiv	negativ	positiv	positiv
nachweisbare Zellen im Ausstrich			
viele Zellen, Leukozyten, Erythrozyten, Endothelzellen, Bakterien, (bei Tuberkulose vorwiegend Lymphozyten)	wenig Zellen, keine Bakterien	Erythrozyten	Lymphozyten

Diagnostik

Folgende Untersuchungen geben Aufschluss über Ausmaß und Art der Pleuritis:

- Auskultieren (Abhören) der Lunge. Hier ist deutlich ein Knarren (Lederknarren) und Reiben (Pleurareiben) zu hören (oft nur für kurze Zeit). Dieses Geräusch entsteht durch das Aufeinanderreiben der Pleurablätter.
- Blutuntersuchung. Liegt eine Infektion vor, so sind i. A. die Entzündungsparameter im Blut (BB, BSG, CRP) erhöht. Weitergehende Laboruntersuchungen geben dann Hinweise auf die Art des Erregers. Ist hingegen eine Autoimmunerkrankung Ursache für die Pleuritis, lassen sich in der Blutprobe bestimmte Autoantikörper in erhöhten Konzentrationen finden.
- Röntgen-Thorax. Hier zeigt sich eine evtl. Grunderkrankung, z. B. eine Pneumonie. Auch Pleuraergüsse oder Pleuraverwachsungen, sog. Pleuraschwarten, können erkannt werden.

- Tuberkulintest
- Pleurapunktion (mit Untersuchung der Flüssigkeit z. B. auf Erreger (s. *Tab. 31.7*)

Therapie

Im Vordergrund steht die Behandlung der Grunderkrankung, z. B. werden Antibiotika gegen die bakterielle Infektion eingesetzt. Die sonstige Therapie richtet sich nach den Symptomen:

- begleitende Schmerztherapie, insbesondere bei der trockenen Pleuritis, um eine geregelte Atmung aufrecht zu erhalten
- Wärmezufuhr, z. B. Brustwickel (mit Schmierseife, Senfmehl usw. Vorsicht wegen der Gefahr der Hautverbrennung!)
- Pleurapunktion bei größeren Ergüssen zur Entlastung
- Spülung des Pleuraraums bei Eiterbildung über eine Dränage (so können auch gezielt Medikamente in den Pleuraraum gebracht werden)

31.8.2 Pflege- und Behandlungsplan

Um die schmerzbedingte Atemeinschränkung und die dadurch bedingte Schonatmung zu behandeln, ist eine konsequente Schmerztherapie erforderlich.

Schwerpunkte bei der Pflege von Patienten mit Pleuritis sind:

1. Unterstützung bei der Körperpflege
2. Mobilisation
3. Pneumonieprophylaxe
4. atemstimulierende Einreibungen
5. Atemgymnastik
6. Inhalation

➤ **MERKE** Der Patient sollte möglichst auf der gesunden Seite liegen, um die Belüftung und Ausdehnung der erkrankten Lungenabschnitte zu fördern.

31.9 Pflege von Patienten mit Pleuraerguss

31.9.1 Medizinischer Überblick

Definition

Als Pleuraerguss bezeichnet man eine Flüssigkeitsansammlung in der Pleurahöhle, d. h. zwischen Lunge und Brustkorb.

Pleuraergüsse werden nach Art der Flüssigkeit unterteilt.

Die Ansammlung von Flüssigkeit in der Pleurahöhle kann entzündlicher Art (Exsudat) und nicht entzündlicher Art (Transsudat) sein.

Ursachen

Die Hälfte aller Pleuraergüsse ist durch Tumore bedingt. (Lungenkarzinom, Pleurakarzinose, Pleuramesotheliom) Auch ein entzündlicher Prozess, z. B. eine Pneumonie, oder eine Herzinsuffizienz kann einen Pleuraerguss hervorrufen. Die Prognose hängt von der Ursache ab.

Symptome

Häufig liegt ein Erguss vor, ohne dass ausgeprägte Symptome das Allgemeinbefinden stören. Dies ist häufig der Fall,

wenn der Erguss über einen längeren Zeitraum entsteht. Ist der Pleuraerguss ausgedehnt, kommt es zu Atemnot und atemabhängigen Thoraxschmerzen, Engegefühl im Brustkorb, Ödemen in den Beinen und nächtlichem Wasserlassen (Nykturie).

Diagnostik

Zur Diagnostik gehören:

1. körperliche Untersuchung: Bei der Auskultation (Abhören des Brustkorbes) ist das Atemgeräusch kaum oder

Tab. 31.8 Ursachen und Therapien von Pleuraergüssen.

Erkrankung	Ursache	Therapie
Pyothorax	→ Empyem (Eitergeschwür) der Pleurahöhle → bakterielle Pneumonien → Tuberkulose → Rheumatismus	→ antibiotische Therapie → Pleurapunktion- oder Drainage zur Vermeidung einer Pleuraschwarte → Spül-Saug-Drainage → Dekortikation
Serothorax	→ Herzinsuffizienz → Entzündungen → allgemeine Ödembildung (Hungerödeme, Nierenkrankheiten) → bösartige Tumore, z. B. Lungenkarzinom, Pleuramesotheliom	→ Bekämpfung der Ursache → medikamentöse Behandlung einer Herzinsuffizienz → Pleurapunktion zur Entlastung
Hämatothorax	→ Thoraxtraumen mit Rippenfrakturen, Zerreißung der Pleura parietalis, Verletzung von Brustwandgefäßen → Pleurakarzinose (Metastasen) → Lungeninfarkt (z. B. bei Antikoagulanzienbehandlung	→ Operation des Thoraxtraumas → Pleuradrainage
Chylothorax	→ Thoraxtraumen → Operationen → nach (Spontan-)Ruptur bzw. Perforation (Ductus thoracicus) → Lymphabflussstörungen, z. B. malignes Lymphom → iatrogen infolge einer Verletzung der Lymphbahnen → Verlegung ableitender Lymphgefäße → Tumoren	→ Operation des Thoraxtraumas → Pleuradrainage → Pleurodese bei maligne bedingten Ergüssen

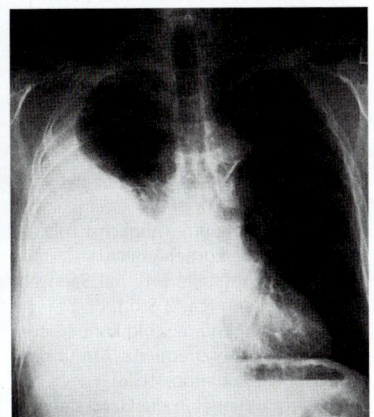

Abb. 31.20 Das Röntgenbild zeigt einen rechtsseitigen Pleuraerguss, der in typischer Weise seitlich ansteigt.

gar nicht mehr hörbar. Perkussorisch (Abklopfen des Brustkorbes) ist der Klopfschall über dem Erguss gedämpft

2. Röntgen-Thorax (zur Sicherung der Diagnose) (**Abb. 31.20**)
3. Sonografie (Ultraschalluntersuchung)
4. diagnostische Pleurapunktion (chemisch, zytologisch, bakteriologisch)

Ggf. werden weitere Maßnahmen eingeleitet:
- Computertomografie
- diagnostische Thorakoskopie

Therapie

Die Therapie hängt von der Ursache ab:
- Pleuraergüsse bei Tumoren, welche häufig wiederkehren, werden zunächst mit einer Pleurodese (medikamentöse Verklebung der Pleurablätter) behandelt. Auch eine Pleurektomie, bei der operativ Teile der Pleura parietalis entfernt werden, kann angewandt werden. Die Pleura visceralis verklebt so mit der Wundfläche der inneren Brustwand.
- Pleuraergüsse welche durch eine Verletzung bedingt sind, werden meist durch eine Operation behandelt.
- Pleuraergüsse mit entzündlicher Herkunft werden mit einer antiinfektiösen Therapie behandelt. Hierbei wird zunächst der Erguss abpunktiert oder durch eine Drainage abgeleitet, damit es nicht zu einer Schwartenbildung (bindegewebige, flächige Pleuraverdickung) kommt. Emphyseme werden durch eine Drainage abgeleitet oder thoraskopisch durch Spül-Saug-Drainage) therapiert. Die komplette Entfernung der Pleuraschwarten (Dekortikation) kann im späten Stadium der Erkrankung von Notwendigkeit sein.
- Pleuraergüsse bei bestehender Herzinsuffizienz werden durch eine gezielte medikamentöse Therapie der Herzinsuffizienz und ggf. eine Punktion, welche der Entlastung dient, behandelt.

31.9.2 Pflege- und Behandlungsplan

Wie sich der Pleuraerguss auswirkt, hängt stark von der Erkrankung und dem Allgemeinzustand des Patienten

ab. Ein junger Patient in gutem Allgemeinzustand, dessen Pleuraerguss z. B. Folge einer Lungenentzündung war, wird nach entsprechender Behandlung rasch genesen. Für einen älteren Patienten, der sich aufgrund seiner bestehenden Tumorerkrankung in einem schlechten Allgemeinzustand befindet, kann ein Pleuraerguss rasch lebensbedrohlich sein.

Schwerpunkte bei der Pflege von Patienten mit Pleuraerguss sind Folgende:

Atmung unterstützen

Der Patient sollte möglichst auf der gesunden Seite liegen, um die Belüftung und Ausdehnung der erkrankten Lungenabschnitte zu fördern. Eine Hochlagerung des Oberkörpers und die Gabe von Sauerstoff erleichtern dem Patienten das Atmen.

Bei der Pleurapunktion assistieren
Vorbereitung

Maßnahmen, die vor der Punktion durchgeführt werden, sind:
- Aufklärung des Patienten durch den Arzt
- evtl. Prämedikation nach Anordnung (z. B. kreislaufstimulierende oder hustenreizstillende Mittel)
- Röntgenbilder bereitlegen
- evtl. wird vor der Punktion eine Sonografie der Thoraxwand durchgeführt,
- bei stärkerer Behaarung Punktionsstelle rasieren
- Blasen- und ggf. Darmentleerung veranlassen

Material

Materialien, die vor der Punktion gerichtet werden müssen, sind
- Händedesinfektionsmittel,
- Bettschutz (Einmalunterlage),
- Hautdesinfektionsmittel, Desinfektionsmittelschale, sterile Watteträger,
- Lokalanästhesie nach Anordnung, Spritze, Kanülen,
- sterile Handschuhe (Arzt),
- unsterile Handschuhe (Assistenz),
- sterile Kompressen, steriles Lochtuch (selbstklebend),
- Einmal-Pleura-Punktionsset (Rotandaspritze), zusätzlich sterile Klemme,
- Schnellverband (z. B. Hansapor steril),
- evtl. Sandsack (wegen Nachblutung),
- Proberöhrchen und Begleitscheine je nach Anordnung,
- Urometer (spezifisches Gewicht), Auffanggefäß, Messglas und
- Abfallbehälter.

Durchführung

Lagerung (Pflegeperson 1)

Die erste Pflegeperson ist für die Lagerung des Patienten zuständig. Ziel ist die maximale Dehnung der Interkostalräume.

Variante A. Selbstständiger Patient sitzt am Bettrand, legt die Arme auf den Nachttisch (Nachttisch auf Schulterhöhe einstellen, Kissen unter die Arme legen).
Variante B. Hilfsbedürftiger Patient sitzt am Bettrand, legt seine Arme auf die Schulter der Pflegeperson. Diese hält den Patienten während der Punktion. Die Pflegende muss so stehen, dass sie den Patienten während der Punktion gut beobachten kann. Sie achtet darauf, dass der Patient keine unkontrollierten Bewegungen macht (**Abb. 31.21**).

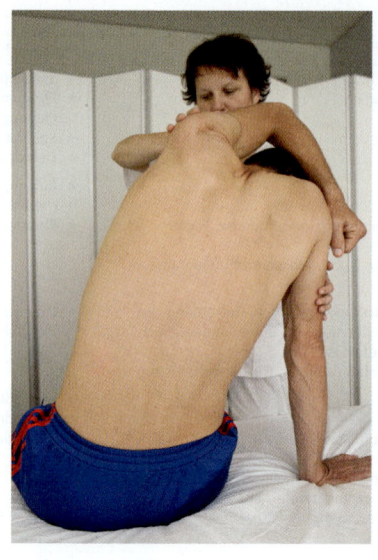

Abb. 31.21 **Lagerung zur Pleurapunktion.** Die Überstreckung des Oberkörpers soll die Rippenzwischenräume auseinander ziehen.

Assistenz (Pflegeperson 2)

Die zweite Pflegeperson bereitet das Material vor und reicht es während der Punktion an:
- Bettschutz vorlegen
- Materialien griffbereit anordnen
- Handschuhe steril anreichen, danach das sterile Lochtuch
- Punktionsset steril eröffnen und anreichen
- Pleuraflüssigkeit nach Anweisung des Arztes abziehen, ggf. Auffanggefäß halten
- Proberöhrchen füllen und beschriften
- ggf. Medikamente (zur Applikation in den Pleuraspalt) anreichen

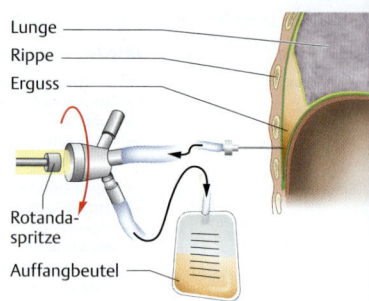

Abb. 31.22 Prinzip der Punktion mit der Rotandaspritze.

Lunge
Rippe
Erguss
Rotanda-spritze
Auffangbeutel

Durchführung (Arzt)

Die Punktion erfolgt in folgenden Teilschritten:
- Hände desinfizieren
- Punktionsstelle desinfizieren
- Lokalanästhesie setzen, danach erneut Punktionsstelle desinfizieren
- sterile Handschuhe anziehen, steriles Lochtuch anlegen
- punktieren und Kanüle halten (**Abb. 31.22**)
- Punktionskanüle entfernen
- Schnellverband anlegen

Nachbereitung

Aufgaben der Pflege nach der Punktion sind:
- Patienten bequem, möglichst mit erhöhtem Oberkörper lagern.
- Die Punktionsstelle evtl. mit Sandsack komprimieren (ca. 2 Std.).
- Vitalzeichen engmaschig kontrollieren (Blutdruck, Herzfrequenz, Atmung, Aussehen, Punktionsstelle).
- Patienten Klingel in die Hand geben (Info: Bei Atemnot oder Schmerzen sofort melden).
- Menge der abgezogenen Flüssigkeit und ggf. Besonderheiten dokumentieren.

31.10 Pflege von Patienten mit Pneumothorax

31.10.1 Medizinischer Überblick

Anatomie und Physiologie im Fokus

Im Pleuraspalt herrscht ein Unterdruck. Am Ende der Einatmung liegt der Druck ca. 0,67 kPa (5 mmHg) unter dem äußeren Luftdruck. Am Ende der Ausatmung liegt dieser Druck etwa bei – 0,4 kPa (– 3 mmHg). Dieser leichte Unterdruck im Pleuraspalt im Vergleich zum Druck im Außenraum wird als intrapleuraler Druck bezeichnet. Durch den Unterdruck im Pleuraspalt werden alle Bewegungen der Brustkorbwand direkt auf die Lungen übertragen. So führt die Erweiterung des Brustkorbes durch Einatmung zu einer Ausdehnung des Lungengewebes.

Definition

Als Pneumothorax bezeichnet man die Ansammlung von Luft im Pleuraspalt. Der sonst vorhandene Unterdruck zwischen Lungenfell und Rippenfell ist aufgehoben und so kommt es dazu, dass die Lunge teilweise oder komplett kollabiert. Ein Gasaustausch ist somit nicht mehr möglich.

Ursachen

Abhängig von den Entstehungsmechanismen und der Grunderkrankung werden verschiedene Ursachen unterschieden:

Idiopathischer Spontanpneumothorax. Er tritt ohne äußere Ursache bei Patienten ohne bronchopulmonale Erkrankung auf. Häufig handelt es sich um eine geplatzte Emphysemblase direkt unter der Pleura. Diese Form des Pneumothorax wird häu-

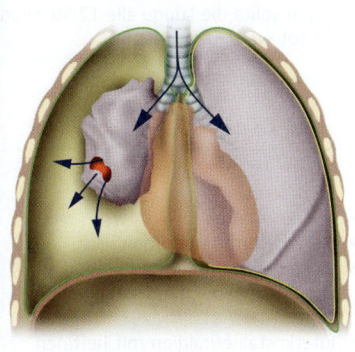

Abb. 31.23 Beim Pneumothorax fällt der betroffene Lungenflügel wie ein Luftballon in sich zusammen (Luftballoneffekt).

fig bei jungen Männern (von 15 – 40 Jahren) und Sportlern beobachtet.

Symptomatischer Spontanpneumothorax. Er tritt häufig sekundär, d. h. ohne äußere Ursache auf. Häufig ist er als Folge anderer bronchopulmonaler Erkrankungen zu beobachten (chronisch obstruktive Atemwegserkrankung (COPD), S. 753; Lungenfibrose, Lungenabszess, Bronchialkarzinom, S. 765; Tuberkulose, S. 1070; Silikose, subpleurale Lungenmetastasen und Asthma bronchiale, S. 758).

Traumatischer Pneumothorax. Er tritt durch äußere oder innere Gewalteinwirkung auf, z. B. durch Stichverletzungen (offener Pneumothorax), Rippenfrakturen oder einen spontanen Luftröhren- oder Bronchusriss (geschlossener Pneumothorax). Er kann auch iatrogen (durch den Arzt) hervorgerufen werden, z. B. bei Pleurapunktionen, Biopsien, Reanimation, Überdruckbeatmung oder beim Legen eines ZVK (zentraler Venenkatheter).

Spannungspneumothorax (Ventilpneumothorax). Bei dieser Sonderform wird durch einen Ventilmechanismus immer wieder Luft in den Brustkorb gepumpt, ohne dass diese wieder austreten kann. Dadurch kommt es zu einer Mediastinalverziehung, einer Verschiebung des Herzens und Abknickung der großen Gefäße, insbesondere der Venen. Diese bedrohliche Situation führt u. U. zu akuter Lebensgefahr.

Symptome
Zu den Symptomen gehören:
- plötzlich auftretender einseitiger, stechender Brustschmerz, Husten
- Atemnot, Beklemmungsgefühl, evtl. Zyanose, Tachykardie, Blutdruckabfall, ggf. bis hin zum Schock

- betroffene Thoraxhälfte „schleppt" bei der Atmung nach
- Schonatmung (da der Schmerz bei tiefer Atmung zunimmt, versuchen die Betroffenen möglichst flach zu atmen)

Beim idiopathischen Pneumothorax können die Beschwerden so gering sein, dass die Diagnose erst nach einigen Tagen gestellt wird

➤ **MERKE** Obwohl bei einem Pneumothorax klinisch Bewegungen des Brustkorbes zu beobachten sind, findet durch den fehlenden Unterdruck kein Gasaustausch statt. _____

Diagnostik
Zur Diagnostik gehören:
- körperliche Untersuchung (Auskultation und Perkussion)
- Röntgen-Thorax (in Expiration)/Computertomografie (z. B. zum Ausschluss eines Lungenemphysem)
- EKG (zum Ausschluss kardialer Erkrankungen)
- Blutgasanalyse (zur Bestimmung der respiratorischen Leistungskapazität)

Bei der Auskultation (Abhören) sind nur sehr leise oder gar keine Atemgeräusche mehr zu hören. Hinzu kommen asymmetrische Atembewegungen, Tachypnoe, Hypotonie und eine ausgeprägte Zyanose. Neben der Schilderung der Beschwerden und der körperlichen Untersuchung ist die Röntgenuntersuchung des Brustkorbs die wichtigste Untersuchung. Das Röntgenbild zeigt einen „leeren Thorax", d. h. die fehlende Lungenzeichnung (**Abb. 31.24**).

Therapie
Die Behandlung richtet sich nach der Ausprägung des jeweiligen Pneumotho-

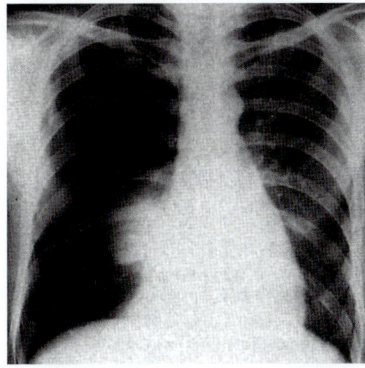

Abb. 31.24 Das Röntgenbild zeigt einen rechtsseitigen Pneumothorax: Die rechte Lunge ist zu einem schattendichten Gebilde in Hilusnähe kollabiert.

rax. Neben der konservativen Therapie stehen Pleuradränage, improvisierte Pleurapunktion sowie Pleurodese zur Verfügung.

Konservative Therapie. Besteht der Ausnahmefall, dass der Pneumothorax sehr klein ist, ist nur eine Beobachtung erforderlich. O_2-Gaben steigern die Wiederaufnahme der Luft.

Pleuradränage. Sie ist bei mittleren Luftansammlungen notwendig. Bei einem größeren Lungenkollaps wird eine Saugdrainage angelegt. Der Sog wird so lange aufrechterhalten, bis im Röntgenbild wieder eine vollständige Entfaltung der Lunge zu erkennen ist.

Improvisierte Pleurapunktion. Als Notfalltherapie führt diese Maßnahme zu einer sofortigen Entlastung des Überdrucks. Da bei lebensrettenden Sofortmaßnahmen meist kein spezielles Instrumentarium zur Verfügung steht, kann z. B. eine möglichst großlumige Braunüle zum Einstechen verwendet werden.

Operative Verfahren. Das ventiltragende, also beschädigte Lungenteil wird operativ entfernt. Indiziert ist eine Operation
- wenn sich die Lunge nach mehreren Tagen trotz Drainage nicht entfaltet hat,
- bei einem wiederkehrenden Pneumothorax,
- nach erfolglosem Verklebungsversuch oder
- bei hoher Wahrscheinlichkeit eines erneuten Pneumothorax.

31.10.2 Pflege- und Behandlungsplan
Der akute Pneumothorax, insbesondere der Spannungspneumothorax, ist eine Notfallsituation. Dem Patienten sollte das Gefühl von Ruhe und Sicherheit vermittelt werden.

An erster Stelle der pflegerischen Aufgaben stehen atemunterstützende und prophylaktische Maßnahmen:
1. atemunterstützende Lagerungen und Haltungen
2. zu einer ökonomischen Atmung anleiten
3. Sauerstoffgabe auf Arztanordnung (wenn der Patient plötzlich ruhiger wird, kann dies ein Zeichen für den Anstieg des pCO_2 sein, eine sog. „Kohlendioxidnarkose")
4. Maßnahmen zur Pneumonieprophylaxe
5. regelmäßige Kontrolle von Atmung, Hautfarbe, Bewusstseinslage, Blutdruck und Herzfrequenz
6. möglichst nicht einengende Kleidung anziehen
7. auf ausreichende Frischluftzufuhr achten

8. ggf. Patienten bei der Körperpflege unterstützen
9. Drainageaustrittstelle nach Bedarf verbinden

Die Patienten müssen engmaschig stationär beobachtet werden (Gefahr eines erneuten Pneumothorax). In den ersten 2 Tagen sollte die Lunge alle 12 Stunden geröntgt werden.

31.11 Pflege von Patienten mit Thorakotomie

31.11.1 Medizinischer Überblick

Definition
Unter **Thorakotomie** versteht man die chirurgische Eröffnung des Thorax durch einen Interkostalschnitt (Schnitt im Rippenzwischenraum). Die verschiedenen Arten des Eingriffs sind in **Tab. 31.9** aufgelistet.

Indikation
Die Thorakotomie wird bei Operationen an der Lunge, der Pleura und im vorderen sowie mittleren Mediastinum angewandt, z. B. bei
- Lungentumoren,
- Thoraxverletzungen,
- Herzoperationen und
- Ösophagusoperationen.

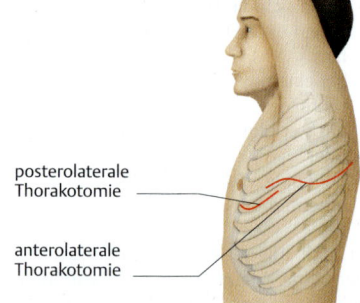

posterolaterale Thorakotomie

anterolaterale Thorakotomie

Abb. 31.25 Bei der anterolateralen Thorakotomie wird ein Schnitt in der mittleren Axillarlinie; bei der posterolateralen Thorakotomie im Verlauf der 5. oder 6. Rippe durchgeführt.

Operationsformen
Man unterscheidet zwei Zugänge:
- **anterolateraler Zugang:** etwa in der mittleren Axillarlinie, gewebssparsamer Eingriff
- **dorsaler Zugang:** etwa unterhalb des Schulterblattes, u. a. mit Durchtrennung des M. trapezius

Der dorsale Zugang gilt als traumatischer und schmerzhafter. Dabei wird der Thorax etwa auf einer Länge von bis zu 25 cm eröffnet. Dieser Zugang wird zur chirurgischen Entfernung von Lungenteilen, -lappen oder der ganzen Lunge verwendet, z. B. bei Tumoren.
Minithorakotomie. Unter Minithorakotomie versteht man eine Thorakotomie, bei der der Schnitt max. 10 cm lang ist. Diese Form des operativen Zugangs wird i. d. R. bei diagnostischen Lungen-Keilresektionen verwendet, wenn eine Probengewinnung durch eine VATS (Videoassistierte Thorakoskopie) nicht möglich ist.
Sternotomie. Hierbei wird der Thorax mittels einer Sternumsäge geöffnet und das Sternum (Brustbein) von oben nach unten eingeschnitten. Eine Sternotomie wird meist bei Operationen an Herz und Mittelfell (Mediastinum) sowie an Speise- und Luftröhre gewählt

Komplikationen
Postoperativ können z. T. lebensgefährliche Komplikationen auftreten, die eine intensivmedizinische Überwachung unumgänglich machen:
- Nachblutungen
- Pneumonie
- Pleuraerguss
- Pneumothorax
- Herzrhythmusstörungen
- Herzinsuffizienz
- Haut-, Gewebe-, Mediastinalemphysem
- Interkostalneuralgien mit heftigen Schmerzen

31.11.2 Pflege- und Behandlungsplan
Ziel ist die frühestmögliche Wiederherstellung der Spontanatmung und Orientierung des Patienten. Die Aufgaben der Pflege lassen sich wie folgt einteilen:
1. präoperative Maßnahmen
2. postoperative Maßnahmen
3. Umgang mit Thoraxdränagen
4. Legen einer Thoraxdränage
5. Pflege der liegenden Thoraxdränage

Präoperative Maßnahmen
Risikoerfassung
Da man nach einer Operation mit einer Verschlechterung der Lungenfunktion rechnen muss, gehört die präoperative Risikoerfassung mittels folgender Untersuchungen zur OP-Vorbereitung:
- Lungenfunktionsprüfung
- Spirometrie
- Ganzkörperplethysmografie
- arterielle Blutgasanalyse
- Pulmonalarteriendruck
- Lungenszintigrafie
- EKG, Röntgen-Thorax und Labor

OP-Vorbereitung
Zu den Maßnahmen zählen:
- Allgemeinzustand verbessern (z. B. Mobilisation oder Atemgymnastik)
- Rauch- und Alkoholverbot
- Atemgymnastik (z. B. Atemtrainer, S. 446)
- Inhalation und medikamentöse Behandlung von Atemwegserkrankungen (z. B. antibiotische Behandlung bei bronchopulmonalen Infekten)

Maßnahmen, die am Vortag oder direkt vor der Operation durchgeführt werden, sind:
- Abführmaßnahmen
- Duschen
- Rasur (bei Frauen die Achselhöhlen, bei Männern zusätzlich der gesamte Brustkorb
- Heparinisierung und Anziehen medizinischer Antithrombosestrümpfe

Tab. 31.9 Arten von Thorakotomien.

Art des Eingriffs	Beschreibung / Zweck
Keilresektion	keilförmiges Ausschneiden des Krankheitsherds unter Mitnahme eines gesunden Parenchymsaums
Segmentresektion	Entfernung des Segments, in dem der Krankheitsherd lokalisiert ist
Lappenresektion (Lobektomie)	Entfernung eines Lungenlappens, ggf. auch des benachbarten Lappens (Bilobektomie)
Manschettenresektion	Entfernung eines Oberlappens mit manschettenförmiger Resektion des Hauptbronchus, einschließlich des Abgangs des Lappenbronchus
Pneumektomie	Entfernung der gesamten Lunge
Dekortikation	Entfernung von viszeralen und parietalen Pleuraveränderungen bzw. Schwarten (Entrindung)
Thoraxfenster	Fensterung der Brustwand am tiefsten Punkt der Emphysemresthöhle zur offenen Emphysembehandlung
parietale Pleurektomie	Entfernung der parietalen Pleura und Verklebung des Pleuraspalts (Palliativmaßnahme bei rezidivierenden, meist malignen Pleuraergüssen und bei rezidivierendem Spannungspneumothorax)

Beraten und Schulen. Durch präoperative Beratung und Schulung des Patienten werden Ängste abgebaut und Sicherheit vermittelt. Fakt ist, dass sich der postoperative Verlauf durch eine gute präoperative Beratung und Schulung positiv beeinflussen lässt. Auch führt dies zu einer niedrigeren Komplikationsrate und zu einer geringeren Verweildauer.

Postoperative Maßnahmen

Es gelten alle allgemeinen postoperativen intensivmedizinischen Maßnahmen (S. 1232) sowie pflegerische Maßnahmen für intubierte, beatmete Patienten (S. 1245). Daneben werden die folgenden Parameter beachtet:

Thoraxdränage. Diese bleibt nach einer Resektion i. d. R. 3 – 5 Tage im Patienten. Es wird ein Vakuum mit einem Sog eingestellt, der in den ersten 24 Stunden 15 cm Wassersäule nicht überschreiten sollte.

Magensonde. Sie leitet den Magensaft ab, damit es bei einer Magenatonie nicht zum Zwerchfellhochstand kommt.

Röntgen-Thorax. Die Lunge wird anfangs täglich, später in größeren Abständen und direkt nach dem Ziehen der Thoraxdrainage geröntgt.

Schmerzmittelgabe. Innerhalb der ersten 3 Tage nach der OP sollte der Patient ausreichend mit nicht atemdepressiven Schmerzmitteln abgedeckt sein, damit er ohne große Schmerzen durchatmen kann und seine Restlunge belüftet wird (Vorbeugung von Atelektasen).

Unterstützung der Atemfunktion. Wie schon präoperativ mit dem Patienten eingeübt, wird noch am Operationsabend mit der Atemtherapie (S. 436) begonnen und mit jedem postoperativen Tag in ihrer Intensität gesteigert. Beispiele sind:
- wiederholt zum tiefen Durchatmen auffordern
- zum Abhusten anhalten (die Wichtigkeit dieser Maßnahme wurde mit dem Patienten schon in der präoperativen Phase erklärt und mit ihm eingeübt)
- atemstimulierende Einreibungen (unterstützen die Lungenfunktion)
- Atemgymnastik: dreimal täglich, ab dem 1. postoperativen Tag, Atemübungen mit dem SMI-Trainer (Trifflo) 2-stündlich ca. 10 wiederholte Übungen oder Übungen mit dem Totraumvergrößerer (z. B. Giebelrohr)

Sauerstoffgabe. Meist in den ersten postoperativen Tagen 2 – 3 l/Min. nach Anordnung des Arztes.

Lagerung. Um eine ausreichende Belüftung der Lunge zu gewährleisten, wird der Patient direkt im Anschluss an die Operation mit dem Oberkörper erhöht gelagert. Wenn der Patient aus der Narkose erwacht ist, wird er regelmäßig abwechselnd auf den Rücken und auf die gesunde Seite umgelagert. Dazu ist eine adäquate Schmerztherapie unumgänglich.

Frühmobilisation. Diese wird meist schon am Abend des Operationstages eingeleitet. Im Anschluss wird der Patient in den folgenden Tagen fortlaufend weiter mobilisiert.

Kontrakturenprophylaxe. Das Schultergelenk auf der operierten Seite wird i. d. R. von dem Patienten nur eingeschränkt bewegt. Damit dies nicht zu Myogelosen (knotige oder wulstige Verhärtungen im Muskel) führt, wird frühzeitig mit der physiotherapeutischen Therapie begonnen.

Körperpflege. Entsprechend der Ressourcen des Patienten, ist er bei der täglichen Körperpflege zu unterstützen.

Kostform. Am Operationsabend erhält der Patient je nach Zustand seines Allgemeinbefindens, schon schluckweise Tee. In den darauffolgenden Tagen erfolgt ein an den Ressourcen des Patienten angepasster Kostaufbau.

Obstipationsprophylaxe. Damit es zu keinem Zwerchfellhochstand kommt, werden dem Patienten keine blähenden Speisen gereicht. Ein Hochstand des Zwerchfells würde die Atmung des Patienten zusätzlich einschränken. Da für den Patienten durch die Gabe von Analgetika und die eingeschränkte Mobilisation Obstipationsgefahr besteht, ist er ggf. mit Laxanzien (Abführmittel) zu versorgen.

Umgang mit Thoraxdränagen

DEFINITION **Pleura- oder Thoraxdränagen** schaffen über einen Dränageschlauch eine Verbindung des Inneren mit dem Äußeren des Thorax. Sie dienen zur Ableitung von Blut, Sekreten, und Luft aus der Pleurahöhle bzw. dem Operationsgebiet. Der eingeführte Dränageschlauch wird an ein Vakuum (Saugung), Wasserschloss oder ein Heimlich-Ventil angeschlossen. ──────

Arten der Thoraxdränage

Hier werden je nach Lage und Indikation folgende Unterscheidungen getroffen.

Pleuradränagen. Diese im Pleuraspalt oder der Thoraxhöhle liegenden Dränagen werden nach einer Punktion oder Operation der Pleura oder der Lunge (am offenen Thorax) angewandt. Sie bestehen aus hartem Silikon, Latex und auch Gummi, die Größe variiert von wenigen Ch (Charrière) bis hin zu 36 Ch. Man unterscheidet je nach Höhe der Anlage im Interkostalraum (ICR; Zwischenrippenraum) zwei Arten der Thoraxdränage:
- Anlage etwa in Höhe des 4.– 5. ICR hintere Axillarlinie. Dafür wird gelegentlich heute noch der am Erfinder orientierte Ausdruck „Bülau-Dränage" verwendet.
- Anlage etwa in Höhe des 2. – 3. ICR (medioklavikulär). Diese Dränage wird Monaldi-Dränage genannt (nach ihrem Erfinder Vincenzo Monaldi).

Mediastinaldränagen. Sie liegen innerhalb des Mediastinums und werden nach Operationen am Herzen (in Kombination mit Pleuradränagen) und im Mediastinum angewandt. Sie sind meist aus sehr weichem Silikon mit Röntgenkontraststreifen mit ca. 28 Ch Durchmesser.

Herzbeuteldränagen. Herzbeuteldränagen werden selten nach Operationen am Herzen angewandt. Es handelt sich um einen dünnen Spezialkatheter (Pigtail-Katheter), der eine Ableitung in einen Einwegbeutel hat.

Dränagesysteme

Thoraxdränagen entwickelten sich vom Einflaschensystem (Wasserschloss und Sekretkammer in einer Kammer) hin zum Dreiflaschensystem (mit bzw. ohne aktive Saugung). Die Funktionsweise der heutzutage häufigsten Einwegsysteme ist an das Dreiflaschensystem angelehnt (**Abb. 31.26**).

Einflaschensysteme. Das erste und einfachste Thoraxdränagesystem bestand aus einer Flasche mit Flüssigkeit, in die der Dränageschlauch eintauchte. Durch dieses „Wasserschlossprinzip" wurde sowohl Luft als auch Sekret aus dem Pleuraspalt entfernt und verhindert, dass die Luft wieder zurück in den Pleuraspalt gelangte. Ein spontan atmender Patient drückt in der Exspiration (Ausatmung) Luft aus dem Pleuraspalt durch das Wasserschloss. Durch das Wasser hindurch kann jedoch keine Luft in die Pleura gelangen. Einflaschensysteme waren gut geeignet, solange keine großen Sekretmengen das Ausströmen und Nachlaufen von Luft und Flüssigkeiten verhinderten.

Zweiflaschensysteme. Diese Form der Thoraxdränage besteht aus dem o. g. Wasserschloss und einer vorgeschalteten Flasche, in der das Sekret aufgefangen wird, ohne die Funktion des Wasserschlosses zu beeinträchtigen. Erzeugt der alternierende Druck der Atmung in Kombination mit einem Wasserschloss keinen ausreichenden Sog, um den Pleuraraum wieder ausreichend zur Entfaltung zu

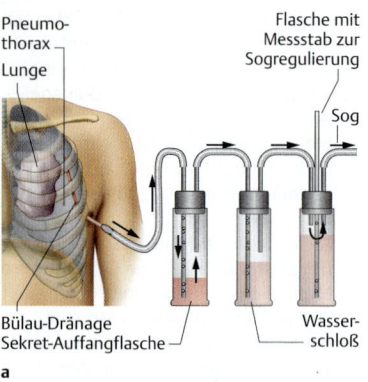

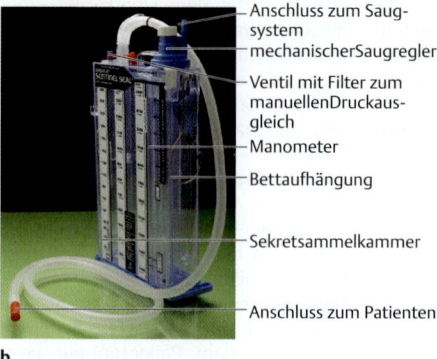

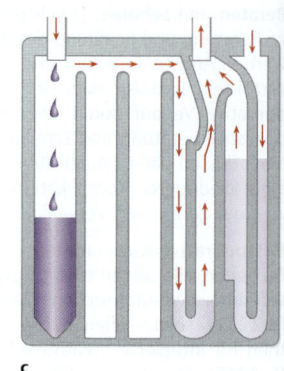

Abb. 31.26 **a** Dreiflaschensystem, **b** Mehrkammersystem sentinel seal **c** Prinzip der Dränage.

bringen, kann eine Saugung oder Vakuum zusätzlichen Unterdruck schaffen.

Um mit einfachen und zugleich sicheren Mitteln den Sog begrenzen zu können, taucht ein zur Umwelt offenes Rohr oder ein Schlauch in die saubere zweite wassergefüllte Kammer ein. Überschreitet der Pumpensog die justierbare Eintauchtiefe des Rohres, perlt Luft in das halbgeschlossene System und limitiert so den Sog. Häufig kommen hierfür einfache Membranpumpen zum Einsatz, wie sie in Aquarien genutzt werden. Ein einfaches Manometer gibt zusätzliches Sicherheitsgefühl, ist aber nicht zwingend notwendig.

Dreiflaschensysteme. Die dritte Kammer dient einzig der Begrenzung des Sogs gleich dem zuvor beschriebenen Eintauchrohr. Die bemessene Befüllung dieser zusätzlichen Kammer mit Wasser verhindert, dass zu starker Sog sich lungenschädigend auswirkt. Überschreitet der Sog (gemessen in Zentimeter Wassersäule) die Gewichtskraft der zuvor gefüllten Wassersäule, wird diese in eine Ausgleichskammer niedergesaugt, und Luft kann nachströmen. So wird der maximal gewünschte Sog stets beibehalten. Typisch für solche Saugsysteme ist das stete „Blubbern".

Legen einer Thoraxdränage

Das Legen einer Thoraxdränage ist ein chirurgischer Eingriff in den Brustkorb (Thorax) und sollte daher nur von erfahrenen Thoraxchirurgen oder Pulmonologen erfolgen. Die Thoraxdränage erfordert eine kontinuierliche Überwachung und beim Auftreten von Komplikationen eine sofortige Behandlung.

Vorbereitung. Der Patient wird vom Arzt über die Durchführung und die Funktion der Saugung aufgeklärt (z. B. blubbernde Geräusche der Dränage). Weitere Maßnahmen folgen:

- ggf. Prämedikation oder hustenreizstillende Medikamente verabreichen
- ggf. Punktionsstelle rasieren
- aktuelle Röntgenaufnahme und Patientendokumentation bereitlegen
- Absaugvorrichtung vorbereiten (Schläuche verbinden, Wasserschloss bis 2 cm Wasserspiegel und Saugkontrollkammer bis zur 20 cm Marke mit sterilem Wasser auffüllen)
- Funktion überprüfen

Material. Heute steht eine große Auswahl an Einmalmaterialien zur Pleurapunktion zu Verfügung (**Abb. 31.28**). Folgende Materialien werden für eine Thoraxdränage benötigt:

- Hautdesinfektionsmittel
- Lokalanästhetikum
- 10 ml Spritze und Kanülen
- Skalpell
- steriles Lochtuch, sterile Handschuhe, Mundschutz, OP-Haube
- Thoraxdränageschlauch mit Mandrin (Führungsspieß)
- Kornzange, Klemme
- Vakuum-Wandanschluss oder elektrische Saugpumpe
- geschlossenes Absaugsystem (z. B. Thorax Drain III oder Pleurevac-System)
- Nahtmaterial, Verbandsschere
- sterile Schlitz-Kompressen (2,5 × 2,5 cm)
- 2,5 cm breites Pflaster (vier Streifen) oder Klebevlies (z. B. Fixomull)

Durchführung. Nach Möglichkeit sollten zwei Pflegende assistieren. Die eine beruhigt den Patienten und unterstützt dessen Lagerung, während der Arzt die Pleuradränage legt. Die andere reicht die Materialien an. Der Patient wird möglichst halbsitzend gelagert. Ein Dränageschlauch wird über einen Führungsspieß (Trokar) in den Brustkorb eingeführt

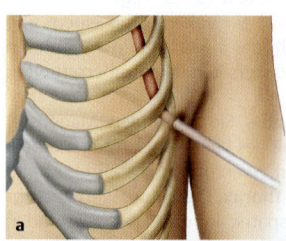

Abb. 31.27 **a** Nach Durchstoßen der Thoraxwand wird die Dränage in die Thoraxhöhle vorgeschoben. **b** Drei liegende Thoraxdränagen bei einem thorakotomierten Patienten.

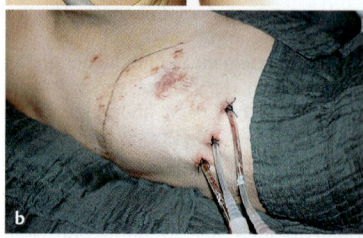

Abb. 31.28 Pleurapunktionsset.

(**Abb. 31.27**) und dann an das geschlossene Absaugsystem angeschlossen.

Nachbereitung. Nach dem Eingriff wird der Patient mit leicht erhöhtem Oberkörper gelagert. Weitere Pflegemaßnahmen sind:

- Vitalzeichenkontrolle
- Kontrolle auf Nachblutungen

- Kontrolle des Dränage-Sogs (leichtes Sprudeln bei ca. 20 cm Wassersäule)
- Röntgen-Thorax-Kontrolle
- Bedarfsmedikation abklären
- Menge und Beschaffenheit des Sekrets dokumentieren

Pflege der liegenden Thoraxdränage
Überwachung der Thoraxdränage
Bei der Überwachung ist auf Folgendes zu achten.

Aufhängung. Das am Bett befestigte Absaugsystem sollte immer unter Patientenhöhe hängen (verhindert Rücklauf von Sekret). Die Dränage darf niemals in Schleifen durchhängen. Das würde die Sogstärke beeinflussen.

Flüssigkeitsspiegel. Bei angeschlossener Saugung sollte der Flüssigkeitsspiegel leicht sprudeln. Dies ist ein Zeichen dafür, dass die Saugleistung ca. 20 cm Wassersäule beträgt. Ist der Wasserstand im Wasserschloss und in der Saugkontrollkammer durch Verdunstung gesunken, muss die fehlende Flüssigkeit bei unterbrochener Saugung aufgefüllt werden. Geringe Schwankungen des Wasserspiegels im Wasserschloss sind normal, sie entstehen durch die physiologi-

schen synchronen Atembewegungen. Sind diese Schwankungen nicht zu erkennen, ist das System abgeknickt oder verstopft.

Arbeitsgeräusch. Bei einem Pneumothorax ist ein „Blubbern" im Wasserschloss normal. Liegt kein Pneumothorax vor, könnte es sein, dass das Absaugsystem zwischen Patient und Schlauchverbindung undicht ist. Auch eine Fistelbildung (in der Pleurahöhle) könnte als Ursache in Frage kommen. Die Pflegeperson hat daraufhin umgehend die Dränage körpernah abzuklemmen und den Arzt zu informieren. Ist danach das „Blubbern" weiter zu hören, ist von einem „Leck" im Schlauch auszugehen. „Blubbert" es nicht, befindet sich das „Leck" wahrscheinlich an der Punktionsstelle oder innerhalb der Pleurahöhle.

Komplikationen. Ist die Dränage versehentlich herausgerutscht, legt die Pflegeperson sofort einen sterilen Verband an und verschließt diesen luftdicht mit braunem Pflaster oder Folie. Anschließend wird sofort der Arzt informiert. Dieser wird die Dränagestelle mit ein paar Hautnähten verschließen und

einen sterilen Verband anlegen. Anschließend wird der Thorax geröntgt.

Verbandwechsel. Im Bedarfsfall erfolgt ein aseptischer Verbandwechsel der Dränageaustrittsstelle. Die Wunde ist auf Rötung, Schwellung und Anzeichen einer Blutung zu kontrollieren, Veränderungen sind zu dokumentieren und an den Arzt weiterzuleiten

Entfernen der Thoraxdränage
Das Entfernen der Dränage ist ärztliche Aufgabe. Die Dränage wird
- bei einem Pneumothorax nach ca. 5 – 10 Tagen und
- bei einem Hämato-, Pyo- oder Serothorax nach ca. 7 – 14 Tagen bei geringer Förderleistung entfernt.

Vor dem Entfernen der Dränage wird eine Röntgen-Kontrolle des Thorax durchgeführt. Ist der Befund unauffällig, wird auf Anordnung der Sog abgestellt und die Dränage abgeklemmt. Nach einer Kontroll-Röntgenuntersuchung (nach ca. 24 Stunden) wird die Dränage entfernt und die Austrittsstelle mit einer Hautnaht und einem sterilen Verband versehen.

Lern- und Leseservice

Verwendete Literatur
Akute Bronchitis
→ Malhotra-Kumar, S. et al. Effect of azithromycin and clarithromycin therapy on pharyngeal carriage of macrolide-resistant streptococci in healthy volunteers: a randomised, double-blind, placebo-controlled study. The Lancet 369 (2007) 9560: 482 – 490 (10.8.2011)
→ Sitzmann F. Pflegehandbuch Herdecke, 3. Aufl. Berlin: Springer; 1998
COPD
→ Andreas S et al. Tabakentwöhnung bei COPD. S 3 Leitlinie. Pneumologie 62 (2008); 5: 255 – 272
→ Anonym. A clinical practice guideline for treating tobacco use and dependence: A US Public Health Service report. Jama 2000; 283: 3244 – 3254
→ Klemeit A et al. Fall 2927: Was sehen Sie? DMW 134 (2009); 33: 1631 – 1632
→ Köhler D, Haidl P. Sauerstoff in der Medizin. Pneumologie 65 (2011); 1: 25 – 36
→ Kreuter M, Herth F. COPD und Komorbiditäten – eine Systemerkrankung? Klinikarzt 40 (2011); 5: 232 – 238

→ Lorenz J et al. COPD und Studien. Pneumologie 65 (2011); 7: 436 – 448
→ Rice KL et al. Disease Management Program for Chronic Obstructive Pulmonary Disease. Am J Respir Crit Care Med 2010; 182: 890 – 896
→ Sitzmann F. Vom ersten Schrei bis zum letzten Atemzug - Bedeutung eingeschränkter Atmung für den Menschen. In: Ullrich L (Hrsg.) Zu- und ableitende Systeme. Thieme, Stuttgart 2000
→ Sitzmann F. Humor und sein förderlicher Einfluss auf die Körperfunktionen und den Lebenssinn. In: Ullrich L (Hrsg.) Zu- und ableitende Systeme. Thieme, Stuttgart 2000
→ Vogelmeier C et al. Leitlinie der Deutschen Atemwegsliga. Pneumologie 61 (2007); 5: e1 – e40
→ Worth H. Was ist gesichert in der Therapie der COPD? Internist 50 (2009); 12: 1345 – 1357
→ Wörth, T. Management bei Luftnot. Lege artis 1 (2011) 1: 46 – 49
Bronchiektasen
→ Allewelt M, Lode H. Diagnostik bei Hämoptysen/Hämoptoe. DMW 130 2005; 9:450 – 452

Asthma bronchiale
→ Bundesärztekammer (BÄK), Kassenärztliche Bundesvereinigung (KBV), Arbeitsgemeinschaft der Wissenschaftlichen Medizinischen Fachgesellschaften (AWMF). Nationale VersorgungsLeitlinie Asthma – Langfassung, 2. Aufl. Version 7/2011. Online: http://www.versorgungsleitlinien.de/themen/asthma (Stand 18.8.2011)
→ Gerlach U. Krankheiten der Atmungsorgane. In: Gerlach U et al (Hrsg). Innere Medizin für Gesundheits- und Krankenpflege. 7. Aufl. Stuttgart; Thieme: 2011
→ Kretz FK, Reichenberger S. Medikamentöse Therapie. 6. Aufl. Stuttgart; Thieme: 2007
→ Matthys H, Seeger W. Klinische Pneumologie. 4. Aufl. Berlin; Springer: 2008
→ Muche-Borowski C et al. Klinische Leitlinie Allergieprävention. Dtsch Ärztebl 106 (2009); 39: 625 – 631
→ Schmidt M. Pneumologie. In: Baenkler H. et al. Kurzlehrbuch Innere Medizin. Stuttgart; Thieme: 2007

→ Schreiber J. Management der lebensbedrohlichen Bronchialobstruktion. Kardiologie up2date 7 (2011); 1: 10 – 14

→ Sitzmann F. Pflegehandbuch Herdecke. 3. Aufl. Berlin; Springer: 1998

→ Sitzmann F. Beobachtungen physiologischer und pathophysiologischer Phänomene bei der Atmung von A - Z. In: Bienstein C et al (Hrsg). Atmen. Stuttgart; Thieme: 2000

Pneumonie

→ Greten H (Hrsg.). Innere Medizin. 13. Aufl. Stuttgart: Thieme; 2010

→ Hauptmeier BM, Rohde G. Respiratorische Viren. Intensivmedizin up2date6 2010; 3:201 – 212

→ Höffken G. u. a. Leitlinie Epidemiologie, Diagnostik, antimikrobielle Therapie und Management von erwachsenen Patienten mit ambulant erworbenen tiefen Atemwegsinfektionen sowie ambulant erworbener Pneumonie (Stand 1. 7. 2009). Online: www.awmf.org/leitlinien/detail/ll/082-001.html (Stand 25. 8. 2011)

→ Krause M, Uhlmann B. Äußere Anwendungen. In: Sitzmann F. Pflegehandbuch Herdecke. 3. Aufl. Berlin: Springer; 1998

→ Lück C. Legionellen-Infektionen. Häufigkeit, mikrobiologische Diagnostik, Überwachung und Prävention. Krankenh hyg up2date 5 2010; 4:265 – 275

→ Schaberg T, Kaufmann SHE. Infektionen. IN: Siegenthaler W, Blum HE (Hrsg.). Klinische Pathophysiologie. 9. Aufl. Stuttgart: Thieme; 2006

→ Schwegler J, Lucius R. Der Mensch – Anatomie und Physiologie. 5. Aufl. Stuttgart: Thieme; 2011

→ Sitzmann F. Mit wachen Sinnen wahrnehmen und beobachten. Teil 1 u. 2. Basel. Recom; 1995/1996

→ Sitzmann F. Hygiene in der Intensivpflege. Sinnvolle und nicht sinnvolle Präventionsmaßnahmen von Pneumonien. intensiv - Fachzeitschrift für Intensivpflege und Anästhesie 8 2000; 5: 186 – 198

→ Sitzmann F. Hygiene daheim. Bern: Huber; 2007

→ Sitzmann F. Prävention nosokomialer Infektionen. In: Ullrisch L et al (Hrsg.). Intensivpflege und Anästhesie. 2. Aufl. Stuttgart: Thieme; 2010

→ Sitzmann F. Pflegeschwerpunkt Pneumonie. In: Gerlach U et al (Hrsg.). Innere Medizin für Gesundheits- und Krankenpflege. 7. Aufl. Stuttgart: Thieme; 2011

Zystische Fibrose

→ Ellemunter H et al. Strukturierte Versorgung von Mukoviszidosepatienten und ihren Angehörigen. Pneumologie 65 (2011). Online publiziert 14. 7. 2011

→ Fischer R et al. Betreuung von Mukoviszidosepatienten beim Übergang vom Jugendalter zum Erwachsenen. Internist 50 (2009); 10: 1213 – 1220

→ Pletz MW et al. Mukoviszidose im Erwachsenenalter. Internist 51 (2010); 13: 277 – 288

Lungentumor

→ Goeckenjan G et al. Prävention, Diagnostik, Therapie und Nachsorge des Lungenkarzinoms. Interdisziplinäre S3-Leitlinie der Deutschen Gesellschaft für Pneumologie und Beatmungsmedizin und der Deutschen Krebsgesellschaft – Kurzfassung. Pneumologie 65 (2011); 8: 51 – 75

→ Heine R. Der Beitrag der Pflege in der ganzheitlichen Behandlung des krebskranken alten Menschen. Deutsche Zeitschrift für Onkologie 42 (2010); 1: 23 – 27

→ Tessmer G et al. Konzept einer vorausschauenden Kommunikation in der palliativen Behandlung von Patienten mit pneumologisch-onkologischen Erkrankungen. Pneumologie 65 (2011); 8: 503 – 509

Weiterführende Literatur

→ Greten H et. al. Innere Medizin. 13. Aufl. Stuttgart: Thieme; 2010

→ Paetz B, Benzinger-König B. Chirurgie für Pflegeberufe. 21. Aufl. Stuttgart: Thieme; 2009

→ Schnürer C. Mehr Luft-Atemwegserkrankungen verstehen und überwinden. Stuttgart; Urachhaus: 2006

Kontakt- und Internetadressen

→ Deutsche Atemwegsliga e. V., Geschäftsstelle, Burgstr. 12, 33 175 Bad Lippspringe, Tel.: 05 252/95 455, Fax: 05 252/95 456

→ Deutscher Allergiker- und Asthmatikerbund, Hindenburgstr. 110, 41 061 Mönchengladbach, Tel.: 02 161/814 940, Fax: 02 161/208 502

→ Patientenliga Atemwegserkrankungen e. V., Wormser Str. 81, 55 276 Oppenheim, Tel.: 06 133/3543, Fax: 06 133/2024

→ CF-Selbsthilfe Bundesverband e. V., Meyerholz 3, 28 832 Achim, Tel.: 0422/82 280, Fax: 0422/6073, http://www.cf-selbsthilfe.de

→ Selbsthilfegruppe Erwachsene mit CF, Bamberger Str. 50, 10 777 Berlin, Tel./Fax: 30/2 113 579

→ Christiane-Herzog-Stiftung, Spreeweg 1, 10 557 Berlin, Tel.: 30/2 000 1104, Fax: 30/2 000 1903

→ Deutsche Lungenstiftung e. V. (Ärztevereinigung), Lönsweg 9, 38 110 Braunschweig, Tel./Fax: 0537/7067

→ http://www.ateminfo.de

→ http://dosieraerosol.com

→ http://www.krebshilfe.de

→ http://www.rki.de

→ http://www.lungenaerzte-im-netz.de

→ Richtig Inhalieren bei Asthma und COPD (Version 6/2011). Online im Internet: www.arztbibliothek.de/mdb/downloads/wartezimmerinformation/aezq-version-der-patienteninformation-richtig-inhalieren-bei-asthma-und-copd

→ Im Auftrag des Deutschen Zentrums für Lungenforschung wird dieser Lungeninformationsdienst als Angebot für Patienten, Angehörige sowie die interessierte Öffentlichkeit aufgebaut: http://www.lungeninformationsdienst.de/index.html (23.8.2011)

32 Pflege von Patienten mit Erkrankungen des Herz-Kreislauf- und Gefäßsystems

Matthias Grünewald, Elke Kobbert, Heiner Terodde

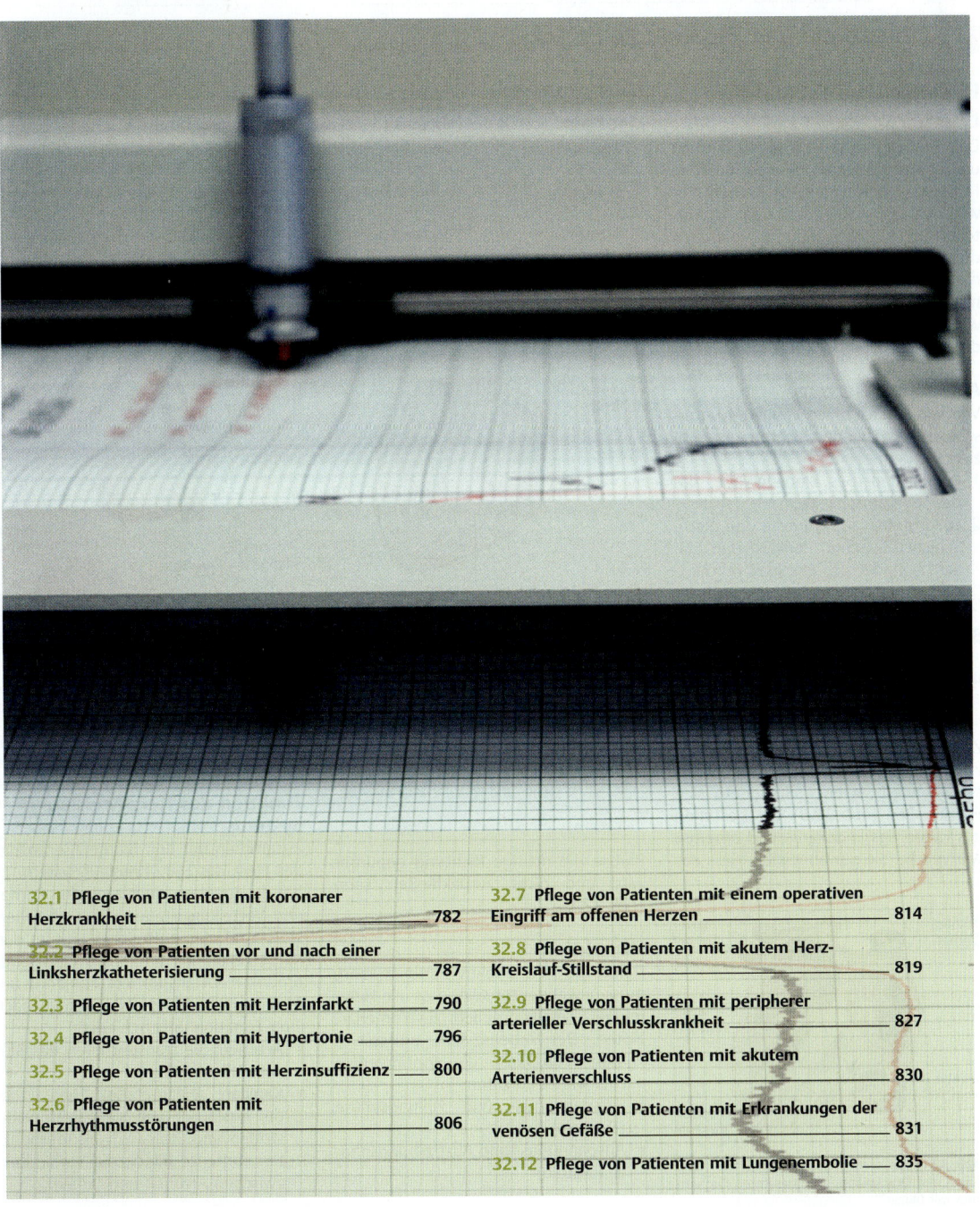

A Pflege von Patienten mit Erkrankungen des Herz-Kreislauf-Systems

Elke Kobbert

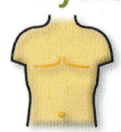

Anatomie und Physiologie im Fokus

Herz-Kreislauf-System im Überblick

Das Herz ist ein muskulöses Hohlorgan und etwas größer als die geschlossene Faust des jeweiligen Menschen. Es wiegt ca. 250–350 g und liegt im Mittelfellraum (Mediastinum) zwischen den beiden Lungenflügeln. Das Herz hat die Funktion, den gesamten Organismus mit Blut zu versorgen. Täglich werden mehr als 7000 Liter Blut durch den Körper gepumpt (**Abb. 32.1**).

Aufbau des Herzens

Von außen nach innen können 4 unterschiedliche Gewebeschichten differenziert werden:

1. **Perikard:** derbes Bindegewebe, das das Herz umschließt
2. **Epikard:** fein strukturierte und glatte Schicht. Zwischen Perikard und Epikard befindet sich ein Spalt mit Flüssigkeit, die für die Reibungslosigkeit der Bewegungen sorgt
3. **Myokard:** aus glatter und quer gestreifter Muskulatur bestehend
4. **Endokard:** flache einzellige Gewebsschicht, die die Herzwände auskleidet

Zwischen Vorhöfen und Kammern und zwischen Kammern und den daran anschließenden Arterien befinden sich Herzklappen (**Abb. 32.3**). Sie bestehen aus Falten des Endokards und arbeiten wie Ventile. Sie gewährleisten, dass das

Tab. 32.1 Herzklappen und ihre Funktion.

Herzklappe	Klappenart	Funktion
Trikuspidalklappe	Dreizipflige Segelklappe	**Einlass**ventil zwischen rechtem Vorhof und rechter Herzkammer
Mitralklappe	Zweizipflige Segelklappe	**Einlass**ventil zwischen linkem Vorhof und linker Herzkammer
Pulmonalklappe	Taschenklappe	**Auslass**ventil von rechter Herzkammer in Lungenkreislauf
Aortenklappe	Taschenklappe	**Auslass**ventil zwischen linker Herzkammer und Körperkreislauf

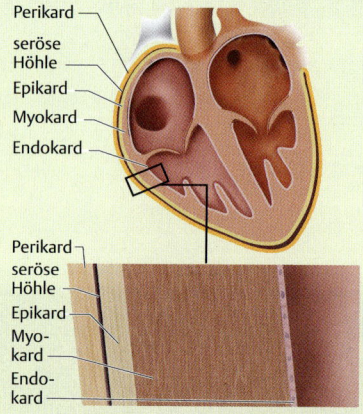

Abb. 32.2 Rechtes und linkes Herz sind durch die Herzscheidewand getrennt. Die Hohlräume jeder Herzhälfte werden als rechter und linker Vorhof sowie rechte und linke Herzkammer bezeichnet.

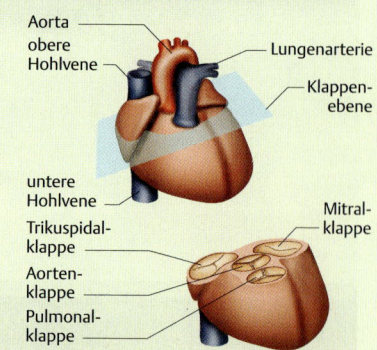

Abb. 32.3 Mitralklappe und Trikuspidalklappe werden als Segelklappen bezeichnet; Aortenklappe und Pulmonalklappe als Taschenklappen.

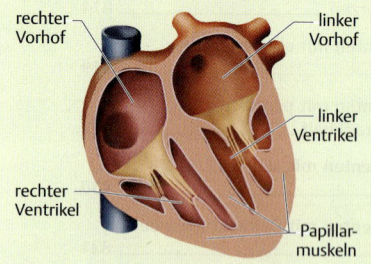

Abb. 32.1 Das Herz versorgt im Sinne einer Saug- und Druckpumpe den gesamten Organismus mit Blut.

Blut in die richtige Richtung gepumpt wird und nicht zurückfließen kann (**Tab. 32.1**).

Herzaktion

Damit das Herz effektiv pumpen kann, muss gewährleistet sein, dass alle Herzmuskelzellen koordiniert zusammenarbeiten. Der Arbeitszyklus umfasst 4 Phasen (**Tab. 32.2**), die kontinuierlich nacheinander ablaufen:

- Entspannungs- und Füllungsphase (Diastole)
- Anspannungs- und Austreibungsphase (Systole)

Funktion des Herz-Kreislauf-Systems

Zusammen mit den Blutgefäßen bildet das Herz das Herz-Kreislauf-System. Es hat die Funktion einer zentralen Pump- und Verteilungsstation. So wird Sauerstoff- und nährstoffreiches Blut zu den Körperzellen hin- und Stoffwechselendprodukte abtransportiert. Folgende unterschiedliche Blutgefäße werden nach ihrer Funktion unterschieden:

- **Arterien:** Sie transportieren das Blut vom Herzen weg.
- **Kapillare** (Haargefäße): Hier findet der Austausch von Sauerstoff, Nährstoffen und Stoffwechselendprodukten statt. Sie bilden die Verbindung zwischen Arterien und Venen.

Tab. 32.2 *Herzaktion in Diastole und Systole.*

Diastole	**Entspannungsphase:** Blut strömt aus den Venen in beide Vorhöfe. Alle Herzklappen sind geschlossen.
	Füllungsphase: Muskulatur der Kammern ist erschlafft. Aufgrund des niedrigeren Drucks in den Herzkammern öffnen sich die Segelklappen. Die Taschenklappen bleiben verschlossen.
Systole	**Anspannungsphase:** In den Kammern zieht sich die Muskulatur zusammen. Da die Taschenklappen geschlossen bleiben, steigt der Druck in den Herzkammern weiter an, sodass sich die Segelklappen schließen.
	Austreibungsphase: Mit zunehmendem Druck in den Ventrikeln öffnen sich die Taschenklappen und das Blut kann in den großen und kleinen Kreislauf ausgestoßen werden.

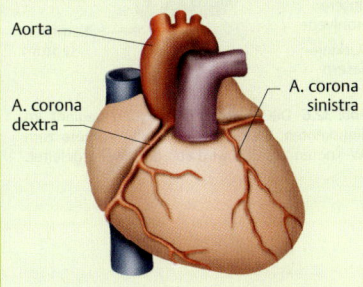

Aorta
A. corona dextra
A. corona sinistra

Abb. 32.4 Der Herzmuskel wird durch ein eigenes Versorgungssystem, die Herzkranzarterien (Koronargefäße) durchblutet. Die Durchblutung der Koronararterien erfolgt während der Diastole.

- **Venen:** Sie führen das Blut zum Herzen hin.

Die rechte Herzhälfte versorgt den kleinen Kreislauf (Lungenkreislauf) und die linke Herzhälfte den großen Kreislauf (Körperkreislauf). Der große Kreislauf beginnt mit der Austreibung sauerstoffreichen Blutes aus der linken Herzkammer in die Aorta und das Blut gelangt von dort über das weit verzweigte Arteriennetz in den gesamten Körper bis in die kleinsten Arteriolen hin zu den Kapillaren. Nachdem Sauerstoff an die Zellen abgegeben und Kohlendioxid aufgenommen wurde, wird das Blut über Venolen zu den Venen in die obere und untere Hohlvene (V. cava superior und V. cava inferior) transportiert. Über den rechten Vorhof gelangt das Blut in die rechte Herzkammer (**Abb. 32.5**).
Das sauerstoffarme Blut fließt nun in den Lungenkreislauf, weiter in die rechte und linke Lungenarterie (A. pulmonalis), wo es über Kapillaren zu den Alveolen fließt. Dort erfolgt der Gasaustausch, indem das Blut Kohlendioxid abgibt und Sauerstoff aufnimmt. Das mit Sauerstoff angereicherte Blut gelangt über die 4 Lungenvenen (Vv. pulmonales) zum linken Vorhof und zurück zur linken Herzkammer wieder in den großen Kreislauf.

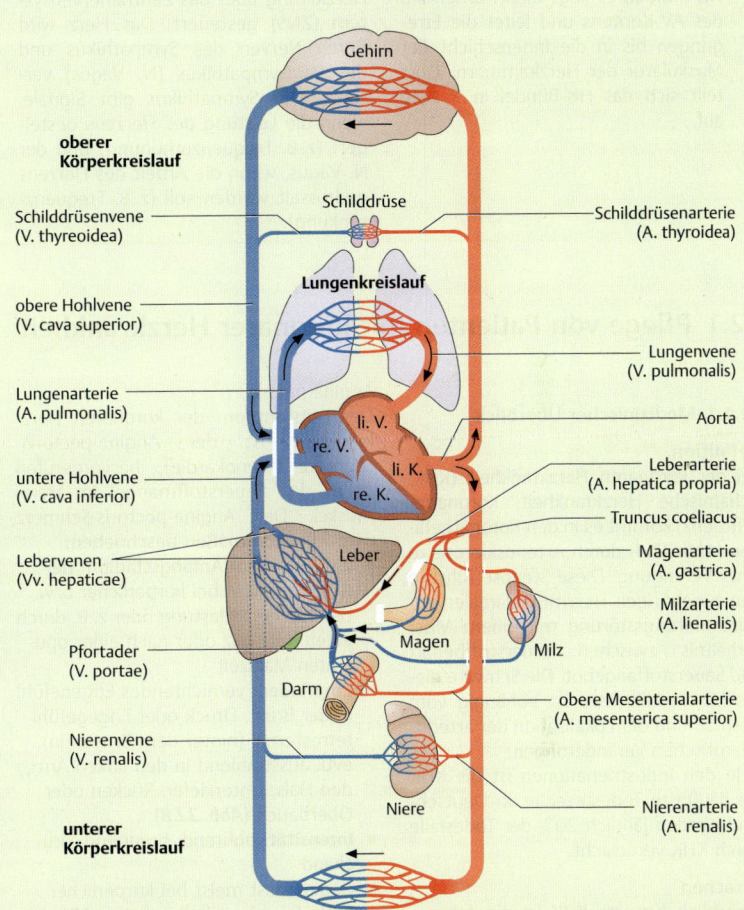

Gehirn

oberer Körperkreislauf

Schilddrüsenvene (V. thyreoidea)
Schilddrüse
Schilddrüsenarterie (A. thyroidea)

Lungenkreislauf

obere Hohlvene (V. cava superior)
Lungenvene (V. pulmonalis)

Lungenarterie (A. pulmonalis)
Aorta

li. V.
re. V.
li. K.
re. K.

untere Hohlvene (V. cava inferior)
Leberarterie (A. hepatica propria)
Truncus coeliacus

Lebervenen (Vv. hepaticae)
Leber
Magenarterie (A. gastrica)
Milzarterie (A. lienalis)

Magen
Milz

Pfortader (V. portae)
Darm

obere Mesenterialarterie (A. mesenterica superior)

Nierenvene (V. renalis)

Niere

unterer Körperkreislauf

Nierenarterie (A. renalis)

Abb. 32.5 Das rechte Herz führt Blut zur Lunge; das linke Herz zu den übrigen Organen.

Erregungsbildung und Erregungsleitung

Die Herzarbeit wird durch elektrische Impulse ausgelöst und gesteuert. Diese beiden Funktionen übernimmt das Erregungsbildungs- und Erregungsleitungssystem. Das Herzleitungssystem hat folgenden Aufbau:

- **Sinusknoten:** Er besteht aus einer Ansammlung spezialisierter Zellen im rechten Vorhof und wird auch als „natürlicher Schrittmacher" des Herzens bezeichnet, weil er elektrische Erregungen bildet und als Taktgeber der Herzmuskulatur fungiert. Die Eigenfrequenz des Sinusknotens beträgt in Ruhe etwa 70 bis 80 „Erregungen" in der Minute.

- **Atrioventrikularknoten (AV-Knoten):** Die elektrischen Erregungen des Sinusknotens breiten sich in den Vorhöfen bis zum AV-Knoten, einem Zellverband am Übergang der Vorhof-Kammer-Grenze, aus. Hier wird die Erregung verzögert und von dort weitergeleitet.
- **His-Bündel:** Es liegt direkt unterhalb des AV-Knotens und leitet die Erregungen bis in die Innenschicht der Muskulatur der Herzkammern. Dort teilt sich das His-Bündel in 3 Äste auf.

- **Tawara-Schenkel:** Zwei linke und ein rechter Schenkel leiten die Erregungen bis zur Papillarmuskulatur und zu den noch weiter verzweigten Purkinje-Fasern.

Um sich an wechselnde Anforderungen und an einen wechselnden Sauerstoffbedarf anpassen zu können, wird die Herzleitung über das Zentralnervensystem (ZNS) gesteuert. Das Herz wird durch Nerven des Sympathikus und des Parasympathikus (N. Vagus) versorgt. Der Sympathikus gibt Signale, wenn die Leistung des Herzens gesteigert (z. B. Frequenzerhöhung) und der N. Vagus, wenn die Arbeit des Herzens gedrosselt werden soll (z. B. Frequenzsenkung).

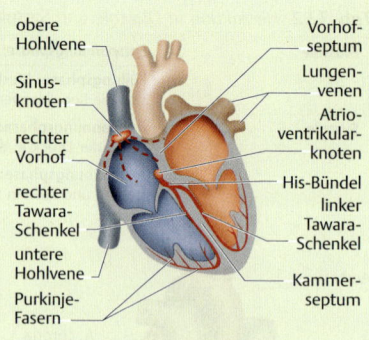

Abb. 32.6 Die elektrische Erregung beginnt im Sinusknoten, breitet sich über die Vorhöfe zum AV-Knoten aus und wird von dort weitergeleitet.

32.1 Pflege von Patienten mit koronarer Herzkrankheit

Elke Kobbert

32.1.1 Medizinischer Überblick

Definition

Bei der koronaren Herzkrankheit (KHK, ischämische Herzkrankheit, Koronarinsuffizienz) kommt es in den Koronargefäßen (**Abb. 32.4**) durch Arteriosklerose zu einer Verengung. Diese Stenose führt in den zugehörigen Herzmuskelarealen zur Durchblutungsstörung mit einem Missverhältnis zwischen Sauerstoffbedarf und Sauerstoffangebot. Die Schwere dieses Missverhältnisses ist abhängig vom Ausmaß und der Lokalisation der arteriosklerotischen Veränderungen.

In den Industrienationen ist die KHK die häufigste Todesursache. In Deutschland werden jährlich 20 % der Todesfälle durch KHK verursacht.

Ursachen

Ursächlich für eine KHK ist die Arteriosklerose. Ihre Entstehung ist in **Abb. 32.7** dargestellt. Plaques können das Gefäßlumen verstopfen, sodass die Koronarperfusion dramatisch eingeschränkt bzw. komplett unterbrochen wird (Herzinfarkt).

Symptome

Erst ab einer Gefäßlumeneinengung von über 70 % kommt es unter Belastung zur Unterversorgung des Myokards. Deshalb treten Symptome erst in einem fortgeschrittenen Stadium der Sklerose auf. Je nachdem wie viele der 3 Koronargefäße eine Stenose von mehr als 70 % aufweisen, wird von einer 1-Gefäß-, 2-Gefäß- oder 3-Gefäßerkrankung gesprochen.

Angina pectoris

Das Leitsymptom der koronaren Herzkrankheit ist der Angina-pectoris-Schmerz (Stenokardie), hervorgerufen durch den Sauerstoffmangel im Herzmuskel. Der Angina-pectoris-Schmerz wird folgendermaßen beschrieben:

- **Zeitpunkt:** im Anfangsstadium der KHK vor allem bei körperlicher bzw. psychischer Belastung oder z. B. durch einen Kältereiz oder nach einer opulenten Mahlzeit
- **Empfinden:** vernichtendes Engegefühl in der Brust, Druck oder Engegefühl retrosternal (hinter dem Brustbein), evtl. ausstrahlend in den linken Arm, den Hals, Unterkiefer, Rücken oder Oberbauch (**Abb. 32.8**)
- **Intensität:** bohrend, brennend, drückend
- **Dauer:** lässt meist bei körperlicher Entlastung innerhalb weniger Minuten nach

> ➤ **MERKE** Bei Frauen können sich im Vergleich zu Männern andere Symptome der KHK zeigen. Bei ihnen ist die Diagnosestellung häufig erschwert, weil nicht selten unspezifische gastrointestinale Beschwerden im Vordergrund stehen.

Formen der Angina pectoris

Es gibt verschiedene Formen der Angina pectoris; hier sind die beiden wichtigsten aufgeführt.

Stabile Angina pectoris. Sie ist belastungsabhängig, d. h. der pektangiöse Anfall tritt bei körperlichen oder seelischen Stresssituationen auf (z. B. beim Treppensteigen oder in Konfliktsituationen). Diese Form der Angina pectoris kann über viele Jahre „stabil" bleiben.

Instabile Angina pectoris. Hier tritt der Angina-pectoris-Schmerz spontan in Ruhe auf, auch nachts aus dem Schlaf heraus. Die betroffenen Patienten sprechen nur verzögert auf nitrathaltige Medikamente an. Die instabile Angina pectoris tritt meist bei einer fortgeschrittenen Koronarsklerose auf. Intensität, Anfallsdauer und Häufigkeit der Schmerzen nehmen zu. Häufig liegt eine koronare Mehrgefäßerkrankung vor – es besteht eine erhöhte Herzinfarktgefahr!

Risikofaktoren

Eine Reihe von Risikofaktoren kann zur Schädigung der Gefäßinnenwand beitragen. Bestimmte Verhaltensweisen (Lebensstil), Umwelteinflüsse und charakteristische Körpermerkmale werden hierfür verantwortlich gemacht. Hauptrisikofaktoren sind:

- Nikotinkonsum (potenziertes Risiko bei der Einnahme von östrogenhaltiger Ovulationshemmer)
- Diabetes mellitus (> 50 % aller KHK-Patienten haben eine gestörte Glukosetoleranz oder leiden an Diabetes mellitus)
- Bluthochdruck (arterielle Hypertonie)
- Fettstoffwechselstörungen (Hypercholesterinämie) – Gesamtcholesterin und LDL-Cholesterin erhöht, HDL-Cholesterin erniedrigt, Triglyzeride erhöht

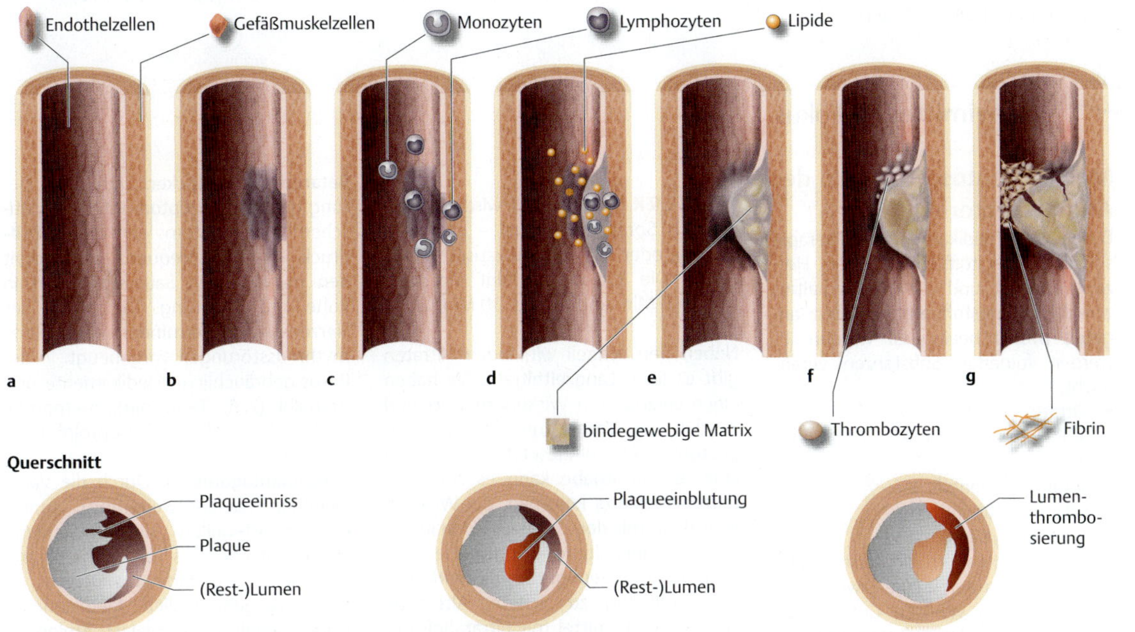

Längsschnitt

Endothelzellen   Gefäßmuskelzellen   Monozyten   Lymphozyten   Lipide

a   b   c   d   e   f   g

bindegewebige Matrix   Thrombozyten   Fibrin

Querschnitt

Plaqueeinriss

Plaque

(Rest-)Lumen

Plaqueeinblutung

(Rest-)Lumen

Lumen-
thrombo-
sierung

Abb. 32.7 **Schematische Darstellung der Atherogenese. a** Intaktes Gefäß, **b** Schädigung im Bereich des Endothels (violett), **c** Lymphozyten und Monozyten heften sich an und wandern in die Media ein. **d** Lipide werden in der Intima angehäuft. **e** Gefäßmuskelzellen wandern in die Plaque ein, **f** durch Anlagerung von Thrombozyten wächst die Plaque. **g** Die Plaque reißt und kann das Gefäß verschließen.

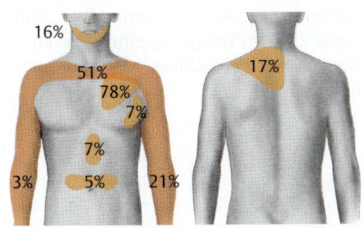

16%

51%
78%
7%

7%

3%   5%   21%

17%

Abb. 32.8 Häufigste Schmerzlokalisation des Angi-
na-Pectoris-Schmerzes (nach Klepzig).

- Lebensalter (Männer über 45, Frauen
  über 55 nach der Menopause)
- familiäre Disposition – KHK bei erst-
  gradigen Familienangehörigen
Weitere Risikofaktoren:
- arterioskleroseförderndes Ernährungs-
  verhalten
- Übergewicht
- Bewegungsmangel
- Entzündungszustände bei KHK
- Thromboseneigung
- Hyperfibrinogenämie

Diagnostik
Die Diagnostik der koronaren Herzkrankheit erfolgt durch:
- Anamnese: Erhebung der Angina-
  pectoris-Symptomatik und KHK-Risi-
  kofaktoren

- Bestimmung der Herzenzyme zur In-
  farktabgrenzung (herzspezifisches
  Troponin, CK, CK-MB, GOT, LDH)
- Ruhe-, Belastungs- und Langzeit-EKG
  (Elektrokardiogramm)
- Echokardiografie (Belastungsechokar-
  diografie)
- Myokardperfusionsszintigrafie
- MRT
- Herzkatheteruntersuchung mit Koro-
  narangiografie und Ventrikulografie

Manifestationsformen der KHK
Man unterscheidet die latente KHK, die
ohne Symptome verläuft (stumme Ischämie) von der manifesten KHK mit Symptomen. Folgende Erkrankungen können
durch die Koronarverengung bei symptomatischer KHK entstehen:
- Angina pectoris (Thoraxschmerzen infolge reversibler Myokardischämie)
- Herzinfarkt
- Herzrhythmusstörungen
- Herzinsuffizienz
- Herzklappenfehler
- plötzlicher Herztod

☼ **FALLBEISPIEL**   Herr D. ist 56
Jahre alt und spürt plötzlich beim Wandern, als es etwas steiler aufwärts geht,
einen heftigen Druck im Brustkorb. Der
Druck zieht in den Rücken hinein und

fühlt sich an, als würde eine schwere Last
auf seinem Brustraum liegen. An einer
Bank macht er Halt und versucht,
gleichmäßig und ruhig durchzuatmen.
Da lässt der Schmerz langsam nach.
Nach einer einstündigen Mittagspause
fühlt sich Herr D. wieder wohler, doch
die Wanderung will er nicht mehr fortführen. Er macht sich mit seiner Frau auf
den Rückweg, den er ohne Schwierigkeiten bewältigt.

   In der nächsten Zeit treten die Beschwerden immer wieder auf, doch da
sie schnell wieder vorübergehen, denkt
er nicht weiter darüber nach. Im folgenden Winter spürt Herr D. eines Morgens
beim Einatmen der Kaltluft wieder diese
Schmerzen in seinem Brustraum. Diesmal halten die Beschwerden länger an
und Herr D. entschließt sich, seinen
Hausarzt aufzusuchen.

Therapie
Das Therapiekonzept umfasst:
- Behebung der Schmerzsymptomatik
  im akuten Anfall
- medikamentöse Langzeittherapie
- Herzinfarktprophylaxe durch Vorbeu-
  gung eines thrombotisch bedingten
  Koronarverschlusses

- Verhinderung der Fortschreitung der KHK durch Sekundärprävention (Minimierung der Risikofaktoren)
- Revaskularisation mittels Ballonkatheterdilatation (evtl. mit Stentimplanta-tion, S. 788) oder mittels operativer Therapie (Bypass-OP, S. 815)

Arzneimittel im Fokus

Medikamentöse Therapie der Angina pectoris

Durch die medikamentöse Therapie soll der Sauerstoffverbrauch des Herzens gesenkt und das Missverhältnis zwischen Sauerstoffverbrauch und -angebot positiv beeinflusst werden. Es werden folgende Substanzen verabreicht:

- Nitrate
- ACE-Hemmer oder AT-1-Antagonisten
- Betarezeptorenblocker
- Kalziumantagonisten
- Azetylsalizylsäure

Nitrate. Sie erweitern die Koronargefäße und senken durch eine Erweiterung der peripheren venösen Gefäße den Rückstrom zum Herzen (Senkung der Vorlast). Durch die Senkung des peripheren Gefäßwiderstandes wird die Pumpleistung des Herzens erleichtert (Senkung der Nachlast). Beim akuten Anfall wird Glyzeroltrinitrat (z. B. Nitrolingual) verabreicht.

→ **MERKE** Im Akutfall wird Nitrolingual als Spray (sublingual – unter die Zunge) oder als Zerbeißkapsel verabreicht. Die Wirkung erfolgt innerhalb von 1 – 5 Min. und hält ca. 30 Min. an. ▬

Neben den schnell wirkenden Nitraten gibt es auch Langzeitnitrate. Sie haben einen verzögerten Wirkungseintritt und werden zur Vermeidung des Angina-pectoris-Anfalls eingesetzt. Wichtig: Bei längerer Nitratgabe kann es zur Toleranzentwicklung kommen, die Wirkung lässt dann mit der Zeit nach! Eine in der Nacht eingehaltene Nitratpause von 6 – 8 Stunden genügt, um die Wirksamkeit langfristig zu sichern. Alternativ können Arzneimittel mit nitratähnlicher Wirkung (z. B. Corvaton) gegeben werden. Bei ihnen entwickelt sich keine Toleranz. Langzeitnitrate können sowohl oral eingenommen (z. B. Corangin, Ismo, Mono-Mack, Iso-Mack, Isoket) als auch transdermal verabreicht werden (z. B. Nitro-Pflaster-ratiopharm TL).

ACE-Hemmer/AT-1-Antagonisten. Bei bestehendem Bluthochdruck und/oder ventrikulärer Funktionseinschränkung wird die Nachlast und somit die Herzarbeit gesenkt.

Betarezeptorenblocker. Durch Blockierung der Beta-Rezeptoren des sympatischen Nervensystems senken sie Blutdruck und Herzfrequenz und somit den myokardialen Sauerstoffbedarf in Ruhe und Belastung. Die Arbeit des Herzens wird vermindert und Herzrhythmusstörungen vorgebeugt. In der Praxis gebräuchliche Medikamente sind Atenolol (z. B. Tenormin), Metoprolol (z. B. Beloc Zok) und Isoprolol (z. B. Concor).

Kalziumantagonisten. Durch die Vasodilatation (Gefäßerweiterung) kommt es zur arteriellen Blutdrucksenkung und damit ebenfalls zur Verminderung des Sauerstoffbedarfs des Herzens. In der Praxis gebräuchliche Medikamente sind Nifedipin (z. B. Adalat), Amlopidin (z. B. Norvasc) und Felodipin (z. B. Munobal).

Azetylsalizylsäure. Sie kann präventiv eine Thrombozytenverklebung und -anheftung auf einer arteriosklerotisch veränderten Gefäßwand verhindern und dient der Vorbeugung einer Koronarthrombose (Verschluss der Koronargefäße).

32.1.2 Pflege- und Behandlungsplan

Im fortgeschrittenen Stadium der KHK oder bei einem akuten Angina-pectoris-Anfall werden die Patienten meist zu Diagnostik und Therapie im Krankenhaus aufgenommen. Die medikamentöse Therapie soll die Koronardurchblutung verbessern und weiteren Angina-pectoris-Anfällen vorbeugen. Sie führt bei vielen Patienten zur Beseitigung der Beschwerden. Der Patient selbst ist in Abhängigkeit seiner Risikofaktoren gefordert, eine gesundheitsbewusste Lebensführung anzustreben. Er sollte krankheitsauslösende Handlungen reduzieren und durch gesundheitsfördernde Verhaltensweisen ersetzen.

Die Aufgaben der Pflege sind folgende:

1. medikamentöse Behandlung gewährleisten und Wirkung überwachen
2. beim Angina-pectoris-Anfall professionell handeln
3. zur Vorbeugung eines Angina-pectoris-Anfalls (*Abb. 32.9*) und zum Abbau der beeinflussbaren Risikofaktoren beraten

Medikamentöse Behandlung überwachen

Der Patient erhält i. d. R. individuell abgestimmte Medikamentenkombinationen. Sie werden in Abhängigkeit vom klinischen Befund und der subjektiven Befindlichkeit ggf. im Laufe der Behandlung umgestellt oder ergänzt. Die Aufgaben der Pflegeperson sind dabei folgende:

- Aufklärung über die zeit- und dosisgerechte Medikamenteneinnahme bei Therapiebeginn
- Überwachung des Patienten auf Medikamentenwirkungen und mögliche Nebenwirkungen

Gesundheitsberatung koronare Herzkrankheit (1)

▬ Beratung „Angina-pectoris-Prophylaxe"

Grundsätzlich gilt: Patient und Angehörige sollen über mögliche Gefahren und Probleme, die in der häuslichen Situation auftreten können und über handlungsleitende Maßnahmen informiert sein.
Ziel: Verbesserung der Lebensqualität durch Vorbeugung von Schmerzanfällen.

Wissen über die Erkrankung und medikamentöse Therapie	Wissen über Angina pectoris auslösende Faktoren	Verhaltensregeln beim Schmerzanfall
• Welches Wissen hat der Patient zu Ursachen, Symptomen und Therapie der KHK? • Ist er über die Wichtigkeit der regelmäßigen Medikamenteneinnahme informiert?	• In welchen Situationen werden Angina-pectoris-Beschwerden ausgelöst? • Kann der Patient symptomspezifische Körpersignale frühzeitig wahrnehmen und interpretieren?	• Wie werden Schmerzintensität, Lokalisation und Schmerzdauer beschrieben? • Welche Selbstpflegestrategien wurden im akuten Anfall bislang angewandt? • Müssen bisherige Verhaltensweisen korrigiert werden?

Info: Es ist sinnvoll, im Beratungsgespräch zu erfassen, welche Kenntnisse der Betroffene über seine Erkrankung hat, und ob er weiß, was während eines Schmerzanfalles am Herzen geschieht.
Die regelmäßige Einnahme der verordneten Medikamente ist lebensnotwendig → Info über Zweck, Dosierung, Zeitpunkt, Einnahmeart und Nebenwirkungen.

Empfehlung: Auf rechtzeitige Verschreibung der Dauermedikation achten und Arzneimittelnebenwirkungen oder zunehmende Angina-pectoris-Beschwerden frühestmöglich dem behandelnden Arzt mitteilen.

Info: Die schmerzauslösenden Ursachen können vielfältig sein. Sowohl körperliche Belastungen als auch psychische Faktoren können Schmerzen hervorrufen. Reichhaltige Mahlzeiten sowie körperliche Anstrengungen bei Witterungsextremen können einen Anfall provozieren.
Bei belastungsabhängigen Beschwerden muss der Zusammenhang zwischen Verhalten und Schmerzanfall verdeutlicht werden. Geringste Angina-pectoris-Beschwerden (z. B. leichtes Druckgefühl im Brustraum) müssen als Warnsignale des Körpers erkannt und körperentlastende Maßnahmen durchgeführt werden.

Empfehlung: Es sollten mehrere kleine Mahlzeiten bevorzugt und schwere körperliche Belastungen nach der Nahrungsaufnahme vermieden werden. Der altbekannte Verdauungsschlaf nach dem Essen sorgt für Entspannung und Herzentlastung. Körperliche Anstrengungen an sehr heißen und sehr kalten Tagen sollten vermieden werden.
Auf Kaffee und Alkohol muss nicht verzichtet werden, sollten jedoch in Maßen genossen werden.

Info: Bei einem beginnenden Angina-pectoris-Anfall sollte sich der Patient körperlich entlasten und <u>sofort</u> seine verordnete Bedarfsmedikation in Form von Kapseln oder Spray (z. B. Nitrokapseln oder Nitrospray) einnehmen. Es ist *nicht* sinnvoll mit der Medikamenteneinnahme zu warten, bis die Schmerzintensität ein unerträgliches Maß erreicht hat. Stress führt zur Ausschüttung von Stresshormonen, es kommt reflektorisch zur Tachykardie und die Angina-pectoris-Beschwerden verstärken sich, da sich die Zeit der Diastole verkürzt.
Der Patient sollte wissen, dass er an einen Herzinfarkt denken muss, wenn sich die Schmerzintensität trotz Nitropräparaten nicht bessert → schnellstmögliche Verständigung eines Notarztes.

Empfehlung: Verordnete Bedarfsmedikation sollte immer griffbereit sein.
Glyzerolnitrat kann vor bekannten Belastungen *prophylaktisch* eingenommen werden (z. B. vor dem Treppensteigen oder beim Hinaustreten ins Freie bei kalter Witterung).

Abb. 32.9 Informationsblatt zur Gesundheitsberatung bei koronarer Herzkrankheit.

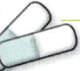

Arzneimittel im Fokus

Nebenwirkungen von Arzneimitteln bei KHK und Angina pectoris

Nitrate. Zu Beginn der Nitrateinnahme kann es aufgrund der gefäßerweiternden Wirkung zu sog. „Nitrat-Kopfschmerzen" kommen. Sie werden mit nicht-opioiden Schmerzmitteln (Acetylsalicylsäure, Ibuprofen, Paracetamol) therapiert. Außerdem können durch die Senkung von Vor- und Nachlast Hypotonien (Blutdrucksenkungen) und Tachykardien (beschleunigte Pulsfrequenzen) auftreten, die in manchen Fällen Schwindel- und Schwächegefühl auslösen.
Zur Dauerbehandlung können Nitratpflaster eingesetzt werden. Das Pflaster sollte wegen der möglichen Toleranzentwicklung nicht länger als 12

Stunden auf der Haut kleben. Mögliche Platzierungen sind Brust-, Bauch- oder Schulterbereich, Oberarm bzw. Oberschenkel. Die ausgewählte Hautstelle sollte gesund, faltenarm und wenig behaart sowie frisch gereinigt und trocken sein. Der Ort der Platzierung sollte täglich gewechselt werden.
Kalziumantagonisten. Sie senken den arteriellen Blutdruck und können Brady- bzw. Reflextachykardien auslösen. Deshalb erfolgt auch hier eine regelmäßige Kontrolle von Blutdruck und Pulsfrequenz. Auch nach der Einnahme von Ca-Antagonisten kann der Patient unter Kopfschmerzen oder Schwindel leiden und eine Gesichtsröte (Flush) sowie ein allgemeines Wärmegefühl können auftreten. Manche Präparate können zu einer Obstipation führen, sodass eine Obstipationsprophylaxe notwendig wird.

Betarezeptorenblocker. Die Wirkungen bzw. Nebenwirkungen der Betarezeptorenblocker sowie die daraus resultierenden pflegerischen Überwachungsmaßnahmen werden in *Tab. 32.3* dargestellt.

➤ **MERKE** Betarezeptorenblocker sowie einige andere Medikamente, bei denen es zur Blutdrucksenkung kommt, können aufgrund von Durchblutungsveränderungen im Urogenitalbereich die Libido vermindern und bei Männern Potenzstörungen hervorrufen. Wenn ein Patient im Gespräch diese Situation andeutet, kann darauf hingewiesen werden, dass sich diese Störungen evtl. durch einen Präparatewechsel beseitigen lassen (auf Arztgespräch verweisen). ▬

Gesundheitsberatung koronare Herzkrankheit (2)

Beratung zum Abbau von Risikofaktoren

Grundsätzlich gilt: Dem Fortschreiten der Gefäßveränderung soll entgegengewirkt werden mit dem **Ziel**, den Patienten bei der Auseinandersetzung mit seiner bisherigen Lebensführung und bei der Entwicklung von Verhaltensalternativen zu unterstützen. Folgende Fragestellungen sollten im Gespräch erläutert werden:

- Welche Motivation hat der Patient, gesundheitsschädigende Verhaltensweisen zu verändern?
- Wurden bereits lebensstilverändernde Maßnahmen eingeleitet? Wie erfolgreich waren diese Bemühungen bisher?
- Ist er über den Zusammenhang von Risikofaktoren und KHK informiert?
- Möchte der Patient, dass Angehörige bzw. enge Bezugspersonen bei Beratungsgesprächen einbezogen werden?

Risikofaktor „Begleiterkrankung"	Risikofaktor „Zigarettenkonsum"	Risikofaktor „Stress"	Risikofaktor „Bewegungsmangel"
• Welche Begleiterkrankungen hat der Patient? • Welche Risikofaktoren macht er für seine Erkrankung verantwortlich? • Gibt es Risikofaktoren, die aufgedeckt bzw. verdeutlicht werden müssen?	• In welchem Alter wurde mit dem Rauchen begonnen, und wie lange raucht der Patient bereits? • Wurden schon Versuche unternommen, mit dem Rauchen aufzuhören?	• Wie schätzt der Patient seine Stressbelastung ein? • Kennt er Entspannungstechniken und werden diese angewandt?	• Übt der Patient sportliche Aktivitäten aus? Wenn ja, welche? • Wie ist die körperliche Aktivität am Arbeitsplatz?

Risikofaktor „Begleiterkrankung"

Info: Begleiterkrankungen, z.B. Hypertonie (Kap. 32.4), Diabetes mellitus (Kap. 38.1) oder Hypercholesterinämie können Ursache für die Koronarsklerose sein und diese weiter fördern. Bei einer Hyperlipidämie kommt es nicht nur auf den Gesamtcholesterinwert an, sondern auf das Verhältnis LDL/HDL (**LDL** = langkettiges Cholesterin mit geringerer Dichte; **HDL** = kurzkettiges Cholesterin mit höherer Dichte). LDL-Cholesterine können sich an der Gefäßwand ablagern und eine Arterioskleresebildung begünstigen. HDL-Cholesterine wirken diesem Prozess eher entgegen. Schubmann (1998) bezeichnet die Wirkung des HDL als das „**h**ilfreiche, gute Cholesterin" und das LDL als das „**l**ausige, schlechte Cholesterin".

Empfehlung: Bei hohem Cholesterinwert mit ungünstigem LDL-HDL-Verhältnis muss neben der Einschränkung der Gesamtfettmenge auf die Zusammensetzung der Fettbestandteile in der Nahrung geachtet werden:
- Reduzierung tierischer Fette = gesättigte Fettsäuren (z. B. Milch, Käse, fette Wurst und Fleisch)
- Verwendung von pflanzlichen Fetten = einfach und mehrfach ungesättigte Fettsäuren (Pflanzenöle)
- ballaststoffreiche Kost, um die Cholesterinausscheidung über den Darm zu fördern
- Meidung von zuckerhaltigen Nahrungsmitteln und hohem Alkoholkonsum wegen der Belastung des Fettstoffwechsels
- Normalisierung des Körpergewichts bei Übergewicht

Risikofaktor „Zigarettenkonsum"

Info: Raucher haben ein erhöhtes Risiko an einer KHK zu erkranken bzw. können dadurch den Krankheitsverlauf negativ beschleunigen. Dauer der Rauchgewohnheiten und Einstiegsalter liefern Hinweise für den Grad der Abhängigkeit und der gesundheitlichen Gefährdung. Durch die Nikotineinwirkung kommt es (Schubmann 1998) zur:
- Ausschüttung von Stresshormonen
- Steigerung von Blutdruck und Herzfrequenz
- Steigerung des Sauerstoffverbrauchs des Herzens
- Freisetzung der Blutfette
- Senkung des HDL-Cholesterins
- Steigerung des LDL-Cholesterins
- Verengung der Gefäße
- gesteigerten Thrombozytenablagerung.

Empfehlung: Vielen Rauchern gelingt es nicht, ohne professionelle Hilfe das Rauchen dauerhaft aufzugeben. Raucherentwöhnungskurse bzw. den Besuch einer Rauchersprechstunde, wie sie in entsprechenden Gesundheitszentren angeboten werden, empfehlen.

Risikofaktor „Stress"

Info: Bei vielen Menschen mit KHK scheinen Stressfaktoren für die Krankheitsentwicklung eine wesentliche Rolle zu spielen. Unterdrückter Ärger, private oder berufliche Konflikte, permanenter Zeitdruck und auch sog. „Freizeitstress" können Ursache sein.
Hinzu kommt, dass gerade unter Stressbedingungen vermehrt gesundheitsschädigende Verhaltensweisen zum Tragen kommen.
Die Betroffenen erhöhen z. B. ihren Kaffee- und Nikotinkonsum und reduzieren erholsame Schlafzeiten.

Empfehlung: Hinweis auf Entspannungstechniken wie z. B. autogenem Training und progressiver Muskelentspannung. Bei tiefgreifenderen psychischen Belastungen kann auf psychologische Beratungsstellen verwiesen werden.

Risikofaktor „Bewegungsmangel"

Info: Verminderte körperliche Bewegung gilt heute als Faktor, der Herz-Kreislauf-Erkrankungen begünstigt. Regelmäßige körperliche Aktivitäten verbessern die Herz-Kreislauf-Funktion indem:
- Blutdruck und Herzfrequenz gesenkt und damit die Leistungsfähigkeit des Herzens gesteigert wird
- Organe und Muskeln besser durchblutet und damit Stoffwechselprozesse angeregt werden
- das Normalgewicht gehalten und das allgemeine Wohlbefinden verbessert wird.

Empfehlung: Patienten mit stabiler Angina pectoris können leichte und gleichmäßig belastende körperliche Aktivitäten durchführen. Geeignet sind alle dynamischen Bewegungen, wie z. B. spazieren gehen, schwimmen, Fahrrad fahren. Es sollten gezielte Ruhephasen eingelegt werden und die sportliche Betätigung sollte Spaß machen, da Leistungsdruck, Zwang und Überbelastungen den positiven Effekt aufheben können.
In ambulanten Herzgruppen können Betroffene unter Aufsicht von Sporttherapeuten und Ärzten ihre körperliche Belastbarkeit austesten und langsam steigern.
Körperliche Aktivitäten, die mit einer kurzfristigen Kraftanstrengung verbunden sind (statische Bewegungen), z. B. das Heben von schweren Gegenständen oder Kraftsport, müssen vermieden werden. Anstrengende Sportarten sollten vorher mit dem behandelnden Arzt abgesprochen werden.

Abb. 32.9 Fortsetzung

Tab. 32.3 *Wirkungen bzw. Nebenwirkungen von Betarezeptorenblockern.*

Organ	Wirkung bzw. Nebenwirkung	Pflegemaßnahme
Herz	→ Herzfrequenz sinkt → Herzkraft ist vermindert	→ Blutdruck und Puls überwachen
Bronchien	→ Betarezeptoren der Bronchien können blockiert werden, d. h. Asthmazustände können ausgelöst und verstärkt werden	→ Atemfrequenz und Atemtiefe überwachen → bei der Exspiration auf spastische Atemgeräusche achten
Stoffwechsel	→ sympathikolytische Wirkung kann bei Menschen mit Diabetes, Hypoglykämiezeichen verschleiern	→ regelmäßige Blutzuckerkontrolle
psychische Befindlichkeit	→ depressive Verstimmungen, Alpträume → Verwirrtheitszustände können ausgelöst werden	→ Überwachung der subjektiven Befindlichkeit und des Bewusstseinszustandes

Beim Angina-pectoris-Anfall professionell handeln

Die Patienten sollten darauf hingewiesen werden, dass sie die geringsten pektanginösen Beschwerden angeben. Kommt es trotz verordneter Basisbehandlung zu einem Angina-pectoris-Anfall, wird der Patient gebeten, im Bett eine Ruheposition einzunehmen und Blutdruck und Puls gemessen (***Abb. 32.10***, s. auch Kap. 15).

Liegt der Blutdruck systolisch über 100 mmHg erhält der Patient die angeordnete Bedarfsmedikation (Glyzeroltrinitrat in Spray oder Kapselform). Der Patient sollte ruhig und tief atmen. Die Pflegeperson bleibt bei ihm und wirkt beruhigend auf ihn ein, bis die Schmerzen nachlassen. Können die pektanginösen Beschwerden nach wenigen Minuten gelindert werden, wird der Anfall dokumentiert und der Arzt informiert.

MERKE Bei einem Blutdruck unter 90 mmHg und einer ausgeprägten Tachykardie ist Glyzeroltrinitrat kontraindiziert. Der behandelnde Arzt muss unverzüglich informiert werden!

Gefahr des Herzinfarkts

Lässt der Schmerz nach wenigen Minuten nicht nach oder nimmt die Intensität der Angina-pectoris-Beschwerden zu, muss unverzüglich der Arzt verständigt werden. Neben der differenzialdiagnostischen Abklärung eines Herzinfarkts erfolgt i. d. R. die Anordnung von Sauerstoff, die parenterale Verabreichung von Glyzeroltrinitrat und Heparin. Lassen sich die Beschwerden unter der Therapie nur schlecht beeinflussen und weisen EKG-Befund und Anstieg der Herzenzyme auf einen Myokardinfarkt hin, wird der Patient i. d. R. auf die Intensivstation verlegt. Pflege- und Behandlungsmaßnahmen erfolgen dann wie bei einem Herzinfarkt (S. 790).

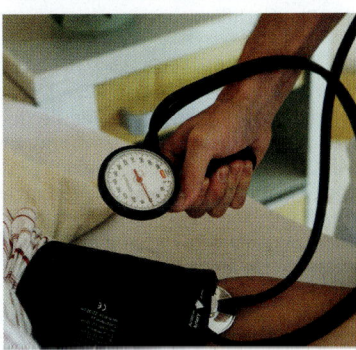

Abb. 32.10 Beim Angina-pectoris-Anfall werden umgehend Blutdruck und Puls kontrolliert.

32.2 Pflege von Patienten vor und nach einer Linksherzkatheterisierung

32.2.1 Medizinischer Überblick

Definition

Die Linksherzkatheterisierung ist ein minimalinvasiver Eingriff, bei der ein Katheter über die Leiste (A. femoralis), die Ellenbeuge (A. brachialis) oder über das Handgelenk (A. radialis) eingeführt und entgegen der arteriellen Blutstromrichtung zum linken Herzen vorgeschoben wird. Je nach Untersuchungsziel werden unterschiedliche Bereiche im Herzen bzw. in den Herzkranzgefäßen zu diagnostischen bzw. therapeutischen Zwecken angesteuert.

MERKE Am häufigsten erfolgt die Linksherzkatheterisierung über die Punktion der A. femoralis.

Diagnostik

Im Rahmen der Linksherzkatheterisierung kommen als diagnostische Verfahren die Koronarangiografie sowie die Ventrikulografie (Lävokardiografie) zur Anwendung.

Koronarangiografie

Sie dient dem Nachweis von Verschlüssen oder Stenosen der Koronararterien. Der Herzkatheter wird mit der Katheterspitze bis zum Abgang der linken und rechten Herzkranzarterie eingeführt. Danach wird ein Kontrastmittel injiziert. Die Herzkranzarterien können so röntgenologisch dargestellt, unter Durchleuchtung beobachtet und auf Filmen bzw. CD-ROMs aufgezeichnet werden. Neben Nachweis, Lokalisation, Schwere, Form und funktioneller Bedeutung der arteriosklerotischen Veränderungen, geben die Aufzeichnungen Aufschluss über die anatomischen Strukturen und Versorgungsleistung der 3 Koronargefäße.

Ventrikulografie

Sie wird meist zusammen mit der Koronarangiografie durchgeführt. Die Ventrikulografie gibt Auskunft über Septumdefekte sowie die Funktionsfähigkeit von

- linkem Vorhof,
- linkem Ventrikel (Kontraktionsfähigkeit einzelner Wandabschnitte) und
- Mitral- und Aortenklappe.

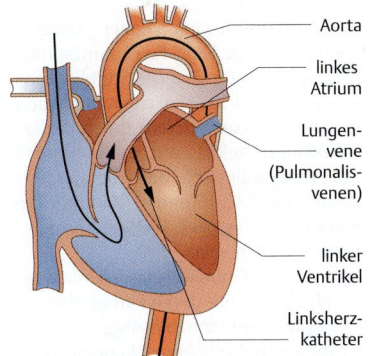

Abb. 32.11 Ein Linksherzkatheter wird entgegen der Blutstromrichtung in das linke Herz eingeführt.

Aorta

linkes Atrium

Lungenvene (Pulmonalisvenen)

linker Ventrikel

Linksherzkatheter

Therapie

Der therapeutische Einsatz der Herzkatheteruntersuchung erfolgt häufig mit dem Ziel einer Ballondilatation oder Stenteinlage.

Ballondilatation

! **DEFINITION** Bei der **Ballondilatation** wird der Herzkatheter als Führungskatheter an das arteriosklerotisch veränderte Herzkranzgefäß herangeführt und dort platziert. Ziel ist es, die Engstelle des Gefäßes aufzudehnen, um den Blutdurchfluss zu verbessern.

Der Ballon wird in Höhe der Verengung fixiert, um das arteriosklerotische Material mit Druck in die Gefäßwand der jeweiligen Koronararterie zu pressen (**Abb. 32.12**). Die Ballondilatation wird auch PTCA genannt: **P**erkutane (= durch die Haut hindurch), **t**ransluminale (= durch die Gefäßlichtung hindurch), **c**oronare (= des Herzkranzgefäßes) **A**ngioplastie (= Aufdehnung).

Stenteinlage

In manchen Fällen wird auch eine röhrenartige Metall- oder Kunststoffspirale (Stent) als Gefäßstütze eingesetzt (Stentangioplastie), die nach einigen Wochen mit Endothel ausgekleidet wird (**Abb. 32.13**). Problematisch ist, dass sich Stents in 20–30 % der Fälle durch die Neubildung von Gewebe (Endothelbildung) verschließen können. Deshalb gibt es medikamentenfreisetzende Stents, die eine Restenose verhindern sollen.

Komplikationen

In Herzzentren mit hoher Untersuchungsfrequenz liegt die Gesamtkomplikationsrate unter 2 %. Die Sterblichkeitsrate liegt um 1 ‰. Tödliche Komplikationen können (sehr selten) durch die Untersuchung selbst ausgelöst werden, z. B.: Myokardinfarkte oder therapieresistente Rhythmusstörungen (Kammerflimmern oder Asystolie). Weitere Komplikationen können sein:

- periphere Embolien einschließlich zerebraler Insulte durch katheterbedingte Thrombenablösung
- Kontrastmittelnebenwirkungen, z. B. Sehstörungen, Niereninsuffizienz oder allergische Reaktionen mit Urtikaria und anaphylaktischem Schock

Bei der Ballondilatation kann es zusätzlich zur Dissektion (Einriss, Aufspaltung) des Endothels im Bereich der Dehnungsstelle kommen. Das Endothel kann sich abheben und die Durchblutung einschränken. Im schlimmsten Fall wird die

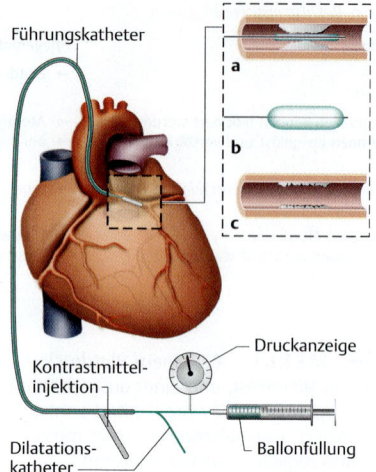

Abb. 32.12 a Ballon wird bis zur Stenose vorgeschoben, **b** Dilatation, **c** Zustand nach Ballondilatation.

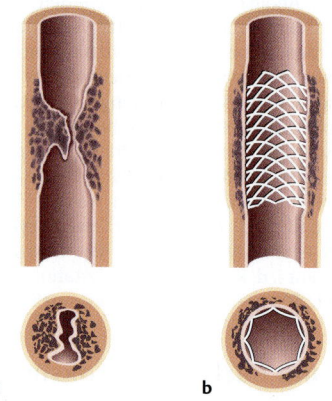

Abb. 32.13 a Stenose, **b** Zustand nach Implantation des Stents.

Koronargefäßdurchblutung komplett unterbrochen (Myokardischämie). Tritt dieser Fall ein, muss entweder nochmals katheterisiert und dilatiert (erweitert), ein Stent eingelegt werden oder eine sofortige Bypassoperation erfolgen.

Komplikationen durch die arterielle Punktion

Die arterielle Punktion kann folgende Komplikationen verursachen:

- arterieller Verschluss
- Nachblutungen
- lokales Hämatom
- Bildung eines Aneurysmas (Aussackung einer Arterie)
- arterio-venöse Fistel
- Infektionen
- Nervenverletzungen

32.2.2 Pflege- und Behandlungsplan

Die Pflegenden bereiten den Patienten auf die Untersuchung vor. Sie überwachen die Patienten nach der Herzkatheterisierung und führen eine Entlassungsberatung durch.

Vorbereitung auf die Herzkatheterisierung

Die Aufklärung über die Notwendigkeit des Eingriffes, den Ablauf und die potenziellen Gefahren und Komplikationen sowie die Frage nach einer Kontrastmittelallergie erfolgen durch den behandelnden Arzt. Er entscheidet, ob der Patient die verordneten Herzmedikamente am Untersuchungstag einnehmen soll. Vor der Untersuchung sollten dem Patienten keine ausscheidungsfördernden Mittel verabreicht werden, um einen unangenehmen Harndrang während der Herzkatheterisierung zu vermeiden. In manchen Kliniken wird am Morgen des Untersuchungstages kein Heparin s. c. verabreicht. Eine Heparingabe erfolgt dann routinemäßig über den Herzkatheter während der Untersuchung. Der Patient sollte 6 Stunden vor dem Eingriff nüchtern bleiben, um Erbrechen während der Untersuchung und einer Aspiration bei erforderlichen Notfallmaßnahmen vorzubeugen. Patienten mit Diabetes mellitus werden darüber informiert, dass sie kein Insulin injizieren bzw. keine oralen Antidiabetika einnehmen.

Je nach ausgewählter Punktionsstelle erfolgt die Rasur. Bei der Katheterisierung der A. femoralis wird die rechte und linke Leiste, bei der Punktion der A. brachialis oder A. radialis der rechte und linke Arm rasiert (bei einer Fehlpunktion wird auf die gegenüberliegende Extremität ausgewichen). Bei der Rasur der Leisten erfolgt die Haarentfernung bis einschließlich des Unterbauchs bis zur Oberschenkelmitte. Zur Infektionsprophylaxe ist eine gründliche Intimtoilette am Untersuchungstag wichtig.

Patientenunterlagen. Vor der Untersuchung werden alle Patientenunterlagen gerichtet, fehlende Parameter angefordert und dokumentiert:

1. Patientenakte und -kurve
2. Einverständniserklärung des Patienten
3. Röntgenbilder
4. EKG
5. aktuelle Laborwerte (Hb, Hk, Leuko- und Thrombozyten, Nieren- und Gerinnungswerte)
6. evtl. vorherige Herzkatheterbefunde
7. Größe und Gewicht des Patienten

Unmittelbar nach Abruf zur Untersuchung sollte der Patient seine Harnblase nochmals entleeren. Der Patient erhält das verordnete Beruhigungsmittel, bevor er von der Pflegeperson im Bett zum Herzkatheterlabor gefahren wird.

Überwachen nach der Herzkatheterisierung
Herzkatheterisierung über die A. femoralis
Bei einer Koronarangiografie wird die Führungsschleuse des Herzkatheters noch im Herzkatheterlabor entfernt. Der Patient kommt mit einem Druckverband auf Station. Wurde eine Ballondilatation durchgeführt, verbleibt die Führungsschleuse für die nächsten Stunden in der Leiste, weil dem Patienten i. d. R. gerinnungshemmende Medikamente verabreicht wurden (Gefahr der erhöhten Blutungsneigung!). Außerdem kann bei auftretenden Komplikationen (z. B. Dissektion oder Thrombosierung) über die Schleuse erneut eine Herzkatheterisierung und PTCA durchgeführt werden. Sind die Gerinnungswerte stabil und keine Komplikationen aufgetreten, wird die Schleuse vom behandelnden Arzt auf der Station entfernt. Anschließend wird ein Druckverband angelegt.

Pflegerische Aufgaben
Es wird dokumentiert, zu welcher Uhrzeit der Druckverband angelegt wurde. Ausgehend von diesem Zeitpunkt hat der Patient zwischen 6 – 24 Stunden Bettruhe. Wurde der Eingriff über die Leiste durchgeführt, stehen Kreislauf- und Verbandkontrollen sowie die Kontrolle der punktierten Extremität in den ersten Stunden im Vordergrund (**Abb. 32.14**). Dabei sollen mögliche Komplikationen, z. B. eine Nachblutung oder Durchblutungsstörungen des Beines, frühzeitig erkannt bzw. verhindert werden. Der Patient soll eine flache Rü-

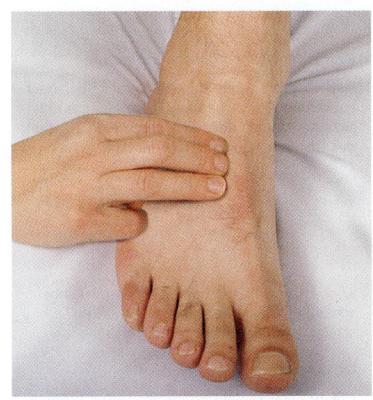

Abb. 32.14 Durch Tasten des Fußpulses werden Aussagen über die arterielle Durchblutung des punktierten Beines gewonnen.

ckenlage einhalten. Das punktierte Bein muss ausgestreckt bleiben, damit die arterielle Durchblutung des Beines nicht gefährdet wird.

MERKE Bei einer Oberkörperhochlagerung kommt es zu einer Abknickung im Bereich der Hüfte und der Druck auf den Verband kann sich unkontrolliert erhöhen. Deshalb wird der Patient flach oder nur leicht erhöht gelagert.

Überwachungsmaßnahmen. Sie sollten generell anfangs $^1/_2$-stündlich, später 1 – 2-stündlich durchgeführt und auf einem Überwachungsprotokoll dokumentiert werden. Ziel ist ein frühzeitiges Erkennen von Komplikationen. Alle Überwachungsmaßnahmen, Begründungen und Handlungskonsequenzen sind in **Tab. 32.4** dargestellt.

Herzkatheterisierung bei der Punktion der A. brachialis oder A. radialis
Nach einer Linksherzkatheterisierung über die Ellenbeuge oder das Handgelenk wird die Wunde mit einem Druckverband versorgt oder ggf. durch eine Naht verschlossen. Der Patient ist in seiner Mobilisation nicht weiter eingeschränkt, sollte sich aber zur weiteren Beobachtung im Zimmer bzw. auf der Station aufhalten. Er sollte den betroffenen Arm für die nächsten 4 Stunden nicht beugen. Die Überwachungsmaßnahmen werden genauso durchgeführt wie bei der Punktion der A. femoralis. Der Druckverband wird 6 – 24 Stunden nach der Herzkatheterisierung entfernt, wenn alle Laborparameter (insbesondere die Gerinnungswerte) im Normbereich und keine Komplikationen aufgetreten sind.

Entlassungsberatung
Die Beratung erfolgt in Abhängigkeit von der jeweiligen Punktionsstelle (Punktion der A. femoralis, A. brachialis oder A. radialis).

- Herzkatheterisierung über A. femoralis: Der Patient wird darüber informiert, dass er die Punktionsstelle in den nächsten 5 – 7 Tagen nicht belastet. Anstrengende Belastungen wie Heben von schweren Gegenständen oder eine verstärkte Bewegungsaktivität wie Fahrrad fahren sollten vermieden werden.
- Herzkatheterisierung über A. brachialis oder A. radialis: Der Patient sollte den punktierten Arm schonen, z. B. keine schweren Einkaufstaschen tragen. Wurde die Punktionsstelle genäht, erfolgt die Fadenentfernung nach 8 – 10 Tagen ambulant.

Tab. 32.4 *Pflegerische Überwachungsmaßnahmen nach einer Linksherzkatheterisierung am Beispiel der Punktionsstelle der A. femoralis.*

Überwachungsmaßnahmen	Begründung und mögliche Symptome	Handlungskonsequenzen
Blutdruck- und Pulskontrolle	→ zur Erkennung von äußeren oder inneren Nachblutungen → auf Schockzeichen wie Blutdruckabfall, Tachykardie oder Kaltschweißigkeit achten	→ bei auftretenden Schockzeichen Arzt benachrichtigen
arterielle Durchblutung des punktierten Beines kontrollieren durch: → Tasten des Fußpulses und Vergleich der Pulsqualität beider Extremitäten (**Abb. 32.14**) → Kontrolle der Hauttemperatur beider Beine → Überprüfen von Sensibilität und Motorik → Kontrolle des Beines auf venöse Stauung	Gefahr der arteriellen Durchblutungsstörung bis hin zum arteriellen Verschluss durch arterielle Punktion und/oder zu fest angelegten Druckverband. Mögliche Symptome sind: → Puls am punktierten Bein nicht tastbar → Bein im Vergleich zum anderen kalt und blass → Ischämieschmerzen → blauviolette Verfärbung oder Zunahme des Beinumfanges, Gefahr der venösen Stauung oder (in seltenen Fällen) tiefe Beinvenenthrombose	→ bei diesen Symptomen muss **sofort** ein Arzt verständigt werden → aufgrund der niedrigen Temperaturen im Herzkatheterlabor sind die Patienten häufig leicht unterkühlt. Sind beide Beine bei gut tastbarem Puls gleich kühl, können wärmende Socken angeboten werden

Fortsetzung ▶

Tab. 32.4 *Fortsetzung*

Überwachungsmaßnahmen	Begründung und mögliche Symptome	Handlungskonsequenzen
Kontrolle des Druckverbandes auf Nachblutung	Nachblutungsgefahr durch „Verrutschen" oder Lockerung des Verbandes. Diese kann direkt sichtbar werden oder sich durch eine Zunahme des Oberschenkelumfanges äußern	→ Inspektion des Druckverbandes, indem Leisten- und Oberschenkelbereich von allen Seiten untersucht wird, denn das Blut kann sich in schwer einsehbaren Bereichen sammeln → bei Blutung manuelle Kompression (mit Schutzhandschuhen) der Punktionsstelle → **unverzüglich** Arzt benachrichtigen → Vorbereiten des notwendigen Materials für erneuten Druckverband
Ein- und Ausfuhrkontrolle	Kontrastmittel führt bei Patienten mit eingeschränkter Herz- und Nierenfunktion im schlimmsten Falle zum Nierenversagen	→ 2 l Trinkmenge innerhalb von 4 – 6 Stunden nach dem Eingriff, um Kontrastmittel zügig auszuscheiden → gewünschte Getränke in Reichweite des Patienten stellen
Überwachung der subjektiven Befindlichkeit	Gefahr einer Dissektion im dilatierten Koronargefäß oder Thrombosierung eines Koronargefäßes im Sinne eines Infarktes (nach PTCA) → mögliche Beschwerden sind Engegefühl und Schmerzen im Sinne von Angina-pectoris-Symptomen	→ bei diesen Symptomen muss **sofort** ein Arzt verständigt werden

32.3 Pflege von Patienten mit Herzinfarkt

32.3.1 Medizinischer Überblick

Definition
Bei einem Herzinfarkt kommt es zu einem akuten Verschluss eines Koronargefäßes. Dies setzt die Durchblutung des zu versorgenden Herzmuskelgewebes kritisch herab oder hebt sie komplett auf (s. Ursache KHK, S. 782). Als Infarkt wird die Nekrose bezeichnet, die sich durch das nicht mehr durchblutete Muskelgewebe bildet. Infarkte betreffen am häufigsten die Muskulatur des linken Ventrikels. Das entstehende Narbengewebe kann sich dann nicht mehr aktiv an der Pumpleistung des Herzens beteiligen.

Herzinfarktarten. Je nachdem, welche Koronararterie betroffen ist, spricht man von
- Vorderwandinfarkt,
- Seitenwandinfarkt oder
- Hinterwandinfarkt.

Tritt ein weiterer Infarkt noch in der Akutphase des ersten auf, so handelt es sich um einen Zweitinfarkt. Kommt es mehrere Wochen nach dem ersten Infarkt zum erneuten Verschluss eines Koronargefäßes, wird von einem Re-Infarkt gesprochen.

Häufigkeit
In Deutschland, Österreich und Nordamerika erleiden jährlich etwa 300 Menschen pro 100 000 Einwohner einen Herzinfarkt (in Japan < 100; in Irland, England und Ungarn > 500). Das sind deutschlandweit ca. 280 000 Menschen.

Herzinfarkt ist die zweithäufigste Todesursache; jährlich sterben 60 000 Menschen in der Bundesrepublik an dieser Erkrankung.

Ursachen und Symptome
Die Ursache für einen Herzinfarkt liegt meist in einer bestehenden KHK (S. 782). Bei den Symptomen des Herzinfarktes wird zwischen Leit- und Begleitsymptomen unterschieden.

Leitsymptome. Leitsymptome des Herzinfarktes sind:
- akut auftretender retrosternaler (hinter dem Brustbein lokalisierter) Schmerz
- ausstrahlender Schmerz in den linken Arm, Hals, Unterkiefer, Rücken oder Oberbauch
- Angstgefühl hin bis zur Todesangst (Vernichtungsgefühl)
- Beengungsgefühl, Atemnot und Unruhe

Bei etwa 15 – 20 % der Patienten verläuft der Infarkt „stumm", da z. B. bei Menschen mit Diabetes aufgrund von Nervenveränderungen die Schmerzempfindung herabgesetzt sein kann.

> **MERKE** Der Herzinfarktschmerz unterscheidet sich vom „gewöhnlichen" Angina-pectoris-Anfall durch
> - die Dauer des Schmerzes (er kann über mehrere Stunden anhalten),
> - das Nichtansprechen auf Glyzeroltrinitrat (z. B. Nitrospray) und
> - eine gleichbleibende Schmerzintensität bei körperlicher Entlastung.

Begleitsymptome. Folgende Anzeichen können die Leitsymptome des Herzinfarktes begleiten:
- Schweißausbrüche
- Übelkeit und Erbrechen
- Blutdruck: häufig hypoton oder bei erhöhtem Sympathikotonus hypertone bzw. normale Werte
- Puls: normal, Tachykardie, Bradykardie, evtl. ventrikuläre Rhythmusstörungen (bis zum Kammerflimmern)

Risikofaktoren und Komplikationen
Die Risikofaktoren entsprechen denen der koronaren Herzkrankheit (S. 782).

Die Todesrate beim Myokardinfarkt ist sehr hoch; in den ersten 48 Stunden ist die Sterblichkeitsrate am höchsten! Die häufigste Komplikation des Herzinfarktes sind Herzrhythmusstörungen (in 95 % der Fälle). Ventrikuläre Tachykardien und Kammerflimmern treten am häufigsten in den ersten 4 Stunden auf. Außerdem kann sich durch die Einschränkung der Pumpfunktion eine akute Linksherzinsuffizienz mit Lungenstauung und Lungenödem entwickeln, die bis zum kardiogenen Schock führen kann.

> **MERKE** Kammerflimmern ist die häufigste und ein kardiogener Schock die zweithäufigste Todesursache beim Herzinfarkt.

Weitere Komplikationen im Frühstadium:
- Herzwandruptur mit Herzbeuteltamponade

- Septumperforation
- Funktionsstörung oder Abriss des Papillarmuskels (Mitralklappeninsuffizienz)

Spätkomplikationen können sein:

- Herzwandaneurysma
- arterielle Embolien
- Frühperikarditis (einige Tage nach dem Infarkt)
- Postmyokardsyndrom (Dressler-Syndrom = Autoimmun-Perikarditis, ca. 6 Wochen nach Infarkt)
- Arrhythmien
- Herzinsuffizienz

Diagnostik

Mit folgenden Untersuchungsmethoden wird der Herzinfarkt diagnostiziert:

- Infarktsymptomatik und Anamnese
- EKG (Infarktausmaß, Alter des Infarktes)

- Blutuntersuchung (Troponin I und T, Enzymdiagnostik, s. KHK, S. 783, s. a. S. 723)
- Echokardiografie (Untersuchung der Pumpleistung)
- Linksherzkatheterisierung (zur Infarktlokalisation bzw. therapeutisch zur PTCA)

Bei unauffälligen Befunden werden nach 12 – 24 Std. EKG und Blutuntersuchungen zum sicheren Infarktausschluss wiederholt.

Therapie

Ziele der therapeutischen Maßnahmen sind:

- Begrenzung des Infarktgebietes
- Vorbeugen eines Zweitinfarktes
- Reperfusionstherapie: Auflösen des Gerinnsels mittels Lysetherapie oder PTCA

- Schmerzfreiheit und Reduzierung der Angst
- Verhindern bzw. Therapie von Komplikationen

Neben der medikamentösen Therapie und der Reperfusionstherapie (s. Fokus) werden bei der Therapie des Herzinfarktes folgende Sofortmaßnahmen eingesetzt:

- Bettruhe zur körperlichen Entlastung
- O_2-Verabreichung,
- Gabe von Nitraten (S. 784)
- Schmerzmittel- und evtl. Sedativagabe
- Unfraktioniertes Heparin i. v. und Azetylsalizylsäure
- EKG und hämodynamisches Monitoring – Defibrillationsbereitschaft

---

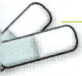

Arzneimittel im Fokus

Medikamentöse Therapie beim Herzinfarkt

Die medikamentöse Therapie in der Akutphase des Herzinfarkts erfolgt durch:

- Nitrate zur Vor- und Nachlastsenkung und Verbesserung der Koronarperfusion
- Analgetika (z. B. Morphin) und Sedativa (z. B. Diazepam) zur Verminderung des Angstgefühls, der inneren Anspannung und der Schmerzen
- Betarezeptorenblocker zur Verminderung der Herzarbeit und Stabilisierung des Herzrhythmus

- ACE-Hemmer bzw. AT-1-Rezeptorantagonisten (z. B. Valsartan) bei Herzinsuffizienz
- Fortsetzung der begonnenen Azetylsalizylsäuretherapie (z. B. Aspirin), zusätzlich Clopidogrel (z. B. Plavix, Iscover) zur Antikoagulanzientherapie
- Cholesterin-Aufnahme-Hemmer (CSE-Hemmer, z. B. Sortis) sollen die Plaquestabilisierung begünstigen

Reperfusionstherapie:

- systemische Thrombolysetherapie zur Wiedereröffnung des verschlossenen Koronargefäßes durch Auflösung des Thrombus (mittels Fibrinolytika, Thrombolytika)

- Akut-PTCA mit oder ohne Stentimplantation

Im weiteren Verlauf werden langfristig zur Prävention eines Re-Infarktes und zur Letalitätssenkung folgende Medikamente eingesetzt:

- Betablocker und ACE-Hemmer/AT-1-Rezeptorantagonist (Senkung der Frühsterblichkeit, verbessern die Langzeitprognose)
- Azetylsalizylsäure oder Clopidogrel (verhindert eine Thrombozytenverklebung und reduziert die Gefahr eines erneuten Koronarverschlusses)
- medikamentöse Cholesterinsenkung

32.3.2 Pflege- und Behandlungsplan

Ist die Infarktdiagnose gesichert, erfolgt die weitere Pflege und Behandlung in der Akutphase auf der Intensivstation, da in den ersten 48 Stunden lebensbedrohliche Komplikationen gefürchtet sind. Bei komplikationslosem Verlauf wird der Patient nach ca. 2 – 3 Tagen verlegt. Auf einer internistischen Allgemeinstation erhält der Patient dann während der nächsten 10 – 14 Tage ein gezieltes Mobilisationstraining. Er wird bei der Auseinandersetzung mit seiner Erkrankung sowie seiner zukünftigen Lebensgestaltung unterstützt. Die anschließende Rehabilitationsmaßnahme wird initiiert.

Pflegeschwerpunkte in der Akutphase im Krankenhaus

Hier stehen 3 Pflegeschwerpunkte im Vordergrund:

1. vitale Funktionen überwachen
2. Herz-Kreislauf-Funktion entlasten
3. entlastende Pflege bei den ATL

Vitale Funktionen überwachen

In den ersten Stunden und Tagen nach dem Herzinfarkt können lebensbedrohliche Komplikationen auftreten, die eine hohe Verantwortung hinsichtlich einer aufmerksamen Krankenbeobachtung und eines schnellen Kombinations- und Reaktionsvermögens von Seiten der Pflegenden verlangen. Der Herzrhythmus wird über Monitor überwacht (**Abb. 32.15**), von dem der Patient nur für kurze Zeit getrennt werden sollte.

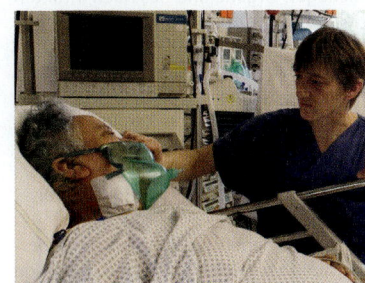

Abb. 32.15 Persönlicher Kontakt und apparative Überwachung ergänzen einander.

Nach jeder Schichtübernahme müssen die Alarmgrenzen durch die zuständige Pflegeperson kontrolliert und ggf. angepasst werden. In den ersten 48 Stunden nach einem Herzinfarkt treten bei 95-

100 % der Patienten Herzrhythmusstörungen auf. Die wichtigsten Herzrhythmusstörungen müssen erkannt und eingeschätzt werden.

▶ **MERKE** Bei gehäuft vorkommenden ventrikulären Extrasystolen (ca. 6 /Min.), bei polymorphen Extrasystolen, Salven, bradykarden oder tachykarden Rhythmusstörungen muss sofort ein Arzt verständigt werden, da die Gefahr eines Kammerflimmerns besteht. Ventrikuläre Tachykardien und Kammerflimmern treten häufig in den ersten Stunden nach dem Infarktereignis auf. Vereinzelt auftretende supraventrikuläre und ventrikuläre Extrasystolen haben meist keine therapeutischen Konsequenzen. ____

Des Weiteren kann es zu Einschränkungen der Pumpfunktion des Herzens kommen. Durch sie kann sich eine akute Linksherzinsuffizienz (in ca. 30 % der Fälle mit der Gefahr eines Lungenödems) oder im schlimmsten Falle ein kardiogener Schock (in 10 – 15 % der Fälle) entwickeln. Folgende Symptome deuten auf eine Linksherzdekompensation hin:

- zunehmende Unruhe
- Atemnot, anfänglich bei Belastung, später auch in Ruhe
- Zyanose, Tachykardie
- zunehmender Hustenreiz (im fortgeschrittenen Stadium von brodelnden Rasselgeräuschen [Distanzrasseln] und schaumigem, blutig-tingiertem [„fleischwasserfarbigem"] Auswurf begleitet)

Bei der Ausbildung eines kardiogenen Schocks wird die Pumpfunktion des Herzens so weit herabgesetzt, dass es zu einer Mangeldurchblutung aller lebenswichtigen Organe und des noch intakten Herzmuskelbezirkes kommt. Folgende Symptome deuten auf einen kardiogenen Schock hin:

- Blutdruckabfall
- kaum tastbarer, tachykarder Puls
- Blässe, Kaltschweißigkeit
- Zyanose der Lippen und Akren
- abfallende Sauerstoffsättigung (Pulsoxymetrie)

Pflegende haben im Rahmen der Überwachung der Vitalfunktionen folgende Aufgaben:

- regelmäßige Kontrolle von Blutdruck und Herzfrequenz (**Abb. 32.16**)
- Beobachtung von Veränderungen der Haut, z. B. Schweißabsonderungen (z. B. Kaltschweißigkeit), Minderdurchblutung der Extremitäten, Blässe oder Zyanose

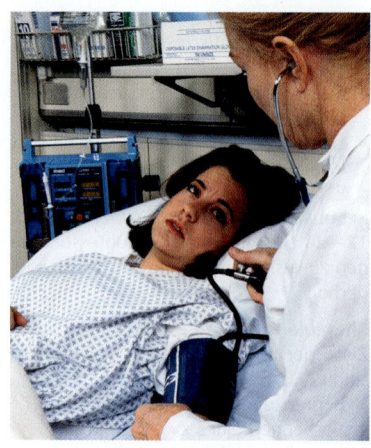

Abb. 32.16 Die regelmäßige Vitalzeichenkontrolle ist eine wichtige Pflegehandlung beim Infarktpatienten.

- Messung und Beobachtung der Atemfrequenz und -tiefe in Ruhe und bei Belastung

▶ **MERKE** Bei beginnender Linksherzdekompensation mit Ausbildung eines Lungenödems oder bei Anzeichen eines kardiogenen Schocks muss sofort ein Arzt informiert werden. Die Materialien für eine Reanimation sollten griffbereit sein. ____

Herz-Kreislauf-System entlasten
Das Herz-Kreislauf-System wird durch optimierte Sauerstoffversorgung, Schmerzmittelgabe sowie medikamentöse Therapie entlastet.
Sauerstoffversorgung optimieren. Der Patient erhält auch bei einem Infarkt mit geringem Ausmaß in den ersten 48 Stunden routinemäßig 2 – 4 l Sauerstoff pro Minute bzw. bedarfsorientiert höhere Mengen bei auftretenden Komplikationen.

▶ **MERKE** Geringere Sauerstoffmengen (2 – 4 l) können über eine Nasensonde verabreicht werden. Sind höhere Dosen erforderlich (z. B. 10 l/Min.), sollte der Patient anstatt der Sonde eine Sauerstoffmaske erhalten. Über das Maskenreservoir kann eine höhere Sauerstoffkonzentration in der Einatemluft erreicht werden (ATL Atmen, S. 444).

Schmerzfreiheit gewährleisten. Eine weitgehende Analgesie mit stark wirksamen Schmerzmitteln wird angestrebt, um die Ausschüttung von Stresshormonen zu reduzieren. Stresshormone erhöhen die Herzarbeit auch bei körperlicher Entlastung. In der Praxis wird bevorzugt

Morphin verabreicht, weil es neben dem analgetischen Effekt auch die Vorlast des Herzens senkt. Der Patient sollte sich bereits bei geringsten Schmerzen mitteilen, um schnellstmöglich eine absolute Schmerzfreiheit zu erreichen. Eine Bedarfsmedikation wird vorab mit dem behandelnden Arzt abgesprochen und in der Pflegedokumentation schriftlich festgehalten.

▶ **MERKE** Tachykardie, Hypertonie, eine vermehrte Schweißproduktion, körperliche Unruhe und ein angespannter Gesichtsausdruck können Ausdruck nonverbaler Schmerzreaktionen sein. ____

Opiate können das Brechzentrum stimulieren und Übelkeit und Erbrechen auslösen. Bei starkem Brechreiz kann die Gabe von Antiemetika erforderlich werden. Diese werden i. d. R. parenteral nach Arztverordnung verabreicht.
Medikamentöse Therapie überwachen. In den ersten 2 – 3 Tagen werden die Medikamente häufig über einen zentralen Venenkatheter verabreicht. Der zentrale Venendruck (ZVD, S. 699) wird zweimal täglich gemessen, um Aussagen über den Flüssigkeitshaushalt und die Auswurfleistung des rechten Herzens zu gewinnen. Je nach Kreislaufstabilität erhält der Patient eine Nitrattherapie, Betablocker und ACE-Hemmer, um den myokardialen Sauerstoffverbrauch zu reduzieren und um das Herz vor Katecholamineinflüssen zu schützen. Sedativa (z. B. Diazepam) werden verabreicht, um Unruhezuständen entgegenzuwirken. Sie können in Kombination mit Analgetika zur Atemdepression führen. Die Überwachung von Atmung und Bewusstseinszustand ist deshalb bedeutsam.
Thrombolysetherapie überwachen. Während des akuten Infarktgeschehens kann innerhalb von 4 – 6 Stunden nach Schmerzbeginn, sofern keine Kontraindikationen bestehen, eine systemische Thrombolysetherapie durchgeführt werden („time is muscle"). Ziel ist es, den fibrinhaltigen Thrombus aufzulösen und die Durchblutung des verschlossenen Koronargefäßes wieder herzustellen. Aufgrund der fibrinauflösenden Wirkung der Lysetherapie kann es zu Blutungen im Organismus kommen, z. B.

- Schleimhautblutungen,
- Harnwegsblutungen,
- Magenblutungen oder
- Blutungen aus Einstichstellen von Venenpunktionen.

Vor der Lysetherapie sollte der Patient ausreichend mit peripheren venösen Zugängen versorgt werden, um bei einer

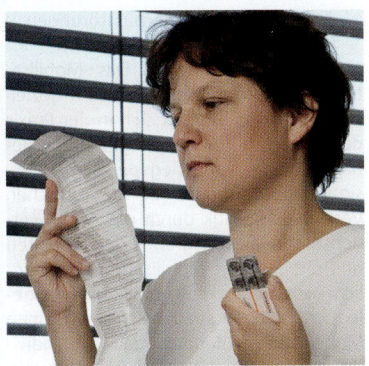

Abb. 32.17 Pflegende gewinnen aus dem Beipackzettel des jeweiligen Lysepräparats wichtige Informationen.

auftretenden Blutung eine intravenöse Flüssigkeitszufuhr (z. B. mittels Transfusionen) gewährleisten zu können. Eventuelle Fehlpunktionsstellen werden mit einem Druckverband versorgt, um Nachblutungen zu verhindern. Vor der Lyse sollte abgeklärt werden, ob ein Blasenverweilkatheter für notwendig erachtet wird. Die Vorbereitung der Lysetherapie ist Aufgabe der Pflege. Es gibt unterschiedliche Dosierungsschemata (**Abb. 32.17**), die je nach ärztlicher Anordnung korrekt hergestellt werden müssen. Bei der Zubereitung des Medikaments ist mit höchster Sorgfalt vorzugehen, denn eine genaue Dosierung ist für den Erfolg der Therapie wichtig. Gefürchtete Komplikationen während einer Lysetherapie sind

- das Auftreten einer Gehirnblutung oder
- eine Irritation des Herzrhythmus, sog. Reperfusionsarrhythmien sowie
- Überempfindlichkeitsreaktionen bis hin zum anaphylaktischen Schock.

➡ **MERKE** Treten nach der Lysetherapie erneut Angina-pectoris-Schmerzen auf, muss sofort der behandelnde Arzt benachrichtigt werden. Diese Schmerzen können auf einen erneuten Verschluss der Reststenose hinweisen. ———————

Während der Lysetherapie führen Pflegende je nach Dauer der thrombolytischen Wirkung des jeweiligen Lysepräparats folgende Überwachungsmaßnahmen durch:

- Messen der Vitalwerte $1/2$-stündlich
- Beobachten des Herzrhythmus
- Beobachten der Haut auf Hämatombildung oder Einblutungen (z. B. Petechien)

- Erkennen von Blutungsanzeichen (z. B. im Urin, Einstichstellen)
- Erkennen von Überempfindlichkeitsreaktionen (z. B. Schüttelfrost, Kopf- und Gelenkschmerzen, Hautrötungen, anaphylaktische Schocksymptome)
- Beobachten des Bewusstseins (z. B. auf Orientierungsgrad, Somnolenz, neurologische Ausfälle)

➡ **MERKE** Der Patient darf aufgrund der Blutungsgefahr während der Lysetherapie keine intramuskulären oder subkutanen Injektionen bekommen. Insulinpflichtige Diabetiker beispielsweise erhalten Insulin intravenös. Während dieser Zeit sollten auch keine Pflegemaßnahmen durchgeführt werden, die zu Verletzungen führen könnten, z. B. Nassrasur, Zähne putzen oder Nasenpflege. ———————

Entlastende Pflege bei den ATL
Für die Zeit des akuten Geschehens hat der Patient absolute Bettruhe. Mit dieser Maßnahme soll die Herzarbeit minimiert und der Sauerstoffbedarf des Herzens gesenkt werden. Der intakte Herzmuskelanteil soll sich langsam an die Mehrbelastung gewöhnen. Zur Stressreduktion erhalten der Patient und seine Angehörigen einen groben Überblick über den Tagesablauf. Besuchsmöglichkeiten und die Notwendigkeit von Ruhephasen werden abgesprochen.

➡ **MERKE** In den ersten 24 – 48 Stunden muss der Patient in Abhängigkeit von Befindlichkeit und kardialer Situation jegliche Anstrengung und Aktivität vermeiden. Eine „entlastende Pflege" steht während dieser Zeit im Vordergrund. ———————

Körperpflege unterstützen. Je nach Infarktschwere und -verlauf kann in den ersten Tagen die Übernahme einer Ganzkörperpflege angezeigt sein. Bei Kreislaufstabilität und Schmerzfreiheit können selbstständig kleine Handgriffe durchgeführt werden (z. B. zur Wahrung der Intimsphäre das Waschen des Genitalbereichs). Die selbstständige Pflegehandlung muss sofort abgebrochen werden bei:

- Erhöhung der Herzfrequenz um mehr als 20 Schläge/Min.,
- Hypertonie bzw. Hypotonie oder
- Atemnot und
- Schmerzen.

Für Entlastung bei der Ausscheidung sorgen. Aufgrund der Bettruhe ist der Patient auf die Benutzung einer Urinflasche bzw. eines Steckbeckens angewiesen. Erfordert die instabile Kreislaufsituation eine exakte Bilanzierung und eine zusätzliche körperliche Entlastung, sollte in Absprache mit dem behandelnden Arzt für den Zeitraum der Kreislaufinstabilität ein Blasenverweilkatheter gelegt werden. Durch Immobilisierung und Analgesierung mit Morphin-Präparaten kann es zu einer Obstipation kommen. Um eine größere Pressanstrengung bei der Defäkation (Stuhlgang) zu vermeiden, wird eine medikamentöse Obstipationsprophylaxe durchgeführt.

Belastungen durch die Ernährung entgegenwirken. Eine absolute Nahrungskarenz wird eingehalten

- in den ersten Stunden nach dem akuten Ereignis,
- bei instabilem Kreislauf und
- bei Übelkeit und Erbrechen.

Aufgrund der gefürchteten Komplikationen muss immer mit einer Reanimation gerechnet werden (Gefahr der Aspiration von Erbrochenem bei einer Reanimation). Der Patient bekommt während der Nahrungskarenz Flüssigkeit parenteral zugeführt. Bei stabilen Kreislaufverhältnissen und einer uneingeschränkten Verdauungsleistung können leicht verdauliche und kleine Mahlzeiten unter Einhaltung individueller Diätvorgaben angeboten werden.

Der Situation angepasste und bequeme Lagerung ermöglichen. Zur Verbesserung der Atemsituation und der Herzentlastung wird der Patient in der Anfangsphase in Rückenlage leicht erhöht gelagert. Bleibt die Kreislaufsituation stabil, richtet sich die Lagerung nach den Bedürfnissen des Patienten. Sekundärprobleme aufgrund der Bewegungseinschränkung sind abhängig vom Ausmaß des Infarktes, den Kreislaufverhältnissen und der Dauer der Immobilität. Prophylaxen, z. B. Dekubitus-, Thrombose- oder Pneumonieprophylaxe sind individuell anzupassen und durchzuführen.

Temperatur kontrollieren und regulieren. In seltenen Fällen, z. B. bei großen Infarktarealen, kann es in den ersten Tagen nach dem Infarkt zu Resorptionsfieber mit subfebrilen Temperaturen kommen. Eine Temperaturerhöhung über 38,5 °C wird mit fiebersenkenden Maßnahmen behandelt, da die daraus resultierende Kreislaufbelastung (steigende Pulsfrequenz) und der erhöhte Sauerstoffbedarf das geschädigte Herz belasten können.

Pflegeschwerpunkte im weiteren Verlauf
Die Verlegung auf eine internistische Station erfolgt i. d. R. nach 2 – 3 Tagen

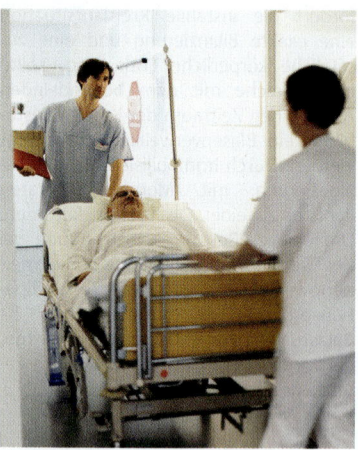

Abb. 32.18 Sobald sich der Gesundheitszustand des Patienten stabilisiert hat, kann er die Intensivstation verlassen.

(**Abb. 32.18**). Voraussetzungen dafür sind, dass

- der Patient in Ruhe schmerzfrei ist,
- Herz und Kreislauf stabil und die
- Herzenzymwerte rückläufig sind.

Um dem Patienten die Verlegung zu erleichtern, sollte er über den Tagesablauf informiert und die Pflegeschwerpunkte mit ihm abgesprochen werden. Die zeitlichen Abstände der Überwachungsmaßnahmen werden bei unauffälliger Kreis-laufsituation nach Absprache mit dem Patienten zunehmend verlängert (z. B. 2 – 3-stdl.).

Im Mittelpunkt stehen nun die Frühmobilisation und die Gesundheitsberatung.

Frühmobilisation

Ziele der Frühmobilisation des Patienten sind

- die körperliche Leistungsfähigkeit wiederherzustellen,
- seine seelische Verfassung zu stabilisieren,
- Thrombose, Dekubitus, Pneumonie und Muskelabbau zu vermeiden,
- die Wahrnehmung der individuellen Belastungsgrenze zu schulen,
- den Krankenhausaufenthalt zu verkürzen und
- die frühzeitig soziale Reintegration.

Der Beginn der Frühmobilisation ist zum einen von subjektiven Parametern abhängig wie

- Befindlichkeit (z. B. keine Übelkeit, kein Erbrechen),
- Schmerzfreiheit,
- Trainingszustand und Konstitution.

Zum anderen ist der Mobilisationsbeginn abhängig von objektiv messbaren Parametern, z. B.

- dem Ausmaß und dem Infarktverlauf (rückläufige Herzenzyme),
- stabilen Kreislaufverhältnissen (normotone Blutdrucksituation, keine be-drohlichen Herzrhythmusstörungen, Temperatur nicht über 38,5 °C).

Mobilisationsstufenplan. Das Mobilisationsstufenprogramm mit einem gezielten Aufbautraining hat sich in der Praxis durchgesetzt. Anhand gezielter Beobachtungen von Pflegepersonen, Physiotherapeuten und der medizinischen Verlaufsdiagnostik durch die Ärzte werden die Belastungsgrenze des Patienten und die jeweilige Mobilisationsstufe täglich besprochen und individuell festgelegt. **Abb. 32.19** stellt beispielhaft einen Mobilisationsstufenplan dar. Die individuelle Ausrichtung des Mobilisationsstufenplans beinhaltet auch, dass bei Belastungssymptomen wie leichter Atemnot oder Tachykardie eine Trainingsstufe zurückgegangen wird, um den Patienten nicht zu überfordern. Nach Beendigung von Stufe V ist die Frühmobilisation abgeschlossen. Der Patient kann dann in Absprache mit dem behandelnden Arzt und auf Wunsch in Begleitung ca. 30 Min. spazieren gehen.

Generell gilt, dass während der Mobilisationsphase in etwa 10 – 15-minütigen Abständen eine Puls- und Blutdruckkontrolle durchgeführt wird. Ziel ist ein schonender Trainingsaufbau und das frühzeitige Erkennen von kardialen Überlastungssymptomen. Alle Pflegehandlungen und deren Begründungen sind in **Tab. 32.5** dargestellt.

Tab. 32.5 Überwachung des Herzinfarktpatienten vor, während und nach der Frühmobilisation.

Zeitpunkt	Pflegehandlung	Begründung
vor Beginn der Mobilisation	→ Information über Ziel der Mobilisation und Aktivitätsradius → Absprache, welche Handlungen aus Entlastungsgründen beachtet werden sollten → Blutdruck- und Pulskontrolle	→ ein gut informierter Patient fühlt sich sicher und ernst genommen → Handlungsanweisungen sollen verhaltensleitend sein → Dokumentation der kardialen Ausgangssituation, wobei Ruhewerte als Bewertungsmaßstab für die aufbauenden Trainingsschritte dienen
während der Mobilisation	nach jeder stärkeren Belastungsphase wird: → eine Ruhepause eingelegt → eine Pulskontrolle durchgeführt und mit den Ausgangswerten verglichen	→ Überlastungsvermeidung → gemessene Werte dienen als Indikator für die kardiale Belastung und den myokardialen Sauerstoffverbrauch → Belastungsfrequenz darf die Ausgangsfrequenz bei Aktivitäten im Sitzen und Liegen bis 20 Schläge/ Min., beim Gehen und Treppensteigen bis 30 Schläge/ Min. übersteigen
	nach jeder stärkeren Belastungsphase wird: → der Patient aufmerksam gemacht, seine subjektive Belastungsgrenze nachzuspüren	Patient erlernt: → seine individuelle Belastungsgrenze wahrzunehmen → seine subjektive Befindlichkeit mit objektiven Parametern zu vergleichen und einzuschätzen → seine Ruhephasen selbst zu bestimmen
während der Ruhephase	→ erneute Pulskontrolle	→ nach 3 Min. in Ruheposition sollte Ruhefrequenz erreicht werden
nach der Mobilisation	→ Dokumentation aller gemessener Parameter (einschl. subjektive Befindlichkeit, Leistungsgefühl)	→ dient der Verlaufskontrolle und als Grundlage für die Festlegung der neuen Mobilisationsstufe

Mobilisationsstufenplan

Stufen	Mobilisationsradius und physiotherapeutische Basismaßnahmen	Pflegeaktivitäten/ Pflegeselbstständigkeit	beispielhafter Trainingsverlauf in Tagen		
			Gruppe 1	Gruppe 2	Gruppe 3
0	**Bettruhe** • bei längerer Bettruhe leichte Atem-, Bewegungs- und Entspannungsübungen unter physiotherapeutischer Anleitung	• entlastende Körperpflege (evtl. Mund- und Zahnpflege oder/und Intimpflege selbstständig) • Anziehen der MT-Strümpfe • z. B. in 2- bis 3-stdl. Abständen Aufforderung zum tiefen Durchatmen und leichten Bewegungen der Fußspitzen und Anspannen der Wadenmuskulatur	1	1 – 2	2 – 5
I	**Zimmermobilität** (eingegrenzt) • thromboprophylaktische und Kreislauf aktivierende Bewegungs- und Atemübungen im Bett • Sitzen im Lehnstuhl im Beisein des Physiotherapeuten	• selbstständige Körperpflege des Oberkörpers und evtl. Intimpflege mit Entlastungspausen im Bett • Essen im Bett, evtl. eine Hauptmahlzeit im Lehnstuhl unter pflegerischer Aufsicht • Benutzung des Toilettenstuhls	2 – 3	2 – 4	3 – 8
II	**Zimmermobilität** (erweitert) Unter Anleitung des Physiotherapeuten • Bettkante/Hockergymnastik • Gehen um das Bett • Laufen im Zimmer	• selbstständiges Waschen von Gesicht, Oberkörper und Genitalbereich am Waschbecken mit Entlastungspausen • selbstständige Einnahme der Mahlzeiten im Lehnstuhl • Benutzung des Zimmer-WCs in Begleitung mit den Pflegenden • mit Rollstuhl Abt.-WC	3 – 4	4 – 6	8 – 11
III	**Flurmobilität** (unter physiotherapeutischer Kontrolle) • Hockergymnastik • Flurmobilisation 50 m – 300 m – langsame Steigerung unter physiotherapeutischer Aufsicht bei selbstständiger Zimmermobilität	• selbstständige Körperpflege am Waschbecken • Essen am Tisch • selbstständige Benutzung des Zimmer-WCs, Abt.-WC in Begleitung	4 – 5	6 – 8	11 – 14
IV	**Flurmobilität** (selbstständig) • eigenständige Bewegung auf der Station • evtl. Hockergymnastik in Gruppen	• Duschen nach ärztlicher Erlaubnis und nach Absprache mit den Pflegenden	5 – 6	7 – 8	14 – 17
V	**Treppenmobilität** (unter Kontrolle) • Treppen gehen • Steigerung von wenigen Stufen bis zu zwei Stockwerken	• völlige Pflegeselbstständigkeit	6 – 8	8 – 10	17 – 21

Gruppe 1	**Gruppe 2**	**Gruppe 3**
• völlig unkomplizierter Infarktverlauf	• größeres Infarktgeschehen • leicht eingeschränkte Pumpfunktion des linken Herzens • evtl. auftretende Komplikationen konnten therapeutisch rasch behoben werden	• komplizierter Infarktverlauf mit auftretenden schweren Komplikationen, z.B. – ausgeprägte Herzinsuffizienz – lebensbedrohliche Herzrhythmusstörungen – kardiogener Schock

Abb. 32.19 Gegenüberstellung des Mobilisationsradius in Verbindung mit den physiotherapeutischen Basismaßnahmen und Pflegeaktivitäten.

➡ **MERKE** Der Übergang von einer Mobilisationsstufe in die nächst höhere kann nur dann erfolgen, wenn keine Komplikationen auftreten. Die Mobilisation muss sofort abgebrochen werden, wenn Angina-pectoris-Schmerzen, Herzrhythmusstörungen, Hypotonien oder Bluthochdruck, Atemnot, Schwindel, Schweißausbrüche oder Blässe auftreten.

Gesundheitsberatung

Der Herzinfarkt wird von vielen Menschen als ein Ereignis erlebt, das meist aus „voller Gesundheit" heraus wie ein Blitz in ihr Leben einschlägt. Je nach Intensität der Symptomatik wurde der Erkrankte mit Todesangst konfrontiert. Diese bedrohliche Situation kann eine tiefe seelische Verunsicherung hervorrufen. Häufig gesteht der Patient sich und seinen Bezugspersonen seine Ängste und beunruhigenden Gefühle nicht ein. Einige Patienten entwickeln depressive Verstimmungen, andere wiederum verdrängen ihre Gefühle und überspielen ihre Ängste durch eine betonte Heiterkeit. Manche Patienten neigen dazu, ihre körperlichen Beschwerden und ihre Ängste nicht wahrhaben zu wollen, was sich dann unbewusst in Ungeduld oder Aggression ausdrücken kann.

> ➤ **MERKE** Die Unterstützung des Patienten bei der Auseinandersetzung mit seiner Erkrankung ist während des gesamten Genesungsprozesses bedeutsam. —————————————————

Bewältigungshilfen. In einer Studie wurde den Betroffenen rückblickend nach einem Jahr die Frage gestellt, was ihnen bei der Bewältigung nach dem Infarktereignis besonders geholfen hat. Viele Patienten gaben die Unterstützung durch den Lebens- oder Ehepartner als wichtigste „Krankheitsbewältigungshilfe" an. Sie sind es meist auch, die bei der Umsetzung von gesundheitsfördern-

den Maßnahmen maßgeblich beteiligt sind. Das zeigt, wie bedeutend die Einbeziehung der Lebenspartner während des gesamten Erkrankungsverlaufs ist. Des Weiteren erachteten die Befragten eine ausreichende Information als besonders wichtig. Die Möglichkeit zum persönlichen Gespräch mit Ärzten und Pflegenden empfanden die Patienten als hilfreich.

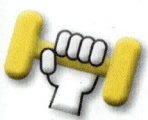

Rehabilitation im Fokus

Rehabilitation nach Herzinfarkt

Nach dem Klinikaufenthalt schließt sich häufig eine Anschlussheilbehandlung (AHB) an, die den Patienten auf seinen Alltag vorbereitet. Die AHB wird vom Sozialdienst oder den Ärzten in Absprache mit dem Patienten eingeleitet. Die Finanzierung übernimmt bei Berufstätigen der Rentenversicherungsträger und bei Nichtberufstätigen und Rentnern die Krankenkasse. Derzeit beträgt die Dauer der stationären Rehabilitation in Deutschland 3 Wochen. Aus therapeutischen Gründen kann eine Verlängerung bewilligt werden.

Aufgaben der Rehabilitation. Das Aufgabenspektrum der Rehabilitation umfasst (nach Middeke 1998):

1. diagnostische Untersuchungen, z. B. Belastungstests zur Risikoeinschätzung und Beurteilung der Prognose zur Wiedereingliederung ins soziale und berufliche Umfeld (*Abb. 32.20*). Anhand der Ergebnisse wird ein optimales Bewegungsprogramm entwickelt und die weitere Therapie eingeleitet.

2. Aufklärung über individuelle Risikofaktoren und deren Behandlungsmöglichkeiten zur Vermeidung eines Re-Infarktes

3. Information über gesundheitsfördernde Maßnahmen und Motivation, den Lebensstil positiv zu verändern.

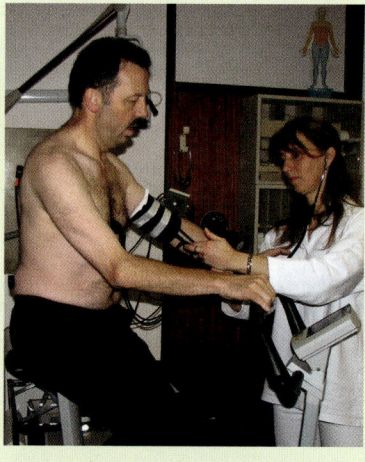

Abb. 32.20 Fahrradergonometrie zur kardialen Untersuchung unter Belastung.

4. Integrative Therapie unter Einbeziehung von Bewegungstherapie und physikalischer Therapie. Sie beinhaltet außerdem psychologische, ernährungsmedizinische und verhaltenstherapeutische Aspekte.

5. Optimierung der medikamentösen Therapie. Sofern erforderlich erfolgt eine Anpassung der medikamentösen Therapie zur Behandlung der Risikofaktoren und zur Re-Infarktprophylaxe.

6. Sozialmedizinische Beurteilung. Dabei wird z. B. die Erwerbsfähigkeit von berufstätigen Patienten beurteilt. Berufstätige können i. d. R. ca. 8 – 12 Wochen nach dem Infarktereignis wieder arbeiten.

7. Erhaltung oder Wiederherstellung der Selbstständigkeit. Um eine dauerhafte Pflegebedürftigkeit zu verhindern und eine Wiedereingliederung ins familiäre bzw. soziale Umfeld zu ermöglichen, wird mit therapeutischen Maßnahmen an der Erhaltung oder Wiederherstellung der Selbstständigkeit gearbeitet.

8. Verbesserung der Prognose und der Lebensqualität.

32.4 Pflege von Patienten mit Hypertonie ————————————————

32.4.1 Medizinischer Überblick

Definition

Als Hypertonie werden chronisch erhöhte arterielle Blutdruckwerte bezeichnet. Gemäß WHO-Definition besteht eine arterielle Hypertonie ab 140/90 mmHg (*Tab. 32.6*). Sowohl der systolische als auch der diastolische Wert finden Berücksichtigung, weil davon ausgegangen wird, dass ab dieser Grenze das Risiko für kardiovaskuläre Komplikationen stark ansteigt. Eine Hypertonie ist die Folge

eines erhöhten Herzzeitvolumens, eines erhöhten peripheren Widerstandes oder beider Faktoren.

Häufigkeit. Die Erkrankungshäufigkeit steigt mit zunehmendem Alter und bei vorliegendem Übergewicht. In den Industrieländern haben durchschnittlich 25 % einen Bluthochdruck. Bei den über 60-Jährigen sind es ca. 50 % und bei adipösen Menschen bis 75 %. Mehr als 30 % der Menschen mit Hypertonie wissen nichts von ihrer Erkrankung. Von den Patienten, die behandelt werden, werden

mehr als 50 % nicht ausreichend therapiert (Herold 2011).

Ursachen

Es wird zwischen primärer und sekundärer Hypertonie unterschieden.

Primäre Hypertonie (essenzielle Hypertonie). Dazu gehören über 90 % aller Hypertonien. Sie ist ein selbstständiges Krankheitsbild, da keine Ursache erkennbar ist. Es handelt sich um eine multifaktorielle Erkrankung, bei der vielfältige Einflüsse diskutiert werden:

Tab. 32.6 Definition und Klassifikation der Blutdruckstufen (nach den Leitlinien der Deutsche Hochdruckliga und der Deutschen Hypertoniegesellschaft).

Definition	Systolisch (mmHg)	Diastolisch (mmHg)
Optimal	< 120	< 80
Normal	120 – 129	80 – 84
Hoch normal	130 – 139	85 – 89
Bluthochdruck		
Stufe 1 Hypertonie (leicht)	140 – 159	90 – 99
Stufe 2 Hypertonie (mittelschwer)	160 – 179	100 – 109
Stufe 3 Hypertonie (schwer)	≥ 180	≥ 110
Isolierte systolische Hypertonie	≥ 140	< 90

- familiäre Disposition
- Konstitution (Pykniker)
- Ernährungsfaktoren (hoher Kochsalz- und Kaffeekonsum, Alkohol, Übergewicht)
- Stressfaktoren
- Nikotinabusus
- endokrine Faktoren (Beginn der Hypertonie bei Frauen häufig nach dem Klimakterium)

MERKE Stressbedingter Bluthochdruck wird nicht selten am Arbeitsplatz ausgelöst. Vor allem Berufstätige, die einer hohen Arbeitsintensität ausgesetzt sind und gleichzeitig nur eine geringe Entscheidungsfreiheit und Gestaltungsspielraum haben, fühlen sich häufig sehr belastet und weisen deutlich erhöhte Blutdruckwerte auf.

Sekundäre Hypertonie. Diese Form (zu ihr gehören weniger als 10 % aller Hypertonien) wird von einer vorliegenden organischen Grunderkrankung ausgelöst:
- renale Hypertonie (z. B. durch diabetische Nephropathien, Nierentumoren, Nierenarterienstenose)
- endokrine Hypertonie (z. B. primärer Hyperaldosteronismus, Hyperthyreose, Morbus Cushing, Phäochromozytom)
- Aortenisthmusstenose

Temporäre Hypertonien. Zu den nichtchronischen Hypertonien gehören:
- Blutdrucksteigerungen durch Medikamente, Gifte, Genussmittel (z. B. Ovulationshemmer, Antirheumatika, Kortison, Ciclosporin A, Kokain, Amphetamin, Blei oder Lakritze) und
- schwangerschaftsinduzierte Hypertonie (z. B. Präeklampsie, S. 914).

Symptome
Sofern keine schwerwiegenden Folgeerkrankungen vorliegen, weist die primäre Hypertonie vielfach über längere Zeit keine Symptome auf. Typisch können sein:

- Kopfschmerz, Schwindel, Ohrensausen, Nervosität
- Herzklopfen, Brustschmerzen
- Belastungsdyspnoe

Bei der sekundären Hypertonie hängt die Symptomatik von der vorliegenden Grunderkrankung ab.

Risikofaktoren
Die essenzielle Hypertonie steht häufig in enger Verbindung mit anderen Erkrankungen des metabolischen Syndroms (Übergewicht, Typ 2-Diabetes, Hyperlipoproteinämie, essenzielle Hypertonie).

Diagnostik
Sie verfolgt 3 wesentliche Ziele:
1. Erfassung des Schweregrades der Hypertonie
2. Identifikation von Ursachen bei sekundärer Hypertonie
3. Erkennen weiterer kardiovaskulärer Risikofaktoren und Folgeerkrankungen

Die Diagnose und Erfassung des Schwergrades der Erkrankung werden durch mehrmalige Blutdruckmessungen (an beiden Armen) gesichert. Voraussetzung dafür sind mindestens 3 Blutdruckmessungen an mindestens 2 verschiedenen Tagen. Um Fehleinschätzungen zu vermeiden und situationsbedingte Blutdruckerhöhungen, z. B. „Praxishypertonie", ausschließen zu können, kann Folgendes eingeleitet werden:
- Selbstmessung durch den Betroffenen (Patientenprotokoll)
- ambulante 24-Stunden-Blutdruckmessung (ABDM = ambulante Blutdruckmessung)

Bei Verdacht bzw. zum Ausschluss einer sekundären Hypertonie erfolgen organspezifische Untersuchungen (z. B. Sonografie der Nieren, Hormonbestimmungen).

Komplikationen
Der unbehandelte Hypertonus kann verschiedene Organsysteme schädigen.
Herz. Durch die Hypertonie baut der linke Herzmuskel einen höheren Druck

auf und vergrößert sich (Linksherzhypertrophie). Nimmt die Überbeanspruchung weiter zu, ermüdet der Herzmuskel, es entwickelt sich eine Herzinsuffizienz. Hoher Blutdruck über einen längeren Zeitraum führt zu arteriosklerotischen Veränderungen der Koronararterien mit der Folge einer KHK.
Arterielles Gefäßsystem. Durch die permanente Blutdruckerhöhung wird die Intima geschädigt. Es kommt zu winzigen Einrissen, an denen sich Thrombozyten, Fibrine und Cholesterinkristalle ablagern. Eine Vielzahl von Menschen mit Bluthochdruck entwickelt frühzeitig eine Arteriosklerose. Der dadurch entstehende Elastizitätsverlust in den Gefäßen erhöht den peripheren Gefäßwiderstand, mit der Folge einer weiteren Blutdruckerhöhung. Die Entwicklung einer peripheren arteriellen Verschlusskrankheit (pAVK) wird begünstigt. An der Aorta kann es zur Ausbildung eines Aortenaneurysmas kommen.
Gehirn. Verändern sich die Hirngefäße arteriosklerotisch, kann es zu Gehirnleistungsstörungen bzw. zur zerebralen Ischämie und zu einem Hirninfarkt kommen (Todesursache von 15 % aller Menschen mit Hypertonie). Eine akute Blutdrucksteigerung bei veränderten Hirngefäßen kann zur Gefäßruptur und zu einer bedrohlichen Gehirnblutung führen.
Nieren. Verändern sich die Nierenarterien arteriosklerotisch (Nephrosklerose), kann sich infolgedessen eine Niereninsuffizienz entwickeln. Die Hypertonie verschlechtert sich dann im Sinne einer zirkulierenden Wechselwirkung.

Therapie
Bei der sekundären Hypertonie wird die Grunderkrankung behandelt (z. B. medikamentöse Behandlung einer Hyperthyreose, Operation einer Nierenarterienstenose), was meist zu einer Normalisierung des Blutdrucks führt. Ist dies nicht der Fall, orientiert sich die Therapie wie bei der primären arteriellen Hypertonie am Schweregrad der Erkrankung.
Ziel der Therapie. Primäres Ziel ist es, den Blutdruck unter 140/90 mmHg zu senken, um das kardiovaskuläre Risiko mit den entsprechenden Folgeerkrankungen vorzubeugen bzw. einzudämmen. Handlungsleitend bei der Therapie sind deshalb
- die Höhe des systolischen und diastolischen Blutdrucks in Verbindung mit der
- Einschätzung des kardiovaskulären Gesamtrisikos des Patienten.

Wird bei einem Patienten ein hohes kardiovaskuläres Risiko festgestellt, wird heute bereits bei „hoch normalen" Blutdruckwerten mit der Therapie begonnen. Bei jeder Hypertoniestufe wird versucht, den Blutdruck mit allgemeinen Maßnahmen zu normalisieren, z. B. durch Gewichtsnormalisierung, Ernährungsumstellung, Raucherentwöhnung und Stressabbau. Allein durch die Lebensstilumstellung lassen sich 25 % der Hypertonien Stufe 1 normalisieren (Herold 2011).

Arzneimittel im Fokus

Antihypertonika

Neben den allgemeinen Maßnahmen werden je nach Höhe des Blutdrucks unterschiedliche Arzneimittelgruppen (Antihypertonika) zur Behandlung eingesetzt:

- **Diuretika** wie Furosemid (Lasix) – zur Senkung des Blutdrucks durch vermehrte Wasser- und Kochsalzausscheidung
- **Betarezeptorenblocker** wie Atenolol (z. B. Tenormin), Bisoprolol (z. B. Concor) – zur Verminderung von Herzkraft und Herzfrequenz – Senkung der Blutdruckspitzen
- **Kalziumantagonisten** wie Amlodipin (z. B. Norvasc) – zur Relaxation der Gefäßmuskulatur durch Hemmung des Ca^{2++} Einstroms in die Zelle, wodurch es zur Senkung des periphe-

ren Gefäßwiderstandes (Nachlast) und zur Blutdrucksenkung kommt
- **ACE-Hemmer** wie Captopril (z. B. Lopirin), Enalapril (z. B. Pres, Xanef), Ramipril (z. B. Delix) – greifen in die hormonell gesteuerte Vasokonstriktion ein, indem sie das **A**ngiotensin-**C**onverting-**E**nzym blockieren und somit das Angiotensin I nicht in das gefäßverengende Angiotensin II umgewandelt werden kann. Dies führt zur Gefäßerweiterung. Nebenwirkungen: Reizhusten, Hautausschlag, Schwindel, gastrointestinale Symptome
- **Sympathikolytika,** z. B. Alpha$_1$-Rezeptorenblocker wie Prazosin (Minipress) – zur Gefäßerweiterung und somit zur Abnahme des peripheren Widerstandes. Nebenwirkungen: Schwindel, Müdigkeit, Kollapsneigung

durch zu starken Blutdruckabfall, Natrium- und Wasserretention mit Gewichtszunahme
- **Angiotensin-II-Rezeptorantagonisten** (AT$_1$-Rezeptorantagonisten/Losartan, z. B. Lorzaar) – zur Blockierung der Wirkung von Angiotensin II am AT$_1$-Rezeptor. Im Vergleich zu den ACE-Hemmern verträglicher. Nebenwirkungen: selten Schwindel, selten Husten
- **arterioläre Vasodilatatoren** wie Dihydralazin (z. B. Nepresol) – zur arteriolären Vasodilatation durch die Wirkung an der glatten Gefäßmuskulatur

Um die Zielblutdruckwerte zu erreichen, benötigen viele Patienten eine Kombinationstherapie mit mehr als einem Antihypertonikum.

32.4.2 Pflege- und Behandlungsplan

Die Betroffenen fühlen sich auch mit hohen Blutdruckwerten häufig wohl und leistungsfähig. Wird die Hypertonie über längere Zeit nicht erkannt und behandelt, kann die Lebenserwartung durch Folgeerkrankungen deutlich verkürzt bzw. die Lebensqualität maßgeblich beeinträchtigt werden. Entscheidend für den Therapieerfolg ist, inwieweit es gelingt, den Patienten zur Einhaltung einer „blutdrucknormalisierenden" Lebensführung bzw. zur regelmäßigen und konsequenten Medikamenteneinnahme zu motivieren (Compliance des Patienten = engl. Befolgung; im medizinischen Bereich: Therapietreue).

Pflegende haben im stationären und ambulanten Bereich 4 Hauptaufgaben:
1. Gesundheitsberatung (**Abb. 32.21**)
2. medikamentöse Behandlung gewährleisten und überwachen
3. bei einer hypertensiven Krise bzw. einem hypertensiven Notfall professionell handeln
4. Patienten zur Blutdruckselbstkontrolle anleiten

Medikamentöse Behandlung überwachen

Ist eine langfristige Blutdrucksenkung durch Veränderung der Lebensgewohn-

heiten nicht möglich, muss der Patient lebenslang blutdrucksenkende Medikamente einnehmen. Über Medikamentenwirkung und Nebenwirkungen informiert der Arzt. Die Aufgaben der Pflegenden sind:
- bei der regelmäßigen Medikamenteneinnahme beraten und motivieren
- Medikamentenwirkungen und -nebenwirkungen durch regelmäßige Kreislaufkontrollen überwachen

Arzneimittel im Fokus

Nicht selten hat sich der Organismus bereits an den hohen Blutdruck gewöhnt. Deshalb wird die Blutdrucksenkung in den ersten 4 – 8 Wochen meist als unangenehm empfunden, da zu Beginn der Therapie (präparateunabhängig) folgende Symptome auftreten können:
- Mattigkeit und Schwächegefühl
- Konzentrationsstörungen
- leichter Schwindel
- in seltenen Fällen Übelkeit

Der Patient sollte die blutdrucksenkenden Medikamente auf keinen Fall ohne Rücksprache mit seinem Arzt absetzen. Häufig legen sich die Nebenwirkungen nach der Blutdrucknor-

malisierung nach einiger Zeit. Die Medikamentenkombinationen werden individuell auf den jeweiligen Patienten abgestimmt und je nach Wirksamkeit und subjektiver Befindlichkeit ggf. im Laufe der Behandlung umgestellt oder ergänzt. Auch unter der antihypertensiven Therapie kann es zu Blutdruckerhöhungen kommen. Bei Symptomen wie Kopfschmerzen, Gesichtsröte, Benommenheit oder starkem Herzklopfen wird der Blutdruck gemessen und bei zu hohen Blutdruckwerten der Arzt informiert.

Bei hypertensiver Krise bzw. hypertensivem Notfall professionell handeln

> **DEFINITION** Eine akute **hypertensive Krise** liegt vor, wenn der Blutdruck akut entgleist (> 230/130 mmHg). Geht das Ereignis gleichzeitig mit kardialen und/oder mit neurologischen Folgeerscheinungen einher, spricht man von einem **hypertensiven Notfall.** Dann besteht eine vitale Bedrohung durch Organschädigung. _____

Folgende Begleitsymptome können auf das Geschehen hinweisen:

Gesundheitsberatung Hypertonie

Grundsätzlich gilt: In vielen Fällen kann der Patient seinen Bluthochdruck bereits durch Veränderungen seiner Lebensgewohnheiten beeinflussen. Aufgrund der Beschwerdefreiheit fällt es vielen Menschen jedoch schwer, die Hypertonie im täglichen Leben zu berücksichtigen.
Ziel: Im Beratungsgespräch erhält der Patient die Möglichkeit, Verhaltensweisen, die den Bluthochdruck fördern, zu reflektieren und wird motiviert, Verantwortung für seine Gesundheit zu übernehmen. Es wird festgestellt,
- welchen allgemeinen Kenntnisstand der Patient über seine Bluthochdruckerkrankung hat
- welche Faktoren er selbst bei einer primären Hypertonie dafür verantwortlich macht
- inwieweit er über das Risiko eines nicht oder nur unzureichend behandelten Blutdrucks aufgeklärt ist
- inwieweit er über blutdruckerhöhende Verhaltensweisen informiert ist.

Risikofaktor „Übergewicht"	**Risikofaktor „Salzkonsum"**	**Risikofaktor „Genussmittel"**
• Hat der Patient Übergewicht? • Ist ihm der Zusammenhang zwischen Gewicht und Bluthochdruck bewusst? • Wurden bereits Maßnahmen zur Gewichtsreduktion unternommen?	• Ist dem Patienten der Zusammenhang zwischen Salzkonsum und Hypertonie bekannt? • Wie hoch schätzt er die Menge seines Salzkonsums ein?	• Wie ausgeprägt ist der Kaffee- oder Schwarzteegenuss des Patienten? • Ist er Raucher, trinkt er regelmäßig Alkohol und in welchen Mengen?
Info: Übergewicht und Hypertonie sind eng miteinander verbunden. Laut Hochdruck-liga entwickeln mehr als die Hälfte der Übergewichtigen im Laufe von 10–15 Jahren einen Hypertonus. Der Blutdruck stieg bei 40- bis 49-jährigen Menschen bei einer Gewichtszunahme von jeweils 10 kg um durchschnittlich 10 mmHg. **Empfehlung:** Eine langsame Gewichtsreduktion mittels vollwertiger Misch- bzw. mediterraner Kost (z. B. frisches Gemüse, Salate, Obst) und gezielte Fett- und Zuckerreduktion führen langfristig zum Erfolg. Zu strenge oder einseitige Diätvorschriften sind auf längere Sicht nicht durchzuhalten und widersprechen der Genusskultur unserer Gesellschaft. Ernährungsberatungskurse z. B. über Krankenkassen und Volkshochschulen und regelmäßige sportliche Aktivitäten empfehlen. Beseitigung oder Behandlung anderer arterioskleroseförderender Risikofaktoren (Hypercholesterinämie, Diabetes mellitus).	**Info:** Salz hat die Eigenschaft, im Körper Wasser zu binden. Kommt es zu einer vermehrten Kochsalzaufnahme, kann es zum Anstieg des Blutdrucks kommen (Volumenzunahme im Kreislauf). Der Salzbedarf eines Menschen beträgt 2–3 g pro Tag. In Deutschland werden ca. 10–12 g Salz pro Tag verzehrt. Bei einer Reduktion von 3 g am Tag ist mit einer Senkung des systolischen Blutdrucks von 5–7 mmHg zu rechnen. Ein hoher Kaliumwert scheint sich dagegen positiv auf den Blutdruck auszuwirken. **Empfehlung:** Kaliumhaltige Lebensmittel wie Obst, Kartoffeln mit Schale und Reis sollten im Speiseplan bevorzugt berücksichtigt werden. Die Hochdruckliga empfiehlt ca. 6 g Salz pro Tag. Dies kann erreicht werden durch: • Unterlassen des Nachsalzens von Speisen am Tisch • Meiden von Fastfood-Produkten, Nahrungsmitteln aus Dosen und anderen salzreichen Lebensmitteln (gepökelte Nahrung, gesalzene Nüsse usw.).	**Info:** Kaffee und Schwarztee wirken in Maßen nicht blutdrucksteigernd. Wird der Konsum mit dem Ziel des „Aufputschens" zu sich genommen, können wichtige Erholungsbedürfnissignale des Organismus unterdrückt werden, was sich negativ auf den Blutdruck auswirken kann. Nikotin schädigt die Gefäße und kann in Zusammenhang mit Hypertonie das Arterioskleroserisiko potenzieren. Alkohol steigert den Blutdruck je nach Dosis. Laut Hochdruckliga verdoppelt sich das Hypertonie-Risiko bei regelmäßiger Alkoholaufnahme von mehr als 30 g Alkohol pro Tag. Der alkoholbedingte Bluthochdruck wird auf ca. 10 % aller Hochdruckkranken geschätzt. Bei der Einnahme von blutdrucksenkenden Medikamenten kann die Alkoholwirkung verstärkt werden. Gleichzeitig kann ein erhöhter Alkoholkonsum zum Übergewicht beitragen (1g Alkohol = 7 kcal). **Empfehlung:** Kaffee und Tee in Maßen. Rauchgewohnheiten sollten aufgeben werden. Alkoholkonsum nicht regelmäßig, sondern gelegentlich. Einschränken des Alkoholkonsums auf unter 20–30 g pro Tag (ca. 1/4 l Wein oder 1/2 l Bier).

Abb. 32.21 Informationsblatt zur Gesundheitsberatung bei Hypertonie.

- Hochdruckenzephalopathie mit Sehstörungen, Schwindel, Bewusstseinsstörungen
- Krampfanfälle und neurologische Ausfallerscheinungen
- akute Linksherzinsuffizienz mit Lungenödem
- Angina-pectoris-Schmerzen

Therapie der hypertensiven Krise bzw. des hypertensiven Notfalls

Beim Auftreten einer hypertensiven Krise leitet die Pflegeperson folgende Sofortmaßnahmen ein:
- den Patienten beruhigen und ihn bitten, sich ins Bett zu legen (körperliche Entlastung)
- Bedarfsmedikation verabreichen (sofern Patient bei Bewusstsein ist)
- sofort einen Arzt informieren

Therapieziel in der akuten hypertensiven Krise ist es, den Blutdruck schrittweise auf Werte um 160/100 mmHg zu senken. Ein zu schneller Blutdruckabfall würde die Gehirn- und Nierendurchblutung gefährden. Der Blutdruck muss im weiteren Therapieverlauf kontinuierlich gemessen und dokumentiert werden. Kann der Blutdruck nach 20 – 30 Min. nicht gesenkt werden oder ist ein hypertensiver Notfall mit den genannten Begleitsymptomen eingetreten, besteht akute Lebensgefahr. Es kann zur Herz-Kreislauf-Dekompensation (Linksherzinsuffizienz), zum Apoplex (Hirnblutung) oder zu zerebralen Krampfanfällen kommen; eine kontinuierliche Intensivüberwachung und -therapie wird dann erforderlich.

🖐 **PRAXISTIPP** Als Bedarfsmedikation wird häufig Nifedipin in Kapselform (z. B. 10 – 20 mg Adalat) angesetzt. Der

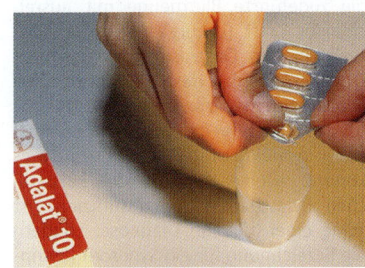

Abb. 32.22 Beispiel für Nifedipin-Kapseln zur Blutdrucksenkung.

Patient zerbeißt die Kapsel (Beschleunigung des Wirkeintritts durch Resorption über die Mundschleimhaut) und schluckt sie hinunter (***Abb. 32.22***). _____

Zur Kontrolle des Blutdrucks anleiten

Mit der Selbstmessung übernimmt der Patient die Verantwortung für die Überwachung seines Blutdrucks. Dies hat folgende Vorteile:

1. Durch die aktive Mitwirkung am Behandlungsprogramm soll die Notwendigkeit der lebenslangen Therapie dauerhaft aufrechterhalten werden.
2. Die Wirksamkeit der medikamentösen und allgemeinen Maßnahmen wird regelmäßig überprüft und dem Patienten durch objektive Parameter verdeutlicht.
3. Die Blutdruckwerte können unter Alltagsbedingungen gemessen und interpretiert werden.

Gerätewahl zur Blutdruckmessung

In den letzten Jahren wurden rein mechanische Geräte, deren Blutdruckmanschette per Hand aufgepumpt werden musste, durch digitale Handgelenks- und Oberarmmessgeräte ersetzt. Diese Geräte bauen durch Knopfdruck automatisch einen vorbestimmten Manschettendruck auf und lassen ihn in einem entsprechenden Zeitintervall wieder ab. Bei entsprechender Indikation werden die Kosten für die Geräte teilweise oder vollständig von der Krankenkasse übernommen.

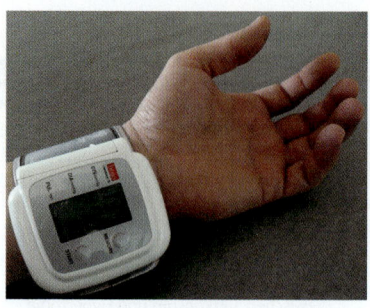

Abb. 32.23 Blutdruckmessgerät für das Handgelenk.

🖐 **PRAXISTIPP** Sowohl bei Handgelenk-Blutdruckmessgeräten (**Abb. 32.23**) als auch bei Oberarmmessgeräten muss mithilfe einer Schnur der Handgelenksumfang (meist 13,5 – 19,5 cm) bzw. der Oberarmumfang an der breitesten Stelle (22 – 33 cm) gemessen werden. Ist der Umfang größer, muss auf Spezialmanschetten zurückgegriffen werden, die für diesen Armumfang ausgerichtet sind, da es sonst zu Messfehlern kommen kann. ⎯

Testergebnisse haben gezeigt, dass automatische Blutdruckmessgeräte im Vergleich zu Standardmessungen mit Stethoskop unterschiedliche Messergebnisse erzeugen, die meist aber in zulässigen

Grenzen liegen (mittlere Abweichung +/– 5 mmHg). Vor dem Kauf eines Selbstmessgeräts sollte überprüft werden, ob die Werte der Handgelenks- und Oberarmmessung übereinstimmen. Der systolische und diastolische Fehler darf nicht mehr als 10 mmHg betragen.

Anleitung zur Blutdruckselbstmessung

Der Patient erhält eine ausführliche Einweisung in die Messtechnik und lernt, wie er Fehlerquellen vermeiden kann. Der Messvorgang sollte mehrmals an verschiedenen Tagen demonstriert und der Erfolg der Einweisung überprüft werden. Auf Wunsch werden auch die Angehörigen bei der Anleitung einbezogen. Die Messung erfolgt anfangs oder bei Medikamentenumstellung mindestens dreimal täglich jeweils zur gleichen Zeit vor der Medikamenteneinnahme oder bei plötzlich auftretenden Beschwerden. Puls- und Blutdruckwerte werden vom Patienten im Blutdruckpass mit Datum, Uhrzeit und ggf. subjektiver Befindlichkeit dokumentiert.

➡ **MERKE** Abzuraten ist die Blutdruckselbstmessung bei ängstlichen bzw. hypochondrischen Patienten, die dazu neigen könnten, den Blutdruck zu häufig zu messen und den einzelnen Werten eine zu große Bedeutung beizumessen. ⎯

32.5 Pflege von Patienten mit Herzinsuffizienz

32.5.1 Medizinischer Überblick

Definition

Bei der Herzinsuffizienz handelt es sich um die Unfähigkeit des Herzmuskels, die zugeführte Blutmenge mit ausreichender Kraft (unzureichende Herzleistung) in den Organismus zu pumpen. Der Energiebedarf des Organismus kann aufgrund der ventrikulären Funktionsstörung nicht mehr im notwendigen Ausmaß gewährleistet werden und es kommt zu einer verminderten körperlichen Belastbarkeit. Herzinsuffizienz ist keine eigenständige Diagnose, sondern die Bezeichnung für ein Syndrom (Symptomenkomplex). Es entsteht entweder durch eine Erkrankung des Herzens selbst oder als Folge einer Erkrankung, die außerhalb des Herzens liegt und die Herztätigkeit beeinträchtigt.

Formen der Herzinsuffizienz

Sie wird unterschieden nach betroffenen Herzkammern, zeitlichem Verlauf der klinischen Symptome und Auswirkung auf die Leistungsfähigkeit.

Betroffene Herzkammern. Bei Schädigung der linken bzw. rechten Herzkammer spricht man von einer Links- bzw. Rechtsherzinsuffizienz. Ist das gesamte Herz betroffen, handelt es sich um eine Globalinsuffizienz.

Zeitlicher Verlauf der klinischen Symptome. Je nach Dauer der Entwicklung der Herzinsuffizienz wird unterschieden zwischen:

- **akute Herzinsuffizienz:** Sie kann sich in wenigen Stunden entwickeln, z. B. bei einem myokardialen Pumpversagen (z. B. Herzinfarkt, Myokarditis, hypertone Krise).
- **chronische Herzinsuffizienz:** Sie entwickelt sich im Verlauf von Monaten oder Jahren (z. B. durch arterielle Hypertonie, Kardiomyopathie).

Auswirkung auf die Leistungsfähigkeit. Treten die Symptome nur bei Belastung auf, handelt es sich um eine kompensierte Herzinsuffizienz. Kommt es bei fortschreitendem Schweregrad der Erkrankung bereits in Ruhe zu Symptomen

spricht man von einer dekompensierten Herzinsuffizienz.

➡ **MERKE** Die schwerste Form der Herzinsuffizienz ist der kardiogene Schock. ⎯

Ursachen

Am häufigsten wird die Herzinsuffizienz durch eine Hypertonie oder/und KHK ausgelöst. Die Ursachen der Erkrankung sind in **Tab. 32.7** dargestellt.

Häufigkeit. Weltweit sind mit steigender Tendenz etwa 15 Millionen Menschen betroffen. Die Herzinsuffizienz ist der häufigste Grund für eine Krankenhauseinweisung bei über 65-Jährigen.

Symptome

Im Anfangsstadium kann die Herzinsuffizienz in Abhängigkeit von der Grunderkrankung häufig kompensiert werden und symptomarm verlaufen. Verschlechtert sich die kardiale Situation, indem die Herzleistung abnimmt, manifestiert sich die Erkrankung. Eine Schweregradeinteilung ist in **Tab. 32.8** dargestellt. Die klini-

Tab. 32.7 *Mögliche Ursachen für eine akute und chronische Herzinsuffizienz.*

akute Herzinsuffizienz	chronische Herzinsuffizienz
akuter Myokardinfarkt	KHK
Myokarditis	chronisch arterielle Hypertonie
hypertensive Krise	Herzklappenfehler (Spätstadium)
Perikardtamponade	dilatative Kardiomyopathie
Lungenembolie	Zustand nach Peri- oder Myokarditis
Herzrhythmusstörungen	Herzrhythmusstörungen
Intoxikationen	pulmonale Hypertonie
Papillarsehnenabriss (akute Mitralinsuffizienz)	

Tab. 32.8 *NYHA-Kriterien (**N**ew **Y**ork **H**eart **A**ssociation) und deren Symptome (nach AWMF).*

NYHA-Kriterien	Symptome
NYHA I	→ Leistungsfähigkeit: normal → nur EKG und Echokardiogramm zeigen Störungen an
NYHA II	→ Leistungsfähigkeit: leicht eingeschränkt → Spaziergänge bis ca. 5 km möglich
NYHA III	→ Leistungsfähigkeit: erheblich eingeschränkt → nur leichte Belastungen möglich (langsames Gehen auf ebener Strecke)
NYHA IV	→ Leistungsfähigkeit: vorwiegend Bettruhe → jede körperliche Anstrengung führt zu Beschwerden

schen Symptome werden i. d. R. durch die Organsysteme bestimmt, die dem Herzabschnitt nach- bzw. vorgeschaltet sind. Um ein „Rückwärtsversagen" handelt es sich, wenn Vorhöfe, Lungenkreislauf und venöses Gefäßsystem betroffen sind. Ein „Vorwärtsversagen" betrifft das arterielle System.

Linksherzinsuffizienz

Die mangelhafte Pumpleistung des linken Ventrikels führt zum Rückstau des Blutes in die Lungengefäße. Die Folge ist eine Stauungslunge. Leitsymptom der Linksherzinsuffizienz ist die Atemnot. Der Rückstau führt zu:
- Dyspnoe (Belastungs-, Ruhe- bzw. Orthopnoe)
- Asthma cardiale (nächtlicher Husten und anfallsweise Orthopnoe)
- Rasselgeräusche über der Lunge, hartnäckiger Husten mit weißlichem Auswurf (bis zum Lungenödem)
- Zyanose
- Leistungsverminderung und zerebrale Symptome wie Konzentrations- und Gedächtnisschwäche bis hin zu Angst- und Verwirrtheitszuständen

Rechtsherzinsuffizienz

Die ungenügende Pumpleistung des rechten Ventrikels führt zu einer venösen Stauung im großen Kreislauf. Zu Beginn der Herzmuskelschwäche stehen Stauungszeichen und gastrointestinale Symptome im Vordergrund. Dyspnoe tritt erst im fortgeschrittenen Stadium auf, sofern keine chronische Lungenerkrankung als Ursache zugrunde liegt. Typische Merkmale der Rechtsherzinsuffizienz sind:
- gestaute Halsvenen mit erhöhtem Venendruck
- Bildung von Ödemen (Abdomen, Unterschenkel, Füße) mit Gewichtszunahme
- Leberschwellung (Stauungsleber) mit Störung der Leberfunktion bis zur Ausbildung eines Aszites und Ikterus
- Magen-Darm-Störungen (Stauungsgastritis) mit Appetitlosigkeit, Übelkeit, Völlegefühl und Obstipation
- Abnahme der Harnmenge (Stauungsniere), Proteinurie

Begleitsymptome bei Links- und Rechtsherzinsuffizienz

Folgende Begleiterscheinungen können hinzukommen:
- eingeschränkte Leistungsfähigkeit
- starkes Müdigkeits- und Schwächegefühl (bedingt durch eine Abnahme der Durchblutung der Muskulatur bzw. durch vermehrte Atemarbeit)
- Gewichtsabnahme durch Appetitstörungen bzw. Gewichtszunahme durch Ödembildung
- Nykturie (vermehrte nächtliche Harnausscheidung)
- evtl. Hypotonie mit kompensatorischer Tachykardie
- evtl. Herzrhythmusstörungen
- evtl. Pleuraergüsse (stauungsbedingt)

🌕 **FALLBEISPIEL** „Schon seit mehreren Tagen fühlte sich meine Mutter nicht mehr so wohl. Wir wohnen in der 2. Etage und meine Mutter kam schnell außer Atem und musste nach wenigen Stufen halt machen, weil sie nicht genügend Luft bekam. Auch nachts hatte sie Probleme mit der Luft. Sie konnte nur noch schlafen, wenn sie mehrere Kissen im Rücken hatte. Ja sogar bei der Morgentoilette habe ich ihr neuerdings helfen müssen, weil sie teilweise zu matt war und schnell außer Atem kam. Sie nimmt ja schon seit Jahren Herztabletten ein. Auch Wassertabletten – da ist es schon passiert, dass sie die Hose nass gemacht hat. Das war ihr sehr unangenehm.

Heute Nacht war es dann so, dass ich gehört habe, wie sie stark gehustet hat. Als ich in ihr Zimmer kam, bin ich sehr erschrocken. So schlecht hat sie noch nie Luft bekommen. Außerdem waren ihre Lippen ganz blau. Ich habe sofort den Notarzt angerufen. Gott sei Dank war der schnell da und hat ihr gleich Sauerstoff gegeben und ihr etwas gespritzt. Es war furchtbar und ich hatte so eine Angst um meine Mutter – ich dachte, sie erstickt." ⎯⎯⎯⎯⎯

Komplikationen

Folgende Komplikationen können auftreten (Herold 2011):
- Herzrhythmusstörungen: Sie können Ursache und Komplikation für eine Herzinsuffizienz sein – im NYHA-Stadium III-IV versterben 80 % der Patienten an tachykarden Rhythmusstörungen
- Lungenödem (Rückwärtsversagen)
- kardiogener Schock (Vorwärtsversagen)
- venöse Thrombosen – Gefahr einer Lungenembolie
- kardiale Thrombenbildung – Gefahr von arteriellen Embolien (z. B. Hirninfarkt)

Diagnostik

Bei der Diagnostik spielt die Ursachenforschung eine wichtige Rolle, da die Prognose von der Behandlung der Grunderkrankung abhängig ist. Folgende Untersuchungen werden durchgeführt:
- Anamnese und körperliche Untersuchung
- Ruhe- und Belastungs-EKG
- Röntgen-Thorax in 2 Ebenen
- Echokardiografie
- Kardio-MRT und CT
- Herzkatheteruntersuchung zum Ausschluss einer KHK

Therapie

Im Vordergrund steht die Behandlung der Grunderkrankung, z. B. die Therapie der Hypertonie oder von Herzrhythmusstörungen oder die operative Behandlung eines Herzklappenfehlers. Die unzureichende Auswurfleistung des Herzens wird medikamentös behandelt.

Arzneimittel im Fokus

Therapieziele unterschiedlicher Arzneimittelgruppen bei Herzinsuffizienz:
- Vor- und Nachlastsenkung durch
  - ACE-Hemmer, AT-1-Rezeptorenblocker und Nitrate sowie mittels
  - Diuretika (Steigerung der renalen Natriumchlorid- und Wasserausscheidung)
- Steigerung der Herzkraft (Kontraktilität) und des Herzschlagvolumens durch
  - Digitalispräparate wie Digitoxin (z. B. Digimerck) oder Digoxin (z. B. Lanitop, Novodigal) oder
  - bei akuter Herzinsuffizienz unter intensivmedizinischer Therapie durch Betasympathikomimetika wie Dobutamin (z. B. Dobutrex) oder Dopamin.
- Dämpfung der Sympathikus-Aktivität und Verringerung des myokardialen Sauerstoffverbrauches mittels
  - Betablockern
- Herzrhythmusnormalisierung mittels
  - Digitalispräparaten, Antiarrhythmika bzw. Schrittmacherimplantation

Unterstützungssysteme. Ist das körpereigene Herz im Endstadium einer Herzinsuffizienz nicht mehr in der Lage, trotz medikamentöser Therapie die Durchblutung der Körperorgane zu gewährleisten, können mechanische Unterstützungssysteme ("Assist Devices") zeitlich begrenzt oder dauerhaft implantiert werden. Patienten mit einem permanenten Unterstützungssystem sind mobil und können damit nach Hause gehen. Es gibt links-, rechts- und biventrikuläre Systeme, die mit folgenden Zielsetzungen eingesetzt werden können:
- "Bridge to recovery" – zur Entlastung des Herzens für eine bestimmte Zeitspanne, z. B. bei Myokarditis
- "Bridge to transplantation" – als Überbrückung bis zur Herztransplantation bei einem irreversiblen Pumpversagen

- "Bridge to destination" – Implantation als dauerhafte Lösung, wenn weder eine Transplantation möglich ist, noch die Hoffung auf eine Besserung der Herzerkrankung besteht

32.5.2 Pflege- und Behandlungsplan

Im Anfangsstadium der Erkrankung verspürt der Betroffene meist nur wenige Einschränkungen, die er selbst häufig als normale Alterserscheinungen interpretiert. Doch bei zunehmendem Schweregrad der Herzschwäche stehen geringe Belastbarkeit und schnelle Erschöpfung im Vordergrund. Bei einer bestehenden Herzinsuffizienz erfolgt eine stationäre Aufnahme; häufig entweder zur Abklärung der Ursachen der Herzinsuffizienz oder bei einer akuten Verschlechterung der Herzfunktion.

Für die Pflegenden stehen folgende Schwerpunkte im Vordergrund:
1. Symptome und Medikamentenwirkungen bzw. -nebenwirkungen kontinuierlich überwachen
2. beim Auftreten eines Lungenödems professionell handeln
3. entlastende Pflege bei den ATL
4. Gesundheitsberatung zur Sicherstellung der Pflege in der häuslichen Umgebung

Symptome und Medikamentenwirkung überwachen

Zu Beginn der Pflegebeziehung ist es wichtig, die Ausgangssituation der subjektiven Befindlichkeit und die kardiale Belastungsgrenze des Patienten zu erfassen und zu dokumentieren. Im weiteren Pflegeverlauf müssen auftretende Veränderungen mit der Ausgangssituation verglichen und eine potenzielle Gefährdung eingeschätzt werden. Im fortgeschrittenen Krankheitsstadium sind die aufgeführten Symptome oftmals permanent vorhanden und können die Lebensqualität des Patienten dramatisch einschränken. Im Rahmen der Krankenbeobachtung werden folgende Parameter überwacht:
- Atmung
- Blutdruck und Puls
- Flüssigkeitshaushalt
- Bewusstseinslage

Atmung

Atemnot (Dyspnoe) tritt zu Beginn der Erkrankung meist nur bei Belastung auf. Hierbei ist wichtig, die Aktivitäten zu identifizieren, die die Belastungsdyspnoe auslösen. Eine Ruhedyspnoe dagegen kann Zeichen einer dekompensierten Linksherzinsuffizienz sein, mit der eine vitale Gefährdung einhergehen kann. Kommt es vor allem nachts zur anfallsartigen Dyspnoe, muss an ein Asthma cardiale gedacht werden. Diese Symptomatik kann Anzeichen eines Prälungenödems sein!

Hartnäckiger, trockener Husten oder Husten mit weißlichem Auswurf kann auf eine Stauungsbronchitis hinweisen. Hierbei ist auf Konsistenz, Farbe und auf Beimengungen des Sekrets zu achten. Schaumiges, "fleischwasserfarbiges" bzw. blutiges Sekret kann auf ein Lungenödem hinweisen. Zyanotische Veränderungen (bläuliche Verfärbung von Haut und Schleimhäuten) zeigen eine Beeinträchtigung des Gasaustausches und der damit verbundenen verminderten Sauerstoffaufnahme an.

Blutdruck und Puls

In Abhängigkeit des Schweregrades der Erkrankung und der verabreichten Medikamente, die das Herz-Kreislauf-System beeinflussen, werden Blutdruck, Herzfrequenz und Herzrhythmus in individuell festgelegten Zeitintervallen kontrolliert. Kommt es zu einem hypotonen Kreislaufzustand (schleichend oder akut) in Kombination mit einer Tachykardie kann dies auf eine Hypovolämie (z. B. aufgrund der Diuretikatherapie) bzw. auf einen Kompensationsversuch des Herzens hinweisen und somit Ausdruck einer zunehmenden kardialen Dekompensation sein! Bei Menschen mit zu hohen Blutdruckwerten muss auf eine hypertensive Blutdruckkrise geachtet werden.

Arzneimittel im Fokus

Bei Digitalispräparaten kann es aufgrund der geringen therapeutischen Breite bereits bei geringer Überdosierung zu schweren Nebenwirkungen kommen. Kopfschmerzen, Übelkeit, Erbrechen und Sehstörungen sind erste Symptome. Eine Überdosierung kann aber auch Arrhythmien, Bradykardien, Extrasystolen (Bigeminus) und im schlimmsten Fall Kammerflimmern auslösen. Auch Betablocker und Diuretika (Kaliummangel) können zu brady- und tachykarden Arrhythmien und Extrasystolen führen. Bei der Gabe von Nitraten und ACE-Hemmern ist eine genaue Überwachung wie auf S. 784 beschrieben, erforderlich.

Flüssigkeitshaushalt

Die Funktionen des Flüssigkeitshaushaltes werden anhand verschiedener Parameter überwacht.

Körpergewicht und Urinproduktion. Um die Funktionsfähigkeit der Nieren zu überprüfen, wird eine Ein-/Ausfuhrbilanzierung durchgeführt. Der Patient sollte, wenn er mobil ist, täglich vor dem Frühstück gewogen werden. Ein Gewichtsstillstand oder eine Gewichtszunahme in Verbindung mit einem Nachlassen der Urinproduktion können bei ausgeprägten Ödemen auf eine unzureichende Diuretikatherapie oder kardial bedingte Verschlechterung der Nierenfunktion hinweisen. Die Pflegeperson beobachtet:

- wie der Patient auf die Diuretikagabe reagiert
- wie häufig er zur Toilette geht
- ob er durch die häufigen Toilettengänge körperlich und psychisch stark belastet wird

Ob es trotz Infektionsrisiko sinnvoll ist, dem Patienten zur Entlastung seiner kardialen Situation einen Dauerkatheter zu legen, kann unter Berücksichtigung von folgenden Faktoren im therapeutischen Team diskutiert werden:

- Schweregrad der Herzinsuffizienz
- Schweregrad der Einschränkung der Nierenfunktion
- Minimierung der körperlichen bzw. psychischen und damit auch kardialen Belastung
- exakte Bilanzierung der Urinausscheidung

Nykturie. Eine vermehrte nächtliche Harnausscheidung tritt i. d. R. auf, weil bei körperlicher Entlastung die Auswurfleistung des Herzens und damit auch die Nierendurchblutung verbessert und Ödeme rückresorbiert werden.

ZVD. Liegt ein zentraler Venenkatheter, wird 2- bis 3-mal täglich der zentrale Venendruck gemessen. Er liefert Rückschlüsse auf die Funktion des rechten Herzens und das zirkulierende Blutvolumen des venösen Systems.

Beschränkung der Trinkmenge. Eine Trinkmengenbeschränkung kann wesentlich zur Entlastung des Organismus beitragen. Im Stadium der kardialen Dekompensation sollte die Flüssigkeitszufuhr einschließlich der Infusionstherapie 1 – 1,5 l pro Tag nicht überschreiten. Der Patient ist über die Einschränkung aufzuklären und es sollten erfrischende und durststillende Mundpflegemittel angeboten werden.

Ödeme. Sie sind ein charakteristisches Symptom der Herzinsuffizienz. Der Körper wird auf Wasseransammlungen im Gewebe inspiziert. Ödeme werden anfänglich erst gegen Abend wahrgenommen und bilden sich meist über Nacht durch eine forcierte Ausscheidung zurück. Sie treten zuerst an den Knöcheln auf, im späteren Stadium kommt es zu

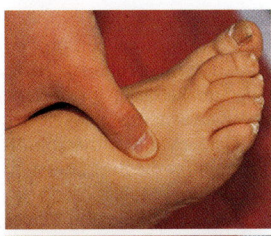

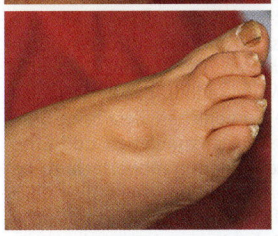

Abb. 32.24 Ödeme hinterlassen auf Druck eine eindeutige Eindellung im Gewebe.

Unterschenkelödemen (**Abb. 32.24**). Sind Ödeme vorhanden, werden Ausmaß und Veränderungen unter Diuretikatherapie dokumentiert. Bei Bettlägerigen muss auf Sakralödeme geachtet werden. Im fortgeschrittenen Stadium können generalisierte Unterhautödeme auftreten (Anasarka).

Bewusstseinslage

Aufgrund einer schlechten Auswurfleistung des Herzens, durch die Diuretikatherapie (Exsikkose) oder durch eine mögliche Digitalisüberdosierung können zerebrale Symptome auftreten. Dies kann sich durch Konzentrations- und Gedächtnisschwächen, Angst- und Verwirrtheitszustände bemerkbar machen. Infolgedessen muss bei der Erfassung der subjektiven Befindlichkeit kontrolliert werden, ob der Patient zur Person, zur Situation sowie zeitlich und örtlich orientiert ist.

Beim Lungenödem professionell handeln

! **DEFINITION** Beim **Lungenödem** staut sich das Blutvolumen in den Lungenkreislauf. Es ist Folge eines akuten Linksherzversagens. ⎯⎯⎯⎯⎯

Durch die vermehrte Flüssigkeitsansammlung in den Kapillaren der Alveolen kommt es zum Austritt von Ödemflüssigkeit in das Interstitium (interstitielles Ödem) und anschließend in die Alveolen selbst (alveoläres Ödem). Die Folge ist eine schwerste Behinderung des Gasaustausches.

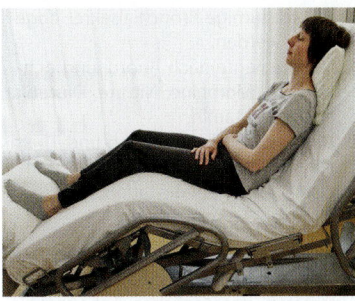

Abb. 32.25 Mit der Herzbettlagerung soll der venöse Rückfluss zum Herzen vermindert und das Herz entlastet werden.

Symptome

Der Patient hat folgende Symptome:

- starker Husten mit schaumig-blutig-tingiertem Auswurf
- brodelndes Rasselgeräusch, das auch ohne Stethoskop wahrnehmbar ist und deshalb als Distanzrasseln bezeichnet wird
- akute Atemnot mit ausgeprägter Erstickungsangst
- Schweißausbruch
- Zyanose
- Tachykardie

Sofortmaßnahmen

Der Patient befindet sich in einem lebensbedrohlichen Zustand. Ziel der Sofortmaßnahmen ist es, den Sauerstoffbedarf des Organismus zu gewährleisten. Der linke Ventrikel soll entlastet und seine Funktion optimiert werden.

Es muss sofort gehandelt werden:

1. Arzt über Notruf verständigen.
2. Patient zur Atemerleichterung in die sog. Herzbettlagerung bringen, um den venösen Rückfluss zu verlangsamen und das Herz zu entlasten (**Abb. 32.25**). Arme ggf. durch Kissen hoch betten (ungehinderter Einsatz der Atemhilfsmuskulatur).
3. Hochdosiert Sauerstoff (10 l/Min.) über Maske verabreichen. Die Sauerstoffaufnahme über die Alveolen ist durch die Flüssigkeitsansammlung gestört, deshalb muss der Sauerstoffanteil der Einatemluft erhöht werden. Die subjektive Atemnot wird gelindert und einer Hypoxie entgegengewirkt.
4. Patienten beruhigen. Er erhält kurze und prägnante Basisinformationen und somit ein Gefühl der Sicherheit.
5. In kurzen Zeitabständen Blutdruck und Puls kontrollieren.
6. Absauganlage und Notfallkoffer bereitstellen. Aufgrund der Hypoxie muss i. d. R. eine notfallmäßige Intubation und Beatmung eingeleitet und

das schaumige Bronchialsekret abgesaugt werden.

7. Medikamente nach Anordnung richten, z. B. Morphine, Nitrate, Diuretika oder Dobutamin.

8. Die weitere Überwachung und Therapie des Patienten erfolgt i. d. R. auf einer Intensivpflegestation.

Bei den ATL entlasten

Der Betroffene ist i. d. R. durch die Symptome der Herzinsuffizienz in seinen Aktivitäten des täglichen Lebens (ATL, S. 50, 204) eingeschränkt und benötigt vor allem bei stark eingeschränkter Herzleistung gezielte pflegerische Unterstützung. Eine entlastende Pflege steht hierbei im Vordergrund.

➤ **MERKE** Bei allen aktivierenden Maßnahmen ist die Atmung des Patienten der Überwachungsparameter, dem eine ganz besondere Aufmerksamkeit zukommen sollte. Das Auftreten einer Dyspnoe ist der Indikator, der die Belastungsgrenze des Patienten anzeigt und eine sofortige Erholungspause während einer Pflegehandlung notwendig macht.

ATL Wach sein und schlafen

Viele Patienten leiden unter eingeschränkter Leistungsfähigkeit sowie starkem Müdigkeits- und Schwächegefühl. Diese Symptome sind häufig kardial bedingt durch:

- Abnahme der Durchblutung der Muskulatur
- vermehrte Atemarbeit
- evtl. gastrointestinale Beschwerden und der daraus resultierenden Gewichtsabnahme
- gestörte Nachtruhe, z. B. bei Nykturie

Der Patient sollte auch tagsüber die Möglichkeit haben, gezielte Erholungsphasen einzuhalten, indem im therapeutischen Team die Pflege- und Behandlungsmaßnahmen abgesprochen und zeitlich koordiniert werden. Die unterschiedlichen Pflegeverrichtungen werden nach kräfteschonenden Gesichtspunkten über den Tag verteilt (z. B. Körperpflege erst nach dem Frühstück).

➤ **MERKE** Bei Patienten ohne Blasenverweilkatheter ist darauf zu achten, wie der Patient auf die Diuretikagabe reagiert. Bei einer zu späten Verabreichung der Diuretika kann die Nachtruhe durch zu häufiges Wasserlassen beeinträchtigt werden.

ATL Sich bewegen

Eine vollständige Immobilisierung im Sinne einer strengen Bettruhe ist i. d. R. nur bei schwerster kardialer Insuffizienz indiziert. Kann die Leistungsfähigkeit des insuffizienten Herzens durch therapeutische Maßnahmen verbessert werden, wird eine vorsichtige Mobilisierung im Sinne einer Lehnstuhlbehandlung eingeleitet. Vor und während jeder Mobilisation müssen Kreislaufkontrollen durchgeführt werden. Der Patient wird während des Mobilisationsverlaufes angehalten, seine körperlichen Belastungsgrenzen bewusst wahrzunehmen und Erholungsphasen eigenverantwortlich zu bestimmen. Gleichzeitig muss die individuelle Gefährdung durch Sekundärschäden wie Dekubitus und Thrombose eingeschätzt und prophylaktische Maßnahmen durchgeführt werden.

Thromboseprophylaxe. Bei einer akuten dekompensierten Herzinsuffizienz sind Maßnahmen, die den venösen Rückfluss permanent fördern, kontraindiziert. Sie würden das rechte Herz zusätzlich belasten. Möglich sind leichte Bewegungsübungen. Nach ärztlicher Verordnung erfolgt i. d. R. eine Low-Dose-Heparinisierung. Bei kardialer Stabilität und ausgeprägten Beinödemen können die Beine, nach Rücksprache mit dem Arzt, für wenige Stunden am Tag gewickelt werden, um die Ödemausschwemmung zu forcieren. Treten Stauungszeichen (z. B. gestaute Halsvenen, Atemnot) auf, sollte der Kompressionsverband abgewickelt werden.

➤ **MERKE** Auf MT-Strümpfe (Medizinische Thromboseprophylaxestrümpfe) sollte bei ausgeprägten Ödemen verzichtet werden. Ein korrekter Sitz der Strümpfe kann meist nicht mehr gewährleistet werden, sodass die Gefahr der Einschnürung und einer venösen Stauung besteht.

ATL Sich waschen und kleiden

Das Ausmaß der Hilfestellung ist ebenfalls abhängig von der Belastbarkeit des Erkrankten. So kann es von Seiten der Pflegenden beispielsweise sinnvoll sein, die Beine, Genitalbereich, Rücken und Gesäß des Patienten im Sinne einer entlastenden Teilkörperpflege im Bett zu waschen. Nach einer Erholungsphase kann der Patient z. B. seine Körperhygiene am Waschbecken selbstständig fortsetzen.

➤ **MERKE** Angehörige, die die häusliche Pflege unterstützen bzw. übernehmen werden, müssen frühzeitig

einbezogen werden. Sie sollten auf potenzielle Pflegeprobleme aufmerksam gemacht und bei der Durchführung von prophylaktischen Pflegehandlungen angeleitet werden.

ATL Essen und trinken

Die gastrointestinalen Störungen wie Appetitlosigkeit, Übelkeit, und Völlegefühl, können durch die Pfortaderstauung bedingt sein. Der Patient erhält kleine, leicht verdauliche und appetitlich angerichtete Mahlzeiten, um die Verträglichkeit zu verbessern und das Verdauungssystem nicht zu überlasten. Die Angehörigen können nach Wunsch zur Verbesserung der Ernährungssituation Lieblingsspeisen von zu Hause mitbringen.

Bei schwerer Herzinsuffizienz und ausgeprägten Ödemen sollte im Stadium der Dekompensation eine streng natriumarme Kost eingehalten werden. Die tägliche Kochsalzmenge sollte etwa bei 2 – 3 g liegen. Salz erhöht das Durstgefühl und bindet Wasser und kann so die Ödembildung verstärken. Gleichzeitig ist bei einer kaliumausschwemmenden Diuretikatherapie eine kaliumreiche Kost (frisches Obst und Gemüse) ratsam. Bei Patienten mit nur mäßig ausgeprägter Herzinsuffizienz oder nach der Erholung von einer Dekompensationsphase kann eine Salzreduktion auf etwa 6 g am Tag bereits ausreichen, um die Symptomatik günstig zu beeinflussen. Eine Trinkmengenbeschränkung kann wesentlich zur Volumenentlastung des Organismus beitragen.

✋ **PRAXISTIPP** Vor allem ältere Menschen nehmen aufgrund eines geringeren Durstempfindens manchmal zu wenig Flüssigkeit zu sich. Deshalb sollten die Trinkgewohnheiten bei der Pflegeanamnese erfasst und anhand dieser Informationen kritisch überprüft werden, ob eine Trinkmengenbeschränkung bei kardialer Stabilität weiterhin sinnvoll erscheint. Dies sollte im therapeutischen Team diskutiert und dann mit dem Patienten und seinen Angehörigen besprochen werden.

ATL Ausscheiden

Stauungsbedingte gastrointestinale Beschwerden können sich infolge von Immobilität, Flüssigkeitsentzug und faser- und ballaststoffarme Kost verstärken. Eine dadurch bedingte verzögerte Darmpassage führt nicht selten zur akuten Obstipation. Bei einer akuten Obstipation verschaffen motilitätsbeeinflussende Abführmittel (z. B. Dulcolax oder Laxoberal) bzw. rektal anzuwendende

Darmeinläufe (z. B. Klysma) schnell Abhilfe und Erleichterung.

> **MERKE** Zur Behebung einer akuten Obstipation sollten bei diesen Patienten zum Abführen keine natürlichen Ballaststoffe (z. B. Flohsamen, Leinsamen oder Weizenkleie) oder synthetischen Quellstoffe wie Macrogol (z. B. in Movicol, Isomol) eingesetzt werden. Diese zwar physiologische Art der Obstipationsbehandlung wirkt nur sehr langsam, d. h. evtl. erst nach ein

paar Tagen und steht in Verbindung mit einem ausgeglichenen Flüssigkeitshaushalt. Außerdem ist ein Nachteil der natürlichen Quellstoffe, dass beim bakteriellen Abbau vermehrt Gase entstehen und Völlegefühl und Blähungen verstärken können.

Gesundheitsberatung

Außerhalb des Krankenhauses benötigen Menschen mit einer Herzinsuffizienz häufig Unterstützung durch ambulante Pflegedienste, weil sie aufgrund ihrer geringen Belastbarkeit und schnellen Erschöpfung nicht mehr alle ATL selbstständig verrichten können. Zur Sicherstellung der Pflege in der häuslichen Umgebung wird noch im Krankenhaus der individuelle Pflegebedarf ermittelt. Patient und Angehörige werden über die Möglichkeiten ambulanter Pflegedienste und über hauswirtschaftliche Versorgungsmöglichkeiten informiert. Herzinsuffizienzspezifische Beratungsaspekte sind unter ***Abb. 32.26*** aufgeführt.

Gesundheitsberatung Herzinsuffizienz

Grundsätzlich gilt: Kehrt der Patient in seine häusliche Umgebung zurück, müssen anhand des individuellen Pflegebedarfs die sozialen Unterstützungsmöglichkeiten durch das familiäre System analysiert und ggf. ambulante Pflegedienste bzw. Haushaltshilfen eingeschaltet werden.
Ziel: Der Patient bzw. seine Bezugspersonen sind über wichtige Verhaltensregeln informiert, mit deren Hilfe die täglichen Aktivitäten erleichtert, Inaktivitätsschäden verhindert und die Lebensqualität verbessert werden kann.

Wissen über Erkrankung und medikamentöse Therapie	Beachtungspunkte bei der Ausscheidung	Kräfteschonende Aktivitäten	Beachtungspunkte bei der Ernährung
• Ist der Patient über Zeitpunkt, Dosierung und Zweck der verordneten Medikamente informiert? • Kennt er die Krankheitszeichen, die auf eine Verschlechterung seiner kardialen Situation hinweisen könnten?	• Nimmt der Patient Diuretika ein? Wie oft muss er zur Toilette? • Wird die Toilette rechtzeitig erreicht oder kommt es zu vorzeitigem Urinverlust? • Leidet der Patient unter Obstipation?	• Können Aktivitätsphasen und Erschöpfungszustände nach Tageszeiten identifiziert werden? • Ist der Patient über kräftesparende Hilfsmittel informiert?	• Leidet der Patient unter Appetitmangel, Übelkeit und Völlegefühl? • Ist der Patient untergewichtig (kardiale Kachexie) bzw. übergewichtig? • Wie hoch ist der Salzkonsum des Patienten?
Info: Die regelmäßige Einnahme aller verordneten Medikamente ist lebensnotwendig. Ohne Rücksprache mit dem Arzt sollten keine Medikamente weggelassen werden. Eine Veränderung in der Belastbarkeit, nächtliche Atemnotanfälle und Zunahme von Ödemen können auf eine kardiale Verschlechterung hinweisen und müssen dem behandelnden Arzt mitgeteilt werden.	**Info:** Die Einnahme von Diuretika kann aufgrund des häufigen Urindrangs als sehr belastend empfunden werden. Vor allem, wenn die Mobilität durch die Herzinsuffizienz oder eine andere Grunderkrankung eingeschränkt ist. Diese Situation veranlasst manche Patienten, die Trinkmenge zu reduzieren und/oder die Diuretika wegzulassen. Bei gastrointestinalen Stauungssymptomen kann es zu Einschränkungen der Darmfunktion (Obstipation) mit Meteorismus kommen.	**Info:** Generell sollten Aktivitäten mit hohem Kraftaufwand gemieden bzw. in Erschöpfungssituationen unterlassen werden → Erholungspausen gezielt einplanen. Das Heben von schweren Gegenständen (nicht mehr als 5–10 kg) sollte zur Herzentlastung vermieden werden.	**Info:** Gastrointestinale Störungen sind aufgrund der Pfortaderstauung nicht selten. Bei übergewichtigen Patienten kann eine Gewichtsreduktion herzentlastend wirken. Bei Ödembildung kann eine Salzreduktion die Ödemausschwemmung unterstützen.
Empfehlung: Patient über Wichtigkeit der regelmäßigen Medikamenteneinnahme und über Krankheitszeichen informieren. Bei Gedächtnisstörungen kann es hilfreich sein, eine spezielle Tablettendosette zu verwenden, bei der die Medikamente über eine Woche über den Tag verteilt gerichtet werden → Einnahmekontrolle für Patienten und Betreuungspersonen. Eine tägliche Gewichtskontrolle und Dokumentation kann sinnvoll sein. Eine kontinuierliche Gewichtszunahme von 1,5 kg am Tag oder 2,5 kg innerhalb einer Woche sollten dem Arzt mitgeteilt werden.	**Empfehlung:** Der Patient muss über die Folgen des Absetzens der Diuretika aufgeklärt werden. Um die Nierenfunktion aufrechtzuerhalten, sollte die abgesprochene Trinkmenge eingehalten werden. Bei Blasenschwäche → spezielle Inkontinenzeinlagen als Wäscheschutz. Bei eingeschränkter Mobilität und häufigen nächtlichen Toilettengängen → Toilettenstuhl in Bettnähe. Evtl. medikamentöse Obstipationsprophylaxe.	**Empfehlung:** Führen eines „Belastungsprotokolls". Hierbei werden Aktivitäts- und Erschöpfungsphasen zeitlich festgehalten, identifiziert und ggf. gezielter über den Tag verteilt. Information über kräftesparende Hilfsmittel: • Installation von Haltegriffen im Badezimmer oder an disponierten Stellen • Aufstellen von Stühlen an strategischen Stellen in der Wohnung für Ruhepausen erhöhter Toilettensitz • Einkaufstasche auf Rädern u. a.	**Empfehlung:** • mehrere kleine Mahlzeiten über den Tag verteilt • eiweiß- und kohlenhydratreiche Kost bevorzugen – fettreiche, schwer verdauliche sowie blähende Speisen meiden • bei Untergewicht Kaloriengehalt der Nahrungsmittel beachten • bei Übergewicht kalorienarme Mischkost • bei Neigung zur Ödembildung kochsalzreduzierte Kost (6 g pro Tag) • festgelegte Trinkmengenempfehlung einhalten.

Abb. 32.26 Informationsblatt zur Gesundheitsberatung bei Herzinsuffizienz.

32.6 Pflege von Patienten mit Herzrhythmusstörungen

32.6.1 Medizinischer Überblick

Definition

Eine Herzrhythmusstörung (Arrhythmie) liegt vor, wenn die Herzfrequenz im Sinne einer Brady- bzw. Tachykardie gestört ist und/oder die Herzschlagabfolge unregelmäßig (= arrhythmisch) erfolgt:

- **Bradykardie:** weniger als 60/Schläge/Min.
- **Tachykardie:** mehr als 100/Schläge/Min.
- **Bradyarrhythmie:** weniger als 60/Schläge/Min. und unregelmäßiger Herzschlag
- **Tachyarrhythmie:** mehr als 100/Schläge/Min. und unregelmäßiger Herzschlag

Liegt der Ursprung der Herzrhythmusstörung in den Vorhöfen oder dem AV-Knoten, wird von einer supraventrikulären Arrhythmie gesprochen. Entsteht die Herzrhythmusstörung in den Herzkammern, wird von ventrikulären Arrhythmien gesprochen. Eine Veränderung von Herzfrequenz oder Herzrhythmus muss nicht pathologisch sein. Unter psychischer und körperlicher Belastung kann die Pulsfrequenz bis auf 160–180 Schläge/Min. ansteigen. Bei sportlichen Menschen besteht oftmals unter Ruhebedingungen eine trainingsbedingte Bradykardie. Auch Extrasystolen kommen beim gesunden Menschen vor und bedürfen, sofern sie die Befindlichkeit nicht beeinträchtigen, oftmals keiner Therapie.

> **MERKE** Pathologisch ist ein plötzliches Umspringen des Pulses von einer normalen Herzschlagfolge auf eine sehr hohe oder sehr niedrige Herzfrequenz ohne erkennbare physiologische Ursache.

Ursachen

Herzrhythmusstörungen haben kardiale und extrakardiale Ursachen. Kardiale Ursachen können auftreten aufgrund von:

- Sauerstoffmangel im Myokardgewebe (z. B. KHK bzw. Herzinfarkt)
- primären Herzmuskelerkrankungen (z. B. Kardiomyopathien, Myokarditis)
- Druck- und/oder Volumenbelastungen bei Hypertonie oder Herzklappenfehlern
- Elektrolytverschiebungen innerhalb der Herzmuskelzelle (z. B. als Folge von Hypo- bzw. Hyperkaliämie)

Extrakardiale Ursachen sind z. B.:

- hormonelle Störungen (z. B. Hyperthyreose)
- Hypoxie
- Nebenwirkungen von Medikamenten (z. B. Antiarrhythmika, Digitalisüberdosierung, trizyklische Antidepressiva)
- Drogenkonsum (z. B. Ecstasy) und Toxine

Symptome

Die klinische Bedeutung liegt in der lebensbedrohlichen Beeinträchtigung der Auswurfleistung des Herzens. Eine anhaltende, unkoordinierte, zu schnelle oder zu langsame Herzfrequenz, häufig auftretende Extrasystolen mit kompensatorischen Pausen können folgende Symptome auslösen:

- Herzklopfen (Palpitation) und Herzrasen z. B. bei Tachykardie/Tachyarrhythmie
- Herzstolpern, z. B. bei Extrasystolen
- Blutdruckabfall mit Schwindel, Sehstörungen, Schwächegefühl
- Kurzatmigkeit, Schweißausbruch
- Beklemmungs- und Angstgefühle

Durch einen vorübergehenden Ausfall der Pumpleistung des Herzens kann es zur zerebralen Minderdurchblutung kommen, einem Adam-Stokes-Anfall. Dieser ist gekennzeichnet durch Schwindel, Absencen, Krampfanfall oder Synkope (kurze Bewusstlosigkeit).

Diagnostik

- Anamnese (Erfassung kardialer und extrakardialer Vorerkrankungen, inkl. Medikamentenanamnese)
- Elektrolytkontrolle, Hormonstatus u. a.

Spezielle Rhythmusdiagnostik:

- EKG inkl. Langzeit- und Belastungs-EKG
- Echokardiografie

Wenn vermutete Arrhythmien im EKG nicht diagnostiziert werden können, versucht man die Arrhythmie künstlich auszulösen, z. B. durch:

- pharmakologische Tests (z. B. Atropintest bei Verdacht auf Sick-Sinus-Syndrom)
- Karotisdruckversuch, z. B. um bradykarde Rhythmusstörungen zu provozieren
- invasive elektrophysiologische Untersuchung mittels Rechtsherzkatheterisierung (Elektrodenkatheter), um intrakardiale Potenziale abzuleiten (His-Bündel-EKG) oder Vorhöfe oder Kammern elektronisch zu stimulieren

Elektrokardiogramm (EKG)

Die Kontraktion des Herzmuskels wird durch elektrische Impulse angeregt. Diese werden mittels Elektroden über die Haut registriert und aufgezeichnet. Die einzelnen Phasen des Herzzyklus sind als Linien und Zacken auf dem EKG erkennbar, die mit den willkürlich festgelegten Buchstaben *P, Q, R, S, T, U* bezeichnet werden. Die Ausbreitung des Sinusknotens über die beiden Vorhöfe ist im EKG als P-Welle sichtbar. Der QRS-Komplex ist Ausdruck für die elektrische Aktivität vom AV-Knoten bis in die Herzmuskelzellen der Ventrikel. Die Erregungspause, die dem QRS-Komplex folgt, wird als ST-Strecke bezeichnet. Eine anschließende Erregungsrückbildung in den beiden Ventrikeln äußert sich durch die T-Welle. Die Bedeutung der sich gelegentlich anschließenden U-Welle ist noch nicht abschließend geklärt (**Abb. 32.27**).

Standard-EKG. Es setzt sich aus 12 Einzelableitungen zusammen. Beim Standard-EKG wird zwischen Extremitäten-

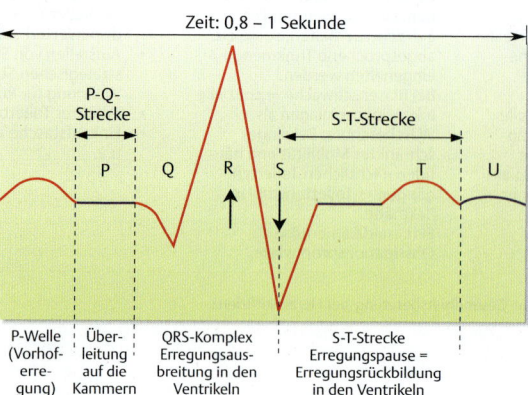

Zeit: 0,8 – 1 Sekunde

P-Q-Strecke

S-T-Strecke

P   Q   R   S   T   U

P-Welle (Vorhoferregung) | Überleitung auf die Kammern | QRS-Komplex Erregungsausbreitung in den Ventrikeln | S-T-Strecke Erregungspause = Erregungsrückbildung in den Ventrikeln

Abb. 32.27 Herzzyklus im normalen EKG.

Unipolare Extremitätenableitung (nach Goldberger)

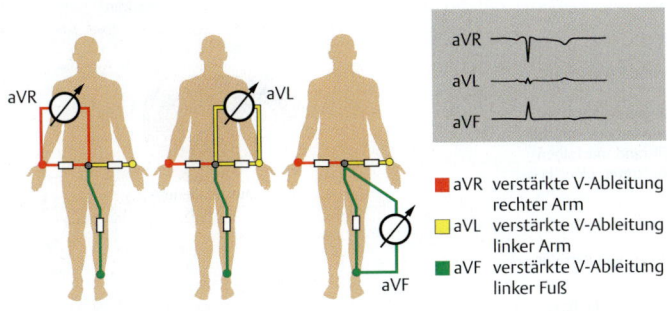

- ■ aVR verstärkte V-Ableitung rechter Arm
- ■ aVL verstärkte V-Ableitung linker Arm
- ■ aVF verstärkte V-Ableitung linker Fuß

Die 6 Extremitätenableitungen zeichnen die elektrische Aktivität des Herzens jeweils aus einer anderen Perspektive auf. Jede Ableitung repräsentiert einen anderen Anteil des Herzens, was eine exakte Zuordnung von pathologischen EKG-Veränderungen und anatomischer Lokalisation erlaubt.

Bipolare Extremitätenableitung (nach Einthoven)

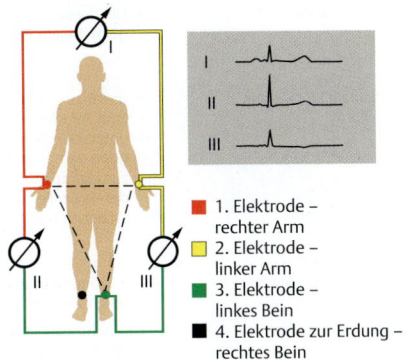

- ■ 1. Elektrode – rechter Arm
- ■ 2. Elektrode – linker Arm
- ■ 3. Elektrode – linkes Bein
- ■ 4. Elektrode zur Erdung – rechtes Bein

Werden 3 Ableitungspunkte miteinander verbunden, ist das *Einthovensche Dreieck* erkennbar. Extremitätenableitungen I–III messen die Spannung zwischen je 2 Punkten am Arm oder Bein.

Unipolare Brustwandableitung (nach Wilson)

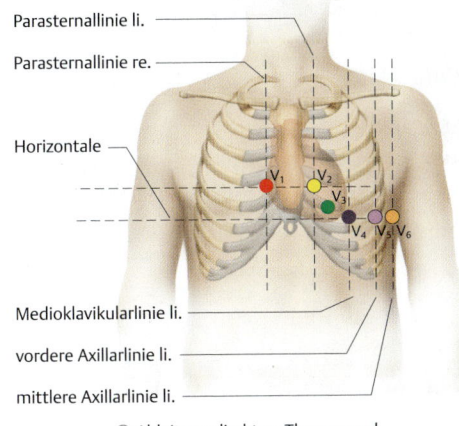

Parasternallinie li.
Parasternallinie re.
Horizontale
Medioklavikularlinie li.
vordere Axillarlinie li.
mittlere Axillarlinie li.

○ Ableitung direkt an Thoraxwand

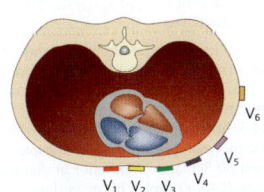

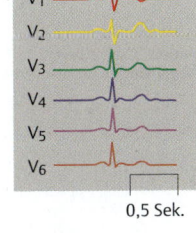

0,5 Sek.

In Abhängigkeit ihrer Lokalisation werden von V_1 bis V_6 bezeichnet:

- ● V_1 rechter Interkostalraum neben dem Sternum (Parasternallinie re.)
- ● V_2 linkerer Interkostalraum neben dem Sternum auf gleicher Höhe wie V_1 (Parasternallinie li.)
- ● V_3 zwischen V_2 und V_4
- ● V_4 5. linker Interkostalraum im Bereich der Herzspitze (Medioklavikularlinie)
- ● V_5 zwischen V_4 und V_6 auf der vorderen Axillarlinie
- ● V_6 5. linker Interkostalraum auf der mittleren Axillarlinie

Abb. 32.28 Unipolare und bipolare Extremitätenableitung sowie unipolare Brustwandableitung im Vergleich.

und Brustwandableitungen (**Abb. 32.28**) unterschieden.

Verschiedene EKG-Arten. Es wird unterschieden zwischen:

- Ruhe-EKG: Erregungsausbreitung- und Rückbildung wird unter Ruhebedingungen erfasst.
- Belastungs-EKG: Herzaktionen werden unter körperlicher Belastung (z. B. Fahrradergometrie) abgeleitet.
- Langzeit-EKG: Es wird über 24 Stunden unter Alltagsbelastungen durchgeführt.

Unterscheidung von Herzrhythmusstörungen

Es gibt verschiedene Arten von Herzrhythmusstörungen. Generell wird zwischen Erregungsleitungs- und Erregungsbildungsstörungen unterschieden. Zu den Erregungsleitungsstörungen gehören

- sinutrialer Block (SA-Block),
- atrioventrikulärer Block (AV-Block) und
- intraventrikulärer Block (Schenkelblock).

Die Erregungsbildungsstörungen können vom Sinusknoten ausgehen (z. B. Sinusarrhythmie, Sinusbradykardie, Sinusta-

chykardie oder Sick-Sinus-Syndrom). Oder sie entstehen außerhalb des Sinusknotens im Bereich der Vorhöfe oder Kammern (z. B. Ersatzrhythmen und Extrasystolen). Bei der Krankenbeobachtung im Pflegealltag sind generell relevant:

- bradykarde und tachykarde Herzrhythmusstörungen
- Extrasystolen

Bradykarde Herzrhythmusstörungen

Ursache sind Störungen der Sinusknotenfunktion oder AV-Blockierungen. Es kommt zu einer erniedrigten Herzfrequenz (< 60 Schläge/Minute) mit einer

Tab. 32.9 Bradykarde Herzrhythmusstörungen (nach Lindner 1999).

Bradykardieform	Charakteristika der Störung	EKG-Bild
Sinusbradykardie	→ Herzfrequenz unter 60 Schläge/Min. bei regelmäßigem Rhythmus	45/Min.
Sinuatriale Blockierung (SA-Block)	→ gestörte Erregungsüberleitung vom Sinus- zum AV-Knoten → unterschiedlich schwerwiegende Ausprägung von geringer Leitungsverzögerung bis zum kompletten Sinusstillstand mit folgender Asystolie bzw. dem Auftreten eines Ersatzrhythmus	ausgefallener Zyklus
AV-Block I.–III. Grades	→ verzögerte Impulsüberleitung von den Vorhöfen auf die Kammern	
AV-Block I. Grades	→ zunehmende Verlängerung der P-Q- bzw. der P-R-Zeiten, aber jedes P wird übergeleitet, sodass kein QRS-Komplex ausfällt	
AV-Block II. Grades	*Typ Wenckebach-Periodik* → zunehmende Verlängerung der P-Q- bzw. der P-R-Zeiten bis zum Ausfall eines QRS-Komplexes (klinisch selten auffällig)	PR PR PR PR kein QRS / P
	Typ Mobitz-II-Block → regelmäßig bradykarder Rhythmus, aber es sind zwei oder mehr (z. B. 2 : 1, 3 : 1) Vorhofimpulse nötig, um einen Kammerkomplex auszulösen	3 : 1 AV-Block QRS QRS p p p p p p p p
AV-Block III. Grades bzw. totaler AV-Block	→ Vorhof- und Kammeraktivität stehen nicht mehr miteinander in Verbindung (AV-Dissonanz), weil keine Vorhofimpulse zum AV-Knoten übergeleitet werden → der Schrittmacher kann im AV-Knoten liegen (normal geformter QRS-Komplex) mit etwa 60 Schlägen/Min. oder in den Kammern (QRS-Komplex bizarr verformt) mit 30 – 40 Schlägen/Min. → die Kammerfrequenz kann so langsam werden, dass es zum Adam-Stokes-Anfall kommt	P P P P P P P
Asystolie	→ Nulllinie auf dem Monitor oder in großen Abständen einfallende extrem breite Kammerkomplexe, die keine mechanische Herzaktion auslösen	

regelmäßigen oder unregelmäßigen Schlagfolge (Bradyarrhythmie, *Tab. 32.9*).

Tachykarde Herzrhythmusstörungen
Bei den tachykarden Herzrhythmusstörungen (*Tab. 32.10*) kommt es zu einer erhöhten Herzfrequenz (> 100 Schläge/Minute). Die Schlagabfolge kann regelmäßig oder unregelmäßig (Tachyarrhythmie) sein.

Extrasystolen
Als Folge einer abnormen Reizbildung entstehen Herzkontraktionen, die nicht zum Grundrhythmus gehören. Je nach Entstehungsort wird unterschieden zwischen supraventrikulären (SVES) und ventrikulären Extrasystolen (VES).
Supraventrikuläre Extrasystolen. Der Ursprung liegt im Vorhof. Sie sind durch einen vorzeitigen Einfall der P-Welle ge-

kennzeichnet. Da die Erregung nicht vom Sinusknoten stammt, unterscheidet sich die P-Welle von denen der normalen Herzaktionen. Durch den Impuls wird eine Kontraktion der Vorhöfe ausgelöst. Die Erregungsweiterleitung über den AV-Knoten erfolgt regelrecht, der QRS-Komplex ist normal konfiguriert. SVES treten auch bei gesunden Menschen auf, sind im EKG feststellbar, aber i. d. R. nicht behandlungsbedürftig.
Ventrikuläre Extrasystolen. Sie werden durch einen ektopischen (an falscher Stelle liegenden) Herd in einem Ventrikel ausgelöst. VES sind durch einen verformten und meist verbreiterten QRS-Komplex auf dem EKG erkennbar und haben keine P-Welle. Nach einer VES kann eine kompensatorische (ausgleichende) Pause erfolgen. VES können je nach Art und Häufigkeit des Auftretens zu einem

lebensbedrohlichen Ereignis führen. Es werden verschiedene Gruppen von VES unterschieden (*Tab. 32.11*).

Therapie
Ziel der Therapie ist
- die Beschwerdefreiheit,
- die Verbesserung der Leistungsfähigkeit und
- die Vermeidung eines plötzlichen Herztodes.

Neben der Behandlung der Ursachen (Kausaltherapie) wird in Abhängigkeit der Art der Herzrhythmusstörung eine antiarrhythmische medikamentöse oder Elektrotherapie eingeleitet.

Elektrotherapie
Es gibt unterschiedliche Formen der Elektrotherapie:
- Schrittmachertherapie (temporärer oder permanenter SM)

Tab. 32.10 *Tachykarde Herzrhythmusstörungen (nach Lindner 1999).*

Tachykardieform	Charakteristika der Störung	EKG-Bild
Supraventrikuläre Tachykardien		
Sinustachykardie	→ Herzfrequenz über 100 Schläge/Min. bei regelmäßigem Rhythmus	
Paroxysmale Vorhoftachykardie (supraventrikuläre paroxysmale Tachykardie)	→ anfallsweise auftretende Tachykardie mit einer Herzfrequenz zwischen 150 und 200 Schlägen/Min.	
Arrhythmia absoluta	→ vollständig arrhythmische Herzschlagfolge durch ungeordnetes Zucken der beiden Vorhöfe, bedingt durch Vorhofflimmern oder seltener durch Vorhofflattern	
Vorhofflattern	→ wird durch einen ektopischen Herd in den Vorhöfen mit einer Impulsbildung von 250 – 350 Schlägen/Min. verursacht, veränderte P-Wellen treten rasch hintereinander auf und gleichen sich (Sägezahnphänomen)	
Vorhofflimmern (häufig)	→ wird durch viele ektopische Herde in den Vorhöfen mit einer völlig unregelmäßigen Impulsbildung verursacht. Da die Erregungsüberleitung zu den Kammern unkoordiniert erfolgt, liegt eine absolute Arrhythmie vor. Da nicht jede Erregung auf die Kammern übergeleitet wird, liegt die Kammerfrequenz zwischen 120 und 160 Schlägen/Min.	
Ventrikuläre Tachykardien		
Paroxysmale Kammertachykardie	→ wird durch einen ektopischen Schrittmacher in einem der Ventrikel oder Reentry-Mechanismus verursacht → es sind keine P-Wellen mehr erkennbar – die Herzfrequenz liegt zwischen 150 und 250 Schlägen/Min., mit entsprechenden hämodynamischen Auswirkungen (drohende Bewusstlosigkeit) → die Kammertachykardie kann ins Kammerflattern/-flimmern übergehen!	
Kammerflattern	→ aus einem ektopischen Kammerherd werden zwischen 200 und 300 Impulse/Min. gebildet (Haarnadelphänomen)	
Kammerflimmern	→ es entstehen Reizimpulse (> 350 Schläge/Min.) aus vielen ektopischen Kammerherden → wie beim Kammerflattern kontrahieren sich die Ventrikel nicht mehr adäquat, was einem mechanischen Herz-Kreislauf-Stillkommt gleichkommt, da die Auswurfleistung des Herzens unterbrochen ist	

Tab. 32.11 *Formen ventrikulärer Extrasystolen (nach Lindner 1999).*

Formen ventrikulärer Extrasystolen (VES) und pflegerische Beachtungspunkte	EKG-Bild
Monomorphe (monotope) VES Sie stammen alle aus dem gleichen ektopischen Herd. Bereits ein einzelner ektopischer Herd im Ventrikel kann durch eine Serie von VES gefährliche Herzrhythmusstörungen, wie z. B. eine Kammertachykardie, auslösen. Mehr als 5 VES in der Minute gelten als pathologisch.	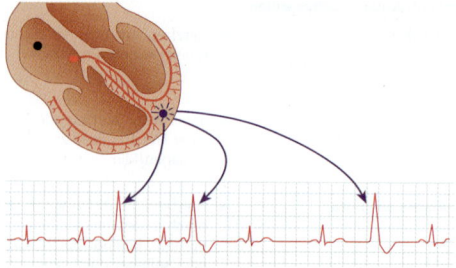
Polymorphe (multifokale) VES Sie stammen aus unterschiedlichen Herden, sodass ihre QRS-Komplexe unterschiedlich geformt sind. Werden verschiedene ektopische Zentren aktiviert, so steigert sich die Gefährlichkeit der VES, da es zu tödlichen Rhythmusstörungen, wie z. B. zum Kammerflimmern, kommen kann.	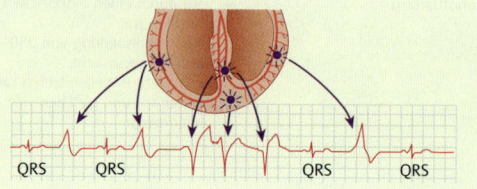
Bigeminus Auf jeden Normalschlag folgt eine monomorphe VES. Tritt häufig bei einer Digitalisüberdosierung auf.	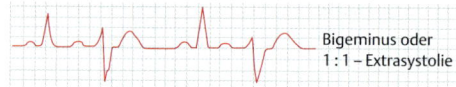
Couplet, Triplet 2 bzw. 3 VES aus dem gleichen Herd folgen gekoppelt aufeinander.	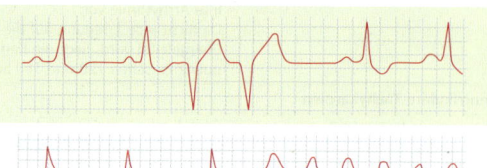
Salven Mehr als 3 gekoppelte VES folgen aufeinander, ohne dass ein Normalschlag dazwischen liegt. Sie werden zu den bedrohlichen Arrhythmien gerechnet.	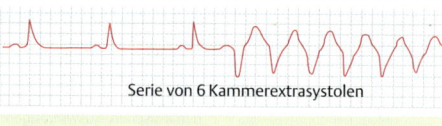
„R-auf-T-Phänomen" VES fällt mit einer vorausgegangenen T-Welle zusammen. Die T-Welle kennzeichnet die vulnerable (verletzliche) Phase des Herzzyklus, in der das Myokard besonders leicht erregbar ist. Sie sind sehr gefährlich – drohendes Kammerflimmern.	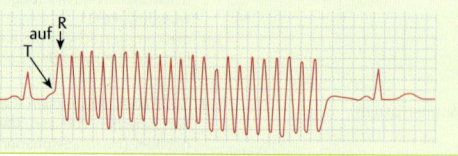

- externe Elektrokardioversion/Defibrillation
- Katheterablation

Schrittmachertherapie

Eine Schrittmachertherapie kann bei tachykarden und bradykarden Rhythmusstörungen erfolgen. Je nach Art der Herzrhythmusstörung kommen unterschiedliche Schrittmachermodelle zum Einsatz. Ein Schrittmacher besteht aus einem Schrittmacheraggregat inkl. elektronisches Steuerteil, einer Batterie und einer Elektrode. Je nach dem an welcher Stelle die Schrittmacherelektrode platziert wurde, werden durch einen elektrischen Impuls die Vorhöfe oder Kammern stimuliert und eine Herzaktion ausgelöst. Es gibt auch Geräte, die die Herzfrequenz anhand der körperlichen Belastung regulieren.

> **MERKE** Eine Herzfrequenz von unter 40 Schlägen/Min. muss als kritisch eingestuft werden, da es aufgrund eines Sauerstoffmangels des Gehirns zur Bewusstlosigkeit (Synkope) kommen kann.

Bradykarde Herzrhythmusstörungen. Bei anhaltender symptomatischer Bradykardie wird die medikamentöse Therapie durch die Implantation eines Herzschrittmachers ersetzt. Ein Schrittmacher (SM) wird implantiert, um das Risiko von Synkopen oder Asystolien zu minimieren. Er hat die Aufgabe, die Eigenaktivität des Herzens zu registrieren und bei Bedarf, wenn eine eingestellte Minimalfrequenz unterschritten wird, das Herz zu stimulieren (Demandschrittmacher).

Tachykarde Herzrhythmusstörungen. Implantierbare Cardioverter-Defibrillatoren (ICD) kommen bei schwerwiegenden ventrikulären Tachykardien oder bei der Gefahr eines Kammerflatterns/-flimmerns zum Einsatz mit dem Ziel, einen plötzlichen mechanischen Herzstillstand zu verhindern. Die antitachykarde Therapie erfolgt entweder durch

- Überstimulation („overdrive pacing") oberhalb der Tachykardiefrequenz oder
- einer internen Defibrillation durch die Abgabe eines schwachen elektrischen Impulses.

Arzneimittel im Fokus

Antiarrhythmika

Die medikamentöse Therapie von Herzrhythmusstörungen richtet sich nach der Art der Rhythmusstörung. Es werden vor allem Antiarrhythmika eingesetzt. Sie sollen
1. die Leitungsgeschwindigkeit der elektrischen Erregungen erhöhen bzw. reduzieren oder
2. die Erregungsbildungen unterdrücken, die nicht vom Sinusknoten ausgehen.

Die Klassifizierung der Antiarrhythmika erfolgt nach Vaughan-Williams in 4 Klassen (*Tab. 32.12*). Sie bezieht sich auf die Wirkung der einzelnen Substanzen auf den Erregungsprozess der Herzmuskelzelle.

Bradykarde Herzrhythmusstörungen. Folgende Medikamente wirken auf das vegetative Nervensystem und erhöhen so die Herzfrequenz:
- Parasympatholytika wie Atropin, Ipratropiumbromid (z. B. Itrop)
- β-Sympathomimetika wie Orciprenalin (Alupent) oder Adrenalin (Suprarenin)

Tachykarde Herzrhythmusstörungen und Extrasystolen. Es werden Antiarrhythmika der Klasse I-IV und Digitalispräparate eingesetzt. Digitalis hat neben der herzkraftsteigernden (positiv inotrope) auch eine chronotrope Wirkung (Beeinflussung der Herzfrequenz). Die Refraktärzeit (Zeitspanne der Erholungsphase) der Vorhöfe wird verlängert und die Erregungsüberleitung im AV-Knoten verzögert, sodass die Herzfrequenz gesenkt wird. Digitalispräparate werden auch bei tachykarden Rhythmusstörungen, z. B. Vorhofflimmern eingesetzt.

Tab. 32.12 *Gliederung von Antiarrhythmika in 4 Klassen (nach Kuschinsky).*

Klasse	Wirkmechanismus	Beispiel für Wirkstoff und Handelsname
I	**Na⁺-Kanal-Blockade**	
Ia	Repolarisation verlängert	Chinidin (Chinidin duriles), Ajmalin (Gilurytmal)
Ib	Repolarisation verkürzt	Lidocain (Xylocain), Mexiletin (Mexitil), Phenytoin (Phenhydan)
Ic	Repolarisation unverändert	Propafenon (Rytmonorm), Flecainid (Tambocor)
II	**Betarezeptorenblocker**	Propranolol (Dociton) u. a.
III	**K⁺-Kanal-Blockade** Repolarisation verlängert	Amiodaron (Cordarex), Sotalol (Sotalex)
IV	**Ca²⁺-Kanal-Blockade**	Verapamil (Isoptin), Diltiazem (Dilzem)

Externe Elektrokardioversion/ Defibrillation

Mit dem Ziel den Herzrhythmus zu normalisieren, wird ein kurzer Gleichstromimpuls (von 50 – 400 Joule) mittels zweier dick mit Gel versehener Elektroden auf den Körper des Patienten geleitet. Durch den Stromstoß werden vorübergehend alle Reizbildungszentren blockiert (Depolarisation), sodass der Sinusknoten seine Aktivität als Schrittmacher wieder aufnehmen kann.

Kardioversion. Hier erfolgt z. B. bei Vorhofflimmern/-flattern der Stromstoß QRS-gesteuert (herzphasengesteuert), sodass er nicht in der vulnerablen Phase von T erfolgt (Gefahr des Kammerflimmerns).

Defibrillation. Sie erfolgt nicht QRS-synchron. Die Defibrillation kommt meist ungeplant unter Reanimationsbedingungen beim Kammerflimmern/-flattern oder einer hämodynamisch wirksamen Kammertachykardie zum Einsatz.

Elektroablation

Über einen transvenösen oder transarteriellen Zugang zum Herzen werden mit Hilfe eines Elektrodenkatheters die Zellstrukturen im Herzmuskel, die die Arrhythmie auslösen, mit Gleichstrom koaguliert. Diese Methode wird z. B. zur Behandlung von therapieresistentem Vorhofflimmern/-flattern oder bei ventrikulären Tachykardieherden eingesetzt.

32.6.2 Pflege- und Behandlungsplan

Anhaltende arrhythmisch auftretende Herzaktionen bergen die Gefahr einer deutlichen Verminderung des Herzschlagvolumens bis hin zu einem Herz-Kreislauf-Stillstand. Aus diesem Grunde erfolgt die Betreuung des Erkrankten zunächst i. d. R. auf der Intensivstation. Durch eine schnellstmöglich einsetzende antiarrhythmische Therapie soll die vitale Bedrohung vom Patienten abgewendet werden.

Entsprechend der therapeutischen Maßnahmen ergeben sich für die Pflege folgende Schwerpunkte:
1. Rhythmusstörungen so früh wie möglich erkennen
2. antiarrhythmische Therapie überwachen
3. entlastende Pflege bei den ATL

4. Pflege nach Herzschrittmacherimplantation
5. Gesundheitsberatung

Rhythmusstörungen erkennen

Bei bedrohlichen Rhythmusstörungen ist eine kontinuierliche Monitorüberwachung notwendig, damit Rhythmusveränderungen sofort erfasst werden können. Pflegepersonen sollten anhand des Monitorbildes bedrohliche EKG-Veränderungen erkennen und von harmlosen unterscheiden können.

Monitorgrenzen

Die Alarmgrenzen am Monitor müssen in jeder Schicht überprüft und individuell wie folgt an die kardiale Situation des Patienten angepasst werden (*Abb. 32.29*):
- **obere Alarmgrenze:** etwa plus 20 – 30 Schläge pro Minute über der Ausgangsherzfrequenz, max. bei 140, sofern die Ausgangsfrequenz nicht bereits höher liegt
- **untere Alarmgrenze:** bei ca. 55 Schlägen pro Minute, sofern die Ausgangsfrequenz nicht bereits niedriger liegt

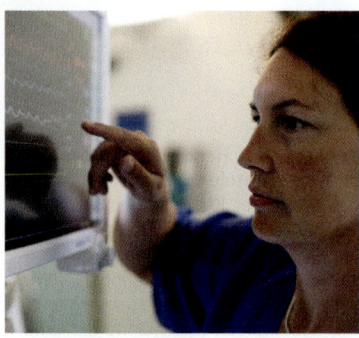

Abb. 32.29 Kontrolle der eingestellten Alarmgrenzen zu jedem Dienstbeginn.

Monitoralarm

Wird ein Monitoralarm ausgelöst, muss die Herzaktion auf dem Monitorbild in Verbindung mit dem klinischen Bild beurteilt werden. Nicht selten ist das Aus-

lösen des Alarmes auf eine Bedienungsstörung zurückzuführen. Das können z. B. sein:

- nicht mehr klebende Elektroden
- defekte Monitorkabel
- andere Artefakte, die z. B. durch Patientenbewegungen ausgelöst wurden

Wurde der Monitoralarm aufgrund einer Bedienungsstörung ausgelöst, wird der Patient darüber informiert, damit er sich nicht unnötig beunruhigt. Der behandelnde Arzt muss verständigt werden, wenn:

1. der Puls plötzlich auf eine sehr hohe (> 130 Schläge/Min.) oder sehr niedrige Herzfrequenz (< 40 Schläge/Min.) umspringt
2. vermehrt monomorphe VES (> 5/Min.) oder polymorphe VES, Couplets, Triplets oder Salven auftreten. Achtung Lebensgefahr!

➡ **MERKE** Eine Nulllinie oder Kammerflattern bzw. -flimmern sind Ausdruck eines Herz-Kreislaufs-Stillstands. Dann müssen sofort Wiederbelebungsmaßnahmen eingeleitet werden.

Antiarrhythmische Therapie überwachen

Nicht selten werden Rhythmusstörungen durch Kaliummangel ausgelöst, z. B. unter Diuretikatherapie. Ein hoher, aber noch im Normalbereich liegender Serumkaliumspiegel (4,5 – 5,0 mmol/l), ist für eine hohe elektrische Stabilität in der Herzmuskelzelle bedeutsam. Sofern kein aktueller Kaliumwert vorliegt, wird beim Auftreten von hochgradigen Rhythmusstörungen i. d. R. eine sofortige Elektrolytkontrolle eingeleitet und ggf. Kalium über Infusionen oder oral substituiert.

Arzneimittel im Fokus

Nebenwirkungen von Antiarrhythmika

Antiarrhythmika können ihrerseits lebensbedrohliche Rhythmusstörungen auslösen. Es wird unterschieden zwischen kardialen und extrakardialen Nebenwirkungen.

Kardiale Nebenwirkungen. Viele Antiarrhythmika vermindern die Kontraktionskraft des Herzens und können zu einem Blutdruckabfall führen. Vor allem bei Patienten mit einer einge-

schränkten Pumpfunktion des Herzens kann durch eine kritische Blutdrucksenkung eine kardiale Dekompensation verursacht werden. Der gewünschte Einfluss auf die Erregungsleitung birgt gleichzeitig die Gefahr, kritische bradykarde Herzrhythmusstörungen bis zur Asystolie auszulösen.

Bei einigen Antiarrhythmika können paradoxerweise lebensbedrohliche tachykarde Rhythmusstörungen und Extrasystolen auftreten (proarrhythmischer Effekt).

Extrakardiale Nebenwirkungen. Dazu gehören z. B.:

- Störungen des ZNS (Sehstörungen, Kopfschmerzen, Schwindel, Benommenheit, Müdigkeit, Verwirrtheitszustände, zerebrale Krampfanfälle)
- gastrointestinale Beschwerden (Übelkeit, Erbrechen)
- Hauterscheinungen (Flush, Sonnenlichtempfindlichkeit)

Tritt z. B. ein Vorhofflimmern neu auf, muss aufgrund der veränderten Blutströmungsverhältnisse mit einer Thrombenbildung gerechnet werden. Es besteht die Gefahr, dass Blutgerinnsel vom linken Vorhof in den Körperkreislauf geschwemmt werden und eine arterielle Embolie auslösen. 80 % der Thromben gelangen ins Gehirn und können einen Schlaganfall verursachen (Bernardo 1998). Ein Thrombus aus dem rechten Herzen kann zu einer Lungenembolie führen. Zur Prophylaxe einer Thrombenbildung wird i. d. R. eine Heparinisierung vorgenommen. Bei anhaltenden Rhythmusstörungen erhält der Patient evtl. eine Dauerantikoagulation, z. B. mit Marcumar. Hämodynamische Auswirkungen und andere evtl. auftretende Medikamentennebenwirkungen sollen frühzei-

tig erfasst werden. Die Pflegeperson hat daher folgende Aufgaben:

- Kreislaufkontrolle in kurzen Abständen (Vitalzeichenkontrolle: Bewusstseinslage, RR, Puls, Atmung und Temperatur)
- Erfassung der subjektiven Befindlichkeit

Entlastende Pflege bei den ATL

Bei Patienten mit anhaltenden Rhythmusstörungen erfolgt die entlastende Pflege und psychische Betreuung wie beschrieben bei Patienten mit Herzinfarkt in der Akutphase.

Pflege nach Herzschrittmacherimplantation

Die Aufgaben der Pflegenden unterscheiden sich je nach Art des Schrittmachers.

Passagerer Schrittmacher

Ein passagerer (vorübergehender) Schrittmacher (SM) kommt entweder bei hochakut auftretenden bradykarden Rhythmusstörungen zum Einsatz, oder wenn zu erwarten ist, dass die Bradykardie nur vorübergehend ist. Er wird deshalb auch temporärer (zeitlich begrenzter) Schrittmacher genannt.

Anlage. Unter Röntgenkontrolle wird die Schrittmachersonde über eine Vene (V. basilica, V. jugularis oder V. subclavia) in das rechte Herz vorgeschoben, im rechten Ventrikel platziert und durch eine Hautnaht fixiert. Das daran angeschlossene Schrittmacheraggregat verbleibt außerhalb des Körpers. Vorbereitung, Assistenz beim Legen und die Nachbetreuung erfolgen wie bei der Anlage eines zentralen Venenkatheters. Zusätzlich ist Folgendes zu beachten:

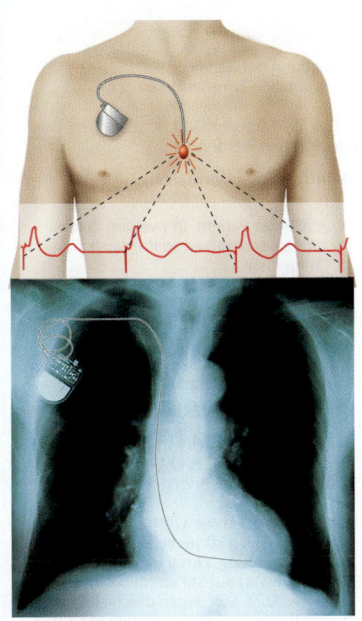

Abb. 32.30 Implantierter Schrittmacher und EKG, auf dem Spikes zu erkennen sind.

- während der SM-Anlage Überwachung per Monitor, da durch Vorschieben der Sonde Rhythmusstörungen auftreten können
- Notfallmedikamente, Defibrillator und Intubationsbesteck bereitstellen
- Fixierung von SM-Schleuse und -aggregat. Elektrodenspitze darf nicht verrutschen.

Überwachung. Der Patient wird darüber informiert, dass er keine extremen Bewegungen mit Kopf, Arm oder Schulter ausführen sollte. Kommt es zu einer Dislokation der SM-Sonde ist eine Stimulation des Herzens nicht mehr möglich. Patienten mit geringer oder keiner Eigenfrequenz müssen ununterbrochen am Monitor angeschlossen bleiben und Bettruhe einhalten, bis sich die Eigenfrequenz stabilisiert bzw. ein permanenter SM implantiert wurde. Ein funktionsfähiger Ersatz-SM bzw. eine Ersatzbatterie sowie frequenzsteigernde Medikamente (Atropin, Orciprenalin, z. B. Alupent) sollten für den Fall eines Geräteausfalls in Reichweite liegen.

➤ **MERKE** Die SM-Aktionen sind am EKG-Monitor als strichförmige Spitzen (Spikes) vor dem Kammerkomplex erkennbar (**Abb. 32.30**). ──────

Pflegerische Maßnahmen. Der Patient wird bei den ATL unterstützt, denn er soll Arm- und Schulterbereich der Schrittmacherseite ruhig halten. Die Mobilisation erfolgt entsprechend. Jede Pflegeperson führt zu Beginn ihrer Pflegezeit eine Kontrolle der Funktionsfähigkeit der SM-Batterie durch. Wird angezeigt, dass die elektrische Aktivität nachlässt, muss sie ausgetauscht werden. Bei Patienten mit passagerer Schrittmacheranlage wird vom behandelnden Arzt in bestimmten Abständen überprüft, wie hoch die Eigenfrequenz ist, indem die SM-Frequenz kurzfristig reduziert wird.

➤ **MERKE** Fällt die Herzfrequenz unter die eingestellte SM-Frequenz und sind keine SM-Aktionen auf dem Monitor sichtbar, kann entweder eine Dislokation der SM-Sonde oder eine Störung der Überleitung der SM-Impulse auf das Myokard vorliegen. Hier muss sofort der Arzt benachrichtigt werden. Die Pflegeperson bereitet Atropin bzw. Orciprenalin (z. B. Alupent) zur i. v.-Injektion vor. ─────

Permanenter Schrittmacher
Bei dauerhaften symptomatischen bradykarden Rhythmusstörungen wird operativ ein permanenter (bleibender) SM implantiert.
Anlage. Unter Lokalanästhesie oder Vollnarkose wird die mit einem Häkchen oder Schraube versehene Schrittmachersonde über die V. cephalica oder V. subclavia ins Herz eingeführt. Je nach Schrittmacherart erfolgt die Platzierung im rechten Vorhof und/oder in der rechten Kammer (2-Kammer-System). Die Implantation des Schrittmacheraggregates erfolgt in Höhe des linken oder rechten M. pectoralis (Brustmuskel) unter der Haut. Abschließend wird die korrekte Impulsübertragung überprüft. Die Operationsdauer beträgt ca. 25 – 30 Minuten.
Überwachung. Mit einem speziellen Programmiergerät, das mit elektromagneti-

schen Impulsen arbeitet, ist der SM von außen steuerbar. Die korrekte Lage der Elektroden wird durch ein Röntgenbild dokumentiert. Funktionsstörungen des SM sind selten, müssen aber durch eine EKG-Kontrolle am OP-Tag und vor der Entlassung des Patienten überprüft werden.
Pflegerische Maßnahmen. Die prä- und postoperative Pflege erfolgt wie bei einem extraabdominellen Eingriff. Darüber hinaus gilt:
- Information des Patienten bei Übernahme aus dem OP über die eingestellte SM-Frequenz
- Mobilisation des Patienten am OP-Tag, wenn die Grunderkrankung dies zulässt

Bei der Pulsmessung kann zwischen Eigen- und SM-Frequenz nicht exakt unterschieden, sondern nur festgestellt werden, ob die eingestellte SM-Frequenz nicht unterschritten wird.

➤ **MERKE** Viele Patienten benötigen eine gewisse Zeit, den „Fremdkörper Schrittmacher" zu akzeptieren. Manche sorgen sich auch darüber, dass ihr Leben nun von einem technischen Gerät abhängt. Geben Sie den Patienten die Möglichkeit, über diese Gedanken und ihre Gefühle zu sprechen. ──────

Vor allem ältere Patienten formulieren häufig die Frage, ob sie mit dem SM auch auf die natürliche Weise sterben können. Hier ist es wichtig zu betonen, dass das Herz mit zunehmender Schädigung auch seine elektrische Erregbarkeit verliert und die Impulse des SM nicht mehr beantworten kann.

Gesundheitsberatung
Nach 1 – 3 Monaten nach der SM-Implantation werden Wundverhältnisse und Funktionsfähigkeit des Gerätes in einer Schrittmacherambulanz überprüft. Regelmäßige Nachsorgeuntersuchungen erfolgen alle 6 Monate. Im Rahmen der Entlassungsberatung wird der Patient über wesentliche Beachtungspunkte im Umgang mit seinem Schrittmacher informiert (**Abb. 32.31**).

Gesundheitsberatung permanenter Herzschrittmacher

Grundsätzlich gilt: Bei jedem Schrittmachersystem ist in halbjährigen Abständen eine Nachsorgeuntersuchung notwendig. Dabei werden SM-Funktion und Veränderungen des Krankheitsbildes überprüft und der SM nach den individuellen Erfordernissen des Schrittmacherträgers programmiert.
Ziel: Durch die Beratung soll eine positive Einstellung zu dem implantierten Gerät unterstützt werden. Der SM-Träger erhält Informationen, was im Alltag beachtet werden sollte, damit mögliche Probleme und Störungen vermieden bzw. frühzeitig festgestellt werden.

Verhaltensweisen nach dem operativen Eingriff	Nachsorge und Funktionsprüfung	Schrittmacherstörquellen
• Weiß der Patient wie er das Wundgebiet schonen sollte? • Welchen körperlichen Belastungen ist er in seiner häuslichen und beruflichen Umgebung ausgesetzt?	• Ist der Patient über die Wichtigkeit der regelmäßigen Nachsorgeuntersuchung informiert? • Kennt er die Symptome, die auf eine Funktionsstörung seines SM hinweisen können?	• Weiß der Patient, in welchen Situationen er angeben sollte, dass er SM-Träger ist? • Ist er über potenzielle SM-Störquellen informiert?
Info: In seltenen Fällen können wie bei jedem chirurgischen Eingriff Wundheilungsstörungen auftreten. Auch bei einer komplikationslosen Wundheilung benötigen Schrittmacheraggregat und Elektrode ca. 4–6 Wochen, um fest einzuheilen.	**Info:** Die Laufzeit der SM-Batterie beträgt zwischen 6–8 Jahren. Bei einer regelmäßigen Kontrolluntersuchung wird eine Batterieerschöpfung frühzeitig festgestellt, ohne Funktionsausfall. Dann wird ein operativer Aggregatwechsel notwendig. SM-Elektroden bleiben liegen. Funktionsstörungen können sich durch ungewöhnlich starkes Herzklopfen, Herzrasen, Atembeschwerden, Schwindel oder Synkopen ankündigen. Auch Ödeme an den Beinen oder anhaltender Schluckauf können auf eine Funktionsstörung hinweisen.	**Info:** Jeder SM-Patient erhält einen Ausweis, in dem wichtige Daten wie Schrittmachertyp und aktuelle Programmierung eingetragen sind. Geräte mit starken elektromagnetischen Feldern können die Funktion eines Schrittmachers beeinträchtigen.
Empfehlung: Bei Rötung, Schwellung, Schmerzen oder Austritt von Wundsekret im Bereich der Implantationsstelle soll ein Arzt konsultiert werden. In den ersten 2 Wochen soll der Arm, auf der Seite der Schrittmacher implantiert wurde, nicht über Brusthöhe gehoben werden. Dies geschieht, damit der Heilungsprozess nicht gestört und eine Dislokation des Schrittmachers verhindert wird. Sportliche Aktivitäten und Bewegungen, die den Oberkörper beanspruchen, sollten in den ersten zwei Monaten unterlassen werden. Danach gelten keinerlei Bewegungseinschränkungen. Nur Sportarten, die zur Traumatisierung der SM-Tasche führen könnten (z. B. Kampfsportarten) müssen unterbleiben. Besondere berufliche Belastungen im Arztgespräch abklären.	**Empfehlung:** • Einhaltung der halbjährlichen Routineuntersuchungen in SM-Ambulanz • Anleitung zur selbstständigen Pulskontrolle (1-mal wöchentlich durchführen) → Kontrolle, ob die gemessene Herzfrequenz unter der programmierten SM-Frequenz liegt • bei o.g. Symptomen sofortige Arztkonsultation	**Empfehlung:** Ausweis immer bei sich tragen. Bei allen körperlichen Eingriffen (z. B. Bestrahlung, Einsatz von elektrischen Geräten, NMR) auf SM aufmerksam machen. Auch Störungen durch elektronische Warensicherungsanlagen in Kaufhäusern und beim Telefonieren mit Handys können nicht ausgeschlossen werden → die Deutsche Herzstiftung informiert über den aktuellsten Wissensstand von potenziellen SM-Störquellen.

Abb. 32.31 Informationsblatt zur Gesundheitsberatung bei Herzschrittmachern.

32.7 Pflege von Patienten mit einem operativen Eingriff am offenen Herzen

32.7.1 Medizinischer Überblick
Operationstechnik
Der Zugang zum Herzen erfolgt i. d. R. über die mediane Sternotomie, d. h. das Brustbein wird mit einer elektrischen Säge längs gespalten. Der Herzbeutel wird eröffnet. Durch eine spezielle Lösung wird das Herz vorübergehend stillgelegt (Kardioplegie – Herzlähmung) und der Sauerstoffverbrauch des Herzens durch Kühlung herabgesetzt. Während der Operationszeit übernimmt die Herz-Lungen-Maschine (HLM) die Aufrechterhaltung des Kreislaufes (extrakorporaler Kreislauf).

Funktion der HLM
Das Blut, das zum Herzen fließt, wird über ein spezielles Schlauchsystem in die Herz-Lungen-Maschine geleitet und über eine Pumpe zurück in den Körper-

kreislauf gepumpt. Um die Gerinnung des Blutes in der Herz-Lungen-Maschine zu verhindern, wird hochdosiert heparinisiert. In der HLM wird dem Blut durch einen sog. Oxygenator (Gasaustauscher) CO_2 entzogen und Sauerstoff zugeführt. Durch einen Wärmetauscher kann das Blut zu Beginn der Operation auf 26–30 °C (Hypothermie) heruntergekühlt bzw. am Ende der Operation wieder erwärmt werden. Über Filter wird das Blut von Fremdpartikeln und Blutgerinnseln gereinigt (**Abb. 32.32**).

Operationsbeendigung
Nach der Operation wird die Verbindung zwischen Herz und Körperkreislauf wieder hergestellt. Sobald das Herz mit Blut durchströmt wird, beginnt es zu schlagen. Nicht selten treten Rhythmusstörungen auf, die durch Defibrillation be-

hoben werden. Sobald das Herz seine Funktion wieder voll übernehmen kann, wird die HLM entfernt. Das Operationsgebiet wird mit verschiedenen Ableitungssystemen drainiert. In das Epikard (äußerste Schicht der Herzwand) des rechten Vorhofes und des rechten Ventrikels werden Schrittmacherelektroden eingelegt (epikardiale Schrittmacherdrähte), die durch die Haut nach außen führen. Das Brustbein (Sternum) wird mit Drahtcerclagen verschlossen. Nach einem Eingriff am offenen Herzen liegt die Sterblichkeitsrate bei ca. 1–2 %. Sie kann sich je nach Zustand der Herz-Kreislauf-Funktion vor der Operation und durch weitere Begleiterkrankungen bis auf 15–20 % erhöhen.

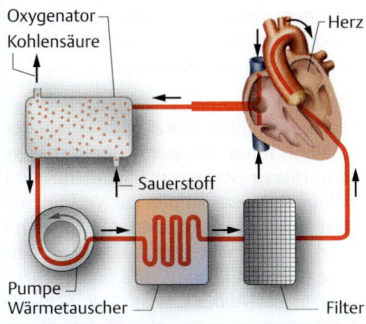

Oxygenator
Kohlensäure

Herz

Sauerstoff

Pumpe
Wärmetauscher

Filter

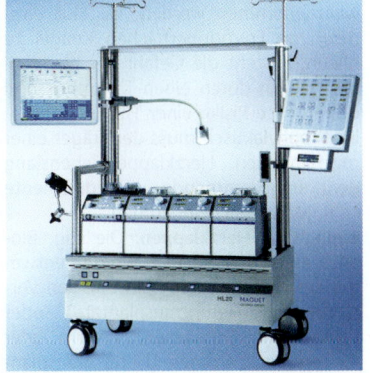

Abb. 32.32 Aufbau und Funktionsweise der Herz-Lungen-Maschine.

32.7.2 Medizinischer Überblick koronarer Bypass

Definition
Ein koronarer Bypass ist die operative Überbrückung einer Stenose oder eines Verschlusses einer oder mehrerer Koronararterien. Für diese Umgehung wird eine Vene oder Arterie verwendet. Bypässe werden besonders bei Patienten mit hochgradiger 3-Gefäßerkrankung oder Hauptstammstenose zur Behandlung der KHK angelegt.

Formen
Es wird unterschieden zwischen aortokoronarem Venenbypass (ACVB) und mammariakoronarem Bypass (MCB). Es besteht auch die Möglichkeit, mehrere Bypässe einzusetzen. Dann werden die V. saphena ebenso wie die A. mammaria interna entnommen und als Bypässe verwendet (**Abb. 32.33**).
Aortokoronarer Venenbypass. Beim ACVB wird eine Vene aus dem Bein (z. B. V. saphena magna) entfernt und als Überbrückungsmaterial verwendet. Die Vene wird zwischen Aorta und dem betroffenen Koronargefäß eingenäht.
Mammariakoronarer Bypass. Beim MCB wird die innere Brustwandarterie (A. mammaria interna) entnommen und als

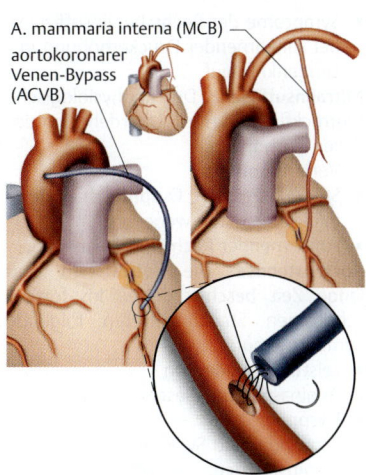

A. mammaria interna (MCB)

aortokoronarer
Venen-Bypass
(ACVB)

Abb. 32.33 Aortokoronarer Venenbypass und mammaria-koronarer Bypass in der schematischen Darstellung.

Überbrückungsmaterial verwendet. Die Arterie wird von der Brustwand freipräpariert und direkt hinter der Stenose auf das verengte Gefäß aufgenäht.

> **MERKE** Bypässe aus Arterien werden bevorzugt eingesetzt, weil die Neigung zur Arteriosklerose im Langzeitvergleich wesentlich geringer ist.

Minimal-invasive Bypasschirurgie
Parallel zu Entwicklungen im Bereich der Allgemeinchirurgie, Gynäkologie und Orthopädie wurden auch in der Herzchirurgie weniger invasive operative Verfahren entwickelt, die mit speziellen endoskopischen Instrumenten durchgeführt werden. Ziele der minimal-invasiven Bypasschirurgie sind:
- Verkleinerung des Hautschnittes und Minimierung des Weichteiltraumas
- Verzicht auf den Einsatz der Herz-Lungen-Maschine und Reduzierung der dadurch bedingten Komplikationen
- Verminderung des Operationstraumas, Beschleunigung der Rekonvaleszenz und Verkürzung des Krankenhausaufenthaltes
- Verbesserung des kosmetischen Ergebnisses

Bei der minimalen Bypasschirurgie werden als Operationsmethoden die MIDCAB-Technik (Minimal Invasive Direct Coronary Artery Bypass) sowie die OPCAB-Technik (Off-Pump Coronary Artery Bypass) unterschieden.
MIDCAB-Technik. Hier erfolgt der Zugang zum Herzen nicht über die mediale Sternotomie sondern über eine ca.

5–7 cm lange Hautinzision der linken Submammärfalte (Minimierung der Wundheilungsstörungen). Mit dieser Technik können allerdings nur die Herzkranzgefäße der Vorderwand des Herzens erreicht werden. Etwa 1 % aller Bypassoperationen erfolgen mit der minimal-invasiven Technik.

> **MERKE** Da bei der MIDCAB-Technik die Pektoral- und Interkostalmuskulatur durchtrennt wird und die Rippen gespreizt werden, ist dieser Eingriff im Vergleich zur medialen Sternotomie schmerzhafter. Der postoperative Schmerzmittelbedarf ist deshalb oft höher als bei einer konventionellen Bypassoperation.

OPCAB-Technik. Bei dieser Technik erfolgt der Zugang über die mediale Sternotomie, da somit alle Herzkranzgefäße, auch die Koronargefäße der Hinterwand des Herzens, zugänglich sind. Wichtig hierbei jedoch ist, dass am schlagenden Herzen **ohne Einsatz** der Herz-Lungen-Maschine operiert wird, um den Gesamtorganismus weniger zu belasten. Mit Hilfe verschiedener Stabilisatoren werden die Koronargefäße fixiert, um ein möglichst bewegungsloses Operieren zu gewährleisten. Die Bypassanlage am schlagenden Herzen stellt höhere Anforderungen an den Chirurgen, hat aber den Vorteil, dass eine Vielzahl der systemischen Nebenwirkungen (z. B. Aktivierung des Gerinnungssystems durch die HLM mit Einschränkungen für Lungen- und Nierenfunktion) wegfallen. Diese Operationstechnik wird insbesondere bei Risikopatienten angewandt mit:
- Niereninsuffizienz
- frischem Myokardinfarkt
- ausgeprägter Arteriosklerose und hohem Schlaganfallrisiko

32.7.3 Medizinischer Überblick Herzklappenfehler

Definition
Als Herzklappenfehler (Klappenvitium) wird eine Funktionsstörung der Herzklappen bezeichnet. Sie ist durch eine Verengung (Stenose) und/oder eine Schlussunfähigkeit der Klappen (Insuffizienz) gekennzeichnet.

Formen
Am häufigsten sind die Klappen des linken Herzens betroffen (höhere Druckbelastung). Klappenfehler des rechten Herzens sind seltener. Sie betreffen dann die Trikuspidal- oder Pulmonalklappe. Es können auch mehrere Herzklappen gleichzeitig betroffen sein.

Mitralstenose. Durch Klappenschrumpfung, Verklebung oder Verwachsung kommt es zu einer Behinderung des Bluteinstroms vom linken Vorhof in den linken Ventrikel. Folge: verminderte Ventrikelfüllung und Rückstau des Blutes in die Lunge.

Mitralinsuffizienz. Schlussunfähigkeit der 2-zipfligen Segelklappe – Folge: Rückstrom des Blutes in den linken Vorhof während der Herzkontraktion (Systole).

Aortenstenose. Entleerungsbehinderung der linken Herzkammer durch Verengung der Aortenklappe – Folge: höhere Druckbelastung des linken Ventrikels. Druckgefälle zwischen linker Kammer und Aorta gibt Auskunft über Schweregrad der Stenose.

Aorteninsuffizienz. Schlussunfähigkeit der Aortenklappe. Das in der Systole ausgeworfene Blut fließt während der Diastole teilweise wieder in den Ventrikel zurück – Folge: linke Kammer muss größere Blutmenge auswerfen, als dem Körperkreislauf tatsächlich zur Verfügung steht.

Ursachen

Herzklappenfehler können angeboren sein, häufiger liegt jedoch ein erworbener Herzklappenfehler vor. Etwa 90 % der erworbenen Klappenfehler sind Folge einer oftmals unbemerkten bakteriellen Infektion mit Streptokokken (z. B. Angina tonsillaris, Scharlach, Erysipel). Beschwerden treten meist erst Jahre nach der Primärinfektion auf. Weitere Ursachen von Herzklappenfehlern sind:

- direkte Schädigung nach infektiöser Endokarditis durch Bakterieneinschwemmung, z. B. nach ärztlichen Eingriffen
- Abriss des Papillarmuskels (Halteapparat der Mitralklappen), z. B. nach Herzinfarkt
- altersbedingte Abnutzungserscheinungen

Symptome

Eine Schweregradeinteilung erfolgt nach den NYHA-Kriterien (**Tab. 32.8**). Die Symptome richten sich danach, welche Herzklappe betroffen ist.

Mitralstenose. Neben den Symptomen der Linksherzinsuffizienz treten folgende Krankheitszeichen auf:

- bläulich-rötliche Färbungen der Wangen (Mitralbäckchen)
- Dyspnoe, nächtliche Hustenattacken, Zyanose
- Leistungsminderung
- Extrasystolen und Vorhofflimmern (hohe Thromboemboliegefahr!)

- Symptome der Rechtsherzinsuffizienz bei zunehmender Druckerhöhung im Lungenkreislauf

Mitralinsuffizienz. Der unphysiologische Blutrückfluss führt zur Überdehnung des linken Vorhofes mit

- Vorhofflimmern,
- Stauungszeichen, Dyspnoe, häufige Infekte der Atemwege und
- zunehmender Rechtsherzbelastung.

Aortenstenose. Die Betroffenen sind lange Zeit beschwerdefrei. Im fortgeschrittenen Stadium treten folgende Symptome auf:

- Leistungsminderung
- Angina-pectoris-Beschwerden
- Dyspnoe
- Schwindel und Synkopen

Aorteninsuffizienz. Symptome sind:

- Belastungsdyspnoe
- Herzklopfen
- Angina-pectoris-Beschwerden
- starke Pulsation der Halsschlagadern
- große Blutdruckamplitude

Diagnostik

Zur Sicherung der Diagnose werden folgende Verfahren angewandt:

- Anamnese
- Auskultation (typische Herzgeräusche feststellbar)
- Röntgen des Thorax
- Ruhe- und Belastungs-EKG
- Echokardiografie
- TEE (Transösophageale Echokardiografie)
- Herzkatheteruntersuchung

Therapie

Im Anfangsstadium einer Funktionsstörung der Herzklappen steht die Vermeidung körperlicher Überlastungen im Vordergrund. Ist die Erkrankung fortgeschritten, sind die Ziele der Therapie:

- medikamentöse Unterstützung der Kontraktionskraft des Herzens
- Vermeidung oder Behebung von Herzrhythmusstörungen
- Senkung des Thromboembolierisikos
- operative Wiederherstellung der Funktionsfähigkeit der betroffenen Herzklappe

Bei operativen Eingriffen werden 2 Verfahren angewandt: das klappenerhaltende und das klappenersetzende Verfahren.

Klappenerhaltendes Verfahren

Die eigene Klappe wird erhalten entweder durch eine Valvuloplastie oder eine Klappenrekonstruktion. Bei der Valvuloplastie wird die verengte Herzklappe mittels Herzkatheter gedehnt. Bei der Klappenrekonstruktion erfolgt entweder eine Raffung des erweiterten Klappenan-

satzringes oder eine operative Sprengung (Erweiterung) der verengten Herzklappe (Kommissurotomie).

Klappenersetzendes Verfahren

Ist die erkrankte Herzklappe stark geschädigt, muss sie operativ ersetzt werden. Hierzu stehen mechanische und biologische Herzklappen zur Verfügung.

Mechanische Herzklappen. Mechanische Herzklappen bestehen aus hochfesten Materialien und haben eine unbegrenzte Haltbarkeit (**Abb. 32.34 b**). Der Schließmechanismus kann als Klickgeräusch wahrgenommen werden. Da Blut dazu neigt, an Fremdoberflächen Koagel zu bilden, besteht die Gefahr der Klappenobstruktion durch einen Thrombus und das erhöhte Risiko einer Thromboembolie. Prophylaktisch muss der Träger einer mechanischen Herzklappe lebenslang gerinnungshemmende Medikamente (z. B. Marcumar) einnehmen.

Biologische Herzklappen. Die sog. Bioprothesen (**Abb. 32.34 a**) werden entweder aus menschlichem Gewebe von Verstorbenen (Homotransplantate) oder Tieren, z. B. Schweinen, Kälbern oder Rindern, entnommen (Heterotransplantate). Handelt es sich um eine Herzklappe von Tieren, muss das tierische Gewebe chemisch vorbehandelt werden, um Abstoßreaktionen zu vermeiden. Die biologische Herzklappe verfügt über eine Haltbarkeit von ca. 8 – 12 Jahren.

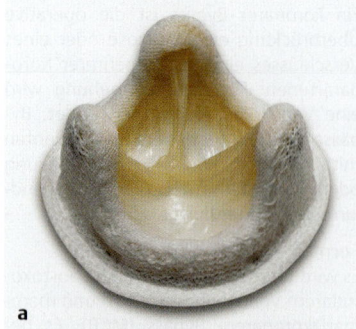

a

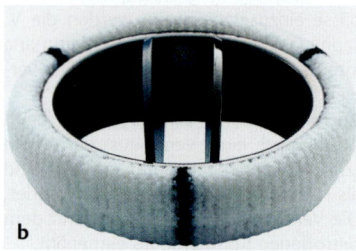

b

Abb. 32.34 a Biologische Herzklappe (Bioprothese), **b** mechanische Kippscheibenprothese (einflügelig).

Neben der Geräuschlosigkeit hat die Bioprothese den großen Vorteil, dass gerinnungshemmende Substanzen nur in den ersten 3 Monaten eingenommen werden müssen, bis eine Epithelisierung der Klappe erfolgt ist. Biologische Herzklappen kommen deshalb besonders bei alten Menschen mit Kontraindikation für eine Marcumarisierung und bei Frauen mit Kinderwunsch zum Einsatz.

Minimal-invasive Herzklappenoperationen. Da das Herz eröffnet werden muss, kann bei einer Klappenoperation auf die Herz-Lungen-Maschine nicht verzichtet werden. Sie wird über die Leistengefäße angeschlossen. Ein minimal-invasiver Eingriff ist jedoch nur bei isolierten Mitral- und Aortenklappenoperationen möglich. Müssen mehrere Klappen oder zusätzlich ein Bypass operiert werden, kommt nur die konventionelle Op-Technik in Frage. Bei der Minimal-invasiven Chirurgie der Mitralklappe dient eine kleine laterale Inzision rechts als Zugang. Es kann sowohl eine klappenerhaltende Rekonstruktion als auch ein Ersatz der Mitralklappe erfolgen. Bei der minimal-invasiven Chirurgie der Aortenklappe erfolgt der Zugang zur Aorta über eine sog. „Z-Sternotomie" im oberen Sternumdrittel.

32.7.4 Pflege- und Behandlungsplan
Im Rahmen einer Herzoperation haben Pflegende die Aufgabe der präoperativen Vorbereitung, der postoperativen Überwachung und Unterstützung bei den ATL sowie die Gesundheitsberatung.

Präoperative Vorbereitung
In der präoperativen Phase unterstützt die Pflegeperson den Patienten bei der Auseinandersetzung mit seinen Gefühlen und Ängsten und führt alle allgemeinen Pflegehandlungen durch, die bei einem extraabdominellen Eingriff notwendig sind (S. 1220). Besonders vor Herzklappenoperationen müssen chronische Entzündungen ausgeschlossen werden, da Krankheitserreger sich nach der Operation an den Herzklappen anlagern und eine Sepsis auslösen können. Deshalb sind neben den kardiologischen Untersuchungen auch Befunde anderer Fachdisziplinen (Zahnstatus, HNO-Konsil, gynäkologischer bzw. urologischer Untersuchungsbefund usw.) von besonderer Wichtigkeit.

Stressbewältigung unterstützen
Aufgrund der zentralen Bedeutung des Herzens für Leben und Tod, kommt es bei vielen Patienten vor der Operation zu einer intensiven Auseinandersetzung mit der eigenen Sterblichkeit. Informa-

tionen über den Ablauf der Operation, den Einsatz der HLM, die sich daran anschließende Intensivtherapie sowie die Aufklärung über potenzielle Komplikationen können beim Patienten Ängste hervorrufen. Je nachdem, welche Stressbewältigungsstrategien er verinnerlicht hat und welche sozialen und emotionalen Unterstützungssysteme (z. B. Partnerschaft, Freunde, Familie) zum Tragen kommen, können daraus ganz unterschiedliche Verhaltensweisen resultieren. Von angepasstem, ängstlich-hilflosem Verhalten, bis zur Gereiztheit und Impulsivität, sind vielfältige Reaktionsmuster zu beobachten.

🐾 **PRAXISTIPP** Schon vor der Herzoperation sollte eine vertrauensvolle Pflegebeziehung zum Patienten und seinen Angehörigen aufgebaut werden. Dem Patienten kann ein Teil der Angst genommen werden, wenn er eine fürsorgliche Atmosphäre und gewissenhaft arbeitende Pflegende antrifft. _____

Ein hohes Einfühlungsvermögen ist erforderlich, um individuelle Stressbewältigungsstrategien des Patienten als solche zu erkennen. Ein respektvoller Umgang und angemessene Reaktionen auf die unterschiedlichen Verhaltensweisen, sind für einen Vertrauensaufbau förderlich. Ebenso die Vermittlung fachlich kompetenter pflegerelevanter Informationen.

Körperinspektion und Rasur
Bei der Rasur des OP-Gebietes (S. 1224) wird eine Hautinspektion vorgenommen. Sowohl bei einem minimal-invasiven Eingriff als auch bei der konventionellen Operationstechnik erfolgt die Rasur folgender Körperteile:
- gesamter Brustkorb (vom Hals bis zur Schambehaarung unter Einbeziehung der Achselhaare,
- behaarte Unterarme für venöse und arterielle Zugänge
- beide Beine einschließlich Leistenbereich (zur Gefäßentnahme bei geplanter Bypass-Operation)

Die Maßnahmen zur Körperhygiene richten sich nach dem Allgemeinzustand des Patienten. Ist der Patient kardial belastbar, sollte er am Vorabend vor der Operation oder am frühen Morgen duschen. Bei stark eingeschränkter Herz-Kreislauf-Situation erfolgt durch die Pflegeperson eine sorgfältige Ganzkörperwaschung im Sinne einer entlastenden Pflege.

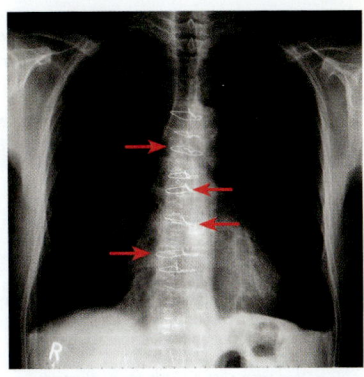

Abb. 32.35 Bei einseitiger unkontrollierter Belastung des Brustkorbs besteht die Gefahr der Thoraxinstabilität. Die auf dem Thoraxbild sichtbaren Drahtcerclagen könnten sich verschieben oder einreißen.

Postoperativ benötigte Fähigkeiten trainieren
Nach der OP sind durch Thoraxöffnung und Drainagesysteme die Bewegungen des Patienten eingeschränkt. Deshalb wird er bereits präoperativ angeleitet, den Bettbügel mit beiden Händen gleichzeitig zu benutzen, damit er diese Maßnahme postoperativ direkt nutzen kann. Zusätzlich werden Aufstehtechniken eingeübt, bei denen der Brustkorb fixiert bleibt und nicht einseitig belastet wird. Der thoraxchirurgische Eingriff erfordert aufgrund einer erhöhten Pneumoniegefahr die präoperative Einübung gezielter atemtherapeutischer Maßnahmen, auch bei einer minimal-invasiven Op-Technik.

➡️ **MERKE** Eine einseitige und unkontrollierte Belastung des Brustkorbes birgt die Gefahr der Sternuminstabilität. Dabei werden die Drahtcerclagen (**Abb. 32.35**) verschoben oder reißen aus. Sie fixieren so die beiden durchtrennten Knochenplatten nicht mehr; das Knochenwachstum wird gestört. _____

Postoperative Überwachung
Nach herzchirurgischen Eingriffen kann plötzlich ein Herz-Kreislauf-Versagen auftreten. Verantwortlich hierfür sind häufig Herzrhythmusstörungen oder das Auftreten einer Herzbeuteltamponade. Neben den allgemeinen postoperativen Beobachtungsmaßnahmen richtet sich die Aufmerksamkeit besonders auf die in **Abb. 32.36** aufgeführten Überwachungsmaßnahmen.

Postoperativ bei den ATL unterstützen
Besonders in der ersten Zeit nach der Operation ist der Patient auf die Hilfe

Postoperative Überwachung nach operativem Eingriff am Herzen

Grundsätzlich gilt: Im Anschluss an die Operation wird der Patient auf einer Intensivstation nachbeatmet. In der Regel wird der Kreislauf mit Katecholaminen stabilisiert (z. B. Dobutamin, Suprarenin). Nach 2– 4 Tagen wird der Patient auf eine Allgemeinstation verlegt. Auch hier erfolgt eine engmaschige Überwachung.

Ziel: Auftretende Komplikationen frühzeitig erkennen bzw. diesen schnellstmöglich entgegenwirken.

Wundgebiet und Dränagesystem

Fachinformation: Nach der medianen Sternotomie hat der Patient eine OP-Wunde im Sternumbereich und an der Hautoberfläche mit einer Naht fixierte Schrittmacherelektroden.
Im Wundgebiet liegen verschiedene Saugdrainagen: substernale Dränagen (unter dem Sternum), Perikarddränagen (im Herzbeutel) und Pleuradränagen (bei Präparation der A. mammaria).
Die Dränagen sind an Sog angeschlossen, damit der Unterdruck im Pleuraspalt aufrechterhalten und das Wundsekret abgesaugt wird.

Maßnahmen und Beachtungspunkte:
- genaue Überwachung der Sekretmenge (*Nachblutungsgefahr!*) und des Thoraxsaugsystems (*Pneumothoraxgefahr!*)
- Dränagen mittels Rollerklemme „melken", um Dränageabfluss zu gewährleisten → Monitorkontrolle, weil Herzrhythmusstörungen auftreten können
- Entfernung der Dränagen zwischen 2. und 4.postoperativem Tag → danach Röntgenkontrolle
- jeden 2. Tag Verbandwechsel und Inspektion von Operationswunde und Dränageeinstichstellen auf Entzündungszeichen
- „Knackgeräusch" bei Husten und tastbare erhöhte Beweglichkeit beider Sternumteile weisen auf eine Sternuminstabilität hin → Arztinformation
- Entfernung der SM-Elektroden nach 8–10 Tagen durch den Arzt

Herz-Kreislauf-System

Fachinformation: Aufgrund z. B. von Flüssigkeits-und Elektrolytverschiebungen oder kardialer Hypoxie können *Herzrhythmusstörungen* auftreten. Bei Herzklappenoperationen besteht beim Einnähen der künstlichen Klappen die Gefahr der Verletzung des Reizleitungssystems → Folge: bleibender AV-Block II. – III. Grades.
Gefahr einer *Herzbeuteltamponade* (bis zum 10. postoperativen Tag) durch: Ergussbildung oder Einbluten in den Herzbeutel. Das Herz wird komprimiert und in seiner Pumpfähigkeit eingeschränkt. Symptome sind anfangs
- Blässe,
- Dyspnoe,
- Halsvenenstauung und ZVD-Erhöhung
- später kardiogener Schock mit RR-Abfall, Tachykardie und Oligurie bis zum Herz-Kreislauf-Stillstand.
Therapie: operative Entlastung durch Perikardiotomie.

Maßnahmen und Beachtungspunkte:
- Blutdruckkontrollen und Monitorüberwachung
- bei Rhythmusstörungen (bradykard oder tachykard) und antiarrhythmischer Therapie → Anschluss eines Herzschrittmachers an SM-Elektroden
- Elektrolytkontrolle mit besonderer Beachtung des Kaliumspiegels → Wert sollte sich zwischen 4,5 – 5,0 mmol einpendeln (je nach Klinikstandard).

Atmung

Fachinformation: Postoperativ besteht die Gefahr einer Ateminsuffizienz. Folgende Faktoren können dafür verantwortlich sein:
- Lunge wurde während der HLM-Zeit nicht ausreichend belüftet
- lange Nachbeatmungsphase
- Schmerzmittelüberhang
- Einschränkung der Atemexkursion oder Hustenunterdrückung durch Sterniotomieschmerzen → Bronchialsekretstau
- fehlender Wechsel des Ventilations-Perfusionsverhältnisses durch Rückenlage

Maßnahmen und Beachtungspunkte:
- kontinuierliche bzw. intermittierende Verabreichung von O_2 → je nach gemessener Sauerstoffsättigung (SAT > 90 %)
- Überwachung der Atmung und Atelektasen- und Pneumonieprophylaxe (Kap. 22).

Flüssigkeitshaushalt und Ausscheidung

Fachinformation: Als Reaktion auf die HLM, besonders durch den Kontakt des Blutes mit Fremdmaterial und den geänderte Perfusionsverhältnissen, entsteht eine höhere Zellmembrandurchlässigkeit. Es gelangt vermehrt Flüssigkeit ins Interstitium → Ödembildung. Nicht selten ist eine postoperative Gewichtszunahme von 2–5 kg über dem Ausgangsgewicht zu beobachten. Außerdem können Störungen der Magen-Darm-Passage (bis hin zum paralytischen Ileus) auftreten durch
- Perfusionsveränderungen während der HLM-Zeit,
- Narkotika- und Schmerzmittelgabe sowie
- eingeschränkter Mobilität.
Der Patient sollte zwischen dem 3. und 4. postoperativen Tag abgeführt haben.

Maßnahmen und Beachtungspunkte:
- Überwachung der Nierenfunktion mittels Bilanzierung
- 2x tgl. Gewichtskontrolle mit Sitzwaage
- langsames Ausscheiden der Ödeme mit Diuretika nach ärztl. AO und Kaliumkontrolle
- bei Erreichen des Ausgangsgewichtes Entfernung des Blasenkatheters
- Kontrolle der Darmperistaltik
- ggfs. Defäkation mit leichtwirksamen Laxanzien oder z. B. mit Klysma einleiten

Bewusstseinszustand

Fachinformation: 1–8 Tage nach einem herzchirurgischen Eingriff kann ein akuter Verwirrtheitszustand auftreten.
Die Betroffenen können halluzinieren und sind zeitlich, örtlich, zur Person und zur Situation nicht orientiert. Als Ursachen werden diskutiert:
- die extrakorporale Zirkulation
- die Hypothermie
- die Nebenwirkungen der Narkotika
- eine postoperative Dehydration
- Elektrolytverschiebungen
- Begleiterkrankungen (z. B. Diabetes mellitus)
- prä- und postoperative Stressfaktoren.
Ältere Patienten sind besonders gefährdet → Zustand kann mehrere Tage bis Wochen andauern, normalisiert sich jedoch meist wieder. Nestelbewegungen, Unruhe- und Gereiztheitszustände können auf den Beginn dieses Syndroms hinweisen. Zur Behandlung des *akuten Verwirrtheitszustandes* und zum Schutz des Betroffenen werden Sedativa verabreicht.

Maßnahmen und Beachtungspunkte:
- Beobachten auf Selbstgefährdung (Patient entfernt evtl. Katheter oder Dränagen) – evtl. Sitzwache zur Nacht
- Ruhe- und Erholungsphasen ermöglichen
- Schutz vor starken Außenreizen (z. B. Lärm, Licht, Kältereize)
- Orientierungshilfen geben (über Ort, Zeit, Person, Situation) und Info der Angehörigen
- konkrete und prägnante Handlungsanleitungen bei allen Pflegemaßnahmen geben

Abb. 32.36 Postoperative Überwachung eines Patienten nach einem Eingriff am Herzen.

der Pflegeperson bei einigen Verrichtungen der ATL angewiesen.

ATL Sich bewegen

Bereits am 1. postoperativen Tag wird der Patient, sofern es seine Kreislaufsituation zulässt, mobilisiert. In den ersten Wochen nach der Operation sollte der Patient im Bett eine Rückenlage einnehmen, da bei einer (90°) Seitenlage das Brustbein gestaucht werden kann. Es dürfen keine ruckartigen Bewegungen und Verdrehungen des Brustkorbes erfolgen. Aufgrund der Operationsdauer (ca. 3 – 4 Std.), des extrakorporalen Kreislaufes und der Hypothermie besteht bereits intraoperativ ein hohes Dekubitusrisiko. Schwer mobilisierbare und kreislaufschwache Patienten können in eine 30°-Seitenlagerung gebracht werden. Auch beim Sitzen im Sessel kommen bei dekubitusgefährdeten Patienten Weichlagerungsmaterialien zur besseren Druckverteilung zur Anwendung.

🐾 **PRAXISTIPP** Die Frühmobilisation hat neben ihrer prophylaktischen Wirkung auch die Funktion das Selbstsicherheitsgefühl des herzoperierten Menschen zu stabilisieren. ⎯⎯⎯⎯

Viele Patienten klagen nach der Operation über Verspannungen und Schmerzen im Rücken. Ursache hierfür kann der intraoperativ eingesetzte Thoraxsperrer sein, mit dem der knöcherne Brustkorb 1 – 2 Std. auseinander gedehnt wurde. Durch diese Brustkorbüberdehnung wird ein erhöhter Druck von den Rippen und der Schulterblätter auf die Wirbelsäule und die dazwischen liegende Rückenmuskulatur ausgeübt und dabei evtl. Nerven komprimiert. Mittels rhythmischer Einreibungen, Wärmebehandlung, der Einleitung einer Massagetherapie wird die Durchblutung der Rückenmuskulatur verbessert, der Spannungszustand gelockert und die Schmerzen gelindert.

ATL Atmen

Bei thoraxchirurgischen Eingriffen besteht eine erhöhte Pneumoniegefahr. Die präoperativ eingeübte Atemtherapie kommt bereits am 1. postoperativen Tag zum Einsatz. Bei der Atelektasen- und Pneumonieprophylaxe ist zu beachten, dass der Patient:

- kontinuierlich Schmerzmittel erhält, um ein schmerzfreies Durchatmen und Abhusten zu gewährleisten
- ein Tricodur (Stütz- und Entlastungsverband) um den Brustkorb herum angelegt bekommt
- angeleitet wird, beim Abhusten mit beiden Händen einen Gegendruck auf das Brustbein auszuüben, um den Druck auf das Sternum zu reduzieren
- eine intensive Atemtherapie erhält

ATL Essen und trinken, ATL Ausscheiden

Zur Aufrechterhaltung seines Wasser- und Elektrolythaushaltes erhält der Patient Elektrolytlösungen über einen zentralen Venenkatheter (ZVK, S. 698). Bereits 4 – 6 Std. nach der Extubation darf er trinken. Die Infusionstherapie wird dann der Trinkmenge entsprechend reduziert. Treten weder Übelkeit noch Erbrechen auf, wird schrittweise mit dem Kostaufbau begonnen. Hat der Patient abgeführt, kann er wieder normal essen. Der ZVK wird möglichst zwischen dem 4. oder 5. postoperativen Tag entfernt. Voraussetzung hierfür sind ein ausgeglichener Flüssigkeits- und Elektrolythaushalt und ein komplikationsloser Genesungsverlauf.

🍏 **PRÄVENTION & GESUND-HEITSFÖRDERUNG** Bei komplikationslosem Verlauf wird der Patient nach 10 – 12 Tagen in die Innere Abteilung eines Krankenhauses oder direkt in eine Rehabilitationsklinik verlegt. ⎯⎯⎯

Gesundheitsberatung

Hierbei geht es v. a. um die Prävention erneuter Arteriosklerosen, die Antikoagulationstherapie und die Endokarditisprophylaxe. Patienten nach einer Bypass-

Operation werden dazu beraten, dass auch ihre implantierten Gefäße durch arteriosklerotische Ablagerungen wieder verengt werden können. Alle arteriosklerosefördernde Risikofaktoren sollten deshalb möglichst reduziert bzw. ausgeschaltet werden.

Antikoagulationstherapie. Um eine Thrombosierung der Bypässe zu verhindern, müssen Patienten neben ihren Herzmedikamenten täglich Azetylsalizylsäure (Aspirin) einnehmen. Eine Antikoagulationstherapie (z. B. mit Marcumar) soll beim Einsatz einer mechanischen Herzklappe eine Klappenobstruktion durch Thrombenbildung verhindern. Zum einen erhält der Patient einen Marcumarpass, in dem die täglich eingenommene Medikamentendosis und die aktuellsten Gerinnungswerte dokumentiert werden (Quick/INR). Zum anderen wird ihm ein Herzklappenpass ausgestellt, aus dem hervorgeht, was für eine Herzklappe von welchem Hersteller er bekommen hat.

Endokarditisprophylaxe. Gleichzeitig besteht nach dem Einsatz einer künstlichen Herzklappe ein erhöhtes Endokarditisrisiko. Über kleine Hautverletzungen, Zahnwurzelvereiterungen, Halsentzündungen usw. können sich Erreger im Bereich der künstlichen Herzklappe anlagern. Zum einen besteht hierbei eine Sepsisgefahr. Zum anderen kann es infolge der entzündlichen Veränderungen am Herzen zu Gewebedefekten im Bereich der Klappennnaht kommen (paravalvuläres Leck). Aus diesen Gründen muss bei allen Eingriffen im Mund und Rachenbereich, bei allen Operationen oder Eingriffen an den oberen Luftwegen und im Gastrointestinal- und Urogenitalbereich eine Endokarditisprophylaxe mit Antibiotika erfolgen.

🍏 **PRÄVENTION & GESUND-HEITSFÖRDERUNG** Patienten können über die Herzstiftung (www.herzstiftung.de) ein Merkblatt zur Endokarditisprophylaxe beziehen, auf dem die aktuellsten Informationen und Therapievorschläge aufgeführt sind. ⎯⎯⎯

32.8 Pflege von Patienten mit akutem Herz-Kreislauf-Stillstand ⎯⎯⎯⎯⎯⎯⎯

Matthias Grünewald

32.8.1 Medizinischer Überblick

Definition

Als akuter Herz-Kreislauf-Stillstand wird das plötzlich und unerwartet auftretende Versagen der Funktionen von Herz, Kreislauf und Atmung bezeichnet. Durch die Unterbrechung der Blutzirkulation werden die Organe nicht mehr mit Sauerstoff versorgt. Der Sauerstoffmangel führt in kurzer Zeit zu einem Zelluntergang und damit zu irreversiblen Organschädigungen.

Anatomie und Physiologie im Fokus

Bei einem akuten Herz-Kreislauf-Stillstand werden die Blutzirkulation und damit die Sauerstoffzufuhr unterbrochen. Bei einem Sauerstoffmangel kommt es meist schon nach 4 – 6 Minuten zum unumkehrbaren Untergang von Zellen. Dieser Zustand wird als biologischer Tod bezeichnet. Die Zeit zwischen Eintreten des Herz-Kreislauf-Stillstandes und dem biologischen Tod wird als klinischer Tod bezeichnet. In dieser Zeitspanne (Wiederbelebungszeit) kann ein Mensch erfolgreich reanimiert werden.

Arten

Es wird zwischen verschiedenen Arten des Herz-Kreislauf-Stillstandes unterschieden (**Abb. 32.37**).

Kammerflimmern. Dies ist eine unkoordinierte elektrische Aktivität des Herzmuskels ohne Auswurfvolumen des Herzens. Im EKG zeigen sich unregelmäßige, hochfrequente Ausschläge ohne Kammerkomplex und P-Welle. Das Kammerflimmern ist die häufigste Art des Herz-Kreislauf-Stillstands bei Erwachsenen und geht unbehandelt in eine Asystolie über.

Asystolie. Dabei ist der Herzmuskel bewegungslos. Vom Reizleitungssystem des Herzens gehen keine Impulse aus. Im EKG ist eine flache, leicht wellenförmige Grundlinie („Nulllinie") zu erkennen.

Pulslose elektrische Aktivität. Bei dieser seltenen Art des Herz-Kreislauf-Stillstandes, auch PEA genannt, kommt es bei erhaltener elektrischer Aktivität nicht zur mechanischen Aktivität des Herzens. Es kann ein leicht verändertes EKG dargestellt werden, obwohl ein Kreislaufstillstand vorliegt.

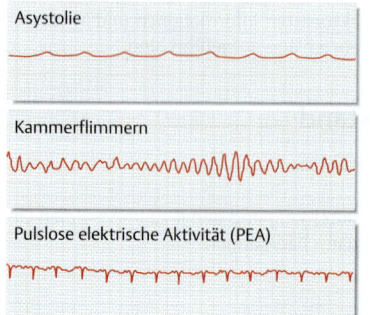

Abb. 32.37 Monitor-EKG bei Herz-Kreislauf-Stillstand.

Ursachen

Verschiedene Unfälle oder Erkrankungen können Auslöser eines Herz-Kreislauf-Stillstandes sein. Die wichtigsten Ursachen sind in **Tab. 32.13** zusammengefasst. In der Bundesrepublik Deutschland sterben jährlich etwa 100 000 Menschen am plötzlichen Herztod.

Symptome

Ein Herz-Kreislauf-Stillstand äußert sich durch sog. spezifische (sichere) und unspezifische (unsichere) Symptome (**Tab. 32.14**).

👁 **FALLBEISPIEL** Plötzlich war es da. Herr Weimar spürte noch kurz einen vernichtenden, stechenden Schmerz in seiner Brust und linken Schulter, bevor er das Bewusstsein verlor und zusammenbrach.

In der belebten Fußgängerzone war er schnell von Passanten umringt, die helfen wollten oder nur der Sensation wegen stehen blieben. Er hatte Glück. Ein junges Paar erkannte die Situation und fing sofort mit der Wiederbelebung an. Eine andere Passantin alarmierte den Notarzt, der nach fünf Minuten zur Stelle war. Herr Weimar wurde von ihm dreimal defibrilliert, bevor sein Herz wieder zu schlagen begann. Anschließend brachte ihn der Notarzt in die nächste Klinik. Auf der Intensivstation wurde ein Herzinfarkt festgestellt und behandelt. Der Genesungsprozess brauchte seine Zeit, verlief aber ohne weitere Komplikationen. Nach der Rehabilitation entschied sich Herr Weimar, beruflich kürzer zu treten. Rückblickend berichtete er, dass er nach dem Infarkt sein Leben aus einer anderen Perspektive sehen würde. Vieles sehe er heute anders als früher. Er empfinde das Leben intensiver. Über sein Erleben des Herz-Kreislauf-Stillstandes hat er lange Zeit nicht, auch nicht mit seiner Frau, gesprochen. Heute sagt er, das Schlimmste sei gewesen, dass es blitzartig das Gefühl hatte, jetzt geht es zu Ende, ohne etwas dagegen ausrichten zu können. Über die Möglichkeit seines eigenen Todes hätte er vorher nie ernsthaft nachgedacht.

Diagnostik

Eine sichere Diagnosestellung erfolgt ohne technische Hilfsmittel. Bewusstsein, Atmung und weitere Lebenszeichen werden beurteilt. Die Diagnose muss

Tab. 32.13 *Häufige Ursachen für einen Herz-Kreislauf-Stillstand.*

Störungen der Atmung	
Hypoxie und Hyperkapnie bei Verlegung der Atemwege	→ durch zurückfallenden Zunge → Fremdkörper (Zahnprothesen) → Erbrochenes, Bronchospasmus → Laryngospasmus
zentrale Atemdepression	→ Opiate, Sedativa, Hypnotika, Inhalationsanästhetika → Schädelhirntrauma
„Schädigung der Atempumpe"	→ Thoraxverletzungen → Pneumothorax
Ertrinken und Beinahe-Ertrinken	
Störungen der Herz-Kreislauf-Funktion	
Reizbildungs- und Reizleitungsstörungen	→ Myokardinfarkt → Medikamentenüberdosierung → Störungen des Wasser-Elektrolyt-Haushalts (besonders Hypo- und Hyperkaliämie)
Schockzustände verschiedener Ursache	
traumatische Schädigung des Herzens	

Tab. 32.14 *Symptome des Herz-Kreislauf-Stillstands.*

spezifische Symptome	Symptomeintritt
→ Bewusstlosigkeit → Atemstillstand → Abwesenheit von weiteren Lebenszeichen (Husten, gezielte Bewegung)	→ 6 – 12 Sek. nach Kreislaufstillstand → 15 – 60 Sek. nach Kreislaufstillstand

unspezifische Symptome	Symptomeintritt
→ keine Herztöne hörbar → Blutdruck nicht messbar → Zyanose → graue Hautfarbe → weite lichtstarre Pupillen	→ sofort → sofort

schnell und zuverlässig gestellt werden. Das zweifelsfreie Erkennen der Situation ist Voraussetzung für eine erfolgreiche Behandlung.

→ **MERKE** In keinem Fall sollten unsichere Zeichen beurteilt werden. Das Messen des Blutdrucks oder Abhören von Herztönen führt zu keinen verwertbaren Aussagen und kostet unnötige Zeit. ─────────

Therapie
Die Behandlung der Wahl ist die Durchführung einer kardiopulmonalen Reanimation (CPR). Hierbei wird unterschieden zwischen:
- lebensrettende Sofortmaßnahmen (Basic Life Support, **Abb. 32.38.**)
- erweiternde Maßnahmen (Advanced Life Support, **Abb. 32.43**)

Mit der kardiopulmonalen Reanimation wird eine Reihe von therapeutischen Maßnahmen bezeichnet, die geeignet sind, in der Phase des klinischen Todes die Versorgung der Organe mit Sauerstoff aufrechtzuerhalten oder wiederherzustellen, um den biologischen Tod zu verhindern. Seit ihrer Erstbeschreibung im Jahre 1960 ist die CPR zum Standardvorgehen bei einem Herz-Kreislauf-Stillstand geworden. Seit dem Jahr 2000 werden in fünfjährigem Rhythmus weltweit abgestimmte wissenschaftlich fundierte Leitlinien zur CPR herausgegeben. Die unten dargestellte Vorgehensweise basiert auf den Leitlinien des European Resuscitation Council (ERC) vom November 2010.

Prognose
In der medizinischen Literatur werden Überlebensraten beim behandelten akuten Herz-Kreislauf-Stillstand von 5 – 20 % genannt (Peberdy, 2008). Das Ergebnis einer CPR ist von verschiedenen Faktoren abhängig. Neben der Grunderkrankung beeinflusst die Dauer des Herz-Kreislauf-Stillstandes den Erfolg erheblich. Je früher die lebensrettenden Sofortmaßnahmen und die erweiterten Maßnahmen zur Reanimation einsetzen, desto besser sind die Ergebnisse.

32.8.2 Pflege- und Behandlungsplan
Viele Menschen sind nach einer erfolgreichen Reanimation lange Zeit nicht in der Lage, das Erlebte in Worte zu fassen. Einige Menschen, die einen klinischen Tod überlebten, berichten über Erlebnisse von großer Intensität. Das Er- und Überleben eines Herz-Kreislauf-Stillstandes stellt eine existenzielle Krise für die Betroffenen dar, die oft als markanter

Punkt in der individuellen Biografie verankert bleibt.

Erleidet ein Mensch zuhause oder im Krankenhaus einen akuten Herz-Kreislauf-Stillstand ist ein strukturiertes Vorgehen nach einem festgelegten Handlungsplan erforderlich. Nur auf diesem Weg kann ein zielgerichtetes, koordiniertes und effektives Handeln bei einer Wiederbelebung erreicht werden. Alle Pflegenden müssen die Handlungspläne kennen und anwenden können. Weitere Aufgaben für die Pflege ergeben sich, wenn die Reanimation erfolgreich durchgeführt wurde (s. Kapitel 31.8.3).

Handlungsplan „Basic Life Support" (BLS)
Den lebensrettenden Sofortmaßnahmen kommt im Rahmen der kardiopulmonalen Reanimation eine wichtige Rolle zu. Der Handlungsplan lebensrettender Sofortmaßnahmen ist in **Abb. 32.38** dargestellt. Zu den lebensrettenden Sofortmaßnahmen zählen:
1. Bewusstsein überprüfen
2. Atemwege freimachen,
3. weitere Hilfe veranlassen,
4. Kardiokompression,
5. Frühdefibrillation und
6. Beatmung

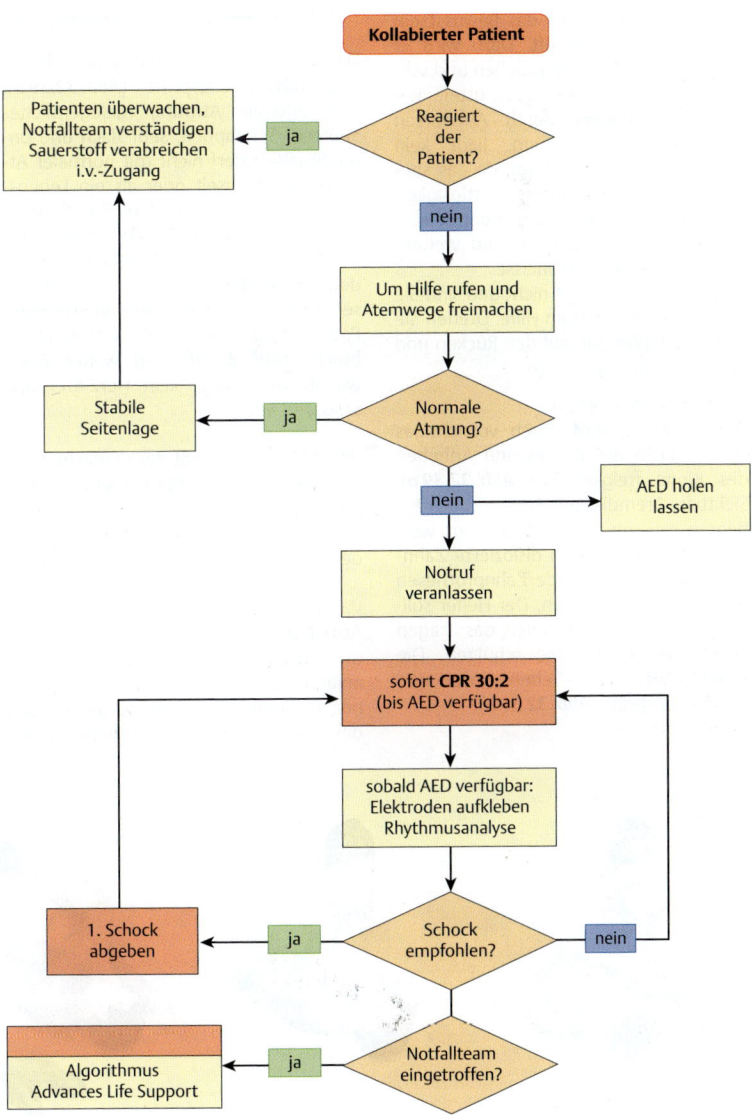

Abb. 32.38 Handlungsplan lebensrettender Sofortmaßnahmen (nach ERC 2010).

Die lebensrettenden Sofortmaßnahmen müssen so früh wie möglich einsetzen. Sie können prinzipiell an jedem Ort und ohne weitere Hilfsmittel auch durch geschulte Laienhelfer ausgeführt werden. Besonders außerhalb des Krankenhauses ist vor Beginn der CPR auf eine Reduktion der durch das Umfeld bedingten Gefahren für Opfer und Helfer zu achten. Damit ist z. B. die Absicherung einer Unfallstelle gemeint.

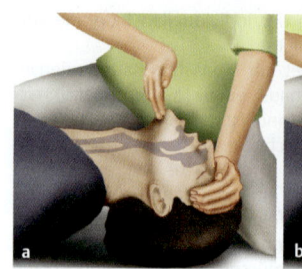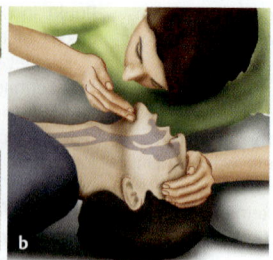

Abb. 32.39 a Atemwege freimachen, **b** Atemwege überprüfen.

➤ **MERKE** Pflegepersonen sind durch ihre berufliche Ausbildung verpflichtet, qualifizierte Hilfe zu leisten. ▬

Bewusstsein überprüfen
Im ersten Schritt wird das Bewusstsein des Patienten überprüft. Dazu wird er laut und deutlich angesprochen und vorsichtig an der Schulter geschüttelt. Reagiert der Patient durch Antworten oder gezielte Bewegung, liegt kein Herz-Kreislauf-Stillstand vor, da das spezifische Symptom der Bewusstlosigkeit fehlt. In dieser Situation wird der Patient weiter überwacht und es wird weitere medizinische Hilfe veranlasst.

Reagiert der Patient nicht und sind Sie allein, rufen Sie laut um Hilfe. Drehen Sie dann das Opfer ggf. auf den Rücken und öffnen Sie die Atemwege.

Atemwege freimachen
Der Atemweg wird durch vorsichtiges Überstrecken des Kopfes und Anheben des Kinns freigemacht (**Abb. 32.39 a**). Sichtbare Fremdkörper im Mund des Patienten müssen zunächst entfernt werden. Dazu zählen auch dislozierte Zahnprothesen. Fest sitzende Zahnprothesen sollten belassen werden. Der Helfer sollte sich in jedem Fall durch das Tragen geeigneter Handschuhe schützen. Die Atmung wird durch Sehen, Hören und Fühlen überprüft (**Abb. 32.39 b**).

🖐 **PRAXISTIPP** Im Krankenhaus kann zum Entfernen von Blut, Sekret oder flüssigem Erbrochenem auch ein großlumiger Absaugkatheter eingesetzt werden. ▬

Die Atmung wird durch sehen, hören und fühlen überprüft (**Abb. 32.39 b**). Eine agonale Atmung (gelegentliches Seufzen, Schnappen, sehr flach und unregelmäßig) darf nicht mit normaler Atmung verwechselt werden als ein Lebenszeichen gedeutet werden. Zur Beurteilung, ob eine ausreichende Atmung vorliegt, dürfen nicht mehr als zehn Sekunden verwendet werden. Ein bewusstloser, aber ausreichend spontan atmender Patient wird in die stabile Seitenlage gebracht (**Abb. 32.40**) und weiter überwacht. Dann liegt kein Herz-Kreislauf-Stillstand vor.

➤ **MERKE** Liegt der Verdacht auf eine Verletzung der Halswirbelsäule vor, darf der Kopf nicht überstreckt werden. Dabei muss darauf geachtet werden, dass der Kopf in Mittelstellung verbleibt. ▬

Weitere Hilfe veranlassen
Atmet der Patient nicht oder sehr flach und unregelmäßig muss ein Notruf veranlasst, ein AED (automatisierter externer Defibrillator) wenn verfügbar und das weitere Notfallequipment geholt

werden. Damit sollte nach Möglichkeit eine dritte Person beauftragt werden. Ist der Helfer allein, muss er entscheiden, ob die Reanimationsmaßnahmen kurzzeitig unterbrochen und der Patient verlassen werden kann. Ist es möglich, innerhalb von 90 Sekunden Hilfe und das Notfallequipment zu holen, sollte das in diesem Fall Vorrang haben. Anschließend kehrt der Helfer unverzüglich zum Patienten zurück.

Kardiokompression
Im nächsten Schritt wird der Kreislauf überprüft. Hierzu achtet der Helfer neben dem Bewusstsein und der Atmung auf weitere Lebenszeichen wie gezielte Bewegung oder Husten. Werden keine Lebenszeichen festgestellt, wird unverzüglich mit der Kardiokompression begonnen, da der Patient als klinisch tot gilt.

Die Palpation des Pulses der A. carotis wird grundsätzlich nicht empfohlen, da auch erfahrene Helfer häufig nicht zu einer korrekten Einschätzung gelangen. Nur in klinischer Untersuchung ausgebildete und erfahrene Mitarbeiter sollen versuchen, den Karotispuls zu tasten und zugleich auf Lebenszeichen zu achten. Die Überprüfung des Kreislaufs darf 10 Sekunden nicht überschreiten.

In der Phase des klinischen Todes wird versucht, die Blutzirkulation zur Sicherstellung der Sauerstoffversorgung mit-

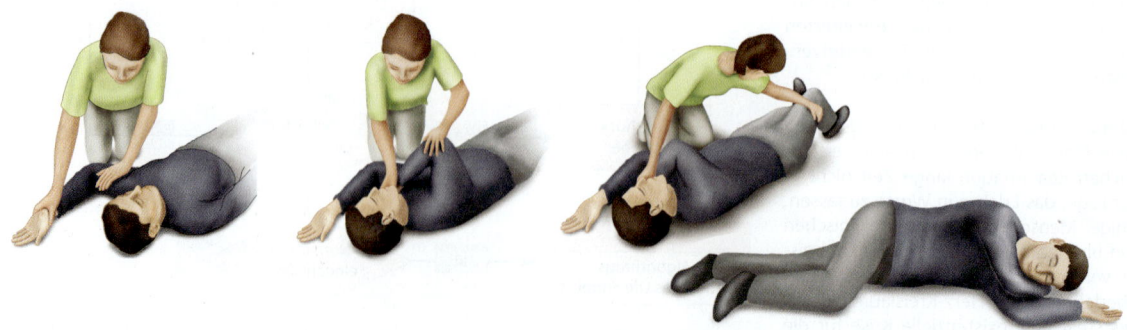

Abb. 32.40 Der bewusstlose und spontan atmende Mensch wird in die stabile Seitenlage gebracht.

- Druckpunkt in der Mitte der Brust aufsuchen

- Brustbein zügig 5–6 cm in Richtung Wirbelsäule mit einer Frequenz von 100–120/min nach unten drücken
- Ellbogen gestreckt lassen, Schultern senkrecht über dem Druckpunkt
- Brustkorb entlasten, Hände jedoch auf dem Brustkorb belassen

5–6 cm

Abb. 32.41 Durchführung der Kardiokompression.

tels Kardiokompression wieder herzustellen. Dabei wird das Herz rhythmisch zwischen Brustbein und Wirbelsäule komprimiert, der Druck im Brustkorb erhöht und dadurch ein Blutfluss erzeugt (**Abb. 32.41**).

MERKE Sind Lebenszeichen sicher vorhanden und ein Herz-Kreislauf-Stillstand damit ausgeschlossen, wird der nicht atmende Patient so lange weiterbeatmet, bis wieder eine ausreichende Atmung vorhanden ist.

MERKE Die Kardiokompression stellt die wichtigste Maßnahme bei der kardiopulmonalen Reanimation dar und darf deshalb so wenig wie möglich unterbrochen werden. Bei jeder Unterbrechung wird auch der Blutfluss unterbrochen. Bei der Wiederaufnahme der Kardiokompression sind die ersten Kompressionen weniger effektiv als die folgenden.

Technik der Kardiokompression. Das Aufsuchen des Druckpunktes wurde vereinfacht. Beim Erwachsenen liegt der Druckpunkt auf dem Sternum in der Mitte des Brustkorbes. Dies entspricht dem unteren Sternumdrittel zwischen

den Mamillen. Die Handballen beider Hände werden übereinander gelegt und auf dem Druckpunkt aufgesetzt. Das Brustbein wird beim Erwachsenen 5–6 cm in Richtung Wirbelsäule mit einer Frequenz vom 100–120 / Minute eingedrückt (**Abb. 32.41**).

PRAXISTIPP Befindet sich der Patient in einem Krankenbett, gelingt dies nur, wenn eine harte Unterlage unter den Brustkorb geschoben wird. Moderne Krankenhausbetten verfügen über entnehmbare Kopf- und Fußteile, die zu diesem Zweck verwendet werden können.

Das Auswurfvolumen des Herzens ist bei der Kardiokompression deutlich geringer als unter normalen Kreislaufbedingungen und ist abhängig von der Qualität der Ausführung und der Kontinuität. Der Brustkorb muss nach jeder Kardiokompression vollständig entlastet werden und die Phase der Kompression und der Entlastung jeweils gleich lang sein. Typische Komplikationen sind in **Tab. 32.15** zusammengestellt.

MERKE Beatmung und Kardiokompression müssen, solange der Patient nicht intubiert ist, in einem Verhältnis von 30 Kompressionen und 2 Beatmungen synchronisiert werden. Das gilt unabhängig von der Zahl der Helfer (**Abb. 32.42**).

PRAXISTIPP Während einer Kardiokompression sollten die Helfer kräfteschonend arbeiten. Dies ist der Fall, wenn die Schultern senkrecht über dem Druckpunkt liegen und die Ellbogen gestreckt sind.

Frühdefibrillation

DEFINITION Bei der Defibrillation werden die Zellen des Herzens durch einen gezielten Stromstoß zeit-

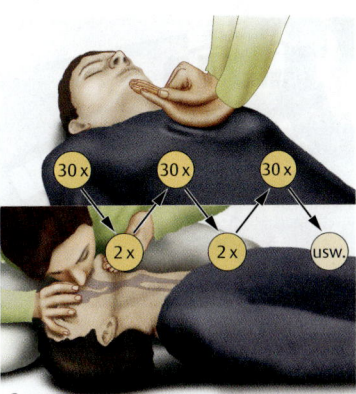

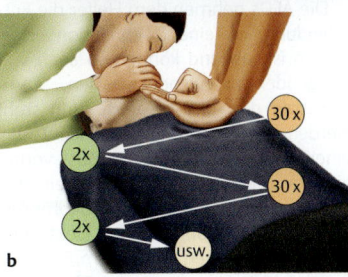

Abb. 32.42 Kardiopulmonale Reanimation in Form der **a** Ein-Helfer-Methode, **b** Zwei-Helfer-Methode.

gleich depolarisiert und sind für einen neuen Reiz empfänglich. Dadurch besteht die Möglichkeit, das Kammerflimmern zu unterbrechen und einen normalen Herzrhythmus wiederherzustellen.

Bei Kammerflimmern ist die frühzeitige Defibrillation die entscheidende lebensrettende Maßnahme. Jede Minute Verzögerung einer erforderlichen Defibrillation reduziert die Überlebenschancen für den Patienten um 10-15 %. Aus diesem Grund sind automatisierte externe Defibrillatoren (AED, **Abb. 32.43**) entwickelt worden, die Defibrillation auch Nicht-Ärzten ermöglichen.

Tab. 32.15 Komplikationen der Kardiokompression.

Komplikation	Lage des Druckpunktes	Präventionsmaßnahmen
→ Rippen- und Sternumfraktur	→ außerhalb der Sternummitte	→ Druckpunkt korrekt aufsuchen
→ Pneumo- und Hämatothorax	→ außerhalb der Sternummitte	→ Schultern des Helfers befinden sich senkrecht über dem Druckpunkt
→ Milzruptur	→ zu tief und zu weit links	→ Handkontakt mit dem Sternum nicht verlieren
→ Leberruptur	→ zu tief und zu weit rechts	→ Kompressionstiefe beachten
		→ regelmäßige und kontrollierte Übungen am Phantom

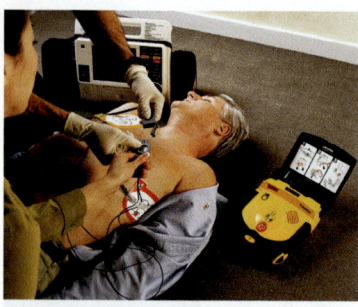

Abb. 32.43 Defibrillator (AED)

Die AEDs nehmen dem Helfer die Entscheidung, ob eine Defibrillation erforderlich ist, ab und können so auch von Pflegenden angewendet werden.

Sobald der AED zur Verfügung steht werden die Elektroden aufgeklebt. Bei einer stark behaarten Brust muss vorher eine Rasur erfolgen. Ist mehr als ein Helfer anwesend, wird die Kardiokompression für das Anbringen der Elektroden nicht unterbrochen. Nach dem Einschalten des AED führt dieser eine Rhythmusanalyse durch, während dieser der Patient nicht berührt werden darf. Mittels Sprachsynthesizer erhalten die Helfer Anweisungen und werden zum Auslösen des Schocks oder zur sofortigen Fortführung der lebensrettenden Sofortmaßnahmen aufgefordert. Nach der Abgabe des Schocks wird die Kardiokompression ohne Verzögerung wieder aufgenommen. Die nächste Rhythmusanalyse erfolgt nach zwei Minuten CPR. Die Integration des AED in den Handlungsplan kann der **Abb. 32.38** entnommen werden.

Bei der Anwendung der AED's müssen folgende Regeln beachtet werden:
- beim Patienten darf es sich nicht um ein Kind unter einem Jahr handeln
- es muss eindeutig eine Bewusstlosigkeit und Pulslosigkeit vorliegen
- der Patient darf sich nicht auf einem leitenden Untergrund oder in einem explosionsgefährdetem Raum befinden.

Wird der Beginn eines Kammerflimmerns beobachtet (z. B. bei monitorüberwachten Intensivpatienten) sollte die Defibrillation vor allen anderen Maßnahmen eingesetzt werden.

➤ **MERKE** Während der Defibrillation dürfen weder Patient noch seine Unterlage oder flüssigkeitsgefüllte Systeme, die mit ihm in Berührung stehen, berührt werden. Es besteht für die Helfer

die Gefahr ernsthafter Herzrhythmusstörungen. ⎯⎯⎯⎯⎯⎯⎯⎯⎯⎯⎯

Beatmung

Nach den ersten 30 Kardiokompressionen wird der Patient zweimal beatmet. Der Kopf sollte, wenn keine Gründe dagegensprechen, überstreckt bleiben (**Abb. 32.39a**). Die Beatmung kann ohne oder mit Hilfsmitteln durchgeführt werden.

Beatmung ohne Hilfsmittel. Dabei wird eine Mund-zu-Nase- oder Mund-zu-Mund-Beatmung durchgeführt. Von potenziellen Helfern wird an dieser Stelle vor dem Hintergrund einer HIV-Infektion häufig die Frage gestellt, ob bei der Mund-zu-Mund-Beatmung eine Infektionsübertragung vom Patienten auf den Helfer oder umgekehrt zu befürchten ist. Die Wahrscheinlichkeit einer Infektionsübertragung ist gering, aber prinzipiell nicht völlig auszuschließen. Weltweit wurde jedoch kein Fall der Übertragung einer HIV-Infektion bei der CPR berichtet.

Beatmung mit Hilfsmitteln. Im Krankenhaus sollte immer die Möglichkeit der

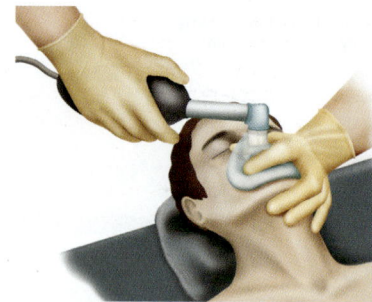

Abb. 32.44 Beatmung mit dem Handbeatmungsbeutel.

Maskenbeatmung mit einem Handbeatmungsbeutel unter Verwendung von Sauerstoff an erster Stelle stehen (**Abb. 32.44**). Sie hat den Vorteil, dass
- die Beatmung mit erhöhter inspiratorischer Sauerstofffraktion (FiO_2) möglich ist und
- eine Infektionsübertragung sicher vermieden wird.

Um effektiv mit Maske beatmen zu können, müssen folgende Kriterien erfüllt sein:

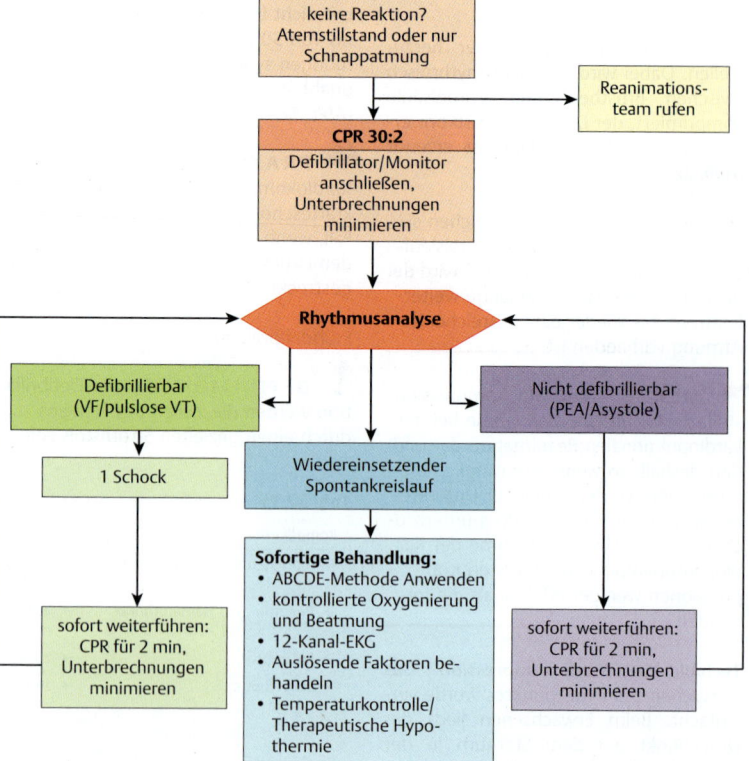

Abb. 32.45 Handlungsplan erweiterter Maßnahmen zur kardiopulmonalen Reanimation (nach ERC, 2010).

- Sauerstoffanschluss ist verfügbar
- Handbeatmungsbeutel mit O$_2$-Reservoir vorhanden
- Helfer beherrscht Technik der Maskenbeatmung

PRAXISTIPP Bei der Beatmung mit einem Handbeatmungsbeutel ist es günstig, hinter dem Kopfende des Patientenbettes zu stehen. Benutzen Sie ein Widerlager für den Beutel.

Achten Sie darauf, dass die Beatmungsmaske dicht auf dem Gesicht des Patienten aufsitzt und die Augen des Patienten wegen der Verletzungsgefahr geschlossen sind. Steht eine ausreichende Zahl an Helfern zur Verfügung, gelingt die Abdichtung der Beatmungsmaske leichter, wenn ein Helfer mit beiden Händen die Maske auf dem Gesicht fixiert und ein zweiter Helfer den Beatmungshub abgibt.

Die Inspirationszeit soll 1 Sekunde betragen. Es soll soviel Beatmungsvolumen verabreicht werden, dass sich der Brustkorb normal hebt. ————————

Handlungsplan „Advanced Life Support"

Die lebensrettenden Sofortmaßnahmen sollten so früh wie möglich durch die erweiterten Maßnahmen zur kardiopulmonalen Reanimation (ALS) ergänzt werden. Ziel dieser Maßnahmen ist die Wiederherstellung eines ausreichenden Spontankreislaufes. Der Handlungsplan für die erweiterten Maßnahmen der kardiopulmonalen Reanimation ist in **Abb. 32.45** dargestellt. Die Durchführung dieser Maßnahmen ist speziell ausgebildeten Personen vorbehalten. Hierzu zählen insbesondere Ärzte und Fachpflegepersonen in der Intensivpflege und Anästhesie. Zu den wichtigsten erweiterten Maßnahmen der kardiopulmonalen Reanimation zählen

- Defibrillation mit EKG-Diagnose und -überwachung,
- endotracheale Intubation und
- Verabreichung von Notfallmedikamenten.

Defibrillation

Im Rahmen des ALS kann der AED vom Notfallteam durch einen Defibrillator mit weitergehenden therapeutischen Optionen ersetzt werden.

Durchführung. Zur Defibrillation wird eine Elektrode unter der äußeren Hälfte des Schlüsselbeins und die andere in der mittleren Axillarlinie über der Herzspitze aufgesetzt (**Abb. 32.46**). Um Hautverbrennungen zu vermeiden, müssen entweder Elektrodengel oder besser noch selbstklebende Pads verwendet werden. Mit den heute üblichen Defibrillatoren kann über die Elektroden ein Monitor-EKG abgeleitet und dargestellt werden.

Es wird ein Schock verabreicht und anschließend die CPR sofort für zwei Minuten fortgeführt. Bei einem monophasischen Impuls erfolgt jede Stromabgabe mit 360 Joule. Bei biphasischer Impulsabgabe liegen bisher keine gesicherten Empfehlungen vor. Richten Sie sich nach den Angaben des Herstellers.

Notfallmedikamente

Eine zusammenfassende Übersicht über Notfallmedikamente und deren Wirkung während einer kardiopulmonalen Reanimation stellt **Tab. 32.16** dar.

Endotracheale Intubation

Die Intubation dient im Rahmen des Advanced Life Support der Sicherung der Atemwege. Der Patient kann nicht aspirieren, die Beatmung wird erleichtert.

Die Reanimationsmaßnahmen sollen für die Intubation nicht länger als 15 Sekunden unterbrochen werden. Das kann nur erreicht werden, wenn die Intubation fachgerecht vorbereitet und von einem erfahrenen Arzt durchgeführt wird.

Pflegeschwerpunkte nach erfolgreicher Reanimation

Nach erfolgreicher Reanimation wird der Patient auf eine Intensivstation verlegt. Hier ist eine der Situation angemessene Überwachung und Behandlung möglich. Ein wesentlicher Schwerpunkt der Pflege

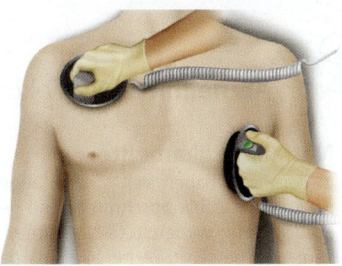

Abb. 32.46 Elektrodenposition bei der Defibrillation.

liegt in der Überwachung und Sicherstellung der Vitalfunktionen.

Überwachung der Vitalfunktionen. Erforderlich sind insbesondere:

- eine aufmerksame klinische Beobachtung
- eine kontinuierliche EKG-Überwachung
- eine regelmäßige Messung des arteriellen Blutdrucks und des zentralen Venendrucks

Die Überlebensrate der Patienten kann durch das Einleiten einer milden Hypothermie (32–34 °C) für 12 bis 24 Stunden verbessert werden. Die kontinuierliche Überwachung der Körperkerntemperatur ist hierbei obligat. Viele Patienten benötigen nach einer Reanimation eine maschinelle Atemunterstützung. Die Einschätzung von Bewusstsein, Bewegungsfähigkeit, motorischer Reaktion und Pupillenreaktion gibt wichtige Hinweise auf die neurologische Situation.

PRAXISTIPP Bei der Interaktion mit dem Patienten und seinen Angehörigen sollten die Pflegenden versuchen, die Bedeutung zu verstehen, die das Geschehen für den Patienten hat. Dadurch wird es möglich, den Bewältigungsprozess des Patienten und das Verarbeiten des Erlebten zu fördern. ——

Arzneimittel im Fokus

Notfallmedikamente

In der Praxis haben sich speziell abgepackte, gut lesbar beschriftete und gebrauchsfertig vorbereitete Notfallmedikamente bewährt. Adrenalin ist das Notfallmedikament der Wahl bei einer CPR (**Abb. 32.47**). Die Anfangsdosis beträgt beim Erwachsenen 1 mg. Adrenalin wird in einer Verdünnung von 1 : 10 000 (10 ml = 1 mg) angewandt. Aufgrund der kurzen Halbwertszeit wird eine Wiederholung der Gabe nach 3 – 5 Min. empfohlen.
Verabreichungsform. Bei der kardiopulmonalen Reanimation werden alle Me-

dikamente intravenös verabreicht. Die subkutane oder intramuskuläre Injektion würde in der Situation zu einer stark verzögerten Resorption führen und die Wirkung beeinträchtigen. Adrenalin und Natriumbikarbonat dürfen nie subkutan oder intramuskulär verabreicht werden, da es zur Bildung von Nekrosen kommt. Besteht kein intravenöser Zugang, kann ein intraossärer Zugang erwogen werden. Auch bei Erwachsenen ist der intraossäre Zugang eine sichere und effektive Methode, um Medikamente und Flüssigkeit zu applizieren.

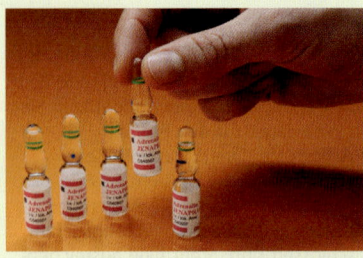

Abb. 32.47 Das Notfallmedikament Adrenalin in Ampullenform.

Tab. 32.16 Medikamente zur CPR.

Medikamente	Gruppe	Wirkung	Nebenwirkung	Hinweise
Adrenalin	→ Symphathikomimetikum	→ Verbesserung der myokardialen und zerebralen Perfusion durch Erhöhung des peripheren Gefäßwiderstands → Steigerung der Kontraktionskraft	→ Steigerung des myokardialen O_2-Verbrauchs → vermehrtes Auftreten von ventrikulären Rhythmusstörungen	→ Dosis: 1 mg alle 3 – 5 Minuten → wird zur peripheren venösen Injektion immer 1 : 10 mit NaCl 0,9 % verdünnt
Natrium-bikarbonat	→ Puffersubstanz	→ stark alkalische Substanz → Gabe nur bei lebensgefährlicher Hyperkaliämie empfohlen	→ mögliche Verstärkung der Azidose intrazellulär → Gefahr der Überpufferung mit Alkalose	→ möglichst zentralvenösen Zugang wählen (hohe Osmolarität) → Dosierung nach Blutgasanalyse
Amiodaron	→ Klasse III Antiarrhythmikum (Kaliumkanalblocker)	→ Verlängerung des Aktionspotenzials → Reduktion der Leistungsgeschwindigkeit und Verlängerung der Refraktärzeit → Koronardilatation → Verbesserung der Sauerstoffbilanz	→ Verminderung der Kontraktibilität → Blutdruckabfall → Bradykardie	→ wird nach der dritten erfolglosen Defibrillation empfohlen → wird mit Glukose 5 % verdünnt: 300 mg auf 20 ml
Magnesium-sulfat	→ Elektrolyt	→ reduziert die Empfindlichkeit der motorischen Endplatte → Verbesserung der Sauerstoffbilanz	Gefahr der Hypermagnesiämie	→ Anwendung bei Verdacht auf Magnesiummangel, z. B. bei ventrikulärer Tachykardie oder Digitalisintoxikation

Ethische und rechtliche Überlegungen

Die CPR ist eine der wenigen Handlungen, deren Unterlassung bei der Behandlung eines Patienten einer ärztlichen Anordnung bedarf. Im Zweifelsfall müssen lebensrettende Sofortmaßnahmen eingeleitet werden. Das gilt innerhalb und außerhalb des Krankenhauses.

§ Recht im Fokus

Pflegepersonen dürfen nicht eigenständig darüber entscheiden, ob eine CPR durchgeführt wird oder nicht. Sie sind vielmehr durch ihre berufliche

Ausbildung verpflichtet, in der Situation eines Herz-Kreislauf-Stillstandes qualifizierte Hilfe zu leisten. Das Krankenpflegegesetz formuliert als Ausbildungsziel in § 3 Abs. 2 unter anderem die Fähigkeit zur Einleitung der lebensrettenden Sofortmaßnahmen bis zum Eintreffen der Ärztin oder des Arztes (S. 7).

Besteht vor dem Eintritt eines akuten Herz-Kreislauf-Stillstandes die Notwendigkeit, eine Entscheidung darüber zu treffen, ob ein Mensch reanimiert werden sollte oder nicht, ist in erster Linie

der Wille des Patienten ausschlaggebend (S. 123).

Ist der Patient nicht mehr in der Lage, seinen Willen zu äußern, muss der mutmaßliche Wille des Patienten Berücksichtigung finden. Obwohl in diesem Fall die Entscheidung beim behandelnden Arzt liegt, sollen sich die Pflegenden an der Beratung beteiligen. Nur durch eine einheitliche Zielsetzung kann es letztendlich zu einer multiprofessionellen, patientenorientierten Behandlung kommen.

Beendigung von Reanimationsmaßnahmen

Eine häufig gestellte Frage ist, wann eine erfolglose Reanimation beendet werden sollte. Grundsätzlich gilt, dass die CPR fortgeführt werden sollte, bis:

- qualifizierte Hilfe verfügbar ist,
- der Patient Lebenszeichen von sich gibt oder
- der Helfer aufgrund von Erschöpfung nicht mehr in der Lage ist, die Maßnahmen fortzuführen.

Daraus wird deutlich, dass eine begonnene CPR nicht ohne weiteres beendet werden darf. Die letztendliche Entscheidung über den Abbruch ist einem Arzt vorbehalten.

Organisation der Reanimationsmaßnahmen

Größere Krankenhäuser verfügen über ein Reanimationsteam, das über eine einheitliche Telefonnummer oder einen zentralen Herzalarm rund um die Uhr erreichbar ist. Innerhalb von drei Minuten sollte es die Stationen erreichen können.

Das Team besteht üblicherweise aus einem Arzt (Anästhesist) und einer Fachpflegeperson für Intensivpflege und Anästhesie. Der Weg, wie dieses Team verständigt werden kann, muss allen Pflegepersonen bekannt sein. Zusätzlich muss die Notrufnummer gut sichtbar in der Nähe des Telefons angebracht sein.

Notfallausrüstung

Das Vorhalten der Notfallausrüstung kann von Krankenhaus zu Krankenhaus unterschiedlich geregelt sein. Entweder steht auf einer Station ein Notfallwagen (**Abb. 32.48**) oder -koffer bereit oder das Reanimationsteam bringt die Ausrüstung mit. Wird die Notfallausrüstung in der Station bevorratet, ist zu fordern, dass alle Pflegepersonen wissen, wo der Notfallwagen oder -koffer steht, und über welchen Inhalt er verfügt.

Die krankenhausweite Standardisierung der Notfallausrüstung hat sich bewährt. Damit in Notsituationen ein rasches und effizientes Handeln gewährleistet ist, muss Folgendes gewährleistet sein:

- alle Pflegepersonen frischen ihr Wissen und ihre Fertigkeiten regelmäßig auf,
- neu eintretende Pflegende werden über den Standort der Reanimationsgeräte informiert und mit dem Ablauf vertraut gemacht und
- das Notfallinventar wird in regelmäßigen Abständen überprüft.

Eine Checkliste hat sich als hilfreich erwiesen. So können Verfallsdatum von Medikamenten und Sterilgut, Funktionstüchtigkeit der Geräte, Vollständigkeit des Materials (Gebrauchtes muss sofort ersetzt werden) dokumentiert werden.

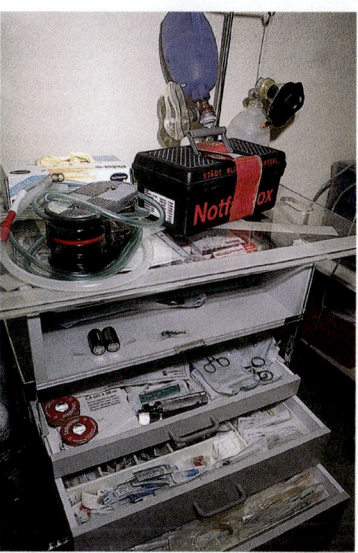

Abb. 32.48 Notfallwagen einer Pflegestation.

🖐 **PRAXISTIPP** Überlegen Sie, wo die Notfallausrüstung in Ihrem Arbeitsbereich gelagert ist. Machen Sie sich mit Hilfe einer erfahrenen Pflegeperson mit dem Inhalt des Notfallwagens oder -koffers vertraut. Gehen Sie in Gedanken alle Schritte durch, die erforderlich sind, um in Ihrem Arbeitsbereich schnellstmöglich Hilfe anzufordern. ____

B Pflege von Patienten mit Erkrankungen des arteriellen und venösen Gefäßsystems

Matthias Grünewald, Heiner Terodde

32.9 Pflege von Patienten mit peripherer arterieller Verschlusskrankheit

32.9.1 Medizinischer Überblick

Definition

Mit dem Begriff **periphere arterielle Verschlusskrankheit** (pAVK) werden einengende Prozesse der Aorta und der Extremitätenarterien bezeichnet. Zu 90 % sind die unteren Extremitäten betroffen. Bei 10 % der männlichen Bevölkerung über 50 Jahren kommt es zu einer pAVK. Die Häufigkeit nimmt mit steigendem Lebensalter zu. Männer sind fünfmal häufiger betroffen als Frauen.

Ursachen

Die Ursache liegt zu 95 % in einer Arteriosklerose. In Folge der Einengung oder Verlegung des Arterienlumens treten Durchblutungsstörungen der Extremitä-

ten auf. Die pAVK entwickelt sich meist langsam und über Jahre.

Symptome

Die Symptome sind abhängig von der Lokalisation und dem Schweregrad der Erkrankung. Leitsymptom ist der ischämische Schmerz. Die pAVK wird nach Fontaine (**Abb. 32.49**) in Stadien eingeteilt nach

- dem Verschlusstyp (**Tab. 32.17**) und
- dem Schweregrad der Durchblutungsstörung.

Stadium I. Beschwerdefreiheit durch Bildung von Umgehungskreisläufen (Kollateralen; **Abb. 32.50**). Sie halten die Sauerstoffversorgung des Gewebes aufrecht. Beschwerden treten dann auf, wenn die Sauerstoffzufuhr unter Belas-

tung nicht mehr gewährleistet werden kann.

Stadium IIa und IIb. Ischämische Muskelschmerzen bei Belastung. In Ruhe klingen sie schnell ab. Die Schmerzen zwingen den Betroffenen zum Stehen bleiben („Schaufensterkrankheit"). Kommt zu den belastungsabhängigen Schmerzen eine lokale, schlecht heilende und schmerzhafte Hautläsion, wird vom komplizierten Stadium II der pAVK gesprochen.

Stadium III. Ruheschmerzen besonders bei Horizontallage der Beine. Die Betroffenen werden z. B. nachts durch Schmerzen geweckt. Typischerweise führt das Tieflagern der Beine (aus dem Bett heraus hängen lassen) aufgrund des zunehmenden hydrostatischen Druckes zu

Tab. 32.17 Verschlusstypen der pAVK.

Verschlusstyp	Lokalisation	Ischämieschmerz	fehlender Puls
Beckentyp	Aorta, A. illiaca	Gesäß- und Oberschenkelregion	ab Leiste
Oberschenkeltyp	A. femoralis, A. poplitea	Wadenschmerzen	ab A. poplitea
peripherer Typ	Unterschenkel-, Fußarterien	Füße, Fußsohlen und Zehen	Fußpulse
Kombinationstyp	Mehretagenverschluss	nach Lokalisation	nach Lokalisation

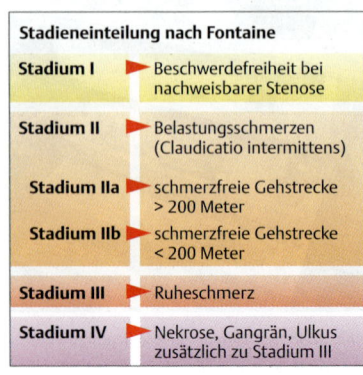

Stadieneinteilung nach Fontaine

Stadium I	▶	Beschwerdefreiheit bei nachweisbarer Stenose
Stadium II	▶	Belastungsschmerzen (Claudicatio intermittens)
Stadium IIa	▶	schmerzfreie Gehstrecke > 200 Meter
Stadium IIb	▶	schmerzfreie Gehstrecke < 200 Meter
Stadium III	▶	Ruheschmerz
Stadium IV	▶	Nekrose, Gangrän, Ulkus zusätzlich zu Stadium III

Abb. 32.49 Stadieneinteilung der peripheren arteriellen Verschlusskrankheit (pAVK) nach Fontaine.

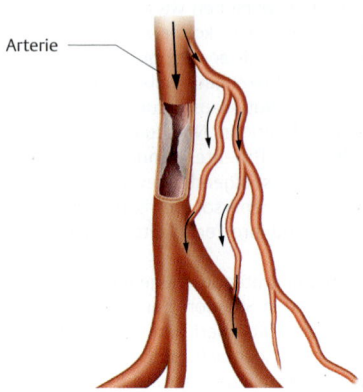

Arterie

Abb. 32.50 Bildung von Kollateralen zur Überbrückung eines chronisch arteriellen Gefäßverschlusses.

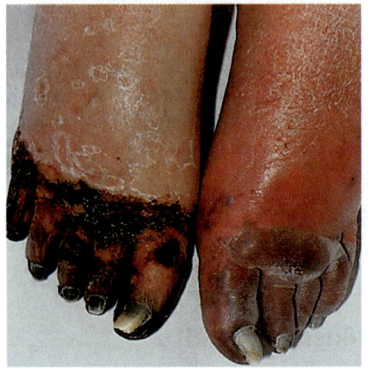

Abb. 32.51 Stadium IV der pAVK mit feuchter Gangrän und Infektzeichen links und trockener Gangrän rechts.

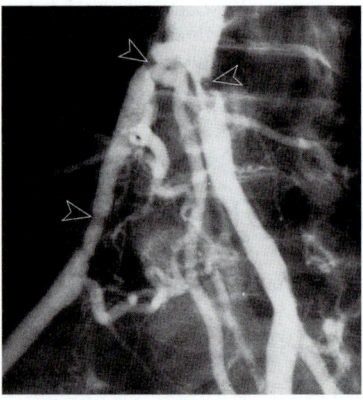

Abb. 32.52 Angiografie der Bauchaorta mit multiplen Stenosen.

einer verbesserten Durchblutung und zum Nachlassen der Schmerzen.

Stadium IV. Ruheschmerz und Nekrose bzw. Gangrän (**Abb. 32.51**). Die lokale bakterielle Infektion der Gangrän kann zu einer Unterschenkelphlegmone oder Sepsis führen. Weitere Symptome sind:

- fehlende Pulse
- parästhetische Missempfindungen
- Kältegefühl in den betroffenen Bereichen
- Blässe der Extremität bei Hochlagerung

Risikofaktoren

Die Risikofaktoren der pAVK entsprechen denen der Arteriosklerose (S. 782).

Diagnostik

Mit folgenden Untersuchungsmethoden wird die pAVK diagnostiziert:

- Anamnese
- Inspektion der Extremitäten
- Pulstastung
- standardisierter Gehtest zur Ermittlung der Gehstrecke
- Dopplerdruckmessung
- Messung des transkutanen pO_2
- direktionale Dopplersonografie

- Farbduplexsonografie und MRT-Angiografie (**Abb. 32.52**)

Die apparativen Untersuchungen dienen der Beurteilung der Lokalisation und des Ausmaßes der Stenose.

Therapie

Die Therapieentscheidung ist abhängig vom Schweregrad und der Lokalisation der Erkrankung. Zur Behandlung stehen konservative, medikamentöse und chirurgische Therapien zur Verfügung.

Konservative Therapie. Zu den konservativen Behandlungsmaßnahmen zählen:

- Gesundheitsberatung – zur Minimierung der Risikofaktoren
- Gehtraining und Sporttherapie – zur Förderung der Kollateralbildung

Medikamentöse Therapie. Die medikamentöse Therapie erfolgt durch:

- Thrombozytenfunktionshemmern – zur Prophylaxe einer arteriellen Thrombose
- vasoaktiven Substanzen (Prostaglandin E1) – zur Verbesserung der Fließbedingungen des Blutes
- Analgetika – zur Schmerzbekämpfung

Chirurgische Therapie. Zu den chirurgischen Behandlungsmaßnahmen gehören:

- perkutane transluminale Angioplastie (PTA) – Aufdehnung der Stenose zur Revaskularisation
- Thrombendarteriektomie (TEA) – Ausschälung des betroffenen Gefäßes mit einem Ringstripper zur Revaskularisation
- Bypass-Operation (S. 815)

In Stadium IV erfolgt die Behandlung nach dem I-R-A-Prinzip:

- Infektionsbekämpfung
- operative Revaskularisation
- Amputation.

Die sequenzielle Anwendung des I-R-A-Prinzips soll Amputationen möglichst vermeiden.

32.9.2 Pflege- und Behandlungsplan

Auftretende Schmerzen, eingeschränkte Mobilität und ein immer enger werdender Aktionsradius wirken sich auf nahezu alle Bereiche des alltäglichen Lebens aus. Entweder werden die Patienten im Alltag immer mehr von der Hilfe Dritter abhängig, oder es droht die Gefahr der sozia-

---

Gesundheitsberatung pAVK

Grundsätzlich gilt: Die Gesundheitsberatung ist der Schlüssel zur kausalen Behandlung, die in der Vermeidung von Ursachen und Risikofaktoren durch den Patienten selbst liegt. Dabei ist jedoch immer zu bedenken, dass letztendlich der Patient die Verantwortung für sein Handeln trägt. Ziel der Beratung ist es, die Selbstständigkeit des Erkrankten soweit wie möglich zu erhalten, ihm Anregungen für gesundheitsförderliches Handeln zu geben und Komplikationen zu verhindern

Risikofaktoren	**Wissen über Erkrankung**
Info: Auswirkungen der Risikofaktoren wie Rauchen, Stress und Übergewicht verdeutlichen.	**Info:** Im Beratungsgespräch sollte erfasst werden, welches Wissen der Patient über seine Erkrankungen hat.
Empfehlung: • konkrete Hilfe zur Verhaltensänderung aufzeigen, z. B. Raucherentwöhnungskurse, Autogenes Training usw. • Informationsbroschüren anbieten	**Empfehlung:** • über Selbsthilfegruppen informieren • Informationsbroschüren anbieten

Beratung „Aktivitäten des täglichen Lebens"

Grundsätzlich gilt: Der Patient sollte motiviert werden, die ATL möglichst lang selbstständig durchzuführen. Die Angehörigen sollten in die Beratung mit einbezogen werden, weil sie oft eine wichtige Hilfe bei der Alltagsbewältigung sind.

ATL „Sich bewegen"	**ATL „Sich Waschen und Kleiden"**	**ATL „Essen und Trinken"**
Empfehlung: • Bewegungen gezielt und in Intervallen durchführen (Gehtraining) • Ausdauersport unter ärztlicher Kontrolle • Beine in Ruhe tief lagern	**Empfehlung:** • sorgfältige Hautpflege und -beobachtung • keine heißen oder kalten Teil- oder Vollbäder • bevorzugen von warmhaltender und nicht beengender Kleidung • passendes Schuhwerk tragen	**Empfehlung:** • cholesterinarme Kost bzw. Lebensmittel bevorzugen • ausreichende Flüssigkeitszufuhr • gute Blutzuckereinstellung bei an Diabetes erkrankten Menschen
ATL „Körpertemperatur regulieren"	**ATL „Sich sicher fühlen und verhalten"**	**ATL „Raum und Zeit gestalten - arbeiten und spielen"**
Empfehlung: • keine Zufuhr von Wärme (Wärmezufuhr führt zur Zunahme des Sauerstoffverbrauchs) • keine Kälteexposition (Kälte führt zur Gefäßengstellung → Verschlechterung der Durchblutung)	**Empfehlung:** • Verletzungen vorausschauend vermeiden • wegen der Verletzungsgefahr nicht barfuß laufen • konsequente Prophylaxe von Druckstellen	**Empfehlung:** • für ausreichende Pausen sorgen • Stressabbau durch Entspannungstechniken

Abb. 32.53 Informationsblatt zur Gesundheitsberatung bei peripherer arterieller Verschlusskrankheit.

---

len Isolierung und Vereinsamung gerade älterer Menschen.

Für die Pflegepersonen stehen die Gesundheitsberatung (**Abb. 32.53**) und spezielle pflegerische Maßnahmen bei pAVK im Vordergrund. Die pflegerischen Maßnahmen sind abhängig vom Stadium der Erkrankung. Folgende Ziele sollen erreicht werden:

- Förderung der Durchblutung
- Reduzierung oder Vermeidung von Komplikationen
- Verbesserung des Wohlbefindens

Pflege im Stadium II

Hier stehen die eingeschränkte Mobilität und der damit verbundene eingeschränkte Aktionsradius im Mittelpunkt. **Gehtraining.** Dies ist die wichtigste Form der physikalischen Behandlung. Die Patienten belasten sich dabei regelmäßig, kontrolliert und in Intervallen. Ausreichende Erholungsphasen sind genauso wichtig wie die Belastung. Das Gehtraining sollte dreimal wöchentlich für mehr als 30 Min. über einen Zeitraum von

mindestens sechs Monaten ausgeführt werden. Der Übergang der pAVK in das Stadium III kann so verzögert oder verhindert und die Gehstrecke in einigen Fällen sogar verlängert werden.

✋ **PRAXISTIPP** Der Erfolg des Gehtrainings ist in hohem Maße von der Motivation des Patienten abhängig. Regen Sie beim Patienten das Führen eines „Trainings-Tagebuchs" an, in dem er Datum, Dauer und Gehstrecke festhalten kann. Es ist für die Patienten hilfreich und gleichzeitig motivierend. ____

Pflege im Stadium III und IV

Hier stehen Maßnahmen der Lagerung und der Dekubitusprophylaxe im Vordergrund.

Lagerung unter Herzniveau. Die von einer Ischämie bedrohten Extremitäten müssen unter Herzniveau gelagert werden. Keinesfalls dürfen die Beine hochgelagert werden, weil das eine Ischämie begünstigen würde. Dem Patienten kann empfohlen werden, sich in regelmäßigen

Abständen auf die Bettkante zu setzen und die Beine aus dem Bett hängen zu lassen. Wärmezufuhr und Kälteexposition sollen vermieden werden. Einem Wärmeverlust ist durch entsprechende Kleidung vorzubeugen. Sind die Patienten immobil, sollte eine frühzeitige Mobilisierung angestrebt werden.

➡ **MERKE** Der pAVK-Patient erhält keinesfalls Kompressionsverbände, -strümpfe oder MT-Strümpfe. Die Kompression verringert die Durchblutung der Extremität und kann zu Ischämien mit Nekrosenbildung führen. ____

Dekubitusprophylaxe. Aufgrund der verminderten Durchblutung ist die Ischämietoleranz des Gewebes verkürzt, was zu Druckstellen in den Bereichen der betroffenen Extremität führen kann. Eine konsequente Dekubitusprophylaxe (S. 253) ist unabdingbar. Neben einer sorgfältigen Hautbeobachtung und -pflege muss auch auf geeignetes Schuhwerk geachtet werden. Druckstellen werden schnell zur Nekrose oder Gangrän und heilen schlecht. Sind in Stadium IV bereits Nekrosen aufgetreten, ist eine entsprechende Wundbehandlung (S. 583) durchzuführen.

Krankenbeobachtung
Weitere Aufgaben der Pflegeperson sind:
- Einschätzung der Schmerzintensität

- Verabreichung der angeordneten Schmerzmedikamente
- Überprüfung der Wirksamkeit der Schmerzmedikamente

Erhält der Patient gerinnungshemmende Medikamente (Heparin oder Marcumar), muss regelmäßig eine laborchemische Kontrolle der Gerinnungsparameter (S. 722) durchgeführt werden. Wegen

der Blutungsgefahr wird der Patient auf Schleimhautblutungen beobachtet. Bei konkretem Verdacht auf eine bestehende Blutungsneigung sollte eine sorgfältige neurologische Krankenbeobachtung durchgeführt werden, um Anzeichen einer zerebralen Blutung so früh wie möglich zu erkennen.

32.10 Pflege von Patienten mit akutem Arterienverschluss

32.10.1 Medizinischer Überblick

Definition
Der akute Arterienverschluss ist durch eine plötzlich auftretende Verlegung der arteriellen Strombahn bei erhaltener Gefäßkontinuität gekennzeichnet. Bei der **arteriellen Embolie** ist die Verlegung meist vollständig, bei der lokalen **arteriellen Thrombose** meist unvollständig, da Kollateralen bestehen. Das nachgeschaltete Versorgungsgebiet ist vollständig oder teilweise von der Blutzufuhr abgeschnitten. An einem akuten Arterienverschluss erkranken Frauen doppelt so häufig wie Männer. In 85 % der Fälle ist die untere Extremität betroffen.

> **MERKE** Ein akuter Arterienverschluss ist immer ein Notfall. Extremitätenabschnitte, Organe oder der gesamte Organismus sind vital bedroht.

Ursachen
Ursachen eines akuten Arterienverschlusses sind:
- zu 80 % arterielle Embolien
- zu 15 % lokale arterielle Thrombosen in Folge einer pAVK (S. 827)
- selten Gefäßverletzungen oder -spasmen

90 % der arteriellen Embolien sind kardialer Herkunft. Sie treten in Folge eines Herzinfarktes (S. 790), Vorhofflimmerns (S. 809), oder eines erworbenen Herzklappenfehlers (S. 815) auf.

Symptome
Die Anzeichen des akuten Arterienverschlusses werden mit den sechs „P" (nach Pratt) beschrieben (*Abb. 32.54*). Sie treten bei der arteriellen Embolie schlagartig auf. Bei einer lokalen arteriellen Thrombose können sie abgeschwächt sein und subakut auftreten.

> **MERKE** Das rasche Erkennen der Symptome ist entscheidend, da der Zeitpunkt des Beginns einer effektiven Behandlung von größter Bedeutung für die Prognose nach akutem Arterienverschluss ist.

Die sechs „P" (nach Pratt)	
P Pain	plötzlich einsetzender Schmerz von höchster Intensität im Bereich des Versorgungsgebietes der verschlossenen Arterie
P Paleness	Blässe als Zeichen der Minderdurchblutung im Bereich des Versorgungsgebietes der verschlossenen Arterie
P Paraesthesia	Sensibilitätsstörungen und Missempfindungen im Bereich des Versorgungsgebietes der verschlossenen Arterie
P Pulslessness	Pulslosigkeit distal des Arterienverschlusses
P Paralysis	Bewegungseinschränkung oder -unfähigkeit der betroffenen Extremität
P Prostration	Erschöpfungszustand/Schock

Abb. 32.54 Die typischen 6-P-Symptome des akuten Arterienverschlusses nach Pratt.

Diagnostik
Folgende diagnostische Verfahren finden Anwendung:
- Anamnese (Vorerkrankungen)
- Inspektion
- Pulstastung und Gefäßauskultation
- Duplexsonografie zur genauen Lokalisation

> **MERKE** Bei akutem Gefäßverschluss keine unnötige Zeit mit aufwändiger Diagnostik vergeuden!

Therapie
Die therapeutischen Maßnahmen verfolgen folgende Ziele:
- die Abwendung der vitalen Gefahr
- die Verhinderung von Rezidiven
- die schnellstmögliche Wiedereröffnung der Gefäßstrombahn

> **MERKE** Wird die arterielle Strombahn innerhalb von sechs Stunden nicht wiederhergestellt, ist ein Verlust der Extremität in Abhängigkeit vom Ausmaß der Ischämie nicht immer zu vermeiden.

Sofortmaßnahmen. Folgende therapeutische Maßnahmen werden durchgeführt:
- Schmerztherapie mit Opiaten
- Schocktherapie
- intravenöse Heparinverabreichung
- schnellstmöglicher Transport in eine chirurgische Klinik

Therapiemöglichkeiten. In der Klinik wird das Blutgerinnsel operativ aus den verengten oder verschlossenen Blutgefäßen der arteriellen Strombahn entfernt (Desobliteration). Bei arteriellen Embolien und Komplettverschlüssen durch eine arterielle Thrombose wird eine Embolektomie mit dem Fogarty-Katheter durchgeführt. Auch eine intraarterielle Lysetherapie kann erwogen werden. Bei inkompletten Verschlüssen aufgrund einer lokalen arteriellen Thrombose erfolgt eine Thrombolysetherapie. Einer erfolgreichen Desobliteration schließt sich eine Antikoagulation zur Rezidivprophylaxe an.

32.10.2 Pflege- und Behandlungsplan
Je nach Lokalisation sind Extremitäten, Organe oder der gesamte Organismus vital bedroht. Die Patienten leiden unter stärksten Schmerzen. Sie sind handlungsunfähig und auf die Hilfe Dritter angewiesen.

> **MERKE** Als Sofortmaßnahme wird das betroffene Bein tief gelagert (deutlich unter Herzniveau). Die Extremität muss vor Auskühlung und Verletzungen geschützt werden.

Dekubitusprophylaxe. Durch die Unterbrechung der Durchblutung kommt es sehr schnell zur Dekubitusbildung bis hin zur Nekrose (S. 254). Abdecken und Abpolstern sind zur Verhütung von Wärmeverlust und zum Schutz vor Verletzungen geeignet. Jedoch darf dies keinesfalls einengend oder komprimierend wirken.

Schmerztherapie überwachen. Der Patient erhält die angeordneten Schmerzmedikamente. Reichen diese nicht aus, wird die verordnete Bedarfsmedikation verabreicht und der Arzt informiert.

Psychische Betreuung. Die Patienten befinden sich in einer lebensbedrohlichen Situation. Starke Schmerzen und die Sorge um den Erhalt der Extremität führen zu Angst und Stress. Nach Möglichkeit sollte die betreuende Pflegeperson den Patienten beruhigen und ihn nicht allein lassen. Für ihn kann so die Situation etwas erträglicher werden.

▶ **MERKE** Der Patient mit akutem Arterienverschluss erhält keine intramuskulären Injektionen. Sie stellen eine Kontraindikation für eine evtl. bevorstehende Lysetherapie dar. —————

Operation vorbereiten und Kreislauf überwachen. Da i. d. R. eine operative Wiedereröffnung der Strombahn erfolgt, wird der Patient nach den allgemeinen Regeln der präoperativen Pflege (S. 1220) auf die Operation vorbereitet. Eine sorgfältige und regelmäßige Überwachung von Atmung und Herz-Kreislauf-Funktion dient dem frühzeitigen Erkennen von Komplikationen und somit der Sicherheit des Patienten.

32.11 Pflege von Patienten mit Erkrankungen der venösen Gefäße ——————

32.11.1 Medizinischer Überblick
Bei Erkrankungen der venösen Gefäße wird unterschieden zwischen
- Varizen (Krampfadern),
- Thrombophlebitis,
- Phlebothrombose,
- postthrombotischem Syndrom,
- chronisch-venöser Insuffizienz (CVI) und
- Ulcus cruris.

Definition
Varizen. Varizen (Varikosis) sind sackförmige oder zylindrisch erweiterte oberflächliche Venen vor allem der unteren Extremitäten. Die wichtigsten Varizenformen zeigt *Abb. 32.55*.

Thrombophlebitis. Sie ist eine Entzündung einer oberflächlichen Vene mit Verlegung des Lumens durch einen Thrombus.

Phlebothrombose. Dies ist ein inkompletter oder kompletter Verschluss einer tiefen Vene durch einen Thrombus mit Behinderung des venösen Blutrückflusses, auch tiefe Venenthrombose (TVT) genannt.

Postthrombotisches Syndrom. Dies tritt in Folge einer Phlebothrombose auf.

Mikrozirkulationsstörung aufgrund einer Abflussbehinderung. Stadium I-III z. B. nach K. Widmer:
- Stadium I: reversible Ödeme, Corema Phlebecalic
- Stadium II: persist. Ödeme, Hämosiderose, Lipofasciosklerose, Stauungsekzem, Atrophie blanche, zyanotische Hautfärbung
- Stadium III: Ulcus cruris

Chronisch-venöse Insuffizienz. Sie ist eine Hautveränderung bei konstanter venöser Hypertension beim postthrombotischen Syndrom. Sie kann im Abstand von 1 – 10 Jahren nach dem akuten Ereignis auftreten.

Ulcus cruris. Dies ist eine oberflächliche chronische Wunde (*Abb. 32.56*), im Volksmund als „offenes Bein" bezeichnet. Es bildet sich meist im Bereich des Innenknöchels und Unterschenkels. Betroffen sind die Hautschichten bis zur Lederhaut.

👁 **FALLBEISPIEL** Über die Frage, wann er das erste Mal seine Krankheit bemerkt hat, musste Herr T. während der Pflegevisite lange nachdenken. Vor

sieben Tagen war er stationär aufgenommen worden. Diagnose: Phlebothrombose bei bestehender chronisch venöser Insuffizienz und einem Ulcus cruris am linken Unterschenkel.

„Ja, wissen Sie", sagt er schließlich, „die ganzen Jahre vorher habe ich das nicht so richtig ernstgenommen. Vor zwanzig Jahren, mit gerade fünfzig, fühlten sich meine Beine schneller müde an als früher. Mit den Jahren wurde es schlimmer. Abends, wenn ich von der Arbeit kam, waren meine Beine häufig gespannt, die Schuhe drückten ständig. Beim Laufen musste ich immer häufiger Pausen machen. Ich habe das als Schwäche empfunden und wollte es vor anderen nicht zugeben. Nur meine Frau hat etwas gemerkt. Natürlich habe ich weiter geraucht, so 40 Zigaretten am Tag.

Vor fünf Jahren hatte ich so eine offene Stelle am linken Bein. Ich dachte, ich hätte mich irgendwo gestoßen. Aber es wollte nicht heilen. Da bin ich das erste Mal zum Arzt gegangen. Er sagte, es sind die Venen. Na wissen Sie, auf seine guten Ratschläge habe ich nicht viel gegeben. Nicht mehr rauchen, kein Alkohol, viel Bewegung und diese furchtbaren Kompressionsstrümpfe. Am Anfang habe ich das mal probiert. Aber das war nichts für mich. Aber jetzt, letzte Woche, das war anders. Ich habe viel nachgedacht. Eigentlich habe ich mich zwanzig Jahre lang betrogen." ——————

Ursachen
Varizen. Der Art der Entstehung entsprechend wird die primäre (95 %) von der sekundären Varikosis (5 %) unterschieden. Die Ursachen bzw. Risikofaktoren einer primären Varikosis sind
- genetische Faktoren,
- zunehmendes Alter,
- der hormonelle Einfluss bei Frauen (z. B. Schwangerschaft),
- eine stehende oder sitzende Tätigkeit,

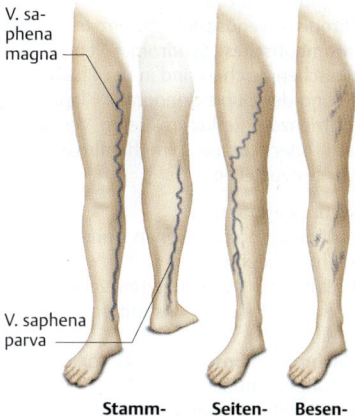

V. saphena magna

V. saphena parva

Stammvarizen Seitenastvarizen Besenreiservarizen

Abb. 32.55 Die wichtigsten Varizenformen und deren Bezeichnungen.

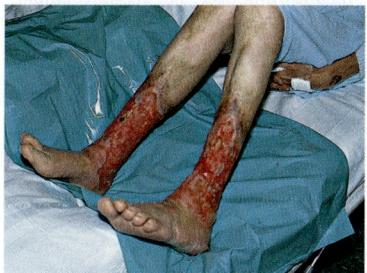

Abb. 32.56 Ulcus cruris. Das hier abgebildete Ulkus zieht sich zirkulär um den gesamten Unterschenkel, daher der Name Gamaschenulkus.

- Adipositas und
- chronische Obstipation.

Eine sekundäre Varikosis tritt im Rahmen eines postthrombotischen Syndroms als Folge einer venösen Abflussstauung auf.

Thrombophlebitis. Sie wird meist verursacht durch

- mechanische und/oder chemische Reizungen der Venen (z. B. durch Venenverweilkatheter oder i. v.-Injektion venenschädigender Medikamente),
- Infektions- oder Tumorerkrankungen oder
- Insektenstiche.

Phlebothrombose. Die 1856 von Virchow beschriebene Trias der Thromboseentstehung (S. 246) ist auch heute noch gültig. Die Risikofaktoren werden auf S. 248 beschrieben. Die Ursachen einer tiefen Venenthrombose bleiben in 30 – 40 % der Fälle unbekannt.

Postthrombotisches Syndrom. Dies tritt in Folge einer Phlebothrombose auf und ist bedingt durch

- eine chronisch-venöse Stauung mit retrogradem Blutfluss und
- eine Lymphabflussbehinderung aufgrund einer Venenklappenschädigung.

Chronisch-venöse Insuffizienz. Sie kann als Folge eines postthrombotischen Syndroms oder einer schweren Varikosis auftreten.

Ulcus cruris. Dies tritt meist in Folge einer chronisch-venösen Insuffizienz auf (Ulcus cruris venosum). Seltener kann es die Folge einer arteriellen Verschlusskrankheit sein (Ulcus cruris arteriosum).

Ulcus mixtum. Das Ulcus mixtum kann bei venösen und arteriellen Gefäßen auftreten.

Symptome

Varikosis. Hierbei leiden die Patienten an folgenden Symptomen:

- Müdigkeits- und Schweregefühl in den Beinen
- tast- und sichtbare Veränderungen
- Schwellungen im Bereich des Knöchels
- Schmerzen im Verlauf der betroffenen Venen (besonders im Stehen)

Bei Wärme nehmen die Beschwerden zu. Sekundäre Befunde der Varikosis sind:

- Besenreiser (in der Haut verlaufende Krampfadern)
- chronisch-venöses Stauungssyndrom
- Stauungsdermatitis
- Hyperpigmentation und im Spätstadium Ulcus cruris

Thrombophlebitis. Die Anzeichen sind:

- unscharf begrenzte Rötung im Bereich der betroffenen Venen (**Abb. 32.57**)

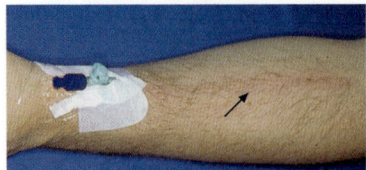

Abb. 32.57 Thrombophlebitis mit oberflächlichem, gerötetem Venenstrang nach einer Infusionsbehandlung.

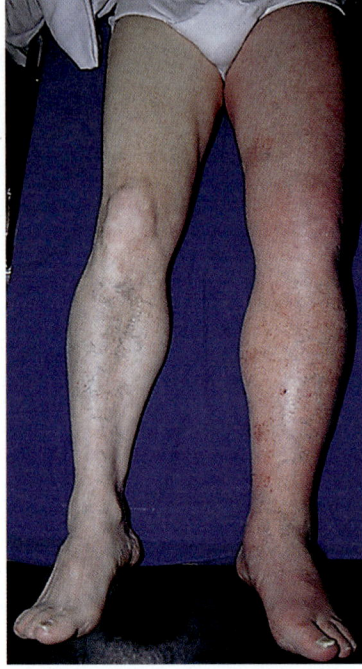

Abb. 32.58 Schwellung und Blaufärbung des linken Beins bei Phlebothrombose.

- lokale Schwellung und Überwärmung
- schmerzhafter, verhärteter Venenstrang

Des Weiteren können Allgemeinsymptome wie Fieber und Beeinträchtigung des Wohlbefindens auftreten.

Phlebothrombose. Sie verläuft anfänglich symptomlos. Später bestehen folgende Krankheitszeichen:

- einseitige Schwellung der Extremität
- Schwere- und Spannungsgefühl im betroffenen Bein
- Hitze- oder Kältegefühl im Bein
- bläulichrot verfärbte, glänzende, warme Haut (**Abb. 32.58**)
- nächtliche Wadenkrämpfe
- ziehende Schmerzen (wie Muskelkater) entlang der betroffenen Vene
- Schmerzen in der Leistengegend bei Beckenvenenthrombose
- belastungsabhängiger Wadenschmerz

Chronisch-venöse Insuffizienz und postthrombotisches Syndrom. Die Beschwerden nehmen über Jahre hinweg langsam zu. Symptome sind:

- Wadenschmerzen
- Knöchelödeme, Unterschenkelödeme
- sekundäre Varizen als Zeichen eines Umgehungskreislaufes
- gehäuftes Auftreten von Rezidivthrombosen
- Ulcus cruris

Weitere Anzeichen sind trophische Hautveränderungen an der Innenseite des distalen Unterschenkels mit zunehmender Verhärtung (Induration), häufig brauner Pigmentierung, Ekzembildung (Stauungsdermatose) und Infektionen (bakteriell oder mykotisch). Eine Verstärkung der Krankheitszeichen in der warmen Jahreszeit ist typisch.

Diagnostik

Varikosis. Zur Befundsicherung werden folgende Verfahren nach dem Goldenen Standard angewandt:

- Farbkodierte Duplexsonografie
- Lichtreflexionsrheografie (LRR) – Test der venösen Muskelpumpe durch Lichtblitze
- Phlebografie nur bei unklarem Befund

Thrombophlebitis. Die Diagnose wird anhand der genannten Zeichen gestellt. Differenzialdiagnostisch kann durch die Duplexsonografie eine Phlebothrombose ausgeschlossen werden.

Phlebothrombose. Die klinischen Zeichen führen in nur 50 % der Fälle zu einer treffenden Diagnose. In der Duplexsonografie ist im Bereich des Thrombus kein Blutfluss darstellbar. Bleibt der Sonografiebefund unklar oder besteht der Verdacht einer Beckenvenenthrombose, wird die Phlebografie zur weiteren Diagnostik hinzugezogen.

Chronisch-venöse Insuffizienz und postthrombotisches Syndrom. Neben den klinischen Zeichen sind in der Phlebografie und der Duplexsonografie Klappeninsuffizienzen, Reflux im tiefen Venensystem oder kutane Lymphabflussstörungen festzustellen.

Komplikationen

Varikosis. Komplikationen sind:

- Thrombophlebitis
- Blutungen aus verletzten Varizen
- chronisch-venöse Insuffizienz (Stadium I–III)

Phlebothrombose. Komplikationen sind:

- Lungenembolien (S. 835)
- Ausbildung einer sekundären Varikosis
- rezidivierende Phlebothrombosen mit Ödembildung
- Ulcus cruris

Therapie

Varikosis. Folgende Behandlungen werden unterschieden:

- **konservative Behandlung:** Tragen von Kompressionsstrümpfen, „Laufen und Liegen" ist dem „Stehen und Sitzen" vorzuziehen
- **operative Behandlung:**
  - Krossektomie – Durchtrennung aller Venenäste am Venensystem der Leiste (Krosse), um Rezidive zu verhindern
  - Venenstripping und die Ligatur aller insuffizienten Perforationsvenen
- **interventionelle Behandlung:** z. B. Sklerotherapie – Injektionsbehandlung der Venen mit speziellen Venenverödungsmitteln und das Veröden der Varizen

Thrombophlebitis. Zur Schmerzlinderung und Abschwellung tragen kühlende Umschläge und Salben bei. Präventiv erhält der Patient einen Kompressionsverband und wird frühzeitig mobilisiert. Von ärztlicher Seite wird eine Low-Dose-Heparin-Therapie angeordnet, sofern keine Kontraindikationen bestehen. Bei Fieber kann die Verabreichung eines Antibiotikums in Betracht gezogen werden.

Phlebothrombose. Die Behandlung erfolgt nach dem Goldenen Standard und beinhaltet Folgendes:

1. **konservative Behandlung:** betroffene Extremität hochlagern (*Abb. 32.59*)
   - Kompressionsverband (S. 250) bei Unterschenkelthrombose
   - Stuhlregulierung
2. **operative Behandlung:** Mit einem Ballonkatheter (Fogarty-Katheter) wird der Thrombus chirurgisch entfernt (Thrombektomie)
3. **Thrombolyse:** lokale oder systemische Fibrinolyse mit Plasminogenaktivatoren (Streptokinase, Urokinase, t-PA) zur Auflösung des Thrombus

Chronisch-venöse Insuffizienz und postthrombotisches Syndrom. Folgende Behandlungen werden angewandt:

- Kompressionsverband oder -strümpfe
- balneophysikalische Maßnahmen (z. B. kalte Güsse)

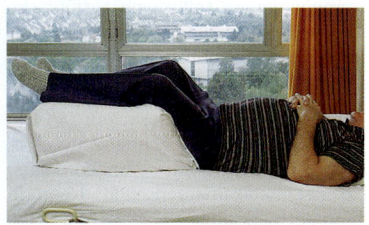

Abb. 32.59 Das Hochlagern gehört zur konservativen Therapie bei einer Phlebothrombose.

- Bewegungstherapie (wegen Gefahr der Sprunggelenksversteifung)
- Varizensanierung (z. B. CHIVA-Methode)
- Medikamente – venentonisierende und lokal abschwellende (Flavonoide, Rosskastaniensamenextrakte) oder Diuretika (nur initial und kurzfristig wegen Erhöhung der Thrombosegefahr)

Ulcus cruris. Durch eine Operation erfolgt die Ulkussanierung durch eine Fasziektomie oder eine Sanierung der AVK.

Bei einer venösen Insuffizienz ist die Kompressionsbehandlung von entscheidender Bedeutung. Zugeschnittene Schaumgummiplatten und Spezialeinlagen ermöglichen eine Übertragung der Kompressionswirkung auch auf die Knöchelregion (wichtig bei Ulzerationen). Danach wird ein festsitzender Kompressionsverband oder -strumpf angelegt (S. 249). Eine gezielte Kompression hat im Zusammenhang mit der Mobilisation erhebliche Vorteile gegenüber der Bettruhe und dem Hochlegen der Beine. Bettruhe fördert zwar die Heilung, es tritt jedoch schnell eine Muskelatrophie ein, die einen negativen Einfluss auf die Muskelpumpe hat. Die Rezidivgefahr wird erhöht.

32.11.2 Pflege- und Behandlungsplan

Menschen mit Erkrankungen des venösen Gefäßsystems sind in den ATL (S. 204) ebenso eingeschränkt wie in ihren sozialen Beziehungen und damit ihrer Lebensqualität. Ziele der Pflege und der Behandlung sind:

- venösen Rückfluss des Blutes verbessern
- Thrombosen und weitere Komplikationen verhindern

- eine gesunde Lebensweise fördern
- Wohlbefinden des Patienten verbessern

Im Rahmen der stationären wie ambulanten Versorgung haben Pflegepersonen vor allem folgende Aufgaben:

- Gesundheitsberatung
- den Patienten mobilisieren
- Schmerztherapie überwachen
- Wundversorgung des Ulcus cruris

In *Tab. 32.18* sind wichtige Pflegehandlungen bei venösen Gefäßerkrankungen zusammengefasst und in ihrer Wirksamkeit den einzelnen Krankheitsbildern zugeordnet.

Gesundheitsberatung

Die Patienten können selbst einen wesentlichen Beitrag zur erfolgreichen Behandlung leisten. Eine Reduzierung der Risikofaktoren und die Berücksichtigung der Prinzipien der Behandlung bei den ATL (*Abb. 32.60*) stellen entscheidende Faktoren dar.

Mobilisieren

Die frühestmögliche Mobilisierung des Patienten ist ein Grundsatz der Behandlung von Venenerkrankungen. Sie bewirkt eine Anspannung der Muskeln und damit eine Verbesserung des venösen Rückflusses.

> **MERKE** Bei der Bewegung gilt für Patienten mit venösen Gefäßkrankheiten die S-L-Regel: Stehen und Sitzen ist schlecht, Laufen und Liegen ist gut.

In Ruhe ist das Hochlagern der betroffenen Extremitäten eine einfache und wirkungsvolle Möglichkeit, die Strömungsgeschwindigkeit in den Venen der unteren Extremität zu beschleunigen. Eine

Tab. 32.18 Maßnahmen bei ausgewählten Erkrankungen der Venen.

Erkrankung Maßnahme	Varikosis	Thrombophlebitis	tiefe Venenthrombose (TVT)	chronisch venöse Insuffizienz (CVI)
Kompressionsverband	e	e	e	e
Frühmobilisation	e	e	e	e
Hochlagerung der Extremität	e	e	e	e
Messung des Beinumfangs	n.e.	n.e.	e	n.e.
Alkoholumschläge	n.e.	e	n.e.	n.e.
Obstipationsprophylaxe	n.e.	n.e.	e	n.e.
Antikoagulation	n.e.	e	e	e
Schmerztherapie	e	e	e	e
Venenzugang entfernen	n.e.	e	e	n.e.

e = empfohlene Maßnahme
i = individuelle Abwägung erforderlich
n.e. = nicht empfohlene Maßnahme

Gesundheitsberatung CVI

Grundsätzlich gilt: Die Gesundheitsberatung ist der Schlüssel zur kausalen Behandlung, die in der Vermeidung von Ursachen und Risikofaktoren durch den Patienten selbst liegt. Dabei ist jedoch immer zu bedenken, dass letztendlich der Patient die Verantwortung für sein Handeln trägt. **Ziel** der Beratung ist es, die Selbstständigkeit des Erkrankten soweit wie möglich zu erhalten, ihm Anregungen für gesundheitsförderliches Handeln zu geben und Komplikationen zu verhindern.

Risikofaktoren		Wissen über Erkrankung	
Info:	Auswirkungen der Risikofaktoren wie Rauchen, Stress und Übergewicht verdeutlichen.	**Info:**	Im Beratungsgespräch sollte erfasst werden, welches Wissen der Patient über seine Erkrankungen hat.
Empfehlung:	• konkrete Hilfe zur Verhaltensänderung aufzeigen, z. B. Raucherentwöhnungskurse, Autogenes Training usw. • Informationsbroschüren anbieten	**Empfehlung:**	• über Selbsthilfegruppen informieren • Informationsbroschüren anbieten

Beratung „Aktivitäten des täglichen Lebens"

Grundsätzlich gilt: Der Patient sollte motiviert werden, die ATL möglichst lang selbstständig durchzuführen. Die Angehörigen sollten in die Beratung mit einbezogen werden, weil sie oft eine wichtige Hilfe bei der Alltagsbewältigung sind.

ATL „Sich bewegen"	ATL „Sich Waschen und Kleiden"	ATL „Körpertemperatur regulieren"
Empfehlung: • regelmäßige aktive Bewegung zur Förderung der Muskelpumpe • Ausdauersport unter ärztlicher Kontrolle (Wandern, Radfahren) • langes Sitzen vermeiden, tagsüber und nachts Beine hochlagern • keine Knierolle verwenden → führt zur Venenkompression und Verschlechterung des venösen Rückflusses	**Empfehlung:** • Kompressionsstrümpfe, -verband • Kaltwasseranwendungen (Abduschen der Beine mit kaltem Wasser, kalte Fußbäder, Wassertreten, Schwimmen) → aktiviert die glatte Muskulatur der Venen • sorgfältige Pflege und Beobachtung der Haut • Vorsicht bei Pediküre → Verletzungsgefahr! • keine einengende oder zu warme Kleidung • bequeme Schuhe wählen, keine hohen Absätze → Funktion der Muskelpumpe wird verschlechtert	**Empfehlung:** • keine Wärmeexposition und -zufuhr → Wärme führt zur Weitstellung der Venen und zur Verlangsamung des venösen Rückflusses • Sauna und Sonnenbaden vermeiden
ATL „Sich sicher fühlen und verhalten" ATL „Raum und Zeit gestalten - arbeiten und spielen"	ATL „Essen und trinken" ATL „Ausscheiden"	
Empfehlung: • Verletzungen vorausschauend vermeiden • wechselnde und regelmäßige Bewegung am Arbeitsplatz	**Empfehlung:** • auf ausreichende Flüssigkeitszufuhr achten • Obstipationsprophylaxe	

Abb. 32.60 Informationsblatt zur Gesundheitsberatung bei chronisch venöser Insuffizienz.

Mobilisation sollte bei wirksamer medikamentöser Antikoagulation durchgeführt werden. Die Thrombosen haben sich zu diesem Zeitpunkt entweder aufgelöst oder in die Venenwand eingebaut.

Anatomie und Physiologie im Fokus

Das Funktionieren einer Muskelpumpe setzt voraus, dass eine Vene innerhalb von Muskelgruppen verläuft, die von einer bindegewebigen Faszie eingehüllt sind. Beim Aktivieren dieser Muskeln werden die Muskelbäuche dicker, das Blut wird aus der Vene ausgequetscht. Venenklappen steuern den Blutstrom nach oben in Richtung Hohlvene (**Abb. 32.61**).

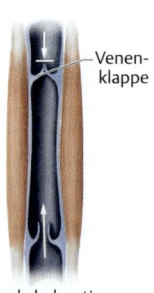

Muskel- pumpe

Venen- klappe

Muskelkontraktion   Muskelrelaxation

Abb. 32.61 Prinzip der Muskelpumpe.

Ausnahme bei Phlebothrombose. Eine Ausnahme vom Prinzip der Frühmobilisation stellt die tiefe Venenthrombose (TVT) dar. In der Frühphase der Erkran-

kung besteht die Gefahr der Lungenembolie (S. 835). Abrupte Bewegungen und Pressen beim Stuhlgang können die Gefahr steigern. Bei einer auftretenden Schwellung muss der Beinumfang gemessen werden. Dabei sollte immer an der gleichen Stelle gemessen werden, um eine korrekte Einschätzung des Verlaufes zu ermöglichen. In der Phase der Immobilisierung sollte eine ausführliche Gesundheitsberatung und eine wirkungsvolle Obstipationsprophylaxe durchgeführt werden.

Schmerztherapie überwachen

Einschätzung der Schmerzintensität, Verabreichung von angeordneten Schmerzmedikamenten und Überprüfung der Wirksamkeit sind wichtige pflegerische Aufgaben. Bei einer lokalen Schwellung der Extremität wirken Alkohol- bzw. Rivanolumschläge sowie Heparinsalben kühlend und abschwellend. Sie werden vom Patienten meist als angenehm empfunden.

> ➤ **MERKE** Alkohol darf nie unverdünnt angewandt werden. Er hat hautschädigende Wirkung. ────────

Bakteriologische Untersuchung. Bei einer Thrombophlebitis sollten die in der Vene befindlichen Verweilkatheter

entfernt werden. Zur Keimbestimmung werden die Katheterspitzen bakteriologisch untersucht.

Wundversorgung beim Ulcus cruris
Eine erfolgreiche Behandlung ist nur möglich, wenn die chronisch-venöse Insuffizienz konsequent behandelt wird. Ziel der Wundbehandlung ist die Reepithelisierung und damit das Abheilen des Hautdefektes. Beim Ulcus cruris (s. **Abb. 32.56**) kann das sehr lange dau-

ern. Eine genaue Dokumentation des Wundzustandes und seines Verlaufes ist von großer Bedeutung. Alle Maßnahmen zur Wundversorgung können auf S. 833 nachgelesen werden (s. a. Kap. 22).

> ➤ **MERKE** Eine erfolgreiche Behandlung des Ulcus cruris ist nur möglich, wenn die CVI konsequent behandelt wird und die in **Tab. 32.18** genannten Verhaltensweisen berücksichtigt werden. ────────

32.12 Pflege von Patienten mit Lungenembolie ────────

32.12.1 Medizinischer Überblick

Definition
Als Lungenembolie wird ein Verschluss einer Lungenarterie durch einen verschleppten, venösen Thrombus bezeichnet. Der Thrombus verlegt einen Teil der Lungenstrombahn. Hierdurch entstehen in der Lunge ein belüftetes, aber nicht durchblutetes Gebiet (**Abb. 32.62**) mit Beeinträchtigung der Funktion des rechten.
Häufigkeit. Jährlich erkrankt 1 von 1000 Einwohnern an einer Lungenembolie. Dabei ist es wichtig zu wissen, dass die

Erkrankungshäufigkeit in Risikosituationen, wie nach Operationen oder bei Immobilität, erheblich steigt. So erleiden 50 % der Patienten mit Hüft- oder Kniegelenkersatz ohne Prophylaxe eine Lungenembolie. Die Sterblichkeit der Patienten mit Lungenembolie liegt drei Monate nach Diagnosestellung um 15 %. Damit stellt die Lungenembolie eine wichtige Ursache für tödlich verlaufende Komplikationen im Verlauf eines Krankenhausaufenthaltes dar.

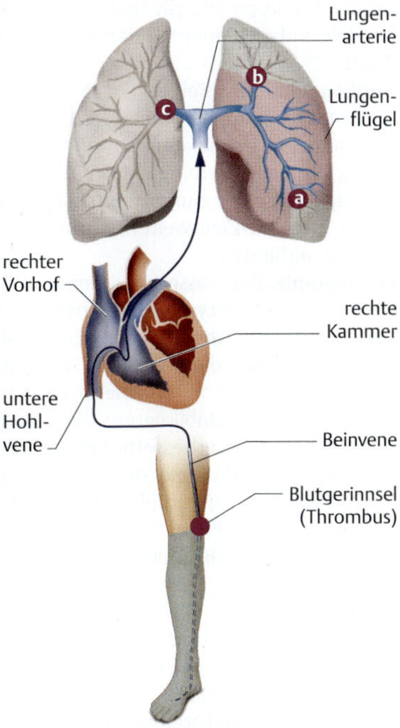

Ursachen
In 90 % der Fälle stammen die Thromben aus dem venösen Gefäßsystem der tiefen Bein- und Beckenvenen. Seltener entstammen sie dem rechten Herzen. Zumeist ist eine Lungenembolie Komplikation und Folge einer vorangegangenen Phlebothrombose (S. 246). Neben dem venösen Thrombus können auch Fett, Fruchtwasser, Luft oder in selteneren Fällen ein Fremdkörper eine Lungenembolie verursachen.

Risikofaktoren
Die Risikofaktoren für eine Lungenembolie entsprechen denen einer Phlebothrombose (S. 247). Sie können in vorübergehende und permanente Risikofaktoren unterteilt werden.
Vorübergehende Risikofaktoren. Dazu gehören:
- eingeschränkte Mobilität und Immobilität
- postoperativer oder posttraumatischer Zustand, insbesondere Operationen im Bereich der Hüfte und der unteren Extremitäten
- Schwangerschaft und Wochenbett
- Einnahme oraler Kontrazeptiva („Pille") in Kombination mit Rauchen
- Rauchen

Permanente Risikofaktoren. Dies sind:
- Alter
- maligne Erkrankungen
- Übergewicht (Adipositas)

- angeborene Erkrankungen der Blutgerinnung (Faktor V Leiden-Mutation, Prothrombin-Gen Mutation)

> ➤ **MERKE** Die erste Mobilisation nach einer längeren Immobilität, zu starkes Pressen beim Stuhlgang oder ein starker Husten können dazu führen, dass sich einen Thrombus von der Venenwand löst und zu einer Lungenembolie führt. ────────

Symptome
Die klinischen Symptome einer Lungenembolie können vielfältig und unspezifisch sein. Zu ihnen zählen Dyspnoe und Tachypnoe, Thoraxschmerzen, Tachykardie, Husten, Synkopen und Hämoptysen. Bei einem Verdacht auf Lungenembolie wird im ersten Schritt entschieden, ob es sich um eine Hochrisikooder eine Nicht-Hochrisiko-Lungenembolie handelt. Für eine Hochrisiko-Lungenembolie sprechen Schock oder Hypotension (systolischer Blutdruck < 90 mmHg über mehr als 15 Minuten).

> ➤ **MERKE** Eine Hochrisiko-Lungenembolie ist ein Notfall und Bedarf der sofortigen Behandlung. Sie kann innerhalb weniger Minuten durch ein akutes Rechtsherzversagen (akutes Cor pulmonale) zu einem akutem Herz-Kreislaufstillstand führen. ────────

Die Hochrisiko-Lungenembolie ist mit einer Frühsterblichkeit von 15 – 60 % verbunden.
Eine Nicht-Hochrisiko-Lungenembolie kann „stumm", also ohne deutliche klinische Symptome verlaufen. Sie stellt keinen akuten Notfall dar und die Diagnostik und Behandlung sind durch eine geringere Dringlichkeit gekennzeichnet.

Diagnostik
Neben klinische Untersuchung und Anamnese hat sich als primärer diagnos-

Abb. 32.62 Weg des Thrombus. In den Lungen verursacht der Thrombus eine Embolie **a** in einem kleinen Gefäß, evtl. stummer Verlauf, **b** in einem größeren Gefäß mit schweren Krankheitszeichen, **c** im Gebiet des Hilus mit sofortigem Tod.

Lungenarterie
Lungenflügel
rechter Vorhof
rechte Kammer
untere Hohlvene
Beinvene
Blutgerinnsel (Thrombus)

Tab. 32.19 Wells-Score zur Einschätzung der klinischen Wahrscheinlichkeit einer Lungenembolie.

Zeichen	Punkte
Klinische Zeichen einer tiefen Venenthrombose	3,0
Andere Ursache als Lungenarterienembolie wenig wahrscheinlich	3,0
Vorangegangene tiefe Venenthrombose oder Lungenarterienembolie	1,5
Operation oder Immobilisation innerhalb der letzten 4 Wochen	1,5
Tachykardie > 100 Schläge/min	1,5
Tumorerkrankung (aktive oder in den vergangenen 6 Monaten)	1,0
Hämoptysen	1,0
Maximal	12,5
Klinische Wahrscheinlichkeit niedrig 0 – 1 mittel 2 – 6 hoch > 10	

tischer Schritt bei der Nicht-Hochrisiko-Lungenembolie die Durchführung eines validierten Wahrscheinlichkeitstests, wie dem Wells-Score, etabliert (**Tab. 32.19**).

Die folgenden diagnostischen Maßnahmen dienen der Suche nach der Emboliequelle sowie der Einschätzung des Ausmaßes der Embolie und der Rechtsherzbelastung:

- Venensonografie zur Erfassung von Beinvenenthrombosen
- Spiralcomputertomografie (schnelle, wenig belastende diagnostische Methode, um zentrale und größere periphere Embolien darzustellen (**Abb. 32.63**)
- Pulmonalisangiografie (Auskunft über den Blutdurchfluss der Lungenstrombahn)
- Echokardiografie (Thromben in den Lungenarterien werden sichtbar, Beurteilung der Rechtsherzbelastung)
- zentraler Venenkatheter (ZVD ist bei einer Lungenembolie erhöht)

- Pulmonalarterienkatheter (Aufschluss über Druckverhältnisse vor und nach dem rechten Herzen)

Therapie

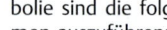 **MERKE** Bei einer Hochrisiko-Lungenembolie handelt es sich um einen akuten Notfall. Die Sofortmaßnahmen des Arztes sind von den pflegerischen Tätigkeiten kaum zu trennen. Hier ist Teamarbeit gefragt. Die Pflegeperson muss in dieser Notfallsituation mit entsprechenden Hilfsmitteln in Reanimationsbereitschaft sein (s. Kapitel **32.8**). —————

Sofortmaßnahmen
Bei einem Verdacht auf eine Lungenembolie sind die folgenden Sofortmaßnahmen auszuführen:

- Sofort den Arzt benachrichtigen (Patienten nicht alleine lassen, Notrufeinrichtung nutzen)
- Ruhe und Sicherheit vermitteln

- absolute Bettruhe (Gefahr, dass sich weitere Thromben aus dem Entstehungsort lösen können) verordnen
- Oberkörper hoch lagern (**Abb. 32.64**)
- Vitalzeichen kontrollieren und Patienten beobachten
- Atemfunktion sichern:
  - Sauerstoffzufuhr über O_2-Nasensonde (2 – 6 l O_2/min.) oder über Maske (8 – 10 l O_2/min) bei akuter Atemnot
  - Materialien für eine Intubation und eine Reanimation bereitstellen
- Materialien für einen venösen Zugang und für Blutentnahmen (Labor und Blutgasanalyse) bereithalten

Nach der Stabilisierung werden Patienten mit hohem Risiko auf die Intensivstation verlegt. Sie sollten dabei in einer halbsitzenden Position gelagert werden und sehr vorsichtig, besonders an Dehnungsfugen und Aufzugsübergängen, auf die Intensivstation transportiert werden.

Medikamentöse Therapie
Das therapeutische Vorgehen bei der Lungenembolie richtet sich nach der hämodynamischen Stabilität des Patienten. Die Therapie beruht auf den Säulen Antikoagulation und Lysetherapie. Daneben werden die teils lebensbedrohlichen Symptome der Atmung und der Herz-Kreislauffunktion intensivmedizinisch behandelt und die Patienten dadurch stabilisiert.

Antikoagulation. Bei allen Schweregraden der Lungenembolie wird durch eine sofortige Antikoagulation mit intravenös als Bolus verabreichtem Heparin eine schnelle Gerinnungshemmung des Blutes erreicht. Ziel: weitere Thrombenbildung verhindern.

Lysetherapie. Bei massiver Lungenembolie kann mit einer Lysetherapie mit Alteplase versucht werden, den Embolus aufzulösen und die verlegte Lungenstrombahn wieder zu eröffnen, die Hämodynamik zu stabilisieren und den Gasaustausch zu verbessern. Eine medikamentöse Lysetherapie geht mit dem Risiko von Blutungskomplikationen einher und ist deshalb nicht ungefährlich. Absolute Kontraindikationen für eine Lysetherapie bei massiver Lungenembolie sind:

- aktive innere Blutung
- in letzter Zeit aufgetretene spontane zerebrale Blutungen

Relative Kontraindikationen für eine Lysetherapie bei massiver Lungenembolie sind:

- Schlaganfall innerhalb der letzten zwei Monate

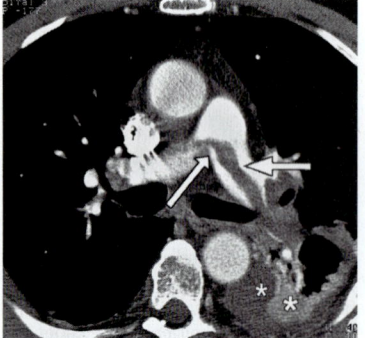

Abb. 32.63 Großer Embolus auf der Aufzweigung des Pulmonalisstammes (→). Als Folge der massiven Lungenembolie ist eine Infarktpneumonie mit Begleiterguss entstanden (**).

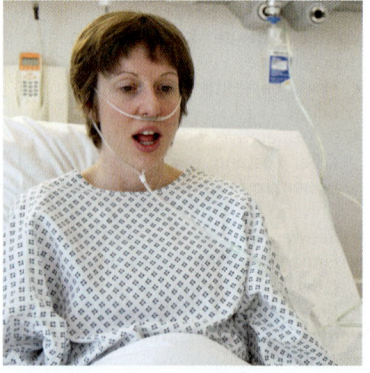

Abb. 32.64 Bei der Lungenembolie erlebt der Patient Todesangst. Er wird zur Linderung der Atemnot mit erhöhtem Oberkörper gelagert.

Grundsätzlich gilt: Nach einer überstandenen Lungenembolie bleibt die Gefahr einer Re-Embolie. Über einen Zeitraum von 6–12 Mo-naten schränkt die Gefahr den Lebensstil des Patienten ein. Der Patient muss über gesundheitsfördernde Maßnahmen aufgeklärt und angeleitet werden.

Beratung „Selbstpflegekonzept"

Info: Ziel ist es, dass der Patient unabhängiger in seiner Lebensgestaltung und aktiver an der Behandlung beteiligt wird. Der Patient muss Informationen erhalten, wie er sich nach der Entlassung aus dem Krankenhaus verhalten soll.

Dosierung und Einnahmemodus	Blutkontrollen	Marcumar-Ausweis	Verletzungen vermeiden
• Wie lange müssen die Medikamente eingenommen werden? • Was ist bei der Einnahme zu beachten?	• Wie kann der Patient seine Gerinnungswerte messen? • Wie oft sollte gemessen werden?	• Was wird in den Marcumar-Ausweis eingetragen? • Wann ist der Ausweis dringend erforderlich?	• Was kann der Patient tun, um Verletzungen vorzubeugen? • Woran sind Blutungen zu erkennen?
Info: Nach ca. 7–14 Tagen wird die medikamentöse Antikoagulation von Heparin auf Cumarine umgestellt. Für die Dauer von 6–12 Monaten ist der Patient auf eine regelmäßige Einnahme von Gerinnungshemmern (Cumarine, z. B. Marcumar, Falithrom, Sintrom) angewiesen. Bei speziellen Risikogruppen ist sogar eine längere Einnahme notwendig. Der Hausarzt ist für die Therapie und Dosierung der Gerinnungshemmer verantwortlich.	**Info:** Regelmäßige Kontrollen werden alle 1–3 Wochen vom Hausarzt durchgeführt. Es ist jedoch möglich, dass der Patient die Dosierung einmal wöchentlich selbst überwacht. Ähnlich dem Diabetiker, der seinen Blutzucker zuhause bestimmen kann, ist es möglich, den Quick-Wert mit einem kleinen Gerät zu überprüfen (z. B. CoaguChek).	**Info:** Der Patient muss einen Marcumar-Ausweis mit sich tragen. Dort werden genaue Dosierung des Gerinnungshemmers und die gemessenen Gerinnungswerte eingetragen. In einem Notfall kann dieser Ausweis lebensrettend sein.	**Info:** Der Patient wird über die Bedeutung seiner herabgesetzten Blutgerinnung informiert: Er muss sich vor Verletzungen und möglichen Gefahren schützen.
Zu beachten: • regelmäßige Einnahme des Medikaments • die Einnahme von anderen Medikamenten muss mit dem Arzt abgesprochen werden	**Zu beachten:** • selbstständige Überwachung der Blutgerinnung ist mit dem Arzt abzusprechen • Gebrauch des Diagnosegeräts muss geschult werden • gemessene Werte werden in den Gerinnungspass eingetragen und bei jedem Arztbesuch vorgezeigt	**Zu beachten:** • bei jedem Arztbesuch (Zahnarzt!) sollte der Ausweis vorgezeigt werden, damit alle Maßnahmen vermieden werden, die zu einer Blutung führen können • der Patient sollte immer ein Antidot (Vitamin K, z. B. Konakion) bei sich tragen und dieses bei akuten Blutungen einnehmen	**Zu beachten:** • der Patient sollte auf Sportarten verzichten, die ein hohes Verletzungsrisiko zur Folge haben können • er muss auf Anzeichen für Blutungen achten („blaue Flecken")

Abb. 32.65 Informationsblatt zur Gesundheitsberatung bei Marcumarisierung.

■ gastrointestinale Blutung innerhalb der letzten zehn Tage
■ schwereres Trauma innerhalb der letzten 15 Tage
■ neurochirurgische oder ophthalmologische Eingriffe innerhalb des letzten Monats
■ Schwangerschaft
■ bakterielle Endokarditis
■ größere chirurgische Eingriffe, Organbiopsien oder Punktion nicht komprimierbarer Gefäße innerhalb der letzten zehn Tage
■ i. m.-Injektion vor weniger als 48 Stunden

Weitere Therapieoptionen
Besteht bei einer massiven Lungenembolie eine Kontraindikation gegen eine Lysetherapie, kann eine chirurgische Embolektomie in Erwägung gezogen werden. Auch der Einsatz von Thrombektomiekathetern zum Absaugen oder „Zertrümmern" von Thromben kann mit oder ohne Lyse die Behandlungsergebnisse verbessern.

32.12.2 Pflege- und Behandlungsplan
Die pflegerischen Aufgaben im Verlauf einer Lungenembolie umfassen Pflegemaßnahmen in der Akutphase und im weiteren Verlauf sowie die Gesundheitsberatung (*Abb. 32.65*).

Pflegemaßnahmen in der Akutphase
Neben den oben beschriebenen Sofortmaßnahmen während des akuten Geschehens stellt die Information, Aufklärung und Beratung des Patienten eine wichtige Maßnahme dar. Er darf sich nicht anstrengen (Bettruhe!) und bedarf zu seiner Entlastung einer umfassenden Unterstützung in den ATL wie beim Herzinfarkt (S. 793). Während der Behandlung auf einer Intensivstation sind weitreichende intensivpflegerische Aufgaben zu erfüllen (S. 1239). Die Überwachung des Patienten während der Lysetherapie und eine Obstipationsprophylaxe sind daneben als weitere Aufgaben zu nennen.
Beratung. Der Patient wird über die erforderliche Bettruhe und die Bedeutung seiner herabgesetzten Blutgerinnung in-

formiert. Der Patient muss sich vor Verletzungen und möglichen Gefahren schützen, z. B. die Zahnpflege mit einer weichen Zahnbürste durchführen und zur Rasur einen Elektrorasierer verwenden.

Überwachung der Lysetherapie
Die Lysetherapie beinhaltet das Risiko von Blutungen. Der Patient muss durch folgende Maßnahmen vor Verletzungen und Blutungen geschützt werden:
■ Einstichstellen und Punktionsstellen beobachten, ggf. Druckverbände anlegen
■ Zugänge und Katheter sorgfältig und sicher fixieren
■ auf Blutungen (Haut, Urin, Stuhl) achten
■ keine i. m.-Injektion verabreichen
■ Nasenpflege
■ Wundverbände sorgfältig wechseln (alte Wundauflagen nur so entfernen, dass Wunden nicht bluten)

PRAXISTIPP Fragen Sie den Patienten während der Lysetherapie häufig nach seinem Befinden. Klagt er über Kopfschmerzen, kann eine Hirnblutung die Ursache sein. Informieren Sie den Arzt, aber unterbrechen Sie die Lysetherapie nur auf seine Anordnung, da der Kopfschmerz ein sehr allgemeines Symptom ist. ⸻

Obstipationsprophylaxe

Blähende oder stopfende Speisen (z. B. schwarzer Tee, Schokolade, frisches Brot und Bananen) sind zu vermeiden. Der Patient darf beim Stuhlgang nicht pressen. Daher sollten eine Anordnung von Laxanzien durch den Arzt erwogen werden.

PRAXISTIPP Achten Sie auch auf die Umgebungsbedingungen. Eine unruhige Umgebung im Zimmer, das Eintreten von Besuchern, Ärzten usw. führen dazu, dass der Patient den Vorgang der Darmentleerung schnellstmöglich beenden will und wieder stärker drückt. ⸻

Pflegemaßnahmen im weiteren Verlauf

Pneumonieprophylaxe. Der Patient sollte ein schonendes Atemtraining zur Pneumonieprophylaxe absolvieren. Vibrationsmassagen oder ein Abklopfen des Thorax sind *kontraindiziert*, da sich Thromben lösen können.

Thromboseprophylaxe. Die Maßnahmen dürfen erst dann durchgeführt werden, wenn bekannt ist, wo die Thromben entstanden sind. Keinesfalls darf der Patient durch eine zu frühe Mobilisation gefährdet werden, denn weitere Thromben könnten sich lösen. Maßnahmen zur Thromboseprophylaxe sind:

- Anlegen eines Kompressionsverbands (S. 250)
- Beinhochlagerung
- gezielte Mobilisation, um den venösen Rückstrom zu fördern (S. 252)

Lern- und Leseservice

Verwendete Literatur

→ Bauer R. Die verordnete Ruhe nach dem Herzinfarkt – Infarktpatienten auf der Intensivstation. Krankenpflege 1997; 3: 6
→ Bernardo A, Halhuber C. Gut leben mit der neuen Herzklappe, 4. Aufl. Stuttgart: Trias; 1999
→ Bieker C, Diekmann N, Grünewald M, Schlummer, U. Die neuen ERC-Leitlinien zur kardiopulmonalen Reanimation 2010. Iintensiv 2011; 2: 68 – 73.
→ Braun I, Renz-Polster H. Basislehrbuch Innere Medizin. München: Urban & Fischer; 2001
→ Braun S, Beyer-Westendorf J et al. Die akute Lungenembolie. DMW 37 2010; 135: 1803 – 1814
→ Bundesärztekammer (2006). Eckpunkte der Bundesärztekammer für die Reanimation 2006. Online im Internet: http://www.bundesaerztekammer.de/downloads/Eckpunkte.pdf
→ Classen M Diehl V, Kochsiek K. Innere Medizin. München: Urban & Fischer; 1998
→ Deutsche Gesellschaft für Angiologie. Diagnostik und Therapie der Venenthrombose und der Lungenembolie (S 2 Leitlinie) 2010. Online: www.awmf.org/uploads/tx_szleitlinien/065-002_S2_Diagnostik_und_-Therapie_der_Venenthrombose_und_der_Lungenembolie_06-2010_06-2015.pdf (Stand 24. 09. 2011)

→ Deutsche Herzstiftung e. V. Herzrhythmusstörungen. Frankfurt: 1998
→ Deutsche Liga zur Bekämpfung des hohen Blutdruckes e. V. Alkohol und Bluthochdruck. Heidelberg: 1997; Bluthochdruck. Empfehlungen für Betroffene. Heidelberg: 1998; Empfehlungen für die Ernährung bei hohem Blutdruck. Heidelberg: 1996; Empfehlungen zur Blutdruckmessung. Heidelberg: 1997; Empfehlungen zur Hochdruckbehandlung. Heidelberg: 1998; Empfehlungen zur Selbstmessung des Blutdrucks. Heidelberg: 1998; Hochdruck und Herz. Heidelberg: 1998; Hochdruck und zerebrale Durchblutungsstörungen. Heidelberg: 1995; Kochsalz und Hochdruck. Heidelberg: 1998; Renovaskuläre Hypertonie. Heidelberg: 1997
→ Deutscher Rat für Wiederbelebung. ERC Leitlinien 2010 in Deutsch. Online: http://www.grc-org.de/leitlinien2010 (Stand 12. 10. 2011)
→ Dörffler-Melly J, Amann-Vesti B. Diagnostik und Management der akuten Lungenembolie. Herz 2007; 32: 35 – 41
→ Fach A, Becker HJ. Herzschrittmacher. Deutsche Herzstiftung e. V. Sonderdruck Nr. 3; 1998
→ Frank G. Herzchirurgie. Balingen: Perimed-spitta; 1995

→ Fulbrook P, Latour J, Albarran J et al. The presence of family members during cardiopulmonary resuscitation: European federation of critical care nursing associations, european society of paediatric and neonatal intensive care and european society of cardiology council on cardiovascular nursing and allied professions joint position statement. Eur J Cardiovasc Nurs 2007; 6: 255 – 258.
→ Greten H. Innere Medizin. Stuttgart: Thieme; 2006
→ Hach-Wunderle V et al. Gefäßchirurgie 2006; 11:18 – 21
→ Halhuber C (Hrsg.). Der große Trias-Ratgeber Bypass-Operation und Ballon-Dilatation. Wie ihr Arzt untersucht und behandelt. Patientenbuch der Deutschen Herzstiftung. Stuttgart: Trias; 2006
→ Helfant R. Herzerkrankungen bei Frauen. Hamburg: Rowohlt; 1995
→ Herold G. Innere Medizin. Köln: Herold Verlag; 2011
→ Kearon C, Kahn SR, Agnelli G et al. Antithrombotic therapy for venous thrombembolic disease. Chest 2008; 133:454 – 545
→ Klaus D, Gleichmann S. Bluthochdruck und kardiovaskuläre Risikofaktoren. Deutsche Liga zur Bekämpfung des hohen Blutdruckes e. V., Heidelberg: 1998
→ Klepzig H. Wie bekommt man einen Herzklappenfehler und wie erkennt man ihn? Deutsche Herzstiftung e. V. Sonderdruck KL 1; 1998

→ Klepzig H, Klepzig EB. Der große Trias-Ratgeber Herzerkrankungen. Informationen und Rat für Sie: Gut leben mit einem kranken Herzen. Patientenbuch der Deutschen Herzstiftung. Stuttgart: Trias; 2002

→ Kuschinsky G, Lüllmann H, Mohr, K. Kurzes Lehrbuch der Pharmakologie und Toxikologie. Stuttgart: Thieme; 1993

→ Lindner UK. Schnellinterpretation des EKG. Berlin: Springer; 1999/2004

→ Mathes P. Ratgeber Herzinfarkt. Vorbeugung, Früherkennung, Behandlung, Nachsorge, Rehabilitation. Darmstadt: Steinkopff-Verlag; 2006

→ Middeke M. Herzinfarkt. Was Sie jetzt wissen sollten. Stuttgart: Trias; 2002

→ Nolan (2010). European Resuscitation Council guidelines for resuscitation Resuscitation 2010; 81: 1219 – 1452

→ Nowak FG, Halbfass P, Hoffmann E. Lungenembolie - Klinische Bedeutung, Anforderungen an die Diagnostik und Behandlungsoptionen. Radiologe 2007; 47: 663 – 672

→ Peberdy MA, Ornato JP, Larkin G. et al. Survival from in-hospital cardiac arrest during nights and weekends. JAMA 2008; 299: 785 – 792.

→ Reinhard G, Schade J W. Herzuntersuchungen. Angst vor dem Herzkatheter? Ein Patient berichtet. Deutsche Herzstiftung e. V. Sonderdruck 9; 1995

→ Reissig A, Kroegel C. Therapeutisches Vorgehen bei akuter Lungenembolie. Internist 2004; 45: 540 – 548

→ Rüddel H. Erkrankungen des Herz-Kreislaufsystems. In Petermann F. Rehabilitation. Göttingen: Hogrefe; 1997

→ Schmidt B, Schellong S. Management der Lungenembolie. Internist 2005; 46: 899 – 909

→ Schubmann R. Herz in Gefahr. Heidelberg: Haug; 1998

→ Schweizerische Herzstiftung. Patienteninformation. Die Diagnostik der koronaren Herzkrankheit. Die Koronarangiographie. Die Koronarangioplastie

→ Stierle U. Leitfaden Herzrhythmusstörungen. Stuttgart: Fischer; 1997

→ Tucker SM. Pflegestandards in der Kardiologie. Bern: Verlag Hans Huber; 2000

→ Undeutsch K. Bluthochdruck vorbeugen und behandeln. Stuttgart: Trias; 1997

→ Undeutsch K. Schnell informiert bei Bluthochdruck. Leicht verständliche Antworten auf 80 meist gestellten Fragen. Patientenbuch der Deutschen Herzstiftung. Stuttgart: Trias; 2002

→ Ventura R, Schuchert A, Meinertz T. Die plötzliche Bewusstlosigkeit. In Deutsche Herzstiftung e. V. 1998

Weiterführende Literatur

→ Bopp A. Von Herzinfarkt bis Schlaganfall. Risiken und Vorboten für Patienten mit Herz- und Gefäßerkrankungen. Berlin: Stiftung Warentest; 2003

→ Diehm C, Wilhelm C. Gut leben mit Gerinnungshemmern. Wichtige Informationen für Patienten mit Herz- und Gefäßerkrankungen. Patientenbuch der Deutschen Herzstiftung. Stuttgart: Trias; 2005

→ Enker J, Bauer, K. Herzklappenchirurgie. Operationen am Herzen. Ein Patientenratgeber. Darmstadt: Steinkopff Verlag; 2004

→ Enker J. Bauer K. Herzkranzgefäße. Operationen am Herzen. Ein Patientenratgeber. Darmstadt: Steinkopff Verlag; 2003

→ Enker J, Bauer K. Herzschrittmacher und Defibrillatoren. Operationen am Herzen. Ein Patientenratgeber. Darmstadt: Steinkopff Verlag; 2005

→ Hamm M, Gohlke H. Vitalkost für Ihr Herz. Gesund und fettarm nach Herzinfarkt und bei Herz-Kreislauferkrankungen. Patientenbuch der Deutschen Herzstiftung. Stuttgart: Trias; 1998

→ Middeke M. Arterielle Hypertonie. Stuttgart: Thieme; 2004

→ Muster M, Zielinski R. Bewegung und Gesundheit. Gesicherte Effekte von körperlicher Aktivität und Ausdauertraining. Mit einem Beitrag zur chronischen Herzinsuffizienz von K. Meyer. Darmstadt: Steinkopff Verlag; 2006

→ Schrader J, Lüders S, Dominiak, P. Arbeit, Stress und Hypertonie – Hintergrund der STARLET-Studie. Berlin: Verlag H. Hoffmann GmbH; 2000

Kontakt- und Internetadressen

→ Arbeitsgemeinschaft Selbstkontrolle der Antikoagulation (ASA), ASA e. V. Geschäftsstelle, Im Gründchen 1, 35764 Sinn, http://www.asaev.de

→ Arbeitskreis Herzklappen-Patienten, Hülsenbergweg 3, 40885 Ratingen

→ Deutsche Gesellschaft für Phlebologie, Lippestr. 9 – 11, 26548 Norderney, Tel.: 04 932/805 420, Fax: 04 932/805 377, http://www.phlebology.de

→ Deutsche Herzstiftung e. V., Vogtstr. 50, 60322 Frankfurt

→ Deutsche Liga zur Bekämpfung des hohen Blutdrucks e. V., Deutsche Hypertonie Gesellschaft, Postfach 102 040, 69010 Heidelberg

→ Deutsche Liga zur Bekämpfung von Gefäßerkrankungen e. V., Guttmannstr. 1, 76307 Karlsruhe-Langensteinbach, Tel.: 07 202/61 3511, Fax: 07 202/616 167

→ Lipid Liga e. V., Waldklausenweg 20, 81377 München, http://www.lipid-liga.de

→ Schweizerische Herzstiftung, Postfach 176, CH-3000 Bern 15, http://www.herzstiftung.de

→ http://www.awmf.org

→ http://www.patienten-information.de

→ http://www.aerztekammer-hamburg.de/funktionen/aebonline/pdfs/1 095 152 406.pdf

33 Pflege von Patienten mit Erkrankungen des Harnsystems

Bettina Brinkmann, Olaf Anselm Brinkmann, Angelika Eil, Patricia Fischer, Gert Gabriëls, Edwin Herrmann, Philipp Papavassilis, Franz Sitzmann, Christian Wülfing

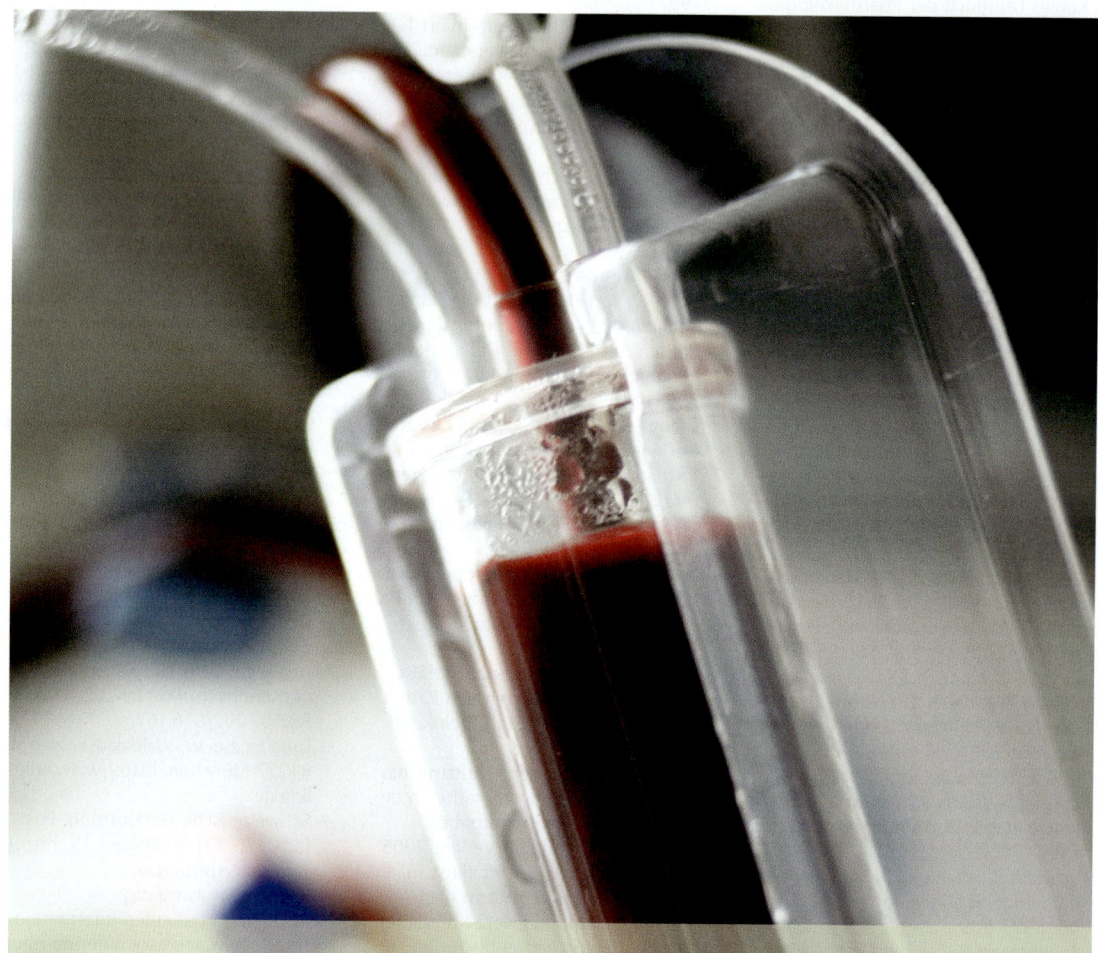

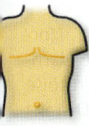

Anatomie und Physiologie im Fokus

Harnsystem im Überblick

Der Harntrakt ist anatomisch und physiologisch zu unterteilen in den oberen Harntrakt (Nieren und Harnleiter) und den unteren Harntrakt (Harnblase, Harnröhre und beim Mann die Vorsteherdrüse).

Nieren

Die Nieren haben eine bohnenförmige Gestalt, jede Niere ist etwa 12 cm lang, 6 cm breit, 3 cm dick und wiegt etwa 150 g. Sie liegen im Retroperitonealraum (hinter der Bauchhöhle gelegener Bindegewebsraum zwischen dem 12. Brustwirbel und 3. Lendenwirbel beiderseits der Wirbelsäule). Die rechte Niere liegt unterhalb der Leber, die linke unterhalb der Milz. Die Anatomie der Niere ist in **Abb. 33.1** und **Abb. 33.2** dargestellt.

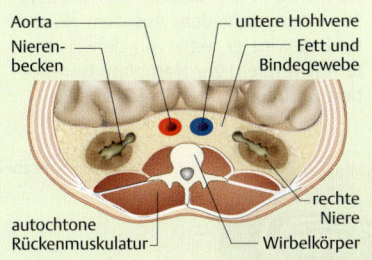

Abb. 33.2 Die Nieren liegen direkt neben der Wirbelsäule und sind durch die Rückenmuskulatur nach hinten isoliert.

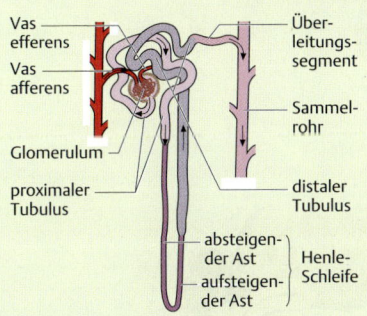

Abb. 33.3 Ein Nephron ist die kleinste Funktionseinheit zur Filtration und Resorption des Urins.

Die Nieren enthalten jeweils ca. eine Million sog. Nephrone. Diese bestehen aus Nierenkörperchen, die das Blut filtrieren sowie dem Tubulusapparat, der die gefilterte Flüssigkeit (Primärharn) konzentriert und wieder dem Blut zuführt (**Abb. 33.3**). Jedes Nierenkörperchen besteht aus einer Kapsel (Bowman-Kapsel) und einem Netz aus Kapillarschlingen (Glomeruli).

Von der Hauptschlagader (Aorta) zweigen zwei Gefäße ab, die die Nieren versorgen. Zwei Venen führen das Blut zurück zur großen Körpervene. Die aus der Nierenarterie stammenden Arteriolen (Vas afferens) führen dem Glomerulum das Blut zu; ein abführendes Gefäß (Vas efferens) führt es weg. Die starke Durchblutung der Nieren (ca. 20 – 25 % des Herzminutenvolumens, d. h. etwa 1,2 l Blut pro Minute) dient der Aufrechterhaltung der Filtrationsfunktion und der Ausscheidung von Stoffwechselendprodukten (**Tab. 33.1**).

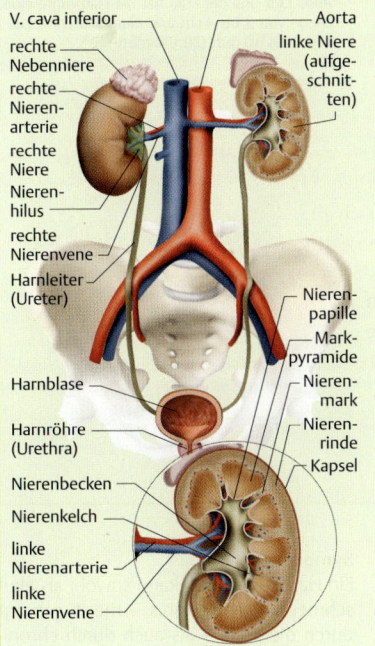

Abb. 33.1 Anatomie der Niere und der ableitenden Harnwege.

Tab. 33.1 *Funktionen des Harnsystems.*

Funktion	betroffen
Exkretion (Ausscheidung harnpflichtiger Substanzen)	→ Harnstoff → Harnsäure → Kreatinin → Giftstoffe → Pharmaka usw.
Regulation	→ Wasser- und Elektrolythaushalt (osmotischer Druck) → Säuren-Basen-Haushalt
Hormonsekretion	→ Erythropoetin (syn. EPO, Erythropoietin, Epoetin) → Renin → Vitamin-D-Hormon

Harnblase

Die Blase ist ein glatt-muskuläres Hohlorgan, das mittelständig unterhalb des Bauchraumes (subperitoneal) gelegen ist (**Abb. 33.4**, **Abb. 33.5**). Abhängig vom Blasenfüllungszustand wechselt die Lagebeziehung der Harnblase zum Bauchraum, bei großer Füllung kann die Harnblase den gesamten Unterbauch bis in Nabelhöhe einnehmen.

Der Überzug der Blase mit dem Bauchfell erklärt, warum Erkrankungen der Harnblase klinisch mit Beschwerden des Darms verwechselt werden können.

Der vom Nierengewebe produzierte Harn wird in die Nierenbeckenkelchsysteme ausgeschieden. Aus dem Nierenbecken wird er aktiv von den Harnleitern (Ureteren) zur Harnblase transportiert und dort in der Speicherphase (Niederdruckphase) gesammelt. Normalerweise fließt kein Urin in die Harnleiter zurück. Je nach Körpergröße überbrücken die Harnleiter eine Distanz von 24–30 cm. Während der Miktionsphase (Hochdruckphase) wird der zuvor in der Blase gespeicherte Urin nach Entspannung des inneren und des äußeren Blasenschließmuskels durch die Muskulatur der Harnblase aktiv entleert.

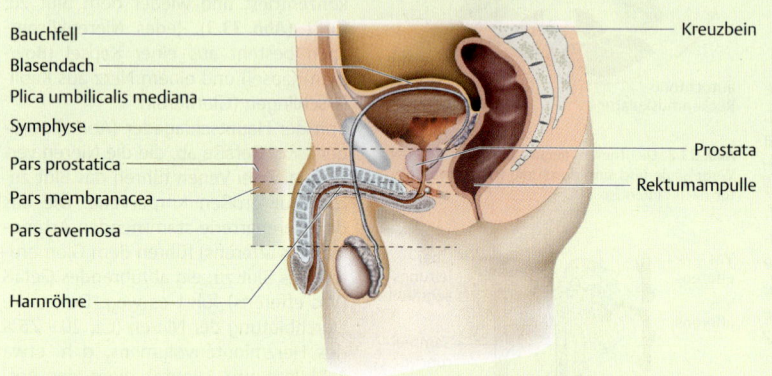

Bauchfell
Blasendach
Plica umbilicalis mediana
Symphyse
Pars prostatica
Pars membranacea
Pars cavernosa
Harnröhre
Kreuzbein
Prostata
Rektumampulle

Abb. 33.4 Beim Mann hat die Harnröhre eine durchschnittliche Länge von etwa 25 cm, bei einer Weite von 7 bis 9 mm (27 Charrière).

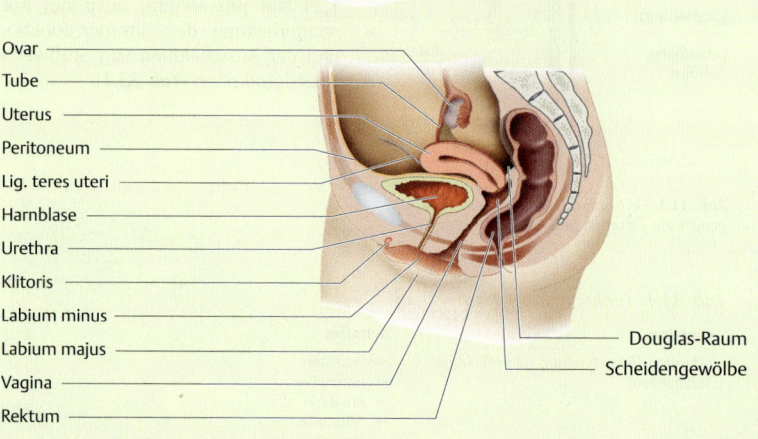

Ovar
Tube
Uterus
Peritoneum
Lig. teres uteri
Harnblase
Urethra
Klitoris
Labium minus
Labium majus
Vagina
Rektum
Douglas-Raum
Scheidengewölbe

Abb. 33.5 Bei der Frau hat die Harnröhre eine Länge von 3 bis 4 cm und einen Durchmesser von 8 bis 10 mm (30 Charrière).

33.1 Pflege von Patienten mit Harnsteinleiden

Philipp Papavassilis, Christian Wülfing

33.1.1 Medizinischer Überblick

Definition

Als Harnsteinleiden (Urolithiasis) bezeichnet man die Bildung von Steinen in der Niere und/oder den ableitenden Harnwegen. Harnsteine können im Nierenparenchym, in den Nierenpapillen, in den Nierenkelchen und im Nierenbecken lokalisiert sein, ebenso in Harnleiter, Blase, Harnröhre und Prostata.

Ursachen

Harnsteine bilden sich, wenn der Urin mit steinbildenden Bestandteilen übersättigt ist. Zunächst entstehen kleine Kristalle, die zu größeren Konkrementen heranwachsen, z. B. Kalziumphosphat-, Kalziumoxalat-, Harnsäure- oder Zystinsteine. Einen Überblick über Ursachen der Übersättigung sowie weitere Risikofaktoren gibt **Tab. 33.2**.

Symptome

Ein Harnsteinleiden kann sowohl als akut schmerzhaftes Ereignis – meist geprägt durch die Kolik – als auch durch chronische Beschwerden auffällig werden.

Harnsteinkolik. Sie bezeichnet plötzlich einsetzende, krampfartige, anfallsweise auftretende Flankenschmerzen von unterschiedlicher Dauer. Der von einer Kolik geplagte Patient ist meist unruhig und krümmt sich vor Schmerz. Je nach Lokalisation des Harnsteins strahlen die Schmerzen in andere Körperregionen

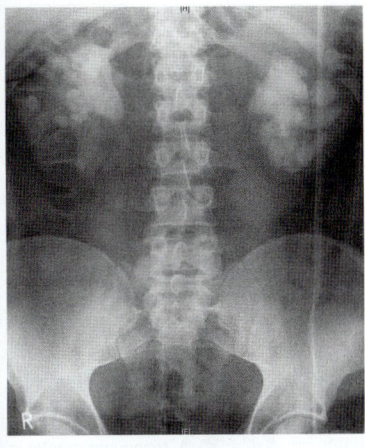

Abb. 33.6 **Verschiedene Harnsteine.** Röntgenbild von Ausgusssteinen im Nierenbecken beidseits.

aus, z. B. in den Unterbauch oder sie verlaufen entlang des Harnleiters. Zusätzlich können folgende Symptome auftreten:

- Übelkeit/Erbrechen
- (sichtbares) Blut im Urin (Mikro- bzw. Makrohämaturie)
- Miktionsbeschwerden, z. B. schmerzhaftes, gehäuftes oder erschwertes Urinieren
- Schüttelfrost/Fieber als Zeichen einer begleitenden Nierenbeckenentzündung
- Kreislaufkollaps
- Ileus (Darmverschluss)

Aber auch bisher nicht durch eine Kolik auffällig gewordene Harnsteine können dem Patienten Beschwerden verursachen:

- gehäufte Harnwegsinfekte
- Blasenentleerungsstörungen
- Inkontinenz

Komplikationen

Auch wenn das Harnsteinleiden meist als eine relativ harmlose Erkrankung betrachtet wird, können sich erhebliche Folgeschäden mit Verminderung der Lebenserwartung entwickeln:

- Nierenfunktionsschädigungen
- Entzündungen bis hin zur Urosepsis
- Komplikationen durch invasive Behandlungsmethoden

Diagnostik

Beim akuten Steinleiden bietet meist das klinische Erscheinungsbild den wichtigsten Anhaltspunkt für die Diagnose. Ergänzend kommen weitere diagnostische Verfahren zum Einsatz:

Urinanalyse. Hier wird nach Blut, Infektzeichen sowie steinbildenden/-lösenden Stoffen gesucht.

Blutanalyse. Folgende Laborwerte werden kontrolliert:

- Kreatinin, Harnstoff, Elektrolyte zum Zeichen einer Nierenfunktionsschädigung
- TSH (thyreoidieastimulierendes Hormon) vor Gabe jodhaltiger Kontrastmittel
- Leukozyten, CRP als systemische Entzündungsparameter
- Gerinnungsparameter zur Einschätzung einer möglichen Blutungsgefahr
- Harnsäure, Parathormon (fakultativ) als Marker einer verantwortlichen Grunderkrankung

Bildgebung. Verschiedene Verfahren stehen zur Verfügung:

- **Sonografie:** zur Darstellung eines Harnstaus und zum direkten Konkrementnachweis

- **Abdomenübersichtsaufnahme:** kann schattengebende Konkremente zeigen
- **Ausscheidungsurogramm** (AUG): intravenöse Kontrastmitteluntersuchung, die neben der Konkrementdarstellung auch Aussagen über die Nierenfunktion erlaubt
- **Abdomen-Nativ-CT** (A-CT, „Stone-CT"): Vorteile sind u. a. die fehlende Notwendigkeit der Kontrastmittelgabe und die orientierende Darstellung sämtlicher Bauchorgane

Therapie

An erster Stelle steht die Akuttherapie der Nierenkolik (*Abb. 33.7*). Zur eigentlichen Steintherapie stehen konservative und invasive Behandlungsverfahren zur Verfügung, deren Auswahl meist von der Größe und Lokalisation des Steins abhängt.

Konservative Therapie

Bis zu einer Größe von ca. 5 – 8 mm können Harnsteine meist spontan abgehen. Wichtig sind eine ausreichende Schmerztherapie sowie eine erhöhte Urinausscheidung (Trinkstoßtherapie). Bei älteren Patienten, die ihre Trinkmenge nicht ausreichend steigern können, ist häufig eine Infusionstherapie notwendig. Die Austreibung des Harnsteins sollte nach Möglichkeit durch Bewegung unterstützt werden (z. B. Treppensteigen). Harnsäuresteine können über oral verabreichte Medikamente aufgelöst werden. Die Harnsäure ist ein Endprodukt im Purinstoffwechsel. Bei einer Störung sind für die Steinbildung die Mehrausscheidung von steinbildenden Ionen sowie die Säurestarre des Urin-pHs verantwortlich.

Tab. 33.2 *Faktoren, die die Harnsteinbildung begünstigen.*

Beeinflussende Faktoren	Erläuterung	Auswirkung
physikalisch	Harnvolumen wird reduziert durch: → verminderte Flüssigkeitsaufnahme (Trinkmenge) → vermehrte Flüssigkeitsausscheidung (Schwitzen, Erbrechen, Durchfälle)	→ vermehrte Ausscheidung von steinbildenden Harninhaltsstoffen → höhere Konzentration steinbildender Stoffe im Harn → verstärkte Kristallisation
anatomisch	Harnabflussbehinderung, z. B. durch → Vernarbungen der Harnleiter nach Entzündungen → Verletzungen → vergrößerte Prostata	→ Harnstau, der die Steinbildung begünstigt
metabolisch (Stoffwechselstörungen)	vermehrte Kalziumausscheidung (Hyperkalzurie) z. B. durch: → Überfunktion der Nebenschilddrüse → Knochentumore oder Knochenbrüche	→ Entstehung von Kalziumsteinen
bakteriologisch	Harn wird angereichert mit: → Stoffwechselprodukten von Bakterien im Rahmen von bakteriellen Infektionen	→ sehr schnelle Steinbildung, insbesondere an Fremdmaterial (Katheter, Ureterschiene)
Lebensstil	fördernde Faktoren sind z. B.: → Bewegungsarmut → einseitige Ernährung mit viel tierischem Eiweiß (Purine)	→ Steinwachstum

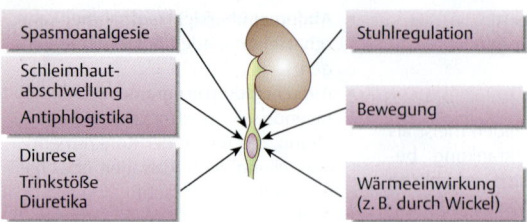

Spasmoanalgesie	Stuhlregulation
Schleimhaut-abschwellung Antiphlogistika	Bewegung
Diurese Trinkstöße Diuretika	Wärmeeinwirkung (z. B. durch Wickel)

Abb. 33.7 Harnsteinaustreibung und Schmerzbekämpfung sind zentrale Therapiemaßnahmen bei akuter Nierenkolik.

! **DEFINITION** Unter **Säurestarre** versteht man bei einem Urin-pH-Tagesprofil konstante Werte < 6. ─────

Anhebung des Urin-pHs. Durch die orale Aufnahme eines Kalium-Natrium-Zitrat-Komplexes als Granulat wird der Urin zwischen 6,2 und 6,8 eingestellt. Hierzu sollte der Patient je nach Ernährungs- und Trinkgewohnheiten mehrmals täglich den Urin-pH messen; ggf. muss die Medikation angepasst werden.
Senkung der Harnsäure. Bei primärer Gicht, purinreicher Ernährung oder erhöhtem Zelluntergang (Chemotherapie bei Tumorerkrankungen) steigt die Konzentration der Harnsäure im Urin. Eine Drosselung der Harnsäurebildung wird durch Xanthinoxidase-Hemmer (z. B. Allopurinol) in Tablettenform erreicht.

Invasive Therapie
Für die Steinentfernung stehen verschiedene Methoden zur Verfügung.
Harnleiterschienung. Bei einem durch einen Harnstein gestauten Nierenbecken kann die Urinableitung durch eine so genannte Double-J-Schiene notwendig sein. Diese wird zystoskopisch durch die Harnleiteröffnung bis in das Nierenbecken vorgeschoben und sichert den Urinabfluss.
Extrakorporale Stoßwellenlithotripsie. Die Zertrümmerung von Harnsteinen (abgekürzt ESWL) erfolgt durch außerhalb des Körpers erzeugte Stoßwellen (**Abb. 33.8**). Diese dringen ins Körperinnere ein und lassen den Stein in sandkorngroße Teile zerfallen. Diese sind dann spontan abgangsfähig und erfordern eine erhöhte Trinkmenge.
Ureterorenoskopie. Dieses Verfahren, auch Harnleiterspiegelung oder abgekürzt URS genannt, erfolgt retrograd durch die Blase. Verschiedene Instrumente (Laser, Schlinge) dienen der Zertrümmerung und der Bergung des Steins (**Abb. 33.9**).
Perkutane Nephrolitholapaxie. Bei diesem Verfahren, auch PCNL genannt, wird das Nierenbecken durch die Haut punktiert. Nach Vorschieben eines Schaftes können hierdurch ähnlich der URS Instrumente zur Zertrümmerung

und Bergung von Steinen eingeführt werden (**Abb. 33.10**).
Offene Schnittoperation. Diese spielt in der Steintherapie nur noch eine untergeordnete Rolle, z. B. bei großen Ausgusssteinen.

☼ **FALLBEISPIEL** Mit einem Mal kam er – ein Schmerz wie ihn Frau Meier noch nie in ihren 62 Jahren erlebt hatte. Und dabei hatte sie an diesem heißen Sommertag noch eine Radtour von 45 km problemlos hinter sich gebracht. Der Schmerz zog plötzlich von der linken Flanke über die gesamte Seite. Außerdem musste sie sich übergeben. Jetzt lag sie auf einer Liege in der Notaufnahme und nach einer Infusion ging es ihr schon deutlich besser. Einige Untersuchungen hatte sie schon hinter sich. Nun sollte sie noch zum CT, da die Ärztin glaubte, dass Frau Meier eine Nierenkolik gehabt habe. Tatsächlich fand sich ein kleiner Stein in ihrem linken Harnleiter. Dieser würde mit Schmerzmitteln, viel trinken und Bewegung von selber abgehen, hat ihr die Ärztin erklärt.
Da sie vor den Schmerzen große Angst hatte, blieb sie über Nacht im Krankenhaus. Dort erhielt sie aufgrund der wiederkehrenden Schmerzen noch zweimal eine Infusion. Am nächsten Morgen kam der Übeltäter endlich heraus: Im Urinsieb, das man ihr gegeben hatte, fand sie einen kleinen roten Stein, etwa so dick wie ein Reiskorn. Dieser wurde zur Untersuchung eingeschickt. Wie ihr die Ärztin später sagte, müsse sie in Zukunft mehr trinken. Dies versucht Frau Meier nun, indem sie sich jeden Morgen zwei große Flaschen Wasser bereitstellt, die sie im Laufe des Tages trinken will. ─────

33.1.2 Pflege- und Behandlungsplan
Die meisten Patienten kommen mit schmerzhaften Koliken in die Aufnahme. Im Vordergrund stehen zunächst schmerzlindernde Maßnahmen und die Diagnostik. Im späteren Verlauf ist es wichtig, den Patienten beim Verständnis der Therapie zu unterstützen, anzuleiten

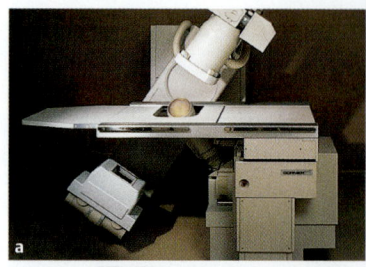

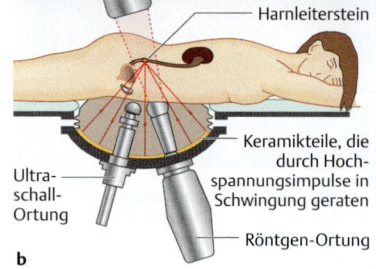

Abb. 33.8 **a** ESWL-Anlage, **b** Ortung eines Harnleitersteins/piezoelektrische Stoßwellenerzeugung.

(Beschriftungen: Harnleiterstein; Keramikteile, die durch Hochspannungsimpulse in Schwingung geraten; Röntgen-Ortung; Ultraschall-Ortung)

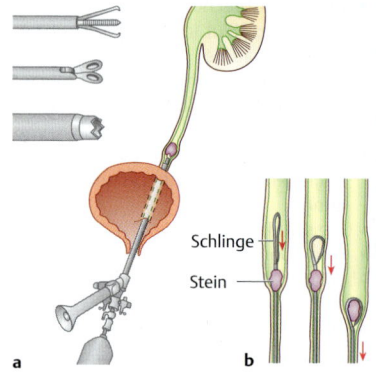

Abb. 33.9 **Ureterorenoskopie.** Entfernung eines Harnleitersteins **a** durch ein Ureteroskop, **b** mit einer Schlinge.

(Beschriftungen: Schlinge; Stein)

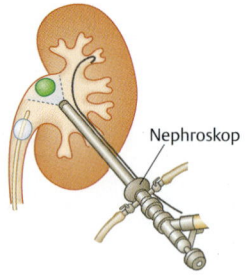

Abb. 33.10 Steinentfernung durch PCNL.

(Beschriftung: Nephroskop)

und zu beraten. Pflegeschwerpunkte sind:

1. akute Symptome lindern
2. Komplikationen rechtzeitig erkennen
3. bei der Steintherapie unterstützen
4. zur Metaphylaxe anleiten (erneutes Auftreten verhindern)

Akute Symptome lindern

An erster Stelle steht die Fortführung der Schmerztherapie – meist intravenös, da die Patienten häufig unter Übelkeit leiden. Zusätzlich ist teils die Gabe von beruhigend wirkenden Substanzen notwendig. Viele Patienten empfinden lokale Wärme als entspannend. Auch die Stuhlregulation kann eine förderliche Wirkung haben. Diese Maßnahmen sollten mit dem Arzt abgesprochen werden.

PRAXISTIPP Kolikpatienten sind durch die erlebte Notfallsituation, die Diagnostik in der Aufnahme, die schweren akuten Schmerzen und die verabreichten Medikamente verunsichert. Erläuterungen zur geplanten Therapie (z. B. warum bei der konservativen Therapie scheinbar „nichts gemacht wird") können den Patienten beruhigen.

Komplikationen rechtzeitig erkennen

Über Verschlechterung des Allgemeinzustandes, besonders in Form von Schüttelfrost oder Fieber, sollte sofort ein Arzt informiert werden. Die Symptome könnten eine Urosepsis ankündigen – ein schweres Krankheitsbild, das unbehandelt zum Tode führen kann (S. 847).

Bei der Steintherapie unterstützen

Jeder Harnsteinpatient sollte Urinsiebe erhalten, um die bei der Miktion ausgeschiedenen Harnsteine aufzufangen. Diese werden dann zur Ursachenforschung einer Steinanalyse zugeführt. Bei der medikamentösen Therapie unterstützt die Pflege die Kontrolle des Urin-pHs und die Senkung der Harnsäure in Serum und Urin.

PRAXISTIPP Besprechen Sie mit dem Patienten die Notwendigkeit der regelmäßigen Urin-pH-Messung und zeigen Sie ihm die Vorgehensweise (S. 352). Die Handhabung der Teststäbchen setzt voraus, dass der Patient Farbabstufungen optisch wahrnehmen kann.

Invasive Therapie unterstützen

Pflegerische Aufgaben richten sich nach den Standards der einzelnen Zentren, den allgemeinen prä- und postoperativen Standardpflegeplänen (S. 1220) bzw. den Standardpflegeplänen für endoskopische Eingriffe in der Urologie.
Harnleiterschienung und EWSL. Falls die Eingriffe in Narkose vorgenommen werden, gelten die üblichen Fristen für Nahrungs- und Flüssigkeitskarenz.
Ureterorenoskopie. Da eine Narkose benötigt wird, sind die üblichen Fristen für Nahrungs- und Flüssigkeitskarenz einzuhalten. Schmerzen müssen gelindert und der Urin beurteilt werden:

- qualitativ (Blutung, Infekt, Steinkonkremente)
- quantitativ (Menge)

Perkutane Nephrolitholapaxie. Da eine Narkose benötigt wird, sind die üblichen Fristen für Nahrungs- und Flüssigkeitskarenz einzuhalten. Zusätzlich werden Urinmenge und -qualität und liegende Harnableitungen (z. B. Nierenfistelkatheter) beobachtet. Hinweise auf einen größeren Blutverlust können Blässe, ein Bluterguss sowie erhöhte Wunddrainagemengen sein.
Offene Schnittoperation. Bei Schnittführung am Rippenbogenunterrand ist eine intensive Pneumonieprophylaxe und Atemtherapie notwendig. Regelmäßige Schmerzmittelgaben ermöglichen die schmerzfreie Atmung. Ansonsten gelten die gleichen Maßgaben wie für die PCNL.

Zur Metaphylaxe anleiten

Die Beratung zur Metaphylaxe (Verhinderung des erneuten Auftretens) von Harnsteinen hat aufgrund der häufigen Rezidive und möglichen Folgeschäden eine besondere Bedeutung.
Trinkmenge und Ernährung. Die Steigerung der Trinkmenge ist die wichtigste vorbeugende Maßnahme für jede Steinart; eine Urinausscheidung von mindestens 2 l pro Tag ist empfohlen. Das Führen eines Miktionsprotokolls kann besonders zu Beginn sowohl Kontrolle als auch Ansporn für den Patienten sein. Die Aufnahme von Kochsalz, Purin (in Innereien, Fleisch, Fisch, Erbsen, Linsen) und Oxalat (in Spinat, Mangold, roten Rüben, Rhababer, Schokolade) sollte beschränkt werden. Kalzium sollte dagegen in normalen Mengen aufgenommen werden. Übergewicht und ein Mangel an körperlicher Bewegung sind ungünstig.

Zudem gibt es noch spezifische Maßnahmen, die an die Steinart angepasst sind und vom Arzt empfohlen werden können.

33.2 Pflege von Patienten mit Harnwegsinfektion

Bettina Brinkmann, Olaf Anselm Brinkmann

33.2.1 Medizinischer Überblick

Definition

Bei einer Harnwegsinfektion sind die ableitenden Harnwege durch Besiedelung mit Erregern entzündet. Abhängig von der Lokalisation werden Harnwegsinfektionen in Infektionen der oberen und der unteren Harnwege eingeteilt. Je nach Lokalisation unterscheidet man z. B.:

- **Urethritis:** Harnröhrenentzündung
- **Zystitis:** Blasenentzündung
- **Pyelonephritis:** Nierenbeckenentzündung

Darüber hinaus werden Harnwegsinfektionen ohne Begleiterkrankungen als unkomplizierte bzw. primäre Harnwegsinfekte bezeichnet. Demgegenüber sind komplizierte bzw. sekundäre Harnwegsinfektionen begünstigt durch Begleitumstände, die das Risiko einer Harnwegsinfektion erhöhen (*Abb. 33.11*).

Ursachen

Harnwegsinfekte entstehen i. d. R. durch Bakterien, die von außen in den Harntrakt aufsteigen. Die häufigsten Erreger sind Bakterien der Darmflora (Escherichia coli, Enterokokken). Selten sind Pilze, Viren oder höhere Mikroorganismen Auslöser von Harnwegsinfekten.

MERKE Die unterschiedliche Länge der Harnröhre bei Mann und Frau haben einen wesentlichen Einfluss auf die Neigung zu einem Harnwegsinfekt. Bei Frauen haben Keime „den kürzeren Weg" (s. *Abb. 33.4*, *Abb. 33.5*).

Risikofaktoren

Risikofaktoren für das Entstehen eines Harnwegsinfekts sind Begleiterkrankungen des Harntrakts, die zu einer Harntransportstörung führen, z. B.:

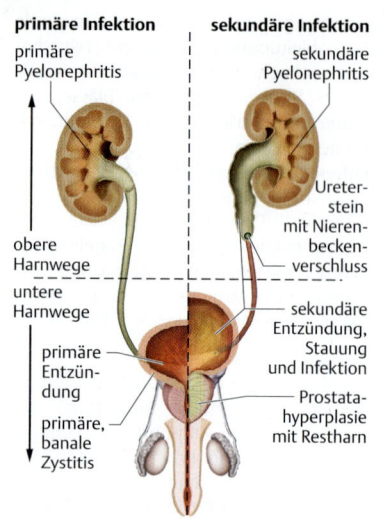

primäre Infektion | sekundäre Infektion

primäre
Pyelonephritis

sekundäre
Pyelonephritis

obere
Harnwege

Ureter-
stein
mit Nieren-
becken-
verschluss

untere
Harnwege

sekundäre
Entzündung,
Stauung
und Infektion

primäre
Entzün-
dung

Prostata-
hyperplasie
mit Restharn

primäre,
banale
Zystitis

Abb. 33.11 Harnwegsinfektionen werden z. B. nach Lokalisation und Entstehungsart eingeteilt.

- Nierensteine (S. 842)
- Verengung des Nierenbeckenabgangs
- Rückfluss von Urin aus der Harnblase in die Harnleiter und Nierenbecken
- Blasenentleerungsstörungen durch eine gutartige Vergrößerung der Vorsteherdrüse (S. 958)

Erkrankungen, die Harnwegsinfektionen begünstigen, sind Immobilität (z. B. Querschnittsyndrom), Diabetes mellitus, allgemeine Abwehrschwäche (z. B. HIV, Immunsuppression durch Chemotherapie oder nach Transplantation) sowie Schwangerschaft.

MERKE Fremdkörper (z. B. Blasenkatheter) erhöhen das Risiko für eine Keimbesiedlung des Harntrakts.

Symptome
Harnwegsinfektionen zeigen meist eine Kombination mehrerer Symptome, die sich teils je nach Lokalisation des Infekts unterscheiden (**Tab. 33.3**). Zu den Symptomen gehören z. B.:
- **Dysurie** (Missempfinden beim Wasserlassen)
- **Algurie** (Schmerzen beim Wasserlassen)
- **Pollakisurie** (häufiger Harndrang mit geringen Urinportionen)
- **imperativer Harndrang** (starker Harndrang, ggf. mit Urinverlust)
- **Schmerzen,** z. B. im Unterbauch oder im Rücken

MERKE Fieber im Rahmen einer Harnwegsinfektion deutet meist auf eine Beteiligung der Niere hin. Die Pyelonephritis gilt als häufigste Nierenerkrankung.

Diagnostik
Neben der Anamnese und der körperlichen Untersuchung steht die Untersuchung des Urins im Vordergrund (s. **Tab. 33.3**). Er wird untersucht auf:
- **Hämaturie:** vermehrte rote Blutkörperchen
- **Leukozyturie:** vermehrte weiße Blutkörperchen
- **Bakteriurie:** vermehrte Bakterien (≥ 10^5 Keime/ml)

- **Resistogramm:** Art der Keime und ihre Empfindlichkeit gegenüber Antibiotika mittels einer Bakterienkultur

Therapie
An erster Stelle steht die möglichst resistogrammgerechte antibakterielle Chemotherapie. Ergänzende Maßnahmen sind eine ausreichende Flüssigkeitszufuhr sowie eine regelmäßige und vollständige Blasenentleerung, da der Urinfluss und die antimikrobielle Aktivität des Urins das Bakterienwachstum behindern. Wärme und Schmerzmittel haben eine krampflösende Wirkung.

MERKE Nicht ausbehandelte Harnwegsinfektionen können bleibende Nierenschäden, eine arterielle Hypertonie oder eine chronische Niereninsuffizienz zur Folge haben.

33.2.2 Pflege- und Behandlungsplan
Nach Feststellung eines Harnwegsinfektes kann der Patient die Heilung durch einfache Maßnahmen unterstützen. Bei fieberhaften Harnwegsinfekten, die eine stationäre Aufnahme erforderlich machen, ist neben der antibiotischen Therapie eine weitere Überwachung notwendig. Pflegeschwerpunkte sind:
1. Infektionszeichen beobachten
2. bei Harnwegsinfektion unterstützen
3. Anzeichen einer Urosepsis erkennen
4. Gesundheitsberatung
5. Qualitätssicherung

Tab. 33.3 Übersicht über Symptome und Diagnostik von Harnwegsinfektionen.

Urethritis	Akute Zystitis	Akute Pyelonephritis
Symptome		
Dysurie, Algurie, Pollakisurie, Ausfluss aus der Harnröhre	Dysurie, Algurie, Pollakisurie, Hämaturie, suprapubische Schmerzen	Dysurie, Algurie, Pollakisurie, Fieber, Schüttelfrost, Flankenschmerzen, allg. Krankheitsgefühl
Untersuchung		
Rötung der Mündung der Harnröhre	Druckschmerz im Blasenlager	Klopf- oder Druckschmerz im Nierenlager
Labor		
Drei-Gläserprobe, Leukozyturie, Harnröhrenabstriche (Chlamydien/Mykoplasmen)	Mittelstrahl-Urin, Nitrit-Nachweis im Urin, Leukozyturie, Mikrohämaturie	Mittelstrahl-Urin, ggf. Punktionsurin aus dem Nierenbecken, Blutkultur, BSG, CRP, kleines und großes Blutbild
Bildgebung		
Harnröhrendarstellung, ggf. Doppelballonuntersuchung	Ultraschall: Restharn, Blasenstein, Blasentumor Röntgen: Zystogramm	Ultraschall: Aufweitung des Nierenbeckenkelchsystems, Nierensteine, echoarme Parenchymareale Röntgen: Ausscheidungsurografie, Computertomografie (CT), Magnetresonanztomografie (MRT)
Endoskopie zur ergänzenden Abklärung		
Urethroskopie	Urethrozystoskopie	Ureterrenoskopie

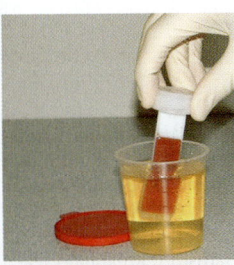

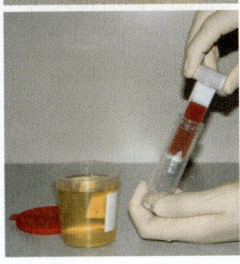

Abb. 33.12 **Urinkultur. a** Aseptisch entnommenen Nährbodenträger in den Urin tauchen, **b** abgetropften Träger in das sterile Untersuchungsröhrchen zurückschieben und aufschrauben.

Infektionszeichen beobachten

Zunehmende oder neu auftretende Schmerzen haben Signalcharakter. Besonders Rückenschmerzen können auf eine Mitbeteiligung der Niere hinweisen. Auf der Station können Streifentests einen Anhalt für einen Harnwegsinfekt geben. Urinkulturen (Uricult) können ebenfalls auf der Station angelegt werden, werden aber meist im Labor „bebrütet" (*Abb. 33.12*).

→ **MERKE** Eine Urinprobe sollte innerhalb von 30 Min. untersucht werden, da sonst das Ergebnis verfälscht werden kann. Morgenurin sollte nur bei Verdacht auf eine Urotuberkulose untersucht werden.

Bei Harnwegsinfektion unterstützen

Hier berät die Pflege zu den Grundsätzen einer antibiotischen Therapie, zur Flüssigkeitszufuhr und führt weitere Maßnahmen durch.

Antibiose. An erster Stelle steht die antibiotische Therapie, die die vollständige Ausheilung zum Ziel hat. Wird die Therapie bei nachlassenden Beschwerden vorzeitig beendet, tritt der Harnwegsinfekt meist wieder auf. Die Zuverlässigkeit der Medikamenteneinnahme ist nicht hoch; nur ein Drittel der Patienten nimmt das Antibiotikum vorschriftsmäßig; bis zu 20 % der Patienten nehmen es gar nicht ein.

Flüssigkeitszufuhr. Eine ausreichende Flüssigkeitszufuhr ist von großer Bedeutung. Im verdünnten Urin können sich die Keime schlechter vermehren und durch die Durchspülung des Harntraktes werden die Bakterien ausgeschwemmt. Wasser, Früchtetee und Säfte sind uneingeschränkt zu empfehlen. Kann der Patient nicht selber die erforderliche Flüssigkeit trinken, ist eine Infusionstherapie notwendig.

Weitere Maßnahmen. Lokale Wärme oder eine medikamentöse Schmerztherapie können Blasenkrämpfe oder Unterbauchbeschwerden lindern. Die Patienten sollen große körperliche Anstrengung vermeiden und müssen bei der Körperpflege entsprechend unterstützt werden. Eine vorübergehende sexuelle Abstinenz ist zu empfehlen.

Anzeichen einer Urosepsis erkennen

! **DEFINITION** Eine **Urosepsis** entsteht, wenn Keime aus dem Urogenitaltrakt in die Blutbahn gelangen. Ursachen können eine verspätete, falsche oder unterdosierte Antibiotikatherapie sein, das Einbringen von Bakterien bei instrumentellen Untersuchungen und Behandlungen oder zusätzliche Anomalien des Harntraktes.

Zeichen der Urosepsis sind alle Zeichen des septischen Schocks wie:
- Tachykardie
- niedriger Blutdruck
- hohes Fieber
- Tachypnoe
- Petechien infolge einer Thrombozytopenie (S. 1211)

→ **MERKE** Eine Urosepsis ist lebensgefährlich; die Sterblichkeit liegt unbehandelt bei 50 %. Daher muss der Patient bei Verdacht auf eine Urosepsis engmaschig und ggf. intensivmedizinisch überwacht werden.

Gesundheitsberatung

Wichtig zur Vorbeugung ist ein normaler Miktionsrhythmus: Die Miktion soll dem Tagesablauf angepasst (ca. 4 – 6mal/Tag) entspannt erfolgen und nicht aufgeschoben werden. Eine ausgewogene Ernährung führt meist zu einem physiologischen Urin. In besonderen Fällen erfolgt die Einnahme eines niedrig dosierten Antibiotikums zur Nacht, um die lange nächtliche Urinverweilzeit in der Harnblase durch wirksame Antibiotikaspiegel im Urin zu überbrücken.

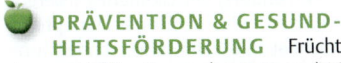

🍎 **PRÄVENTION & GESUND-HEITSFÖRDERUNG** Früchtetee und Säfte säuern den Urin an (Urin pH 5 – 6) und erschweren das Bakterienwachstum. Auch Preiselbeeren als Saft, Kompott oder Tablette sollen das Bakterienwachstum vermindern und das Anheften der Bakterien an das Oberflächenepithel des Harntraktes erschweren.

Intimhygiene. Nach dem Stuhlgang muss darauf geachtet werden, von vorn nach hinten zu wischen. Bei der Intimpflege sollten keine Seifen oder Duftsprays verwendet werden, die die normale Keimflora im Intimbereich stören. Die Schutzschicht der Haut bietet den besten Schutz gegen Bakterien. Nach jedem Geschlechtsverkehr soll möglichst bald Wasser gelassen werden. Die Kleidung im Intimbereich soll aus natürlichen Materialien bestehen und ausreichend weit sein, da Keime sich bevorzugt in feuchter und warmer Umgebung vermehren. Kälte und Nässe im Intimbereich rufen zwar keine Blasenentzündung hervor, schwächen aber die ortsständigen Abwehrkräfte und sollten vermieden werden. Badekleidung daher immer sofort nach dem Baden ausziehen.

🍎 **PRÄVENTION & GESUND-HEITSFÖRDERUNG** Patienten mit Harnableitungen wie Kathetern müssen besonders sorgfältig und hygienisch im Intimbereich gepflegt werden, um Harnwegsinfekten vorzubeugen.

Qualitätssicherung

Harnwegsinfektionen durch nosokomiale (im Krankenhaus erworbene) Keime sind ein zunehmendes Problem in der Therapie und Pflege. Ungenügende oder fehlende Hygienestandards tragen zur Weitergabe dieser Keime bei. Aktuell müssen nosokomiale Infektionen und damit auch Harnwegsinfektionen gesondert erfasst und dokumentiert werden.

33.3 Pflege von Patienten mit akuter Glomerulonephritis

Gert Gabriëls

33.3.1 Medizinischer Überblick

Definition

Eine Entzündung der Glomerula (Nierenkörperchen) wird als Glomerulonephritis bezeichnet. Sie kann akut, schnell fortschreitend (rapid progredient) oder chronisch verlaufen. Die Entzündung kann in den Nieren diffus oder herdförmig verteilt sein und jeweils das gesamte Nierenkörperchen oder nur Segmente betreffen. Bei chronischem Verlauf nimmt die Anzahl der Funktionseinheiten der Niere (Nephren) allmählich ab. Die noch funktionstüchtigen Einheiten übernehmen zwar die Aufgaben der geschädigten Nephren, können diese Mehrbelastung aber nur für eine begrenzte Zeit leisten.

Ursachen

Die akute Glomerulonephritis kann nach einer akuten Infektion auftreten, z. B. nach einer Streptokokkeninfektion im Rahmen einer Halsentzündung (Angina). Die Toxine der Streptokokken bewirken eine Zweiterkrankung, die i. d. R. 1–3 Wochen nach der Erstinfektion auftritt. Ursachen für schnell fortschreitende Glomerulonephritiden können z. B. Immunreaktionen oder Systemerkrankungen sein. Sie müssen als Notfall angesehen und sofort behandelt werden.

Risikofaktoren

Stärker gefährdet als Patienten mit Streptokokkeninfektionen (z. B. eitrige Tonsillitis, Mittelohrentzündung, Eiterherde an Zähnen) sind heute Patienten mit Erkrankungen durch Staphylokokken und gramnegative Erreger sowie Patienten mit Defekten der Immunregulation (Ältere, Diabetiker, Alkoholiker, Drogenabhängige).

Symptome

Die Schädigung der Kapillaren der Glomerula kann sich äußern durch
- gestörte Durchlässigkeit mit Ausscheidung von verformten roten Blutkörperchen (Akanthozyten, *Abb. 33.13a*), Erythrozytenzylindern und Eiweiß,
- Veränderung der Struktur mit Funktionsverlust und
- vermehrte Natrium-Rückresorption im Harnkanälchen: Entwicklungen von Ödemen, z. B. an den Augenlidern

Bei den Symptomen der akuten Glomerulonephritis unterscheidet man das

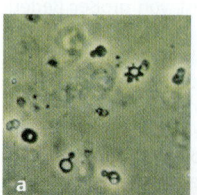
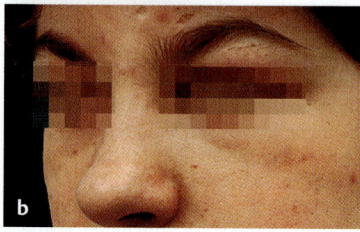

Abb. 33.13 **a** Akanthozyten, **b** Lidödem.

nephritische und das nephrotische Krankheitsbild.

Nephritisches Krankheitsbild. Kennzeichen sind:
1. plötzlicher Beginn
2. Mikro- oder Makro-Hämaturie mit formveränderten Erythrozyten mit kugeligen Ausstülpungen (Akanthozyten) und Erythrozytenzylindern (*Abb. 33.13 a*)
3. Abnahme der glomerulären Filtration/Anstieg des Serum-Kreatinin-Wertes
4. Ansammlung von Natrium und Wasser im Körper mit folgendem Bluthochdruck

Nephrotisches Syndrom. Dieses entwickelt sich gelegentlich sekundär durch ausgeprägten Eiweißverlust mit dem Urin. Durch die Proteinurie gehen Transporteiweiße für Fette und Gerinnungsfaktoren sowie Medikamente verloren. Daher entstehen:
1. Hypalbuminämie (erniedrigte Albuminwerte im Blut) und Ödeme (*Abb. 33.13 b*)
2. Hyperlipidämie (erhöhte Blutfettwerte)
3. Thromboseneigung
4. vermehrte Toxizität von Medikamenten, die sonst im Blut an Eiweiß gebunden werden
5. Fortschreiten der Nierenschädigung

Diagnostik

Diagnostische Verfahren, um eine Glomerulonephritis festzustellen und zu beurteilen sind:
- Untersuchung des Urinsediments
- Bestimmung der Art und des Ausmaßes der Proteinurie
- Suche nach immunologischen Markern (Antikörper und Antigene)
- Bestimmung der Retentionswerte (Kreatinin, Harnstoff, Kreatinin-Clearance), Natrium, Kalium, Calcium, Phosphat
- perkutane Nierenbiopsie (histologische Untersuchung)

Komplikationen

Das akute Nierenversagen und der Übergang in ein chronisches Leiden mit dem Endstadium „terminales Nierenversagen", das Dialysepflicht bedeutet, sind häufige Komplikationen.

Therapie

Zur Behandlung sind folgende Maßnahmen geeignet:
- bei Flüssigkeitseinlagerung Begrenzung der Trinkmenge auf die Menge der Urinausscheidung plus 500 ml/Tag
- Reduktion der Natriumzufuhr
- Normalisierung der Eiweißzufuhr auf 1 g je kg Körpergewicht pro Tag
- Therapie der Krankheitsursache
- Einstellung des Blutdrucks
- Gabe von Diuretika
- Verzicht auf oder Reduktion aller potenziell nierenschädigenden Medikamente

33.3.2 Pflege- und Behandlungsplan

Ein Patient mit Glomerulonephritis muss sich mit der Bedrohung durch ein schwerwiegendes chronisches Leiden auseinandersetzen. Für die Pflegenden stehen begleitende und beratende Maßnahmen im Vordergrund.

> **MERKE** Ein großer Teil der Patienten mit Glomerulonephritis wird im Laufe der Jahre die terminale Niereninsuffizienz erreichen und dialysepflichtig werden. Um den Zeitpunkt des Eintritts der Dialysepflicht möglichst weit hinauszuschieben, müssen die Umgebungsbedingungen für die Nieren optimiert werden (z. B. Blutdruck, Proteinurie).

Krankheitszeichen beobachten

Hier stehen Vitalzeichenkontrolle, Gewichtskontrolle und Bilanzierung im Vordergrund. Da sich Verschiebungen im Flüssigkeitshaushalt ergeben können, muss der Patient auf mögliche periphere Ödeme (S. 803), hypertone Krisen

(S. 798) sowie ein Lungenödem (S. 803) beobachtet werden.

Oft bemerkt der Patient körperliche Veränderungen selbst:
- zunehmende Lidödeme
- wachsender Bauchumfang
- kleinere und dunklere (konzentriertere) Urinportionen
- häufigere Blutdruckspitzen
- Schlafen oft nur mit erhöhtem Kopfteil möglich

Mit Zukunftsängsten umgehen
Hier geht es vor allem um das veränderte Körpergefühl des Patienten sowie seinen Umgang mit der Prognose.

Körperliche Veränderungen lassen den Patienten fürchten, dass die Entzündung nicht ausheilt und chronisch wird. Die Information über Laborergebnisse kann für Patienten sehr wichtig werden. Die Patienten fürchten Dialysepflicht und ihre potenziellen Folgen:
- veränderte Tagesstruktur
- begrenzte Trinkmenge
- häufiges Durstgefühl

- Ernährungsbeschränkungen (Kalium- und phosphatarme Kost)
- Kreislaufveränderungen
- Warten auf eine Spenderniere
- vorzeitige Alterung
- Veränderung sozialer Kontakte
- Abhängigkeit von Professionellen des Medizinsystems

PRAXISTIPP Gesprächsbereitschaft, Information über medizinische und medizintechnische Möglichkeiten, das Angebot psychologischer Beratung sowie Kontakte zu Selbsthilfegruppen helfen, mit der Zukunftsangst umzugehen. _____

Gesundheitsberatung
Im Beratungsgespräch ist zunächst zu ermitteln, was der Patient über seine Erkrankung weiß und wie er damit umgeht:
- An welchen Prinzipien orientiert der Patient sein Leben? Was ist ihm wichtig?

- Weiß der Patient, dass Änderungen seiner Lebensgewohnheiten wesentlich zur Hemmung des Fortschreitens der Erkrankung beitragen können?
- Wie schwer wird ihm eine Lebensumstellung fallen?

PRAXISTIPP Wird der Patient dazu beraten, seine bisherigen Gewohnheiten zu verändern, braucht er Wissen und Zeit, um sich mit der neuen Lebensweise vertraut zu machen. Ermutigen Sie den Patienten, sich vorzustellen, wie die Empfehlungen seinen Alltag beeinflussen werden. _____

Neben den Grundlagen der Gesundheitsberatung (*Abb. 33.14*) sind vor allem Empfehlungen zur Diät wichtig:
- **Proteine:** aufgenommene Eiweißmenge auf normale Maße (1 mg/kg Körpergewicht) reduzieren (bei sich weiter verschlechternder Nierenfunktion 0,8 mg biologisch hochwertiges Protein pro kg Körpergewicht)

Informationsblatt akute Glomerulonephritis

Beratung: Krankheitsverständnis und Zusammenarbeit des Patienten mit dem therapeutischen Team werden durch verständliche Informationen über seine Situation gefördert.

Wasserhaushalt
- Wie entstehen Ödeme?
- Wie können die Folgen des Eiweißverlusts begrenzt werden?

Info: Für das gesteigerte Zurückhalten von Natrium und Wasser durch die Nieren gibt es zwei mögliche Ursachen:
1. Eine durch die Nierenerkrankung selbst ausgelöste Retention von Natrium und Wasser.
2. Da als Folge der Strukturveränderungen der Kapillarwand im Glomerulum sehr große Mengen Eiweiß durch die Nieren ausgeschieden werden, kommt es zu Hypoproteinämie. Wegen des verminderten onkotischen Drucks geht in der Folge Flüssigkeit aus dem Gefäßsystem in andere Kompartimente verloren. Dadurch machen sich Ödeme an den Beinen, Flanken und an den Lidern bemerkbar. Schließlich wird auch Flüssigkeit in die Körperhöhlen verlagert und es kommt zu Aszites und Pleuraergüssen.

Empfehlung:
- Bilanz von Ein- und Ausfuhr
- tägliche Gewichtskontrollen
- Begrenzung der Trinkmenge auf etwa 1,5l/Tag
- Verminderung der Zufuhr von Natrium auf unter 3 g/Tag
- bei Ödemneigung sollte der Patient Stützstrümpfe tragen

Blutdruck
- Wie verändert sich der Blutdruck?
- Wie oft sollte der Blutdruck kontrolliert werden?

Info: Durch die verminderte Ausscheidung von Natrium und Wasser kann es v.a. auch nachts zum Anstieg des Blutdrucks kommen. Der erhöhte Blutdruck trägt wesentlich zu einer weiteren Schädigung der Nieren bei. Hoher Blutdruck kann sich durch Rötung des Gesichts, Kopfschmerzen, Schwindel, Sehstörungen bemerkbar machen.

Empfehlung:
- Blutdruckmessung mindestens dreimal täglich
- Einstellung des Blutdrucks auf 120/80 mmHg
- bei erhöhten Werten umgehend den Arzt informieren
- unter häuslichen Bedingungen kontrolliert der Patient den Blutdruck am Besten durch Eigenmessungen
- Flüssigkeitshaushalt durch Gewichtskontrollen beobachten

Thrombosegefahr
- Warum besteht ein erhöhtes Risiko für Thrombosen?

Info: Die Konzentration vieler Serum-Proteine ist durch den Verlust mit dem Urin vermindert. Der Verlust von Anti-Thrombin III, Protein C und Protein S führt zu gesteigerter Neigung zu Thrombosen und thromboembolischen Ereignissen. Die Verminderung der Transporteiweiße für Lipide führt zur Hyperlipidämie.

Empfehlung:
- Wegen der Thromboseneigung sollten bei einer Verminderung des Serum-Albumins auf unter 2,5 g/dl Thrombosestrümpfe getragen und das Blut ungerinnbar gemacht werden.
- Wegen der Hyperlipidämie sollte der Patient eine fettarme Kost und evtl. den Fett-Spiegel senkende Medikamente zu sich nehmen.

Infektionsgefahr
- Warum besteht eine Neigung zu vermehrten Infekten?

Info: Das Immunsystem wird gleichzeitig durch die Entzündungsprozesse und den Verlust der Immunglobuline über den Urin geschwächt. Dies führt einer gesteigerten Neigung zu Infekten.

Empfehlung:
- Die Patienten sollten den Kontakt mit Infektionskrankheiten meiden und – v.a. in den Jahreszeiten, in denen es in der Bevölkerung zu Infektionswellen kommt – auch Menschenansammlungen umgehen.
- Auf Zeichen beginnender Infektionen sollte geachtet und mit dem Arzt besprochen werden.

Abb. 33.14 Informationsblatt zur Gesundheitsberatung bei akuter Glomerulonephritis.

- **Phosphatzufuhr:** aufgenommene Phosphatmenge aus Fleisch und Milchprodukten vermindern
- **Azidose:** Bikarbonat zum Ausgleich einer metabolischen Azidose scheint die Nierenfunktion zu schützen

PRAXISTIPP Nutzen Sie die Konsiliarbesuche einer Diätassistentin,

um einen Einblick in dieses wichtige therapeutische Angebot zu erhalten. Probieren Sie salzarme Nahrungsmittel. _____

PRÄVENTION & GESUND-HEITSFÖRDERUNG Eine exzellente Einstellung des Blutdrucks verlangsamt das Fortschreiten der Nieren-

erkrankung. Geht die Erkrankung in eine chronische Form über, kann der Betroffene evtl. über Arbeitsversuche oder eine Umschulung im Arbeitsprozess bleiben. Gelegentlich ist eine Erwerbsunfähigkeit mit Frühberentung unvermeidlich. Regen Sie eine Beratung zu sozialrechtlichen Fragen an. _____

33.4 Pflege von Patienten mit urologischen Operationen _____

Edwin Herrmann, Christian Wülfing

33.4.1 Medizinischer Überblick

Operationsformen

Niere. Die häufigsten Indikationen für eine Teilentfernung (partielle Nephrektomie) bzw. eine komplette Entfernung (Nephrektomie) der Niere sind Nierentumore/-zysten, Eiternieren (Pyonephrose) aufgrund einer Infektion und Verletzungen des Nierengewebes wie Nierenrisse (Ruptur) bzw. Verletzungen der Nierenarterie oder -vene aufgrund von Traumata.
Harnleiter. Der Harnleiter wird häufig zusammen mit anderen Organen (Niere, Harnblase) operiert. Allerdings können Steine bzw. Tumoren im Harnleiter endoskopisch mit einer Ureteroskopie gesehen und auch behandelt werden.
Harnblase. Oberflächliche Harnblasentumore bzw. Blasensteine können endoskopisch entfernt werden. Fortgeschrittene Tumoren bzw. Harnblasendivertikel bedürfen einer Operation mit Bauchschnitt. Wenn die Harnblase aufgrund eines Tumors komplett entfernt werden muss, kann der Patient nicht mehr auf natürlichem Weg miktionieren. Es stehen mehrere Verfahren zur alternativen Urinableitung zur Verfügung (**Abb. 33.15**):

- **Ureterosigmoidostomie.** Bei der Einpflanzung der Harnleiter in das Kolon sigmoideum (Sigma) scheidet der Patient den Urin willkürlich über den Enddarm mit dem Stuhlgang aus (kontinente Harnableitung).
- **Ileum-Conduit:** Bei der Einpflanzung der Harnleiter in ein ausgeschaltetes Dünndarmsegment wird der Urin über die Haut abgeleitet (Urostoma, **Abb. 33.16**). Der Patient benötigt als Urinreservoir einen Stomabeutel (inkontinente Harnableitung).
- **Ileum-Neoblase.** Wird die Ersatzblase aus Dünndarm mit der Harnröhre verbunden, bleibt eine Miktion auf natürlichem Weg möglich. Bei einer Ersatzblase mit einem Ventilnippel über dem Bauchnabel (Nabelpouch)

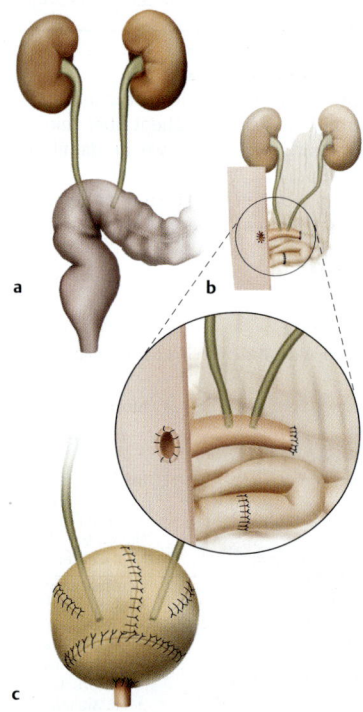

Abb. 33.15 Möglichkeiten der Harnumleitung. **a** Ureterosigmoidostomie, **b** Ileum-Conduit, **c** Ileum-Neoblase (nach Sökeland).

führt der Patient darüber postoperativ einen Selbstkatheterismus durch.
Harnröhre. Eine Harnröhrenverengung (Striktur) wird endoskopisch behandelt. Bei Kindern können angeborene Harnröhrenklappen, selten auch Harnröhrendivertikel vorliegen. Die Harnröhre wird manchmal begleitend bei Verkehrsunfällen mit Beckenbrüchen oder im Rahmen einer Kathetereinlage verletzt.

Komplikationen

Sowohl in der Operation (intraoperativ), als auch nach der Operation (postoperativ) kann es zu Komplikationen kommen. Die häufigsten sind:

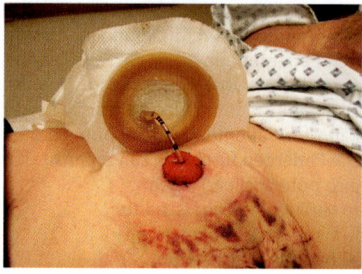

Abb. 33.16 Urostoma nach Anlage eines Ileum-Conduit am 10. postoperativen Tag. Noch leitet ein sog. Splint den Urin in den Stomabeutel.

- Blutung
- Verletzung benachbarter Organe
- Infektion
- Verschlechterung/Verlust der Nierenfunktion
- Anastomoseninsuffizienz (Stuhl-/Urinleckage)

33.4.2 Pflege- und Behandlungsplan

Präoperative Pflege

Präoperativ muss der Patient OP-gerecht rasiert werden („eher ein bisschen mehr als zu wenig"). Bei Anlage eines Ileum-Conduits wird die ideale Lokalisation für das Stoma auf der Haut markiert (S. 886). Vor einer Operation mit Darmbeteiligung wird eine Darmreinigung empfohlen. Hierzu gibt es in den meisten urologischen Kliniken Standards und operationsspezifische Anordnungen zu Darmentleerung und Kostabbau. Der gesamte Darm sollte intraoperativ frei von Verdauungsresten sein, um das Infektionsrisiko zu senken.

Postoperative Pflege

Hier stehen Information (z. B. Häufigkeit von Kontrollen, Mobilisationsplan, Kostaufbau), Schmerztherapie sowie Maßnahmen zur Kontrolle und Unterstützung der Urinausscheidung im Vordergrund.

Schmerztherapie

Die Lage des Schnittes beeinträchtigt den Patienten in unterschiedlicher Weise. Trotz Schmerzmittelgabe kann ein Restschmerz verbleiben, der bei Bewegung spürbar wird. Er kann die Atmung beeinträchtigen, Positionswechsel im Bett verhindern und die Nachtruhe stören. Grundkenntnisse zur postoperativen Schmerztherapie sind für jede Pflegekraft unbedingt notwendig, z. B.:

- Kombination von so genannten zentralen und peripheren Analgetika (S. 1174)
- peridurale Schmerztherapie (S. 636)
- patientenkontrollierte Analgesie (S. 637)

Urinausscheidung unterstützen

Flüssigkeitszufuhr und Urinausscheidung sollten bilanziert werden (Einfuhr/Ausfuhr). Letztere wird von folgenden Faktoren beeinflusst:

- Lebensalter
- Begleiterkrankungen
- Infusionsmenge

Indirekt kann die Nierenfunktion durch Laborkontrollen (Kreatinin, Elektrolyte) und sonografische Kontrollen (Nierenstau) beurteilt werden.

Urinableitungen

Die Urinableitung über einen Dauerkatheter erfolgt entweder über die Niere (Nierenfistelkatheter) oder über die Harn-/Neoblase. Sie erfüllt folgende Funktionen:

- Ableitung des Urins
- Überwachung der Nierenfunktion
- Schienung des Wundgebietes/der Anastomose (z. B. nach radikaler Prostatektomie)
- Zufuhr von Spülflüssigkeit über einen Spülkatheter zur Verhinderung von Blutkoageln (z. B. nach einer Prostata-Operation, S. 961)

Komplikationen

Paravasation. Ein Urinabgang am Katheter vorbei ist häufig normal. Bei größeren Mengen Urin fühlt sich der Patient in seiner Lebensqualität beeinflusst. Häufig hilft es, den geblockten transurethralen oder suprapubischen Katheter etwas anzuziehen, damit sich der Katheterballon vor die Eintrittsstelle des Katheters legt. Auch kleine „Schleifchen" – aus Mullkompressen am Katheter angebracht – können Urin aufnehmen. Sie müssen regelmäßig gewechselt werden.

Verstopfter Katheter. Manchmal ist die Paravasation aber ein Hinweis dafür, dass kein Urin mehr durch den Katheter fließen kann; häufig durch eine Verstopfung. Hier handelt es sich um eine Akut-

situation, bei der der Patient Schmerzen und das Gefühl hat dringend miktionieren zu müssen, aber nicht zu können. Ursachen für eine schlechte Durchgängigkeit können sein:

- technische Handhabungsfehler (abgeklemmte oder abgeknickte Schläuche)
- Blutkoagel, Harngries oder Schleim im Katheter
- Katheterspitze liegt der Harnblasenwand an

Zunächst sollte die Lage der Urinableitungen überprüft werden. Die Veränderung der Position des Katheters durch vorsichtige Manipulation kann die Beschwerdesymptomatik des Patienten bereits deutlich lindern. Zum Anspülen wird das erforderliche Material des Katheters gerichtet (S. 361) und der Urologe kontaktiert.

> ➤ **MERKE** Ausgeschaltete Darmsegmente bei Harnumleitungsoperationen bilden weiter Schleim, der den Katheter verstopfen kann. Informieren Sie den Urologen, wenn Sie eine Verstopfung feststellen. Es muss geklärt werden, wo der gestaute Urin verbleibt. _____

Entfernen der Ableitungen. Harnleiterschienen und Katheter sind Fremdmaterialien, die die Infektionsgefahr für den Patienten erhöhen, wenn sie zu lange liegen. Für das Ziehen der Schienen bzw. Katheter muss oftmals nur ein Haltefaden gelöst werden und/oder ein Blockungsballon entleert werden.

> ➤ **MERKE** Überprüfen Sie nach der Entfernung des Katheters die Fähigkeit zur Miktion. Beobachten Sie den Urin auf mögliche Nachblutungen durch Schleimhautverletzungen, die durch das Ziehen entstanden sind. _____

Urostoma versorgen

Die äußere Versorgung des Urostomas wird mit speziellen Materialien durchgeführt (S. 887). Eine optimale Stomaversorgung ist nur in Zusammenarbeit mit einem Stomatherapeuten zu erreichen.

> 👁 **FALLBEISPIEL** Vor 5 Tagen wurde Herrn Schneider aufgrund eines Tumors die Blase entfernt und eine Neoblase angelegt. Am ersten Tag nach der Operation ging es ihm gut, doch schon am zweiten Tag klagte er über Unwohlsein, Blähungen und Atemnot. Die Magensonde förderte galliges Sekret, an eine Nahrungsaufnahme mochte Herr Schneider gar nicht denken. Abgeführt hatte er auch noch nicht und seit

heute Morgen ist sein Bauch richtig hart und schmerzt, wenn man ihn berührt.

Beim Auskultieren mit dem Stethoskop hört Stationsarzt Dr. Liersch keine Darmgeräusche. Er schaut sich den Verlauf der Entzündungswerte des Patienten an: steigend in den letzten 3 Tagen! Eine Röntgenübersichtsaufnahme zeigt Luft im Bauchraum. Die Operation, die sehr bald durchgeführt wird, bestätigt die Verdachtsdiagnose: akutes Abdomen durch eine Nahtinsuffizienz mit Stuhlleckage. Zum Glück kann der Patient erfolgreich operiert werden und das Krankenhaus zwei Wochen später verlassen.

Gesundheitsberatung

Die Verfassung der Patienten bei der Entlassung kann sehr unterschiedlich sein. Einerseits sind viele Patienten nahezu frei von Beschwerden, andererseits bestehen bei Tumorpatienten häufig über die Entlassung hinaus sowohl physische als auch psychische Probleme. Bei der Entlassung sollte der Patient soweit beraten sein, dass er

- auf seine Urinableitung eingestellt ist (z. B. sein Urostoma selbst versorgen kann),
- über Ernährung und körperliche Schonung aufgeklärt sowie
- über Selbsthilfegruppen informiert ist.

Körperbildveränderungen. Der operative Ersatz für die Blasenfunktion verändert die Lebensgewohnheiten des Patienten. Der Patient kann den Urinfluss nicht mehr mithilfe der Blase kontrollieren und muss bei der Trinkmenge auf die Füllungsgrenzen der Ersatz-Urinsammelsysteme achten. Wie erlebt ein Patient seinen Körper, wenn er zukünftig mit Stomabeuteln oder „Schläuchen" leben muss?

> ✋ **PRAXISTIPP** Berücksichtigen Sie verbale und nonverbale Signale des Patienten oder der Angehörigen bei der Versorgung des Urostomas. Hält der Patient Abstand, spreizt er die Finger ab, zeigt sich Abscheu im Gesicht? Bieten Sie dem Patienten Informationsmaterial zu Selbsthilfegruppen an. _____

Sexualität. *„Auch wenn ein Mensch durch seine Erkrankung oder deren Behandlung in seiner Fähigkeit eingeschränkt ist, einen Koitus zu vollziehen, heißt es nicht, dass er über keine Sexualität mehr verfügt"* (Zettl, Hartlapp 1996).

Ein zärtlicher, intimer Körperkontakt und Geschlechtsverkehr ist mit einer instrumentellen Harnableitung je nach Katheterlokalisation in unterschiedlichem Maße möglich. Selbstbefriedigung mit liegendem Katheter in der Harnröhre ist bei der Frau möglich. Beim Mann ist sie dagegen wegen der Verletzungs- und Blutungsgefahr aus urologischer Sicht zu vermeiden.

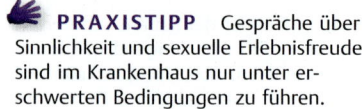 **PRAXISTIPP** Gespräche über Sinnlichkeit und sexuelle Erlebnisfreude sind im Krankenhaus nur unter erschwerten Bedingungen zu führen.

Greifen Sie dennoch die Ängste der Patienten auf und ermöglichen Sie ein Gespräch mit einer gleichgeschlechtlichen Pflegeperson. ━━━━

33.5 Pflege dialysepflichtiger Patienten

Franz Sitzmann

33.5.1 Medizinischer Überblick

Definition
Die Dialyse (griech.: Auflösung) ist eine Form der Nierenersatzbehandlung. Dabei werden osmotisch wirksame Teilchen an einer semipermeablen (halbdurchlässigen) Membran getrennt.

Physikalische Wirkprinzipien
Diffusion. Dieses Hauptprinzip der Dialyse ist auf den Konzentrationsausgleich von gelösten Stoffen zwischen Orten mit unterschiedlicher Konzentration zurückzuführen. Der Ausgleich geschieht durch eine semipermeable Membran – ein schwammartiges Gebilde mit Poren unterschiedlicher Größe. Teilchen (Elektrolyte, harnpflichtige Substanzen), die durch die Membran passen, treten in die Flüssigkeit mit der niedrigeren Konzentration über.

Osmose (griech.: Stoß, Schub). Befindet sich zwischen zwei Lösungen mit unterschiedlicher Konzentration an gelösten Stoffen eine Membran, die vom Lösungsmittel, nicht aber von den gelösten Teilchen passiert werden kann, so entsteht eine Druckdifferenz. Diese führt zum Übertritt des Lösungsmittels von der Seite der niedrigeren zur höheren Konzentration. Osmose ist eine einseitige Diffusion.

Ultrafiltration. Dies bezeichnet den aktiven Transport von Flüssigkeit durch eine semipermeable Membran mittels Druckdifferenz. Bei den Blutreinigungsverfahren, insbesondere der Hämofiltration, wird z. B. im Blutteil ein Überdruck, im Dialysatteil ein Unterdruck hergestellt. Die Flüssigkeit wird vom Ort des höheren Drucks zum Ort des niedrigeren Drucks transportiert.

Konvektion. Werden bei der Ultrafiltration gelöste Teilchen durch die Membran mit hindurch transportiert, spricht man von konvektivem Transport. Die Hämofiltration macht sich dieses Prinzip zunutze.

Indikation
Einsatzgebiet der Nierenersatztherapie ist das akute und chronische Nierenversagen: Die Nieren können ihre Funktion, verschiedene Stoffe aus dem Blut auszuscheiden (exkretorische Funktion), nicht mehr erfüllen. Die dann einzuleitende Dialysebehandlung sollte nicht erst im Stadium der komplett dekompensierten Niereninsuffizienz begonnen werden.

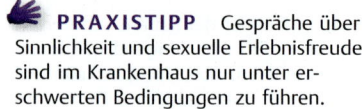 **FALLBEISPIEL** Der 50-jährige Eduardo F. klagt beim Hausarzt: „Ich fühle mich schlapp und müde und habe ständig Kopfschmerzen. Meiner Frau fiel in unserem Urlaub auf, dass ich immer blass blieb." Die körperliche Untersuchung ergibt ein „normales" Urinzeitvolumen, eine Urinkonzentration von 300 mosmol/kg, eine deutliche Erhöhung der Kreatininkonzentration im Plasma auf den 10-fachen Wert der Norm, eine Hypertonie mit diastolischer Blutdruckerhöhung und eine ausgeprägte Blutarmut (Anämie). Mit dem Ultraschall werden kleine Nieren (Schrumpfnieren) festgestellt. Herr F. gibt an, mehrmals an eitrigen Anginen (Infektion der Gaumenmandeln) erkrankt gewesen zu sein. Da mit den eingeleiteten konservativen Maßnahmen wie Diät und harntreibenden Mitteln die Symptome der Harnvergiftung nicht mehr zu kontrollieren waren, wurde schließlich die Therapie mit der künstlichen Niere begonnen. ━━

Indikationen zur Dialyseeinleitung sind z. B.:
- Urämie mit schwerer anhaltender Übelkeit und Erbrechen, Perikarditis (Herzbeutelentzündung), Polyneuropathie (Erkrankung peripherer Nerven), ausgeprägtes Hautjucken
- schwer einstellbarer Bluthochdruck (Hypertonie)
- stark ausgeprägte renale Anämie (Verminderung der Anzahl roter Blutkörperchen)
- pathologische Laborwerte (dauerhaft erhöhter Kaliumspiegel, Kreatinin > 8 – 10 mg/dl, Harnstoff > 160 – 200 mg/dl)
- Dyspnoe durch anhaltende Überwässerung der Lunge (Lungenödem, fluid lung)
- hämorrhagische Gastritis (blutende Magenschleimhautentzündung)

Diagnostik
Laborchemische (Serum-Kreatinin-Werte, Harnstoff, Kalium) und klinische Befunde (EKG) weisen auf eine notwendige Dialyse hin.

Komplikationen
Gefürchtete Komplikationen bei der Dialyse sind:
- Shuntinfektionen
- allergische Reaktionen
- teilweise erhebliche Kreislaufprobleme durch den Flüssigkeitsentzug
- Infektionen der Kathetereintrittsstelle
- Herzrhythmusstörungen bei Hypo- oder Hyperkaliämie
- blutübertragene Infektionen
- Notfälle während der Dialyse (z. B. Blutungen an der Punktionsstelle)
- apparative Störungen

Nierenersatzverfahren
Für die Therapie von Patienten mit akutem und chronischem Nierenversagen stehen verschiedene Nierenersatzverfahren zur Verfügung:
- **Hämodialyse:**
  - extrakorporale Hämodialyse
  - intrakorporale Peritonealdialyse (CAPD, APD)
- **Hämofiltration:**
  - intermittierend zur Behandlung von Dauerdialysepatienten
  - kontinuierlich im Bereich der Intensivtherapie, z. B. akutes Nierenversagen, Endotoxinadsorption
- **Hämodiafiltration** als Kombination von Hämofiltration und Hämodialyse:
  - intermittierend zur Behandlung von Dauerdialysepatienten
  - kontinuierlich im Bereich der Intensivtherapie

Hämodialyse
Es wird unterschieden zwischen
- künstlicher (extrakorporaler) und
- körpereigener Hämodialyse (Peritonealdialyse).

Extrakorporale Hämodialyse
Die extrakorporale Hämodialyse ist das häufigste Dialyseverfahren. Das Blut des Patienten wird nach Heparinisierung zur Hemmung der Blutgerinnung durch ein Schlauchsystem zu Kunststoffmembra-

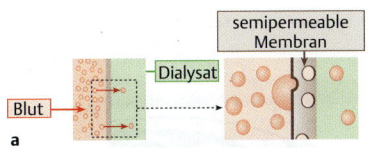

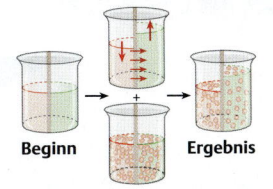

Abb. 33.17 a Nur niedermolekulare Substanzen können durch die semipermeable Membran übertreten. Treibende Kraft ist das Konzentrationsgefälle, **b** über die Dialysemembran können dem Körper sowohl harnpflichtige Substanzen als auch Flüssigkeit entzogen werden.

nen (synthetische Kapillaren) geleitet, gegenläufig strömt an den Kapillaren das Dialysat (Spüllösung) vorbei. Harnpflichtige Substanzen (u. a. Kreatinin, Harnstoff, Harnsäure, Ammoniumionen) und Elektrolyte (Salze wie Kalium-, Phosphat-, Kalzium- und Magnesiumionen) können aus dem Blut des Patienten durch diese Membran in die Dialyseflüssigkeit übertreten (**Abb. 33.17**). Das Wasser tritt nur über, wenn Druck ausgeübt wird oder osmotische Kräfte wirken. Der Austausch zwischen den Flüssigkeitsteilen erfolgt aus dem Blut (Ort mit der höheren Konzentration) ins Dialysat (niedrigere Konzentration). Das Dialysat besteht aus reinem Wasser und Salzen (Elektrolyten) in der Konzentration, auf die das Patientenblut korrigiert werden soll.

PRAXISTIPP Verschlechtert sich die Nierenfunktion trotz Therapie weiter und ist daher eine Dialysebehandlung abzusehen, sollte frühzeitig ein Shunt angelegt werden.

Gefäßzugänge. Voraussetzung zur extrakorporalen Hämodialyse ist ein geeigneter Gefäßzugang. Als vorübergehenden Gefäßzugang, der nur in Notfallsituationen, wie akutem Nierenversagen, eingesetzt wird, verwendet man heute den Shaldon-Katheter. Dieser wird bevorzugt in die obere Hohlvene, gelegentlich auch in die Leistenvene eingeführt. Zwischen den Dialysen wird er zur Vermeidung von Katheterthrombosen mit Heparin gefüllt.

DEFINITION Ein **Shunt** ist eine subkutane, gefäßchirurgisch angelegte Kurzschlussverbindung zwischen einer Armarterie und einer Vene. Er dient dem Anschluss des Patienten an das Dialysegerät sowie als Zugang zum Blutkreislauf. Über einen Shunt werden dem Patienten pro Minute 200 – 300 ml Blut entnommen und gereinigt wieder retransfundiert.

Bei der Cimino-Brescia-Fistel (Cimino-Shunt) werden meistens am Vorderarm die A. radialis und die V. cephalica kurzgeschlossen (**Abb. 33.18**). Nur bei unzureichenden Gefäßverhältnissen werden für die Fistelanlage Gefäße der Ellenbeuge, des Oberarms oder des Beines genutzt. Der höhere Druck erweitert die Abflussvene und die Gefäßwände werden dicker (Arterialisation der Vene). Nach 2 – 3 Wochen kann das jetzt gut sichtbare und prall gefüllte Gefäß gut punktiert werden. Ein Cimino-Shunt kann über Jahre funktionsfähig sein. Erst wenn ein Cimino-Shunt thrombosiert und an beiden Armen verwendbaren Eigengefäße mehr existieren, ist ein Gefäßtransplantat indiziert. Der Gefäßchirurg implantiert das Kunststoffgefäß (aus PTFE-Material, z. B. Gore-Tex) als Verbindung zwischen Arterie und Vene in einer Schleife direkt unter der Haut. Umgangssprachlich wird dies Gore-Loop (loop = engl. für Schleife) oder Gore-Shunt genannt.

PRAXISTIPP Grundsätzlich sollen Blutentnahmen bei Dialysepatienten nur aus Handrückenvenen vorgenommen werden, um die wertvollen Venen des Unterarms und der Ellenbeuge für operative Shunts zu schonen.

Dauer und Häufigkeit. Akutkranken wird in der Intensivtherapie das Volumen *kontinuierlich* über 24 Std. entzogen. Chronisch niereninsuffizienten Patienten (**Abb. 33.19**) werden *intermittierend* in Sitzungen von wenigen Stunden an mehreren Tagen in der Woche Wasser und harnpflichtige Substanzen dialysiert und filtriert. Je nach Nierenrestfunktion dauert eine extrakorporale Hämodialysesitzung 3 – 5 Std. und muss an 3 Tagen in der Woche durchgeführt werden. Die Behandlung wird bei längerer Dialysedauer kreislaufschonender, da sich der Flüssigkeitsentzug und der Elektrolytausgleich auf einen längeren Zeitraum erstrecken. Dadurch ist der Patient an ein strenges zeitliches Schema gebunden.

Heimdialyse. Insbesondere für berufstätige Patienten kann eine größere Unab-

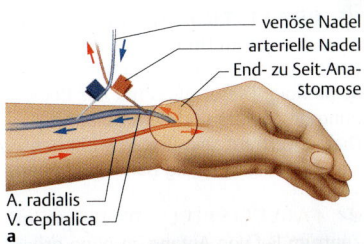

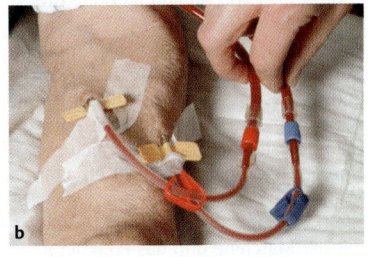

Abb. 33.18 a Cimino-Shunt mit liegenden arteriellen und venösen Kanülen. Die Pfeile deuten die Flussrichtung an, **b** venöse und arterielle Kanülen sind genau gekennzeichnet.

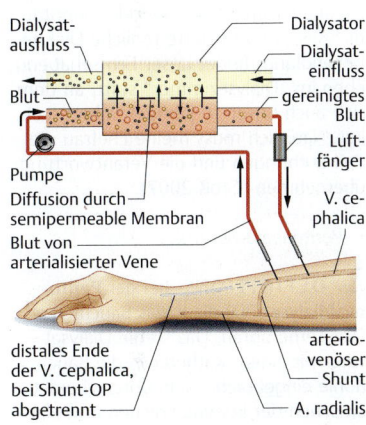

Abb. 33.19 Schema des extrakorporalen Blutkreislaufs.

hängigkeit durch ein Dialysegerät zu Hause vorteilhaft sein. Die Heimdialyse wird unter kontinuierlicher medizinischer Betreuung durch einen erfahrenen Nephrologen mit 24-stündiger ärztlicher Rufbereitschaft als Hämodialyse oder als Peritonealdialyse durchgeführt. Erforderlich für beide Heimdialyseverfahren ist ein intensives Dialysetraining, um den Ablauf der Behandlung zu verstehen, die Durchführung zu üben und beherrschen zu lernen. Erfahrungen zeigen, dass aufgrund der intensiven Eigenverantwortung des Dialysepatienten typische Behandlungskomplikationen, auch Shuntkomplikationen, bei der Heimhämodialyse wesentlich seltener auftreten.

🪶 **PRAXISTIPP** Bei der Heimhämodialyse ist im Unterschied zur Peritonealdialyse ein unterstützender Partner notwendig. Dieser muss mit der Bedienung des Geräts und dem Ablauf der Dialyse vertraut sein und in kritischen Situationen zuverlässig handeln können.

👁 **FALLBEISPIEL** Die Dialyse im Zentrum lief von Anfang an ohne größere Probleme. Ein paar Mal stieg der Venendruck etwas an, aber die Probleme waren in den Griff zu kriegen. Für mich und meine Frau stand fest, dass – wenn keine Probleme mehr auftreten – wir Heimdialyse machen. So kann ich mir eine gewisse Unabhängigkeit erhalten. Meine Frau war von Anfang an im Dialysezentrum dabei und hat den Umgang mit der Maschine und das Punktieren des Shunts gelernt.

Seit dieser Zeit wird immer zuhause dialysiert und wir haben es bisher nicht bereut. Ich gehe seit diesem Zeitpunkt auch wieder ganz normal zur Arbeit. Da ich immer Samstag oder Sonntag dialysiere (intensivierte tägliche Dialysebehandlung) findet unser Fernsehabend eben im „Dialysezimmer" statt, an dem sich auch unser 10-jähriger Sohn beteiligt. Natürlich muss meine Ehefrau die Zeit aufbringen und die Verantwortung übernehmen (Groß 2007).

Peritonealdialyse

❗ **DEFINITION** Bei der **Peritonealdialyse** (PD) dient das Bauchfell als Dialysemembran. Das sterile Dialysat wird mit einem Katheter in die Bauchhöhle eingebracht. Man unterscheidet zwischen der kontinuierlichen ambulanten (CAPD) und der automatischen Peritonealdialyse (APD).

Der Katheter wird chirurgisch oder endoskopisch in die Bauchhöhle implantiert. Die Spitze des Katheters liegt dabei im tiefsten Punkt des Beckens, im Douglas-Raum. An den Durchtrittsstellen durch die Bauchdecke besitzt der Katheter ein oder zwei Dacron-Filzmuffen (cuffs), die in das Bindegewebe einwachsen kann (**Abb. 33.20**). So entsteht eine Barriere, die Keimen das Eindringen erschwert und die Kathetereintrittsstelle wasserdicht verschließt.

CAPD. Hierbei diffundieren über 24 Stunden harnpflichtige Substanzen (z. B. Harnstoff, Harnsäure), Urämietoxine (z. B. Azetonin, Indole, Phenole) sowie Elektrolyte und Flüssigkeit über das Bauchfell vom Blut des Patienten ins Dialysat. Durch ca. vier- bis fünfmaliges

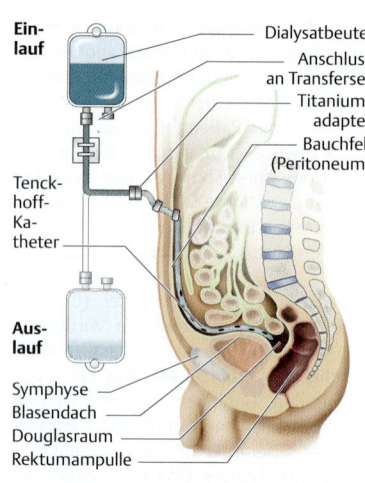

Abb. 33.20 Funktionsprinzip der kontinuierlichen ambulanten Peritonealdialyse (CAPD).

Wechseln des Dialysats (i. d. R. 2 – 3 l) am Tag kann ein hohes Konzentrationsgefälle zwischen Blut und Dialysat aufrechterhalten werden. Es findet eine kontinuierliche Entgiftung statt (**Abb. 33.21**).

APD. Bei der automatischen Peritonealdialyse dialysiert sich der Patient selbstständig zu Hause jede Nacht mit einem sog. Cycler. Dieses Gerät führt während des Schlafs des Patienten den Ein- und Auslauf einer vorprogrammierten Spüllösungsmenge durch. Die Verweilzeiten betragen nachts jeweils 30 – 60 Minuten. Die Behandlung dauert in Abhängigkeit von der Transportrate des Bauchfells 7 – 9 Stunden und endet i. d. R. am Morgen mit einer Dialysatfüllung des Bauchraums. Dieses wird abends mit Beginn der nächsten Therapie über den Cycler abgelassen. Viele Berufstätige und aktive Patienten ziehen diese Behandlung der CAPD vor; der Tagesablauf wird durch Spüllösungswechsel nicht unterbrochen.

➡ **MERKE** Die APD birgt einige Nachteile: Peritonitisrisiko, Katheterprobleme (z. B. Dislokationsneigung, Verlegung bei Ein- und Auslauf durch Darm oder Netz). Demgegenüber stehen die Freiheiten einer verantwortungsvollen und schnell erlernbaren Selbstbehandlung.

Hämo(dia)filtration

❗ **DEFINITION** Mit der Hämofiltration wird dem Blut Flüssigkeit entzogen. Die Clearance (Klärung, Reinigung) von gelösten Teilchen erfolgt konvektiv

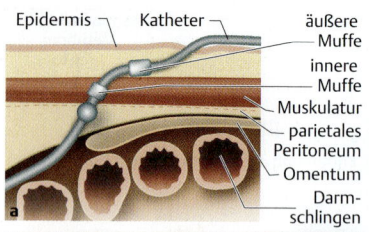
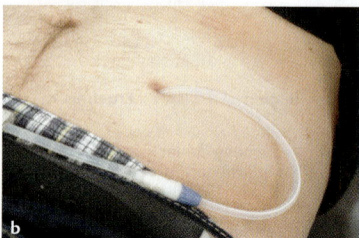

Abb. 33.21 **a** Lage eines Peritonealdialysekatheters in der Bauchdecke in schematischer Darstellung, **b** Blick auf die Bauchdecke.

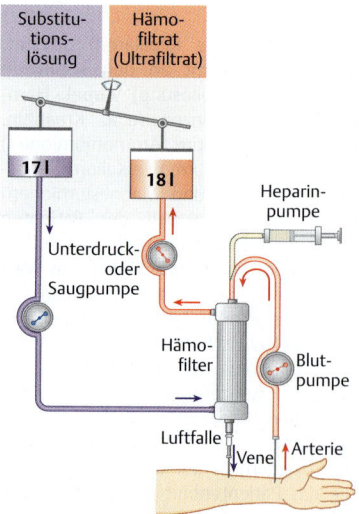

Abb. 33.22 Werden 18 l Blut filtriert und nur 17 l durch die Infusion substituiert, entspricht dies einem Flüssigkeitsentzug von 1 l.

aufgrund eines über eine Pumpe angelegten Druckgradienten an der Filtermembran (Ultrafiltration). Durch diesen transmembranen Fluss werden auch alle filtergängigen Teilchen mitentfernt. Das abgepresste Ultrafiltrat wird durch sterile Elektolytlösung (Substituat) ersetzt (**Abb. 33.22**).

Bei der Hämofiltration finden ein Flüssigkeitsentzug sowie ein Elektrolytausgleich statt. Sie wird als intermittierendes Verfahren bei Dauerdialysepatienten oder in der Intensivmedizin bei Akutkranken zur kontinuierlichen Elimination harnpflichtiger Substanzen eingesetzt.

> ! **DEFINITION** Die **Hämodiafiltration** bezeichnet ein extrakorporales Verfahren zur Blutreinigung, bei dem die Hämodialyse und die Hämofiltration in Kombination angewendet werden. ____

33.5.2 Pflege- und Behandlungsplan

Viele Patienten entwickeln sich im Laufe der Jahre zu Spezialisten, bezogen auf ihren persönlichen Pflegebedarf, Reaktionen ihres Körpers und die Dialysebehandlung. Von ihnen können neue, weniger fachkundige Pflegende wertvolle Hinweise erhalten. Gleichzeitig können dadurch aber auch Konflikte entstehen.

Patienten während der Dialyse betreuen

Eine Hämodialyse läuft wie folgt ab:

Vorbereitung

Vor Beginn der Dialyse erfolgt eine Gewichtskontrolle des Patienten, möglichst immer auf der gleichen Waage mit gleichartiger Kleidung, z. B. mit oder ohne Schuhe sowie eine Blutdruck- und Pulskontrolle.

Durchführung

Zur Durchführung gehören Waschung und Punktion, Kreislaufkontrollen sowie die Nachbereitung.
Waschung und Punktion. Zur Shunt-Punktion muss der Arm sauber sein. Er sollte mit Flüssigseife gewaschen und mit einem frischen Textilhandschuh abgetrocknet werden. Vor der Shuntpunktion erfolgt eine großflächige Hautantiseptik mit alkoholischem Desinfektionsmittel und sterilen Tupfern (Einwirkzeit mind. 1 Minute).

> ➤ **MERKE** Eine Rasur der Körperbehaarung im Bereich des Shunts ist kontraindiziert, da sie die Infektionsgefahr durch Mikroläsionen erhöht (s. nosokomiale Infektionen, S. 484). ____

Anschließend wird der Gefäßzugang hergestellt durch
- Punktion des arteriovenösen Shunts bei der Dauerdialyse oder über
- Shaldon-Katheter bei vorübergehender Hämodialyse.

Um Koagulationen im Filtersystem zu vermeiden, wird der Patient heparinisiert. Er wird an den Dialysator angeschlossen. Vor der Rückführung des Blutes in den Körper werden evtl. fehlende Elektrolyte, Glukose und wasserlösliche Vitamine zugegeben.

Kreislaufkontrolle. Blutdruck und Herzfrequenz werden stündlich – bei Bedarf auch häufiger – kontrolliert und im Dialyseprotokoll dokumentiert. Während der Hämodialyse können akute medizinische Notfälle auftreten:
- hypotensive oder hypertensive Krisen (akuter Blutdruckabfall oder -anstieg)
- Brady- oder Tachykardien, Rhythmusstörungen (Hinweis auf einen nichtphysiologischen Kaliumgehalt des Blutes)
- akuter Schmerz
- akute Atemnot
- zerebraler Krampfanfall

> ➤ **MERKE** Das Beheben apparativer Störungen während der Hämodialyse bleibt Pflegepersonen mit einer Fachweiterbildung vorbehalten. ____

Nachbereitung. Zum Ende der Dialyse wird das Schlauchsystem mit NaCl 0,9 % gespült; damit erhält der Patient das Blut aus dem System zurück. Die Kanülen werden vorsichtig entfernt und korrekt entsorgt. Die Punktionsstelle wird mit sterilen Tupfern (wegen der Blutungsgefahr bis zu 20 Min.) mit dem flachen Finger komprimiert.

Funktionsprüfung des Shunt

Um die Strömungsaktivität in dem künstlich angelegten Gefäß festzustellen und einen evtl. Shuntverschluss zu erkennen, muss die Funktion des Shunt täglich geprüft werden (Kontrolle u. a. der Füllung, Verlauf des Shunt und Platzierung der letzten Punktionsstelle) durch:
- Inspektion
- Palpation (leichtes Auflegen der Fingerspitzen)
- Auskultation mit einem Stethoskop („Rauschen" und „Schwirren")
- mittels Ultraschall durch den Arzt (Fisteldiagnostik)

> ➤ **MERKE** Am shunttragenden Arm darf niemals Blutdruck gemessen oder eine übliche Venenpunktion zur Injektion oder Blutentnahme vorgenommen werden (Gefahr der Shuntthrombosierung). Die Funktion eines intakten Shunts ist nicht hoch genug einzuschätzen. ____

Infektionsprophylaktische Maßnahmen

Infektionen sind die häufigsten Komplikationen bei der Hämo- und Peritonealdialyse. Dies erfordert vorbeugend entsprechende Maßnahmen hinsichtlich:
- der Hygiene der Dialyseflüssigkeit

- hygienischem Umgang mit Shunt bzw. Kathetereintrittsstelle
- Vorbeugung blutübertragbarer Infektionen

Hygiene der Dialyseflüssigkeit

Zur Produktion des Dialysats ist keimarmes, pyrogenfreies und entionisiertes Wasser erforderlich, als Aufbereitungsverfahren gilt die Umkehrosmose. Das Dialysat muss monatlich auf Gesamtkeimzahl und Endotoxine hin untersucht werden, bei Fieber beim Patienten sofort. Ist das Dialysat mikrobiell mit gramnegativen Bakterien belastet, setzen diese fiebererzeugende Endotoxine (Pyrogene) frei, die aufgrund ihrer geringen Größe in der Lage sind, intakte Dialysemembranen zu durchdringen.

> ➤ **MERKE** Auf das mit Endotoxin kontaminierte Dialysat reagieren die Patienten mit Fieber, Schüttelfrost, Blutdruckabfall und evtl. Kopfschmerzen und Übelkeit. Diese können 1 – 5 Std. nach Beginn der Behandlung auftreten. ____

Shuntpflege

Shunts funktionieren über Jahre hinweg störungsfrei, wenn sie sorgfältig gepflegt und punktiert werden. Bakterielle Infektionen des Shunt sind eher selten und entstehen durch Keimeintrag beim Punktieren durch:
- ungenügende Desinfektion des Shuntarms vor Punktion
- unsterile Punktionsnadeln bzw. unsachgemäße Manipulation der Nadel
- offene Kratzer in Shuntnähe
- Kontamination der Punktionsstellen durch vorzeitiges Entfernen der sterilen Kompressen nach Dialyse

Bei Patienten in Langzeitdialyseprogrammen lässt sich gegenüber der Durchschnittsbevölkerung häufiger Staphylococcus aureus nachweisen, oft in methicillin-resistenter Form (MRSA). Daher sind regelmäßige Nasenabstriche (z. B. halbjährlich) angebracht, um MRSA-Träger effektiv isolieren und behandeln zu können (S. 493). Ob zwischen den Dialysen die Shunt-Punktionsstelle offen gelassen oder verbunden werden muss, ist nicht eindeutig geklärt. Jedenfalls muss eine Verschmutzung vermieden werden. Bei reizlosen Verhältnissen darf der Patient schwimmen.

Pflege der Kathetereintrittsstelle

Wenn die Patienten bei der CAPD selbst den Dialysebeutelwechsel vornehmen und die Kathetereintrittsstelle versorgen, sind Schulungsinhalte zur Asepsis sehr wichtig:

- Desinfektion der Arbeitsfläche mit 70 % Alkohol und Einmaltuch
- gründliche Händedesinfektion ohne Ringe und Armbänder
- Tragen von Schutzhandschuhen
- sorgfältige Desinfektion der Verbindungsstellen
- Körperpflege: zum Duschen eine wasserdichte Folienabdichtung der Katheteraustrittstelle benutzen. Sorgfältig und mit einem jeweils sauberen Handtuch abtrocknen
- Verbandwechsel: Katheteraustrittsstelle mit einem trockenen Verband abdecken. Ein routinemäßiger täglicher Wechsel erhöht die Kontaminationsmöglichkeiten bei den Manipulationen. Verband bei Durchfeuchten sofort wechseln

Infektion der Katheteraustrittsstelle. Eine Infektion an der Austrittsstelle des getunnelt laufenden Peritonealdialysekatheters, die in eine Peritonitis übergehen kann, ist die wohl häufigste Komplikation dieser Dialyseform. Symptome der Infektion sind:

- Rötung der umgebenden Haut
- Fieber
- Trübung des Dialysats
- andauernde eitrige Exsudation aus der Austrittsstelle des Katheters

Die erste, mit dem Arzt abzustimmende Therapie besteht in lokaler Wundantiseptik (mindestens einmal täglich), nachdem ein Abstrich durchgeführt wurde. Die mikrobielle Untersuchung der Peritonealflüssigkeit gibt Aufschluss über die weitere Therapie.

Vorbeugung blutübertragbarer Infektionen

Das Infektionsrisiko in Dialysestationen ist größer als in üblichen Klinikbereichen. Als eine Dialysekomplikation gilt die vermehrte Hepatitisgefährdung. Die Infektionen können sowohl von Patient zu Patient als auch von Patienten auf Mitarbeiter und von Mitarbeitern auf Patienten verbreitet werden. Es handelt sich meist um Virusinfektionen: Hepatitis B, Hepatitis C, Infektionen mit Epstein-Barr-Viren und Zytomegalieviren sowie um HIV-Infektionen.

Maßnahmen. Oft werden Patienten mit Hepatitis B und Hepatitis C getrennt von den übrigen Patienten durch eigene Mitarbeiter betreut; bestimmte Dialysegeräte werden nur bei infizierten Patienten verwendet. Hämodialysegeräte müssen nach jedem Patienten vorzugsweise thermisch desinfiziert werden. Besonders zu beachten sind der Umgang mit Sterilmaterial, desinfizierende Flächenreinigung, Schutzkleidung, insbesondere

gezielter Handschuhgebrauch und Instrumentendesinfektion.

 MERKE Um eine Infektion von Patienten und Mitarbeitern frühzeitig zu erkennen, sollten bei Neuaufnahme bzw. Einstellung, regelmäßig Screening-Untersuchungen durchgeführt werden. Jeder Patient mit einer stark eingeschränkten Nierenfunktion sollte eine Hepatitisschutzimpfung erhalten.

Gesundheitsberatung

Die Konzentration der harnpflichtigen Substanzen bleibt trotz Dialyse viel höher als bei Gesunden. Daraus ergeben sich für den Patienten folgende Konsequenzen:

- Gefährdungen durch Infektionen
- begrenzte Flüssigkeitsaufnahme
- einschränkende Diätprinzipien
- spezielle Hautpflege
- bei Langzeit-Dialyse Langzeitmedikation

Informationen und Empfehlungen für Patienten sind in **Abb. 33.23** zusammengefasst.

 PRÄVENTION & GESUND-HEITSFÖRDERUNG Körperliche Aktivität kann einen erhöhten Blutdruck positiv beeinflussen, das Körpergewicht (ab einem BMI > 25 kg/m^2) sowie die periphere Insulinresistenz reduzieren und zudem eine Gefäßsteifigkeit vermindern.

Patienten psychosozial unterstützen

Dialyse ist ein Schicksal bis zur geglückten Transplantation (S. 858) oder bis zum Tod. So lange ist der Mensch auf die Maschine und damit auf andere Menschen (Pflegende und/oder Angehörige) angewiesen (**Abb. 33.24**).

 FALLBEISPIEL Zeitungen titelten im Jahr 2007: Ivan Klasnic kehrt zurück auf der Bundesliga-Bühne

Dem 27-Jährigen Fußballer von Werder Bremen war im März eine Niere seines Vaters eingepflanzt worden, nachdem sein Körper die zuvor transplantierte Niere seiner Mutter abgestoßen hatte. Klasnic hatte am vergangenen Wochenende beim 2:0 gegen Energie Cottbus nach fast einjähriger Pause sein Comeback gefeiert. Er ist damit der erste Bundesliga-Profi, der mit einer Spenderniere seinem Beruf nachgeht. 2011 spielt Ivan Klasnić in der englischen Premier League bei Bolton Wanderers.

Im Vordergrund stehen:

- Abhängigkeit von der Technik

- Hoffnung und wiederkehrende Enttäuschungen im Warten auf eine Spenderniere
- eine evtl. Beschränkung der Berufstätigkeit
- familiäre Probleme durch das dauernde Kranksein des einen Partners und das Angebundensein des anderen
- eingeschränkte Freizeitaktivitäten, denn der Dialysepatient
  - darf niemals unkontrolliert essen und trinken,
  - kann kräftemäßig nicht mehr jede Festlichkeit durchhalten und
  - muss seinen Urlaub auf Orte mit Feriendialysezentren beschränken.

 PRÄVENTION & GESUND-HEITSFÖRDERUNG Die weltweit wachsende Zahl von qualifizierten Behandlungseinrichtungen bietet inzwischen immer weniger Einschränkungen bei der Wahl ihres Urlaubszieles. Ob Kreuzfahrt, Städtereise, Urlaub am Meer oder in den Bergen, die Dialysebehandlung ist heute dafür kein Hinderungsgrund mehr.

Compliance

Die oben genannten Einschränkungen können ein Grund sein, dass im Dialysealltag immer wieder Patienten auffallen, die

- nicht nur einmal aus einem Wochenende mit Nichtbefolgen ihrer diätetischen Anweisungen kommen, sondern regelmäßig nach dem Wochenende zu hohes Gewicht haben,
- deren Kalium aus diätetischen Gründen entgleist oder
- Patienten, die durch aggressives Verhalten in der Dialyse auffallen.

Sie halten sich nicht an den Behandlungsplan; sie zeigen Non-Compliance-Verhalten (**Tab. 33.4**).

 PRÄVENTION & GESUND-HEITSFÖRDERUNG Aufgabe ist, die Compliance in Mitwirkung und Mitarbeit des Patienten an der Einhaltung medizinischer Empfehlungen und therapeutischer Maßnahmen zu erreichen. Mitwirkung setzt das Interesse des Patienten an den für seine Gesundheit relevanten Fragen voraus.

Mit Suizidabsichten umgehen

Bei der Langzeit-Dialyse – über Jahre oft dreimal pro Woche – haben Patient, Pflegende und Ärzte sehr engen Kontakt miteinander. Dabei werden die Mitarbeiter mit den häufig schnellen körperlichen und psychischen Veränderungen des Patienten konfrontiert. Patienten,

Gesundheitsberatung Dialysebehandlung

Grundsätzlich gilt: Die mit der Dialyse verbundene Flüssigkeitsbegrenzung bedeutet für den Menschen eine große Umstellung und erfordert viel Disziplin. Der Erfolg der Dialyse hängt maßgeblich von einer reduzierten Trinkmenge und von einer adäquaten Ernährung ab.

Eingeschränkte Flüssigkeitsaufnahme

- Hat der Patient die Disziplin, die Flüssigkeitsbegrenzung einzuhalten?
- Was kann er gegen das Durstgefühl unternehmen?

Info: Im dialysefreien Intervall müssen Patienten i.d.R. eine strikte Flüssigkeitsrestriktion befolgen, um nicht in einen Status der Überwässerung mit gefährlichem Lungenödem zu geraten. Bei Beginn der Dialysebehandlung legt der Arzt das sog. „Trockengewicht" (syn.: Endgewicht, Sollgewicht, Abschlussgewicht), die tägliche Trinkmenge und die tägliche Gewichtszunahme (= Wassereinlagerung) fest.
Der Wasserentzug wird nach der Gewichtszunahme zwischen 2 Dialysen durch Wiegen vor und nach der Dialyse überwacht.
Empfehlung: An dialysefreien Tagen muss der Patient sich auch zu Hause immer zur gleichen Tageszeit, und der gleichen Bekleidung wiegen; dafür ist eine genaue Waage notwendig (100–200 g-genaue Einteilung).

Empfehlungen: zur Erleichterung des Durstgefühls:
- salzige Speisen und sehr süße Speisen/Getränke meiden
- Saures ist ein idealer Durstlöscher (Bonbons, Kaugummi ohne Zucker, etwas Zitronensaft – Achtung: hoher Kaliumgehalt)
- Eiswürfel mit Fruchtsaft lutschen
- Medikamente mit den Mahlzeiten einnehmen
- kleine Trinkgefäße benutzen
- für ausreichende Frischluft und hohe Luftfeuchtigkeit in den Wohnräumen sorgen
- der durststillende Effekt einer langsam getrunkenen kleinen Menge ist genauso groß wie beim schnellen Trinken
- nicht ständig Eiswürfel lutschen, das ist Selbstbetrug und entspricht ständigem Trinken
- bei starkem Durstgefühl besser eine Kleinigkeit essen (z. B. eine Scheibe Brot) als gleich zu trinken; Kauen regt den Speichelfluss an
- mit Gewürzen und Kräutern statt mit Salz würzen
- Diabetiker sollten auf ihre Blutzuckereinstellung achten, da erhöhter Blutzucker ebenfalls Durst auslöst
- Mund mit Mundspray und Zähneputzen erfrischen
erlaubte Trinkmenge unbedingt aufnehmen, um die Austrocknung von Haut und Schleimhaut sowie extremen Durst so gering wie möglich zu halten

Restriktive Diätprinzipien

- Welche Substanzen müssen gemieden werden?
- In welchen Nahrungsmitteln sind diese Nährstoffe enthalten?

Info: Die Konzentration der harnpflichtigen Substanzen bleibt trotz Dialyse viel höher als bei Nierengesunden, etwa auf dem Niveau der sog. präterminalen Niereninsuffizienz.

Phosphatreduktion: Phosphat wird bei der Dialyse nicht ausreichend entfernt und schädigt Knochen und Gefäße. Ein zu hoher Phosphatspiegel im Blut kann zu Juckreiz, ungünstigen Veränderungen des Knochenstoffwechsels bis zu Knochenschmerzen und starken Verkalkungen von Gefäßen und Weichteilen führen.
→ nicht mehr als 800 mg Phosphat täglich aufnehmen
→ Phosphat ist v.a. an Eiweiß gebunden: Fisch, Fleisch (besonders Innereien), Nüsse, Schmelzkäse, Colagetränke sowie Konservierungsmittel sind zu meiden

Kaliumreduktion: Kalium- (Ionen) wirken auf die Herztätigkeit und sind verantwortlich für die normale Erregbarkeit von Muskeln und Nerven. Zuviel Kalium im Blut kann Herzrhythmusstörungen auslösen (AV-Block, Kammerflattern, Kammerflimmern oder Asystolie).

Empfehlung: Die Kost soll besonders kaliumarm sein, zu meiden sind:
- getrocknete und trockene Nahrungsmittel (Trockenobst, Datteln, Feigen, Rosinen, Nüsse, Vollkorngetreideprodukte)
- Pilze, Ketchup
- pflanzliche Lebensmittel sind besonders kaliumreich
- Obst (Banane, Aprikosen, Kiwi, Honigmelone)
- Obstsäfte, Kakao, Schokolade

Kaliumgehalt durch die Zubereitungsart reduzieren: → Nahrung kleinschneiden, mehrere Stunden in Wasser einlegen, in viel Wasser kochen, Kochwasser wegschütten

Natriumreduktion: Die Nieren regeln den Natriumgehalt in Blut und Körper. Ein hoher Natriumgehalt bewirkt Bluthochdruck, Gewichtszunahme und verursacht ein starkes Durstgefühl. → Menge auf 3,5–6g/Tag beschränken und kochsalzreiche Nahrungsmittel vermeiden, auf Zusalzen der Speisen verzichten

Substitution (= Ersatz)

- Welche Nährstoffe müssen ersetzt und evtl. zugeführt werden?
- Was sind die Ursachen für ihren Verlust?

Info: Eine mögliche Mangelernährung hängt mit dem gestörten Stoffwechsel zusammen und wird durch den Verlust von Nährstoffen ins Dialysat noch gefördert. Der Ernährungszustand beeinflusst Infektionsneigung und Krankheitsempfinden (Landthaler 2009).

Kalorienzufuhr: Niereninsuffizienz und Dialyse erhöhen den Kalorienbedarf. Eine ausreichende Energiezufuhr ist notwendig, um zu vermeiden, dass körpereigenes Eiweiß zur Energiegewinnung abgebaut wird; Untergewicht ist sonst die Folge.
→ Ein Dialysepatient sollte ca. 35 kcal pro kg Körpergewicht täglich zu sich nehmen (70 kg schwerer Mensch = 2100–2500 kcal). Erhöhte körperliche Aktivitäten steigert den Bedarf an Energie.

Eiweißzufuhr: Ausreichende Eiweißzufuhr ist Voraussetzung für einen stabilen Allgemeinzustand und gute Leistungsfähigkeit. Durch die Dialyse werden Eiweißbausteine ausgewaschen und durch geringe Kalorienzufuhr Muskeleiweiß abgebaut. Bei zu hoher Eiweißzufuhr kann die mit der Phosphatzufuhr einhergehende Belastung des Körpers problematisch sein.
→ ein Dialysepatient benötigt ca. 1,3 g Eiweiß pro kg Körpergewicht täglich.
Eiweiß kommt als tierisches Eiweiß in Fleisch, Fisch, Geflügel, Eiern, Quark usw.; als pflanzliches Eiweiß in Kartoffeln, Hülsenfrüchten, Brot vor.

→ eine ausgewogene Kombination von tierischen und pflanzlichen Eiweißen ist anzustreben.

Vitaminzufuhr: Es besteht die Gefahr eines Mangelzustands an wasserlöslichen Vitaminen (C- und B-Komplex) durch verminderte Zufuhr mit der Nahrung, Resorptionsstörungen und Verluste in das Dialysat
→ regelmäßige medikamentöse Substitution ist erforderlich

Spezielle Hautpflege

- Warum ist die Haut bei Dialysepatienten besonders zu pflegen?
- Welche Maßnahmen helfen, die Haut zu pflegen und den Juckreiz zu lindern?

Info: Ausgetrocknete, gespannte und stark juckende Haut verleitet zum Kratzen. Durch die Heparinisierung kommt es zu flächenhaften Einblutungen unter die Haut. Beschädigungen der Epidermis durch Kratzen fördern Infektionen.

Empfehlung:
- Shuntarm täglich unter Aussparen der Punktionsstellen mit unparfümierter Hautcreme pflegen
- Juckreiz durch (leichte) Absenkung der Raumtemperatur und Meiden wärmestauender Kleidung reduzieren
- Bäder mit ölhaltigen Zusätzen (z.B. Balneum Hermal) stillen den Juckreiz
- Restfeuchtigkeit nicht abtrocknen, sondern Ölfilm auf der Haut durch leichtes Tupfen erhalten

Zusatzmedikation

- Welche Substanzen müssen aufgrund der Dialysebehandlung/der Nierenschädigung eingenommen werden?
- Wie werden diese Medikamente appliziert?

Info: Störungen der endokrinen Funktion der Niere, d.h. Sekretion von Renin zur Blutdruckregulation, Erythropoetin zur Blutbildung und die Metabolisierung von Vitamin D zur Osteopathievermeidung, werden durch die Dialyse nicht behoben. Daher sind regelmäßige Medikamenteneinnahmen erforderlich:
Erythropoetin: Mangel an Erythropoetin kann durch die Injektion (i.v. oder s.c.) von Erythropoetin (Antianämikum) und die Einnahme von Eisenpräparaten ausgeglichen werden

Phosphatbinder (z.B. Aludrox): Um die Phosphataufnahme aus der Nahrung zu vermindern und die Ausscheidung über den Darm zu steigern werden sog. Phosphatbinder eingesetzt.
→ immer direkt vor oder während jeder Mahlzeit einnehmen, sonst ist die Wirkung vermindert

Vitamin D (z.B. Vigantol): zur Verhütung von Osteopathie (Knochenschwund) Vitamin D sowie weitere Vitaminpräparate einnehmen, außerdem häufig Medikamente zur Senkung des Bluthochdrucks

Abb. 33.23 Informationsblatt zur Gesundheitsberatung bei Dialysebehandlung.

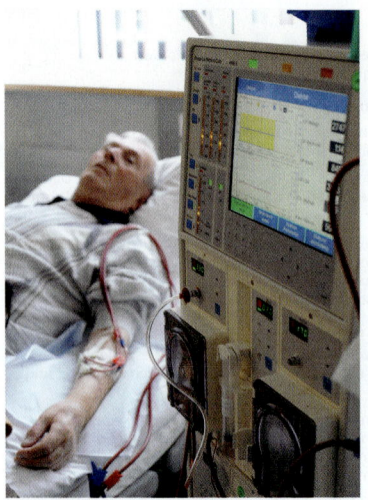

Abb. 33.24 Von der Technik abhängig zu sein, kann für viele Dialysepatienten eine große Belastung darstellen.

Tab. 33.4 Ausdrucksformen der Non-Compliance bei Dialysepatienten und das Risiko, in den nächsten zwei Jahren zu versterben (Balck 2007).

Ausdrucksformen	erhöhtes Sterberisiko
Überspringen/Auslassen einer Dialyse pro Monat	25 – 30 %
jede ausgelassene Dialyse	10 %
3 oder mehr Sitzungen verkürzen	20 – 14 %
Gewichtszunahme	35 – 14 %
Erhöhung des Serumphospatspiegels über 7,5 g/dl	13 – 19 %

die plötzlich eine Dialyse ablehnen, um in Ruhe sterben zu können, rufen im Team ambivalente Haltungen hervor. Einerseits wird der Patient wegen des bewussten Umgehens mit seiner Krankheit respektiert, andererseits kommt Unruhe wegen der Verantwortlichkeit auf: „… darf man das wollen?" Non-Compliance kann ein verdeckter Suizidversuch des Patienten sein (s. **Tab. 33.4**). Oft übersehen Mitarbeiter dieses Verhalten, werten es als Disziplinlosigkeit oder werden wütend, wenn der Patient „unsere Arbeit kaputt macht". Die Mitarbeiter stehen in der Spannung zwischen Wegsehen und Intervention. Ziel ist hier, nicht die pflegerische Therapie einer Krankheit, sondern der Persönlichkeit des Kranken.

33.6 Pflege von Patienten mit Nierentransplantation

Angelika Eil, Patricia Fischer

33.6.1 Medizinischer Überblick

Definition

Unter einer Nierentransplantation (lat. transplantare = verpflanzen) versteht man die Übertragung einer funktionstüchtigen Spenderniere auf einen kranken Menschen mit dem Ziel, die verlorengegangene Funktion der eigenen Niere zu ersetzen (**Abb. 33.25**).

Neben der Dialyse stellt die Nierentransplantation (NTPL) eine wichtige Therapie der terminalen Niereninsuffizienz dar. Nur eine NTPL kann eine vollständige Normalisierung der exokrinen, endokrinen und stoffwechselbezogenen Nierenfunktionen bewirken.

MERKE Bevor sich ein Patient für eine NTPL entscheidet, muss er umfassend über die Transplantation und die daraus resultierenden Veränderungen seiner Lebensaktivitäten aufgeklärt werden.

Formen der Nierentransplantation

Gemäß der Übereinstimmung von Spender und Empfänger unterscheidet man mehrere Formen.

Isotransplantation. Hierbei handelt es sich um eine Organübertragung bei genetisch gleichen Individuen, z. B. bei eineiigen Zwillingen (isologische oder synogene Transplantation). Da nur körpereigenes Material übertragen wird, gibt es hierbei keine Abstoßungsreaktion.

Allotransplantation. Diese Organübertragung ist bei genetisch fremden aber artgleichen Individuen möglich und in der Praxis der Regelfall (allogene, homogene oder homologe Transplantation).

Xenotransplantation. Dies ist die Übertragung von Gewebe oder Organen tierischen Ursprungs auf den Menschen (xenogene, heterogene oder heterologe Transplantation). Zurzeit scheitert diese Methode noch an der Abstoßungsreaktion des menschlichen Empfängers.

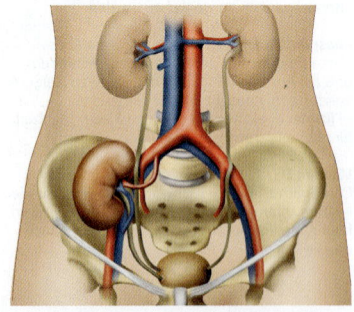

Abb. 33.25 Nierentransplantation. Das Transplantat liegt im kleinen Becken und wird über Beckengefäße mit Blut versorgt. Der Urin wird über neu eingepflanzte Harnleiter in die Blase geleitet. Die funktionslosen Nieren müssen je nach Grunderkrankung entfernt werden (z. B. große Zystennieren) oder können im Körper verbleiben (z B. diabetische Nephropathie).

FALLBEISPIEL Herr Maier ist 46 Jahre alt. Er leidet an einer terminalen Niereninsuffizienz aufgrund einer chronischen Glomerulonephritis. Seit drei Jahren muss er dreimal die Woche für jeweils 5 Stunden an die Dialyse. Hinterher ist er meist müde und erschöpft. Er muss sich an eine strenge Beschränkung seiner täglichen Trinkmenge halten und darf nur Dialysekost zu sich nehmen. Mit Einschränkungen ist er weiterhin berufstätig. Früher ist er immer gerne verreist. Jetzt wählt er ausschließlich Reiseziele, an denen es eine ambulante Dialyseeinrichtung gibt. Kurz nach Beginn seiner Dialysepflichtigkeit entschied er sich nach reiflichem Überlegen und vielen Gesprächen mit seiner Ehefrau und seinem behandelnden Nephrologen, sich auf die Warteliste für eine Nierentransplantation setzen zu lassen.

Diagnostik und Kontraindikation

Vor einer Nierentransplantation sind verschiedene Untersuchungen notwendig. Zu den wichtigsten gehört die Gewebetypisierung: Im sog. Crossmatch wird direkt vor der Transplantation die Gewebeübereinstimmung von Spender und Empfänger untersucht. Nicht jeder Dialysepatient kommt für eine Nierentransplantation infrage. Bei folgenden Kontraindikationen muss der behandelnde Arzt individuell und sehr sorgfältig prüfen und abwägen:

- Beim Empfänger sind Malignome oder chronische Infektionskrankheiten wie Tbc oder HIV bekannt.
- Beim Empfänger besteht eine fortgeschrittene Arteriosklerose.
- Wenn beim Crossmatch zytotoxische Antikörper auftreten, kann die Niere nicht transplantiert werden.

Nierenspende
Dies kann prinzipiell eine Leichen- oder eine Lebendnierenspende sein, wobei Leichennierenspenden zahlenmäßig überwiegen.

Lebendnierenspende
Das Transplantationsgesetz (1997) bildet die Grundlage für die Spende, Entnahme und Übertragung lebenswichtiger Organe wie Herz, Niere, Leber, Lunge und Bauchspeicheldrüse. Um dem Missbrauch von Spenderorganen und dem Organhandel vorzubeugen, kommen für eine Lebendnierenspende nur Verwandte 1. und 2. Grades und – in besonders zu prüfenden Einzelfällen – andere Personen, die dem Spender persönlich verbunden sind, infrage.
Voraussetzungen. Neben dem Einverständnis des Nierenspenders zur Organentnahme gibt es weitere Voraussetzungen für eine Lebendspende:

- Der Nierenspender muss durch zwei Ärzte eingehend über operative Risiken (Wahleingriff!) und den möglichen Funktionsverlust oder eine mögliche Erkrankung seiner verbleibenden Einzelniere aufgeklärt sein.
- Die verbleibende Einzelniere des Spenders muss eine ausreichende Funktion haben.
- Es darf keine finanziellen, sozialen oder familiären Zwänge geben. Dazu wird eine unabhängige Gutachterkommission eingesetzt, die überprüft, ob wirklich eine freiwillige Entscheidung des Spenders vorliegt.

Mit dem Organspendeausweis (**Abb. 33.26**) besteht die Möglichkeit, schriftlich eine Erklärung zur Organentnahme für den Todesfall zu dokumentieren.

Leichennierenspende
Als Organspender kommt ein hirntoter Patient infrage, bei dem der irreversible Ausfall der Gesamtfunktion des Großhirns, des Kleinhirns und des Hirnstamms festgestellt wurde. Zwei voneinander unabhängige Ärzte, die mit einer evtl. nachfolgenden Organentnahme nichts zu tun haben, müssen den Hirntod feststellen. Hierzu sind genaue Kriterien festgelegt. Im günstigsten Fall besitzt der Verstorbene einen Organ-

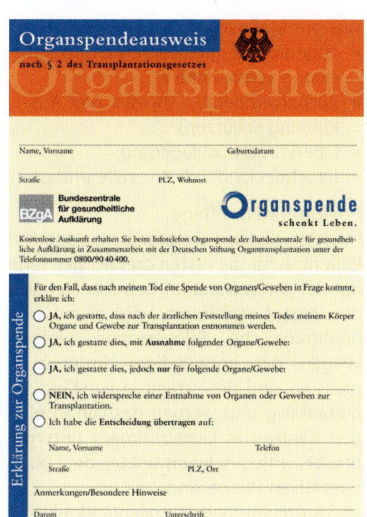

Abb. 33.26 Vorder- und Rückansicht des Organspendeausweises.

spendeausweis und hat zu Lebzeiten selbst schriftlich in eine Organentnahme eingewilligt. Ist dies nicht der Fall, müssen die nächsten Angehörigen in seinem mutmaßlichen Sinn entscheiden.

Die gemeinnützige Stiftung Eurotransplant in Leiden/Holland koordiniert die Vergabe von Spendernieren in Europa. Dialysepatienten können sich dort über das Transplantationszentrum für eine NTPL registrieren lassen. Alle Ergebnisse der Voruntersuchungen werden zentral gespeichert. Ein Nierenangebot wird über Eurotransplant nach bestimmten Vergabekriterien (z. B. Gesundheitszustand, Gewebeübereinstimmung zwischen Spender und Empfänger, Wartezeit, Entfernung zwischen Spender und Transplantationszentrum) vermittelt.

> **MERKE** Die Zahl der Patienten, die auf eine Niere warten, steigt von Jahr zu Jahr. Da nicht ausreichend Spenden zur Verfügung stehen, beträgt die Wartezeit zurzeit bis zu 5 Jahren und länger.

33.6.2 Pflege- und Behandlungsplan
Präoperative Pflege
Steht ein geeignetes Organ zur Verfügung, wird der Patient von seinem betreuenden Transplantationszentrum angerufen und zur sofortigen stationären Aufnahme einbestellt. In vielen Kliniken erfolgt die Aufnahme direkt auf der Intensivstation, auf der die Patienten postoperativ für die nächsten 3 – 4 Tage betreut werden. Anders verhält es sich bei dem Patienten, der ein Organ von einem

Lebendspender erhält. Nach Absprache mit allen an der Transplantation beteiligten Fachabteilungen wird der Operationstermin festgelegt. Der Patient wird ca. 1 Woche vor der Transplantation stationär aufgenommen und zur Operation vorbereitet. Zu den wichtigsten Vorbereitungen gehört die Einstellung der Immunsuppression. Neben den üblichen pflegerischen Tätigkeiten bei der Patientenaufnahme sind in Bezug auf die bevorstehende Transplantation die Situation des Patienten und die präoperativen Vorbereitungen zu berücksichtigen.

Situation des Patienten
Die Patienten werden vor der Operation von unterschiedlichen Gedanken und Fragen begleitet, z. B.:

- Wird die Operation gut gehen?
- Wird die Niere anwachsen und funktionieren?
- Wie werde ich die Immunsuppression vertragen?

Patienten mit einer Lebendspende sorgen sich zusätzlich um den Angehörigen, der die Niere spendet. Für den Patienten ist dann ein fester Ansprechpartner wichtig. Wichtige Informationen für den Patienten und seine Angehörigen sind:

- Ablauf der Aufnahme
- Ablauf der Operationsvorbereitungen
- postoperative Besonderheiten, z. B. Umkehrisolation und hygienische Richtlinien für Angehörige

> **MERKE** Durch den plötzlichen, jedoch lange ersehnten Anruf und die sofortige stationäre Aufnahme sind die Patienten meist sehr aufgeregt. Gehen Sie ernsthaft mit den Gefühlen und Fragen des Patienten und dessen Angehörigen um.

Präoperative Vorbereitungen
Damit die Vorbereitungen zur Operation korrekt und vollständig durchgeführt werden, bietet sich eine Checkliste als Hilfsmittel an (S. 1220). Um den Patienten nicht zusätzlich zu belasten, sollte die Aufnahme ruhig und koordiniert ablaufen. Der momentane Aufnahmestatus wird erhoben: Vitalzeichen werden kontrolliert (EKG, Blutdruck, Temperatur), Gewicht und Sollgewicht festgestellt und die Blutwerte werden neu bestimmt. Die Patienten müssen vor der Operation mindestens 6 Stunden nüchtern sein. Bereits präoperativ erhalten sie die erste Dosis Immunsuppressiva. Der Arzt entscheidet, ob und wie lange der Patient vor der Transplantation dialysiert wird. Die Entscheidung ist abhängig vom:

- letzten Kalium-Wert
- Zeitpunkt der letzten Dialysebehandlung
- Aufnahmebefund des Patienten

Patienten mit CAPD müssen vor der Operation den Peritonealraum entleeren. Der Katheter wird mit einer Kochsalzlösung gespült, gut verschlossen und i. d. R. intraoperativ entfernt.

Pflegemaßnahmen bei postoperativer Übernahme

Der Patient wird nach der Operation sofort extubiert und spontan atmend auf die Intensivpflegestation gebracht. Die Vitalparameter (Blutdruck, Sauerstoffsättigung und EKG) werden während des Transportes kontinuierlich überwacht. Zur Sicherung der Oxygenierung erhält der Patient Sauerstoff über eine Nasensonde.

Aufnahmestatus. Dieser wird auf der Station erhoben, um die Patientensituation zu erfassen:

- Herzfrequenz und Herzrhythmus (kontinuierlich über den Monitor), Blutdruck und ZVD messen
- Dialyseshunt und periphere Durchblutung beobachten und prüfen
- Ansprechbarkeit und Befindlichkeit erfassen (gezielt nach Schmerzen fragen),
- Atmung überwachen und Sauerstoffsättigung kontinuierlich erfassen (Sauerstoffgabe 2 – 3 l/Min. über Nasensonde)
- Wundverband kontrollieren, Aussehen und Fördermenge der Wunddrainagen beobachten (Wunddränage zugfrei absichern)
- Urinmenge und -farbe kontrollieren (Urinbeutel leeren und Urinmenge ab diesem Zeitpunkt stündlich erfassen)

Zentralvenöser Zugang. Zur sicheren Applikation der Immunsuppression und zur postoperativen Flüssigkeitstherapie wird intraoperativ ein ZVK meist über die V. jugularis interna angelegt. Ein 2-lumiger Katheter eignet sich hier besonders:

- 1. Lumen: angeordnete Infusionslösung
- 2. Lumen: für angeordnete Medikamente wie Antihypertonika, Heparin u. a.

➤ **MERKE** Um einen Überblick über den momentanen Flüssigkeitshaushalt des Patienten zu erhalten, wird sofort postoperativ der ZVD (S. 699) gemessen. ————

Weitere Maßnahmen sind:

- angeordnete Medikamente und Infusionen verabreichen
- Körpertemperatur messen (vor Auskühlung schützen)
- Oberkörperhochlagerung
- Bauchdecke durch Knierolle entlasten

Postoperative Pflege

In vielen Kliniken werden transplantierte Patienten für die ersten drei bis vier Tage auf der Intensivstation betreut. Hat sich der Patient stabilisiert, wird er auf eine nephrologische Pflegestation verlegt. Wegen der notwendigen Immunsuppression sind die Patienten verstärkt infektanfällig und werden deshalb in einigen Kliniken in Einzelzimmern untergebracht. Pflegeschwerpunkte der postoperativen Pflege sind:

1. Aufrechterhaltung der Vitalfunktionen
2. Nahrung und Flüssigkeit zuführen
3. Urinausscheidung kontrollieren
4. Wundversorgung
5. Mobilisation
6. Gesundheitsberatung
7. mit Schmerzen umgehen
8. psychosoziale Unterstützung
9. immunsuppressive Therapie unterstützen
10. Schutz vor Infektionen
11. Entlassungsvorbereitung

Aufrechterhaltung der Vitalfunktionen

Herz-Kreislauf-Funktion überwachen. Als Folge der Operation kann es zu folgenden Störungen kommen:

- Hypertonie mit systolischen Werten ≥ 180 mmHg (durch medikamentöse Therapie, bestehende Hypertonie oder die Operation an sich)
- Herzrhythmusstörungen (durch Elektrolytverschiebungen)
- Lungenstauungen und Ödembildung (durch gestörte Ausscheidung)

Um die Vitalwerte zu erfassen und evtl. Störungen schnell zu erkennen, ist eine engmaschige Kontrolle in der 1. postoperativen Phase erforderlich, stabilisieren sich die Werte, werden die Messintervalle gelockert:

- Blutdruck in den ersten 1 – 2 Stunden nach der OP $^1/_4$-stdl. kontrollieren
- Herzfrequenz und Herzrhythmus kontinuierlich über den Monitor erfassen
- ZVD 4-stdl. messen (angestrebter ZVD liegt zwischen 4 und 10 cmH$_2$O)
- Allgemeinbefinden beobachten (Patienten gezielt befragen)

Dialyseshunt kontrollieren. Der Dialyseshunt wird bei Volumenmangel und hypotonen Phasen nicht mehr ausreichend durchblutet und kann sich verschließen. Um mögliche Durchblutungsverände-

rungen schnell zu erkennen, wird der Dialyseshunt direkt postoperativ und dann 1-mal pro Schicht kontrolliert. Bei starken Blutungen entsprechend häufiger. Die Kontrolle der Shuntdurchblutung erfolgt durch Palpation und Auskultation. Nach Stabilisierung der Vitalwerte kann die Kontrolle entsprechend gelockert werden.

➤ **MERKE** Der Erhalt des Dialyseshunts ist sehr wichtig, um den Patienten bei unzureichender Ausscheidungsfunktion der Niere schnell dialysieren zu können. Um Beeinträchtigungen zu vermeiden, dürfen am Shuntarm keine Blutdruckmessung und keine Blutentnahme erfolgen. ————

Atmung überwachen. Durch Volumenüberlastung und Schmerzen kann die Atmung und die damit verbundene Sauerstoffversorgung des Organismus erheblich gestört werden. Als Folge der Immunsuppression sind die Patienten verstärkt pneumoniegefährdet. Die Atmung muss daher engmaschig überwacht werden. Überwachungsparameter sind:

- Atemfrequenz und -rhythmus
- Atemtiefe und -geräusche
- Sauerstoffsättigung und Hautfarbe

Um die Atmung zu sichern und die Sauerstoffversorgung zu gewährleisten, sind folgende Pflegemaßnahmen durchzuführen:

- Sauerstoffgabe (2 – 3 l/Min.) bis der Patient ausreichend erwärmt ist
- Analgetikagabe in ausreichender Dosierung
- Oberkörperhochlagerung
- Atemgymnastik mit Atemtrainer (z. B. Triflo), Physiotherapie ab dem 1. postoperativen Tag
- Mobilisation ab dem 1. postoperativen Tag mit steigender Anforderung

Körpertemperatur überwachen. Durch Infektionen und Reaktionen auf Medikamente kann die Körpertemperatur rasch ansteigen. Die Temperatur wird deshalb zwei- bis dreimal täglich gemessen (bei Fieber entsprechend öfter).

Bewusstsein kontrollieren. Durch Anstieg der harnpflichtigen Substanzen, Entgleisungen des Blutzuckers oder Nebenwirkungen der Medikamente können sich Ansprechbarkeit und Orientierung plötzlich verändern. Um mögliche Veränderungen frühzeitig wahrzunehmen, sind folgende Maßnahmen durchzuführen:

- Bewusstsein regelmäßig prüfen
- Patient bezüglich seines Befindens befragen

- beobachten, ob ein Zusammenhang zwischen dem Auftreten von Bewusstseinsveränderungen und der Gabe von Immunsuppressiva besteht
- Blutzucker kontrollieren

Nahrung und Flüssigkeit zuführen

Nährstoffe und Flüssigkeit werden primär parenteral zugeführt. Störungen im Wasser- und Elektrolythaushalt können durch überhöhte oder verminderte Flüssigkeitszufuhr, verminderte (Oligo- oder Anurie) oder überhöhte (Polyurie) Urinausscheidungen entstehen. Zur Stabilisierung des Wasser- und Elektrolythaushalts sind folgende Maßnahmen erforderlich.

Flüssigkeit substituieren. Die intravenöse Flüssigkeitszufuhr wird mittels Infusionspumpe über den ZVK verabreicht. Hierbei werden meist kaliumfreie Infusionslösungen verwendet. Das stündliche Infusionsvolumen orientiert sich am Stundenurin und an der Arztvorgabe. Die Flüssigkeitssubstitution wird für 2 – 3 Tage 4-stdl. bilanziert. Nach 24 Stunden wird eine komplette Flüssigkeitsbilanz erstellt.

Gewichtskontrolle. Die Patienten werden mindestens einmal täglich gewogen. Die Gewichtskontrolle ist eine Ergänzung zur 24-Stunden-Bilanz.

Kostaufbau. Die orale Zufuhr beginnt ab dem 1. postoperativen Tag. Der Patient kann zunächst schluckweise Tee zu sich nehmen. Ab dem 2. postoperativen Tag kann bei vorhandenen Darmgeräuschen mit Tee, Zwieback und Suppe begonnen werden. Nachdem der Patient abgeführt hat, erfolgt am 3. postoperativen Tag bei normaler Darmtätigkeit der weitere Kostaufbau. Eine spezielle Diät ist bei ausreichender Nierenfunktion nicht mehr erforderlich.

Urinausscheidung kontrollieren

Die Kontrolle der Urinausscheidung besteht in der Überwachung der Urinproduktion und der Kontrolle der ableitenden Katheter.

Urinproduktion überwachen. Der Urin wird über einen transurethralen Blasenkatheter und eine suprapubische Blasenfistel abgeleitet. Je nach stündlicher Urinproduktion wird für 2 – 3 Tage nach der Transplantation die Flüssigkeit substituiert. Störungen der Urinproduktion können durch Verschluss der Harnableitungen und/oder verminderter Harnproduktion auftreten. Eine anfänglich engmaschig Kontrolle der Urinmenge, Urinfarbe und -beimengung ist deshalb sehr wichtig:

- 1.– 2. post-OP-Tag: 1-stdl. Erfassung der Urinmenge

- 2.– 3. post-OP-Tag: 2-stdl. Erfassung der Urinmenge (bei guter Ausscheidungsfunktion)
- ab dem 3. post-OP-Tag: 4-stdl. Erfassung der Urinmenge

Bei verminderter Urinproduktion wird zunächst die Ursache abgeklärt (Sonografie der Niere und der ableitenden Harnwege). Danach erfolgt die Stimulation der Urinausscheidung mittels Diuretikum (z. B. Lasix). Kommt auch dann der Urinproduktion nicht in Gang, muss der Patient dialysiert werden.

MERKE Ursache für einen Rückgang der Urinausscheidung kann ein akutes Nierenversagen, eine Abstoßungsreaktion oder ein Abflusshindernis sein.

Ableitende Katheter kontrollieren. Der Abfluss von Urinableitungen ist sehr wichtig, da ein Harnstau zum Funktionsverlust der transplantierten Niere führen kann. Die Katheter dürfen deshalb in den ersten Tagen nach der Transplantation nicht abgeklemmt werden. Der transurethrale Blasenkatheter wird am 3. oder 4. post-OP-Tag entfernt. Die suprapubische Blasenfistel bleibt erhalten bis die Spontanmiktion ohne wesentliche Restharnmengen erfolgt. Sie darf erst ab dem 7. post-OP-Tag abgeklemmt werden.

Wundversorgung

Die Gefahr einer Wundinfektion ist infolge der unterdrückten Immunabwehr hoch. Deshalb muss auf eine strikte Einhaltung der hygienischen Richtlinien geachtet werden. Der Verbandwechsel erfolgt einmal täglich nach der Sonografie der Nieren. Der Zustand der Wunde wird dabei genau erfasst und dokumentiert.

Wunddränagen überwachen. In das Nieren- und Blasenlager wird zur Ableitung von Wundsekret eine Robinsondränage (Schwerkraftdränage) eingelegt (S. 602). Diese wird am 2. oder 3. postoperativen Tag entfernt. Der Abfluss von Wundsekret ist wichtig, um Hämatombildungen im Nierenlager zu vermeiden. Überwachungsparameter sind:

- Zustand des Verbandes (Nachblutung, Durchfeuchtung)
- Durchgängigkeit und Sicherung der Wunddränage
- Sekretmenge und -farbe
- Bauchdeckenspannung

Mobilisation

Der Patient ist durch Schmerzen und die Zu- und Ableitungen (z. B. Dränagen, Katheter) in seiner Beweglichkeit eingeschränkt. Die Beweglichkeit muss zur

Vermeidung von Komplikationen wie Thrombosen und Pneumonien entsprechend gefördert werden. Folgende Maßnahmen sind zu empfehlen:

- Patienten zu Pneumonie- und Thromboseprophylaxen anleiten.
- Nach Bedarf Schmerzmittel geben (Patient soll sich rechtzeitig melden).
- Patienten ab dem 1. post-OP-Tag mobilisieren (Bettkante, Stuhl, Zimmer, Flur), Physiotherapeuten und Pflegende zeigen dem Patienten geeignete Bewegungsübungen, die er selbstständig durchführen kann.
- Zu- und Ableitungen sichern (evtl. verlängern), um eine Dislokation oder Zug durch Bewegungen zu vermeiden.

Gesundheitsberatung

Die Information des Patienten über seine Situation und seine Möglichkeit zur Mitarbeit sind Schwerpunkte bei der postoperativen Betreuung. Eine besondere Aufgabe ist die gezielte und an den Patienten angepasste Anleitung zur Einnahme der Immunsuppressiva und zur Eigenbeobachtung (z. B. Urinausscheidung, Befindlichkeit, Zustand der Mundschleimhaut).

Mit Schmerzen umgehen

Schmerzen werden von Patienten völlig unterschiedlich erlebt und beeinflussen die Genesung. Aus diesem Grund benötigen die Patienten eine individuelle Unterstützung. Bewährt hat sich das Konzept der PCA (S. 637). Weitere Maßnahmen sind z. B. eine kleine Rolle unter den Knien, um die Bauchdecke zu entlasten. Gibt der Patient plötzlich Schmerzen an, so sind diese sehr ernst zu nehmen (Ursache kann eine Abstoßungsreaktion, ein Abflusshindernis oder eine Nachblutung sein).

Patienten psychosozial unterstützen

Die Nierentransplantation an sich, die Immunsuppression und die hohe Erwartung an das neue Organ führen häufig zu einer hohen psychischen Anspannung. Kleinste Veränderungen, z. B. ein kurzzeitiger Rückgang der Urinproduktion, beunruhigen den Patienten. Um den Patienten in dieser Situation begleiten zu können, sind einfühlsame Gespräche notwendig. Durch Gespräche mit dem Klinikseelsorger oder dem Klinikpsychologen kann der Patient zusätzlich unterstützt werden. Ebenso hilfreich ist die Einbeziehung der Angehörigen in den gesamten Prozess.

Immunsuppressive Therapie unterstützen

❗ **DEFINITION** Unter einer **immunsuppressiven Therapie** versteht man die Gabe von Medikamenten, welche die Immunreaktion des Körpers herabsetzen oder nahezu ganz ausschalten. Von einer **Abstoßung** spricht man, wenn der Körper das Organ als fremd erkennt und eine spezifische Immunreaktion ausgelöst wird. ───────

Nach einer Nierentransplantation soll die immunsuppressive Therapie eine Abstoßung des Transplantats verhindern. Gleichzeitig setzen Immunsuppressiva auch die Abwehr anderer Antigene, z. B. Bakterien, Viren oder Pilze herab, was ein allgemein erhöhtes Infektionsrisiko zur Folge hat. Ziel der Therapie ist es, die Medikamentendosis in optimaler Weise anzupassen und Nebenwirkungen sofort zu erkennen. Folgende Laborparameter müssen beachtet werden: Medikamentenspiegel, Elektrolyte, harnpflichtige Substanzen, Blutbild, Gerinnungs- und Leberwerte.

Arzneimittel im Fokus

Die Basis der Immunsuppression bei der Nierentransplantation ist eine Dreierkombination aus verschiedenen Immunsuppressiva. Das hat für den Patienten entscheidende Vorteile. Die Reaktion des Immunsystems wird an verschiedenen Stellen beeinflusst, was eine geringere Dosierung der einzelnen Medikamente mit weniger Nebenwirkungen ermöglicht.
Die momentan übliche Kombination besteht aus:
1. Calcineurininhibitoren: Cyclosporin (Sandimmun), Tacrolimus (Prograf)
2. Antimetabolite oder antiproliferative Substanzen: Mycophenolatmofetil (Cell-Cept), Mycophenolsäure (Myfortic), Azathioprin (Imurek)
3. mTor-Inhibitoren: Sirolimus (Rapamune), Everolimus
4. Antikörper: Thymoglobulin, IL 2-Antagonisten (Basiliximab)
5. Kortison
6. selektiver Co-Stimulationsblocker: Belatacept (Nulojix)
jeweils in patientenadaptierter Form.

Compliance. Aufgabe der Pflegenden ist es, auf eine korrekte und regelmäßige Einnahme der Medikamente zu achten

und den Patienten bereits in der Klinik dahingehend anzuleiten. Immunsuppressiva müssen ein- bis zweimal täglich eingenommen werden. Um einen möglichst konstanten Medikamentenspiegel im Blut zu erzielen, ist auf eine zeitlich sehr gewissenhafte und pünktliche Einnahme zu achten. Das bedeutet bei zweimal täglicher Einnahme einen Abstand von 12 Stunden (+/-0,5 Stunden).

➡️ **MERKE** Ein Transplantierter muss seine immunsuppressiven Medikamente während der gesamten Funktionsdauer des transplantierten Organs regelmäßig einnehmen! ───────

Wechsel- und Nebenwirkungen. Bestimmte Getränke, insbesondere Grapefruitsaft, haben einen Einfluss auf die Resorption der Wirkstoffe und sind deshalb nicht erlaubt. Die Pflegekraft muss mögliche Nebenwirkungen der Medikamente kennen und ihr Auftreten rechtzeitig erkennen.

Schutz vor Infektionen

Vor allem in den ersten Tagen nach der Transplantation führt die Immunsuppression zu einer deutlich erhöhten Infektionsgefahr. Diese wird später geringer, weil eine anfänglich höhere Dosierung der Immunsuppressiva auf eine niedrigere Dauerbehandlungsdosis reduziert werden kann. Neben harmloseren Infekten wie Husten oder Schnupfen können Infektionen, die bereits vor der Transplantation bestanden haben, neu aufflammen oder sich verschlechtern (z. B. Reaktivierung von Infektionen mit Herpes-, Zytomegalie- oder Epstein-Barr-Viren und Pilzen). Außerdem können Wund- oder Katheterinfektionen auftreten, die in direktem Zusammenhang mit dem chirurgischen Eingriff stehen. Zu den Maßnahmen zum Infektionsschutz gehört u. a. die Umkehrisolation.

➡️ **MERKE** Um Infektionen möglichst zu vermeiden oder aber möglichst frühzeitig zu erkennen, sind alle hygienischen Richtlinien streng einzuhalten. ───────

Umkehrisolation. Der Patient wird während der ersten Tage in Umkehrisolation gepflegt. Er liegt in einem Einzelzimmer, das mit 0,5%iger Desinfektionslösung grundgereinigt wurde. Pflegepersonal, Ärzte und Besucher betreten das Zimmer nach gründlicher Händedesinfektion. Sie müssen frei von Infekten sein. Die Besucherzahl soll auf wenige Ange-

hörige beschränkt sein. Der Patient verlässt sein Zimmer möglichst wenig. Notwendige Untersuchungen (z. B. Sonografie) erfolgen im Patientenzimmer. Ist der Patient mobilisiert, kann er das Zimmer mit Schutzkittel und Mund- und Nasenschutz verlassen.

✋ **PRAXISTIPP** Blumen oder Topfpflanzen sind nicht erlaubt, andere Gegenstände können unsteril, aber möglichst desinfiziert und sauber in das Patientenzimmer gebracht werden. ───

Weitere Maßnahmen. Um das Infektionsrisiko so gering wie möglich zu halten, sind weitere Maßnahmen notwendig:
- Körpertemperatur kontrollieren (dreimal täglich in den ersten Tagen)
- Operationswunde und Einstichstellen aller liegenden Katheter und Dränagen inspizieren und unter sterilen Kautelen neu verbinden (täglich)
- alle nicht benötigten Katheter und Dränagen entfernen
- medikamentöse Infektionsprophylaxe verabreichen (routinemäßig, solange der Blasenkatheter liegt)
- Mundschleimhaut und Zunge auf bakterielle oder virale Infekte oder Mykosen hin inspizieren (täglich)
- Soorprophylaxe durchführen (täglich, z. B. mit Amphomoronal)
- Patient seine eigenen Körperpflegeartikel benützen lassen (insbesondere die Zahnbürste soll neu sein und regelmäßig gewechselt werden)

Entlassungsvorbereitung

Der Patient wird bereits während des Krankenhausaufenthaltes durch gezielte Beratung und Anleitung auf seine Entlassung vorbereitet. Anleitungsschwerpunkte sind:
- Selbstbeobachtung der Flüssigkeitseinfuhr und Urinausscheidung
- selbstständige Medikamenteneinnahme
- selbstständige Ermittlung von Blutdruck, Puls, Körpertemperatur und Körpergewicht

Nach seiner Entlassung wird der transplantierte Patient vom behandelnden Nephrologen engmaschig überwacht (alle 6 – 8 Wochen). Durch das Transplantat erbringt die Niere normale exokrine und endokrine Funktionsleistungen. Der Patient gewinnt die bisher teilweise stark eingeschränkten Lebensaktivitäten größtenteils zurück.

Lern- und Leseservice

Verwendete Literatur

Harnsystem
→ Grabensee B. Nephrologie. Stuttgart: Thieme; 1998
→ Hallwachs O. Der urologische Ratgeber für Frauen und Männer. München: Ehrenwirth; 1997
→ Merkle W. Urologie. Stuttgart: Hippokrates; 1997
→ Ritz E, Andrassi K. Niere. In Schettler G, Greten H. Innere Medizin. Band I. Stuttgart: Thieme; 1998
→ Schwartz B. Erkrankungen der Blase. München: Kunstmann; 1991
→ Sökeland J. Urologie für Pflegeberufe. 7. Aufl. Stuttgart: Thieme; 2000
→ Thomas C. Ein ganz besonderer Saft – Urin. 33. Aufl. Köln: Vgs; 1996
→ Zettl S, Hartlapp J. Krebs und Sexualität. St. Augustin: Weingärtner; 1996

Harnsteinerkrankungen
→ Hesse A, Joost J. Ratgeber für Harnsteinpatienten. 2. Aufl. Stuttgart: Hippokrates; 1997
→ May P, Sökeland J, Braun J. Harnsteinleiden. 3. Aufl. Stuttgart: Thieme; 1987

Harnwegsinfekte
→ Bach D, Brühl P. Nosokomiale Harnwegsinfektionen. Neckarsulm: Jungjohann; 1995
→ Kilmartin A. Blasenentzündung. 5. Aufl. München: Ehrenwirth; 1995
→ Zwickert P, Kopp K. Blasenleiden. Augsburg: Midena; 1997

Glomerulonephritis
→ Scheler F, Weber MH. Glomerulonephritisformen. In Siegenthaler W. et al. Lehrbuch der inneren Medizin. 2. Aufl. Stuttgart: Thieme; 1987

Dialyse
→ Balck F. Die Compliance nephrologischer Patienten. Dialyse aktuell 2007; 6: 32 – 38
→ Groß W. Erfahrungsbericht zur Heimdialyse. Online: www.roche.de/pharma/indikation/nephrologie/erfahrungsberichte/index.html?sid=2ead470875872148762c7606287c-c51 (Stand 28.7.2011)
→ Kappstein I. Nosokomiale Infektionen. 4. Aufl. Stuttgart: Thieme; 2009
→ Krüger B, Krämer BK. Nierenersatztherapie in der Intensivmedizin. DMW 136 2011; 14: 697 – 699
→ Landthaler I. Ernährungstherapie bei Mangelernährung. Dialyse aktuell 2009; 5: 254 – 262

→ Trachsler J, Ambühl PM. Chronische Niereninsuffizienz. Aktueller Stand der Dialyseverfahren. Schweiz Med Forum 9 2009; 3: 40 – 44
→ William C, John S. Akutes Nierenversagen – aktuelle Diagnostik und Therapie. Kardiologie up2date 5 2009; 2: 157 – 178

Patientenberatung
→ Auf die Dialyse bezogene Ernährungsbroschüren (industriegefördert) in verschiedenen Sprachen zum downloaden: www.roche.de/pharma/indikation/nephrologie/pages/service/informationsmaterial.html?sid=2ead470875872148762c76062870c-c51 (Stand 28.7.2011)
→ Sperschneider H. Der Dialyseratgeber. 4. Aufl. Stuttgart: Trias; 2008

Nierentransplantation
→ Eismann R. u. a. Nierentransplantation. 3. Aufl. Stuttgart: Thieme; 2000
→ Herold G. Innere Medizin 2011. Köln: Gerd Herold Verlag; 2010
→ Belpackzettel und Broschüren der im Beitrag genannten Medikamente

Weiterführende Literatur
→ Belzner S. Eukalyptusölkompressen bei postoperativem Harnverhalten. Pflege aktuell 1997; 6: 386
→ Brieskorn-Zinke M. Gesundheitserziehung im Wandel. Deutsche Krankenpflegezeitschrift 1993; 12: 834
→ Neschwander-Sutter M. Trinkverhalten bei Betagten. Pflege aktuell 1998; 10
→ Peters-Gawik M. Praxishandbuch Stomapflege. Wiesbaden: Ullstein Medical; 1998
→ Salter M. Körperbild und Körperbildungsstörungen. Wiesbaden: Ullstein Medical; 1998
→ Wegenast W. u. a. Pflegerische Aspekte bei der künstlichen Harnableitung. Deutsche Krankenpflegezeitschrift 1992; 3: 167
→ Weidmann R. Rituale im Krankenhaus. Wiesbaden: Ullstein Medical; 1996

Dialyse/Transplantation
→ Betz G. Dialyse oder Transplantation? In Bavastro P u. a. Organtransplantation. Bad Liebenzell: Verein für anthroposophisches Heilwesen; 1995

→ Hartung S. Sterben im Bereich der Dialyse. Die Schwester/Der Pfleger 1990; 29: 841
→ Mattes C. Besondere Aspekte der Pflege beim chronischen Dialysepatienten. In Franz HE. Dialyse für Pflegeberufe. 2. Aufl. Stuttgart: Thieme; 1996
→ Samtleben W, Blumenstein M. Indikation und Auswahl der Dialyseverfahren bei akuter und chronischer Niereninsuffizienz einschließlich kontinuierlicher Verfahren. Der Internist 1999; 40: 3
→ Schmidt D. Hämodialyse. Anlage, Komplikationen und Pflege des Shunt. Die Schwester/Der Pfleger 2000; 39; 482
→ Gartmann H, Dettenkofer M. Dialyse. In Daschner F u. a. (Hrsg). Praktische Krankenhaushygiene und Umweltschutz. 3. Aufl. Berlin: Springer; 2006
→ Rotondo R. Organspende ... in Frage gestellt. 2. Aufl. Essen: BioSkop – Forum zur Beobachtung der Biowissenschaften; 2001
→ Börsteken B. Diabetes & Dialyse mit Austauschtabelle für Kohlenhydrate, Kalium und Phosphor. Stuttgart: Thieme; 2000

Kontakt- und Internetadressen
→ Dialysepatienten Deutschlands e. V., Weberstr. 2, 55130 Mainz, Tel.: 0 61 31/8 51 52, Fax: 0 61 31/83 51 98
→ Verband Organtransplantierter Deutschlands (VOD) e. V., Wielandstr. 28a, 32545 Bad Oeynhausen, Tel.: 0 57 31/79 21 81
→ http://www.dso.de
→ http://www.bzga.de
→ http://www.bmgesundheit.de
→ http://www.dialyse-online.de
→ http://www.Lebendspende.de
→ http://www.transplant.org
→ http://www.medizin.fu-berlin.de/transplantation/nt1.chir.med.tu-muenchen.de/manual/klifi37.htm
→ http://www.klinikum-stuttgartl.de
→ http://www.bauchfelldialyse.de/
→ http://www.medizin-aspekte.de/patientenservice/gesundheitsbroschueren.html#ernaehrung
→ http://www.kfh-dialyse.de/kfh/index.html
→ http://www.fmc-aq.de/31.htm
→ http://www.kfh-urlaubsdialyse.de
→ http://dialysemuseum.de/index.php

34 Pflege von Patienten mit Erkrankungen des Verdauungssystems

Christiane Becker, Brigitte Sachsenmeier

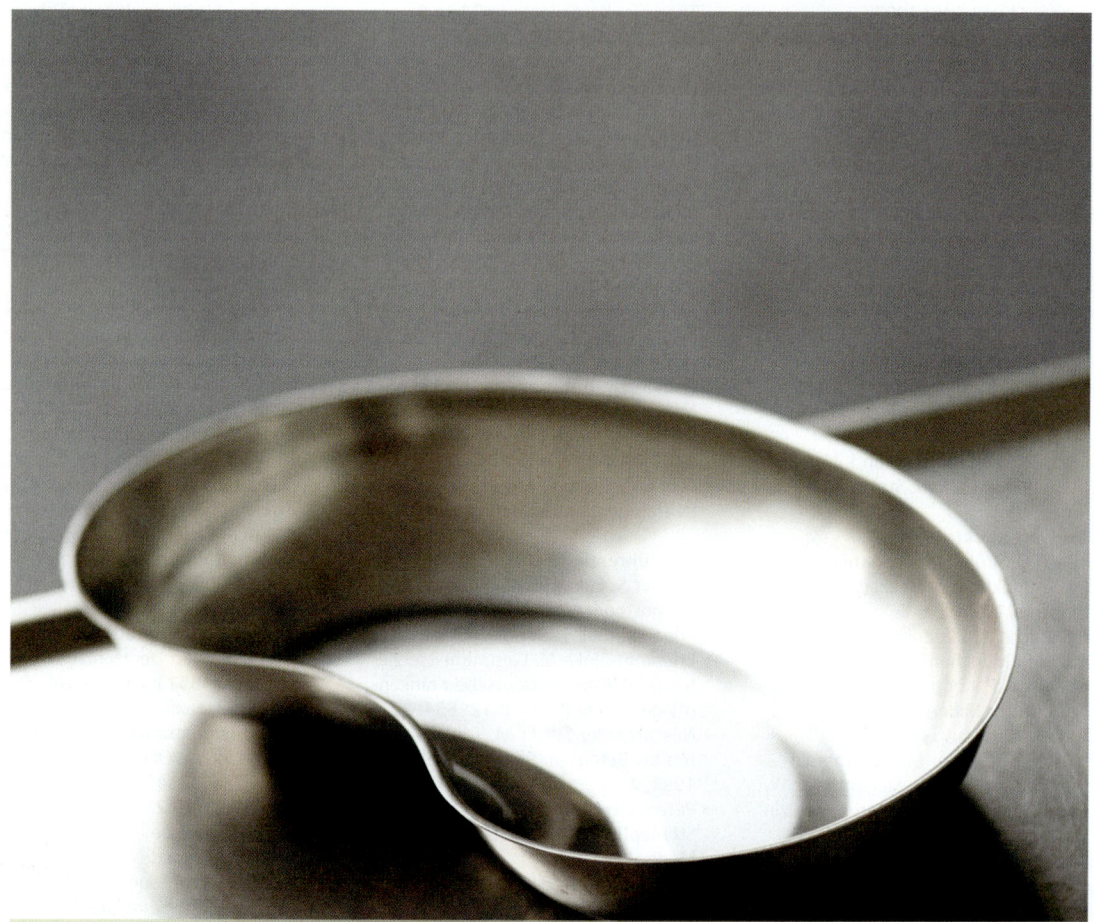

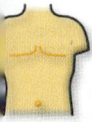

Anatomie und Physiologie im Fokus

Verdauungssystem im Überblick

(nach Schwegler 2011)

Die Verdauung beginnt bereits in der Mundhöhle, doch die eigentliche Aufarbeitung der Nahrungsbestandteile findet im Magen-Darm-Kanal statt. Man versteht darunter den Bereich des Verdauungstrakts vom Beginn der Speiseröhre bis zum Anus.

Speiseröhre. In der Speiseröhre finden keine Verdauungsvorgänge statt; die Nahrung verbleibt hier nur 2 – 20 Sekunden. Die Längsmuskulatur der Speiseröhre steht unter ständiger Zugbelastung zwischen dem Kehlkopf einerseits und dem Magen andererseits. Nach dem Schlucken befördert die Speiseröhre den Bissen aktiv durch peristaltische Wellen in den Magen.

Bauchfell. Das Bauchfell (Peritoneum) hat eine Gesamtfläche von ca. 2 m², also mindestens ebensoviel wie die gesamte äußere Haut. Das Peritoneum umkleidet Magen, Dünndarm, Leber und Milz nahezu vollständig. Diese Organe werden daher als intraperitoneale Organe bezeichnet.

Magen. Der Magen (Gaster, Ventriculus, **Abb. 34.1**) ist an zwei Bauchfellduplikaturen (Mesogastrien) aufgehängt. Sie lassen dem Magen viel Bewegungsfreiheit in der Bauchhöhle. Dies ist wichtig, da die Magenwand sich ständig dem Füllungszustand anpassen muss. Der Magen besteht aus:

- Kardia (Mageneingang)
- Fundus (Magengrund)
- Korpus (Magenkörper)
- Antrum (Magenausgangsteil)
- Pylorus (Magenpförtner)

Dünndarm. Er besteht aus Duodenum (Zwölffingerdarm), Jejunum (Leerdarm) und Ileum (Krummdarm). Im Dünndarm findet der größte Teil der Stoffwechselprozesse statt. Der Zwölffingerdarm ist so lang wie zwölf Finger nebeneinander (25 – 30 cm). In ihn münden die Ausführungsgänge der beiden großen Bauchdrüsen Pankreas und Leber (Galle). Die Anatomie dieser Mündung ist sehr variabel, meist jedoch haben Galle und Pankreas einen gemeinsamen Ausführungsgang und enden an der Vater-Papille (Papilla Vateri).

Jejunum und Ileum weisen keinerlei scharfe Trennungslinie auf und sind zusammen mehr als 2 Meter lang. Jejunum und Ileum sind in der Bauchhöhle frei beweglich und mit Ausnahme einer schmalen Bauchfellduplikatur – dem Mesenterium – gänzlich von Bauchfell überzogen. Im Mesenterium verlaufen Blut- und Lymphgefäße zur Versorgung des Darms sowie vegetative Nerven zur Steuerung der Darmtätigkeit.

Dickdarm. Der Dickdarm (Intestinum crassum) umgibt die Dünndarmschlingen wie ein unvollständiger Rahmen an drei Seiten: rechts, oben und links (**Abb. 34.2**). Er ist vom Dünndarm durch die Ileozäkalklappe (Valva ileocaecalis) getrennt, die im Wesentlichen von der Ringmuskulatur des unteren Ileum gebildet wird. Sie verhindert ein Zurückfließen von Dickdarminhalt in den Dünndarm.

Unterhalb der Ileozäkalklappe endet ein Teil des Dickdarms blind (Blinddarm). Nicht zu verwechseln damit ist der Wurmfortsatz am unteren Ende des Blinddarms. Lage und Länge des Appendix sind extrem variabel. In den meisten Fällen misst er etwa 10 cm, ist 1 cm dick und liegt der Rückseite des Blinddarms an. Die Anhäufung von Lymphfollikeln vor allem bei Kindern weist auf einen Zusammenhang dieses Organs mit der Immunabwehr hin.

Leber. Die Leber ist mit einem Gesamtgewicht von ca. 1,5 – 2 kg das schwerste innere Organ des Körpers. Sie füllt nahezu den gesamten rechten Oberbauch aus. Sie erfüllt viele Aufgaben und kann als Stoffwechsel- und Entgiftungszentrale bezeichnet werden.

Pankreas. Das Pankreas (Bauchspeicheldrüse) ist ein retroperitoneales Organ. Die etwa 80 – 90 g schwere Drüse hat eine langgestreckte Form (15 – 20 cm Länge) und zieht quer über zwei Drittel des Oberbauches (**Abb. 34.5**). Das Pankreas besteht aus den Abschnitten Kopf, Körper und Schwanz. Kopf und Körper haben im Wesentlichen exokrine Funktion: Sie produzieren Verdauungsenzyme und alkalisches Bikarbonat, die sie ins Duodenum abgeben. Der Schwanzteil beherbergt zusätzlich das

Fundus-Kardia-Winkel — Fundus
Kardia — Falten der Schleimhaut
Korpus — große Kurvatur
kleine Kurvatur —
Magenstraße —
Pylorus —
— Korpusmuskulatur
— Antrum
— Antrummuskulatur

Abb. 34.1 Im Fundus- und Korpusbereich des Magens ist die Schleimhaut stark aufgefaltet; in der Magenstraße verläuft sie parallel. Die Muskulatur bildet am Magenausgang einen Schließmuskel (Pylorus).

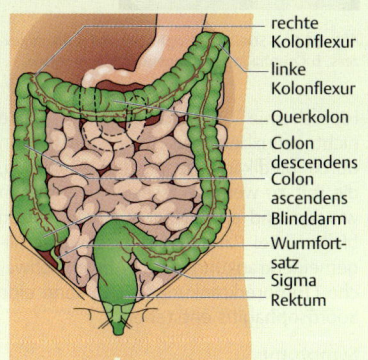

rechte Kolonflexur
linke Kolonflexur
Querkolon
Colon descendens
Colon ascendens
Blinddarm
Wurmfortsatz
Sigma
Rektum

Abb. 34.2 Der Dickdarm umgibt wie eine Girlande den in Falten gelegten Dünndarm. Im linken unteren Bauchraum knickt er um (Sigma) und verbreitert sich danach zum Rektum.

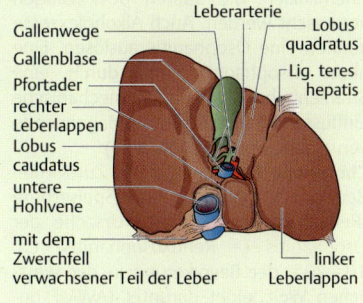

Leberarterie
Gallenwege — Lobus quadratus
Gallenblase
Pfortader — Lig. teres hepatis
rechter Leberlappen
Lobus caudatus
untere Hohlvene
mit dem Zwerchfell verwachsener Teil der Leber
linker Leberlappen

Abb. 34.3 Unterseite der Leber. Zusätzlich zum linken und rechten Leberlappen sind zusätzlich 2 kleinere Lappen zu erkennen. Hier münden Pfortader und Leberarterie und es beginnen die ableitenden Gallenwege.

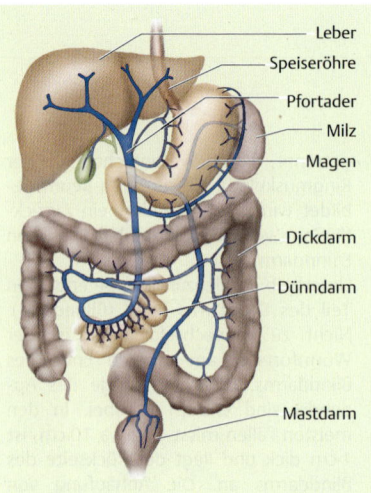

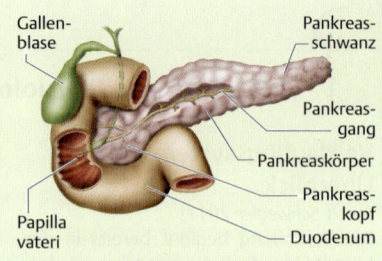

endokrine Inselorgan, dessen Hormone Insulin und Glukagon den Kohlenhydratstoffwechsel steuern.

Stoffwechsel. Das Duodenum hat den höchsten Stoffwechsel aller Darmabschnitte. Ein großer Teil der Kohlenhydrate und Eiweiße tritt schon hier aus dem Speisebrei ins Blut über. Erst im Ileum gelangen Fette und Gallensalze durch die Darmwand ins Pfortaderblut. Dadurch haben die Verdauungsenzyme aus Pankreas, Galle und Zwölffingerdarm Zeit, auf die schwer abbaubaren Nahrungsfette einzuwirken. Die aus dem Darm aufgenommenen Nährstoffe werden in der Leber entgiftet, gespeichert, verstoffwechselt und gleichmäßig an den großen Kreislauf abgegeben.

Abb. 34.5 Pankreas und Gallenwege haben meist einen gemeinsamen Ausführungsgang im absteigenden Duodenum (=Papilla vateri).

Abb. 34.4 Die Pfortader verbindet den Magen-Darm-Kanal mit der Leber

34.1 Pflege von Patienten mit Erkrankungen des Ösophagus

34.1.1 Medizinischer Überblick
Ösophagitis

Definition
Die Ösophagitis ist eine Entzündung der Speiseröhrenschleimhaut. Sie kann akut oder chronisch verlaufen.

Ursachen
Die Ursachen unterscheiden sich, je nachdem, ob es sich um eine akute oder chronische Ösophagitis bzw. Gastroösophageale Refluxkrankheit (GERD = Gastro Esophageal Reflux Disease) handelt.
Akute Ösophagitis. Verätzungen der Ösophagusschleimhaut können durch Chemikalien wie Säuren oder Laugen verursacht werden. Auch Alkoholexzesse können eine Ösophagitis auslösen. Eine akute Ösophagitis kann durch eine Strahlenbehandlung oder mechanische Einflüsse wie eine liegende Magensonde verursacht werden (**Abb. 34.6**).
Chronische Ösophagitis. Das Zurückfließen von Magensaft in die Speiseröhre (Reflux) ist die häufigste Ursache der Ösophagitis (= Refluxösophagitis) Ca. 10 – 20 % der Bevölkerung in der westlichen Welt leidet darunter (AWMF online 11/2008). Verantwortlich ist eine Schwäche des unteren Ösophagussphinkters bzw. der Kardia. Alkohol, Nikotin, fettreiche Speisen und Übergewicht begünstigen den gastroösophagealen Reflux. Eine Refluxösophagitis findet man häufig auch bei Patienten mit einer

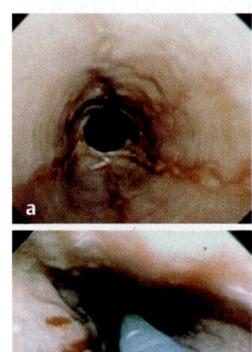

Abb. 34.6 a Streifige Ösophagitis nach Alkoholexzess, **b** Ösophagitis bei liegender Magensonde.

Hiatushernie (Zwerchfellbruch). Eine nicht refluxbedingte Ösophagitis kann durch Medikamente ausgelöst werden, die mit zu wenig Wasser eingenommen wurden und an der Schleimhaut haften bleiben. Bei Patienten mit schwerer Allgemeinerkrankung und Abwehrschwäche (Tumorerkrankung, AIDS) kann eine Soorösophagitis entstehen.

Symptome
Die Patienten klagen über
- Sodbrennen als Leitsymptom (30 – 60 min. postprandial = nach dem Essen),

- Völlegefühl,
- Schmerzen beim Schlucken und
- Husten und Heiserkeit (selten).

Die Schmerzen treten retrosternal (hinter dem Brustbein) auf und verstärken sich meist nach einer Mahlzeit, in gebückter Körperhaltung und im Liegen.

FALLBEISPIEL   Frau Hesse, 68 Jahre alt, spürt seit einigen Wochen nach fast jeder Mahlzeit und nach dem Genuss ihres geliebten Kaffees ein starkes Brennen hinter dem Brustbein. Besonders schlimm wird es, wenn sie sich nach dem Mittagessen hinlegt, um ein Nickerchen zu machen. Dann muss sie aufstoßen und bemerkt anschließend einen unangenehmen, sauren Geschmack im Mund.

Diagnostik
Neben der Anamnese und der Frage nach Ernährungsgewohnheiten ist die endoskopische Untersuchung der Speiseröhre (Ösophagoskopie) die wichtigste Untersuchungsmethode. Eine gezielte Probeentnahme gibt Auskunft über die Art der Schleimhautveränderungen. Bei der Langzeit-pH-Metrie über 24 Stunden kann ein Absinken des pH-Wertes in der Speiseröhre mithilfe einer kleinen Sonde das Zurückfließen sauren Mageninhalts anzeigen. Die Röntgenuntersuchung mit Kontrastmittel kann Ulzerationen oder Strikturen darstellen, die bei fortge-

schrittener Erkrankung auftreten können.

Komplikationen

Folgende Komplikationen können auftreten:

- Ösophagusstrikturen (Verengung der Speiseröhre durch Narben)
- Barrett-Ösophagus bei ca. 10 – 20 % der Patienten mit einer schweren Ösophagitis

Beim Barrett-Ösophagus kommt es im unteren Teil der Speiseröhre zu einer Umwandlung von Plattenepithel in Zylinderepithel. Diese Zellfehlbildungen sind häufig eine Vorstufe des Ösophaguskarzinoms.

Therapie

Es wird unterschieden zwischen medikamentöser und operativer Therapie.

Medikamentöse Therapie

Der Patient erhält folgende Arzneimittelgruppen:

- Protonenpumpenhemmer (z. B. Omeprazol)
- H_2-Blocker (z. B. Ranitidin)
- Antazida (z. B. Maaloxan)
- Fungizide (z. B. Fluconazol) bei Soorösophagitis

H_2-Blocker und Antazida sind weniger effektiv als Protonenpumpenhemmer und haben deshalb einen untergeordneten Stellenwert.

Operative Therapie

Bleibt die medikamentöse Behandlung erfolglos, was nur selten der Fall ist, wird eine Operation notwendig.

Endoskopische Verfahren.

- Endoskopisch kontrollierte Radiofrequenz-Therapie: Mittels eines Ballons, der an der Ösophaguswand anliegt, wird mehrmals Radiofrequenz-Energie auf das Gewebe übertragen. Die zugeführte Energie regt die Speiseröhrenwand an, neues Bindegewebe zu bilden. Die so erzielte Verdickung der Speiseröhrenwand kann einen Reflux verhindern.
- Endoskopische Nahttechnik: Mithilfe eines Endoskops wird die direkt unter der Kardia befindliche Magenwand hochgezogen und mit einer Naht fixiert. Die so entstandenen Falten engen die Kardia ein und verkleinern die Öffnung zwischen Ösophagus und Magen.

Chirurgisches Verfahren. Bei der Fundoplikatio (offen oder laparoskopisch) wird der Mageneingang operativ eingeengt (*Abb. 34.7*).

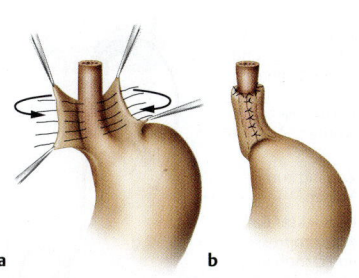

Abb. 34.7 Fundoplikatio. a Der Magengrund wird wie eine Manschette um den unteren Teil der Speiseröhre gelegt und mit einer Naht fixiert. **b** Der ventilartige Verschluss der Kardia erschwert das Zurückfließen von Mageninhalt in die Speiseröhre.

34.1.2 Pflege- und Behandlungsplan

Entsprechend der Therapie ergeben sich als Aufgaben der Pflege die Unterstützung des Therapieverfahrens und die Gesundheitsberatung.

Gesundheitsberatung

Sie bezieht sich auf die Ernährung sowie auf allgemeine Maßnahmen.

Ernährungsempfehlungen.

- Gewichtsreduktion, um den Druck auf den Speiseröhrensphinkter zu reduzieren
- häufige kleine Mahlzeiten, 6 – 7/Tag, auf opulente Mahlzeiten verzichten
- Einnahme der Mahlzeiten in sitzender Position, langsam essen, gut kauen
- Kostumstellung: Auf Alkohol, Kaffee, Süßspeisen, scharfe Gewürze und fette Speisen möglichst verzichten, denn diese fördern die Säureproduktion. Keine säurehaltigen Getränke verzehren. Eiweißreichen Nahrungsmitteln den Vorzug geben, denn diese führen zu einer vermehrten Gastrinproduktion im Dünndarm, wodurch es zu einer Tonuserhöhung im Ösophagussphinkter kommt.

Allgemeinmaßnahmen.

- nach den Mahlzeiten umhergehen, nicht hinlegen
- Abendmahlzeit drei bis vier Stunden vor der Nachtruhe einnehmen
- Kopfende des Bettes zur Nachtruhe hochstellen
- das Rauchen einstellen (Nikotin führt zu einer verminderten Schleimhautdurchblutung)
- abdominellen Druck vermeiden (starkes Pressen beim Stuhlgang, Bücken mit Neigung des Oberkörpers nach vorne, Tragen einengender Kleidung, starke körperliche Anstrengung)
- Stress vermeiden, Ruhepausen in den Alltag einbauen (Stress erhöht die Produktion von Magensäure)

➡ **MERKE** Eine flache Rückenlagerung über mehrere Tage, insbesondere bei Patienten mit einer Magensonde, begünstigt die Entstehung einer Refluxösophagitis. Um dies zu vermeiden, lagern Sie den Patienten wenn möglich mit erhöhtem Oberkörper. ────

34.1.3 Medizinischer Überblick Ösophagus- bzw. Fundusvarizen

Definition

Ösophagusvarizen sind erweiterte und gestaute venöse Gefäße der Speiseröhre. Fundusvarizen sind venöse Gefäßerweiterungen am Magengrund.

Ursachen

Zu über 90 % sind Ösophagus- bzw. Fundusvarizen Folge einer Druckerhöhung im Pfortaderkreislauf. Diese tritt meist im Rahmen einer Leberzirrhose auf. Primäre Ösophagusvarizen, eine angeborene Missbildung der Gefäße, treten sehr selten auf.

Symptome

Die Ösophagusvarizen bereiten dem Patienten meist keine Beschwerden. Die Symptome der Leberzirrhose stehen im Vordergrund. Erst die gefürchtete Ösophagusvarizenblutung macht die Erkrankung sichtbar.

Diagnostik

Nachgewiesen werden sie mit einer Ösophago- bzw. Gastroskopie. Sie können genau lokalisiert und inspiziert werden. Prognostische Aussagen sind möglich.

Komplikationen

Ösophagus- oder Fundusvarizen können reißen und massiv bluten. Das folgende schwallartige, massive Bluterbrechen ist ein Notfall. Durch den starken Blutverlust kann schnell ein Volumenmangelschock entstehen. Die Sterblichkeit bei diesen Blutungen liegt bei 30 bis 40 %.

💡 **FALLBEISPIEL** Herr Vogel ist 69 Jahre alt. Bis vor 2 Jahren hat er 35 Jahre lang eine Gaststätte geführt. Dort hat er jeden Abend mit seinen Gästen Bier und auch mal Schnaps getrunken. Vor einem Jahr wurde bei ihm eine Leberzirrhose diagnostiziert. Herr Vogel konnte auch als Ruheständler seine Gewohnheit, jeden Abend mehrere Flaschen Bier zu trinken, nicht aufgeben. Am Morgen äußert Herr Vogel seiner Frau gegenüber, ein heißes Vollbad nehmen zu wollen. Frau Vogel schaut nach ihrem Mann und findet ihn blutüberströmt im Badezimmer. ────

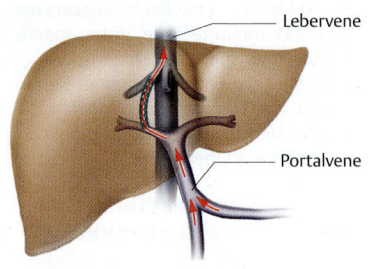

Lebervene

Portalvene

Abb. 34.8 TIPS (transjugulärer intrahepatischer portosystemischer Shunt). Durch eine spezielle Kathetertechnik wird eine Verbindung zwischen Lebervene und Pfortader geschaffen. Diese führt zu einer Reduktion des erhöhten Pfortaderdrucks.

Therapie
Sie umfasst verschiedene Maßnahmen.
Blutungsprophylaxe. Bei der Sklerosierungstherapie wird im Rahmen einer Endoskopie Äthoxysklerol, ein Alkohol, neben die Varize injiziert. Durch Vernarbung verschließt sich die Varize. Bei rezidivierenden Blutungen wird ein TIPS (transjugulärer intrahepatischer portosystemischer Stent-Shunt) angelegt (**Abb. 34.8**). Eine endoskopische Gummibandligatur (Abbinden der Varizen mithilfe von Gummibändern) kann ebenfalls prophylaktisch durchgeführt werden.
Medikamente. Die Patienten erhalten β-Blocker zur Senkung des intravasalen Drucks.

Notfallmaßnahmen bei akuter Blutung
Die Blutstillung steht im Vordergrund. Es werden folgende Maßnahmen durchgeführt:
1. Der portale Druck wird medikamentös (z. B. mit Somatostatin i. v.) gesenkt.
2. Im Rahmen einer Notfallendoskopie wird versucht, das blutende Gefäß zu veröden (sklerosieren) oder eine Gummibandligatur durchzuführen.
3. Erst wenn die Blutung auch endoskopisch nicht gestillt werden konnte, werden Ösophaguskompressionssonden eingesetzt (ist nur noch selten notwendig).
Ösophaguskompressionssonden. Die akute Blutung kann durch das Einführen einer Sengstaken-Blakemore-Sonde (bei Ösophagusvarizen, **Abb. 34.9**) oder Linton-Nachlas-Sonde (bei Fundusvarizen, **Abb. 34.10**) gestillt werden. Ziel der Maßnahme ist, die blutenden Varizen zu komprimieren, wodurch die Blutung gestillt werden kann. Parallel dazu ist eine Schocktherapie durchzuführen.

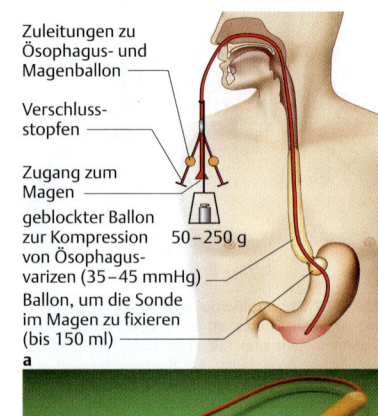

Zuleitungen zu Ösophagus- und Magenballon

Verschlussstopfen

Zugang zum Magen

geblockter Ballon zur Kompression von Ösophagusvarizen (35–45 mmHg)

Ballon, um die Sonde im Magen zu fixieren (bis 150 ml)

50–250 g

a

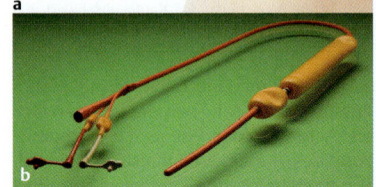

b

Abb. 34.9 Sengstaken-Blakemore-Sonde. Der erste Ballon komprimiert die blutenden Varizen im oberen Ösophagusbereich. Der Magenballon dient primär der Fixierung der Sonde.

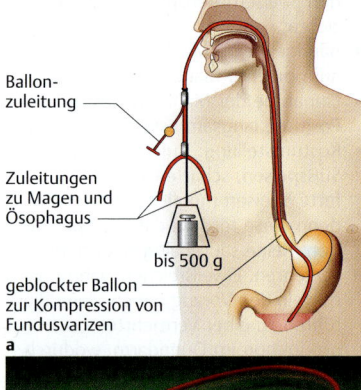

Ballonzuleitung

Zuleitungen zu Magen und Ösophagus

bis 500 g

geblockter Ballon zur Kompression von Fundusvarizen

a

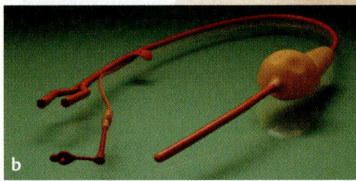

b

Abb. 34.10 Linton-Nachlas-Sonde. Sie komprimiert Varizen des unteren Ösophagusbereichs sowie Fundusvarizen.

34.1.4 Pflege- und Behandlungsplan
Eine stationäre Aufnahme ins Krankenhaus ist unabdingbar, weil Ösophagus- bzw. Fundusvarizenblutungen eine lebensbedrohliche Situation darstellen (**Abb. 34.11**).

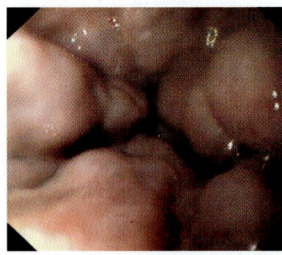

Abb. 34.11 Ösophagusvarizen. Im fortgeschrittenen Stadium ist die Speiseröhre fast völlig verlegt. Die Gefahr der Blutung ist sehr groß.

Notfallmaßnahmen durchführen
Wie bei jedem Notfall ist systematisches und zügiges Vorgehen gefragt. Folgende Maßnahmen werden durchgeführt:
- Aufnahme auf die Intensivstation
- engmaschige Überwachung der Vitalzeichen, des Bewusstseins und der Ein- und Ausfuhr
- Kreislaufstabilisierung mit Volumensubstitution und Bluttransfusionen
- Blutstillung

Pflege bei Ösophaguskompressionssonden
Legen der Sonde
Material.
- Sonde
- Einmalhandschuhe
- 3 Peanklemmen
- große Spritze (50 ml)
- Druckmanometer nach Recklinghausen
- Laryngoskop, Handpumpe, Magillzange
- Absauggerät und -katheter
- anästhesierendes Gel und Spray (z. B. Silikospray)
- Nierenschale, Auffangbeutel, Zellstoff
- Pflaster, Schere, Filzstift
- Extensionssystem (mit Zugseil, Rolle, Lochstäben) und Kunststoff-Infusionsflasche als Gewicht
- Schaumstoffpolster für Nase

Vorbereitung.
- Aufklärung durch Arzt
- evtl. Sedierung
- Sonde und Ballons auf Dichtigkeit prüfen
- Nasenwege auf mögliche Obstruktionen überprüfen und anästhesieren
- Ballons absaugen
- Ansätze verschließen
- Sonde mit Gel gleitfähig machen

Gewicht.
- Sengstaken-Blakemore-Sonde: 50 – 250 g als Gewicht zur Extension
- Linton-Nachlas-Sonde: 500 g als Gewicht zur Extension

Ballonfüllung.
- Sengstaken-Blakemore-Sonde: Magenballon mit 100 ml Luft füllen
- Linton-Nachlas-Sonde: Ballon mit ca. 200 ml Luft füllen

Legen der Sonde (Arzt).
- Sonde z. B. mit 2 %igem Lidocain-Gel bestreichen
- Sonde nasal bis 50 cm einführen
- korrekte Lage durch Auskultation überprüfen
- Schlauch zurückziehen, bis federnder Widerstand spürbar (nach der Ballonfüllung)
- Fixieren der Sonde mit Pflaster
- Markierung in Nasenlochhöhe
- ggf. Mageninhalt absaugen
- ggf. Aufhängevorrichtung für die Extension anbringen

Lagekontrolle. Sie geschieht durch Röntgen bzw. durch Abhören des Magens beim Ausspülen. Folgende Maßnahmen ergeben sich:
- bei korrekter Lage:
  - Sengstaken-Blakemore-Sonde: Ösophagusballon bis 35 – 45 mmHg aufblasen (je nach Anordnung), Nase abpolstern
  - Linton-Nachlas-Sonde: 200 – 500 ml Luft in den Magenballon füllen (max. Gesamtfüllmenge 600 ml), Nase abpolstern
- bei falscher Lage:
  - entblocken, vorschieben,
  - erneutes Blocken und Röntgenkontrolle.

Maßnahmen bei liegender Sonde

Überwachung des Patienten.
- Vitalzeichenkontrolle
- Flüssigkeitsbilanz
- ZVD-Kontrolle
- Kontrolle der Bewusstseinslage und des Aussehens
- evtl. O_2-Gabe
- Stuhlkontrolle

Überwachung der Sonde.
- Blutaspiration über den Magenzugang alle 30 Minuten
- evtl. Spülung mit NaCl 0,9 % oder Eiswasser auf ärztl. Anordnung
- ständige Kontrolle des Drucks im Druckmanometer und Lagekontrolle der Sonde durch Auskultation in der Magengrube beim Spülen
- Absenken des Drucks im Ballon alle 6 Std. auf 0 für 5 Min. (ärztl. Anordnung)

Pflege des Patienten.
- Intensivüberwachung und -pflege
- Oberkörperhochlagerung, damit Speichel abfließen kann
- Durchführung aller Prophylaxen
- Körperpflege übernehmen

- ggf. Dauersog anschließen
- Mund- und Nasenpflege

Liegedauer der Sonde.
- Sengstaken-Blakemore-Sonde: geblockt nicht länger als 6 Stunden; entblockte Sonde zunächst noch liegen lassen (Arztanordnung)
- Linton-Nachlas-Sonde: nicht länger als 6 Stunden geblockt lassen

Entfernen der Sonde (Arzt)

Sengstaken-Blakemore-Sonde.
- Gewicht bei noch bestehender Extension entfernen
- Pflaster lösen
- Patient etwas trinken lassen, dabei Luft aus dem Ösophagusballon ablassen
- Sonde bei geblocktem Magenballon etwas vorschieben
- mindestens 30 Minuten auf Nachblutung kontrollieren
- Ballons vollständig entleeren
- Sonde abklemmen
- vorsichtig aber zügig in der Ausatemphase entfernen
- Mund- und Nasenpflege, evtl. absaugen

Linton-Nachlas-Sonde.
- langsame Reduktion des Extensionsgewichtes und der Ballonkompression, um Rezidivblutung zu vermeiden
- Extensionsgewicht pro Stunde um 100 g reduzieren
- nach vollständiger Entfernung des Gewichts pro Stunde 100 ml Luft aus dem Ballon lassen
- bei vollständiger Entleerung des Ballons, Sonde in Ausatemphase entfernen
- Mund- und Nasenpflege

Die gebrauchte Ösophaguskompressionssonde wird sofort mit reichlich Wasser gespült und anschließend desinfizierend gereinigt. Vor der Sterilisation ist eine Funktionskontrolle der Sonde durchzuführen.

▶ **MERKE** Hat der Patient eine Ösophaguskompressionssonde, besteht eine erhöhte Aspirationsgefahr. Er kann den Speichel nicht schlucken. Sie sollten ihn deshalb auffordern, den Speichel auszuspucken. Ist dies nicht möglich, muss mindestens alle 30 Minuten der Mund-Rachen-Raum abgesaugt werden.

Komplikationen

Folgende Komplikationen können auftreten:
- Fehlplatzierung in der Trachea
- Drucknekrosen bei zu lang anhaltendem oder zu hohem Druck

- Verrutschen der Sonde mit Erstickungsgefahr bei Verlegung der Trachea (Asphyxie)
- Ösophagusruptur
- Aspirationspneumonie

▶ **MERKE** Die Sonde muss am Naseneingang eine Markierung aufweisen, damit eine Dislokation sofort erkennbar ist. In der Nähe des Bettes ist immer eine Schere zu platzieren, um die Ballonzuleitung bei Erstickungsgefahr schnell durchzutrennen und die Ballons entleeren zu können. ────

Gesundheitsberatung

Da ungefähr $2/3$ der Patienten innerhalb eines Jahres eine erneute Blutung erleiden, sind dem Patienten folgende Empfehlungen zur Rezidivprophylaxe zu geben:
- Obstipationsprophylaxe – weicher Stuhl erleichtert die Bauchpresse
- gründliches Kauen der Nahrung und Einnahme von kleinen Bissen – reduziert Verletzungsgefahr des Ösophagus

Vermeiden sollte der Patient Folgendes:
- schweres Heben oder Tragen – erhöht den intraabdominellen Druck
- harte und spitze Nahrungsmittel (z. B. Brötchen, Kräcker, Nüsse) – können zu Verletzungen des Ösophagus führen
- heiße Getränke und Speisen – provozieren durch Vasodilatation eine erneute Blutung

34.1.5 Medizinischer Überblick Ösophaguskarzinom

Definition

Das Ösophaguskarzinom ist ein maligner (bösartiger) Tumor der Speiseröhre. Plattenepithelkarzinome sind in westlichen Ländern inzwischen seltener als Adenokarzinome, die oft mit einem Barrett-Ösophagus assoziiert sind (**Abb. 34.12**).

Die Prognose des Ösophaguskarzinoms ist schlecht. Die Überlebenszeit beträgt vom Beginn der Schluckbeschwerden durchschnittlich 8 Monate, die Fünf-Jahres-Überlebensrate liegt unter 10 %. Männer sind zwei- bis dreimal häufiger betroffen als Frauen. Der Erkrankungsgipfel liegt zwischen dem 50. und 70. Lebensjahr.

Ursachen

Bisher sind die Ursachen noch unklar. Begünstigende Faktoren sind:
- Bestrahlung
- Alkohol- und Nikotinabusus (Plattenepithelkarzinom)
- häufiger Genuss sehr heißer Getränke

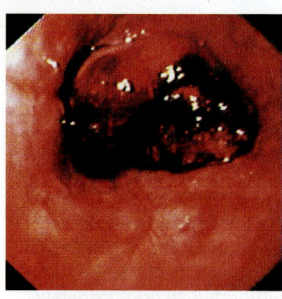

Abb. 34.12 **Ösophaguskarzinom.** Bei einer endoskopischen Untersuchung der Speiseröhre ist die Einengung des Lumens durch das Karzinom gut zu erkennen.

- Nitrosamine (kanzerogene Toxine, z. B. in Pökelfleisch, Käse, Wurst)
- Aflatoxine (durch Aspergillus-Pilzgattungen, häufig auf Nüssen, Mandeln und Kokosraspeln)

Ferner scheinen einige Vorerkrankungen die Entstehung eines Ösophaguskarzinoms zu fördern:
- Plummer-Vinson-Syndrom (Schleimhautatrophie bei Eisenmangelanämie)
- Narben und Verätzungen
- Barrett-Ösophagus (Fehlbildung des Zylinderepithels bei chronischer Refluxösophagitis)
- Infektionen mit Papillomaviren (Warzenvirus)

👁 **FALLBEISPIEL** Herr Gehlhart, 59 Jahre alt, verspürt immer öfter im Zusammenhang mit der Nahrungsaufnahme Schmerzen hinter dem Brustbein. Heute Morgen hat er 15 Minuten nach dem Frühstück unverdaute Nahrung erbrochen. Seit einigen Wochen ist er ständig heiser, er führt dies auf seinen langjährigen Zigarettenkonsum zurück. Herr Gehlhart raucht seit seinem 16. Lebensjahr. Seine Frau hat ihm Salbeibonbons gegen die Heiserkeit mitgebracht, doch die helfen gar nicht. Auf Drängen seiner Frau vereinbart Herr Gehlhart einen Termin bei seinem Hausarzt. ———

Symptome
Anfangs verläuft die Erkrankung symptomlos. Wenn schon mehr als die Hälfte des Ösophaguslumens verlegt ist, treten Schluckbeschwerden (Dysphagie) auf. Weitere Symptome sind:
- Gewichtsverlust
- Regurgitation unverdauter Nahrungsmittel bei Speiseröhrenverschluss
- retrosternale Schmerzen und Missempfindungen bei der Nahrungsaufnahme
- Heiserkeit bei Befall des Nervus recurrens

Diagnostik
Die Endoskopie des Ösophagus mit Biopsie zur histologischen Untersuchung ermöglicht eine eindeutige Diagnose. Um im fortgeschrittenen Stadium Aufschluss über das Ausmaß der Lumeneinengung zu bekommen, wird zusätzlich eine Röntgenkontrastdarstellung (Gastrografinschluck) durchgeführt. Mithilfe von Computertomografie, Bronchoskopie und Röntgenaufnahme des Thorax ist es möglich, Metastasen zu lokalisieren.

Therapie
Um das Ösophaguskarzinom zu therapieren, werden die operative Therapie sowie die palliative Therapie in Betracht gezogen.

Operative Therapie
Präoperativ wird bei fortgeschrittenen Tumoren eine kombinierte Radio-Chemotherapie durchgeführt. Damit soll eine Verkleinerung des Tumors (sog. „Down-Staging") bewirkt werden. Die Möglichkeiten einer operativen Therapie werden verbessert. Die vollständige Tumorentfernung mit regionalem Lymphabflussgebiet (R0-Resektion) ist die wichtigste Voraussetzung für die Heilung des Patienten.
Ösophagusresektion. Ist der Tumor auf die Wand der Speiseröhre begrenzt, wird eine subtotale oder totale Ösophagusresektion (Ösophagektomie) durchgeführt. Die angrenzenden Lymphknoten und Gefäße werden mit entfernt.
Speiseröhrenersatz. Entweder wird der Magen zu einem Schlauch umgeformt und hochgezogen (*Abb. 34.13*); ist er nicht geeignet, wird ein Kolonabschnitt

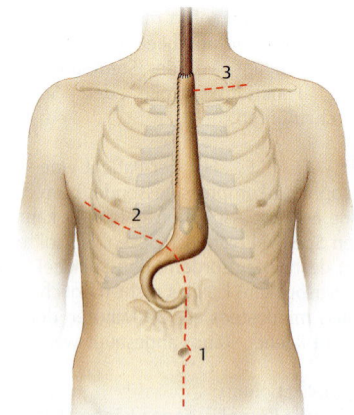

Abb. 34.13 **Speiseröhrenersatz.** Die Operation erfordert eine Laparotomie (1) und eine Thorakotomie (2), einen sog. „Zweihöhleneingriff". Der zusätzliche Hautschnitt am Hals (3) ist erforderlich, um die Anastomose zwischen Ösophagusstumpf und hochgezogenem Magen anzulegen.

verwendet. Diese Operation ist für den Patienten sehr belastend und wird nur in dafür spezialisierten Zentren durchgeführt.

Palliative Therapie
Ist der Tumor inoperabel, wird mit einer palliativen Therapie begonnen. Hauptziele sind dabei die Wiederherstellung der Ösophaguspassage und die Beseitigung der Schluckbeschwerden. Zur Erhaltung der oralen Nahrungsaufnahme stehen verschiedene Maßnahmen zur Verfügung
- Tubus- oder Stentimplantation
- endoskopische Tumorentfernung mit Laser oder Elekrokauter
- radioaktive Bestrahlung von innen (sog. „After-loading")

Führen diese Maßnahmen nicht zum Erfolg, wird eine PEG-Sonde gelegt (S. 337). Ist die Speiseröhre durch den Tumor komplett verlegt, kann unter sonografischer Sicht eine Gastrostomie durchgeführt werden, um eine Ernährungssonde zu platzieren.

34.1.6 Pflege- und Behandlungsplan
Die Diagnose „Ösophaguskarzinom" bedeutet für den Patienten i. d. R. eine umfassende Veränderung seines Lebens. Die Anstrengungen durch die nachfolgende Therapie setzen dem Patienten sehr zu. Auch nach einer kurativen Therapie liegt meist ein Behinderungsgrad von 80–100 % vor. Selbst Tätigkeiten mit einer geringen körperlichen Belastung können nur in Ausnahmefällen selbstständig ausgeführt werden.

Die Pflege variiert je nach Therapieart. Grundsätzlich gilt es, Pflegeschwerpunkte zu berücksichtigen, wie sie bei der Betreuung von unheilbar kranken Menschen (S. 542) Anwendung finden.

Pflege bei Ösophagusresektion
Präoperative Maßnahmen
Neben den allgemeinen präoperativen Vorbereitung (S. 1220) werden folgende Maßnahmen notwendig:
1. Ernährungszustand verbessern: Bei Aufnahme haben die Patienten meist schon viel Gewicht verloren. Mit parenteraler, hochkalorischer Ernährung und Flüssigkeitszufuhr wird ihr Allgemeinzustand verbessert.
2. Operationsgebiet rasieren: Der Zweihöhleneingriff erfordert eine Rasur vom Kinn bis zu den Leisten. Dabei sind Achsel- und Schambehaarung mit eingeschlossen.
3. Kostabbau und Darmreinigung: Sie richten sich nach dem vorgesehenen Speiseröhrenersatz (Magen oder Kolonabschnitt).

4. **Postoperative Maßnahmen trainieren:** Bereits vor der Operation erlernt der Patient geeignete Atem- und postoperative Aufstehtechniken (S. 874).
5. **Anmeldung eines HNO-Konsils** zur Beurteilung der Funktion des N. recurrens.
6. **Lungenfunktionstest** durchführen.

Postoperative Maßnahmen

Für die allgemeine postoperative Pflege und Beobachtung, die Durchführung der Prophylaxen sowie Maßnahmen zur Unterstützung der Genesung gelten zunächst die allgemeinen Richtlinien. Wesentlich ist eine ausreichende Schmerzbehandlung, besonders effektiv durch die PCEA (= Patient controlled epidural Analgesie, S. 637). Nach einer Ösophagusresektion sind folgende Pflegeschwerpunkte zu berücksichtigen:

Dränagen. Die Thoraxdränage wird engmaschig auf Dichtigkeit überprüft. Bei Anzeichen einer Leckage ist sofort der Arzt zu informieren. Wenn die Lunge 12 Stunden nach dem Abklemmen entfaltet bleibt und weniger als 100 ml Sekret/Tag gefördert werden, wird diese vom Arzt entfernt. Die Easy-Flow-Dränagen mit Beutel werden am 2. postoperativen Tag gekürzt und am 5.–6. postoperativen Tag entfernt. Die Redondränagen werden am 2.–3. Tag gezogen.

Magensonde. Für etwa 6–8 Tage liegt eine Magensonde, die erst entfernt wird, wenn der Gastrografinschluck (Röntgenuntersuchung mit wasserlöslichem Kontrastmittel) die Dichtigkeit der Anastomose an der Speiseröhre bestätigt hat.

→ **MERKE** Die Magensonde darf keinesfalls verschoben werden. Neben der Ableitung von Magensaft fungiert sie als Schiene für die Operationsnähte. Bei einer Dislokation besteht die Gefahr, dass die Anastomose perforiert. Achten Sie daher auf eine deutliche Markierung der Sonde am Naseneingang!

Prophylaxen. Aufgrund der liegenden Magensonde und der parenteralen Ernährung ist eine sorgfältige Soor- und Parotitisprophylaxe durchzuführen. Die durch die Schmerzen bedingte Schonatmung erhöht die Gefahr einer Pneumonie. Entsprechende prophylaktische Maßnahmen, dazu gehört auch eine angepasste Schmerztherapie, sind zu berücksichtigen.

Lagerung. Der Patient wird in einer halbsitzenden Position gelagert. Dabei ist für eine ausreichende Unterstützung des Kopfes zu sorgen, um eine Überstreckung in den Nacken und damit Zug auf die Anastomose zwischen Ösophagusstumpf und hochgezogenem Magen zu vermeiden.

Mobilisation. Angestrebt wird eine Frühmobilisation. Vor dem Aufstehen muss zur Entlastung der Operationsnähte ein Cingulum (Bauchbinde) angelegt werden. Das Aufstehen erfolgt nach der zuvor eingeübten Methode.

Ernährung/Kostaufbau. Die orale Flüssigkeitszufuhr beginnt erst, wenn der Gastrografinbreischluck die Dichtigkeit der Anastomose gezeigt hat. Wird die schluckweise Aufnahme von Tee gut vertragen, kann der Patient meist ab dem 7.–9. Tag breiige Kost zu sich nehmen. Bei Verträglichkeit der Breikost wird die

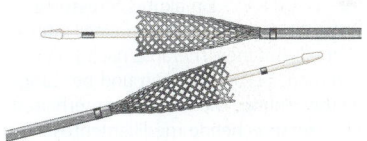

Abb. 34.14 Stentimplantation. Selbstexpandierender Metallstent zur Erhaltung der Durchgängigkeit der Speiseröhre.

Kost weiter aufgebaut. Wenn der Magen als Ösophagusersatz verwendet wurde, kann der Patient fortan nur kleine Mahlzeiten (6–8/Tag) zu sich nehmen, da die Reservoirfunktion des Magens fehlt. Am besten wird fettarme Kost vertragen. Säureproduzierende Speisen sollten gemieden werden.

Pflege bei Stent- oder Tubusimplantation

Nach Tubus- oder Stentimplantation erfolgt die Nahrungspassage nur noch durch Schwerkraft, weil die Peristaltik der Speiseröhre fehlt. Daraus resultieren folgende Maßnahmen:
- Essen in sitzender Position
- zum Essen viel trinken, um Stentdurchlässigkeit zu verbessern
- 10–20 Minuten Gehen zur Förderung des Nahrungstransportes
- Verteilung der (pürierten) Nahrung auf 6–8 Mahlzeiten/Tag
- Nachtruhe in Oberkörperhochlagerung, um Reflux von Speisen oder Magensaft zu verhindern

Für ein tief sitzendes Ösophaguskarzinom muss ein Stent bis zum Magen gelegt werden. Diese Stents sind mit einer Anti-Reflux-Klappe ausgestattet (**Abb. 34.14**).

34.2 Pflege von Patienten mit Erkrankungen des Magens und Duodenums

34.2.1 Medizinischer Überblick Ulcus pepticum

Definition

Ein Ulcus pepticum ist ein durch Magensaft entstandenes Geschwür, das auch die Muskelschicht der Magenschleimhaut durchbricht. Je nach Lokalisation unterscheidet man zwischen **Ulcus ventriculi** und **Ulcus duodeni** (**Abb. 34.15**).

Ursachen

Hier wirken verschiedene Ursachen:
- Helicobacter pylori als häufigste Ursache – eine starke Besiedlung kann zum Ulkus führen
- Ungleichgewicht zwischen aggressiven (z. B. Minderdurchblutung der Magenschleimhaut) und schützenden

Kardia
Fundus
Antrum
Pylorus

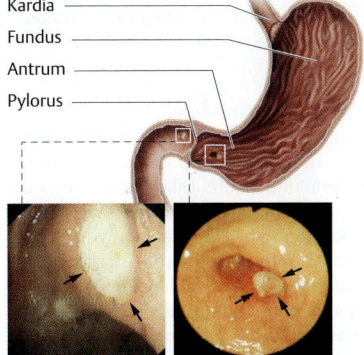

Abb. 34.15 a Fibrinbelegtes Ulcus duodeni im Bulbus duodeni, **b** fibrinbelegtes, frisches Ulkus im präpylorischen Magenanteil (Pfeile).

Mechanismen (z. B. Neutralisation durch alkalischen Schleim) der Mukosa
- exogene Begleitfaktoren wie Nikotin, Alkohol, langdauernde Einnahme von nichtsteroidalen Antirheumatika sowie Stress
- starke Gastrinbildung bei Tumoren der Bauchspeicheldrüse bzw. der Duodenalwand (Zollinger-Ellison-Syndrom)

Gastrin bewirkt eine verstärkte Sekretion von Magensäure. Die schützenden Faktoren können die Übersäuerung nicht ausgleichen, es entstehen Ulzera im Duodenum und auch in tieferen Abschnitten des Dünndarms.

➡ **MERKE** Ein akutes Stressulkus entsteht meist im Rahmen einer intensivmedizinischen Therapie nach Polytraumen, Verbrennungen und bei Langzeitbeatmung. Die Betroffenen erhalten eine entsprechende medikamentöse Prophylaxe. ─────────────

Symptome

Leitsymptom des Ulkus ist der Oberbauchschmerz, der als brennend oder bohrend beschrieben wird. Er bessert sich manchmal nach der Nahrungsaufnahme. Hinzu kommen dyspeptische Beschwerden wie Druck- und Völlegefühl, Übelkeit, Brechreiz, Aufstoßen und Gewichtsverlust. In 20 % der Fälle ist die Ulkuskrankheit asymptomatisch!

👁 **FALLBEISPIEL** Herr Sommer, 48 Jahre, arbeitet als Versicherungsvertreter im Außendienst. Jeden Tag legt er mehrere 100 Kilometer im Auto zurück, denn sein Bezirk ist groß. Da er für jeden Abschluss Provision erhält, versucht er möglichst viele Kunden zu besuchen und persönlich zu beraten. Seine Ernährung besteht aus Fastfood und Kaffee. Die Imbissbudenbesitzer kennen ihn schon. Während der Autofahrten gehört es zu seinen Gewohnheiten zu rauchen. Besonders wenn er im Stau steht. So kommt er oft auf 1½ Schachteln Zigaretten pro Tag. Seit ungefähr 2 Wochen leidet Herr Sommer unter Oberbauchschmerzen. Diese sind am Morgen, wenn er mit leerem Magen aus dem Haus eilt, besonders stark und stechend. Sobald er etwas gegessen hat, lassen sie nach. ─────────────

Diagnostik

Neben der klinischen Untersuchung (Druckschmerzhaftigkeit des Epigastriums), wird zur Diagnosestellung eine Gastroduodenoskopie durchgeführt. Um ein Magenkarzinom auszuschließen und zum Nachweis von Helicobacter pylori werden dabei immer mehrere Biopsien entnommen.

Komplikationen

Zu den z. T. lebensbedrohlichen Komplikationen des peptischen Ulkus zählen:

- Blutung aus dem Ulkus
- Perforation (Durchbruch des Ulkus in die Bauchhöhle)
- Penetration (Durchwanderung) in Nachbarorgane (z. B. ins Pankreas)
- Pylorusstenose durch Narbenbildung bei chronisch rezidivierenden Ulzera
- maligne Entartung

Therapie

Die Behandlung eines unkomplizierten Ulkus erfolgt primär konservativ. Daneben sind auch eine medikamentöse und eine operative Therapie möglich. Zunächst wird versucht, den ulzerogenen Faktoren entgegenzuwirken:

- Stressreduktion
- Verzicht auf Nikotin und Alkohol
- Absetzen ulkusbegünstigender Medikamente
- ausgewogene, regelmäßige Ernährung

Arzneimittel im Fokus

Liegt eine Infektion mit Helicobacter pylori vor, wird zur Eliminierung des Bakteriums eine Dreifachbehandlung durchgeführt. Bei 85 % der Patienten gelingt eine Heilung von der Infektion durch die sog. Helicobacter-Eradikationstherapie:

- zwei Antibiotika (Clarithromycin und Amoxicillin)
- ein Protonenpumpenhemmer (z. B. Omeprazol) zur Säurehemmung über 7 Tage

6 bis 8 Wochen nach Therapieende wird der Erfolg der Eradikationstherapie mit einer Kontrollendoskopie oder durch den C-Harnstoff-Atemtest gesichert.

Liegt keine Infektion mit Helicobacter pylori vor, wird medikamentös die Magensäure angegangen. Bei dieser Therapie, unter der ein Ulkus meist nach 4–6 Wochen ausheilt, gelten folgende Grundprinzipien (Gerlach 2011):

- Protonenpumpenhemmer (z. B. Omeprazol) und Histamin-H_2-Rezeptorantagonisten (z. B. Ranitidin) hemmen die Säureproduktion
- Antazida (z. B. Aluminiumhydroxid) puffern die Magensäure ab
- Schutzfilmbildner (z. B. Ulcogant) überziehen die Magenschleimhaut mit einem Film, der einige Stunden haftet.

Chirurgische Therapie

Ausbleibender Erfolg der medikamentösen Therapie, rezidivierend auftretende Ulzera und akute Ulkuskomplikationen, sind Indikationen für eine chirurgische Ulkustherapie. Das Ziel der verschiedenen Vagotomieverfahren ist die Denervierung der säurebildenden Belegzellen des Magens. Aufgrund der häufigen Rezidive wird die Vagotomie jedoch kaum noch durchgeführt.

Magenresektion nach Billroth I oder Billroth II

Bei beiden Operationen nach Billroth werden $^2/_3$ des Magens entfernt. Der Operateur entfernt das Antrum sowie Teile des Korpus, also die Teile des Magens, die für die Gastrin- und Säureproduktion verantwortlich sind. Der Unterschied zwischen den beiden Op-Verfahren liegt bei den Anastomosen. Bei der Billroth-I-Resektion (kurz B I) wird zur Wiederherstellung der Nahrungspassage eine direkte Verbindung zwischen Magenstumpf und Duodenum vorgenommen (**Abb. 34.16 a**). Die Billroth-II-Resektion (B II) ist gekennzeichnet durch eine Anastomose zwischen Magenstumpf und einer hochgezogenen Jejunumschlinge. Das proximale Ende des Duodenums wird verschlossen. Die Verbindung zwischen Restmagen und Jejunum kann auf zwei Arten geschehen:

Gastrojejunostomie mit Braun-Fußpunktanastomose. Nachdem der Chirurg die Anastomose zwischen Magenstumpf und hochgezogener Jejunumschlinge hergestellt hat, legt er am „Fußpunkt" (am tiefsten Punkt) der Schlinge eine Verbindung zum Duodenum (**Abb. 34.16 b**). So kann das Sekret aus dem Duodenum in den Darm abfließen.

Roux-Y-Gastrojejunostomie. Hierbei wird das Jejunum durchgeschnitten. So erhält man einerseits ein Segment, bestehend aus Duodenum und Jejunumanteil, andererseits den verbleibenden Jejunumrest. Dieser wird mit dem Restmagen

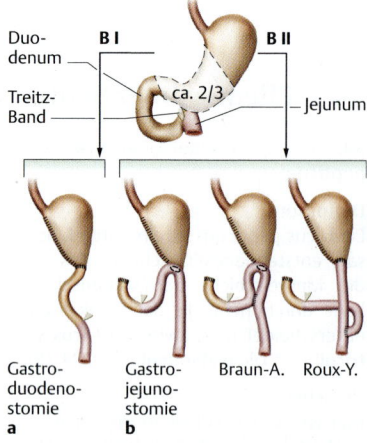

Abb. 34.16 a Beim B I wird der Magenrest mit dem Duodenum anastomosiert, **b** Beim B II wird der Magen mit einer Jejunumschlinge anastomosiert. Die Verbindung erfolgt als einfache Gastrojejunostomie (links), besser aber mit zusätzlicher Braun-Fußpunktanastomose (Mitte) oder über eine Roux-Y-Anastomose (rechts).

verbunden. Das Duodenum-Jejunum-Segment wird an das Jejunum anastomosiert (Roux-Anastomose). Der Dünndarmverlauf ähnelt dann einem „Y" (s. *Abb. 34.16b*). Diese Verfahrensweise verhindert einen Reflux aus dem Duodenum in den Magen.

34.2.2 Pflege- und Behandlungsplan

Ein Patient mit einer Ulkuskrankheit wird i. d. R. ambulant behandelt. Eine stationäre Aufnahme ist erforderlich, wenn Komplikationen aufgetreten sind. Die Pflege nach einer Magenresektion ist auf S. 874 dargestellt.

Konservative Therapie überwachen

Damit die medikamentöse Therapie zum Erfolg führt, wird der Patient zu den Einnahmevorschriften und über mögliche Nebenwirkungen beraten (*Tab. 34.1*). Daneben erhält der Patient eine Beratung zu verschiedenen Aspekten, die zur Unterstützung der medikamentösen Therapie und Rezidivprophylaxe hilfreich sein können.

Ernährung. Strenge Diätvorschriften sind überholt, doch es ist sinnvoll, eine Ernährungsanamnese zu erheben und mit dem Patienten gemeinsam zu klären, wie er seine Ernährung langfristig auf eine gesunde, vollwertige Ernährung umstellen kann. Führt der Patient Buch über Speisen und Getränke, die bekömmlich bzw. weniger bekömmlich waren und erhält er zusätzliche Hinweise (*Tab. 34.2*), kann er seine Ernährung individuell abstimmen. Der Patient sollte keinen konzentrierten Alkohol und keine

ulzerogenen Medikamente zu sich nehmen.

Rauchen. Darauf sollte der Patient auf jeden Fall verzichten. Raucherentwöhnungsprogramme werden z. B. von Volkshochschulen und Krankenkassen angeboten; die aktuellen Adressen und Informationsbroschüren können dem Patienten genannt werden.

Stress. Hintergründe für psychische und/oder physische Belastungen werden in einem einfühlsamen Gespräch thematisiert. Gemeinsam mit dem Patienten gilt es herauszufinden, ob und wie Abhilfe zu schaffen ist. Informationen zu Entspannungstechniken (z. B. Autogenes Training, Progressive Muskelentspannung) können in dem Zusammenhang ergänzt werden.

🍏 PRÄVENTION & GESUND-HEITSFÖRDERUNG Beraten
Sie den Patienten dazu, wie er das Auftreten eines Rezidivs oder Komplikationen erkennen kann. Bei plötzlich einsetzenden, heftigen Schmerzen im Oberbauch, Teerstuhl, Erbrechen von frischem Blut oder kaffeesatzartiges Aussehen des Erbrochenen, sollte er sofort eine Klinik aufsuchen. ⸻

34.2.3 Medizinischer Überblick Magenkarzinom

Definition

Ein Magenkarzinom ist eine bösartige Geschwulst der Magenschleimhaut, ausgehend von den Drüsen (Adenokarzinom) oder dem Zylinderepithel der Ma-

genschleimhaut. Nach dem Kolonkarzinom ist das Magenkarzinom der zweithäufigste Tumor des Magen-Darm-Trakts (Gerlach 2011).

Ursache

Die Entstehungsursache des Magenkarzinoms ist multifaktoriell. Neben einer genetischen Disposition sind z. B. Nahrung mit Pilzbefall, Helicobacter-pylori-Befall, Nitrosamine in der Nahrung und bestimmte prädisponierende Erkrankungen (z. B. Magenpolypen, chronisch-atrophische Gastritis) zu nennen. Nikotin- und Alkoholabusus gehören zu den bekannten Risikofaktoren.

👁 FALLBEISPIEL Herr Knoll, 58
Jahre alt, freut sich wie in jedem Jahr auf den Sommer. Er genießt es, im Garten zu arbeiten und danach den Grill in Gang zu setzen. Zu den Grillabenden, bei denen große Mengen Fleisch zubereitet werden, sind meist auch die Nachbarn eingeladen. Doch in diesem Jahr hat Herr Knoll nur wenig Appetit auf Fleisch. Meist begnügt er sich mit etwas Weißbrot und Salat, selbst Bauchfleisch, das er immer so gerne mochte, löst bei ihm Ekel aus. ⸻

Symptome

Im Frühstadium zeigt das Magenkarzinom keine oder nur unspezifische Symptome. Der Betroffene klagt über Druckgefühl und Appetitlosigkeit. Diffuse Bauchschmerzen und Dysphagie (Kardiakarzinom) sowie das Auftreten von Teerstühlen als Zeichen einer Blutung

Tab. 34.1 *Übersicht der Einnahmevorschriften und der häufigsten Nebenwirkungen der Ulkustherapeutika.*

Medikament	Einnahmevorschriften	Nebenwirkungen (Auswahl)
Antazida	1 und 3 Stunden nach den Mahlzeiten und vor der Nachtruhe, andere Medikamente eine Stunde versetzt einnehmen	Obstipation, beeinträchtigt die Resorption anderer Medikamente
H_2-Rezeptor- Antagonisten	Nach der Abendmahlzeit, meist über 4 Wochen	Schwindel, Müdigkeit, Diarrhö, Kopfschmerzen
Protonenpumpenhemmer	Vor den Mahlzeiten	Übelkeit, Blähungen, Obstipation, Kopfschmerzen
Schutzfilmbildner	1 Stunde vor der Mahlzeit	Obstipation
Antibiotika	Zu den Mahlzeiten	Allergische Reaktion

Tab. 34.2 *Ernährungsempfehlungen bei Ulkuskrankheit.*

Empfehlenswert	Nicht bekömmlich
Mehrere kleine Mahlzeiten über den Tag verteilen.	große Portionen
Leichte Vollkost mit hohem Ballaststoffanteil (Vollkornprodukte, Gemüse, Kartoffeln), Rezidive treten unter ballaststofffreier Ernährung seltener auf.	scharfe Speisen und Gewürze (z. B. Pfeffer, Paprika, Meerrettich und scharfer Senf)
Hohe Zufuhr von mehrfach ungesättigten Fettsäuren (z. B. Linolsäure). Linolsäure ist in vielen Speiseölen wie, Distel-, Sonnenblumen-, Soja- und Weizenkeimöl enthalten. Aus Linolsäure werden im Körper Prostaglandine gebildet, die die Durchblutung der Schleimhaut fördern.	Bei Einnahme von H_2- Rezeptor-Antagonisten sollte auf eine Spätmahlzeit verzichtet werden, da sonst die Säureproduktion in der Nacht erhöht würde.
	hoher Kochsalzkonsum
	übermäßiger Kaffeekonsum, Richtlinie: 2 Tassen Kaffee/Tag

sind weitere Symptome. Rascher Gewichtsverlust und Leistungsknick, sowie ein Widerwillen gegen Fleisch sind häufig in späten Stadien zu beobachten. Bei Zeichen einer Magenausgangsstenose (schwallartiges Erbrechen), einem tastbaren Oberbauchtumor oder Zeichen von Metastasen (Aszites, höckerige Leber) ist eine kurative Therapie nicht mehr möglich. Im Spätstadium kann ein Virchow-Lymphknoten vorliegen (linksseitiger, supraklavikulärer, vergrößerter Lymphknoten).

Diagnostik

Die Methode der Wahl ist die Gastroskopie mit Biopsie zur histologischen Untersuchung. Die lokale Ausdehnung des Magenkarzinoms wird mithilfe einer Endosonografie festgestellt. Um Fernmetastasen auszuschließen, werden eine Röntgenuntersuchung der Lunge, Sonografie und CT des Bauchraumes sowie eine Skelettszintigrafie durchgeführt.

Therapie

Die Operation ist die Therapie der Wahl. Eine subtotale Resektion des Magens ist nur bei Frühkarzinomen im Antrum indiziert. Meist ist eine totale Gastrektomie erforderlich: eine Entfernung des gesamten Magens und der regionären Lymphknoten einschließlich des großen und des kleinen Netzes. Eine erweiterte Gastrektomie (einschließlich Pankreas-, Kolon-transversum-Resektion) muss bei einer Tumorinfiltration in die genannten Organe in Erwägung gezogen werden. Um die Speisebrei-Passage wieder herzustellen, stehen verschiedene Möglichkeiten zur Verfügung. Heute werden Techniken bevorzugt, die mit der Bildung eines Ersatzmagens einhergehen (**Abb. 34.17**). In einigen Fällen wird eine kombinierte Chemotherapie bei lokal fortgeschrittenen Tumoren durchgeführt, um den Tumor operationsfähig zu machen.

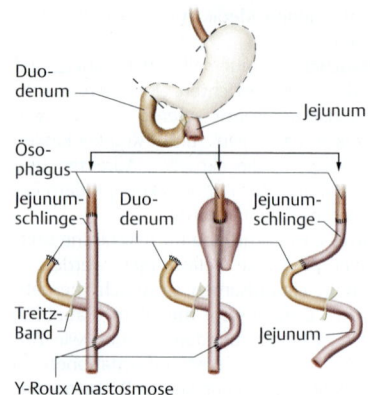

Ösophago- Jejunum- Jejunum-
a jejunostomie b ersatzmagen c interponat

Abb. 34.17 **Gastrektomie. a** Nachdem der Magen entfernt ist, wird eine Jejunumschlinge zum Ösophagus hochgezogen. **b** Funktionell am besten geeignet ist die Dopplung des Dünndarms zu einem Jejunumersatzmagen (Pouch). **c** Einsetzen eines Dünndarmsegments zwischen Ösophagus und Duodenum.

➤ **MERKE** Der Ersatzmagen kann keine Bildung von Pepsin, Intrinsic factor und Salzsäure leisten. Daher muss Vit. B_{12} substituiert werden.

Komplikationen der totalen Gastrektomie. Neben Frühkomplikationen wie Nachblutungen, Anastomosen- und Duodenalstumpfinsuffizienz, kann es später zu einer schweren, therapieresistenten Refluxösophagitis kommen. Ferner sind das Auftreten eines Dumping-Syndroms sowie der Verlust der Reservoirfunktion des Magens mit fehlendem Hunger- und Appetitgefühl zu beobachten.

Palliativmaßnahmen. Wenn bei einem stenosierenden und nicht resezierbaren Karzinom eine Heilung offensichtlich unmöglich ist, steht als palliative Methode die Gastroenterostomie zur Verfügung.

Durch Hochziehen einer Jejunumschlinge und Seit-zu-Seit-Anastomose mit der Magenwand wird bei einer Magenausgangsstenose die Nahrungspassage gewährleistet.

34.2.4 Pflege- und Behandlungsplan

Die operative Teil- oder Totalresektion des Magens beeinträchtigen den Patienten in seiner weiteren Lebensführung, insbesondere aufgrund der zum Teil sehr einschneidenden Folgezustände. Einschränkungen bei der Nahrungsaufnahme und Abnahme der Belastbarkeit sowie die schlechte Prognose eines Magenkarzinoms führen nicht selten zum sozialen Rückzug des Patienten. Neben der allgemeinen prä- und postoperativen Pflege gehört es zu den Aufgaben der Pflegenden, eine individuell abgestimmte Beratung einige Tage vor der Entlassung anzubieten.

Präoperative Pflege

Neben den allgemein notwendigen präoperativen Maßnahmen (S. 1220) sind speziell vor einer Magenoperation folgende Maßnahmen zu berücksichtigen:

- Der Nahrungsabbau beginnt am Tag vor der Operation. Morgens erhält der Patient leichte Kost zum Frühstück, ab mittags ist nur noch flüssige Kost (Suppe, Tee) gestattet.
- Am Vortag der Operation erhält der Patient einen Reinigungseinlauf, je nach Arztanordnung zusätzlich auch ein orales Abführmittel.
- Die Rasur erfolgt von der Axillarlinie bis einschließlich Schambehaarung. Wichtig ist eine sorgfältige Säuberung des Bauchnabels.
- Sinnvoll ist das präoperative Einüben der En-bloc-Mobilisation (**Abb. 34.18**) und des postoperativen Atemtrainings zur Pneumonieprophylaxe (S. 436).

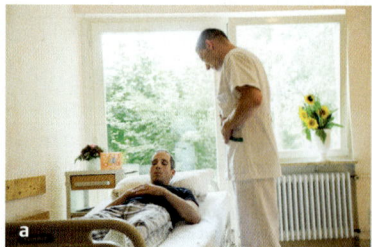
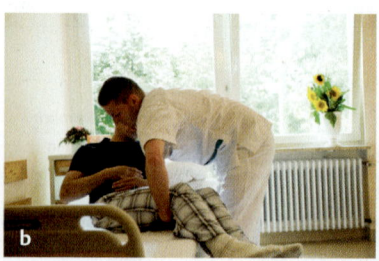
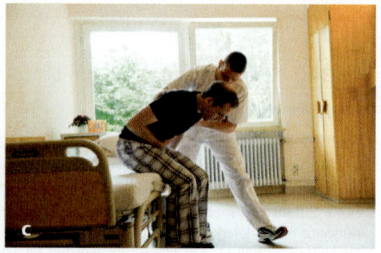

Abb. 34.18 **Einüben der En-bloc-Mobilisation.** Wird das postoperative Aufstehen präoperativ geübt, ist es postoperativ sofort anwendbar. **a** Der Patient nimmt den Kopf auf die Brust, legt beide Hände flach auf den Bauch und hält die Bauchmuskulatur völlig entspannt. **b** Der Pflegende richtet den Oberkörper des Patienten auf und schiebt dessen Beine über den Bettrand. Beim Sitzen am Bettrand behält der Patient seine Hände weiter auf dem Bauch. **c** Der Patient richtet sich nun gerade auf und kommt ohne den Einsatz der Hände und Arme in den Stand. Beim Stehen und Laufen bleiben die Hände des Patienten auf dem Bauch.

Postoperative Pflege

Die allgemeinen Maßnahmen der postoperativen Pflege können auf S. 1232 nachgelesen werden. Wurde eine Gastrektomie durchgeführt, wird der Patient in den ersten Tagen auf der Intensivstation betreut. Folgende Schwerpunkte sind bei der Pflege des Patienten zu berücksichtigen:

Lagerung. Die Lagerung soll eine Entspannung der Bauchdecke und damit Schonung des Operationsgebietes erreichen. Deshalb lagert man den Patienten mit leicht erhöhtem Oberkörper (ca. 30°) und angewinkelten Knien. Nach einer Teilresektion des Magens können die meisten Patienten am Abend des Op-Tages bzw. am 1. postoperativen Tag mobilisiert werden.

Dränagen/Wundbehandlung. Das über die Zieldränagen abgeleitete Sekret ist auf Menge und Aussehen zu beobachten. Beobachtungen wie Blutbeimengungen, Zunahme des Sekrets, plötzliches Trübwerden des Sekrets sind sofort dem Arzt zu melden, denn diese Veränderungen deuten auf Komplikationen, wie Anastomoseninsuffizienz und Nachblutungen hin. Liegen keine Komplikationen vor, werden die Zieldränagen am 4.–5. postoperativen Tag vom Arzt gekürzt und am 8.–10. postoperativen Tag entfernt. Zum Nachweis der Anastomosendichtigkeit wird zuvor ein Gastrografinschluck durchgeführt. Die Fäden werden ab dem 10. postoperativen Tag entfernt.

Magensonde. Die intraoperativ eingelegte Magensonde dient der Ableitung von Sekret und damit der Entlastung der Anastomosen. Nach einer Gastrektomie erfüllt die Magensonde auch die Funktion einer Schiene im Bereich der Anastomose zwischen Ösophagus und Jejunum.

MERKE An der perioperativ gelegten Sonde darf keinesfalls manipuliert werden. Ist die Sonde versehentlich herausgerutscht, darf sie nicht wieder vorgeschoben oder gar neu gelegt werden, denn dadurch könnte die Anastomose perforieren. Stattdessen ist sofort der Arzt zu informieren.

Die Pflegenden beobachten das austretende Sekret auf Menge, Farbe, Geruch und Beimengungen. Diese Beobachtungen werden täglich protokolliert, dokumentiert und in die Flüssigkeitsbilanz einbezogen. Eine spezielle Nasenpflege ist einmal täglich durchzuführen, in dem Zusammenhang wird auch auf eine sichere Fixierung der Sonde geach-

tet. Nach Einsetzen der Darmtätigkeit und Nachweis der Anastomosendichtigkeit mittels Gastrografinschluck (nach Magenteilresektion am 3.–5. postoperativen Tag, nach Gastrektomie am 5.–7. postoperativen Tag) wird die Sonde entfernt.

Ernährung. Bis zum Beginn des Kostaufbaus wird der Patient parenteral ernährt. In Abhängigkeit von der Operationsart (nach Magenresektion am 4.–5. Tag und nach Gastrektomie meist ab 6.–7. Tag) darf der Patient zunächst schluckweise Tee trinken. Auch hierfür gilt, dass die Dichtigkeit der Anastomose zuvor nachzuweisen ist. Die Flüssigkeitszufuhr wird am nächsten Tag gesteigert, am dritten Tag des Kostaufbaus erhält der Patient zusätzlich Zwieback und Haferschleim. Bei guter Verträglichkeit und einem komplikationslosen Verlauf erfolgt ein weiterer Nahrungsaufbau nach dem in der Klinik üblichen Schema. Nach 2 Wochen können auch gastrektomierte Patienten i. d. R. leichte Kost zu sich nehmen, allerdings ist dabei auf eine Verteilung der Nahrung auf 6–8 kleine Mahlzeiten zu achten.

Gesundheitsberatung

Bevor der Patient aus der Klinik entlassen wird, ist eine ausführliche Beratung anzubieten, evtl. gemeinsam mit einer Diätassistentin. Diese sollte an die individuelle Situation des Patienten und seiner Angehörigen angepasst sein. Unterstützend sollten dem Patienten Informationsmaterial sowie Hinweise zu Selbsthilfegruppen gegeben werden.

MERKE Eine Gastrektomie bedeutet einschneidende organische und physiologische Veränderungen und bei jedem Betroffenen unterschiedliche Ernährungsprobleme. Nach einer Magenresektion sind die Auswirkungen auf die Ernährung im Vergleich zur Gastrektomie weniger stark ausgeprägt.

Die Ernährungsempfehlungen sind flexibel zu handhaben und sollten auf die individuelle Situation abgestimmt werden. Dazu empfiehlt es sich, ein Ernährungstagebuch oder ein Beschwerdeprotokoll zu führen. So kann der Patient individuelle Unverträglichkeiten herausfinden. Das Hauptproblem vieler Patienten mit Gastrektomie ist die ungewollte Gewichtsabnahme. Folgende Empfehlungen haben sich bewährt:

- **Essen „nach der Uhr":** Häufig ist zu beobachten, dass die Betroffenen kein Hungergefühl mehr entwickeln. Des-

halb ist Essen nach einem festen Zeitplan günstig.

- **Viele kleine Mahlzeiten:** Da nach einer Gastrektomie die Reservoirfunktion des Magens fehlt, werden nur noch kleine Mahlzeiten vertragen. Daher die Nahrungsmenge auf 6–10 kleine Portionen über den Tag verteilen.
- **Langsam essen und gründlich kauen:** Grober Speisebrei führt zu Unwohlsein und fördert eine Fehlverdauung. Langsames Essen kann eine akute Überdehnung des Dünndarms vermeiden. Wird die Nahrung gut mit Speichel vermischt, kann bereits die Amylase (Ptyalin) im Speichel stärkespaltend wirken.
- **Zu kalte oder zu heiße Speisen meiden:** Bisher hat der Magen Speisen und Getränke auf Körpertemperatur gebracht. Zu kalte oder heiße Speisen reizen den Darm und führen zu Unwohlsein und Durchfall.
- **Ballaststoffreiche Lebensmittel meiden:** Da nur kleine Mengen verzehrt werden können, sollte die Nahrung einen hohen Energiegehalt aufweisen. Ballaststoffreiche Nahrungsmittel füllen den Ersatzmagen ohne ausreichende Energiezufuhr schnell auf. Sie verursachen häufig Völlegefühl und Blähungen, die bei einer starken Dehnung zu Schmerzen führen.
- **In kleinen Schlucken trinken:** I. d. R. sind 1,5 l/Tag Trinkflüssigkeit ausreichend, es sei denn, es besteht Durchfall oder Fieber. Geeignet sind Mineralwasser ohne Kohlensäure, Kräuter- oder Früchtetee und schwacher schwarzer Tee. Die Getränke sollten nicht zu den Mahlzeiten getrunken werden, sondern 15 Minuten vorher und spätestens 30 Minuten nachher.
- **Verdauung medikamentös unterstützen:** Nach einer totalen Gastrektomie bestehen häufig auch Einschränkungen der Funktion der Bauchspeicheldrüse. Dann müssen zusätzlich zu jeder Mahlzeit Pankreasenzyme (z. B. Kreon Granulat) eingenommen werden, um dem drohenden Gewichtsverlust entgegenzuwirken.
- **MCT-Fette bevorzugen:** Fette mit einem hohen Gehalt an mittelkettigen Fettsäuren, die vom Dünndarm besonders gut aufgenommen werden, eignen sich gut zur Gewichtssteigerung, insbesondere bei deutlich gestörter Fettverdauung (Fettstühle). Diese Fette sind als Diätmargarine und Speiseöl im Handel erhältlich. Die

Zufuhr von MCT-Fetten sollte langsam gesteigert werden.

- **Vitamin B$_{12}$ substituieren:** Nach einer Gastrektomie kommt es durch das Fehlen des Intrinsic factor zu einem Vitamin B$_{12}$-Mangel. Deshalb muss Vitamin B$_{12}$ in Abständen von 4 – 12 Wochen i. m. (z. B. Cytobion) verabreicht werden. Nur so kann eine perniziöse Anämie verhindert werden.
- **Nach dem Essen nicht hinlegen:** Um einen Reflux zu vermeiden, sollte sich der Betroffene nach der Nahrungsaufnahme nicht flach hinlegen, sondern in Oberkörperhochlagerung ruhen (ca. 45°).
- **Alkohol meiden, nicht rauchen.**

Spätfolgen der Magenoperation
Dumping-Syndrom

! DEFINITION Beim **Dumping-Syndrom** liegt eine Kombination verschiedener Beschwerden im Magen-Darm-Trakt und im Kreislaufsystem vor. Unterschieden wird das Frühdumping, welches 15 – 20 Min. nach der Mahlzeit auftritt vom Spätdumping, das sich 1 – 3 Stunden nach der Nahrungsaufnahme bemerkbar macht. _____

Frühdumping. Die Nahrung, insbesondere flüssige Kost, passiert den Ersatz- bzw. Restmagen schnell und gelangt ins Jejunum. Osmotisch bedingt strömt nun Flüssigkeit aus den Blutgefäßen ins Darmlumen mit der Folge eines Volumenmangels im Gefäßsystem. Zunächst leidet der Patient unter Übelkeit, kurz darauf kommt es zu Blutdruckabfall, Kaltschweißigkeit, Tachykardie und Kollapsneigung.

🍏 **PRÄVENTION & GESUNDHEITSFÖRDERUNG** Der Betroffene kann einem Frühdumping entgegenwirken, indem er die Mahlzeiten über den Tag verteilt, auf osmotisch wirksame Lebensmittel, wie salzige oder zuckerreiche Speisen verzichtet und erst 30 – 45 Minuten nach der Mahlzeit Flüssigkeiten zuführt. _____

Spätdumping. Aufgrund der schnellen Füllung des Dünndarms kommt es zu einer erhöhten Insulinfreisetzung. Ein bis 3 Stunden später entwickelt sich eine Hypoglykämie mit Unruhe, Zittern, Schwäche und Heißhunger. Es kann ein hypoglykämischer Schock auftreten.

🍏 **PRÄVENTION & GESUNDHEITSFÖRDERUNG** Zur Vorbeugung eines Spätdumping sollte der Patient schnell resorbierbare Kohlenhydrate meiden und keine reinen Kohlenhydratmahlzeiten zu sich nehmen. Das Mitführen von Traubenzucker zur Therapie einer Hypoglykämie ist zu empfehlen. _____

Laktoseintoleranz. Bei einem zu schnellen Transport des Speisebreis kommt es zu einer unvollständigen Aufspaltung des Milchzuckers. Der Milchzucker verursacht in tieferen Darmabschnitten Beschwerden wie Blähungen, Durchfall und Schmerzen.

🍏 **PRÄVENTION & GESUNDHEITSFÖRDERUNG** Produkte, die einen hohen Laktosegehalt aufweisen (Milchprodukte) sollten gemieden werden. Als Nebeneffekt kommt es

dadurch zu einer verringerten Kalziumzufuhr, wodurch das Auftreten einer Osteoporose begünstigt werden kann. Dann sollten Kalziumpräparate verordnet werden. _____

Syndrom der zuführenden Schlinge. Nahrungsreste und Verdauungssekrete sammeln sich beim BII-Magen in der blind verschlossenen Schlinge und werden bakteriell besiedelt. Die Patienten leiden unter Druckgefühl im Oberbauch, welches nach Erbrechen nachlässt, sowie unter Durchfällen. Die Therapie erfolgt operativ durch Umwandlung des BII-Magens in einen BI-Magen oder durch Anlage einer Braun-Fußpunkt- oder Roux-Y-Anastomose (s. **Abb. 34.16**).

Syndrom der abführenden Schlinge. Eine Abflussbehinderung in der abführenden Schlinge führt zu massivem Erbrechen von Flüssigkeit, Galle und Nahrung. Zur Beseitigung des Abflusshindernisses (meist Narbenstränge) ist i. d. R. eine erneute Operation notwendig.

🏋 **Rehabilitation** im Fokus
Nach einer Gastrektomie erzwingt die Notwendigkeit häufiger Mahlzeiten unabhängig von den üblichen Pausenzeiten in den Betrieben oder im Büro oft die Aufgabe der vorher praktizierten beruflichen Tätigkeit. Ist die Tätigkeit mit einem hohen Maß an körperlicher Anstrengung verbunden, ist bei einem gastrektomierten Patienten unter Umständen eine Umschulung notwendig.

34.3 Pflege von Patienten mit Appendizitis

34.3.1 Medizinischer Überblick

Definition
Die Appendizitis ist eine akute oder chronische Entzündung des Wurmfortsatzes (**Abb. 34.19**) des Blinddarms. Im Volksmund wird sie fälschlicherweise als Blinddarmentzündung bezeichnet.

Ursachen
Für die Entstehung einer Appendizitis ist in den meisten Fällen eine Verlegung des Appendixlumens durch Darminhalt verantwortlich. Der Sekretstau steigert die Virulenz der ansonsten physiologischen Darmbakterien und führt zu einer Druckerhöhung im Wurmfortsatz, so kommt es zu einer bakteriellen Entzündung (**Abb. 34.20**).

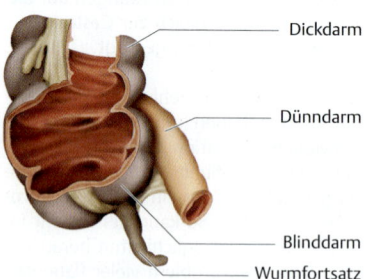

Dickdarm

Dünndarm

Blinddarm

Wurmfortsatz

Abb. 34.19 Die Appendix vermiformis ist der Wurmfortsatz des Blinddarms.

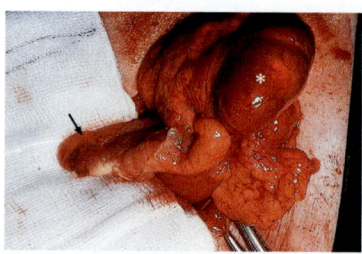

Abb. 34.20 Der entzündete Wurmfortsatz (Pfeil) liegt auf der weißen Kompresse. Ebenfalls sichtbar sind Dickdarmteile und inneres Fettgewebe.

👁 **FALLBEISPIEL** Frederic Heuer, 14 Jahre alt, will heute nicht zur Schule gehen. Ihm ist übel, auf Frühstück hat er keinen Appetit. Seine Mutter führt die Symptome auf die anstehende Mathematikarbeit zurück und schickt ihren

Sohn zur Schule. Um 11 Uhr klingelt das Telefon der Familie Heuer. Der Klassenlehrer teilt Frau Heuer mit, dass sie ihren Sohn Frederic abholen müsse. Er könne sich kaum noch auf den Beinen halten, er klage über stärkste Bauchschmerzen und habe erbrochen. Der Lehrer äußert die Vermutung, Frederic könnte eine Appendizitis haben, das habe er schon häufiger bei Jungen in dem Alter erlebt.

Symptome
Leitsymptom der Appendizitis ist der Abdominalschmerz. Er beginnt meist in der Magengegend mit diffusen Beschwerden sowie Übelkeit, Erbrechen und Appetitlosigkeit. Nach Stunden kommt es dann zu einem ziehenden und krampfartigen Schmerz im rechten Unterbauch (Wanderschmerz).

Diagnostik
Die Verdachtsdiagnose ergibt sich aus der Anamnese und der Klinik.
Anamnese. Im Rahmen der Anamneseerhebung sowie einer körperlichen Untersuchung zeigen sich weitere Symptome:
- lokale Abwehrspannung als Zeichen einer Reizung des Bauchfells
- lokaler Druckschmerz am McBurney- und Lanz-Punkt (*Abb. 34.21*)
- kontralateraler Loslassschmerz: Schmerzen im rechten Unterbauch, wenn die zuvor eingedrückte linke Bauchseite am Blumberg-Punkt plötzlich losgelassen wird
- McBurney- und Lanz-Loslassschmerz: Schmerzen im rechten Unterbauch, nachdem die zuvor eingedrückte rechte Bauchseite plötzlich losgelassen wird
- mäßiges Fieber, wobei die Körpertemperatur meist unter 38,5 °C bleibt

Der rektal gemessene Temperaturwert liegt häufig 1 °C über dem axillären Temperaturwert.
Klinik. Bei der Blutuntersuchung deuten eine Leukozytose und Erhöhung der Senkungsgeschwindigkeit der Blutkörperchen (BSG, S. 723) und des CRP auf eine Appendizitis hin. In der Sonografie

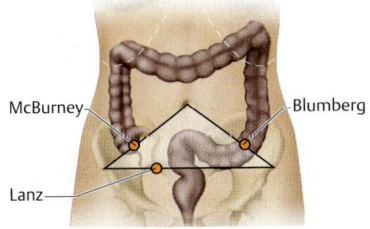

Abb. 34.21 Druckpunkte bei Appendizitis: 1 McBurney, 2 Blumberg, 3 Lanz.

des Abdomens zeigt sich ein verdickter Appendix.

Schwierigkeiten der Diagnosestellung
Häufig ist eine eindeutige Diagnosestellung schwierig, weil die Lage der Appendix variabel ist, wodurch die Symptomatik unterschiedlich ausfallen kann. Außerdem gibt es einige Erkrankungen mit ähnlichen Symptomen (z. B. Eileiter- oder Nierenbeckenentzündung, Ovarialzysten). Die Symptomatik variiert außerdem je nach Alter: Während bei Kindern Blähbauch, Appetitlosigkeit und Fieber vorrangig auftreten, äußern ältere Menschen oft nur geringe Beschwerden (symptomarme Altersappendizitis). Diabetiker mit Polyneuropathie (S. 983) haben oft trotz ausgeprägter Entzündung oder sogar Appendixperforation kaum Anzeichen. Bei einer schwangeren Frau ist der Schmerz häufig oberhalb des McBurney-Punktes, fast am Rippenbogen, lokalisierbar (Schwangerschaftsappendizitis).

Komplikationen
Folgende Komplikationen können auftreten:
- Peritonitis bei perforierter Appendixwand
- perityphlitischer Abszess (Abszess im Bereich des Zökum) bei gedeckter Perforation

Therapie
Der Wurmfortsatz wird entweder laparoskopisch oder offen-chirurgisch (konventionell) mittels Bauchschnitt entfernt. Eine konservative Behandlung kommt nur bei subakuten Formen der Appendizitis infrage. Dabei muss eine engmaschige klinische und laborchemische Kontrolle erfolgen. Eine Entscheidung über das weitere Vorgehen muss innerhalb von 6 – 8 Stunden getroffen werden. Ist die Appendix perforiert, folgt häufig eine klinisch „stumme Phase"!

> **MERKE** Bei Perforation wird sofort appendektomiert und 1 – 2 Dränagen eingelegt. Der Patient erhält perioperativ über 5 – 7 Tage Antibiotika zur Peritonitisprophylaxe.

34.3.2 Pflege- und Behandlungsplan
Die Appendizitis ist die häufigste akute Erkrankung der Bauchorgane. Sie tritt sehr oft vor dem 30. Lebensjahr auf. Wird sie rechtzeitig erkannt und behandelt, ist lediglich mit einem kurzen Krankenhausaufenthalt zu rechnen.

Im Rahmen der Operationsvorbereitung führen Pflegende verschiedene

Maßnahmen durch. Der mit Verdacht auf Appendizitis aufgenommene Patient muss zunächst über die Notwendigkeit von Bettruhe und Nahrungskarenz aufgeklärt werden. Zur Schmerz- und Entzündungshemmung werden nach Rücksprache mit dem Arzt Kühlelemente auf den rechten Unterbauch gelegt.

Präoperative Maßnahmen
Die Vorbereitungen zur Operation sind nach den üblichen Regeln durchzuführen (S. 1220). Rasiert wird der Bereich vom Rippenbogen bis zu den Leisten, Schambehaarung eingeschlossen.

Postoperative Maßnahmen
Die postoperative Pflege wird nach den allgemeinen Grundsätzen durchgeführt (S. 1232).
Mobilisation und Darmtätigkeit. Die Erstmobilisation erfolgt möglichst noch am Abend des Operationstages. Setzt die Darmtätigkeit bis zum 2. postoperativen Tag nicht spontan ein, werden Laxanzien oder ein Klistier verabreicht.
Ernährung. Orale Flüssigkeitsaufnahme ist am 1. postoperativen Tag möglich, wenn konventionell operiert wurde. Bei Wiedereinsetzen der Darmtätigkeit darf der Patient leichte Kost zu sich nehmen. Wurde eine laparoskopische Appendektomie durchgeführt, kann der Patient bereits am Operationstag trinken und am Tag danach wieder essen. Bei perforierter Appendix erfolgt die Ernährung für 2 – 3 Tage parenteral, der Kostaufbau geschieht nach Arztanordnung.
Dränagen und Fadenentfernung. Dränagen werden entfernt, wenn kein trübes Sekret mehr gefördert wird. Meist ist dies nach 4 – 6 Tagen der Fall. Zwischen 7. und 9. postoperativen Tag werden die Fäden entfernt. Häufig wird das ambulant vom Hausarzt übernommen, weil die Patienten nach konventioneller Appendektomie oft schon am 4.– 5. postoperativen Tag entlassen werden.

> 🍏 **PRÄVENTION & GESUNDHEITSFÖRDERUNG** Vor der Entlassung sollte der Patient zur Körperpflege, Wundkontrolle und körperlichen Belastung beraten werden. Ein Folienverband auf der Operationswunde dient der Infektionsprophylaxe beim Duschen oder Baden. Der Patient sollte auf Entzündungszeichen im Bereich der Op-Wunde und das Auftreten von Fieber achten und körperliche Belastungen für eine Phase von 2 Wochen nach der Operation meiden.

34.4 Pflege von Patienten mit chronisch-entzündlichen Darmerkrankungen

34.4.1 Medizinischer Überblick

Definition

Morbus Crohn (Synonym: Ileitis terminalis) und Colitis ulcerosa (Synonym: Ulzerative Kolitis) sind chronische Entzündungen des Darms. Morbus Crohn kann alle Abschnitte des Verdauungstraktes von der Speiseröhre bis zum Anus befallen, dabei sind alle Wandschichten betroffen (**Abb. 34.22**). Colitis ulcerosa betrifft nur den Dickdarm, nicht selten nur das Rektum (**Abb. 34.23**). Die Entzündung betrifft hauptsächlich die Mukosa, seltener die Submukosa und geht mit kleinen Abszessen der Krypten und oberflächlichen Geschwüren einher (Greten 2010). Sie verläuft in Schüben und neigt zu maligner Entartung.

Ursachen

Die Ursache von Morbus Crohn und Colitis ulcerosa ist noch unklar. Diskutiert werden eine familiäre Disposition, genetisch bedingte, infektiöse und immunologische Ursachen (Greten 2005). Faktoren wie Persönlichkeitsstruktur, Ernährungs- und Lebensgewohnheiten sowie chronischer Stress beeinflussen den Krankheitsverlauf.

Häufigkeit. Der Morbus Crohn ist neben der Colitis ulcerosa die wichtigste chronisch-entzündliche Darmerkrankung (CED). Die Zahl Betroffener in Deutschland wird von der Deutschen Morbus Crohn/Colitis ulcerosa Vereinigung (DCCV) mit 320 000 angegeben. Der Krankheitsbeginn manifestiert sich meist im 20.–30. Lebensjahr.

Diagnostik

Zunächst erfolgen die Erhebung der Krankheitsgeschichte und eine körperliche Untersuchung. In der Labordiagnostik werden CRP, Blutbild und BSG bestimmt. Zur Anfangsdiagnostik gehört eine vollständige Ileokoloskopie mit Biopsien aus jedem untersuchten Darmabschnitt. Verdickte Darmabschnitte, Motilitätsstörungen sowie Stenosen lassen sich durch eine Sonografie darstellen. Ein Hydro-MRT des Dünndarms ist zum Nachweis von Fisteln geeignet.

👁 **FALLBEISPIEL** Margarete Koch, 22 Jahre alt, studiert im 6. Semester Pharmazie. Bisher hatte sie nie Prüfungsangst, doch diesmal scheint es anders zu sein. Sie verspürt starke Bauchschmerzen, Fieber, Durchfälle und hat innerhalb von 1 Woche 5 kg Körpergewicht verloren. Zunächst suchte sie keinen Arzt auf, da sie die Symptome einer plötzlich aufgetretenen Prüfungsangst zuschrieb. Die Symptome ließen später nach und sie trat eine Urlaubsreise an. Nach einer Woche am Urlaubsort bekam sie erneut heftige Durchfälle und Bauchkrämpfe und zwar ohne ersichtlichen Grund. Sie musste den Urlaub abbrechen. Zu Hause angekommen, suchte sie sofort ihren Hausarzt auf. Dieser stellt nach einer Koloskopie die Diagnose Colitis ulcerosa. Margarete ist geschockt. Sie weiß, was das bedeutet, denn die chronisch-entzündlichen Darmerkrankungen waren Thema in einer Vorlesung während des letzten Semesters.

Therapie

Die Behandlung erfolgt so lange wie möglich konservativ. Eine Heilung ist nicht möglich. Eine Operation kann beim Auftreten von Komplikationen angezeigt sein.

Medikamentöse Behandlung

Die Behandlung der chronisch-entzündlichen Darmerkrankungen hängt davon ab, wie schwer die Erkrankung ist und welche Teile des Verdauungstraktes betroffen sind. Bei leichtem Verlauf können Salicylate helfen (Wirkstoff Sulfasalazin in z. B. Azulfidine, Colo-Pleon, Sulfasalazin-Heyl oder mit dem Wirkstoff Mesalazin in Asacolitin, Claversal). Fisteln müssen mit Antibiotika behandelt werden. Glukokortikoide werden bei schweren Krankheitsschüben eingesetzt. Bei sehr schweren Verläufen kommen Immunsuppressiva zum Einsatz. Diese wirken allerdings erst nach 3 bis 6 Monaten. Bei besonders schweren Verläufen können Infliximab und Andalimumab (Tumornekrose-Faktor-Antagonisten) helfen. Diese werden aber wegen des hohen Risikos von Nebenwirkungen nur als Mittel der dritten Wahl eingesetzt (DCCV 2011).

Operative Behandlung

Die chirurgische Therapie ist beim Morbus Crohn symptomatisch, bei Colitis ulcerosa kurativ, wenn eine Proktokolektomie durchgeführt wird. Bei **Morbus Crohn** erfolgt eine Resektion der entzündeten Darmsegmente und End-zu-End-Anastomose. Bei komplizierten perianalen Fisteln kann ein passageres Ileo- oder Kolostoma bis zur Abheilung notwendig sein (S. 886). Treten bei der **Colitis ulcerosa** Komplikationen auf oder bei Versagen der konservativen Therapie, wird der gesamte Dickdarm einschließlich des Rektums reseziert. Verschiedene Op-Techniken sind möglich:

- Anlage eines endständigen Ileostomas (kontinent oder inkontinent)
- kontinenzerhaltende Proktokolektomie mit Ileumpouch (S. 886)

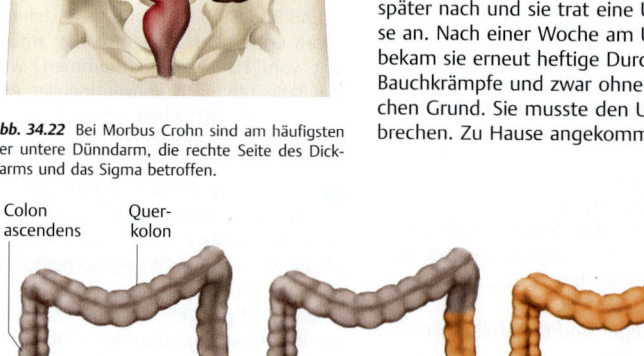

Abb. 34.22 Bei Morbus Crohn sind am häufigsten der untere Dünndarm, die rechte Seite des Dickdarms und das Sigma betroffen.

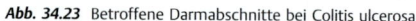

Colon ascendens

Querkolon

Rektum

Colon descendens

a

b

c

Abb. 34.23 Betroffene Darmabschnitte bei Colitis ulcerosa.

Tab. 34.3 Symptome Morbus Crohn/Colitis ulcerosa.

	Morbus Crohn	**Colitis ulcerosa**
Allgemeinsymptome		
	→ Gewichtsverlust → Müdigkeit → Appetitlosigkeit → Übelkeit/Erbrechen → Leistungsminderung → Anämie → Fieber (im akuten Schub) → Elektrolyt- und Vitaminmangel	
Spezifische Symptome		
	→ krampfartige Bauch- schmerzen, vor allem im rechten Unterbauch → breiig-schleimige, teils wässrige Durchfälle (2 – 5/Tag)	→ krampfartige Bauch- schmerzen, oft im linken Unterbauch → ständiger und schmerz- hafter Stuhl- und Press- drang → Stuhlinkontinenz → blutig-schleimige Durch- fälle mit Tenesmen → Stuhlfrequenz bis zu 30 Entleerungen/Tag
Extraintestinale Manifestation		
	→ Augenentzündungen → Haut: Erythema nodosum (S. 1045) → Gelenkentzündungen → Cholelithiasis (S. 894)	
Lokale Symptome/Komplikationen		
	→ Fistelbildung → Abszesse → Verwachsungen → Darmstenose → mechanischer Ileus (S. 880) → maligne Entartung	→ Perianalabszess → Analfistel → fulminant toxischer Ver- lauf mit hohem Fieber, Exsikkose, großer Zahl an blutig-schleimigen Durchfällen; zusätzlich Dilatation des Kolons mit Perforationsgefahr (toxisches Megakolon) → schwere anale Blutun- gen → maligne Entartung

Diätetische Behandlung

Bei erheblich reduziertem Allgemeinzustand und Mangelernährung kann eine enterale Sondenernährung mit chemisch definierter laktosefreier Sondenkost die Remission beschleunigen. Bei drohender Ileussymptomatik oder bei sehr schwerem Verlauf ist eine parenterale hyperkalorische Ernährung über einen zentralen Venenkatheter erforderlich.

34.4.2 Pflege- und Behandlungsplan

Der schubweise Verlauf der Erkrankung sowie das Auftreten von Komplikationen führen häufig zu einer stationären Aufnahme und Behandlung im Krankenhaus. Bei der pflegerischen Betreuung des Patienten sind verschiedene Schwerpunkte zu berücksichtigen.

Ernährung. Im akuten Schub ist die Ernährung mit ballaststoffarmer Kost zu empfehlen, um den Darm zu entlasten. Niedermolekulare Formeldiät (S. 338) wird als Flüssignahrung getrunken oder als Sondenkost mittels Ernährungspumpe über eine Magen- oder Duodenalsonde verabreicht. Die Aufgabe der Pflegenden besteht in der Überwachung der Sondenkostverabreichung und Beobachtung des Patienten auf Schmerzen, Diarrhö, Kreislaufprobleme oder Übelkeit. Klingt der akute Schub ab, kann mit dem langsamen Kostaufbau begonnen werden. Es gibt keine allgemein gültigen Diätrichtlinien, insgesamt gilt die individuelle Verträglichkeit als ausschlaggebend. Natürlich bereiten einige Nahrungsmittel häufiger Probleme (blähende Speisen, fette Nahrungsmittel, scharfe Gewürze, Vollkornprodukte, Süßigkeiten).

🍏 **PRÄVENTION & GESUND-HEITSFÖRDERUNG** Empfehlen Sie dem Patienten individuelle Unverträglichkeiten herauszufinden, z. B. durch das Führen eines Ernährungsprotokolls. Wichtig ist eine hochwertige und kalorienreiche Kost, um eine etwaige Mangelernährung nach einem akuten Schub auszugleichen. ⸺

Bewegung. Während eines akuten Schubes sollte sich der Betroffene schonen. Eine bauchdeckenentspannende Lagerung wird oft als angenehm empfunden, ebenso Einreibungen der Bauchdecke mit Anis- oder Kümmelöl. Nach Möglichkeit sollte der Patient in einem ruhigen Zimmer untergebracht werden. Ist der Patient sehr geschwächt oder besteht

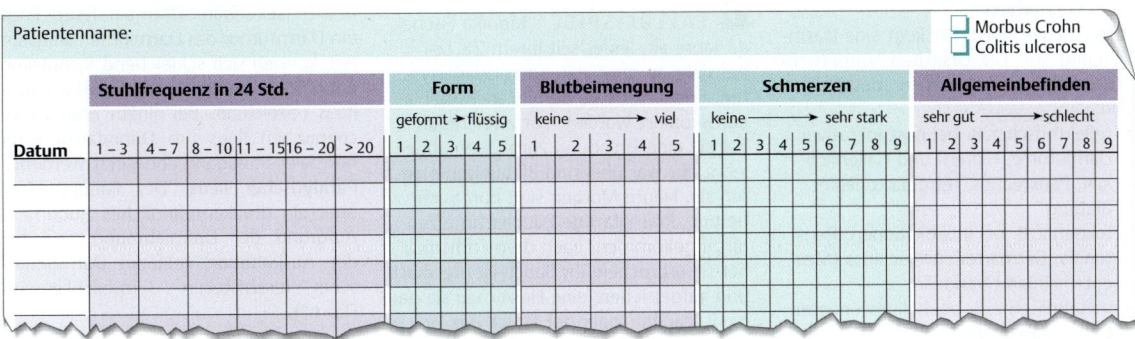

Abb. 34.24 Bei chronisch-entzündlichen Darmerkrankungen wird ein Stuhlprotokoll geführt.

Kollapsneigung, sollte der Patient in Begleitung aufstehen.

Stuhlausscheidung. Während eines akuten Schubes mit bis zu 30 Stuhlentleerungen/Tag ist es notwendig, die Intimtoilette und Pflege der Analregion mit besonderer Sorgfalt durchzuführen. Dem Patienten werden weiches Toilettenpapier, Hautschutzsalbe und Vorlagen zum Wäscheschutz zur Verfügung gestellt. Das Führen eines Stuhlprotokolls gibt Aufschluss über die Häufigkeit und Konsistenz der Stuhlausscheidungen. Blutauflagen und das Auftreten von Schmerzen werden ebenfalls dokumentiert (**Abb. 34.24**).

Psychische Situation. Während eines akuten Schubes sind viele Betroffene verzweifelt und deprimiert. Sie reagieren mit Resignation und Rückzug. Diese Form der Krankheitsbewältigung geht meist mit einem verlängerten Krankheitsschub einher. Deshalb ist es wichtig, den Patienten bei einer aktiven Auseinandersetzung mit der Erkrankung zu unterstützen. Dies gelingt am besten, wenn eine beständige Pflege durch wenige Bezugspersonen gewährleistet ist. Der Verlauf der Erkrankung kann zu seelischen, zwischenmenschlichen (sexuellen oder partnerschaftlichen) und sozialen (z. B. Probleme bei der Berufsausbildung oder am Arbeitsplatz durch Krankschreibung) Problemen führen.

Einige Patienten reagieren auf Alltagsbelastungen und Stresssituationen mit Bauchkrämpfen und Durchfällen. Teilweise ist auch ein Zusammenhang zwischen einschneidenden Lebensereignissen, wie Arbeitsplatzwechsel oder Part-nerverlust, und Krankheitsschüben zu beobachten. Das Erlernen von Entspannungstechniken kann hier weiterhelfen. Sport in Maßen und unter Berücksichtigung der individuellen Krankheitssituation kann helfen, Stress abzubauen, negative Stimmungen zu vertreiben und das Immunsystem zu stärken.

🍏 **PRÄVENTION & GESUND-HEITSFÖRDERUNG** Die Teilnahme an Schulungsprogrammen sowie an Regionaltreffen der Deutschen Morbus Crohn/Colitis ulcerosa Vereinigung DCCV e. V. können eine aktive Krankheitsbewältigung fördern. Eine Psychotherapie kann bei spezifischen psychosozialen Problemen gerechtfertigt sein. ───────

34.5 Pflege von Patienten mit Ileus

34.5.1 Medizinischer Überblick

Definition
Bei einem Ileus liegt eine lebensgefährliche Unterbrechung der Darmpassage im Dünn- oder Dickdarm vor.

Ursachen
Mechanischer Ileus. Hierbei liegt ein Hindernis vor, das den Weitertransport von Darminhalt blockiert (**Abb. 34.25**). Ursachen können sein:

- Verlegung des Darmlumens durch Fremdkörper oder Tumoren (Okklusionsileus)
- Verwachsungen zwischen den Darmsträngen (Adhäsionsileus)
- Narbenstränge (Briden) nach abdominellen Eingriffen (Bridenileus)
- Abschnürungen oder Verdrehungen der Mesenterialgefäße (Strangulationsileus) durch Einstülpung zweier Darmabschnitte ineinander (Invagination, bei Säuglingen und Kleinkindern häufig) oder eingeklemmte (inkarzerierte) Hernien

Paralytischer Ileus. Hier liegt eine Darmlähmung vor. Die Ursachen können reflektorisch, toxisch oder metabolisch sein:

- reflektorisch z. B. bei postoperativer Darmatonie, Nieren- und Gallenkoliken, Pankreatitis, retroperitonealer Blutung
- toxisch z. B. bei Intoxikationen, Peritonitis, Darmarterienverschluss (Mesenterialinfarkt vaskulär)
- metabolisch z. B. bei Kaliumverlusten, Coma diabeticum

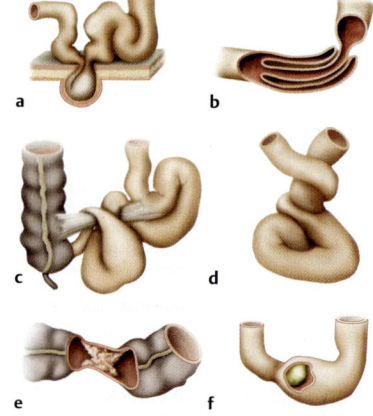

Abb. 34.25 Beispiele für mechanischen Ileus. a Hernieninkarzeration (Einklemmung), **b** Invagination (Einstülpung), **c** Strangulation (durch Verwachsungen), **d** Volvulus (Verschlingung), **e** Tumorstenose, **f** Gallensteine, die sich im Dünndarm festgesetzt haben.

👁 **FALLBEISPIEL** Monika Fischer, 43 Jahre alt, leidet seit ihrem 28. Lebensjahr an rezidivierenden Ovarialzysten. Seitdem ist sie bereits sechsmal laparoskopiert worden. Vor zwei Tagen hat sie eine Einladung zum Essen abgelehnt, ihr war übel und Blähungen plagten sie. Heute Morgen sind nun noch heftige, krampfartige Bauchschmerzen hinzu gekommen, nach dem Frühstück hat sie erbrochen. Ihr Bauch ist bretthart und aufgetrieben, eine Hose mag sie gar nicht tragen, sogar der Druck des Hosenbundes löst Schmerzen aus. Ihr Ehemann beobachtet, dass seine Frau sehr blass und kaltschweißig ist. Er überredet sie und bringt sie in die Notfallambulanz des nächstgelegenen Krankenhauses. ───

Symptome
Gemeinsame Symptome sind:

- Übelkeit und Erbrechen (auch Koterbrechen = Miserere, wörtlich: „erbarme Dich"),
- Meteorismus und
- Stuhl- und Windverhalt
- Schmerzen

Durch die gestörte Rückresorption von elektrolythaltigen Verdauungssäften verbleibt viel Flüssigkeit im Darm. Daraus entwickelt sich schnell ein Volumenmangelschock.

Mechanischer Ileus. Aufgrund der übermäßigen Peristaltik kommt es zu krampfartigen Schmerzen mit Abwehrspannung. Bei der Auskultation (Abhören) sind sog. „klingende", laute Darmgeräusche zu hören. Sie werden schwächer, je mehr die Darmmuskulatur ermüdet (= sekundäre Darmparalyse). Engt ein Darmtumor das Darmlumen langsam ein, können sich schleichend Symptome entwickeln; dieser Zustand wird als Subileus bezeichnet. Bei einem hohen mechanischen Ileus (im Dünndarm) kann normaler Stuhlgang abgesetzt werden.

Paralytischer Ileus. Der Patient klagt über ein druckempfindliches Abdomen. Aufgrund der Darmlähmung sind bei der Auskultation keinerlei Darmgeräusche festzustellen („Totenstille im Darm").

Diagnostik

Häufig kann die Diagnose schon aufgrund der Anamnese und des klinischen Befundes gestellt werden. Weitere Untersuchungsmethoden zur Abklärung des Ileus sind:

- Röntgenleeraufnahme des Abdomens (*Abb. 34.26*)
- evtl. ergänzt durch Sonografie, CT
- Angiografie der Bauchgefäße
- Kontrastmitteluntersuchung des Darmes

Komplikationen

Der Druck im Darm kann auf das über 100fache des Normaldrucks ansteigen, wenn der Stau durch Stuhl, Nahrungsbrei und Darmgase im Zusammenhang mit einem Abflusshindernis zunimmt. Dieser Druckanstieg führt zu einer Kompression der Blutgefäße; der Darm wird nicht mehr richtig durchblutet. Dies führt zu einer Zellschädigung und im Extremfall zur Nekrose des Darmes. Bei bereits vorliegender Nekrose besteht Perforationsgefahr. Die Darmbakterien und die durch Zersetzung von Darminhalt entstehenden Toxine können durch den hohen Innendruck die Darmwand durchwandern und zu einer Peritonitis, bei weiterer Verbreitung zu einer Sepsis führen. Die gestörte Resorptionsfähigkeit des Darmes kann einen Flüssigkeits- und Elektrolytverlust bis hin zum Volumenmangelschock verursachen.

Therapie

Mechanischer Ileus. Um die Darmpassage wieder herzustellen, wird operativ vorgegangen. Je nach Ursache werden Verwachsungen oder Narbenstränge gelöst oder Fremdkörper entfernt. Reicht dies nicht aus, wird ein Darmabschnitt entfernt (Resektion) oder ein Bypass angelegt. Eine Infusionstherapie in der prä- und postoperativen Phase dient dem Flüssigkeits- und Elektrolytersatz.

Paralytischer Ileus. Hier steht eine konservative Therapie im Vordergrund. Der Patient erhält intravenös peristaltikstimulierende Medikamente, z. B. Prostigmin, Bepanthen. Er muss Nahrungskarenz einhalten; zum Absaugen des gestauten Sekrets wird eine Magen- oder Duodenalsonde gelegt. Zum Ausgleich des Flüssigkeits- und Elektrolythaushalts erhält der Patient Infusionen über einen zentralen Venenkatheter. Wurde der paralytische Ileus durch einen Mesenterialinfarkt oder eine Peritonitis verursacht, muss auch hier operiert werden.

PRAXISTIPP Das Einlegen eines Darmrohres kann das Lösen von Blähungen erleichtern. Eine noch effektivere Peristaltikanregung ist durch Schwenkeinläufe zu erreichen (nach Arztanordnung!). ————————————

34.5.2 Pflege- und Behandlungsplan

Patienten mit einem Ileus werden oft als Notfall vom Hausarzt in die Klinik eingewiesen. Die Symptome werden meist als bedrohlich erlebt. Entsprechend der Therapie ergeben sich für die Pflege neben der Unterstützung bei den ATL folgende Schwerpunkte.

Erstversorgung bis zur endgültigen Diagnose. Bis zur endgültigen Diagnoseklärung sind folgende Richtlinien einzuhalten und Maßnahmen durchzuführen:

- absolute Nahrungskarenz
- Bettruhe
- Überwachen der Vitalzeichen, um beginnenden Volumenmangelschock zu erkennen
- Ausscheidung beobachten
- Magen- bzw. Duodenalsonde (Arzt!) zur Ableitung des gestauten Darminhaltes
- Legen eines Blasenverweilkatheters zur exakten Flüssigkeitsbilanzierung (S. 356)

- Assistenz bei der Anlage eines ZVK (S. 698)
- ZVD-Kontrolle (S. 699)
- Überwachung der Infusionstherapie (S. 691)

MERKE Bis zur endgültigen Abklärung der Diagnose dürfen keine Laxanzien, Einläufe oder Analgetika verabreicht werden. Analgetika verschleiern die Symptomatik und erschweren dadurch die Diagnosestellung. Beim mechanischen Ileus können Laxanzien und Einläufe zu einer Darmperforation führen. ————————————

Der Patient ist durch seine Erkrankung in seiner Selbstständigkeit stark eingeschränkt. Alle notwendigen Prophylaxen werden durchgeführt, insbesondere Dekubitus-, Pneumonie- und Thromboseprophylaxe. Bei Koterbrechen (Miserere) ist neben der einfühlsamen Betreuung eine sorgfältige Mundpflege angezeigt, evtl. mit desinfizierenden Lösungen.

PRAXISTIPP Eine bauchdeckenentspannende Lagerung (mit angewinkelten Beinen) lindert die Schmerzen. Ist die Diagnose gesichert, werden zusätzlich ärztlich verordnete Schmerzmittel verabreicht. ————————————

Zur Operation vorbereiten. Dies erfolgt nach den allgemeinen Richtlinien (S. 1220) unter Berücksichtigung der Schwerpunkte bei geplanten Darmoperationen. Die Rasur erfolgt von den Mamillen bis zu den Leisten, einschließlich der Schambehaarung.

Postoperative Pflege. Sie richtet sich nach den allgemeinen Richtlinien (S. 1232) und der Art der durchgeführten Operation.

34.6 Pflege von Patienten mit Erkrankungen des Dickdarms ————————————

34.6.1 Medizinischer Überblick Divertikulose und Divertikulitis

Definition

Divertikel sind sackförmige Ausstülpungen der Dickdarmschleimhaut durch die Ringmuskulatur des Dickdarms. Treten sie gehäuft auf, wird von einer **Divertikulose** gesprochen. Eine **Divertikulitis** liegt vor, wenn Divertikel sich entzündlich verändern.

Ursachen

Erworbene Divertikel treten an Gefäßlücken der muskulären Darmwand auf,

denn dort zeigt die Darmwand eine schwächere Struktur. Hoher Innendruck im Dickdarm, z. B. durch chronische Obstipation und Kotstau bei ballaststoffarmer Ernährung, fördert die Entstehung (*Abb. 34.27*). Bei angeborenen Divertikeln stülpt sich die gesamte Darmwand aus.

FALLBEISPIEL Frau Heine ist 78 Jahre alt, seit Jahren leidet sie an Verstopfung. Seit langem nimmt sie täglich Abführmittel. Trotzdem ist ihr Stuhl immer sehr hart und trocken. Seit

gestern jedoch leidet sie an Durchfällen, obwohl sie die Dosierung des Abführmittels nicht erhöht hat. Jeder Toilettengang wird von starken linksseitigen Unterbauchschmerzen begleitet. Frau Heine hat ein ausgeprägtes Krankheitsgefühl und Fieber. Sie fühlt sich nicht in der Lage, ihren Arzt aufzusuchen und bittet ihn telefonisch um einen Hausbesuch. ————————————

Symptome

Die Divertikulose macht i. d. R. keine Beschwerden. Erst beim Auftreten von

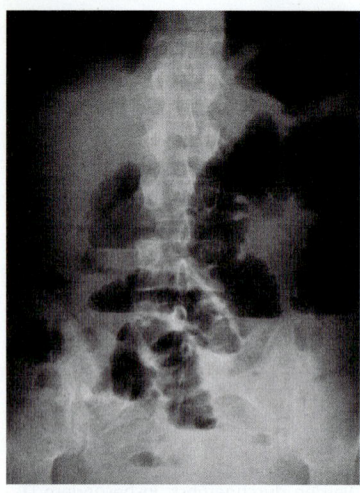

Abb. 34.26 Die Leeraufnahme im Stehen zeigt typische horizontale Spiegelbildungen und stehende (luftgefüllte) Darmschlingen.

Divertikulose

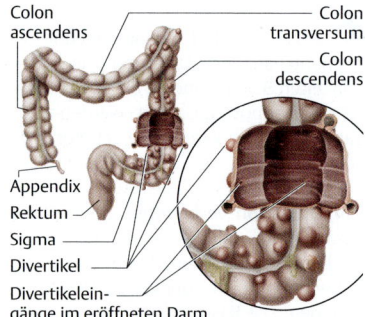

a

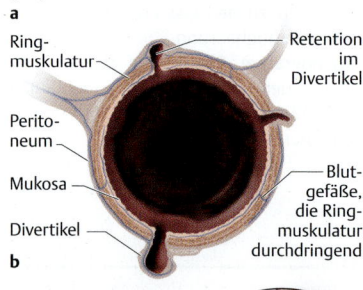

b

Divertikulitis

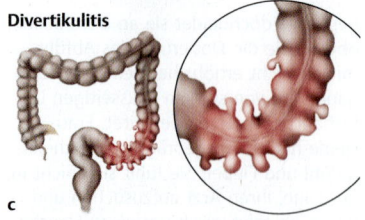

c

Abb. 34.27 **Divertikulose. a** Entstehung von Dickdarmdivertikeln, **b** Dickdarm im Querschnitt mit Divertikelgängen, **c** entzündete Divertikel.

Komplikationen, z. B. einer Divertikulitis, treten starke Unterbauchschmerzen (oft linksseitig), Fieber und Diarrhö auf. Oftmals liegt eine habituelle Obstipation mit Schleimabgängen und schaftskotähnlichen Stühlen vor.

Diagnostik
Die Diagnose „Divertikulose" wird oft als Zufallsbefund nach einer Koloskopie oder Magen-Darm-Passage gestellt. Eine Divertikulitis wird durch Klinik, Entzündungszeichen im Labor (Leukozytose, BSG-Beschleunigung und CRP-Erhöhung) und sonografisch (Verdickungen der Kolonwand) diagnostiziert. Zur Vermeidung einer Perforation durch invasive Diagnostik wird bei akuter Divertikulitis ein MRT oder CT durchgeführt.

Komplikationen
Bei rezidivierenden Divertikulitiden kommt es zur Narbenbildung und damit zur Schrumpfung des betroffenen Darmabschnitts. Daraus kann sich eine Stenose entwickeln, die wiederum einen mechanischen Ileus verursachen kann. Perforation, Fistelbildung und Blutung sind weitere mögliche Komplikationen.

Therapie
Eine symptomlose Divertikulose wird konservativ behandelt. Zur Vorbeugung einer Obstipation wird Folgendes empfohlen:
- ballaststoffreiche Ernährung
- ausreichend Flüssigkeit
- Bewegung

Liegt eine Divertikulitis vor, sollte der Darm geschont werden. Folgende Therapiemaßnahmen sind angezeigt:
- Bettruhe
- orale Nahrungskarenz und parenterale Ernährung für 5 – 7 Tage
- Antibiotika- und Schmerzmittelgabe (z. B. Buscopan)

Bleibt die konservative Therapie erfolglos oder treten häufig Rezidive oder Komplikationen auf, wird eine Operation durchgeführt.

Operative Therapie. Wenn möglich, wird der divertikeltragende Darmabschnitt kontinenzerhaltend entfernt, d. h. der Schließmuskelapparat bleibt erhalten. Liegt eine akute Entzündung oder Perforation mit Peritonitis vor, erfolgt die Operation in zwei Sitzungen („Diskontinuitätsresektion des Kolons nach Hartmann", *Abb. 34.28*).

🖐 **PRAXISTIPP** Patienten mit Divertikulose sollten ihre Ernährungsgewohnheiten der Krankheit anpassen. Das Wichtigste ist die Vorbeugung einer Obstipation durch eine ballaststoffreiche

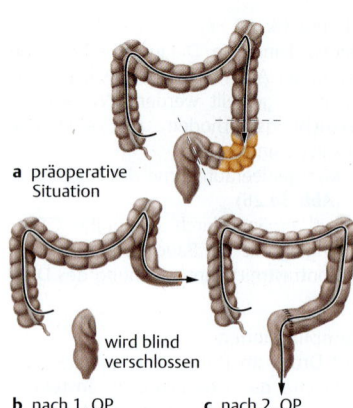

a präoperative Situation

wird blind verschlossen

b nach 1. OP (=Hartmann-OP)　**c** nach 2. OP

Abb. 34.28 Liegt eine akute Entzündung, Perforation oder Peritonitis vor, wird beim 1. Eingriff der erkrankte Darmabschnitt entfernt und ein Enterostoma angelegt. Die Anastomosierung der Darmabschnitte erfolgt einige Wochen bis Monate später.

Ernährung und ausreichende Flüssigkeitszufuhr.

34.6.2 Pflege- und Behandlungsplan
Hauptaufgabe der Pflegenden ist die Ernährungsberatung. Eventuell ist es sinnvoll, eine Diätassistentin hinzuzuziehen, die mit dem Patienten einen individuellen Ernährungsplan erarbeitet. Ist zur Entlastung des Darmes Nahrungskarenz angeordnet und die Ernährung erfolgt ausschließlich parenteral, wird von den Pflegenden eine sorgfältige Soor- und Parotitisprophylaxe durchgeführt. Krampfartige Bauchschmerzen können durch Auflegen von Kälteträgern und bauchdeckenentspannende Lagerungen gelindert werden.

↪ **MERKE** Abführmittel, die zur Peristaltikanregung führen und Einläufe sind kontraindiziert. Es droht Perforationsgefahr!

34.6.3 Medizinischer Überblick Dickdarmpolypen

Definition
Dickdarmpolypen sind von der Darmschleimhaut ausgehende Tumoren, meist Adenome. Bei mehr als 100 Polypen wird von einer Polyposis gesprochen. Eine seltene Erbkrankheit ist die „Familiäre adenomatöse Polyposis" (FAP) mit häufiger maligner Entartung.

Ursache
Dickdarmpolypen treten am häufigsten in Ländern mit einem hohen Lebensstandard auf, in denen sich die Menschen häufig mit viel Fleisch, Fett und wenig

Ballaststoffen ernähren. Aus diesen Umständen kann ein Zusammenhang zwischen Ernährungsgewohnheiten und der Entstehung von Dickdarmpolypen geschlossen werden. Alkoholabusus ist ein weiterer Risikofaktor.

Symptome
Kleine Dickdarmpolypen verursachen keine Symptome und werden eher zufällig entdeckt. Erosionen an der Oberfläche großer Polypen können zu Blutungen führen, die je nach Größe unterschiedlich stark sind. Große Polypen können folgende Symptome verursachen:
- Verlegung des Darmlumens (mechanischer Ileus)
- Schleimabsonderungen
- Bauchschmerzen

Diagnostik
Die totale Koloskopie ist die Untersuchungsmethode der Wahl. Ein Hämoccult-Test gibt Aufschluss über versteckte Blutungen.

Therapie
Polypen müssen komplett entfernt werden, weil immer auch ein Risiko der malignen Entartung besteht. Wurde ein Polyp entdeckt, muss im gesamten Kolon nach weiteren Polypen gesucht werden. Polypen von über 5 mm Größe sollten immer vollständig reseziert werden. Die Polypektomie (Entfernung der Polypen) erfolgt endoskopisch im Rahmen einer Koloskopie durch Abtragen mit einer Schlinge (S. 741); größere Polypen u. U. in mehreren Portionen (Greten 2010). Die abgetragenen Polypen werden histologisch untersucht. Das Untersuchungsergebnis bestimmt die Häufigkeit der Kontrollendoskopien, denn es besteht das Risiko erneuter Polypenbildung oder der malignen Entartung (**Abb. 34.29**). Bei Patienten mit einer genetisch bedingten adenomatösen Polyposis (FAP) ist eine Kolektomie indiziert, da immer mit einer malignen Entartung gerechnet werden muss.

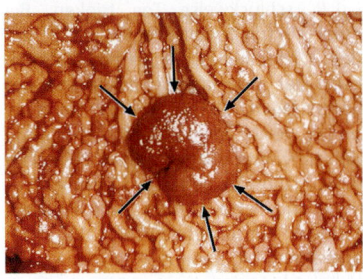

Abb. 34.29 Im operativ entfernten und aufgeschnittenen Kolonabschnitt sieht man unzählige kleine Polypen, von denen einer zu einem großen Karzinom entartet ist (Pfeil).

34.6.4 Pflege- und Behandlungsplan
Eine Koloskopie ist für den Patienten eine unangenehme Untersuchung. Oft hat er Angst, weil er nicht weiß, was auf ihn zukommt. Eine mitfühlende Betreuung steht an erster Stelle. Wurden viele und große Polypen entfernt, sollte der Patient zur Beobachtung eine Nacht im Krankenhaus bleiben.
Polypektomie vorbereiten. Eine vollständige Darmreinigung als vorbereitende Maßnahme ist von großer Bedeutung. Sie vermindert die Gefahr, Polypen zu übersehen. Vor dem Eingriff werden die Gerinnungswerte bestimmt.
Nach der Polypektomie beraten. Während der ersten vier Tage nach dem Eingriff besteht erhöhte Nachblutungsgefahr. Der Patient sollte Folgendes beachten:
- Anstrengungen meiden
- nicht stark pressen
- keinen Sport treiben
- nicht schwer heben

PRAXISTIPP Zur Prophylaxe von Dickdarmpolypen ist ballaststoffreiche und ausgewogene Ernährung mit dem Verzehr von frischem Obst und Gemüse zu bevorzugen. ――――

34.6.5 Medizinischer Überblick kolorektales Dickdarmkarzinom

Definition
Das kolorektale Karzinom ist ein maligner Tumor des Dick- bzw. Enddarms (**Abb. 34.30**). Meist liegt ein vom Drüsenepithel ausgehendes Adenokarzinom vor. Der Altersgipfel liegt zwischen dem 50. und 70. Lebensjahr. Das kolorektale Karzinom ist bei Männern und Frauen der dritthäufigste bösartige Tumor. Das Auftreten des Dickdarmkarzinoms nimmt insgesamt zu.

Ursachen
Zirka 6 % der kolorektalen Karzinome entstehen aufgrund genetischer Defekte

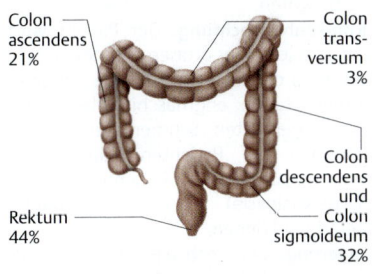

Colon
ascendens
21%

Colon
transversum
3%

Colon
descendens
und
Colon
sigmoideum
32%

Rektum
44%

Abb. 34.30 Häufigkeitsverteilung der Karzinome in Kolon und Rektum.

(Gerlach 2011). Eine Manifestation wird durch verschiedene Risikofaktoren gefördert, denn beobachtet wird ein gehäuftes Vorkommen in westlichen Industrieländern, in denen fett- und fleischreich gegessen wird. Erkrankungen mit einer Tendenz zur malignen Entartung (Präkanzerosen), z. B. Colitis ulcerosa (S. 878) und Polyposis (S. 882), begünstigen die Entstehung eines kolorektalen Dickdarmkarzinoms.

 FALLBEISPIEL Herr Werner, 72 Jahre alt, beobachtet seit einigen Wochen Unregelmäßigkeiten bei der Stuhlausscheidung. Mal leidet er unter Verstopfung, dann wieder unter Durchfall. Heute hat er Blutbeimengungen im Stuhl festgestellt, außerdem war der Stuhl sehr ungewöhnlich geformt. Innerhalb von 8 Wochen hat er nun 8 kg Gewicht verloren, obwohl er seine Ernährungsgewohnheiten mit viel Fleisch- und Wurstwaren nicht verändert hat. Herr Werner macht sich Sorgen und sucht seinen Hausarzt auf. ――――

Symptome
Im Frühstadium fehlen häufig deutliche Symptome. Ein Wechsel zwischen Diarrhöe und Obstipation wird häufig nicht ernst genommen. In späteren Stadien treten folgende Symptome auf:
- Blutungen, schmerzhafter Stuhldrang (Tenesmen)
- Gewichtsverlust, Anämie
- unwillkürlicher Abgang von Stuhl und Winden

MERKE Auf stenosierendes Tumorwachstum deuten sog. „Bleistiftstühle" hin. ――――

Komplikationen
Das kolorektale Karzinom metastasiert bevorzugt in angrenzende Lymphknoten, Leber, Skelett und Lunge. Weitere Komplikationen sind die Perforation mit Fistel- und Abszessbildung sowie das Eindringen des Tumors in benachbarte Organe wie Vagina und Harnblase. Ein mechanischer Ileus kann im fortgeschrittenen Stadium auftreten.

Diagnostik
Es werden folgende Untersuchungsmethoden angewandt:
- Hämoccult-Test (Früherkennung)
- Labor (Blutbild, Tumormarker, Leberwerte)
- digitale rektale Untersuchung
- Koloskopie mit Gewebeentnahme
- Sonografie, Computertomografie des Abdomens zur Beurteilung der Tu-

morausdehnung und zur Metastasensuche

Therapie

Sie erfolgt entweder operativ und „adjuvant" (mit zusätzlicher Chemo- und/oder Strahlentherapie) oder palliativ.

Operative Therapie

Der tumoröse Dickdarmabschnitt wird mit einem Sicherheitsabstand im gesunden Gewebe von mindestens 5 cm inkl. aller regionalen Lymphknoten vollständig entfernt (En-bloc-Resektion). Meistens kann dabei der Schließmuskel erhalten werden. Bei tiefsitzendem Rektumkarzinom muss der Schließmuskel allerdings entfernt und ein endständiges Enterostoma angelegt werden (S. 886). Je nach Ausbreitung und Lokalisation werden verschiedene Operationsmethoden gewählt.

Einzeitiges Vorgehen. Der betroffene Darmabschnitt wird reseziert und die Darmpassage durch End-zu-End-Anastomosierung wiederhergestellt.

Zweizeitiges Vorgehen. Dieses Verfahren findet Anwendung, wenn das Risiko einer Nahtinsuffizienz an der Anastomose zu groß ist (z. B. bei Ileus oder Peritonitis). Die erste Sitzung verläuft wie oben beschrieben. Allerdings wird zur Entlastung der Anastomose ein doppelläufiges Enterostoma ausgeleitet. Mehrere Wochen später, in der zweiten Sitzung, erfolgt die Rückverlegung. Eine besondere Form der zweizeitigen Vorgehensweise ist die Diskontinuitätsresektion nach Hartmann (s. *Abb. 34.28*), bei der der aborale Stumpf nach der Darmresektion blind verschlossen wird. Das proximale Darmende wird als endständiges Enterostoma ausgeleitet. Die Re-Anastomosierung der Darmabschnitte erfolgt einige Wochen später.

Eine adjuvante (unterstützende) Chemotherapie vermindert die Gefahr von Lokalrezidiven. Bei Rektumkarzinomen kann eine kombinierte Radio-Chemotherapie die Überlebensrate erhöhen.

Palliative Therapie

Bei inoperablen Kolonkarzinomen kann eine Umgehungsoperation zur Verhinderung eines mechanischen Ileus und Erhaltung der Darmpassage durchgeführt werden. Mittels Laser- oder Strahlentherapie soll eine vorübergehende Beseitigung der tumorbedingten Stenose erreicht werden.

34.6.6 Pflege- und Behandlungsplan

Eine Darmresektion stellt immer eine große psychische und physische Belastung für den Patienten dar. Nach der

Operation folgt häufig eine Chemotherapie, die zur weiteren Schwächung führt. Ob die Therapie erfolgreich war, kann erst nach mehrmaligen, regelmäßigen Kontrolluntersuchungen festgestellt werden. Die Prognose ist allerdings recht gut. 60 – 80 % der Patienten können dauerhaft geheilt werden.

Präoperative Pflege

Neben den allgemeingültigen präoperativen Maßnahmen sind vor einer Kolonresektion folgende Besonderheiten zu beachten.

Stomatherapie. Falls feststeht, dass ein Stoma angelegt werden muss, ist es sinnvoll, bereits vor der Operation eine Stomatherapeutin und einen Mitarbeiter der ILCO (Selbsthilfegruppe der Stomaträger) hinzuzuziehen, um dem Patienten die Möglichkeit zu geben, Antworten auf spezielle Fragen und Hilfen bei der Krankheitsbewältigung zu bekommen.

Nahrungsabbau. Damit wird spätestens am Vortag der Operation begonnen. In einigen Kliniken erhält der Patient bereits 3 – 5 Tage präoperativ ballaststoffarme Kost. Am Tag vor der Operation bekommt der Patient nur flüssige Kost, am Abend wird nur noch Wasser oder Tee angeboten.

Darmreinigung. Präoperativ optimal durchgeführt, senkt sie das Risiko intraoperativer Keimverschleppungen. Dazu wird eine orthograde oder orale Darmspülung durchgeführt, deren Ablauf auf S. 389 beschrieben ist. Die orthograde Darmspülung wird nur noch selten durchgeführt.

Rasur. Rasiert wird am vorderen Rumpf von den Mamillen bis zu den Leisten, Schambehaarung inbegriffen. Ist eine Rektumresektion oder -exstirpation geplant, müssen der Perianal- und auch Gesäßbereich sowie die Oberschenkel rasiert werden.

Postoperative Pflege

Neben den allgemeinen postoperativen Maßnahmen sind einige Besonderheiten zu beachten.

Krankenbeobachtung. Der Patient wird i. d. R. nach einer großen Darmoperation während der ersten 1 – 2 Tage auf einer Intensivstation engmaschig überwacht. Zur angepassten Schmerztherapie bekommen die Patienten häufig eine Schmerzpumpe (PCA: Patienten-kontrollierte-Analgesie), die sie selbstständig betätigen können.

Lagerung. Wie nach allen Baucheingriffen ist auch hier die bauchdeckenentspannende Lagerung angezeigt, die entweder mit einem entsprechend verstellbaren Bett oder einer Knierolle erreicht

werden kann. Die Schmerzen an der Sakralwunde können durch Weichlagerung, z. B. auf einem Schaumstoffkissen, gelindert werden.

Sonden und Dränagen. Die intraoperativ gelegte Magensonde kann, falls sie nur noch wenig fördert, schon am 1.– 2. postoperativen Tag gezogen werden. Die im abdominellen Wundgebiet liegenden Dränagen werden nach 5 – 7 Tagen entfernt. Redondränagen im kleinen Becken nach einer Rektumresektion/-amputation zieht der Arzt am 3.– 4. postoperativen Tag.

Wunde. Die Bauchwunde wird beobachtet, ein Wechsel des Verbandes erfolgt, wenn dieser durchgeblutet ist. Bei Anlage eines Enterostomas erfolgt der Verbandwechsel an der Bauchwunde vor der Stomaversorgung. Die Fäden bzw. Klammern werden zwischen dem 8. und 10. postoperativen Tag entfernt.

Darmtätigkeit. Wurde präoperativ eine orthograde Darmspülung (selten) durchgeführt, kann mit dem Einsetzen der Darmfunktion erst ab dem 5.– 7. Tag gerechnet werden. Wiedereinsetzende Darmperistaltik zeigt sich durch Darmgeräusche und abgehende Blähungen.

> **MERKE** Sind Darmgeräusche nicht feststellbar oder klagt der Patient über Übelkeit und Erbrechen, ist der Arzt zu informieren. Abführmaßnahmen werden grundsätzlich nur auf ärztliche Anordnung eingeleitet. Der Arzt entscheidet in Abhängigkeit von der Anastomosenlage über geeignete Abführmaßnahmen.

Ernährung. Mit dem Kostaufbau kann erst begonnen werden, wenn die Anastomosen geheilt und belastbar sind und die Darmtätigkeit wieder eingesetzt hat. Eine Dünndarmanastomose heilt innerhalb von 5 Tagen, eine Kolonanastomose in ungefähr 7 Tagen. So lange wird der Patient parenteral ernährt. Zwischen dem 4. und 6. Tag kann der Patient i. d. R. schluckweise Tee trinken. Bei guter Verträglichkeit beginnt man mit dem Kostaufbau, i. d. R. in sechs Stufen. Nach der Testmahlzeit, bestehend aus Haferschleim, Zwieback oder Gemüsebrühe, reicht man leicht verdauliche Kohlenhydrate wie gekochtes Obst oder nicht blähendes gegartes Gemüse. Proteine und Fette werden dann langsam steigernd hinzu gegeben Am 11. postoperativen Tag kann der Patient leichte Vollkost bekommen.

Urinausscheidung. Der intraoperativ gelegte Blasendauerkatheter kann nach Kolonoperationen meist am 2. postoperativen Tag gezogen werden. Nach Rektumoperationen sind Miktionsstörungen häufig, deshalb verbleibt der Katheter dann auch für 4 – 6 Tage.

Gesundheitsberatung

Nach einer Hemikolektomie rechts oder Resektion des Sigma treten i. d. R. keine Veränderungen bzgl. der Stuhlgewohnheiten auf. Wurde aber eine Hemikolektomie links durchgeführt, kommt es zu 2 – 3 Stuhlausscheidungen/Tag. Der Stuhl ist weich, da nicht mehr soviel Flüssigkeit resorbiert wird. Nach einer Resektion des gesamten Kolons (= Kolektomie) und Ileoanastomie muss der Patient mit der Ausscheidung von wässrigem und elektrolytreichem Stuhl rechnen. Reste der Verdauungssäfte machen ihn zudem aggressiv, was zu Reizungen am Anus führen kann. Die dadurch auftretenden Flüssigkeitsverluste müssen ausgeglichen werden. Dazu und zu speziellen Ernährungsfragen wird der Patient am besten von einer Diätassistentin beraten.

PRAXISTIPP Beraten Sie den Patienten zur Notwendigkeit regelmäßiger Kontrolluntersuchungen, um Rezidive und Metastasen frühzeitig zu erkennen.

MERKE Nach Operationen am Rektum dürfen bis zur Abheilung der Anastomose (nach ca. 9 – 10 Tagen) keinesfalls Manipulationen am Enddarm, die die Anastomose gefährden könnten, vorgenommen werden. Dazu gehören die rektale Temperaturmessung, das Einführen eines Darmrohres oder Klistiers sowie die Verabreichung von Suppositorien.

Fast-Track-Rehabilitation

DEFINITION Die **Fast-Track-Rehabilitation** ist eine erfolgreiche Neuerung in der operativen Medizin (fast track = schnelle Schiene). Sie soll postoperativ die Selbstständigkeit des Patienten so schnell wie möglich wieder herstellen, die Erholungsphase beschleunigen und Komplikationen vermeiden.

Gerade für den Bereich der Kolonchirurgie liegen gesicherte Erkenntnisse und umfangreiche Erfahrungen vor. Für einen komplikationsarmen Verlauf ist vor allem das Vorhandensein eines gut funktionierenden ambulanten Nachbetreuungssystems erforderlich. Die Grundpfeiler des Fast-track-Konzeptes sind in **Abb. 34.31** dargestellt.

Aufgaben der Pflege. In der Fast-Track-Rehabilitation kommt den Pflegenden von der Aufnahme bis zur Entlassung des Patienten eine besondere Verantwortung zu. Sie übernehmen die individuelle Beratung und sorgen für die Durchführung von Einzelmaßnahmen mit dem Ziel der raschen Erholung des Patienten. Zu diesen Maßnahmen zählen z. B.:

- allgemeine präoperative Maßnahmen und die Gabe von klarer, kohlenhydratreicher Flüssigkeit (z. B. Trinknahrung) bis zwei Stunden vor dem Eingriff
- engmaschige Herz-Kreislauf-Überwachung auf der Pflegestation (die postoperative Überwachung auf der Intensivstation ist nur in Ausnahmefällen angezeigt)
- Mobilisation des Patienten am Operationstag
- Überwachung der Schmerztherapie
- Sicherstellung einer frühzeitigen oralen Flüssigkeits- und Nahrungsaufnahme am Abend des Operationstages
- Basisdiät am 1. postoperativen Tag
- Vorbereitung einer frühzeitigen Entlassung; bei komplikationslosem Verlauf bereits am 5. postoperativen Tag

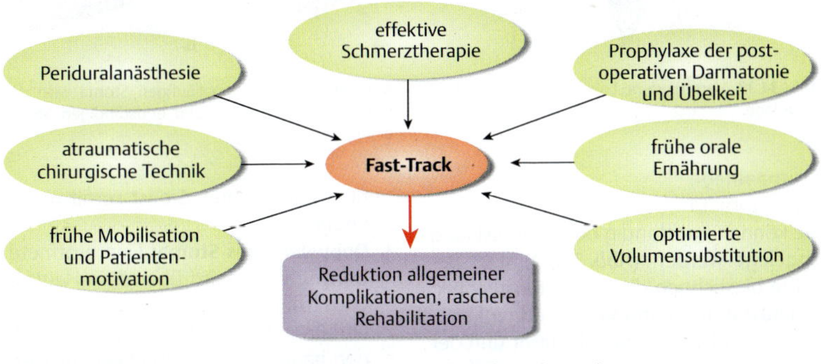

34.6.7 Medizinischer Überblick Hämorrhoiden

Definition

Hämorrhoiden sind Erweiterungen des arteriovenösen Gefäßgeflechts (Corpus cavernosum recti) in der Submukosa des Analkanals.

Ursachen

Neben einer familiären Disposition (z. B. Bindegewebsschwäche) gelten folgende Faktoren als begünstigend:

- chronische Obstipation
- Entzündungen im Analbereich
- Schwangerschaft
- Bewegungsmangel
- Übergewicht
- portale Hypertension

FALLBEISPIEL Frau Ina Siebert, 38 Jahre alt, hat drei Kinder. Seit der letzten Schwangerschaft vor einem Jahr leidet sie unter Schwierigkeiten bei der Stuhlausscheidung. Oft hat sie das Gefühl, den Darm nur unvollständig entleert zu haben. Hinzu kommt ein unangenehmes Brennen und Jucken im Analbereich. Heute Morgen ist es besonders schlimm, seit dem Toilettengang hat sie starke Schmerzen im Analbereich, am Toilettenpapier und in der Wäsche sind Blutspuren sichtbar.

Symptome

Das Ausmaß der Symptome ist abhängig vom Schweregrad der Erkrankung.

- **Stadium I:** Hämorrhoiden sind nicht sichtbar und verursachen keine Schmerzen. Anzeichen sind gelegentliches Jucken (Pruritus ani) und Blutauflagerungen auf dem Stuhl.
- **Stadium II:** Knoten nehmen an Größe zu, treten bei der Defäkation hervor (prolabieren) und verursachen Schmerzen, nach dem Stuhlgang rutschen sie in den Analkanal zurück (spontane Retraktion).
- **Stadium III:** Hämorrhoidalprolaps bleibt bestehen, digitales (mit dem Finger) Zurückschieben ist möglich (**Abb. 34.32**), Brennen und starke Schmerzen bei der Defäkation und im Sitzen.
- **Stadium IV:** permanente Vorwölbung der Hämorrhoidalknoten, kein Zurückschieben mehr möglich, heftige Schmerzen.

Diagnostik

Zur diagnostischen Abklärung wird der Analbereich inspiziert, dabei muss der Patient pressen wie zur Stuhlausscheidung. Eine rektale digitale Untersuchung und Proktoskopie lassen den Schwere-

Abb. 34.31 Behandlungskonzept der „Fast-Track-Rehabilitation bei Kolonresektionen.

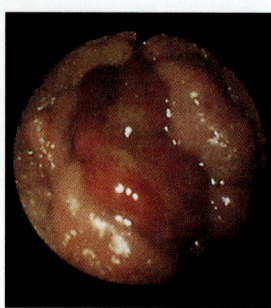

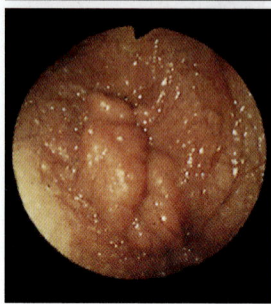

Abb. 34.32 Vorfall von Analschleimhaut bei Hämorrhoiden im Stadium III vor und nach digitaler Reposition.

grad erkennen und ermöglichen eine Abgrenzung zu anderen Erkrankungen.

Komplikationen

Dies können schwere Blutungen, Ekzeme im Analbereich, Analfissur und Stuhlinkontinenz sein.

Therapie

Im Frühstadium ist meist eine konservative Therapie ausreichend. Salben, Zäpfchen und kalt-feuchte Umschläge lindern Beschwerden wie Juckreiz und Schmerzen. Eine Sklerosierung (Injektion von Verödungsmitteln, die zu einer lokalen Zerstörung der Hämorrhoiden führen) bietet sich in Stadium I und II an. Nach der Verödung kommt es zu einer narbigen Umwandlung und Rückbildung der Knoten. Das Anlegen einer Gummibandligatur (Abschnürung der Hämorrhoiden mit einem Gummiring) bewirkt eine Nekrotisierung der Knoten, die nach einer Woche abfallen. Die Hämorrhoidektomie ist im Stadium III und IV angezeigt. Dabei werden nach Unterbindung der zuführenden Arterien die Hämorrhoidalknoten in Vollnarkose abgetragen.

34.6.8 Pflege- und Behandlungsplan

Hämorrhoiden kommen sehr häufig vor. Sie werden anfangs meist aus Scham selbst therapiert. Ein Arzt wird nur dann aufgesucht, wenn die Beschwerden zunehmen und die Lebensqualität erheblich eingeschränkt ist.

Gesundheitsberatung. Ausgehend von den Entstehungsmechanismen der Hämorrhoiden sollten einige allgemeine Maßnahmen empfohlen werden:

- Gewichtsreduktion
- körperliche Bewegung
- ballaststoffreiche Ernährung und ausreichende Flüssigkeitszufuhr stellen

die Basis der Behandlung dar. Ziel ist die Entleerung eines weichen, geformten Stuhls ohne übermäßiges Pressen.

Feucht-kalte Auflagen bei Hämorrhoidalprolaps haben eine abschwellende Wirkung. Nach der Ödemrückbildung ist der Knoten meist digital reponierbar.

🍏 **PRÄVENTION & GESUND-HEITSFÖRDERUNG** Eine sorgfältige Analreinigung mithilfe von Sitz- und Duschbädern, vor allem nach dem Stuhlgang, verringern Beschwerden wie Juckreiz, Brennen und Schmerzen. ─────────────

Prä- und postoperative Maßnahmen. Neben den allgemeinen Maßnahmen reicht ein Klistier zur Rektumentleerung. Rasiert wird die Dammregion. Nach der Operation sind folgende pflegerische Maßnahmen notwendig:

- zur Druckentlastung Patient in Seiten- oder Bauchlage lagern
- auf Nachblutungen beobachten
- Verbandwechsel zweimal täglich und nach jeder Defäkation (sterile Salbenkompresse z. B. mit Xylocain-Gel, Vaseline, Bepanthen-Salbe)
- Abduschen der Wunde nach jeder Defäkation
- Sitzbäder (z. B. mit Kamillosan) nach Arztanordnung
- Laxanzien (z. B. Agiolax), um Pressen beim Stuhlgang zu vermeiden
- Analgetikum vor Defäkation

34.7 Pflege von Patienten mit Stomaanlage

Brigitte Sachsenmaier

34.7.1 Medizinischer Überblick

Definition

Als Stoma oder Stomie (griech.: Mund, Öffnung) werden operativ geschaffene offene Verbindungen zwischen einem inneren Hohlorgan und der äußeren Haut bezeichnet. Sie dienen der Ableitung von Stuhl und Harn. Je nach medizinischer Indikation sind folgende Stomaanlagen möglich (**Abb. 34.33**):

- Sigmoidostomie – Ausleitung aus dem Sigma
- Transversostomie – Ausleitung aus dem querverlaufenden Dickdarm
- Zökostomie – Ausleitung aus dem Zökum
- Ileostomie – Ausleitung aus dem Dünndarm
- Urostoma – Ausleitung aus dem harnableitenden System

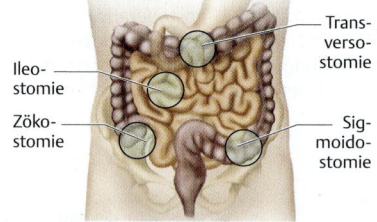

Abb. 34.33 Verschiedene Lokalisationen einer Stomaanlage.

Stomaanlage

Darmstomata

Sie können endständig oder doppelläufig angelegt werden (**Abb. 34.34**). Die Begriffe bezeichnen die Operationstechnik:

- **Endständiges Stoma:** Der erkrankte Teil des Darmes wird entfernt und der Darm einlumig (über nur eine Öff-

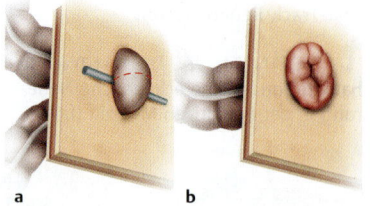

Abb. 34.34 Beim doppelläufigen Stoma wird der Darm **a** zweilumig, **b** beim endständigen Stoma einlumig ausgeleitet.

nung) ausgeleitet. Sie ist somit meist endgültig.

- **Doppelläufiges Stoma:** Eine eröffnete Darmschlinge wird über dem Hautniveau fixiert. Das Stoma hat somit zwei Öffnungen. Diese Stomaanlagen können häufig wieder zurückverlegt werden, die Darmschlinge wird wieder hergestellt.

Urostomata

Der Harnleiter wird direkt über die Haut, eine Verbindung aus Dünndarm oder eine operativ gebildete Blase (Pouch bzw. Neoblase) ausgeleitet. Die einzelnen Eingriffe sowie die Auswirkungen auf die Ausscheidungskontinenz sind auf S. 850 dargestellt.

Ausscheidung

Die Ausscheidungskonsistenz und -häufigkeit ist abhängig von der Lage des Stomas.

Dickdarmstoma. Der Dickdarm ist für die Wasserrückresorption verantwortlich: Je mehr erhalten bleiben konnte, desto fester und blähungsreicher ist die Ausscheidung. Bei der Sigmoidostomie ist der Stuhl häufig fest und blähungsreich.

Dünndarmstoma. Bei einer Ileostomie (Dünndarmstoma) ist der Stuhl flüssig und sehr aggressiv. Um die Haut vor den aggressiven Ausscheidungen zu schützen, wird diese Stomaanlage prominent (nippelförmig) angelegt.

Präoperative Markierung

Vor der Operation markiert der Chirurg oder der Stomatherapeut mit einem wasserfesten Stift auf der Bauchhaut die günstigste Stelle. Dies stellt die Voraussetzung für eine spätere problemlose Versorgung dar. Die Stelle dient im Operationssaal als Orientierung für die feste Platzierung. Bei der präoperativen Markierung werden folgende Aspekte berücksichtigt:

- Das Stoma muss sich innerhalb des Bereiches des Musculus rectus abdominis befinden.
- Es muss in einem faltenfreien Bereich liegen, fern von knöchernen Vorsprüngen, Nabel und Narben.
- Das Stoma wird im Sitzen, Stehen und Liegen markiert.
- Der Betroffene muss das Stoma gut sehen können.
- Die Markierung wird den Kleidungswünschen des Patienten angepasst.

34.7.2 Pflege- und Behandlungsplan

Für den Patienten bedeutet die Anlage eines Stomas eine Veränderung seiner Lebensgewohnheiten. Er muss rechtzeitig darauf vorbereitet werden.

Stomaversorgung

Vorbereitung und Materialien

Zur Vorbereitung auf den Beutelwechsel gehören die Information des Patienten und das Herrichten der benötigten Materialien. In **Abb. 34.35** ist die Standard-

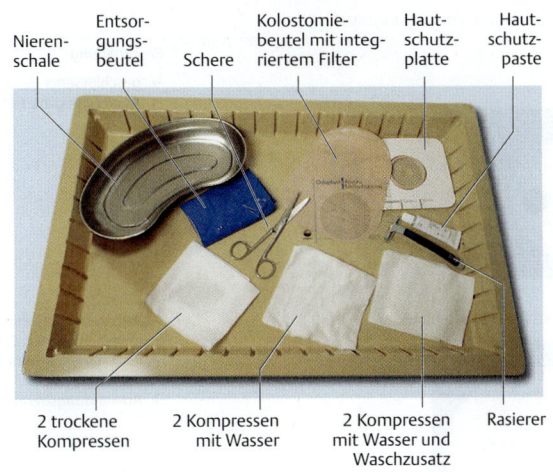

Abb. 34.35 Materialien zur Durchführung einer Stomaversorgung.

Nierenschale · Entsorgungsbeutel · Schere · Kolostomiebeutel mit integriertem Filter · Hautschutzplatte · Hautschutzpaste

2 trockene Kompressen · 2 Kompressen mit Wasser · 2 Kompressen mit Wasser und Waschzusatz · Rasierer

vorbereitung zur Versorgung einer Sigmoidostomie dargestellt.

✋ **PRAXISTIPP** Bereiten Sie die benötigten Materialien für einen Versorgungswechsel sorgfältig vor. Die Stuhlentleerung kann auch während des Wechsels einsetzen; dann ist rasches Arbeiten angezeigt. _____

Versorgungssysteme. Moderne Stomabeutel sind geruchsdicht und haften gut auf der Haut. Sie bestehen aus dem eigentlichen Beutel und dem Haftmaterial, das heute fast ausschließlich hautschützende Eigenschaften trägt. Alle gängigen Versorgungstypen gibt es als einteilige und zweiteilige Systeme (**Tab. 34.4.**).

❗ **DEFINITION** Bei **einteiligen Systemen** sind Haftmaterial und Beutel miteinander verbunden. **Zweiteilige Systeme** bestehen aus einer Basisplatte und einem separaten Beutel, der direkt auf die Basisplatte aufgerastet oder aufgeklebt wird. _____

Die Wahl des Versorgungssystems richtet sich nach

- Stomaart,
- Lage des Stomas,
- Hautbeschaffenheit,
- Bedürfnissen des Patienten und der
- medizinischen oder pflegerischen Notwendigkeit.

Reinigung

Die Reinigung erfolgt unter hautschonenden Prinzipien nur mit Wasser und einer milden Waschlotion. Diese sollte unparfümiert, pH-hautneutral, ohne Konservierungsstoffe und nicht rückfet-

tend sein. Verwendet werden Einmalkompressen oder Einmalwaschlappen.

➡ **MERKE** Die Wischrichtung ist bei Darmstoma von außen nach innen, bei der Urostomie von innen nach außen. Die umgebende Haut wird vorsichtig abgetrocknet und niemals trocken geföhnt – sie trocknet sonst aus! _____

Rasur

Bei Bedarf werden Haare im parastomalen Bereich wegen der Gefahr der Entstehung einer Haarbalgentzündung mit einem Rasierer entfernt. Es dürfen keine Haarentfernungsmittel benutzt werden, sie könnten Hautirritationen und Allergien auslösen.

Anpassen der Stomaplatte

Die Ausscheidung darf nicht mit der Haut in Berührung kommen, weil sie zu Hautschädigungen führen kann. Deshalb wird die Größe der Stomaöffnung mit einer Schablone ermittelt. Bei ovalen Anlagen muss sich die Pflegeperson eine Schablone erstellen.

Wechselintervalle

Das Stomaversorgungssystem wird nach individuellen Kriterien gewechselt, spätestens jedoch nach 5 Tagen, wenn

- der Stomabeutel undicht ist,
- die Haftfläche von der Ausscheidung unterwandert wurde,
- der Filter Geruch durchlässt oder
- eine Medikamentenapplikation notwendig ist.

Den Ablauf der Stomaversorgung zeigt **Abb. 34.36**.

👁 **FALLBEISPIEL** Ein Patient bemerkt, dass die Stomaversorgung Gerüche durchlässt und bittet die Pflegende

Tab. 34.4 Übersicht der gängigen Versorgungssysteme.

Versorgungssystem	Beschreibung
Kolostomiebeutel, einteilig 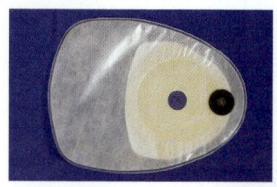	→ geschlossener Beutel mit integriertem Hautschutz und Aktivkohlefilter → **Anwendungsbereich:** endständige Kolostomie
Ileostomiebeutel, einteilig mit Verschlussklammer 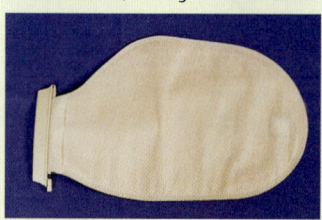	→ Ausstreifbeutel mit integriertem Hautschutz → in verschiedenen Größen und Farben erhältlich → wird nach der Entleerung mit der Verschlussklammer wieder verschlossen → **Anwendungsbereich:** Ileostomie
Urostomiebeutel, einteilig mit Auslasshahn 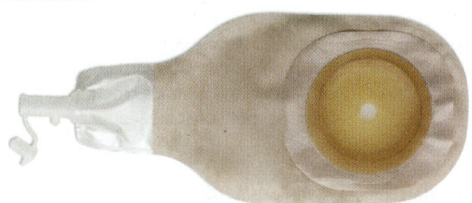	→ Urostomiebeutel mit Rücklaufsperre und Auslasshahn, der zur Nacht mit Adapter an ein Bettbeutelsystem angeschlossen wird → Anwendungsbereich: Urostomie
Stomaversorgung, zweiteilig 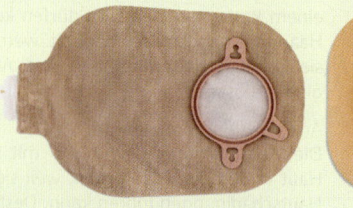 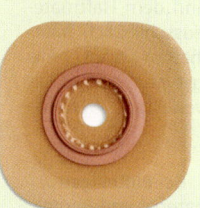	→ bestehend aus Basisplatte und dem dazugehörigen Beuteltyp (Ausstreifbtl., geschl. Btl., Urostomiebtl., Stomakappe) → **Anwendungsbereich:** Kolostomie, Ileostomie, Urostomie
Versorgungssysteme für Kinder, hier vier Produktvarianten 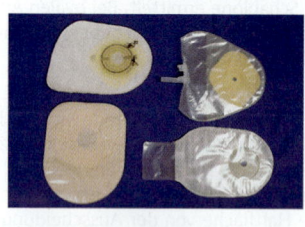	→ meist Ausstreifbeutel → **Anwendungsbereich:** Stomaanlagen im Säuglings- und Kindesalter
Konvexe Versorgungssysteme (ein- oder zweiteilig) 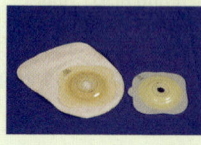	→ besitzen eine Wölbung der Basisplatte → **Anwendungsbereich:** retrahierte (zurückgezogene) Stomaanlagen zur besseren Abdichtung

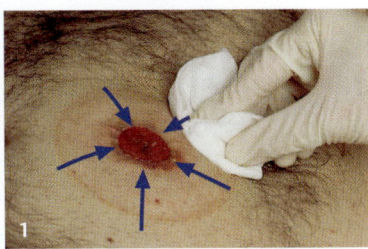

Haut von außen nach innen reinigen.

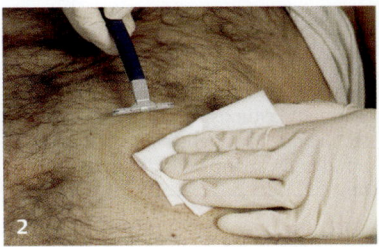

Stoma mit einer Kompresse abdecken und den Bereich um das Stoma herum von innen nach außen rasieren.

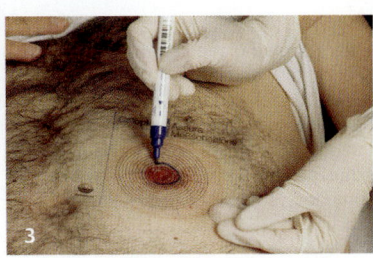

Größe des Stomas als Maß für die folgenden Versorgungen auf eine Schablone übertragen.

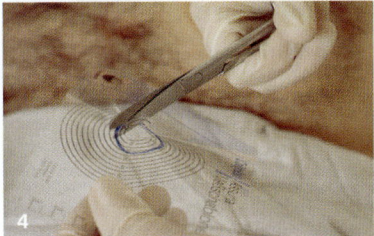

Schablonenöffnung ausschneiden.

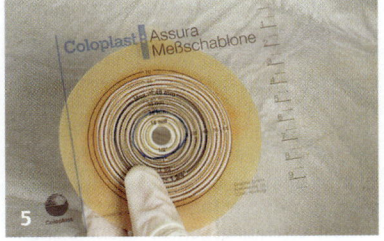

Schablone auf Hautschutzplatte übertragen.

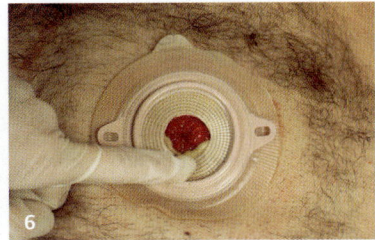

Hautschutzplatte (wenn nötig mit Paste versehen) um das Stoma anbringen.

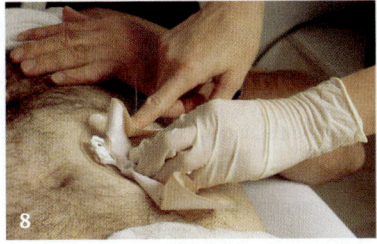

Beutel anbringen.

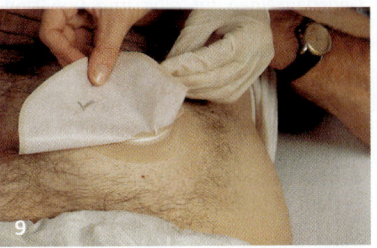

Durch leichtes Anheben korrekten Sitz überprüfen.

Abb. 34.36 Die Fotoserie zeigt das korrekte Vorgehen bei der Versorgung eines Stomas.

zu wechseln. Die Versorgung enthält nicht sehr viel Stuhl, jedoch ist sie schon zwei Tage angebracht. Vermutlich ist die Filterfunktion aufgebraucht. Beim Entfernen der Versorgung zeigt sich dann auch, dass unter die Basisplatte Stuhl gelaufen ist.

Postoperative Stomaversorgung

Sollte das Versorgungssystem im Operationssaal angelegt worden sein, so wird der erste Stomabeutelwechsel nach ca. 3 Tagen vorgenommen. Dabei ist besonders auf Veränderungen der Haut (z. B. Rötung, Schwellung, Hämatome, Hautirritationen) und des Stomas zu achten (z. B. Farbe, Ödem, Wundheilungszustand). Häufig werden für den ersten Wechsel sog. „postoperative Versorgungssysteme" verwendet (**Abb. 34.37**). Sie zeichnen sich durch folgende Eigenschaften aus:

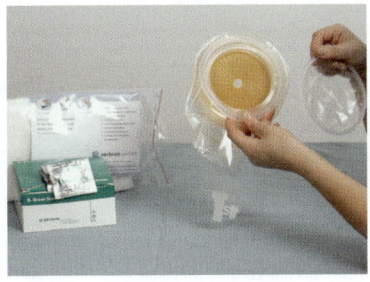

Abb. 34.37 Postoperative Versorgungssysteme mit transparentem Ausstreifbeutel erlauben eine Kontrolle von Stuhl und Stoma.

- transparente Folie zur Inspektion des Stomas und der Ausscheidung
- zweiteilige Systeme oder „Fensteröffnungen" für die Inspektion oder Verabreichung von Klistieren
- lange Haltbarkeit des Haftmaterials

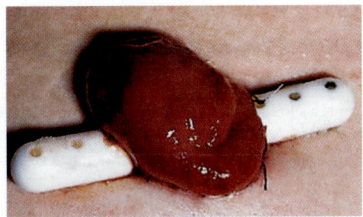

Abb. 34.38 Stoma mit integriertem Reiter.

- schmerzloses Anbringen (durch untergreifbare Rastringe)

Wurde zur Fixierung des doppelläufigen Stomas ein Reiter eingelegt (**Abb. 34.38**), wird er in das Versorgungssystem integriert. Eine exakte Abdichtung wird erreicht, wenn neben dem Reiter noch Hautschutzpaste verwendet wird.

MERKE Bei Stomaanlagen, die unter Spannung angelegt werden (Reiter drückt stark gegen die Bauchhaut), wird der Reiter aufgrund der möglichen Spannungserhöhung nicht in den Beutel integriert. Der Reiter wird in Hautschutzpaste eingebettet und das Versorgungssystem über dem Reiter angebracht. ────

Pflege bei Pouchanlagen

Postoperativ liegt im Pouch ein Dauerkatheter, der ca. ab dem 3. postoperativen Tag mit physiologischer Kochsalzlösung gespült wird, um gebildeten Schleim zu entfernen. Wenn die Nähte gut verheilt sind, wird die Dauerableitung entfernt und intermittierend katheterisiert. Die Häufigkeit der Katheterisierung richtet sich nach der Art und Größe des Pouch, nach der zulässigen Füllmenge, nach den Trinkmengen und den Gewohnheiten des Patienten. Noch in der Klinik werden individueller Rhythmus, Technik und Material festgelegt. Der Patient wird in der hygienisch einwandfreien Durchführung angeleitet.

Stomaversorgung bei Komplikationen

Durch die Ausleitung des Stomas durch die Bauchdecke kommt es zu einer „Schwachstelle" in der Bauchdecke. **Tab. 34.5** gibt einen Überblick über die häufigsten Komplikationen, deren Ursachen und Therapiemöglichkeiten.

MERKE Wird eine medikamentöse Behandlung der Haut erforderlich, muss das Medikament fettfrei sein und entsprechend häufig angewendet werden (z. B. bei Mykosen mindestens zweimal täglich auftragen). ────

Irrigation bei Kolostomie

DEFINITION Bei einer **Irrigation** wird durch das Einspülen von lauwarmem Leitungswasser über die Kolostomie die Darmperistaltik stimuliert, um den Dickdarm vollständig zu entleeren. ────

Die Irrigation bietet dem Kolostomieträger ein fast normales Leben, weil er keinen Stomabeutel tragen muss. Die Versorgung bzw. Abdeckung des Stomas erfolgt mit diskreten Stomakappen. Der Patient profitiert von der ausscheidungsfreien Zeit, d. h. von der Zeit, die der Stuhl braucht, um vom Dünndarm bis zum Stoma zu gelangen. So wird i. d. R. eine ausscheidungsfreie (kontinente) Zeit von mind. 24 Stunden erreicht. Ein weiterer Vorteil ist, dass durch die Irrigation Blähungen deutlich reduziert werden. Am ersten Tag nach der Irrigation treten erfahrungsgemäß kaum Blähungen auf.

Kontraindikationen

Gegenanzeigen für eine Irrigation sind z. B.:
- ein großer Stomabruch
- ein Vorfall des Darms
- eine Verengung des Stomas
- verschiedene Herz-Kreislauf-Erkrankungen (S. 780)
- noch bestehende Erkrankungen des Darmes (z. B. Morbus Crohn, S. 878)

Durchführung

Die Irrigation wird täglich, evtl. jeden zweiten Tag durchgeführt. Meist erfolgt die Irrigation morgens, da hier eine natürliche Ausscheidungsbereitschaft vorliegt. Es spricht aber auch nichts dage-

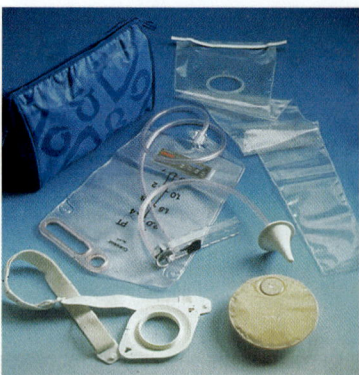

Abb. 34.39 Irrigationsset. Wasserbehälter mit Aufhängevorrichtung, Ableitungsschlauch und Konus sowie Abflussbeutel und Gürtel. Rechts vorne eine Stomakappe.

gen, abends zu irrigieren. Im Sitzen auf der Toilette (oder im Stehen) lässt man mithilfe eines Irrigationssets (**Abb. 34.39**) lauwarmes Leitungswasser (800 – 1200 ml) ins Stoma einfließen. Der Boden des Wasserbehälters befindet sich auf Schulterhöhe. Kurze Zeit später setzt die Darmbewegung ein, die zu ca. 2 – 3 größeren Entleerungen führt. Der Stuhl wird über den schlauchartigen Abflussbeutel in die Toilette geleitet. Die Darmbewegungen flachen in den nächsten 40 – 50 Min. wieder vollständig ab. In dieser Zeit werden noch kleinere Stuhlmengen ausgeschieden.

Gesundheitsberatung

Die Beratung des Patienten bezieht sich auf die Punkte Selbstversorgung des Stomas, Hautpflege, Ernährung sowie Selbsthilfegruppen.

Tab. 34.5 Überblick der Komplikationen.

Komplikation	Ursachen	Therapie
mechanische Hautirritation	zu häufiges Wechseln oder zu stark klebende Versorgung	zweiteiliges System oder vorübergehend Ausstreifbeutel zur Entlastung der Haut verwenden
toxisches Kontaktekzem	Kontakt der Haut mit der Ausscheidung	Stomaversorgung abdichten, evtl. unter Zuhilfenahme von Hautschutzpaste, Einlagerungen oder einem konvexen System
allergisches Kontaktekzem	Versorgungsmaterial	Produkte eines anderen Herstellers verwenden, evtl. hautärzliches Konsil
Mykose	besonders nach OP oder bei abwehrgeschwächten Patienten	antimykotische Behandlung nach Hautabstrich
parastomale Hernie	starke Belastung z. B. durch schweres Heben nach der Operation	konservativ durch spezialgefertigte Bruchbandage, Operation
Retraktion	Einziehung des Stomas operationsbedingt oder durch Gewichtszunahme	konvexes System verwenden, Operation
Stomaprolaps	Vorfall des Darmes, meist operationsbedingt oder durch starke Beanspruchung der Bauchdecke	konservativ durch spezialgefertigte Prolapsversorgung (Prolapsplatte) nach Reponieren des Darmes, Operation
Kristallbildung bei Urostoma	meist durch infizierten, alkalischen Urin bedingt	medikamentöse und diätetische Ansäuerung des Urins, Auflösung der Kristalle durch Essigwaschungen (5 %), Erhöhung der Flüssigkeitszufuhr, exakt abdichtende Stomaversorgung

PRÄVENTION & GESUND-HEITSFÖRDERUNG Die Entstehung einer Hernie oder eines Prolaps kann der Patient verhindern, wenn er lernt, sich bauchdeckenschonend zu bewegen und zu tragen. Eine ungefähre Richtlinie für das Tragen von Lasten liegt bei 10 kg. Beim Sport können präventiv Bauchbinden und Schutzkappen getragen werden. ⎯⎯⎯⎯⎯⎯⎯⎯

Selbstversorgung des Stomas
Je früher dem Betroffenen der Umgang mit seinem Stoma gezeigt wird, umso schneller erlangt er seine Selbstständigkeit zurück. Dabei ist es wichtig, den Betroffenen auf die Entlassung aus dem Krankenhaus vorzubereiten und die benötigte Stomaversorgung für die erste Zeit nach dem Krankenhausaufenthalt zu organisieren. Eine Pflegeüberleitung sollte z. B. an den Pflegedienst oder den Stomatherapeuten erfolgen, da zu Hause in der ersten Zeit viele Fragen auftauchen und die Versorgung noch regelmäßig angepasst werden muss (z. B. auf veränderte Bedingungen und Aktivitäten).

Hautpflege
Ein wichtiger Beratungsaspekt ist die sorgfältige Hautpflege. Der Patient wird darüber informiert, dass verschiedene Hautschutz-, Reinigungsprodukte und weiteres Zubehör zur Verfügung stehen (**Tab. 34.6**). Je nach Verträglichkeit und nach Rücksprache mit dem Stomatherapeuten kann er diese Produkte anwenden.

➡ **MERKE** Irritierte und entzündete Hautpartien stellen für den Stomaträger einen maximalen Belastungsfaktor dar. Sie stellen die Dichtigkeit des Versorgungssystems in Frage. ⎯⎯⎯⎯⎯

Ernährung
Eine spezielle Diät für Stomaträger gibt es grundsätzlich nicht. Die Reaktion des Organismus auf die verschiedenen Nah-

rungsmittel ist individuell. Es lassen sich jedoch ein paar Grundregeln aufstellen, die Beachtung finden sollten:

- mehrere kleine Mahlzeiten
- in Ruhe essen und gut kauen
- unverträgliche und stark geruchserzeugende Nahrungsmittel vermeiden (z. B. blähende Nahrungsmittel, Knoblauch)
- die Kostform den geplanten Aktivitäten anpassen (z. B. vor dem Theaterbesuch kein Sauerkraut essen)

Ileostomieträger sollten der Gefahr einer Stomablockade (Abflussstörung), bedingt durch schlecht gekaute, faserhaltige Kost (z. B. Orange, Nüsse, Spargel), vorbeugen.

➡ **MERKE** Durch Blähungen und Geräusche kann der Betroffene in unan-

genehme Situationen kommen. Dem kann er vorbeugen, indem er seine Nahrungsgewohnheiten und die Art der Lebensmittel sehr genau beobachtet und feststellt, welche Auswirkungen diese auf sein Ausscheidungsverhalten haben. ⎯⎯⎯⎯⎯

Selbsthilfegruppen
Listen von Gesundheits- und Krankenpflegern mit Weiterbildung Pflegeexperte Stoma und Inkontinenz kann der Stomaträger vom FgSKW (Fachgesellschaft Stoma, Kontinenz und Wunde e. V.) erhalten. Es empfiehlt sich eine Vermittlung zur Selbsthilfevereinigung der Stomaträger, der Deutschen ILCO (Ileostomie-Colostomie-Vereinigung). Dort erhalten die Betroffenen Informationen und Beratungen.

Tab. 34.6 Überblick über das Pflegehilfsmittelangebot.

Produktgruppe	Anwendungsbereiche
Hautschutzprodukte	
Hautschutzringe Hautschutzpaste Modellierstreifen	→ dienen der besseren Abdichtung ums Stoma und zum Ausgleichen von Unebenheiten → als Streifen, Ringe oder Pasten erhältlich → Hautschutzpaste ▪ verbindet sich nach der Trocknungszeit (ca. 1 Tag) mit der angelegten Versorgung, ▪ lässt sich dann mühelos entfernen und ▪ sollte daher nur mit Versorgungen kombiniert werden, die länger als einen Tag auf der Haut belassen werden können.
Reinigungs- und Pflegemittel	
Barrierecreme Pflasterlöser	→ Barrierecreme bildet eine schützende Schicht auf der Haut. Achtung: hauchdünn anwenden. → Pflasterlöser ▪ löst die Versorgung bei zu starker Haftung, ▪ enthält alkoholische Substanzen und ▪ entfernt so Rückstände auf der Haut.
Zubehör	
Deodorantien	→ werden direkt in das Beutelsystem eingebracht oder zur Raumdesodorierung verwendet
Gürtel	→ werden zur zusätzlichen Befestigung des Beutelsystems verwendet und geben dem Patienten ein sichereres Gefühl
Stanzette oder Ausschneidhilfen	→ erleichtern das wiederholte Ausschneiden von Basisplatten (bei runden Lochgrößen)

34.8 Pflege von Patienten mit Erkrankungen der Leber, Gallenblase und Gallenwege

Christiane Becker

34.8.1 Medizinischer Überblick
Leberzirrhose

Definition
Die Leberzirrhose ist eine chronische Erkrankung. Sie geht mit der Zerstörung des Leberläppchenaufbaus und der Gefäßarchitektur der Leber einher. Dabei kommt es zum irreversiblen bindegewebigen Umbau der Leber (**Abb. 34.40**).

Ursachen
Die häufigsten Ursachen sind:
- zu ca. 50 % chronischer Alkoholabusus
- zu ca. 20 bis 25 % Spätfolge der chronischen Virushepatitis (B, C, D) (posthepatitische Zirrhose)

Weitere Ursachen sind:
- lang anhaltender Gallestau (biliäre Zirrhose)
- Leberstauung durch Herzinsuffizienz (Stauungszirrhose)
- Autoimmunhepatitis
- lebertoxisch wirkende Medikamente und Chemikalien
- Stoffwechselerkrankungen (Mukoviszidose, Hämochromatose, Morbus Wilson)

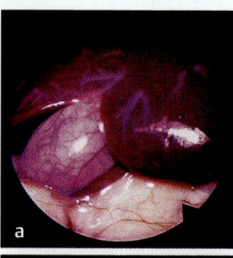

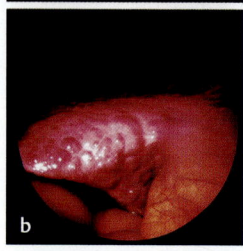

Abb. 34.40 Laparoskopische Sicht der Leber. **a** gesunde Leber mit Gallenblase, **b** Leberzirrhose mit narbig-bindegewebigem Umbau.

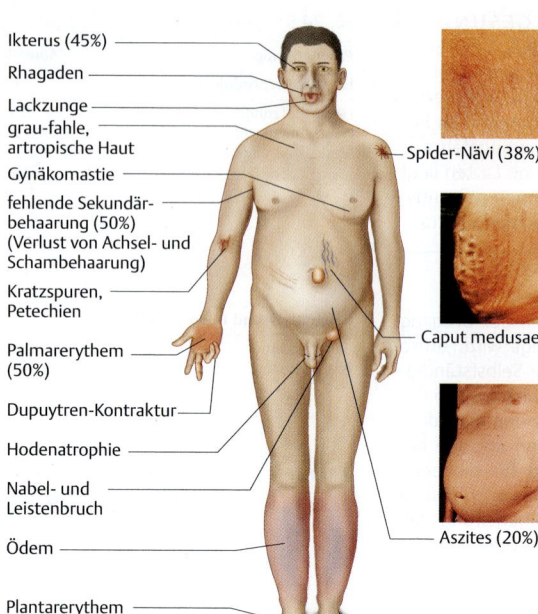

Ikterus (45%)

Rhagaden

Lackzunge

grau-fahle, artropische Haut

Gynäkomastie

fehlende Sekundär-behaarung (50%) (Verlust von Achsel- und Schambehaarung)

Kratzspuren, Petechien

Palmarerythem (50%)

Dupuytren-Kontraktur

Hodenatrophie

Nabel- und Leistenbruch

Ödem

Plantarerythem

Spider-Nävi (38%)

Caput medusae

Aszites (20%)

Abb. 34.41 Eine Leberzirrhose äußert sich durch Symptome im gesamten Organismus.

⊙ **FALLBEISPIEL** Herr Winkelmann ist 60 Jahre alt. Mit 17 war er bereits ausgebildeter Brauer in einer großen Brauerei. Seine Frau betreibt die zur Brauerei gehörende Gaststätte. Herr Winkelmann ist seit 2 Jahren im Vorruhestand, die Brauerei wurde geschlossen. Seitdem hilft er seiner Frau in der Gaststätte. Doch seit einigen Monaten fällt es ihm immer schwerer morgens aus dem Bett zu kommen, er fühlt sich müde und schlapp. Frau Winkelmann hat ihn schon mehrfach gebeten, doch mal den Hausarzt aufzusuchen. Ihr ist aufgefallen, dass ihr Mann im Bauchbereich immer dicker wird, während seine Arme und Beine inzwischen sehr dünn sind. Wenn er sich morgens nass rasiert und dabei verletzt, dauert es sehr lange, bis die Blutung steht. Herr Winkelmann isst kaum noch etwas, nur auf sein „Bierchen" mag er nicht verzichten. ▬

Symptome

Es wird unterschieden zwischen Leberhautzeichen (**Abb. 34.41**) sowie allgemeinen und hormonellen Störungen.
Allgemeine Krankheitszeichen. Es kommt zur körperlichen und geistigen Leistungsminderung, Müdigkeit sowie Druck- und Völlegefühl verbunden mit Appetitlosigkeit.
Hormonelle Störungen. Durch den fehlenden Abbau der gegengeschlechtlichen Hormone (Östrogen und Testosteron) in der Leber kommt es zu folgenden hormonellen Störungen:
- Gynäkomastie (verstärkte Brustbildung beim Mann)

- Hodenatrophie, Potenzstörungen
- Verlust der Achsel- und Schambehaarung
- Bauchglatze
- Menstruationsstörungen, Libidoverlust

Diagnostik

Folgende diagnostische Verfahren sind von Bedeutung:
- Anamnese und körperliche Untersuchung
- bildgebende Verfahren (Sonografie, Computertomografie)
- Duplexsonografie zur Bestimmung des Pfortaderflusses
- Laboruntersuchungen (z. B. Blutbild, Gerinnungsfaktoren, Ammoniakspiegel, GOT, GPT, γ-GT, Bilirubin)
- evtl. Ösophago- bzw. Gastroskopie
- evtl. Laparoskopie mit Leberbiopsie
Bei Palpation ist häufig eine vergrößerte, derbe Leber zu tasten. Die bindegewebigen Knoten können als kleine Höcker an der Oberfläche auffallen. Bei fortgeschrittener Leberzirrhose hingegen ist die Leber oft verkleinert (Schrumpfleber).

Komplikationen

Die wichtigste Komplikation ist der Pfortaderhochdruck mit Aszites und Ösophagusvarizen. Weitere Komplikationen sind:
- hepatorenales Syndrom
- hepatische Enzephalopathie und Leberkoma
- Leberzellkarzinom

🛡 **Anatomie und Physiologie** im Fokus

Das venöse Blut aus den Bauchorganen (Magen-Darm-Trakt, Milz, Pankreas) wird über die Pfortader (s. **Abb. 34.4**) gesammelt und durch die Leber geleitet und entgiftet. Liegt eine Leberzirrhose vor, kann das Blut die Leber nicht durchfließen und staut sich in die Pfortader zurück (Pfortaderhochdruck).

Pfortaderhochdruck

Dieser hat Varizen und Aszites zur Folge.
Varizen. Das Blut sucht sich Umgehungskreisläufe in den Ösophagus- und Fundusvenen sowie im Nabelgebiet (Caput medusae), um Anschluss an die untere Hohlvene zu finden. Aus diesen Venen bilden sich in der Folge Varizen.
Aszites. Die Entwicklung von Aszites (Bauchwassersucht): Die flüssigen Blutbestandteile werden in die freie Bauchhöhle „abgepresst", denn der Pfortaderhochdruck verursacht insgesamt eine Druckzunahme im Venengebiet des Bauchraumes. Weitere Faktoren für die Bildung des Aszites sind das Renin-Angiotensin-Aldosteron-System und die gesteigerte Produktion von Leberlymphe, die in die freie Bauchhöhle übertreten.

Hepatorenales Syndrom

Es handelt sich hierbei um eine Niereninsuffizienz im fortgeschrittenen Sta-

Tab. 34.7 *Stadien der hepatischen Enzephalopathie.*

Stadium	Symptome
I	Der Patient ist geistesabwesend, unruhig und vergesslich, zeigt Stimmungsschwankungen und intellektuelle Störungen
II	Der Patient ist häufig schläfrig und zeitlich desorientiert
III	Der Patient schläft, ist jedoch durch Ansprache und Berührung erweckbar. Seine Sprache ist verwaschen und unzusammenhängend
IV	Der Patient ist tief komatös: Coma hepaticum, die Reflexe sind erloschen. Foetor hepaticus (Atem riecht nach frischer Leber)

dium einer Leberzirrhose. Auslöser für das Hepatorenale Syndrom kann Folgendes sein: Aszitespunktion, akute Blutungen und eine forcierte Diurese. Zeichen für die Funktionseinschränkung der Nieren sind eine Zunahme von Ödemen und die Entwicklung einer Oligurie bis hin zur Anurie mit den Zeichen einer Urämie.

Hepatische Enzephalopathie

Die hepatische Enzephalopathie verläuft in vier Stadien (**Tab. 34.7**). Bei fortgeschrittener Leberzirrhose besteht eine mangelnde Entgiftung des Blutes. Dadurch steigt die Konzentration von Stoffwechselprodukten (Ammoniak, Phenole, Indole, Amine) an. Da diese toxisch auf das Zentralnervensystem wirken, sind psychische und neurologische Funktionsausfälle die Folge. Das Endstadium ist das Coma hepaticum (Leberausfallkoma). Ausgelöst werden kann die hepatische Enzephalopathie durch:

- erhöhte Eiweißkonzentration (z. B. durch gastrointestinale Blutungen)
- Anlage eines portosystemischen Shunts (Kurzschluss zwischen Pfortaderkreislauf und Hohlvenensystem)
- Infektionen
- Verschiebungen im Säure-Basen- oder Elektrolythaushalt

Leberzellkarzinom

Im Rahmen einer posthepatischen Zirrhose (Hepatitis B und C) und einer alkoholtoxischen Zirrhose tritt häufig als Komplikation ein Leberzellkarzinom auf.

Therapie

Die einzig kurative Therapie der Leberzirrhose ist die Lebertransplantation (S. 896). Sie wird jedoch nur in Einzelfällen durchgeführt. Die Hauptziele der konservativen Therapie sind die Linderung der Symptome und das Ausschalten leberschädigender Faktoren. Eine weitere wichtige Aufgabe ist die Behandlung der Komplikationen der Leberzirrhose.

34.8.2 Pflege- und Behandlungsplan

Im fortgeschrittenen Stadium der Leberzirrhose mehren sich die Symptome, die den Patienten in seiner Selbstständigkeit enorm einschränken.

Krankenbeobachtung

Im Vordergrund steht das Meiden aller möglicherweise leberschädigenden Substanzen (Medikamente, Alkohol). Körperliche Belastung und Stress können Krankheitsschübe auslösen. Deshalb werden Schonung und Ruhe (evtl. Bettruhe) empfohlen. Folgende Parameter müssen regelmäßig überprüft und dokumentiert werden:

- Vitalzeichen
- Körpergewicht
- Ausscheidungen
- Bewusstseinslage

Bewusstseinslage

Zur frühzeitigen Erkennung einer hepatischen Enzephalopathie ist die Überwachung der Bewusstseinslage von großer Bedeutung. Bei Koordinationsstörungen muss eine Sturzprophylaxe durchgeführt werden (S. 273).

➤ **MERKE** Liegt eine alkoholtoxische Leberzirrhose vor, können Koordinationsstörungen und Desorientierung auch Zeichen für ein (beginnendes) Alkoholentzugsdelir sein!

Bei der Körperpflege unterstützen

Bei ausgeprägter Immobilität kann die teilweise oder vollständige Übernahme der Körperpflege erforderlich sein. Dabei sind notwendige Prophylaxen zu integrieren. Die atrophische Haut (Pergamenthaut) wird mit W/O-Lotion oder Calendula-Salbe eingecremt, um Verletzungen und Juckreiz vorzubeugen. Zur Mund- und Zahnpflege werden weiche Zahnbürsten verwendet, um das Blutungsrisiko gering zu halten. Die Rasur erfolgt möglichst mit einem Trockenrasierer.

➤ **MERKE** Achten Sie bei Patienten mit Aszites auf passende, nicht beengende oder einschnürende Kleidung.

Bei der Ernährung unterstützen

Der Patient erhält leichte Vollkost oder Basisdiät, wenn keine Symptome einer hepatischen Enzephalopathie oder Aszites vorliegen. Nahrungsmittel, die häufig Unverträglichkeit hervorrufen (z. B. saure, blähende, stark gewürzte und fettige Speisen) sollten vermieden werden. Zur Verbesserung der Verträglichkeit verteilt man sie auf mehrere kleine Mahlzeiten am Tag.

Ernährung bei hepatischer Enzephalopathie

Die Eiweißzufuhr muss reduziert werden, damit auch die Entstehung von Ammoniak verringert wird. Je nach Stadium wird die Zufuhr biologisch hochwertiger Eiweiße auf 50 g oder sogar nur 25 g/Tag beschränkt. Die notwendige Tageskalorienmenge sollte in erster Linie durch die Zufuhr von Kohlenhydraten gedeckt werden. In schweren Fällen kann die parenterale Zufuhr von Aminosäuren erforderlich werden. Zur sog. „Darmsterilisation" erhält der Patient schwer resorbierbare Antibiotika, z. B. Metronidazol oder Vancomycin. Durch die Gabe von Laktulose sinkt der pH-Wert im Darm und die Ammoniakproduktion kann reduziert werden. Eine Steigerung dieses Effekts erzielt man mit hohen Einläufen.

Pflege und Ernährung bei Aszites

Durch Flüssigkeitsbeschränkung (1 l/Tag) und kochsalzarme Diät (1 – 2 g NaCl/Tag) wird mit einer schonenden Aszitesausschwemmung begonnen. Dabei müssen täglich Körpergewicht, Flüssigkeitsbilanz und evtl. ZVD kontrolliert werden. Unterstützend werden Diuretika (z. B. Lasix) oder Aldosteron-Antagonisten (z. B. Aldactone, Osyrol) verabreicht. Zeigt diese Therapie nicht den gewünschten Erfolg oder verursacht der Aszites sehr große Einschränkungen, ist eine Aszitespunktion (S. 623) indiziert. Dabei können täglich bis zu 5 l Flüssigkeit entleert werden. Es entsteht allerdings ein großer Eiweißverlust, der mit Humanalbuminlösung ausgeglichen werden sollte. In Ausnahmefällen kann der Aszites über einen transjugulären intrahepatischen portosystemischen Shunt (TIPS) abgeleitet werden (S. 868). Dabei besteht jedoch ein erhöhtes Risiko einer Enzephalopathie, da die Entgiftung durch die Leber noch geringer ausfällt. Zur Beobachtung des Aszites sollte täglich der Bauchumfang an der gleichen Stelle und in gleicher Lagerung (**Abb. 34.42**) gemessen werden. Bedingt durch den Zwerchfellhochstand und die Dyspnoe sind Patienten mit Aszites pneumoniegefährdet. Zur Atemerleichterung wird eine Oberkörperhochlagerung empfohlen.

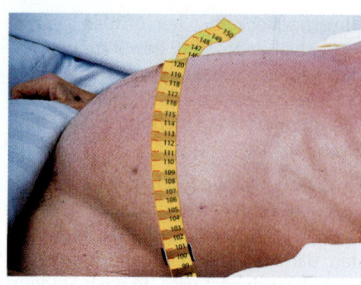

Abb. 34.42 Der Bauchumfang bei Aszites kann nur durch eine dauerhafte Markierung ober- und unterhalb des Maßbands sicher gemessen werden.

➤ **MERKE** Liegt eine erhöhte Blutungsgefahr vor, ist der Patient vor Verletzungen und Stößen zu schützen. Haut und Schleimhäute sowie Ausscheidungen sind auf Anzeichen von Blutungen zu beobachten. ───────

🍏 **PRÄVENTION & GESUND-HEITSFÖRDERUNG** Die Leberzirrhose ist eine fortschreitende, nicht heilbare Krankheit. Nimmt der Betroffene weiter leberschädigende Substanzen zu sich, beeinflusst das den Krankheitsverlauf ungünstig. Raten Sie dem Patienten daher, auf keinen Fall eigenmächtig Arzneimittel einzunehmen, die die Leber belasten. Dazu gehören einige freiverkäufliche Arzneimittel, z. B. Paracetamol. ───────

34.8.3 Medizinischer Überblick Gallensteine

Definition
Beim Gallensteinleiden sind Konkremente im Gallengangsystem (Cholelithiasis) oder in der Gallenblase (Cholezystolithiasis). 15 – 20 % der Bevölkerung haben Gallensteine. Sie sind damit eine sehr häufige Krankheit in den westlichen Industrieländern.

Ursachen
In 80 % der Fälle entstehen Gallensteine aus Cholesterin oder Mischformen aus Bilirubin und Cholesterin (**Abb. 34.43**).

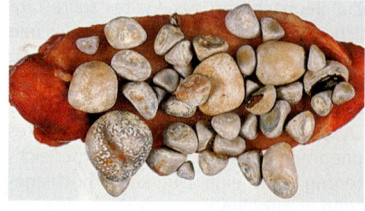

Abb. 34.43 Operationspräparat einer Gallenblase mit zahlreichen Gallensteinen.

Für die Bildung von Gallensteinen ist ein Lösungsungleichgewicht der Galle verantwortlich, es kommt zu einem „Niederschlag" von Cholesterin, Bilirubin und Kalzium. Zunächst bilden sich Kristalle, die im Laufe der Zeit zu Steinen heranwachsen. Unterschieden werden 3 verschiedene Steinarten: Cholesterinsteine, die zu 50 % aus Cholesterin bestehen, Pigmentsteine und gemischte Steine.

Risikofaktoren
Dazu gehören:
- erbliche Disposition
- Adipositas
- Alter (je älter desto höher das Risiko)
- fettreiche, ballaststoffarme oder parenterale Ernährung, Fastenkuren, Hypercholesterinämie
- Diabetes mellitus
- Geschlecht – weiblich:männlich = 3:1, zusätzliches Risiko bei Schwangerschaft

👁 **FALLBEISPIEL** Frau Heinrich ist 52 Jahre alt und Mutter von 4 Kindern. Seit gestern Mittag hat sie anfallsartig auftretende Schmerzen im rechten Oberbauch. Die Schmerzen strahlen in die rechte Schulter aus. Ihr ist übel, sie hat bereits zweimal erbrochen, sie kann sich kaum noch auf den Beinen halten. Ihre drei Jahre ältere Schwester, die jedoch erheblich übergewichtiger ist als sie selbst, hatte vor einem Jahr ähnliche Beschwerden. Sie musste damals notfallmäßig „an der Galle" operiert werden. ───────

➤ **MERKE** Die 6-F-Regel beschreibt die Risikofaktoren für das Gallensteinleiden: female (weiblich), fair (hellhäutig/blond), fat (übergewichtig), forty (vierzig), fertile (fruchtbar), family (Familie). ───────

Symptome
Ca. 70 – 80 % der Patienten sind Träger sog. „stummer" Steine, die keine Beschwerden verursachen. Die Steine werden oft zufällig im Rahmen einer Sonografie entdeckt. Gallensteinbeschwerden äußern sich durch
- Druck- und/oder Völlegefühl im rechten Oberbauch,
- Fettunverträglichkeit und
- Blähungen.
Diese unspezifischen Beschwerden können sich bis zu heftigen Gallenkoliken steigern.

Gallenkoliken
Durch Druckerhöhung im Gallenwegsystem bewegen sich die Steine im Ductus cysticus oder werden in der Papilla vateri

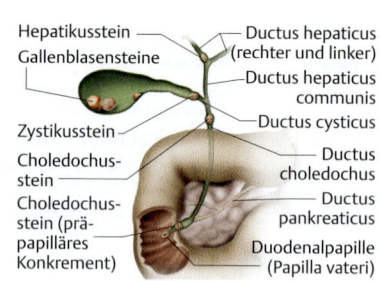

Abb. 34.44 Gallensteine lagern sich in verschiedenen Bereichen an.

eingeklemmt (**Abb. 34.44**). Dies führt zu anfallsartigen, heftigen Schmerzen im rechten Oberbauch, die in die rechte Schulter und zwischen die Schulterblätter ausstrahlen können. Begleitet werden die Schmerzen von Übelkeit und Erbrechen sowie Schweißausbrüchen und Kreislaufregulationsstörungen. Blockiert der Stein den Ductus choledochus, tritt ein Verschlussikterus mit acholischen Stühlen (S. 377) und bierbraunem Urin (S. 351) auf.

Diagnostik
Folgende diagnostische Maßnahmen bestätigen den Verdacht:
- klinischer Befund mit Gallenkoliken und Abwehrspannung im rechten Oberbauch
- Sonografie – Steine ab 2 mm Durchmesser sind erkennbar
- ERC (endoskopisch-retrograde-Cholangiografie) bei erweiterten Gallengängen
- Blutuntersuchungen – Erhöhung von alkalischer Phosphatase, Bilirubin, GLDH und Gallensäuren, CRP

➤ **MERKE** Differenzialdiagnostisch sind Nierenkoliken, Herzinfarkt, Lungenembolie, Pleuritis, akute Pankreatitis oder Magenperforation auszuschließen. ───────

Komplikationen
Folgende Komplikationen können auftreten:
- Verschlussikterus bei Einklemmung des Steines im Ductus choledochus
- Cholezystitis/Cholangitis – als Folge der Steineinklemmung
- Gallenblasenhydrops – durch Verlegung des Ductus cysticus
- Gallenblasenempyem – Eiteransammlung in der Gallenblase
- akute Pankreatitis (S. 897)
- Leberabszess/Gallensteinileus – Penetration des Gallensteins in benachbarte Organe

- Peritonitis
- Porzellangallenblase/Schrumpfgallenblase – Verhärtung der Gallenblasenwand – Risiko: Gallenblasenkarzinom

Therapie

Bei „stummen" Gallensteinen muss nicht therapiert werden – außer es liegt eine Porzellangallenblase vor; dann ist aufgrund des Entartungsrisikos eine operative Entfernung der Gallenblase (Cholezystektomie) indiziert. Ferner erfordern alle symptomatischen Gallensteine eine Therapie.

Konservative Behandlung. Zu den konservativen Behandlungsverfahren gehören die medikamentöse Steinauflösung (nur bei reinen Cholesterinsteinen möglich!) und die extrakorporale Stoßwellenlithotripsie (ESWL, s. S. 844), die nur bei kleinen Steinen möglich ist. Diese Behandlungsverfahren kommen nur bei einem geringen Teil der Patienten infrage, da sie eine hohe Rezidivrate nach sich ziehen und die Ursache nicht beseitigt wird.

Medikamentöse Behandlung. Akute Gallenkoliken werden medikamentös mit Spasmolytika (z. B. Buscopan) und Analgetika (z. B. Novalgin) intravenös behandelt. Der Patient wird ausschließlich parenteral ernährt.

Operative Behandlung. Häufig wird nach Abklingen der Symptome eine Cholezystektomie durchgeführt. Sind die Gallensteine im Ductus choledochus eingeklemmt, muss sofort operiert werden, um Komplikationen zu verhindern. Bei ca. 90 % der Patienten lassen sich die Steine mit einer ERCP (endoskopische retrograde Cholangiopankreatikografie = röntgenologische Gallenblasen- und Gallengangsdarstellung) und Papillotomie (Schlitzung der Papilla vateri) entfernen, wodurch die Steine in den Dünndarm übertreten können. Sie werden dann mit einer korbähnlichen Drahtschlinge aufgenommen. Ist der Stein zu groß, wird er mit Stoßwellen (Stoßwellenlithotripsie) oder endoskopisch zerkleinert. Im beschwerdefreien Intervall erfolgt anschließend die Entfernung der Gallenblase.

34.8.4 Pflege- und Behandlungsplan

Viele Menschen haben Gallensteine ohne es zu wissen oder zu bemerken. Bereiten die Gallensteine allerdings Beschwerden, können diese so heftig sein, dass die Lebensqualität erheblich eingeschränkt ist.

Pflege bei Gallenkoliken

Die Krankenbeobachtung richtet sich auf Überwachung von Vitalzeichen und Allgemeinbefinden. Komplikationen können frühzeitig erkannt werden, wenn Schmerzverlauf und -qualität beobachtet werden.

Während des akuten Geschehens hält der Patient Nahrungskarenz und Bettruhe ein. Gegen die Schmerzen werden Analgetika und Spasmolytika auf Arztanordnung verabreicht. Lindernd wirken auch feucht-warme Umschläge (nicht bei Entzündungen!) auf den Oberbauch und eine bauchdeckenentspannende Lagerung. Mit dem Kostaufbau wird am 2.– 3. Tag nach der Kolik begonnen. Dieser reicht von Tee, Haferschleim, Zwieback bis zur leichten, fettarmen Kost. Ist die akute Gallenkolik abgeklungen und haben die Beschwerden nachgelassen, wird die operative Entfernung der Gallenblase durchgeführt.

 PRÄVENTION & GESUNDHEITSFÖRDERUNG Um keine erneute Kolik zu provozieren, sollte der Patient auch später fettarme und kleine Mahlzeiten bevorzugen. ⎯⎯⎯⎯

Pflege bei Cholezystektomie

Die meisten Cholezystektomien (mehr als 93 %) erfolgen heute laparoskopisch (**Abb. 34.45**).

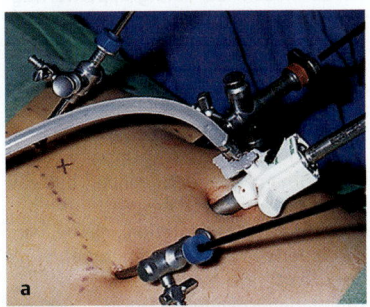

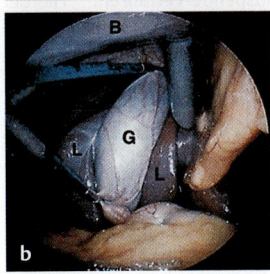

Abb. 34.45 Laparoskopische Cholezystektomie. a Blick auf den Bauch und den mit Farbpunkten markierten rechten Rippenbogen. Vier Arbeitsinstrumente sind in die Bauchhöhle eingeführt, darunter die Extraktionshülse mit weißem Ansatz im Bauchnabel. **b** Blick durch das Videoendoskop in die Bauchhöhle: Zwei Fasszangen halten die Gallenblase (G); dahinter die Leber (L) und die Bauchdecke (B).

Präoperative Pflege

Da in 4 – 7 % der Fälle die Operation ausgedehnt werden muss, erfolgt die Vorbereitung wie für eine konventionelle Bauchoperation:

- vorderen Rumpfbereich von Brustwarzen bis Schambehaarung rasieren
- Nahrungsabbau
- am Tag vor der Operation Klistier verabreichen
- gründliche Körperpflege inkl. Reinigung des Bauchnabels

Postoperative Pflege bei laparoskopischer Cholezystektomie

Es werden lediglich vier kleine Bauchschnitte gesetzt und keine Dränagen eingelegt. So ist der Wundschmerz gering, der Patient insgesamt weniger beeinträchtigt und kann i. d. R. 4 Tage nach dem Eingriff das Krankenhaus verlassen. Folgende pflegerische Maßnahmen werden durchgeführt:

- erste Mobilisation am Abend des Operationstages
- am Operationsabend schluckweise Tee, am 1. postoperativen Tag leichte Kost
- erster Verbandwechsel am 2. postoperativen Tag
- Fadenentfernung am 7. postoperativen Tag

🖐 **PRAXISTIPP** Viele Patienten klagen nach einem laparoskopischen Eingriff über Nacken- und Schulterschmerzen, was auf das Einbringen von Gas in Form von CO_2 (Kohlendioxid) in die Bauchhöhle zurückzuführen ist. Lindernd wirken Nacken- und Schultermassagen (Physiotherapie). ⎯⎯⎯⎯

Postoperative Pflege bei konventioneller Cholezystektomie

Die Gallenblase wird im Rahmen einer Laparotomie entfernt. Befinden sich Steine im Gallengang, erfolgt anschließend eine Choledochusrevision mit Anlage einer T-Dränage (**Abb. 34.46**). Neben den allgemein üblichen postoperativen Pflege- und Überwachungsmaßnahmen sind einige Besonderheiten zu beachten:

- Frühmobilisation am Abend des Operationstages
- bauchdeckenentspannende Lagerung
- Entfernung der Magensonde am 2. postoperativen Tag
- Wundversorgung
- Überwachung der Darmtätigkeit (nach 3 – 4 Tagen ohne spontane Stuhlentleerung ein Klistier verabreichen)
- Kostaufbau – am 1. postoperativen Tag schluckweise Tee, danach Nah-

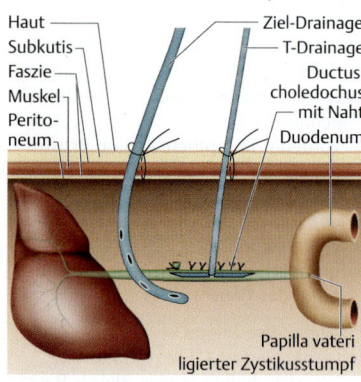

Haut
Subkutis
Faszie
Muskel
Peritoneum

Ziel-Drainage
T-Drainage
Ductus choledochus mit Naht
Duodenum

Papilla vateri
ligierter Zystikusstumpf

Abb. 34.46 Schematischer Längsschnitt durch den Gallengang beim liegenden Patienten.

rungsaufbau bei vorheriger Darmtätigkeit
- Dränagenversorgung (Ziel- und T-Dränage)

T-Dränage. Sie hat die Aufgabe, den Abfluss der Galle bei postoperativen Schwellungen im Bereich der Papilla vateri zu gewährleisten. Um einen ungehinderten Abfluss erzielen zu können, wird der Sekretbeutel unterhalb des Patienten am Bett befestigt. Die Sekretmenge liegt an den ersten 1–3 Tagen bei ca. 1000 ml täglich. Je mehr der Papillenbereich abschwillt, desto weniger Sekret wird gefördert. Dann kann am 4.–5. Tag der Sekretbeutel schrittweise höher gehängt werden, um den physiologischen Galleabfluss in das Duodenum zu steigern.

Verträgt der Patient diese Maßnahme gut und bleibt beschwerdefrei, wird mittels Cholangiografie der freie Galleabfluss kontrolliert. Anschließend entfernt der Arzt die Dränage, i. d. R. nachdem der Sekretbeutel nochmals für kurze Zeit unter Patientenniveau befestigt

wurde, um ein Austreten von Galle nach dem Ziehen der Dränage zu verhindern. Der anschließend aufgebrachte Verband wird auf Austritt von Galle und Nachblutungen kontrolliert.

Zieldränage. Sie liegt im Wundgebiet. Erfolgte keine Choledochusrevision, wird sie am 3.–4. postoperativen Tag gezogen, ansonsten meist erst 1–2 Tage nach dem Entfernen des T-Dräns. So ist gewährleistet, dass die austretende Galle nach Entfernung der T-Dränage über die Zieldränage abfließen kann.

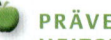

PRÄVENTION & GESUNDHEITSFÖRDERUNG
Gegen einige Risikofaktoren (6-F-Regel) ist keine Vorbeugung möglich, doch die ernährungsbedingten Faktoren lassen sich gut beeinflussen. _____

34.9 Pflege von Patienten mit Lebertransplantation

34.9.1 Medizinischer Überblick

Definition
Bei der Lebertransplantation (= LTX) wird eine funktionstüchtige Spenderleber auf einen Patienten übertragen, um dessen erkrankte Leber zu ersetzen. Dieser recht komplizierte und komplikationsreiche Eingriff wird nur in spezialisierten Zentren durchgeführt. Aufgrund von Verbesserungen in den Operationstechniken und der Transplantationsnachsorge liegt die 5-Jahres-Überlebensrate heute bei durchschnittlich 80 %.

Indikation
Die Indikation zur Lebertransplantation ist für eine Vielzahl von Lebererkrankungen die einzige kurative Behandlungsmöglichkeit und im Endstadium einer Leberzirrhose gegeben. Eine weitere Indikation ist unter bestimmten Bedingungen das hepatozelluläre Karzinom. Eine geringere Anzahl von Patienten wird aufgrund eines akuten Leberversagens, z. B. aufgrund einer Intoxikation mit Knollenblätterpilzen oder einer Virushepatitis transplantiert.

Kontraindikationen
Als absolute Kontraindikationen gelten fortgeschrittene Leberzellkarzinome (> 5 cm), ausgedehnte Pfortaderthrombosen, schwere kardiale oder pulmonale Funktionseinschränkungen, aktiver Alkohol- oder Drogenkonsum, schwere psychiatrische Erkrankungen sowie schwere Infektionserkrankungen.

Vermittlung von Spenderorganen
Die Zuteilung eines Organs durch das Transplantationszentrum (S. 859) erfolgt nach bestimmten Richtlinien. Dazu gehören neben der Blutgruppenverträglichkeit und immunologischen Werten auch sog. Dringlichkeitsstufen, die auf international erstellten medizinisch fundierten Scores (Punktesystem) beruhen.

Organspende
Da auch bei Lebertransplantationen ein Mangel an Spenderorganen besteht, wird nach Auswegen gesucht.
Split-Leber-Transplantation. Hierbei wird die Spenderleber eines Verstorbenen für zwei Empfänger zweigeteilt.
Leberlebendspende-Verfahren. Hierbei spendet ein gesunder Erwachsener, der in einer engen emotionalen Bindung zum Empfänger stehen muss, freiwillig einen Teil seiner Leber. Die im Spender verbliebenen Lebersegmente und die transplantierten Organteile können die gesamte Leberfunktion sofort übernehmen. Außerdem wachsen beide Teile innerhalb einiger Wochen bis zu ihrer ursprünglichen Größe nach.

Anatomie und Physiologie
im Fokus

Die Leberlebendspende ist möglich, da der rechte und linke Leberlappen jeweils einen eigenen arteriellen und portalvenösen Zufluss bzw. venösen Abfluss und einen unabhängigen Gallengangsabfluss besitzen

(s. **Abb. 34.3**). Für eine Leberlebendspende werden bei Kindern Lebersegmente oder für sehr kleine Erwachsene auch der linke Leberlappen entnommen. Für einen normalgewichtigen Erwachsenen ist i. d. R. die Entnahme des rechten Leberlappens notwendig.

Komplikationen
Als Frühkomplikationen sind Nachblutungen, Pfortader- oder A.-hepatica-Thrombose sowie Fistelbildung oder Stenose der Anastomose im Bereich des Gallengangs zu nennen. Zu den Spätkomplikationen zählt das Wiederauftreten der Grunderkrankung (z. B. Virushepatitis, Alkoholabusus). Die am stärksten gefürchtete Komplikation ist die akute oder chronische Abstoßung der transplantierten Leber.

34.9.2 Pflege- und Behandlungsplan
Zu den pflegerischen Maßnahmen gehören präoperative und postoperative Pflege, Unterstützung bei der immunsuppressiven Therapie, Gesundheitsberatung und Entlassungsvorbereitung.

Präoperative Pflege
Vor der Transplantation stehen nochmals eine umfangreiche Labordiagnostik und ggf. technische Untersuchungen, wie Gastroskopie und Oberbauchsonografie mit Gefäßdoppler an. Die psychische Situation eines Patienten vor einer Transplantation ist auf S. 859 beschrieben. Neben allgemeinen Operationsvorberei-

tungen wie Nahrungsabbau und Darmvorbereitung muss der Patient großflächig von den Mamillen bis zu den Leisten einschließlich der Schambehaarung rasiert werden.

Postoperative Pflege

Nach der Operation, die 5 bis 10 Stunden dauern kann, werden die Patienten zunächst für mindestens 2 – 3 Tage auf der Intensivstation betreut, bei komplikationslosem Verlauf werden sie anschließend auf die allgemeinchirurgische- oder Transplantationsstation verlegt. Neben der Überwachung und Aufrechterhaltung der Herz-Kreislauffunktion stehen hier die Immunsuppression und Infektionsprophylaxe im Vordergrund. Hier gelten die gleichen Grundsätze und Maßnahmen wie bei der Nierentransplantation (S. 860), ebenso bei der psychosozialen Betreuung.

Wundversorgung/Dränagen. Die Gefahr einer Wundinfektion ist hoch. Der Verbandwechsel erfolgt 1 × täglich unter sterilen Kautelen. Die Klammern werden am 12.– 14. Tag entfernt, die T-Dränage meist erst nach 4 – 5 Wochen.

Lagerung/Mobilisation. Der Patient wird in eine bauchdeckenentspannende Lagerung gebracht. Je nach Zustand kann ab dem 2.– 3. postoperativen Tag stufenweise mit der Mobilisation begonnen werden.

Ernährung. Zunächst wird der Patient parenteral ernährt. Kommt die Darmtätigkeit in Gang (meist am 4.– 5. postoperativen Tag), wird die Kost langsam aufgebaut. Hier sollten Gewohnheiten und Wünsche des Patienten berücksichtigt werden.

Gesundheitsberatung

Während des gesamten Krankenhausaufenthaltes, der i. d. R. 4 Wochen dauert, wird der Patient durch gezielte Beratung und Anleitung zu Inhalten der Immunsuppressionstherapie, Selbstbeobachtung hinsichtlich einer Transplantatabstoßung und bzgl. des Verhaltens im Alltag auf die Entlassung vorbereitet.

Rehabilitation im Fokus

Nach der Entlassung aus dem Krankenhaus müssen sich die Patienten insbesondere im 1. Jahr engmaschig zu Nachuntersuchungen vorstellen. Die Einnahme der Immunsuppressiva sowie die Nachkontrollen sind i. d. R. lebenslang notwendig. Ein Wiedereinstieg in den Beruf ist bei den meisten Patienten ca. 6 – 12 Monate nach der Transplantation möglich.

34.10 Pflege von Patienten mit Hepatitis

34.10.1 Medizinischer Überblick

Definition

Die Hepatitis ist eine Entzündung des Leberparenchyms. Sie kann akut oder chronisch verlaufen. Weltweit verbreitet ist die *Virushepatitis*. Sie gehört auch in Deutschland zu den häufigsten meldepflichtigen Erkrankungen.

Ursachen

Eine Hepatitis wird primär durch *Viren* (A-, B-, C-, D-, E- und G- bzw. GB-Viren) hervorgerufen. Auch der Epstein-Barr-Virus und das Cytomegalie-Virus können eine Hepatitis auslösen.

Ferner kann eine Hepatitis durch Autoimmunprozesse (Autoimmunhepatitis) ausgelöst werden oder Folge einer Störung des Kupferstoffwechsels in der Leber (Morbus Wilson) oder einer Hämochromatose sein.

Ebenso kommen Bakterien (z. B. Leptospiren, Salmonellen), Protozoen (z. B. Toxoplasmen, Plasmoiden) oder toxische Einflüsse (z. B. Alkohol oder Medikamente) als Ursachen für eine Hepatitis in Frage.

MERKE Nach dem Infektionsschutzgesetz (IfSG) vom 1. 1. 2001, § 6 sind der Krankheitsverdacht, die Erkrankung und der Tod an akuter Virushepatitis dem Gesundheitsamt namentlich zu melden.

FALLBEISPIEL Herr Marquardt arbeitet als Exportmanager für eine große deutsche Medizin-Produkte-Firma und ist häufig im Ausland unterwegs. Seine letzte Geschäftsreise führte ihn nach China. Herr Marquardt hat es sich zur Gewohnheit gemacht, dort zu speisen, wo auch die Einheimischen anzutreffen sind. Er konnte in China einige Geschäfte erfolgreich zum Abschluss bringen und ist vor gut 3 Wochen zufrieden zurückgekehrt. Vor 2 Wochen bemerkte er plötzlich Gelenk- und Muskelschmerzen, Müdigkeit und vor allem Appetitmangel. Herr Marquardt führte sein Unwohlsein auf einen grippalen Infekt zurück. Vor 2 Tagen morgens beim Blick in den Spiegel bemerkte er plötzlich seine gelb verfärbten Augen, sein Morgenurin war dunkelbraun. Statt zur Firma, fuhr er sofort zu seinem Hausarzt.

Verschiedene Formen der Virushepatitis

Verschiedene Formen der Hepatitis und deren Krankheitsverläufe bzw. -prognosen sind *Tab. 34.8* zu entnehmen.

MERKE Hepatitis C kann bei Angehörigen von Gesundheitsberufen als Berufserkrankung anerkannt werden. Wie sich Mitarbeiter im Gesundheitswesen vor einer Infektionsübertragung

schützen können, wird ausführlich in Kapitel 9 (S. 190, 191) eingegangen.

Symptome und Prognose

Die verschiedenen Arten der Virushepatitis lassen sich klinisch nicht unterscheiden, eine Differenzierung erfolgt serologisch. Unterschiede lassen sich hinsichtlich der Prognose stellen. Drei Phasen werden unterschieden, wobei ca. $^2/_3$ aller Virushepatitiden symptomlos verlaufen.

Vorläuferstadium

Das Vorläuferstadium (Prodromalstadium/ Präikterische Phase) dauert einige Tage oder auch Wochen.

In dieser Zeit kommt es in unterschiedlicher Ausprägung zu folgenden Symptomen:

- allgemeine Leistungsminderung,
- Konzentrationsschwäche,
- Müdigkeit und Abgeschlagenheit,
- Appetitlosigkeit und Übelkeit,
- Abneigung und Unverträglichkeit von Alkohol, Nikotin und fettreichen Speisen,
- Meteorismus und Diarrhöe,
- Gelenk- und Muskelschmerzen,
- subfebrile Temperaturen.

Stadium der hepatischen Manifestation

Es kann 2 bis 8 Wochen dauern. Dabei gibt es *anikterische* und *ikterische* Verlaufsformen. 50 % der Hepatiden verlau-

Tab. 34.8 *Differenzierung der Virushepatiden (nach Greten 2010)*

	Hepatitis A ("Reisehepatitis")	Hepatitis B	Hepatitis C	Hepatitis D	Hepatitis E	Hepatitis G
Erreger	Hepatitis-A-Virus (HAV)	Hepatitis-B-Virus (HBV)	Hepatitis-C-Virus (HCV)	Hepatitis-D-Virus (HDV)	Hepatitis-E-Virus (HEV	Hepatitis-G-Virus (HGV)
bevorzugte Jahreszeit	Herbst/Winter	keine	keine	keine	"Regenzeit"	keine
Beginn	akut	akut/schleichend	schleichend	akut/schleichend	akut	schleichend
Inkubationszeit (Tage)	14 – 45	30 – 180	15 – 160	30 – 180	20 – 75	unklar
Übertragungs-weg	fäkal/oral	→ sexuell → perinatal → parenteral	→ sexuell → perinatal → parenteral	→ sexuell → perinatal → parenteral	fäkal/oral	→ parenteral → sexuell
serologische Routinediagnos-tik	Anti-HAV-IgM	→ HBs-Ag → HBe-Ag → Anti-HBc-IgM → (HBV-DNA)	→ Anti-HCV (erst nach 3 – 6 Monaten positiv) → HCV-RNA	Anti-HDV-IgM	Antigennach-weis mittels ELISA	HGV-RNA-Nachweis mittels PCR
chronischer Verlauf	keiner	→ Erwachsene: 5 – 10 % → perinatal: 90 %	50 – 90 %	→ Koinfektion mit Hep. B: 5 % → Super-infektion: über 90 %	nein	Unklar
fulminanter Verlauf	0,2 %	→ 1 %	sehr selten	2 – 20 %	→ unbekannt → Ausnahme bei Infektion Schwangerer: Letalität 20 %	unklar
Prognose	Kindesalter: gut zunehmendes Alter: schlechter	mit zunehmenden Alter schlechter	mäßig	oft schlecht	gut (Ausnah-me Infektion Schwangerer)	Unklar
Immunisierung	→ aktiv (z. B. mit Havrix) Schutz 5 – 10 Jahre → passiv (Immun-globulin, z. B. Beri-globin) Schutz 3 – 6 Monate → Kombinationsimpf-stoff gegen Hep. A und Hep. B (z. B. Twinrix)	→ Aktiv (z. B. Gen-H-B-VAX oder HBVAXP-RO, nach Schema und Titerkontrolle) → passiv: simultan zur aktiven Immunisie-rung (z. B. Hepatect i. v.) → Kombinationsimpf-stoff gegen Hep. A und Hep. B (z. B. Twinrix)	nicht mög-lich	Schutz durch Impfung gegen Hep. B	nicht möglich	nicht möglich

fen anikterisch. Die ikterische Form geht mit folgenden Symptomen einher:

- Ikterus der Skleren, später der Haut,
- druckschmerzhaft vergrößerte Leber und Milz,
- dunkelgefärbter Urin,
- lehmfarbener Stuhl,
- starker Juckreiz.

MERKE Beginnt die Gelbfär-bung der Skleren und Haut (Ikterus), fühlen die Patienten häufig eine Verbes-serung ihres Allgemeinbefindens. ———

Postikterisches Stadium

In der Phase der Rekonvaleszenz bilden sich Beschwerden und Symptome lang-sam zurück. Der Ikterus ist rückläufig, die pathologischen Laborwerte normali-sieren sich. Allerdings können allgemei-nes Krankheitsgefühl, Müdigkeit und Ab-geschlagenheit noch andauern.

Diagnostik

Klinisches Bild und Anamnese (Beruf, Ur-laub, Sexualpartnerwechsel, Medika-menteneinnahme) sind wichtige Fakto-ren bei der Diagnosestellung. Eine Erhö-hung der Transaminasen (S-GOT, S-GPT) und des direkten und indirekten Biliru-bins sind als Leitbefunde anzusehen. Ge-sichert wird die Diagnose der Virushepa-titis durch den Nachweis von Antikör-pern gegen Hepatitis-Viren bzw. deren Bestandteile in der Serologie. Mit Hilfe der PCR (Polymerase Chain Reaction) kann heute der Direktnachweis der Viren im Blut erfolgen. So besteht die Möglichkeit der Frühdiagnostik noch vor der Antikörperbildung. Die Diagnose der Autoimmunhepatitis (AIH) ist eine Aus-schlussdiagnose und wird durch klini-sche, serologische (Nachweis von Auto-antikörpern), laborchemische und histo-logische Befunde und das Ansprechen auf eine immunsuppressive Therapie be-stätigt.

Komplikationen

Aus der Virushepatitis können sich mit unterschiedlicher Häufigkeit folgende Komplikationen entwickeln:

Fulminante Hepatitis. Sie geht einher mit einer Leberinsuffizienz aufgrund einer nekrotisierenden Leberentzün-dung. Die Letalität beträgt 60 – 80 %, deshalb besteht häufig die Indikation zur Lebertransplantation.

Cholestatische Hepatitis. Entwicklung eines massiven Ikterus aufgrund einer Gallestauung und starkem Anstieg des Bilirubins.

Chronische Hepatitis. Ist die Hepatitis nach sechs Monaten nicht ausgeheilt, liegt eine Chronifizierung vor. Diese kann sich vor allem aus der akuten B-, C-, oder D-Hepatitis entwickeln. Die Entstehung einer Leberzirrhose oder eines Leberzellkarzinoms wird dadurch begünstigt.

Therapie

Eine spezifische antivirale Therapie ist zurzeit nur für die akute Hepatitis C zugelassen. Bei fulminantem Verlauf mit Leberversagen ist eine Lebertransplantation indiziert. Die sonstige Therapie ist symptomatisch. Eine stationäre Aufnahme des Patienten ist nur bei starkem Krankheitsgefühl und Erbrechen sowie bei erheblichen Leberfunktionsstörungen erforderlich. Patienten mit einem fulminanten Verlauf werden intensivmedizinisch behandelt.

Es gelten folgende Therapieprinzipien:
- Absetzen aller verzichtbaren potenziell leberschädigenden Medikamente.
- Der Patient sollte sich körperlich schonen und Bettruhe einhalten.
- Absolute Alkoholkarenz.
- Fettarme, kohlenhydratreiche Kost.
- Bei starkem Juckreiz durch Cholestase Gabe von Antihistaminika.

Therapie der Hepatitis C

Der Patient mit Hepatitis C erhält frühzeitig über einen Zeitraum von 6 bis 12 Monaten Interferon-α als Monotherapie (Hemmstoff der Virussynthese). Dadurch kann in über 85 % der Fälle eine Chronifizierung verhindert werden. Bei einer chronischen Hepatitis C ist die Verabreichung von pegyliertem Interferon (Pegasys, PegIntron) 1 x wöchentlich s. c. die Therapie der Wahl. Es wird mit einem *Virostatikum*, z. B. Rebetol-Kapseln (Wirkstoff: Ribavirin) 1 x tgl. ebenfalls für 6 bis 12 Monate kombiniert verabreicht.

Häufig treten während der Interferon-Therapie Nebenwirkungen wie Muskel- und Gelenkschmerzen, Schwäche und Fieber auf. Ribavirin wirkt teratogen, deshalb ist eine suffiziente Empfängnisverhütung zwingend!

! DEFINITION Interferone sind spezifische Eiweiße, die von den Zellen als Reaktion auf eine virale Infektion gebildet werden. Gentechnologisch hergestelltes Interferon wird aufgrund seiner antiviralen Wirkung bei verschiedenen onkologischen und viralen Erkrankungen eingesetzt. Bei der „PEGylierung" werden Wirkstoffe mit Polyethylenglykol (PEG) chemisch verbunden. Dies verhindert den vorzeitigen Abbau des Wirkstoffs durch Antikörper oder körpereigene Enzyme. ─────

Therapie der Hepatitis B

Bei schweren Verläufen einer Hepatitis B wird Lamivudin (z. B. Epivir, Zeffix) gegeben. Bei Lebersagen ist der Patient in ein hepatologisches Zentrum zu verlegen, wo die Möglichkeit einer Lebertransplantation besteht.

34.10.2 Pflege- und Behandlungsplan

Eine wichtige Voraussetzung für den Behandlungserfolg ist eine umfassende medizinische und pflegerische Aufklärung. Ängste können abgebaut werden und der Patient kann aktiv am Genesungsprozess mitarbeiten. Sicherheit bei hygienischen Maßnahmen erleichtert ihm den Kontakt zu seinen Angehörigen. Patienten mit einer Hepatitis werden nur bei stark reduziertem Allgemeinzustand oder bei ausgeprägten Funktionsstörungen der Leber stationär aufgenommen. Eine Behandlung im häuslichen Unfeld unter Einhaltung von Hygieneregeln ist möglich.

Aufgaben der Pflege. Der Umfang der Pflege und Unterstützung richtet sich nach der Schwere der Erkrankung und dem Zustand des Patienten. Pflegerische Maßnahmen sind:
- Patientenbeobachtung,
- Hilfe bei den Aktivitäten des täglichen Lebens (ATL),
- Lindern von Juckreiz und Oberbauchbeschwerden,
- Informieren über Hygienemaßnahmen,
- Infektionsprophylaxe.

Patientenbeobachtung

Neben der Beobachtung des Allgemeinbefindens werden folgende Parameter regelmäßig überwacht und in der Patientendokumentation vermerkt:
- Vitalzeichen (Blutdruck, Puls, Atmung),
- Haut (Turgor, Farbe), Skleren (Farbe)
- Ausscheidung (Farbe, Konsistenz, Häufigkeit),
- Körpertemperatur und
- Körpergewicht.

Unterstützung des Patienten

Bei schwerem Verlauf ist eine umfangreiche Unterstützung des Patienten durch die Pflegekraft erforderlich.

Ruhe

Wegen der körperlichen Erschöpfung wird dem Patienten geraten, sich körperlich zu schonen und möglichst viel zu ruhen.

Essen und trinken

Leiden die Patienten unter Appetitlosigkeit, wird individuell darauf eingegangen. Es kann z. B. eine leichte Vollkost

angeboten werden. Die Nahrung sollte auf 5 kleine Mahlzeiten pro Tag verteilt werden. Auf den Genuss von Alkohol muss ganz verzichtet werden, da dieser lebertoxisch wirkt.

Verliert der Patient durch Erbrechen oder anhaltende Durchfälle Flüssigkeit, werden Flüssigkeit und Elektrolyte parenteral substituiert.

Lindern von Juckreiz

Oft leidet der an Hepatitis Erkrankte unter starkem Juckreiz und Oberbauchbeschwerden.

Folgende Maßnahmen können durchgeführt werden:
- kühlende Einreibungen oder Waschungen,
- Abduschen mit kühlem Wasser,
- juckreizstillendes Gel (Fenistil-Gel),
- Antihistaminika und gallesäurebindende Medikamente (z. B. Quantalan) nach ärztlicher Anordnung.

✋ PRAXISTIPP Um Verletzungen der Haut durch Kratzen zu vermeiden, ist dafür Sorge zu tragen, dass der Patient saubere, kurz geschnittene Fingernägel hat. Zur Nacht können dem Patienten dünne Baumwollhandschuhe empfohlen werden. Sie verhindern Hautverletzungen durch unkontrolliertes Kratzen im Schlaf. ─────

Lindern von Oberbauchbeschwerden

Bei Oberbauchbeschwerden können dem Patienten warme Auflagen oder Bauchwickel (S. 391) aufgelegt werden. Sie lindern die Schmerzen und fördern das Wohlbefinden.

Ein Nachteil der Auflagen und Bauchwickel ist allerdings, dass sie den Juckreiz fördern, sodass abgewogen werden muss, welche pflegerischen Maßnahmen Vorrang haben.

Informieren über Hygienemaßnahmen

Der Patient und seine nächsten Angehörigen werden über Infektionswege, Dauer der Kontagiosität und Maßnahmen der Hygiene informiert.

In manchen Fällen müssen die Patienten isoliert werden.

Isolierung. Patienten mit einer Hepatitis A oder E, die fäkal-oral übertragen werden, sollten im Krankenhaus nach Möglichkeit in einem Einzelzimmer betreut werden. Bei einer Hepatitis B, C oder D ist eine Isolierung nur bei schweren Blutungen, großflächigen Wunden, massiven Durchfällen, mangelnder Kooperation oder bei Kindern notwendig. Eine eigene Toilette oder ein Toilettenstuhl ist bei Blutungen aus dem Darm oder Genitalbereich zur Verfügung zu stellen.

Die Isolierung stellt eine große psychische Belastung dar. Kommunikationsmangel und Behinderung der Mobilität verursachen häufig eine Verstärkung des Krankheitsgefühls. Deshalb benötigen diese Patienten besondere Zuwendung.

Infektionsprophylaxe

Zur Infektionsprophylaxe dienen Schutzmaßnahmen, die den Kontakt mit dem infektiösen Material verhindern. Die wichtigsten Maßnahmen sind:

- Das Tragen von Einmalschutzkitteln und Schutzhandschuhen beim Umgang mit Körpersekreten, Blut und Ausscheidungen.
- Schutzbrille und Mundschutz bei Gefahr der blutigen Aerosolbildung (z. B. Bronchoskopie, Intubation).
- Sichere und direkte Entsorgung aller potenziell infektiösen Materialien, insbesondere von Gegenständen, von denen eine Verletzungsgefahr ausgeht (Kanülen, etc.).

- Kontaminierte Bettwäsche in einem Plastiksack „Infektionswäsche" innerhalb des Zimmers sammeln, verschließen und der desinfizierenden Waschung zuführen.
- Verbandmaterial und Damenbinden ebenfalls gesondert entsorgen (Abfall der Gruppe B).
- Flächen, Pflegeutensilien und Instrumente sind der laufenden Desinfektion zu unterziehen.
- Kontaminierte Flächen sind sofort desinfizierend zu reinigen, auch getrocknetes Blut ist infektiös.
- Separate Nasszelle/ Toilette zur Verfügung stellen, nach dem Toilettengang muss eine sorgfältige Händedesinfektion durchgeführt werden (gilt insbesondere für HAV- und HEV-Infektionen).
- Infektiöses Untersuchungsmaterial ist als solches zu kennzeichnen.
- Endoskopische Untersuchungen oder Operationen an das Ende des Programms legen.

Prävention und Gesundheitsförderung

Neben der Möglichkeit einer Impfung sind folgende Hygienemaßnahmen bei Reisen in Länder mit einer hohen Hepatitis-A-Prävalenz zur Vorbeugung einer Hepatitis A und E einzuhalten (Greten 2010):

- Obst waschen, am besten schälen
- ungekochte Meeresfrüchte und rohe Salate meiden Leitungswasser und Eiswürfel meiden (auch nicht zum Zähneputzen)
- Wasser abkochen (> 3 Minuten)
- öffentliche sanitäre Einrichtungen meiden (ggf. hygienische Händedesinfektion durchführen)
- Zur Vorbeugung einer Hepatitis B, C und D ist auf einen Schutz vor Blutkontakten zu achten. Geschlechtsverkehr mit potenziell infizierten Partnern nur mit Kondomen.

➡ MERKE Beim Essen in fremden Ländern gilt der Grundsatz: „Cook it, peel it or forget it!" —————

34.11 Pflege von Patienten mit Erkrankungen des Pankreas ——————

34.11.1 Medizinischer Überblick „Akute Pankreatitis"

Definition

Die akute Pankreatitis ist eine plötzlich einsetzende Entzündung der Bauchspeicheldrüse. Sie geht mit einer Selbstdauung (Autodigestion) des Organs durch aktivierte Pankreasenzyme einher.

Ursachen

Verschiedene Mechanismen bewirken eine vorzeitige Aktivierung der Pankreasenzyme (z. B. Trypsin) in der Bauchspeicheldrüse und nicht erst im Duodenum. Diese Substanzen verursachen lokale Pankreasparenchymnekrosen und systemische Veränderungen. Hierfür gibt es verschiedene Ursachen:

- zu 50–60 % aufgrund einer Stauung von Pankreassekret und Zurückfließen von Galle in die Bauchspeicheldrüse (biliäre Pankreatitis),
- zu 30–40 % aufgrund von Alkoholabusus (Greten 2010).

Weitere, eher seltenere Ursachen sind:
- Stoffwechselstörungen (Hyperkalziämie und Hypertriglyceridämie)
- Durchblutungsstörungen
- Infektionen (Mumps, Salmonellen)
- Traumen
- Medikamente (z. B. Diuretika, Sulfonamide)

👁 **FALLBEISPIEL** Herr Müller ist 54 Jahre alt. Sein Hobby, das er mit seiner Frau teilt, ist das Speisen in guten Lokalen. Am liebsten isst er deftig und fettig, dazu bevorzugt er schweren Rotwein. In diesem Sommer haben sich die Müllers zu einer kulinarischen Reise durch Bayern aufgemacht. Jeden Abend sucht Herr Müller ein im aktuellen Feinschmecker-Reiseführer empfohlenes Lokal aus. Dort wird dann so richtig geschlemmt. Meistens besteht die Abendmahlzeit aus drei bis vier Gängen. Nach einem kleinen Verdauungsspaziergang begibt sich das Ehepaar Müller dann ins Hotel zur Nachtruhe. Heute Nacht wacht Herr Müller mit stärksten Oberbauchschmerzen auf. Er schafft es gerade noch ins Badezimmer, wo er erbricht. Zunächst führt Frau Müller die Beschwerden auf einen Magen-Darm-Infekt zurück, doch als ihr Mann zum zweiten Mal erbricht und dabei kollabiert, lässt sie über die Hotelrezeption den Rettungsdienst rufen. ——————

Symptome

Die akute Pankreatitis äußert sich durch einen plötzlich einsetzenden, bohrenden Schmerz im linken Oberbauch, der gürtelförmig in den Rücken ausstrahlen kann. Übelkeit, Erbrechen, Meteorismus, Obstipation und Fieber bis 38,5 °C sind weitere Symptome. Bei schwerem Verlauf können Aszites, Pleuraergüsse und

Schockzeichen hinzukommen. Im Rahmen einer diffusen Peritonitis kann sich ein paralytischer Ileus entwickeln. Typisch ist der sog. „Gummibauch", der durch eine Bauchdeckenspannung und gleichzeitig bestehendem Meteorismus entsteht.

Verlauf

Bei der akuten Pankreatitis werden zwei Verlaufsformen unterschieden.
Ödematöse Pankreatitis. Sie tritt am häufigsten auf (zu 90 %) und verläuft meist komplikationslos. Hierbei treten ödematöse Schwellungen der Bauchspeicheldrüse und Fettgewebsnekrosen in der Pankreasumgebung auf.
Hämorrhagisch-nekrotisierende Pankreatitis. Sie verläuft schwer und endet häufig tödlich. Es kommt zu Blutungen mit ausgedehnten Nekrosen, auch angrenzender Organe (**Abb. 34.48**).

Diagnostik

Die Diagnose der akuten Pankreatitis ergibt sich aus Anamnese, dem Untersuchungsbefund und der Bestimmung der Pankreasenzyme. Bei Laboruntersuchungen sind bei einer akuten Pankreatitis folgende Werte verändert:
- α-Amylase und Lipase im Serum ↑
- α-Amylase im Urin ↑
- Hyperglykämie und Glukosurie
- BSG-Beschleunigung und Leukozytose
- Kreatinin und Harnstoff ↑ (Schockniere)

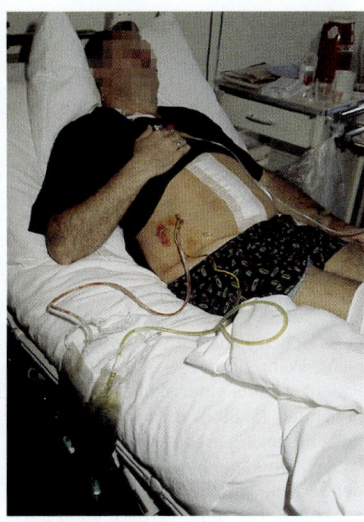

Abb. 34.47 Die T-Dränage vorne fördert bernsteinfarbiges Gallensekret, die Zieldränage hinten hauptsächlich Wundsekret aus der Bauchhöhle.

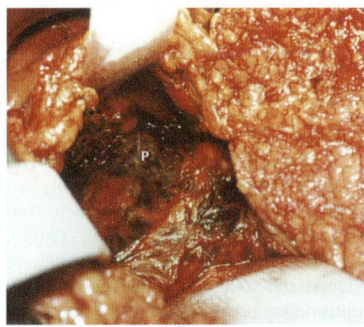

Abb. 34.48 Abgestorbenes Pankreasgewebe in der Tiefe (P), rechts im Bild das große Netz.

- Hypokalzämie (Kalziumeinlagerung in Nekrosen)
- Hypokaliämie (intestinale Kaliumverluste)

Zur Sicherung der Diagnose werden folgende Untersuchungen ergänzt:

- Sonografie, CT oder MRT – zur Sichtung des Organs
  Abdomenübersicht (Pankreasverkalkung, Gallensteine) Röntgen-Thorax (Pleuraerguss)
- evtl. ERCP bei Zeichen einer Cholestase – zur Steinentfernung (S. 349)

Komplikationen

Viele der möglichen Komplikationen einer akuten Pankreatitis sind lebensbedrohlich, z. B.:

- Kreislauf- und akutes Nierenversagen
- Ateminsuffizienz (Schocklunge)
- Verbrauchskoagulopathie (Blutungen)

- Sepsis und Schock mit Multiorganversagen
- Milzvenen- und Pfortaderthrombose
- Abszesse und Pseudozysten (von Bindegewebe umgebener pathologischer Hohlraum)

Therapie

Der Patient muss aufgrund seines lebensbedrohlichen Krankheitsbildes (Sterblichkeit 10 – 15 %) intensivmedizinisch überwacht und behandelt werden. Zur Entlastung des Magen-Darm-Traktes bekommt er eine Magenablaufsonde.

Medikamentöse Behandlung. H_2-Blocker und Protonenpumpenhemmer bewirken eine verminderte Magensaftsekretion. Zur Bekämpfung leichter Schmerzen bekommt der Patient Lokalanästhetika i. v. (z. B. Novocain). Sind die Schmerzen für den Patienten unerträglich, erhält er Morphinderivate (Buprenorphin), die eine geringe spasmenerzeugende Wirkung an der Papilla vateri haben (z. B. Temgesic). Entwickelt der Patient Fieber und Zeichen einer Nekrotisierung des Pankreasgewebes, muss ein Breitspektrumantibiotikum verabreicht werden.

Schockprophylaxe bzw. -therapie. Eine sorgfältige und engmaschige Überwachung der Vitalzeichen dient der Schockprophylaxe. Die parenterale Ernährung beinhaltet Aminosäuren, Glucose und auch Fettemulsionen sowie eine Substitution von Elektrolyten. Die Volumengabe erfolgt unter ZVD-Kontrolle (8 – 12 cm Wassersäule) mit bis zu 5 l/ 24 Stunden. Kommt es infolge des Schocks zu einer Ateminsuffizienz und zum Nierenversagen, können maschinelle Beatmung und Dialyse notwendig werden.

Operative Therapie. Sie wird notwendig, wenn bei schweren Pankreasnekrosen oder Abszessbildungen die konservativen Maßnahmen nicht ausreichen. Dabei wird nekrotisches Pankreasgewebe ausgeräumt (Nekrosektomie) und anschließend die Bauchhöhle gespült (Lavage). Eine sonografisch gesteuerte Abszesspunktion dient der Beseitigung der Infektionsquelle und der Keimgewinnung zur Resistenzprüfung vor einer systemischen Antibiotikatherapie. Bei Verdacht auf eine biliäre Obstruktion ist innerhalb von 24 Stunden eine ERCP mit Papillotomie und Steinentfernung indiziert.

34.11.2 Pflege- und Behandlungsplan

Die akute Pankreatitis trifft den Patienten meist völlig unvorbereitet. Angst, Unsicherheit und Schmerzen prägen das Erleben des Patienten. Zur Krankheitsbe-

wältigung und Ermutigung benötigen sie professionelle Unterstützung.

Die Schwere der Erkrankung und der meist sehr schlechte Zustand des Patienten erfordern ein zügiges, koordiniertes und einfühlsames Vorgehen. Die Versorgung des Patienten erfolgt auf der Intensivstation. Behandlungsschwerpunkte in der Akutphase liegen in der Schmerzbekämpfung, der Schockprophylaxe (Kreislaufüberwachung) bzw. -therapie, im Ergreifen von Maßnahmen zur Verminderung der Pankreasaktivität sowie der Unterstützung des Patienten bei der Durchführung eingeschränkter ATL.

PRAXISTIPP Ist die akute Pankreatitis im Zusammenhang mit einem chronischen Alkoholabusus aufgetreten, ist der Patient auch auf Zeichen eines Delirium tremens zu beobachten (Desorientierung, Unruhe, optische und akustische Halluzinationen)!

Schmerzbehandlung

Neben der Sicherstellung der ärztlich angeordneten medikamentösen Schmerztherapie, können eine bauchdeckenentspannende Lagerung und/oder ein Kühlelement auf dem Oberbauch (auf ärztliche Anordnung!) schmerzlindernd wirken. Zur Beurteilung der Wirksamkeit der Schmerztherapie und des Schmerzverlaufes sollte ein Schmerzprotokoll angelegt werden.

MERKE Morphium ist kontraindiziert, da es einen Spasmus an der Vaterschen Papille hervorrufen kann!

Prophylaxen

Da der Patient aufgrund möglicher Komplikationen und des reduzierten Allgemeinzustandes i. d. R. Bettruhe einhält, ist das Risiko für die Entstehung eines Dekubitus und einer Thrombose zu bedenken, entsprechende prophylaktische Maßnahmen sind zu planen. Pneumoniegefahr besteht aufgrund flacher und beschleunigter Atmung (Fieber, Bettruhe, Schmerzen, evtl. nasojejunale Sonde). Aufgrund von Übelkeit und Erbrechen und bei einer nasogastralen Sonde ist eine Soor- und Parotitisprophylaxe sowie spezielle Nasenpflege durchzuführen. Dabei sollte auf die Verwendung von stark säurehaltigen Substanzen verzichtet werden, da diese eine verstärkte Speichelsekretion bewirken.

Körperpflege

Wegen des reduzierten Allgemeinzustandes ist der Patient bei der Körperpflege zu unterstützen, ggf. muss diese im Bett erfolgen. Fieber schwächt den Patienten zusätzlich und starkes Schwitzen kann häufigere Wäschewechsel und Maßnahmen zur Mazerationsprophylaxe erfordern.

Ernährung

Früher hat man die Bauchspeicheldrüse bei einer akuten Entzündung ruhig gestellt, um den Prozess der Autodigestion zu blockieren. Im letzten Jahrzehnt wurde in mehreren Studien belegt, dass nur initial orale Flüssigkeits- und Nahrungskarenz sinnvoll ist und eine frühe enterale Ernährung eine geeignete Ernährungsform ist, die zur Reduktion infektiöser Komplikationen beitragen kann. Ansonsten ist eine frühzeitige enterale Ernährung über eine nasojejunale Sonde zur Vermeidung einer Darmatonie mit komplizierter Sepsis zu empfehlen (DGEM 2007). Bei einer Unverträglichkeit der enteralen künstlichen Ernährung oder bei Komplikationen wie Pseudozysten, Fisteln oder Abszessbildung wird eine totale parenterale Ernährung notwendig.

Ausscheidungen. Der Patient leidet an Meteorismus und Obstipation, als Komplikation der Pankreatitis kann sich ein paralytischer Ileus entwickeln. Deshalb ist er auf Ileuszeichen zu beobachten (Stuhlverhalt, fehlende Darmgeräusche, Erbrechen). Sind aufgrund der Pankreatitis über 90 % der Pankreasfunktion ausgefallen, kann es zur Steatorrhoe (Fettstuhl) kommen. Wurde zur exakten Flüssigkeitsbilanzierung ein transurethraler Dauerkatheter gelegt, ist Zystitisprophylaxe durchzuführen.

> **MERKE** Bei hohen Dosen Analgetika können Nebenwirkungen wie Schwindel, Benommenheit, Übelkeit und Blutdruckabfall sowie Atemdepression auftreten. Diese Zeichen können allerdings auch auf Komplikationen der akuten Pankreatitis hinweisen, weshalb eine Abklärung der Ursache unbedingt erforderlich ist. _____

Mobilisation

Die Mobilisation wird dem Befinden des Patienten angepasst und erfolgt stufenweise unter Berücksichtigung der Kreislaufsituation. Begonnen wird mit dem Sitzen auf der Bettkante, die Anforderungen werden dann schrittweise gesteigert.

34.11.3 Medizinischer Überblick chronische Pankreatitis

Definition

Bei der chronischen Pankreatitis liegt eine chronische Entzündung der Bauchspeicheldrüse vor. Dabei kommt es zur fortschreitenden bindegewebigen Umwandlung und Zerstörung von Pankreasgewebe, die zunächst exokrine und später auch endokrine Funktionseinschränkungen nach sich ziehen.

Ursachen

Die häufigste Ursache ist der chronische Alkoholabusus (60 – 90 %). Bei 20 % der Fälle ist die Ursache unbekannt. Hyperparathyreoidismus, Hyperkalzämie und Hyperlipidämie sind seltene Ursachen der chronischen Pankreatitis.

Symptome

Das Leitsymptom ist ein von der Nahrungsaufnahme abhängiger, in Intervallen auftretender Schmerz, der gürtelförmig in den Rücken und auch in die Schultern ausstrahlen kann. Dieser ist i. d. R. sehr heftig und kann tagelang anhalten, sodass oft über Tage keine Nahrung aufgenommen wird. Oft beginnt eine erste Schmerzattacke im Alter von 30 – 40 Jahren, nachdem bei chronischem Alkoholabusus ein Alkoholexzess vorausgegangen ist (Greten 2010). Folge der Nahrungskarenz und der Verdauungsstörungen (Maldigestion) ist ein Gewichtsverlust. Weitere, durch Maldigestion bedingte Symptome sind

- Diarrhöe und Steatorrhöe (S. 378),
- Meteorismus und
- Übelkeit.

Im Spätstadium der Erkrankung lassen die Schmerzen nach oder fehlen ganz. Im Gegensatz dazu nehmen die durch die exokrine und endokrine Pankreasinsuffizienz bedingten Beschwerden (Abmagerung und Diabetes mellitus) immer mehr zu.

Diagnostik

Neben einer ausführlichen Anamnese führen Laboruntersuchungen und bildgebende Verfahren zur Diagnosestellung. Im akuten Schub einer chronischen Pankreatitis zeigt sich ein Anstieg von Lipase im Serum und Amylase im Serum und Urin. Bei fortgeschrittener Organschädigung kann ein Anstieg der Pankreasenzyme auch ausbleiben. Mithilfe verschiedener Pankreasfunktionstests und Stuhluntersuchungen kann die Diagnose gesichert werden. CT, Sonografie und Röntgen-Leeraufnahme dienen dem Nachweis von Pankreasverkalkungen. Mithilfe einer ERCP können Veränderungen im Bereich des Pankreas-

ganges (z. B. Stenosen) entdeckt werden.

Komplikationen

Komplikationen der chronischen Pankreatitis können sein:

- Pankreas- und Gallengangstenosen mit Ikterus
- Pankreaskarzinom
- Abszess- und Pseudozystenbildung
- sekundärer Diabetes mellitus (S. 972)

Therapie

Eine kurative Therapiemöglichkeit der chronischen Pankreatitis existiert zurzeit nicht. Während der Akutphase wird der Patient wie bei einer akuten Pankreatitis behandelt (S. 899). Im weiteren Verlauf der Erkrankung werden mit der konservativen Therapie im Wesentlichen folgende Ziele verfolgt:

- Schmerzbehandlung, dazu kann auch eine CT-gesteuerte Blockade des Plexus coeliacus dienen
- Kompensation der exokrinen und endokrinen Pankreasinsuffizienz durch Substitution von Pankreasenzymen und Insulingabe
- Verzögerung der Krankheitsprogredienz und der Häufigkeit akuter Krankheitsschübe

Operative Behandlung

Eine Indikation zur Operation liegt vor, wenn Komplikationen auftreten, die endoskopisch oder konservativ nicht behandelt werden können (z. B. Fisteln, Stenosen, Pseudozysten). Unstillbare Schmerzen stellen ebenfalls eine Operationsindikation dar. Dazu wird eine Dränage gelegt, die zu einer Druckreduzierung in der Bauchspeicheldrüse und damit zur Schmerzlinderung führt. Ist eine Dränageoperation nicht möglich, wird eine Pankreasresektion erforderlich.

34.11.4 Pflege- und Behandlungsplan

Patienten mit einer chronischen Pankreatitis sind einer großen psychischen Belastung ausgesetzt, da das Fortschreiten der Erkrankung mit einer zunehmenden Einschränkung der Lebensqualität einhergeht. Zu 60 – 90 % handelt es sich dabei um Patienten, die zusätzlich Alkoholprobleme haben.

> **PRÄVENTION & GESUNDHEITSFÖRDERUNG** Mit Unterstützung und Beratung durch den Sozialdienst muss versucht werden, größtmögliche Selbstständigkeit zu erreichen und evtl. eine anschließende Suchttherapie vorzubereiten.

Die Pflegemaßnahmen richten sich nach dem Allgemeinzustand des Patienten und der Krankheitsphase.

Pflege im akuten Schub
Die Pflege ist wie bei einer akuten Pankreatitis durchzuführen (S. 899). Der absolute Alkoholverzicht, Schmerztherapie sowie die Vermeidung von Sekundärerkrankungen, die sich aus der Immobilität ergeben können, stehen im Vordergrund.

Gesundheitsberatung
Um die genannten Therapieziele zu erreichen, sind folgende Empfehlungen zu geben:
- absoluter Alkoholverzicht
- häufige kleine Mahlzeiten (6 – 8/Tag)
- Reduktion der Fettzufuhr (100 – 120 g Fett/Tag)
- MCT-Fette (= mittelkettige Triglyzeride) bevorzugt zu sich nehmen
- vor jeder Mahlzeit Pankreasenzyme substituieren (z. B. Kreon)

- fettlösliche Vitamine („EDEKA") substituieren, ggf. monatliche i. m. Injektion
- kohlenhydrat- und eiweißreiche Ernährung
- Elektrolytsubstitution: Kalzium, Eisen, Magnesium

 PRAXISTIPP Häufig wissen die Patienten, welche Speisen sie nicht vertragen. Unterstützend sollte eine Diätassistentin zur Beratung hinzugezogen werden. Diese kann Hinweise für die Zubereitung der Mahlzeiten zu Hause geben, für die möglicherweise auch die Angehörigen dankbar sind. ____

Insulintherapie. Sie ist dann erforderlich, wenn sich ein sekundärer Diabetes mellitus entwickelt hat.
Stuhlbeobachtung. Die Beobachtung der Stuhlausscheidung gibt Aufschluss über die Pankreasfunktion. Der Patient sollte

angeleitet werden, auch selbst auf seine Stuhlausscheidung zu achten. Das Absetzen voluminöser, überriechender Fettstühle deutet auf eine Zunahme der Maldigestion hin. Der Krankheitsverlauf kann sich über Jahre erstrecken. Dabei ist entscheidend, ob der Patient in der Lage ist, Ernährungsempfehlungen und Alkoholabstinenz einzuhalten. Liegt eine Alkoholkrankheit vor, kann die Unterstützung durch Angehörige und Selbsthilfegruppen zu einer langfristigen Verhaltensänderung beitragen.

PRÄVENTION & GESUNDHEITSFÖRDERUNG Die Vorbereitung auf eine Rehabilitationsmaßnahme bzw. Entgiftungs- und Langzeittherapie sollte bereits im Krankenhaus unter Einbeziehung des Sozialdienstes getroffen werden. ____

34.12 Pflege von Patienten mit Hernien

34.12.1 Medizinischer Überblick

Definition
Hernien (Bauchwandbrüche) sind sackartige, pathologische Ausstülpungen des Peritoneums. Dabei treten Eingeweide oder Weichteile an die Oberfläche. Eine Hernie besteht aus der Bruchpforte (Lücke in der Muskel-Faszie), dem Bruchsack (Peritoneum) und dem Bruchinhalt (Weichteile, Organe bzw. Organteile).

Einteilung
Die Einteilung der Hernien (*Abb. 34.49*) erfolgt nach
- der Lokalisation der Bruchlücke in innere oder äußere Hernien,
- der Ursache in angeborene oder erworbene Hernien und
- der Repositionsmöglichkeit in reponible, irreponible oder inkarzerierte Hernien.

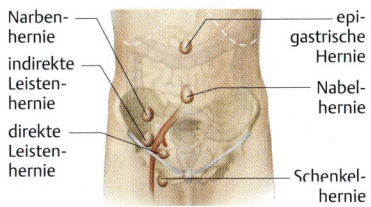

Abb. 34.49 Hernien. Lokalisation der wichtigsten Weichteilbrüche.

Ursachen
Angeborene Hernien entstehen durch einen nicht vollständigen Schluss der Bauchdecke. Die Ursache für erworbene Hernien liegt in einer anlagebedingten Bindegewebsschwäche. Sie kann auch Folge einer Operation oder eines chronisch erhöhten intraabdominellen Drucks sein, z. B. bei Adipositas, schwerer körperlicher Arbeit oder in der Schwangerschaft (*Tab. 34.9*).

FALLBEISPIEL Herr Beule ist 60 Jahre alt. Bei einer Körpergröße von 1,69 m wiegt er 110 kg. Bis zu seiner Berentung vor 1 Jahr war Herr Beule auf dem Bau tätig. Seit Jahren leidet er unter Verstopfung. Nun bemerkt er zunehmend Schmerzen bei der Stuhlausscheidung, und zwar in der rechten Leiste. Herr Beule tastet seine Leiste ab und stellt dort eine Schwellung fest, die sich wegdrücken lässt. Er ahnt, dass sich bei ihm nun auch, wie bei einigen seiner ehemaligen Kollegen, eine Leistenhernie entwickelt hat. ____

Symptome
Unkomplizierte Hernien bestehen häufig schon unbemerkt über längere Zeit und sind oft ein Zufallsbefund im Rahmen einer allgemeinen körperlichen Untersuchung. Die Patienten zeigen folgende Symptomatik:
- leichte ziehende Schmerzen bei Bewegung und körperlicher Belastung

- Verdauungsstörungen und leichte Schmerzen bei der Stuhlausscheidung
- sichtbare oder tastbare Schwellung, die sich zurückdrücken lässt
- stärkeres Hervortreten der Schwellung beim Husten oder Niesen

Diagnostik
Äußere Hernien können durch eine klinische Untersuchung diagnostiziert werden. Während der Untersuchung wird der Patient zum Husten oder zur Ausübung der Bauchpresse aufgefordert, um die Hernie besser tasten zu können. Innere Hernien hingegen sind nur mittels Computertomografie, MRT, Röntgenaufnahmen oder Laparoskopie zu erkennen.

Komplikationen
Eine gefürchtete Komplikation ist die Inkarzeration. Dabei wird der Bruchinhalt in der Bruchpforte so eingeklemmt, dass es zu Durchblutungsstörungen der im Bruchsack enthaltenen Organe oder Organteile kommt. Wird dabei der Darm eingeklemmt, liegt eine besonders schwerwiegende Inkarzeration vor. Es entwickelt sich ein mechanischer Ileus und als Folge der Ischämie eine Darmgangrän mit nachfolgender Durchwanderungsperitonitis. Im Bereich der inkarzerierten Schlinge wird die Darmwand durchlässig für die Darmbakterien, die so in die freie Bauchhöhle gelangen und eine Peritonitis verursachen. Die Inkarzeration zeigt sich durch:
- lokale Entzündungszeichen

Tab. 34.9 *Ursache und Therapie verschiedener Hernien (nach Paetz 2004).*

Lokalisation der Hernie	Ursache	Therapie
indirekte Leistenhernie (Hernia inguinalis)	meist angeboren, sie können bis ins Skrotum reichen (Skrotalhernie)	→ Operation: Verschluss durch Naht oder Implantation eines Kunststoffnetzes → endoskopisches Vorgehen (MIC): Verschluss durch Netzverfahren
direkte Leistenhernie (Hernia inguinalis)	erworben (Bindegewebsschwäche)	→ Operation: Verschluss durch Naht oder Implantation eines Kunststoffnetzes → endoskopisches Vorgehen (MIC): Verschluss durch Netzverfahren
Narbenhernie	erworben (Wundheilungsstörungen, Übergewicht, Diabetes mellitus)	→ operativer Verschluss der Fasziennaht
Nabelhernie (Hernia umbilicalis)	angeboren oder erworben (Schwangerschaft, schwere körperliche Belastung, Übergewicht)	→ beim Säugling: Spontanrückbildung innerhalb des 1. Lebensjahres, Reposition mit Pflaster → ältere Patienten: operativer Verschluss
Schenkelhernie (Hernia femoralis)	erworben (Vielgebärende mit Bindegewebsschwäche, erhöhter intraabdomineller Druck)	→ operativer Verschluss, Zugang über die Leiste oder unterhalb des Leistenbandes
epigastrische Hernie	Hernie in der Linea alba, erworbener Bruch in der senkrecht verlaufenden Mittellinie zwischen Schwertfortsatz und Nabel	→ operativer Verschluss der Bruchpforte
Hiatushernie	erworben, Zwerchfellbruch: Magenanteile sind durch die Zwerchfelllücke (Hiatus) in den Thorax verlagert	→ minimal-invasiver lap. Eingriff → offene Operation mit Magenreposition und Fundoplikatio

- Zeichen eines mechanischen Ileus (S. 881)
- druckschmerzhafte, nicht reponierbare Vorwölbung des Bruchs
- ggf. Zeichen einer Peritonitis

Therapie
Die Therapie der Wahl ist die Operation; eine Behandlung mit Bruchband ist nicht mehr zeitgemäß.
Der Bruchsack wird eröffnet (Herniotomie), danach wird der Bruchinhalt zurückverlagert und die Bruchpforte verschlossen (Hernioplastik). Einen Überblick über die Therapieverfahren der wichtigsten Hernien gibt **Tab. 34.9**. In vielen Kliniken sind inzwischen minimal invasive Hernienoperationen mit Einsatz eines Kunststoffnetzes etabliert. Häufig kann dieser Eingriff auch ambulant durchgeführt werden. Bei der endoskopischen Vorgehensweise kommen zwei Methoden infrage:
- TAPP-Methode: transabdominelle präperitoneale Patch-Plastik
- TEP-Methode: total extraperitoneale Patch-Technik

MERKE Inkarzerierte Hernien werden sofort operiert. Möglicherweise kann sich so der aus der Bruchpforte befreite Darmabschnitt wieder erholen und erhalten werden. Ist der inkarzerierte Darmabschnitt bereits nekrotisch, muss er reseziert werden. _____

34.12.2 Pflege- und Behandlungsplan
Die Hernien können verschiedene Größen haben. So schränken kleinere Hernien den Patienten kaum ein, haben sie „Kindskopfgröße" sind die Patienten stark in ihrer Selbstständigkeit beeinträchtigt. Bei einer inkarzerierten Hernie muss sofort operiert werden.

Präoperative Pflege
Exemplarisch für eine Leisten- und Schenkelhernie gelten folgende präoperative Maßnahmen:
- Rasur ab 10 cm oberhalb des Bauchnabels, Schambehaarung bis zur Oberschenkelmitte am Operationstag
- flüssige Kost am Vortag der Operation
- Laxanziengabe oder Reinigungseinlauf am Abend vor der OP

Postoperative Pflege
Grundsätzlich besteht nach einer operativen Versorgung ein hohes Rezidivrisiko. Pflegerelevante Maßnahmen sind Lagerung, Wundversorgung, Kostaufbau, Mobilisation und Rezidivprophylaxe.

Lagerung
Sowohl zur Schmerzreduktion als auch zur Entlastung der Bauchdecke wird der Patient mit leicht erhöhtem Oberkörper und Unterstützung der Beine bauchdeckenentlastend gelagert. Ein auf ärztliche Anordnung im Wundbereich aufgelegter Sandsack kann einem Hämatom entgegenwirken. Zur Verhinderung einer häufig auftretenden Skrotalschwellung wird das Skrotum auf ein Hodenbänkchen gelagert (S. 964) oder ein Suspensorium angelegt.

MERKE Liegt bereits eine Schwellung vor, ist der Arzt zu informieren. Eine zu enge Bruchpforte kann zu Durchblutungsstörungen der Hoden und damit zur Hodenatrophie führen. Sie muss operativ erweitert werden. _____

Wundversorgung
Eine eingelegte Redondränage wird meist am 2. postoperativen Tag gezogen. Die Fäden oder Klammern werden am 6.–8. Tag entfernt. Da der Patient schon früher entlassen wird, erfolgt dies häufig durch den Hausarzt.

Kostaufbau
Der Patient bekommt i. d. R. am 1. postoperativen Tag leichte Kost. Wurde aufgrund einer Inkarzeration ein Darmteil reseziert, wird mit dem Kostaufbau bis zum Einsetzen der Darmperistaltik gewartet.

Mobilisation
Am Abend des Operationstages, bzw. 6 bis 8 Stunden nach der Operation, kann der Patient meist schon mobilisiert werden. Bei hohem Rezidivrisiko wird mit der Mobilisation länger gewartet (je nach ärztlicher Anordnung).

PRÄVENTION & GESUNDHEITSFÖRDERUNG Bewegungen, die den intraabdominellen Druck erhöhen, erhöhen auch das Rezidivrisiko. Leiten Sie daher den Patienten an, beim Husten oder Niesen mit der Hand Gegendruck auf die Wunde auszüben. Leiten Sie eine Obstipationsprophylaxe ein, um ein Pressen beim Stuhlgang zu reduzieren. _____

Entlassungsberatung
Der Patient ist darüber zu informieren, dass er sich in den ersten Wochen kör-

perlich nicht schwer belasten sollte. Nach ca. 2 Wochen sind leichte körperliche Anstrengungen wie gelegentliches Heben und Tragen von Gewichten unter 10 kg, Schwimmen und Wandern erlaubt. Je nach beruflicher Tätigkeit ist auch die Aufnahme der Arbeit erst nach Ablauf dieser Frist wieder möglich. Sportarten, die mit einer mittleren bis schweren körperlichen Belastung einhergehen (Joggen, Fahrradfahren), sollten erst nach 2 – 3 Wochen wieder aufgenommen werden.

Lern- und Leseservice

Verwendete Literatur
→ Biesalski H. Ernährungsmedizin, 2. Aufl. Stuttgart: Thieme; 1999
→ Dieterich HJ, Eberhart T, Schwenk W, Standl Th, Ullrich L. Algorithmus Fasttrack Rehabilitation. Unterschleißheim: Baxter; 2006
→ Esch M. Stomatherapie. Beratung, Anleitung, Pflege. Stuttgart: Kohlhammer; 2005
→ Götz ML, Rabast U. Diättherapie. 2. Aufl. Stuttgart: Thieme; 1999
→ Gerlach U, Wagner H, Wirth W. Innere Medizin für Gesundheits- und Krankenpflege. 7. Aufl. Stuttgart: Thieme; 2011
→ Greten HG. Innere Medizin. 13. Aufl. Stuttgart: Thieme; 2010
→ Kamphausen U, Mensdorf B. Klinikleitfaden Chirurgische Pflege. Lübeck: Fischer; 1998
→ Kraus U. Informationen der Selbsthilfe Lebertransplantierter Deutschland e. V. 5. Auflage; 2006
Lang H. Leberlebendspende und Lebertransplantation Lebenslinien. Ausgabe 1/2001
→ Möllhoff T, Kress, HJ, Tsompanidis K, Wolf C, Ploum P. Fast-Track-Rehabilitation am Beispiel der Kolonchirurgie. Der Anästhesist 2007; 7: 713 – 728, Springer Medizin Verlag 2007
→ Netter FH. Innere Medizin. Stuttgart: Thieme; 2000

→ Paetz B. Benzinger-König B. Chirurgie für Pflegeberufe, 21. Aufl. Stuttgart: Thieme: 2009
→ Renz-Polster H, Krautzig St. Basislehrbuch Innere Medizin, 4. Aufl. München: Urban & Fischer; 2008
→ Reuter KH. Chirurgie, 5. Auflage Stuttgart: Thieme; 2004
→ Rohen JW, Yochi C. Anatomie des Menschen. Stuttgart New York: Schattauer-Verlag; 1993
→ Runge M, Rehfeld G. Geriatrische Rehabilitation im therapeutischen Team. Stuttgart: Thieme; 1995
→ Seel M. Die Pflege des Menschen, 3. Aufl. Hagen: Brigitte Kunz-Verlag; 1998
→ Stein E. Proktologie. 3. Aufl. Berlin: Springer-Verlag; 1998
→ Stoll-Salzer E, Weisinger G. Stomatherapie. Grundlagen & Praxis. Stuttgart: Thieme; 2005
→ Valentin-Gamazo C (Hrsg.). Lebertransplantation. Eine Patienteninformation. Essen: Universitätsklinikum

Weiterführende Literatur
→ Boelker Th, Webelhuth W. Durch dick und dünn. Das Buch für Stomapflege und Harnableitung. Menden: Schmücker; 1996
→ Feil-Peter H. Stomapflege. Enterostomatherapie. Stoma- und Wundversorgung. Mit Sonderheft für Stomaversorgungsartikel. 7. Aufl. Hannover: Schlütersche; 2002

→ Kellnhauser E. Der diagnoseorientierte Pflegeprozess. Band 1. Melsungen: Bibliomed; 1998
→ McCaffery M, Beebe A, Latham J. Schmerz. Ein Handbuch für die Pflegepraxis. München: Urban und Fischer; 1997
→ Peters-Gawlick M. Praxishandbuch Stomapflege. Beratung, Betreuung und Versorgung Betroffener. Bern: Huber; 1998
→ Schumpelick V. Hernien. 4. Aufl. Stuttgart: Thieme; 2000
→ Uexküll T von. Psychosomatische Medizin. 5. Aufl. München: Urban und Schwarzenberg; 1996
→ Webelhuth W. Uro care. Göttingen: Edition Leander; 2003

Internetadressen
→ http://www.awmf-online.de
→ http://www.dccv.de
→ http://www.dgem.de
→ http://www.ecet.de
→ http://www.fgskw.com
→ http://www.gastro-liga.de
→ http://www.krebshilfe.de
→ http://www.lebertransplantation.de
→ http://www.m-ww.de
→ http://www.patienten-information.de
→ http://www.rki.de

35 Betreuung von Frauen in der Geburtshilfe und Neugeborenenpflege

Angelika Cerkus-Roßmeißl, Christa van Leeuwen

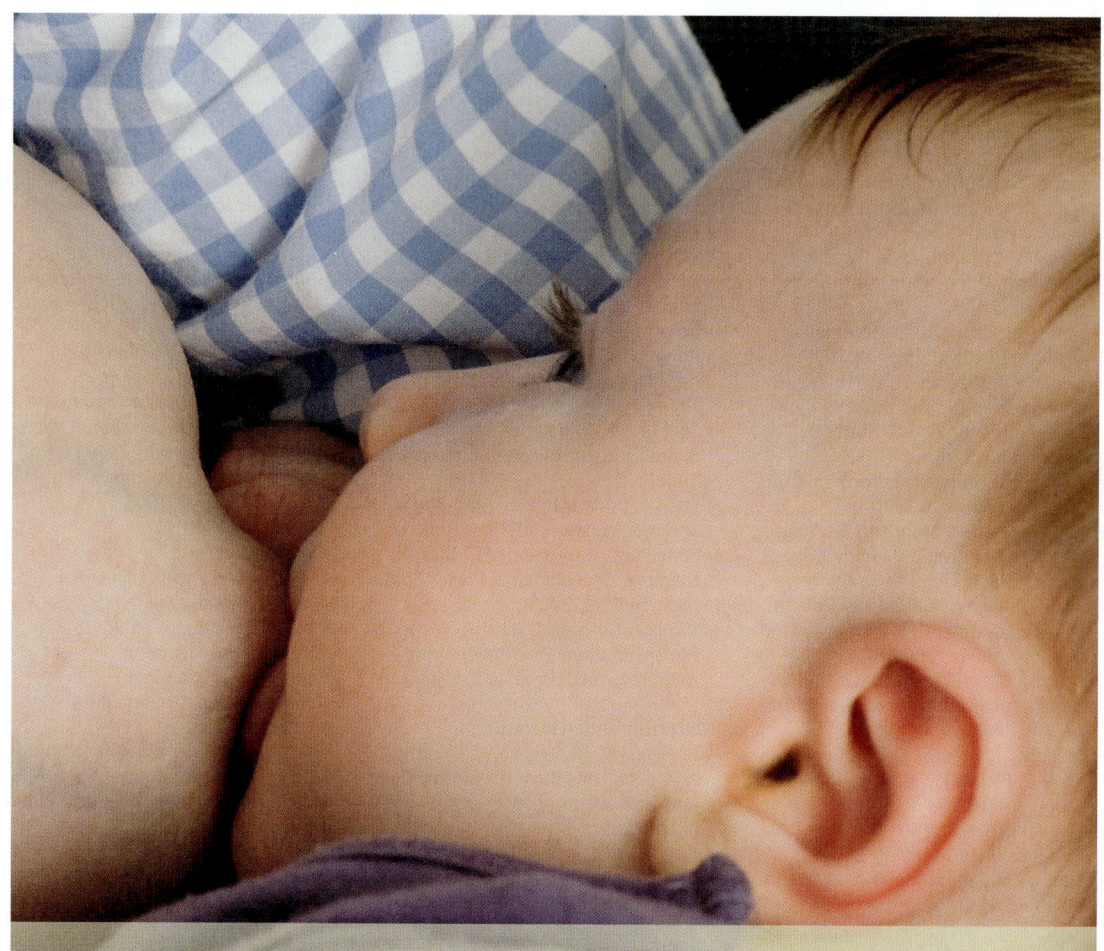

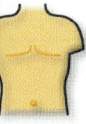

Anatomie und Physiologie im Fokus

Die Schwangerschaft im Überblick

(nach Schwegler 2011)

Im Mittel dauert eine Schwangerschaft 40 Wochen (260 – 310 Tage), gerechnet vom Zeitpunkt der letzten Regelblutung, also etwa 38 Wochen ab der Befruchtung der Eizelle. In der Schwangerschaft verändert sich die Größe und Form des Bauches sowie der Höhenstand der Gebärmutter (Fundusstand). Gegen Ende der Schwangerschaft senkt sich der Fundusstand wieder (**Abb. 35.1**).

Entwicklung von Embryo und Fetus. Die Zeit von der 4. bis zur 8. Woche nach der Befruchtung heißt Embryonalperiode. Hier bilden sich alle wichtigen Organ- und Gliedmaßenanlagen, weshalb Schädigungen in der Frühschwangerschaft zum Fehlen oder zur Missbildung ganzer Körperteile führen können. Die letzten gut zwei Drittel der intrauterinen Entwicklung (3. Monat bis zur Geburt) heißen Fetalperiode. Hier steht nun das Wachstum durch Zellvermehrung im Vordergrund. Entsprechend vervielfacht sich das Gewicht des Fetus von knapp 10 g zu Beginn der Fetalperiode auf das Geburtsgewicht von im Mittel 3,5 kg.

Plazenta. Die Plazenta (Mutterkuchen) wird gemeinsam von Mutter und Embryo bzw. Fetus gebildet. Sie übernimmt die Versorgung mit Energie- und Baustoffen und die Entsorgung von Stoffwechselprodukten. Zum Zeitpunkt der Geburt besitzt die reife Plazenta einen Durchmesser von 15 – 20 cm und wiegt 450 – 600 g. Der größte Teil der gesamten Dicke (2 – 4 cm) entfällt auf die fetalen Zottenbäume (**Abb. 35.2**). An seiner Oberfläche findet der eigentliche Stoffaustausch zwischen mütterlichem und kindlichem Blut statt. Für den Fetus ist die Plazenta gleichzeitig ein Ersatz für die Lungen (O_2- und CO_2-Austausch), den Darm (Versorgung mit Energie und Baustoffen) und die Nieren (Entsorgung von Abfallprodukten).

Fetaler Kreislauf. Die Kreislaufsituation im Uterus unterscheidet sich ganz fundamental von derjenigen nach der Geburt: Die Lungen des Fetus sind noch nicht entfaltet und können natürlich auch noch nicht am Gasaustausch teilnehmen. An ihrer Stelle wird das Blut durch die Plazenta mit Sauerstoff versorgt und von Kohlendioxid befreit. Unmittelbar nach der Geburt muss sich der fetale Kreislauf sehr schnell umstel-

len, sonst würden die Lungen nicht genügend durchblutet und das Neugeborene müsste ersticken. Mit dem ersten Schrei entfalten sich die Lungen des Neugeborenen. Daraufhin haben die Lungenarterien mehr Platz zur Verfügung und der Widerstand in der Lungenstrombahn sinkt dramatisch ab.

Geburt. Im letzten Schwangerschaftsmonat treten in zunehmender Häufigkeit Wehen auf. Wehen sind schmerzhafte Kontraktionen der Uterusmuskulatur, die ca. 40 – 60 Sekunden anhalten und deren Ursache eine verstärkte Abgabe von Oxytocin aus dem Hypophysenhinterlappen ist. Die Wehentätigkeit ist das wichtigste subjektive Zeichen für den erwarteten Geburtsbeginn: Regelmäßige Wehen im Abstand von 15 – 20 Minuten sprechen eindeutig dafür, dass die Eröffnungsphase der Geburt eingeleitet ist. Auf diese langsame 1. Phase folgt die schnelle Austreibungsphase. Die Enge des menschlichen Beckeneingangs stellt mit nur 10 – 11 cm Länge ein ernsthaftes Geburtshindernis dar. Der kindliche Kopf schiebt sich deswegen seitlich in den Beckeneingang hinein. In dieser Lage kann das Kind aber nicht geboren werden, da der Beckenausgang links und rechts von den beiden Sitzbeinhöckern auf ca. 10 cm eingeengt wird. Daher dreht sich der Kopf im Beckenraum um 90° nach hinten. (**Abb. 35.3**). Wenn der Kopf frei ist, folgt gleich der übrige Körper. In der Nachgeburtsphase treiben Nachwehen die Plazenta und die Eihäute aus.

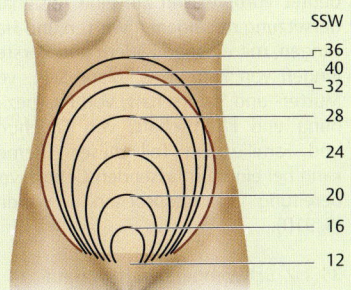

	SSW
	36
	40
	32
	28
	24
	20
	16
	12

Abb. 35.1 Höhenstand des Gebärmutterfundus. 12. Schwangerschaftswoche: Symphysenoberkante, 24. SSW: Nabel, 36. SSW: am Rippenbogen, 40. SSW: 1 – 2 Finger unter dem Rippenbogen.

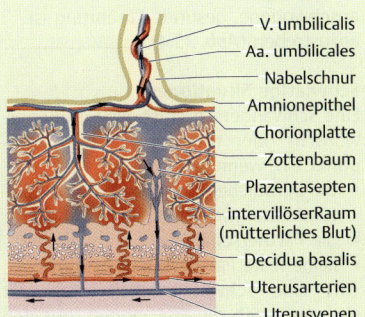

- V. umbilicalis
- Aa. umbilicales
- Nabelschnur
- Amnionepithel
- Chorionplatte
- Zottenbaum
- Plazentasepten
- intervillöserRaum (mütterliches Blut)
- Decidua basalis
- Uterusarterien
- Uterusvenen

Abb. 35.2 In den beiden Nabelarterien fließt sauerstoffarmes Blut vom Kind zur Plazenta, in der dickeren Nabelvene sauerstoffreiches Blut von der Plazenta zum Kind.

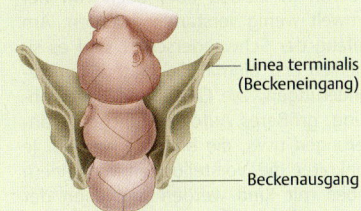

- Linea terminalis (Beckeneingang)
- Beckenausgang

Abb. 35.3 Beim Eintritt in das Becken dreht sich der Kopf zunächst nach rechts oder links, dann nach hinten.

35.1 Schwangerschaft

Christa van Leeuwen

35.1.1 Mutter und Vater werden

FALLBEISPIEL Ein Mann und eine Frau leben schon einige Jahre zusammen und entscheiden sich, eine Familie zu gründen. Als sich nach 5 Jahren noch kein Nachwuchs einstellt, lassen sich beide untersuchen, aber es gibt keine Erklärung für ihre Kinderlosigkeit. Sie stellen einen Adoptionsantrag und bekommen nach kurzer Zeit einen neugeborenen Jungen, der zur Adoption freigegeben wurde. Der Freundes- und Bekanntenkreis freut sich mit ihnen und nun denken alle, wie schon so oft gehört, dass die Frau sicher bald schwanger werden wird. Es vergehen aber weitere 7 Jahre, als die beiden Eltern, er inzwischen 46-, sie 41-jährig, eines Morgens beim Frühstück sitzen und die Frau unvermittelt zu weinen anfängt. Der Mann ist etwas ratlos und fragt sie, was das Problem sei. Sie sagt: „Wenn ich wüsste, wie es ist, schwanger zu sein – ich würde denken, ich bin schwanger!" Er schlägt ihr vor, einen Test zu machen, der dann tatsächlich positiv ausfällt. Nach siebzehn Ehejahren bringt die Frau ein gesundes Mädchen zur Welt. ───

Veränderungen

Schwangerschaft und Geburt sind ein geheimnisvolles, intimes Wunder der Natur. Die Schwangerschaft ist aber auch ein Wandlungsprozess, in dem sich die Frau zur Mutter entwickelt. Durch eine Schwangerschaft werden viele Bereiche des Lebens berührt. Die Frau wird mit Veränderungen in ihrem Körper und ihrer Seele konfrontiert, die oft von ihr selbst, aber auch von der Umwelt wenig verstanden werden. Am Anfang der Schwangerschaft sind es sicherlich erst einmal die materiellen Veränderungen, wie Gestaltung der Wohnung, größeres Auto, berufliche Veränderungen usw., die bedacht werden. Je konkreter die Vorstellungen von einem Leben mit Kind werden und dann der tatsächliche Eintritt einer Schwangerschaft, desto deutlicher werden Lebensinhalte mit und um das Kind wie Betreuung, Ernährung, Pflege und Erziehung.

MERKE Schwangerschaft ist die Bestätigung von Gesundheit und nicht als Krankheit zu betrachten. ───

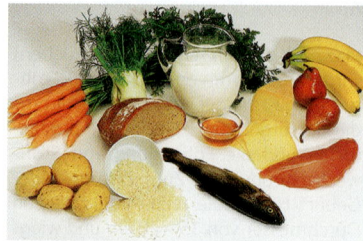

Abb. 35.4 In der Schwangerschaft ist eine ausgewogene, gesunde Ernährung wichtig.

Ein Kind empfangen heißt, sich zur Verfügung stellen, Verantwortung zu übernehmen für das Werden und Wachsen eines neuen Menschen, und das nicht erst, wenn das Kind auf der Welt ist, sondern schon während der Schwangerschaft. Aufgabe der Eltern ist es das Kind zu begleiten, es zu beschützen und zu umsorgen, sich vor und um es zu stellen, auf dass Leid und Gefahr an Leib und Seele von ihm fern gehalten werden. Diese Verantwortung fängt mit der Schwangerschaft an. Wurde z. B. bis dahin ein eher ungesunder, lockerer Lebensstil geführt, ist nun eine Zeit des Umlernens wichtig.

MERKE Der Konsum von Alkohol, Nikotin, Medikamenten und Drogen sollte völlig unterlassen werden. Eine ausgewogene, gesunde Ernährung ist anzustreben (**Abb. 35.4**). ───

Schwierige Situationen

Eine Schwangerschaft ist nicht immer erwünscht oder tritt zum falschen Zeitpunkt ein, wenn

- die berufliche und wirtschaftliche Situation ungünstig ist,
- die Partnerschaft nicht stabil ist und
- keine feste Partnerschaft besteht.

Tritt eine Schwangerschaft ungewollt ein, muss sich die Frau anders mit den anderen Umständen auseinander setzen. Sie wird sich Gedanken machen müssen, was ein Kind für ihr weiteres Leben bedeutet: Berufsausbildung, Finanzen, Wohnsituation usw. Ist die Partnerbeziehung labil oder nicht vorhanden, ist sie belastet durch die Unsicherheit, ob der Partner sich zu ihr und dem Kind bekennt und beide unterstützt. Der Frau muss klar werden, dass sie u. U. 24 Stunden am Tag alleine für das Kind verantwortlich sein wird und dass sie sich even-

tuell um Hilfe und Unterstützung bemühen muss.

Frauen, die sich in dieser Situation befinden, brauchen eine ganz besondere Zuwendung und Verständnis, denn sie sind oft unglücklich und verzweifelt, voller Wut und Enttäuschung, voll von Traurigkeit und Angst. Lässt eine Frau in einer solchen Situation einen Abbruch vornehmen, wird sie ihre ganz persönlichen Gründe haben. Pflegende, Hebammen und Ärzte sollten sich bemühen, nicht über sie zu urteilen. Gerade diese Frauen brauchen Verständnis und Mitgefühl. Sie sollten mit Sorgfalt begleitet werden und müssen weiterreichende Unterstützung erhalten (z. B. pro familia)

Elternrolle

Überliefertes Wissen bezüglich Schwangerschaft und Geburt wurde lange innerhalb der Familie von Frau zu Frau und in der Verwandtschaft weitergegeben. Heute wachsen „junge Eltern" i. d. R. nicht mehr im Rahmen ihres Familiensystems in ihre neue Rolle hinein. Die damaligen Bindungen und Beziehungen stellten zwar einerseits eine Fessel und Einschränkung dar, andererseits gaben sie auch Halt und Orientierung. Das Gelingen der Familienwerdung kann keinesfalls als selbstverständlich vorausgesetzt oder dem Zufall günstiger Umstände überlassen werden. Eltern werden bedeutet Vorbereitung auf eine Auseinandersetzung mit eigenen Werten und Haltungen, mit eigenen Bildern und Vorstellungen von Frau- bzw. Mann-Sein, von Mutter- und Vaterschaft, von Paarbeziehung und Elternschaft, von Erziehung und Familie. Ein Teil dieser Themen kann bei einer umfassenden Geburtsvorbereitung angesprochen werden (S. 910).

35.1.2 Schwangerschaftsverlauf

Schwangerschaft bedeutet für den gesamten Körper ein Sich-ein- und Sichumstellen auf das heranwachsende Leben. Er stellt in dieser Zeit viel von seiner Vitalität und Energie zur Verfügung.

Schwangerschaftszeichen

Wenn eine Befruchtung eintritt, haben viele Frauen eine Vermutung oder ahnen eine Veränderung, auch wenn die Schwangerschaft nicht geplant war Obwohl offensichtlich nichts sichtbar oder spürbar ist, so merken sie doch

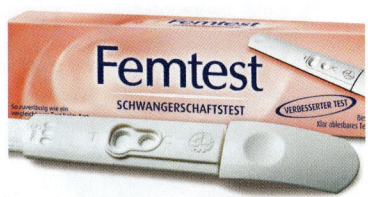

Abb. 35.5 Ein handelsüblicher Schwangerschaftstest zum Nachweis des Schwangerschaftshormons β-HCG im konzentrierten Morgenurin (Femtest, Deutsche Chefaro Pharma GmbH).

einen subtilen Wandel. Die Vermutung wird in der darauf folgenden Zeit bestärkt durch folgende *unsichere* Zeichen:
- empfindliche oder spannende Brüste
- Empfindlichkeit gegenüber bestimmten Gerüchen und Speisen
- morgendliche Übelkeit und große Müdigkeit, die den Alltag beeinträchtigt

Das deutlichste Zeichen ist das Ausbleiben der monatlichen Regelblutung bei einem sonst regelmäßigen Zyklus. Ein Schwangerschaftstest kann hier Sicherheit geben (**Abb. 35.5**). Er weist das durch die Befruchtung produzierte Schwangerschaftshormon β-HCG (human chorionic gonadotropine = menschliches Choriongonadotropin) im Urin nach. Im Blut kann dieses Hormon jedoch sicherer nachgewiesen werden. Neben diesem Test gibt es noch die Möglichkeit, die Schwangerschaft per Ultraschall festzustellen. Dabei wird eine Fruchthöhle sichtbar. Lebenszeichen, z. B. die Herzaktivität, sind aber erst ab der 6. Woche nach der Befruchtung zu erkennen.

Geburtstermin

Sobald eine Schwangerschaft feststeht, kann der Geburtstermin bestimmt werden. Die Dauer einer Schwangerschaft beträgt i. d. R. 280 Tage, d. h. 40 Wochen = 10 Mondmonate (28 Tage) = 9 Kalendermonate. Der Geburtstermin (ET = errechneter Termin) kann bestimmt werden durch:
- Naegele-Regel
- Anamnese bei unregelmäßigem Zyklus
- Nachweis von β-HCG
- Ultraschall

Naegele-Regel. ET = 1. Tag der letzten Periode + 7 Tage – 3 Monate + 1 Jahr. Beispiel: 15. 03. 2011 + 1 Jahr – 3 Monate + 7 Tage = 22. 12. 2011.

➤ **MERKE** Der errechnete Termin ist wichtig für die Bestimmung des Mutterschutzgesetzes, zum richtigen

Zuordnen der Untersuchungsbefunde zum Schwangerschaftsalter und zur Vermeidung irrtümlicher Diagnosen wie Frühgeburt oder Übertragung. ————

Veränderungen im mütterlichen Organismus

Das 1. Schwangerschaftsdrittel (bis zur 15. Woche) wird als Zeit des Anpassens bezeichnet. Darauf folgt die Zeit des Wohlbefindens (16. – 28. Woche). Das letzte Drittel ist eher die Zeit der Belastung: Die Beschwerden nehmen aufgrund des Kindwachstums mit entsprechender Leistungsbeeinträchtigung zu. Folgende Veränderungen durch die Schwangerschaft sind zu beobachten:
- Die *Brust* vergrößert sich durch Ausbreitung des Brustdrüsengewebes. Farbe und Oberfläche verändern sich.
- *Vulva* und *Vagina* zeigen mit Schwangerschaftsbeginn aufgrund verstärkter Blutfülle livide Verfärbungen der Schleimhaut. Oft schwellen die äußeren Labien an.
- Die *Haut* verändert sich durch vermehrte Pigmentierung, besonders im Bereich Brustwarze, Nabel und alter Narben. Leberflecken und Schwangerschaftsstreifen (Striae) an Brust, Bauch, Hüften und Gesäß entstehen.
- Das *Herz* sowie die *Gefäße* müssen die Gebärmutter verstärkt mit Blut versorgen, die Uterusdurchblutung steigert sich während der Schwangerschaft von 50 auf 500 – 750 ml/Min.
- Die *Blutmenge* nimmt um 30 – 40 % zu (1,5 – 2 Liter).
- Der *Wassergehalt* im Blut erhöht sich. Folge: Blutverdünnung mit Verminderung der Hämoglobinkonzentration und des Hämatokrits.
- Im *Verdauungstrakt* verursacht das Hormon Progesteron eine Tonusverminderung der glatten Muskulatur in allen Hohlorganen. Folge: Darmträgheit und Sodbrennen.
- Der gesamte *Stoffwechsel* muss mehr Belastungen bewältigen, die mütterlichen Regelmechanismen für das Glukosegleichgewicht werden stärker beansprucht.
- Der *Eisenbedarf* erhöht sich (Depots der Mutter werden genutzt und abgebaut).
- Schwangere benötigen mehr *Jod* (30 – 60 µg), da sie sich und das Kind damit versorgen müssen.
- Zu Beginn der Schwangerschaft *Gewichtsabnahme* bzw. keine Zunahme. Ursache: Übelkeit und Erbrechen. Die angestrebte gesamte Gewichtszunahme beträgt 12 – 15 kg.

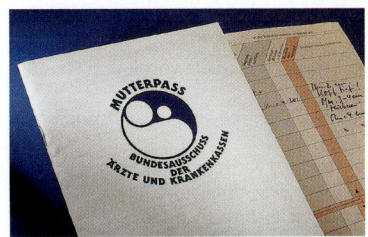

Abb. 35.6 Im Mutterpass tragen Arzt und Hebamme alle wichtigen Daten über die Frau und ihre Schwangerschaft ein.

- Der Kalorienbedarf steigt nur unwesentlich an, dafür aber der Bedarf an lebenswichtigen *Vitaminen*.
- Die *Plazenta* bildet die Schwangerschaftshormone wie HCG, HPL, Östrogene und Progesteron. Nach der Geburt dürfen keine Plazentareste in der Gebärmutter verbleiben (**Abb. 35.6**).

Befinden der Schwangeren

Die Schwangerschaft ist geprägt vom Auftreten widersprüchlicher Gefühle. Einerseits fühlen sich die Frauen stark, haben mehr Durchsetzungskraft und können besser formulieren, was sie wollen und brauchen. Andererseits fühlen sie sich schwach und müde. Zwei Dinge kommen zusammen: die Umstellung auf die Schwangerschaft sowie die innere Auseinandersetzung damit. Es bedeutet sowohl körperlich als auch seelisch eine tiefgreifende Veränderung. Die Umwelt bringt leider für diese Zeit wenig Verständnis auf. Die Frau soll möglichst so weiter funktionieren wie bisher, v. a. im Beruf.

Die Frauen erleben den inneren sowie den äußeren Druck überhöhter Leistungsanforderung als starkes Problem. Denn obwohl das Muttersein in der Gesellschaft positiv dargestellt wird, wird es in der Realität nicht unbedingt praktisch unterstützt und gefördert. Für manche Frauen wird der Leistungsdruck bzw. der Anspruch an sie zu hoch. Sie reagieren dann mit Symptomen, bis hin zu Krankheit oder vorzeitigen Wehen. Die Krankschreibung erlaubt ihnen eine Pause.

35.1.3 Schwangerschaftsvorsorge und Geburtsvorbereitung

Schwangerschaftsvorsorge

Schwangerschaftsvorsorge und -beratung ist durch Hebamme und Arzt möglich. Ziel der Vorsorge ist das frühzeitige Erkennen von Erkrankungen und Risikoschwangerschaften bzw. -geburten. Es

werden regelmäßig alle 4 Wochen folgende Befunde erhoben:
- Schwangerschaftswoche und Fundusstand
- Kindslage, -bewegung und kindliche Herztöne
- Ödeme, Varizen, Gewicht
- Blutdruck, Urinkontrolle
- vaginale Untersuchung
- Ultraschall (jeweils in der 9.–12., 19.–22., 29.–32. SSW *Abb. 35.7*)

Im Mutterpass (*Abb. 35.7*) werden die Blutgruppe der Mutter sowie die Ergebnisse weiterer serologischer Untersuchungen (Antikörper-Suchtest, Lues-suchreaktion, Nachweis von Röteln Antikörpertiter, Toxoplasmosetiter und, mit Erlaubnis der Frau, auch ein HIV-Test festgehalten. Der Mutterpass ist Eigentum der Frau. Sie sollte ihn immer bei sich tragen.

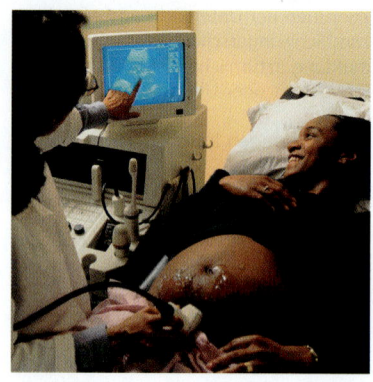

Abb. 35.7 Die Ultraschalluntersuchung dient der Kontrolle des Wachstums und dem Ausschluss von Fehlbildungen.

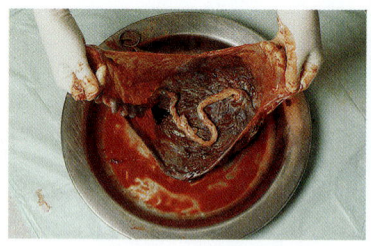

Abb. 35.8 Nachgeburt und Eihäute werden auf Vollständigkeit überprüft.

🍏 **PRÄVENTION & GESUND-HEITSFÖRDERUNG** Ab der 32. SSW (= Schwangerschaftswoche) sind 14-tägige Vorsorgekontrollen empfohlen. _____

Geburtsvorbereitung
Geburtsvorbereitung wird von Hebammen und auch Dozenten aus unterschiedlichen Fachbereichen in Teamar-

beit geleistet. Eine Frau, aber auch ihr Partner, die über die physiologischen Vorgänge während der Schwangerschaft und der Geburt Bescheid wissen, werden mit mehr Selbstverständnis und größerer Selbstbestimmung Schwangerschaft, Geburt und Wochenbett erleben. Die Geburtsvorbereitung umfasst:
- Vermittlung von Wissen über körperliche und emotionale Veränderungen während Schwangerschaft und Geburt

- Erlernen und Üben verschiedener Körper- und Atemwahrnehmungen
- Entspannungsmöglichkeiten und Lockerung
- Geburtspositionen für die verschiedenen Geburtsphasen
- allgemeine Informationen zur Lebensführung und Verhaltensweisen

➡️ **MERKE** Geburtsvorbereitung ist eine Begleitung während der Schwangerschaft, die helfen soll, die körperlichen, emotionalen, psychischen und sozialen Veränderungen anzunehmen und zu verarbeiten. _____

35.2 Pflege von Frauen mit drohender Frühgeburt _____

Angelika Cerkus-Roßmeißl

35.2.1 Medizinischer Überblick

Anatomie und Physiologie
im Fokus

Während der Gebärmutterhals (Zervix uteri) während der Schwangerschaft fest ist und die Gebärmutter verschließt, lockert und öffnet sich er sich zum Ende der regulären Schwangerschaft, damit das Kind den Geburtskanal passieren kann. Geschieht

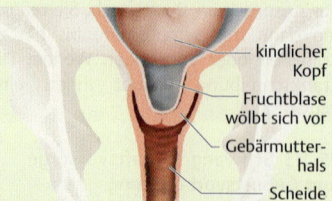

Abb. 35.9 Bei der Zervixinsuffizienz kommt es zu einer vorzeitigen Verkürzung des Gebärmutterhalses mit Eröffnung und Erweichung des Muttermunds. Die Fruchtblase wölbt sich vor, Stabilität ist nicht mehr gegeben.

kindlicher Kopf
Fruchtblase wölbt sich vor
Gebärmutterhals
Scheide

diese **Zervixreifung** vor der 37. SSW, droht eine Frühgeburt. Bei einer **Zervixinsuffizienz** (*Tab. 35.1*) öffnet sich nach und nach ein bereits vor der Schwangerschaft veränderter Gebärmutterhals (*Abb. 35.9*).

Definition
Ein Kind gilt als **Frühgeburt,** wenn es vor der 37. SSW auf die Welt kommt. Dabei besteht die Gefahr, dass es aufgrund eines zu niedrigen Geburtsgewichts (*Abb. 35.10*) und der Unreife seiner Organe nicht lebensfähig ist oder Komplikationen entwickelt, die zum Tod oder langfristigen Entwicklungsstörungen und Behinderungen führen. Heute gilt ein Kind ab der 24. SSW als extrauterin lebensfähig (Goerke 2006).

➡️ **MERKE** Eine normale Schwangerschaft dauert 40 SSW (Schwangerschaftswochen). Das Geburtsgewicht des Kindes liegt zwischen 2500 und 4500 g. _____

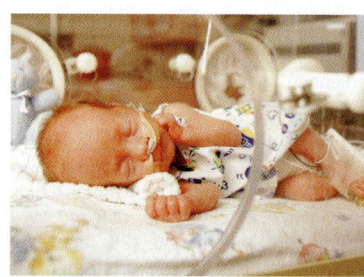

Abb. 35.10 Frühgeborenes im Inkubator.

Ursachen
Eine drohende Frühgeburt hat vielfältige Risikofaktoren, oft liegt eine Kombination mehrerer Ursachen vor. Sie werden in *Tab. 35.1* dargestellt.

Symptome
Es gibt **3** Hauptsymptome, die auf eine drohende Frühgeburt hinweisen. Sie können isoliert oder in Kombination vorliegen bzw. sich gegenseitig beeinflussen:

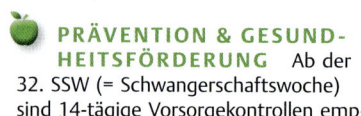

Tab. 35.1 *Risikofaktoren und Ursachen für die Entstehung einer Frühgeburt.*

von Seiten der Mutter	von Seiten der Gebärmutter	von Seiten des Kindes
→ aufsteigende Scheideninfektionen (S. 934), Harnwegsinfekte → vorausgegangene Früh-, Fehl- oder Totgeburten → Eklampsie, HELLP-Syndrom (S. 915) → körperliche und psychische Stressbelastungen → ungünstige soziale und wirtschaftliche Bedingungen → Nikotin-, Alkohol- und Drogenmissbrauch → Alter der Schwangeren < 18 J. und > 35 J.	→ Zervixinsuffizienz durch vorausgegangene operative Eingriffe am Gebärmutterhals (z. B. mehrmalige Abrasio uteri, Konisation) oder nach mehreren Geburten → Uterusfehlbildungen → Uterusmyome → Plazentastörungen (z. B. Plazentainsuffizienz, Plazenta praevia)	→ Mehrlingsschwangerschaft (Überdehnung des Uterus und Druck auf die Zervix) → Mangelversorgung durch plazentare Störungen → Fehlbildungen oder schwerwiegende Erkrankungen

- **Vorzeitige Wehen.** Mehr als 3 Kontraktionen innerhalb von 60 Minuten vor der 30. SSW oder mehr als 5 Kontraktionen nach der 30. SSW deuten auf eine vorzeitige Wehentätigkeit hin.
- **Vorzeitiger Blasensprung.** Die Fruchtblase, die das Kind umgibt und schützt, reißt nicht zum Geburtstermin sondern vor der 37. SSW. Anzeichen sind ein tropfenweiser bis schwallartiger Fruchtwasserabgang.
- **Vorzeitige Zervixreife und Zervixinsuffizienz.** Eine vorzeitige Zervixrei-

fung entwickelt sich unter dem Einfluss von vorzeitigen Wehen. Eine Zervixinsuffizienz dagegen ist durch eine fortschreitende Öffnung der Zervix ohne Weheneinfluss gekennzeichnet. Die Frauen bemerken dies meistens nicht; allenfalls einen „Druck nach unten".

Die 3 Hauptsymptome können von folgenden Beschwerden begleitet werden:
- Druck bzw. anhaltende ziehende Schmerzen im Unterbauch und/oder Rücken
- Hartwerden des Bauches

- Schmierblutungen oder leichte Blutungen
- allgemeine Müdigkeit und Abgeschlagenheit

Diagnostik
Zur Sicherung der Diagnose „drohende Frühgeburt" werden folgende Verfahren angewandt:
- **Anamnese:** Bestimmung von Risikofaktoren und Ursachen
- **CTG** (Cardiotokogramm): Beurteilung der Frequenz und Stärke der Wehentätigkeit sowie der Herzaktionen des Kindes
- **abdominelle Ultraschalluntersuchung:** Kontrolle der kindlichen Lage und des Wachstums
- **vaginale Untersuchung:** bakteriologischer Abstrich von Scheide und Muttermund zur Abklärung einer möglichen Infektion, Fruchtwasserabgang?
- **vaginale Sonografie:** Beurteilung der Länge und Breite der Zervix sowie der Weite des Zervixkanals
- **Blutuntersuchung:** Bestimmung von Infektparametern
- **Dopplersonografie:** Überprüfung der plazentaren Durchblutung

Arzneimittel im Fokus

Eine Tokolyse (Hemmung der Wehentätigkeit) wird eingesetzt, um die Kontraktionen der Gebärmutter zu hemmen und dabei die Wehenstärke bzw. deren Zervixwirksamkeit zu reduzieren. Dabei werden die sich in der Gebärmutter befindenden β_2-Rezeptoren stimuliert und angeregt, die Muskelschicht der Gebärmutterwand ruhig zu stellen. Da sich diese Rezeptoren gleichzeitig auch an anderen Organen befinden, können dabei zahlreiche Nebenwirkungen ausgelöst werden (**Tab. 35.2**). Die Tokolyse wird i. d. R. parenteral wie folgt durchgeführt:
- Tokolyse mit β-Sympathomimetika (Fenoterol) u. a.

- Magnesiumgabe zur Unterstützung der wehenhemmenden Wirkung von Fenoterol

- kardioselektive Betarezeptorenblocker (S. 784) bei Tachykardien

Tab. 35.2 *Wirkungen und Nebenwirkungen der Tokolyse*

Organ	Wirkung	Nebenwirkung
Uterus	→ Tonussenkung, Durchblutungsförderung	→ keine
Herz	→ Frequenzsteigerung → Reizleitungsstörungen → Kontraktilitätssteigerung	→ Tachykardie → Extrasystolen
Gefäße	→ Tonussenkung	→ Hypotonie
Muskulatur	→ Glykogenolyse	→ Blutzuckererhöhung
Leber	→ Glykogenolyse	→ Blutzuckererhöhung
Fettgewebe	→ Lipolyse	→ Blutzuckererhöhung
Harnsystem	→ Tonussenkung	→ Urinausscheidung ↓
Magen-Darmtrakt	→ Tonussenkung	→ Obstipation mit Ileusgefahr

Therapie
Ziel der Therapie ist die Verlängerung der Schwangerschaft bis zur Entbindung eines lebensfähigen Kindes. Neben der medikamentösen Wehenhemmung (To-

kolyse) sind folgende ursachenbezogene Behandlungsmaßnahmen angezeigt:
1. körperliche Entlastung durch Krankschreibung, Bettruhe zur Stabilisierung der Zervix, eventuell stationäre Behandlung

2. Antibiotikagabe bei vorzeitigem Blasensprung oder bestehender Infektion
3. psychische Stabilisierung durch Spannungsabbau (Gespräche, Atemtherapie, Entspannungsübungen, Akupunktur u. a.)

4. Förderung der fetalen Lungenreife durch Gabe von Glukokortikoiden (Betamethason), die über die Plazenta das Kind erreichen. Sie sollen die Produktion von Surfactant (stabilisiert die Oberflächenspannung der Alveolen in der kindlichen Lunge) anregen und damit einer Ateminsuffizienz vorbeugen

5. eine Cerclage-Behandlung (operativer Muttermundverschluss) bei einer Zervixinsuffizienz wird nur noch sehr selten und besonderen Schwangerschaftsverläufen (z. B. Mehrlingsschwangerschaft) durchgeführt

▶ **MERKE** Je früher das Kind vor dem errechneten Geburtstermin geboren wird, desto unreifer sind die Organe. Eine besondere Gefahr stellt nach der Geburt die mangelnde Lungenreife mit der Ausbildung eines Atemnotsyndroms dar. ────

35.2.2 Pflege- und Behandlungsplan
Eine drohende Frühgeburt wird nicht selten erst bei der routinemäßig durchgeführten Schwangerschaftsvorsorgeuntersuchung festgestellt. Die Symptome müssen als „Notsignale" des Körpers verstanden werden und dienen als wichtige Wegweiser der ganzheitlich orientierten Therapie. Die Aufnahme zur stationären Therapie erfolgt meist ungeplant und unerwartet. Der veränderte Schwangerschaftsverlauf und die Klinikeinweisung können von der Schwangeren als Entlastung wahrgenommen werden, aber auch eine neue Stresssituation darstellen.

Psychische Entlastung sicherstellen
Eine drohende Fehlgeburt sollte als Gesamtheit körperlicher und seelischer Vorgänge betrachtet werden. Mit einer Krankenhauseinweisung ist oft das Ziel verbunden, die Schwangere aus einem möglichen familiären oder beruflichen Konfliktbereich herauszulösen. Die Angst um das Kind im Mutterleib, die eventuelle Sorge um Kinder oder Angehörige zu Hause, und die veränderte Umgebung können allerdings auch zusätzlich einen Belastungsfaktor darstellen.

Eine freundliche Atmosphäre und umfassende Informationen sind Voraussetzung für eine effektive Zusammenarbeit zwischen Patientin und Pflegenden. Ist die Schwangere gut informiert, fällt es ihr leichter, die therapeutischen und pflegerischen Maßnahmen anzunehmen und Einschränkungen zu akzeptieren. Eine über mehrere Wochen anhaltende

stationäre Behandlung ist auch eine große Herausforderung für die Partnerschaft. Paaren sollte ermöglicht werden, auch einmal allein zu sein. Ein „Bittenicht-stören"-Schild oder ein Sichtschutz können Privatsphäre schaffen.

▶ **MERKE** Gespräche mit der Frau können mögliche Belastungssituationen, Stimmungen und Affekte aufgreifen und die Suche nach Lösungsmöglichkeiten beinhalten. Bei Bedarf kann der Sozialdienst hinzugezogen werden, z. B. bei der Organisation des Haushalts, zur Familien- oder Kinderbetreuung. ────

Tokolyse überwachen

❗ **DEFINITION** Die **Tokolyse** soll vorzeitige Wehen hemmen und/oder die Schwangerschaft so lange erhalten, bis die kindliche Lungenreifung abgeschlossen ist. ────

Während der Verabreichung der Tokolyse werden die Wirksamkeit und mögliche Nebenwirkungen der Tokolytika auf die Schwangere und das Kind überwacht. Tokolytika werden als Dauerinfusion über eine elektrische Infusionspumpe verabreicht. Der Arzt legt die Dosierung von Fenoterol individuell fest und passt sie bei Bedarf anhand der aktuellen Untersuchungsergebnisse (Anzahl und Intensität der Wehen, Befinden der Schwangeren sowie des Kindes) an.

▶ **MERKE** Der Wechsel einer leeren Infusion sollte unverzüglich erfolgen, da die Halbwertszeit von Fenoterol bei ca. 22 Min. liegt. ────

Herz- und Kreislauffunktionen kontrollieren
Blutdruck und Puls werden zu Beginn der Tokolyse 1 – 2-stündlich gemessen; hat sich der Kreislauf stabilisiert, können die Messabstände verlängert werden. Zur Beobachtung der Herzfunktion wird vor der Therapie, innerhalb der ersten drei Tage und im weiteren Verlauf einmal pro Woche ein EKG geschrieben.

▶ **MERKE** Eine Tachykardie von ≥ 120 Schlägen/Min., hyper- oder hypotoner Blutdruck müssen dem behandelnden Arzt sofort mitgeteilt werden. ────

Stoffwechsel kontrollieren
Blutzuckererhöhungen sind eine Nebenwirkung der Tokolyse, daher werden mindestens zweimal täglich und je nach

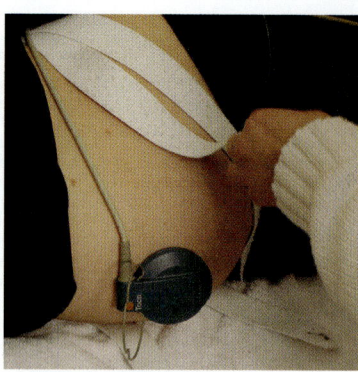

Abb. 35.11 Zur CTG-Kontrolle sollte die Schwangere eine etwas schräge Links-Seitenlage einnehmen.

Blutzuckerwert Blutzuckerkontrollen durchgeführt.

CTG-Kontrollen
Die CTG-Kontrollen dienen der Beurteilung der Frequenz und Stärke der Wehentätigkeit sowie der Überwachung der kindlichen Herzaktionen. Um den Verlauf der Wehentätigkeit unter der Tokolysetherapie zu ermitteln werden zwei–dreimal täglich CTG-Kontrollen über 30 – 60 Min. durchgeführt (**Abb. 35.11**). Gleichzeitig kann über die Dokumentation der Herzfrequenz das Befinden des Kindes beurteilt werden.

✋ **PRAXISTIPP** Vom Ergebnis des CTG hängen vielfach die weitere Therapie und der Schwangerschaftsverlauf ab. Die Auswertung des CTGs kann bei der Schwangeren zu starken Gefühlen wie Angst, Hoffnung und Erleichterung führen. Gehen Sie beim Anlegen des CTG, aber besonders beim Entfernen, einfühlsam und bedacht vor. Vermeiden Sie vorschnelle Aussagen. ────

Urin- und Stuhlausscheidung kontrollieren
Die Bilanz wird in den ersten 3 Tagen 6-stündlich erstellt, anschließend alle 24 Stunden. Ein Rückgang der Ausscheidungsmenge oder eine positive Bilanz (S. 693) müssen sofort dem behandelnden Arzt mitgeteilt werden. Immobilisation und Tokolyse können eine Obstipation begünstigen. Auf eine regelmäßige (1- bis 2-tägige) weiche Stuhlausscheidung sollte geachtet werden; die Schwangere sollte vermeiden stark zu pressen. Die Stuhlausscheidung wird i. d. R. mit auf die Schwangerschaft abgestimmten Laxanzien (z. B. Macrogol, Lactulose) unterstützt.

MERKE Einläufe und Klistiere dürfen nur nach einer sehr strengen Indikation durchgeführt werden, da der Dehnungsreiz im Rektum Wehen auslösen bzw. verstärken kann. ————

Schwangerschaftsverlauf überwachen
Aufsteigende Infektionen und/oder ein vorzeitiger Blasensprung sind in hohem Maße für Frühgeburten verantwortlich und bedürfen einer besonderen Aufmerksamkeit. Mithilfe einer pH-Wert Bestimmung des Scheidenfluors bzw. des Fruchtwassers können beginnende Infektionen bzw. ein Fruchtwasserabgang erkannt werden.

Scheiden-pH bestimmen

Anatomie und Physiologie im Fokus

In der Scheide herrscht normalerweise ein Gleichgewicht zwischen einer großen Menge Milchsäurebakterien (Döderlein Stäbchen) und einer geringen Zahl pathogener Erreger (Bakterien, Viren, Pilze). Die Milchsäure bewirkt ein saures Milieu im Scheideneingangsbereich und verhindert, dass sich Infektionen ausbreiten können. Der normale Säuregehalt in der Scheide beträgt 4 – 4,5.

Ein Scheiden-pH über 4,5 kann auf ein beginnendes Infektionsgeschehen (z. B. Störung des Scheidenmilieus, bakterielle Vaginose (S. 934) hinweisen. Der pH-Wert kann mit einem speziellen Einmal-Testhandschuh, dessen Zeigefinger mit einem Testfeld versehen ist, ermittelt werden. Der Zeigefinger wird dazu vorsichtig ca. 2 – 3 cm in die Scheide eingeführt, sodass das Testfeld mit Vaginalsekret in Kontakt kommt. Entsprechend dem Säuregehalt in der Scheide verändert sich die Farbe des Indikatorfeldes und kann mit Hilfe einer Farbskala abgelesen werden. pH-Werte über dem Normalwert werden dem Arzt mitgeteilt. Zusätzlich geben mehrmals täglich durchgeführte Körpertemperaturkontrollen Auskunft über ein Infektgeschehen.

MERKE Die pH-Wert-Messung können Frauen nach einer Anleitung selbstständig durchführen. ————

Vorzeitigen Blasensprung erkennen
Ein vorzeitiger Blasensprung kann Wehen auslösen und eine Frühgeburt einleiten. Gleichzeitig bildet die nicht mehr geschlossene Fruchtblase die Eintrittspforte für aufsteigende Infektionen. Besonders wenn Fruchtwasser topfenweise durch einen kleinen Riss verloren und nicht bemerkt wird, können sich Infektionen ausbreiten. Hinzu kommt, dass eine Unterscheidung zwischen Urin und Fruchtwasser optisch nicht immer festzustellen ist. Bei Verdacht auf einen Einriss der Fruchtblase kann zur Diagnosesicherung ein Streifen Lackmuspapier auf eine Slipeinlage gelegt werden. Ein pH-Wert von 7 – 7,5 weist auf den Verlust von Fruchtwasser hin. Handelt es sich um Urin, liegt der pH-Wert zwischen 5,0 – 6,0.

MERKE Nach einem vorzeitigen Blasensprung mit schwallartigem Fruchtwasserabgang, bevor das Kind sich mit dem Kopf im Geburtskanal positioniert hat, soll die Schwangere nicht mehr aufstehen und nur noch liegend transportiert werden. Es besteht die Gefahr eines Nabelschnurvorfalls mit Einklemmung mit der Folge eines akuten Sauerstoffmangels beim Kind. ————

Körperliche Entlastung sicherstellen
Bei einer vorliegenden Zervixinsuffizienz steht die Druckentlastung des Gebärmutterhalses im Vordergrund. Durch Bettruhe, schonende Bewegungstechniken und gezielte pflegerische Unterstützung der Schwangeren bei den täglichen Aktivitäten soll eine Entlastung der Zervix erreicht werden.

Gebärmutterhals schonen
Eine flache Liegeposition entlastet den Gebärmutterhals weitgehend. Die Dauer und „Strenge" der einzuhaltenden Immobilisation ist abhängig vom Ausprägungsgrad des Zervixbefunds und wird den aktuellen Untersuchungsergebnissen angepasst. Wenn möglich wird eine eingeschränkte Bettruhe praktiziert, bei der die Schwangere das Bett für Toilettengänge und zum Waschen verlassen darf. Da sie aber den größten Teil der Zeit im Bett verbringt, kann zur Unterstützung des Wohlbefindens private Bettwäsche benutzt oder private Kleidung getragen werden. Ein flexibles Lagerungskissen kann helfen, eine bequeme Liegeposition einzunehmen.

MERKE Die eingeschränkte Bettruhe bei drohender Frühgeburt kann Wochen und manchmal Monate andauern. Beendet wird sie i. d. R. nach der 35. SSW, da nach dieser Zeit meistens eine ausreichende Reife des Kindes vorliegt und eine Geburt voraussichtlich kein Sicherheitsrisiko mehr darstellt. ————

Eine Schonung der Gebärmutterhalsregion kann zusätzlich unterstützt werden durch:
- **Entfernung des Bettbügels.** Das Benutzen des Bettbügels führt durch Anspannen der Bauchmuskulatur zu einer Erhöhung des intraabdominellen Drucks, der sich auf die Gebärmutter und den Gebärmutterhals überträgt.
- **Bettstrickleiter.** Sie ermöglichen ein schonendes Aufsetzen ohne Bauchdeckenanspannung.
- **„Schinkengang".** Diese kinästhetische Methode erlaubt beim Bewegen im Bett eine schonende Positionsverlagerung. Möchte sich die Schwangere z. B. zum Kopfende bewegen, verlagert sie bei leicht gebeugten Knien das Gewicht wechselweise von einer Gesäßhälfte auf die andere. Die entlastete Seite wird dann jeweils mit einem leichten Abdruck des Beines ein Stückchen höher zum Kopfende geschoben.
- **En-Bloc-Mobilisation.** Dabei bleibt die Bauchmuskulatur ebenfalls entspannt (s. Kap. 34).
- **Leichte Kopf**-Tieflagerung (**Abb. 35.12**). Toleriert die Schwangere dies nicht, ist eine halbsitzende Position mit auf einem Kissen hochgelagertem Becken eine Alternative.

Vena-cava-Kompressionssyndrom vorbeugen
Langes Liegen auf dem Rücken kann ein *Vena-cava-Kompressionssyndrom* auslösen. Es tritt besonders in Rückenlage bei 30 – 40 % der Schwangeren im letzten Schwangerschaftsdrittel auf. Folgende Symptome können auf ein Vena-cava-Kompressionssyndrom hinweisen:
- Blässe, Schwindel, Kaltschweißigkeit
- Übelkeit, Atemnot,
- Tachykardie und Blutdruckabfall

Beim Kind wird durch die verschlechterte Sauerstoffversorgung im CTG ein Abfall der Herzfrequenz beobachtet.

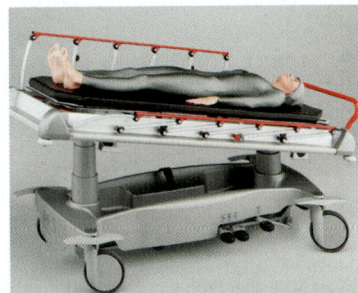

Abb. 35.12 Bei einem ausgeprägten Zervixbefund kann das gesamte Bett in eine schiefe Ebene gestellt werden (Schmitz und Söhne GmbH & Co.KG).

> ➤ **MERKE** Die Vena cava inferior wird durch den vergrößerten Uterus komprimiert. Dadurch wird der venöse Rückfluss zum Herzen der Schwangeren unterbrochen. Die in der Folge verminderte Uterusdurchblutung gefährdet die Sauerstoffversorgung des Kindes. _____

Treten Anzeichen eines Vena-cava-Kompressionssyndromes auf, wird die Schwangere **sofort** auf die **linke Seite** gedreht. Diese Lage entlastet die Vena cava, die rechts der Wirbelsäule liegt. Der Frau wird zukünftig empfohlen, ihre Liegeposition häufig zu wechseln. Günstig ist eine Seitenlage von ca. 15°, bevorzugt links. Der häufige Positionswechsel bewirkt gleichzeitig eine Entlastung der Nierenregion und verbessert die Nierendurchblutung. Eine Stabilisierung der Lagerung kann mit einem Stützkissen oder einem flexiblen Stillkissen erreicht werden.

Körperpflege unterstützen
Die Unterstützung bei der Körperpflege wird vom Symptombild und vom Befin-

den der Schwangeren abhängig gemacht. Bei einer ausgeprägten Zervixinsuffizienz müssen die Pflegenden die Körperpflege vollständig übernehmen. Durch die veränderte Hormonsituation in der Schwangerschaft kann es zu einer verstärkten Schweißabsonderung, Zahnfleischbluten und übermäßig fettenden Haaren kommen. Zur Förderung des Wohlbefindens sollte der Frau mehrmals täglich eine Körper- und Zahnpflege ermöglicht werden. Die regelmäßige Haarwäsche übernehmen die Pflegenden.

Aufgrund einer veränderten Immunabwehr ist die Schwangere anfällig für Infektionen im Urogenitalbereich. Vermehrtes Schwitzen (feuchte Kammer im Genitalbereich) oder eine mögliche Verschleppung von Fäkalkeimen können diese begünstigen. Die Schwangere sollte nach jeder Ausscheidung eine sorgfältige Reinigung und Abtrocknung des Genitalbereiches vornehmen bzw. dabei unterstützt werden. Die starke Hautdehnung im Bereich der Brüste, des Bauches

und der Hüften kann zu Schwangerschaftsstreifen führen. Vorbeugend wirkt hier eine sorgfältige Hautpflege; leichte Zupf-, Knet- oder Bürstenmassagen sind wohltuend.

> ➤ **MERKE** Auf die Brustwarzenabhärtung, wie sie zur Vorbereitung auf das Stillen bei gesunden Schwangeren durchgeführt wird, sollte verzichtet werden. Manipulationen können die Oxytocinausschüttung (S. 919) fördern und die Wehentätigkeit verstärken. _____

Ernährung
In den ersten Tagen der Tokolyse hat die Schwangere möglicherweise wenig Appetit und kann über Übelkeit klagen. Die Essensauswahl sollte nach ihren Wünschen ermöglicht werden. Angehörige können gebeten werden, Lieblingslebensmittel mitzubringen. Bei Bedarf wird die Schwangere bei der Nahrungsvorbereitung und -aufnahme unterstützt, z. B. wenn sie an einem medikamentenbedingten Tremor leidet.

35.3 Pflege von Frauen mit hypertensiven Erkrankungen in der Schwangerschaft _____

35.3.1 Medizinischer Überblick

Definition
HES = Hypertensive Erkrankung in der Schwangerschaft bezeichnet einen durch die Schwangerschaft ausgelösten Bluthochdruck mit Werten über 140/90 mmHg. Die Erkrankung tritt in der 2. Schwangerschaftshälfte auf. Oft wird auch der Begriff der **Spätgestose** verwendet. Gestose ist ein Oberbegriff für schwangerschaftsbedingte Stoffwechselkrankheiten. Man unterscheidet
- **Frühgestosen:** Erkrankungen im ersten Schwangerschaftsdrittel (z. B. Schwangerschaftserbrechen) und
- **Spätgestosen:** Erkrankungen im letzten Schwangerschaftsdrittel (Präeklampsie, Eklampsie und HELLP-Syndrom).

> ➤ **MERKE** Früher wurde der Begriff „EPH-Gestose" (E = Ödeme, P = Proteine, H = Hypertonie) verwendet. Da das Krankheitsbild durch eine Hypertonie gekennzeichnet ist und die Proteinurie sowie die Ödeme sekundär auftreten, spricht man heute von HES. _____

Häufigkeit
Bis zu 50 % aller Frühgeburten sind durch hypertensive Schwangerschaftserkrankungen verursacht! 7 – 10 % der Schwangeren entwickeln eine HES. Bei 30 – 50 %

dieser Schwangeren wird dabei eine Gestationshypertonie diagnostiziert. Eine schwere Präeklampsie tritt etwa bei 1 % der Frauen auf.

Ursachen
Die genauen Ursachen der Ausbildung von hypertensiven Schwangerschaftserkrankungen sind nicht vollständig geklärt. Es wird davon ausgegangen, dass die HES auf eine gestörte Anpassung des mütterlichen Organismus an die notwendigen schwangerschaftsbedingten Veränderungen zurückzuführen ist (**Abb. 35.13**).

Symptome
Die HES ist eine Multiorganerkrankung und wirkt sich auf verschiedene Organe bzw. Organsysteme der Schwangeren aus.
Blutgefäße. Die generalisierte Schädigung der Endothelzellen verursacht
- Gefäßengstellung und Hypertonie,
- Kapillarschäden und eine gesteigerte Permeabilität mit Proteinurie und Ödemen und
- gesteigerte Thrombozytenaggregation und Aktivierung von Gerinnungsprozessen mit Bildung von Mikrothromben.

Plazenta. Es kommt zu einer chronischen Plazentainsuffizienz mit Gefahr von

- Mangelernährung und Wachstumsretardierung des Kindes durch chronische Sauer- und Nährstoffminderversorgung,
- vorzeitiger Wehentätigkeit und Frühgeburt (S. 910) und
- vorzeitiger Plazentalösung und intrauterinem Kindstod (S. 921).

Zentrales Nervensystem. Es kann sich ein Hirnödem mit erhöhtem Hirndruck und Mikroblutungen in das Hirnparenchym ausbilden, das sich wie folgt darstellt:
- Kopfschmerzen, Ohrensausen
- Benommenheit, Bewusstseinsstörungen
- Geräuschempfindlichkeit
- Übelkeit, Erbrechen
- generalisierte Reflexsteigerung
- eklamptische Anfälle (**Abb. 35.14** und S. 915)

Augen. Infolge von Augenhintergrundveränderungen kann es zu folgenden Symptomen kommen:
- Sehstörungen mit Doppelsehen, Augenflimmern, Lichtempfindlichkeit
- Gesichtsfeldeinschränkungen

Leber. Die Gefäßveränderungen wirken sich im besonderen Maß auf die Leber aus und können ausgeprägte Gerinnungsstörungen auslösen:
- Thrombozytopenie mit Blutungsgefahr

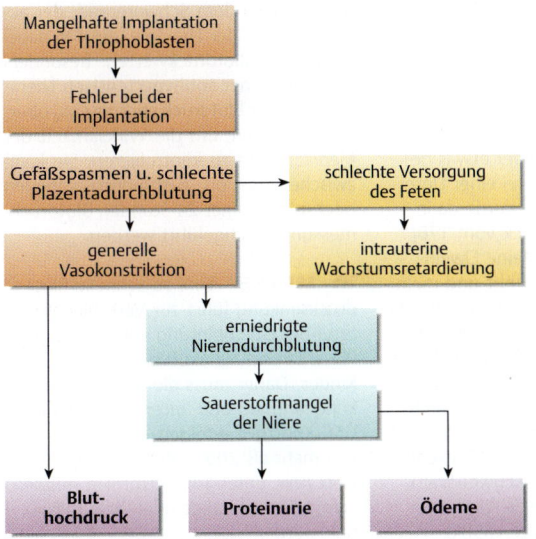

Abb. 35.13 Bei der hypertensiven Schwangerschaftserkrankungen passt sich der Organismus der Mutter nicht an die kindlichen Trophoblasten (Anteil der Frucht, aus dem sich die Plazenta bildet) an.

mehrere eklamptische Anfälle nacheinander, können sie unbehandelt zum Tod von Mutter und Kind führen.

HELLP-Syndrom

Eine lebensgefährliche Variante der Präeklampsie ist das HELLP-Syndrom, das sich innerhalb weniger Stunden entwickeln kann. Die Buchstabenkombination bezeichnet die Veränderung der Laborparameter:

- H = **h**emolysis (Hämolyse)
- EL = **e**levated **l**iver enzymes (erhöhte Leberwerte)
- LP = **l**ow **p**latelet counts (Thrombozytopenie)

Leitsymptom für das HELLP-Syndrom ist der rechtseitige Oberbauchschmerz (Leberkapselspannung), zusätzlich bestehen unspezifische Symptome wie Übelkeit und Erbrechen.

➡ MERKE Wird ein HELLP-Syndrom nicht rechtzeitig behandelt, können ähnlich schwere Komplikationen wie bei einer Eklampsie auftreten. Besonders gefürchtet sind Blutungen in der Leber und Leberkapselrisse sowie die vorzeitige Ablösung der Plazenta, die für Mutter und Kind lebensbedrohlich sind. ──────

Risikofaktoren

Mögliche Risikofaktoren können sein:

- sehr junge Schwangere bzw. Schwangere > 35 Jahre
- Erstgebärende
- Frauen mit Mehrlingsschwangerschaften
- genetische Disposition, familiäre Häufung
- Schwangere mit Erkrankungen wie Hypertonie, Diabetes mellitus, Nierenerkrankungen
- Stressbelastung
- soziale Faktoren

Diagnostik

Folgende Diagnoseverfahren finden Anwendung:

- Anamneseerhebung (Einschätzung der Risikofaktoren)
- Blutdruckmessung (24-Stunden-Blutdruckmessung)
- Urinuntersuchung (Bestimmung der Eiweißausscheidung mit Urinstics und 24-Std.-Sammelurin, S. 349)
- Ödembeobachtung – Gewichtskontrolle
- Blutuntersuchungen (Überprüfung der Nieren- und Leberfunktion, Gerinnungsstatus, Elektrolythaushalt)
- abdominelle Sonografie (Beurteilung des kindlichen Wachstums)
- Dopplersonografie (Beurteilung der Plazentadurchblutung)

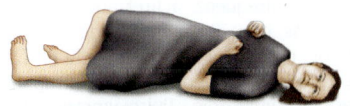

Abb. 35.14 Bei einem eklamptischen Anfall krampft die Schwangere und ist nicht mehr ansprechbar. Für sie und das Ungeborene besteht Lebensgefahr.

- Leberfunktionsstörungen mit Leberschwellung und Spannung der Leberkapsel
- Oberbauchschmerzen und Schmerzen im Epigastrium.

Niere und Flüssigkeitshaushalt. Typisch sind Nierenfunktionsstörungen mit Gefahr von

- Proteinurie (vermehrte Eiweißausscheidung im Urin),
- Oligurie (Urinausscheidung unter 500 ml/24Stunden) und
- akutem Nierenversagen mit Anurie (Urinausscheidung unter 100 ml/24Stunden).

Klassifizierung

Die hypertensiven Schwangerschaftserkrankungen können unterschiedliche Verlaufsformen annehmen und den Schweregrad der Erkrankung bestimmen.

Gestationshypertonie

Hierbei treten bei der Schwangeren, die vor der Schwangerschaft normale Blutdruckwerte aufweist, nach der 20. SSW Blutdruckwerte von ≥ 140/90 mmHg auf.

Präeklampsie

Dabei entsteht nach der 20. SSW **zusätzlich** zur Hypertonie eine Proteinurie mit oder ohne Ödementwicklung. Man unterscheidet leichte bis schwere Präeklampsie, Eklampsie, HELLP-Syndrom und Propfpräeklampsie.

Leichte Präeklampsie. Der Blutdruck ist leicht über 140/90 mmHg und es besteht eine Proteinurie mit 0,3 g/l im 24-Std.-Urin

Schwere Präeklampsie. Sie äußert sich durch Symptome, die einzeln oder kombiniert auftreten können:

- systolischer Blutdruck ≥ 160 mmHg, diastolischer Wert ≥ 110 mmHg
- Proteinurie > 3 g/l im 24-Std-Urin.
- Oligurie mit einer Urinausscheidung von < 500 ml/24 Std-Urin.
- Körper- und Gesichtsödeme
- ZNS-Symptome (S. 1074)
- epigastrische Schmerzen
- erhöhtes Serumkreatinin, LDH, SGOT, SGP und Thrombopenie

Pfropfpräeklampsie. Hierbei entwickelt eine Schwangere, bei der bereits vor der Schwangerschaft eine Hypertonie vorlag, eine Präeklampsie.

Eklampsie

Hiervon spricht man, wenn im Rahmen einer Präeklampsie tonisch-klonische Krampfanfälle (S. 1119) auftreten, die *keiner anderen* Ursache zuzuordnen sind. Sie kann bei der Schwangeren z. B. zu intrazerebralen Blutungen, akutem Nierenversagen, Lungenödem, Netzhautschäden und Thrombosen führen. Beim Kind besteht die Gefahr einer akuten Sauerstoffminderversorgung. Folgen

- CTG-Kontrollen (Beurteilung von Herzfrequenz des Kindes und Wehentätigkeit)

Therapie

Da die genauen Ursachen der HES nicht bekannt sind, erfolgt eine symptomatische Therapie, die sich nach der Ausprägung der Symptome richtet. Bei allen Verlaufsformen von HES besteht das Ziel, eine Weiterentwicklung der Erkrankung zu verhindern. Ist dies nicht möglich und besteht eine Gefährdung von Mutter und/oder Kind, wird eine Entbindung eingeleitet.

Gestationshypertonie

Schwangere mit einer leichten Form der Gestationshypertonie oder Präeklampsie werden unter engmaschiger ärztlicher Kontrolle ambulant wie folgt betreut:

- körperliche Schonung, Reduktion von Stressfaktoren (z. B. Krankschreibung)
- Information zu Stressreduktion, Ernährung (S. 917)
- Gewichtskontrollen
- Anleitung zu Blutdruckselbstkontrollen (S. 464) und Eiweißbestimmungen mit Urinsticks

Kann bei einer ambulanten Therapie keine Besserung herbeigeführt werden bzw. treten Symptome einer Präeklampsie auf, ist eine stationäre Behandlung erforderlich.

Präeklampsie

Ziel einer stationären Behandlung ist zum einen die körperliche und psychische Entlastung der Schwangeren durch Bettruhe sowie einer Reiz- und Stressreduktion. Zum anderen ist eine streng kontrollierte, auf den Schweregrad der Erkrankung abgestimmte Medikamentenapplikation durchzuführen:

- Antihypertensiva (z. B. α-Methyldopa, Dihydralazin, β-Blocker)
- Antikonvulsiva (Diazepam, Magnesiumascorbat als i. v.-Gabe bei drohender Eklampsie, anschließend Dauertropfinfusion)
- Glukokortikoide (Betametason zur Lungenreifung S. 912).

Ist das Kind reif genug, wird bei allen Formen der Präeklampsie möglichst bald eine Entbindung eingeleitet. Bei leichter bis mittelschwerer Präeklampsie kann eine vaginale Geburt unter Periduralanästhesie (S. 636) und strenger Überwachung von Mutter und Kind angestrebt werden. Entwickelt sich eine schwere Präeklampsie, Eklampsie oder ein HELLP-Syndrom, besteht eine Indikation zum (Notfall-)Kaiserschnitt (S. 918). Ist das Kind noch nicht „geburtsreif", wird versucht – mit größtmöglicher Si-

cherheit für Mutter und Kind – die Schwangerschaft so lange wie möglich aufrecht zu erhalten.

FALLBEISPIEL „Meine 2. Schwangerschaft verlief soweit gut, außer das ich immer wieder etwas geschwollene Beine hatte. Bei einer Untersuchung in der 30. SSW. wurde dann aber plötzlich ein Blutdruck vom 170/100 mmHg gemessen. Meine Eiweißwerte waren ebenfalls erhöht und mein Frauenarzt wies mich in die Klinik ein. Da begann man auch gleich mit Kortisonspritzen zur Lungenreifung. Sofort hatte ich abends noch dickere Füße. Mein Blutdruck stieg weiter und sie versuchten, ihn mit Medikamenten „im Zaum" zu halten. Mir ging es inzwischen sehr schlecht, ich fühlte mich schwer krank und bekam Angst um mein Kind. Laut Ultraschall wog mein Baby 1650 g, es musste also noch einiges wachsen. Bei einer Blutdruckkontrolle vier Tage später wurde ein Blutdruckwert von 210/130 mmHg gemessen. Da wurde sofort ein Notkaiserschnitt gemacht. Meine kleine Tochter Janine wog 1620 g und war 41 cm groß. Im nahe gelegenen Frühgeborenenzentrum wurde sie weiter versorgt, bevor wir sie einige Wochen später nach Hause holen konnten. Wir sind sehr glücklich mit ihr, inzwischen ist sie 5 Monate alt, quietschfidel und immer hungrig. Mir geht es auch wieder gut, meine Blutdruckwerte haben sich wieder normalisiert."

35.3.2 Pflege- und Behandlungsplan

Leichte Formen der Gestationshypertonie oder Präeklampsie werden i. d. R. ambulant behandelt. Mit zunehmendem Schweregrad der Erkrankung wird eine Klinikeinweisung notwendig. Bei der Pflege müssen auftretende Veränderungen aufmerksam beobachtet und potenzielle Gefährdungen eingeschätzt werden. Je nach Gestoseform ergeben sich für die Pflege folgende Schwerpunkte.

Therapie und Krankheitsverlauf überwachen

Ein Ziel der medikamentösen Therapie ist die schonende Blutdrucksenkung, um mütterliche Komplikationen zu reduzieren und die Durchblutung des Uterus und der Plazenta zur bestmöglichen Versorgung des Kindes aufrechtzuerhalten.

Vitalzeichen kontrollieren

Die Ergebnisse der Blutdruck- und Pulsmessung sind ein entscheidender Maßstab für den weiteren Behandlungs- und Schwangerschaftsverlauf. Die Häufigkeit der Blutdruck- und Pulsmessungen rich-

tet sich nach dem Schweregrad, der aktuellen Phase der Therapie und den dabei ermittelten Blutdruckwerten. Besonders zu Beginn einer antihypertensiven Therapie muss der Blutdruck engmaschig überwacht werden, um die Wirksamkeit der Medikamente zu kontrollieren. Sie kann zwischen ¼- bis 6-stündlich variieren oder mittels einer 24-Stunden Blutdruckmessung durchgeführt werden.

MERKE Eine zu schnelle Blutdrucksenkung führt zur Verschlechterung der Durchblutung von Uterus und Plazenta und zur akuten Gefährdung des Kindes. Daher muss die Blutdrucksenkung langsam und unter kontinuierlicher CTG-Kontrolle erfolgen. Blutdruckwerte von mehr als 20 % unter dem Ausgangswert bzw. unter 140/90 mmHg müssen sofort dem behandelnden Arzt mitgeteilt werden.

Des Weiteren beobachtet die Pflegende die Atemfrequenz, achtet auf Atemnot, Zyanose oder Rasselgeräusche und erfragt das subjektive Atemgefühl. Die Überwachung der Sauerstoffsättigung erfolgt über die Pulsoxymetrie. Die Schwangere wird bei der Pneumonieprophylaxe unterstützt. Hypoalbuminämie (Albuminmangel im Blut), evtl. eingeschränkte Nierenfunktion sowie die Verabreichung von Glukokortikoiden zur kindlichen Lungenreifung begünstigen die Entstehung eines Lungenödems (S. 801).

Flüssigkeitshaushalt überwachen

Bei beträchtlichem Eiweißverlust über den Urin kann sich eine Hypoalbuminämie entwickeln, die zusammen mit der Kapillarwandschädigung zu Ödemen und einer Gewichtszunahme führt. Bei einer zunehmenden Verschlechterung der Nierendurchblutung kann eine Oligurie bzw. Anurie auftreten. Daher ist eine sorgfältige Ein- und Ausfuhrkontrolle erforderlich. Die Pflegende informiert sich vorab, welches Bilanzziel erreicht werden soll. Flüssigkeitsverluste durch Erbrechen oder Durchfall werden in die Berechnung der Bilanz einbezogen. Das Körpergewicht wird täglich vor dem Frühstück ermittelt und dokumentiert; der Körper auf Ödembildung an Knöcheln, Unterschenkeln, im Sakralbereich und Gesicht inspiziert.

PRÄVENTION & GESUNDHEITSFÖRDERUNG Benötigt die Schwangere zur besseren Überwachung bzw. zur körperlichen Entlastung einen Blasendauerkatheter, sollten Katheter aus Silikon verwendet werden

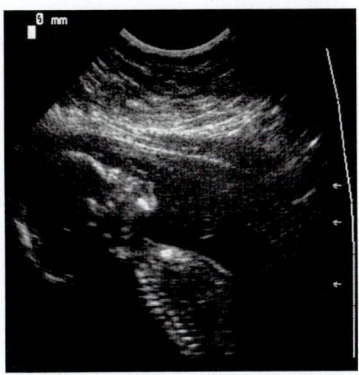

Abb. 35.15 Ultraschallbild eines Kindes im Profil.

(S. 355). Die geringe Inkrustationsneigung dieses Materials vermindert die Gefahr einer aufsteigenden Blaseninfektion, die bei Schwangeren unbedingt verhindert werden muss. —————

CTG-Kontrollen
Über die Herzfrequenz des Kindes erhält man Aufschluss über dessen Sauerstoffversorgung. Je nach Anordnung werden ein- bis dreimal täglich CTG-Kontrollen à 30 Minuten durchgeführt. Zur Überwachung des kindlichen Wachstums und zur Kontrolle der Plazentaversorgung werden regelmäßige Ultraschalluntersuchungen und (*Abb. 35.15*) Dopplersonografien vorgenommen.

Entlastende Pflege bei Präeklampsie
Um eine Eklampsie zu verhindern, stehen die körperliche Schonung, Stress- und Reizreduktion der Schwangeren im Vordergrund.

Psychische Entlastung und Reizabschirmung
Für die Schwangere sollte ein ruhiges Zimmer ausgewählt werden, um sie vor Reizen zu schützen, die eine Eklampsie auslösen können. Gedämpftes Licht, angenehme Raumtemperatur und Ruhe ermöglichen Entspannung und Erholung. Alle Handlungen an und mit der Patientin werden ruhig und vorsichtig durchgeführt. Die Pflegende koordiniert die Arbeitsabläufe so, dass Ruhepausen ermöglicht werden und der Schlaf-Wach-Rhythmus nicht gestört wird. Besuche werden individuell abgestimmt. Die Lautstärkeübertragung der kindlichen Herzfrequenz bei CTG Messungen kann nach Absprache mit der Frau leiser bzw. ausgestellt werden.
Die Schwangere benötigt das sichere Gefühl und die Gewissheit, dass alles für ihre Gesundheit und das Wohlergehen ihres Kindes getan wird. Die Angst um das ungeborene Kind und um die eigene Gesundheit kann eine starke Belastung darstellen. Die Schwangere wird über alle notwendigen Pflege- und Überwachungsmaßnahmen informiert. Gespräche unter Einbezug des Partners über Befürchtungen und Ängste können entlastend wirken.

Körperliche Entlastung
Bettruhe in einer flachen Liegeposition führt zu einer Verbesserung der Durchblutung von Nieren und Gebärmutter und begünstigt die Senkung des Blutdrucks und die Ausschwemmung der Ödeme. Die Schwangere soll bevorzugt die linke Seitenlage einhalten, um einem Vena-cava-Kompressionssyndrom (S. 913) vorzubeugen. Droht eine schwere Präeklampsie, werden Aufstehzeiten, z. B. für Toilettengänge, weiter minimiert.

Körperpflege. Bei mittelschweren und schweren Eklampsieformen wird die Körperpflege vollständig von den Pflegenden übernommen. Auf Wunsch können Bezugspersonen einbezogen werden.

Ernährung. Die Schwangere erhält eine ausgewogene, eiweißreiche und ballaststoffreiche Ernährung mit angemessener Kalorienmenge. Die zuzuführende Flüssigkeitsmenge wird mit dem behandelnden Arzt abgesprochen. Eine ausreichende Flüssigkeitszufuhr verbessert die Mikrozirkulation.

Ausscheidung. Die ballaststoffreiche Ernährung und ausreichende Trinkmenge tragen dazu bei, dass der Stuhl weich bleibt und regelmäßig leicht zu entleeren ist. Starkes Pressen während des Stuhlgangs führt zur intraabdominellen und intrakraniellen Drucksteigerung und kann den Blutdruck weiter erhöhen. Bei Neigung zur Obstipation sollte deshalb die Stuhlausscheidung zusätzlich mit auf die Schwangerschaft abgestimmten Laxantien (z. B. Magrocol, Lactulose) unterstützt werden.

Bei Eklampsie professionell handeln
Die Verschlechterung eines oder mehrerer Symptome der Präeklampsie kann ein Vorbote einer Eklampsie sein. Daher müssen folgende Anzeichen genau beachtet und sofort an den behandelnden Arzt weitergemeldet werden:
- zunehmende Kopfschmerzen, Schwindelgefühl
- Ohrensausen, schlechteres Sehvermögen, Augenflimmern
- zunehmende motorische Unruhe, evtl. Bewusstseinseintrübung
- Übelkeit, Erbrechen, epigastrische Schmerzen
- stark erhöhter Blutdruck
- Zunahme der Proteinurie
- Abnahme der Ausscheidung

⟶ **MERKE** Eine Eklampsie kann auch ohne jegliche Anzeichen, sogar ohne Vorliegen einer schweren Gestationshypertonie bzw. Präeklampsie auftreten. —————

Notfallvorbereitungen
Besteht eine hohe Gefährdung der Patientin sollten folgende Notfallutensilien in Bettnähe vorbereitet werden:
- Guedel-Tubus, Intubationsbesteck, Ambubeutel
- Material für einen venösen Zugang
Durch gezielte Medikamentengabe soll ein eklamptischer Anfall schnellstmöglich unterbrochen werden und die vitale Bedrohung abgewendet werden. Deshalb sollten auch folgende Medikamente am Patientenbett vorhanden sein:
- 10 mg Diazepam zur Unterbrechung des Krampfanfalls
- angeordnete Antihypertensiva zur Blutdrucksenkung
- Magnesium zur zentralen Dämpfung
- Mannitol- oder Sorbitlösung zur osmotischen Diurese und Steigerung der Nierendurchblutung

Sofortmaßnahmen
Wenn eine Schwangere in Anwesenheit einer Pflegenden krampft, löst sie unverzüglich den Notfallalarm aus und ruft den diensthabenden Arzt. Bis dieser oder das Notfallteam eintrifft, gilt Folgendes:
- Schwangere nicht allein lassen.
- Schwangere vor Verletzungen schützen.
- Atemwege freihalten, falls möglich einen Guedel-Tubus einführen (verhindert das Zurückfallen der Zunge und Verlegung der Atemwege).
- Falls möglich, Patientin in die stabile Seitenlage bringen (S. 822).
- Dauer des Krampfanfalls dokumentieren.

Nach einem Krampfanfall wird die Schwangere auf der Intensivstation überwacht. Nach Stabilisierung des Zustandes oder bei einer weiteren Verschlechterung wird die Schwangerschaft beendet und das Kind per Kaiserschnitt entbunden.

⟶ **MERKE** Eine Eklampsie und ein HELLP-Syndrom können noch bis zum 10. Tag des Wochenbettes auftreten; besonders gefährlich sind die ersten 48 Stunden nach der Entbindung. Die Überwachungsmaßnahmen werden daher auch nach der Geburt engmaschig fortgeführt. —————

35.4 Pflege von Frauen nach Kaiserschnittentbindungen

35.4.1 Medizinischer Überblick

Definition

Bei einem Kaiserschnitt (Sectio caesarea, auch Sektio genannt) wird die Schwangerschaft durch eine operative Eröffnung der Bauchdecke und des Uterus mit der Entbindung des Kindes beendet (**Abb. 35.16**). Man unterscheidet folgende Arten:

- **Primäre Sektio:** Sie findet zu einem geplanten Zeitpunkt vor dem Beginn der natürlichen Geburt statt, wenn von Seiten des Kindes oder der Mutter Ursachen vorliegen, die eine Kontraindikation für eine vaginale Geburt darstellen.
- **Sekundäre Sektio:** Sie findet statt, wenn sich vor oder während der Geburt Komplikationen entwickeln, die einen weiteren natürlichen Geburtsverlauf nicht zulassen. Erfordert eine plötzliche Gefahrenlage für Mutter und/oder Kind dabei ein besonders schnelles Vorgehen, spricht man von einer *Notsektio*.

Indikationen

Es kann von Seiten des Kindes und von Seiten der Mutter Gründe geben, die eine vaginale Geburt ausschließen und eine Kaiserschnittentbindung notwendig machen.

Primäre Sektio.

- Lageanomalien, z. B. Querlage, Schräglage, Beckenendlage bei sehr großem Kind
- Einstellungs- oder Haltungsanomalien, z. B. Stirnlage

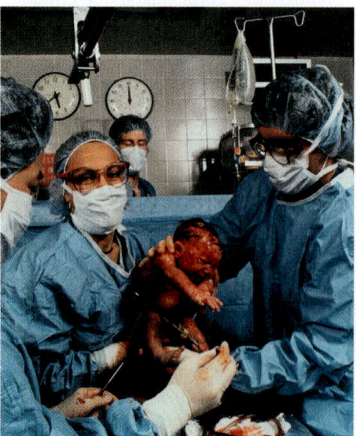

Abb. 35.16 Eine Kaiserschnittentbindung wird primär (geplant) oder sekundär (aufgrund von Komplikationen) durchgeführt.

- Missverhältnis zwischen Kopf und Größe des Kindes zum Beckenausgang
- Frühgeburten bis zur 32. SSW
- Mehrlingsschwangerschaften, z. B. ungünstige Lage von Zwillingen
- Placenta praevia (tief sitzende Plazenta, die den Muttermund ganz oder teilweise bedeckt)
- Geburtshindernisse, z. B. Myome, Zervixkarzinom
- Infektionen der Mutter mit hohem Infektionsrisiko für das Kind, z. B. Herpes genitalis, Hepatitis C, HIV

Sekundäre Sektio.

- kindliche Notsituation, z. B. O_2-Mangel durch vorzeitige Plazentalösung, Abfall der kindlichen Herztöne während der vaginalen Geburt
- Nabelschnurvorfall oder -abklemmung
- schwere Erkrankungen der Mutter, z. B. Präeklampsie, Eklampsie, HELLP-Syndrom
- starke Blutungen während der Geburt
- Geburtsstillstand durch Wehenschwäche oder starker Erschöpfung der Mutter

Narkoseverfahren

Prinzipiell stehen für eine Kaiserschnittentbindung als Anästhesieverfahren die Regionalanästhesie in Form von Periduralanästhesie (PDA) oder Spinalanästhesie (S. 636) sowie eine Allgemeinanästhesie mit endotrachialer Intubation (Vollnarkose S. 1230) zur Verfügung. Die Indikation und Dringlichkeit, die Schwangerschaft/Geburt zu beenden, sowie der Wunsch der Schwangeren bestimmen die Wahl des Anästhesieverfahrens.

> ➡ **MERKE** Die Art der Narkose hat Einfluss auf die postoperative Mobilität der Mutter und die psychische Verarbeitung des Kaiserschnitts sowie die Aktivität des Kindes nach der Geburt.

Periduralanästhesie

Die PDA wird sehr häufig bei der normalen Geburt zur Minderung des Wehen- und Geburtsschmerzes angewendet. Bei einer sekundären Sektio kann die intraoperative Schmerzausschaltung über den liegenden Periduralkatheter erfolgen. Die Mutter bleibt während des Eingriffs bei Bewusstsein und kann die Geburt ihres Kindes erleben. Sie hört den ersten Schrei, kann ihr Kind sofort nach der Entbindung sehen und berühren. Die post-

operativen Nebenwirkungen sind geringer, der Stillprozess kann früher angebahnt werden und die Erholung erfolgt schneller. Der Einfluss der Lokalanästhetika auf das Neugeborene wird als gering eingestuft.

Intubationsnarkose

Die Schwangere erhält eine Vollnarkose, wenn ein schnelles Vorgehen zur Gefahrenabwendung für Mutter und/oder Kind notwendig wird. Um eine übermäßige Belastung des Kindes mit den verabreichten Anästhetika über den mütterlichen Kreislauf so gering wie möglich zu halten, müssen die Entwicklung und die Abnabelung des Kindes sehr schnell erfolgen. Diese Anästhesieform kann zu einer Atemdepression, einem verminderten Muskeltonus und einem abgeschwächten Saugreiz beim Kind führen. Nach einer Vollnarkose sprechen einige Frauen von einem „schwarzen Loch" in ihrer Erinnerung, weil ihnen das bewusste Geburtserlebnis fehlt.

Operationsverfahren

Nach Lagerung der Schwangeren in Rückenlage, mit 15° Linksseitenneigung zur Prophylaxe eines Vena-cava-Kompressionssyndroms, wird über einen Pfannenstiel-Schnitt an der oberen Schamhaargrenze die Bauchdecke durchtrennt. Bei der Eröffnung der weiteren Gewebeschichten und des Uterus werden die einzelnen Schichten nur soweit wie nötig eingeschnitten und anschließend mit den Fingern auseinandergezogen und gedehnt. Nach ausreichender Eröffnung des Uterus wird das Kind entbunden und die Nachgeburt entfernt.

35.4.2 Pflege- und Behandlungsplan

Bei einer primären Sektio hat die Frau Zeit, sich darauf einzustellen und von der Vorstellung einer „normalen Geburt" Abschied zu nehmen. Wenn die Schwangere mit einer Kaiserschnittentbindung erst kurz vor oder während der Geburt konfrontiert wird, kann ihre Enttäuschung über das fehlende Geburtserlebnis groß sein. Aus Erschöpfung oder Angst um das Leben des Kindes oder um das eigene Leben kann der Kaiserschnitt aber auch als Entlastung empfunden werden.

> ➡ **MERKE** Das Wochenbett nach der Kaiserschnittentbindung stellt gleichzeitig eine postoperative Situation dar. Besonders die ersten Tage können durch Einschränkungen und Beschwer-

den als belastend erlebt werden, weil die Mutter ihr Kind nur bedingt selbstständig versorgen kann. ————

Postoperative Überwachung
Nach der OP, der Überwachungsphase im Kreißsaal oder ggf. Intensivstation wird die Wöchnerin auf die Wochenstation verlegt. Die allgemeine postoperative Überwachung der Wöchnerin und des Wundgebietes erfolgt wie bei anderen operativen Eingriffen (S. 1232). Besonders überwacht werden zusätzlich die Erholungs- und Schmerzsituation und die Rückbildungsvorgänge (S. 919).

Erholungssituation
Besonders Frauen, die nach stundenlangen Wehen letztlich doch einen Kaiserschnitt erhalten, kommen häufig sehr erschöpft auf die Station. Die Pflegende sollte darauf achten, dass die frisch Operierte nicht überfordert wird, Erholungsphasen einhält und ausreichend schläft. Eine zu frühe Belastung kann die Rekonvaleszenz beeinträchtigen. Das Kind kann zunächst im Neugeborenenzimmer, vom Vater oder einer anderen Vertrauensperson betreut werden.

➤ **MERKE** Bieten Sie der Wöchnerin an, das Kind im Neugeborenenzimmer versorgen zu lassen. Nehmen Sie aber das Kind niemals ohne Wissen und Zustimmung der Mutter aus dem Patientenzimmer. Sichern Sie der Mutter zu, ihr das Kind auf Wunsch jederzeit zurück zu bringen. ————

Schmerzsituation
Die Behandlung des postoperativen Schmerzes erfolgt nach einer Kaiserschnittentbindung über den liegenden Periduralkatheter. Nach einer Vollnarkose werden schmerzstillende Medikamente per Infusion, s. c. oder oral verabreicht. Die Dosierung richtet sich individuell nach dem Schmerzmittelbedarf der Frau. Zu starke, nicht behandelte Schmerzen verzögern Erholung, Milchbildung und Milcheinschuss. Neben dem operativen Wundschmerz können besonders beim Stillen Nachwehen als sehr schmerzhaft erlebt werden. Frauen, die keine Wehen hatten, sind oft von den kräftigen Uteruskontraktionen überrascht. Die Wöchnerin wird über eventuell auftretende Schmerzen durch die Nachwehen informiert.

Rückbildungsvorgänge
Wie bei einer vaginalen Geburt müssen auch nach einer Kaiserschnittentbindung die Rückbildungsvorgänge und der Lochienfluss überwacht werden (S. 929).

Die Rückbildung des Uterus nach einem Kaiserschnitt kann durch die operative Durchtrennung des Uterusgewebes verzögert sein. Auch der Wochenfluss ist meist etwas schwächer. Die Uteruskontraktion wird wenn nötig nach einer Kaiserschnittentbindung medikamentös unterstützt durch die Verabreichung von Oxytocin (in der Geburtshilfe eingesetzt zur Geburtseinleitung, bei Wehenschwäche und zur Unterstützung der Rückbildungsvorgänge). Die Gebärmutterrückbildung kann somit durch das Stillen sowie durch Verabreichung von Oxytocin i. v., i. m. oder über ein Nasenspray gefördert werden.

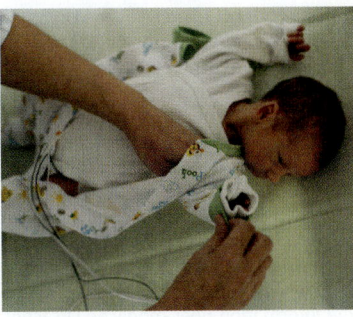
Abb. 35.17 Nach einer Kaiserschnittentbindung unterstützt die Pflegende die Wöchnerin zunächst bei der Neugeborenenpflege.

 Anatomie und Physiologie im Fokus

Oxytocin ist ein Hormon, das im Hypothalamus gebildet wird und im Wesentlichen die Kontraktion der glatten Uterusmuskulatur anregt und den Milchflussreflex unterstützt. Der Oxytocinspiegel im Blut ist kurz vor, während und nach der Geburt am höchsten. Eine natürliche Verstärkung der Oxytocinproduktion kann angeregt werden, wenn das Kind unmittelbar nach der Geburt zum Stillen angelegt wird.

Eltern-Kind-Beziehung unterstützen
Über 90 % der Männer sind bei der Geburt ihres Kindes anwesend, und das gemeinsame Geburtserlebnis kann sich sowohl günstig auf die Paarbeziehung als auch auf die Eltern-Kind-Beziehung auswirken (**Abb. 35.18**). Auch bei einer Kaiserschnittgeburt kann die Begleitung durch den Partner für die Wöchnerin stressreduzierend und psychisch entlastend sein. Der erste Kontakt zwischen Mutter und Kind sollte nach einem Kaiserschnitt so früh wie möglich angebahnt werden. Sobald die Wöchnerin wach und bereit ist, ihr Kind zu sich zu nehmen, wird ihr das Neugeborene gebracht und zur ersten Beziehungsaufnahme auf die Brust gelegt.

👁 **FALLBEISPIEL** „Ich fühlte mich als totale Versagerin, weil ich es nicht geschafft hatte, mein Kind normal zur Welt zu bringen. Außerdem konnte ich keine Muttergefühle für mein Baby empfinden. Gott sei Dank stellten sie sich dann schlagartig ein, als ich mein Kind im Arm hielt. Anfangs war ich auch darüber deprimiert, dass ich es nicht gleich selbstständig versorgen konnte. Als ich dann gesehen habe, wie schnell andere Mütter wieder auf den Beinen

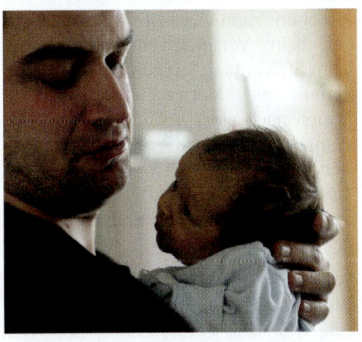
Abb. 35.18 Nach einem Kaiserschnitt wird der Vater an Stelle der Mutter in die erste Betreuung des Neugeborenen einbezogen.

waren, war ich total frustriert. Durch den langen Krankenhausaufenthalt bekam ich dann 4 Tage nach der Geburt eine richtige Heulkrise. Besser fühlte ich mich dann erst wieder, als ich das Krankenhaus mit meinem Kind verlassen konnte.“ ————

Versorgung des Kindes
Die Pflegende ist der Mutter bei der Pflege des Säuglings behilflich und unterstützt sie beim Stillvorgang. Etwa ab dem 2.–3. Tag wird die Frau das Stillen und Wickeln teilweise alleine übernehmen können. Auf Wunsch werden der Vater oder eine andere Bezugsperson in die Pflege des Neugeborenen und der Frau eingebunden. Einer Mutter, deren Kind sich zur Behandlung in der Kinderklinik befindet, sollte die Möglichkeit gegeben werden, ihr Kind möglichst bald zu sehen.

Postnatales Stimmungstief
In den ersten 10 Tagen nach der Geburt treten bei über 50 % der Wöchnerinnen **kurzzeitige** depressive Verstimmungen auf (auch „Maternity-Blues" oder „Baby-Blues" genannt). Sie entstehen meist

zwischen dem 3. und 5. Tag. Ursachen hierfür können hormonelle/körperliche Umstellungen, Schmerzen, Stillprobleme und Überforderungsgefühle sein. Nach einer Sektio unter Vollnarkose können die Frauen zusätzlich unter dem fehlenden Geburtserlebnis leiden. Traurigkeit, häufiges Weinen, Reizbarkeit, Erschöpfung sowie Schlaf- und Ruhelosigkeit sind typische Kennzeichen dieses Stimmungstiefs.

Eine verständnisvolle Atmosphäre und die Information über mögliche Ursachen dieser psychischen Beeinträchtigungen im Wochenbett können dazu beitragen, dass sich die Frau geborgen fühlt und über ihre Traurigkeit und Verunsicherung sprechen kann. Gezielte Unterstützungen beim Versorgen des Kindes und beim Stillvorgang können einer Überforderung der Mutter vorbeugen. Für Frauen nach einer Vollnarkose kann auf Wunsch der Kontakt zum Arzt oder zur Hebamme hergestellt werden, die beim Kaiserschnitt anwesend waren. Sie können die Frau ausführlich über den Verlauf der Geburt informieren.

Stillberatung

Ein geglückter Stillbeginn kann helfen, eine mögliche Enttäuschung über den „unphysiologischen" Geburtsverlauf zu überwinden. Die Pflegende hilft der Mutter das Kind so bald und so oft wie möglich anzulegen. Aufgrund des Bauchschnitts kann es der Wöchnerin

schwer fallen, ihr Kind so anzulegen, dass sie es gut halten kann und die Stillposition für sie schmerzfrei ist. Verschiedene Stillpositionen, die auch für eine Wöchnerin nach Kaiserschnitt empfehlenswert sind, werden in **Abb. 35.32** S. 928 dargestellt.

↪ **MERKE** Eine bequeme Stilllagerung wird erreicht, wenn die Mutter eine bequeme Haltung einnimmt und der Kopf des Kindes zur Brust herangezogen wird, z. B. im Wiegegriff. ⎯⎯⎯⎯⎯

Ist ein Kind zu schwach und/oder zu früh geboren oder wird ein Neugeborenes auf der Intensivstation oder in der Kinderklinik behandelt, kann die Milch abgepumpt werden (**Abb. 35.19**). Sie wird dem Kind je nach Situation über eine Pipette, Flasche oder Magensonde verabreicht. Die Wöchnerin wird bei der Handhabung einer Handpumpe oder einer elektrischen Pumpe angeleitet. Die abgepumpte Muttermilch muss kühl bei $+1\,°C - +5\,°C$ transportiert und gelagert werden und sollte dem Kind noch möglichst am gleichen Tag gegeben werden.

Gesundheitsberatung

Die Wöchnerin wird, je nach OP-Verfahren und Allgemeinzustand, nach fünf bis acht Tagen aus dem Krankenhaus entlassen. Im Rahmen der Abschlussuntersuchung werden in einem ausführlichen

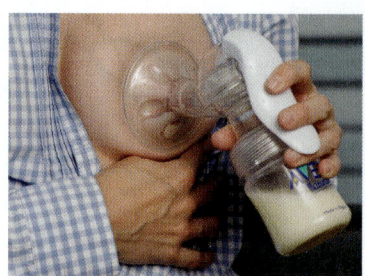

Abb. 35.19 Die Brustwarze wird bei jedem Sog leicht in den Trichter gezogen.

Gespräch durch Arzt, Hebamme sowie Pflegende Informationen zum weiteren Wochenbettverlauf gegeben, und es wird bei Bedarf auf Fragen der Wöchnerinnen eingegangen. Einige Informationsschwerpunkte können z. B. sein:

- Uterusrückbildung- und Wochenfluss (S. 929)
- Hebammennachsorge zu Hause
- Pflege des Neugeborenen (Nabelpflege s. S. 927)
- Verhaltensweisen bei möglichen Problemen und Ansprechpartner für Fragen

Wurde der Wundverschluss mit nicht resorbierbaren Nahtmaterialien oder Klammern durchgeführt, müssen diese nach dem 7. – 10. postoperativen Tage beim niedergelassenen Gynäkologen oder von der Hebamme entfernt werden.

35.5 Pflege von Frauen mit einer Fehl- oder Totgeburt ⎯⎯⎯⎯⎯⎯⎯⎯

35.5.1 Medizinischer Überblick

Definition

Unter einer Fehlgeburt (Abort) versteht man eine vorzeitige Beendigung einer Schwangerschaft zu einem Zeitpunkt, zu dem das Kind nicht lebensfähig ist, es unter 500 Gramm wiegt und ihm bei der Geburt alle Lebenszeichen fehlen, d. h. Herzschlag, Atembewegungen und Pulsation der Nabelschnur. Die Einteilung der Fehlgeburten erfolgt nach ihrem zeitlichen Auftreten in der Schwangerschaft:

- Frühabort – bis zur 16. SSW
- Spätabort – bis einschließlich der 23. SSW
- Totgeburt – das Kind verstirbt im Mutterleib und wiegt mindestens 500 Gramm

Ursachen

Welche Faktoren zu einem Abort oder einer Totgeburt führen können, erläutert

Tab. 35.3. In vielen Fällen ist jedoch keine eindeutige Ursache nachzuweisen.

Symptome

Durch eine Fehlgeburt werden ca. 20 % aller erkannten Schwangerschaften vorzeitig beendet. Die Formen eines Abort-

geschehens und deren Symptome sind in **Abb. 35.20** dargestellt.

Diagnostik

Bei der Diagnostik eines Abortgeschehens und Bestimmung seiner Form stehen die gynäkologische Untersuchung,

Tab. 35.3 Ursachen für einen Abort oder eine Totgeburt.

Faktor	Ursache
kindliche Faktoren	50 % Chromosomenanomalien bei Totgeburt auch: Nabelschnurumschlingung, Nabelschnurknoten
mütterliche Faktoren	→ ascendierende genitale Infektionen → Plazentainsuffizienz → endokrine Gründe, z. B. Corpus-Luteum-Insuffizienz → Präeklampsie, Eklampsie, HELLP-Syndrom → Uterusveränderungen (Fehlbildungen, Myome) → immunologische Abwehrreaktion z. B. Rhesusgruppenunverträglichkeit
väterliche Faktoren	→ genetische Veränderungen → Spermienanomalien
äußere Faktoren	→ Umwelteinflüsse → toxische Schäden durch Medikamente, Drogen, Alkohol

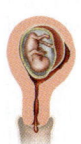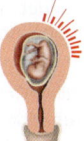

Abortus imminens (drohende Fehlgeburt)
– leichte Blutung und Wehen bei geschlossenem bzw. sich öffnendem Muttermund
– Herzaktion positiv

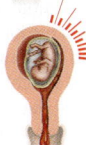

Abortus incipiens (beginnende Fehlgeburt)
– Blutung und Wehen bei sich öffnendem bzw. offenem Muttermund
– Herzaktion positiv oder negativ

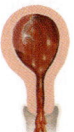

Abortus incompletus (unvollständige Fehlgeburt)
– Plazenta- und Eihautreste können in der Gebärmutter verbleiben
– starke bis sehr starke Blutung und/oder Wehen
– Muttermund offen bzw. schon wieder geschlossen
– Herzaktion negativ

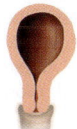

Abortus completus (vollständige Fehlgeburt)
– Fetus und Plazenta werden vollständig ausgestoßen
– keine Blutung, evtl. blutiger Fluor; mäßige Schmerzen, keine Wehen
– Muttermund meist wieder geschlossen

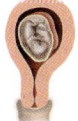

Missed abortion (verhaltene Fehlgeburt)
– keine Herzaktionen
– kein Uteruswachstum
– keine Blutung, evtl. blutiger Fluor; mäßige Schmerzen, keine Wehen
– Muttermund meist geschlossen
– Frucht kann über Wochen im Uterus verbleiben

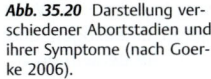

Abb. 35.20 Darstellung verschiedener Abortstadien und ihrer Symptome (nach Goerke 2006).

Sonografie und Bestimmung des β-HCG-Wertes im Vordergrund.

Gynäkologische Untersuchung.
- Palpation des Uterus. Konsistenzbestimmung – ein wehenloser Uterus ist weich, bei Wehen eher fest. Entspricht die Uterusgröße der errechneten SSW?
- Muttermundinspektion: geschlossen, leicht oder weit geöffnet
- Bestimmung der Blutungsstärke: Schmierblutung, Blutung in Periodenstärke oder stärker. Sind Gewebeteile sichtbar?

Sonografie.
- Kind: Bestimmung des Wachstums der Fruchthöhle und des Kindes sowie dessen Herzaktionen
- Gebärmutter: Größenbeurteilung in Bezug zur errechneten SSW
- Plazenta: Sitz, evtl. Hämatombildung

Blutparameter.
- β-HCG-Spiegel: Bestehen Veränderungen zu vorhergehenden Befunden?

Therapie

Bei noch intakter Schwangerschaft (Abortus imminens) zielen die therapeutischen Maßnahmen in erster Linie darauf ab, die Schwangerschaft zu erhalten. Mit einer stationären Aufnahme ist das Ziel verbunden, die Schwangere körperlich und psychisch zu entlasten. Da in der Frühschwangerschaft wehenhemmende Medikamente wenig Wirkung zeigen, erfolgt keine medikamentöse Wehenhemmung. Bettruhe, Beratungsgespräche und Entspannungsübungen stehen im Vordergrund der Maßnahmen, bis die Blutung zum Stillstand kommt. Ist die Schwangerschaft weiter fortgeschritten, erfolgt die medizinische Therapie und pflegerische Betreuung wie auf S. 912 (Pflege von Frauen mit drohender Frühgeburt) beschrieben. Bei ca. 50 % der Frauen kann die Schwangerschaft erhalten werden. Ist ein Abort nicht mehr aufzuhalten oder wurde der Tod des Kindes festgestellt, verläuft die Behandlung je nach SSW unterschiedlich.

Bis zur 16. SSW. Unabhängig davon, welche Form des Frühabortes diagnostiziert wurde, müssen alle kindlichen und plazentaren Zellteile aus der Gebärmutter entfernt werden, um Komplikationen (Infektionen) vorzubeugen. Es wird eine Abortcurettage (Abrasio uteri) durchgeführt, ggf. unter vorheriger Verabreichung von Prostaglandin.

Nach der 16. SSW. Bei einer späten Fehlgeburt oder beim intrauterinen Tod jenseits der 24. SSW ist das Kind meist zu groß, um durch eine Ausschabung aus dem Uterus entfernt zu werden. Dann wird i. d. R. eine vaginale Geburt angestrebt, weil sie für die Schwangere ein deutlich geringeres Risiko darstellt als eine Kaiserschnittentbindung. Die Geburt wird medikamentös mit Prostaglandin eingeleitet. Verläuft die Wehentätigkeit unbefriedigend, kann diese durch Erhöhung des Prostaglandins oder durch die Verabreichung des Hormons Oxytocin (S. 919) zusätzlich gefördert werden.

Arzneimittel im Fokus

Das Gewebshormon Prostaglandin wird in der Geburtshilfe zur Einleitung einer Geburt eingesetzt. Indikationen hierfür können sein:
- eine deutliche Überschreitung des Geburtstermins mit Gefährdung des Kindes
- Fehl- und Totgeburten bei einem nicht geburtsbereiten Uterus
- um die Zervix auf eine Abortcurettage bzw. Geburt vorzubereiten

Durch die Gabe von Prostaglandin werden Wehen ausgelöst und der Muttermund angeregt, sich zu öffnen, damit das Kind durch den Geburtskanal hindurchpasst und geboren werden kann. Im Rahmen einer Abortcurettage wird Prostaglandin verabreicht, um eine feste Zervix zu erweichen. Prostaglandin wird i. d. R. als Vaginaltablette oder -gel im hinteren Scheidengewölbe platziert. Ebenso kann Gel mittels eines dünnen Katheters direkt in den Zervixkanal appliziert werden. Bei unbefriedigender Wehentätigkeit und Zervixöffnung wird Prostaglandin auch i. v. verabreicht.

35.5.2 Pflege- und Behandlungsplan

Eine nicht mehr aufzuhaltende Fehlgeburt oder die Mitteilung, dass das Kind im Mutterleib verstorben ist, trifft die werdenden Eltern meist unvorbereitet. Damit werden Hoffnungen und Wünsche, die mit dem Kind verbunden waren, plötzlich zunichte gemacht. Stirbt das Kind, bevor es geboren wird, sind die betroffenen Eltern damit konfrontiert, dass der erhoffte Beginn des neuen Lebens mit dessen Tod zusammenfällt. Dieses Ereignis kann bei den

Eltern einen lang andauernden Trauerprozess auslösen. Eltern, die ein Kind verloren haben, werden häufig auch als „verwaiste Eltern" bezeichnet. Je nach SSW ergeben sich für die Pflege dabei folgende Schwerpunkte.

Pflegerische Versorgung bei der Abortcurettage

Bestätigt sich nach der Untersuchung durch den betreuenden Gynäkologen eine Fehlgeburt und befindet die Frau sich noch in ihrer häuslichen Umgebung, erhält sie i. d. R. einen ambulanten Termin für eine Abrasio uteri (S. 940). Auch wenn das Kind bereits in einer frühen SSW verloren wird und noch sehr klein war, kann der Schmerz der verwaisten Eltern tiefgreifend sein; daher ist ein würdevoller und einfühlsamer Umgang mit den Eltern gefordert. Als verletzend können Paare „gutgemeinte" Tröstungsversuche empfinden. Aussagen wie „Sie sind ja noch so jung, Sie können noch viele Kinder bekommen" oder „Sie haben schon zwei so niedliche Kinder" sollten unterlassen werden.

✋ **PRAXISTIPP** Bei Gesprächen mit den Eltern sollte die Pflegende darauf achten, dass sie von dem **Kind oder Baby** und nicht von der Frucht, dem Embryo oder dem Fetus sprechen. Außerdem sollte von der **Geburt** und vom **Verlust des Kindes** und nicht vom Ausstoßen oder vom Abgang gesprochen werden. ────

Vorbereitung. Es gelten die Standards der allgemeinen und speziellen Operationsvorbereitungen und die allgemeinen und speziellen Schwerpunkte der postoperativen Überwachung (s. Kap. 47, S. 1220). Wird der Frau vor dem operativen Eingriff Prostaglandin verabreicht, erfolgen die Überwachungsmaßnahmen wie bei der Geburtsvorbereitung (S. 922).

Nachsorge. Die Frau wird meistens 3 – 6 Std. nach der Abrasio uteri nach Hause entlassen. Sie wird darüber informiert, dass am Operationstag die Blutung nicht stärker als leichte Periodenstärke haben und in den folgenden Tagen nachlassen sollte. Bei einer stärkeren Blutung, zunehmenden Schmerzen oder Fieber muss **unverzüglich** ein Gynäkologe aufgesucht werden.

Pflegerische Begleitung der stillen Geburt

Ist die Schwangerschaft bereits weiter fortgeschritten, wird die Frau für die Geburtseinleitung stationär aufgenommen. Der Partner oder andere Vertrauenspersonen sollten auf Wunsch der Schwangeren einbezogen und mitbetreut werden. Die Begleitung des Paares bei dem Verlust ihres Kindes erfolgt durch Pflegende, Hebammen und Ärzte in enger Teamarbeit.

Geburtsvorbereitung

Zur Vorbereitung auf die vaginale Geburt muss der Uterus zur Wehentätigkeit und der Muttermund zur Öffnung angeregt werden. Wie das Prostaglandin verabreicht wird, bestimmt der behandelnde Arzt im Rahmen einer gynäkologischen Untersuchung. Ausschlaggebend ist die Zervixreife (z. B. fest, leicht geöffnet, verkürzt).

➡ **MERKE** Prostaglandine wirken nicht nur auf die Gebärmutter, sondern auch auf die glatte Muskulatur des Magen-Darm-Trakts und der Blutgefäße. Daher können nach der Gabe von Prostaglandin Übelkeit, Erbrechen, Krämpfe, Asthma, Kopfschmerzen, Fieber mit Schüttelfrost, Benommenheit sowie starke Blutdruck- und Pulsschwankungen auftreten. ────

Aufgrund einer möglichen Kreislaufinstabilität wird die Patientin gebeten zum Aufstehen pflegerische Begleitung anzufordern. Des Weiteren überwacht die Pflegende engmaschig die Kreislaufparameter und unterstützt die Schwangere bei der Köperpflege und bei den Toilettengängen. Die Eröffnungsphase des Muttermundes kann sich über viele Stunden und manchmal auch Tage hinziehen, die die Frau sehr stark erschöpfen. Die Wehen, die durch das Prostaglandin ausgelöst werden, können schmerzhafter bzw. krampfhafter sein als natürliche, sich selbstständig entwickelnde Wehen. Bei manchen Frauen treten hyperaktive Wehen oder auch Dauerkontraktionen des Uterus auf.

➡ **MERKE** Zu erfahren, dass das Kind tot ist, führt zu einer sehr hohen nervlichen Belastung der Frau. Unter dieser psychischen Anspannung sinkt die Bereitschaft, die starken Geburtsschmerzen zu ertragen. Deshalb nimmt die Schmerzbehandlung einen bedeutenden Stellenwert ein. ────

Parallel zur stationären Überwachung der Schwangeren wird die Entwicklung der Muttermundöffnung und die Wehentätigkeit von der Hebamme kontrolliert. Ist der Muttermund geburtsbereit, wird die Frau in den Kreißsaal übernommen. Hier findet die **stille Geburt** statt –

denn das Kind verkündet nicht mit einem ersten Schrei seine Ankunft auf der Welt.

Begleitung nach der stillen Geburt

Um Komplikationen frühzeitig zu erkennen, bleibt die Frau nach der Geburt noch 2 – 4 Stunden im Krankenhaus (S. 929). Oft ist ein möglichst kurzer Klinikaufenthalt angestrebt, und sofern medizinisch nichts dagegen spricht, kann die Frau anschließend nach Hause entlassen werden. Muss sie aufgrund von Erschöpfung oder aufgetretenen Komplikationen für einige Stunden oder Tage stationär behandelt werden, sollte darauf geachtet werden, dass sie getrennt von den Wöchnerinnen liegt. Nach der sehr starken körperlichen und emotionalen Belastung kann das Bedürfnis nach Betreuung sehr unterschiedlich sein. Einige Trauernde benötigen Gespräche, Unterstützung und intensive Begleitung ohne zeitliche Beschränkung. Andere möchten sich zurückziehen und möglichst wenig gestört werden.

✋ **PRAXISTIPP** Klare Fragen können helfen, die Bedürfnisse der Eltern genauer einzuschätzen: „Was kann ich für Sie tun?" oder „Wie kann ich Sie in den nächsten Stunden unterstützen?" ────

Trauernde Eltern zu begleiten ist keine leichte Aufgabe. Das Zusammentreffen von Tod und Geburt durch den vorzeitigen Kindstod ist auch für Pflegende oft schwer auszuhalten und kann emotional sehr belasten. Im Pflegeteam sollte abgesprochen werden, wer die Betreuung der Eltern als Bezugsperson übernehmen möchte. Nach folgenden Aspekten könnte diese Auswahl z. B. diskutiert werden:

- Wer hat die Eltern bei der Geburtseinleitung betreut?
- Wer fühlt sich am meisten in der Lage, die Eltern zu unterstützen?
- Wer hat bisher die beste Beziehung zu den Eltern aufbauen können?
- Wer hat am meisten Erfahrung in der Betreuung von verwaisten Eltern?

Entlassungsberatung

Für Paare, die Hilfe bei der Verarbeitung des Verlustes, Austausch mit ebenfalls Betroffenen oder Informationen möchten, besteht die Möglichkeit, sich an verschiedene Elterninitiativen (z. B. „Initiative Regenbogen"), oder an regionale Trauernetzwerke zu wenden. Möchten die verwaisten Eltern nähere Informationen über mögliche Todesursachen ihres Kindes, wird ein weiteres Gespräch mit einem beratenden Arzt vermittelt. So kann eventuell bestehenden Schuldgefühle und Ängsten bei zukünftigen Schwangerschaften begegnet werden.

🍏 **PRÄVENTION & GESUNDHEITSFÖRDERUNG** Die Überwachung der Rückbildungsvorgänge erfolgt nach der Entlassung durch eine niedergelassene Hebamme wie auf S. 929 beschrieben. ────────

Trauerprozess begleiten

Die Anwesenheit und Begleitung der betreuenden Pflegenden, Hebammen und Ärzte rund um die Geburt sowie ihr Umgang mit den Eltern und dem Kind bleiben oftmals für die Betroffenen unvergesslich. Noch nach Jahren werden sich die Eltern daran erinnern, wie sie die Verabschiedung von ihrem Kind erlebt haben, ob sie sich dabei gut begleitet gefühlt haben, oder was und in welcher Weise mit ihnen gesprochen wurde.

Verabschiedung vom toten Kind

Nach der Geburt wird das Kind gesäubert, angezogen oder in ein Tuch gewickelt, in ein Weidenkörbchen mit Kissen (**Abb. 35.21**) gelegt und auf Wunsch zu den Eltern gebracht. Bei Eltern, die ihr totes Kind nicht gesehen haben, kann der Trauerprozess erschwert sein. Vielfach sind aber Frauen bzw. Paare unsicher, ob sie ihr totes Kind anschauen oder anfassen möchten. Bestehen hier Ängste, kann es hilfreich sein, das Aussehen des toten Kindes zu schildern. Auch die Frage nach dem für das Kind ausgewählten Namen kann hilfreich sein. Die Namensgebung bzw. -nennung gibt dem totgeborenen Kind einen Platz im Leben der Familie.

➡️ **MERKE** Möchten die Frau/der Mann das tote Kind in den Arm nehmen, sollte ihnen die Zeit, die sie als notwendig erachten, vorbehaltlos gewährt werden. Es sind die einzigen und letzten Stunden, die sie mit ihrem Kind verbringen können. ────────

Weitere Verabschiedungszeremonien (Taufe, Segnung, Kerzen, Musik, usw.) orientieren sich individuell an den Bedürfnissen der verwaisten Eltern. Auf Wunsch können z. B. die Geschwister des toten Kindes in die Verabschiedung mit einbezogen werden. So können innerhalb der Familie und des Freundeskreises gemeinsame Erinnerungen an das verstorbene Kind geschaffen werden.

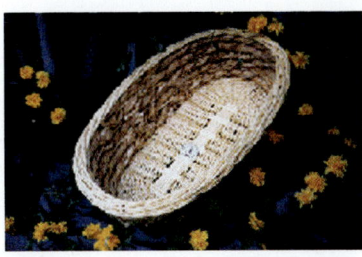

Abb. 35.21 Das sog. Moseskörbchen dient als „Brücke" und kann den Eltern helfen, sich ihrem toten Kind langsam zu nähern.

👁️ **FALLBEISPIEL** „Als unser Kind geboren war und zwei Hebammen es in ein großes Handtuch hüllten und hinaustrugen, wurde mir zum ersten Mal klar, dass unser Kind wirklich tot war. In diesem Moment kam mir alles so furchtbar sinnlos vor, ich weinte ganz fürchterlich und war nicht mehr zu beruhigen. Nach einiger Zeit kam unsere Hebamme herein und sagte, sie hätte das Kind gewaschen und wir sollten es nun bekommen, um uns verabschieden zu können, es wäre ein süßes Mädchen, und wir müssten es sehen. Ich wollte meine Tochter auch sofort sehen, nur mein Mann war damit nicht einverstan-

den und weinte sehr. Nach einer Weile hatte der Arzt meinen Mann überredet, und das Kind wurde uns hereingebracht. Wir hatten nun sehr viel Zeit und Ruhe, uns von unserem kleinen Mädchen zu verabschieden. Sie bekam den Namen Judith. Wir schauten uns sehr genau die kleinen Hände und Füße an, die mich so manche Nacht um meinen Schlaf gebracht hatten. Es war für uns beide ein wunderschönes Mädchen mit dunklen Haaren. Trotz der großen Trauer und der Tränen, die wir weinten, war die Stunde des Abschieds doch sehr friedlich. Judith lag in unseren Armen, wir streichelten sie und hatten beide das Gefühl, sie würde nun schlafen. Gelegentlich kam unsere Hebamme herein, ging aber wieder leise hinaus, um uns nicht zu stören. Nach etwa zwei Stunden rief ich sie, um ihr das Kind zu übergeben. Als Judith hinausgetragen wurde, fühlte ich mich unendlich leer und ausgelaugt. Ich war müde und wäre am liebsten mit meinem Mann nach Hause gefahren. Unser Arzt meinte aber, dass ich den Tag im Krankenhaus bleiben müsse, am Abend aber zu meinem Mann nach Hause sollte. Für diesen Vorschlag war ich ihm sehr dankbar. In diesem Haus war es auch selbstverständlich, dass ich

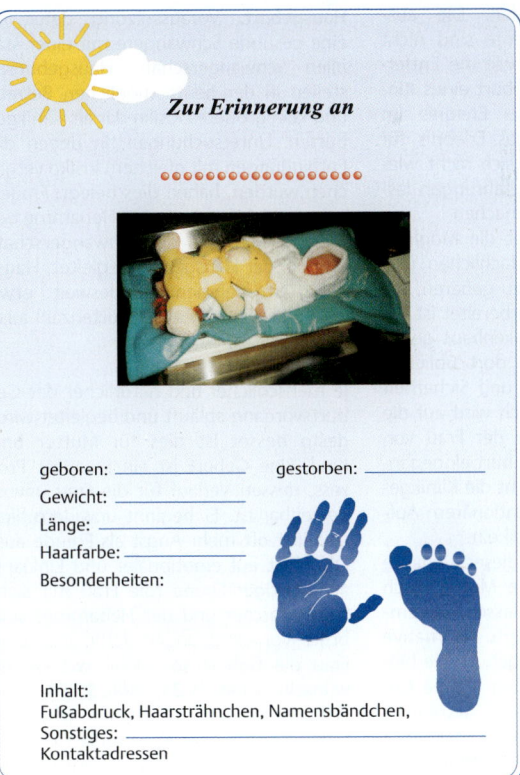

Zur Erinnerung an

geboren: _____ gestorben: _____
Gewicht: _____
Länge: _____
Haarfarbe: _____
Besonderheiten:

Inhalt:
Fußabdruck, Haarsträhnchen, Namensbändchen,
Sonstiges: _____
Kontaktadressen

Abb. 35.22 Beispiel einer Erinnerungsmappe mit dem Namen, dem Geburtsdatum und einem Bild des Kindes.

nicht auf die Wöchnerinnenstation kam, sondern auf meinen Wunsch in ein Einzelzimmer gelegt wurde. Ich wollte alleine sein. Mein Mann fuhr nach Hause, und den ganzen Tag verbrachte ich in einem Dämmerschlaf, aus dem ich immer wieder erschreckt hochfuhr. Ich weinte, zitterte vor Verzweiflung und schlief abwechselnd. Die Zeit schien stehenzubleiben." (aus Lutz/Künzer-Riebel 1997)

MERKE Manchmal brauchen die Eltern eine längere Bedenkzeit für die Entscheidung, ob sie ihr totes Kind sehen möchten. Deshalb sollte mit den Eltern abgestimmt werden, bis wann dies noch möglich ist und an wen sie sich dazu wenden können. Lehnen die Eltern Abschiedsrituale von ihrem Kind ab, gilt es, diese Ablehnung uneingeschränkt und respektvoll zu akzeptieren.

Erinnerungsstücke

Versterben Erwachsene oder ältere Kinder, gibt es i. d. R. besondere Gegenstände, die mit dem Verstorbenen verbunden werden. Stirbt ein Kind um den Geburtstermin herum, gibt es nur sehr wenige, manchmal gar keine Erinnerungsstücke, die auf dessen Existenz hinweisen. In manchen Geburtskliniken werden daher Fotos vom toten Kind angefertigt. Sie können mit Fuß- und Handabdrücken und Haaren des Kindes ergänzt werden (**Abb. 35.22**). Die Fotos und die Erinnerungsstücke werden in eine Mappe gelegt, in einem einfühlsamen Gespräch den Eltern angeboten und auf Wunsch ausgehändigt. Sollte im ersten Schock die Mappe abgelehnt werden, wird die Mappe in der Patientenakte aufbewahrt. Nach Wochen, Monaten oder Jahren kann bei den Eltern das Bedürfnis erwachsen, diese oft einzigen Erinnerungsstücke zu besitzen und ausgehändigt zu bekommen.

35.6 Geburt

Christa van Leeuwen

35.6.1 Geburtsort

Jede Frau bzw. jedes Elternpaar muss sich Gedanken darüber machen, wo und wie die Entbindung stattfinden soll. Grundsätzlich gibt es dazu ein großes Informationsangebot von allen Seiten. Frauen bzw. Eltern sollten sich vielfältig informieren, sich mehrere Kliniken ansehen, um herauszufinden, wo sie das, was ihnen für das Geburtserlebnis wichtig ist, am ehesten verwirklichen können und dabei unterstützt werden. Die ausschlaggebenden Argumente sind nicht nur rein praktischer Art wie die Entfernung einer Klinik. Die Geburt eines Kindes ist ein wesentliches Ereignis im Leben und ein einmaliges Erlebnis für alle Beteiligten. Sie lässt sich nicht wiederholen und negative Erfahrungen lassen sich nicht wiedergutmachen.

Klinikgeburt. Diese bietet die Möglichkeit, das Kind in einer fachlichen und technischen Umgebung zu gebären, die auf alle Eventualitäten vorbereitet ist. Eltern, deren Kind im Krankenhaus geboren wird, genießen den dort üblichen Standard an Versorgung und Sicherheit (z. B. Kinderklinik). Vielfach wird auf die persönlichen Bedürfnisse der Frau vor, während und nach der Geburt eingegangen. In Deutschland nimmt die Klinikgeburt mit 3 – 5-tägigem stationärem Aufenthalt den größten Anteil ein.

Ambulante Geburt. Bei dieser Variante der Klinikgeburt wird die Mutter nach frühestens 2 Stunden entlassen. Die ambulante Geburt ist eine gute Alternative zu Klinikgeburt und Hausgeburt. Sie bietet die klinische Umgebung für die Geburt sowie die persönliche Betreuung und Begleitung durch eine bekannte Hebamme während der perinatalen Zeit. Eine ambulante Geburt ist möglich in

- Kliniken,
- Arzt-Hebammen-Praxen und in
- Geburtshäusern, in denen mehrere Hebammen im Team arbeiten.

In einer Praxis oder einem Geburtshaus sind die technischen Möglichkeiten des Eingreifens geringer; im Notfall muss von dort in ein Krankenhaus verlegt werden.

Hausgeburt. Voraussetzung dafür ist eine gesunde Schwangere mit einer stabilen Schwangerschaft. Hausgeburten stellen in der heute möglichen Betreuung kein größeres Risiko dar als Klinikgeburten. Untersuchungen, in denen die Entbindungen mit gleichem Risiko verglichen wurden, haben das belegt. Frauen müssen sich früh um eine Hebamme bemühen, die sie in der Schwangerschaft und bei der Hausgeburt begleitet. Hausgeburten nehmen bundesweit etwa 2 – 3 % der gesamten Geburtenzahl aus.

35.6.2 Geburtsverlauf

Je menschlicher und natürlicher der Geburtsvorgang abläuft und begleitet wird, desto besser ist dies für Mutter und Kind. Eine Geburt ist ein kreativer Prozess, dessen Verlauf für die Frau unvorhersehbar ist. Er beginnt unwiderruflich und löst oft mehr Angst als Freude aus. Offenheit auf emotionaler und Einklang auf geistiger Ebene (die Frau mit sich, ihrem Partner und der Hebamme) sind beste Voraussetzungen dafür, dass eine Frau die Geburt so erlebt, wie sie sie wünscht (**Abb. 35.23**, **Abb. 35.24**). Die Geburt beginnt mit Wehen (rhythmischen Kontraktionen), verursacht durch das Zusammenziehen der Uterusmusku-

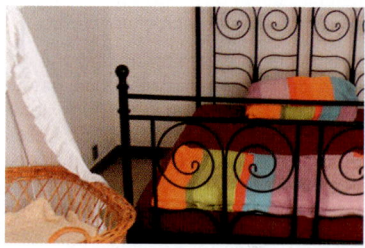

Abb. 35.23 Ein großes Kreisbett bietet der Frau viel Bewegungsmöglichkeit. Außerdem kann der Partner sie dort aktiver unterstützen (Geburtshaus Horb).

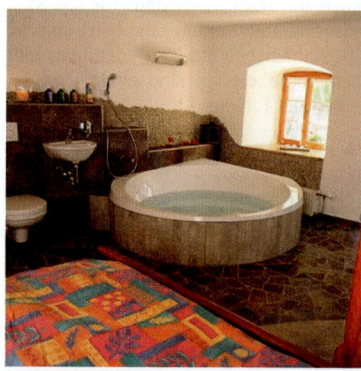

Abb. 35.24 Ein warmes Bad wirkt krampflösend und entspannend (Geburtshaus Horb).

latur. Am Anfang ist das Ziehen ähnlich wie der Periodenschmerz. Weitere Zeichen einer beginnenden Geburt sind der Abgang des Schleimpfropfes und/oder der Fruchtwasserabgang.

FALLBEISPIEL Frau Schneider erwartete ihr erstes Kind und war drei Tage über dem errechneten Termin, als sie nachts ein leichtes Ziehen im Unterleib und etwas blutigen Schleimabgang bemerkte. Sie weckte aufgeregt ihren Mann und sie fuhren rasch in die Klinik, in der Annahme, dass die Geburt unmittelbar bevorstand. Die Hebamme legte die Frau an das CTG. Doch dabei wurde nichts registriert – das Ziehen war nur periodenähnlich und erfolgte in größeren unregelmäßigen Abständen. Zu sehen und zu hören war, dass das Kind sehr gut versorgt war und keine Wehentätigkeit vorhanden war. Bei der vaginalen Untersuchung wurde festgestellt, dass die Geburt noch nicht begonnen hatte, da der Muttermund noch fest geschlossen und der Gebärmutterhals noch erhalten war. Frau Schneider war beruhigt, dass alles soweit in Ordnung war. Wieder zu Hause, nahm sie ein warmes Entspannungsbad, so wie die Hebamme es vorgeschlagen hatte und schlief anschließend den Rest der Nacht. Das Kind kam drei Tage später wohlbehalten und gesund auf die Welt. _____

Eröffnungsphase

Die Eröffnungsphase dauert am längsten. Beim ersten Kind sind 12 – 16 Stunden völlig normal, bei Mehrgebärenden beträgt sie etwa die Hälfte der Zeit. Diese Phase erleben die meisten Frauen auch als die schmerzhafteste. Die Wehen haben die Aufgabe, den Muttermund bis auf 10 cm zu eröffnen und das Kind durch den Geburtskanal tiefer zu schieben. Die häufigste Lage, aus der ein Kind geboren wird, ist die Hinterhauptlage mit dem Hinterkopf zum Beckeneingang (**Abb. 35.25**, s. **Abb. 35.3**). Förderlich für diese Geburtsarbeit des

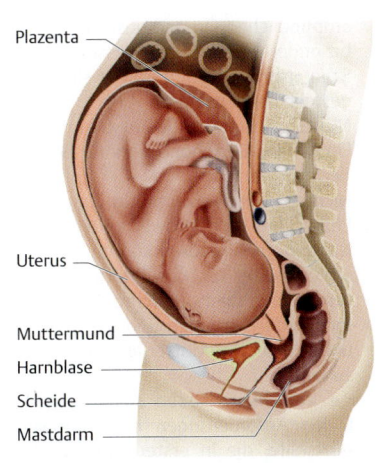

Plazenta

Uterus

Muttermund

Harnblase

Scheide

Mastdarm

Abb. 35.25 Das ausgereifte Kind liegt typischerweise in Hinterhauptlage, d. h. mit dem Hinterkopf zum Beckeneingang.

Kindes ist eine aktive Gebärende: eine Frau, die sich bewegt, herumläuft, mit dem Becken kreist, damit die Schwerkraft mitarbeiten kann.

Austreibungsphase

Die Austreibungsphase beginnt, nachdem der Muttermund vollständig eröffnet ist und der kindliche Kopf auf dem Beckenboden steht. Auf dem Höhepunkt einer Wehe spüren die Frauen einen unwillkürlichen Pressdrang, bei dem die Bauchmuskulatur eingesetzt wird. Die Presswehen sind deutlich stärkere Wehen und werden von den Frauen anders erlebt. Der Kopf wird sichtbar und über 10 – 30 Minuten wird Wehe für Wehe das Kind aus dem Mutterleib auf die Welt geschoben bzw. gepresst. Damit der Übergang schonend geschieht und um Scheiden- und Dammrisse zu

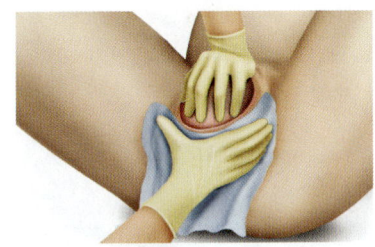

Abb. 35.26 Geburt des Kopfes und Dammschutz durch die Hebamme.

vermeiden, übernimmt die Hebamme den Dammschutz (**Abb. 35.26**). Dabei bremst sie mit einer Hand den kindlichen Kopf etwas, während sie mit der anderen Hand das Dammgewebe unterstützt. Ist der Kopf geboren, macht das Kind eine Vierteldrehung und der Körper folgt.

Nachgeburtsphase

Die Nachgeburtsphase schließt sich unmittelbar an die Geburt des Kindes an. Die Kontraktionen haben jetzt die Aufgabe, die Plazentahaftfläche zu verkleinern, damit sich die Plazenta ablösen kann, die dann mit einer leichten Blutung zusammen mit den Eihäuten geboren wird. Die sich daran anschließenden Nachwehen sind Kontraktionen, die zum Verschluss der Gefäße führen, damit die Frau nicht zu viel Blut verliert. Erstgebärende spüren diese Wehen nur wenig, oft nur beim Stillen. Dagegen haben Mehrgebärende für die nächsten 3 – 4 Tage teilweise richtig starke Kontraktionen, da der Uterustonus nach mehreren Geburten nachlässt und zur Rückbildung mehr Kontraktionen benötigt.

35.7 Versorgung des Neugeborenen

Bei einer komplikationslosen Geburt in stiller, ehrfurchtsvoller Umgebung und bei gedämpftem Licht wird sich das Neugeborene, wenn es, warm eingehüllt, genügend in Ruhe gelassen wird, auf die neue Erfahrung des „Auf-der-Welt-Seins" in einer einzigartigen Weise einstellen. Diese erste Phase (Bonding) sollte durch nichts unterbrochen werden, jede Routineuntersuchung kann bei einem guten Allgemeinzustand des Kindes auf einen späteren Zeitpunkt verschoben werden.

35.7.1 Maßnahmen nach der Geburt
Nach der Geburt stehen verschiedene Maßnahmen und Untersuchungen an dem Kind an.

Erste Atmung kontrollieren
Die Besonderheiten, die die Anpassung des kindlichen Organismus an die neue Situation außerhalb des Uterus mit sich bringen, verlangen von Hebammen und Pflegenden eine besondere Aufmerksamkeit. In vielen Kliniken wird das Kind vor dem ersten Atemzug abgesaugt, um Schleim, Fruchtwasser und Blut aus den Atemwegen zu entfernen. Dabei wird die Reihenfolge Mund, Nase, Rachenraum

und Magen eingehalten, um eine Aspiration des im Mund befindlichen Fruchtwassers und Blutes zu vermeiden. Durch das schmerzhafte Absaugen über die Nase wird oft ein erster Atemzug ausgelöst.

Kontakt zur Mutter herstellen
Wenn die Frau es möchte, wird das Neugeborene sofort auf den Bauch der Mutter oder ihre Brust gelegt (**Abb. 35.27**). Durch Hautkontakt und mit gut vorgewärmten Badetüchern abgedeckt, wird das Kind warm gehalten. Eventuell müssen die Tücher wegen der Feuchtigkeit erneuert werden. Unmittelbar nach der

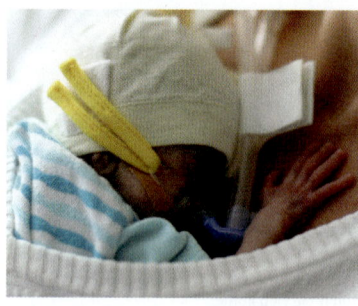

Abb. 35.27 „Bindung". Dieses gegenseitiges Kennenlernen und Begrüßen ist auch für die Stillbeziehung wichtig.

Geburt ist der Saugreiz für ca. 20 – 30 Minuten am stärksten ausgeprägt. Möchte die Mutter das Kind stillen, ist das Suchverhalten des Kindes zu unterstützen. Es wird sofort angelegt, insofern es nicht schon selbst die Brustwarze gefunden hat. Der Saugreiz regt die Milchproduktion an und das Neugeborene erhält die ersten Tropfen der sog. Vormilch.

▶ **MERKE** Neugeborene brauchen Unterstützung, um ihren Wärmehaushalt zu regulieren. Die Raumtemperatur sollte um 25 °C liegen, Zugluft ist strengstens zu vermeiden. ▬▬▬

Kind und Eltern nach der Geburt trennen?

Bei kontrollierten Studien wurde nachgewiesen, dass bereits eine Trennung während der ersten Stunden nach der Geburt zu einer Beeinträchtigung in der Gefühlsbeziehung zwischen Mutter und Kind führt. Diese äußerten sich in einem geringeren Berührungs- und Trostverhalten von Seiten der Mutter, größerer körperlicher Distanz und geringerem Blickkontakt.

▶ **MERKE** Ist der Vater bei der Geburt dabei, sollte er auf jeden Fall, wenn er es nicht schon von selbst getan hat, unbedingt zu seinem Kind Kontakt aufnehmen, es auf den Arm nehmen. Damit sind die Voraussetzungen zu einer intensiveren Vater-Kind-Beziehung gegeben. ▬▬▬

„Sanfte Geburt". Der französische Arzt F. Leboyer hat sich für die sog. sanfte Geburt eingesetzt. Er spricht dabei von einer Doppelaufgabe der Hebammen und Geburtshelfer:
1. Dafür zu sorgen, dass der Übergang vom intrauterinen Leben zum Leben an der Luft ohne Schädigung der empfindlichen Organe geschieht, insbesondere des Gehirns, dessen Sauerstoffversorgung immer sichergestellt werden muss.
2. Nichts zu tun, was die Entstehung der Eltern-Kind-Beziehung unnötig behindern könnte.
3. Nichts zu tun, was unnötig die ersten Phasen der Libidoentwicklung des Neugeborenen stören könnte. Er schlug weiter vor, das Zimmer zu verdunkeln, die Nabelschnur nicht sofort zu durchtrennen und das Kind unbekleidet der Mutter an den Körper zu legen.

Seine Vorschläge lassen sich durchaus mit den Anforderungen der normalen Geburtshilfe, die in erster Linie auf Sicherheit ausgerichtet ist, verbinden. Die meisten Eltern wünschen sich heute eine „sanfte Geburt" und i. d. R. wird sie auch in den meisten Kliniken praktiziert.

Abnabelung

Bei der Abnabelung wird die körperliche Einheit von Mutter und Kind getrennt. Es wird unterschieden zwischen
- Sofortabnabelung, z. B. bei straffer Nabelschnurumschlingung und bei Rh-Unverträglichkeit,
- Frühabnabelung nach ca. 1 Min. bei noch pulsierender Nabelschnur und
- Spätabnabelung nach Auspulsieren der Nabelschnur. Hierbei erhält das Kind bis zu 30 ml Blut aus dem fetalen Plazentakreislauf.

Das endgültige Abnabeln erfolgt, bevor das Kind gemessen wird. Zum Abnabeln wird eine sterile Einmalklemme (**Abb. 35.28**) ca. 3 cm vom Hautansatz (Nabelring) angesetzt, die restliche Nabelschnur unter sterilen Bedingungen abgeschnitten und mit einer Mullkompresse umwickelt.

Reifezeichen erheben

Ein reifes neugeborenes Kind wird zwischen der 38. und 42. SSW geboren. Da die Schwangerschaftsdauer bzw. der errechnete Termin nicht immer exakt zu bestimmen sind, kann das Gestationsal-

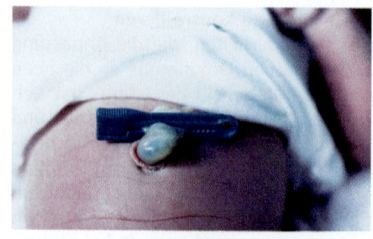

Abb. 35.28 Nachdem die Nabelschnur durchtrennt ist, wird eine Einmalklemme gesetzt.

ter oft nur nach sichtbaren Reifezeichen am geborenen Kind bestimmt werden. Messbare und sichtbare Reifezeichen wie Gewicht, Länge und Kopfumfang sind dokumentationspflichtig und innerhalb der ersten Lebensstunde zu erheben.

▶ **MERKE** Das neugeborene Kind benötigt genauso wie die Mutter nach der Geburt Ruhe. Es darf erst einmal schlafen und sollte nicht unnötig geweckt werden, z. B. um es Besuchern zu zeigen. Es liegt warm eingehüllt in seinem Bett oder im Arm der Mutter. ▬▬▬

Kontrollen

Die Neugeborenenperiode dauert vom Abnabeln bis zum 28. Lebenstag. Sie ist eine Zeit massivster Umstellungs- und Anpassungsvorgänge der Organe an die veränderten Bedingungen außerhalb der Gebärmutter. Die Aufgabe der Pflegende ist es, auf Folgendes zu achten:
- **regelmäßige Atmung** mit ca. 35 – 45 Atemzüge/Min.
- **stabile Kreislaufverhältnisse:** Herzfrequenz = 120 – 140 Schläge/Min., Blutdruck = 80/40 – 90/50 mmHg. In den ersten Stunden noch leichte Unregelmäßigkeiten auftreten können, die sich durch leichte livide Verfärbungen an Händen und Füßen und evtl. am Munddreieck zeigen.
- **Umstellung des Magen-Darm-Trakts** auf selbstständige Verdauungs- und Ausscheidungsfunktion. Am ersten Tag spucken viele Kinder noch Fruchtwasser aufgrund des unzureichenden Verschlusses des Mageneinganges. Im Darm befindet sich eingedicktes Fruchtwasser (Kindspech, Mekonium), das innerhalb der ersten 24 – 36 Std. fast vollständig ausgeschieden wird.
- **Nieren:** Sie sind in ihrer Funktion noch eingeschränkt, sodass das Konzentrations- und Filtrationsvermögen noch gering ist. Wichtig ist eine Urinausscheidung innerhalb der ersten 24 Std.
- **Wärmeregulation** ist noch unzureichend, da das Temperaturregulationszentrum noch nicht ausgereift ist und ein Temperaturverlust durch die relativ große Körperoberfläche (Kopf) besteht. Daher sollte regelmäßig die Temperatur kontrolliert und ggf. für eine genügende Wärmehülle gesorgt werden.
- **Leber:** Sie ist in den ersten Tagen durch ihre Unreife nicht in der Lage, das vermehrt anfallende Bilirubin abzubauen. Die erhöhten Werte führen

zur *Neugeborenengelbsucht* (Ikterus). Stärke und Dauer der Gelbsucht müssen beobachtet und gegebenenfalls durch Blutabnahmen die Höhe der Werte bestimmt werden.

- **Verhalten:** Es muss auf Trinkverhalten sowie häufiges Weinen, Unruhe, Zuckungen und Schreckhaftigkeit geachtet werden.

Nabelpflege

Die Nabelpflege erfolgt einmal täglich und wird in Kliniken unterschiedlich gehandhabt. Der Nabelrest trocknet normalerweise problemlos ein (**Abb. 35.29**) und fällt innerhalb von 5 – 8 Tagen ab. Er kann mit einer sterilen Gaze abgedeckt werden. Alle Abweichungen von der Norm müssen gemeldet und kontrolliert werden, um kein Risiko für das Leben und die Entwicklung des Kindes einzugehen.

35.7.2 Stillen

Seit Menschengedenken ist Stillen das erfolgreichste Mittel, um das Überleben und die Bedürfnisse des Säuglings zu sichern. Es ist eine natürliche Verhaltensweise und bietet viele ernährungs- und entwicklungsphysiologische, immunologische, antiallergische, kontrazeptive, ökonomische und ökologische Vorteile. Stillen ist eine Kombination aus Instinkten, Reflexen und Lernen. Unmittelbar

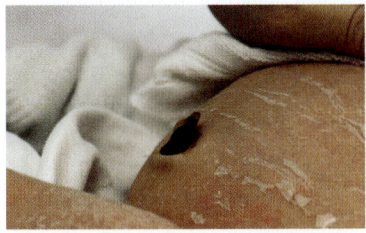

Abb. 35.29 Der Nabelschnurrest heilt hier komplikationslos ab.

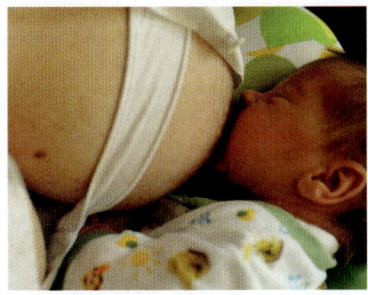

Abb. 35.30 Frühzeitiges Anlegen fördert die Milchbildung; der Saugreiz des Kindes regt die Ausschüttung von Prolaktin an.

nach der Geburt sind Mutter und Kind hellwach; dies dient bei beiden dazu, des neuen Zustands gewahr zu werden.

▶ **MERKE** Jede Mutter nimmt ihr Neugeborenes in die Arme und jedes Neugeborene findet instinktiv innerhalb der ersten Lebensstunde die Brust.

 Anatomie und Physiologie im Fokus

Die Entwicklung der Brustdrüse, die während der Pubertät in Folge hormonaler Steuerung entsteht, ist Voraussetzung für eine erfolgreiche Milchproduktion (**Abb. 35.31**). Der Milcheinschuss erfolgt am 2.– 4. Tag nach der Geburt, nachdem die Plazentahormone Östrogen und Progesteron abgesunken sind und das für die Milchbildung verantwortliche Prolaktin gebildet wird.

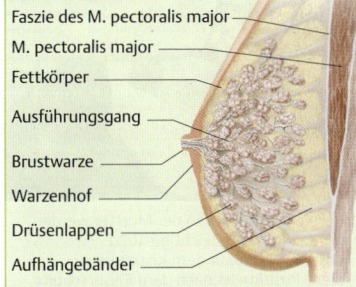

Faszie des M. pectoralis major
M. pectoralis major
Fettkörper
Ausführungsgang
Brustwarze
Warzenhof
Drüsenlappen
Aufhängebänder

Abb. 35.31 Längsschnitt durch eine milchsezernierende Brust. Sie besitzt ausgeprägte Drüsenlappen, die ihr Sekret über Ausführungsgänge in die Milchseen unter der Brustwarze abgeben.

Muttermilch

Bildung und Ausschüttung der Muttermilch unterliegen einer reflektorischen Steuerung (**Abb. 35.30**), ebenso wie das Suchen, Saugen und Schlucken. Die Muttermilch verändert in den ersten Wochen ihre Zusammensetzung:

- **Kolostrum:** Vormilch vom 1.– 5. Tag; Menge ca. 20 ml pro Tag
- **Übergangsmilch:** ca. vom 4.– 6. Tag; Menge ca. 100 ml pro Tag
- **reife Frauenmilch:** ab dem 7. Tag; Menge ca. 500 – 1000 ml pro Tag

▶ **MERKE** Eine stillende Frau braucht etwa 80 kcal, um 100 ml Muttermilch zu produzieren. Als Faustregel gilt: Die Menge Milch, die in Milliliter abgegeben wird, muss in Kalorien zusätzlich aufgenommen werden. Der Kalorienbedarf einer stillenden Frau beträgt ca. 2500 kcal.

Das Zustandekommen einer erfolgreichen Stillbeziehung ist allerdings abhängig von vielen physischen und äußeren Faktoren und ist damit anfällig für Störungen. Den Milcheinschuss erleben die meisten Frauen als unangenehm bis schmerzhaft. Die Brüste fühlen sich hart, gespannt und oft sehr warm an. Die Körpertemperatur kann auf 38 °C ansteigen.

▶ **MERKE** Gegen Beschwerden können häufiges Anlegen und kühlende Umschläge (Quark) hilfreich sein. Nach 2 Tagen ist die unangenehmste Phase vorüber.

Stilltechniken

Junge Mütter benötigen oft fachliche Unterstützung beim Stillen (**Abb. 35.32**).

Anlegen

Damit das Stillen gelingt, sollte das Kind so angelegt werden, dass

- die Mutter bequem sitzt oder liegt mit dem Kind Bauch an Bauch,
- das Kind die Brust anschaut, ohne den Kopf drehen oder abwinkeln zu müssen,
- das Kind den Mund weit genug öffnet und die Brustwarze und einen Teil des Vorhofes in den Mund nimmt.
- das Kind anfängt zu saugen. Dieses erste Ansaugen ist für viele Frauen schmerzhaft, es lässt aber i. d. R. nach, wenn die Milch fließt.

Häufig kommt dem Anschein nach am 1. und 2. Tag nach der Geburt noch keine Milch. Es geht beim ersten Anlegen noch gar nicht so sehr um die Nahrungsaufnahme, sondern vielmehr um die Auslösung der Stillreflexe durch das Saugen des Kindes an der Brust.

Stilldauer und Rhythmus

Das Kind trinkt nach Bedarf in ersten Tagen 7 – 8 Mahlzeiten. Bei einer Mahlzeit werden beide Brüste angeboten und im Wechsel rechts – links und links – rechts angelegt. Damit ist die gleichmäßige Entleerung beider Brüste gewährleistet. Eine Stillmahlzeit dauert 10 – 20 Minuten pro Seite. Stilldauer und Rhythmus richten sich nach dem Bedarf des Kindes. Es wird angelegt, wenn es hungrig ist (Stillen ad libitum). Wiegen vor und nach dem Stillen ist heute nicht mehr üblich. Ein stilles und zufriedenes Kind, welches 2 – 4 Stunden schläft, mit einer normalen Gewichtsentwicklung (120 – 150 g/Woche) ist ein sicherer Beweis für eine ausreichende Milchmenge.

Stillen auf der Seite liegend

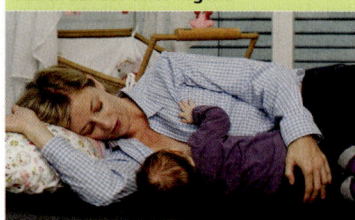

- die Mutter legt sich in Seitenlage, das Kind liegt parallel zu ihrem Körper
- der Kopf und Rücken der Mutter kann durch ein Kissen gestützt werden
- ein zusätzliches Kissen vor den Bauch gelegt, kann vor Tritten des Kindes schützen
- ein seitliches Gitter am Bett kann der Mutter die Angst nehmen, das Kind könnte aus dem Bett fallen
- diese Position ist zum Ausruhen geeignet, nachts besonders bequem und durch die Entlastung der Bauchdecke auch nach dem Kaiserschnitt empfehlenswert

Stillen im Wiegegriff

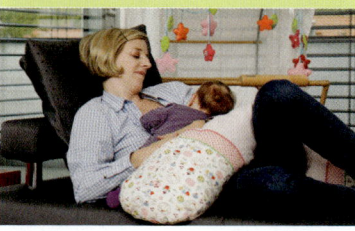

- der Bauch des Kindes berührt den Bauch der Mutter
- der Kopf des Kindes ruht auf dem Unterarm (eventuell in der Armbeuge) der Mutter
- die Hand der Mutter stützt Po und/oder Oberschenkel des Kindes
- diese Position ist praktisch überall anwendbar, auch gut für unterwegs geeignet

Stillen in der Footballhaltung

- das Kind ist an die Mutter angeschmiegt
- der Körper des Kindes ist leicht gerundet
- der Unterarm der Mutter stützt den Rücken des Kindes
- diese Position ist besonders gut geeignet, wenn durch ein Milschstau im äußeren Bereich der Brust sich verhärtete Stellen gebildet haben und wenn Mütter mit großen Brüsten Probleme haben, ihr Kind zu halten

Stillen halb sitzend

- der Kopf und Rücken der Mutter werden durch ein Kissen leicht gestützt
- das Kind kann auf dem Kissen liegen
- diese Position ist nach dem Kaiserschnitt und zum Ausruhen geeignet

Abb. 35.32 Die Mutter wird über verschiedene Stillpositionen informiert.

Brustpflege

Die Brust sollte einmal am Tag (nicht vor jedem Stillen) mit lauwarmem Wasser ohne Seifenzusätze gewaschen werden. Nach dem Stillen können Muttermilch und kindlicher Speichel an der Brustwarze trocknen, da der Speichel Immunglobuline enthält und der Milchzucker entzündungshemmend wirkt. Es gilt zu vermeiden, dass Brustwarzen durch zu langes oder falsches Anlegen wund werden. Die dadurch entstehenden Schmerzen hemmen den Milchflussreflex. Außerdem können durch die Wunden Keime eindringen und evtl. einen Milchstau mit Fieber bzw. eine Brustdrüsenentzündung (Mastitis) verursachen. Erstgebärende benötigen von allen sie betreuenden Personen Unterstützung, einschließlich der Familie und des Partners.

Stillfreundliches Krankenhaus

Von der WHO und dem Kinderhilfswerk UNICEF wurde im Jahr 1991 die Initiative „Baby Friendly Hospital" ins Leben gerufen. Ziel ist es, die Stillfreudigkeit junger Mütter auf der ganzen Welt zu unterstützen. Dabei sollte Folgendes eingehalten werden:

- schriftliche Richtlinien zur Stillförderung für alle Pflegenden
- regelmäßige Schulung des gesamten Mitarbeiterteams
- Informationen aller schwangeren Frauen über Vorteile und Praxis des Stillens
- Möglichkeit, das Kind innerhalb der ersten halben Stunde anzulegen
- Hilfe beim Anlegen und Informationen zur Aufrechterhaltung der Milchproduktion

- kein Zufüttern von Flüssigkeit oder Nahrung, sofern keine gesundheitlichen Gründe vorliegen
- Rooming-in, Stillen nach Bedarf
- keine Schnuller oder Gummisauger
- Stillgruppen fördern und Kontakte herstellen

35.7.3 Versorgung im Wochenbett

Das Wochenbett beginnt nach der Ausstoßung des Mutterkuchens (Plazenta, Nachgeburt) und dauert 6 – 8 Wochen. Im Wochenbett bilden sich die schwangerschafts- und geburtsbedingten Veränderungen/Verletzungen zurück. Es wird unterschieden zwischen

- Frühwochenbett: 1.– 10. Tag und
- Spätwochenbett: ab dem 11. Tag.

Das Wochenbett ist durch 5 Vorgänge gekennzeichnet:

- Aufbau der Mutter-Kind-Beziehung
- Einsetzen und Aufrechterhaltung der Milchbildung (Laktation)
- Rückbildung schwangerschafts- und geburtsbedingter Veränderungen
- Wundheilung
- Wiederaufnahme der Ovarialtätigkeit

Die übliche Verweildauer im Krankenhaus nach einer normalen Geburt beträgt heute 3 – 5 Tage. Die Hebamme übernimmt die Erstversorgung der Frau bis 3 Std. nach der Geburt. Die ganzheitliche Pflege auf der Wöchnerinnenstation übernehmen die Pflegenden.

Überwachung der Mutter

Zu den täglichen Kontrollmaßnahmen gehören:

- Allgemeinbefinden und Vitalzeichen,
- die Gebärmutter bzw. der Uterushöhenstand (Konsistenz, Nachwehen, Schmerzen),
- der Wochenfluss (Menge, Farbe, Geruch),
- evtl. Geburtsverletzungen wie eine Naht oder ein Riss (Rötung, Schwellung, Hämatome),
- die Beine (Ödeme, Varizen).

Gesundheitsberatung

Wesentliche Aspekte für ein erholsames Wochenbett sind viel Ruhe und Schlaf; dabei dient frühzeitiges Mobilisieren der Thromboseprophylaxe. Weitere Aspekte werden im Folgenden dargestellt.

Ernährung

Eine gute, ausgewogene vollwertige Ernährung ist zu empfehlen. Um Reaktionen beim Kind zu vermeiden, ist es ratsam, blähende Speisen sowie Zitrusfrüchte und Säfte (Wundsein) mit Vorsicht zu genießen. Die Flüssigkeitszufuhr der Stillenden sollte um 2 – 3 l/Tag liegen.

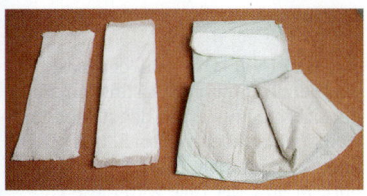

Abb. 35.33 Vorlagen für die Wochenbetthygiene.

Hygiene

Nach jedem Vorlagenwechsel (sechs- bis achtmal täglich) und vor jedem Stillen sollte sich die Mutter die Hände unbedingt gut waschen bzw. desinfizieren. Sie kann sofort duschen und sollte dies auch einmal täglich tun. Auf Seife und Intimwaschmittel kann im Scheidenbereich verzichtet werden. Nach jedem Toilettengang sollte die Vulva mit klarem Wasser oder Calendula-/Kamille-Lösung abgespült und mit einer neuen Vorlage (**Abb. 35.33**) abgetrocknet werden. Wenn nötig, den Slip wechseln oder Einmalunterhosen benutzen. Handtücher, Bettwäsche und Nachthemden großzügig wechseln.

Blasentätigkeit

Durch Schwellungen und Risse ist das Wasserlassen unmittelbar nach der Geburt mit Brennen verbunden und nicht immer sofort möglich. Es ist aber in den ersten Tagen mit einer vermehrten Harnbildung zu rechnen, da die eingelagerten Wasserdepots ausgeschieden werden. Auf eine 3- bis 4-stündliche Blasenentleerung sollte geachtet werden, sie wirkt sich förderlich auf die Rückbildung des Uterus aus.

Darmentleerung

Durch die Hormonumstellung (Progesteron) ist die Darmtätigkeit in den ersten 2 – 3 Tagen meist träge. Häufig hatten aber auch die Frauen vor der Geburt Durchfall oder einen Einlauf, sodass der Darm relativ leer ist. Am 3. – 4. Tag sollte es zu einer Darmentleerung kommen. Mit einem Klistier bzw. einem milden Abführmittel kann nachgeholfen werden.

Rückbildung des Uterus

Nach der Geburt der Plazenta beginnt die Rückbildungsphase des Uterus. Bedingt durch den Wegfall der Plazentahormone und die Ausschüttung von Oxytocin (Hypophysenhormon) kommt es zu Uteruskontraktionen (Wochenbettwehen). Man unterscheidet 3 Arten von Wochenbettwehen:

- Dauerkontraktion: Sie dient der Verhärtung des Uterus in den ersten 4 – 6 Stunden nach der Geburt.
- Nachwehen: Spontane rhythmische Kontraktionen, die 2 – 3 Tage dauern und anfänglich in kurzen und später in größeren Intervallen auftreten.
- Reizwehen (Stillwehen): Der Saugreiz des Kindes führt zur vermehrten Ausschüttung von Oxytocin, das seinerseits die Uteruskontraktion beim Stillen auslöst.

Wochenfluss

Beim Wochenfluss (Lochien) ist Folgendes zu beobachten:

- Er ist in den ersten 2 Stunden sehr stark und blutig.
- Die Menge nimmt in den nächsten Tagen ab, bleibt aber stark blutig durchsetzt.
- In der 2. Woche erscheint er durch Blutabbauprodukte bräunlich und wird allmählich gelb.
- In der 3. Woche ist er durch überwiegende Beimengungen von Leukozyten weißlich.
- Er endet ca. 4 – 6 Wochen nach der Geburt.

Ab dem 3. Tag nach der Geburt ist die Gebärmutterhöhle mit Mikroorganismen der Vaginalflora besiedelt. Durch diesen Wundschutzwall (Leukozytenmigration) tritt i. d. R. keine Infektion auf.

Entlassung aus der Klinik

Das bei der Geburt ausgestellte gelbe Untersuchungsheft für das Kind wird der Mutter bei der Entlassung ausgehändigt. Dabei wird auch auf die Bedeutung Einhaltung der sich anschließenden Vorsorgeuntersuchungen hingewiesen. Die Entlassung aus der Klinik nach Hause stellt eine große Umstellung dar. Je besser die Mutter bzw. die Eltern darauf vorbereitet und darüber informiert sind und mit in die Pflege und Versorgung des Kindes einbezogen wurden, desto leichter wird ihnen der Übergang gelingen.

Anspruch auf Hilfe

In Deutschland haben alle Frauen einen gesetzlichen Anspruch auf Hebammenhilfe: Wenn eine Frau aus der Klinik entlassen wird, kann eine Hebamme sie zu Hause weiter betreuen. Diese kommt i. d. R. einmal täglich und begleitet und unterstützt den Übergang von der Klinik nach Hause mit Rat und Tat. Sie versorgt die Mutter und das Kind. Sind Besonderheiten, wie z. B. Stillprobleme, verzögerte Nabelabheilung, Anpassungsschwierigkeiten nach einer Frühgeburt vorhanden, kann die Hebamme auch über den

10. Tag hinaus die Pflege weiterführen. Die Kosten tragen die Krankenkassen.

35.7.4 Komplikationen im Wochenbett

Zu den Komplikationen im Wochenbett gehören der Lochialstau, das Puerperalfieber, der fieberhafte Milchstau sowie die Mastitis puerperalis.

Lochialstau

! DEFINITION Beim **Lochialstau** ist der Wochenbettfluss vermindert. Er tritt meistens zwischen dem 4. und 7. Wochenbettstag auf. Ursache für einen Stau kann sowohl ein Muttermundskrampf als auch die Verlegung des inneren Muttermundes durch ein Koagel oder durch Eihautreste sein.

Die ersten Anzeichen sind Stirnkopfschmerz und evtl. eine leichte Temperaturerhöhung, sowie ein schlechtes Allgemeinbefinden. Die Lochien fließen nur spärlich oder gar nicht und haben zudem einen auffälligen, sehr unangenehmen (fötiden) Geruch, der schon beim Betreten des Zimmers bemerkbar ist. Der Uterus ist relativ groß und weich (nicht gut kontrahiert) und ist zudem an den Uteruskanten schmerzempfindlich. Im Ultraschall ist das gestaute Sekret sichtbar.

Therapie. Als konservative Therapie eignen sich Senfmehlfußbäder, Bauchlage mit erhöhtem Becken auf feuchter Wärme oder Massagen am Uterus (wehenanregend). Reicht das nicht aus, besteht die weitere Behandlung in der Gabe von Spasmolytika und Kontraktionsmittel.

→ MERKE Bei Wöchnerinnen mit
- subfebrilen Temperaturen,
- übelriechenden Lochien,
- weichem, vergrößertem, druckschmerzhaftem Uterus (Kantenschmerz) und
- nur leichtem bis gar keinem Wochenfluss

stets an eine Endometritis denken!

Pflegemaßnahmen. Wichtig ist es auf eine regelmäßige Blasen- und Darmentleerung zu achten, da eine volle Blase oder ein voller Enddarm den Wochenfluss behindern können. Das Kind soll/kann weiterhin, möglichst nach Bedarf, angelegt werden, da sich das Stillen durch Oxitoxinausschüttung förderlich auf die Rückbildung der Gebärmutter auswirkt. Aus einem nicht behandelten Lochialstau kann sich eine Endometritis puerperalis (Entzündung der Gebärmutterschleimhaut) entwickeln, wenn Keime in und auf den abgestorbenen Gewebsresten sitzen. Wenn es sich bei den Keimen um virulente Keime handelt, die aktiv in das lebende Gewebe eindringen (obere Muskelschichten) entsteht die Endomyometriosis. Die Behandlung ist nahezu gleich wie bei einem Stau, allerdings sollten die Wöchnerinnen sich schonen, und außer zur Toilette das Aufstehen vermeiden, bis die Temperatur wieder normal ist.

Puerperalfieber

! **DEFINITION** **Puerperalfieber** (Kindbett- oder Wochenbettfieber) ist ein fieberhafter Krankheitsprozess im Wochenbett. Puerperalfieber entsteht durch Eindringen von Keimen in Geburtswunden (z. B. Geburtskanal oder Dammwunden, aber auch der Uterus selbst) in den Körper. Keime, die über den Blutweg kommen, führen zur Puerperalsepsis, einer gefährlichen Allgemeininfektion als schwersten Form des Kindbettfiebers (**Abb. 35.34**). _____

Je nach Ausbreitung können subfebrile Temperaturen oder plötzliche Fieberzacken auftreten. Zudem ist der Uterus nicht entsprechend zurückgebildet und ist sehr druckempfindlich. Die Lochien sind übel riechend und die Wöchnerin klagt über Stirnkopfschmerz und Übelkeit. Insgesamt zeigt sich ein schweres Krankheitsbild mit hohem Fieber (über 39 °C) und täglich mehrfachen Schüttelfrösten und einem hohen Puls (über 130 spm).
Pflegemaßnahmen. Bei der dringend erforderlichen stationären Behandlung sind eine aufmerksame und gewissenhafte Kontrolle, Pflege und Dokumentation sehr wichtig, ähnlich wie bei der Sepsis.

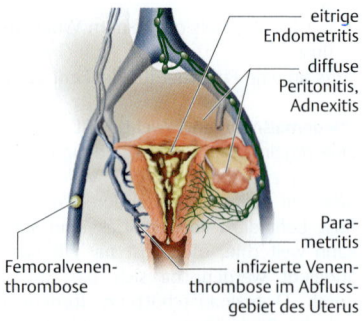

eitrige Endometritis

diffuse Peritonitis, Adnexitis

Parametritis

Femoralvenenthrombose

infizierte Venenthrombose im Abflussgebiet des Uterus

Abb. 35.34 Gelangen Bakterien einer Infektion in die Blutbahn, kann eine lebensbedrohliche Puerperalsepsis die Folge sein.

Fieberhafter Milchstau

! **DEFINITION** Ein **fieberhafter Milchstau** tritt meistens am zweiten bis vierten Tag nach der Geburt auf und wird von vielen Frauen als schmerzhaft erlebt. Er wird oftmals durch die Einschränkung der Stillhäufigkeit und -dauer hervorgerufen. Die Körpertemperatur kann sich bis auf 38 °C erhöhen, ohne dass eine Infektion vorliegt. _____

Pflegemaßnahmen. Das Kind wird häufig und nach seinem Bedarf in unterschiedlichen Positionen angelegt. Quarkwickel oder kühlende Kompressen nach dem Stillen lassen die Beschwerden schnell und ohne Medikamente wieder abklingen. Bei einer rechtzeitigen und richtigen Behandlung ist die Prognose gut.

🌣 **FALLBEISPIEL** Frau Huber wurde 5 Tage nach der Geburt ihres ersten Kindes aus der Klink entlassen. Alles war gut verlaufen, nur die Brustwarzen waren wund und bluteten leicht. Zwei Tage später hatten die Beschwerden zugenommen, sie fühlte sich krank und das Kind spuckte vereinzelt nach dem Stillen Blut. Eine Hebamme stellte fest, dass nicht nur die Warzen wund waren, sondern Frau Huber auch 39 °C Fieber und damit einen fieberhaften Milchstau hatte. Die Brust war rot und schmerzempfindlich. Das Kind schlief in der Nacht bis zu 7 Stunden und am Tag meldete es sich 2- bis 3-stündlich. Dadurch hatte sich ein Missverhältnis zwischen Angebot und Nachfrage ergeben.
Die Brüste wurden nun regelmäßig mit einer elektrischen Milchpumpe entleert und erhielten Quarkwickel. Frau Huber nahm 2 Tage lang ein fiebersenkendes Medikament und hielt zudem Bettruhe ein. Die Hebamme kam ein- bis zweimal täglich, um die Brust und die Warzen zu pflegen und Frau Huber in ihrem Wunsch, weiter zu stillen zu unterstützen. Die Besucher wurden für die nächsten Tage ausgeladen und ihr Mann nahm einige Tage frei, um sie und das Baby zu versorgen. Somit bekam Frau Huber den benötigten Schonraum und „ihr Wochenbett" fortzusetzen. Fünf Tage später ging es ihr besser: Sie hatte kein Fieber mehr, die Brust war entleert und weich, die wunden Brustwarzen fast geheilt. Das Kind hatte mit Unterstützung einen recht verlässlichen Trink-Schlafrhythmus entwickelt, sodass sich Frau Huber zwischendurch erholen konnte. _____

Mastitis puerperalis

! **DEFINITION** Bei der **Mastitis puerperalis** (Stauungsmastitis) entzündet sich die Brustdrüse der stillenden Frau, meist zwischen dem 8. und 16. Tag oder auch um den 28. Tag nach der Geburt. In 90 % der Fälle wird diese Entzündung durch Staphylococcus aureus hervorgerufen. _____

Die Brust wird außen rot, heiß und sehr berührungsempfindlich. Die Wöchnerin klagt über ein grippeähnliches Krankheitsgefühl mit Puls- und Fieberanstieg und Schüttelfrost. Zu diesem Zeitpunkt ist der Prozess noch nicht infektiös und das Problem kann mit der Beseitigung des Hindernisses gelöst werden.
Übertragungsweg. Der Hauptweg der Staphylokokkenübertragung verläuft über Nasen-Rachen-Raum und Hände der Pflegenden sowie die der Mutter. Vom Nasen-Rachen-Raum des Kindes können die Erreger direkt auf die mütterliche Brustwarze übertragen werden und gelangen dann über kleine Verletzungen (Rhagaden), die beim Saugen entstehen, in die Brust. Streptokokken sind „Krankenhauskeime" und deshalb überall zu finden. Eine Infektion durch die Lochien als Schmierinfektion spielt bei der Mastitis eine untergeordnete Rolle.

🍏 **PRÄVENTION & GESUNDHEITSFÖRDERUNG** Sowohl die Mutter als auch die Pflegenden müssen vor dem Stillen und dem Berühren der Brust ihre Hände desinfizieren. Dies ist in der Klinik eine unumgängliche Hygienemaßnahme zur Prophylaxe der Mastitis. _____

Pflegemaßnahmen. Hier stehen physikalische Maßnahmen im Vordergrund. Unterstützend wird vor dem Stillen, Abpumpen oder Ausstreichen der Brust eine warme Kompresse oder ein Kirschkernkissen auf die betroffene Brust gelegt. Nach dem Anlegen/Abpumpen haben Quarkwickel (S. 415), kühlende Kompressen oder Kohlblattauflagen eine gute lindernde Wirkung. Bei allen Maßnahmen ist darauf zu achten, dass die Mamille und Areola (Brustwarze und -hof) ausgespart bleiben.

➡ **MERKE** Die physikalischen Maßnahmen bei der Mastitis puerperalis werden durch unbedingte Bettruhe unterstützt. Mit feuchten Auflagen/Wickeln sollte die Wöchnerin auf keinen Fall herumlaufen! _____

Eine medikamentöse Behandlung wird kontrovers diskutiert, es sollte aber weiter gestillt und durch Abpumpen noch zusätzlich unterstützt werden. Sollte nach 24 Stunden keine Besserung eintreten (Fieberrückgang, Schmerzlinderung) beginnt i. d. R. eine antibiotische Behandlung mit Weiterführung der oben beschriebenen physikalischen Maßnahmen.

Lern- und Leseservice

Verwendete Literatur

→ Geist Ch, Harder U, Stiefel A. Hebammenkunde. Lehrbuch für Schwangerschaft, Geburt, Wochenbett und Beruf.4. Aufl. Berlin: de Gruyter; 2007
→ Goerke K. Taschenatlas der Geburtshilfe. Stuttgart: Thieme; 2006
→ Hoehl M, Kullick P. Kinderkrankenpflege und Gesundheitsförderung. 4. Aufl. Stuttgart: Thieme; 2012
→ Hofmann H, Geist Ch. Geburtshilfe und Frauenheilkunde. Berlin: de Gruyter; 1999
→ Kitzinger S. Ich stille mein Baby. München: Kösel; 1989
→ Leeuwen C van, Maris B. Schwangerschaftssprechstunde. Stuttgart: Urachhaus; 1995
→ Lothrop H. Das Stillbuch. Kempten: Kösel; 1991
→ Lutz G, Künzer-Riebel B (Hrsg.). Nur ein Hauch von Leben, 4. Aufl. Lahr: Edition Kemper im Ernst Kaufmann Verlag; 1997

→ Nijs M. Trauern hat seine Zeit. Abschiedsrituale beim frühen Tod eines Kindes. Göttingen: Verlag für angewandte Psychologie; 2003
→ Pfleiderer A, Martius G, Breckwoldt M. Lehrbuch der Gynäkologie und Geburtshilfe, 3. Aufl. Stuttgart: Thieme; 1999
→ Skibbe X, Löseke A. Gynäkologie und Geburtshilfe für Pflegeberufe. 2. Aufl. Stuttgart: Thieme; 2007
→ Tucker S. Pflegestandards in der Gynäkologie und Geburtshilfe. Bern: Hans Huber; 2000
→ Tanzberger R, Orthofer-Tihanyi A. Wochenbett- und Rückbildungsgymnastik. Faltblätter 2002

Weiterführende Literatur

→ De Jong Th, Kemmler G. Kaiserschnitt – Narben an Seele und Bauch. Frankfurt: Fischer Taschenbuch; 1996
→ Grützner C. Fehl- und Totgeburt. Hagen: Brigitte Kunz; 1994
→ Lothrop H. Gute Hoffnung – jähes Ende, 7. Aufl. München: Kösel; 1998

→ Moore K. Grundlagen der Medizinischen Embryologie. 2. Aufl. Stuttgart: Enke; 1996
→ Mühlratzer E, Harkel W. Kaiserschnitt. München: Kösel; 1990

Kontakt- und Internetadressen

→ Beratungsstelle für Natürliche Geburt und Eltern-Sein e. V., Häberlstr. 17, D-80 337 München, Tel.: 089/ 532 076
→ Mütterzentrum Bundesverband e. V., Müggenkampstr. 30a, D-20 257 Hamburg, Tel.: 0 40/40 1706 06
→ SMV/ASISP – Schweizerischer Verein der Mütterberatungsschwestern, Postfach 173, Seehofstr. 15, CH-8024 Zürich
→ http://www.profa.de
→ http://www.schwanger.telebus.de
→ http://www.bfr.bund.de/cms/media. php/113/checkliste_fuer_die_stillen-de_woechnerin.pdf
→ http://www.initiative-regenbogen.de
→ http://www.schwanger.org
→ http://www.kindergrab.de
→ http://www.gestose.de

36 Pflege von Frauen in der Gynäkologie

Angelika Cerkus-Roßmeißl

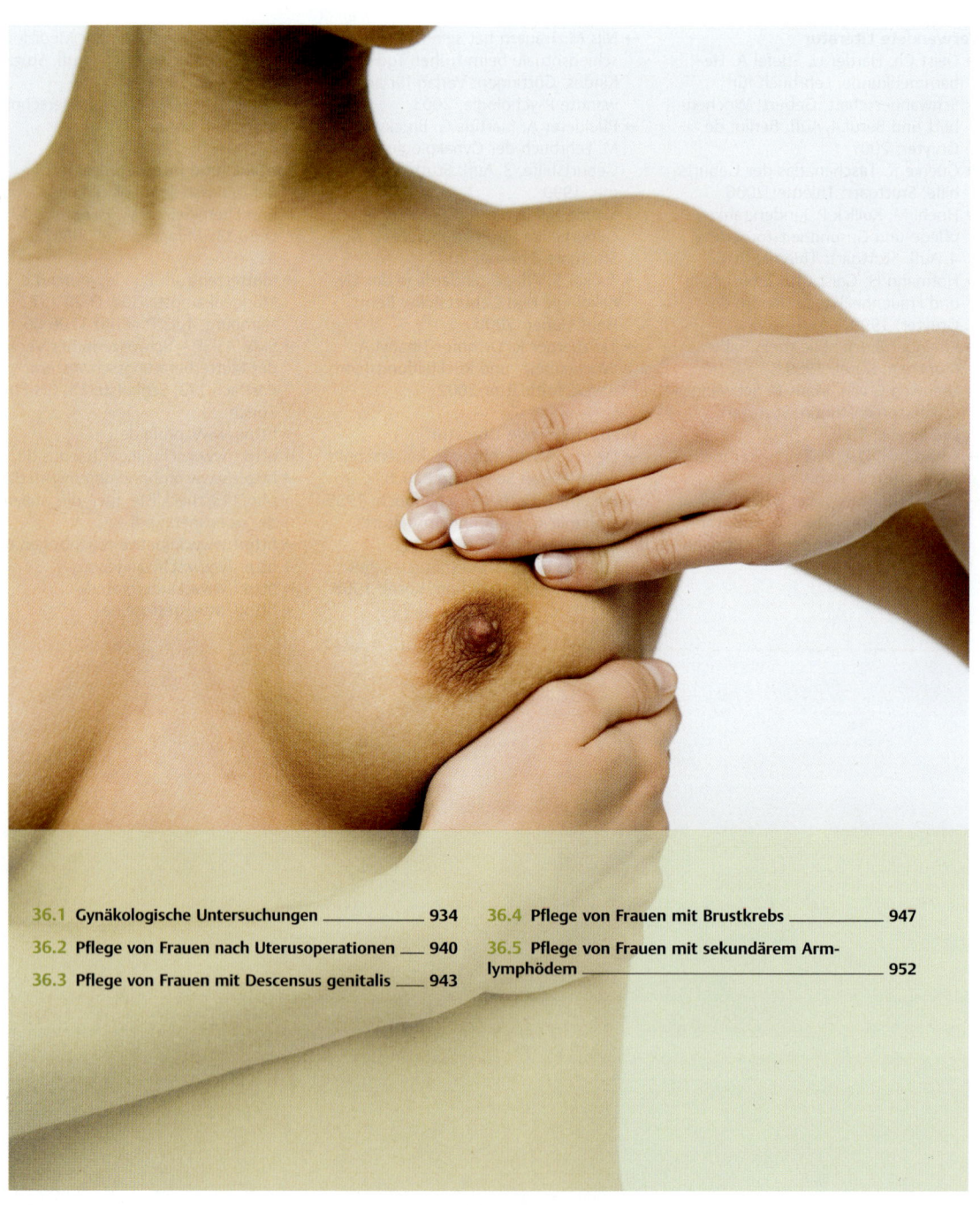

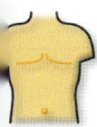
Anatomie und Physiologie im Fokus

Weibliche Geschlechtsorgane
(nach Schwegler 2011)

Das weibliche Genitale (**Abb. 36.1**) wird in äußere und innere Geschlechtsorgane unterteilt. Zu den äußeren Geschlechtsorganen, der Vulva, gehören:
- der Schamhügel (Mons pubis)
- die großen Schamlippen (Labia majora pudendi)
- die kleinen Schamlippen (Labia minora pudendi)
- die kleinen und großen Vorhofdrüsen (Bartholin-Drüsen)
- der Kitzler (Klitoris)
- der Scheidenvorhof (Vestibulum vaginae)
- der Damm (Perineum)

Zu den inneren weiblichen Geschlechtsorganen zählen:
- Scheide (Vagina)
- Gebärmutter (Uterus)
- Eileiter (Tuben, Salpinx)
- Eierstöcke (Ovarien)

Uterus
Die Gebärmutter liegt im kleinen Becken und ist an kräftigen Bändern aufgehängt (Ligamenta). Sie ist leicht nach vorne geneigt (Anteversion) und geknickt (Anteflexion) und liegt der Harnblase auf; dorsal grenzt sie an das Rektum. Der Uterus ist ein dickwandiges muskuläres Hohlorgan, etwa 7–9 cm lang, wiegt ca. 60–90 g und hat eine birnenähnliche Form.

Die Gebärmutter besteht aus zwei Abschnitten. Die oberen ⅔ bezeichnet man als Corpus uteri (Gebärmutterkörper), das untere schmale Drittel als Cervix uteri oder Zervix (Gebärmutterhals). Der Gebärmutterkörper ist über die Gebärmutterenge (Isthmus uteri) mit der Zervix verbunden. Der untere, in die Scheide hineinragende Teil der Zervix, wird als Portio vaginalis uteri (zur Scheide gehörender Uterusanteil) bezeichnet. In der Mitte der Portion verläuft der Zervixkanal, der die Scheide mit der Gebärmutterhöhle verbindet. Die Öffnung des Zervixkanals, der von der Scheide aus sichtbar ist, wird als äußerer Muttermund bezeichnet. Seitlich in den Uteruskörper münden die Tuben (Eileiter), die die Verbindung zu den Ovarien (Eierstöcken) herstellen.

Die Wand des Uterus besteht aus drei Schichten:
- Perimetrium = äußere Schicht (Peritonealüberzug des Uterus)
- Myometrium = mittlere Schicht aus glatter Muskulatur
- Endometrium, das aus zwei Schichten besteht: Die Basalis, die dem Myometrium direkt aufsitzt sowie der Funktionalis, der Gebärmutterschleimhaut, die den hormonellen Veränderungen unterworfen ist und während der Menstruationsblutung abblutet.

Brust
Die weibliche Brust gehört zu den sekundären Geschlechtsmerkmalen der Frau und bildet sich unter dem Einfluss der Geschlechtshormone während der Pubertät aus. Sie wird durch schräg nach oben verlaufende Aufhängebänder auf der Faszie des M. pectoralis major fixiert (**Abb. 36.3**). Form und Größe der Brust werden vom Anteil des Fett- und Bindegewebes und von genetischen Faktoren beeinflusst. Die Brustdrüse ist sämtlichen hormonellen Schwankungen während des Menstruationszyklus, in der Schwangerschaft und Stillzeit bis zur Menopause unterworfen.

Die Brust setzt sich aus Brustdrüsenkörper, der Brustwarze und dem Warzenvorhof zusammen. Der Drüsenkörper besteht aus 15–20 Einzeldrüsen, Binde- und Fettgewebe. Jede Einzeldrüse besteht aus mehreren Drüsenläppchen (Lobuli), die durch Bindegewebe voneinander abgegrenzt sind. Die Lobuli enthalten Milchbläschen, so genannte Alveolen, die während der Stillzeit die Milch produzieren. Jede Einzeldrüse besitzt einen eigenen Ausführungsgang (Ductus), der in die Brustwarze (Mamille) mündet. Die Brustwarze ist wie der Brustwarzenhof dunkler pigmentiert. Im Warzenhof befinden sich Talgdrüsen, so genannte Montgomery-Drüsen, die nach der Geburt ein Sekret absondern, wodurch u. a. die Haut beim Stillen geschützt wird.

Ovar
Tube
Lig. teres uteri
Uterus
Scheidengewölbe
Klitoris
Labium minus
Labium majus
Scheide
Douglas-Raum

Abb. 36.1 Querschnitt durch das weibliche Genitale in der schematischen Darstellung.

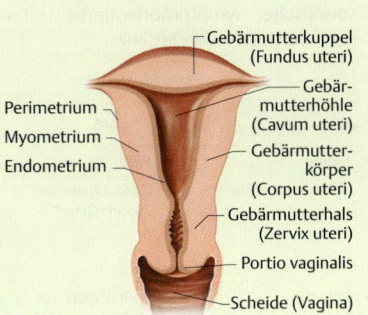

Gebärmutterkuppel (Fundus uteri)
Perimetrium
Myometrium
Endometrium
Gebärmutterhöhle (Cavum uteri)
Gebärmutterkörper (Corpus uteri)
Gebärmutterhals (Zervix uteri)
Portio vaginalis
Scheide (Vagina)

Abb. 36.2 Uterus.

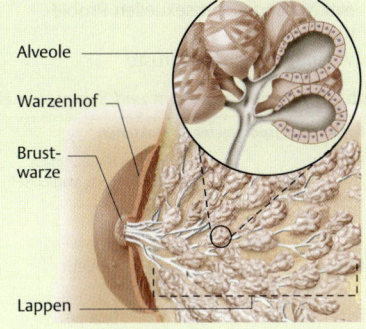

Alveole
Warzenhof
Brustwarze
Lappen

Abb. 36.3 Querschnitt durch die weibliche Brust in der schematischen Darstellung.

36.1 Gynäkologische Untersuchungen

36.1.1 Medizinischer Überblick

Definition

Eine gynäkologische Untersuchung ist eine medizinische Maßnahme, die Frauen je nach Lebensalter und Lebenssituation aus unterschiedlichen Gründen in Anspruch nehmen, z. B.:

- im Jugendalter und jungen Erwachsenenalter, nach Beginn der Menstruation zur Kontrolle des Urogenitalbereichs, zur Beratung über Verhütungsmethoden und Verschreibung von Verhütungsmitteln
- zur Diagnose einer Schwangerschaft und Begleitung des Schwangerschaftsverlaufs
- bei Beschwerden im Urogenitalbereich
- bei Problemen im sexuellen Erleben
- zur Abklärung eines unerfüllten Kinderwunsches
- zur Krebsvorsorge

Allgemeiner Ablauf

Der Untersuchungsgrund und die Gepflogenheiten des Gynäkologen bestimmen den Untersuchungsablauf. Begonnen wird mit einer Anamnese, im Anschluss daran erfolgt die körperliche Untersuchung. Bei der Anamnese werden Fragen gestellt zu:

- aktuellen Beschwerden
- Menstruation: Menarche oder Menopause, Zyklusablauf, Dauer und Stärke der Menstruation, Datum der letzten Periode, Schmerzen vor und nach der Periode
- Schwangerschaften, Geburten oder Fehlgeburten
- Verhütungsmethoden
- evtl. vorliegenden sexuellen Problemen
- Veränderungen der Brüste

Inspektion. Nach der Lagerung auf dem gynäkologischen Stuhl beurteilt der Gynäkologe das Abdomen und die Leisten, achtet auf Entzündungszeichen der Vulva (z. B. Rötungen, Ausfluss) und auf Hautveränderungen (z. B. Ausschlag, Kondylome = Feigwarzen).

Spekulumuntersuchung. Mittels Spekula (lat. spekulum = Spiegel) wird die Scheide entfaltet und die Inspektion der Portio (äußerer Muttermund) ermöglicht. Veränderungen an der Portiooberfläche, dem Scheidengewölbe und der Vaginalschleimhaut können diagnostiziert werden. Zur Beurteilung einer Lageveränderung der inneren Genitalorgane wird auf Vorwölbungen in den Scheidenwänden geachtet. Im Rahmen der Spekulumeinstellung erfolgt bei Bedarf ein Abstrich von der Portio, eine Kolposkopie oder eine Biopsie.

Bimanuelle Palpation. Durch Abtasten des Abdomens mit beiden Händen (bimanuell) können Uterusgröße, -form, -lage, -konsistenz und -mobilität, die Größe der Adnexe und deren Veränderungen bestimmt sowie Druckschmerzempfindlichkeiten erfasst werden.

Rektovaginale und rektale Untersuchung. Die rektovaginale und rektale Untersuchung dient der Beurteilung von Douglas-Raum, der seitlichen Aufhängung der Zervix im kleinen Becken und der Wand zwischen Vagina und Rektum.

36.1.2 Medizinischer Überblick symptomorientierte Untersuchungen

Je nach Beschwerden der Frau wird die gynäkologische Untersuchung durch spezifische, symptomorientierte Untersuchungsmethoden ergänzt.

Fluor genitalis

Definition

Physiologisch ist der Fluor genitalis ein unblutiger Ausfluss, der durch die Transsudation der Scheidenschleimhaut und durch Sekretion der Zervixdrüsen hervorgerufen wird. Der „normale Fluor" ist farblos-glasig bis weißlich, pastentig und geruchsneutral. Er verstärkt sich und wird dünnflüssiger zur Zyklusmitte, bei sexueller Erregung, bei psychischen Belastungen oder Stresssituationen und in der Schwangerschaft. Mit seinem pH-Wert von 4,0 – 4,5 erfüllt er eine hohe Schutzfunktion gegenüber eindringenden Erregern.

Symptome

Veränderungen des Fluors können ein Zeichen für Störungen und Symptome vieler Erkrankungen sein. Die Frauen beobachten

- verstärkte Sekretion,
- Veränderungen von Farbe, Konsistenz und Geruch des Sekrets,
- zunehmenden Juckreiz,
- Brennen in der Scheide und evtl.
- Schmerzen beim Geschlechtsverkehr.

Ursachen

Ein veränderter Fluor genitalis kann durch Bakterien, Viren, Pilze oder Parasiten hervorgerufen werden. Sehr häufig liegt eine **Kolpitis** vor (entzündlicher Prozess der Vagina, **Tab. 36.1**). Eher selten sind Erkrankungen der Tuben, des Uterus und der Zervix verantwortlich.

➤ **MERKE** Vaginalinfektionen bei Schwangeren können sich negativ auswirken und zu einem Abort, einer Frühgeburt oder einem vorzeitigen Blasensprung führen (S. 913). Sie können

Tab. 36.1 *Erregerspektrum und Symptome einer Kolpitis (nach Martius 1996).*

Beobachtungsparameter	Bakterien	Viren	Pilze	Parasiten	Mischinfektion
Art	Garderella vaginalis „bakterielle Vaginose"	Herpes simplex	Candida albicans „Soorkolpitis"	Trichomonas vaginalis „Trichomadenkolpitis"	Escherichia coli, Staphylokokken, Streptokokken, „unspezifische Kolpitis"
Menge	stark vermehrt	normal	normal oder vermehrt	vermehrt	vermehrt
Farbe	weißlich-grau	unauffällig	weiß-gelblich-rötlich	gelb-grünlich	gelb-rahmig/eitrig
Konsistenz	dünnflüssig, cremig, gelegentlich leicht schaumig	unauffällig	dick-pastös, krümelig, trocken	schaumig, dünnflüssig	eitrig-pastös
Geruch	fischartig	geruchlos	geruchlos	stark riechend	wenig-übelriechend
Symptome	Gefühl der Nässe im Vulvabereich	kleine Bläschen im äußeren Genitalbereich	hartnäckiger Juckreiz, brennende Schmerzen	Juckreiz, Wundsein, Brennen	Juckreiz, Wundsein, auch keine Beschwerden möglich

außerdem Ursache einer sekundären Sterilität sein. ⸻

Diagnostik

Um die Infektion zu diagnostizieren, werden verschiedene Untersuchungen durchgeführt.
Nativuntersuchung. Das am Spekulum anhaftende Sekret wird auf einen Objektträger gegeben und unter dem Mikroskop beurteilt. Art, Form und Größe der Zellen geben Hinweise auf die Hormonsituation. Ebenso können mit dieser Methode z. B. bakterielle entzündliche Veränderungen (vermehrter Nachweis von Leukozyten) oder Pilzinfektionen (Sporennachweis) identifiziert und diagnostiziert werden.
Abstriche. Zur differenzierten Erregerbestimmung wird mit einem sterilen Watteträger Vaginal-, Zervikal- oder Urethralsekret entnommen und im Labor bakteriologisch bzw. mikrobiologisch bestimmt. Bei einigen sexuell übertragbaren Erkrankungen (z. B. Chlamydien, Gonokokken) muss der Abstrich zusätzlich in eine Spezialnährlösung gegeben werden.

Therapie

Wird ein Erregerbefall festgestellt, erfolgt die Behandlung mit auf den Erreger abgestimmten Cremes, Vaginalsuppositorien oder oraler Medikation. Wenn es sich um eine sexuell übertragbare Erkrankung handelt, wird der Partner mittherapiert. Wird eine meldepflichtige Geschlechtskrankheit (z. B. Gonorrhoe) diagnostiziert, erfolgt eine Meldung an das Gesundheitsamt.

Menstruationsstörungen

Mit Menstruationsstörungen werden Abweichungen von dem als Eumenorrhöe bezeichneten normalen Zyklus bezeichnet. Bei einer geschlechtsreifen Frau dauert der normale Zyklus 25 – 31 Tage. Die Blutungsdauer beträgt 3 – 6 Tage, der Blutverlust 50 – 100 ml.

Ursachen

Menstruationsstörungen können durch organische, aber auch durch psychische Ursachen (z. B. belastende persönliche Situationen) ausgelöst werden. Die verschiedenen Formen werden in *Tab. 36.2* dargestellt.

Diagnostik und Therapie

Die Veränderungen werden unter hormonellen, organischen und psychischen Aspekten abgeklärt und therapiert.

Unterbauchschmerzen

Typische Schmerzsituationen in der Gynäkologie sind Unterbauchschmerzen. Es

Tab. 36.2 *Zyklusabweichungen (nach Baltzer 1994).*

Typus	Blutungsverlauf
Rhythmus-/Tempostörungen (Häufigkeit)	
Polymenorrhöe (verkürzte Zyklen, < 25 Tage)	zu häufig auftretende Menstruationsblutung
Oligomenorrhöe (verlängerte Zyklen, > 35 Tage)	selten auftretende Menstruationsblutungen in 6 – 12-wöchigem Abstand
Amenorrhöe	Ausbleiben der Blutung über 3 Monate
Typusstörungen (Stärke und Dauer)	
Hypermenorrhöe (25 – 31 Tage)	verstärkte verlängerte Menstruationsblutung (> 100 ml) bei erhaltenem Zyklus und Blutungsdauer, evtl. Abgang von Koageln
Hypomenorrhöe (25 – 31 Tage)	schwache, aber regelmäßige Menstruationsblutung (< 30 ml)
Menorrhagie (25 – 31 Tage)	häufig verstärkte und verlängerte Menstruationsblutung bei erhaltenem Zyklus
Metrorrhagie	azyklische, verstärkte und verlängerte Menstruationsblutung, bei der kein Zyklus mehr erkennbar ist
Zusatzblutungen	
Spotting	Zusatz- oder Schmierblutung während des Zyklusverlaufes von unterschiedlicher Blutungsstärke

wird unterschieden zwischen *akuten*, *chronischen* und *zyklusabhängigen* Schmerzen (Dysmenorrhoe).

Ursachen und Symptome

Akute Unterbauchschmerzen. Diese können bei vielen gynäkologischen Erkrankungen auftreten. Zu den häufigsten Ursachen gehören z. B.:
- akute Adnexitis
- extrauterine Schwangerschaften
- Stieldrehung einer Ovarialzyste

Chronische Unterbauchschmerzen. Die Schmerzsymptomatik kann sich hierbei oft sehr unspezifisch darstellen. Daher ist eine ausführliche Befragung der betroffenen Frau notwendig. Wichtige Hinweise geben:
- die Schmerzlokalisation
- der Schmerzzeitpunkt und -charakter
- die Situationsabhängigkeiten
- die Begleitsymptome

Wird für die Schmerzen keine gynäkologische Ursache gefunden, muss eine weitere Abklärung erfolgen. Akute und chronische Schmerzen im Unterleib können auch durch Erkrankungen benachbarter Organe hervorgerufen werden. Häufige Ursachen sind z. B.:
- Zystitis (S. 845)
- Divertikulitis (S. 881)
- Appendizitis (S. 876)
- Harnsteine (S. 842)
- degenerative Wirbelsäulenveränderungen (S. 993)
- Tumorerkrankungen der inneren und äußeren Geschlechtsorgane sowie der benachbarten Organe

Zyklusabhängige Schmerzen. Die Frauen klagen über sehr schmerzhafte und

krampfartige Menstruationsblutungen. Kopfschmerzen, Obstipations- und Meteorismusneigung sowie Unwohlsein können auch schon vor Beginn der Menstruation als Begleitsymptome auftreten (PMS = Prämenstruelles Syndrom).

Probleme im sexuellen Erleben

Störungen oder Erkrankungen, die die Sexualität bzw. die sexuelle Erlebnisfähigkeit der Frau beeinträchtigen, können weitere wichtige Gesprächsinhalte in der gynäkologischen Sprechstunde sein. Angesprochen werden Themen, wie
- Schmerzen beim Geschlechtsverkehr,
- Sexualstörungen nach gynäkologischen Operationen,
- klimakterische Beschwerden,
- nachlassendes bzw. unerfülltes (fehlende Orgasmusfähigkeit) sexuelles Verlangen sowie
- unerfüllter Kinderwunsch u. a.

Unter hormonellen, organischen und psychischen Aspekten wird versucht, die entsprechenden Ursachen abzuklären und zu therapieren.

36.1.3 Medizinischer Überblick Vorsorgeuntersuchungen

Seit Anfang der 70er Jahre werden in Deutschland spezielle Krebsfrüherkennungsprogramme durchgeführt (*Tab. 36.3*). Jede Frau hat jährlich Anspruch auf eine Vorsorgeuntersuchung. Die Kosten übernimmt die Krankenkasse. Ziel der Vorsorge ist die frühzeitige Erkennung von
- gutartigen Tumoren, die evtl. ein erhöhtes Entartungsrisiko bergen,

Tab. 36.3 *Gynäkologische Vorsorgeuntersuchungen nach Lebensalter.*

Lebensalter	Untersuchungsspektrum
Ab dem 20. Lebensjahr	→ gezielte Anamnese → Untersuchungen des äußeren und inneren Genitals → zytologischer Abstrich der Zervix
Ab dem 30. Lebensjahr	Zusätzlich zu den oben genannten Untersuchungen: → Inspektion und Palpation der Brust → Anamnese zu Hautveränderungen
Ab dem 45. Lebensjahr	Zusätzlich zu den oben genannten Untersuchungen: → Austasten des Rektums → Test auf okkultes (verborgenes) Blut im Stuhl
Zwischen dem 50. bis 69. Lebensjahr	Zusätzlich zu den oben genannten Untersuchungen: → Einladung zu einer kostenfreien Mammografie, Röntgenreihenuntersuchung zur Früherkennung von Brustkrebs alle 2 Jahre

Tab. 36.4 *Einteilung der zytologischen Befunde nach Abstrichentnahme (nach Strauss 1991).*

Kategorie	Befund
PAP I	regelrechtes Zellbild
PAP II	leichte, gutartige Zellveränderung, z. B. Entzündungszeichen oder altersbedingte Rückbildung, Zellüberlagerungen
PAP III	suspekter Abstrich durch schwere entzündliche oder degenerative Zellveränderungen, suspekte Drüsen und/oder Plattenepithelien
PAP III D	leichte bis mäßige Zelldysplasie des Plattenepithels mit/ohne HPV-Zeichen (humanes Papillomavirus)
PAP IV	schwere Zelldysplasie (IV A), Carcinoma in situ bzw. Invasion nicht auszuschließen (IV B)
PAP V	invasives Karzinom
PAP 0	Abstrich nicht verwendbar, nicht beurteilbar

- Karzinom-Vorstufen (z. B. Carcinoma-in-situ) und
- bösartigen Tumoren (z. B. Zervixkarzinom).

Dabei werden die Frauen über mögliche Frühsymptome aufgeklärt, auf Risikofaktoren (z. B. mögliche Folgen von Nikotinkonsum, Überernährung) hingewiesen und zur Selbstuntersuchung der Brust angeleitet. Bei der gynäkologischen Krebsvorsorge werden die Organe untersucht, die am häufigsten von einer malignen Erkrankung betroffen sind, nämlich Vulva, Uterus, Zervix, Ovarien und Mammae. Ergänzend werden hierbei spezielle Untersuchungen durchgeführt, bei denen Krebszellen bzw. deren Vorstufen erfasst werden können.

MERKE Circa 40 % der Frauen nehmen die ärztlichen Vorsorgeuntersuchungen regelmäßig wahr. Die Teilnahme lässt mit zunehmendem Alter nach.

Zytologischer Abstrich

Zur Früherkennung des Zervixkarzinoms bzw. seiner Vorstufen werden mit einem Watteträger oder einem Bürstchen Zellen aus dem Zervikalkanal und von der Portiooberfläche entnommen und mikroskopisch beurteilt. Die Ergebnisse des Zellabstrichs werden in Gruppen von PAP I bis PAP V eingeteilt (**Tab. 36.4**). Weicht der Untersuchungsbefund von PAP I ab, werden z. B. eine Wiedervorstellung zur Kontrolluntersuchung, eine Konisation (S. 940) u. a. empfohlen.

Kolposkopie

Einfache Kolposkopie. Zur Ergänzung eines zytologischen Abstrichs kann die Portiooberfläche mit einem speziellen Mikroskop (Kolposkop) betrachtet werden. Das Kolposkop ermöglicht eine 10- bis 40fache Lupenvergrößerung. Dadurch wird es möglich, auch kleinste Veränderungen des Oberflächenepithels zu erkennen und gezielt Proben zu entnehmen.

Erweiterte Kolposkopie. Hier wird die Portio mit 3 %iger Essigsäure betupft, die eine Eiweißausfällung des Schleims auf der Portiooberfläche bewirkt. Durch die Verbesserung des Oberflächenreliefs erscheint die Portio plastischer und ermöglicht eine exaktere Beurteilung. Atypisches Epithel verfärbt sich weiß. Die Kolposkopie schließt mit der *Schiller-Jodprobe* ab. Ziel dieses Färbeverfahrens ist die Suche nach karzinomverdächtigen Zellstrukturen auf der Portio.

Bildgebende Verfahren

Transvaginale Sonografie. Das Ziel der transvaginalen Sonografie ist eine vertiefende Beurteilung des kleinen Beckens und dessen Strukturen (Uterus, Adnexen, Douglas-Raum und Vagina). Dazu wird ein spezieller stabförmiger Ultraschallkopf mit Gel gleitfähig gemacht und in die Vagina eingeführt.

(Trans-)abdominale Sonografie. Diese Ultraschalluntersuchung über die Bauchdecke dient der Beurteilung der Bauch- und Beckenorgane außerhalb des kleinen Beckens. Sie kann zur Lage des Uterus sowie z. B. zur Ausdehnung großer Adnextumore Auskunft geben. Konventionelle Röntgenuntersuchungen, Röntgenverfahren mit Kontrastmittel, Computertomografie (CT), Kernspintomografie (Magnetresonanztomografie = MRT) bleiben speziellen Fragestellungen bei der Beurteilung einer Krankheitsausdehnung vorbehalten.

Mammografie. Sie wird auf S. 947 beschrieben.

Biopsie

An veränderten Bezirken der Vulva, Vagina und Portio kann eine Knips- oder Stanzbiopsie oder eine Probeexzision vorgenommen werden. Von auffälligen Arealen der Brust wird eine Stanzbiopsie bzw. Vakuumbiopsie durchgeführt (S. 948).

Untersuchung der weiblichen Brüste

Zweck der ärztlichen Tastuntersuchung sowie der Selbstuntersuchung der Frau ist das gezielte Aufspüren von Brustveränderungen.

Tastuntersuchung der Brüste durch den Gynäkologen

Das Abtasten kann zu Beginn oder am Ende der gynäkologischen Untersuchung durchgeführt werden und erfolgt im Stehen, Sitzen und/oder Liegen bei gesenkten und erhobenen Armen. Inspiziert werden die Brüste mit Mamille und Warzenhof auf Seitendifferenz, Größen-, Form- und Hautveränderungen. Es wird auf Absonderungen aus der Mamille geachtet. Nach der Inspektion werden die Brüste auf Knoten und Schmerzen abgetastet. Im Anschluss werden die Achselhöhlen, das Lymphabflussgebiet ober- und unterhalb der Schlüsselbeine und am Hals auf vergrößerte Lymphknoten untersucht.

Selbstuntersuchung der Brüste durch die Frau

Die Selbstuntersuchung sollte einmal im Monat, unmittelbar nach der Menstruation, vorgenommen werden. Die Brüste sind dann nicht mehr gespannt und schmerzhaft, und das Drüsengewebe ist weniger dicht. Wird die Menstruation mit zunehmendem Alter unregelmäßig, bzw. erfolgen keine Monatsblutungen mehr, sollte ein bestimmter Zeitpunkt festgelegt werden (z. B. jeden 1. Samstag im Monat). Einen beispielhaften Untersuchungsablauf und weitere Beach-

tungsschwerpunkte enthält (**Abb. 36.4**). Folgendes ist zu beachten:

1. Die Inspektion sollte vor dem Spiegel bei guter Beleuchtung, mit hängenden und über dem Kopf erhobenen Armen stattfinden.
2. Das Abtasten der Brüste kann alternativ auch unter der Dusche oder beim Eincremen erfolgen.

3. Es sollte immer in der gleichen Reihenfolge vorgegangen werden.
4. Neu aufgetretene Veränderungen, die nicht mehr abklingen, sollten dem Gynäkologen mitgeteilt werden (z. B. ungleiche Seitenbefunde, Knoten, nicht verschiebbare Hautbereiche).

Untersuchungsablauf		Beobachtungsschwerpunkte
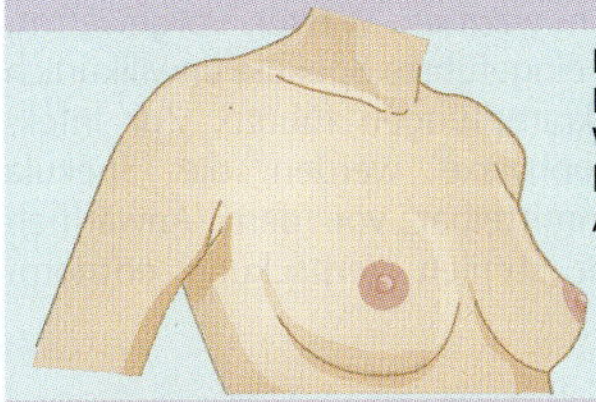	Inspektion der Brüste, Mamillen und des Warzenvorhofes bei locker herabhängenden Armen	• Haben sich Brustgröße und Form der Brüste im Vergleich zur letzten Inspektion verändert? • Besteht eine auffällige Seitendifferenz? • Hat die Brusthaut sich verändert? • Sind z. B. Einziehungen der Haut, Vorwölbungen, Rötungen, Schuppungen oder Hautveränderungen sichtbar? • Haben sich Brustwarzen oder Warzenvorhof verändert?
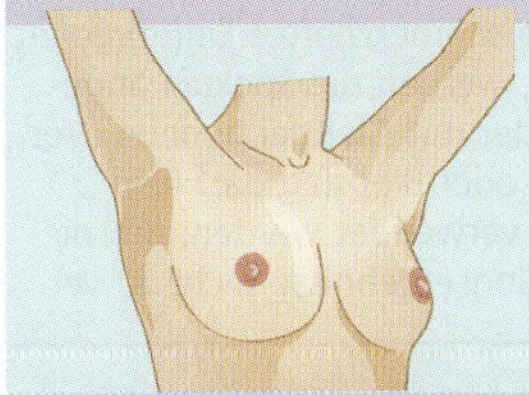	Inspektion der Brüste, Mamillen und des Warzenvorhofes mit erhobenen Armen bzw. beim mehrmaligen langsamen Anheben	• Sind bei gehobenen Armen bzw. beim Bewegen Hauteinziehungen sichtbar? • Sind Veränderungen am Unterrand der Brust (Umschlagfalte) sichtbar? • Verhalten sich die Mamillen gleichseitig? • Zieht die Brustwarze die Brust in eine bestimmte Richtung?
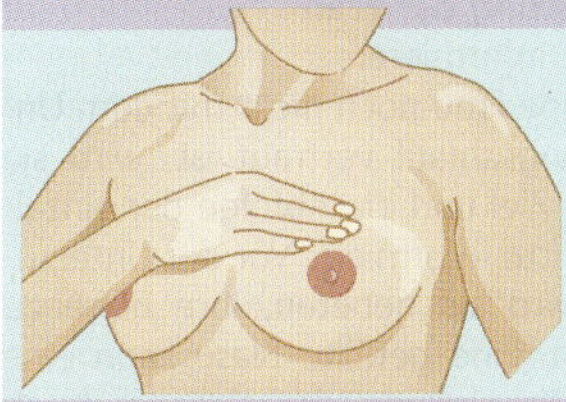	Abtasten der Brüste und der Achselhöhlen im Stehen • Beim Abtasten wird oben außen begonnen und nach und nach jeder Quadrant untersucht	• Gedanklich sollte die Brust durch senkrechte und waagerechte Linien in Segmente (Quadranten) eingeteilt werden. Untersucht wird jeweils mit der gegenüberliegenden Hand. • Sind Knoten fühlbar? • Schmerzt irgendeine Stelle besonders?
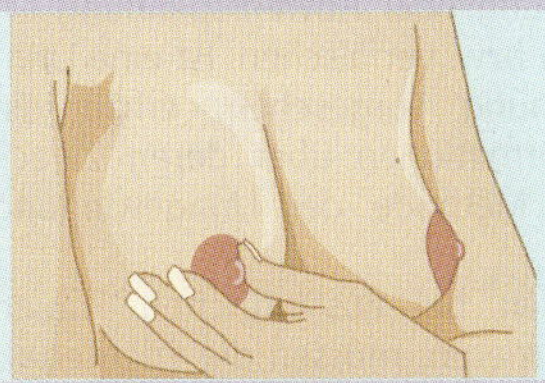	Abtasten der Mamille und des Warzenvorhofs	• Tritt Sekret aus der Mamille beim Zusammendrücken des Brustwarzenvorhofs? • Welche Farbe hat das Sekret?
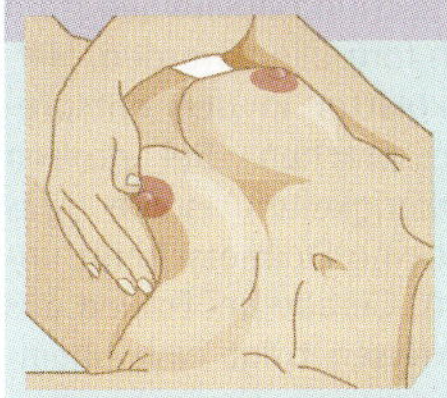	Abtasten der Brüste im Liegen	Besonders die unteren Partien der Brust sind im Liegen besser zugänglich. Das Abtasten erfolgt wieder kreisförmig, ausgehend vom oberen äußeren Quadranten.
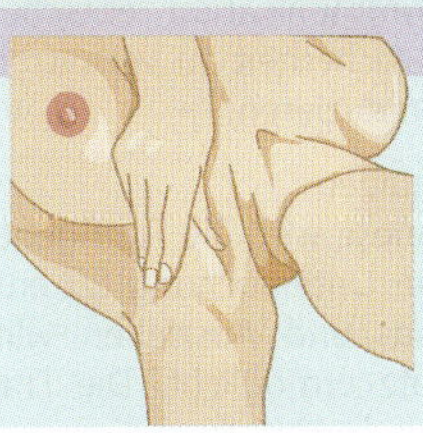	Abtasten der Achselhöhlen im Liegen	Der Arm wird abgespreizt, die Finger in die Achselhöhle gelegt, der Arm am Körper angelegt. Nun wird mit leichtem Druck gegen den Brustkorb ausgetastet.

Abb. 36.4 Informationsblatt zur Selbstuntersuchung der weiblichen Brust auf Veränderungen und Knotenbildung.

Gutartige Brustveränderungen

Viele getastete Knoten oder Veränderungen der Brust sind gutartig, z. B. Fibroadenome, Mastopathien, Zysten und Milchgangspapillome.

Fibroadenome. Sie bestehen aus Drüsen- und Bindegewebe. Häufig sind Frauen zwischen 20 – 40 Jahren betroffen. Beim Abtasten ist ein relativ scharf begrenzter Knoten von derb-elastischer Konsistenz fühlbar.

Mastopathie. Hierbei erfährt das Brustdrüsenparenchym unter hormonellem Einfluss ein vermehrtes Wachstum bzw. einen Umbauprozess des Drüsengewebes. Zu spüren sind knotige Veränderungen, Spannung bzw. Schmerzen der Brüste. Die Brüste fühlen sich höckerig an, die Verhärtungen sind kirschkern- bis haselnussgroß. Charakteristisch ist eine prämenstruelle Verstärkung der Symptome. Manchmal wird spontan Sekret über die Mamille abgesondert. Betroffen sind fast 50 % aller Frauen im Alter von 35 – 50 Jahren.

Zysten. Sie entwickeln sich vermehrt nach dem 35. Lebensjahr und entstehen plötzlich „über Nacht". Die Betroffene fühlt einen prall gefüllten und manchmal schmerzhaften Knoten in der Brust.

Milchgangspapillome. Damit wird ein gutartiges überschießendes Wachstum der Milchgangsepithelien bezeichnet. Milchgangspapillome sind zu 60 – 80 % die Ursache für eine blutig-seröse Sekretion aus der Mamille.

36.1.4 Pflege- und Behandlungsplan

Für viele Frauen ist eine gynäkologische Untersuchung mit Unbehagen und Scham verbunden. Das Inspizieren und Abtasten intimster Körperbereiche empfinden viele Frauen als unangenehm. Die Untersuchungssituation und die einzunehmende Steinschnittlage können ein Gefühl des „Ausgeliefertseins" verursachen. Die professionelle Grenzüberschreitung der Intimsphäre erfordert ein Einfühlen in die Empfindungen der Frau und ein sensibles Vorgehen bei der Untersuchung. Durch freundliche Zugewandtheit, sicheres Auftreten, verständliche Informationen und respektvollen Umgang kann eine entspannte Atmosphäre geschaffen werden.

Pflegende begleiten Frauen in Ambulanzen oder während des stationären Aufenthalts und unterstützen den Arzt bei den Untersuchungen.

Vorbereitung des Materials

Die Pflegeperson bereitet alle Materialien für die geplante Untersuchung vor. Dazu gehören:

- Spekula
- Kornzange mit Kugeltupfern zur Entfernung von Schleim, Blut oder Sekret
- Objektträger und Deckgläschen für die mikroskopische Untersuchung
- Watteträger für Abstriche und entsprechende Transportröhrchen mit Nährlösungen
- Untersuchungslösungen (Essigsäure 3 %, Jod-Kali-Lösung 1 %)
- Biopsietöpfchen mit Konservierungslösung für entnommene Biopsien
- steril verpackte Biopsiezange bzw. Hohlnadelstanze
- Händedesinfektionslösung
- Instrumentenablagebox
- Einmalhandschuhe, Fingerlinge, Vaseline
- Schutzüberzug für den Ultraschallkopf und Gleitgel

Spekula

Welche Spekula für die Untersuchung benötigt werden, hängt von der anatomischen Situation und dem geplanten Untersuchungsverlauf ab. Es werden zwei Spekulaarten unterschieden (**Abb. 36.5**).

Selbsthalte-Spekulum. Es wird auch als *Entenschnabelspekulum* bezeichnet. Das Selbsthalte-Spekulum wird verwendet, wenn der Untersuchende allein ist und die Hände frei haben muss, um z. B. eine Kolposkopie oder Biopsie durchzuführen.

Zweiblättriges Spekulum. Es wird verwendet, wenn die Scheide bei anatomischen Besonderheiten, zur genaueren Inspektion und Abstrichentnahme weiter geöffnet werden soll. Bei der Abstrich-

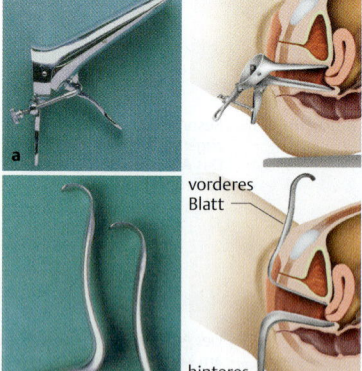

Abb. 36.5 Spekula zur gynäkologischen Untersuchung. a Entenschnabelspekulum in der Anwendung, **b** zweiblättriges Spekulum in der Anwendung.

vorderes Blatt

hinteres Blatt

entnahme hält die Pflegende oder die Patientin selbst das vordere Blatt. Das zweiblättrige Spekulum gibt es in verschiedenen Größen und Längen:

- schmale und kurze für junge Mädchen
- mittlere Breite und Länge für Frauen, die noch nicht entbunden haben
- breite und längere für Frauen nach Geburten

Spekula vorbereiten

Die Spekula werden im Wärmeschrank oder im warmen Wasser vorgewärmt, da kalt eingeführte Spekula unwillkürlich zu Verkrampfungen führen. Zur Infektionsprophylaxe werden die Spekula erst unmittelbar vor dem Anwärmen aus der sterilen Verpackung entnommen.

➤ **MERKE** Um bei trockener Scheide ein schmerzhaftes Einführen zu verhindern, werden die Spekula angefeuchtet oder mit Gleitgel benetzt. Vor Abstrichen oder Biopsien darf kein Gleitmittel verwendet werden, um die Untersuchungsergebnisse nicht zu verfälschen.

Vorbereitung der Frau
Patientin informieren

Sofern eine Frau noch nicht mit dem Untersuchungsablauf vertraut ist, wird sie über das Ziel und die Abfolge der einzelnen Schritte informiert. Vor der Untersuchung wird sie gebeten, ihre Blase zu entleeren. Eine gefüllte Blase kann eine genaue Beurteilung der Organe durch Verdrängung oder Abwehrspannung erschweren bzw. verfälschen. Ist eine Urinuntersuchung vorgesehen, erhält die Frau Informationen über deren Zweck und die Methode der Uringewinnung (S. 349).

Bestehen bei ausländischen Frauen Sprachbarrieren, müssen die Erläuterungen zum Untersuchungsablauf langsam und verständlich formuliert werden. Hilfreich sind Merkblätter in den entsprechenden Landessprachen. Bei großen Verständnisschwierigkeiten sollte das Gespräch durch eine Dolmetscherin unterstützt werden. Gerade bei Frauen aus anderen Kulturkreisen trägt eine uneingeschränkte Kommunikation entscheidend dazu bei, Sicherheit zu vermitteln und Ängste zu reduzieren.

Intimsphäre schützen

Nach der Anamnese wird die Frau gebeten, sich für die Untersuchung zu entkleiden. Das An- und Ausziehen wird unter Sichtschutz ermöglicht. Die Frau braucht sich nur soweit ausziehen, wie es für die direkte Untersuchung notwendig ist, z. B. nur den Oberkörper zur Brustuntersuchung oder nur den Genitalbereich für die vaginale Untersuchung. Der Untersuchungsstuhl sollte immer so stehen, dass er beim Betreten des Zimmers nicht direkt einsehbar ist (**Abb. 36.6**).

Steinschnittlage. Die Steinschnittlage ist eine medizinische Lagerungsposition, die die Betrachtung und Untersuchung der weiblichen Geschlechtsorgane erleichtert. Die Frau liegt dabei auf dem Rücken, die Beine sind im Hüftgelenk um ca. 90° gebeugt, die Knie sind ebenfalls angewinkelt. Die Unterschenkel werden so auf Stützen gelagert, dass die Beine ca. 60° voneinander abgespreizt sind. Das Gesäß schließt mit der Kante des Untersuchungsstuhles ab. Zur Unterstützung einer entspannten Lage sollte der Oberkörper leicht erhöht liegen, das Kreuzbein locker auf der Liegefläche abgelegt und der Beckenboden entspannt sein (**Abb. 36.7**).

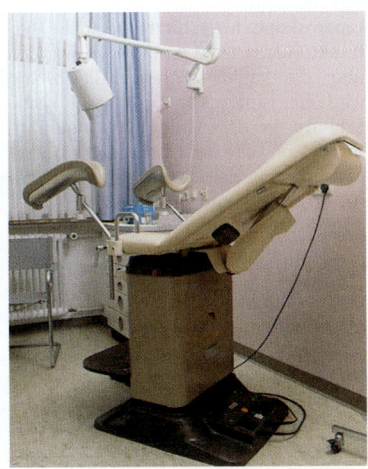

Abb. 36.6 Der Untersuchungsstuhl sollte im Untersuchungszimmer so abgeschirmt stehen, dass die Intimsphäre der Frau jederzeit gewahrt bleibt.

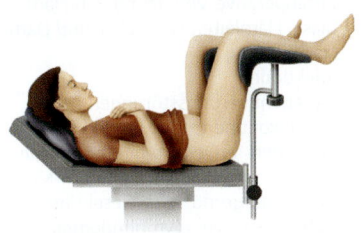

Abb. 36.7 Bei der Lagerung in Steinschnittlage sollte der Kopf der Patientin immer leicht erhöht liegen, damit sie sich orientieren kann. Gleichzeitig wird dabei die Bauchdeckenspannung reduziert.

Patientin während der Untersuchung begleiten

Um jederzeit Blickkontakt zur Frau zu haben, stellt die Pflegende sich so neben den Untersuchungsstuhl, dass sie auf die Frau achten und ggf. gleichzeitig assistieren kann (**Abb. 36.8**). Ist die Untersuchung beendet, benötigt die Frau evtl. Hilfe beim Hinabsteigen vom Untersuchungsstuhl. Bei Bedarf erhält sie Reinigungstücher (zur Entfernung des Ultraschallgels) oder Vorlagen (z. B. nach einer Biopsie).

Werden Vaginaltherapeutika verordnet, sollte die Patientin gefragt werden, ob sie mit der Wirkungsweise des Medikaments und der Applikationsart vertraut ist. Sollte dies nicht der Fall sein, werden ihr die Handhabung der vaginal zu verabreichenden Medikamente und die Verhaltensmaßnahmen nach dem Einführen erklärt.

Nachbereitung des Materials

Das entnommene Untersuchungsmaterial (Abstriche, Biopsien) wird mit den Laborscheinen in entsprechenden Transportbehältern an ein Labor weitergeleitet. Untersuchungsstuhl und -raum werden für die nächste Patientin vorbereitet. Dazu gehören das Austauschen des Einmalpapiers auf dem Untersuchungsstuhl, die Desinfektion der Auflageflächen und die Entsorgung von Einmalmaterial. Das benutzte Instrumentarium wird gereinigt, desinfiziert und für die Sterilisation vorbereitet.

36.1.5 Besondere gynäkologische Untersuchungssituationen

Ein besondere Herausforderung für das therapeutische Team können Untersuchungen von Frauen mit demenziellen Erkrankungen und von Frauen nach einer Vergewaltigung sein.

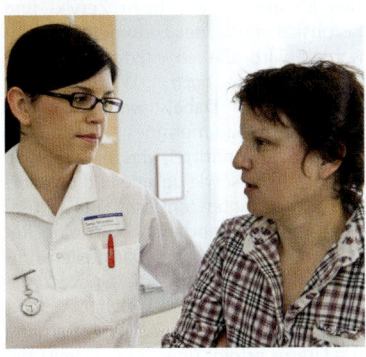

Abb. 36.8 Die einfühlsame Begleitung durch eine Pflegeperson kann unangenehme oder schmerzhafte Untersuchungen erleichtern.

Untersuchung von Frauen mit demenziellen Erkrankungen

Aufgrund von Orientierungseinschränkungen können die fremde Umgebung und die Untersuchungssituation große Ängste und Bedrohungsgefühle auslösen. Eine mögliche Reaktion kann der instinktive Schutz durch Abwehrmechanismen sein. Um einen ruhigen und entspannten Untersuchungsverlauf zu ermöglichen, sollte ein Termin außerhalb der üblichen Sprechstunde vereinbart werden.

Die Begleitung durch eine Bezugsperson kann Ängste reduzieren und die Kommunikation unterstützen. Die Pflegeperson nimmt Blickkontakt auf und erklärt langsam, kurz und prägnant den Untersuchungsverlauf bzw. den geplanten Eingriff. Um der Frau die unangenehme Liegeposition auf dem Untersuchungsstuhl zu ersparen, kann die Untersuchung evtl. auf einer Liege vorgenommen werden.

> **MERKE** Sprechen Sie ruhig und langsam mit der Patientin. Nehmen Sie behutsam Körperkontakt über die Hände auf. Halten Sie die Frau auf keinen Fall mit Gewalt fest, Angst und Abwehr könnten sich verstärken!

Untersuchung von Frauen nach einer Vergewaltigung

Mädchen und Frauen, die nach einer Vergewaltigung die gynäkologische Sprechstunde oder Klinikambulanz zur Untersuchung aufsuchen, stehen unter einer starken psychischen Anspannung. Die Betroffenen kommen in Begleitung von Freundinnen, Familienangehörigen, Begleiterinnen eines Frauenzentrums, mit einer Polizistin oder allein. Die Pflegende achtet auf eine einfühlsame Interaktion, ist aufmerksam bezüglich der subjektiven Befindlichkeit der Patientin und geht auf deren Wünsche ein. Besonders wichtig ist, dass auch eine ablehnende oder zurückgezogene Haltung von Seiten der betroffenen Frau respektiert wird. Im Vordergrund stehen:

- die Feststellung und Behandlung möglicher Verletzungen
- die Sicherung von Spuren
- der Schutz des Opfers vor Folgeerkrankungen und ungewollter Schwangerschaft

> **MERKE** Machen Sie die Frau darauf aufmerksam, dass manche Verletzungen wie Blutergüsse erst zu einem späteren Zeitpunkt sichtbar werden, die dann erneut attestiert werden müssen.

Die Untersuchung sollte, wenn **möglich,** von einer Ärztin erfolgen. Es besteht auch die Möglichkeit, diese von dem/der eigenen Gynäkologen/in durchführen zu lassen. Die einzelnen Untersuchungsschritte sollten erklärt und bei der Anamneseerhebung sollte darauf geachtet werden, dass sich Fragen zum Tatverlauf auf die für die Anamnese notwendigen Punkte beschränken. Die Frau darf weder in ihrer Glaubwürdigkeit herabgesetzt werden noch Schuldgefühle vermittelt bekommen.

Zur Verarbeitung dieser sehr schwerwiegenden Traumatisierung ist das Angebot über eine professionelle Beratung und Begleitung bedeutend. In jeder gynäkologischen Abteilung sollten Informationsbroschüren mit regionalen Notrufnummern und Adressen für Vergewaltigungsopfer von Frauenberatungszentren bereitliegen, die der Frau ausgehändigt werden.

36.2 Pflege von Frauen nach Uterusoperationen

36.2.1 Medizinischer Überblick

Es gibt unterschiedliche Gründe, weshalb ein operativer Eingriff am Uterus durchgeführt wird. Die häufigsten Operationen – im Weiteren werden exemplarisch Abrasio uteri, Konisation sowie Hysterektomie vorgestellt – beziehen sich auf folgende OP-Indikationen:

- Abklärung und Therapie von Blutungsstörungen
- Ausschluss maligner Erkrankungen
- Uterusprolaps oder Gebärmuttersenkung (Descensus uteri)
- gutartige Tumore, z. B. Polypen und Uterusmyome
- maligne Tumore, z. B. Zervixkarzinom, Korpuskarzinom und Ovarialkarzinom

Abrasio uteri

Bei einer Abrasio uteri wird die Gebärmutter mit einer Curette ausgeschabt. Hierbei wird die oberste Schleimhautschicht (Funktionalis) abgetragen. Sie wird durchgeführt zur Abklärung von Blutungsstörungen, zum Ausschluss maligner Veränderungen, nach Abort bis zur 16. Schwangerschaftswoche (S. 921) und zur Schwangerschaftsunterbrechung. Als Komplikationen können auftreten:

- Uterusperforation
- Nachblutung und Endometritis (Entzündung der Gebärmutterschleimhaut)

Konisation

Diese wird zur Abklärung eines verdächtigten zytologischen oder kolposkopischen Befunds durchgeführt, indem eine kegelförmige Ausschneidung der Portio uteri (Gebärmutterhals) vorgenommen wird. Der gewonnene Gewebekegel wird histologisch untersucht. Wurde eine Karzinomvorstufe im Gesunden entfernt, erübrigt sich eine weitere

therapeutische Maßnahme. Handelt es sich um einen ausgedehnten Karzinombefund, ist die Indikation für eine Hysterektomie gegeben. Nach einer Konisation können folgende Komplikationen auftreten:

- Nachblutung postoperativ sowie nach 6 – 10 Tagen durch Ablösung des Wundschorfes
- Insuffizienz der Zervix bei einer Schwangerschaft
- narbige Striktur des Gebärmutterhalses

Hysterektomie

Dies bezeichnet die operative Entfernung der Gebärmutter (Totalextirpation des Uterus). Man unterscheidet zwischen der abdominalen, vaginalen und der laparoskopischen Vorgehensweise.

Abdominale Hysterektomie. Mit der „traditionellen" Hysterektomie werden Uterus und Zervix (mit und ohne Entnahme der Eierstöcke und Eileiter) durch einen Bauchschnitt entfernt. Bevorzugt wird dieses Verfahren z. B. bei sehr großen Myomen sowie beim Zervix- und Korpuskarzinom. Bei Endometriumkarzinomen wird die *erweiterte abdominale Hysterektomie nach Wertheim-Meigs* durchgeführt. Dabei werden neben dem Uterus parametranes Gewebe, das obere Scheidendrittel, das paravaginale Bindegewebe sowie pelvine und paraaortale Lymphknoten entfernt. Bei fortgeschrittenem Tumorbefall kann eine Resektion von Blase- und Darmteilen notwendig werden und ggf. eine Stomaanlage (S. 886) nach sich ziehen.

Vaginale Hysterektomie. Die Entfernung des Uterus erfolgt über einen Schnitt tief in der Scheide. Diese OP-Methode wird überwiegend zur Behandlung von Zervix- und Korpuskarzinomen im Frühstadium sowie bei einem Uterusprolaps

und/oder einem Descensus genitalis (S. 943) durchgeführt. Bei Frauen, z. B. mit Kontinenzproblemen, kann die vaginale Hysterektomie (VH) durch eine vordere und/oder hintere Kolporrhaphie (Raffung der vorderen bzw. hinteren Scheidewand) erweitert werden.

Laparoskopisch gestützte vaginale Hysterektomie. Uterus und Zervix werden über die Vagina entfernt. Gleichzeitig wird ein Laparoskop über zwei kleine Schnitte in das Abdomen eingeführt, mit dessen Hilfe der Oberbauch eingesehen und z. B. der Halteapparat des Uterus sowie die verbleibenden Eierstöcke abgelöst werden können.

> **MERKE** Die vaginalen Operationsverfahren sind im Vergleich zu einem abdominellen Eingriff weniger schmerzhaft und hinterlassen keine bzw. bei der laparaskopisch gestützten vaginalen Hysterektomie nur geringe sichtbare Narben. Der Vorteil ist eine raschere Genesung der Patientinnen.

Komplikationen

Folgende intra- und postoperativen Komplikationen können nach Hysterektomien auftreten:

- intraoperative Verletzung von Harnblase, Harnleiter, Harnröhre und Darm
- Nachblutung
- Infektionen
- Blasenentleerungsstörungen und Harninkontinenz (*Tab. 36.5*)

Nach einer erweiterten abdominalen Hysterektomie nach Wertheim-Meigs kann es aufgrund der Resektion von Lymphknoten zu Lymphödemen der Beine kommen. Mögliche Spätfolgen einer Hysterektomie können Störungen der sexuellen Erlebnisfähigkeit (aufgrund von Nervenverletzungen) sein.

Tab. 36.5 Blasenentleerungsstörungen nach einer Hysterektomie.

Ursachen	Symptome	Maßnahmen
kurzzeitige Kompression der Urethra durch vaginale Tamponade	→ zunehmender Harndrang → starkes Druckgefühl in Vagina	→ Entfernung der Tamponade nach ärztlicher Rücksprache
Kompression und Lageveränderung von Urethra und Blasenhalsregion durch Ödem	→ zunehmender Harndrang → starkes Druckgefühl im Blasenbereich → zunehmende Schmerzen	→ Schmerzbehandlung → Überwachung der Urinausscheidung → Anlegen eines transurethralen oder suprapubischen Blasenkatheters
Irritation oder Verletzung des Plexus pelvicus (Nervenbahnen beidseits des Mastdarms)	→ Inkontinenz → Restharnbildung	→ einige Wochen suprapubische Urinableitung → Blasentraining (S. 372)

Grundsätzlich gilt: Die Beratungsthemen sollten an den Fragen und Bedürfnissen der Frau ausgerichtet werden und können sich u. a. auf Fragen zur Schonung des Wundgebietes und auf das Sexualverhalten nach der Operation beziehen.

Verhaltensmaßnahmen nach einer Hysterktomie

Ziel: Die Patientin ist über Verhaltensmaßnahmen zur Schonung des Wundgebietes und Beckenbodens sowie zu Maßnahmen der Infektionsprophylaxe informiert.

- Weiß die Patientin, wie sie das Operationsgebiet schonen kann?
- Kennt sie unterstützende Maßnahmen zur Stabilisierung des Beckenbodens?
- Ist sie darüber informiert, bei welchen Veränderungen sie ihren Arzt konsultieren sollte?

Info: Nach der operativen Verletzung der verschiedenen Gewebeschichten nach einer abdominalen Hysterektomie, besteht die Gefahr, dass sich durch zu frühe Belastungen eine Narbenhernie ausbildet. Kommt es nach einer vaginalen Operationstechnik zu einer starken Dehnung und Verletzung des Beckenbodens, kann eine Beckenbodeninstabilität eine Harninkontinenz verursachen. Zusätzlich ist in den ersten postoperativen Wochen die Infektionsgefahr durch aufsteigende Keime erhöht, weil die Abheilung der Wunde im feuchten Milieu der Vagina etwas länger dauert.

Empfehlung:
Eine zu frühe Belastung durch schweres Heben und Arbeiten sollte vermieden werden. Die Patientin wird informiert, die nächsten 3 Monate beim Heben die Gewichtsgrenze von 5 kg nicht zu überschreiten, um so einer abdominellen Nahtdehiszenz bzw. einer zu frühen Beckenbodenbelastung vorzubeugen. Sie erhält Hinweise wie sie bei alltäglichen Bewegungsabläufen die Belastung des Beckenbodens minimieren kann. Ein kontinuierliches Beckenbodentraining zur Stärkung der Beckenbodenmuskulatur sollte erst etwa nach 4–6 Wochen, nach Abschluss der Primärheilung, begonnen werden. Zur Infektionsprophylaxe sollte für ca. 4–6 Wochen ein Schwimmbad- oder Saunabesuche unterlassen und kein Vollbad genommen werden.
Ein riechender Fluor, Schmerzen im Unterleib oder beim Wasserlassen sowie ein Temperaturanstieg können auf eine Infektion hinweisen und müssen ärztlich abgeklärt werden.

Partnerschaft und Sexualität

Ziel: Die Patientin hat die Möglichkeit, über Ängste und Unsicherheiten bezüglich ihres Frauseins zu sprechen und ist darüber informiert, was sie beim Geschlechtsverkehr beachten sollte.

- Welche Auswirkungen kann eine Hysterektomie auf die Sexualität der Frau haben?
- Wie lang sollte die Patientin nach der Operation keinen Geschlechtsverkehr haben?

Info: Je nachdem weshalb eine Hysterektomie durchgeführt wurde, können die Auswirkungen unterschiedlich sein.
War das Wohlbefinden der Frau vor dem Eingriff durch starke Blutungen oder Schmerzen beeinträchtigt, wird die Hysterektomie oft mit Erleichterung angenommen. Wurde eine Hysterektomie hingegen vor der Menopause z.B. aufgrund einer Karzinombehandlung mit einer zusätzlichen Ovarektomie durchgeführt, können durch den Hormonmangel Beeinträchtigungen des Lustempfindens, Trockenheit und Empfindungsstörungen der Scheide auftreten. Je nach Art und Umfang der OP kann es auch zu einer Verkürzung, oder durch Schwellungen zu einer Einengung der Scheide kommen und den Geschlechtsverkehr unangenehm und schmerzhaft machen. Auch beim Partner können Unsicherheiten bestehen, dass er die Frau verletzten könnte. Findet der Geschlechtsverkehr zu früh statt, besteht die Gefahr einer Nahtinsuffizienz und/oder Infektion.

Empfehlung: Die Patientin erhält die Information, dass der erste Geschlechtsverkehr erst nach vollständig abgeschlossener Wundheilung, nach etwa 6 Wochen, stattfinden sollte. Sie sollte motiviert werden, dem Partner in offenen Gesprächen die eigenen Wünsche, Bedürfnisse und Ängste mitzuteilen. In der Regel ist nach dieser Zeit die Wundheilung abgeschlossen und der Geschlechtsverkehr ohne weitere Probleme möglich. Bei Nebenwirkungen aufgrund eines Hormonmangels, wie z. B. einer zu trockenen Scheide, kann der Gynäkologe eine lokal wirksame östrogenhaltige Salbe verordnen, die vor dem Geschlechtsverkehr in die Scheide eingeführt wird.

Abb. 36.9 Informationsblatt zur Gesundheitsberatung nach Gebärmutteroperation.

36.2.2 Pflege- und Behandlungsplan

Ein operativer Eingriff an der Gebärmutter erfolgt aus diagnostischen oder therapeutischen Gründen. Eine Hysterektomie wird am häufigsten aufgrund einer gutartigen Erkrankung durchgeführt. Besteht ein Karzinomverdacht, sind die betroffenen Frauen in besonderer Weise belastet und benötigen entsprechende Aufmerksamkeit und Begleitung.

Die pflegerische Versorgung richtet sich auf die präoperative Vorbereitung und postoperative Versorgung sowie auf die Gesundheitsberatung (**Abb. 36.9**).

Präoperative Vorbereitung

Allgemeine Grundsätze zur präoperativen Vorbereitung sind in Kap. 47 zusammengefasst. Die speziellen OP-Vorbereitungen bei gynäkologischen Eingriffen richten sich nach den vorgesehenen operationstechnischen Verfahren (vaginal und/oder abdominal) und nach dem geplanten OP-Umfang.

OP-Gebiet vorbereiten

Soll eine laparoskopische OP-Methode zum Einsatz kommen, müssen die Schamhaare je nach individueller Behaarung gekürzt werden. Besteht eine Op-

tion für eine Operationserweiterung, wird vom unteren Rippenbogen über die gesamte Genitalregion bis zur Mitte der Oberschenkel rasiert. Vor einer Abrasio, Konisation oder vaginalen Hysterektomie wird in einigen Fällen auf Arztanordnung am Vorabend ein desinfizierendes Vaginaltherapeutikum verabreicht.

Nahrungsabbau und Darmreinigung

Ist eine Abrasio uteri, Konisation, laparoskopische, vaginale bzw. abdominale Hysterektomie geplant, erhält die Patientin bis 22:00 Uhr am Vorabend der OP normale Kost, danach bleibt sie nüchtern. Die Darmreinigung wird individuell angeordnet. Für die erweiterte abdominale Hysterektomie wird die Patientin wie bei anderen ausgedehnten intrabdominellen Eingriffen vorbereitet:

- normale Kost bis zum Mittagessen am Vortag der OP
- am Vorabend Tee, Suppe oder Zwieback
- Nahrungskarenz (oft ab 22:00 Uhr)
- Einlauf zur Darmreinigung (S. 387)
- evtl. orthograde Darmspülung (S. 389) bei ausgedehntem Tumorbefall und geplanter Darmresektion

Psychische Begleitung

Welche Bedeutung eine Frau ihrer Gebärmutter beimisst, ist individuell verschieden und hängt von ihrer Lebenssituation, ihrem Rollenverständnis bzw. ihrer Definition von Weiblichkeit ab. Fühlt sich eine Frau vor einer geplanten Gebärmutterentfernung in ihrem Wohlbefinden sehr beeinträchtigt (z. B. aufgrund starker Blutungsstörungen), sieht sie der Uterusentfernung häufig positiv entgegen. Frauen ohne Kinderwunsch oder nach abgeschlossener Familienplanung fühlen sich oft entlastet, da die Verhütungsfrage mit der Operation gelöst ist. Andere Frauen wiederum empfinden die Entfernung der Gebärmutter als Verlust ihrer Weiblichkeit und können Trauerreaktionen bzw. depressive Zustände entwickeln. Die subjektive Einstellung und Reflektionsprozesse können in einem vertrauensvollen Gespräch im Rahmen der Pflegeanamnese thematisiert und erfasst werden.

Postoperative pflegerische Versorgung

Neben den allgemeinen postoperativen Überwachungsmaßnahmen bei abdominellen Eingriffen liegen die Schwerpunkte der pflegerischen Betreuung auf der

- Beobachtung der vaginalen Wundsekretion,
- speziellen Genitalhygiene,
- Überwachung der Urinausscheidung,
- Beckenbodenentlastung,
- hormonellen Stabilisierung (z. B. nach Entfernung der Ovarien) und der
- Begleitung bei maligner Tumordiagnose.

Vaginale Wundversorgung

Nach vaginalen Operationen haben die Patientinnen meist keine Dränagen. Zur Vorbeugung einer Nachblutung wird der Wundbereich oft durch eine intraoperativ eingelegte Scheidentamponade komprimiert. Die Vorlagen sollten daher nur minimale Blutspuren aufweisen. Die Tamponade wird häufig am 1. postope-

rativen Tag entfernt. Liegt keine Tamponade, sollte die Blutmenge eine Menstruationsblutung nicht übersteigen und abnehmend verlaufen. Die Pflegende kontrolliert die Vorlagen auf Blutungsstärke und dokumentiert die Ergebnisse.

> **MERKE** Da das Wundgebiet nicht direkt einsehbar ist, sind mögliche Komplikationen schwer erkennbar. Schmerzen, Spannungszustände des Abdomens und Kreislaufveränderungen können z. B. auf eine innere Nachblutung oder Organperforation hinweisen (→ Arztinformation).

Spezielle Genitalhygiene

Die spezielle Genitalhygiene wird ein- bis zweimal täglich und nach jeder Stuhlausscheidung durchgeführt. Gründe hierfür sind:

- selbstständiges Waschen ist für die Frau zu schmerzhaft
- Infektionsprophylaxe bei verstärkter vaginaler Sekretion
- Steigerung des Wohlbefindens

Vorbereitung. Zeitpunkt der Spülung, Ziel und Vorgehensweise werden im Vorfeld abgesprochen. Zum Schutz der Intimsphäre kann ein Sichtschutz aufgestellt werden. Die Mitpatientinnen werden gebeten, das Zimmer wenn möglich zu verlassen. Die Pflegende achtet darauf, dass die Patientin vor Unterkühlung oder Zugluft geschützt ist. Die Materialien, die für die äußere Genitalspülung benötigt werden, sind in **Abb. 36.10** dargestellt.

Durchführung. Zuerst wird die Patientin in eine bequeme Rückenlage gebracht, der Bettschutz untergelegt und die Vorlage entfernt. Das Steckbecken wird untergeschoben und die Patientin aufgefordert, ihre Beine angewinkelt und gespreizt aufzustellen. Ist die Temperatur für die Patientin angenehm, wird die Spülflüssigkeit zuerst über Oberschenkelinnenseiten, äußere Schamlippen und Damm gegossen.

> **PRAXISTIPP** Prüfen Sie, ob die Temperatur der Spülflüssigkeit dem Wohlbefinden der Patientin entspricht, indem Sie der Patientin etwas davon über die Innenseite des Oberschenkels gießen.

Anschließend werden die Schamlippen gespreizt und der Scheideneingang abgespült. Hartnäckige Verkrustungen von Sekret oder Blut können vorsichtig abgewaschen werden. Nach der Genitalspülung entfernt die Pflegende das Steckbecken und tupft den Genitalbereich be-

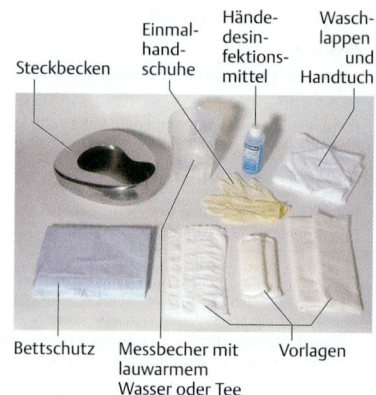

Steckbecken · Einmalhandschuhe · Händedesinfektionsmittel · Waschlappen und Handtuch · Bettschutz · Messbecher mit lauwarmem Wasser oder Tee · Vorlagen

Abb. 36.10 Die Materialien zur äußeren Genitalspülung auf einen Blick.

hutsam trocken. Die Patientin wird mit einer neuen Vorlage und einem Einmalslip versorgt.

Nachbereitung. Die Pflegeperson unterstützt bei Bedarf beim Ankleiden und Einnehmen der gewünschten Liegeposition. Danach werden alle benötigten Materialien entsorgt bzw. gereinigt und desinfiziert. Abschließend werden Zeitpunkt der Spülung, Zustand der Schleimhaut, Stärke der Sekretion und Befinden der Patientin dokumentiert.

Überwachung der Ausscheidung

Uterusoperationen können Verletzungen der harnableitenden Organe verursachen. Die meisten Patientinnen erhalten daher intraoperativ einen transurethralen Katheter (S. 355), um mögliche Verletzungen frühzeitig über eine Urinveränderung zu erkennen. Je nach Operationsart und -ausmaß kann zusätzlich für wenige Tage ein suprapubischer Katheter (S. 359) gelegt werden. Der transurethrale Katheter wird i. d. R. noch im Operationssaal entfernt. Mögliche Blasenentleerungsstörungen nach einer Hysterektomie sowie einzuleitende Entlastungsmaßnahmen sind in **Tab. 36.5** vorgestellt.

Beckenbodenentlastung

Die durch die Gebärmutterentfernung gedehnte bzw. verletzte Beckenbodenmuskulatur sollte in den ersten postoperativen Tagen möglichst wenig belastet werden. Eine Druckentlastung des Beckenbodens erfolgt durch langsame und koordinierte Bewegungsabläufe z. B. über ein seitliches Herausrollen aus dem Bett oder ein En-bloc-Aufsetzen auf die Bettkante. Auf die Benutzung des Bettbügels sollte wie bei der Frühgeburt (S. 913) verzichtet werden. Zur Stärkung der Beckenbodenmuskulatur ist nach abgeschlossener Wundheilung ein gezieltes Beckenbodentraining geeignet (S. 945).

Hormonelle Stabilisierung
In den Wechseljahren (Klimakterium) lässt die hormonelle Produktion der Eierstöcke allmählich nach. Dieser normalerweise langsam fortschreitende Prozess ist gekennzeichnet von folgenden Symptomen:
- Schweißausbrüche
- Hitzewallungen
- psychische Erregungszustände
- plötzliche Stimmungswechsel
- Schlafstörungen

Wurden bei einer Karzinomerkrankung neben dem Uterus auch die Eierstöcke entfernt, wird damit die Bildung der Ge-

schlechtshormone abrupt aufgehoben. Besonders Frauen, die sich noch nicht im Klimakterium befinden, können postoperativ über die oben aufgeführten Symptome klagen. Die Patientin wird dann mittels einer Hormonersatztherapie in Form von Pflastern oder Tabletten behandelt. Das Pflaster gibt dosiert weibliche Sexualhormone über die Haut ab und muss nach Herstellerangaben ausgetauscht werden. Eine orale Therapie erfordert eine tägliche Einnahme.

PRAXISTIPP Schwitzt die Patientin stark, fördern kühle Abwaschungen und Kleiderwechsel das Wohlbefinden.

Begleitung bei maligner Tumordiagnose
Hat sich im Rahmen der operativen Therapie eine Karzinomerkrankung bestätigt, schließen sich je nach Tumorart und Metastasenbefall eine chemotherapeutische Behandlung und/oder eine Strahlentherapie an. Die behandelnden Ärzte informieren und beraten die betroffene Frau über die Weiterbehandlung. Den Pflegenden obliegt es, das Vertrauensverhältnis zu der betroffenen Patientin durch die Gestaltung einfühlsamer Gesprächssituationen zu intensivieren und sie im weiteren Prozess der Krisenverarbeitung und des Krankheitsverlaufs zu begleiten.

36.3 Pflege von Frauen mit Descensus genitalis

36.3.1 Medizinischer Überblick

Anatomie und Physiologie
im Fokus

Im Beckenboden befinden sich die Durchtrittsstellen für Urethra, Vagina und Rektum. Die Beckenbodenmuskulatur (**Abb. 36.11**) kann willkürlich kontrahiert werden. Die Funktion des Beckenbodens umfasst drei Spannungszustände:
- **Anspannen** – um die Kontinenz zu sichern. Dabei unterstützt sie maßgeblich den unteren Teil der Urethra, die Schließmuskel der Blase und des Anus.
- **Entspannen und öffnen** – beim Urinlassen, beim Stuhlgang, beim Gebären und beim Geschlechtsverkehr. Beim Orgasmus pulsiert der Beckenboden, d. h. Anspannung und Entspannung wechseln sich ab.
- **Reflektorisch gegenhalten** – bei sich plötzlich wechselnden Druckverhältnissen im Abdomen, z. B. beim Husten, Niesen, Lachen, Hüpfen sowie beim Heben und Tragen von Lasten.

Definition
Mit Descensus genitalis wird die Senkung der Gebärmutter und/oder Scheide bezeichnet. Hierbei kommt es durch eine Insuffizienz des Halteapparates des Uterus und nachlassender Beckenbodenstabilität zu einem Tiefertreten des Uterus in die Scheide.

Tritt der Uterus über den Hymenalsaum (Jungfernhäutchensaum) hinaus, spricht man von einem Vorfall (Prolaps), der teilweise (Partialprolaps) oder voll-

ständig (Totalprolaps) sein kann. Mit der Senkung der Gebärmutter (Descensus uteri) geht meist auch eine Senkung der Scheide einher (Descensus vaginae). Bei einer Scheidenwandschwäche können auch benachbarte Organe (Blase, Darm) mit einbezogen sein. Verschiedene Formen und deren Ausprägungsgrad sind in **Tab. 36.6** dargestellt.

Ursachen
Dazu gehören:
- allgemeine Bindegewebsschwäche
- Geburten (z. B. schwere, langandauernde, viele oder schnell aufeinanderfolgende sowie vaginal operative Geburten (z. B. Saugglockenentbindung)
- ungenügende Rückbildungsgymnastik nach dem Wochenbett
- Östrogenmangel in der Menopause
- operative Eingriffe im kleinen Becken (z. B. Hysterektomie)
- schwere körperliche Arbeit, besonders ständiges Heben schwerer Lasten (Erhöhung des intraabdominellen Drucks)
- chronischer Husten
- Adipositas

Symptome
Patientinnen mit Descensus genitalis können an folgenden Symptomen leiden:
- Senkungs- und Druckgefühl „nach unten"
- Diffuse Unterbauch- und Rückenschmerzen durch Zug am Halteapparat
- Orgasmusprobleme
- Schmerzen beim Geschlechtsverkehr
- Urininkontinenz

Durch die nachlassende Stabilität des Beckenbodens kann auch die Lage der Blase verändert werden und der Blasenverschlussmechanismus herabgesetzt sein. Als Folge tritt ein unfreiwilliger Urinverlust auf, der sich beim Lachen, Husten, Pressen bemerkbar macht. Bereits bestehende Probleme mit der Urinausscheidung können sich bei der Ausbildung einer Zystozele (Vorwölbung der Blase in die Scheide) verstärken und zu Folgeproblemen führen, z. B.:
- Harndrangsymptome, Harninkontinenz (S. 368)
- Blasenentleerungsstörungen und evtl. damit verbundene Harnwegsinfektionen (S. 845)
- Uterusprolaps mit Folgebeschwerden wie:
  - rezidivierende Scheidenentzündungen
  - Ulzerationen der Portio und Scheide
  - blutiger Fluor oder Blutungen
- Defäkationsprobleme im Zusammenhang mit der Ausbildung einer Rektozele (Aussackung der Mastdarmvorderseite aufgrund einer Scheidenhinterwandschwäche)

MERKE Ein unfreiwilliger Urinverlust beim Lachen, Husten, Niesen und Pressen ist häufig das erste Symptom, das auf eine Beckenbodenschwäche bei der Frau hinweist.

Diagnostik
Um festzustellen ob eine Senkung vorliegt bzw. um deren Ausprägung einzuschätzen, wird bei der Spekulumeinstellung geprüft, ob die Portio im Liegen

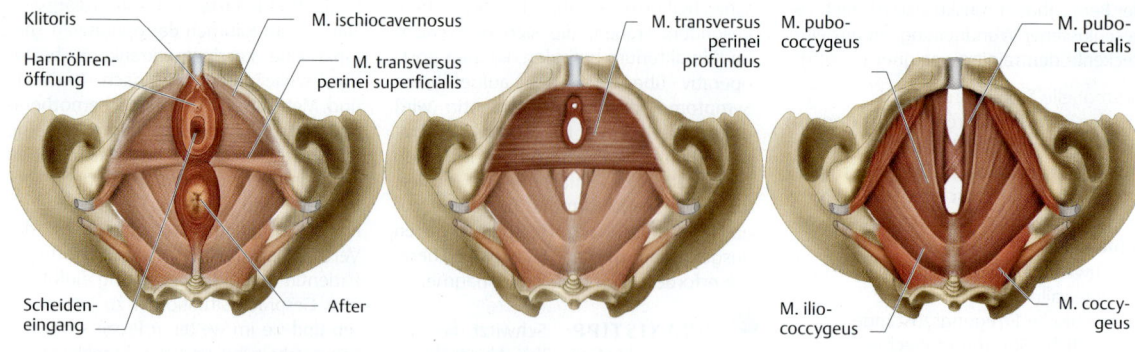

Klitoris
M. ischiocavernosus
Harnröhren-öffnung
M. transversus perinei superficialis
Scheiden-eingang
After

M. transversus perinei profundus

M. pubo-coccygeus
M. pubo-rectalis
M. ilio-coccygeus
M. coccy-geus

Die **äußere Beckenbodenschicht** verbindet das Schambein mit dem Steißbein und schlingt sich um die Schließmuskel von Urethra, Vagina und Anus.
Im Damm sind die Muskelstränge miteinander verwachsen.

Hauptmuskeln: M. transversus perineii, M. ischiocavernosus und die Schließmuskeln von Blase und Darm

Diaphragma urogenitale
Die mittlere Beckenbodenschicht spannt sich wie ein „Trampolin" zwischen den Hüftgelenken und dem Schambein.

Hauptmuskeln: M. transversus perineii profundus

Diaphragma pelvis
Die innerste Beckenbodenschicht entfaltet sich wie ein sechsteiliger Fächer vom Steißbein bis zum Schambein.

Hauptmuskel: M. levator ani (M. iliococcygeus)

a   b   c

Abb. 36.11 Die Beckenbodenmuskeln liegen in drei Schichten (**a–c**) gitterförmig übereinander und verschließen das kleine Becken nach unten.

Tab. 36.6 Formen eines Descensus genitalis.

Form	Ausprägungsgrad
Descensus uteri → Grad I	Tiefertreten des Uterus → Portio uteri senkt sich bis maximal ins untere Scheidendrittel
→ Grad II	→ Portio uteri senkt sich bis ins Vulvaniveau
→ Grad III	→ Prolaps uteri et vaginae. Beim Subtotalprolaps fällt der Uterus teilweise, beim Totalprolaps mit Umstülpung der Vagina vollständig vor die Vulva
Descensus vaginae → Zystozele	Senkung der Scheidenwände → Senkung der vorderen Scheidenwand mit Senkung des Blasenbodens
→ Urethrozystozele	→ Senkung der vorderen Scheidenwand mit Senkung der Harnröhre
→ Rektozele	→ Senkung der hinteren Scheidenwand mit Senkung der Rektumvorderwand
→ Enterozele (Douglas-Zele)	→ Senkung der hinteren Scheidenwand durch Vorwölbung von Darmschlingen im Douglas-Raum
Descensus uteri und vaginae	Tiefertreten des Uterus und Senkung der Scheidenwände

oder bei einem Pressversuch tiefer tritt. Wölbt sich die hintere und/oder vordere Scheidewand vor, können Blase und Darm mitbeteiligt sein. Ausprägungsgrad und Beschwerdebild machen weitere uro-gynäkologische Untersuchungen erforderlich.

Therapie
Konservative Therapie. Bei der konservativen Behandlung ist das Ziel, die Beckenbodenmuskulatur zu stärken, die Durchblutung der Muskulatur zu fördern, um so eine Reposition der Lage der Urogenitalorgane zu erreichen bzw. eine Verschlechterung zu vermeiden.

Hierzu können folgende Maßnahmen eingesetzt werden:
- Beckenbodentraining ohne unterstützende Technik
- Beckenbodentraining mit unterstützender Technik (durch Vaginalkonen, Elektrostimulation, Biofeedback)
- Hormontherapie mit Östrogenen
- Pessarbehandlung

➡ **MERKE** Beckenbodentraining ist die wichtigste Therapiesäule der konservativen Behandlung und bereits mit der Integration von Übungselementen bei alltäglichen Bewegungsabläufen kann die Frau ihre Beschwerden reduzieren. –

Operative Therapie. Diese kann in Betracht gezogen werden, wenn die konservativen Behandlungsmöglichkeiten nicht erfolgreich sind. Je nach Ausprägungsgrad der Uterussenkung kann eine Hysterektomie erforderlich sein. Liegt eine Harninkontinenz vor, kann zusätzlich eine Kolporrhaphie durchgeführt werden, bei der der Blasenboden angehoben und die vordere und/oder hintere Scheidenwand gerafft wird.

36.3.2 Pflege- und Behandlungsplan
Das Nachlassen der Beckenbodenstabilität entwickelt sich schleichend und kann lange Zeit unbemerkt verlaufen. Ist die Befindlichkeit der Frau z. B. durch eine Harninkontinenz beeinträchtigt, wird die konservative und/oder operative Therapie eingesetzt.

Konservative Therapiemaßnahmen unterstützen
Das Beckenbodentraining erfordert hohe Motivation, Disziplin und Durchhaltevermögen. Die regelmäßig durchzuführenden Übungen werden nicht selten als anstrengend erlebt, und der Therapieerfolg macht sich oft erst nach Wochen bzw. Monaten bemerkbar. Hier gilt es immer wieder auf die Ziele und Wichtigkeit der konsequenten Durchführung des Beckenbodentrainings aufmerksam zu machen und mit der Frau zu besprechen, wie sie die Beckenbodenübungen am besten in ihren individuellen Tagesablauf integrieren kann.

MERKE Die Spannung der Beckenbodenmuskulatur hat einen direkten Einfluss auf die sexuelle Reaktions-, Erlebnis- und Orgasmusfähigkeit. Beckenbodenübungen können somit auch das sexuelle Erleben der Frauen verbessern.

Beckenbodentraining ohne unterstützende Technik
Hierbei gilt es zunächst, die Frau mithilfe spezieller Wahrnehmungsübungen für die eigene Beckenbodenmuskulatur zu sensibilisieren und diese mit gezielten Übungen zu kräftigen, um die Stützfunktion zu verbessern (*Abb. 36.12*).

Beckenbodentraining mit unterstützende Technik
Hierzu gibt es verschiedene Möglichkeiten – welche der Methoden eingesetzt wird, hängt von der Ausprägung der Senkung, vom Alter, der Mobilität und Motivation der jeweiligen Frau ab.

Vaginalkonen. Hierbei handelt es sich um kleine Kegel aus Kunststoff, die zwischen 20 und 70 g wiegen. Sie sind etwa so dick wie ein Super-Tampon, jedoch etwas länger (*Abb. 36.13*). Nach dem Einführen in die Scheide muss die Frau den Beckenboden anspannen, um zu verhindern, dass die Konen durch ihr Eigengewicht aus der Scheide herausrutschen. Die Frau soll die Konen zweimal täglich 10–15 Min. tragen, d. h. versuchen, sie im Stehen zu halten. Sie beginnt mit der leichtesten Kone und steigert das Gewicht entsprechend ihrer sich entwickelnden Beckenbodenkraft.

Biofeedback. Hierzu wird vor den Übungen eine Elektrode, die mit dem Biofeedback-Gerät verbunden ist, wie ein Tampon in die Scheide eingeführt. Über ein visuelles oder akustisches Signal erhält die Frau während der Übungen eine Meldung, ob sie die richtigen Muskeln des Beckenbodens und mit welcher Intensität

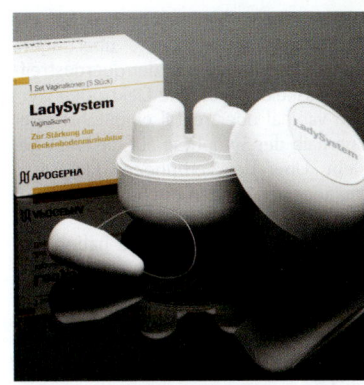

Abb. 36.13 Vaginalkonen können zur Behandlung eines Descensus genitalis in die Scheide eingeführt werden (APOGEPHA, Dresden).

anspannt. Die Biofeedback-Methode wird zweimal täglich 15 Min. durchgeführt.
Elektrostimulation. Bei dieser passiven Methode werden über Elektroden elekt-

---

Beckenbodentraining ohne unterstützende Technik
Ziele:
• Wahrnehmung der Beckenbodenmuskulatur (Bild 1)
• Kräftigung der Beckenboden-, Bauch- und Rückenmuskulatur (Bild 2)
• Beherrschung der Beckenbodenmuskulatur in körperlich anstrengenden Alltagssituationen (Bild 3)

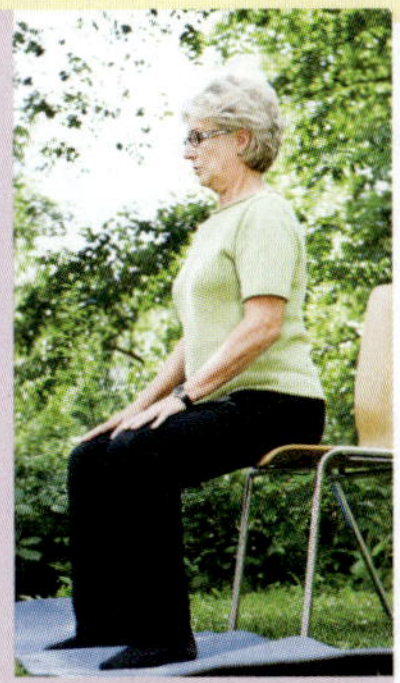

Wahrnehmen der Beckenbodenmuskulatur:
• mit leicht gespreizten Beinen und Füßen in V-Stellung auf einen Stuhl mit harter Sitzfläche setzen
• Großzehenballen und Fersen sanft in den Boden schieben
• aus dieser Position heraus den Oberkörper aus dem Becken ziehen, den Kopf zur Decke verlängern, Schlüsselbeine weit auseinander ziehen, Schulterblätter nach unten gleiten lassen
• die Sitzposition wird richtig durchgeführt, wenn man spürt, dass die Sitzbeine sich näher aufeinander zubewegt haben, die Oberschenkel- und Gesäßmuskeln sind nicht angespannt

Diese Haltung bewirkt Dehnung und Aufrichtung und schafft gleichzeitig Raum für die inneren Organe, weil durch die Streckung Druck vom Beckenboden genommen wird.

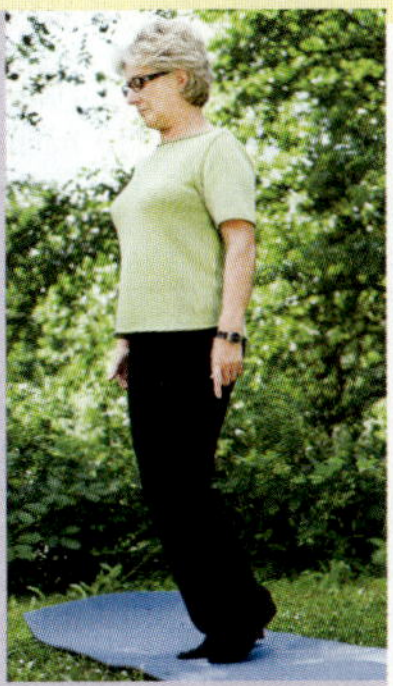

Anregung der Beckenbodenspannung, Haltungsverbesserung
• aufrechten Stand einnehmen (Abb. 36.15)
• die Fersen zum Ballenstand anheben
• die Knie etwas beugen
• schnelles Tippeln von einem Fuß zum anderen mit kraftvollen Ballenabdruck
• dabei die aufrechte Körperhaltung beibehalten
• ein imaginärer Faden zieht den Kopf noch weiter nach oben

Dies ist eine Impulsübung für einen kräftigen, aufrechten Gang.

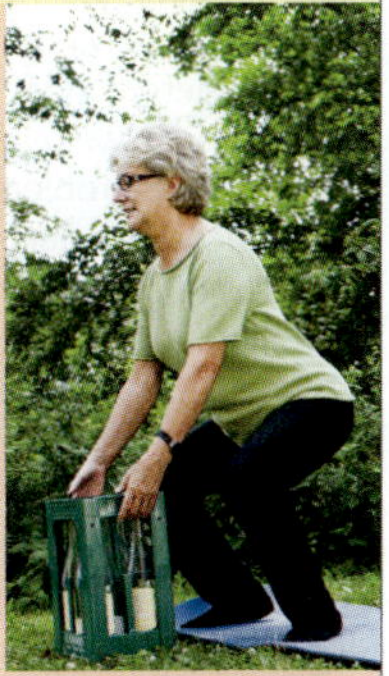

Entlastendes Bücken und Heben
• Füße hüftbreit aufstellen
• der zu hebende Gegenstand befindet sich möglichst zwischen den Füßen
• das Becken nach hinten schieben, als ob man sich auf einen Stuhl setzen möchte
• die Knie beugen
• damit der Atem nicht angehalten wird, beim Anheben sprechen, z.B „Hopp" sagen
• beim Aufrichten mit einem Impuls aus den Füßen die Knie strecken und das Becken wieder nach vorne schieben

Allgemeine Beachtungspunkte:
• Blase vor den Übungen entleeren
• während der Übungen: Den Atem sanft und kontinuierlich fließen lassen. Um beim Anspannen den Atem nicht anzuhalten, kann es hilfreich sein, dabei zu summen oder zu singen.
• Häufigkeit der Übungen: 1–2 mal **wöchentlich** Teilnahme an einer Gruppenstunde, **täglich** 2 x 15 Minuten üben bzw. in den Alltag integrieren Auch sportliche Aktivitäten, z.B. Yoga, Bauchtanz, Tai Chi und Pilates trainieren die Beckenbodenmuskulatur.
Bei diesen Sportarten geht die Konzentration auf die Körpermitte und unterstützt das Beibehalten einer Grundspannung. Gleichzeitig wird die Bauch-, Rücken-, Becken- und Gesäßmuskulatur einbezogen.

Abb. 36.12 Ziele und einige beispielhafte Übungsabfolgen für Beckenbodentraining.

rische Impulse verabreicht und auf die Beckenbodenmuskulatur übertragen. Dies löst Kontraktionen der quergestreiften Muskulatur aus. Die Elektroden werden vaginal oder rektal eingeführt oder oberhalb der Symphyse auf die Haut geklebt. Über das verbundene Elektrostimulationsgerät kann die Stromstärke individuell eingestellt werden.

Hormontherapie. Östrogene haben Einfluss auf die Elastizität der Beckenbodenmuskulatur und der Harnröhre. Bei einer Östrogenmangelsymptomatik (z. B. trockene Scheidenschleimhaut, vaginaler Juckreiz) und einer Kontinenzproblematik können Hormone lokal oder systemisch verabreicht werden. Häufig wird die lokale Verabreichung in Form von Suppositorien oder Salbe gewählt. Die Aufgabe der Pflegenden besteht darin, die Applikationstechnik und die Verhaltensmaßnahmen nach dem Einführen zu erklären. Vaginal verabreichte Suppositorien werden i. d. R. zur Nacht nach dem Zubettgehen appliziert, damit das Medikament seine Wirksamkeit optimal entfalten und nicht aus der Scheide herausfließen kann.

Scheidenpessar. Diese werden in die Vagina eingeführt und ruhen quer auf dem Beckenboden. Sie haben die Funktion, den Uterus bzw. die Scheidenwand so zu stabilisieren, oder die Blase anzuheben, dass ein weiteres Vorfallen verhindert wird und Probleme bei der Harnausscheidung korrigiert werden. Pessare werden entweder von der Frau selbst, der Pflegenden oder dem Gynäkologen in die Scheide eingelegt. Jedes Pessar muss der Größe der Scheide angepasst werden. Ist es zu klein, verrutscht es oder gleitet heraus; ist es zu groß, kann es unangenehme Druckbeschwerden und Druckgeschwüre verursachen.

Die verschiedenen Ausführungen der Pessare (**Abb. 36.14**) unterstützen bzw. behindern durch ihre Konstruktionsweise den Sekretabfluss aus der Scheide und werden daher zu unterschiedlichen Zeitpunkten gewechselt. Sofern keine Beschwerden vorliegen (Fluor, Schmerzen),

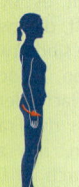

Stehen
- Beine hüftbreit stellen, das Körpergewicht auf beide Seiten gleichmäßig verteilen
- Steiß- und Schambein zeigen nach unten - damit wird automatisch Spannung im Beckenboden und unterem Rücken sowie der Bauchmuskulatur erreicht.
- Oberkörper vom Becken wegziehen, Wirbelsäule gedanklich zum Scheitel hin verlängern - Wirbelsäule, Hüfte, Knie und Füße werden entlastet

Gehen
- beim Gehen bewusst von den Fersen zum Ballen abrollen. Hilfreiche Vorstellung: Es befinden sich „Münzen" unter den Großzehenballen, die mit jedem Schritt Abdrücke hinterlassen
- Schuhe tragen, die sicheren Halt geben. „Schlurfen" schwächt auf Grund der reduzierten Spannungsimpulse aus den Füßen den Beckenboden. Schuhe mit hohem Absatz destabilisieren die Körperstatik

Treppensteigen
- Oberkörper vom Becken wegziehen, Wirbelsäule gedanklich zum Scheitel hin verlängern
- den ganzen Fuß aufsetzen und von der Ferse aus den Körper auf die nächste Stufe schieben
- unterstützend hilft ein imaginärer Faden am Scheitel, der mit hochzieht

Urinlassen
- Zeit nehmen zum Urinlassen
- aufrecht hinsetzen, Becken leicht nach vorn kippen, Bauchpresse nicht verwenden und Urinstrahl **nicht** unterbrechen
- nach Miktion bewusstes Zusammenziehen der Sitzbeinhöcker
Die Unterbrechung des Urinstrahls ist eine veraltete Lehrmeinung, die zu vegetativen und muskulären Irritationen führt.

Abführen
- Oberkörper bewusst aufrichten. Ein leichter Schub der Bauchmuskulatur kann so gezielt auf den Enddarm wirken
- den Atem frei fließen lassen
- negative Auswirkungen hat langes Pressen mit angehaltenem Atem und vorgebeugter Körperhaltung. Der Beckenboden wird dabei gedehnt und gesenkt.
- muss doch einmal gepresst werden, kann man sich zusätzlich zur aufrechten Körperhaltung mit den Händen auf der Toilettenbrille abstützen

Abb. 36.15 Informationsblatt zur Gesundheitsförderung bei Descensus genitalis.

müssen Schalen- und Ringpessare alle 3 – 4 Wochen und Würfelpessare alle 1 – 3 Tage ausgetauscht werden.

 PRAXISTIPP Um ein Pessar leichter und schmerzfreier in die Scheide einzuführen, kann es vorher mit einer östrogenhaltigen Creme bestrichen werden (→ Arztanordnung). ⎯⎯⎯

Prä- und postoperative Pflege
Die Versorgung entspricht der Pflege von Frauen nach Gebärmutteroperationen (S. 941)

 PRÄVENTION & GESUND-HEITSFÖRDERUNG Da Frauen ein hohes Risiko für eine Beckenbodenschwäche haben, sollten bereits junge Frauen zu vorbeugenden Maßnahmen beraten werden. Ein vertieftes Körperbewusstsein und das Wissen über schonende und gesunde Bewegungsabläufe können einer Beckenbodenschwächung entgegenwirken. **Abb. 36.15** zeigt Möglichkeiten, den Beckenboden im Alltag zu trainieren und zu stabilisieren. ⎯⎯

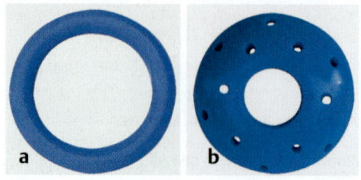

Abb. 36.14 Scheidenpessare in verschiedenen Formen. a Ringpessar, **b** Schalenpessar.

36.4 Pflege von Frauen mit Brustkrebs

36.4.1 Medizinischer Überblick

Definition

Als Brustkrebs (Mammakarzinom) wird ein maligner Tumor der weiblichen Brust bezeichnet. Je nach Ursprungsort des Karzinoms werden unterschieden:

- duktale Karzinome (ca. 70–80 %), von den Zellen der Milchgänge ausgehend,
- lobuläre Karzinome (ca. 10–15 %), von den Zellen des Drüsengewebes ausgehend
- Sonderformen, z. B. Morbus Paget (Karzinom, ausgehend von den mamillennahen Milchgängen), inflammatorisches Mammakarzinom (Ausbreitung eines duktalen Karzinoms mit Infiltration der Haut und Entzündungszeichen)

In den westlichen Industrienationen ist das Mammakarzinom mit 32 % die häufigste maligne Erkrankung der Frau; jede 8.–10. Frau wird wahrscheinlich im Laufe ihres Lebens betroffen sein. Die meisten Frauen erkranken nach den Wechseljahren, das mittlere Erkrankungsalter liegt bei 64 Jahren. Bei den krebsbedingten Todesursachen rangiert Brustkrebs an erster Stelle. Auch ca. 1 % der Männer ist von Brustkrebs betroffen.

Ursachen

Die Ursachen für die Entstehung eines Mammakarzinoms sind nicht eindeutig geklärt. Es werden folgende Einflussfaktoren diskutiert:

- genetische Disposition (Brustkrebserkrankung bei nahen Verwandten)
- behandeltes Mammakarzinom der anderen Brust
- frühe Menarche und späte Menopause
- Kinderlosigkeit bzw. höheres Alter bei Erstgebärenden (> 35 J.)
- ansteigendes Risiko mit zunehmendem Alter
- Adipositas, Nikotinabusus

Lokalisation

Um einen genaueren Überblick über die Lokalisation eines Mammakarzinoms zu bekommen, wird die Brust in Quadranten eingeteilt. Am häufigsten entwickelt sich ein Mammakarzinom im oberen äußeren Quadranten (**Abb. 36.16**).

Metastasierung

Das Mammakarzinom metastasiert lymphogen v. a. in die benachbarten axillären Lymphknoten (**Abb. 36.17**) und hämatogen in das Skelettsystem, die Pleura, Lunge, Leber und ins Gehirn. Zum

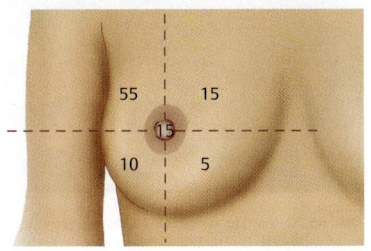

Abb. 36.16 Häufigkeit der Lokalisation eines Mammakarzinoms.

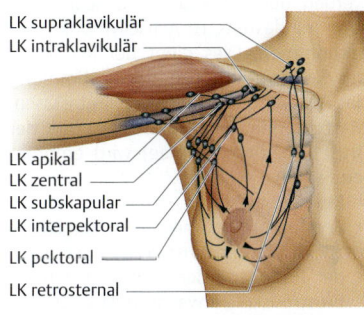

LK supraklavikulär
LK intraklavikulär
LK apikal
LK zentral
LK subskapular
LK interpektoral
LK pektoral
LK retrosternal

Abb. 36.17 Lymphogene Metastasierung. Lymphabflüsse der Brustdrüse (LK = Lymphknoten).

Zeitpunkt der Diagnosestellung des Primärtumors wird bei über 50 % der Frauen bereits eine Lymphknotenmetastasierung festgestellt.

Symptome

Das Leitsymptom des Mammakarzinoms ist der **einseitig tastbare, derbe, meist druckunempfindliche Knoten** in Brust oder Achselhöhle. Er ist manchmal mit der Haut verwachsen und nicht verschieblich. Weitere Symptome sind:

- Hauteinziehungen
- „Orangenhaut" (grobporige Haut)
- Sekretabsonderungen aus der Brustwarze
- Retraktion (Einziehung) der Brustwarze (**Abb. 36.18**)
- neu aufgetretene Größendifferenz der Brüste
- Rötung, Schwellung, Schuppungen und Juckreiz

Diagnostik

Der Schwerpunkt der Diagnostik liegt ganz besonders auf der Früherkennung:

- Inspektion der Brust und Tastuntersuchung
- Mammasonografie zur genaueren Beurteilung tastbarer Veränderungen,

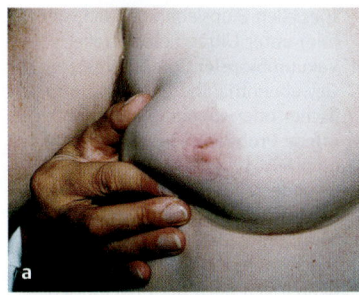

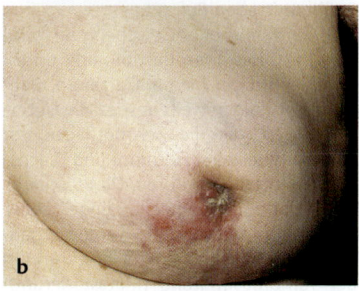

Abb. 36.18 a Einziehung der Brustwarze beim Mammakarzinom, **b** zusätzliche Ulzeration der Brustwarze.

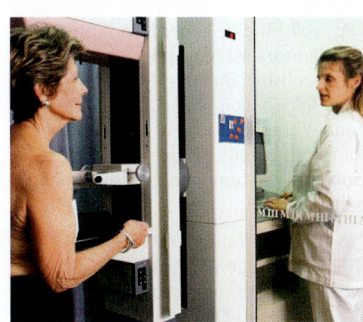

Abb. 36.19 Bei einer Mammografie können bereits sehr kleine, nicht tastbare Tumore in einem frühen Stadium sichtbar gemacht werden.

d. h. Abgrenzung solider Strukturen gegenüber Zysten

- Mammografie (Röntgenuntersuchung der Brust, **Abb. 36.19**)

Je früher eine Brustkrebserkrankung erkannt wird, desto früher kann eine gezielte Therapie eingeleitet werden. Wird bei einer Vorsorgeuntersuchung eine Veränderung entdeckt, **muss** diese immer abgeklärt werden. Bei einem unklaren Befund bzw. bei einem Verdacht auf ein Mammakarzinom gibt es unterschiedliche Verfahren, um Gewebe für eine histologische Untersuchung zu gewinnen:

- **Stanzbiopsie:** Entnahme von mehreren kleinen Gewebeproben aus dem verdächtigen Bezirk mithilfe eines speziellen Biopsiegerätes (Biopsiepistole) unter Ultraschallkontrolle
- **Vakuumbiopsie:** Computergesteuerte Gewebeentnahme unter mammografischer oder sonografischer Kontrolle
- **offene Probeentnahme/Exzisionsbiopsie:** Operative Entfernung des veränderten Bezirks bzw. des karzinomverdächtigen Knotens und Zuleitung zum Pathologen (Schnellschnitt). Das weitere therapeutische Vorgehen richtet sich nach dem telefonisch übermittelten Befund.

Jede entnommene Gewebeprobe wird einer histologischen Bestimmung unterzogen. Wird ein Mammakarzinom diagnostiziert, folgen weitere spezielle Untersuchungen, die die Zelloberfläche der Brustkrebszelle auf Hormon- und Wachstumsfaktoren überprüfen. Da Brustkrebs vorwiegend in Knochen, Lunge, Leber und Gehirn metastasiert, werden ergänzende Untersuchungen zur Bestimmung der Tumorausbreitung (Metastasierung) durchgeführt: Skelettszintigramm, Röntgenaufnahmen des Thorax, Oberbauchsonografie, Computertomografie.

Therapie
Die vollständige operative Entfernung des Tumors ist das primäre Ziel einer Brustkrebsbehandlung. Nach der Operation folgen sog. adjuvante (unterstützende) Therapieformen, da das Mammakarzinom bereits bei der Erstdiagnose als potenziell systemische Erkrankung angesehen wird.

Operative Verfahren
70 % der Frauen mit Mammakarzinom werden heute brusterhaltend operiert. Die häufigsten Operationsverfahren sind die Tumorektomie und die Quadrantenresektion. Treten später Rezidive auf, ist die Erhaltung der Brust meist nicht mehr möglich und es wird eine Mastektomie durchgeführt.

Tumorektomie und Quadrantenresektion. Dabei wird der Tumor mit ausreichendem Sicherheitsabstand zum gesunden Gewebe entfernt. Je nach gewähltem Operationsverfahren und der Größe der Brust, kann diese eine starke Formveränderung erfahren. Zur Reduktion des Rezidivrisikos und zur Bestimmung des Ausbreitungsgrades von Metastasen werden Lymphknoten entnommen. Bei neuen OP-Verfahren (Sentinal-Node-Dissektion) werden die sog. Wächterlymphknoten markiert und entfernt. Sind diese frei von Metastasen, werden keine weiteren Lymphknoten entfernt.

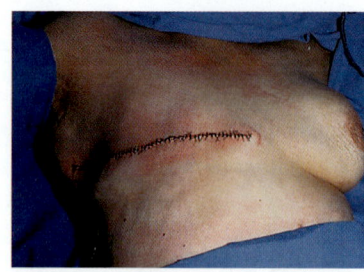

Abb. 36.20 Wunde unmittelbar postoperativ nach einer modifizierten radikalen Mastektomie rechts.

Sind die Wächterlymphknoten befallen, werden über eine separate Schnittführung mindestens 10 Achsellymphknoten entnommen. Dies dient der Reduktion des Rezidivrisikos und der Bestimmung des Ausbreitungsgrades von Metastasen.

Mastektomie. Eine Totalentfernung der Brust (Ablatio mammae) wird empfohlen, wenn
- Rezidive auftreten,
- der Tumordurchmesser im Vergleich zur Größe der Brust zu groß ist,
- der Tumor mit der Haut oder dem Brustmuskel verwachsen ist oder
- ein multizentrisches Wachstum vorliegt.

Das gängigste Operationsverfahren bei der Totalentfernung der Brust ist heute die **modifizierte radikale Mastektomie** nach Patey. Dabei werden das gesamte Brust- und Fettgewebe, Haut, Brustwarze und die äußere bindegewebige Hülle des Brustmuskels entfernt (*Abb. 36.20*). Der Brustmuskel selbst bleibt erhalten. Die axillären Lymphknoten werden über die Mastektomiewunde entnommen.

Brustrekonstruktion. Wünscht die Frau eine Brustrekonstruktion, kann intraoperativ (Primärrekonstruktion) oder nach einer Latenzzeit von 6 Monaten (Sekundärrekonstruktion) ein Brustaufbau durchgeführt werden. Dieser erfolgt entweder mit Implantaten, Eigengewebe oder einer Kombination aus beidem.

Adjuvante Verfahren
Diese sollen Metastasen bekämpfen und das Risiko eines Rückfalls (Rezidiv) minimieren. Die TNM-Klassifizierung, Faktoren wie Tumorgröße und -ausdehnung, Lymphknotenstatus, Metastasenbefund, Rezeptorstatus, Alter und das Allgemeinbefinden der Frau bestimmen die Therapiemaßnahmen. Im Überblick sind dies:
- **Radiologische Therapie.** Nach einer *brusterhaltenden* Operation wird zur Verringerung der Gefahr eines lokalen Rezidivs die verbliebene Brust und Thoraxwand i. d. R. immer bestrahlt,

nach einer *Mastektomie* in Abhängigkeit von der Einschätzung des Rezidivrisikos. Die Therapie wird nach Abheilung der Operationswunde begonnen.
- **Chemotherapie.** Sie soll evtl. vorhandene einzelne Tumorzellen/Mikrometastasen, die bereits in den Körper gestreut haben, abtöten und über diesen Weg das Rezidivrisiko senken. Die Chemotherapie beginnt i. d. R. drei Wochen nach der Operation.
- **Immuntherapie.** Das Ziel ist, Wachstumssignale im Stoffwechsel der Krebszelle zu unterdrücken. Das sehr schnelle Wachstum und eine hohe Aggressivität der Erkrankung soll mit der Gabe eines Antikörpers (z. B. Trastuzumab) die Wirkung des wachstumsfördernden Botenstoffs HER2 (humaner epidermaler Wachstumsfaktor-Rezeptor Nummer 2) blockieren und damit das Tumorwachstum verlangsamen.
- **Hormontherapie.** Bei ¾ der bösartigen Tumore der Brust werden in den Zellen Hormonrezeptoren nachgewiesen, d. h., der Tumor ist „hormonpositiv" und das Hormon Östrogen regt die Krebszellen zum Wachstum an. Mit der Gabe von „Anti-Hormonen" kann diesem Wachstum entgegengewirkt werden.

Zur Hormontherapie bei Brustkrebs werden folgende Medikamente eingesetzt:
- Antiöstrogene (z. B. Tamoxifen)
- Gonadotropin-Releasing-Hormon-Agonisten (GnRH-Agonisten)
- Aromatase-Hemmer
- Gestagene

FALLBEISPIEL „Lange habe ich mich nicht mehr bei Dir gemeldet, aber mein Leben hat in den letzten Wochen so eine grundlegende Veränderung erfahren, wie ich es nicht für möglich gehalten hatte. Ich habe Brustkrebs. Vor 4 Wochen habe ich beim Duschen einen Knoten in meiner Brust getastet. Zum Glück habe ich bei meiner Ärztin schnell einen Termin für den Ultraschall, eine Mammografie und eine Probeentnahme bekommen. Als meine Ärztin mir die Untersuchungsergebnisse mitteilte, hatte ich das Gefühl, mir wird der Boden unter den Füßen weggezogen und ich falle und falle – wie in einem Alptraum. Die letzten Wochen sind wie im Nebel an mir vorbeigezogen. Vor zwei Wochen bin ich operiert worden und als Erstes habe ich nach der Narkose nach meiner Brust getastet. Durch den Verband konnte ich es gar nicht so richtig fühlen, aber ich spürte, dass sie nicht mehr da war. Sie musste vollständig entfernt werden, weil der Tumor zu groß und mit der Umgebung verwachsen war. Diese Gewissheit, dass mein Körper jetzt so verändert ist, war furchtbar, und ich habe immer wieder nur noch weinen können. In den nächsten Tagen beginnt die Chemotherapie. Ich habe große Angst, vor allem, was noch auf mich zukommt."

36.4.2 Pflege- und Behandlungsplan

Brustkrebs – kaum eine andere Diagnose ist für eine Frau so schockierend und wird als so gravierender Einschnitt in ihr Leben erlebt. Zur Bewältigung dieser lebensverändernden Situation und der einzelnen Therapieschritte bedarf die Frau einer umfangreichen medizinischen, pflegerischen und psychosozialen Unterstützung.

Präoperative Pflege

Ist die Diagnose vor dem operativen Eingriff noch nicht gesichert, kann dies bei der betroffenen Frau emotionale Phasen von Hoffnung und Optimismus, dass sich die Verdachtsdiagnose nicht bestätigen wird, aber auch Gefühle der Angst und Sorge vor der drohenden Krebserkrankung auslösen. Liegen bereits gesicherte Ergebnisse vor, können Trauer, Hoffnungslosigkeit, Resignation und Verzweiflung dominieren. Dann wird von den Pflegenden ein hohes Maß an Einfühlungsvermögen und fachliche Kompetenz im Umgang mit den betroffenen Frauen erwartet.

> **MERKE** Vor allem nach dem ärztlichen Aufklärungsgespräch benötigen die Frau und ihre Angehörigen evtl. einen Gesprächspartner, um sich auszutauschen, Gedanken zu ordnen und Entscheidungen (z. B. zum OP-Verfahren) zu reflektieren. Bereits ein aufmerksames Zuhören und das deutliche Interesse für die belastende Situation können für die Patientin unterstützend sein.

Allgemeine präoperative Vorbereitungsmaßnahmen sind wie auf S. 1224 beschrieben durchzuführen. Zusätzlich wird die Patientin zu postoperativen Bewegungseinschränkungen und notwendigen prophylaktischen Maßnahmen (z. B. Pneumonieprophylaxe, S. 434 und Lymphödemprophylaxe, S. 949) beraten.

Postoperative Pflege

Bei der speziellen postoperativen Pflege muss eine besondere Aufmerksamkeit auf die Überwachung, Entlastung und Pflege des Operationsgebietes gelegt

werden, um eine komplikationslose Wundheilung zu gewährleisten. Eine sekundär abheilende Wunde hätte eine große Narbenplatte zur Folge, die die Beweglichkeit der Schulter und den Lymphabfluss einschränken würde.

Naht. Die Operationswunde ist mit Einzelknopfnähten oder einer Intrakutannaht verschlossen. Die Fäden werden zwischen dem 9. und 12. postoperativen Tag entfernt oder resorbieren sich selbst. Vielfach wird nach dem ersten Verbandwechsel die offene Wundheilung bevorzugt. Aus dem Bedürfnis, die Wunde zu schützen, bevorzugen viele Patientinnen jedoch einen Pflasterverband bis zur Fadenentfernung.

Dränagen. Je nach Operationsausmaß liegen 1 – 3 Dränagen im Brust- und Achselbereich, um das Wundsekret abzuleiten. Abhängig von der Fördermenge werden die Dränagen des Brustbereichs zwischen dem 2. und 3. postoperativen Tag entfernt; die axillären Dränagen zwischen dem 4. und 7. Tag.

Überwachung des Wundgebiets. Das Operationsgebiet wird auf Entzündungszeichen und Schwellungen beobachtet und die Patientin zur Schmerzsituation befragt. Aufgrund der operativen Verletzung des axillären Lymphsystems und der dadurch bedingten Behinderung des Lymphabflusses können sich neben einer generellen Schwellung des OP-Gebiets Lymphzysten bilden, sog. Lymphozelen. Diese gehen i. d. R. spontan zurück – wenn nicht, werden sie durch eine Punktion entlastet.

Entlastung des Wundgebiets. In den ersten Tagen nach der Operation kann die Patientin den Arm der operierten Seite als schwer, unbeweglich und wenig kontrollierbar empfinden. In dieser Phase muss das Wundgebiet vor Überdehnungen und Spannungen geschützt und die Patientin über Vorsichtsmaßnahmen informiert werden. Um das Wundgebiet z. B. beim An- und Auskleiden möglichst wenig durch ein Heben der Arme zu belasten, sollte die Patientin bis zur abgeschlossenen Wundheilung aufknöpfbare Kleidungsoberteile tragen. Die Pflegende unterstützt sie im Weiteren besonders

- bei der Körper- und Haarpflege,
- beim Richten der Mahlzeiten und
- bei einer bequemen Lagerung.

Pflege des Wundgebiets. Nach abgeschlossener Wundheilung kann die Narbe mit pH-neutraler, unparfümierter Salbe oder Creme gepflegt werden. Um die Akzeptanz für den veränderten Brustbereich zu fördern, kann sich die Patientin auch selbst eincremen. Sie soll-

te darauf aufmerksam gemacht werden, dass sich die Brustseite noch geschwollen und hart anfühlen kann, dass das Gewebe während des Wundheilungsverlaufes jedoch zunehmend geschmeidiger wird.

> **MERKE** Durch die operative Verletzung von Nerven und durch die Schrumpfung der Narbe können die Frauen auch noch nach Wochen und Monaten folgende Symptome verspüren, die i. d. R. im Laufe der Zeit nachlassen:
> - Stiche, Brennen oder Jucken im Wundbereich
> - Taubheitsgefühle in der Achselhöhle
> - Empfindungsstörungen am Innenarm
> - Überempfindlichkeit von Hautbezirken

Prophylaxe von Lymphödem und Fehlhaltung

Komplikationen wie ein Lymphödem oder eine Fehlhaltung, die zu einer langfristigen Folgebehandlung sowie Einschränkung der Lebensqualität führen, sollten vermieden werden.

Lymphödemprophylaxe

Liegt die Patientin im Bett, wird der Arm der operierten Seite zur Förderung des Lymphabflusses erhöht gelagert. Dabei wird der Arm der betroffenen Seite in leichter Abduktion so auf einem Kissen positioniert, dass die Hand auf Herzhöhe liegt, der Achselbereich nicht durchhängt und nicht unter Spannung steht (**Abb. 36.21**). Um einer Hautmazeration vorzubeugen, wird eine trockene Kompresse in der Achselhöhle platziert. Wegen weitreichender Folgen verlangt die Lymphödemprophylaxe eine besondere Sorgfalt und wird auf S. 953 detailliert beschrieben.

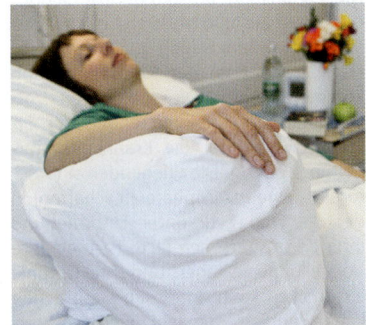

Abb. 36.21 Spannungsfreie Lagerung der Achselhöhle der betroffenen Seite zur Vorbeugung von Muskelverspannungen.

Fehlhaltungsprophylaxe

Nach einer Mastektomie kann der Verlust der Brust zu einem unbewussten Gleichgewichts- und Haltungsausgleich und zu schmerzhaften Muskelverspannungen im Hals-Nacken- und Schulterbereich führen – besonders bei Frauen mit großen Brüsten. Zusätzlich begünstigen Schmerzen in der Achsel und eine damit verbundene eingeschränkte Beweglichkeit des Schultergelenks eine Schonhaltung. Zu beobachten ist eine Tendenz zur Adduktion des Armes mit hochgezogenem Schultergürtel bei gleichzeitig leicht vorgekippter Schulter. Bei Nichtbehandlung kann sich die Fehlhaltung ausdehnen, was zu chronischen Schmerzen führen kann. Die physiotherapeutische Behandlung ist auf S. 954 beschrieben.

Ziele der Prophylaxe sind die Erhaltung und Verbesserung der Mobilität im Schulter-Arm-Gelenk und eine Haltungsschulung. Bereits in den ersten postoperativen Tagen werden spezielle Übungen für die Beweglichkeit durchgeführt. Sie steigern sich in Intensität und Belastung im Laufe des Klinikaufenthalts. Die Patientin hat eine bessere Kontrolle über die Übungen und ihre Körperhaltung, wenn sie diese vor einem Spiegel ausführt. Neben der Haltungsschulung kann die Arbeit vor dem Spiegel die Patientin unterstützen, sich wieder im Spiegel anzuschauen und sich mit den körperlichen Veränderungen auseinanderzusetzen.

✋ PRAXISTIPP Lassen Sie sich geeignete Übungen von der Physiotherapeutin zeigen. So können Sie die physiotherapeutischen Übungselemente bei allen Unterstützungsmaßnahmen einbeziehen. ——

Psychosoziale Begleitung

Die Erkrankung Brustkrebs löst Schock und Angst aus und muss erst einmal verarbeitet werden. Häufig quält Frauen die Frage, wie es zu der Krebserkrankung kommen konnte. Die subjektiven Vorstellungen von der Entstehung der Erkrankung sind für die Krankheitsverarbeitung wichtig. Die Pflegenden sind gefordert, eine Atmosphäre zu schaffen, in der die Frau evtl. unter Einbeziehung ihrer Bezugspersonen (z. B. Partner) ihre Vorstellungen, Fragen und ihre Gefühle ausdrücken kann. In diesen Gesprächen kann deutlich gemacht werden, dass es sich bei einer Krebserkrankung um ein unvorhersehbares Schicksalsereignis handelt, das *jeden* Menschen treffen

kann, ungeachtet dessen, in welcher Lebenssituation er sich befindet.

➤ MERKE Vielfach entstehen auch bei gesunden Menschen Krebszellen, die i. d. R. vom Immunsystem des Organismus zerstört werden. Unter welchen Umständen sich Krebszellen z. B. zu einem Tumor in der Brust entwickeln, ist bislang weitgehend ungeklärt. ——

Umgang mit dem veränderten Körperbild. Bei der Wundbehandlung und der Körperpflege kann die Patientin behutsam auf ihr verändertes Körperbild vorbereitet werden. Dem ersten Verbandwechsel kommt demnach eine besondere Bedeutung zu. Nach einer Brustamputation sieht die Frau anstelle ihrer Brust eine Narbe, die sich über die betroffene Brustseite zieht und anfangs geschwollen und wulstig aussehen kann. Auch nach brusterhaltenden Operationen ist es möglich, dass die Brust eine große Formveränderung aufweist.

Die Vorgehensweise beim Verbandwechsel sollte vorab mit der Patientin besprochen werden. Sie wird behutsam gefragt, ob sie die Narbe sehen möchte. Nach der Verbandablösung kann ihr ein Spiegel gereicht werden, mit dem sie die Operationswunde auch im Liegen besser anschauen kann. Es kann auch hilfreich sein, der Patientin zunächst eine Beschreibung der Wunde zu geben, um sie dann zu ermuntern, die Brustseite selbst zu betrachten.

➤ MERKE Manchmal möchten die Frauen die Operationswunde und ihre veränderte Brustseite nicht ansehen und berühren. Seien Sie sich bewusst, dass die Frau Sie aufmerksam beobachtet und Ihr nonverbales und verbales Verhalten beim Anblick der Narbe interpretiert. ——

Gesundheitsberatung

Mit der Entlassung aus dem Krankenhaus haben die meisten Frauen erst einen Teilschritt der gesamten Behandlung bewältigt. Je nach Tumorbeurteilung schließt sich eine Bestrahlung, Chemo-, Hormon- oder Immuntherapie an. Die einzelnen Therapieschritte folgen häufig sehr schnell hintereinander, sodass die Patientin kaum die Möglichkeit hatte, ihre Situation zu verarbeiten.

Die Frauen begleitet auch lange Zeit nach der Operation und den Therapien die Angst vor einem Rezidiv und dem Tod. Viele berichten, dass sie erst nach etwa ein bis zwei Jahren eine gewisse innere Stabilität wiedergefunden haben. Über den nach der Entlassung geplanten

Behandlungsverlauf wird die Frau im ärztlichen Entlassungsgespräch informiert. Eine pflegerische Entlassungsberatung zu ausgewählten Themen erfolgt im Anschluss an das Arztgespräch oder auf Wunsch der Patientin (**Abb. 36.22**).

Brustprothesen

Wurde nach einer Mastektomie intraoperativ kein plastisch-chirurgischer Wiederaufbau der Brust durchgeführt, kann die Frau eine äußere Brustprothese tragen. Die Verwendung einer Brustprothese
- unterstützt das natürliche äußere Erscheinungsbild,
- unterstützt die Oberkörpersymmetrie – besonders, wenn die andere Brust groß und schwer ist und
- beugt Fehlhaltungen und Verspannungen der Nacken-, Schulter- und Rückenmuskulatur vor.

Prothesenarten. Welche Prothese geeignet ist, hängt von mehreren Faktoren ab, z. B.:
- der Art des operativen Eingriffs
- dem aktuellen Therapiestand (Bestrahlung, Chemotherapie)
- der Form und Größe der vorhandenen Brust
- den Begleiterkrankungen
- dem subjektiven Empfinden
- der Lebensweise der Frau

Für die verschiedenen Phasen des Genesungsprozesses wird eine große Auswahl an äußeren Brustprothesen und spezieller Bekleidung angeboten (**Abb. 36.23**):
- Brustprothesen zur Erst- bzw. Dauerversorgung nach einer vollständigen Brustentfernung
- Teilstückprothesen für Frauen nach einer brusterhaltenden Operation
- spezielle BHs und Badeanzüge, in die Dauerversorgungsprothesen eingesetzt werden können

Eine individuelle Beratung kann durch eine Mitarbeiterin eines Sanitätshauses erfolgen. Den Umgang mit der Prothese aus eigener Erfahrung schildern am anschaulichsten betroffene Frauen aus einer Selbsthilfegruppe. Den Kontakt vermitteln die Pflegenden.

Selbsthilfegruppen

Die „Frauenselbsthilfe nach Brustkrebs" ist in Deutschland der größte Zusammenschluss von krebskranken Frauen. In regionalen Gruppen werden die Frauen bei der Bewältigung ihrer Erkrankung begleitet und unterstützt. Der Austausch mit anderen Betroffenen und die gemeinsamen Aktivitäten haben einen positiven und belebenden Effekt. Sportliche Aktivitäten, Entspannungstechniken, verschiedene Meditationsformen u. a.

Entlassungsberatung einer Patientin nach einer Brustkrebsbehandlung

Grundsätzlich gilt: Vor der Rückkehr in den Alltag sollen Informations- und Unterstützungsangebote der betroffenen Frau helfen, die Erkrankung und ihre Folgen besser zu bewältigen. Welche Beratungsthemen hierbei im Vordergrund stehen, sind abhängig von der Behandlungsphase und der Persönlichkeit der Frau. Jede Phase der Erkrankung stellt andere Anforderungen an die Gesprächsinhalte und wird am Bedarf der Patientin ausgerichtet. Einige Themenbereiche werden hier exemplarisch vorgestellt.

Rezidivfrüherkennung

Ziel: Die Patientin ist über die geplanten Vorsorgeuntersuchungen zur Früherkennung eines Rezidivs bzw. von Metastasen umfassend informiert.
- Ist sie über die Bedeutung und die diagnostischen Maßnahmen des Nachsorgeprogramms aufgeklärt?
- Wurde sie in die monatliche Selbstuntersuchung der operierten und gesunden Brustseite nach der Krebsbehandlung eingewiesen?
- Weiß sie, bei welchen Veränderungen sie ihren Arzt aufsuchen soll?

Info: Über die Hälfte aller Lokalrezidive und Metastasen treten innerhalb der ersten fünf Jahre nach der Primärbehandlung auf. Ein standardisiertes klinisches Nachsorgeprogramm unterstützt die frühzeitige Entdeckung eines neuen Tumors. In den ersten drei Jahren werden die Untersuchungen alle drei Monate, im vierten und fünften Jahr alle sechs Monate durchgeführt. Nach fünf Jahren ohne erneuten Tumorfall sind Kontrollen in jährlichen Abständen angezeigt.

Knotige Veränderungen und/oder Rötungen an der verbliebenen Brust bzw. der Brustkorbwand nach einer Mastektomie können auf ein Lokalrezidiv hinweisen.

Empfehlung: Die operierte Seite und die andere Brust sollen von der Frau auch weiterhin monatlich inspiziert und abgetastet werden. Sie wird bei der Selbstuntersuchung der behandelten Brustseite angeleitet, damit sie spüren kann, wie sich das Brustgewebe durch die postoperative Vernarbungen und/oder die Bestrahlung und/oder nach einer Brustrekonstruktion anfühlt und auf welche Veränderungen sie achten sollte. Treten zwischen den Nachsorgeterminen nicht abklingende Beschwerden oder Hautveränderungen auf, muss der Vorsorgetermin vorgezogen werden.

Partnerschaft und Sexualität

Ziel: Die Patientin hat die Möglichkeit, über mögliche Ängste und Unsicherheiten bezüglich ihres Frauseins zu sprechen und ist darüber informiert, welche Veränderungen im Bereich ihrer Sexualität durch die Krebstherapie auftreten können.
In der Behandlungsphase und auch in der Zeit danach können die betroffenen Frauen folgende Fragen beschäftigen:
- Bin ich für meinen Partner auch weiterhin attraktiv und begehrenswert?
- Wird das sexuelle Zusammensein noch erregend und lustvoll sein?
- Wird meine Partnerschaft diese Belastungen überstehen?

Info: Zum Zeitpunkt der Diagnosestellung treten Fragen zur Sexualität und körperlicher Attraktivität häufig erst einmal in den Hintergrund, können jedoch nach der Rückkehr in den Alltag an Aktualität gewinnen. Viele Paare berichten, dass die ersten Male des intimen Zusammenseins bei beiden mit großer Unsicherheit verbunden waren. Erschwerend kommt hinzu, dass durch die Therapie Nebenwirkungen auftreten können, mit Auswirkungen auf das Sexualleben. So kann z.B. eine Hormontherapie zu einer trockenen Scheide führen und Schmerzen beim Geschlechtsverkehr verursachen oder das Lustempfinden beeinträchtigen. Durch eine geschwollene, schmerzhafte und berührungsempfindliche Brustseite können Zärtlichkeiten als unangenehm empfunden werden. Eine notwendige Chemotherapie kann die körperliche und psychische Befindlichkeit der Frau zusätzlich negativ belasten. Alle diese Probleme können das Selbstwertgefühl der Frau beeinflussen und die Sexualität, die Partnerschaft und somit die Lebensqualität des Paares beeinträchtigen.

Empfehlung: Der Patientin sollte vermittelt werden, dass es seine Zeit braucht, um Vertrauen in den eigenen Körper zurück zu gewinnen. Sie sollte motiviert werden, dem Partner in offenen Gesprächen die eigenen Wünsche, Bedürfnisse und Ängste mitzuteilen. Der Austausch mit anderen Paaren und der Hinweis auf Beratungsstellen (z. B. psychosoziale oder kirchliche Beratungsinstitute, Selbsthilfegruppen) können ebenso dazu beitragen, dass das Paar mit der veränderten Situation besser umgehen lernt. Bei Nebenwirkungen der Krebstherapie, wie z.B. bei einer zu trockenen Scheide, kann der Gynäkologe eine lokal wirksame östrogenhaltige Salbe verordnen, die vor dem Geschlechtsverkehr in die Scheide eingeführt wird.

Berufstätigkeit

Ziel: Die Patientin ist informiert, welche Auswirkungen ihre Erkrankung auf ihre Berufsausübung haben kann und welche sozialen Unterstützungsleistungen ihr zur Verfügung stehen.
Folgende Fragen können die Frau beschäftigen:
- Welche Einschränkungen können durch die Erkrankung bestehen und wie können sich diese unter der Belastung des Berufsalltags auswirken?
- Ist sie den Anforderungen des Berufsalltags noch gewachsen?
- Welche gesetzlichen Hilfen können in Anspruch genommen werden?

Info: Die Rückkehr in den Beruf ist abhängig von dem Befinden der Frau, der Art der adjuvanten Therapie und den Auswirkung der Behandlung. Bei Tätigkeiten, die mit einer hohen körperlichen Belastung des Schulter-Arm-Bereiches oder mit erhöhter Hitze- oder Kälteeinwirkung einhergehen, ist ein Arbeitswechsel angezeigt.

Nach einer Krebserkrankung kann die Frau einen Antrag auf Schwerbehinderung stellen. Ihr wird in der Regel ein Grad der Behinderung (GdB) von mindestens 50 % für 5 Jahre zuerkannt. Nach einer Mastektomie und weiteren Folgenerkrankungen (z. B. Lymphödem) kann der GdB um weitere Prozentpunkte erhöht werden. Diese Einstufung hat verschiedene Vergünstigungen zur Folge, wie z.B. erhöhter Kündigungsschutz, Steuererleichterungen, Anspruch auf Zusatzurlaub.

Empfehlung: Der Sozialdienst der Klinik informiert über mögliche Anpassungen am Arbeitsplatz, wenn bestimmte Tätigkeiten nicht mehr ausgeübt werden können. Er berät zu Themen wie z. B. Arbeitsplatzveränderung, Arbeitszeitverkürzung, schrittweise Wiedereingliederung in den Beruf und Umschulungsmaßnahmen. Im Weiteren gibt er Informationen zur möglichen Inanspruchnahme einer Anschlussheilbehandlung, Hilfen für den Haushalt, zur Schwerbehinderung und hilft auch in diesen Fällen bei der Antragstellung.

Abb. 36.22 Informationsblatt zur Gesundheitsförderung nach Brustamputation.

tragen zur Förderung der körperlichen Kraft, zur Stärkung des Immunsystems und zur Stabilisierung des inneren Gleichgewichts bei.

MERKE Machen Sie die Betroffenen bei der Entlassungsberatung auf Selbsthilfegruppen aufmerksam und händigen Sie Informationsbroschüren aus. Vielfach entwickelt sich das Bedürfnis nach weiteren Informationen erst zu einem späteren Zeitpunkt, wenn der Schock der Diagnose überwunden oder die anstrengende Behandlung fortgeschritten bzw. abgeschlossen ist.

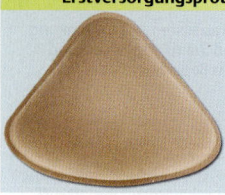

Erstversorgungsprothesen

- geeignet für die Wundheilungsphase bzw. Zeit der Bestrahlung
- durch leichte Wattefüllung kaum Druck auf dem Wundbereich

Prothesen-BHs

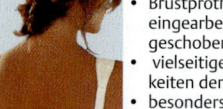

- Brustprothese wird in die eingearbeitete Tasche hineingeschoben
- vielseitige Verstellmöglichkeiten der Träger
- besonders breite Träger zur Vermeidung von Einschnürungen und Lymphflussbehinderungen

Dauerversorgungsprothesen

Vollprothese

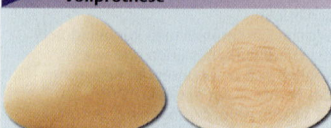

- entspricht der Größe der anderen Brust, ist aber etwas leichter
- kann direkt auf der Haut in einem normalen BH oder in der BH-Tasche eines Spezial-BHs getragen werden

Leichtprothese

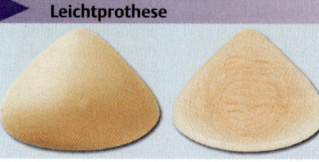

- Prothese ist wesentlich leichter als eine Vollprothese
- Lymphabfluss wird gewährleistet, da der BH-Träger nicht einschnürt
- besonders empfehlenswert für Frauen mit Armlymphödem

Haftprothese

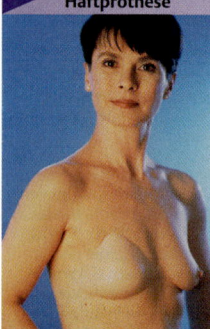

- mehr natürlicher Tragekomfort durch Aufkleben der Prothese auf die Haut
- völlige Bewegungsfreiheit und kaum eingeschränkte Bekleidungsauswahl durch gute Haftung
- normale BHs und Badeanzüge können getragen werden
- Schulter- und Nackenbereich ist vom Zug des BH-Trägers entlastet
- reizfreie gesunde Haut gilt als Voraussetzung

Teilstückprothese

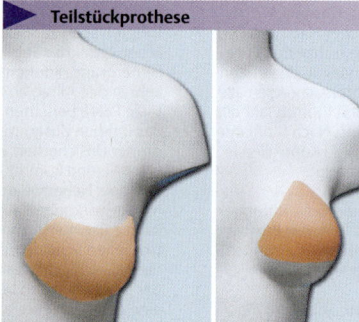

- speziell geformte Pads zum Ausgleich von Volumendefiziten nach brusterhaltenden Operationen

Abb. 36.23 Verschiedene Brustprothesen können an die jeweilige Brustoperation angepasst werden.

36.5 Pflege von Frauen mit sekundärem Armlymphödem

36.5.1 Medizinischer Überblick

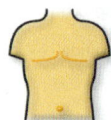

Anatomie und Physiologie im Fokus

Lymphe ist eine weißgelbe Flüssigkeit, die u. a. Zellen der Immunabwehr enthält. Sie entsteht durch Filtration von Blutplasma. Neben ihrer Hauptaufgabe der Immunabwehr spielt die Lymphe eine große Rolle bei der Gewebedränage, da sie überschüssige Gewebeflüssigkeit abtransportiert. Die Lymphe fließt durch Lymphbahnen, die etwa parallel zu den venösen Gefäßen laufen, zu zentralen Sammelgefäßen (Ductus lymphaticus dexter und Ductus thoracicus). Lymphknoten sind Sammelpunkte auf dem Weg dorthin. Jede Körperregion lässt sich einer bestimmten Gruppe Lymphknoten zuteilen (s. *Abb. 36.17*). Der Lymphtransport in den Lymphgefäßen erfolgt zum einen durch die rhythmische Kontraktion der Gefäßmuskulatur, wobei Lymphklappen den Rückstrom verhindern. Zum anderen werden die Lymphgefäße durch Drucksteigerung in der Umgebung (Muskelkontraktion, Pulsation der Arterien, Schwerkraft, Bewegung innerer Organe, z. B. Atembewegung) zusammengedrückt und ausgepresst.

Definition
Das sekundäre Armlymphödem ist eine einseitige, anfangs schmerzlose Schwellung des Armes der betroffenen Körperseite. Dabei ist der Abtransport der Lymphe aus der Extremität stark verringert.

Ursachen
Das sekundäre Armlymphödem kann sich nach der Behandlung eines Mammakarzinoms ausbilden, bei dem axilläre Lymphknoten entfernt und/oder der Brust- und Achselbereich bestrahlt wurden. Das Auftreten sowie die Schwere eines Armlymphödems ist abhängig von
- der Anzahl der axillär entfernten Lymphknoten,
- der Radikalität der Operation,
- der postoperativen Narbenbildung,
- der Art und dem Ausmaß der Strahlentherapie und den dadurch verursachten fibrotischen (bindegewebigen) Veränderungen und
- dem Ausmaß des Tumors und des Lymphknotenbefalls.

Nach brusterhaltenden Operationsverfahren entwickelt sich bei ca. 20 % der betroffenen Frauen ein Lymphödem, nach Mastektomien bei 30 – 40 %. In Zukunft erhofft man sich durch neue Operationsverfahren (sog. Sentinel-Node-Dissektion-Verfahren, S. 948) eine deutliche Abnahme dieser Komplikation.

Symptome
Auslöser für ein sekundäres Armlymphödem können oft harmlos erscheinende Überanstrengungen oder kleinere Verletzungen sein. Frühsymptome sind:
- Spannungs- und Schweregefühl
- Fremdkörpergefühl
- Schwellungen der Finger und des Armes
- glatte, gespannte (teigige) Haut, Blässe oder Rötungen
- Schmerzen in der Achselhöhle, die bis in die Finger ausstrahlen

Komplikationen
Die meisten Komplikationen entstehen, wenn sich das Ödem vergrößert oder durch Bindegewebseinlagerungen verhärtet (Fibrose). Die häufigsten Komplikationen sind:
- Erysipel (S. 1050)
- vermehrte subkutane Eiweißeinlagerungen mit Formveränderungen des Armes
- Missempfindungen der Hand, z. B. Taubheitsgefühle
- Schwellungen der betroffenen Brustseite
- schmerzhafte Bewegungseinschränkungen

Therapie
Sofort nach dem Auftreten erster Symptome muss mit einer Behandlung begonnen werden. Die entscheidende Therapie des Lymphödems ist die **komplexe physikalische Entstauung = KPE** mit folgenden Zielen:
- Aktivieren des Transportflusses in den Gefäßen
- Anregen der Lymphgefäße zur Mehrarbeit
- Verschieben der Ödemflüssigkeit
- Lockern des verhärteten Bindegewebes
- Unterstützen der Ausbildung von kollateralen Lymphgefäßen

Die drei Säulen der KPE sind:
- manuelle Lymphdränage
- spezielle Kompressionstherapie
- Bewegungstherapie

Manuelle Lymphdränage
Mit speziellen, sich häufig wiederholenden Handgriffen wird das Lymphgefäßsystem abschnittsweise behandelt (**Abb. 36.24**). Bei häufiger Wiederholung der Griffe während der Behandlung wird die Muskelautonomie der Lymphgefäße angeregt und der Lymphtransport gefördert. Die manuelle Lymphdränage darf nur von speziell ausgebildeten Therapeuten durchgeführt werden.

Kompressions- und Bewegungstherapie
Nach der Entstauungsbehandlung soll durch einen speziellen Kompressionsverband (**Abb. 36.26**, **Abb. 36.27**) der Gewebedruck im Arm erhöht werden, um eine Wiederansammlung von Ödemflüssigkeit zu verhindern. Die Kompression entfaltet ihre volle Wirkung am besten in Verbindung mit Bewegung. Die Kontraktion der Muskulatur fördert bei gezielten gymnastischen Übungen (**Abb. 36.25**) behutsam die Ödementleerung. Gleichzeitig wird die Schulter-Arm-Beweglichkeit unterstützt.

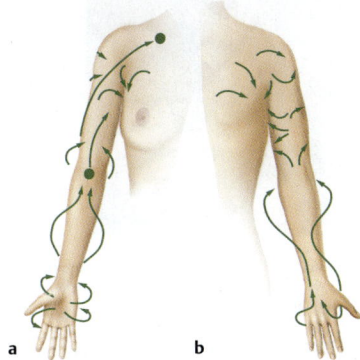

a   b

Abb. 36.24 Die lymphatische Armbehandlung im schematischen Überblick: **a** von vorn, **b** von hinten.

36.5.2 Pflege- und Behandlungsplan
Ein Lymphödem kann bereits kurz nach der Operation oder Strahlentherapie auftreten, sich aber auch erst nach mehreren Jahren entwickeln. Jede Frau lebt nach einer Brustkrebsbehandlung mit dem Risiko, ein Armlymphödem zu bekommen. Ein einmal entstandenes Lymphödem ist nicht reversibel und bedarf einer lebenslangen Behandlung.

Laut Földi (2009) fühlt sich ein Teil der betroffenen Frauen ausreichend über die Gefahr eines Armlymphödems und mögliche Prophylaxen informiert. Pflegende können dazu beitragen, dass diese Defizite behoben werden, indem sie Beratungsaufgaben zur Prophylaxe des Lymphödems und bei bestehendem Armlymphödem wahrnehmen.

Prophylaxe des Lymphödems
Die Frau sollte zu allen Einflussfaktoren beraten werden, die eine Ansammlung und Vermehrung der Gewebsflüssigkeit begünstigen, über gezielte Entstauungsmaßnahmen sowie eine sorgfältige Hautbeobachtung und -pflege.

> **MERKE** Die Lymphödemprophylaxe gehört nach einer Brustkrebsbehandlung zu den wichtigen postoperativen Pflegemaßnahmen. Sie beginnt sofort nach der Operation und muss auch nach der Entlassung konsequent weitergeführt werden.

Entstauungsmaßnahmen
Hochlagern des Armes. Die Lagerung des Armes der betroffenen Brustseite erfolgt wie auf S. 949 beschrieben. Eine detaillierte Information der Patientin ist notwendig, weil sie den Arm auch zuhause weiterhin erhöht auf einem Kissen lagern sollte.

Ausstreichungen und Muskelaktivität. Die Patientin wird angeleitet, ihren Arm sanft auszustreichen und leichte Muskelanspannungs- und Lockerungsübungen durchzuführen. Folgende Übungen können mehrmals täglich stattfinden.
- **Übung 1:** Mit der nichtbetroffenen Hand streicht die Frau von den Fingern zum Oberarm leicht über die Haut hoch. Das Streichen geschieht mit der ganzen Hand, leichtem Hautkontakt und ohne Druck.
- **Übung 2:** Die Frau hält den Arm gestreckt und schließt die Hand zur Faust, alle Armmuskeln werden angespannt. Die Spannung wird 3 – 4 Sek. gehalten, dann wird die Muskulatur wieder entspannt. Diese Pumpübungen werden 5 – 10 -mal wiederholt.

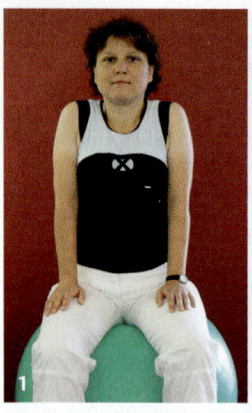

1 Beide Schultern gleichzeitig oder im Wechsel nach oben ziehen und wieder fallen lassen.

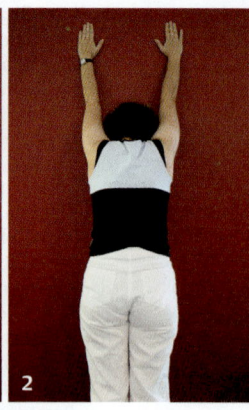

2 Mit beiden Händen an der Wand hinaufwandern, bis die Arme völlig gestreckt sind.

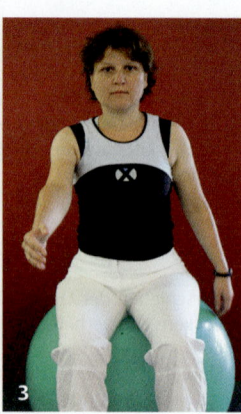

3 Mehrmals locker beide Arme nach vorn und nach hinten schwingen.

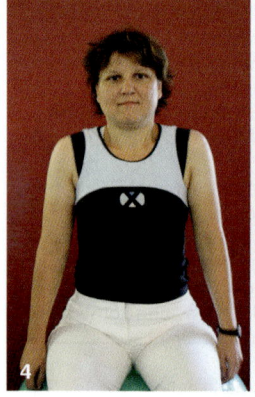

4 Beide Schultern gleichzeitig in einem Halbkreis nach vorn bzw. nach hinten führen.

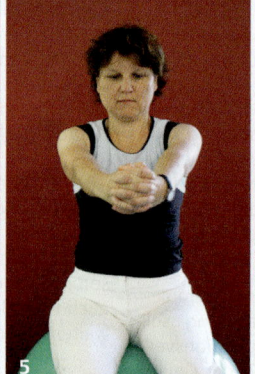

5 Mit gefalteten Händen die Arme gestreckt über den Kopf führen und strecken.

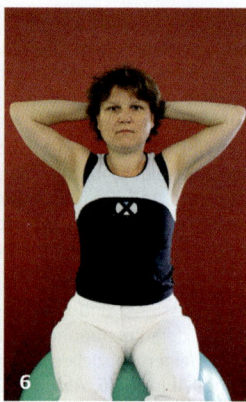

6 Hände hinter dem Kopf verschränken. Ellenbogen sanft nach außen drücken und kurz halten, dann vor dem Gesicht zusammenführen.

Abb. 36.25 Einige beispielhafte Übungen zur Förderung der Schulterbeweglichkeit und zur Armlymphödemprophylaxe.

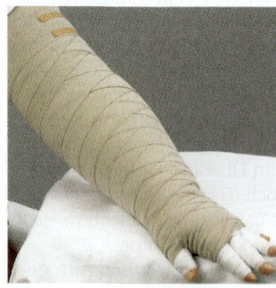

Abb. 36.26 Das Anlegen des Kompressionsverbandes geschieht ohne Zug.

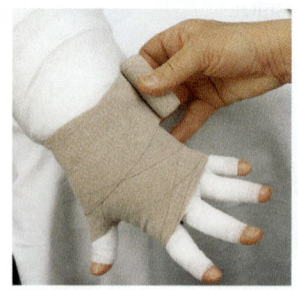

Abb. 36.27 Der korrekt sitzende Kompressionsverband ist spiralig bis zur Achsel gewickelt und schnürt nirgends ein.

Physiotherapeutische Behandlung. Unter physiotherapeutischer Anleitung werden Bewegungsübungen erlernt und eingeübt (**Abb. 36.25**), die auch zu Hause täglich ca. 15 Min. durchgeführt werden sollen. Äußerst positiv wirkt sich eine regelmäßige Entstauung durch eine manuelle Lymphdränage aus.

Tragen eines Armstrumpfes. Um einer Stauung vorzubeugen, kann die betroffene Frau sich nach der Entlassung einen speziellen Armstrumpf (mit oder ohne Handteil) verordnen und anpassen lassen. Sie sollte ihn tragen, wenn sie sich (nicht immer vermeidbaren) Belastungssituationen aussetzt.

Sportliche Aktivitäten. Als Prophylaxe werden Sportarten mit gut kontrollierbaren Bewegungsabläufen empfohlen (z. B. Bewegungsübungen im Wasser, Schwimmen). Durch den leichten Wasserdruck und die damit verbundene „Massage" erfolgt eine effektive Entstauung. Sportarten, die zu ruckartigen Bewegungen führen, z. B. Tennis oder Golf, bergen eine zu hohe Verletzungsgefahr und sollten vermieden werden.

▶ **MERKE** Es sollte ein gesundes Mittelmaß von Be- und Entlastungen angestrebt werden – und keine übertriebene Schonung.

Weitere Maßnahmen. Folgende Maßnahmen können einer Stauung vorbeugen, wenn sie konsequent berücksichtigt werden:
- Arm der operierten Seite nicht zu lange herunterhängen lassen
- in die Mantel- bzw. Jackentasche greifen, um den Arm zu stützen
- Arm nach Belastungen immer wieder erhöht lagern
- Handtasche auf der nichtoperierten Seite tragen
- keinen einengenden Schmuck oder zu enge Kleidung tragen – Einschnürungen vermeiden

Hautpflege
Verletzungen der Haut führen zur Zellzerstörung, Krankheitserreger und Fremdkörper können eindringen. In der Folge kommt es zur Vermehrung der interstitiellen Gewebeflüssigkeit und zur Erhöhung lymphpflichtiger Last, die nur bedingt abtransportiert werden kann. Dem Schutz vor Verletzungen und der Hautpflege kommt daher eine hohe Bedeutung zu. Die Haut soll sorgfältig mit einer ph-neutralen, unparfümierten Creme gepflegt werden. Auf hautreizende Substanzen wie parfümierte Cremes oder Deodorants sollte verzichtet werden, auch wenn diese vor der Operation vertragen wurden.

▶ **MERKE** Da auch kleinste Bagatellverletzungen ein Armlymphödem auslösen können, muss die Haut bei Verletzungen sofort desinfiziert werden. ▬

Verhalten im Alltag. Berufliche Tätigkeiten, die die betroffene Körperseite sehr belasten, sollten verändert werden. In Haushalt und Garten kann die Frau sich vor Verletzungen schützen, indem sie z. B. Handschuhe trägt, Topflappen benutzt und stechende Pflanzen meidet. Überwärmungen führen zur verstärkten Lymphbildung. Deshalb sollte die Frau besonders vorsichtig mit Wärme und Hitze (z. B. beim Bügeln, Kochen, Backen) umgehen. Auch physiotherapeutische Behandlungen wie Heißluft und Fango können zur Überwärmung der Haut führen. Auf den Besuch in einem Solarium, Sonnenbäder und Urlaub in heißen Ländern, sollte die brustoperierte Frau verzichten. Ebenso wirkt sich eine starke Kälteeinwirkung negativ auf die Durchblutung aus.

 MERKE Am gefährdeten Arm dürfen keine Blutdruckmessungen, Injektionen, Blut- und Blutzuckerabnahmen, Akupunkturen und klassische Knetmassagen durchgeführt werden. ▬▬▬▬▬

Hautveränderungen. Bei jeglichen Veränderungen der Haut sollte unverzüglich ein Arzt aufgesucht werden, z. B. bei
- beginnenden Entzündungen am betroffenen Arm,
- Schwellungen und
- häufig wiederkehrenden Missempfindungen.

Gesundheitsberatung
Hat sich ein Lymphödem entwickelt, wird die Patientin nach den Kriterien der KPE behandelt, meist in einer Spezialklinik für Lymphologie. Je nach Lymphödemstadium erfolgt eine tägliche bis mehrfach wöchentliche Teil- oder Ganzkörpertherapie. Nach Unterweisung durch die Lymphtherapeuten unterstützen die Pflegenden die Betroffene beim korrekten Anlegen des Kompressionsverbandes und leiten sie zur selbstständigen Durchführung der Verbandtechnik an.

Kompressionsverband anlegen. Ein Kompressionsverband kann erst nach einer manuellen Lymphdränage oder einer 15-minütigen Hochlagerung des Armes angelegt werden, da der Arm komplett entstaut sein sollte. Um Abschnürungen

und Stauungen durch den Verband zu verhindern, wird er in mehreren Schichten wie folgt angelegt:
1. Haut eincremen und dabei den Arm leicht herzwärts ausstreichen
2. einen Trikotschlauchverband zum Hautschutz überziehen
3. einzelne Finger mit einer dünnen, elastischen Binde wickeln
4. den Arm spiralig mit einer Polsterbinde wickeln, um Abschnürungen zu vermeiden (**Abb. 36.26**)
5. den gesamten Arm spiralig bis zur Achselhöhle mit einer Kurzzugbinde in drei Lagen gegenläufig wickeln (**Abb. 36.27**)

Zur Stabilisierung des erreichten Entstauungszustands sollte die Patientin zu Hause den Arm nachts weiterhin bandagieren und hochlegen (**Abb. 36.21**). Da der Kompressionsverband durch sein Volumen die Bewegung und Bekleidung sehr einschränkt, wird tagsüber das Tragen eines angepassten Kompressionsstrumpfs mit einem Kompressionshandschuh empfohlen.

Lern- und Leseservice

Verwendete Literatur
→ Baltzer J, Meerpohl HG, Bahnsen J. Praxis der gynäkologischen Onkologie. Stuttgart: Thieme; 1999
→ Cantieni B. Catpower. Das ultimative Körperbuch. 2. Aufl. München: Südwest-Verlag; 2009
→ Cantieni B. Beschwerdefrei laufen. Mit effektiven Haltungs- und Bewegungsübungen zur richtigen Lauftechnik. 2. Aufl. München: Südwest-Verlag; 2006
→ Cantieni B. Rückbildungsgymnastik. München: Südwest-Verlag; 2006
→ Cutler W, Minker M. Hysterektomie ja oder nein? München: dtv Ratgeber; 1997
→ Deutsches Netzwerk für Qualitätsentwicklung in der Pflege (DNQP): Expertenstandard Förderung der Harnkontinenz in der Pflege. Entwicklung – Konsentierung – Implementierung; 2007
→ Földi M, Földi E. Das Lymphödem und verwandte Krankheiten. 9. Aufl. München: Urban&Fischer; 2009

→ Jellouschek H. Bis zuletzt die Liebe. Als Paar im Schatten einer tödlichen Krankheit. Freiburg: Herder; 2004
→ Pfleiderer A, Martius G, Breckwoldt M. Lehrbuch der Gynäkologie und Geburtshilfe. 5. Aufl. Stuttgart: Thieme; 2007
→ Skibbe X, Löseke A. Gynäkologie und Geburtshilfe für Pflegeberufe. 2. Aufl. Stuttgart: Thieme; 2007
→ Tucker S. Pflegestandards in der Gynäkologie und Geburtshilfe. Bern: Hans Huber; 2003
→ Zettl S, Hartlapp J. Krebs und Sexualität. Ein Ratgeber für Krebspatienten und ihre Partner. 3. Aufl. Berlin: Weingärtner; 2008

Weiterführende Literatur
→ Berg L. Brustkrebs – Wissen gegen die Angst. Das Handbuch. München: Goldmann; 2002
→ Ehret-Wagener B, Stratenwerth I, Richter K. Gebärmutter – das überflüssige Organ. Reinbeck: Rowohlt; 1994
→ Kitzinger S. Sexualität im Leben der Frau. München: Biederstein; 1986

→ Olbricht I. Die Brust – Organ und Symbol weiblicher Identität. Reinbeck: Rowohlt; 1989
→ Schindele E. Pfusch an der Frau. Hamburg: Rasch und Röhring; 1993
→ Schwegler J, Lucius R. Der Mensch – Anatomie und Physiologie. 5. Aufl. Stuttgart: Thieme; 2011

Kontakt- und Internetadressen
→ Bundesverband der Frauengesundheitszentren e. V. C/o FFGZ e. V., Kasslerstraße 1a, D-60 486 Frankfurt a/M. Online: www.frauengesundheitszentren.de
→ Deutsche Krebshilfe e. V., Buschstraße 32, D-5311 Bonn. Online: www.Krebshilfe.de
→ Frauenselbsthilfe nach Krebs. Thomas-Mann-Str. 40, D-53 111 Bonn, Tel.: 0228/3 388 9400. Online: www.frauenselbsthilfe.de
→ Österreichische Krebshilfe, Wolfengasse 4, A-1010 Wien, Tel.: 01/79 66 45 00, Fax: 01/79 66 45 09
→ Krebsliga Schweiz, Efflingerstr. 40, CH-3001 Bern, Tel.: 031/389 91 00, E-Mail: info@krebsliga.ch
→ Krebsinformationsdienst DUFZ: 0800-4 203 040

37 Pflege von Männern mit Erkrankungen der Geschlechtsorgane

Sebastian Kemper, Sabine Kliesch, Reemt Hinkelammert, Thomas Köpke, Christian Wülfing, Heike Zandman

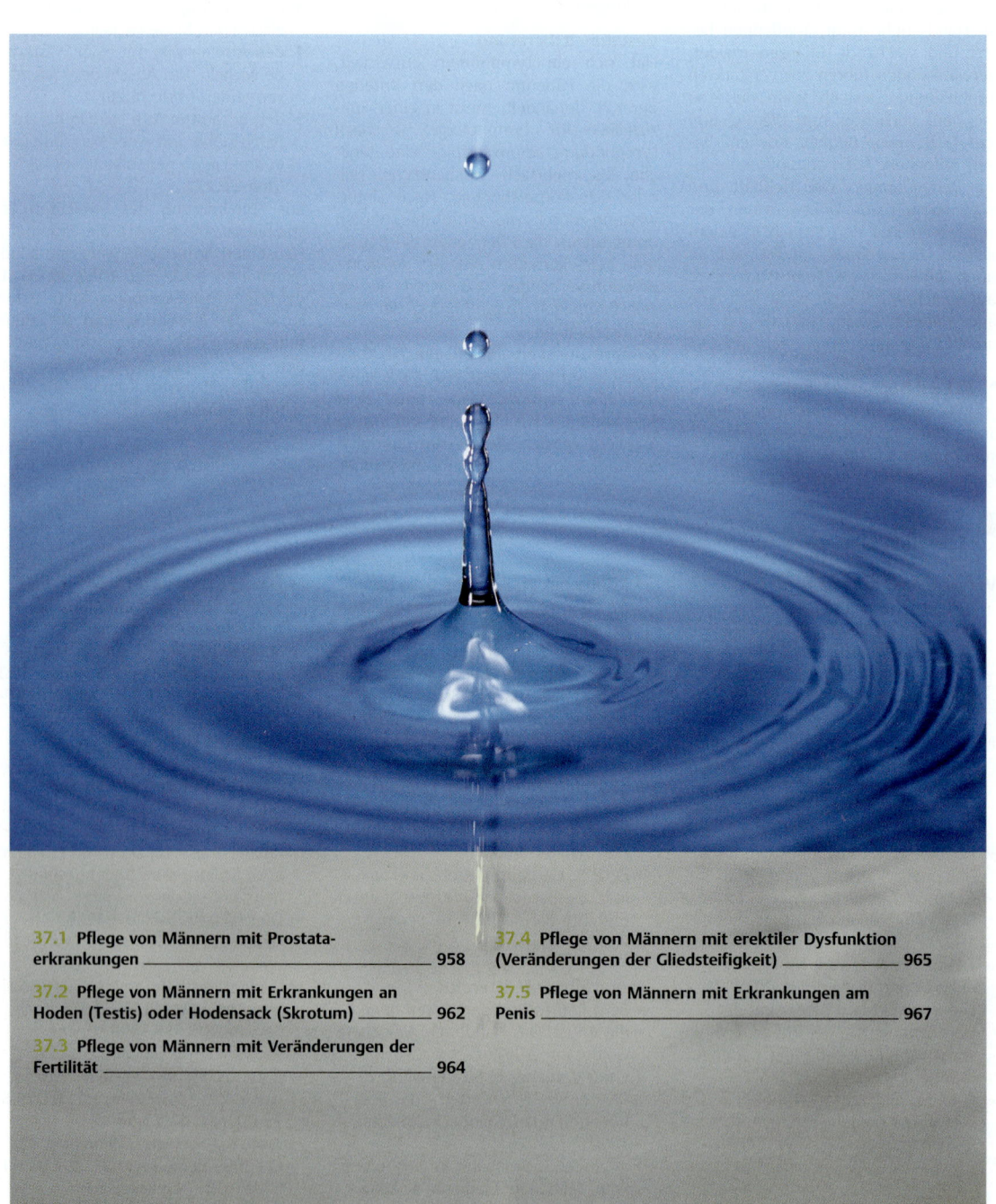

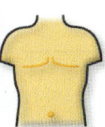

Anatomie und Physiologie im Fokus

Männliche Geschlechtsorgane im Überblick

(nach Schwegler 2011)

Hoden. Innerhalb des Hodensacks liegen in voneinander getrennten Taschen der rechte und linke Hoden (Testis). In den Hoden selbst erfolgt die Bildung der Samenzellen wie auch die Produktion verschiedener Hormone (u. a. das männliche Geschlechtshormon Testosteron). Die Hormone gelangen über die Blutbahn zu den Zielorganen wie Gehirn, Knochen und Muskulatur. Die männliche Keimdrüse, der Hoden (Testis, Orchis), entsteht aus derselben Anlage wie der Eierstock der Frau. Er entwickelt sich daher zunächst intraperitoneal und wandert erst kurz vor der Geburt aus dem Bauchraum durch den Leistenkanal in den Hodensack (Skrotum) ein. Der Hoden hat in etwa die „Standardmaße" von 5 × 3 × 2 cm und wiegt 25 g. Unter der derben Kapsel befinden sich aufgeknäuelte Samenkanälchen, in denen sich die Spermien entwickeln. Zwischen den Samenkanälchen produzieren Leydig-Zellen das männliche Sexualhormon Testosteron.

Nebenhoden. Der Nebenhoden (Epididymis) bedeckt wie eine Kappe die hintere äußere Seite des Hodens. Hoden und Nebenhoden sind gut tastbar und klar gegeneinander abgegrenzt. Im Nebenhodenkopf verlaufen 10 – 20 geknäuelte Ductuli efferentes, die das Hodensekret aus dem Hodennetz aufnehmen und in den eigentlichen Nebenhodengang ableiten. Die Gesamtlänge des Nebenhodenganges (Ductus epididymidis) beträgt ca. 5 m (!). Vielfache Verschlingungen ermöglichen es, diese Länge in Körper und Schwanz des Nebenhodens (ca. 6 – 7 cm) unterzubringen. Der Nebenhodengang macht die Spermien während der etwa 12 Tage dauernden Passage befruchtungsfähig, da sein Sekret die Bindung der Spermien an die Eizelle begünstigt.

Samenleiter. Im Gegensatz zum Nebenhodengang, der als Reservoir für Spermien dient, hat der anschließende Samenleiter die Aufgabe, während der Ejakulation den Inhalt des Nebenhodenschwanzes möglichst schnell weiterzubefördern. Er führt durch den Leistenkanal in die seitliche Leistengrube, biegt dort spitzwinklig nach innen und hinten ab und verläuft vor dem Harnleiter zur Rückseite des Blasendreiecks.

Samenblase. In den Samenleiter mündet beidseits eine Samenblase. Sie produzieren mehr als zwei Drittel des Volumens einer Ejakulation. Das Sekret ist schleimig zäh und reich an Fruchtzucker (Fruktose). Durch seinen relativ alkalischen pH-Wert von 7,2 erlangen die Spermien ihre Eigenbeweglichkeit; die hohe Fruktosekonzentration liefert die notwendige Energie. Ohne diese Aktivierung bleiben die Spermien im sauren Vaginalmilieu unbeweglich und könnten nicht in Uterus und Eileiter vordringen.

Prostata. Die Prostata (Vorsteherdrüse) wird meistens als „kastaniengroßes" Organ beschrieben. Sie ähnelt einem oben und unten eingedellten Tischtennisball (ca. 4 × 4 × 2 cm). Funktionell ist die Drüse ein Dreiwegehahn zur Umschaltung zwischen Urin- und Spermafluss: Das Endstück der beiden Spritzkanälchen wird von starken glatten Muskelfasern verschlossen, sodass beim Wasserlassen kein Urin in Samenblasen und Samenleiter eindringen kann. Umgekehrt verschließt der innere Schließmuskel am Harnblasenausgang während der Ejakulation den blasennahen Anteil der Harnröhre. Er blockiert auf diese Weise einen nutzlosen rückwärtsgerichteten Spermafluss in die Harnblase (retrograde Ejakulation).

Harnröhre. Durch ihre Einbettung in den Penis ist die Länge der männlichen Harnröhre (Urethra) mit 20 – 40 cm sehr variabel. Im ersten Harnröhrenabschnitt münden die beiden Samenleiter und die Ausführungsgänge der Prostata. Der zweite Abschnitt liegt innerhalb der Peniswurzel. Hier münden die beiden Cowper-Drüsen. Außerdem besitzt die Harnröhre in ihrem weiteren Verlauf zahlreiche kleine Harnröhrendrüsen. Beide Drüsengruppen geben gleich zu Beginn der sexuellen Erregung ein zähflüssiges Sekret ab, das die Gleitfähigkeit des Penis erhöhen soll. Der dritte Abschnitt der Harnröhre liegt in der Mitte des Penis.

Penis. Seine markante Veränderlichkeit von Form und Konsistenz verdankt der Penis zwei unterschiedlichen Schwellkörpersystemen:

- dem paarigen Penisschwellkörper und
- dem unpaarigen Harnröhrenschwellkörper.

Der Penisschwellkörper ist beidseits am unteren Schambeinast fixiert und bildet dort zusammen mit dem ihn bedeckenden M. ischiocavernosus die Peniswurzel. Im weiteren Verlauf vereinigen sich die beiden Penisschwellkörper zum eigentlichen Penisschaft, sind jedoch immer noch unvollständig durch eine lückenhafte, längsgestellte Membran (Septum penis) getrennt. Der Harnröhrenschwellkörper kann willkürlich angespannt werden, um nach dem Wasserlassen den verbleibenden Urin aus der Harnröhre zu entleeren. Der Harnröhrenschwellkörper verläuft an der Unterseite des Penis und bildet an dessen Spitze die Eichel (Glans penis). In seinem Innern verläuft die Harnröhre.

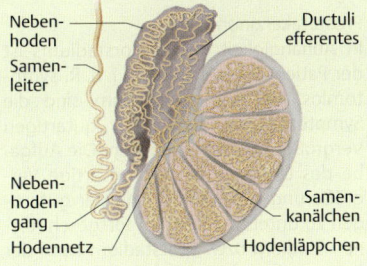

Neben- hoden
Samen- leiter
Ductuli efferentes
Neben- hoden- gang
Hodennetz
Samen- kanälchen
Hodenläppchen

Abb. 37.1 **Hoden und Nebenhoden.** Sie enthalten vielfach geknäuelte Samen- bzw. Hodenkanälchen. In den Samenkanälchen des Hodens entstehen und reifen die Spermien. Erst im Nebenhodengang werden sie befruchtungsfähig.

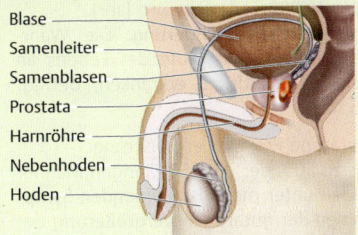

Blase
Samenleiter
Samenblasen
Prostata
Harnröhre
Nebenhoden
Hoden

Abb. 37.2 **Übersicht der männlichen Geschlechtsorgane.** Der Samenleiter ist mit einer Länge von 50 – 70 cm nach dem Darm das längste Hohlorgan des Mannes.

37.1 Pflege von Männern mit Prostataerkrankungen

Sebastian Kemper, Christian Wülfing

Die Prostata (Vorsteherdrüse) in der Größe einer Edelkastanie (etwa 20 ml) liegt im kleinen Becken unterhalb der Harnblase (s. **Abb. 37.2**). Sie produziert ein alkalisches Sekret (pH 7,8), welches einen Anteil von etwa 30 % der Samenmenge beim Samenerguss ausmacht. Es aktiviert die Beweglichkeit der Spermien und schützt die Spermien vor dem sauren Milieu der Vagina. Ferner sezerniert die Prostata das Prostata-spezifische Antigen (PSA), ein Eiweiß, das sich im Blut bestimmen lässt und als sog. Tumormarker dient.

37.1.1 Medizinischer Überblick

Folgende Erkrankungen der Prostata sind häufig:
- gutartige Prostatavergrößerung (benigne Prostatahyperplasie, BPH) (> 30 ml)
- Prostatakarzinom
- entzündliche Veränderung der Prostata (akute und chronische Prostatitis)

Ursachen

Gutartige Prostatavergrößerung. Diese ist am ehesten hormonell bedingt.
Prostatakarzinom. Die Ursache ist unklar, beobachtet wird eine familiäre Häufigkeit.
Entzündliche Veränderung. Entzündungen der Prostata werden meist durch Keimverschleppung über die Harnwege, selten lymphogen oder hämatogen verursacht.

Häufigkeit

Gutartige Prostatavergrößerung. Im Alter nimmt die Häufigkeit zu (60 % der Männer > 50 Jahre, 90 % der Männer > 80 Jahre).
Prostatakarzinom. Das Prostatakarzinom ist der häufigste Tumor des „alternden" Mannes (Alter meist > 60 Jahre, 50 000 Neuerkrankungen in Deutschland pro Jahr, 10 000 Todesfälle pro Jahr).
Entzündliche Veränderung. Die Wahrscheinlichkeit, im Laufe des Lebens an einer Prostatitis zu erkranken, beträgt 15 %.

Gutartige Prostatavergrößerung

Bis zu 60 % der über 50-jährigen Männer leiden unter meist zunehmenden Symptomen der gutartigen Vergrößerung der Prostata. Es resultiert eine Einengung/Kompression der Harnröhre mit erhöhtem Auslasswiderstand der Harnblase. Typische Miktionsbeschwerden sind Startschwierigkeiten, eine Abschwä-chung des Harnstrahls mit verlängerter Miktionszeit, häufige Miktion (auch nachts) bei fehlender kompletter Harnblasenentleerung (Restharnbildung) sowie Nachträufeln. Häufig findet sich auch eine irritative Symptomatik, wie häufiger Harndrang. Diese Symptomatik wird als LUTS (**L**ower **U**rinary **T**ract **S**ymptoms) bezeichnet. Bei Dekompensation kann es sogar zu einem Miktionsunvermögen (Harnverhaltung) kommen. Die Symptome werden nach Schweregrad in 3 Stadien eingeteilt (nach Alken 1996).

Stadium I: Reizstadium. In diesem Stadium wird die Abflussstörung durch die Blase kompensiert, sodass kein Restharn in der Blase verbleibt. Die Beschwerden beschränken sich lediglich auf eine Abschwächung des Harnstrahls, verzögerten Beginn der Blasenentleerung, erhöhter Miktionsfrequenz (Pollakisurie) und nächtlicher Miktion (Nykturie).
Stadium II: Restharnstadium. Die Blase kann die Abflussbehinderung nicht mehr kompensieren. Nach der Blasenentleerung bleibt immer noch eine Restharnmenge von bis zu 100 ml in der Blase. Alle Beschwerden des Reizstadiums treten auf. Zusätzlich kommen häufig Harnwegsinfekte, mögliche Blasensteinbildung und Dranginkontinenz hinzu.
Stadium III: Dekompensationsstadium. Im dritten Stadium kommt es zur Problematik der so genannten Überlaufblase. Harnstauungsnieren, mit fortschreitendem Verlust des Nierengewebes und mit nachfolgender Niereninsuffizienz bis hin zur Harnvergiftung (Urämie) sind möglich.

Prostatakarzinom

In Abhängigkeit des Tumorstadiums ist der Patient im Frühstadium i. d. R. symptomlos, bei Tumorwachstum sind die Symptome mit denen der gutartigen Vergrößerung zu vergleichen. Die Aufgabe des Urologen ist, die bösartige Vergrößerung der Prostata von der gutartigen zu unterscheiden. Im fortgeschrittenen Stadium bzw. Spätstadium kann der Patient oft neben lokalen Beschwerden auch unter Knochenschmerzen aufgrund ossärer Metastasen (ossär = den Knochen betreffend) leiden.

Entzündliche Veränderung

Bei **akuter Prostatitis** bestehen meist Dammschmerzen, Prostataschmerzen besonders bei Defäkation sowie Symptome wie Dysurie, schmerzhafte Miktion (Algurie) und Pollakisurie. Der Patient befindet sich oftmals in einem schlechten Allgemeinzustand mit z. T. hohen Fieber und Schüttelfrost. Unbehandelt besteht die Gefahr einer Urosepsis (Blutvergiftung).

Bei **chronischer Prostatitis** ist das Beschwerdebild deutlich milder. Es besteht kein Fieber. Meist berichten die Patienten über Druckgefühl im Bereich des Dammes, unspezifische Unterbauchbeschwerden sowie Algurie oder Ejakulationsbeschwerden, die schon über einen langen Zeitraum, sogar über Jahre bestehen können.

Symptome

Die Erkrankungen der Prostata haben folgende mögliche Begleitsymptome: Ejakulationsstörungen, Hämaturie, Hämatospermie.

Diagnostik

Zu den diagnostischen Maßnahmen gehören:
- digital rektale Untersuchung der Prostata (**Abb. 37.3**)
- bildgebende Verfahren:
  - Sonografie der Prostata
  - Sonografie der Blase und Restharnbestimmung (**Abb. 37.4**)
  - Sonografie der oberen Harnwege
  - Fakultativ: Ausscheidungsurogramm mit Röntgenkontrastmittel
- invasive diagnostische Verfahren:
- sonografisch gesteuerte Prostatastanzbiopsie (**Abb. 37.5**)
- Fakultativ: diagnostische Spiegelung der Harnröhre und der Harnblase (Urethrozystoskopie)
- Harnflussstrahlmessung (Uroflowmetrie, **Abb. 37.6**)

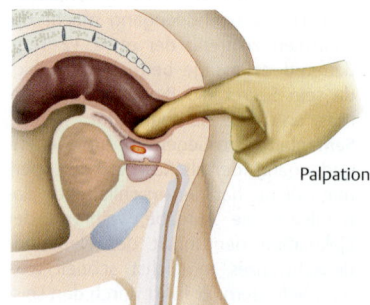

Palpation

Abb. 37.3 Prostatapalpation. Bei der rektalen Palpation wird die Prostata ertastet.

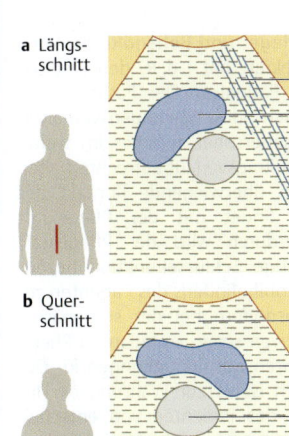

a Längs-
schnitt

Scham-
bein

Blase

Prostata

b Quer-
schnitt

Bauch-
decke

Blase

Prostata

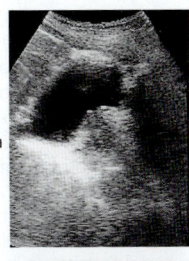

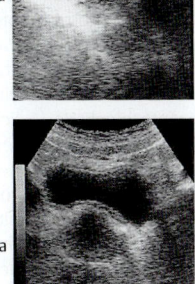

**Abb. 37.4 Restharnbe-
stimmung.** Sonografische
Darstellung von Blase und
Prostata.

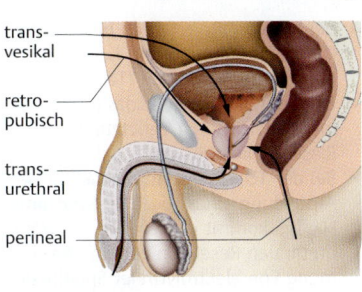

trans-
vesikal

retro-
pubisch

trans-
urethral

perineal

Abb. 37.7 Zugangswege zur operativen Therapie
der Prostata.

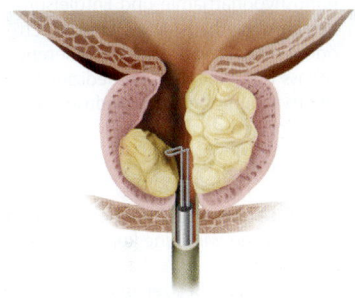

Abb. 37.8 TUR-P. Die endoskopische transurethrale Prostataadenomresektion mittels elektrischer
Schlinge gilt als Goldstandard zur Verkleinerung
der Prostata.

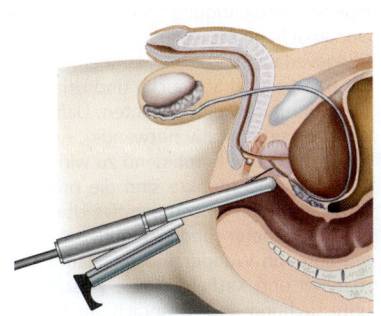

Abb. 37.5 Prostatastanzbiopsie. Diese ist indiziert bei erhöhtem PSA-Wert und/oder auffälligem
Prostatatastbefund zum Ausschluss/Nachweis
eines Prostatakarzinoms.

Abb. 37.6 Uroflowmetrie. Bei dieser Untersuchung wird die Geschwindigkeit des Harnflusses
gemessen.

PSA-Wert. Der PSA-Wert (**P**rostata-**S**pe-
zifisches-**A**ntigen) wird im Serum festgestellt (normal: ≤ 4 ng/ml):
- bei Prostatakarzinom meist erhöht
  (> 4 ng/ml, Quotient freies/Gesamt-
  PSA < 10-14 %)
- bei benigner Prostatahyperplasie oftmals auch erhöht (Korrelation zur

Größe), allerdings Quotient freies/Ge-
samt-PSA meist > 14-20 %)
- bei akuter Prostatitis meist deutlich
  erhöhte Werte

Tumorstaging. Bei Prostatakarzinom
wird ggf. ein Tumorstaging (Umfelddiag-
nostik) mittels Skelettszintigrafie durchgeführt, bei fortgeschrittenen Tumorleiden darüberhinaus eine Computertomografie des Abdomens.
Bakteriologie. Bei Prostatitis werden
Urin, Prostatasekret, Ejakulat, ggf.
Serum auf Bakterien untersucht.

Therapie
Die Therapieform ist abhängig von der
Art der Erkrankung.

Gutartige Prostatavergrößerung
Medikamentös. Zu den Medikamenten
zur Behandlung einer Prostatavergrößerung gehören:
- pflanzliche Präparate (Phytotherapeutika)
- selektive α-Blocker zur Senkung des
  Blasenauslasswiderstandes
- 5α-Reduktase-Hemmer zur Verkleinerung des Prostatavolumens
Nebenwirkungen:
- durch die Einnahme von α-Blockern
  kommt es möglicherweise zur ret-
  rograden Ejakulation (Samenerguss
  erfolgt in die Blase)
- durch die Einnahme von 5α-Redukta-
  se-Hemmern halbiert sich der PSA-
  Wert, d. h. unter Einnahme muss der
  im Blut gemessene PSA-Wert verdoppelt werden
Operativ. Der Zugangsweg hängt von
der Größe der Prostata ab (**Abb. 37.7**):
- Prostatavolumen ca. < 80 ml: endoskopische transurethrale Prostata-

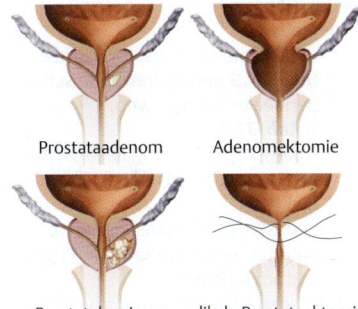

Prostataadenom   Adenomektomie

Prostatakarzinom   radikale Prostataektomie

**Abb. 37.9 Operationen an der Prostata im Ver-
gleich.** oben: offene transvesikale Prostataadenomektomie, unten: offene radikale Prostatektomie.

adenomresektion (TUR-P) mittels
elektrischer Schlinge als Goldstandard
(**Abb. 37.8**)
- Prostatavolumen > 80 ml: offene
  transvesikale Prostataadenomektomie
  (Sectio alta, **Abb. 37.9** oben)
- Weitere Verfahren: TUNA, Laser-Va-
  porisation, Thermoablation
Nebenwirkungen der Verfahren (TUR-P,
offene Adenomektomie) sind:
- Bei beiden OP-Verfahren resultiert
  ggf. die retrograde Ejakulation.

- Bei beiden OP-Verfahren besteht die Gefahr der Blutung und Koagelbildung in der Harnblase (Tamponade).
- Bei der TUR-P besteht das Risiko der Inkontinenz durch Verletzung des Blasenschließmuskels.
- Bei der TUR-P besteht die Gefahr der Ausbildung eines sog. **TUR-Syndroms.** Hierbei kommt es während der transurethralen Resektion zur Einschwemmung von elektrolytfreier Spülflüssigkeit in das Gefäßsystem. Insbesondere bei längerer Op-Dauer besteht die Gefahr der Hypervolämie mit Verdünnungshyponatriämie und Entgleisung des Elektrolythaushaltes. Ein Lungenödem oder Schock kann resultieren, sodass ggf. eine intensivmedizinische Überwachung bei TUR-Syndrom notwendig wird.

Prostatakarzinom
Kurativer Therapieansatz
Bei lokal begrenzten Tumorleiden ohne Metastasierung wird eine kurative Therapie gewählt:
- nicht operativ: Bestrahlung der Prostata
Nebenwirkungen: Neben akuten Beschwerden wie Strahlenzystitis besteht langfristig die Gefahr des unwillkürlichen Urinverlustes (Inkontinenz) und der fehlenden Gliedsteifigkeit (Impotenz).
- operativ:
  - offene radikale Prostataektomie (**Abb. 37.9** unten) (retropubischer/ perinealer Zugangsweg, s. **Abb. 37.7**)
  - laparoskopische radikale Prostatektomie (sog. Schlüsselloch-Chirurgie)
  - endoskopische, transperitoneale Roboter assistierte radikale Prostatektomie (RARP)
Bei den genannten Operationsverfahren wird die gesamte Prostata einschließlich der Samenblasen entfernt. Nebenwirkungen: Die Patienten sind nach der Operation unfruchtbar. Es besteht die Gefahr der Inkontinenz (< 5 % der Patienten), darüber hinaus droht in etwa 70-80 % der Fälle die Impotenz.

Palliativer Therapieansatz
Bei lokal fortgeschrittenen Tumorleiden und/oder bestehenden Metastasen wird ein palliativer (nicht kurativer) Therapieansatz verfolgt.
Hormontherapie. Diese beruht auf der Annahme des hormon- (testosteron-) abhängigen Tumorwachstums:
- Hormonentzugstherapie mit LHRH-Analoga → der Serumtestosteron-Spiegel sinkt ab

- Blockade der Hormonrezeptoren (Androgenblockade) mit Antiandrogenen → Testosteron wirkt nicht am Rezeptororgan
- chirurgische Kastration (subkapsuläre Orchiektomie) → testosteron-produzierendes Hodengewebe wird entfernt (heutzutage eher selten)

Mit diesen Therapieformen kommt es durch das Absinken des Serumtestosterons bzw. durch die Rezeptorblockade wegen der Hormonsensibilität des Prostatakarzinoms zum Rückgang der Tumormassen. Der Tumor ruht oftmals bis zu einigen Jahren in Abhängigkeit der Aggressivität des Tumors sowie der initialen Tumorlast. Im weiteren Verlauf (oftmals erst nach Jahren) schreitet die Erkrankung aber unweigerlich voran. Dieses Stadium wird (hormonrefraktäres) kastrationsresistentes Stadium genannt, d. h. die Hormonwirkung auf den Tumor lässt nach.

Nebenwirkungen: Aus der Hormontherapie resultieren Antriebsschwäche, Hitzewallungen, Libidoverlust, Impotenz sowie Osteoporose (LH-RH-Analoga) und eine schmerzhafte Vergrößerung der Brustdrüsen (Gynäkomastie) (Antiandrogene).

Chemotherapie bei Kastrationsresistenz (Hormonrefraktärität). Die Chemotherapie mit Doxetacel gilt als Ultima Ratio bei Fortschreiten der Erkrankung unter Hormonentzug.

Radiotherapie. Bei solitären Knochenmetastasen, metastatischen Knochenschmerzen oder metastatischer Knocheninstabilität wird die Strahlentherapie eingesetzt.

Palliative TUR-P. Zur Wiederherstellung der Urinpassage wird eine transurethrale Prostatatumorresektion (TUR-P, s. o.) durchgeführt.

Prostatitis
Akute Prostatitis. Die akute Form der Prostatitis kann entweder konservativ oder invasiv behandelt werden:
- konservativ (Bettruhe, Antibiose, Analgetika)
- invasiv (ggf. suprapubische Blasenpunktion (SPK-Anlage), bei Prostataabszess ggf. TUR-P zur Abszesseröffnung)

Chronische Prostatitis. Die chronische Form wird ausschließlich konservativ behandelt:
- Phytotherapeutika (bei abakterieller chronischer Prostatitis)
- Langzeitantibiose (bei Keimnachweis)
- Analgetika

37.1.2 Pflege- und Behandlungsplan
Die Pflegekraft hat i. d. R. den Erstkontakt zum Patienten. Der Patient sucht meist rasch das Vertrauensverhältnis zum Pflegepersonal, welches im weiteren Behandlungsverlauf aufrechterhalten bleibt. Der überwiegende Kontakt des Patienten findet mit der Pflegekraft statt. Hierdurch wird der Pflegekraft eine wichtige Schlüsselfunktion bezüglich des Wohlbefindens des Patienten zuteil. Insbesondere bei der stationären, perioperativen sowie ambulanten Pflege von Patienten mit Erkrankungen im Genitalbereich ist es zur Wahrung der Intimsphäre des Patienten von entscheidender Bedeutung diskret, einfühlsam, besonnen sowie kompetent vorzugehen.

Gerade im Rahmen urologischer Eingriffe sind oftmals Katheterversorgungen (transurethral/perkutan) zur Urinableitung notwendig. Daraus resultieren eine Beeinträchtigung der ungestörten Urinausscheidung, die den gesamten Pflegeverlauf begleiten können. Auch die meist vielen Schläuche und Urinbeutel beunruhigen den Patienten. Daher ist es schon präoperativ notwendig, Ängste zu nehmen und beruhigend zu wirken.

Pflegeschwerpunkte sind die präoperative Betreuung, postoperative Überwachung (Katheter- und Wundpflege), Entfernung von Wunddrainagen, Hautnahtmaterial und Katheter sowie Abschlussuntersuchung und -gespräch zur Förderung der häuslichen Genesung.

Betreuung in der präoperativen Phase
Nach oft unangenehmen Körpererfahrungen und Aufklärungsgesprächen beim Urologen erhofft der Patient durch die stationäre Behandlung von seinem urologischen Problem befreit zu werden. Gleichzeitig hat er aber auch meist Angst vor der Operation und dessen möglichen Folgen wie Inkontinenz und sexuellen Störungen. Dem Patienten sollte daher die Möglichkeit zum Gespräch geboten werden, aber auch zum persönlichen Rückzug. Stellen Sie sich individuell auf jeden Patienten ein.

Der Patient muss für die Operation alle notwendigen Informationen erhalten sowie über die weiteren notwendigen pflegerischen präoperativen Maßnahmen (z. B. Katheteranlage und/oder Intimrasur) aufgeklärt werden.

Blasenverweilkatheter. Nicht selten ist präoperativ ein Harnblasenkatheter notwendig. Für viele Patienten wirkt ein Harnblasenkatheter bedrohlich, die Anlage wird oft als unangenehm, z. T. sogar als schmerzhaft empfunden. Besonders ältere Menschen können irritiert sein, weil sie nach der Anlage eines Dauerkatheters keinen gewohnten Harndrang mehr verspüren.

Betreuung in der postoperativen Phase

Je nach klinikspezifischer Vorgabe und bestehenden bzw. zu erwartenden Komplikationen erfolgt postoperativ ein Aufenthalt des Patienten in einer entsprechenden stationären Überwachungseinheit. Dies gilt meist sowohl bei chirurgisch größeren Eingriffen (z. B. radikale Prostatektomie), Gefahr der Hb-wirksamen Nachblutung, TUR-Syndrom nach TUR-P als auch bei kardial-respiratorisch eingeschränkten oder älteren Patienten.

Der Zeitpunkt der Verlegung auf eine periphere Station ohne engmaschige und apparative Überwachung wird klinikspezifisch und je nach klinischem Zustand des Patienten festgelegt.

TUR-Syndrom nach TUR-P. Während der transurethralen Prostataadenomresektion kommt es zur Einschwemmung elektrolytfreier Spülflüssigkeit nach intravasal. Je nach Dauer des Einschwemmens (in Abhängigkeit der Resektionsdauer des Eingriffs) kann eine Hypervolämie mit Verdünnungsnatriämie, Lungenödem und Schock resultieren. Diese Patienten müssen zur Stabilisierung und zum Ausgleich des Elektrolythaushaltes ggf. intensivmedizinisch behandelt werden.

Nachblutung und Koagelbildung nach TUR-P oder offener Adenomresektion. Durch die offene oder transurethrale Entfernung des gutartigen Prostataadenoms entsteht eine innere Wundhöhle (Prostataloge; die Kapsel der Prostata bleibt intakt). Um eine möglichst frühzeitige und effektive Blutstillung zu erzielen, wird diese Wundhöhle durch Aufblocken des Blockungsballon (bis zu 80 ml) des Spülkatheters komprimiert (*Abb. 37.10*). Da es trotz dieser Komprimierung nachbluten kann, erfolgt gleichzeitig eine kontinuierliche Spülung über den Spülkatheter mittels Schwerkraftinfusion, um eine Koagelbildung oder gar eine Harnblasentamponade durch Blut zu vermeiden. Die meist blutige Spülung findet über den Spülkatheter (großlumiger, zentraler Abflusskanal) den Weg nach extrakorporal.

Bilden sich jedoch bei verstärkter Blutung oder nicht ausreichender Spülgeschwindigkeit Koagel, kann daraus eine Harnblasentamponade resultieren. Die zunehmende Blasenfüllung aus Blutkoageln und Spülung mit Überdehnung der Blase ist meist sehr schmerzhaft für den Patienten.

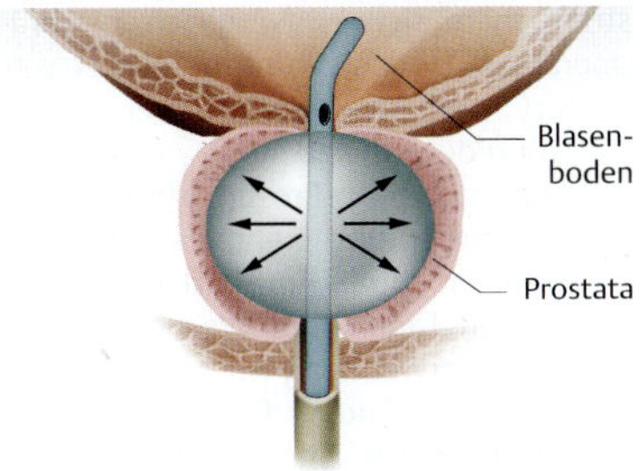

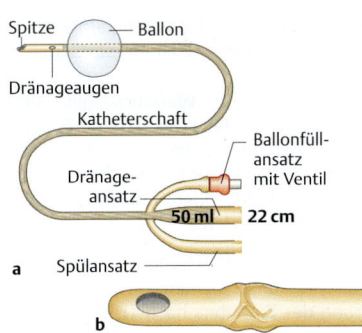

Abb. 37.10 Blockungsballon. Nach der Prostataresektion wird die Prostataloge mit dem Blockungsballon eines Tamponadenkatheters komprimiert (nach Sökeland 2000).

Abb. 37.11 Spülkatheter. a 3-Weg-Tamponadenkatheter (nach Sökeland 2000), **b** wird der Spülkatheter komplett entblockt, kann es zur Wulstbildung an der Ballonmembran kommen und so zu Verletzungen führen.

Falls bei verstärkter Koagelbildung die Tamponade droht, sollte der Arzt die Koagel manuell ausräumen. Hierzu wird zunächst mit einer mit 50 – 100 ml NaCL (z. B.) gefüllten Blasenspritze durch zügige Instillation versucht, die Koagel aus dem Katheter in die Blase zurück zu transportieren, um diese dann durch kräftige Aspiration aus der Blase durch den Katheter in die Spritze zu befördern. Dieser Vorgang wird bis zur Koagelfreiheit wiederholt. Für die zügige Aspiration ist ein fester Spülkatheter mit zentral mündender Öffnung notwendig (*Abb. 37.11 a*); bei weichen Kathetern kommt es sonst zum Kollabieren des Lumens bei Aspiration. Um eine Aspiration von Blasenschleimhaut zu vermeiden, sollte immer eine kleine Restmenge an Spülflüssigkeit in der Blase verbleiben. Bei Versagen dieser Maßnahmen wird eine Ausräumung der Tamponade über einen Zystoskop-Schaft notwendig. Erfolgt dieser Eingriff in Narkose können mögliche Blutungsquellen gezielt elektrisch verschorft werden.

Spül- und Urinableitungssystem. Der Spülbeutel hängt i. d. R. an einem Infusionsständer. Die Spülflüssigkeit gelangt der Schwerkraft folgend via Schlauchsystem durch den Spülkanal des Spülkatheters in die Blase. Über den zentralen Ablaufkanal des Katheters entleert sich die Spülflüssigkeit in einen geschlossenen Auffangbeutel, dessen Volumen dem Volumen des Spülbeutels entspricht. Das gesamte System ist geschlossen.

Nierenfunktion (Urinausscheidung). Neben der Blutungsintensität muss die Nierenfunktion überwacht werden. Blutungsmenge und Tropfengeschwindigkeit der Spüllösung bestimmen, wie oft Urin und Spüllösung, die aus der Blase wieder herauslaufen, kontrolliert werden. Falls die Auffangbehälter der Spüllösung Markierungen aufweisen, die nur grobe Schätzungen zulassen, muss die Flüssig-

keit gewogen werden. Die tatsächliche Urinausfuhr ergibt sich aus der Differenz der gesamten Flüssigkeit minus der Spülmenge. Sollte die abgeleitete Flüssigkeit geringer sein als die Spülmenge, muss ein Abströmen der Flüssigkeit nach abdominell z. B. durch Verletzung der Harnblasenwand ausgeschlossen werden. In diesem Fall muss umgehend ein Arzt informiert werden.

Entfernung von Wunddränagen und Kathetern

Katheterentfernung. Auf ärztliche Anordnung werden die Harnblasenkatheter durch das Pflegepersonal entfernt. Nach TUR-P verbleibt der Katheter je nach Dauer der Blutung i. d. R. 3 – 5 Tage.

Nach offener Adenomektomie muss aufgrund des transvesikalen OP-Zuganges der Katheter für etwa 6 – 10 Tage verbleiben. Nach Abklingen der Blutung erfolgt vor Entfernung des Katheters eine Dichtigkeitsprüfung der Blase durch eine Röntgen-Kontrastmittelfüllung der Blase (Zystogramm).

Nach radikaler Prostatektomie dient der transurethrale Katheter nicht nur zur Urinableitung, sondern auch zur Schienung der Wundnaht zwischen Urethra und Blasenhals (Anastomose). 10 – 12 Tage nach der Operation vor Entfernung des Katheters wird die Anastomose auf Dichtigkeit durch ein Röntgen-Zystogramm überprüft.

✋ PRAXISTIPP Nach dem Entblocken des Ballons des Katheters verbleiben Wulstbildungen und Falten an der zuvor maximal gedehnten Ballonmembran (*Abb. 37.11 b*). Daher ist es sinnvoll eine Restfüllung von etwa 0,5 ml zu belassen, damit die Falten etwas flacher sind. So können Verletzungen vermieden und dem Patienten zusätzliche Schmerzen erspart bleiben. ─────────

Entfernung von Wunddränagen und Hautnahtmaterial. Die Wunddränagen werden je nach Sekretionsmenge 3–5 Tage und das Hautnahtmaterial 10–11 Tage nach der Operation auf ärztliche Anordnung entfernt.

Abschlussuntersuchung und -gespräch

Abschlussuntersuchung. Nach Entfernung des Katheters nach TUR-P oder offener Adenomektomie ist es sinnvoll, die Miktionsleistung des Patienten zu überprüfen. Durch die Harnflussstrahlmessung und Bestimmung des Restharns findet eine Erfolgskontrolle statt. Der Harnstrahl sollte sich im Vergleich zur präoperativen Untersuchung möglichst verbessert und die Restharnmenge auf < 50 ml reduziert haben.

Nach radikaler Prostatektomie und Katheterentfernung steht die Kontinenz für den Patienten im Vordergrund. In den ersten Tagen und Wochen ist oftmals die Verwendung von Inkontinenzvorlagen notwendig. Der postoperativ erlernte bewusste Einsatz der Beckenbodenmuskulatur (gezieltes Beckenbodentraining; Schulung durch Physiotherapeuten) zur Erlangung der Kontinenz ist entscheidend.

Entlassungsgespräch. Im Entlassungsgespräch wird der Patient auf notwendige Verhaltensweisen zur Optimierung der weiteren Genese und mögliche Risiken hingewiesen:

- allgemein:
  - Risiko der Nachblutung
  - körperliche Schonung
  - Hinweis auf die Dauer Wundheilungsvorgänge (6–8 Wochen)
  - Verlaufskontrollen/Nachsorge beim niedergelassenen Urologen
- nach radikaler Prostatektomie:
- Inkontinenz (Training der Beckenbodenmuskulatur)
- Impotenz (Hilfestellung durch niedergelassenen Urologen)
- nach TUR-P/offener Adenomektomie:
  - retrograde Ejakulation

37.2 Pflege von Männern mit Erkrankungen an Hoden (Testis) oder Hodensack (Skrotum)

Thomas Köpke, Heike Köpke, Sabine Kliesch

Anatomie und Physiologie im Fokus

Die Entwicklung von Hoden, Nebenhoden und Samenleiter beginnt beim Ungeborenen früh innerhalb der Schwangerschaft. Hoden und Nebenhoden entstehen direkt neben der Niere innerhalb des Beckens. Bis zum 7. Schwangerschaftsmonat wandern die Hoden in Richtung der Leiste. Bis zur Geburt und manchmal auch erst im ersten Lebensjahr gelangen die Hoden dann in den Hodensack. Während dieser Wanderschaft schieben sie förmlich das Bauchfell (Peritoneum) vor sich her, so dass nach Abschluss der Hodenwanderung (Deszensus testis) Hoden und Nebenhoden von einer bindegewebigen Haut (Tunica vaginalis testis) umspannt sind.

37.2.1 Medizinischer Überblick

Die Erkrankungen an Hoden und Hodensack lassen sich einteilen in
- Fehlbildungen,
- Brucherkrankungen,
- Skrotalödem,
- Hodenverdrehung,
- Entzündungen und
- Hodentumor.

Fehlbildungen

Hodenhochstand (Maldeszensus testis). Bei 3–6 % der neugeborenen Jungen haben die Hoden ihre „Wanderung" noch nicht abgeschlossen und befinden sich noch im Becken, innerhalb der Leiste oder aber hoch oben im Hodensack. Das Risiko, einen Hodentumor zu entwickeln, ist bei diesen Jungen etwa 30mal höher. Zudem ist oftmals die Spermienbildung der hochstehenden Hoden eingeschränkt. Die Therapiemöglichkeiten des Hodenhochstands sind medikamentös (Hormone) und auch operativ. Bei einer Operation werden die Hoden aufgesucht, freigelegt und in den Hodensack verlegt (Orchidolyse und Orchidopexie).

Pendelhoden. Von einem Hodenhochstand ist ein Pendelhoden zu unterscheiden. Ein Pendelhoden befindet sich die meiste Zeit im Hodensack und zieht sich, z. B. bei sexueller Erregung, in den Leistenkanal zurück und verlagert sich anschließend selbstständig wieder ins Skrotum. Dies ist i. A. nicht behandlungsbedürftig und stellt normalerweise für sich alleine keine Bedrohung für die Fruchtbarkeit dar.

Brucherkrankungen

Wasserbruch (Hydrozele). Beim Wasserbruch sammelt sich Flüssigkeit (wenige Milliliter bis 500 ml und mehr) zwischen der Tunica albuginea und vaginalis testis (**Abb. 37.12 a**). Es lässt sich ein, meist schmerzloser, vergrößerter prall-elastischer Hodensack tasten. Die Ursache ist nicht immer zu identifizieren. Es gibt angeborene Wasserbrüche oder auch Wasserbrüche nach Verletzungen, operativen Eingriffen oder Entzündungen von Hoden und Nebenhoden. Die Therapie besteht in der operativen Eröffnung und Vernähung der Haut um den Hoden und Nebenhoden (Hydrozelenresektion). Bei Beschwerdelosigkeit ist eine Therapie nicht zwingend erforderlich.

Leistenbruch (Hernia inguinalis). Beim Leistenbruch kann Darm und anderer Bauchinhalt in das Skrotum gelangen. Auch hier ist der Hodensack vergrößert. Mit dem Stethoskop lassen sich dann oft Darmgeräusche innerhalb des Hodensacks hören (auskultieren). Es besteht die Gefahr einer Darmeinklemmung (Inkarzeration). Die Therapie liegt in der operativen Rückverlagerung des Darms in den Bauchraum und dem Verschluss

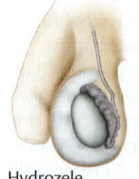
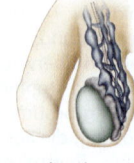
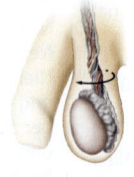
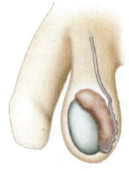
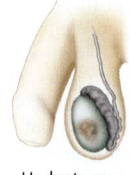

Hydrozele   Varikozele   Hodentorsion   Epididymitis   Hodentumor

Abb. 37.12 Erkrankungen an Hoden und Hodensack. a Hydrozele, **b** Varikozele, **c** Hodentorsion, **d** Epididymitis, **e** Hodentumor.

der „offenen Leiste" entweder mit Nähten oder der Einlage eines Kunststoffnetzes. Achtung: Netze können zu entzündlichen Mitreaktionen des Samenstranges (Ductus deferens) und u. U. zu Störungen der Fruchtbarkeit führen. Die Operation kann offen chirurgisch und auch laparoskopisch (Schlüssellochchirurgie) durchgeführt werden.

Krampfaderbruch (Varikozele). Als Varikozele bezeichnet man eine krampfaderartige Erweiterung der venösen Gefäße am Hoden (*Abb. 37.12 b*). Sie tritt meistens links auf, da der venöse Abstrom hier ungünstiger ist als rechts. Selten kann ein Nierentumor Ursache sein, da der venöse Abstrom des linken Hodens in die Nierenvene erfolgt. Durch den vermehrten Blutstrom um den Hoden ist die Temperatur innerhalb des Hodens erhöht, was die Spermienbildung negativ beeinflussen kann. Bei unerfülltem Kinderwunsch oder Beschwerden seitens des Patienten kann die Therapie über eine operative Unterbindung der erweiterten Gefäße (s. Pflege von Männern mit Veränderung der Fertilität, S. 964) erfolgen.

Skrotalödem

Nach operativen Eingriffen, bei Herz- oder Niereninsuffizienz wie auch bei Lymphabflussstörungen der Beine (z. B. nach pelviner Lymphadenektomie im Rahmen einer radikalen Prostatektomie) kann sich Flüssigkeit innerhalb der Skrotalhaut ansammeln und meistens auch auf den Penis übergreifen. Durch manuelle Kompression lässt sich temporär Flüssigkeit aus der Haut „herausdrücken", sodass eine „Delle" entsteht, die sich nach kurzer Zeit wieder zurückbildet. Die Therapie besteht in der Therapie der zugrundeliegenden Erkrankung (z. B. Herz- oder Niereninsuffizienz) und in der Hochlagerung des Skrotums mithilfe eines Hodenbänkchens (s. u.). Eine intermittierende Kühlung ist ebenfalls hilfreich.

Hodenverdrehung

Die Hodenverdrehung (Hodentorsion, *Abb. 37.12 c*) ist ein urologischer Notfall! Hierbei drehen sich Hoden und Samenstrang um die eigene Achse, was zu einer Unterbrechung der Blutzufuhr führt. Ist die Blutzufuhr zu lange (über 4 Std.) unterbrochen, ist der Hoden u. U. irreversibel geschädigt. Betroffen sind meistens Neugeborene, Säuglinge oder Schulkinder. Die Patienten verspüren plötzlich heftigste Schmerzen, verbunden mit Übelkeit und Erbrechen. Die Therapie besteht in der raschen operativen Freilegung des Hodens und Ent-

drehung (Detorquierung) von Hoden und Samenstrang.

Entzündungen

Entzündungen betreffen meistens den Nebenhoden (Epididymitis, *Abb. 37.12 d*) und seltener den Hoden (Orchitis). Sind beide Organe betroffen, spricht man von einer Epididym-Orchitis. Die Entzündung ist meist durch Bakterien hervorgerufen, die über die Harnröhre entlang des Samenleiters in den Nebenhoden und Hoden gelangen. Die Beschwerden (Schmerzen) setzen meist nicht plötzlich ein, sondern nehmen langsam zu. Die Therapie besteht aus einer antibiotischen Therapie und Vermeidung infektionsfördernder Faktoren (z. B. transurethraler Dauerkatheter). Im Falle eines eitrigen Abszesses muss dieser operativ entlastet werden. Eine Entzündung des Nebenhodens kann zu einem Verschluss des Nebenhodenganges führen, was mit einer Einschränkung der Fertilität einhergehen kann (s. Pflege von Männern mit Veränderung der Fertilität, S. 964).

Hodentumoren

Hodentumoren fallen meist durch eine schmerzlose Vergrößerung eines Hodens auf (*Abb. 37.12 e*). Die Tastuntersuchung zeigt dann eine Verhärtung, je nach Größe entweder eines Teils des Hodens oder des ganzen Hodens. Hodentumoren sind fast ausschließlich bösartig (maligne). Der tumortragende Hoden muss über einen Hautschnitt in der Leiste entfernt werden (inguinale Ablatio testis). Da das Entartungsrisiko für den anderen Hoden ebenfalls erhöht ist, sollte eine Gewebeprobe vom „gesunden" Hoden entnommen werden, um auf Tumorvorstufen therapeutisch reagieren zu können (kontralaterale Hodenbiopsie). Anstelle des erkrankten Hodens kann entweder direkt oder aber auch verzögert eine Hodenprothese aus Silikon eingebracht werden. Nach der Operation (auch als Primärtherapie bezeichnet) erfolgt die Ausbreitungsdiagnostik (Metastasensuche) mittels Computertomografien der Lunge und des Bauches sowie in fortgeschrittenen Fällen einer Computertomografie des Schädels wie auch einer Knochenszintigrafie. Vor und nach Entfernung des Hodens werden Tumormarker im Blut (AFP, ßHCG und LDH) bestimmt.

Je nach feingeweblichem (histopathologischem) Bild und Ausbreitung des Tumors besteht die Therapie in

1. einer alleinigen operativen Entfernung des Hodens und weiterer Kontrolluntersuchungen,

2. einer sich anschließenden Bestrahlung (nur bei Seminom) oder
3. einer sich anschließenden Chemotherapie, wobei die Art und Anzahl der Chemotherapiezyklen wiederum vom feingeweblichen Bild und der Ausbreitung des Tumors abhängt.

Abschließend ist in einigen Fällen eine operative Entfernung der nach Chemotherapie übriggebliebenen Tumorreste notwendig. Vor einer Bestrahlung oder Chemotherapie sollte mit dem Patienten die Möglichkeit der Aufbewahrung von Spermien in flüssigem Stickstoff (Kryokonservierung) besprochen werden, da die Therapieformen eine Einschränkung der Zeugungsfähigkeit bewirken können.

Im Gegensatz zu anderen bösartigen Tumoren ist die Hodentumorerkrankung auch in metastasiertem Stadium in über 85 % heilbar. Da die Altersgruppe der Betroffenen meistens zwischen dem 20. und 40. Lebensjahr liegt, fällt die Auseinandersetzung mit einer malignen Erkrankung in eine Lebensphase, in der Schulabschluss, Berufsausbildung und Familienplanung im Vordergrund stehen. Die Hodentumorerkrankung, der Verlust eines Hodens und die Angst vor einer Zeugungsunfähigkeit können eine schwere psychische Belastung und Minderwertigkeitskomplexe bei den betroffenen Patienten auslösen. Eine intensive psycho-onkologische Betreuung dieser Patienten ist daher obligat.

37.2.2 Pflege- und Behandlungsplan

Krankhafte Veränderungen im Bereich des Hodens sind vielen, v. a. jungen Männern peinlich. Viele der Erkrankungen in diesem Bereich sind jedoch mit einer so ausgeprägten Symptomatik verbunden (Schmerz), dass der Weg zum Arzt unumgänglich ist. Da die Erkrankungen unterschiedliche Altersgruppen betreffen, bestehen ganz individuelle Versorgungswünsche. Bei jungen Männern steht oft die Angst vor einer Zeugungsunfähigkeit oder die meist unbegründete Angst vor einer erektilen Dysfunktion im Vordergrund. Bei Patienten mit der Diagnose eines Hodentumors beeinträchtigt die Krebsdiagnose die weitere Lebensplanung. Die pflegerische und ärztliche Betreuung beinhaltet einen sorgsamen Umgang mit dem Schamgefühlen des Patienten und Verständnis für die Sorgen und Nöte bezüglich der Erkrankung.

Ruhigstellung, Hochlagerung und Kühlung des Hodens

Im Rahmen krankhafter Veränderungen ist das Skrotum oftmals sehr schmerzempfindlich. Der Hoden ist bei jeder pflegerischen Tätigkeit vor dem Körpereigendruck zu schützen (z. B. die Hoden bei der Seitlagerung nicht zwischen die Oberschenkel einklemmen). Auch leichter Druck, z. B. durch die Bettdecke, kann für den Patienten bereits sehr unangenehm sein. Ein Bettbogen kann hier leicht Abhilfe schaffen.

Hodenbänkchen. Eine Ruhigstellung und Hodenhochlagerung kann durch ein Hodenbänkchen erreicht werden (**Abb. 37.13**). Es dient der Hochlagerung des geschwollenen oder entzündlich veränderten Hodens. Der Hoden wird oberhalb des Bauchniveaus gelagert, um einen optimalen Abfluss der Flüssigkeit zu gewährleisten. Am besten bewerkstelligt man dies durch ein aufgerolltes Handtuch, das längs zwischen die Beine Richtung Damm (Perineum) gezogen wird. So liegt der Hoden auf dem

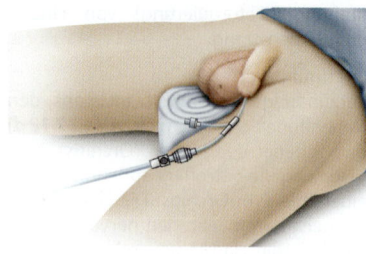

Abb. 37.13 **Hodenbänkchen.** Durch die Hochlagerung und Ruhigstellung kommt es häufig zur unphysiologischen Hüftgelenksabduktion.

Bauch und wird durch das Handtuch gehindert, zwischen die Beine und damit unter das Bauchniveau zu rutschen. Nachteile des Hodenbänkchens sind ein leichtes Verrutschen und die notwendige Rückenlagerung sowie eine unphysiologische Hüftgelenksabduktion

(Spreizung der Beine). Bei leichteren Schwellungen kann bereits eine eng anliegende Unterhose für eine Linderung der Beschwerden sorgen.

Kühlung. Eine Überwärmung verzögert die Wundheilung und kann die Spermienbildung (Spermatogenese) negativ beeinflussen. Das Verbandsmaterial sollte auf das Nötigste reduziert werden. Eine zwischenzeitliche Kühlung (Kühlelement, Eis) ist unterstützend wirksam. Bei der Verwendung von Kühlelementen oder Eispackungen sind die Gefahren einer ungewollten Minderperfusion mit folgender verzögerter Wundheilung und sogar Erfrierungen zu beachten. Auf feuchtigkeitisolierendes Material wie Einlagen mit Plastikfolien als Auslauf- und Nässeschutz sollte zur Vermeidung einer feucht-warmen Kammer verzichtet werden.

37.3 Pflege von Männern mit Veränderungen der Fertilität

Sabine Kliesch, Heike Köpke, Thomas Köpke

37.3.1 Medizinischer Überblick

Veränderungen der Fertilität (Zeugungsfähigkeit) können in einer ausbleibenden Spermienbildung (Spermatogenese) oder einem defekten „Transportweg" der Spermien begründet sein und werden unter dem Begriff „Infertilität" (Störungen der Zeugungsfähigkeit) zusammengefasst.

Ursachen

Ursachen von Störungen der Spermatogenese sind u. a.:

- gestörter hormoneller Regelkreis zwischen Hypothalamus, Hypophyse und Hoden
- Einfluss verschiedener Medikamente (z. B. Chemotherapeutika) und Genussgifte (z. B. Nikotinabusus, Drogen- und Anabolikamissbrauch) sowie exogener Noxen
- Überwärmung des Hodens durch z. B. Varikozele (S. 963)
- angeborene Störungen (z. B. Klinefelter-Syndrom)

Ursachen von Störungen des Samentransports sind u. a.:

- Entzündungen des Nebenhodens (Epididymitis) → können zu einem Verschluss der Samenwege führen
- transurethrale Resektion von Prostatagewebe oder Operationen im Bereich des vegetativen Nervensystems (z. B. retroperitoneale Lymphadenektomie im Rahmen der Tumorchirurgie bei metastasiertem Hodentumor) → Samenerguss kann rückwärts in die

Blase erfolgen (retrograde Ejakulation) oder ganz ausbleiben (Anejakulation)
- angeborene Fehlbildungen, z. B. ein angeborenes Fehlen beider Samenleiter (kongenitale bilaterale Aplasie des Vas deferens; CBAVD)
- gewollte Fertilitätsstörung durch Störung des Samentransports, z. B. nach Durchtrennung beider Samenleiter (Ductus deferentes) zur Empfängnisverhütung (Kontrazeption durch Vasektomie bds.)

Diagnostik

Die Diagnostik der Fertilitätsstörungen beinhaltet im Wesentlichen eine Anamnese, eine klinische Untersuchung, die Bestimmung von Hormonspiegeln im Blut, eine Sonografie der Hoden und die Anfertigung einer Samenuntersuchung (Spermiogramm).

Zeigt das Spermiogramm keine, zu wenige, defekte oder unbewegliche Spermien, kann eine operative Gewinnung von Hodengewebe sinnvoll sein. Mikroskopisch kann dann anhand der feingeweblichen Untersuchung (Histologie) die Art der Störung der Spermatogenese diagnostiziert werden. Während dieser Operation werden gleichzeitig Hodengewebsproben entnommen (testikuläre Spermienextraktion; TESE), um evtl. im Hoden vorhandene Spermien zu gewinnen und einzufrieren (Kryokonservierung). Mithilfe spezieller Verfahren kann dann aus den eingefrorenen Spermien

und von der Frau entnommenen Eizellen eine künstliche Befruchtung erfolgen (so genannte intrazytoplasmatische Spermieninjektion; ICSI).

Intrazytoplasmatische Spermieninjektion (ICSI). Wie bei der In-vitro-Fertilisation werden Eizellen von der Frau entnommen. Anschließend wird eine Eizelle durch Sog an einer Spezialvorrichtung fixiert. Mithilfe einer feinsten Nadel wird dann ein Spermium in die Eizelle injiziert. Der Vorgang der Befruchtung (Durchdringen der Eizellenwand durch das Spermium) findet hier also tatsächlich künstlich statt. Die so entstandenen Vorstufen von Embryonen werden dann, nach einer Inkubationszeit, in die Gebärmutterhöhle übertragen (Embryotransfer).

Therapie

Mikrochirurgische Vasovasostomie. Nach erfolgter operativer Durchtrennung der Samenleiter zur Empfängnisverhütung kann es durch neue Lebensumstände (neue Partnerin, Tod des Kindes, religiöse und psychologische Gründe) zu einem erneuten Kinderwunsch kommen. In solchen Fällen ist es möglich, mikrochirurgisch die Enden der durchtrennten Samenleiter unter dem Mikroskop mit feinsten Fäden wieder zusammen zu nähen. Eine Durchgängigkeit der Samenleiter kann bei 80–90 % der Patienten, eine Schwangerschaft in Abhängigkeit vom Alter der Frau bei 30–50 % der Paare erreicht werden.

Nach einer schweren Nebenhodenentzündung mit Verschluss des Nebenhodenganges besteht die Möglichkeit einer Vasotubulostomie (Erfolgsrate ca. 50 %). Die bei beiden Verfahren verwendeten Nahtmaterialien haben einen Durchmesser von 0,02 mm (10 – 0 USP) und 0,03 mm (9 – 0 USP).

Varikozelenligatur. Als Varikozele bezeichnet man eine krampfaderartige Erweiterung der venösen Gefäße am Hoden (S. 963). Die operative Korrektur erfolgt über eine Unterbindung der erweiterten Gefäße. Es gibt auch die Möglichkeit einer Gefäßverödung (Sklerosierung/Embolisation). Hier wird eine Chemikalie in die erweiterten Venen gespritzt, die dann zum Gefäßverschluss führt. Ein positiver Effekt auf die Schwangerschaftsraten ist in kontrollierten Untersuchungen nicht gezeigt worden.

Zirkumzision. Eine Verengung der Penisvorhaut (Phimose) kann zu einer Beeinträchtigung des Wasserlassens (Miktion), der Gliedversteifung (Erektion) und auch des Samenergusses (Ejakulation) führen. Das Risiko einer Übertragung von Geschlechtskrankheiten sowie das Risiko der Ausbildung eines Peniskarzinoms sind bei Patienten mit einer Phimose erhöht. Die Therapie besteht in einer teilweisen (plastischen) oder vollständigen (radikalen) Entfernung der Vorhaut. Im Kindesalter liegen die Erfolgsquoten einer lokalen Kortisontherapie (zur Vermeidung einer Zirkumzision) bei etwa 75 – 90 %.

37.3.2 Pflege- und Behandlungsplan

Zur speziellen Pflege nach oben genannten Operationen s. „Pflege von Männern mit Erkrankungen an Hoden oder Hodensack" (S. 962) und „Pflege von Patienten mit urologischen Operationen" (S. 850).

37.4 Pflege von Männern mit erektiler Dysfunktion (Veränderungen der Gliedsteifigkeit)

Reemt Hinkelammert, Sabine Kliesch

37.4.1 Medizinischer Überblick

Definition

Erektile Dysfunktion (ED) bezeichnet die Unfähigkeit des Mannes, eine für den Geschlechtsverkehr ausreichende Erektion, trotz sexueller Stimulation, zu erlangen.

Anatomie und Physiologie
im Fokus

Bei einer Erektion schwillt durch einen erhöhten arteriellen Einstrom in die Schwellkörper und einen verminderten venösen Abfluss der Penis an und wird steif (*Abb. 37.14*).

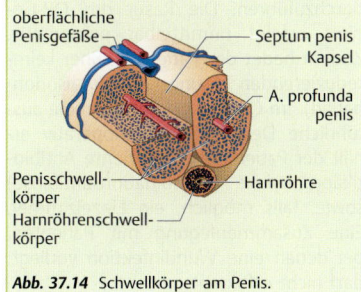

Abb. 37.14 Schwellkörper am Penis.

Ursachen und Risikofaktoren

Die Ursachen für eine erektile Dysfunktion sind vielfältig:
- **allgemeine Ursachen:** Über- oder Untergewicht, Herz- und Gefäßerkrankungen, Lungenerkrankungen
- **psychische Ursachen:** Depression, Versagensängste, Angst vor Schwangerschaft
- **toxische Ursachen:** viele Medikamente (z. B. Betablocker zur Behandlung der arteriellen Hypertonie, Antiepileptika, Psychopharmaka usw.), Alkohol, Nikotin und Drogen
- **gefäßbedingte Ursachen:**
  - arterielle Genese: z. B. generalisierte Arteriosklerose, Trauma (z. B. Autounfall mit Beckenfraktur)
  - venöse Genese: z. B. atypisch verlaufende Penisvene mit dadurch bedingtem zu schnellen Blutabfluss (sehr selten)
- **endokrine (hormonelle) Ursachen:** Störungen des Hormonhaushalts, z. B. Testosteronmangel
- **neurologische Ursachen:** Querschnittverletzungen, Nervenschädigung durch Diabetes mellitus, Multiple Sklerose
- **organische Ursachen:** Penisveränderungen, z. B. Induratio penis plastica (fibrosebedingte Verkrümmung des Penis), Peniskarzinom, kongenitale (angeborene) Penisdeviation, Zustand nach beckenchirurgischen Eingriffen (radikale Prostatektomie, radikale Zystektomie, Rektumexstirpation bei Rektumkarzinom, Y-Prothesenimplantation bei z. B. Bauchaortenaneurysma)

Diagnostik

Diagnostische Maßnahmen bei erektiler Dysfunktion sind:
- ausführliche Allgemeinanamnese bezüglich der Risikofaktoren
- Sexualanamnese (seit wann besteht die Störung? partnerabhängig? Selbstbefriedigung möglich?)
- körperliche Untersuchung (Gesundheitsstatus? Geschlechtsorgane normal entwickelt?)
- neurologische Untersuchung bei V. a. neurogene Ursache der ED
- apparative Diagnostik (Ultraschalluntersuchung der Hoden und des Penis, Gefäßdarstellung des Gliedes mit Farbduplex unter Pharmakostimulation)
- Laboruntersuchung (Hormonmangel? Diabetes mellitus? Hyperprolaktinämie?)
- Stimulationsversuch: Injektion von vasoaktiven Substanzen (z. B. Prostaglandin E1) in den Penis zur Auslösung einer Erektion (SKIT-Test: **S**chwell**k**örper**i**njektions**t**echnik)

Therapie

Die richtige Therapie der erektilen Dysfunktion bedarf einer genauen Ursachenklärung. Häufig ist das Gesamtbild der Erkrankung auf mehrere der o. g. Ursachen zurückzuführen. Die therapeutischen Maßnahmen umfassen:
- kausale Therapie: Ausschalten möglicher Einflüsse, Medikamentenumstellung, Nichtrauchen
- medikamentöse Unterstützung der Gliedsteifigkeit:
  - Phosphodiesterase-5-Hemmer (PDE-5-Hemmer) mit Wirkung auf den Signalweg der Erektion → er hemmt das Enzym Phosphodiesterase und sorgt damit für eine verlängerte Wirksamkeit des cGMP, einem Produkt des NO-Stoffwechsels, und damit für eine Entspannung der glatten Muskulatur der Schwellkörper. Drei Präparate sind aktuell verfügbar: Sildenafil (Viagra), Vardenafil (Levitra) und Tadalafil (Cialis).
  - SKAT-Therapie (**S**chwell**k**örper**au**toinjektions**t**echnik): Injektion von

vasoaktiven Substanzen (z. B. Prostaglandine) in den Penis kurz vor dem Geschlechtsverkehr

■ MUSE-Therapie: Prostaglandin-Pellets werden direkt in die Harnröhre appliziert.

■ Dauertherapie mit Alpha-Rezeptoren-Blocker: Yohimbin (Indikation bei milder erektiler Dysfunktion)

PRAXISTIPP Die Kosten für diese Medikamente müssen vom Patienten selbst getragen werden. Die Nebenwirkungen der Präparate und Wechselwirkungen mit anderen Medikamenten sind zu beachten (z. B. keine Kombination von PDE 5-Inhibitoren mit Nitraten!).

■ Hormonsubstitution bei nachgewiesenem Androgenmangel (Testosteron)

■ Anwendung technischer Hilfsmittel: Vakuumpumpe mit Penisring

■ operative Therapie: mikrochirurgische Korrektur von Gefäßanomalien, Penisprothese (Schwellkörperimplantate), Begradigung einer Penisdeviation mittels operativer Korrektur (OP nach Schroeder-Essed oder Nesbit)

■ psychiatrische bzw. psychologische/ psychosomatische Behandlung bei psychogen bedingter ED

Die Ultima Ratio der Therapie der ED stellt zweifelsohne die Penisprothetik dar. Grundsätzlich unterteilt man die verschiedenen Prothesen in semirigide (biegsame) und hydraulische („aufpumpbare") Implantate. Bei beiden Modellen ist die Protheseninfektion die gefährlichste Komplikation der Behandlung.

Priapismus

Eine weitere Erkrankung aus dem Bereich der erektilen Dysfunktion ist der Priapismus (schmerzhaft verlängerte Erektion unterschiedlicher Genese). Hierbei werden zwei Hauptgruppen unterschieden:

High-flow Priapismus. Dabei handelt es sich um eine meist verletzungsbedingte Kurzschlussverbindung zwischen arteriellem und venösem Gefäßsystem. Es resultiert eine durch die vermehrte Durchblutung bedingte Erektion. Die Therapie dieser Priapismusform besteht in dem Verschluss der pathologischen Gefäßverbindung. Der High-flow Priapismus stellt keine Notfallsituation dar.

Low-flow Priapismus. Er ist gekennzeichnet durch eine drastische Verlangsa-

mung der Penisdurchblutung (Blutstase). Es sammeln sich saure Stoffwechselmetabolite an und schädigen mit einer Latenz von wenigen Stunden das Schwellkörpergewebe irreversibel! Deshalb handelt es sich bei dieser Priapismusform um einen urologischen Notfall. In vielen Fällen lässt sich keine Ursache für die schmerzhafte Dauererektion finden. Als bekannte Auslöser seien hier die SKAT-Therapie der ED, hämatologische Erkrankungen (Leukämie, Sichelzellanämie) und Drogenkonsum (Kokain) genannt.

Therapeutisch stehen neben Medikamenten (Effortil intracavernös) verschiedene operative Maßnahmen (Winter-Shunt, Al-Ghorab-Shunt) zur Verfügung. Bei den verschiedenen Eingriffen besteht das therapeutische Prinzip in der Verbesserung des Blutabflusses aus den Schwellkörpern.

37.4.2 Pflege- und Behandlungsplan

In vielen Kulturen gilt ein erregtes männliches Genitale als Symbol von Macht und Kraft. Impotenz hingegen wird als Versagen und Verlust der Männlichkeit empfunden. Das Thema ist tabuisiert, und viele Betroffene schämen sich, Hilfe zu suchen. Die ärztliche und pflegerische Behandlung sollte stets das Schamgefühl des Patienten berücksichtigen. Pflegerische Aufgaben sind u. a. die Aufklärung und Beratung des Patienten.

Patientenaufklärung

Bei einer Vielzahl von operativen Eingriffen kann es zu Störungen der Erektion kommen (radikale Entfernung der Prostata oder der Harnblase bei Prostatabzw. Blasenkrebs, selten bei Operationen von gutartigen Prostataveränderungen, Rektumresektion, Eingriffen an den großen Bauchgefäßen usw.). Eine detaillierte Aufklärung über die zu erwartenden Nebenwirkungen ist unerlässlich. Nur wenige Patienten lehnen Eingriffe aufgrund einer drohenden Impotenz ab. Der Gesprächsbedarf der betroffenen Männer muss erkannt werden, um ihnen die Möglichkeit der Klärung wichtiger Fragen zu geben.

Patientenberatung

Der Verlust der Gliedsteife ist für viele Männer gleichzeitig ein Verlust an Lebensqualität und eine schwere psychische Belastung. Daher kommt der Gesprächsführung durch die Behandelnden eine große Bedeutung zu. Wie spricht man über dieses Thema? Welche Fragen

sind erlaubt oder müssen sogar gestellt werden? Wie kann man helfen?

Das Wissen über die Handhabung der verschiedenen Erektionshilfen (mechanisch/medikamentös) gehört zur Beraterleistung. Weitere Informationsquellen, wie Aufklärungsbroschüren, Internetadressen und Selbsthilfegruppen, sollten dem Patienten zugänglich gemacht werden.

Spezielle Pflegeanforderungen

Bei der Beratung von Patienten bezüglich der Therapie mit Medikamenten ist die Aufklärung über die mögliche Nebenwirkungen und Langzeiteffekte wichtig. Bei der Pflege nach Operationen kommt es auf die jeweilige operative Maßnahme an, die durchgeführt wurde.

Penisdeviationskorrektur. Bei der Pflege von Patienten nach operativer Penisdeviationskorrektur (Induratio penis plastica, kongenitale Deviation) ist eine ausreichende analgetische Therapie zwingend notwendig. Infolge der physiologischen nächtlichen Erektionen kann es zu einem erhöhten Bedarf an Schmerzmitteln kommen.

Korrektureingriffe. Im Rahmen der Korrektureingriffe (z. B. nach Nesbit oder Schroeder-Essed) wird das Glied zirkulär verbunden. Postoperativ kann es zur Mangeldurchblutung mit Nekrosen, besonders im Bereich der Vorhaut, kommen. Regelmäßige Verbandkontrollen lassen eine drohende Nekrose oder auch Nachblutung frühzeitig erkennen.

Penisprothetik. Dem Pflegepersonal obliegt die Aufgabe, prä- und postoperativ wichtige prophylaktische Maßnahmen durchzuführen. Die Rasur des OP-Gebiets erfolgt unmittelbar präoperativ. Zudem badet der Patient in einer keimreduzierenden Lösung (z. B. Betaisodonnabad). Im OP-Saal erfolgt dann die ausführliche Desinfektion. Perioperativ erhält der Patient eine suffiziente Antibiotikaprophylaxe (Kombinationsantibiose) sowie, falls möglich, ein Einzelzimmer. Eine Zusammenlegung mit Patienten, bei denen eine Wundinfektion vorliegt, darf nicht erfolgen!

Priapismus. Aufgrund der Gefahr einer dauerhaften Impotenz oder gar schwerer Infektionen des Gliedes muss jeder Priapismus erkannt und rechtzeitig behandelt werden. Der Verbandspflege und Wundkontrolle nach Shuntanlage kommt hierbei größte Wichtigkeit zu.

37.5 Pflege von Männern mit Erkrankungen am Penis

Reemt Hinkelammert, Sabine Kliesch

37.5.1 Medizinischer Überblick

Krankhafte Veränderungen am männlichen Glied lassen sich grob in Entzündungen, Verletzungen, angeborene Fehlbildungen und erworbene Veränderungen sowie Tumoren unterteilen (**Tab. 37.1**).

Diagnostik

Die Diagnostik dieser Erkrankungen umfasst neben der körperlichen Untersuchung verschiedene Untersuchungsmethoden:

- mikrobiologische Untersuchungen von Abstrichen, Sekreten und Urin zum Nachweis von Krankheitserregern
- bildgebende Verfahren wie Röntgen, CT/MRT (speziell zur Metastasensuche

bei bösartigen Prozessen), Sonografie und die diagnostische Urethrozystoskopie

Therapie

Ziel der Therapie der genannten Erkrankungen ist die Sicherung/Wiederherstellung des Urinabflusses und der Erektionsfähigkeit bzw. der Erhalt derselben. Verzögerte oder unterlassene Behand-

Tab. 37.1 *Arten, Ursachen und Symptome von Veränderungen an Penis und Harnröhre.*

Art der Veränderung	Ursache	Symptome
Entzündungen		
Eichelentzündung (Balanitis), betroffen sind Eichel und Vorhaut	→ unvollständige Genitalpflege → oft im Zusammenhang mit einer Vorhautverengung	→ Schmerzen, Schwellungen, Blutungen
Harnröhrenentzündung (Urethritis)	→ aufsteigende Keime (Fremdkörper, Striktur, Phimose) oder → absteigende Keime (Zystitis, Prostatitis)	→ Schmerzen, Schwellungen, Blutungen
Schwellkörperentzündung (Cavernitis)	→ früher häufig durch Verschleppung bei Gonorrhöe → heute eher Folge ärztl. Diagnostik und Therapie	→ Schmerzen, Schwellungen, Blutungen
Tumoren gutartige Penistumoren (Lipome, Hämangiome, Fibrome usw.) sind selten		
Peniskarzinom	→ Phimosen → chronische Entzündungen	
Verletzungen		
Penis- und Harnröhrenverletzungen	→ Arbeits- und Verkehrsunfälle → gelegentlich auch durch Sexualpraktiken	→ ausgedehntes Penis- und Skrotalhämatom → Blutung aus der Harnröhre
Penisfrakturen	→ Abknicken des Schwellkörpers während unkontrollierter Kohabitation (dabei zerreißt der bindegewebige Mantel der Schwellkörper, je nach Heftigkeit des Ereignisses mit oder ohne Beteiligung der Harnröhre)	
Ein- oder Abriss des Vorhautbändchens (Frenulum)	→ unkontrollierte Masturbation und Kohabitation	→ akute Schmerzen, Blutung
Angeborene Fehlbildungen und erworbene Veränderungen		
Phimose (Vorhautverengung)	→ angeboren oder durch Entzündungen erworben	→ obstruktive Miktionsbeschwerden
Paraphimose	→ Einschnürung der Eichel durch eine zu enge Vorhaut	→ schmerzhaftes Ödem von Eichel und Vorhaut
Vorhautbändchenverkürzung (Frenulum breve)	→ angeboren oder durch Entzündungen erworben	→ Eichel ist nach unten gerichtet, dadurch Schmerzen beim Geschlechtsverkehr
Harnröhrenfehlmündungen (Epispadie und Hypospadie,)	→ angeboren	
schmerzhafte Dauererektion (Priapismus) von Stunden bis Tagen (S. 966)	→ nicht vollständig geklärt	→ schmerzhafte Penisverkrümmung nach oben → nach Stunden blau-violette Verfärbung von Vorhaut und Eichel → Penisödem → Harnverhalt → Ejakulation und Orgasmus bleiben i. d. R. aus
Penisödem (Wasseransammlung im Bindegewebe des gesamten Penis)	→ Überwässerung durch Verlegung oder Verletzung der Lymphabflussbahnen im kleinen Becken	
Veränderungen und Verletzungen der Harnröhre (Urethra)		
Urethrastrikturen		→ Urinstrahl ist verdreht, dünn, mehrgeteilt → Harnverhalt
Urethraabriss		→ Dysurie → Harnverhalt
Urethraeinriss		→ Hämaturie
Urethrareizungen		→ brennende Schmerzen

lung kann zu schwerwiegenden Folgen wie der Störung der Erektionsfähigkeit, Miktionsbeschwerden, Harnröhrenstrikturen und Nekrosen bis hin zum Verlust des Gliedes führen. Die Therapie unterteilt sich in:

- konservative Therapie (Ruhigstellung, Hochlagerung, Kühlung)
- medikamentöse Therapie (Antibiotika, Analgetika, Antiphlogistika, Chemotherapie)
- chirurgische Therapie (Zirkumzision, Harnröhrenschlitzung, Penisamputation, Shuntoperation)
- manuelle Techniken (Reposition der Vorhaut, Harnröhrenbougierung)
- Radiotherapie

37.5.2 Pflege- und Behandlungsplan

Ein gesundes Genitale und die Potenz werden in unserer Gesellschaft als der Inbegriff der Männlichkeit angesehen. Stellen sich in diesem Bereich Störungen ein, so hat dies für die Patienten neben den unmittelbaren Beschwerden Auswirkungen auf das psychische Gleichgewicht. Man ist nicht mehr Mann. In dieser Situation ist neben dem kompetenten fachlichen Umgang mit der Erkrankung immer auch eine psychologische Betreuung gefragt.

Umgang mit Schamgefühlen

Bei Erkrankungen des Penis ist das Schamgefühl bei vielen der betroffenen Männer stark ausgeprägt. Häufig verzögert sich hierdurch die Einleitung einer notwendigen Therapie oder bleibt sogar ganz aus. Beim Peniskarzinom kann dieses Verhalten lebensbedrohliche Folgen mit Fortschreiten der Erkrankung und Metastasenbildung haben. Der Pflege kommt daher besondere Bedeutung im Umgang mit dem Schamgefühl des Patienten und der Unterstützung der Therapie zu.

Vorwurfsvolle Bemerkungen („Warum sind sie damit denn nicht eher zum Arzt gegangen?") müssen unbedingt vermieden werden. Hat der Patient kein Vertrauen, wird er wichtige Informationen verschweigen, Schmerzen und Probleme im Behandlungsprozess nicht äußern.

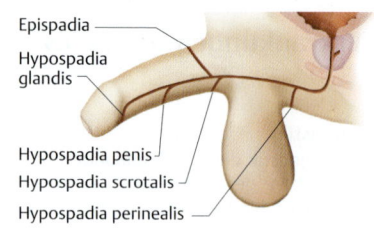

Epispadia
Hypospadia glandis
Hypospadia penis
Hypospadia scrotalis
Hypospadia perinealis

Abb. 37.15 Mögliche Austrittspforten der Harnröhre bei Hypo- und Epispadie (nach Sökeland 2000).

Dies kann schwerwiegende physische, aber auch psychische Probleme mit sich bringen. Eine offene Gesprächsführung ermöglicht dem Patienten, Probleme zu äußern, ohne sich unter Druck gesetzt zu fühlen.

Mitwirkung bei der Therapie

Bei allen plastischen Korrekturen der Harnröhre dient der transurethrale Blasenverweilkatheter nicht nur zur Harnableitung, sondern auch als Wundschiene. Wichtig ist es, auf die korrekte Lage des Katheters und die Urinfördermenge zu achten. Bei Dislokation oder Verstopfung muss der Arzt hinzugezogen werden. Beim Umgang mit dem Katheter ist auf steriles Arbeiten zu achten.

Bei Manipulationen am Penis (Genitalhygiene, Katheteranlage und -kontrolle) ist unbedingt darauf zu achten, dass die Vorhaut nach Beendigung der Maßnahme wieder vollständig reponiert wird, da es sonst zur Ausbildung einer Paraphimose kommen kann (S. 358). Paraphimosen sind nicht selten nach pflegerischen Manipulationen v. a. bei Patienten mit vorbestehenden Phimosen und Schnürringen zu beobachten!

Bei vielen Eingriffen im Genitalbereich kommt es postoperativ zur Ausbildung eines Ödems oder aber auch eines Hämatoms. In diesen Fällen erfolgt die Hochlagerung und ggf. indirekte Kühlung! Der Penis kann hierzu auf die Bauchdecke gelegt werden und druckfrei durch eine Netzhose mit Vorlage fixiert werden. Bei der Wundbehandlung

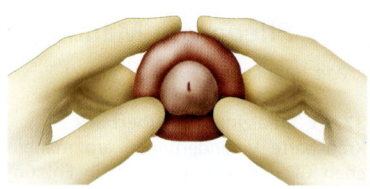

Abb. 37.16 Reposition einer Paraphimose durch Ausdrücken des Ödems und Zurückstreifen der Vorhaut (nach Sökeland 2000).

ist auf die Schmerzempfindlichkeit insbesondere der Glans penis zu achten.

Beheben einer Paraphimose

Die Verschwellung der zurückgezogenen Vorhaut mit konsekutivem Anschwellen der Eichel bis hin zum Absterben der Glans stellt eine Notfallsituation dar. Bei Katheterträgern ist das Risiko für die Entwicklung einer Paraphimose hoch. Kontrollen sind daher unerlässlich.

Eine ausgeprägte Paraphimose sollte immer durch den Arzt korrigiert werden. Hierbei wird die Eichel mit einem lokalanästhetischem Gel benetzt. Zeige- und Mittelfinger beider Hände fassen den Penis. Die beiden Daumen drücken dann bei gleichzeitiger Vorziehung der Vorhaut stempelartig nach unten (**Abb. 37.16**).

 Lern- und Leseservice

Literatur
→ Albers P, Heidenreich A. Standardoperationen in der Urologie. Stuttgart: Thieme; 2005
→ Schwegler J, Lucius R. Der Mensch. Anatomie und Physiologie. 5. Aufl. Stuttgart: Thieme; 2011
→ Sökeland J, Rübben H. Urologie. 14. Aufl. Stuttgart: Thieme; 2007
→ Sökeland J, Krieger M. Urologie. In: Oestreicher E, Burk A, Burk R et al. Hrsg. HNO, Augenheilkunde, Dermatologie und Urologie für Pflegeberufe. Stuttgart: Thieme; 2003: 260 – 343

38 Pflege von Patienten mit Erkrankungen des endokrinen Systems

Brigitte Osterbrink, Doris Schöning

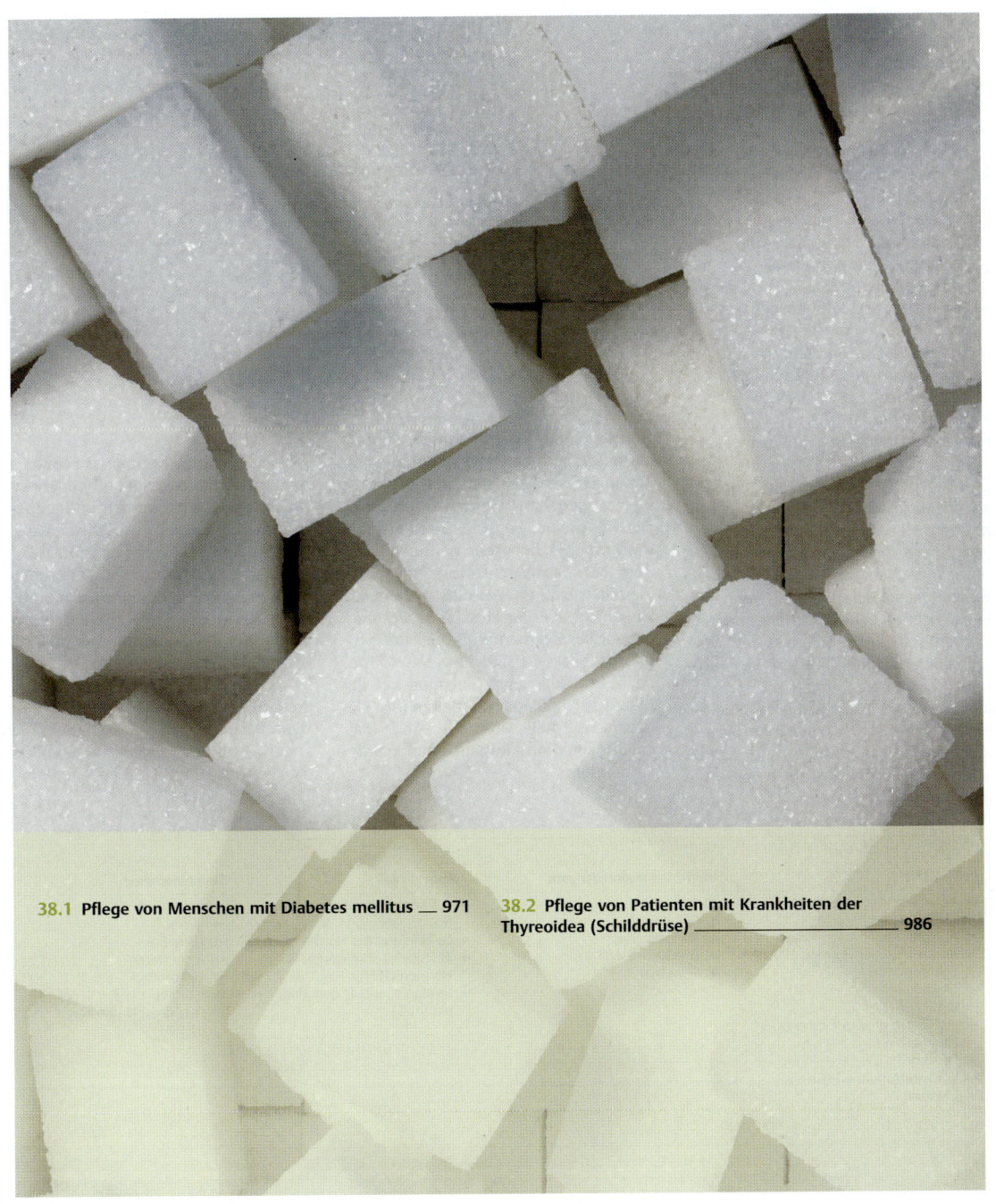

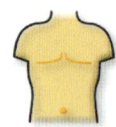

Anatomie und Physiologie im Fokus

Endokrines System im Überblick

(nach Schwegler 2011)

Ein hoch spezialisierter Organismus – wie der des Menschen – benötigt für das sinnvolle Zusammenwirken aller Zellen ein Verbindungssystem, das alles zu einer Ganzheit koordiniert. Dem Menschen stehen dafür das endokrine System und das Nervensystem zur Verfügung (**Abb. 38.1**).

Über diese Systeme werden durch Hormone und Nerven Signale und Rückkoppelungen übermittelt, die verschiedene Prozesse steuern:

- Wachstum und Reifung des Organismus
- Stoffwechsel (Ernährung, Wasser- und Elektrolyte, Kreislauf, pH-Wert, Temperatur)
- Homöostase
- Leistungsanpassung auf Umwelteinflüsse

Diese Aufgaben bedingen ein enges Zusammenspiel des endokrinen Systems mit dem Nervensystem. Das autonome Nervensystem (N. sympathicus und N. parasympathicus) leitet schnell Signale weiter (elektrisch-nerval), wenn ein Organ schnell gehemmt oder angeregt werden soll und regelt mit dem Zwischenhirn den Kreislauf und die Funktionen der inneren Organe.

Im Gegensatz zum schnellen Nervensystem reagiert das endokrine System langsam und beständig und sendet seine Signale (Botenstoffe) über den Blutweg.

Hormondrüse	Hormon
Hypothalamus	ADH, Oxytozin
Hirnanhangsdrüse (Hypophyse)	Wachstumshormon, TSH, Prolaktin
Schilddrüse (Glandula thyroidea)	Schilddrüsenhormon (Triiodthyronin, Thyronin), Kalzitonin
Nebenschilddrüsen (Glandulae parathyroideae)	Parathormon
Nebennieren (Glandulae suprarenales)	Aldosteron, Kortisol, (Nor-)Adrenalin
Bauchspeicheldrüse (Pankreas)	Somatostatin, Insulin, Glukagon
Eierstöcke (Ovarien)	Östrogen, Progesteron
Hoden (Testis)	Testosteron

Hormone. Sie sind chemische Botenstoffe (engl.: messengers), die in endokrinen Drüsen gebildet und direkt ins Blut abgegeben werden (**Tab. 38.1**). Diese Proteine, Peptide, Steroide nehmen oft in schon sehr geringen Mengen auf Stoffwechselvorgänge ihrer Zielzellen Einfluss. An diesen Zielzellen wirken sie über spezifische Rezeptoren, die auf der Zellmembran oder im Zytoplasma lokalisiert sind. Einzelne Hormone, z. B. Insulin und Glukagon bei der Blutzuckerregulation, arbeiten als Gegenspieler. Alle Hormone sind über einen Funktionskreislauf miteinander verbunden.

Abb. 38.1 Endokrine Drüsen. Sie geben ihr Sekret (Hormone) unmittelbar in die Blutbahn ab. Einige dieser Drüsen sind anatomisch und funktionell eigenständige Organe (z. B. Schilddrüse), einige endokrin tätige Organe erfüllen noch andere Aufgaben (z. B. Bauchspeicheldrüse, Syn. Pankreas).

> **MERKE** Hormone sind Informationsvermittler, die von endokrinen Drüsen freigesetzt werden und an bestimmten Organzellen spezifisch wirken. Sie sind Teilglieder einer Reaktionskette, deren Folgereaktionen miteinbezogen werden. Jedes Hormon benötigt daher einen spezifischen Rezeptor auf der Zellmembran oder im Zellkern.

Steuerung. Übergeordnet reguliert der Hypothalamus im Zwischenhirn in enger Abstimmung mit der Hypophyse die meisten Funktionen im endokrinen

Tab. 38.1 Einteilung der Hormone nach ihrer Struktur.

Polypeptide	Amine/Aminosäurederivate	Glykoproteine	Steroidhormone
→ Adrenokortikotropes Hormon (ACTH) → Angiotensin → Antidiuretisches Hormon (ADH) → Erythropoietin → Glukagon → Insulin → Insulin like growth factors (IGF) → Parathormon → Prolaktin → Wachstumshormon (GH) → Oxytoxin	→ Adrenalin → Noradrenalin → Thyroxin (T 4) → Trijodthyronin (T 3) → Serotonin	→ Follikelstimulierendes Hormon (FSH) → Luteinisierendes Hormon (LH) → Thyreoidea-stimulierendes Hormon (TSH) → Human chorionic gonadotropin (hCG)	→ Aldosteron → Kortisol → Östradiol → Progesteron → Testosteron → Vitamin D → Dehydroepiandrosteron (DHEA)

System. Nervale Reize werden in hormonelle Botenstoffe umgesetzt. Einflüsse/Störfaktoren der Außenwelt und/oder des Organismus sowie psychisch-emotionale Eindrücke werden im Gehirn verarbeitet und an den Hypophysenhinterlappen mit seinen neuroendokrinen Zellen weitergegeben. Auf diesen Reiz hin werden Hormone gebildet, die dann ins Blut abgegeben werden. Durch so genannte Rückkopplungsvorgänge werden konstante Konzentrationen im Blut erreicht. Bei erhöhter Konzentration wird die Produktion gedrosselt (Hypothalamus-Hypophysen-System).

Ein Ausfall führt meistens zu einer fehlerhaften Kettenreaktion im Organismus. Die Hormonwirkung lässt sich am einfachsten aus den Folgen ihrer Über- oder Unterproduktion, z. B. bei der Schilddrüse ablesen. Bei einer Unterfunktion werden Hormone lebenslang substituiert.

In diesem Kapitel werden aus dem großen Spektrum der Endokrinopathien zwei der am häufigsten vorkommenden Krankheitsbilder mit der adäquaten Pflege vorgestellt:

- Pflege von Menschen, die an Diabetes mellitus erkrankt sind
- Pflege von Patienten, die an der Schilddrüse erkrankt sind

38.1 Pflege von Menschen mit Diabetes mellitus

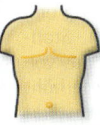

Anatomie und Physiologie im Fokus

Aufbau und Funktion des Pankreas im Überblick

Die Bauchspeicheldrüse (Pankreas) liegt hinter dem Magen, vor der Wirbelsäule und der C-förmigen Duodenalschleife. Es wird unterteilt in exokrine und endokrine Funktionen:

- **Exokrine Funktion**: Enzyme werden zur Verdauung von Eiweiß, Kohlenhydraten und Fett produziert und in den Dünndarm abgegeben.
- **Endokrine Funktion**: Hormone werden gebildet und direkt ins Blut abgegeben.

Aus den ca. 1 – 2 Millionen Langerhans'schen Zellen (Syn.: Langerhans-Inseln, **Abb. 38.2**) des endokrinen Pankreas werden drei Hormone ins Blut abgegeben:

- **B-Zellen** produzieren Insulin → senkt den Blutzuckerspiegel, fördert die Glykogenspeicherung und hemmt die Lipolyse; wirkt antagonistisch zu Glukagon
- **A-Zellen** produzieren Glukagon → erhöht den Blutzuckerspiegel und baut über den Leberstoffwechsel Glykogen ab; wirkt antagonistisch zu Insulin

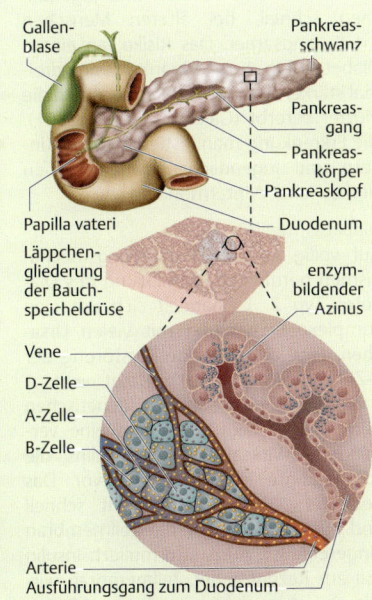

- **D-Zellen** produzieren Somatostatin → hemmt die Freisetzung von Glukagon und Insulin

Das Hormon Insulin wird – nach Höhe des Blutzuckers – direkt in den Blutkreislauf abgegeben. Es reguliert den Blutzuckerspiegel, indem es Glukose über Rezeptoren in die Körperzellen einschleust. Darüber hinaus reguliert Insulin das Speichern überschüssiger Glukose in Muskel und Leber als Glykogen und die Abgabe von Speicherglukose (Glykogenolyse) aus der Leber ins Blut. Insulin wirkt anabol, es baut Fett auf (Lipidgenese) und reguliert den Eiweißstoffwechsel (Berger 1995, Schatz 2002).

Insulin und Glukagon regulieren als Schlüsselhormone den Kohlenhydrat-, Eiweiß- und Fettstoffwechsel. Sie halten den Blutzuckerspiegel konstant zwischen 60 – 100 mg/dl (3,3 – 5,6 mmol/l).

Abb. 38.2 Inselorgan im Pankreasschwanz. Zwischen den Drüsenazini des Pankreas liegen die hormonsezernierenden Zellen der Langerhans-Inseln.

Bildbeschriftungen:
Gallenblase
Pankreasschwanz
Pankreasgang
Pankreaskörper
Pankreaskopf
Papilla vateri
Duodenum
Läppchengliederung der Bauchspeicheldrüse
enzymbildender Azinus
Vene
D-Zelle
A-Zelle
B-Zelle
Arterie
Ausführungsgang zum Duodenum

38.1.1 Medizinischer Überblick

Definition

Diabetes mellitus ist eine Stoffwechselkrankheit, die den Kohlenhydrat-, Eiweiß- und Fettstoffwechsel betrifft. Glukose wird nicht mehr ausreichend verwertet. Bei den unterschiedlichen Formen des Diabetes mellitus handelt es sich um heterogene Stoffwechselstörungen, eine zentrale Rolle spielt das Hormon Insulin.

Beim Diabetes mellitus liegen entweder eine gestörte Insulinsekretion oder/und eine verminderte Insulinwirkung vor. Zentrales Leitsymptom ist die chronische Hyperglykämie.

Häufigkeit

Weltweit wurde im Jahr 2011 bei ca. 366 Millionen Menschen Diabetes mellitus diagnostiziert. Nach Schätzungen der International Diabetes Federation (IDF) wird ein Anstieg in den nächsten 20 Jahren auf 552 Millionen Menschen prognostiziert. Auf internationaler Ebene werden Aktionen zur Bekämpfung dieser und weiterer nicht übertragbarer Krankheiten etabliert.

In Deutschland sind mehr als 7 Millionen Menschen betroffen, die Dunkelziffer liegt weit darüber. Der Diabetes Typ 2 trifft i. d. R. Erwachsene; steigende Zahlen von übergewichtigen Kindern und Jugendlichen belegen international und auch in Deutschland eine Zunahme dieser Erkrankung im jugendlichen Alter. Der hohe Anteil älterer Menschen mit abnehmender Glukosetoleranz wird zu einer Verdoppelung des Diabetes mellitus Typ 2 führen. Für das Jahr 2015 werden ca. 10 Millionen an Diabetes erkrankte Bundesbürger vorausgesagt. Eine verhältnismäßig kleine Anzahl von 550 000 Patienten ist an Diabetes mellitus Typ 1 erkrankt, davon 25 000 Kinder und Jugendliche.

Klassifikation

Eine einheitliche Klassifikation der Kriterien zur klinischen Definition der vielfältigen Diabetesformen erleichtert Diagnose, Therapie und Pflege. Damit dies von allen Beteiligten durchgeführt werden kann, sind Diagnose und Therapie des Diabetes international und national festgelegt. Die WHO klassifiziert 4 Typen:

Diabetes mellitus Typ 1 (DMT 1). Diese Form tritt relativ selten auf (im Vergleich zum DMT 2), betrifft vorwiegend Kinder und Jugendliche, kann jedoch bis ins hohe Alter vereinzelt auftreten.

LADA (**L**ate onset **a**utoimmunity **d**iabetes in the **a**dult): übersetzt bedeutet diese Sonderform: verzögert auftretender autoimmunbedingter Diabetes beim Erwachsenen.

Diabetes mellitus Typ 2 (DMT 2). Dieser Typ tritt sehr häufig auf, betrifft meistens Erwachsene ab dem 40. Lebensjahr.

Diabetes mellitus Typ 3. Diese Form tritt weniger häufig auf. Ursachen sind:
- Erkrankungen des exokrinen Pankreas, z. B. Pankreatitis, zystische Fibrose
- Endokrinopathien, z. B. Cushing-Syndrom, Akromegalie
- medikamentös induziert (Glukokortikoide, Alpha-Interferon)
- nach Pankreasektomie

MODY (**M**aturety **o**nset **d**iabetes of the **y**oung): übersetzt heißt diese Sonderform: Erwachsenendiabetes, der beim Jugendlichen auftritt.

Diabetes mellitus Typ 4 (Gestationsdiabetes). Der Anteil dieser Form nimmt

zu und betrifft 5 % aller schwangeren Frauen:
- Manifestation eines Diabetes, oft im Verlauf des Lebens als DMT 2 bleibend
- erstmaliges Auftreten eines Diabetes Typ 1 in der Schwangerschaft (selten)

Da in 95 % aller Diabeteserkrankungen ein Typ 1 und 2 Diabetes mellitus vorliegt, wird auf diese Krankheitsbilder eingegangen und die Sonderformen wie LADA und MODY nicht näher beschrieben.

Diabetes mellitus Typ 1

Diabetes mellitus Typ 1 entsteht durch eine pathogenetische Immunreaktion (Autoimmunerkrankung). Es besteht eine genetische Prädisposition, Autoantikörper gegen eigene β-Zellen zu bilden. In Verbindung mit auslösenden Umwelteinflüssen wie viralen Infekten, Nahrungsproteinen, Nitrosaminen usw. und der Bildung von zytotoxischen T-Zellen setzt sich ein Prozess in Gang, der die natürliche Membranstruktur der β-Zellen zerstört (Jun u. Yoon 2001). Dieser Prozess verläuft bei Kindern und Jugendlichen schnell, bei älteren Menschen i. d. R. langsamer. Das Risiko, an einem Diabetes Typ 1 zu erkranken wird dreimal stärker durch den Vater als durch die Mutter vererbt (Gale u. Gillespie 2001). Die Erkrankung manifestiert sich bei Kindern und Jugendlichen häufig in den Herbst- und Wintermonaten.

Diabetes mellitus Typ 2

Auf völlig anderen Entstehungsmechanismen beruht die Entwicklung des Diabetes Typ 2. Es handelt sich um eine komplexe Erkrankung mit vielen Ursachen. Eine autoimmune Zerstörung der β-Zellen wie beim Typ 1 erfolgt nicht.

Aufgrund einer starken genetischen Komponente liegt zu Beginn eine verminderte Wirksamkeit des Insulins, die so genannte Insulinresistenz, vor. Das bedeutet, Glukose wird nicht schnell und ausreichend über die Zellmembran eingeschleust. Anders formuliert: Insulin soll am Rezeptor der Zellmembran wirken, ist aber nicht genügend wirksam. Dies bewirkt einen „Rückstau" der Glukose im Blut und löst einen permanenten Reiz an die β-Zellen aus, Insulin zu produzieren. Die Rezeptorempfindlichkeit steht in direkter Verbindung zur Insulinkonzentration und das Pankreas versucht, die bestehende Insulinresistenz mit einer vermehrten Hormonproduktion zu überwinden. Hohe Insulinspiegel führen zu einer so genannten Down-Regulation der Rezeptoren und vermindern zusätzlich die Insulinwirksamkeit. Die β-Zellen lassen im weiteren Verlauf der Erkrankung sowohl mit der Schnelligkeit

als auch der Menge der Insulinausschüttung nach, es entsteht ein Insulinmangel, der sich in einem Diabetes Typ 2 manifestiert.

Das Risiko, an einem Diabetes Typ 2 zu erkranken, steigt durch die genetische Disposition einer Insulinresistenz und eine erworbene Insulinresistenz. Letztere wird begünstigt durch
- Bewegungsmangel,
- Überernährung (ungünstige Fette und zuviel Alkohol) mit Übergewicht und Adipositas,
- androide Fettverteilung.

Bei der androiden Fettverteilung ist das Fett innerhalb des Bauchraums um die inneren Organe verteilt. Das viszerale Fettgewebe produziert Hormone, diese führen zu Störungen der Endothelfunktion und zu einem Blutdruckanstieg und beeinträchtigen den gesamten Stoffwechsel und Kreislauf. Aufgrund von Fetteinlagerungen in der Leber erhöht sich die Glukoneogenese und verstärkt die bereits bestehende Insulinresistenz. Zusätzlich werden große Mengen freier Fettsäuren freigesetzt, die zu Fettstoffwechselstörungen führen – erhöhte Triglyzeride, erniedrigtes HDL, erhöhtes LDL-Cholesterin.

> **MERKE** Die pathologischen Stoffwechselveränderungen, die sich gegenseitig verstärken, werden auch als „Metabolisches Syndrom" (Hyperglykämie, Hypertonie, Hyperlipidämie, bauchbetonte Adipositas) bezeichnet.

Symptome
Diabetes mellitus Typ 1

Der Diabetes mellitus Typ 1 manifestiert sich i. d. R. scheinbar plötzlich. Wie aus **Abb. 38.3** ersichtlich, verläuft der Autoimmunprozess längere Zeit bis die klassischen Symptome auftreten. Dies sind:
- Polyurie – die abnorm hohe Blutglukose wird im Tubulus nicht rückresorbiert, bindet Wasser und führt zu großen Mengen an Urin
- Polydipsie – aufgrund des hohen Flüssigkeitsverlustes trinken die Betroffenen 4 – 5 l tgl.
- Gewichtsabnahme – die Glukose gelangt nicht in die Körperzellen und der Körper baut zur Glukosebildung Fett (Lipolyse) und Eiweiß (Proteolyse) ab
- trockene Haut, Juckreiz, entzündliche Hautveränderungen wie Furunkel usw.
- Leistungs- und Konzentrationsschwäche, ausgeprägte Abgeschlagenheit und Müdigkeit
- Ketoazidose durch ungehemmten Fettabbau führt zur Übersäuerung des Blutes und geht bei fehlender Insulin-

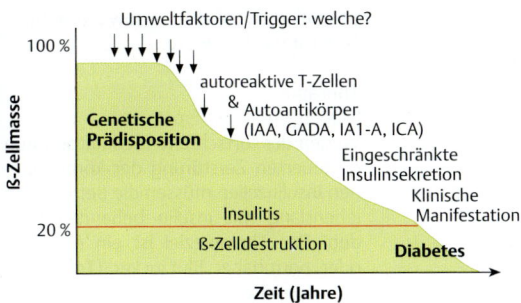

100 %

ß-Zellmasse

Umweltfaktoren/Trigger: welche?

Genetische Prädisposition

autoreaktive T-Zellen & Autoantikörper (IAA, GADA, IA1-A, ICA)

Eingeschränkte Insulinsekretion

Klinische Manifestation

20 %

Insulitis

ß-Zelldestruktion

Diabetes

Zeit (Jahre)

Abb. 38.3 **Verlauf des Diabetes mellitus Typ 1.** Der Autoimmunprozess dauert längere Zeit bis die klassischen Symptome auftreten.

substitution schnell in ein ketoazidotisches Koma über (S. 981) Die eindeutigen Anzeichen bedürfen i. d. R. keiner weiteren Diagnostik als der Bestimmung des Blutzuckers und des Azetons im Urin.

Diabetes mellitus Typ 2
Der Diabetes Typ 2 wird häufig zufällig befundet, weil die Symptome weniger auffällig sind als beim Typ 1; der Organismus gewöhnt sich an die erhöhten Blutzuckerwerte. Symptome für einen Diabetes mellitus Typ 2 sind

- Hyperglykämie, Urinzucker, Exsikkose,
- Müdigkeit, Abgeschlagenheit,
- Mykosen, Pruritis,
- Polyurie und Polydipsie nur in Ausnahmefällen,
- bereits vorhandene Folgeerkrankungen, z. B. Polyneuropathie.

Tab. 38.2 zeigt die Unterschiede zwischen den beiden häufigsten Diabetestypen.

Diagnostik
Zur Diagnose eines Diabetes mellitus werden, neben den aufgetretenen typischen Symptomen, Nüchternblutzucker und Blutzuckerwerte nach einem Oralen-Glukose-Toleranz-Test (OGTT)

gemäß den Kriterien der WHO herangezogen (*Tab. 38.3*).

PRAXISTIPP Folgende Punkte sind bei der Durchführung des OGT-Tests zu beachten:
- nicht bei akuten Erkrankungen (Infekt, Fieber)
- 2 Tage vor dem Test kohlenhydratreiche Kost
- Absetzen folgender Medikamente: Hormone, Thiazide, Kontrazeptiva (nach Arztangabe)
- 12 Std. vor dem Test: Nüchtern, nicht rauchen, keinen Sport
- während des Tests: Nüchtern, keine Bewegung, nicht rauchen

Die abnorme Nüchternglukose (Impaired Fasting Glucose = IFG), bzw. gestörte Glukosetoleranz (Impaired Glucose Tolerance = IGT) gibt Hinweise auf das Entstehen eines Diabetes und ist assoziiert mit dem Auftreten von Gefäßveränderungen. Eine gestörte Glukosetoleranz und eine bauchbetonte Adipositas (gemessen am Taillenumfang, bei Männern > 94 – 102 cm, bei Frauen > 80 – 88 cm) wird mit kardiovaskulären Risikofaktoren und kardiovaskulären Ereignissen in Verbindung gebracht (Hanefeld et al 1999, Decode Study Group 2001, 2003).

Die Bestimmungen können im Kapillarblut, im venösen Vollblut, im Plasma oder im Serum erfolgen und weisen z. T. hohe Differenzen auf (Serumwerte sind 10 – 20 % höher als im venösen Vollblut, *Tab. 38.4*).

HbA₁c-Wert (glykolisiertes Hämoglobin). Glukose lagert sich am Hämoglobin an. Dieser Prozess wird als Glykolisierung bezeichnet. Nach einigen Stunden ist diese chemische Reaktion nicht mehr reversibel und zeigt die mittlere Glukosebindung an. Im Rahmen des physiologischen Erythrozytenabbaus verändert sich der Wert. Normalerweise wird der HbA₁c alle 3 Monate bestimmt und lässt retrograde Rückschlüsse auf die Stoffwechseleinstellung zu. Die Bestimmung des HbA₁c und die täglichen Blutzuckerwerte sind unerlässlich für therapeutische Entscheidungen. Falsche Werte können vorliegen bei einer verkürzten Erythrozytenlebensdauer, Hämoglobinopathien, Niereninsuffizienz.

FALLBEISPIEL Frau Sendlinger ist 68 Jahre alt. Seit dem Tod ihres Ehemanns vor zwei Jahren lebt sie allein in ihrer Eigentumswohnung im dritten Stock eines Mehrfamilienhauses. Frau Sendlinger hat eine verheiratete Tochter, die ca. 300 km entfernt wohnt.

Tab. 38.2 Merkmale des Diabetes mellitus Typ 1 und Typ 2.

Diabetes mellitus Typ 1 (DMT 1)	Diabetes mellitus Typ 2 (DMT 2)
Synonyme	
insulinpflichtiger Diabetes; IDDM; jugendlicher Diabetes	nicht primär insulinpflichtiger Diabetes; NIDDM; Erwachsenen- oder Altersdiabetes
Alter	
vorwiegend Kinder, Jugendliche	> 40. Lebensjahr
Krankheitsbeginn und -verlauf	
schnelle Entwicklung mit Polyurie und Polydipsie oft dramatischer Beginn mit ausgeprägter Exsikkose Betroffene sind sehr krank: 5 – 15 % Erkrankungsbeginn mit einer Ketoazidose	keine auffälligen Anzeichen; häufig Zufallsbefund evtl. hyperosmolares Koma mit Exsikkose und neurologischen Ausfallzeichen, keine Ketoazidose
Körpergewicht und Folgeerkrankungen	
vorwiegend schlanke Menschen, Gewichtsverlust	übergewichtige Menschen und häufig schon nachweisbare Folgeerkrankungen oft KHK, Hypertonus
Sehvermögen	
Sehverschlechterung (osmotisch aufquellende Linse)	Sehverschlechterung (osmotisch aufquellende Linse)
Leistungsfähigkeit	
auffällige körperliche und mentale Leistungsminderung, Schulprobleme	auf Nachfrage Müdigkeit oder Schläfrigkeit

Tab. 38.3 Diagnostische Kriterien des Diabetes mellitus.

Nüchternglukose		oraler Glukosetoleranztest (2-Std.-Wert)	
mg/dl	mmol/l	mg/dl	mmol/l
Plasma, venös			
≥ 126	≥ 7,0	≥ 200	≥ 11,1
Vollblut, kapillar (hämolysiert)			
≥ 110	≥ 6,1	≥ 200	≥ 11,1
HbA₁c Wert ≥ 6,5 % (≥ 48 mmol/mol)			

Tab. 38.4 *Diagnosekriterien: abnorme Nüchternglukose, gestörte Glukosetoleranz.*

Nüchternglukose		OGTT (2-Std.-Wert)	
mg/dl	mmol/l	mg/dl	mmol/l
Plasma, venös			
≥ 110 / < 126	≥ 5,6 / < 7,0	≥ 140 / < 200	≥ 7,8 / < 11,1
Vollblut, kapillar (hämolysiert)			
≥ 90 / < 110	≥ 5,0 / < 6,1	≥ 140 / < 200	≥ 7,8 / < 11,1

Tab. 38.5 *Therapieziele Diabetes mellitus Typ 1.*

	mg/dl	mmol/l
Nüchternblutzucker	90 – 120	< 5,0 – 6,7
Blutglukose vor dem Schlafengehen	110 – 140	6,1 – 7,8
postprandialer BZ (2 Std. nach dem Essen)	< 140 – 160	< 7,8 – 8,9
HbA$_{1c}$-Wert	6,5 – 7,0 % 48 – 53 mmol/mol	

Im Alter von 65 Jahren wird bei Frau Sendlinger ein Diabetes mellitus Typ 2 diagnostiziert, der zunächst mit oralen Antidiabetika behandelt wird. Nach einer Schulung wird Frau Sendlinger im Alter von 67 Jahren auf eine konventionelle Insulintherapie mit morgens 40 IE und abends 24 IE Mischinsulin eingestellt. Frau Sendlinger hat einen BMI-Wert von 30 und einen Blutdruck von 155/ 90 mmHg, wobei Blutdruckspitzen bis 190/110 mmHg vorkommen. Der HbA$_{1c}$-Wert im letzten halben Jahr liegt bei 8 % (64 mmol/mol).

Vor 2 Jahren erlitt Frau Sendlinger einen leichten Schlaganfall, von dem eine leichte Bewegungseinschränkung des linken Armes sowie eine Sensibilitätsstörung der linken Hand zurückgeblieben sind, die sie als Rechtshänderin nur gering behindern. Nach der Erholungsphase kann sich Frau Sendlinger weiterhin selbst versorgen.

Frau Sendlinger hat zunehmend Schwierigkeiten, die Treppe zu ihrer Wohnung in den dritten Stock zu bewältigen. Dabei klagt sie über Schmerzen in den Beinen. An der linken Ferse hat sich eine dicke Hornhautschicht entwickelt und die Zehenzwischenräume weisen eine Mykosis auf. An der dritten Zehe des linken Fußes hat sich ein Hühnerauge (Clavus) gebildet.

Frau Sendlinger hat guten Kontakt zu ihren Nachbarn, die sich etwas um sie kümmern. Sie ist geistig noch fit, nimmt regelmäßig an den Treffen des Seniorenkreises ihrer Gemeinde teil und unternimmt gerne Ausflüge. An Sonntagen trifft sie sich mit ihrer Freundin zum Kaffeekränzchen.

Seit Wochen fühlt sich Frau Sendlinger nicht ganz wohl und klagt immer wieder über Schwindelanfälle und Schwächegefühl. Beim Kaffeekränzchen

am letzten Wochenende fällt der Freundin Frau Hübner auf, dass Frau Sendlinger wenig isst, obwohl die Mokkacremetorte ihr erklärter Lieblingskuchen ist. Sie trinkt auch weniger als sonst. Als Frau Hübner sie darauf anspricht, sagt Frau Sendlinger: „Ich bin seit ein paar Tagen nicht so richtig auf dem Damm, mir wird immer schwindlig und ich fühle mich müde und schlapp, zudem muss ich dauernd auf die Toilette. Frau Hübner entgegnet darauf: „Wenn Du Dir die Blase verkühlt hast, dann solltest Du dringend zum Arzt gehen." Frau Sendlinger entgegnet darauf: „Ich trinke morgens und abends meinen Blasentee, der hat mir schon öfter geholfen. Und bei diesen Temperaturschwankungen ist es kein Wunder, dass ich Kreislaufprobleme habe. Das geht wieder vorüber, da muss ich nicht zum Arzt gehen, der kann mir ja doch nicht helfen. Der sagt höchstens wieder, dass ich Diät halten soll."

Als eine Nachbarin am Sonntagvormittag bei Frau Sendlinger läutet, um sie zur Kirche abzuholen, trifft sie diese verwirrt, unruhig und desorientiert in der Wohnung an und ruft den Notarzt. Dieser holt von der Nachbarin nähere Informationen über Frau Sendlinger ein. Er erfährt ihre Vorgeschichte und weist sie mit Verdacht auf einen erneuten Apoplex in die Klinik ein.

Eine erste schnelle Einschätzung durch die aufnehmende Gesundheits- und Krankenpflegerin ergibt: Die Patientin wirkt verwirrt, spricht verwaschen. Die Patientin ist stark exsikkiert. Die Blutzuckermessung ergibt einen Blutzucker von 421 mg/dl (23,4 mol/l). Der Blutdruck beträgt 186/102 mmHg am rechten Arm und 178/98 mmHg am linken Arm. Das Ergebnis der Blutanalyse

zeigt eine Hypokaliämie sowie erhöhte Fettstoffwechselwerte.

Therapie

Diabetes mellitus Typ 1

Wegen der fortschreitenden autoimmun gesteuerten Zerstörung der körpereigenen Insulinzellen müssen die Betroffenen lebenslang mit Insulin behandelt werden. Das Therapieziel ist ein normaler oder normnaher Blutzucker (**Tab. 38.5**), um mögliche diabetesbedingte Folgeerkrankungen zu vermeiden und akute Entgleisungen wie ketoazidotisches Koma oder Hypoglykämie zu verhindern (S. 980). Die Therapieziele müssen an die jeweilige Situation des Betroffenen adaptiert werden.

Diabetes mellitus Typ 2

Maßnahmen zur Aktivierung der körperlichen Aktivitäten, Ernährungsumstellung und falls möglich eine Gewichtsreduktion werden eingeleitet und je nach Stadium der Erkrankung insulinunterstützende Medikamente und/oder Insulin verordnet. Begleiterkrankungen wie Hypertonus, Hyperlipidämie und Gerinnungsstörungen müssen medikamentös therapiert werden.

▶ **MERKE** Zielwerte in der Diabetesbehandlung allgemein sind:
- BMI: 25 – 27 kg/mT
- Blutdruck: < 130/85 mmHg
- Cholesterin gesamt: < 200 mg/dl, < 5,2 mmol/l
- LDL-Cholesterin: < 100 mg/dl, < 2,6 mmol/l
- HDL-Cholesterin: > 40 mg/dl, > 1,0 mmol/l
- Triglyzeride: < 150 mg/dl, < 1,7 mmol/l
- HbA$_{1c}$: < 6,5 – 7,0 % (< 48 – 53 mmol/mol)
- kein Nikotin
- Niere: keine Albuminurie

Die Ziele müssen aufgrund individueller Bedingungen des Patienten (z. B. Lebensalter) angepasst werden. ___

38.1.2 Basistherapie bei Diabetes mellitus

Basistherapie bei Diabetes mellitus Typ 1

Die Insulin produzierenden β-Zellen werden durch den fortschreitenden Autoimmunprozess zerstört. Sofort bei Diagnose müssen alle Patienten mit Insulin therapiert werden. Blutzuckermessungen, Insulininjektion und -dosisanpassung, Berechnung von Kohlenhydraten, Sport, Hypoglykämie usw. erlernen Patienten in einer Diabetesschulung von speziell qua-

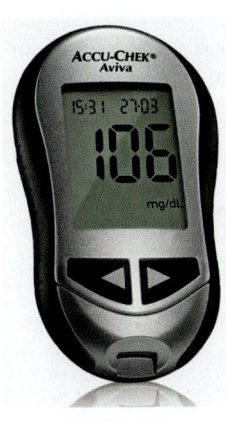

Abb. 38.4 **Blutzuckermessung.** Patienten sollten von Pflegenden dazu angeleitet werden, ihren Blutzucker selbstständig zu messen (Roche Diagnostics Mannheim).

lifizierten Pflegenden, den Diabetesberatern (*Abb. 38.4*).

Insulin wird mehrmals täglich injiziert, als basales Insulin zum Abdecken des Grundbedarfs und für die Nahrungsaufnahme als Bolus-Insulin. Diese Insulintherapie wird ICT – Intensivierte Conventionelle Insulintherapie genannt. Eine weitere Art der Therapie ist die Insulinpumpentherapie (continuous subcutaneous insulin infusion = CSII).

Die Formen der unterschiedlichen Insulintherapien sind auf S. 976 beschrieben.

Basistherapie bei Diabetes mellitus Typ 2

Entsprechend der Leitlinien erfolgt die Behandlung in einem Stufenmodell. In den folgenden drei Monaten soll durch Basisschulung eine Verhaltensänderung bezüglich Ernährung und körperlicher

Aktivität erfolgen. Ziel ist ein HbA_{1c}-Wert 7 % (< 53 mmol/mol). Gelingt dem Patienten eine Änderung seines Lebensstils, ist dies die beste Prognose für den Langzeitverlauf des Diabetes. Wie jeder aus eigener Erfahrung weiß, ist es aber sehr schwer, das eigene Verhalten und eingefahrene Gewohnheiten zu verändern!

Häufig reicht die Basistherapie über einen längeren Zeitraum aus. Kriterium ist der HbA_{1c}-Wert (Zielwert zwischen 6,5 und 7 %, 48 – 53 mmol/mol) je nach Alter und weiteren Erkrankungen des Patienten. Wird der HbA_{1c}-Wert von 7 % (53 mmol/mol) trotz Ernährungsumstellung und Bewegung überschritten, ist eine Therapieanpassung mit Insulin unterstützenden Medikamenten und/oder Insulin angezeigt.

Arzneimittel im Fokus

Insulin unterstützende Medikamente

Tab. 38.6 *Handelsübliche Medikamente.*

Wirkstoff	Handelsname (Beispiel)	Wirkweise	Kontraindikationen	Nebenwirkungen	Einnahmezeitpunkt	Praxistipp
Acarbose	Glucobay	→ hemmt im Duodenum das Aufspalten in Disaccharide → verzögert die Resorption von Glukose	→ Darmerkrankungen	→ Meteorismus Flatulenz → Diarrhöen	→ zu Beginn der Mahlzeit	langsam beginnen
Metformin	Glucophage, Siofor	→ reduziert die nächtliche hepatische Glukoseproduktion → fördert die Empfindlichkeit der Zuckeraufnahme in die Muskelzellen → verzögert die Kohlenhydratresorption im Darm	→ Nierenfunktionsstörung → COPD → Lebererkrankung → hoher Alkoholkonsum → Herzinsuffizienz → AVK	→ Bauchschmerzen → Blähungen, Diarrhö → Geschmacksbeeinträchtigungen → allergische Reaktionen	→ 1 bis 3 x tägl. → langsame Dosissteigerung	muss vor Operation mit Vollnarkose und vor Röntgenkonstrastmittelgabe abgesetzt werden
Sulfonylharnstoffe/Glimepirid/Glibenclamid, Glinide	Amaryl, Euglucon N, Glurenorm, Novo-Norm, Starlix	→ wirken auf Restfunktion der β-Zellen → fördern die Insulin-produktion	→ höheres Lebensalter → Niereninsuffizienz → Diabetes mellitus Typ 1 → Alkoholismus	→ Gefahr der Hypoglykämie!!	→ 1 x tägl. → 2 x tägl. → 1 bis 3 x tägl. → vor den Hauptmahlzeiten	Hypoglykämien können langanhaltend verlaufen
Glitazone	Actos	→ verbessern die Wirkung des körpereigenen Insulins an den Zielzellen	→ KHK → Osteoporose → Herzinsuffizienz → Leberfunktionsstörungen	→ Ödeme → Gewichtszunahme → Frakturneigung		

Neue Hormonpräparate im Überblick

Inzwischen wurden weitere stoffwechselregulierende Hormone entdeckt; eines der wichtigsten ist das Hormon Glucagon-like-Peptid (GLP-1). Dieses Hormon wird im Darm produziert, es wirkt sehr schnell und wird genauso schnell inaktiviert.

Tab. 38.7 *Übersichtstabelle neuer Präparate, die am hormonellen Inkretinsystems des Darms wirken.*

Wirkstoff	Handelsname	Wirkweise	Kontraindikation	Nebenwirkungen	Applikation	Tipp
GLP 1 Analoga, Exenatide, Liraglutide	Byetta, Victoza, Bydureon	GLP-1 Hormon führt zur verzögerten Magenentleerung und schnelleren Insulinabgabe und hemmt das Hormon Glukagon	→ Typ1 Diabetes mellitus → schwere Nierenfunktionsstörung → schwere bzw. entzündliche gastrointestinale Erkrankungen	Übelkeit, Erbrechen	s. c. 1 – 2-mal täglich, bzw. einmal wöchentlich mittels Pen	→ Anleitung auf einen Pen und Unterweisung in Injektionstechnik erforderlich → positiver Effekt auf die Gewichtsentwicklung
Gliptine (DPP-4 Hemmer), Sitagliptin, Vildagliptin, Saxagliptin	Januvia, Galvus, Onglyza	hemmt den Abbau von GLP-1	→ Typ 1 Diabetes mellitus → Kreatinin Clearance < 50 ml/min	Übelkeit	1 – 2-mal täglich 1 Tablette	gewichtsneutraler Effekt

38.1.3 Insulintherapie und Insulininjektion

Die Grundlage für eine erfolgreiche Diabetes-Therapie wurde von den Deutschen Oskar Minkowski und Joseph von Mering gelegt. Durch Tierexperimente fanden sie 1890 heraus, dass der Diabetes mit der Funktion des Pankreas zusammenhängt. Den größten Forschungserfolg hatten die kanadischen Forscher Banting und Best: Sie extrahierten 1921 aus Bauchspeicheldrüsen von Tieren eine Lösung, die bei einem zuckerkranken Hund den Blutzucker erfolgreich senkte. Dies führte zur lebensnotwendigen Insulintherapie und seit dem Jahr 1923 muss kein Mensch mit Diabetes im Koma diabetikum sterben!

Das Hormon Insulin ist ein Polypeptid, das aus einer A- und B-Kette besteht. Die Vorstufe von Insulin wird Proinsulin genannt und durch Abspaltung entsteht C-Peptid. Insulin muss parenteral verabreicht werden, es würde sonst von der Magensäure zerstört. Insulin wird entweder aus Tierpankreata (Schwein) oder gentechnologisch hergestellt.

Die Insulinstrategien sind – betrachtet man die physiologische Insulinfreiset-zung – eigentlich einfach zu verstehen (*Abb. 38.5*).

Arzneimittel im Fokus

Wirkungen von Insulin:
- senkt den Blutzucker durch Einschleusung von Glukose in Körperzellen
- unterstützt die Speicherung von Zucker in Leber und Muskulatur (Glykogen)
- hemmt den Fettabbau (Lipolyse)
- fördert die Fettaufnahme in das Fettgewebe (Lipogenese)
- bewirkt einen Muskelaufbau (Proteinsynthese)

Nebenwirkungen von injiziertem Insulin:
- Hypoglykämie
- Lipiddystrophie, -atrophie, -hypertrophie im s. c. Gewebe
- Insulinallergie bzw. auf die Beimengungen

Die physiologische Insulinausschüttung wird mit verschiedenen Strategien nachgeahmt:
- **ICT:** **I**ntensivierte **C**onventionelle **T**herapie
- **CT:** **C**onventionelle **T**herapie
- **SIT:** **S**ublementäre **I**nsulin**T**herapie
- **BOT:** **B**asal-**O**rale-**T**herapie
- **CSII:** **C**ontinuierliche **S**ubcutane **I**nsulin-**I**nfusion (Insulinpumpe)

Für diese unterschiedlichen Therapien werden Insuline mit Substanzen und durch besondere Herstellungsverfahren aufbereitet, um schnellere und langsame Wirkungen herbeizuführen (*Tab. 38.8*).

Intensivierte, konventionelle Insulin-Therapie (ICT)

Für Menschen, die an Diabetes Typ 1 erkrankt sind, ist die ICT Standard. Selbstverständlich können alle Diabetesformen mit einer ICT therapiert werden.

Es gibt mehrere Formen einer ICT, alle orientieren sich an der natürlichen Insulinausschüttung des Pankreas, um den Grundbedarf des Organismus abzudecken. Dieser wird als Basalbedarf des Körpers an Insulin bezeichnet. Es wird durch 1-, 2- oder 3-malige Gaben von NPH-Insulin oder langwirksames Analoga-Insulin sichergestellt.

Bei der Nahrungsaufnahme gibt das gesunde Pankreas stoßartig größere Mengen an Insulin ab und reguliert den dadurch entstehenden Blutzuckeranstieg. Dieser Vorgang wird mit Normalinsulin oder kurz wirksamem Analog-Insulin bei der Diabetestherapie nachgeahmt und als Bolus bezeichnet.

Anwendung

Der Patient injiziert sich Basal-Insulin 2 – 3-mal tgl. und zu den (Kohlenhydraten) Mahlzeiten Bolus-Insulin (*Abb. 38.6*).
Voraussetzung. Die Patienten müssen eine fundierte Schulung durch eine Diabetesberaterin erhalten und bereit sein, sich den Blutzucker zu messen, den Umgang mit Insulin, Kohlenhydraten und Korrekturmaßnahmen zu lernen.
Vorteile. Diese fast physiologische Therapie ist aufwändig, bietet aber den bestmöglichen Schutz vor Komplikatio-

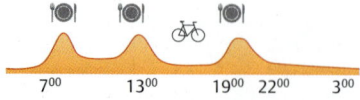

7:00 13:00 19:00 22:00 3:00

Abb. 38.5 **Physiologische Insulinsekretion.** Die Insulinfreisetzung erfolgt in Abhängigkeit der Kohlenhydrataufnahme und Sport (bzw. körperlicher Aktivität).

Tab. 38.8 *Insulinarten und ihre Wirkzeit.*

Insulinart	Handelsname	Wirkeintritt	Wirkdauer	Tipp
Normalinsulin	Huminsulin Normal, Actrapid, Insuman Rapid, Berlinsulin H Normal	nach 30 – 40 Min.	4 – 6 Std.	**gelbe** Farbcodierung aller Normalinsuline
kurz wirkende Analoga-Insuline	Humalog, NovoRapid, Apidra	nach 15 Min.	2 – 3 Std.	Wirkung ist wenig von der Insulindosis abhängig
Misch- oder Kombinationsinsulin (Mischung aus Normal- und NPH- Insulin oder aus kurzwirksamen Insulin-Analoga und NPH-insulinen)	Actraphane HM 30 u. 50; Insuman Comb 25 u. 50, Huminsulin Profil III, Humalog Mix 25 u. 50, NovoMix 30	zwei Wirkeintritte aufgrund der Mischung zweier Insuline	8 – 12 Std..	gut durchmischen, sonst unberechenbare Wirkung
Basal-Insulin (Verzögerungsinsulin, NPH-(Insulin)	Protaphan, Huminsulin Basal, Insuman Basal, Berlinsulin H Basal, B. Braun Basal	nach 2 Std.	8 – 12 Std.	→ gut durchmischen, sonst unberechenbare Wirkung → **grüne** Farbcodierung aller NPH-Insuline
lang wirkende Insulin-Analoga	→ Levemir → Lantus		→ 12 – 16 Std. → 16 – 24 Std.	

Die Dauer der Insulinwirkung richtet sich nach der injizierten Menge; die von der Industrie angegebene Zeit bezieht sich auf 40 IE Insulin. Wirkprofil und Wirkdauer sind individuell unterschiedlich. Einfach ausgedrückt: Viel Insulin wirkt lange!

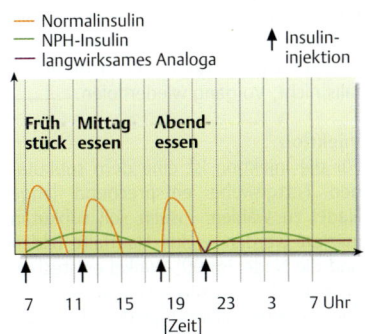

Abb. 38.6 Intensivierte Insulintherapie (ICT). *Basis:* je eine Injektion morgens und spätabends, *plus Bolus:* 3-mal täglich vor jeder Hauptmahlzeit.

nen und Folgekrankheiten, da der Blutzucker durch vermehrtes Messen und Korrigieren in normnahen Bereich gehalten werden kann. Weitere **Vorteile:**

- Tagesablauf ist flexibel gestaltbar
- Zeiten für Mahlzeiten sind relativ frei bestimmbar
- Mahlzeiten können ausgelassen werden
- Zwischenmahlzeiten müssen nicht eingenommen werden
- Therapie kann an Sport- und Freizeitaktivitäten angepasst werden
- oft wird die Stoffwechseleinstellung verbessert

Mögliche **Nachteile:**

- Patienten müssen 5 – 6-mal tgl. den Blutzucker bestimmen, um das Insulin an die aktuellen Situation anzupassen
- Patienten müssen 5 – 6-mal tgl. Insulin injizieren
- Gefahr von möglichen Hypoglykämien durch falsches Berechnen der

Kohlenhydrate, körperlicher Aktivität oder Alkohol

Berechnen des Insulins. Patienten, die mit einer ICT oder CSII therapiert werden, erlernen das Errechnen der benötigten Insulineinheiten. Insulin hat nicht immer die gleichen Wirkungsverläufe, da ja nach Tageszeit die anderen Hormone kontrainsulinär wirksam sind (zirkadianer Rhythmus). Bolus-Insulin wird aufgrund dieser unterschiedlichen Insulinempfindlichkeit morgens, mittags und abends unterschiedlich berechnet:

- 1 BE/KE morgens → 2 – 4 IE Insulin
- 1 BE/KE mittags → 1 – 2 IE Insulin
- 1 BE/KE abends →2 – 3 IE Insulin

Mit Bolus-Insulin werden auch zu hohe Blutzuckerwerte korrigiert. Faustformel: 1 IE kurzwirksames Insulin senkt den BZ um 30 – 40 mg/dl (1,7 – 2,2 mmol/l). Je höher der Ausgangswert, umso mehr Insulin wird benötigt. Ab einem Wert von 300 mg/dl (16,7 mmol/l) gelten andere Formeln.

▶ **MERKE** Basales Insulin soll den Basis-Insulinbedarf durch Insulingrundbedarf abdecken. Bolus-Insulin deckt die Kohlenhydrate der Hauptmahlzeiten ab (Liberalisierung bei Nahrungsaufnahme und Essenszeiten) und senkt zu hohe Blutzuckerwerte (Korrektur zu hoher Werte). ────

▶ **PRAXISTIPP** Die meisten Patienten addieren Mahlzeiten- und Korrektur-Insulin zusammen und injizieren sich dieses in einer Injektion. Zum Vermeiden einer Überdosierung, verbunden mit der Gefahr einer Hypoglykämie, ist

es ratsam, 2 IE Insulin von der Gesamtmenge abzuziehen. ────

Nachkorrektur. Insulin ist erst dann nachzukorrigieren, wenn die erste Dosis nicht mehr wirkt (s. *Tab. 38.8*): Normal-Insulin wirkt je nach Menge 4 – 6 Std. (große Dosen von über 20 IE noch länger.). Kurzwirksames Insulin-Analoga flutet schneller an und ist schneller wieder eliminiert, die nächste Korrektur ist nach 2 – 3 Std. möglich.

Konventionelle Insulintherapie (CT)
Bei der konventionellen Therapie wird i. d. R. 1-, 2- oder 3-mal am Tag ein Misch- oder Kombinationsinsulin injiziert (*Abb. 38.7*). Dies ist bei einem DMT 2 möglich, wenn feste Lebens- und Essgewohnheiten eingehalten werden, da die Blutzuckerschwankungen nicht so ausgeprägt sind.

Der Insulinbedarf ist individuell sehr unterschiedlich und hängt ab von der Insulinresistenz und der noch teilweise eigenen Insulinproduktion. Bei mehr als 1 IE/kg Körpergewicht liegt eine ausgeprägte Insulinresistenz vor. Die Insulindosis wird meistens im Verhältnis $2/3$ morgens und $1/3$ abends aufgeteilt. Das Mischungsverhältnis ist individuell und richtet sich nach dem Nüchternblutzucker und den Essensgewohnheiten des Patienten. Die fertige Mischung bietet sowohl Vor- als auch Nachteile.

Wirkweise der Mischung. Die beiden in der Mischung enthaltenen Insuline wirken unterschiedlich – das schnell wirksame Analogon und Normalinsulin wirken rasch nach der Injektion, das langsamer wirkende Basalinsulin fängt erst ca. 2 Stunden nach der Injektion an zu wirken

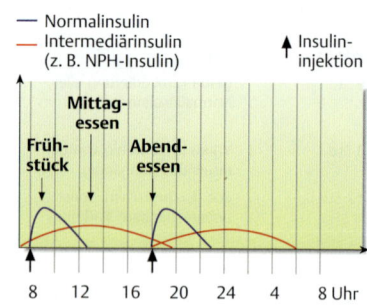

Abb. 38.7 **Konventionelle Insulintherapie.** Gabe von Mischinsulin vor dem Frühstück und dem Abendessen (zweigipfeliger Wirkverlauf).

und endet je nach Insulindosis nach 8 – 12.

Vorteile. Die CT-Therapie hat folgende Vorteile:

- Der Patient muss die Mischung nicht selbst berechnen. Dies ist für ihn einfacher (mögliche Korrekturen des zu hohen Blutzuckerspiegels kann der Patient aber nicht vornehmen).
- Das Wirkprofil, mit schnell wirksamem Insulin z. B. 30 oder 50 %, ist seinem Ernährungsverhalten und den morgendlichen Nüchternzuckerwerten angepasst.

Nachteile. Die CT-Therapie hat aber auch Nachteile:

- Sie ist unflexibel (Insulin bestimmt den Tagesablauf).
- Spritzen- und Mahlzeiten sind ziemlich genau einzuhalten.
- Die Verteilung der Kohlenhydrate ist festgelegt.

Damit es nicht zu Unterzuckerungen kommt, sind zu den Mahlzeiten Kohlenhydrate zu essen und auch Zwischenmahlzeiten einzuhalten. Die unvermeidbaren Nahrungsaufnahmen behindern eine Gewichtsreduktion!

Fazit. Mit der CT-Therapie ist eine gute bis befriedigende Stoffwechseleinstellung erreichbar.

Supplementäre Insulin-Therapie (SIT)

Diese Therapie mit einer Insulinsubstitution zu den Mahlzeiten ist nur für Patienten geeignet, die noch eine basale Insulinsekretion (z. B. beim DMT 2) haben. Zum Essen injiziert sich der Patient feste oder individuell berechnete Einheiten eines Normalinsulins oder kurzwirksamen Insulin-Analogon. Die Injektion erfolgt jeweils zu den Hauptmahlzeiten, sodass der Patient nicht vorgegebene Essenszeiten festgelegt ist.

Basal-Orale-Therapie (BOT)

Die mit einer Insulininjektion unterstützte orale Therapie ist eine Option für

Menschen mit DMT 2 als Übergang von der Behandlung mit Antidiabetika zur Insulintherapie. Es wird eine Kombination aus einem Antidiabetikum und einem basalen, lang wirkenden Insulin gegeben. Mit einer festen Gabe eines von der Nahrungseinahme unabhängigen basalen Insulins soll das Pankreas unterstützt werden, das orale Antidiabetikum wirkt weiter vorteilhaft für den Patienten.

Vorteile. Die BOT hat folgende Vorteile:

- der Patient muss keine Zwischenmahlzeiten essen
- eine Injektion pro Tag reicht aus
- Spritz-Ess-Abstand ist nicht erforderlich

Insulin-Pumpentherapie (CSII)

Bei der CSII wird via Katheter permanent Insulin in das subkutane Gewebe abgegeben. Ein kleiner Motor in der Insulinpumpe ist entsprechend programmierbar. Zu den Mahlzeiten können Boli abgerufen werden. In der Pumpe ist nur schnell wirkendes Insulin, sodass beim Herausrutschen des Katheters schnell eine Insulinversorgungslücke entsteht (Hyperglykämie mit Komagefahr). Die Patienten erlernen diese Therapie mit den notwendigen technischen Details von der Diabetesberaterin. Zur Kostenübernahme muss der Arzt ein entsprechendes Notwendigkeitsgutachten schreiben und dieses muss durch die Krankenkassen bzw. den MDK anerkannt werden. Die CSII-Indikation ist bei DMT 1, Gravidität, schmerzhafter peripherer Neuropathie, Mehrschichtarbeit u. a. gegeben; beim DMT 2 ist sie selten.

🖐 **PRAXISTIPP** Sollte auf Ihrer Station ein Patient mit einer Insulinpumpe behandelt werden, dann versuchen Sie Kontakt zu einer Diabetesberaterin herzustellen, die beraten und helfen kann. Die Thematik und Technik der CSII ist zu speziell und bedarf konkreter Praxiserfahrung, als dass dies über dieses Kapitel vermittelbar ist. _____

Insulin-Pen und Injektion

Seit Mitte der 80-iger Jahre gibt es neben der Insulin-Spritze auch die so genannten Pens, die einem Füllhalter ähnlich sind. Viele Patienten akzeptieren diese Pens für die Injektionen sehr viel eher als Spritzen. Alle Insulinfirmen vertreiben eigene, produktgebundene Pens. Unbedingt zu beachten ist, dass Patrone, Nadel und Pen zusammenpassen (**Abb. 38.8**). Bei fast allen Pens kann die eingestellte Dosierung korrigiert werden, viele haben eine Dosisanzeige und

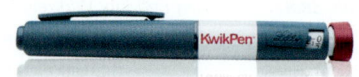

Abb. 38.8 **Insulinpen (Lilly).**

einige sogar ein Display mit Anzeige der gewählten Insulineinheiten und der Zeit der letzten Applikation. Es gibt Pens zum Wiederauffüllen mit Patrone und Pens als Einmalartikel für Menschen, die die Patronen selbst nicht wechseln können. Für Patienten, die verschiedene Insuline spritzen, gibt es zur schnelleren Orientierung und um eine Verwechslung zu vermeiden, verschieden farbige Injektionshilfen.

🖐 **PRAXISTIPP** Nach einem Wechsel der Patrone ist eine Funktionsprüfung durchzuführen: Pen mit der Nadel nach oben halten, 2 IE Insulin einstellen und Dosierknopf drücken – Insulin muss aus der Nadel austreten; falls nicht, Vorgang wiederholen. _____

Injektion

Für die Injektion ist eine dem subkutanen Fettgewebe entsprechend lange Nadel zu wählen. Insulin ist subkutan injiziert werden – eine Hautfalte bilden und die Nadel im 90°-Winkel einstechen (s. Abb. 25.13, S. 657). Eine versehentliche intramuskuläre Injektion führt zu einem unberechenbaren Anfluten des Insulins und so zu Blutzuckerschwankungen.

Damit sich das Insulin verteilt und nicht durch den Einstichkanal zurücklauft, sollte nach erfolgter Injektion die Nadel noch kurz in der Haut belassen werden (bis 15 zählen).

🖐 **PRAXISTIPP** Neue Studien belegen, dass auch übergewichtige Menschen mit kurzen Kanülen (4 – 8 mm) eine sichere subkutane Injektion erreichen. Durch die derzeit sehr feinen Kanülen ist die Injektion meist schmerzfrei. _____

Injektionsareale. Am besten geeignete Injektionsareale sind der Bauchbereich, die Außenseite der Oberschenkel und auch das Gesäß (s. Abb. 26.14, S. 657). Der Bolus zu den Mahlzeiten ist in den Bauch (hier findet eine schnellere Resorption statt), das Basal-Insulin in den Oberschenkel oder das Gesäß zu injizieren.

Unbedingt erforderlich ist es, die Spritzstellen zu wechseln, um Veränderungen des subkutanen Gewebes vorzu-beugen. Als Ursachen dieser Hyper- oder Atrophien wird die permanente Gewebe-verletzung, v. a. durch das Stechen in immer gleiche Areale und ein vielfaches Verwenden der Injektionsnadeln disku-tiert. Hinzu kommt, dass Insulin als ana-boles Hormon möglicherweise das Ge-webewachstum unterstützt. Atrophien scheinen infolge von Zusätzen im Insulin wie Desinfektionsmittel, Verzögerungs-substanzen usw. zu entstehen. Selbstver-ständlich wird nicht in Narben, Hämato-me oder Tattoos injiziert!

Insulinlagerung. Insulin wird kühl gela-gert zwischen 2 – 8 °C, am besten im Kühlschrank. Das Insulin darf weder ge-frieren noch der direkten Sonneneinwir-kung ausgesetzt sein. Insulin, im An-bruch und aktuell verwendet, wird bei Zimmertemperatur aufbewahrt. Den im Gebrauch befindlichen Insulinpen nicht in den Kühlschrank legen.

Blutzuckerschwankungen. Der Blutzu-cker unterliegt vielen Einflüssen, die Schwankungen hervorrufen. Die kleine Abfragehilfe soll im Praxisalltag helfen, Gründe dafür festzustellen:

- Ernährung abklären
- Zeitpunkt der Insulininjektion erfra-gen
- Injektionsort auf Veränderungen ab-tasten
- richtige Nadellänge?
- Spritz-Ess-Abstand unklar?
- richtige Insulindosis pro BE/KE?
- neue Medikamente, z. B. Kortison?
- akute Krankheit?
- Stress, v. a. bei Operationen?
- Infektionen, z. B. Ulkus?

- Korrekturfaktor falsch verwandt?
- PEN-Funktion prüfen
- Blutzuckermessgerät prüfen
- Tagesablauf besprechen, v. a. erhöhte Bewegung, Sport oder plötzliche Bettruhe

38.1.4 Diabetes und Ernährung
Die Ernährung ist neben der körperlichen Aktivität ein wesentlicher Faktor, um Körpergewicht und Blutzucker zu regu-lieren. Offen bleibt, was genau eine ge-sunde Ernährung ist. Aber es gibt un-zweifelhafte wissenschaftliche Belege, dass die so genannten Transfette, Niko-tin- und Alkoholkonsum gesundheits-schädlich sind. Grundlage einer guten Er-nährungsberatung ist, Vorlieben der Be-troffenen zu erfragen und diese in die Empfehlungen zu integrieren. Verbote gibt es nicht mehr!

Ziel. Ziel einer ausgewogenen Ernährung ist es, den Blutzucker im normnahen Be-reich zu halten und – falls möglich – Übergewicht abbauen.

Grundnährstoffe. Die drei Grundnähr-stoffe sind Kohlenhydrate, Fett und Ei-weiß. Die Richtlinien der Fachgesell-schaften (DGE, DDG) empfehlen eine Nahrungszusammensetzung von

- 50 – 55 % Kohlenhydrate (1 g hat 4 kcal),
- 30 % Fett (1 g hat 9 kcal),
- 15 % Eiweiß (1 g hat 4 kcal).

In Deutschland wird sehr viel Eiweiß ge-gessen, dies ist meistens mit Fett ver-bunden, z. B. bei Wurst und Fleisch. *Tab. 38.9* gibt einen Überblick über kalo-rienreiche und kalorienärmere Nah-rungsmittel.

Kohlenhydrate
Komplexe Kohlenhydrate (Polysaccharide, Disaccharide) in Vollkornprodukten werden langsamer zu Glukose (Mono-saccharide) abgebaut und sollten einen großen Teil in der Ernährung ausma-chen. Gemüse und Salat enthalten sehr viele Ballaststoffe und werden nicht be-rechnet, weil der Blutzucker sehr lang-sam und nur gering ansteigt.

Einfache Kohlenhydrate in Süßigkei-ten, Keksen und Marmelade usw. führen zu einem schnellen Blutzuckeranstieg nach dem Essen. Der Konsum sollte ge-ring sein (am besten in Verbindung mit anderen Kohlenhydraten, Eiweiß und Fett einnehmen).

Berechnungseinheiten. Für die Berech-nung des zur Nahrungsaufnahme erfor-derlichen Insulins ist es üblich, die Koh-lenhydratmenge (KH) in Berechnungs-einheiten (BE) anzugeben. Der Begriff der Kohlenhydrat-Einheit (KE) wird oft synonym zum Begriff der Berechnungs-einheit (BE) genutzt.

Eine BE/KH entspricht ca. 10 bis 12 g Kohlenhydraten. Beispiele:

- mittelgroße Kartoffel von 80 g oder 2 Kroketten von 40 g → 1 BE
- kleiner Apfel von 100 g oder ½ Bana-ne von 60 g → 1 BE
- mittelgroßes Brötchen von 50 g oder 1 Scheibe Brot (60 g) → 2 BE.
- Essteller große Pizza → 6 bis 8 BE

Für die Berechnungseinheiten und Aus-tauschmöglichkeiten wie Brot oder Obst gibt es Austauschtabellen, die Pa-tienten in jeder Diabetesschulung für die persönliche Auswahl der Nahrungsmittel erhalten (*Tab. 38.10*).

Tab. 38.9 Nahrungsmittel im Überblick.

	kalorienreiche Nahrungsmittel	kalorienärmere Nahrungsmittel	Bemerkungen und Pflegetipps
einfache Kohlenhydrate	Kuchen, Torte, Marmelade, Bon-bons, Gummibärchen		
komplexe Kohlenhydrate (ballast-stoffreich)		Obst, Gemüse, Hülsenfrüchte, Kartoffeln, Vollkornreis, Vollkorn-brot, Nudeln	Blutzucker steigt langsamer an
Getränke ohne Zucker		Mineralwasser, Tee, Kaffee, Light-getränke	mit Süßstoff süßen
Getränke, die vermieden werden sollten	normale Cola, Fanta usw., Frucht-saft, Traubensaft		lassen den BZ sehr schnell an-steigen helfen am besten bei einer Hypoglykämie
Getränke, die eingeschränkt getrun-ken werden können	Alkohol (2 Gläser-sind genug-Regel beachten, sonst Unterzuckerungs-gefahr!)	Lightbier, Weinschorle	nach größerer Menge Alkohol Blutzucker vor dem Schlafenge-hen messen; bei < 140 mg/dl (7,8 mmol/l) mind. 2 BE essen
Fette	pflanzliche Fette, Öle, Margarine, Butter, oft verborgen in Fleisch und Wurst	Halbfett-Margarine oder Halbfett-Butter	pflanzliche Fette und Öle bei gestörtem Fettstoffwechsel be-vorzugen
Eiweiß	Fisch, Fleisch, Milch, Milchproduk-te, Wurst, Soja	fettarmer Joghurt, Milch, usw.	Eiweiß ist meistens mit Fett ver-bunden! helles Fleisch ist gesünder als rotes!

Tab. 38.10 *Auszug aus einer BE-Austauschtabelle. Die angegebenen Mengen entsprechen 1 Berechnungseinheit (BE).*

Nahrungsmittel	Menge	Gramm
Grundnahrungsmittel		
Brot	1 Scheibe	30
Brötchen	½ Brötchen	25
Croissant	½ Croissant	30
Kartoffel	1 mittelgroße	80
Kartoffelpüree	2 gehäufte EL	100
Nudeln gekocht	2 gehäufte EL	45
Obst		
Apfel	1 kleiner	100
Banane	ca. ½	60
Pflaumen	3 Stück	125
Johannisbeeren	1½ Tassen	250
Milch und Milchprodukte		
Milch natur 1,5 %	¼ l	250
Milch natur 3,5 %	¼ l	250
Buttermilch	¼ l	250
Back-Süßwaren		
Buttercremetorte	ca. ⅓ Stück	40
Butterkeks	3 Stück	15
Vollmilchschokolade	1 Riegel	20
Eis	1 Kugel	40
Knabberartikel		
Erdnussflips	48 Stück	25
Salzstangen	20 Stück	15

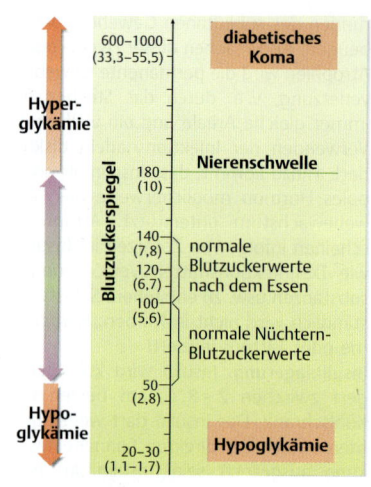

Abb. 38.9 Blutzuckerspiegel. Normale und pathologische Blutzuckerwerte. Angaben in mg/dl, in Klammern mmol/l

Zuckeraustauschstoffe. Fruktose, Fruchtzucker, Xylit, Mannit, Isomalt sind Kohlenhydrate, haben genauso viele Kalorien wie Zucker und werden berechnet. Ihr Vorteil liegt darin, dass sie nur zu einem schwachen Anstieg des Blutzuckers führen. In größeren Mengen gegessen wirken sie abführend.

Zuckerersatzstoffe. Dies sind Süßstoffe, die in flüssiger Form, als Streusüße oder Tabletten im Handel erhältlich sind. Sie erhöhen den Blutzucker nicht und haben keine Kalorien.

Eiweiß

Eiweiß ist für den Organismus ein essenzieller Baustoff und fast in allen Nahrungsmitteln mehr oder weniger enthalten. Der tägliche Bedarf liegt bei 0,7 – 1,0 g pro kg/Körpergewicht, die tatsächliche Aufnahme liegt in Deutschland jedoch doppelt so hoch. Menschen mit Diabetes und/oder Hypertonie haben oft eine eingeschränkte Nierenfunktion und sollten sich an die Empfehlung halten.

 PRÄVENTION & GESUNDHEITSFÖRDERUNG **Empfehlung Eiweißkonsum:** Körpergröße minus 100 mal 0,8 dient als Faustregel. Beispiel: Körpergröße 170 cm minus 100 = 70 × 0,8 = 56. 56 Gramm Eiweiß pro Tag sind empfehlenswert.

Fette

Fette sind Nahrungsmittel mit einem hohen Energieanteil. Fette und v. a. versteckte Fette finden sich in Pommes frites, Kroketten, Bratwurst, Leberwurst, Sahne, Torten usw. Fettreiche Ernährung ist die häufigste Ursache für Übergewicht und Herz-Kreislauf-Erkrankungen.

 PRÄVENTION & GESUNDHEITSFÖRDERUNG **Empfehlung Fettreduktion:** Wenn ein Patient mit Insulin behandelt wird, kommt es aufgrund der anabolen Insulinwirkung oft zu einer Gewichtszunahme. Hier gilt es, den Patienten gut zu beraten, ihn zu unterstützen und mit ihm die Kalorienbewertung und -aufnahme (fettreduziert) abzustimmen. Studien belegen, das die mediterrane Kostform mit reichlich Gemüse, Fisch statt Fleisch, Verwendung von pflanzlichen Ölen mit

einem hohen Gehalt an ungesättigten Fettsäuren positive Stoffwechseleffekte zeigen.

38.1.5 Diabetesbedingte Akutkomplikationen

Aufgrund von Fehlberechnungen und Fehleinschätzungen der Blutzuckerwerte kann es zu akut auftretenden Hypoglykämien (Blutzuckerwerte < 50 mg/dl bzw. 2,8 mmol/l) oder zu langsam entstehenden Hyperglykämien (Blutzucker > 300 mg/dl bzw. 17 mmol/l) kommen (**Abb. 38.9**). Sowohl Hypo- als auch Hyperglykämien können, falls nicht Gegenmaßnahmen ergriffen werden, zu Bewusstseinsverlust, Krampfanfall usw. führen.

Hypoglykämie

Blutzuckerwerte unter 50 mg/dl (2,8 mmol/l) gelten als Unterzuckerung. Bei einer Blutzuckerführung im Normbereich kommt es gelegentlich zu einer leichten Hypoglykämie, die nicht immer vermieden werden kann.

Bei einem Überdosieren von blutzuckersenkenden Tabletten aus der Gruppe der Sulfonylharnstoffe (s. **Tab. 38.7**, S. 976) und/oder Insulin, gesteigerter körperlicher Aktivität oder Alkohol besteht ein Insulinüberschuss im Verhältnis zur Blutglukose, was zur Hypoglykämie führt. Über die Stresshormone wird eine Warnkaskade abgerufen, Glukosemangelzeichen des Gehirns folgen:

- adrenerge Zeichen (Zittern, Schwitzen, Blässe, Unruhe; Herzklopfen, weiche Knie, Heißhunger)
- zerebrale Zeichen (Pelzigkeitsgefühl um den Mund, Seh- und Sprachstö-

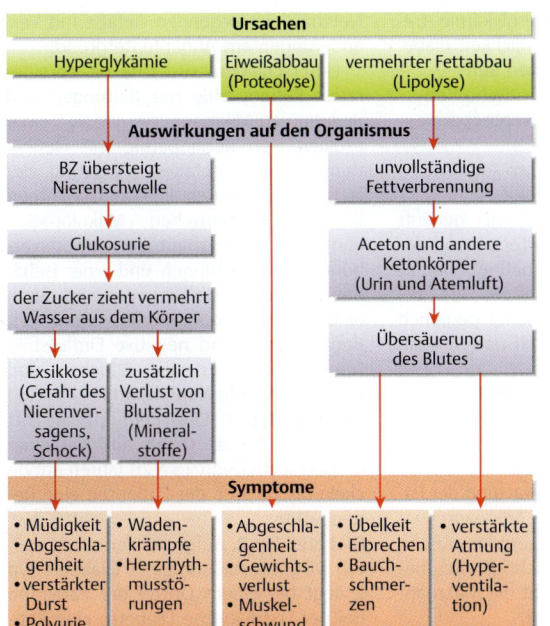

Ursachen		
Hyperglykämie	Eiweißabbau (Proteolyse)	vermehrter Fettabbau (Lipolyse)

Auswirkungen auf den Organismus

BZ übersteigt Nierenschwelle	unvollständige Fettverbrennung
Glukosurie	Aceton und andere Ketonkörper (Urin und Atemluft)
der Zucker zieht vermehrt Wasser aus dem Körper	Übersäuerung des Blutes

Exsikkose (Gefahr des Nierenver-sagens, Schock)	zusätzlich Verlust von Blutsalzen (Mineral-stoffe)

Symptome

• Müdigkeit • Abgeschla-genheit • verstärkter Durst • Polyurie	• Waden-krämpfe • Herzrhyth-musstö-rungen	• Abgeschla-genheit • Gewichts-verlust • Muskel-schwund	• Übelkeit • Erbrechen • Bauch-schmer-zen	• verstärkte Atmung (Hyper-ventila-tion)

Abb. 38.10 Ablauf einer Ketoazidose bei Diabetes Typ 1.

rungen, Gleichgewichtsstörungen, Schwindel, Aggressivität, weinerliches Verhalten, Bewusstseinsstörungen, Bewusstseinsverlust, Krampfanfall) Die Abfolge dieser Kaskade kann bei jedem Patienten unterschiedlich verlaufen. Mit entscheidend ist, wie rasch der Blutzucker abfällt. Dies hängt u. a. ab von:
- Höhe des Ausgangsblutzuckers
- Schnelligkeit des Blutzuckerabfalls (z. B. durch Bewegung)
- gegenregulatorischen Vorgängen
- bestehender autonomer Neuropathie

Nächtliche Hypoglykämien äußern sich in morgendlichen Kopfschmerzen, Nachtschweiß, Angstträumen, unruhig/verwirrtem Erwachen. Zur Abklärung wird nachts zwischen 2 – 3-mal der Blutzucker gemessen.

Maßnahmen. Deuten sich Zeichen einer Unterzuckerung an, muss sofort gehandelt werden! Der Betroffene muss 4 Plättchen Traubenzucker oder 8 Stück Würfelzucker, ein Glas Fruchtsaft, Cola o. ä. zu sich nehmen, danach noch eine oder zwei langsam resorbierbare BE/KE, z. B. Brot.

Bei Bewusstlosigkeit bringt die Pflegende den Patienten in die stabile Seiten- oder Bauchlage und löst den Notruf aus. Entweder bekommt der Patient das Hormon Glukagon injiziert oder 40 – 20 %ige Glukoselösung infundiert. Ziel ist ein Blutzucker um 200 mg/dl (11,1 mmol/l).

Folgemaßnahmen. Wichtig ist es, in der Folge die Ursachen für die Unterzuckerung herauszufinden, z. B.:
- ausgelassene oder zu kleine – falsch berechnete Kohlenhydratmahlzeit (häufig bei älteren Menschen, verwirrten Patienten)
- zu langer Spritz-Ess-Abstand (im Pflegealltag schnell möglich!)
- versehentliche Gabe einer zu hohen Insulindosis oder oraler Antidiabetika
- Ernährung und Veränderung der Medikation wurde perioperativ nicht angepasst
- versehentliches Verwechseln von Insulinen (schnell wirkendes mit langsamem)
- Änderung des Insulinbedarfs, z. B. von der Bettruhe zum Laufen
- Alkohol, Erbrechen, Diarrhö

Jeder Patient soll seine „eigenen" individuellen Unterzuckerungsanzeichen kennen; entsprechendes Handeln lernt er in einer Diabetesschulung.

▶ **MERKE** Besonders unterzuckerungsgefährdet sind Patienten mit DMT 1,
- die sehr ehrgeizige Blutzuckerziele anstreben,
- sehr häufig (oft nachts) niedrige Blutzuckerwerte (< 80 mg/dl bzw. 4,4 mmol/l) haben,
- sehr sorglos und ohne regelmäßige Blutzuckerselbstkontrolle Insulin injizieren,

- die bereits lange an Diabetes erkrankt sind und deshalb Hypoglykämien nicht mehr rechtzeitig selbst wahrnehmen können (autonome Neuropathie),
- an einer Polyneuropathie leiden,
- im letzten Jahr eine schwere Hypoglykämie hatten. ───────

Hyperglykämie
Zwei Komaformen werden bei der Hyperglykämie unterschieden:
- das ketoazidotische Koma beim Diabetes Typ 1 und
- das hyperosmolare Koma beim Diabetes Typ 2.

Ketoazidotisches Koma
Der Diabetes Typ 1 manifestiert sich in 15 – 25 % mit einer ketoazidotischen Stoffwechselentgleisung, dem Manifestationskoma, aber auch infolge von akuten Stoffwechselbelastungen nach Operationen, bei Infekten und großen Insulinmangel.

Aufgrund des Insulinmangels ist der Organismus gezwungen, durch andere Verfahren Glukose zu bilden (Glukoneogenese) und baut große Mengen von Eiweiß- und Fettreserven um (**Abb. 38.10**).

Dadurch entstehen pathologische Mengen an Ketonkörpern (Abbauprodukte der Lipolyse, die über die Niere und Lunge abgebaut werden). Sie führen zu einer Azidose des Blutes (Übersäuerung, wird gemessen über den pH-Wert des Blutes, Normalwert: 7,36 – 7,44). Übelkeit, Erbrechen, Bauchschmerzen und starke Müdigkeit treten auf. Die Reflexe sind abgeschwächt oder fehlen, die Patienten sind ausgetrocknet. Es kommt zur Eintrübung und Bewusstlosigkeit mit tiefer Ein- und Ausatmung (Kussmaul'sche Atmung, S. 427), um über die Atmung die Übersäuerung des Blutes abzuatmen (Azetongeruch). Der Arzt Adolf Kussmaul (1822 – 1902) beschrieb die azidotische Atmung z. B. beim Coma diabeticum.

Diese eindeutigen Anzeichen bedürfen i. d. R. keiner weiteren diagnostischen Maßnahmen als der sofortigen Bestimmung des Blutzuckers, des Azetons in Blut und Urin, des pH-Wertes, Serum-Kaliums und des HbA_{1C}.

Hyperosmolares Koma
Beim DMT 2 verhindert eine Restproduktion von Insulin den massiven Fettabbau, es entstehen kaum Ketonkörper, eine Azidose tritt nur selten auf. Die Patienten verlieren viel Flüssigkeit durch die Glukosurie, sie sind exsikkiert – sichtbar an Haut- und Schleimhäuten und Urin. Es kommt zur Elektrolytverschiebung

mit Hypokaliämie, die zu Herzrhythmusstörungen führen kann. Symptome, die sich als Präkoma zeigen sind: Müdigkeit, Schläfrigkeit, verwaschene Sprache, schlaffe Parese, fehlende Reflexe, neurologische Defizite.

Die Diagnose wird durch die Anamnese und die Laborwerte gesichert.

Therapie für beide Komaformen

Stationäre Therapie und Überwachung der hyperglykämischen Entgleisung stehen im Mittelpunkt der Therapie. Wichtigste Maßnahme ist die sofortige Flüssigkeitssubstitution (1 l/Std. NaCl 0,9 % nach dem ZVD). Alle Patienten, gleich welchen Diabetestyps, werden auf der Intensivstation überwacht.

Überwachung 1. Tag. Es gilt:

- Blutdruck und Puls, Atmung: Monitoring auf der Intensiv-Station
- Herzrhythmus: EKG-Monitoring wegen Kaliumentgleisung und kardialer Situation
- Laborkontrolle (Kalium, Natrium, Blutzucker, pH-Wert): alle 30 – 60 Min., bei Stabilisierung alle 3 Std.
- Flüssigkeitssubstitution
- bei ZVK ZVD-Messung engmaschig

Weitere Maßnahmen. Dies sind:

- Normalinsulin i. v. als Bolus oder über Perfuser (der Blutzucker sollte in einer Stunde nicht mehr als 50 mg/dl sinken)
- Engmaschige Blutzuckerkontrollen durchführen.
- Engmaschige Laborkontrollen und Überwachung mit Bilanzierung (Dauerkatheter) durch Pflegende sind zwingend notwendig (Cave: Kammerflimmern).

Komplikationen. Schock und Azidose können ein Lungenödem bewirken. Bei Natriumbikarbonatgabe droht ein Hirnödem, bei Kaliumzufuhr Herzrhythmusstörungen. Das Coma diabeticum hat auch in der heutigen Zeit eine hohe Letalität.

Situation des Kranken. Allein durch das intravasale Auffüllen geht es dem Kranken besser: Die Nierenperfusion (Urin) funktioniert wieder. Durch die bessere Hirnperfusion sind die Kranken wieder ansprechbarer und wacher.

38.1.6 Diabetesbedingte Folgekomplikationen

Chronische Hyperglykämie führt nach Jahren zur Endothelschädigung der Kapillargefäße (Mikroangiopathie). Bei der Mikroangiopathie „verzuckert" die Basalmembran der Gefäße und Zellen (Glykolisierung), sie verändert sich und der Sauerstoffaustausch ist gestört. Bei langfristig bestehender Hyperglykämie treten mit hoher Wahrscheinlichkeit diabetesbedingte Komplikationen auf:

- Mikroangiopathie (diabetische Retinopathie, diabetische Nephropathie)
- diabetische Neuropathien
- Diabetisches Fußsyndrom – mit der Sonderform Charcot-Fuß

Bei Menschen mit DMT 2 tritt gehäuft eine Veränderung der Arterien und Arteriolen auf (Makroangiopathie). Daraus resultieren Gefäßkrankheiten, die bei Diabetes häufiger sind, früher beginnen und eine höhere Morbidität und Mortalität aufweisen, z. B.:

- arterielle Verschlusskrankheit
- koronare Herzerkrankung
- Myokardinfarkt
- Apoplex.

Primär wird die Lebenserwartung der Patienten mit DMT 1 durch Mikroangiopathien, sekundär durch atherosklerotische Veränderungen beeinträchtigt. Bei Betroffenen mit DMT 2 steht die Makroangiopathie im Vordergrund.

Die Folgeerkrankungen und damit auch die Kosten steigen an. Im Jahr 2005 wurden rund 25 Milliarden Euro für die Behandlung der diabetesbedingten Folgekrankheiten ausgegeben. Durch den Anstieg der Zahl an Menschen mit Diabetes mellitus werden in Zukunft die Kosten stark ansteigen.

Mikroangiopathien

Die Mikroangiopathie ist die charakteristische Komplikation des Diabetes mellitus. Sie betrifft die Kapillargefäße aller Organe, insbesondere Augen, Nieren und Nervensystem. Die Pathogenese ist nicht eindeutig geklärt. Es liegt möglicherweise eine genetische Prädisposition vor und kommt es dann zur Hyperglykämie führt dies zu funktionellen Veränderungen, die dann fließend in ein irreversibles Stadium übergehen.

🖐 **PRAXISTIPP** Im Umgang mit Betroffenen ist deshalb die professionelle Haltung, bezogen auf die Folgekrankheiten, die nicht allein am Patienten bzw. seiner schlechten Stoffwechsellage liegen, immer ohne Wertung und ohne Schuldzuweisung. ───────

Diabetische Retinopathie und Makulopathie

Die diabetische Retinopathie ist die häufigste Ursache für Erblindung. Ihr Auftreten hängt von der Diabetesdauer, Hyperglykämie und einer genetischen Prädisposition ab. Die Hyperglykämie führt zu einem starken Einfluss an Glukose und schädigt die Endothelzellen der die Netzhaut versorgenden Gefäße mit Veränderungen am Augenhintergrund.

Unterschieden wird eine nichtproliferative Retinopathie mit Blutungen und Bildung von Mikroaneurysmen von einer proliferativen Retinopathie mit Neubildung von Blutgefäßen, Ablösung der Netzhaut, Einbluten in den Glaskörper. Bei der diabetischen Makulopathie kommt es zu Netzhautödemen, oft verbunden mit Blutungen und einer Ischämie. Die genaueste Diagnose wird durch eine Fluoreszenzangiografie gesichert. Begünstigend sind negative Einflussfaktoren wie Hypertonie, Rauchen und eine bestehende Nephropathie.

Diabetes Typ 1. Eine Retinopathie tritt vor der Pubertät selten auf. Bei einer Diabetesdauer von 15 – 20 Jahren entwickeln bis zu 50 % der Patienten eine Retinopathie.

Diabetes Typ 2. Aufgrund der häufig späten Diagnosestellung eines Diabetes Typ 2 liegt bei einem Drittel der Patienten bei der Erstdiagnose Diabetes eine Retinopathie vor. Nach 15 – 20 Jahren ist bei bis zu 80 % der Patienten eine Retinopathie nachweisbar. 25 % der Patienten entwickeln eine Makulopathie.

Pflegemaßnahmen. Am wichtigsten für jeden Betroffenen ist die jährliche augenärztliche Untersuchung. Bei pathologischen Befunden beträgt der Untersuchungsabstand 3 bis 6 Monate. Pflegende sollten den Patienten darauf hinweisen, dass die Pupillen „weit getropft werden" müssen, damit der Augenhintergrund bestmöglich befundet werden kann. Die aus dem Weittropfen (Mydriasis) resultierende Sehbeeinträchtigung bildet sich nach einer guten Stunde zurück. Patienten sollten zur Untersuchung gebracht und auch wieder abgeholt werden.

Therapie. Empfohlen werden eine normnahe Blutzuckereinstellung, Blutdrucksenkung unter 130/80 mmHg, Nikotinabstinenz und Fettstoffwechselnormalisierung. Lasertherapien und chirurgische Eingriffe, wie das Entfernen des Glaskörpers und Silikonimplantationen kommen zum Einsatz.

🖐 **PRAXISTIPP** Bei Patienten mit Einblutungen am Augenhintergrund oder Netzhautablösung oder Lasertherapie, ist darauf zu achten, dass sich der intraokularer Druck nicht erhöht, z. B. bei der Defäkation. Sinnvoll ist eine Laxanziengabe. ───────

Diabetische Nephropathie

Die Folgen einer chronisch erhöhten Blutglukose zeigen sich auch an den glomerulären Kapillaren der Niere, diabetische Glomerulosklerose oder Kimmel-Stiel-Wilson-Syndrom genannt. Die Filterfunktion der glomerulären Basalmembran ist geschädigt und es kommt zur Proteinurie. Erhöhte Blutdruckwerte weisen auf eine Nierenschädigung hin. Die Höhe des Blutdrucks entscheidet darüber, ob die Erkrankung langsam oder schnell verläuft. Ein schneller Verlauf endet in einer dialysepflichtigen Niereninsuffizienz.

Die Entstehung der Glomerulosklerose ist von vielen Faktoren abhängig: genetische Prädisposition, Alter, Diabetesdauer, Stoffwechselgüte. Weitere Einflussfaktoren, die das Fortschreiten der Nephropathie extrem fördern, sind Rauchen, Anämie und erhöhte Eiweißzufuhr.

Patienten mit diabetischer Nephropathie haben ein exzessives kardiovaskuläres Mortalitäts-Risiko. Um eine diabetischen Nephropathie zu verhindern oder zu verlangsamen, sind die negativen Einflussfaktoren zu reduzieren. Angestrebt wird ein normotensiver Blutdruck (120 – 139/70 – 89 mmHg) und eine normnahe Blutzuckereinstellung (Hasslacher et al 2007). Blutdrucksenkende Maßnahmen sind in *Tab. 38.11* aufgeführt.

Sprechen Sie mit dem Patienten über die regelmäßige Einnahme der Antihypertensiva (S. 798), Anleitung zum Blutdruck-Selbst-Messen, Bewegung und Nichtrauchen.

Diabetische Polyneuropathien

Unter dem Begriff „diabetische Polyneuropathien" werden alle diabetischen Nervenstörungen zusammengefasst. Eine langjährige Hyperglykämie begünstigt das Entwickeln einer sekundären Polyneuropathie mit Schädigungen der motorischen, sensiblen und autonomen Nerven des peripheren Nervensystems: Jeder Nerv kann betroffen sein. Bei manifestem DMT 1 und DMT 2 rechnet man mit 30 % an Neuropathie erkrankten Menschen.

Die Therapie der Polyneuropathien besteht in einer stringenten Blutzuckereinstellung und ggf. zentralwirksamen Analgetika. Im Folgenden wird auf die häufigsten Nervenstörungen eingegangen:

- die autonome Neuropathie, die sich meistens am Herz-Kreislauf-System, Magen-Darm-Trakt und dem Uro-Genital-Trakt manifestiert
- die symmetrische, sensomotorische Neuropathie, die sich an den Füßen entwickelt

Autonome Neuropathie

Das autonome Nervensystem reguliert viele Organfunktionen:

- Herzfunktion und Kreislauf (Anpassung an Belastungen)
- Verdauung und Ausscheidung
- Pupillenanpassung an das Licht
- Schweißsekretion u. a.

Die autonome Neuropathie beeinträchtigt die Funktionen verschiedener Organsysteme.

Kardio-vaskuläres System. Es zeigen sich eine Herzfrequenzstarre und ein Blutdruckabfall im Stehen (orthostatische Anpassungsschwäche, bedingt durch fehlende N. Sympathikuserregung). Ist der N. Parasympathikus betroffen, besteht eine Ruhetachykardie. Ein erhöhtes Mortalitätsrisiko – oft plötzlicher Herztod – wird vermutet.

Magen-Darm-Trakt. Bei einer autonomen Neuropathie des Magen-Darm-Traktes können alle Abschnitte betroffen sein. Magenentleerungsstörungen mit Oberbauchbeschwerden, Übelkeit, Erbrechen und daraus resultierende Blutzuckerschwankungen und auch Unterzuckerungen treten auf, weil die Nahrung nicht resorbiert werden kann. Im Dünndarmbereich kommt es zu abdominalen Beschwerden, Meteorismus und Diarrhö. Ist das Kolon betroffen, können Obstipation und/oder Diarrhöen auftreten. Morgendliche Durchfälle (Stuhlinkontinenz) können für den Betroffenen zum Trauma werden.

Urogenitaltrakt. Blasenatonie und Blasenentleerungsstörungen mit Restharnbildung und aufsteigende Infektionen können aus der autonomen Neuropathie entstehen. Pflegerisch ist mit dem Betroffenen ein Miktionstraining anzuleiten, welches konsequent durchgeführt werden muss. Ein anderes bedeutsames Problem bei Männern ist die erektile Dysfunktion (S. 965). Dieses spezielle Thema der Potenzstörungen, ihrer Diagnose und therapeutischen Lösungen sollten von Fachpersonal erfolgen.

Sensomotorische Neuropathie

Die sensomotorische periphere Neuropathie ist zu 85 – 90 % am Entstehen des Diabetischen Fußsyndroms beteiligt. **Sensible Störungen.** Sie zeigen sich mit Taubheit der sensiblen Nervenleitung oder in Schmerzempfindungen. Die Störung beginnt an der großen Zehe und verläuft langsam vom Fuß aufwärts. Der Sensibilitätsverlust mit ausgeschaltetem Empfinden und der Wahrnehmung lokaler Reize fördert das Entstehen des Diabetischen Fußsyndroms (s. u.). Das Schmerzempfinden, als Indikator für eine Verletzung oder Überlastung, fällt aus. Patienten berichten von Missempfindungen (Kribbelparästhesien), Ameisenlaufen, Brennen unter den Fußsohlen in Ruhe (v. a. nachts). **Motorische Störungen.** Ursache ist eine muskuläre Schwäche (Atrophie) der kleinen Fußmuskeln mit Veränderung des Gangbildes durch erhöhte Druckbelastung und verminderter Gelenkmobilität. Es bildet sich starke Hornhaut an den Füßen, die an Druckstellen zu subkeratotischen Hämatomen und schließlich zu einem Ulkus führen können.

Diabetisches Fußsyndrom

Ein diabetisches Fußsyndrom (DFS) entsteht bei beiden Diabetesformen. Eine Polyneuropathie sowie mikro- und makroangiopathischen Veränderungen begünstigen die Entwicklung des DFS stark. Bei der Entwicklung eines DFS wirken mehrere Faktoren zusammen:

- periphere Durchblutungsstörungen aufgrund der Makroangiopathie (pAVK)
- Gefühlsstörungen/Empfindungslosigkeit gegenüber Druck und Verletzun-

---

Tab. 38.11 *Blutdrucksenkende Maßnahmen.*

Maßnahme	Wirkung	Anmerkungen
Bewegung/Sport	→ wirkt auf alle Muskeln → senkt den Blutzucker → normalisiert die Fette → trainiert Herz-Kreislauf-System	Hypoglykämie vorbeugen
Eiweißnormalisierung	→ Nieren werden weniger belastet	bei Nierenschädigung wird auf die biologische Wertigkeit der Eiweiße geachtet
Gewichtsreduktion, Sport	→ Fett wird abgebaut und Muskeln aufgebaut → die Körpersilhouette verändert sich positiv (das Gewebe wird straffer)	weniger Insulin oft können die insulinunterstützenden Medikamente abgesetzt werden
Autogenes Training/Entspannung	→ Blutdruck senkt sich	braucht täglich Zeit; muss geübt werden

Tab. 38.12 *Unterschiede zwischen der pAVK und diabetischer Neuropathie.*

Arterielle Verschlusskrankheit	Diabetische Neuropathie (diabetisches Fußsyndrom)
Fußpulse nicht tastbar	Fußpulse gut tastbar (A. dorsalis pedis, A. tibialis posterior)
Zehen kalt, Unterschenkelhaut sieht blass und atrophisch aus oft fehlende Behaarung	Zehen warm, Fuß sieht gut durchblutet aus
Gangrän, oft an den Zehenspitzen (Akren)	Neuropathisches Ulkus, meistens unter dem Fußballen oder Ferse
Bewegungs- und Wundschmerzen	Ulkus ist schmerzunempfindlich

gen aufgrund der sensiblen Neuropathie

- trophische Hautstörungen aufgrund der autonomen Neuropathie (→ Hyperkeratose)
- Veränderungen des Bindegewebes und der Muskulatur aufgrund der motorischen Neuropathie (führen zur Veränderung der Fußstatik)
- Trauma, Verletzungen
- Sehstörungen, Einschränkungen in der Beweglichkeit
- sozio-ökonomische Faktoren

Therapie
Da sich die Behandlung des neuropathischen Ulkus vom durchblutungsgestörten Gangrän unterscheidet, sind in **Tab. 41.1** die wichtigsten Unterschiede aufgeführt.

Die Therapie des DFS erfolgt nach Abklärung der Durchblutungssituation, ggf. wird erst eine Verbesserung der arteriellen Versorgung herbeigeführt. Die Therapie eines diabetischen Ulkus ist eine langwierige, konservative Therapie mit folgenden Grundsätzen:

- Fuß/Extremität ruhig stellen (es darf nicht mehr auf das Ulkus getreten werden); Druck vermeiden
- Blutzucker optimal einstellen (auf Insulin umstellen)
- Infektion nach Antibiogramm behandeln (MRSA – Kontamination beachten)
- Nekrosen abtragen, Granulation fördern

Die langwierige Therapie und die Rezidivneigung erfordert fachliche Expertise vom Team (Ärzte, Pflegepersonal, Podologen, Diabetesberater, Hausarzt usw.), empathische Haltung des Personals, denn die Patienten sind durch die Immobilisierung (Abhängigkeit in allen Bereichen der ATLs) und Angst vor einer Amputation sehr belastet.

🖐 **PRAXISTIPP** In Ihrer Einrichtung sollte der Expertenstandard „Chronische Wunden" eingeführt sein; erfahrene Kollegen können beratend zur Seite stehen.

Prävention
Die Anzahl von Amputationen in Deutschland ist erschreckend: 2003 wurden mehr als 62 000 Amputationen vorgenommen, deshalb ist das wichtigste Ziel die Prävention des Diabetischen Fußsyndroms.

Für Patienten mit abgeheilten Wunden sollen alle Maßnahmen zur Rezidivprophylaxe durchgeführt werden, damit kein weiteres Ulkus entsteht oder sogar eine Amputation verhindert werden kann. Pflegepersonen kommt hierbei eine bedeutsame Rolle zu: Einerseits können sie die Patienten mit hohem Risiko identifizieren, andererseits können sie den Patienten und seine Angehörigen in der täglichen Fußpflege anleiten und beraten, da sie die Entstehungsmechanismen des DFS kennen und Risiken einschätzen können.

Bei der Einschätzung der Risiken steht das Erkennen von Anzeichen einer bestehenden diabetischen Neuropathie und/oder pAVK sowie die Beurteilung der Schuhe und des Fußzustandes (Hautzustand: Hornhaut, Blasen, Druckstellen, Läsionen, Deformitäten) im Vordergrund. In der Pflegeanamnese für Patienten mit Diabetes mellitus sollten daher diese Kriterien erhoben und idealerweise im Fußdokumentationsbogen der Deutschen Diabetes-Gesellschaft erfasst werden (http://www.ag-fuss-ddg.de).

Fuß- und Hautpflege
Die autonome Neuropathie macht die Haut trocken, spröde und rissig. Durch die herabgesetzte Schweißproduktion entsteht ein erhöhter transepidermaler Wasserverlust. Deshalb kommt dem Waschen und Pflegen besondere Bedeutung zu.

🖐 **PRAXISTIPP** Generell ist bei der Körperpflege zu bedenken, dass die trockene Haut gepflegt wird und nicht durch unüberlegte pflegerische Maßnahmen belastet wird:

- Wasser ohne rückfettende Zusätze trocknet die Haut aus
- Seife und Syndets wirken entfettend (Duschgel entfettet die Haut noch stärker als Seife!)

Die Fußpflege, wenn der Patient oder die Angehörigen diese noch selber ausführen können, umfasst folgende Maßnahmen:

- Bei einer pAVK wird darauf geachtet, dass keine einschnürenden Socken oder Kompressionsbinden getragen werden, da sie den venösen Rückfluss behindern und eine Ödembildung fördern.
- Patienten mit gestörtem Temperaturempfinden klagen oft über kalte Füße. Heizkissen und Wärmflaschen sind wegen der Verbrennungsgefahr tabu. Fußmassagen, weiche Socken, ein Fußsack oder ein wärmendes Plaid bewirken ein gefahrloses „Erwärmen" der objektiv nicht kalten Füße.
- Die Füße sollten täglich mit lauwarmem Wasser und rückfettenden Substanzen gewaschen werden.
- Ein Fußbad dauert nur einige Minuten, da sonst die Haut zu sehr aufgeweicht wird. Wegen der Gefühlsstörungen muss die Temperatur durch ein Badethermometer überprüft werden.
- Nach dem Baden/Waschen werden die Füße und die Zehenzwischenräume mit einem weichen Handtuch gut abgetrocknet, um einer Mykosis vorzubeugen.
- Füße werden mit feuchtigkeitsspendenden, harnstoffhaltigen Cremes/Schäumen eingecremt.
- Die Nägel werden mit der Feile gekürzt, die Hornhaut mit einem Natur-Bimsstein abgetragen und geglättet.
- Spitze Instrumente bei der Fußpflege (Nagelschere/-zange, Hornhauthobel u. a.) sind wegen der Verletzungsgefahr verboten! Fußpflege sollte vom Podologen durchgeführt werden (**Abb. 38.11**).

Rezidivprophylaxe
Fußkontrolle. Die Füße sollten täglich kontrolliert werden auf

- Fissuren, Rhagaden, Blasen, Wunden,
- Verletzungen durch das Schuhwerk, Fremdkörper oder Einlagen,
- Verletzungen durch unsachgemäße Nagelpflege.

Die Patienten sollten dazu in Schulungen angeleitet werden. Viele Patienten mit DFS sind zwischen 70 – 80 Jahre alt. Die

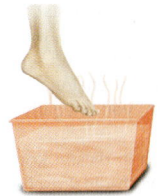 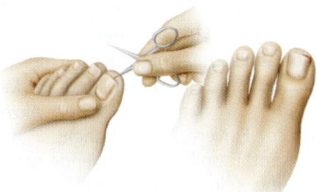 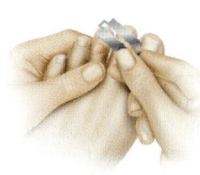

Heiße Fußbäder sind gefährlich, weil sie zu Verbrennungen und Hautmazeration führen können.

Nagelpflege mit spitzen und scharfen Gegenständen kann zu Verletzungen führen.

Hühneraugen und Hornhaut sollen durch Fachpersonal (Podologen) behandelt werden.

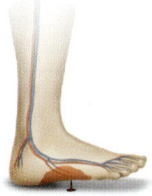 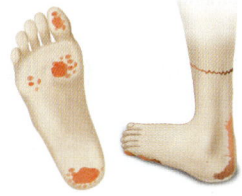 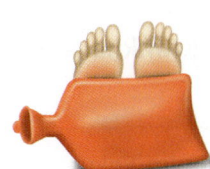

Bei schlechter Blutversorgung kann eine geringfügige Verletzung zu einer tiefen Infektion führen.

Falsches Schuhwerk und faltige Socken können bei einer Neuropathie zu unbemerkten Druckstellen führen.

Wärmequellen wie Wärmflaschen, Heizkissen usw. führen bei Sensibilitätsstörungen oftmals zu Verbrennungen.

Abb. 38.11 Gefahren für den Fuß bei Menschen mit Diabetes.

Selbstkontrolle der Füße durch den Patienten scheitert daher oft am eingeschränkten Sehvermögen, am körperlichen Gebrechen wie Knie- und Hüftleiden oder am störenden Bauch. Hier müssen Pflegende (Angehörige/Betreuende) diese Inspektion für den Patienten übernehmen. Ermahnungen, Appelle und Informationsbroschüren bewirken wenig: Der Patient fühlt seine Füße nicht! Er braucht „Verbündete", die für ihn die Füße kontrollieren.

Fußübungen. Zur Erhaltung der Mobilität und Durchblutungsförderung erlernt der Patient bzw. sein Angehöriger einfache gymnastische Fußübungen, die auch im Sitzen durchgeführt werden können.

> **MERKE** Rezidivprophylaxe bedeutet:
> - Befähigung zum Selbstmanagement (Patient, Angehörige)
> - tägliche Kontrolle der Füße mit intensiver Fuß- und Hautpflege
> - Mithilfe/Unterstützung durch Pflegepersonal, Podologen und Diabetesberater
> - normnahe Blutzuckereinstellung

Makroangiopathien

Der Makroangiopathie, insbesondere der peripheren arteriellen Verschlusskrankheit (pAVK) wird oft nicht die erforderliche Aufmerksamkeit geschenkt. Unzulänglich therapiert, birgt sie für die Betroffenen ein hohes Mortalitäts-Risiko. Patienten mit Diabetes, die von einer

Makroangiopathie betroffen sind, erleiden häufiger Amputationen, Myokardinfarkt und Apoplex. Die Arteriosklerose der Gefäße umfasst
- die Ablagerung von Plaques in der Gefäßwand (Atherosklerose),
- die röhrenförmige Verkalkung der Muskelschicht der Gefäßwand (Mediasklerose),
- die bindegewebige Verdickung der Innenschicht (Intimafibrose).

Die Artherosklerose aufgrund von Diabetes betrifft häufiger die Beinarterien als die Artherosklerose ohne Diabetes.

Faktoren, die die Makroangiopathie fördern, sind viszerale Adipositas, Insulinresistenz, Entzündung (subklinisch) und Frühschädigung der Gefäße (endotheliale Dysfunktion). Die Hypertonie, die Dyslipoproteinämie, die Hyperglykämie mit Hyperinsulinämie und eine Thrombozytenaggregation begünstigen die Ausbildung von Plaques.

Problematisch ist, dass Patienten mit Nikotinkonsum und einer pAVK sowie weiteren Grundkrankheiten das Rauchen mit der Verschlusskrankheit und einer daraus resultierenden Amputationsgefahr nicht in Verbindung bringen.

38.1.7 Beratung und Schulung

Der Erfolg von Therapiemaßnahmen ist entscheidend von der aktiven Mitarbeit der Betroffenen abhängig. Menschen mit chronischen Erkrankungen haben einen besonderen Betreuungs- und Beratungsbedarf, um ihre Erkrankung erfolg-

reich in den Lebensalltag zu integrieren (Bott 1995). So ist die Schulung von Patienten mit Diabetes seit 25 Jahren fester Bestandteil der Therapie.

Schulungsprogramme

Schulung und Beratung werden von der Diabetesberaterin, der Diabetesassistentin, der Arzthelferin und dem Arzt im Rahmen von strukturierten Schulungen durchgeführt.

Nur Leitgedanken dieser Programme können hier abgebildet werden. Der Patient ist der Experte für seine körperliche und seelische Verfassung, Arzt/Diabetesberater/Pflegefachkraft sind die Experten für die professionelle Therapie. Nur im gegenseitigen Dialog mit dem Schwerpunkt auf die individuelle Situation und Persönlichkeit des erkrankten Menschen kann gute Beratung und Selbstmanagementtraining gelingen.

Gesundheitsfachkräfte müssen Kenntnisse von verschiedenen Konzepten für eine individuelle Schulung und Beratung besitzen, um das richtige Modell für den Betroffenen anwenden zu können. Wichtig sind die individuellen gesundheitlichen Ansichten der Patienten sowie ihre Laienkonzepte im Kontext ihrer gesellschaftlichen, kulturellen, alters-, geschlechts-, umweltspezifischen und ökonomischen Situation.

Für Pflegende, die insbesondere die Patienten mit Diabetes mellitus und diabetesbedingten Folgeerkrankungen betreuen, bedeutet dies eine enorme, breit gefächerte Beratungsaufgabe. Aufzuklären, anzuleiten und zu begleiten sind die Patienten bezüglich
- Ernährung, Gewichtsreduktion, Nichtrauchen,
- körperliche Aktivität/Sport,
- regelmäßige Medikamenteneinnahme,
- Blutdruck- und Blutzuckermessen.

Die meisten Patienten nehmen viele Medikamente ein, weil Begleiterkrankungen wie Fettstoffwechselstörungen, Hypertonie, orale Antidiabetika und/oder Insulin, Gerinnungsstörungen, Hyperurikämie therapiert werden müssen. Oft lassen Patienten Medikamente wie Antihypertensiva einfach weg, wenn sie sich relativ wohl fühlen.

Folgende Handlungsweisen sind zu **vermeiden:**
- Mahnungen, Anordnungen, dirigieren oder Befehle aussprechen.
- Patienten überreden, manipulieren.
- Gefühle, Gedanken und Lösungsversuche der Betroffenen missachten, ignorieren oder bagatellisieren.

- Lehrsätze und Dogmen vertreten und dabei die Lebenswelt des Patienten außer acht lassen.
- Monologe halten und dabei den anderen aus den Augen verlieren.
- Eigene subjektive Erfahrungen, Gedanken und Gefühle auf den anderen projizieren.

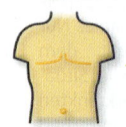 **PRAXISTIPP** Überschütten Sie den Patienten nicht mit zu vielen Informationen, sondern geben sie ihm genü-gend Zeit, damit er Vertrauen fassen kann, auch sehr persönliche Probleme zu äußern und selbst Lösungsstrategien zu entwickeln. ─────────

Im Rahmen des informierten Einverständnisses („informed consent") soll der Patient bei der Behandlung seiner Krankheit weitgehend eigenständig aktiv werden. Das Wissen um das Krankheitsrisiko sowie um Wirkungen und Nebenwirkungen der medikamentösen Therapie hat Einfluss auf die Entscheidungen des Patienten hinsichtlich seiner Mitwirkung bei der Therapie, auf seine Einstellung zur Medikamenteneinnahme und seiner Akzeptanz von negativen Reaktionen.

Pflegende sollten sich in diesen Kompetenzen – in pädagogisch-didaktischen Fortbildungsveranstaltungen – weiterentwickeln, damit Schulung und Beratung langfristig effektiv sind.

38.2 Pflege von Patienten mit Krankheiten der Thyreoidea (Schilddrüse) ─────────

Anatomie und Physiologie im Fokus

Die Schilddrüse im Überblick

Die hufeisenförmige Schilddrüse (Glandula thyroidea) besteht aus zwei miteinander verbundenen Lappen und liegt beidseits der Trachea, unterhalb des Kehlkopfes. Das kleine Organ ist von Bindegewebe umgeben und durchzogen. In diesem Bindegewebe liegen einzelne Läppchen, in denen sich zahlreiche und unterschiedlich große flüssigkeitsgefüllte Follikel finden, die von Drüsenepithelzellen umgeben sind. Mithilfe des aus dem Blut aufgenommenen Jods speichern diese die gebildeten Hormone in größeren Mengen (**Abb. 38.12**).

Schilddrüsenhormone T$_4$ und T$_3$. Die übergeordnete Steuerungseinheit ist der Hypophysenvorderlappen (Adenohypophyse). Sie produziert das thyroideastimulierende Hormon (TSH), das die bedarfsgerechte Produktion und Abgabe von Schilddrüsenhormonen anregt. Sinkt der Thyroxinspiegel im Blut ab, führt dies im Hypothalamus zur Reaktion, das Thyreotropin-Releasing-Hormon (TRH) auszuschütten. Das TRH stimuliert die Adenohypophyse, TSH zu bilden. TSH regt nun wiederum die Schilddrüse an, ihre Hormone abzugeben (**Abb. 38.13**). Die in der Schilddrüse gebildeten jodhaltigen Hormone, Thyroxin (T$_4$) und Trijodthyronin (T$_3$) stimulieren den Zellstoffwechsel und beeinflussen den Wasserhaushalt sowie den Knochenstoffwechsel und die Gehirnentwicklung.

Die Hormone T$_4$ und T$_3$ bewirken:
- Reifung und Entwicklung des Nervensystems
- Knochenwachstum und körperliche Entwicklung im wachsenden Organismus

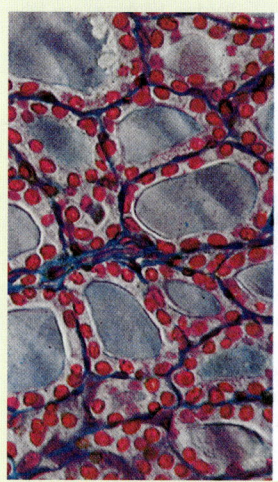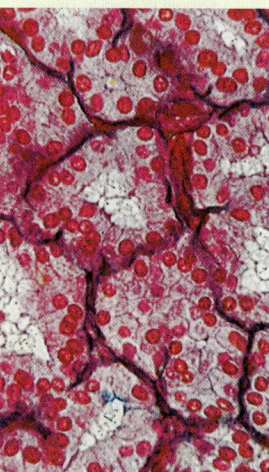

Abb. 38.12 Schnitt durch die Schilddrüse. links: prall gefüllte Follikel der Schilddrüse, die Epithelzellen rund um den Follikel herum produzieren die Schilddrüsenhormone und vergrößern deren Inhalt, **rechts:** nach Ausschüttung des Hormons schnurren die Follikel dann erheblich zusammen.

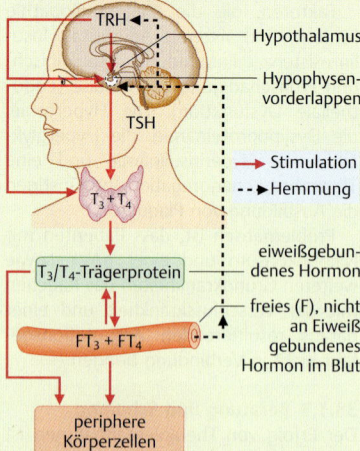

Abb. 38.13 Schilddrüsenfunktion. Die TSH-Sekretion der Hypophyse steuert die Produktion und Sekretion der Schilddrüsenhormone.

- Steigerung des Energieumsatzes mit Erhöhung der Temperatur, des O$_2$-Verbrauchs und der Herzfrequenz
- Stimulation des Kohlenhydratstoffwechsels und des Fettabbaus
- Eiweißaufbau (anabole Wirkung)
- Beeinflussung der Funktion des Fortpflanzungssystems

Calcitonin. Ein weiteres Hormon der Schilddrüse ist das Calcitonin. Es baut Kalzium und Phosphat in den Knochen ein und senkt den Kalzium- und Phosphatspiegel im Blut. Die Ausscheidung von Phosphat-Kalziumionen aus dem Blut wird erhöht und die Aufnahme aus dem Darm gehemmt. Die Nebenschilddrüsen (Epithelkörperchen), vier kleine Knötchen an der Rückseite der Schilddrüse, produzieren mit dem Parathormon ein weiteres Hormon, das als Gegenspieler zum Calcitonin wirkt. Es stimuliert die Freisetzung des Kalziums im Körper aus dem Knochen, erhöht die Aufnahme von Kalzium im Darm und reduziert die Kalziumausscheidung über die Niere bei gleichzeitig erhöhter Phosphatausscheidung.

Für die postoperative Pflege nach Strumektomie ist das Wissen um dieses weitere Hormon sehr wichtig, weil ein operatives Mitentfernen aufgrund von

Kalziummangel beim Patienten zu starken Muskelkrämpfen (Tetanie) führen kann.

38.2.1 Medizinischer Überblick

Schilddrüsenerkrankungen zeigen sich meist durch eine Vergrößerung der Schilddrüse. Die Prävalenz beträgt 30 % – Frauen sind 4-mal häufiger betroffen als Männer. Die Struma ist ein zentrales Symptom, das die Organgröße beschreibt, jedoch keine Anhaltspunkte über Funktion oder Histologie der Schilddrüse gibt. Diagnostisch müssen eine Schilddrüsenüber-/unterfunktion, seltener vorkommende Entzündungen der Schilddrüse (Thyreoiditis) sowie die Nebenwirkungen bestimmter Medikamente, z. B. Lithium (Therapie von manisch-depressiven Menschen), als Ursachen einer Struma abgeklärt werden.

Die häufigste Ursache für das Entstehen einer Struma ist der ernährungsbedingte Jodmangel. Deutschland gilt als Jodmangelgebiet, nur in den Küstenregionen enthält das Trinkwasser genügend Jod, während es in den Gebirgsregionen in Süddeutschland zuwenig vorhanden ist. Der Kropf tritt v. a. im Alpengebiet, Bayerischen Wald und im Schwarzwald endemisch auf. Das familiäre Auftreten ist nicht genetisch bedingt, sondern erklärt sich aus der gemeinsamen Ursache – dem regionalen Jodmangel. Häufig liegen einer Struma eine Schilddrüsenüber-/bzw. -unterfunktion zugrunde.

Die Krankheitsbilder der Schilddrüse mit und ohne Struma sind vielfältig (**Tab. 38.13**).

Hyperthyreose
Definition
Die Hyperthyreose ist eine Erkrankung der Schilddrüse, bei der diese zu viele Schilddrüsenhormone produziert, sodass im Blut ein erhöhter Thyroxinspiegel entsteht. Dies führt zur Erhöhung des Grundumsatzes in den Zellen.

Ursachen
Als Ursachen der Hyperthyreose gelten eine funktionelle Schilddrüsenautonomie und Autoimmunerkrankungen (z. B. Morbus Basedow). Seltene Ursachen sind eine Thyreoiditis, ein hormonaktives Schilddrüsenkarzinom, Jodexzess oder eine exogene Hormonüberdosierung.

MERKE Die Schilddrüsenüberfunktion (Hyperthyreose) ist kein einheitliches Krankheitsbild. Verschiedene Ursachen führen zu einer exzessiven Produktion und Ausschüttung von Schilddrüsenhormonen.

Funktionelle Schilddrüsen-Autonomie (nichtimmunogene Form). Ein Teil der Schilddrüse hat sich vom Regelkreislauf „verselbstständigt" und produziert autonom Hormone. Die Zunahme dieser autonomen Zellen führt dann zur Schilddrüsenüberfunktion. Jodmangel ist die Hauptursache; genetische Mutationen werden diskutiert.
Immunhyperthyreose oder Basedow Krankheit. Dabei handelt es sich um eine Autoimmunkrankheit, die eine Überfunktion der Schilddrüse zur Folge hat. Der Körper bildet Antikörper gegen

das eigene Schilddrüsengewebe und diese binden sich an den Rezeptor für TSH. Diese TSH-Rezeptor-Antikörper stimulieren nun permanent die hormonbildenden Zellen der Schilddrüse. Eine genetische Anlage für diese Erkrankung ist belegt; diskutiert wird, ob eine Infektion oder Jodmangel ursächlich sind. Oft beginnt die Krankheit mit hormoneller Umstellung wie Pubertät, Schwangerschaft, Klimakterium. Frauen erkranken sehr viel häufiger als Männer.

MERKE Beim Morbus Basedow wird eine Überfunktion der Schilddrüse durch stimulierende Antikörper hervorgerufen.

Die häufigsten Ursachen für eine Hyperthyreose und ihre Auswirkungen sind in **Tab. 38.14** zusammengefasst. Allen Überfunktionen ist die krankhaft gesteigerte Hormonproduktion gemeinsam.

Symptome
Die Patienten berichten über Haarausfall und ungewollten Gewichtsverlust (durch erhöhten Grundumsatz in Zellen). Auf Nachfragen wird oft über häufige Stuhlgänge bis zur Diarrhö berichtet. Es liegen eine erhöhte Körpertemperatur vor, Schweißneigung und feucht-warme Hände. Die Patienten berichten über Augenbeschwerden wie Tränen, Lidschwellung, Fremdkörpergefühl; die Augäpfel können hervortreten (Exophthalmus) und die Pupillen sind geweitet. Die Patienten haben eine beschleunigte Herztätigkeit (Tachykardie, Rhythmusstörungen) und feinschlägigen Tremor. Sie sind oft nervlich sehr angespannt, wirken übernervös und klagen über Schlafstörungen. Es bildet sich eine Struma (Kropf) aus.

Häufig wird der Morbus Basedow von einer endokrinen Orbitopathie begleitet. Durch Autoantikörper kommt es zum Hervortreten der Augen (Exophthalmus, **Abb. 38.14**) und zur periorbitalen (die Augenhöhle umgebenden) Ödembildung, durch die Schwellung des retroorbitalen (hinter der Augenhöhle liegenden) Gewebes zur Entwicklung von Doppelbildern oder Sehnervenschädigungen. Die Entwicklung einer endokrinen Orbi-

Tab. 38.13 Überblick über die Schilddrüsenerkrankungen.

Bezeichnung	Formen	Therapie
Überfunktion		
Hyperthyreose	→ mit Struma → ohne Struma	→ Thyreostatika → Radiojodtherapie → Operation
Unterfunktion		
Hypothyreose	→ mit Struma → ohne Struma	Hormongabe (Euthyrox, L- Thyroxin)
vergrößerte Drüse ohne Funktionsstörung		
Euthyreose	Euthyreote/blande Struma	OP, wenn es zu mechanischen Druckschäden kommt
Krebserkrankung		
Karzinom	malignes Struma	Operation

Tab. 38.14 Klassifikation der Hyperthyreoseformen nach ihrer Ursache.

immunogen (z. B. M. Basedow)	nicht immunogen (z. B. autonomes Adenom)	entzündlich (z. B. Hashimoto- Thyreoiditis)
Verlauf der Erkrankung		
akut	länger, schleichend	akut oder langsam
Alter		
jünger	älter	jünger
Labor: Autoantikörper		
ja (TSH-R-AK)	nein	Antikörper Hashimoto-Thyreoiditis
Labor: Hormone TSH, T 3, T 4		
TSH↓, fT$_3$↑, fT$_4$↑	TSH↓, fT$_3$↑, fT$_4$↑	
Orbitopathie (Augenbefund)		
ja	nein	nein
Struma		
diffus	knotig	diffus
Jodmangel		
selten	meistens	oft mit Diabetes Typ 1

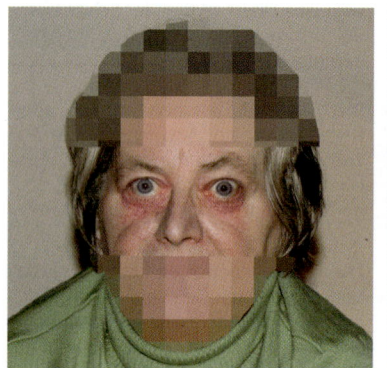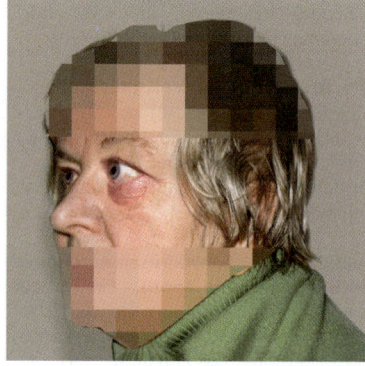

Abb. 38.14 **Hyperthyreose.** Patientin mit ausgeprägter immunogener Hyperthyreose (M. Basedow) sowie beidseitigem Exophthalmus.

topathie kann durch Nikotinabusus beschleunigt oder verschlimmert werden.

☀ **FALLBEISPIEL** Frau Förster ist 52 Jahre alt, ledig und hat im Oktober ein neues Engagement als Sängerin am Theater einer bayerischen Kleinstadt angetreten. Seit dem darauffolgenden Weihnachtsfest leidet sie unter Stimmungsschwankungen. Vor Auftritten ist sie extrem nervös, manchmal schnürt ihr das Lampenfieber fast die Kehle zu. Durch Atem- und Stimmübungen bekommt sie das Problem meist in den Griff. Zudem hat sie immer wieder Schweißausbrüche und wacht nachts mit starkem Herzklopfen auf.

Sie liest regelmäßig die Apothekerzeitschrift. In einem darin vor kurzem veröffentlichten Artikel zum Klimakterium meint sie, ihre Befindlichkeitsstörungen zu erkennen und denkt sich: „Das ist was ganz Normales, da muss ich halt durch." Sie ist daher über ihren Zustand nicht weiter besorgt und eine leichte Gewichtsabnahme seit dem Umzug und Beginn des neuen Engagements erklärt sie sich mit dem Stress des Umzugs und der neuen beruflichen Anforderung.

Eines Tages, bei einer Theaterprobe, erschrickt Frau Förster sehr. Sie merkt, dass sie keine langen gleichmäßigen Töne mehr halten kann, die durch Entspannungstechniken auch nicht beherrschbar sind. Sie bricht die Probe ab und geht zum Arzt.

Der Arzt stellt eine Hyperthyreose aufgrund eines autonomen Adenoms und eine leichte Struma fest. Frau Förster muss operiert werden und wird präoperativ auf ein Thyreostatikum (Carbimazol) eingestellt. Zwei Wochen nach Diagnosestellung wird Frau Förster in die Klinik zur Schilddrüsenoperation (Teilresektion) aufgenommen. ────────

Komplikation: thyreotoxische Krise. Zeichen sind:
- Tachykardie > 150/Min., Herzrhythmusstörungen
- hohes Fieber (> 41 °C)
- Adynamie
- Durchfälle und Dehydratation
- verstärkter Tremor, Unruhe, Agitiertheit, Hyperkinesie
- Myopathie (Schwäche der proximalen Muskulatur und des Schultergürtels)
- Bewusstseinsstörungen bis hin zum Koma, Desorientierung

Eine thyreotoxische Krise ist ein lebensbedrohliches Krankheitsbild und wird wegen der hohen Letalität intensivmedizinisch und –pflegerisch versorgt. Die Lebensfunktionen müssen sofort stabilisiert werden: Therapie der Tachyarrhythmie, Senkung der Körpertemperatur, Substitution von Flüssigkeit und Elektrolyten, intravenöse Gabe von Thyreostatika und Antibiotika, Thromboembolieprophylaxe, usw.

Diagnostik

Die Diagnose wird durch Anamnese und Palpation der Schilddrüse sowie durch Sonografie und Labordiagnostik gestellt. Aufgrund der Tachykardie und oft systolischer Hypertonie erfolgt eine kardiologische Diagnostik.

Die Sonografie der Schilddrüse zeigt eine Echoarmut, im Farbduplex ist eine Hypervaskularisierung nachweisbar (*Abb. 38.15*).

Labordiagnostisch finden sich hohe fT$_4$- und fT$_3$-Werte, sowie ein supprimierter TSH-Wert. Meist finden sich TSH-Rezeptor-Autoantikörper (TRAK). Anti-TPO-Antikörper, gerichtet gegen das Enzym Peroxidase der Schilddrüsenzellen, können ebenfalls vorhanden sein, gelegentlich auch Autoantikörper gegen Thyreoglobulin, anti-TG.

Mit der Schilddrüsen-Szintigrafie werden Lage, Form, Größe und Vorliegen von heißen/kalten Knoten bestimmt:
- **kalter Knoten:** inaktives Gewebe, das kein Radionuklid speichert (z. B. Zyste, Verkalkung, Karzinom)
- **heißer Knoten:** überaktive Speicherung von Radionuklid, z. B. autonomes Adenom

Therapie/Pflege- und Behandlungsplan Hyperthyreose

Die Pflege von Patienten mit einer Schilddrüsenüberfunktion erklärt sich aus dem hohen Grundumsatz. So ist besonderes pflegerisches Augenmerk auf die Kontrolle der Vitalzeichen zu richten, um eine thyreotoxische Krise rechtzeitig zu erkennen. Bei Unruhe und Schlafstörungen sollten die Patienten auf anre-

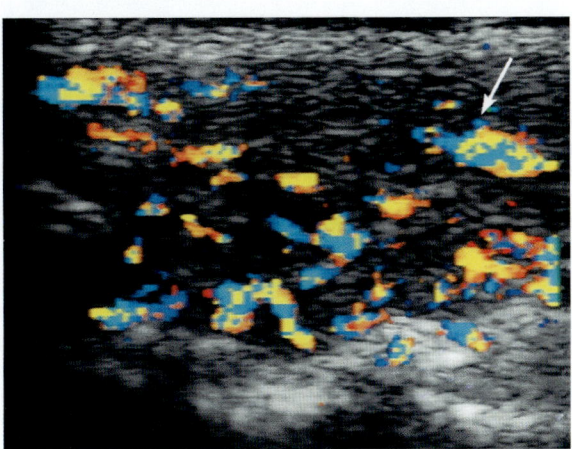

Abb. 38.15 Morbus Basedow. Das Farb-duplexsonogramm zeigt im Längsschnitt eine vermehrte Durchblutung der Schilddrüse.

Operation – Strumektomie

Eine Strumektomie hat ebenfalls das Ziel, das Wiederauftreten einer Hyperthyreose dauerhaft zu unterbinden. Es wird eine subtotale Resektion durchgeführt. Im Anschluss wird der Patient eine Substitutionstherapie erhalten, die auch ein Rezidiv verhindern soll. Wenn die Ursache der Struma ein Jodmangel war, dann führt der Patient Jod oral zu.

Hypothyreose
Definition

Bei der Schilddrüsenunterfunktion zeigt sich ein Mangel an Thyroxin. Stoffwechsel, Wachstum und geistige Wachheit sind verlangsamt. Tritt diese Unterfunktion beim Säugling/Kleinkind auf, kommt es zum Zwergwuchs und mangelnder Hirnentwicklung (Kretinismus).

Ursachen

Der häufigste Grund für eine Unterfunktion ist der Jodmangel der Nahrung: Die Hypophyse schüttet deshalb vermehrt TSH aus. Die Schilddrüse vergrößert sich und es entsteht ein so genannter Jodmangelkropf oder Struma. Als sekundäre Ursache wird die Unterfunktion/Insuffizienz der Adenohypophyse beschrieben, die zu einer verminderten Ausschüttung an Thyrotropin (TSH) und den Symptomen einer Hypothyreose führt.

Angeborene Hypothyreose. Primäre Ursachen der angeborenen Hypothyreose sind die mangelhafte Ausbildung der Schilddrüse (Aplasie, Hypoplasie), eine gestörte/fehlerhafte Hormonsynthese und intrauterine Einflüsse (Jodmangel, Medikamente wie Thyreostatika u. a.). Als sekundäre Ursache kommt ein TSH-Mangel in Betracht.

Erworbene Hypothyreose. Für eine erworbene Hypothyreose sind primär eine Thyreoiditis (z. B. Hashiomoto), Therapiefolgen (Strumektomie, Radiojodbehandlung) und seltener ein extremer Jodmangel sowie ein Malignom verantwortlich.

Symptome

Eine angeborene Hypothyreose wird heute sofort durch das Neugeborenen-Screening erkannt und mit der sofortigen Therapie (Hormonsubstitution) begonnen, damit es nicht zur Ausbildung des Krankheitsbildes kommt. Der Vollständigkeit halber sind die Anzeichen hier genannt, kommen aber in der Pflegepraxis heute sehr selten vor.

Die erworbene Form im Jugend- und Erwachsenenalter beginnt schleichend und der Mensch gewöhnt sich an die allgemeine Verlangsamung der Körperpro-

---

gende Getränke (Kaffee, Tee) verzichten und eher Kräutertees mit beruhigender Wirkung bevorzugen.

Bei starkem Gewichtsverlust durch Durchfälle muss das Ernährungs-/Flüssigkeitsdefizit durch hochkalorische Nahrungsmittel und Flüssigkeitssubstitution ausgeglichen werden. Bei Exophthalmus sollten, um die Austrocknungsgefahr zu vermeiden, künstliche Tränenflüssigkeit oder Augentropfen nach Anordnung verabreicht werden.

Grundsätzlich haben die Kranken einen großen Informationsbedarf, da der Zusammenhang zwischen der Schilddrüse und ihrem reduzierten körperlichen Befinden mit dem Laienverständnis nicht erklärbar ist. Weitere pflegerische Maßnahmen ergeben sich aus der gewählten Therapie.

Medikamentöse Therapie mit Thyreostatika

Die Medikamente müssen wegen der besseren Resorption frühmorgens eingenommen werden. Dies wird mit der Nachtwache besprochen. Ergänzend wird oft ein β-Rezeptoren-Blocker verordnet, der die Tachykardie herabsetzt und auch auf die Schilddrüsenhormone wirkt. Die Patienten müssen hinsichtlich der Nebenwirkungen und der regelmäßigen Einnahme der Medikamente beraten werden.

Radiojodtherapie

Dies ist ein nuklearmedizinisches Verfahren zur Behandlung eines autonomen Adenoms der Schilddrüse und der Basedow Erkrankung. Kontraindikationen sind Schwangerschaft und Stillzeit. Die Therapie wird in Deutschland immer stationär durchgeführt. Peroral wird eine radioaktive Substanz (Iod-Isotop[131]) gegeben, die sich mit einer Halbwertzeit von

---

8 Tagen nur in den Schilddrüsenfollikel speichert und die Zellen zerstört. Der Patient darf für die Zeit der Behandlung die Therapiestation nicht verlassen. Die Patienten sind i. d. R. mobil und versorgen sich selbst. Die Ausscheidungen, Waschwasser usw. sind kontaminiert und werden über eine getrennte Abwasserinstallation entsorgt. Da der Patient auch keinen Besuch empfangen darf, sind Gespräche und Beschäftigungsangebote eine zentrale pflegerische Aufgabe.

Nebenwirkungen. Häufigste Nebenwirkung der Radiojodtherapie ist die harmlose aber schmerzhafte Entzündungsreaktion der Schilddrüse. Weitaus unangenehmer ist eine Schwellauswirkung auf die Trachea; die Patienten klagen über Luftnot. Dem Patienten werden Kühlelemente angeboten, medikamentös wird ggf. Kortison angeordnet, sodass innerhalb weniger Tage die Beschwerden abklingen sollten.

🖐 **PRAXISTIPP** Zum Selbstschutz sollten Pflegende körperlichen Abstand zum Patienten halten, Dosismesser tragen und kontrollieren lassen. Schwangere dürfen nicht auf einer Radiojodstation arbeiten. ────────

Nachsorgeuntersuchungen. Die Pflegenden sollten darauf hinwirken, dass die Patienten die Nachuntersuchungen nach 3 und 6 Monate wahrnehmen, weil die vollständige therapeutische Wirkung erst dann eingetreten ist. Erst aus den Befunden der Nachsorge (Hormonbestimmung und Szintigrafie) ist der Erfolg der RJT zu beurteilen (liegt bei unkomplizierten Fällen bei 90 %) bzw. eine mögliche weitere medikamentöse Substitution (in 10 % der Fälle).

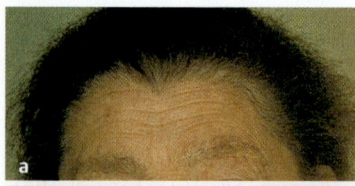

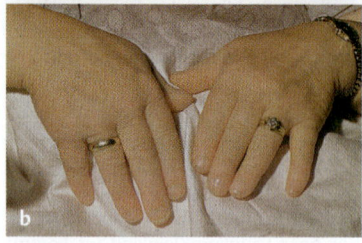

Abb. 38.16 Hypothyreose. Kennzeichen eines Myxödems sind **a** eine blasse, teigige Haut und trockenes, schwer kämmbares Haar, **b** teigig geschwollene Haut an den Händen.

zesse. Oft verändert sich auch die Haut, sie ist verdickt und angeschwollen (**Abb. 38.16**). Diese generalisierte Weichteilschwellung wird als Myxödem bezeichnet. Für das Kindes- und Jugendalter ist das Erkennen sehr wichtig, weil schwerste geistige (Kretinismus) und körperliche Entwicklungsstörungen (Minderwuchs, Pubertätsverzögerung) die Folgen sind.

Komplikationen ergeben sich aus dem unbehandelten Verlauf, insbesondere bei Säuglingen und Kleinkindern kommt es zu schwerer körperlicher und geistiger Retardierung.

Diagnostik
Im Rahmen des Neugeborenen-Screenings (4.–6. Lebenstag) erfolgt die Bestimmung von TSH, T_3, T_4, Thyreoglobulin und ggf. weiterführende bildgebende Untersuchungen wie Sonografie.

Bei Jugendlichen/Erwachsenen wird die Diagnose durch eine gezielte Anamnese gestellt. Das veränderte Aussehen der Patienten, eine umfassende Labordiagnostik, Schilddrüsensono- und -szintigrafie, Lungenfunktionsprüfung, Röntgen von Thorax und Hand (Herzvergrößerung, Skelettreife) Schädel-MRT (Hypophysentumor), EKG und Echokardiogramm werden zur endgültigen Diagnosestellung herangezogen.

Bei alten Menschen verläuft die Altershypothyreose oft uncharakteristisch und wird dem Alterungsprozess zugeschrieben. Hinweise können sein: permanentes Frieren, Lidödeme, verminderte körperliche und geistige Vitalität.

Therapie/Pflege- und Behandlungsplan Hypothyreose
Die Therapie besteht, unabhängig von der Ursache, aus einer lebenslangen Substitution von L-Thyroxin. Das Medikament soll am besten früh morgens, nüchtern eingenommen werden, damit es bestmöglich resorbiert wird. Die medikamentöse Neueinstellung bedeutet eine Belastung für das Herz-Kreislaufsystem.

Daher umfasst die pflegerische Beobachtung die regelmäßige Kontrolle von Puls und Blutdruck. Die Patienten erhalten einen Behandlungspass mit Kontrollzeiten und einem Notfallplan wenn die Einnahme unterbrochen worden ist. Sehr wichtig ist, die Angehörigen einzubeziehen, damit die Unterbrechung der Therapie ausgeschlossen wird. Bei der Unterbringung der Patienten sollte auf einen warmen Raum geachtet werden und Möglichkeiten zur Erwärmung des Patienten angeboten werden (zusätzliche Bettdecke, angewärmte Kornkissen usw.). Dem Patienten sollten stressreduzierende Maßnahmen sowie die Vermeidung von Nikotin und Alkohol empfohlen werden.

Struma
Definition
Jede sicht- oder tastbare Schilddrüse wird als Struma (Kropf) bezeichnet. Die benignen Formen unterscheiden sich von einem selten vorkommenden karzinösen Wachstum der Schilddrüse, der Struma maligna.

Häufigste Strumaform ist die blande oder euthyreote Struma bei normalem Hormonhaushalt aufgrund eines ernährungsbedingten Jodmangels. Bei einer Schilddrüsenüberfunktion entwickelt sich eine hyperthyreote bei einer Schilddrüsenunterfunktion eine hypothyreote Struma.

Klassifikation
Strumen können nach Beschaffenheit des Schilddrüsengewebes und nach ihrer Stoffwechsellage unterschieden werden (**Tab. 38.15**). Die Einteilung nach Strumagröße zeigt **Tab. 38.16**.

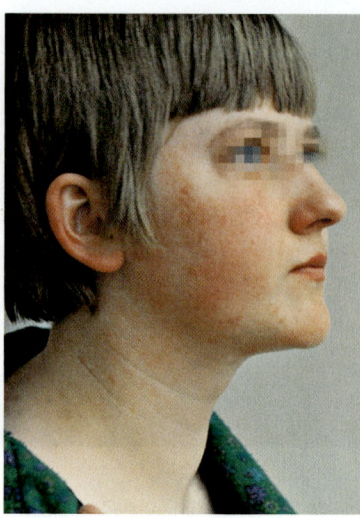

Abb. 38.17 Struma. Grad 1b, diffus.

Tab. 38.16 *Einteilung der Strumagröße.*

Struma-Grad	Anzeichen
Grad 1	tastbar ( )
Grad 2	tastbar und sichtbar
Grad 3	Starke Vergrößerung mit Atem- und Schluckbeschwerden

Eine länger bestehende Struma kann fließend von einer euthyreoten in eine subklinische oder manifeste Hyperthyreose übergehen.

Symptome
Die Struma verursacht durch ihre Größe und ihren Druck unangenehme Symptome für den Patienten, mechanische Symptome ergeben sich aufgrund der retrosternalen oder intrathorakalen Lage bzw. entstehendem Druck auf den Zungengrund. Die Patienten berichten über ein Druck-, Enge-, Kloßgefühl im Hals. Schluckstörungen, Dyspnoe, inspiratorischer Stridor, Einflussstauung und Heiserkeit können auftreten sowie Schmerzen bei Entzündungen.

Tab. 38.15 *Einteilung der Struma.*

Gewebebeschaffenheit Form	Lage	Hormonspiegel bzw. Stoffwechsellage
diffuse Struma	Struma diffusa – diffuser Kropf	normale Stoffwechsellage (euthyreot)
uninodöse Struma (Einknotenstruma)	retrosternale Struma (hinter dem Sternum)	erhöhte Stoffwechsellage (hyperthyreot)
multinodöse Struma (viele Knoten)		erniedrigte Stoffwechsellage (hypothyreot)

Diagnostik

Bei der Diagnostik wird die Funktion und Größe der Schilddrüse sowie ihre Beschaffenheit (z. B. Knoten) beurteilt. Dazu dienen die klinischen Symptome des Patienten, Labor (Hormone und Bestimmung der Antikörper im Blut), Sonografie und Szintigrafie der Schilddrüse. Wichtig ist die Strumaanamnese (Zeit, Dynamik des Wachstums, Schluckbeschwerden, Druckgefühl im Hals).

Das Volumen einer Struma wird sonografisch bestimmt und das Ausmaß auch mittels Tracheazielaufnahme, Röntgen-Breischluck, Röntgen des Thorax erfasst.

Therapie

Da die Struma meist ein Symptom einer Schilddrüsenfehlfunktion ist, kommen die in den Abschnitten Hyper- und Hypothyreose beschriebenen Therapien sowie eine operative Entfernung der Struma (Strumektomie) zum Einsatz. Für alle Therapien wird eine Euthyreose durch Gabe von Thyreostatika angestrebt, die Kontrolle erfolgt über die Laborwerte. Die Stoffwechsellage des Patienten sollte präoperativ stabil sein, damit es postoperativ nicht zur einer gestörten Homöstase kommt.

Die Indikation zur Operation wird bei großer Knotenstruma, kaltem Knoten, Atemnot und Schluckbeschwerden, Sprachstörungen durch Kompression des Nervus recurrens, Einflussstauung gestellt.

Für die Pflege ist v. a. die prä- und postoperative Betreuung der Patienten von Bedeutung, die im folgenden Abschnitt beschrieben wird.

Pflege- und Behandlungsplan Struma

Situation des Patienten. Eine Struma bedeutet für viele Patienten nicht nur ein Schönheits- und Kragenproblem, sondern führt oft zu erheblichen Beschwerden beim Schlucken und Atmen. Insbesondere die gespürte Halsenge löst beim Patienten Angst aus, hinzu kommen die Angst vor einer Operation und die Möglichkeit, dass die Sprache durch eine Verletzung des Nervus recurrens bleibend geschädigt wird. Dementsprechend ist ein empathisches Einfühlen in die Lage des Patienten ein maßgeblicher Ausgangspunkt für den Aufbau einer pflegerischen Beziehung.

Präoperative Pflege

Grundsätzlich wird Folgendes präoperativ erfasst und kontrolliert:

- Befinden des Patienten (Appetit, Schlaf, Ausscheidung, Nervosität, Schwitzen)
- Vitalzeichen (insbesondere Tachyarrhythmie)
- Halsumfang
- Körpergewicht
- Hormonstatus (TSH, T_3/fT_3, T_4/fT_4), Blutbild wegen möglicher hämatotoxischer Nebenwirkungen der Medikamente

Zur präoperativen Vorbereitung bei SD-Operationen gehören folgende Maßnahmen:

- aus rechtlichen Gründen muss ein HNO-Konsil zur Beurteilung der Stimmbandfunktion (N. recurrens) erfolgen
- Laborbestimmungen, EKG, Röntgen Thorax
- ggf. Rasur (vom Kinn bis hinter die Ohren, Hals, Brust bis zu den Mamillen)
- Haare zusammen binden, OP-Haube aufsetzen lassen
- ggf. Gebiss, Zungenpiercing herausnehmen und Schmuck ablegen

Postoperative Pflege

Zur postoperativen Pflege gehören folgende Pflegemaßnahmen:

- Auf Atemstörungen achten (es können Schwellungen entstehen, oder Hinweis auf Blutungen sein).
- Verband auch im Nacken auf Nachblutungen kontrollieren.
- Regelmäßig Redonflasche bzw. Lasche auf vermehrte Blutmenge kontrollieren.
- Überwachungsbogen führen mit regelmäßiger Aufzeichnung der Vitalzeichen (RR-Abfall, Tachykardie, Tachypnoe, Stridor).
- Oberkörper 45° lagern oder bei stabilen Patienten höher, damit das Wundödem sich besser zurückbilden kann und das Wundsekret besser abfließt (außerdem wirkt die Lagerung druckentlastend und damit auch schmerzlindernd).
- Hals durch kleines Kissen oder Nackenrolle unterstützen (entlastet den Kopf).
- Patienten anleiten, Seitwärtsbewegungen des Kopfes mit dem gesamten Oberkörper durchzuführen und ruckartige Körperbewegungen zu vermeiden.
- Patienten am Abend des OP-Tages mobilisieren.
- Bei der Körperpflege unterstützen, da Kopfbewegungen noch schmerzen und der Patient noch nicht mobil ist.
- Auf Aspirationsgefahr durch Gefahr des Verschluckens beim Trinken achten.
- Wenn keine Schluckbeschwerden auftreten, mit dem Kostaufbau beginnen (kein Zwieback usw. → keine Krümel!).
- Aufgrund schmerzbedingter Schonatmung Maßnahmen zur Pneumonieprophylaxe durchführen (S. 433).

Tab. 38.17 gibt eine Übersicht der Komplikationen nach einer Schilddrüsen-OP sowie deren Anzeichen und pflegerische Überwachung.

Tab. 38.17 Komplikationen nach Schilddrüsen-OP.

Komplikationen	Symptome	Überwachungsparameter
Nachblutung nach innen	→ Stridor → Atemnot → Zunahme des Halsumfangs	→ auf Atmung (Geräusche) achten → Halsumfang messen → Puls, RR, Laborkontrolle Hb
Nachblutung nach außen	→ rasche Füllung der Redonflasche → durchgebluteter Verband → Schockzeichen	→ Redon-Drainage kontrollieren → Verband kontrollieren → Schockzeichen frühzeitig erkennen
Lähmung des Nervus recurrens durch intraoperative Verletzung, Wundödem oder Nachblutung	→ postoperative Zunahme der Heiserkeit → Sprechschwierigkeiten → Stimmlosigkeit → Atemnot	→ Heiserkeit beobachten (Zu-/Abnahme?) → Stimmfähigkeit kontrollieren (Patienten auffordern, stimmhafte Wörter wie Amerika, Coca-Cola zu sprechen) → Atmung kontrollieren
Hyporparathyreoidismus = Abfall des Parathormon spiegels (wegen Entfernung der Nebenschilddrüse)	→ Unbehagen, Nervosität → Angstgefühl → Kribbeln (Ameisenlaufen) perioral und an den Fingern (Parästhesien) → tetanische Krämpfe mit Pfötchenstellung → Muskelzuckungen im Gesicht → Serumkalzium ist erniedrigt	→ gezielte beim Patienten sensible Störungen nachfragen → Finger- und Handstellung beobachten → Kalzium nach Anordnung substituieren

Postoperative Schmerzreduktion

Pflegemaßnahmen zur postoperativen Schmerzreduktion sind:

- Patienten dazu anhalten, dass er den Kopf beim Aufstehen am eigenen Haarschopf hält
- ein kleines Kissen unter den Kopf legen, damit ein Überstrecken vermieden wird
- Unterarme auf ein Kissen legen, damit der Zug auf die Halsmuskeln reduziert wird

- ein gefaltetes Handtuch quer unter den Kopf legen, sodass der Patient die Handtuchenden selbst fassen und so seinen Kopf selber verlagern kann
- Prävention bzw. Rezidivprophylaxe

Die Rezidivprophylaxe besteht aus einer ausreichenden Jodzufuhr. Dem Patienten sollte empfohlen werden, zweimal pro Woche Seefisch zu essen, jodiertes Speisesalz zu verwenden und mit Jodsalz gewürzte Lebensmittel sowie Milch und Milchprodukte in den Speiseplan aufzu-

nehmen. Wesentlich ist, dass die Medikamente regelmäßig genommen werden, um eine euthyreote Stoffwechsellage aufrechtzuerhalten. Der Patient sollte über die unterschiedlichen Symptome einer Hypo/Hyperthyreose Bescheid wissen, damit er erkennt, dass Medikamente ggf. neu dosiert werden müssen. Er sollte regelmäßig beim Arzt die Schilddrüsenhormone kontrollieren lassen (anfangs im 6 Wochen Abstand, später 1-mal jährlich bzw. beim Auftreten von Symptomen).

Lern- und Leseservice

Literatur
Diabetes mellitus

→ Berger M. Diabetes mellitus. 2. Aufl. München: Urban & Fischer; 2000
→ Decode Study Group the European Diabetes Epidemiology Group. Glucose tolerance and cardiovascular mortality: comparison of fasting and 2-hour diagnostic criteria. Archives of Internal Medicine 2001; 161: 397 – 404
→ Decode Study Group on behalf of the European Diabetes Epidemiology Group. Is the current definition for diabetes relevant to mortality risk from all causes and cardiovascular and noncardiovascular diseases? Diabetes Care 2003; 26: 688 – 696
→ Deutsche Diabetes-Union. Gesundheitsbericht Diabetes 2007
→ Deutscher Gesundheitsbericht Diabetes 2012. DiabetesDE. 2011
→ Gale EA, Gillespie KM. Diabetes and gender. Diabetologia 2001; 44: 3 – 15
→ Hammes HP, Lemmen KD. Diabetische Retinopathie und Makulopathie. DDG Praxisleitlinie. Diabetologie 2007; 2 Suppl 2: S 163 – 166

→ Hanefeld M, Temelkova-Kurktschiev T, Schaper F et al. Impaired fasting glucose is not a risk factor for atherosclerosis. Diabetes Medicine 1999; 16: 212 – 218
→ Haslbeck M, Luft D, Neundörfer B et al. Diabetische Neuropathie. DDG Praxisleitlinie 2007; Diabetologie 2 Suppl 2: S 150 – 156
→ Hasslacher C, Kempe P, Ritz E et al. Diabetische Nephropathie. DDG Praxisleitlinie. Diabetologie 2007; 2 Suppl 2: S 159 – 162
→ Jun HS, Yoon JW. The role of viruses in type 1 diabetes. Two distinct cellular and molecular pathogenetic mechanisms of virus-induced diabetes in animals. Diabetologia 2001; 44: 271 – 285
→ Schatz H. Diabetologie Kompakt. 3. Aufl. Stuttgart; Thieme; 2006
→ Schwegler J, Lucius R. Der Mensch. Anatomie und Physiologie. 5. Aufl. Stuttgart: Thieme; 2011
→ Wagner H. Krankheiten der Inselzellen des Pankreas. In: Gerlach U, Wagner H, Wirth W, Hrsg. Innere Medizin für Pflegeberufe, 7. Aufl. Stuttgart: Thieme; 2011

Schilddrüsenerkrankungen

→ Kuhlmann D, Straub H. Einführung in die Endokrinologie. Darmstadt: Wissenschaftliche Buchgesellschaft; 1986
→ Paetz B, Benzinger-König B. Chirurgie für Pflegeberufe. 21. Aufl. Stuttgart: Thieme; 2009
→ Reschke K, Lehnert H. Die thyreotoxische Krise. Der Internist 2003; 22: 1221 – 1230
→ Schumm-Draeger PM. Diabetes und endokrinologische Erkrankungen. MMW – Fortschritte der Medizin 2006; 37: 47 – 50
→ Schwegler J, Lucius R. Der Mensch. Anatomie und Physiologie, 5. Aufl. Stuttgart: Thieme; 2011
→ Spinas GA, Fischli S. Endokrinologie und Stoffwechsel. 2. Aufl. Stuttgart: Thieme; 2011
→ Wagner H. Krankheiten der Schilddrüse. In: Gerlach U, Wagner H, Wirth W, Hrsg. Innere Medizin für Pflegeberufe, 7. Aufl. Stuttgart: Thieme; 2011

Internetadressen

→ http://www.Deutsche-Diabetes-Gesellschaft.de
→ http://www.ag-fuss-ddg.de
→ http://www.unitefordiabetes.org/assets/files/guidelines.pdf
→ http://www.diabetes.org

39 Pflege von Patienten mit Erkrankungen des Bewegungssystems

Jürgen Ohms, Susanne Werschmöller

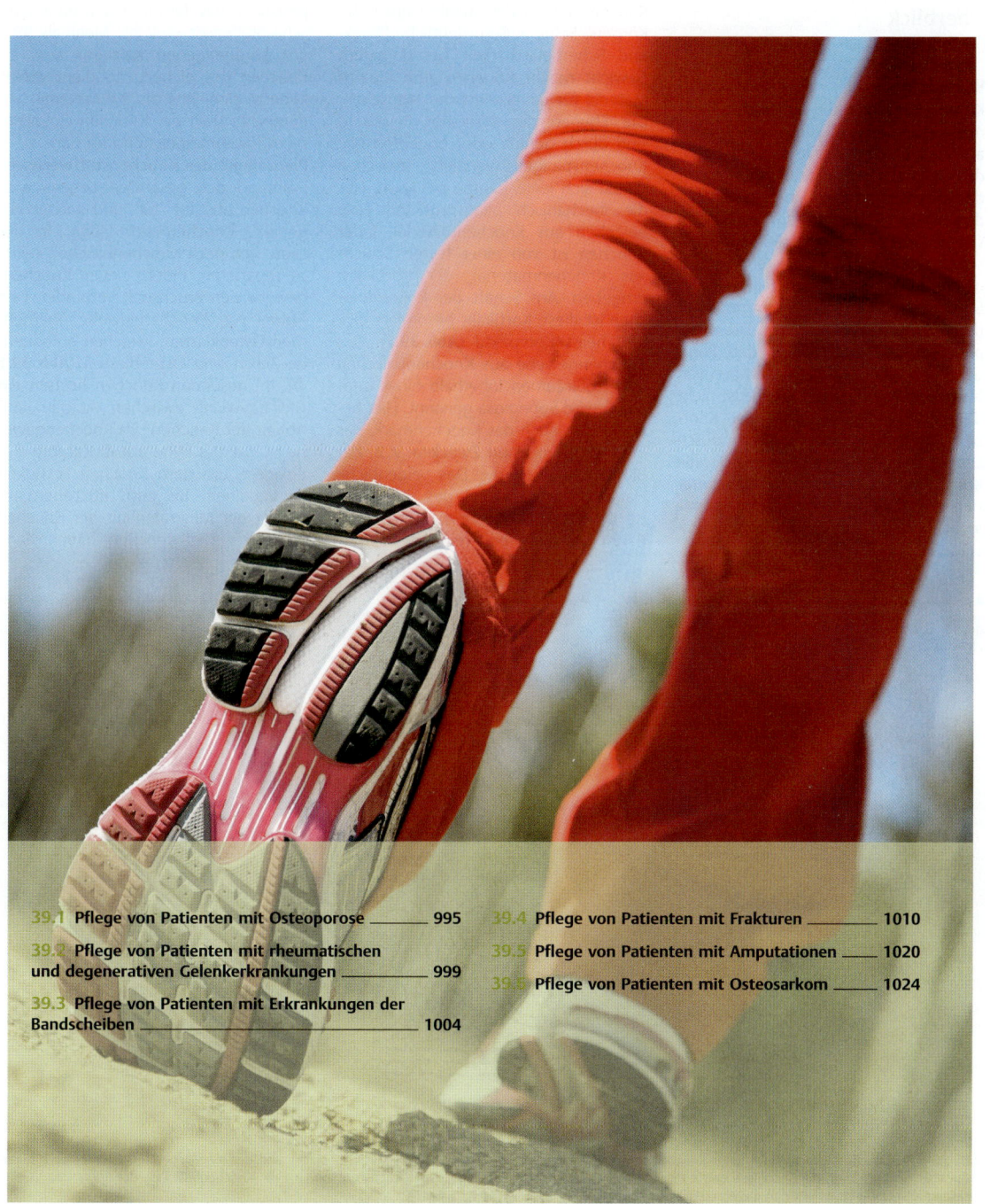

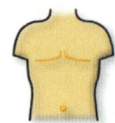

Anatomie und Physiologie im Fokus

Bewegungsapparat im Überblick
(nach Schwegler 2011)

Knorpel

Knorpel und Knochen lassen sich nicht nur wie Sehnen auf Zug, sondern auch auf Druck belasten. Sie stützen damit den Körper und machen insgesamt das Skelett aus. Die Knorpelzellen bilden kollagene Fasern und verbinden sich mit diesen; ein wichtiger Unterschied zum Knochen besteht jedoch darin, dass die Knorpelzellen saure Stoffwechselprodukte zusammen mit den Kollagenfasern abgeben. Die Knorpelzellen haben eine abgerundete Form und liegen einzeln oder in Gruppen von bis zu 8 Zellen. Knorpelgewebe ist nicht durchblutet, die Ernährung der Knorpelzellen erfolgt ausschließlich durch Diffusion von Nährstoffen durch die Knorpelgrundsubstanz. Die Regeneration geschädigten Knorpels dauert entsprechend lange und ist meistens unvollständig.

Knochen

Knochen bilden das stabile Gerüst des Körpers. Seine außerordentliche Druck- und Scherbelastbarkeit bei geringem Gewicht macht Knochen zum idealen Material für das Skelett des Menschen. Die Ebenen der stärksten Belastung sind durch gerade oder bogenförmige Knochenspangen versteift, zwischen denen sich leere Räume befinden. Nur die mechanisch beanspruchten Teile bestehen aus Knochenmaterial. Jeder Knochen ist von einer festen Schicht aus Knochenmaterial, der Kortikalis, umgeben. Am Schaft der Röhrenknochen ist diese Kortikalis besonders dick und heißt Kompakta (*Abb. 39.1*). Das Maschengewebe aus Knochenbälkchen und Hohlräumen innerhalb eines Knochens wird Spongiosa genannt. Hier befindet sich auch das Knochenmark, das nicht mechanischen Zwecken, z. B. der Blutbildung, dient. Das eigentliche Hauptcharakteristikum des Knochens ist die Verkalkung: Der extrazelluläre Raum enthält neben reichlich kollage-

nen Fasern große Mengen an Kalziumphosphat, das dem Knochen seine typische Steifigkeit verleiht. Mehr als 99 % des körpereigenen Kalziums sind im Knochen gespeichert. So dient dieses Mineral einerseits als Baumaterial, andererseits stellt der Knochen einen riesigen Kalzium-Speicherraum dar.

Physiologie des Knochenstoffwechsels. Während des gesamten Lebens wird Knochensubstanz auf- und wieder abgebaut. Knochen sind sogar in der Lage, sich nach Knochenbrüchen selbst zu reparieren, indem neues Knochengewebe den Bruchspalt verbindet. Den Abbau von Knochengewebe übernehmen Osteoklasten, Knochen aufbauende Zellen sind Osteoblasten (*Abb. 39.1 b*). Im gesunden Knochen besteht ein Gleichgewicht zwischen Aufbau und Abbau der Knochen. Im Knochengewebe ist v. a. der Mineralstoff Kalzium eingelagert, um dem Knochen Festigkeit zu verleihen. Bis zum 40. Lebensjahr nimmt der Mineralgehalt der Knochen stetig zu. Die Knochen haben dann

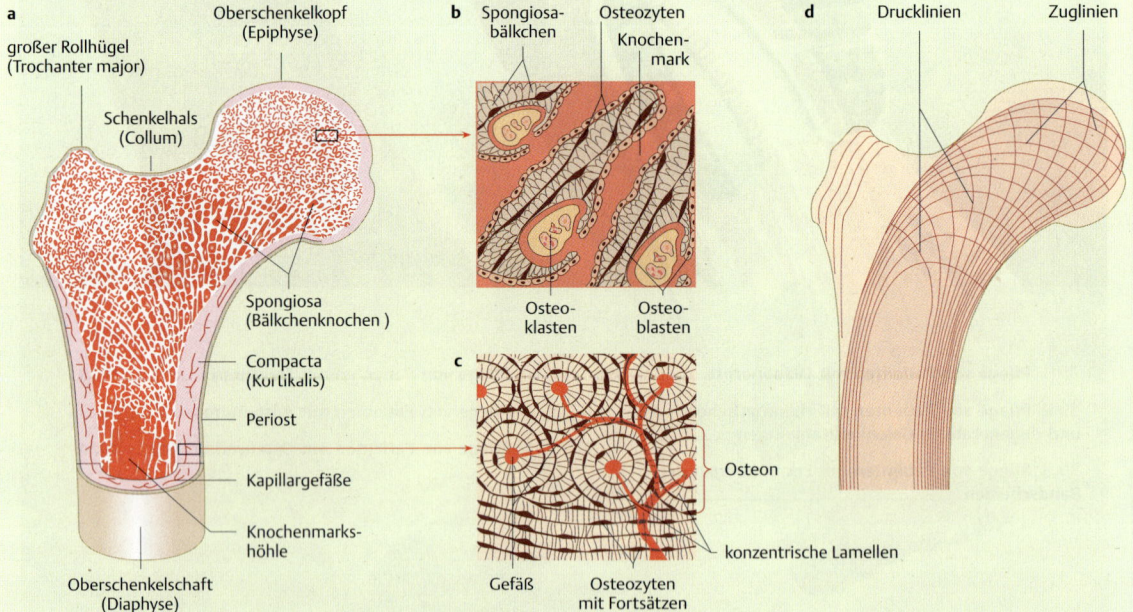

Abb. 39.1 Aufbau des Knochens. a Jeder Knochen des Skeletts besteht aus einer dichten Kortikalisschicht und der innenliegenden Spongiosa. **b** Mikroskopischer Schnitt durch die Spongiosa und **c** die Kompakta, **d** je nach Belastung des Knochens ordnen sich die Knochenbälkchen der Spongiosa in einer Richtung aus. Dadurch erhöht sich die Festigkeit des Knochens.

die größte Knochenmasse. Nach dem 4. Lebensjahrzehnt werden jährlich 0,5 bis 1,5 % der Knochenmasse wieder abgebaut.

Klassifikation von Knochen. Man unterscheidet (**Abb. 39.2**):

- Röhrenknochen (z. B. Schlüsselbein, Ober- und Unterarmknochen, Mittelhand- und Fingerknochen sowie die entsprechenden Knochen des Beins)
- kurze Knochen (z. B. Hand- und Fußwurzelknochen)
- platte Knochen (Hirnschädel, Schulterblatt, Brustbein und Beckenschaufel)
- irreguläre Knochen (unregelmäßige Knochen, z. B. Gesichtsschädel, Wirbel)

Gelenke

Zwei frei bewegliche Knochen verbinden sich in einem Gelenkspalt, der sich in einer Gelenkhöhle bewegt. Die meisten Gelenke des Körpers sind Diarthrosen. Je nach Beweglichkeit unterscheidet man:

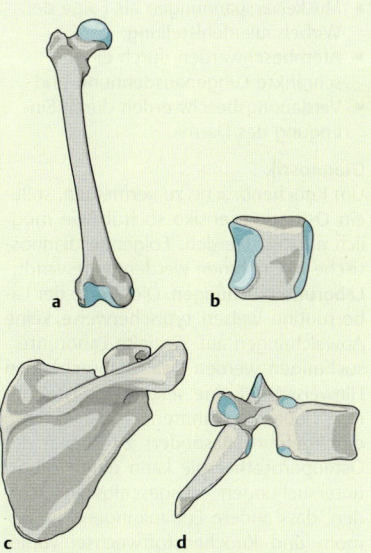

Abb. 39.2 Klassifikation der Knochen. Typische Beispiele der verschiedenen Typen menschlicher Knochen. **a** Röhrenknochen (hier: Oberschenkelknochen), **b** kurzer Knochen (hier: seitliches Keilbein), **c** platter Knochen (hier: Schulterblatt), **d** irregulärer Knochen (hier: Brustwirbel).

- Scharniergelenk
- Radgelenk (Zapfengelenk)
- Kugelgelenk (**Abb. 39.3**)
- Sattelgelenk
- Eigelenk

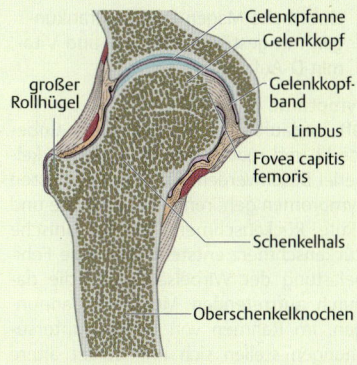

Gelenkpfanne
Gelenkkopf
Gelenkkopfband
großer Rollhügel
Limbus
Fovea capitis femoris
Schenkelhals
Oberschenkelknochen

Abb. 39.3 Hüftgelenk. Das Kugelgelenk der Hüfte besteht aus einer tief eingesenkten hohlkugeligen Gelenkpfanne (hier das Azetabulum des Hüftbeins) und einem drehrunden Gelenkkopf. Nur der durch Druck beanspruchte Teil des Hüftgelenks ist mit Knorpel überzogen (blau). Das Gelenkkopfband enthält Blutgefäße, die den Femurkopf versorgen.

39.1 Pflege von Patienten mit Osteoporose

Susanne Werschmöller

39.1.1 Medizinischer Überblick

Definition

Osteoporose ist eine weitverbreitete Knochenerkrankung, die durch den Verlust von Knochensubstanz gekennzeichnet ist. Kennzeichen sind eine verringerte Knochendichte und eine poröse Knochenstruktur. Der Knochen wird anfälliger für Brüche. In Deutschland leiden zurzeit fast 8 Millionen Menschen daran.

Ursachen und Risikofaktoren

Bei der Osteoporose ist der natürliche Knochenabbau beschleunigt (Physiologie des Knochenstoffwechsels, S. 994). Die Knochensubstanz wird übermäßig abgebaut, Kalzium wird nicht ausreichend eingebaut. In der Folge verliert der Knochen an Festigkeit. Die Gefahr von Knochenbrüchen steigt (**Abb. 39.4**).

Faktoren, die die Entstehung einer Osteoporose begünstigen, sind:

- Östrogenmangel
- bei Frauen: später Eintritt der Hormonproduktion, frühe Menopause,

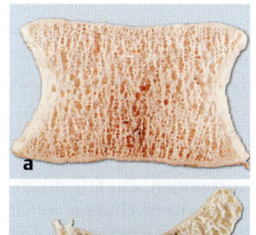
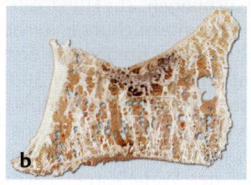

Abb. 39.4 Lendenwirbel. a Normaler Befund, **b** osteoporotisch veränderter Lendenwirbel.

Ovarektomie ohne Hormonsubstitution

- Bewegungsmangel und Immobilität
- Langzeitbehandlung mit Kortikoiden
- Fehlernährung, Untergewicht
- Rauchen und Alkohol
- familiäre Belastung

Klassifikation

Primäre Osteoporose. 95 % aller Betroffenen und besonders Frauen erkranken an der primären Osteoporose. Die primäre Osteoporose steht in engem Zusammenhang mit dem Alter, dem Hormon- und Kalziumstoffwechsel. Die primäre Osteoporose wird nochmals unterteilt in:

- **Typ I** (postmenopausale Osteoporose) beruht auf dem Östrogenmangel in den Wechseljahren, ca. 30 % der Frauen erkranken nach der Menopause an dieser Form der Osteoporose
- **Typ II** (senile Osteoporose) tritt gleichermaßen bei Männern und Frauen über 70 Jahre auf; der natürliche Alterungsprozess, kombiniert mit dem Mangel an Kalzium, Vitamin D und/ oder Bewegung, begünstigt die Entstehung der Osteoporose

Sekundäre Osteoporose. Diese Form der Osteoporose ist sehr viel seltener und betrifft auch Männer. Sekundäre Osteoporosen treten als Folge anderer Erkrankungen auf, z. B.:

- entzündlich-rheumatische Erkrankungen
- Schilddrüsenüberfunktion (S. 987)
- Morbus Cushing, Hypogonadismus
- Diabetes mellitus (S. 971)
- maligne Tumoren (S. 1190)
- Alkoholismus (S. 1148)
- Nikotinabusus
- chronische Magen-Darm-Erkrankungen mit gestörter Kalzium- und Vitamin-D-Aufnahme

Symptome

Oft verläuft eine Osteoporose unbemerkt und macht dem Betroffenen keinerlei Beschwerden. Zu den wichtigsten Symptomen gehören der chronische und akute Rückenschmerz. Der chronische Rückenschmerz entsteht durch die Fehlbelastung der Wirbelsäule und die dadurch auftretenden Muskelverspannungen. Im Rahmen von Röntgenuntersuchungen stellen sich unerwartet ältere Wirbelkörperfrakturen heraus. Der akute Rückenschmerz entsteht durch eine Kompressionsfraktur oder eine frische Impression.

Knochenbrüche treten leicht und überdurchschnittlich häufig auf. Typische Bruchstellen sind der Oberschenkelhals, Wirbelkörper und das Handgelenk. Als Auslöser reichen häufig ein leichter Sturz oder das Heben von schweren Lasten. Im fortgeschrittenen Stadium der Osteoporose können schon ein Abstützen mit der Hand bei einem drohenden Sturz oder ein schwerer Husten eine Fraktur verursachen (Rippenfraktur).

Mit zunehmender Deformierung entwickelt sich eine Kyphose der Wirbelsäule (Buckelbildung) und eine Verringerung der Körpergröße (**Abb. 39.5**). Dies geht einher mit

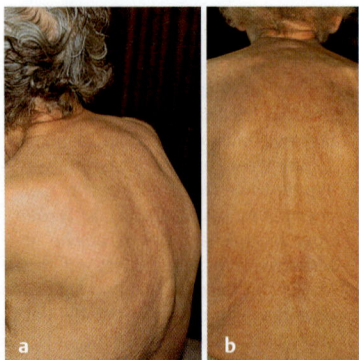

Abb. 39.5 Osteoporosesymptome. a Typischer Rundrücken (sog. Witwenbuckel), **b** Verschiebung der Hautfalten (sog. Tannenbaumphänomen), die überschüssige Haut am Rücken legt sich in Falten.

- Muskelverspannungen als Folge der Wirbelsäulenfehlstellung,
- Atembeschwerden durch eingeschränkte Lungenausdehnung und
- Verdauungsbeschwerden durch Einengung des Darms.

Diagnostik

Um Knochenbrüche zu vermeiden, sollte ein Osteoporoserisiko so früh wie möglich erkannt werden. Folgende diagnostische Maßnahmen werden angewandt.

Laboruntersuchungen. Die Werte der Laborroutine weisen typischerweise keine Abweichungen auf. Gezielte Laboruntersuchungen werden bei entsprechenden Hinweisen auf eine sekundäre Osteoporose oder bekannten Risikofaktoren durchgeführt. Besonders zu Beginn der Osteoporosetherapie kann durch Laboruntersuchungen ausgeschlossen werden, dass andere Erkrankungen im Hormon- und Knochenstoffwechsel vorliegen.

Messung der Knochendichte. Die Osteodensitometrie mittels der DXA-Technik stellt die Basisuntersuchung in der Osteoporosediagnostik dar. Es findet eine relativ strahlenarme Röntgenuntersuchung an der LWS und der Hüfte zur Messung des Knochenmineralgehalts statt. Das Ergebnis wird als T-Wert der Knochendichte beschrieben und gibt einen Hinweis auf die Knochenbruchgefahr. Bei der manifesten Osteoporose dient sie als Verlaufskontrolle und zur Beurteilung der Wirksamkeit der Therapie.

> **MERKE** Nach der Definition der WHO liegt eine Osteoporose vor, wenn der T-Wert unter 2,5 liegt. Als Mittelwert gilt die Knochendichte einer gesunden 30–jährigen Frau.

Röntgenuntersuchungen. Zur Früherkennung sind Röntgenuntersuchungen nicht geeignet, weil sie eine Osteoporose erst bei einem Knochenverlust von über 30 % erkennen lassen. Durch gezielte Röntgenuntersuchungen lassen sich aber osteoporotische Frakturen und typische Veränderungen der Wirbelkörper nachweisen (Keil- und Plattwirbel, Deck- und Grundplatteneinbrüche).

Weitere Untersuchungen. Zur weiteren Abgrenzung von anderen Knochenprozessen werden Diagnoseverfahren wie Skelettszintigrafie, Computertomografie und NMR eingesetzt.

Therapie

Osteoporose sollte so früh wie möglich erkannt und behandelt werden. Ohne Behandlung führt die Erkrankung zu dauerhaften Veränderungen und Einschränkungen. Die sekundäre Osteoporose wird medikamentös oder ursächlich therapiert. Bei der primären Osteoporose ist eine kausale Therapie nicht bekannt.

Ziel der Behandlung ist die Reduktion des Knochenabbaus und eine Senkung des Frakturrisikos. Aus diesem Grund werden Therapiekonzepte empfohlen, die auch präventiv wirken. Zu diesen Maßnahmen gehören:

- medikamentöse Therapie
- Schmerztherapie
- operative Therapie (Vertebroplastie)
- Krankengymnastik und Verhaltensrichtlinien

Medikamentöse Therapie. Als Basistherapie erhält der Patient in ausreichendem Maße Kalzium (mindestens 1000 mg pro Tag) und Vitamin D.

Gefährdeten Patienten mit gesicherter Knochendichteminderung stehen verschiedene Medikamente zur Verfügung:

- Biophosphonate: Sie hemmen die Aktivität der knochenabbauenden Zellen (Osteoklasten), ohne dabei die knochenaufbauenden Zellen (Osteoblasten) in ihrer Tätigkeit zu beeinträchtigen. Der Wirkstoff steht als Tablette oder Injektion zur Verfügung und wird täglich, wöchentlich oder monatlich verabreicht.
- Selektive Östrogenrezeptoren-Modulatoren (SERMs): Sie wirken ebenso wie Östrogene positiv auf die Knochenstruktur. Jedoch werden Östrogene zur Therapie der Osteoporose nicht mehr empfohlen.
- Parathormone: Sie regulieren den Kalzium- und den Knochenstoffwechsel. Sie werden täglich subkutan injiziert.
- Strontiumranelat: Es stimuliert den Knochenaufbau und hemmt den Abbau.
- Calcitonine: Sie haben eine analgetische Wirkung und wirken dem Knochenabbau entgegen.

> **MERKE** Welche der zur Verfügung stehenden Medikamente oder Medikamentenkombinationen verordnet werden, hängt von der Knochendichte und dem Beschwerdebild des Patienten ab.

Schmerztherapie. Bei fortgeschrittener Erkrankung und starken Schmerzen wird der Patient mit peripher wirksamen Analgetika, Antirheumatika und lokalen Infiltrationen mit einem Lokalanästhetikum-Kortikoid-Gemisch behandelt. Physikalische Maßnahmen wie Massagen, warme Anwendungen und Bewegungstherapien im Wasser tragen ebenso wie Entspannungsübungen zur Schmerzreduktion bei.

Operative Therapie. Zur Behandlung von schmerzhaften osteoporosebedingten Wirbelkörperfrakturen wird in einer minimalinvasiven Operation fehlende Knochenmasse durch Einspritzen von Knochenzement ausgeglichen. Der Wirbelkörper wird von innen gefestigt.

Physiotherapie und Verhaltensrichtlinien. Eine ausreichende körperliche Belastung ist zum Erhalt der Knochenfestigkeit erforderlich, deshalb ist eine physiotherapeutische Behandlung sowohl in der Therapie als auch in der Prophylaxe der Osteoporose sinnvoll. Vor allem nach einer Frakturbehandlung muss der Patient frühzeitig mobilisiert werden, um seine Mobilität zu erhalten oder wiederherzustellen. Der Patient kann mit Funktionstraining und Rehasport aktiv dazu beitragen, dem Knochenabbau entgegenzuwirken und damit das Risiko für Knochenbrüche zu senken.

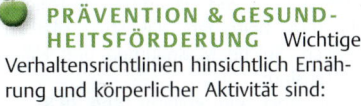

PRÄVENTION & GESUND-HEITSFÖRDERUNG Wichtige Verhaltensrichtlinien hinsichtlich Ernährung und körperlicher Aktivität sind:

Ernährung:
- ausreichende Kalziumzufuhr (z. B. Milchprodukte, kalziumreiches Mineralwasser)
- Verzicht auf Alkohol und Nikotin
- Verzicht auf Phosphate (z. B. in Cola-Getränken und Wurst), die die Kalziumaufnahme verhindern

Körperliche Aktivität:
- regelmäßiger Aufenthalt im Freien (10 Min. reichen schon aus!)
- Gymnastik, Schwimmen, Wandern, leichte körperliche Arbeiten

39.1.2 Pflege- und Behandlungsplan

Die stationäre Aufnahme einer Osteoporosepatientin erfolgt meistens nach einem Sturz mit entsprechenden Verletzungen (Frakturen, S. 1010) oder zur Einleitung einer Schmerztherapie bei chronischen Schmerzen (S. 1170).

FALLBEISPIEL Frau Brunkhorst ist 56 Jahre alt. Sie klagt über wiederkehrende belastungsabhängige Rückenschmerzen seit mehreren Jahren. Bei einer Röntgenuntersuchung wird eine ältere Wirbelkörperfraktur festgestellt. Frau Brunkhorst übt als Bürokauffrau eine sitzende Tätigkeit aus und treibt keinerlei Ausgleichssport. In der Anamnese finden sich weitere Risikofak-

toren für eine Osteoporose: Sie gibt ihre Menopause mit 51 Jahren an; ihre Mutter, heute 78 Jahre alt, hatte vor 5 Jahren einen Oberschenkelhalsbruch und lebt jetzt nach langer Reha-Zeit in einem Pflegeheim. Frau Brunkhorst selbst hatte vor 4 Jahren nach einem Sturz eine Radiusfraktur. _____

Alle pflegerischen Maßnahmen orientieren sich am Zustand des Patienten und am Ausmaß der Einschränkungen. Für die Pflegenden stehen folgende Schwerpunkte im Vordergrund:

Überwachung der medikamentösen Therapie

Calcitonine

Alle Osteoporosemedikamente können Nebenwirkungen haben. Die Medikation erfolgt über einen längeren Zeitraum und die Pflegeperson achtet auf die korrekte Einnahme der Medikamente.

Calcitonin als Injektionslösung muss s. c. (S. 655) verabreicht werden und wird oft begleitet von Übelkeit und Erbrechen. Der Wirkstoff steht auch als Nasenspray zur Verfügung. Von den meisten Patienten wird Calcitonin so besser vertragen. Nach einer entsprechenden pflegerischen Anleitung kann die Einnahme selbstständig durchgeführt werden.

Parathormone

Die tägliche subkutane Injektion des Parathormons kann mithilfe eines PEN von den Patienten selbstständig durchgeführt werden.

Biphosphonate und Vitamin D

Medikamente, die zur Gruppe der Biphosphonate gehören, sollten nicht mit Nahrungsmitteln oder Getränken mit hohem Kalziumgehalt (z. B. Milchprodukten) eingenommen werden. Sie antagonisieren sich gegenseitig und verhindern so die Aufnahme des Wirkstoffs.

Bettlägerige Patienten erhalten 800 – 2000 I.E. Vitamin D pro Tag, weil die natürliche Bildung im Körper unter Sonnenbestrahlung fehlt. Die Pflegeperson verabreicht Vitamin D je nach ärztlicher Anordnung.

Schmerztherapie

Die Pflegeperson verabreicht dem Patienten die angeordnete Schmerzmedikation. Beobachtet sie Nebenwirkungen, muss sie dies in der Patientenakte dokumentieren und dem behandelnden Arzt mitteilen. Ein Schmerzprotokoll unterstützt dabei, die Schmerzart, -dauer, -intensität und -lokalisation zu definieren. Es ist sorgfältig zu führen. Professionelle Beobachtung und Einfühlungsvermögen

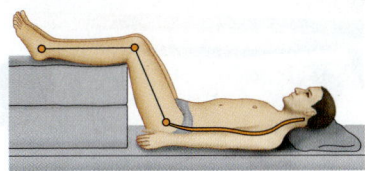

Abb. 39.6 Schmerzlagerung. Bild einer angepassten 90°-Stufenlagerung.

sind Bestandteil der pflegerischen Schmerzbegleitung. Im Rahmen der Krankenbeobachtung erkennt die Pflegeperson schmerzbegünstigende und schmerzauslösende Faktoren. Sie unterstützt den Patienten dabei, diese Faktoren auszuschalten oder zu reduzieren.

Lagerung. Leidet der Patient an Rückenschmerzen, kann eine Stufenlagerung schmerzlindernd wirken. Dabei werden die Beine des Patienten z. B. auf einen Schaumstoffblock gelagert, sodass Hüft- und Kniegelenk im 90°-Winkel gebeugt sind. Die Muskulatur wird entspannt, die Schmerzen damit gelindert (**Abb. 39.6**).

Wärme- oder Kälteanwendungen. Nach Rücksprache mit dem Arzt können dem Patienten Wärme- oder Kälteanwendungen angeboten werden (S. 410). Wärmeanwendungen fördern die Durchblutung und lockern die verspannte Muskulatur, trockene Kälte wirkt antientzündlich und schmerzlindernd.

Unterstützung bei den ATL

Vor allem nach einem Sturz kann es sein, dass der Patient Hilfe bei den ATL benötigt. Dabei ist darauf zu achten, dass die vorhandene Mobilität erhalten bleibt und der Patient zur Selbstständigkeit motiviert wird. Besonders ältere Patienten scheuen z. B. aus Sorge vor einem neuen Sturz ausreichende Bewegung. Aber gerade diese Menschen müssen ihre Bewegungssicherheit wiedergewinnen.

Körperpflege

Je nach Einschränkung der Beweglichkeit wird der Patient am Waschbecken bei der Körperpflege unterstützt. Pflegerische Unterstützung ist notwendig, wo Schmerzen auftreten oder verschlimmert werden, z. B. beim Waschen der Beine oder beim An- und Ausziehen. Dem Patienten können verschiedene Hilfsmittel zur Verfügung gestellt werden, die ihn trotz seiner Einschränkungen zur Selbstständigkeit motivieren. Die Körperpflege im Bett sollte vermieden werden, weil die Immobilität zu weiteren Komplikationen führen kann.

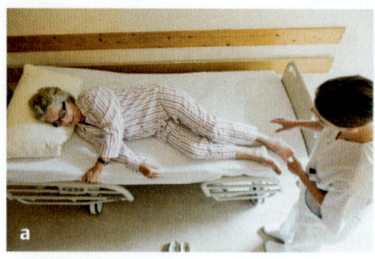 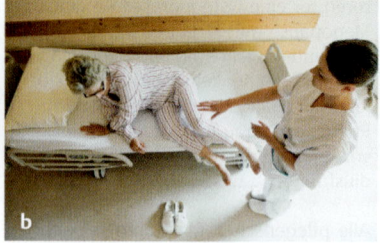 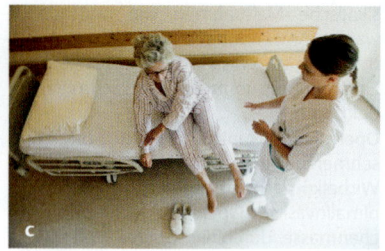

Abb. 39.7 Knochenschonende Aufstehtechnik. a „En-bloc-Drehen" von Oberkörper und Becken, um die Rotation der Wirbelsäule beim Aufstehen gering zu halten. **b** Entlastung der Wirbelsäule und Rückenmuskulatur durch Abgeben des Oberkörpergewichts über den rechten Arm auf das Bett. **c** Langsames rückenschonendes Aufrichten des Oberkörpers durch Abstützen der Hände an der Bettkante.

Bewegung

Regelmäßige körperliche Aktivität trainiert die Muskulatur, festigt die Knochenstruktur und verbessert die Bewegungsabläufe. Die Remobilisierung nach einer Frakturbehandlung dient nicht nur der Wiederherstellung der ursprünglichen Beweglichkeit, sondern verhindert einen weiteren Knochensubstanzverlust. Außerdem ist die medikamentöse Therapie ohne Bewegung weniger wirksam.
Übungsprogramm. Der Umfang der körperlichen Aktivität ist mit dem behandelnden Arzt und dem Physiotherapeuten abzusprechen. Für neu betroffene Patienten wird im Rahmen seiner körperlichen Möglichkeiten ein Übungsprogramm erstellt, welches ihn im täglichen Leben unterstützen kann. Der Patient erlernt knochenschonende Bewegungsabläufe, bei denen ruckartige Bewegungen oder Bücken vermieden werden. **Abb. 39.7** zeigt eine knochenschonende Technik vom Aufstehen aus dem Bett, die ein Patient mit Osteoporose im Rahmen des Übungsprogramms erlernt. Patienten, die schon länger an Osteoporose leiden, sollten die erlernten Übungen auch im Krankenhaus weiterhin regelmäßig durchführen. Die Pflegeperson motiviert sie dahingehend.

> ➡ **MERKE** Bewegung und die damit verbundene Belastung sind für die Knochen der wichtigste Aufbaureiz, um eine Fraktur poröser Knochen zu verhindern. Knochenschonende Bewegungen reduzieren die Schmerzen, die sonst beim Bewegen auftreten. ———

Ernährung

Betroffene Patienten und deren Angehörige werden in Zusammenarbeit mit einer Diätassistentin über die Wichtigkeit einer gesunden Ernährung informiert. Den Patienten werden Nahrungstabellen mit kalziumreichen Lebensmitteln zur Verfügung gestellt, aus denen der Tagesbedarf ersichtlich wird. Ihm wird der Genuss von Seefisch empfohlen, weil darin Vitamin D enthalten ist. Auf Lebensmittel mit übermäßig hohem Phosphatanteil sollte verzichtet werden, weil es die Kalziumaufnahme verhindert. Phosphate sind z. B. in Colagetränken, Schokolade und Wurst enthalten. Auch Bier und Wein sind „Kalziumräuber" und sollten nur in geringem Maß genossen werden.

> 🍏 **PRÄVENTION & GESUNDHEITSFÖRDERUNG** Es zeigt sich, dass ausreichende Bewegung in jungen Jahren den Aufbau der maximalen Knochenmasse bewirkt und dadurch Osteoporose vorbeugen kann. Für den Aufbau und Erhalt der Knochen müssen über die Nahrung täglich ca. 1500 mg Kalzium und ca. 1000 I.E Vitamin D aufgenommen werden. „Kalziumräuber" wie Rauchen, Koffein, Alkohol und zuviel Zucker schaden dem Knochen. ———

Atmung

Die eingeschränkte Bewegungsfähigkeit, Schmerzen und die Einengung des Thorax durch den sog. Rundrücken sind Risikofaktoren, die zu einer Pneumonie führen können. Die folgenden pflegerischen Maßnahmen sind geeignet, um das Risiko zu senken:
- Triflow-Atemtrainer oder Giebelrohr
- Flanken- oder Bauchatmung
- atemstimulierende Einreibung (ASE, S. 413).

Weiterführende Informationen und Pflegemaßnahmen werden in Kap. 16 (S. 425) behandelt.

Vorbereitung auf die Entlassung

Ist die stationäre Behandlung abgeschlossen, wird mit dem Patienten ein Entlassungsgespräch geführt, um auf bestehende Fragen und wichtige knochenschonende Verhaltensregeln einzugehen.

Senkung des Sturzrisikos

Ein Hauptproblem älterer Menschen sind die überall lauernden Sturzgefahren. Hinzu kommen zusätzliche Einschränkungen, z. B. Sehstörungen, Balancestörungen, herabgesetzte Reaktion durch Medikamente und Dranginkontinenz. Folgen eines Sturzes können von vorübergehenden Schmerzen bis zur bleibenden Bewegungseinschränkung reichen. Zudem kann die Angst vor weiteren Stürzen den Patienten beeinträchtigen.

Der Patient wird über verschiedene Maßnahmen und Hilfsmittel informiert, die dazu beitragen, das Sturzrisiko zu senken. Solche Maßnahmen und Hilfsmittel sind:
- Gehstock oder Rollator (**Abb. 39.8**)
- geeignetes Schuhwerk
- ausreichende Beleuchtung (z. B. auf dem Weg zum Bad und auf Treppenstufen)
- Stolperfallen ausschalten (Kabel, Teppiche)
- Handläufe und Handgriffe

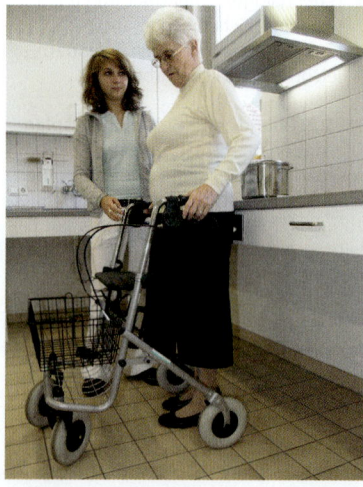

Abb. 39.8 Rollator. Beispiel eines Hilfsmittels. Das Gehen damit kann mithilfe der Pflegeperson geübt werden.

- Toilettenerhöhung
- Einstiegshilfen für die Badewanne oder Duschsitze
- Hilfsmittel wie Kehrschaufeln mit verlängertem Griff, Greifzange, Schuhanzieher usw.
- spezielle Hüftprotektoren aus Kunststoff
- Korsetts

Beratung

Beratung zu medizinischen Leistungen im Rahmen des Bundessozialhilfesetzes, zu Maßnahmen der medizinischen und beruflichen Rehabilitation sowie die Anerkennung als Schwerbehinderter, können über den Sozialdienst des Krankenhauses erfolgen. Sanitätshäuser beraten Osteoporosepatienten hinsichtlich der angebotenen Hilfsmittel.

Selbsthilfegruppen. Sie bieten dem Patienten Unterstützung und Hilfe zur Selbsthilfe. Die Betroffenen können im Rahmen von Gruppentreffen spezielle Fachvorträge hören und gemeinsame Freizeitaktivitäten erleben. Die Adressen der nächsten regionalen Selbsthilfegruppe sollten zur Verfügung gestellt werden (S. 1026).

39.2 Pflege von Patienten mit rheumatischen und degenerativen Gelenkerkrankungen

Jürgen Ohms

Rheuma ist ein Überbegriff für eine Vielzahl rheumatischer Erkrankungen mit mehr als 100 Krankheitsbildern. Vorrangig handelt es sich hierbei um Erkrankungen des Bewegungs- und Stützapparates, aber auch Organe können betroffen sein. Zu den rheumatischen Erkrankungen zählen u. a.: rheumatoide Arthritis, Morbus Bechterew, Kollagenosen (z. B. Lupus erythematodes, Sklerodermie), Vaskulitiden, Fibromyalgie, Arthrosen, Psoriasis arthritis.

Rheumatische Erkrankungen verlaufen meistens chronisch progredient und sind i. d. R. nicht heilbar. Die Ursachen für Rheuma sind bis heute nicht erforscht. Rheuma kann bislang durch Medikamente und andere Behandlungsmethoden zwar eingedämmt, aber nicht geheilt werden. Das bedeutet, Erkrankte müssen sich auf ein Leben mit einer chronischen Erkrankung einstellen.

Rheuma ist keine „Alterserkrankung". Kinder, Jugendliche und Erwachsene jeden Alters können betroffen sein. Eine frühzeitige Erkennung und Behandlung durch einen Facharzt ist entscheidend, um Spät- und Folgeschäden an den Gelenken oder inneren Organen zu vermindern bzw. auszuschließen.

Die medikamentöse Behandlung kann unterstützt werden durch verschiedene ergänzende therapeutische Begleitmaßnahmen, wie physikalische Therapien (z. B. Warmwasser- oder Trockengymnastik), ergotherapeutische Versorgung oder Schmerz- und Stressbewältigungsverfahren. Darüber hinaus sind Angebote zur Stärkung der Selbsthilfekräfte und zur Förderung eines positiven Umgangs mit der Erkrankung wichtig.

39.2.1 Medizinischer Überblick

Mit dem Begriff „Rheuma" werden Schmerzzustände am Bewegungsapparat beschrieben. Rheuma verbindet Krankheiten völlig unterschiedlicher Genese miteinander (rheumatischer Formenkreis). Die einzige Gemeinsamkeit der unterschiedlichen Erkrankungen ist der Schmerz, der meist von einer Funktionseinschränkung begleitet wird. Nach Art und Lokalisation der Erkrankung werden unterschieden:

- entzündlich-rheumatische Gelenkerkrankungen
- degenerativ-rheumatische Gelenkerkrankungen
- rheumatische Weichteilerkrankungen

Entzündliche Gelenkerkrankungen

Definition

Zu den wichtigen entzündlichen rheumatischen Erkrankungen gehören:

- chronische Polyarthritis (c.P.)
- Morbus Bechterew

Ursachen

Die Ursachen sind häufig unbekannt. Bei vielen Patienten liegt eine erbliche Disposition vor. Die erbliche Komponente lässt sich durch das Oberflächenantigen HLA B27 nachweisen, was sich an die Lymphozyten bindet. Es wird angenommen, dass die Erkrankung durch bakterielle Infektionen gestartet wird.

Symptome und Krankheitsverlauf

Charakteristisch für entzündlich-rheumatische Gelenkerkrankungen ist der Ruheschmerz. Sie sind weiterhin gekennzeichnet durch die langsame entzündliche Infiltration der Gelenkinnenhaut (Membrana synovialis). Der Krankheitsverlauf wird in 4 Phasen eingeteilt:

1. Proliferative Phase. Im Frühstadium führt die Veränderung zu wiederkehrenden schmerzhaften Gelenkergussbildungen. Mit zunehmenden Veränderungen kommt es zur gelenknahen Osteoporose (S. 995).

2. Destruktive Phase. Die entzündliche Gelenkinnenhaut greift auf das Knorpelgewebe über. Es wird durch die auflie-

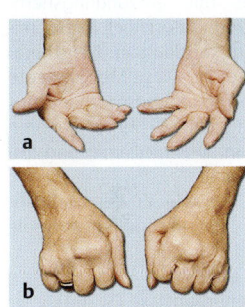

Abb. 39.9 Ausgebrannte Phase. a Rheumatisch deformierte Hände, **b** ausgeprägte Kapselschwellung.

gende Gewebsschicht (Pannusgewebe) infiltrierend überwachsen.

3. Degenerative Phase. Durch die Überdehnung der Gelenkkapsel wird das Gelenk instabil (Schlottergelenk). Der Knochen wird von den Gelenkrändern her unterwandert.

4. Ausgebrannte Phase. Durch die Unterwanderung des Knochens wird das gesamte Gelenk zerstört. Der Prozess der Zerstörung kommt zum Stillstand, entzündliche Schübe sind nicht mehr zu erwarten. Das Gelenk ist deformiert oder knöchern versteift (**Abb. 39.9**).

Diagnostik

Im Frühstadium lassen sich entzündlich-rheumatische Gelenkerkrankungen nicht sicher diagnostizieren. Folgende Methoden werden angewandt, um sie auszuschließen bzw. zu bestätigen:

- Anamnese und Palpation der Gelenke
- Röntgenaufnahmen
- Labortests: BSG und Rheumafaktoren, wie antinukleäre Faktoren (ANF) und HLA-Antigen-B27
- Arthroskopie (Spiegelung des Gelenks mittels starrem Endoskop)

Therapie

Die therapeutischen Maßnahmen orientieren sich am Ausmaß und am Stadium der Erkrankung. Das Therapieschema setzt sich zusammen aus folgenden Maßnahmen.

Allgemeine Maßnahmen. Zu ihnen zählen

- Ruhe oder lokale Ruhigstellung befallener Gelenke im Schub,
- Behandlung von Begleiterkrankungen (z. B. Anämien),
- gesunde Ernährung und
- psychische Stabilisierung.

Medikamentöse Therapie. Im Frühstadium erhält der Patient Antiphlogistika (Medikamente mit entzündungshemmender Wirkung). Bei schnell fortschreitendem Verlauf werden sog. Basistherapeutika verabreicht. Diese Medikamente greifen in den Entstehungsmechanismus der Erkrankung ein. Zu ihnen gehören z. B. Chloroquin, D-Penicillamin und Immunsuppressiva.

Physikalische Therapie. Zu den Maßnahmen der Kryo-, Physio- und Ergotherapie gehören u. a.

- Lagern der Gelenke,
- Kontrakturenprophylaxe (S. 264),
- im akuten Schub Kälteanwendungen (S. 410),
- Versorgen mit Hilfsmitteln (*Abb. 39.10*),
- Selbsthilfeversorgung und Bäder.

Operative Therapie. Die operative Behandlung steht dann im Vordergrund, wenn nur ein Gelenk krankhaft verändert ist. Durch Entfernung der Gelenkinnenhaut (Synovialektomie) wird der entzündliche Schub der Erkrankung unterbrochen. Damit kann zumindest eine vorübergehende Stabilisierung des Krankheitsverlaufes bewirkt werden.

Bei Deformitäten stehen zahlreiche operative Verfahren zur funktionellen Wiederherstellung zur Verfügung. Dabei werden Knochen mit Meißel oder Säge durchtrennt, um Fehlstellungen auszugleichen (Osteotomien).

Bei sehr stark ausgeprägten Deformierungen kommen an Hand und Fuß gelenkversteifende Operationen (Arthrodese), an den großen Körpergelenken v. a. Gelenkersatzoperationen zum Einsatz.

Degenerative Gelenkerkrankungen

Definition

Bei einer degenerativen Gelenkerkrankung handelt es sich um eine Entartung des Knochengewebes. Sie wird begleitet von einer sekundären Knochenläsion und entzündlich bedingter Schrumpfung der Gelenkkapsel. Die degenerative Gelenkerkrankung ist auch als Arthrosis deformans oder Arthrose bekannt.

Ursachen und Einteilung

Die Arthrose entwickelt sich aus einem Missverhältnis zwischen Beanspruchung und Beschaffenheit bzw. Leistungsfähigkeit eines Gelenks. Es wird unterschieden zwischen:

- **primärer Arthrose:** Als Ursache liegt eine unbekannte Minderwertigkeit des Knorpelgewebes vor
- **sekundäre Arthrose:** verursacht durch
  - Über- bzw. Fehlbelastung,
  - Traumen (z. B. Gelenkflächenfrakturen),
  - entzündliche Gelenkprozesse (c.P.),
  - metabolische Erkrankungen (z. B. Gicht) oder
  - endokrine Erkrankungen (z. B. Hypothyreose, S. 988).

Symptome und Krankheitsverlauf

Die Hauptsymptome von degenerativen Gelenkerkrankungen sind

- Schmerz,
- Schwellung,
- Muskelverspannung,
- Bewegungseinschränkungen und
- zunehmende Deformität.

Je nach Krankheitszeichen wird der Verlauf in 3 Stadien eingeteilt.

Stadium I. Belastungsabhängige Schmerzen und Muskelverspannungen treten schon im Anfangsstadium auf.

Stadium II. Bewegungsschmerzen treten auf. Bei passiver Bewegung spürt der Betroffene einen Schmerz direkt im kranken Gelenk, bei aktiver Bewegung in der Muskulatur. An den unteren Extremitäten ist ein Einlaufschmerz typisch. Er bildet sich nach einer kurzen Wegstrecke zurück.

Stadium III. Im fortgeschrittenen Stadium tritt ein Ruheschmerz auf. Das betroffene Gelenk versteift zunehmend. Durch die Deformierung der Gelenkkör-

per kann es zu Achsenfehlstellungen und Instabilität des Gelenks mit begleitender Muskelatrophie kommen.

Diagnostik

Die Diagnosestellung erfolgt im Frühstadium mittels Anamnese und Tastbefund des Gelenks. Typisch ist die Angabe eines Anlaufschmerzes nach längerem Sitzen und Liegen, der beim Gehen abklingt. Zusätzlich kann bei aktivierter Arthrose ein Gelenkerguss ertastet werden.

Erst im fortgeschrittenen Stadium können auf dem Röntgenbild degenerative Veränderungen nachgewiesen werden.

Therapie

Das Ziel der Behandlung ist die Schmerzlinderung und der Erhalt der Gelenkfunktion. Die Therapie erfolgt symptomatisch. Sie orientiert sich an den Hauptsymptomen. Gemeinsam mit dem Patienten wird ein Behandlungskonzept aufgestellt, welches folgende Maßnahmen umfasst:

- Ruhigstellung des Gelenks
- physikalische und krankengymnastische Maßnahmen
- orthetische Maßnahmen (z. B. Schuheinlagen)
- medikamentöse Therapie (z. B. Analgetika, Antiphlogistika)
- evtl. operative Maßnahmen (z. B. Gelenkersatz, -versteifung)

39.2.2 Situation des Patienten

FALLBEISPIEL Frau Maria Schubert, 63 Jahre alt, wird wegen Verschlechterung ihres Allgemeinzustandes bei bekannter chronischer Polyarthritis von ihrem Hausarzt in das St. Marien-Krankenhaus eingewiesen.

Vor 6 Jahren klagte Frau Schubert zum ersten Mal über geschwollene und stark schmerzhafte Fingergrund- und Handgelenke, die sich zudem heiß anfühlten. Darüber hinaus ist ihre Beweglichkeit durch Schmerzen im rechten Hüftgelenk zunehmend stark eingeschränkt. Die vom Arzt bisher verordneten „Rheumamedikamente" konnten nicht verhindern, dass die Erkrankung sich weiter ausbreitete. Inzwischen sind auch Schultern und Kniegelenke befallen. Wenn ein akuter Schub auftritt, kommt sie vor Schmerzen nicht aus der Wohnung. Die Treppe bis zum Erdgeschoss ist für sie dann ein unüberwindbares Hindernis. Wenn sie auf andere angewiesen ist, fühlt sie sich ganz erbärmlich. Schließlich war sie früher

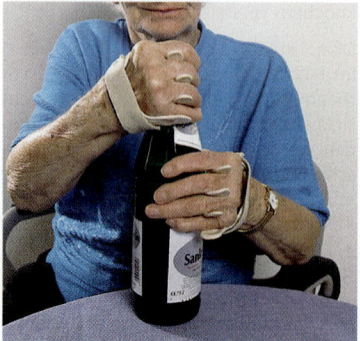

Abb. 39.10 **Hilfsmittel.** Mit einer Schiene an den Händen kann die Patientin die Flasche besser öffnen.

immer selbstständig und fiel nie jemandem zur Last.

Aufgrund der angeordneten Medikamente leidet sie immer stärker unter Magenschmerzen. Die zunehmende Müdigkeit und Erschöpftheit kommt wohl von einer medikamentös ausgelösten Anämie, so wurde es ihr vom Hausarzt erklärt. Zu schaffen machen ihr auch die Deformierungen der Hände, die viele alltägliche Verrichtungen fast unmöglich machen. Kleidungsstücke mit Knöpfen oder Reißverschlüssen kann sie nicht mehr anziehen. Wegen anhaltender starker Schmerzen hat sie einige Nächte schon nicht mehr richtig geschlafen. Die bisherigen Medikamente helfen nicht mehr so gut, zudem verträgt sie diese auch nicht mehr. Im Krankenhaus soll sie nun auf neue Medikamente eingestellt werden.

Beim Aufnahmegespräch weint Frau Schubert. ────────────

Für die meisten Erkrankten stellt der Beginn einer rheumatischen Erkrankung ein einschneidendes Erlebnis dar. Mit der Erkrankung treten viele Veränderungen von Beschwerden auf. Im Vordergrund stehen zunächst Beeinträchtigungen des körperlichen Befindens. Dazu gehören ständige oder ständig wiederkehrende Schmerzen im gesamten Bewegungsapparat sowie Gelenkschwellungen. Infolgedessen kommt es zu erheblichen Bewegungseinschränkungen bis hin zu Funktionsverlusten.

Die meisten Erkrankten leiden unter einer Verminderung der Kraft, der Feinmotorik und des allgemeinen Leistungsvermögens. Tätigkeiten im Alltag und Beruf können nicht mehr oder in gewohnter Form ausgeführt werden. Viele Erkrankte fühlen sich frühzeitig müde, kraftlos und weniger belastbar. Auch die psychische Verfassung kann aus dem Gleichgewicht kommen.

Das hat Auswirkungen auf alle Lebensbereiche. Infolge der verminderten Leistungsfähigkeit machen sich viele Betroffene Sorgen um ihren Arbeitsplatz. Sehr oft kann der erlernte Beruf nicht mehr ausgeübt werden. Die Frage nach Rehabilitationsmaßnahmen steht an. Auch im Freizeitbereich kommt es meistens zu einer Reduzierung gewohnter und geliebter Aktivitäten bis hin zu einer mangelnden Mobilität.

Nicht immer reagiert die Umwelt mit Verständnis auf die Situation des Erkrankten. Es kommt zum Verlust des Selbstwertgefühls. Dabei droht die Gefahr des sozialen Rückzugs und der Isolation.

Eine Untersuchung des Deutschen Rheuma-Forschungszentrums zum Hilfebedarf rheumakranker Menschen verdeutlichte, dass in Mehrpersonenhaushalten rheumakranker Menschen die Hilfeleistung überwiegend vom Partner erbracht wird. Die Qualität der Unterstützung ist jeweils abhängig vom Gesundheitszustand des Hilfeleistenden, der in der Dauer und Intensität der Betreuung variiert. Für betreuende Angehörige sind daher begleitende Angebote, wie ein Pflegenottelefon oder Schulungen, von besonderer Bedeutung und müssen entsprechend zur Verfügung stehen.

Es dauert meist sehr lang, bis der Betroffene sich an die veränderte Situation angepasst hat. Er durchläuft u. U. mehrere Phasen, in denen er mit den verschiedenen Ausprägungen der Krankheit konfrontiert wird. Dabei benötigt er vielfältige Unterstützung, besonders auch durch Angehörige und Freunde. Das multiprofessionelle Team in und außerhalb der Klinik klärt auf, berät und begleitet ihn auf seinem Weg.

🍏 PRÄVENTION & GESUNDHEITSFÖRDERUNG Selbsthilfeorganisationen leisten hervorragende Arbeit und zeigen dem Erkrankten Wege durch und Hilfen für den Alltag auf. Die Deutsche Rheuma Liga oder die Deutsche Vereinigung Morbus Bechterew (DMVB) veröffentlichen z. B. nützliche Informationen für Betroffene:

- Achten Sie beim Arbeiten, Ausspannen und Schlafen auf Ihre Haltung. Sie werden später froh um jedes bisschen weniger Krümmung sein.
- Führen Sie Ihre täglichen Übungen beharrlich durch, um sich möglichst viel Beweglichkeit zu erhalten.
- Schrecken Sie nicht vor der Einnahme der verordneten Medikamente zurück, wenn sich die Schmerzen durch Bewegungsübungen allein nicht beherrschen lassen.
- Achten Sie auf Ihre allgemeine Gesundheit und eine vernünftige Lebensweise.
- Beobachten Sie Ihr Verhalten und die Folgen, um daraus zu lernen.
- Erkennen und akzeptieren Sie Ihre Grenzen.
- Bleiben Sie lebensfroh und versuchen Sie, auch mit der Krankheit ein erfülltes Leben zu führen. ────────

39.2.3 Pflege- und Behandlungsplan
Aufgrund der Vielzahl der rheumatischen Erkrankungen und deren Verläufe ergeben sich unterschiedliche Anforderungen an die Pflege rheumakranker Men-

schen. Ziel jeglicher Pflege bei rheumatischen Erkrankungen muss sein, die größtmögliche Unabhängigkeit der Patienten zu erhalten, zu erreichen oder wiederherzustellen, um so ein selbstbestimmtes Leben in der Gesellschaft zu ermöglichen.

Pflege in der Akut- und Anschlussphase
Das akute Krankheitsgeschehen ist geprägt durch starke Schmerzen und eine teilweise oder vollständige Bewegungsunfähigkeit. Manche Patienten fühlen sich müde, kraftlos und wenig belastbar. Bewegungsbehinderungen und Steifheit der Gelenke behindern bei scheinbar einfachen alltäglichen Verrichtungen. Dieses Handicap kann vorübergehend oder dauerhaft sein und somit die Inanspruchnahme von Hilfen notwendig machen.

In der akuten Krankheitsphase ist es notwendig, dass der Patient von der Pflegeperson bei allen ATL unterstützt wird. Des Weiteren koordiniert sie die therapeutischen Maßnahmen. Die Pflegeperson ist verantwortlich dafür, dass der Patient

- aufgeklärt und informiert wird,
- je nach Krankheitszustand körperlich geschont oder belastet wird,
- seine Beweglichkeit erhält bzw. diese durch Bewegungsübungen gefördert wird,
- seelisch entlastet wird und evtl. eine psychologische Therapie erhält,
- sich ruhig und geborgen fühlt,
- keine Komplikationen erleidet (z. B. Kontrakturen, S. 264 oder Druckgeschwüre, S. 253),
- durch eine entlastende und zugleich funktionserhaltende Gelenkstellung schmerzfrei wird,
- bei Bedarf Schuheinlagen und Gehstützen erhält,
- eine zeitliche und der Schmerzintensität entsprechende medikamentöse Therapie erhält.

Unterstützende Hilfsmittel
Die weitgehend selbstständige Körperpflege kann durch zahlreiche Hilfsmittel erleichtert werden. Den Gebrauch dieser Utensilien erlernt der Patient am besten in einer schmerzfreien Phase. Eine Vielzahl von Alltagshilfen werden angeboten, z. B. spezielles Essbesteck und ergonomisch geformte Tassen oder Becher. **Ergonomisch geformte Bürsten mit langem Stiel.** Sie ermöglichen dem Patienten, Funktionseinschränkungen im Schultergelenk auszugleichen. So kann sich der Patient z. B. den Rücken waschen, ohne Hilfe zu benötigen.

Spezielle Haarkämme. Die Unbeweglichkeit kann auch die Haarpflege erschweren. Ein spezieller Kamm ermöglicht die selbstständige Haarpflege.

Spezielle Griffe. Die Türen zum Badezimmer und WC sollten mit einem speziellen Griff versehen sein, damit der Patient sie selbstständig öffnen und schließen kann. Armaturen am Waschbecken oder in der Dusche können mit einem Spezialgriff ausgerüstet werden. Sie erleichtern das Waschen und tragen dazu bei, dass der Patient sich sicher fühlt. Die Motivation zur Eigentätigkeit wird erhöht und so die Angst vorm Fallen oder Ausrutschen reduziert.

Toilettensitzerhöhungen. Sie erleichtern das Hinsetzen und Aufstehen.

Rutschfeste Duscheinlagen und Einstiegshilfen. Eine rutschfeste Dusch- oder Badewanneneinlage wird in Verbindung mit Haltegriffen installiert. Eine hydraulisch betriebene Einstiegshilfe ermöglicht dem Patienten ein angenehmes und sicheres Sitzen in der Badewanne. Gleichzeitig kann er ohne Probleme wieder aus der Wanne heraus steigen.

→ **MERKE** Vom Ergotherapeuten angefertigte Hilfsmittel, angepasste Orthesen und technische Hilfsmittel ermöglichen eine Verbesserung der Bewegungsmöglichkeiten.

Unterstützung bei den ATL

Kleidung. Bei der Wahl der Kleidungsstücke ist auf Funktionalität zu achten, ohne dabei den persönlichen Geschmack zu vernachlässigen. Ein Klett- oder Reißverschluss ist dabei einer Knopfleiste vorzuziehen. Ein praktischer Strumpfanzieher unterstützt den Patienten. Wenn der Patient z. B. im Rahmen der Bewegungstherapie wieder am Tisch sitzen kann, sollte der Stuhl seitliche Armlehnen zum Abstützen besitzen. Seine Schuhe müssen gut sitzen und eine rutschfeste Sohle haben.

Hautpflege. Die langjährige Medikamenteneinnahme führt häufig zu Veränderungen der Hautbeschaffenheit. Kortisonpräparate verursachen z. B. eine trockene, rissige und sehr dünne Haut. Das sollte berücksichtigt werden, wenn ein Hautpflegemittel verwendet werden soll. Die Wahl einer geeigneten Hautcreme richtet sich nach dem ermittelten Hauttyp, es können Wasser-in-Öl- oder Öl-in-Wasser-Emulsionen aufgetragen werden. Alkalifreie Seifen sind geeignet, weil sie den Säureschutzmantel der Haut nicht angreifen. Die Haut sollte sorgfältig und zugleich sanft abgetrocknet werden, um Hautschäden zu vermeiden.

🖐 **PRAXISTIPP** Schlecht erreichbare Hautpartien, z. B. zwischen deformierten Fingern oder Zehen, lassen sich gut mit Watteträgern trocknen. Die Watteträger können evtl. auch mit einer Mullkompresse umwickelt werden.

Nagelpflege. Die typischen Deformierungen der Zehen- und Fußgelenke können zu Veränderungen des Nagelwachstums führen. Verformte Fingernägel verursachen nicht selten Probleme beim Greifen, verformte Fußnägel massive Probleme beim Gehen. Eine fachgerechte Nagelpflege sollte daher nur von einer speziell dafür ausgebildeten Fachkraft durchgeführt werden.

Mobilisation. Die Möglichkeiten der Lagerung sind ein Teil der Techniken zur Gelenkunterstützung. Mechanische Belastungen, wie sie z. B. beim Heben und Tragen oder beim Aufstehen aus dem Bett entstehen können, sollten vermieden werden. Rücken- und gelenkschonende Übungen werden von den Physiotherapeuten eingeübt. Eine reduzierte Gelenkbelastung führt zu geringeren Schmerzbelastungen. Die Zusammenarbeit der verschiedenen Berufsgruppen im akuten Schub trägt zur schnellen Rehabilitation bei.

Belastungsgrenzen

Ein wichtiger Lernvorgang für den Patienten ist es, zu erfahren, welche Belastungsgrenzen für ihn erreichbar sind. Er soll sich vorsichtig, aber beständig in eine Belastung hineinarbeiten, dabei jedoch eine Selbstüberforderung vermeiden. Unter Berücksichtigung der vorhandenen Morgensteifigkeit der Gelenke soll er die Belastung langsam steigern. Dabei gilt, dass mehrere kleine Belastungen über den Tag verteilt sinnvoller sind als wenige starke Belastungen.

Das im Krankenhaus begonnene Training und der gefundene Belastungsrhythmus sollen zu Hause weiter fortgeführt werden.

Durchführung physikalischer Maßnahmen

Zu den Maßnahmen, die in Zusammenarbeit mit der physiotherapeutischen Abteilung durchgeführt werden, gehören

- Kälteanwendungen (Kryotherapie),
- Wärmeanwendungen und
- Krankengymnastik.

Kälteanwendungen

Der Patient erhält in der Physiotherapie eine lokale Behandlung mit Eiswind (**Abb. 39.11 a**). Bei schwer behandelbaren weichteilrheumatischen Erkrankun-

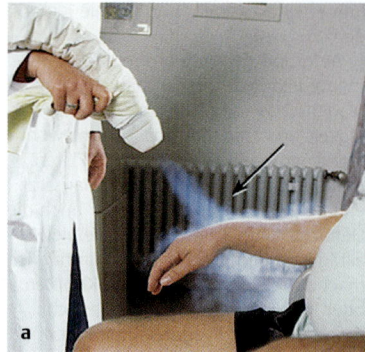

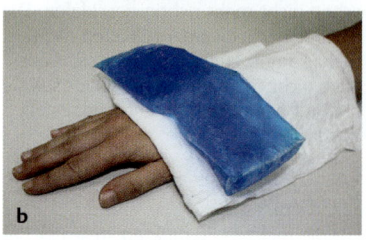

Abb. 39.11 **Kälteanwendung. a** Eiswindbehandlung des Handgelenks mit -140 °C, **b** Anlegen einer Eispackung am Handgelenk.

gen wird eine Behandlung in der Kältekammer durchgeführt. Sie wirkt einerseits symptomatisch, andererseits stärkt sie das Immunsystem.

Gelbeutel. Die weiterführende oder begleitende Behandlung auf der Station sieht z. B. die Anwendung von tiefgefrorenen Gelbeuteln oder Eispackungen vor. Sie lassen sich gut an das erkrankte Gelenk anformen. Dabei werden Hand- und Fingergelenke max. 5 Min. und Knie- und Hüftgelenke mehrmals täglich max. 10 – 15 Min. gekühlt. Zu beachten ist, dass immer ein schützendes Leinentuch zwischen Haut und Kälteträger gebracht wird, um die Kondensationsfeuchtigkeit von der Haut abzuhalten und Schädigungen der Hautoberfläche zu vermeiden (**Abb. 39.11 b**).

Gelwickel. Auch ein kühler Gelwickel mit pflanzlichen Zusätzen kann Schmerzen lindern. Er sollte immer erst dann angewandt werden, wenn der Patient liegt. Die Dauer des Wickels beträgt max. ca. 20 Min. Die Wickelbehandlung wird tagsüber möglichst oft wiederholt. Falls der Patient den Wickel toleriert, kann er auch nachts angelegt bleiben. Die Wickelbehandlung wird so lange fortgeführt, bis der Patient beschwerdefrei ist.

Heilerde. Sie wirkt ebenfalls schmerzlindernd und fördert das Abschwellen des Gelenkes. Soll sie stark kühlen, muss Heilerde möglichst dick aufgetragen werden.

Der Heilerdewickel verbleibt ca. 1 – 2 Std. am Patienten. Die Haut wird anschließend gut abgewaschen und mit einem pflanzlichen Hautpflegeöl eingecremt.

Wärmeanwendung

Wärme wird vorwiegend bei Patienten im chronischen Stadium eingesetzt. Durch Wärme wird die morgendliche Steifigkeit der betroffenen Finger, Zehen oder Gelenke reduziert. Auch der Belastungsschmerz lässt sich dadurch positiv beeinflussen.

Wärme wirkt antiphlogistisch auf die chronische Entzündungsphase der rheumatoiden Arthritis. In Verbindung mit einer Übungsbehandlung wirkt Wärme positiv auf Gelenkkontrakturen.

Wickel, Teilbäder, Packungen. Der Wickel mit pflanzlichen Zusatzstoffen (S. 416) wird heiß aufgelegt und verbleibt ca. 20 Min. Anschließend werden die Gelenke mit einer pflanzlichen Rheumasalbe eingerieben, bis der Wirkstoff in die Haut eingezogen ist.

 PRAXISTIPP Ein altes Hausmittel ist die Anwendung eines heißen Kartoffelwickels. Er wirkt auch bei Arthrosen schmerzlindernd. ——————

Stangerbad. Das Stangerbad ist eine Kombination zwischen Wannenbad und konstantem Gleichstrom. Der Patient liegt dabei in einer mit Wasser gefüllten Wanne. Auf allen Seiten innerhalb der Wanne sind mehrere Elektroden angebracht, mit denen eine Stromdurchflutung durchgeführt werden kann. Das Stangerbad bewirkt eine Schmerzlinderung und eine Durchblutungsförderung des gesamten Körpers. Es ist allerdings für den Patienten sehr kreislaufbelastend. Er sollte während des Bades von der Pflegeperson überwacht werden. Nach dem Bad wird ihm empfohlen sich hinzulegen und auszuruhen.

Weitere Maßnahmen

Bei chronisch degenerativen Erkrankungen können noch weitere physikalische Maßnahmen angewandt werden, z. B.
- temperaturansteigende Teilbäder,
- Packungen mit Peloiden oder
- ein Heublumensack.

Krankengymnastik

Die krankengymnastischen Übungen haben folgende Ziele:
- Funktionsdefizite vermeiden oder
- Funktionsdefizite konservativ kompensieren und
- Kraft des Patienten wiederherstellen,
- Kompensationsübungen erlernen.

Die Auswahl der Übungsformen hängt von der aktuellen Krankheitsintensität und von bereits vorhandenen Veränderungen am Bewegungsapparat ab.

Bewegungsbad. In ca. 34 °C warmem Wasser werden kombinierte Kraft- und Mobilisationsübungen v. a. für die großen Gelenke durchgeführt. Der Auftrieb sorgt für eine Körpergewichtsentlastung, der Verdrängungsdruck für einen Ausführungswiderstand.

Ernährungsberatung

Es gibt bisher keine klassische Rheumadiät, weil das Krankheitsbild sehr vielschichtig ist. Die Ernährung sollte ausreichend Nährstoffe, Vitamine, Antioxidanzien (z. B. Vitamin E), Spurenelemente und Kalzium enthalten. Patienten mit Übergewicht sollten sich kalorienbewusst ernähren, da auch eine übermäßige Gewichtsbelastung die Gelenke schädigt.

Nahrungsmittel tierischer Herkunft enthalten Arachidonsäure. Sie soll entzündungsfördernde Botenstoffe bilden und sollte deshalb nicht oder nur in geringem Maße zu sich genommen werden.

Heilfasten

Bei entsprechender Eignung kann der Patient auch ein Heilfasten (freiwilliger Nahrungsverzicht) durchführen. Dadurch lassen sich erstaunliche Erfolge erzielen. Der freiwillige Nahrungsverzicht ist mehr als nur ein körperliches Fasten.

Nach einem bestimmten Plan werden unter ärztlicher Aufsicht Ressourcen frei, die sich positiv in die Therapie einbringen lassen. Der Fastende gewinnt an Selbstvertrauen, er erlebt einen starken Impuls für die Neuordnung seines Lebens. Die Stoffwechseltätigkeit erfährt eine intensive Dynamik, es werden Wirkungen beschrieben, die sonst nur einer hochdosierten Kortisontherapie zugeschrieben werden können.

Flüssigkeitszufuhr und Diätformen

Flüssigkeitszufuhr. Diese sollte der Aktualität des Krankheitsgeschehens angepasst werden. Bei gleichzeitiger Kortisongabe und entsprechender Disposition wird eine 24-Stunden-Bilanzierung (S. 352) durchgeführt. Eine ausreichende Flüssigkeitszufuhr beugt einer Ablagerung von Harnsäure in den Nieren und Harnwegen vor.

Diätformen. Durch die Kortisongabe kann sich ein steroidinduzierter Diabetes mellitus (S. 971) ausbilden, der eine Diabeteskost nach sich zieht. Bei Hyperurikämie wird eine purinarme bzw. purinfreie Diät empfohlen, um den Harnsäure-

respiegel zu senken. Die Patienten sollten Alkohol unbedingt meiden.

Medikamente und Ernährung

Der Patient erhält mehrere kleine Mahlzeiten am Tag. Damit werden folgende Ziele verfolgt:
- korrekte Medikamenteneinnahme
- verringerten Appetit kompensieren
- Magenbeschwerden reduzieren

Bei Patienten mit rheumatischen und degenerativen Erkrankungen ist es wichtig, die Medikamentengabe entsprechend der anderen therapeutischen Maßnahmen zu koordinieren. Sie sollen außerdem jeweils in Verbindung mit einer Mahlzeit verabreicht werden.

 Arzneimittel im Fokus

Kortison. Bei Kortisonpräparaten ist der Zeitpunkt der Einnahme dem physiologischen Produktionsrhythmus anzupassen. In den meisten Fällen ist eine frühe Gabe gegen 7.00 Uhr indiziert. Dem Patienten wird gleichzeitig eine kleine Mahlzeit gereicht.

Nichtsteroidale Antirheumatika. Sie werden morgens nach dem Frühstück und abends vor dem Schlafengehen in Verbindung mit einer kleinen Mahlzeit verabreicht. Die Medikamente sollten nicht unmittelbar vor dem Zubettgehen und nicht im Liegen genommen werden, um eine Reizung der Speiseröhre durch einen möglichen Reflux zu vermeiden.

Antazida. Säurebindende Magenmittel werden zwischen den Mahlzeiten und niemals zusammen mit anderen Arzneimitteln eingenommen.

🍏 **PRÄVENTION & GESUNDHEITSFÖRDERUNG** Eine Ernährungsberatung ist von großer Bedeutung, um einen individuellen Kostplan erstellen zu können. Den Patienten werden wertvolle Tipps für die weitere Ernährung zu Hause vermittelt. ——————

Naturheilkundliche Behandlungsprinzipien

Neben der Schulmedizin werden auch häufiger naturheilkundliche Behandlungsprinzipien in Erwägung gezogen. Die Pflegeperson sollte den Therapieansatz als Ausdruck einer ganzheitlichen Betrachtungsweise kennen.

Die ausgeprägte Bewegungseinschränkung führt zu einer großen Beeinträchtigung des seelischen Empfindens. Dieser Bezug führt zu einer regelkreisähnlichen Beziehung, deren Bedeutung für den Patienten größer ist als dies eine Reduktion allein auf die körperliche Symptomatik zulassen würde.

Akupunktur. Die Traditionelle Chinesische Medizin bildet die Grundlage für die Akupunktur. Sie darf nicht als Einzeltherapie aufgefasst werden, sondern als ein Baustein im Therapiekonzept. Die Akupunktur zählt **nicht** zu den klassischen Naturheilverfahren, kann aber ergänzend zu naturheilkundlichen Behandlungen eingesetzt werden. Ihr positiver Einfluss auf die Rheumaerkrankung durch Schmerzlinderung, Muskelentkrampfung und Aktivierung des Immunsystems ist erwiesen.

Ausleitende Verfahren. Hierzu gehören z. B. das blutige und unblutige Schröpfen und die Blutegeltherapie. Diese Verfahren

- stimulieren das Immunsystem,
- schalten Schmerz- und Entzündungsauslöser aus und
- verbessern die Stoffwechseltätigkeit.

Eigenblutinjektionen. Sie regen die Selbstheilungskräfte des Körpers an. Es kommt zu einer sog. Umschaltung. Aus einer Vene wird Blut entnommen, was dem Patienten später wieder subkutan oder intramuskulär injiziert wird. Dabei kann das Blut zuvor verändert werden, z. B. durch Aktivierung oder Potenzierung.

Neural- und Phytotherapie. Die Neuraltherapie beseitigt Störfelder im Körper. Dabei wird in bestimmte Stellen des Körpers ein Lokalanästhetikum injiziert. Es kann auf den Gesamtorganismus wirken und eine positive Wirkung auf den Heilungsprozess erzielen. Die Phytotherapie (S. 391) ist ein sehr weitreichendes Behandlungsfeld. Gerade bei den rheumatischen Erkrankungen lassen sich zahlreiche Erfolge verzeichnen.

Hydrotherapie. Wasser als therapeutisches Mittel ist seit jeher bekannt. Die Hydrotherapie erreichte einen besonde-

ren Stellenwert durch die Behandlungskonzepte von Kneipp. Die morgendliche kühle Waschung nach kneippschen Prinzipien verbessert die Durchblutung und fördert die Stoffwechseltätigkeit. Die lokale Anwendung ca. 42 °C warmer, feuchter Heublumensäcke wirkt schmerzlindernd.

Heliotherapie. Die positive Wirkung des Sonnenlichts macht sich die Heliotherapie zunutze. Die Behandlung mit natürlichem oder künstlich erzeugtem Sonnenlicht bewirkt eine Steigerung der Abwehrkräfte. Zudem ist die positive Beeinflussung der psychischen Befindlichkeit von großer Bedeutung.

➤ **MERKE** Heublumensäcke und heliotherapeutische Anwendungen dürfen nicht im akuten Schub angewendet werden.

39.3 Pflege von Patienten mit Erkrankungen der Bandscheiben

Susanne Werschmöller

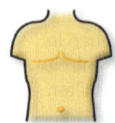

Anatomie und Physiologie im Fokus

Wirbelsäule und Bandscheiben im Überblick
(nach Schwegler 2011)

Wirbelsäule
Die Wirbelsäule ist ein komplexes Gebilde. Sie besteht aus Wirbeln, Bandscheiben und verbindenden Bandsystemen (*Abb. 39.12*). Die Wirbel besitzen jeweils 4 Wirbelgelenke. Zwischen zwei Wirbelkörpern, also in unmittelbarer Nähe der Bandscheiben, treten einzelne Nerven aus. Wichtig für die Beweglichkeit und die aktive Stabilisierung der Wirbelsäule ist die Rücken- und Rumpfmuskulatur.

Die Wirbelsäule besteht aus insgesamt 24 freien Wirbeln – 7 Halswirbeln, 12 Brustwirbeln, 5 Lendenwirbeln – dem aus 5 Wirbeln zusammengewachsenen Kreuzbein (Os sacrum) und dem Steißbein (Os coccygis). Von hinten gesehen teilt die Wirbelsäule den Rumpf in zwei symmetrische Hälften. Eine Verbiegung nach links oder rechts (Skoliose) ist immer ein krankhaftes Zeichen und

sollte bereits im Kindesalter orthopädisch behandelt werden. Im Gegensatz zur Skoliose sind konvexe Verbiegungen nach vorne (Lordose) und hinten (Kyphose) normal (*Abb. 39.12 a*).

Bandscheiben
Es gibt 23 Bandscheiben. Zwischen dem Schädel und dem ersten Halswirbel sowie zwischen dem ersten und zweiten Halswirbel sind keine. Die Bandscheiben machen etwa 25 % der Gesamtlänge der Wirbelsäule aus. Eine Bandscheibe ist durchschnittlich sieben bis zwölf Millimeter hoch und zur Mitte hin flacher als an den Rändern. Sie wird von Bändern gehalten.

Die Bandscheiben sind flexible Verbindungen zwischen den Wirbelkörpern, die einerseits ein Abkippen bzw. eine Rotationsbewegung der Wirbelsäule gestatten, andererseits für einen festen Halt der Wirbelkörper aufeinander sorgen. Sie dienen darüber hinaus als Puffer gegen kurze harte Stöße. Jede Bandscheibe gleicht einem Sandwich mit

zwei festen Platten aus hyalinem Knorpel, zwischen denen sich ein derberzwiebelschalenähnlicher Faserring (Anulus fibrosus) um einen zentralen Gallertkern (Nucleus pulposus) herum ausbreitet (*Abb. 39.12 b, c*). Der Gallertkern zieht aufgrund seiner hohen osmotischen Konzentration Wasser aus der Umgebung an und schwillt in unbelastetem Zustand (im Liegen, unter Wasser, in Schwerelosigkeit) an. Dadurch verlängert sich die Wirbelsäule um bis zu 2 cm und der Faserring gerät unter Spannung. Quetscht man den Gallertkern zusammen (Druckbelastung), dann versucht er seitlich auszuweichen. Die gitterartig vernetzten kollagenen Fasern des Faserrings werden gedehnt und der Faserring buckelt sich über den Rand der Wirbelkörper hinaus vor. Die Bandscheiben besitzen keine Blutgefäße. Durch ihre ständige Be- und Entlastung wird sie mit Nährstoffen versorgt und ist in der Lage, Stoffwechselabfallprodukte wieder abzugeben (Ernährung durch Diffusion).

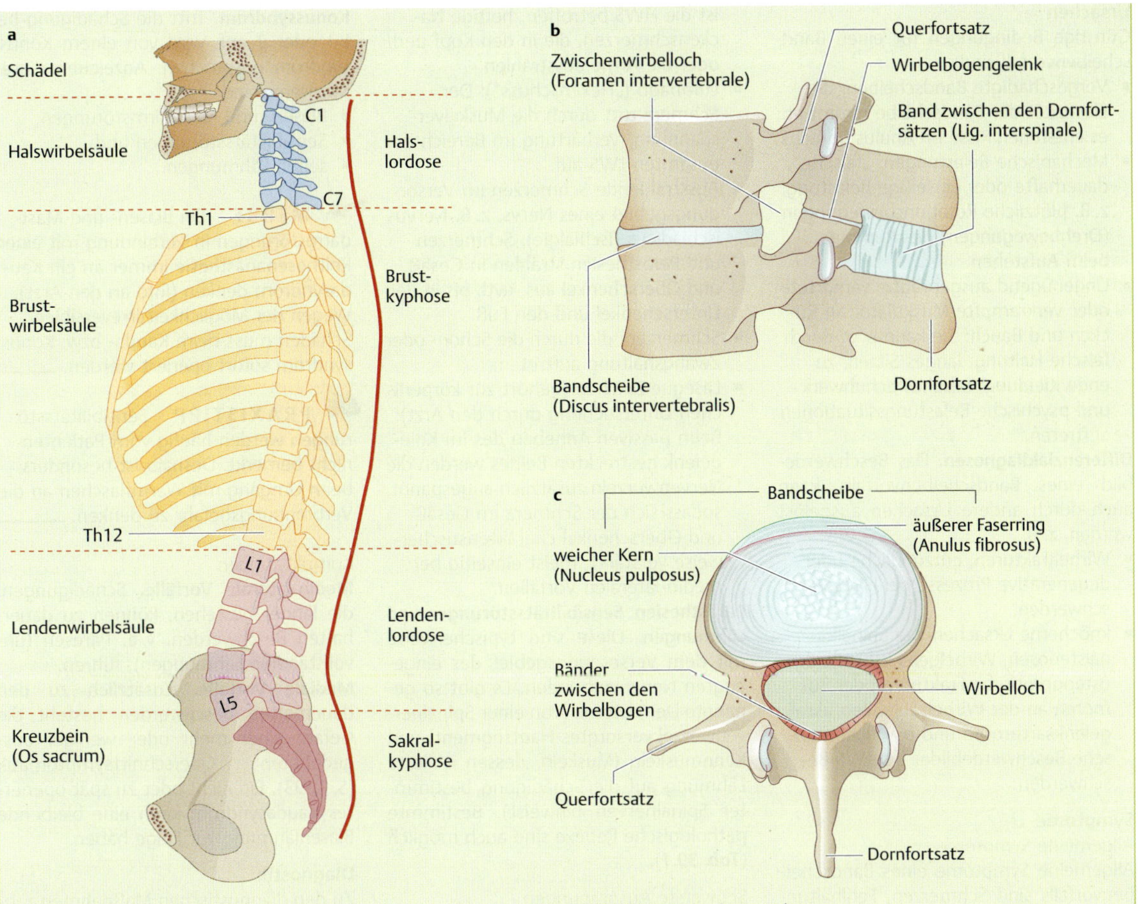

a

Schädel

Halswirbelsäule — C1 — Hals-lordose

C7
Th1

Brust-kyphose

Brust-wirbelsäule

Th12

L1

Lendenwirbelsäule — Lenden-lordose

L5

Kreuzbein (Os sacrum) — Sakral-kyphose

b

Zwischenwirbelloch (Foramen intervertebrale)

Querfortsatz

Wirbelbogengelenk

Band zwischen den Dornfort-sätzen (Lig. interspinale)

Bandscheibe (Discus intervertebralis)

Dornfortsatz

c

Bandscheibe

äußerer Faserring (Anulus fibrosus)

weicher Kern (Nucleus pulposus)

Ränder zwischen den Wirbelbogen

Wirbelloch

Querfortsatz

Dornfortsatz

Abb. 39.12 **Wirbelsäule. a** Längsschnitt der Wirbelsäule, **b** ein Lendenwirbel von der Seite, **c** von oben gesehen.

39.3.1 Medizinischer Überblick Bandscheibenvorfall

Definition

Bei einem Bandscheibenvorfall (auch Diskusprolaps, Diskushernie oder Band-scheibenprolaps genannt) verlagert sich das Gewebe des zentralen Gallertkerns (Nucleus pulposus) oder das Gewebe tritt durch Risse im äußeren Ring (Anulus fibrosus) aus (**Abb. 39.13**).

Ein Bandscheibenvorfall tritt am häu-figsten auf

- an der Lendenwirbelsäule (LWS – meistens zwischen L 4/L 5 oder L 5/ S 1), nach Schätzungen 40 000 Pa-tienten pro Jahr in Deutschland,
- an der Halswirbelsäule (HWS – meis-tens zwischen C 6 und C 7).

Die Brustwirbelsäule (BWS) ist sehr sel-ten betroffen.

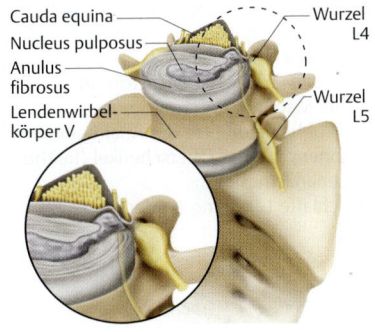

Cauda equina
Nucleus pulposus
Anulus fibrosus
Lendenwirbel-körper V
Wurzel L4
Wurzel L5

Abb. 39.13 **Bandscheibenprolaps.** Der Nucleus pulposus prolabiert in den Spinalkanal.

Klassifikation

Bandscheibenvorfälle lassen sich nach Lage des Vorfalls und dessen Art und Größe einteilen.

Lage des Vorfalls. Dies sind:

- medialer Bandscheibenvorfall → Ge-webe tritt in Richtung Spinalkanal aus
- lateraler Bandscheibenvorfall → Ge-webe tritt in die Zwischenwirbellöcher aus (laterale Vorfälle sind häufiger als mediale)
- medio-lateraler Bandscheibenvorfall → Gewebe tritt zwischen Zwischen-wirbellöchern **und** Spinalkanal aus (häufigste Form)

Art und Größe des Vorfalls. Unterteilt wird in:

- Vorfall ohne Besonderheiten
- Vorfall mit Absprengungen (Seques-ter): prolabierte (ausgetretene) Antei-le haben keine Verbindung mehr zur Bandscheibe
- Massenvorfall: das Bandscheibenma-terial tritt in großer Menge aus

Ursachen

Günstige Bedingungen für einen Bandscheibenvorfall sind:

- Vorgeschädigte Bandscheiben: die Elastizität der Bandscheibe nimmt ab; es entstehen Risse im Anulus fibrosus.
- Mechanische Belastungen: „falsche", dauerhafte oder einseitige Belastung, z. B. plötzliche Rotationsbewegungen (Drehbewegungen) des Rumpfes beim Aufstehen.
- Ungenügend ausgeprägte, verhärtete oder verkrampfte Muskulatur an Rücken und Bauch: Sie kann u. a. durch falsche Haltung, langes Sitzen, zu enge Kleidung, falsches Schuhwerk und psychische Belastungssituationen auftreten.

Differenzialdiagnosen. Das Beschwerdebild eines Bandscheibenvorfalls kann auch durch andere Ursachen ausgelöst werden, z. B.

- Wirbelfrakturen, entzündliche oder degenerative Prozesse bei HWS-Beschwerden,
- knöcherne Ursachen wie Spinalkanalstenosen, Wirbelgelenksblockaden, osteoporotische Frakturen oder Tumoren an der Wirbelsäule, Ileosakralgelenksarthrosen und psychosomatische Beschwerdebilder bei LWS-Beschwerden.

Symptome

Allgemeine Symptome

Allgemeine Symptome eines Bandscheibenvorfalls sind Schmerzen, Fehlhaltungen, Parästhesien (Taubheitsgefühl)

- im Kopf- und Nackenbereich und den oberen Extremitäten (bei Schädigung der HWS),
- im Thoraxbereich (bei Schädigung der BWS),
- in der unteren Rückenpartie und den unteren Extremitäten (bei Schädigung der LWS).

Schmerzarten. Typische Schmerzarten sind:

- Starke, kontinuierliche oder rezidivierende Kreuzschmerzen, da der Vorfall gegen das hintere Längsband drückt:

Ist die HWS betroffen, heftige Nackenschmerzen, die in den Kopf und/oder die Arme ausstrahlen.
- Lumbago („Hexenschuss"): Der Schmerz tritt durch die Muskelverspannung/-verhärtung im Bereich der gesamten LWS auf.
- Ausstrahlende Schmerzen im Versorgungsgebiet eines Nervs, z. B. Nervus ischiadicus (Ischialgie): Schmerzen und Parästhesien strahlen in Gesäß und Oberschenkel, evtl. bis in den Unterschenkel und den Fuß.
- Schmerzen, die durch die Schon- oder Zwangshaltung auftreten.
- Lasègue-Zeichen (gehört zur körperlichen Untersuchung durch den Arzt): Beim passiven Anheben des im Kniegelenk gestreckten Beines werden die Nervenwurzeln zusätzlich angespannt, sodass sich der Schmerz im Gesäß und Oberschenkel charakteristischerweise verstärkt, meist einseitig bei medio-lateralen Vorfällen.

Parästhesien, Sensibilitätsstörungen und Lähmungen. Diese sind typischerweise mit dem Versorgungsgebiet des eingeengten Nervs verbunden. Es gibt so genannte Dermatome (von einer Spinalnervenwurzel versorgtes Hautsegment) und Kennmuskeln (Muskeln, dessen isolierte Lähmung auf die Schädigung bestimmter Spinalnerven hinweist). Bestimmte pathologische Reflexe sind auch möglich (*Tab. 39.1*).

Schwerste Ausprägungen

Kaudasyndrom. Komprimiert der Bandscheibenvorfall die ganze Cauda equina (das Rückenmark endet bei L 2, danach beginnt die Cauda equina), wird vom Kaudasyndrom gesprochen. Symptome sind

- heftige Schmerzen,
- Blasen- und Mastdarmstörungen,
- bei Männern Potenzstörung,
- Taubheitsgefühl in der Analregion und Innenseite der Oberschenkel (Reithosenanästhesie),
- schlaffe Lähmung beider Beine.

Konussyndrom. Tritt die Schädigung bei L 1 oder 2 auf, wird von einem Konussyndrom gesprochen. Anzeichen dieses Syndroms sind

- Blasen- und Mastdarmstörungen,
- Sensibilitätsstörungen und
- selten Lähmungen.

➤ **MERKE** Bei Blasen- und Mastdarmstörungen in Verbindung mit einer Reithosenanästhesie immer an ein Kaudasyndrom denken (Info an den Arzt). Wegen der Möglichkeit irreversibler Schäden muss beim Kauda- bzw. Konussyndrom sofort operiert werden. ____

✋ **PRAXISTIPP** Sensibilitätsstörungen werden häufig vom Patienten nicht bemerkt. Deshalb ist besonders beim Umgang mit Wärmflaschen an die Verbrennungsgefahr zu denken. ____

Komplikationen

Medio-laterale Vorfälle. Schädigungen, die länger bestehen, können zu dauerhaften Beschwerden, v. a. Paresen (unvollständige Lähmungen), führen.
Mediale Vorfälle. Zusätzlich zu den dauerhaften Beschwerden besteht die Gefahr einer mehr oder weniger ausgedehnten Querschnittsymptomatik (S. 1093). Ein nicht oder zu spät operiertes Kaudasyndrom kann eine bleibende Blasenlähmung zur Folge haben.

Diagnostik

Zu den diagnostischen Maßnahmen zählen:

- klinisches Bild
- körperliche Untersuchung
- Röntgen (*Abb. 39.14*)
- Computertomografie (S. 729)
- MRT (Magnetresonanztomografie) oder Kernspintomografie (S. 732)

Therapie

Konservative Behandlung

Hat der Patient keine neurologischen Ausfälle, wird er zunächst konservativ behandelt. Dabei werden folgende Ziele verfolgt:

Tab. 39.1 *Ausfälle/Beschwerden je nach Schädigungshöhe der Wirbelsäule (Isermann 1995).*

Wurzel	Kennmuskel	abgeschwächte Funktion	Reflex	Sensibilitätsstörung
L 3	Schenkel- und Kniestrecker	Fersenstand	Patellarsehnen-Reflex	Vorderseite Oberschenkel bis Innenseite Knie
L 4	Schenkel- und Kniestrecker Fußheber	Fersenstand Hebung und Supination des Fußes	Patellarsehnen-Reflex	Außenseite Oberschenkel, Vorderseite Unterschenkel, innerer Fußrücken
L 5	Fußheber, Großzehenstrecker, Hüftmuskel	Fersenstand, Großzehenhebung gegen Widerstand	Tibialis-posterior-Reflex	Außenseite Ober- und Unterschenkel, Fußrücken bis Großzehe
S 1	Waden- und Hüftmuskel	Zehenstand	Achillessehnen-Reflex	Rückseite Ober- und Unterschenkel, äußerer Fußrand

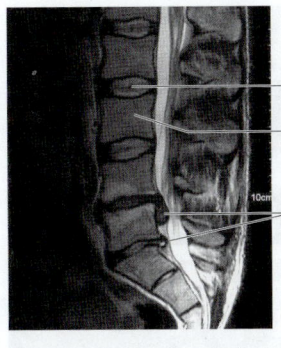

Abb. 39.14 Bandscheibenvorfall. Zwei Vorfälle zwischen LWK 4 und 5 sowie zwischen LWK 5 und Sakralwirbelkörper SWK 1.

- Entlastung der Wirbelsäule (Muskulatur, Bandapparat, Bandscheiben)
- Schmerzbeseitigung
- Wiederherstellung von Beweglichkeit, Koordination und Kraft des Patienten

Medikamentöse Therapie. Hierzu gehören:

- Schmerzmittel mit entzündungshemmender Wirkung (nichtsteroidale Antiphlogistika, z. B. Ibuprofen)
- muskelentspannende Medikamente (z. B. Musaril, Diazepam)
- allgemeine Schmerzmittel (z. B. Paracetamol)
- Lokalanästhetika

Lokalanästhetika. Je nach Injektionsort wird unterschieden zwischen:

- Weichteil-Infiltration: Das Lokalanästhetikum (evtl. in Verbindung mit Enzymen, pflanzlichen Präparaten oder in seltenen Fällen Kortison) wird direkt am Ort des Schmerzes injiziert.
- lumbaler Wurzelinfiltration: Das Lokalanästhetikum (evtl. in Kombination mit Kortison) wird an die Nervenaustrittsstelle im Bereich der Zwischenwirbellöcher injiziert (evtl. unter computertomografischer Kontrolle).

Physikalische Therapie. Dazu gehören:

- Bettruhe in der akuten Schmerzphase
- Entlastungs- oder Stufenbettlagerung (s. **Abb. 39.6**, S. 997)
- lokale Wärme (Fango, Aconit-Öl- oder Arnika-Wickel)
- Kälteanwendungen, Massagen, Hydrotherapie
- Elektrotherapie (z. B. TENS, s. S. 1186)
- lokale Salbenanwendung

Die Pflegeperson beobachtet die Bewegungsabläufe des Patienten und macht ggf. auf ungünstige Bewegungen aufmerksam.

> **MERKE** Die Physiotherapie ist von zentraler Bedeutung. Nach der akuten Schmerzphase ist ein systematisches

regelmäßiges Aufbau- und Entspannungstraining für Rücken- und Bauchmuskulatur angezeigt. _____

Der weitere Behandlungsverlauf der konservativen Therapie beinhaltet:

- langsame Mobilisation unter Anleitung
- Stufenbettlagerung reduzieren
- Rücken- und Bauchmuskulatur stärken
- Bewegungsübungen durchführen
- Medikamente reduzieren, auf orale Applikation umstellen
- physikalische Maßnahmen reduzieren oder umstellen
- Entlassungsmanagement.

Alternative Behandlungskonzepte. Neben der klassischen konservativen Therapie gibt es viele Therapieformen, die dem Patienten eine Linderung bzw. Heilung seiner Beschwerden versprechen. Entspannungstechniken, fernöstliche Heilmethoden, Homöopathie, Osteopathie und Chiropraktik sind einige davon. Auch hier gibt es Therapieerfolge.

Operative Behandlung

Patienten mit einem nachgewiesenen Bandscheibenvorfall müssen operiert werden, wenn

- ausgeprägte Paresen akut einsetzen (Lähmung, z. B. des Zehenhebers),
- Schmerzen plötzlich wieder verschwinden und gleichzeitig Lähmungserscheinungen auftreten,
- Schmerzen anhalten und leichte Ausfallerscheinungen trotz konsequent durchgeführter konservativer Therapie auftreten,
- ein Konus- bzw. Kaudasyndrom besteht.

Die Art des Eingriffs ist abhängig von der Lokalisation des Vorfalls, vom Zustand des Anulus fibrosus und von weiteren Befunden (z. B. einer Spinalkanalstenose).

Es gibt diverse Operationsansätze:

- Entfernung oder Auflösung der Anteile der Bandscheibe, die den Nerv komprimieren
- Entfernung oder Auflösung der gesamten Bandscheibe
- diverse Techniken zur Stabilisierung der Wirbelsäule (Interponate = künstliche Elemente im LWS-Bereich, Knochenspäne oder Knochenzement im HWS-Bereich)

Nukleotomie

Die gängige Therapie ist die Nukleotomie.

Konventionelles Verfahren. Chirurgische Entfernung des Ligamentum flavum (Flavektomie), wenn erforderlich, werden

auch Teile eines oder beider Wirbelbögen entfernt, danach Entfernung der Bandscheibe.

Mikrochirurgisches Verfahren. Kleinerer Hautschnitt, Positionierung eines Operationsmikroskops, Entfernung endoskopisch oder als Absaugmethode möglich. Nachteil: geringerer Überblick während der Operation. Vorteil: geringere Traumatisierung.

Minimalinvasives Verfahren. Sonde, Verdampfung der Bandscheibe. Sonderform: Chemonukleolyse (intradiskale Injektion). Die Bandscheibe wird punktiert und ein enzymatisches Präparat in den Nucleus pulposus injiziert. Dadurch schrumpft der Nucleus zusammen. Diese Technik ist nur bei nichtsequestriertem Vorfall möglich.

Weitere Verfahren

Früher häufig durchgeführte Laminektomien, bei denen Wirbelbögen und deren Dornfortsätze entfernt wurden, um einen Zugang zur Bandscheibe zu bekommen, sind nur noch Ausnahmesituationen vorbehalten.

Eine weitere Möglichkeit der Behandlung stellt die lumbale Bandscheibenprothese dar. Hierbei wird die Bandscheibe entfernt und durch eine künstliche Prothese ersetzt.

39.3.2 Pflege- und Behandlungsplan

Patienten mit Bandscheibenvorfällen kommen häufig erst dann stationär ins Krankenhaus, wenn konservative Maßnahmen nicht mehr wirkungsvoll sind und nur eine Operation Hilfe geben kann.

> **FALLBEISPIEL** Herr Bertram ist 44 Jahre alt und steht mitten im Leben. Er ist Familienvater, berufstätig und geht vielen Hobbys nach. Aber seit 3 Jahren quälen ihn immer wieder Kreuzschmerzen und ziehende Schmerzen, die ins rechte Bein ausstrahlen. Zweimal war er in der Vergangenheit für mehrere Wochen krankgeschrieben. Beim ersten Mal wurde ein Bandscheibenvorfall L 4/L 5 diagnostiziert. Herr Bertram entschied sich zur konservativen Therapie. Diese linderte seine Beschwerden. Jedoch kam es immer wieder zu Rückfällen. Nun hat sich Herr Bertram zur Operation entschlossen, weil die Erkrankung sein Leben immer mehr veränderte. Herr Bertram ist leicht übergewichtig, raucht und trägt gern legere Kleidung, weil er durch enge Kleidung eher Rückenschmerzen bekommt. Er hat keine weiteren Erkrankungen und erhofft sich von der OP

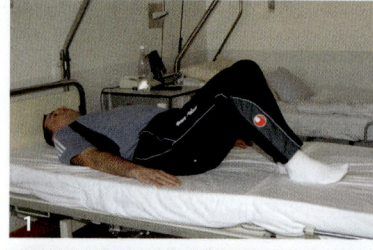
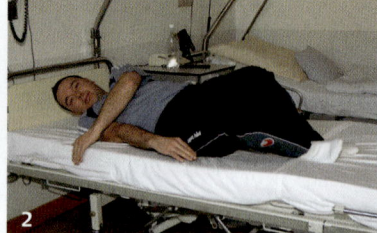
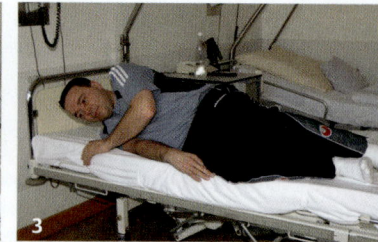
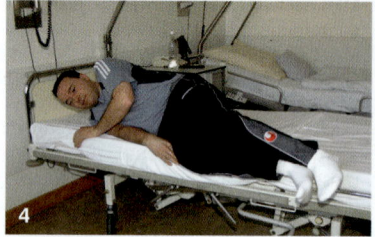
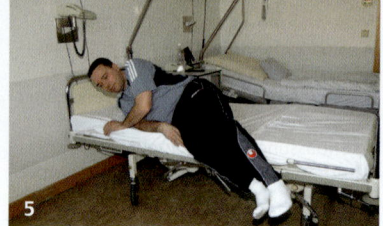
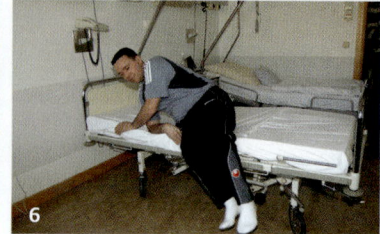

Abb. 39.15 Das wirbelsäulenschonende Aufstehen sollte der Patient, wenn möglich, schon präoperativ einüben.

eine endgültige Heilung seiner Beschwerden.

Präoperative Vorbereitung

Dem Patienten werden Informationen zum gesamten Aufenthalt gegeben.

Bewegung. Der Patient wird angeleitet beim

- Umgang mit dem Steckbecken in Seitenlage,
- rückenschonenden Bewegen im Bett und
- En-bloc-Aufstehen (**Abb. 39.15**).

Lagerung. Zur Schmerzreduktion und besseren Lagerung können dem Patienten Lagerungskissen angeboten werden. Meist bringt der Patient eigene Kissen mit.

OP-Vorbereitung. Die Rasur erfolgt kurz vor der OP und ist abhängig von der Operationstechnik. Viele HWS-Bandscheibenvorfälle werden mikrochirurgisch von vorn operiert (allgemeine Operationsmaßnahmen, S. 1224).

Postoperative Versorgung

Operationstag

Es gelten die allgemeinen postoperativen Maßnahmen, z. B. Prophylaxen, Vitalzeichenkontrolle und Infusionsüberwachung (S. 1232).

Lagerung. Je nach Arztanordnung und durchgeführter OP kann der Frischoperierte postoperativ für einige Stunden auf den Rücken gelagert werden, um die Wunde zu komprimieren. Zur Entlastung des Rückens werden die Knie mit Lagerungskissen unterstützt. Gegen Abend kann eine Lageveränderung erfolgen, indem der Patient sich mittels erlernter En-bloc-Technik in die Seitenlage

rollt. Die Pflegeperson unterstützt ihn dabei und stützt seinen Rücken und das obenliegende Bein mit einem Kissen ab. Bei zervikalen Vorfällen werden Kopf und Schultern in Zentralstellung auf einem großen Kissen gelagert.

Überwachung. Maßnahmen sind:

- Motorik und Sensibilität überprüfen (HWS: Arme, LWS/BWS: Beine)
- Lage der Hilfsmittel zur externen Stabilisierung der Wirbelsäule, z. B. Zervikalstütze, kontrollieren
- Blasen- und Mastdarmfunktion überwachen
- Verbände und Redons kontrollieren (Nachblutungsgefahr), Redon gut abpolstern (Dekubitusgefahr)

MERKE Die Blasenfunktion ist ein wichtiger postoperativer Parameter (Überwachungsmerkmal) zur Früherkennung von Nachblutungen im OP-Gebiet. Unter anderem deswegen erhalten die Patienten prä- oder intraoperativ keinen transurethralen Dauerkatheter.

Pflege in den Folgetagen

Körperpflege. Die Grundpflege wird nach Arztanordnung anfangs im Bett in Rücken- bzw. Seitenlage durchgeführt. Je nach Zustand und Ressourcen unterstützt die Pflegeperson den Patienten.

PRAXISTIPP Prinzipiell sollte der Patient eher stehen als sitzen, d. h. die Grundpflege möglichst stehend am Waschbecken durchführen.

Bewegung. Die Mobilisation beginnt i. d. R. am ersten postoperativen Tag

(unter Anleitung der Physiotherapeuten) und hängt von der durchgeführten Operation ab. Dabei wird auch hier die En-bloc-Methode favorisiert, die schon präoperativ erlernt wurde (s. **Abb. 39.15**). Die Bewegungen sollen beim Aufstehen, Hinlegen und Drehen immer gleichmäßig und in einem Zug erfolgen.

Der Patient sollte sich nicht überfordern und nur kurze Strecken zurücklegen. Er sollte häufiger Ruhepausen im Bett einlegen. Je nach Allgemeinzustand wird die Anforderung gesteigert. Der Patient sollte noch keine Treppen steigen.

Da Liegen und Stehen für die operierte Bandscheibe besser ist als Sitzen, wird dem Patienten empfohlen, auch im Stehen zu essen. Hilfsmittel stehen zur Verfügung.

PRÄVENTION & GESUND-HEITSFÖRDERUNG Evtl. verwendete Zervikalstützen, die zur Entlastung und Immobilisierung dienen, sollten spätestens nach zwei Wochen abtrainiert werden, weil sich die Muskulatur der HWS ansonsten daran gewöhnt.

MERKE Der Druck, den die Bandscheiben aushalten müssen, ist sehr unterschiedlich. Je nach Körperhaltung und Tätigkeit lasten auf der Lendenwirbelsäule bei Normalgewichtigen 25 kg in Rückenlage, 85 kg beim Gehen, 100 kg beim Stehen, 140 kg im Sitzen und 175 kg im nach vorne gebeugten Sitzen auf den Bandscheiben der Lendenwirbelsäule.

OP-Wunde. Das Sekret in den Redon-Dränagen wird auf Menge und Farbe hin, die Redonflasche auf den Sog hin beobachtet, bei Bedarf werden die Redonflaschen gewechselt. Der behandelnde Arzt zieht die Dränagen üblicherweise nach 24 Stunden.

▶ **MERKE** Fließt Liquor (Liquor cerebrospinalis = Gehirn-Rückenmark-Flüssigkeit) in die Redon-Dränage, wird der Sog entfernt und die Redonflasche dauerhaft belüftet. Der Arzt muss informiert werden. ────

Krankenbeobachtung. Dazu gehören Schmerzangaben des Patienten, motorische Schwäche und Taubheitsgefühle werden beobachtet.
Ausscheidung. Die Darmausscheidung wird medikamentös unterstützt, um ein übermäßiges Pressen zu verhindern.
Physiotherapie. Die Physiotherapie spielt eine zentrale Rolle in der postoperativen Behandlung. Angeboten werden
- Rücken- und Bauchmuskulaturtraining,
- Rückenschule,
- Entspannungsgruppen,
- Bewegungsbad und
- manuelle Therapie.

Entlassungsberatung
Im Anschluss an den Krankenhausaufenthalt wird eine Anschlussheilbehandlung empfohlen, die auch ambulant durchgeführt werden kann. In manchen Fällen hat eine Bandscheibenerkrankung Konsequenzen auf die ausgeübte berufliche Tätigkeit. Der Sozialdienst im Krankenhaus oder eine weiterführende Rehabilitationseinrichtung berät zu den Themen:
- Veränderungen am Arbeitsplatz
- Berufsunfähigkeit/Umschulung
- Erwerbsunfähigkeit
Weitere Beratungsinhalte betreffen die Themenbereiche:
- Bewegung und Ernährung
- rückenschonende Maßnahmen im Alltag
- Selbsthilfe bei Lumbago

🍏 **PRÄVENTION & GESUND-HEITSFÖRDERUNG** Der Patient wird über Aktivitäten informiert, die er zumindest eine Zeit lang nicht ausüben sollte:
- in den ersten Tagen: **kein** Treppensteigen
- in den ersten Wochen: **keine** Seitenlage oder erhöhtes Kopfteil
- mehrere Wochen: **kein** längeres Sitzen und längeres Stehen

- bis zu 3 Monate: **kein** Heben von über 5 – 10 kg Gewicht (ärztliche Empfehlung beachten)
- bis zu 6 Monate: **keine** wirbelsäulenbelastenden Sportarten ────

Bewegung und Ernährung
Dem Patienten werden weitere krankengymnastische Übungen empfohlen. Dabei sollte beachtet werden, dass Bauch- und Rückenmuskulatur als Team trainiert und die Muskulatur gedehnt und gekräftigt wird. Wichtig ist, dass ein regelmäßiges Training stattfindet. Übergewicht sollte vermieden und wenn vorhanden, reduziert werden.

Rückenschonende Maßnahmen im Alltag
Die Rückenschule ohne rückengerechte Alltagsbewegungen wird keinen Behandlungserfolg erzielen. Deshalb gilt es auch im Alltag, die gelernten Übungen einzusetzen.
Sport. Kraul- und Rückenschwimmen sind rückenfreundliche Sportarten, die empfohlen werden können. Auch Walking und Jogging unterstützen die Kräftigung der Rücken- und Bauchmuskulatur. Tennis, Badminton und Squash hingegen belasten den Rücken und sollten vermieden werden.
Hausarbeit. Sie kann rückenschonend erfolgen, wenn z. B. die Positionen beim Bügeln verändert werden (Sitzen-Stehen-Sitzen), Wäscheleinen in der richtigen Höhe angebracht und Staubsauger mit ausreichend langem Stiel bedient werden.

▶ **MERKE** Mit dem unterschiedlichen Druck, dem die Bandscheiben im Laufe eines Tages ausgesetzt sind, sorgt der Körper für deren Flüssigkeitshaushalt. Deshalb sollten die Bandscheiben nicht über längere Zeit belastet werden, sondern einen Wechsel zwischen Be- und Entlastung erfahren. Eine kontinuierliche Belastung führt zu Flüssigkeitsmangel. ────

Hilfsmittel. Das rückenschonende Arbeiten und entsprechende Maßnahmen werden ausführlich dargestellt (S. 269). Dem Patienten stehen weiterhin verschiedene Hilfsmittel zu Verfügung, die ihm das „rückenschonende" Leben erleichtern können:
- Sitz-Steh-Hilfen
- Stehpulte
- Verlängerungen
- ausreichend hohe Arbeitstische
Kleidung. Wichtig ist es auch, dass der Patient seine Kleidung so anpasst, dass sie der normalen Anatomie entspricht. Auf einengende („Morbus Jeans") und

besonders wärmende Kleidung (Leibchen für die LWS) im Rückenbereich sollte verzichtet werden. Durch das ständige Wärmen einzelner Körperregionen wird die Muskulatur zu empfindlich.

🍏 **PRÄVENTION & GESUND-HEITSFÖRDERUNG** Es empfiehlt sich, gute Schuhe mit elastischer Sohle und gutem Sitz zu tragen, die nicht zu eng sind und keine hohen Absätze haben.
Schuhe sollten nachmittags gekauft werden, da die Füße im Laufe des Tages anschwellen und druckempfindlicher sind. ────

Matratzenauswahl. Der Körper sollte nicht übermäßig einsinken, weil das zu unphysiologischen Schlafpositionen führt. Ebenso sollte verhindert werden, dass der Rücken an einigen Stellen gar nicht auf der Unterlage liegt. Ein Lagerungskissen kann den Rücken an den richtigen Stellen unterstützen.

Selbsthilfe bei Lumbago
Im Falle eines „Hexenschusses" muss zuallererst die Symptomatik eingeschätzt werden:
- Liegen Störungen der Blasen- und/oder Mastdarmfunktion vor?
- Habe ich Sensibilitätsstörungen im Anal- oder Genitalbereich?
- Halten die starken Schmerzen lang an?
- Habe ich Lähmungserscheinungen?
Muss der Betroffene eine der vier Fragen bejahen, sollte er einen Arzt aufsuchen. Ist dies nicht der Fall, wird wie folgt weiter vorgegangen:
- schonendes langsames Aufstehen (falls der Betroffene am Boden liegt)
- entspannende Atemtechnik
- Bettruhe, ggf. als Stufenbettlagerung zur Schmerzlinderung
- Bedarfsmedikamente nach ärztlicher Rücksprache
- schmerzlindernde Öle lokal auftragen
- feuchtwarme, mit Arnikalösung getränkte Wickel
- heißes Wannenbad
- Kälteanwendungen (feuchtes Handtuch, Cool-Pack) oder Wärmeanwendungen (z. B. Wärmflasche, Heizdecke, durchblutungsfördernde Salben, Leibwickel). Achtung: Gefahr der Verbrennung bei Sensibilitätsstörungen.

🟣 **PRAXISTIPP** Falls der Betroffene eine zweite Schmerzattacke erleidet, kann er nicht mehr alleine aus der Badewanne aussteigen. Deshalb muss eine Person, die im Bedarfsfall helfen kann, bereitstehen. ────

39.4 Pflege von Patienten mit Frakturen

Susanne Werschmöller

39.4.1 Medizinischer Überblick

Definition
Eine Fraktur (lat.) ist ein Knochenbruch. Die Bruchstücke (Fragmente) sind durch den Bruchspalt (Frakturlinie) voneinander getrennt.

Symptome
Sichere Zeichen. Eine Fraktur ist gekennzeichnet durch
- Fehlstellungen,
- abnorme Beweglichkeit,
- hör- und tastbares Knochenreiben (Krepitation) und
- evtl. sichtbare Knochenteile bei einer offenen Fraktur.

Unsichere Zeichen. Häufig werden unsichere Frakturzeichen beobachtet, die aber auch bei anderen Verletzungen vorkommen:
- Bewegungseinschränkung
- Schmerzen
- Schwellung und Hämatome

Einteilung der Frakturen
Bricht der Knochen nicht komplett durch, wird von einer unvollständigen Fraktur gesprochen. Dazu gehören:
- Fissur → es bildet sich ein Riss im Knochen
- Infraktion → es bildet sich ein Spalt im Knochen
- kindliche Grünholzfraktur → die Kortikalis bricht teilweise oder vollständig

Die Frakturen lassen sich auf verschiedene Arten einteilen:
- nach Entstehung der Fraktur
- nach Hautbeschaffenheit
- nach Anzahl der Fragmente
- nach Verlauf der Frakturlinie

Einteilung nach Entstehung
Frakturen entstehen, wenn die Gewalteinwirkung die Belastungsgrenze des Knochens überschreitet. Sie können je nach Art der Gewalteinwirkung als Biegungs-, Dreh-, Schub- oder Scherungsbrüche, Abriss- oder Kompressionsfrakturen bezeichnet werden.

Direkte und indirekte Gewalt. Durch eine einmalige direkte Gewalteinwirkung auf den gesunden Knochen, z. B. durch einen Schlag oder Stoß, bricht der Knochen. Um eine indirekte Gewalteinwirkung handelt es sich, wenn die Bruchhöhe nicht dem Ort der Gewalteinwirkung entspricht. Indirekt auftretende Gewalt sind z. B. Stauchung, Scherung, Abriss, Torsion oder Biegung eines Knochens.

Spontanfraktur. Eine Fraktur ohne ein vorhergehendes Ereignis wird als Spontanfraktur bezeichnet. Dabei wird unterschieden zwischen Ermüdungsfraktur und pathologischer Fraktur. Ermüdungsfrakturen entstehen nach einer wiederholten längeren Anstrengung bei Dauerbeanspruchung bestimmter Knochenstellen. Pathologische Frakturen entstehen als Folge krankhaft veränderter Knochenstrukturen, z. B. bei Osteoporose (S. 995) oder Knochentumoren (S. 1024).

Einteilung nach Hautbeschaffenheit
Ist die Haut über der Bruchstelle unverletzt, wird von einer geschlossenen Fraktur gesprochen. Wurde sie durch das Trauma von außen oder durch den Knochen von innen verletzt, handelt es sich um eine offene Fraktur.

Offene Fraktur. Je nach Umfang der Weichteilschäden und Ausmaß der Kontamination werden offene Frakturen in 4 Schweregrade eingeteilt (**Abb. 39.16**). Die Gefahr einer offenen Fraktur besteht immer in der Infektion von Knochen und Weichteilen mit den damit verbundenen Komplikationen und muss daher frühzeitig operativ versorgt werden.

Einteilung nach Anzahl der Fragmente
Unterschieden werden
- einfache Brüche mit 2 Fragmenten,
- Mehrfragmentfrakturen mit 3 – 6 Bruchstücken,
- Trümmerfrakturen mit mehr als 6 Fragmenten und
- Stückfrakturen, wobei der Knochen an 2 Stellen gebrochen ist (in der Mitte befindet sich ein größeres intaktes Frakturstück).

Einteilung nach Verlauf der Frakturlinie
Nach dem Frakturverlauf erfolgt die Einteilung in Quer-, Längs-, Schräg-, Spiral-, T- oder Y-Fraktur. Besteht eine Verschiebung der Bruchstücke gegeneinander, handelt es sich um eine dislozierte Fraktur. Typische Verschiebungen entstehen durch die Art der Gewalteinwirkung und den Muskelzug. Die 6 Dislokationsformen sind in **Abb. 39.17** dargestellt.

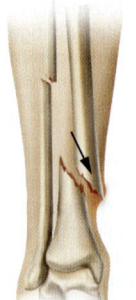

1. Grad
Fragmentdurchspießung der Haut von innen ohne erhebliche Weichteilschädigung

1. Grad

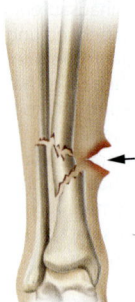

2. Grad
Durchtrennung der Haut von außen nach innen, mit größerer Hautwunde, geringe Weichteilschädigung

2. Grad

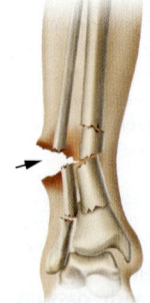

3. Grad
Schwere Hautschädigung mit großen Wunden und massiver Weichteilschädigung (Muskeln, Sehnen, Gefäße, Nerven), starke Wundkontamination

3. Grad

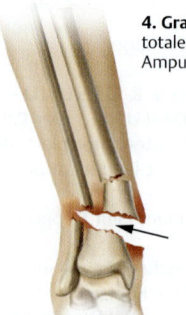
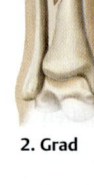

4. Grad
totale oder subtotale Amputation

4. Grad

Abb. 39.16 Einteilung der offenen Frakturen in 4 Schweregrade.

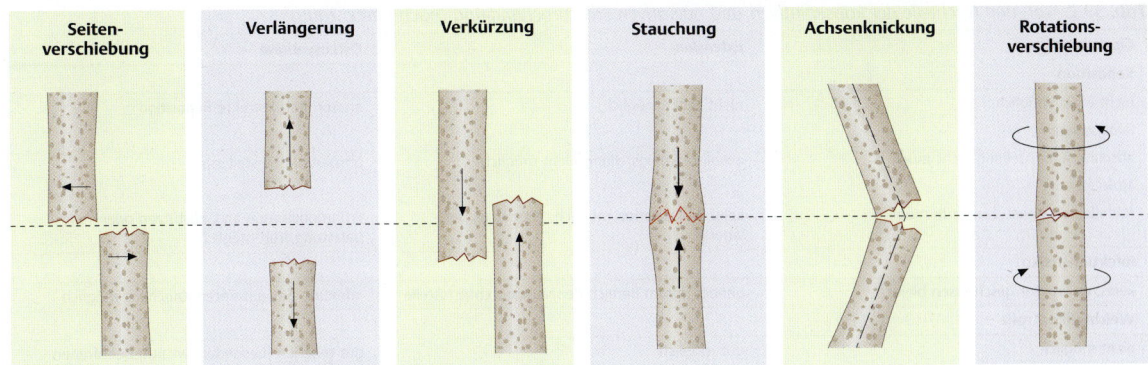

| Seiten-verschiebung | Verlängerung | Verkürzung | Stauchung | Achsenknickung | Rotations-verschiebung |

Abb. 39.17 **Dislokationsformen.** Je nach Art der Gewalteinwirkung und Muskelzug entstehen bei Frakturen typische Dislokationsformen.

Diagnostik

Bei jedem Frakturverdacht muss ein Röntgenbild in 2 Ebenen angefertigt werden. Röntgenaufnahmen dienen auch zur Therapieplanung und zur Verlaufskontrolle. Ist eine sichere oder vollständige Diagnose nicht möglich, werden weitere Untersuchungsmethoden eingesetzt, z. B.:

- Computertomografie
- Knochenszintigrafie
- Kernspintomografie

Zusätzlich wird in der klinischen Untersuchung immer die Durchblutung, Motorik und Sensibilität im Frakturbereich geprüft, um Begleitverletzungen auszuschließen.

Begleitverletzungen

Das umliegende Gewebe kann durch einen Knochenbruch mit verletzt sein. Besonders anfällig sind Nerven und Gefäße. Verletzungen eines Nervs führen im Versorgungsgebiet zu Funktions- und Sensibilitätsstörungen. Betroffen sind häufig

- N. radialis bei einer Oberarmfraktur oder
- N. peroneus am Wadenbeinköpfchen.

Meist entsteht ein Hämatom an der Bruchstelle. Bei Frakturen großer Knochen (z. B. Oberschenkelknochen oder Becken) und ausgedehnter Weichteilbeteiligung ist mit einem hohen Blutverlust zu rechnen. Ein Blutverlust über 1 l führt zum hypovolämischen Schock.

Therapie

Nach der Erstversorgung am Unfallort gelten in der Behandlung von Frakturen die 3 R-Grundsätze:

1. **R**eposition (Einrichten der Fraktur)
2. konservative oder operative **R**etention (Ruhigstellen)
3. **R**ehabilitation (Wiederherstellen)

Reposition

Die verschobenen Fragmente werden durch manuellen Zug und Gegenzug von außen eingerichtet. Das Einrichten sollte möglichst sofort und anatomisch korrekt erfolgen. Der Patient wird dafür analgesiert und relaxiert.

Besonders dringlich ist die Reposition bei einer Fraktur mit Weichteil-, Gefäß- oder Nervenbeteiligung. Gelingt eine geschlossene Reposition nicht, muss eine offene Reposition im OP unter Freilegung des Knochens erfolgen.

Konservative Retention

Die eingerichteten Fragmente werden solange ruhiggestellt, bis der Knochen geheilt ist. Konservative Methoden dazu sind:

- fixierende Verbände aus Gips oder Kunststoff
- Schienen aus Gips oder Kunststoff
- elastische, ruhigstellende Verbände (S. 1016)
- Extensionen.

Indikationen. Konservativ werden folgende Frakturen behandelt:

- die meisten kindlichen Frakturen
- alle Frakturen, die auch ohne Operation folgenlos ausheilen (z. B. Rippen- und Beckenbrüche)
- unkomplizierte, nicht dislozierte Frakturen (z. B. Handfrakturen)

Extension. Die „Streckbehandlung" wird bei Frakturen angewandt, bei denen ein hohes Risiko der Fragmentverschiebung besteht. Durch einen dauerhaften Zug wird die langsame Reposition der Fragmente und die Ruhigstellung in anatomischer Lage erreicht. In Lokalanästhesie wird durch den frakturfernen Knochen ein Metalldraht gebohrt. Daran wird ein Extensionsbügel angebracht. Über einen Seilzug ziehen Gewichte die Fragmente auseinander (*Abb. 39.18*). Die Extension wird heute meistens nur noch zur Über-

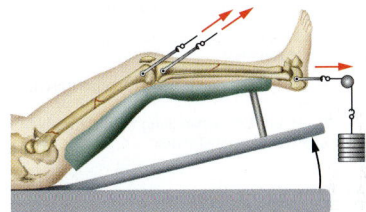

Abb. 39.18 **Extensionsbehandlung.** Als Lokalisationsort für Extensionen dienen spongiöse Knochenbereiche mit geringer Weichteildeckung.

brückung bis zur OP angewandt bei Frakturen der unteren Extremitäten, des Beckens und der Halswirbelsäule.

Die Vor- und Nachteile einer konservativen bzw. operativen Frakturbehandlung sind in *Tab. 39.2* dargestellt.

Operative Retention

Zur operativen Frakturbehandlung stehen verschiedene Osteosyntheseverfahren zur Verfügung (*Abb. 39.19*).

Indikationen. Operativ werden Frakturen versorgt, die ansonsten nicht knöchern oder langsamer und mit schlechterem funktionellem Ergebnis ausheilen würden, z. B.:

- offene Frakturen
- Gelenkfrakturen
- Frakturen, die sich nicht geschlossen reponieren lassen
- Frakturen mit Nerven- und Gefäßverletzungen

! **DEFINITION** **Osteosynthesen** bezeichnen ein operatives Verfahren zur Stabilisierung der Fraktur mit verschiedenen Implantaten für die Dauer der Bruchbehandlung. ———————

Die feste Verbindung der Bruchteile für die gesamte Dauer des Heilungsprozes-

Tab. 39.2 *Vor- und Nachteile der konservativen und operativen Frakturbehandlung (nach Paetz 2009).*

Gipsbehandlung	Extension	Osteosynthese
Reposition		
nicht exakt möglich	nicht exakt möglich	anatomisch korrekte Reposition
Ruhigstellung		
absolute Ruhigstellung nicht möglich	absolute Ruhigstellung nicht möglich	absolute Ruhigstellung
Mobilisation		
mithilfe von Gehstützen früh möglich	keine Mobilisation möglich, Patient ist bettlägerig	Frühmobilisation an Gehstützen oder Vollbelastung früh möglich
Infektionsrisiko		
keins, da Fraktur geschlossen bleibt	gering, nur im Bereich der Nageldurchtrittsstelle	Infektion des gesamten Knochens möglich
Weichteilkontrolle		
nicht möglich	gut möglich	gut möglich (besonders wichtig bei offenen Frakturen)
Thromboserisiko		
bei Gips an den unteren Extremitäten erheblich	aufgrund der Bettlägerigkeit erheblich	bei Frühmobilisation gering
spezielle Vorteile		
meist ambulante Therapie möglich	keine Sekundärverletzung durch Muskelzug	→ oft keine Gipsbehandlung nötig → Fraktur ist früh übungsstabil
spezielle Nachteile		
→ Druckschäden durch schlecht gepolsterten Gips → bei langer Gipsbehandlung Muskelatrophien und Gelenkversteifungen	→ Druckschäden durch schlechte Lagerung → bei zu hohem Zug Gefahr der Frakturlokalisation → Gefahr Achsenfehlstellung / Spitzfuß bei falscher Lagerung → Komplikationen durch Bettlägerigkeit	→ Narkoserisiko → meist zweiter Eingriff zur Entfernung des Osteosynthesematerials notwendig → Gefahr der Metalllockerung → Gefahr der intraoperativen Schäden anatomischer Strukturen

Spickdraht

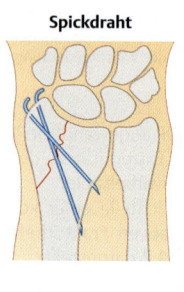

Zuggurtung

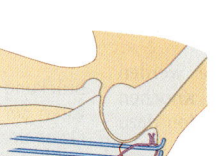

Verschraubung

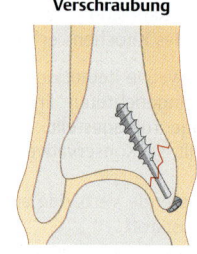

Marknagel   **Verriegelungsnagel**
statisch   dynamisch

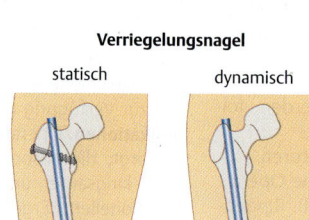

Plattenosteosynthese

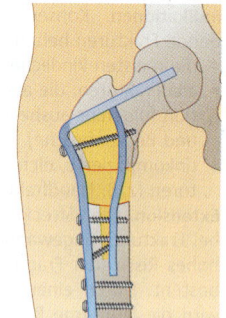

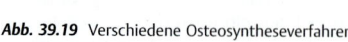

Abb. 39.19 Verschiedene Osteosyntheseverfahren.

ses ermöglicht eine frühfunktionelle und schmerzfreie Übungsbehandlung.

Mit Schrauben, Drähten, Nägeln oder Platten wird die Fraktur versorgt. Je nach Stabilität wird unterschieden zwischen lagerungs-, übungs- und belastungsstabilen Fixierungssystemen.

Lagerungsstabile Osteosynthesen

Sie dürfen nicht bewegt oder belastet werden (z. B. Spickdrahtosteosynthesen bei Frakturen an Hand und Fuß). Lagerungsstabile Osteosynthesen benötigen deshalb immer eine zusätzliche Ruhigstellung in einer Gipsschiene.

Übungsstabile Osteosynthesen

Die meisten Osteosynthesen sind übungsstabil, d. h. die operierte Extremität darf frei bewegt, aber nicht belastet werden. Hierzu zählen die Zuggurtung bei Frakturen an Ellenbogen oder Kniescheibe, Schrauben- oder Plattenosteosynthesen (**Abb. 39.19**).

Fixateur externe. Eine besondere Form der übungsstabilen osteosynthetischen Behandlung bildet der Fixateur externe (**Abb. 39.20**). Er nimmt die nötige Stabilisierung der Fragmente von außen vor. Der Fixateur externe stabilisiert die Bruchfragmente von außen durch Nägel oder Schrauben, die frakturfern eingebracht werden. Sie sind über ein Gestänge (Rahmenfixation) miteinander verbunden, um die Fraktur in der gewünschten Position zu halten. Angewandt wird der Fixateur externe hauptsächlich bei offenen oder infizierten Frakturen mit Weichteildefekten, instabilen Beckenfrakturen sowie als vorübergehende Fixation bei Polytraumata. Die Vorteile des Fixateur externe sind die relativ kurze Operationsdauer und die geringe intraoperative Weichteilverletzung.

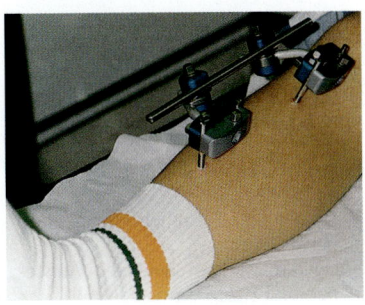

Abb. 39.20 Fixateur externe. Er wird zur Ruhigstellung einer Extremität eingesetzt.

Tab. 39.3 *Komplikationen der Bruchheilung und deren Ursachen.*

Komplikation	Ursachen
Ostiti /Osteomyelitis	→ durch Bakterien entstandene Knochen- bzw. Knochenmarksentzündung
Pseudarthrose	→ Falschgelenkbildung → Ausbleiben der knöchernen Heilung
ischämische Kontrakturen: → Kompartmentsyndrom → Volkmann-Kontraktur	→ Muskelschädigung durch Durchblutungsstörungen infolge massiver Drucksteigerung in den Muskellogen → Beugefehlstellung des Handgelenks (Klauenhand) durch geschädigte Arterien und Nerven im Unterarm
Frakturkrankheit (Sudeck-Syndrom)	→ dystrophische Knochen- und Weichteilschäden mit neurologischen Ausfällen
Fettembolie	→ Einschwemmung von Fetttropfen in die Blutbahn, die zum Verschluss von Blutgefäßen führen (besonders in der Lunge)

Belastungsstabile Osteosynthesen

Zu den belastungsstabilen Osteosynthesen gehören der Marknagel (bei Frakturen der unteren Extremität) oder die Verbundosteosynthese (bei Knochendefekten durch pathologische Frakturen). Der Patient darf den betroffenen Körperteil gleich nach der Operation voll- bzw. teilbelasten.

Endoprothesen. Die Implantation eines künstlichen Gelenks aus Metall wird als Endoprothese bezeichnet. Sie wird v. a. bei Schenkelhalsfrakturen, aber auch bei Gelenkdegenerationen an Hüfte oder Knie eingesetzt. Endoprothesen sind bis auf wenige Ausnahmen belastungsstabil.

Spongiosaplastiken. Knochentransplantationen in Form von Spongiosaplastiken dienen zur Defektauffüllung bei Trümmerfrakturen. Spongiosa wird i. d. R. aus dem Beckenkamm entnommen. Die Stabilität wird durch eine zusätzliche Osteosynthese durch einen Fixateur externe oder eine Platte erreicht.

Die Entscheidung über das Verfahren hängt von der Art der Fraktur und den Begleiterkrankungen ab. Das Material wird i. d. R. (außer bei Endoprothesen) nach Abschluss der Frakturheilung (nach 3 Wochen bis zu 2 Jahren) in einer zweiten Operation entfernt.

Rehabilitation

Dem Patienten werden geeignete und auf ihn abgestimmte krankengymnastische Übungen verordnet, die
- das nicht betroffene Körperteil mit einbeziehen,
- Funktionsverluste während der Ruhigstellung vermeiden,
- helfen, die volle Beweglichkeit und Funktion nach abgeschlossener Frakturheilung wiederzuerlangen.

Frakturheilung

Zur ungestörten Frakturheilung sind folgende Bedingungen zu erfüllen:
- inniger Kontakt der Fragmente
- ununterbrochene Ruhigstellung
- ausreichende Durchblutung
- Infektionsfreiheit

Unterschieden werden primäre und sekundäre Frakturheilung.

Primäre Frakturheilung. Unter idealen Bedingungen, die zumeist bei osteosynthetischer Versorgung gegeben sind, wird der Bruchspalt durch direkt einsprossende Zellen des Knochens (Osteoblasten) überbrückt und verzahnt. Es entsteht voll belastbares Knochengewebe ohne Kallusbildung.

Sekundäre Frakturheilung. Ist eine ununterbrochene Ruhigstellung nicht gewährleistet, wie es bei der konservativen Behandlung häufig der Fall ist, verläuft die Heilung über verschiedene Umbauprozesse der Zellen in Knochengewebe. Die anfangs noch weiche Kallusbildung lagert Kalk ein und wird hart und belastbar. Der Verlauf der Frakturheilung lässt sich gut im Röntgenbild beurteilen. Sind nicht alle der Voraussetzungen zur Heilung des Knochens gegeben, kann es zu vielfältigen Komplikationen kommen (**Tab. 39.3**).

39.4.2 Pflege- und Behandlungsplan

Für den Patienten entstehen Probleme bei einer Fraktur in erster Linie durch Schmerzen und Bewegungseinschränkung. Ein Krankenhausaufenthalt kommt für einen Verunfallten immer unvorbereitet. Lässt der Zustand des Patienten es zu, wird er im Rahmen eines Aufnahmegesprächs über alle anstehenden Maßnahmen und den voraussichtlichen Ablauf informiert.

Die Aufgaben der Pflege variieren, je nachdem ob die Fraktur operativ oder konservativ versorgt wird.

Pflege bei osteosynthetischer Frakturbehandlung

FALLBEISPIEL Frau Keller, 80 Jahre alt, lebt allein, führt ihren Haushalt selbst und ist stolz auf ihre Selbstständigkeit. Nur für schwere Einkäufe bittet sie ihren Enkel um Hilfe. Heute ist sie mit dem Bus unterwegs, um einen Besuch zu machen. Beim Einsteigen rutscht sie auf regennasser Straße ab und stürzt auf den Gehweg. Die anderen Fahrgäste versuchen ihr aufzuhelfen, aber Frau Keller hat zu große Schmerzen in der linken Hüfte. Sie kann das Bein nicht mehr bewegen, es liegt stark nach außen verdreht. Der vom Busfahrer gerufene Rettungswagen bringt sie ins Krankenhaus. Der Arzt stellt eine mediale Oberschenkelhalsfraktur fest und empfiehlt zur Behandlung eine Totalendoprothese der Hüfte. _____

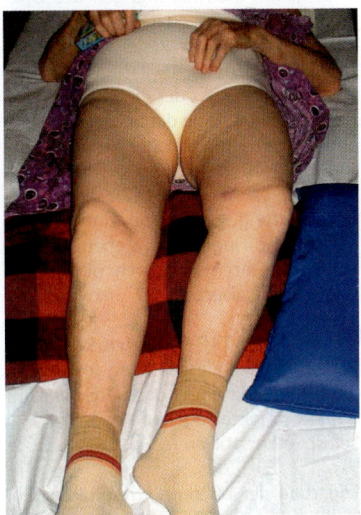

Abb. 39.21 Der Winkel zwischen Hals und Schaft des Oberschenkelknochens beträgt normalerweise 125 – 130°. Eine typische Beinfehlstellung bei einer Schenkelhalsfraktur: Das betroffene Bein ist verkürzt und nach außen gedreht.

Operationsvorbereitung

Grundsätzlich gelten auch bei einer akut auftretenden Operationsindikation die allgemeinen Operationsvorbereitungen (S. 1220). Wenn die Operation sofort durchgeführt werden muss, kann keine Nahrungskarenz und Darmentleerung mehr stattfinden. In jedem Fall sollte dem Patienten die Möglichkeit gegeben werden, seine Blase zu entleeren.

Wenn mit einem großen Blutverlust gerechnet werden muss, sollten ausreichend Blutkonserven bereitgestellt werden. Bei geplanten Operationen (z. B. bei einer Hüft-Endoprothese) kann der Patient unter bestimmten Bedingungen präoperativ Eigenblut spenden, was ihm intra- oder postoperativ wieder verabreicht werden kann.

Postoperative Versorgung

Die allgemeinen pflegerischen Aufgaben in der postoperativen Phase können auf S. 1232 nachgelesen werden. Zu den besonderen pflegerischen Schwerpunkten gehören

- Lagerung,
- Mobilisation,
- Schmerzbehandlung,
- Wund- und Dränagenversorgung und
- Versorgung nach den ATL.

Lagerung

Ziel ist eine bequeme, schmerzreduzierende und funktionelle Lagerung der operierten Extremität. Um postoperative Schwellungen durch einen venösen Rückstau zu vermeiden, wird das betroffene Körperteil leicht hochgelagert.

Es gelten die Anordnungen des Operateurs über Art und Dauer der Schienenlagerung. In der Regel wird die betroffene Extremität 4 – 7 Tage auf einer Lagerungsschiene oder einem Kissen ruhiggestellt. Die Lage der Schiene und der Sitz der Extremität in der Schiene (und ggf. die Polsterung) sind regelmäßig zu kontrollieren. Regelmäßig werden Durchblutung, Sensibilität und Beweglichkeit der Finger bzw. Zehen der betroffenen Extremität durch die Pflegeperson kontrolliert.

PRAXISTIPP Leiten Sie den Patienten nach Einschätzung seiner Fähigkeiten und seines Kooperationswillens an, die korrekte Lage auf der Schiene selbst zu kontrollieren. ____

Lagerung der oberen Extremitäten. Zur Ruhigstellung (z. B. nach einer Humerusfraktur) wird der Arm nach vorn auf ein oder mehrere Kissen gelagert. Der Oberarm wird um ca. 60° von der Mittellinie weggeführt (abduziert), das Ellen-

bogengelenk in ca. 90° Mittelstellung gebeugt.

Lagerung der unteren Extremitäten. Vor allem bei Schenkelhalsfrakturen ist auf die Luxationsprophylaxe zu achten. Das Bein wird flach in einer Schiene oder auf ein Kissen gelagert, dabei liegt der Fuß gerade in der Schiene. Zur Spitzfußprophylaxe sollte der Fuß am Ende der Schiene anliegen. Um Dekubitusgeschwüre zu vermeiden, ist auf Weich- oder Hohllagerung der Ferse zu achten. Zur Unterstützung und um eine Überstreckung des Kniegelenks zu vermeiden, wird ein kleines, flaches Kissen in die Kniekehle gelegt. Beim Aufsetzen des Oberkörpers sollte die Hüfte nur leicht gebeugt werden. Zwischen den Beinen befindet sich ein weiteres oder ein spezielles Keilkissen, um unerwünschte Bewegungen eines Körperteils zur Mittellinie (Adduktion) zu vermeiden. Eine Abduktion > 20 – 30° über die Mittellinie sollte verhindert werden.

PRAXISTIPP Stellen Sie Nachttisch, Getränke, Telefon und Klingelanlage in erreichbare Nähe, damit sich der Patient beim Drehen und Beugen des Oberkörpers nicht in eine luxationsbegünstigende Lage begibt. ____

Mobilisation

Da die meisten Osteosynthesen mindestens eine Übungsstabilität erlauben, wird eine frühzeitige Mobilisation angestrebt. Die Entscheidung über die Übungs- oder Belastungsstabilität findet immer erst **nach** der postoperativen Röntgenkontrolle und durch den Arzt statt. Vorher darf keine Mobilisation oder Bewegung vorgenommen werden.

PRAXISTIPP Beim Mobilisieren eines Patienten mit Frakturbehandlung der unteren Extremität kann die Pflegeperson den eigenen Fuß unter den des Patienten stellen. Damit kann sie eine versehentliche Belastung „erspüren". ____

Mobilisation bei Frakturen der oberen Extremitäten. Die Mobilisation kann i. d. R. noch am OP-Tag stattfinden. Je nach Kreislaufsituation ist das Stehen vor dem Bett oder ein kurzes Aufstehen (z. B. zur Toilette) mit Unterstützung und in Begleitung einer Pflegeperson möglich.

Mobilisation bei Frakturen der unteren Extremitäten. Die erste Mobilisation kann i. d. R. am ersten postoperativen Tag stattfinden. Sie orientiert sich aber am Zustand des Patienten und geschieht

optimalerweise in enger Zusammenarbeit mit den Physiotherapeuten. Wie das Lagern erfordert auch die Mobilisation bei Frakturen an den Beinen, besonders bei Endoprothesen, einige Aufmerksamkeit. Bei bestimmten Bewegungen besteht Luxationsgefahr, deshalb gelten folgende Regeln:

- Drehen und Aufstehen über die operierte Seite
- Überkreuzen der Beine beim Aufstehen und Sitzen vermeiden
- optimale Sitzposition in 90°-Hüftbeugung durch Sitzerhöhung
- tiefe Sitzposition vermeiden

In der ersten postoperativen Zeit benötigt der Patient Hilfe bei der Lageveränderung im Bett. Die Pflegeperson hält und stabilisiert das operierte Bein. Der Patient wird dazu angehalten, die gesunden Extremitäten regelmäßig zu bewegen, evtl. unter Anleitung der Physiotherapeuten. Diese stellen auch geeignete Hilfsmittel wie Unterarmgehstützen, Rollstuhl und Rollator zur Verfügung und üben das Gehen. Nach ärztlicher Anordnung und Einweisung durch den Physiotherapeuten ist die Motorschiene zur passiven Bewegung des Kniegelenks eine geeignete Mobilisationsform. Bevor sie in ein anderes Bett gelegt wird, ist sie z. B. mit 70 % Alkohol zur Desinfektion abzuwischen.

Die Übungen erfolgen i. d. R. 2-mal täglich. Der Beugungsgrad wird der Schmerzsituation des Patienten angepasst und täglich gesteigert.

Schmerzbehandlung

In den ersten postoperativen Tagen nach einer Osteosynthese leidet der Patient unter starken Schmerzen. Je nach Anordnung des Arztes erhält er Schmerzmittel oral, als Injektion oder Infusion bzw. kontinuierlich über eine PCA-Schmerzpumpe (S. 1174).

DEFINITION PCA: engl. Patient-Controlled-Analgesie, d. h. patientenkontrollierte Analgesie: Der Patient fordert Schmerzmittel in kleinen Dosen entsprechend seines Bedarfs. Die Schmerzpumpe ist vom Arzt programmiert, sodass keine Überdosierung möglich ist. ____

Besonders wichtig ist, dass der Patient zu Beginn der Mobilisationsmaßnahmen schmerzfrei ist, um aktiv an den Bewegungsübungen teilnehmen zu können. Eine rechtzeitige und ausreichende Schmerzmittelgabe verhindert unnötige Schmerzsituationen. Der Patient wird darüber informiert, dass er keinesfalls Schmerzen „aushalten" muss.

Wund- und Dränagenversorgung

Um Blutungen frühzeitig zu erkennen, werden Wunde und Dränagen in engen zeitlichen Abständen von der Pflegeperson überwacht. Sie achtet auch darauf, dass der Verband korrekt sitzt, nicht einschnürt oder Falten wirft. Der erste Verbandwechsel erfolgt unter aseptischen Bedingungen ebenfalls nach Anordnung des Arztes.

Je nach OP-Art liegen 1–3 Wunddränagen. Von der Pflegeperson werden Fördermenge und Sog kontrolliert, abhängig davon werden die Dränagen am 2.–3. postoperativen Tag nach Anordnung des Arztes entfernt. Alle Beobachtungen werden sorgfältig dokumentiert.

Versorgung nach den ATL

Die unterstützende Pflege ist abhängig vom Ausmaß der Beeinträchtigung in der Bewegung, von Schmerzen, weiteren Verletzungen oder Begleiterkrankungen und den Ressourcen des Patienten. Die ATL werden ausführlich ab S. 204 beschrieben.

Patienten mit Frakturen der oberen Extremitäten benötigen Hilfestellungen bei der Zubereitung der Mahlzeiten, z. B. Brötchen aufschneiden, Flaschen und Portionsverpackungen öffnen.

🖐 **PRAXISTIPP** Beim **Anziehen** sollte erst das operierte Körperteil angezogen werden, beim **Ausziehen** erst das gesunde Körperteil. ─────────

Patienten mit Frakturen der unteren Extremität müssen u. U. ein Steckbecken oder eine Urinflasche benutzen. Bei Patienten mit Hüftendoprothesen oder Femurschaftfrakturen muss das Steckbecken von der nichtoperierten Seite aus unter das Becken platziert werden. Eine Hilfe zum schmerzärmeren Unterstecken oder Entfernen des Steckbeckens kann eine Erhöhung des Trochanter major auf der gegenüberliegenden Seite sein.

Entlassungsvorbereitung

Vor der Entlassung wird der Patient mit den noch erforderlichen Hilfsmitteln wie Unterarmgehstützen, Toilettensitzerhöhung (**Abb. 39.22**) oder Rollstuhl und Toilettenstuhl versorgt. Die häusliche Situation muss in Gesprächen mit dem Patienten und seinen Angehörigen erfasst werden. Bestehen längerfristige Einschränkungen in der selbstständigen Versorgung, können vom Sozialdienst entsprechende Veränderungen in der

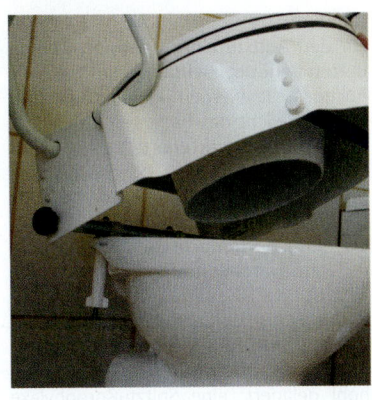

Abb. 39.22 Eine Toilettensitzerhöhung erleichtert dem Patienten das Aufstehen und Hinsetzen auf die Toilette und verhindert eine zu starke Beugung des Hüftgelenks über 90°.

Wohnung eingeleitet und ein ambulanter Pflegedienst engagiert werden.

👁 **FALLBEISPIEL** Frau Keller wurde schon am Tag nach der Operation mobilisiert. Die Schmerzen waren mithilfe der Medikamente gut auszuhalten. Jeden Tag übte sie mit der Physiotherapeutin das Gehen an Unterarmgehstützen und nach wenigen Tagen konnte sie in Begleitung auf dem Krankenhausflur spazieren gehen. Die Sozialarbeiterin kümmerte sich um eine ambulante Rehabilitationsmaßnahme. Versorgt mit allen Hilfsmitteln und der Unterstützung ihrer Familie kann sich Frau Keller weiterhin gut selbstständig versorgen. ─────

Bei einer endoprothetischen Versorgung schließt sich häufig eine Anschlussheilbehandlung (AHB) an. Das wesentliche Ziel ist die Verbesserung der Beweglichkeit, um die weitgehende Selbstständigkeit des Patienten zu erreichen und ihn je nach Alter evtl. für das Arbeitsleben zu rehabilitieren.

Im Krankenhaus begonnene Maßnahmen wie Narbenpflege, Krankengymnastik oder Lymphdränagen sollten weitergeführt werden, um den Erfolg des Osteosyntheseverfahrens sicherzustellen.

Pflege bei Fixateur externe

Vor allem ein Fixateur externe an der unteren Extremität schränkt die Beweglichkeit stark ein. Deshalb sind Thrombose-, Dekubitus-, Pneumonie- und Obstipationsprophylaxe wichtige pflegerische Aufgaben (s. dort). Weitere pflegerische Aufgaben sind die postoperative Überwachung und die Entlassungsvorbereitung.

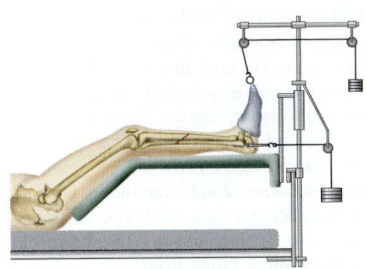

Abb. 39.23 Zur Spitzfußprophylaxe wird der Fuß mit einem Schlauchverband versehen. Der Fuß wird anschließend mithilfe des Extensionsgestänges in 90°-Stellung fixiert.

Postoperative Überwachung

Zum Ausschluss von Nervenverletzungen werden regelmäßig Durchblutungs-, Sensibilitäts- und Beweglichkeitskontrollen der fixierten Extremität durchgeführt.

Veränderungen der Hautfarbe (livide bis blass) weisen auf eine schwellungsbedingte Gefäßkompression oder -verletzung hin. Der behandelnde Arzt wird informiert, wenn die Ein- bzw. Austrittsstelle der Nägel blutet. Der Patient wird darauf hingewiesen, dass er jede Veränderung im Wundbereich (z. B. Taubheitsgefühl, Kribbeln oder Schmerzen) mitteilen soll. Den korrekten Sitz und die Stabilität des Fixateurs kontrolliert der Arzt.

Lagerung

Die betroffene Extremität wird in einer Schaumstoffschiene hochgelagert, um den Ödemabfluss zu unterstützen. Das Wadenbeinköpfchen muss besonders gut abgepolstert werden, da dort die Gefahr der lagerungsbedingten Schädigung des Nervus peronaeus besteht.

Gelkühlkissen können zur Schmerzlinderung und als abschwellende Maßnahme eingesetzt werden. Die Kühldauer sollte ca. 15 Min. nicht überschreiten, um Kälteschäden zu vermeiden.

Wundversorgung

Für die Wundversorgung gelten die aseptischen Regeln des Verbandwechsels (S. 596). Die tägliche Inspektion der Eintrittsstellen der Schrauben und Nägel lassen eine der häufigsten Komplikationen rechtzeitig erkennen. Die sog. Pintrack-Infektion (Pin = Stift, Track = Weg) kann zur Lockerung und damit zur Instabilität führen. Bei fortschreitender Infektion droht die Bohrlochosteomyelitis.

Offene Wundbehandlung. Bei der offenen (verbandlosen) Versorgung werden Eintrittsstellen und Wunde mit geeignetem Wundantiseptikum (z. B. Lavanid) desinfiziert. Die weiteren äußeren Metalltteile können mit einem alkoholischen Hautantiseptikum abgesprüht werden. Bei sauberen und trockenen Wundverhältnissen ist es möglich, die Extremität mit lauwarmer, steriler Ringerlösung zu spülen und den Wundbereich mit sterilen Kompressen zu trocknen.

Geschlossene Wundbehandlung. Die Eintrittsstellen werden nach der Desinfektion mit Schlitzkompressen abgedeckt und mit einer Binde fixiert.

Entlassungsvorbereitung

Zum Schutz vor Verletzungen können spezielle Plastikkappen auf die Schraubenenden gesteckt werden. Dem Patienten kann zusätzlich gezeigt werden, wie er bei alltäglichen Verrichtungen (z. B. beim An- und Auskleiden, bei der Körperpflege und im Schlaf) Verletzungen vermeiden kann. Er wird darüber informiert, dass sich die Metallteile bei starker Sonneneinstrahlung erwärmen. Bei Beschwerden sollte der Patient umgehend den Arzt aufsuchen.

Nach dem Entfernen der Pins werden die Wundlöcher steril verbunden. Später reicht ein Pflaster aus.

Pflege bei Extensionsbehandlung

Die Extensionsbehandlung ist mit langer Bettlägerigkeit und Immobilität verbunden. Der Umfang der pflegerischen Unterstützung ist individuell festzulegen und sollte dem Patienten ein gewisses Maß an Selbstständigkeit ermöglichen.

Pflegerische Hilfe benötigt der Patient bei der Körperpflege und beim An- und Auskleiden (S. 284), bei der Nahrungsaufnahme (S. 314) und bei den Ausscheidungen (S. 346).

👁 **FALLBEISPIEL** Erfahrungsbericht von Herrn Giesicke, 54 Jahre: Jetzt liegt mein rechtes Bein schon seit zwei Tagen hier in diesem Streck. Ich brauche total viel Hilfe, weil ich nicht aufstehen kann: beim Waschen, sogar beim Toilettengang. Ich bin völlig unbeweglich in diesem Gestell. Einmal ist jemand aus Versehen an das Gestänge gekommen und die Gewichte pendelten hin und her – oh je war das schmerzhaft! Alle geben sich große Mühe, es mir bequem zu machen: die Pflegenden hier auf der Station, meine Familie und Freunde kommen mich regelmäßig besuchen. Vormittags kommt die Physiotherapeutin. Aber die Tage sind sehr lang, es gibt wenig Abwechslung. Ich kann doch nicht immer nur lesen! Mir fehlt meine Arbeit im Garten. In der Nacht kann ich nicht gut schlafen, weil ich eigentlich auf dem Bauch schlafe. ————————

Lagerung

Für den Aufbau einer Extension werden Betten benötigt, bei denen das Fußende hochgestellt werden kann, damit das Körpergewicht des Patienten als Gegenzug wirkt. Das frakturierte Bein wird auf eine Lagerungsschiene oder ein Kissen gelagert. Weitere Kissen oder Polster dienen dem unverletzten Bein als Halt. Die Pflegeperson achtet darauf, dass die verletzte Extremität achsengerecht gelagert ist.

Das Fibulaköpfchen muss zur Verhinderung einer Peronaeuslähmung druckfrei gelagert sein. Die Fersen werden hohl gelagert, eine Spitzfußprophylaxe ist durchzuführen (*Abb. 39.23*).

Bettwäschewechsel. Das Wechseln der Bettwäsche bei Extension der unteren Extremität erfordert 2 – 3 Pflegepersonen. Beim Anheben des Patienten hat eine Pflegeperson darauf zu achten, dass der Patient und die Lagerungsschiene gleichzeitig angehoben werden.

Extensionsgestänge

Über variable Extensionsgestänge, die am Fußende des Bettes befestigt sind, wird ein Seilzug über Rollen mit Gewichten belastet (s. *Abb. 39.23*). Das Zuggewicht wird vom behandelnden Arzt angegeben und beträgt ca. 10 – 15 % des Körpergewichts des Patienten.

Überprüfung des Extensionsaufbaus. Die Gewichte müssen frei hängen. Die Zugschnüre dürfen nicht durch die Bettdecke belastet werden. Eine am Extensionsgestänge angebrachte Horizontalstange kann die Bettdecke halten.

Beförderung. Bei der Beförderung des Patienten (z. B. zur regelmäßigen Röntgenuntersuchung) muss das Gewicht gehalten werden, damit es nicht gegen das Bettende schlägt. Abschließend wird jeweils die Position des Seilzugs und der Extensionsgewichte kontrolliert.

Komplikationen vermeiden

Lange Bettlägerigkeit verursacht Sekundärerkrankungen wie Dekubitus (S. 253), Thrombose (S. 245), Kontrakturen (S. 264) und Obstipation (S. 375). Die Pflegeperson leitet gezielt pflegerische Maßnahmen nach individueller Risikoeinschätzung ein. Physiotherapie und medikamentöse Thromboseprophylaxe gehören zur begleitenden Behandlung. Ausführliche Informationen an den Patienten über die Pflegemaßnahmen fördern die aktive Mitarbeit.

Pflegerische Überwachung

Die Pflegeperson kontrolliert in regelmäßigen Abständen Durchblutung, Sensibilität und Beweglichkeit der Zehen bzw.

Finger. Sie verabreicht die angeordneten Schmerzmittel und überprüft deren Wirksamkeit. Weiterhin kontrolliert die Pflegeperson die Haut und die Durchtrittsstellen der Extensionsnägel. Die Durchtrittsstellen der Extensionsnägel werden auf Entzündungszeichen beobachtet. Das kann bei der täglichen Wundversorgung geschehen.

Die Haut wird auf Spannungsblasen inspiziert. Sie können aufgrund von Schwellungen oder drohenden Perforationen der Haut durch Bruchfragmente auftreten.

Ruhigstellende Stützverbände

👁 **FALLBEISPIEL** Leon ist 11 Jahre alt und kann richtig gut Inliner fahren. Natürlich fährt er immer mit Helm. Nur die lästigen Schoner für Knie und Handgelenke lässt er manchmal zu Hause, wenn seine Eltern es nicht merken. Heute hat er sich eine rasante Strecke ausgesucht. Immer wieder fährt er den steilen Berg hinunter. Doch auf einmal verliert er das Gleichgewicht und gerät ins Strauchen. Um den Sturz abzufangen, stützt er sich mit beiden Händen ab. Danach tut der rechte Unterarm ziemlich weh, er kann ihn kaum bewegen. ————————

Ein ruhigstellender Stützverband wird angelegt

- zur Fixierung nicht dislozierter, stabiler Extremitätenfrakturen,
- bei Fissuren (= unvollständige Fraktur in Form eines Haarrisses),
- nach geschlossener Reposition und
- nach osteosynthetischen Eingriffen, Luxationen und Entzündungen.

Der Stützverband, der aus Gips oder Kunststoff besteht, stellt sowohl die Fraktur als auch die benachbarten Gelenke ruhig. Die Extremität wird in Funktionsstellung fixiert, um die negativen Folgen im Falle einer Versteifung gering zu halten und eine Gebrauchsfähigkeit im Verband zu ermöglichen. Die Behandlung dauert bis zum knöchernen Ausbau der Fraktur. Zur Auswahl stehen Gipsstützverbände und synthetische Stützverbände (Cast).

Tab. 39.2 (S. 1012) gibt Auskunft über die wichtigsten Vor- und Nachteile der Gips- oder synthetischen Verbände.

Gipsstützverbände. Der ruhigstellende Gipsverband besteht aus pulverisiertem Gipsmaterial (Kalziumsulfat). Es wird auf Mullbinden gebracht und mit einem wasserlöslichen Kleber fixiert. Das beim Brennen abgegebene Wasser wird beim späteren Tauchen ins Wasser wieder aufgenommen und bewirkt die Verfestigung des Materials.

Synthetischer Stützverband. Bei den heute gebräuchlicheren synthetischen Stützverbänden werden Trägermaterialien wie Fiberglas, Polyester oder Polypropylen verwendet. Die aus selbsthärtendem Harz bestehende Beschichtung ist bei allen Bandagen gleich. In der Handhabung ergeben sich einige Besonderheiten.

PRAXISTIPP Wegen der Verklebungs- und Allergiegefahr ist immer mit Einmalhandschuhen zu arbeiten. Die Kleidung ist zu schützen. Die raue Oberfläche des Verbandes kann mit einem dünnen Nylonstrumpf oder Schlauchmull abgedeckt werden. ──────

Aufbau eines Stützverbandes

Der ruhigstellende Stützverband aus Gips oder Kunststoff wird in verschiedenen Arbeitsschritten aufgebaut.

Hautschutzmaßnahmen

Nach Inspektion der Haut werden bestehende Wunden desinfiziert und mit einer sterilen Auflage versorgt. An der zu fixierenden Extremität wird ein Schlauchverband (z. B. Tg-Verband, Stülpa, **Abb. 39.24 a**) angebracht. Der faltenfreie Unterzug aus Schlauchmull ist hautfreundlich und gewährleistet den Feuchtigkeits- und Wärmeaustausch. Er verhindert

- das Festkleben von Körperhaaren mit dem Stützverband,
- den Juckreiz unter dem Verband,
- das Verrutschen der Polsterwatte,
- den Kontakt mit der Polsterwatte (Dermatitisgefahr).

An beiden Enden sollte der Schlauchmull ca. 5 cm länger als der Gips sein, um durch späteres Umschlagen ein Randpolster bilden zu können.

Polsterung

Gezielte Polsterung. Zum Schutz vor Druck- und Scheuerschäden im Bereich oberflächlich verlaufender Nervenbahnen oder Knochenvorsprüngen ohne ausreichende Weichteildeckung wird die gezielte Polsterung durchgeführt. Sie besteht aus speziell anmodellierten Polsterstücken aus Filz oder Schaumgummi.

Zirkuläre Polsterung. Sie besteht aus Verbandwatte (zunehmend aus synthischem Material) und wird von distal nach proximal gewickelt, sodass sich die einzelnen Polstertouren um die Hälfte überlappen (**Abb. 39.24 b**). Um ein Polster am Rand des Stützverbandes zu erhalten, wird die Verbandwatte um 5 – 10 cm verlängert und abschließend umgeschlagen. An besonders druckgefährdeten Stellen wie Ferse oder Ellenbogen werden zusätzliche Polsterstücke aufgelegt.

Krepppapier/Schaumstoffbinden. Eine Lage Krepppapier für Gipsverbände bzw. Schaumstoffbinden bei synthischen Stützverbänden fixiert die Polsterung zusätzlich. Sie sind wasserabweisend imprägniert und schützen die Polsterwatte vor Feuchtigkeit.

Gipsbinden und Gipslonguetten

Gipsbinden sind gerollt und eignen sich für die zirkuläre Anlage eines Stützverbandes (**Abb. 39.24 c**). Gipslonguetten sind gelegt bzw. gefaltet. Sie werden für Gipskonstruktionen verwendet, wenn Biege- und Druckkräften entgegengewirkt werden muss, wie das bei Extremitätenfrakturen der Fall ist. Die synthetischen Stützverbände stehen ebenfalls als Binde oder Longuette zur Verfügung.

Arbeitsregeln

1. Zügiges Arbeiten. Die schnelle Abbindezeit von etwa 5 Min. erfordert eine strukturierte Ablauforganisation. Alle erforderlichen Materialien müssen vorab sorgfältig bereitgelegt werden.

2. Sauberes Tauchwasser. Die Tauchwassertemperatur beeinflusst die Abbindezeit und damit die Verarbeitungszeit des Gipses. In der Regel beträgt die Wassertemperatur 20 – 25 °C. Zu warmes Tauchwasser (ca. 35 °C) kann zu Wärmeschäden an der Haut führen. Das Tauchwasser ist regelmäßig zu wechseln, damit die Abbindezeit durch Gipsreste

nicht verkürzt wird. Die Technik des Tauchvorgangs ist abhängig davon, ob Binden oder Longuetten verarbeitet werden.

3. Richtiges Anlegen. Die Gipsbinde wird flach und ohne Zug auf das entsprechende Körperteil abgerollt und mit der flachen Hand anmodelliert, wobei die Falten geglättet werden. Mit der letzten Gipsbinde wird die Unterpolsterung umgeschlagen. Dadurch entsteht ein Randpolster, das oben und unten die scharfen Randkanten verdeckt.

Für eine Gipsschiene wird die glatt gezogene Longuette auf die gepolsterte Körperstelle gelegt. Eine nasse Mullbinde fixiert die Schiene zunächst. Vor dem Abhärten sind die Randkanten vom Körper weg abzurunden. Die Mullbinde wird nach dem Aushärten durch eine elastische Binde ersetzt.

4. Vollständiges Austrocknen. Nach 5 – 10 Min. ist der Gips abgebunden und damit nicht mehr verformbar. Solange muss die Extremität ruhiggehalten werden. Die vollständige Austrocknung dauert je nach Dicke des Gipses 24 – 36 Std. In dieser Zeit darf der Gips nicht belastet werden.

Anlegen eines Stützverbandes

Die Pflegeperson übernimmt folgende Aufgaben.

Vorbereitung und Lagerung

Der Patient wird durch den Arzt über Art und Dauer der Ruhigstellung informiert. Er trifft auch die Entscheidung über eine eventuelle Schmerzmittelgabe oder Kurznarkose. Die Pflegeperson hilft dem Patienten beim Ausziehen der Kleidung. Soll ein Stützverband an einer der oberen Extremität angelegt werden, müssen Nagellack und Fingerringe entfernt werden, um die Endglieder auf Schwellung und mangelnde Durchblutung beobachten zu können (**Abb. 39.25**).

Der Patient wird auf geeignete Lagerbänkchen oder Polsterkissen gelagert. Neben der richtigen Positionierung des Körperteils dient eine gute Lagerung auch zur Entspannung. Eine angespann-

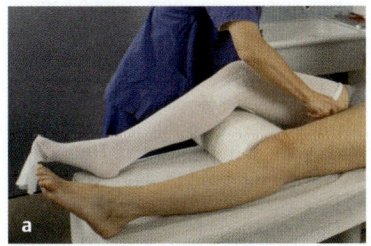 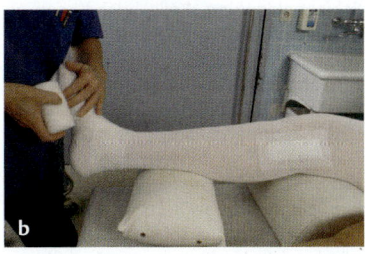 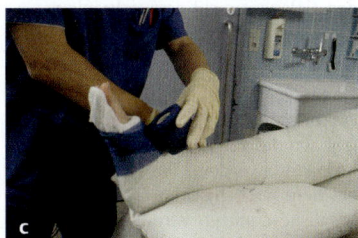

Abb. 39.24 Anlegen eines Stützverbandes. Der ruhigstellende Stützverband aus Gips oder Kunststoff wird in mehreren Arbeitsschritten aufgebaut.

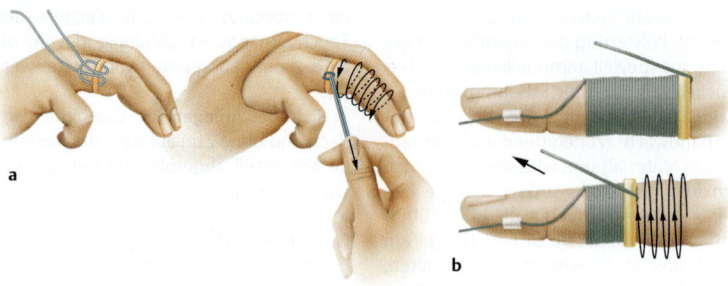

a

b

Abb. 39.25 Fingerringe an geschwollenen Fingern können mit einem Trick entfernt werden: Die Finger werden mit Seife gleitfähig gemacht oder mithilfe einer dünnen Schnur vom Finger heruntergedreht.

Hinweise für den Patienten

- Ihr Gips ist frisch angelegt, noch nicht ausgetrocknet und deshalb noch nicht voll stabil. Seien Sie darum besonders vorsichtig beim An- und Ausziehen von Kleidungsstücken
- Versuchen Sie auch nicht, die im Gips ruhig gestellte Gelenke zu bewegen. Bewegen Sie aber immer wieder alle freien Gelenke in vollem Umfang durch; das fördert die Durchblutung und vermindert die Gefahr weiterer Schwellungen
- Achten Sie auf die Blutzirkulation und die Hautfarbe
- Sind Ihre Finger bzw. Zehen blau verfärbt (gestaut) oder sind sie weiß (blutleer) oder kalt? Bemerken Sie Gefühllosigkeit, „Einschlafen" oder „Ameisenlaufen", Spannung oder Druckstellen im Gips?
  Wenn solche Störungen auftreten, melden Sie sich sofort – auch nachs – bei Ihrem behandelnden Arzt
- Schmerz und Schlafmittel: Nehmen Sie die vom Arzt verordneten Medikamente gewissenhaft und pünktlich ein (vor allem solche zur Blutverdünnung). Sie schützen sich so vor gefährlichen Komplikationen
- Wenn Sie den ganzen Arm im Gips tragen, lagern Sie ihn beim Sitzen waagerecht. Ist nur Ihr Unterarm im Gips, so stellen Sie ihn senkrecht auf. Lassen Sie den verletzten Arm beim Gehen nicht hängen; verwenden Sie allerdings einen Armtraggurt nur nach Verordnung. Legen Sie zum Schlafen ein Kissen unter den Armgips (leichte Hochlagerung)
- Wenn Sie ein Bein im Gips haben, lagern Sie es beim Sitzen auf einem zweiten Stuhl (mit Unterlage)
- Wenn Sie liegen, sollte die Ferse höher als das Herz gelagert sein. Achten Sie darauf, dass der Gips überall gleichmäßig mit Kissen unterlegt ist. Wegen der vermehrten Schwellungsneigung durch die Wärme nicht in der Sonne liegen
- Gehen Sie zum vereinbarten Termin in die Sprechstunde, damit Ihr Gips kontrolliert werden kann
- Bitte bedenken Sie, dass die Straßenverkehrsordnung Fahren in verkehrsuntauglichem Zustand verbietet

Abb. 39.26 Patienteninformation zum Umgang mit ihrem Erstgips.

te Muskulatur würde den Gips zu weit werden lassen und die gewünschte Ruhigstellung nicht erreichen. Die Fixation endet i. d. R. 2 Querfinger breit vor Ellenbeuge, Achselhöhle, Leiste und Kniekehle, um die Bewegungsfreiheit des folgenden Gelenkes nicht einzuschränken.

Spalten des Gipses und Nachbereitung

Ein Stützverband, der nach einer frischen Fraktur oder nach einer Operation angelegt wurde, muss nach dem Aushärten gespalten werden. Das bedeutet, dass bei dem noch frischen Gips ein Streifen herausgeschnitten wird. Gespalten wird der Gips, weil ansonsten eine Weichteilschwellung keinen Raum haben würde

und zu Durchblutungsstörungen und Nervenschädigungen führen könnte.

Als abschwellende Maßnahme sollte bei Fixation die betreffende Extremität frühzeitig hochgelagert werden. Das kann durch Hochstellen der Bettenden, Schienenlagerung, Keile oder Kissen ermöglicht werden. Auch trockene Kälte wirkt abschwellend.

Während des Aushärtens sollte der Gipsverband immer möglichst flächig und gleichmäßig aufliegen. Damit die Feuchtigkeit verdunsten kann, werden Gipsverbände nicht zugedeckt und die Einmalunterlage als Bettschutz wird häufig gewechselt. Bei sehr großen Gipsverbänden ist der Patient vor Auskühlung zu schützen.

> **MERKE** Heben Sie den frischen Gips nur mit den flachen Händen. Vermeiden Sie Fingerabdrücke auf dem Gips, sie führen zu Druck auf dem darunterliegenden Gewebe.

Beobachten des Patienten

Während und nach der Gipsanlage werden Durchblutung, Sensibilität und Beweglichkeit der Zehen und Finger regelmäßig überprüft. Abweichungen vom Aufnahmebefund grenzen ab, was Unfall- und was Folgen der Gipsanlage sind.

Der Patient sollte wissen, dass er jede Auffälligkeit wie Schmerzen, Gefühllosigkeit, Kribbeln oder ein Spannungsgefühl sofort weitergeben soll. Bei Schmerzen ist zu klären, ob es sich um einen Wund-, Fraktur- oder Druckschmerz durch einen zu engen Gips handelt.

Ein zu lockerer Gips gewährleistet nicht ausreichend die Ruhigstellung. Deshalb muss u. U. nach dem Abschwellen ein neuer Gips angelegt werden.

Nicht jede Versorgung mit einem ruhigstellenden Stützverband sieht eine stationäre Aufnahme vor. Geht der Patient nach dem Austrocknen des Gipsverbandes nach Hause, werden der Umgang mit dem Gips und evtl. auftretende Beschwerden bzw. Komplikationen mit dem Betroffenen besprochen. Ein Merkblatt wie in **Abb. 39.26** bietet sowohl ambulanten als auch stationär verbleibenden Patienten Informationen und Hinweise über den Umgang mit ihrem frischen Stützverband.

> **FALLBEISPIEL** Leon ist noch am Abend mit seinen Eltern in die chirurgische Ambulanz gefahren. Das Röntgenbild zeigte eine stabile nicht verschobene Radiusfraktur. Der Arzt meint, das sei die häufigste Fraktur nach einem Sturz. Leon bekommt einen Unterarmgips für vier Wochen. Die Krankenschwester aus der Ambulanz erklärt ihm und seinen Eltern genau, worauf sie achten müssen. Am nächsten Tag sollen sie zur Gipskontrolle kommen. Ein paar Tage braucht er wohl noch ein bisschen Hilfe, z. B. beim An- und Ausziehen. Nur Klavier spielen und Sport treiben kann er ein paar Wochen lang nicht.

Komplikationen
Verschiedene Komplikationen können bei der Behandlung mit ruhigstellenden Verbänden auftreten:

- Venenthrombose (S. 245)
- Druckschäden
- Durchblutungsstörungen
- Kontrakturen

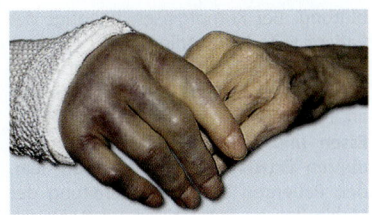

Abb. 39.27 Fingerschwellung bei 80-jähriger Patientin bei zu engem Gipsverband.

Druckschäden. Sie können besonders im Bereich von Knochenvorsprüngen und oberflächlich verlaufenden Nervenbahnen entstehen und haben einen Ausfall der jeweiligen motorischen bzw. sensiblen Funktion zur Folge. Verhindert werden Druckschäden durch eine ausreichende Polsterung beim Anlegen des Stützverbandes. Weitere Ursachen für Druckschäden im Gipsverband können Fingerabdrücke durch unsachgemäßes Halten und Falten im Gips sein.

Durchblutungsstörungen. Sie treten auf, wenn eine Schwellung nach der Fraktur besteht oder der Stützverband zu eng gewickelt wurde (*Abb. 39.27*). Deshalb müssen zirkulär angelegte Gipse immer bis zum letzten Faden der Polsterung aufgeschnitten werden. Rundgipse werden erst nach Abschwellen der Extremität angelegt.

Kontrakturen. Sie können durch die längerdauernde Ruhigstellung entstehen. Die Kapselstrukturen verkleben und die Gelenke versteifen. Deshalb sollten nur Gelenke immobilisiert werden, die unbedingt ruhiggestellt werden müssen. Benachbarte Gelenke, aber auch alle anderen nicht betroffenen Gelenke sind durch geeignete Übungen zu bewegen.

Entfernen des Stützverbandes

Röntgenkontrollen geben Auskunft über den Heilungsprozess der Fraktur. Zirkuläre Gipsverbände werden mit der oszillierenden Gipsfräse entfernt. Das Sägeblatt trennt mit den nur wenige mm betragenden Schwingungen den Gips auf. Der stabilere Kunststoffverband muss von zwei Seiten zur Schale geschnitten werden, um die Extremität herauszuheben.

🖐 **PRAXISTIPP** Machen Sie den Patienten auf das Geräusch und die evtl. Wärmeentwicklung aufmerksam. ——

Bei unsachgemäßer oder ungeübter Anwendung kann es durch den Reibungswiderstand am Fräsenblatt und dem Gips zu Wärmeschäden der Haut kommen. Um dem vorzubeugen, wird der Patient zur entspannten Haltung aufgefordert, damit sich bei entspannter Muskulatur ausreichend Platz zwischen Haut und Stützverband befindet. Die Schnittstelle sollte nicht über Knochen liegen. Die Fräse wird mit beiden Händen gehalten, eine Hand stützt die Säge sicher ab, damit die Säge nicht unkontrolliert tiefer fräst.

Nach dem Aufsägen wird der Gips mit dem Gipsspreizer oder dem Rabenschnabel aufgebrochen. Restliche Polsterschichten werden mit der Verbandschere aufgetrennt, so kann der Stützverband vollständig entfernt werden.

Ruhigstellende elastische Verbände

Ruhigstellende elastische Verbände werden v. a. bei Frakturen des Schultergelenks angelegt. Die angelegten Verbände werden während der Behandlung nicht abgenommen, deshalb müssen gefährdete Hautstellen (z. B. Achsel oder die Brust bei Frauen) geschützt werden. Haut darf nicht auf Haut liegen, ein Schutz aus Mullkompressen, evtl. mit Polsterwatte, ist erforderlich.

Rucksackverband. Dieser Verband kommt bei Klavikulafrakturen zur Anwendung. Er besteht aus mit Watte gepolstertem Schlauchverband, der wie Rucksackriemen angelegt wird und die Schultern nach hinten zieht (*Abb. 39.30*).

Desaultverband. Dieser Verband stellt das Schultergelenk und den Oberarm ruhig. Er besteht aus schulterbreitem Schlauchmull und wird mit Pflaster fixiert oder es wird ein Fertigverband mit Klettverschlüssen angelegt. Der betroffene Arm ruht in gebeugter Stellung vor dem Körper (*Abb. 39.29*).

Gilchristverband. Dieser Verband wird bei Oberarmschaftfrakturen oder Verletzungen im Bereich des Schultergürtels angewandt. Ein Schlauchverband von 3 – 4-facher Armlänge oder ein Fertigverband mit Klettverschlüssen fixiert den betroffenen Arm in gebeugter Stellung vor dem Oberkörper (*Abb. 39.28*).

Dachziegelverband. Diese Verbände werden z. B. bei Zehenfrakturen durch das schichtweise Übereinanderkleben von Pflasterstreifen angelegt.

Unterstützung bei den ATL

Die Ruhigstellung durch den Stützverband schränkt den Patienten in seiner Bewegungsfreiheit und damit auch seine Selbstständigkeit ein. Die Pflegenden passen ihre Unterstützung dem individuellen Bedarf des Patienten an.

Körperpflege. Entsprechend der fixierten Körperpartie benötigt der Patient Hilfe bei der Körperpflege. Ein Gips ist unbedingt trocken zu halten, damit er keinen

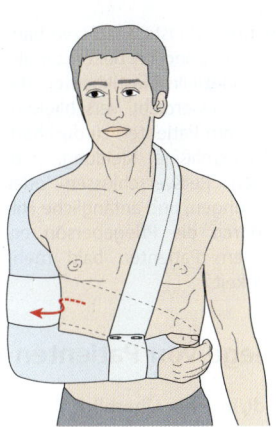

Gilchrist-Verband

Abb. 39.28 Gilchrist Verband.

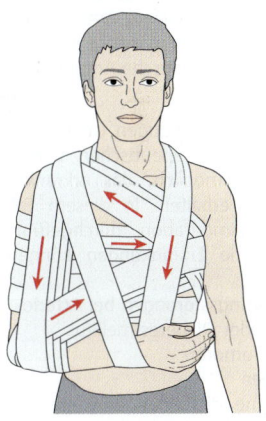

Desault-Verband

Abb. 39.29 Desaultverband.

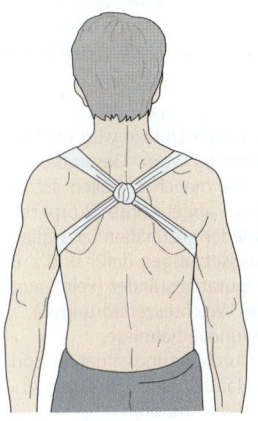

Rucksackverband

Abb. 39.30 Rucksackverband.

Schaden nimmt. Kunststoffstützverbände sind nicht empfindlich beim Kontakt mit Wasser. Spezielle Plastikbeutel, die den Verband wasserdicht verschließen, ermöglichen dem Patienten zu duschen. **Kleiden.** Zweckmäßige Kleidung, z. B. mit seitlichen Reißverschlüssen oder leichte Änderungen, und anfängliche Hilfestellung durch die Pflegeperson ermöglichen dem Patienten bald mehr Selbstständigkeit.

Lagerung und Mobilisation. Kissen und Schienen unterstützen im Bett den Stützverband. Die erste Mobilisation nach vollständigem Aushärten des Gipses findet unter pflegerischer Begleitung und Unterstützung statt. Der korrekte Umgang mit Hilfsmitteln, wie Unterarmgehstützen oder Gehwagen, wird dem Patienten erklärt. Ein übergroßer Strumpf wärmt den ruhiggestellten Fuß und sorgt für eine ausreichende Durch-

blutung. Bei Rumpfgipsen benötigt der Patient Hilfe beim Anlegen des Gipskorsetts (2 Gipsschalen werden mit Klettverschlüssen fixiert). Hat er das Korsett an, ist der Patient mobil.

Essen und Trinken. Bei Frakturen der oberen Extremität kann es nötig sein, den Patienten bei der Zubereitung der Mahlzeiten zu unterstützen, z. B. Fleisch schneiden oder Brötchen schmieren.

39.5 Pflege von Patienten mit Amputationen

39.5.1 Medizinischer Überblick

Definition
Unter einer Amputation wird die vollständige Entfernung eines Körperteils verstanden. Sie erfolgt als therapeutische Maßnahme (geplante Amputation) oder nach schweren gewaltsamen Einwirkungen als traumatische Amputation.

Geplante Amputation
Bei manchen Erkrankungen ist es trotz aufwendigster therapeutischer Bemühungen nicht möglich, das erkrankte Körperteil zu erhalten. In diesem Fall muss eine Amputation durchgeführt werden. Solche Erkrankungen können sein:

- Durchblutungsstörungen bei Arteriosklerose oder Diabetes mellitus
- maligne Tumoren
- Infektionen
- angeborene Missbildungen (selten)

Die Amputationshöhe wird so gewählt, dass eine gute Restfunktion erhalten bleibt und eine optimale Prothesenversorgung möglich wird. Um Komplikationen vorzubeugen, wird die Narbe außerhalb der späteren Belastungszone platziert und ausreichend mit Weichteilen gedeckt.

Traumatische Amputation
Aufgrund schwerer Unfälle wird ein Körperteil vollständig vom Gesamtkörper abgetrennt. In manchen Fällen ist es möglich, das abgetrennte Körperteil (Amputat) wieder anzunähen (zu replantieren). Voraussetzungen dafür sind z. B.:

- glatte Amputationsränder (keine ausgedehnten Weichteilzerstörungen),
- saubere Wundverhältnisse,
- gesunde Durchblutungssituation und
- schnelles Handeln und korrekter Umgang mit dem Amputat.

▶ **MERKE** Grundsätzlich kann niemals am Unfallort entschieden werden, ob eine Replantation möglich ist oder nicht. Das Amputat muss gezielt gesucht

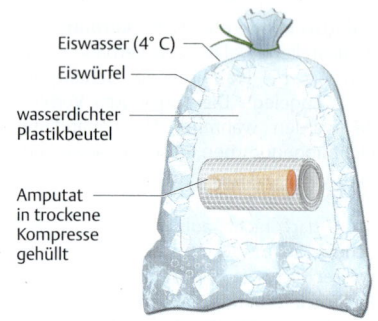

Eiswasser (4° C)
Eiswürfel
wasserdichter Plastikbeutel
Amputat in trockene Kompresse gehüllt

Abb. 39.31 Amputatversorgung. Das abgetrennte Körperteil wird in eine sterile Kompresse gewickelt und gekühlt.

werden. Es ist nach dem Auffinden so zu behandeln, als werde es replantiert. ▬▬

Verhalten am Unfallort. Die betroffene Extremität darf zur Blutstillung nicht abgebunden werden. Sie wird mit einem (möglichst) sterilen Verband komprimiert und hochgelagert.
Versorgung des Amputats. Das Amputat wird steril in Kompressen verpackt und dann in eine saubere Plastiktüte gelegt. Diese wiederum wird in eine zweite Tüte gelegt, die mit einem Wasser-Eis-Gemisch gefüllt ist (**Abb. 39.31**). Durch die Kühlung verlängert sich die Haltbarkeit des Amputats.

▶ **MERKE** Auf keinen Fall sollte das abgetrennte Körperteil direkt mit Wasser oder Eis in Berührung kommen, damit weitere Schäden vermieden werden. Das verpackte Amputat wird schnellstens gemeinsam mit dem Patienten in das Krankenhaus gebracht. ▬▬▬

Gelingt die Replantation nicht, ist das Ziel aller Bemühungen ein sauberer prothesengängiger Amputationsstumpf ohne Wundinfektion.

Komplikationen
Nach einer Amputation können folgende Komplikationen auftreten:

- Nachblutungen
- Wundheilungsstörungen und -infektionen (S. 581)
- Kontrakturen (S. 264)
- Stumpfödeme
- Hauterkrankungen im Stumpfbereich (bakteriell oder pilzbedingt, z. B. Kontaktdermatitis, Follikulitis und Furunkel
- Hauttumoren und Prothesenrandknoten

Viele Patienten leiden nach einer Amputation an Stumpfschmerzen und Phantombeschwerden.

Stumpfschmerz
Ein Stumpfschmerz kann direkt nach der Operation oder erst nach einer beschwerdefreien Zeit auftreten. Hält er länger als drei Monate an, wird vom chronischen Stumpfschmerz gesprochen. Der Stumpfschmerz kann folgende Ursachen haben:

- mechanische Faktoren (z. B. schlecht angepasste Prothese)
- vaskuläre Faktoren (z. B. Durchblutungsstörungen)
- entzündliche Faktoren (z. B. Hautentzündungen und Osteomyelitis)
- andere Erkrankungen (z. B. Hauttumore oder Neurome)

Stumpfschmerzen treten meist als Dauerschmerz auf, manchmal wird er von Patienten als „attackenartig" beschrieben. Häufig besteht eine Druckschmerzhaftigkeit des Stumpfes und im Narbenbereich eine Hyperästhesie (Überempfindlichkeit).

Phantombeschwerden
Es wird unterschieden zwischen Phantomschmerz und Phantomgefühl. Beim Phantomschmerz werden Schmerzen in dem nicht mehr vorhandenen Körperteil empfunden. Im Unterschied dazu wird das Phantomgefühl vom Patienten als Wahrnehmung beschrieben, bei dem er

Teile oder das gesamte verlorene Körperteil in seiner Bewegung erlebt oder in einer bestimmten Position spürt. Phantombeschwerden treten meist innerhalb weniger Tage bis Wochen nach der Amputation auf.

Phantomschmerzen. Sie treten oft attackenartig auf. Der Schmerz kann Stunden bis Tage anhalten und wird als sehr quälend empfunden. Ursachen können sein:

- Störungen der schmerzleitenden Systeme in Rückenmark und Gehirn
- Reizungen der Nervenenden

🍏 **PRÄVENTION & GESUND-HEITSFÖRDERUNG** Mittlerweile ist bekannt, dass das Risiko an Phantombeschwerden zu leiden erhöht ist, wenn der Patient bereits vor der Amputation starke Schmerzen hatte. Im Gehirn manifestierte sich dieser Schmerz als „schmerzgeladene Gedächtnisspur" (Striebel 1999). Wirksamste Therapie gegen Phantomschmerzen ist also die lückenlose Schmerztherapie in der prä- und postoperativen Phase! ⎯⎯⎯

Schmerztherapie nach Amputationen
Beim Stumpfschmerz sollte zunächst eine kausale Behandlung erfolgen. Bestehen die Schmerzen weiter, können ebenso wie bei Phantomschmerzen verschiedene Medikamentengruppen verabreicht werden, z. B.:

- Schmerzmittel
- Antikonvulsiva
- Muskelrelaxanzien
- schmerzdistanzierende Antidepressiva
- Calcitonin

Calcitonin (S. 986) ist ein natürliches Hormon der Schilddrüse und wirkt auf den Knochenstoffwechsel und auf die Schmerzschwelle. Die genaue Wirkungsweise auf den Phantomschmerz ist bisher unklar. Je früher die Therapie mit Calcitonin beginnt, desto besser sind die Ergebnisse.

Weitere Maßnahmen sind:
- therapeutische Lokalanästhesie
- Nervenblockaden, auch als kontinuierliche Periduralblockade mit Katheter
- TENS (transkutane elektrische Nervenstimulation, S. 1186)
- peridurale Rückenmarkstimulationen.

Weitere Behandlungsmaßnahmen. Zusätzlich zu den aufgeführten Behandlungen können Akupunkturen und Entspannungstechniken, lokale Kältebehandlungen oder Wechselbäder die Beschwerden wie Stumpfschmerzen oder Phantombeschwerden lindern. Bei langwierigen Phantomschmerzen reicht eine rein

körperliche Behandlung nicht mehr aus, der Patient sollte psychologisch bzw. psychotherapeutisch behandelt werden.

39.5.2 Pflege- und Behandlungsplan
Für alle Patienten ist eine Amputation ein einschneidender Eingriff, der das zukünftige Leben verändert. Patienten, deren Amputation als zeitlich geplanter Eingriff erfolgt, können sich vorab mit der Situation auseinandersetzen. In manchen Fällen erhoffen sie sich sogar eine Verbesserung der Lebensumstände durch die Amputation der erkrankten Gliedmaßen.

👁 **FALLBEISPIEL** Herr Scheffler ist seit 30 Jahren insulinpflichtiger Diabetiker. Als Folge davon leidet er unter Durchblutungsstörungen und Polyneuropathien. Eine oberflächliche Schnittverletzung, durch eigene Fußpflege entstanden, entwickelt sich zu einer ausgedehnten infizierten Wunde am linken Kleinzeh und lateralen Fußrand. Lange hat Herr Scheffler die Wunde selbst behandelt und erst spät seinem Hausarzt gezeigt. Dieser überweist den Patienten zur weiteren Behandlung ins Krankenhaus. Die Wundversorgung erfolgt regelmäßig, die Blutzuckereinstellung wird optimiert. Es zeigen sich keinerlei Heilungstendenzen. Nach längerem stationären Aufenthalt und anschließender ambulanter Weiterbehandlung ist jetzt eine Vorfußamputation geplant. ⎯⎯⎯

Patienten nach einem Unfall stehen der Situation völlig unvorbereitet gegenüber. Sie brauchen Zeit und Unterstützung durch die Pflegenden. Meist müssen auch Psychologen und Seelsorger in die Behandlung integriert werden, damit die Patienten mit der neuen Lebenssituation emotional fertig werden.

👁 **FALLBEISPIEL** Mark Herbert, 24 Jahre alt, hatte vor einem Jahr einen schweren Motorradunfall. Er verlor bei hoher Geschwindigkeit die Kontrolle über das Motorrad und geriet ins Schleudern. Die schweren Verletzungen machten eine Unterschenkelamputation nötig. Nach dreiwöchigem Krankenhausaufenthalt und anschließender Reha wurde er nach Hause entlassen. In allen Lebensbereichen fand eine Veränderung statt. Doch Mark H. hat mit der Unterstützung seiner Familie die Situation akzeptiert und nimmt die Herausforderungen an. Er bewegt sich sicher mit seiner Prothese und kann mit speziellen Prothesen weiter joggen. ⎯⎯⎯

Operationsvorbereitung
Die allgemeinen Operationsvorbereitungen können auf S. 1220 nachgelesen werden.

Aufnahmegespräch. Hier können Informationen zum Verlauf der Behandlung und zur Prothesenversorgung gegeben werden. Vorab können auch schon Kontakte zu sozialen Diensten geknüpft werden, wenn es um die Klärung von Fragen in beruflicher oder finanzieller Hinsicht geht. Auch Gespräche mit einem Patienten in einer vergleichbaren Situation können ermutigen und motivieren.

Präoperatives Training. Patienten mit Beinamputation sollten schon vor der Operation den Umgang mit Unterarmgehstützen lernen. Dazu wird ihnen ein präoperatives Training angeboten. Der gezielte Aufbau von Muskelgruppen erleichtert die vermehrte Beanspruchung und vermeidet Muskelkater.

➤ **MERKE** Alle vorbereitenden Maßnahmen müssen die besondere psychische Situation des Patienten berücksichtigen. ⎯⎯⎯

Postoperative Maßnahmen
Theoretische Grundlagen und pflegerische Aufgaben der allgemeinen postoperativen Phase können auf S. 1232 nachgelesen werden. Zur Gewährleistung eines komplikationslosen Genesungsverlaufs stehen folgende spezielle Schwerpunkte im Vordergrund:

- Überwachung auf Nachblutungen
- Lagerung des amputierten Stumpfs
- Unterstützung bei den ATL und Mobilisation
- Wundbehandlung
- Wickeln des Stumpfs
- besondere Stumpfhygiene
- Schmerzbehandlung
- Prothesenversorgung

Überwachung auf Nachblutungen
Die Durchtrennung aller Blutgefäße im betroffenen Bereich bedingt eine hohe Nachblutungsgefahr. Der Verband und die Dränagen sind gezielt zu kontrollieren. Wegen der Verstopfungsgefahr der Saugdränagen ist die Sogkontrolle besonders wichtig.

Notfallmaßnahme. Um bei einer spontanen Nachblutung schnell reagieren zu können, sollte in Patientennähe ein Abbindeschlauch deponiert sein. Alle an der Behandlung Beteiligten müssen wissen, wo sich dieser befindet und wie er angewendet wird.

Stumpfgips. Wurde zur Verhinderung eines postoperativen Ödems intraoperativ ein Stumpfgips angelegt, ist die Überwachung des Wundgebiets erschwert. Nachblutungen können nicht frühzeitig erkannt werden. Deshalb muss bei übermäßigen Schmerzen, ansteigenden Temperaturen oder wenn Wundsekret durch den Verband dringt, der Arzt informiert werden, der die weiteren Maßnahmen anordnet. Der Gips wird nach 12–14 Tagen entfernt.

Lagerung des Stumpfs
Die spezielle Lagerung des Amputationsstumpfs hat 2 Schwerpunkte.

Entlasten des Wundgebietes
Intraoperativ werden Blut- und Lymphgefäße durchtrennt, sodass postoperativ die Weichteile anschwellen können. Um diesem Wundödem vorzubeugen, wird das Stumpfende in den ersten 24 Stunden auf ein kleines Kissen und hochgelagert. Bei ausgedehnten Schwellungen wird der Stumpf noch länger stundenweise 30° hochgelagert.

➡ **MERKE** Bei Patienten mit gestörter Durchblutung (AVK) wird das Stumpfende horizontal oder tiefer gelagert und nicht hoch. ————

Vermeiden von Kontrakturen
Kontrakturen entstehen vorwiegend im benachbarten Gelenk. Sie behindern die schon eingeschränkte Beweglichkeit und die prothetische Versorgung. Beugekontrakturen in der Hüfte (nach Oberschenkelamputationen) und im Knie (nach Unterschenkelamputationen) erschweren das Aufrichten des Oberkörpers und die Gewichtsübernahme auf die Prothese. Deshalb wird das betroffene Körperteil **gestreckt** gelagert.
Lagerung bei Oberschenkelamputation. Im Liegen wird das Hüftgelenk in Nullstellung, der Stumpf flach und gestreckt gelagert. Die korrekte Lagerung des Stumpfs wird im Rollstuhl durch entsprechende Hilfsmittel gewährleistet. Der Patient sollte nur kurzzeitig am Bettrand sitzen. Zur Streckung des Stumpfs ist es möglich, dass der Patient zeitweise auf dem Bauch liegt.
Lagerung bei Unterschenkelamputation. Eine zusätzliche Streckung des Unterschenkelstumpfs kann erreicht werden, wenn der Stumpf mit einem Sandsäckchen beschwert wird.
Lagerung bei Fingeramputationen. Der Fingerstumpf wird geschient und befindet sich damit kontinuierlich in der Streckstellung.

Unterstützung bei den ATL und Mobilisation
Eine frühzeitige Mobilisation am 1. oder 2. postoperativen Tag verringert das Dekubitusrisiko sowie die Gefahr einer Thrombose oder Pneumonie und stabilisiert den Kreislauf. Es kann sinnvoll sein, die Mobilisation mit anderen pflegerischen Maßnahmen zu verbinden, je nach Zustand des Patienten.

Ein Patient mit einer Amputation an den oberen Extremitäten benötigt Hilfe bei der Körperpflege und beim Essen. Ein Patient mit einer Amputation der unteren Extremität benötigt Hilfe bei der Veränderung seiner Körperlage. Unterstützt von zwei Pflegepersonen wird der Patient für kurze Zeit aufgerichtet und vor das Bett gestellt. Ausmaß und Dauer der Mobilisation hängen von mehreren Faktoren ab, z. B.:

- Einschränkung des Patienten
- Schmerzsituation
- körperliche Verfassung

✋ **PRAXISTIPP** Eine Dauerversorgung mit einem Rollstuhl wird nicht angestrebt. Die Unbeweglichkeit und Bewegungseinschränkung im Hüft- und Kniegelenk wird dadurch gefördert und ein späteres Gehen evtl. unmöglich gemacht. ————

Physiotherapie. Die Beeinträchtigung von Körperschema und Gleichgewicht ist erheblich und sollte schon frühzeitig mit einer täglichen speziellen Bewegungsschule durch Physiotherapeuten behandelt werden. Mobilisation und physiotherapeutische Behandlung werden nach Absprache im therapeutischen Team erweitert und intensiviert.
Ergotherapie. Verluste von oberen Extremitäten verlangen eine Hilfsmittelberatung durch Ergotherapeuten, um die Greif- und Haltefunktion des verlorenen Körperteils auszugleichen.

Wundbehandlung
Das Pflegeziel ist eine ungestörte Wundheilung mit einer reizlosen weichen Narbe. Eine Wundheilungsstörung hätte die Verzögerung der Rehabilitation und Versorgung mit einer Prothese zur Folge.
Verbandwechsel. Den Zeitpunkt des ersten Verbandwechsels bestimmt der Arzt. Er erfolgt unter den bekannten aseptischen Bedingungen. Der Patient sieht beim ersten Verbandwechsel auch das erste Mal seinen Amputationsstumpf. Das kann für ihn sehr belastend sein. Hier benötigt er die einfühlsame Unterstützung durch die Pflegeperson.

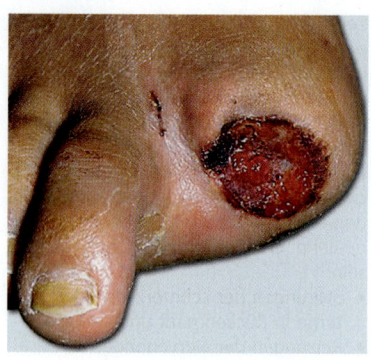

Abb. 39.32 Zwei Wochen nach einer Grenzzonenamputation granuliert die Wunde.

Grenzzonenamputation. Eine Besonderheit stellt die sog. Grenzzonenamputation bei pAVK (S. 827) dar. Die Amputation im Zehen- oder Fußbereich erfolgt als Gangränabtragung im Übergang zwischen noch durchblutetem und gangränösem Gewebe. Die Wunde wird nicht durch eine Naht verschlossen, sondern heilt sekundär durch Granulation (*Abb. 39.32*). Art und Häufigkeit des Verbandwechsels bestimmt der behandelnde Arzt.

Wickeln des Stumpfs
Um den venösen und lymphatischen Rückstrom zu unterstützen und den Stumpf prothesengerecht, d. h. konisch, zu formen, wird der Stumpf gewickelt. Die Gestaltung und Intensität beim Wickeln bestimmt der Arzt.

Um Abschnürungen zu vermeiden, wird mit Kurzzugbinden in Achtertouren gewickelt. Begonnen wird an der Stumpfspitze, weiter wird mit abnehmendem Druck zum Körper hin gewickelt. Der diagonale Zug bestimmt die Formung des Stumpfes. Zur besseren Fixierung und um das Verrutschen zu vermeiden, wird das nächste höhere Gelenk mit eingebunden (*Abb. 39.33*). An Stellen mit geringer Weichteildeckung oder Knochenvorsprüngen sollten Stumpfkissen aus Schaumgummi oder Rollenwatte eingewickelt werden.

✋ **PRAXISTIPP** Die Binde darf nicht zu straff angelegt werden, um einem druckbedingten Schwund der Stumpfmuskulatur vorzubeugen. Beim Wickeln des Oberschenkelstumpfes muss darauf geachtet werden, dass der Stumpf in Streckstellung gewickelt wird. Deshalb ist es empfehlenswert, den Stumpf im Stehen zu wickeln. ————

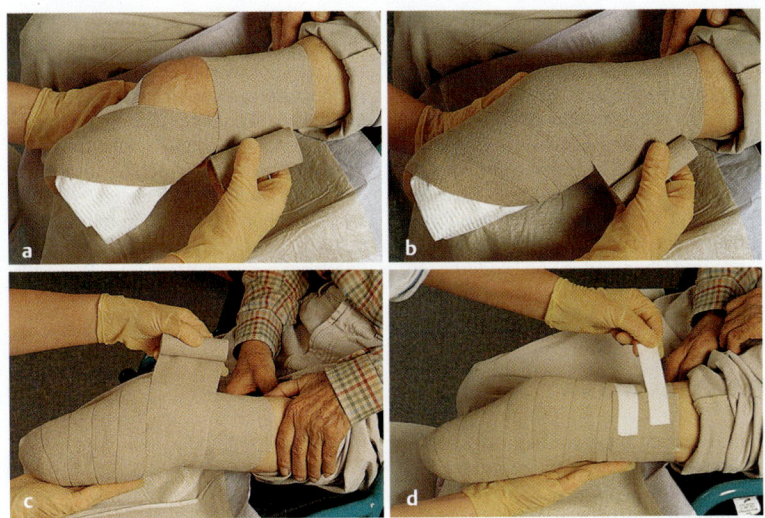

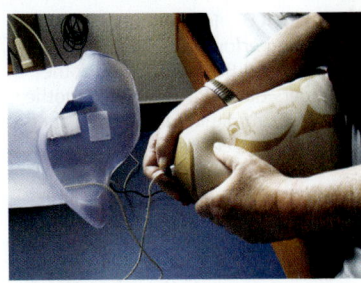

Abb. 39.34 Eine Prothese wird individuell an den Patienten angepasst.

Abb. 39.33 Wickeln des Stumpfs. Um den venösen und lymphatischen Rückstrom zu unterstützen und den Stumpf prothesengerecht konisch zu formen, wird er elastisch gewickelt.

Der Stumpf wird so lange gewickelt, bis er vollständig abgeschwollen ist. Wenn der Patient das Wickeln erlernt hat, kann er dessen Durchführung selbst übernehmen. Es stehen auch individuell angepasste Kompressionsstrümpfe zur Verfügung.

Stumpfhygiene

Beim täglichen Wickeln muss der Stumpf sorgfältig von der Pflegeperson inspiziert werden. Sie achtet dabei auf die Stumpfhaut, die Hautdurchblutung und die Narbe.

Veränderungen im Narbenbereich, Druckstellen oder Hautreizungen können zu einer verzögerten Prothesenanpassung und zu einer Immobilität des Patienten führen und sollten verhindert werden.

Zur sorgfältigen Hautpflege gehört das tägliche kurze Waschen mit warmem Wasser und einer milden Seife. Die Haut darf nicht aufgeweicht werden. Nach der Stumpfwaschung muss dieser sehr sorgfältig abgetrocknet werden. Neigt ein Patient zu starker Schweißabsonderung, kann der Stumpf durch Abwaschungen oder Stumpfbäder mit Salbeitee behandelt werden.

PRAXISTIPP Ein Handspiegel hilft dem Patienten seinen Stumpf besser zu sehen. Nach einer behutsamen Anleitung kann er selbstständig die Haut am Stumpf auf Veränderungen beobachten.

Abhärtungsmaßnahmen. Nach abgeschlossener Wundheilung kann mit Abhärtungsmaßnahmen begonnen werden, damit die Stumpfhaut weniger empfindlich gegenüber mechanischen Reizen und den Druckbelastungen durch die Prothese ist. Der Patient wird über die Bedeutung dieser Maßnahmen aufgeklärt und frühzeitig in die Durchführung einbezogen:

- nach dem Waschen kräftig abfrottieren
- die Stumpfhaut nach dem Waschen weich bürsten
- Luft und Licht einwirken lassen
- durchblutungsfördernde kaltwarme Wechselbäder
- Narbenpflege mit pH-neutraler Salbe
- Stumpfbewegungen in Materialien wie Sand, Erbsen oder spezieller Knetmasse

Schmerzbehandlung

Nach der Amputation kommt es in den ersten postoperativen Tagen zu den üblichen Wundschmerzen, die durch den großen Eingriff und die Traumatisierung des Gewebes bedingt sind. Maßnahmen zur Analgesie werden nach ärztlicher Anweisung durchgeführt. Das Schmerzmittel muss rechtzeitig verabreicht werden, um dem Patienten unnötige Schmerzen zu ersparen. Eine systematische Schmerzerfassung (s. S. 1171) und eine gute Beobachtungsgabe werden dabei von den Pflegepersonen erwartet. Auch im Hinblick auf den Phantomschmerz ist der frühzeitige Therapiebeginn entscheidend für den Erfolg (S. 1021).

Prothesenversorgung

DEFINITION **Prothesen** sind ein Ersatz für das amputierte Körperteil und dienen neben dem optischen Ausgleich der Wiederherstellung der Steh-, Geh- und Greiffähigkeit.

Hand-, Arm- und Beinprothesen sind meist mit Gelenkvorrichtungen und der Möglichkeit zur Bewegung ausgestattet.

Prothesenarten

Nach der abgeschlossenen Wundheilung wird der Patient mit einer Übungsprothese versorgt und kann erste Geh- oder Greifübungen ausführen. Die individuelle Versorgung mit einer Prothese wird der Amputationsart sowie den Bedürfnissen und Möglichkeiten des Patienten angepasst (*Abb. 39.34*). Über die Art des Prothesenaufbaus entscheiden z. B. das Alter und die Beweglichkeit.

Oberschenkelprothesen. Um ein möglichst normales Gangbild zu erreichen, sind die Prothesen mit Kniegelenken und Prothesenfuß versehen.

Armprothesen. Hier gibt es so genannte Schmuckprothesen, die in Form und Farbe gut angepasst sind, aber keine Funktion übernehmen können. Eigenkraftprothesen übertragen die Bewegungen des Schultergürtels auf die Mechanik der Prothese. Myoelektrische Fremdkraftprothesen erfordern eine hohe Kooperation des Betroffenen. Willkürliche Muskelkontraktionen, verstärkt durch einen batteriebetriebenen Motor, ermöglichen z. B. das Öffnen und Schließen der Prothesenhand.

Prothesenanpassung

6 – 12 Monate nach der Amputation hat der Stumpf seine endgültige Form. Dann kann vom Orthopädiemechaniker eine individuelle Dauerprothese angepasst werden.

MERKE Jede Art der Prothesenversorgung erfordert unbedingt eine Schulung und Begleitung des Prothesenträgers durch Physio- oder Ergotherapeuten, um die Möglichkeiten, aber auch die Grenzen aufzuzeigen.

Entlassungsberatung

Wenn die Wundheilung abgeschlossen und der Patient mit einer Übungs- oder Testprothese versorgt ist, wird er in einer ambulanten oder teilstationären Rehabilitationseinrichtung auf die Belastungen und Anforderungen seines Alltags vorbereitet.

Rehabilitationsmaßnahmen. Der Umfang und die Möglichkeiten der Maßnahmen zur Rehabilitation orientieren sich am Alter und am Ausmaß der Einschränkungen. Besondere Trainingsprogramme verbessern die Steh- und Gehfähigkeit, leiten an zum Stufensteigen, Gehen auf unebenem Gelände und Überwinden von Hindernissen. Vor allem jüngeren Menschen wird Anleitung zur sportlichen Betätigung mit Prothese gegeben. Sie bieten die Möglichkeit, sich positiv mit der Situation auseinanderzusetzen und sich zu beweisen.

Berufliche Tätigkeit. Ist eine Weiterbeschäftigung im Beruf nicht möglich, müssen Maßnahmen der Berufsfindung und Umschulung eingeleitet werden. Sie erfolgen in Abstimmung mit dem Arbeitsamt oder bei Berufsunfällen mit den Berufsgenossenschaften und Berufsförderungswerken.

39.6 Pflege von Patienten mit Osteosarkom

39.6.1 Medizinischer Überblick

Definition

Osteosarkome sind die häufigsten primären bösartigen Knochentumoren, deren Zellen direkt Knochen oder Osteoid bilden. Das Osteosarkom wächst aggressiv und schädigt Knochen und Gelenke. Es metastasiert hämatogen (über den Blutweg) und vorwiegend in die Lunge. Zum Zeitpunkt der Diagnosestellung sind bei 20 % der Patienten schon Metastasen nachweisbar.

Das Ewing-Sarkom (benannt nach dem US-amerikanischen Pathologen J. Ewing) geht vom Knochenmark aus und gehört ebenfalls zu den malignen Knochentumoren. Es tritt seltener auf als das Osteosarkom.

Primäre Knochentumoren. Bösartige primäre Knochentumoren machen etwa 1 % aller bösartigen Tumore aus. Am häufigsten erkranken Kinder und Jugendliche zwischen dem 10. und 20. Lebensjahr, Jungen doppelt so häufig wie Mädchen. Knochentumore entstehen vorwiegend in der Längenwachstumszone der Röhrenknochen, bevorzugt in der Gegend des Knies (**Abb. 39.35**).

Sekundäre Knochentumoren. Als sekundär auftretende Knochentumoren werden die Metastasen eines Primärtumors anderer Organe bezeichnet. Diese Tochtergeschwülste entstehen durch die Absiedelung von Zellen verschiedener anderer Krebsarten, z. B. bei Lungen (S. 765), Schilddrüsen- oder Brustkrebs (S. 947).

Symptome

Meist klagen die Patienten über Schmerzen und Schwellungen im betroffenen Bereich, die zu einer Bewegungseinschränkung führen. Die Haut über der Schwellung ist oft pergamentartig verdünnt. Es kann zur Spontanfraktur des Knochens kommen.

Weitere allgemeine Symptome sind lokale Entzündungszeichen (Rötung, Schwellung, Überwärmung), Lymphknotenschwellung, ungewollte Gewichtsabnahme, Leistungsknick, Blässe und Nachtschweiß.

Diagnostik

Erste Hinweise auf das Vorliegen eines bösartigen Knochentumors ergeben sich bereits aus dem Beschwerdebild des Patienten. Die Diagnose kann meist bereits anhand der typischen Befunde im Röntgenbild gestellt werden.

MERKE Die endgültige Diagnose eines malignen Knochentumors erfolgt immer auf der Grundlage der histologischen Untersuchung einer Gewebeprobe.

Folgende Untersuchungen werden durchgeführt, um die Größe und Ausdehnung des Tumors zu bestimmen und Metastasen zu suchen:
- Ultraschall
- Computertomografie

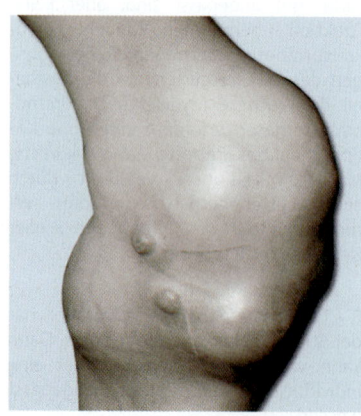

Abb. 39.35 Osteosarkome treten am häufigsten im Kniegelenk auf.

- Kernspintomografie
- Skelettszintigrafie
- vor einem geplanten operativen Eingriff evtl. eine Angiografie

Labor. Es gibt keinen spezifischen Laborparameter, die alkalische Phosphatase kann erhöht sein und gilt als prognostisches Kriterium und als Verlaufsparameter. Allgemeine Laboruntersuchungen dienen zur Abklärung der OP- und Chemotherapiefähigkeit.

Therapie

Knochentumore erfordern häufig eine Kombinationstherapie, die sich zusammensetzt aus
- Chemotherapie,
- operativer Therapie und
- Strahlentherapie (eher bei Ewing-Sarkom).

Die chemotherapeutische und radiologische Behandlung wird sowohl prä- als auch postoperativ eingesetzt. In welchem Ausmaß der chirurgische Eingriff erfolgt und ob die betroffene Extremität oder das Gelenk erhalten werden kann, wird oft erst intraoperativ entschieden.

Der Erhalt der Extremität oder des Gelenks ist wesentliches Therapieziel. Ist es durch die präoperative Chemotherapie gelungen, den Primärtumor zu verkleinern, kann eine operative Resektion im Gesunden erfolgen. Dabei werden die betroffenen Extremitäten mit Endoprothesen stabilisiert (S. 1011). Kann eine Resektion des Tumorgewebes im Gesunden nicht realisiert werden, d. h. steht eine Amputation bevor, muss der Patient möglichst bereits während der vorbereitenden Chemotherapie auf eine Amputation vorbereitet werden (S. 1020). Auch einzelne Metastasen (z. B. in der Lunge) werden chirurgisch entfernt.

Prognose

Die Prognose hängt von verschiedenen Faktoren ab, z. B.:
- Zeitpunkt der Diagnosestellung

- Lokalisation des Tumors
- Metastasierung

Bei ca. 70 % der Fälle findet keine Metastasierung statt. Mehr als die Hälfte der Osteosarkome können heute geheilt werden.

39.6.2 Pflege- und Behandlungsplan

Das Osteosarkom tritt vorwiegend bei relativ jungen Menschen auf. Da die Krankheit oft lange Zeit unerkannt bleibt und zu Beginn keine Beschwerden verursacht, trifft die Diagnose „Knochenkrebs" die Patienten völlig unerwartet. Sie stellt für den Patienten eine existenzielle Bedrohung dar.

FALLBEISPIEL Kai ist 15 Jahre alt und geht in die 9. Klasse. Er ist ein sportlicher Typ und spielt Handball im Verein. Er trainiert zweimal in der Woche, am Wochenende finden die Spiele statt. Mit seinen Freunden geht er ab und zu zum Bowlen. Deshalb denkt sich Kai nichts weiter, als er eine leicht schmerzhafte Schwellung am Oberschenkel feststellt. Als die scheinbare Zerrung nach zwei Wochen noch nicht zurückgegangen ist, sucht er mit seiner Mutter den Hausarzt auf. Dieser untersucht ihn gründlich und schickt ihn sicherheitshalber zum Röntgen ins Krankenhaus. Dort spricht der Arzt erstmals von einem Knochentumor, von Chemotherapie und Operation. Erst nach der

Biopsie wird Kai und seinen Eltern der genaue Behandlungsplan erläutert. ___

Die Schwerpunkte der Pflege ergeben sich aus der individuellen Situation des Patienten. Es gelten die Pflegemaßnahmen wie sie in Kap. 46 (S. 1188) beschrieben sind.

Vorbereitung auf die therapeutischen Maßnahmen

Wenn der Patient stationär aufgenommen wird, befindet er sich meist noch in der Auseinandersetzung mit der Diagnose.

Die Pflegeperson gibt dem Patienten im ersten Gespräch Informationen über den allgemeinen Stationsablauf und das weitere Vorgehen bezüglich geplanter Diagnostik und Therapie. Damit kann dem Patienten die Eingewöhnung erleichtert werden. Es gilt außerdem, eine offene und vertrauensvolle Situation zu schaffen, um weitere Gespräche zu ermöglichen, in denen die Sorgen und Probleme erfasst werden können. Dabei sollten auch die Angehörigen des Patienten mit einbezogen werden. Spezielle Pflegeziele werden formuliert. Ein Ziel ist es, Kontakte zu verschiedenen sozialen Diensten zu vermitteln, damit berufliche, familiäre und finanzielle Fragen beantwortet werden können.

Begleitung während der Therapien

Sowohl die Chemo- als auch die Strahlentherapie werden als belastend und

kräftezehrend empfunden und sind von Nebenwirkungen begleitet. Die ausführliche Aufklärung vor Therapiebeginn ist daher unerlässlich.

Für die Pflege gilt es, den Patienten aufmerksam zu beobachten und ihn im Bedarfsfall zu unterstützen. Geeignete Pflegemaßnahmen und Prophylaxen werden in den Pflegeplan aufgenommen. Je nach Therapiephase können der Zustand des Patienten und damit die Pflegebedürftigkeit sehr schwanken. Deshalb ist der Pflegebedarf täglich einzuschätzen und der Pflegeplan anzupassen, wobei die Selbstständigkeit des Patienten gefördert werden muss.

Ausführlich wird die Begleitung bei Chemo- und Strahlentherapie in Kap. 46 beschrieben (S. 1203).

Pflege nach einer Operation

Allgemeine pflegerische Aufgaben in der perioperativen Phase können in Kap. 47 (S. 1220) nachgelesen werden; zur Pflege von Patienten nach Amputationen siehe S. 1020.

PRÄVENTION & GESUND-HEITSFÖRDERUNG Die regelmäßige Nachsorge hat einen hohen Stellenwert, um bei den zumeist jungen Patienten einen Rückfall bzw. eine Metastasierung möglichst früh zu erkennen.

Lern- und Leseservice

Literatur
Osteoporose
→ Deutsche Rheuma-Liga. Osteoporose Merkblätter. Bonn: Deutsche Rheuma-Liga Bundesverband e. V.; 2008
→ Greten H. Innere Medizin. 13. Aufl. Stuttgart: Thieme; 2010
→ Runge M, Rehfeld G. Geriatrische Rehabilitation im Therapeutischen Team. Stuttgart: Thieme; 1995
→ Schwegler J, Lucius R. Der Mensch. Anatomie und Physiologie, 5. Auf. Stuttgart: Thieme; 2011

Rheumatische und degenerative Erkrankungen
→ Altenbockum C von et al. Rheumatologisches Lehrbuch für die Krankenpflege. Basel: Recom; 1995
→ Aßmann C. Pflegeleitfaden. Alternative und komplementäre Methoden. München: Urban & Fischer; 1996

→ Augustin M, Schmiedel V. Praxisleitfaden Naturheilkunde: Methoden, Diagnostik, Therapieverfahren in Synopsen. Stuttgart: Jungjohann; 1996
→ Deutsche Rheuma-Liga: Positionen der Deutschen Rheuma-Liga zu den Anforderungen an die Pflegeversicherung. Bonn: Deutsche Rheuma-Liga Bundesverband e. V.; 2007
→ Maletzki W, Stegmayer A. Klinikleitfaden Pflege. München: Urban & Fischer; 1996
→ Niethard FU, Pfeil J. Orthopädie. 4. Aufl. Stuttgart: Thieme; 2003

Erkrankungen der Bandscheiben
→ Bäker BA, Reisky P. Die verrückte Bandscheibe. 2. Aufl. München: Ehrenwirth; 2001
→ Bonse M. Neurologie und Neurologische Krankenpflege. 8. Aufl. Stuttgart: Kohlhammer; 2010

→ Gravius S et al. Die lumbale Bandscheibenprothese. Dtsch Ärztebl 2007; 38
→ Paetz B, Benzinger-König B. Chirurgie für Pflegeberufe. 21. Aufl. Stuttgart: Thieme; 2009
→ Sitzmann F, Hrsg. Pflegehandbuch Herdecke. 3. Aufl. Berlin: Springer; 1998
→ Schirmer M. Degenerative Halswirbelsäulenerkrankungen mit unterschiedlichen Schmerzsymptomen. Notfall & Hausarztmedizin 2006; 30
→ Schirmer M. Segment LW4/5 als physiologischer Schwachpunkt des Menschen. Notfall & Hausarztmedizin 2004; 30

Frakturen
→ Imhoff A, Linke R, Baumgartner R. Checkliste Orthopädie. 2. Aufl. Stuttgart: Thieme; 2010
→ Kirschnick O. Pflegetechniken von A-Z. 4. Aufl. Stuttgart: Thieme; 2010
→ Paetz B, Benzinger-König B. Chirurgie für Pflegeberufe. 21. Aufl. Stuttgart: Thieme; 2009

Amputationen
→ Kickinger W. Beinamputationen. Facultas; 2005
→ Kirschnik O. Pflegetechniken von A-Z. 4. Aufl. Stuttgart: Thieme; 2010
→ Striebel HW. Therapie chronischer Schmerzen. 4. Aufl. Stuttgart: Schattauer; 2005

Osteosarkom
→ Pschyrembel. Klinisches Wörterbuch. 263. Aufl. Berlin: de Gruyter; 2011
→ Greten H. Innere Medizin. 13. Aufl. Stuttgart: Thieme; 2010

Kontakt- und Internetadressen
→ Aktion Gesunder Rücken e. V. (AGR), Postfach 103, 27 443 Selsingen, Tel. 04 284/9 269 990, http://www.agr-ev.de
→ Bundesarbeitsgemeinschaft chronischer Kreuzschmerzen (BacK), Medizinisches Versorgungszentrum Koblenz, Emil-Schüller-Straße 23-29, 56 068 Koblenz, Tel.: 0261/303 300, Fax: 0261/3 033 033
→ Bundesverband der deutschen Rückenschulen (BdR) e. V., Lister Straße 27, 30 163 Hannover, Tel. 0511/ 3 502 730, http://www.bdr-ev.de
→ Bundesselbsthilfeverband Osteoporose e. V., Kirchfeldstr. 149, 40215 Düsseldorf, Tel. 0211/319 165
→ Deutsche Rheuma-Liga Bundesverband e. V., Maximilianstr. 14, 53111 Bonn, Tel. 0228/766 060, Fax: 0228/766 020
→ Deutsche Schmerzliga e. V., Adenauerallee 18, 61 440 Oberursel, Tel. 0700/ 3 753 75 375, http://www. schmerzliga.de (u. a. Betreuung von Selbsthilfegruppen)

→ Göttinger Rücken-Intensiv-Programm (GRIP) Ambulanz für Schmerzbehandlung des Universitätsklinikums, Robert-Koch-Straße 40, 37075 Göttingen
→ Nakos - Nationale Kontakt- und Informationsstelle zur Anregung und Unterstützung von Selbsthilfegruppen: www.nakos.de
→ Kuratorium Knochengesundheit, Leipziger Str., 74889 Sinsheim
→ http://www.bfo-aktuell.de
→ http://www.osteoporose.org
→ http://www.osteoporose.com
→ http://www.osteoporose-deutschland.de
→ http://www.rheuma-liga.de
→ perkutane Nukleotomie: http://www. orthopaede.com
→ intradiskale Therapien: http://www. schmerz-therapie-deutschland.de/ pages/zeitschrift/z4_02/art_414.html

40 Pflege von Patienten mit Erkrankungen der Augen, des Hals-Nasen-Ohrenbereiches oder der Haut

Randolf Brehler, Annelie Burk, Elmar Oestreicher, Ursula Skrotzki

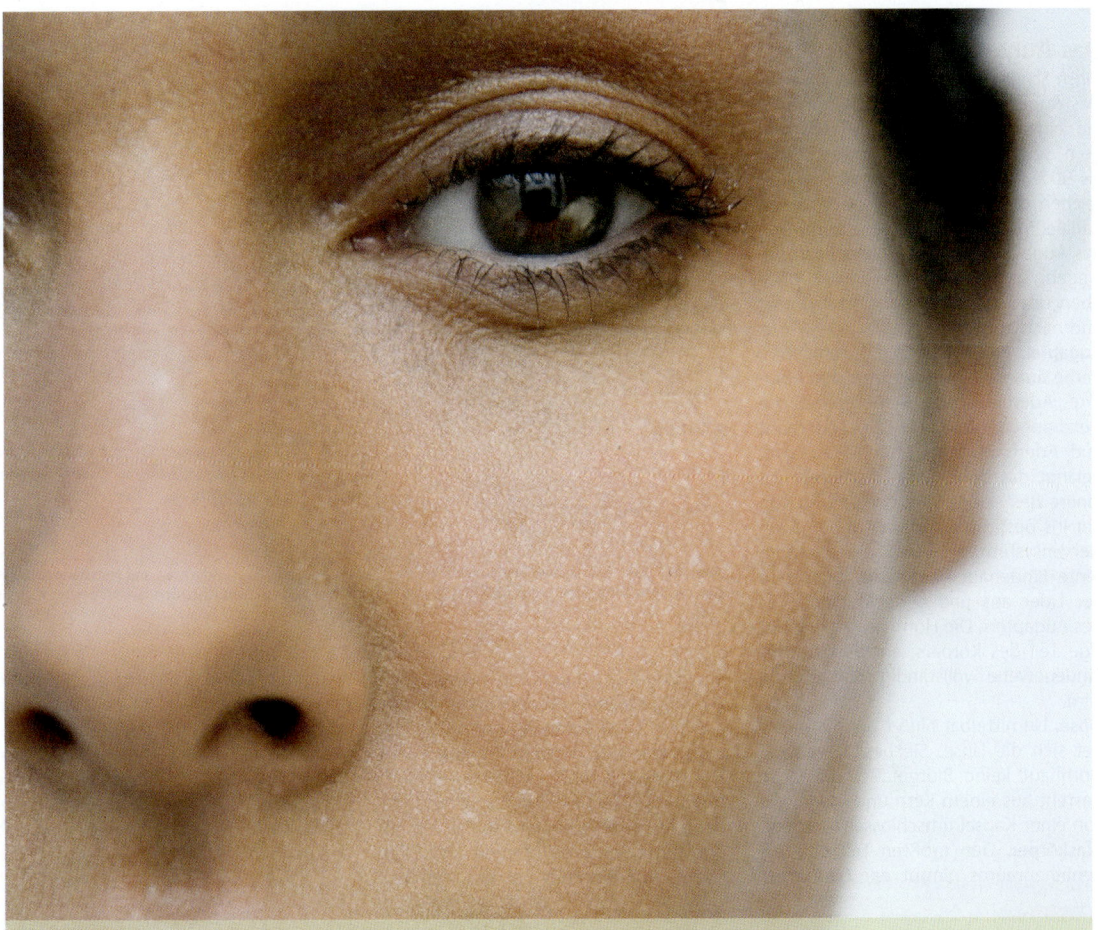

A Pflege von Patienten mit Erkrankungen der Augen

Annelie Burk

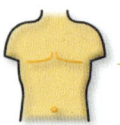

Anatomie und Physiologie im Fokus

Das Auge im Überblick
(nach Schwegler 2011)

Das Auge ist zusammen mit dem Ohr die eigentliche Schnittstelle zwischen dem Selbst und seiner Umwelt. Mehr als 90 % aller Informationseinheiten erreichen das Gehirn durch einen dieser Kanäle. Wie ein Kugelgelenk kann sich das Auge in allen drei Raumachsen bewegen: nach außen und innen, nach oben und unten, Drehung nach innen und nach außen.

Augapfel. Er besteht aus 3 Schichten: derbe äußere Lederhaut, gut durchblutete Aderhaut und lichtempfindliche Netzhaut (**Abb. 40.1**). Da Lederhaut und Aderhaut lichtundurchlässig sind, gelangt das Licht durch die Pupille ins Innere des Auges. Ihre Größe wird von der Iris bestimmt und vom vegetativen Nervensystem gesteuert. Die transparente Bindehaut kleidet die Innenseite der Lider aus und bedeckt einen Teil des Augapfels. Die Hornhaut ist der einzige Teil des Körpers, an dem straffes Bindegewebe vollständig durchsichtig wird.

Linse. Unmittelbar hinter der Iris befindet sich die Linse. Sie besitzt wie die Hornhaut keine Blutgefäße. Die Linse besteht aus einem Kern und Rinde, die von einer Kapsel umschlossen werden.

Glaskörper. Den größten Teil des Augeninnenraums nimmt der Glaskörper

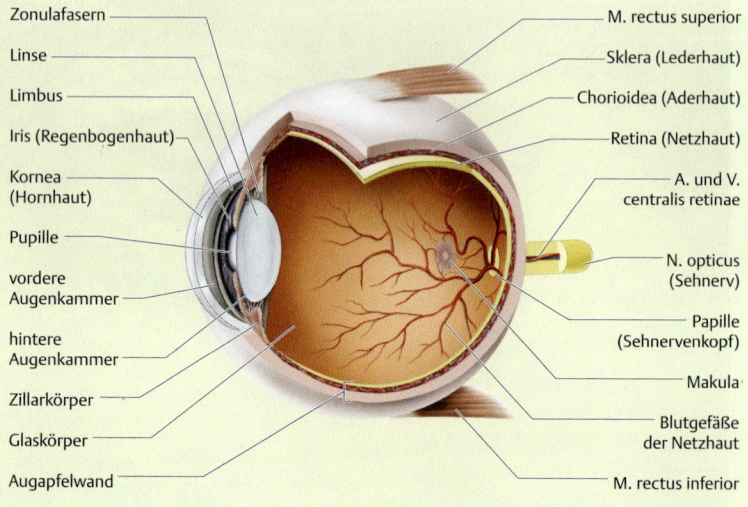

Abb. 40.1 Die Bulbuswand wird von außen nach innen aus Lederhaut, Aderhaut und Netzhaut gebildet. Der durchsichtige Glaskörper füllt den ⅔ des Augapfelvolumens ausmachenden Glaskörperraum aus.

ein. Eine feine Membran grenzt diese gallertige Masse von der Hinterkammer ab. Der Glaskörper ist normalerweise völlig klar und besteht zu über 98 % aus Wasser.

Netzhaut. Sie besteht aus verschiedenen Nervenzellschichten mit lichtempfindlichen Sensoren (Zapfen und Stäbchen). Am hinteren Pol der Netzhaut befinden sich der Austritt des Sehnervs und der gelbe Fleck (Macula lutea) mit der Fovea, der Stelle des schärfsten Sehens. In der Fovea stehen die Zapfen am dichtesten. An der Austrittsstelle des Sehnervs treten die arteriellen Gefäße ins Auge ein und verzweigen sich bäumchenartig.

40.1 Pflege von Patienten mit Augenerkrankungen

40.1.1 Medizinischer Überblick

Definition

Augenerkrankungen sind angeborene oder erworbene Anomalien, Entzündungen, degenerative oder dystrophische Veränderungen
- der Lider,
- des vorderen Augenabschnitts (Konjunktiva, Kornea, Sklera, Augenvorderkammer, Kammerwinkel, Iris, Augenlinse, Zonulafasern, Ziliarkörper, Augenhinterkammer),

- des Augenhinterabschnitts (Sklera, Choroidea, Retina, Glaskörper, Papille),
- des Sehnerven,
- der Sehbahn einschließlich Chiasma opticum (Sehnervenkreuzung) und Sehrinde und
- der Orbita.

Stellvertretend für die Vielzahl von Augenerkrankungen werden das Offenwinkelglaukom und die Netzhautablösung näher vorgestellt.

Offenwinkelglaukom

FALLBEISPIEL Die 45-jährige Angela Meyerbrink hat sich bei ihrer Augenärztin einen Termin für eine Kontrolluntersuchung geben lassen: „Beschwerden habe ich eigentlich keine, aber abends, wenn ich müde bin, kann ich nicht mehr richtig lesen. Brauche ich vielleicht eine Lesebrille?" Nach ihrer Untersuchung fasst Frau Dr. Elke Sister zusammen: „Ja, Frau Meyerbrink, sie benötigen tatsächlich ihre erste Lesebrille, das ist ganz normal. Auch sonst sind Ihre Augen bisher gesund, aber ich habe auch Ihren Augeninnendruck gemessen und der ist mit 24 mmHg etwas zu hoch und muss beobachtet werden." _____

! DEFINITION Das **Offenwinkelglaukom** ist eine schmerzfreie Sehnervenerkrankung mit zunehmender Zerstörung der Nervenfaserschicht, Aushöhlung des Sehnervenkopfes (Papillenexkavation) und Gesichtsfelddefekten. Ein wesentlicher Risikofaktor ist eine Erhöhung des Augeninnendrucks. _____

Glaukome können angeboren oder erworben sein, z. B. durch eine Augenerkrankung sekundär entstehen.

🍏 PRÄVENTION & GESUND-HEITSFÖRDERUNG An einem Offenwinkelglaukom sind in der BRD zirka 950 000 Menschen älter als 40 Jahre erkrankt. Unbehandelt kann es zur Erblindung führen. Da das Offenwinkelglaukom nicht schmerzhaft ist und der Patient meistens noch sehr lange Zeit gut sieht, obwohl bereits schon bleibende Augenschäden vorliegen, können nur Vorsorgeuntersuchungen eine Gefährdung aufdecken. Als eine der wichtigsten Präventionsmaßnahmen in der Augenheilkunde sollte deshalb bei allen Männern und Frauen, die älter sind als 40 Jahre der Sehnervenkopf (die Papille) am Augenhintergrund beurteilt und der Augeninnendruck gemessen werden. _____

Netzhautablösung

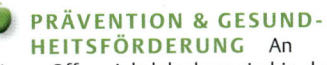 **FALLBEISPIEL** Alex und seine Frau sitzen beim Frühstück und lesen die Zeitung. Kristina schüttelt den Kopf. „Was ist denn los?" fragt Alex. „Ach, ich sehe dauernd so schwarze Punkte. Die stören ganz schön! Und weißt du noch, als ich dir letztens von diesen Lichtblitzen erzählt habe? Nun bin ich schon so kurzsichtig und seh' fast nix ohne Brille und jetzt auch noch das! Ich muss unbedingt mal wieder zum Augenarzt." _____

! DEFINITION Die **Netzhautablösung** (Amotio retinae, Ablatio retinae) stellt eine Trennung von Netzhaut und retinalem Pigmentepithel dar. _____

Ursachen können sein:
- Riss in der Netzhaut (rhegmatogene Netzhautablösung)
- Membranen unter, auf und über der Netzhaut oder im Glaskörperraum, z. B. bei Diabetes mellitus (S. 971) (traktions-(zug-)bedingte Netzhautablösung)
- Exsudationen bei Aderhautmelanomen oder Metastasen (exsudative Netzhautablösung)

Mit speziellen Netzhautoperationen (Plombe, Cerclage, Vitrektomie) kann die Netzhaut heute meistens wieder angelegt werden. Unbehandelt führt eine Netzhautablösung häufig zur Erblindung.

Arzneimittel im Fokus

Arzneimittel in der Augenheilkunde

Augenerkrankungen werden sehr häufig mit Augentropfen, -salben und -gelen behandelt oder die Wirkstoffe unter die Bindehaut (subkonjunktival) oder in den Glaskörper (intravitreal) gespritzt. Nur in Ausnahmefällen werden systemische Medikamente verabreicht. Verschiedene Medikamentengruppen finden Anwendung.

Miotika. Dies sind pupillenverengende Medikamente, die zu einer Miosis (Verengung der Pupille) führen. Sie werden prä- und postoperativ eingesetzt und in der Glaukomtherapie (z. B. Pilocarpin).

Mydriatika und Zykloplegika. Dies sind Medikamente, die pupillenerweiternd wirken (Mydriasis = weite Pupille). Zykloplegika (z. B. Atropin) lähmen außerdem vorübergehend die Fähigkeit des Auges zur Akkommodation, d. h. unter Zunahme der Brechkraft nahe gelegene Objekte auf der Netzhaut scharf abzubilden. Sie werden z. B. zur Untersuchung des Augenhintergrunds und prä- und postoperativ appliziert.

Antiglaukomatosa. Sie wirken vorwiegend lokal und werden zur Senkung des Augeninnendrucks instilliert.

Künstliche Tränen. Dies sind Tränenersatzmittel zur symptomatischen Behandlung eines trockenen Auges oder bei unzureichendem Lidschluss, z. B. bei beatmeten Patienten (S. 1245).

Antibiotika und Virustatika. Sie werden zur Behandlung bakterieller Entzündungen und Virustatika zur Therapie von durch Viren hervorgerufenen Erkrankungen verordnet. Sie werden als Augentropfen oder -salben und seltener intravenös oder in Tablettenform verabreicht.

Antiallergika. Zur Therapie allergischer Augenerkrankungen der Lider und der Bindehaut stehen zahlreiche Antiallergika als Augentropfen oder -salben zur Verfügung. Einige Patienten entwickeln aber auch Allergien gegen die in den Antiallergika enthaltenen Konservierungsmittel. Häufig können ihre Symptome mit in Einmaldosis-Ophthiolen enthaltenen *konservierungsmittelfreien, antiallergischen Augentropfen* beseitigt werden.

Entzündungshemmende Medikamente. Stark entzündungshemmende Medikamente sind nichtsteroidale Antiphlogistika und Steroide. Sie werden z. B. bei schweren Entzündungen des Augeninneren verabreicht. Antiseptisch und desinfizierend wirkende Augentropfen und -salben wirken keimabtötend sowie entzündungs- und sekretionshemmend. Sie werden bei unspezifischen entzündlichen Erkrankungen des Auges appliziert.

Antimykotika. Sie werden selten verabreicht. Antimykotika beeinflussen das Pilzwachstum.

Immunsuppressiva und Zytostatika. Immunsuppressiva unterdrücken oder schwächen die Immunantwort. Zytostatika schädigen noch zusätzlich bösartig entartete Zellen. Sie werden nur angewandt, wenn das Sehvermögen in Gefahr ist, z. B. bei einer schweren Uveitis (Entzündung der mittleren Augenhaut).

VEGF-Hemmer. Diese Medikamente (VEGF = Vascular-endothelial-growth-factor) enthalten Wirkstoffe, die das Wachstum von Gefäßen im Auge hemmen. Sie werden am häufigsten bei einer besonderen Form der altersabhängigen Makuladegeneration (feuchte AMD) in den Glaskörper gespritzt und können eine Erblindung verhindern oder hinauszögern.

Lokalanästhetika. Sie werden z. B. bei der Augeninnendruckmessung und vor einer Hornhautfremdkörperentfernung instilliert.

40.1.2 Pflege- und Behandlungsplan

Augenpflege

Die Augenpflege stellt eine spezielle Reinigungsform des Auges dar, bei deren Durchführung Salben- und Tropfenreste von Ober- und Unterlidhaut des Auges entfernt werden (**Abb. 40.2**). Sie erfolgt mindestens einmal täglich, z. B. vor der ärztlichen Visite. Besteht eine starke Wundsekretbildung, kann es notwendig werden, die Augenpflege öfter durchzuführen. Patienten empfinden die Augenpflege häufig als sehr angenehm.

> **MERKE** Die gewissenhafte Augenpflege unter aseptischen Bedingungen stellt das Kernstück der Augen-

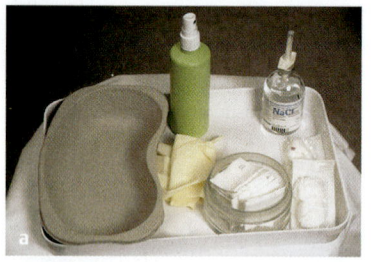

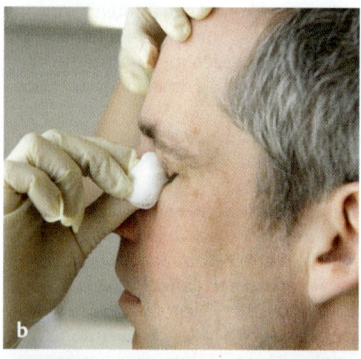

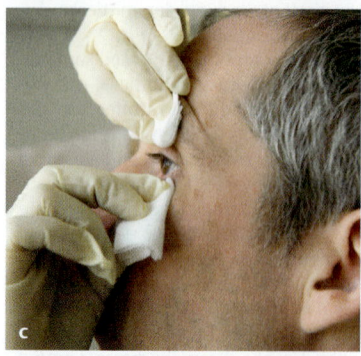

Abb. 40.2 Augenpflege. a Gerichtetes Material, **b** Reinigung von Ober- und Unterlid bei geschlossenem Auge, **c** Reinigung des Unterlids bei geöffnetem Auge.

behandlung dar. Der postoperative Verlauf ist auch von der Augenpflege abhängig. ────

Material

Zur Vorbereitung werden auf einem Tablett gerichtet:

- Händedesinfektionsmittel
- Einmalhandschuhe bei septischen Augen
- sterile Pflaumentupfer (z. B. 5er-Packung) und sterile Kompressen
- sterile 0,9 %ige Kochsalzlösung oder Ringer-Lösung mit Überlaufkanüle (keine kalten Flüssigkeiten verwenden)
- Nierenschale (Pappschalen nur als Abwurfschalen)

Durchführung

Zunächst wird der Patient über Zweck und Vorgehensweise informiert. Anschließend wird er gebeten, eine sitzende oder liegende Position einzunehmen. Nach der Händedesinfektion nach Hygieneplan und gegebenenfalls nach dem Überstreifen der Einmalhandschuhe werden die sterilen Pflaumentupfer über der Nierenschale mit der sterilen 0,9 %igen Kochsalzlösung befeuchtet und die Augen gereinigt.

Die Reinigung der Ober- und Unterlidhaut des geschlossenen Auges erfolgt mit der unberührten Seite des Tupfers, ohne Druck auszuüben, vom inneren zum äußeren Lidwinkel durch bogenförmige Tupferführung, zunächst entlang des Unterlids, anschließend mit neuem Tupfer entlang des Oberlids. Dabei darf nicht gerieben werden.

Es wird auch die Tupferführung von außen nach innen gelehrt – die hier beschriebene Vorgehensweise wird von uns aus praktischen und hygienischen Gründen bevorzugt.

Bei stark verklebten Augenlidern ist es sinnvoll, den feuchten Tupfer für kurze Zeit auf dem Auge zu belassen, um die Verklebung aufzuweichen. Die gebrauchten, kontaminierten Tupfer werden in die bereitgestellte Nierenschale abgeworfen. Eine intensivere Reinigung des Unterlids ist möglich, wenn der Patient die Augen während des Waschvorgangs öffnet und nach oben schaut. Eine Wiederholung des Auswaschvorgangs erfordert jeweils die Verwendung frischer Tupfer. Abschließend können die Augenlider mit einer Kompresse trocken getupft werden.

Instillation von Augenmedikamenten

Die für einen bestimmten Patienten vom Arzt verordneten Augenmedikamente und sterilisierte Zellstofftupfer werden in einer Dose, die mit dem Namen des Patienten versehen ist, gerichtet und auf sein Zimmer gebracht (Ausnahme: Kinder). Applikationen aus diesen Tropfflaschen bzw. Tuben erhält nur dieser Patient.

> **MERKE** Bei der Applikation von Augenmedikamenten gilt die **5-R-Regel**: **R**ichtiger Patient, **r**ichtiges Auge, **r**ichtiges Medikament zum **r**ichtigen Zeitpunkt und **r**ichtige Applikationsform. ──

Das Verfallsdatum der Augenmedikamente muss regelmäßig kontrolliert werden, damit Wirksamkeit und Keimfreiheit gewährleistet werden können. Bei Verfärbungen und Ausflockungen wird das Medikament verworfen oder zur Ursachenklärung an die Apotheke zurückgegeben. Nach dem Öffnen der Originalverpackung sind die meisten Augenmedikamente nur sehr begrenzt haltbar, weshalb sie mit dem Öffnungsdatum versehen werden (**Abb. 40.3**).

Material

Neben den verordneten Medikamenten werden folgende Gegenstände benötigt:

- Händedesinfektionsmittel
- Einmalhandschuhe bei septischen Augen
- sterilisierte Zellstofftupfer (3,5 × 5 cm)
- Abwurfschale

Durchführung

Nach der Händedesinfektion und dem Überstreifen der Einmalhandschuhe wird der Patient gebeten, den Kopf in den Nacken zu legen und nach oben zu sehen. Kontaktlinsen müssen bis auf wenige, ausdrücklich vom Arzt festgelegte Ausnahmen, vor der Gabe von Augen-

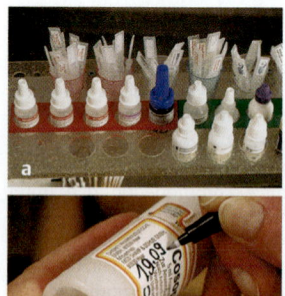

Abb. 40.3 Augenmedikamente. a Verschiedene Augentropfen in Flaschenform und als Einmaldosis, **b** neue Tropfen- oder Salbenpackungen werden mit dem Anbruchdatum versehen.

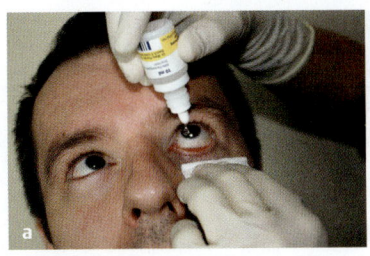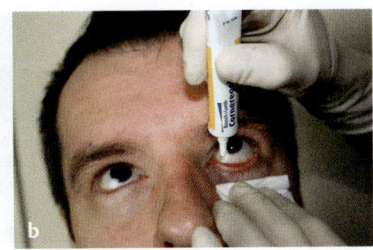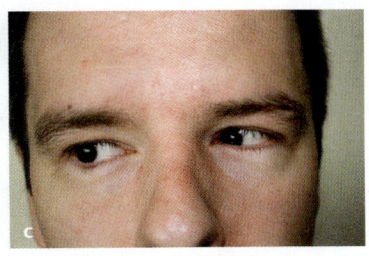

Abb. 40.4 **Instillation von Augentropfen und Augensalben. a** Einträufeln von Augentropfen, **b** Einbringen von Augensalbe, **c** Der Patient wird gebeten nach rechts, links und unten zu blicken.

medikamenten entfernt werden. Sie können sich sonst verfärben.

Das Unterlid wird mithilfe eines Tupfers nahe dem Wimpernrand leicht nach unten gezogen, sodass der untere Bindehautsack zu sehen ist. Die Pflegende stützt die Hand, die das Tropffläschchen oder die Salbentube hält, an der Stirn des Patienten ab, um Verletzungen durch unkontrollierte Bewegungen des Patienten zu vermeiden (*Abb. 40.4*).

Augentropfen. Die Augentropfen werden aus dem senkrecht gehaltenen Fläschchen in den unteren Bindehautsack geträufelt. Die Tropfflasche bzw. die Salbentube darf weder Wimpern, Lidränder, Bindehaut noch Hornhaut berühren, da Kontamination mit Keimen oder Augenverletzungen die Folge sein könnten.

🖐 **PRAXISTIPP** Werden mehrere Augentropfen hintereinander verabreicht, instillieren Sie diejenigen zuletzt, die der Patient als unangenehm empfindet – z. B. weil sie ein „Brennen" verursachen. Andernfalls könnte ein Lidkrampf die weitere Applikation beeinträchtigen. ⸻

Augensalbe. Zur Applikation der Augensalbe wird ein etwa 0,5 cm langer Salbenstrang direkt aus der Tube in den unteren Bindehautsack gegeben. Nach der Instillation wird der Patient gebeten, bei noch zurückgezogenem Unterlid nach unten zu sehen. Dadurch verteilt sich die Salbe in der unteren Umschlagsfalte und wird nicht aus dem Auge herausgepresst. Nach der Applikation wird die Salbentube sofort geschlossen, damit die Spitze nur mit der Kappeninnenseite in Kontakt kommt.

➤ **MERKE** Sind sowohl Augentropfen als auch Augensalben zum selben Zeitpunkt verordnet worden, werden Augentropfen zuerst gegeben, da sie nach der Salbenapplikation nicht

mehr so gut vom Auge aufgenommen werden können. ⸻

Überschüssige Tropfen oder Salbe werden vorsichtig mit einem sterilisierten Zellstofftupfer abgewischt. Die gebrauchten und kontaminierten Tupfer werden in die Nierenschale abgeworfen. Abschließend sollte der Patient noch darüber informiert werden, dass das Nachwischen mit Fingern oder Taschentüchern zur Keimverschleppung führen kann, und deshalb unterlassen werden sollte.

Augenspülung

Eine Augenspülung erfolgt meistens notfallmäßig bei Verätzungen des Auges mit Laugen oder Säuren. Am Unfallort ist es wichtig, so rasch wie möglich mit sauberem Leitungswasser oder Mineralwasser zu spülen und die Spülung nicht zu unterbrechen. In der Klinik kann der Vorgang ohne Zeitverzögerungen optimiert werden.

Material

Für die Augenspülung werden folgende Gegenstände benötigt:

- wasserdichte Unterlage
- Plastikschürzen für Patienten und Pflegende
- Auffangschale
- Lokalanästhetikum
- Lidsperrer, Lidhaken
- sterile Tupfer
- Undine (Augendusche aus Glas) oder Spritze
- Ringer-Lösung oder physiologische Kochsalzlösung mit Infusionsbesteck in 500-ml-Spritzbeutel oder sterilem Glas

Je nach Anordnung werden Phosphatpuffer-Lösungen (z. B. Isogutt, Tim-oculav) oder bei Farb-, Teer- oder Schmaucheinsprengungen z. B. Bepanthen-Augensalbe gerichtet.

Durchführung

Der Patient wird über die geplante Maßnahme informiert und gebeten, eine sit-

zende oder liegende Position einzunehmen. Nach der Händedesinfektion wird die Spüllösung in ein sauberes Gefäß gefüllt (Glas, Undine oder Spritze). Alternativ können auch ein Spritzbeutel oder eine Infusionsflasche mit Infusionsbesteck zur Spülung verwendet werden. Bei starken Schmerzen und Lidspasmus (Blepharospasmus) ist die Spülung evtl. erst nach der Applikation lokalanästhesierender Augentropfen möglich.

Eine assistierende Pflegende hält die Lider auseinander, wenn der Arzt keinen Lidsperrer einsetzt. Das vorhandene Fremdkörpermaterial kann vorsichtig mit sterilen Tupfern entfernt werden. Die Spülung kann beginnen, wenn der Patient den Kopf zur Seite geneigt hat und die Auffangschale unter dem Kinn positioniert ist. Mit Kompressen wird danebenlaufende Flüssigkeit aufgefangen. Abschließend wird das gespülte Auge vorsichtig trocken getupft.

Augenverbände

Das Anlegen von Augenverbänden dient der Fixierung von Wundauflagen und der Ruhigstellung der Augen. Die Verbandform (*Abb. 40.5*) bedarf immer einer ärztlichen Anordnung.

Material

Benötigt werden

- hautfreundliches Pflaster,
- Verbandschere,
- sterile Augenkompressen und
- je nach Verbandart 1 – 2 elastische Binden, Lochpolster, Lochkapsel oder Uhrglas.

Durchführung

Augenverbände gibt es als Lochkapselverband, geschlossenen Augenverband, Uhrglasverband, Druckverband oder Rollverband.

Lochkapselverband. Beim Lochkapselverband wird eine sterilisierte, mit Löchern versehene und gewölbte Plastikkapsel auf ein sterilisiertes Lochpolster aufgelegt und mit einem hautfreundlichen Pflasterstreifen fixiert. Die Spitze der

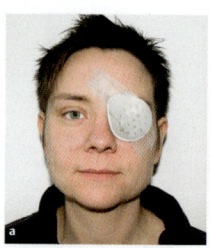 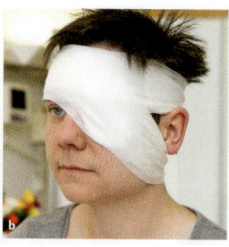 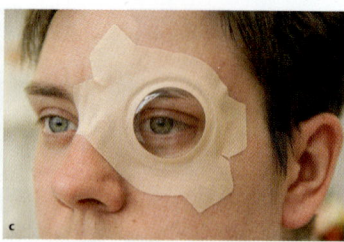

Abb. 40.5 Augenverbände.
a Lochkapselverband,
b Rollverband,
c Uhrglasverband.

Kapsel liegt dabei oben nasal und die runde Seite unten temporal auf der Gesichtshaut auf. Der Patient mit funktioneller Einäugigkeit erhält eine durchsichtige, sterilisierte Lochkapsel.

Der Lochkapselverband schützt vor Infektionen und mechanischen Einwirkungen wie Zugluft und Stößen. Durch die Löcher ermöglicht er dem Patienten eine Orientierung im Raum. Ein Lochkapselverband wird z. B. nach einer Kataraktoperation angelegt.

Geschlossener Augenverband. Der geschlossene Augenverband besteht aus einer undurchsichtigen und sterilen, ovalen Augenkompresse, die von oben nasal nach unten temporal schräg aufgelegt und mit hautschonenden Pflasterstreifen fixiert wird. Der Verband stellt das Auge ruhig und schützt vor Infektionen. Angelegt wird er z. B. nach Netzhautoperationen.

Beim Anlegen ist darauf zu achten, dass eine in der Augenkompresse vorhandene Naht nach außen gerichtet ist. Die Pflasterstreifen sollen so straff angelegt werden, dass einerseits die Lidspalte unter dem Verband geschlossen bleibt,

andererseits aber Kaumuskelbewegungen und Mimik den Verband nicht ablösen.

Uhrglasverband. Als Uhrglasverband wird ein durchsichtiges, uhrglasförmiges Plexiglas bezeichnet, das gebrauchsfertig von breiten Heftpflasterstreifen eingefasst ist. Das Pflaster dichtet das Auge nach außen ab. Die Innenseite des uhrglasförmigen Plexiglases beschlägt nach kurzer Zeit mit Wassertropfen, so entsteht eine feuchte Kammer.

Der Uhrglasverband schützt die Hornhaut vor dem Austrocknen. Er wird deshalb bei Patienten mit fehlendem oder unvollständigem Lidschluss verwendet (z. B. bei Patienten mit Beatmungstherapie, Fazialisparese mit unvollständigem oder unmöglichem Lidschluss = Lagophthalmus).

Druckverband. Beim Druckverband wird zunächst eine zusammengefaltete sterile Augenkompresse und/oder ein Pflaumentupfer (je nach ärztlicher Anordnung) auf das geschlossene Auge aufgelegt und anschließend mit einem geschlossenen Verband fest auf der Haut fixiert. Der Druckverband wird z. B. an-

gewandt, um Nachblutungen und Schwellungen der Lider nach einer Enukleation (S. 1034) zu vermeiden.

Rollverband. Der Rollverband stärkt den Druckverband durch das zirkuläre Anlegen einer elastischen kohäsiven Fixierbinde um den Kopf. Er wird i. d. R. nur am ersten postoperativen Tag nach einer Entfernung des Augapfels (Enukleation, S. 1034) angelegt. Der Rollverband verhindert ein Verrutschen des Druckverbandes. Durch die verstärkte Kompression wird die Gefahr einer Nachblutung reduziert.

MERKE Beim Druck- und Rollverband muss das abgedeckte Lid geschlossen bleiben.

Entfernung
Der Augenverband wird entfernt, indem das Pflaster langsam abgezogen wird. Um die empfindliche Gesichtshaut zu schützen, hält die Pflegende mit ihrer freien Hand die Haut am Pflasterrand unter leichter Gegenspannung.

40.2 Pflege von Patienten mit Sehbehinderungen oder Blindheit

40.2.1 Medizinischer Überblick

FALLBEISPIEL Ich sitze auf der Parkbank und lausche mit geschlossenen Augen dem Vogelgezwitscher. Das gleichmäßige Brummen des Autoverkehrs ertönt im Hintergrund. Vor mir höre ich ein gleichmäßiges Scharren. Dann klackt es ein paar Mal und wieder ist das Scharren zu hören. Ich öffne die Augen. An mir geht ein etwa 30-jähriger Mann vorbei. Er bewegt einen langen weißen Stock auf dem Boden hin und her. Am Ende des Parkweges ertastet er vorsichtig die unterste Stufe einer kleinen Treppe und geht dann zügig hinauf. Oben bleibt er an einer Fußgängerampel stehen. Ich erinnere mich, dass diese

Ampel langsam tickt, solange sie rot ist und schneller, wenn sie grün ist.

Definition
Als blind im Sinne des Gesetzes gelten Personen
1. bei denen angeboren oder erworben das Sehvermögen völlig fehlt oder
2. deren Sehschärfe entweder auf dem besseren Auge nicht mehr als 1/50 beträgt oder deren dauerhafte Störungen des Sehvermögens einer Herabsetzung der Sehschärfe auf 1/50 entsprechen (z. B. bei ausgeprägter Gesichtsfeldeinschränkung).

Eine **Amaurose** (vollständige Erblindung) liegt vor, wenn der Patient kein Licht

mehr wahrnimmt und die Pupillen nicht mehr auf direkten Lichteinfall reagieren.

Ursachen
Die häufigste Ursache für Erblindungen im Sinne des Gesetzes ist die altersabhängige *Makuladegeneration (AMD)*. Die AMD ist eine Erkrankung der zentralen Netzhaut, von der nur 1 – 3 % der 60-Jährigen, aber 30 – 40 % der 80-Jährigen zumindest in geringem Ausmaß betroffen sind. Weitere Ursachen sind z. B. das Glaukom und die Retinopathia diabetica (S. 982).

Sehbehinderungen
Es gibt verschiedene Arten von Sehbehinderungen, z. B. Fehlsichtigkeit, Farbsinnstörungen, Nachtblindheit, Gesichts-

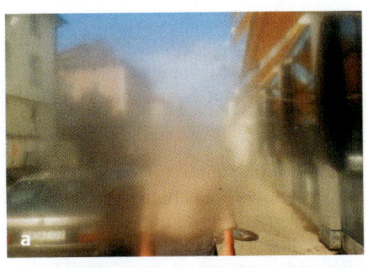
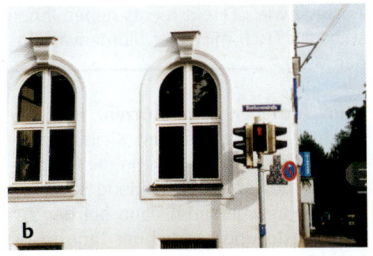
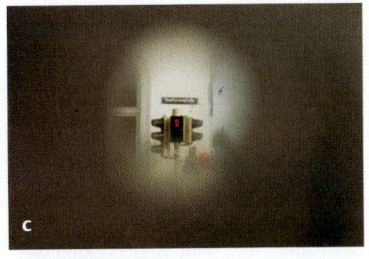

Abb. 40.6 **Gesichtsfeldeinschränkungen. a** Beim Zentralskotom kann der Patient fixierte Objekte nicht mehr scharf sehen, sondern nur noch den Randbereich des Gesichtsfeldes wahrnehmen. Bei der peripheren Gesichtsfeldeinschränkung kann gegenüber der **b** Sichtweise eines Normalsichtigen nur noch **c** die zentral fixierte Ampel wahrgenommen werden.

felddefekte, Doppelbilder und Augenzittern.

Fehlsichtigkeit. Zu den verschiedenen Formen der Fehlsichtigkeit (Ametropie) gehören z. B.:

- **Myopie:** Die Kurzsichtigkeit wird mit Minusgläsern in der Brille oder Kontaktlinsen ausgeglichen.
- **Hyperopie:** Die Übersicht- bzw. Weitsichtigkeit wird auch mit Kontaktlinsen oder einer Brille ausgeglichen. Diese enthält sog. Plusgläser.
- **Astigmatismus:** Die Stabsichtigkeit („Hornhautverkrümmung") wird mit Zylindergläsern in der Brille ausgeglichen.

Farbsinnstörungen. Ist der Farbsinn normal, werden alle Farben des Farbraums, die sich aus den Primärfarben Rot, Grün und Blau zusammensetzen, richtig erkannt (Trichromasie). Abweichungen sind:

- **Anomale Trichromasie:** Hierbei können farbschwache Menschen Rot und Grün nicht richtig unterscheiden.
- **Deuteranomalie:** Etwa 5 % der männlichen Bevölkerung leiden an einer sog. Grünschwäche.
- **Dichromasie:** Eine angeborene oder erworbene Rot-, Grün- oder Blaublindheit liegt vor, wenn die jeweilige Farbe überhaupt nicht gesehen werden kann.
- **Komplette Achromatopsie:** Bei dieser angeborenen, selten auftretenden Störung werden nur Helligkeitsunterschiede wahrgenommen.

Nachtblindheit. Eine Nachtblindheit (Nyktalopie) tritt als Folge einer Schädigung der Netzhautstäbchen auf (z. B. bei Retinitis pigmentosa). Die Stäbchen sind vorwiegend für das Sehen bei Dämmerung und Dunkelheit verantwortlich.

Gesichtsfelddefekte. Gesichtsfelddefekte (Skotome) beeinträchtigen das Sehvermögen erheblich. Bei einem *Zentralskotom* (z. B. Sehnervenentzündung bei Multipler Sklerose, S. 1109) werden fixierte Objekte im Gesichtsfeldzentrum

nur unscharf gesehen. Bei einer *konzentrischen Einschränkung* (sog. Röhrengesichtsfeld), wie sie z. B. bei Retinitis pigmentosa oder Glaukom im Endstadium auftreten kann, fällt das Gesichtsfeld in der Peripherie aus. Die Orientierung im Raum wird dadurch erheblich erschwert (***Abb. 40.6***).

Doppelbilder. Doppelbilder (Diplopie) entstehen durch Lähmungen einzelner oder mehrerer Augenmuskeln. Sie stellen eine erhebliche Beeinträchtigung des Patienten dar. Häufig muss vorübergehend ein Auge abgeklebt werden.

Augenzittern. Unter Augenzittern (Nystagmus) wird eine rhythmische Oszillation der Augen verstanden. Das Augenzittern kann physiologisch (optokinetischer Nystagmus), angeboren oder erworben (z. B. bei Hirnstammerkrankungen oder Sehverlust) sein.

40.2.2 Pflege- und Behandlungsplan

Während ein früh oder bereits lange erblindeter Mensch gelernt hat, seine anderen Sinne wie Gehör, Tast-, Geruchs- und Geschmackssinn vermehrt einzusetzen und sich in vertrauter oder fremder Umgebung rasch zurechtzufinden, ist der neu Betroffene sehr unsicher.

Zu Hilfsangeboten und Hilfsmitteln beraten

Die Pflegende berät den Sehbehinderten oder Blinden und dessen Angehörige z. B. zu Betroffenenverbänden wie dem DBSV und zu weiteren spezifischen Angeboten.

DBSV. Beim Deutschen Blinden- und Sehbehindertenverband e. V. erhalten blinde Menschen Informationen, weitere Telefonnummern und Adressen. Anrufer werden beim Wählen einer zentralen Telefonnummer (01 805/666 456) automatisch mit dem zuständigen Landesverein seiner Region verbunden.

Hilfsmittel. Für Blinde gibt es eine ganze Reihe von praktischen Hilfsmitteln, z. B. (***Abb. 40.7***):

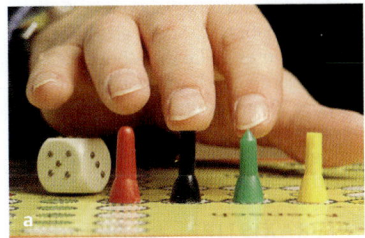
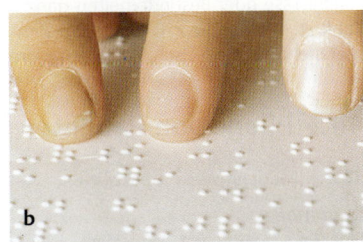
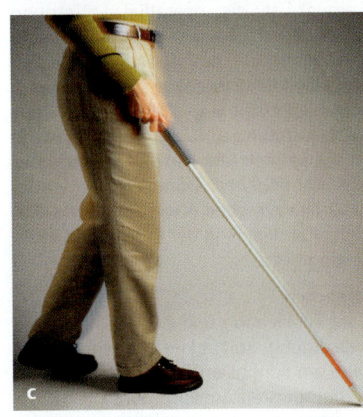

Abb. 40.7 **Hilfsmittel für blinde Menschen. a** Taktiles Brettspiel, **b** Buch in Braille-Schrift, **b** weißer Langstock zur Orientierung.

- Braille Schrift, bei der Punktmuster-Codes für Buchstaben, Zahlen und Zeichen so in Papier gepresst sind, dass sie als Erhöhung mit den Fingerspitzen abgegriffen werden können

- Lang- bzw. Blindenstöcke mit speziellem Blindenstocktraining
- Wasserball oder Fußball mit Klingelball
- Blindenhörbüchereien
- spezielle *Personalcomputer* (PC) mit Spezialdrucker, die Texte einscannen und in Braille-Schrift umsetzen

Bei den ATL unterstützen

Der Patient und seine Angehörigen werden in den wichtigsten Räumen der Station und im Patientenzimmer herumgeführt. Falls die Nummer des Patientenzimmers nicht ertastet werden kann, wird zur Wiedererkennung ein Gegenstand angebracht, der ertastbar ist. Dem Patienten sollte die Möglichkeit gegeben werden, sich mit den Gegenständen des Zimmers und der Pflegestation bekannt zu machen. Die Rufanlage muss für den Sehbehinderten ohne Probleme erreich- und ertastbar sein.

🖐 **PRAXISTIPP** Beschreiben Sie Hindernisse oder Besonderheiten ganz konkret. Wählen Sie z. B. statt: „Im Zimmer steht auch ein Tisch." eine genauere Aussage wie: „Direkt rechts neben Ihnen steht ein Tisch mit einer Blumenvase in der Mitte."

Beim Anziehen unterstützen. Falls der blinde Patient mit seinen Kleidungsstücken nicht vertraut ist, kann die Pflegende Art und Farbe der Kleidung beschreiben. Sie assistiert ihm dann bei der Zusammenstellung und bei der Tagesfrisur.
Beim Essen unterstützen. Die Pflegende beschreibt genau alle Speisen, die der Patient erhält. Wenn der Patient es wünscht, kann die Pflegende auch die Hand des Patienten an das Besteck und den Teller heranführen oder ihm das Essen mundgerecht portionieren (z. B. Fleisch in kleine Stücke schneiden). Für die Pflege von Sehbehinderten hat sich die Anschaffung bunter, schwerer Gläser bewährt, die besser zu erkennen sind und deshalb nicht so leicht umfallen. Sie sollten nur bis zur Hälfte gefüllt werden.

🖐 **PRAXISTIPP** Beschreiben Sie die Speisen im Uhrzeigersinn: „Bei 3 Uhr finden Sie das Gemüse, die Kartoffeln bei 7 Uhr und bei 11 Uhr das Fleisch. Die Salatschale mit dem Gurkensalat steht auf dem Tablett links oben, das Dessertschälchen mit dem Vanillepudding rechts oben."

Beim Bewegen unterstützen. Der Patient erhält jeweils eine aktuelle Beschreibung des geplanten Weges und wird über vorkommende Hindernisse informiert. Die Pflegende unterstützt den Sehbehinderten, indem sie ihn führt. Dazu hakt er sich bei der Pflegenden ein. Wenn ein Mensch erst kurze Zeit blind ist, wird er besondere Schwierigkeiten haben Treppen zu steigen. Ein bereits längere Zeit Erblindeter benötigt meist nur Hilfe bei der ersten Stufe und kann den Rest selbstständig bewältigen.

🖐 **PRAXISTIPP** Möchte sich der Patient setzen, führen Sie seine Hand an die Stuhllehne heran, sodass er sich die Sitzfläche selbst ertasten kann.

40.3 Pflege von Patienten mit Enukleation und Augenprothese

40.3.1 Medizinischer Überblick

Definition

Eine **Enukleation** (lat. enucleare = entkernen) ist die operative Entfernung eines Körperteiles aus einer Kapsel, z. B. die Entfernung des Augapfels aus den umgebenden Geweben.

Augenprothesen sind Schalen aus Glas oder Kunststoff. Sie werden anstelle des Augapfels als Platzhalter und/oder aus kosmetischen Gründen in die vordere Orbita zwischen Augenlidern und Bindehautauskleidung der Enukleationshöhle eingesetzt.

Ursachen

Eine Enukleation und die anschließende Versorgung mit einer Augenprothese wird am häufigsten durchgeführt bei
- bestimmten Augentumoren,
- schwersten Augenverletzungen und
- nichttherapierbarem schmerzhaft geschrumpftem Auge (Phthisis bulbi).

Verlauf

Am 5. postoperativen Tag, nachdem die Augenschwellung rückläufig ist, wird dem Patienten meist eine vorläufige Augenprothese angepasst. Diese vorläufige Glasprothese wird einem Glasprothesensatz entnommen und entspricht in Form und Farbe annähernd dem anderen Auge. Der Patient wird dann mit der vorläufigen Augenprothese entlassen. Später wird eine individuell angefertigte Augenprothese aus Glas von einem Augenkünstler angefertigt. Sie ist dem anderen Auge so ähnlich, dass ein ungeübter Beobachter das sog. „Glasauge" oft gar nicht registriert. Die Glasprothese muss etwa alle ein bis zwei Jahre ausgetauscht werden, da die Tränenflüssigkeit die Oberfläche mit der Zeit aufraut.

40.3.2 Pflege- und Behandlungsplan

Postoperative Nachsorge

Im Operationssaal wird dem Patienten eine Lochprothese oder ein Keramikbrikett in die Enukleationshöhle eingesetzt, bevor die OP-Wunde mit einem Druckverband versorgt wird. Pflegende übernehmen die Wundversorgung und die Anleitung zur Handhabung der Augenprothese.

Wundversorgung

Die Lochprothese bzw. das Keramikbrikett bleiben zunächst als Platzhalter in der Enukleationshöhle. Der Platzhalter wird während der ersten postoperativen Tage einmal täglich bei der ärztlichen Visite herausgenommen und gereinigt. Nach der Inspektion der Wundhöhle und vor dem Wiedereinsetzen der Augenprothese wird nach ärztlicher Anordnung eine antibiotische Augensalbe appliziert. Danach wird erneut ein Druck- oder Rollverband (S. 1032) angelegt. Nachdem die Schwellung rückläufig ist, wird dem Patienten eine vorläufige Augenprothese angepasst.

Zur Handhabung einer Augenprothese anleiten

Die Einweisung in die Handhabung der Augenprothese erfordert von der Pflegenden Einfühlungsvermögen, Geduld und eine ruhige Ausstrahlung. Sie sollte dafür bewusst einen längeren Zeitraum im Stationsablauf einplanen. Der Patient wird informiert, dass die Augenprothese auch nach dem stationären Aufenthalt einmal täglich herausgenommen und gereinigt werden soll.

➤ **MERKE** Patient und Angehörige sollten bereits **vor** der Operation mit der Prothese vertraut gemacht werden und sie anfassen können.

Material

Um die Augenprothese herausnehmen bzw. wieder einsetzen zu können (*Abb. 40.8*), werden folgende Materialien auf einem Pflegetablett gerichtet:
- Nierenschale aus Zellstoff bzw. Prothesenbehälter
- Schutzhandschuhe

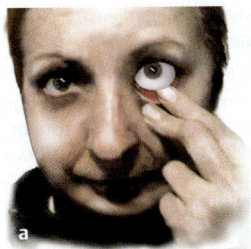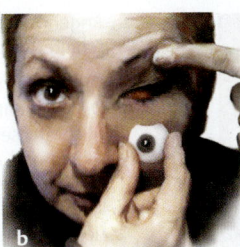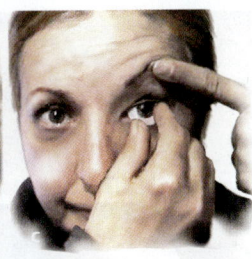

Abb. 40.8 **Umgang mit einer Augenprothese. a** Zum Herausnehmen mit dem Zeigefinger das Unterlid unter den Prothesenrand drücken und die Prothese lockern, **b** zum Einsetzen der Prothese Oberlid anheben und **c** unter das angehobene Oberlid schieben.

- weiche, saubere Unterlage (z. B. ein Handtuch)
- Zellstofftupfer bzw. Kompressen
- physiologische Kochsalzlösung
- Behälter mit lauwarmem Wasser
- 10-ml-Spritze mit Aufziehkanüle
- ärztlich angeordnete Augenmedikamente
- aufstellbarer Tischspiegel, evtl. Glasstäbchen

Durchführung

Zunächst wird der Patient über den Zweck und Ablauf der pflegerischen Maßnahme informiert. Besucher werden gebeten, das Zimmer zu verlassen, der Patient vor den Blicken der Mitpatienten geschützt. Die Pflegende breitet zunächst die weiche Unterlage vor dem Patienten aus, damit die Glasprothese nicht zerspringen kann, wenn sie aus der Hand gleiten sollte. Dann wird der Spiegel aufgestellt. Anschließend erfolgt die gründliche Händedesinfektion (S. 488).

Augenprothese herausnehmen. Zum Herausnehmen der Augenprothese drückt der Patient mit dem Zeigefinger oder einem Glasstäbchen das Unterlid unter den Prothesenrand. Dadurch wird die Augenprothese gelockert und kann entweder in die bereitgehaltene Hand fallen oder zwischen Zeigefinger und Mittelfinger gehalten werden. Der Blick nach oben erleichtert den Vorgang für die Pflegende. Die herausgenommene Prothese wird mit lauwarmem Wasser gereinigt und im Aufbewahrungsbehälter oder auf einer Kompresse platziert.

PRAXISTIPP Verkrustungen an der Augenprothese lösen sich, wenn sie ca. 10 Min. in physiologische Kochsalzlösung gelegt wird.

Die Augenhöhle wird inspiziert. Bei Sekretbildung oder Verkrustungen wird sie, je nach Anordnung des Arztes, z. B. mit physiologischer Kochsalzlösung gespült. Fühlt sich die Oberfläche der Augenprothese rau an, besteht die Möglichkeit, dass sie die Augenhöhle reizt und sollte deshalb ausgetauscht werden.

Augenprothese einsetzen. Um das Einsetzen der Augenprothese zu erleichtern, wird sie kurz mit physiologischer Kochsalzlösung befeuchtet und dann mit einer Hand an der breitesten Stelle zwischen Daumen und Zeigefinger gefasst. Die Prothese wird dabei so ausgerichtet, dass ihre Ausbuchtung zur Nase zeigt und der breite Teil zur Schläfe. Die andere Hand zieht das Oberlid ab. Während der Patient nach unten sieht, wird die Prothese vorsichtig unter das Oberlid geschoben. Anschließend blickt er bei leichter Abhebung des Unterlides nach oben, sodass die Augenprothese auch in den unteren Bindehautsack gleiten kann.

PRAXISTIPP Das Herausnehmen und Wiedereinsetzen der Augenprothese muss mehrmals geübt werden. Bestehen beim Patienten Unsicherheiten in der Handhabung, sollten möglichst auch Angehörige oder Betreuungspersonen angeleitet werden, die nach der Entlassung die Pflege der Augenprothese übernehmen könnten.

40.4 Pflege von Patienten mit Augenoperationen

40.4.1 Medizinischer Überblick

Definition
Augenoperationen sind chirurgische Eingriffe im Bereich der Augen und ihrer Anhangsgebilde. Sie werden in Lokal- oder Allgemeinanästhesie durchgeführt. Beispiele sind:
- Wundversorgung nach Verletzungen im Lidbereich
- Anhebung eines über die Pupille herabhängenden Oberlids (Ptosisoperation)
- Schieloperation (operative Verstärkung oder Abschwächung der Wirkung der Augenmuskeln)
- Eingriffe am Augapfel, meist unter dem Mikroskop mit mikrochirurgischem Instrumentarium und Speziallasern

40.4.2 Medizinischer Überblick Kataraktoperation

FALLBEISPIEL „Ach, liebe Ella, es ist so richtig gemütlich bei Dir und ich würde gern noch bleiben, aber es dämmert schon und ich möchte vor Einbruch der Dunkelheit zu Hause sein." Mit sichtlichem Bedauern steht Frau Wiesmöller von ihrem Stuhl auf. „Aber warum denn? Du hast Dir doch gerade ein neues Auto mit allen Schikanen zu Deinem 60. Geburtstag gekauft, damit müsstest Du problemlos auch nachts fahren können", gibt ihre Freundin etwas enttäuscht zu bedenken „ Ja sicher, aber nachts bin ich so furchtbar leicht geblendet – und denk nur, letzte Woche hätte ich dadurch fast einen Fahrradfahrer übersehen!" „Aber dann solltest Du dringend mal zu einem Augenarzt. Irina, weißt Du, mit der ich immer Nordic-Walking mache, ist gerade am Auge

operiert worden und kann wieder ganz prima sehen!"

Definition
Die Katarakt (grauer Star oder Cataracta) ist eine Trübung der Augenlinse. Sie kann angeboren oder erworben sein und in jedem Lebensalter auftreten.

Ursachen
Die Ursachen unterscheiden sich nach Art der Katarakt.

Angeborene Katarakt. Die seltenen Neugeborenenkatarakte werden oft vererbt oder durch eine intrauterine Infektion der Mutter (z. B. mit Röteln) hervorgerufen.

Erworbene Katarakte. Zahlenmäßig mit Abstand am häufigsten tritt die Katarakt bei älteren Menschen als sog. senile Katarakt auf. Weitere Ursachen der Linsentrübung können sein:

- Stoffwechselerkrankungen (z. B. Diabetes mellitus, S. 971)
- Hautkrankheiten (z. B. Neurodermitis, S. 1047)
- Einnahme bestimmter Medikamente (z. B. Kortikosteroide)
- Unfälle (z. B. Kontusionskatarakt)

Symptome

Die vollständig durchgetrübte Augenlinse führt zum Eindruck einer weißen Pupille (Leukokorie). In Industrienationen wird dies heute nur noch sehr selten beobachtet, häufiger sind nur Teile des Linsenkerns oder der Rinde getrübt. Zentrale Trübungen führen zu einer *Sehherabsetzung* und einer erhöhten *Blendempfindlichkeit,* besonders nachts während des Autofahrens und bei Regen. Das Farbensehen und die Kontrastwahrnehmung sind ebenfalls reduziert. Manchmal sieht der Patient doppelt.

Therapie

Die Behandlung einer Katarakt geschieht ausschließlich operativ. Die Operation erfolgt meist dann, wenn der Patient durch die Herabsetzung der Sehschärfe und die zunehmende Blendung bei den Aktivitäten des täglichen Lebens (S. 204) deutlich eingeschränkt ist.

Phakoemulsifikation. Die zurzeit am häufigsten gewählte Operationsmethode ist eine Phakoemulsifikation mit Kunstlinsenimplantation: Nach dem Anlegen eines Skleratunnels oder einem Hornhautschnitt wird unter einem speziellen Mikroskop die vordere Linsenkapsel zirkulär eröffnet und entfernt (Kapsulotomie). Danach werden die Linse mit Ultraschall zerkleinert (Phakoemulsifikation) und Linsenfragmente abgesaugt. In den verbliebenen Kapselsack wird eine Kunstlinse implantiert (**Abb. 40.9**).

> **MERKE** Ein Patient ist **pseudophak,** wenn die natürliche Linse durch eine Kunstlinse ersetzt worden ist und **aphak,** wenn operativ nur die natürliche Linse entfernt wurde.

Komplikationen

Bei den heutigen Operationsverfahren treten sehr selten Komplikationen auf. Verschiedene Komplikationen sind möglich.

Wundfistel. Sie wird, je nach Situation, mit einer Verbandskontaktlinse, einem geschlossenen Verband mit doppelter Kompresse oder einer Wundrevision behandelt.

Postoperative Augeninnendruckerhöhung. Sie kann von Schmerzen begleitet sein und erfordert entweder eine medi-

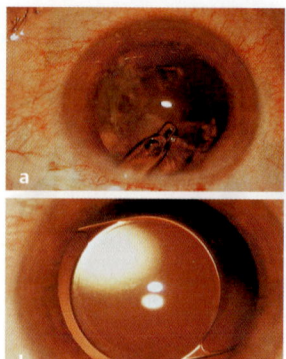

Abb. 40.9 Kataraktoperation. a Bei der Phakoemulsifikation wird der Linsenkern zerkleinert. **b** Sind alle Linsenreste entfernt, wird die Kunstlinse hinter die Iris implantiert.

kamentöse Augeninnendrucksenkung oder eine chirurgische Druckablassung.

Nachstar. Als Nachstar wird die Trübung von Anteilen der hinteren Linsenkapsel nach einer Kataraktoperation bezeichnet. Er wird meistens ambulant mittels Laser beseitigt.

Endophthalmitis. Klagt ein Patient nach einer Kataraktoperation über *Schmerzen* oder eine *Sehverschlechterung,* muss umgehend ein Augenarzt informiert werden. Es kann sich eine Entzündung des gesamten Augeninneren entwickeln, die schlimmstenfalls zum Verlust des Auges führt.

40.4.3 Pflege- und Behandlungsplan

Augenärzte, die sich auf Augenoperationen spezialisiert haben, sind Mikrochirurgen. Unter dem Mikroskop ersetzen sie die getrübte Linse mit feinsten Instrumenten durch eine künstliche (s. **Abb. 40.9**). Der Patient kann seine Umgebung anschließend wieder scharf erkennen.

Im Rahmen einer Augenoperation haben Pflegende die Aufgabe der Operationsvorbereitung und postoperativen Versorgung.

Operationsvorbereitung

Bereits im Aufnahmegespräch erfolgt die Klärung der poststationären Nachsorge, denn nach jeder Kataraktoperation werden über den stationären Aufenthalt hinaus Augentropfen mehrmals täglich verordnet. Da die Patienten entweder ambulant operiert oder sehr schnell entlassen werden, muss sichergestellt sein, dass sie die augenärztlichen Kontrollen wahrnehmen können. Ist der Patient dazu selbst nicht in der Lage, müssen

Angehörige oder Pflegedienste eingeschaltet werden.

Organisatorische Maßnahmen

Der Patient muss am Operationstag nüchtern sein. Neben dem Einweisungsschein und einer Kopie des letzten EKGs (S. 806) muss er eine Bescheinigung des Hausarztes mitbringen, die seine Operationsfähigkeit bestätigt.

Gerinnungsparameter. Falls in Parabulbäranästhesie (das Lokalanästhetikum wird neben den Augapfel gespritzt) operiert wird, müssen in Absprache mit dem Hausarzt bereits 10 Tage vor dem geplanten Operationstermin Thrombozytenaggregationshemmer (z. B. Aspirin) abgesetzt werden. Eine Marcumartherapie (Phenprocoumon) wird nur weitergeführt, wenn die Kataraktoperation in Vollnarkose oder in Tropfanästhesie stattfinden soll. Im Falle einer Parabulbäranästhesie ist die Blutungsgefahr zu hoch, deshalb wird der Patient rechtzeitig auf Heparin umgestellt. Die Gerinnungsparameter müssen sich in einem Bereich befinden, der eine gefahrlose Operation zulässt (der Quickwert sollte z. B. 50 % sein, S. 722).

Pflegerische Maßnahmen

Die allgemeinen Maßnahmen zur Operationsvorbereitung können auf S. 1220 nachgelesen werden. Neben Ringen, Ketten und Zahnprothesen entfernt der Patient auch Kontaktlinsen und vorhandene Augenprothesen. Besitzt der Patient Hörgeräte, sollte das, welches sich auf der zu operierenden Seite befindet, herausgenommen werden.

Prämedikation. Vor der Verabreichung der Prämedikation erhält der Patient die Möglichkeit, Blase und Darm zu entleeren. Er wird darüber informiert, dass er nach der Einnahme der Prämedikation nicht mehr aufstehen sollte. Prämedikation und möglicherweise Herz- und Kreislaufmedikamente werden nach Anordnung auf dem Narkoseprotokoll verabreicht.

Pupillenerweiternde Augentropfen. Anschließend werden ärztlich angeordnete pupillenerweiternde Augentropfen am zu operierenden Auge appliziert. Die Wiederholung erfolgt $1/4$-stdl. bis zum Abruf in den Operationssaal.

> **MERKE** Eine weite Pupille erleichtert die Kataraktoperation erheblich.

Weitere Maßnahmen. Erhält das nicht zu operierende Auge eine lokale Augentherapie, wird diese am Operationstag nicht unterbrochen, sondern nach dem Behandlungsplan fortgesetzt. Weitere pflegerische Maßnahmen sind:

- Blutdruck- und Pulskontrolle (S. 453)
- Blutzuckerkontrolle bei Diabetikern (S. 971)
- Temperaturkontrolle bei Kindern (S. 402)

Erfolgt der Abruf in den Operationsbereich, vergewissert sich die verantwortliche Pflegende noch einmal, dass das richtige Auge weitgetropft wurde und alle Unterlagen einschließlich Krankenakte und OP-Einwilligung korrekt gerichtet sind.

Postoperative Pflege

Die allgemeinen postoperativen pflegerischen Maßnahmen können auf S. 1232 nachgelesen werden.

Pflegerische Überwachung

Nach der Übernahme des Patienten aus dem OP kontrolliert die Pflegende in regelmäßigen Abständen folgende Parameter:

- Bewusstsein
- Vitalzeichen einschließlich Puls und Blutdruck
- Blutzucker bei Diabetikern
- Verband am operierten Auge

Lagerung. Der Patient wird entsprechend seiner Wünsche bequem bzw. nach der Vorgabe des Operateurs gelagert. Nach glaskörperchirurgischen Eingriffen ordnet der Operateur in manchen Fällen eine Bauchlage an. Das Patientenzimmer wird etwas abgedunkelt, um den Patienten nicht dem hellen Licht auszusetzen. Die Klingel muss gut erreichbar sein, der Operierte sollte nicht

durch Mitpatienten oder deren Besucher gestört werden.

Nahrungsaufnahme und Mobilisation. Etwaige Infusionstherapie, Flüssigkeits- und Nahrungsaufnahme und Mobilisation richten sich nach dem Narkoseprotokoll.

Nachbehandlung. Der kataraktoperierte Patient erhält für mehrere Tage eine Antibiotikum-Kortikosteroid-Kombination verabreicht. Tagsüber werden Augentropfen und zur Nacht Augensalbe instilliert. Der Patient wird informiert, dass er nach Augenoperationen keinesfalls die Augen reiben darf (das gilt auch für augenärztliche Untersuchungen mit Lokalanästhetikum).

B Pflege von Patienten mit Erkrankungen des Hals-Nasen-Ohrenbereichs

Elmar Oestreicher

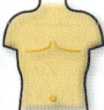

Anatomie und Physiologie im Fokus

Hals-Nasen-Ohrenbereich im Überblick

(nach Schwegler 2011)

Hals. Der Rachen besteht aus dem oberen Rachenraum mit der Rachenmandel, dem mittleren Rachenraum hinter der Mundhöhle mit Zäpfchen, weichem Gaumen und Gaumenmandel sowie dem unteren Rachenraum mit dem an den Kehlkopfdeckel grenzenden Zungengrund (Abb. 40.10). Der Kehlkopf bildet einen Verschlussmechanismus zwischen Luftröhre und unterem Rachenraum und verhindert während des Schluckaktes, dass Nahrung in die unteren Luftwege gelangt. Damit die Luftwege auch bei starken Druckschwankungen im Halsraum stets geöffnet bleiben, benötigt der Kehlkopf ein Skelett – die Kehlkopfknorpel (Abb. 40.11).

Nase. Die Nase mit ihren Nasenhöhlen und Nasenmuscheln (s. Abb. 40.10) sowie die Nasennebenhöhlen sind luftgefüllte Hohlräume, deren Schleimhaut Flimmerepithel trägt. Alle Nasennebenhöhlen stehen mit der Nasenhöhle in Verbindung.

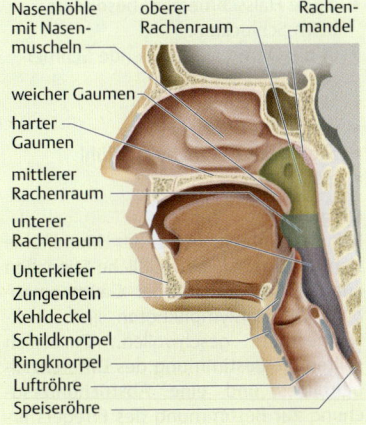

Abb. 40.10 Der Rachenraum schließt sich an die Nasenhöhle an.

Gerüche werden im hinteren Teil des oberen Nasenganges wahrgenommen. Am Dach der Nasenhöhle befinden sich an die 10 Millionen Nervenzellen im Epithel, die über einen dicken Zell-

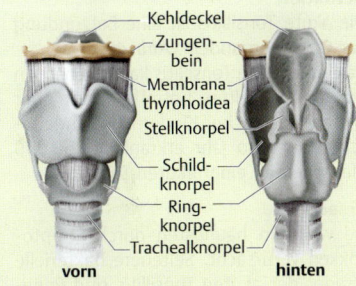

Abb. 40.11 Die Kehlkopfknorpel bestehen aus Schildknorpel, Kehldeckelknorpel, Ringknorpel und 2 Stellknorpeln.

ausläufer direkt Kontakt mit der Schleimschicht aufnehmen. Die Riechschleimhaut leitet die Information direkt durch die Schädelbasis zum ersten Hirnnerven weiter.

Ohr. Der äußere Gehörgang verläuft schräg von hinten oben nach vorne unten und ist außerdem noch in sich gekrümmt. Seine innere Begrenzung, das Trommelfell ist nur ca. 0,7 mm dünn. Jenseits des Trommelfells liegt die Paukenhöhle (Mittelohr). Sie besitzt über die Ohrtrompete Anschluss zum Rachenraum. Die drei winzigen Gehörknöchelchen Hammer (Malleus), Amboss (Incus) und Steigbügel (Stapes) verbinden das Trommelfell gelenkig mit dem ovalen Fenster, dem Abschluss der Paukenhöhle zum Innenohr (**Abb. 40.12**). Die Ohrmuschel verstärkt den einfallenden Schall und verzerrt Töne verschiedener Frequenzen. Zum Hören wird die Schallenergie auf einen kleinen Bereich am Steigbügel konzentriert und gelangt von dort ins Innenohr.

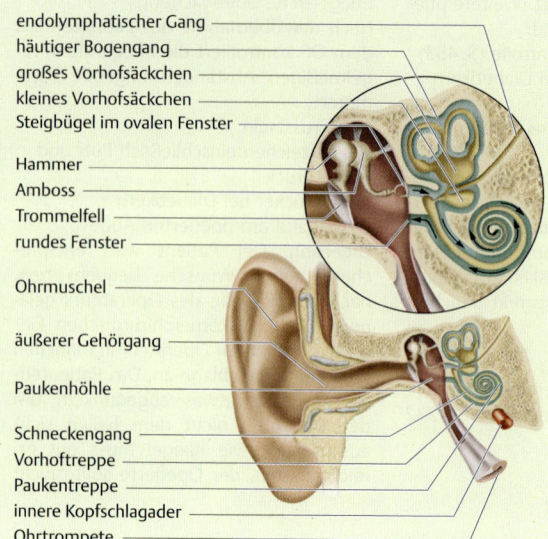

endolymphatischer Gang
häutiger Bogengang
großes Vorhofsäckchen
kleines Vorhofsäckchen
Steigbügel im ovalen Fenster

Hammer
Amboss
Trommelfell
rundes Fenster

Ohrmuschel

äußerer Gehörgang

Paukenhöhle

Schneckengang
Vorhoftreppe
Paukentreppe
innere Kopfschlagader
Ohrtrompete

Abb. 40.12 Ohrmuschel, äußerer Gehörgang und Trommelfell bilden ein akustisches Verstärkungssystem. Die Schallenergie wird auf den Steigbügel konzentriert und gelangt von dort ins Innenohr.

40.5 Pflege von Patienten mit Tonsillitis

40.5.1 Medizinischer Überblick akute Tonsillitis

Definition
Die akute Tonsillitis ist eine Entzündung der Gaumenmandeln (**Abb. 40.13**).
Häufigkeit. Die Tonsillitis kann Menschen jeden Lebensalters betreffen, tritt aber am häufigsten bei Kindern und Jugendlichen auf. Pro Jahr erkranken > 50 000 Menschen an einer akuten Tonsillitis.

Ursachen
Sie wird am häufigsten durch Streptokokken verursacht. Seltenere bakterielle Erreger der akuten Tonsillitis sind Pneumokokken, Staphylokokken oder Hämophilus influenzae. Die Mononukleose ist eine durch Viren (EBV-Viren) ausgelöste Tonsillitis.

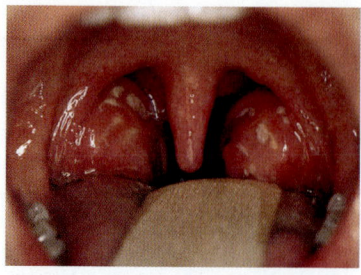

Abb. 40.13 Akute Tonsillitis. Mit Eiterstippchen besetzte entzündete Gaumenmandeln.

Symptome
Die Anzeichen einer akuten Tonsillitis sind:
- akute Halsschmerzen, besonders beim Schlucken
- in die Ohren ausstrahlende Schmerzen
- kloßige Sprache
- vermehrter Speichelfluss
- allgemeines Krankheitsgefühl
- evtl. Fieber

Diagnostik
Bei der Untersuchung der Mundhöhle sieht der Arzt kleine weißliche Stippchen auf der Schleimhaut der Gaumenmandeln. Die Halslymphknoten sind druckschmerzhaft geschwollen. Zusätzlich sollten die Bestimmung des Differenzialblutbildes und eine Abstrichuntersuchung zur Bestimmung des Erregers erfolgen.

Komplikationen
Als Folgeerkrankung einer Streptokokkeninfektion der Tonsillen können auftreten:
- Endo-, Myo- oder Perikarditis (Entzündung von Herzinnenhaut, Herzmuskel oder Herzbeutel)
- akute Glomerulonephritis (S. 848)
- rheumatisches Fieber

Therapie
Die akute Tonsillitis wird für mindestens 4 Tage mit einem Antibiotikum (Penicillin oral 3 × 1 Mio. I.E.) behandelt, um Folgeerkrankungen zu vermeiden. Zusätzlich kann gegen die Schluckbeschwerden Diclofenac gegeben werden.

40.5.2 Medizinischer Überblick chronische Tonsillitis

Definition
Als chronische Tonsillitis wird die ständig wiederkehrende bakterielle Entzündung der Gaumenmandeln bezeichnet.

Ursachen und Symptome
Die Erkrankung wird durch Streptokokken hervorgerufen. Anzeichen einer chronischen Tonsillitis sind:
- immer wiederkehrende Halsschmerzen und Mandelentzündungen
- häufige Infekte
- allgemeines Krankheitsgefühl

Diagnostik
Bei der Untersuchung der Mundhöhle werden häufig kleine, vernarbte und schwer luxierbare oder hyperplastisch vergrößerte Tonsillen sichtbar. Der Antistreptolysin-Titer ist häufig erhöht.

Komplikationen
Die chronische Tonsillitis wird als Herd (Fokus) für unterschiedliche Erkrankungen gesehen, z. B.:
- rheumatisches Fieber
- Glomerulonephritis
- entzündliche Herz- und Gefäßerkrankungen

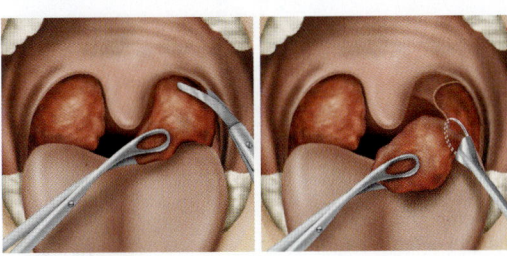

Abb. 40.14 Tonsillektomie. Die Gaumenmandeln werden aus ihrem Bett zwischen den Gaumenbögen scharf herausgeschält.

PRAXISTIPP Häufig genügt es, eine kühlende Eiskrawatte in den Nacken zu legen und den Patienten mit Eiswasser den Mund ausspülen zu lassen.

MERKE Nach 24 Stunden sinkt die Gefahr der Nachblutung. Erst um den 4.–6. Tag kann es wieder zu kleineren Blutungen kommen, wenn sich die Wundbeläge ablösen.

- Augenkrankheiten
- Urtikaria

Therapie

Um einen evtl. Entzündungsherd im Körper zu beseitigen, sollte bei Verdacht auf chronische Tonsillitis eine **Tonsillektomie** (Mandelentfernung s. auch Tonsillektomie, **Abb. 40.14**) durchgeführt werden. Sie ist heute immer noch einer der am häufigsten durchgeführten chirurgischen Eingriffe.

Durchführung. In Vollnarkose oder örtlicher Betäubung werden die Gaumenmandeln mit einer Fasszange gefasst und mit einer Schere sowie einem stumpfen Instrument (Raspatorium) aus ihrer Umgebung herausgelöst. Zum Abtragen des unteren, an die Zunge angrenzenden Tonsillenpoles wird eine Schlinge verwendet. Anschließend erfolgt eine sorgfältige Blutstillung mit einer bipolaren Elektropinzette. Spritzende Blutungen sollten unterbunden oder umstochen werden.

Am Ende des Eingriffs zeigen sich zwischen vorderem und hinterem Gaumenbogen im Durchmesser ca. 2 cm große Wundflächen, die sich in den folgenden Tagen mit einem weißlichen Wundschorf (Fibrinbelag) bedecken. Dieser Wundbelag stößt sich zwischen dem 4.–6. Tag ab, allmählich setzt die narbige Abheilung ein.

Komplikationen. Da nach der Tonsillektomie die Wundflächen offen bleiben und nicht vernäht werden, kann es leicht zu postoperativen Nachblutungen kommen.

40.5.3 Pflege- und Behandlungsplan

Eine Gaumenmandelentfernung erfolgt in Deutschland immer stationär.

Da der Patient häufig erst am Operationstag zur stationären Aufnahme erscheint, stellen die Pflegenden nur die postoperative Versorgung sicher.

Postoperative Versorgung

Die Pflegende achtet in den ersten Stunden nach der Operation besonders auf Anzeichen einer Nachblutung. Ganz besonders wichtig ist diese Aufgabe bei einem noch nicht vollständig aus der Narkose erwachten Patienten. In dieser Situation kann es zur Aspiration von Blut und Blutkoageln kommen und damit zur akuten Atemnot (S. 450). Der Patient wird deshalb mit erhöhtem Oberkörper gelagert.

Nachblutungsgefahr. Der operierte Patient wird aufgefordert, die sich im Mund sammelnde Flüssigkeit in die bereitgestellte Nierenschale zu spucken, um eine Blutung frühzeitig erkennen zu können. Verschluckt ein Patient über längere Zeit unbemerkt Blut, so wird ihm bald übel, und er erbricht schwarz gefärbtes Blut. Bei jedem Zeichen einer Nachblutung ist der Arzt zu verständigen, der dann eine Blutstillung vornehmen muss.

Bei stärkeren Blutungen kann es notwendig werden, in einer erneuten Narkose das blutende Gefäß zu unterbinden oder zu umstechen.

Nach der Tonsillektomie ist ein Aufenthalt von ca. 5 Tagen im Krankenhaus empfohlen. Als weitere Verhaltensmaßregeln sollte der Patient nicht zu heiß duschen und starke körperliche Anstrengung vermeiden.

Wundbehandlung. Der Wundschmerz dauert in aller Regel bei Erwachsenen länger an als bei Kindern. Er ist in den ersten 24 Stunden am heftigsten und kann noch einmal um den 5. Tag herum zunehmen, wenn sich die Wundbeläge abstoßen. Gegen die Wundschmerzen kann nach ärztlicher Anordnung z. B. Diclofenac als Zäpfchen verabreicht werden.

MERKE Eine ständige Kühlung des Halsbereiches mit Kühlelementen oder einer Eiskrawatte (S. 412) trägt zur Schmerzlinderung bei und reduziert die Schmerzmittelgabe.

Ernährung. Die Nahrungsaufnahme ist anfänglich ebenfalls schmerzhaft. Deswegen sollte die Kost langsam von flüssiger über breiige hin zur Normalkost aufgebaut werden. Scharfe Gewürze, heiße Speisen und säurehaltige Säfte sollten vermieden werden, da sie erfahrungsgemäß Schmerzen auslösen können. Nach dem Krankenhausaufenthalt wird dem Patienten noch für weitere 10 Tage körperliche Ruhe empfohlen, da selten auch noch nach 7 Tagen Nachblutungen auftreten können.

40.6 Pflege von Patienten mit Larynxkarzinom

40.6.1 Medizinischer Überblick

Definition

Ein Larynxkarzinom ist eine bösartige Geschwulst im Kehlkopf (**Abb. 40.15**). Histologisch betrachtet sind ca. 95 % der Kehlkopftumoren Plattenepithelkarzinome.

Häufigkeit. Bei etwa 40–50 % aller bösartigen Tumoren in der HNO-Heilkunde handelt es sich um ein Larynxkarzinom.

Männer sind ungefähr neunmal häufiger betroffen als Frauen. Der Altersgipfel liegt zwischen dem 4. und 7. Lebensjahrzehnt.

Lokalisation. Rund $^2/_3$ der Larynxkarzinome haben ihren Ursprung in der Stimmritze (Glottiskarzinome), ein weiteres Drittel bildet sich im oberhalb der Stimmritze liegenden Teil des Larynx (supraglottische Larynxkarzinome). Nur selten finden sich Larynxkarzinome unterhalb der Stimmritze (subglottische Karzinome).

Risikofaktoren. Als Risikofaktoren sind hauptsächlich ein hoher Zigaretten- und Alkoholkonsum bekannt.

Symptome

Die Symptome bei Larynxkarzinomen hängen vom Sitz der Tumoren ab. Patienten mit *glottischen Larynxkarzinomen* entwickeln anfangs Heiserkeit. Wenn der

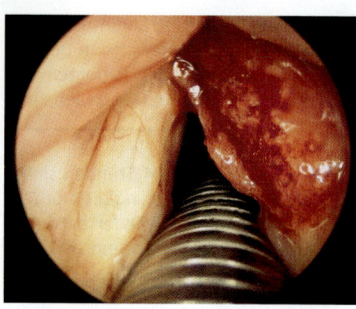

Abb. 40.15 Ansicht eines Larynxkarzinoms. Der Tumor hat die rechte Stimmlippe befallen.

Tumor die Glottis verlegt, entsteht eine Atemnot mit inspiratorischem Stridor. Patienten mit *supraglottischen Larynxkarzinomen* haben meist Schluckbeschwerden und eine kloßige Sprache. Erst später tritt eine Heiserkeit auf. Auch Ohrenschmerzen oder blutiger Auswurf können Symptome eines Larynxkarzinoms sein.

Diagnostik
Zur Diagnosesicherung werden bei Verdacht auf ein Larynxkarzinom folgende Untersuchungen durchgeführt.
Indirekte Laryngoskopie. Bei der instrumentellen Inspektion des Kehlkopfes wird neben der genauen Bestimmung der Größenausdehnung und der Lokalisation der Tumoren auch die Stimmlippenbeweglichkeit geprüft, die ein wichtiger Hinweis für die Tiefeninfiltration des Tumors darstellt. Am äußeren Hals sollten mögliche vergrößerte Lymphknoten (insbesondere beim supraglottischen Larynxkarzinom) getastet werden.
Direkte Laryngoskopie. Bei einer endoskopischen Inspektion des Larynx in Narkose (Mikrolaryngoskopie) können
- Probebiopsien gewonnen,
- die Ausdehnung des Tumors bestimmt und
- das therapeutische Vorgehen festgelegt werden.

Bisweilen können kleinere Tumoren dabei sofort reseziert werden. Zusätzlich werden die oberen Atem- und Speisewege zum Ausschluss eines Zweitkarzinoms untersucht (durch die sog. Panendoskopie).
CT, MRT und Sonografie. Sie werden durchgeführt, um
- detailliertere Informationen über die Ausdehnung der Tumoren zu erhalten und
- mögliche Tumoreinbrüche in Nachbarorgane oder Lymphknotenmetastasen zu erkennen.

Therapie
Die Therapie der Wahl ist die operative Entfernung des Tumors. Ist der Patient aufgrund schwerwiegender kardiovaskulärer oder pulmonaler Begleiterkrankungen nicht operationsfähig, kommt eine alleinige Strahlentherapie (primäre Strahlentherapie) als Alternative in Frage. Bei ausgedehnten Tumoren mit Metastasierung der Halslymphknoten wird meist nach dem operativen Eingriff eine postoperative Strahlentherapie angeschlossen.

Ziel einer jeglichen therapeutischen Maßnahme ist die Erhaltung der Kehlkopffunktion (Ton- bzw. Sprachbildung und intakte Schluckfunktion). Je nach Lokalisation und Ausmaß des Tumors wird eine Chordektomie, Kehlkopfteilresektion oder eine Laryngektomie durchgeführt.

Chordektomie. Ein Tumor, der auf die Stimmlippen beschränkt ist, kann über eine Stimmlippenentfernung (Chordektomie) operativ entfernt werden. Die Patienten haben meist nur eine bleibende Heiserkeit als Nebenwirkung des Eingriffs. Der Eingriff kann sowohl von außen (transzervikal), als auch von innen (endolaryngeal mit dem Laser) erfolgen.

Kehlkopfteilresektionen. Bei Tumoren, die Teile des Kehlkopfes erfasst haben, wird eine Kehlkopfteilresektion durchgeführt. Damit kann eine eingeschränkte Stimmbildung erhalten bleiben. Als Nebenwirkung des Eingriffs treten dauerhafte hartnäckige Schluckprobleme auf. Auch diese Operation kann transzervikal oder endolaryngeal mit dem Laser durchgeführt werden, wobei die Lasermethode seit ca. 15 Jahren favorisiert wird und seltener Schluckprobleme hervorruft.

Laryngektomie. Bei sehr ausgedehnten Kehlkopftumoren muss die Totalentfernung des Kehlkopfes (Laryngektomie) durchgeführt werden. Hierbei werden Luft- und Speiseweg getrennt und der abgesetzte Stumpf der Luftröhre als Tracheostoma in die Halshaut eingenäht (**Abb. 40.16**). Der Verlust der sprachlichen Kommunikation ist für den Patienten die schwerwiegendste Folge des Eingriffs.

Bei ausgedehnten Tumoren finden sich häufig Halslymphknotenmetastasen. Wird der Kehlkopftumor chirurgisch entfernt, so schließt sich i. d. R. eine Ausräumung der Halslymphknoten (*Neck dissection*) in gleicher Sitzung, bei laserchirurgischer Entfernung in aller Regel zweizeitig (S. 884) nach einer Woche an.

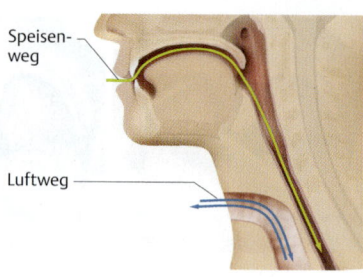

Abb. 40.16 Laryngektomie. Nach dem Eingriff sind Atemweg und Schluckweg getrennt.

40.6.2 Pflege- und Behandlungsplan
Eine Kehlkopfoperation hat einen tief greifenden Einfluss auf das gesamte Leben des Patienten. Wichtige Lebensaktivitäten, z. B. die Atmung, Ernährung und Kommunikation sind nach der Operation zumindest zeitweise stark eingeschränkt.

Pflegeschwerpunkte sind die postoperative Versorgung und Gewährleisten der Kommunikation.

Postoperative Versorgung
Bei Kehlkopfeingriffen ist eine engmaschige Überwachung der Atemfunktion in den ersten Stunden nach dem Eingriff notwendig. Auch bei kleinen Eingriffen kann es zu Schwellungen der Schleimhaut im Kehlkopfbereich und damit zu Atemnot kommen. Bei ausgedehnten Eingriffen bleibt der Patient 24 Stunden intubiert. Er wird auf einer Intensivstation überwacht oder vorübergehend tracheotomiert (S. 1237).

In den ersten Stunden nach der Operation wird der Sauerstoffgehalt des Blutes kontinuierlich mit einem Pulsoxymeter gemessen (S. 455). Bei einsetzender Atemnot oder sinkendem Sauerstoffgehalt des Blutes ist umgehend der Arzt zu informieren. Neben der Überwachung der Atemfunktion werden in folgenden Bereichen pflegerische Maßnahmen durchgeführt.

Wundpflege
Außer der Operationswunde (Schürzenlappen) wird beim laryngektomierten Patienten ein permanentes Tracheostoma angelegt (**Abb. 40.17**). Die Wunddrainagen (Redondrainagen) verbleiben in aller Regel 2 – 4 Tage. Das Tracheostoma liegt offen und stellt somit eine potenzielle Infektionsquelle für die umliegende Haut dar. Für die Wundpflege ist zu beachten:
- Der Wundverband muss stets sauber sein.

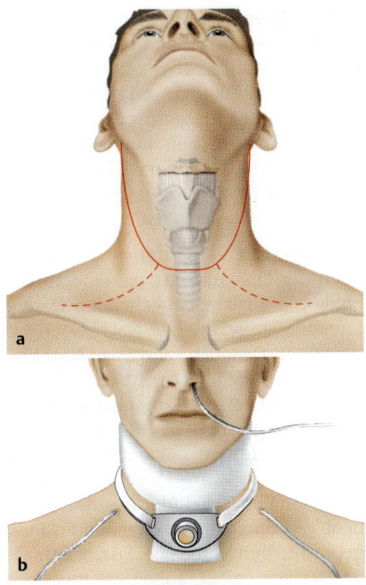

Abb. 40.17 Permanentes Tracheostoma. Bei der Operation mittels Schürzenlappen (**a**) wird beim laryngektomierten Patienten ein permanentes Tracheostoma angelegt (**b**).

- Die Wunddrainagen müssen regelmäßig kontrolliert werden.
- Die Tracheostomapflege (S. 1246) wird steril durchgeführt.

Atmung unterstützen

Das Atmen wird durch das Anlegen eines Tracheostomas zunächst erheblich gestört. Der natürliche Atemweg ist unterbrochen und die physiologische Funktion der Nase ist nicht mehr möglich. Die Luft wird ungefiltert über das Stoma eingeatmet. Die Trachea kann daher schnell austrocknen und sich entzünden (Tracheitis). Meist bestehen Probleme beim Abhusten von Trachealsekret, denn der Druckaufbau zum Abhusten ist durch den fehlenden Kehlkopf nicht mehr möglich. So kann sich durch eine unzureichende Bronchialtoilette Sekret ansammeln, bakteriell infizieren und zu

einer Pneumonie führen. Die speziellen Maßnahmen bei Patienten mit Tracheostoma sind auf S. 1246 zu finden.

Ernährung sicherstellen

Zur Unterstützung des Wundheilungsprozesses im Bereich der Pharynxnaht wird der Patient ca. 10 Tage über eine Magensonde ernährt, die intraoperativ gelegt wurde. Die Patienten erhalten einen Kostaufbau mit Sondennahrung, die über eine Ernährungspumpe entsprechend dosiert gegeben wird.

Der Sitz der Sonde am Naseneingang muss täglich kontrolliert und verändert werden, da Druckstellen entstehen können. Die Sonde wird so fixiert, dass sie nicht herausrutschen kann. Ein erneutes Einlegen im frischen Operationsgebiet birgt die Gefahr, die Pharynxnähte einzureißen. Bevor die Ernährungssonde entfernt werden kann, wird mit einer Röntgenkontrastuntersuchung die Dichtigkeit der Pharynxnähte geprüft. Nach dem Ziehen der Sonde erfolgt der orale Kostaufbau.

Gewährleisten der Kommunikation

Die Betreuung von Patienten nach einer Kehlkopfoperation stellt eine besondere Herausforderung an Pflegende dar. Probleme der Patienten können nicht einfach besprochen werden, sondern müssen durch gute Beobachtung und nonverbale Kommunikation gelöst werden.

Stimmrehabilitation

In den ersten Tagen nach einer Laryngektomie erfolgt die Kommunikation schriftlich bzw. über Zeichensprache. Im Rahmen der eigentlichen Stimmrehabilitation stehen verschiedene Möglichkeiten zur Verfügung.

Elektroakustische Sprechhilfe. Die einfachste Möglichkeit ist die *Elektroakustische Sprechhilfe* (Elektrolarynx, z. B. Servox). Durch den Apparat, den sich der Patient an die Halshaut hält, werden Schallschwingungen über die Haut in den Mundraum übertragen. Durch Sprechbewegungen des Mundes kann

damit eine leise Ersatzstimme erzeugt werden.

Ösophagusersatzstimme. Ein besseres Ergebnis ist durch das Erlernen der *Ösophagusersatzstimme* zu erwarten. Da beim Kehlkopflosen die für die Tonerzeugung benötigte Atemluft durch das Tracheostoma ungenutzt entweicht, muss der Patient lernen, Luft in den Magen zu verschlucken und diese anschließend zum Sprechen willkürlich in den Rachen zu pressen.

Dies ist im Grunde genommen nichts anderes als ein Rülpsen, wobei die Tonerzeugung durch die Schwingungen der Schleimhautfalten im Bereich des Ösophaguseingangs erfolgt. Mit viel Training wird der Rülpston einem Kehlkopfton immer ähnlicher. Die Ösophagusersatzstimme hat zwar nicht die Kraft, Tondauer und Klangfarbe der Kehlkopfstimme, reicht aber aus, um eine gut verständliche Sprache zu ermöglichen.

Shuntprothesen. Die beste Möglichkeit, eine Ersatzstimme zu bilden, wird durch Shuntprothesen (Sprechprothesen, z. B. Provox) erreicht. Hierzu wird intraoperativ eine tracheo-ösophageale Fistel gebildet. In die Öffnung wird dann ein Shuntventil aus Silikon eingesetzt. Dieses Ventil ermöglicht es, dass die über das Tracheostoma in die Lungen eingeatmete Luft anschließend beim Ausatmen und gleichzeitigem Zuhalten des Tracheostomas durch das Ventil in den Ösophagus gelangt.

Hier wird die Luft, ähnlich wie bei der Ösophagusersatzstimme, zur Stimmbildung benutzt. Da das gesamte Atemvolumen nun zur Stimmbildung zur Verfügung steht, können lange Sätze ohne Unterbrechung gesprochen werden.

➤ **MERKE** Das Einbringen von Shuntprothesen stellt heute die anzustrebende Art und Weise der Stimmrehabilitation dar.

40.7 Pflege von Patienten mit Nasennebenhöhlenerkrankungen

40.7.1 Medizinischer Überblick chronische Sinusitis

Definition

Bei der Sinusitis ist die Schleimhaut einer oder mehrerer Nasennebenhöhlen entzündet. Eine chronische Sinusitis liegt dann vor, wenn über einen Zeitraum von mindestens 8 Wochen Symptome bestehen oder 4 Episoden einer akuten Sinusitis im Jahr auftreten und Verände-

rungen im CT auch nach medikamentöser Vorbehandlung nachweisbar sind.

Ursachen

Durch Engstellen in den Ausführungsgängen der Nasennebenhöhlen oder durch eine starke Septumdeviation kommt es zur Behinderung des Sekretabflusses. Dadurch können sich Bakterien, Viren oder Pilze ansiedeln. Die chronische Sinusitis geht mit einer hyperplastischen (verdickten) Schleimhaut einher.

Symptome

Die Patienten haben Schmerzen und ein Druckgefühl im Bereich der Nasennebenhöhle. Begleitsymptome sind das Gefühl der behinderten Nasenatmung und ein chronischer Schleimfluss im Rachen, besonders in den Morgenstunden. Mitun-

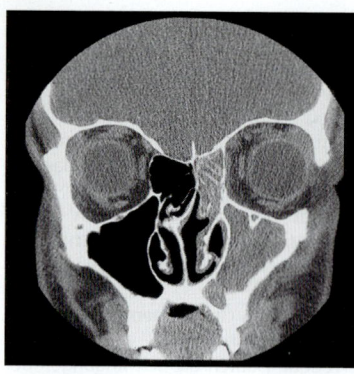

Abb. 40.18 Bei einer chronischen Sinusitis sind im CT-Bild Schleimhautschwellungen zu sehen.

ter kann auch das Geruchsvermögen eingeschränkt sein.

Diagnostik

Zur genaueren Untersuchung der Nasennebenhöhlen wird in der Nasenhaupthöhle insbesondere der mittlere Nasengang unterhalb der mittleren Muschel mit einer Optik endoskopiert. Mit der *Nasenendoskopie* können z. B. Nasenpolypen beobachtet werden. Anschließend erfolgt eine CT der Nasennebenhöhle. Hierbei zeigt sich eine verdickte Schleimhaut, die bisweilen auch einige oder alle Nasennebenhöhlen vollständig verlegen kann (**Abb. 40.18**).

Therapie

Zunächst wird konservativ behandelt. Der Patient erhält kortikoidhaltige Nasensprays (z.B Nasonex, Pulmicort) in Kombination mit einem Sekretolytikum (z. B. ACC 600, Sinupret) verabreicht. Bei einer zusätzlich vorhandenen akuten Entzündung wird auch eine kurzzeitige Therapie mit einem Antibiotikum durchgeführt.

Sollte auch nach mehreren Wochen der konservativen Therapie keine Besserung eingetreten sein, wird eine endoskopische Nasennebenhöhlenoperation durchgeführt, um die Ausführungsgänge der Nasennebenhöhlen zu erweitern. Zusätzlich sollte eine Septumdeviation intraoperativ korrigiert werden.

40.7.2 Medizinischer Überblick chronische Nasenpolypen

Definition

Nasenpolypen (Polyposis nasi) sind polypöse Schleimhautwucherungen, die durch die Ostien der Nasennebenhöhlen in die Nase vorwachsen.

Ursachen und Symptome

Die Ursachen sind bisher nicht geklärt. Folgende Anzeichen treten auf:
- Druckgefühl über den Nasennebenhöhlen
- Geruchsstörungen oder das völlige Fehlen des Geruchssinns
- verstopfte Nase
- veränderter Stimmklang

Diagnostik

Bei der HNO-ärztlichen Untersuchung zeigen sich glasige Polypen, die meist aus den mittleren Nasengang kommen und die Nasenhaupthöhle ganz verlegen können. In der CT zeigt sich eine Verschattung der Nasennebenhöhle.

Therapie

Polypen werden operativ über eine endonasale Nasennebenhöhlenoperation entfernt und mit einem kortikoidhaltigen Nasenspray nachbehandelt. Bei kleinen Polypen reicht in manchen Fällen die alleinige Verabreichung eines kortikoidhaltigen Nasensprays aus.

40.7.3 Pflege- und Behandlungsplan

Die Patienten befinden sich nur in stationärer Behandlung, wenn ihre Erkrankungen der Nasennebenhöhlen operativ versorgt werden müssen. Operationen der Nasennebenhöhlen werden heute minimal-invasiv endoskopisch oder mikroskopisch durch die Nase (endonasaler Zugang) durchgeführt, ohne äußerliche Narben im Gesicht zu hinterlassen. Nur noch selten werden Zugangswege von außen gewählt. Die Sicherheit bei der endoskopischen Nasennebenhöhlenoperation kann durch den Einsatz von CT-gesteuerten Navigationsgeräten (**Abb. 40.19**) erhöht werden.

Im Rahmen der Nasennebenhöhlenoperation führen die Pflegenden die präoperative Betreuung und postoperative Versorgung durch.

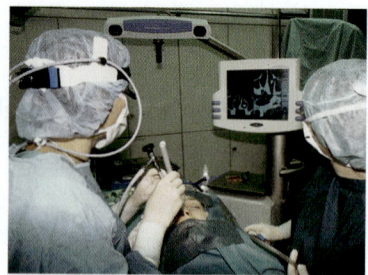

Abb. 40.19 Arbeitsstation eines computergestützten Operationssystems bei der Nasennebenhöhlenoperation.

Präoperative Betreuung

Vor der Operation erhält der Patient die Möglichkeit zu duschen. Um das Risiko einer Nachblutung zu reduzieren, sollte er dann in den ersten 5 postoperativen Tagen nicht duschen und auch keine Haare waschen. Wird ein Zugangsweg von außen gewählt, muss bei Männern evtl. der Bart rasiert werden.

Postoperative Versorgung

Nach der Operation ist die Operationshöhle mit einer entsprechenden Nasentamponade vor frischen Nachblutungen geschützt. Dennoch kann es zu Nachblutungen kommen. Daher ist ein verstärktes Bluten durch die Tamponade oder im Rachen (Inspektion des Rachens durch die Pflegende) dem Operateur zu melden.

Erstmaßnahmen bei Blutungen. Der Patient wird in eine halb sitzende Position gebracht. Ihm wird eine Eiskrawatte in den Nacken gelegt, außerdem muss der Blutdruck kontrolliert werden. Eine hypertensive Phase muss evtl. medikamentös behandelt werden.

Überwachung bei Komplikationen. Die postoperative Kontrolle sollte auch Sehstörungen und Störungen der Augenbeweglichkeit sowie Schwellungen oder Einblutungen im Bereich der Augenlider oder des Auges beinhalten. Durch Eingriffe in den Nasennebenhöhlen können leicht Verletzungen des Auges oder des Augenhöhleninhalts vorkommen. Sowohl Augapfel als auch Sehnerv können geschädigt werden. Verletzungen der Augenhöhle können an einem beginnenden Bluterguss im Bereich des Auges erkannt werden. In all diesen Fällen sollte der Operateur verständigt und ein augenärztliches Konsil durchgeführt werden.

► **MERKE** Beginnende Kopfschmerzen und Nackensteifigkeit können ein erstes Warnsymptom einer intraoperativen Verletzung der Schädelbasis und einer beginnenden Meningitis sein (S. 1068). Auch diese Warnsymptome müssen umgehend gemeldet werden. —————

Überwachung der Mundschleimhaut. Da die Nasentamponade meist für 2 Tage belassen wird und der Patient in dieser Zeit nur durch den Mund atmen kann, besteht die Gefahr, dass der Mund stark austrocknet und es zu Halsentzündungen kommt. Daher sind eine gute Flüssigkeitszufuhr und Inhalationen wichtig. Mit einem Kaltluftvernebler wird die Raumluft angefeuchtet. Der Patient erhält direkt nach der Operation Glyzerinstäbchen mit Zitronengeschmack zum Lutschen. Sobald er wieder trinken darf, muss auf eine ausreichende Flüssigkeitszufuhr geachtet werden.

Entfernen der Nasentamponade. Am 2. postoperativen Tag wird die Nasentamponade entfernt. Danach kann es kurzfristig nochmals zu stärkerem Nasenbluten kommen, daher sollten dem Patien-

ten prophylaktisch eine Eiskrawatte in den Nacken gelegt und eine Nierenschale vorgehalten werden. Der Patient wird angehalten, auch nach der Entfernung der Nasentamponade für ca. 3 Tage nicht zu schnäuzen.

Nasenpflege. Da die Nasenatmung in der Phase der postoperativen Wundheilung durch eine reaktive Schleim- und Sekret-

bildung verlegt ist, wird mindestens einmal täglich die Nasenhaupthöhle durch den Arzt abgesaugt. Für die weitere Pflege erhält der Patient rückfettende Nasensalben, die auch abschwellende Wirkstoffe enthalten. Diese sollten in den ersten 8 Tagen nach der Entfernung der Tamponade dreimal täglich angewandt werden.

40.8 Pflege von Patienten mit Erkrankungen des Ohres

Ohrenerkrankungen sind angeborene oder erworbene Anomalien, Entzündungen, degenerative oder dystrophische Veränderungen, z. B.

- des äußeren Ohres (z. B. Mikrotie, abstehende Ohren),
- des Mittelohres (z. B. Paukenerguss, Otitis media) oder
- des Innenohres (z. B. Hörsturz, Schwerhörigkeit).

Stellvertretend für die Vielzahl von Ohrenerkrankungen werden der Paukenerguss und die Schwerhörigkeit näher vorgestellt.

40.8.1 Medizinischer Überblick Paukenerguss

Definition

Bei einem Paukenerguss sammelt sich nicht eitrige Flüssigkeit in der Paukenhöhle an.

Ursachen

Die Ursachen liegen in anhaltenden Tubenfunktionsstörungen und einem ständigen Unterdruck in der Paukenhöhle. Häufig leiden Kinder im Vorschulalter mit vergrößerten Adenoiden (Rachenmandeln, im Volksmund Polypen genannt) und Patienten mit Gaumenspalten an Paukenergüssen.

Symptome

Durch die Dämpfung der Schallübertragung und Herabsetzung der Schwingungsfähigkeit des Trommelfells ist eine Hörminderung zu beobachten.

Diagnostik

Mit folgenden Untersuchungsmethoden wird die Diagnose gesichert:

- Otoskopie (Ohrspiegelung)
- Tympanogramm (zur Ermittlung der Schwingungsfähigkeit des Trommelfells)

Therapie

Die konservative Therapie erfolgt mit Nasenspray (z. B. Otriven), Schleimlöser (z. B. ACC) und dem Valsalsa-Versuch (Ausatmung bei zugehaltener Nase). Ist die konservative Behandlung nicht er-

folgreich, wird eine operative Trommelfellpunktion (Parazentese) durchgeführt, bei der evtl. ein Paukenröhrchen zur Drainage eingelegt wird.

40.8.2 Medizinischer Überblick Schwerhörigkeit

Definition und Ursachen

Unter Schwerhörigkeit versteht man ein herabgesetztes Hörvermögen. Die Schwerhörigkeit kann symmetrisch, beidseitig und langsam fortschreitend auftreten, dann handelt es sich meist um eine Altersschwerhörigkeit. Nach einem Hörsturz tritt ein Funktionsverlust des Hörorganes plötzlich und einseitig auf.

Symptome

Altersschwerhörige Patienten haben zunehmend Schwierigkeiten, im Gespräch mit mehreren Personen das Gesprochene richtig zu verstehen. Bei einem Hörsturz kommen unterschiedlich ausgeprägte Funktionsverluste von nur leichten Hörminderungen bis hin zur vollständigen Ertaubung vor.

Diagnostik

Sie geschieht durch Hörprüfungen, z. B. die Tonaudiometrie. Dabei markiert der Patient den Zeitpunkt, zu dem er einen angegebenen Ton hört. Auch objektive, teils computergestützte Hörprüfungen werden angewandt.

Therapie

Bisher steht zur Behandlung der Altersschwerhörigkeit nur die Versorgung mit Hörgeräten zur Verfügung. Der plötzliche Hörverlust wird durch mehrere Tage dauernde Verabreichung von Infusionen mit Kortison behandelt.

40.8.3 Pflege- und Behandlungsplan

Menschen mit Erkrankungen des Ohres können Geräusche nicht differenziert wahrnehmen. Im Krankenhaus sind schwerhörige oder am Ohr erkrankte Menschen oftmals noch von Geräuschen umgeben, die sie nicht kennen und demzufolge auch nicht einordnen kön-

nen. Das kann zu Verunsicherungen und Ängsten führen.

Bei Patienten mit Erkrankungen des Ohres führt die Pflegende die Ohrenpflege, die prä- und postoperative Maßnahmen bei Ohroperationen und die Beratung bei Schwerhörigkeit durch.

Ohrenpflege

Grundsätzlich reinigt der Gehörgang sich selbst. Nach Ohroperationen wird die Pflege durch den Operateur vorgenommen, um die Wundheilung im Gehörgang zu beurteilen. Die Pflegende verabreicht dem Patienten auf Anordnung des Arztes Ohrentropfen.

Verabreichen von Ohrentropfen. Vor der Anwendung werden die Tropfen in der Hand erwärmt. Der Patient wird gebeten, seinen Kopf zur Seite zu drehen. Die Pflegende dehnt den Gehörgang, indem sie die Ohrmuschel leicht nach oben hinten zieht. Die angeordnete Tropfenanzahl kann dann in das Ohr getropft werden. Nach der Applikation sollte der Patient noch ca. 5–10 Min. auf der Seite liegen bleiben.

Bei manchen Ohrenerkrankungen (z. B. Otitis media) ist es erforderlich, zusätzlich Nasentropfen zu verabreichen, um die Abschwellungen des Nasenrachens und des Eingangs der Ohrtrompete zu erreichen. Hierzu werden die Nasentropfen in Rückenlage mit überstrecktem Kopf verabreicht.

Präoperative Maßnahmen

Am Vorabend der Operation erhält der Patient die Möglichkeit, seine Haare zu waschen. Um eine Wundinfektion zu vermeiden, darf er für mindestens 1 Woche nach der Operation keine Haare waschen. Bei einem retroaurikulären (hinter der Ohrmuschel) Zugang wird am Vorabend gut 2 Finger breit um das Ohr herum rasiert. Für ausgedehntere Eingriffe muss eine entsprechend große Fläche hinter dem Ohr rasiert werden.

Postoperative Maßnahmen

Bei allen Patienten werden postoperativ neben den Vitalzeichen auch Anzeichen einer Komplikation überwacht (Wunddehiszenz, Wundinfektion, Schwindel, Gesichtslähmung). Es ist darauf zu achten, dass der Verband gut sitzt, da bei schlechtem Sitz (z. B. bei umgeknickten Ohrläppchen) Schmerzen entstehen können. Bei Eingriffen an der Ohrmuschel können Hämatome unter dem Verband entstehen, weswegen der Verband ständig fest sitzen muss.

Um das operative Ergebnis bei einer Tympanoplastik (Gehörknöchelchenplastik) oder einer Stapesplastik (Steigbügelplastik) nicht zu beeinträchtigen, haben die Patienten für 3 Tage ein Schneuzverbot einzuhalten, um einen plötzlichen Überdruck im Mittelohr zu vermeiden. Die Belüftung des Mittelohres sollte durch die Gabe von Nasentropfen verbessert werden.

➡️ **MERKE** Nach einer Stapesplastik-Operation können Patienten in der ersten postoperativen Phase unter Schwindel und Übelkeit leiden. Sie sollten daher 12 Stunden Bettruhe einhalten und erst dann mobilisiert werden. ———

Bei den meisten Ohroperationen liegt im Gehörgang eine Tamponade. Über dem Ohr wird ein lockerer Verband (z. B. Ohrklappe) angelegt, der anfangs täglich gewechselt werden sollte. Am 7. Tag werden die Fäden gezogen. Anschließend verbleibt die Tamponade für weitere 7 – 14 Tage und wird vom Operateur dann endgültig entfernt. Während der gesamten Zeit sollte die Gehörgangstamponade mit Ohrentropfen feucht gehalten werden, da sie ansonsten austrocknet und das Entfernen der Tamponade erschwert.

Beratung bei Schwerhörigkeit
Der Umgang mit schwerhörigen oder gehörlosen Menschen erfordert besondere Kenntnisse und großes Einfühlungsvermögen. Die eigentliche Betreuung, Versorgung und Rehabilitation geschieht durch HNO-Ärzte, Logopäden und Sprachtherapeuten. Viele schwerhörige oder gehörlose Menschen lesen von den Lippen ab, andere verständigen sich in der Gebärdensprache. Allen gemeinsam ist, dass sie in der Gemein-

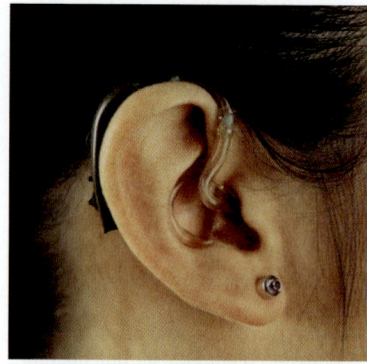
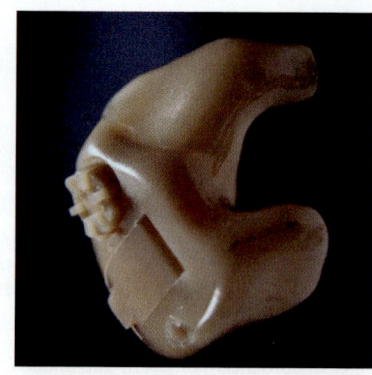
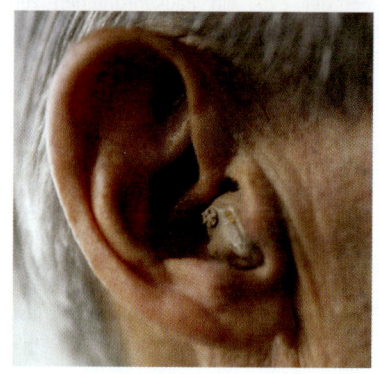
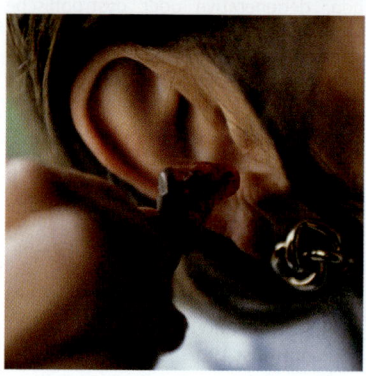

Abb. 40.20 Umgang mit Hörgeräten und Hilfestellung bei auftretenden Störungen.

schaft der Hörenden und Sprechenden verloren sind. Im Umgang mit schwerhörigen und gehörlosen Patienten sind daher gewisse Regeln zu beachten:
- **sich Zeit nehmen** – z. B. bei der Aufnahme und bei OP-Vorbereitungen
- **anschauen** – beim Sprechen immer wieder das Gesicht zuwenden
- **deutlich sprechen** – nicht unbedingt laut, aber in kurzen Sätzen, damit der Patient von den Lippen ablesen und die Mimik einbeziehen kann
- **Körperkontakt anbieten** – Schwerhörige und Gehörlose suchen Körperkontakt zum Gegenüber; er gibt ihnen ein sicheres Gefühl
- **das Gespräch suchen** – und nicht die Kommunikation scheuen, weil sie schwierig oder zeitaufwändig erscheint

- **zeichnen oder schreiben** – als Alternative bei schwierigen Sachverhalten

Hörgeräte

❗ **DEFINITION** Ein **Hörgerät** ist eine akustische Hörhilfe für Schwerhörige, die im Prinzip wie ein Schallverstärker funktioniert. ———

Bei Schwerhörigkeit können dem Patienten Hörgeräte angepasst werden, die ihn dann wieder besser mitreden und soziale Kontakte knüpfen lassen können. Durch den Fortschritt der Technik und Elektronik können immer bessere und immer kleinere Hörgeräte gefertigt werden. Ein Informationsblatt zu verschiedenen Hörgerätearten ist in *Abb. 40.20* zu finden.

C Pflege von Patienten mit Erkrankungen der Haut

Randolf Brehler

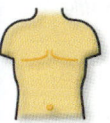

Die Haut im Überblick

(nach Schwegler 2011)

Die Oberfläche unseres Körpers beträgt ungefähr 1,5 – 2 m². Bei einer Dicke der oberen Hautschichten von 2 – 3 mm und einer sehr variablen Dicke der Subkutis (Fettgewebe) errechnet sich ein Gesamtgewicht der Haut von 3 – 10 kg. Die Haut ist im Gegensatz zu inneren Organen sehr widerstandsfähig gegen mechanische und chemische Schädigungen.

Aufbau. Genau wie jede andere Grenzfläche zwischen dem Körperinneren und der „Außenwelt" besteht auch die Haut (Cutis) aus einem oberflächlichen Epithel (Oberhaut, Epidermis), das mit einer tiefer gelegenen Bindegewebsschicht (Lederhaut, Dermis oder Corium) verwachsen ist. Die Hautanhangsgebilde Drüsen, Haare und Nägel entstehen aus der Oberhaut, während die Lederhaut mit ihren parallel zur Oberfläche laufenden Kollagenfasern für die mechanische Festigkeit der Haut sorgt. Die Oberhaut ist ein mehrschichtiges verhornendes Deckepithel. Die Fettschicht des Unterhautgewebes schützt vor Auskühlung und speichert Energie.

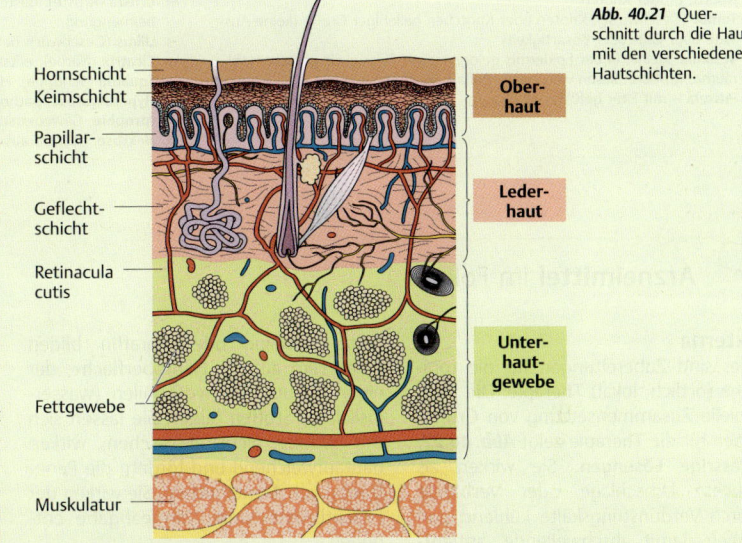

Hornschicht
Keimschicht
Papillarschicht
Geflechtschicht
Retinacula cutis
Fettgewebe
Muskulatur

Oberhaut
Lederhaut
Unterhautgewebe

Abb. 40.21 Querschnitt durch die Haut mit den verschiedenen Hautschichten.

Funktion. Die Haut erfüllt verschiedene Funktionen und Aufgaben. Dazu zählen:

- **Schutz:** vor mechanischen, chemischen, elektrischen Einwirkungen, Hitze- und Kälteschäden, dem Eindringen von Bakterien
- **Transmitter:** nimmt Stoffe aus der Umwelt auf, kann Schweiß und Talg ausscheiden.
- **Speicher:** für Wasser, Fett und andere Bestandteile des Stoffwechsels

- **Wärmeausgleich und Flüssigkeitshaushalt:** maßgeblich am Wasserhaushalt beteiligt durch Haargefäßnetz und Schweißdrüsen
- **Sensibilität:** Nervenenden und Rezeptoren registrieren Schmerz, Temperatur, Berührung und Druck.
- **Erscheinungsbild und Aussehen:** Emotionen spiegeln sich auf der Haut wider („Spiegel der Seele")

40.9 Pflege von Patienten mit Erkrankungen der Haut

40.9.1 Medizinischer Überblick Ekzemerkrankungen

Definition

Unter **Ekzem** versteht man eine Gruppe von entzündlichen Hauterkrankungen, und zwar sowohl akute Ekzeme/Dermatitis und chronische Ekzeme. Häufig wird der Begriff **Dermatitis** synonym verwendet. Im deutschen Raum wird i. d. R. unterschieden zwischen

- akuter Kontaktdermatitis,
- chronischem Kontaktekzem (kumulativ-toxisch oder allergisch bedingt) und
- atopischem Ekzem (Neurodermitis)

- seborrhoischem Ekzem (chronisches Ekzem besonders am behaarten Kopf, naso-labial, vordere und hintere Schweißrinne).

Etwa 15 – 21 % aller Patienten mit Hauterkrankungen leiden unter Ekzemerkrankungen.

Für die Beschreibung von Hautveränderungen sind Grundkenntnisse der unterschiedlichen Hautveränderungen (Effloreszenzen) (**Tab. 40.1**) unabdingbar. Die Wirksamkeit der dermatologischen Therapie wird von verschiedenen Faktoren bestimmt:

- Liberation (Freisetzung) des Wirkstoffes aus Externa

- Adsorption des Wirkstoffes abhängig von der oberen Hautschicht
- Absorption des Wirkstoffes aus Externa
- Penetration als Vermögen des Wirkstoffes, in die Haut einzudringen
- Permeation als Eigenschaft des Wirkstoffes, die Haut zu durchdringen
- Resorption als Eigenschaft des Wirkstoffes nach Durchdringung der Haut in das Blut-, und Lymphsystem des Körpers einzudringen, was mit systemischen Wirkungen verbunden sein kann.

Tab. 40.1 *Bezeichnung krankhafter Hautveränderungen.*

Primäreffloreszenzen (unmittelbar durch die Erkrankung verursacht)	Sekundäreffloreszenzen (entstehen im Anschluss an eine primäre Effloreszenz)
→ **Makula**: reine Farbveränderung, die nicht tastbar ist	→ **Erosio** (Erosion): oberflächlicher Gewebedefekt
→ **Urtica** (Quaddel): über das Hautniveau erhaben und meist hellrot, flüchtig	→ **Exkoriatio** (Abschürfung): tieferer Gewebedefekt mit Verletzung des Papillarkörpers
→ **Papula**: über das Hautniveau erhabenes Knötchen durch Substanzvermehrung in der Epidermis oder Dermis	→ **Rhagade** (Schrunde), **Fissur** (Hautriss): spaltförmiger Einriss durch Elastizitätsverlust und Überdehnung
→ **Nodulus**: größeres Knötchen	→ **Crusta** (Kruste): besteht aus eingetrocknetem Serum, ggf. mit Blutbeimengung
→ **Nodus**: großer Knoten	→ **Ulkus** (Geschwür): tiefreichender Gewebedefekt.
→ **Tumor** (Geschwulst): Knoten oder Knötchen beliebiger Größe (keine Aussage über Gut- oder Bösartigkeit)	→ **Cicatrix** (Narbe): entsteht bei Defektheilung
→ **Vesikula**: kleine, in der Epidermis gelegene, mit Flüssigkeit gefüllte Hohlräume; größere Blasen werden als Bulla bezeichnet.	→ **Squama** (Schuppe): Hautbestandteile, die sich lösen (lassen)
→ **Pustula** – mit Eiter gefüllter Hohlraum	→ **Hyperkeratose**: pathologische Verhornung
	→ **Atrophie**: Gewebeminderung
	→ **Nekrose**: besteht aus abgestorbenem Gewebe

Arzneimittel im Fokus

Externa
Dies sind Zubereitungen für die topische (örtlich, lokal) Therapie. Die prinzipielle Zusammensetzung von Grundlagen für die Therapie zeigt **Abb. 40.22**.
Wässrige Lösungen. Sie wirken als feuchte Umschläge oder Verbände durch Verdunstungskälte kühlend und haben damit abschwellende, antientzündliche und juckreizlindernde Eigenschaften. Durch Zusatz von Antiseptika sind sie z. B. bei infektiösen Hauterkrankungen geeignet; zugesetzte Alkohole erhöhen den Kühleffekt durch Verdunstungskälte.

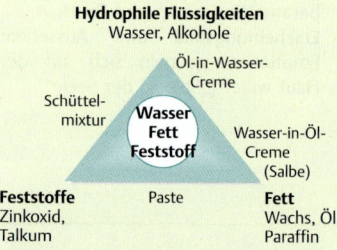

Abb. 40.22 Grundsätzliche Zusammensetzung von Externa für die dermatologische Therapie.

Fette. Vaseline oder Paraffin bilden einen Film auf der Hautoberfläche, der einen Schutz vor hydrophilen (wasserlöslichen) Stoffen bildet. Sie lassen sich mit Wasser nicht abwaschen, wirken hautaufweichend und fördern die Penetration von Arzneimitteln. Sie wirken der Feuchtigkeits- und Wärmeabgabe entgegen.
Öle. Sie werden insbesondere als Badezusätze verwendet, die der Rückfettung der ausgetrockneten Haut dienen.
Puder. Dies sind Feststoffe, die die Hautoberfläche vergrößern und damit durch Verdunstungskälte kühlend, antientzündlich und austrocknend wirken. In Abhängigkeit vom Feststoff können sie Sekret aufnehmen.
Schüttelmixturen. Diese Suspensionen aus Feststoff und Flüssigkeit müssen vor Gebrauch geschüttelt werden, da sich ihre Bestandteile beim Stehen trennen. Nach dem Auftragen mit einem Pinsel verdunstet die Flüssigkeit durch die große Oberfläche des Feststoffs. Dies entzieht der Haut Wärme und Feuchtigkeit; übrig bleibt eine fest haftende Puderschicht.

Pasten. Sie bestehen aus Fett und pulverförmigen Bestandteilen und wirken abdeckend und hautschützend. Je höher der Anteil der Pulverbestandteile ist, desto härter ist die Paste. Eine harte Zinkpaste eignet sich z. B. zur Abdeckung von Ulkusrändern um den Kontakt der Haut mit Ulkustherapeutika zu verhindern. Weiche Pasten wirken stärker antientzündlich und fettend, der Wärmestau ist geringer.
Salben. Diese bestehen aus unterschiedlichen Fetten. Sie erweichen Keratosen, haben okklusive (verschließende) Effekte, die zu Sekret- und Wärmestau führen können und sind i. d. R. schlecht abwaschbar.
Cremes. Dies sind hydrophile oder lipophile Wasser-in-Öl Emulsion, die in der Umgangsprache gelegentlich auch als Salbe bezeichnet werden. Wirkstoffe können in die Wasser- oder Fettphase eingearbeitet werden. Es handelt sich um Emulsionen vom Typ Öl-in-Wasser ohne Deckwirkung. Wasser verdunstet und wirkt entzündungshemmend und je nach Anteil mehr oder weniger stark kühlend.

40.9.2 Medizinischer Überblick akute Kontaktdermatitis

Definition
Die akute Kontaktdermatitis ist eine akute, entzündliche Reaktion der Haut. Man unterscheidet zwischen der akuten toxischen und der akuten allergischen Kontaktdermatitis.

Ursachen
Die akute toxische Kontaktdermatitis entsteht nach äußerlichem Kontakt mit einer obligat toxischen (die Haut schädigenden) Noxe. Die akute allergische Kontaktdermatitis basiert auf einer Kontaktsensibilisierung, die der Erkrankung vorausgegangen ist.

Symptome
Klinisch sind beide Formen kaum voneinander zu unterscheiden. Es findet sich eine Entzündungsreaktion der Haut mit Erythem (Rötung), Schwellung, Bläschen und nässenden, gelegentlich auch erosiven Veränderungen. Die Entzündung ist auf den Ort beschränkt, an dem die Noxe auf die Haut eingewirkt hat. Die Hautveränderung ist i. d. R. scharf begrenzt. Bekannt sind solche Reaktionen insbesondere nach Kontakt mit starken chemischen Irritantien aber auch bei Verätzungen mit Säuren oder Laugen.

Bei allergischem Kontaktekzem können auch Streureaktionen in der Umgebung des Allergenkontakts beobachtet werden.

Diagnostik

Der Nachweis eines allergischen Geschehens kann durch einen Epikutantest (Hauttest) erfolgen. Ein allergisches Kontaktekzem tritt frühestens Stunden nach dem Allergenkontakt auf, i. d. R. erst nach ein bis zwei Tagen. Das Maximum der Reaktion ist meist etwa 72 Stunden nach Exposition mit dem Kontaktallergen erreicht.

Therapie

Bei der Behandlung der akuten toxischen Kontaktdermatitis steht die Entfernung der auslösenden Substanz durch Abwaschen oder Baden zunächst im Vordergrund. Bei beiden Formen können gegen die Entzündung Glukokortikoide zur Anwendung kommen, im akuten Stadium werden topisch kühlende Umschläge mit Antiseptika verabreicht. Ein allergisches Kontaktekzem benötigt längere Zeit um komplett abzuheilen. Eine exakte Diagnostik zum Nachweis des auslösenden Allergens ist notwendig, damit der Patient eine erneute Allergenexposition vermeiden kann.

40.9.3 Medizinischer Überblick chronisches Kontaktekzem

Definition

Das chronische Kontaktekzem ist eine Entzündungsreaktion der Haut. Man unterscheidet:

- **kumulativ-toxisches Kontaktekzem:** nicht-allergisches Ekzem, das durch subtoxische (allein nicht hautschädigende) Einwirkungen auf die Haut entsteht (**Abb. 40.23**).
- **allergisches Kontaktekzem:** basiert auf einer zellulären Immunreaktion und setzt eine frühere Sensibilisierung voraus.

Häufigkeit des allergischen Kontaktekzems. Geschätzt sind 15 – 20 % der Bevölkerung gegen zumindest ein Kontaktallergen sensibilisiert, und 5 – 10 % leiden zumindest ein Mal pro Jahr unter einem allergischem Kontaktekzem.

Ursachen

Kumulativ-toxisches Kontaktekzem. Häufiges Händewaschen und Desinfizieren führt besonders im Winter bei empfindlicher, trockener Haut, insbesondere bei Atopie, zu einem Handekzem. Unter dieses Krankheitsbild fallen auch Leckekzeme an den Lippen, Pflasterreizungen sowie die Windeldermatitis.

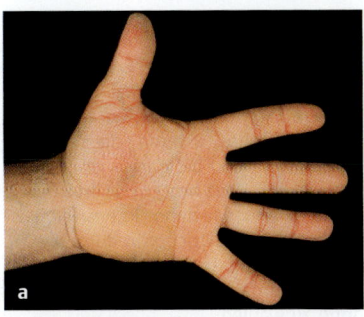

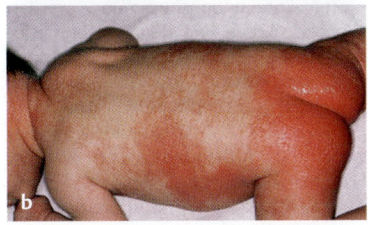

Abb. 40.23 Chronisches Kontaktekzem. a Handekzem mit Rötung, Schuppung und Rhagaden, **b** Windeldermatitis, hier über die Grenzen des Windelbereichs hinausgehend.

Allergisches Kontaktekzem. Nach erfolgter Kontaktsensibilisierung (Allergie vom Spättyp, Typ-IV-Reaktion) führt die erneute Exposition mit einem Allergen zur Entzündungsreaktion. Die Sensibilisierung setzt ein gewisses Irritationspotenzial der Substanz voraus. Daneben erleichtert eine Schädigung der Hautbarriere das Eindringen der Substanz in die Haut.

> **MERKE** Das wichtigste Kontaktallergen stellt Nickel dar. Sensibilisierungen gegen Duft- und Konservierungsstoffe, Salbengrundlagen aber auch gegen Medikamente, Gummiinhaltsstoffe, Textilfarben und Pflanzen sind nicht selten.

Symptome

Kumulativ-toxisches Kontaktekzem. Klinisch ist die Haut trocken, gerötet, schuppig und rissig und häufig besteht Juckreiz. Der Verlauf ist chronisch, wenn die Ursache der Erkrankung nicht beseitigt werden kann. Durch die Schädigung der Hautbarriere treten sekundär häufig Allergien auf. Auch für eine „Latexallergie" ist diese Form des Handekzems ein bedeutender Risikofaktor.

Allergisches Kontaktekzem. Als Hautreaktion entstehen i. d. R. 24 – 48 Stunden nach dem Allergenkontakt zunächst Rötung, Ödem, Bläschen und Juckreiz. Auch nach Entfernung des Allergens

nimmt die Hautreaktion zu und erreicht nach etwa 3 Tagen ihren Höhepunkt. Bei chronischer Allergenexposition stehen Juckreiz, trockene Schuppung und weniger die Rötung der Haut im Vordergrund.

Diagnostik

Kumulativ-toxisches Kontaktekzem. Dies ist gegenüber einem allergischen Kontaktekzem häufig nicht sicher abzugrenzen. Hier kommt dem Epikutantest zum Ausschluss einer Sensibilisierung eine hohe Wichtigkeit zu.

Allergisches Kontaktekzem. Das Kontaktallergen kann durch einen Epikutantest identifiziert werden. Dabei werden definierte Substanzen mittels spezieller Testpflaster auf der Rückenhaut appliziert. Die Ablesung erfolgt nach (24), 48 und 72 Stunden. Im positiven Fall bildet sich im Testfeld eine entzündliche Hautreaktion.

Therapie

Kumulativ-toxisches Kontaktekzem. Kurzfristig können zum Abklingen der Entzündungsreaktion topische Glukokortikoide angewendet werden. Wichtig ist eine intensive Hautpflege und bei Ekzemen an den Händen die Verwendung von Hautschutzpräparaten. Pflegepräparate mit Harnstoff erhöhen die Wasserbindungsfähigkeit der Hornschicht (nicht bei Hautverletzungen, im Gesichts- oder Windelbereich anwenden!).

Allergisches Kontaktekzem. Die langfristige Therapie besteht in der Meidung des Kontaktallergens. Kurzfristig können topische Glukokortikode und bei akuten Formen antiseptische, kühlende Umschläge die Entzündung der Haut lindern. Bei ausgedehnten Formen sind systemische Kortikosteroide angezeigt.

> **MERKE** Irritative Handekzeme treten oft in Berufen mit Feuchtigkeitsbelastung der Haut (häufiges Händewaschen, -desinfizieren, Handschuhtragen) auf. Intensive Hautschutz- und Hautpflegemaßnahmen können das Auftreten von Ekzemen verhindern. Eine gestörte Hautbarriere stellt einen wichtigen Risikofaktor für die Entwicklung von Allergien dar.

40.9.4 Medizinischer Überblick atopisches Ekzem

Definition

Das atopische Ekzem (Synonyme: atopische Dermatitis, endogenes Ekzem, Neurodermitis) ist eine chronische oder chronisch-rezidivierende, erbmäßig verankerte Hauterkrankung mit starkem Juckreiz.

Häufigkeit. Sie beträgt bei Kindern in Deutschland derzeit mindestens 10 % und bei Erwachsenen 1 – 3 %.

Ursachen

Voraussetzung ist eine genetische Veranlagung, wobei kein einzelnes Gen verantwortlich gemacht werden kann. Provokationsfaktoren sind Aeroallergene (insb. Hausstaubmilbenallergene), Nahrungsmittelallergene, Staphylococcus aureus, klimatische Einflüsse, Hormone und Stress.

Symptome

Die Erkrankung beginnt meist im ersten Lebensjahr und manifestiert sich als Säuglingsekzem mit Erythem, Papeln, Vesikel, Erosion, Krusten und Schuppenbildung. Bevorzugt tritt das Ekzem als Milchschorf am behaarten Kopf und im Gesicht auf (**Abb. 40.24**). Im Kindesalter kommt es eher zu entzündlichem Befall von Gesicht, Hals, Nacken, Gelenkbeugen, Brustbereich, Hand- und Fußrücken.

Im Erwachsenenalter steht die Lichenifikation (Verdickung der Haut mit Vergröberung der Hautstruktur, **Abb. 40.25**) im Vordergrund, daneben können auch Knoten am Stamm und an den Extremitäten mit sehr ausgeprägtem Jucken charakteristisch sein. Bevorzugt betroffen sind Stirn, Lider, Hals, Gelenkbeugen, Hand- und Fußrücken.

Diagnostik

Als Zeichen der atopischen Hautdisposition gelten eine Verminderung der seitlichen Augenbrauen (Hertoghe Zeichen), eine doppelte Lidfalte, Ohrrhagaden, eingerissene Mundwinkel, Pityriasis alba (hypopigmentierte Flecken bei latenter Hautentzündung), verstärkte Handlinienbildung sowie eine Verhornungsstörung der Haarfollikel, die sog. Reibeisen-Haut.

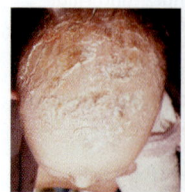 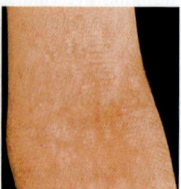

Abb. 40.24 Milchschorf. Die Neurodermitis beginnt bereits im Säuglingsalter mit dem Befall der Kopfhaut (linkes Foto).
Abb. 40.25 Lichenifikation. Verdickte und vergröberte Hautstruktur mit Rötung bei Neurodermitis (rechtes Foto).

Therapie

Im akuten Stadium werden feuchte Umschläge und fettarme Externa angewandt, bei chronischer Entzündung fettreichere Externa. Als Basistherapie sollen stadiengerechte Externa die gestörte Hautbarriere und die daraus resultierende trockene Haut bessern. Hilfreich sind Ölbäder und Meidung intensiver austrocknender Waschprozeduren. Da Schwitzen und der Kontakt mit Wolle Juckreiz fördert, ist entsprechende Kleidung zu wählen.

Zur Entzündungshemmung werden Glukokortikoide und ggf. Immunmodulatoren topisch eingesetzt. UV-Therapie und systemische Immunmodulatoren sind bei ausgeprägtem atopischen Ekzem indiziert. Antihistaminika können gegen das Jucken eingesetzt werden. Die Keimbesiedelung der Haut kann durch Antiseptika reduziert werden.

☀ **FALLBEISPIEL** Zur stationären Aufnahme kommt eine 18-jährige Patientin, die in der Kindheit unter Milchschorf litt, später unter juckenden Ekzemen hauptsächlich im Bereich der Ellenbeugen und Kniekehlen. Jetzt kam es im Rahmen von Prüfungsstress zu einer Verschlechterung der Hauterkrankung. Die gesamte Haut ist gerötet, trocken und schuppig, es finden sich multiple Exkoriationen. Die Patientin leidet unter ausgeprägten Schlafstörungen aufgrund des Juckreizes. Zuletzt hat sie topische Kortikosteroide zur Behandlung verwendet. ───────────

40.9.5 Pflege- und Behandlungsplan

Zur topischen Therapie anleiten

Patienten wird das Wissen vermittelt, dass im akuten Stadium Umschläge hilfreich sind. Dazu werden Leinenläppchen in Antiseptika-Lösungen getaucht, ausgewrungen und auf betroffene Areale aufgelegt und wiederholt befeuchtet. Im späteren Stadium sind zunächst fettarme, kühlende Cremes hilfreich; Salben nur bei im Vordergrund stehender trockener Haut und Schuppung. Mehrfaches Eincremen pro Tag ist i. d. R. günstiger als einmalige Therapie mit zu fettreichen Lokaltherapeutika. Topische Kortikoidsteroide sind die Basis der Entzündungshemmung, Patienten muss die Angst vor Kortikosteroiden genommen werden (Steroidphobie).

Gesundheitsberatung

In Gesprächen lassen sich Stress auslösende Situationen abklären; ggf. muss darauf hingewirkt werden, dass Patienten professionelle psychologische Be-

treuung akzeptieren. Informationen über auslösende Faktoren wie Schwitzen oder Juckreizerzeugung durch Schafwolle auf der Haut müssen vermittelt werden. Hinweise auf Typ I Allergien (Nahrungsmittel, Aeroallergene) sind im Gespräch abzuklären..

40.9.6 Medizinischer Überblick Psoriasis

Definition

Die Psoriasis vulgaris (Schuppenflechte) ist eine entzündliche Hauterkrankung mit akutem exanthematischem oder chronisch-stationärem Verlauf bei genetischer Prädisposition.
Häufigkeit. Die Psoriasis ist eine häufige Erkrankung mit einer Morbidität von 1 – 2 %.

Ursachen

Die Psoriasis ist eine genetisch fixierte Erkrankung, bei der T-Zellen durch Auto-Antigene stimuliert werden. Entzündungsfaktoren stimulieren die Proliferation von Keratinozyten, die Epidermis erneuert sich in < 10 Tagen (normal sind 25 – 29 Tage); daher die starke Schuppung.

Provokationsfaktoren sind bakterielle Infektionen (insbesondere Tonsillitis mit β-hämolysierenden Streptokokken der Gruppe A), Medikamente wie Betablocker und Lithium, Alkohol, Stress aber auch Schädigung der Epidermis durch z. B. Kratzen oder Sonnenbrand.

Symptome

Klinisch bestehen erythematosquamöse Plaques (rötliche, schuppige, flach erhabene Hautveränderungen) besonders an den Streckseiten der Gelenke. Auch

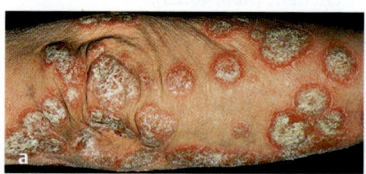
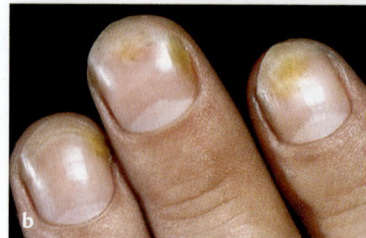

Abb. 40.26 Psoriasis vulgaris. a Typische Hautveränderung an der Ellenbeuge mit Rötung und Schuppung auf Plaques, **b** gelb-bräunliche Nagelverfärbungen („Ölfleck").

Kopfhaut, Rumpf und Gehörgänge sind häufig betroffen. Die Herde jucken meist nicht. Besondere Manifestationsorte sind die Finger- und Fußnägel (*Abb. 40.26*). Auch intertriginöse Bereiche (Achseln, Genitalbereich, Bauchnabel, Analfalte) können betroffen sein.

Diagnostik und Therapie

Die Diagnose lässt sich i. d. R. aufgrund des klinischen Befundes stellen.

Zur Behandlung können zunächst abschuppende Externa zur Anwendung kommen. Verwendet wird meist Salizylsäure in Vaseline (Cave: Bei großflächiger Anwendung Systemwirkung durch Resorption, insbesondere Vergiftungen bei Kindern möglich).

- topische **Glukokortikoide** wirken antientzündlich, haben aber keinen Dauereffekt.
- **Vitamin-D**-ähnliche Substanzen (z. B. Calcipotriol) wirken anti-proliferativ und topisch immunsuppressiv.
- topische **Vitamin-A-Säure**-ähnliche Substanzen wirken ebenfalls anti-proliferativ.
- **Cignolin** zeigt eine gute Wirkung bei längerfristiger Therapie, wird aber nur noch selten angewendet. Die Substanz riecht unangenehm und verfärbt Kleidung und selbst Badewanne und Dusche.
- **UV-Therapie**, insbesondere UVB und PUVA (Photochemotherapie).
- **Fumarsäureester** beeinflussen die T-Zell-Aktivierung.
- **MTX** (Methotrexat) und **Ciclosporin** als Zytostatika bei schweren Formen und Gelenkbeteiligung
- **Biologicals** sind spezielle Antikörper und Proteine, die sich gegen Entzündungszellen oder spezielle Zytokine richten.

FALLBEISPIEL Zur stationären Aufnahme kommt ein 26-jähriger Patient mit seit Jahren bestehender Psoriasis. In der Familie leiden der Vater und ein Bruder ebenfalls an der Erkrankung. Es finden sich am gesamten Integument bis ~20 cm große erythematosquamöse Plaques mit weißlicher, festhaftender Schuppung, auch im Bereich der behaarten Kopfhaut. Perianal ist die Haut gerötet und mazeriert, hier finden sich schmerzhafte Rhagaden. Der Patient klagt über deutlichen Juckreiz. Früher wurden mehrfach Behandlungen mit Cignolin durchgeführt. Im vergangenen Jahr wurde die Hauterkrankung mit selektiver UVB-Bestrahlung erfolgreich behandelt. Zuletzt hat er verschiedene Salben, auch topische Glukokortikoide

verwendet, die ausgeprägte Schuppenbildung ist er mit einer Bürste angegangen.

40.9.7 Pflege- und Behandlungsplan

Nach Ablösen der Schuppung mittels Salizylvaseline (Salizylsäure in Vaseline album) wird eine UV-Behandlung begonnen. Topisch wird Calcipotriol und Glukokortikoid über 14 Tage verwendet. Die Kopfhaut wird mit Salizylsäure in einer abwaschbaren Salbengrundlage entschuppt, im Weiteren mit einer Calcipotriolhaltigen Lösung therapiert.

Zur angepassten Hautpflege anleiten

Nach Baden oder Duschen soll die Haut mit einem weichen Handtuch vorsichtig abgetrocknet werden, um eine zusätzliche Reizung zu vermeiden. Nach dem Duschen/Baden werden Hautpflegepräparate aufgetragen, z. B. harnstoffhaltige Externa. Zu fettige Salben können ungünstig wirken; wichtig ist die Auswahl eines individuell verträglichen und als angenehm empfundenen Präparates.

Schuppen werden durch Keratolytika (Salizylsäurehaltige Externa) abgelöst. Die mechanische Schuppenablösung mit Bürste, Bimsstein usw. ist strikt zu unterlassen. Auch Schuppung im Bereich der Kopfhaut wird mit keratinolytischen Externa abgelöst und mit speziellen Shampoos ausgewaschen.

Die Behandlung der Haut mit Externa erfolgt prinzipiell nach der UV-Therapie. Durch Lichteinstrahlung können Inhaltsstoffe der Salbe zerstört werden, zudem wird das Eindringen der Strahlen in die Haut durch Salbenbestandteile verhindert und die Behandlung ist damit weniger wirksam.

Haut auf Haut und Feuchtigkeit in intertriginösen Bereichen verstärkt Schuppenflechte. Daher wird der Patient zum Einlegen von Leinenläppchen angeleitet. Die Haut in der Umgebung des Afters wird nach dem Stuhlgang intensiv gereinigt, Zinkpaste kann zum Hautschutz aufgetragen werden. Sitzbäder mit Gerbstoffen wirken entzündungshemmend.

Gesundheitsberatung

Hier wird der Patient über juckreizverstärkende Faktoren (Stress, Alkohol und mechanische Hautreizung) und Kontakt mit hautreizenden Substanzen informiert. Lindernd können spezielle Externa (mit z. B. Menthol, Polidocanol oder Harnstoff) sein. Auch Entspannungstechniken können hilfreich sein. Information über Auslösung von Schuppenflechte durch Reizung (Köbner-Phänomen) ist unerlässlich. Sowohl mechanische Reizung,

z. B. durch Kratzen aber auch Sonnenbrand, Verbrennungen, usw. können Psoriasisschübe/-herde auslösen.

40.9.8 Medizinischer Überblick primäre Pyodermien

Definition

Primäre Pyodermien sind bakterielle Infektionen mit Eitererregern (Staphylokokken und Streptokokken). Sekundäre Hautinfektionen, die eine Komplikation von z. B. Verletzungen, Verbrennungen, Ekzemen und Geschwüren darstellen, sind abzugrenzen.

40.9.9 Medizinischer Überblick Impetigo contagiosa

Definition

Die Impetigo contagiosa ist eine hoch ansteckende Hautinfektion, die besonders bei Kindern auftritt.

Ursachen

Die Erkrankung wird meist durch β-hämolysierende Streptokokken oder Staphylokokken verursacht. Die Infektion wird durch Kratzen und Reiben auf andere Körperstellen übertragen. Epidemisches Auftreten in Kindergarten und Schulklassen ist möglich.

Symptome

Kennzeichnend sind zunächst Flecken, auf denen im weiteren Bläschen mit klarem, gelblichem Inhalt entstehen. Die Bläschendecke ist dünn und kann relativ schnell platzen. Durch Eintrocknen der austretenden Gewebsflüssigkeit entstehen typische honiggelbe Krusten (*Abb. 40.27*).

Komplikationen

Hier können eitrige Augenentzündungen, Otitis media und bei Auslösung durch Streptokokken auch Nierenentzündungen (Poststreptokokken-Nephritis) oder immunbedingte Gefäßentzündungen (Purpura Schoenlein-Henoch) auftreten.

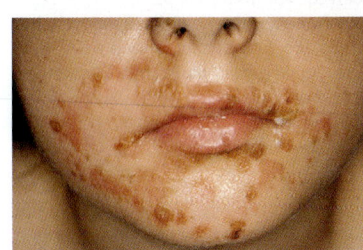

Abb. 40.27 Infektion mit Impetigo contagiosa beim Kind mit Rötungen und Krusten.

Diagnostik
Die Diagnose wird aufgrund der typischen Hautveränderungen gestellt. Die Bakterienidentifikation erfolgt durch bakteriologischen Abstrich.

Therapie
Sie geschieht systemisch mit Antibiotika. Lokal kommen antiseptische Umschläge zum Einsatz, ausgeprägte Verkrustungen können durch Salben aufgeweicht werden.

➤ **MERKE** Die Impetigo contagiosa ist eine relativ häufige bakterielle Infektionserkrankung bei Kindern, die hoch ansteckend ist. Sie erfordert striktes Tragen von Handschuhen und Händedesinfektion! ─────

40.9.10 Medizinischer Überblick Erysipel (Wundrose)

Definition
Das Erysipel ist eine meist durch β-hämolysierende Streptokokken ausgelöste akute, flächenhafte Infektion der Haut.

Ursachen
Dazu gehören Krankheitsgefühl, Schüttelfrost und Fieber. Die Bakterien können in die Haut durch Verletzungen aber auch Mazerationen im Bereich der Zehenzwischenräume bei Fußpilz eintreten.

Symptome
Typischerweise kommt es einseitig z. B. am Bein oder im Gesicht zu einer rasch auftretenden, scharf begrenzten, flammenden Rötung (**Abb. 40.28**). Die Haut ist überwärmt und druckschmerzhaft,

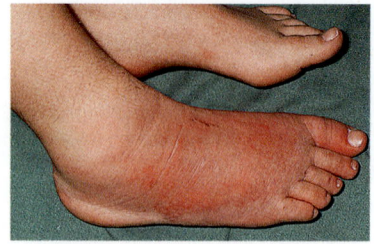

Abb. 40.28 Erysipel. Ein Hautpilz im Zwischenzehenraum diente als Eintrittspforte für die Bakterien.

insbesondere an den Extremitäten tritt ein deutliches Ödem auf. Das betroffene Hautareal kann sich sehr rasch vergrößern, Bläschen, größere Blasen und auch Nekrosen können auftreten. Der Patient fühlt sich abgeschlagen und krank und hat Fieber.

Komplikationen
Hier muss bei chronisch-rezidivierendem Verlauf mit einem Lymphödem gerechnet werden. Als Streptokokkenfolgeerkrankungen sind insbesondere Nierenentzündungen (Poststreptokokken-Nephritis) sowie Entzündungen am Herzen (Endokarditis und Perikarditis) zu nennen.

Diagnostik und Therapie
Eine Abstrichdiagnostik ist nicht hilfreich, da die sich in der Haut ausbreitenden Bakterien nicht erfasst werden.

Eine hochdosierte intravenöse Antibiotikabehandlung (z. B. Penicillin, Cephalosporin, ggf. auch Makrolide oder

Clindamycin) ist unerlässlich. Topisch werden zunächst antiseptische Umschläge angewendet. Weitere Maßnahmen sind Bettruhe und Ruhigstellung des betroffenen Körperabschnitts, bei Erysipel im Gesicht Sprechverbot und flüssige Kost sowie die Sanierung von Eintrittspforten. Bei anhaltendem Ödem kommen nach Abheilung der akuten Phase Lymphdrainage und Kompressionsverband zur Anwendung.

40.9.11 Pflege- und Behandlungsplan
Pflegende haben folgende Aufgaben:
1. Anleitung des Patienten zur Durchführung antiseptischer Umschläge
2. regelmäßige Kontrolle der Ausbreitung der Hautentzündung, ggf. Markierung des Randes
3. Bettruhe und ggf. Hochlagerung der betroffenen Körperpartie
4. Kontrolle von Temperatur und Kreislaufparametern
5. nach Abklingen der Infektion ggf. Anlegen von Kompressionsverbänden
6. Behandlung der Eintrittspforte, z. B. Versorgung der Zehenzwischenräume mit einem Antimykotikum

➤ **MERKE** Infolge kleiner Verletzungen können Bakterien in die Haut eindringen und eine akute Entzündung der Haut auslösen. Auf Sanierung der Eintrittspforte muss geachtet werden, ein Lymphödem kann Folge eines chronisch-rezidivierenden Erysipels sein. ────

40.10 Pflege von Patienten mit Verbrennungen ─────────

Ursula Skrotzki

40.10.1 Medizinischer Überblick
Bei einer Verbrennung führen thermische, elektrische oder chemische Unfälle zu Verletzungen der Haut. Eine Schädigung der Haut geschieht bei einer Temperatur von mehr als 52 °C.
Häufigkeit. Im Weltunfallgeschehen steht die Brandverletzung an 3. Stelle. Die Dunkelziffer, meist mit Bagatellverletzungen, ist relativ hoch. Hospitalisiert wird in etwa eine schwere Verbrennung pro 20 000 Einwohner.

Ursachen
Ursachen für die Verletzungen sind Flammenverbrennungen, Verbrühungen, Explosionen, Kontaktverbrennungen (Herdplatte), elektrische (**Abb. 40.29**) und chemische Verbrennungen.

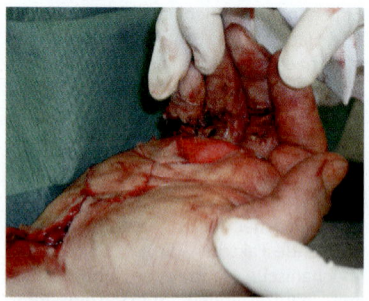

Abb. 40.29 Drittgradige Verbrennung an der Eintrittsstelle einer Stromverbrennung.

Symptome
Als Symptome werden die Verletzung der Haut in unterschiedlicher Tiefe (**Tab. 40.2**), der Verbrennungsschock

und im weiteren Verlauf die Verbrennungskrankheit gefasst.

Verbrennungstiefe
Bisher gibt es kein zuverlässiges Verfahren, um die Verbrennungstiefe (**Abb. 40.30**) zu messen. Deshalb erfolgt die Einschätzung durch das geschulte Auge. Ihre Symptome und Merkmale sind in **Tab. 40.2** aufgeführt.

➤ **MERKE** Drittgradige Verbrennungen sind schmerzfrei! ─────

Verbrennungsausmaß und -schwere
Das Ausmaß einer Verbrennung wird mit der Neuner-Regel nach Wallace berechnet. Ein betroffener Arm nimmt z. B. 9 % ein, der Rücken 18 %. Ein Bein vorne und hinten je 9 %, gesamt also 18 %

Tab. 40.2 Symptome und Merkmale der Verbrennungstiefe.

Verbrennungsgrad	Symptomatik	Lokalisation	Besonderheit
1. Grades	Rötung, Sonnenbrand, Schwellung durch reaktives Ödem	Obere Epidermis	schmerzhaft
2 a. Grades	Rötung, Blasenbildung, feuchter Wundgrund	Epidermis, teils Corium	sehr schmerzhaft
2 b. Grades	Blasen zerrissen, weißlicher Wundgrund	Epidermis, teils Corium	weniger schmerzhaft, Haare und Nägel bleiben fest
3. Grades	Nekrose, weiß-grauer Wundgrund, lederartig	Epidermis und Corium zerstört	schmerzfrei, Haare und Nägel fallen aus

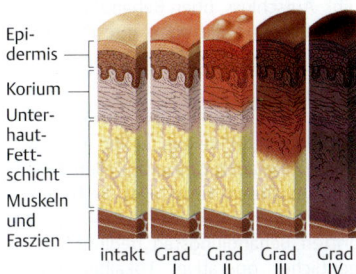

Abb. 40.30 Unterschiedliche Verbrennungstiefen in der schematischen Darstellung.

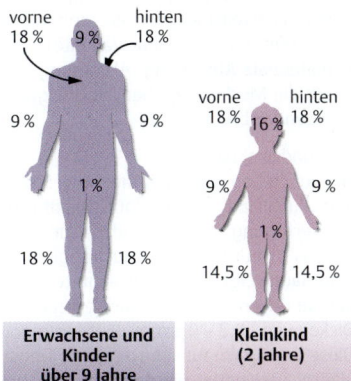

Abb. 40.31 Neunerregel nach Wallace. a Ganz exakt trifft sie nur auf Erwachsene zu, **b** Kinder haben einen größeren Kopf und kürzere Beine. Für das Genitale wird 1 % berechnet.

(**Abb. 40.31**). Eine einfache Regel für den Laien am Unfallort ist die 1-%-Regel. Die Handfläche des Verletzten (nicht die Eigene!) entspricht einem Prozent der Körperoberfläche.

Die Verbrennungsschwere wird nach dem Verbrennungsindex (ABSI-Score nach Tobiasen) berechnet. Dabei werden verschiedenen Parametern (z. B. Alter, verbrannte Körperoberfläche, Verbrennungstiefe) Punktwerte zugeordnet. Die Summe der Punkte lässt Aussagen über die Prognose zu; je höher die Summe, desto höher das Sterblichkeitsrisiko.

Verbrennungskrankheit

Bei ausgedehnten Verbrennungen kommt es durch das thermische Trauma zur Verbrennungskrankheit. Dies ist ein eigengesetzliches schweres Krankheitsbild, welches im weiteren Verlauf Schäden an allen Organen oder Organsystemen auslöst. Der genaue Entstehungsmechanismus ist bis heute nicht bekannt. Die Schwere der Verbrennungskrankheit ergibt sich aus Verbrennungsausmaß, -bezirk und -tiefe, dem Lebensalter und den evtl. Begleitverletzungen bzw. -erkrankungen. Gekennzeichnet ist die Verbrennungskrankheit durch einen typischen Verlauf in 3 Phasen.
1. Verbrennungsschock. Über die Verbrennungswunde verliert der Körper am 1.–3. Tag Flüssigkeiten (Exsudat). Zusätzlich verdunstet mehr Wasser über die verbrannte Haut (Evaporation). Daneben treten Wasser, Elektrolyte und Plasmaeiweiß aus dem Blut-Gefäßsystem in das umgebende Gewebe über. Das so entstehende Verbrennungsödem befällt nicht nur die Verletzungsareale, sondern den gesamten Körper und alle Organe. Die Folge ist ein hoher Flüssigkeitsverlust, der unbehandelt zu einem Volumenmangelschock führt.
2. Resorptionsphase. Nach frühestens 24 Std. stoppt der massive Flüssigkeitsverlust und das Ödem wird – medikamentös durch Diuretika unterstützt – rückresorbiert. Die Flüssigkeitszufuhr gegenüber dem ersten Tag wird deutlich reduziert. Es erfolgt eine Flüssigkeitsbilanzierung, bei der die Evaporation und das Exsudat mit berechnet werden müssen. Das fehlende Eiweiß und die Elektrolyte, die über die Wunde weiter verlorengehen, müssen ersetzt werden. Diese Phase dauert vom 2. bis zum 8. Tag.
3. Verbrennungskrankheit. Diese dauert ca. vom 8. Tag bis zur Wundheilung. Wache Patienten fühlen sich kraftlos, antriebsarm, appetitlos und haben ein ausgeprägtes Krankheitsgefühl. Klinisch erkennt man eine Tachykardie, gesteigerte Ventilation, vermehrten Sauerstoffverbrauch, Fieber und Gewichtsabnahme. Ursache ist ein gesteigerter Stoffwech-

sel, der bei allen Brandverletzten eintritt. Der Körper versucht mit diesem Hypermetabolismus den Wärmeverlust auszugleichen. Eine andere Ursache ist die erhöhte Katecholaminausschüttung, die bei ausgeprägten Verbrennungsverletzungen nachgewiesen wurde.

▶ **MERKE** Eine Verbrennungswunde wird unweigerlich mit Keimen besiedelt und Infektionen treten auf. Da die Immunabwehr bei Brandverletzten gesenkt ist, können diese Infektionen bis zur Sepsis führen. Dies ist immer noch eine der häufigsten Todesursachen in der Verbrennungsbehandlung.

Inhalationstrauma

Das Einatmen von heißen Gasen und die Schädigung des Respirationstraktes werden als Inhalationstrauma bezeichnet. Neben der toxischen Zerstörung der Alveolen durch Rauchgas (z. B. Kohlenmonoxyd) treten thermische Schäden der Trachealschleimhaut mit Rötungen, Ödemen, Hypersekretionen, Ischämien und Nekrosen auf. Der Verdacht eines Inhalationstraumas liegt immer vor bei:
- Verbrennungsunfall in geschlossenen Räumen
- Gesichtsverbrennungen
- Ruß im Nasen-Rachenraum (versengte Nasenhaare)
- Heiserkeit

Schon bei dem Verdacht auf ein Inhalationstrauma ist die frühzeitige Intubation das Mittel der Wahl. Neben der Gefahr eines toxischen Lungenödems besteht zusätzlich die Gefahr, dass sich wie an der Verbrennungswunde ein Ödem bildet und somit eine spätere Intubation nur unter Schwierigkeiten möglich ist. Die Prognose eines Schwerstbrandverletzten mit Inhalationstrauma verschlechtert sich gravierend.

▶ **MERKE** Ein Brandverletzter ist primär ansprechbar. Bewusstlosigkeit spricht immer für eine Rauchgasvergiftung oder eine Begleitverletzung (z. B. Schädelhirntrauma)!

Therapie

Sie gliedert sich in Erstversorgung am Unfallort, stationäre Aufnahme und Verbrennungsbehandlung.

Erstversorgung

Erste-Hilfe-Maßnahmen durch den Laien. Dazu gehören:

- brennende Kleidung mit Decken, Kleidungsstücken oder durch Wälzen auf dem Boden löschen
- Verletzten aus dem Gefahrenbereich ziehen
- Feuerwehr, Rettungsdienst alarmieren
- schwelende Kleidung mit Wasser löschen
- Kleidung entfernen
- auf der Haut klebende Kleidung belassen
- sofortiges Kühlen mit lauwarmem Wasser zur Schmerztherapie – nicht bei großflächiger Verbrennung oder bewusstlosen Patienten. Gefahr der Unterkühlung!
- zum Transport Wunden steril abdecken

Erstversorgung durch den Notarzt. Diese umfasst:

- Legen großlumiger venöser Zugänge
- Gabe von Elektrolytlösung oder Ringerlaktat
- Analgosedierung
- frühzeitige Intubation
- steriles Abdecken von Wunden

Die Volumentherapie richtet sich heute fast einheitlich nach der **Baxter-Formel**. Für Erwachsene gilt: 4 ml Ringerlaktat × % verbrannte Körperoberfläche (VKOF) × kg Körpergewicht. Davon wird die Hälfte in den ersten 8 Stunden gegeben, der Rest in den nachfolgenden 16 Stunden. Für einen 80 kg schweren Patienten mit 60 % verbrannter KOF bedeutet dies 19 200 ml Ringerlaktat in den ersten 24 Stunden.

Stationäre Aufnahme

Indikationen zur stationären Aufnahme in einem Brandverletztenzentrum sind (nach den Leitlinien der Deutschen Gesellschaft für Verbrennungsmedizin 2007):

- Patienten mit Verbrennungen an Gesicht/Hals, Händen, Füßen, Ano-Genital-Region, Achselhöhlen, Bereiche über großen Gelenken oder sonstiger komplizierter Lokalisation
- Patienten mit mehr als 15 % zweitgradiger verbrannter Körperoberfläche
- Patienten mit mehr als 10 % drittgradiger verbrannter Körperoberfläche
- Patienten mit mechanischen Begleitverletzungen
- Patienten mit Inhalationstrauma
- Patienten mit Vorerkrankungen oder Alter unter 8 bzw. über 60 Jahre
- Patienten mit elektrischen Verletzungen

MERKE In ganz Deutschland gibt es 38 Zentren mit insgesamt 171 Betten für Brandverletzte mit ca. 44 Betten nur für Kinder. Die Feuerwehr Hamburg ist die zentrale Anlaufstelle für die Vermittlung von Betten für Schwerbrandverletzte.

Stationäre Erstversorgung. In den Zentren werden die Patienten in einem speziellen Aufnahmeraum erstversorgt. Dieser Raum hat eine Duschmöglichkeit für den Patienten, ist klimatisiert und hat eine Raumtemperatur von 30 – 35 °C. Hier wird unter sterilen Kautelen gearbeitet. Zur Erstversorgung in einem Brandverletztenzentrum gehören folgende Maßnahmen:

- Sicherung von Atmung und Kreislauf
- Weiterführung der Analgosedierung
- Festlegung von Verbrennungsausmaß und -tiefe
- Berechnung des Flüssigkeitsbedarfs
- Anlage eines Blasenkatheters
- Abstriche aller Verbrennungsareale zum Bakteriennachweis
- Reinigung und Desinfektion des gesamten Körpers mit Rasur und Abtragung der Verbrennungsblasen, Wunddebridement
- evtl. Escharotomie (Entlastungsschnitte zur Durchtrennung der Nekrose)
- Wundverband
- evtl. Bronchoskopie zum Ausschluss eines Inhalationstraumas
- kontinuierliche Überwachung der Kreislaufsituation, der Atmung und Urinausscheidung
- Tetanusprophylaxe

MERKE Bei drittgradigen Verbrennungen ist die Nekrose nicht mehr dehnungsfähig. Bei zirkulären, tiefen Verbrennungen können durch das entstehende Verbrennungsödem die arterielle Blutversorgung bzw. (bei drittgradigen Verbrennungen des Thorax) die Atmung stark beeinträchtigt werden. Deshalb müssen Entlastungsschnitte (Escharotomie) durchgeführt werden. Dabei wird lediglich die Nekrose durchtrennt.

Verbrennungsbehandlung

Zur lokalen Behandlung der Verbrennungswunde, die sich nach der Verbrennungstiefe richtet, gehören Nekrosenabtragung und Wundverschluss. **Tab. 40.3** gibt Aufschluss über Behandlungsmöglichkeiten und die ungefähre Dauer der Wundheilung.

Nekrosenabtragung

Die Verbrennungsnekrose ist ein idealer Nährboden für Keime; in ihr entstehen Toxine, die auch gesunde Zellen zerstören. Aus diesem Grunde ist die Frühexzision heute das Mittel der Wahl. Ab dem dritten Behandlungstag beginnt die eigentliche operative Lokalbehandlung mit der Abtragung der Nekrosen. Dazu gibt es zwei Methoden:

- **tangentiale Abtragung:** Abtragung bis auf den durchbluteten Wundgrund bei tief zweitgradigen Verbrennungen (kosmetisch günstigere Variante)
- **epifasziale Abtragung:** Abtragung bis auf die Muskelfaszie bei tief drittgradigen Verbrennungen

Wundverschluss

Hierzu stehen Transplantate aus Spalt- und Zuchthaut sowie Hautersatzmittel zur Verfügung. Ein bleibender Wundverschluss ist nur mit Eigenhaut möglich.

Spalthaut. Eigenhauttransplantate werden an unverletzten Hautpartien in einer Dicke von 0,2 – 0,3 mm entnommen. Diese sog. Spalthaut kann direkt als Transplantat verwendet werden. Um größere Defekte abzudecken, wird sie vor dem Auflegen gemesht (= Herstellung eines rautenförmigen Maschentransplantats, das stark auseinander gezogen werden kann). Die Netzstruktur des Transplantates ist bleibend zu erkennen (**Abb. 40.32**)

Tab. 40.3 Behandlungsmöglichkeiten von Verbrennungen.

Verbrennungsgrad	Behandlung	Abheilung
1. Grades	kühlende Gels oder Lotionen	spontan, nach ca. 3 Tagen ohne Narben
2 a. Grades	Silbersulfadiazinsalbe, Fettgaze, Suprathel	nach ca. 7 – 10 Tagen spontan, ohne Narben
2 b. Grades	Silbersulfadiazinsalbe, Suprathel, Fettgaze	unter Narbenbildung nach ca. 2 – 3 Wochen, evtl. ist eine Hauttransplantation nötig
3. Grades	Silbersulfadiazinsalbe, später Fettgaze mit und ohne Wirkstoffe	immer mit Narbenbildung, Defektverschluss nur mit Hauttransplantation möglich

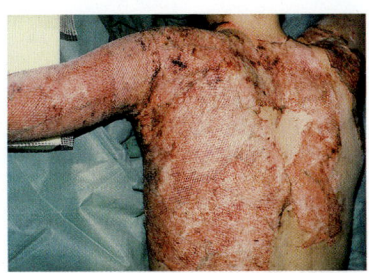

Abb. 40.32 Transplantiertes Meshgewebe 3 Tage nach der Transplantation.

und eignet sich daher aus kosmetischen Gründen nicht für Gesicht oder Hände.

Zuchthaut. Diese ermöglicht Patienten mit ausgedehnten Verbrennungen einen bleibenden Wundverschluss und damit das Überleben. Dabei wird dem Patienten ein Hautstück von 3 cm² entnommen und in einem Labor zu Keratinozyten in beliebig großer Menge gezüchtet. Heute arbeiten fast alle Verbrennungszentren mit dieser allerdings sehr teuren Methode.

Hautersatzmittel. Bei einer Verbrennungsfläche von mehr als 50 % der KOF können die nekrotischen Areale nicht sofort mit Eigenhaut abgedeckt werden. Hier kommen zum vorübergehenden Wundverschluss andere synthetische Hautersatzmittel (Epigard, Biobrane) zur Anwendung.

40.10.2 Pflege- und Behandlungsplan

Eine erfolgreiche Behandlung von Brandverletzten ist wesentlich abhängig von der Teamarbeit. Zu einem therapeutischem Team in einem Verbrennungszentrum gehören Chirurgen, Intensivmediziner, Krankenpflegepersonal, Physiotherapeuten, Ergotherapeuten, Psychologen und nicht zu vergessen Seelsorger und Angehörige.

Zu den Aufgaben der Pflege gehören:

- Isolation
- Wundversorgung
- Ernährung
- Infektionskontrolle
- Lagerung und Mobilisation
- Kontrakturenprophylaxe und Narbenbehandlung

Isolation

Auf einer Brandverletztenstation liegt der Patient in einem Einzelzimmer (Box) isoliert. Diese darf nur durch eine Schleuse und nur mit sterilem Kittel, Haube, Mundschutz und sterilen Handschuhen betreten werden. Die Boxentemperatur liegt meist bei 30 – 35 °C und einer Luftfeuchtigkeit von ca. 45 %.

Wundversorgung

Sie ist eines der Hauptaufgabengebiete der pflegerischen Versorgung. Unter OP-Bedingungen dauert der tägliche Verbandwechsel u. U. zwei Stunden und mehr. Ein Verbandwechsel gliedert sich immer in drei Schritte:

- alten Verband entfernen
- Wunde mit antiseptischen Lösungen säubern
- Nekrosen und Krusten abtragen und Wunde beurteilen
- Gaze- bzw. Salbenverbände auftragen

Da der Verbandwechsel schmerzbedingt eine hohe Belastung darstellen kann, ist für eine ausreichende Analgosedierung zu sorgen. Schmerzlos verläuft der Verbandwechsel bei Verbrennungen 2. Grades mit der Wundauflage **Suprathel**, da diese mit einer abdeckenden Fettgaze auf der Wunde verbleibt und nur die äußeren Mullkompressen gewechselt werden. Nach ca. 10 – 21 Tagen löst sich das Suprathel; die Wunde darunter ist verheilt.

Ernährung

Bei dem erhöhten Energiebedarf des Brandverletzten ist immer eine Kombination aus parenteraler, enteraler und später oraler Ernährung notwendig. Die Nahrung sollte kalorien- und eiweißreich sein. Zusätzlich werden Vitamine und Spurenelemente verabreicht. Ein Mangel führt zu Wundheilungsstörungen und Schwächung der Infektabwehr.

Der Patient wird täglich gewogen. Schmerzen, Angst und Frieren erhöhen den Kalorienverbrauch. Eine geplante Pflege mit ausreichender Analgesie, einer warmen Umgebung sowie Vermeidung unnötiger Schmerzen und Ängste sind Prioritäten in der Brandverletztenpflege.

Infektionskontrolle

Der Brandverletzte ist ausgesprochen infektanfällig. Er ist gefährdet durch die eigenen Keime aus dem Gastrointestinaltrakt, den oberen Luftwegen, der unverbrannten Haut und den behaarten Körperteilen. Ein weiteres Problem sind die Hospitalkeime, die ihren Weg vor allem über das Personal zu ihm finden. Die Verbrennungswunde bildet einen idealen Nährboden (Wärme, Feuchte) für das Keimwachstum. Hier gilt es, sämtliche Hygienevorschriften streng zu beachten.

Lagerung und Mobilisation

Die Lagerung am ersten Behandlungstag ist auf die Ödemausbildung ausgerichtet. Alle verletzten Extremitäten werden hochgelagert; bei Gesichtsverbrennungen wird der Patient sitzend gelagert.

Im weiteren Verlauf ist die zwei- bis dreistündliche Umlagerung des Patienten die einfachste und verletzungsgerechte Lagerung. Liegt der Verletzte zu lange auf seinen Wundflächen, kommt es zu einer Minderperfusion, Schmerzen und zu direktem Kontakt mit Wundsekreten. Dies bedeutet Wundheilungsstörungen und Infektionsgefahr.

Für die Weichlagerung gibt es spezielle Betten, Luftkissen- und Glaskugelbetten. Diese Betten werden individuell eingesetzt, z. B. bei Rückenverbrennungen und nach Transplantationen. Sie bieten neben dem Effekt der Weichlagerung auch den Effekt der Wundaustrocknung. Sobald die Genesung fortschreitet ist die frühzeitige Mobilisation anzustreben.

Kontrakturenprophylaxe und Narbenbehandlung

Die Kontrakturprophylaxe hat in der Verbrennungsbehandlung einen besonderen Stellenwert. Bei spontan heilenden tieferen Verbrennungen und allen transplantierten Arealen entstehen Narben. Diese Narben schrumpfen, sodass gesunde Hautpartien der Umgebung verzogen werden und die Bewegung eingeschränkt wird. Die Physiotherapeuten, aber auch Ergotherapeuten und Pflegende arbeiten von Anfang an gegen den Narbenzug, um eine möglichst hohe Beweglichkeit der Gelenke zu erhalten.

Narben neigen auch zur Hypertrophie (überschießende Gewebebildung). Druck verändert die Narbe, hält sie geschmeidiger und flacher. Sobald die Wunden verheilt sind, wird dem Brandverletzten eine maßangefertigte Kompressionsbandage angelegt, die möglichst 24 Stunden getragen werden sollte. Dies ist so lange nötig, bis das Narbenwachstum nach ca. 1 – 2 Jahren abgeschlossen ist.

Psychologische Betreuung

Intakte Haut bedeutet für den Menschen nicht nur Integrität, physischen und psychischen Schutz, sondern auch ungestörte Abgrenzung von der Umwelt. Beim Schwerstbrandverletzten verstärken seelische und soziale Einflüsse die ausgeprägten Schmerzerlebnisse; er hat Angst zu sterben und entstellt zu sein. Die frühe und regelmäßige psychologische und psychotherapeutische Behandlung von Brandverletzten bildet einen wesentlichen Faktor zur Vorsorge seelischer und sozialer Langzeitschäden.

📖 Lern- und Leseservice

Verwendete Literatur

Augenerkrankungen

→ Burk A, Burk R. Checkliste Augenheilkunde. 4. Aufl. Stuttgart: Thieme; 2010
→ Burk A, Burk R. Augenheilkunde für Station, Ambulanz, Praxis. Stuttgart: Thieme; 1998
→ European Glaucoma Society: Terminologie und Handlungsrichtlinien für Glaukome. 3. Aufl. Savona: Dogma; 2008
→ Jonescu-Cuypers CP, Krieglstein GK, Severin M. Atlas der Augenheilkunde. Berlin: Springer; 1999
→ Kanski J, Bowling B. Clinical Opthamology. A Systematic Approach. Edinburgh: Elsevier; 2011
→ Oestreicher E, Burk A, Burk R. HNO, Augenheilkunde, Dermatologie und Urologie für Pflegeberufe. Stuttgart: Thieme; 2002
→ Schrader WF. Altersbedingte Makuladegeneration. Sozioökonomische Zeitbombe in der alternden Gesellschaft. Ophthalmologe 2006; 103: 742–748
→ Schwegler J, Lucius R. Der Mensch. Anatomie und Physiologie, 5. Aufl. Stuttgart: Thieme; 2011

Erkrankungen des HNO-Bereichs

→ Arnold W, Ganzer U. Checkliste HNO. 3. Aufl. Stuttgart: Thieme; 1999
→ Boeninghaus HG. HNO für Studierende in der Medizin. 10. Aufl. Berlin: Springer; 1996
→ Böhme G. Sprach-, Sprech-, Stimm- und Schluckstörungen. Band 1: Klinik. 3. Aufl. Stuttgart: Gustav Fischer; 1997
→ Fleischer K. Hals-Nasen-Ohren-Heilkunde für Fachberufe im Gesundheitswesen. 6. Aufl. Stuttgart: Thieme; 1994
→ Levine HL, May M. Endoscopic Sinus Surgery. New York: Thieme; 1993
→ Naumann HH, Helms J, Heberhold C, Hrsg. Oto-Rhino-Laryngologie in Klinik und Praxis. Band 1–3. Stuttgart: Thieme; 1996
→ Paetz B, Benzinger-König B. Chirurgie für Pflegeberufe. 19. Aufl. Stuttgart: Thieme; 2000
→ Silbernagl S, Despopoulos A. Taschenatlas der Physiologie. 6. Aufl. Stuttgart: Thieme; 2003
→ Putz R, Pabst R, Hrsg. Sobotta. Atlas der Anatomie des Menschen – Band 1: Kopf, Hals, obere Extremität. München: Urban und Fischer; 2000

Erkrankungen der Haut

→ Ahnefeld FW, Bergmann H, Burri C, Dick W, Halmagyi M, Hettich R, Hossli G, Koslowski L, Mehrkens HH, Rügheimer E. Die Verbrennungskrankheit. Berlin: Springer; 1982
→ Arzinger-Jonasch H, Riedberger J. Klinik und Therapie der Verbrennung. Berlin: VEB Verlag Volk und Gesundheit; 1983
→ AWMF Leitlinie: Therapie der Psoriasis vulgaris Update2011. Online: http://www.awmf-leitlinien.de/ (Stand: 25.10.2011)
→ AWMF Leitlinie: Neurodermitis (4/2008). Online: http://www.awmf-leitlinien.de/ (Stand: 25.10.2011)
→ AWMF Leitlinie: Kontaktekzem (10/2006). Online: http://www.awmf-leitlinien.de/ (Stand: 25.10.2011)
→ Braun-Falco O, Plewig G, Wolff HH: Dermatologie und Venerologie.5. Auflage Berlin: Springer; 2005
→ Bruck J, Müller FE, Steen M. Handbuch der Verbrennungstherapie. Ecomed Verlagsgesellschaft; 2002
→ Hengge U, Ruzicka T. Lehrbuch der Dermatologie und Venerologie. Stuttgart: Wissenschaftliche; 2006
→ Herzog I, Reul K, Jenninger W. Verbrennungen. Stuttgart: Kohlhammer; 1989
→ Latasch L, Ruck K, Seiz W. Anästhesie Intensivmedizin Intensivpflege. 2. Aufl. München: Urban-Fischer; 2004
→ Lemke H. Verbrennungen. Solvay-Arzneimittel; 1999
→ Moll I. Dermatologie. 7. Aufl. Stuttgart: Thieme; 2010
→ Künzi W, Wedler V. Wegweiser Verbrennung. Manno: La Buona Stampa; 2006
→ Zellweger G. Die Behandlung der Verbrennung. Köln: Deutscher Ärzte-Verlag; 1981

Kontakt- und Internetadressen

Augenerkrankungen

→ Berufsverband der Augenärzte, Deutschlands e. V. (BVA), 40474 Düsseldorf Tersteegenstr. 12, 40 401 Düsseldorf Postfach 30 01 55, Tel.: 0211 – 43 037-00, E-Mail: bva@augeninfo.de, http://www.patienten-information.de/content/gesundheitsinfos

→ Deutscher Blinden- und Sehbehindertenverband e. V., Rungestr. 19, 10 179 Berlin, Tel.: 030-285 387-0, E-Mail: info@dbsv.org, Bundesweite Rufnummer: 01 805 – 666 456, http://www.dbsv.org
→ Pro Retina Deutschland, Vaalserstr. 108, 52 074 Aachen, Tel.: 0241 – 870 018, E-Mail: info@pro-retina.de, http://www.pro-retina.de
→ http://www.uveitis-selbsthilfe.de
→ http://www.albinismus.de

Erkrankungen im HNO-Bereich

→ http://www.rehadat.de
→ http://www.hno.org
→ http://www.akustikus.de
→ http://www.schwerhoerigkeit.de/DSB/index2.htm
→ http://www.tinnitus-liga.de
→ http://www.dcig.de
→ http://www.forumbesserhoeren.de

Erkrankungen der Haut

→ http://eczema.dermis.net/content
→ http://www.derma.de
→ http://www.hamburg.de/feuerwehr/nofl/108 006/start.html

Verbrennungen

→ Bundesverband für Brandverletzte e. V., Dorfstraße 18b, 31020 Salzhemmendorf, E-Mail: brandverletzte.leben@t-online.de, http://www.brandverletzte-leben.de
→ Paulinchen e. V., Elterninitiative brandverletzter Kinder, Segeberger Chausee 35, 22850 Norderstedt, Tel.: 01 805 – 112 123, E-Mail: info@paulinchen.de, http:// www.paulinchen.de
→ Phoenix Deutschland, Hilfe für Brandverletzte e. V., Dorfstr. 12, 19273 Amt Neuhaus-Sückau, Fax: 03 884 – 61 181, http:// www.phoenix-deutschland.de
→ http://www.verbrennungsmedizin.de
→ http://www.anr.de/de/schwerpunktthemen/trauma/
→ Zentrale Vermittlungsstelle für die Vermittlung von Krankenhausbetten für Schwerbrandverletzte, Feuerwehr Hamburg, Tel.: 040/42 851-39 98 oder -39 99

41 Pflege von Patienten mit Infektionskrankheiten

Heidemarie Kremer,
Franz Sitzmann

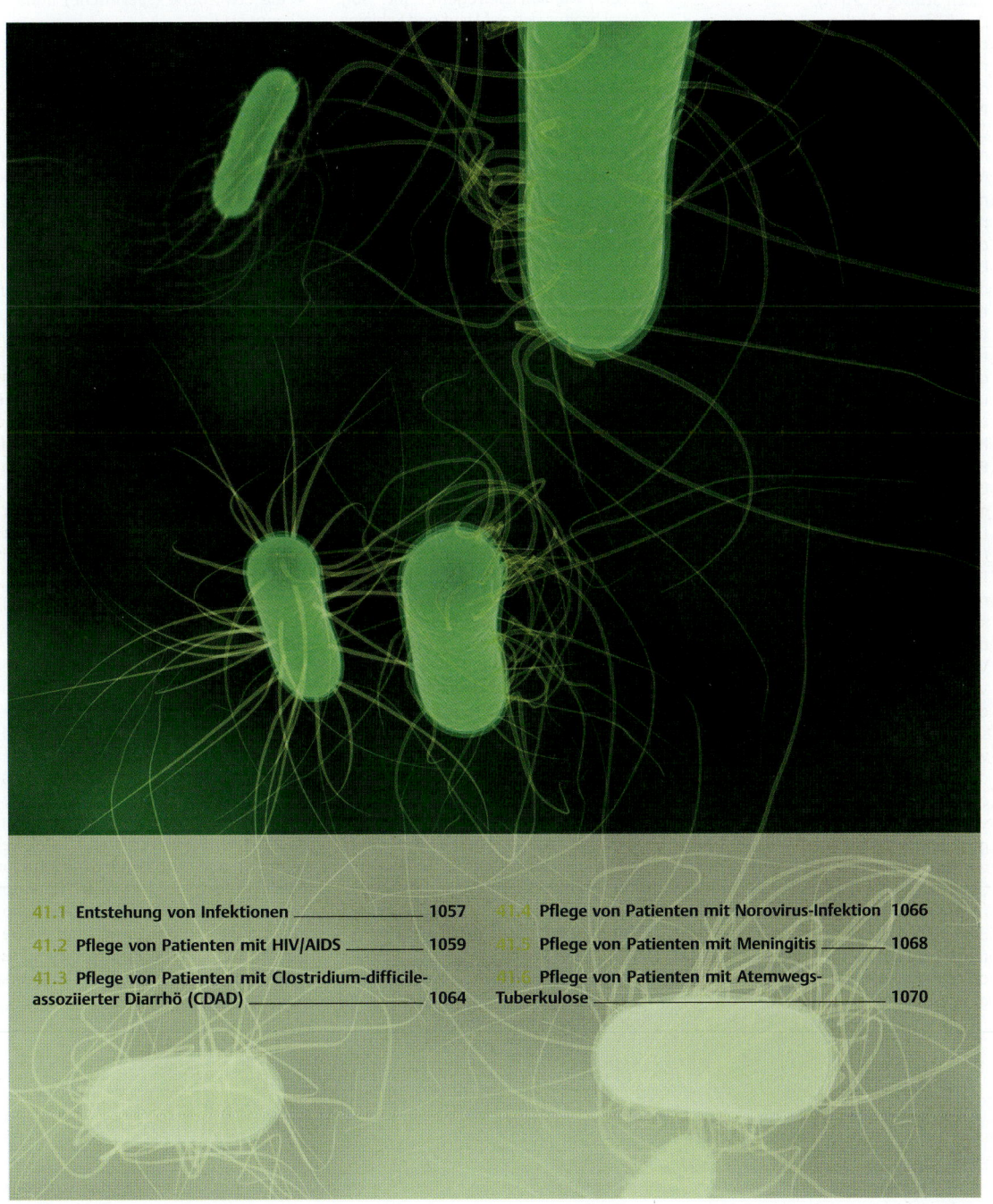

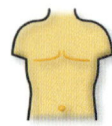

Anatomie und Physiologie im Fokus

Immunsystem im Überblick
(nach Schwegler 2011)

Der Körper befindet sich in einem permanenten Belagerungszustand von mehr oder weniger kleinen Mikroorganismen:

Parasiten. Die größten – aber nicht die wichtigsten – Gegner, die unser Immunsystem bekämpfen kann, sind Parasiten. Dabei handelt es sich v. a. um mikroskopisch kleine bis mehrere Meter lange Spul-, Rund- und Bandwürmer, die sich bevorzugt im Darm ansiedeln.

Protozoen. Eine Stufe kleiner als die mit dem bloßen Auge erkennbaren Parasiten sind die Einzeller (Protozoen). Unter dem Mikroskop lassen sich z. B. die Erreger der Amöbenruhr, der Malaria und der Schlafkrankheit gut identifizieren. In Deutschland sind Trichomonaden und Toxoplasmen (S. 1063) als Krankheitserreger weit verbreitet.

Bakterien. Noch wesentlich kleiner als Einzeller sind die Bakterien (ca. 1 Mikrometer). Im Gegensatz zu den Zellen tierischer und pflanzlicher Organismen (Eukaryonten) zählen sie zu den sog. Prokaryonten, d. h. Lebewesen mit ringförmiger DNA ohne Zellkern. Die meisten Bakterien, speziell im Dickdarm, leben mit uns zu gegenseitigem Vorteil zusammen (Symbiose). Je nach Virulenz der Mikrobe, d. h. dem Maß der Fähigkeit, eine Krankheit auszulösen, ist jedoch das Immunsystem abwehrgeschwächter Menschen überfordert. Einige Bakterien rufen lokalisierte eitrige Entzündungen (Furunkel) und schwere Allgemeinerkrankungen (Lungen- und Hirnhautentzündungen) hervor und lösen eine lebensbedrohliche Überflutung der Blutbahn mit Bakterien (Sepsis) aus.
Bakterielle Entzündungen zeichnen sich durch rasche Vermehrung der Keime oft durch einen akuten Krankheitsbeginn aus.

Pilze. Auch Pilze zählen zu den potenziellen Krankheitserregern. Ihr sog. Myzel breitet sich auf Haut und Schleimhäuten aus und kann bei abwehrgeschwächten Personen auch innere Organe in Mitleidenschaft ziehen. Pilzerkrankungen (Mykosen) wie Fuß- und Nagelpilzinfektionen verlaufen i. d. R. chronisch und sind mitunter außerordentlich hartnäckig, selten aber wirklich bedrohlich.

Viren. Die heimtückischsten Mikroben sind die nur wenige Nanometer großen Viren. Eigentlich handelt es sich gar nicht um eigenständige Lebewesen, sondern nur um komplizierte Molekülgruppen aus einem Strang DNA oder RNA, der in einer Eiweißhülle und manchmal zusätzlich in einer Schleimkapsel verpackt ist. Viren schleusen ihre Erbinformation in die Wirtszellen ein und programmieren diese so um, dass sie selbst immer mehr Viren produzieren. Ohne Wirtszelle können sich Viren nicht vermehren. Diese Form der Vermehrung macht es unserem Immunsystem besonders schwer, mit Virusinfekten umzugehen. Da die Viren selbst wegen ihrer geringen Größe kaum zu bekämpfen sind, muss das Immunsystem notgedrungen die virusinfizierten Körperzellen zerstören.

Toxine. Zu guter Letzt reagiert das Immunsystem auch auf einige große Giftstoffmoleküle (Toxine). Das bekannteste Beispiel ist das Diphtherietoxin. Durch die Schutzimpfung kann sich der Körper zwar nicht vor einer Infektion mit Diphtheriebakterien schützen, inaktiviert aber ihr gefährliches Stoffwechselprodukt. Auch die Tetanusimpfung wirkt auf diese Weise.

Angeborene und erworbene Immunantwort

Es gibt grundsätzlich 2 verschiedene Arten, wie das Immunsystem auf Krankheitserreger reagiert:

- die angeborene (unspezifische) und
- die erworbene (spezifische) Immunantwort.

Bei der angeborenen Immunantwort reagiert das Immunsystem immer gleich, unabhängig davon, wie häufig die Krankheitserreger bereits aufgetreten sind. Die erworbene Immunantwort passt ihre Abwehr an die jeweiligen Krankheitserreger an und bekämpft sie damit sehr spezifisch und effektiv.
Lymphozyten sind die eigentlichen Träger der spezifischen Immunabwehr. T-Lymphozyten bilden die zellgebundene spezifische Immunität. Sie modulieren die Immunreaktion als T-Helfer- und T-Suppressorzellen, können aber auch direkt feindliche Zellen töten (T-Killerzellen). B-Lymphozyten bilden die nicht zellgebundene (humorale) spezifische Immunität. Sie produzieren Antikörper. Sowohl T- als auch B-Lymphozyten bilden nach einer erfolgreichen Immunabwehr Gedächtniszellen, welche die Sekundärantwort wesentlich schneller erfolgen lassen als die Primärantwort nach dem erstmaligen Kontakt mit dem Krankheitserreger.

Antigene und Antikörper

Antigene sind körperfremde Substanzen. Sie kommen entweder auf der Oberfläche von Krankheitserregern vor (Bakterien) oder sind mit diesen Krankheitserregern identisch (Bakterientoxine). T-Zell-Rezeptoren und Antikörper sind die „Sinnesorgane" des Immunsystems. Sie können körpereigene von körperfremden Substanzen unterscheiden und letztere identifizieren. T-Zell-Rezeptoren und Antikörper sind absolut gleich aufgebaut. Der T-Zell-Rezeptor sitzt auf der Oberfläche von T-Lymphozyten, während Antikörper sich entweder auf der Oberfläche von B-Lymphozyten befinden oder frei im Blutplasma schwimmen.

41.1 Entstehung von Infektionen

Franz Sitzmann

Eine Hauptaufgabe der Hygiene ist der Schutz des Patienten und der Krankenhausmitarbeiter vor Infektionen. Um die Ausbreitung von Infektionen nachzuvollziehen und präventiv tätig werden zu können, ist es sinnvoll, sich den Weg der Keime, die Infektionskette, vorzustellen (**Abb. 41.1**). Man betrachtet dazu

- Infektionsquelle und Übertragungsweg sowie
- Eintrittspforte und Infektionsempfänger, der wiederum zur Infektionsquelle wird.

41.1.1 Infektionsquelle und Übertragungswege

Die Mikroorganismen einer Infektion können aus zwei Quellen stammen: dem Patienten selbst oder aus seiner Umgebung (**Tab. 38.12**). Unterschieden werden:

- **endogene Infektion,** wenn z. B. Darmkeime eines intubierten Patienten zu einer Pneumonie oder Hautkeime zu einer postoperativen Wundinfektion führen
- **exogene Infektion,** wenn die Mikroben aus der Umwelt des Patienten (z. B. Keime von den Händen der Mitarbeiter oder aus der Nasenflora des Operateurs) zu einer nosokomialen Infektion führen.

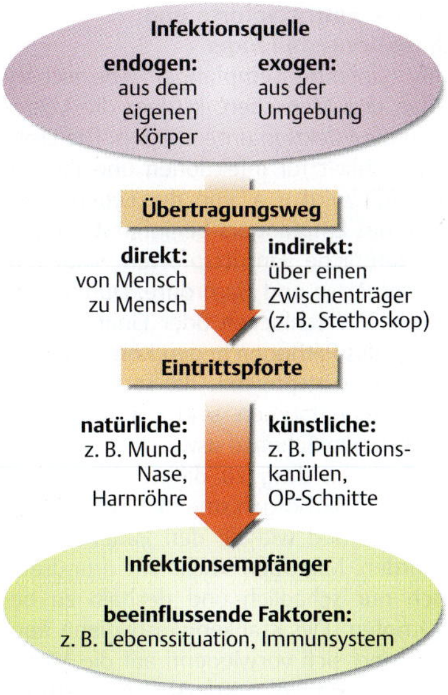

Für die Übertragung von Mikroorganismen kommen z. B. in Betracht:

- besiedelte oder infizierte Mitmenschen (Mitarbeiter, Mitpatienten, Besucher)
- Kontaminationen oder Keimreservoire der Umwelt (**Tab. 41.2**).

> **MERKE** Keineswegs ist der gesamte Mensch „infektiös", sondern Mikroben sind in bestimmten Organgebieten und Körpermaterialien enthalten, die von Mensch zu Mensch oder über Gegenstände, d. h. auf realen Übertragungswegen weitergegeben werden.

Prinzipiell ist die Übertragung von Infektionen möglich über (**Tab. 41.3**):

- Kontakt (2 Formen)
- Luft (2 Formen)
- Umwelt

Kontaktübertragung

Direkter Kontakt. Von infizierten oder kolonisierten Menschen auf einen „Empfänger" (Berührung). Die direkte Kontaktübertragung ist effektiver als die indirekte Kontaktübertragung, bei der die Mikroben durch zwischengeschaltete Gegenstände oder Personen übertragen werden. Beispiele aus der Patientenbetreuung:

- Kontakt mit den kontaminierten Händen der Krankenhausmitarbeiter
- Hepatitis-C-Infektion eines operierten Patienten durch intraoperative Verletzung und Hineinbringen (Inokulation) von Blut eines infizierten Operateurs in die OP-Wunde

Tab. 41.1 *Infektionsquellen (nach Sitzmann 2012).*

Infektionsquelle	Erläuterung
kranker Mensch	→ wichtigste Quelle → i. d. R. werden die Keime durch das gleiche Organsystem ausgeschieden, durch das sie aufgenommen wurden (Ausnahmen existieren)
Inkubationsausscheider	→ Keimausscheidung während der Inkubationszeit → typisch für viele Viruskrankheiten, z. B. Hepatitis A (HAV)
Rekonvaleszenzausscheider	→ Ausscheidung nach Überstehen der Krankheit → typisch für enteritische Salmonellosen, C. difficile, Noroviren (asymptomatische Ausscheider)
Dauerausscheider	→ Ausscheidung noch 3 oder mehr als 3 Monate (evtl. Jahre) nach Überstehen der Krankheit → typisch für typhöse Salmonellosen
Keimträger	→ tragen pathogene Keime auf Haut oder Schleimhäuten mit sich herum, ohne „infiziert" zu sein, z. B. Mitarbeiter im Gesundheitswesen
Tiere	→ kranke oder gesunde Tiere, die pathogene Mikroben ausscheiden
Umwelt	→ Erdboden, Pflanzen, Wasser → primäre Quelle von Keimen, deren natürlicher Lebensraum die genannten Biotope sind

Abb. 41.1 Infektionskette. Die Ausbreitung von Infektionen erfolgt über die Infektionskette.

Tab. 41.2 *Wichtigste Keimreservoire von Krankenhausinfektionen (endogen und exogen).*

Krankenhausinfektion	Infektionsquelle und Übertragungsweg
Harnwegsinfekt	→ E. coli, Enterokokken sowie Pseudomonas aeruginosa → Flora des ersten Drittels der Urethra → Hände und Spülflüssigkeit
Pneumonie	→ Nasenrachenraum (Staphylococcus aureus) → Gastrointestinalflora → Nasennebenhöhlen → Inhalationslösungen und Hände
postoperative Infektion im Operationsgebiet	→ Hautflora des Patienten und der Mitarbeiter (Hände) → Darm des Patienten bei Darmeingriffen → Nasenrachenflora des Operationsteams → selten die Luft (Ausnahme: Fremdkörperimplantationen)
Bakteriämie, Sepsis	→ Hautflora des Patienten (z. B. bei Venenkatheter) → Hände der Mitarbeiter → Gastrointestinalflora → Flora der Atemwege

Tab. 41.3 *Übertragung von Infektionserkrankungen.*

	Übertragung durch Kontakt		Übertragung durch Luft (aerogen)		Mikroben aus der Umwelt
	direkter Kontakt	indirekter Kontakt	große Tröpfchen (> 5 µm)	Tröpfchenkerne (< 5 µm)	
Hepatitis B (S. 191)	⊗	⊗			
Hepatitis C (S. 191)	⊗	⊗			
HIV/AIDS (S. 1059)	⊗	⊗			
Meningitis (S. 1068)	⊗		⊗		
MRSA (S. 493)	⊗	⊗			
CDAD (S. 1064)	⊗	⊗			⊗
Gastroenteritis		⊗ (Hepatitis A)			⊗ (S. 1066 Noroviren)
nosokomiale Pneumonie (S. 767)	⊗	⊗			
Legionellen-Pneumonie (S. 767)	⊗				⊗
Viruspneumonie (S. 767)		⊗	⊗		
nosokomiale Wundinfektion (S. 580)	⊗	⊗	⊗		⊗
Tbc (S. 1070)				⊗	

- Übertragung von Krätzemilben auf die Haut eines Pflegenden während der Körperpflege eines Patienten

Indirekter Kontakt. Bei dem häufigsten Übertragungsweg nosokomialer Infektionen, der indirekten Übertragung, werden Keime über kontaminierte Gegenstände übertragen. So wurden entweder die Gegenstände nach dem Gebrauch bei einem Patienten nicht oder unzureichend aufbereitet, z. B. das Bronchoskop oder das Stethoskop. Möglich ist aber auch die Weitergabe der Keime durch indirekten Kontakt des kontaminierten Gegenstandes mit einer empfänglichen Person. Durch die Hände der Mitarbeiter werden am ehesten Mikroorganismen durch indirekte Kontaktübertragung weitergegeben.

> **MERKE** Die häufigste Übertragung von Mikroben erfolgt durch Kontakt mit (nicht desinfizierten) Händen. Die Händehygiene gehört zu den wichtigsten Maßnahmen zur Verhütung von Infektionen. Sie dient sowohl dem Schutz der Patienten als auch dem Schutz der Mitarbeiter.

Weitere Beispiele für die indirekte Kontaktübertragung:
- Der Mitarbeiter überträgt seine passagere MRSA-Kontamination der Nase durch häufige unbewusste Hand-Nasen-Kontakte in die Wunde eines Patienten.
- Die Kaffee- und Tee-Bar auf dem Stationsflur steht im Verdacht, nach Kontamination der Thermosbehälter und Tassen usw. durch verschiedene

Patienten Noro-Viren auf der Station zu verbreiten.

Luft (aerogene Übertragung)
Übertragung durch große respiratorische Tröpfchen. Bei der auch als „Tröpfcheninfektion" bezeichneten Sonderform der Kontaktübertragung werden die Mikroben beim Sprechen, Niesen, Husten oder Erbrechen in großen Tröpfchen abgegeben. Dieses Sekret überwindet nur kurze Strecken (max. 2 m), da die Tröpfchen aufgrund ihrer Größe (> 5 µm), z. B. beim Husten, rasch sedimentieren. Beispiele für die Übertragung sind: Respiratory-Syncytial-Virus-Infektion, Mycoplasma pneumoniae, Influenzaviren.

Übertragung durch Tröpfchenkerne. Sie kommt nur selten für die Infektionsübertragung in Frage. Über sehr kleine (< 5 µm) und sehr leichte Tröpfchen (Tröpfchenkerne) werden z. B. die Lungen-Tuberkulose und die Masern übertragen.

Mikroben aus der Umwelt
Die Übertragung von Mikroorganismen, die in der Umwelt außerhalb des menschlichen Körpers ihr natürliches Reservoir haben, ist seltener als die Infektionsübertragung von Mensch zu Mensch durch Kontakt, Tröpfchen oder Tröpfchenkerne. Beispiele sind Folgende.
Legionellenpneumonie (S. 767). Ihre Übertragung kann durch Inhalation oder Aspiration legionellenhaltigen Wassers erfolgen. Die Legionellen stammen nicht von einer Person, sondern die Mikroben werden aus der Umgebung entweder

- inhaliert (z. B. beim Duschen durch eine kontaminierte Warmwasserleitung) oder
- in die Lungen aspiriert (legionellenhaltiges Wasser, das mit einer Magensonde verabreicht wurde).

Salmonellose. Ihr Ausbruch wird durch Essen von mit Salmonellen kontaminierter Nahrung verursacht.

Außerhalb des Krankenhauses können tierische Träger aktive Krankheitsüberträger sein, z. B. Zecken (Frühsommer-Meningoencephalitis (FSME), Mücken (Malaria).

41.1.2 Eintrittspforte und Infektionsempfänger
Als „Infektionsempfänger" bezeichnet man den Menschen, in dem die Mikroben die Infektion unterstützen. Die Empfänglichkeit für Infektionen und ihre Intensität wird u. a. von der Lebenssituation des Empfängers beeinflusst.

Natürliche Eintrittspforten sind z. B. Mund, Nase und Harnröhre. Durch Aspiration, Verschlucken oder Einatmen gelangt das Pathogen in den Körper. Künstliche Eintrittspforten, die erst im Krankenhaus entstehen, sind z. B. Injektionsstellen, Op-Schnitte usw.

Es ist wichtig zu differenzieren, um welche Mikroorganismen es sich handelt und ob und wie sie den Patienten gefährden. Mikroben sind nicht grundsätzlich nur schädlich und deshalb zu bekämpfen. Die Krankenhaushygiene konzentriert sich vorwiegend auf die Mikroorganismen, die Krankheiten verursachen und bekämpft diese mit angemessenen Mitteln. Gleichzeitig versucht sie, die Übertragung der Keime auf den Menschen zu verhindern.

Arzneimittel im Fokus

Antiinfektiva. Der Begriff Antiinfektiva umfasst eine Gruppe von Arzneistoffen, zu der Antibiotika, Chemotherapeutika, Antimykotika, Antiparasitika und Virostatika gehören. Sie werden zur Behandlung von Infektionen eingesetzt.

Durch den heute immer noch weltweit verbreiteten, breit gestreuten und unreflektierten Einsatz der Antiinfektiva, trotz Verbot auch in der Tierhaltung, entwickeln sich resistente Mikroben, d. h. die Medikamente wurden gegen sie unwirksam. Seit dem Auftreten dieser multiresistenten Keime im Krankenhaus sind Patienten unabhängig von ihrer Primärerkrankung der zusätzlichen Gefahr einer nosokomialen Infektion mit diesen Mikroben ausgesetzt (S. 492).

41.1.3 Schutzmaßnahmen

Um Übertragungswege zu unterbrechen, können eine ganze Reihe von Maßnahmen ergriffen werden. Es werden 4 Kategorien von Maßnahmen angewendet:

- Maßnahmen der Standardhygiene (s. Abb. 9.7, S. 193 und *Tab. 41.4*)
- Schutzmaßnahmen vor aerogener Übertragung
- Schutzmaßnahmen vor Tröpfchenübertragung
- Schutzmaßnahmen vor Kontaktübertragung

Um unsinnige Maßnahmen zu vermeiden, werden patientenindividuelle Absprachen mit den Hygienespezialisten getroffen.

➡ **MERKE** Eine solide hygienische Grundversorgung aller Patienten von Anfang der stationären und ambulanten Behandlung an reduziert erheblich die

Tab. 41.4 Maßnahmen der Standardhygiene (nach Siegel 2007).

Welche Maßnahme?	Wann wird die Maßnahme ergriffen?
Händedesinfektion	z. B. **nach** Kontakt mit Körperflüssigkeiten (mit oder ohne Handschuhe)
Schutzhandschuhe	kurzfristig und gezielt tragen: **vor** Kontakt mit Körperflüssigkeiten, Schleimhäuten, defekter Haut
Mund-Nasenschutz, Schutzbrille, Vorbindeschürze	**bei** Aktivitäten mit Risiko für Blutspritzer, **bei** zu erwartender Kontamination der Kleidung
Desinfektion (Flächen, Gegenstände)	vor aseptischen Tätigkeiten **nach** Kontamination der patientennahen Umgebung (durch beobachtenden Mitarbeiter selbst)
Schutz vor Stichverletzungen	**beim** Umgang mit spitzen oder scharfen Gegenständen

Tab. 41.5 Zusätzliche krankheitsspezifische Hygienemaßnahmen.

Welcher Übertragungsweg?	Welche Maßnahme wird ergriffen?
Luft (aerogen), z. B. → offene Lungentuberkulose → Varizellen	→ Einzelzimmer (Zimmer häufig lüften) → Atemschutzmaske bei Betreten des Zimmers (normale Mund-Nasenschutz-Masken filtern keine Tröpfchenkerne) → Patientenbeförderung auf Minimum beschränken
Tröpfchen, z. B. → Diphtherie → Pertussis → Influenza (Grippe) → Mycoplasma pneumoniae	→ Einzelzimmer oder 1 Meter Abstand zu weiteren Patienten → Atemschutzmaske, falls Distanz zum Patienten < 1 Meter → Patientenbeförderung auf Minimum beschränken
Kontakt, z. B. → Infektionen mit multiresistenten Keimen (MRSA, VRE, Enterobacteriaceae) → Herpes simplex disseminata	→ Einzelzimmer oder lokale Maßnahmen je nach Keim → Mehrbettzimmer können beibehalten werden bei: • immunkompetenten, nicht blutenden Patienten, bei denen die Keimübertragung durch Blut erfolgt (HBV, HCV, HIV) → vielfach genügt ein eigenes WC (z. B. Frauen im Wochenbett mit HCV) und Einweisung des Patienten in sorgfältige Händedesinfektion nach WC-Benutzung • Patienten in der Gruppenisolierung (sog. Kohorte), die mit gleichen Erregern infiziert oder kontaminiert sind (z. B. mit MRSA) → Handschuhe vor Patientenkontakt → Verbrauchsmaterial und Geräte nur für einzelnen Patienten verwenden → Patientenbeförderung auf Minimum beschränken

mögliche Keimübertragung von Infektionserkrankungen. ────────

Patientenindividuelle, krankheitsspezifische Isolierung. Isolierung ist eine sinnvolle Kombination einzelner Hygienemaßnahmen, orientiert an detaillierten Informationen über die Krankheit und ihre Übertragung, die Kooperationsfä-

higkeit und den Grad der individuellen Hygiene des Patienten. Unabhängig von der Isolierung sind routinemäßig bei **allen** Patienten Maßnahmen der Standardhygiene anzuwenden.

Tab. 41.5 fasst die zusätzlichen Maßnahmen der patientenindividuellen, krankheitsspezifischen Isolierung zusammen.

41.2 Pflege von Patienten mit HIV/AIDS

Heidemarie Kremer

41.2.1 Medizinischer Überblick

Definition

HIV ist die Abkürzung für die englische Bezeichnung „Human Immunodeficiency Virus" (dt.: menschliches Immunschwäche-Virus). HIV wurde erstmals 1983 in den USA als Verursacher der Immunschwäche AIDS nachgewiesen. AIDS

kürzt die englische Bezeichnung „Acquired Immuno-Deficiency Syndrom" ab (dt.: erworbenes Immunschwäche-Syndrom). Von AIDS wird gesprochen, wenn ein HIV-seropositiver Mensch bestimmte Erkrankungen (S. 1062) entwickelt, die auf eine HIV-bedingte Immunschwäche zurückzuführen sind.

Epidemiologie

Weltweit haben sich in den letzten 30 Jahren mehr als 73 Millionen Menschen mit HIV infiziert und schätzungsweise 37 Millionen sind an AIDS gestorben, sodass Ende 2010 etwa 34 Millionen Menschen mit HIV lebten und sich in diesem Jahr 2,7 Millionen Menschen neu infiziert hatten (UNAIDS 2011). In Deutschland lebten Ende 2011 etwa 59 000 Menschen mit HIV, wobei sich im Jahr 2007 etwa 3000 Menschen neu infiziert hatten (RKI 2008).

Übertragungswege

HIV kann übertragen werden durch
- ungeschützten Sexualverkehr,
- Gebrauch von infizierten Kanülen,
- Schwangerschaft, Geburt und Stillen,
- Blutkonserven und Nadelstichverletzungen.

HIV kann (trotz hartnäckiger Gerüchte!) **nicht** durch Küssen, Beißen, Speichel, Tränen, Schweiß, Urin, Insekten, Luft oder Wasser, in Restaurants oder Toiletten übertragen werden.

Ungeschützter Geschlechtsverkehr. HIV kann beim Sexualverkehr durch Sperma, Scheidenflüssigkeit oder Blut übertragen werden. Durch die entstehende mechanische Reibung beim ungeschützten Anal- oder Vaginalverkehr sind die Risiken am größten. Das Ansteckungsrisiko beim Vaginalverkehr ist für Frauen aufgrund der großen Schleimhautoberfläche der Vagina wesentlich höher als für Männer. Beim Oralverkehr ist ein geringes Rest-Risiko vorhanden, wenn Viren in Blut oder Genitalflüssigkeit im Mund durch offene Wunden in die Blutbahn gelangen.

Als wichtigste Präventionsmaßnahme gilt nach wie vor Safer Sex (Kondom, Femidom, Dental dam). Wenn unter ART die Viruslast unter der Nachweisgrenze liegt, dann senkt dies die Übertragungsrate von HIV um 96 % (Cohen et al 2011). Damit verhindert eine effektive HIV-Therapie eine sexuelle Übertragung von HIV, auch bei ungeschütztem Verkehr (Nationaler AIDS Beirat 2012). Das Problem ist allerdings, dass hierzu eine nahezu 100 % Therapietreue erforderlich ist, um die Viruslast dauerhaft unter der Nachweisgrenze zu halten. WHO und UNAIDS (2007) starteten des Weiteren ein Programm zur männlichen Zirkumzision (Beschneidung), nachdem drei randomisierte kontrollierte Studien ergaben, dass dadurch die Risiken der HIV-Übertragung um 60 % gesenkt werden können. Trotz intensiver Forschung stehen bisher weder eine wirksame Impfung noch effektive topische Mikrobizide zur Verfügung.

🍏 PRÄVENTION & GESUNDHEITSFÖRDERUNG Eine
männliche Zirkumzision bietet keinen vollständigen Schutz vor einer HIV-Übertragung, und sollte daher nicht als Ersatz für Safer Sex, sondern als zusätzliche Präventionsmaßnahme betrachtet werden. Topische Mittel zur Verhinde-

rung der HIV-Infektion und Schutzimpfungen befinden sich im Stadium der Entwicklung. ————————

Gebrauch infizierter Kanülen. Der Übertragungsweg verläuft über gemeinsam benutzte Injektionsbestecke. Eine mögliche Prävention ist der Gebrauch von sterilen Spritzen und Kanülen.

Schwangerschaft, Geburt und Stillen. Eine HIV-Übertragung von der Mutter auf das Kind kann während der Schwangerschaft, unter der Geburt und beim Stillen stattfinden. Mit den Möglichkeiten der antiretroviralen Therapie (S. 1062), der geplanten Kaiserschnittentbindung (falls unter antiretroviraler Therapie die Viruslast nicht ausreichend unterdrückt wird) und dem Verzicht auf das Stillen lässt sich das Übertragungsrisiko auf 1 – 2 % senken. Ohne Schutzmaßnahmen liegt das Risiko bei 17 – 20 % (European Collaborative Study 2005).

Blutkonserven und Nadelstichverletzungen. Beide Übertragungswege sind als extrem gering zu werten. Seit 1985 ist es möglich, Blutkonserven auf HIV-Antikörper zu testen. Blutspendeempfänger gehen seither nur noch ein verschwindend geringes HIV-Infektionsrisiko von 0,5 : 1 Million ein (Flegel et al 1996). Bei einer Nadelstichverletzung beträgt das HIV-Infektionsrisiko etwa 0,3 % und ist damit deutlich geringer als das Risiko einer Infektion mit Hepatitis C (3 %) oder mit Hepatitis B (über 30 %, bei fehlendem Impfschutz) (Wicker et al 2007).

Prävention

Safer Sex (geschützter Geschlechtsverkehr) ist die wichtigste Maßnahme zur Vorbeugung von HIV und anderen sexuell übertragbaren Krankheiten. Safer Sex beginnt mit der richtigen Anwendung von Kondomen oder Femidomen und reicht bis zur Vermeidung riskanter Sexualpraktiken. Neben Safer Sex wird derzeit die männliche Beschneidung propagiert. Mikrobizide (chemische topische Mittel zur Verhinderung der HIV-Infektion) und Schutzimpfungen befinden sich im Stadium der Entwicklung.

Eine weitere bedeutsame Präventionsstrategie liegt in der verstärkten Propagierung der HIV-Testung und der frühzeitigen medikamentösen Therapie. Eine optimale hochaktive antiretrovirale Therapie bietet einen hohen Schutz vor einer HIV-Übertragung.

Immunsystem und Pathophysiologie

Um sich vor dem Eindringen von Fremdkörpern und Mikroorganismen (z. B. Bakterien, Viren, Pilzen) zu schützen, verfügt der menschliche Körper über ein kompli-

ziertes Immunsystem. Es setzt sich zusammen aus der unspezifischen und der spezifischen Abwehr.

Unspezifische Abwehr

Die unspezifische Abwehr kann Eindringlinge nicht nach ihrer Gefährlichkeit für den Organismus unterscheiden. Granulozyten und Makrophagen als Hauptbeteiligte an der angeborenen Abwehr versuchen körperfremde Teilchen aufzunehmen (= Phagozytose) und abzubauen. Gelingt ihnen das nicht, kommt die spezifische Abwehr mit einer „maßgeschneiderten" Abwehrreaktion zu Hilfe.

Spezifische Abwehr

Die spezifische Abwehr ist gekennzeichnet durch ihre Fähigkeit, ein immunologisches Gedächtnis aufzubauen. Hauptbeteiligte der spezifischen Abwehr sind die Lymphozyten. Lymphozyten, die im Knochenmark reifen, werden in Anlehnung an das englische „Bone" (Knochen) B-Lymphozyten genannt. Jene, die sich im Thymus ausdifferenzieren, werden als T-Lymphozyten bezeichnet.

B-Lymphozyten. Sie stellen nach dem Schlüssel-Schloss-Prinzip Antikörper her, die genau an bestimmte körperfremde Strukturen (= Antigene) passen. Das Erkennen von Antigenen erfolgt über bestimmte Rezeptoren an der Zelloberfläche, so genannte Cluster of Differentiation (abgekürzt „CD", dt.: Block der Unterscheidung).

T-Lymphozyten. Sie lassen sich grob in 3 Klassen unterteilen, die auf verschiedene Aufgabenbereiche spezialisiert sind:
- **T-Helferzellen** (auch **CD 4-Zellen** genannt, weil sie zum Erkennen von Antigenen auf ihrer Oberfläche den CD 4-Rezeptor tragen) erkennen Krebszellen und körperfremdes Material und geben die Information an die B-Lymphozyten weiter, die daraufhin spezifische Antikörper produzieren.
- **T-Suppressorzellen** (auch **CD 8-Zellen** genannt, weil sie auf ihrer Oberfläche den CD 8-Rezeptor tragen) unterdrücken (supprimieren) die Bildung von Antikörpern sowohl bei einem Überschießen der Immunreaktion als auch nach Abklingen der Erkrankung.
- **Natürliche Killerzellen** erkennen und vernichten körpereigene, von Viren befallene Zellen, um die Vermehrung dieser Viren zu verhindern.

Pathophysiologie

HIV gehört zu der Familie der **Lentiviren** (Viren mit langer Latenzzeit), einer Untergruppe der **Retroviren**. Bei diesen ist nicht DNA (Desoxyribonukleinsäure),

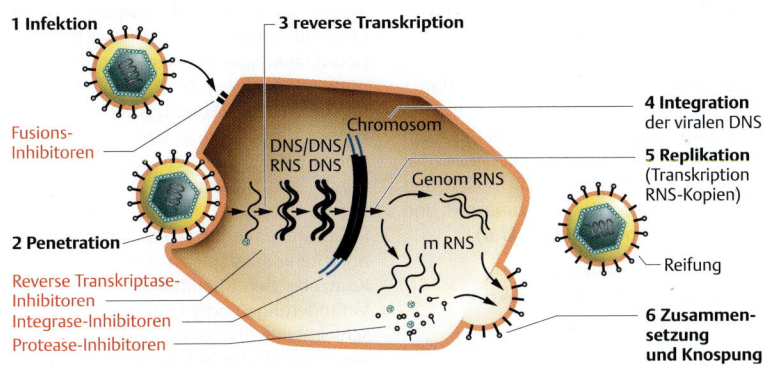

Abb. 41.2 Pathogenese der HIV-Infektion. 1. Bindung und Fusion. HIV bindet sich an dem CD 4 Rezeptor an der Oberfläche der T-Helferzelle an und fusioniert mit der Zelle. 2. Infektion. HIV pentriert die Zelle und setzt seine virale RNA frei. 3. Reverse Transkription. Der einzelne RNA-Strang wird mit Hilfe der *reversen Transkriptase* zu einem DNA-Strang verdoppelt. 4. Integration. Die HIV-DNA wird mit Hilfe der *Integrase* in die DNA der T-Helferzelle in den Zellkern eingebaut. 5. Replikation. HIV repliziert sich in großer Anzahl innerhalb der T-Helferzelle. 6. Zusammensetzung und Knospung. Die zunächst unreifen HI-Viren werden aus der T-Helferzelle herausgeschleust und reifen mithilfe der *Protease* zu infektionsfähigen Viren heran. Verschiedene in der HIV-Therapie eingesetzte Medikamente greifen in den Vermehrungsprozess des Virus ein (in roter Schrift).

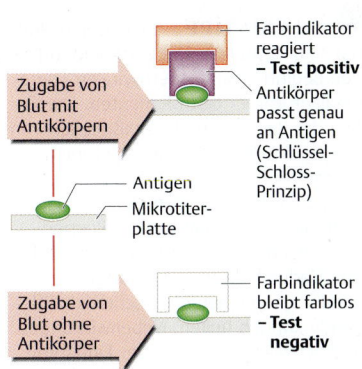

Abb. 41.3 ELISA-Suchtest. Zum Nachweis von HI-Viren wird der ELISA-Test eingesetzt. Sind Antikörper im Patientenblut enthalten, reagiert der Farbindikator darauf mit einem Farbumschlag. Befinden sich keine Antikörper im Blut, bleibt der Farbindikator farblos. Da der ELISA-Suchtest in 1 – 5 von 100 000 Fällen falsch positiv ausfällt, muss ein positives Ergebnis mit dem Westernblot-Test bestätigt werden.

sondern RNA (Ribonukleinsäure) Träger der Erbsubstanz. HIV zerstört langsam das spezifische Immunsystem, denn HIV kann in alle Körperzellen eindringen, die in ihrer Zellwand den CD 4-Rezeptor besitzen, somit auch die T-Helferzellen. Ins Innere der Zelle gelangt, benutzt HIV die DNA der Wirtszelle um seine eigene RNA zu replizieren und weitere HI-Viren zu produzieren (**Abb. 41.2**).

Die langsame Zerstörung der Immunabwehr kommt dadurch zustande, dass HIV die T-Helferzellen für seine Vermehrung benutzt. Die führt zu einem allmählichen Verlust der CD 4-Zellen und einer fortschreitenden Immunschwäche. Das Gleichgewicht zwischen Virenproduktion und -elimination durch das Immunsystem kann sich über Jahre hinweg halten (Latenzzeit). Gewinnt die Virenproduktion die Oberhand, können sich Krankheitserreger ausbreiten und weitere Erkrankungen verursachen.

Diagnostik und Verlaufskontrolle
Eine HIV-Infektion wird mit HIV-Antikörper-Tests im Serum nachgewiesen:
- **1. Blutabnahme:** Suchtest mit HIV-ELISA (Enzyme Linked Immunoabsorbent Assay, **Abb. 41.3**) oder mit dem HIV-Schnelltest, bei positivem Befund Kontrolle durch Bestätigungstest (Westernblot-Test).

- **2. Blutabnahme:** bei positivem Bestätigungstest zum Ausschluss von Verwechslungen. Der ELISA-Suchtest und der Westernblot-Test haben zusammen eine Testgenauigkeit von über 99 %.

> **MERKE** Jeder Patient muss vorab darüber informiert sein, dass er auf HIV getestet wird. Ergebnisse von HIV-Tests sollten nie allein auf der Basis eines positiven Suchtests und möglichst nur von Ärzten mitgeteilt werden Bei negativem Testergebnis ist immer daran zu denken, dass erst 3 – 12 Wochen nach der Infektion Antikörper im Blutserum nachweisbar sind (Serokonversion).

Zur Verlaufskontrolle der HIV-Infektion werden die CD 4-Zellzahl und die Viruslast regelmäßig bestimmt.
CD 4-Zellzahl. Diese sagt etwas darüber aus, wie viele T-Helferzellen dem Körper für die Immunabwehr zur Verfügung stehen und dient zur Stadieneinteilung der HIV-Infektion (s. **Tab. 41.6**).
Viruslast. Diese misst die Anzahl der Viruskopien im Blutplasma. Unter einer effektiven HIV-Therapie sinkt die Viruslast im Blut unter die Nachweisgrenze.

👋 **PRAXISTIPP** Obwohl es sich um Laborwerte handelt und dafür der Arzt zuständig ist, werden Patienten häufig das Gespräch mit Pflegenden über dieses Thema suchen. Letztere sollten sich über aktuelle Laborwerte zur Verlaufskontrolle informieren.

Therapie
Die Einteilung der HIV Infektion in Stadien, welche die US-amerikanische Gesundheitsbehörde CDC (Center of Disease Control) vorgenommen hat, kategorisiert die Stadien nach Symptomkategorien und nach CD 4-Zellzahlen (**Tab. 41.6**).

Therapieempfehlungen richten sich nach dem jeweiligen Krankheitsstadium. Beim Auftreten von HIV-assoziierten Symptomen oder einem Abfall der CD 4-Zellen unter 350/μl wird eine antiretrovirale Therapie (ART) empfohlen. Fällt die CD 4-Zellzahl unter 200/μl, ist die mögliche Prophylaxe von opportunistischen Infektionen (S. 1062) von Bedeutung, und zwar auch dann, wenn bereits eine ART durchgeführt wird. Bei AIDS-definierenden Erkrankungen sollte so schnell wie möglich, wenn noch nicht geschehen, mit einer ART begonnen werden.

Tab. 41.6 CDC-Klassifikation (nach Hoffmann et al 2007).

CD 4- Zellen/μl	klinische Kategorie A (symptomlos)	klinische Kategorie B (Symptome, kein AIDS)	klinische Kategorie C (AIDS)
Kategorie 1: > 500	A1	B1	C 1
Kategorie 2: 200 – 499	A2	B2	C 2
Kategorie 3: < 200	A3	B3	C 3

PRAXISTIPP Laborwerte sind nur Anhaltspunkte. Die Entscheidung für den Beginn einer antiretroviralen Therapie liegt immer beim Patienten. Der Erfolg der Behandlung ist maßgeblich von der regelmäßigen Medikamenteneinnahme (Adherence) abhängig. Wegen der hohen Mutationsfähigkeit des HIV kann die unregelmäßige Medikamenteneinnahme rasch zu Resistenzen führen. Dadurch werden zukünftige Behandlungsoptionen eingeschränkt. Pflegende können helfen, Nebenwirkungen und Schwierigkeiten bei der Einnahme einer ART zu erkennen und den Patienten bei der Medikamentenverabreichung unterstützen. ————

Antiretrovirale Therapie (ART)

Der Durchbruch der antiretroviralen Therapie (ART) erfolgte 1996 mit der Entdeckung, dass durch die Kombination mehrerer antiretroviraler Medikamente aus verschiedenen Substanzklassen das Fortschreiten einer HIV-Infektion dauerhaft kontrolliert werden kann. Derzeit stehen 4 Substanzklassen zur Verfügung, die viruseigene Enzyme hemmen und unterschiedliche Schritte der HIV-Vermehrung blockieren (s. *Abb. 41.2*):

- Fusionsinhibitoren hemmen die Fusion
- Nukleosidale/Nichtnukleosidale Reverse Transkriptase Inhibitoren (NRTI/NNRTI) hemmen die reverse Transkription
- Integrase Inhibitoren hemmen die Integration
- Protease Inhibitoren (PI) hemmen die Maturation (Reifung)

Die heute übliche ART beinhaltet die gleichzeitige Gabe von mindestens 3 Wirkstoffen aus einer oder mehreren Substanzklassen.

Potenzielle Nebenwirkungen:

- Diarrhö und Übelkeit
- periphere Polyneuropathie
- Anämien
- allergische Reaktionen (manchmal lebensbedrohlich)
- Leberfunktionsstörungen
- Nierensteine und Pankreatitis
- Alpträume und Schlafstörungen
- Wesensveränderungen
- Depressionen oder Psychosen

Lipodystrophie-Syndrom. Eine besonders gefürchtete Langzeitnebenwirkung von ART ist das Lipodystrophie-Syndrom. Es ist verbunden mit einer Umverteilung des Körperfettgewebes: dünner werdende Extremitäten, Zunahme des Brust- und Bauchumfangs, Verlust des Wangenfettes, manchmal auch Vollmondgesicht und Büffelnacken. Diese äußerliche Stigmatisierung wird häufig begleitet von Stoffwechselstörungen.

41.2.2 Pflege- und Behandlungsplan

Die Aufgaben der Pflegenden richten sich nach dem jeweiligen Stadium, in dem sich der Betroffene befindet. Sie sind den individuellen Bedürfnissen und dem Allgemeinzustand anzupassen und können schwanken (s. *Tab. 41.6*).

Pflegeschwerpunkte bei asymptomatischer HIV-Infektion (Stadium A)

In der oft langen Zeit der symptomlosen HIV-Infektion steht die psychologische Betreuung im Vordergrund. Besonders in der ersten Zeit nach dem Testergebnis und in weiterer Krisensituationen braucht der Betroffene professionelle und emotionale Unterstützung. Schon allein der Stress der Diagnose kann sich negativ auf das Immunsystem auswirken.

PRÄVENTION & GESUNDHEITSFÖRDERUNG Durch einige einfache Regeln kann das Immunsystem positiv beeinflusst werden. Hierzu zählen insbesondere

- eine regelmäßige Tagesstruktur mit ausgewogenen Mahlzeiten,
- ausreichend Schlaf und
- körperliche Bewegung.

Übertriebenes Sonnenbaden, Rauchen oder Alkohol schwächen das Immunsystem. ————

Pflegeschwerpunkte bei symptomatischer HIV-Infektion (Stadium B)

Wenn Symptome auftreten, die auf eine bereits vorhandene Schwächung des Immunsystems hinweisen, jedoch nicht zu AIDS definierenden Erkrankungen gehören, muss in der Pflege einerseits die Beobachtung intensiviert, andererseits der Patient verstärkt zur Selbstbeobachtung angeleitet werden.

PRAXISTIPP Erfahrungsgemäß müssen Sie den Patienten konkret nach Veränderungen fragen. Oft denken sich die Patienten nichts dabei, wenn Kleinigkeiten auftreten, z. B. Hautpilz zwischen den Zehen. ————

Um Symptome wie Hautveränderungen, Soor, Gewichtsverlust, Fieber oder Durchfall frühzeitig zu erkennen, sind folgende pflegerische Maßnahmen von besonderer Bedeutung:

Hautkontrolle. Die Pflegeperson achtet auf Hautveränderungen und Hautläsionen. Besonders häufig treten Hautpilze, Herpes simplex und Feigwarzen auf (auch im Intim- und Analbereich). Herpeserkrankungen werden je nach Anordnung lokal oder systemisch mit Aciclovir behandelt. Die Wundheilung der durch Herpes simplex hervorgerufenen Ulzerationen im Analbereich kann zusätzlich durch ein Eichenrindensitzbad einmal täglich unterstützt werden. Die Gründe für bestehenden Juckreiz bzw. wahrgenommene Kratzspuren sind abzuklären.

Kontrolle der Mundhöhle. Auch kleine Veränderungen oder Läsionen der Mundschleimhaut sind zu behandeln. Eine äußerst gründliche Mundpflege und Reinigung der Zahnzwischenräume sollte zur Gewohnheit werden, um die Besiedelung von Krankheitserregern möglichst zu vermeiden. Der Patient sollte sich über die Mundpflege auch ausführlich beim Zahnarzt beraten lassen.

Gewichtskontrolle. Eine regelmäßige Kontrolle des Körpergewichts ist notwendig, um einer plötzlichen Gewichtsveränderung entgegenzuwirken.

Temperaturkontrolle. Haben die Pflegeperson oder der Patient den Verdacht, dass die Körpertemperatur ansteigt, wird sie kontrolliert. Der Patient soll sensibilisiert werden, wie er selbst Temperaturänderungen wahrnehmen kann.

Stuhlkontrolle. Das Stuhlverhalten des Patienten wird abgeklärt (Diarrhö, Obstipation), um frühzeitig Medikamentennebenwirkungen oder Verschlechterungen des Allgemeinzustandes wahrzunehmen.

Pflegeschwerpunkte bei AIDS (Stadium C)

Das Vollbild AIDS ist durch das Auftreten bestimmter AIDS-definierender Erkrankungen gekennzeichnet. Dazu gehören z. B. schwere Infektionserkrankungen (opportunistische Infektionen), bestimmte Malignome (Krebserkrankungen), ausgeprägte ungewollte Gewichtsabnahme (Wasting-Syndrom), und neurologische Erkrankungen, z. B. die HIV-Enzephalopathie.

Opportunistische Infektionen

Opportunistische Infektionen werden durch Erreger hervorgerufen, die dem gesunden Menschen nichts anhaben können, den Immungeschwächten aber krank machen. Zu den wichtigsten opportunistischen Erregern gehören Pneumocystis carinii, Toxoplasma Gondii, und Zytomegalieviren (CMV). Weitere Erreger sind z. B. Candida albicans mit Befall der Speise- oder Luftröhre, Herpes simplex mit generalisiertem Befall, Papova-Viren, die Erreger der progressiven multifokalen Leukenzephalopathie, Histoplasmose oder Kryptokokken außerhalb der Lunge, tuberkulöse oder atypische Mykobakterien, Mikro- oder Kryptosporidien beim Darmbefall.

Pneumocystis carinii Pneumonie (PCP). Die durch Pneumoscystis carinii hervorgerufene PCP tritt in akuter und schwerer Form heute nur noch bei Menschen auf, die von ihrer HIV-Infektion nichts wissen oder nicht konsequent vorbeugen. Zeichen für eine PCP sind: Abgeschlagenheit, Belastungsdyspnoe, meist unproduktiver trockener Husten und Fieber. Die PCP verläuft unbehandelt tödlich, muss also frühzeitig erkannt und mit hoch dosierten i. v.-Antibiotikagaben und Pentacarinat-Inhalationen therapiert werden.

Toxoplasmose. Toxoplasma Gondii, der Erreger der Toxoplasmose, ist ein Parasit, der über rohes oder nicht durchgegartes Fleisch und durch Katzenkot übertragen wird. Er kann sich in allen Zellen des menschlichen Körpers entwickeln, bevorzugt aber die Nervenzellen des Gehirns. Bei Befall des ZNS können Symptome wie Kopfschmerzen, Meningismus, Bewusstseinsveränderungen, abnehmende Merkfähigkeit, Verwirrtheit, Sehstörungen oder Krampfanfälle auftreten. Die Anzeichen sind unspezifisch und gegen andere Ursachen abzugrenzen (z. B. HIV-Enzephalopathie, Zytomegalie). Möglich sind ebenso Verhaltensänderungen, die meist zuerst von Menschen des sozialen Umfelds bemerkt werden. Wird die Toxoplasmose frühzeitig erkannt und behandelt, bestehen gute Aussichten auf Heilung.

Zytomegalieviren (CMV). CMV kann sich in verschiedenen Organen ansiedeln. Betroffen sind meist die Retina und der Verdauungstrakt, seltener die Lunge und das Gehirn. Symptome sind ungewöhnliche Sinneswahrnehmungen (z. B. leuchtende Punkte oder „Schneetreiben") und Sehstörungen (z. B. Sehschwäche, verminderte Sehschärfe). Trotz CMV-Therapie (z. B. Gancyclovir oder Foscarnet) kommt es häufiger zu Sehverminderungen bis hin zur Erblindung (S. 1032).

MERKE Patienten mit einer CD 4-Zellzahl ≤ 200 µl sollten eine Primärprophylaxe (z. B. Cotrim forte) erhalten, welche gleichzeitig der Toxoplasmose und der PCP vorbeugt. Da eine unbehandelte CMV-Retinitis sehr rasch zur Erblindung führen kann, sind halb- bis vierteljährliche augenärztliche Kontrollen ratsam.

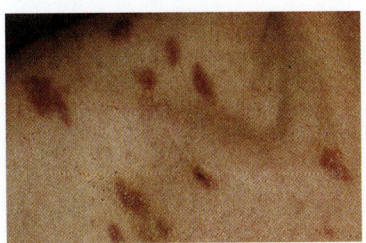

Abb. 41.4 Das Kaposi-Sarkom als opportunistische Erkrankung bei AIDS äußert sich durch Hauteffloreszenzen von bräunlich-livider Farbe.

Weitere AIDS-definierende Erkrankungen

Malignome. Bestimmte Malignome, die in Verbindung mit einer HIV-Infektion gehäuft vorkommen, sind z. B. das Kaposi-Sarkom (**Abb. 41.4**), maligne Lymphome (S. 1201) oder Zervix-Karzinome. Aufgrund des erhöhten Tumorrisikos sollten HIV-positive Frauen halbjährlich zur gynäkologischen Vorsorgeuntersuchung.

Waisting-Syndrom. Beim Waisting-Syndrom nimmt der Erkrankte mindestens 10 % des ursprünglichen Körpergewichts ab. Dabei leidet er unter Fieber (S. 404) und Durchfällen (S. 381).

HIV-Enzephalopathie. Der ZNS-Befall von HIV führt langfristig zu einer HIV-Enzephalopathie, die mit einer zunehmenden Demenz einhergeht (S. 1151). Erste Symptome, wie Vergesslichkeit und Depressionen, werden häufiger von den Angehörigen als von den Betroffenen selbst bemerkt.

PRAXISTIPP Schlagen Sie unbedingt zur speziellen Pflege der Erkrankungen, die bei HIV-Patienten auftreten können, und den sich daraus ergebenden Pflegeproblemen im jeweiligen Kapitel dieses Buches nach.

Besondere Anforderungen an die Pflege

Pflegepersonen, die noch nie mit HIV-Patienten zu tun hatten, fühlen sich oft überfordert. Sie glauben, sich mit der Infektionskrankheit HIV nicht auszukennen und stehen nicht selten Patienten gegenüber, die sich zu wahren HIV-Experten entwickelt haben und über viele therapeutische Maßnahmen in besonderem Maße selbstverantwortlich mitentscheiden.

PRAXISTIPP Profitieren Sie vom Wissensstand der Patienten und stehen Sie dazu, wenn Sie etwas nicht wissen. Nur so können Sie das Vertrauen der Patienten gewinnen bzw. behalten.

Situation des Patienten. Bei neu an AIDS erkrankten Patienten kommt neben der Auseinandersetzung mit einer lebensbedrohlichen Erkrankung gleichzeitig oft die Auseinandersetzung mit der Diagnose hinzu. Mehr als die Hälfte der Patienten, die heute noch an AIDS erkranken, wissen nichts von ihrer HIV-Infektion. Die übrigen führten meist aus verschiedenen Gründen nicht rechtzeitig eine ART durch. Hier sind neben Pflegespezialisten auch Pflegeuniversalisten gefragt, die ihre Fähigkeiten zur Beobachtung, ihr Einschätzungsvermögen und ihre Möglichkeiten ausschöpfen, interdisziplinär zu arbeiten.

Sahen sich Menschen mit HIV vor 1996 v. a. mit ihrer Endlichkeit, Sterben und Tod konfrontiert, müssen sie sich im Zeitalter wirksamer ART neue Lebensziele für eine unabsehbar lange und nicht mehr für eine unabsehbar kurze Zeitspanne schaffen.

FALLBEISPIEL Für Sabine brach im Alter von 18 Jahren eine Welt zusammen als ihre Regel plötzlich ausblieb. Nicht nur ihr Schwangerschaftstest war positiv sondern auch ihr HIV-Test. Auf Drängen von Ärzten entschied sie sich zu einer Abtreibung. Aus Angst vor Ausgrenzung verschwieg sie ihre HIV-Infektion vor Familie und Freunden. Sie brach die Schule ab und tauchte tiefer in die Welt der Drogen und Verzweiflung. Vier Jahre später wachte sie aus einem Koma auf der Intensivstation auf. AIDS lautete die Diagnose, eine lebensbedrohliche Pneumocystis carinii-Pneumonie. Das interdisziplinäre Krankenhausteam half ihr aus dem Versteckspiel mit dem Virus. AIDS verwandelte ihr Leben. Inzwischen ist Sabine Mutter zweier Kinder und leitet eine Selbsthilfegruppe für Drogenverbraucher. Als Ex-Junkie und Langzeitüberlebende mit AIDS weiß sie, worauf es im Leben ankommt.

Interdisziplinäre Zusammenarbeit. Die Pflege von Menschen mit HIV und AIDS stellt eine besondere Herausforderung an die interdisziplinäre Zusammenarbeit mit Ärzten, Labor, Diagnostik, Physio-, Sozial-, und Psychotherapie, Seelsorge und Selbsthilfegruppen. Hier haben Pflegende eine vermittelnde Aufgabe. Die Arbeitsplanung muss flexibel an den oft wechselnden Betreuungsbedarf der Patienten angepasst werden. Offenheit für einen vorurteilsfreien Umgang mit Homosexuellen (S. 532) und Drogengebrauchern sowie Sensibilität und Offenheit im Umgang mit komplexen Sozialsituationen muss erlernt und gelebt wer-

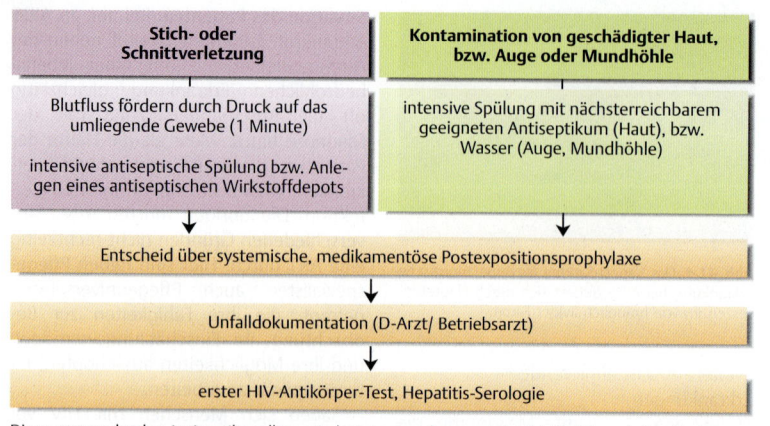

Stich- oder Schnittverletzung	Kontamination von geschädigter Haut, bzw. Auge oder Mundhöhle
Blutfluss fördern durch Druck auf das umliegende Gewebe (1 Minute)	intensive Spülung mit nächsterreichbarem geeigneten Antiseptikum (Haut), bzw. Wasser (Auge, Mundhöhle)
intensive antiseptische Spülung bzw. Anlegen eines antiseptischen Wirkstoffdepots	

Entscheid über systemische, medikamentöse Postexpositionsprophylaxe

Unfalldokumentation (D-Arzt/ Betriebsarzt)

erster HIV-Antikörper-Test, Hepatitis-Serologie

Die zu verwendenden Antiseptika sollten mindestens eine „begrenzt viruzide" Wirksamkeit aufweisen bzw. eine nachgewiesene Wirksamkeit gegen HIV. Geeignete Wirkstoffe sind z.B. Ethanol-basierte Kombination mit PVP-Jod wie Betaseptic o.a..
Situationsabhängig muss entschieden werden, ob die Antiseptik in der vorgeschlagenen Form auch gegen HBV und HCV gerichtet sein soll.

HIV kann nicht übertragen werden durch:

- gemeinsames Essen (z. B. Fondue)
- Hände schütteln, Umarmen, Streicheln und Küssen
- Husten und Niesen
- Piercing unter Einhaltung der Hygienemaßnahmen
- Mückenstiche
- die Pflege von HIV-positiven Patienten, sofern Hygiene-und Vorsichtsmaßnahmen eingehalten werden

Außerdem wird HIV nicht übertragen:

- beim gemeinsamen Benutzen von Wohnung und Toiletten
- beim gemeinsamen Gebrauch von Geschirr, Besteck, Trinkgefäßen oder Wäsche
- beim Friseur oder bei der Kosmetikerin
- in öffentlichen Schwimmbädern oder Saunen
- im Krankenhaus und in Arzt- oder Zahnarztpraxen, wenn die übliche Hygiene eingehalten wird

Abb. 41.5 Sofortmaßnahmen bei HIV-Exposition. Maßnahmen nach Stich- oder Schnittverletzung bzw. nach Kontamination von geschädigter Haut bzw. Schleimhaut mit HIV nach den Deutsch-Österreichische Empfehlungen (DAIG u. OEAIG 2008).

Abb. 41.6 Risikolose Kontakte. Im täglichen Leben sind viele Kontakte möglich, ohne sich mit HIV zu infizieren.

den. Gefordert werden insbesondere eine gut entwickelte Beobachtungsfähigkeit, eine rasche Neueinschätzung der zu ergreifenden Pflegemaßnahmen, und das Erkennen von übergeordneten Zusammenhängen, wenn gleichzeitig verschiedene Krankheitsbilder auftreten.

Berufsrisiko einer HIV-Infektion. Jede Pflegeperson muss mit einem bestimmten Berufsrisiko in Form von Arbeitsunfällen leben. Statistisch gesehen sind Pflegende keinem größeren Risiko einer HIV-Infektion ausgesetzt als die Gesamtbevölkerung. Das persönliche Risiko einer beruflichen Infektionskrankheit wird minimiert, wenn gezielt die allgemein gültigen Hygieneschutzmaßnahmen (S. 189) angewandt und der direkte Kontakt zu Körperflüssigkeiten (z. B. durch das Tragen von Handschuhen) vermieden wird.

> **MERKE** Das größte Risiko für berufliche Infektionskrankheiten ist Hektik bei der Arbeit und Unachtsamkeit.

Sollte sich eine Pflegeperson an infizierten Kanülen stechen oder ungeschützt mit infizierten Körperflüssigkeiten in Kontakt kommen, sollte sie sich an die Empfehlungen der Deutschen und Österreichischen AIDS Gesellschaft halten (**Abb. 41.5**).

> 🍏 **PRÄVENTION & GESUNDHEITSFÖRDERUNG** Falls die HIV-Infektion des Patienten zwar wahrscheinlich, jedoch nicht sicher ist, sollte ein HIV-Schnelltest erfolgen (Aufklärung, Einwilligung erforderlich!), der innerhalb weniger Stunden Klarheit bringen kann, sodass ggf. eine HIV-Postexpositionsprophylaxe durchgeführt werden kann.

Pflegende sollten nicht nur wissen, wie sie sich vor einer Ansteckung schützen können, sie müssen auch ihre alltäglichen pflegerischen Handlungen perfekt beherrschen. Pflegepersonen sollen sich sicher fühlen bei den Verrichtungen im Zusammenhang mit HIV-positiven Pa-

tienten, damit die Beziehung nicht von Angst überschattet ist. Patienten spüren, wenn eine von Angst gehemmte Pflegeperson auf sie zukommt.

Es kann notwendig werden, verunsicherten Freunden oder Angehörigen eines HIV-positiven Menschen unbegründete Ängste zu nehmen und somit die Grundlage für eine ungestörte Beziehung zu ermöglichen. In **Abb. 41.6** sind Kontakte dargestellt, die **kein** Übertragungsrisiko mit sich bringen.

Isolationsmaßnahmen. HIV-positive oder an AIDS erkrankte Patienten müssen nur isoliert werden, wenn sie an infektiösen Sekundärerkrankungen leiden. Dann werden Hygienemaßnahmen notwendig, wie sie bei infektiösen Patienten durchgeführt werden müssen (S. 483). Sind keine infektiösen Sekundärerkrankungen aufgetreten, kann der Patient z. B. im Mehrbettzimmer liegen und seine Wäsche wird normal versorgt. An AIDS Verstorbene dürfen dann auch normal aufgebahrt werden.

41.3 Pflege von Patienten mit Clostridium-difficile-assoziierter Diarrhö (CDAD)

Franz Sitzmann

41.3.1 Medizinischer Überblick

Clostridium-difficile-assoziierte Erkrankungen sind im Krankenhaus ein zunehmendes Problem, insbesondere bei der Betreuung schwerkranker und alter Menschen.

Definition

CDAD (Clostridium difficile–assoziierte Diarrhö) ist eine mit Clostridium difficile (CD) verbundene Durchfallerkrankung. Sie wird durch direkten und indirekten Kontakt übertragen (s. **Tab. 41.3**).

Clostridium difficile ist Hauptverursacher der Antibiotika-assoziierten Kolitis

(Dickdarmentzündung bei Antibiotikatherapie). CD ist ein anaerobes, d. h. ausschließlich unter Luftabschluss, existierendes Stäbchenbakterium. Der in Luft oder in fließendem Wasser vorkommende Sauerstoff ist für CD giftig. Um an der Luft zu überleben, verkapselt sich CD zu

Sporen und ist resistent gegen Sauerstoff und Trockenheit.

Anatomie und Physiologie
im Fokus

Die einzelnen Abschnitte (**Abb. 41.7**) der durch warzenförmige Erhebungen der Darmzotten 400–500 qm großen Innenoberfläche des Magen-Darm-Trakts (im Vergleich beträgt die Haut ca. 2 qm) unterscheiden sich in ihrer mikrobiellen Besiedelung. Die größte Zahl – mehr als 99 % aller im Verdauungstrakt nachweisbaren Mikroorganismen – befindet sich im Dickdarm. Man schätzt sie auf eine Menge von 10^{11}–10^{12}, sie verteilen sich auf bis 500 Bakterienarten. In den oberen Abschnitten des Verdauungstrakts (Magen und Zwölffingerdarm) lassen sich nur geringe Mengen von Mikroorganismen nachweisen.

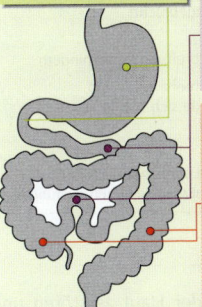

Magen und Duodenum (Zwölffingerdarm) einzelne Mikroben, z. B. Streptokokken, Hefen

Jejunum (Leerdarm) und Ileum (Krummdarm) (10^4 bis 10^8 KBE/ml*) u. a. Laktobazillen, Coliforme, Streptokokken, Bifidobakterien

Kolon (10^{11} bis 10^{12} KBE/ml*) u. a. Bifidobakterien, Streptokokken, Coliforme, Clostridien, Laktobazillen, Proteus, Staphylokokken, Pseudomonaden, Hefen, Protozoen

*KBE/ml = Koloniebildende Einheiten (d. h. nach Vermehrung eines Einzelkeims mit dem bloßen Auge sichtbare Anhäufung von Bakterien)

Abb. 41.7 Physiologische Besiedlung des Magen-Darm-Trakts.

Die physiologische Besiedlung mit Darmflora schützt vor einer Ausbreitung von pathogenen Mikroben. Diese Eigenschaft wird auch als Kolonisationsresistenz bezeichnet.

Epidemiologie
Seit wenigen Jahren werden eine zunehmende Zahl (Inzidenz) und vermehrte nosokomiale Ausbrüche mit CD in den USA und ganz Europa beobachtet. Inzwischen steigert ein neuer hoch virulenter C.-difficile-Stamm die Übertragbarkeit, Erkrankungszahlen und Sterberate an dieser Infektion (Grünewald 2010).

Ursachen
C. difficile gehört zur Normalbesiedlung des menschlichen Darms, von Tieren und der Umwelt. Es findet sich im Darm
- von Erwachsenen zwischen 2–5 % physiologisch,
- bei ca. 16–35 % der Krankenhauspatienten als asymptomatische Kolonisation.

Neben zwei Endotoxin-produzierenden Stämmen existiert seit kurzem auch in Deutschland ein hoch virulenter C.-difficile-Stamm (Bezeichnung Ribotyp 027).

MERKE Die Verbindung der nosokomial erworbenen CDAD mit einer vorausgehenden Antibiotika-Therapie ist eindeutig belegt. Durch Antibiose sterben viele der physiologisch im Darm lebenden Mikroben ab, Clostridien füllen schnell die entstandene Lücke aus.

Risikofaktoren. Die Infektion ist abhängig von folgenden Risikofaktoren:
- langfristige und häufig aufeinander folgende Antibiosen
- Alter (> 65 Jahre)
- Dauer des Krankenhausaufenthaltes
- Sondenernährung
- Schwere der Grunderkrankung (Intensivtherapie)

Die Mehrzahl der bei Aufnahme positiven Patienten bleibt ohne weiteren Befund. Demgegenüber entwickeln aber bis zu 70 % der Patienten, die den Keim im Krankenhaus erwerben, eine symptomatische C.-difficile-assoziierte Diarrhö.

Symptome
Clostridium-difficile-assoziierte Erkrankungen stellen sich in sehr unterschiedlichen Ausprägungsformen dar. Sie reichen vom Unterbauchschmerz bis hin zur lebensbedrohlichen Kolitis (Dickdarmentzündung):
- Einige Patienten klagen über akute wässrige Diarrhö (CDAD) mit krampfartigen Unterbauchschmerzen und erhöhte Temperatur.
- Bei anderen Patienten zeigen sich daneben sehr starke, manchmal blutig–schleimige Durchfälle. Sie können zur Austrocknung (Dehydration) und Eiweißverlust (Hypoproteinämie) führen. Hinzu können Appetitlosigkeit und Schwindel kommen.
- Andere Patienten bilden charakteristische Pseudomembranen aus bis hin zu einer Kolitis, ggf. mit lebensbedrohlichem Ileus (Darmverschluss), toxischem Megakolon (starke Ausdehnung des Kolons) mit Gefahr der Darmwandperforation und anschließender Sepsis.

FALLBEISPIEL Ein 50-jähriger Mann ohne Grunderkrankungen wird zum elektiven Hüftgelenkersatz in der Klinik aufgenommen. Dort bildet sich eine C.-difficile-Infektion aus, an der er vier Tage später verstirbt.

Diagnostik
Untersuchungsmethoden zum Nachweis einer Infektion sind:
- klinisches Bild (akute wässrige Durchfälle oder toxisches Megakolon)
- positiver Labornachweis der C.-difficile-Toxine im Stuhl oder C. difficile in der Stuhlkultur
- endoskopischer Nachweis einer pseudomembranösen Kolitis
- Nachweis typischer Entzündungszeichen in Gewebsproben (histologisch)

Therapie
In Studien wird die prophylaktische Wirksamkeit probiotischer Jogurts durch Einfluss auf die intestinale Mikroflora und Mukosafunktion untersucht. Eine therapeutische Option wird in der allogenen Stuhl-Transplantation oder fäkalen Bakteriotherapie gesehen (Grünewald 2010). Als Standardbehandlung der CDAD wird nach Absetzen einer anderweitigen antibiotischen Therapie, als Erstmaßnahme Metronidazol oder als Reserveantibiotikum Vancomycin oral verabreicht.

PRÄVENTION & GESUNDHEITSFÖRDERUNG Die Prävention besteht im Wesentlichen aus dem restriktiveren Umgang mit Antibiotika.

41.3.2 Pflege- und Behandlungsplan
Pflegerische Maßnahmen zur Infektionsprävention
Da C. difficile äußerst resistent gegen gängige Desinfektionsverfahren ist, wird es leicht fäkal-oral über mit Stuhl kontaminierte Gegenstände (Bettwäsche, Nachtstuhl sowie Instrumente, z. B. Rektalfieberthermometer) von einem kolonisierten oder infizierten Patienten auf einen anderen übertragen. Die hygienischen Maßnahmen müssen in diesen Fällen strikter als sonst umgesetzt werden, um eine Ausbreitung der Keime im Krankenhaus zu vermeiden.

Daher umfasst das pflegerische Management von CDAD-Fällen in der Klinik aufwändige Hygienemaßnahmen wie
- Kontaktisolierung der betroffenen Patienten sowie
- korrekte Standardhygiene mit Dekontamination der Patientenumgebung (**Tab. 41.7**).

Tab. 41.7 Infektionsprävention bei Infektionen durch C. difficile.

Prävention	Anmerkungen
mitarbeiterbezogene Maßnahmen	
Schutzkittel/-schürze tragen bei Möglichkeit der Kontamination der Arbeitskleidung (Kontakt mit Körperflüssigkeiten, Sekreten, Ausscheidungen, Betten des Patienten, Kontakt mit kontaminierten Körperarealen)	bei üblichen Pflegetätigkeiten wegen der stärkeren Kontamination des Patientenumfeldes
Kittel im Patientenzimmer mit der Außenseite nach außen aufhängen	Arbeitskleidung soll nicht kontaminiert werden
Schutzhandschuhe bei jedem Patientenkontakt (Ausscheidungen, Körperflüssigkeiten, Sekreten, Kontakt mit kontaminierten Körperarealen)	sofort nach Benutzen die schmutzigen Handschuhe ohne Kontamination der Hände ausziehen und sorgfältig entsorgen
Händedesinfektion bei allen infektionsgefährdenden Tätigkeiten in der üblichen Weise	die Verbreitung anderer vegetativer Mikroben muss verhütet werden
Händewaschung nach Patientenkontakt und insbesondere vor dem Umgang mit Nahrungsmitteln (Sondennahrung, Essen verteilen und reichen)	C. difficile wird fäkal-oral übertragen, die Sporenform von C. difficile wird nicht durch alkoholische Händedesinfektion inaktiviert! Daher wird hier ausnahmsweise die Waschung mit Wasser und Seife vorgezogen.
patientenbezogene Maßnahmen	
Unterbringung: → Einzelzimmer bei inkontinenten Patienten oder bei unzureichender Patientenhygiene → Mehrbettzimmer bei mäßiger Symptomatik möglich, jedoch nicht mit immunsupprimierten und Patienten mit Antibiotikatherapie	Zimmer kennzeichnen, Besucher müssen sich bei Pflegenden anmelden und eingewiesen werden
eigenes WC/ Toilettenstuhl	während der Dauer des Durchfalls; täglich sorgfältige desinfizierende Reinigung, einschließlich der Sitzflächenunterseite
Patienten in die sorgfältige Händewaschung einweisen	z. B. nach WC-Benutzung
patientenbezogene Pflegematerialien mit direktem Kontakt zum Patienten (Steckbecken, Urinflasche, Thermometer, EKG-Elektroden, Stethoskop usw.)	→ Fähigkeit von C. difficile, äußerst umweltresistente Sporen zu bilden mit Überlebensfähigkeit über Monate in der Stationsumgebung. → Einmalhüllen für Thermometer benutzen
Flächen (von Fußboden, Handkontaktflächen, Bettgestell, Nachtschrank, Türgriffe u. a.) werden mit sporozidem Desinfektionsmittel desinfiziert, z. B. Perform (wirkt gegen Sporen)	alternativ ist auch gründliche Reinigung angebracht, da Sporen mit üblichen Desinfektionsmitteln nicht inaktiviert werden
sichtbare Verunreinigungen (Kontaminationen durch Ausscheidungen, Sekreten, Blut) müssen sofort desinfizierend gereinigt werden	es ist kein Warten auf den Reinigungsdienst angebracht!
Müll und Bettwäsche in der üblichen Weise entsorgen	Bettwäsche vorsichtig abziehen, um Sporenverbreitung zu verhindern
Dauer dieser Vorbeugemaßnahmen	→ Abschluss nach Sistieren der Durchfälle für mehr als 48 Std. → keine Kontrolluntersuchungen vornehmen, da sich häufig asymptomatische Ausscheidung zeigt
Schlussdesinfektion	→ nach Abschluss der Isolierung durchführen → alle Flächendesinfektionsarbeiten mit einem sporoziden Desinfektionsmittel auf Peressigsäure-Basis und Schutzhandschuhen ausführen

Besonderer Hautschutz

Bei häufigen und heftigen Durchfällen ist ein spezieller Hautschutz und eine sorgfältige Hautpflege bei den Patienten angebracht. Ziel ist es, den Säureschutzmantel zu erhalten. Der unsere Haut abschließende dünne Hydrolipidfilm hält die Epidermis glatt und geschmeidig, schützt vor schädigenden Einflüssen und vor dem Eindringen von Mikroorganismen. Häufige und durch ihre Intensität stärker die Haut reizende Körperausscheidungen und die bei Durchfällen erhöhte Wasch- und Reinigungsaktivität an der analen Haut kann zu Mazerationen führen (Auf- und Erweichen der Haut in großen Hautfalten mit lokalen Entzündungen und Blutungen).

Feuchttücher, Wasser allein, besonders jedoch in Kombination mit Seifen, Duschgels und Waschlotionen, wegen der darin enthaltenen Detergenzien können Strukturen der Haut zerstören und so die lokale Entzündung fördern. Nur die schonendste Form der Analreinigung ist hier zu empfehlen, z. B. mit natürlicher Vaseline. Hautschutzfilme, z. B. Cavilon-Film, erreichen eine Schutzwirkung von 2 – 3 Tagen. Sie werden auf die gründlich gereinigte und trockene Haut aufgebracht.

41.4 Pflege von Patienten mit Norovirus-Infektion

Franz Sitzmann

41.4.1 Medizinischer Überblick

Definition

Noroviren sind die häufigste Ursache nichtbakterieller Gastroenteritiden (Magendarm-Infektionen) mit den 3 markanten Symptomen: akute Diarrhö (Durchfall), Übelkeit und schwallartiges Erbrechen.

Ursachen

Die Infektion wird von einem primär Erkrankten (Indexfall) auf andere übertragen und so weiter verbreitet. Die Ansteckung ist eine Folge

- unzureichender Händedesinfektion,
- einer oft intensiven Umgebungskontamination und
- in seltenen Fällen einer Tröpfchenübertragung beim Erbrechen (Sitzmann 2008).

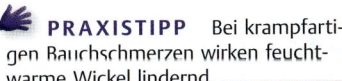 **FALLBEISPIEL**   Das Wochen-
ende in der Notaufnahme war turbulent:
Innerhalb von zwei Tagen erkrankten
zehn Mitarbeiter an Durchfall, Bauchkrämpfen und/oder Erbrechen. Die Patientin, von der die Erkrankung ausging,
war eine ambulante Dialysepatientin, die
wegen dieser Symptomatik stationär
aufgenommen werden musste.

  1. Ausbruch: Es erkrankten aber nicht
nur Mitarbeiter der Notaufnahme, sondern auch Mitarbeiter und Patienten in
der Dialyseeinheit und in weiteren Abteilungen des Klinikums. Insgesamt
waren 76 Personen betroffen, also 20
Patienten und 56 Mitarbeiter.

  2. Ausbruch: Fünf Monate später gab
es einen erneuten Ausbruch durch Norovirus. Diesmal waren insgesamt nur 19
Personen betroffen (11 Mitarbeiter, 8
Patienten). Durch die Erfahrungen des
ersten Ausbruchs wurde, neben den
schnell ergriffenen hygienischen Sofortmaßnahmen, Wert darauf gelegt, dass
erkrankte Mitarbeiter noch zwei Tage
nach Beendigung der Symptomatik zu
Hause blieben (Ebner 2007). _____

Übertragungswege
Die Infektion erfolgt über die orale Aufnahme der Viren (fäkal-oraler Übertragungsweg). Folgende Übertragungswege sind gesichert:
- direkter Kontakt mit einer infizierten
  Person
- indirekter Kontakt mit Händen, Oberflächen oder Gegenständen, die mit
  Noroviren kontaminiert sind
- orale Aufnahme kontaminierter Lebensmittel, z. B. durch Ausscheider
  bei mangelhafter persönlicher Hygiene kontaminierte Lebensmittel
- Tröpfchenübertragung durch
  Schleimhautkontakt mit größeren
  Spritzern und Tröpfchen von Erbrochenem und Stuhl
Nachfolgende Faktoren begünstigen die
Ausbreitung von Norovirus-Infektionen
im Krankenhaus:

- hohe Viruskonzentrationen in Stuhl
  und Erbrochenem ($> 10^6$/g Stuhl)
- Virus ist sehr umweltresistent: es
  überlebt lange in der Umwelt (bei 20 °
  C über 14 – 21 Tage)
- Infektion ist sehr ansteckend: eine
  geringe infektiöse Dosis reicht aus
  (10 – 100 Viruspartikel)
- Virus ist relativ unempfindlich gegen
  Desinfektion (Wirksamkeit nur bei
  langer Einwirkzeit)
- es gibt keine länger dauernde Immunität
- Virus wird bereits 12 Std. vor Symp-
  tombeginn und noch 7 – 14 Tage
  nach akuter Erkrankung ausgeschieden

Symptome
Plötzlich einsetzendes („explosionsartiges") Erbrechen und wässriger Durchfall,
häufig begleitet von Übelkeit und Bauchschmerzen mit Krämpfen sind die führenden Symptome. Mäßiges Fieber tritt
in einzelnen Fällen auf.

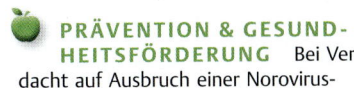 **PRAXISTIPP**   Bei krampfarti-
gen Bauchschmerzen wirken feucht-
warme Wickel lindernd. _____

Dauer und Komplikationen. Meist dauert
die Erkrankung nur 1 – 3 Tage und klingt
dann spontan wieder ab. Sie verläuft
kurz, aber heftig. Kleine Kinder und ältere Menschen können durch den massiven Flüssigkeitsverlust lebensgefährlich
bedroht sein (Gefahr von Arrhythmien
und akutem Nierenversagen).

Diagnostik
Eine Norovirus-Infektion lässt sich mittels
Enzyme Linked Immunosorbent Assay
(ELISA) in Stuhlproben feststellen. Es
handelt sich um ein immunologisches
Nachweisverfahren, das auf einer enzy-
matischen Farbreaktion basiert
(s. **Abb. 41.3**, S. 1061).

  Bei Ausbrüchen sollte eine Virusdiag-
nostik bei ausgewählten Erkrankten an-

gestrebt werden (ca. 5 Erkrankte). Bei
den anderen Erkrankten genügt eine
Diagnosestellung aus den klinischen
Symptomen einer Norovirusinfektion.

Therapie
Meist reicht eine symptomatische ambulante Behandlung aus. In der akuten Er-
krankungsphase sollen Betroffene nicht
erforderliche Personenkontakte meiden
und auf sorgfältige Händehygiene achten, besonders nach Erbrechen und Toi-
lettenbesuch. Die Therapie beschränkt
sich auf den Ausgleich des Flüssigkeits-
und Mineralsalzverlusts durch ausreichend Flüssigkeit (Tee, Wasser).

PRÄVENTION & GESUND-
HEITSFÖRDERUNG   Bei Ver-
dacht auf Ausbruch einer Norovirus-
Gastroenteritis gilt es sofort zu handeln,
auch wenn noch kein Laborbefund (Virusnachweis) vorliegt. Es müssen rasch
Präventionsmaßnahmen zur Verhütung
weiterer Infektionen eingeleitet werden
(Sitzmann 2012). _____

41.4.2 Pflege- und Behandlungsplan

Pflegerische Maßnahmen zur
Infektionsprävention
Von grundsätzlicher Bedeutung ist die
strenge Einhaltung der Standardhygiene
(Kap. 9, S. 193), insbesondere die Händehygiene. **Tab. 41.8** listet Maßnahmen
für Patienten und Kontaktpersonen auf.

> **Häusliche Pflege** im Fokus
>
> In der ambulanten Pflege im Privat-
> haushalt kann auf den Einsatz von
> Desinfektionsmitteln verzichtet wer-
> den. Kontakte zu Erkrankten sollten
> auf ein unvermeidbares Minimum re-
> duziert werden. Erkrankte und Perso-
> nen, die Erkrankte betreuen, sollten
> unbedingt eine sorgfältige Händehy-
> giene mit sorgfältigem Waschen der
> Hände einhalten.

Tab. 41.8 *Erweiterte Standardhygiene bei Norovirus-Infektion.*

Prävention	Anmerkungen/Begründungen
mitarbeiterbezogene Maßnahmen	
Händedesinfektion mit viruzid wirksamen Händedesinfektionsmitteln, d. h. mit ethanolhaltigen Präparaten (ausreichend lang, d. h. 1 Min. oder 2-maliges Desinfizieren)	Viren werden über den Stuhl des Menschen noch bis zwei Wochen nach einer Erkrankung ausgeschieden, daher sollte nach Abschluss der Durch-fälle die sorgfältige Händehygiene für ca. 2 Wochen fortgeführt werden
Pflege der Patienten mit Schutzhandschuhen, Schutzkittel	
Pflege mit Mundnasenschutz, z. B. bei Erbrechen oder Kontaktmöglichkeit mit Erbrochenem	aerogene Übertragungsmöglichkeit durch Bildung virushaltiger Aerosole während des Erbrechens
Händedesinfektion nach Ablegen der Schutzhandschuhe und vor Verlassen des Isolierzimmers	Hände gelten als Virusüberträger

Fortsetzung ▶

Tab. 41.8 Fortsetzung

Prävention	Anmerkungen/Begründungen
Arbeitsbefreiung erkrankter Mitarbeiter bis mind. 2 Tage nach Beendigung der Krankheitszeichen	Ansteckungsfähigkeit dauert mindestens 48 Std. nach Beendigung klinischer Symptome
patientenbezogene Maßnahmen	
Isolierung in Zimmer mit eigenem WC, auch möglich als Gruppenisolierung	sehr hohe Infektiosität bei minimaler Infektionsdosis
(kooperationsfähige) Patienten in korrekte Händehygiene einweisen	verschmutzte Hände und Erbrochenes gelten als Virusüberträger
tägliche, evtl. mehrmalige Flächendesinfektion aller patientennahen Kontaktflächen einschl. WC-Brille und Türgriffe	Kontakt mit kontaminierten Gegenständen kann Übertragung ermöglichen
gezielte Desinfektion kontaminierter Flächen sofort mit viruzid wirksamen Präparat, z. B. Sauerstoffabspalter	Kontaktübertragung des Virus vermeiden
Dauer der Isolierung	mind. bis 2 Tage nach Beendigung der klinischen Symptomatik
Schlussdesinfektion	→ nach Abschluss der Isolierung durchführen → alle Flächendesinfektionsarbeiten mit einem viruzid wirksamen Präparat, z. B. Sauerstoffabspalter, und Schutzhandschuhen ausführen

41.5 Pflege von Patienten mit Meningitis

Franz Sitzmann

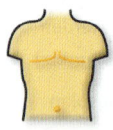

Anatomie und Physiologie im Fokus

Zwischen dem Gehirn und dem umgebenden Knochen befinden sich Flüssigkeitsräume, welche durch die Hirnhäute begrenzt werden. Die Hirnhäute (griech. Meningen) gehen in die Rückenmarkshaut über. Nach Festigkeit, Dicke und Aussehen unterscheidet man 3 Hirnhäute (**Abb. 41.8**):
- harte Hirnhaut (Dura mater)
- Spinnwebenhaut (Arachnoidea)
- weiche Hirnhaut (Pia mater)

Die Dura mater ist die äußerste Hirnhaut mit der Funktion einer Organkapsel. Als feste bindegewebige Haut haftet sie dem Schädelknochen von innen fest an. Als Subduralraum wird der zwischen Dura mater und Arachnoidea gelegene Spaltraum bezeichnet.

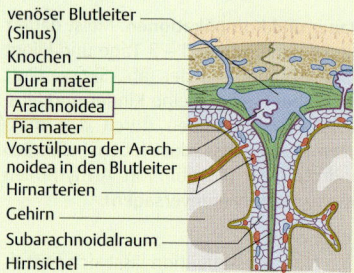

venöser Blutleiter (Sinus)
Knochen
Dura mater
Arachnoidea
Pia mater
Vorstülpung der Arachnoidea in den Blutleiter
Hirnarterien
Gehirn
Subarachnoidalraum
Hirnsichel

Abb. 41.8 Die Hirnhäute und die Zwischenräume von außen (Schädel) nach innen (Gehirn).

Die Arachnoidea besteht aus einem dünnen Häutchen, welches von innen der Dura mater anhaftet und von dem aus feine „spinnwebenartige" Bindegewebszüge zur Gehirn- bzw. Rückenmarksoberfläche ziehen. Unter der Arachnoidea liegt der Subarachnoidalraum, der mit Liquor cerebrospinalis gefüllt ist und damit den äußeren Liquorraum darstellt.

Die Pia mater ist die innerste Schicht, sie bedeckt das Gehirn und Rückenmark komplett. Sie besteht aus weichem, zartem Bindegewebe und zahlreichen Blutgefäßen.

41.5.1 Medizinischer Überblick

Definition
Eine Meningitis ist eine Entzündung der weichen Häute des Gehirns und Rückenmarks.

Ursachen
Meningitiden werden durch Bakterien und Viren (u. a. Masern-Virus, Varizella-Zoster-Virus, FSME), seltener durch Pilze und andere Pathogene hervorgerufen. Virale Meningitiden haben im Vergleich zu den bakteriellen Meningitiden fast immer einen leichteren Verlauf mit vollständiger Genesung.

Eine akute bakterielle Meningitis (Entzündung von Pia mater und Arachnoidea) wird meist durch Streptococcus pneumoniae (Pneumokokken) und Neisseria meningitidis (Meningokokken) verursacht.

Übertragungsweg
Meningitiden werden über verschiedene Wege übertragen (**Tab. 41.9**). Die Keime breiten sich nach einer Tröpfcheninfektion vom Nasen-Rachen-Raum aus (20 % der Bevölkerung gelten als „gesunde" Meningokokkenträger). Mikroben, die die Blut-Hirn-Schranke passieren, führen

zu einer Enzephalitis. Überwinden sie die Blut-Liquor-Schranke, kann eine Meningitis entstehen.

Symptome
Nach einer kurzen Phase unspezifischer Symptome (Erbrechen, Krankheitsgefühl, Muskelschmerzen und hohem Fieber >39 °C mit Schüttelfrost) bildet sich das typische Krankheitsbild, das meningeale Syndrom aus. Es zeichnet sich aus durch:
- unerträgliche Kopfschmerzen,
- Lichtempfindlichkeit (Fotophobie),

Tab. 41.9 Mikroben und Infektionswege der Meningitis.

Pathogen (Beispiele)	Infektionswege	Erkrankung
Neisseria meningitidis	Keimausbreitung über Blutgefäße, z. B. Pneumonie, bakterielle Endokarditis	bakterielle Meningitis
Paramyxovirus (Mumps)		virale Meningitis
Streptococcus pneumoniae	direkt von benachbarten Organen (z. B. Otitis media, Hirnabszess)	Pneumokokken- Meningitis
Staphylococcus aureus, Pseudomonas aeruginosa	von außen, z. B. bei liegendem Shunt, periduraler Anästhesie, offenen Schädel-Hirn-Trauma	eitrige Meningoenzephalitis (auf das Gehirn übergreifende Meningitis)

- ausgeprägte Reizbarkeit bis hin zur Bettflucht (Berührungsempfindlichkeit),
- Bewusstseinseintrübung bis zum Koma,
- Meningismus (Nackensteifigkeit) als schmerzbedingter Widerstand beim Beugen des Kopfes auf die Brust.

☀ **FALLBEISPIEL** Die 15-jährige Ilona hat es gestern in der Disco richtig „krachen lassen". Nun allerdings fühlt sie sich gar nicht gut. Sie hat Halsschmerzen, Kopfschmerzen und erhöhte Temperatur. Die Mutter vermutet einen grippalen Infekt und verabreicht ihrer Tochter Azetylsalizylsäure und Tee. Zwei Stunden später klagt das Mädchen auch über Nackensteifigkeit und immer stärker werdende Kopfschmerzen. Sie verdunkelt ihr Zimmer. Der Mutter fällt auf, dass sie nur noch verlangsamt auf Ansprache reagiert. Sie misst noch einmal das Fieber ihrer Tochter, die Temperatur beträgt nun 39,5 °C. Entsetzt ruft sie den ärztlichen Notdienst an, der eine sofortige Einweisung ins Krankenhaus veranlasst. ────

Komplikationen. Komplikationen einer Meningitis sind z. B. Septikämien mit hämorrhagischem Hautausschlag (Petechien, *Abb. 41.9*), Waterhouse-Friderichsen-Syndrom (Blutungen in Gehirn und Nebennieren, *Abb. 41.10*). Die Letalität liegt bei 5 – 30 %, die Rate bleibender Schäden (Epilepsie, Hörverlust, Lähmungen u. a.) bei 20 % der Patienten.

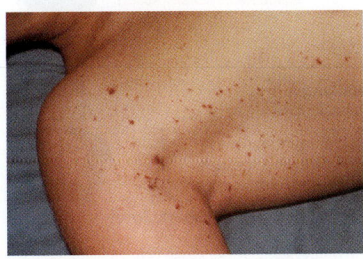

Abb. 41.9 Petechiale Blutungen bei Meningokokkensepsis.

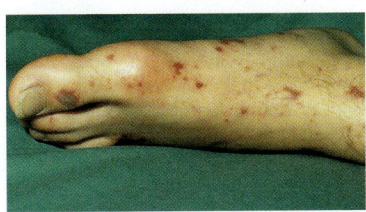

Abb. 41.10 Großflächige Hautblutungen bei Meningokokkensepsis und Waterhouse-Friderichsen-Syndrom.

Diagnostik
Untersuchungen bei Verdacht auf eine bakterielle Meningitis sind:
- klinisch-neurologische Befundzeichen
- Antigennachweis
- Keimnachweis im Blut
- Schädel-CT zur Identifizierung einer möglichen Infektionsquelle (z. B. Sinusitis oder Mastoiditis) und Nachweis intrakranieller Komplikationen, z. B. Hirnschwellung (Hirnödem)
- Keimnachweis in Liquor (S. 614)

Therapie
Nachdem das Untersuchungsmaterial (Blut, Liquor) entnommen wurde, wird sofort hoch dosiert Penicillin i. v. verabreicht und auftretende Komplikationen behandelt.

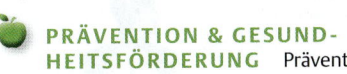 **MERKE** Der Verdacht auf eine bakterielle Meningitis erfordert die rasche Einleitung einer antibiotischen Therapie. ────

🍏 **PRÄVENTION & GESUNDHEITSFÖRDERUNG** Präventive Maßnahmen sind:
- Impfung von Risikogruppen und (Pilger-)Reisenden in epidemische Länder des „Meningitisgürtels" (z. B. Mekka) sowie bei gehäuften Erkrankungen (Cluster)
- antibiotische Prophylaxe für Personen, die bis zu 10 Tage (Inkubationszeit!) vor Erkrankungsbeginn enge („Kuss"-)Kontakte zum Erkrankten hatten und medizinisch-pflegerische Mitarbeiter nach möglicher Tröpfcheninfektion

(z. B. nach Reanimation, Intubation, endotrachealem Absaugen ohne Mund-Nasenschutz)
Meldepflicht (§ 6 IfSG) besteht bei Verdacht zur Umgebungsprävention sowie bei Erkrankung und Tod. ────

41.5.2 Pflege- und Behandlungsplan
Da zerebrale und systemische Komplikationen, die in der Akutphase der Erkrankung auftreten können, häufig mit einem ungünstigen klinischen Verlauf verbunden sind, erfordert der Patient mit dieser akuten Infektionskrankheit eine intensivpflegerische Betreuung.

Isolierungsmaßnahmen
Patienten mit Verdacht auf Meningitis werden bis zu 24 Std. nach Therapiebeginn im Einzelzimmer isoliert (S. 202). Danach ist keine spezielle Hygiene mehr notwendig, die über die Standardhygiene hinausgeht (S. 193). Außerhalb des Körpers sterben die Keime rasch ab. Mitarbeiter schützen sich in dieser Zeit vor Tröpfcheninfektion und tragen einen Mund-Nasenschutz.

Kontrolle der Symptome
Der Patient wird auf neurologische Symptome hin kontrolliert:
- Bewusstseinslage (Gefahr der Aspiration)
- Reaktion auf Ansprache
- Kopfschmerz
- Nackensteife
- erhöhter intrakranieller Druck (Hirndruckzeichen an Pupillenweite)
- evtl. epileptischer Anfall (S. 1119)
Ebenso kontrolliert werden die durch die Sepsis veränderten Kreislaufverhältnisse:
- Vitalfunktionen (Blutdruck, Puls, Temperatur)
- Hautbeobachtung auf Petechien (s. *Abb. 41.9*).

Intensivpflegerische Betreuung
Die Patienten werden intensivpflegerisch betreut. Besonders berücksichtigt werden:
- **Licht- und Geräuschempfindlichkeit:** Der Patient liegt in einem leicht ab-

gedunkelten Zimmer; die Pflegeatmosphäre sollte ruhig sein.
- **erhöhter Hirndruck:** Evtl. ist als hirndrucksenkende Maßnahme die Oberkörperhochlagerung (30°) angebracht.

- **Hyperthermie:** Eine erfrischende Waschung mit entsprechenden Pflegezusätzen senkt die Temperatur (S. 409).
- **Berührungsempfindlichkeit:** Bei allen Maßnahmen der Dekubitus- und

Kontrakturenprophylaxe, beim Lagern und anderen präventiven Maßnahmen sollte der Körper ruhig und sanft angefasst werden. Das gilt auch bei diagnostischen Maßnahmen, z. B. einer Liquorpunktion und bei der Therapie.

41.6 Pflege von Patienten mit Atemwegs-Tuberkulose

Franz Sitzmann

41.6.1 Medizinischer Überblick

Definition
Die Tuberkulose (Tbc) ist eine generalisierte oder auf ein Organ begrenzte Infektionserkrankung, am häufigsten durch Mycobacterium tuberculosis ausgelöst. Unterschieden wird die pulmonale Tbc von der extrapulmonalen Form, die andere Organsysteme (z. B. Niere, Knochen oder Lymphknoten) betrifft.
Pulmonale Tbc. Es gibt 2 Formen der pulmonalen Tbc:
1. geschlossene Tbc (kann nur klinisch oder histologisch gesichert werden),
2. offene Tbc (der Tuberkuloseherd hat direkten Anschluss an die Bronchien, sodass Mikroben durch Husten übertragen und direkt nachgewiesen werden können).

Epidemiologie
Jedes Jahr erkranken ca. 9,2 Millionen Menschen weltweit neu an Tuberkulose, mit einer globalen Sterberate um 18 % (1,7 Millionen) (Richter-Kuhlmann 2010). Nach primärer Phase leben ca. 2 Milliarden Menschen mit latenter Tbc-Infektion. Das sind mehr als an jeder anderen behandelbaren Infektionskrankheit.

❗ **DEFINITION** Als **latente Tbc-Infektion** wird ein Kontakt mit Tbc-Mikroben mit Infektion bezeichnet, der aber nicht in eine aktive Tuberkulose führt (s. *Abb. 41.11*). Eine klinisch inapparente Infektion liegt vor, wenn keine Erkrankungssymptome bestehen, der Tuberkulintest jedoch positiv ist. ─────

Obwohl sie in Westeuropa als beherrschbar galt, hält die Tbc in multiresistenter Variation Wiedereinzug, d. h. viele Tuberkulostatika sind wirkungslos. Bedrohlich ist die Ausbreitung von 2 Resistenztypen:
- MDR-TB (engl. multi-drug-resistant tuberculosis) mit Resistenz gegen Isoniazid und Rifampizin
- XDR-TB (engl. extensively drug-resistant tuberculosis) mit weiteren Resistenzen

Die Sterberate bei MDR-TB beträgt etwa 27 % und bei XDR-TB ca. 60 %. Diese hohe Mortalität findet sich vorwiegend bei HIV-Co-Infizierten. Ursache für diese Entwicklung sind z. B. globale Mobilität, Armut, Krieg und Migration (besonders aus Osteuropa).

Ursachen
Die Ansteckung erfolgt durch aerogene Infektion als Folge einer Inhalation kleinster Tröpfchenkerne mit M. tuberculosis bis in die Alveolen. Selten sind perkutane Kontaminationen mikrobenhaltigen Materials (Urin, Abszesseiter) auf Haut- oder Schleimhautläsionen bzw. nach Stichverletzung.

Die Inkubationszeit kann Wochen bis ca. 6 Monate betragen. Einer Infektion folgt nicht zwingend eine akute Erkrankung. Nur etwa 5 – 10 % der Infizierten erkranken an Tbc, betroffen sind v. a. Menschen mit einem geschwächten Immunsystem (*Abb. 41.11*).

Symptome
Die eigentliche Infektion verläuft gewöhnlich symptomlos und wird, wenn überhaupt, meist zufällig entdeckt. Die Tbc-Mikroben siedeln sich in der Lunge an. Nach Jahren oder Jahrzehnten ist eine Reaktivierung latenter Herde möglich. Diese ist u. a. abhängig von
- der Virulenz der Keime,
- der Infektionsdosis,

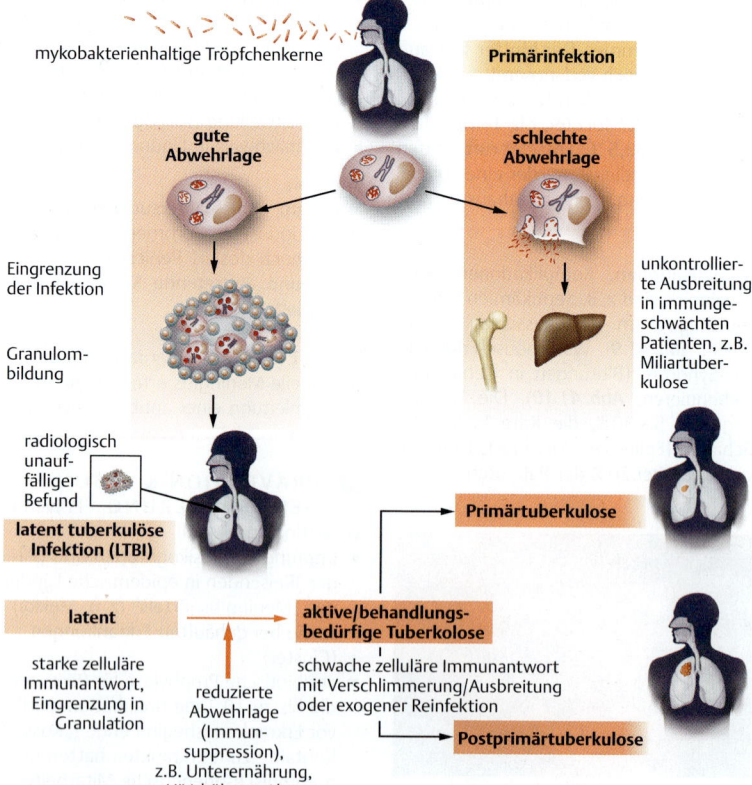

Abb. 41.11 Gleichgewicht zwischen M. tuberculosis und dem Immunsystem (mod. nach Sitzmann 2007).

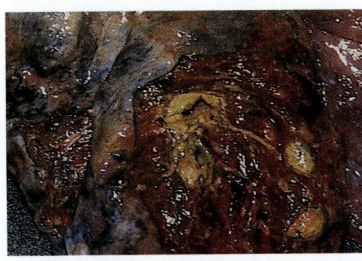

Abb. 41.12 Rundherde bei pulmonaler Tb, hier direkt im Präparat zu sehen.

- der Abwehrlage und
- dem Alter des Infizierten.

Die reaktivierten Mykobakterien führen häufig zu einer entzündlichen Reaktion im Bereich der Lungenspitze mit zunächst eher unspezifischen Symptomen wie

- subfebriler Temperatur,
- Nachtschweiß,
- Inappetenz,
- Husten (meist trocken) und
- Leistungsschwäche.

Meistens kommt es zu einer Zerstörung von Lungengewebe und zur Bildung einer Kaverne (geschlossene Tbc, **Abb. 41.12**). Gewinnt diese Anschluss ans Bronchialsystem, wird der Patient infektiös (offene Tbc). Der Auswurf beim Husten wird produktiver und blutig.

Diagnostik
Untersuchungsmethoden zum Nachweis einer Infektion sind:

- intrakutaner Tuberkulinhauttest (Mendel-Mantoux-Test, s. Abb. 26.11, S. 655),
- seit wenigen Jahren der sog. γ-Interferon-Test → immunologisches Testverfahren, bei dem Abwehrzellen aus dem Blut mit einer Mischung aus Antigenen von M. tuberculosis stimuliert werden (Wagner 2011)
- Röntgendiagnostik

Untersuchungsmethoden zur Verlaufsbeurteilung sind bakteriologische Diagnostik (Mikroskopie, Kultur, Nukleinsäurenachweis) aus Sputum, Urin, Bronchialsekret, Magensaft u. a.

Mendel-Mantoux-Test. Für den Test werden ein Extrakt aus Tuberkelbakterien, d. h. Eiweißbestandteile der Bakterienzelle intrakutan (S. 654) injiziert. Es wird die immunologische (Spät-)Reaktion des Körpers auf das Tuberkulin getestet. Eine Reaktion ist 2 – 8 Wochen nach der Primärinfektion zu erwarten. Als Hinweis, ohne Beweis auf eine Infektion, entsteht ein kutanes Granulom in Form einer geröteten Papel (> 6 mm Durchmesser).

Therapie
Üblich ist eine Kombination von verschiedenen Tuberkulostatika. Die Medikamente haben eine Vielzahl von Nebenwirkungen (**Tab. 41.10**), sodass die Patienten genau beobachtet werden müssen.

Nach 2 – 6 Wochen sind die Patienten nicht mehr infektiös. Die Medikamente müssen aber in wechselnden Kombinationen mindestens über 6 Monate eingenommen werden, bei Therapie einer multiresistenten Tuberkulose (MDR-TB) über mindestens 21 Monate.

FALLBEISPIEL Der 62-jährige Gastwirt stellt sich bei seinem Hausarzt mit chronischem Husten, einem Gewichtsverlust von 10 kg in den letzten 3 Monaten und allgemeiner Schwäche vor. Er raucht Zigarren und gibt einen täglichen Alkoholkonsum von ca. 120 g Alkohol an. Auf dem Röntgenthoraxbild des Patienten zeigt sich im linken Oberlappen eine große Einschmelzungshöhle. Bei der mikroskopischen Untersuchung des Sputums finden sich massenhaft säurefeste Stäbchen, die nach 4-wöchiger Kultur als M. tuberculosis identifiziert werden. Unter der nach dem mikroskopischen Befund begonnenen antituber-

kulösen Therapie bessert sich der Zustand des Patienten nach 8 Wochen merklich. Untersuchungen des Sputums blieben ab der 6. Woche nach Therapiebeginn mikroskopisch und kulturell ohne Nachweis von Mykobakterien. 6 Monate nach Beginn der Therapie sind im Röntgenbild des Thorax lediglich noch narbig verhärtete Bezirke sichtbar.

PRÄVENTION & GESUNDHEITSFÖRDERUNG Das höchste berufliche Tbc-Risiko besteht für Pflegende in der Altenpflege, Pulmologie und Thoraxchirurgie. Tbc-Infektionskontrollmaßnahmen durch den Betriebsarzt sind möglich.

Meldepflicht besteht nach § 6.1 Infektionsschutzgesetz bei Erkrankung und Tod, bei Altenheimeinweisung besteht Nachweispflicht auf Tb-Freiheit (§ 36.4 IfSG).

41.6.2 Pflege- und Behandlungsplan
Maßnahmen zur Infektionsprophylaxe
Infizierte Personen husten eine große Zahl von Mykobakterien ab und schleudern dabei Tröpfchen mit einem Durchmesser von 100 µm in die Umgebung. Die Infektiösität großer, ausgehusteter Tröpfchen ist jedoch gering. Die Tröpfchen sedimentieren langsam und verdunsten. Zurück bleiben kleinste Tröpfchenkerne (Durchmesser < 5 µm) mit Infektionskeimen. Dank ihrer wachsartigen Oberfläche können die Mykobakterien das Austrocknen überstehen und in der Luft bis zu 24 Std. schweben. Die Wahrscheinlichkeit, diese Tröpfchenkerne mit Tbc-Bakterien in die Alveolen zu inhalieren und sich zu infizieren, steigt mit der Dauer des Aufenthalts in Räumen mit bakteriell kontaminierter Luft und/oder der Anzahl der Mikroben in der eingeatmeten Luft (aerogene Infektion).

Daraus lassen sich 2 Pflegeprinzipien ableiten:

Tab. 41.10 *Gebräuchliche Antituberkulotika und ihre Nebenwirkungen.*

	Rifampicin	Isoniazid	Pyrazinamid	Streptomycin	Ethambutol
Schwindel	⊗	⊗	⊗	⊗	⊗
Allergien	⊗	⊗		⊗	⊗
Leberschäden	⊗	⊗	⊗		
Nierenschäden				⊗	
Polyneuropathie/Krämpfe		⊗			
Thrombopenie/Blutungsgefahr	⊗				
hämolytische Anämie	⊗	⊗			
Harnsäureretention/Gelenkschmerzen			⊗		
Hautexanthem/Fotosensibilisierung			⊗		
Hörminderung				⊗	
eingeschränktes Gesichtsfeld und Sehvermögen					⊗

Dispositionsprophylaxe

Säuglinge, Kleinkinder, ältere Menschen und Patienten mit Diabetes mellitus, in Dialysebehandlung, immunsuppressiver Therapie u. a. haben ein höheres Erkrankungsrisiko. Untergewichtige Menschen (durch Armut, Alkoholismus, maligne Tumoren) sind stärker infektionsgefährdet. Durch die Förderung hygienischer und positiver Lebensbedingungen soll das Infektionsrisiko möglichst gering gehalten werden.

Eine Maßnahme zur Umgebungsgestaltung ist z. B. die häufige Raumlufterneuerung, indem das Patientenzimmer bei geschlossener Zimmertür gelüftet wird.

Expositionsprophylaxe

Im Vordergrund steht die Reduktion des direkten und körpernahen Kontaktes mit dem Tbc-Kranken:
- Isolierung (nur bei offener Lungentuberkulose!)
- Hygieneprinzip der Distanzierung beachten (S. 200)
- als Mund-Nasen-Schutz eine Partikelmaske der Schutzstufe FFP2 tragen (besonders beim Umgang mit mikrobenhaltigen Körpersekreten, **Abb. 41.13**)
- Patienten zu Hustenetikette („cough etiquette") anhalten, d. h. den Patienten auffordern, beim Husten den Mund mit einem Papiertaschentuch zu bedecken → damit wird die Freisetzung respiratorischer Tröpfchen vermindert

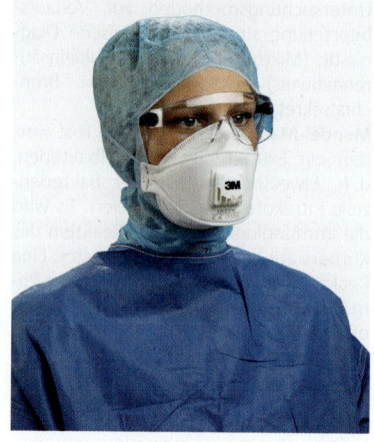

Abb. 41.13 Ein höherwertiger Mund-Nasenschutz (Partikelmaske der Schutzstufe FFP 2) soll bei der Pflege von Patienten mit offener Lungen-Tbc getragen werden.

- Bezugspflege (begrenzte Zahl an Mitarbeitern, die das Isolierzimmer betreten).

Ist eine Einzelzimmer-Isolation nicht möglich, müssen Patienten mit identischem Resistenzmuster zusammen betreut werden (Gruppenisolierung).

Maßnahmen, um die Compliance zu steigern

Eine ambulante Behandlung ist möglich, wenn es der Krankheitsverlauf, die sozialen Verhältnisse und die Patientencompliance zulassen. Insbesondere bei Obdachlosen, Menschen mit Alkoholabusus, Kindern von Asylbewerbern und äl-

teren Menschen ist jedoch eine stationäre Therapie häufig vorzuziehen.

❗ **DEFINITION** Als **Compliance** wird die Bereitschaft eines Patienten zur Mitarbeit an diagnostischen bzw. therapeutischen Maßnahmen bezeichnet, die Zuverlässigkeit (sog. Verordnungstreue) verlangen. Sie hängt vom Krankheitsverständnis, von Persönlichkeitsmerkmalen, sozialen Faktoren, Nebenwirkungen der Behandlung u. a. ab. _____

Da eine unregelmäßige Medikamenteneinnahme zur Selektion resistenter Keime führt, ist es besonders wichtig, dass die Patienten ihre Medikamente korrekt einnehmen. Die teilweise sehr unangenehmen Nebenwirkungen (s. **Tab. 41.10**) führen dazu, dass Patienten die Medikamente in Eigenregie zu früh absetzen. Einige Pflegedienste sind daher sogar dazu übergegangen Belohnungssysteme für ambulante Patienten einzuführen, die ihre Therapie einhalten.

➡ **MERKE** Pflegende in der stationären, insbesondere aber in der ambulanten Pflege sollten die Nebenwirkungen kennen und Patienten daraufhin beobachten. Diese Beobachtungen sind an den behandelnden Arzt weiterzugeben. _____

 Lern- und Leseservice

Verwendete Literatur
Übertragung von Infektionen
→ Anonym. Empfehlungen der Ständigen Impfkommission (STIKO) am Robert Koch-Institut / Stand: Juli 2011. Epidemiologisches Bulletin. 30/2011. Online: www.rki.de
→ Kappstein I. Nosokomiale Infektionen. 4. Aufl. Stuttgart: Thieme; 2009
→ Schulze-Röbbecke R. Isolierung infektiöser Patienten – auf die Übertragungswege kommt es an. Krankenhaushygiene up2date 2006; 1: E1 –E23
→ Schwegler J., Lucius R. Der Mensch. Anatomie und Physiologie, 5. Auf. Stuttgart: Thieme; 2011

→ Siegel JD et al. Guideline for Isolation Precautions: Preventing Transmission of Infectious Agents in Healthcare Settings 2007. Online im Internet: http://www.cdc.gov/ncidod/dhqp/pdf/guidelines/Isolation2007.pdf (Stand 9. 8. 2011)
→ Sitzmann F. Hygiene daheim. Bern: Hans Huber; 2007
→ Sitzmann F. Verhütung nosokomialer Infektionen. AINS 18 2010; 1: 4 – 10
→ Sitzmann F. Hygiene kompakt. Bern: Huber; 2012 (im Druck)
→ Widmer A et al. Neue Isolationsrichtlinien in den USA für Spitäler und andere Gesundheitseinrichtungen: Bedeutung für die Schweiz. Swissnoso Bulletin 10. 1. 2010. Online: www.swissnoso.ch/de

HIV und AIDS
→ EKAF (2008) HIV-infizierte Menschen ohne andere STD sind unter wirksamer antiretroviraler Therapie sexuell nicht infektiös. Online: http://www.saez.ch/pdf_d/2008/2008-05/2008-05-089.PDF
→ DAIG, OEAIG. Postexpositionelle Prophylaxe der HIV-Infektion. Deutsch-Österreichische Empfehlungen 2008. Online im Internet: http://www.daig-net.de
→ Cohen MS, Chen YQ, McCauley M, et al. Prevention of HIV-1 Infection with Early Antiretroviral Therapy. Online: NEJM.org. N Engl J Med July 2011

→ European Collaborative Study (2005). Mother-to-child transmission of HIV infection in the era of highly active antiretroviral therapy. Clin Infect Dis 2005; 40: 458 – 465

→ Flegel A, Koerner K, Wagner F, Kubanek B. Zehn Jahre HIV-Testung in den Blutspendediensten: Maßnahmen zur Vermeidung von Infektionsübertragungen durch Bluttransfusionen. Dtsch Arztebl 1996; 93 (13). Online: http://www.aerzteblatt.de/V4/archiv/artikel.asp?id=942

→ Hoffmann H, Rockstroh J, Kamps BS. HIV.NET. Wuppertal: Steinhäuser; 2007. Online: http://www.hiv.net/2010/buch.htm

→ Nationaler AIDS Beirat (2012). Der Nationale AIDS-Beirat positioniert sich zur Prävention von HIV mit antiretroviralen Medikamenten. Online: http://www.bmg.bund.de/fileadmin/dateien/Downloads/N/Nationaler_AIDS-Beirat/Nationaler_AIDS_Beirat_Votum_Praevention_120404.pdf

→ RKI (2011). HIV/AIDS in Deutschland – Eckdaten der Schätzung. Online: http://www.rki.de/DE/Content/InfAZ/H/HIVAIDS/Epidemiologie/Daten_und_Berichte/Eckdaten.html?nn=2386228

→ UNAIDS (2011). UNAIDS World AIDS Day Report. Online: http://www.un-aids.org/en/media/unaids/contentassets/documents/unaidspublication/2011/JC2216_WorldAIDSday_report_2011_en.pdf

→ WHO, UNAIDS. New Data on Male Circumcision and HIV Prevention: Policy and Programme Implications 2007. Online: http://data.unaids.org/pub/Report/2007/mc_recommendations_en.pdf

→ Wicker S, Gottschalk R, Rabenau HF. Gefährdungen durch Nadelstichverletzungen: Betrachtung aus arbeitsmedizinischer und virologischer Sicht. Dt. Ärztebl 2007; 104 (45). Online: http://www.aerzteblatt.de/v4/archiv/artikel.asp?id=57 493

CDAD

→ Grünewald T et al. Clostridium-difficile-Infektion. DMW 135 2010; 14: 699 – 703

Noroviren

→ Ebner W, Meyer E. Noroviren. Krankenhaushygiene up2date 2007; 1: 9 – 21

→ Sitzmann F. Noroviren – Ausbruch! NOVAcura – Schweizer Fachverband für Pflege und Betreuung 38 2008; 10:20 – 21

→ Sitzmann F. Hygiene kompakt. Bern: Huber; 2012 (im Druck)

→ Weis S, Grimm M. Nosokomiale Diarrhö. Der Internist 52 2011; 2: 167 – 178

Meningitis

→ Fliss, B, Bartsch C. Rechtsmedizinische Erkenntnisse zum Waterhouse Friderichsen-Syndrom (WFS). Schweiz Med Forum 11 2011; 8: 144 – 145

→ Schmidt C et al. Bakterielle Meningoenzephalitis. Intensivmedizin up2date 2007; 3: 69 – 80

→ Seifert F, Maihöfner C. Akute Kopfschmerzen: Differenzialdiagnose und Management. Notf. med. up2date 6 2011; 2: 161 – 171

Lungen-Tbc

→ Anonym. Tuberkulose RKI-Ratgeber Infektionskrankheiten 2009. Online: www.rki.de/cln_160/nn_274 324/DE/Content/Infekt/EpidBull/Merkblaetter/Ratgeber__Mbl__Tuberkulose.html (Stand 9. 8. 2011)

→ Diehl R u. a. Neue Empfehlungen für die Umgebungsuntersuchungen bei Tuberkulose – Deutsches Zentralkomitee zur Bekämpfung der Tuberkulose. Pneumologie 65 2011; 6:359 – 378

→ Jensen PA et al. Guidelines for Preventing the Transmission of Mycobacterium tuberculosis in Health-Care Settings, 2005. Morbidity and Mortality Weekly Report (MMWR) 2005; 54 RR-17: 1 – 141

→ Lange C et al. Extensiv-resistente Tuberkulose (XDR-TB). DMW 2008; 8: 374 – 376

→ Nienhaus A. Tuberkulose im Gesundheitswesen. Pneumologie 2009; 63: 23-30

→ Richert M et al. Tuberkulöse Meningitis. Schweiz Med Forum 10 2010; 16: 288 – 289

→ Richter-Kuhlmann E. Tuberkulose: Keine Entwarnung trotz rückläufiger Zahlen. Dtsch Ärztebl 107 2010; 13: A – 578

→ Sitzmann F. Hygiene daheim. Bern: Hans Huber; 2007

→ Wagner D et al. Stellenwert der T-Zell-Interferon-γ-Sekretionstests in der Tuberkulosediagnostik. DMW 2011; 14: 691 – 694

Kontakt- und Internetadressen

→ Robert Koch Institut: Nordufer 20, 13 353 Berlin, Tel. 01 888/754 – 0, http://www.rki.de

→ Impfschutz siehe: http://www.auswaertiges-amt.de, Homepage: Länder- und Reiseinformationen

→ Bücher und Literaturdienst zu HIV und AIDS: http://www.hiv.net

→ Epidemiologieprotokolle einer großen Zahl von Infektionskrankheiten u. a. Hygieneempfehlungen: www.klinik-hygiene.de

42 Pflege von Patienten mit Erkrankungen des ZNS

Carmen Boczkowski, Ilona Csoti, Marcus Eck, Ferenc Fornadi,
Michaela Friedhoff, Mette-Maria Kaeder, Ralf Krämer,
Thomas Olschewski, Annegret Sow, Maike Unger, Andreas Wendl

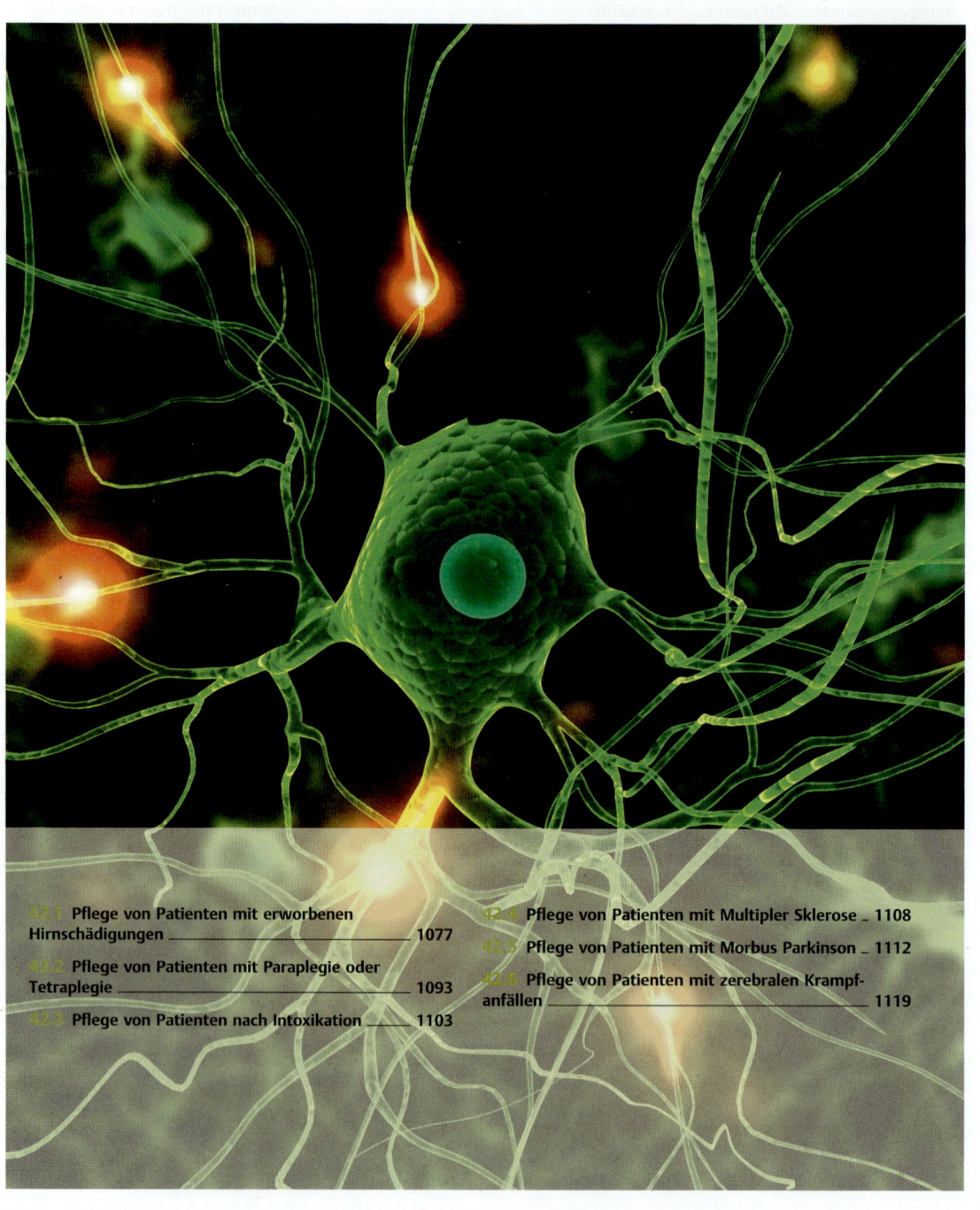

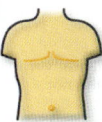

Anatomie und Physiologie im Fokus

Zentrales Nervensystem im Überblick

(nach Schwegler 2011)

Das zentrale Nervensystem (ZNS) wird in zwei große Bereiche unterteilt:
1. Gehirn
2. Rückenmark

Vom zentralen Nervensystem gehen sämtliche Nerven aus, welche den gesamten Körper versorgen und ein großes Netz bilden. Bewusste und unbewusste Bewegungen, Gedanken, Gefühle und vegetative Reaktionen werden von dort aus gesteuert. Dieses sensible Organ benötigt einen besonderen Schutz, da Verletzungen immer lebensbedrohlich sein können. Das Gehirn wird vom knöchernen Schädel umschlossen und ist somit vor Druck von außen geschützt. Dieser Schutz auf der einen Seite hat jedoch den Nachteil, dass Druckerhöhungen im Bereich des Gehirns (z. B. eine Blutung) schnell zum Druck auf das Hirngewebe führen. Bei einer Schwellung im Bereich des Abdomens kann sich das Gewebe ausdehnen. Im Bereich des Gehirns kommt es durch die knöcherne Begrenzung bedingt, zur Kompression des Hirngewebes mit den entsprechenden Folgen.

Gehirn und Rückenmark werden von den Hirnhäuten umgeben. Unter der Haut befindet sich der Schädelknochen. Darunter liegt die harte Hirnhaut (Dura mater). Zwischen der harten und der weichen Hirnhaut (Pia mater) liegt die so genannte Spinngewebshaut (Arachnoidea). Die Arachnoidea hat einen Subarachnoidalraum, der an die Pia mater angrenzt. In diesem Raum befindet sich Flüssigkeit (Liquor). Der Liquor dient der Ernährung des Gewebes, ist jedoch gleichzeitig auch ein Flüssigkeitspolster zum Schutz des Gehirns (*Abb. 42.1*).

Wenn man einen beliebigen Teil des ZNS (Gehirn oder Rückenmark) aufschneidet, fällt zunächst auf, dass zwei scharf abgegrenzte Schichten einander gegenüberstehen:

- die graue Substanz (Substantia grisea) und
- die weiße Substanz (Substantia alba).

Die graue Substanz des ZNS enthält vorwiegend Nervenzellen. Sie befindet sich im Inneren des Rückenmarks und

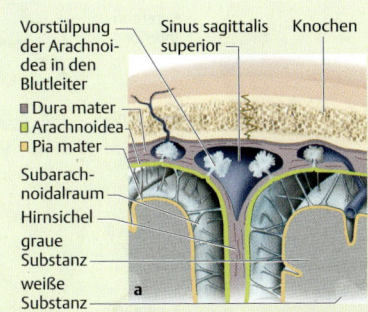

Abb. 42.1 Gehirn und Rückenmark.
a Drei Hirnhäute umgeben vollständig **a** Gehirn und
b Rückenmark. Unterhalb der Arachnoidea befindet sich ein liquorgefüllter Subarachnoidalraum, der das Gehirn vor stärkeren Erschütterungen schützt und mit dem Rückenmark in Verbindung steht.

wird von der weißen Substanz umgeben. Die weiße Substanz besteht aus Leitungsfasern (Rückenmarkbahnen), die verschiedene Teile des ZNS miteinander verbinden.

Rückenmark

Das Rückenmark wird von der Wirbelsäule geschützt. Die Vorderwurzel eines Spinalnerven enthält motorische und vegetative Fasern, die vom Rückenmark in die Peripherie ziehen (Efferenzen). Der eigentliche Rückenmarknerv (Spinalnerv) entsteht aus der Vereinigung je einer Vorder- und Hinterwurzel. Die Hinterwurzel führt sensible Fasern aus der Peripherie zum Rückenmark (Afferenzen, *Abb. 42.2*). Damit das Gehirn erfährt, was im Körperinnern und an dessen Grenzen eigentlich geschieht, enden die afferenten Fasern des sensi-

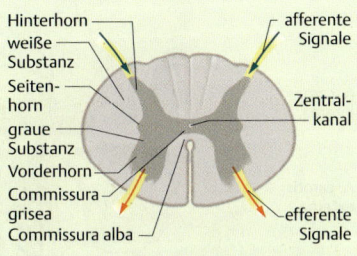

Abb. 42.2 Im Inneren des Rückenmarks liegt die nervenzellreiche graue Substanz. Sie bekommt afferente Signale aus der Hinterwurzel und gibt efferente Impulse an die Rückenmarknerven ab.

blen Systems nicht einfach im Rückenmark, sondern laufen über Rückenmarkbahnen ins Gehirn weiter.

Gehirn

Mit einem Gewicht von 1,3 – 1,5 kg ist das Gehirn nach der Leber das zweitschwerste unserer Organe. Von „unten" nach „oben" gibt es folgende Gehirnabschnitte (*Abb. 42.3 a*):

- Rautenhirn (verlängertes Rückenmark, Brücke, Kleinhirn)
- Mittelhirn
- Zwischenhirn (Thalamus, Hypothalamus)
- Großhirn (Hinterhauptlappen, Scheitellappen, Schläfenlappen, Stirnlappen, *Abb. 42.3 b*)

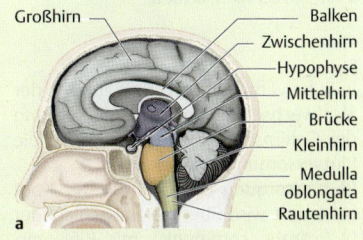

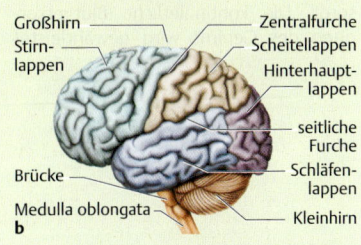

Abb. 42.3 Aufbau des Gehirns. a Mittiger Längsschnitt, **b** linke Hirnhälfte von außen.

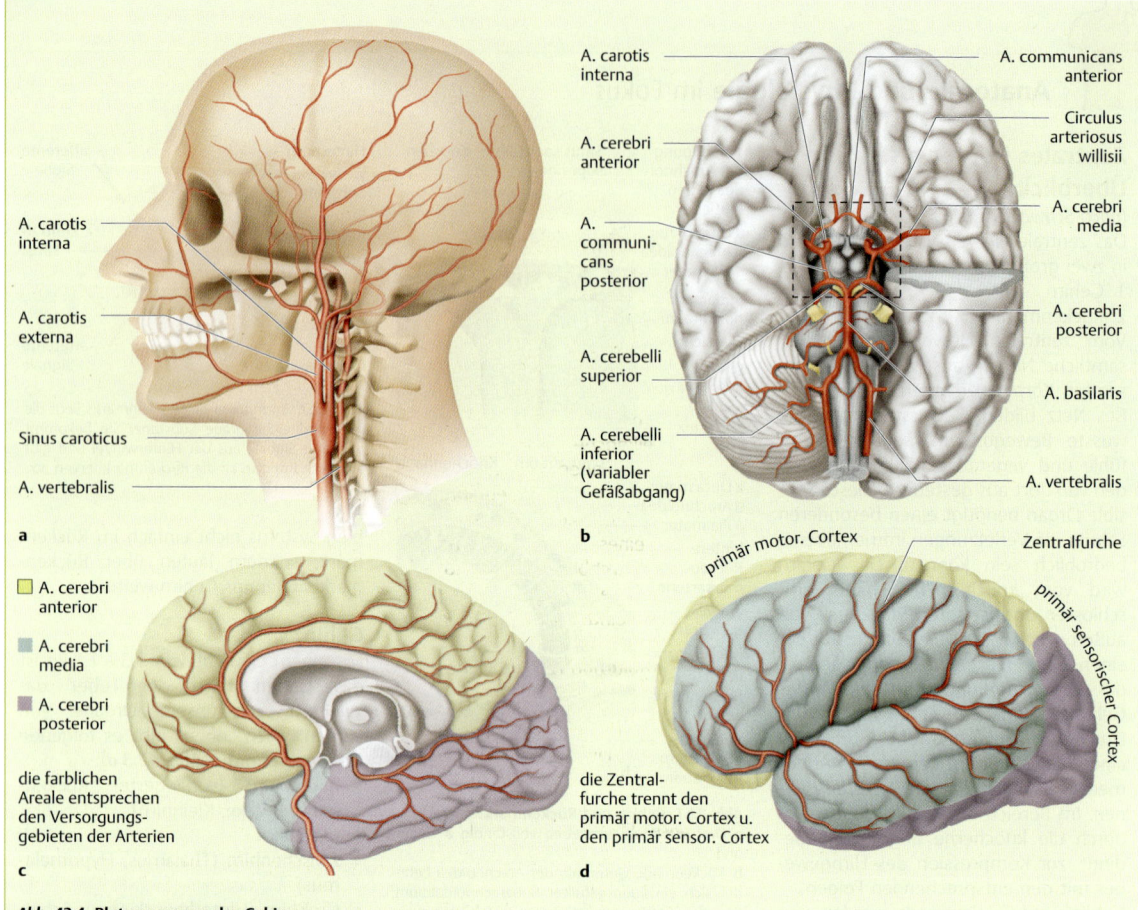

Abb. 42.4 Blutversorgung des Gehirns.
a Der Kopf bekommt seine Blutversorgung von der Halsschlagader (A. carotis communis).
b Arterien der Hirnbasis mit dem circulus arteriosus Willisii.
c Arterien der Hirninnenseite.
d Arterien der Hirnaußenseite.

In Ruhe verbrauchen wir bis zu 25 % der Stoffwechselenergie für die Versorgung des Gehirns; entsprechend stark ist die Blutversorgung entwickelt.
Blutversorgung des Gehirns. Der Kopf bekommt über die Halsschlagader (A. carotis communis) mit Blut versorgt. Die kontinuierliche Blutversorgung des Gehirns wird gewährleistet über einen spezifischen arteriellen Gefäßring (circulus arteriosus Willisii, **Abb. 42.4 b**). Jeweils beidseitig verlaufen im hinteren Bereich die vertebral Arterien und im vorderen Bereich die beiden Aa. carotides internae und münden an der Hirnbasis in die A. basilaris. Von der A. basilaris gehen weitere Hirnarterien aus, die das Gehirn mit Blut versorgen.

Durch diesen Kreislauf ist die arterielle Blutversorgung des Gehirns sichergestellt. Kommt es zu einem Verschluss eines zuführenden Gefäßes, wird über die gegenüberliegende Seite ausreichend arterielles Blut dem Gehirn zugeführt (**Abb. 42.4 c, d**).

42.1 Pflege von Patienten mit erworbenen Hirnschädigungen

Michaela Friedhoff

42.1.1 Medizinischer Überblick

Durchblutungsstörungen des Gehirns/Schlaganfall

Definition

Zum Schlaganfall kommt es durch eine Störung der Hirndurchblutung. Anstelle des Begriffs „Schlaganfall" werden häufig auch folgende Bezeichnungen verwendet: Hirninfarkt, Apoplexie, apoplektischer Insult, zerebrovaskulärer Insult, zerebrale Ischämie.

TIA. Ein Schlaganfall kündigt sich häufig durch eine sog. TIA (transitorisch ischämische Attacke) an. Das bedeutet, dass ein oder mehrere der frühen Warnzeichen auftreten und sich binnen 24 Stunden wieder zurückbilden. Häufig dauern diese Attacken nur wenige Minuten. Ein Arzt sollte unbedingt aufgesucht werden.
Schlaganfall. Bildet sich die Symptomatik nicht nach wenigen Minuten zurück, so liegt ein Schlaganfall vor. Der komplette Schlaganfall ist durch ein akut auftretendes und anhaltendes neurologisches Defizit gekennzeichnet.

Epidemiologie

Etwa 200 000 Bundesbürger erleiden jährlich einen Schlaganfall. Die Wahrscheinlichkeit vom Schlag getroffen zu werden, erhöht sich mit zunehmendem Alter. In den ersten 4 Wochen nach einem Schlaganfall sterben 15 – 20 % der Betroffenen. Ein Jahr nach dem Ereignis bleiben bei 50 % der überlebenden Patienten körperliche Beeinträchtigungen zurück, über 20 % davon bleiben dauerhaft pflegeabhängig (Stiftung Deutsche Schlaganfallhilfe).

Früherkennung

Durch die Früherkennung des Schlaganfalls hat sich die Anzahl der Überlebenden erhöht. Dem schnellen Erkennen der Symptome z. B. durch Angehörige folgt die Entscheidung, mit einem Notruf zu reagieren, um den raschen Transport ins Krankenhaus zu gewährleisten.

> **MERKE** Frühe, plötzlich auftretende Warnzeichen eines drohenden Schlaganfalls können sein:
> - Schwäche oder Gefühlsstörungen, besonders im Gesicht oder Arm
> - Probleme beim Sprechen oder gesprochene Worte zu verstehen
> - Sehstörungen, v. a. nur auf einem Auge
> - Schwindel, Gangunsicherheit
> - sehr heftige Kopfschmerzen

Ursachen

Obwohl das Gehirn nur 2 % des Körpergewichts ausmacht, benötigt es 15 % des Herzminutenvolumens (Menge Blut, die vom Herzen in einer Minute durch den Körper gepumpt wird). Dementsprechend wird das Gehirn reichlich mit Blut und somit mit Sauerstoff und Glukose versorgt. Schon nach wenigen Minuten Unterversorgung des Gehirns kommt es zu bleibenden Schäden, d. h. zum Untergang von Hirngewebe. Durch Anschwellen des Hirngewebes und dem durch den Schädelknochen nur begrenzt zur Verfügung stehenden Raum, kann es zu weiterer Kompression mit entsprechenden Ausfällen kommen.

Ursache eines Schlaganfalls ist eine plötzliche Durchblutungsstörung des Gehirns als Folge
- einer mangelnden Durchblutung (70 – 80 % der Fälle) oder
- einer Hirnblutung (20 – 25 % der Fälle).

Mangelnde Durchblutung

Die mangelnde Durchblutung ist bedingt durch Thrombose, Embolie und hämodynamische Entgleisung.
Thrombose. Ein Blutgefäß, welches das Gehirn mit Sauerstoff versorgt, wird durch einen Blutpropf (Thrombus) verschlossen. Der Verschluss eines Hirngefäßes entsteht meist dort, wo die Wand der Arterie schon vorgeschädigt ist. Ablagerungen von Fetten und Kalk verhärten (sklerosieren) die Gefäßwand, verengen diese und begünstigen somit die Bildung eines Thrombus und damit den Verschluss des Gefäßes.
Embolie. Von einem Blutgerinnsel, das im Herzen oder oft auch an der Gabelung der Halsschlagader entsteht, können sich Teile lösen und über den Blutstrom zum Gehirn gelangen und dort ein Gefäß verschließen.
Hämodynamische Entgleisung. Durch mangelnde Pumpleistung des Herzens (Herzinsuffizienz, frischer Herzinfarkt, Rhythmusstörungen, Kap. 32) kann der Druck des fließenden Blutes zu gering werden, um nachfolgende Gebiete ausreichend mit Blut und somit mit Sauerstoff zu versorgen.

> **MERKE** Bei den ersten **Warnzeichen eines drohenden Schlaganfalls „TIA"** (s. o.) zeigen sich die gleichen Symptome wie bei einem Schlaganfall, halten jedoch i. d. R. nur wenige Minuten

an. Eine Einweisung in eine Neurologische Klinik und eine entsprechende Behandlung sind unbedingt erforderlich, da die TIA sich wiederholen und in einen Schlaganfall übergehen kann.

Ausmaß der Schädigung
Das Ausmaß der Schädigung nach einem Schlaganfall ist abhängig von:
- Größe des thromboisierten Gefäßes (ist ein kleines Hirngefäß vom Schlaganfall betroffen oder ein großes?)
- Größe des Hirnödems
- Ausmaß der Blutung, die Druck auf das Hirngewebe ausübt und somit die Blutversorgung unterbindet
- Zeitdauer der Schädigung (nach 4 Min. beginnt der Untergang von Nervenzellen, nach 9 Min. ist das betroffene Hirngewebe abgestorben)

Anatomie und Physiologie im Fokus

Motorische Störungen. Vom Großhirn ausgehende Bahnen (Pyramidenbahnen) ziehen zum Rückenmark und geben Impulse für die willkürliche Bewegung. Diese Bahnen kreuzen zu 85 % die gegenüberliegende Körperseite. Dieses bedeutet, dass die rechte Großhirnhemisphäre überwiegend für die linke Körperhälfte und die linke Großhirnhemisphäre für die rechte Körperhälfte zuständig ist. Aus diesem Grund kommt es bei einer zentralen Schädigung in der linken Hirnregion zu Ausfällen auf der rechten Körperseite und umgekehrt. Hier wird auch deutlich, dass die Schädigung nicht auf eine Körperseite begrenzt ist, da 15 % der Bahnen vom Gehirn zur gleichen Körperseite ziehen. Es kann demzufolge nicht von einer „gesunden" und einer „kranken" Seite gesprochen werden, sondern besser von einer „mehr" und einer „weniger" betroffenen Seite oder von beidseits betroffenen Patienten. Diese Begriffe werden im weiteren Text verwendet.

Symptome
Bei einem Schlaganfall sind nie nur motorische Anteile betroffen. Die Lähmung einer Körperseite fällt uns zunächst am deutlichsten auf. Aufgrund des Versorgungsgebietes im Bereich einer Hirnarterie sind auch immer sensorische Anteile des Gehirns mitbetroffen. Das Ausmaß

der motorischen oder sensorischen Anteile ist dabei sehr unterschiedlich.

Nach einer Schädigung des zentralen Nervensystems durch einen Schlaganfall kann es zu Störungen in mehreren Bereichen kommen. Man unterscheidet:

- Störungen der körperlichen Funktionen
- Störungen der geistigen Funktionen
- Störungen der psychischen Funktionen

Die Symptome, die nach einem Schlaganfall auftreten können, werden ausführlich im Pflege- und Behandlungsplan ab S. 1081 beschrieben.

Therapie

Die Behandlung kann nach einer konkreten Diagnostik erfolgen und bezieht sich dann unmittelbar auf die Ursachen. Liegt eine thrombo-embolische Ursache dem Schlaganfall zugrunde, so wird in den meisten Fällen medikamentös auf die Blutgerinnung Einfluss genommen (bei den Patienten häufig als „Blutverdünnung" bekannt). Medikamente wie ASS (oral) oder Heparin (s. c.) verzögern die Blutgerinnung und verhindern somit die Neigung zu Thrombosen oder Embolien. Das Blut kann dann besser durch die vorgeschädigten, verengten Gefäße fließen.

> **MERKE** Eine absolute **Kontraindikation** für diese Therapie ist die Hirnblutung als Ursache für einen Schlaganfall. Die medizinische Behandlung hierbei wird im nächsten Abschnitt erläutert.

Wenn die Therapiemaßnahmen einsetzen, ist schon ein Teil des Hirngewebes zerstört und so richtet sich alle Konzentration auf die Verhinderung weiterer Schäden.

Das unterversorgte Gebiet ist umgeben von einem so genannten „Schatten" (Penumbra), der zu einer Funktionsstörung führt. Diese geschädigten Hirnareale können sich bei zügig eingeleiteter Therapie wieder erholen und somit auch nach Tagen noch zu einer deutlichen Verminderung der funktionellen Ausfälle führen. Die medizinische Behandlung richtet sich deshalb nach aufgetretenem Schlaganfall auf die möglichst rasche Wiederherstellung der Blutzirkulation und somit der Versorgung des Gehirns mit Sauerstoff und Glukose.

Blutungen des Gehirns

Es kann in verschiedene Bereiche des Gehirns bluten, mit unterschiedlichen Symptomen und Prognose (**Abb. 42.5**).

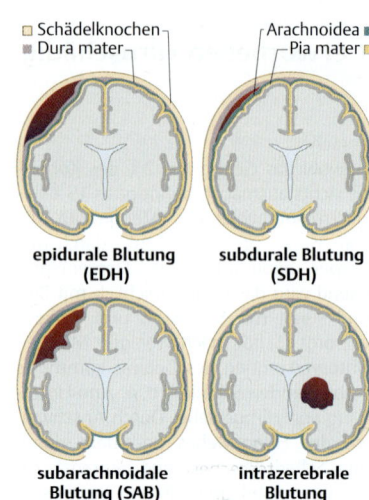

□ Schädelknochen ■ Dura mater Arachnoidea ■ Pia mater ■

epidurale Blutung (EDH)

subdurale Blutung (SDH)

subarachnoidale Blutung (SAB)

intrazerebrale Blutung

Abb. 42.5 Blutungen des Gehirns.

Epidurale Blutung (EDH)

Dies ist eine Blutung oberhalb der Dura Mater. Sie wird häufig durch ein Unfallereignis verursacht und verläuft dramatisch. Nach kurzer Bewusstlosigkeit kann es nach einem freien Intervall zur erneuten Eintrübung kommen. Da es sich um eine arterielle Blutung handelt, kommt es rasch zu einer Raumforderung im Gehirn und somit zu einer Hirnkompression. Nach sofortiger neurochirurgischer Behandlung durch eine Entlastungsoperation kann dieses Ereignis in wenigen Tagen folgenlos ausheilen.

Subdurales Hämatom (SDH)

Dies ist ein Bluterguss zwischen den Hirnhäuten der Dura Mater und der Arachnoidea, häufig durch ein Sturzereignis ausgelöst. Die Blutung entwickelt sich langsam, sodass der Verlauf sich über mehrere Wochen erstrecken kann. Durch eine operative Entlastung können sehr gute Ergebnisse erzielt werden.

Subarachnoidalblutung (SAB)

SAB ist eine akut auftretende Blutung im Bereich der Arachnoidea. Sie entsteht häufig durch ein geplatztes Aneurysma (Gefäßaussackung, s. **Abb. 42.6**), seltener durch ein Trauma und kann bei hoher Ausprägung in eine intrazerebrale Massenblutung (ICB) übergehen. Dann tritt das Blut diffus in Hirngewebe über.

Symptom einer SAB ist ein charakteristischer, plötzlich heftig auftretender, vernichtender Kopfschmerz mit evtl. verbundener Nackensteifigkeit. Nach wenigen Minuten bis zu einigen Stunden kann es zur Bewusstseinseintrübung kommen. Wird die Blutungsquelle früh-

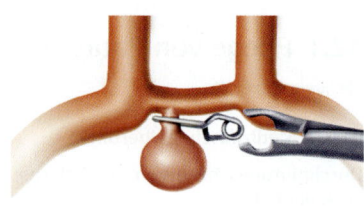

Abb. 42.6 Aneurysmenklippung.

zeitig entdeckt, kann die Blutung ausgeräumt und/oder das Aneurysma geklippt werden. Dazu wird ein Metallklipp an den intakten Ast des Gefäßes gesetzt (**Abb. 42.6**).

Besteht die Blutung schon einige Tage, kommt es zu Verengungen der intrakraniellen Gefäße (Vasospasmen), die eine erforderliche Operation zu diesem Zeitpunkt nicht erlauben. Der Patient wird auf der Intensivstation überwacht und evtl. eine Hemikraniektomie zur Entlastung durchgeführt.

Ausprägung und Lokalisation der Blutung sowie der Zeitpunkt der neurochirurgischen Maßnahmen entscheiden über den weiteren Verlauf. Wird die Blutungsquelle schnell behandelt, kann diese Erkrankung in seltenen Fällen völlig folgenlos überstanden werden. Die weiteren verbleibenden Symptome reichen von einem ausgeprägten hirnorganischen Psychosyndrom, über Hemiplegien bis zum Zustand des vegetativen Status (apallisches Syndrom).

Hirntumore

Hirneigene Geschwülste werden unterschieden in gutartige und bösartige Tumore. Des Weiteren bilden sich im Gehirn nicht selten Metastasen von Tumoren anderer Lokalisation im Körper (Brust, Lunge, Prostata usw.). Die Lokalisation und Größe des Tumors entscheidet über die Möglichkeiten und das Ausmaß einer Operation. Unmittelbar davon hängen die weiteren Folgen ab.

Schädel-Hirn-Traumen (SHT)

Schädel-Hirn-Traumen werden nach ihrer Dauer und Ausprägung ihrer Symptome in 4 Schweregrade unterteilt (**Tab. 42.1**).

Hypoxie

> **DEFINITION** **Hypoxie** ist eine akute Unterbrechung der Sauerstoffzufuhr zum Gehirn, z. B. durch einen akuten Herz-Kreislauf-Stillstand, Strangulationen oder Ertrinken. Nach einer Minute ohne Sauerstoff kann es zur Bewusstlosigkeit kommen. Ist das Gehirn über 5 Min. nicht mit Sauerstoff versorgt,

Tab. 42.1 Einteilung der Schädel-Hirntraumen in 4 Grade.

Schweregrad	Dauer der Bewusstlosigkeit	weitere Symptome
leichtes SHT (Grad I)	nicht vorhanden oder nur Sekunden bis Minuten	→ Erinnerungslücke → alle Symptome wie Übelkeit, Erbrechen, Schwindel, Kopfschmerz verschwinden innerhalb von 5 Tagen
mittelschweres SHT (Grad II)	einige Minuten (fortschreitend oder mit freiem Intervall)	→ nachweisbare hirnorganische Schäden → Symptome bilden sich innerhalb von 30 Tagen zurück
schweres SHT (Grad III)	mehrere Stunden (6 – 24 Std.)	→ nachweisbare Schäden am Gehirn → teilweise schwere neurologische Störungen (Reststörungen können auch nach Rehabilitation verbleiben)
schwerstes SHT (Grad IV)	über Tage und Wochen	→ schwerste neurologische Störungen, die sich nur z. T. rehabilitieren lassen

kommt es zu irreversiblen Schäden des Gehirns. ⎯⎯⎯⎯⎯⎯⎯

Patienten nach schweren hypoxischen Hirnschäden kommen nach der Akutbehandlung zur Rehabilitation. Im Vordergrund der Behandlung stehen die oft extremen Erhöhungen des Muskeltonus zur Erhaltung der Beweglichkeit. Wird das Bewusstsein wiedererlangt, bleiben häufig wesentliche psychische Auffälligkeiten bestehen.

42.1.2 Pflege- und Behandlungsplan

Pflegerische Maßnahmen im akuten Stadium nach erworbener Hirnschädigung

Aufgrund des begrenzten Ausmaßes, bedingt durch den knöchernen Schädel ist die frühzeitige Einleitung einer medizinischen Therapie zur Vermeidung weiterer Kompression des Hirngewebes von entscheidender Bedeutung. Wesentliche pflegerische Akutmaßnahmen sind:
Überwachung. Die Überwachung und Regulierung der Vitalwerte (RR, Puls und Temperatur), der Blutgase sowie des Blutzuckers stehen zunächst im Vordergrund. Die Überprüfung der Bewusstseinslage macht eine Einschätzung der Verschlechterung im weiteren Verlauf möglich.
Vermeidung von Hirndruck. Bei steigendem Hirndruck besteht die Gefahr, dass weitere Areale des Gehirns komprimiert werden und der Gewebetod fortschreitet. Um dieses zu verhindern, wird ein Teil des Knochendeckels des Schädels (Hemikraniektomie) entfernt, um dem angeschwollenen Gehirn mehr Platz zu bieten. Die Pflege führt alle notwendigen Maßnahmen so schonend wie möglich durch. Der Oberkörper sollte in 30° Oberkörperhochlagerung liegen, was durch eine A-Lagerung (S. 1087) schon z. T. erreicht wird. Berührungen des Patienten sind klar und deutlich. Bewegungsübergänge werden langsam durchgeführt.

Sauerstoffzufuhr oder Beatmung. Bei schlechten Blutgaswerten ist die Sauerstoffzufuhr oder eine Beatmung notwendig mit entsprechend intensivmedizinischer Versorgung.
Flüssigkeitsbilanz. Im akuten Stadium erfolgt die Flüssigkeitsaufnahme zunächst über einen zentralen Zugang, da das Vorhandensein von Schluckstörungen abgeklärt sein muss. Eine kontrollierte Bilanzierung ist notwendig, um den evtl. erhöhten Blutdruck sowie den Hirndruck nicht weiter zu verstärken.

42.1.3 Einführung in das Bobath-Konzept

Für den unvorbereitet Betroffenen kommt es durch das plötzliche und lebensbedrohliche Ereignis der zentralen Schädigung zu einer physischen und psychischen Notsituation. Er wird je nach

Ausprägung der Hirnschädigung in nahezu allen Aktivitäten und existenziellen Erfahrungen des Lebens beeinträchtigt sein. Hilflosigkeit, Abhängigkeit, Angst und Sorge stehen nun im Vordergrund. Radikal werden Lebenslauf und Lebensqualität für den Betroffenen sowie für die Angehörigen verändert. Dabei kommt es neben den körperlichen Beeinträchtigungen als Folge der Halbseitenlähmung oft auch zu Wahrnehmungs-, Denk- und Orientierungsstörungen.

Der Kranke sowie die Angehörigen benötigen in dieser Situation Unterstützung. Die Information über die Erkrankung und das weitere Prozedere können dabei Sicherheit geben. Im Anschluss an den Aufenthalt im Akutkrankenhaus sollte sich eine Rehabilitationsmaßnahme anschließen. Hier kann dann entschie-

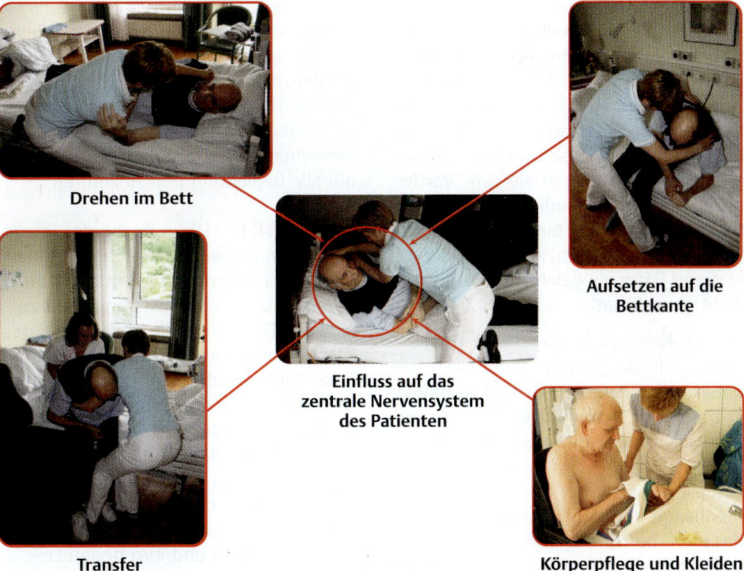

Drehen im Bett

Aufsetzen auf die Bettkante

Einfluss auf das zentrale Nervensystem des Patienten

Transfer

Körperpflege und Kleiden

Abb. 42.7 **Fundamente des Bobath-Konzepts.** Das Bewegen des Patienten während aller pflegerischen Tätigkeiten geschieht zur Förderung von Aktivierung, Haltungskontrolle und Körperwahrnehmung mit dem Ziel der Anbahnung normaler Bewegungsabläufe.

den werden, ob der Betroffene von seinen Angehörigen mit Unterstützung ambulanter Pflege zu Hause versorgt werden kann, oder sich die Verlegung in ein Pflegeheim anschließt.

Entstehung des Bobath-Konzepts

Das Bobath Konzept wurde in den 40er Jahren durch die Physiotherapeutin Berta Bobath entwickelt. Sie stellte in der Behandlung eines hemiplegischen Patienten fest, dass sich Spastik beeinflussen lässt. Diese Behauptung war zum damaligen Zeitpunkt eine Revolution und sehr umstritten. Berta Bobath begründete ihre Aussage auf rein empirischen Erfahrungen. Karel Bobath, ihr Ehemann, war Neurologe und hatte sich zur Aufgabe gemacht, die von seiner Frau aufgestellten Thesen wissenschaftlich zu untermauern.

Das Bobath-Konzept lehnte sich in den folgenden Jahren an die aktuellen Erkenntnisse der Neurophysiologie an. Zu diesem Zeitpunkt ging man davon aus, dass die Patienten unter pathologischen Reflexen leiden und dementsprechend in reflexhemmende Lagerungen gebracht werden mussten. Daraus ergaben sich die Lagerungen in beiden Seitenlagen, in Schrittstellung mit weit ausgestrecktem betroffenem Arm, die dem Problem zu entgegnen versuchten. In der weiteren Entwicklung des Konzepts verselbstständigten sich bei verschiedenen beteiligten Personen die Ansichten und Überzeugungen. Es wurden starre Regeln geschaffen, die für die Kranken und das Konzept nicht günstig waren. Die Betroffenen wollten sich einfach nicht in diese fertigen Muster „pressen" lassen und somit wurde festgestellt, dass „die Bobathlagerung" auf neurologisch Kranke nicht übertragbar sei. Das „Verhindern" kompensatorischer Bewegungsmuster stand mehr im Vordergrund, die Selbstständigkeit des Betroffenen wurde stark eingeschränkt. Das waren Entwicklungen, die Berta Bobath in dieser Form nie gelehrt und schon gar nicht gewollt hat.

Bobath-Konzept heute

Heute geht das Konzept nicht mehr von Reflexen aus, sondern der Schwerpunkt, insbesondere in der Pflege, liegt darauf, dass Gelenke in Positionen gebracht werden, die Bewegungen ermöglichen. Das aktuelle Wissen über muskuläre Zusammenhänge unterstützt dieses. Wird z. B. das mehr betroffene Bein vor einer Fehlstellung im Gelenk geschützt, so werden Verkürzungen von Bändern und Muskulatur verhindert und die Aktivierung der Beinmuskulatur gefördert. Der Kranke

erhält die Möglichkeit, bei Wiedererlangung von Muskeltonus, diesen auch zu nutzen, da nicht Schmerzen oder Verkürzungen den Bewegungsablauf und das Bewegungsausmaß einschränken.

Bobath-Konzept und Pflege

Berta Bobath hielt es schon sehr früh für notwendig, auch Pflegende entsprechend zu schulen, da sie viel Zeit mit dem Kranken verbringen und wesentlich am Rehabilitationsprozess beteiligt sind. Bei Beachtung der Prinzipien des Bobath-Konzepts haben die Pflegenden in ihrem Alltag eine Vielzahl an Möglichkeiten, den Patienten zu fördern und Sekundärschäden zu verhindern.

Aktuelle neurophysiologische Zusammenhänge und zahlreiche Erfahrungen Pflegender haben eine Grundlage zur Versorgung und Betreuung neurologisch Kranker geschaffen. Werden Prinzipien des Konzepts eingehalten und die individuelle Übertragbarkeit auf den jeweiligen Betroffenen beachtet, bietet es eine enorme Entwicklungsmöglichkeit für den kranken Menschen, schafft für Pflegende kräftesparende und rückenschonende Arbeitsweisen und v. a. Motivation im Berufsalltag durch eine Verstärkung ihrer Kompetenzen.

Die Absprachen im interdisziplinären Team bilden eine ebenso wichtige Grundlage wie die Einhaltung der Pflegeplanung. Der Patient benötigt Sicherheit im Alltag, um mit seiner häufig veränderten Wahrnehmung an alte Bewegungsfähigkeiten anknüpfen zu können oder neue zu erlernen.

Die Angehörigen können in diesen Prozess von Beginn an mit einbezogen werden. Sie stellen eine wichtige Unterstützung für den kranken Menschen dar, benötigen in dieser für sie neuen Lebenssituation jedoch ebenfalls verständnisvolle Begleitung und Anleitung.

MERKE Die Aufgabe der Pflege ist es, den kranken Menschen in seinen Alltagsaktivitäten zu fördern, um eine Verbesserung der Selbstständigkeit zu erzielen. Dabei sind die Bedürfnisse des Kranken und seine individuellen Ziele unbedingt einzubeziehen. Basierend auf theoretischen Hintergründen und praktischen Fähigkeiten des Bobath-Konzepts hat die Pflegende die Möglichkeit, eine ressourcenorientierte, fördernde Pflege durchzuführen, die den Kranken aus seiner Resignation und seinem Rückzug befreien können und ihm neuen Lebensmut bieten.

Fundamente des Bobath-Konzepts

Das Bobath-Konzept basiert auf der lebenslangen Fähigkeit des Nervensystems sich zu verändern und anzupassen. Plastizität bedeutet die Möglichkeit zu lernen. Lernen setzt Aufmerksamkeit und Motivation voraus.

! DEFINITION Unter **Plastizität des Gehirns** versteht man die Fähigkeit des zentralen Nervensystems sich zu adaptieren und zu verändern, als eine Antwort auf eine veränderte Umwelt oder eine zentrale Schädigung. ──────

Das bedeutet, dass wir nur einen Teil unserer Nervenzellen im Gehirn nutzen. Eine Vielzahl liegt „schlafend" bereit und kann durch Anregungen wieder „geweckt" werden. Pflege und Therapie konzentrieren sich auf die gesunden Anteile des Hirngewebes, die erneut aktiviert werden oder andere Aufgaben mit übernehmen.

Unter Berücksichtigung neurophysiologischer Grundlagen und neuropsychologischer Störungen steht die Unterstützung des Patienten bei den Aktivitäten des täglichen Lebens im Mittelpunkt. Hierbei sind folgende 3 Aspekte, die Fundamente des Bobath-Konzepts, besonders zu berücksichtigen (*Abb. 42.7*).

Aktivierung des Patienten. Patienten nach einer zentralen Schädigung haben häufig einen veränderten Muskeltonus. Die Muskulatur auf der betroffenen Seite ist völlig schlaff und zeigt keine Reaktion oder sie spannt sich im unangepassten Maße an. In beiden Fällen kann die Extremität nicht für eine Aktivität, z. B. Greifen, genutzt werden. Durch eine positive Beeinflussung, eine Normalisierung des Muskeltonus, kommt es zu normalen Bewegungsabläufen.

Verbesserte Haltungskontrolle. Die Voraussetzung der Rumpfaufrichtung ist ein stabiles Becken (unterer Rumpf und Beckenboden). Die Stabilität im Becken wird auch als Kernstabilität bezeichnet. Nur wenn es gelingt, die Muskulatur im unteren Rumpf und Beckenboden aufzubauen, kann der Körper sich im Schwerkraftfeld halten (Haltungskontrolle). Werden die Arme zum Festhalten benötigt, sind sie nicht frei für Bewegungen. Erst wenn das Sitzen frei oder mit wenig Unterstützung durch Material gelingt, können die Arme für Alltagsaktivitäten eingesetzt werden. Fehlende Haltungskontrolle führt häufig zu einer vermehrten Muskelanspannung in den Extremitäten, was sich nicht selten in Form von Beugung in den Armen und/oder Beinen zeigt.

Förderung der Körperwahrnehmung. Der größte Anteil unserer Bewegungen im Alltag verläuft automatisch. Wir können gehen, ohne immer wieder auf unsere Füße schauen zu müssen. Selbst wenn Treppenstufen gegangen werden, funktioniert unser Körper automatisch und setzt die Muskulatur und das Gleichgewicht im dafür notwendigen Zusammenspiel ein. Auch im Stuhl sitzend mit geschlossenen Augen wissen wir genau, ob unsere Füße so stehen, dass wir aufstehen könnten. Um dieses gewährleisten zu können, benötigt unser zentrales Nervensystem Rückmeldung über unseren Körper im Raum. Daraus wird das Körperschema errechnet, sodass wir uns ständig den Erfordernissen anpassen können. Verantwortlich dafür sind Rezeptoren, die bei kleinsten Bewegungen eine Rückmeldung an das zentrale Nervensystem (ZNS) weiterleiten.

➡ **MERKE** An dieser Stelle wird deutlich, dass die 3 Aspekte (Aktivierung des Patienten, verbesserte Haltungskontrolle und Förderung der Körperwahrnehmung) einander bedingen und im pflegerischen Alltag nicht voneinander zu trennen sind. ———

42.1.4 Symptomorientierte Pflege nach dem Bobath-Konzept

Neurophysiologische Störungen
Störungen der Motorik und Sensorik
Der Muskeltonus ist abhängig von allgemeinen und spezifischen Faktoren. Zu den allgemeinen Faktoren, die den Muskeltonus beeinflussen, gehören Angst, Unsicherheit, Trauer, Erwartungen, Temperatur, Geschwindigkeit, Schmerzen, ist etwas bekannt, unbekannt usw.

Zu den spezifischen Faktoren, die den Muskeltonus beeinflussen, gehören

- die Annahme des Körpers an die Auflagefläche (Unterstützungsfläche),
- die Lage im Raum und somit die Einwirkung der Schwerkraft,
- ausreichend Stabilität, um mobil sein zu können und
- die Stellung der Schlüsselpunkte zueinander.

Wie wichtig diese 4 spezifischen Einflussfaktoren sind, wird anhand eines Patientenbeispiels verdeutlicht.

💡 **FALLBEISPIEL** **Rückenlage.** Eine Patientin liegt auf dem Rücken in ungünstiger Streckung (*Abb. 42.8 a*). Dies hat Auswirkungen auf

- Auflagefläche (uF),
- Schwerkraft,
- Stabilität und
- Schlüsselpunkte.

1. Die Wirbelsäule kann die **Auflagefläche (uF)** Matratze nicht annehmen. Es ist ein Hohlraum vorhanden, die Rückenmuskulatur kann nicht loslassen.

2. Die **Schwerkraft** wirkt von oben auf die Patientin ein. Jede Bewegung, z. B. das Anheben des Kopfes, in dieser Position erfolgt gegen die Schwerkraft und ist entsprechend anstrengend. Die Schwerkraft hat in allen Positionen Einfluss auf unseren Körper und somit auf die Spannung der Muskulatur.

3. Die notwendige **Stabilität** im Rumpf, Becken und auf der linken Körperseite ist nicht vorhanden, sodass der Kopf nur sehr gering und mit viel Mühe angehoben werden kann. Um einen Teil des Körpers bewegen zu können, müssen andere Teile des Körpers die Stabilität und somit die Voraussetzung für diese Bewegung bieten. Ohne Stabilität ist Bewegung nicht oder nur sehr schwer möglich. Dieses Prinzip gilt für alle Positionen, aus denen Bewegung heraus stattfinden soll.

4. Die **Schlüsselpunkte** Schultern liegen hinter dem zentralen Schlüsselpunkt Thorax. Die Voreinstellung der Muskulatur dieser Patientin ist Streckung (s. *Abb. 42.8 a*), d. h. die Streckmuskulatur spannt sich in dieser Position bei Bewegung als erstes an.

Welche Voraussetzungen sind notwendig beim Bewegen im Bett oder beim Aufsetzen auf die Bettkante?
Unkorrigierte Rückenlage. Die Patientin hat einige Wochen in unkorrigierter Rückenlage gelegen. Bei jeder Bewegung spannt sich ihre Rückenmuskulatur an, es besteht ein hoher Auflagedruck am Hinterkopf. Beim Aufsetzen auf die Bettkante drückt sie stark nach hinten und nimmt den Kopf in den Nacken. Eine Unterstützung des Bewegungsablaufs durch die Patientin ist kaum möglich. Die Hilfestellung der Pflege erfordert beim Bewegen im Bett und beim Aufsetzen auf die Bettkante einen sehr hohen Kraftaufwand.
Korrigierte Rückenlage. Durch eine günstigere Stellung der Schlüsselpunkte zueinander (*Abb. 42.8 b*) kann die Patientin mehr Auflagefläche, insbesondere im Rückenbereich, annehmen. Dies bedingt eine bessere Stabilität des Rumpfs auf der Matratze und verringert den Druck am Hinterkopf. Somit werden normale Bewegungsabläufe leichter aktiv möglich. Schluckstörungen sind ein häufiges Symptom nach zentralen Schädigungen, sie treten nach einem Schlaganfall bei über 50 % der Patienten auf. In dieser Position ist das Schlucken deutlich leichter möglich, was Aspirationen verhindert.

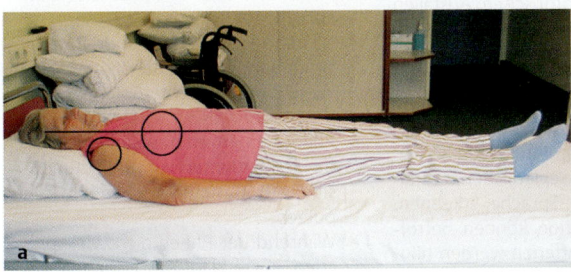
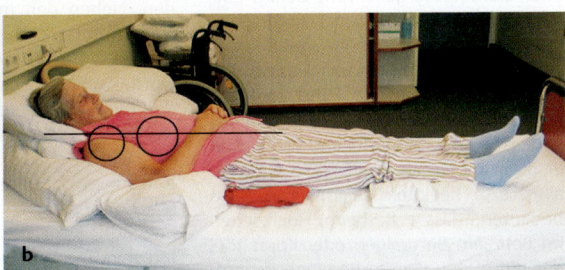

Abb. 42.8
a Die Patientin liegt in ungünstiger Rückenlage, die Schultern fallen, der Brustkorb kommt hervor. Aus dieser Lage heraus ist ein Anheben des Kopfes oder des Oberkörpers nur schwer möglich.
b Die korrigierte Position in A-Lagerung ist Voraussetzung für das weitere Bewegen im Bett, der zentrale Schlüsselpunkt kann absinken, die Schultern sind unterlagert, der Kopf liegt höher (ohne dass das Kopfteil hochgestellt wurde).

Assoziierte Reaktionen/Spastik

Auf der hemiplegischen Seite des Kranken kommt es im frühen Stadium zu einer schlaffen Lähmung, d. h. es ist zunächst kein Muskeltonus vorhanden. Arm und Bein liegen schlaff auf der Matratze und können nicht oder nur unzureichend bewegt werden.

Im weiteren Verlauf kann es, insbesondere bei Bewegungen des Patienten, zu unkontrollierten Tonuserhöhungen bis hin zur Spastizität auf der betroffenen Seite kommen. Derartige Muskelanspannungen machen ebenfalls kontrollierte Aktivitäten unmöglich.

Der Kranke kann seine Tonusverhältnisse nicht entsprechend den Erfordernissen anpassen. Das Wechselspiel von Anspannung und Entspannung, das für einen harmonischen Bewegungsablauf notwendig ist, gelingt nicht. Die Bewegungen mit der betroffenen Seite sind häufig sprunghaft und unkontrolliert. So kann es sein, dass beim Gähnen, Husten, Niesen, Lachen oder bei Anstrengung mit der besseren Seite, z. B. der betroffene Arm in Beugung springt und anschließend wieder in seine Ausgangsposition zurückfällt. Diese unkontrollierten Bewegungen heißen: assoziierte Reaktionen.

! DEFINITION **Assoziierte Reaktionen** sind Antworten auf einen Stimulus, der die hemmende Kontrolle übersteigt. Sie sehen beim jeweiligen Patienten immer gleich aus, sind dynamisch und deuten auf einen erhöhten Muskeltonus hin, der nicht funktional nutzbar ist. ───────────

Ausbildung von Spastiken. Unser Gehirn hat noch viele schlafende Nervenzellen, die bereit sind, Verbindungen einzugehen, also Synapsen zu bilden. Solche Verbindungen entstehen durch Reize, die über die Sinnesorgane vom Gehirn aufgenommen werden. Dabei unterscheidet das Gehirn nicht in „gute" oder „nicht gute" Reize, sondern nimmt alles auf, was angeboten wird. Führt der Kranke eine Bewegung aus, die zu einer assoziierten Reaktion führt und wiederholt er diese mehrmals am Tag, so wird die assoziierte Reaktion gelernt. Das kann bedeuten, dass z. B. beim Hochziehen im Bett, am Bettgalgen oder Kopfende, das betroffene Bein in Beugung springt. Das Gehirn lernt nun, dass bei jeder Streckung über Ziehen mit dem besseren Arm, das betroffene Bein in Beugung geht (also auch beim Aufstehen, wenn der Kranke sich an einem Griff hochzieht). Hat der Kranke anschließend

nicht die Möglichkeit, sein betroffenes Bein wieder zu strecken, so wird sich im Laufe weniger Tage die assoziierte Reaktion in ein spastisches Muster verwandeln.

! DEFINITION **Spastik** bedeutet, dass Bewegungen nicht mehr möglich sind und der entsprechende Körperabschnitt nicht mehr verändert werden kann. Die beteiligte Muskulatur hat sich verkürzt, die Gefahr von **Kontrakturen** (knöcherne Versteifung von Gelenken) ist besonders groß. Von Kontrakturen spricht man erst, wenn sich die Muskulatur bindegewebig verändert hat. ──────

Störungen der Sensibilität

Das Gefühl, die Sensibilität, für die betroffene Seite kann gestört sein. Dies äußert sich in:

- **Taubheitsgefühl:** Die Patienten bemerken keine Berührungen, keine Kälte oder Wärme und keine harten oder spitzen Gegenstände. Sie müssen von der Pflege besonders geschützt werden.
- **Missempfindungen:** Sie können sich äußern als Kribbeln oder Stechen. Berührungen werden nur sehr schwach wahrgenommen, oder minimale Berührungen schon als Schmerz empfunden.
- **Unkoordinierte Bewegungsabläufe:** Das zeitliche Zusammenspiel der einzelnen Muskelgruppen ist gestört und kann bei Patienten Bewegungen abgehackt und unkoordiniert aussehen lassen.

Neuropsychologische Störungen

Nach einem Schlaganfall sind die körperlichen Symptome, wie die Halbseitenlähmung und damit der Verlust der Bewegung einer Körperhälfte so dominant, dass die Veränderungen der geistigen Hirnleistungen erst später erkannt werden. Neben den motorischen Ausfällen sind immer auch sensorische Anteile betroffen. Da Hirngewebe geschädigt wurde, gibt es auch Auswirkungen auf den kognitiven Bereich, die nicht zu verwechseln sind mit psychischen Störungen. Die geschädigten Strukturen im Gehirn führen zu unterschiedlichen Ausfällen: Aufmerksamkeit, Sprache, Erkennen, Behalten, Konzentration können betroffen sein. Diese Betroffenen werden häufig als dement oder unkooperativ bezeichnet, da der Umgang für alle Beteiligten nicht einfach ist: „Der Patient ist faul", „hilft nicht mit", oder „arbeitet immer genau dagegen" sind Reaktionen

von Pflegenden, die das Verhalten des Kranken missverstehen.

➤ MERKE Die Umwelt und sich selbst wahrzunehmen ist eine Grundvoraussetzung für kognitive Leistungen. Wahrnehmung ist beeinflussbar und hängt u. a. von Faktoren wie Stimmung, Interesse, Motivation und Aufmerksamkeit ab. Ohne die Aufmerksamkeit auf etwas zu lenken, nimmt unser Sinnesorgan keine Reize auf, Eindrücke werden nur unzureichend zum Gehirn weitergeleitet und gespeichert, was jedoch die Voraussetzung für Lernen darstellt. ─────

Störungen der Aufmerksamkeit

Aufmerksamkeit, Wahrnehmung und Lernen sind abhängig von der Motivation des Patienten. Ein einfühlsamer Umgang unter Beachtung der Individualität des Patienten ist von großer Bedeutung.

Bei ca. 80 % der Patienten nach einem Schlaganfall bzw. einer Hirnblutung kommt es zu Störungen der Aufmerksamkeit (Sturm 1997, van Zomern et al. 1984). Die Störungen betreffen:

- geteilte Aufmerksamkeit (Möglichkeit, 2 oder mehr Reize wahrzunehmen)
- selektive Aufmerksamkeit (Möglichkeit, andere Reize zu filtern und sich nur auf eine Maßnahme zu konzentrieren)
- Dauer der Aufmerksamkeit (Möglichkeit sich z. B. beim Frühstück am Tisch auf das Essen zu konzentrieren und nicht vorher in der Aufmerksamkeit einzubrechen)

Pflegemaßnahmen. Maßnahmen bei Störungen der Aufmerksamkeit sind:

- Für eine angemessene Umgebung sorgen während der Pflege und den Mahlzeiten, vielleicht allein am Tisch, im Zimmer, oder mit einem ruhigen Patienten zusammen.
- Beim Waschen nicht das Waschwasser ununterbrochen laufenlassen (lenkt ab!).
- Nicht so viele Gegenstände in der Umgebung stehen haben, z. B. am Waschbecken Cremetöpfe, Fön, Waschlotion usw.
- Pflegesequenzen auswählen, die auch für den Patienten von Bedeutung sind, z. B. Gesicht waschen und Zähne putzen.
- Während der Pflege nicht viel sprechen, kurze klare Anweisungen geben.

Apraxie

> **DEFINITION** Unter **Apraxie** versteht man die Schwierigkeit mit Gegenständen zu hantieren und eine angepasste Bewegung für eine bestimmte Situation auszuwählen. Des Weiteren kann eine Unfähigkeit bestehen, Tätigkeiten ihrer Reihenfolge entsprechend auszuführen.

Diese Störung tritt meist bei linkshirnigen Infarkten auf, also bei einer Hemiplegie auf der rechten Seite. Die Kranken können sich z. B. kein Glas Wasser einschenken, obwohl sie dazu mindestens einen funktionsfähigen Arm zur Verfügung haben. Sie haben keine Idee dafür, wie die Flasche gekippt werden muss, um das Wasser in das Glas zu bekommen. Oder sie nehmen den Waschhandschuh in die Hand und sitzen regungslos vor dem Waschbecken. Wie sie nun ihren Körper mit dem Waschhandschuh waschen können, ist aus ihrem Gedächtnis entwichen.

Pflegemaßnahmen. Hier ist das Einfühlungsvermögen und die Geduld der Pflegenden und Angehörigen gefragt. Zunächst sollten Pflegesequenzen ausgewählt werden, die für den Kranken von Bedeutung sind und dann täglich geübt werden. Kleine Handlungssequenzen sollten den Beginn der therapeutischen Pflege darstellen. Sprechen, Erklären und Zeigen der anstehenden Maßnahme hilft dem Betroffenen in dieser Situation nicht weiter. Es führt nur zur Verwirrung und nicht zum gewünschten Erfolg, da der Kranke gerade auf dieser Ebene seine Probleme hat. Behutsames Führen ermöglicht Bewegungslernen und fördert die Wahrnehmung.

Agnosie

> **DEFINITION** **Agnosie** bedeutet die Unfähigkeit, Gegenstände in ihrer Funktion zu erkennen.

Der Kranke hat möglicherweise keinerlei Einschränkungen im motorischen Bereich, nimmt aber seine Zahnbürste, um sich die Haare zu kämmen. Oder er versucht, mit dem Löffel sein Brot zu schmieren. Die Abgrenzung zur Apraxie ist nicht immer eindeutig.

Zur Agnosie gehört auch das Phänomen der Anosognosie (griech. nosos = Krankheit), das nicht Wahrnehmen der eigenen Erkrankung. Der Kranke erlebt sich nicht als krank, auch wenn deutliche körperliche Beeinträchtigungen vorlie-

gen. Die Anosognosie ist häufig ein Bestandteil des Neglektphänomens (s. u.).
Pflegemaßnahmen. Die Pflege führt auch hier den Kranken in seinen Alltagsaktivitäten und unterstützt ihn bei der richtigen Auswahl der Gegenstände.

Räumliche Störungen

> **DEFINITION** Bei den **räumlichen Störungen** liegen Störungen in Bezug auf die dreidimensionale Welt vor. Der eigene Körper oder auch Objekte können nicht in räumliche Beziehung gebracht werden.

Bei Störungen der visuell-räumlichen Wahrnehmung können Distanzen, Größenverhältnisse und Winkel nicht richtig eingeschätzt werden. Die Patienten können z. B. die Winkel der Zeiger einer analogen Uhr nicht einschätzen, können also die Uhr nicht lesen. Eine Digitaluhr kann ohne Probleme gelesen werden. Weitere Beispiele:

- Die Entfernung zum Wasserhahn kann nicht eingeschätzt werden, die Hände werden vor den Wasserstrahl gehalten.
- Der eigene Körper kann nicht in Bezug zum Objekt gebracht werden, z. B. wird der Arm beim Ankleiden in den Halsausschnitt gebracht.
- Die Wahrnehmung der eigenen Körperlängsachse ist gestört, d. h. Patienten drücken sich zur kranken Seite hin (Pusher-Syndrom, S. 1084).

Neglektphänomen

> **DEFINITION** Ein **Neglekt** (engl.: to neglect = vernachlässigen, nicht beachten) bezeichnet die Vernachlässigung einer Raum- und/oder Körperhälfte, ohne dass primär motorische oder sensorische Ursachen vorliegen.

Der Neglekt kann alle Modalitäten betreffen. So kann sich das Nichtbeachten einer Seite auf den visuellen, den akustischen, den motorischen, den somatosensorischen und/oder den Bereich der mentalen Repräsentation (Erinnerung und Vorstellung) beziehen (**Abb. 42.9**).

Formen des Neglekts

Das Neglektsyndrom kann sich beziehen auf den eigenen Körper (body neglect, **Abb. 42.10**), den Greifraum (ca. eine Armlänge um den eigenen Körper) oder den fernen Außenraum.
Body Neglekt. Bei der Körperpflege des Patienten ist zu beobachten, dass er seine mehr betroffene Körperhälfte nicht wäscht oder abtrocknet. Er rasiert

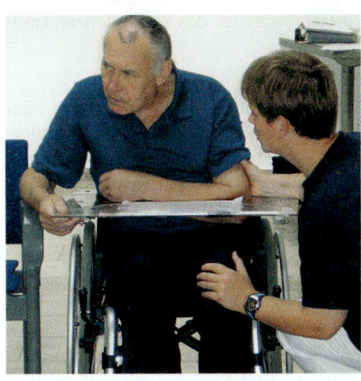

Abb. 42.9 Ausgeprägter Neglekt. Typischerweise sind Kopf und Augen des Patienten zur weniger betroffenen Seite gerichtet und nicht veränderbar.

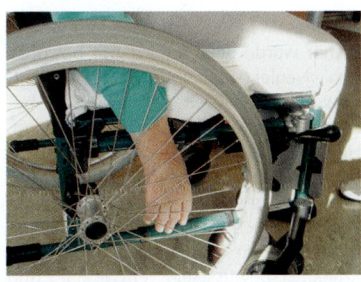

Abb. 42.10 Body Neglekt. Eine gefährliche Situation entsteht, wenn die Hand in die Radspeiche gerät und beim Weiterfahren schwer verletzt werden kann.

nur die eine Gesichtshälfte und kämmt die Haare nur zur Hälfte.
Neglekt bezogen auf den Greifraum. Bei der Nahrungsaufnahme bestreicht der Patient sein Brot nur zur Hälfte mit Butter und der Teller wird beim Mittagessen exakt bis zur Hälfte leer gegessen. Der Patient beschwert sich dann evtl. bei der Pflege, dass die Portionen so klein sind und er noch Hunger hat. Wird der Teller gedreht, beginnt der Patient wieder zu essen und bedankt sich für das Besorgen des Essens.
Neglekt bezogen auf den fernen Außenraum. Im Gespräch ist zu beobachten, dass der Patient keinen Blickkontakt aufnimmt oder diesen nicht halten kann. Hindernisse auf der „Neglektseite" werden übersehen, was die Teilnahme am Straßenverkehr lebensgefährlich macht. Fährt der Patient mit dem Rollstuhl zur Krankengymnastik und findet selbstständig den Weg, dann bedeutet das noch nicht, dass er auch zurück findet. Da er nur eine Seite wahrnimmt, sieht der Rückweg völlig anders aus. Befindet sich sein Zimmer dann noch auf der

Neglektseite, ist das Auffinden unmöglich.

Begleitsymptome

Begleitet wird das Neglektsyndrom häufig von Beeinträchtigungen der Aufmerksamkeit, Störungen der Zeitwahrnehmung und der Anosognosie (S. 1083). In der Wahrnehmung des Betroffenen besteht keine Lähmung. Er möchte aus dem Bett aufstehen und versteht nicht, warum er nicht allein zur Toilette gehen darf. Wird ein Patient mit diesem Störungsbild allein auf der Toilette sitzen gelassen, evtl. um seine Intimsphäre zu wahren, findet man ihn mit großer Wahrscheinlichkeit anschließend auf dem Fußboden liegend wieder. Warum sollte der Patient klingeln, wenn er doch gesund ist?

Pflegetherapeutische Maßnahmen

Früher wurde der Umgang mit betroffenen Neglekt-Patienten so ausgelegt, dass alle Aktivitäten über die mehr betroffene Seite durchgeführt wurden. Heute ist das Wissen durch vielfältige Erfahrungen fortgeschritten und es hat sich herausgestellt, dass dieses Vorgehen eher hinderlich für die Genesung des Patienten ist. Erst wenn der Patient ein Krankheitsbewusstsein entwickelt und seine Aufmerksamkeit zur vernachlässigten Seite wenden kann, sollte der Nachtschrank auf der mehr betroffenen Seite stehen. Dann können auch pflegerische Maßnahmen von der mehr betroffenen Seite durchgeführt werden. Im ausgeprägten Stadium des Neglekts ist die Kontaktaufnahme über die weniger betroffene Seite sinnvoll. Gelingt es, den Blick des Patienten aufzunehmen und kann er in der Folge zur Körpermitte geführt werden, ist dies als Erfolg zu werten.

> **MERKE** Die Lenkung zur mehr betroffenen Seite kann nicht erzwungen werden. Die Klingel gehört unbedingt auf die weniger betroffene Seite.

Die Körperpflege findet je nach Stadium des Neglekts in unterschiedlichen Ausgangspositionen statt. Ist der Neglekt sehr ausgeprägt, hat sich die A-Lagerung oder die Seitenlagerung auf der mehr betroffenen Seite bewährt. Der Patient hat den Blick auf seine mehr betroffene Seite. Die Pflege kann ihn in die Bewegung hinein und auf seine mehr betroffene Seite führen. Auch wenn in dieser Position die Körperpflege vollständig von der Pflege übernommen wird, hat sie einen hohen pflegetherapeutischen Wert. Durch den körpereigenen Druck

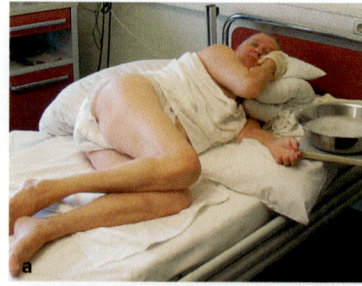
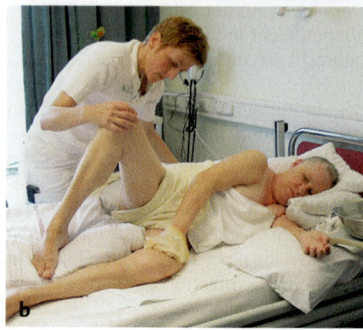

Abb. 42.11 Körperpflege in Seitenlage. a Die Patientin kann sich den Oberkörper selbstständig oder mit Unterstützung waschen. **b** Die Pflegende unterstützt ggf. das Aufstellen des weniger betroffenen Beins, sodass sich die Patientin selbstständig den Intimbereich waschen kann.

und die Bewegungen während der Körperpflege und dem An- und Auskleiden wird die Wahrnehmung gefördert (**Abb. 42.11**).

Bei geringerer Ausprägung des Neglekts (Kopf kann bis zur Mitte gebracht werden) und ausreichender Rumpfstabilität kann die Körperpflege des Oberkörpers am Waschbecken im Sitz durchgeführt werden. Der Transfer in den Stuhl findet zunächst über die weniger betroffene Seite statt (S. 1089).

Pusher-Symptom

> **! DEFINITION** Das **Pusher-Symptom** bezeichnet Patienten, die sich aktiv zur mehr betroffenen Seite stoßen. Diese Symptome können im Liegen, im Sitzen und im Stehen auftreten. Der Gleichgewichtsverlust wird nicht bemerkt, häufig geschieht dies, ohne jegliche Angst vor dem Fallen.

Es kommt zu einer Verschiebung oder gar Aufhebung der Körpermittellinie und damit des Gleichgewichts. Durch die fehlende Rückmeldung an das zentrale Nervensystem kann der gesamte Haltungshintergrund gestört sein. Die subjektive Mitte des Patienten ist ver-

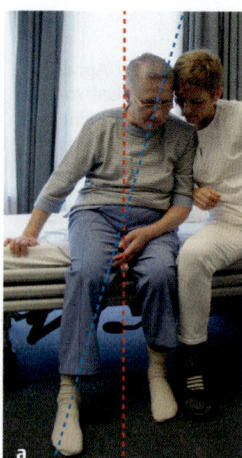
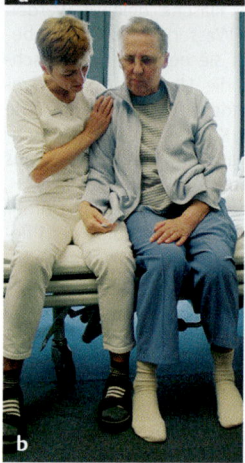

Abb. 42.12 Pusher-Symptom. a Die subjektive Mittellinie der Patientin ist verschoben, daraus ergibt sich diese typische Sitzposition (die blaue Linie ist die subjektive Senkrechte, die rote die Schwerkraftsenkrechte). **b** Sitzt die Pflegende auf der besseren Seite und gibt Informationen, kann das Drücken unterbrochen werden.

schoben, wodurch sich eine typische Position im Sitzen ergibt (**Abb. 42.12**).

> **MERKE** Wird der Patient z. B. durch die Pflegende in die „Mitte" bewegt, drückt der Patient „logischerweise" dagegen. Für ihn bedeutet dies, dass er aus seiner Mitte gebracht wird und er versucht, seine Position zu halten.

Pflegetherapeutische Maßnahmen

Bei der Pflege von Patienten mit Pusher-Symptom ist Folgendes zu beachten:
- Der Patient sollte zunächst nur für kurze Zeit im Rollstuhl/Stuhl sitzen.
- Verstärkt sich im Sitzen das Drücken, sollte eine stabilere Position gefunden werden.

- Eine Basis für den Sitz wird geschaffen durch eine symmetrische Position des Beckens.
- Die Pflegende sitzt auf der weniger betroffenen Seite des Patienten, um den Rumpf und die Aufmerksamkeit zur weniger betroffenen Seite zu bringen.
- Der Patient bekommt Orientierungspunkte auf der weniger betroffenen Seite, z. B. einen Tisch, auf den der bessere Arm abgelegt werden kann.
- Der Transfer wird über die weniger betroffene Seite durchgeführt, so wird die Bewegungsmöglichkeit zur weniger betroffenen Seite verbessert.
- Der Patient wird in die Bewegungsrichtung gelockt, durch verbale Ansprache und durch deutliche Orientierungspunkte.
- Die Pflegende sollte die Pflegeplanung unbedingt einhalten, da es sonst zu einer Verstärkung des Drückens kommen kann.

➤ **MERKE** Patienten mit einem Pusher-Symptom zeigen häufig eine Überaktivität in der weniger betroffenen Seite. Das Wegdrücken oder Festklammern mit der besseren Seite erschwert alle Alltagssituationen. Eine stabile Ausgangsposition verhindert dies. ━

Aphasie

❗ **DEFINITION** **Aphasien** sind zentrale Sprachstörungen nach bereits vollzogenem Spracherwerb. Sie betreffen nicht nur das Sprechen, sondern auch das Verstehen, Lesen, Schreiben und die nonverbale Kommunikation. ━

Aphasische Störungen betreffen ausschließlich die Sprache. Der Intellekt ist nicht eingeschränkt. Patienten, die sich nicht sprachlich äußern können oder Worte falsch benutzen, werden häufig als hirnorganisch oder verwirrt bezeichnet. Die Ursache der Sprachstörung liegt i. d. R. in einer umschriebenen Störung der linken Hirnhälfte. Das bedeutet, dass Patienten mit einer Hemiplegie auf der rechten Seite nicht selten auch Probleme im sprachlichen Bereich haben. Man unterscheidet verschiedene Formen:

Motorische Sprachstörungen (Broca Aphasie). Es kommt zu einem Verlust oder einer deutlichen Einschränkung des Sprechens. Die Patienten haben keine Möglichkeit sich verbal zu äußern, oder nur mit sehr wenigen Worten. Das Sprachverständnis kann erhalten sein,

sodass Handlungen auf Aufforderungen vollzogen werden.

Sensorische Sprachstörungen (Wernicke Aphasie). Diese betreffen das Verstehen der Sprache. Patienten handeln nicht entsprechend der gestellten Aufgabe. Diese Patienten können sprechen. Der Satzbau ist aber völlig fehlerhaft, Wörter werden verwechselt oder der Zusammenhang kann nicht hergestellt werden. Diese Patienten haben häufig kein Störungsbewusstsein und reagieren demzufolge nicht selten mit Aggression und Unmut.

Globale Aphasie. Sprachproduktion und Sprachverständnis sind stark eingeschränkt. Die sprachlichen Äußerungen beschränken sich häufig auf einzelne Worte, z. B. „ja, ja", oder „da, da". Durch die eingeschränkte Sprachproduktion ist ein „ja" nicht unbedingt als Zustimmung zu werten. In Alltagssituationen kommen Patienten in Kommunikation mit der Pflegenden zurecht, da die Umgebung hilfreich ist. Lesen und Schreiben sind den Betroffenen nicht möglich. Die globale Aphasie ist die schwerste Form der Aphasie, der Verlauf ist unterschiedlich, i. d. R. verbleiben massive Kommunikationsstörungen.

Weitere mögliche Störungen nach einer zentralen Hirnschädigung
Störungen im Mund- und Gesichtsbereich

Durch eine zentrale Schädigung kann es zu einer Fazialisparese auf der betroffenen oder aber auch auf der weniger betroffenen Seite kommen. Sie ist gekennzeichnet von einem herabhängenden Mundwinkel und einem herabhängenden Auge. Das Augenlid kann vielleicht nicht geschlossen werden und muss dann unbedingt mit geeigneten Salben und einem Uhrglasverband versorgt werden (Schutz vor dem Austrocknen).

Der herabhängende Mundwinkel geht häufig mit einer herabgesetzten Sensibilität einher. Der Patient spürt diese Seite nicht und kann sie nicht motorisch einsetzen. Daraus resultiert ein unvollständiger Mundschluss mit evtl. Speichelfluss aus dem Mund. Auch das Spüren im Mund ist beeinträchtigt und führt zu einer Ansammlung von Speiseresten in der Wangentasche. Hier besteht eine große Gefahr des Verschluckens, wenn der Patient ins Bett gelegt wird, ohne vorher den Mund ausgespült zu haben.

Schluckstörungen sind ein häufiges Pflegeproblem nach einer zentralen Schädigung. Bedingt durch die Fazialisparese, aber auch unabhängig davon, können einzelne Sequenzen des Schlu-

ckens gestört sein (S. 332). Eine Absprache mit der Logopädie ist hier angezeigt. Ist das Schlucken nicht beeinträchtigt, so kann der Patient evtl. ohne Unterstützung essen, eine gute Sitzposition ist als Voraussetzung jedoch unabdingbar (s. Sitz, S. 1090)!

Schmerzhafte Schulter

Bei zahlreichen Patienten tritt nach einer zentralen Schädigung eine schmerzhafte Schulter auf (**Abb. 42.13**). Die Kennzeichen sind ein stechender oder bohrender Schmerz im Bereich des Schultergelenks. Die Symptome treten zunächst bei Bewegungen des Arms auf, später stellt sich Schmerz auch schon in Ruhe ein. Dieses Pflegeproblem entsteht durch unsachgemäßen Umgang mit dem betroffenen Arm durch die Pflege, oder bei Unruhe durch den Patienten selbst.

Der Schultergürtel hat nur eine sehr kleine Gelenkpfanne zur Verfügung. Die enormen Bewegungsausmaße des Armes werden durch haltende Bänder, die Gelenkkapsel und Muskulatur ermöglicht. Kommt es zu einer Hemiplegie nach einem Schlaganfall oder zu einer beidseitigen Lähmung nach einem Schädelhirntrauma, können Teile oder auch die gesamte Muskulatur des Schultergürtels mitbetroffen sein. Das bedeutet, dass bei Bewegungen des Armes kein Schutz und keine Stabilität für die anatomischen Strukturen gegeben sind.

Durch die Schwerkraft bedingt, sinkt dann der Oberarmkopf aus der Pfanne heraus, eine so genannte Subluxation der Schulter entsteht (**Abb. 42.13**). Ein unsachgemäßes Bewegen durch Pflegende oder Angehörige (z. B. ein T-Shirt anziehen) führt zu Verletzungen. Diese Verletzungen verursachen im weiteren Verlauf Entzündungen. Hat der Patient erst einmal eine schmerzhafte Schulter, so ist der weitere Umgang mit ihm erschwert, da zu diesem Zeitpunkt die Angst vor dem Schmerz genau so schwer wiegt wie der eigentliche

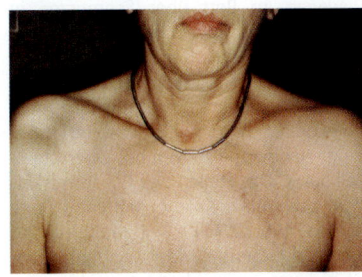

Abb. 42.13 Schmerzhafte Schulter. Eine subluxierte Schulter auf der rechten Seite bei einer Patientin mit Hemiplegie.

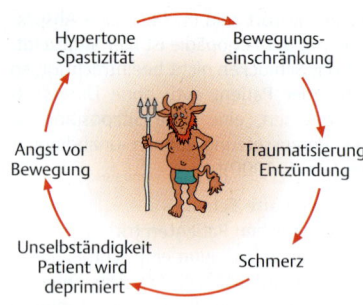

Abb. 42.14 Teufelskreis Schulterschmerz. Wird nicht von Beginn an auf eine gute Schulterposition geachtet, entsteht ein Kreislauf durch Bewegungseinschränkung und Schmerz, der den weiteren Verlauf negativ beeinflusst.

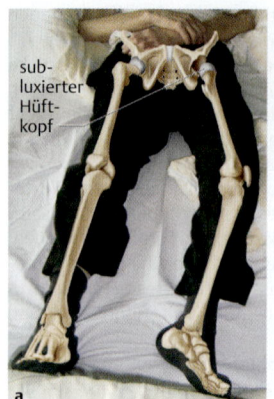
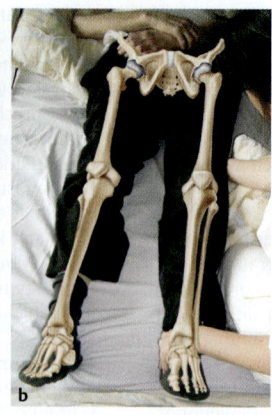

Abb. 42.15 Schmerzhafte Hüfte.
a Typische Beinposition bei Hemiparese: Der Hüftkopf liegt nicht mehr in der Pfanne, das mehr betroffene Bein dreht nach außen und fällt seitwärts vom Körper weg.
b Vor jeder Bewegung wird das Bein in eine günstige Ausgangsposition gebracht. Der Oberschenkel wird mit beiden Händen umfasst und nach innen gedreht, sodass das Bein wieder gerade liegt.

Schmerz selbst (**Abb. 42.14**). Die Patienten klagen schon, bevor die Pflegende mit der Handlung begonnen hat. Dieses Ausmaß muss unbedingt durch richtiges Handling vermieden werden.

Pflegetherapeutische Maßnahmen
Pflegetherapeutische Maßnahmen bei schmerzhafter Schulter sind:
- Armgewichte abnehmen, um Zug zu vermeiden:
  - in Rückenlage durch die A-Lage
  - in Seitenlage ist das Kissen nur unter dem Kopf, der Oberarm liegt auf der Matratze, der Unterarm wird ggf. unterlagert
  - im Sitz liegt ein Kissen unter dem mehr betroffenen Arm oder unter beiden Armen oder ein Rollstuhltisch
- den Arm immer körpernah anfassen und wenig bewegen
- beim Ankleiden das Armgewicht abnehmen und zunächst den mehr betroffenen Arm in das Kleidungsstück einführen

Schmerzhafte Hüfte
Eine ähnliche Problematik wie bei der schmerzhaften Schulter liegt bei der schmerzhaften Hüfte vor. Die Patienten klagen bei der Mobilisation oder beim Bewegen im Bett über Schmerzen in der Hüfte auf der betroffenen Seite. Häufig ist das betroffene Bein in Rückenlage in starker Außenrotation (Außendrehung) und im Knie gebeugt. Auch hier kommt es durch die Schwerkraft bedingt zu einem Absinken des Oberschenkelkopfes. Das Fehlen des Gesäßmuskels lässt das Becken zur betroffenen Seite kippen (**Abb. 42.15 a**). Beide Faktoren zusammen bedeuten, dass Kopf und Pfanne nicht so zueinander stehen, dass eine normale Bewegung möglich ist

Wird das Bein nun von der Pflege aufgestellt, so kommt es wie bei der Schulter zu Einklemmungen und/oder Verletzungen von Strukturen. Aus diesem Grund ist es wichtig, das betroffene Bein vor jeder Bewegung in eine günstige Ausgangsposition zu bringen. Die Pflegende umfasst den Oberschenkel mit beiden Händen und dreht ihn nach innen, sodass das Bein wieder gerade liegt (**Abb. 42.15 b**). Eine Hand hält den Oberschenkel in dieser Position, die andere Hand geht an den Fuß, um das Bein aufzustellen (S. 1087).

Gesichtsfeldausfälle
Gesichtsfeldausfälle entstehen durch eine Unterbrechung der Sehbahnen und sind mit dem Neglekt nicht zu verwechseln. Die Betroffenen können dies durch Drehen des Kopfes kompensieren, was der Neglektpatient nicht kann.

Bewusstseinsstörungen
Bewusstseinsstörungen treten in der Akutphase unmittelbar nach dem Schlaganfall in Form von komatösen Zuständen auf. Später folgt dann die Phase der Somnolenz, in der der Patient für kurze Zeit erweckbar ist. Auch im späteren Verlauf der Rehabilitation kann der Bewusstseinszustand des Patienten noch auf kurze Wachphasen beschränkt sein. Eine Veränderung der Bewusstseinslage gibt immer Anlass zur Sorge über eine Verschlechterung und ist dem Arzt unverzüglich mitzuteilen. Es kann zu einem Reinfarkt, einer Nachblutung oder zur Ausbildung eines Hydrozephalus (Stauung des Liquors im Gehirn) kommen.

Inkontinenz
Urin- und Stuhlinkontinenz sind nicht unmittelbare Folgeerscheinungen eines Schlaganfalls oder einer anderen zentralen Schädigung. In der Akutphase werden die Patienten aufgrund notwendiger Flüssigkeitsbilanzierung mit einem transurethralen Dauerkatheter versorgt. Dieser sollte so schnell wie möglich wieder gezogen werden, da es zu Blasenentzündungen und dauerhaften Schäden in der Harnröhre und Blase kommt. Liegt eine neurogene Blasenentleerungsstörung vor, meist eine erhöhte Restharnbildung, so kann mittels Einmalkatheterismus als erste Wahl, oder durch die Anlage eines suprapubischen Fistelkatheters das Blasentraining weiter durchgeführt werden (S. 354).

MERKE Urininkontinenz ist kein Kriterium für die Anlage eines Dauerkatheters!

Auf die regelmäßige Darmentleerung muss unbedingt geachtet werden, da es durch starkes Pressen zu einer weiteren Steigerung des Blutdrucks und letztendlich auch zu einer Nachblutung kommen kann.

42.1.5 Aktivierende pflegetherapeutische Maßnahmen nach dem Bobath-Konzept
Die aktivierende Pflege nach dem Bobath-Konzept unterscheidet sich je nach Art und Schwere der Erkrankung, nach der Lebensphase des Patienten und seinen Zielen. Dies umfasst die Bereiche Körperpflege, An- und Auskleiden, Nahrungsaufnahme, Ausscheidungen, Kommunikation, Anpassung des Umfeldes (Lagerungen im und außerhalb des Bettes), Mobilität und die soziale Integration. Bei allen pflegerischen Maßnahmen sind die neuropsychologischen Störungen mit einzubeziehen (S. 1082).

ATL Sich bewegen

➡ **MERKE** Das Bewegen im Bett bietet die Möglichkeit, Aktivitäten anzubahnen und Sekundärprobleme zu verhindern. Zur Förderung des Patienten ist der Weg in eine Position ebenso wichtig, wie die Lagerung, in der er letztendlich zu liegen kommt. ─────────

Kriterien für das Bewegen und Positionieren im Bett sind:

- Wohlbefinden, Schmerzfreiheit, Bequemlichkeit
- Normalisierung des Muskeltonus (Unterstützungsfläche anbieten)
- Förderung der Wahrnehmung über Bewegung und Berührung
- Sicherheit
- Krankenbeobachtung
- Vermeidung von Sekundärschäden (schmerzhafte Schulter, Hüfte, Handsyndrom)
- Kreislaufsteigerung, Vigilanzsteigerung
- Prophylaxe (Dekubitus, Kontrakturen, Ödeme, Pneumonie)
- sozialer Aspekt (zwischenmenschlicher Kontakt von Pflege-Patient-Angehörige)

Folgende Bewegungsübergänge und Positionen im Bett werden beschrieben:

- angepasste Rückenlage
- Drehen auf die Seite
- Position in der Seitenlage
- stabiler Sitz im Bett
- Transfer in den Stuhl
- Stehen
- Sitzen

Die 30°-Lagerung hat bezüglich der Körperabschnitte (Schlüsselpunkte) die gleiche Einstellung wie die Rückenlage, d.h. die Muskulatur des Patienten ist für die nächste Bewegung in Streckung voreingestellt. Es kann also aus pflegerischer Gesamtsicht (therapeutisch aktivierende Pflege und Dekubitusprophylaxe) nicht ausreichen, dem Patienten nur einen Wechsel zwischen der Rückenlage und der 30°-Lagerung zukommen zu lassen.

Beim Bewegen im Bett und den anschließenden Lagerungen ist das Kopfteil flach gestellt. Positionsveränderungen, z.B. Erhöhung des Kopfes, sollten mit Kissen ausgeglichen werden. Das Lagerungsmaterial wird möglichst nah an den Patienten gebracht, um Stabilität und Sicherheit zu bieten.

Die Pflegende steht überwiegend auf der mehr betroffenen Seite des Patienten. So kann sie die mehr betroffene Seite unterstützen und in die Abläufe mit einbeziehen. Sind Patienten beidseits betroffen, so wechselt die Pflegen-

de ihre Position, um möglichst rückenschonend zu arbeiten.

Angepasste Rückenlage – A-Lagerung

Eine günstige Position in Rückenlage bildet die A-Lagerung. Sie dient ebenso als Ausgangsposition für das Bewegen im Bett aus der Rückenlage heraus.

Das Bewegen eines immobilen Patienten in Rückenlage ist durch das Anheben des Oberkörpers i.d.R. mit einer hohen Belastung des Rückens für die Pflegende verbunden. Liegt der Patient mit nur einem Kopfkissen unter dem Kopf auf dem Rücken, ist ein Mithelfen nur sehr schwer möglich.

Das Fallen des Schultergürtels der mehr betroffenen Seite auf die Matratze (s. ***Abb. 42.8 a***, S. 1081) hat außerdem zur Folge, dass sich das Schultergelenk in einer ungünstigen Position befindet. Der Oberarmkopf ist durch die fehlende Muskulatur nicht mehr in der Gelenkpfanne zentriert. Es kann zu unerwünschten Dehnungen von Muskeln und Bändern kommen. Bei ungünstigen Bewegungen des Armes können diese eingeklemmt werden und zu massiven Entzündungen und irreversiblen Schäden führen!

Das mehr betroffene Bein fällt häufig durch die fehlende Muskulatur mit der Schwerkraft nach außen (s. ***Abb. 42.15 a***). Der Hüftkopf ist dann nicht mehr im Gelenk zentriert. Wird das Bein in dieser Position belassen, kommt es zu Verkürzungen der Bänder und Muskeln auf der einen und zur Überdehnung der Muskulatur auf der anderen Seite. Um das Bein in korrekter Stellung zu halten, wird zur Stabilisierung ein kleines Kissen oder Handtuch unter den Trochanter anmodelliert. Zur Spitzfußprophylaxe kann ein festes Kissen oder eine Decke vor die Fußsohlen gelegt werden (keine Kiste). Ein Fallen des Fußes durch die Schwerkraft soll verhindert werden.

Durch die A-Lagerung wird in Rückenlage das Armgewicht durch die seitlichen Kissen abgenommen. Der Ellbogen wird dabei mit unterlagert.

Durchführung. Die Pflegende steht auf der mehr betroffenen Seite. Beide Arme werden nach Möglichkeit auf den Oberkörper des Patienten gelegt, der Patient hebt den Kopf zunächst zur Seite der Pflegenden, dann zur anderen Seite (***Abb. 42.16***). Ohne den Patienten zu heben, unterstützt die Pflegende am Schultergürtel die Rotationsbewegungen und kann durch eigene Gewichtsverlagerung rückenschonend arbeiten. Ein zusätzliches (kleines) Kissen unter dem Kopf ist evtl. noch notwendig, sodass der Patient ausreichend in den Raum

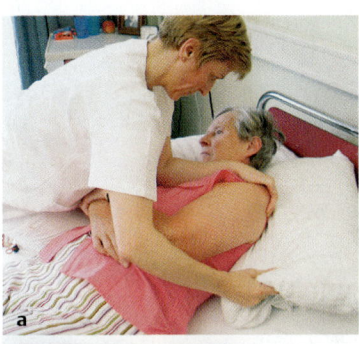

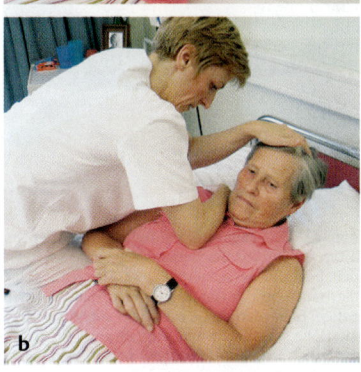

Abb. 42.16 A-Lagerung bei teilaktiver Patientin. a Die Pflegende nimmt das Kopfkissen und zieht es etwas schräg unter die weniger betroffene Seite der Patientin (die Spitze des Kissens bleibt unter dem Kopf liegen). **b** Die Patientin soll nun den Kopf wieder auf die Brust nehmen und zur anderen Seite schauen. Die Pflegende unterstützt den Schultergürtel und bringt ein zweites Kissen unter die mehr betroffene Seite, sodass die Kissen unter dem Kopf übereinander liegen.

schauen kann, ohne dass das Kopfteil angestellt wird.

Die Pflegende geht mit ihren Händen an beiden Seiten unter den Rumpf und kontrolliert, ob der Rücken ausreichend auf der Matratze aufliegt. Ist die Rückenmuskulatur noch angespannt und ein Hohlraum zu tasten, bewegt die Pflegende das Becken des Patienten (***Abb. 42.17 a***). Evtl. legt sie noch ein Kissen unter den Trochanter des mehr betroffenen Beins (***Abb. 42.17 b***). Um die Beine in eine günstige Position zu bringen, geht die Pflegende mit beiden Händen an die Unterseite der Ober- und Unterschenkel und spürt, ob sie auf der Matratze aufliegen. Ziel ist es, für die gesamten Beine eine Auflagefläche anzubieten, jedoch nicht mehr als nötig zu unterlagern, um Muskellängen zu erhalten (***Abb. 42.17 a***).

Becken und Oberkörper zur Seite bewegen

Die Ausgangsposition ist die A-Lagerung, beide Beine werden aufgestellt. Die Pflegende geht in die Position wie bei

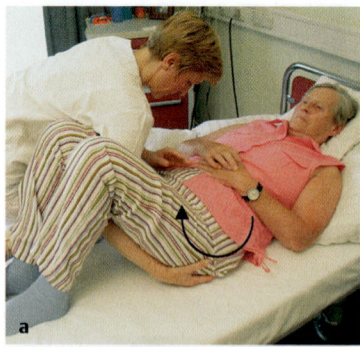

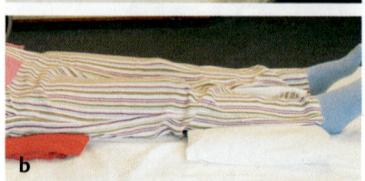

Abb. 42.17 A-Lagerung bei teilaktiver Patientin.
a Um die Position des Beckens zu korrigieren, werden beide Beine aufgestellt. Die Pflegende führt die Hände an das Gesäß oder eine Hand auf den Bauch. Dabei darf das Becken der Patientin nicht in die Höhe schießen. **b** Evtl. legt sie noch ein Kissen unter den Trochanter des mehr betroffenen Beins.

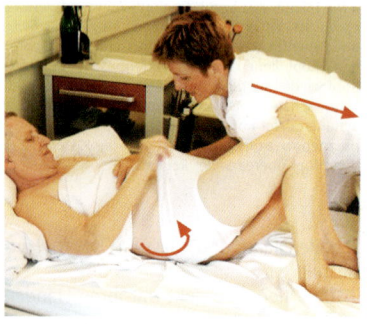

Abb. 42.18 Anheben des Beckens bei einer teilaktiven Patientin. Das Anheben des Beckens kann zum An- und Auskleiden genutzt werden, um eine Schutzhose unter die Patientin zu bringen oder um das Becken nach rechts oder links zu verschieben (als Vorbereitung für weitere Bewegungen im Bett).

Abb. 42.17 a, beide Hände sind am Gesäß des Patienten. Durch Gewichtsverlagerung der Pflegenden nach hinten unterstützt sie den Patienten beim Anheben des Beckens und kann es zur Seite begleiten (**Abb. 42.18**). Der Oberkörper wird über eine Rotationsbewegung zur Seite bewegt.

Drehen und Positionieren auf die Seite
Beim Drehen auf die Seite liegt das besondere Augenmerk auf dem mehr betroffenen Arm und Bein. Schulter und Hüftgelenk können bei diesen Bewe-

gungsabläufen geschädigt werden und müssen durch die Sorgfalt der Pflegenden Schutz erfahren.

MERKE Es sollten immer beide Beine angestellt werden, da es durch das Drehen über ein schlaffes, mehr betroffenes Bein zu Verletzungen im Hüftgelenk kommen kann.

Das Kissen der A-Lagerung an der mehr betroffenen Seite wird nach oben geschoben, sodass ausreichend Platz für die Schulter während der Drehung vorhanden ist. Der Kopf wird mit reichlich Kissen unterlagert, um das Gewicht auf die mehr betroffene Schulter zu reduzieren.

Position in Seitenlage. Bevor die Beine getrennt werden, sorgt die Pflegende für ausreichend Stabilität im Rumpf durch ein gerolltes Handtuch unter Rücken und Becken (**Abb. 42.19 a**). Weiterer Verlauf:

- Ein weiteres kleines Kissen oder Handtuch wird stabilisierend unter den Bauch gelegt.
- Eine gefaltete Decke wird von der Brust beginnend vor den Patienten gelegt, darauf findet zunächst das oben liegende Bein gebeugt einen Platz.
- Das untere Bein wird etwas in Streckung bewegt, bis die Pflegende das Ende des Bewegungsausmaßes spürt, dann bewegt sie das Bein wieder wenige Zentimeter in Beugung zurück.
- Das Lagerungsmaterial wird dicht an den Körper gebracht, um möglichst viel Auflagefläche zu bieten (dadurch werden Schmerzen und unerwünschter Tonusaufbau verhindert).
- Der Kopf wird deutlich unterlagert und liegt höher als in Verlängerung der Wirbelsäule.
- Die Pflegende zieht das Kissen an beiden Enden in den Nacken zur Unterstützung der Halswirbelsäule.
- Zur Kontrolle der Schulterlage wird der Patient gebeten, seinen Kopf anzuheben (möglich bei teilaktiven Patienten).
- Der Oberarm sollte möglichst nah am Körper liegen, der Unterarm kann in unterschiedlichen Positionen seinen Platz finden. Die Außenrotation des Armes (Ellbeuge zeigt zur Decke) ist vorrangig!
- Wird die Streckung des Armes nicht erreicht, wird entsprechend Lagerungsmaterial unterlegt bis der Unterarm und die Hand die Unterstützungsfläche annehmen können (**Abb. 42.19 b**).

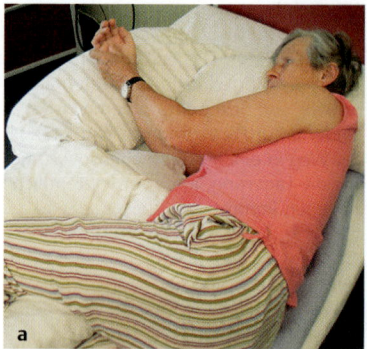

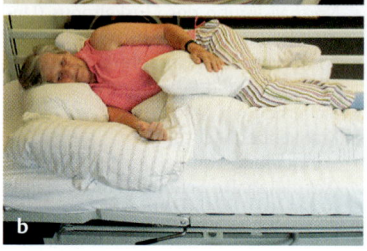

Abb. 42.19 Seitenlagerung auf der mehr betroffenen Seite. a Der mehr betroffene Arm wird mit dem Oberarm nah am Körper in Außenrotation gelagert. **b** Der Unterarm liegt gestreckt auf einem Kissen, sodass er nicht überstreckt ist. Es darf kein Kissen unter der Schulter oder dem Oberarm liegen.

In Seitenlagerung darf kein Kissen unter dem Ellbogen oder Oberarm liegen. Der Oberarmkopf wäre nicht mehr im Gelenk zentriert und es käme zu Abschnürungen und Stauchungen von Weichteilen. Arm und Hand würden anschwellen und es entstehen Schulterschmerzen.

Schultergürtel und Becken liegen auf einer Höhe, d. h., liegt das Becken in 90°, so liegt auch der Schultergürtel in 90°. Liegt jedoch das Becken etwas weiter zurück, wird auch der Schultergürtel weiter zurück gelagert. Die unten liegende, mehr betroffene Schulter wird so positioniert, dass sie nicht auf dem Oberarmkopf und nicht auf der Schulterblattgräte liegt. Wird der Schultergürtel zu weit herausgeholt, kommt es zur Dehnung der Muskulatur. Gedehnte Muskulatur ist schwieriger zu aktivieren und dem Patienten stehen zu einem späteren Zeitpunkt nicht ausreichend muskuläre Ressourcen für Aktivitäten zur Verfügung.

Stabiler Sitz im Bett
Das Sitzen im Bett bietet vielfältige Möglichkeiten für den Betroffenen und die Pflege. In dieser Position kann die Körperpflege stattfinden, können Mahlzeiten eingenommen werden, kann der Patient lesen oder Besuch empfangen. Sie ist eine gelungene Alternative zum Sitzen im Rollstuhl/ Stuhl. Ist der Patient

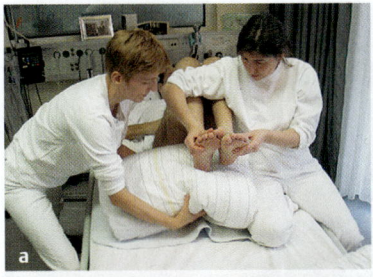
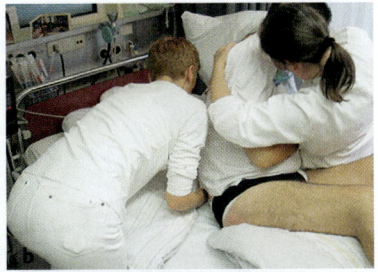
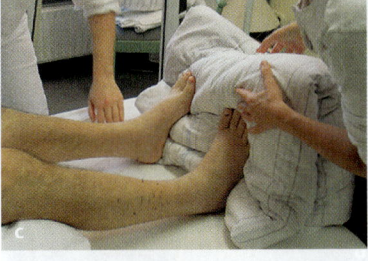
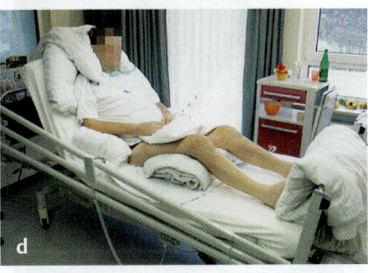

- Druck kann durch ein Handtuch von den Fersen genommen werden.
- Zur Spitzfußprophylaxe kann ein Kissen oder eine Decke vor die Fußsohlen gelegt werden (**Abb. 42.20 c**), reagiert der Patient mit Erhöhung des Muskeltonus, so ist das Lagerungsmaterial an den Füßen wieder zu entfernen.

Transfer in den Stuhl

➡ **MERKE** Der Transfer über den Stand bedeutet, dass der Patient Schritte machen muss. Andernfalls kommt es zur Verdrehung der Füße mit Abknicken des Sprunggelenks des mehr betroffenen Beins. Stehen ist absolut wichtig für Patienten. Der Transfer über den Stand ist jedoch eine hohe Anforderung für den Patienten und die Pflegende. ───────

Das Umsetzen vom Bett in den Stuhl sollte möglichst mit Gewichtübernahme auf die Füße durchgeführt werden. Der tiefe Transfer ermöglicht das Bewegen von einer Sitzfläche zu nächsten, ohne Schritte durchführen zu müssen. Das Gewicht des Patienten wird auf seine Füße gebracht und dann das Gesäß zur Seite bewegt.

Ziel des Transfers ist es, dass der Patient sein Körpergewicht auf seine Füße bekommt. Dies entspricht einerseits der normalen Bewegung, andererseits werden durch diesen Bewegungsablauf weitere Aktivitäten angebahnt und Gelenkbeweglichkeiten erhalten. Für die Patienten nach zentralen Schädigungen ist der Bewegungsübergang nicht nachvollziehbar, wenn sie schwebend in ein anderes Sitzmöbel gebracht werden.

Voraussetzung für einen Transfer über die Füße ist mindestens ein stabiler Fuß mit Beweglichkeit im Sprunggelenk.

Beispiel 1 für teilaktive Patienten:
- Der Rollstuhl wird möglichst im rechten Winkel an das Bett gestellt.
- Das Seitenteil wird abgenommen.
- Ein Handtuch oder kleines Kissen füllt die Lücke zwischen Rollstuhl und Bett.
- Die Pflegende sitzt neben dem Patienten.
- Sie unterstützt das mehr betroffene Bein am Knie (**Abb. 42.21 a**).
- Die zweite Hand ist am Gesäß des Patienten oder umfasst den Rumpf.
- Der Patient bringt den Oberkörper weit vor, sodass das Gesäß frei wird und in kleinen Schritten zur Seite versetzt werden kann (**Abb. 42.21 b**).
- Die Pflegende stabilisiert während des Transfers das Bein, indem die Hand Richtung Boden drückt (**Abb. 42.21 c**).

Abb. 42.20 Aufsetzen eines schwer betroffenen Patienten im Bett. a Die Pflegende verlagert ihren Oberkörper nach hinten (dadurch ist es leicht, die Beine des Patienten anzuheben und die Decke entsprechend zu platzieren). **b** Die zweite Pflegende legt die gefaltete Decke in den Lendenbereich. **c** Eine gerollte Decke wird vor die Fußsohlen gelegt (das verhindert das Herunterrutschen des Patienten. **d** Position des schwer betroffenen Patienten beim Sitzen im Bett.

noch sehr schwach oder hat kaum Rumpfstabilität, so ist das Sitzen im Bett weniger anstrengend für ihn und er kann leichter unterstützt und somit stabilisiert werden.

Der enorme Druck auf den Steiß stellt hier eine Dekubitusgefahr dar. Auf die Haut- und Durchblutungsverhältnisse beim jeweiligen Patienten ist unbedingt zu achten. Durch ein Handtuch oder ein kleines Kissen unter einer Gesäßhälfte im Wechsel kann diese Gefahr jedoch minimiert werden. So wird der Patient unterstützt:
- Der Patient wird möglichst hoch Richtung Kopfende bewegt.

- Die Beine werden mit einer Decke oder einem Kissen unterlagert (**Abb. 42.20 a**).
- Der Patient wird über die Rotation zum Sitzen gebracht.
- Eine lange Decke wird in Höhe des Lendenwirbelbereichs hinter den Patienten gelegt, bei guter Rumpfstabilität reicht ein Kissen (**Abb. 42.20 b**).
- Das Kopfteil wird hochgestellt.
- Ein Kopfkissen unterstützt bei Bedarf den Kopf.
- Die Decke wird an beiden Seiten aufgerollt und deutlich an den Rumpf gebracht (so bietet sie Stabilität für den Oberkörper).
- Die Arme werden an den Ellbogen unterstützt.

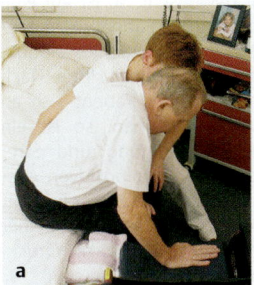
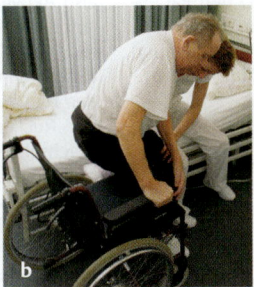
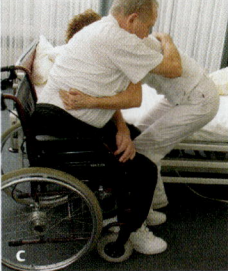

Abb. 42.21 Transfer mit viel seitlicher Unterstützung. a Die Pflegende sitzt neben dem Patienten und unterstützt den Patienten am Gesäß und am Knie. **b** Der Patient bringt den Oberkörper nach vorn und das Gewicht auf die Füße. **c** Die Pflegende unterstützt ihn dabei, indem sie ebenfalls den Oberkörper nach vorne bringt.

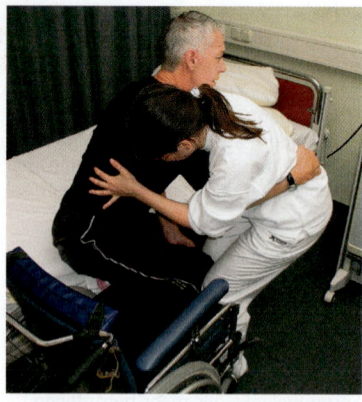

Abb. 42.22 Die Pflegende verlagert mit geradem Rücken ihr Gewicht so weit nach hinten unten, dass das Gesäß des Patienten sich wenige Millimeter von der Unterlage löst und zur Seite bewegt werden kann.

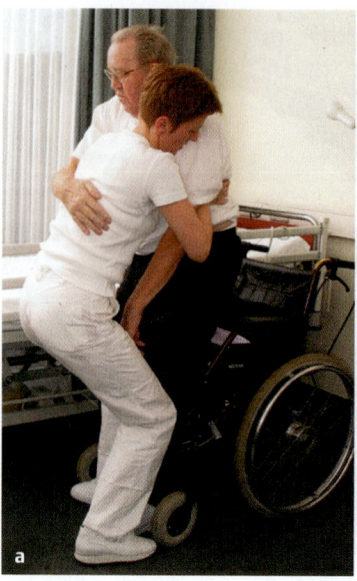
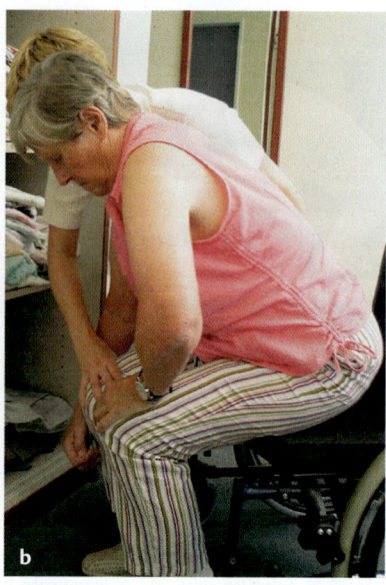

Abb. 42.23 Aufstehen. a Die Pflegende stabilisiert das mehr betroffene Bein und bringt es in Streckung. **b** Bei Patienten mit mehr Aktivität steht die Pflegende auf der mehr betroffenen Seite und stabilisiert das mehr betroffene Bein. Zusätzlich unterstützt sie die Bewegung am Gesäß oder seitlich am Thorax.

- Die Fußstellung wird zwischen den Teilschritten kontrolliert und ggf. korrigiert.
- Der mehr betroffene Arm ist neben dem Körper oder wird vom Patienten gehalten.

Beispiel 2 für Patienten mit Hemiplegie und etwas Teilaktivität oder für beidseits betroffene Patienten. Die Vorbereitungen sind wie in Beispiel 1 beschrieben:

- Die Pflegende steht vor dem Patienten und stabilisiert ein Knie mit ihren Knien.
- Beide Hände der Pflegenden sind am Thorax und bewegen den Rumpf in Aufrichtung und nach vorne (**Abb. 42.22**).

MERKE Der Oberkörper des Patienten muss ausreichend weit nach vorn gebracht werden, dann kommt das Gewicht auf die Füße und das Gesäß wird frei für Bewegung.

Stehen

MERKE Stehen bedeutet, dass das Gleichgewicht gehalten und das Körpergewicht auf mindestens ein Bein gebracht werden kann. Jeder Bewegungsübergang zum Stehen hat einen großen Lerneffekt für den Patienten, beugt einem Spitzfuß vor und erhält die notwendige Beweglichkeit und Streckung in der Hüfte.

Im pflegerischen Alltag sollte aus diesem Grund das Stehen so häufig wie möglich mit einbezogen werden, z. B. zum Hose hochziehen, zum Austauschen von Rollstuhl und Toilettenstuhl, zum Austau-

schen von Rollstuhl und Stuhl bei den Mahlzeiten.

Aufstehen. Zum Aufstehen steht die Pflegende vor oder seitlich des Patienten. Das hängt von der notwendigen Unterstützung ab. Benötigt der Patient noch mehr Hilfestellung, so steht die Pflegende vor dem Patienten und sichert das betroffene Knie. Beide Füße müssen mit der gesamten Fußsohle Bodenkontakt haben. Beide Hände gehen an den Thorax und leiten die Bewegung über den zentralen Schlüsselpunkt ein. Es ist darauf zu achten, dass der Patient zunächst mit dem Oberkörper nach vorne kommt, um das Gewicht auf die Füße zu bringen (**Abb. 42.23 a**). Die Pflegende stabilisiert das mehr betroffene Bein und bringt es beim Bewegungsübergang mit in die Streckung.

Eine weitere Möglichkeit, den Patienten Stand zu unterstützen, bietet sich bei Patienten mit mehr Aktivität und gutem Gleichgewicht an (**Abb. 42.23 b**).

Sitzen

Nach einem Schlaganfall ist es für den Betroffenen von großer Bedeutung, wieder aus dem Bett zu können und aktiv am Leben teilzuhaben. Eine günstigere Ausgangsposition für die Nahrungsaufnahme ist gegeben und eigene Aktivitäten, z. B. bei der Körperpflege, sind gut möglich.

Die Sitzfläche sollte ausreichend stabil sein und nicht nach hinten geneigt. Arm-

lehnen geben dem Patienten Sicherheit und können vielleicht benötigte Kissen halten. Ein Stuhl ist dem Rollstuhl i. d. R. vorzuziehen, da er diese Komponenten bietet.

Bleibt der Patient im Rollstuhl sitzen, so sind die Fußstützen unbedingt zu entfernen. Fußstützen bringen den Unterschenkel weiter vor, die Knie höher und bewirken somit eine Kippung des Beckens nach hinten. Mit dieser Beckenstellung ist es kaum möglich, den Oberkörper aufzurichten. Der Patient lehnt passiv an der Rückenlehne.

Ist der zentrale Schlüsselpunkt hinter den proximalen Schlüsselpunkten, so sitzt der Patient gebeugt (der Rücken ist rund). Mit gebeugtem Oberkörper lassen sich nur mit viel Kraft die Arme gegen die Schwerkraft anheben. Wird also Aktivität gewünscht, so ist auf eine aufrechte Position des Patienten zu achten (**Abb. 42.24 a, b**). Die Schlüsselpunkte sind annähernd auf einer Höhe. Nach der Handlung kann der Patient sich an der Rückenlehne anlehnen, so ist ein Wechselspiel von Beugung und Streckung erreicht, mit einer positiven Auswirkung auf die gesamte Beweglichkeit, den Muskeltonus und es kommt zu einer Gewichtsverlagerung und somit Druckverteilung am Gesäß.

Das Gesäß des Patienten wird möglichst weit nach hinten in den Stuhl gebracht. Das Becken wird aufgerichtet

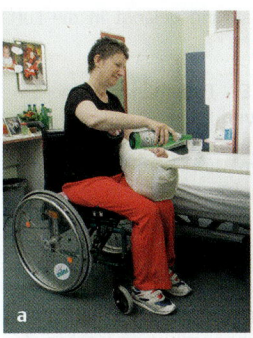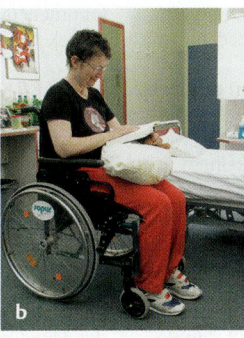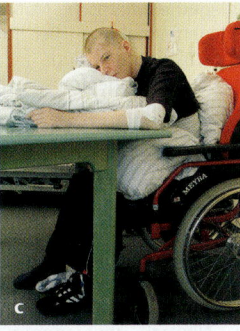

Abb. 42.24 **Sitzmöglichkeiten. a** Aufrechter Sitz. **b** Angelehnter Sitz. **c** Die schwer betroffene Patientin hat ihr Becken aufgerichtet, der Rumpf und der Kopf sind nach vorn abgelegt.

und kann in dieser Position mit einer Handtuchrolle unterstützt werden.

Ein symmetrisch ausgerichtetes Becken ist Voraussetzung für einen stabilen Sitz. Durch das Fehlen der Gesäßmuskulatur kann es zu einer Beckenkippung kommen (s. Rückenlage, S. 1087). Im Sitzen bedeutet das, dass der Patient zur mehr betroffenen Seite fällt, wenn das Becken auf dieser Seite tiefer steht. Das bedeutet wiederum, dass der Patient an einer anderen Stelle seines Körpers versucht, dieses Ungleichgewicht auszugleichen und Muskeln anspannt. Durch ein gefaltetes Handtuch, das unter die tieferstehende Gesäßhälfte gelegt wird, kann korrigiert werden. In einigen Fällen sind auch zwei Handtücher notwendig, um das Becken auszugleichen.

Der Rumpf muss sich im Schwerkraftfeld halten können, entweder durch eigene Muskulatur oder durch stabilisierende Faktoren von außen. Ein Kissen oder eine Decke, rechts und links an den Rumpf gebracht, gewährleisten dies (*Abb. 42.24 c*).

Der mehr betroffene Arm muss das Armgewicht abgeben können, der Oberarm ist möglichst nah am Körper. Der Arm wird neben dem Rumpf positioniert, auf einem Kissen oder Rollstuhltisch. Die mehr betroffene Hand wird etwas erhöht gelagert, sodass das Handgelenk nach oben gebeugt ist (Dorsalextension).

➤ **MERKE** Grundsätzlich gilt: Der Patient darf in der Auseinandersetzung mit dem Schwerkraftfeld nicht überfordert werden. Aufgabe der Pflege ist es, ausreichend angepasste Unterstützungsfläche anzubieten. Bei Aufkommen assoziierter Reaktionen, Vorschieben des Beckens, Unruhe oder Verlust von Kopf- und Rumpfkontrolle, ist die Position unbedingt zu verändern. Der Sitz wird korrigiert oder der Patient muss ins Bett zurückgelegt werden. ───────

Vor dem Einleiten von Bewegungen sind die Gelenkpositionen auf der mehr betroffenen Seite zu beachten, um Sekundärschäden wie schmerzhafte Schulter (S. 1085) und Hüfte (S. 1086) zu verhindern. Die Möglichkeit zur Aktivierung der betroffenen Extremitäten ist ebenfalls nur aus diesen Positionen heraus möglich.

Angemessenes Bewegen und regelmäßige Positionsveränderungen erhalten die Muskellängen und einen angepassten Muskeltonus. Dieses ist die Voraussetzung für Alltagsaktivitäten in der späteren Rehabilitationsphase.

ATL Sich waschen und kleiden

Durch die Hemiplegie bedingt, aber auch durch neuropsychologische Störungen (S. 1082) kann der Patient seinen gewohnten Ritualen bezüglich der Körperpflege nicht selbstständig nachkommen. Unterstützung durch die Pflegende ist notwendig. Mit hoher Sensibilität sollten die Gewohnheiten des Patienten berücksichtigt werden. Die durchzuführenden Maßnahmen mit gutem Handling sind von großer therapeutischer Bedeutung. Die Bewegung des Patienten und die Berührungen der Pflegenden verbessern die Körperwahrnehmung. Sich selbst wieder waschen und ankleiden zu können, ist für viele Patienten ein Ziel.

Die Ressourcen des Patienten entscheiden, welche Ausgangsposition gewählt wird. Auch der aktuelle körperliche und seelische Zustand sind zu berücksichtigen.

Pflegeziele. Bei der Körperpflege und dem Kleiden
- wird die Selbstständigkeit gefördert und somit die Motivation gesteigert,
- werden normale Bewegungsabläufe angebahnt (der Patient kann auf einen

Erfahrungsschatz zurückgreifen und daran anknüpfen),
- wird der Tonus reguliert durch Veränderung der Ausgangsstellung und Bewegung gefördert,
- wird die betroffene Schulter vor Verletzungen geschützt,
- wird Wahrnehmung der mehr betroffenen Seite verbessert, durch Einbeziehung in Bewegungsabläufe und durch Berührung,
- werden neuropsychologische Störungen erkannt und können durch kontinuierliche Begleitung verbessert werden.

Körperpflege im Bett

Im frühen Stadium nach einer zentralen Hirnschädigung wird der Patients vorwiegend im Bett gewaschen und angekleidet. Beim Sitz im Bett (s. *Abb. 42.20*, S. 1089) kann der Betroffene die Sequenz mit seinen Augen verfolgen, auch wenn noch keine eigene Aktivität abzurufen ist. Die Pflegende kann den Patienten bei allen Handlungen mit einbeziehen und ihn auffordern, den Waschlappen zu übernehmen oder den Arm durch das T-Shirt zu stecken.

Je instabiler der Rumpf des Patienten ist, umso mehr Halt muss ihm von außen gegeben werden (Decke im unteren Lendenwirbelbereich und eingerollt an die Rumpfseiten gebracht).

Das Waschen des Unterkörpers kann in Seitenlage auf der mehr betroffenen Seite erfolgen. Der Patient wird im Rücken ausreichend stabilisiert, sodass er bei eigener Aktivität nicht gleich auf den Rücken rollt. Der betroffene Arm liegt wie bei den Lagerungen beschrieben und ist somit im Sichtfeld des Betroffenen. Der Genitalbereich kann vom Patienten selbst gewaschen werden und wird von der Pflegenden nur übernommen, wenn der Patient aus motorischen oder neuropsychologischen Gründen absolut keine Möglichkeit dazu hat (s. *Abb. 42.11*, S. 1084).

Wird der Unterkörper in Rückenlage versorgt, so ist dies die ungünstigste Position, da der Patient weder etwas sehen, noch aktiv sein kann. Jede Arm- oder Beinbewegung erfolgt gegen die Schwerkraft und erfordert einen enormen Kraftaufwand. Ist sie dennoch aus wichtigen Gründen erforderlich, so ist der Patient in eine A-Lagerung zu bringen (S. 1087).

Körperpflege am Waschbecken

Das Waschen des Oberkörpers am Waschbecken hat einen hohen therapeutischen Wert. Voraussetzung ist, dass der

Patient frei sitzen kann oder durch ausreichendes Lagerungsmaterial so stabilisiert wird, dass die Arme frei sind. Muss der Patient sich mit der weniger betroffenen Seite halten, da sonst sein Oberkörper zu einer Seite fällt, so kann er sich nicht aktiv mit seinen Armen und seiner Aufmerksamkeit am Geschehen beteiligen.

Die Fußstützen sind vor dem Waschbecken zu entfernen, um eine aktivere Sitzposition zu erreichen (s. Sitz, S. 1090). Der mehr betroffene Arm wird auf einem Kissen unterstützt und hat somit ausreichenden Schutz bei allen Aktivitäten des Patienten. Die Pflegende steht auf der mehr betroffenen Seite (Ausnahme bei Pusherpatienten, S. 1084). Sie unterstützt den Patienten, wenn er in seiner Bewegung verharrt, nicht weiter weiß oder mit seinem weniger betroffenen Arm Körperstellen nicht erreichen kann.

➤ **MERKE** Auf korrektes Handling des mehr betroffenen Armes ist unbedingt zu achten. ────

ATL Kommunizieren

Die Sprache ist unser hauptsächliches Kommunikationsmittel und bedeutet, dass wir mit anderen Menschen in Verbindung gehen können. Zwischenmenschliche Beziehungen gestalten sich in erster Linie über die Sprache und werden von Gestik und Mimik begleitet. Über die Absprache bestimmte Zeichen lassen sich Alltagsfragen beantworten und dringende Bedürfnisse darstellen, sie machen jedoch keinen ausgiebigen Austausch möglich.

Patienten mit einer stärkeren Ausprägung der Schädigung im sensorischen Bereich haben häufig keine Krankheitseinsicht. Sie können nicht nachvollziehen, warum sie nicht verstanden werden und haben entsprechend wenig Leidensdruck. Anders ist es bei Patienten mit verstärkter motorischer Aphasie. Sie erleben die Situation adäquat und fühlen sich wie in einem Käfig. Stimmungen können nicht beschrieben und nur sehr einseitig gezeigt werden. Kleine Bedürfnisse mit Hand und Fuß zu erläutern ist oft mühselig, insbesondere wenn täglich eine andere Pflegende zuständig ist.

Auch für die Angehörigen ist der Umgang mit dem Betroffenen erschwert. Sie können zeitweise die deutlichen Ausfälle nicht erkennen und überschätzen ihren Angehörigen, was zu Missverständnissen führen kann.

Pflegetherapeutische Maßnahmen

Pflegemaßnahmen bei Menschen mit Sprachstörungen sind:

- Mit dem Patienten sprechen und nicht über ihn.
- Keine Wörter vorsprechen oder wiederholen lassen, da es zu keinem positiven Lerneffekt führt.
- Das Gesprochene durch Mimik und Gestik unterstützen.
- Nicht schnell das Thema wechseln.
- Fragen stellen, die mit ja oder nein beantwortet werden können.
- „Normal", aber langsam mit den Betroffenen sprechen, nicht im Telegrammstil oder in der Kindersprache.
- In angemessener Lautstärke sprechen (Aphasiker sind nicht automatisch schwerhörig!).
- Kein Verstehen heucheln, sondern nachfragen und abklären.
- Nicht ins Wort fallen und Pausen ertragen.

ATL Essen und Trinken

Unterschiedliche Gründe können zu Einschränkungen der Nahrungs- und Flüssigkeitsaufnahme führen:

- Hirnnervenschädigungen, die unmittelbar an der Innervation des Schluckakts und der Gesichtsmuskulatur beteiligt sind:
  - Lähmung der Gesichtsmuskulatur (der Mund kann nicht geschlossen werden)
  - Lähmung der Zungenmuskulatur (es kommt zu mangelnder oder fehlender Zungenbewegung)
  - Verlust der Sensibilität im und um den Mundbereich
  - Lähmungen im Bereich des Rachens, die einen unzureichenden Verschluss der Speiseröhre zur Folge haben, sodass Teile der Nahrung in die Luftröhre gelangen
- Bewusstseinseintrübungen, die keine Nahrungsaufnahme ermöglichen
- Antriebsarmut des Patienten

Aspirationsgefahr. Patienten haben häufig Nahrungsreste an den Lippen oder am Mundwinkel hängen. Öffnen sie den Mund, ist die Wangentasche noch voll. Dieses ist immer ein Hinweis darauf, dass der Patient seinen Mund nicht ausreichend spürt. Er würde sonst mit der Zunge über die Lippe fahren und die Reste aus der Wangentasche holen. Gefährlich ist diese Situation, wenn der Patient nach dem Essen ins Bett gelegt wird, ohne zuvor den Mund auszuspülen. Die in der Wangentasche verbliebenen Nahrungsreste rutschen Richtung Rachen und es kann zu einer Aspiration

kommen (Nahrung gelangt in die Luftröhre).

➤ **MERKE** Patienten mit einer Fazialisparese und /oder Schluckstörungen müssen vor dem Hinlegen den Mund ausspülen. Im Mund verbliebene Nahrungsreste gelangen sonst in den Rachen und in die Luftröhre: **Aspirationsgefahr!** ────

Bei starken Sensibilitätsstörungen im Mund bemerken Patienten nicht, dass der Mund schon voll ist und geben den Löffel dazu. Die Nahrung läuft aus dem Mundwinkel, die Patienten kauen nicht, husten und verschlucken sich.

Anlage einer PEG. Können Patienten aufgrund starker Schluckstörungen keine Nahrung und Flüssigkeit zu sich nehmen, ist kurzfristig eine Magensonde zu legen (S. 335). Ist abzusehen, dass der Patient über einen längeren Zeitraum über die Sonde ernährt wird, so ist eine PEG anzulegen (perkutane-endoskopische Gastrostomie, S. 337). Eine nasale Magensonde schmerzt im Rachen und hindert somit beim Schlucken. Der Patient wird versuchen die Schluckfrequenz zu reduzieren, um den Schmerz zu verringern. Das Wiedererlernen normaler Schluckvorgänge wird deutlich beeinträchtigt. Bei liegender PEG kann die Logopädie mit dem Schlucktraining fortfahren.

Ist der Schluckvorgang intakt und der Patient hat einen fehlenden Antrieb für Essen und Trinken, so kann die Pflegende die Nahrungsaufnahme üben. **Pflegeziele bei Schluckstörungen.** Ziel ist es

- eine Aspiration zu vermeiden,
- Verschlucken mit anschließendem starken Husten zu vermeiden,
- ausreichende Nahrungs- und Flüssigkeitsaufnahme zu gewährleisten,
- eine intakte Mundschleimhaut zu erhalten,
- Sensibilität und Motorik im und um den Mundbereich zu verbessern.

Pflegetherapeutische Maßnahmen

Pflegemaßnahmen bei Menschen mit Schluckstörungen sind:

- Korrekte Sitzposition (aufrechter, leicht nach vorn gebeugter Oberköper), Kopfhaltung leicht nach vorn gebeugt (erleichtert das Schlucken und verhindert Aspirationen)
- Gibt es keine Möglichkeit, den Patienten in den Stuhl zu mobilisieren, so ist auch im Bett auf eine korrekte Sitzposition zu achten (S. 1088).
- Die Pflegende sitzt in Kopfhöhe dem Patienten gegenüber (steht sie, be-

wirkt dies eine Überstreckung des Kopfes).

- Zahnprothese einsetzen, möglichst auch in der Nacht, um Deformierungen des Kiefers zu verhindern.
- Liegen Sensibilitätsstörungen vor, ist auf eine langsame und kontrollierte Nahrungsaufnahme zu achten.
- Patienten evtl. an das Kauen und Schlucken erinnern.
- Beim Verbleib von Speiseresten in der Wangentasche, den Patienten auffordern, mit dem eigenen Finger oder der Zunge zu spüren.
- Auswahl der Speisen beachten, kein Gemüse oder Fleisch wählen, das „Fäden" zieht (frischer Spinat, Rindfleisch usw.).
- Getränke, Suppen evtl. andicken.

Dem Patienten ist nach der Nahrungsaufnahme ausreichend Zeit zu geben, seinen Mund zu reinigen. Die Pflegende bietet dann eine Mundspülung vor dem Waschbecken an. Noch verbliebene Nahrungsreste können mit der Zahnbürste aus der Wangentasche entfernt werden.

Das zweitägliche Putzen der Zähne ist Grundlage zu Erhaltung eines intakten Mundmilieus. Reicht das Bürsten der Zähne durch den Patienten nicht aus, so übernimmt es die Pflegende. Mit der Zahnbürste kann zusätzlich vorsichtig die Zunge und der Gaumen gebürstet werden, wodurch die Sensibilität deutlich verbessert werden kann.

Die Angehörigen sind dankbar für die Einbeziehung in die Nahrungsaufnahme. Nach Absprache können sie auch Speisen mitbringen und ihren Angehörigen,

wenn erforderlich, anreichen. Über dringend zu beachtende Besonderheiten bei Schluckstörungen oder Sensibilitätsstörungen werden die Angehörigen aufgeklärt. Die Pflegende leitet an und überzeugt sich davon, dass eine sichere Nahrungsaufnahme gewährleistet ist.

Mit existenziellen Erfahrungen des Lebens umgehen

Der Patient nach einer zentralen Schädigung ist in seinen Lebensgewohnheiten und Qualitäten mehr oder weniger eingeschränkt. Angewiesen sein auf fremde Hilfe, intime Bereiche nicht mehr selbst versorgen können, Essen und Trinken angereicht bekommen oder keinerlei verbale Kommunikationsmöglichkeit zu haben, ist ein tiefgreifender Einschnitt in die eigene Lebensführung und Lebensplanung.

Einbeziehung der Lebenspartner. Auch und insbesondere bezogen auf die Beziehung mit dem Lebenspartner müssen gemeinsam neue Wege gefunden werden. Durch die frühzeitige Einbeziehung der Partner in den Pflegeprozess und durch Unterstützung der Pflegenden, insbesondere bei der Information über die Symptome der Erkrankung, können Ängste genommen werden. Zentrale Schädigungen treffen nicht selten junge Menschen. Die Partnerschaft sollte eine gleichwertige Beziehung bleiben, die Abhängigkeit in der Versorgung darf nicht zum Mangel an Wertschätzung führen.

Anleitung und Beratung. Pflegende sollten dem Kranken aufgrund ihrer theoretischen und praktischen Kompetenz An-

leitung zu den individuell angepassten Maßnahmen geben. Die Konsequenzen sind für die Patienten in ihrer Lage nicht immer unmittelbar zu erkennen, sodass sie sich vielleicht auf einzelne pflegetherapeutische Maßnahmen nicht einlassen möchten. Informationen und v. a. Vertrauen führen zu einer Beziehung zwischen Pflegenden und Patienten, die eine partnerschaftliche Kommunikation und Kompromisse ermöglicht. Pflegende haben keinen erzieherischen Auftrag Patienten gegenüber, sollten jedoch durch ihre fachliche und soziale Kompetenz eine aktive Zusammenarbeit mit dem Patienten und somit eine fördernde Pflege ermöglichen.

Schmerzfreiheit. Die beschriebenen Maßnahmen für Patienten nach zentralen Schädigungen haben gleichzeitig das Ziel, Schmerzen zu verhindern oder zu lindern. Kommt es zu Hüft- oder Schulterschmerzen, so ist der Patient in allen Aktivitäten eingeschränkt. Für Schmerzfreiheit insbesondere in der Nacht ist zu sorgen. Bei Schmerzmedikamenten besteht die Gefahr, dass der Patient über die Schmerzgrenze hinaus bewegt oder durch die Pflegende bewegt wird und es zu weiteren Schäden kommt, die wiederum die Schmerzsymptomatik verstärken.

Einbeziehung ins aktive Leben. Die Interessen des Patienten mit einer zentralen Schädigung bestimmen die Freizeitaktivitäten. Eine Einbeziehung ins aktive, möglichst normale Leben ist unbedingt erforderlich und wird von den Pflegenden und den Angehörigen ermöglicht.

42.2 Pflege von Patienten mit Paraplegie oder Tetraplegie ────────

Andreas Wendl

42.2.1 Medizinischer Überblick Querschnittlähmung

Definition

Bei einer Querschnittlähmung handelt es sich um eine Schädigung des Rückenmarks und/oder der im Wirbelkanal verlaufenden Nervenwurzeln. Sie ergibt sich aus einer Kontinuitätsunterbrechung der aufsteigenden und absteigenden Bahnen (s. **Abb. 42.2**, S. 1075).

Ausprägung der Querschnittlähmung

Je nach Lokalisation der Rückenmarkschädigung wird unterschieden zwischen:

- **Paraplegie:** Lähmungen der unteren Extremitäten durch eine Schädigung im Brust- oder Lendenmarkbereich

- **Tetraplegie:** Lähmung aller 4 Gliedmaßen durch eine Schädigung im Halsmarkbereich.

Die Lähmungshöhe wird durch das noch letzte intakte Rückenmarksegment definiert. Eine Querschnittlähmung unterhalb C 7 bedeutet demnach, dass das 7. Halsmarksegment noch intakt ist (s. **Abb. 39.12 a**, S. 1005).

Je nachdem, ob das Rückenmark vollständig oder nur teilweise geschädigt wurde, unterscheidet man zwischen kompletter und inkompletter Tetra- und Paraplegie.

Komplette Lähmung: Es besteht eine vollständige Kontinuitätsunterbrechung der Leitungsfunktionen im Rückenmark. Dies gilt sowohl für die Impulse vom Gehirn zur Peripherie als auch umgekehrt.

Inkomplette Lähmung: Bei einer inkompletten Lähmung ist diese Leitungsfunktion noch partiell vorhanden. Die Ausprägung der Lähmung kann sehr stark variieren. Ein inkompletter Tetraplegiker kann z. B. ein Fußgänger mit leichten Funktionsstörungen der Hände sein, aber auch ein bis zum Hals gelähmter Mensch, der nur noch Oberflächensensibilität an der Haut hat. Als Grundlage für die genaue Beurteilung des Lähmungsausmaßes wird deshalb bei Eintritt einer Querschnittlähmung eine neurologische Standardklassifikation durchgeführt (ASIA Score). Bei dieser Untersuchung werden die sensiblen und motorischen Funktionen, die Lokalisation und das Ausmaß der neurologischen Ausfälle exakt bestimmt. Diese Klassifikation wird zudem zur Verlaufskontrolle genützt.

Symptome
Gekennzeichnet ist eine Rückenmarkschädigung durch
- motorische Lähmungen: Verlust oder Störung der willkürlichen Muskelbewegung,
- sensible/sensorische Lähmungen: Verlust oder Störung der Oberflächen-, Schmerz- und Tiefensensibilität sowie des Temperaturempfindens,
- vegetative Lähmungen: Verlust oder Störung der Funktion von Harnblase, Enddarm, Geschlechtsorganen und Gefäßmuskulatur.

Spinaler Schock
Die plötzliche Unterbrechung der kortikalen Bahnen des Rückenmarks führen zum so genannten „Spinalen Schock". Unterhalb der Läsion kommt es zu einem nahezu vollständigen Verlust der Rückenmarkfunktionen. Die Dauer des spinalen Schocks ist sehr unterschiedlich. Er kann von wenigen Tagen bis einigen Monaten dauern. Kennzeichen des spinalen Schockes sind:
- schlaffe Lähmung der Muskulatur
- schlaffe Lähmung der Blase
- Magen-Darm-Atonie
- Reflexausfall
- Störungen der Thermoregulation
- fehlende Gefäßkontrolle mit hypotonen Kreislaufregulationsstörungen

Häufigkeit und Ursachen
In Deutschland leben mehr als 75 000 Menschen mit einer Querschnittlähmung. Jährlich kommen etwa 1000 Menschen hinzu. 65 % aller erworbenen Querschnittlähmungen sind traumatisch bedingt, nur 35 % sind auf nicht-traumatische Ursachen zurückzuführen (**Abb. 42.25**). Zur Behandlung gibt es bundesweit spezielle Querschnittgelähmtenzentren. Sie gewährleisten eine umfassende interdisziplinäre Behandlung. Ärzte, Pflegepersonal, Physio-, Ergo- und Sporttherapeuten sowie Sozialdienst und psychologischer Dienst

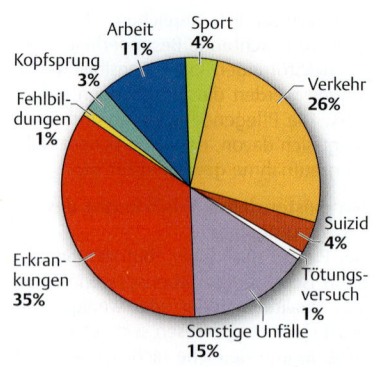

Abb. 42.25 Ursachen der Querschnittlähmung. Ca. 65 % aller erworbenen Querschnittlähmungen sind traumatisch bedingt, nur ca. 35 % sind auf nicht-traumatische Ursachen zurückzuführen. Die Statistik setzt sich aus Angaben der 28 Querschnittgelähmtenzentren der letzten 34 Jahre zusammen (BUK Hamburg Dr. Thietje 2010).

bilden das therapeutische Team. Die notwendige Krankenhausbehandlung dauert im Durchschnitt zwischen 4 – 6 Monaten, in Einzelfällen sogar länger. Neben der medizinischen Behandlung findet eine umfassende Vorbereitung zur Wiedereingliederung statt.

Diagnostik
Diagnostische Verfahren bei traumatischer Querschnittlähmung sind:
- Erhebung der Unfallanamnese
- klinische Untersuchungen
- bildgebende Verfahren (Röntgen, CT, MRT, wenn keine knöcherne Einengung des Spinalkanales vorliegt)
- neurologische Untersuchung mit Überprüfung der Reflexe

Therapie
Die operative Stabilisierung von Frakturen und Luxationen der Wirbelsäule ist inzwischen Standard geworden. Liegt eine Einengung des Rückenmarks durch z. B. Knochensplitter, verschobene Wirbelkörper oder Bandscheiben vor, sollte rasch eine Entlastungsoperation durchgeführt werden. Nach der Reposition werden die Wirbelkörper mit einem in-

ternen Fixateur stabilisiert. Die Instabilität der Frakturstelle wird dadurch aufgehoben, sodass sich das Risiko einer weiteren Schädigung des Rückenmarks reduziert. Konservative Behandlungen werden nur noch sehr selten durchgeführt. Die Bettruhe wird durch den operativen Eingriff von etwa 10 Wochen auf wenige Tage reduziert.

> **MERKE** Die Operation kann die Einengung im Rückenmark beheben und die Wirbelsäule stabilisieren. Sie hat aber keinen Einfluss auf die Regenerationsfähigkeit der Nerven, kann also eine vorhandene neurologische Schädigung nicht beheben. Weiter umstritten ist die Effektivität der direkten posttraumatischen Kortisongabe (Methylprednisolon), um eine Ödembildung im Rückenmark zu reduzieren und damit die Chancen einer Erholung des Rückenmarks zu verbessern.

42.2.2 Pflege- und Behandlungsplan
Sofortmaßnahmen. Die ersten Stunden nach dem Unfall können für einen Menschen mit Querschnittlähmung von entscheidender Bedeutung sein. Die richtige Bergung, der schonende und schnelle Transport in ein Querschnittzentrum (Hubschrauber), eine exakte Diagnosestellung und eine frühzeitige fachgerechte Betreuung sind die Grundlagen für eine effektive Behandlung. Vor der operativen Stabilisierung liegt ein pflegerischer Schwerpunkt in der fachgerechten Lagerung und Umlagerung. Jede abrupte Bewegung und Abknickung der Wirbelsäule muss vermieden werden. Jeder Drehvorgang muss daher mit 2 – 3 Hilfspersonen erfolgen (**Abb. 42.26**). Bei Verdacht auf eine Halswirbelverletzung wird der Kopf des Verletzten unter leichter Streckung achsengerecht gehalten. Die Kleidung muss häufig aufgeschnitten werden, da beim Ausziehen die Wirbelsäule verdreht werden könnte.
Pflegerische Betreuung. Nach erfolgter operativer Stabilisierung liegen die

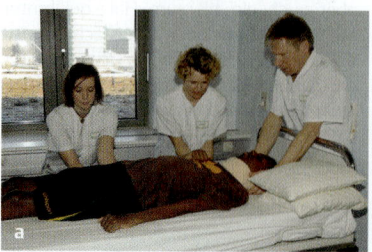
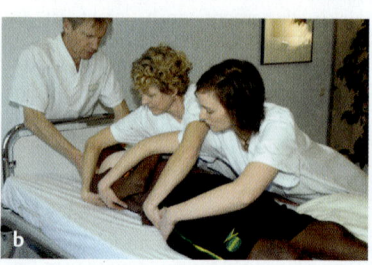
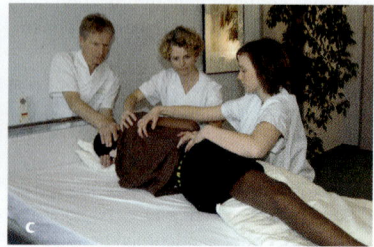

Abb. 42.26 Akutversorgung. Jeder Drehvorgang muss mit 2 – 3 Hilfspersonen erfolgen, die die Wirbelsäule stabilisieren.

Schwerpunkte der pflegerischen Betreuung:
- Aufrechterhaltung und Verbesserung der Atmung
- Aufrechterhaltung und Verbesserung des Kreislaufs
- Schutz der Haut
- Mobilität – Bewegung – Lagerung
- Blasenentleerung
- Darmentleerung
- Temperaturregulation
- Selbsthilfetraining

In allen Themenbereichen wird die aktuelle Situation erfasst und dokumentiert. Jede ausgefallene Funktion muss durch eine andere Sinneswahrnehmung, kognitive Fähigkeit und ggf. auch durch ein Hilfsmittel ausgeglichen werden. Am Beispiel Haut bedeutet dies: Die ausgefallenen Funktionen (z. B. Druckgefühl der Haut) müssen durch andere Sinneswahrnehmungen (z. B. die Haut nach Rötungen untersuchen), kognitive Fähigkeiten (Wissen um Liegezeit und Gefahrenmomente), und eventuelle Hilfsmittel (Spezialmatratzen zur Verlängerung der Liegezeit) ersetzt werden. Dies ist zunächst Aufgabe der Pflege. Im Laufe der Behandlung wird die Verantwortung und – je nach Selbstständigkeitsgrad – auch die Durchführung der Maßnahme dem Patienten zurückgegeben. Er soll zum Experten seiner Lähmungssituation werden.

Psychische Situation des Patienten. Es ist leicht nachvollziehbar, dass sich Patienten mit dem Eintritt der Querschnittlähmung zunächst in einer äußerst schwierigen Krisensituation befinden. Gerade bei traumatischen Lähmungen werden die Verletzten oft aus einem aktiven, selbstbestimmten Leben in eine kaum zu ertragende Abhängigkeit geworfen. Neben der Mobilitätseinschränkung fehlt auch die Kontrolle über die Blasen- und Darmentleerung. Verzweiflung, Traurigkeit, aber auch Wut und Aggression, können eine Reaktion auf das Erleben darstellen. Alle Reaktionen haben ihre Berechtigung. Bei Verdacht auf Depressionen sollte sehr verhalten und nur nach Absprache mit Patienten und Psychologen medikamentös interveniert werden.

Hilfreich zur Bewältigung der Krisensituation können folgende Interventionen sein:
- Patienten umfassend über Diagnose und Therapie informieren
- Patienten bei Pflegehandlungen integrieren und mit ihm absprechen
- feste Bezugspersonen stellen
- gemeinsame Teilziele erarbeiten
- Perspektiven aufzeigen
- Besuchszeiten in den ersten Tagen bis Wochen nicht beschränken
- klare Tagesstruktur festlegen

Aufrechterhaltung und Verbesserung der Atmung

Die Atemfunktion bei querschnittgelähmten Menschen ist von der Lähmungshöhe abhängig. Zervikale und hohe thorakale Läsionen führen zu einer Einschränkung der Atem- bzw. Atemhilfsmuskulatur, bis hin zur reinen Zwerchfellatmung (C 4).

Frischverletzte Patienten sollten deshalb über diskontinuierliches Weaning vom Beatmungsgerät abtrainiert werden, da sich die noch vorhandene Atemmuskulatur ansonsten erschöpft. Die Dauer der Spontanatmung wird dabei langsam und kontinuierlich gesteigert. In der Zwischenzeit wird suffizient beatmet.

Aufgrund mangelnder oder eingeschränkter Interkostalatmung verringert sich die Belüftung der Lungen, die Sekretbildung kann sich verstärken. Ist ein selbstständiges Abhusten nicht möglich, kann dies mit einer speziellen Abhusthilfe ausgeglichen werden (**Abb. 42.27**).

Beobachtungskriterien. Folgende Atmungskriterien werden beobachtet:
- **Ventilation/Atemfrequenz:** Interkostalatmung und/oder Zwerchfellatmung vorhanden?
- **Reinigungsfähigkeit:** Kann Sekret abgehustet werden?
- **Gasaustausch:** Atemzugvolumen/O₂ Sättigung, Atemfrequenz ggf. BGA

Pflegeziele. Folgende Ziele werden verfolgt:
- gute Belüftung der Lunge
- freie Atemwege
- ausreichende Sauerstoffversorgung der Körperzelle

Pflegemaßnahmen. Interventionen zur besseren Belüftung der Lunge:
- regelmäßige Umlagerungen
- Bauch- oder 135°-Lagerung
- Mobilisierung in den Rollstuhl

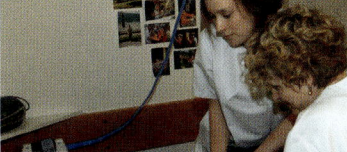

Abb. 42.27 Abhusthilfe bei fehlender Interkostalmuskulatur.

- druckunterstützende Inhalationsgeräte

Sekretlösende Maßnahmen:
- Inhalationen
- regelmäßige Umlagerungen
- Abhusthilfe
- ggf. regelmäßiges Absaugen

Zur Verbesserung des Gasaustauschs kann in den ersten Tagen bis Wochen bei Tetraplegikern eine temporäre O₂-Gabe notwendig sein.

Aufrechterhaltung und Verbesserung des Kreislaufs

Besonders während des spinalen Schocks ist bei Hochgelähmten eine ausgeprägte Bradykardie zu beobachten. Eine Herzfrequenz zwischen 40 – 50 Schlägen pro Minute ist durchaus keine Seltenheit. Ursache sind eine gestörte sympathische Innervation und ein verstärkter Vagotonus. Die Behandlung ist symptomatisch. Monitoring ist während der ersten Tage bis Wochen meistens notwendig.

Eine Gefäßweitstellung sowie ein reduzierter venöser Rückfluss (mangelhafte Muskelpumpe) können bei der Mobilisierung im Rollstuhl zu einem Kreislaufkollaps führen. Daher ist zunächst ein Kreislauftraining notwendig (**Abb. 42.28**): Dabei wird der Patient mit dem Kopfteil aufgerichtet – zusätzlich kann das Bett noch in eine schiefe Ebene gebracht werden (Fußteil tief). Stehhilfen können ebenfalls als Trainingsgeräte eingesetzt werden. Oberschenkelkompressionsstrümpfe und bei Tetraplegikern das Anlegen eines elastischen Bauchgurtes ermöglichen einen besseren venösen Rückfluss des Blutes. Für die ersten Mobilisierungen kann zusätzlich noch eine medikamentöse Therapie, die den Kreislauf unterstützt, notwendig sein.

Bei ersten Symptomen eines Kreislaufkollapses im Rollstuhl muss der Patient sofort in eine Kopftieflage gebracht und die Beine hochgelagert werden (**Abb. 42.29**). Hier kann in den ersten Wochen eine erhöhte Beaufsichtigung erforderlich sein, da Patienten die nahende Kreislaufkrise nicht rechtzeitig bemerken. Nach einigen Wochen passt sich das Kreislaufsystem meist der neuen Situation an.

Beobachtungskriterien. Herzfrequenz, Blutdruck und Schwindel werden beobachtet.

Pflegeziele. Ziele der Pflege sind:
- der Körper adaptiert sich an die neue Situation
- Patient/Personal erkennt Kreislaufkrise rechtzeitig

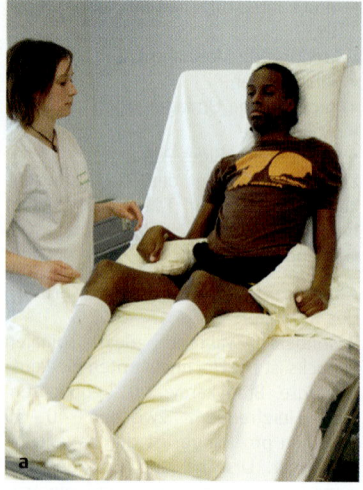

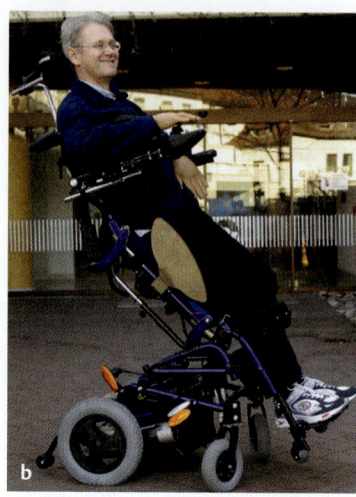

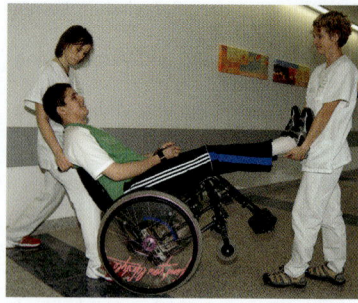

Abb. 42.29 Kippstellung bei Kreislaufkollaps im Rollstuhl.

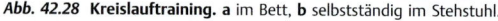

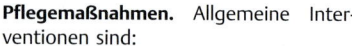

Abb. 42.28 Kreislauftraining. a im Bett, **b** selbstständig im Stehstuhl.

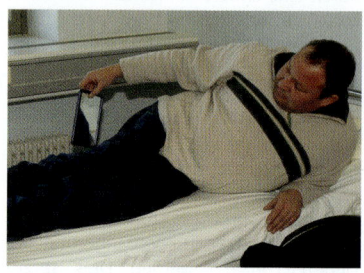

Abb. 42.30 Hautkontrolle mit Spiegel.

Pflegemaßnahmen. Allgemeine Interventionen sind:
- Kreislauftraining durchführen
- Beaufsichtigung/Pflegebereitschaft sicherstellen
- elastischen Bauchgurt anlegen
- Kompressionsstrümpfe anziehen

Bei Kreislaufkrise:
- Kopftieflage durch Kippen des Rollstuhls (s. **Abb. 42.29**)
- Beine hochlegen

Schutz der Haut

Oberflächensensibilität und Druckempfinden sind im gelähmten Bereich nicht oder nur unzureichend vorhanden. Die Minderdurchblutung aufgrund einer Druckeinwirkung löst beim gesunden Menschen, auch im Schlaf, eine regelmäßige Bewegung und damit eine unwillkürliche Druckentlastung aus.

Dieser Schutzmechanismus fällt bei einer Querschnittlähmung komplett aus. Warnender Druckschmerz kann nicht wahrgenommen werden. Auch Gegenstände im Bett (Kanülendeckel/Falten des Lakens), Verbrühung durch zu heiße Dusche oder Wärmflaschen werden nicht bemerkt. Die ausgefallene Sinneswahrnehmung muss deshalb durch kognitive Fähigkeiten (Wissen um Gefahrenmomente) und Inspektion der Haut ausgeglichen werden. Alle gängigen Dekubitusrisikoskalen (S. 257) decken das Risiko nur unzureichend ab.

Dekubitusgefahr. Nach wie vor stellt der Dekubitus die bei weitem häufigste Komplikation bei Querschnittlähmung dar. Besonders gefährdet ist neben Sakrum, Trochantern und Fersen auch der Hinterkopf (Cave: Halskrawatte). Für alle

Lagerungsmöglichkeiten muss eine maximale Liegezeit ermittelt werden (z. B. Rückenlage 4 Std., Seitenlage rechts 3 Std., Bauchlagerung 6 Std.). Nach jedem Lagerungswechsel muss die Haut kontrolliert und die Liegezeit ggf. neu festgelegt werden. Patienten können im Laufe der Behandlung erlernen, die Hautkontrolle mithilfe eines Spiegels selbstständig durchführen (**Abb. 42.30**).

➤ **MERKE** Mit Weichlagerungsmatratzen (z. B. viskoelastische Schaumstoffe), Wechseldruck- oder Luftstromtherapiematratzen kann die Liegezeit erhöht werden. Sie ersetzen jedoch eine Umlagerung nicht! Fieber oder verstärktes Schwitzen erfordert eine sofortige Verkürzung der Liegezeit.

Sitzen im Rollstuhl. Auch die Sitzzeit im Rollstuhl wird festgelegt. Nach jeder Sitzbelastung ist eine Überprüfung der Haut notwendig. Entsprechend der Hautsituation kann die Sitzzeit nach und nach gesteigert werden. Wichtig ist eine regel-

mäßige Druckentlastung im Rollstuhl (**Abb. 42.31**, **Abb. 42.32**). Sie kann durch Hochstützen und Gewichtsverlagerung erreicht werden (**Abb. 42.33**, **Abb. 42.34**, **Abb. 42.35**). Sitzkissen mit druckentlastenden Eigenschaften (Oberflächenvergrößerung) können auch hier die Sitzzeit deutlich erhöhen. Um die Verteilung des Gewichts auf eine möglichst große Fläche zu erreichen, wird der Rollstuhl so ausgesucht und eingestellt, dass auch die Oberschenkel eine große Auflagefläche bieten.

Trotz aller prophylaktischen Maßnahmen kann die Druckbelastung der Haut zu bleibenden Rötungen führen. Dies erfordert eine sofortige komplette Hautentlastung der geröteten Körperregion und kann deshalb auch Bettruhe

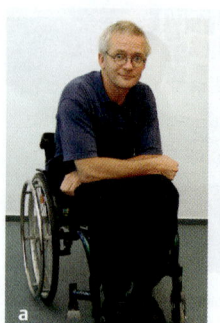

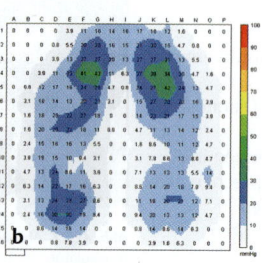

Abb. 42.31 Druckmessung. Druckverteilung beim Sitzen, dargestellt mit einer Druckmessmatte.

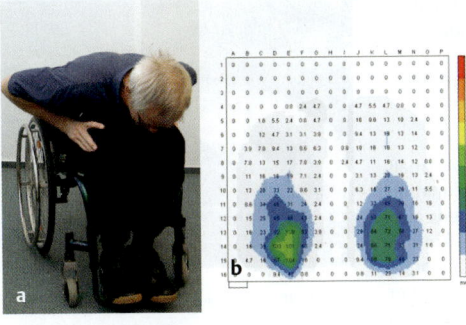

Abb. 42.32 **Druckmessung.**
Entlastung der Sitzbeine durch Nachvornebeugen.

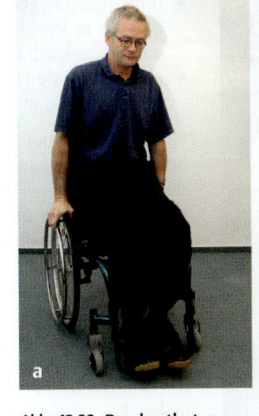 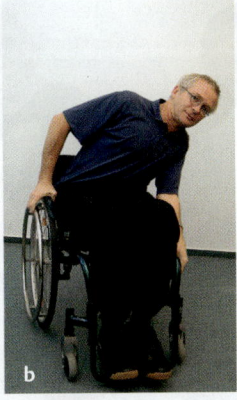

Abb. 42.33 **Druckentlastung.**
a Komplette Entlastung durch Hochstützen,
b Entlastung rechtes Sitzbein.

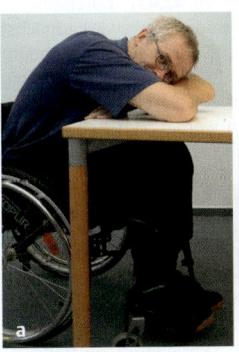

Abb. 42.34
Entlastung in Alltagssituationen.

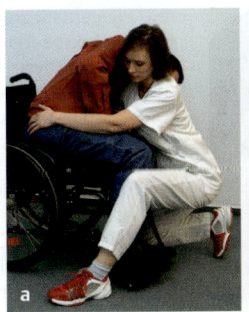 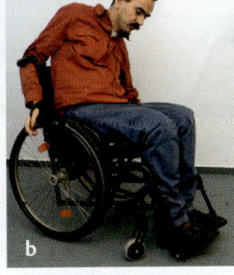

Abb. 42.35
Entlastung bei Tetraplegikern.

zur Folge haben (z. B. Rötung am Sitzbein). Die erste kurze Belastung darf erst nach vollständigem Verblassen der Rötung wieder erfolgen!

Beobachtungskriterien. Beobachtet werden:

- Oberflächensensibilität
- Temperaturempfinden
- Druck- und Schmerzempfinden

Pflegeziele Ziele der Pflege sind:

- Erhaltung intakter Haut
- Wissen um maximale Liege- und Sitzzeit
- Erkennen von Risiken

Pflegemaßnahmen. Folgende Interventionen sind nötig:

- Inspektion der Haut nach allen Bewegungswechseln
- Umlagerung durchführen oder veranlassen
- Einhaltung der Liege- und Sitzzeiten
- Entlastung im Rollstuhl durchführen
- Anpassung der Liege- und Sitzzeit nach Hautbeurteilung

ATL Sich bewegen (Mobilität und Lagerung)

Aufgrund der Lähmung ist die Mobilität zu Beginn der Behandlung in fast allen Bereichen stark eingeschränkt: Bewegungen im Bett können nicht mehr durchgeführt, das Bett nicht selbstständig verlassen werden. Gehen oder Treppensteigen ist nicht mehr möglich. Patienten benötigen Unterstützung bei der Körperpflege, beim An- und Auskleiden und evtl. auch bei der Nahrungsaufnahme.

Bewegung/Lagerung im Bett

Beobachtungskriterien. Dazu zählen:

- genaue Erhebung der Bewegungsmöglichkeit von Kopf, Rumpf, Becken, Armen und Beinen
- Tiefensensibilität (Lageempfinden)
- Schmerzen

Pflegeziele. Ziele der Pflege sind:

- Förderung der Eigenaktivität und Mobilität

- Erreichung größtmöglicher Eigenaktivität und Selbstverantwortung
- Patient kann Lagerungen und Lagerungswechsel veranlassen und anleiten oder selbstständig durchführen
- Vermeidung von Kontrakturen
- Reduzierung von Schmerz und Spastik

Pflegemaßnahmen. Zu den Maßnahmen gehören:

- Durchführung der Lagerungswechsel mit Einbeziehung der Bewegungsmöglichkeiten des Patienten
- Anleitung zur selbstständigen Umlagerung
- Anleitung von Patient, Angehörigen und Pflegepersonen

Neben den gängigen Seitenlagerungen können auch 135°- und Bauchlagerung eingeübt werden (**Abb. 42.36**). Diese beiden Lagerungen sorgen für eine besonders gute Belüftung der Lunge. Bauchlage wirkt spastiklindernd, erreicht eine optimale Entlastung der Haut und erzeugt eine 0°-Stellung im Hüftgelenk

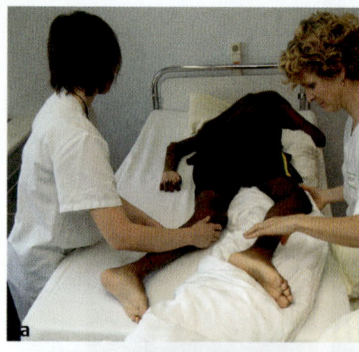

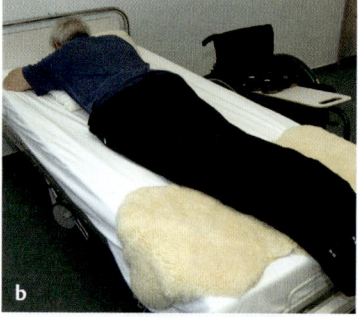

***Abb. 42.36* Lagerungen.**
a 135°-Lagerung, **b** Bauchlagerung.

(Kontrakturprophylaxe). Alle Bewegungen im Bett sowie Transfers erfolgen nach kinästhetischen Methoden (S. 237).

Therapeutische Schulter- und Armlagerung bei Tetraplegie

Die muskuläre Führung des Schultergelenks ist aufgrund der reduzierten Muskelfunktionen eingeschränkt. Nach allen Umlagerungen muss der Humeruskopf zentriert gelagert werden. Bei einer Umlagerung der Arme muss deshalb der gesamte Oberarm gedreht werden. Beim Aufrichten und bei einem Transfer darf der Patient nie an den Armen gezogen werden!

Armlagerungen bei Tetraplegikern sind:
- abwechselnde Lagerung der Arme in Supination und Pronation
- regelmäßige Lagerung des Ellbogengelenks in Streckung (Vermeidung von Beugekontrakturen)
- abschwellende Hochlagerungen bei Ödembildung in den Händen

Funktionshand bei Tetraplegie

Bei Tetraplegie kann – je nach Ausmaß der Lähmung – die Muskelfunktion sämtlicher Finger und des Daumens ausfallen. Innerhalb weniger Monate kommt es dann zu Atrophien und Verkürzungen dieser Muskeln. Damit die Hände weiter funktionell einsetzbar sind, wird eine so genannte Funktionshand ausgebildet. Um das zu erreichen, werden die Finger mit Pflasterstreifen in Faustschluss geklebt. Das Handgelenk sollte überwiegend in Dorsalextension gelagert werden (**Abb. 42.37**). Das Öffnen der Hand beim Waschen, Eincremen, oder anderen Pflegemaßnahmen darf nur unter Handgelenksbeugung erfolgen.

Bei der aktiven Funktionshand kann durch eine aktive Handgelenksstreckung (Dorsalextension) ein passiver Faustschluss erzielt werden (**Abb. 42.38**, **Abb. 42.39**). Eine Handgelenksbeugung (Palmarflexion) bewirkt eine Öffnung der Hand. Bei der passiven Funktionshand (Lähmung C5/C6) wird diese Funktion durch „Trickbewegungen" erreicht: Eine Supination erreicht passiv einen Faustschluss, eine Pronation eine passive Öffnung der Hand.

> **MERKE** Mithilfe der Funktionshand kann eine Greiffunktion ausgeführt werden oder angepasste Hilfsmittel zur Selbsthilfe eingesetzt werden (**Abb. 42.40**).

Transfer

Der erste Transfer in den Rollstuhl bewirkt für den Patienten eine deutliche Vergrößerung des Blickfeldes und des Aktionsradius. Gleichzeitig erfährt der Patient auch das Ausmaß der Lähmung. Er kann weder stehen noch gehen, der Auflagedruck beim Sitzen kann nicht gespürt werden, die Sitzbalance fehlt.

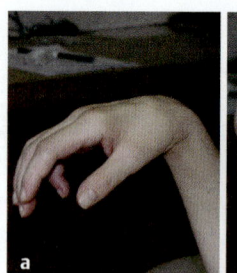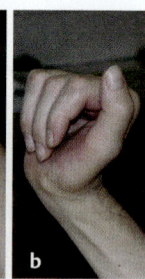

Abb. 42.38 Faustschluss durch Dorsalextension.

Die Transfermethode richtet sich nach der Lähmungshöhe und Körperkonstitution. Bei Tetraplegikern kann ein Knietransfer (**Abb. 42.41**), ein Transfer mit Rutschbrett (**Abb. 42.42**) oder mittels Patientenlifter (**Abb. 42.43**) durchgeführt werden. Bei Paraplegikern wird zunächst ein Transfer mit Rutschbrett eingeübt (**Abb. 42.44**). Je nach Trainingserfolg kann dann auf einen freien Stütztransfer übergegangen werden. Im Rahmen der medizinischen Behandlung werden die Transfers ins Bett, den Duschstuhlsitz, auf die Toilette, in die Badewanne sowie ins Auto eingeübt. Paraplegiker können diese meistens selbstständig durchführen, Tetraplegiker benötigen je nach Lähmungshöhe Unterstützung.

> **MERKE** Bei den ersten Transfers können die Patienten aufgrund mangelnder Stabilität sehr starken Ängsten ausgesetzt sein (Sturzgefahr). Diese Ängste treten verstärkt bei den Patienten auf, deren Unfallereignis mit einem Sturz verbunden war. Ein hochgelähmter Patient spürt nur seinen Kopf – er sieht seinen Körper, kann ihn jedoch nicht fühlen.
>
> Die Auswahl der Transfermethode sowie die Anzahl der Hilfspersonen richten sich daher auch nach den Fähigkeiten der Pflegenden. Oberstes Ziel muss die Sicherheit des Patienten sein.

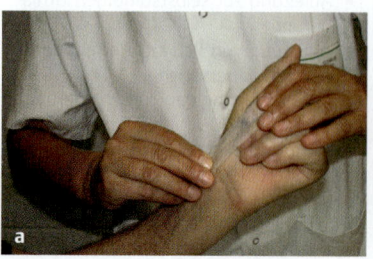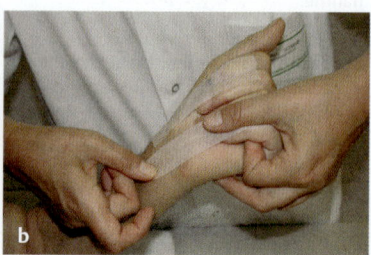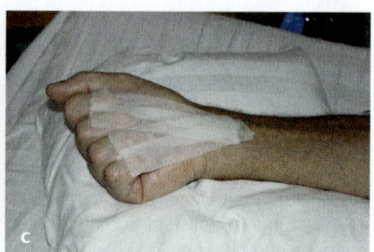

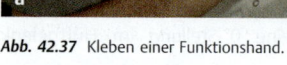

Abb. 42.37 Kleben einer Funktionshand.

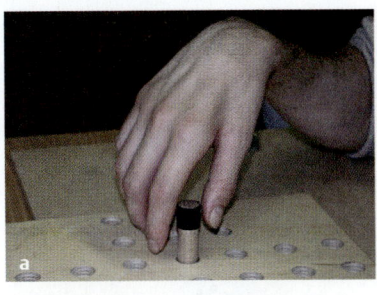
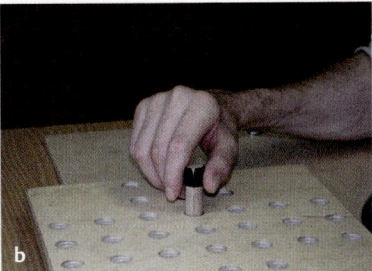
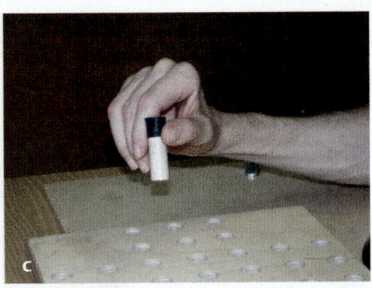

Abb. 42.39 Training der Funktionshand.

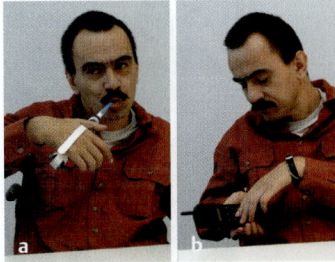

Abb. 42.40 Einsatz der Funktionshand im Alltag.

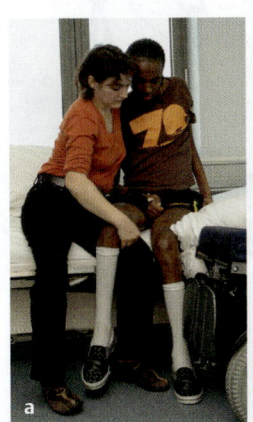
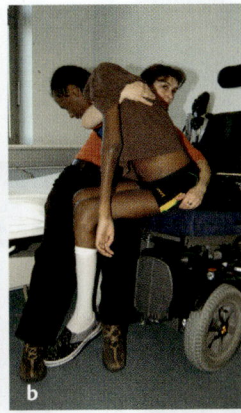

Abb. 42.41 Knietransfer mit tetraplegischem Patienten.

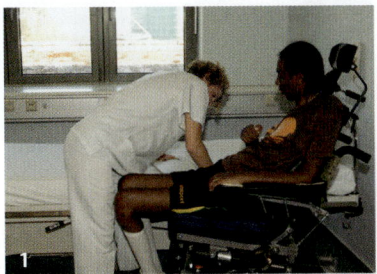
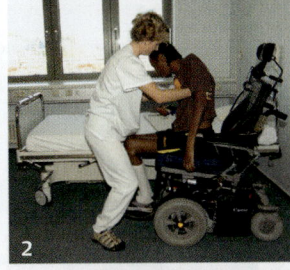
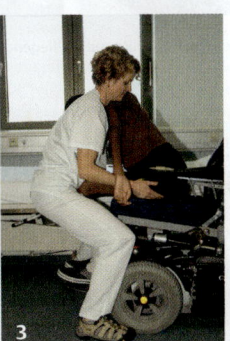
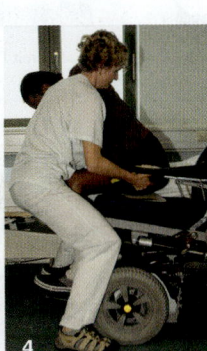
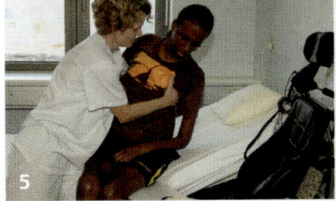
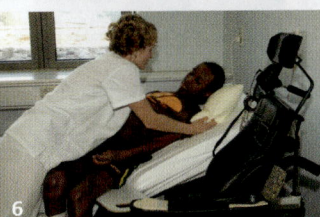

Abb. 42.42 Transfer mit Rutschbrett bei tetraplegischem Patienten.

ATL Sich waschen und kleiden

Das Selbsthilfetraining bei Körperpflege, An- und Auskleiden und ggf. Nahrungsaufnahme wird in enger Zusammenarbeit mit Physio- und Ergotherapeuten durchgeführt (**Abb. 42.45**). In interdisziplinären Teambesprechungen wird das Selbsthilfetraining abgesprochen. Benötigte Hilfsmittel werden häufig speziell für die Patienten angefertigt.

Blasenentleerung

Durch die Schädigung des Rückenmarks entfällt das Gefühl einer vollen Blase. Willkürliche Miktion ist nicht oder nur mit hoher Restharnbildung möglich. Harninkontinenz kann auftreten.

Bei Eintritt der Lähmung befindet sich die Blase in einer Schockphase. Ohne sofortige Intervention besteht die Gefahr einer Überlaufinkontinenz. Dies bedeutet, dass erst bei einer Blasenfüllung

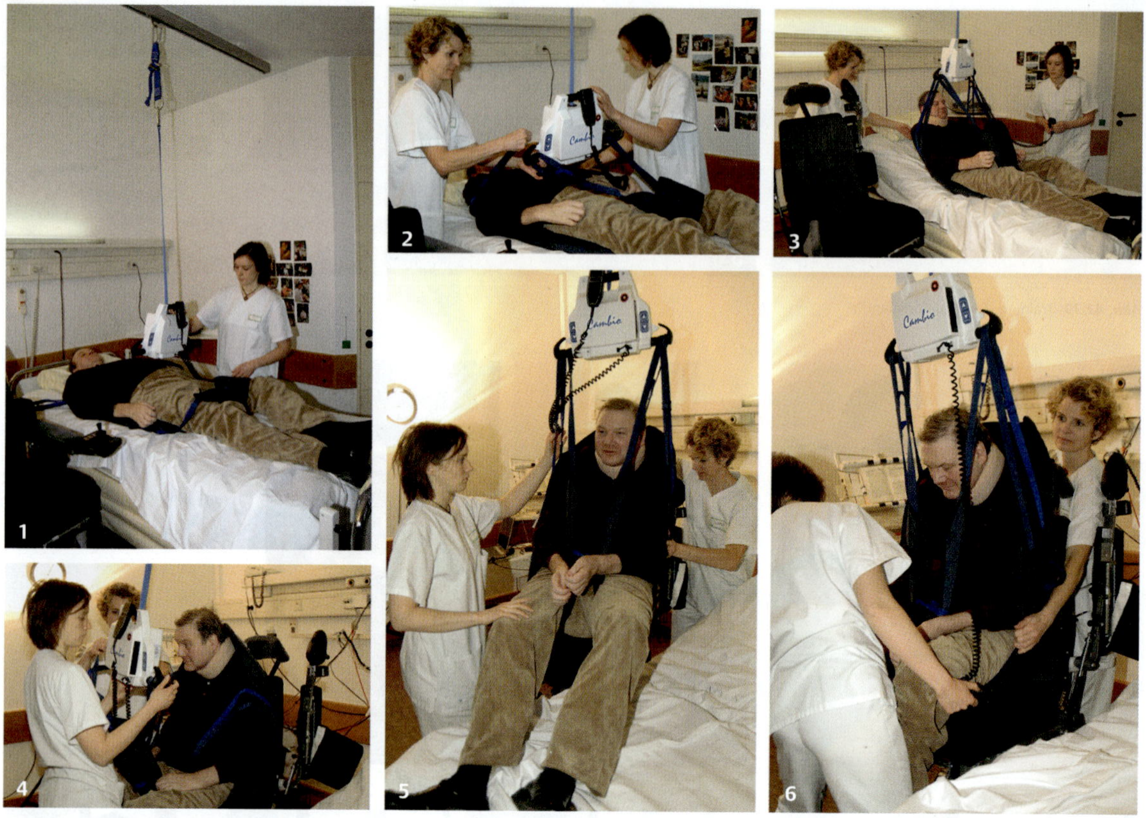

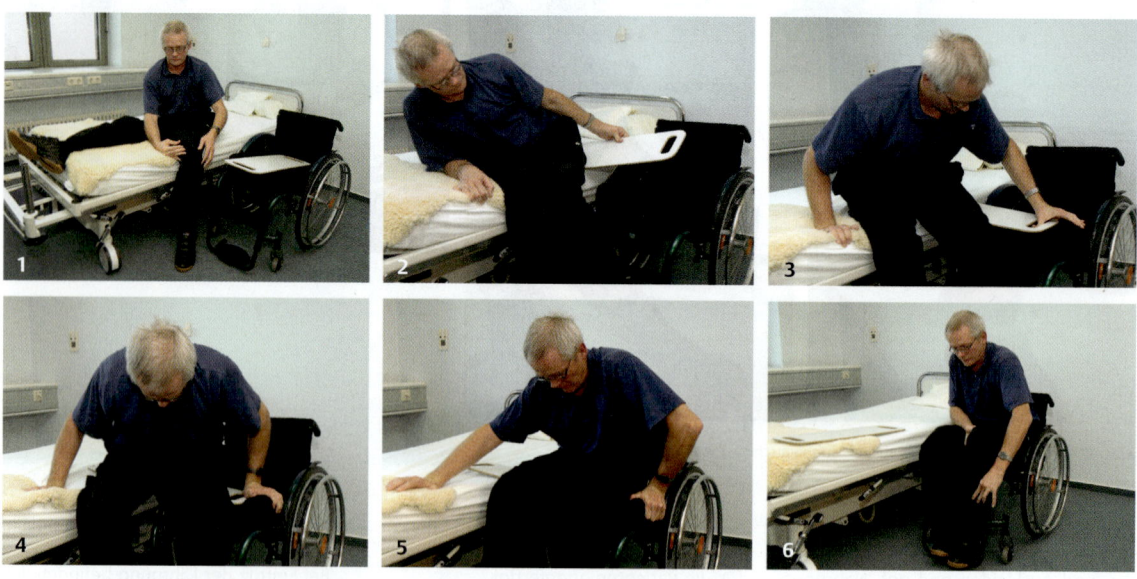

Abb. 42.43 Der Transfer mit Deckenlifter sollte mit 2 Pflegenden durchgeführt werden.

Abb. 42.44 Dieser paraplegische Patient führt den Transfer mit dem Rutschbrett selbstständig durch.

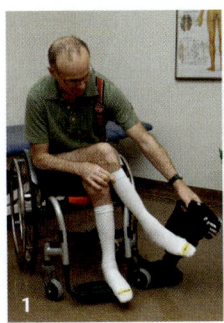 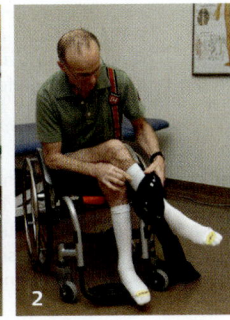 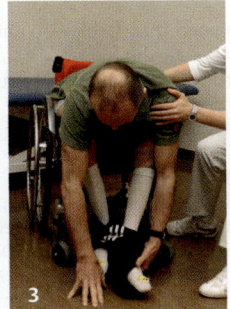 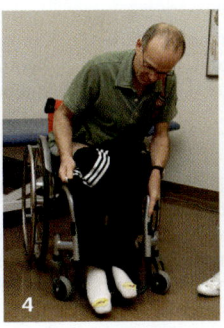 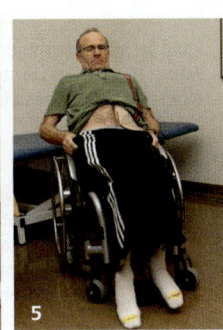

Abb. 42.45 Dieser paraplegische Patient benötigt nur minimale Unterstützung beim Ankleiden.

von 1000–2000 ml der Urin über die Harnröhre abläuft, die Blase aber nicht ausreichend entleert wird. Es kann eine Überdehnung der Harnblase und ein Rückstau zur Niere entstehen. Infektionen und Nierenfunktionsstörungen können folgen. Als erste Maßnahme empfiehlt sich daher die Anlage einer suprapubischen Dauerableitung (S. 359).

Einmalkatheterismus. Nach einigen Tagen kann durch das Abklemmen des Katheters überprüft werden, ob Füllungsgefühl vorhanden und eine willkürliche Miktion möglich ist. Liegen beide Funktionen nicht oder nur unzureichend vor, sollte die Blase baldmöglichst mittels Einmalkatheterismus entleert werden. Dazu muss zunächst das Ausfuhrverhalten beobachtet werden, um die Katheterzeiten festzulegen. In der Regel wird mit einem 4-stdl. Rhythmus begonnen. Häufig müssen die Zeiten an das Ausscheidungsverhalten angepasst werden. Patienten mit vorhandenem Fül-

lungsgefühl können häufig „auf Druck" katheterisiert werden. Die einzelnen Kathetermengen sollen maximal 400 ml betragen, um eine Überdehnung der Blase zu vermeiden. Die Gesamtausscheidung pro Tag sollte beim Einmalkatheterismus 2000 ml nicht überschreiten.

Der intermittierende Katheterismus wird zunächst von der Pflege durchgeführt und stellt für die Patienten häufig einen nicht zu unterschätzenden Eingriff in die Intimsphäre dar. Daher ist ein Sichtschutz im Mehrbettzimmer notwendig.

➤ **MERKE** Nach Ausbildung einer Spastik kann allein die Berührung des Penis zu einer reflektorischen Erektion führen. Es ist wichtig, Patienten das vorab zu erklären. _____

Patienten mit vorhandener Handfunktion werden zur selbstständigen Durch-

führung des Einmalkatheterismus angeleitet.

Beobachtungskriterien. Beobachtet werden:
- Blasenfüllungsgefühl
- Miktionsvermögen/Restharnbildung
- Harninkontinenz

Pflegeziele. Ziele der Pflege sind:
- Erhaltung der Speicherfunktion der Blase
- drucklose restharnfreie Blasenentleerung
- Kontinenz
- Infektvermeidung
- zumutbarer Aufwand der Entleerung

Pflegemaßnahmen. Dies sind:
- Assistenz bei Anlage eines suprapubischen Katheters
- Beobachtung der Ein- und Ausfuhr
- Beginn des sterilen Einmalkatheterismus
- Anleitung zum Selbstkatheterismus

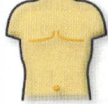

Anatomie und Physiologie im Fokus

Regulation der Blasensituation

Nach Abklingen des spinalen Schocks (oft erst nach 1–2 Monaten) verändert sich die Blasensituation. Es gibt dann zwei unterschiedliche Zustände (**Abb. 42.46**):
1. Bildung einer „schlaffen" Blase (i. d. R. bei tiefen Läsionen): Sie ist gekennzeichnet durch eine Areflexie des Detrusors und des Sphinkters bei fehlender Sensitivität. Die Blase füllt sich ohne gefährliche Erhöhung des Blaseninnendrucks. Ihre Speicherkapazität liegt häufig bei etwa 400 ml.

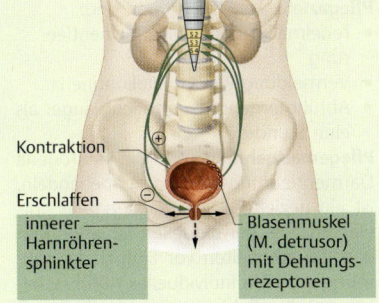

Kontraktion

Erschlaffen

innerer Harnröhrensphinkter

Blasenmuskel (M. detrusor) mit Dehnungsrezeptoren

Abb. 42.46 Sakrales Miktionszentrum. Es befindet sich im Bereich S 2-S 4. Läsionen oberhalb führen zur spastischen, unterhalb zur schlaffen Lähmung.

2. Bildung einer „spastischen" Blase: Hier kommt es ab einem bestimmten Füllungszustand zu einer reflexartigen Kontraktion des Blasenmuskels (Detrusor). Gleichzeitig kontrahiert auch der Blasenschließmuskel (Sphinkter), was zu einem hohen Druck in der Blase führt. Die Neuro-Urologen bezeichnen diese Situation Detrusor–Sphinkter–Dyssynergie. Häufig kann der Sphinkter nach einigen Minuten diesen Druck nicht mehr halten und es erfolgt ein unwillkürlicher Harnabgang mit hohem Restharn. Diese Hochdrucksituation

kann zu Veränderungen an der Blasenwand führen, es besteht die Gefahr eines Rückstaus des Harns in die Nieren.

Zur genauen Diagnostik wird daher ein Neuro-Urologe hinzugezogen. In einer videourodynamischen Untersuchung

kann die Form der Blasenfunktionsstörung diagnostiziert und deren Behandlungsmethode festgelegt werden.

Die Diagnose und Therapie der neurogenen Blasenentleerungsstörung erfolgt durch den Neuro-Urologen.

Um die Druckverhältnisse der spastischen Blase zu reduzieren, werden Anticholinergika verabreicht. Alternativ werden die Medikamente intravesikal verabreicht oder in den Blasenmuskel eingespritzt (Botox). Darüber hinaus gibt es noch operative Methoden zur Ruhigstellung der Blase.

Bis in die 90er Jahre wurde die Reflexblase standardisiert durch ein „Beklopfen" der Bauchdecke oberhalb des Schambeins provoziert, um damit eine Blasenentleerung zu erreichen. Noch immer gibt es querschnittgelähmte Menschen, die diese Art der Entleerung durchführen. Um den erhöhten Druck in der Blase zu reduzieren, muss aber gleichzeitig eine Reduzierung des Auslasswiderstandes stattfinden. Bewusst wird dabei auf die Speicherfunktion der Blase verzichtet. Die Priorität liegt auf der Entleerung. Dies kann operativ durch eine Einkerbung des Blasenschließmuskels (Sphinkterotomie) erreicht werden. Inzwischen werden auch erfolgreich Versuche unternommen, den Sphinkter durch die Einspritzung von Botox ausreichend zu schwächen. Besonders bei Tetraplegikern, die den Selbstkatheterismus nicht durchführen können, kann dies eine Möglichkeit zur Blasenentleerung sein. Das Blasenvolumen reduziert sich häufig auf unter 200 ml, sodass diese Methode nur bei Männern, die ein Kondomurinal anlegen können, alltagstauglich ist. Alternativ bietet sich die Dauerableitung mit einem suprapubischen Katheter an. Notwendig ist die lebenslange Nachbetreuung durch den Neuro-Urologen.

Seit einigen Jahren werden Versuche unternommen, die neurogene Blasenentleerungsstörung mithilfe der sakralen Neuromodulation zu behandeln. Dabei werden die sakralen Nerven mit einem Schrittmacher stimuliert.

Darmentleerung

Zu Beginn des spinalen Schocks kommt es zur Magen-Darm-Atonie mit der Gefahr eines Ileus oder Subileus. Diese Situation kann ausgesprochen kritisch werden, da ein geblähtes Abdomen bei Patienten mit überwiegender Zwerchfell-

atmung zu Ateminsuffizienz führen kann. Eine regelmäßige Überprüfung der Darmgeräusche bis zur ersten Darmentleerung ist wichtig. Liegen Darmgeräusche vor, sollten umgehend Abführmittel verabreicht werden, um nach deren Einwirkzeit mit rektalen Laxanzien einen Stuhlabgang zu provozieren (S. 376). Danach wird ein geregelter Abführrhythmus (z. B. ein- oder zweitägig) angestrebt.

Grundsätzlich gibt es, ähnlich wie bei der Blase, 2 unterschiedliche neurogene Darmentleerungsstörungen (Leder 2008):

Reflexiver Darm. Die neurologische Läsion liegt oberhalb des kaudalen Endes des Rückenmarks (Conus medullaris). Zu beobachten sind:
- erhöhter Tonus des Sphincter ani externus
- erhöhter Tonus des Kolons
- Reflexentleerung ist möglich
- intakter Bulbocavernosus-Reflex

Bei dieser Situation liegt eine Stuhlentleerungsstörung vor.

Areflexiver Darm. Sie beruht auf einer neurologischen Läsion des Conus medullaris. Zu beobachten sind:
- erniedrigter bzw. fehlender Tonus des Sphincter ani externus
- reduzierter Tonus des Kolons
- Reflexentleerung ist nicht möglich
- fehlender Bulbocavernosus-Reflex

Hier liegt eine Stuhlinkontinenz vor.

Beobachtungskriterien. Beobachtet werden:
- Darmgeräusche
- Stuhldrang/Füllung des Rektums
- Schließmuskelfunktion
- Bauchpresse

Pflegeziele. Ziele der Pflege sind:
- regelmäßige geplante Darmentleerung
- Vermeidung von Stuhlinkontinenz
- Abführvorgang dauert nicht länger als eine Stunde

Pflegemaßnahmen. Um die neurogene Darmentleerungsstörung zu behandeln, ist ein gezieltes Darmmanagement notwendig. Aus der aktuellen Situation und den Gewohnheiten vor Eintritt der Lähmung wird ein individuelles Abführschema erstellt. Ziel ist eine geplante, regelmäßige Stuhlentleerung (z. B. 2-tägig morgens). Durch vorsichtiges digitales Nachtasten, dem so genannten Ampul-

lencheck, kann überprüft werden, ob sich Stuhlgang im Enddarm befindet.

Techniken zur Darmentleerung sind:
- digitales Ausräumen (S. 385)
- Verabreichung von Suppositorien (S. 384)
- digitale Stimulation oder CO_2-Zäpfchen, die über einen Dehnungsreiz eine reflektorische Darmentleerung auslösen (bei reflexivem Darm)
- anale Irrigation (S. 386)

MERKE Medikamente sollten nach Möglichkeit nicht rektal verabreicht werden, da sie eine unwillkürliche Darmentleerung auslösen können. Darmrohre sollten wegen der Gefahr einer Druckschädigung nicht länger als 20 Min. verbleiben! Die Verwendung von Bettpfannen ist aufgrund der Druckgefährdung ausgeschlossen.

Im Rahmen des Selbsthilfetrainings erlernen Patienten die Maßnahmen zur Darmentleerung. Das Vorgehen bei der Darmentleerung konfrontiert Patienten und Angehörige manchmal mit Scham- und Ekelgefühlen. Es ist wichtig, dies vor den Interventionen und Anleitungen zu thematisieren.

Um eine regelmäßige Darmentleerung zu erreichen, ist es hilfreich, die Essenszeiten regelmäßig einzuhalten. Abführende oder stopfende Nahrungsmittel können gezielt zur Stuhlregulation eingesetzt werden. Auch zur Behandlung der Darmentleerungsstörung werden Versuche unternommen, die sakrale Neuromodulation einzusetzen. Erste Erfolge gab es bisher in der Verbesserung der Schließmuskelfunktion.

ATL Körpertemperatur regulieren

Die normalen Regelmechanismen der Wärmeabgabe durch Gefäßerweiterung und Schwitzen funktionieren nur noch im Bereich oberhalb der Läsion. Gleichzeitig wird die Meldung der Temperaturrezeptoren an der Haut unterhalb der Läsion nicht an das Gehirn weitergeleitet. Es kann dadurch zu unkontrolliertem Anstieg und Abfall der Körpertemperatur kommen. Erhöhte Körpertemperatur kann daher auch lediglich ein Ausdruck peripherer Überwärmung sein. Betroffen davon sind Patienten mit Tetraplegie und hoher Paraplegie. Ursache einer Hyperthermie können körperliche Anstrengung, physikalische Maßnahmen, Sonneneinwirkung oder eine warme Decke sein. Mit dem Aufdecken der Beine, Herabsetzen der Außentemperatur, kühlenden Umschlägen, Luftventilation und ausreichender Flüssigkeitszufuhr kann die Hyperthermie behandelt werden. Eine Kopfbedeckung sollte bei direkter Sonnebestrahlung getragen werden (Sonnenstich!).

➡ **MERKE** Wärmflaschen oder Heizdecken dürfen aufgrund der Verbrennungsgefahr nicht eingesetzt werden!

Selbsthilfetraining
Während der Behandlung kann es immer wieder zu einer Diskrepanz zwischen der pflegerischen Planung und Wünschen des Patienten kommen. So kann z.B. das Erlernen des Selbstkatheterismus als Pflegeziel erreicht werden, der Patient bekommt aber das Gefühl, dass jetzt die Hoffnung auf eine Rückbildung der Lähmung aufgegeben wurde. Daher ist es ganz besonders wichtig, bei allen Zielplanungen den Patienten mit einzubeziehen. Das Erlernte soll die Abhängigkeit verringern und keine Aussage über die Prognose machen. Dies darf ausgesprochen werden und muss nicht als Selbstverständlichkeit vorausgesetzt werden.

42.2.3 Potenzielle Komplikationen

Schmerzen
Akuter Schmerz. Bei Patienten mit traumatischen Verletzungen werden Basismedikamente zur Schmerzreduktion eingesetzt. Manchmal ist es notwendig, vor der Mobilisierung zusätzlich schnell wirksame Medikamente zu verabreichen. **Chronischer Schmerz.** Besonders Menschen mit inkompletten Lähmungen lei-

den häufig unter neuropathischen Schmerzen, die auch „Missempfindungen" genannt werden. Patienten klagen über Brennen, Stechen, Kribbeln und Krämpfe in den gelähmten Bereichen. Diese Schmerzen sind schwer zu behandeln und erfordern die Behandlung durch speziell ausgebildete Schmerzärzte.

Hyperreflexie
Eine besondere Komplikation kann nach Abklingen des spinalen Schocks die Hyperreflexie darstellen (Lähmung oberhalb Th 6). Symptome sind:
- rasender Kopfschmerz
- RR > 180 mmHg (systolisch)
- Patient kann nicht mehr flach liegen

Ursache dieser Krise ist eine vegetative Dysregulation (Vasodilatation oberhalb und Vasokonstriktion unterhalb der Läsion). Ausgelöst werden kann sie durch banale Situationen wie eine volle Blase oder einen verstopften Blasenkatheter. Auch digitales Ausräumen, Einläufe Entzündungen sowie Druckgeschwüre oder Verbrennungen können eine Hyperreflexie auslösen.

Spastik
Nach Abklingen des spinalen Schocks (S. 1094) kommt es bei Patienten mit einer Lähmung oberhalb des Rückenmarksegments L 2 häufig zu einer Steigerung der Muskeleigenreflexe, der so genannten Spastik. Auslöser können Alltagssituationen sein. So genügt der Luftzug beim Entfernen der Bettdecke oder eine Berührung im gelähmten Körperbereich, um eine Spastik auszulösen. Auch Bewegungen (z. B. Umlagerungen) lösen häufig Spastiken aus.

Eine Behandlung ist nicht immer notwendig. Sie sorgt für die Erhaltung der Muskulatur und neben ästhetischen Vorteilen kann dadurch auch das Dekubitusrisiko verringert werden.

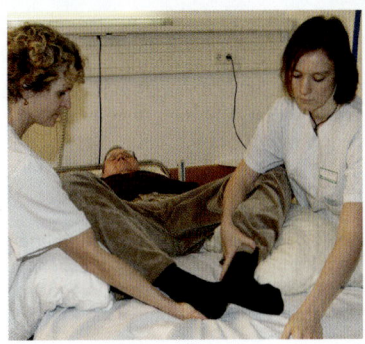

Abb. 42.47 Froschlagerung.

Behindert die Spastik jedoch die Verrichtungen des Alltags oder ist das Sturzrisiko zu hoch, wird die Spastik behandelt:
- medikamentöse Therapie
- Spastik lindernde Lagerung (Bauchlage/Froschlagerung, **Abb. 42.47**)
- spezielle Dehnlagerungen (S. 441)
- Bewegungstraining
- Elektrostimulation
- Stehtraining
- Wärmeanwendungen (Bäder, Sauna)

Thrombose
Querschnittgelähmte Menschen sind Hochrisikopatienten und werden in der Akutbehandlung medikamentös mit Antikoagulanzien behandelt. Erste Anzeichen einer Thrombose (Rötung, Schwellung, Schmerz) können von den Patienten nicht wahrgenommen werden! Daher ist eine genaue Inspektion der Haut erforderlich. Rückflussfördernde Maßnahmen sind:
- Ausstreichen der Beine beim Waschen
- aktives und passives Erzeugen der Muskelpumpe (Durchbewegen/Motomed)
- Anlegen von Kompressionsstrümpfen

42.3 Pflege von Patienten nach Intoxikation

Ralf Krämer, Thomas Olschewski

42.3.1 Medizinischer Überblick

Definition
Bei einer Vergiftung wird ein Stoff vom Körper aufgenommen und gelangt in die Blutbahn. Man unterscheidet
- Vergiftungen mit Selbsttötungsabsicht (Suizid) und
- Vergiftungen durch ein Versehen (akzidentell).

Beeinflussende Faktoren
Es gibt verschiedene Faktoren, die die Aufnahme des Stoffes in den Körper und dessen Wirkung im Organismus begünstigen:
- Menge und Art des aufgenommenen Stoffes
- Weg, über den der Stoff in den Körper gelangt (Mund, Atemwege, Haut, Gefäße)
- Füllung des Magens (bei Stoffaufnahme über den Mund)

- Fähigkeit eines Stoffes, in die Blutbahn zu gelangen
- Zeit, in der sich der Stoff im Körper verteilt und wieder ausgeschieden wird
- Verhalten des Stoffes im Körper, speziell in Verbindung mit anderen Stoffen
- Zeit von der Aufnahme des Stoffes bis zur ersten Therapie
- gesundheitlicher Allgemeinzustand

Häufigkeit

In Deutschland werden durch 9 Beratungsstellen bei Vergiftungen jährlich 180 000 – 200 000 Vergiftungsfälle beraten. Die tatsächlichen Vergiftungsfälle liegen wahrscheinlich unter dieser Zahl, da sie alle beratenen Vergiftungsfälle und die Fälle eines Verdachts auf eine Vergiftung einschließt.

Von den tatsächlich stattgefundenen Vergiftungen sind laut Jahresbericht 2009 der Giftinformationszentrale Mainz ca. 22 % suizidal.

Symptome

Wegen der Vielzahl von Giftstoffen ist es schwierig, spezifische Symptome zu beschreiben. Es treten i. d. R. verschiedene Symptome auf, die der Arzt versucht nach seinem Fachgebiet entsprechenden Krankheitsbildern zuzuordnen.

FALLBEISPIEL Erna Maschke, 72 Jahre alt, wohnt mit ihrem Ehemann in einer kleinen Mietwohnung. Schon seit einiger Zeit bemerken die Nachbarn das laute Fernsehgerät von Frau Maschke und weisen sie und ihren Mann mehrfach darauf hin.

Nachdem mehrere Arztbesuche und ein angepasstes Hörgerät keine wirkliche Hilfe bringen, entschließt sich Frau Maschke, eine HNO-Klinik aufzusuchen, um die Symptome abklären zu lassen, da sie auch sehr schnell atmet und der Verdacht auf eine chronisch obstruktive Lungenerkrankung besteht.

Hier fallen zuerst außer der Schwerhörigkeit, rezidivierenden Bauchschmerzen und unklaren Missempfindungen in Armen und Beinen, keine Besonderheiten auf. Die Patientin wird mit Verdacht auf eine neurologische Erkrankung in eine entsprechende Abteilung weiterverlegt. Hier zeigt die Blutuntersuchung deutliche Veränderungen in der Gerinnung auf. Eine nochmals durchgeführte Anamnese ergibt, dass Frau Maschke wegen ihrer Gelenkbeschwerden schon länger und in größerer Menge ASS-Tabletten gegen die Schmerzen einnimmt, da die billiger sind als die zuzahlungspflichtigen Medikamente, die der Arzt verschreibt.

Nach Verlegung in eine internistische Abteilung zur weiteren Abklärung und zur Untersuchung der unklaren Bauchschmerzen erhärtet sich nach einem weiteren Anamnesegespräch und Rücksprache mit einer Giftinformationszentrale der Verdacht einer chronischen Vergiftung mit Azetylsalizylsäure (ASS).

Nach entsprechender Therapie bilden sich die Beschwerden langsam wieder zurück. ─────────

Das Fallbeispiel zeigt die Schwierigkeit, die auftretenden Symptome dem tatsächlich vorliegenden Krankheitsbild zuzuordnen. Es gibt jedoch charakteristische Erscheinungen, die den Verdacht einer Vergiftung erhärten können:

- akute Störung im Magen-Darm-Trakt
- auffälliger Mundgeruch
- Störungen des Herzrhythmus
- Störungen der Temperaturregulierung
- Hautveränderungen
- Störungen im Nervensystem
- Störungen der Vigilanz

Die Störung der Bewusstseinslage (Vigilanz) durch eine Vergiftung kann von verlangsamten Reaktionen bis hin zum Koma reichen und ist **kein** Anhalt für die Schwere einer Vergiftung. Auch Formen von Unruhe, Verwirrtheit und Erregungszustände sind möglich. Die Zustände können rasch von der einen in die andere Form wechseln. Wird in diesem Zusammenhang ein Muskelzittern (Tremor) beobachtet, kann es sich auch um einen generalisierten Krampfanfall handeln (S. 1119).

Diagnostik und notärztliche Sofortmaßnahmen

Eine Intoxikation zu diagnostizieren ist Teil der Versorgung des Patienten. An erster Stelle steht die notärztliche Stabilisierung. Grundsätzlich sollten folgende Verhaltensregeln eingehalten werden:

- Ruhe bewahren, bewusstlose Personen sofort notärztlich versorgen.
- Patienten auf oben genannte Leitsymptome und Umgebung gründlich untersuchen (auffällige Flüssigkeiten, Tablettenschachteln usw. aufbewahren).
- Patienten und/oder Angehörige bzw. die Person, die den Patienten gefunden hat, befragen.

Schnelltests und Analysen

Für die Erkennung eines Giftstoffs stehen, in begrenztem Umfang und nach Rücksprache mit einer Beratungsstelle für Vergiftungen, Schnelltests für die direkte Verwendung am Bett zur Verfügung. *Tab. 42.2* zeigt Schnelltests, die einen Vergiftungsverdacht erhärten können. Sie dienen nicht zur alleinigen Diagnosestellung und sind nur durch erfahrene Nutzer oder in Rücksprache mit einer Giftinformationszentrale sicher einzusetzen.

Semiquantitative Analysen. Diese dienen dazu, den Stoff über eine chemische Reaktion in Blut, Urin oder Schweiß

nachzuweisen. Diese Schnelltests sind kein Diagnoseinstrument, sie helfen nur einen schon bestehenden Vergiftungsverdacht weiter zu untermauern. Hier ist unbedingt eine Rücksprache mit einer Beratungsstelle für Vergiftungen notwendig.

Quantitative Analysen. Sie können Stoffe direkt bestimmen, erfordern aber einen hohen gerätetechnischen Aufwand. Um Tests überhaupt durchführen zu können, ist es wichtig, Art und Menge des zu untersuchenden Materials mit der Beratungsstelle für Vergiftungen abzusprechen.

Komplikationen

Die Komplikationen sind, abhängig von der Art der Vergiftung, sehr unterschiedlich und für den Unerfahrenen nicht abzusehen! Deshalb liegt ein Schwerpunkt der Therapie in der engmaschigen Kontrolle der Vitalwerte, dem sofortigen Kontakt mit einer Beratungsstelle für Vergiftungen und einer mit ihr abgesprochenen Therapie.

Therapie

Ziel der Therapie ist die Entfernung des Giftstoffs aus dem Körper, möglichst bevor er resorbiert, d. h. in die Blutbahn aufgenommen wird. Ist dies nicht mehr möglich, besteht noch die Möglichkeit einer Entfernung nach der Resorption (Substanz ist bereits ins Blut gelangt). Hier sind Möglichkeiten und Erfolg eher eingeschränkt.

Man unterscheidet verschiedene Therapieformen:

- Elimination (Substanz aus dem Körper entfernen)
- Adsorption (Substanz binden und die Aufnahme ins Blut verhindern)
- Neutralisation (Substanz wirkungslos machen)

MERKE Auch bei dem Verdacht, es könne sich um eine Vergiftung handeln, erst bei einer Beratungsstelle für Vergiftungen informieren, dann handeln!

Beim Anruf der Vergiftungszentrale sind folgende Informationen bereitzuhalten:

- **Wer** (Größe, Gewicht, Alter, Geschlecht) ist betroffen?
- **Was** (Art, Aussehen, Name, Inhalt des Stoffes) wurde genommen?
- **Wie viel** wurde genommen?
- **Wie** gelangte der Stoff an/in den Körper (verschluckt, gespritzt, inhaliert)?
- **Wann** wurde der Stoff genommen?
- **Welche** Beschwerden (Übelkeit, Schmerzen, Atemnot, Aussehen usw.) treten auf?

Tab. 42.2 Schnelltests zur Erhärtung eines Vergiftungsverdachts.

Substanz	Test	Material	Durchführung und Ergebnis
Knollenblätterpilz	Lignintest	Pilz, Pilzreste der Mahlzeit	→ Pilz bzw. Pilzreste auf nicht beschichtetes Zeitungspapier (Tageszeitung) drücken → Stelle markieren und mit 10 % Salzsäure beträufeln → Test ist bei Violettfärbung in den Randzonen positiv → **Achtung:** Test dient dem Ausschluss von Pilzen bei negativer Verfärbung. Auch harmlose Pilze können einen positiven Amatoxin-Test bewirken!
Säure/Lauge	Indikatorpapier	Substanz	→ Teststreifen in die Flüssigkeit eintauchen und pH nach Farbreaktion beurteilen → **Achtung:** Oxidationsmittel verfälschen das Ergebnis!
organische Lösungsmittel	Dichte (d) Wasserlöslichkeit	Substanz	Reagenzglas mit Wasser füllen, Lösungsmittel vorsichtig an der Glaswand herunterfließen lassen und schütteln. Ergebnis: → d < 1 und wasserlöslich → Ketone, Alkohole → d < 1 und unlöslich → Benzin, Alkane → d > 1 und wasserlöslich → z. B. Glykol, Glyzerin → d > 1 und unlöslich → z. B. Dichlorethan
Methadon, Benzodiazepine, Kokain Amphetamin, Opiate, Cannabinoide	industriell gefertigte Teststreifen, die mit Verfärbung einen Positivbefund anzeigen	Urin Speichel Schweiß	→ Teststreifen für viele Substanzen → entweder Einzeltests für eine Substanz oder Mehrfachtests → häufig bei Nachweisen zu Drogen → **Achtung:** Durch Kreuzreaktionen entstehen manchmal falsch positive Tests. Deshalb sind eine genaue Kenntnis des Testverfahrens, Erfahrung im Umgang sowie eine umfangreiche Dokumentation der kreuzreagierenden Substanzen notwendig!

- **Wo** ist der Betroffene zu erreichen (Rückfragen, Notarzt)? _____

Antidotbehandlung
Für einige Substanzen gibt es ein Gegenmittel (Antidot). Dessen Einsatz muss wegen der strengen Indikation sehr genau überlegt werden. Es ist vor dem Einsatz absolut notwendig, Informationen der Beratungsstelle einzuholen.

⚠ DEFINITION Ein **Antidot** ist ein Stoff, der die Giftsubstanz vor der Resorption in ihrer Wirkung mindert oder an sich bindet. Ein Antidot kann auch als direkter „Gegenspieler" die Giftsubstanz nach der Resorption im Blut chemisch verändern, seine Wirkung behindern oder die Aufnahme am Rezeptor (Wirkungsort im Körper) verhindern. _____

42.3.2 Pflege- und Behandlungsplan
Bei der akuten Versorgung eines Patienten nach Intoxikation stehen zwar i. d. R. medizinische Maßnahmen im Vordergrund, trotzdem muss dem Menschen, der hinter dem „Vergiftungsfall" steht, besondere Aufmerksamkeit geschenkt werden.

Schwerpunkte der Pflege und der Assistenz bei Intoxikationen sind:

- Prophylaxe und Krankenbeobachtung bei der Notaufnahme
- Giftentfernung vor der Resorption
- Giftentfernung nach der Resorption
- Intensivtherapie
- Zusammenarbeit im multiprofessionellen therapeutischen Team

Prophylaxe und Krankenbeobachtung bei der Notaufnahme
Bei der Aufnahme von intoxikierten Patienten stehen folgende Maßnahmen im Vordergrund.
Selbstschutz beachten. Der Schutz der eigenen Person steht bei der Versorgung des Patienten nach Intoxikation an erster Stelle. Hier sind v. a. Kontaktgifte zu nennen, die von der Haut des Patienten über die Hände in den Körper der Pflegenden gelangen können. Zum Selbstschutz gilt: Schutzhandschuhe tragen!
Komplikationen vorbeugen und erkennen. Da bei Intoxikationen immer mit lebensbedrohlichen Komplikationen gerechnet werden muss, ist eine umfassende Krankenbeobachtung unerlässlich. Die Vielzahl der infrage kommenden Vergiftungsstoffe erschwert es, Beobachtungen eindeutig zuzuordnen. Die medizinischen Leitsymptome (S. 1104) dienen auch bei der pflegerischen Anamnese als Richtschnur. Bei der körperlichen Erstuntersuchung durch den

Arzt können gleichzeitig pflegerisch relevante Befunde erhoben werden. So werden meistens als Erstes gastrointestinale Störungen in Form von Übelkeit, Erbrechen und Durchfall auch in Kombination mit Einnässen wahrgenommen. Da sie bei vielen Vergiftungen auftreten, muss immer eine Probe der Ausscheidungen zum Substanznachweis aufbewahrt werden.

➤ MERKE Verschmutzte oder beschädigte Kleidung ist für evtl. kriminaltechnische Untersuchungen aufzubewahren. _____

Bewusstseinslage kontrollieren. Die Störungen des Bewusstseins werden in Form sog. Bewusstseinsskalen (z. B. Glasgow-Koma-Skala) eingeteilt. Das Bewusstsein sollte in der Akutphase engmaschig kontrolliert werden und sich im weiteren Verlauf an der Situation des Patienten orientieren. Zur Kontrolle der Bewusstseinslage gehört auch die Beurteilung der Pupillen. Hierbei werden Form, Lichtreaktion, Weite und Stellung der Pupillen zueinander kontrolliert. Anhand der Weite der Pupillen lassen sich z. B. Rückschlüsse auf den auslösenden Wirkstoff ziehen (**Abb. 42.48**).

Pupillenerweiterung

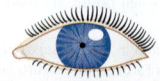

Sympathomimetika	Anticholinergika
• Koffein • Kokain • Dopamin • LSD • Nikotin	• Atropin • trizyklische Antidepressiva • Antihistaminika

Pupillenverengung

Sympatholytika	Cholinergika
• Barbiturate • Isopropylalkohol • Ethanol • Hypnosesedativa	• Organophosphate • selten Nikotin • oft durch Hitzschlag oder Narkotika

Abb. 42.48 Pupillenreaktion. Form und Lichtreaktion der Pupillen geben einen Hinweis auf evtl. eingenommene Substanzen.

Außerdem müssen Husten- und Schluckreflex engmaschig kontrolliert werden. Beides sind Schutzreflexe, die verhindern, dass z. B. Speichel oder Erbrochenes in die Lungen gelangen. Bei fehlenden oder unklaren Schutzreflexen muss der Patient zum Eigenschutz intubiert werden, um eine Aspiration mit nachfolgender Aspirationspneumonie zu vermeiden (S. 332).

Umgang mit Suizidpatienten. Die Akutphase ist meist geprägt durch die hohe emotionale Belastung, in der sich der Patient befindet. Je nachdem, wie er die eigene Situation interpretiert, wendet er seine Aggression nach außen oder gegen die eigene Person oder er zieht sich völlig in das eigene Erleben zurück. Die Situation verschärft sich u. U. noch zusätzlich durch die Wirkung von eingenommenen Medikamenten. Der Patient sollte daher niemals unbeaufsichtigt gelassen werden.

> **MERKE** Im weiteren Verlauf ist es für den Patienten wichtig, sich wieder persönlich, zeitlich und örtlich orientieren zu können. Deshalb muss sein Umfeld so klar wie möglich strukturiert werden.

Primäre Giftelimination

Behandlungsziel in der Akutphase ist es, Giftstoffe aus dem Magen-Darm-Trakt zu entfernen. Hierfür steht in Ausnahmefällen die Magenspülung zur Verfügung. Das provozierte Erbrechen spielt nur noch eine untergeordnete Rolle, keinesfalls darf hierfür Kochsalz oder Apomorphin benutzt werden, sondern nur Ipecac. Liegt die Substanzaufnahme länger

als 3 Std. zurück, ist der Erfolg der Magenspülung bereits fraglich. Dann ist in jedem Fall die Rücksprache mit einer Beratungsstelle für Vergiftungen notwendig.

Im Anschluss an eine Magenspülung erhält der Patient Ultracarbon (Medizinalkohle), um die im Körper verbliebene Substanz zu binden. Zusätzlich wird eine forcierte Diarrhöe eingeleitet, um die Kohle rasch aus dem Darm zu entfernen.

Magenspülung

Die Magenspülung dient dazu, eine Substanz mithilfe einer Spüllösung aus dem Magen zu entfernen.

> **MERKE** Vor der Magenspülung müssen zum Schutz des Patienten Materialien für eine evtl. notwendige Intubation bereitgestellt werden. Bei schwachen oder fehlenden Schutzreflexen (Husten, Würgen) oder Ateminsuffizienz muss der Patient vor Beginn der Magenspülung zwingend intubiert werden.

Material. An Material wird für eine Magenspülung benötigt (**Abb. 42.49 a**):
- wasserabweisender Schutzkittel, Handschuhe (ggf. Schutzbrille)
- zwei 10-l-Eimer und ein 500-ml-Messgefäß
- Beißring
- Blasenspritze
- großlumiger Magenschlauch
- ca. 1 m durchsichtiger Plastikschlauch mit gleichem Durchmesser wie Magenschlauch
- 1 Trichter mit ca. 300 ml und Ansatz passend zum Durchmesser des Schlauchs
- Verbindungsstück zwischen Magen- und Plastikschlauch
- 2 Laborgefäße zum Aufbewahren der Spüllösung für das Labor
- Gel oder Spray (um den Magenschlauch gleitfähig zu machen)

> **PRAXISTIPP** Alternativ stehen auch bereits vorgefertigte Spülsysteme zur Verfügung (**Abb. 42.49 b**).

Vorbereitung. Hat die Beratungsstelle für Vergiftungen die Magenspülung für notwendig eingestuft, muss sie zur Sicherheit des Patienten durchgeführt werden. Bei unruhigen Patienten ist die Gabe eines beruhigenden Medikaments (Sedativum) zu erwägen. Die Wachheit des Patienten ist vor Beginn der Magenspülung sorgfältig zu prüfen.

Durchführung. Die Magenspülung wird folgendermaßen durchgeführt:

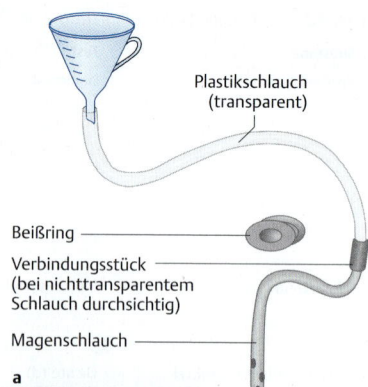

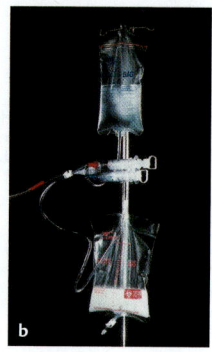

Abb. 42.49 Spülsysteme. a Konventionelles Spülsystem mit Magenschlauch und Trichter (ein Beißring sorgt dafür, dass der Patient den Schlauch nicht mit den Zähnen zudrückt), **b** industriell gefertigtes Spülsystem.

- Schutzkittel, Handschuhe und ggf. Schutzbrille anziehen.
- Einen Eimer mit 10 l lauwarmem Wasser füllen.
- Patient in Seitenlage und leichte Kopftieflage (ca. 15°) bringen.
- Großlumigen Magenschlauch mit Xylocain-Gel bestreichen und oral durch den Beißring einführen.
- Lage mittels Insufflation von Luft und gleichzeitigem Abhören des Epigastriums kontrollieren.
- Magenschlauch, Verbindungsschlauch und Trichter miteinander verbinden.
- Mageninhalt durch Tiefhalten des Trichters in den Eimer entleeren.
- Eine Probe des Mageninhalts in ein Probengefäß abfüllen.
- Trichter knapp unter Magenhöhe halten, mit ca. 200 – 300 ml Wasser füllen und durch Anheben des Trichters leicht über Magenhöhe **fast** leerlaufen lassen.
- Durch erneutes Tiefhalten das Wasser in den Trichter zurücklaufen lassen und in einen Eimer ableiten.

MERKE Der Trichter darf nie ganz leer werden, damit keine Luft in den Magen gelangt. Dabei müssen die eingelaufene und die abgeleitete Wassermenge gleich groß sein. Der Vorgang ist so oft zu wiederholen, bis mindestens 15 – 20 l Spülmenge erreicht sind (bei Alkylphosphat- und Paraquat-Intoxikationen mindestens 100 l).

Nachsorge. Nach Beendigung der Spülung wird der Magenschlauch abgeklemmt, gezogen und der Beißring entfernt. Der Patient wird auf den Rücken gedreht und in eine leicht sitzende Position gebracht. Komplikationen, die während der Giftelimination auftreten, sind in *Tab. 42.3* zusammengefasst.

Kohlegabe
Im Anschluss an die Magenspülung erhält der Patient Ultracarbon (Medizinalkohle), um noch im Gastrointestinaltrakt verbliebene Substanz zu binden. Die Kohle wird dem Patienten zu trinken gegeben (auf Brechreiz achten!) oder über eine Magensonde mit einer Blasenspritze in kleinen Mengen (50 ml) verabreicht. Die Kohlegabe erfolgt über die Dauer von 10 Min.

Forcierte Diarrhöe
Um die Kohle mit der gebundenen Substanz rasch aus dem Darm zu entfernen, sollte der Patient als Abführmittel ein Glas Wasser mit Glaubersalz trinken. Bei liegender Magensonde werden 250 ml Sorbit-Lösung über 30 Min. durch die Sonde gegeben. Setzt nach ca. 2 Std. kein Stuhlgang ein, wird ein hoher Einlauf durchgeführt (S. 387). Dafür kann ebenfalls Sorbit-Lösung verwendet werden.

MERKE Wegen des evtl. hohen Flüssigkeitsverlusts bei der forcierten Diarrhöe sind eine strenge Bilanzierung mit ausreichender Flüssigkeitszufuhr und eine engmaschige Überwachung des Kreislaufs notwendig.

Spezielle Maßnahmen
Bei einer Verunreinigung der Haut mit Kontaktgiften (z. B. E 605) ist bei Empfehlung durch eine Beratungsstelle bei Vergiftungen evtl. eine Ganzkörperwäsche notwendig. Hier muss die Pflegende besonders auf den Eigenschutz achten (Schutzkittel mit langen Ärmeln und Handschuhe).

Soll auf Empfehlung der Beratungsstelle bei Vergiftungen eine Hyperventilation durchgeführt werden, ist eine kontrollierte Beatmung notwendig (S. 1245).

Nachsorge
Nach jeder Maßnahme zur Giftentfernung braucht der Patient Ruhe und Zuwendung. Wegen der anstrengenden Behandlung sollte ihm angeboten werden, sich frisch zu machen und eine Mundpflege durchzuführen. Nach ausreichender Ruhephase wird dem Patienten in ruhiger Atmosphäre der weitere Ablauf der Behandlung erklärt.

Giftentfernung nach der Resorption
Ist die Substanz bereits in die Blutbahn gelangt, kann sie oft nur über Leber und Niere ausgeschieden werden. Die Nierenfunktion kann durch eine forcierte Diurese unterstützt werden. Ziel ist die verstärkte Ausscheidung einer wasserlöslichen Substanz durch Verminderung der Rückdiffusion in der Niere. Der Patient erhält Elektrolytlösungen, bis die Blutwerte nicht mehr kritisch sind. Fer-

ner stehen extrakorporale Verfahren zur Verfügung:
- Dialyse (wasserlösliche Substanzen werden entfernt)
- Hämoperfusion (Substanzen werden durch direkten Kontakt von Blut an Kohle gebunden)
- MARS Therapie (Substanz wird über Humanalbumin als Trägersubstanz an Kohle und Harz gebunden)
- Plasmaseparation (Blutplasma mit der darin enthaltenen Substanz wird ausgetauscht)

Intensivtherapie
Auf die Intensivstation werden Patienten verlegt, die aufgrund der Schwere der Vergiftung beatmet werden müssen oder bei denen ein extrakorporales Eliminationsverfahren durchgeführt wird. Die Pflege dieser Patienten erfordert spezielle Überwachung und Maßnahmen hinsichtlich Kreislaufregulation, Atmung und Temperaturregulation.

Kreislaufregulation
Bei einer schweren Intoxikation kommt es häufig zu teilweise lebensbedrohlichen Herz- und Kreislaufstörungen (Schock oder schwerste Herzrhythmusstörungen), die ggf. eine Reanimation nötig machen. Manche Vergiftungssubstanzen können noch bis zu 3 Tage nach der Aufnahme Rhythmusstörungen auslösen. Herz- und Kreislaufparameter müssen engmaschig überwacht, abnorme Werte frühzeitig erkannt werden. Dazu ist ein kontinuierliches Monitoring unentbehrlich. Wegen der z. T. lang wirkenden Substanzen werden die Patienten mehrere Tage überwacht.

Atmung
Oft sind Patienten mit einer Intoxikation aufgrund ihrer Bewusstseinseintrübung

Tab. 42.3 *Komplikationen bei primärer Giftelimination.*

Komplikation	Ursache	Maßnahme
Patient ist unkooperativ	→ Angst, Unsicherheit, Verwirrtheit → Wirkung der Giftsubstanz	→ je nach Ursache Orientierung des Patienten fördern, Sicherheit vermitteln, Aufklärung verbessern
Schwindel, Ohnmacht	→ Erbrechen reizt N. Vagus	→ Patienten sichern, Puls und Blutdruck prüfen → Atropingabe durch den Arzt
Patient verliert das Bewusstsein	→ Schock → Wirkung der Giftsubstanz → Flüssigkeitsverlust (Durchfall)	→ Patienten flach auf den Rücken legen, Kreislaufkontrolle, Flüssigkeitsgabe intravenös → evtl. Schutzintubation und weitere Intensivmaßnahmen nach Anordnung
Patient kann Kohle nicht schlucken (Brechreiz)	→ Ablehnen der Maßnahme → Angst, Verwirrtheit → übler Geschmack der Kohle	→ Aufklärung verbessern → Sicherheit vermitteln → Kohle über eine Magensonde verabreichen
Patient würgt und/oder erbricht die Kohle	→ zu große Flüssigkeitsmenge zum Aufschwemmen der Kohle verwendet → zu schnelles Verabreichen der Kohle → Patient ist aufgeregt	→ Patienten aufsetzen → Kohle in weniger Wasser aufschwemmen → Kohle über einen längeren Zeitraum verabreichen → Ruhe und Sicherheit vermitteln, evtl. Medikamente verabreichen (nach Anordnung/Beratung durch Giftinformationszentrale)

oder einer direkten Lungenschädigung (inhalative Intoxikation, z. B. Rauchgase) ateminsuffizient. Bei der Pflege gelten allgemeingültige Grundsätze der Pflege von Patienten mit Ateminsuffizienz bzw. Beatmung (s. Kap. 30). Auch die Beatmungstherapie sollte mit der Beratungsstelle für Vergiftungen abgestimmt werden.

Temperaturregulation
Bei einigen Vergiftungen, z. B. mit Schlafmitteln, treten Störungen der Temperaturregulation in Form von Unterkühlung (Hypothermie) oder Überwärmung (Hyperthermie) auf. Hypothermien können durch vorgewärmte Decken oder den Einsatz sog. Wärmedecken (z. B. Bair Hugger) ausgeglichen

werden. Hyperthermien können passiv durch Oberflächenkühlung, auch in Verbindung mit Medikamenten, beherrscht werden.

Zusammenarbeit im multiprofessionellen therapeutischen Team
Zwischen Station und Apotheke wird abgesprochen, welche Medikamente zur Behandlung bei Vergiftungsnotfällen wo gelagert sind. Es ist regelmäßig zu überprüfen, dass alle Materialien (z. B. Schutzkittel, Material für Magenspülungen, Behälter zum Aufbewahren von Substanzen und dazugehörige Begleitscheine) vorhanden sind.

Die Behandlung eines Patienten mit Intoxikation wird als Konzept festgelegt

und das gesamte Team sollte demgemäß geschult werden. Nach der Akuttherapie, speziell nach einem Suizid, hat die Betreuung durch geschulte Personen (Psychologen, Psychiater, Seelsorger) einen hohen Stellenwert. Sie sind in der Lage, das psychische Erleben des Patienten und dessen Auswirkungen professionell aufzuarbeiten. Sind Folgeschäden für den Patienten absehbar, hilft der Sozialdienst bei der Rückkehr ins häusliche Umfeld.

➤ **MERKE** Keinesfalls darf der Patient nach der erfolgten Akuttherapie sich selbst überlassen werden. _____

42.4 Pflege von Patienten mit Multipler Sklerose

Maike Unger, Mette-Maria Kaeder

42.4.1 Medizinischer Überblick

Definition
Die Multiple Sklerose (MS) ist eine Autoimmunerkrankung. Genetische, demografische, infektiöse, geografische und umweltbedingte Faktoren spielen ebenfalls eine Rolle.

Häufigkeit und Risikofaktoren
Die MS ist die häufigste neurologische Erkrankung des frühen Erwachsenenalters. Sie manifestiert sich im Alter zwischen 20 und 40 Jahren. Sie befällt weltweit ca. 1,2 Millionen Menschen, in Deutschland ca. 120 000 – 140 000. Frauen sind zweimal häufiger betroffen als Männer, bestimmte ethnische Gruppen wie Asiaten und Schwarze erkranken kaum an MS. Sie tritt eher in Gebieten auf, die ein gemäßigtes Klima haben und wirtschaftlich gut entwickelt sind, z. B. Europa, USA und Kanada.

Ursachen
Die eigentliche Ursache der Erkrankung ist unbekannt. Heutzutage erklärt man die Pathophysiologie der MS folgendermaßen (**Abb. 42.50**): Aktivierte T-Lymphozyten können die Blut-Hirn-Schranke überwinden. Wenn sie dort ein bestimmtes Antigen finden, lösen sie eine Entzündungsreaktion aus und greifen überwiegend die Markscheide an. Es werden allerdings auch früh im Krankheitsverlauf die Nervenzellen selbst zerstört. Diese Läsionen sind im gesamten Zentralennervensystem zu finden, am häufigsten im Sehnerv, dem Rückenmark, dem Hirnstamm, dem Kleinhirn und der periventrikulären weißen Sub-

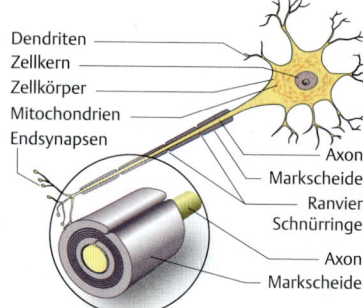

Dendriten
Zellkern
Zellkörper
Mitochondrien
Endsynapsen
Axon
Markscheide
Ranvier Schnürringe
Axon
Markscheide

Abb. 42.50 Pathophysiologie der MS. Markscheiden (auch Myelinscheiden genannt) isolieren größere Strecken des Axons elektrisch gegen die Umwelt. Die Erregung springt von einem Schnürring zum nächsten, die Erregungsleitung wird bis zu 20-mal schneller. Bei Schädigung der Markscheide wird die Reizleitung gestört oder ganz unterbrochen.

stanz (s. **Abb. 42.3**, S. 1075). Hierdurch erklärt sich auch das sehr heterogene klinische Bild der MS.

Normalerweise ist diese Blut-Hirn-Schranke eine physiologische Barriere zwischen dem Zentralennervensystem und dem Blutkreislauf, sie dient als Schutz des Gehirns vor den im Blut zirkulierenden Krankheitserregern und Toxinen.

Verlaufstypen
Man unterscheidet verschiedene Verlaufstypen (**Abb. 42.51**).
Schubförmig-remittierender Verlauf. Hierbei kommt es zu einzelnen Sympto-

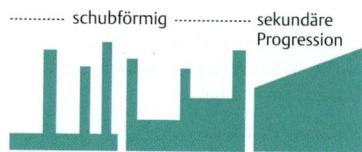

MS-Verlauf

·········· schubförmig ················ sekundäre Progression

Abb. 42.51 Verlaufstypen der MS. Der Verlauf ist gekennzeichnet durch Schübe, Demyelinisierung und axonale Degeneration.

men, die sich jeweils wieder vollständig oder unvollständig zurückbilden.
Sekundär chronisch-progredienter Verlauf. Hier gibt es am Anfang der Erkrankung einzelne Schübe, im späteren Verlauf kommt es jedoch zu einer zunehmenden Behinderung.
Primär chronischer Verlaufstyp. Hier gibt es überhaupt keine Schübe, sondern von Anfang an hat der Patient nur ein Symptom, z. B. eine Gehbehinderung und diese wird zunehmend schlechter. Die Prognose dieser Verlaufsform ist sehr schlecht (ca. 10 % der MS-Erkrankten haben diese Verlaufsform). Hier scheint der axonale Schaden im Vordergrund (Degeneration) zu stehen und nicht die Entzündung.

Symptome
Häufige Erstsymptome sind Sehstörungen, Blasenstörungen und Gefühlsstörungen. Späte Symptome sind Koordinationsstörungen, Lähmungen, Kleinhirnsymptome, Schmerzen und Sprachstörungen.

Ophthalmologische Störungen

Sehnerventzündung. Die so genannte Optikusneuritis ist bei 20 – 30 % der MS-Patienten das Erstsymptom. Der Patient klagt über Schleier- bzw. Verschwommensehen und hat meist eine Visusminderung auf dem betroffenen Auge.

Störung der Okulomotorik. Es kommt zu Augenmuskelparesen mit entsprechenden Doppelbildern, hier sind die Kerngebiete des N. abducens und des N. oculomotorius betroffen. Bei Herden im hinteren Längsbündel kommt es zu einer komplexen Augenbewegungsstörung. Der Betroffene kann Bilder oft nicht richtig fixieren.

Sensible Symptome

Gefühlsstörungen sind bei 42 % der MS-Patienten nachweisbar, meist sind Vibrations- und Lagesinn betroffen. Der Patient selbst beschreibt es oft als „Ameisenläufe" auf der Haut oder ein ähnliches Gefühl wie beim Zahnarzt, wenn die Betäubungsspritze nachlässt. Späte Symptome sind dann neuralgieforme Spontanschmerzen, wenn sich auch Läsionen auf den zentralen Schmerzbahnen bilden. Trigeminusneuralgien sind ebenfalls häufige Spätsymptome.

Blasenstörungen

75 % der MS-Patienten leiden im Laufe ihrer Erkrankung unter neurogenen Blasenstörungen. Die Blase entleert sich schon bei kleinen Harnmengen, der Patient muss häufig zur Toilette, im späten Stadium der Erkrankung besteht meist eine völlige Inkontinenz und ein Katheter ist erforderlich.

Psychische Symptome

Über 50 % der MS-Patienten entwickeln im Laufe ihrer Erkrankung, meist zu Beginn, eine behandlungsbedürftige Depression. Auch ca. 50 % klagen über kognitive Störungen (Gedächtnis- oder Konzentrationsprobleme).

Im fortgeschrittenen Stadium der Erkrankung können auch hirnorganische Symptome bis hin zu einer Demenz auftreten (der Patient legt eine freundlich-gleichgültige Haltung an den Tag).

Fatigue. Dies wird als verstärkte psychophysische Ermüdbarkeit bezeichnet. Es ist ein häufiges Symptom. Es korreliert nicht mit dem Behinderungsgrad, kann jedoch die Lebensqualität der Patienten sehr einschränken.

Motorische Symptome

Unter Spastik versteht man eine erhöhte Eigenspannung der Skelettmuskulatur. Durch Läsionen auf der Pyramidenbahn können je nach Schädigungsort, spastische Mono-, Para-, Hemi- und Tetrapare-

sen entstehen. Diese Verkrampfungen der Muskulatur unterliegen tageszeitlichen Schwankungen und können durch verschiedene Reize (z. B. Dehnung des Muskels, Blasenfüllung, Berührung, Angst) verstärkt werden. Im späten Stadium kann auch die Sprech- und Schluckmuskulatur betroffen sein. Der MS-Patient hat eine undeutliche Sprache (Dysarthrie) oder erschwertes Schlucken (Dysphagie). Folgeschädigungen der Spastik können Gelenksdeformationen (Kontraktionen, Skoliosen) und Schmerzen sein. Allerdings muss man immer bedenken, wenn man dem Patienten medikamentös die Spastik nimmt, ist er oft nicht mehr gehfähig, da die Lähmung dann zunimmt.

Kleinhirnsymptome

Unsystematischer Schwankschwindel, Ataxien (griech.: Unordnung) ist der Oberbegriff für verschiedene Störungen der Bewegungskoordination. Man unterscheidet:

- Rumpfataxie (Unfähigkeit, gerade ohne Stütze zu sitzen)
- Standataxie (der Patient kann nicht mehr ohne Hilfe stehen)
- Gangataxie (die Patienten haben ein breitbeiniges, unsicheres Gangbild)
- Ataxie bei Zielbewegungen, dies führt zu einem falschen Ausmaß der Bewegung (Dysmetrie), zu überschießend-ausfahrenden Bewegungen (Hypermetrie) und unflüssig-verwackelten Bewegungen (Asynergie)

Schädigungsorte bei der MS können das Kleinhirn, das Rückenmark oder sensible Bahnen sein.

Sexuale Symptome

Erektionsprobleme beim Mann und geringe oder fehlende Lubrikation bei der Frau sind häufige Symptome.

Diagnostik

Zur Diagnostik gehören eine vollständige neurologische Untersuchung und eine Erhebung der Vorgeschichte.

Liquoruntersuchung. Typischerweise findet man im Nervenwasser erhöhte Konzentrationen von Immunglobulinen, die im Rahmen der Autoimmunreaktion im ZNS gebildet werden. Diese können sich in so genannten oligoklonalen Banden zusammenlagern. Man kann gleichzeitig andere Erkrankungen, z. B. eine Neuroborreliose, ausschließen.

Evozierte Potenziale. Bei den evozierten Potenzialen können durch Reize die Gefühlsbanden, die Sehbahn und die motorischen Bahnen gemessen werden. Eine besondere Bedeutung hat die Sehbahn, die durch visuell evozierte Poten-

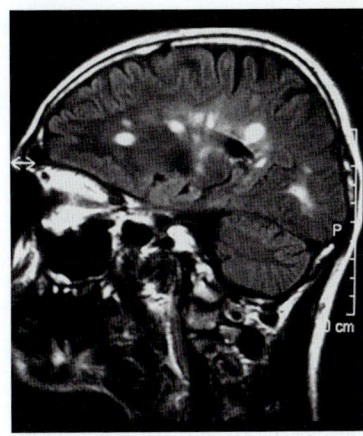

Abb. 42.52 Typische MRT-Befunde bei MS. Balkenherde.

ziale (VEP) gereizt wird: Elektroden werden am Kopf (occipital) platziert und die Sehrinde durch ein Schachbrett gereizt. Man misst die Zeit bis der Impuls die Sehrinde erreicht. Bei 75 % der MS-Patienten ist dieser Befund pathologisch.

Kernspinuntersuchung. Das MRT des Schädels und auch der HWS ist ein sehr wichtiger Baustein für die Diagnose der MS. Mithilfe eines Kontrastmittels kann man frische entzündliche Läsionen sichtbar machen. Auch stumme, klinisch symptomlose Herde können aufgezeigt werden (**Abb. 42.52**).

Therapie

Schubtherapie. Ein akuter Schub ist definiert als neues neurologisches Syndrom oder Verschlechterung eines alten Syndroms, welches länger als 24 Std. anhält und nicht in Zusammenhang mit einem Infekt oder einer Temperaturerhöhung steht. Dieser wird mit hochdosiertem Kortison behandelt, meist mit Urbason 1000 mg i. v. über 3 – 5 Tage. Kortison unterdrückt das Immunsystem (wirkt entzündungshemmend). Das Ödem im ZNS wird vermindert und die Funktion der Blut-Hirn-Schranke wird wieder hergestellt.

Schubprophylaxe. In Deutschland sind 3 Interferone zur Schubprophylaxe zugelassen: Avonex, Betaferon und Rebif. Diese Stoffe vermindern die Durchlässigkeit der Blut-Hirn-Schranke und greifen positiv in die Entzündungskaskade ein. Hauptnebenwirkungen sind grippeähnliche Symptome zu Beginn der Behandlung und Hautrötungen. Ein weiteres Medikament ist Copaxone (Glatirameracetat), unter dem es zu subkutanen Hautveränderungen kommen kann. Unter diesen medikamentösen Therapien wird eine Schubreduktion von ca. 30 – 40 % erreicht.

Eskalationstherapie. Wenn sich ein MS-Patient unter der Basistherapie schnell verschlechtert, d. h. er weiterhin viele Schübe und eine zunehmende Behinderung hat, kann man eine aggressive, so genannte Eskalationstherapie einleiten. Natalizumab (z. B. Tysabri) ist seit 2006 zugelassen und wird i. v. gegeben. Es ist eine sehr wirksame Schubprophylaxe (ca. 70 % Schubreduktion), zu einem kleinen Prozent tritt eine schwerwiegende Nebenwirkung, eine sogenannte progressive multifokale Leukenzephalopathie (PML), auf (**Abb. 42.53**). Dies ist eine zum Teil tödlich verlaufende virale Entzündung des ZNS. Daher müssen Patienten, die diese Therapie erhalten, engmaschig kontrolliert werden. Zurzeit wird erforscht, welche Patienten prädestiniert für die Entwicklung einer PML sind.

Mitoxantron = Chemotherapie. Fingolimod (z. B. Gilenya) ist seit Juli 2012 zugelassen und das erste oral gegebene Medikament. Es erschwert das Freikommen der Lymphozyten aus den Lymphknoten, Nebenwirkungen können Übelkeit, Infektionen, Makulaödeme und Sensibilitätsstörungen sein.

Symptomatische Therapie. Die medikamentöse Therapie wird gegen Depressionen, Spastik, Blasenstörungen, Schmerzen und Fatigue eingesetzt. Komplementäre Therapien, z. B. Physiotherapie, Ergotherapie, psychologische Betreuung und Logopädie sollten den Bedürfnissen der Betroffenen angepasst werden.

Im September 2012 wird Fampridin (Fampyra) neu zugelassen. Es kann die Gehstrecke bei Patienten mit MS um ca. 25 % verbessern. Ebenfalls neu zugelassen ist Sativex (Cannabis), das gegen schwere Spastik eingenommen wird.

42.4.2 Pflege- und Behandlungsplan

MS-Patienten sind auf unterschiedliche Weise eingeschränkt. Ihre individuelle Symptomatik und deren Ausprägung sind in erster Linie von der Lokalisation der Entzündungsherde abhängig. Charakteristisch für die MS ist das unvorhersehbare Auftreten von Krankheitssymptomen. Diese Symptome bilden sich, je nach Verlauf, wieder vollständig zurück oder es kommt zu einer bleibenden Einschränkung. Wenn man die Gesamtheit der MS-Patienten betrachtet, gibt es Symptome, die häufiger am Anfang der Erkrankung stehen und Symptome, die erst mit weiterem Fortschreiten der Erkrankung auftreten. Die pflegerische Unterstützung, die ein erkrankter Mensch benötigt, reicht von lediglich notwendigen kleinen Handreichungen bis zu einer vollständigen pflegerischen Versorgung bei einer Tetraplegie (S. 1093).

Pflegeziel. Entsprechend ist auch das Pflegeziel individuell abhängig von der Symptomatik des jeweiligen MS-Kranken zu formulieren. Allgemeines Pflegeziel ist die Erhaltung der weitest möglichen Selbstständigkeit des Erkrankten und die Vermeidung von Komplikationen.

> **PRAXISTIPP** Konkrete Kenntnisse aus den Konzepten Bobath (S. 1079), Kinästhetik (S. 237 u. **Abb. 42.54**) und basaler Stimulation (S. 224) sind für Pflegende bei der Versorgung von MS-Patienten sehr hilfreich.

Pflegemaßnahmen. Schwerpunkt ist die pflegerische Unterstützung des MS-Patienten unter Beachtung seiner jeweiligen Ressourcen. Um die Ressourcen erkennen zu können ist eine ausführliche Pflegeanamnese erforderlich.

Hilfe bei der Diagnosestellung

> **FALLBEISPIEL** Frau Sörensen ist 24 Jahre alt. Sie ist momentan nicht berufstätig, da vor einem halben Jahr ihr erstes Kind geboren wurde. Sie verspürt seit einiger Zeit ein „Kribbeln" in beiden Händen. Manchmal hat sie einen „Schleier" vor den Augen, der das Sehen erschwert. Frau Sörensen sucht ihren Hausarzt auf, der sie in eine neurologische Klinik zur Diagnostik einweist. Sie ist sehr beunruhigt. Es werden verschiedene Untersuchungen durchgeführt, z. B. eine Liquoruntersuchung nach einer Lumbalpunktion, ein MRT des Schädels und ein VEP. Im MRT werden die „klassischen Herde" gesehen, was darauf hin deutet, dass bereits unbemerkte Schübe abgelaufen waren. Im Liquor werden „oligoklonale Banden" gefunden, sodass die Diagnose MS gesichert ist. Der behandelnde Arzt informiert sie in einem Gespräch über die Diagnose MS. Frau Sörensen ist erschrocken und hat große Angst vor der Zukunft. ____

Die Patienten sind zum Zeitpunkt der Diagnosestellung in den meisten Fällen in der Lage, sich körperlich selbst zu versorgen. Der pflegerische Schwerpunkt liegt auf der psychosozialen Ebene. Patienten mit MS benötigen Gespräche mit Pflegenden, die sich mit der Krankheit auskennen. Ein Patientenratgeber kann hilfreich sein. Der Besuch einer Selbsthilfegruppe zur Krankheitsverarbeitung und -bewältigung kann auch in dieser Phase für die Patienten sehr hilfreich sein. Pflegende, die MS-Kranke betreuen, sollten Kenntnis über ortsnahe Gruppen haben, um den Patienten einen Kontakt zu erleichtern.

ATL Ausscheiden

> **FALLBEISPIEL** Frau Sörensen erkennt in der Rückschau, dass sie seit längerer Zeit auch eine Blasenentleerungsstörung hat. Sie verspürt auch bei geringen Blasenfüllmengen schon Harndrang und geht häufiger auf die Toilette. Unbewusst hat sie weniger getrunken, um nicht so häufig auf die Toilette zu müssen. ____

Viele Patienten haben schon in der frühen Phase der Erkrankung eine Blasenentleerungsstörung. Später ist sowohl eine Inkontinenz als auch ein Harnverhalt

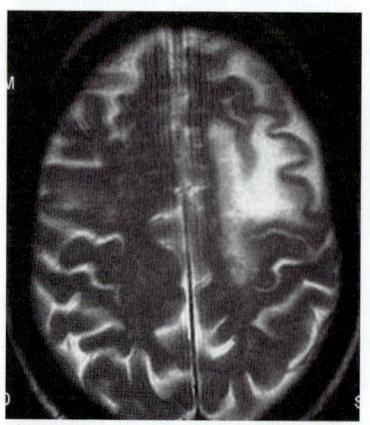

Abb. 42.53 Typische diffuse Marklagerveränderung im Schädel-MRT bei PML.

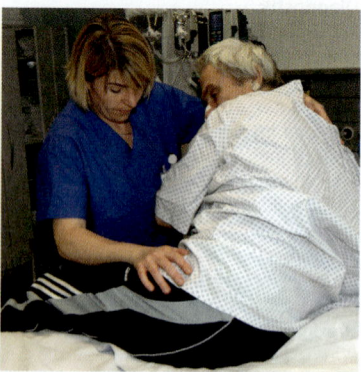

Abb. 42.54 Bei der Mobilisation des Patienten werden kinästhetische Kenntnisse umgesetzt.

mit Restharnbildung möglich. Pflegerisches Ziel ist es, Komplikationen vorzubeugen. Mögliche Maßnahmen sind: Beckenbodentraining, Blasentraining (regelmäßige Toilettengänge ermöglichen), „Triggern", regelmäßiges Fremdkatheterisieren, Anleitung zu intermittierenden Selbstkatheterisieren (S. 366), Pflege eines suprapubischen Katheters (S. 359).

➤ **MERKE** Harnwegsinfekte haben einen negativen Einfluss auf den Muskeltonus und sind besonders aus diesem Grund bei Patienten mit MS zu vermeiden.

Zusätzlich kann eine Temperaturerhöhung im Rahmen eines Infekts zu einer Zunahme bereits vorhandener neurologischer Ausfälle führen. Die Symptomatik bildet sich mit abklingendem Fieber wieder zurück, ist also kein neuer Schub.

Mögliche Ursachen für Harnwegsinfekte bei Patienten mit MS sind: ständig vorhandene Restharnmengen, ein liegender transurethraler Dauerkatheter, nicht steriles Einmalkatheterisieren.

ATL Sich waschen und kleiden

Ataxie, Spastik, Lähmung und Intentionstremor sind mögliche Symptome, die alltägliche Verrichtungen erschweren. Eine aktivierende pflegerische Versorgung, die die Ressourcen des jeweiligen MS-Patienten im Blick hat, ist notwendig. Auch bei schwer eingeschränkten MS-Patienten ist die Mobilisation und somit die Körperpflege am Waschbecken anzustreben. Hierbei ist die Haltung des Patienten im Stuhl entscheidend für seine Bewegungsfähigkeit. Einen positiven Einfluss auf die Ataxie hat eine ruhige, stressfreie Pflegesituation.

Bei der Körperpflege ist zu beachten, dass viele MS-Patienten aufgrund von Sensibilitätsstörungen Berührung als unangenehm empfinden. Das kann eine vorhandene Spastik verstärken. Allerdings verschlimmert das Vermeiden von Berührung auf Dauer die Situation, denn durch „Nichtanfassen" verliert das Gehirn mit der Zeit die Fähigkeit, Berührungen korrekt zu verarbeiten. Pflegende haben die Möglichkeit auf die Qualität ihrer Berührung zu achten.

👋 **PRAXISTIPP** Die Pflegende fasst und unterstützt das entsprechende Körperteil des Patienten immer mit der ganzen Hand. Diese Berührung ist angenehmer als der Druck der Fingerspitzen. Sie vermeidet es, leicht über die Haut des Patienten zu streichen.

Wenn der Pflegende bemerkt, dass der Patient die Berührung als unangenehm empfindet, sollte seine Hand den Kontakt mit dem Körperteil behalten. Auf der kognitiven, sprachlichen Ebene informiert er den Patienten, dass er die Berührung jetzt hält. Für den Patienten ist eine kognitive Steuerung der Hypersensitivität teilweise möglich. Zusätzlich können Pflegende während der Körperpflege Reize anwenden, die möglicherweise zu einer Verbesserung der Wahrnehmung des Patienten führen. So ist es möglich, klare, voneinander zu unterscheidende Reize zu setzen, z. B. Berührung mit unterschiedlichem Druck oder unterschiedliche Wassertemperaturen anbieten.

➤ **MERKE** Ein Vollbad mit zu warmem Wasser ist zu vermeiden, da es zu einer Verschlechterung der bestehenden Lähmungen führen kann.

ATL Sich bewegen

Lähmung, Spastik, Ataxie, Gleichgewichtsstörung, Koordinationsstörung, Sehstörung und Tremor sind die Symptome einer MS, die die Bewegung des Patienten erschweren. Lähmungen äußern sich in einem Schwere- bzw. Schwächegefühl. Viele Patienten mit MS haben im späteren Verlauf der Erkrankung ein typisches breitbeiniges, unsicheres Gangbild, verursacht durch die Kombination aus Koordinationsstörung und spastischer Parese.

Der Muskeltonus ist für koordinierte Bewegungsabläufe entscheidend. Jede Berührung und Bewegung verändert den Muskeltonus des Patienten. Pflegende haben durch behutsame, eindeutige Berührungen unter Beachtung der Reaktion des Patienten die Möglichkeit, positiven Einfluss auf Spastik und Bewegung zu nehmen. Durch einen akuten Schub einer MS kann es zu einer Verschlechterung der Mobilität des Patienten kommen. Pflegende haben an dieser Stelle die Aufgabe, Bewegung zu fördern, damit verlorengegangene Funktionen nicht verlernt werden und Sekundärschäden, wie Kontrakturen, Gelenkschäden oder Verkürzung der Muskulatur, nicht auftreten.

❗ **DEFINITION** Als **Kontraktur** bezeichnet man die Zwangsstellung eines Gelenks, die den Bewegungsumfang einschränkt. Dazu kommt es, wenn ein Gelenk, meist wegen einer Spastik, nicht regelmäßig bewegt wird. Ein Gelenk wird durch eine Kontraktur un-

brauchbar und oft schmerzhaft (Schapiro 2004).

Die Gelenke sollten aus diesem Grund so gelagert werden, dass sich die zugehörige Muskulatur in einer entspannten Position befindet. Für schwer betroffene MS-Patienten ist der Transfer vom Bett in den Rollstuhl nicht ohne Hilfe möglich. Schon das Aufsetzen an die Bettkante kann verschiedene Symptome auslösen. Unangenehm empfinden die Patienten einen Drehschwindel, der durch Kopfbewegungen ausgelöst werden kann. Eine ruhige, stressfreie Atmosphäre gibt dem Patienten die notwendige Sicherheit, die er für den Transfer benötigt, denn auch die Angst vor einem Sturz kann schon zu einer unkontrollierten Tonuserhöhung führen. Durch das Vorbeugen des Oberkörpers (Beugung in der Hüfte) des Patienten beeinflusst der Pflegende eine evtl. „einschießende" Spastik der Beine positiv. Auch der Fußkontakt mit dem kalten Fußboden kann eine Spastik auslösen. Um das zu vermeiden, können Pflegende dem Patienten die Schuhe schon im Bett anziehen. Außerdem kann es zu einer unwillkürlichen rhythmischen Bewegung eines Beines bei Bodenkontakt kommen (*Abb. 42.55*).

👋 **PRAXISTIPP** Beim Bodenkontakt kann der Pflegende den Patienten auffordern, zu versuchen, diese Bewegung kognitiv zu beeinflussen. Hilfreich ist es auch, das Bein nochmal hochzuheben und anders zu positionieren.

Gezielte Reize an den Füßen haben einen unmittelbaren Einfluss auf den Aufmerksamkeitsgrad des Patienten. Sie ermöglichen es ihm, sich besser in seinem Körper zu orientieren. Das kann als Vorbereitung für einen Transfer hilfreich sein, da der Fußboden besser wahrgenommen wird.

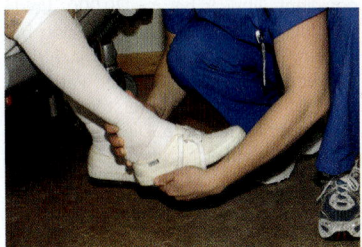

Abb. 42.55 Bei Bodenkontakt kann es zu einer rhythmischen Bewegung eines Beines kommen. Daher sollten die Schuhe vor Bodenberührung angezogen sein.

ATL Essen und Trinken
Essen und trinken richten und einnehmen kann im späteren Verlauf der MS durch Ataxie, Intentionstremor, Lähmung oder Spastik erschwert sein. Eine mangelnde Koordinationsfähigkeit führt zu unsicheren, ausfahrenden Bewegungen und damit zu einem Verlust von Geschicklichkeit.

! DEFINITION Geschicklichkeit
ist die Fähigkeit, Bewegungen zu variieren: Aspekte der Geschicklichkeit sind z. B. Feinabstimmung, Koordination, Präzision und Flexibilität. Geschicklichkeit meint hier nicht nur die Kontrolle über Hände und Finger, sondern allgemein die Fähigkeiten, sich den Anforderungen des Alltags anzupassen (Gjelsvik 2007, S. 50).

🍏 PRÄVENTION & GESUNDHEITSFÖRDERUNG Pflegende leiten den MS-Patienten an, beim Richten und Einnehmen der Mahlzeiten möglichst viele Ressourcen einzusetzen.

Dadurch bleiben Fähigkeiten des Betroffenen so lange wie möglich erhalten.

Die Aufgabe der Pflege ist es aber auch, dafür zu sorgen, dass der Patient ausreichend Flüssigkeit zu sich nimmt. Im späteren Verlauf einer MS kann es auch zu einer Schluckstörung, verbunden mit der Gefahr der Aspiration und einer Aspirationspneumonie, kommen. Zur Einnahme der Mahlzeiten sollte der Patient in einer aufrechten Sitzposition, den Kopf leicht nach vorn gebeugt, gelagert sein. Flüssigkeiten werden, wenn notwendig, angedickt.

ATL Sich sicher fühlen
In einem akuten Schub erhalten Patienten mit MS Kortison i. v. Das kann zu einer Blutzuckererhöhung, zu Schlaflosigkeit und einer erhöhten Infektanfälligkeit führen.

➤ MERKE Bei Patienten mit einem vorbestehendem Diabetes mellitus sind häufigere Blutzuckerkontrollen notwendig. Eine regelmäßige Kontrolle der Körpertemperatur ist notwendig, um einen eventuell auftretenden Infekt frühzeitig zu erkennen.

Psychosoziale Gesichtspunkte
Erschöpfungszustände und schnelle motorische Ermüdbarkeit (Fatigue) als Symptom der MS können zu einer herabgesetzten Stimmung und Motivation des MS-Patienten führen. So individuell wie die Symptomatik eines MS-Patienten sind auch die unterschiedlichen Verläufe. Patienten entwickeln unterschiedliche Kompensationsstrategien. Die Compliance eines MS-Patienten kann durch die physischen und kognitiven Veränderungen beeinträchtigt sein. Sie ist aber entscheidend für eine positive Beeinflussung des Krankheitsverlaufs, z. B. bei der Mitarbeit bei den Therapien. Im Verlauf der Erkrankung kann es auch zu einer Wesensveränderung des MS-Patienten kommen, was sowohl Angehörige als auch Pflegende vor eine Herausforderung stellt.

42.5 Pflege von Patienten mit Morbus Parkinson

Ferenc Fornadi, Ilona Csoti, Carmen Boczkowski

42.5.1 Medizinischer Überblick

Definition
Die Parkinson-Krankheit (lat.: Morbus Parkinson) wurde im Jahre 1817 von dem englischen Arzt James Parkinson beschrieben, dessen Namen die Erkrankung heute trägt. Das Parkinson-Syndrom oder die Parkinson-Krankheit ist eine Erkrankung der Basalganglien, die die unwillkürlichen Bewegungen steuern.

Häufigkeit
Die Parkinson-Krankheit gehört zu den häufigsten neurologischen Erkrankungen. In Deutschland leben ca. 300 000 Patienten, die Zahl der Neuerkrankungen liegt jährlich bei ca. 20 000. Beide Geschlechter sind etwa gleichmäßig betroffen. Die Krankheit tritt i. A. nach dem 60. Lebensjahr auf, 10 % der Patienten sind beim Auftreten der ersten Symptome jünger als 40 Jahre. Die Erkrankungswahrscheinlichkeit steigt mit zunehmendem Alter.

Ursachen
Die eigentliche Erkrankungsursache ist eine Funktionsstörung des sog. nigrostriatalen Systems. In der schwarzen Substanz (Substantia nigra), dem Schaltzentrum des oberen Hirnstamms, wird zu wenig Dopamin produziert. Das Dop-amin ist ein Überträgerstoff (Neurotransmitter), der normalerweise die Nervenzellen im Streifenkörper (Striatum) stimuliert. Der Mangel an Dopamin führt zur Verschiebung des Neurotransmitter-Gleichgewichts (Acetylcholin, Glutamat usw.) und damit zu den Krankheitssymptomen, die erst dann auftreten, wenn ca. 60 – 70 % der Dopamin-Produktion verlorengegangen sind.

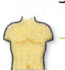

Anatomie und Physiologie im Fokus
Vor der Ausführung einer Bewegung nimmt das Gehirn den wahrscheinlichen Bewegungsablauf vorweg (**Abb. 42.56**). Nach dem Entschluss zur Bewegung im Frontalhirn (1) gelangen die Impulse in die oberen Stirnlappen (2, prämotorische Hirnrinde), danach in die Basalganglien (3), den Thalamus (4), die primär motorische Hirnrinde (5) und erst jetzt ins Rückenmark (6).

➤ MERKE Häufigste Ursache des Dopamin-Mangels ist das fortschreitende Absterben (Degeneration) der Nervenzellen in der schwarzen Substanz. Dies ist der Fall beim idiopathischen Parkinson-Syndrom (IPS).

Primäres Parkinson-Syndrom. 95 % der Fälle werden unter dem Begriff des primären oder idiopathischen Parkinson-Syndroms (IPS) zusammengefasst (idiopathisch = Ursache unbekannt). Der Auslöser der Degeneration ist unbekannt. Diskutiert werden:
- genetisch bedingter Enzymmangel
- gestörte Entgiftungsfähigkeit des Gehirns
- Umwelteinflüsse und oxidativer Stress

Sekundäres Parkinson-Syndrom. Im Falle des sog. sekundären Parkinson-Syndroms sind die Auslöser bekannt: Durchblutungsstörungen des Gehirns, Tumor, Gehirnentzündung, Vergiftungen usw. führen zur Entstehung der Symptome.

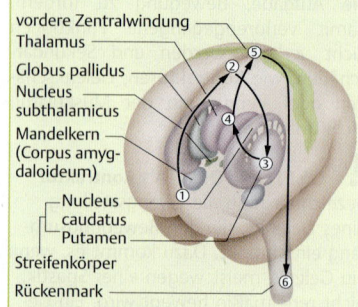

Abb. 42.56 Planung und Umsetzung einer Bewegung.

Im Bild beschriftet: vordere Zentralwindung, Thalamus, Globus pallidus, Nucleus subthalamicus, Mandelkern (Corpus amygdaloideum), Nucleus caudatus, Putamen, Streifenkörper, Rückenmark

Medikamentöses Parkinson-Syndrom. Das medikamentöse Parkinson-Syndrom (Parkinsonoid) bezeichnet das Auftreten von Parkinson-Symptomen infolge bestimmter Medikamente (Neuroleptika, Magen-, Schwindel-, Hypertonie- und Durchblutungsmittel). Diese blockieren die Dopamin-Rezeptoren und verhindern so die Wirkung des Dopamins. Werden die Medikamente abgesetzt, verschwinden die Symptome meist. Diese Arzneimittel sind bei Parkinson-Kranken kontraindiziert.

Parkinson-Plus-Syndrome. Dazu zählen Erkrankungen, die neben Parkinson-Symptomen auch weitere Erscheinungen zeigen. Diese Krankheiten betreffen nicht nur das bei Morbus Parkinson betroffene System, sondern mehrere Systeme gleichzeitig (Multisystematrophie). Die Erkrankung führt in diesen Fällen auch zur Zerstörung der Dopamin-Rezeptoren, sodass die adäquate Parkinson-Therapie nicht richtig wirksam sein kann.

▶ **MERKE** Man unterscheidet primäre (Ursache noch unbekannt) von sekundären (Ursache bekannt) Parkinson-Syndromen. ─────────

Symptome

Die sog. Kardinalsymptome (Grundsymptome) werden auch als Parkinson-Trias bezeichnet (**Abb. 42.57**). Grundsymptome sind Akinese, Rigor und Tremor. Zu den Grundsymptomen der Krankheit wird auch die Störung der Gleichgewichtsreflexe gezählt (Fallneigung), die im Allgemeinen in den späteren Stadien auftritt. Zu Beginn der Erkrankung sind die Symptome i. d. R. halbseitig (Hemiparkinson-Syndrom).

Kardinalsymptom Akinese

❗ **DEFINITION** Als **Akinese** wird die Verminderung (Hypokinese) und Verlangsamung (Bradykinese) der Bewegungen bezeichnet. ─────────

Zunächst reduzieren sich Mimik (Pokergesicht) und Gestik, dann die Feinmotorik, (z. B. Knöpfe zumachen, Zähneputzen usw.). Beim Schreiben werden die Buchstaben immer kleiner (Mikrografie).
Körperhaltung. Typisch ist die eingerollte Körperhaltung, Kopf und Rumpf sind nach vorne gebeugt, die Arme angewinkelt, der Blick auf den Boden gerichtet (s. **Abb. 42.57** links).
Bewegungen. Automatische Bewegungsabläufe gehen verloren: Das Mitschwingen der Arme beim Gehen ist ein-

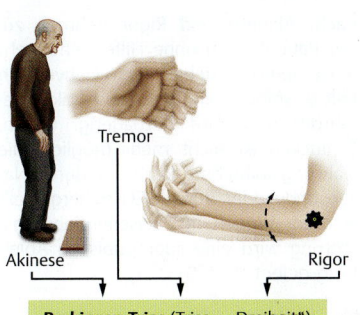

Tremor

Akinese   Rigor

Parkinson-Trias (Trias = „Dreiheit")

vegetative Begleitsymptome	psychopathologische Begleitsymptome
• vermehrter Speichelfluss • Neigung zum Schwitzen • Salbengesicht	• Denken verlangsamt und schwerfällig • Interessen scheinen eingeengt • depressive Verstimmung • Reizbarkeit

Abb. 42.57 Parkinson-Trias. Typische Symptome bei Morbus Parkinson.

geschrankt oder aufgehoben. Der Gang ist kleinschrittig, schlurfend, das Abrollen fehlt, der Patient geht auf Fußspitzen. Das Wenden ist mehrschrittig.
Freezing. Typisch sind die Starthemmungen (Freezing) des Gehens, z. B. beim Starten, bei Türschwellen, bei Engpässen: Der Patient bleibt wie angefroren oder angeklebt stehen und kann die Bewegung nach vorne ohne Hilfe nicht durchführen. Es kommt auch vor, dass er beim Gehen immer schneller wird, bis er hinfällt. Alltägliche Verrichtungen wie An- und Ausziehen, Körperpflege, Nahrungsaufnahme, Umdrehen im Bett oder Aufstehen aus dem Bett werden immer schwieriger.
Sprache. Auch die Stimme ändert sich, wird heiser und leise, die Sprache wird verwaschen und schwer verständlich.

Kardinalsymptom Rigor

❗ **DEFINITION** Als **Rigor** (Steifheit) wird der erhöhte Tonus der Muskulatur bezeichnet, der (im Gegensatz zur Spastik bei Schlaganfall- oder Multiple-Sklerose-Patienten) in der Beuge- und Streckmuskulatur gleichzeitig vorhanden ist. ─────────

Zahnradphänomen. Bei passiver Bewegung der Großgelenke ist ein wächserner Widerstand und das sog. „Zahnradphänomen" zu spüren: Die passive Bewegung ist ruckartig abgehackt (s. **Abb. 42.57** Mitte).

Luftkissenphänomen. Der hochgradige Nackenrigor führt bei bettlägerigen Patienten zum sog. „Luftkissenphänomen". Dabei liegt der Patient steif in der Rückenlage, der Kopf ist nach vorne gebeugt, wie auf einem unsichtbaren Kopfkissen. Der starke Rigor der Muskulatur und die Unfähigkeit des Patienten, sich im Bett zu drehen, verursachen heftige Schmerzen und ein unerträgliches Brennen der Haut.

Kardinalsymptom Tremor

❗ **DEFINITION** Das für das Parkinson-Syndrom typische Zittern ist ein sog. **Ruhetremor** der Hand. Aufgrund des Erscheinungsbildes wird er auch als Pillendreh- oder Geldzähl-Tremor bezeichnet. ─────────

Der Tremor lässt während der willkürlichen Bewegung nach und verschwindet im Schlaf. Auch ein sog. Halte-, selten auch ein Aktionstremor (z. B. beim Trinken) kann vorhanden sein. Der für die Multiple Sklerose typische Intentionstremor ist bei Morbus Parkinson nicht zu beobachten.

👁 **FALLBEISPIEL** Bereits vor zwei Jahren, während eines Winterurlaubs, war Herrn Schäfer beim Skifahren eine für ihn bis dahin unbekannte Ungeschicklichkeit aufgefallen, auch traute er sich nicht mehr an größere Abfahrten. In besonders glimpflichen Situationen hatte sogar seine rechte Hand gezittert. In den darauffolgenden Monaten konnte er immer schlechter schlafen und seiner Frau fiel auf, dass er im Schlaf laut schrie und um sich schlug. Seine Schrift wurde kleiner und schlechter lesbar und er und wieder stolperte er mit dem rechten Fuß über eine Teppichkante. Gerüche konnte er schon länger nicht mehr so gut wahrnehmen, eine Untersuchung beim Hals-Nasen-Ohren-Arzt hatte jedoch keine Ursache finden können. Als er sich auch seelisch angegriffen fühlte, ständig kamen ihm wegen Kleinigkeiten gleich die Tränen, suchte er ärztliche Hilfe. Diagnose: beginnendes Parkinson-Syndrom. ─────────

Vegetative Symptome

Bekannte vegetative Symptome sind:
- Störungen der Wärmeregulation (starkes Schwitzen, besonders in der Nacht)
- erhöhte Talgsekretion der Haut (Salbengesicht, **Abb. 42.58**)
- Verlust des Geruchssinns (Frühsymptom)

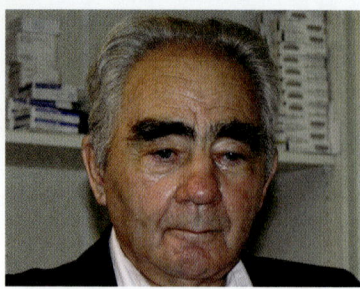

Abb. 42.58 Vegetative Symptome. Das Gesicht eines Parkinson-Patienten zeigt typische Züge: nach vorn geneigter Kopf, ölige Gesichtshaut („Salbengesicht"), fehlende Mimik.

- Schmerzen (auch als Anfangssymptom)
- erhöhter Speichelfluss
- chronische Obstipation
- Blasenstörungen
- oberflächliche Atmung

Psychische Symptome

Typische Erscheinungen sind:
- Antriebsmangel
- Depression (auch als alleiniges Anfangssymptom)
- Verlangsamung der höheren psychischen Vorgänge (Bradyphrenie)
- im späteren Stadium auch Demenz

Die Bradyphrenie ist zusammen mit der fehlenden emotionalen Reaktion (Maskengesicht, Pokergesicht) der Grund dafür, dass der Patient häufig den Eindruck eines psychisch kranken oder abgebauten Menschen macht.

Primäre Persönlichkeit. Parkinson-Patienten werden charakterisiert als gewissenhaft, präzis, akkurat, ängstlich, zurückhaltend, schamhaft, schnell resignierend, subdepressiv. Diese Eigenschaften verstärken sich häufig im Laufe der Erkrankung.

Emotionale Symptomverstärker. Äußere psychische Einwirkungen wie Kummer, Stress, aber auch Freude können die körperlichen Symptome deutlich verschlechtern. Es ist am Beispiel des Zitterns gut zu sehen, aber auch weitere Symptome wie die Starthemmung und die Schwankung der Medikamentenwirkung zeigen eine erhebliche emotionale Beeinflussbarkeit. Auch Beobachtung und insbesondere Zeitdruck wirken als Symptomverstärker.

Symptome in der späten Krankheitsphase

Dank der modernen Parkinson-Therapie ist diese Krankheitsphase von den meisten Parkinson-Patienten nicht zu befürchten. Nach langjährigem Verlauf lässt die Wirkung der Medikamente nach, Akinese und Rigor nehmen zu, der Patient kann ohne Hilfe nicht mehr aufstehen oder gehen. Beim Gehversuch fällt er ständig hin, ist extrem frakturgefährdet und wird bettlägerig. Kauen, Schlucken ist nicht mehr möglich, die Nahrungsaufnahme kann nur durch Nasensonde oder durch PEG sichergestellt werden. Wegen der Blasenentleerungsstörung wird eine suprapubische Ableitung gelegt (S. 359).

> **MERKE** Bei vollständiger Unbeweglichkeit ist der Patient extrem pneumonie-, dekubitus- und kontrakturgefährdet.

Akinetische Krise

Dieser lebensbedrohliche Zustand kann bei Patienten in fortgeschrittenem Zustand auftreten. Häufigste Ursache ist, dass die Medikation aus irgendeinem Grund für längere Zeit (Tag, Tage) unterbrochen wird. Aber auch Exsikkose, Infektionskrankheiten, Narkose mit verzögerter Gabe der Parkinson-Mittel können die Auslöser sein. Der Zustand ist durch starken Rigor und totale Akinese gekennzeichnet. Der Patient kann nicht sprechen und schlucken, er bekommt hohes, zentrales Fieber. Die Krise kann zum Tod führen, wenn der Patient nicht rechtzeitig adäquat behandelt wird.

FALLBEISPIEL Frau Marianne Groß litt seit 12 Jahren unter einem Parkinson-Syndrom mit Steifheit in den Gelenken, Unbeweglichkeit und depressiven Verstimmungen. Bisher konnten ihr die Medikamente immer eine Erleichterung verschaffen, obgleich sie nun bereits 81 Jahre alt ist. Seit zwei Monaten jedoch stellte sich eine ausgeprägte Unsicherheit beim Gehen ein. Sie stürzte mehrfach und bei ihrem letzten Sturz zog sie sich eine Oberschenkelhalsfraktur zu. Sie musste in ein Krankenhaus und wurde operiert. Im Krankenhaus wurden die Parkinsonmedikamente drastisch reduziert und nach der Operation, sie konnte sehr schlecht schlucken, ließ man die „vielen" Medikamente einfach weg. Daraufhin wurde Frau Groß völlig unbeweglich und steif, schlucken konnte sie gar nicht mehr, sie entwickelte hohes Fieber und ein ausgeprägtes Zittern des ganzen Körpers. Diagnose: akinetische Krise durch postoperatives Absetzen der Parkinsonmedikation.

PRÄVENTION & GESUNDHEITSFÖRDERUNG
Eine ordnungsgemäße prä- und postoperative Verabreichung der Parkinsonmedikamente verhindert die Entstehung einer akinetischen Krise.

Diagnostik

Die Diagnose wird meist klinisch gestellt, d. h. aufgrund der Symptome. Sie ist insbesondere in der Frühphase schwierig. Die Diagnose gilt als gesichert, wenn 2 der 3 Kardinalsymptome vorliegen. Weiteres Kriterium ist eine Reduktion der Symptome auf Gabe von L-Dopa oder Dopamin-Agonisten (L-Dopa-Test, Apomorphin-Test). In fraglichen Fällen kann der Dopaminmangel im Gehirn durch die Positronen-Emissions-Tomografie (L-Dopa-PET) nachgewiesen oder der sog. Dopamin-Transporter durch DaTSCAN-SPECT dargestellt werden.

Therapie

Nach Entdeckung des Dopaminmangels im Gehirn wurde vor ca. 40 Jahren die sog. **L-Dopa-Substitution** (substituieren = ersetzen) eingeführt.
- ein Zusatzstoff (Decarboxylase-Hemmer) verhindert, dass L-Dopa, noch bevor es das Gehirn erreicht, in Dopamin umgewandelt wird
- COMT-Hemmer reduzieren den Abbau von L-Dopa in der Blutbahn
- MAO-B-Hemmer reduzieren den zentralen Abbau von Dopamin im Gehirn
- Dopamin-Agonisten stimulieren direkt den Dopamin-Rezeptor
- Effektive Antiparkinsonmittel sind auch die Glutamat-Antagonisten (Amantadin).

Die Medikation ist besonders in den ersten 5–7 Jahren der Erkrankung sehr wirksam. Obwohl ein Fortschreiten der Krankheit noch nicht beeinflussbar ist, verschafft die Therapie eine fast symptomfreie Phase.

L-Dopa-Spätsyndrom

Im späteren Verlauf kann das Dopamin nicht mehr gespeichert werden und die Dopamin-Rezeptoren werden überempfindlich (L-Dopa-Spätsyndrom). Dies ist gekennzeichnet durch Schwankungen der Medikamentenwirkung und heftige Überbewegungen.

In fortgeschrittenen Phasen der Langzeitbehandlung können auch psychische Nebenwirkungen (Albträume, Halluzinationen, Paranoidität, Delir) auftreten.

FALLBEISPIEL Ängstlich schaut Herr Michael Butz um sich, da sind lauter Personen im Raum, die er nicht kennt und die ihm Angst machen. Laut ruft er nach seiner Frau... Herr Butz ist 75 Jahre alt und leidet seit 15 Jahren unter der Parkinson-Krankheit. Da er sehr unbeweglich geworden war, hatte der Neurologe ihm vor zwei Tagen ein neues Medikament zusätzlich verordnet, um die Beweglichkeit zu verbessern. Leider hat dieses Medikament nun zu den oben beschriebenen Trugwahrnehmungen geführt. Nach einem Anruf beim Neurologen wird es wieder abgesetzt und die Trugbilder verschwinden. Eine durch den Neurologen daraufhin angeordnete Gedächtnistestung zeigt jedoch eine beginnende Parkinson-Demenz. Herr Butz muss von nun an mit Dosissteigerungen oder neuen Medikamenten sehr vorsichtig sein. Gut, dass er sich so schnell bei seinem Arzt gemeldet hat.

Pumpenbehandlung. In fortgeschrittenen Fällen werden auch die sogenannten Pumpentherapien (Duodopa-Pumpe, Apomorphin-Pumpe) eingesetzt.
Neurochirurgische Behandlung. Wenn die Wirkungsschwankungen und die Überbewegungen medikamentös nicht mehr beeinflussbar sind, steht die Methode der tiefen Hirnstimulation zur Verfügung (Schrittmacher für das Gehirn). Die ständige Hochfrequenzstimulation bestimmter Gehirnteile durch eingeführte Elektroden führt zur Besserung der Symptome.

Begleittherapie
Die Parkinson-Therapie beruht auf 4 Pfeilern:
- Medikation
- motorischen Begleittherapien (Physiotherapie, Ergotherapie, Logopädie)
- begleitende Psychotherapie
- Partner- und Familien-Therapie

42.5.2 Pflege- und Behandlungsplan

Psychosoziale Unterstützung
Die psychischen Symptome und die primäre Persönlichkeit der Patienten sowie die Rolle der emotionalen Symptomverstärker erfordern ein besonders sensibles Verhalten der Pflegenden. Die Patienten können plötzliche Veränderungen nur schwer verkraften. Viele verstehen das zu lustige, witzelnde Verhalten der Umgebung nicht, fühlen sich schnell beleidigt.
    Ausführliche, geduldige Gespräche sind notwendig, damit der Patient die notwendigen Pflegemaßnahmen versteht. Das Fehlen der nonverbalen Kommunikation, die Sprachstörung, reduzierte Mimik und Gestik (Pokergesicht) und

die extreme psychische Verlangsamung des Patienten (Bradyphrenie) erschweren Gespräche.
Simultane Aufgaben vermeiden. Infolge der fortgeschrittenen Krankheit sind die Patienten i. A. nicht in der Lage, zwei verschiedene Aufgaben gleichzeitig zu bewältigen. Der Versuch, mit einer Tasse Tee zum klingelnden Telefon zu gehen, endet mit Sturz oder mit Verschütten der Tasse.

PRAXISTIPP Überfordern Sie Parkinson-Patienten nicht, erteilen Sie kurze und eindeutige Aufgabenstellungen. Vermeiden Sie jegliche Hast und Eile, diese wirken sich eher negativ aus!

Hilfe zur Selbsthilfe. Ein wichtiges Pflegeziel ist, die Selbstständigkeit des Patienten zu erhalten und zu fördern (aktivierende Pflege). Die Patienten sollten auf die Existenz der örtlichen Regionalgruppen der deutschen Parkinson Vereinigung e. V. aufmerksam gemacht werden!
Tagesstruktur und Beschäftigung. Besonders wichtig ist ein geordneter Tagesplan:
- Aufstehen zur gleichen Tageszeit
- regelmäßige Mahlzeiten
- pünktliche Medikamenteneinnahme
- Einhalten der Therapiezeiten

MERKE Stress, Zeitnot und Unbeständigkeit sind Gift für Parkinson-Patienten. Simultane Aufgabenstellungen sollten vermieden werden. Musikhören, Fernsehen, Teilnahme an Festen, aber noch mehr die aktiven Vergnügungen wie Hobbys, gestalterische, evtl. künstlerische Tätigkeiten (Kreativitätstherapie), steigern die Lebensqualität.

PRÄVENTION & GESUNDHEITSFÖRDERUNG Regelmäßige Krankengymnastik und soziale Aktivitäten wirken dem Fortschreiten der Parkinson-Krankheit entgegen.

Umgebung gestalten
Um die Selbstständigkeit zu erhalten und zu fördern, wird die Umgebung des Patienten bewusst gestaltet.

Gestaltung des Raums
Folgendes sollte beachtet werden:
- Räumliche Enge fördert die Starthemmungen und dadurch die Fallneigung. Evtl. müssen Möbelstücke weggeräumt werden.
- Die zu bewältigenden Wege sollten kurz, dem Patienten gut vertraut, in der Nacht beleuchtet und mit Fest-

haltemöglichkeiten versehen sein. Haltegriffe sind auch im Bad, neben der Toilette, in der Dusche und neben dem Waschbecken notwendig.
- Ein großer oder schwenkbarer Spiegel erleichtert die Morgentoilette, ein großer Spiegel im Zimmer ermöglicht die Haltungskorrektur.
- Höher montierte WC-Becken oder Toilettensitzerhöhungen helfen beim selbstständigen Aufsuchen der Toilette.
- Türschwellen und andere Stolperfallen, z. B. Teppiche, elektrische Leitungen quer durch das Zimmer, sind zu vermeiden.

Auswahl der Möbel
Bei der Auswahl der Möbel ist Folgendes zu beachten:
- Patienten fällt es leichter, aus einem harten Armlehnstuhl aufzustehen als aus einem weichen Stuhl ohne Lehne.
- Das Bett sollte höhenverstellbar sein. Spezielle Aufrichte-Vorrichtungen („Bettgalgen") ermöglichen das Aufstehen, das Drehen und den Lagewechsel im Bett.
- Evtl. ist ein Bettgitter notwendig, um zu verhindern, dass Patienten aus dem Bett fallen.
- Die Matratze darf nicht zu weich sein, sodass die Patienten einsinken.
- Seidene Bettwäsche fördert die Beweglichkeit und wirkt schmerzreduzierend.
- Eine zu schwere Bettdecke schränkt die Beweglichkeit des Patienten ein und führt zu Wärmestau.

ATL Sich waschen und kleiden
Kleidung auswählen
Bei der Auswahl geeigneter Kleidung sind motorische Einschränkung und Wärmeregulationsstörung des Patienten zu beachten:
- Schweißdurchlässige, leichtere Kleidung ist zu bevorzugen. Zu warme Kleidung verursacht bei höheren Temperaturen Wärmestau, zu leichte Kleidung bei Kälte führt zu Erkältung und sogar Lungenentzündung.
- Bei starkem Schwitzen muss die Kleidung auch tagsüber öfter gewechselt werden. Bei Schweißausbrüchen in der Nacht müssen das Nachthemd und oft auch die Bettwäsche mehrfach gewechselt werden.

An- und Auskleidehilfe
Beim An- und Ausziehen soll der Patient so viel wie möglich selbst machen:
- Kleidungstücke mit Reißverschluss oder mit Klettverschluss erleichtern das Anziehen.

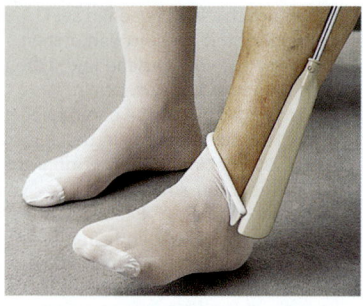

Abb. 42.59 **Anziehhilfe.** Mit dem Greifarm wird das Anziehen von Strümpfen erleichtert.

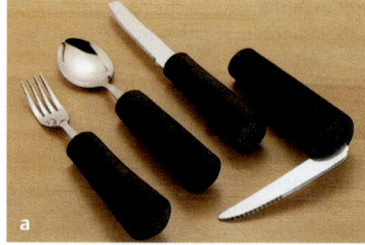

Abb. 42.60 **Hilfsmittel beim Essen. a** Durch die Verdickung der Griffflächen kann der Parkinson-Patient das Besteck besser halten, **b** der erhöhte Tellerrand erleichtert die Nahrungsaufnahme.

- Festes Schuhwerk mit rutschfesten Sohlen fördert die Gangsicherheit.
- Schuhe ohne Schnürsenkel sind einfacher anzuziehen, insbesondere mit einem langen Schuhlöffel.
- Mit einem Greifarm lassen sich Strümpfe einfacher hochziehen (**Abb. 42.59**).

Körperpflege

Auch bei der täglichen Körperpflege sollte dem Patienten nur so viel Hilfeleistung gegeben werden, wie unbedingt nötig:

- Ein geeigneter Duschstuhl, Haltegriffe, elektrische Zahnbürste, Elektrorasierer, Bürste mit langem Griff erhalten die Selbstständigkeit.
- Auch stark unbewegliche Patienten sollten möglichst nicht im Bett gewaschen werden, sondern im Duschstuhl sitzend.

Frühmorgendliche Akinese. Wird dem Patienten die erste L-Dopa-Dosis noch im Bett, ca. eine ¾ Stunde vor dem Aufstehen, verabreicht, erleichtert dies die Morgentoilette. Vor dem Wirkungseintritt sind die meisten Patienten unbeweglich (frühmorgendliche Akinese), sodass jede Verrichtung in dieser Zeit dem Patienten nur Qualen bereitet.

Hautpflege

Wegen des übermäßigen Schwitzens besteht eine erhöhte Gefahr von Hautpilzinfektionen. Die Körperhygiene ist bei inkontinenten Patienten besonders wichtig. Maßnahmen sind:

- gründliche Intimhygiene und Abtrocknen (evtl. mit Fön)
- häufige Haarwäsche, evtl. mit medizinischen Spezialmitteln (wegen der Schuppenbildung)
- kontrollierte Mundpflege (verhindert Zahnfleischentzündungen und Mundgeruch und beugt einer Soor-Infektion vor)

PRAXISTIPP Infolge der erhöhten Talgproduktion entstehen Hautentzündungen mit Schuppen- und Aknebildung. Regelmäßiges Waschen mit Spezialmitteln kann in diesen Fällen helfen. Einige Patienten klagen über eine ausgeprägte Trockenheit der Haut, überwiegend an den unteren Extremitäten. Bei Hauttrockenheit sind pH-neutrale Salben, Ölbäder und Verzicht auf Seife angebracht. ⎯⎯⎯⎯⎯

ATL Essen und Trinken

Die Nahrungsaufnahme ist besonders im Spätstadium durch Bewegungsstörungen und Zittern für die Patienten beschwerlich. Spezielle Gegenstände erleichtern die Nahrungsaufnahme:

- eine große Serviette, um die Kleidung zu schonen
- ein scharfes Messer und anderes Besteck mit Moosgummi-Griff (**Abb. 42.60 a**)
- Antirutschmatte
- Teller mit erhöhtem Rand (**Abb. 42.60 b**)
- stabiles Glas, dieses nur halb füllen und evtl. Strohhalm bereitlegen

Nahrungszubereitung und -aufnahme

Es ist wichtig, dass der Kranke genügend Zeit zum Essen hat. Eine Pflegeperson ist in der Nähe, die ggf. das Essen mundgerecht schneidet oder bei Missgeschicklichkeiten bzw. beim Verschlucken sofort eingreift. Evtl. muss das Essen noch mal warm gemacht werden. Viele Patienten können mundgerechte, kleingeschnittene oder passierte Nahrung allein zu sich nehmen. Bei schwerkranken Parkinson-Patienten ist eine ausreichende Nahrungsaufnahme nur zu erreichen, wenn die Nahrung durch eine Pflegeperson verabreicht wird.

Das Kauen ist häufig gestört, der Patient hält Essensreste für längere Zeit im Mund. Dies führt zu Entzündungen, in diesem Fall sollte nach jedem Essen

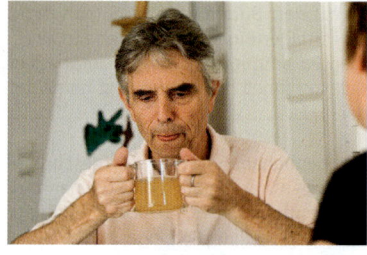

Abb. 42.61 **Trinkmenge.** Eine zu geringe Flüssigkeitszufuhr kann zur Verschlechterung der Symptomatik bis zur Akinetischen Krise (S. 1114) führen.

eine Kontrolle durchgeführt werden. Das häufige Verschlucken beim Essen ist ein Alarmzeichen und erhöht die Gefahr der Erstickung und der Aspirationspneumonie.

Nach dem Essen ist eine Mundhygiene durchzuführen. Durch regelmäßige Gewichtskontrollen lässt sich einschätzen, ob der Patient ausreichend isst.

Flüssigkeitsaufnahme

Täglich sollen 2 – 3 l Flüssigkeit getrunken werden (**Abb. 42.61**). Austrocknung kann zu Verschlechterung der Symptome, zu Obstipation, zu Verwirrtheit und sogar zu einer akinetischen Krise führen, insbesondere bei hohen Temperaturen im Sommer.

MERKE Häufig sind Ein- und Ausfuhrkontrollen notwendig, wobei auch übermäßiges Schwitzen der Patienten zu berücksichtigen ist. Bei einer negativen Bilanz erhält der Patient ggf. Infusionen. ⎯⎯⎯⎯⎯

Ernährungsrichtlinien

Es gibt keine Spezialdiät für Parkinson-Patienten. Zu empfehlen ist eine leichte, abwechslungsreiche, vitamin- und ballaststoffreiche Nahrung mit ausreichender Trinkmenge. Die Portionen sollen eher kleiner sein, den Magen nicht belasten, die Mahlzeiten sollen häufiger gereicht werden.

Eiweiß-Akinese. L-Dopa-Präparate müssen eine halbe Stunde vor oder anderthalb Stunden nach einer eiweißreichen Nahrungsaufnahme eingenommen werden. L-Dopa-haltige Medikamente dürfen nicht mit Milch oder Joghurt eingenommen werden. Bei der Aufspaltung von Eiweiß im Verdauungstrakt entstehen Aminosäuren, die die Aufnahme und dadurch die Wirkung von L-Dopa (selbst auch eine Aminosäure) verhindern.

ATL Ausscheiden

Häufig leiden die Patienten unter nächtlichem Harndrang. Hilfsmittel (Toilettenstuhl neben dem Bett, Urinflasche in Zugriffnähe, Urinal-Kondome, Medikamente) können Erleichterung bringen. Inkontinente Patienten sind mit Inkontinenz-Höschen bzw. Windeln zu versorgen.

Die Ausscheidungen müssen kontrolliert werden, um rechtzeitig einen totalen Harnverhalt oder einen Darmverschluss zu verhindern. Richtige Ernährung (Ballaststoffe, eingelegtes Obst, Müsli), ausreichende Flüssigkeitsmenge und evtl. makromolekulare Trinklösun-

gen können der Darmträgheit (Obstipation) entgegenwirken.

ATL Sich bewegen

Die Verbesserung der selbstständigen Bewegungsabläufe ist vorrangig Aufgabe einer gezielten Physiotherapie. Pflegende sollten diese Übungen im Alltag ständig weiterführen bzw. umsetzen. So lange wie nur möglich soll vermieden werden, dass der Patient rollstuhlpflichtig wird. Verschiedene physiotherapeutische Hilfen und „Tricks" zur Bewältigung von Bewegungsstörungen erleichtern das Leben der Patienten und die Arbeit der Pflegenden (**Abb. 42.59**).

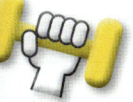

Rehabilitation im Fokus

Bewältigung von Bewegungsstörungen

Aufstehen und Gehen

Aufstehen aus dem Stuhl. Der Patient rutscht langsam mit dem Gesäß nach vorn an die Stuhlkante, zieht die Füße nach hinten, beugt den Oberkörper nach vorn, stützt sich mit den Händen ab, holt Schwung und steht so auf.

Gehen. Wenn der Patient steht, drückt er die Knie durch, bleibt eine Weile stehen und geht erst dann los:

- Beim Gehen auf Schrittlänge achten, um Trippelschritte zu verhindern.
- Richtiges Abrollen (Aufsetzen der Ferse zuerst) verhindert Trippelschritte und ermöglicht einen harmonischen und sicheren Gang.
- Beim Umdrehen während des Gehens dem Patienten zeigen, dass er nicht eng, mehrschrittig auf der Stelle drehen soll, sondern einen kleinen Bogen geht.

Hilfsmittel.

- optische Reize auf dem Fußboden (Querstreifen, Schachbrettmusterung)
- Rhythmus und Musik
- Reichen einer Hand
- Gehwagen (Rollator mit 4 Rädern, Bremse und Sitzfläche)
- Unterarmwagen (zur Mobilisierung vorher bettlägeriger Patienten)

Unterstützung bei Freezing

Der Patient ist nicht in der Lage, den ersten Schritt zu machen. Er scheint wie eingefroren (freezing). Beim Gehversuch schnellt der Oberkörper nach vorn, die Füße bleiben festgeklebt und wenn der Patient sich nicht festhalten kann, fällt er nach vorn. Stress (z. B. Telefonklingeln), Zeitdruck und Emotionen können diese Freezing-Erscheinung zusätzlich verstärken.

Bewegungsempfehlung.

- weil der Patient nicht nach vorn gehen kann, sollte er einen Schritt zur Seite machen (Ausfallschritt) und sofort weitergehen
- Beine hochreißen (Storchengang)
- auf der Stelle treten und Gehvorgang sofort weiterführen

Reizgebung. Optische und akustische Reize können eingesetzt werden:

- Stock umgekehrt halten und darüber treten
- Papier oder Stoffstück auf Bindfaden mitführen, vor die Füße werfen, darüber treten und Bindfaden einziehen
- Querstreifen am Boden zum Üben
- nicht die Türschwelle, den Rahmen oder den eigenen Fuß anschauen, sondern das Ziel
- Selbstkommandos (*1 – 2 – 3, rechts – links*) oder ein Schlag auf den Oberschenkel als Starthilfe (evtl. Marschmusik oder ein Taktgeber im ipod)
- spezieller Freezing-Gehstock (per Tastendruck kommt ein farbiger Querstreifen unten aus dem Stock, der Patient tritt über diesen Streifen und lässt den Knopf los, *Abb. 42.62 b*)

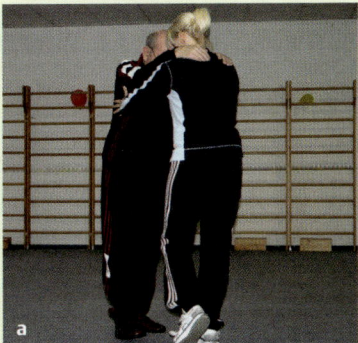
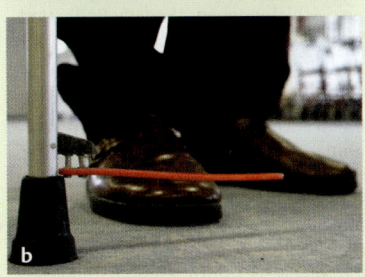

Abb. 42.62 Therapiemaßnahmen bei Morbus Parkinson.
a Krankengymnastische Übungen sollen die Betroffenen animieren, ihre Schrittlänge zu vergrößern.
b Wenn das Signal unten am Freezing-Gehstock auf Knopfdruck ausklappt, hilft dieser Reiz dem Patienten, die Starthemmung zu überwinden.

Unterstützung. Auch die Helfer können mit einigen „Tricks" die Starthemmung beeinflussen:

- eigenen Fuß quer zum Patienten stellen und ihn bitten, darüber zu steigen
- hinter den Patienten stellen und seinen Körper abwechselnd nach links und rechts bewegen

Anleitung zum Selbsttraining

Korrektur der gebeugten Haltung. Zum Üben der aufrechten Haltung stellt sich der Patient täglich mehrfach an die geschlossene Schranktür und versucht mit dem Hinterkopf das Türblatt zu erreichen.

Förderung der Feinbeweglichkeit der Hände. Handarbeit, Zeichnen, Malen, Arbeiten mit dem Softball und dem Igel-

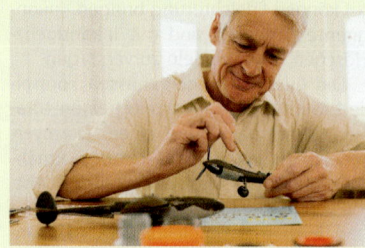

Abb. 42.63 Basteln fördert die Feinbeweglichkeit der Hände.

ball sollten nicht nur während der Physio- und Ergotherapie durchgeführt werden, sondern fester Bestandteil des Alltags werden (*Abb. 42.63*).

Mobilisierung des bettlägerigen Patienten. Auch der bettlägerige Patient soll soviel wie möglich selbst tun. Ein Bettgalgen oder andere Aufrichthilfen fördern die Eigenbeweglichkeit. Der unbewegliche Patient darf aber nicht den ganzen Tag im Bett verbringen, sondern sollte vormittags und nachmittags in einen Pflegestuhl gestützt werden. Passive und aktive Lockerungsübungen im Bett sind mit der physiotherapeutischen Behandlung abzustimmen.

ATL Wach sein und schlafen

Die nächtliche Akinese (S. 1113) quält viele Patienten. Sie betrifft auch Patienten, die tagsüber einigermaßen gut beweglich sind. Das starre Liegen im Bett kann dazu führen, dass der Patient häufig klingelt und bittet, seine Lage im Bett zu verändern. Er klagt über Schmerzen, ein brennendes Gefühl im ganzen Körper, ineffektiven Harndrang oder ein diffuses Schwitzen.

Aber auch nächtliche Überbewegungen, schlechte Träume, Sinnestäuschungen können den Nachtschlaf stören. Physikalische Maßnahmen (Spaziergang vor dem Schlafengehen, Sedativ-Bad) und „Schlafrituale" (Musik hören, lesen) können hilfreich sein.

Medikamentengabe

Eine der wichtigsten pflegerischen Maßnahmen ist es, die pünktliche (mitunter minutengenaue) Einnahme der Medikation sicherzustellen.

Einnahmezeiten. Der Parkinson-Patient erhält im fortgeschrittenen Stadium eine medikamentöse Kombinationstherapie, die evtl. aus 4 – 5 Parkinsonmitteln besteht. Die Einzeldosen sind selten ganze Tabletten und werden oft in engen zeitlichen Abständen, evtl. 7- bis 10-mal täglich gegeben. Um Schwankungen der Medikamentenwirkung zu vermeiden, ist die pünktliche Einnahme unvermeidlich. Auch kleine Verspätungen können dazu führen, dass der Patient in eine lange unbewegliche Phase („off") rutscht.

MERKE Die Wirkungsschwankungen können in Zusammenhang mit der Medikamenteneinnahme auftreten, in diesen Fällen reicht die Wirkung nicht bis zur nächsten Medikamenteneinnah-

me aus („**end-of-dose**"-Akinese). Die von der Medikation unabhängigen und dadurch unvorhersehbaren Schwankungen („**on-off-Perioden**") führen oft dazu, dass der gutbewegliche und fast symptomfreie Patient plötzlich absolut bewegungsunfähig wird. Dies wird von den Angehörigen und den Pflegenden häufig nicht verstanden und bringt dem Patienten den Vorwurf ein, ein Simulant zu sein.

Dosierung. Ein Zusammenziehen der Medikation ist wegen der dann auftretenden heftigen Überbewegung nicht möglich. Die Medikation ist oft sehr umständlich. Hilfreich sind sog. Mehrfachtimer, die auf die Einnahmezeit mit Piepston aufmerksam machen. Herkömmliche Medikamentendöschen sind für die Aufnahme der Tagesration nicht geeignet, spezielle Mehrfach-Dosiereinrichtungen sind notwendig.

MERKE Die medikamentöse Kombinationstherapie des Parkinson-Patienten darf nicht abrupt geändert und nicht unterbrochen werden!

Medikamente richten. Aufgrund des Medikamentenplans wird die Medikation für den ganzen Tag im Voraus (am Vorabend oder nachts) zusammengestellt. Pro Patient sind bis zu 10 Becherchen mit der Medikation zu füllen, die Einzeldosen sind unterschiedlich, die Tabletten müssen geteilt werden.

Medikamente verabreichen. Bei Patienten mit leichterem Krankheitsbild wird die Tagesration auf das Zimmer gebracht. Sie können die Medikation aufgrund ihrer Medikamentenpläne kontrollieren und zeitgerecht einnehmen.

Patienten mit hochgradiger Akinese oder mit psychischen Störungen sind nicht in der Lage, die Medikamente selbstständig einzunehmen, sodass die Pflegenden die Medikamente bei jeder Einnahme pünktlich ins Zimmer bringen und dort verabreichen. Die Einnahme muss kontrolliert werden, weil die Patienten die Tabletten oft nicht richtig herunterschlucken oder auf den Boden fallen lassen. Kontrolle und genügend Flüssigkeit verhindern, dass die Tabletten noch Stunden später im Mund zu finden sind und so nicht wirken können.

MERKE Andere Medikamente können die Parkinson-Symptome verschlechtern, sogar harmlos erscheinende Magenmittel! Der Parkinson-Patient darf ohne ärztliche Verordnung keine Medikamente bekommen. Die wichtigsten Medikamente, die bei Morbus Parkinson verboten sind, müssen auch die Pflegenden kennen!

Krankenbeobachtung und Dokumentation

Die L-Dopa-Therapie führt in späteren Stadien zu Schwankungen der Beweglichkeit, Überbewegungen, Halluzinationen und Psychosen. Die Pflegenden haben die Aufgabe, diese Veränderungen zu beobachten und aufzuzeichnen. In fortgeschrittenen Fällen wird der motorische Zustand sogar stündlich registriert. Werden die psychischen Entgleisungen (z. B. Albträume) frühzeitig bemerkt, kann der Ausbruch der Psychose evtl. noch verhindert werden. Beobachtet und aufgezeichnet werden sollen

- Off-Phasen,
- Überbewegungen,
- Muskelkrämpfe,
- nächtliche Störungen und

- vegetative Probleme (RR-Abfall, Wärmestau, Austrocknung, Ausscheidungsprobleme usw.).

Umgang mit Psychosen
Besonders schwierig ist der richtige Umgang mit dem infolge der Medikation vorübergehend psychotisch gewordenen

Patienten. Beim Vollbild dieser Psychose haben die Patienten Angst und ein Gefühl der persönlichen Gefährdung. Sie wollen sich verteidigen und werden evtl. aggressiv. Dieser Zustand ist höchst gefährlich und kann nur in einem dafür geeigneten Krankenhaus behoben wer-

den. Die Pflegepersonen können beruhigend und angstlösend auf den Patienten einwirken, sollten aber nicht versuchen, die pathologischen Inhalte zu korrigieren.

42.6 Pflege von Patienten mit zerebralen Krampfanfällen

Marcus Eck, Annegret Sow

42.6.1 Medizinischer Überblick

Definition
Ein einmaliger Krampfanfall ist keine Krankheit. Erst wenn sich die Anfälle wiederholen und keine anderen erkennbaren Ursachen wie Synkopen oder Intoxikationen vorliegen, ist der Begriff Epilepsie (griech.: Fallsucht) gerechtfertigt. Diese Anfälle gehen mit anfallsartigen (paroxysmalen) Spontanentladungen zentraler Neurone einher.

Anatomie und Physiologie im Fokus
Jede Nervenzelle bzw. ganze Nervenzellverbände können sich maximal elektrisch entladen. Bei einem normal funktionierenden Gehirn sind allerdings Bremsaktivitäten eingebaut. Eine ungebremste Entladung der Nervenzellen in einem umschriebenen Teil oder im ganzen Gehirn ruft einen zerebralen Krampfanfall hervor. Die Entladungen in einem umschriebenen Teil können sich auch über das ganze Gehirn ausbreiten. Die Aktivität im Gehirn während eines Krampfanfalls kann im EEG gesehen werden (typische „spikes and waves" = Spitzen und Wellen).

Status epilepticus. Ein Status epilepticus ist ein lebensbedrohlicher Zustand, ab 5 Minuten Anfallsdauer bei generalisierten Anfällen, ab 15 bis 30 Minuten bei anderen Anfällen. Häufig folgen mehrere langandauernde Anfälle nacheinander, zwischen denen ein Patient das Bewusstsein nicht wiedererlangt (bei fortwährenden Krämpfen mit wechselnder Bewusstseinslage spricht man von seriellen Anfällen). Komplikationen eines Status epilepticus sind Hirnödem und schlimmstenfalls ein Atem- und Kreislaufstillstand. Die Letalität beträgt 5 – 10 %.

Häufigkeit
Jeder Mensch kann einen epileptischen Anfall bekommen, 4 – 5 % der Bevölke-

rung haben Gelegenheitsanfälle aufgrund spezifischer Reizungen. Etwa eine halbe Million Menschen, d. h. 0,7 % der Bevölkerung, sind in Deutschland von einer Epilepsie betroffen. Die Epilepsie ist nach der Migräne die häufigste neurologische Erkrankung, bei Kindern sogar die häufigste.

Ursachen
Bei 50 % der Betroffenen ist die Ursache der Anfälle unbekannt (kryptogene, idiopathische, endogene, genuine Anfälle). **Hirntraumata.** Symptomatische (fokale oder partielle) Krampfleiden haben ihre Ursache häufig in Hirntraumata, z. B. Hirninfarkt oder -blutung, Schädel-Hirn-Traumata, Entzündungen wie Enzephalitis, Narben von Operationen, Tumoren, Gefäßmissbildungen wie Aneurysmen, Angiomen oder perinatalen Hirnschäden.

> **FALLBEISPIEL** Frau Mertens hatte einen Autounfall, bei dem das Gehirn verletzt wurde. Sie war 3 Tage bewusstlos. In den folgenden Wochen erholte sie sich wieder vollständig von dem Unfall. Die Verletzung ist vernarbt, aber 1 Jahr nach dem Unfall treten epileptische Anfälle auf, die in der Umgebung der Narbe entstehen (Altrup E. Epilepsie; Informationen in Text und Bildern für Betroffene, Angehörige und Interessierte. Nürnberg: Novartis Pharma Verlag; 2003)

Äußerliche Auslöser. Die Auslöser epileptischer Krampfanfälle sind sehr unterschiedlich. Es gilt, die individuellen Auslöser herauszufinden und zu vermeiden. Bekannte Auslöser sind:
- Schlafmangel
- Flackerlicht (z. B. in Diskotheken, während Durchfahren von Baumalleen bei Sonne)
- Unterzuckerung
- hohes Fieber
- Menstruation
- Alkoholkonsum, Medikamente, bestimmte Drogen
- Weglassen von Antiepileptika
- Angst und negativer Stress

Arten und Symptome
Klinisch unterscheidet man
- Krampfleiden, die sich über das ganze Gehirn (generalisiert) ausbreiten und
- Krampfleiden, die sich nur über einen bestimmten abgegrenzten Teil des Gehirns (fokal) ausbreiten.

Eine möglichst genaue Wiedergabe des Anfallsgeschehens ist für die Diagnostik und Therapie sehr bedeutsam. Für den Patienten sind diese Informationen wichtig, um ein realistisches Bild über seine Situation zu erlangen. Im Folgenden werden Phänomene unterschiedlicher Anfallstypen beschrieben.

Generalisierte Krampfleiden
Die generalisierten, meist altersgebundenen „Petit mal"- und „Grand mal"-Epilepsien weisen ein generalisiertes Anfalls- und EEG-Muster bei herabgesetzter Vigilanz (Wachheit) auf und sind häufig von unbekannter Ursache.

Grand mal (generalisierter Krampfanfall)
Dieser Anfall ereignet sich bei 50 % der Patienten mit subjektiver Vorempfindung (Aura). Diese geht häufig mit einem Initialschrei (Verkrampfung von Atem- und Stimmritzenmuskulatur) in Bewusstlosigkeit über. Verletzungen häufen sich besonders, wenn die Aura fehlt und der Patient somit keine Maßnahmen zur Selbstsicherung ergreifen kann.

Aura. Bei einigen Anfallsarten besteht im Vorstadium ein subjektives Vorgefühl. Patienten bemerken bei sich eine vom Magen aufsteigende Übelkeit oder Kribbelparästhesien, akustische, geschmackliche oder optische Halluzinationen bei Anfallsbeginn. Diese Phänomene tragen neben dem Erscheinungsbild des eigentlichen Anfalls zur noch verbreiteten Mystifizierung der Krankheit Epilepsie bei.

Prodromalerscheinungen. Manche Patienten spüren tage- oder stundenlange Unruhe vor dem Anfall. Sie sind dann individuell reizbar, innerlich unruhig oder apathisch und leiden unter Schlafstörungen, Ängstlichkeit, Kopfschmerzen. Vielfach werden diese Zeichen für einen bald möglichen Anfall eher von der Umgebung als vom Patienten selbst wahrgenommen.

Symptome während des Anfalls. Die Patienten stürzen steif hin (tonischer Krampf), der Atem steht für 10 – 30 Sek. still, die Pupillen sind weit und lichtstarr, die Blickrichtung geht nach seitlich oben. Es folgt ein rhythmisches grobes Vibrieren der Glieder (klonischer Krampf), selten länger als eine Minute, oft mit seitlichem Zungen- oder Wangeninnentaschenbiss, sich verengenden Pupillen. Möglich sind Schaum vor dem Mund, durch den Biss mit Blut vermischt, ferner Urin- und/oder Stuhlabgang.

Symptome nach dem Anfall. Die Patienten werden langsam wach, oft mit einer Verwirrtheitsphase, einem Dämmerzustand oder einem postparoxysmalen Übergang in Erschöpfungs- oder Nachschlaf. Bestand zuvor ein Zustand mit z. T. Tage andauernder psychovegetativer Unruhe und Reizbarkeit, wird der Anfall von Patienten mitunter als befreiend erlebt. Kommt der Anfall unerwartet ohne Vorgefühle, fühlen sie sich danach eher bedrückt.

Petit mal

Generalisierte, altersgebundene kleine Anfälle treten im Kindes- oder Schulalter entweder allein oder im Übergang mit anderen Anfallstypen auf (*Tab. 42.4*).

Fokale Krampfleiden

Fokale Anfälle sind altersungebundene, meist symptomatische Epilepsien, d. h.

es besteht ein lokalisierbarer Herd (einseitige Anfalls- und EEG-Muster). Die paroxysmalen Entladungen äußern sich entweder an einer oder beiden Körperhälften. Die Vigilanz ist oft ungestört. Die Anfälle können mit motorischen, sensiblen, sensorischen, vegetativen und psychischen Symptomen einhergehen. Wenn die Vigilanz herabgesetzt ist und Bewegungsstereotypen oder auch Automatismen wie Kauen und Schmatzen auffallen, spricht man von komplexen fokalen Anfällen. Man unterscheidet kortikale Halbseitenanfälle (Jackson-Anfälle) und psychomotorische Anfälle.

Kortikale Halbseitenanfälle

Im Vorfeld besteht selten eine Aura. Jackson-Anfälle äußern sich in krampfartigen (klonischen) Zuckungen (75 %) und/oder sensiblen Missempfindungen (5 %). Sie beginnen lokal und dehnen sich auf derselben Körperseite aus. Die Patienten sind dabei anfangs bei Bewusstsein. Die ganze Körperhälfte wird erfasst und kann mit Bewusstseinseintrübung in einen generalisierten Krampfanfall münden. Nach dem Anfall ist eine vorübergehende Lähmung oder Taubheit möglich.

Psychomotorische Anfälle

Die Patienten erleben eine periodische Anfallhäufung: alle 1 – 6 Wochen während 2 – 4 Tagen je 2 – 8 Anfälle. Von allen Anfallstypen haben psychomotorische Anfälle die meisten subjektiven Anteile.

Als Aura kann Vertrautes oder Fremdes verschoben oder verkehrt erlebt

werden (z. B. déjà-vu- Erlebnisse). Einzelne Sinne können Situationen verkennen oder Szenen halluzinieren, oft mit Elementen aus dem sexuellen oder religiösen Erleben. Häufig ist ein starkes religiöses Interesse bei Patienten mit diesen Anfällen zu beobachten (Wiedergeburt, Kenntnisse einer anderen Welt).

Symptome während des Anfalls. Ein eigentlicher Anfall muss nicht zwangsläufig folgen. Falls der Anfall auftritt, entspricht er einer ausgedehnten Absence mit motorischen Erscheinungen (meist mit Kauen, Schmatzen, Schlucken oder mit Äußerung von Lauten oder Worten).

Symptome nach dem Anfall. Der Anfall geht in einen paroxysmalen Dämmerzustand über. Die Handlungen können kurz oder stereotyp sein: Fußscharren, Auf- und Zuknöpfen der Kleider. Sie können sich als „besonnene Dämmerzustände" über Stunden und Tage erstrecken. Man hat den Eindruck, dass diese Patienten in diesen Dämmerzuständen ihre zweite Natur ausleben.

Organische Psychosyndrome bei chronischer Epilepsie

Epilepsie muss nicht zwangsläufig zu Gehirnleistungsabbau und Wesensveränderung führen. Nur häufige und schwere Anfälle verursachen als Spätfolge geistig-psychische Veränderungen. Dabei spielt auch das Ausmaß der Hirnmangeldurchblutung während der Anfälle oder Hirnatrophien nach den Stürzen eine Rolle.

Tab. 42.4 *Arten von Petit mal Anfällen, Altersbeginn und Verlauf.*

Anfallart	Zeitpunkt des ersten Auftretens	Klinischer Verlauf
Blitz (Nick-Salaam-Anfälle)	meist im 1.– 2. Lebensjahr	kurzer Bewusstseinsverlust mit: → blitzartiger Kopfbewegung nach vorn → Einknicken des Körpers oder → gedehntem Vorbeugen des Kopfes („Propulsiv-Petit mal")
myoklonisch astatische Petit-mal-Anfälle	meist im 2.– 4. Lebensjahr	wechselnde Bewusstseinsbeeinträchtigung: → mal nur als kurzes Nicken → mal als Zusammensinken → mal als Hinstürzen mit meist klonischem Krampf
Absencen	meist im 6.– 8. Lebensjahr	Bewusstseinstrübung für wenige Sekunden: → Patienten wirken oft nur wie zerstreut → kurzes Starren oder Verharren in einer Tätigkeit, die dann fortgesetzt wird → ruckende Bewegungen der Augäpfel nach oben und des Kopfes nach hinten („Retropulsiv-Petit-mal") → Absencen bestehen häufig als einzige Anfallart. Angst, Konzentration und Hyperventilation können eine absencengünstige vegetative Lage schaffen. Deshalb wurden sie vor der EEG-Ära oft als hysterisches Handeln verkannt.
Impulsiv Petit mal	meist im 14.– 17. Lebensjahr	bei vollem Bewusstsein: → einmaliger (selten salvenartig wiederholter) Stoß, meist der Schultern oder der Arme, der sich wie ein elektrischer Schlag anfühlen kann (von außen sieht dies nach jähem Erschrecken aus) → wenn die Beine betroffen sind, knicken die Patienten ein, schnellen aber gleich wieder hoch

MERKE Durch frühzeitige und konsequente Therapie nebst Aufklärung der Patienten kann der Abbau der Gehirnleistung vermieden oder verzögert werden. ─────────

Persönlichkeitsveränderung oder -umbau bei angeborener Epilepsie

Bestimmte Zeitmuster bei chronisch Anfallskranken ermöglichen nicht selten eine Unterteilung in Schlafepilepsie und Aufwachepilepsie.

Schlafepilepsie

Schlafepileptiker haben ihre Anfälle während der Einschlafvorgänge. Die Patienten sind vormittags aktiv und werden abends müde. Die Handlungsabläufe sind verlangsamt, das Denken und Handeln zähflüssig, umständlich, sich wiederholend (perseverierend).

Persönlichkeitsmerkmale. Schlafepileptiker erscheinen oftmals als besonders sozial angepasst. Sie wirken dabei zwanghaft, leben nichts aus, halten zäh an Gewohnheiten fest. Die Anpassung macht sie jedoch gelegentlich „zum Platzen" erregbar. Ihr starker Wunsch nach Nähe wird oft als distanzlos und aufdringlich erlebt. Von Pflegenden wird dieses häufig als „Klebrigkeit" wahrgenommen und abgelehnt, was die Patienten mit Ressentiments erfüllt.

Aufwachepilepsie

Aufwachepileptiker erleiden vorwiegend nach dem Aufwachen einen Grand mal Anfall. Sie schlafen schlecht ein, kommen erst morgens in den Tiefschlaf und deshalb schwer in Gang, werden erst abends munter. Diese Patienten haben ein massives Schlafdefizit.

Persönlichkeitsmerkmale. Aufwachepileptiker zeigen entgegengesetzte Züge: Sie sind eher oberflächlich und nehmen vieles leicht, sind labil. Sie leben ihre Konflikte eher nach außen aus, suchen nach äußeren Reizen, verkehren Angst – auch die vor Anfällen – in ihr Gegenteil. Sie neigen zum Bagatellisieren und Harmonisieren, geben sich ihren Neigungen hin und überschätzen sich häufig.

MERKE Diese Erlebens- und Handlungsstile sind mit einem selbstständigen privaten und beruflichen Leben vereinbar. Sie verstärken sich durch Umweltreaktionen, lokale oder diffuse Hirnschäden (und), medikamentöse Beeinträchtigung und Disstress. ───

FALLBEISPIEL Frau Werner erzählt bei der Pflegeanamnese, was sich einen Tag zuvor ereignet hatte: Ich wachte morgens auf und fühlte mich körperlich total kaputt. Meine Oberschenkel schmerzten und ich entdeckte Blut auf meinem Zeigefinger. Als ich ins Bad kam, sah mich mein Mann mit großen Augen an und sagte, dass ich zu alledem auch noch blutige Lippen hätte. Erst jetzt bemerkte ich auch, dass meine Zunge schmerzte. Mein Mann hat in den Morgenstunden beobachtet, dass ich krampfend und zuckend im Bett lag und ganz verzerrt aussah. Das ganze dauerte bestimmt 3 – 4 Minuten, so sagte er. Er war selbst mal im Zivildienst und hat in seinem Einsatz einen epileptischen Anfall beobachtet. Deshalb meinte er, es sei besser, wenn ich ausschlafe und dann zum Arzt gehe. Mein Arzt vermutet einen epileptischen Anfall, zumal ich vor ca. 1 Jahr schon einmal beim Aufwachen einen seltsamen geistigen Zustand hatte. Das wurde mir erst wieder bewusst, als der Arzt nach früheren Ereignissen fragte, die vielleicht auch mit Orientierungsstörungen zu tun hatten. Vermutlich würde ich unter einer Art Aufwachepilepsie leiden. ─────────

Diagnostik

Folgende Untersuchungen werden zur Abklärung von Anfallsleiden durchgeführt:

- Blutuntersuchungen (CK, Laktat)
- EEG ohne Provokationsmethoden (direkt nach dem Anfall bzw. 12 bis max. 24 Std. danach)
- EEG mit Provokationsmethoden (z. B. Hyperventilation, Schlafentzug, intermittierende Lichtimpulse oder Provokationsmedikamenten)
- Langzeit-EEG (über 24 Std.) bzw. Schlaf-EEG (über Nacht)
- Computertomografie
- Kernspintomografie
- evtl. weitere Untersuchungen (z. B. Angiografie der Hirngefäße)

Therapie

Bei erstmaligen Anfällen wird nach den Ursachen geforscht und evtl. symptomatisch behandelt (OP, spezifische Bestrahlung). Nach operativen Eingriffen kann eine medikamentöse Therapie für eine längere Zeit verordnet werden, nach einigen Monaten oder Jahren unter EEG-Kontrolle abgesetzt werden.

Besteht prognostisch eine Wiederholung der Anfälle oder ist die Ursache unbekannt, wird die Krampfbereitschaft durch Antiepileptika (Antikonvulsiva) herabgesetzt. Ziel ist es, einen Medikamentenspiegel im Blut zu erreichen, bei dem Patienten möglichst keine bis wenige Krampfanfälle, andererseits aber auch möglichst wenig Nebenwirkungen haben (**Tab. 42.5**).

MERKE Werden die Medikamente plötzlich abgesetzt, besteht die Gefahr verstärkter Krampfbereitschaft und eines Status epilepticus. Die Medikamentendosis sollte deshalb stufenweise reduziert werden. ─────────

Tab. 42.5 Antiepileptika (Antikonvulsiva) und ihre Nebenwirkungen.

Wirkstoff	Handelsname (Beispiele)	unerwünschte Arzneimittelwirkungen
Carbamazepin	Tegretal, Timonil	Schwindel, Diplopie (Doppelsehen), Nystagmus (Augenzittern), Tremor, Ataxie, allergische Hautreaktion, Vigilanzstörung, Leukopenie
Clonazepam	Rivotril	Nystagmus, Ataxie, vermehrte Speichelsekretion (Hypersalivation), vermehrte Bronchialsekretion
Lamotrigin	Lamictal	Schwindel, Diplopie, Ataxie, allergische Hautreaktion, Kopfschmerzen, Vigilanzstörung
Phenobarbital	Lepinal, Luminal	Schwindel, Nystagmus, Ataxie, Vomitus (Erbrechen), Vigilanzstörungen, Dupuytren-Kontraktur, Athralgien
Phenytoin	Phenhydan, Phenytoin, Zentropil	Schwindel, Diplopie, Nystagmus, Tremor, Ataxie, Hyperkinesen, Nausea (Übelkeit und Brechreiz), Gingivahyperplasie (Wucherung des Zahnfleischs), allergische Hautreaktion, Neutro- und Thrombopenie, Osteopathie, Polyneuropathie, Hypertrichose (krankhaft vermehrte Körperbehaarung)
Primidon	Myelepsinum	Schwindel, Nystagmus, Ataxie, Vomitus, Vigilanzstörung, Impotenz
Valproinsäure	Convulex, Ergenyl chrono, Orfiril	Tremor, Gewichtszunahme, Haarausfall, Hepatose, Gerinnungsstörungen

Status epilepticus. Während eines Status epilepticus ist das Gehirn mit Sauerstoff unterversorgt, sodass nach ärztlicher Anordnung Sauerstoff gegeben wird. Die Pflegeassistenz besteht in zügiger Vorbereitung von angeordneten Antiepileptika (z. B. Diazepam oder Phenytoin i. v. in entsprechender Verdünnung per Infusion). Versagen die üblichen medizinischen Notfallmaßnahmen, sind die Patienten im Status epilepticus intensiv- und ggf. beatmungspflichtig.

Nichtmedikamentöse Anfallsunterbrechung

Manche Patienten mit Auraphänomenen können lernen, ihre Anfälle an subjektiven Phänomenen zu erkennen und sie mit individuell herausgefundenen Techniken zu unterbrechen:

FALLBEISPIEL „Mein Anfall beginnt mit einem Kribbeln im rechten Arm. Es ist, wie wenn Ameisen darin rumlaufen würden. Das Kribbeln breitet sich von den Fingerspitzen langsam bis nach oben aus. Um den Anfall zu unterbrechen, bevor ich nicht mehr reagieren kann, massiere ich den rechten Arm. Ich fahre mit der Hand immer wieder von oben nach unten. Dabei stelle ich mir vor, wie in meinem Arm eine große Planierraupe die Ameisen wieder in die Fingerspitzen schiebt. Zusätzlich spanne ich meinen Arm noch ganz fest an." (MOSES Er-Arbeitungsbuch. 2. Aufl. [ohne Erscheinungsjahresangabe], S. 143)

Bei einem anderen epilepsieerkrankten Jungen beginnt der Anfall mit einem verkrampften Arm. Nach einiger Zeit habe er herausgefunden, dass er die Faust ballen oder einen kühlen Gegenstand in die Hand nehmen kann, um den Anfall zu Beginn zu unterbrechen. Die Anfallfrequenz ließ im nächsten halben Jahr erheblich nach (a. a. O., S. 144).

42.6.2 Pflege- und Behandlungsplan

Anfallsbeobachtung und Dokumentation

Selten besteht für Pflegende die Möglichkeit, einen zerebralen Krampfanfall von Beginn an zu beobachten. Pflegende sollten daher beim Anfall anwesende Personen eingehend befragen und ihre Aussagen dokumentieren (Beobachtungen bezüglich des Verhaltens im Vorfeld des Anfalls, während des Anfalls und danach). Dabei kann evtl. eine Checkliste hilfreich sein (***Abb. 42.64***). Aufgabe der Pflegenden ist es, den Patienten und seine Angehörigen zu Beobachtungen anzuleiten.

Datum: ……… **Pflegeperson:** ………
Tageszeit: ……… Uhr Tätigkeit vor dem Anfall: ………
Letzte Antiepileptika-Einnahme: ……… Uhr ❑ Fieber ❑ Menstruation

Veränderungen vor dem Anfall
❑ Sinneseindrücke (Hören, Fühlen, Schmecken, Sehen, Riechen) ………
❑ Körpergefühle/Missempfindungen ………
❑ Stimmungen/Automatismen ………
❑ auslösende Reize ………

Beobachtungen und Maßnahmen *während* des Anfalls
❑ **Initialschrei**
❑ **plötzliches Stürzen**
Bewusstseinslage ❑ ansprechbar ❑ wirkt wach, aber abwesend ❑ benommen ❑ bewusstlos ❑ zwischenzeitlich ansprechbar
Phase ❑ tonischer Krampf: Sek./Min.: ……… ❑ klonische Krämpfe: Sek./Min.: ……… Arme ❑ li. ❑ re; Beine ❑ li. ❑ re; Rumpf/Kopf ❑
Augenrichtung ❑ normal ❑ gerade ❑ rollend ❑ nach oben ❑ nach unten ❑ seitlich re. ❑ seitlich li.
❑ **Schaumbildung vor Mund**
❑ **Zungenbiss** ❑ **Wangenbiss** ❑ **Lippenbiss**
Hautfarbe ❑ normal ❑ blass ❑ rötlich ❑ bläulich
❑ **Sauerstoffgabe** während Anfall ……… l/Min. Zeit Sauerstoffgabe: ………
❑ **Ausscheidungen** ❑ Urinabgang ❑ Stuhlabgang ❑ Übelkeit ❑ Erbrechen
Antiepileptika verabreichte Medikamente (Dosis und Applikationsform) ………
Dauer des Anfalls insgesamt: ………
Vitalzeichen Blutdruck ……… mmHg Puls /Min. ……… Atmung ……… Blutzucker ……… mg % oder ……… mmol/dl

Patientenbefinden und Maßnahmen *nach* dem Anfall
Ansprechbarkeit nach ……… Min./Std. ❑ Erinnerung an den Anfall ❑ ja ❑ nein
Orientierung zu: ❑ Person ❑ Situation ❑ Ort ❑ Zeit ❑ Codewort erinnert
Reaktion auf Reize: ………
Schlafdauer: ……… **Lagerung:** ………
❑ **Sauerstoffgabe** ……… l/Min.
❑ **Verletzungen:** ………
Maßnahmen zu Verletzungen: ………

Abb. 42.64 Checkliste zur Anfallsbeobachtung bei zerebralem Anfall.

Notfallmaßnahmen während eines Anfalls

Während eines akuten Anfalls beobachtet eine Pflegeperson die Anfallssymptome und bleibt beim Patienten. Eine zweite Pflegende sollte den Patienten nach Möglichkeit den Blicken der anderen Patienten entziehen und den Arzt informieren (falls keine andere Absprache besteht). Droht der Patient zu stürzen, lässt man ihn sanft zu Boden gleiten (dabei insbesondere Verletzungen am Kopf vermeiden und etwas Weiches unter den Kopf legen). Ist der Patient bereits gestürzt und krampft, sind folgende Maßnahmen zu ergreifen:

- Gegenstände aus der Umgebung entfernen, Kopf schützen
- Patienten niemals an den tonisch-klonischen Krampfbewegungen hindern (durch das Festhalten können Distorsionen und Frakturen entstehen)
- beengende Kleidung lockern
- falls möglich, Patient jetzt schon seitlich lagern (Aspirationsprophylaxe)
- bei Zyanose Sauerstoff verabreichen
- falls möglich, Assistenz bei i. v.-Zugang für Medikamente
- evtl. reicht jedoch auch die Verabreichung einer verordneten Rektal-Phiole (z. B. Diazepam)
- Blutzucker kontrollieren (Ausschluss einer Hypoglykämie)
- ist die Zahnreihe noch offen, evtl. einen weichen Gegenstand bzw. einen Guedel-Tubus einführen, damit die Zunge nicht zurückfällt und die Atmung behindert

MERKE Auf gar keinen Fall darf bei geschlossener Zahnreihe versucht werden, beim krampfenden Patienten den Kiefer zu öffnen, denn es besteht eine große Verletzungsgefahr für beide Seiten. Sind Zahnprothesen locker und in Rachenrichtung gefallen, muss der Patient mit ärztlicher Hilfe zur Entfernung relaxiert werden.

Vigilanzkontrolle. Die Bewusstseinslage wird während des Anfalls kontinuierlich kontrolliert (auch in Abgrenzung zu Nichtgrand-mal-Anfällen). Der Patient wird, wenn möglich, aufgefordert, einfache Merkworte zu wiederholen (z. B. Baum, Frau, Auto): Falls er diese Worte nach dem Anfall wiederholen kann, hat er nicht vollständig das Bewusstsein verloren.

Pflegemaßnahmen nach dem Anfall

Der Patient wird, falls er auf dem Boden liegt, so lange liegen gelassen, bis die Krämpfe nachlassen. Er wird nicht während des Ereignisses ins Bett transferiert. Nach dem Krampfanfall sind folgende Maßnahmen angezeigt, die auch sorgfältig dokumentiert werden (s. *Abb. 42.64*).

- Patienten zur Aspirationsprophylaxe in stabile Seitenlage bringen (30°-Oberkörperhochlagerung wie beim SHT).
- Gepolsterte Bettschutzseiten anbringen.
- Platzwunden lediglich mit einer sterilen Kompresse abdecken (später fachgerechte chirurgische Versorgung und diagnostische Maßnahmen).
- Art des Aufwachens, Dämmerzustands oder Dauer des Nachschlafs beobachten und dokumentieren.
- Bei Inkontinenz Körperpflege mit Wäschewechsel durchführen.
- Bei Verletzung der Zunge oder der Wangeninnentaschen medizinische Erstversorgung oder Mundspülungen anbieten.
- Bei Kopfschmerzen (nach Grand-mal-Anfällen wegen eines Hirnödems möglich) Stirn z. B. mit Pfefferminzöl einreiben.
- Patient erklären, dass evtl. Muskelkater durch die starken Muskelkontraktionen während des Anfalls entstehen kann.
- Schmerzmittel nur nach ärztlicher Anordnung verabreichen.

Gesundheitsförderung, Beratungsaspekte und Patienteninformation

Die pflegerische Unterstützung bei emotionellen Problemen des Patienten und der Familie ist bedeutend für den weiteren Verlauf der Behandlung und hilft, die Lebensqualität des Patienten aufrechtzuerhalten. Meist steht zunächst das Gefühl der Hilflosigkeit im Vordergrund. Deshalb braucht der Patient Möglichkeiten, um über die Bedeutung des Ereignisses und seine Ängste zu sprechen. Insbesondere bei einem Erstanfall sowie bei einem unerwarteten oder heftigen Anfall braucht der Patient gezielte Zuwendung.

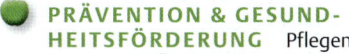 **PRÄVENTION & GESUND-HEITSFÖRDERUNG** Pflegende können nach Überforderungen im Alltagsleben fragen und im Gespräch den Patienten eine Alternative entwi-

ckeln lassen. Der Patient braucht Aufklärung über allgemein bekannte Anfallsauslöser und Hilfe beim Herausfinden seiner eigenen Auslöser. Das Gespräch über Auslöser sollte sich zunächst weniger um Verbote denn eher um Chancen drehen, damit der Patient nicht zu tief verunsichert wird und er sich noch normale Alltags- und Freizeitaktivitäten zutraut. ⎯⎯⎯⎯⎯⎯⎯⎯

Der Patient ist daran interessiert, seine gegenwärtige Lebensqualität aufrechtzuerhalten und zu verbessern. Dazu können ihm Informationen und Empfehlungen gegeben werden.

Veränderungen des Alltags
Je nach beruflichen und privaten Anforderungen können aus der Erkrankung bzw. Diagnose „Epilepsie" erhebliche Veränderungen entstehen.

➤ **MERKE** In den Begutachtungsrichtlinien 2000 innerhalb der § 2 Straßenverkehrsordnung zur Fahrtüchtigkeit sind nach epileptischen Anfällen unterschiedliche Zeiten der Anfallsfreiheit festgelegt (3 Monate bis 1 Jahr). Patienten mit Anfallsleiden wird dringend empfohlen, ihre Fahrtüchtigkeit mit ihrem behandelnden Arzt zu besprechen. ⎯⎯⎯⎯⎯⎯⎯⎯

Empfehlungen.
- ausreichend Schlaf, ausreichende Ernährung ohne Unterzuckerung und wenig Alkohol
- unbegleitetes und unbeaufsichtigtes Schwimmen und Extremsportarten vermeiden
- schwere körperliche Tätigkeiten und psychischen Dauerstress vermeiden

🍏 **PRÄVENTION & GESUND-HEITSFÖRDERUNG** Hilfreich ist das Führen eines Anfalltagebuchs. In diesem wird aufgezeichnet, welche Medikamente genommen wurden, wann Anfälle auftraten, wie die Stimmung und Tätigkeiten vorher waren und wirkten. ⎯

Unterstützung der Medikation
Beim pflegerischen Aufnahmegespräch sollte erfragt werden, ob und welche Antiepileptika ein Patient einnimmt.

Vor der Entlassung ist es für Patienten wichtig, über Einzelwirkungen der Medikamente aufgeklärt zu sein (s. *Tab. 42.5*, S. 1121). Patienten leiden häufig darunter, dass sich die Anfälle unter einem bestimmten Medikament wiederholen. Es kann dauern, bis eine individuell abge-

stimmte Medikation gefunden wird. Pflegende sollten in den Phasen der Neueinstellung die Neigung des Patienten zur verstärkten Selbstbeobachtung ernst nehmen.

Mit einer optimalen medikamentösen Einstellung erreichen 60 – 90 % der Patienten Anfallsfreiheit. Bei Überdosierung kann es zu ausgeprägten Symptomen kommen. Unter den meisten Antiepileptika kommt es anfangs zu Ermüdbarkeit, Konzentrationsstörungen und Gewichtszunahmen. Schwindel und feinschlägiger Tremor sind ebenfalls häufige Erscheinungen, die jedoch je nach Tagesform auftauchen und wieder abklingen.

Empfehlungen.
- Regelmäßig nach dem Krankenhausaufenthalt Medikamentenspiegel ein- und feststellen lassen.
- Verordnete Antiepileptika regelmäßig einnehmen.
- Anfallsprotokoll führen oder führen lassen.
- Über auftretende Symptome umgehend Arzt informieren.

➤ **MERKE** Frauen sollten bei Kinderwunsch ein intensives Gespräch mit dem Arzt führen (einige antiepileptische Medikamente können Missbildungen beim Embryo verursachen). ⎯⎯⎯⎯⎯

Psychosoziale Unterstützung
Pflegende können den Patienten und ihren Angehörigen Kontakte zu Selbsthilfegruppen vermitteln oder auf Schulungsprogramme hinweisen.

Selbsthilfegruppen können für das Zurechtkommen in Alltag und Beruf eine Hilfe sein. Sie informieren über medizinische Hilfen und neue Erkenntnisse. Oft wird die Frage diskutiert, ob und wie umfangreich ein Anfallskranker sein soziales Umfeld informieren sollte.

Bei den Schulungsprogrammen (z. B. MOSES) lernen Betroffene mit Trainern über ein Baukastenlernsystem mit ihrer Anfallskrankheit umzugehen.

Empfehlungen.
- Bei Problemen im sozialen oder beruflichen Bereich kann der Sozialarbeiter hinzugezogen werden.
- Dem Patienten sollte einfühlsam vermittelt werden, dass er auch psychologische Hilfe in Anspruch nehmen kann.
- Absprachen im interdisziplinären Team und mit den Angehörigen über gegebene Informationen und auftauchende Probleme werden dokumentiert.

Lern- und Leseservice

Literatur

Erworbene Hirnschädigungen

→ Friedhoff M, Schieberle D. Praxis des Bobath-Konzepts. Stuttgart: Thieme; 2007

→ Gjelsvik B. Form und Funktion. Neurologie, Physiologie und das Bobath-Konzept. 2. Aufl. Stuttgart: Thieme; 2002

→ Haupt WF, Jochheim KA, Remschmidt H. Neurologie und Psychiatrie für Pflegeberufe. 9. Aufl. Stuttgart: Thieme; 2002

→ Paeth Rohlfs B. Erfahrungen mit dem Bobath-Konzept. 2. Aufl. Stuttgart: Thieme; 2005

→ Schwegler J, Lucius R. Der Mensch. Anatomie und Physiologie. 5. Aufl. Stuttgart: Thieme; 2011

Paraplegie und Tetraplegie

→ Buck, M., D. Beckers: Rehabilitation bei Querschnittlähmung. Berlin: Springer; 1993

→ Dietz V. Querschnittlähmung. Stuttgart: Kohlhammer; 1996

→ Ducharme SH, Gill KM, Geng V, Stahl K. Sexualität bei Querschnittlähmung. Bern: Huber; 2006

→ Haas U. Das Darmmanagement bei Patienten mit Querschnittlähmung. Bern: Huber; 2005

→ Zäch GA, Koch HG. Paraplegie. Ganzheitliche Rehabilitation. Freiburg i. Br.: Karger; 2005

Vergiftungen

→ Reichel FX. Taschenatlas der Toxikologie. 3. Aufl. Stuttgart: Thieme; 20009

→ v. Mühlendahl K et al. Vergiftungen im Kindesalter. 4. Aufl. Stuttgart: Thieme; 2003

→ Uniklinik Mainz. Jahresbericht der Giftinformationszentrale an der Uniklinik Mainz 2009

Multiple Sklerose

→ Gold R, Rieckmann P. Pathogenese und Therapie der Multiplen Sklerose. 3. Aufl. Bremen: Uni-Med; 2004

→ Gjelsvik B. Die Bobath-Therapie in der Erwachsenenneurologie. Stuttgart: Thieme; 2007, S. 59

→ Henze T. Symptomatische Therapie der Mutiplen Sklerose. Stuttgart: Thieme; 2005

→ Kappos, Johnson, Kesselring, Radü. Multiple Sclerosis Tissue Destruction and Repair. London: Martin Dunitz Publishers

→ Krämer G, Besser R. Multiple Sklerose. Antworten auf die häufigsten Fragen. 6. Aufl. Stuttgart: TRIAS; 2006

→ Schmidt RM, Hoffmann F. Multiple Sklerose 4. Aufl. München: Urban & Fischer bei Elsevier; 2006

→ Steck AJ, Hartung HP. Demyelinisierende Erkrankungen. Darmstadt: Steinkopff; 2001

→ Zettl UK, Lehmitz R, Mix E. Klinische Liquordiagnostik. 2. Aufl. Berlin: de Gruyter; 2005

Morbus Parkinson

→ Haupt WF, Jochheim KA, Remschmidt H. Neurologie und Psychiatrie für Pflegeberufe. 9. Aufl. Stuttgart: Thieme; 2002

→ Ludwig E, Annecke R. Der große TRIAS-Ratgeber Parkinson-Krankheit: Alles über Ursachen und Behandlung. 2. Aufl. Stuttgart: TRIAS; 2007

→ Thümler R. Die Parkinson-Krankheit: Diagnose, Verläufe und neue Therapien: Hilfreiche Antworten auf die 172 häufigsten Fragen. 3. Aufl. Stuttgart: Thieme; 2006

Zerebrale Krampfanfälle

→ Altrup E. Epilepsie; Informationen in Text und Bildern für Betroffene, Angehörige und Interessierte. Nürnberg: Novartis Pharma; 2003

→ Bauer J. Der erste epileptische Anfall im Erwachsenenalter. Dtsch Ärztebl 20 (2001)

→ Bauer J, Rösing B. Reproduktive endokrine Störungen bei Frauen mit Epilepsie. Dtsch Ärztebl Print vom 19. 1. 2002

→ Besser R, Gross-Selbeck G. Hrsg. Epilepsiesyndrome – Therapiestrategien. Leitfaden für Klinik und Praxis. 3. Aufl. Stuttgart: Thieme; 2003

→ Dimov B. Konfrontation Epilepsie. Eine ungewöhnliche Erfolgsgeschichte. Heidelberg: Ibera; 2004

→ Dörner K et al. Irren ist menschlich. Lehrbuch der Psychiatrie und Psychotherapie. Bonn: Psychiatrie Verlag; 2002

→ Habermann-Horstmeier L. Frauen und Antiepileptika. Internetauszug aus Epikurier (www.epikurier.de)

→ Kampen van N, Elsner H, Göcke K. Hrsg. Handbuch Epilepsie & Arbeit. Berlin: Verlag einfälle; 2002

→ Krämer G. Das große TRIAS-Handbuch Epilepsie. Stuttgart: Thieme; 2005

→ MOSES Er-Arbeitungsbuch. 2. Aufl. Bielefeld: Bethel-Verlag (ohne Angabe des Erscheinungsjahres)

→ Stiftung Michael. Pädagogischer Ratgeber bei Epilepsie. 5. Aufl. Leipzig; 2004

Kontakt- und Internetadressen

Erworbene Hirnschädigungen

→ Bundesverband für die Rehabilitation der Aphasiker e. V., Robert-Koch-Str. 34, 97080 Würzburg, Tel.: 0931/ 250 130 – 0, Fax: 0931/250 130 – 39

→ Stiftung Deutsche Schlaganfall-Hilfe, Postfach 104, 33311 Gütersloh, Tel.: 05 241/9770 – 0, Fax: 05 241/ 702 071, Online: http://www.schlag-anfall-hilfe.de

→ Selbsthilfegruppe Schädel-Hirn-Patienten, in Not e. V., Bayreuther Str. 33, 92224 Amberg, Tel.: 09 621/ 64 800, Online: http://www.not-on-line.de

→ ZNS-Kuratorium für Unfallverletzte mit Schäden des zentralen Nervensystems, Rochusstr. 24, 53123 Bonn, Tel.: 0228/978 450

Paraplegie und Tetraplegie

→ Deutsche Stiftung Querschnittslähmung, Barkhovenallee 1, Postfach 164 460, 45 239 Essen, Tel.: 0201/ 8401 – 0

→ Deutschsprachige Medizinische Gesellschaft für Paraplegie. Online: http//www.dmqp.at

→ Fördergemeinschaft der Querschnittgelähmten in Deutschland e. V., Schillerstr. 2 – 5, 89077 Ulm, Tel.: 0731/618 794, Online: http//www.fgq.de

→ Schweizer Paraplegiker-Stiftung, St. Alban-Vorstadt 110, CH-4052 Basel

→ http://www.startrampe.net (Informations- und Kommunikations-Plattform für Rollstuhlfahrer und Querschnittgelähmte – mit Community, vielen nützlichen Fachinformationen und Expertenhilfe)

Vergiftungen

→ Beratungsstelle für Vergiftungserscheinungen und Embryonaltoxikologie, Pulsstraße 3 – 7, 14059 Berlin, Tel.: 030/3 023 022, Fax: 030/ 3 430 7021

→ Giftinformationszentrale Mainz, Klinische Toxikologie Bau 209 Ia, II. Medizinische Klinik und Poliklinik der Universität Mainz, Langenbeckstr. 1, 55131 Mainz, Giftnotruf: 06 131/19 240, Infotelefon: 06 131/232 466, FAX: 06 131/232 468, http://www.giftinfo.uni-mainz.de (hier viele Infos, weitere Adressen und eine Liste vieler Giftinformationszentralen in Deutschland und darüber hinaus)

→ Schweizerisches Toxikologisches Informationszentrum, Klosbachstraße 107, CH-8028 Zürich, Tel.: 01/2 515 151, Fax: 01/2 528 833, http://www.toxi.ch

→ Vergiftungsinformationszentrale Wien, Allgemeines Krankenhaus, Währinger Gürtel 18 – 20, A-1090 Wien, Tel.: 01/406 – 4343

→ http://www.uni-duesseldorf.de

→ http://www.klinische-toxikologie.de/

→ http://www.giftinformation.de (Links zu allen deutschen Vergiftungszentralen!)

→ http://www.giftnotruf.de

→ http://www.med.uni-bonn.de/giftzentrale

Multiple Sklerose

→ Deutsche Multiple Sklerose Gesellschaft e. V., Bundesverband, Vahrenwalder Str. 205, 30165 Hannover, Tel.: 0511/96 834 – 0, Fax: 0511/96 834 – 50, http://www.dmsg.de

→ Multiple Sklerose Selbsthilfe e. V., c/o Jürgen Jenet, Teltower Damm 43 – 45, 14167 Berlin, Tel.: 030/3 953 135, Fax: 030/3 957 773

→ Schweizerische Multiple Sklerose Gesellschaft, Josefstrasse 129, Postfach CH-8031 Zürich, http://www.multiplesklerose.ch

Morbus Parkinson

→ Deutsche Parkinson Vereinigung e. V., Bundesverband, Moselstraße 31, 41464 Neuss, Tel.: 02 131/41 016, Fax: 02 131/45 555, E-Mail: parkinsonv@aol.com, Internet: http://www.parkinson-vereinigung.de

→ http://www.parkinson-web.de

Zerebrale Krampfanfälle

→ Deutsche Epilepsievereinigung e. V. Geschäftsstelle, Zillestr. 102, 10585 Berlin, Tel.: 030/3 424 414, Fax: 030/3 424 466

→ Informationszentrum für Epilepsie (IZE), Herforder Str. 5 – 7, 33602 Bielefeld, Tel.: 0521/124 117, http://www.izepilepsie.de

→ Stiftung Michael, Münzkamp 5, 22339 Hamburg, Tel.: 040/5 388 540, http://www.stiftung-michael.de (E-Mail: info@epilepsie.sh)

→ http://www.epilepsie-online.de

→ http://www.epi.ch

43 Pflege von Patienten mit psychiatrischen Erkrankungen

Andreas Kutschke, Michael Löhr, Klaus Maria Perrar, Michael Schulz, Erika Sirsch

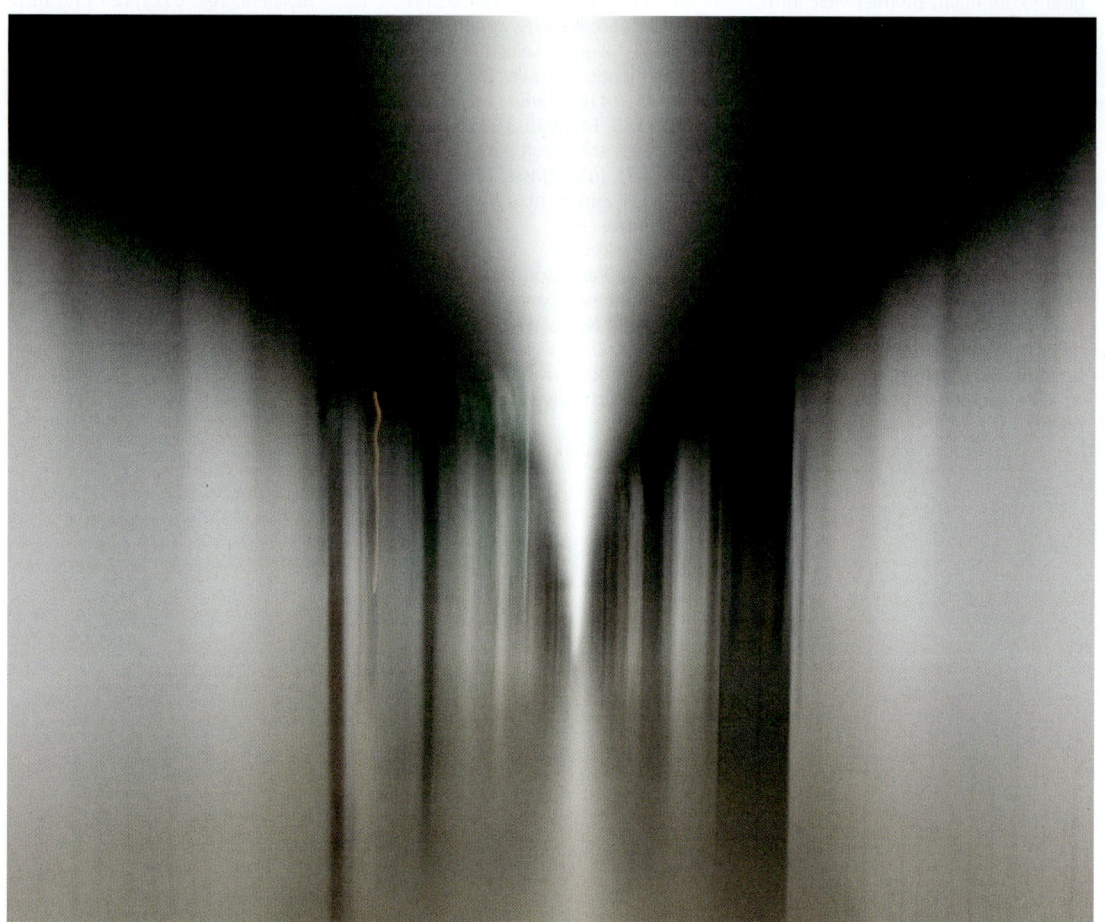

43.1 Grundlagen psychiatrischer Pflege

Michael Löhr, Michael Schulz

In den verschiedenen Krankenhausbereichen trifft man auf Menschen, die unter psychischen Problemen leiden. So spielen Themen wie Aggression oder auch Gewalt häufig eine Rolle in Notaufnahmen somatischer Krankenhäuser, depressive Krisen sind ebenso auf gynäkologischen wie auf onkologischen Stationen zu finden, verwirrte Menschen (z. B. im Rahmen einer Alzheimer Krankheit) sind zudem häufig im Rahmen ambulanter Pflege anzutreffen. Der Einsatz in einer auf psychiatrische Phänomene spezialisierten Klinik bietet nicht nur die Möglichkeit, den Umgang mit psychiatrischen Krankheitsbildern zu trainieren. Durch die Möglichkeit, mit Experten für seelische Krisen zusammenzuarbeiten, können Techniken in Kommunikation und professioneller Beziehungsgestaltung erlernt werden, die an vielen Stellen pflegerischer Arbeit auch außerhalb der Psychiatrie von hoher Relevanz sind.

43.1.1 Beziehungsgestaltung

Psychiatrische Pflege baut auf der Interaktion zwischen Patienten und Pflegenden auf. Grundlage ist eine professionelle Beziehung – Bedingung und gleichzeitig herausragende Möglichkeit, Patienten für Therapie und Pflege zu öffnen.

Grundlage für den Aufbau einer professionellen Beziehung zwischen Patient und Pflegekraft ist Empathie (Einfühlung, griech.: mitleiden) für den Patienten und Wertschätzung ihm gegenüber als erste Stufe des Beziehungsaufbaus (*Abb. 43.1*).

Als zweite Stufe des Beziehungsaufbaus sollte der Patient in der Lage sein, Vertrauen zur Pflegekraft zu entwickeln. Vertrauen kann nur aufgebaut werden, indem der Patient sich angenommen und wertgeschätzt fühlt. Wenn eine Vertrauensbasis geschaffen wurde, ist es möglich, eine positive Einstellung des Patienten zur Therapie und Pflege zu er-

reichen. Ohne Kontinuität im Rahmen einer Fallverantwortung – auch als Beziehungskonstanz bezeichnet – sind die Grundprinzipien psychiatrischer Pflege nicht zu erreichen.

Professioneller Beziehungsaufbau

Die Beziehungen im professionellen Kontext der psychiatrischen Pflege unterscheiden sich grundlegend von privaten Beziehungen. Eine private Beziehung kommt häufig zufällig zustande und beruht auf gegenseitiger Anziehung. Privat verbringen wir wohl die meiste Zeit mit Menschen, die uns sympathisch sind. Dies ist im professionellen Verständnis von Beziehungsarbeit anders. Beziehungsgestaltung in der Psychiatrie entsteht nicht zufällig, sondern geplant. Patienten benötigen Pflege in einer krisenhaften Lebensphase. Die Beziehung dient als Arbeitsgrundlage und ist auf eine bestimmte Zeit begrenzt. Sie hat den Zweck, zur Gesundung des Patienten beizutragen.

Carl Rogers. Um diese professionelle Beziehung zu schaffen, beschreibt Carl Rogers (1993) in seinem Konzept der klientenzentrierten Gesprächsführung folgende Punkte, die für einen professionellen Beziehungsaufbau förderlich sind:

- Kongruenz (Echtheit)
- Empathie (einfühlsames Verstehen)
- Wertschätzung
- bedingungsfreies Akzeptieren
- Orientierung an der Wahrnehmungswelt des Klienten

Hildegard Peplau. Hildegard Peplau (1995) beschreibt die Interaktion des Beziehungsaufbaus zwischen Pflegenden und Patienten in Phasen:

1. Phase vor der ersten Begegnung
2. Orientierungsphase
3. Identifikationsphase
4. Nutzungsphase
5. Ablösung

Der Aufbau von Beziehungen kann in einer Treppenform dargestellt werden.

Jede Form von Beziehung beginnt mit der Beobachtung und der Einschätzung des Gegenübers. Anhand unserer Beziehungs- und Erfahrungsmuster haben Beobachtungen und die daraus folgende Einschätzung den ersten Einfluss auf die Kontaktaufnahme. Daraufhin folgen weitere Beobachtungen und Kontaktaufnahmen. Im besten Fall intensiviert sich die professionelle Beziehung, indem das Vertrauen steigt (*Abb. 43.2*).

Wichtiges Werkzeug ist das Bewusstsein über die verschiedenen Ebenen von Beziehung und Kontaktaufnahme sowie das Einstellen auf den Patienten und die Klärung der eigenen Beziehungsmuster. Über die Treppenabbildung wird aber auch deutlich, dass sich ein Ungleichgewicht in der Beziehung einstellt, wenn sich eine Person schneller nach oben bewegt als die andere. In diesem Fall wird es kaum Möglichkeiten einer positiven Auseinandersetzung geben.

Selbsterfahrung. Im Hinblick auf die professionelle Beziehungsgestaltung kommt der Selbsterfahrung der Pflegenden eine wichtige Bedeutung zu. Ziel der bewussten und planmäßig angeleiteten Selbsterfahrung ist es, das eigene Agieren und Erleben kennenzulernen und zu reflektieren. Die Kompetenz der Selbsterfahrung

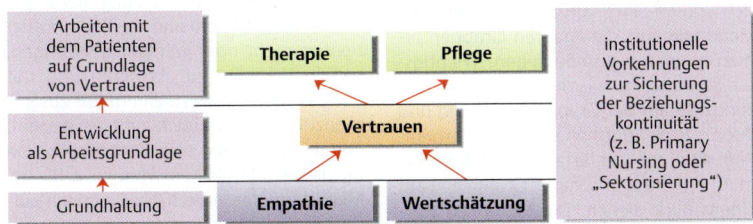

Abb. 43.1 Grundlage psychiatrischer Pflege.

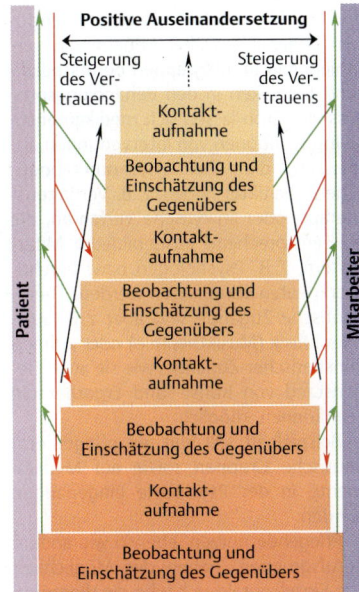

Abb. 43.2 Treppenmodell des Aufbaus einer professionellen Beziehung.

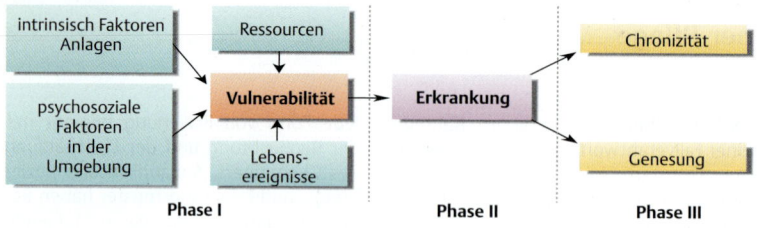

Phase I · Phase II · Phase III

Abb. 43.3 **Stress-Vulnerabilitäts-Modell.** Dreiphasenmodell nach Ciompi.

muss in geeigneten Runden erlernt und geübt werden. Im Rahmen von Rollenspielen sollte die Pflegeperson an sich selbst erleben, wie es z. B. auf einen selbst wirkt, im Rahmen eines Assessments zu sehr persönlichen Dingen befragt zu werden.

43.1.2 Stress-Vulnerabilitäts-Modell

Das Stress-Vulnerabilitäts-Modell beschreibt die Interaktion unterschiedlicher Faktoren, die verschiedene Theorieansätze zur Entstehung psychiatrischer Krankheiten miteinander verknüpft. Luc Ciompi (1982) entwickelte dieses Modell auf der Grundlage der Arbeit von Zubin und Spring (1977). Ciompi beschreibt im Buch „Affektlogik", dass Fühlen, Denken und Umwelt immer untrennbar miteinander verknüpft sind:

„Sowohl der psychische, der soziale wie der biologische Bereich organisieren sich nach ihren je eigenen Gesetzmäßigkeiten selbst, und gleichzeitig beeinflussen sie sich in ihrer Struktur dort, wo sie interagieren, fortwährend gegenseitig." Das Stress-Vulnerabilitäts-Modell, welches von Ciompi auch als Dreiphasenmodell bezeichnet wird, ist heute als Erklärungsmodell für alle psychischen Krankheiten wissenschaftlich anerkannt (*Abb. 43.3*).

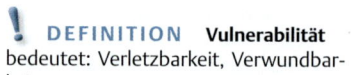
DEFINITION **Vulnerabilität** bedeutet: Verletzbarkeit, Verwundbarkeit.

Das Modell beschreibt, wie Krankheiten entstehen: nämlich dann, wenn erlebte Situationen auf eine erhöhte Vulnerabili-

tät stoßen. Nun kann es zu einer Belastung kommen, die nicht kompensiert werden kann. Die Schwellensenkung wird häufig auch als Dünnhäutigkeit beschrieben. Sollte die Stressbelastung höher als die individuelle Belastbarkeit sein, kann dies Krankheit auslösen. Die Stressoren können vielfältiger Natur sein, häufig Lebensereignisse, die die Betroffenen als sehr belastend erleben (z. B. Trennungen, Verlust des Lebenspartners, Mobbing). Aber auch positive Stressoren können Belastungen darstellen, etwa ein bestandenes Examen oder eine Heirat.

Möglichkeiten, die Vulnerabilität zu senken:

- Prävention (z. B. die Vulnerabilität soll durch Vermeidung von Belastungssituationen gesenkt werden)
- Schutzfaktoren für den Betroffenen (z. B. Selbsthilfe, Bildung von Netzwerken, Unterstützung im psychosozialen Umfeld)
- Ressourcen und Kompetenzen wecken (z. B. Erlernen von Fertigkeiten wie Stressbewältigung, Unterstützung durch die Nachbarschaft)
- Reduzierung der Stressoren (z. B. neue Lebensziele werden gesucht, Frühwarnzeichen erkennen)

43.2 Therapeutische Interventionen in der Psychiatrie

Psychische Erkrankungen werden heute durch differenzierte Therapieinterventionen behandelt. Dabei bringen die verschiedenen Berufsgruppen berufsspezifische Techniken in den Behandlungsprozess ein. Grob lassen sich medikamentöse Interventionen von Interventionen abgrenzen, die eher psychotherapeutischen Charakter haben, z. B. Verhaltenstherapie oder analytische Verfahren, die von entsprechend ausgebildeten Mitarbeitern, z. B. Psychologen bzw. Psychotherapeuten vorgehalten werden. Therapeutische Zugänge sind aber z. B. auch über Musik (Musiktherapie) oder anhand künstlerischer Zugänge, wie sie auch Gegenstand von Kunst- und Ergotherapie sein können, möglich.

Beispielhaft soll nun auf pflegetherapeutische Gruppen sowie auf Medikamente in der Psychiatrie eingegangen werden.

Pflegende nutzen, ebenso wie andere Berufsgruppen, neben der Möglichkeit von Einzelkontakten häufig die therapeutische Gruppe als ein bedeutsames Me-

dium im Behandlungsprozess (Schulz u. Renard 2005, Schulz et al 2006).

43.2.1 Therapeutische Gruppen

Pflegerische Gruppen in der Psychiatrie können sowohl einen eher organisatorisch-strukturierenden Charakter haben (z. B. Morgenrunden) als auch therapeutisch anspruchsvoll sein (z. B. Psychoedukationsgruppen). Je nach Anforderung müssen entsprechende Qualifikationen erworben werden, damit die Gruppe in der fachlich gebotenen Qualität durchgeführt werden kann.

Merkmale

Eine therapeutische Gruppe zeichnet sich durch ihre gruppendynamischen Merkmale aus, die anderen Gruppenformen ebenso zugrunde liegen. Wichtigstes Merkmal ist die therapeutische Wirkung, die aus der Gruppenerfahrung und ihren Beziehungsinhalten hervorgeht. *Abb. 43.4* soll der Erfassung aller Merkmale therapeutischer Gruppen auf einem Blick dienen. Die Merkmale werden im Folgenden näher erläutert, wobei

die Wirkungsmerkmale besondere Berücksichtigung finden.

„Wir-Erlebnis". Für Klienten/Patienten einer therapeutischen Gruppe kann die Gruppenerfahrung zum ersten dynamisch-sozialen Kontakt und einem daraus resultierenden „Wir-Erlebnis" führen. Die meisten psychisch kranken Menschen kommen, bedingt durch ihre Erkrankung, aus einer sozialen Isolation und erleben in einer Gruppe vielleicht erstmals in ihrem Leben eine Art von Kollektivität. Gelingt es ihnen, sich in die Gruppenatmosphäre einzureihen, kann bereits an dieser Stelle eine therapeutische Wirkung erbracht werden. Durch das Eintreten in einer herbeigeführten Interaktion sind die Klienten/Patienten mehr oder weniger gezwungen, soziale Valenzen zu aktivieren und mit anderen Individuen zu einem *Wir* zusammenzutreten. Natürlich gibt es gewisse Erkrankungen, die eine Kontraindikation in diesem Punkt aufweisen, z. B. bei Menschen, deren Verhältnis zum Ich aufgrund einer Psychose „verrückt" ist, für die eine Gruppensituation zu Angst vor

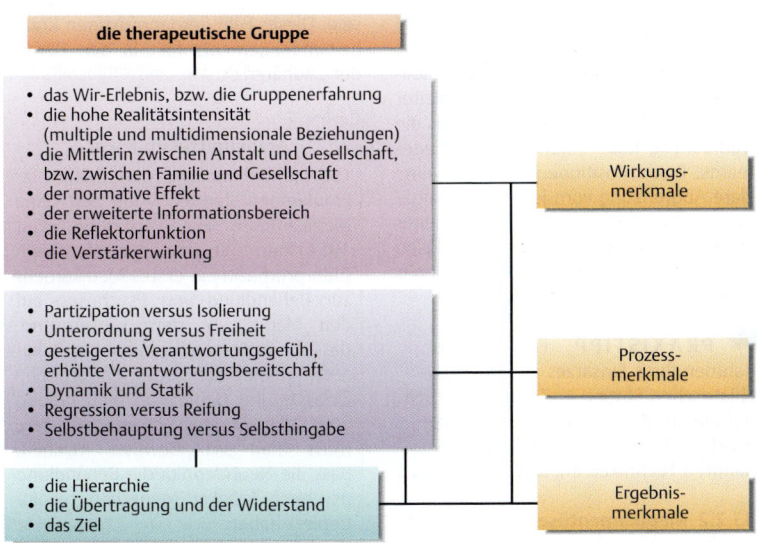

die therapeutische Gruppe

- das Wir-Erlebnis, bzw. die Gruppenerfahrung
- die hohe Realitätsintensität (multiple und multidimensionale Beziehungen)
- die Mittlerin zwischen Anstalt und Gesellschaft, bzw. zwischen Familie und Gesellschaft
- der normative Effekt
- der erweiterte Informationsbereich
- die Reflektorfunktion
- die Verstärkerwirkung

Wirkungs-merkmale

- Partizipation versus Isolierung
- Unterordnung versus Freiheit
- gesteigertes Verantwortungsgefühl, erhöhte Verantwortungsbereitschaft
- Dynamik und Statik
- Regression versus Reifung
- Selbstbehauptung versus Selbsthingabe

Prozess-merkmale

- die Hierarchie
- die Übertragung und der Widerstand
- das Ziel

Ergebnis-merkmale

Abb. 43.4 Merkmale therapeutischer Gruppen (nach Battegay 1971).

dem Individualitätsverlust führen könnte. Diese Situation könnte möglicherweise eine bewusste oder unbewusste Bedrohung, ausgelöst durch Mitanwesende, für den Klienten/Patienten bedeuten (Battegay 1971).

Hohe Realitätsintensität. Diese wird durch verbale und nonverbale Kommunikationen und Interaktionen sowie gegenseitige Einwirkungen und wechselseitigen Beziehungen erzeugt. Die Beteiligten werden auf das soziale Geschehen aufmerksam gemacht. Daraus folgt meist, „dass die Mitwirkenden von der Norm abweichende Einstellungen und Verhaltenweisen eher aufgeben, als im therapeutischen Zweierverhältnis" (Battegay 1971).

Mittlerin zwischen Erkranktem und Gesellschaft. Eine therapeutische Gruppe hat neben den oben aufgeführten Merkmalen die Wirkung und Aufgabe, als Mittlerin zwischen dem erkrankten Menschen und unserer Gesellschaft zu fungieren. Sie reflektiert in einem schonenden Milieu deren soziale Anforderungen. Das Gruppensetting bietet sich als Übungsfeld an, ein adäquates Verhalten zu erlernen. An dieser Stelle tritt der normative Effekt ein, wobei sich erkennen lässt, welche Individuen sich in keine Norm einfügen lassen. Dieser „Außenseiter" wird mit ziemlicher Sicherheit in dieser Situation leiden und muss an dieser Stelle einzeln behandelt werden.

Erweiterter Informationsbereich. Trotz des normativen Effektes darf nicht vergessen werden, dass sich eine therapeu-

tische Gruppe vor allem mit der pathologischen Symptomatik der einzelnen Klienten/Patienten im Besonderen beschäftigt. So kann sie trotz verschiedener Störungsbilder oft einige Gemeinsamkeiten der einzelnen Mitglieder aufweisen. Diese können besprechbar und mithilfe anderer evtl. besser verarbeitet werden. Es können ähnliche Fragen zum Vorschein kommen, für welche durch das Gruppensetting Lösungsmöglichkeiten zu einzelnen Konflikten der Teilnehmer gefunden werden können. Durch die Lösung eines eigenen Konfliktes kommt es zu einem erweiterten Informationsbereich und damit Handlungsspielraum für den Einzelnen.

Reflekterfunktion/Verstärkerwirkung. Jeder Klient/Patient hat in einer therapeutischen Gruppe die Möglichkeit der eigenen Reflektion, wird aber gleichzeitig durch die Gruppe reflektiert. Die Gruppe erleichtert durch ihr Feedback dem Einzelnen das bewusste Erkennen bislang verborgener Motive. Manchmal löst die Verstärkerwirkung der Gruppe lang unterdrückte Gefühle beim Einzelnen und der Gesamtheit und verhilft ihnen zum Durchbruch. Im langen Prozess einer therapeutischen Gruppe und ihren Sitzungen ändert sich oft die Dynamik, so auch die Partizipation und Verhaltenweisen jeder Teilnehmer. So reicht die Bandbreite von einer plötzlichen Partizipation eines vorher unbeteiligten Gruppenmitglieds bis zu der unvorhersehbaren Eigenisolation eines vorher aktiven Teilnehmers, von der vorüberge-

henden Regression bis zur endgültigen Reifung der Einzelnen.

Die verschiedenen Phasen, die der therapeutische Gruppenprozess mit sich bringt, sind als therapeutische Wirkung zu verstehen und werden hier nicht näher erläutert. Hauptmerkmal und Ziel therapeutischer Wirkung ist, dass die Klienten/Patienten ihre Ressourcen entdecken und anwenden sowie in der Lage sind, ihren pathogenen Anteil an der Störung zu minimieren (Battegay 1971).

Voraussetzungen

Therapeutische Gruppenarbeit in der Psychiatrie stellt ein bedeutsames Medium im Behandlungsprozess dar. Da allerdings der institutionelle Behandlungsrahmen oft eine Unübersichtlichkeit des therapeutischen Feldes mit sich bringt, erscheint es notwendig, eine gemeinsame praxisbezogene psychodynamische Grundlage zu definieren. Das Erlernen von gruppenbezogener Arbeit – dabei ist nicht nur an die Gruppentherapie im engeren Sinne gedacht, sondern auch an die alltäglich stattfindenden Gruppenaktivitäten (Morgenrunden, Stationsversammlungen, Gruppengespräche, Gruppenpsychotherapie) – sollte zu den wichtigen Zielen psychiatrischer Ausbildungen gehören, wobei die Schwerpunkte unterschiedlich gewichtet werden sollten.

Gruppenarbeit bedarf einer fundierten Ausbildung und institutioneller, gesetzlich verankerter Rahmenbedingungen. Danach stellen sich natürlich weitere Fragen nach Effizienz und Kosten, und nach dem strukturellen und personellen Aufwand. Im Zeitalter der immer wiederkehrenden Frage nach der Wirtschaftlichkeit finden wir folgende Faktoren für die Begründbarkeit der Gruppenarbeit in der Psychiatrie.

Kompetenzen/ Schlüsselqualifikationen zur Gruppenleitung

Bevor psychiatrisch Pflegende die Leitung gruppentherapeutischer Interventionen übernehmen, sollten sie die nötigen Qualifikationen nachweisen können. In der weiteren Praxis ist es zwingend erforderlich, Gruppeninterventionen zu dokumentieren sowie zu evaluieren. Dokumentiert werden sollte dabei das individuelle Patientenverhalten.

Im Folgenden sei auf vier Aspekte nach Scheick (2002) hingewiesen, die eine Gruppenleitung in der psychiatrischen Pflege wissen und anwenden sollte:

1. Gruppenleiter müssen in der Lage sein, ein therapeutisches Milieu zu planen und zu schaffen, mit Familien und Verlusten in der Gruppe zu arbeiten, oder eine Pflegeeinheit zu managen.
2. Um psychoedukative Gruppenkonzepte bestmöglich anzupassen, ist es notwendig, dass zukünftige Gruppenleiter mit anderen Lernenden in einer aktiven lernzentrierten Gruppe zusammenarbeiten, so können Mitglieder- und Führerrollen sicher praktiziert (einstudiert) werden.
3. Gruppenleiter sollten in der Lage sein, eine Begriffsgrundlage der Gruppe, der Theorie und einen Zugang zu einer sachverständigen Beratung (z. B. in Form von Supervision) bereitzustellen. Dies erhöht das Intensitätsniveau des Gruppenprozesses sowie die therapeutische Führungsfähigkeit der Lernenden in der Gruppe.

Therapeutisches Zuhören. Ein weiterer Kompetenzbereich liegt nach Scheick (2000) im therapeutischen Zuhören. Diese Schlüsselqualifikation sollte jeder psychiatrisch Tätige mitbringen:
1. Nehmen Sie die Klienten an, wie sie sind. – Damit ist gemeint, sich keinem persönlichen (Vor-)Urteil zu ergeben.
2. Behalten Sie bei, professionelle Grenzen zu setzen, aber lassen Sie diese Grenzen durchlässig. Das Beraten mehrerer Familienmitglieder kann Bestandteil in der Therapie sein, aber nur in einer außergewöhnlichen Situation und wenn die Grenzen offenbar abgesteckt sind. Merken Sie, dass andere Familienmitglieder oder deren Freunde sich in die Therapie des Klienten einmischen, und dieses mit einer Krise für den Klienten verbunden ist, so müssen Sie diese an einen anderen Therapeuten verweisen, um Ihren Klienten zu schützen.
3. Reflektieren Sie sich stetig selbst, um sich zu entlasten und beruflichen Verschleiß zu verhindern. Pflegekräfte, die eine besonders tiefe Bindung und Empathie zu ihren Patienten haben, riskieren über die Jahre der Berufsausübung Erschöpfung, mit den Frühsymptomen der vegetativen Störungen oder der sarkastischen Abwehr – und im weiteren Verlauf „burn-out".

Rolle als Gruppenleiter. Der Erfolg einer Patientengruppe hängt im Wesentlichen davon ab, wie die Gruppenleitung mit den erwachsenen Teilnehmern umgeht. Deshalb muss die Gruppenleitung nicht nur inhaltlich ein Experte sein, sondern

auch durch ihr Verhalten professionell motivieren können.

Gruppentherapeutisch Wirkende sollten sich über ihre Rolle als Gruppenleiter im Klaren sein. Sie ist eine andere als die traditionelle Rolle innerhalb des Pflegeteams. Beide Positionen verlangen eine klare Abgrenzung vom jeweiligen Aufgabenfeld. So muss sich der Gruppenleiter in der Pflege von der Helferrolle lösen und in der Lage sein, sich eindeutiger Führungsinstrumente zu bedienen.

PRAXISTIPP Führen Sie im Rahmen Ihres Einsatzes auf einer psychiatrischen Station in Zusammenarbeit mit einem Mentor eine Morgenrunde durch und wenden Sie die oben benannten Techniken an. ───────

43.2.2 Medikamentöse Behandlung in der Psychiatrie

Pflegende sind in vielfacher Weise in die medikamentöse Behandlung involviert, z. B. dadurch, dass angeordnete Medikamente ausgegeben werden, dass Nebenwirkungen beobachtet und im interdisziplinären Team diskutiert werden, oder dass Patienten über die Wirkung von Medikamenten etwas wissen möchten. Auf einige wichtige Aspekte der medikamentösen Therapie in der Psychiatrie soll nun eingegangen werden.

Medikamente spielen in der Medizin eine wichtige Rolle und sind die am häufigsten durchgeführte Intervention. Ungefähr 80 % der erwachsenen Menschen nehmen mindestens ein Medikament, viele nehmen mehrere Präparate ein.

Die psychopharmakologische Therapie sollte nicht die einzige therapeutische Maßnahme sein, sondern möglichst andere pflegerische oder psychotherapeutische Maßnahmen ergänzen. Durch die Nähe zum Patienten hat die Pflege eine wichtige Aufgabe in der Beobachtung von Wirkung und Nebenwirkung der verabreichten Substanz. Besondere Bedeutung kommt hier dem subjektiven Erleben der Patienten im Hinblick auf die Medikamente zu. Dabei gilt es, die Sorgen und Befürchtungen der Patienten und der Angehörigen ernst zu nehmen.

Die Wahl des richtigen Medikaments fällt in den Verantwortungsbereich der Mediziner. Da die Medikamente aber häufig auf eine Reduzierung der Symptome bzw. zur Prävention vor weiteren Rückfällen zum Einsatz kommen, müssen sie teilweise über eine lange Zeit, häufig mehrere Jahre eingenommen werden. Dies ist für viele Patienten eine schwere Aufgabe und Pflege kann hier begleitend und unterstützend tätig

sein. Dieses Feld des langfristigen Krankheitsmanagements fällt in den Bereich der „Adhärenz".

Arzneimittel im Fokus

Für die Behandlung psychischer Erkrankungen standen lange Zeit keine Medikamente zur Verfügung. Erst 1954 kam mit dem Neuroleptikum Chlorpromazin ein erstes Medikament zur Behandlung von Psychosen auf den Markt. Vor dem Hintergrund, dass die Patienten bis dahin Insulinkuren, Wasserbäder oder chirurgische Eingriffe im Gehirn als Behandlung über sich ergehen lassen mussten, muss man sich bewusst machen, dass die Neuroleptika die Behandlung psychisch kranker Menschen revolutioniert haben.

Psychopharmaka. Allerdings ist es bisher nicht gelungen, Substanzen zu entwickeln, die ursächlich heilen können (Finzen 2008). Stattdessen zielen die verwendeten Medikamente auf die Reduzierung von Symptomen. Wie für alle Medikamente, so gilt auch bei Psychopharmaka: keine Wirkung ohne Nebenwirkung. So gilt es jeweils abzuwägen, ob der zu erwartende Vorteil eines Medikaments die Nebenwirkungen und Risiken einer Behandlung aufwiegt.

Im Hinblick auf die zu behandelnde Störung werden folgende Medikamentengruppen innerhalb der Gruppe der Psychopharmaka unterschieden:

- **Antidepressiva:** zur Behandlung von Depressionen
- **Phasenprophylaktika:** zur Abmilderung von extremen affektiven Schwankungen (Manie oder Depression)
- **Antipsychotika:** zur Behandlung von Psychosen
- **Tranquilizer, Beruhigungsmittel, Anxiolytika:** zur Behandlung von Angst- und Unruhezuständen

43.2.3 Adhärenz – Ein wichtiges Arbeitsfeld der Pflege

DEFINITION Mit **Adhärenz** (Adherence, engl.: Festhalten, Befolgen) wird die Einhaltung der gemeinsam von Patient und Arzt gesetzten Therapieziele bezeichnet. ───────

In den vergangenen Jahrzehnten hat sich die Behandlung von Krankheiten durch Erkenntnisse in der medizinischen Forschung beachtlich weiterentwickelt und verändert. Dies gilt in hohem Maße auch für die Psychiatrie. So wurde eine Reihe von medikamentösen und nichtmedikamentösen Behandlungsmöglichkeiten entwickelt und auf ihre Effektivität hin überprüft. Seit den 50er Jahren können z. B. Psychosen mit antipsychotischen Medikamenten behandelt werden, welche nachweislich die Symptome der Erkrankung lindern und so zu einer Verbesserung des Gesundheitszustandes beitragen.

Darüber hinaus wurden weitere Interventionsmöglichkeiten entwickelt: Mithilfe psychoedukativer Programme wurden Patienten und Angehörige darüber aufgeklärt, um was für eine Erkrankung es sich handelt und wie sie zu behandeln ist. Heute erleben wir im stationären Bereich ein komplexes Behandlungsangebot, welches durch die verschiedenen Berufsgruppen im Team vorgehalten wird. In den letzten Jahrzehnten hat die psychiatrische Behandlung sich von Verwahranstalten hin zu modernen Behandlungszentren gewandelt und wohnortnah haben sich teilstationäre und ambulante Behandlungsangebote etabliert.

Wer krank wird, muss viel lernen

Eines ist allerdings geblieben: Ein Wundermittel gibt es bis heute nicht. Menschen, welche an einer Psychose erkranken, tun dies in aller Regel nicht einmal, sondern haben in mehrmals wiederkehrenden Krankheitsschüben immer wieder mit Symptomen zu kämpfen. Im Gegensatz zu einem Beinbruch oder einer Gallensteinentfernung ist hier eine ursächliche Behandlung nicht möglich. Dies führt dazu, dass Betroffene auch in symptomfreien Phasen nie ganz frei von Rückfallängsten sein werden und über mehrere Jahre Strategien entwickeln müssen, um mit ihrer Krankheit zu leben. Vergleichbar mit Diabetikern, gilt es, spezifisches Wissen im Hinblick auf die Krankheit zu entwickeln.

So muss der Erkrankte lernen, um was für eine Krankheit es sich handelt, er muss lernen, welche Medikamente wie einzunehmen und zu beschaffen sind. Er tritt aber auch mit der Krankheit in Beziehung und muss lernen, wie es sich anfühlt, wenn die Krankheit wiederkommt (Entdeckung von Frühwarnsymptomen) und wie das Leben im Hinblick auf die Krankheit zu ändern ist, dass z. B. starke Belastungssituationen, wenn möglich, vermieden werden. Er muss lernen, was er an seiner Krankheit mag, was er nicht mag und was ihm Angst macht. Im Rahmen einer chronisch psychischen Erkrankung muss aber auch das Umfeld lernen, welche Veränderungen sich für das Leben ergeben. Dies kann ein sehr schwieriger Prozess sein, z. B. dann, wenn deutlich wird, dass es der Betroffene mit dieser Erkrankung wahrscheinlich nicht schafft, die gewünschte Berufsausbildung zu machen oder aber eine Familie zu ernähren.

Von Compliance zu Adhärenz

In seiner Erkrankung ist der Patient nicht alleine, sondern erfährt Hilfe durch wichtige Bezugspersonen und durch professionelle Helfer. So gibt es z. B. stationäre und ambulante Einrichtungen, Arztpraxen, betreutes Wohnen, Psychotherapie, Depotmedikation, Ergotherapie oder Bezugspflege. Kennzeichnend für alle Professionellen im Gesundheitswesen ist, dass sie Interventionen kennen, von denen sie wissen oder überzeugt sind, dass die Symptome der Erkrankung lindern oder im besten Falle sogar heilen. Dabei vertraut der eine Therapeut mehr auf diesen Weg, ein anderer setzt in der Behandlung vielleicht einen anderen Schwerpunkt. Ergebnis ist i. d. R. ein Behandlungsplan, der, so sollte es jedenfalls sein, gemeinsam mit dem Patienten abgesprochen wurde.

Nach diesem Schritt liegt es nun an dem Patienten, diesen Plan umzusetzen, z. B. dadurch, dass Gesprächstermine wahrgenommen oder Medikamente nach Plan eingenommen werden. Im Rahmen eines stationären Aufenthalts leistet das Personal Hilfestellung oder weist mit Nachdruck auf die Einhaltung des Planes hin. Je nach Krankheitszustand bzw. Eigen- oder Fremdgefährdung kann in Krisensituationen auch Zwang notwendig sein, um so therapeutische Vorgaben auch gegen den Willen des Patienten durchzusetzen. Aber spätestens mit dem Tag der Entlassung ist der Patient selbst für die Einhaltung des Medikamentenplanes verantwortlich.

> **!** **DEFINITION** Der Begriff **Compliance** beschreibt die Übereinstimmung zwischen dem Handeln des Patienten und dem vorgegebenen Therapieplan: Befolgt der Patient alle Vorgaben, wie sie seitens des Therapeuten festgelegt wurden, dann spricht man von einer guten Compliance. Spuckt der Patient die Medikamente, nachdem sie verabreicht wurden, in den Mülleimer, dann spricht man von einer geringen Compliance. ▬

Allerdings wird der Begriff Compliance zunehmend kritisch gesehen, da ihm ein Verständnis zugrunde liegt, welches den Patienten zu sehr als passiven Empfänger einer therapeutischen Maßnahme sieht: Der Patient muss den Therapieplan nur befolgen, um gesund zu werden. Tut er das nicht, z. B., weil er die Medikamente ohne Absprache eigenhändig absetzt oder Termine nicht mehr wahrnimmt, ist er für das Scheitern der Therapie verantwortlich. Dies ist (in mehrfacher Hinsicht) zu einseitig gedacht. Vor allem im Hinblick auf chronische Erkrankungen muss ein enges Bündnis zwischen Therapeuten und Patienten bestehen. Die Verhandlung über die weitere therapeutische Vorgehensweise muss auf Augenhöhe geführt werden. Dies beschreibt der Begriff der Adhärenz: Die Einhaltung der *gemeinsam* vom Behandler und Patienten vereinbarten Therapieziele.

Im Verständnis von Adhärenz kommt dem Patienten bei der Festlegung des Therapieplanes und seiner Umsetzung eine größere Verantwortung zu. Gleichzeitig wird das Absetzen einer Medikation nicht mehr nur als Versagen gesehen, sondern die Frage, warum jemand seine Medikation absetzt, rückt stärker in den Mittelpunkt.

43.2.4 Mangelnde Adhärenz als Problem bei chronischen Erkrankungen

Mangelnde Adhärenz, also die mangelnde Umsetzung eines Therapieplanes bzw. unzureichende Zusammenarbeit zwischen Therapeut und Patient, stellen ein großes Problem bei allen chronischen Erkrankungen dar, ob es sich nun um Diabetes oder Depression, Bluthochdruck, Asthma oder Schizophrenie handelt. Die Zahl derer, die innerhalb von 18 Monaten eine notwendige medikamentöse Therapie absetzen, liegt krankheitsübergreifend zwischen 50 und 70 %. Dabei geschieht dies, obwohl wirksame Therapien vorhanden sind. So ließe sich ein zu hoher Blutdruck mit entsprechender Medikation gut kontrollieren und auch im Bereich der Schizophrenie sind Medikamente vorhanden, die nachweislich Wiedererkrankungen vermeiden können.

Bei der langfristigen Behandlung von Psychosen war man lange Zeit auf so genannte traditionelle hochpotente Antipsychotika angewiesen. Neben der Wirkung dieser Medikamente, die die Behandlung psychischer Erkrankungen zweifellos revolutioniert haben, bringen diese Medikamente aber auch starke Nebenwirkungen, z. B. extrapyramidale Störungen, also Bewegungseinschränkungen der Arme und der Beine oder aber hohen Speichelfluss mit sich. Man nahm an, dass diese Nebenwirkungen dazu führen, dass die Patienten die Medikamente häufig früh absetzen. Heute gibt es eine neue Generation von Medikamenten, welche diese Nebenwirkungen nicht mehr aufweisen (dafür einige andere) und man hat festgestellt, dass die Patienten trotzdem weiterhin Medikamente absetzen (s. „Schizophrenie, S. 1136).

Warum nehmen Menschen ihre Medikamente nicht?

Die erfolgreiche langfristige Umsetzung von Therapievorgaben ist nicht nur dem Willen bzw. Unwillen des Patienten geschuldet. Im Hinblick auf die unterschiedlichen Faktoren kommt der vertrauensvollen Beziehung zwischen Professionellen und Patienten eine zentrale Bedeutung zu.

Faktoren. Faktoren, die das Einhalten von Therapieabsprachen beeinflussen, lassen sich grob in sechs Kategorien einteilen:

1. **Die Krankheit:** Damit ein Patient ein Behandlungsregime dauerhaft befolgen kann, muss er Wissensdefizite im Hinblick auf die Krankheit abbauen.
2. **Die Behandlung:** Im Rahmen der Behandlung kann es zu ungewollten Nebenwirkungen kommen. Diese können so schlimm sein, dass der Patient auf die Medikamenteneinnahme verzichtet und lieber das Risiko eines Rückfalls eingeht.
3. **Die verschreibende Person/das Behandlungsteam:** Entscheidend dafür, ob der Patient einen Behandlungsplan befolgt, ist die Beziehung zum Behandler bzw. zum Team. Wenn der Patient kein Vertrauen hat oder sich nur unzureichend in die Entscheidung über das therapeutische Vorgehen einbezogen fühlt, wirkt sich das negativ auf seine Bereitschaft aus, langfristig einen solchen Plan umzusetzen.
4. **Der Patient:** Ob eine langfristige Therapie umgesetzt werden kann oder nicht, hängt im Wesentlichen davon ab, ob der Patient an die Wirksamkeit der Therapie glaubt und ob er sich in der Lage fühlt, die therapeutischen Vorgaben zu befolgen. Teilweise sind Therapiepläne sehr kompliziert, es müssen Zeiten eingehalten werden und evtl. passt dies alles nur schlecht mit dem Tagesablauf zusammen. Es könnte z. B. sein, dass jemand an seinem Arbeitsplatz nicht gerne Medikamente einnehmen möchte, damit niemand etwas von der Erkrankung erfährt. Es wäre dann also wichtig,

einen Therapieplan zu entwickeln, welcher gut in den Lebensalltag passt.
5. **Das persönliche Umfeld:** Direkte Bezugspersonen haben einen hohen Einfluss darauf, welche Akzeptanz der Patient für den Therapieplan hat. Werden Medikamente nur genommen, weil der Chef oder die Eltern das wollen? Es kann auch sein, dass jemand Medikamente absetzt, weil der Ehepartner nicht an die Wirkung glaubt.
6. **Kulturelle Aspekte:** Es kann sein, dass manche aus kulturellen Gründen anderen therapeutischen Herangehensweisen vertrauen, z. B. einer rituellen Heilung, und deshalb therapeutische Vorgaben nicht umsetzen.

Ambivalenz beeinflusst Adhärenz

Genauso wenig, wie wir deshalb aufhören zu rauchen, weil uns die Oberfläche der Zigarettenschachtel über die gesundheitlichen Risiken aufklärt, genauso wenig gelingt es oftmals, dauerhaft hilfreiche therapeutische Vorgaben umzusetzen. Obwohl wir wissen, dass die Medikamente helfen und es besser wäre, das Rauchen aufzugeben, handeln wir häufig nicht entsprechend. Warum ist das so?

Die Erklärung dafür ist, dass wir der Einnahme von Medikamenten (oder der Aufgabe des Rauchens) ambivalent gegenüberstehen. Im Hinblick auf die Einnahme von Medikamenten hege ich sowohl gute als auch schlechte Gefühle und erlebe so ein Nebeneinander von gegenteiligen Gefühlen und Gedanken („...zwei Seelen schlagen ach in meiner Brust", Goethe). Wenn ich Medikamente einnehme, dann schütze ich mich vor einem Rückfall und verliere vielleicht deshalb meine Arbeitsstelle nicht, habe dafür aber Nebenwirkungen, fühle evtl. meine Sexualität beeinträchtigt und darf vielleicht keinen Alkohol trinken. Wenn ich die Medikamente nicht nehme, fühle ich mich nicht dauernd an die Krankheit erinnert, muss keine Chemie zu mir nehmen, riskiere aber einen Rückfall.

Solche ambivalenten Gefühle sind häufig dem Betroffenen gar nicht bewusst, aber sie sind dennoch vorhanden. Der therapeutische Ansatz ist, sich diesen Ambivalenzen zuzuwenden, sie dem Patienten zu verdeutlichen und damit bearbeitbar zu machen. Ziel wird sein, dass der Patient seine widerstrebenden Gefühle kennt, das Für und Wider einer Entscheidung abwägen kann und dann unter Einbeziehung aller Fakten gemeinsam mit dem Therapeuten eine (für

beide Seiten) tragfähige Entscheidung trifft. Diese kann auch lauten, dass der Patient unter Abwägung aller Vor- und Nachteile einer therapeutischen Behandlung gemeinsam mit dem Behandler (-team) zu dem Entschluss kommt, zum jetzigen Zeitpunkt keine Medikamente einzunehmen. So etwas kann nur funktionieren, wenn Bedenken offen geäußert werden können und zwischen Behandler und Patient ein Klima herrscht, welches einen solchen Entscheidungsprozess ermöglicht.

43.2.5 Adhärenz-Therapie als Interventionsform

Kann man das Verhalten von Patienten im Hinblick auf die Einhaltung therapeutischer Vorgaben durch therapeutische Interventionen positiv beeinflussen? Die wissenschaftlichen Hinweise auf diesem Gebiet geben begründeten Anlass zur Hoffnung. Nachdem deutlich geworden ist, wie groß sich das Problem vor allem vor dem Hintergrund steigender Zahlen chronisch erkrankter Menschen darstellt, sind zunehmende Aktivitäten auf diesem Gebiet zu beobachten. Die WHO fordert die Entwicklung entsprechender Interventionen. Im globalen Maßstab geht es dabei auch um „große Seuchen" wie Tuberkulose, Malaria oder AIDS.

Vor diesem Hintergrund wurde am Institute of Psychiatry in London eine Intervention entwickelt, welche die Adhärenz von Patienten verbessern soll. Richard Gray und seine Kollegen haben eine Kurzintervention für psychiatrisch Pflegende formuliert und in der Praxis auf Wirksamkeit hin überprüft. Im Rahmen dieser Maßnahme wird auf die bisherigen Erfahrungen mit Medikamenten eingegangen und nach Wegen gesucht, das Medikamentenregime besser in den Lebensalltag einzupassen. Darüber hinaus wird auf ambivalente Gefühle eingegangen und nach entsprechenden Lösungen gesucht.

Die Intervention lässt sich in folgende Phasen unterteilen:

- Phase des Kennenlernens
- Assessmentphase (im Hinblick auf den Umgang und die Erfahrungen mit sowie die Einstellung zu Medikamenten)
- therapeutische Phase
- Evaluationsphase

Die Einheiten (insg. 8) sollen nicht länger als 45 – 60 Minuten dauern. Sowohl im Hinblick auf die Räumlichkeiten als auch im Hinblick auf die Dauer der Einheiten ist Flexibilität wichtig, um sich den Bedürfnissen des Patienten anzupassen zu können.

Kennenlernphase. Die erste Einheit wird genutzt, um sich gegenseitig kennenzulernen. Man schafft ein Klima für eine offene Diskussion. Der Patient muss Vertrauen fassen und über den Ablauf der Intervention informiert werden.

Assessmentphase. Das Assessment dauert ein bis zwei Einheiten. Man erfährt etwas über die Medikamentengeschichte des Patienten sowie seine Einstellung zu bzw. sein Vertrauen in die Medikamente. Die Priorität, die die Pharmakotherapie für den Patienten hat sowie das Vertrauen in die Medikamente, sind wichtige Parameter, die es zunächst zu erheben und im Rahmen der Therapie zu beeinflussen gilt. Anhand eines strukturierten Assessments in der Art einer Checkliste werden Informationen dazu erhoben.

Therapeutische Phase. Für diese Phase sind vier bis sechs Einheiten vorgesehen. Es steht ein Repertoire an Maßnahmen zur Verfügung, die in dieser Phase zur Anwendung kommen. Dazu gehört z. B., praktische Probleme der Medikamenteneinnahme zu besprechen, gemeinsam mit dem Patienten Ambivalenz heraus- und zu bearbeiten oder über Bedenken gegenüber den Medikamenten zu sprechen.

Evaluationsphase. In der letzten Sitzung gilt es, gemeinsam mit dem Patienten den Prozess zu reflektieren und das Erreichte zu bewerten. Auf der Grundlage des zu Beginn durchgeführten Assessments lässt sich dann feststellen, welche Veränderungen erreicht werden konnten.

Damit eine solche Intervention erfolgreich durchgeführt werden kann, sind entsprechende Schulungen notwendig. Die Intervention erfordert Kompetenzen im Hinblick auf die Gesprächsführung. Hier sind Techniken der Motivierenden Gesprächsführung nach Miller und Rollnick von großer Bedeutung (s. a. S. 1150). Darüber hinaus ist pharmakologisches Wissen erforderlich, damit Wirkstoffe und Wirkweisen, die der Therapie zugrunde liegen, adäquat besprochen werden können.

43.2.6 Adhärenz als berufsgruppenübergreifendes Thema

Adhärenz-Therapie ist nicht das Thema einer einzelnen Berufsgruppe, sondern ist als übergreifender Ansatz zu verstehen. Kenntnisse über Adhärenz sollten alle Berufsgruppen haben. Die Intervention kann grundsätzlich von Sozialarbeitern, Pflegenden, Ärzten und Psycholo-

gen erlernt und durchgeführt werden. Im Hinblick auf Medikamentenpläne ist eine enge Zusammenarbeit mit dem verschreibenden Arzt unausweichlich, der verordnende Arzt muss aber nicht unbedingt die Intervention durchführen. Aus zeitlichen Gründen erscheint dies auch an vielen Stellen unmöglich.

Pflegende erfahren im Umgang mit dem Patienten viel von der direkten Lebensumwelt des Patienten. Sie haben wichtige Informationen im Hinblick auf empfundene Nebenwirkungen oder evtl. Probleme bei der Einnahme von Medikamenten und sie wissen viel über das Vertrauen, welches die Patienten den Medikamenten entgegenbringen. Deswegen spricht einiges für die Anbindung des Konzepts an Pflegende im stationären Bereich. Allerdings ist es dann sinnvoll, drei der acht Einheiten nach der Entlassung durchzuführen, damit auch Erfahrungen im Umgang mit therapeutischen Plänen ohne die stationäre Unterstützung im häuslichen Umfeld einbezogen werden können. Wichtige Informationen zum Thema Adhärenz finden sich auch auf der Webseite des Dachverbands Adherence e. V. unter http://www.dv-adherence.de/.

43.3 Umgang mit Aggression und Gewalt

Wenngleich psychiatrische Behandlung weitgehend ohne Aggression, Gewalt und die Anwendung von Zwang auskommt, so ist es doch wichtig, für entsprechende Situationen gerüstet zu sein.

Primärprävention. Dabei sollten zunächst solche Maßnahmen ergriffen werden, die helfen, Aggression und Gewalt zu verhindern. Dazu gehört z. B., dass die Patienten sich ernst genommen fühlen und die Situation verstehen können. Häufig entstehen Aggressionen dadurch, dass seitens des Personals über Anfragen oder Wünsche hinweggegangen wird. Außerdem kann durch ein angenehmes Milieu Aggression und Gewalt entgegengewirkt werden. Schöne, helle Stationen mit freundlichem und aufmerksamem Personal verzeichnen wesentlich weniger Gewaltvorfälle als dies für dunkle, enge Stationen mit autoritär auftretendem Personal der Fall ist.

Sekundärprävention. Wenn es zu einem Zwischenfall mit Aggression und Gewalt kommt, gilt es, in dieser Situation möglichst professionell zu handeln. Aber wie kann das aussehen? Ziel ist dabei, einer schlimmeren Eskalation vorzubeugen und dabei so wenig Zwang wie möglich

anzuwenden. Wir bezeichnen dies als sekundäre Prävention.

43.3.1 Interventionen

Um ein solches professionelles Management potenziell gewalttätiger Interaktionen zu ermöglichen, sollen im Folgenden (Pflege-)interventionen benannt werden, die in bestimmten Phasen der Eskalation hilfreich sein können. Aggressive bzw. gewalttätige Situationen sind allerdings immer sehr individuell, was das Benennen einfacher Rezepte unmöglich macht. Deswegen sind die folgenden Verhaltensweisen, die so weit wie möglich auf ihre wissenschaftliche Grundlage hin überprüft werden, als Anhaltspunkte zu begreifen. Dies gelingt je nach Situation und betroffenen Personen mal besser, mal schlechter.

Handlungsmotivation verstehen und berücksichtigen. Jede gewalttätige Aktion hat einen Grund und das Ereignismuster von Gewalt ist stets ähnlich, also verstehbar. Dabei muss es aber nicht immer gleich ablaufen, sondern ist veränderbar. Um gewalttätige Situationen professionell zu managen, gilt es, die Handlungsmotivation der betreffenden

Person zu verstehen und sie in Bezug auf die Interventionsplanung zu berücksichtigen. Das Ziel aller Maßnahmen, die wir im Zusammenhang mit Aggression und Gewalt ergreifen, ist es, die Möglichkeiten des Patienten, seine Aggression zu kontrollieren, zu erhöhen (Steinert 1993). Grundsätzlich ist davon auszugehen, dass psychisch kranke Menschen in der Lage sind, ihr impulsives Verhalten im Griff zu haben und nicht aufgrund einer krankheitsbedingten „biologischen Schieflage" außer Kontrolle geraten. Der Grund für gewalttätige Situationen ist weniger im Krankheitsbild als vielmehr in den Begleitumständen des Aufenthalts, z. B. die Interaktion mit dem Personal oder Restriktionen im Rahmen der Unterbringung, zu suchen. Auch kann soziales Lernen die Grundlage aggressiver Verhaltensweisen sein, z. B. dann, wenn in vorherigen Situationen ein solches Verhalten zum Ziel geführt hat bzw. belohnt wurde (Morrison 1993).

Mehrdimensionaler Ansatz. Für die praktische Arbeit auf einer psychiatrischen Station gilt, dass die psychologischen Aggressionstheorien, z. B. die Instinkttheorie oder Theorie des sozialen Lernens wenig hilfreich sind, da sie lediglich eine eindimensionale Sichtweise zu bieten haben. Die Mehrdimensionalität, die für die Entstehung von Gewaltsituationen charakteristisch ist, wird dabei verkannt. Im Rahmen eines mehrdimensionalen Ansatzes sollten folgende Faktoren berücksichtigt werden:

- personenbezogene Faktoren
- Zeitlichkeit und Örtlichkeit
- Zahl der anwesenden Menschen
- geografische und architektonische Gegebenheiten

👁 **FALLBEISPIEL** Ein schizophren erkrankter Mensch fühlt sich vom Personal beobachtet und verfolgt. Misstrauen ist die Folge. Eine gewalttätige Eskalation tritt evtl. sehr viel später auf, Hinweise auf diese Entwicklung sind aber evtl. schon wesentlich früher sichtbar. Das Verhalten des Patienten lässt auf seine Angst schließen, welche möglicherweise auf einem krankheitsbedingten Missverständnis beruht und Grundlage für einen späteren Angriff ist. Ein präventiver Ansatz wäre hier eine Bezugspflege, die empathisch auf den Patienten eingeht und eine tragfähige Beziehung zu dem Patienten aufbaut. ──

Geeigneter Raum
Häufig kann der Ort des Gesprächs mit potenziell gewalttätigen Klienten vom Personal gewählt werden. Im Rahmen eines präventiven Milieuansatzes sollte ein geeigneter Raum zur Verfügung stehen (s. a. Kidd und Stark 1995):

- Der Raum sollte nicht zu groß sein, sodass der Patient viel Platz zum Umhergehen hat. Es ist aber auch von Nachteil, wenn der Raum zu klein ist und die Enge des Raumes das Gefühl der Wehrlosigkeit unterstützt.
- Die Dekoration sollte einen beruhigenden Charakter haben.
- Gegenstände, die als Wurfgeschosse verwendet werden könnten, z. B. schwere Aschenbecher oder (gefüllte) Kaffeetassen, sollten nicht vorhanden sein.
- Die Position der Stühle sollte beachtet werden. Es ist nicht ratsam, dem Patienten „Auge in Auge" gegenüberzusitzen. Stühle sollten so angeordnet sein, dass beide Seiten die Möglichkeit haben, irgendwo anders hinzusehen als in das Gesicht des anderen. Evtl. kann es sinnvoll sein, sich an einen Tisch zu setzen, welcher als Barriere zwischen den beiden Gesprächspartnern dienen kann. Dies kann auf der einen Seite schützend wirken, verringert aber auf der anderen Seite die

Möglichkeit der emotionalen Einflussnahme und verringert die Kontrolle darüber, was auf der anderen Seite des Tisches geschieht.

- Kidd et al. empfehlen, die Wahl der Stühle ausreichend zu planen. Der das Gespräch führende Mitarbeiter sollte auf einem etwas höheren harten Stuhl Platz nehmen, der Patient/Klient auf einem weicheren, bequemeren und etwas niedrigeren Stuhl. Weicher und etwas erniedrigt sitzend ist es für den Patienten wesentlich schwieriger, in eine gewalttätige Aktion zu gelangen, als wenn sich beide Gesprächspartner auf gleicher Höhe gegenübersitzen.
- Beide Gesprächsteilnehmer sollten zur Tür gelangen können, ohne einander zu blockieren. Evtl. sind zwei Ausgänge vorhanden. Die Türen sollten nicht von innen abschließbar sein und nach außen aufgehen, um ein Verbarrikadieren von innen zu vermeiden. Günstig ist eine Glasscheibe, durch welche Kollegen die Situation beobachten können, ohne in das Gespräch einzugreifen.
- Zu empfehlen ist ein elektronisches Notrufsystem, welches vom Mitarbeiter ausgelöst werden kann.

Angriffsphasen
Forscher konnten in Untersuchungen von Situationen mit Gewaltanwendungen herausarbeiten, dass ein Gewaltakt Teil einer Abfolge bestimmter Phasen ist, den so genannten Angriffsphasen (vgl. Breakwell 1998, Richter 1998). Diese Phasen lassen sich grafisch darstellen (**Abb. 43.5**).

Auslösephase
Im Rahmen der Auslösephase signalisiert eine Person, dass sie sich von normalen Handlungsweisen wegbewegt. Manchmal kündigt sich im Rahmen von Frühwarnzeichen ein solcher Schritt an.
Frühwarnzeichen. Als solche können gelten:

- eine feindselige Grundstimmung der Person

- eine drohende Körperhaltung und Gestik
- eine geringe Körperdistanz zwischen Mitarbeiter und Patient
- verbale Bedrohungen und Beschimpfungen
- psychomotorische Erregung oder Anspannung
- Sachbeschädigungen
- gesteigerte Tonhöhe und Lautstärke der Stimme

Charakteristisch für die Auslösephase ist eine erkennbare psychische und physische Anspannung. Zu beobachten ist evtl. eine Erhöhung des Muskeltonus, einhergehend mit Schwitzen und einer erhöhten Atemfrequenz, eine veränderte Stimmqualität, Fingertippen oder andere Anzeichen für innere Unruhe. Außerdem kann es sein, dass Aussagen häufig wiederholt werden und der Patient irritiert wirkt.
Interventionen. Dies sind:

- Den Patienten empathisch unterstützen.
- In klaren und einfachen Sätzen sprechen.
- An die Fähigkeit zur Selbstkontrolle des Patienten appellieren.
- Problemlösendes Verhalten unterstützen, indem man Alternativen diskutiert. So lässt sich auch etwas Zeit gewinnen.
- Rückzugsmöglichkeiten anbieten.
- Falls erforderlich, beruhigende Medikamente anbieten.

Eskalationsphase
Situationsmerkmale. In dieser Phase werden Ablenkungsmanöver schwieriger und die Erregung des Betroffenen steigt. Gestik, Mimik und Handlungen werden vom potenziell gewalttätigen Menschen in zunehmendem Maße als herausforderndes Verhalten fehlinterpretiert. Der Betroffene reagiert überempfindlich, schreit evtl. und legt ein provokantes Verhalten an den Tag.
Interventionen. Dies können sein:

- Informationen an den Betroffenen klar formulieren.
- Patienten in einen Ruheraum dirigieren, um ihm eine Auszeit zu ermöglichen („Time out").
- Orale Medikamentengabe zur Beruhigung anbieten.
- Weiteres Personal sollte sich im Hintergrund zur Verfügung halten.

Krise
Situationsmerkmale. Je stärker die psychische und physische Erregung des Betroffenen ist, desto weniger kann er aggressive Impulse kontrollieren. So kommt es im Rahmen der Krise zum Ver-

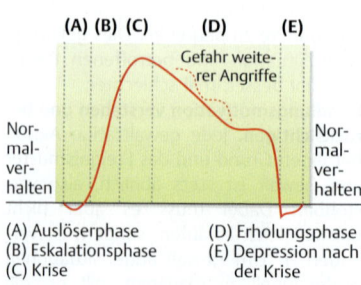

(A) Auslösephase
(B) Eskalationsphase
(C) Krise
(D) Erholungsphase
(E) Depression nach der Krise

Abb. 43.5 Die typischen Angriffsphasen.

lust der Selbstkontrolle, der Betroffene schlägt, kratzt, beißt oder wirft mit Gegenständen. Gewalt gegen andere erfordert und legitimiert Zwangsmaßnahmen, d. h. „institutionalisierte Gegengewalt" (Richter u. Berger 2001, S. 242).

Interventionen. In dieser Situation ist der Patient unfreiwillig zu isolieren oder zu fixieren. Je nach Situation ist eine i. m.-Medikation angezeigt. Der Betroffene ist jetzt auf eine intensive pflegerische Betreuung angewiesen. Verschiedene Krankenhäuser regeln aus Sicherheitsgründen die Art der Überwachung in einer Dienstanweisung (s. u.).

Erholungsphase

Situationsmerkmale. Nachdem es zu einem Gewaltakt gekommen ist, kehrt die Person nach und nach zu ihrem Grundverhalten zurück. Allerdings bleibt der Zustand psychischer und physischer Erregung noch einige Zeit auf hohem Niveau, wodurch trotz äußerlich sichtbarer Beruhigung die Gefahr von erneuten Gewaltakten besonders hoch ist. Breakwell (1998) weist explizit auf das Phänomen des plötzlichen Rückfalls während der Erholungsphase hin: „Es ist so gefährlich, weil der Täter oder die Täterin den Weg durch die Auslöse- und Eskalationsphase, der Ihnen Zeit und Handlungsspielraum geben würde, nicht noch einmal durchläuft".

Charakteristische Ereignisse für die Erholungsphase sind Anschuldigungen an das Personal, Normalisierung der Stimme, Herabsetzen der Körperspannung, Wechsel des Gesprächsinhaltes und vermehrt normale Antworten.

Interventionen. Dies können sein:
- Den Patienten weiterhin intensiv pflegerisch begleiten.
- Den Vorfall mit Patienten und Personal nachbesprechen.
- Verletzungen bei Patienten und Personal registrieren und versorgen.
- Patienten in Bezug auf seine Selbstkontrolle weiterhin beobachten.

Depression nach der Krise

Situationsmerkmale. War die betroffene Person im Verlauf der Gewaltaktion während der verschiedenen Phasen „über" dem normalen Verhalten, so regrediert sie in der Phase der Depression häufig „unter" ihr normales Verhalten. Charakteristisch ist eine starke körperliche Erschöpfung, ausgelöst durch die bereits angesprochenen physiologischen Veränderungen. Der Patient weint evtl., entschuldigt sich und unterdrückt gewalttätige Gedanken, was später zu passiver Aggression führen kann.

Interventionen. Hierzu gehören:
- Mit dem Patienten alternative Lösungen im Bezug auf seine Probleme und Gefühle besprechen.
- Nach und nach Einschränkungen lockern und die Reintegration in das Stationsgeschehen erleichtern.

43.3.2 Fixierung und Isolierung

! DEFINITION Fixierung (= Fesselung) ist die mechanische Einschränkung eines Patienten. Sie stellt einen schwerwiegenden Eingriff in die Grundrechte dar und ist nur ausnahmsweise erlaubt bei bestehender Eigen- oder Fremdgefährdung, wenn die Gefährdung oder Gefahr nicht auf andere Weise abgewandt werden kann. ⸻

Fixierung ist eine einschneidende Freiheitsbeschränkung mit einem hohen traumatischen Potenzial. Ziele einer Fixierung können sein:
- Abwehr einer Gefahr für Leben, Körper und Gesundheit
- Selbst- und Fremdschutz
- Beruhigung einer eskalierten Situation
- Sach- und fachgerechte Fixierung
- Der Patient erleidet in der Fixierung keine zusätzlichen (vermeidbaren) Schäden

Vorgehen

Das Vorgehen bei der Fixierung sieht folgendermaßen aus (in Anlehnung an Tardiff 1996, Ketelsen et al 2004):
- Bilden einer Gruppe von mindestens vier, möglichst gleichgeschlechtlichen, Mitarbeitern und benennen eines Koordinators (erfahrener Mitarbeiter). Häufig werden Mitarbeiter von anderen Stationen hinzugezogen. In diesen Fällen sollten kurz die wichtigsten Informationen über Situation und Patient weitergegeben werden.
1. Zum eigenen Schutz sollten Brillen, Ohrringe, Ringe usw. abgelegt werden.
2. Jetzt als Gruppe auftreten (im Gegensatz zur deeskalierenden Vorgehensweise, in der dem potenziell gewalttätigen Menschen zunächst mit möglichst wenig Personal begegnet wird). Somit soll signalisiert werden, dass die Situation unter Kontrolle ist.
3. Der Koordinator der Gruppe sollte nun dem Betroffenen unter Benennung von Gründen mitteilen, dass er bzw. sie in die Isolierung bzw. Fixierung zu gehen hat. Es sollten genaue Anweisungen erfolgen.

4. Dem Betroffenen sollte etwas Zeit gegeben werden, sich mit der Situation abzufinden, allerdings sollten weitere Einwände und Diskussionen nicht zugelassen werden.
5. Andere Mitpatienten sind aus dem Gefahrenbereich herauszubegleiten.
6. Auf ein vorher vereinbartes Zeichen sollte je ein Mitarbeiter eine vorher besprochene Extremität ergreifen und ein Mitarbeiter sich um den Kopf kümmern.
7. Das Personal bringt den Betroffenen nun in einer Rückwärtsbewegung auf dem Boden zu liegen, ohne den Patienten dabei zu verletzen.
8. Nun kann der Patient vom Boden ins vorbereitete Bett gehoben werden, wobei Extremitäten und Kopf zu kontrollieren sind.
9. Der Patient liegt nun auf dem Rücken und die Fixierung sollte schnell und sicher erfolgen, dabei ist darauf zu achten, dass die Gurte nicht zu fest angelegt sind (Gefahr von Druckläsionen) und nicht zu locker (Gefahr der Strangulation).
10. Nach der Fixierung wird der Patient gründlich durchsucht auf gefahrbringende Gegenstände, z. B. Gürtel, Krawatte, Messer, Scheren, Feuerzeuge o. ä., die entfernt und weggeschlossen werden müssen.

Eine Fixierung ist vergleichbar mit einer intensivmedizinischen Maßnahme und sollte so behandelt werden. Für den Betroffenen hat die Erfahrung einer Fixierung häufig traumatische Folgen, was im Zusammenwirken mit Wahngedanken noch verstärkt werden kann. Richter und Sauter verweisen in diesem Zusammenhang auf eine Patientin, die im sie fixierenden Personal Vergewaltiger erkannte und so Todesängste ausgestanden hat (s. Fallbeispiel).

👁 FALLBEISPIEL „... Dann gewannen sie wieder die Oberhand. Genauso, wie es mir die Stimmen gesagt hatten. Es war wie bei den Vergewaltigern in der Hölle. Große starke Männer hielten mich fest, während unsichtbare Hände mich auszogen. (...) Ich hatte Todesangst." (Richter u. Sauter 1998, S. 12). ⸻

Eine Fixierung wird von einem Arzt angeordnet. In angemessenen Zeitabständen ist zu überprüfen, ob eine weitere Fixierung des Patienten noch erforderlich ist. Optimal erscheint eine zweistündige Überprüfung durch den ärztlichen Dienst. Eine Sitzwache ist erforderlich, was den pflegerischen Dienst häufig vor organisatorische Probleme stellt. Trotzdem erscheint es sinnvoll, Sitzwachen aus dem vorhandenen Personalbestand zu rekrutieren und nicht mit Extrawachen, also zusätzlichem Personal zu arbeiten.

MERKE Falls es im Stationsgeschehen zur Eskalation, z. B. Aggression oder Gewalt kommt, steht die Sicherheit aller Beteiligten im Vordergrund. „Heldentaten" sind nicht angebracht!

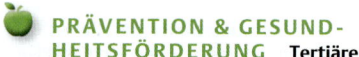

PRÄVENTION & GESUNDHEITSFÖRDERUNG Tertiäre **Prävention.** Die Durchführung von Zwangsmaßnahmen stellt für die Betroffenen, aber auch für das Team eine Ausnahmesituation dar. Von daher ist es angezeigt, die Aktion im Anschluss sowohl im Team als auch mit dem Patienten nachzubesprechen.

43.4 Pflege von psychotisch erkrankten Menschen am Beispiel Schizophrenie

43.4.1 Medizinischer Überblick

Definition

Unter dem Begriff **„Psychose"** fasst man schwerwiegende psychische Störungen zusammen, deren auffälligstes Merkmal ein Verlust des Realitätsbezuges ist. Charakteristisch sind das Erleben von Wahnvorstellungen und Halluzinationen (Schizophrenie oder kognitive Psychose) sowie dauerhafte depressive oder manische Phasen (affektive Psychosen).

FALLBEISPIEL Eine betroffene Person fasst den Zustand des Lebens in der Psychose in folgende Worte: „Eine Psychose ist für mich wie das Untertauchen in eine andere Welt und Wirklichkeit, sehr ähnlich der Welt der Träume, Märchen und Mythen und Grenzsituationen – mit allen Schönheiten und Schrecknissen, die mich sehr angehen und zu denen ich keine Distanz habe" (Thomas Bock, AG Psychoseseminare, 2003).

Bedenkt man, zu welchen Leistungen das menschliche Gehirn in der Lage ist und wie notwendig dessen Regiefunktionen für wesentliche Bereiche unseres Lebens sind, dann ist nachzuvollziehen, dass Begriffe wie Psychose oder der Begriff Schizophrenie mit Angst besetzt sind. Wir wissen: Wenn es uns über einen längeren Zeitraum nicht gelingt, unsere Wahrnehmung mit der Realität in Einklang zu bringen, dann finden wir

uns in der Welt nicht mehr zurecht oder nicht mehr in sie zurück.

Schizophrenie leitet sich aus dem Altgriechischen ab (schizo = „abspalten" und phrenie = „Zwerchfell, Seele"). Er wird gebraucht als Diagnose für psychische Störungen des Denkens, der Wahrnehmung und der Affektivität. Der Begriff wurde 1907 von dem Psychiater Eugen Bleuler eingeführt und findet in der Diagnostik bis heute Verwendung. Allerdings ist der Terminus nicht unumstritten. Er ist falsch, da es tatsächlich nicht zu einer wie auch immer gearteten Auf- bzw. Abspaltung der Persönlichkeit führt. Aber das Bild hat sich in den Köpfen vieler Menschen festgesetzt und führt bis heute zu einem falschen Verständnis der Erkrankung. In der Konsequenz verbinden Betroffene, Angehörige, Freunde, aber auch Professionelle, mit dem Begriff negative Entwicklungsprognosen, mit der Folge, dass Heilungschancen wesentlich geringer eingeschätzt werden, als sie tatsächlich sind. Vor diesem Hintergrund ist in den letzten Jahren die Genesung von dieser Erkrankung unter dem Begriff „Recovery" zunehmend in den Vordergrund getreten (Amering u. Schmolke 2007).

Beispielhaft soll im Folgenden ausführlicher auf die Pflege von Menschen mit der Diagnose Schizophrenie eingegangen werden (**Abb. 43.6**). Sie gilt nach wie vor als eine der schwerwiegendsten Störungen und bildet eines der größten medizinischen Probleme un-

serer Zeit. Aber auch wenn Prognosen über den Krankheitsverlauf einer einzelnen Person eher schwierig sind, so ist doch festzuhalten, dass die Symptome in den meisten Fällen durch medikamentöse und nichtmedikamentöse Therapien kontrollierbar sind und das Führen eines normalen Lebens ein angemessenes Ziel für jeden Erkrankten darstellt. Gleichwohl verzweifeln auch viele Menschen an der Krankheit: 20 – 50 % der Betroffenen versuchen, sich das Leben zu nehmen, 9 – 13 % sind dabei erfolgreich.

FALLBEISPIEL Nach dem Abitur verlässt Michelle ihr Elternhaus und zieht vom Land in eine große Stadt, um dort auf Lehramt zu studieren. Die Universität ist viel unpersönlicher als die Schule es war und es fällt ihr schwer, neue Freunde kennenzulernen. Sie lebt eher isoliert in einer eigenen Wohnung, fühlt sich einsam. Sie bekommt Probleme mit ihrem Schlafrhythmus und liegt nachts lange wach. In der Vorlesung bemerkt sie auf einmal, dass die Kommilitonen über sie sprechen. Sie kann die Worte nicht verstehen, ist sich aber sicher, dass die Menschen über sie reden. Im weiteren Verlauf kommentieren die Stimmen der Kommilitonen in ihrem Kopf alle möglichen Situationen, selbst wenn sie alleine zuhause ist. Sie wird zunehmend misstrauisch und verdächtigt auch die Nachbarn, dass diese schlecht über sie reden. Dann verlässt sie die Wohnung gar nicht mehr. Alarmiert durch eine Studienkollegin fahren die Eltern schließlich zu der Tochter und bringen sie zu einem Psychiater.

Aufgrund der Stimmen, die Michelle nun schon einige Zeit hört und der wahnhaften Gedanken, (Positivsymptome) diagnostiziert der Arzt eine Schizophrenie. Er verschreibt ein Antipsychotikum und ein Präparat, welches das Ein- und Durchschlafen erleichtern soll. Michelle geht zunächst zurück zu ihren Eltern, um zur Ruhe zu kommen und besucht für einige Wochen eine Tagesklinik

angemessene Reaktion		unangemessene (krankhafte) Reaktion
• logische Gedanken	• Dünnhäutigkeit	• Wahnvorstellungen
• angemessene Wahrnehmung	• unangemessene Reaktionen	• Halluzinationen
• angemessene Emotionen	• vermehrter Gebrauch von Alkohol	• unorganisiertes Verhalten
• angemessenes soziales Verhalten	• Misstrauen	• soziale Isolation

Abb. 43.6 Auch bei der Schizophrenie gilt es zu berücksichtigen, dass die Übergänge von gesund zu krank fließend sind, und dass kein Mensch nur krank ist, sondern immer auch gesunde Anteile hat.

an einer psychiatrischen Klinik. Die Gespräche mit ihrer zugewiesenen Krankenschwester empfindet sie als sehr hilfreich. Sie hat verstanden, dass sie in Zukunft besser auf ihre Belastungsgrenzen achten muss. In Psychoedukationsgruppen hat sie viel über die Krankheit und die Behandlungsmöglichkeiten gelernt. Entlastend war für sie, dass sie andere Menschen getroffen hat, die Vergleichbares erlebt haben. Durch die Medikamente hat sie zugenommen und möchte die Medikamente deshalb nicht dauerhaft einnehmen, empfindet aber auch, dass sie ihr zu einem „dickeren Fell" verhelfen. Nach einem verlorenen Semester nimmt sie das Studium wieder auf. _____

Häufigkeit

Die Krankheit tritt bei einem von 100 Menschen auf, betrifft also ca. 1% der Bevölkerung, unabhängig davon, ob es sich um eine Industrienation oder eine Entwicklungsland, oder ob es sich um Menschen verschiedener ethnischer Zugehörigkeit handelt. Bei 75% der Menschen mit Schizophrenie liegt der Erkrankungsbeginn zwischen 17 und 25 Jahren. Ein Drittel der Betroffenen erkrankt einmal und dann nicht wieder, ein weiteres Drittel erkrankt in Krisen erneut und ein Drittel ist wiederholt krank bzw. über längere Zeit, mit einem Verlust sozialer und intellektueller Fähigkeiten.

Ursachen

Grundsätzlich ist davon auszugehen, dass jeder Mensch schizophren werden kann. Dörner u. Plog sprechen von einer „allgemeinmenschlichen Möglichkeit" (Dörner u. Plog 1996). Wenngleich noch viele Fragen im Hinblick auf die Entstehung der Erkrankung nicht abschließend geklärt sind, so gilt doch als sicher, dass verschiedene Einflussgrößen zu berücksichtigen sind (multifaktorielles Modell). Demnach ist von einem Zusammenspiel psychologischer, genetischer und biochemischer Faktoren auszugehen.

Psychologische Faktoren. Lange Zeit ging man davon aus, dass Mütter durch ihr Verhalten die Krankheit zum Ausbruch bringen („schizophrenogene Mütter"). Dieser Ansatz hat viel Leid über die betroffenen Familien gebracht.

Heute steht fest, dass dieser Ansatz als falsch abzulehnen ist. Dem Umgang innerhalb von Familien kommt dennoch eine Bedeutung zu. So mehren sich die Hinweise darauf, dass zu intensive Gefühlsbeziehungen („expressed emotions") und eine allzu kritische Haltung,

einhergehend mit übermäßiger Fürsorglichkeit, den Ausbruch der Krankheit begünstigen, da dies vom Betroffenen als stressvoll erlebt wird. Im Rahmen von wissenschaftlichen Untersuchungen konnte auch nachgewiesen werden, dass besonders belastende Lebenssituationen („life-events") bei Erkrankten überzufällig häufig anzutreffen sind.

Angeborene bzw. genetische Faktoren. Eine interessante Frage ist, inwieweit Erbfaktoren eine Rolle für das Entstehen einer Schizophrenie spielen. Mittlerweile gilt eine so genannte „genetische Disposition" als sicher. Dafür spricht, dass je nach genetischer Übereinstimmung das Erkrankungsrisiko von Angehörigen schizophrener Patienten steigt (**Tab. 43.1**). Die genetische Disposition kann jedoch nicht allein verantwortlich sein, da man sonst bei eineiigen Zwillingen (und somit 100% genetischer Übereinstimmung) auch ein 100%iges Erkrankungsrisiko hätte finden müssen. Es müssen also noch andere Einflüsse zur Krankheitsentstehung beitragen.

Biochemische Faktoren. Als einen weiteren Faktor haben Wissenschaftler Veränderungen im System der Botenstoffe im Gehirn, der so genannten Transmitter, ausgemacht. Dabei kommt dem Botenstoff Dopamin im Zusammenhang mit der Erkrankung eine besondere Bedeutung zu. Dopamin übernimmt im Körper verschiedene Funktionen, z. B. kommt es zum Einsatz, damit Arme und Beine harmonisch bewegt werden können (extrapyramidale Funktionen). Vor diesem Hintergrund kommt dem Dopamin bei der Parkinson-Erkrankung eine besondere Bedeutung zu. Ein Überschuss an Dopamin hat zur Folge, dass die Sensibilität der Gehirnzellen für Reize gesteigert wird. Dies ist von der Natur so eingerichtet und hat zur Folge, dass der Mensch in Stresssituationen besser reagieren kann (z. B. auf der Flucht). Bei Personen mit Schizophrenie kann ein Überschuss aber dazu führen, dass das Gehirn in einen hyperaktiven Zustand versetzt wird und

so die Erkrankung zum Ausbruch kommt.

Zusammenspiel verschiedener Einflussgrößen. Nach heutigem Stand der Wissenschaft löst keiner der benannten Faktoren allein eine schizophrene Erkrankung aus. Vielmehr geht man von einem multifaktoriellen Zusammenspiel verschiedener Einflussgrößen aus. Man spricht in diesem Zusammenhang auch von dem so genannten „Diathese-Stress-Modell" (Diathese = Veranlagung, angeborene Anfälligkeit). Es besagt, dass viele Menschen zwar eine Disposition für die Erkrankung haben, es jedoch von der psychischen Robustheit bzw. von der Verletzbarkeit („Vulnerabilität", S. 1128) des Patienten sowie der Art und Intensität von Reizen abhängt, ob die Erkrankung ausbricht oder nicht (**Abb. 43.7**). Menschen, die an einer Schizophrenie erkranken, sind i. d. R. auch empfindsamer gegenüber inneren und äußeren Reizen, können sich demnach nicht so gut abgrenzen oder emotional aufwühlende Situationen verarbeiten.

In jüngerer Zeit kommen besondere Risiken durch Drogenkonsum ins Blickfeld, „drogeninduzierte Psychosen" oder so genannte „Doppeldiagnosen". Psychoseauslösend sind z. B. Amphetamine oder Cannabiskonsum über einen langen Zeitraum. Bei chronischem Cannabiskonsum hat man bei norwegischen und australischen Wehrpflichtigen ein vier- bis sechsfach erhöhtes Erkrankungsrisiko festgestellt.

Symptome und Diagnostik

Schizophrenien zeigen kein einheitliches Krankheitsbild. Es gibt demnach nicht die allgemeingültige Form der Psychose, vielmehr individuell einzigartige Formen. Für die professionelle Verständigung, z. B. im Rahmen interdisziplinärer Dienstbesprechungen im Krankenhaus, ist es wichtig, dass mithilfe von Diagnosen Krankheitszustände umrissen werden. Diagnosen dürfen aber nicht zur Folge haben, dass wir nur noch die Erkrankung und nicht mehr den unverwechselbaren Menschen dahinter erken-

Tab. 43.1 *Erkrankungsrisiken für Verwandte von schizophrenen Patienten.*

Beziehung zum Probanden	Genetische Übereinstimmung	Erkrankungsrisiko
Ehepartner	0%	1%
Enkel	25%	2%
Nichten/Neffen	25%	2%
Kinder	50%	9%
Geschwister	50%	7%
zweieiige Zwillinge	50%	12%
eineiige Zwillinge	100%	44%

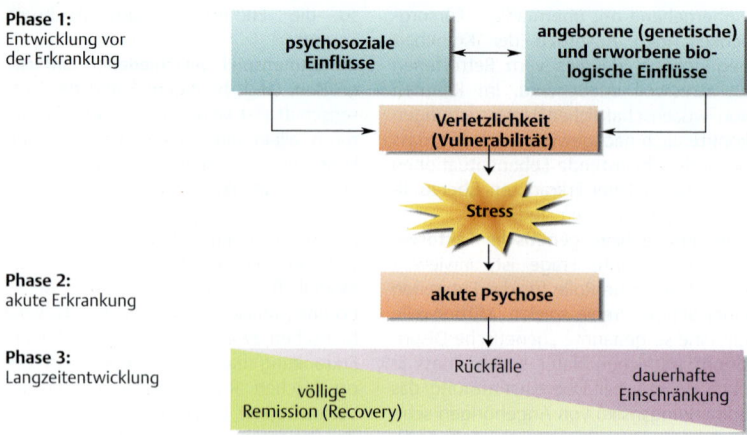

Phase 1:
Entwicklung vor
der Erkrankung

psychosoziale
Einflüsse

angeborene (genetische)
und erworbene bio-
logische Einflüsse

Verletzlichkeit
(Vulnerabilität)

Stress

Phase 2:
akute Erkrankung

akute Psychose

Phase 3:
Langzeitentwicklung

Rückfälle

dauerhafte
Einschränkung

völlige
Remission (Recovery)

Abb. 43.7 Das 3-Phasenmodell schizophrener Psychosen.

nen. In der Praxis bedeutet dies, dass wir Ressourcen erkennen und auch wahnhafte Menschen als vollwertige Gesprächspartner ernst nehmen. Pflege von Menschen mit psychiatrischen Erkrankungen konzentriert sich zudem viel mehr auf die Folgen von Krankheit, welche bei gleicher Diagnose sehr unterschiedlich sein können.

> ! **DEFINITION** **Diagnosen** sind fachliche Übereinkünfte: Bestimmte charakteristische Merkmale müssen zusammentreffen, um die Diagnosestellung bei einem Krankheitsbild zu rechtfertigen. ─────────────

ICD-10. Folgt man den Ausführungen des von der WHO entwickelten ICD-10, dann lässt sich eine Schizophrenie wie folgt diagnostizieren:

„Die schizophrenen Störungen sind im Allgemeinen durch grundlegende und charakteristische Störungen von Denken und Wahrnehmung sowie inadäquate oder verflachte Affekte gekennzeichnet. Die Bewusstseinsklarheit und intellektuellen Fähigkeiten sind in der Regel nicht beeinträchtigt, obwohl sich im Laufe der Zeit gewisse kognitive Defizite entwickeln können. Die wichtigsten psychopathologischen Phänomene sind Gedankenlautwerden, Gedankeneingebung oder Gedankenentzug, Gedankenausbreitung, Wahnwahrnehmung, Kontrollwahn, Beeinflussungswahn oder das Gefühl des Gemachten, Stimmen, die in der dritten Person den Patienten kommentieren oder über ihn sprechen, Denkstörungen und Negativsymptome.

Der Verlauf der schizophrenen Störungen kann entweder kontinuierlich episodisch mit zunehmenden oder stabilen

Defiziten sein, oder es können eine oder mehrere Episoden mit vollständiger oder unvollständiger Remission auftreten" (WHO 1994).

DSM IV-TR. Folgt man dem DSM IV-TR, dann findet man folgende Symptombeschreibung der Schizophrenie: Mindestens 2 der folgenden Symptome, jedes bestehend für einen erheblichen Teil in einem Monat:

- Wahn
- Halluzination
- desorganisierte Sprache
- desorganisiertes oder katatones Verhalten
- Negativsymptome

Leistungseinbußen im Vergleich zu vorher: Zeichen des Störungsbildes halten mindestens 6 Monate an. Häufige Wahnformen sind (nach Sauter et al 2004):

- Bedeutungswahn
- Beziehungswahn
- Beeinflussungswahn
- Vergiftungswahn
- Größenwahn

Nach Schneider geht die Schizophrenie sowohl mit Positiv- als auch mit Negativsymptomen einher.

Positivsymptome. Sie beschreiben Formen der Übersteigerung des normalen Erlebens. Hierzu gehören

- formale Denkstörungen,
- inhaltliche Denkstörungen, z. B. Halluzinationen und Wahnbildungen. Zu den häufigsten Halluzinationen gehören akustische Halluzinationen in der Art, dass die Betroffenen Stimmen hören. Diese Stimmen können an den Betroffenen appellieren, irgendetwas zu tun („appellative Stimmen"), sie können aber auch kommentieren oder beleidigen.

- Ich-Grenzen-Störung, z. B. in der Form, dass die betroffene Person das Gefühl hat, dass Gedanken ohne eigenes Zutun in den Kopf eingegeben werden bzw. sich aus dem Kopf ausbreiten, sodass andere Personen „hören können", was die Person denkt („Gedankenlautwerden").

Auch Wahnsymptome zählen zu den Positivsymptomen und äußern sich z. B. dadurch, dass jemand überzeugt ist, dass aus dem Himmel eine ungute Strahlung kommt und deshalb lauter Regenschirme in seiner Wohnung aufhängt. Als Wahn im Rahmen einer Psychose bezeichnen wir einen unumkehrbaren Irrtum, eine Überzeugung, die auch durch Fakten nicht zu widerlegen ist und in die die betroffene Person verwickelt ist. Wahn kann man begreifen als den Versuch des Patienten, sich in seiner chaotisch gewordenen Innenwelt zurechtzufinden und zu organisieren, weshalb man die Entstehungsphase des Wahns auch als „Wahnarbeit" bezeichnet.

Negativsymptome. Sie beschreiben Einschränkungen des normalen Lebens. Hierzu gehören kognitive Einbußen ebenso wie ein Mangel an Motivation, einhergehend mit Antriebsarmut. Zudem kann es schwerfallen, Freude zu empfinden (Anhedonie). Ebenso kann als Negativsymptom die Schwingungsfähigkeit im Hinblick auf verschiedene Stimmungen wie Freude, Trauer oder Stolz verlorengehen. Oft geht die Sicherheit beim Erkennen verschiedener Bedeutungsebenen (Spaß, Ironie oder Metapher) verloren und das Denken wird „konkretistisch".

Mit der Negativsymptomatik geht häufig ein sozialer Rückzug einher, der von den Betroffenen häufig als wesentlich einschneidender erlebt wird als die Positivsymptome. Dies hängt auch damit zusammen, dass Negativsymptome häufig die Positivsymptome überdauern. Die Folgen des sozialen Rückzugs können gravierend sein und enden nicht selten in der Berentung der Betroffenen. Gleichzeitig lassen sich diese Symptome medikamentös kaum positiv beeinflussen. Antriebslosigkeit und fehlende Motivation können auch die Folge medikamentöser Therapien sein, und es resultiert eine schwer entwirrbare Situation.

Therapie

Bis heute ist eine im ursächlichen Sinne heilende Therapie der Schizophrenie nicht verfügbar. Therapeutische Interventionen haben also eher die Kontrolle von Symptomen zum Ziel. Ungefähr seit den 50er Jahren des letzten Jahrhunderts stehen medikamentöse Therapien zur Verfügung. Heute stehen verschiedene Behandlungsmöglichkeiten zur Verfügung und vielen Betroffenen gelingt es, ein normales Leben zu führen.

Recht im Fokus

Der mit der Erkrankung einhergehende Realitätsverlust kann aber auch heute noch dazu führen, dass Menschen gegen ihren Willen und unter Anwendung von Zwang behandelt werden. Dies ist aber nur dann zulässig, wenn die betroffene Person entweder für sich oder für andere eine Gefahr darstellt. Das Betreuungsgesetz setzt hier der Behandlung Betreuter wider ihres Willens enge Grenzen.

MERKE Die medikamentöse Behandlung **gemeinsam** mit psychosozialen Unterstützungsstrategien stellen die wichtigsten Säulen der Therapie dar.

Grundsätzlich gilt, dass die Erkrankung dann eine bessere Prognose hat, wenn die Behandlung möglichst früh beginnt. Dafür müssen aber Frühwarnzeichen, z. B. wachsendes Misstrauen gegenüber anderen Menschen, Schlafstörungen oder sozialer Rückzug rechtzeitig erkannt und richtig gedeutet werden.

Die Therapie der Schizophrenie findet in zunehmendem Maße nicht in der psychiatrischen Klinik, sondern gemeindenah statt. Im Rahmen von Klinikaufenthalten steht die Behandlung von Krisen im Vordergrund. Durch komplementäre Einrichtungen, z. B. betreutes Wohnen,

Kontakt- und Beratungsstellen, Werkstätten für seelisch Behinderte, wird der Behandlungserfolg gesichert und erneuten stationären Aufnahmen präventiv entgegengewirkt.

Medikamentöse Therapie

Pharmakologische Interventionen, also das Verabreichen von Medikamenten, stellt bis heute die am häufigsten durchgeführte therapeutische Maßnahme dar. Die verwendeten Medikamente bezeichnet man als Neuroleptika bzw. Antipsychotika. Die Medikamente greifen am System der Botenstoffe (Transmitter) an und verhindern z. B., dass zu viel Dopamin an den Synapsen andocken kann. So lassen sich vor allem positive Symptome wie Stimmenhören, Gedankenlautwerden, aber auch Unruhe behandeln.

Arzneimittel im Fokus

Antipsychotika

Grob lassen sich die eingesetzten Medikamente unterscheiden in „Typika" und „Atypika".

Typika. Die Typika sind seit ca. 50 Jahren bekannt und setzen vor allem an Dopaminrezeptoren an. Als Nebenwirkungen klagen die Menschen über Muskelsteifheit, Speichelfluss und über eingeschränkte Bewegungen. Solche Bewegungsanomalien können irreversibel sein, bleiben also bei manchen Menschen auch nach Absetzen der Medikamente bestehen (Spätdyskinesien).

Atypika. Dieses für diese Medikamentengruppe bis dahin „typische" Nebenwirkungsprofil hat eine neuere Gruppe von Medikamenten nicht, weshalb sie als Atypika beschrieben werden. Diese Gruppe der Medikamente wirkt auch

auf andere Botenstoffe, hat somit ein anderes Nebenwirkungsprofil. Menschen, die Medikamente aus dieser Gruppe einnehmen, leiden z. B. eher unter Übergewicht bzw. dem Risiko einer Diabeteserkrankung.

Unregelmäßigkeiten im EKG können bei beiden Gruppen als Nebenwirkungen auftreten. Manchmal kommt es zu hormonellen Unregelmäßigkeiten (Milchfluss). Glaukompatienten müssen gesondert überwacht werden, zum Ausschluss eines ansteigenden Augeninnendrucks.

Antipsychotika kommen sowohl in der akuten Phase als auch zum Schutz vor weiteren Rückfällen (Rezidivprophylaxe) zum Einsatz. Demnach müssen die Medikamente nicht selten über mehrere Jahre eingenommen werden, was den

Betroffenen ebenso schwerfällt, wie Menschen, die dauerhaft Blutdruckpräparate einnehmen müssen. Ungefähr 50 % der Betroffenen haben nach einem Jahr die Medikamente entgegen den therapeutischen Vorgaben wieder abgesetzt. In diesem Zusammenhang ist zu berücksichtigen, dass es sowohl Menschen gibt, die auch ohne die Einnahme von Medikamenten keinen erneuten Rückfall erleiden als auch solche, die trotz ordnungsgemäßer Einnahme eine erneute krisenhafte Entwicklung durchmachen.

Als weitere Medikamentengruppen kommen bei der Erkrankung häufig beruhigende bzw. angstlösende Substanzen sowie Medikamente zur Schlafförderung zum Einsatz.

Auf der pharmakologischen Behandlung ruhen viele Hoffnungen der Angehörigen, der Betroffenen aber auch der Professionellen. Gleichzeitig kann es im Rahmen von Zwangseinweisungen auch zu Zwangsbehandlung mit Medikamenten kommen, was für die Menschen als traumatisches Ereignis in Erinnerung bleibt und wie ein Schatten alle weiteren medikamentösen Therapien begleitet.

Aufgaben der Pflege. Pflegende sind in vielfacher Weise in die medikamentöse Behandlung involviert. So sind sie im stationären Setting z. B. mit der Ausgabe der Medikamente betraut und müssen

häufig auch die Einnahme der Medikamente kontrollieren. Pflegenden kommt aber auch die Aufgabe zu, über die Wirkung von Medikamenten aufzuklären oder im Rahmen von Psychoedukation über Chancen und Risiken der Einnahme zu sprechen. Mit Gesprächen können Pflegende dazu beitragen, gemeinsam mit dem Betroffenen die Motivation für eine dauerhafte Einnahme der Medikamente zu klären. Ob ein Mensch langfristig Medikamente einnimmt oder nicht, hängt weniger von Wirkung und Nebenwirkung, als vielmehr vom Vertrauen ab, welches der Patient zu

dem Arzt, zu der Pflegeperson und zum Behandlungsteam hat.

Psychopharmaka können aber immer nur ein Teil der Behandlung darstellen. Sie können helfen, z. B. vor Reizüberflutung zu schützen, der Heilungsprozess muss aber ebenso mit einem gewandelten Selbstverständnis bzw. einem neuen Lebenskonzept einhergehen, um dauerhaft wirksam zu sein.

MERKE Medikamente dürfen nicht heimlich ins Essen gemischt werden!

Nichtmedikamentöse therapeutische Ansätze

Je nach Erkrankungsbild stehen unterschiedliche therapeutische Strategien im Vordergrund. So kann es z. B. sein, dass ein Patient eine akute Phase überwunden hat und nun im Rahmen von Ergotherapie auf die Rehabilitationsphase und die Rückkehr an den Arbeitsplatz vorbereitet wird. Auch kann im Rahmen von Gruppenprogrammen die Wahrnehmung für den eigenen Körper verbessert werden (Boden u. Rolke 2008). Da die Erkrankung häufig auch für die Angehörigen einen sehr belastenden Faktor darstellt, kommen in der Psychiatrie auch familientherapeutische Ansätze zum Einsatz. An manchen Orten werden Angehörigengruppen angeboten.

Besondere Bedeutung zu einem ganzheitlichen Verständnis kommt der Zusammenarbeit zwischen Betroffenen („Erfahrenen"), Angehörigen und Professionellen zu. In solchen „trialogisch" besetzten Veranstaltungen kann das unterschiedliche Erleben der Erkrankung zum Thema gemacht und so das Verständnis untereinander gefördert werden. So pflegt der Trialog Bielefeld z. B. eine Internetseite und stellt umfangreiche Informationen für alle Beteiligten zur Verfügung (http://www.psychiatrie-bielefeld.de/).

43.4.2 Pflege- und Behandlungsplan

Ziel der Pflege ist es, dass die Betroffenen so weit wie möglich befähigt werden, ein selbstständiges Leben zu führen und die selbst gesetzten Ziele zu erreichen. Vor diesem Hintergrund ist Wertschätzung und das Bemühen um ein Verständnis für die Person und deren Geschichte eine grundlegende Voraussetzung für eine erfolgreiche pflegerische Betreuung. Die Erkrankung stellt für die Betroffenen und für die Angehörigen eine lang andauernde Herausforderung und Aufgabe dar. So müssen alle Seiten viel über die Krankheit lernen und die betroffene Peson muss Strategien entwickeln, im Alltag mit der Erkrankung umzugehen.

Es müssen z. B. Wege gefunden werden, Medikamente so einzunehmen, dass es die Arbeitskollegen nicht unbedingt merken, und den Freunden muss man schonend beibringen, dass man den Konsum von Cannabis eingestellt hat. Darüber hinaus gilt es, die Diagnose einer Psychose in die Biografie einzubauen. Hierbei handelt es sich nicht selten um einen Prozess, der sich über Jahre hinweg erstreckt. Pflegende können Betroffene sowie dessen Angehörige und Freunde in Gesprächen auf diesem Weg unterstützen.

Für Menschen in schweren Krankheitskrisen, wie sie häufig im stationären Setting anzutreffen sind, kann es passieren, dass die Betroffenen und die Angehörigen die Hoffnung verlieren. In solchen Situationen ist es wichtig, dass Pflegende empathisch und ehrlich die Hoffnung stellvertretend so lange tragen, bis die Beteiligten sie wieder aufnehmen können.

Im Rahmen der Pflegeplanung ist darauf zu achten, dass die Ressourcen des Patienten ausreichend Berücksichtigung finden. Dann kann es z. B. sein, dass ein Patient im eigenen häuslichen Umfeld Unruhezustände durch ein Bad oder einen Spaziergang sehr gut kontrollieren kann. Solche Informationen aus der Anamnese sollten natürlich im Pflege- und Behandlungsplan unbedingt Berücksichtigung finden. So kann es auch gelingen, den Gebrauch von Beruhigungsmitteln, der immer mit dem Risiko einer körperlichen Abhängigkeit einhergeht, niedrig zu halten.

Informationen über Rückfallprävention, über die Krankheit und Behandlungsmöglichkeiten sowie über Netzwerke sind bedeutende Elemente der pflegerischen Intervention mit der zentralen Botschaft: Sie sind nicht alleine angesichts der Bedrohung durch die Krankheit.

Pflegediagnosen. Mögliche Pflegediagnosen nach Townsend (2000) sind:

- beeinträchtigte Denkprozesse
- Hoffnungslosigkeit
- beeinträchtigte Kommunikation/Kontaktstörung
- ineffektives Krankheitsmanagement
- Angst
- soziale Isolation
- Antriebsmangel

43.5 Pflege bei affektiven Erkrankungen am Beispiel der Depression

43.5.1 Medizinischer Überblick

Definition

Als „affektive Erkrankungen" bezeichnet man eine Gruppe von seelischen Erkrankungen, bei denen der betroffene Mensch unter willentlich nicht beeinflussbaren Schwankungen der Gestimmtheit in die eine oder andere Richtung leidet. Bereits in der Antike hat Hippokrates im 4. Jahrhundert vor Christus die Melancholie und die Manie präzise beschrieben. Mitte des 19. Jahrhunderts hat Jules Flaret beschrieben, dass Patienten zwischen depressiven (melancholischen) und gehobenen (manischen) Stimmungen „zyklieren" können (Berger 1999). Im Rahmen einer affektiven Erkrankung können folgende Bereiche beeinträchtigt sein:

- Stimmung
- Affekt
- Gefühle („emotions" und „feelings")

Der Begriff „Depression" ist Gegenstand des allgemeinen Sprachgebrauchs und meint zunächst lediglich gedrückte Stimmung. Der Begriff „deprimere" kommt aus dem Lateinischen und bedeutet: niederdrücken. Niedergedrückte Stimmung an sich ist nichts Krankhaftes, sondern ist vielmehr Teil des menschlichen Gefühlslebens. Sie kann z. B. als nachvollziehbare Reaktion auf den Verlust eines nahe stehenden Menschen oder im Rahmen einer Beziehungskrise in der Partnerschaft auftreten und einen wichtigen Teil der Trauerreaktion darstellen. Auf der anderen Seite gibt es auch krankhafte Verläufe, welche medizinischer und pflegerischer Behandlung bedürfen (Major Depression).

☼ **FALLBEISPIEL** Eine Frau, die bereits depressive Episoden durchlaufen hat, erzählt: „In depressiven Phasen kenne ich v. a. folgende Symptome:

Lustlosigkeit, kein Antrieb, Traurigkeit, Angst, Sorgen um Dinge, die noch gar nicht passiert sind, Schlaflosigkeit, stundenlanges Grübeln, Zukunftsängste, Angst, unter Menschen zu gehen, ich rede dann kaum, große Selbstzweifel … , ich kann nichts, ich bin nichts'… fühle mich überflüssig auf dieser Welt, wenn es dann ganz schlimm ist, will ich nur noch schlafen, am besten für immer, damit dieses Gefühl und die vielen Gedanken aufhören. Ich kann mich dann für nichts entscheiden, alles erscheint wie ein riesiger Berg, alles ist mühsam und erschöpft mich, kann mich nicht konzentrieren, kann nicht lesen (behalte dann einfach nichts), hab das Gefühl, ich rede Unsinn, wenn ich mal was sage, fühle mich wie ein hilfloses Kind, das nichts alleine kann. … habe nur trübe Gedanken und nichts kann mich aufheitern, kann mich über gar nichts freuen … In der Klinik bin ich eine ganze Woche nur über den Flur gewandert und habe mit niemandem geredet, habe die Richtung gewechselt, wenn mir jemand entgegenkam. Ach ja … ich habe dann das Gefühl, dass ich selbst schuld bin, dass ich so schlecht drauf bin und glaube nicht, dass es an einer Erkrankung liegt. Das erkenne ich erst wieder, wenn ich aus der schlimmen Phase raus bin. ——

Häufigkeit
Die Depression gewinnt zunehmend an Bedeutung und dürfte nach Hochrechnungen der WHO bald zu den häufigsten Erkrankungen überhaupt zählen.

Das Risiko, während des Lebens einmal an einer Major Depression zu erkranken, liegt bei Männern bei 7 – 12 %, bei Frauen 20 – 30 % (**Abb. 43.8**). Bleibt die Erkrankung unbehandelt, dann dauert sie 6 – 24 Monate. Die Prognose der depressiven Erkrankung ist günstig, in den meisten Fällen kommt es zu einer kompletten Remission. Über 50 % der Menschen, die an einer Depression erkranken, erleiden aber auch eine zweite Episode, 25 % haben chronische Verläufe mit immer wieder auftretenden Episoden. Der relativ guten Prognose steht der oft lebensbedrohliche Charakter dieser Erkrankung gegenüber. Depression ist zudem eine der Hauptursachen für Suizide. Goodwin und Jamison (1990) schätzen, dass ca. 15 – 20 % der Menschen in depressiven Krisen Selbstmord begehen.

Allerdings wird nur ein geringer Prozentsatz von Menschen mit depressiven Erkrankungen in psychiatrischen Kliniken behandelt.

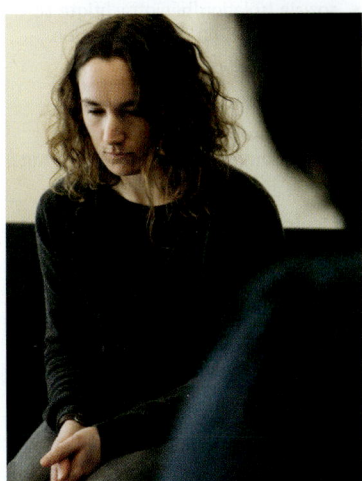

Abb. 43.8 Typisches Bild einer Patientin mit Depression (Situation nachgestellt).

Symptome und Diagnostik
In der Terminologie des ICD-10 zählt die Depression zu den affektiven Störungen. Bei diesen Störungen bestehen die Hauptsymptome in einer Veränderung der Stimmung oder der Affektivität, entweder zur Depression – mit oder ohne begleitende Angst – oder zur gehobenen Stimmung. Die Diagnose wird anhand der vorliegenden Symptome gestellt. Der ICD-10 kennt nicht die Krankheit „Depression" sondern spricht von „depressiver Episode". In dieser Wortwahl steckt auch eine Art von therapeutischem Optimismus – nämlich die Situation nicht als etwas Unabänderliches, sondern als vorübergehend zu begreifen. Die Klassifizierung nach ICD-10 zeigt **Tab. 43.2**.

DSM-IV-TR. Folgt man den Kriterien des DSM-IV-TR, dann müssen mindestens fünf der folgenden Einschränkungen vorhanden sein, damit die Kriterien für eine Major Depression erfüllt ist:
- depressive Stimmung an fast allen Tagen, für die meiste Zeit des Tages
- deutlich vermindertes Interesse oder Freude an einer oder fast allen Aktivitäten an fast allen Tagen
- deutlicher Gewichtsverlust ohne Diät oder deutliche Gewichtszunahme
- Schlaflosigkeit oder vermehrter Schlaf an fast allen Tagen
- psychomotorische Unruhe oder Verlangsamung an fast allen Tagen
- Müdigkeit oder Energieverlust an fast allen Tagen
- Gefühle von Wertlosigkeit oder übermäßige oder unangemessene Schuldgefühle an fast allen Tagen
- verminderte Fähigkeit zu denken oder sich zu konzentrieren oder verringerte Entscheidungsfähigkeit an fast allen Tagen
- wiederkehrende Gedanken an den Tod, wiederkehrende Suizidvorstellungen ohne genauen Plan, tatsächlicher Suizidversuch, Planung eines Suizidversuches

> **MERKE** Abzugrenzen davon ist die dysthyme Störung, die in vielerlei Hinsicht mit der depressiven Episode vergleichbar ist, deren Symptome aber schwächer sind. ——

Ursachen
Für die Entstehung einer depressiven Episode geht man von einem multikausalen Geschehen aus. Demnach sind genetische, psychologische, reaktive und soziale Faktoren für Entstehung und Verlauf von Bedeutung. Dazu gehören
- genetische Faktoren,
- Persönlichkeitsmerkmale,
- aktuelle psychosoziale Belastungen,
- hirnorganische Faktoren,
- körperliche, medikamentöse und krankheitsbedingte Faktoren,
- Suchterkrankungen (Alkoholismus, Abhängigkeit von Psychostimulanzien),
- Lichtmangel (mitverantwortlich für die saisonal abhängige Depression während der dunklen Jahreszeit. Diese geht einher mit Appetitsteigerung und Gewichtszunahme, verbunden mit einem vermehrten Schlafbedürfnis).

Um dem schwer entwirrbaren Ursachengeflecht im Einzelfall gerecht zu werden, hat man die früher üblichen Einstellungen in „neurotische" und „endogene" Depression mit der Einführung von ICD-10 und DSM-IV vollständig aufgegeben. Durchgesetzt hat sich jetzt die pragmatische Betrachtung nach Schweregraden und hinzutretenden Komplikationen. „Major Depression" ist weitgehend deckungsgleich mit dem früheren Begriff der vollausgeprägten endogenen Depression, wobei „major" im Lateinischen und Englischen „die Größere" bedeutet.

Risikofaktoren
Zu den Risikofaktoren gehören:
- depressive Episoden in der Vergangenheit
- Familienmitglieder, die auch depressive Krankheitsphasen erlebt haben

Tab. 43.2 Klassifizierung der Depression nach ICD-10.

	Charakterisierung
F32.0	leichte depressive Episode (der Patient fühlt sich krank und sucht ärztliche Hilfe, kann aber seinen beruflichen und privaten Pflichten noch gerecht werden)
F32.1	mittelgradige depressive Episode (berufliche oder häusliche Anforderungen können nicht mehr bewältigt werden)
F32.2	schwere depressive Episode ohne psychotische Symptome (der Patient bedarf ständiger Betreuung. Eine Klinik-Behandlung wird notwendig, wenn das nicht gewährleistet ist)
F32.3	schwere depressive Episode mit psychotischen Symptomen (wie F.32.2, verbunden mit Wahngedanken, z. B. absurden Schuldgefühlen, Krankheitsbefürchtungen, Verarmungswahn u. a.)

- Suizidversuche in der Vorgeschichte
- Geschlechterverteilung: Frauen erkranken häufiger als Männer
- kritische Phase direkt nach der Geburt eines Kindes („Wochenbettdepression")
- wenig soziale Kontakte/Unterstützung
- belastende Lebensereignisse
- sexueller Missbrauch in der Vorgeschichte
- Substanzmittelmissbrauch

Therapie

Über 80 % der Menschen mit depressiven Krisen werden im ambulanten Setting versorgt. Im klinischen Setting sind eher schwerere Verläufe anzutreffen. Es gibt eine Reihe von Ansatzpunkten zur Behandlung von Depressionen und daher überwiegend günstige Prognosen.

Die Behandlung der Depression beruht auf einem Bündel an Maßnahmen. Neben psychotherapeutischen Maßnahmen kommen je nach Schwere des Verlaufs psychopharmakologische Therapien zum Einsatz.

Deren sachgerechte Anwendung wird u. U. beeinträchtigt durch das Problem der Stigmatisierung. Als problematisch erweist sich zudem, dass aufgrund von unzureichendem Wissensstand, im Bereich der Medizin und der Gesundheitsberufe, aber auch seitens der Angehörigen, eine Unterschätzung der Krankheitsschwere zu beobachten ist. Zudem liegen den Erklärungsmustern der Betroffenen und ihrer wichtigsten Bezugspersonen häufig negative Krankheitskonzepte zugrunde. So glauben viele Menschen, dass Depression gar keine richtige Erkrankung sei. Vielmehr sei ein solcher Gefühlszustand das Resultat persönlichen Versagens. Und es gibt eine Reihe von nicht gerechtfertigten Ängsten im Hinblick auf Psychopharmaka. So konnte eine Studie zeigen, dass 80 % der Bevölkerung davon ausgehen, dass Antidepressiva süchtig machen, und 70 % vermuten, dass sie die Persönlichkeit verändern (Althaus et al 2002).

→ **MERKE** Deswegen kommt der Aufklärung der Bevölkerung über Symptome und Behandlungsmöglichkeiten eine große Bedeutung zu. Neben Behandlungsmöglichkeiten der akuten Krise gilt es auch, Aspekte der Prävention zu berücksichtigen. Als Arbeitsfeld der Pflege bieten sich große Entwicklungsmöglichkeiten im Bereich der Aufklärung.

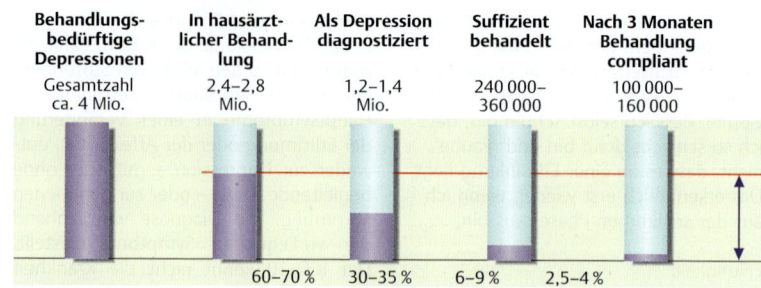

Behandlungs-bedürftige Depressionen	In hausärzt-licher Behand-lung	Als Depression diagnostiziert	Suffizient behandelt	Nach 3 Monaten Behandlung compliant
Gesamtzahl ca. 4 Mio.	2,4–2,8 Mio.	1,2–1,4 Mio.	240 000–360 000	100 000–160 000
	60–70 %	30–35 %	6–9 %	2,5–4 %

↕ Optimierungsspielraum durch Fortbildung und Kooperation mit Hausärzten.

Abb. 43.9 Optimierungsspielraum in der Primärversorgung depressiv erkrankter Menschen (Hegerl et al. 2003).

🍏 **PRÄVENTION & GESUNDHEITSFÖRDERUNG** Wie die Ergebnisse des Nürnberger depressions- und suizidpräventiven Programms im Rahmen des Kompetenznetzwerkes Depression zeigen, kann durch eine Verbesserung der diagnostischen und therapeutischen Kompetenz der Hausärzte und durch Aufklärung der Öffentlichkeit die Versorgung depressiver Patienten erheblich verbessert werden und die Anzahl der Suizidversuche lässt sich reduzieren (**Abb. 43.9**). Das Aktionsprogramm setzt auf vier Ebenen an: Auf der Ebene der hausärztlichen Versorgung wurde die Sensibilität für diese Erkrankung z. B. durch den Einsatz von Screeninginstrumenten erhöht. Außerdem wurden entsprechende Fortbildungen durchgeführt. Auf der Ebene der breiten Öffentlichkeit wurde im Rahmen von verschiedenen Veranstaltungen, an denen auch prominente Persönlichkeiten teilnahmen sowie über Informationsmaterial Aufklärung betrieben. Darüber hinaus wurden Multiplikatorenschulungen durchgeführt, zu denen explizit Pflegende, aber auch Pfarrer und Lehrer gehörten. Eine vierte Ebene fokussierte auf die Betroffenen und einer sog. Hochrisikogruppe. Im Vordergrund standen hier Maßnahmen der sekundären Prävention. Menschen, die nach einem Suizidversuch behandelt wurden, wurden über Anlaufstellen bei erneuter krisenhafter Zuspitzung informiert und Selbsthilfegruppen wurden gegründet.

43.5.2 Pflege- und Behandlungsplan

Die Hauptaufgabe der Pflege in der Versorgung depressiv erkrankter Menschen besteht darin, eine tragfähige Beziehung zum Patienten aufzubauen. Dabei sollte diese Beziehung von Offenheit und gegenseitigem Vertrauen geprägt sein.

Neben der therapeutischen Beziehungsgestaltung als Grundvoraussetzung für eine erfolgreiche Versorgung gibt es drei Bereiche, in denen Pflege eine besondere Bedeutung zukommt:

- Erkennen von Frühwarnzeichen
- psychoedukative Strategien einschließlich der Förderung des „Selbstmanagements"
- Identifikation und Prävention von Suizid

→ **MERKE** Bei der Pflege von Menschen mit Depressionen ist es besonders wichtig, eine Balance zwischen Über- und Unterforderung zu halten. Das gilt für die Patienten genauso wie für Pflegende, andere Therapeuten oder Angehörige.

Pflegediagnosen. Mögliche Pflegediagnosen sind:

- Gefahr der Gewalttätigkeit gegen sich und andere
- soziale Isolation
- ungelöstes Trauern
- Störung des Selbstwertgefühls
- soziale Isolation/beeinträchtigte soziale Interaktion/soziale Isolation
- Machtlosigkeit
- beeinträchtigte Denkprozesse
- Mangelernährung
- Schlafstörung
- unwirksames Coping (Umgehen mit Herausforderungen)

Besonderheiten der professionellen Beziehungsgestaltung

Depressive Patienten lehnen Beziehungsangebote seitens der Pflege, aber auch von anderen Personen aus ihrem Umfeld häufig ab und reagieren mit Rückzug. Ausgehend von ihren negativen Gedanken reden sie wenig, sind eher isoliert und denken, dass sie es nicht wert sind, dass man ihnen hilft. Wenn Pflegende mit depressiven Menschen arbeiten, dann ist es wichtig, dass sie Ruhe und Wärme ausstrahlen und signalisieren,

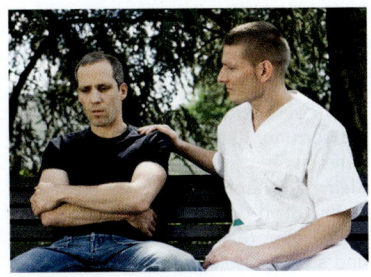

Abb. 43.10 Pflegende sollten dem depressiven Menschen kontinuierlich das Gefühl geben, dass er nicht allein ist (Situation nachgestellt).

dass sie trotz allem zu dem Menschen stehen. Die Pflegeperson sollte im Kontakt empathisch, ehrlich und mitfühlend sein (*Abb. 43.10*). Dabei kann es eine große Herausforderung für die Pflege darstellen, einer Person, die auf entsprechende Beziehungsangebote mit Rückzug und Ablehnung reagiert, über einen längeren Zeitraum hin positive Gefühle entgegenzubringen.

Die Ablehnung der Beziehung durch den Patienten kann bei der Pflegeperson Gefühle von Wut, Aggression und Hilflosigkeit zur Folge haben. Die Pflegende ärgert sich evtl. darüber, dass der Patient sich so hilflos gibt oder über die Zurückweisung von Beziehungsangeboten. Die unterschwellige Aggression, die der Patient sich und der Welt im Rahmen seiner Erkrankung entgegenbringt, überträgt sich in solchen Momenten auf die Umwelt.

Positive Grundhaltung. Geduld und der Glaube daran, dass jeder Mensch sich verändern kann, dass Krankheitsphasen überwunden werden können, gehört demnach zu den wichtigen Tugenden, die es im Rahmen des Pflegeprozesses zu berücksichtigen gilt. Wenn diese Grundhaltung beständig verbal und nonverbal in Richtung des Patienten kommuniziert wird, so wird er i. d. R. nach einiger Zeit mit leisen Signalen dieses Beziehungsangebot erwidern.

Keine kontrollierenden oder aggressiven Zugehensweisen. Vermieden werden sollten kontrollierende oder aggressive Zugehensweisen, indem man z. B. den Patienten darauf hinweist, wie schön doch sein Leben eigentlich ist, oder eher unglückliche Empfehlungen wie „Wird schon wieder gut" oder „Sie sollten nicht so depressiv sein". Da Menschen im Rahmen depressiver Krisen häufig keine Möglichkeit haben, die Welt nur deshalb anders zu sehen, weil sie von anderen dazu aufgefordert werden, werden sie auf solche Ansprachen

verständlicherweise mit Rückzug reagieren.

Verständnis und Akzeptanz. Das Verständnis für die Person sowie die Akzeptanz der Situation durch die Pflegeperson ist von großer Bedeutung. Dies sollte aber nicht mit großen Sympathiebekundungen oder Identifikation mit der Situation des Patienten einhergehen, da dies die Möglichkeiten, von der Therapie zu profitieren, einschränken würde. Die Patienten fühlen sich in ihrer Hoffnungslosigkeit bestätigt, wenn die Pflegenden mit in ihre Depression eintauchen.

Regelmäßige Kontakte und Gespräche. Diese sowie ein unterstützender Kontakt sollten auch dann zur Anwendung kommen, wenn der Patient zunächst wenig spricht. Selbst wenn es evtl. über einen längeren Zeitraum nicht gelingt, die Krise des Patienten aufzulösen, so ist es doch ein zentrales Merkmal pflegerischer Arbeit, dass man den Patienten in dieser Situation nicht alleine lässt. Neben dem Beziehungsbündnis signalisiert es dem Patienten: Er ist es wert, dass man sich um ihn kümmert.

Biografiearbeit. Im Hinblick auf die Verlangsamung des Lebens, die mit depressiven Krisen einhergeht, sollte auch die Pflegeperson langsamer sprechen und mehr Zeit für Antworten lassen. Aus der Biografie sollten Aspekte herausgearbeitet werden, die Interessensgebiete des Patienten deutlich machen. Daraus ergeben sich Möglichkeiten, den Gesprächen mehr Inhalt zu geben und Dinge zu besprechen, die dem Menschen in seinem bisherigen Leben Freude bereitet haben. Aber auch hier gilt es, behutsam vorzugehen: Der Verlust der Freude an früheren Hobbys kann auch negative Gedanken im Hinblick auf die jetzige Lebenssituation verstärken.

➤ **MERKE** Grundsätzlich gilt, dass die Beziehungsgestaltung zu depressiven Menschen sehr anspruchsvoll ist. Es ist wichtig, dass man mit Mitgliedern aus dem Team oder auch im Rahmen von Supervision über therapeutische Situationen spricht. Als große Ressource sollten erfahrene Pflegeexperten begleitend zur Verfügung stehen. ⎯

Beispiel: Pflegediagnose „Hoffnungslosigkeit" als Teil der Depression
Assessment
Hoffnungslosigkeit entsteht häufig aus einem Gefühl der Machtlosigkeit. Aus diesem Grund ist es wichtig, Äußerungen, die auf fehlendes Kontrollgefühl hindeuten, ernst zu nehmen (z. B. das

Gefühl, nicht in die Behandlung einbezogen zu werden oder nicht nachvollziehbare Therapieentscheidungen).

Im Rahmen der Informationssammlung sollten Pflegende auch nach den individuellen und subjektiven Aspekten der Hoffnung fragen. Die Hoffnung der Patienten richtet sich nicht immer und unbedingt auf Gesundung, sondern kann auch Hoffnung auf Lebensqualität trotz Krankheit, oder aber z. B. im Rahmen von unheilbaren Krankheiten, Hoffnung auf ein würdevolles Sterben bedeuten. Wenngleich Gesundung oder Heilung nicht immer im Vordergrund steht, so gibt es doch im psychiatrischen Bereich besondere Situationen zu berücksichtigen. So begegnet man bei professionell Tätigen im Hinblick auf Depression häufig einem therapeutischen Negativismus dahingehend, dass dem Patienten und den Angehörigen im Hinblick auf die Prognose eher düstere Szenarien präsentiert werden – im Gegensatz zur Erfahrung vieler Betroffener, die die Erkrankung überwunden haben und ein „normales" Leben leben.

➤ **MERKE** Besonders sorgfältig ist das Assessment bei Menschen in depressiven Phasen durchzuführen. Hoffnungslosigkeit ist als Teil der Krankheit anzusehen und kann im schlimmsten Fall suizidale Krisen zur Folge haben. ⎯

Die im Rahmen des Assessments gesammelten Informationen sowie das vorhandene pflegerische Expertenwissen bilden die Grundlage für die Entscheidung, ob die Pflegediagnose „Hoffnungslosigkeit" gestellt und entsprechende Interventionen geplant werden.

Ein mögliches Ziel könnte z. B. sein, dass ein Patient erkennt, über welche Bereiche er Kontrolle hat und die Behandlung mit gestalten kann. Über das Aufzeigen von Gestaltungsmöglichkeiten kann so Hoffnung für weitere Schritte zurück gewonnen werden.

Interventionen
Damit Pflege das Phänomen Hoffnungslosigkeit wirksam bearbeiten kann, gilt es, von der bisher eher defizitorientierten Behandlung hin zu Behandlungsformen zu gelangen, die eher auf eine Stärkung der Selbstpflegefähigkeiten ausgerichtet sind. Die Weltpsychiatrieorganisation fordert in diesem Zusammenhang: „Traditionelle krankheitsorientierte Behandlung sollte sich erweitern zu integrativen, multidimensionalen Konzepten auf der Basis einer positiven Haltung und einer Reduktion der vorherrschen-

den Skepsis gegenüber der Möglichkeit der Gesundung." Folgt man den Erkenntnissen des Pflegewissenschaftlers Kirkpatrick, dann sind es u. a. die im Folgenden aufgeführten Strategien, die ein erfolgreiches pflegerisches Handeln erwarten lassen.

Stärkung der Beziehung

Eine professionelle Beziehungsgestaltung stellt die Grundlage einer erfolgreichen Intervention dar und wird u. a. dadurch erreicht, dass der Pflegende für den Patienten erreichbar und ansprechbar ist. Darüber hinaus gilt es, den Betroffenen zu ermuntern und gleichzeitig Verständnis für die Situation zu zeigen sowie unterstützend tätig zu werden. Eine professionelle Beziehung kann nur dann Bestand haben, wenn der Pflegende zwar Hoffnung macht, nicht aber falsche Hoffnungssignale setzt.

Kontrolle haben. Hoffnung entsteht auch dann, wenn Betroffene und Angehörige Wissen über Erkrankung und Medikamente haben. Unsicherheit macht hoffnungslos. Ziel muss es sein, dass der Betroffene über positives Denken, über Möglichkeiten der Symptomkontrolle und Aspekte der Rückfallprophylaxe die Kontrollmöglichkeiten über seine Erkrankung ausweitet.

Sinn finden. Die Erfahrung einer schweren Erkrankung stellt i. d. R. eine existenzielle Krise im Leben eines Betroffenen, aber häufig auch in seinem Umfeld dar. Pflege übernimmt wesentliche Aufgaben, wenn es darum geht, die Erkrankung in die Biografie einzuarbeiten und Sinnfragen zu bearbeiten. So suchen Patienten vielleicht nach dem Sinn einer Erkrankung oder suchen in der Krise Halt in religiösen Fragen. Sinnfindung

kann auch dadurch unterstützt werden, dass der Patient Vertrauen in die Fähigkeiten der Natur oder Wissenschaft entwickelt. Manchmal nützt es ihm auch, in einem vernünftig begrenzten Maß Verantwortung für Mitpatienten zu übernehmen.

Kleine Ziele setzen. Des Weiteren kann es innerhalb der Pflegeplanung hilfreich sein, kleine realistische Ziele zu setzen und so über kleine Erfolgserlebnisse die Rückgewinnung des Selbstvertrauens und der Regie zu ermöglichen und (für den Betroffenen zunächst unbewusst) das Thema Hoffnung zu bearbeiten.

➤ **MERKE** Hoffnung kann nicht erzwungen werden, sondern muss von allen Beteiligten gemeinsam „entdeckt" werden. ───────────

43.6 Pflege bei suizidalen Menschen

43.6.1 Medizinischer Überblick

Definition

Der Suizid oder Suizidversuch ist kein Krankheitsbild, sondern allenfalls ein Symptom einer Erkrankung. Die wenigsten Suizide entstehen aus klar kalkulierten Entscheidungsprozessen, in dem ein psychisch gesunder Mensch in Abwägung seiner persönlichen Situation die Wahl trifft, sich das Leben zu nehmen („Bilanz-Suizid"). Viel öfter ist ein Suizid eine reaktive Verhaltensweise auf eine akute oder lang andauernde Lebenskrise. Eine suizidale Handlung ist nach Wolfersdorf (1999): „... sind alle begonnenen, vorbereiteten, abgebrochenen oder durchgeführten Versuche, sich das Leben zu nehmen, sofern sie in dem Glauben, in der Hoffnung oder mit dem Wissen durchgeführt wurden, dass mit der angewandten Methode der Tod erreicht werden könne."

Hat die Handlung einen tödlichen Ausgang, wird sie als Suizid bezeichnet. Wird die suizidale Handlung überlebt, handelt es sich um einen Suizidversuch. Der Parasuizid wird in der Literatur häufig als ein Suizidversuch mit enormem sozialem Kommunikationswert bezeichnet. Er zeichnet sich zuweilen durch manipulative Elemente aus. Das Ziel ist nicht der Suizid, sondern der Ruf um Hilfe. In der Praxis ist man vorsichtig mit der Andeutung, eine Suizidhandlung sei nicht ernsthaft so gemeint gewesen – vielmehr gibt man dem Kranken Würde und Verantwortung, wenn man anerkennt, dass er sich zu einer so extre-

men und bedeutenden Handlung entschlossen hat.

Häufigkeit

Mitte der 1970er Jahre haben sich in Deutschland jährlich rund 20 000 Menschen suizidiert. Derzeit hat sich diese Zahl mehr als halbiert, 2006 lag sie erstmals unter 10 000. Dies bedeutet, dass sich durchschnittlich alle 53 Minuten ein Mensch in Deutschland suizidiert. Das Durchschnittsalter liegt bei ca. 55 Jahren, demnach sind auch viele junge Menschen betroffen. Die Suizidrate bei Frauen ist deutlich geringer als bei Männern. Die Suizidrate steigt bei beiden Geschlechtern ab dem 60. Lebensjahr. Die höchste Suizidrate haben die über 80-Jährigen. Die Suizidversuche können bundesweit nur geschätzt werden, da es keine Meldepflicht für diese gibt. Jedoch liegen die Schätzwerte um ca. das 10-fache höher als die Anzahl der Suizide. Ahrens (1996) beschreibt das Suizidrisiko bei psychisch erkrankten Menschen als 15- bis 30-fach höher als das der Allgemeinbevölkerung. Menschen mit folgenden psychiatrischen Diagnosen sind am stärksten gefährdet:
- Menschen mit depressiven Störungen
- Menschen mit Alkoholabhängigkeit
- Menschen mit Schizophrenien
- Menschen mit Persönlichkeitsstörungen
- Menschen mir Angst- und Panikerkrankungen

Ursachen

Aus ätiologischer Sicht gibt es in der Literatur zwei vorherrschende Modelle von Suizidalität (*Abb. 43.11*):
- **Krisenmodell:** Die Suizidalität wird als Eskalation einer psychosozial belastenden Situation begriffen. Die Endstrecke einer belastenden Situation kann mit einer emotionalen oder Verhaltensstörung einhergehen.
- **Krankheitsmodell:** Die Suizidalität wird im Zusammenspiel mit einer psychiatrischen Erkrankung betrachtet. Die folgende Abbildung soll die beiden ätiologischen Modelle der Suizidalität skizzieren.

Präsuizidales Syndrom

Suizidales Verhalten entwickelt sich. Diese Entwicklung wird als präsuizidales Syndrom bezeichnet. Es handelt sich um ein multifaktorielles Geschehen. Häufig fühlen sich die betroffenen Menschen alleingelassen bzw. einsam und ziehen sich aus vorhandenen Sozialbeziehungen zurück. Aggressionen gegen Mitmenschen im Umfeld der Betroffenen, die nicht ausgelebt werden, können sich anstauen. Schlussendlich richten die Betroffenen die angestauten Aggressionen gegen ihre eigene Person. Zur Veranschaulichung der Stadien von Suizidalität entwickelte Pöldinger 1989 das in *Abb. 43.12* gezeigte Modell.

Therapie

Bei einer suizidalen Krise steht die Krisenintervention im Vordergrund (in Verbindung mit der Behandlung der Grund-

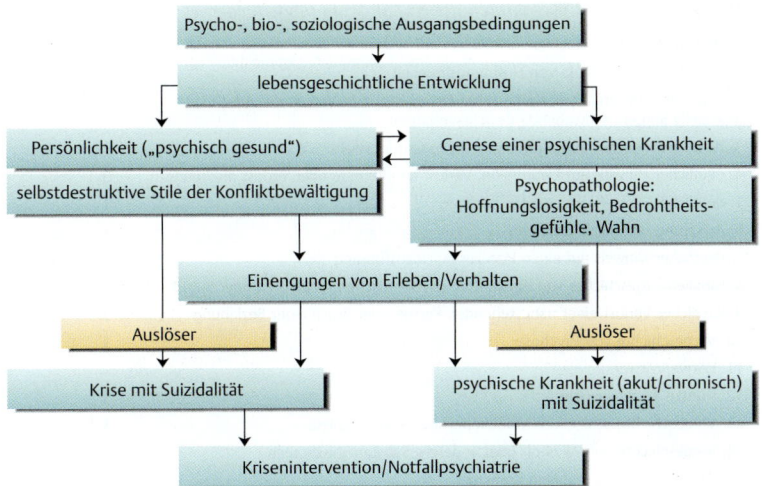

Abb. 43.11 Ätiologische Modelle von Suizidalität (Krisenmodell/Krankheitsmodell) (Berger 1999).

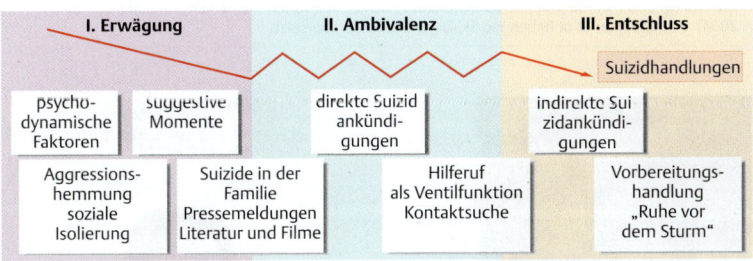

Abb. 43.12 Stadien der Suizidalität nach dem Modell von Finzen (1989) (Schädle-Deininger u. Vilinger 1996).

erkrankung). In der Akutsituation besteht für den Arzt die Möglichkeit, den Patienten medikamentös zu unterstützen. Ziel der medikamentösen Unterstützung ist die Dämpfung des Handlungsdrucks, Sedierung und Anxiolyse. Ergebnis der Medikation soll Entspannung und emotionale Distanzierung sein. Neben der pharmakologischen Therapie der Grunderkrankung und der Medikation zur Entlastung in der Krisensituation sollte sich immer eine Psychotherapie und Soziotherapie anschließen. Sowohl Sozio- und Milieutherapie wie auch medikamentöse Behandlungsformen sind nicht frei von unerwünschten Begleiterscheinungen und Nebenwirkungen.

Begleiterscheinungen/Nebenwirkungen.
Das gesamte pflegerische und therapeutische Setting einer psychiatrischen Behandlung kann beim Patienten Hospitalisierungsschäden, Überforderungssituationen, Unruhe, Reizüberflutung oder Nähe-Distanzprobleme auslösen. Die Behandlung mit Psychopharmaka kann die

Suizidalität des Patienten sehr unterschiedlich beeinflussen. Antriebssteigernde Antidepressiva können Suizidalität verschlimmern oder gar auslösen. Neuroleptika generieren u. U. „pharmakogene" Depressionen oder verstärken die innere Unruhe und Getriebenheit. Dämpfende, sedierende Medikamente können die vorhandene Suizidneigung verschleiern.

▶ **MERKE** Es gibt kein Medikament gegen Suizidalität. Es gibt nur eine unterstützende Medikamentenbehandlung. Prävention, Patientenbeobachtung, Wirkungen und Nebenwirkungen der unterschiedlichen Therapien zu beobachten ist eine der Kernaufgaben der Pflegenden.

▶ **MERKE** Die Gefahr für suizidale Handlungen stellt besondere Anforderungen an Intuition, Beobachtungsgabe und Informationsfluss aller beruflich Beteiligten und ist früh morgens besonders wichtig. Dann liegt der ganze Tag noch

wie ein Berg vor den Patienten. In diesem Zusammenhang ist auch auf die einsetzende Wirkung antidepressiver Medikation zu achten. Hier ist die Gefahr gegeben, dass der Patient durch die Medikamente zunehmend aktiver wird, die Stimmung und die negative Sicht der Dinge sich aber noch nicht wirklich verbessert haben. In solchen Situationen ist von einem hohen Potenzial für suizidale Handlungen auszugehen.

43.6.2 Pflege- und Behandlungsplan
Eingangs des Kapitels hieß es: „Menschen mit Suizidgedanken sind ernst zu nehmen!" Das impliziert auch, dass eine Bagatellisierung in dieser Situation unangebracht und kontraindiziert ist. In der Praxis ist das nicht leicht zu erreichen. Fachkompetenz erlangt die Pflegefachkraft durch Ausbildung, durch fachbezogene Fort- und Weiterbildung, durch persönliches Interesse und nicht zuletzt durch Berufserfahrung. Gesammelte Erfahrungen mit den unterschiedlichen Krankheitsbildern und ständige Reflexion dieser Erfahrungen machen einen wesentlichen Teil der Professionalität aus. Deren wesentliche Merkmale sind soziale und kommunikative Fähigkeiten. Traditionelle pflegerische Attribute wie wertfreies Zuhörenkönnen, Empathie, Versorgen, Halten, Tragen oder Schützen sind wirksame Diagnose- wie auch Interventionsinstrumente. Die Fähigkeit, komplexe, vernetzte Sinnzusammenhänge zu erkennen und zu beeinflussen, ist originäre pflegerische Aufgabe und Kompetenz (Benner 1994 u. 2000, Hemkendreis 2001).

Beispiel: Pflegediagnose Suizidgefahr
Assessment
In der Informationssammlung werden alle relevanten Umstände aufgenommen, die als Risikofaktoren zu identifizieren sind:

- Risikofaktoren, die durch das Verhalten begründet sind (z. B. bekannte Suizidversuche, Anhäufen von Medikamenten)
- Risikofaktoren, die aus verbalen Äußerungen (z. B. Suizidäußerungen) herleitbar sind
- Risikofaktoren, die situationsbezogen vorhanden sind (z. B. es gibt eine Waffe im direkten Umfeld, oder Gifte)
- Risikofaktoren, die psychologisch zu begründen sind (z. B. Menschen mit psychiatrischen Krankheitsbildern)
- Risikofaktoren, die altersabhängig sind (z. B. ältere Menschen, junge männliche Erwachsene)

- Risikofaktoren, die durch körperliche Veränderungen zu begründen sind (z. B. Menschen mit chronischen Schmerzen, Menschen, die eine lange Leidensperiode vor sich haben)
- Risikofaktoren, die durch soziale Probleme begründet sind (z. B. Beziehungsprobleme, Hoffnungslosigkeit)

Die Einschätzung von Suizidalität kann durch strukturierte und standardisierte Einschätzungsinstrumente vorgenommen werden (vgl. Abderhalden et al. 2005). Die Einschätzung der Suizidalität sollte über 3 Ebenen und 4 Elemente geschehen (vgl. Abderhalden et al 2011). Als 1. Schritt ist die Identifikation der Basissuizidalität anhand der NGASR-Skala zu realisieren. Die NGASR-Skala erfasst 16 evidenzbasierte Risikofaktoren, die zu einem Suizid führen können (**Tab. 43.3**). Nach der Addition der Punktwerte der NGASR-Skala wird das Gesamtergebnis zu einer Risikostufe zusammengefasst. Die NGASR-Skala bietet 4 Risikostufen: 0 – 5 Punkte = kleines Risiko, 6 – 8 Punkte = mäßiges Risiko, 9 – 11 Punkte = hohes Risiko, 12 und mehr Punkte = sehr hohes Risiko. Diese Betrachtung dient der Einschätzung der Gefährdung anhand von Risikofaktoren. Neben der Einschätzung der Basissuizidalität sollte nun die subjektive Einschätzung der Pflegeperson erfolgen. Die Einschätzung erfolgt aufgrund der ersten Kontaktaufnahme mit dem Patienten sowie eventuellen Vorerfahrungen. Das Ergebnis der subjektiven Einschätzung wird ebenfalls in die 4 Risikostufen eingeteilt. Nun werden die Ergebnisse der NGASR-Skala und der subjektiven Einschätzung zusammengefasst und zu einer ersten Einschätzung der derzeitigen Suizidalität kumuliert.

Das Ergebnis dieses dreischrittigen Verfahrens ist die Identifikation von suizidgefährdeten Patienten, bei denen nachfolgend eine weitergehende Abklärung der Suizidalität vorgenommen werden muss. Nach der Ersteinschätzung sollten die Patienten, bei denen ein hohes oder sehr hohes Risiko festgestellt wurde, im interdisziplinären Team vorgestellt werden, um die Einschätzung durch die weiteren Teammitglieder validieren zu lassen. Patienten, bei denen eine Suizidalität nicht ausgeschlossen werden kann, sollten zur Einschätzung der akuten Suizidalität mittels des Instrumentes Suicide Status Form II_G (SSF-II G) eingeschätzt werden. Dieses Instrument wird gemeinsam mit dem Patienten und der Bezugsperson bearbeitet. Hier sollte darauf geachtet werden, dass die Bearbeitung des Instrumenta-

Tab. 43.3 Liste der Risikofaktoren der NGASR-Skala (Abderhalden et al 2005).

Risikofaktoren	Punkte
1. Vorhandensein/Einfluss von Hoffnungslosigkeit	3
2. kürzliche, mit Stress versehene Lebensereignisse, z. B. Verlust der Arbeit, finanzielle Sorgen, schwebende Gerichtsverfahren	1
3. deutlicher Hinweis auf Stimmenhören/Verfolgungswahn	1
4. deutlicher Hinweis auf Depression, Verlust an Interesse oder Verlust an Freude	3
5. deutlicher Hinweis auf sozialen Rückzug	1
6. Äußerung von Suizidabsichten	1
7. deutlicher Hinweis auf einen Plan zur Suizidausführung	3
8. Familienvorgeschichte von ernsthaften psychiatrischen Problemen oder Suizid	1
9. kürzlicher Verlust einer nahestehenden Person oder Bruch einer Beziehung	3
10. Vorgeschichte von Psychose	1
11. Witwe/Witwer	1
12. frühere Suizidversuche	3
13. Vorgeschichte schlechter sozioökonomischer Verhältnisse	1
14. Vorgeschichte von Alkohol- oder anderem Substanzmissbrauch	1
15. Bestehen einer terminalen Krankheit	1
16. mehrere psychiatrische Hospitalisationen in den letzten Jahren, Wiederaufnahme kurz nach der letzten Entlassung	1

¹ Ergänzung für die deutschsprachige Fassung.
Die NGASR-Skala wurde von J.R. Cutcliffe und P. Barker in England entwickelt (Cutcliffe und Baker 2004). Abderhalden et al haben die Skala ins Deutsche übersetzt.

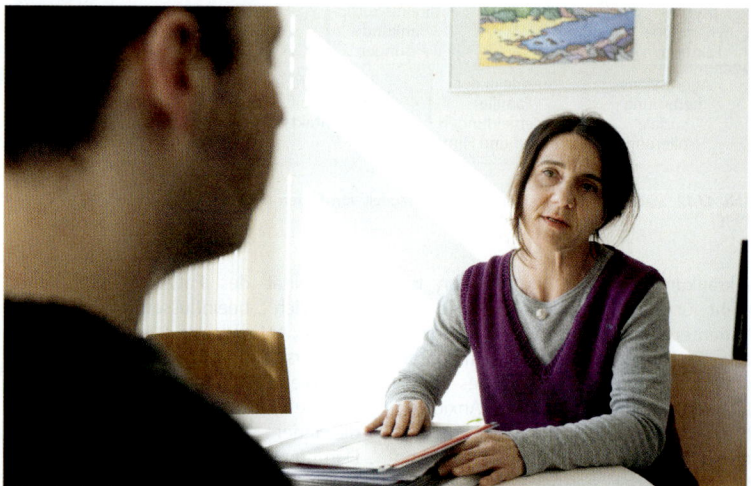

Abb. 43.13 Das Instrument SSF II wird immer gemeinsam mit Patient und Bezugsperson in Form eines Gespräches ausgefüllt.

riums in der Form eines Gesprächs stattfindet. Neben dem Screening der Suizidalität dient das Verfahren gleichzeitig zum Aufbau der therapeutischen Beziehung (vgl. Abderhalden et al. 2011) (**Abb. 43.13**).

Interventionen
Nach Feststellung von Suizidrisikofaktoren bietet die Pflegefachkraft dem betreffenden Patienten und evtl. seinen Angehörigen ein offenes Gespräch über das aktuelle Risiko und über wirksame Maßnahmen einer Krisenintervention

an. Sofortmaßnahmen können sein: eine Bezugsperson festlegen, einen Antisuizidpakt vereinbaren, Verlegung in ein Mehrbettzimmer, Stationstür abschließen oder andere freiheitsbeschränkende Maßnahmen ergreifen. Folgende Interventionen kommen infrage und ergänzen einander:

- Achten auf Äußerungen und Verhalten, die auf einen geplanten Suizidversuch hinweisen könnten.
- Direkte Kommunikation mit dem Patienten, ob er auf die Gedanken auch Taten folgen lässt.

- Ausführliche Krisengespräche mit dem Angebot engmaschiger Begleitung.
- Bei fehlender Absprachefähigkeit: Überprüfung, ob freiheitsbeschränkende Maßnahmen angewendet werden müssen (konstante Einzelbetreuung, geschlossene Station, Fixierung).
- Häufige Gesprächskontakte zur Abklärung von Suizidalität und Bündnisfähigkeit.

- Informationsaustausch aller Beteiligten im multiprofessionellen Team.
- Gemeinsame Planung und engmaschige Überwachung der Interventionsmaßnahmen im multiprofessionellen Team.
- Bis zum Eintreffen und zur Entscheidung des Arztes hat das Pflegepersonal entsprechende Sicherungsmaßnahmen selbstständig zu treffen.
- Bei allen Maßnahmen sind gesetzliche Bestimmungen zu beachten.

Ziel eines Pflegeplans ist, dass der Patient seine Situation einschätzen und seine Probleme anerkennen kann. Gemeinsam mit dem Patienten sollten aktuelle Probleme und Bedürfnisse identifiziert werden, die der Patient mit Unterstützung der Pflegekraft bearbeitet.

> **MERKE** Es ist wichtig, viel Zeit mit dem Patienten zu verbringen!

PRÄVENTION & GESUNDHEITSFÖRDERUNG

Pflegestandard Suizidprophylaxe der LWL-Klinik Gütersloh

In der LWL-Klinik Gütersloh (Fachkrankenhaus für Psychiatrie, Psychotherapie, Neurologie, Innere Medizin und Psychosomatik) wurde 2003 ein Suizidprophylaxestandard unter besonderer Berücksichtigung des Beitrags der Pflege entwickelt. Die Versorgung der Patienten – wie auch die Implementierung dieses Standards – kann nur berufsgruppen- und sektorenübergreifend gelingen. Die Einrichtung trägt Verantwortung für die Bereitstellung von Wissen, Hilfsmitteln und personellen Ressourcen.

Dieser Standard ist eine „Richtlinie". Wenn eine Pflegefachkraft aufgrund ihrer Erfahrungen eine Vorgehensweise außerhalb dieses Standards wählt, kann dieses durchaus sinnvoll sein, vorausgesetzt das Vorgehen ist der Situation des Patienten angepasst, begründbar und dokumentiert. Mit dem Standard sollen – aus pflegerischer Perspektive – systematisch Vorkehrungen erarbeitet werden, die geeignet sind, die Risiken von Suizidversuchen so weit wie möglich zu minimieren. In Form und Systematik folgt er weitgehend den Expertenstandards des Deutschen Netzwerks für Qualitätsentwicklung in der Pflege (DNQP).

Standardaussage. Jeder suizidgefährdete Patient erhält eine Prophylaxe, die Suizide/Suizidversuche minimiert. Begründung: Suizidversuche und gelungene Suizide gehören zu den gravierenden Risiken psychisch und psychiatrisch erkrankter Menschen. Angesichts des vorhandenen Wissens über Risikofaktoren, therapeutischer und pflegerischer Interventionen, ist eine Reduzierung dieser Risikofaktoren auf ein Minimum anzustreben. Von herausragender Bedeutung dabei sind eine systematische Einschätzung der Risiken und eine Koordination der Interventionen durch das Pflegefachpersonal.

Tab. 43.4 Pflegestandard Suizidprophylaxe LWL-Klinik Gütersloh.

Struktur	Prozess	Ergebnis
Die Pflegefachkraft **S1** – verfügt über aktuelles Wissen zur Identifikation von Suizidgefahren.	Die Pflegefachkraft **P1** – identifiziert unmittelbar zu Beginn des pflegerischen Auftrages systematisch die Risikofaktoren aller Patienten, bei denen ein erhöhtes Suizidrisiko nicht ausgeschlossen werden kann. – wiederholt die Erfassung der Suizidrisikofaktoren bei Veränderungen der psychischen Verfassung der Patienten.	**E1** Eine aktuelle, systematische Einschätzung der Suizidrisikofaktoren liegt vor.
S2 – verfügt über notwendige Fachkompetenz in Bezug auf Suizidrisikofaktoren und wirksame pflegerische Interventionen.	**P2** – bietet dem Patienten und seinen Angehörigen Informationen und Beratung über die festgestellten Risikofaktoren sowie über wirksame Interventionen an.	**E2** Der Patient und seine Angehörigen kennen die individuellen Risikofaktoren sowie effektive Maßnahmen zur Suizidprophylaxe.
S3 – kennt wirksame Interventionen zur Vermeidung von Suiziden und Suizidversuchen.	**P3** – entwickelt gemeinsam mit dem Patienten, seinen Angehörigen und den beteiligten Berufsgruppen einen individuellen Maßnahmeplan.	**E3** Ein individueller Maßnahmeplan liegt vor.
S4 – ist zur Koordination der Interventionen autorisiert.	**P4** – gewährleistet in Absprache mit den beteiligten Berufsgruppen und dem Patienten gezielte Interventionen auf der Grundlage des Maßnahmenplans.	**E4** Die Umsetzung der geplanten Interventionen erfolgt.

Fortsetzung ▶

Tab. 43.4 Fortsetzung

Struktur	Prozess	Ergebnis
S5 – Die Einrichtung sorgt für geeignete personenelle und räumliche Voraussetzungen für eine individuelle Umgebungsanpassung.	P5 – leitet unmittelbar nach der Suizidrisikoerfassung in Absprache mit dem Patienten, seinen Angehörigen und der beteiligten Berufsgruppen Maßnahmen zur Umgebungsanpassung ein, die zur Vermeidung von Suizid und Suizidversuch beitragen.	E5 Die Umgebung (therapeutisches Milieu) ist den individuellen Suizidrisikofaktoren des Patienten angepasst.
S6 – Die Einrichtung gewährleistet die Informationsweitergabe über notwendige prophylaktische Maßnahmen zur Suizidvermeidung an weitere an der Versorgung beteiligte Berufsgruppen.	P6 – informiert weitere an der Versorgung des Patienten beteiligte Berufsgruppen über die jeweils notwendigen Maßnahmen zur Suizidprophylaxe.	E6 Den an der Versorgung beteiligten Berufsgruppen sind die jeweils notwendigen Maßnahmen zur Suizidprophylaxe bekannt.
S7 – ist zur systematischen Erfassung und Analyse von Suizidrisikofaktoren befähigt.	P7 – dokumentiert und analysiert systematisch jeden Suizid und Suizidversuch und schätzt auf dieser Grundlage die Risikofaktoren neu ein.	E7 Jeder Suizid und Suizidversucht eines Patienten ist dokumentiert und analysiert. In der Einrichtung liegen Zahlen zu Häufigkeit, Umständen und Folgen von Suiziden und Suizidversuchen vor.
S8 – kennt Auswirkungen von Suiziden und Suizidversuchen auf die übrigen Patienten der betroffenen Station.	P8 – dokumentiert und analysiert diese Auswirkungen systematisch und schätzt auf dieser Grundlage die Risikofaktoren aller Patienten ein.	E8 Eine aktuelle, systematische Einschätzung der Risikofaktoren aller betroffenen Patienten liegt vor.

Psychische Belastung der Mitarbeiter

In den meisten medizinischen Disziplinen wird der Tod als möglicher Behandlungsausgang als etwas Normales, Unvermeidbares hingenommen. In der Psychiatrie jedoch wird der Suizid eines Patienten meistens als Scheitern der Therapie angesehen. Er löst bei den betroffenen Mitarbeitern Schuldgefühle, Verunsicherung in ihrer Professionalität, Wut, Enttäuschung, Trauer oder Schuldzuweisungen an Kollegen und der Institution aus. Die besondere Nähe der Bezugspflegekräfte zu den Patienten verstärken diese Reaktionen. Mitpatienten verlieren das Vertrauen in das Behandlerteam.

Über die Sorge um die Patienten darf die psychische Belastung der hauptbetroffenen Mitarbeiter nicht übersehen werden. In einer ersten Phase nach einem Suizidereignis geht es um Beruhigung, Unterstützung und Trost der betroffenen Mitarbeiter. Erst in einer zweiten Phase kann es um Klärung der Umstände und um Reflexion psychodynamischer Konstellationen gehen. In einem dritten Schritt können weitergehende Interventionen zur Bewältigung der Situation geklärt werden, z. B. Checklisten, Maßnahmenkataloge, „Manöverkritik".

43.7 Pflege bei Abhängigkeitserkrankungen am Beispiel der Alkoholabhängigkeit

43.7.1 Medizinischer Überblick

Der Missbrauch und die Abhängigkeit von Alkohol und/oder anderen Drogen bringen große gesundheitliche und soziale Probleme für die Betroffenen mit sich. Obwohl die gesellschaftliche Problematik zunahm, gab es in der Pflege von Abhängigkeitserkrankten jahrelang kaum wissenschaftliche Fortschritte. Erst in den letzten 20 Jahren gibt es deutliche pflegewissenschaftliche Entwicklungen. Die Professionalisierung der Pflege bei Abhängigkeitserkrankungen konzentriert sich auf drei Bereiche:

- Änderungen der Haltung
- Erwerb von Wissen
- Entwicklung von Fähigkeiten

Definition

Die Begriffe Sucht und Abhängigkeit werden häufig als Synonym benutzt und müssen vom Missbrauchsbegriff abgegrenzt werden. Die WHO hat 1967 den Begriff Sucht durch Abhängigkeit ersetzt. Sie definiert Abhängigkeit als „einen seelischen, eventuell auch körperlichen Zustand, der dadurch charakterisiert ist, dass ein dringendes Verlangen oder unbezwingbares Bedürfnis besteht, sich die entsprechende Substanz fortgesetzt und periodisch zuzuführen." Es gibt vier verschiedene Unterscheidungsmerkmale.

1. körperliche Abhängigkeit
2. seelische Abhängigkeit
3. stoffgebundene Abhängigkeit
4. nichtstoffgebundene Abhängigkeit

Die Arten der Abhängigkeit können in Verbindung miteinander oder einzeln auftreten. Dies hängt von verschiedenen Faktoren ab.

Die Suchtproblematik ist für Pflegende fast aller Bereiche ein Thema, die Relevanz ist je nach Pflegebereich sehr unterschiedlich. Das Problem Sucht ist bei weitem nicht nur in psychiatrischen Einrichtungen zu finden, sondern jeder Gesundheits- oder Pflegebereich hat mit dieser gesellschaftlichen Problematik zu tun. Sehr oft besteht über Suchtkrankheiten kein systematisches Wissen. Dies ist einer der Gründe, warum sich Pflegende, trotz ausgeprägter Verbindung zwischen Abhängigkeit und Gesundheitsproblemen, nur ungern mit dieser Patientengruppe beschäftigen. Das Spektrum der Pflege bei Abhängigkeitserkrankungen ist breit. Für die detaillierte Darstellung aller stoffgebundenen und nichtstoffgebundenen Abhängigkeiten würde es der Umfang dieses Kapitels nicht ausreichen. Aus diesem Grund beschränkt sich das aktuelle Kapitel auf die gesellschaftlich und volkswirtschaftlich relevanteste Stoffgruppe Alkohol. Zur Vollständigkeit werden die häufigsten Abhängigkeiten aufgeführt (*Tab. 43.5*).

Die Auflistung der stoffgebundenen und nichtstoffgebundenen Abhängigkeiten hat keinen Anspruch auf Vollständigkeit. Sie zeigt aber gerade bei den nichtstoffgebundenen Abhängigkeiten, wie der soziokulturelle Rahmen von Menschen Einfluss nehmen kann. Nimmt man z. B. die Tanorexie (Bräunungssucht). Diese ist zwar, wie einige nichtstoffgebundene Abhängigkeiten, noch nicht im ICD-10 zu finden, ist aber durch wissenschaftliche Belege (Zeller et al 2006, Poorsattar et al 2007) als Abhängigkeit zu betrachten. Alkohol verursacht bei vielen Menschen gesundheit-

Tab. 43.5 *Die häufigsten stoffgebundenen und nichtstoffgebundenen Abhängigkeiten.*

stoffgebundene Abhängigkeiten	nichtstoffgebundene Abhängigkeiten
→ Alkoholabhängigkeit	→ Arbeitsabhängigkeit (Workaholic)
→ Amphetaminabhängigkeit	→ Beziehungsabhängigkeit
→ Barbituratabhängigkeit	→ Bibliomanie
→ Benzodiazepinabhängigkeit	→ Essstörungen
→ Cannabisabhängigkeit	(z. B. Anorexie, Bulimie, Adipositas)
→ Codeinabhängigkeit	→ Konsumabhängigkeit
→ Heroinabhängigkeit	→ Medienabhängigkeiten
→ Kokainabhängigkeit	(z. B. Fernsehen, Internet)
→ Abhängigkeit von Lösungsmitteln	→ Sexsucht
("Schnüffelprodukte")	→ SMS-Abhängigkeit
→ Morphinabhängigkeit	→ Bräunungssucht
	(Tanorexie, Solariumsucht)
	→ Spielsucht

liche Probleme: 9,5 Millionen Menschen in Deutschland betreiben einen riskanten Alkoholkonsum. Die Zahl der alkoholabhängigen Menschen beläuft sich auf ca. 1,3 Millionen. Mindestens 42 000 Menschen sterben jedes Jahr an den Folgen ihres Alkoholmissbrauchs oder ihrer -abhängigkeit. Die volkswirtschaftlichen Kosten betragen für Deutschland jährlich 20 Milliarden Euro.

Riskanter Alkoholkonsum bei Jugendlichen. Das exzessive Konsumieren von Alkohol bei Jugendlichen hat in den letzten Jahren stark zugenommen. Nachdem die ersten Todesfälle bekannt wurden, ist das mediale sowie politische Interesse gewachsen.

"Binge Drinking" ist der Begriff, den die WHO für die exzessive Konsumform gewählt hat, die umgangssprachlich unter "Komasaufen" bekannt ist. "Binge Drinking" ist folgendermaßen durch die WHO definiert: "...den Konsum von fünf und mehr alkoholischen Standardgetränken zu einer Gelegenheit." In einer Befragung 2007 gaben 63 % der männlichen Jugendlichen (16 – 17 Jahre) und 37 % der weiblichen Jugendlichen an, in den letzten 30 Tagen (zum Zeitpunkt der Befragung) mindestens einmal "gebingt" zu haben (Drogenbeauftragte der Bundesregierung 2008).

Ursachen

Die Ursachen für eine Abhängigkeitserkrankung sind multifaktoriell. Genetische, psychologische und soziale Faktoren spielen eine große Rolle. Familiäre Vorbilder oder eine geringe Frustrationstoleranz können z. B. einen Einfluss auf die Entstehung von Abhängigkeitserkrankungen haben. Weitere Einflussgrößen können negativ assoziierte Lebensumstände sein, z. B. Arbeitslosigkeit. Ebenso muss die Verfügbarkeit und das Suchtpotenzial von Stoffgruppen berücksichtigt werden.

Für den Alkoholkonsum in Deutschland herrschen geradezu ideale Bedingungen. Die gesellschaftliche Akzeptanz von Alkoholkonsum bei Jugendlichen und Erwachsenen ist relativ hoch, die Verfügbarkeit von Alkohol ist über 24 Stunden gegeben, die nationale Gesetzgebung und Preisgestaltung sind liberal und moderat.

Diagnostik

Unterschieden wird bei den Störungen durch Alkohol in drei Kategorien

- Intoxikation
- Missbrauch
- Abhängigkeit

Alkoholintoxikationen zeigen sich durch kurz nach dem Konsum auftretende physische und/oder psychische Auffälligkeiten oder Verhaltensveränderungen. Symptome können sein:

- aggressives Verhalten, Affektlabilität
- beeinträchtigtes Urteilsvermögen
- Gang- und Koordinationsstörungen
- Nystagmus
- Gedächtnisstörungen
- Stupor, Koma

ICD-10. Laut ICD-10 ist der Missbrauch von Alkohol dann gegeben, wenn es in der Folge von Alkoholintoxikationen zu Schädigungen der physischen und psychischen Gesundheit kommt.

DSM-IV-TR. Nach DSM-IV-TR wird der Missbrauchsbegriff noch weiter gefasst. Dort wird Alkoholmissbrauch definiert als "ein unangepasstes Muster von Substanzgebrauch, welches in klinisch bedeutsamer Weise zu Beeinträchtigungen oder Leiden führt" (Saß et al 1996).

Die körperliche Abhängigkeit von Alkohol zeigt sich durch eine Toleranzentwicklung und das Eintreten von Entzugssymptomen einige Stunden nach dem letzten Konsum von Alkohol.

Therapie

Aufgrund der Vielschichtigkeit der Erkrankung gibt es nicht "den Abhängigkeitserkrankten". Die Behandlung verläuft individuell und viele Gesichtspunkte integrierend. Dies ist vergleichbar mit anderen psychiatrischen Behandlungen. Der Behandlungsplan für Menschen mit Abhängigkeitserkrankungen umfasst die Bereiche:

- Psychotherapie
- Pflege
- Pharmakotherapie
- Sozialarbeit und -pädagogik
- rehabilitative Maßnahmen

Bei der Therapieplanung soll der Krankheitsverlauf sowie die psychiatrischen und somatischen Komorbiditäten berücksichtigt werden. Es gibt kaum ein Lehrbuch, in dem die Abstinenz nicht als oberstes Therapieziel genannt wird. Aus Sicht der Professionellen ist das schlüssig, um den Patienten vor den Folgen seiner Krankheit zu bewahren. Allerdings ist das Ziel der Patienten nicht immer die Abstinenz, viele "kokettieren" lieber mit dem sog. "kontrollierten Trinken". Aus Sicht der Selbsthilfegruppen (z. B. der Anonymen Alkoholiker) müssen sie erst eine Reihe von Rückschlägen, d. h. Rückfällen erleben, bevor sie das Abstinenzziel für sich akzeptieren können. Der Behandlungsverlauf kann in vier Phasen beschrieben werden.

1. Kontaktaufnahme mit dem Hilfesystem. In der Phase der Kontaktaufnahme entscheidet sich der Patient, Hilfe zu suchen. Oft sind Kliniken oder Hausärzte die erste Station. Betriebe und Versicherungen verweisen oft auf Suchtberatungsstellen. Die Phase ist geprägt durch Angst vor der Zukunft, Scham und Hoffnungslosigkeit. Ob der Patient zum nächsten Schritt bereit ist, liegt häufig an der Haltung der ersten Kontaktpersonen. Der Entschluss, sich in eine Entgiftungsbehandlung zu begeben, kann einige Zeit dauern (Motivationsphase).

2. Körperliche Entgiftung. Ob für die körperliche Entgiftung ein stationärer Aufenthalt nötig ist, muss individuell mit dem behandelnden Arzt und dem sozialen Umfeld des Patienten abgestimmt werden. Allerdings ist die körperliche Entgiftung von Alkohol einer der schwersten und gefährlichsten Entgiftungen für den Patienten. Mögliche Komplikationen können zerebrale Krampfanfälle, Delirium tremens, Halluzinationen, Bluthochdruck und Tachykardien sein. Die Komplikationen und Begleitsymptomatiken können medikamentös gelindert werden. Die Entgiftungsbehandlung von Alkohol ist nach ca. 10 Tagen abgeschlossen, falls es sich nicht um den Mischkonsum mehrerer Substanzen gehandelt hat. Eine wichtige kommunikative Aufgabe ist die Motivation des Patienten, nach der körperlichen Entgiftung eine Entwöhnungsbehandlung anzuschließen.

3. Entwöhnungsbehandlung. Die Entwöhnungsbehandlung hat den Anspruch, die psychische Abhängigkeit zu überwinden. Hier sind die Patienten aufgefordert, ihre Lebenssituation zu reflektieren. Es sollen neue Wege gefunden werden, um z. B. Konflikte besser lösen oder verschiedene Lebenssituationen besser aushalten zu können. Die Settings, in denen eine Entwöhnungsbehandlung stattfinden kann, sind vielfältig: ambulante Rehabilitation, stationäre und teilstationäre Angebote, betreutes Wohnen.

4. Nachsorge. Eine Nachsorge für den Patienten sollte die Regel sein und individuell geplant werden. Eine Nachsorge gibt Stabilität. Hier sind vor allem die zahlreichen Selbsthilfeangebote zu nennen. Der Kontakt mit ebenfalls Betroffenen ist für viele Patienten sehr wichtig. Neben den Selbsthilfegruppen gibt es professionelle Beratungsstellen als Anlaufstelle für die Nachsorge.

43.7.2 Pflege- und Behandlungsplan

Neben der eigentlichen Abhängigkeitserkrankung und deren psychischen Folgen haben Patienten häufig somatische Komorbiditäten. Häufige Alkoholfolgeerkrankungen sind: Lebererkrankungen, gastrointestinale Erkrankungen, alkoholische Kardiomyopathie, Pankreatitis, Stoffwechselstörungen und neurologische Folgeerkrankungen.

Dies stellt für Pflegende eine besondere Herausforderung dar. Neben den Kenntnissen über die psychiatrische Versorgung von alkoholabhängigen Patienten müssen Pflegende ein gutes Grundwissen über die Pflege bei somatischen Komplikationen haben. Aufgrund der Vielschichtigkeit der Erkrankung gibt es kein „Pflegerezept". Die Pflege verläuft, genau wie die Therapie, integrierend und individuell.

Pflegediagnosen. Mögliche Pflegediagnosen sind:

- Gefahr einer Körperschädigung
- unwirksames Verleugnen
- unwirksames Coping
- Mangelernährung
- Störung des Selbstwertgefühls
- Wissensdefizit

Änderung der Haltung

Häufig finden sich pessimistische Grundhaltungen von Pflegenden und anderer Gesundheitsberufe gegenüber Alkoholikern und Drogenabhängigen: Eine Behandlung der Sucht sei wenig Erfolg versprechend. Der wiederkehrende Suchtkranke ist als „Drehtürpatient" ver-

schrien, hat selbst kaum Hoffnung und wird häufig durch die Profis als „hoffnungsloser Fall" betrachtet. Hier muss der eigene Anspruch an die Arbeit der Pflegenden reflektiert werden. Wenn der Patient keine Hoffnung mehr hat, sollte die Pflege die Hoffnung auf Gesundung tragen, bis der Betroffene die kritische Phase überwunden hat. Gerade bei Patienten, die in regelmäßigen und kurzen Intervallen zur stationären Aufnahme kommen, sollte das Ziel sein, die Psyche und den Körper zu schonen und zu pflegen. In dieser Zeit hat der Patient einen Raum, der ihn schützt und erlaubt, sich zu stärken.

👁 **FALLBEISPIEL** Hoffnung zu haben, zeichnet sich aus. Neben der landläufigen Meinung, dass es für alkoholkranke Menschen kaum Hoffnung gibt, mit oder ohne Hilfe zu gesunden, zeigen verschiedene Forschungsergebnisse, dass eine Remission (auch ohne formelle Hilfe) möglich ist. 1996 wurden zwei kanadische Studien an der Allgemeinbevölkerung durchgeführt. Hier ergaben sich Remissionsraten von 75 % und 77 % ohne formelle Hilfe für Personen mit einer Alkoholproblematik (Sobell et al 1996). Vergleichbar Lübeck und Umgebung: Hier wurde eine repräsentative Bevölkerungsstudie durchgeführt und es zeigte sich, dass 66 % derjenigen, die eine Lebenszeitalkoholabhängigkeit aufwiesen (nach DSM-IV), die Merkmale für diese Krankheit nicht mehr erfüllten und dafür keine professionelle Hilfe in Anspruch genommen hatten (Saß et al 1996). Zu fast identischen Raten kam eine Studie in den USA bei über 40 000 untersuchten Personen (Dawson 1996). Diese Ergebnisse zeigen, dass eine Förderung der Selbstbewältigungsfähigkeit mit relativ einfachen und kurzen Interventionen möglich ist. Fachleute sehen in den „Selbstheilern" keine Konkurrenz, sondern wichtige Bündnispartner. ____

Interventionen

Wichtig bei der Pflege von Menschen mit Alkoholabhängigkeit ist die Motivation zur Abstinenz oder Reduktion riskanter Lebensweisen, auch wenn der Leidensdruck häufig so groß werden muss, dass der Arbeitsplatz verlorengeht, die Ehe ruiniert ist und erste gesundheitliche Schäden aufgetreten sind, aber der Betroffene erkennt, dass die Nachteile des Alkoholkonsums enorm sind. Es sollte ein Lernprozess in Gang gesetzt werden, der dem Patienten Wege aufzeigt, wieder selbstverantwortlich mit sich umzu-

gehen. Hat sich ein Betroffener für den Weg der Behandlung entschieden, werden sein Entschluss und damit seine Motivation stark belastet.

Die eigenen Ängste, Versagensvorstellungen, Schuldgefühle, Frust, Resignation und Wut auf sich selbst können sich durch Abwehrmechanismen zeigen. Folgend werden wichtige Abwehrmechanismen beschrieben:

- Bagatellisierung (Verharmlosung)
- Regression (Teilrückzug in eine frühere Entwicklungsphase)
- Rationalisierung (Verhalten wird durch Scheinbegründungen annehmbar gemacht)
- Projektion (eigenes negatives Verhalten wird auf andere übertragen)
- Verleugnung (Ausschließen von Realitäten)
- Abgeben der Verantwortung („dependente", d. h. abhängige Persönlichkeit)

Um Abwehrmechanismen abzubauen, bedarf es einer offenen und echten Wertschätzung des Patienten. Wenn der Patient sich ernst genommen fühlt und merkt, dass er sich für sein Verhalten nicht verteidigen muss, macht die Aufrechterhaltung der Abwehrmechanismen keinen Sinn mehr für ihn. Um Veränderung der Einstellung zu unterstützen, ist eine große Methodenkenntnis der Pflegekräfte gefragt. Eine Methode ist das Motivation Interviewing (Miller u. Rollnick 1999).

Motivation Interviewing

Das Motivation Interviewing (M. I.) ist ein Konzept zur Lösung ambivalenter Einstellungen oder Verhaltensänderungen. Die Methode eignet sich gut für die Kommunikation mit Abhängigkeitserkrankten. Das M. I. basiert auf 4 Kriterien:

1. Akzeptanz des Patienten
2. Beleuchten von Vor- und Nachteilen einer Verhaltensänderung
3. Mit dem und nicht gegen den Widerstand arbeiten
4. Die Hoffnung stärken, dass Verhaltensveränderungen geschafft werden können

Um an diesen Kriterien zu arbeiten, werden u. a. die drei folgenden Methoden der klientenzentrierten Gesprächsführung angewandt:

- aktives Zuhören (das Gehörte in eigenen Worten wiederholen)
- Wertschätzung vermitteln (unterstützendes Verhalten)
- offene Fragen stellen (Fragen, die nicht mit Ja oder Nein zu beantworten sind)

43.8 Pflege von alten Menschen mit demenziellen Erkrankungen

Andreas Kutschke, Klaus Maria Perrar, Erika Sirsch

43.8.1 Medizinischer Überblick

Definition und Einteilung

Gegenwärtig leben in Deutschland mehr 1,2 Millionen Demenzkranke. Jährlich ist mit rund 250 000 Neuerkrankungen zu rechnen. Sofern kein entscheidender Durchbruch in Prävention oder Therapie gelingt, wird sich nach Vorausberechnungen der Bevölkerungsentwicklung die Zahl der Erkrankten bis zum Jahr 2050 auf rund 2,3 Millionen erhöhen. Schätzungen zufolge werden 60 % der Erkrankten im häuslichen Rahmen gepflegt, wenn auch Demenz zu den häufigsten Gründen eines Heimeinzuges zählt.

Schweregrade

Häufig wird eine Unterteilung der Demenzen in leichte, mittelgradige und schwere Beeinträchtigungen bzw. Stadien vorgenommen. Aus diesem Grund werden in der *Tab. 43.6* drei Einschätzungssysteme nebeneinander gestellt. Zur Verdeutlichung werden die Stadien kognitiven, nichtkognitiven und den Alltag beeinflussenden Faktoren gegenübergestellt. Die Global Deterioration Scale (GDS) nach Reisberg beschreibt die demenzielle Entwicklung in 7 Schritten. Der Mini Mental Status Test nach Folstein, eines der bekanntesten Assessments, schätzt den Schweregrad in leichte, mittelschwere und schwere Demenz ein.

Demenzformen

Zu unterscheiden ist zwischen den primären Demenzen und den sekundären Demenzen. Bei den primären Demenzen haben die Veränderungen ihren Ursprung im Gehirn selber, bei den sekundären ist das Gehirn im Rahmen einer anderen Erkrankung mitbeteiligt. In der Fachliteratur werden über 100 verschiedene Erkrankungen aufgeführt, die zu einer Demenz führen können.

Alzheimer-Demenz

Der Name der mit rund 60 % häufigsten Demenzform geht auf Alois Alzheimer zurück, der 1906 einen typischen Fall mit progredienter Gedächtnisschwäche, räumlicher Orientierungsstörung, paranoiden Denkinhalten und einer ausgeprägten Ratlosigkeit beschrieb. Die Demenz vom Alzheimer-Typ (DAT) ist ein langsam fortschreitender degenerativer Prozess mit einer vermutlichen Dauer von 20 – 30 Jahren. Die Diagnose wird erst im Verlauf beim Auftreten der ersten Symptome gestellt. Von diesem Zeitpunkt beträgt die Dauer der Alzheimer-Krankheit ca. 5 – 8 Jahre bis zum Tode (Wallesch u. Förstl 2005). Die zeitlichen Verläufe schwanken jedoch individuell sehr stark und hängen u. a. auch davon ab, in welchem Alter die Diagnose ge-

Tab. 43.6 *Einteilung einer Demenz in Schweregrade (nach Wächtler 2003)*

ICD 10	GDS	MMST	Störungsbereich	Symptome/Ausmaß der Beeinträchtigung
leichte kognitive Beeinträchtigung („mild cognitive impairment")				→ subjektives Klagen über Gedächtnisstörung → keine objektiven Leistungseinbußen → mögliche depressive Symptome, keine Einschränkung im Alltag
leicht	2 – 3	18 – 24	kognitiv	→ Abnahme von Gedächtnis, Denkvermögen und Informationsverarbeitung → Lernen, Wortfinden und Benennen ist erschwert
			Alltag	→ Selbstversorgung ist noch möglich → komplizierte Aufgaben fallen zunehmend schwer
			nichtkognitiv	→ emotionale Gereiztheit → weniger belastbar → depressive Symptome können auftreten
mittel	4 – 5	10 – 17	kognitiv	→ alle neuen Informationen werden nur noch kurz behalten → Dinge des täglichen Lebens werden vergessen → räumliche Orientierungsstörungen → die Sprache wird einfacher
			Alltag	→ Selbstversorgung ist stark eingeschränkt → es werden nur noch einfache Tätigkeiten durchgeführt
			nichtkognitiv	→ chronobiologische Störungen → Unruhe, umherirren → Angst → Abwehrverhalten → Wahnstörungen → Harninkontinenz
schwer	6 – 7 <	< 10	kognitiv	→ neue Informationen werden nicht behalten → Verwandte nicht erkannt → räumliche Orientierung ist verloren → zunehmend weniger Sprache
			Alltag	→ überwiegende Betreuung und Pflege notwendig → erforderliche Selbstpflege geht verloren
			nichtkognitiv	→ Schluckstörungen → Inkontinenz → Bettlägerigkeit → Unruhe → chronobiologische Störungen → Enthemmung ist möglich

stellt wird. So kann ein 60-Jähriger mit der Erkrankung durchaus 20 Jahre leben, während ein 85-Jähriger eine wesentlich kürzere Lebenserwartung hat.

Anatomie und Physiologie im Fokus

Im Verlauf der Erkrankung kommt es zu einer Degeneration des Gehirns, bei der es zu Ablagerungen durch sog. Plaques kommt. Man nimmt an, dass eine Störung des Abbaus oder des Abtransports des Amyloids eine wesentliche pathogenetische Rolle spielt und damit Mitverursacher einer Alzheimer-Krankheit ist. Eine weitere Veränderung ist das Auftreten von Neurofibrillen, in denen sich das sog. hyperphosphorylisierte Tau-Protein ablagert. Beide Veränderungen gelten als typisch für die Alzheimer-Krankheit.

Vaskuläre Demenzen

DEFINITION Als „vaskuläre Demenz" bezeichnet man alle demenziellen Syndrome, die auf Erkrankungen der Hirngefäße basieren. Die häufigste Ursache für eine vaskuläre Demenz ist die Hypertonie. ——————

Meistens werden vaskuläre Demenzen in 3 Gruppen unterteilt:
- subkortikal vaskuläre Enzephalopathien wie den Morbus Binswanger
- Multiinfarktdemenz (MID)
- Einzelinfarkte

Häufig liegt eine gemischte Form vor, bei der Anteile der DAT und der vaskulären Demenz gemeinsam auftreten. Vaskuläre Demenzen sind in Europa die zweithäufigsten Erkrankungen bei den Demenzen mit einem Anteil von 10 – 30 % aller Demenzen. Die kortikalen Formen (MID) verlaufen stufenförmig und die Lebenserwartung gegenüber der DAT ist geringer. Der Verlauf des Morbus Binswanger ist eher langsam und progredient. Die weit fortgeschrittene vaskuläre Demenz unterscheidet sich kaum noch von einer schweren DAT, abgesehen von den zusätzlichen erworbenen neurologischen Symptomen, die abhängig von der Lokalisation der Schädigung individuell sehr unterschiedlich sein können.

Weitere Demenzformen

Frontotemporale Degeneration. Arnold Pick beschrieb bereits im Jahre 1892 diese Form der Demenz, bei der es zu einer frontalen oder frontotemporalen Großhirnatrophie kommt. Der Anteil der Frontalhirndemenzen (FTD) an allen Demenzformen wird mit 8 – 10 % angegeben.

Demenz bei Morbus Parkinson. Bis in die 70er Jahre des vorletzten Jahrhunderts galt folgender Ausspruch von James Parkinson: „die Sinne und der Verstand sind unbeschädigt." Primär kommt es beim Morbus Parkinson zu einer erhöhten Muskelspannung, Verringerung der Bewegung und oft zu einem grobschlägigen Ruhetremor. Neuere Untersuchungen belegen jedoch einen hohen Anteil der Entwicklung einer Demenz im Verlaufe der Parkinsonerkrankung. Kommt es zu einer Demenz, so ist diese zu einem Drittel eine Pathologie der Lewy-Körperchen verursacht, in über der Hälfte der Fälle jedoch durch eine Alzheimer-Erkrankung.

Demenz mit Lewy-Körperchen. Diese Demenzform hat sowohl Ähnlichkeiten mit der Alzheimer-Demenz als auch mit der Demenz bei Morbus Parkinson. Die Lewy-Körperchen-Demenz (DLB) tritt sowohl kortikal als auch subkortikal auf. Lewy-Körperchen sind Einschlusskörper in den Gliazellen, die immunologisch nachweisbar sind.

Diese Erkrankung kann zusammen mit einem Morbus Parkinson, mit einer Alzheimer-Demenz oder auch in reiner Form auftreten. Finden sich im Verlauf einer demenziellen Erkrankung früh Parkinson-Symptome, so ist immer an diesen Typus der Demenz zu denken. Dies hat insbesondere dadurch eine hohe klinische Relevanz, weil eine deutlich erhöhte Empfindlichkeit gegenüber Neuroleptika besteht.

Demenz bei Chorea Huntington. Chorea Huntington ist eine Erberkrankung, die v. a. mit ausgeprägten Bewegungsstörungen einhergeht (früher „Veitstanz"; chorea: lat. Rundtanz). Die Schwere und der Verlauf können sehr unterschiedlich sein und hängen wesentlich von den Veränderungen des Chromosoms 4 ab, den so genannten CAG-Repeats.

Demenz bei Normaldruckhydrozephalus. Wird ein Normaldruckhydrozephalus bei älteren Menschen richtig erkannt und behandelt, kann in einzelnen Fällen durch eine Shuntanlage eine Besserung erreicht werden. Typisch ist die Symptomtrias dieser Erkrankung: Gangstörung, Blasenstörung und demenzielle Entwicklung.

Sekundäre Demenzen

Ein kleiner Teil der demenziellen Erkrankungen sind behandelbar und weitgehend reversibel, sie werden oft symptomatische Demenzen genannt. Symptomatische Demenzen können folgende Ursachen haben:
- Tumoren
- subdurale Hämatome
- Epilepsie
- Schilddrüsenerkrankungen
- Enzephalitis
- Diabetes mellitus (als Ursache für eine vaskuläre Demenz)
- Nebennierenerkrankungen wie Morbus cushing
- Dialysedemenz durch eine Anreicherung von Aluminium im Gehirn
- Lebererkrankungen
- Alkoholerkrankung

Symptome

Die Demenzen gehen mit einem i. d. R. fortschreitenden Abbau sog. höherer geistiger Fähigkeiten wie dem Gedächtnis, der Orientierung, dem Denk- und Urteilsvermögen, der Sprache einher. Im Verlauf der Erkrankung verändern sich das Verhalten, die emotionale Kontrolle und die Persönlichkeit, sodass das gewohnte soziale Alltagsleben immer stärker beeinträchtigt wird. Es handelt sich also um weit mehr als um eine Gedächtnisstörung. Nach ICD 10 (Dilling et al 2004) müssen die Symptome mindestens sechs Monate bestehen. Andere Krankheitsbilder wie die Depression, das Delir, angeborene Intelligenzminderungen oder ein organisches amnestisches Syndrom, müssen als Differenzialdiagnosen ausgeschlossen werden. Symptome einer Demenz sind:
- Abnahme des Gedächtnisses mit erheblicher Beeinträchtigung der Funktionsfähigkeit im täglichen Leben.
- Die Störung betrifft zunächst typischerweise die Aufnahme, das Speichern und die Wiedergabe neuer Informationen.
- In späteren Stadien der Krankheit ist auch das Altgedächtnis betroffen.
- Das Denkvermögen und die Urteilsfähigkeit sind vermindert.
- Sprache, Handeln oder Erkennen sind gestört.
- Die emotionale Kontrolle ist verschlechtert.
- Sozialverhalten und die Persönlichkeit sind verändert.
- Bewusstseinstrübung ist nicht vorhanden.

Trotz dieser zur Diagnosefindung geforderten gemeinsamen Symptome kann der Verlauf der Demenzen sehr unterschiedlich sein. Dies betrifft sowohl den individuellen Verlauf einer Demenzform als auch den Verlauf der zahlreichen verschiedenen Formen der Demenz.

MERKE Die Demenz ist weit mehr als nur eine Gedächtnisstörung. Vielmehr betrifft sie die Orientierung ebenso wie das Denken, das Urteilen, die Sprache, das Handeln und das emotionale Erleben des erkrankten Menschen. ———

Diagnostik

Die Sicherstellung der Diagnose einer Demenz ist eine multiprofessionelle Aufgabe. Sie sollte ambulant erfolgen, da eine stationäre Aufnahme durch die stark veränderten Umgebungsbedingungen zu einer Überforderung der Bewältigungsmechanismen des Betroffenen führen kann.

Um dieser komplexen diagnostischen Aufgabe gerecht zu werden, wurden in den letzten Jahren zahlreiche sog. Gedächtnisambulanzen oder Memorykliniken gegründet. Darüber hinaus existieren Schwerpunktpraxen, die ebenfalls diese Aufgabe übernehmen. Eine Demenzdiagnostik muss prinzipiell folgende Fragen beantworten können:

- **Frühdiagnostik:** Liegt eine beginnende Demenz in Abgrenzung zur leich-ten kognitiven Störung bzw. altersentsprechenden Veränderungen vor?
- **Differenzialdiagnostik:** Gibt es Anzeichen für eine andere psychisch überlagernde Erkrankung?
- **Diagnostik der zugrunde liegenden Erkrankung:** Lassen sich die erhobenen Befunde einem bestimmten Typus der Demenz bzw. Erkrankung zuordnen?
- **Verlaufsdiagnostik:** Welchen Schweregrad hat die Störung und wie verändert sie sich im Verlauf?
- **Verhaltensdiagnostik:** Welche Hilfen benötigt der Betroffene, um sein Leben weiter bewältigen zu können?

Generell sollte jede psychische Veränderung im Alter ernst genommen und diagnostisch abgeklärt werden, da unabhängig von einer Demenz eine kurativ behandelbare Erkrankung vorliegen kann. Zur Diagnosestellung werden folgende Untersuchungen und Befunde herangezogen:

- Eigenanamnese und Fremdanamnese
- psychopathologischer Befund
- körperliche Untersuchung
- neurologische Untersuchung
- Laborparameter
- testpsychologische Untersuchung
- Untersuchung der kardialen Funktion (z. B. EKG)
- Elektroenzephalogramm
- kraniales Computertomogramm (CCT), ggf. Magnet-Resonanz-Tomografie (MRT)

Oft sind es zunächst die Angehörigen, die Veränderungen bei den Betroffenen bemerken. Die Eigenanamnese kann dadurch erschwert sein, dass der Erkrankte seine Symptome zu überspielen versucht oder sie in späteren Stadien nicht mehr zu benennen weiß. So kommt der Fremdanamnese eine große Bedeutung zu.

Differenzialdiagnose

Zu den wichtigen differenzialdiagnostischen Überlegungen zählt die Unterscheidung zwischen der Demenz, dem Delir und der Depression, da alle 3 Erkrankungen ähnlich erscheinende Symptome zeigen können. *Tab. 43.7* beschreibt häufige Ausprägungen der Symptome der jeweiligen Erkrankung.

Tab. 43.7 Demenz, Delir und Depression im Vergleich (Perrar et al 2011).

Kriterium der Beobachtung	Demenz	Delir	Depression
Krankheitsentwicklung	meist langsam progredient	schneller Beginn (Stunden bis Tage)	schnell, Tage bis Wochen
Merkfähigkeit	geht zunehmend stark verloren	gestört bis nicht vorhanden (retrograde Amnesie)	nicht gestört, vielleicht verlangsamt
Grundstimmung	positiv bis depressiv	ängstlich, schwankend	herabgestimmt (negativ)
Konzentration	nimmt ständig ab	unkonzentriert und fahrig	herabgesetzt
Suizidalität	kaum erhöhtes Risiko	nicht gefährdet	stark in Äußerung und Tat
Mimik/Gestik	normal lebhaft bis gesteigert	ängstlich, schwankend	starr verstimmt, abweisend
Erkennen, Erfassen von Bedeutung	geht zunehmend verloren (Agnosie)	geht zunehmend verloren (Agnosie)	nicht eingeschränkt
Urteilsvermögen	geht zunehmend verloren (Assessmentstörungen)	geht verloren	nicht eingeschränkt, meistens negative Sicht
Schlaf	Tag/Nacht-Umkehr	gestört, ohne Regel	Ein- und Durchschlafstörungen
Motorik	normal bis erhöht	anfänglich erhöht, später reduziert	meistens gehemmt, manchmal gesteigert
Krankheitswahrnehmung	eingeschränkt, später nicht mehr erkennbar	nicht vorhanden	leidet oft unter der Last der Erkrankung
Denken	verzerrt, zerfahren	zerfahren, verlangsamt	verlangsamt, festgefahren
Selbstwahrnehmung	gestört	geht verloren	erhalten bis erhöht
Koordination	geht im Verlauf verloren (Apraxie)	geht im Verlauf schnell verloren (Apraxie)	keine Einschränkung
Bewegung	bei kortikalen Demenzen meist lange erhalten	Einschränkung, Tremor	verlangsamt, seltener erhöht
Benennen	geht ganz verloren, nicht reversibel (Aphasie)	bei Behandlung reversibel	nicht eingeschränkt
Wahrnehmung	verändert, Wahn und Halluzination sind möglich	v. a. Halluzinationen (Mikropsie)	sekundäre Wahnbildung
Rechnen, Lesen, Schreiben	gehen verloren, (Akalkulie, Alexie, Agraphie)	gehen verloren	nicht eingeschränkt, Fähigkeiten werden seltener genutzt
soziales Verhalten	verändert, wenig Distanz	Übergriffe möglich	in sich gekehrt, zurückgezogen (Isolation)
Behandlung	nur symptomatisch behandelbar	i. d. R. gut mit Rückbildung der Symptome	Behandlung durch Psychotherapie und Medikamente, Spontanheilung möglich

43.8.2 Medikamentöse Therapie

Dem Zusammenwirken von Medizin und Pflege kommt auch bei der Vergabe von Psychopharmaka eine große Rolle zu. Die Medikamentengabe stellt einen häufigen Grund der Verschreibung ambulanter Pflegeleistungen dar und ist in den stationären Einrichtungen nahezu die Regel. Den Pflegenden kommt bei der Indikationsstellung einer Psychopharmakatherapie von psychischen Symptomen in den Fällen eine wesentliche Bedeutung zu, in denen die Erkrankten nicht in der Lage sind, ihre Befindlichkeiten, Symptome usw. zuverlässig verbal zu äußern. Psychische Diagnostik des dementen Menschen umfasst vorrangig die Verhaltensanalyse des Betroffenen, die sich meist erst aus der Fremdanamnese ergibt. Oder, um es noch einmal zugespitzt zu formulieren: Im Falle von dementen Menschen behandelt der Arzt weniger den Betroffenen selber, als vielmehr die Beobachtungen und Dokumentationen der Pflegenden über die Verhaltensweisen dieser Menschen.

Eine kausale Behandlung der Demenzen ist auch in absehbarer Zeit nicht in Sicht. Zur Verfügung stehen unterschiedliche Wirkstoffe wie Acetylcholinesterasehemmer, die in einem Teil der Fälle das Fortschreiten der Alzheimerdemenz verzögern können oder die Halluzinationen oder Wahnsymptome z. B. bei der Parkinsondemenz bessern helfen. Bezüglich der Behandlung von psychiatrischen Begleitsymptomen wie Angst, Depression, Wahn, Halluzinationen, Agitiertheit, Aggressivität oder gestörter Tag/Nachtrhythmus orientiert sich die Medikation im Wesentlichen an den in der Erwachsenenpsychiatrie üblichen Indikation und Wirkstoffen (S. 1130), allerdings in deutlich niedriger Dosierung. Anticholinerge Substanzen werden jedoch wegen ihres ungünstigen Nebenwirkungsprofils weniger verwendet. Insgesamt muss jedoch betont werden, dass Demenzkranke Psychopharmaka nach wie vor zu schnell, zu häufig, zu lange, zu hoch und mit fraglicher Indikation erhalten.

43.8.3 Pflege- und Behandlungsplan

Haltung

Die Basis der pflegerischen Begleitung ist die fachlich fundierte und professionelle Unterstützung der betroffenen Menschen. Die Pflege und Begleitung von Menschen, die an Demenz erkrankt sind, kann dabei aus unterschiedlichen Perspektiven betrachtet werden. Beeinflusst werden sie durch die

- Einstellung und Haltung der Umgebung,
- neurologischen oder psychiatrischen Beeinträchtigungen,
- Biografie,
- Persönlichkeit der Betroffenen und
- gesundheitliche Situation der Betroffenen.

Verhaltensweisen, die Menschen mit Demenz zeigen, bedürfen oft einer Interpretation der Pflegenden, ob professionell oder als pflegende Angehörige. Sie haben häufig die „Definitionsmacht", welches Verhalten wie gedeutet wird. Abweichendes Verhalten wird dann z. B. vor dem Hintergrund gedeutet, dass Pflegende definieren, was „normal" oder abweichend ist (Halek u. Bartholomeyczik 2006). Folgt man einem personenzentrierten Ansatz, sollten Menschen als „Person" die Möglichkeit haben, dass ihr Leben und ihre Biografie aus ihrer eigenen Perspektive heraus gedeutet und interpretiert werden (Kitwood 2002). Dadurch hat sich die früher übliche Betrachtung einer Situation aus Sicht der Pflegenden in der jüngeren Zeit zu einer Betrachtung aus der Perspektive des Betroffenen verändert (Halek u. Bartholomeyczik 2006).

MERKE Die Zielsetzung und die daraus resultierenden pflegerischen Maßnahmen können je nach der zugrunde liegenden Perspektive der Pflegenden variieren. Der Genuss eines großen Stücks Sahnetorte kann unterschiedlich bewertet werden, z. B. wenn die Pflegenden in erster Linie den gesundheitlichen Zustand (z. B. bei insulinpflichtigem Diabetes mellitus) aus ihrer Sicht oder aus der Sicht der Betroffenen, für die ein tägliches Stück Sahnetorte gleichbedeutend mit höherer Lebensqualität ist, einschätzen.

Biografiearbeit. Bei der Betreuung von Menschen mit Demenz ist das Einbeziehen von biografischen Daten und ergänzenden eigenen Beobachtungen unerlässlich. Nur wenn die Pflegenden um die Besonderheiten, Prägungen und Vorlieben eines Menschen wissen, können seine Handlungen und Verhaltensweisen richtig eingeschätzt werden. Er selbst ist ja im Verlaufe der Demenz nicht immer dazu in der Lage.

Menschen mit Demenz benötigen ein Fundament, dass Betreuende ihnen durch Beziehungsgestaltung und -bindung geben können (Stuhlmann 2004). Es ist nicht ausschließlich wichtig zu wissen, wann und wo der Betroffene geboren wurde, welchen Beruf er hat oder

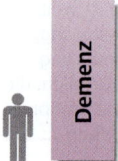 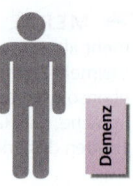

Abb. 43.14 Was sehen wir im Alltag zuerst: Eine Person mit Demenz oder die Demenz und die Person dahinter? (Strunk-Richter 2008).

wie viele Kinder. Vielmehr müssen Pflegende begleitende Informationen erfassen, z. B.: Welche Strategien im Umgang mit bestimmten Situationen haben Betroffene im Laufe ihres Lebens entwickelt? Welche Einstellung zum Leben hat der Betroffene? Wie und wodurch können positive Emotionen vermittelt werden? Oder welche besondere Lebensleistung gibt es im Leben eines Menschen, auf die er besonders stolz ist? Welche besonders glücklichen Erlebnisse hat er erfahren, die immer wieder gern erzählt werden? Welche Strategien im Umgang mit Gesundheit und Krankheit, belastenden und herausfordernden Situationen hat dieser Mensch im Laufe seines Lebens angewandt und worauf kann zurückgegriffen werden?

Wenn diese für den Betroffenen wichtigen Informationen und Ressourcen aufgegriffen werden, können Pflegende gezielte Unterstützung leisten und ihre eigenen Erfahrungen reflektieren. Sich dessen bewusst zu sein und eine mögliche Färbung der Geschehnisse durch die eigene Wahrnehmung zu minimieren, ist die Aufgabe von professionellen Betreuenden.

Veränderungen beobachten und zuordnen. Die Pflege demenziell veränderter Menschen ist geprägt durch die zunehmende Veränderung von Orientierung, Gedächtnis, Wahrnehmung und Kommunikation. Im Verlauf der Erkrankung verändern sich die Fähigkeiten und Ansprüche der demenziell Erkrankten in Bezug auf das Umfeld und die umgebenen Personen stark. Die Veränderungen zu beobachten, sie zuzuordnen und verstehend einzuschätzen ist eine Anforderung an Pflegende (Bundesministerium für Gesundheit 2006). Ziel ist es, die Möglichkeiten des demenziell Erkrankten zu erkennen, damit eine Unter- aber auch Überforderung vermieden werden kann. Denn dies kann herausforderndes Verhalten verursachen und verstärken. In einem Fall hat der Betroffene Langeweile, im anderen wird ihm vermittelt, dass er es nicht mehr schafft, Rückzug oder Aggression können die Folge sein. Beide

Situationen führen zu psychischen, sozialen und alltagsbezogenen Kompetenzverlusten (Erhardt u. Plattner 1999). Eine strukturierte Beobachtung kann Pflegende in einer genaueren Einschätzung des Patienten unterstützen. So gilt es immer abzuklären, ob nicht Faktoren wie Schmerzen die Ursache für die herausfordernden Verhaltensweisen sein können.

Serial Trial Intervention. Eine Möglichkeit zur Abklärung von Verhaltensänderungen ist die Serial Trial Intervention (STI). Dabei wird bei Menschen mit mittelschwerer bis schwerer Demenz in fünf Schritten eine systematische Abfolge von Assessments (Einschätzungen) und Interventionen vorgenommen. Die STI umfasst (Kovach et al 2006, Fischer et al 2007):

- körperliches Assessment
- affektives Assessment
- nichtmedikamentöse Maßnahmen
- versuchsweise Gabe eines Schmerzmittels nach Absprache mit dem Arzt
- weitere Beratung mit Arzt/ versuchsweise Gabe von Psychopharmaka

Bei beobachtbarer Verhaltensveränderung wird zunächst abgeklärt, ob eine körperliche Ursache wie Hunger oder Harndrang vorliegt. Führt das nicht zu einer Veränderung, greift der nächste Schritt. Beim affektiven Assessment wird geprüft, ob umgebungsbedingte Faktoren vorliegen (z. B. Überangebot von Reizen, zu laute Musik oder „Dauerberieselung" durch Fernsehen). Führt auch dies nicht zum Erfolg, können gezielt nichtmedikamentöse Maßnahmen genutzt werden, z. B. Bewegung, Entspannung oder Aromatherapie (Halek u. Bartholomeyczik 2006). Führt das nicht zu einer Beeinflussung der herausfordernden Verhaltensweisen, greift der nächste Schritt. In Absprache mit dem behandelnden Arzt werden versuchsweise schmerzreduzierende Medikamente eingesetzt. Erst wenn auch die Gabe von schmerzreduzierenden Medikamenten keine Wirkung zeigt, wird in einem fünften Schritt in Absprache mit dem behandelnden Arzt ggf. eine Behandlung mit Psychopharmaka erwogen.

Interventionen bei demenziellen Symptomen

Desorientierung

Im Verlauf der Erkrankung verliert der Patient die Möglichkeit, sich zum Ort, zur Zeit, zur Situation und zu sich selbst zu orientieren (Hampel et al 2003). Dies führt dazu, dass er z. B.

- sich an einem eigentlich bekannten Ort verläuft,

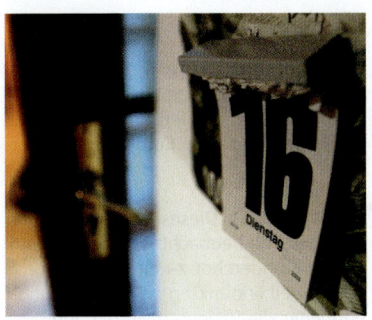

Abb. 43.15 Der Kalender hält den Bezug zur Realität.

- nicht mehr nach Hause findet,
- die Toilette nicht mehr aufsuchen kann,
- Verabredungen vergisst,
- das Altenheim oder das Krankenhaus mit einem Hotel verwechselt oder
- seinen eigenen Familiennamen nicht zu nennen weiß.

Der Erkrankte versucht, sich in seiner Welt zurechtzufinden. Da er sich jung fühlt, kann er aus seiner Sicht nicht in einem Seniorenheim leben, und sagt eben, es sei ein Hotel oder Krankenhaus. Wird dieser Patient mit der Realität konfrontiert, kann dies einem Angriff auf die Integrität der Person gleichkommen. Die daraus resultierenden Reaktionen können Rückzug, Aggression oder Verzweiflung sein. Ziel der Pflege muss es sein, die Orientierung so gut und so lange wie möglich, in allen Bereichen zu unterstützen und zu erhalten. Hat der Patient eine andere Vorstellung von Zeit, Ort und Situation als wir, wird diese zumindest bei fortgeschritten Erkrankten nicht korrigiert.

Umfeld optimal anpassen. Der Patient bekommt Hinweise in seinem Umfeld, die ihm helfen, sich zurechtzufinden und zu orientieren. Diese Hinweise können vielfältig sein und sich auf verschiedene Lebensbereiche beziehen:

- Es können räumliche Orientierungshilfen eingesetzt werden in Form von Symbolen, Kalendern, jahreszeitliche Gestaltung und Wegweisern (**Abb. 43.16**).
- Das Zimmer oder das Bett können durch persönliche Gegenstände vertrauter gemacht werden.
- Aus der Biografie bekannte Musik und Lieder schaffen ebenfalls Vertrauen.
- Gewohnte Speisen sind dem Patienten bekannt, den Geschmack erkennt er wieder.
- Der Tag wird in seinem Ablauf verlässlich gestaltet.

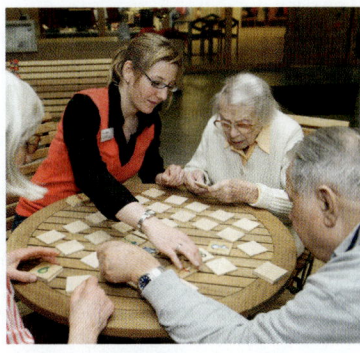

Abb. 43.16 Spiele mit Bildern sind zum Gehirntraining gut geeignet (Situation nachgestellt).

- Der betreuende Personenkreis ist überschaubar.

Insgesamt soll das Umfeld für einen demenziell Erkrankten

- sicher sein, vor allem Gegenstände wie Desinfektions- und Reinigungsmittel oder giftige Zimmerpflanzen, aber auch Barrieren wie Kabel und Teppiche auf dem Boden müssen entfernt werden,
- hell sein, zwischen 300 – 500 Lux auf Augenhöhe sowie möglichst schattenfrei und nicht blendend,
- freundliche und nicht zu dunkle Farben enthalten, Anregung geben und die Orientierung erleichtern,
- biografieorientiert sein, dies bedeutet, dass der Patient die Dinge in seinem Umfeld von früher wiedererkennen kann,
- auch bei fortgeschrittener Erkrankung genügend akustische, gustatorische, olfaktorische, taktile und optische Reize anbieten.

Gedächtnisstörungen

Das Gedächtnis ist bei der Demenz im Kurzzeitbereich gestört, hiervon sind die Aufnahme, die Speicherung und die Wiedergabe von Inhalten und neuen Informationen betroffen. Aber auch die Inhalte des Langzeitgedächtnisses gehen im Verlauf der Erkrankung zunehmend verloren, hiervon sind das episodische Wissen und das Weltwissen betroffen. Dies bedeutet einerseits, dass der Patient neue Inhalte nicht mehr aufnehmen und verarbeiten kann, andererseits, dass lange etablierte Gedächtnisinhalte im Verlauf der Erkrankung verlorengehen. Daraus resultiert u. a. die Beeinträchtigung der Fähigkeit, Neues zu lernen und Verknüpfungen herzustellen (Erhardt u. Plattner 1999). In der Praxis führt dies dazu, dass Patienten Aufforderungen nicht mehr folgen können, mehrfach Gesagtes nicht behalten wird und bei weit fortgeschrittener Demenz werden selbst Angehörige nicht mehr erkannt. Lange zurückliegende Erlebnisse und Wissen, das früh im Leben erworben wurde, bleiben lange erhalten.

Ein Mensch mit Demenz, dem Erinnerungen, Begriffe und Zusammenhänge fehlen, versucht über eine lange Zeit die inhaltlichen Lücken zu füllen. Hierdurch können kuriose Situationen entstehen, oder Gesprächsinhalte, die als Außenstehender nur schwer nachvollzogen werden können. In manchen Fällen kann eine Wahnbildung entstehen. Der Patient weiß nicht mehr, wohin er seine Tasche gelegt hat und verdächtigt nun Angehörige oder Pflegende, diese entwendet zu haben.

Denk- und Gedächtnistraining. Eine Möglichkeit, den Gedächtnisverlust zu beeinflussen, besteht in der Durchführung von Denk- und Gedächtnistraining. Dieses Training ist jeweils den Fähigkeiten und Möglichkeiten des Patienten anzupassen, damit Unter- aber auch Überforderung vermieden wird. Das Training kann die Konzentration, die Merkfähigkeit, die Wortfindung und auch die Reproduktion von Worten verbessern. Übungsmaterial für die individuellen Fähigkeiten der Patienten steht zur Verfügung (Stengel 1997) (**Abb. 43.17**). Allerdings kann die geistige Mobilität auch im Alltag gefördert werden. So können bei der Körperpflege z. B. die Dinge angesprochen und aufgezählt werden, die zum Waschen benötigt werden. Ebenfalls können Sprichwörter, alte Lieder

oder bekannte Gegenstände zur Anregung verwendet werden (Schmidt-Hackenberg 1999). Bei weit fortgeschrittener Demenz können bekannte Düfte oder Lieder, Erinnerungen und die damit verbundenen Emotionen hervorrufen.

> ➤ **MERKE** Dieses Phänomen kann eindrucksvoll beobachtet werden, wenn z. B. ein Kinderchor zu einem Fest vor demenziell Erkrankten Lieder singt und entweder die Patienten singen oder summen mit, oder sie weinen sogar vor Rührung. Meist können in diesen Situationen starke Gefühle wahrgenommen werden. Ähnlich ist die Reaktion oft auf Kinder, auf bekannte Lieder, auf spirituelle Erlebnisse oder beim Streicheln eines Hundes. ───────────

Gewusstes aufgreifen und stärken. Der Patient wird von Pflegenden und Betreuenden profitieren, die ihn nicht auf Vergessenes ansprechen und korrigieren, sondern die behutsam Gedächtnisprobleme übergehen und Gewusstes aufgreifen und stärken. Wahnsymptome wie Bestehlung oder Verarmung werden nicht korrigiert, sondern interessiert aufgegriffen oder eher übergangen. Dabei wird der Patient intensiv beobachtet bezüglich der Behandlungsbedürftigkeit der Symptome. Sicherer fühlt der Patient sich in dem, was früher war, daher sollten die Gesprächsinhalte sich auf diese Zeit beziehen (Bowlby Sifton 2008). Dies gilt ebenfalls für Gegenstände und das Umfeld, die sich auch dynamisch an die Fähigkeiten des Betroffenen anpassen müssen, um ihn nicht zu irritieren.

Kommunikation

Im Verlauf der Demenz verändert sich die Wortflüssigkeit genauso wie die Wortfindung (Hampel et al 2003). Bei fortgeschrittener Erkrankung wird der verbale Informationsgehalt immer geringer und der Satzbau kann so gestört sein, dass ein Gespräch kaum noch möglich ist. Im weiteren Fortschreiten der Demenz werden die Betroffenen oft wortlos. Dies führt nicht selten dazu, dass Pflegende ebenfalls sprachlos werden, weil sie häufig der Meinung sind, der verstummte Mensch mit Demenz verstehe sie ja sowieso nicht mehr.

Für den Patienten bedeutet die Veränderung, immer weniger an Gesprächen beteiligt zu sein, Kommunikation immer weniger verfolgen zu können und zunehmend Probleme bei logischem Denken und der Konzeptbildung zu haben (Po-

well 2002). Insgesamt kann diese Situation zur Isolation führen.

Validation. Die Validation ist ein kommunikatives Verfahren, das wertschätzend auf die andersartige Sicht und Erlebensweise des Patienten eingeht. Im Zentrum stehen die Gefühle und Antriebe des Patienten (Richard 2001). Im Fall der Patientin, die ihre Kinder sucht, würde man nicht versuchen zu erklären, wo die Kinder jetzt sind und wie alt sie sind, sondern die Muttergefühle und die ausgedrückte Angst würden aufgenommen und angesprochen werden. Das Ziel ist, den Patienten zu verstehen und sich auf ihn einlassen zu können.

Allgemeine Hilfen in der Kommunikation. Dies können nicht nur im Krankenhaus Folgende sein (Sachweh 2008a, b):

- Sprechen Sie mit demenzkranken Patienten nicht lauter, sondern deutlicher, und wenden Sie ihnen beim Reden das Gesicht zu.
- Sprechen Sie kurze, einfache Sätze.
- Flüstern beruhigt aufgeregte und ängstliche Personen.
- Wenn Sie zügig vorankommen wollen, müssen Sie im Umgang mit Demenzkranken effektiver langsamer werden und „gefühlt" in Zeitlupe arbeiten.
- Nähern Sie sich ihnen von vorne und am besten auf gleicher Augenhöhe.
- Bereiten Sie die Betroffenen sowohl verbal als auch pantomimisch darauf vor, wenn sie Pflegetätigkeiten an ihrem nackten Körper ausführen wollen.
- Tragen Sie Ihre gute Laune, Ihre Freude über Frühling oder Sonnenschein an die Krankenbetten!
- Machen Sie sich bewusst, dass man nicht selten schlecht gelaunt und kritisch aussieht, wenn man sich auf seine Arbeit konzentriert.
- Versuchen Sie, Ihre Muskeln zu lockern und Ihre Mimik zu entknittern, bevor Sie das Zimmer eines demenzkranken Patienten betreten.
- Nehmen Sie sich nach ärgerlichen und stressigen Situationen eine kurze Auszeit, bevor Sie sich einem Betroffenen nähern, damit Ihre Körpersprache ihn nicht ansteckt, also aufregt und für jede gemeinsame Tätigkeit unzugänglich macht.
- Vermeiden Sie jedoch ein aufgesetztes, unechtes Lächeln – das durchschauen demenzkranke Menschen nicht nur, es macht sie auch misstrauisch und unkooperativ.

---

10 Verhaltensregeln bei Demenz

1. Informieren Sie sich gut über die Krankheit und die beobachtbaren Symptome.
2. Respektieren Sie das Anderssein und die Person.
3. Denken Sie daran, dass sich die Erkrankung permanent verändert, alle Strategien, die heute gelten, müssen in ein paar Wochen nicht mehr stimmen.
4. Vermeiden Sie Über- oder Unterforderung.
5. Seien Sie in Ihren Tätigkeiten verlässlich.
6. Vermeiden Sie Kritik an der Person.
7. Beziehen Sie Anschuldigen nicht auf sich, sehen Sie die Verunsicherung der Person.
8. Sorgen Sie für Sicherheit im Umfeld (Brandgefahr, Verlaufen u.a.).
9. Sprechen Sie langsame, einfache und kurze Sätze.
10. Sorgen Sie für ausreichend Abwechslung und Bewegung.

Abb. 43.17 10 Verhaltensregeln bei Demenz.

➤ **MERKE** Beachten Sie, dass der Patient unsere Handlungen missverstehen kann, wenn wir z. B. mit dem Waschhandschuh auf das Gesicht zugreifen, mit dem Ziel den Mund abzuwischen, der Patient sich jedoch angegriffen fühlt, weil er die Bewegung als Ohrfeige missversteht. Diese nonverbalen Missverständnisse spielen bei fortschreitender Demenz eine immer größere Rolle. ⎯⎯⎯⎯⎯⎯⎯⎯⎯

Apraxie

❗ **DEFINITION** Die Abnahme der Fähigkeit, Einzelbewegungen zu planen und Bewegungsabläufe zu koordinieren, bei intakter motorisch sensorischer Funktion, wird **Apraxie** genannt (Hampel et al 2003). ⎯⎯⎯⎯⎯⎯⎯⎯⎯

Sie hat für den Betroffenen und das Umfeld gravierende Auswirkungen, da die Fähigkeit, sich z. B. an- oder auszukleiden, verlorengeht. Bei dem Versuch, sich anzukleiden oder eine Mahlzeit mit mehreren Gängen aufzunehmen, entsteht ein heilloses Durcheinander, wobei Kleidungsstücke in der falschen Reihenfolge angezogen werden oder Vor-, Haupt- und Nachspeisen miteinander vermengt werden. Der Betroffene selbst kann durch diese Situation frustriert sein, manchmal wird dieses Gefühl jedoch durch unsinnige Korrekturen von Pflegepersonen verstärkt.

Für die Pflegenden ist zu beachten, dass dem Patienten nur die Hilfe angeboten wird, die er benötigt. Kompensiert werden allein die Leistungen, die er nicht mehr selber ausführen kann. Oft hilft über lange Zeit, komplexe Handlungen kleinschrittiger anzubieten, also Kleidungsstück für Kleidungsstück anzureichen oder beim Essen immer nur einen Teller und einen Teil des Bestecks zur Verfügung zu stellen. In keinem Fall sollte der Betroffene mit seiner Unfähigkeit konfrontiert werden, da dies sein Selbstwertgefühl noch weiter beeinträchtigen kann.

Deprivation

❗ **DEFINITION** **Deprivation** beschreibt einen Zustand des Mangels, egal wodurch dieser ausgelöst ist. Der Mangel kann aktiv aber auch passiv ausgelöst worden sein. Besteht ein sensorischer Mangel, durch das Fehlen von Außenreizen wie Farben, Geräuschen, Gerüchen usw., spricht man von einer sensorischen Deprivation. ⎯⎯⎯⎯⎯⎯⎯⎯⎯

Isolation und Reizarmut führen vor allem bei älteren Menschen zur Deprivation. Die Funktionsfähigkeit der Sinnesorgane lässt mit dem Alter nach, vor allem bei vorgeschrittener Demenz können die Patienten sich oft nicht mehr ausreichend viele Reize zuführen, dies trifft vor allem auf immobile Patienten zu. Dieses Erleben kann zu den folgenden Veränderungen führen (Buchholz u. Schürenberg 2005):

- Regression
- Erregungszustände
- Verfolgungsideen
- Halluzinationen
- Illusionen/Trugbilder
- Apathie
- Selbstreizung, autostimulative Verhaltensweisen
- Verminderung kognitiver Leistungsfähigkeit

In der Pflegepraxis erlebt man Patienten, die durch ständiges Rufen, Nesteln oder Halluzinationen auffallen. Es kann vermutet werden, dass diese Äußerungen den Versuch darstellen, fehlende Reize durch Selbstreizung zu kompensieren. Sensorische Deprivation kann Auslöser für herausforderndes Verhalten sein.

➤ **MERKE** Konzepte wie die Basale Stimulation (S. 224) oder das Snoezelen, bieten mit unterschiedlichen Zugängen dosiert und gezielt akustische, optische, vestibuläre und taktile Reize an. So wirkt z. B. eine Körperwaschung nach der Basalen Stimulation anregend oder beruhigend auf den Patienten (S. 290). Diese Waschungen werden angewendet, je nachdem, ob der Betroffene unruhig oder apathisch ist. ⎯⎯⎯⎯⎯⎯⎯⎯⎯

Allgemein kann ein anregendes Umfeld, menschliche Nähe und Berührung eine Reizarmut lindern, eindämmen oder verhindern. Aktivierung, Stimulation und Abwechslung, die in Qualität und Quantität an die Bedürfnisse der Betroffenen angepasst sind, dienen als professionelle Prophylaxe der sensorischen Deprivation. Sinnvoll ist, wenn der Patient ganz normale Reize aufnehmen kann wie Essensgerüche, Vogelgesang, einen Windzug im Gesicht oder das Läuten einer Kirchglocke.

Zur Vorbeugung der sensorischen Deprivation gehört auch die Unterstützung bei der Benutzung von Hör- und Sehhilfen. Die Ohren werden regelmäßig gereinigt, damit die Hörfähigkeit nicht unnötig beeinträchtigt wird. Die Haut wird durch optimale Pflege geschmeidig gehalten. Dies fördert die taktile Wahrnehmungsfähigkeit. Mund- und Nasenpflege

dienen ebenfalls der Vorbeugung einer Deprivation, da der Verlust des Geschmackssinns nicht nur durch das Alter, sondern auch durch Beläge auf der Zunge verursacht werden können. Ebenso gehören regelmäßiges Bewegen und Aufsetzen nicht nur zur Mobilisation, sondern auch zum Erhalt eines funktionierenden Vestibulärsystems.

Ernährung

Die unzureichende Nahrungs- oder Flüssigkeitsaufnahme sind bei demenziell Erkrankten häufig zu beobachten. Dies kann an einer veränderten Sättigungsregulation oder einer schlechteren Resorption im Darm liegen, aber auch an der Vergesslichkeit, Desorientierung und Antriebsstörung. Bei fortgeschrittener Demenz kommen oft Schluckstörungen und Wahrnehmungsstörungen hinzu. Starke Unruhe und Wandern können durch den hohen Kalorienverbrauch ebenfalls zu Unterernährung führen.

Risiken und Verläufe werden mit den gleichen Assessmentinstrumenten erfasst wie bei nichtdemenziell Erkrankten. Der Mangel an Nahrung kann zu Unruhe, Immobilisation, Stürzen und letztlich zur Bettlägerigkeit führen. Grundsätzlich muss bei einem Gewichtsverlust versucht werden, die Auslöser für den Verlust zu identifizieren. Es muss herausgefunden werden, welche Maßnahmen die Ess- und Trinksituation verbessern. Einige Maßnahmen sollten grundsätzlich versucht werden, bevor invasive Schritte wie Infusionen oder eine PEG unternommen werden.

So können bei Wahrnehmungs- und Aufmerksamkeitsstörungen Nahrungsmittel verwendet werden, die farblich ansprechend sind und den Patienten neugierig machen (Waldmeister-, Kirsch- oder Orangensaft aber auch Anbieten von Nahrung in kräftigen Farben). Diätvorschriften sollten überprüft werden und der Patient sollte nach Möglichkeit Wunschkost erhalten. So gehören Süßspeisen zu den Vorlieben von vielen demenziell Erkrankten.

Da die Fähigkeit, mit Messer und Gabel zu essen, verlorengeht, kann den Patienten Fingerfood angeboten werden (Biedermann 2004), also Nahrungsmittel, die mit den Händen gegessen werden können. Diese Nahrungsmittel eignen sich i. d. R. auch dazu, unterwegs, also beim Gehen gegessen zu werden (Eat by walking).

Wie bei anderen älteren Patienten auch, sollten häufiger kleine Nahrungsmengen aufgenommen bzw. angeboten werden. Nüsse, Ananas oder ähnlich fasrige oder krümelige Speisen werden von demenziell Erkrankten meistens gemieden.

Essen die Betroffenen nicht gerne oder sehr langsam, empfiehlt es sich, einen Mund- und Zahnstatus (Schreier u. Bartholomeyczik 2004) zu erheben, damit Zahnschmerzen oder Entzündungen ausgeschlossen werden können.

Eine kritische Prüfung der medikamentösen Verordnungen und eine Reduktion der Medikamentenzahl können ebenfalls zielführend sein. Bei Schluckstörungen ist eine logopädische Beratung angezeigt.

Wenn die genannten Hilfen und Bemühungen nicht weiterhelfen, wird neben einer hochkalorischen Kost auch über eine PEG nachgedacht werden müssen. Diese Abstimmung sollte zwischen Betreuer, Angehörigen, Arzt und Pflegenden unter Berücksichtigung des mutmaßlichen Willens des Betroffenen getroffen werden.

Lern- und Leseservice

Verwendete Literatur

→ Ahrens B. Mortalität und Suizidalität bei psychischen Störungen. In: Freyberger HJ, Stieglitz RD, Hrsg. Kompendium der Psychiatrie und Psychotherapie. Basel-Freiburg-Paris: Karger; 1996

→ Abderhalden C, Kozel B, Michel K. Suizidalität erkennen. Ein interdisziplinäres System zur Beurteilung der Suizidalität. In: transferplus. Depression und Suizidalität – Krankheiten der Losigkeit. Witten: G-plus; 2011

→ Abderhalden C, Grieser M, Kozel B, Seifritz E, Rieder P. Wie kann der pflegerische Beitrag zur Einschätzung der Suizidalität systematisiert werden? Bericht über ein Praxisprojekt. In: Psych. Pflege heute 2005; 11 (6): 160 – 164

→ Althaus D. Stefanek J, Hasford J, Hegerl U. Wissensstand und Einstellungen der Allgemeinbevölkerung zu Symptomen, Ursachen und Behandlungsmöglichkeiten depressiver Erkrankungen. Nervenarzt 2002; 73: 659 – 664

→ Amering M, Schmolke M. Recovery – Das Ende der Unheilbarkeit. Bonn: Psychiatrie Verlag; 2007

→ Battegay R. Der Mensch in der Gruppe – Bd. II – Allgemeine und spezielle gruppenpsychotherapeutische Aspekte. 3. Aufl. Bern: Huber; 1971

→ Benner P. Stufen zur Pflegekompetenz, From Novice to Expert. Bern: Huber; 1994

→ Berger M. Affektive Erkrankungen. In: Berger M, Hrsg. Psychiatrie und Psychotherapie. München: Urban & Schwarzenberg; 1999

→ Bock T. Umgang mit psychotischen Patienten – Basiswissen. Bonn: Psychiatrie Verlag; 2003

→ Boden M, Rolke D. Krisen bewältigen, Stabilität erhalten, Veränderung ermöglichen. Bonn: Psychiatrie Verlag; 2008

→ Breakwell GM. Aggression bewältigen – Umgang mit Gewalttätigkeit in Klinik, Schule und Sozialarbeit. Bern: Huber; 1998

→ Ciompi L. Affektlogik, Über die Struktur der Psyche und ihre Entwicklung. Ein Beitrag zur Schizophrenieforschung. Stuttgart: Klett-Cotta; 1982

→ Cutcliffe JR, Barker P. The Nurses' Global Assessement of Suicide Risk (NGASR): developing a tool for clinical practice. Journal of Psychiatric and Mental Health Nursing 2004; 11: 393 – 400

→ Dawson DA. Correlates of past-year status among teated and untreated persons with former alcohol dependence. Alcoholism, Clinical and Experimental Research 1996; 20: 771-779

→ Dilling H, Mombour W, Schmidt MH, Hrsg. Internationale Klassifikation psychischer Störungen. ICD-10 Kapitel V (F). Klinisch-diagnostische Leitlinien. Bern: Huber; 2004

→ Dörner K, Plog U. Irren ist menschlich – Lehrbuch der Psychiatrie und Psychotherapie. Bonn: Psychiatrie Verlag; 1996

→ Drogenbeauftragte der Bundesregierung: Drogen und Suchtbericht 2008. online im Internet: http://www.drogenbeauftragte.de. Stand: 02. 08. 2008

→ Finzen A. Suizidprophylaxe bei psychischen Störungen. Leitlinien für den therapeutischen Alltag. Bonn: Psychiatrie Verlag; 1989

→ Finzen A. Der Zeitgeist ist nicht doppelblind – Über die wechselhafte Bewertung von Psychopharmakawirkung in fünf Jahrzehnten. Sozialpsychiatrische Informationen 2008; 2

→ Goodwin FK, Jamison KR. Manic-Depressive Illness. Oxford-New York: Oxford University Press; 1990

→ Hegerl U, Althaus D, Niklewski G, Schmidtke A. Optimierte Versorgung depressiver Patienten und Suizidprävention: Ergebnisse des „Nürnberger Bündnisses gegen Depression". Dtsch Arztebl. 2003; 100 (42): A-2732 / B-2278 / C-2137

→ Hemkendreis B. Systeming – Was hat die Steuerung komplexer, vernetzter Systeme mit psychiatrischer Pflege zu tun? In: Wollschläger M, Hrsg. Sozialpsychiatrie. Entwicklungen, Kontroversen Perspektiven. Tübingen; 2001

→ Ketelsen R, Schulz M, Zechert C, Hrsg. Seelische Krise und Aggressivität. Der Umgang mit Deeskalation und Zwang. Bonn: Psychiatrie-Verlag; 2004

→ Kidd B, Stark C, Burnside J, Hrsg. Management of Violence and Aggression in Health Care. London: Gaskell; 1995

→ Kremer G, Schulz M. Motivierende Gesprächsführung in der Psychiatrie. Bonn: Psychiatrie-Verlag; 2012

→ Miller W, Rollnick S. Motivierende Gesprächsführung. Freiburg: Lambertus; 1999

→ Morrison EF, Toward A. Better Understanding of Violence in Psychiatric Settings: Debunking the Myths. Archives of Psychiatric Nursing 1993 VII (6): 328-335

→ Peplau H. Interpersonale Beziehungen in der Pflege. Basel: Reclam; 1995

→ Pöldinger WJ. Erkennung und Beurteilung der Suizidalität. In: Reimer C, Hrsg. Suizid, Ergebnisse und Therapie. Berlin: Springer; 1982

→ Poorsattar SP, Hornung RL. UV light abuse and high-risk tanning behavior among undergraduate college students. Journal of the American Academy of Dermatology. 2007; 56 (3): 375-379

→ Richter D. Gewalt und Gewaltprävention in der psychiatrischen Pflege – eine Übersicht über die Literatur. In: Sauter D, Richter D, Hrsg. Gewalt in der psychiatrischen Pflege. Bern: Huber; 1998, S. 109-138

→ Richter D, Sauter D. Aspekte der Gewalt in der psychiatrischen Pflege – Anstelle einer Einleitung. In: Sauter D, Richter D, Hrsg. Gewalt in der psychiatrischen Pflege. Bern: Huber; 1998, S. 7 – 16

→ Richter D, Berger K. Gewaltsituationen in der psychiatrischen Pflege. Psychiatrische Pflege heute 2001, 7: 242-247

→ Rogers CR. Die klientenzentrierte Gesprächspsychotherapie. Frankfurt a. M.: Fischer Taschenbuch; 1993

→ Sauter D, Abderhalden C, Needham I, Wolff S, Hrsg. Lehrbuch Psychiatrische Pflege. Bern: Huber; 2004

→ Scheick DM. Mastering Group Leadership – an active learning experience. Journal of Psychosocial Nursing 2002; 40 (9): 30 – 39

→ Schädle-Dininger H, Vilinger U. Praktische Psychiatrische Pflege/Arbeitshilfen für den Alltag. Bonn: Psychiatrie Verlag; 1996

→ Schlubach A. Ist das Tür-und-Angel Gespräch in der psychiatrischen Pflege ein Instrument zur Krisenintervention: unveröffentlichtes Manuskript, Gütersloh; 2001

→ Schulz M. Auf ein Wort mit... In: Psych. Pflege heute 2011; 17 (02): 59 – 62

→ Schulz M, Renard C. Der Beitrag psychiatrischer Pflege am Gruppenprogramm in der Psychiatrie. Psych Pflege heute 2005; 11: 38 – 42

→ Schulz M, Renard C, Keogh J. Analyse des Gruppenangebotes einer psychiatrisch-psychotherapeutischen Klinik anhand von Struktur-, Prozess- und Ergebniskriterien. Krankenhauspsychiatrie 2006; 17: 25 – 30

→ Steinert T. Der aggressive Patient in der Psychiatrie. Herausforderungen für eine durchdachte Pflegeplanung. Die Schwester/Der Pfleger 1993; 32: 577-582

→ Tardiff K. Concise Guide to assessment and Management of Violent Patients. Second Edition. Washington-London: American Psychiatric Press, Inc.; 1996

→ Townsend MC. Pflegediagnosen und Maßnahmen für die psychiatrische Pflege – Handbuch zur Pflegeplanerstellung, 2. Aufl. Bern: Huber; 2000

→ Wolfersdorf M, Mäulen B. Suizidprävention bei psychisch Kranken: In: Wedler H, Wolfersdorf M, Welz R, Hrsg. Therapie bei Suizidgefährdung. Ein Handbuch. Regensburg: Roderer; 1992; S. 175-197

→ Zeller S, Lazovich DA, Forster J, Widome R. Do adolescent indoor tanners exhibit dependency? Journal of the American Academy of Dermatology 2006; 54(4): 589-596

→ Zubin J, Spring B. Vulnerability – a new view of schizophrenia: Journal of Abnormal Psychology 1997; 86(2): 103-124

Pflege von alten Menschen mit demenziellen Erkrankungen

→ Biedermann M. Essen als basale Stimulation, 2. Aufl. Hannover: Vincentz; 2004

→ Bowlby Sifton C. Das Demenz-Buch. Bern: Huber; 2008

→ Bucholz T, Schürenberg A. Lebensbegleitung alter Menschen: Basale Stimulation in der Pflege alter Menschen. Bern: Huber; 2005

→ Bundesministerium für Gesundheit (BMG). Rahmenempfehlungen zum Umgang mit herausforderndem Verhalten bei Menschen mit Demenz in der stationären Altenhilfe. Online im Internet: http://www.bmg.de 2006. Stand: 20. 03. 2008

→ Dilling H et al, Hrsg. Internationale Klassifikation psychischer Störungen, ICD-10 Kapitel V (F). 2. Aufl. Bern: Huber; 2004

→ Ehrhardt T, Plattner A. Verhaltenstherapie bei Morbus Alzheimer. Göttingen: Hogrefe; 1999

→ Fischer et al. Die „Serial Trial Intervention" (STI) Gezielter Umgang mit herausforderndem Verhalten bei Menschen mit Demenz. Pflegezeitschrift 2007; 60 (7): 370 – 373

→ Halek M, Bartholomeyczik S. Verstehen und Handeln, Forschungsergebnisse zur Pflege von Menschen mit Demenz und herausforderndem Verhalten. Hannover: Schlütersche Verlagsanstalt; 2006

→ Hampel H et al, Hrsg. Alzheimer Demenz, Klinische Verläufe, diagnostische Möglichkeiten, moderne Therapiestrategien. Stuttgart: Wissenschaftliche Verlagsgesellschaft; 2003

→ Kovach C et al. Effects of the Serial Trial Intervention on Discomfort and Behavior of Nursing Home Residents with Dementia. American Journal of Alzheimer's Disease & Other Dementias 2006; 21 (3): 147 – 155

→ Kitwood T. Demenz. Der personenzentrierte Ansatz im Umgang mit verwirrten Menschen. 2. Aufl. Bern: Huber; 2002

→ Perrar KM, Kutschke A, Sirsch E. Gerontopsychiatrie für Pflegeberufe. 2. Aufl. Stuttgart: Thieme; 2011

→ Powell J. Hilfen zur Kommunikation bei Demenz. Köln Kuratorium Deutsche Altershilfe; 2002

→ Richard N. Wertschätzende Begegnungen – integrative Validation (IVA) In: Dürrmann P, Hrsg. Besondere stationäre Dementenbetreuung. Hannover: Vinzentz; 2001

→ Sachweh S. Spurenlesen im Sprachdschungel. Kommunikation und Verständigung mit demenzkranken Menschen. Bern: Huber; 2008a

→ Sachweh S. Kein Buch mit sieben Siegeln. Lerneinheit 1: Menschen mit Demenz im Krankenhaus. CNE 2008b; 4: 11 – 16

→ Schmidt-Hackenberg U. Geh' mach dein Fenster auf! Vortrag im Altenzentrum St. Josef: leben und arbeiten mit Verwirrten. 1999

→ Schreier M, Bartholomeyczik S. Mangelernährung bei alten und pflegebedürftigen Menschen. Hannover: Schlütersche; 2004

→ Stengel F. Heitere Gedächtnis Spiele 3, Training zur geistige Konzentration, Memo. Ladner 1997

→ Strunk-Richter E. Haltung einnehmen. Lerneinheit 1: Menschen mit Demenz im Krankenhaus CNE.fortbildung 2008; 4: 1 – 5

→ Stuhlmann W. Demenz – wie man Bindung und Biographie einsetzt. München: Ernst Reinhardt Verlag; 2004

→ Wächtler C, Hrsg. Demenzen. 2. Aufl. Stuttgart: Thieme; 2003

→ Wallesch CW, Förstl H. Demenzen. Stuttgart: Thieme; 2005

Weiterführende Literatur

→ Bock T. Umgang mit psychotischen Patienten. Bonn: Psychiatrie Verlag; 2007

→ Breakwell GM. Aggression bewältigen – Umgang mit Gewalttätigkeit in Klinik, Schule und Sozialarbeit. Bern: Huber; 1998

→ Finzen A. Medikamentenbehandlung bei psychischen Störungen – Einführung in die Therapie mit Psychopharmaka. 14. Aufl. Bonn: Psychiatrie-Verlag; 2004

→ Gastpar M, Mann K, Rommelspacher H, Hrsg. Lehrbuch der Suchterkrankungen. Stuttgart: Thieme; 1999

→ Greve N, Osterfeld M, Diekmann M. Umgang mit Psychopharmaka - Ein Patienten-Ratgeber. Bonn: Psychiatrie-Verlag; 2007

→ Hegerl U, Althaus D, Niklewski G, Schmidtke A. Optimierte Versorgung depressiver Patienten und Suizidprävention: Ergebnisse des „Nürnberger Bündnisses gegen Depression. Dtsch Arztebl 2003; 100(42): A-2732 / B-2278 / C-2137

→ Ketelsen R, Schulz M, Zechert C, Hrsg. Seelische Krise und Aggressivität. Der Umgang mit Deeskalation und Zwang. Bonn: Psychiatrie-Verlag; 2004

→ Lanzenberger A, Rakel T. Pflegetherapeutische Gruppen in der Psychiatrie: Planen, durchführen, dokumentieren, bewerten. Stuttgart: Wissenschaftliche Verlagsgesellschaft; 2001

→ Langmaak B, Braune-Krickau M. Wie die Gruppe laufen lernt: Anregungen zum Planen und Leiten von Gruppen. Ein praktisches Lehrbuch. 7. Aufl. Weinheim: Beltz Psychologie Verlags Union; 2000

→ Loth C, Rutten R, Huson-Anbeek D, Linde L, Hrsg. Professionelle Suchtkrankenpflege. Bonn: Huber; 2002

→ Miller RW, Rollnick S. Motivierende Gesprächsführung. 2. Aufl. Freiburg: Lambertus Verlag; 2005

→ Wienberg G, Hrsg. Schizophrenie zum Thema machen. Psychoedukative Gruppenarbeit mit schizophren und schizoaffektiv erkrankten Menschen. Manual und Materialien. Bonn: Psychiatrie Verlag; 2005

Kontakt- und Internetadressen

→ Bundesarbeitsgemeinschaft Ambulante Psychiatrische Pflege e. V.: http://www.bapp.info

Psychosen

→ Folgende Broschüre ist für Professionelle, Angehörige und Betroffene sehr hilfreich: Arbeitsgemeinschaft der Psychoseseminare (2003); „Es ist normal, verschieden zu sein – Verständnis und Behandlung von Psychosen" (erstellt von Psychoseerfahrenen, Angehörigen und Psychiatrie-Profis/Wissenschaftlern) gegen eine Schutzgebühr von 1 Euro – zu beziehen bei den Bundesverbänden der Erfahrenen und Angehörigen, der Dt. Ges.f.Soziale Psychiatrie, dem Dachverband psychosoz.Hilfsvereinigungen und beim Autor.

→ Die in der Schweiz beheimatete Stiftung PRO MENTE SANA setzt sich seit ca. 30 Jahren für die Interessen von psychisch kranken Menschen ein und stellt viele Materialien zum Thema „Recovery" zur Verfügung. http://www.promentesana.ch/

→ Kompetenznetzwerk Schizophrenie: http://www.kompetenznetz-schizophrenie.de/rdkns/index.htm

→ Verein zur Förderung der Ziele im Kompetenznetz Schizophrenie: http://www.psychosenetz.de/index.htm

Depression und Suizidprophylaxe

→ Kompetenznetz Depression, Suizidalität: http://www.kompetenznetz-depression.de

→ Deutsche Gesellschaft für Suizidprävention (DGS): http://www.suizidprophylaxe.de

→ Telefonseelsorge unter den Rufnummern: 0800/111 0 111 und 0800/111 0 222 und unter: http://www.telefonseelsorge.de

Aggression und Gewalt

→ Aufklärung der Öffentlichkeit, z. B. Schulen und Medienarbeit zum Abbau von Vorurteilen: http://www.openthedoors.de

→ Arbeitskreis zur Prävention von Gewalt und Zwang in psychiatrischen Kliniken: http://www.arbeitskreis-gewaltpraevention.de

Demenzen

→ Deutsche Alzheimer Gesellschaft. Selbsthilfe Demenz: http://www.deutsche-alzheimer.de

→ Kompetenznetz Demenzen: http://www.kompetenznetz-demenzen.de

44 Pflege des alten Menschen

Christine Sowinski

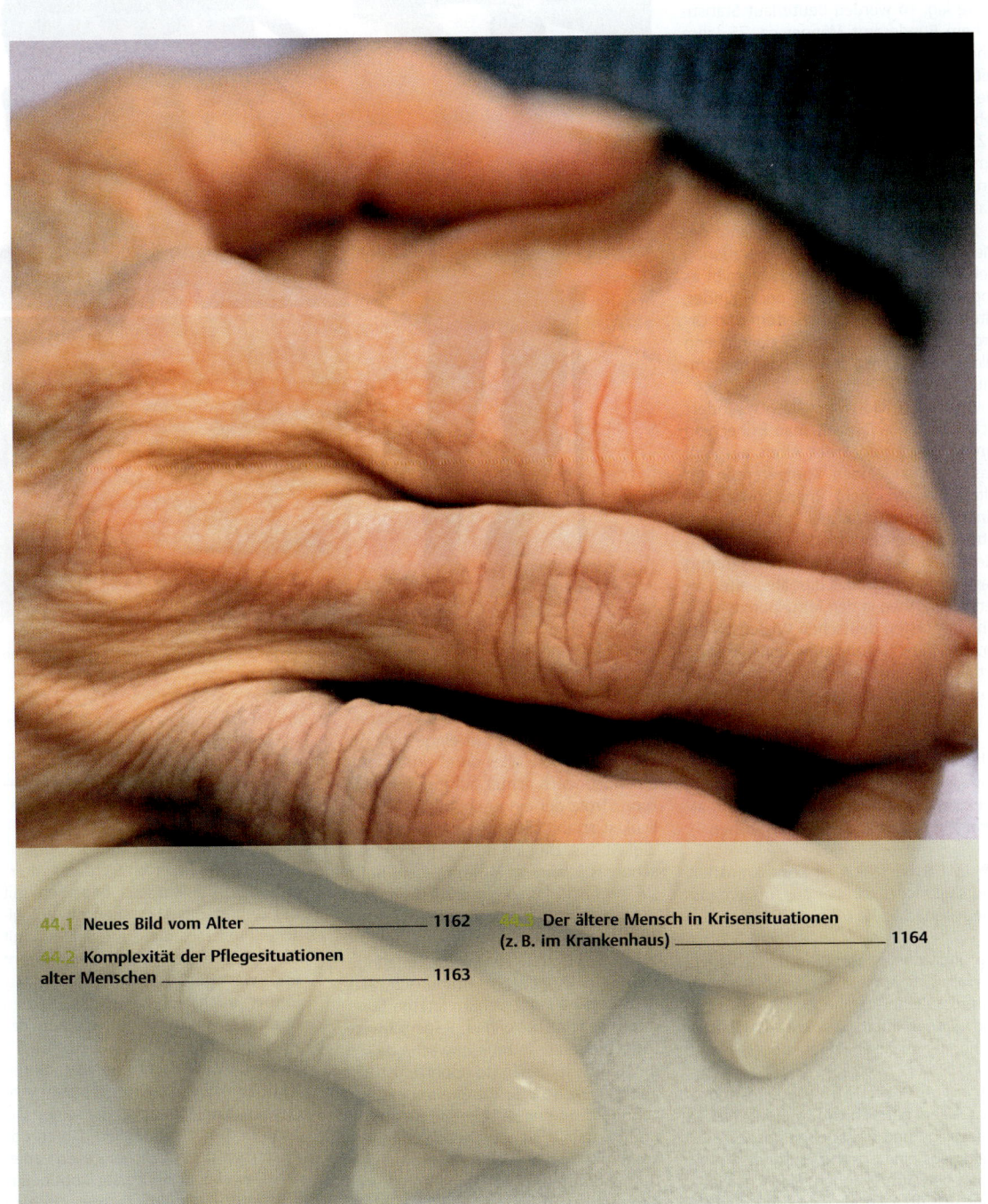

44.1 Neues Bild vom Alter

Noch nie in der Geschichte der Menschheit, konnten Menschen so alt werden wie heute. Während um 1900 die durchschnittliche Lebenserwartung um die 50 Jahre lag, so werden heute laut Statistischem Bundesamt Männer ca. 75 Jahre und Frauen ca. 81 Jahre alt. Man vermutet, dass im Jahr 2050 die Deutschen sieben Jahre länger als heutzutage leben werden: Männer werden dann ca. 82 Jahre und Frauen ca. 88 Jahre alt. Die am schnellsten steigende Bevölkerungsgruppe bezogen auf das Alter, ist die Zahl der 100-Jährigen.

Ebenfalls lebten in der Geschichte der Menschheit nie fünf Generationen nebeneinander. In seltenen Fällen gibt es sogar Familien, in denen noch Kinder, Eltern, Großeltern, Urgroßeltern und Ururgroßeltern leben, nämlich dann, wenn alle Generationen früh Kinder bekommen haben.

Auch das Bild vom Alter verändert sich langsam. Während man früher von einem Defizitmodell des Alters ausging, das die mangelnden Kompetenzen im Alter betonte, geht man heute von einem Kompetenzmodell aus. Das Defizitmodell beschreibt das, was ältere Menschen nicht mehr können, während das Kompetenzmodell die Fähigkeiten älterer Menschen in den Mittelpunkt stellt. Eine der ersten deutschen Wissenschaftler, die dem Defizitmodell eine Absage erteilt hat, war die ehemalige Ministerin und Gerontologin Frau Prof. Dr. Dr. Ursula Lehr (2006).

Aufgrund des medizinischen Fortschrittes, lange Zeiträume ohne Krieg, günstigere soziale Situation, bessere Ernährungslage usw. sieht die Situation älterer Menschen anders aus als früher.

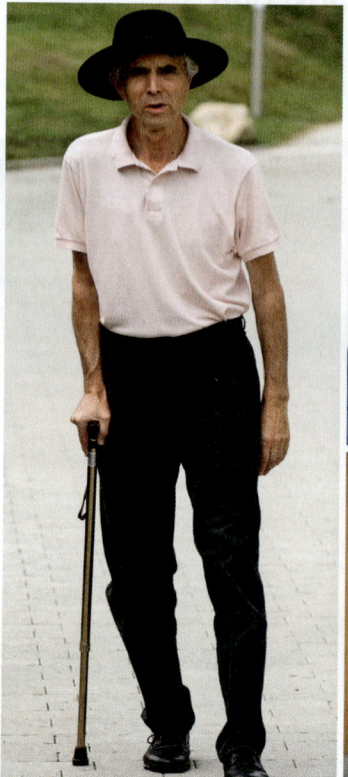
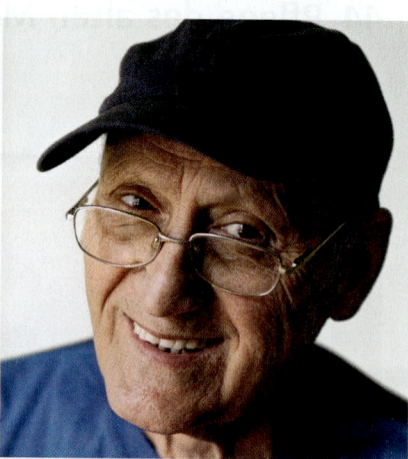
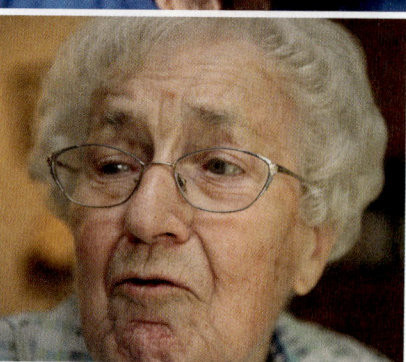

Abb. 44.1 Die individuelle Situation entscheidet, wie alt man sich fühlt. Das Alter allein sagt nichts darüber aus, ob jemand pflegebedürftig ist.

▶ **MERKE** Alter ist keine Krankheit und sagt nichts darüber aus, ob jemand pflegebedürftig ist (**Abb. 44.1**). ____

Die individuelle Situation entscheidet, wie alt sich jemand fühlt. So kann es sein, dass eine 90-Jährige sich gesünder und jünger fühlt, als ein 40-jähriger Mann, der an vielen Erkrankungen leidet.

👁 **FALLBEISPIEL** Die 90-jährige Frau Albers hat sich trotz vieler Schicksalsschläge und das Erleben des 2. Weltkriegs eine positive Haltung zum Leben bewahren können. Sie lacht viel, freut sich über Enkel und Urenkel. Ihre Katze ist ihr ein und alles. Sie kann sich nicht mehr so gut bewegen wie früher,

denn sie leidet an Arthrose und Diabetes. Der Diabetes ist gut eingestellt. Sie kann nicht mehr alles unreflektiert essen, sondern achtet auf ihre Ernährung. Trotz der eingeschränkten Beweglichkeit strahlt sie Vitalität und Lebensfreude aus. Da eine ihrer Schwestern schon 101 Jahre alt geworden ist, hofft sie – sofern alles so bleibt wie es jetzt ist – auch so alt zu werden. ____

👁 **FALLBEISPIEL** Der 40-jährige Herr Beier leidet an der Immunschwäche AIDS und befindet sich im letzten Stadium, dem AIDS-Vollbild. Seine schwere, fortschreitende Immunschwäche bedingt viele so genannte opportunistische Infektionen, so z. B. die Pneumocystis carinii Pneumonie (PcP), eine für das Krankheitsbild AIDS typische Lungenerkrankung. Er fühlt sich sehr schwach und mitgenommen. Er hat keine Angst vor dem Tod, hofft aber, dass er sich im Sterbeprozess nicht allzu sehr quälen

muss. Er vermutet, dass er nur noch ein halbes Jahr bis ein Jahr zu leben hat. ____

 Anatomie und Physiologie im Fokus

Physiologische Alterungsprozesse
Trotz der veränderten Sicht des Alters und des Älterwerdens beginnen mit der Geburt des Menschen physiologische Prozesse, die zum Schluss mit dem Tod enden. Warum wir altern und was genau dabei passiert, ist immer noch ein Rätsel. Es werden über 300 verschiedene Ursachen des Alterns diskutiert.

Zelltod. Vereinfacht gesagt führen nicht umkehrbare Prozesse zum Absterben eines Organismus, seiner Organe und einzelner Zellen. Durch das Absterben unersetzlicher Zellen verlieren Gewebe und Organe kontinuierlich ihre Funktionsfähigkeit. Infolge dessen treten Alterserscheinungen auf wie Altersweitsichtigkeit, Haarausfall usw. Neuere Theorien sehen eine hauptsächliche Ursache für das Altern in den so genannten freien Radikalen.

Freie Radikale. Freie Radikale sind kurzlebige, aggressive, sauerstoffhaltige Verbindungen. Durch sie können bestimmte Vorgänge in den Zellen gestört und Substanzen, Zellmembranen und die Zellkerne geschädigt werden. Dies kann die Entstehung von Tumoren, Herz-Kreislauf-Erkrankungen, rheumatischen Erkrankungen, Augenerkrankungen usw. fördern.

Typische Krankheitsbilder. Im Alter treten bestimmte Krankheitsbilder gehäuft auf, z. B. Arteriosklerose, Arthrose, Herz-Kreislauf-Erkrankungen wie Herzinfarkt, Schlaganfall, Demenz,

Diabetes mellitus, grauer Star, Krebserkrankungen, Osteoporose, Parkinson-Syndrom.

Geriatrische Is. Ebenso spricht man von den geriatrischen Is und meint damit die im Alter auftretenden Zustände/Probleme wie Immobilität, Inkontinenz, Instabilität, Isolation, Impotenz, Immundefizite, intellektueller Abbau oder Impecunity (Armut).

PRÄVENTION & GESUNDHEITSFÖRDERUNG Großen Einfluss auf das Alter hat die individuelle Lebensführung. Es gibt bestimmte Faktoren, die das Altern begünstigen, z. B. Rauchen, Bewegungsmangel, Bluthoch-

druck, Diabetes, Übergewicht. Schon in jungen Jahren kann ich Einfluss auf meine Lebenserwartung nehmen, indem ich Risikofaktoren meide und fördernde Faktoren in meinen Alltag einbaue, z. B. ausreichende Bewegung und ausgewogene Ernährung.

PRAXISTIPP Diskutieren Sie mit Ihren Kollegen und Patienten z. B. bei der Körperpflege, wann man sich eigentlich alt fühlt. Wie erlebte man ältere Menschen, als man 10, 20, 30 oder 40 Jahre alt war? Verschiebt sich die Wahrnehmung des Alters mit dem eigenen Alter? Wie alt möchten Sie werden und welche Vorstellungen verbinden Sie damit?

44.2 Komplexität der Pflegesituationen alter Menschen

Analog der Situation chronisch kranker Menschen, kommen in der Begleitung älterer Menschen viele Pflegeprobleme zusammen. Im Folgenden wird ein Fallbeispiel beschrieben und analysiert und den entsprechenden ATLs (Aktivitäten des täglichen Lebens) zugeordnet, die Sie in diesem Lehrbuch an anderer Stelle nachlesen können.

FALLBEISPIEL Frau Arndt ist aufgrund einer Schenkelhalsfraktur in das Krankenhaus eingewiesen worden. Sie befindet sich in einem schlechten Allgemeinzustand. Sie sitzt im Rollstuhl, kann nur mit Hilfe einige Schritte gehen. Die Operationsnarbe ist nicht gut verheilt. Sie eitert und muss mehrfach täglich verbunden werden. Frau Arndt schafft es nicht, schnell genug zur Toilette zu kommen und trägt Inkontinenzeinlagen. Wenn sie im Rollstuhl sitzt, ist ihr Kopf nach vorne gebeugt, sie jammert vor sich hin und nimmt von sich aus keinen Kontakt auf. Sie wirkt niedergedrückt und deprimiert. Ihre Haare sind verklebt, ebenso die Augen- und Mundwinkel. Sie wirkt ausgetrocknet und ausgemergelt.

Ihre Tochter gibt an, dass sie schon vor dem Krankenhausaufenthalt 15 Kilo abgenommen habe. Sie ist völlig überfordert mit der Situation und leidet darunter, dass sie keinen rechten Zugang zu ihrer Mutter findet. Frau Arndt sagt, dass sie nicht mehr leben will.

Aufgrund der zeitaufwendigen Betreuung der Mutter hat die Tochter vor dem Krankenhausaufenthalt Probleme mit ihrem Ehemann und ihren pubertierenden Kindern bekommen, weil nur noch die „Oma" im Mittelpunkt der Fa-

milie steht. Für alle Beteiligten ist diese Situation ein unhaltbarer Zustand. Es richten sich nun große Erwartungen an den Krankenhausaufenthalt, der u. a. helfen soll, diese Situation zu meistern. (Abgewandeltes Fallbeispiel aus Bundeseinheitliche Altenpflegeausbildung, KDA 2002)

Pflegeprozess. Um mit der vielschichtigen und komplexen Situation von Frau Arndt umgehen zu können, wäre es hilfreich, dass die Pflegenden ein theoretisches Modell von Pflege „im Hinterkopf" hätten, um zu wissen, wie sie die Situation strukturieren können. Ebenso wäre es wichtig, dass die Pflegenden die Pflegeprozesssteuerung anhand der Schritte
- Pflegediagnostik
- Pflegeplanung
- Durchführung von Pflegeinterventionen
- Pflegesupervision (Anleitung, Beratung und Aufsicht der am Pflegeprozess Beteiligten)
- Evaluation der Pflege (Sicherung und Kontrolle)

verinnerlicht haben (s. Kap. 4, S. 75; Poster Pflegeprozess, Download, KDA 2004).

44.2.1 ATL Kommunizieren

Die Kontaktaufnahme zu Frau Arndt ist erschwert, sie fühlt sich deprimiert, macht- und hoffnungslos. Eine wichtige Pflegemaßnahme ist, herauszufinden, wie der Kontakt zu Frau Arndt gestaltet werden kann. Einfache Regeln, wie sich auf Augenhöhe begeben, sich ein bisschen Zeit lassen, Frau Arndt mit Namen ansprechen, sie vorsichtig berühren, kann helfen, überhaupt Zugang zu ihr

zu finden. Dies mag zwar etwas Selbstverständliches – eine so genannte common sense Pflegemaßnahme – sein, aber ohne die Kontaktaufnahme kann der Pflegeprozess nicht vernünftig gestaltet werden. Hilfreiche Hinweise bzgl. Kontaktaufnahme zu Menschen mit Demenz finden Sie in diesem Buch auf S. 1151 und in der Veröffentlichung von Jenny Powell (2002).

Einbeziehen der Angehörigen. Wichtig ist die Tochter von Frau Arndt, denn sie ist eine wertvolle Kooperationspartnerin für die Pflegenden. Die Tochter und die Familie von Frau Arndt sollte unbedingt in die Pflege mit einbezogen werden. Wenn sich die Pflegenden auf eine intensivere professionelle Beziehung zu Frau Arndt und ihrer Familie einlassen, werden sie feststellen, dass sie hierbei manchmal an eigene persönliche Grenzen stoßen. Sie fühlen sich überfordert, haben Angst, von Frau Arndt und ihrer Familie „aufgefressen" zu werden. Sie sind verunsichert und wissen nicht, wie viel professionelle Hilfe sie geben können, weil sie befürchten, ihren anderen beruflichen Aufgaben in der zur Verfügung stehenden Arbeitszeit nicht mehr gerecht zu werden. Der Konflikt zwischen der Notwendigkeit, sich in geeigneter Weise Frau Arndt und ihrer Familie widmen zu können und mit den zur Verfügung stehenden finanziellen und personellen Ressourcen umgehen zu müssen, kann die Pflegenden belasten. Deshalb ist es wichtig, dass sie sich im Team mit anderen Kollegen absprechen, wie sie damit umgehen können.

Frau Arndts zunehmende Abhängigkeit von der Hilfe anderer Menschen, insbesondere von ihrer Tochter, macht ihr und der Familie sehr zu schaffen. Die Hauptlast der Verantwortung liegt bei ihrer Tochter. Die Pflegenden sollten in der Lage sein, mit diesem familiären Problem umgehen zu können und die angespannte Situation der Familie ein wenig zu entspannen.

Überprüfen der Hilfsmittel. Vielleicht hat Frau Arndt Probleme, Kontakt aufzunehmen, da sie ein Hörgerät benötigt und dies zurzeit nicht funktionsfähig ist. Wichtig wäre, das Hörgerät in Ordnung bringen zu lassen und Frau Arndt dabei zu unterstützen, dieses auch zu benutzen. Ebenso müsste darauf geachtet werden, dass Frau Arndt ihre Brille selbstständig erlaubt auf setzen kann und man sich bei der Kontaktaufnahme in Augenhöhe von Frau Arndt befindet. Frau Arndt braucht eine liebevolle, warmherzige Ansprache. Sie muss sich immer wieder vergewissern können, dass man sie nicht alleine lässt.

44.2.2 ATL Sich bewegen

In der Pflegedokumentation muss festgehalten werden, auf welche Art Frau Arndt mit Hilfe einige Schritte gehen kann. Die Pflegenden sollten rückenschonende Arbeitstechniken anwenden (S. 270). Ebenso ist es hilfreich, bei der Bewegungsunterstützung von Frau Arndt kinästhetische Prinzipien mit einzubeziehen (s. S. 237). Dies wird wahrscheinlich dazu führen, dass Frau Arndt mit der Zeit beweglicher und die Anzahl der Schritte, die sie machen kann, größer wird. Ebenso wichtig ist es hierbei, mit den Physiotherapeuten und Sanitätshäusern zusammenzuarbeiten. Vielleicht gelingt es, Frau Arndt und ihre Familie im Umgang mit einem Gehwagen zu schulen, sodass Frau Arndt mehr Selbstständigkeit erlangt und evtl. eines Tages außerhalb ihrer eigenen vier Wände einige kurze Strecken mithilfe des Gehwagens zurücklegen kann (DNQP 2006).

44.2.3 ATL Essen und trinken

Eine der wichtigsten Pflegeinterventionen ist der Umgang mit der so genannten Dehydratation (Austrocknung, S. 320). Die Pflegenden müssen herausfinden, wie man das Trinkverhalten von

Frau Arndt fördern könnte. Dazu sind sie auf Informationen von Frau Arndt und ihrer Familie angewiesen. Die Trinkförderung wird am Anfang eine der wichtigsten Pflegeinterventionen sein, da der schlechte Allgemeinzustand von Frau Arndt u. a. auf den Flüssigkeitsmangel zurückzuführen ist.

Ebenso wäre es entscheidend, herauszufinden, was Frau Arndt gerne isst, und wie die Mahlzeitensituation gestaltet werden muss, damit Frau Arndt sich wohlfühlt. Der Gewichtsverlust hat Frau Arndt sehr geschwächt und die Pflegeinterventionen, die darauf abzielen, dass Frau Arndt mit Appetit mehr essen kann, helfen dabei, ihre Lebenssituation zu verbessern (DNQP 2010).

44.2.4 ATL Ausscheiden

Die Pflegenden sollten in der Lage sein, das Kontinenzverhalten von Frau Arndt zu beurteilen (S. 1163). Wenn sie z. B. herausfinden, dass Frau Arndt zu bestimmten Zeiten auf die Toilette muss, und die pflegerische Unterstützung in Zusammenarbeit mit der Familie es ermöglicht, dass Frau Arndt rechtzeitig zur Toilette kommt, könnte man u. U. auf die Inkontinenzeinlagen verzichten. Frau Arndt erhält dadurch mehr Lebensqualität und gleichzeitig werden Kosten eingespart (DNQP 2007).

44.2.5 ATL Sich waschen und kleiden und ATL Atmen, Puls, Blutdruck

Frau Arndt müsste bei der Körperpflege und beim Anziehen unterstützt werden. Erfahrungsgemäß wird der Lebenswille wieder geweckt, wenn man das Gefühl hat, eine gründliche Körperpflege allmählich auch alleine durchführen zu können. Somit hat auch die zunehmende Selbstständigkeit in der Körperpflege eine kreislaufanregende Wirkung. Für die Pflegenden wäre es wichtig, den Blutdruck von Frau Arndt zu beobachten (S. 454). Frau Arndt braucht morgens beim Aufstehen aus dem Bett eine behutsame Unterstützung durch die Pflegenden. Wird sie morgens zu schnell in das Badezimmer geführt, bekommt sie Kreislaufprobleme.

44.2.6 ATL Sich sicher fühlen und verhalten

Die Pflegenden müssen darin geschult werden, sich die Umgebung eines älteren Menschen genauer anzusehen, z. B. im Krankenhaus. In der ambulanten, aber auch in der stationären Pflege können Maßnahmen der Wohnraumanpassung helfen, dass der ältere Mensch sich trotz seines Pflegebedarfs selbstständiger und sicherer in den eigenen vier Wänden bewegen kann. Dies wäre bei Frau Arndt besonders wichtig, da sie Angst hat, erneut zu fallen und sich wieder einen Oberschenkelhalsbruch zuzuziehen.

44.2.7 ATL Sinn finden im Werden – Sein – Vergehen

Der Verlust von Autonomie ist für Frau Arndt ein furchtbarer Einschnitt in ihrem Leben. Die Angst, nie wieder „auf die Beine zu kommen" und bis zu ihrem Tod von der Hilfe anderer Menschen abhängig zu sein, nimmt ihr die Lust am Leben. In dem Maße, in dem die Pflegenden in der Lage sein werden, Frau Arndt in ihrer Selbstständigkeit zu unterstützen und ihre angespannte gesundheitliche Situation zu verbessern, wird sie wieder mehr Freude am Leben entwickeln.

44.2.8 ATL Raum und Zeit gestalten – Arbeiten und Spielen

Obwohl Frau Arndt nicht mehr so mobil ist wie früher, kann sie mit Unterstützung der Pflegenden z. B. in der ambulanten Pflege lernen, ihrem Tag eine sinnvolle Struktur zu geben. Sie guckt z. B. viel fern und hat sich einen Videorecorder angeschafft, mit dem sie sich immer wieder Filme von Familienfeiern ansieht. Sie bekommt regelmäßig Besuch von ihren Freundinnen. Da sie durch die Anleitung der Pflegenden ihre Körperpflege fast selbstständig durchführen kann und auch ihr altes Gewicht wieder erlangt hat, steigt ihr Selbstwertgefühl. Sie öffnet sich wieder für ihre Umwelt.

44.3 Der ältere Mensch in Krisensituationen (z. B. im Krankenhaus)

Im Folgenden werden einige Praxistipps gegeben, wie man die Situation älterer Patienten im Krankenhaus oder in der Erstsituation in der ambulanten Pflege gestalten kann.

44.3.1 Praxistipps

Sorgen Sie dafür, dass ältere Menschen sich gut orientieren können
Sehr hilfreich sind z. B. Bögen, auf denen die wichtigsten Angaben notiert sind.

Jede Einrichtung kann diese Bögen anfertigen und beim Erstkontakt den Patienten und ihren Angehörigen geben (**Abb. 44.2**).

Ebenso wichtig ist es, über die Routine in der Einrichtung zu informieren,

Station: .... Tel: ....
behandelnde
Ärzte: .... Tel: ....
Stationsleitung: .... Tel: ....

für Sie sind folgende Personen zuständig,
z. B. in der Pflege:

....

....

Abb. 44.2 Auf dem Kontaktbogen sind alle wichtigen Ansprechpartner und Telefonnummern enthalten.

z. B. wann gibt es Frühstück, Mittagessen usw., wie oft kommt der Arzt, wann sind die Visiten.

Bewährt hat es sich auch, sich beim Schichtbeginn vorzustellen und zu signalisieren, dass man im Frühdienst bzw. Spät- oder Nachtdienst für den entsprechenden Patienten zuständig ist: „Guten Tag, ich bin Schwester X, ich bin heute Vormittag für Sie zuständig."

Ebenso sollte man sich beim Schichtende bei der letzten anfallenden Pflegetätigkeit/Intervention verabschieden: „Auf Wiedersehen, Frau Berger, ich habe gleich Dienstende, meine Kollegin Frau Y, ist heute Nachmittag für Sie zuständig. Ich bin morgen früh wieder für Sie da."

Dies trägt nicht nur zur Orientierung und einem Sicherheitsgefühl bei, sondern wirkt ausgesprochen „kundenfreundlich". Es kostet nicht mehr Zeit und vermittelt dem älteren Menschen und seinen Angehörigen, dass man sich um ihn kümmert.

Kooperieren Sie mit den Angehörigen
Dadurch, dass die Verweildauer im Krankenhaus sich immer weiter reduziert, werden in sehr kurzer Zeit viele medizinische und pflegerische Dienstleistungen erbracht. Dies ist auch für junge und gesündere Menschen ein großer Stressfaktor, erst recht für ältere Menschen, z. B. mit Demenz.

Der ältere Mensch kommt i. d. R. nicht alleine in ein Krankenhaus, sondern wird begleitet. Nutzen Sie die Expertise der Bezugsperson des älteren Patienten und binden Sie sie in die Pflegeplanung mit ein. Sie könnten z. B. gemeinsam den Pflegeplan besprechen, Daten erheben, auch biografische Daten. Nicht nur die Patienten, sondern auch die Angehörigen können Auskunft darüber geben, was die Patienten gerne mögen, was Sie auf keinen Fall ertragen können, worauf sie achten müssen.

Wenn sich die Angehörigen mehr in den Gesamtprozess mit eingebunden fühlen, sind sie sicher auch bereit „mitzuhelfen". Gerade bei Menschen mit Demenz braucht man in Krisenzeiten eine 1:1 Betreuung, d. h. dass der ältere Patient ständig eine Kontaktperson in seiner Nähe hat, die sich um ihn kümmert.

Früher nannte man dieses Organisationsprinzip „Sitzwachen". Heute ist dies aufgrund personeller Verknappung oft nicht mehr möglich. Hier könnte man mit den Angehörigen sprechen bzw. auf ehrenamtliche Helferinnen und Helfer („grüne Damen") zurückgreifen.

Sie erleichtern sich die Arbeit sehr, wenn Sie mit den Angehörigen kooperieren. Oft glaubt man, dass Angehörigenarbeit viel Zeit kostet, aber langfristig rechnet sich diese anfänglich zeitintensive Pflegeintervention.

Sorgen Sie dafür, dass sich die Menschen sowie ihre Angehörigen sicher fühlen
Dieses Sicherheitsgefühl bezieht sich zum einen auf ein personengebundenes Sicherheitsgefühl („Es ist immer jemand da, den ich ansprechen kann") sowie auf situative und raumliche Sicherheit.

Situative Sicherheit. Es beunruhigt die Menschen sehr, wenn sie nicht wissen, was als nächstes passiert. Das Warten auf die nächste Untersuchung, nicht zu wissen, wie in der ambulanten Pflege der Ablauf ist usw. verunsichert die Menschen. Je mehr sie über die Situation erfahren, z. B. auch ihre gesundheitliche Situation durch Informationen der behandelnden Ärzte, desto mehr haben Sie das Gefühl, die Situation unter Kontrolle zu haben.

Räumliche Sicherheit. Gerade ältere Menschen leiden unter einer plötzlichen Ortsveränderung. Dies kann zu vermehrten Stürzen führen. Deshalb ist es wichtig, beim Erstkontakt die Wege des Patienten mit ihm gemeinsam zu gehen und darauf zu achten, dass z. B. Stolperfallen aus dem Weg geräumt werden und für entsprechende Beleuchtung, auch nachts, gesorgt wird.

Je sicherer sich ein älterer Mensch fühlt, desto weniger unruhig ist er auch. So zeigen Erfahrungen von Pflegenden im Nachtdienst, dass, wenn sie sich bei ihrer ersten Runde durch die Zimmer ihrer ihnen anvertrauten Patienten sehr viel Zeit nehmen, diese danach meist besser durchschlafen und weniger unruhig sind.

Denken Sie bei der Aufnahme des Patienten schon an die Entlassung
Dies ist der zentrale Paradigmawechsel (Einstellungswechsel), der sich auch im Nationalen Expertenstandard „Entlas-

sungsmanagement in der Pflege" zeigt. Von Anfang an soll auf die Entlassung hingearbeitet werden und gemeinsam mit allen Beteiligten überlegt werden, wie es zu Hause weitergehen soll. Wird die Entlassung ausgeblendet und erfolgt sie dann plötzlich, steht der ältere Patient und seine Angehörigen vor vielen Problemen. Auch die enge Zusammenarbeit mit dem Krankenhaus Sozialdienst sollte von Anfang an angestrebt werden (DNQP 2009).

Etikettieren Sie Verwirrtheitszustände nicht vorschnell mit dem Label „Demenz"
Die Krankheitsdiagnostik ist Sache der Medizin. Trotzdem wird oft vorschnell ein Verwirrtheitszustand als Demenz angesehen, besonders wenn es sich dabei um ältere Menschen handelt. Nach der Übereinkunft des ICD-10 (International Classification of Diseases) wird von einer Demenz erst dann gesprochen, wenn Gedächtnisprobleme, Denkstörungen, Persönlichkeitsveränderungen und zunehmende Unselbstständigkeit länger als ein halbes Jahr anhalten (S. 1152). Gerade im Krankenhaus hat man mit vorübergehenden Verwirrtheitszuständen zu tun. Tragen Sie nicht dazu bei, dass ältere Menschen schnell mit dem Etikett „Demenz" versehen werden.

Unterstützen Sie den Patienten dabei, nach dem Krankenhaus zuhause zu leben
Auch sollten die im Krankenhaus auftretenden Zustände von Abhängigkeit nicht überbewertet werden. In der eigenen häuslichen Umgebung sieht das Kompetenzprofil des älteren Patienten schon anders aus. Jeder kennt es von sich, das eine fremde Umgebung irritierend und einschränkend wirkt. Sehr häufig wird die Leistungsfähigkeit von ambulanten Diensten unterschätzt. Kooperieren Sie vom Krankenhaus aus schon mit den entsprechenden Kollegen in der häuslichen Situation (DNQP 2009).

Die älteren Patienten entwickeln zu Hause oft mehr Ehrgeiz und Lebenselan, um selbstständiger leben zu können. Die im Wohnquartier arbeitenden häuslichen Pflegedienste beraten den betroffenen älteren Menschen und seine Bezugsperson.

Sehen Sie in einem Krankenhausaufenthalt auch die positiven Aspekte
So einschneidend ein Krankenhausaufenthalt für den älteren Menschen und seine Angehörigen sein kann, so kann er auch Abwechslung in das manchmal

eintönig verlaufende Leben bringen. Die andere Umgebung, die vielen Menschen, die sich um den Betroffenen kümmern, die Ärzte, die sich intensiv der Situation annehmen, können auch das Gefühl hervorrufen: Endlich kümmert sich jemand intensiv um meine Probleme.

Den Krankenhausaufenthalt als eine Art „Event" mit auch positiven und un-terhaltsamen Aspekten zu sehen, geschieht erst in neuerer Zeit. Die deutsche Pflegewissenschaftlerin, Dr. Angelika Abt-Zegelin, hat die verständliche Neugier ihrer Patienten aufgegriffen, und empfohlen, einen so genannten „Klinikspaziergang" zu entwickeln. Dabei werden im Krankenhaus an exponierten Stellen, Schautafeln angebracht, die erklären, was sich hier abspielt. Auch z. B. wöchentliche Führungen durch evtl. ehrenamtlich Mitarbeitende können dazu beitragen, dass Angehörige und Patienten sich im Krankenhaus wohler, sicherer und orientierter fühlen. Auch dies kann ein wichtiger Beitrag und Impuls zur Bewegungsförderung der Patienten sein.

Lern- und Leseservice

Verwendete Literatur
→ Abt-Zegelin A. Klinikspaziergang zur Bewegungsförderung. Die Schwester/Der Pfleger 2007; 8: 740 – 743
→ Deutsches Netzwerk für Qualitätsentwicklung in der Pflege (DNQP), Hrsg. Expertenstandard Entlassungsmanagement in der Pflege, 1. Aktualisierung. Osnabrück; 2009
→ Deutsches Netzwerk für Qualitätsentwicklung in der Pflege (DNQP), Hrsg. Expertenstandard Sturzprophylaxe in der Pflege, Entwicklung – Konsentierung – Implementierung. Osnabrück; 2006
→ Deutsches Netzwerk für Qualitätsentwicklung in der Pflege (DNQP), Hrsg. Expertenstandard Förderung der Harnkontinenz in der Pflege, Entwicklung – Konsentierung – Implementierung. Osnabrück; 2007
→ Deutsches Netzwerk für Qualitätsentwicklung in der Pflege (DNQP), Hrsg. Expertenstandard Ernährungsmanagement zur Sicherstellung und Förderung der oralen Ernährung in der Pflege, Entwicklung – Konsentierung – Implementierung. Osnabrück; 2009
→ Kuratorium Deutsche Altershilfe, Hrsg. Bundeseinheitliche Altenpflegeausbildung – Materialien für die Umsetzung der Stundentafel. Köln; 2002

→ Kuratorium Deutsche Altershilfe, Hrsg. Poster Pflegeprozess (22. 12. 2004)
→ Lehr U. Psychologie des Alterns. Windelsheim: Quelle & Meyer; 2006

Weiterführende Literatur
→ Besselmann K, Sowinski C, Rückert W. Qualitätshandbuch Wohnen im Heim – Wege zu einem selbstbestimmten und selbständigen Leben. Ein Handbuch zur internen Qualitätsentwicklung in den AEDL-Bereichen. Köln: Kuratorium Deutsche Altershilfe; 1998
→ Besselmann K. Fillibeck H. Sowinski C. Qualitätshandbuch Häusliche Pflege in Balance – Wege zu einer familienorientierten Pflege. Ein Handbuch für beruflich Pflegende, pflegende Angehörige und Menschen mit Hilfe- und Pflegebedarf. Köln: Kuratorium Deutsche Altershilfe; 2003
→ Deutsches Netzwerk für Qualitätsentwicklung in der Pflege (DNQP), Hrsg. Expertenstandard Dekubitusprophylaxe in der Pflege, 1. Aktualisierung. Osnabrück; 2010
→ Deutsches Netzwerk für Qualitätsentwicklung in der Pflege (DNQP), Hrsg. Expertenstandard Schmerzmanagement in der Pflege, 1. Aktualisierung. Osnabrück; 2010

→ Deutsches Netzwerk für Qualitätsentwicklung in der Pflege (DNQP), Hrsg. Expertenstandard Pflege von Menschen mit chronischen Wunden, Entwicklung – Konsentierung – Implementierung. Osnabrück; 2009
→ Maciejewski B, Sowinski C, Besselmann K, Rückert W. Qualitätshandbuch – Leben mit Demenz. Zugänge finden und erhalten in der Pflege, Förderung und Begleitung von Menschen mit Demenz und psychischen Veränderungen. Köln: Kuratorium Deutsche Altershilfe; 2001
→ Powell J. Hilfen zur Kommunikation bei Demenz. Türen öffnen zum Menschen mit Demenz, Band 1. Köln: Kuratorium Deutsche Altershilfe; 2002

Kontaktadressen
→ Kuratorium Deutsche Altershilfe, An der Pauluskirche 3, 50677 Köln, Tel: 0221/931 847-0, Fax: 0221/ 931 847-6, E-Mail: info@kda.de, Internet: www.kda.de

45 Pflege von Patienten mit Schmerzen

Nadja Nestler, Andreas Portsteffen

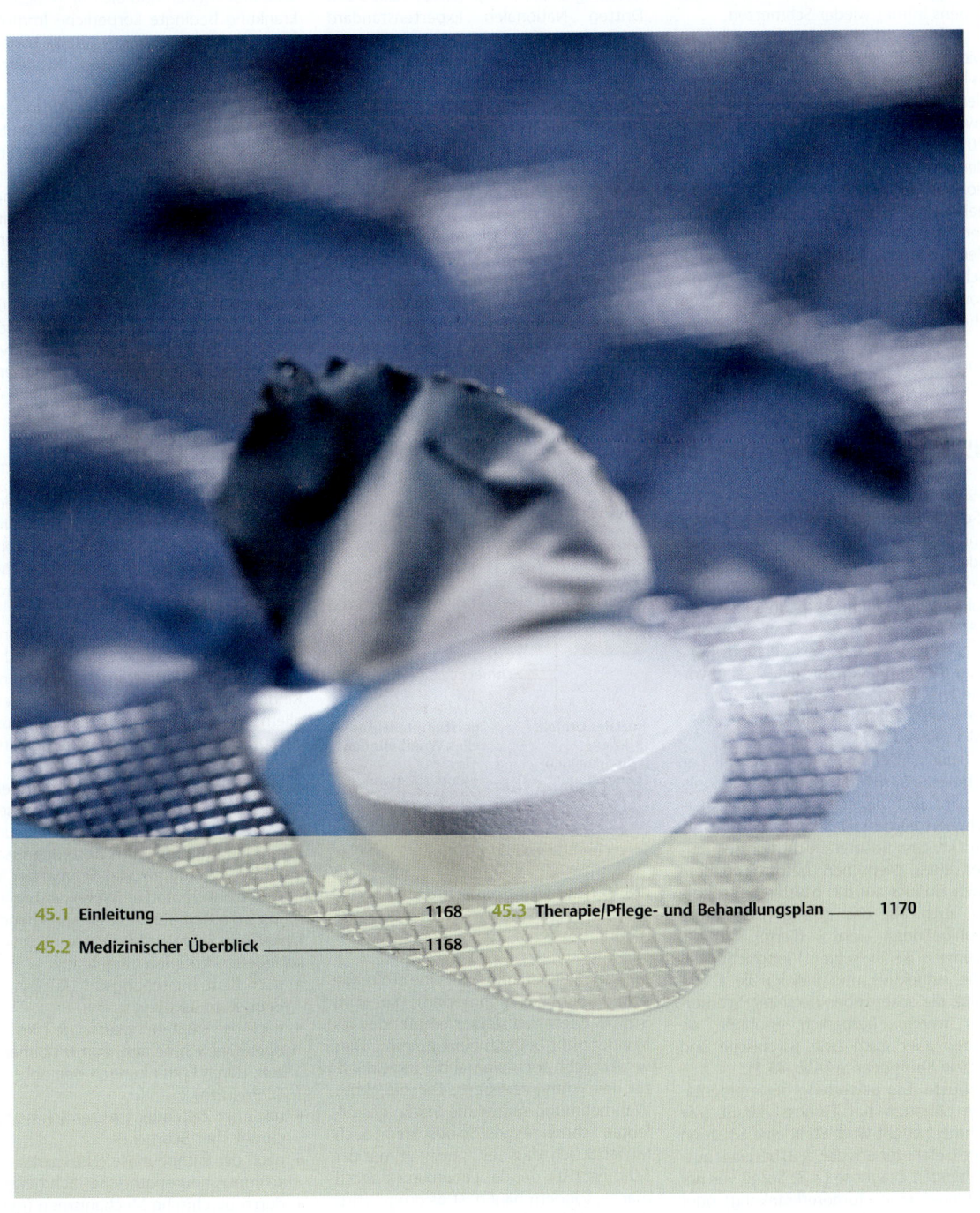

45.1 Einleitung

Nadja Nestler

Schmerzen sind eine menschliche Erfahrung, die wir mit unseren Sinnen erleben. Jeder Mensch hat im Laufe seines Lebens immer wieder Schmerzen.

Schmerz ist ein Phänomen, mit dem wir im Alltagsleben, aber vor allem auch in beruflichen Pflegesituationen konfrontiert werden. Immer noch hat jeder zweite Patient im Krankenhaus (DNQP 2011) und sogar bis zu zwei Dritteln der Bewohner von Einrichtungen der stationären Altenhilfe (Anliker 2006, Zwakhalen et al. 2006) Schmerzen. Wir wissen, dass ca. 15 Millionen Menschen in der Bundesrepublik unter chronischen Schmerzen leiden (Zenz 2001), viele von ihnen erhalten aber keine ausreichende Therapie.

Aufgrund der gesundheitspolitischen und ökonomischen Bedeutung der Schmerztherapie und der zentralen

Rolle des Phänomens für die Pflege hat das Deutsche Netzwerk für Qualitätsentwicklung in der Pflege (DNQP) 2005 den Dritten Nationalen Expertenstandard Schmerzmanagement verabschiedet. Seit Dezember 2011 liegt eine erste Überarbeitung dieses Expertenstandards vor, der in seiner inhaltlichen Grundstruktur bestätigt wurde. Zusätzlich erfolgten Konkretisierungen für die einzelnen Themenbereiche (DNQP 2011). Der nun aktuell gültige Expertenstandard „Schmerzmanagement in der Pflege" gilt bindend für die deutsche Pflege und regelt das Schmerzmanagement bei Patienten mit akuten und zu erwartenden Schmerzen (DNQP 2011).

Akute Schmerzen treten zum Beispiel nach Operationen als akute Wundschmerzen oder auch durch akute Erkrankungen, z. B. in der Inneren Medizin

oder Neurologie, auf. Aber es treten auch häufig Schmerzen durch chronische Krankheiten und die durch diese Erkrankung bedingte körperliche Immobilität auf. Chronische Schmerzen können möglicherweise zu akuten Schmerzen hinzukommen.

Dabei hängen das Ausmaß und die Dauer der Schmerzen sowohl in Akutsituationen wie auch bei chronischen Prozessen häufig von der Kompetenz und der Herangehensweise der professionellen Helfer ab. Pflegende spielen eine zentrale Rolle im Schmerzmanagement, da sie durch pflegerische Anleitung und Schulung den Patienten in der Auseinandersetzung mit dem Schmerz unterstützen und seine Ressourcen gezielt fördern. Der Patient wird damit als aktiver Partner in die Umsetzung des Schmerzmanagements einbezogen.

45.2 Medizinischer Überblick

45.2.1 Definition

„Schmerz ist ein unangenehmes Sinnes- und Gefühlserlebnis, das mit aktueller oder potenzieller Gewebeschädigung verknüpft ist oder mit Begriffen einer solchen Schädigung beschrieben wird." (IASP 1976)

„Schmerz ist das, was der Betroffene über die Schmerzen mitteilt, sie sind vorhanden, wenn der Patient mit Schmerzen sagt, dass er Schmerzen hat." (McCaffery 1997)

Beide Definitionen verdeutlichen Schmerz als mehrdimensionales Ereignis. Es wird auch als bio-psycho-soziales Geschehen dargestellt. Damit wird ausgedrückt, dass Schmerz nicht nur den Körper eines Menschen betrifft, sondern auch Einfluss auf das psychische, soziale als auch auf das geistig-intellektuelle Wohlbefinden hat (Ferrel 2000). Schmerz ist in seiner Vielschichtigkeit eine subjektive und individuelle Erfahrung, die unser Leben begleitet. Schmerzen werden körperlich erfahren, sie haben aber auch eine psychische und soziale Komponente (**Abb. 45.1**).

Einflüsse. Die Bewertung der momentanen Situation hat Einfluss darauf, wie Schmerz erlebt wird. Stellt eine Situation eine Gefahr für uns dar, z. B. bei einer ausstehenden Diagnose (z. B. Sorge vor der Diagnose einer Tumorerkrankung) oder durch eine für unsere Unversehrtheit ge-

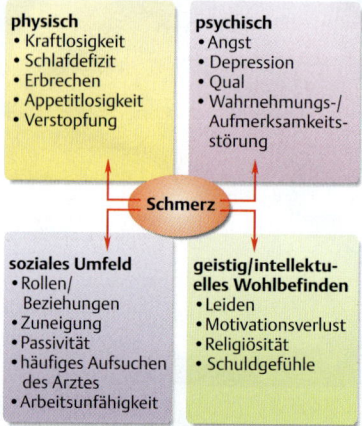

physisch
- Kraftlosigkeit
- Schlafdefizit
- Erbrechen
- Appetitlosigkeit
- Verstopfung

psychisch
- Angst
- Depression
- Qual
- Wahrnehmungs-/Aufmerksamkeitsstörung

Schmerz

soziales Umfeld
- Rollen/Beziehungen
- Zuneigung
- Passivität
- häufiges Aufsuchen des Arztes
- Arbeitsunfähigkeit

geistig/intellektuelles Wohlbefinden
- Leiden
- Motivationsverlust
- Religiosität
- Schuldgefühle

Abb. 45.1 **Multidimensionalität des Schmerzes.** Die verschiedenen Einflüsse des Schmerzes auf die Patienten.

fährlichen Verletzung (z. B. eine drohende Arm- oder Beinamputation), so wird Schmerz sehr viel stärker empfunden als in einer nicht belastenden Situation. Dies verdeutlicht noch einmal die Individualität des Schmerzerlebens. Die subjektive Wahrnehmung macht die Stärke des erlebten Schmerzes aus. So beschreibt auch Müller-Busch, dass „es … nicht immer der Schmerz (ist), der das Leben unerträglich macht, sondern häufig ist es umgekehrt, dass das Leben den Schmerz unerträglich

macht." (Müller-Busch 2007). Hieraus leitet sich die Notwendigkeit einer individuellen Schmerztherapie ab. Nur wenn jeder Patient die für ihn notwendige Therapie erhält, kann der Schmerz ausreichend gelindert werden.

Zudem hat das kulturelle Umfeld großen Einfluss auf unsere Schmerzwahrnehmung. Wir lernen im Laufe unserer Kindheit, Schmerzen zu äußern. Vor allem der kulturelle Kontext hat Einfluss darauf, wie der erlebte Schmerz der Umwelt gegenüber dargestellt wird. Je nachdem, wie und in welchem gesellschaftlichen Umfeld wir aufwachsen und in welcher Lebenssituation wir uns zum Zeitpunkt des Schmerzerlebnisses befinden, verspüren wir Schmerzen in unterschiedlich starker Weise und kommunizieren den Schmerz entsprechend.

Einteilung. Schmerzen werden nach verschiedenen Kriterien eingeteilt:
- nach dem Entstehungsort (Rücken, Bein, Kopf usw.)
- nach der Entstehungsursache (postoperative Schmerzen, Tumorschmerzen, durch Erkrankungen bedingte Schmerzen)
- nach der Zeitdauer (akuter Schmerz, chronischer Schmerz)
- nach der Pathogenese (Nozizeptorschmerz, neuropathischer Schmerz)
- durch psychische Mechanismen (mit) bedingte Schmerzen

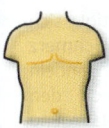

Anatomie und Physiologie im Fokus

Pathophysiologie des Schmerzes

Schmerzentstehung. Schmerz tritt auf, wenn Gewebe verletzt wird. Dies kann ein tatsächliches Trauma sein (z. B. eine Schnittverletzung), aber auch durch eine Erkrankung bedingt sein, die mit dem Untergang von Gewebe einhergeht (z. B. eine Entzündung im Körper). Der hier auftretende akute Schmerz wird unterschieden in den so genannten Nozizeptorschmerz, den neuropathischen Schmerz und den mixed pain (gemischter Schmerz) (*Tab. 45.1*). Schmerzen aktivieren das vegetative Nervensystem mit Blutdruckanstieg, Beschleunigung der Atmung und Steigerung der Herzfrequenz. Auch reagiert der Körper mit einer hormonellen Stressreaktion, die mit einem erhöhten Metabolismus einhergeht.

Schmerzweiterleitung. Schmerz wird als Schmerz erlebt, sobald er im Gehirn verarbeitet wurde. Damit dies geschieht, erfolgt die Schmerzweiterleitung über spezifische Bahnen in unserem Körper (*Abb. 45.2*). Die oben bereits erwähnten Neurotransmitter oder Botenstoffe reizen die A-Delta- und C-Nervenfasern, die als Antwort darauf die Schmerzinformation auf elektrischem Weg (als Aktionspotenzialfolgen) bis zum Rückenmark weiterleiten. Die Nervenfasern enden in der Substantia gelatinosa. Hier finden eine Verschaltung des ankommenden Reizes am Hinterhorn und ein Weitertransport der Information zum Gehirn statt. Dort erfolgt abschließend vom Thalamus ausgehend eine Ausbreitung in verschiedene Gehirnareale (limbisches System, frontale Hirnrinde u. a.). Der eintreffende Reiz wird als Information bearbeitet.

Phospholipide

Kortikosteroide –

Arachidonsäure

Azetylsalizylsäure – ↓ + Bradykinin

Prostaglandin E

ändern Mikrozirkulation und Gefäßpermeabilität

physikalische Reize, mechanische Reize, Hitze

afferente Faser

nozizeptorsensorische Nervenendigungen

Blutkapillaren

Substanz P

Abb. 45.2 Physiologische Reaktion bei Schmerzen.

Der Schmerz wird auf der Grundlage der Stärke und Häufigkeit des eintreffenden Reizes und der Bewertung in der frontalen Hirnrinde wahrgenommen.

Schmerzhemmung. Als Reaktion auf den eintreffenden Schmerzreiz werden Hemmsysteme des Gehirns aktiviert, die die Ausschüttung körpereigener Schmerzhemmstoffe anregen (Endorphine, Enkephaline). Der Schmerz wird durch sie verringert.

Es kann zu einer gesteigerten Empfindlichkeit der Nervenfasern kommen, wenn Entzündungen oder andere Gewebeveränderungen vorliegen. Diese Überempfindlichkeit wird als periphere Sensibilisierung bezeichnet (primäre Hyperalgesie) und führt zu einer gesteigerten Schmerzwahrnehmung.

Tab. 45.1 *Unterteilung des akuten Schmerzes.*

Unterteilung in	Verteilung von	Beispiel
Nozizeptorschmerz		
somatisch: oberflächlich somatisch: tiefe Strukturen	Haut, Muskel, Sehnen, Bänder	Nadelstich, Muskelkater
Viszeral	Eingeweide	Gallenblasenentzündung, Appendizitis
neuropathischer Schmerz		
	periphere Nerven	Nervenverletzung durch Trauma
	Nervenwurzeln	Bandscheibenvorfall
	zentrales Nervensystem	Schlaganfall
mixed pain (gemischter Schmerz)		
Kombination von Nozizeptor- und neuropathischem Schmerz		Tumor, der in Nerven und Weichteile eindringt

45.2.2 Entstehung chronischer Schmerzen

Chronische Schmerzen entwickeln sich durch nicht behandelte akute Schmerzen. Jeder akute Schmerz kann also ein chronischer Schmerz werden. Dies verdeutlicht die Notwendigkeit einer raschen und wirksamen Therapie des Akutschmerzes.

FALLBEISPIEL Frau Meinhardt hatte vor mehreren Wochen einen akuten Bandscheibenvorfall. Dieser ist konservativ therapiert worden. Sie hat Krankengymnastik und eine Schmerztherapie erhalten. Seit dem Vorfall war sie aber nie schmerzfrei und hat mittlerweile eine Fehlhaltung eingenommen, die ihr zusätzlich Schmerzen bereitet. Mittlerweile hat sie nicht nur im Sitzen und bei Bewegungen Schmerzen, sondern auch im Liegen und sie hat das Gefühl, dass der Schmerz immer stärker wird. ————————

Wenn ein Schmerz länger andauert, verändern sich die Verschaltungen im Netzwerk der Nerven und es kommt zu Veränderungen an den Nozizeptoren. Botenstoffe werden vermehrt freigesetzt.

Rezeptoren dieser Überträgerstoffe werden empfindlicher gegenüber Schmerzreizen und Gene werden aktiviert, die zur weiteren Verstärkung des Schmerzes führen. Teilweise kommt es sogar zu spontaner Aktivität von Hinterhornzellen des Rückenmarks (ohne Reiz aus dem verletzten Gewebe), sodass Schmerz ohne vorliegende Schädigung wahrgenommen wird.

Normalerweise besteht ein gesundes Gleichgewicht zwischen der Schmerzwahrnehmung und dem System der Schmerzhemmung. Wir bemerken hierdurch nur Schmerzen, die uns eine Gefahr für unseren Körper und unser Leben mitteilen. Beim chronischen Schmerz allerdings scheint dieses Gleichgewicht nicht mehr zu bestehen. Es werden auch Schmerzen wahrgenommen, die keine Warnfunktion besitzen. Genau hier setzt eine große psychische und soziale Belastung durch den chronischen Schmerz ein. Der betroffene Mensch erleidet eine lang andauernde körperliche Stressreaktion, wodurch eine Ermüdung herbeigeführt wird. Die Erholungsphasen des Körpers nehmen ab, da ausreichende Tiefschlafphasen nicht hinreichend vorhanden sind und es resultiert eine Erschöpfung der betroffenen Person.

45.2.3 Einfluss des Schmerzes
Wie oben bereits dargestellt, hat Schmerz Einfluss auf unser Wohlbefinden und damit auf unsere Lebensqualität (Ferrel 2000). Werden Schmerzen nicht ausreichend behandelt, können viele Aktivitäten unseres Lebens beeinträchtigt werden. **Abb. 45.1** zeigt mögliche Einflüsse des Schmerzes auf unser körperliches, psychisches, soziales wie auch geistiges Wohlbefinden.

Einfluss auf das physische Wohlbefinden

⬤ **FALLBEISPIEL** Herr Peters hat nach einem Autounfall, bei dem er sich einen Unterschenkelbruch zugezogen hat, permanent Schmerzen, besonders stark sind sie bei körperlicher Bewegung. Jede Bewegung strengt ihn sehr an, sodass er meist kraftlos zu Hause auf der Couch liegt. Er hat das Gefühl, sich nicht erholen zu können. Auch nachts wird er mehrfach wach. Morgens fühlt er sich dann wie gerädert und hat nur noch die Kraft, sich wieder auf die Couch zu legen. Jeder Termin ist ihm zu viel. Mitt-

lerweile hat er keinen Appetit mehr und isst nur noch unregelmäßig. ———

Schlafdefizit. Die Auswirkungen des Schmerzes auf den körperlichen Zustand von Herrn Peters zeigen sich sehr deutlich. So kommt es häufig zu einem Schlafdefizit. Der Betroffene kann aufgrund vorhandener oder befürchteter Schmerzen nicht einschlafen. Er beginnt, in seinen Körper hineinzuhorchen und nimmt Schmerzen stärker wahr. Häufig kommt es auch zu Durchschlafstörungen, da der Schmerz in der Bewegung im Schlaf einschränkt und bestehende Schmerzen keine Tiefschlafphasen, und damit für den Körper notwendige Erholungsphasen, ermöglichen (S. 214).

Kraft- und Appetitlosigkeit. Hieraus resultiert wiederum Kraftlosigkeit. Der Patient erlebt durch den immerwährend vorhandenen Schmerz keine ausreichenden Erholungsphasen. Jede Bewegung wird anstrengend, sodass die Kraftreserven schnell aufgebraucht sind. Häufig gehen Schmerzen auch mit Appetitlosigkeit einher, die Kraftlosigkeit wird hierdurch noch verstärkt.

Einfluss auf das psychische Wohlbefinden
Vorhandene Schmerzen können zu **Angst** und Unsicherheit führen. Dies hängt davon ab, in welcher Situation Schmerzen auftreten und wie diese von dem Betroffenen bewertet werden. Können wir nicht einordnen, ob die vorhandenen Schmerzen ungefährlich sind, bewirken sie Angst. Bestehen Schmerzen längerfristig, werden sie von vielen Menschen als **Qual** empfunden, denn sie belasten den Menschen, ohne weiterhin die Aufgabe des Warnsignals zu haben. Gerade bei lang anhaltenden Schmerzen kommt es dann auch zu **Wahrnehmungs- und Aufmerksamkeitsstörun-**

gen. Der Betroffene beschäftigt sich fast ausschließlich mit seinem Schmerz und fokussiert sein gesamtes Handeln darauf. Der Alltag wird durch den Schmerz bestimmt und allein das eigene Schicksal des Schmerzes wird als bedeutsam wahrgenommen. So ziehen sich die Betroffenen immer mehr in sich zurück und fühlen sich durch die Schmerzen in ihren Alltagsaktivitäten eingeschränkt. Hieraus resultiert soziale Isolation.

Einfluss auf das soziale Wohlbefinden
Durch den Einfluss des Schmerzes auf unseren Körper und unsere Psyche wird auch unser soziales Leben beeinflusst. Patienten mit chronischen Schmerzen erleben häufig, dass das Mitgefühl ihrer Mitmenschen sich in Gleichgültigkeit gegenüber ihrem Leiden wandelt. Nicht selten schlägt es sogar in Aggression um. Dies geschieht nicht zuletzt, da vorab bestehende **soziale Rollen** nicht mehr wahrgenommen werden können. So kann ein Elternteil vielleicht nicht mehr berufstätig sein und damit den Lebensunterhalt der Familie sichern. Chronischer Schmerz ist häufig für Arbeitsunfähigkeit verantwortlich.

Einfluss auf das geistige Wohlbefinden
Durch den vielfältigen Einfluss des Schmerzes auf unser Leben wird er häufig als **Leiden** erlebt und führt zu **Motivationsverlust.** Erleben Patienten über lange Zeit keine adäquate Therapie, so wandelt sich anfängliche Motivation und schlägt um in Frustration. Die Sinnhaftigkeit der Therapie wird infrage gestellt und die Situation des Betroffenen ist gekennzeichnet durch Hoffnungslosigkeit und Passivität. Dies kann dazu führen, dass der Patient keine aktive Krankheitsbewältigung mehr anstrebt. Ein Teufelskreis entsteht.

45.3 Therapie/Pflege- und Behandlungsplan

45.3.1 Schmerzeinschätzung
Schmerz ist ein subjektives Phänomen, daher können nur die betroffenen Patienten selbst zuverlässige Aussagen über ihre Schmerzsituation machen. Es bedarf einer systematischen Schmerzerfassung, die die Basis für eine suffiziente Schmerzbehandlung bildet (DNQP 2011, Stamer u. Meißner 2008). Schmerzen, die nicht erkannt werden, können nicht behandelt werden. Daher muss Schmerz sichtbar gemacht werden (Rawal 1997). Die Schmerzeinschätzung ist Aufgabe des gesamten Behandlungsteams und

bedarf eines systematischen Vorgehens. Es darf nicht davon ausgegangen werden, dass Patienten sich von sich aus melden, denn viele Patienten erwarten aufgrund von Erkrankungen und Therapien Schmerzen und ertragen sie (Carr u. Man 2009). Dabei erfolgt die Schmerzerfassung patientenorientiert und situationsangepasst.

Bei der Schmerzerfassung hat die Selbstauskunft der Patienten immer Vorrang vor einer Fremdeinschätzung (DNQP 2011). Die Einschätzung der Schmerzsituation des Patienten sollte

bereits zu Beginn der stationären Aufnahme/des pflegerischen Auftrags erfolgen und untergliedert sich in eine initiale und eine differenzierte Erfassung des Schmerzes.

Im initialen Assessment wird kurz erhoben, ob Schmerz vorliegt oder bald vorliegen könnte. Es ist immer dem differenzierten Assessment vorgeschaltet und beinhaltet auch die Erhebung möglicher Risikofaktoren für Schmerzen und durch Schmerz bedingter Probleme wie z. B. eine verminderte Mobilität. Liegt kein Schmerz vor, wird kein differenziertes Assessment benötigt, aber die initiale Schmerzerkennung wird in regelmäßigen Abständen erneut durchgeführt.

Wird im initialen Assessment ein Schmerz festgestellt, folgt eine differenzierte Schmerzerfassung. Folgende Leitgedanken sind für die Ersteinschätzung von Schmerzen von Bedeutung.

Lokalisation der Schmerzen. Der Ort des Schmerzes soll so genau wie möglich erfasst werden, um die genaue Ausbreitung des Schmerzes zu kennen. Daher sollte der Patient nach Möglichkeit gebeten werden, das Ausmaß des Schmerzes verbal zu beschreiben und am Körper zu zeigen.

🤚 **PRAXISTIPP** Dabei wird der Ort des Schmerzes mit einem Finger vom Patienten umzeichnet. Ebenso kann der Patient gebeten werden, das Ausmaß des Schmerzes in ein Körperschema einzuzeichnen (**Abb. 45.3**). ─────────

Intensität der Schmerzen. Die Stärke der Schmerzen kann mit Instrumenten erfasst werden, die verlässlich und verständlich sind (s. u.).

Qualität der Schmerzen. Um Hinweise auf die Ursache der Schmerzen zu bekommen, ist die Erhebung der Schmerzqualität wichtig. Sie beschreibt, wie sich der Schmerz anfühlt. Er kann wie folgt beschrieben werden:

- stechend, brennend
- reißend, krampfartig
- pochend, spitz
- ermüdend, unerträglich
- ängstigend, nagend, grausam

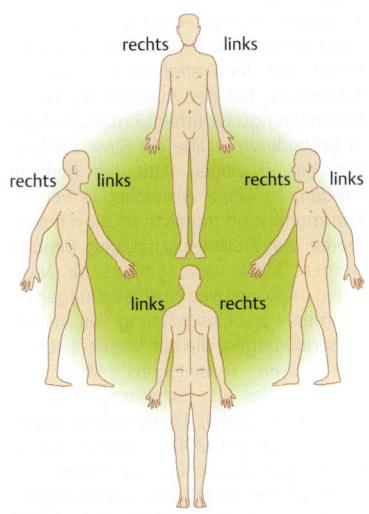

Abb. 45.3 Grafische Darstellung der Schmerzlokalisation.

Schmerzbedingte Probleme. Der Patient kann Probleme durch bestehende Schmerzen haben (z. B. Immobilität, Appetitverlust), die neben dem Schmerz selber ein großes Leiden für den Patienten bedeuten können. Den Pflegenden müssen diese Auswirkungen bekannt sein, um gezielt handeln zu können.

Beginn, Dauer, Verlauf. Für die Behandlung des Schmerzes ist es von Bedeutung zu erfahren, wie lange dieser bereits besteht und ob es Veränderungen in der Schmerzqualität gegeben hat. Auch wird erfasst, ob der Schmerz dauernd oder mit Unterbrechungen vorhanden ist. Migräne tritt z. B. mit Unterbrechungen auf. Dabei ist es bedeutsam, ob dieser Kopfschmerz zu bestimmten Zeiten (durch Hormonschwankungen im weiblichen Monatszyklus, bei Wetterumschwüngen, durch Stresssituationen) oder durch bestimmte Auslöser (z. B. Nahrungsmittel wie Rotwein, Käse, Schokolade) verursacht werden.

Schmerzausdruck. Jeder Mensch hat eine bestimmte Haltung und Mimik bei Schmerzen. Es kann für die Pflegenden von Bedeutung sein, diese nonverbalen Schmerzzeichen des Patienten zu kennen. Vor allem bei Menschen, die sich sprachlich nicht verständigen können, sind diese spezifischen Zeichen wichtig, denn sie sind unsere primäre Möglichkeit der Schmerzerkennung. Zeichen des Schmerzausdrucks finden wir in

- der Mimik,
- der Gestik,
- der Körpersprache,
- den Lautäußerungen und
- Veränderungen in der Kommunikation.

Lindernde oder verstärkende Faktoren. Viele Menschen kennen aus ihrem Alltag Methoden und Maßnahmen (z. B. Kälte, Wärme, bestimmte Lagerungen), die ihre Schmerzen erfolgreich lindern. Diese Handlungen können z. T. auch in der vorherrschenden Situation hilfreich sein und sollten in den Pflegeplan aufgenommen und durchgeführt werden.

Aufgaben der Pflege

Pflegende haben über den gesamten Tag regelmäßig Kontakt zum Patienten und können somit eine systematische patientenorientierte Schmerzerfassung sicherstellen. Um die Schmerzen des Patienten umfassend beurteilen zu können, sollten akute Schmerzen nach einer Operation oder während einer akuten Erkrankung in regelmäßigen Intervallen – mindestens dreimal täglich – vor und nach einer Schmerzbehandlung, bei neu beginnenden Schmerzen und nach Ver-

abreichung von Analgetika oder nicht-medikamentösen Therapien eingeschätzt und dokumentiert werden.

Chronische Schmerzzustände werden zweimal am Tag erhoben. Sind die chronischen Schmerzen weitgehend zufriedenstellend behandelt, können längere Intervalle gewählt werden. Zusätzlich sollte die Beeinflussung der täglichen Aktivitäten durch den Schmerz geklärt werden. Eine zeitnahe und lückenlose Dokumentation der Schmerzeinschätzung ist dabei unabdingbar und ermöglicht die Information aller Beteiligten im Behandlungsteam. Dies bildet somit eine wichtige Voraussetzung für eine effektive Schmerztherapie.

Schmerz stellt ein pflegerelevantes Phänomen dar, das durch pflegerische Maßnahmen wie die Mobilisation (z. B. Aufstehen) und auch medizinische Handlungen wie Punktionen und Verbandwechsel entstehen oder verstärkt werden kann. Hieraus ergibt sich, dass die Information über bestehende Schmerzen wesentliche Bedeutung für die Pflegeplanung hat. Die Schmerzerfassung ist damit wichtiger Bestandteil der Pflegebedarfsermittlung.

Erfassung der Schmerzintensität

Die Schmerzstärke gibt nur eine Größe des Schmerzempfindens wieder. Sie ist allerdings ein wichtiger Anteil des Schmerzerlebens. Die Schmerzstärke bestimmt häufig das Leiden der Patienten im Alltag. Durch die Anwendung von Einschätzungsinstrumenten kann die Schmerzstärke in Zahlen oder Begriffen erfasst und damit für alle Beteiligten kommunizierbar und nachvollziehbar gemacht werden. Nachfolgend wird dann die erfasste Schmerzstärke für die Steuerung der medikamentösen wie nichtmedikamentösen Schmerztherapie genutzt. Entscheidend für die Anwendung dieser Skalen ist ihre Verlässlichkeit und Verständlichkeit. Dabei muss die ausgewählte Skala so einfach sein, dass der jeweilige Patient sie ohne Probleme anwenden kann. Es ist zu beachten, dass nicht jede Skala für jeden Patienten geeignet ist.

Schmerzerfassungsskalen zur Selbsteinschätzung

Zur Erfassung der Schmerzstärke wird der Patient aufgefordert, anhand einer Skala zu benennen, wie stark sein Schmerz ist (**Abb. 45.4**). Dies kann zu Beginn ungewohnt für den Patienten sein und etwas Zeit in Anspruch nehmen. Mit ein wenig Übung wird es dem Patienten und der Pflegekraft aber immer besser gelingen, die Stärke der Schmerzen zu

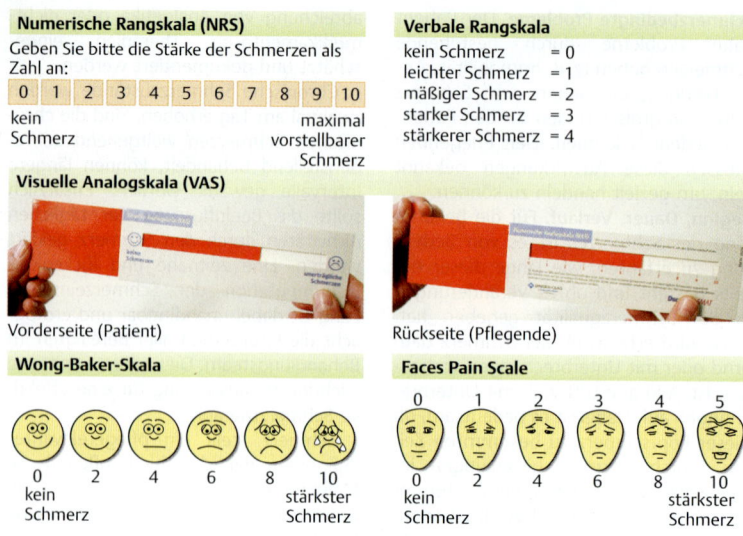

Numerische Rangskala (NRS)

Geben Sie bitte die Stärke der Schmerzen als Zahl an:

| 0 | 1 | 2 | 3 | 4 | 5 | 6 | 7 | 8 | 9 | 10 |

kein Schmerz — maximal vorstellbarer Schmerz

Visuelle Analogskala (VAS)

Vorderseite (Patient)

Wong-Baker-Skala

0 2 4 6 8 10
kein Schmerz — stärkster Schmerz

Verbale Rangskala

kein Schmerz = 0
leichter Schmerz = 1
mäßiger Schmerz = 2
starker Schmerz = 3
stärkerer Schmerz = 4

Rückseite (Pflegende)

Faces Pain Scale

0 1 2 3 4 5
0 2 4 6 8 10
kein Schmerz — stärkster Schmerz

Abb. 45.4 Verschiedene Skalen zur Erfassung von Schmerzen.

benennen und für die Schmerztherapie zu nutzen.

Numerische Rangskala (NRS). Die elfstufige NRS ist die bekannteste und am häufigsten verwendete Art der Schmerzskalen. Sie kann als gedrucktes Hilfsmittel eingesetzt werden als auch in gesprochener Form („Wie stark ist Ihr Schmerz auf einer Skala von 0 – 10, auf der 0 'kein Schmerz' und 10 'schlimmster vorstellbarer Schmerz' bedeutet?"). Die NRS hat insgesamt 11 Antwortmöglichkeiten zur Schmerzeinschätzung, somit können geringe Veränderungen in der Schmerzintensität erfasst werden. Sie ist in der Anwendung unkompliziert und findet beim Patienten eine gute Akzeptanz.

Visuelle Analogskala (VAS). Die VAS ist ein so genannter „Schmerzschieber", mit dem der Patient durch die Einstellung des Schiebers die Stärke seiner Schmerzen deutlich machen kann. Der Schieber hat eine Seite, die zur Darstellung der Schmerzstärke durch den Patienten genutzt wird und eine zweite Seite zur Erhebung einer der Schmerzstärke entsprechenden Zahl durch die Pflegenden. Die Patientenseite ist an einem ihrer Enden mit dem Begriff „kein Schmerz" und am anderen Ende mit dem Begriff „stärkster vorstellbarer Schmerz" gekennzeichnet. Bei dem abgebildeten Schieber besteht die Möglichkeit, durch das Drehen auf die andere Seite einen numerischen Wert auf einer Skala von 0 – 10 abzulesen, der dann dokumentiert wird. Die VAS bietet für den Patienten eine große Zahl an Möglichkeiten, seine Schmerzintensität exakt zu

bestimmen. Für Patienten mit Sehbeeinträchtigungen oder motorischen Einschränkungen sollte jedoch auf eine andere Skala zurückgegriffen werden.

Verbale Rangskala (VRS). Die zumeist fünfstufige Skala stellt Begriffe und gegenübergestellte Zahlen von 0 – 4 dar. Jedem Begriff ist dabei eine bestimmte Zahl entsprechend der Schmerzstärke zugeordnet. Diese Skala kann schriftlich als auch mündlich eingesetzt werden und gilt als einfach in der Handhabung. Auch ältere Menschen, Personen mit Sehbeeinträchtigungen und Menschen mit leichten kognitiven Einschränkungen können die Skala i. d. R. nutzen.

Gesichter-Skala. Ursprünglich wurden Gesichter-Skalen zur besseren Veranschaulichung der Schmerzintensität für Kinder entwickelt. Die Wong-Baker-Skala ist im Vergleich zu anderen Skalen zur Einschätzung der Schmerzintensität bei Kindern die beliebteste Skala. Allerdings zeigen Studien, dass das weinende Gesicht häufiger von fremdsprachigen männlichen Kindern abgelehnt wird. Eine Weiterentwicklung stellt die Faces Pain Scale (Hicks et al 2001) dar. Hier wurden die Gesichter mittels Computeranimation erstellt.

Zu beachtende Hinweise. Alle genannten Skalen gelten als zuverlässig für die Schmerzmessung bei Patienten, die die Schmerzen selber einschätzen können. Es ist sinnvoll in einer Institution nur eine bis maximal zwei Skalen zu verwenden, damit einheitliche Beurteilungskriterien zugrunde gelegt werden. Da Bewegungen oft eine schmerzverstärkende

Wirkung haben, sollte neben dem Ruheauch immer der Bewegungsschmerz erfasst werden. Ziel ist die Vermeidung von Schonhaltungen des Patienten. Häufig führen Patienten aufgrund von Schmerzen bestimmte Bewegungen nicht durch, verharren in bestimmten Körperpositionen oder atmen nicht ausreichend durch. Treten diese Probleme auf, so bestehen eine erhöhte Dekubitus- und Pneumoniegefahr für den Patienten.

Schmerztagebücher. In der Therapie chronischer Schmerzzustände werden häufiger Schmerztagebücher eingesetzt. In diesen Büchern können der Schmerz und schmerzbedingte Probleme (z. B. Schlafprobleme, Appetitverlust, Verdauungsprobleme), aber auch Auswirkungen auf die Aktivitäten des täglichen Lebens über einen bestimmten Zeitraum (meist 14 Tage) erfasst und dokumentiert werden. Diese Schmerztagebücher werden genutzt, um eine eindeutige Schmerzdiagnose stellen oder den Schmerz im Verlauf beurteilen zu können.

Schmerzerfassung bei speziellen Patientengruppen

Schwieriger ist die Schmerzeinschätzung bei speziellen Patientengruppen, z. B.
- betagte und hochbetagte Menschen,
- Patienten mit kognitiven Einschränkungen (z. B. demenziell erkrankte Menschen),
- bewusstseinsbeeinträchtigte Menschen,
- sedierte Patienten,
- Drogenabhängige,
- Patienten mit psychischen Erkrankungen und
- nichtdeutsch sprechende Patienten.

Auch für diese Patientengruppen gilt die Selbst- vor der Fremdeinschätzung des Schmerzes. Bei der Auswahl möglicher Einschätzungsinstrumente müssen dabei in besonderem Maße die Einschränkungen der jeweiligen Patienten bedacht werden. Ist keine ausreichende verbale Kommunikation möglich, müssen Instrumente zur Fremdeinschätzung benutzt werden. Mittlerweile gibt es für Menschen mit kognitiven Einschränkungen Instrumente zur Einschätzung von Verhaltensänderungen, die auf Schmerz schließen lassen (Arbeitskreis Alter und Schmerz der dt. Schmerzgesellschaft 2006, Kunz 2000, Landendörfer 2003, Herr u. Garand 2001, Handel 2010). Diese Fremdeinschätzungsinstrumente können helfen zu erfassen, ob ein Patient Schmerzen hat. Problematisch bleibt dabei, dass auch die Erfassung mittels dieser Instrumente keine endgültige Sicherheit bringt, da einzelne Zeichen auch durch andere Ursachen, z. B. im Rahmen einer Demenzerkrankung bedingt sein können (*Abb. 45.5*). Es ist nicht möglich, von häufig gezeigten Veränderungen des Verhaltens auf die Stärke des Schmerzes zu schließen (Sirsch, Gnass 2011). Bereits **eine** Auffälligkeit im Verhalten kann auf starken Schmerz hindeuten.

FALLBEISPIEL Herr Kaiser hat eine demenzielle Erkrankung. Diese ist soweit fortgeschritten, dass er kaum noch spricht. Manchmal sagt er noch einzelne Wörter, allerdings scheinen diese oft aus dem Zusammenhang gerissen. Zurzeit ist Herr Kaiser sehr unruhig und die ihn betreuenden Pflege-

fachpersonen des ambulanten Pflegedienstes fragen sich, ob er vielleicht Schmerzen haben könnte, finden allerdings keine Ursache. Daher beschließen sie, mit der BESD mögliche Verhaltensweisen für Schmerzen zu erheben. Sie stellen fest, dass Herr Kaiser, anders als sonst, gelegentlich angestrengt atmet und ebenfalls gelegentlich stöhnt. Er grimassiert und geht in seiner Wohnung nervös hin und her. Meist lässt er sich aber von den ihm vertrauten Pflegepersonen trösten. Nach der Erfassung stellen die Pflegefachkräfte fest, dass Herr Kaiser auf der BESD einen Punktwert von 6 erreicht. Sie sind sich nun ziemlich sicher, dass Herr Kaiser Schmerzen hat und informieren seinen Hausarzt. Dieser stellt nach einer eingehenden Untersuchung eine Blasenentzündung fest. Nach

Einleitung einer ursächlichen Behandlung wie auch Schmerztherapie stellen die Pflegenden rasch eine Besserung im Verhalten von Herrn Kaiser fest.

Schmerzerfassung bei Kindern. Kinder sind eine weitere Gruppe, die bei der Schmerzerfassung besonderer Aufmerksamkeit bedarf. Schmerzen von Säuglingen und Kleinkindern im vorsprachlichen Alter, die ihre Schmerzen nicht sprachlich mitteilen können, müssen über Fremdeinschätzungsinstrumente erfasst werden (Stamer u. Meißner 2008). Die bekannteste Skala und das einzige im deutschsprachigen Raum entwickelte Instrument ist die so genannte KUSS-Skala (kindliche Unbehagens- und Schmerzskala), die für Säuglinge im reifen Neu-

---

Beurteilung von Schmerzen bei Demenz (BESD)

(Patientenetikett)

Datum: ....   Uhrzeit: ....

☐ Ruhe
☐ Mobilisation und zwar durch folgende Tätigkeit: ....
☐ Beobachter/in: ....

	nein	ja	Punktwert
Atmung (unabhängig von Lautäußerung)			
normal	☐	☐	0
gelegentlich angestrengt atmen	☐	☐	1
kurze Phasen von Hyperventilation (schnelle und tiefe Atemzüge)	☐	☐	
lautstark angestrengt atmen	☐	☐	2
lange Phasen von Hyperventilation (schnelle und tiefe Atemzüge)	☐	☐	
Cheyne Stoke Atmung (tiefer werdende und wieder abflachende Atemzüge mit Atempausen)	☐	☐	
negative Lautäußerung			
keine	☐	☐	0
gelegentlich stöhnen und ächzen	☐	☐	1
sich leise negativ oder missbilligend äußern	☐	☐	
wiederholt beunruhigt rufen	☐	☐	2
laut stöhnen oder ächzen	☐	☐	
weinen	☐	☐	
Gesichtsausdruck			
lächelnd oder nichts sagend	☐	☐	0
trauriger Gesichtsausdruck	☐	☐	1
ängstlicher Gesichtsausdruck	☐	☐	
sorgenvoller Blick	☐	☐	
grimassieren	☐	☐	2
Körpersprache			
entspannt	☐	☐	0
angespannte Körperhaltung	☐	☐	1
nervös hin und her gehen	☐	☐	
nesteln	☐	☐	
Körpersprache starr	☐	☐	2
geballte Fäuste	☐	☐	
angezogene Knie	☐	☐	
sich entziehen oder wegstoßen	☐	☐	
schlagen	☐	☐	
Trost			
trösten nicht notwendig	☐	☐	0
Ist bei oben genanntem Verhalten ablenken oder beruhigen durch Stimme oder Berührung möglich?	☐	☐	1
Ist bei oben genanntem Verhalten trösten, ablenken, beruhigen **nicht** möglich?	☐	☐	2
Total	/ von max.		/10

andere Auffälligkeiten: ....

Abb. 45.5 Beurteilung von Schmerzen bei Demenz (nach Schuler 2007).

KUSS-Skala		
Beobachtung	**Bewertung**	**Punkte**
Weinen	gar nicht	0
	Stöhnen, Jammern	1
	Wimmern, Schreien	2
Gesichts-ausdruck	entspannt, lächelnd	0
	Mund verzerrt	1
	Mund und Augen grimassieren	2
Rumpf-haltung	neutral	0
	unsteht	1
	aufbäumend, krümmend	2
Beinhaltung	neutral	0
	strampelnd, tretend	1
	an den Körper gezogen	2
motorische Unruhe	nicht vorhanden	0
	mäßig	1
	ruhelos	2

Abb. 45.6 KUSS-Skala.

	Analgetika	**Beispiel**
Stufe III	starkes Opioid +/– Nichtopiodanalgetikum +/– Adjuvanz	Buprenorphin, Hydro-morphon, Morphin retard. Morphin + Oxycodon
	persistierender/verstärkter Schmerz	
Stufe II	schwaches Opioid +/– Nichtopiodanalgetikum +/– Adjuvanz	Tramadol, Tilidin (+ Naloxon)
	persistierender/verstärkter Schmerz	
Stufe I	Nichtopioidanalgetikum +/– Adjuvanz	Metamizol, Diclofenac, Azetylsalizylsäure, Ibuprofen

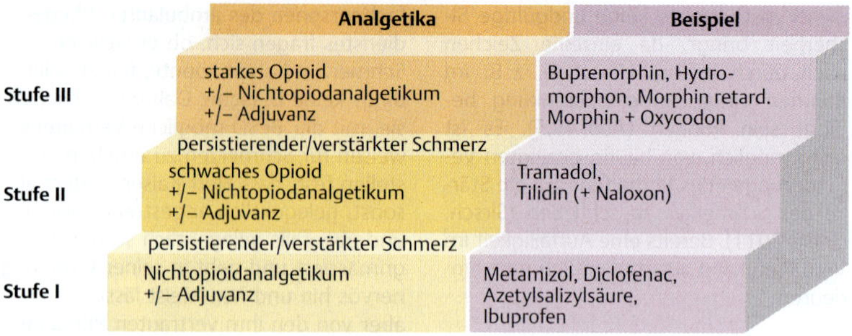

Abb. 45.7 Der WHO-Dreistufenplan zur Schmerztherapie (WHO 1996).

geborenenalter bis zum 4. Lebensjahr verwendet werden kann (*Abb. 45.6*).

Ab einem Alter von zweieinhalb Jahren kann teilweise bereits eine Selbsteinschätzung durch das betroffene Kind mit einfachen Rangskalen erfolgen. Hier wird häufig mit Bildern gearbeitet, die z. B. verschieden gefüllte Wasserbecher zeigen und die Stärke der Schmerzen darstellen sollen. Kinder im Vorschulalter können bereits mit Gesichter-Skalen (s. *Abb. 45.4*) die Stärke ihrer Schmerzen aufzeigen.

Kinder im Schulalter können mit abstrakteren Skalen Auskunft über ihre Schmerzen geben, sodass hier auch die NRS, VRS oder die VAS angewendet werden können.

MERKE Die Auswahl des geeigneten Instruments richtet sich nicht in erster Linie nach dem Alter. Dies kann nur richtungweisend sein. Bedeutsam ist, dass das Kind in der Lage ist, die Skala zu verstehen und diese als Hilfe für die Schmerzdarstellung erachtet. Um herauszufinden, welches Instrument geeignet ist, können Sie das Kind beobachten und wahrnehmen, wie es am besten Erklärungen versteht und wie es eigene Bedürfnisse darstellen kann. Diese Beobachtungen können Ihnen Hinweise auf die Auswahl des passenden Instruments geben. Wenn Sie unsicher sind, können Sie dem Kind auch zwei verschiedene Instrumente anbieten, um gemeinsam das geeignete aussuchen zu können. Zudem können Sie die direkten Bezugspersonen einbeziehen und ihre Erfahrung für die Schmerzerfassung nutzen.

Pflegeplan

Alle ermittelten Informationen werden gezielt in die Pflegeplanung einbezogen. Die Erstellung des Plans erfolgt nach Möglichkeit mit dem Patienten und wird entsprechend der Veränderungen seines Pflegebedarfs aktualisiert. Dabei sind folgende Pflegeziele leitend:

- Der Patient erhält die Möglichkeit, seine Schmerzen zu äußern.
- Der Patient ist befähigt zur Schmerzerfassung.
- Die Schmerzäußerung des Patienten wird von den Pflegenden ernst genommen.
- Die Schmerzerfassung ist dokumentiert und steht allen Berufsgruppen zur Verfügung.
- Die medikamentöse und nichtmedikamentöse Therapie wird nach dem erhobenen Schmerz ausgerichtet.

45.3.2 Schmerztherapie

Grundlegend hat die Schmerztherapie das Ziel, die Schmerzen soweit als möglich zu beseitigen. Die verschiedenen Therapieansätze werden häufig in Kombination eingesetzt, um einen möglichst guten Therapieerfolg zu erzielen. Dabei unterscheidet man

- die medikamentöse Schmerztherapie,
- die nichtmedikamentösen Verfahren der Schmerztherapie und
- die psychologischen Therapieverfahren.

Medikamentöse Schmerztherapie

Die medikamentöse Behandlung ist i. d. R. der Grundpfeiler der Schmerztherapie. Man unterscheidet dabei folgende Medikamentengruppen:

- Nichtopioide
- mittelpotente Opioide
- starke Opioide
- Koanalgetika
- Begleitmedikamente

Die Medikamentengruppen wurden von der Weltgesundheitsorganisation (WHO)

in ein Stufenschema gebracht, das primär für die Therapie von Tumorschmerzen entwickelt und für die Behandlung dieser Schmerzen validiert wurde (*Abb. 45.7*). Mittlerweile wird dieses Grundprinzip der Analgetikaanwendung für chronische Tumorschmerzen wie auch akute und chronische Nichttumorschmerzen genutzt. Es bietet eine gute Möglichkeit der effektiven und sinnvollen Medikamentenkombination und erlaubt die Festlegung von Standardtherapieplänen.

Grundprinzip des Stufenschemas:

- **Stufe I:** Beginn der medikamentösen Schmerztherapie bei leichten Schmerzen
- **Stufe II:** bei unzureichender Wirkung oder stärkeren Schmerzen
- **Stufe III:** bei weiterer Schmerzverstärkung oder starken Schmerzen
- Bei Anwendung der Stufe II oder III: mögliche Kombination mit einem Nichtopioid
- Einsatz von Koanalgetika (trizyklische Antidepressia, Antikonvulsiva usw.) für spezielle Schmerzformen und zur Linderung von Nebenwirkungen
- Begleitmedikamente werden eingesetzt, um mögliche Nebenwirkungen zu reduzieren. So geht eine Opioidtherapie immer mit einer Obstipation einher und muss von Anfang an therapiert werden.

Regionalanalgesie und PCA. Darüber hinaus kommen in der Schmerztherapie spezielle Verfahren, wie die Gabe von Medikamenten über spezielle Katheter (Regionalanalgesie) oder die Patienten-kontrollierte-Analgesie (PCA = Patient controlled analgesia) zur Anwendung (*Abb. 45.8*). Die Katheterverfahren werden bei regional begrenzten Schmerzen nach Operationen eingesetzt (z. B. nach Gelenkoperationen). Die PCA bietet die Möglichkeit, besonders starke Schmerzen zu behandeln. Der Patient hat die Möglichkeit, sich selber das angeordnete

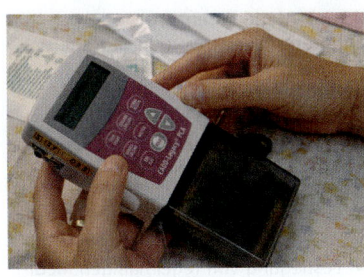

Abb. 45.8 PCA-Pumpe.

Schmerzmedikament innerhalb bestimmter Grenzen über eine Pumpe zu verabreichen.

MERKE Bereits Kinder im Vorschulalter können häufig mit dieser selbstständigen Medikamentenverabreichung umgehen. Es ist aber unabdingbar, sich davon zu überzeugen, dass der Patient das Verfahren verstanden hat und in der Lage ist, die Medikamentengabe selber durchzuführen.

Akutschmerzdienste. In den letzten Jahren wurden in Krankenhäusern zunehmend so genannte Akutschmerzdienste (ASD) eingerichtet, die durch Ärzte und immer häufiger auch Pflegende mit speziellen Kenntnissen besetzt sind und sich um die Versorgung der Patienten mit speziellen schmerztherapeutischen Verfahren bemühen. Die Betreuung dieser Patienten durch einen Akutschmerzdienst bietet den Vorteil, dass sich Experten um die speziellen Verfahren kümmern und eine für den Patienten effiziente Therapie stattfinden kann.

Therapieprinzipien des Tumorschmerzes. Das Ziel der Therapie von Tumorschmerzen ist die größtmögliche Linderung der Schmerzen. So wird dem Betroffenen ermöglicht, die verbleibende Lebenszeit ohne zusätzliche Leiden zu erleben und die Voraussetzung dafür geschaffen, dass der Erkrankte Abschied nehmen und Dinge regeln kann, die ihm wichtig sind (Nauck/Klaschik 2002).

Therapieprinzipien des akuten Nichttumorschmerzes. Der Akutschmerz tritt im Zusammenhang mit einer Verletzung, einer Operation oder einer akuten Erkrankung auf. Seine Ursache ist i. d. R. klar und die Dauer des Schmerzes zeitlich begrenzt. Hier sollte so rasch wie möglich eine effektive Schmerztherapie erfolgen, um die Entstehung chronischer Schmerzen und nachfolgende Komplikationen zu verhindern. Das bedeutet, dass bei starken Schmerzen in der frühen postoperativen Phase oder im Akutsta-

dium einer Erkrankung häufig das WHO-Stufenschema in der umgekehrten Reihenfolge genutzt wird (von Stufe 3 rückwärts bis Stufe 1). Der Beginn der Schmerztherapie erfolgt dann entsprechend der Schmerzstärke ggf. mit einem starken Schmerzmedikament (Zenz/Jurna 2001).

Therapieprinzipien des chronischen Nichttumorschmerzes. Anders verhält es sich beim chronischen nichttumorbedingten Schmerz. Hier steht der Erhalt oder die Rückgewinnung der sozialen Integration im Vordergrund. Der betroffene Patient soll wieder in „die Bewegung" gebracht werden. Viele Menschen ziehen sich zurück, treffen keine anderen Personen mehr. Die vorhandenen Schmerzen sind so anstrengend und aufreibend, dass ihnen für andere Dinge keine Kraft mehr verbleibt. Hier steht neben der Schmerzlinderung die Schmerzverarbeitung durch eine multimodale Schmerztherapie im Vordergrund. Neben der medikamentösen Therapie sind hier vor allem nichtmedikamentöse Angebote wie Physiotherapie und Psychotherapie wichtige Pfeiler einer umfassenden Behandlung.

Regeln der medikamentösen Schmerztherapie

Die Anordnung der medikamentösen Schmerztherapie erfolgt durch den für den Patienten zuständigen Arzt. Die Pflegefachkraft verabreicht häufig die angeordneten Medikamente und hat hierfür die Durchführungsverantwortung. Sie benötigt daher ein aktuelles und ausreichendes Wissen zur Schmerzbehandlung (DNQP 2011). Dabei sollten die wichtigsten Methoden der Schmerzbehandlung bekannt sein:

- Kenntnis des WHO-Stufenschemas und die Möglichkeiten der Medikamentenwahl.
- Analgetikagabe nach festem Zeitschema und die Möglichkeit von Zusatzmedikationen: Die heutige Schmerztherapie erfolgt i. d. R. nach festem Zeitschema, da nur so vermieden werden kann, dass der Patient schmerzhafte Phasen erleiden muss. Wird erst ein Medikament gegeben, wenn der Patient sich bei Schmerzen meldet, kann eine Chronifizierung des Schmerzes vorangetrieben werden, da sich der Schmerzreiz als so genanntes Schmerzgedächtnis festschreibt (s. o.).
- Bevorzugung nichtinvasiver Applikationen wie die Gabe über den Mund: Die Patienten sollten eine möglichst schonende Applikation der Schmerz-

medikamente erhalten. Je schonender das Verfahren ist, umso kooperativer ist der Patient gegenüber der Einnahme des Medikaments.
- Kennen der Wirkungsweise der verwendeten Analgetika und deren Nebenwirkungen (Durchführungsverantwortung). Nebenwirkungen müssen ebenso erkannt werden, um entsprechende Gegenmaßnahmen einleiten zu können bzw. den Arzt zu informieren.

Verfahrensregelung. Um in der Umsetzung eine effektive medikamentöse Schmerztherapie sicherstellen zu können, sollte die jeweilige Einrichtung über eine interprofessionell geltende Verfahrensregelung verfügen (DNQP 2011, Becker et al 2008). Diese regelt die Verantwortlichkeiten und Zuständigkeiten der einzelnen Berufsgruppen und legt das Vorgehen zur medikamentösen wie auch der nicht-medikamentösen Schmerztherapie fest. Die genaue Form ist dabei abhängig von der pflegerischen Einrichtung (Einrichtung der stationären Altenhilfe, ambulante Pflege, Krankenhaus, Hospiz usw.) und den jeweiligen Gegebenheiten. Inhalte der Verfahrensregelung sollten sein:
- Benennung und Erreichbarkeit der für die Schmerztherapie zuständigen Ärzte
- Benennung der unterschiedlichen, einrichtungsintern eingesetzten Behandlungsschemata (z. B. eingriffs- oder erkrankungsspezifische Basis- und Bedarfsmedikation) bzw. des für den einzelnen Patienten angeordneten Therapieschemas
- Aussagen zur Schmerzprävention vor schmerzhaften Prozeduren (pflegerische Maßnahmen wie das Aufstehen, therapeutische oder diagnostische Maßnahmen wie Punktionen, Entfernen von Drainagen)
- Durchführung spezieller schmerztherapeutischer Verfahren wie die PCA
- Regelung der Dokumentation
- Aufgaben pflegerischer Schmerzexperten
- Anwendung von Empfehlungen und Verfahrensregelungen der medizinischen/pflegerischen Fachgesellschaften (z. B. Deutsche Gesellschaft zum Studium des Schmerzes, Deutsche Gesellschaft für Palliativmedizin, Deutsches Netzwerk zur Qualitätsentwicklung in der Pflege)

Therapiestandards. Die Therapiestandards sollten Interventionsgrenzen beinhalten. Diese schreiben fest, bei welcher Schmerzintensität spätestens eine medikamentöse Schmerztherapie eingeleitet oder die bereits bestehende Behandlung angepasst wird. Der Nationale Expertenstandard Schmerzmanagement in der Pflege (DNQP 2011) hat diesen Grenzwert für akute Schmerzen bei 3/10 analog der Numerischen Rang Skala für den Ruheschmerz und bei 5/10 für einen Belastungs- oder Bewegungsschmerz fixiert. Dies ist sinnvoll, da es in Ruhe ab einer Schmerzintensität von 4/10 der NRS zu Komplikationen wie Bewegungs- und Schlafstörungen, Appetitverlust und Störungen in der sozialen Interaktion kommen kann. In Bewegung/ unter Belastung sollte der Schmerz nicht stärker als 5/10 sein, da ansonsten häufig keine ausreichende Bewegung mehr möglich ist. Durch solche Grenzwerte wird die Pflege in die Lage versetzt, die medikamentöse Schmerztherapie entsprechend der Schmerzangaben des Patienten einzuleiten oder anzupassen. Voraussetzung hierzu ist eine regelmäßige, quantifizierbare Schmerzerfassung. Ggf. ist aber auch eine Anpassung der Grenzwerte für den einzelnen Patienten notwendig, um die Interventionsgrenze an sein individuelles Schmerzempfinden anzupassen (DNQP 2011).

Bei der Anwendung von Fremdeinschätzungsinstrumenten gelten Veränderungen in Verhaltensweisen als Richtwert für die Einleitung oder Anpassung einer Schmerztherapie.

Auch muss die Wirksamkeit der eingesetzten Analgetika überprüft werden. Das Zeitintervall hierfür richtet sich nach dem angewendeten Verfahren. Diese Wirksamkeitskontrolle erfolgt durch eine erneute Schmerzerfassung und wird dann auch als Verlauf dokumentiert.

Da bei jeder medikamentösen Therapie auch unerwünschte Wirkungen auftreten können, müssen Pflegende aktuelle fundierte Kenntnisse über mögliche Nebenwirkungen von Schmerzmedikamenten besitzen (DNQP 2011). Sie sollten zudem Maßnahmen zur Prophylaxe und der Therapie häufiger Nebenwirkungen kennen und einsetzen können. Dabei gilt es, den Einsatz von Zusatzmedikamenten, die einer ärztlichen Anordnung bedürfen, von Maßnahmen wie einer ballaststoffreichen Ernährung, ausreichender Bewegung oder auch Maßnahmen gegen Mundtrockenheit (z. B. durch das Anbieten gefrorener Getränke) zu unterscheiden. Auch das Nichtauftreten dieser Nebenwirkungen muss erfasst und dokumentiert werden (DNQP 2011).

Nur durch eine suffiziente Prophylaxe und Therapie möglicher Nebenwirkungen wird die Akzeptanz des Patienten und auch seiner Angehörigen gegenüber der Schmerztherapie erhöht.

45.3.3 Medikamentöse Schmerztherapie von chronischen Schmerzen
Andreas Portsteffen

Die Grundregeln für die medikamentöse Therapie von chronischen Schmerzen lauten:
- Einsatz von möglichst nichtinvasiven Applikationsformen
- Festlegung von regelmäßigen Medikamenteneinnahmen
- Ermittlung einer individuellen Dosierung
- kontrollierte Dosisanpassung
- effektive Prophylaxe/Behandlung von Nebenwirkungen der Schmerztherapie
- konsequenter Einsatz von Koanalgetika
- Festlegung einer definierten Zusatzmedikation im Bedarfsfall
- regelmäßiger Patientenkontakt zur Kontrolle von Wirkung und Nebenwirkung

Nichtopioidanalgetika
Wirkung. Nichtopioidanalgetika (**Tab. 45.2**) sind Wirkstoffe mit unterschiedlichen Strukturmerkmalen, die ihre Wirkung in der Hemmung der Prostaglandinsynthese entfalten. Gehemmt wird die Cyclooxygenase (COX), welches ein wesentliches Enzym in der Bildung der verschiedenen Prostaglandine ist. Prostaglandine sind wichtige Mediatoren

Tab. 45.2 *Übersicht über verschiedene Nichtopioidanalgetika.*

Wirkung	Dosierung	Nebenwirkungen	Bemerkungen
Azetylsalizylsäure (ASS)			
gute analgetische und antipyretische Wirkung	Einzeldosen sollen 500 (– 1000) mg alle 4 Std. nicht übersteigen.	Trotz der breiten Anwendung von ASS ist mit erheblichen Nebenwirkungen zu rechnen: Magen-Darm-Bereich (Ulzera, Blutungen, starke Schmerzen), Blutungsneigung und Thrombozytopenie, Bronchospasmus und Asthma.	Wenn Nebenwirkungen oder Kontraindikationen bekannt sind, ist der Einsatz von ASS nicht mehr möglich. Insgesamt ist ASS für eine Dauertherapie meist nicht geeignet.
Ibuprofen			
Die antiphlogistische Wirkung ist stärker ausgeprägt als bei ASS, die analgetische und antipyretische Wirkung eher schwächer.	Einzeldosen liegen bei 200 – 800 mg alle 8 Std., die Tageshöchstdosis liegt bei 2400 mg.	Die Risiken und Nebenwirkungen sind prinzipiell vergleichbar mit ASS, treten aber deutlich seltener auf. Allerdings ist auf eine ausreichende Nierenfunktion zu achten.	Eins der meist verwendeten Schmerzmittel aus der Reihe der NSAR (nichtsteroidale Antirheumatika. Das Risiko von Ulzera und Blutungen im Magen-Darm-Bereich wird bei Dauertherapie mit NSAR und vorhandenen weiteren Risikofaktoren durch die zusätzliche Gabe eines Protonenpumpen-Inhibitors (PPI), meist Omeprazol, reduziert.
Naproxen			
Die Wirkungen sind dem Ibuprofen sehr ähnlich.	Einzeldosen liegen bei 250 – 500 mg alle 8 – 12 Std. (max. 1250 mg pro Tag)	Die Nebenwirkungen und Risiken sind dem Ibuprofen sehr ähnlich.	Naproxen ist ebenfalls ein relativ häufig verwendetes Schmerzmittel aus der Reihe der NSAR.

Fortsetzung ▶

Tab. 45.2 Fortsetzung

Wirkung	Dosierung	Nebenwirkungen	Bemerkungen
Diclofenac			
hohe antiphlogistische und eher geringe analgetische und antipyretische Wirkung	Die Einzelgaben liegen bei 50 (– 75) mg alle 8 – 12 Std., wobei die Tageshöchstdosis von 150 mg nicht überschritten werden darf.	Risiken und Nebenwirkungen sind vergleichbar denen anderer NSAR, wobei das Auftreten von starken Magen-Darm-Beschwerden für Diclofenac eher typisch ist.	Eine Langzeittherapie hängt von der individuellen Verträglichkeit ab. Zur Prophylaxe von Magen-Darm-Ulzerationen kann neben den PPIs auch Misoprostol verwendet werden. Beides liegt in der fixen Kombination Arthotec (Diclofenac + 0,2 mg Misoprostol) vor. Ein Misoprostol-Monopräparat zur Kombination mit einem anderen NSAR ist nicht mehr im Handel (ehemals Cytotec 200). Misoprostol-bedingte Nebenwirkungen sind Diarrhö, Übelkeit, Bauchschmerzen.
Indometacin			
überwiegend antiphlogistische Wirkungen	Die Einzeldosis liegt bei 25 (– 50) mg alle 6 – 8 Std. (max. 200 mg pro Tag).	Die Verträglichkeit ist eher schlecht und Indometacin damit für eine Dauertherapie meist nicht geeignet.	
Paracetamol			
Geringe analgetische und keine antiphlogistische Wirkung. Ausgeprägt und dafür bekannt ist die antipyretische Wirkung.	Die Einzeldosis liegt bei 500 (– 1000) mg alle 4 – 6 Std. Die Tageshöchstdosis von 4000 mg darf nicht überschritten werden.	Die Verträglichkeit, insbesondere im Magen-Darm-Bereich ist gut. Die Ausbildung von gravierenden Leber- und Nierenschäden, insbesondere bei hohen Dosen, ist als besonderes Risiko bei einer Paracetamol-Behandlung zu berücksichtigen.	Eine orale Schmerztherapie allein mit Paracetamol ist meist nicht ausreichend, allerdings sind Kombinationen z. B. mit Codein, ASS oder Tramadol analgetisch deutlich wirksamer. Für die parenterale Applikation steht Paracetamol als Kurzinfusion zur Verfügung (Indikation postoperative Schmerzen). In dieser Darreichungsform wirkt Paracetamol deutlich stärker analgetisch und ist damit mit anderen Opioidanalgetika vergleichbar.
Metamizol (Novaminsulfon)			
Metamizol ist ein starkes und effektives Analgetikum. Der antiphlogistische und antipyretische Wirkanteil ist eher kleiner. Besonders geeignet bei viszeralen und kolikartigen Schmerzen und bei Knochenschmerzen. Ausgeprägt ist zudem die gute spasmolytische Wirkung auf die glatte Muskulatur von Gallenblase, Ureter und Darm.	Die Einzeldosis liegt bei 500 – 1000 mg alle 4 – 6 Std. (max. 3000 mg pro Tag).	Die Verträglichkeit von oral eingenommenen Metamizol ist meist gut, Nebenwirkungen im Magen-Darm-Bereich sind kaum zu erwarten. Bei intravenöser Gabe ist mit anaphylaktischen Reaktionen zu rechnen. Deshalb muss die Injektion sehr langsam und unter strenger Kontrolle durchgeführt werden. Gefürchtet ist die schwerwiegende Komplikation einer Agranulozytose, deren Häufigkeit mit 1 auf 2 – 4 Mio. Applikationen geschätzt wird. Wegen dieser potenziell lebensbedrohenden Nebenwirkung ist Metamizol dann indiziert, wenn andere, vergleichbare Analgetika nicht indiziert bzw. nicht ausreichend wirksam waren. Aus diesem Grund ist auch auf bestehende Kontraindikationen zu achten, z. B. bekannte Allergie auf Pyrazole, Leukopenie, Granulopenie. Treten Unverträglichkeiten auf, muss Metamizol sofort abgesetzt werden.	Vorteilhaft ist, dass Metamizol in vielen verschiedenen Arzneiformen zur Verfügung steht (Tabletten, Brausetablette, Tropfen, Zäpfchen, Ampulle, Infusionslösungskonzentrat).

Fortsetzung ▶

Tab. 45.2 Fortsetzung

Wirkung	Dosierung	Nebenwirkungen	Bemerkungen
COX2-Hemmer (selektive Cyclooxygenase-2-Hemmer)			
Diese seit Ende der Neunziger Jahren verfügbaren neuen, selektiven NSAR hatten zunächst den Anspruch, die klassischen NSAR wie Diclofenac oder Ibuprofen zu ersetzen. Mit der selektiven COX2-Hemmung sollte, im Gegensatz zu der unselektiven COX1- und -2-Hemmung der klassischen NSAR, die Verträglichkeit verbessert und das Magen-Darm-Risiko (Blutungen, Ulzera) vermindert werden. Nach aktuellem Stand sind aus dieser Gruppe derzeit Celecoxib (Celebrex), Parecoxib (Dynastat) und Etoricoxib (Arcoxia) im Handel. Einige COX2-Hemmer sind allerdings schon relativ kurz nach Markteinführung wieder aus dem Handel genommen worden (Vioxx, Bextra oder Prexige).		Auslöser der spektakulären Marktrücknahmen war das Auftreten von erheblichen kardiovaskulären Nebenwirkungen (Herzinfarkt, Schlaganfall, Thrombosen) und Leberfunktionsstörungen. Der zunächst angenommene Vorteil der besseren Magen-Darm-Verträglichkeit ist teilweise nur bei kurz- und mittellanger Therapie feststellbar. Je länger die Behandlung dauerte (> 1 Jahr), desto vergleichbarer war das Risiko von erheblichen Magen-Darm-Unverträglichkeiten. Die zusätzlichen Risiken für Herz-Kreislauf und Leber sind jedoch auch bei kurzzeitigen Behandlungen gegeben.	Da die derzeit zugelassenen „Coxibe" nur über sehr eng definierte Indikationen verfügen, ist ein breiter Einsatz nahezu unmöglich und nicht gerechtfertigt. Die Anwendung außerhalb von zugelassenen Indikationen muss sehr kritisch betrachtet werden.
Flupirtin			
Anderes Wirkprinzip (neuronaler K$^+$-Kanalöffner) als die NSAR. Es liegen analgetische, muskelrelaxierende und neuroprotektive Wirkmechanismen vor. Der besondere Wirkansatz mit verschiedenen Angriffspunkten gibt Flupirtin einen hohen Stellenwert bei der Behandlung von Rückenschmerzen und chronischen Schmerzen.	Die Einzeldosis liegt bei 100 (– 200) mg alle 4 – 6 Std. (max. 600 mg pro Tag). 400 mg Retardtabletten 1x täglich; ggf. bei > 65-jährigen Patienten mit 2 × 100 mg/d beginnen.	Als Nebenwirkungen sind Sedierung, Schwindel, Sehstörungen, Übelkeit, Verstopfung, Hautreaktionen zu beachten.	Es besteht keine Gefahr von Abhängigkeit, von Magen-Darm-Ulzera oder erhöhter Blutungsneigung. Allerdings besteht eine relevante dosisabhängige Lebertoxizität und die Gefahr der Kumulation bei älteren Patienten (> 65) bzw. bei Patienten mit Nieren- und Leberfunktionsstörungen.
Tolperison			
Gute analgetische Wirkung mit zusätzlichen muskelrelaxierenden Eigenschaften. Das Wirkprinzip ist eine selektive Natriumkanalblockade. Daraus leitet sich die ausgeprägte relaxierende Wirkung im Bewegungsapparat, bei Spastiken und bei neuropathischen Schmerzen ab.	Die Einzeldosis beträgt 50 (– 150) mg alle 8 Std. (max. 450 mg pro Tag).	Wie bei Flupirtin besteht kein Suchtpotenzial, kein Risiko für Magen-Darm-Ulzera und keine kardialen Risiken. Besonders zu Therapiebeginn ist jedoch mit Müdigkeit und Hemmung der motorischen Aktivität zu rechnen.	Die eigentliche Wirkung setzt oftmals erst nach einigen Tagen oder Wochen ein, was den Patienten bei Behandlungsbeginn vermittelt werden muss.

für Entzündungen, Fieber und beeinflussen die Sensitivität von Schmerzrezeptoren. Die Prostaglandinsynthesehemmung erklärt die analgetische (schmerzlindernde), antipyretische (fiebersenkende) und antiphlogistische (entzündungshemmende) Wirkung.

Nebenwirkungen. Auch die typischen Nebenwirkungen im Magen-Darm-Bereich, an der Niere und im Herz-Kreislauf-System lassen sich durch die Prostaglandinsynthesehemmung erklären.

▶ **MERKE** Für alle Nichtopioidanalgetika gilt, dass Nebenwirkungen dosis- und zeitabhängig sind. Folglich ist bei Erreichen der Maximaldosis die Verträglichkeit zunehmend schlechter. Aus diesem Grund verbietet sich auch die Kombination zweier NSAR; die Unverträglichkeit würde gesteigert werden. ▬

Opioidanalgetika

Zu der Gruppe der Opioidanalgetika gehören die Substanzen, die direkte Abkömmlinge des Morphins sind und Substanzen, die nur teilweise eine strukturelle Ähnlichkeit aufweisen. Alle Substanzen dieser Gruppe entfalten ihre Wirkungen über die sog. Opiatrezeptoren. Für die Praxis ist die Unterscheidung in schwachwirkende (*Tab. 45.3*) und starkwirkende Opioidanalgetika (*Tab. 45.4*) hilfreich.

Nebenwirkungen. Prinzipiell sind die typischen Nebenwirkungen dieser Gruppe bei allen Substanzen zu erwarten (Atemdepression, Abhängigkeit, Sucht, Obstipation und Miktionsstörungen, Nausea und Erbrechen, Toleranzentwicklung). Individuell ist aber die Verträglichkeit bei verschiedenen Substanzen oder verschiedenen Darreichungsformen gut möglich. Die Entwicklung einer psychischen Medikamentenabhängigkeit bzw.

-sucht ist bei der Behandlung von (akuten oder chronischen) Schmerzen nicht zu erwarten. Eine körperliche Abhängigkeit (Gewöhnung) zeigt sich durch Auftreten von Entzugssymptomen bei abruptem Absetzen. Daher sollte die Dosisreduktion stets schrittweise erfolgen.

Das allgemein bekannte Suchtpotenzial basiert auf der missbräuchlichen Verwendung als Suchtmittel. Diese schwierige aber für die Behandlung notwendige Differenzierung hat den Opioiden einen Ruf eingebracht, der im Zusammenhang einer wirksamen und effektiven Schmerztherapie lange Zeit nachteilig war. Aus Sorge um die Gefahr einer Abhängigkeit wurde oftmals auf diese potenten Wirkstoffe verzichtet und mit weniger wirksamen, dafür hochdosierten Substanzen therapiert. Nicht selten kam es dann zu erheblichen Nebenwirkungen, gerade wegen der notwendigen hohen oder maximalen Dosierung.

Tab. 45.3 *Übersicht über verschiedene schwachwirkende Opioidanalgetika.*

Wirkung	Dosierung	Nebenwirkungen	Bemerkungen
Tramadol			
Tramadol hat für ein Opioid eine relative geringe analgetische Wirkung. Für mittelstarke Schmerzen ist Tramadol i. d. R. geeignet.	Die orale Einzeldosis von 100 (– 200 mg) alle 8 (– 12) Stunden soll nicht überschritten werden (max. 600 mg pro Tag). Vorteilhaft ist, dass Tramadol in vielen Darreichungsformen (Tropfen, Kapseln, Tabletten, Zäpfchen, Injektionslösung) und Dosierungen zur Verfügung steht.	Typisch sind die Nebenwirkungen wie Übelkeit und Erbrechen, Schwitzen, Kreislaufbeschwerden. Um eine bessere Verträglichkeit zu erreichen, sollte eine Langzeitbehandlung ausschließlich mit retardierten Tramadol-Tabletten durchgeführt werden.	Eines der meist verwendeten schwachwirksamen Opioide. Eine Dosissteigerung hat oft keine Wirkungssteigerung, sondern meist nur die Verstärkung von Nebenwirkungen zur Folge. Ein Wechsel auf eine wirksamere Substanz wäre dann erforderlich.
Tilidin/Naloxon			
Als Analgetikum hat Tilidin/Naloxon eine vergleichbare Stärke wie Tramadol.	Auch hier ist bei Dauertherapie unbedingt die retardierte Form zu verwenden. Bei schnellem Wirkeintritt (Tropfen) ist mit einer starken Euphorisierung zu rechnen. Die Wirkdauer ist mit 2 Std. relativ kurz. Die Einzelgabe soll 100 (– 200) mg als Retardtablette (alle 8 – 12 Std.) nicht überschreiten (max. 600 mg pro Tag).	Bei nicht ausreichender Wirksamkeit ist bei Dosiserhöhung mit einer schlechteren Verträglichkeit zu rechnen. Bei Absetzen von Tilidin/Naloxon sind Entzugssymptome möglich. Sinnvoll ist ein Ausschleichen durch Dosisreduktion auch bei Verwendung von Retardformen.	Tilidin ist immer nur zusammen mit Naloxon, einem Opiatantagonisten, im Verhältnis 100 mg/ 8 mg als Kombinationsarzneimittel verfügbar. Naloxon soll die missbräuchliche Verwendung des Tilidins verhindern, da Naloxon bei Opiatabhängigen eine Entzugssymptomatik auslösen kann, z. B. bei missbräuchlicher Injektion der Tilidin-Tropflösung. Zunehmend ist aber festzustellen, dass hochdosierte Tilidin/Naloxon-Tropfen trotzdem missbräuchlich verwendet werden.
Codein			
Codein selbst hat keine analgetische Wirksamkeit. Im Organismus wird Codein zu der eigentlich aktiven Substanz (Morphin) verstoffwechselt. Da aber Umfang und Geschwindigkeit der enzymatischen Morphin-Bildung sehr unterschiedlich sein können, ist keine sichere analgetische Wirkung möglich.		Als typische Nebenwirkung ist mit starker Obstipation zu rechnen.	Codein zeigt in Kombination mit z. B. Paracetamol eine ausreichende analgetische Wirkung. Dazu kommt die codein-typische antitussive Wirkung. Diese Kombination hat dadurch eine gewisse Berechtigung.
Dihydrocodein (DHC)			
Hat eine stärkere analgetische Wirksamkeit als Codein selbst.	DHC ist nur als Retardtablette verfügbar, was den Einsatz bei Akutschmerzen ausschließt (Wirkbeginn nach 2 – 4 Std.). Die Einzeldosis liegt bei 60 (– 120 mg) alle 8 (– 12 Std.).	DHC ist auch in der Retardform wenig gut verträglich (Obstipation, Übelkeit, Atemdepression, Halluzinationen).	DHC wird kaum noch eingesetzt.

Tab. 45.4 *Übersicht über verschiedene starkwirkende Opioidanalgetika.*

Wirkung	Dosierung	Nebenwirkungen	Bemerkungen
Morphin			
Morphin hat eine starke analgetische Wirksamkeit. Im Vergleich zu anderen Opioiden hat Morphin eine große therapeutische Breite. Die Resorption und die Verstoffwechselung von Morphin sind sehr unterschiedlich und patientenindividuell, so kommt es durchaus zu unterschiedlichen Wirksamkeiten und Verträglichkeiten bei gleichen Dosierungen.	Abhängig von der Darreichungsform ist ein schneller Wirkeintritt (Tropfen oder Injektion) oder eine kontinuierliche Therapie mit Retardformen möglich. Darüber hinaus kann Morphin auch peridural und intrathekal appliziert werden. Bei diesen Applikationswegen sind kleinste mg-Mengen Morphin pro 24 Std. hocheffektiv. Akute Schmerzen können mit Morphin sehr gut „titriert" werden. Dabei werden i. v. oder s. c. zunächst 3 – 5 – 10 mg appliziert und die entsprechende analgetische Wirkung abgewartet. Bei nicht ausreichender Wirkung kann aufdosiert werden. Nach Feststellung des Morphinbedarfs kann diese Menge dann als Dauertherapie gegeben werden.	Die Nebenwirkungen sind vergleichbar mit denen anderer starkwirksamer Opioide: Sedierung, Übelkeit, Erbrechen, Atemdepression, Obstipation, Hautreaktionen, Schwitzen, Miktionsbeschwerden. Eine Begleittherapie zur Behandlung der typischen und zu erwartenden Nebenwirkungen ist obligat.	Mit Morphin ist eine orale, sehr individuelle Langzeittherapie möglich. Ein Wechsel des Präparates kann bei einzelnen Patienten zu Wirkungsveränderungen führen. Eine Maximaldosis pro Tag ist für Morphin nicht gegeben, die Tagesdosis in einer Dauertherapie kann sehr unterschiedlich sein und richtet sich ausschließlich nach der analgetischen Wirksamkeit und Verträglichkeit. Die orale Morphintherapie ist bei entsprechender Wirksamkeit und Verträglichkeit Therapie der ersten Wahl. Bei ausbleibendem Erfolg kann ein anderes Opioid erprobt werden.

Fortsetzung ▶

Tab. 45.4 *Fortsetzung*

Wirkung	Dosierung	Nebenwirkungen	Bemerkungen
Oxycodon			
Oxycodon ist ein enger Verwandter des Morphins, hat aber als wesentlichen Vorteil die konstantere und verlässlichere Bioverfügbarkeit (Aufnahme und Verstoffwechselung). Zusätzlich zeigt Oxycodon eine längere Wirkdauer und hat anders als Morphin keine Gefahr der Akkumulation von wirksamen Metaboliten. Ähnlich wie Morphin hat Oxycodon eine gute Steuerbarkeit und einen schnellen Wirkeintritt.	Die Einzeldosis bei Behandlungsbeginn soll bei 2 x 5 mg oder 2 x 10 mg pro Tag liegen. Wie bei Morphin auch sind bei Oxycodon sehr hohe Dosierungen denkbar, immer abhängig von Wirkung und Nebenwirkungen.	Die Nebenwirkungen sind vergleichbar mit denen anderer Opioide. Oxycodon in der fixen Kombination mit Naloxon, einem Opiatantagonisten, soll die opiattypische Obstipation reduzieren und somit eine bessere Verträglichkeit bewirken. Angenommen wird, das Naloxon im Darm die Opiatrezeptoren besetzt, die somit nicht mehr von Oxycodon besetzt werden können. Auf eine Obstipationsprophylaxe kann aber dennoch nicht verzichtet werden.	Zunächst war Oxycodon nur als Retardtablette verfügbar. Neu ist die Oxycodon-Kapsel mit rascher Freisetzung zur Akutbehandlung von Schmerzspitzen. Die Retardtablette birgt das Risiko, das, wenn die Tablette zerteilt oder zermörsert werden sollte, die gesamte Wirkstoffmenge sofort freigesetzt wird und resorbiert werden kann. Dadurch ist es bereits zu erheblichen und toxischen Überdosierungen mit Todesfolge gekommen. Die beschriebenen positiven pharmakologischen Eigenschaften von Oxycodon führen dazu, dass diese Substanz zunehmend als Mittel der ersten Wahl angesehen werden kann.
Hydromorphon			
Hydromorphon hat ebenfalls eine große strukturelle Ähnlichkeit mit Morphin. Die pharmakologischen Vorteile gegenüber dem Morphin sind vergleichbar mit Oxycodon.		Als möglicher Vorteil kann eine bessere Verträglichkeit im Vergleich zu Morphin im Einzelfall feststellbar sein. Ansonsten gelten die Aussagen zum Oxycodon auch für Hydromorphon.	Hydromorphon ist in verschiedenen retardierten Formen (Palladon, Jurnista) und in einer schnellfreisetzenden Form verfügbar. Zusätzlich stehen auch verschiedene Injektionslösungen zur Verfügung. Dies ermöglicht die Dauertherapie sowie die Behandlung von Schmerzspitzen.
Buprenorphin			
sehr starke analgetische Wirkung	Aufgrund seiner speziellen Rezeptorwirkung hat Buprenorphin aber eine Maximaldosis (2 – 4 mg/Tag), die nicht überschritten werden darf, da sonst die starke analgetische Wirkung sich wieder abschwächt („Ceilingeffekt"). Buprenophin kann als Injektion i. v. oder s. c. appliziert werden. Eine intrathekale (in den Liquorraum) Applikation ist nicht möglich! Die orale Gabe erfolgt mit einer Sublingualtablette. Die Resorption über die Mund- und Zungenschleimhaut ist erforderlich, da die Resorption über den Darm zu einem überdurchschnittlichen Abbau der Substanz in der ersten Leberpassage führt (hoher „First-pass-Effekt"). Als dritter Applikationsweg stehen auch Buprenorphin-Pflaster (Transtec, Norspan) zur Verfügung. Diese Pflaster können bei einer Dauertherapie effektiv und für den Patienten komfortabel sein.	Zusätzlich zu den typischen Opioidnebenwirkungen sind bei Pflastern noch lokale Reaktionen wie Hautreizungen möglich.	Da Buprenorphin nicht nur opiatrezeptoraktivierende Eigenschaften, sondern auch eine rezeptorantagonistische Wirkung hat, kann eine Überdosierung nicht mit Naloxon behandelt werden. Dies ist besonders bei der durch Überdosierung ausgelösten Atemdepression problematisch. Außerdem ist es nicht möglich, bei Bedarf andere Opioide (z. B. Morphin als reiner Agonist) zu verabreichen. Durch die antagonistische Wirkkomponente von Buprenorphin würde es zu Schmerzen und Entzugssymptomen kommen können. Sofern unterschiedliche Schmerzintensitäten vorliegen, ist eine Pflastertherapie oft nicht geeignet. Zudem bestehen zusätzliche Risiken bei einer Therapie mit hochwirksamen Opioiden per Pflaster (S. 1179).

Fortsetzung ▶

Auch ist teilweise die Verordnung als Betäubungsmittel hinderlich für die Verordnung, da sich der verordnende Arzt exakt an die besonderen Dokumentations- und Verordnungsregeln halten muss.

Starkwirkende Opioidanalgetika
Als Leitsubstanz der starkwirkenden Opioide hat Morphin, eine natürliches Alkaloid des Schlafmohns (Papaver somniferum), eine sehr lange Geschichte als Schmerzmittel.

Koanalgetika
Kortikoide
Die wichtigste Gruppe der Koanalgetika sind die Kortikoide mit ihren eigenen antiphlogistischen und antiödematösen Wirkungen. Bei vielen chronischen Schmerzen aufgrund von Tumoren, Nervenläsionen oder Ödemen, ist die Kombination sinnvoll und effektiv. Allerdings sollte diese Zusatzmedikation nur über wenige Tage bis Wochen durchgeführt werden. Meist wird hier Dexamethason eingesetzt, welches eine rein glukokortikoide Wirkung und eine relativ lange Wirkdauer hat.

Tab. 45.4 *Fortsetzung*

Wirkung	Dosierung	Nebenwirkungen	Bemerkungen
Fentanyl			
Fentanyl ist ein wesentlicher Teil der Basismedikation zur Narkose in der Anästhesie und Intensivmedizin. Für die Schmerztherapie stehen verschiedene, andere Formen zur Verfügung.	Fentanyl-Pflaster werden bei der Behandlung chronischer und konstanter Schmerzen verwandt. Um unter einer Behandlung mit Fentanyl-Pflastern eine Bedarfsmedikation mit Fentanyl durchzuführen, gibt es so genannte Fentanyl-Lollys (Actiq). Dies sind fentanylhaltige Lutschtabletten, die in die Wangentasche gelegt werden und der Wirkstoff über die Mundschleimhaut resorbiert wird. Der Wirkungseintritt erfolgt innerhalb weniger Minuten.	Nachteilig sind der langsame Wirkeintritt (ca. 12 Std.), die geringe Steuerbarkeit und die lange Auswaschphase von 12 – 24 Std. nach Pflasterentfernung. Bei falscher Anwendung kann es zu erheblichem Überdosierungen mit Atemlähmung kommen, wenn z. B. die pflasterbeklebte Hautstelle deutlich über Körpertemperatur erwärmt ist und somit eine stark beschleunigte Wirkstofffreisetzung erfolgt (Fieber, Heizkissen!). Inwieweit die typischen Opioid-Nebenwirkungen bei einer Pflasterapplikation gleich stark oder weniger stark ausgeprägt sind, ist meist individuell und patientenabhängig. Grundsätzlich ist eine gut eingestellte Dauertherapie mit relativ geringen Nebenwirkungen möglich, unabhängig von der Applikationsart.	Der Pflasterwechsel sollte nach 72 Std. erfolgen, im Einzelfall kann auch ein Wechselintervall von 48 Std. erforderlich sein. Die Hautstelle, auf die das Pflaster geklebt wird, muss für Betreuende oder Pflegende gut erkennbar sein. Nicht selten sind Pflaster übersehen worden und das Neukleben von Pflastern führte zu Überdosierungen. Anders als beim Buprenorphin kann bei einer Behandlung mit Fentanyl(-Pflastern) bei Bedarf auch Morphin gegeben werden, z. B. in Tropfenform bei Schmerzspitzen.
Piritramid			
starke analgetische Wirkung mit relativ schnellem Wirkungseintritt	Bei einer intravenösen Schmerztherapie kann Piritramid auch mittels PCA-Pumpen (patientenkontrollierte Analgesie, s. o.) appliziert werden. Hier kann der Patient nach festgelegten Rhythmen zusätzliche Bolusgaben abrufen, sofern die kontinuierliche Dosis bei Schmerzspitzen nicht ausreicht. Prinzipiell ist diese Pumpenapplikation auch ambulant möglich.		Piritramid ist fast ausschließlich in der postoperativen Schmerzbehandlung i. v. oder s. c. gebräuchlich. Hierfür ist es meist Mittel der ersten Wahl
Pethidin			
starke analgetische Wirkung	Einzelgaben im Abstand von 3 – 6 Std. Die Tageshöchstmenge liegt bei 500 mg.	Nebenwirkungen sind stärker ausgeprägt als bei den anderen Opioiden: Atemdepression, Sedierung, Schwindel, Verwirrtheit.	Pethidin kann zur Akutbehandlung von Schmerzen eingesetzt werden. Eine Langzeittherapie ist nicht sinnvoll und potenzielle Nebenwirkungen geben Pethidin den Status des Mittels der 2. oder 3. Wahl.
Methadon			
Levomethadon hat eine starke analgetische Wirkung. Wesentlicher Unterschied zwischen Levomethadon (L-Methadon) und DL-Methadon (als Razemat) ist, dass nur die L-Form analgetisch wirksam ist. Somit entsprechen 5 mg Levomethadon 10 mg DL-Methadon in seiner analgetischen Potenz. Dieser Unterschied ist bei einem Wechsel der Methadon-Zubereitungen zwingend zu beachten!	Anders als bei der Schmerztherapie wird Methadon, i. d. R. als DL-Methadon, als Substitutionsmedikament Opiatabhängiger eingesetzt. Hier sind die Vorteile von Methadon: orale Einnahmemöglichkeit, keine Atemdepression und Einmalgabe pro Tag. Nach einigen Tagen werden hierbei gleichmäßige Blutspiegel erreicht, sodass diese Behandlung langfristig erfolgen kann.		Im Vergleich zu Morphin zeigt Levomethadon einen rascheren Wirkeintritt und keine Atemdepression. Die Dauer der analgetischen Wirkung ist im Vergleich zu Morphin(-tropfen) verlängert. Nachteilig sind die stark schwankende Metabolisierung und Ausscheidung. Für eine orale Dauerschmerztherapie ist Levomethadon nicht gut geeignet.

Tab. 45.5 *Äquivalente Morphindosen bei verschiedenen Applikationswegen.*

Applikationsweg	Dosierung
oral	30 mg
rektal	15 – 30 mg
subkutan	15 mg (Anflutzeit 20 – 30 Min.)
intravenös	10 mg (Anflutzeit 5 – 10 Min.)
peridural	1 mg
intraspinal	0,1 mg

Kontraindikationen sind zu beachten (Infektionen, Magen-Darm-Ulzera, Diabetes, Osteoporose). Die typischen Kortikoid-Nebenwirkungen sind: Nebennierensuppression, Magen-Darm-Ulzera, Osteoporose. Die gleichzeitige Gabe von NSAR sollte vermieden werden, um das Risiko von Magen-Darm-Ulzera zu begrenzen. In der akuten Situation ist die i. v.-Applikation vorteilhaft. Daran

Tab. 45.6 Äquivalenzdosen Fentanyl/Morphin.

Morphin p. o. (mg/24 Std.)	Morphin i. m. (mg/24 Std.)	Fentanyl i. v. (mg/24 Std.)	Fentanyl TTS (µg/Std.)
bis 30	bis 10	0,3	12,5
bis 90	10 – 22	0,6	25
bis 150	23 – 37	1,2	50
bis 210	38 – 52	1,8	75
bis 270	53 – 67	2,4	100

Tab. 45.7 wirkäquivalente Dosierungen verschiedener Opioide.

Opioid	Dosierung
Morphin p. o.	10 mg
Oxycodon p. o.	5 mg
Hydromorphon p. o.	2 mg
L-Methadon p. o.	3 mg
Buprenorphin s. l.	0,2 mg
Piritramid s. c.	15 mg
Pethidin	80 mg
Dihydrocodein p. o.	60 mg
Tilidin/Naloxon p.o	100 mg
Tramadol p. o.	100 mg
Codein p. o.	100 mg

schließt sich eine orale Erhaltungsdosis an, die am Ende der Behandlung langsam ausgeschlichen werden soll.

Trizyklische Antidepressiva

Bei neuropathischen Schmerzen kann die analgetische Teilwirkung der trizyklischen Antidepressiva die Wirkung der Analgetika effektiv unterstützen. Auch bei anderen Schmerzursachen ergibt sich eine Wirkungsverstärkung der eigentlichen Analgetika. Die typischen Vertreter dieser Gruppe sind: Amitriptylin, Doxepin, Imipramin, Clomipramin, Nortriptylin. Die unterschiedlichen psychogenen Wirkungen der einzelnen Substanzen können je nach individueller Gegebenheit die Therapie unterstützen.

Patienten mit chronischen Schmerzen oder Tumorschmerzen haben oftmals auch behandlungsbedürftige psychogene Symptome. Amitriptylin ist indiziert wegen seiner antriebshemmenden und anxiolytischen Wirkung, Imipramin wird wegen seiner antriebssteigernden Wirkung eingesetzt. Um die typischen Nebenwirkungen der trizyklischen Antidepressiva (Kreislaufdysregulation, Obstipation, Schwindel, Mundtrockenheit) möglichst zu vermeiden, werden diese Substanzen langsam einschleichend dosiert.

Antikonvulsiva

Antikonvulsiva sind wesentliche Bausteine einer Therapie von chronischen neuropathischen Schmerzen. Die in diesem Zusammenhang am längsten verwendete Substanz ist Carbamazepin. Gabapentin und Pregabalin sind im Laufe der letzten Jahre dazugekommen. Das Einsatzgebiet ist breit und alle Formen von neuropathischen Schmerzen, Neuralgien, Phantomschmerzen und diverse Tumorschmerzen sind in Kombination mit diesen Antikonvulsiva behandelbar.

Vergleichbar mit den Antidepressiva werden auch die Antikonvulsiva langsam einschleichend dosiert. Limitierend ist oft die Verträglichkeit. Insbesondere Müdigkeit, Schwindel und Übelkeit können die Akzeptanz mindern und den Therapieerfolg gefährden. Mit Carbamazepin oder Gabapentin wird i. d. R. als Standardsubstanzen begonnen. Bei fehlendem Erfolg oder schlechter Verträglichkeit kann auf Pregabalin (Lyrica) gewechselt werden.

Neuroleptika

Neuroleptika werden zunehmend seltener bei chronischen Schmerzen eingesetzt, sofern nicht primäre Symptome für die Behandlung mit Neuroleptika vorliegen. Grund dafür ist die relativ schlechte Verträglichkeit vieler Neuroleptika (Mundtrockenheit, Obstipation, Miktionsstörungen, Verwirrtheit, extrapyramidale Störungen). Der Einsatz von niedrigdosiertem Haloperidol ist unter dem Aspekt der antiemetischen (den Brechreiz mindernden) Wirkung möglich. Patienten mit starker Unruhe und Angst könnten von Levomepromazin oder Prometazin profitieren.

Muskelrelaxanzien

Muskelrelaxanzien haben ihren Stellenwert bei der Behandlung von Rückenschmerzen. Tetrazepam, ein Benzodiazepin, wird pro Einzelgabe mit 25 – 50 (– 100) mg dosiert (max. 200 – 400 mg pro Tag). Die wesentliche Nebenwirkung ist Sedierung. Tolperison, ein selektiver Natriumkanalblocker, wird meist dreimal täglich 50 mg gegeben.

Bisphosphonate

Bisphosphonate haben eine zunehmende Bedeutung bei der Behandlung von Knochenschmerzen bekommen. Ursächlich kann es sich hier um Osteoporose, Knochenmetastasen, Hyperkalziämie oder Multiples Myelom handeln. Bisphosphonate binden spezifisch an das Kalzium-Phosphat im Knochen und greifen so in den Knochenstoffwechsel ein.

Bisphosphonate werden, abhängig von der Indikation, sehr unterschiedlich dosiert. Bei der tumorbedingten Hyperkalziämie sind meist monatliche Infusionen mit Pamidronat oder Zoledronat ausreichend. Die Bisphosphonattherapie der Osteoporose ist sehr viel differenzierter. Alendronat kann oral täglich (10 mg) oder wöchentlich (70 mg) gegeben werden. Ibandronat kann oral monatlich (150 mg) oder intravenös dreimonatlich (3 mg) gegeben werden. Mit Zoledronat ist eine Behandlung mit 5 mg einmal pro Jahr vergleichbar in der Wirkung.

Als typische Nebenwirkung einer Infusionstherapie gelten grippeähnliche Symptome wie Fieber und Schüttelfrost, Muskel- und Gelenkschmerzen, Herz-Kreislauf-Probleme, Übelkeit und Erbrechen. Substanzspezifisch für eine orale Bisphosphonat-Gabe ist, dass die Bioverfügbarkeit außerordentlich gering ist (2 – 3 %). Ebenfalls sind die Einnahmehinweise für die Tabletteneinnahme strikt zu beachten: 30 Min. vor und nach der Einnahme kein Essen oder Trinken, 30 Min. nach Einnahme nicht hinlegen.

Behandlung von analgetikabedingten Nebenwirkungen

Obstipation

Eine Behandlung mit Opioidanalgetika muss mit einer prophylaktischen Laxanziengabe einhergehen. Erfolgt dies nicht, kann eine schwere, behandlungsbedürftige Obstipation mit ileusartigen Symptomen massive Schmerzen verursachen. Mittel der Wahl für eine Dauertherapie sind stuhlaufweichende Mittel wie Macrogol und Laktulose.

Der Wirkeintritt bei Macrogol-Gabe ist mit 24 – 48 Std. etwas verzögert. Vorteil ist aber, dass bei der Einnahme bereits mindestens 125 ml pro Beutel getrunken werden müssen (bis 5 Btl/Tag) und dass keine Blähungen zu erwarten sind. Die Einnahme von Laktulose ist fast immer mit starken Blähungen verbunden. Der Wirkeintritt ist mit 6 – 8 Std. schneller als bei Macrogol.

Sofern eine zusätzliche abführende Behandlung erforderlich ist, kann diese mit Bisacodyl oder Natriumpicosulfat durchgeführt werden. Bisacodyl (oral) wird meist abends eingenommen, da der Wirkeintritt mit ca. 10 Std. deutlich verzögert ist. Bisacodyl-Zäpfchen wirken jedoch deutlich schneller, hier ist mit dem Wirkeintritt innerhalb von 30 Min. zu rechnen. Die Wirkung von Natriumpicosulfat kann nach 2 – 3 Std. eintreten.

Gleitmittel wie Paraffinöl können alternativ zu den stuhlaufweichenden Mitteln und interventionell gegeben werden. Der Wirkeintritt ist verzögert (ca. 12 Std.) und eine Dauertherapie kann zu einer verminderten Aufnahme von fettlöslichen Vitaminen im Darm führen. Zum schnellen Abführen können auch Klistiere oder Einläufe appliziert werden.

Tab. 45.8 *Beispielhafte medikamentöse Therapiepläne.*

Arzneimittel	Darreichungsform	Dosierung
starke chronische Rückenschmerzen		
Ibuprofen	600 mg	1 – 1 – 1
Flupirtin	100 mg	1 – 1 – 1
Amitryptilin	50 mg retard	1 – 0 – 0
Gabapentin	600 mg	1 – 1 – 1
Omeprazol	20 mg	0 – 0 – 1
tumorbedingte Schmerzen (I)		
Palladon	8 mg retard Kapseln	1 – 0 – 1
Palladon	1,3 mg Kapseln	bei Bedarf
MCP	10 mg Tropfen	1 – 1 – 1
Macrogol	Beutel	1 – 1 – 1 – 1
Dexamethason	8 mg Tabletten	1 – 0 – 1
tumorbedingte Schmerzen (II)		
Fentanyl TTS	50 µg/Std. Pflaster	1 – 0 – 0 Wechsel nach 72 Std.
Fentanyl	400 µg Lutschtabletten	bei Bedarf
Granisetron	2 mg Tabletten	1 – 0 – 0
Na-picosulfat	Tropfen	30 – 0 – 0
Macrogol	Beutel	1 – 1 – 1 – 1
Amitryptilin	75 mg retard	0 – 0 – 0 – 1

🍏 PRÄVENTION & GESUNDHEITSFÖRDERUNG
Um mit möglichst wenig Laxanzien auszukommen, gehören zur Obstipationsprophylaxe grundsätzlich die ballaststoffreiche Ernährung und reichliches Trinken. ____

Übelkeit und Erbrechen
Übelkeit und Erbrechen sind typische und bei Behandlungsbeginn mit hoher Wahrscheinlichkeit auftretende Begleiterscheinungen einer Opioidtherapie. Anders als bei der Obstipation kann damit gerechnet werden, dass innerhalb von 2 – 4 Wochen diese Nebenwirkungen deutlich nachlassen und nicht dauerhaft behandlungsbedürftig sind.

Zunächst ist bei Opioidgabe die Gabe eines Antiemetikums notwendig. Typischerweise wird hier MCP (Metoclopramid), Dimenhydrinat, Domperidon oder ein 5HT- 3-Antagonist wie Ondansetron oder Granisetron verwendet. Sofern dies nicht ausreichend effektiv ist, kann mit niedrigdosiertem Haloperidol oder Dexamethason ergänzt werden.

Wenn eine dauerhafte Opioidtherapie erforderlich ist und diese Nebenwirkung medikamentös nicht ausreichend gut behandelt werden kann, ergibt sich u. U. die Notwendigkeit, ein anderes Opioid oder einen anderen Applikationsweg zu probieren. Gerade bezüglich der Verträglichkeit unter Dauertherapie sind Unterschiede zwischen verschiedenen Opioiden sowie zwischen verschiedenen Zubereitungen der gleichen Wirksubstanz feststellbar. Das Ziel muss es sein,

Tab. 45.9 *Aufstellung von Wirkstoffen und Handelspräparaten.*

Wirkstoff	Handelspräparate	Darreichungsformen	Wirkstärken
Azetylsalizylsäure (ASS)	Aspirin ASS-Generika	Tablette, Brausetabl. Pulver zur Inj.	meist 500 mg 1000 mg
Ibuprofen	Imbun Ibuprofen-Generika Nurofen junior	Tablette, Kapsel, Granulat Suppositorium Creme, Gel Saft Suppositorium	200 – 800 mg 300 – 600 mg 2 %ig, 4 %ig 60, 125 mg
Naproxen	Proxen Naproxen-Generika	Tablette	250, 500, 750 mg
Diclofenac	Voltaren Diclofenac-Generika	Tablette, Kapsel, Brausetabl. Injektionslösung Creme, Gel	25, 50 mg 75 – 100 mg retardiert 75 mg

Tab. 45.9 Fortsetzung

Wirkstoff	Handelspräparate	Darreichungsformen	Wirkstärken
Indometacin	Indometacin-Generika	Kapsel, Tablette Retardkapsel Suppositorium Gel, Spray	25, 50 mg 75 mg 50,100 mg
Paracetamol	Ben-u-ron Paracetamol-Generika Perfalgan	Tablette Suppositorium Saft Infusionslösung	500, 1000 mg 125 – 1000 mg 200 mg/5 ml 500, 1000 mg
Metamizol	Novalgin Metamizol bzw. Novaminsulfon-Generika	Tablette, Brausetabl. Suppositorium Injektionslösung Tropfen	500 mg 300, 1000 mg 1000, 2500 mg 500 mg/ml
Celecoxib	Celebrex	Kapsel	100, 200 mg
Etoricoxib	Arcoxia	Tablette	60, 90, 120 mg
Parecoxib	Dynastat	Pulver zur Infusion	40 mg
Flupirtin	Katadolon Trancopal Dolo Flupirtin-Generika	Kapsel Retardtablette Suppositorium Injektionslösung	100 mg 400 mg 150 mg 100 mg
Tolperison	Mydocalm, Viveo Tolperison-Generika	Tablette	50, 150 mg
Tramadol	Tramal Tramadol-Generika	Tablette, Kapsel Retardtablette, -kapsel Tropfen Injektionslösung Suppositorium	50 mg 50, 100, 150, 200 mg 100 mg/ml 50, 100 mg 100 mg
Tilidin/Naloxon	Valoron N Tilidin/Naloxon-Generika	Kapsel Retardtablette Tropfen	50/4 mg 50/4, 100/8, 150/12, 200/16 mg 70/6 mg/ml
Codein	Codein-Generika	Tablette, Retardtabl. Tropfen	30 – 50 mg
Dihydrocodein	DHC	Retardtablette	60, 90, 120 mg
Morphin	Morphin-Generika Sevredol MST, MSI, MSR Oramorph	Tablette, Kapsel Tropfen Trinkampullen Retardkapsel, -tabl. Retardgranulat Suppositorium Injektionslösung	10 – 30 mg 0,5 %, 2 % 10 – 100 mg 10 – 100 mg 20 – 200 mg 10 – 30 mg 10, 20, 100, 200 mg
Oxycodon	Oxygesic Oxycodon-Generika	Retardtablette Kapsel Injektionslösung	5 – 80 mg 5 – 20 mg 10, 20 mg
Oxycodon/Naloxon	Targin	Retardtablette	5/2,5, 10/5, 20/10, 40/20 mg
Hydromorphon	Palladon Jurnista	Retardkapsel Retardtablette Kapsel Injektionslösung	4, 8, 16, 24 mg 8, 16, 32, 64 mg 1,3 mg, 2,6 mg 2, 10, 100 mg
Buprenorphin	Temgesic Transtec Pro Norspan Buprenorphin-Generika	Sublingualtabl. Injektionslösung Pflaster Pflaster	0,2 mg, 0,4 mg 0,3 mg 35 µg/Std., 52,5 µg/Std., 70 µg/Std. 5 – 20 µg/Std.
Fentanyl	Durogesic SMAT Fentanyl-Generika Actiq, Effentora	Pflaster Injektionslösung Lutschtabl	12,5 µg/Std. bis 100 µg/Std. 0,1 mg, 0,5 mg 200 – 1600 µg
Piritramid	Dipidolor und Generika	Injektionslösung	7,5 mg, 15 mg
Pethidin	Dolantin Pethidin-Generika	Injektionslösung Tropfen Suppositorium	50, 100 mg 50 mg/ml 100 mg
L-Methadon	Polamidon	Tropfen Injektionslösung	5 mg/ml 2,5 mg, 5 mg

eine verträgliche Dauertherapie zu finden, um möglichst geringe zusätzliche Einschränkungen der Lebensqualität durch die Medikation zu realisieren.

Magen-Darm-Ulzera

Die gastrointestinale Toxizität der NSAR macht bei Vorliegen von Risikofaktoren (Alter, bereits erlebte Magenblutungen oder Ulzera) und bei einer Dauertherapie die zusätzliche Gabe von Protonenpumpen-Inhibitoren (PPI) notwendig. Leitsubstanz dieser Gruppe ist Omeprazol. Andere verfügbare PPI (Pantoprazol, Esomeprazol, Lansoprazol) zeigen keine substanziellen Vorteile. Bei Unverträglichkeit kann ein Wechsel sinnvoll sein. Überwiegend ist eine Einmalgabe abends, wegen der besseren Verträglichkeit, ausreichend. Antazida und H_2-Antihistaminika (z. B. Ranitidin oder Famotidin) sind als Begleittherapie nicht ausreichend und deshalb nicht indiziert.

45.3.4 Nichtmedikamentöse Schmerztherapie
Nadja Nestler

Neben der medikamentösen Therapie und möglichen interventionellen Verfahren stellen die nicht-medikamentösen Methoden eine weitere Möglichkeit der Schmerzbeeinflussung dar. Obwohl die Wirksamkeit nur eingeschränkt wissenschaftlich nachgewiesen ist (McCaffery 1997), sind sie dennoch Bestandteil des Nationalen Expertenstandards Schmerzmanagement in der Pflege. Ihre Anwendung soll als Begleittherapie zur medikamentösen Behandlung erfolgen, da die Praxiserfahrungen zeigen, dass diese Methoden häufig positiv auf das Schmerzerleben des Betroffenen wirken (Carr u. Man 2009, DNQP 2011).

Die verschiedenen Methoden können von unterschiedlichen Berufsgruppen ausgeführt werden und es bedarf der interprofessionellen Abstimmung. Wer welche Maßnahme durchführt, hängt häufig von den Bedingungen in der jeweiligen Einrichtung bzw. den Umgebungsfaktoren ab. Die eingesetzten Maßnahmen werden systematisch als Erweiterung der medikamentösen Therapie genutzt und in den Behandlungsplan aufgenommen.

Pflegerische Methoden

Nichtmedikamentöse Maßnahmen werden bisher in der deutschen Pflegepraxis meist nur unsystematisch genutzt. Der nationale Expertenstandard Schmerzmanagement in der Pflege schreibt die Maßnahmen aber ausdrücklich als Erweiterung der medikamentösen Schmerztherapie fest. Daher ist es pflegerische Aufgabe, nichtmedikamentöse Maßnahmen, die Möglichkeiten des zielgruppenspezifischen Einsatzes, das Wissen ihrer Wirkungsweisen als auch zu möglichen Kontraindikationen zu kennen. Sie werden eingeteilt in

- peripher wirkende Maßnahmen wie
  - Kältetherapie, Wärmetherapie,
  - Massage,
  - transkutane Elektrische Nerven-Stimulation,
  - Angebote der Basalen Stimulation,
  - Lagerung,
- zentral wirkende Maßnahmen wie
  - Ablenkung,
  - Entspannungsübungen,
  - Imagination, visuelle Reize,
  - Aromatherapie.

➜ **MERKE** Selbst bei scheinbar harmlosen Anwendungen wie einer Eis- oder Wärmegabe gibt es Kontraindikationen, die Sie kennen müssen, um Komplikationen zu vermeiden.

Da kaum oder nur unzureichende wissenschaftliche Erkenntnisse zu nichtmedikamentösen Maßnahmen und ihrer Anwendung vorliegen, müssen sie vor dem Erfahrungshintergrund der Pflegenden und vor allem den Vorlieben und Abneigungen des Patienten ausgesucht werden. Die Angebote für den einzelnen Patienten werden abgestimmt auf die jeweilige Erkrankung und mögliche Begleiterkrankungen. In der Aushandlung mit dem Patienten wählt die zuständige Pflegefachkraft mögliche nichtmedikamentöse Maßnahmen aus, wendet sie selber an oder leitet den Patienten und/ oder seine Bezugspersonen hierzu an (DNQP 2011).

Um nicht-medikamentöse Maßnahmen durchführen zu können, muss Mitarbeitern ermöglicht werden, sich fortzubilden.

Ziel. Das primäre Ziel für die Durchführung nichtmedikamentöser Maßnahmen ist die Steigerung des Wohlbefindens des Patienten und hierdurch sekundär eine größtmögliche Schmerzreduktion (Osterbrink 2000). Häufig kann keine direkte und dauerhafte Schmerzlinderung erreicht werden. Allerdings kann der Patient durch die Maßnahme entspannen

oder verlässt eine eingenommene Schonhaltung, sodass er hierdurch ein gesteigertes Wohlbefinden erlebt.

Der Patient und auch die Pflegefachkraft müssen dabei wissen, dass z. B. eine Eistherapie oder die Anwendung der Transkutanen Elektrischen Nervenstimulation nicht zu einer über die eigentliche Maßnahme andauernden Schmerzlinderung führt. Auch bei den nichtmedikamentösen Methoden muss nach Durchführung eine Einschätzung der Wirksamkeit durch den Patienten, gemeinsam mit der Pflegefachkraft erfolgen. Nur durch eine Überprüfung kann die Effektivität nachgewiesen werden.

Peripher wirkende Maßnahmen

Kälteanwendung. Bei der Kältetherapie werden Gelpacks, Umschläge oder Wickel (15 °C) auf den Ort des Schmerzes gelegt, z. B. postoperativ auf die Operationswunde. Diese Form der Schmerztherapie wird seit Jahrhunderten angewendet, es erfolgt eine Schmerzreduktion durch Ödemverringerung. Auch sinkt die Sensibilität gegenüber dem Schmerz. Angewendet werden kann die Kältetherapie bei akutem Trauma, Blutungen, Schwellungen, Prellungen und Kopfschmerzen. Die Dauer der Anwendung sollte 5 – 10 Min., besser 20 – 30 Min. betragen. Kontraindikationen sind periphere vaskuläre Erkrankungen und Hautschäden, z. B. nach Bestrahlungen oder Verbrennungen.

Eisanwendung. Die Eisanwendung ist von der Kälteanwendung abzugrenzen, da sie deutlich intensiver ist. Sie kann mit Gelpacks, mit Eis gefüllten Plastikbeuteln, Körnerkissen oder auch mit gefrorenen Erbsen gefüllten Beuteln stattfinden.

Neben der Schmerzreduktion durch eine Ödemverringerung kommt es zur Isolierung der Fettschicht. Die Sensibilität gegenüber dem Schmerz sinkt. Anwendungsbereiche sind ebenfalls das akute Trauma, Blutungen, Schwellungen, Prellungen, Gelenkbeschwerden und Herpesläsionen. Die Dauer der Anwendung beträgt 5 – 10 Min. Kontraindikationen sind periphere vaskuläre Erkrankungen, eine Kälteallergie, Morbus Reynaud und vorgeschädigte Hautareale. Bei Neugeborenen darf keine Anwendung erfolgen, da Eis das Fettgewebe koagulieren kann.

✋ **PRAXISTIPP** Sie können harte Erbsen in einen Plastikbeutel füllen und für wenige Stunden in das Gefrierfach legen. Die gefrorenen Erbsen geben die Kälte bei Anwendung an die Haut ab und führen zu einer angenehmen Kühlung. Vorteil dieses Verfahrens ist, dass diese Beutel gut an Gelenken anliegen. ─────

MERKE Menschen mit einer eingeschränkten Kommunikationsfähigkeit dürfen keine Kälte- oder Eistherapie erhalten, da sie unangenehme Wahrnehmungen nicht äußern können. ─────

Wärmeanwendung. Die Wärmeanwendung schafft eine Schmerzreduktion durch Vasodilatation, die Sensibilität gegenüber Schmerz sinkt. Verabreicht werden kann die Wärme durch eine Wärmflasche, durch Wickel und Auflagen, Bäder (Vollbad, Teilbad), Rotlicht (40 – 45 °C) oder auch Körnerkissen. Die Einsatzgebiete sind vor allem Gelenkbeschwerden, Rücken- und Muskelschmerzen, Krämpfe, Koliken, rheumatische Arthritis nach dem akuten Stadium und Menstruationsbeschwerden. Die Dauer beträgt 5 – 10 Min., besser 20 – 30 Min.

Transkutane Elektrische Nervenstimulation (TENS). Bei der TENS werden kontrollierte elektrische Reize meist über Klebeelektroden mittels eines transportablen Geräts auf die Haut gegeben und sensible Nervenendigungen in einem lokal begrenzten Körperbereich elektrisch gereizt (**Abb. 45.9**). Die TENS-Stimulation kann kontinuierlich oder intermittierend erfolgen. Patienten beschreiben die Stimulation als kribbelndes, vibrierendes oder pulsierendes Gefühl. Einige Forschungsergebnisse weisen darauf hin, dass durch die Stimulation schmerzlindernde Substanzen im Gehirn und Rückenmark freigesetzt wer-

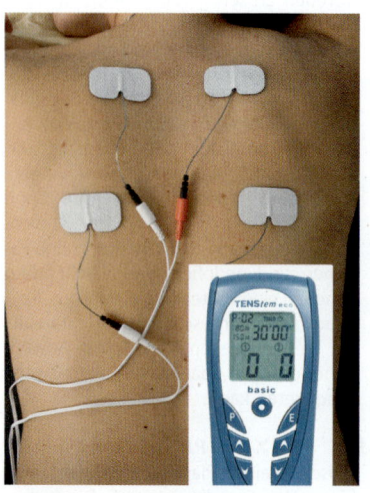

Abb. 45.9 **TENS.** Transkutane Elektrische Nerven-Stimulation mittels Klebeelektroden (kleines Foto: schwa-medico, Ehringshausen).

den können (Thoden 2001). Andere Studien kommen zu dem Schluss, dass das Kribbeln den Schmerzreiz „übertönt" und daher von ihm ablenkt (McCaffery 1997). Diese Therapieform muss vom Arzt verordnet werden und kann dann von den meisten Patienten nach Einweisung in das entsprechende Gerät selbstständig oder mit geringer Hilfestellung allein durchgeführt werden.

MERKE Peripher wirksame Maßnahmen können nur bei Patienten durchgeführt werden, die im schmerzenden Körperbereich eine ausreichende sensible Wahrnehmung haben. Ansonsten kann es zu Verletzungen durch z. B. Verbrennungen oder Vereisungen kommen. ─────

Zentral wirksame Maßnahmen

Entspannungstechniken. Durch eine gezielte Entspannung kann ein Bewusstseinszustand erreicht werden, der schmerzablenkend wirkt und Schmerzen können teilweise oder ganz ausgeblendet werden. Zu den Entspannungstechniken gehören z. B. das autogene Training, die progressive Muskelentspannung nach Jacobson, Atemübungen, Musik hören oder selbst musizieren.

Ablenkung (imaginative Techniken). Hier wird mit Vorstellungsprozessen, meist bildhafter Art, gearbeitet. So kann der Patient z. B. gebeten werden, sich an sein letztes Urlaubserlebnis zu erinnern. Auch die Vorstellung anderer angenehmer Situationen kann hilfreich sein.

Tiefe Atementspannung. Der Patient wird aufgefordert, sich auf seine Atmung zu konzentrieren und tief ein- und auszuatmen. Diese so genannte „tiefe Atementspannung" kann vom Schmerz ablenken. Osterbrink (1999) konnte nachweisen, dass eine präoperativ erlernte tiefe Atementspannung bei orthopädisch und abdominell operierten Patienten positive Auswirkungen hinsichtlich des Schmerzverlaufs auf die postoperative Phase hat.

Meist ist etwas Zeit notwendig, um die angesprochenen Techniken zu erlernen. Jedoch verfügen zahlreiche Patienten über Kenntnisse zu Entspannungsübungen, die sie zu einem früheren Zeitpunkt erworben haben. Diese Ressourcen können durch die Pflege genutzt werden.

PRAXISTIPP Sie können den Patienten nach solchen Fähigkeiten fragen und sie in den Pflegeplan einbauen. Häufig denken Patienten selber nicht

daran, ihre Ressourcen in schwierigen Schmerzsituationen abzurufen. ─────

45.3.5 Information, Anleitung und Schulung

Das Bild der Pflege hat sich in den letzten Jahren stark gewandelt und nicht zuletzt zeigt sich dies in der Übernahme von Schulungsangeboten durch Pflegende. Die Übernahme von Schulungen durch Pflegefachkräfte wird von der Weltgesundheitsorganisation als Kernbereich professioneller Pflege betrachtet. Im Nationalen Expertenstandard werden Informationen, Anleitungen und Schulungen als ein Element im Schmerzmanagement dargestellt (DNQP 2011). Denn nur durch zielgruppenspezifische Information, Anleitung und Schulung kann das Schmerzmanagement umfassend umgesetzt werden. Dabei steht das Ziel im Vordergrund, den Patienten in die Lage zu versetzen, die geplanten Maßnahmen zu verstehen und aktiv am Behandlungsprozess teilzunehmen (Osterbrink et al 2008).

Patientenschulung

DEFINITION Die **Patientenschulung** hat die Vermittlung von Wissen und Fertigkeiten, bezogen auf das Problem Schmerz und der damit verbundenen schmerzbedingten Probleme, zum Ziel. Schriftlich fixierte Konzepte stellen dabei eine Voraussetzung dar, um das Vorgehen der Schulung zu vereinheitlichen. ─────

Die einzelne Maßnahme ist weniger auf die individuelle Situation des Betroffenen ausgerichtet, sondern richtet sich vielmehr an alle Patienten einer bestimmten Gruppe (z. B. alle Patienten, die im Kontext eines Diabetes mellitus Schmerzen haben). Allerdings werden die Lernvoraussetzungen und Lernmöglichkeiten des einzelnen Patienten berücksichtigt.

Die Schulung sollte die Wissensvermittlung zur medikamentösen und nichtmedikamentösen Schmerztherapie umfassen. Sie dient auch dem Abbau von Ängsten vor Abhängigkeit und Gewöhnung durch die Schmerzmedikamente. Ebenso sollte die Bedeutung der Schmerzerfassung und ihrer Durchführung als auch das Einüben pflegepraktischer Fertigkeiten Inhalt sein.

Jede Schulungsmaßnahme muss daher strukturiert, geplant und patientenorientiert stattfinden. Sie sollte durch zielgruppenspezifische schriftliche Patienteninformationen (z. B. als Flyer) unterstützt werden. Diese können in der Schulungssituation von den Pflegenden genutzt werden als auch dem Patienten zur Reflexion und/oder Vertiefung dienen. Vor allem vor dem Hintergrund ambulanter Operationen, kürzerer Krankenhausverweildauern und sich wandelnder Lebenssituationen, werden mündliche wie auch schriftliche Informationen immer bedeutsamer, um den Patienten mit ausreichenden Kompetenzen zum Selbstpflege auszustatten.

Lern- und Leseservice

Literatur

→ Arbeitskreis Schmerz und Alter. Beurteilung von Schmerzen bei Demenz.
→ Becker M et al. Nationale und internationale Leitlinien. In: Pogatzki-Zahn EM, Van Aken HK, Zahn P, Hrsg. Postoperative Schmerztherapie. Stuttgart: Thieme; 2008
→ Carr ECJ, Mann EM, Osterbrink J. Hrsg. Schmerz und Schmerzmanagement. Bern: Huber; 2009
→ Deutsches Netzwerk zur Qualitätsentwicklung in der Pflege (DNQP). Expertenstandard Schmerzmanagement in der Pflege bei akuten Schmerzen. 1. Überarbeitung; Osnabrück; 2011
→ Doll A. Hummel-Gaatz S. Lernfeld Beratung in der Pflege. Printernet 2006; 4: 206 – 217
→ Ferrell BR. Schmerz-Auswirkungen auf die Lebensqualität. pflege aktuell 2000; 2: 76 – 78
→ Handel E. Hrsg. Praxishandbuch ZOPA. Bern: Huber; 2010
→ Herr K, Garand L. Assessment and Measurement of pain in older adults. Clin Geritr Med 2001; 17 (3): 457 – 78
→ Hicks et al. The Faces Pain Scale – Revised: toward a common metric in pediatric pain measurement, PAIN 2001; 93: 173 – 183
→ Kunz R. Schmerzerfassung bei Patienten mit Demenzerkrankungen. Geriatrie Journal 2002; (6): 14 – 24
→ Landendörfer P, Hesselbarth S. Schmerzbeurteilung bei „sprachlosen" Patienten. Der Allgemeinarzt 2003; 10: 822-828
→ McCaffery M, Beebe A, Latham J, Osterbrink J, Hrsg. Schmerz, Handbuch für die Pflegepraxis. Wiesbaden: Ullstein Mosby; 1997

→ Müller-Busch C. Kreativ gegen akute Schmerzen. Richtiger Umgang mit der Pein (4. 4. 2007). Internet: http://presse.aspirin.de/uploads/tx_wmdbeoces/Experteninterview_-Kreativit_t_und_Schmerz_final-020 407_hhp.doc. Stand: 2. 10. 2008.
→ Nauck F, Klaschik E. Schmerztherapie, Kompendium für Ausbildung und Praxis. Stuttgart: Wissenschaftliche Verlagsgesellschaft; 2002
→ Pogatzki-Zahn EM, Van Aken HK, Zahn P, Hrsg. Postoperative Schmerztherapie. Stuttgart: Thieme; 2008
→ Osterbrink J. Tiefe Atementspannung: Einfluß auf Inzisionsschmerz, Angst und Leiden bei Patienten in der postoperativen Frühphase. Bern: Huber; 1999
→ Osterbrink J. Schmerz als pflegerischer Kompetenzbereich. Die Schwester/Der Pfleger 2000; 4: 311 – 317
→ Osterbrink J. Schmerz und Pflege – eine Herausforderung. KrankenPflege Journal 2001; 39: 182 – 185
→ Osterbrink J, Ewers A, Nestler N. Pflegerische Aspekte der postoperativen Schmerztherapie. In: Pogatzki-Zahn EM, Van Aken HK, Zahn P, Hrsg. Postoperative Schmerztherapie. Stuttgart: Thieme; 2008
→ Sirsch E, Gnass I. Wer sich melden kann, ist gut dran. Pflegezeitschrift 2011; Jg. 64 (10): 602 – 605
→ Stamer U, Meißner W. Schmerzmessung und Schmerzdokumentation. In: Pogatzki-Zahn EM, Van Aken HK, Zahn P, Hrsg. Postoperative Schmerztherapie. Stuttgart: Thieme; 2007
→ Thoden U. Transkutane elektrische Nervenstimulation (TENS) in der Schmerzbehandlung. In: Zenz, M, Jurna I. Lehrbuch der Schmerztherapie. Stuttgart: Wissenschaftliche Verlagsgesellschaft; 2001

→ Zenz M, Jurna I. Lehrbuch der Schmerztherapie. Stuttgart: Wissenschaftliche Verlagsgesellschaft; 2001
→ Zernikow B, Hrsg. Schmerztherapie bei Kindern. Heidelberg: Springer; 2003
→ Zwakhalen S, Hamers J, Abu-Saad H, Berger M. Pain in elderly people with severe dementia: A systematic review of behavioural pain assessment tools. BMC Geriatrics; Januar 2006. Online http://www.ncbi.nlm.nih.gov/pmc/articles/PMC 1 397 844/?tool=pubmed (Stand 19. 07. 2010)

Kontaktadressen:

→ Deutsche Gesellschaft zum Studium des Schmerzes: DGSS-Geschäftsstelle, Obere Rheingasse 3, 56154 Boppard, Tel: (0 67 42) 80 01-21, Fax: (0 67 42) 80 01-22, E-Mail: info@dgss.org, Internet: http://www.dgss.org
→ Deutsche Migräne- und Kopfschmerzgesellschaft: http://www.dmkg.de
→ Deutsches Netzwerk zur Qualitätsentwicklung in der Pflege, Geschäftsstelle: Caprivistraße 30a, 49 076 Osnabrück, Tel: 0541 969-2004, Fax: +49 (0)541 969-2971, E-Mail: dnqp@fh-osnabrueck.de, Internet: http://www.dnqp.de
→ Deutsche Gesellschaft für Interdisziplinäre Schmerztherapie, Frau Monika Heussen, Klinik für Anästhesiologie, Universität Bonn, Sigmund-Freud-Str. 25, 53 105 Bonn, Tel: 0228/2871-4149, Fax: 0228/2871-4147, E-Mail: Monika.Heussen@ukb.uni-bonn.de
→ Deutsche Gesellschaft für Palliativmedizin: http://www.dgpalliativmedizin.de, E-Mail: dgp@dgpalliativmedizin.de
→ Deutsche Hospiz Stiftung, Europaplatz 7, 44269 Dortmund, Tel: 0231/738 073 – 0, Fax: 0231/738 073 – 1, Internet: http://www.hospize.de
→ http://www.tens.de

46 Prinzipien der Pflege und Therapie onkologischer Patienten

Elke Goldhammer, Claudia Rössig

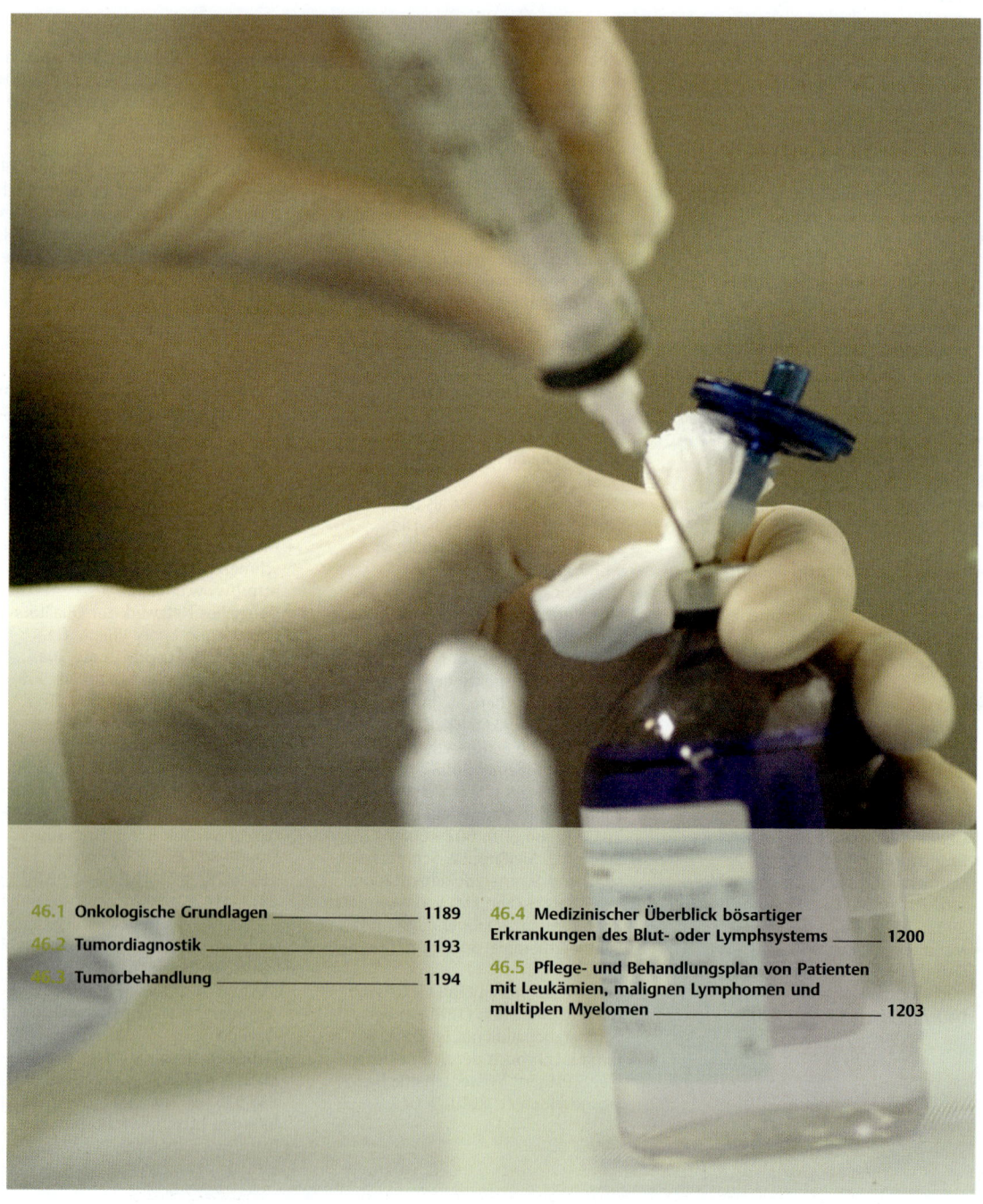

46.1 Onkologische Grundlagen

46.1.1 Begriffserklärungen und Einführung in die Onkologie

! DEFINITION Die **Onkologie** (griech. ὄγκος „Anschwellung" und λόγος „Lehre") ist die Lehre von der Entstehung, der Diagnostik und der Behandlung von bösartigen Tumorerkrankungen. Die Onkologie beschäftigt sich mit bösartigen Erkrankungen, die in allen Bereichen des menschlichen Körpers auftreten und somit alle medizinischen Fachbereiche betreffen können, z. B. die Gynäkologie, die Urologie, die Viszeralchirurgie u. a.

Die **Hämatoonkologie** ist ein Teilgebiet der inneren Medizin, welches sich speziell auf bösartige Tumoren des blutbildenden und lymphatischen Systems sowie die Behandlung mit Zytostatika konzentriert.

Tumor. Der Begriff „Tumor" ist ein allgemeiner Begriff für eine örtlich begrenzte Gewebsschwellung. Es kann z. B. eine Schwellung sein, die durch eine Entzündung oder durch ein örtliches Ödem (Flüssigkeitsansammlung) entstanden ist. Im engeren Sinne wird der Begriff Tumor oder Geschwulst aber für das unkontrollierte Wachstum körpereigener Zellen angewandt. Ein Tumor kann gutartig oder bösartig sein. Der Begriff selbst ist „wertfrei".

Neoplasie. Dies ist eine pathologische Zellwucherung mit gestörtem Teilungs- und Differenzierungsvermögen. Sie kann gutartig oder bösartig sein und alle Gewebe betreffen.

Krebs. Der Begriff „Krebs" (engl: cancer) wurde vermutlich als erstes von Hippokrates, einem griechischen Wanderarzt, benutzt, als dieser bei der Behandlung eines Brustgeschwürs die Ähnlichkeit mit den Beinen eines Krustentieres verglich. Im heutigen allgemeinen Sprachgebrauch steht Krebs für eine bösartige (maligne) Tumorerkrankung. Gutartige (benigne) Tumoren, z. B. Polypen oder Lipome, werden in der Fachsprache nicht als Krebs bezeichnet. Sie können trotzdem gefährlich werden, da sie u. a. entarten können. Hinter dem Begriff Krebs verbirgt sich eine Vielzahl an Erkrankungen mit jeweils ganz typischen Charakteristika.

Malignom. Das „Malignom" und der Krebs stehen in der Medizin für einen bösartigen Tumor. Beide werden als Oberkategorie benutzt, da sie keine Aussagen über die Lokalisation, die Ausdehnung oder das Ursprungsgewebe machen.

46.1.2 Tumorentstehung

Jede gesunde Körperzelle hat eine ganz bestimmte Lebensdauer. Das heißt, dass die Zellen über Mechanismen verfügen, die das Wachstum und die Teilungsprozesse genau kontrollieren. Bei Tumorzellen funktionieren diese Mechanismen nicht mehr, weil diese Zellen genetisch verändert sind. Die Tumorzellen stammen alle von einer gemeinsamen Ursprungszelle ab, die durch eine Veränderung der Basenfolge der DNA (Mutation) entstanden ist. Die Zellen sind normalerweise in der Lage, durch so genannte Reparaturenzyme Veränderungen der Basenabfolge zu erkennen und zu beseitigen, d. h. die ursprüngliche Form der DNA wird wiederhergestellt. Die Ursachen, die zu Mutationen in den Genen führen, werden im Anschluss beschrieben (S. 1190).

Wenn die zelleigenen Reparaturmechanismen ausfallen, hat die veränderte Zelle die Möglichkeit, sich in viele weitere zu teilen. Es entsteht allmählich ein bösartiger Tumor, der immer mehr ein Eigenleben führt: Er ignoriert Stoppsignale, die gesunde Nachbargewebe aussenden, durchbricht die natürlichen Begrenzungslinien seines Ursprungsgewebes und dringt in die Umgebung ein (**Abb. 46.1**). Hat der Tumor eine gewisse Größe erreicht, sind die Krebszellen in der Lage, durch Abgabe von Substanzen, Blutgefäße anzulocken. Somit sichert sich der Tumor seine Nährstoffversorgung. Dringt der maligne Tumor in Blutgefäße oder in Lymphbahnen ein, können sich einzelne Tumorzellen aus dem Tumorzellverband lösen und über das Blut oder die Lymphe zu anderen Geweben bzw. Organen transportiert werden. Diese siedeln sich als so genannte Metastasen in den Organen an. Diese Tochtergeschwülste können lebenswichtige Organe, z. B. Leber, Lunge oder Gehirn, befallen. Unbehandelt verläuft eine Tumorerkrankung fast immer tödlich.

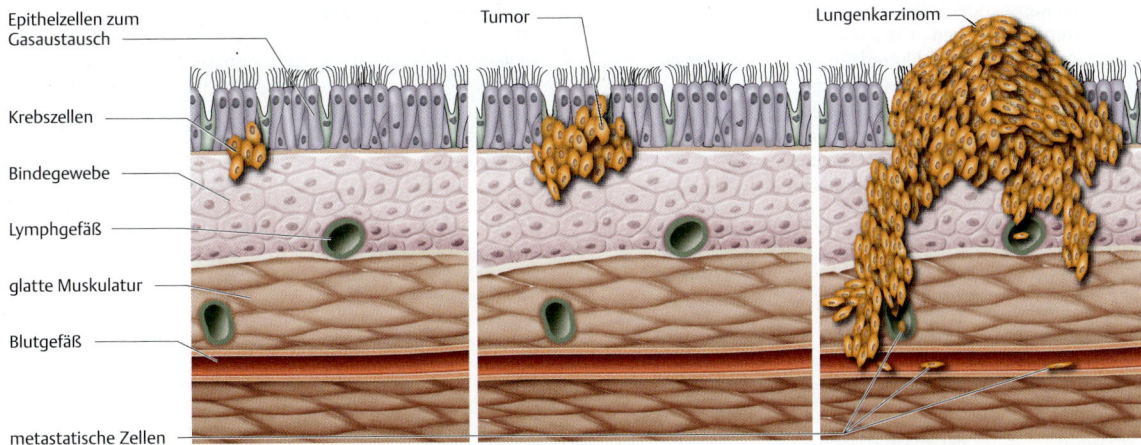

Epithelzellen zum Gasaustausch

Krebszellen

Bindegewebe

Lymphgefäß

glatte Muskulatur

Blutgefäß

metastatische Zellen

Tumor

Lungenkarzinom

gesundes Gewebe mit wenigen Krebszellen   **Vermehrung der Krebszellen**   **Metastasenbildung**

Abb. 46.1 Tumorentstehung.

➤ **MERKE** Man unterscheidet 6 Eigenschaften, die den malignen Tumor gefährlich machen:

1. **eigenständige Vermehrung** (gesunde Zellen benötigen ein Signal, um sich zu teilen, Tumorzellen vervielfältigen sich weitgehend selbstständig)
2. **unaufhaltsames Wachstum** (Stoppsignale aus der Umgebung werden ignoriert, natürliche Gewebegrenzen werden überschritten, der Tumor dringt in andere Gewebe ein und zerstört diese)
3. **ausgeschaltete Selbstzerstörung** (Veränderungen im Erbgut einer Zelle sorgen normalerweise für die Aktivierung des Selbstmordprogramms dieser Zelle, bei Tumorzellen ist dieser Prozess außer Kraft gesetzt)
4. **langes Leben** (im Gegensatz zu gesunden Zellen sind Tumorzellen in der Lage, sich unzählige Male zu teilen)
5. **trickreiche Lockrufe** (Tumoren sichern sich ihre Nährstoffversorgung, indem sie Botenstoffe aussenden, die Blutgefäße anlocken)
6. **unheilvoller Auszug** (bösartige Zellen werden über den Blut- und Lymphweg in andere Gewebe und Organe transportiert und bilden dort Tochtergeschwülste, so genannte Metastasen)

46.1.3 Kategorisierung von Tumoren

Tumoren können nach ihrem Wachstums- und Ausbreitungsverhalten eingeteilt werden (**Abb. 46.2**).

Benigne Tumoren. Dies sind Zellwucherungen, die zwar das Nachbargewebe verdrängen, es aber nicht zerstören. Sie wachsen i. d. R. langsam, können dafür aber sehr groß werden. Kennzeichnend für sie ist, dass sie nicht über ihre Gewebegrenzen hinaus wachsen und sich durch eine Kapsel oder Hülle vom gesunden Gewebe abgrenzen. Gutartige Tumoren wachsen nicht in Blutgefäße ein und haben somit nicht die Möglichkeit, Metastasen (Zellabsiedlungen in andere Gewebe) zu bilden. Mikroskopisch sind vollständige Zellen erkennbar. Benigne Tumoren verlieren nicht immer ihre ursprüngliche Funktion, d. h. wenn z. B. Drüsengewebe betroffen ist, wird durch die größere Anzahl der neugebildeten Zellen auch mehr Drüsensekret produziert. Dies kann dann für den Betroffenen zu Folgeerkrankungen führen. Allerdings kann es auch durch die Größenzunahme des Tumors bei den Betroffenen zu erheblichen Einschränkungen oder zu lebensbedrohlichen Problemen kommen, wenn z. B. der Tumor gesundes Nervengewebe im Rückenmark oder wichtige Zentren im Gehirn einklemmt bzw. verdrängt.

➤ **MERKE** Durch die deutliche Abgrenzung zum Nachbargewebe bestehen für gutartige Tumoren i. d. R. gute Möglichkeiten der operativen Entfernung. ▬▬▬▬

Maligne Tumoren. Diese Tumoren zeichnen sich dadurch aus, dass sie oft schnell wachsen und unklare oder keine Tumorbegrenzungen besitzen. Sie verdrängen das umliegende, gesunde Gewebe nicht, sondern zerstören dieses. Mikroskopisch sind viele unreife Zellen zu erkennen, die die ursprüngliche Funktion nicht mehr ausüben können. Befallene Gewebe oder Organe werden stark beeinträchtigt. Durch Fehlsteuerungen kommt es zu Funktionsstörungen und später zu Folgeerkrankungen. Wenn maligne Tumoren eine gewisse Größe erreicht haben, entstehen im Tumor eigene Blutgefäße, die für eine ausreichende Nährstoffversorgung und dadurch für ein ungehemmtes Wachstum des Tumors sorgen. Wenn der Tumor während seines Wachstums Kontakt zu Blutgefäßen oder zu Lymphgefäßen hat, kann er einzelne „Tochterzellen" (Metastasen) in den Flüssigkeitsstrom abgeben. Diese können sich dann in anderen Regionen des Körpers absiedeln.

Semimaligne Tumoren. Diese Tumoren bilden eine Zwischenkategorie. Sie wachsen am Ort ihrer Entstehung, wobei sie in das umgebende Gewebe einwachsen und dieses zerstören. Semimaligne Tumoren setzen i. d. R. keine Metastasen ab. Der häufigste semimaligne Tumor ist das Basaliom, ein Tumor der Basalzellschicht, der v. a. auf sonnenexponierter Haut auftritt. Unbehandelt kann dieser Tumor z. B. das gesamte Gesicht und den Gesichtsknochen zerstören.

Präkanzerose. Dies ist eine frühe Vorstufe einer bösartigen Tumorerkrankung Das Gewebe ist entartet, aber noch nicht infiltrierend und metastasierend gewachsen. Eine Präkanzerose kann sich mit hoher Wahrscheinlichkeit zu einem malignen Tumor entwickeln. Aufgrund der potenziellen Gefahr einer Entartung müssen Präkanzerosen behandelt oder zumindest regelmäßig beobachtet werden.

Unterscheidungsmerkmale benigner und maligner Tumoren

Für die Einstufung eines Tumors als gut- oder bösartig werden ganz bestimmte Unterscheidungsmerkmale festgelegt (**Tab. 46.1**).

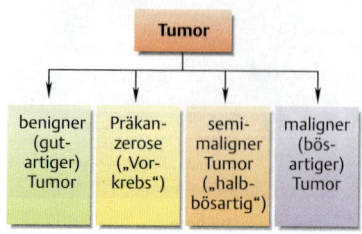

Abb. 46.2 Kategorisierung von Tumoren.

Tab. 46.1 *Unterscheidungsmerkmale benigner und maligner Tumoren.*

Kriterien	benigner Tumor	maligner Tumor
Wachstum	langsam, verdrängend, nicht zerstörend, tritt nicht in Blutgefäße ein	schnell, invasiv
Ausbreitung	lokalisiert	infiltrierend mit Zerstörung der Nachbargewebe, Ausstreuung von Tochterzellen
Abgrenzung zum gesunden Gewebe	exakte Tumorgrenzen (z. B. Hülle, Kapsel), bleibt gegen Umgebung verschiebbar	unklare bis keine Tumorbegrenzung, wächst in das umgebende Gewebe, dringt in Blutgefäße ein, oft nicht verschiebbar, mit Nachbargeweben verbacken
Differenzierung (Ausreifung)	gut differenziert, vollständige ausgereifte Zellen erkennbar, homologes Gewebe	viele atypische Zellen, unreife Zellen
Zellveränderungen	Zellen sind reif und differenziert, geringe mitotische Aktivität, keine oder wenige Zellveränderungen	Zellen sind unreif und undifferenziert, hohe mitotische Aktivität, viele Zellveränderungen, hohe Mutationsrate
Verlauf	langsamer Verlauf, kaum Symptome, da sie ihre ursprüngliche Funktion nicht verlieren, keine Metastasen, i. d. R. Heilung nach Entfernung	kurzer Verlauf, häufig Rezidive, Metastasen, häufig letaler Verlauf

Tab. 46.2 *Beispiele für benigne und maligne Tumoren.*

Muttergewebe	benigner Tumor	maligner Tumor
Bindegewebe	Fibrom	Fibrosarkom
Fettgewebe	Lipom	Liposarkom
Knorpelgewebe	Chondrom	Chondrosarkom
Knochengewebe	Osteom	Osteosarkom
Glatte Muskulatur	Leiomyom	Leiomyosarkom
Quergestreifte Muskulatur	Rhabdomyom	Rhabdomyosarkom
Gefäßgewebe	Angiom	Angiosarkom
Nervengewebe	Gliom	malignes Glioblastom

Tab. 46.3 *Beispiele für exogene Karzinogene.*

Karzinogen	assoziierte Erkrankungen
Genussmittel	
Alkohol	Leberzellkarzinom, Kopf- und Halstumoren, Karzinome des Magen-Darm-Trakts
Tabak	Bronchialkarzinom, Kopf- und Halstumoren, Blasenkarzinom
industrielle Schadstoffe und Umweltbelastung	
Asbest	Bronchialkarzinom
UV-Licht (Sonnenlicht, UV-B)	Hauttumoren, Melanom
ionisierende Strahlung	verschiedene solide Tumoren, Leukämien
Medikamente	
Zytostatika	akute myeloische Leukämie
synthetische Östrogene	Endometriumkarzinom
Bakterien, Pilze, Viren	
Humanes Papillomvirus (HPV)	Gebärmutterhals-, Peniskarzinom
chronische Hepatitis B, C	Leberzellkarzinom
HIV	Lymphome, Kaposi-Sarkom
Helicobacter pylori	Magenkarzinom

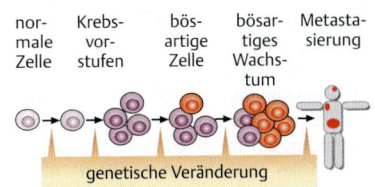

Abb. 46.3 Modell der Krebsentstehung.

lung, sind also angeboren. Beispiele hierfür sind der Wilmstumor und das Neuroblastom.

Mischformen. Sie sind sowohl aus epithelialen als auch aus mesenchymalen Anteilen aufgebaut (z. B. das Karzinosarkom).

Ursachen maligner Entartung

Krebs entsteht, wenn eine Zelle die Kontrolle über ihr Wachstum verliert. Dazu kommt es i. d. R. durch einen schrittweisen Prozess, bei dem unterschiedliche genetische Faktoren und Umweltfaktoren zusammentreffen. Diese Faktoren werden als **Karzinogene** bezeichnet. Dazu gehören bestimmte Viren, Chemikalien (Alkohol, bestimmte Schadstoffe und Medikamente) und ionisierende Strahlen (**Tab. 46.3**). Genetische Veränderungen der Zelle, die bösartiges Wachstum begünstigen, können auch angeboren sein. Entsprechend dem Modell der „Mehrschritt-Karzinogenese" (**Abb. 46.3**) werden durch Karzinogene zunächst genetische Veränderungen ausgelöst, z. B. Mutationen von Genen, die die Zellteilung stimulieren, sogenannte **Onkogene**. Unter dem Einfluss weiterer, über einen längeren Zeitraum einwirkender Faktoren, erhalten die veränderten Zellen einen Wachstumsvorteil. Weitere genetische Veränderungen führen schließlich zur malignen Entartung der Zelle mit ungehemmter Zellteilung, invasivem Wachstum und Bildung von Absiedlungen (Metastasen). Diese Vorgänge sind noch nicht im Detail verstanden.

46.1.4 Risikofaktoren und Prävention

Die Entstehung einer Krebskrankheit beruht i. d. R. nicht auf einer einzigen Ursache, sondern auf dem Zusammenwirken verschiedener Faktoren. Die genaue Rolle von Umweltfaktoren und Verhaltensweisen bei der Entstehung von Krebserkrankungen ist schwer zu definieren. Aufgrund des langen Zeitintervalls bis zum Erkrankungsbeginn und des Auftretens der Erkrankung – nur bei einem Teil der entsprechend exponierten Personen, lässt sich der Zusam-

> **MERKE** Maligne Tumoren unterscheiden sich von benignen Tumoren durch 3 Kennzeichen. Sie wachsen:
> - infiltrierend (überschreiten Gewebegrenzen, wachsen in Nachbargewebe ein)
> - destruierend (zerstören das benachbarte Gewebe)
> - metastasierend (setzen über Blut- und Lymphgefäße Tochterzellen ab)

Sowohl die gutartigen als auch die bösartigen Tumoren werden nach ihrer Herkunft (Gewebe) weiter differenziert (**Tab. 46.2**).

Einteilung maligner Tumoren

Da bei malignen Tumoren das Ursprungsgewebe nicht immer erkennbar ist, werden für diese Tumoren auch andere Begriffe, z. B. nach dem Aussehen der Tumorzellen, verwendet. Die malignen Tumoren werden untergliedert in:

Karzinome. Sie gehen von den Epithelien der Haut oder Schleimhaut aus und werden je nach der Art des entarteten Epithels weiter differenziert in:

- Plattenepithelkarzinom → entsteht aus der verhornten und unverhornten (Schleim-) Haut
- Adenokarzinom → entsteht aus dem Drüsenepithel
- Siegelringkarzinom → entdifferenzierte Form des Adenokarzinoms
- Urothelkarzinom → entsteht aus der unverhornten Epithelschicht der ableitenden Harnwege
- undifferenzierte Karzinome
- sonstige

Sarkome. Sie gehen vom Binde- und Stützgewebe aus, werden je nach Ursprung weiter differenziert (s. **Tab. 46.2**).

Neuroendokrine Tumoren. Sie entwickeln sich aus dem Neuroektoderm und haben einerseits Ähnlichkeit mit Nervenzellen (Neuronen) und andererseits mit hormonproduzierenden (endokrinen) Zellen, z. B. das Phäochromozytom.

Hämatologische Tumoren. Sie entstehen aus Blut- und Blutstammzellen und werden eingeteilt in:

- Leukämien
- Lymphome

Embryonale Tumoren. Sie entstehen aufgrund fehlerhafter Embryonalentwick-

menhang für viele verdächtigte Einflüsse nicht beweisen.

Ein wichtiger Risikofaktor für eine Krebserkrankung ist das Alter. Obwohl bösartige Erkrankungen in jedem Lebensalter auftreten können, steigt das Krebsrisiko mit zunehmendem Alter. Der Grund dafür liegt in der verlängerten Expositionszeit gegenüber krebsbegünstigenden Faktoren.

Vermeidbare Risikofaktoren

Unter den vermeidbaren Risikofaktoren steht das Zigarettenrauchen an erster Stelle. Erwiesen ist dieser Zusammenhang für Krebserkrankungen von Lunge, Mundhöhle und Rachen, Speiseröhre und Kehlkopf. Je mehr Zigaretten geraucht wurden und je mehr Lebensjahre geraucht wurde, desto höher ist das Krebsrisiko.

Wie die Ernährung in die Krebsentstehung eingreifen kann, ist im Einzelnen kaum bekannt. Es konnte jedoch ein Zusammenhang zwischen einer Ernährung mit hohem Anteil tierischer Fette und geringem Anteil an faserreicher Kost wie Obst und Gemüse und dem Auftreten von Dickdarmkrebs gezeigt werden. Auf welche Weise jedoch diese Ernährungsgewohnheiten auf die Darmschleimhaut einwirken und die Krebsentstehung begünstigen, ist unklar.

Weitere Risikofaktoren für die Entwicklung bestimmter Krebskrankheiten sind chronische Infektionen, zu hoher Alkoholkonsum, Expositionen am Arbeitsplatz und Einflüsse aus der Umwelt, wie die UVB-Strahlung des Sonnenlichts. Diese Belastungen wirken im Laufe eines Lebens in vielfältiger Weise zusammen, sodass Krebs nur selten auf eine bestimmte Ursache zurückgeführt werden kann.

Genetische Prädisposition

Die Anfälligkeit für Krebs kann auch erblich sein. Nicht selten finden sich in der Familie eines Krebspatienten mehrere weitere Personen mit derselben oder einer unterschiedlichen Krebserkrankung. Auch können einzelne Patienten an mehreren verschiedenen Tumortypen leiden. Auf ein erbliches Risiko für Krebs weisen darüber hinaus ein frühes Erkrankungsalter und das beidseitige Auftreten z. B. eines Mammakarzinoms hin. Ein genetisches Risiko für Krebs ist darauf zurückzuführen, dass Mutationen in Genen, die das Zellwachstum kontrollieren, in diesen Familien vererbt werden und die Krebsentstehung begünstigen. Träger bestimmter Gene können ein bis zu 10 000-fach erhöhtes Risiko für eine maligne Erkrankung haben. Ein Beispiel

sind Familien mit einer Genmutation, die die Entstehung von Polypen im Dickdarm begünstigt und mit erheblichem Risiko der malignen Entartung einhergeht, der so genannten „familiären Polyposis coli".

Das in Tumoren am häufigsten mutierte Gen, p53, hat eine Schlüsselfunktion für das Absterben der Zelle nach Schädigung seiner DNA. Eine vererbte Mutation im p53-Gen stellt ein hohes Risiko für die Entstehung verschiedener onkologischer Erkrankungen bei der betroffenen Person dar, darunter Mammakarzinome, Sarkome, Hirntumoren, Leukämien und Lymphome. Familien mit gehäuftem Auftreten von Mamma- und Ovarialkarzinomen können Mutationen im BRCA-1-Gen aufweisen, das an der Reparatur schadhafter Gene beteiligt ist und damit einen wichtigen Kontrollmechanismus über ein krankhaftes Zellwachstum ausübt. Bei vielen Familien mit gehäuftem Auftreten von Krebserkrankungen können allerdings bisher keine vererbten Genmutationen nachgewiesen werden, und insgesamt sind eindeutig erbliche Krebserkrankungen selten: Nur etwa 5 % aller Brustkrebserkrankungen sind durch eine vererbte Mutation eines bekannten Onkogens bedingt.

Präventionsmaßnahmen

Präventionsmaßnahmen zielen darauf ab, die Häufigkeit von Krebserkrankungen in der Bevölkerung zu verringern.

Primäre Prävention. Sie beruht darauf, karzinogene Substanzen zu meiden, um so die Tumorentstehung zu verhindern. Da für viele bösartige Erkrankungen die Ursachen nicht geklärt sind und in der überwiegenden Mehrheit der Fälle eine Vielzahl von Entstehungsmechanismen zusammenwirken, beschränkt sich die primäre Prävention auf die Vermeidung der wenigen bekannten Risikofaktoren und Empfehlungen für einen gesunden Lebensstil mit ausgewogener Ernährung und ausreichend Bewegung.

Sekundäre Prävention. Dies sind Bemühungen, Krebserkrankungen durch re-

gelmäßige Vorsorgeuntersuchungen frühzeitig in einem Stadium zu erkennen, in dem eine Heilung möglich ist. In Deutschland ist ein Krebserkennungsprogramm Bestandteil der medizinischen Regelversorgung für Mammakarzinome, Gebärmutterhalskrebs, kolorektale Karzinome, Prostatakarzinome und Hauttumoren.

46.1.5 Epidemiologie

Daten über das Auftreten und die Häufigkeit von Krebserkrankungen werden in bevölkerungsbezogenen Krebsregistern gespeichert. Sie stellen die Basis für weiterführende Studien bei der Suche nach den Ursachen der Krebsentstehung dar.

> **! DEFINITION** Die **Inzidenz** beschreibt die Häufigkeit, mit der eine bestimmte Erkrankung pro Jahr in einer Bevölkerung auftritt. In Deutschland beträgt die Inzidenz onkologischer Erkrankungen ca. 400 Fälle pro 100 000 Einwohner.

Bösartige Erkrankungen stellen nach den Erkrankungen des Herz-Kreislauf-Systems die zweithäufigste Todesursache dar. Während bei Frauen mit 28 % das Mammakarzinom (Brustkrebs) die häufigste Krebsart darstellt, gefolgt von Malignomen der Gebärmutter und der Ovarien, stehen bei Männern die Karzinome der Lunge und der Prostata an erster Stelle. Kolorektale Karzinome treten bei beiden Geschlechtern etwa gleich häufig auf (**Abb. 46.4**).

Pädiatrie. Im Kindesalter treten bösartige Erkrankungen in einer Häufigkeit von 14 pro 100 000 Kindern unter 15 Jahren auf. Das Spektrum bösartiger Erkrankungen unterscheidet sich erheblich von dem der Erwachsenen, hier stehen Leukämien und Hirntumoren sowie embryonale Tumoren im Vordergrund, während Karzinome eine Seltenheit sind.

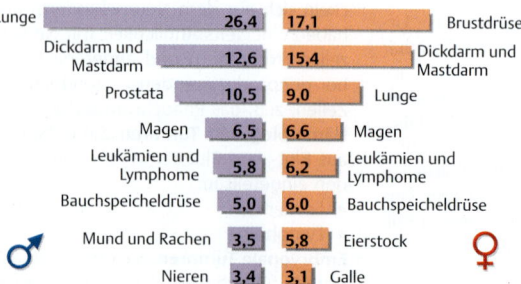

♂			♀	
Lunge	26,4	17,1	Brustdrüse
Dickdarm und Mastdarm	12,6	15,4	Dickdarm und Mastdarm
Prostata	10,5	9,0	Lunge
Magen	6,5	6,6	Magen
Leukämien und Lymphome	5,8	6,2	Leukämien und Lymphome
Bauchspeicheldrüse	5,0	6,0	Bauchspeicheldrüse
Mund und Rachen	3,5	5,8	Eierstock
Nieren	3,4	3,1	Galle

Abb. 46.4 Sterbefälle durch Krebs in Deutschland. Befallene Organe in Prozent.

Seit den
1970er Jahren zeigt sich insgesamt eine Steigerung der Überlebensraten von
Krebspatienten, was auf die Einführung
von Maßnahmen zur Früherkennung und Weiterentwicklung der Therapieverfahren zurückzuführen ist.

46.2 Tumordiagnostik

Tumorerkrankungen zeigen i. d. R. keine spezifische Symptomatik, außer wenn der Tumor schon so groß ist, dass er sicht- oder tastbar ist. Frühsymptome fehlen meistens. Der Verdacht auf eine Tumorerkrankung ergibt sich häufig durch die vom Patienten beschriebenen unklaren Beschwerden und die daraufhin durchgeführte körperliche Untersuchung.

Um eine Verdachtsdiagnose zu bestätigen oder auszuschließen sowie detaillierte Informationen über die genaue Lokalisation, die Größe und das Wachstum des Tumors zu erhalten, ist eine weiterführende Diagnostik notwendig.

46.2.1 Anamnese und körperliche Untersuchung

Am Anfang der Tumordiagnostik stehen immer eine ausführliche Anamneseerhebung und körperliche Ganzuntersuchung.

Anamnese. Dazu gehören:
- persönliche Anamnese und Familienanamnese (z. B. Krebserkrankungen in der Familie)
- Anamnese des Allgemeinbefindens (z. B. Gewichtsabnahme, Appetit)
- Risikoanamnese (z. B. Rauchen, Alkohol)

Körperliche Ganzuntersuchung. Dazu gehören:
- Beurteilung des Ernährungszustandes
- Inspektion von Haut, Haaren, Lymphknoten
- Inspektion des Mund- und Rachenbereichs
- Auskultation der Lunge
- Abdomenabtastung
- rektale Untersuchungen (Prostata)
- neurologische Untersuchungen
- Inspektion und Palpation (Brust, Genitale)

46.2.2 Untersuchungsmethoden in der Tumordiagnostik

Ob ein Tumor bösartig oder gutartig ist, ist fast nie mit bloßem Auge oder durch Abtasten erkennbar. Die Diagnose „Krebs" kann nur anhand einer Zell- oder Gewebeprobe gesichert werden. Durch Punktionen oder Abstriche ist es möglich, aus nahezu allen Regionen des Körpers Zellen zu gewinnen und isoliert auf Veränderungen zu untersuchen (Zytologie). Bei der histologischen Untersu-chung werden aus den gewonnenen Gewebeproben dünne Schnitte angefertigt und mit verschiedenen Spezialfärbungen gefärbt. Der Pathologe kann dann mithilfe des Mikroskops erkennen, ob ein gut- oder bösartiger Tumor vorliegt und gleichzeitig Hinweise geben, in welchem Stadium sich die Tumorerkrankung befindet, z. B. wie tief der Tumor in die Umgebung eingewachsen ist oder ob Tumorzellen in Blut- oder Lymphgefäße eingedrungen sind und sich verbreitet haben.

Zu weiteren wichtigen und aussagekräftigen Untersuchungsmethoden zählen verschiedene Laboruntersuchungen, bildgebende Verfahren sowie endoskopische Untersuchungen (**Tab. 46.4**, s. auch Kap. 28, S. 719).

Tab. 46.4 *Wichtige laborchemische und apparative Untersuchungen in der Tumordiagnostik.*

Untersuchungstechnik	Zielorgan/Zielregion
Blut- und Zelluntersuchungen	
hämatologische Parameter: → Zellzählung (Erythrozyten, Leukozyten, Thrombozyten) → Differenzialblutbild → Hämoglobin → Blutkörperchensenkungsgeschwindigkeit (BKS) biochemische Parameter: → Enzyme → Serumproteine → Tumormarker	Blut
molekularbiologische und molekulargenetische Untersuchungen	Zelle
bildgebende Verfahren	
→ Röntgenuntersuchungen (ohne und mit Kontrastmittel)	Lunge, Skelett, Brust, Harnwege, Gefäßdarstellung
→ Computertomografie (CT)	Schädel, Skelett, Gehirn, Kopf-Hals-Bereich, Thorax, Pankreas, Niere, Lymphknoten, Oberbauch
→ Magnetresonanztomografie (MRT)	Gehirn/ZNS, Kopf-Hals-Bereich, Thorax, Abdomen, Becken, Extremitäten/Weichteile
→ Sonografie	Abdomen, Schilddrüse, Niere, kl. Becken, Brustdrüse
→ Szintigrafie	Skelett, Schilddrüse
→ Positronenemissionstomografie (PET)	Schilddrüse, Abdomen, Lunge
endoskopische Techniken	
→ Bronchoskopie	Bronchien
→ Ösophago-Gastro-Duodenoskopie (ÖGD)	Ösophagus, Magen, Duodenum
→ Koloskopie	Darm
→ Rektoskopie	Enddarm
→ Zytoskopie	Harnblase
→ Mediastinoskopie	Mittelfellraum (Raum zwischen den Lungen)
→ Thorakoskopie	Thorax
→ Laparoskopie	Abdomen

Tumormarker
Wenn der Verdacht auf eine bestimmte maligne Tumorerkrankung besteht, werden häufig so genannte Tumormarker im Blut des Patienten bestimmt (**Tab. 46.5**).

DEFINITION Tumormarker sind körpereigene Substanzen, die bei malignen Tumorerkrankungen im Blut oder in anderen Körperflüssigkeiten in größerer Menge nachweisbar sind. Die Tumormarker werden entweder von den Tumorzellen selbst gebildet und ins Blut abgegeben, oder ihre Bildung wird als Reaktion auf die Tumorzellen vom gesunden Gewebe in Form von Stoffwechselprodukten, z. B. Enzymen oder Hormonen, ausgelöst.

Tab. 46.5 Die gebräuchlichsten Tumormarker im Überblick.

Tumormarker	maligne Tumoren mit Erhöhung des Wertes	Erkrankungen mit möglicher Erhöhung
CEA (carcino-embryonic antigen)	→ Kolonkarzinom → Magenkarzinom → Mammakarzinom → Bronchialkarzinom → Pankreaskarzinom → Ösophaguskarzinom	→ Leberzirrhose → akute Hepatitis → Morbus Crohn → Colitis Ulcerosa → Darmpolypen → entzündliche Lungenerkrankungen
CA 15-3 (cancer antigen)	→ Mammakarzinom → Eierstockkrebs	→ Hepatitis → Leberzirrhose → Pankreatitis → entzündliche Lungenerkrankungen → Darmerkrankungen
CA 125	→ Eierstockkrebs → andere gynäkologische Tumoren → Pankreaskarzinom → Gallengangkarzinom	→ Leberzirrhose → Pankreatitis → akute Cholezystitis → benigne gynäkologische Tumoren/Entzündungen
AFP (Alpha-Fetoprotein)	→ primäres Leberzellkarzinom → Keimzelltumoren von Hoden/Ovar	→ embryonale Missbildungen → Leberzirrhose
HCG (human chorionic gonadotropin)	→ Chorionkarzinom → Keimzell- und Mischtumoren von Hoden/Ovar	→ Blasenmole
PSA (prostataspezifisches Antigen)	→ Prostatakarzinom	→ benigne Prostatahyperplasie
NSE (neurospezifische enolase)	→ kleinzelliges Lungenkarzinom → neuroendokrine Tumoren → Neuroblastom → metastasierte Hodenseminome	→ benigne Lungenerkrankungen → Hämolyse
CA 19-9	→ Pankreaskarzinom → Gallenwegkarzinom → Magenkarzinom → Kolonkarzinom	→ akute Cholezystitis → Pankreatitis → Hepatitis → Leberzirrhose → Magen- und Zwölffingerdarmgeschwüre
SCC (squamous cell carcinoma antigen, Plattenepithelkarzinomantigen)	Plattenepithelkarzinome von: → Gebärmutterhals → Hals-Nasen-Ohren-Trakt → Lunge → Ösophagus → Enddarm	

Da Tumormarker auch bei nichtmalignen Erkrankungen erhöht sein können (s. **Tab. 46.5**), dürfen sie nicht als alleinige diagnostische Maßnahme herangezogen werden. Außerdem sind sie allein nicht zur Früherkennung eines malignen Tumors geeignet. Ihre wesentliche Bedeutung haben Tumormarker zur Beurteilung der Therapiewirksamkeit während der Tumortherapie und in der Nachsorge.

MERKE Nachdem alle diagnostischen Maßnahmen erfolgt sind, steht meistens fest, um welchen Tumor es sich handelt und wie weit er fortgeschritten ist. Erst nach der gesicherten Diagnosestellung kann eine geeignete Tumortherapie erfolgen!

46.3 Tumorbehandlung

46.3.1 Therapieziele

Die Indikation zur Tumortherapie wird maßgeblich bestimmt von Diagnose und Tumorstadium, Allgemeinzustand, Organfunktionen und Behandlungswunsch des Patienten sowie den verfügbaren Behandlungsmethoden. Die Therapieziele werden wie folgt definiert:

Kurative Behandlung. Ziel ist die Heilung des Patienten. Insgesamt sind im Erwachsenenalter etwa 50 % aller Fälle maligner Erkrankungen heilbar, im Kindesalter sind es etwa 70 %. Bei einer Behandlung mit kurativer Absicht wird auch eine stärkere Belastung des Patienten durch die Therapiemaßnahmen in Kauf genommen. Die Therapie erfolgt in enger Anlehnung an nationale und internationale Standards und Richtlinien.

Überlebenszeit verlängernde Therapie. Ist eine Heilung nicht möglich, kann ein wesentliches Ziel der Behandlung in einer Überlebenszeitverlängerung beruhen. Bei Vorhandensein klinisch-wissenschaftlicher Evidenz für eine solche Wirksamkeit kann eine Therapie auch ohne Beschwerden vonseiten des Tumors durchgeführt werden.

Palliative Behandlung. Viele Krebserkrankungen können mit den derzeit verfügbaren Therapien nicht geheilt werden. Auch bei Rückfällen nach einer zunächst mit kurativer Absicht durchgeführten Behandlung ist eine Heilung oft nicht mehr möglich. Unter palliativer Therapie versteht man eine Behandlung zur Linderung tumorbedingter Beschwerden. Häufig kann durch Kombination geeigneter, gegen den Tumor gerichteter Behandlungsverfahren eine Verbesserung der Lebensqualität des Patienten und eine Lebensverlängerung erreicht werden. Die palliative Behandlung erfolgt unter besonderer Berücksichtigung der individuellen Situation und der Wünsche des Patienten. Es wird großen Wert darauf gelegt, die Lebensqualität durch intensive oder belastende

Therapieverfahren nicht weiter zu beeinträchtigen.

Supportive Behandlung. Unter diesem Begriff werden Maßnahmen zusammengefasst, die gegen Nebenwirkungen und Komplikationen der Tumorbehandlung gerichtet sind, unabhängig von ihrer kurativen oder palliativen Zielsetzung. Supportive Maßnahmen ermöglichen die Verträglichkeit der Behandlung und verbessern die Lebensqualität des Patienten. Dazu gehören z. B. Medikamente gegen therapiebedingte Übelkeit, Behandlung und Vorbeugung infektiöser Komplikationen beim abwehrgeschwächten Patienten, Transfusion von Blutprodukten, Schmerztherapie und Nährstoffversorgung über eine parenterale Ernährung.

Symptomatische Therapiemaßnahmen. Neben gezielten Maßnahmen zur Einschränkung des Tumorwachstums kommen symptomatische Therapiemaßnahmen zur Anwendung. Darunter versteht man eine Therapie, die auf die Linderung von Krankheitssymptomen ausgerichtet ist, ohne Einfluss auf die zugrundeliegenden Ursachen zu nehmen, z. B. die medikamentöse Behandlung von Schmerzen.

46.3.2 Behandlungsmöglichkeiten

Zu den klassischen Behandlungsmethoden gehören:

- Tumorchirurgie
- Radiotherapie (Bestrahlung)
- medikamentöse Behandlung (einschließlich Chemotherapie und Antikörpertherapie)

Abhängig von Diagnose, Alter des Patienten und Therapiezielen werden diese Therapiemaßnahmen in ein Gesamttherapiekonzept integriert. Die Therapieplanung und Durchführung der Krebstherapie erfolgt dabei i. d. R. interdisziplinär, d. h. unter Beteiligung von Vertretern verschiedener Fachgruppen, wie der Chirurgie, internistischen bzw. pädiatrischen Hämatologie und Onkologie, Strahlentherapie, Gynäkologie u. a. Sind die konventionellen Maßnahmen ausgeschöpft, kommen im Rahmen klinischer Studien auch experimentelle Therapieverfahren zur Anwendung.

Für die Anwendung unterschiedlicher Therapieverfahren im Rahmen der Gesamttherapie sind folgende Begriffe eingeführt worden:

❗ **DEFINITION** Unter einer **adjuvanten Therapie** versteht man die Anwendung weiterer Therapieverfahren im Anschluss an die Operation. Durch Chemo- und/oder Strahlentherapie sol-

len im Körper verbliebene Tumorzellen zerstört werden, um einen Rückfall (Rezidiv) oder eine Metastasierung zu vermeiden.

Die **präoperative** (**neoadjuvante**) Therapie bezeichnet die Anwendung von Chemo- und/oder Radiotherapie vor der Operation. Dadurch soll die Tumorgröße reduziert werden, um die operative Entfernung zu erleichtern. Im Körper versprengte Tumorzellen sollen vernichtet werden, bevor eine weitere Ausbreitung stattfinden kann. ──────

Tumorchirurgie

Bei den Krebserkrankungen unterscheidet man grundsätzlich:

- solide Tumoren, die von einzelnen Organen oder Lokalisationen ausgehen
- Erkrankungen, die ein gesamtes Funktionssystem mit einbeziehen, z. B. Krebserkrankungen des Blutes (Leukämien, S. 1200)

Bei der Mehrzahl solider Tumoren werden die günstigsten Heilungschancen durch möglichst vollständige Entfernung des Tumors erreicht. Der Tumor muss mit einem Sicherheitsabstand entfernt werden, der unter Berücksichtigung der Tumorart und des betroffenen Gewebes festgelegt wird. Darin unterscheidet sich die Radikaloperation eines malignen Tumors wesentlich von der Entfernung eines gutartigen Gewebes. In der Regel müssen auch die nächstgelegenen Lymphknoten entfernt werden. Entscheidend für das anschließende Vorgehen und die Prognose ist die feingewebliche (histologische) Untersuchung des entfernten Gewebes, aus der sich wertvolle Rückschlüsse auf die Vollständigkeit der Entfernung und den Befall der Lymphknoten ergeben. Tumorchirurgische Eingriffe sollten ausschließlich in darauf spezialisierten Zentren durch erfahrene Chirurgen durchgeführt werden.

Bei einigen Tumoren, z. B. dem Osteosarkom, hat es sich bewährt, vor dem endgültigen operativen Eingriff eine möglichst weitgehende Reduktion der Tumorgröße durch Chemotherapie zu erreichen (neoadjuvante Chemotherapie). In diesem Fall dient die feingewebliche Untersuchung des operativ entfernten Tumors auch dazu, das Ansprechen des Tumors auf die Chemotherapie zu beurteilen und eine Prognose zu stellen.

Viele Tumoren haben bereits bei Diagnosestellung in Lymphknoten oder über die Blutbahn in entfernte Organe gestreut (Metastasierung). Nicht immer sind Metastasen mit bildgebenden Verfahren darstellbar. Sehr kleine Absiedlun-

gen entziehen sich der Diagnostik, können aber dennoch Ausgangspunkte für ein erneutes Tumorwachstum und damit ein Rezidiv darstellen. Nach der operativen Entfernung des Tumors schließt sich daher für viele Tumoren eine medikamentöse und/oder strahlentherapeutische Nachbehandlung an (adjuvante Therapie). In bestimmten Situationen kann auch die operative Entfernung von Fernabsiedlungen den Verlauf der Erkrankung verbessern (Metastasenchirurgie).

Einige Tumoren können sich unter Chemotherapie und/oder Bestrahlung vollständig zurückbilden, sodass eine Operation nicht notwendig ist und sogar schadet. Ein Beispiel sind hochmaligne Lymphome. In jedem Fall erfordert das Vorgehen eine gute interdisziplinäre Zusammenarbeit.

Nicht alle Tumoren sind operabel. Neben der Art und dem Stadium der Tumorerkrankung hat auch die Lokalisation Einfluss darauf, ob der Tumor unter Einhaltung des notwendigen Sicherheitsabstandes entfernt werden kann. Auch Alter, Allgemeinzustand und mangelnde Bereitschaft des Patienten können die Indikation für die Operation einschränken. Nutzen und Risiko einer Operation müssen immer gegeneinander abgewogen werden. Selbst wenn eine Heilung nicht möglich ist, weil der Tumor nicht vollständig entfernt werden kann oder sich bereits sichtbare Fernmetastasen gebildet haben, kann eine Operation sinnvoll sein. In diesem Fall spricht man von einer Palliativoperation. Durch Verringerung der Beschwerden und Komplikationen durch den Tumor kann die Lebensqualität des Patienten oft erheblich verbessert werden.

Strahlentherapie

Das biologische Prinzip der Therapie mit ionisierenden Strahlen beruht auf der Bildung freier Radikale in den bestrahlten Zellen, die über Veränderungen an der DNA zum Zelltod führen. Auch gesunde Gewebe sind hochempfindlich gegenüber der Bestrahlung. Eine Tumorbestrahlung erfordert daher eine sorgfältige Planung, bei der ein wichtiger Gesichtspunkt die maximale Schonung der mitbestrahlten Organe und Gewebe ist. Die Bestrahlungsplanung muss immer das gesamte interdisziplinäre Therapiekonzept berücksichtigen. Auf Grundlage eines bildgebenden Verfahrens (Computertomografie, Magnetresonanztomografie) werden das Zielvolumen, die Gesamtdosis und die Aufteilung dieser Dosis in Einzeldosen, die so genannte

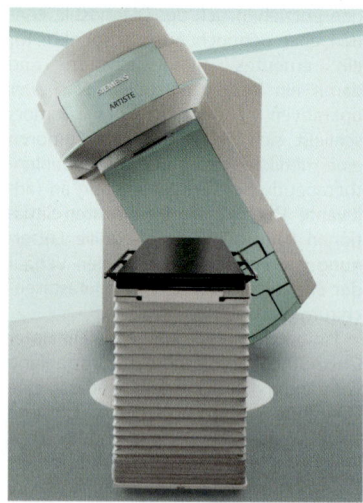

Abb. 46.5 Strahlentherapie. Der Linearbeschleuniger Primus (Copyright Siemens AG) kann Strahlung für therapeutische Zwecke nutzen. Dabei handelt es sich um Photonenstrahlung (auch ultraharte Röntgenstrahlung genannt) und Elektronenstrahlung. Photonenstrahlung kann aufgrund ihrer physikalischen Eigenschaften tiefer in Gewebe eindringen.

„Fraktionierung" festgelegt, wobei die mögliche Belastung von benachbarten Organen abgeschätzt wird. Voraussetzung sind genaue Kenntnisse über das biologische Verhalten des Tumors, die Tumorausdehnung bei Diagnose und die bereits erfolgte Vorbehandlung, z. B. mit Chemotherapie und/oder Operation. Unter Verwendung individueller Lagerungssysteme kann die erforderliche Bestrahlungsdosis exakt auf das Zielgebiet ausgerichtet werden (**Abb. 46.5**).

Der Zeitpunkt der Bestrahlung ist abhängig von der Art des Tumors, des Tumorstadiums und ggf. dem Ansprechen auf eine vorausgegangene Chemotherapie bzw. der Vollständigkeit einer operativen Therapie. Mit einer präoperativen Bestrahlung kann bei einigen Tumoren die Tumorgröße reduziert und chirurgisch vollständig entfernt werden. Die postoperative Bestrahlung soll lokalen Rezidiven vorbeugen, indem verbliebene Tumorreste und lokale Absiedlungen zerstört werden. Für einige Tumoren, z. B. Knochen- und Weichteilsarkome, hat sich eine kombinierte Radiochemotherapie als vorteilhaft erwiesen. Dabei kann mit Substanzen, die die Nebenwirkungen der Strahlentherapie nicht verstärken, eine Wirkungsverstärkung erreicht werden. Eine Ergänzung der Chemotherapie um eine Bestrahlung ist auch dann sinnvoll, wenn sich die Erkrankung in Organe ausgebreitet hat, die für Zytosta-

ka nicht ausreichend zugänglich sind. So wird die Polychemotherapie bei der akuten lymphatischen Leukämie in einigen Fällen um eine Bestrahlung des zentralen Nervensystems ergänzt.

Palliative Bestrahlung. Auch bei einer unheilbar weit fortgeschrittenen Tumorerkrankung kann die Strahlentherapie einen wichtigen Stellenwert einnehmen. Durch Wachstumshemmung des Tumors können Patienten vor schweren, die Lebensqualität einschränkenden, Komplikationen bewahrt werden. Zum Beispiel kann bei drohender Infiltration des Spinalkanals aufgrund eines strahlensensiblen Tumors durch eine palliative Bestrahlung eine Querschnittslähmung (S. 1093) verhindert werden. Auch starke tumorbedingte Schmerzen lassen sich mit einer Strahlentherapie häufig lindern. In diesen Situationen muss der Nutzen der Bestrahlung immer sorgfältig gegenüber der Belastung für den Patienten abgewogen werden.

Nebenwirkungen der Bestrahlung

Aufgrund der Begleitschädigung gesunder Gewebe sind Nebenwirkungen der Bestrahlung nicht zu vermeiden, bilden sich jedoch häufig im weiteren Verlauf zurück. Akut betroffen sind in erster Linie die Haut, die Schleimhäute des Magen-Darm-Trakts und das blutbildende Knochenmark. Bestrahlte Haut reagiert mit Schuppung, Rötung, evtl. auch mit Haarausfall und entzündlichen Veränderungen bis hin zur Hautablösung. An den Mundschleimhäuten kommt es zu schmerzhaften entzündlichen Reaktionen mit Bildung oberflächlicher oder tieferer Geschwüre; im Verlauf bleibt häufig eine Mundtrockenheit bestehen. Liegen Anteile des Magen-Darm-Trakts im Strahlenfeld, treten Übelkeit, Durchfälle und Bauchschmerzen auf. Das blutbildende System reagiert mit einer Verminderung der Stammzellen schon bei geringen Dosen. Klinisch zeigt sich diese Schädigung nach

einer Zeitverzögerung von Wochen bis Monaten mit entsprechenden Veränderungen im Blutbild bis hin zu Infektneigung und Transfusionsbedarf. Im Verlauf klingen diese Veränderungen ab.

Gefürchtet bei einer Lungenbestrahlung ist die Lungenfibrose, die sich infolge einer akuten Strahlenpneumonitis entwickeln kann und mit Kurzatmigkeit und Husten einhergehen kann. Dies kann sogar eine dauerhafte Sauerstofftherapie notwendig machen. Auch Leber, Herz, Gehirn, Harnblase, Nieren, Auge, Ohr und Zähne zeigen dosisabhängige Reaktionen, die zu dauerhaften Funktionseinschränkungen führen können. Eine Schädigung der endokrinen Organe kann dazu führen, dass eine Hormonsubstitutionsbehandlung nötig wird, die Fertilität kann bleibend gestört sein. Durch die kanzerogene Wirkung der ionisierenden Strahlen (S. 1191) ist das Risiko für das Auftreten eines bösartigen Zweittumors erhöht.

Chemotherapie

Ziel der onkologischen Chemotherapie ist die Abtötung bösartiger Zellen mit möglichst minimaler Begleitschädigung gesunder Gewebe. Angriffspunkt für die Medikamente der klassischen Chemotherapie (Zytostatika, **Abb. 46.6**) sind Unterschiede im Wachstum zwischen normalen Zellen und Tumorzellen. Aufgrund ihres unkontrollierten Wachstums sind Tumorzellen in besonderer Weise von Mechanismen der Zellteilung abhängig. Zytostatika binden Zielmoleküle des Zellzyklus, darunter v. a. Nukleinsäuren (DNA und RNA) und verursachen über direkte und indirekte Mechanismen Zellschäden, die den Tod der Zelle zur Folge haben. Die Zielstrukturen klassischer Zytostatika sind in **Abb. 46.7** verdeutlicht.

Im Rahmen der Tumortherapie werden meist mehrere verschiedene Zytostatika kombiniert. Durch die verschiedenen, sich ergänzenden Wirkmechanismen kann die Wirkung gesteigert wer-

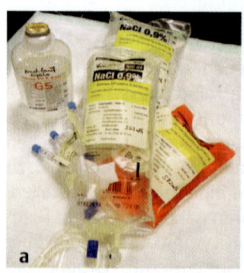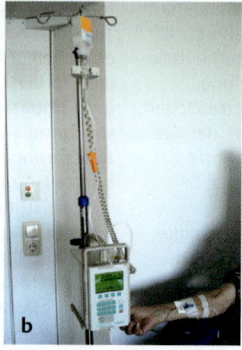

Abb. 46.6 a Zubereitung von Zytostatika, **b** Verabreichung von Zytostatika.

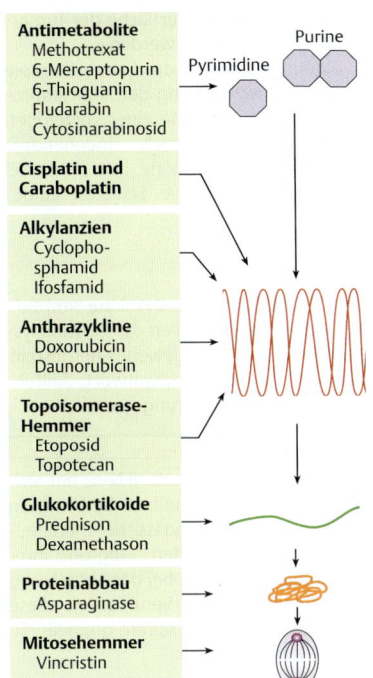

Antimetabolite
Methotrexat
6-Mercaptopurin
6-Thioguanin
Fludarabin
Cytosinarabinosid

Pyrimidine — Purine

Cisplatin und Caraboplatin

Alkylanzien
Cyclophosphamid
Ifosfamid

Anthrazykline
Doxorubicin
Daunorubicin

Topoisomerase-Hemmer
Etoposid
Topotecan

Glukokortikoide
Prednison
Dexamethason

Proteinabbau
Asparaginase

Mitosehemmer
Vincristin

Abb. 46.7 Zielstrukturen klassischer Zytostatika.

den. Darüber hinaus wird die rasche Selektion einzelner resistenter Tumorzellen verhindert.

Die meisten Zytostatika werden stoßweise in Form von Chemotherapieblöcken verabreicht, um dem Körper im behandlungsfreien Intervall die Möglichkeit zur Erholung zu geben.

Nebenwirkungen der Chemotherapie
Unerwünschte Nebenwirkungen der Chemotherapie entstehen durch fehlende Spezifität der Zytostatika für die bösartigen Zellen. Geschädigt werden v. a. Zellen mit hoher Proliferationsrate, darunter die Zellen der Blutbildung und der Schleimhaut des Magen-Darm-Trakts. Häufig treten daher folgende unerwünschte Wirkungen auf:
Übelkeit und Erbrechen. Durch regelmäßige Verabreichung von Medikamenten, die Brechreiz und Übelkeit unterdrücken (Antiemetika), können diese Symptome erheblich verringert werden. Wichtig ist die Einnahme des Antiemetikums bereits vor Auftreten von Übelkeit.
Haarausfall. Viele Zytostatika verursachen einen vorübergehenden Haarausfall.
Störung der Blutbildung. Durch die vorübergehende Bildungsstörung von weißen (Leukozyten) und roten Blutkörperchen (Erythrozyten) und Blutplättchen

(Thrombozyten) kommt es zu einer Anämie, Blutungsneigung und Infektgefährdung. Erythrozyten und Thrombozyten können durch Transfusion von Blutprodukten gesunder Spender ersetzt werden. Es wird angestrebt, die Thrombozyten mithilfe von Transfusionen über 10–20 000/µl zu halten und einen Hb-Wert von >7–8 g/dl zu halten, um Blutungen und Anämiesymptome (Kopfschmerzen, Schwäche, Schwindel) zu vermeiden. Bluttransfusionen können Unverträglichkeitsreaktionen bis hin zum Kreislaufversagen auslösen, denen mit Medikamenten unmittelbar entgegengewirkt werden muss. Grundsätzlich besteht das Risiko einer Übertragung einer HIV-Infektion, das in Deutschland mit 1:1 000 000 angegeben wird, bzw. einer Hepatitis (1:30 000 bis 1:60 000).

Durch die Bildungsstörung für Leukozyten besteht eine erhebliche Infektgefährdung des Patienten. Aufgrund der individuell unterschiedlichen Gewebemerkmale auf den weißen Blutkörperchen sollten Leukozyten nur in Ausnahmefällen transfundiert werden, sodass nach Chemotherapie die Erholung der Leukozyten abgewartet werden muss. Durch Verabreichung von Granulozyten-Wachstumsfaktor (G-CSF) kann die Phase des Zelltiefs (Aplasie) um einige Tage abgekürzt werden.

! DEFINITION **Aplasie** bezeichnet die Phase des Zelltiefs, die durch die Störung der Blutbildung verursacht wurde. _____

In der Aplasie müssen alle Fieberphasen als schwere bakterielle Infektion (Sepsis) betrachtet werden und nach Entnahme von Blutkulturen sofort mit Antibiotika behandelt werden. Bei anhaltendem Fieber muss an Pilzinfektionen, meist der Lunge, oder Virusinfektionen gedacht werden. Infektionen, die bei normalem Abwehrsystem harmlos verlaufen, z. B. Windpocken, können für Patienten in Aplasie eine Lebensbedrohung darstellen.
Mundschleimhautentzündung (Stomatitis). Durch Schädigung der Schleimhäute in Mund, Rachen, Speiseröhre, Magen und Darm kann es zu einer schmerzhaften Entzündung mit Schluckbeschwerden und zu Durchfall kommen. In schweren Fällen kann die Nahrungsaufnahme unmöglich werden, sodass die Patienten parenteral ernährt werden müssen. Gegen die Schmerzen werden starke Analgetika bis hin zu Opiaten gegeben. Mit der Erholung der Blutwerte heilen die Schleimhäute i. d. R. rasch ab.

Nebenwirkungen an einzelnen Organen. Zahlreiche Zytostatika belasten die Nierenfunktion, sodass sie mit viel Flüssigkeit gegeben werden müssen. Häufig steigen die Leberwerte (Bilirubin, Transaminasen) vorübergehend an, jedoch entwickelt sich nur sehr selten eine schwere oder anhaltende Leberschädigung. Einzelne Zytostatika können darüber hinaus organspezifische Nebenwirkungen und Komplikationen verursachen, z. B. Schädigungen des Herzmuskels, des Gehörs oder des Nervensystems mit Gangstörungen, Missempfindungen oder Verstopfung. Eine blutige Harnblasenentzündung durch spezielle Zytostatika kann durch Verabreichung eines weiteren Medikaments wirksam verhindert werden.
Paravasat (Fehlinjektion). Bei versehentlicher Injektion oder Infusion des Zytostatikums in eine geschädigte Vene oder außerhalb der Vene (Paravasat) können schwere lokale Entzündungen und schlecht heilende Hautnekrosen entstehen (*Abb. 46.8*). In jeder Chemotherapieeinrichtung muss das Personal in Vorbeugung und Behandlung dieser Paravasate geschult sein und es müssen Gegenmittel vorhanden sein. Die Verabreichung muss mit großer Sorgfalt geschehen. Viele Patienten erhalten vor Beginn einer intensiven Chemotherapie zur Erleichterung einer sicheren Medikamentengabe einen zentralvenösen Verweilkatheter (S. 695).

👁 FALLBEISPIEL Eine 23-jährige Patientin wird seit 6 Wochen aufgrund einer akuten myeloischen Leukämie mit einer intensiven Chemotherapie behandelt. Zwischen zwei Therapieblöcken tritt zu Hause abends plötzlich hohes Fieber auf. Die Patientin fühlt sich nicht schwer krank, ist aber über die Risiken einer Infektion in ihrer Situation gut informiert und lässt sich sofort in die Klinik fahren. Eine Blutuntersuchung zeigt einen niedrigen Wert für Leukozyten (300/µl, normal >3500/µl). Aus dem zentralen Venenkatheter werden Blutkulturen abge-

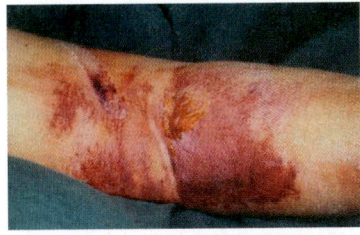

Abb. 46.8 Nekrose nach paravenöser Injektion eines Zytostatikums.

nommen. Das Ergebnis wird jedoch nicht abgewartet, sondern es wird sofort mit einer Behandlung mit 2 verschiedenen breit wirksamen, venös verabreichten Antibiotika begonnen. Der Patientin geht es jetzt schlechter, das Fieber lässt sich nur vorübergehend leicht senken, der Kreislauf ist jedoch stabil.

Als das Fieber nach 2 Tagen weiterhin anhält, wird die antibakterielle Therapie nach den Standards der Klinik auf 2 andere Medikamente umgestellt. Allmählich fühlt sich die Patientin besser, das Fieber sinkt. In den Blutkulturen, die zu weiteren 2 verschiedenen Zeitpunkten im Fieberanstieg entnommen wurden, lässt sich kein Keim nachweisen. Als am 4. Tag erneut eine Fieberzacke auftritt, wird eine CT-Untersuchung der Lunge durchgeführt, um eine Pilzinfektion auszuschließen. Es finden sich keine verdächtigen Herde. Allmählich kommt es zu einem Anstieg der Leukozyten, die Körpertemperatur normalisiert sich, die Patientin erholt sich zusehends. Sie kann nach Hause entlassen werden, wird jedoch bereits 3 Tage später zur Fortsetzung der Chemotherapie erneut auf die Station aufgenommen.

Spätfolge der Chemotherapie. Als Spätfolge können einzelne Organe wie Herz, Niere oder Leber dauerhaft in ihrer Funktion eingeschränkt sein. Hinzuweisen ist auf das gehäufte Auftreten weiterer bösartiger Erkrankungen, v. a. Leukämien, nach intensiver Chemotherapie. Aufgrund der möglichen Verminderung der Fertilität sollte Männern ab dem Jugendalter angeboten werden, vor Beginn der Chemotherapie Spermien zu gewinnen, die in flüssigem Stickstoff über viele Jahre aufbewahrt und bei Kinderwunsch für eine künstliche Befruchtung verwendet werden können. Auch bei Mädchen und Frauen werden jetzt Möglichkeiten entwickelt, Eizellen für einen späteren Zeitpunkt aufzubewahren.

Hochdosischemotherapie mit Stammzellrückgabe

Bei einigen Krebserkrankungen mit hohem Rückfallrisiko kann eine maximale Wirkung der Chemotherapie durch Steigerung der Dosis in einen Bereich erzielt werden, in dem das blutbildende Knochenmark irreversibel geschädigt wird. Dieser Zustand würde ohne weitere Maßnahmen zum Tod führen. Durch Rückgabe eigener Stammzellen im Anschluss an die Chemotherapie im Sinne einer „autologen Stammzelltransplantation" kann jedoch eine Erholung des Knochenmarks erreicht werden. Als Vo-

raussetzung für diese Therapie müssen im Vorfeld aus dem Blut des Patienten Stammzellen gewonnen und in ausreichender Dosis eingefroren werden. Unter normalen Bedingungen ist die Anzahl dieser Zellen im Blut sehr gering. Durch Gabe von Wachstumsfaktoren der Blutbildung, z. B. G-CSF, im Anschluss an einen regulären Chemotherapieblock kann eine kurzfristige Ausschwemmung dieser Zellen erreicht werden, die maschinell aus dem Blut gesammelt werden (Leukapherese). Bis zur geplanten Rückgabe werden die Stammzellen in flüssigem Stickstoff aufbewahrt. Bei bekannter Metastasierung des Tumors ins Knochenmark kann eine Aufreinigung der Stammzellen erwogen werden, um eine Rückgabe von Tumorzellen an den Patienten zu vermeiden.

Im Anschluss an die hochdosierte Chemotherapie werden die eingefrorenen Stammzellen in einem Wasserbad aufgetaut und dem Patienten über die Blutbahn zurückgegeben. Bis zum Anwachsen der Stammzellen im Knochenmark und Regeneration des Blutbilds vergehen ca. 2 – 3 Wochen. In der Zwischenzeit ist der Patient erheblich infektgefährdet und benötigt regelmäßige Bluttransfusionen. Die Hochdosischemotherapie verursacht häufig eine schwere Mukositis (S. 1206), die eine parenterale Ernährung und intensive Schmerztherapie erforderlich macht. Durch Gabe von Wachstumsfaktoren der Blutbildung (G-CSF) kann die Dauer der Aplasie um einige Tage abgekürzt werden, da die Regeneration der transplantierten Zellen im Knochenmark beschleunigt wird.

Hormontherapie

Hormone oder Medikamente mit antihormoneller Wirkung werden in der Tumortherapie eingesetzt, um in das Wachstum hormonell beeinflussbarer Tumoren einzugreifen. Zu diesen Tumoren zählen einige Karzinome der Mamma, der Prostata, der Gebärmutter und der Schilddrüse. Die Krebszellen dieser Tumoren besitzen Hormonrezeptoren, an die die entsprechenden Hormone binden und die Zellteilung anregen. Mehr als die Hälfte der Mammakarzinome verfügen z. B. über Rezeptoren für Östrogene. Diese Tumoren können gezielt mit Rezeptorblockern (z. B. Tamoxifen) oder Hormonsynthesehemmern (z. B. Anastrozol) behandelt werden, die den wachstumsstimulierenden Einfluss der Hormone auf das Tumorwachstum unterbinden. Vor einer Hormontherapie muss die Expression des entsprechenden

Rezeptors auf der Oberfläche der Tumorzellen nachgewiesen werden.

Kommt es infolge der Chemotherapie zu einer Einschränkung der Hormonproduktion, z. B. im Sinne einer vorzeitigen Menopause oder nach Hodenentfernung, werden Hormone mit dem Ziel des medikamentösen Ersatzes eingesetzt.

Zytokintherapie

❗ **DEFINITION** **Zytokine** sind Botenstoffe, die von Zellen des Abwehrsystems oder des Stützgewebes hergestellt werden und die Immunantwort, Zellteilung und Differenzierung beeinflussen können.

Für einige Zytokine, z. B. IFN-α, hat sich eine Aktivität gegenüber bestimmten Tumoren gezeigt, sodass sie therapeutisch eingesetzt werden. Aufgrund ihrer physiologischen Rolle bei der Aktivierung des Abwehrsystems verursachen diese Medikamente nicht selten grippeähnliche Nebenwirkungen.

Antikörpertherapie

Antikörper sind Bestandteile des körpereigenen Abwehrsystems. Sie erkennen mit hoher Spezifität Oberflächenantigene auf Zellen und können über die Aktivierung weiterer Mechanismen des Immunsystems die Zelle zerstören. Viele Tumoren unterscheiden sich in ihren Oberflächenmerkmalen von der Mehrzahl gesunder Zellen, sodass durch therapeutische Gabe gentechnologisch hergestellter Antikörper eine gezielte Tumortherapie möglich erscheint. Seit 1998 wurden verschiedene Antikörper zur Therapie solider Tumoren und bösartiger Erkrankungen des blutbildenden Systems zugelassen. Einige dieser Antikörper sind mit radioaktiven oder zelltoxischen Komponenten verbunden, um ihre Wirkung gegen die Tumorzelle zu verstärken. Die Verabreichung erfolgt entweder allein oder in Kombination, z. B. mit einer Chemotherapie. Ein Beispiel ist das Rituximab, das bei B-Zell-Lymphomen eingesetzt wird. Rituximab zerstört über eine Bindung an den B-Zell-Marker CD 20 alle B-Zellen einschließlich der Tumorzellen. Die Stammzellen der Blutbildung bleiben verschont, sodass sich das gesunde B-Zell-System wieder erholen kann.

Allogene Knochenmark- und Blutstammzelltransplantation

Das Prinzip der allogenen Stammzelltransplantation beruht auf dem Ersatz eines bösartig veränderten Knochenmarks durch ein gesundes Spendersystem. Die häufigsten Indikationen sind akute Leukämien. Im Gegensatz zur autologen Transplantation, bei der im Anschluss an eine Hochdosischemotherapie eigene Zellen des Patienten zurückgegeben werden, werden bei der allogenen Transplantation Zellen einer fremden Person gegeben. Das fremde Abwehrsystem spielt bei dem Erfolg der Transplantation eine wesentliche Rolle. Abwehrzellen des Spenders, insbesondere T-Zellen, erkennen die Leukämiezellen des Empfängers als fremd und tragen auf diese Weise zur Kontrolle über die Erkrankung bei. Andererseits können sie jedoch durch Reaktionen gegen gesunde Gewebezellen erhebliche Krankheitssymptome verursachen. Neben der medikamentösen Beseitigung des Empfängermarks müssen daher bei einer allogenen Stammzelltransplantation vorübergehend abwehrschwächende Medikamente eingesetzt werden.

Passende Spender für allogene Stammzelltransplantationen werden auf der Basis von Gewebemerkmalen, so genannten Histokompatibilitätsantigenen (HLA), ausgesucht. Der ideale Spender ist i. d. R. ein HLA-identischer Geschwisterspender, der im Rahmen einer Familientypisierung identifiziert wird. Gibt es innerhalb der Kernfamilie keinen passenden Spender, wird nach einem Fremdspender gesucht. Die Wahrscheinlichkeit, für einen Patienten einen geeigneten Fremdspender zu identifizieren, liegt bei 50 – 80 %.

Ablauf der allogenen Stammzelltransplantation

Die Stammzellen des Spenders werden entweder durch eine Knochenmarkbiopsie aus dem Beckenkamm entnommen oder nach Gabe des Granulozytenwachstumsfaktors G-CSF aus dem Blut gesammelt. Vor Transplantation erhält der Patient eine Vorbehandlung, die so genannte Konditionierung. Dabei wird das Knochenmark des Patienten mit einer Chemotherapie oder Ganzkörperbestrahlung zerstört. Mit weiteren Medikamenten wird das Abwehrsystem intensiv geschwächt, sodass die fremden Stammzellen nicht abgestoßen werden. Der Tag der Transplantation wird als „Tag 0" bezeichnet (**Abb. 46.9**).

Engraftment. Das Anwachsen der fremden Stammzellen im Empfängerknochenmark bezeichnet man als „Engraft-

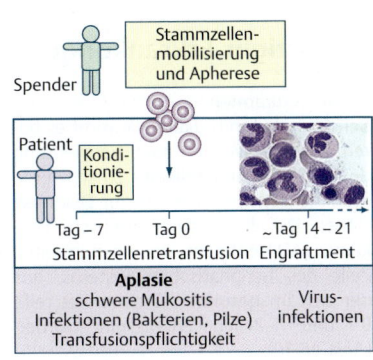

Abb. 46.9 Ablauf der allogenen Stammzelltransplantation.

ment". Dieses erkennt man 2 – 3 Wochen nach Transplantation an einem Anstieg der Leukozyten im Blut. In der Zwischenzeit ist der Patient erheblich infektgefährdet. Die Erythrozyten- und Thrombozytenbildung erholt sich häufig erst nach mehreren Wochen, sodass regelmäßig Blutprodukte transfundiert werden müssen.

Infektionsprophylaxe. Um das Infektionsrisiko in der Phase der Aplasie zu senken, werden allogene Transplantationen in spezialisierten Zentren durchgeführt, in denen durch Luftfilterung der Räume eine Keimabschirmung des Patienten erreicht wird. Weitere Maßnahmen der Infektionsprophylaxe bestehen in keimarmer Kost (S. 1200), sterilem Umgang mit zentralvenösen Zugängen und konsequenter Mundpflege. Besondere Erfahrung des Pflege- und Ärzteteams mit diesen Patienten ist für einen komplikationsarmen Verlauf der Therapie von großer Bedeutung. Auch bei strikter Einhaltung aller Maßnahmen zur Infektionsvermeidung treten bei der Mehrzahl der Patienten in der Phase der Aplasie schwere, lebensbedrohliche Infektionen auf. Neben bakteriellen Infektionen ist der Patient in der Frühphase der Transplantation durch Infektionen mit Schimmelpilzen bedroht. Mehrere Monate besteht ein hohes Risiko für Virusinfektionen.

Transplantat-gegen-Empfänger-Reaktion. Eine weitere Komplikation nach allogener Stammzelltransplantation ist die Transplantat-gegen-Empfänger-Reaktion („Graft-versus-Host-Disease", GVHD). Dabei greifen Abwehrzellen des Spenders gesunde Gewebe des Empfängers

an. In der akuten Phase bis Tag 100 nach Transplantation führt die GVHD üblicherweise zu Hautausschlägen, Symptomen des Magen-Darm-Trakts wie Übelkeit, Appetitlosigkeit, Erbrechen und Durchfall, oder Veränderungen der Leberfunktion. Um diese Probleme zu vermeiden, erhält der Patient abwehrschwächende Medikamente. Kommt es dennoch zu einer GVHD, können die Symptome oft durch weitere Medikamente beherrscht und zur Ausheilung gebracht werden. Allerdings sind auch tödliche Verläufe möglich, oder die Erkrankung geht in ein chronisches Stadium über.

Die chronische GVHD tritt jenseits von Tag 100 nach Transplantation in Erscheinung. Es überwiegen Verhärtungen und narbige Veränderungen der Haut, Trockenheit der Schleimhäute, unzureichende Bildung von Tränenflüssigkeit sowie Gewichtsverlust durch Störungen der Aufnahme und Verarbeitung von Nahrungsmittelbestandteilen. Eine längerfristige abwehrschwächende Behandlung kann notwendig werden und geht dann wiederum mit einem hohen Risiko von Nebenwirkungen und Spätfolgen einher, z. B. Muskelschwäche, Osteoporose und schmerzhaften knöchernen Durchblutungsstörungen (Osteonekrosen), Magengeschwüren und Blutzuckererhöhung. Die Früherkennung von Spätfolgen nach allogener Stammzelltransplantation erfordert lebenslang regelmäßige ambulante Nachsorgeuntersuchungen.

46.3.3 Wirkung und Therapieerfolg

Die Prognose einer Tumorerkrankung ist abhängig von der Art des Tumors, seiner Ausdehnung und Metastasierung, sowie von Alter und Vorerkrankungen des Patienten. Durch die Tumortherapie kann i. d. R. die Größe des Tumors reduziert werden (Teilremission), in vielen Fällen bis zum fehlenden Nachweis eines sichtbaren Tumors in bildgebenden oder mikroskopischen Untersuchungen (Vollremission). Häufig erweisen sich jedoch einige bösartige Zellen als resistent gegenüber der Therapie, verbleiben im Körper und führen im Verlauf zu Rückfällen (Rezidiven). Aufgrund ihrer Resistenz sind Rezidivtumoren häufig nicht mehr gut medikamentös zu beeinflussen, und eine Heilung ist nur selten möglich.

46.4 Medizinischer Überblick bösartiger Erkrankungen des Blut- oder Lymphsystems

46.4.1 Leukämien

Leukämien entstehen durch bösartige Umwandlung einer unreifen Vorläuferzelle der Blutbildung im Knochenmark. Die genauen Ursachen der Leukämieentstehung sind nicht bekannt. Durch ungehemmtes Wachstum und fehlendes normales Absterben des leukämischen Zellklons kommt es zur Verdrängung der gesunden Blutbildung im Knochenmark und zur Ausschwemmung leukämischer Zellen im Blut. Diese Zellen setzen sich bei Zentrifugation des Blutes als weiße Schicht über den roten Blutkörperchen ab, was der Krankheit ihren Namen (Leukämie = „weißes Blut") gegeben hat.

Die Diagnose wird durch Untersuchung einer Blut- und einer Knochenmarksprobe gestellt, die durch Punktion des vorderen oder hinteren Beckenkamms oder des Brustbeins aus dem Knochen gewonnen wird (s. Abb. 25.27, S. 644).

Abhängig von der Art der Ursprungszelle im Knochenmark, die sich bösartig verändert, unterscheidet man 4 Krankheitsbilder mit unterschiedlicher Altershäufung und Symptomatik (**Tab. 46.6**).

Die Therapie der einzelnen Formen der Leukämien und auch ihre Prognose unterscheiden sich erheblich.

Akute Leukämien

Bei einer akuten Leukämie kommt es bereits wenige Wochen nach Vermehrung des leukämischen Zellklons zu schweren Krankheitssymptomen, die zur Diagnose führen. Die akute lymphoblastische Leukämie (ALL) entsteht aus einer unreifen Zelle des lymphatischen Systems, aus der sich im gesunden Organismus reife B- und T-Zellen entwickeln würden (**Abb. 46.10**).

Bei akuten myeloischen Leukämien (AML) hingegen ist eine myeloische Stammzelle, die für die Bildung von Granulozyten, Monozyten, Thrombozyten und Erythrozyten verantwortlich ist, betroffen. Während im Kindesalter mit 80 % die ALL die häufigste Leukämieform darstellt, erkranken Erwachsene überwiegend (80 %) an der AML. Die Unterscheidung zwischen den beiden Formen erfolgt durch mikroskopische und molekulare Untersuchung der leukämischen Zellen, der so genannten „Blasten" in Blut und Knochenmark. Die Erfassung von Oberflächenmarkern auf den Leukämiezellen (Immunzytologie) hilft bei der Zuordnung zu einem der Subtypen.

Symptome. Vorherrschende Krankheitssymptome bei akuten Leukämien sind Folgen der Unterdrückung der normalen Blutbildung durch die Ausbreitung des

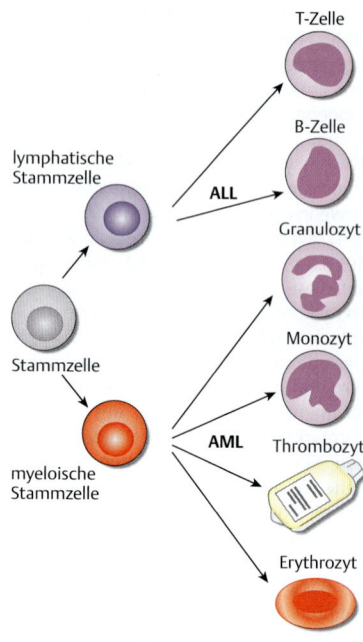

Abb. 46.10 Einteilung der akuten Leukämien.

bösartigen Zellklons im Knochenmark. Der Mangel an funktionsfähigen weißen Blutkörperchen geht mit einer erhebli-

Tab. 46.6 *Charakteristika verschiedener Leukämieformen.*

Leukämieform	Altershäufung	häufige Symptome	Therapie	Prognose
akute Formen				
akute lymphoblastische Leukämie (ALL)	→ jedes Alter, bei Kindern → Häufung im Kleinkindalter	→ Anämie: Blässe, Abgeschlagenheit, Kopfschmerzen, Schwäche → Thrombozytopenie: Blutungszeichen	→ intensive Polychemotherapie → evtl. allogene Stammzelltransplantation	Heilungschancen: → Kinder ca. 70 % → Erwachsene ca. 30 – 40 %
akute myeloische Leukämie (AML)	→ jedes Alter, mit zunehmendem Alter häufiger	→ Granulozytopenie: Fieber, Infektneigung → Knochenschmerzen → Lymphknotenschwellungen → Leber- und Milzschwellung → Hautinfiltrate	→ intensive Polychemotherapie → evtl. allogene Stammzelltransplantation	Heilungschancen: → Kinder ca. 55 % → Erwachsene 40 – 50 %
chronische Formen				
chronische lymphatische Leukämie (CLL)	→ höheres Erwachsenenalter, meist > 50 Jahre	→ anfangs meist ohne Symptome → schmerzlose Lymphknotenschwellung → Milzvergrößerung → Infektneigung	→ Zytostatika, evtl. Bestrahlung der Milz → allogene Stammzelltransplantation nur in Ausnahmefällen	→ sehr variabel, bis > 10 Jahre
chronische myeloische Leukämie (CML)	→ meist 20.– 60. Lebensjahr	→ anfangs meist ohne Symptome → Milzvergrößerung → evtl. Müdigkeit, Leistungsminderung → später Symptome einer akuten Leukämie	→ Hydroxyurea → Imatinib → Interferon-α → allogene Stammzelltransplantation	→ seit Einführung von Imatinib möglicherweise Annäherung an normale Lebenserwartung

chen Anfälligkeit für fieberhafte Infekte einher, die unbehandelt einen schweren, auch tödlichen Verlauf nehmen können. Das Fehlen ausreichender Mengen roter Blutkörperchen (Anämie) führt zu Müdigkeit, Abgeschlagenheit, Kopfschmerzen und Schwindel. Eine Verringerung der Thrombozyten ist erkennbar an einer Blutungsneigung des Patienten mit Hämatomen und punktförmigen Blutungen sowie Schleimhautblutungen, z. B. Nasenbluten. Weitere Beschwerden sind durch die Infiltration von Organen bedingt. Vor allem bei lymphatischen Leukämien kann es zu Schwellungen der Lymphknoten kommen. Bei beiden Formen können Hautinfiltrationen und Milz- und Lebervergrößerungen auftreten. Eine Beteiligung des zentralen Nervensystems kann zu Sehstörungen und Krampfanfällen führen, bleibt jedoch meist ohne Symptome.

Therapie. Die Therapie besteht in einer Polychemotherapie über einen Zeitraum von 6 Monaten bis 2 Jahren. Die Art und Kombination der verwendeten Medikamente unterscheidet sich zwischen der myeloischen und der lymphatischen Form und zwischen Kindes- und Erwachsenenalter und orientiert sich eng an nationalen und internationalen Standards. Sie sollte immer an einem spezialisierten Zentrum erfolgen. Durch den Zerfall einer großen Anzahl Leukämiezellen bei Therapiebeginn kann es durch freiwerdende Blutsalze und Harnsäure zu Elektrolytstörungen und einem Nierenversagen kommen. Wichtig sind daher eine ausreichende Hydrierung des Patienten und engmaschige Kontrollen der Blutwerte. Über den gesamten Zeitraum der Therapie sind die Patienten durch die schädigende Wirkung der Zytostatika auf die normale Blutbildung erheblich infektgefährdet (s. Fallbeispiel, S. 1197).

Ziel ist zunächst das Erreichen einer vollständigen Remission, bei der keine Leukämiezellen mehr im Knochenmark nachweisbar sind. Die Fortführung der intensiven Chemotherapie dient anschließend zur Erhaltung der Remission und langfristigen Vermeidung von Rezidiven. Für manche Patienten bestehen die günstigsten Heilungschancen in einer allogenen Stammzelltransplantation, die nach Erreichen einer Remission durchgeführt wird.

Prognose. Die Heilungschancen liegen für die ALL im Kindesalter bei insgesamt 70 %, bei Erwachsenen bei 20 – 40 %. Bei einer AML überleben etwa 50 – 60 % der Kinder und 30 – 50 % der Erwachsenen.

Chronische lymphatische Leukämie (CLL)

Die CLL ist die häufigste Leukämieform. Sie tritt erst ab dem Erwachsenenalter mit zunehmender Häufigkeit ab dem 50. Lebensjahr auf, dabei erkranken doppelt so viele Männer wie Frauen. Die Ursache der Erkrankung ist unbekannt. Die bösartige Umwandlung eines reifen Lymphozyten führt zu einer Anhäufung pathologischer Zellen in Blut, Lymphknoten, Milz und Knochenmark. Da die bösartigen Zellen erheblich langsamer wachsen als die Blasten der akuten Leukämie, entwickeln sich die Symptome schleichend. Viele Patienten klagen über Müdigkeit, Leistungsminderung und Nachtschweiß. Im Verlauf kommt es immer zu Lymphknotenschwellungen. Häufig sind auch die Milz und in geringerem Maße die Leber vergrößert, was ein Druck- und Völlegefühl verursachen kann. Gelegentlich tritt die Erkrankung durch Hauterscheinungen wie knotige Hautausschläge oder hartnäckiger Juckreiz in Erscheinung. Später kommt es zu einer erheblichen Infektneigung des Patienten.

Diagnostik und Therapie. Die Diagnose wird über die mikroskopische Untersuchung einer Blut- und Knochenmarkprobe und die Bestimmung der Oberflächenmarker auf den Leukämiezellen gestellt. Die Erkrankung nimmt i. d. R. einen langjährigen Verlauf. Eine Behandlung wird erst begonnen, wenn relevante Krankheitssymptome auftreten, und besteht in einer Chemotherapie mit einigen ausgewählten Einzelsubstanzen, die i. d. R. ambulant gegeben werden. Eine allogene Knochenmarktransplantation ist die einzige Möglichkeit einer Heilung, kommt aber aufgrund des hohen Alters vieler Patienten und dem hohen Risiko in Einzelfällen infrage. Bei starken Beschwerden des Patienten durch die vergrößerte Milz kann eine Bestrahlung erwogen werden.

Prognose. Die Überlebenszeiten sind sehr variabel bis hin zu mehr als einem Jahrzehnt. Oft sterben die Patienten an unbeherrschbaren Infektionen.

Chronische myeloische Leukämie (CML)

Bei der CML handelt es sich um eine Erkrankung einer Stammzelle der Blutbildung. Im Unterschied zur AML ist jedoch die Fähigkeit zur Differenzierung der Zelle in die verschiedenen Blutzellen erhalten, sodass es zu einer Vermehrung und Ausschwemmung aller Reifungsstufen der Blutbildung kommt. Bei > 95 % der Patienten findet sich in den bösarti-

gen Zellen das so genannte Philadelphia-Chromosom, das durch eine Genumlagerung (Translokation) zwischen zwei Chromosomen entsteht. Wahrscheinlich ist die Philadelphia-Translokation für das bösartige Verhalten der Zelle verantwortlich, der Auslöser dieser Genveränderung ist jedoch nicht bekannt.

Diagnostik und Verlauf. Die Erkrankung verläuft in Phasen. Im chronischen Stadium sind die Patienten entweder symptomfrei oder fallen durch verminderte Leistungsfähigkeit, Gewichtsverlust, Nachtschweiß oder eine Milzvergrößerung mit zunehmendem Druckgefühl im Oberbauch auf. Im Blut des Patienten lässt sich zu diesem Zeitpunkt die Diagnose durch eine Vermehrung der Leukozyten und den Nachweis üblicherweise nur im Knochenmark nachweisbarer Vorstufen der Blutbildung stellen. Durch molekulare Untersuchungen wird das Philadelphia-Chromosom nachgewiesen. Unbehandelt kommt es im Verlauf zu einer Akzelerationsphase mit zunehmender Leukozytenvermehrung, bis hin zur so genannten Blastenkrise, die einer akuten Leukämie ähnelt.

Therapie. Bis vor wenigen Jahren bestand die einzige Heilungschance in einer allogenen Stammzelltransplantation (S. 1199). Durch Zytostatika und das Zytokin Interferon-α kann der Übergang in die Blastenkrise verlangsamt werden. Seit kurzem stehen Medikamente zur Verfügung, die direkt in die krankhaften, durch die Genumlagerung ausgelösten, Signalwege der Zelle eingreifen, z. B. Imatinib. In bisherigen Studien wurden beachtliche Ansprechraten auf diese Medikamente gezeigt. Ob sich damit allein eine Heilung erreichen lässt, kann jedoch noch nicht beurteilt werden.

Prognose. Die mittlere Lebenserwartung von Patienten mit CML wird sich durch den Erfolg der Therapie mit Imatinib verlängern und möglicherweise der normalen Lebenserwartung annähern.

46.4.2 Maligne Lymphome

Maligne Lymphome sind bösartige Erkrankungen des lymphatischen Systems, zu dem Lymphknoten, Milz, Thymusdrüse und Knochenmark gehören. Dabei unterscheidet man das Hodgkin-Lymphom von allen anderen Lymphomtypen, die unter dem Begriff „Non-Hodgkin-Lymphom" zusammengefasst sind.

Hodgkin-Lymphom

Merkmal des Hodgkin-Lymphoms ist der mikroskopische Nachweis typischer Riesenzellen in der Gewebeprobe. Diese

Zellen leiten sich aus entarteten B-Zellen ab. Das Hodgkin-Lymphom ist durch zwei Erkrankungsgipfel im Jugend- und jungen Erwachsenenalter sowie um das 60. Lebensjahr gekennzeichnet. Im Frühstadium ist das Hodgkin-Lymphom eine lokalisierte Lymphknotenerkrankung; im fortgeschrittenen Stadium kommt es zu einer Streuung in entfernte Lymphknoten, Knochenmark und nichtlymphatische Organe (Leber, Lunge). Die Ursachen sind weitgehend ungeklärt. Es wird vermutet, dass zumindest bei einem Teil der Fälle der Erreger des Pfeifferschen Drüsenfiebers, das Epstein-Barr-Virus, eine Rolle spielt.

Symptome. Die Patienten fallen meist durch schmerzlose Lymphknotenschwellung auf, die von Leistungsabfall, Müdigkeit und erhöhter Temperatur begleitet sein kann. Bei Auftreten von Fieber, Nachtschweiß und Gewichtsverlust spricht man von einer „B-Symptomatik".

Diagnostik. Die Diagnose erfolgt durch eine Gewebeentnahme aus einem befallenen Lymphknoten. Die Ausdehnung der Erkrankung wird in bildgebenden Untersuchungen dargestellt. Neben Röntgenaufnahmen der Lunge und Ultraschalluntersuchungen der Bauchorgane und Lymphknoten spielt in der modernen Diagnostik die Positronenemissionstomografie (PET-CT) eine wichtige Rolle. Dabei wird eine radioaktive markierte Substanz verabreicht, die sich in Geweben mit erhöhtem Zuckerstoffwechsel anreichert. Hodgkin-Tumoren lassen sich mit dieser Substanz gut markieren (**Abb. 46.11**), sodass sowohl Aus-

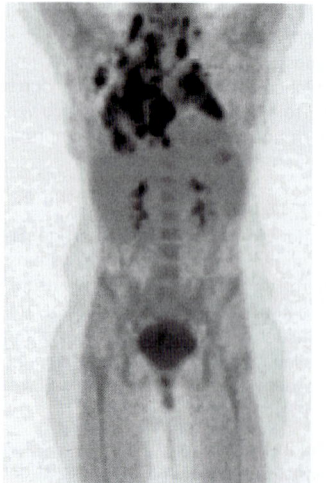

Abb. 46.11 **Positronenemissionstomografie (PET-CT).** Hodgkin-Lymphom.

gangsbefund als auch Therapieansprechen beurteilt werden können.

Therapie und Prognose. Die Therapie erfolgt entsprechend standardisierten Therapieempfehlungen mit mehreren Blöcken einer intensiven Kombinationschemotherapie, häufig gefolgt von einer Tumorbestrahlung. Bei Rezidiven kommt eine Hochdosischemotherapie mit autologer Stammzellrückgabe (S. 1198) zur Anwendung. Im Kindes- und Jugendalter und bei lokalisierten Tumoren werden Heilungsraten von über 90 % erzielt. Fortgeschrittene Stadien bei Erwachsenen lassen sich in über 70 % der Fälle langfristig heilen. Zu berücksichtigen sind gerade bei jungen Patienten die Spätfolgen der Strahlen- und Chemotherapie. So kommt es bei etwa 10 % der bestrahlten Patienten innerhalb der ersten 15 Jahre zu soliden Tumoren, v. a. zu Schilddrüsen- und Mammakarzinomen.

Non-Hodgkin-Lymphom

Non-Hodgkin-Lymphome nehmen ihren Ausgang von unreifen oder reifen Zellen des lymphatischen Systems. Es sind zahlreiche unterschiedliche Subtypen beschrieben, die unterteilt werden in:
- langsam wachsende, so genannte indolente Lymphome
- aggressive Lymphome

Im Kindesalter treten fast ausschließlich aggressiv wachsende Lymphome auf. Die Entstehung von Lymphomen ist weitgehend unerklärt. Bei einigen Subtypen wird wie beim Hodgkin-Lymphom ein Zusammenhang mit dem Epstein-Barr-Virus vermutet. Auch Patienten mit HIV-Infektion oder unter Behandlung mit abwehrschwächenden Medikamenten sind durch Non-Hodgkin-Lymphome besonders gefährdet.

Symptome. Die Patienten fallen häufig mit Lymphknotenschwellungen auf, daneben können Allgemeinsymptome wie Fieber, Nachtschweiß, Gewichtsabnahme und Abgeschlagenheit bestehen. Während sich bei indolenten Lymphomen die Symptome schleichend entwickeln, befallen aggressive Lymphome schon im Frühstadium verschiedene Organe und können durch ihre Raumforderung zu Abflussbehinderungen mit Atemnot, Pleuraergüssen oder Harn- und Stuhlentleerungsstörungen führen. Eine Beteiligung des Knochenmarks zeigt sich in Blutbildveränderungen und einer erhöhten Infektanfälligkeit.

Diagnostik. Die Diagnose wird durch eine Gewebeprobe aus einem befallenen Lymphknoten gestellt. In weiteren Untersuchungen müssen alle Manifestationen der Erkrankung erfasst werden.

Therapie und Prognose. Die Behandlung unterscheidet sich zwischen den Subtypen erheblich. Indolente Lymphome im lokalisierten Stadium werden bestrahlt. Bei einem generalisierten Stadium wird zunächst abgewartet, bis eine Zunahme der Symptomatik zu einer Therapie zwingt. Eine Heilung durch Chemotherapie ist nicht möglich, mit einer Einzelsubstanz oder einer Kombinationstherapie kann der Verlauf jedoch verlangsamt und die Lebensqualität des Patienten verbessert und über einen begrenzten Zeitraum erhalten werden.

Aggressive Lymphome werden mit einer intensiven Kombinationschemotherapie behandelt. Bei einigen Patienten erfolgt auch eine Hochdosistherapie. Durch diese Maßnahmen kann bei der Mehrzahl kindlicher und 50 % erwachsener Patienten eine Heilung erreicht werden.

Die Therapieergebnisse der Non-Hodgkin-Lymphome konnten durch den Einsatz des Anti-CD 20 Antikörpers Rituximab in Kombination mit der Chemotherapie und die Einführung der Hochdosistherapie mit autologem Stammzellersatz deutlich verbessert werden.

Multiples Myelom

Auch das Multiple Myelom ist eine Erkrankung des lymphatischen Systems. Es entsteht durch bösartige Veränderung reifer B-Zellen, so genannter Plasmazellen, die in großer Menge Antikörper (Immunglobuline) produzieren. Die Ursache der Erkrankung ist unklar. Sie betrifft überwiegend ältere Menschen um das 60. Lebensjahr.

Symptome. Im Vordergrund des klinischen Krankheitsbildes stehen Knochenschmerzen durch die Infiltration mit Nestern aus bösartigen Plasmazellen. Neben der Wirbelsäule sind häufig Schädel, Becken, Oberschenkel- und Oberarmknochen betroffen. Durch herdförmigen Knochenabbau kommt es zu Osteolysen und Knochenbrüchen. Die Ausbreitung der bösartigen Zellen im Knochenmark führt zu Anämie und Infektanfälligkeit, häufig klagen die Patienten über Müdigkeit und Schwäche. Die Ausscheidung großer Mengen von Antikörperbestandteilen über die Niere führt im Verlauf bei der Hälfte der Patienten zu einer Niereninsuffizienz.

Diagnostik. Die Diagnose erfolgt durch Nachweis der pathologischen Plasmazellen im Knochenmark und/oder befallenen Gewebe. Im Blut und/oder im Urin des Patienten können die pathologischen Immunglobuline nachgewiesen werden. Eine Röntgenuntersuchung des gesamten knöchernen Skeletts zeigt die Ausdehnung der Erkrankung und bruchgefährdete Stellen.

Therapie und Prognose. Eine Heilung ist nicht möglich. Durch eine Chemotherapie kann jedoch i. d. R. eine vorübergehende Remission mit klinischer Besserung erreicht werden. Bei Patienten bis etwa 70 Jahre wird eine Hochdosischemotherapie mit nachfolgender autologer Stammzelltransplantation durchgeführt,

die zu einer deutlichen Lebensverlängerung führen kann. Medikamente, die den Knochenabbau hemmen, tragen erheblich zur Kontrolle der Symptome bei und verringern den Bedarf an Schmerzmedikamenten. Auch neue biologische Medikamente mit unterschiedlichen Angriffspunkten in der Biologie der Myelomzelle oder der umgebenden Knochenmarkstromazelle können die Überlebenszeit der Patienten deutlich verbes-

sern. Lokale Knochenabbauherde können mit einer Bestrahlung stabilisiert werden, auch eine operative Fixierung kann sinnvoll sein. Um einen Patienten mit einem Multiplen Myelom sachgerecht zu behandeln, ist eine besonders gute interdisziplinäre Zusammenarbeit notwendig. Die mittleren Überlebenszeiten schwanken zwischen wenigen Monaten und mehreren Jahren.

46.5 Pflege- und Behandlungsplan von Patienten mit Leukämien, malignen Lymphomen und multiplen Myelomen

Die verschiedenen zur Therapie eingesetzten Zytostatika und die Strahlentherapie können eine Vielzahl unerwünschter Nebenwirkungen hervorrufen. Das Auftreten und die Ausprägung der Nebenwirkungen hängen von den jeweiligen Zytostatika, ihrer Dosierung sowie von der Dauer der Verabreichung ab. Außerdem spielen die individuelle Verträglichkeit und der Allgemeinzustand des Patienten eine ganz entscheidende Rolle.

Nebenwirkungen der Therapie. Zu den häufigsten Nebenwirkungen, die während der Therapie auftreten können, (S. 1195 u. S. 1196) zählen:

- Übelkeit und Erbrechen (Nausea und Emesis)
- Haarausfall (Alopezie)
- Mund- und Schleimhautveränderungen (Mukositis)
- Blutbildveränderungen (Knochenmarkdepression)
- Ernährungsstörungen

Die genannten Nebenwirkungen können von Patient zu Patient und je nach Chemotherapie und Bestrahlung sehr unterschiedlich ausgeprägt sein.

46.5.1 Therapieinduzierte Übelkeit und Erbrechen

❗ **DEFINITION** **Übelkeit** (Nausea) ist eine subjektive Empfindung von Unwohlsein in Rachen- und/oder Magengegend mit der Neigung zum Erbrechen. Nausea kann mit kaltschweißiger Haut, verstärktem Speichelfluss, Blässe, Tachykardie und evtl. Würgen einhergehen.

Erbrechen (lat. Vomitus, griech. emesis) bezeichnet den kräftigen Ausstoß von Mageninhalt aus dem Mund.

Appetitlosigkeit (Anorexie, Inappetenz) ist die Herabsetzung des Triebs zur Nahrungsaufnahme.

Beim **ANE-Syndrom** (**A**norexia-**N**ausea-**E**mesis) treten alle drei Symptome zusammen auf.

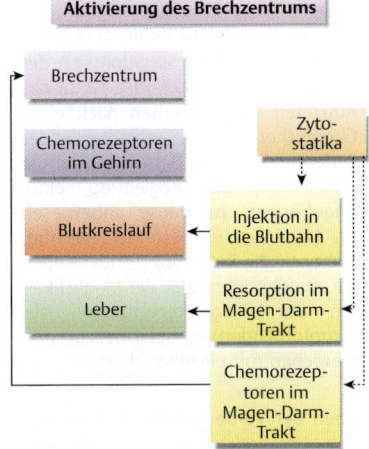

Abb. 46.12 Aktivierung des Brechzentrums.

Das Erbrechen ist ein Zusammenspiel einer ganzen Reihe von Organen, Muskeln und Nerven. Im Gehirn befindet sich das Brechzentrum (Medulla oblongata), das den Brechvorgang koordiniert. Messfühler im Magen-Darm-Trakt und im Gehirn (Chemorezeptoren) registrieren, wenn ein Giftstoff in den Körper gelangt ist. Sie senden Botenstoffe (Neurotransmitter) aus, die dem Brechzentrum dann den Befehl zum Erbrechen übermitteln (**Abb. 46.12**).

➡ **MERKE** Erbrechen ist eigentlich ein natürlicher Schutzmechanismus des Körpers. Durch Erbrechen kann der Körper Giftstoffe, die in den Magen gelangt sind, schnell wieder loswerden.

Chemotherapieinduzierte Übelkeit und Erbrechen

Bei der Behandlung mit Zytostatika treten Übelkeit und Erbrechen häufig gemeinsam auf. Es ist allerdings auch möglich, dass Erbrechen ohne Übelkeit und Übelkeit ohne Erbrechen auftritt. Länger anhaltende Übelkeit und Erbrechen können Folgen haben, die schlimmstenfalls so gravierend sind, dass Therapien sowohl von Patienten als auch von den behandelnden Ärzten abgebrochen werden müssen. Dazu können gehören:

- Flüssigkeitsverlust und Dehydratation
- Elektrolytverschiebungen (K^+, Cl^-)
- Appetitlosigkeit und Gewichtsverlust
- Aspirationspneumonie
- Verletzung des Gastrointestinaltrakts (Mallory-Weiss-Syndrom)
- Schwäche
- verlängerter Krankenhausaufenthalt
- soziale Isolation
- eingeschränkte Lebensqualität

Formen des Erbrechens. Beim chemotherapiebedingten Erbrechen laufen verschiedene Vorgänge zu unterschiedlichen Zeiten ab. Hierbei spielen je nach Zeitpunkt unterschiedliche Neurotransmitter eine tragende Rolle. Man unterscheidet daher bei Tumorpatienten verschiedene Formen des Erbrechens:

- **akutes Erbrechen:** innerhalb der ersten 24 Std. nach der Chemotherapie
- **verzögertes Erbrechen:** später als 24 Std. (meist nach 2 – 4 Tagen) nach der Chemotherapie
- **antizipatorisches Erbrechen:** psychisch bedingtes, erlerntes Erbrechen, welches erst nach einer 1. Therapie auftritt (Auslöser sind bestimmte Situationen, die an die letzte Therapie erinnern)

Einflussfaktoren. Ob und wann bei einer Chemotherapie Übelkeit und Erbrechen auftreten, ist von verschiedenen Faktoren abhängig:

- Zytostatikum (hohes emetogenes Potenzial > 90 % bis minimal emetogenes Potenzial < 10 %)
- Kombinationschemotherapie (mehrere Zytostatika verstärken das Emesis-Risiko)

- Dosis und Häufigkeit
- Art und Applikationsgeschwindigkeit der Verabreichung

Prädisponierende Faktoren sind:

- Frauen, junge Menschen < 50 Jahre und alte Menschen neigen eher zu Erbrechen als Männer
- Alkoholkonsum in der Vorgeschichte
- Vorerfahrung mit einer früheren Chemotherapie, Schwangerschaftsübelkeit
- Angst („mir wird schlecht vor Angst")
- innere Abwehrhaltung
- genetische Neigung zu Übelkeit und Erbrechen

Radiotherapieinduzierte Übelkeit und Erbrechen

Im Allgemeinen beeinträchtigen Übelkeit und Erbrechen unter Strahlentherapie das Befinden der Betroffenen weniger stark als unter Chemotherapie. Allerdings kann die Übelkeit länger anhalten, wenn Bestrahlungen fraktioniert über einen längeren Zeitraum (über 30 und mehr Behandlungstage) durchgeführt werden. Durch die Bestrahlungsdauer kann es aber auch zu einer so genannten „Gewöhnung" kommen, d. h., dass die Übelkeit nach ca. 10 – 15 Bestrahlungen bei vielen Patienten wieder abnimmt. Vorhergehende Chemotherapien und chirurgische Eingriffe am Gastrointestinaltrakt wirken sich allerdings oft verstärkend aus.

Die akute Form von Übelkeit und Erbrechen ist typisch bei Radiotherapie, die antizipatorische Form kommt nur selten vor. Das emetogene Potenzial ist abhängig von

- Bestrahlungsort (z. B. Oberbauch oder Beckenregion, **Tab. 46.7**),
- bestrahltem Volumen,
- Fraktionierung,
- Einzel- und Gesamtdosis,
- im Bestrahlungsfeld liegenden Organen und
- individuellen Risikofaktoren der Patienten (s. oben).

➤ **MERKE** Je größer die Strahlendosis und das Volumen des bestrahlten Gewebes sind, desto größer ist das Risiko, Übelkeit und Erbrechen zu entwickeln.

Pflegerische Interventionen

Die Pflegenden nehmen eine wichtige Rolle im Umgang mit therapieinduzierter Übelkeit und Erbrechen ein. Sie informieren über Zusammenhänge, Ursachen, Behandlungsmöglichkeiten und Umgang mit Übelkeit und Erbrechen und reduzieren so Verunsicherungen und Ängste der Betroffenen. Wichtig ist hierbei, dass sie das Auftreten von Nausea und Emesis realistisch darstellen.

Die Pflegeanamnese ist ein hilfreiches Instrument, frühzeitig zu erfassen, ob Übelkeit und Erbrechen zu erwarten sind und welche Lebensgewohnheiten der Patient hat.

Häusliche Pflege im Fokus

In welcher sozialen Situation sich der ambulante Patient befindet, ist für das Auftreten von Erbrechen nach einer Chemotherapie von entscheidender Bedeutung, da der Betroffene auf die Hilfestellung und Begleitung seiner Angehörigen zu Hause angewiesen ist. Daher ist es besonders wichtig, nicht nur die Patienten, sondern auch die Angehörigen über die Möglichkeiten der Pflegeinterventionen zur Symptomlinderung bei Übelkeit und Erbrechen mit einzubeziehen.

Neben der vorbeugenden und rechtzeitigen Verabreichung von verordneten Medikamenten können Pflegende mit folgenden Maßnahmen zur Stabilisierung des Wohlbefindens beitragen.

Unterstützung und Fördern des allgemeinen Wohlbefindens

Unterstützende und fördernde Maßnahmen sind:

- für eine bequeme Position sorgen
- Ruhebedürfnis berücksichtigen
- frische Luft ermöglichen
- Wärme vermeiden
- Atmosphäre im Zimmer gestalten (Licht, Gerüche, Intimsphäre)
- für eine ruhige entspannte Umgebung sorgen
- Hilfsmittel für die Sicherheit in Reichweite stellen (Nierenschale, Zellstoff, Wasser usw.)

- bei Auftreten eines metallischen/sauren Geschmacks bei Chemotherapie, Pastillen mit starkem Geschmack anbieten (Eukalyptus)
- nach ambulanter Therapie ggf. nötige Maßnahmen absprechen
- Eiswürfel zum Lutschen anbieten
- Gerüche der Pflegenden vermindern (rauchende Pflegende, aufdringliches Parfüm, Schweißgeruch)
- wärmende Fußbäder (Rosmarin eher morgens, Lavendel eher abends)
- feucht-warme Kompresse (evtl. mit Kamillentee) auf den Oberbauch legen
- bei zusätzlichen Bauchkrämpfen: Gänsefingerkrautkissen oder warmes Kirschkernsäckchen
- wärmende Fuß-/Beineinreibungen

Unterstützende Maßnahmen bei Erbrechen

Der Patient wird beim Erbrechen unterstützt:

- den Patienten während des Erbrechens nicht allein lassen
- den Patienten bei Übelkeit aufrecht sitzen lassen
- frische Luft, kühle Kompressen, kühle Getränke anbieten
- bei Würgen/Erbrechen das Zimmer nach Quellen unangenehmer Düfte kontrollieren (Essen, Parfüm u. a.)
- Hilfsmittel (Schale, Beutel, Tücher) in Reichweite stellen
- auf angenehme Raumtemperatur achten
- Lärm vermeiden
- Patienten gegen Mitpatienten abschirmen
- Tür schließen
- evtl. Zahnprothesen entfernen
- ggf. Magenablaufsonde legen
- Erbrochenes sofort entsorgen
- Mundspülungen anbieten
- ggf. Wäschewechsel und lüften
- nach Erbrechen den Patienten Hände und Gesicht erfrischen lassen

Empfehlungen zur Ernährung

Bei Übelkeit und Erbrechen helfen folgende Maßnahmen:

- Wunschkost, wenn möglich (Diätassistentin einbeziehen)
- nur essen, wenn man Lust hat
- kleine Mahlzeiten anbieten

Tab. 46.7 *Emetogenes Potenzial der Bestrahlungstherapie abhängig vom Bestrahlungsort (GlaxoSmithKline, o. J.).*

Hoch	mittel	gering
→ Ganzkörperbestrahlung	→ untere Halbkörperbestrahlung	→ Bestrahlung Kopf und Hals
→ obere Halbkörperbestrahlung	→ Bestrahlung des oberen Abdomen	→ Bestrahlung Extremitäten
→ total nodale Bestrahlung	→ Bestrahlung untere Thoraxregion	
→ untere Abschnittsbestrahlung (abdominelles Bad)	→ Beckenbestrahlung	

- kalte Speisen werden besser toleriert
- Kartoffeln, Knäckebrot, Toast werden besser vertragen
- stark riechendes Essen meiden
- süße, fette, stark gesalzene/gebratene Speisen vermeiden
- Appetit mit sauren Speisen oder sauren Bonbons anregen
- gekühlte Getränke anbieten (Cola, Tee, Limonade)
- sprudelnde kalte Getränke, z. B. Gingerale (Ingwer hat eine positive Wirkung) empfehlen
- Tee von Ingwer oder Pfefferminze oder Pfefferminzblätter und Kamillenblüten zu gleichen Teilen gemischt anbieten
- einen kleinen Schluck Zitronensaft anbieten
- Essen erst servieren, wenn der Patient es wünscht
- **kein** Lieblingsessen während der Therapieübelkeit (Konditionierung) mitbringen lassen
- Essen in entspannter Atmosphäre und evtl. in Gesellschaft ermöglichen
- langsam essen und gründlich kauen lassen
- Mahlzeiten nicht im Zimmer stehen lassen

Unterstützende Maßnahmen

Bei Übelkeit und Erbrechen helfen folgende Maßnahmen:
- Ablenkung durch Musik, Lesen oder Fernsehen
- Entspannungstechniken anbieten und einüben:
  - entspannende Atemtechniken
  - Progressive Muskelentspannung (nach Jakobsen)
  - gelenkte Imaginationen
  - Maltherapie
  - Autogenes Training
  - Phantasiereisen
  - Massage
- Aromatherapie (Pfefferminze, Ingwer, Kardamon, Patchouli, krause Minze)

> **MERKE** Eine sorgfältige Anamnese, eine physische Untersuchung und ein Gespräch mit dem Patienten müssen **vor der Aromatherapie** erfolgen. Den Patienten immer einen Geruchstest machen lassen. Ätherische Öle unbedingt selbst austesten.

Medizinische Maßnahmen

Verschiedene Medikamente (Antiemetika) stehen zur Prophylaxe und Behandlung von chemotherapiebedingtem Erbrechen zur Verfügung. Antiemetika müssen prophylaktisch vor Beginn einer Chemotherapie verabreicht werden. Die antiemetische Therapie ist zu spät, wenn der Patient bereits während der Zytostatikagabe Übelkeit verspürt oder direkt erbricht.

> **MERKE** Es ist besonders wichtig, prophylaktisch vor Beginn der Chemotherapie, Medikamente gegen Übelkeit und Erbrechen einzunehmen.

Folgende allgemeine Empfehlungen gelten bei antiemetische Therapie:
- Aufklärung des Patienten über unerwünschte Chemotherapiewirkungen
- Hinweis auf die Möglichkeit der gestaffelten Antiemese (also ein eindeutiger Hinweis darauf, dass eine Steigerung der antiemetischen Therapie bei Bedarf möglich ist)
- prophylaktische Gabe des Antiemetikums
- ausreichende Dosierung der Antiemetika
- individuelle Einstellung nach Stufenschema mit Kombination wirksamer Einzelsubstanzen (**Tab. 46.8**)

> **MERKE** Die bestmögliche Prophylaxe gegen akutes und verzögertes Erbrechen ist die beste Vorgehensweise, um **antizipatorisches Erbrechen** zu verhindern. Denn Prophylaxe ist besser als Therapie (Multinational Association for Supportive Care in Cancer 2005).

46.5.2 Therapiebedingter Haarausfall (Alopezie)

Der Haarausfall ist eine häufige Nebenwirkung der medikamentösen Tumortherapie und seltener der Strahlentherapie. Die Betroffenen gehen ganz unterschiedlich mit dem plötzlichen Haarverlust um. Manche akzeptieren den Haarverlust als unabänderliche Nebenwirkung der Chemotherapie, andere wiederum haben große Probleme mit der Veränderung ihres Körperbildes. Die Tumorerkrankung wird plötzlich für alle öffentlich gemacht. Der Betroffene fühlt sich als Krebskranker gezeichnet und ist damit allen Vorurteilen der Gesellschaft gegenüber einer Krebserkrankung ausgesetzt.

Durch die fehlende Spezifität der Zytostatika für die bösartigen Zellen sind v. a. Zellen mit hoher Zellteilungsrate (Proliferationsrate) wie Schleimhaut-, Blut-, Haar- und Keimzellen betroffen. Die Strahlentherapie verursacht hierbei ähnliche Schäden wie die zytostatische Behandlung.

Da sich 85 % der Haare in der Wachstumsphase befinden und die Teilungsaktivität der Keimzellen in dieser Phase sehr hoch ist, sind sie sehr anfällig für die Schädigungen durch Zytostatika. Es gibt Zytostatika, die immer Haarausfall bewirken und welche, die keinen Haarausfall auslösen. In der Regel ist der Haarausfall bei Zytostatikagabe reversibel. Anders verhält es sich bei der Strahlentherapie. Hohe Strahlendosen, z. B. bei Schädelbestrahlungen, schädigen die Zellen z. T. irreversibel.

Schweregrad. Der Schweregrad der Alopezie ist von vielen Faktoren abhängig:
- Art des Zytostatikums
- Dosierung des Zytostatikums
- Therapieplan und Applikationsart
- Kombination der Zytostatika
- verabreichte Strahlendosis
- Art der Strahlentherapie
- Empfindlichkeit der bestrahlten Kopfhaut

Tab. 46.8 *Stufenschema der Antiemese (NCCN) für erwachsene Patienten.*

emetogenes Risiko	Akuttherapie Tag 1	Anschlusstherapie p. o. Tag 2-3
hoch (> 90 %) (z. B. Cisplatin, Cyclophosphamid > 1500 mg/m²)	5-HT 3-Antagonist (Setron) + 125 mg Aprepitant + 12 mg Dexamethason	80 mg Aprepitant + 8 mg Dexamethason
mäßig hoch (30-90 %) (z. B. Carboplatin, Antrazykline)	5-HT 3-Antagonist (Setron) + Dexamethason, ggf. Aprepitant	5-HT 3-Antagonist (Setron) oder Metoclopramid (MCP) + Dexamethason, ggf. Dexamethason allein
mittel (10-30 %) (z. B. Gemcitabine, Methotrexat)	5-HT 3-Antagonist (Setron), bzw. andere Antiemetika	keine
niedrig (< 10 %) (z. B. Vinorelbin)	keine	keine

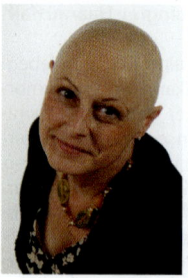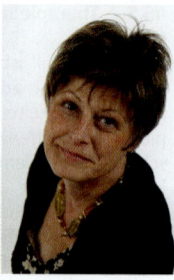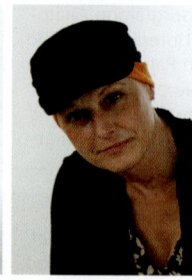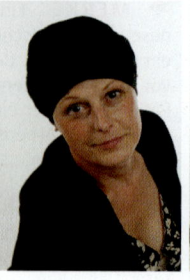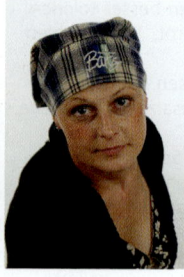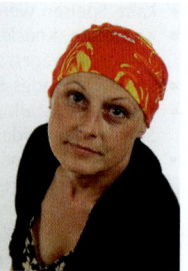

Abb. 46.13 Möglichkeiten der Kopfbedeckung bei Alopezie.

- patientenbezogenen Faktoren:
  - ältere Menschen neigen eher zu Haarausfall
  - schlechter Allgemein-/Ernährungszustand
  - Menschen mit schütterem Haarwuchs oder dünnem Haar leiden eher unter Haarausfall
  - dauergewelltes, gefärbtes und strapaziertes Haar begünstigt Haarausfall
  - individuelle Verträglichkeit

➤ **MERKE** Bei hochdosierter Kopfbestrahlung (z. B. Hirntumoren) werden die Haarfollikel möglicherweise irreversibel geschädigt, d. h. es erfolgt kein Haarwachstum mehr. ───────────

Pflegerische Maßnahmen
Pflegende und Ärzte müssen die Patienten frühzeitig darüber informieren, ob bei der bevorstehenden Therapie ein Haarausfall zu erwarten ist. Es ist wichtig, dass der Betroffene genügend Zeit hat, sich auf die körperliche Veränderung einzustellen und die Möglichkeit bekommt, sich frühzeitig um einen Haarersatz zu kümmern. Die Pflegenden geben den Patienten vor und während der Therapie in einem Informationsgespräch ausführliche Informationen über:
- prognostizierte Reversibilität
- chronologischen Ablauf des Haarausfalls:
  - Haarverlust setzt meist 10 – 28 Tage nach Verabreichung der ersten Chemotherapiedosis ein
  - erneutes Haarwachstum kann schon unter fortgesetzter Therapie erfolgen, i. A. ca. 2 – 4 Wochen nach Abschluss der Chemotherapie
  - der Patient kann von diesem Zeitpunkt an damit rechnen, nach ca. drei Monaten ohne Perücke auszukommen
  - nach niedriger Bestrahlung beginnt das Haarwachstum ca. 6 Monate nach Bestrahlungsende

- nach hochdosierter Bestrahlung können die Haarfollikel irreversibel geschädigt sein (Arzt muss diese Information geben)
- Abhängigkeit des Schweregrades der Alopezie vom Medikament, Dosierung, Applikationsart

Sie informieren den Patienten darüber,
- dass das Haar langsam oder büschelweise ausfallen kann,
- dass alle Körperhaare betroffen sein können,
- dass sich das neu gewachsene Haar oft in Farbe und Beschaffenheit unterscheidet.

Sie empfehlen dem Patienten
- sich einen pflegeleichten Haarschnitt schneiden zu lassen,
- frühzeitig eine Perücke zu beantragen (Rezept vom Arzt ausstellen lassen, Frisör informieren, Kontakt zur Krankenkasse)
- sich auf andere Kopfbedeckungen einzustellen (HAD-Tücher, Capies, Kopftücher u. a., **Abb. 46.13**),
- nasses Haar trocken zu tupfen, nicht zu fönen,
- milde Shampoos und weiche Haarbürsten zu benutzen,
- Dauerwellen und Haarefärben zu vermeiden,
- Kopfhaut vor Kälte, Hitze und direkter Sonnenbestrahlung zu schützen,
- Kopfhaut bei Bestrahlung geschmeidig zu halten (Hailo F, Bepanthen Augen- und Nasensalbe),
- Sonnenbrille bei Verlust von Augenwimpern zu tragen (Schutz vor intensivem Licht und Staub),
- kosmetische Möglichkeiten zu nutzen (Kosmetikseminare der DKMS-Life).

46.5.3 Therapiebedingte Mund- und Schleimhautveränderungen (Mukositis)
Die Epithelzellen der Schleimhäute gehören zu den Geweben, die permanent eine hohe Teilungsrate aufweisen. Physiologisch erneuert sich die Mukosa alle

10 – 14 Tage. Eine funktionierende Schleimhaut bietet einen effektiven Schutz gegenüber Bakterien, Viren und Pilzen. Bei einer Schleimhautschädigung kann die Funktionalität der Mukosa stark beeinträchtigt sein, sodass die Lebensqualität des Patienten deutlich eingeschränkt ist.

Anatomie und Physiologie
im Fokus

Funktionen der Mukosa (Schleimhaut) sind:
- **Sekretion** von Schleim, Speichel zur Befeuchtung, Enzyme in Mundhöhle und Magen
- **Resorption** von Nährstoffen, Wasser in Dünndarm und Dickdarm
- **Schutz** vor **mechanischer** Abnutzung in der Mundhöhle
- **Schutz** vor **chemischer** Schädigung im Magen (HCl)
- **Transport** des Kanalinhalts

Einige Zytostatika hemmen bereits nach 2 – 7 Tagen durch direkte Schädigung der Basalzellen die Regeneration und führen zu den typischen Charakteristika einer Entzündung, der so genannten Mukositis (lat. mucus = Schleim). Die Schleimhaut wird dünn und verletzungsanfällig. Die Schädigung der Schleimhäute in Mund, Rachen, Speiseröhre, Magen und Darm kann zu starken und schmerzhaften Beeinträchtigungen führen. In schweren Fällen kann die Nahrungsaufnahme unmöglich werden, sodass Patienten parenteral ernährt werden müssen.

Eine Schleimhautschädigung stellt eine besondere Gefährdung für den Patienten dar. Bakterien und Viren können ungehindert in den Körper eindringen und lebensbedrohliche Infektionen auslösen. Sekretions- und Resorptionsstörungen führen zu Mundtrockenheit, schmerzhaften Einrissen der Mukosa und zu Nährstoff- und Wasserverlusten.

Diarrhöen sind häufig die Folge einer Schleimhautschädigung.

Stomatitis. Die oralen Schleimhautveränderungen

- erschweren die Nahrungs- und Flüssigkeitsaufnahme,
- fördern die Appetitlosigkeit durch Geschmacksveränderungen und Schmerzen,
- reduzieren den Speiseplan auf wenige Nahrungsmittel und
- erschweren das Sprechen und führen zum sozialen Rückzug der Betroffenen.

Die Lebensqualität des Patienten ist häufig derart eingeschränkt, dass es schwierig sein kann, die Chemotherapie weiter durchzuführen. Die Stomatitis belastet auch die Angehörigen, wenn diese zusehen, wie der Patient leiden muss und sie selber nichts für den Kranken tun können.

Symptome. Die möglichen Symptome, die bei einer Stomatitis auftreten können, sind:

- Rötung, Beläge
- Aphthen (hirsekorngroße, vereinzelte, grauweißliche, schmerzhafte geplatzte Bläschen, in allen Teilen des Mundes, **Abb. 46.14**)
- Schwellungen
- Rhagaden (schmerzhafte Einrisse an den Mundwinkeln)
- Geschmacksveränderungen
- Schluckstörungen
- leichte bis starke Schmerzen
- Ulzerationen
- Mundtrockenheit (Xerostomie)
- Lippenbläschen, Zahnfleischbluten

Die World Health Organisation (WHO) unterscheidet bei der oralen Mukositis 5 Schweregrade:

- **Grad 0:** keine Symptome
- **Grad 1:** Rötungen, Wundsein, keine Ulzera
- **Grad 2:** Rötungen, Erosionen, kleine Ulzera, feste Speisen möglich
- **Grad 3:** Rötungen, Ulzerationen, Flüssignahrung erforderlich
- **Grad 4:** Stomatitis ist so ausgeprägt, dass eine parenterale Ernährung erforderlich ist

Chemotherapieinduzierte Stomatitis. Sie verläuft meist bilateral und betrifft die Mukosa des weichen Gaumens und der Wangen, die Zunge und den Mundboden. Sie tritt häufig am 7.–10. Tag nach Beginn der Therapie deutlich auf. Die Heilung nimmt je nach Schwere der Mukosadestruktion und Anstieg der Neutrophilenzahl 7–14 Tage in Anspruch.

Strahlentherapieinduzierte Stomatitis. Bei Kopf-Hals-Bestrahlungen ist fast

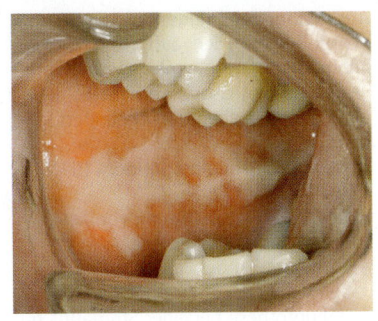

Abb. 46.14 Schwere orale Mukositis.

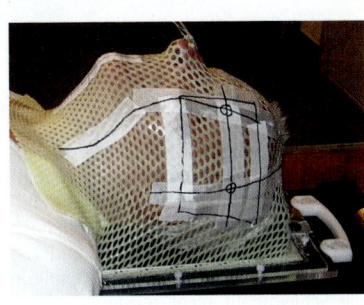

Abb. 46.15 Individuelle Maske mit eingezeichneten Bestrahlungsfeldern.

immer mit einer Stomatitis zu rechnen. Die radiotherapieinduzierte Mukositis ist hierbei meist auf das bestrahlte Feld begrenzt (**Abb. 46.15**).

Die Schleimhautentzündung tritt i. d. R. 2–3 Wochen nach Bestrahlungsbeginn auf und hat bei konventioneller Therapie ihren Gipfel in der 5.–6. Woche. Die Therapiefolgen der Bestrahlung können vorübergehende Reaktionen wie Stomatitis und Mundtrockenheit, aber auch Spätfolgen wie Stenosen, Zahnverlust, Kariesanfälligkeit und eine bleibende Xerostomie (irreversible Schädigung der Speicheldrüsen) sein.

Risikofaktoren und Schweregrad. Das Risiko für die Entstehung von Schleimhautentzündungen sowie der Schweregrad hängen von verschiedenen Faktoren ab. Bei Chemotherapien sind besonders die Art und Dosis der eingesetzten Therapie ausschlaggebend. Patienten, die eine Hochdosischemotherapie erhalten, leiden sehr häufig unter einer Mukositis. Bei der Strahlentherapie sind das Bestrahlungsfeld, die Art der Bestrahlung und die Gesamtdosis wichtige Faktoren für die Entwicklung einer Mukositis.

Pflegerische Maßnahmen und Empfehlungen zur Mundpflege

Die Auswirkungen einer Mukositis machen eine sorgfältige Prophylaxe von Entzündungen im Mund- und Rachenraum erforderlich. In erster Linie ist es die Aufgabe der Pflegenden, die Patienten sehr gut über die Zusammenhänge der Chemo- bzw. Strahlentherapie auf die Mundschleimhaut und die Immunabwehr, zu informieren. Der Patient soll befähigt werden, selbstständig und eigenverantwortlich Mundpflege und Mundinspektion durchzuführen und mögliche Veränderungen festzustellen. Gerade im Hinblick auf ambulante Patienten sind diese Informationen von entscheidender Bedeutung. Eine weitere wichtige Aufgabe der Pflegenden ist es, den Patienten zu instruieren und ihn immer wieder zu

motivieren, die Mundpflege durchzuführen. Dies gestaltet sich häufig als sehr schwierig, da die Mundpflege von den Patienten meist als sehr unangenehm empfunden wird.

Folgende Maßnahmen sollten zur Mundpflege durchgeführt werden:

- Patienten informieren
- Mund täglich mit Taschenlampe inspizieren (s. u.)
- auf sorgfältige Mundhygiene achten (s. u.)
- auf scharf gewürzte, gesalzene, geräucherte Speisen verzichten
- auf Nikotin, Alkohol und Kaffee verzichten oder einschränken
- gekühlte Speisen anbieten (Eiswürfel zum Lutschen)
- mechanische, physikalische und chemische Stressoren meiden
- für ausreichende Flüssigkeitszufuhr (zweieinhalb Liter pro Tag bei Erwachsenen) sorgen
- eine ausgewogene Ernährung anstreben
- bei Bedarf Schmerztherapie verabreichen
- Speichelfluss bei intakter Mukosa mit Kaugummis, sauren Bonbons, sauren Tees, gehackten Kräutern anregen
- Mundschleimhaut feucht halten (künstlicher Speichel, Zerstäuber mit gewünschter Flüssigkeit)

PRAXISTIPP Gefrorene Ananasstücke (Papain) wirken abschwellend und entzündungshemmend.

MERKE Patienten mit einer Xerostomie (Mundtrockenheit) sind Risikopatienten für eine orale Mukositis, Infektionen der Mundhöhle, Karies und Parodontose.

Tägliche Mundinspektion. Mit Taschenlampe beobachtet die Pflegende Zustand von Lippen, Mundschleimhaut, Zähnen, Zunge, Zahnfleisch, Rachen,

Stimme, Beschaffenheit und Menge des Speichels, Schluckvermögen.

Sorgfältige Mundhygiene. Dazu gehören die Säuberung, Spülung und Entfernung der Beläge, Zahnreinigung und Reinigung der Zahnprothesen sowie die Lippenpflege. Die Zahnreinigung erfolgt mit weicher Zahnbürste nach den Mahlzeiten. Die Mundspülungen werden nach den Mahlzeiten und zwischendurch durchgeführt. Mundspülungen sollten die Schleimhaut nicht reizen und alkoholfrei, für den Patienten wohlschmeckend, leicht verfügbar und kostengünstig sein. Zur Lippenpflege werden Bepanthen Augen- und Nasensalbe sowie Vaseline verwendet.

Mundspüllösungen sind z. B.:

- Stomatitislösung (antiseptisch, fungistatisch, granulationsfördernd)
- Kamillelösung (entzündungshemmend)
- Subcutin N-Lösung (schmerzlindernd)
- Chlorhexamed Forte 0,2 % (antiseptisch)
- Bepanthenlösung (unterstützt die Wundheilung)
- NaCl 0,9 % (reinigend, granulationsfördernd)
- Bepanthen-Thesit 1 % (wundheilend, schmerzlindernd)

Tees zur therapeutischen Mundpflege sind in *Tab. 46.9* zusammengefasst und in der Apotheke zu erwerben.

Anpassung der Pflegemaßnahmen

Wenn Beschwerden auftreten oder zunehmen, müssen die pflegerischen Interventionen angepasst werden. Folgende Maßnahmen sollten dann geändert werden:

- Mundspülhäufigkeit steigern (6 – 8-mal pro Tag)
- bei der Mundspüllösung von Tee zu Stomatitislösung wechseln
- Zähneputzen bei Blutungen unterlassen
- Zahnprothese bei einer Stomatitis nur zum Essen und in der Öffentlichkeit tragen
- Ernährung und Speisen an die Bedürfnisse des Patienten anpassen (Milchshakes, Pudding, Milchsuppen u. a.)
- von enteraler auf parenterale Ernährung umstellen
- gezielte Schmerzeinschätzung (gezielte Schmerzabfrage mit mittels Schmerzskala) und Schmerzmedikation (nach WHO- Stufenkonzept)

➤ **MERKE** Das oberste Ziel ist, die enterale Nahrungs- und Flüssigkeitsaufnahme so lange wie es geht aufrecht zu erhalten, da Essen und Trinken zu den wichtigsten Reinigungsmechanismen des Mund- und Rachenraumes zählen. ———

46.5.4 Therapiebedingte Diarrhö

Da nicht nur die Mundschleimhaut betroffen sein kann, sondern auch die (gastro)intestinale Schleimhaut, reagieren Patienten während einer medikamentösen Tumortherapie oder einer Strahlentherapie im Abdominal- und Beckenbereich häufig mit starken Durchfällen (Diarrhöen). Da auch hier die Epithelzellen und die Submukosa gleichermaßen betroffen sind, bilden sich Nekrosen und Ulzerationen. Die Folge dieses entzündlichen Prozesses sind Resorptionsstörungen, die dann zu starken Diarrhöen führen. Der Wasser- und Elektrolytverlust führt zu Symptomen und klinischen Befunden, die in *Tab. 46.10* zusammengefasst sind.

Wie schwer die Nebenwirkungen und Folgen für den Patienten sind, ist individuell sehr unterschiedlich. Neben der Chemo- oder Strahlentherapie spielt die patientenspezifische Prädisposition eine wichtige Rolle. Diarrhöen können die Befindlichkeit des Patienten erheblich beeinträchtigen, sodass sich zeitgerechte Therapien dadurch verzögern können.

Pflegemaßnahmen

Folgende pflegerische Interventionen bei Diarrhö sollten durchgeführt werden:

- Informationen an Patienten und Angehörigen:
  - hinsichtlich des Auftretens einer Diarrhö

Tab. 46.9 *Auswahl von Tees zur therapeutischen Mundpflege.*

Indikation	Wirkung	Durchführung
Kamillentee		
bei Entzündungen des Zahnfleisches und der Schleimhaut	entzündungshemmend, antibakteriell, beruhigend und schmerzlindernd	1 – 2 Teelöffel mit 150 ml kochendem Wasser übergießen, 10 Min. ziehen lassen und absieben
Salbeitee		
bei Entzündungen im Mund- und Rachenraum, bei Tumorwachstum oder Tumorzerfall im Mund- und Rachenraum	antibakteriell, fungistatisch, virostatisch, adstringierend, austrocknend durch Gerbstoffe	1½ Teelöffel geschnittene Blätter mit kochendem Wasser übergießen, 3 Min. ziehen lassen und absieben
Thymiantee		
bei Entzündungen des Mund- und Rachenraumes und zur unterstützenden Behandlung bei Soor und Mundgeruch	durchblutungsfördernd, antibakteriell, fungizid, desodorierend	1½ Teelöffel Thymian mit kochendem Wasser übergießen, 10 Min. ziehen lassen und absieben
Ringelblumentee		
bei Entzündungen des Mund- und Rachenraumes	desinfizierend, adstringierend, abwehrsteigernd	1 Teelöffel auf 150 ml Wasser, Aufguss 5 – 10 Min. ziehen lassen und absieben
Malventee		
bei Entzündungen des Mund- und Rachenraumes	schmerzlindernd, entzündungshemmend und heilend	3 – 4 Teel. getrocknete Blüten oder Blätter mit 200 ml kochendem Wasser übergießen, 10 Min. ziehen lassen, 3 – 4 Tassen pro Tag
Reisschleim		
zur Behandlung schmerzhafter Prozesse in Rachen und Speiseröhre		→ 30 ml Xylocain 4 % → 8 mg Fortecortin → 300 ml Reisschleim (aus Milch und Reisflocken)

Tab. 46.10 Symptome der Diarrhö und klinische Befunde.

Verlust von	subjektive Symptome	klinische/laborchemische Befunde
Wasser	→ Durst → Müdigkeit → Schwäche	→ verminderter Hautturgor → trockene Schleimhäute → Tachykardie → Oligurie → Gesamteiweiß ↑ → Hämatokrit ↑
Natrium	→ Wadenkrämpfe → Kopfschmerzen → Bewusstseinsstörungen	→ inkonstante Elektrolytverschiebungen
Kalium	→ Muskelschwäche	→ Herzrhythmusstörungen
Bikarbonat	→ Allgemeinzustand ↓ → Dyspnoe durch kompensatorisch verstärkte Atemarbeit	→ Hypotonie → Lethargie → kompensierte Azidose
Kohlenhydrate/Proteine	→ Schwäche → Verstärkung des Krankheitsgefühls	→ Gewichtsabnahme → Zeichen des katabolen Stoffwechsels

- dass eine verzögerte Diarrhö bei Gabe des Zytostatikums Irinotecan nach 2 – 4 Tagen auftreten kann
- über die Folgen und Auswirkungen einer Diarrhö
- über Medikamente und Interventionen
- gute Patientenbeobachtung:
  - Stuhlgang (Häufigkeit, Konsistenz, Farbe, Beimengungen, Volumen)
  - Schmerzen, Krämpfe
  - Zeitpunkt der Schmerzen
  - klinische Zeichen eines Volumenmangels
  - Zustand der Haut im Analbereich
  - ausreichende Flüssigkeits- und Elektrolytzufuhr
- sorgfältige Analhygiene:
  - Vermeidung von Verletzungen
  - Wundprophylaxe mit fetthaltigen Salben
  - sanfte Pflege (weiches Toilettenpapier, pH-neutrale Seife)
  - Vorsicht mit Suppositorien
  - keine rektale Temperaturmessung
- angepasste Ernährung:
  - leicht, fett-, milchzucker- und ballaststoffarm
  - kleine Mahlzeiten
  - Fencheltee, schwarzer Tee
  - Medikamentengabe nach Anordnung

46.5.5 Therapiebedingte Blutbildungsstörungen

! **DEFINITION** Die **Knochenmarkdepression** (syn. **Myelosuppression**) ist die Schädigung des Knochenmarks, die mit der Verminderung aller zellulären Anteile der Blutbildung einhergeht. Eine Knochenmarkschädigung ist häufige Nebenwirkung von Zytostatika- und Radiotherapien. Bei sehr schwerer Schädigung im Rahmen einer Knochenmarktransplantation (KMT) oder peripherer Stammzelltransplantation (PBSZT) spricht man häufiger von der **Knochenmarkaplasie** als von der Knochenmarkdepression. ─────────

Die zytotoxischen Effekte der Zytostatika auf das Knochenmark (Myelotoxizität) führen zu einem raschen Abfall der zirkulierenden Blutzellen. Die Auswirkungen zytostatischer Therapien auf die Blutbildung (Myelopoese) hängen sehr stark vom Zytostatikum, der Kombination ihrer Wirkstoffe, der Dosis und der Dauer der Behandlung ab.

Bei einer Hochdosistherapie liegen z. B. die Dosen der zellwachstumshemmenden Medikamente um das 3 – 10-fache über der üblichen Zytostatikadosierung. Das Ziel einer Hochdosistherapie ist, alle Tumorzellen im Körper komplett zu zerstören, was bei einigen Tumoren mit einer Dosissteigerung möglich wird. Eine Steigerung der Zytostatikadosis über den festgelegten Grenzwert ist aber nur dann möglich, wenn die Nebenwirkungen erfolgreich behandelt werden können. Im Falle der Myelotoxizität bedeutet dies, dass dem Patienten unmittelbar nach einer Hochdosistherapie gesunde Blutstammzellen übertragen werden (KMT, PBSZT), die die Blutbildung nach kurzer Zeit wieder in Gang setzen.

Ziel der Strahlentherapie ist die maximale Schädigung des Tumorgewebes bei gleichzeitig maximaler Schonung des umgebenden gesunden Gewebes durch ionisierende Strahlen. In bestrahlten Regionen mit Beteiligung des blutbildenden Gewebes kann es zu einer Verminderung der Blutzellen und bei entsprechender Dosis sogar zur Knochenmark-

aplasie kommen. Die Ganzkörperbestrahlung (TBI engl.: total body irradiation) wird in manchen Fällen vor einer allogenen (Fremdspender) Knochenmarktransplantation durchgeführt. Das Ziel dieser Bestrahlungsmethode ist die Abtötung der i. A. sehr strahlenempfindlichen Leukämie- oder Lymphomzellen sowie die Zerstörung der Knochenmarkzellen und Zellen des Immunsystems (B- und T- Lymphozyten), um das Anwachsen der Fremdspenderzellen zu ermöglichen. Vergleichsweise sind bei einer Ganzkörperbestrahlung 100 % und bei einer Bestrahlung des Beckens 15 – 35 % des gesamten blutbildenden Knochenmarks betroffen.

Im Rahmen zytostatischer Chemotherapien kommt es relativ häufig zur Einschränkung der Knochenmarkfunktion und dadurch zu einer unterschiedlich ausgeprägten Beeinflussung des peripheren Blutbildes. Die Folgen sind:
- Leukozytopenie
- Thrombozytopenie
- Anämie

Leukozytopenie

! **DEFINITION** **Leukozytopenie** (syn. **Leukopenie**) bezeichnet eine Verminderung der Gesamtleukozytenzahl (Granulozyten, Lymphozyten, Monozyten) unter 4000/µl. Dieser Wert ist unabhängig von Alter und Geschlecht. Unterschieden werden:
- **Granulozytopenie** (syn. **Neutropenie**): Verminderung der Granulozyten auf unter 1500/µl. Betroffen sind v. a. die neutrophilen Granulozyten, die den weitaus größten Anteil der Granulozyten ausmachen (die Neutropenie ist die häufigste Form der Leukozytopenie)
- **Agranulozytose:** Leukozytopenie unter 1000/µl mit weitgehendem oder völligem Fehlen der Granulozyten im peripheren Blut
- **Lymphozytopenie:** Verminderung der Lymphozyten unter 1000/µl im peripheren Blut bei Patienten mit Infektionskrankheiten, Morbus-Hodgkin-Lymphomen und bei fortgeschrittener HIV- Erkrankung

Zum besseren Verständnis sind in *Tab. 46.11* die Normalwerte des Blutes aufgeführt.

Die Leukozytopenie ist i. d. R. die Folge einer Chemo- und/oder Radiotherapie. Sie kann aber auch durch den Tumor selber bedingt sein (z. B. akute Leukämie, myeloplastisches Syndrom MDS, aplastisches Syndrom), oder in sel-

Tab. 46.11 *Blutbild (Referenzbereiche für Erwachsene).*

Parameter	Konventionelle Einheit
Erythrozyten	
→ Männer	→ 4,6 – 6,2 Mio./µl
→ Frauen	→ 4,2 – 5,4 Mio./µl
Retikulozyten	5 – 24 ‰
Thrombozyten	150 000 – 400 000/µl
Leukozyten	4800 – 10 000/µl
→ stabkernige neutrophile Granulozyten	→ 3 – 5 %
→ segmentkernige neutrophile Granulozyten	→ 50 – 70 %
→ basophile Granulozyten	→ 0 – 1 %
Lymphozyten	25 – 40 %
Monozyten	2 – 8 %
Hämoglobin (Hb)	
→ Männer	→ 14 – 18 g/dl
→ Frauen	→ 12 – 16 g/dl
Hämatokrit (HK)	
→ Männer	→ 40 – 52 %
→ Frauen	→ 37 – 47 %

tenen Fällen durch allergische oder toxische Reaktionen auf bestimmte Medikamente oder durch virale Infektionen ausgelöst werden.

Bei der Leukozytopenie können alle Leukozyten oder nur bestimmte Unterformen verringert sein. Sie kann isoliert oder in Kombination mit einer Anämie und/oder Thrombozytopenie auftreten.

Symptome und Komplikationen einer Infektion bei Neutropenie

Die neutrophilen Granulozyten sind Teil des unspezifischen Abwehrsystems und wichtig für die Abwehr von Infektionen. Da die Neutrophilen ca. zwei Drittel der Leukozyten ausmachen, steigt das Infektionsrisiko bei Granulozytenwerten unter 1000/µl merklich an. Das Infektionsrisiko hängt in erster Linie von der Schwere der Neutropenie ab. Für die therapeutischen und pflegerischen Maßnahmen spielen aber nicht nur die Granulozytenwerte, sondern auch die Dauer der Neutropenie, die Grunderkrankung, der Allgemeinzustand des Patienten sowie die Form der Behandlung (Hochdosistherapie, KMT) eine wichtige Rolle. Patienten mit einer länger als 10 Tage anhaltenden schweren Neutropenie (< 100 Neutrophile/µl) entwickeln in mehr als 80 % der Fälle Infektionen.

MERKE Das Risiko einer Infektion wird entscheidend durch das Ausmaß und die Dauer der Neutropenie bestimmt.

Klinische Symptome wie Müdigkeit, Schwäche und Schweißausbrüche können während der neutropenischen Krankheitsphasen ohne Beteiligung einer Infektion auftreten.

In erster Linie ist bei neutropenischen Patienten das Risiko für **bakterielle Infektionen** erhöht. Diese können durch grampositive oder gramnegative Erreger (S. 610) hervorgerufen werden, die v. a. physiologisch im Mund-Rachen-Bereich, Rektal-Genital-Bereich und der Haut lokalisiert sind und sich durch das Fehlen der Neutrophilen ungestört vermehren und im Körper verteilen können. Bis zu 80 % der Infektionserreger stammen aus der endogenen Flora des Patienten.

Es sind aber nicht nur die körpereigenen Erreger, die Infektionen auslösen können. Die so genannten **nosokomialen Infektionen** (Krankenhausinfektionen, Kreuzinfektionen) stellen für den abwehrgeschwächten Patienten ein besonders hohes Risiko für eine Infektion dar. Quellen solcher nosokomialen Infektionen (S. 484) sind:

- Patienten
- Personal (Pflegende, Ärzte, Physiotherapeuten, MTA)
- Besucher
- Blutderivate, transplantiertes Knochenmark
- invasive medizinische Hilfsmittel (Venenkatheter, Harnwegskatheter, Endotrachealtuben)
- Infusionen
- Luft

Intensive Chemotherapien können z. T. eine erhebliche Schädigung der Schleimhäute verursachen, was sich in Erosionen und Ulzera äußert. Die Schädigung der natürlichen Mukosabarriere ermöglicht dann eine deutliche Zunahme der Keimeinschwemmung, der langfristig neutro-

penische Patienten nahezu schutzlos ausgeliefert sind.

Die klinischen Symptome von Infektionen bei leukopenischen Patienten variieren in Abhängigkeit von der Art des Krankheitserregers, der jeweiligen Abwehrlage des Patienten und der betroffenen Gewebe und Organe. Anfangs bestehen grippeähnliche Symptome wie erhöhte Körpertemperatur (> 38 °C), Schüttelfrost, Kopfschmerzen, Halsschmerzen, allgemeine Gelenkbeschwerden, Appetitlosigkeit und Übelkeit. Im weiteren Krankheitsverlauf können eine Tonsillitis, eine Otitis media, eine Mukositis des Verdauungstraktes und/oder Urogenitaltraktes folgen.

Bei langandauernden Neutropenien kommt es häufig zu pulmonalen Infektionen und durch intensive Antibiotikatherapien auch zu Pilzinfektionen (insbesondere Candida albicans und Aspergillus).

MERKE Aus kleinen Verletzungen oder banalen Erkältungen kann sich in kürzester Zeit ein lebensbedrohlicher Zustand entwickeln.

Sepsis. Die größte Gefahr der Neutropenie ist die Entstehung einer Sepsis – einer Allgemeininfektion des Patienten, die sich über das Blut in alle Organe verteilen kann. Die gefährlichen Komplikationen ergeben sich aus den jeweiligen Organbeteiligungen. So können sich Krankheitserreger im Gehirn absiedeln und eine massive Zerstörung von Nervenzellen verursachen. Eine mögliche Folge der schweren Kreislaufschwäche des Sepsispatienten ist das so genannte Multiorganversagen. Es kann im weiteren Verlauf zu Störungen des Gerinnungssystems mit spontanen Blutungen im Körperinneren kommen. Die Überschwemmung des Organismus mit Giftstoffen, die von den Erregern freigesetzt werden, bewirkt schließlich einen Schockzustand. Jede einzelne dieser Komplikationen kann zum Tod des Patienten führen.

MERKE Eine akute febrile Leukopenie ist immer ein medizinischer Notfall!

Prophylaktische Maßnahmen zur Infektionsvermeidung

Infektionen bei Tumorpatienten zählen zu den häufigsten Morbiditäts- bzw. Mortalitätsursachen. Die prophylaktischen Maßnahmen zur Infektionsvermeidung erhalten im stationären wie auch im ambulanten Bereich dadurch einen hohen Stellenwert.

Vor und während einer Tumortherapie müssen Patienten und deren Angehörige sowohl über die Wirkungsweise als auch über mögliche Auswirkungen einer Tumortherapie sowie über Verhaltensweisen und vorbeugende Maßnahmen ausreichend informiert werden.

Die hygienischen Vorsichtsmaßnahmen variieren z. T. von Klinik zu Klinik. Die folgenden Informationen gelten nicht nur für Patienten, sondern auch für das therapeutische Team und Besucher der Patienten:

- konsequente Händedesinfektion (S. 488) immer vor Kontakt mit dem Patienten durchführen (Ärzte, Pflegende, Patienten untereinander, MTA, Physiotherapeuten, Besucher
- Händedesinfektion nach jedem Toilettengang durchführen
- therapeutisches Team trägt Mundschutz bei Hochrisikopatienten (Leukozytenwerte < 1000/µl)
- Besucher tragen Mundschutz und Kittel bei Hochrisikopatienten
- Patienten tragen Mundschutz und Kittel beim Verlassen des Zimmers bei Leukozytenzahlen < 1000/µl
- Sprühdesinfektion/Wischdesinfektion von Dusche, WC, Toilettenstuhl, Stethoskop täglich durchführen
- Zimmerhygiene (tägliche Wischdesinfektion) durchführen
- für eine adäquate Patientenunterbringung sorgen (1 – 2-Bettzimmer mit eigener Nasszelle und sterile Einheit nach allogener KMT)
- Vernebler vermeiden
- Besuch von Kindern unter 10 Jahren nicht gestatten (virusbedingte „Kinderkrankheit")
- kein Besuch von erkrankten Besuchspersonen zulassen
- Menschenansammlungen meiden
- potenziell hochkontaminierte Nahrungsmittel meiden (frisches Obst und Gemüse, rohes Fleisch, roher Fisch, Produkte mit rohen Eiern, Frischkäse, Schimmelkäse, Nüsse, Müsli, Trockenobst, Fruchtsäfte)
- Obst und Gemüse stets schälen, bzw. intensiv abwaschen
- keine Topfpflanzen oder Schnittblumen mitbringen
- Kontakte zu Haustieren vermeiden

Medizinische Maßnahmen bei Neutropenie

Folgende medizinische Maßnahmen müssen/sollten durchgeführt werden:
- Eine prophylaktische Antibiotikagabe bei Leukozytenwerten < 1000/µl und

bei Hochdosistherapie ab Beginn der Zytostatikatherapie sollte erwogen werden.
- Bei ersten klinischen Verdachtszeichen einer Infektion muss die sofortige Gabe von Antibiotika erfolgen, bevor Kulturresultate und Resistenzbestimmungen vorliegen.
- Antimykotische Prophylaxe (z. B. Ampho-Moronal) bei Leukozytenwerten < 1000/µl, bei Hochdosistherapie ab Beginn der Zytostatikagabe verabreichen.
- Antivirale Prophylaxe nur nach allogener Transplantation, ansonsten antivirale Therapie bei Auftreten von Virusinfektionen durchführen.
- Prophylaktische Gabe hämatopoetischer Wachstumsfaktoren (G-CSF) bei hoher Wahrscheinlichkeit infektiöser Komplikationen während der Neutropenie erwägen.
- Täglich Blutbildkontrollen durchführen.
- Blutkulturen und Resistenzbestimmungen bei Fieber > 38 °C anlegen.
- Symptomatische Maßnahmen durchführen

Pflegerische Maßnahmen bei Neutropenie

Pflegerische Maßnahmen haben bei Patienten mit langandauernder Neutropenie einen hohen Stellenwert. Die natürlichen Haut- und Schleimhautbarrieren sind durch lang liegende zentralvenöse Verweilkatheter, Haut- und Schleimhautläsionen im Rahmen der Radio- und/oder Chemotherapie gestört und können zu Eintrittspforten pathogener Krankheitserreger werden. Daher ist es für das therapeutische Team, die Patienten und Angehörigen besonders wichtig, auf Anzeichen einer möglichen Infektion zu achten, damit eine entsprechende Therapie rechtzeitig eingeleitet werden kann.

> **MERKE** Die **5 Kardinalsymptome** einer Infektion sind:
> - Schwellung (Tumor)
> - Schmerz (Dolor)
> - Rötung (Rubor)
> - Überwärmung (Calor) → Fieber !
> - Funktionseinschränkung (Functio laesa)
>
> Weitere Zeichen sind:
> - Geruch (Odor)
> - Taschenbildung (z. B. Zahnfleisch)
> - Laborwerte (CRP erhöht)

Folgende Maßnahmen sollten von Pflegenden durchgeführt werden:

- täglich Haut- und Schleimhautbereiche und alle Kathetereintrittsstellen inspizieren
- Beschwerden beim neutropenischen Patienten beachten:
  - erhöhte Körpertemperatur (> 38 °C) mit oder ohne Schüttelfrost
  - Schmerzen, Juckreiz, Druckempfindlichkeit
  - Diarrhöen
  - Husten und Atemnot
  - Schmerzen beim Wasserlassen oder häufiges Wasserlassen
- täglich Vitalparameter (Temperatur, Blutdruck, Puls) erfassen
- bei Verbands- und Zuleitungswechsel hygienisch arbeiten (alle 48 Std., außer wenn Verbände durchfeuchtet sind, dann häufiger)
- bei der Portpflege aseptisch arbeiten
- Hautpflege mit neutraler Creme oder Lotion auf Wasser-Öl-Basis durchführen
- beim Patienten auf Körperhygiene achten:
  - regelmäßige Mundpflege (S. 298)
  - sorgfältige perineale Hygiene nach jedem Toilettengang (Intimpflege, Händewaschen)
  - Nägel schneiden vermeiden
  - täglich Wäschewechsel (möglichst Baumwolle tragen)
  - Badeschuhe beim Duschen tragen (Schutz vor Fußpilz)
  - Körperpflege mit (Einmal)-Waschlappen
- unnötige invasive Eingriffe vermeiden
- Patienten zum regelmäßigen Atemtraining auffordern
- Besucher auf Infektionsanzeichen überprüfen
- ärztliche Anordnungen ausführen

Häusliche Pflege im Fokus

Bei ambulanten Patienten mit einer Neutropenie ist es erforderlich, die häusliche Umgebung der veränderten Lebenssituation anzupassen. Es ist daher wichtig, Patienten und Angehörige von Beginn der Therapie an in pflegerische Maßnahmen einzubeziehen und pflegerische Handlungsabläufe mit ihnen einzuüben, damit ambulante Therapien möglichst ohne Komplikationen ablaufen.

Thrombozytopenie

> **DEFINITION** Die **Thrombozytopenie** ist die Verminderung von Thrombozyten, die mit einer erhöhten Blutungsneigung einhergeht. Bereits bei

Thrombozytenzahlen von < 150 000/µl spricht man von einer Thrombozytopenie. Die Blutungsbereitschaft steigt mit abnehmender Thrombozytenzahl, wobei sie sich bei Thrombozytenwerten < 30 000/µl beträchtlich verstärkt (Normalwerte s. **Tab. 46.11**).

Symptome

Thrombozytopenien haben ein weites Ursachenspektrum. Der menschliche Körper toleriert erniedrigte Thrombozytenwerte ohne merkliche Schäden oder klinische Ausfallerscheinungen. Es kann bei den betroffenen Patienten zu kleineren Hämatomen, Nasen- und Zahnfleischbluten oder zu Einblutungen in die Gelenke kommen. Hierbei merken die Patienten häufig selbst, dass Blutungen bei Verletzungen länger dauern als üblich (Blutungszeit überschreitet den Normwert von 6 Min.). Das Risiko für eine Blutung steigt, je niedriger die Thrombozytenwerte sind. Für das Auftreten von Blutungen kann leider kein allgemeingültiger Grenzwert angegeben werden, da dieser von Patient zu Patient erheblich schwanken kann. Bei Thrombozytenzahlen von < 30 000/µl kann es aber ohne äußere Einwirkungen zu Einblutungen an Haut und Schleimhäuten, in schweren Fällen sogar zu lebensbe-

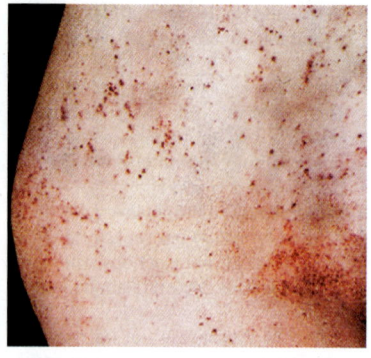

Abb. 46.16 Petechien. Zu sehen sind stecknadelkopfgroße, flohstichartige Blutungen bei Thrombozytopenie.

drohlichen Spontanblutungen (z. B. Hirnblutungen), kommen.

Häufig auftretende Blutungen sind:
- rezidivierende Nasen- oder Zahnfleischblutungen
- Petechien, oft primär an den unteren Extremitäten (**Abb. 46.16**)
- flächenhafte Hautblutungen (Hämatome)
- Blutungen des Gastrointestinaltraktes
- Blutungen des Urogenitaltraktes
- Blutungen des Atemtraktes

- intrazerebrale Blutungen
- Blutungen von Wunden mit verlängerter Blutungszeit bei invasiven Eingriffen
- Blutungen aus Einstichstellen, z. B. nach venöser oder kapillärer Blutentnahme

Medizinische Maßnahmen

Die medizinischen Maßnahmen richten sich nach den jeweiligen Thrombozytenwerten. Im Allgemeinen werden Patienten mit Thrombozytenwerten < 20 000/µl symptomatisch mit Thrombozytentransfusionen (TK) behandelt. Dies umfasst:
- regelmäßige Kontrolle der Thrombozytenwerte
- Thrombozytentransfusion (bei niedrigen Thrombozyten und/oder bei Blutungszeichen)
- diagnostische Maßnahmen bei auftretenden Symptomen, z. B. Gastroskopie, CT, MRT
- Verabreichung fibrinolysehemmender Medikamente (z. B. Anvitoff)

➤ **MERKE** Patienten mit einer Thrombozytopenie sollten keine Medikamente einnehmen, die die Thrombozytenaggregation hemmen, z. B. Azetylsalizylsäure.

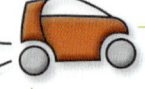

Häusliche Pflege im Fokus

Prophylaktische Maßnahmen zur Vermeidung von Blutungen

Im Hinblick auf die ambulante Weiterbehandlung stellt die Weitergabe von umfassenden Informationen an den Patienten und seine Angehörigen einen wichtigen Pfeiler der Pflege dar. Vor der Entlassung stationärer und ambulanter Patienten ist ein ausführliches Gespräch über die Blutungszeichen sowie die prophylaktischen und therapeutischen Maßnahmen bei potenziellen bzw. auftretenden Blutungen zu führen. Folgende detaillierte Informationen sollten in dem Gespräch vermittelt werden:
- übermäßige Anstrengungen vermeiden
- unnötige invasive Eingriffe, z. B. Punktionen, Injektionen, Katheterisierung vermeiden

- im Umgang mit spitzen Gegenständen (Nagelschere, Nassrasierer) vorsichtig sein
- Nassrasur vermeiden
- keine einengende, abschnürende Kleidung tragen
- Nasenschleimhaut feuchthalten:
  - durch Nasensalben und Nasenöle,
  - genügende Trinkmenge,
  - angefeuchtete Luft, gut belüftete Räume
- Nase nur sanft schnäuzen
- weiche Zahnbürste zur Zahnreinigung verwenden, ggf. Watteträger
- auf Druckstellen von Zahnprothesen achten
- Lippen feucht und geschmeidig halten, z. B. mit Vaseline; keine glyzerinhaltigen Lippenpflegemittel benutzen, da dies zu weiterer Austrocknung führt

- auf den Konsum von harten, heißen oder stark gewürzten Speisen verzichten
- Stuhl weich halten, z. B. durch Aufnahme von Dörrobst, Sauerkrautsaft, Milchzucker
- auf rektale Temperaturmessung verzichten
- Gleitmittel beim Geschlechtsverkehr benutzen
- Menstruationsblutung durch Hormongaben unterdrücken

Die Patienten und ihre Angehörigen müssen auf eine gute Haut- und Schleimhautbeobachtung hingewiesen werden. Schon während des Krankenhausaufenthalts sollten sie mit in die Haut- und Schleimhautbeobachtung bzgl. Blutungszeichen einbezogen werden. So erlangen sie Kompetenz und Sicherheit für die Versorgung im häuslichen Umfeld.

Pflegerische Maßnahmen

Höchste Priorität hat die sorgfältige Beobachtung des Patienten hinsichtlich auftretender Blutungen und Blutungsanzeichen. Mögliche Zeichen einer ausgeprägten Blutung sind z. B. Tachykardie und Hypotonie; bei intrazerebraler Blutung kann es zu Vigilanzveränderungen kommen. Es ist wichtig, diese Zeichen sofort zu erkennen und schnellstens zu reagieren, um mögliche Komplikationen zu verhindern.

Maßnahmen bei auftretenden Blutungen

Sofern man bei Patienten Blutungszeichen erkennt, sollte Rücksprache hinsichtlich der Thrombozytenwerte und weiterer Maßnahmen mit dem behandelnden Arzt erfolgen.

Maßnahmen bei Nasenbluten.
- Coldpack in den Nacken legen (Vasokonstriktion)
- Kopf nach vorne beugen
- Nasenflügel zusammendrücken
- Nasentropfen (z. B. Nasivin) verabreichen (Vasokonstriktion)
- ggf. Nasentamponade anlegen, befeuchtet mit blutungsstillenden Medikamenten, z. B. Anvitoff

Maßnahmen bei Blutungen im Magen-Darm-Trakt.
- Symptome wie Teerstuhl, blutiges Erbrechen beachten
- Vitalzeichenkontrolle (insbesondere Blutdruck und Puls)
- Medikamente nach Anordnung des Arztes verabreichen (z. B. Pantozol)

Maßnahmen bei Hautblutungen.
- Druckverband bei stark blutenden Wunden anlegen
- Coldpacks verwenden (Vasokonstriktion)

Bei der Transfusion von Thrombozytenkonzentraten muss die Überwachung des Patienten nach den Transfusionsvorschriften erfolgen.

Anämie

Die Anämie stellt die häufigste hämatologische Komplikation bei onkologischen Patienten dar.

! DEFINITION Die **Anämie** ist ein Abfall der Erythrozyten, des Hämoglobins und des Hämatokrits. Nach den Leitlinien der EORTC (European Organisation for Research on Treatment of Cancer) wird eine Anämie als Abfall des Hämoglobin(Hb)-Spiegels < 12 g/dl definiert. Umgangssprachlich wird die Anämie auch als Blutarmut bezeichnet. Zum besseren Verständnis s. Normalwerte (*Tab. 46.11*).

Es gibt verschiedene Formen der Anämie:
- Anämie durch einen erhöhten Blutverlust
- Anämie durch verminderte Erythropoese (z. B. Eisenmangelanämie)
- aplastische Anämie (Knochenmarksuffizienz mit Störung aller 3 Zellreihen der Blutbildung, S. 1209)
- Anämie infolge eines erhöhten Erythrozytenabbaus (z. B. Sichelzellanämie)

Die Ursachen der Anämie können bei Tumorpatienten sowohl tumor- als auch therapiebedingt sein.

Symptome

Die Auswirkungen der Anämie auf die Funktion verschiedener Organe, die körperliche Leistungsfähigkeit und die Psyche der Betroffenen sind individuell sehr unterschiedlich.

Ältere Patienten mit Herz-Kreislauferkrankungen reagieren, im Gegensatz zu jüngeren Patienten, oft schon bei geringgradigen Anämien, mit ausgeprägten Symptomen. Im Vordergrund steht die verminderte körperliche Leistungsfähigkeit. Bei zunehmender Anämie kann es soweit gehen, dass die Betroffenen unfähig sind, ihre alltäglichen Verrichtungen auszuüben. Der Tumorerschöpfung, eine mit Anämie auftretende quälende Müdigkeit (Fatigue), kommt hierbei eine besondere Bedeutung zu, da diese die Lebensqualität der Patienten erheblich einschränken kann.

Mögliche Krankheitszeichen und Symptome einer Anämie sind:
- Haut- und Schleimhautblässe
- Tachykardie (Herzrasen)
- Kurzatmigkeit, Schwäche, Kopfschmerzen
- Müdigkeit (Fatigue), Antriebslosigkeit
- Schwindel, Benommenheit
- orthostatische Regulationsstörungen, Übelkeit
- Sehstörungen (z. B. Flimmern)
- verminderte Leistungsfähigkeit
- Libidoverlust
- schwache oder aussetzende Menstruationsblutung
- Sturzneigung

In der Regel treten mehrere Symptome gleichzeitig auf. Die Schwere der genannten Symptome hängt vom Allgemeinzustand des Patienten ab und davon, wie schnell sich die Anämie entwickelt hat.

Da Erythrozyten eine Lebensdauer von 100 – 120 Tagen haben, entwickelt sich eine Anämie i. d. R. nicht so schnell wie eine Thrombo- bzw. Leukozytopenie, da diese Zellen wesentlich kurzlebiger sind. Der Körper hat dadurch mehr Zeit,

sich den veränderten Verhältnissen anzupassen.

Medizinische Maßnahmen

Die medizinischen Maßnahmen hängen von der Höhe des Hämoglobinwertes und den auftretenden Symptomen ab. Es ist wichtig,
- die Ursache der Anämie abzuklären,
- regelmäßige tägliche Blutbildkontrollen durchzuführen,
- die Transfusion von Erythrozyten je nach Wert bzw. Symptomatik anzuordnen (i. d. R. bei Hb-Wert < 8,0 g/dl) und
- ggf. Wachstumsfaktoren zu verabreichen (z. B. Erythropoetin).

Pflegerische Maßnahmen

Aufgabe der Pflegenden ist es, den Patienten sorgfältig zu beobachten und das Aktivitätsspektrum den aufgetretenen Symptomen anzupassen. Ein Problembewusstsein muss sowohl bei Patienten, Angehörigen und Fachpersonal geschaffen werden, da die Symptome der Anämie, insbesondere von Fatigue, häufig unterschätzt werden.

Folgende Maßnahmen werden durchgeführt:
- über Symptome der Anämie aufklären
- Hilfestellungen geben
- für ausreichend Erholungsphasen sorgen
- Aktivitäten priorisieren
- langsam aufstehen, ggf. Mobilisation unterstützen
- ausreichend Flüssigkeit zuführen
- Vitalzeichen kontrollieren
- Hilfsmittel für die Klinik und zuhause beantragen (z. B. Rollator)
- Wohnraum anpassen, um Stürze zu vermeiden
- Krankenhausumgebung sicher gestalten
- bei Erythrozytentransfusionen den Patienten nach Transfusionsvorschriften überwachen

➥ MERKE Die subjektiven Empfindungen des Patienten müssen in der Planung der Pflegemaßnahmen stets berücksichtigt werden.

46.5.6 Therapiebedingte Ernährungsstörungen

Ernährungsstörungen treten i. d. R. bei allen Tumorpatienten im Laufe ihrer Erkrankung und während der Behandlung auf. Die Folge von Ernährungsstörungen ist fast immer ein ungewollter Gewichtsverlust, der schließlich zu einer Mangelernährung führt.

! **DEFINITION** Eine **Mangelernährung** entsteht, wenn die Aufnahmemenge an Energie und Nährstoffen nicht den Energie- und Nährstoffbedürfnissen einer Person entspricht. _____

Viele Krebspatienten haben bereits vor der Diagnosestellung erheblich an Gewicht verloren, bevor sie selbst oder der behandelnde Arzt auf die Erkrankung aufmerksam werden. Ernährungszustand und Gewichtsverlust bei Tumorpatienten haben einen gravierenden Einfluss auf die Lebensqualität, den Behandlungsverlauf und -erfolg sowie auf die Überlebenszeit (*Abb. 46.17*). Nahezu alle Krebserkrankungen verursachen in den letzten Lebensmonaten vor dem Tod einen dramatischen Gewichtsverlust.

Ursachen ungewollten Gewichtsverlusts und Mangelernährung

Die Ursachen des krankheitsbedingten Gewichtsverlusts sind sehr vielfältig. Neben dem erhöhten Energie- und Nährstoffbedarf des Körpers, infolge zehrender Tumoren und Therapien, sind häufig die auftretenden Nebenwirkungen der Therapien Ursache des Gewichtsverlusts und der Mangelernährung. In jedem Stadium einer Krebserkrankung kann ein Gewichtsverlust auftreten. Folgende Ursachen führen zu Gewichtsverlust und Mangelernährung:

Stoffwechselveränderungen beim Tumorpatienten. Sie führen zu Verlust an Fett und Muskelmasse (Glukoseumsatz erhöht, Fettabbau erhöht, Abbau von Muskeleiweiß).

Störungen der Nährstoffaufnahme. Die Nahrungsaufnahme ist gestört durch:
- Appetitlosigkeit
- unzureichende Ernährung, bedingt durch Schmerzen und Tumor
- verändertes Geschmacks- und Geruchsempfinden
- Kau-/Schluckbeschwerden
- Mundtrockenheit, Mukositis
- Speichelveränderungen
- Obstipation, Völlegefühl und Blähungen
- erhöhten Bedarf an Kalorien und Nährstoffen, bedingt durch die Grunderkrankung
- krankheitsbedingte Angst und Beklemmungszustände
- Tumorbehandlungen (Chemo-, Strahlentherapie, Operation)
- Erschöpfung, Atemnot, Muskelschwäche

Verlust an Nährstoffen. Wichtige Nährstoffe gehen verloren bei:
- Diarrhö, Verdauungsstörungen
- Übelkeit und Erbrechen (Zytostatika, Bestrahlung)

Störungen des Nährstoffstoffwechsels. Der Nährstoffwechsel ist gestört
- nach Operationen,
- durch Komplikationen wie Fieber,
- durch Entzündungen.

Folgeerscheinungen der Mangelernährung

Mangelernährte Patienten haben deutlich mehr Nebenwirkungen unter der Tumortherapie. Neben der starken Beeinträchtigung und zusätzlichen Belastung bedeutet dies für viele eine erhöhte Pflegebedürftigkeit und einen längeren Krankenhausaufenthalt.

Es gibt viele Untersuchungen, die belegen, dass eine krankheitsbedingte Mangelernährung zu einer erhöhten Morbidität, zu verminderter Lebensqualität, zu reduzierter Muskelkraft und zu Einschränkungen anderer Körperfunktionen führt. Neben der Verschlechterung der Prognose erhöht sich bei vorliegender Mangelernährung die Komplikations- und Sterberate.

Eine Mangelernährung führt zu
- schlechtem Allgemeinzustand,
- erhöhten Komplikationsraten nach Operationen (verlängerte Konvaleszenz und längere Klinikaufenthalte),
- Schwächung des Immunsystems (Steigerung der Infektanfälligkeit),
- Verschlechterung der Wundheilung (z. B. verzögertes bzw. nicht-Abheilen von Dekubitus),
- Muskelschwäche (führt zu reduzierter Mobilität und erhöhtem Sturzrisiko),
- Beeinträchtigung des Stoffwechsels (s. o.),
- verringerter Verdauungs- und Resorptionsfunktion,
- Verminderung von Enzymaktivitäten,
- Störungen der Organaktivität (z. B. reduziertes Herzvolumen),
- verminderter Toleranz gegenüber onkologischer Therapien,
- verzögertem Wachstum und gestörter Entwicklung bei Kindern,
- geschwächten psychologischen Funktionen (Apathie und Depressionen, schlechte Konzentrationsfähigkeit),
- reduzierter Lebensqualität (Stimmung und Wohlbefinden),
- Verschlechterung der Prognose.

Diagnostik der Mangelernährung

Es gibt verschiedene Möglichkeiten, eine Mangelernährung zu diagnostizieren:
- Körpergewichtsbewertung nach Body-Maß-Index (BMI, S. 320) Formel: Körpergewicht in kg geteilt durch die Körperlänge in m^2 (< 18 = Mangelernährung bezogen auf Energie, Nähr- und Wirkstoffe)
- bioelektrische Impedanzanalyse (BIA): computergestützt unter Berücksichtigung von Körpergröße, Gewicht, Alter, Geschlecht, wird der Wassergehalt, die Fettmasse, die fettfreie Masse, die Körperzellmasse, die Körperdichte und der Grundumsatz berechnet
- Laborparameter (z. B. Albumin, CRP, Elektrolyte, Vitamine u. a.)
- klinischer Blick

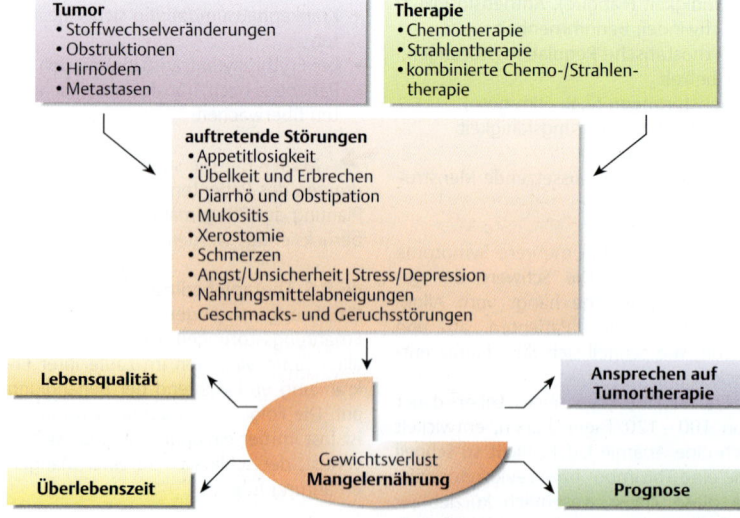

Abb. 46.17 Auswirkungen von Gewichtsverlust und Mangelernährung.

Tumorkachexie

Die schwerste Form der krankheitsbedingten Mangelernährung bei Tumorpatienten ist die Tumorkachexie (griech: „schlechter Zustand"). Die Kachexie ist eine spezielle metabolische Form der tumorassoziierten Mangelernährung, die v. a. bei fortgeschrittenen Tumorsituationen auftritt. Die Kriterien für eine Tumorkachexie sind die Kombination aus Mangelernährung und systemischer Entzündungsreaktion:

1. Mangelernährung: Gewichtsverlust von mind. 10 % des gesunden Ausgangsgewichts
2. Nachweis systemischer Entzündungsmarker, z. B. Anstieg von CRP und Abfall von Albumin

Um den Beginn einer Kachexieentwicklung möglichst früh zu erfassen, sollte regelmäßig das Gewicht kontrolliert (alle 1 – 2 Wochen) sowie der Gewichtsverlauf dokumentiert werden. Die Kontrolle der Laborparameter (CRP und Albumin im Serum alle 4 Wochen) zeigen frühzeitig die Aktivierung systemischer Entzündungsprozesse. Der Appetit und die Nahrungsaufnahme des Tumorpatienten müssen bei der Einschätzung mit berücksichtigt werden. Müdigkeit, Erschöpfung und ein schlechtes Allgemeinbefinden können erste Anzeichen einer Mangelernährung sein.

Situation des Patienten

Die Mangelernährung stellt nicht nur für den Betroffenen, sondern auch für die Angehörigen und das therapeutische Team ein großes Problem und damit eine große Herausforderung dar. Fast jeder Krebspatient hat Angst vor dem Abnehmen, weil der Gewichtsverlust unbewusst mit einem Fortschreiten der Tumorerkrankung verbunden wird. Die Angehörigen versuchen alles, um das Fortschreiten der Gewichtsabnahme zu verhindern. Mit dem Kochen von Lieblingsgerichten und dem häufigen Auffordern, etwas zu essen, kommt es nicht selten zu Konfliktsituationen zwischen den Partnern oder Eltern und ihren Kindern. Angehörige und Pflegende sollten keinen Druck betreffend der Nahrungsaufnahme auf den Patienten ausüben. Die Beteiligten sollten herausfinden, was in der gegenwärtigen Situation dem Patienten am besten hilft.

Wenn während der Chemo- und/oder Strahlentherapie keine Ernährungsstörungen auftreten, benötigt der Tumorerkrankte meist keine spezielle Nahrung. Er kann sich mit einer ausgewogenen, leicht verdaulichen, abwechslungsreichen sowie vitamin- und mineralstoffreichen Kost, die nach seinen Wünschen und Bedürfnissen (Wunschkost) zusammengestellt ist, ernähren.

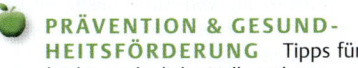 **PRÄVENTION & GESUNDHEITSFÖRDERUNG** Tipps für eine leicht verdauliche Vollwertkost:

- abwechslungsreiches Essen
- mehrere kleine Mahlzeiten
- reichlich Gemüse (gekocht, Gemüsesaft)
- regelmäßig Obst (Zitrusfrüchte, Schälobst)
- keine Nüsse
- Getreide- und Getreideerzeugnisse aus Vollkornprodukten bevorzugen
- Milchprodukte, Frischkäse, milde Käsesorten
- pflanzliche Fette (Öle) verwenden
- reichlich trinken
- blähende Lebensmittel meiden
- gut kauen und langsam essen
- Alkohol in Maßen ─────────────

Sinnvolle Ziele einer Ernährungstherapie bei Tumorpatienten sind:

- Verhinderung oder Behandlung einer Mangelernährung
- Erhalt bzw. Stärkung der körperlichen und geistigen Mobilität
- Verbesserung der subjektiven Lebensqualität
- Reduktion unerwünschter Effekte antitumoraler Therapien
- störungsfreie Ernährung

Ernährungsberatung

Während des Klinikaufenthalts ist die Zusammenarbeit des therapeutischen Teams (Pflegende, Ernährungsberaterinnen, Ärzte) von enormer Bedeutung. Die Pflegenden ermitteln die Menge der Nahrungszufuhr mittels einer mündlichen Ernährungsanamnese. Gleichzeitig gibt die Anamnese Aufschluss über die individuellen Ernährungsgewohnheiten und Ernährungsbedürfnisse des Patienten. Da die Pflegenden den Patienten während der Therapie rund um die Uhr pflegen, versorgen und ihn beobachten, erkennen sie frühzeitig, wenn die Nährstoffaufnahme aufgrund von therapiebedingten Störungen (Mukositis, Diarrhö, Schmerzen, Erbrechen) nicht mehr ausreichend ist.

Während des Klinikaufenthalts kann jederzeit eine Ernährungsfachkraft hinzugezogen werden, besonders dann, wenn der Patient die Nahrungsaufnahme immer mehr einschränkt und anfängt, Gewicht zu verlieren. Eine gezielte Ernährungsberatung beseitigt Unsicherheiten auf Seiten des Patienten, schützt vor einseitiger Ernährung und lässt Ernährungsfehler schnell erkennen. Hier ist es sinnvoll, die Bezugspersonen mit zu schulen, da i. d. R. nach der stationären immer eine ambulante Behandlung erfolgt. Es ist auch ihre Aufgabe, den Patienten über Ernährungsumstellungen bei besonderen Tumortherapien aufzuklären (z. B. Aplasiekost nach Stammzelltransplantation).

Therapieansätze bei Tumorkachexie

Zur Behandlung einer Tumorkachexie sollte zunächst versucht werden, die orale Energieaufnahme anzuheben. Behindernde gastrointestinale Faktoren sollten gesucht und behandelt werden. Eine vom Arzt eingeleitete Ernährungstherapie muss regelmäßig auf ihre Wirksamkeit überprüft werden. Bei unzureichendem Erfolg (weitere Gewichtsabnahme) muss die Behandlung intensiviert werden. Reicht die orale Nahrungsaufnahme trotz Behandlung nicht aus, kommen künstliche, d. h. enterale oder parenterale Ernährungskonzepte infrage. Bei tumorbedingten gastrointestinalen Fehlfunktionen (z. B. Stenosen), bei therapiebedingten Störungen (z. B. Emesis, Diarrhö, Mukositis u. a.) oder anderen schweren Dünndarmstörungen ist eine enterale Ernährung oft nicht mehr möglich oder ausreichend wirksam. Die parenterale Ernährung ist dann die einzige Möglichkeit, dem Tumorpatienten die nötigen Nährstoffe zuzuführen.

Maßnahmen bei Ernährungsstörungen

Die Ernährungsstörungen, die während einer Chemo- oder Strahlentherapie auftreten, können durch vielfältige Maßnahmen und Informationen an die Betroffenen gelindert oder sogar beseitigt werden. Die folgenden Abschnitte geben Hinweise zur Ernährung.

Ernährung bei Kachexie

Folgende Maßnahmen werden empfohlen:

- schmackhafte, optisch ansprechende, dem Patientenwunsch entsprechende hochkalorische nähr- und wirkstoffreiche Kost anbieten
- individuelle Nahrungsaversion (z. B. Fleisch) berücksichtigen
- häufig veränderte Geschmacksempfindung beachten
- viele kleine kalorienreiche Mahlzeiten anbieten
- pflanzliches Eiweiß bevorzugen (tierisches Eiweiß wird meist schlechter vertragen)
- Wunschkost anbieten
- Butter oder Sahne, Käsesaucen an gekochtes Gemüse zusetzen

- Pudding, Quark und Joghurtspeisen mit Sahne oder Eiscreme anreichern
- zur Kalorienanreicherung Maltodextrin oder Honig einsetzen
- Röststoffe und Kurzgebratenes anbieten (regen den Appetit an)
- Mehlschwitze und kalorienreiche Gemüse- und Bratensauce zubereiten
- energiereiche Brotaufstriche auf pflanzlicher Basis anbieten
- falls gewünscht, panierte bzw. frittierte Speisen zubereiten
- hochwertige Pflanzenöle und Margarine einsetzen
- Snacks und Süßigkeiten für zwischendurch anbieten
- Fertigprodukte mit 3,5 % Milch oder Sahne zubereiten
- Kräcker, kandierte Früchte, Nüsse, Trockenobst usw. verzehren (nicht bei Patienten mit Aplasie!)
- Eiweißkonzentrate, Sojabohnengranulate, Pepsinwein und andere kraftspendende Speisen verzehren
- in Gesellschaft essen

Appetitlosigkeit (Anorexie)

DEFINITION **Hunger** ist ein rein physiologisches Verlangen nach Nahrung. Es ist keine Krankheit und verschwindet bei der richtigen Ernährung.

Appetit stammt vom Wort **Appetenz** und bedeutet im ursprünglichen Sinn **Zuwendung**. Im Gegensatz zu Hunger ist Appetit stimmungsabhängig und lustbetont (nach Juchli 1997).

Folgende Maßnahmen werden empfohlen:
- immer dann essen, wenn man Lust und Appetit hat
- Lieblingsspeisen aussuchen
- stark riechende Speisen vermeiden
- häufige und kleine Mahlzeiten anbieten
- Zubereitung des Essens variieren
- gehaltvoll frühstücken
- zwischen den Mahlzeiten und nicht während des Essens trinken
- kalorienreiche Nascherein bereithalten
- für zwischendurch kühle Milchmixgetränke anbieten
- Speisen appetitlich anrichten
- appetitanregende Getränke (Sherry, Tees aus Wermut, Schafgarbe, Salbei) 10 Min. vor dem Essen trinken
- für Ablenkung beim Essen sorgen
- in Gesellschaft essen
- körperliche Bewegung anregen
- ggf. medikamentöse Therapie mit Gestagenen, Kortikosteroiden, Cannabinoiden

Verändertes Geschmack- und Geruchsempfinden

Vieles schmeckt anders als gewohnt. Die Wahrnehmung von süß, sauer, bitter, salzig kann sich verfälschen. Süße Speisen müssen häufig noch stärker gesüßt werden. Leibgerichte werden nicht mehr gegessen. Gerüche werden anders wahrgenommen. Häufig tritt ein Metallgeschmack bei bestimmten Chemotherapien auf.

Folgende Maßnahmen werden empfohlen:
- Nahrungsmittel im Hinblick auf geschmackliche Akzeptanz berücksichtigen
- starke Essensgerüche vermeiden (Abdeckungen der Speisen vor dem Auftragen entfernen)
- neutrale Lebensmittel ohne starken Eigengeschmack auswählen (Brot, Kartoffeln, Teigwaren, Reis) → sind besser verträglich
- wenn Fleisch zu bitter schmeckt, andere eiweißreiche Nahrungsmittel wählen
- Speisen mit Kräutern, Kräutersalz, Gewürzen und Saucen abschmecken
- Kaugummi zwischen den Mahlzeiten kauen
- saure Nahrungsmittel und Getränke wählen, da sie den Schleim im Mund etwas lösen und so das Geschmacksempfinden verbessern

Völlegefühl und Blähungen (Tenesmen)

Bei Völlegefühl und Blähungen werden folgende Maßnahmen empfohlen:
- Tees wie Pfefferminze, Kamille, Fenchel, Kümmel anbieten (lindern leichtere Beschwerden)
- Küchenkräuter und Gewürze, wie Basilikum, Bohnenkraut, Dill, Liebstöckel, Koriander, Thymian, Anis, Wacholderbeeren und Zimt einsetzen.
- Keine einengende Kleidung tragen und mit leicht erhöhtem Kopf schlafen.
- Langsam essen und gut kauen.
- Mehrere kleine Mahlzeiten anbieten.
- Auf blähende Nahrungsmittel verzichten (Kohl, Zwiebeln).
- Wärmflasche oder feuchte Wärme anbieten.
- Patienten zum Bewegen auffordern.

Übelkeit und Erbrechen (Nausea und Emesis)

Bei Übelkeit und Erbrechen werden folgende Maßnahmen empfohlen:
- Starke Essensgerüche meiden, geruchsarme Zubereitungsarten wählen.
- Kalte, erfrischende Speisen und Getränke anbieten.

- Zwischen den Mahlzeiten viel, langsam und schluckweise (leicht gezuckerten) Tee, fettfreie Bouillon, kalte Getränke, z. B. Cola trinken.
- Knäckebrot, Zwieback, Biscuits knabbern, evtl. schon vor dem Aufstehen.
- Reis, Kartoffeln, Teigwaren, Grieß, Mais, Milchprodukte sind besser verträglich.
- Nach dem Essen Pfefferminztee trinken und eine Weile ausruhen.
- Bei Sodbrennen den Kaffee- und Schwarzteegenuss, Nikotin- und Alkoholgenuss einschränken.
- Haferschleimsuppe, Grießbrei oder gekochtes Früchtekompott sind empfehlenswert.

Verstopfung (Obstipation)

Bei Verstopfung werden folgende Maßnahmen empfohlen:
- ballaststoffreiche Nahrungsmittel (Vollkornprodukte) essen
- viel Flüssigkeit trinken, mind. 1,5 – 2,0 Liter täglich
- für Bewegung sorgen (bei Bettlägerigkeit können leichte Muskelspannungs- und entspannungsübungen anregend wirken)

Verschiedene Naturprodukte haben eine leicht abführende Wirkung (Vorsicht bei Patienten mit Aplasie):
- Most, Traubensaft, Feigensaft, Pflaumensaft
- über Nacht eingeweichtes Trockenobst
- evtl. morgens auf nüchternen Magen ein Glas warmes Wasser oder Kaffee

Durchfall (Diarrhö)

Bei Durchfall werden folgende Maßnahmen empfohlen:
- Flüssigkeits- und Mineralstoffverlust ersetzen durch:
  - reichlich Schwarztee (5 Min.), gesalzene Gemüsebrühe, Tomatensaft, verdünnte Fruchtsäfte (1:3)
  - Kümmel- Fenchel-, Brombeertee mit etwas Salz, Mineralwasser ohne Kohlensäure, Reiswasser
  - kaliumreiche Nahrungsmittel (Bananen, Aprikosen)
- vorübergehende Fett- und ballaststoffarme Ernährung.
- Früchte und Gemüse meiden
- fein geraffelter Apfel (nicht bei Aplasiepatienten!)
- gekochte Möhren, gedämpftes Gemüse, Zwieback
- keine eisgekühlten Lebensmittel, keinen Kaffee und kohlensäurehaltigen Getränke

Mundtrockenheit (Xerostomie)

Bei Mundtrockenheit werden folgende Maßnahmen empfohlen:

- wasserhaltige Nahrungsmittel (Obst, Obstkompotte, flüssige Milchprodukte, Suppen)
- 2-stündlich den Mund spülen
- lauwarmer oder kalter Kamillen-, Salbei-, Thymian- oder Kräutermischtee, lauwarmes Wasser mit einer Prise Salz
- gehackte Kräuter (regen den Speichelfluss an)
- Zahnpasta und Mundwasser nach dem Zähneputzen gründlich wegspülen
- immer etwas lutschen (z. B. Zitronenbonbons, Kaugummi, Ananasstücke, Eiswürfel)
- reichlich Saucen zu den Speisen servieren
- täglich die Lippen mit einer dünnen Schicht Vaseline eincremen

Kau- und Schluckbeschwerden (Dysphagie)

Bei Kau- und Schluckbeschwerden werden folgende Maßnahmen empfohlen:

- feste, bröselige oder trockene Speisen meiden
- Kleingeschnittenes, Weichgekochtes oder Püriertes bevorzugen (rutscht besser)
- ideal sind weiche, milde, Nahrungsmittel, wie Milchsuppen, Cremesuppen, weicher Käse, Joghurts, cremiger Quark, pürierte Kost, gekochte Salate
- Gerichte lauwarm servieren
- sehr heiße, stark gesalzene oder geräucherte Lebensmittel, saure Früchte und Säfte, alkoholische oder kohlensäurehaltige Getränke meiden
- evtl. mit Strohalm trinken

- dickflüssige Getränke bevorzugen (vereinfachen den Schluckvorgang)
- evtl. flüssige Lebensmittel andicken mit „Thicken Up" oder „Thick and Easy"

Ernährung nach allogener und autologer Stammzelltransplantation

Patienten, die eine Hochdosis-Chemotherapie vor einer allogenen oder autologen Stammzelltransplantation erhalten haben, sind bis zum Anwachsen der Stammzellen im Knochenmark und Regeneration des Blutbilds (i. d. R. 2 – 3 Wochen) stark abwehrgeschwächt (Aplasie). Sie haben in dieser Zeit ein erhöhtes Risiko für Infektionen über Keime in Lebensmitteln. Um die Keimbelastung während dieser Zeit möglichst gering zu halten, müssen in diesem Zeitraum eine keimarme Ernährung und bestimmte Hygienerichtlinien eingehalten werden. Die Dauer der keimarmen Ernährung hängen von der Art der Transplantation, von der Anzahl der Blutzellen (Leukozyten, Granulozyten) und von krankenhausinternen Regelungen ab (KMT-Zentren, Umkehrisolation).

Ziel der Ernährung ist es, die Keimbelastung möglichst gering zu halten, und trotzdem eine gesunde Ernährung zu gewährleisten.

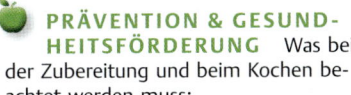 **PRÄVENTION & GESUND-HEITSFÖRDERUNG** Was bei der Zubereitung und beim Kochen beachtet werden muss:

- vor der Essenszubereitung Hände waschen
- Speisen aus einwandfreien Lebensmitteln oder Tiefkühlprodukte immer frisch zubereiten und sofort verzehren

- kein frisches Obst und Gemüse (alles gekocht oder in Konserven)
- Tees nur mit kochendem Wasser übergießen
- keine Nüsse, keine Müslimischungen, keine Schokolade mit Nüssen, kein Vollkornbrot
- kein rohes oder halbgares Fleisch (z. B. Mett, Tartar)
- Hackfleisch am Einkaufstag verbrauchen
- keinen Schimmelkäse, Mozzarella, Quark, Softeis
- keine Holzbretter bei der Zubereitung benutzen (Keimbesiedelung)
- Fleisch, Geflügel, oder Fisch im rohen Zustand nicht mit anderen Lebensmitteln in Berührung bringen, besonders nicht mit solchen, die roh gegessen werden
- Speisen nicht über längere Zeit warmhalten
- zum Abschmecken immer saubere Löffel und Gabeln nehmen
- Konservendosen vor dem Öffnen mit heißer Spüllauge abwaschen
- Gewürze immer mitkochen
- alles in den kleinstmöglichen Abpackungen kaufen
- keine Mikrowelle benutzen (zerstört keine Bakterien)
- auf absolute Sauberkeit achten (Arbeitsfläche, Geschirr, Kleidung)
- Haltbarkeitsdatum beachten
- Kühlkette bei Tiefkühlprodukten nicht unterbrechen
- keine Lebensmittel in beschädigten Verpackungen kaufen (eingedrückte Konserven)
- angebrochene Lebensmittel im Kühlschrank innerhalb von 24 Std. verbrauchen
- Lebensmittel vor Insekten schützen

 Lern- und Leseservice

Verwendete Literatur

→ Arends J. Tumorinduzierte Stoffwechselveränderungen und Tumorkachexie. Ursachen und Wirkungen sowie Diagnostik und Therapiekonzepte. Trava Care (Hrsg.) Ausgabe 2005
→ Bäumer R, Maiwald A. Hrsg. THIEMEs Onkologische Pflege. Stuttgart: Thieme; 2008
→ Bayerische Krebsgesellschaft e. V. Neutropenie. Unerwünschte Begleiterscheinung der Chemotherapie. München; 2005

→ Berger DP, Engelhardt R, Mertelsmann R. Das Rote Buch. Hämatologie und Internistische Onkologie. Landsberg/Lech: ecomed Medizin; 2006
→ Bokemeyer C. Anämie bei Tumorpatienten. Lebensqualität verbessern - Transfusionen reduzieren, EORTC - Richtlinien 2007. Kombination von ESF mit iv. Eisen- Supplementation. Der Onkologe 2007, Bd. 13, Heft 5, Beilage
→ Classen M et al. Innere Medizin. München: Urban & Fischer; 2003
→ Deutsche Gesellschaft für Hämatologie und Onkologie. Infektionen bei hämatologischen und onkologischen Erkrankungen (Stand Okt. 2004)

→ Gadner H et al. Pädiatrische Hämatologie und Onkologie. Heidelberg: Springer; 2006
→ Juchli L. Pflege. 8. Aufl. Stuttgart: Thieme; 1997
→ Jürgens H et al. Übelkeit und Erbrechen bei onkologischen Patienten. Ein Kompendium für Pflegekräfte. GlaxoSmithKline; o. J.
→ Link H et al. Supportivtherapie bei malignen Erkrankungen. Köln: Deutscher Ärzte Verlag; 2005
→ Löser AP. Ambulante Pflege bei Tumorpatienten. Hannover: Schlütersche; 2000

→ Ludwig H, Luhan Ch. Knochenmark-depression. In: Margulies A et al. Hrsg. Onkologische Krankenpflege. 4. Aufl. Heidelberg: Springer; 2006

→ Pflege Heute. 5. Aufl. München: Urban & Fischer bei Elsevier; 2011

→ Robert Koch Institut. Richtlinien für Krankenhaushygiene und Infektions-prävention. Lieferung 21. München: Urban & Fischer bei Elsevier; 2003

→ Scholz N. Ernährung bei Krebser-krankung. Hilfestellungen, Tipps und Empfehlungen. 3. Aufl. GlaxoSmithK-line; 2004

→ Schwegler J, Lucius R. Der Mensch. Anatomie und Physiologie. 5. Aufl. Stuttgart: Thieme; 2011

→ Silbernagl S, Despopoulos A. Ta-schenatlas der Physiologie. 7. Aufl. Stuttgart: Thieme; 2007

→ Stratton R. Behandlung krankheits-bedingter Mangelernährung. Eine Bestandsaufnahme, wie eine Ernäh-rungstherapie Prognose und Kosten-effizienz positiv beeinflussen kann. Pfrimmer Nutricia; 2002

→ Zimmermann E. Aromatherapie für Pflege- und Heilberufe. Stuttgart: Sonntag; 1998

Weiterführende Literatur

→ Margulies A. et al. Hrsg. Onkologi-sche Krankenpflege. 5. Aufl. Heidel-berg: Springer; 2010

Internetadressen

→ http://www.kok-krebsgesellschaft.de (Konferenz Onkologischer Kranken- und Kinderkrankenpflege, Arbeitsge-meinschaft der Deutschen Krebsge-sellschaft e. V.)

→ http://www.krebsinformationsdienst.de

→ http://www.onko-kids.de

→ http://erbrechen-chemotherapie.de

→ http://deutschekrebshilfe.de

47 Perioperative Pflege

Ina Welk

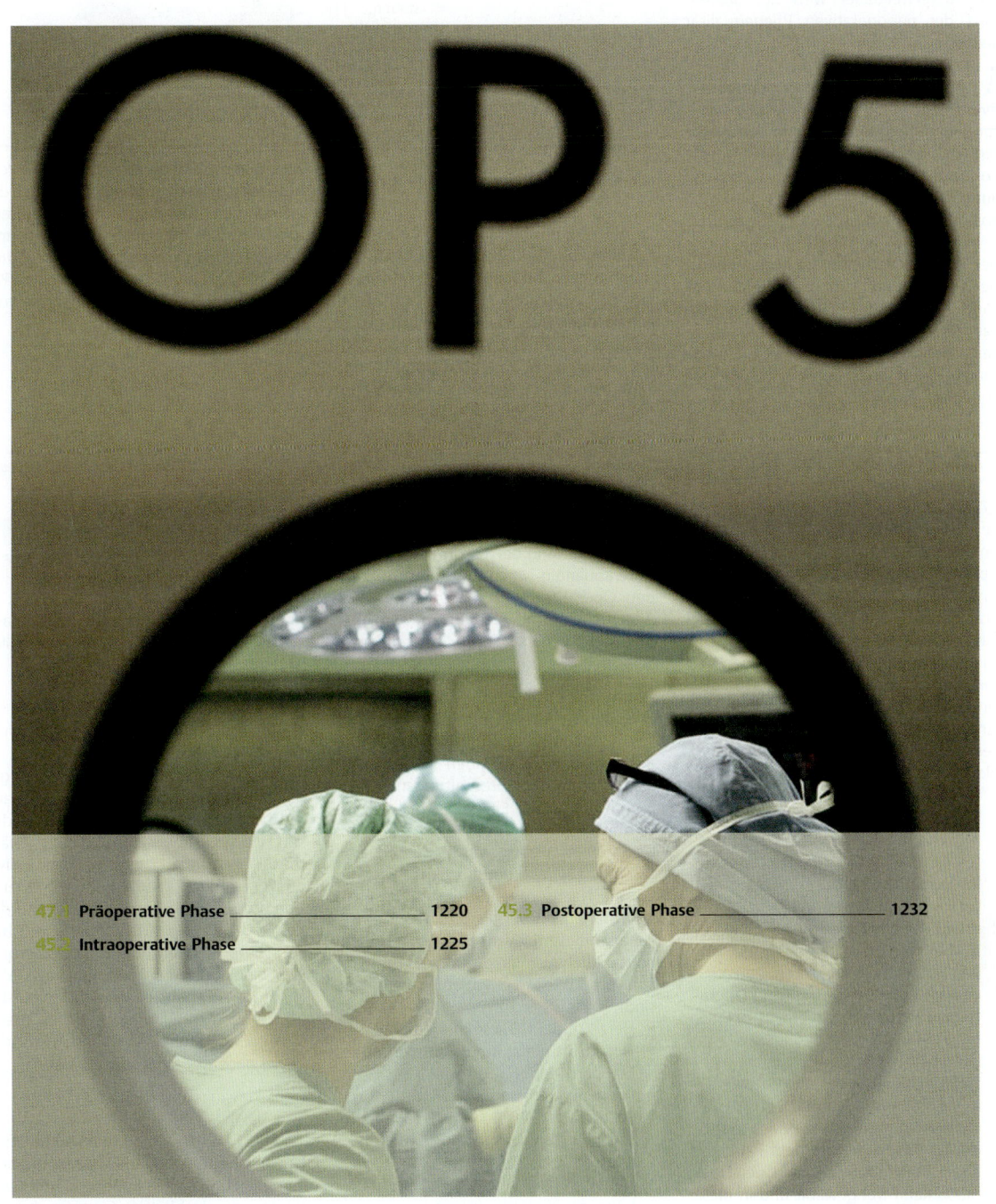

Professionelle und patientenorientierte Pflege sind elementare Bestandteile einer erfolgreichen stationären Behandlung im Krankenhaus. Im Spannungsfeld zwischen Medizin, Pflege und Ökonomie und den damit verbundenen Anforderungen an eine möglichst kurze Krankenhausverweildauer wird der Stellenwert der perioperativen Pflegequalität deutlich.

! **DEFINITION** Unter **perioperativer Pflege** versteht man die Vernetzung von Pflegetätigkeiten in den Phasen vor, während und nach einer Operation (pflegeprozessorientierte Versorgung des Patienten prä-, intra- und postoperativ). _____

Der Weg des Patienten im Krankenhaus. Der Patient durchläuft nach seiner Ankunft verschiedene Bereiche im Krankenhaus (**Abb. 47.1**, **Abb. 47.2**). Die Krankenhausaufnahme kann durch eine Einweisung geplant oder durch einen Notfall ungeplant erfolgen.

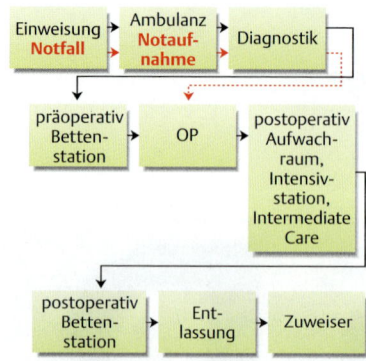

Abb. 47.1 Weg des Patienten von der Aufnahme im Krankenhaus bis zur Entlassung.

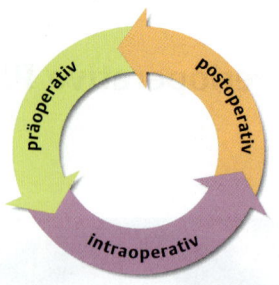

Abb. 47.2 Vernetzungen.

Unter den aktuellen, ökonomisch geprägten Vorgaben im Gesundheitswesen soll bei geplanten Krankenhausaufenthalten die Verweildauer möglichst kurz gehalten werden, um Kosten einzusparen. Wurden die Patienten früher einige Tage vor der Operation einbestellt, um

z. B. Diagnostikmaßnahmen zur OP-Vorbereitung durchzuführen, erfolgt die Aufnahme heute zunehmend erst direkt am OP-Tag selbst. Untersuchungen und vorbereitende Diagnostik werden vorher durchgeführt und die Befunde vom Patienten bei Krankenhausaufnahme vorgelegt.

47.1 Präoperative Phase

47.1.1 Grundlagen aus Pflege- und Bezugswissenschaften

Unterschiedliche Gründe machen eine Operation notwendig. Die Indikation zu einem operativen Eingriff wird durch den Arzt gestellt. Der Zeitpunkt der Durchführung operativer Eingriffe richtet sich nach der Dringlichkeit der zeitlichen Versorgungsschiene. Die Anamnese in Verbindung mit dem zu erwartendem Umfang der Operation und die Dringlichkeit der Operation ergibt die präoperative Risikoeinschätzung. Man unterscheidet:

1. **Notfälle:** Indikation zur sofortigen Operation bei vitaler Bedrohung ohne zeitliche Verzögerung (z. B. rupturiertes Bauchaortenaneurysma, epidurales Hämatom, Milzruptur, Leberruptur)
2. **dringliche Operationen:** zeitnahe Versorgung innerhalb der nächsten Stunden (z. B. offene Frakturen, Ileus)
3. **geplante (bedingt dringliche) Operationen:** Versorgung in einem definierten Zeitfenster (z. B. Probeexzisionen bei unklarem Befund)
4. **Elektiv-Operationen:** Alle notwendigen Vorbereitungen und Termine werden im Krankenhaus nach individueller Absprache mit dem Patienten abgestimmt, der Zeitpunkt der Operation kann frei gewählt und in die OP-Planungskontingente eingeplant werden (z. B. kosmetische Chirurgie,

Hernien ohne Einklemmung, Varizen, Hüftendoprothese bei Coxarthrose). Art und Umfang der Voruntersuchungen sind abhängig von der durchzuführenden Operation, dem Gesundheits- und Allgemeinzustand des Patienten, Alter und der Vorgabe der o. g. definierten zeitlichen Versorgungsschiene.

Anamnese

Um die Belastung für den Patienten sowie Kosten und Doppeluntersuchungen zu vermeiden, finden immer mehr standardisierte Vorbereitungsmaßnahmen (Checklisten) Einzug. Detaillierte Informationen über den Allgemein- und Gesundheitszustand des Patienten sind für das Behandlungskonzept wichtig. Für die Nachsorge sind ergänzend auch Informationen über die Sozial- und Familienanamnese relevant (z. B. Angehörige, hausärztliche Versorgung, Umfeld). Schwerpunkte der Patientenanamnese sind:

- Herz-Kreislauf-Erkrankungen (z. B. Herzinsuffizienz, Rhythmusstörungen, Klappenvitien, Hypertonus)
- Lungenerkrankungen (z. B. Asthma bronchiale, COPD, Fibrose, Nikotinabusus, Husten, Dyspnoe, Auswurf, Infekte)
- Nierenerkrankungen (z. B. Einschränkung der Nierenfunktion)

- Lebererkrankungen (z. B. Leberzirrhose)
- neurologische Erkrankungen (z. B. zerebrales Krampfleiden, Apoplex, Insult)
- Stoffwechselerkrankungen (z. B. Diabetes mellitus, hormonelle Dysregulationen)
- Allergien und Unverträglichkeiten
- Medikamenteneinnahme
- Konsumgewohnheiten (z. B. Nikotin- und Alkoholabusus)

In den Vorbereitungs- und Aufklärungsgesprächen, die i. d. R. bereits geplant vor dem eigentlichen OP-Termin in der sog. Prämedikationsambulanz der Anästhesie stattfinden, werden das individuelle, auf den Patienten und die Operation bezogene Narkoseverfahren und die damit verbundenen Besonderheiten besprochen. Aus den Informationen ergibt sich eine Risikoklassifizierung nach ASA (American Society of Anesthesiologists) für den geplanten Eingriff und es lassen sich ggf. erweiterte Maßnahmen für die Phase nach der Operation ableiten.

Risikoklassifikation nach ASA

! **DEFINITION** Die **ASA-Klassifikation** ist ein in der Anästhesiologie bekanntes Schema zur Einteilung von Patienten in verschiedene Gruppen, bezogen auf den körperlichen Gesundheits-

Tab. 47.1 *Klassifikation nach ASA.*

ASA I	gesunder Patient
ASA II	Patient mit leichter Allgemeinerkrankung ohne Leistungseinschränkung
ASA III	Patient mit schwerer Allgemeinerkrankung und Leistungseinschränkung
ASA IV	Patient mit schwerer, lebensbedrohlicher Allgemeinerkrankung
ASA V	moribunder Patient, der auch ohne Operation voraussichtlich nicht überleben wird (moribund = dem Tod nahe, auch als präfinal bezeichnet)
ASA VI	hirntoter Patient mit Freigabe zur Organexplantation (Organentnahme zu Spenderzwecken)

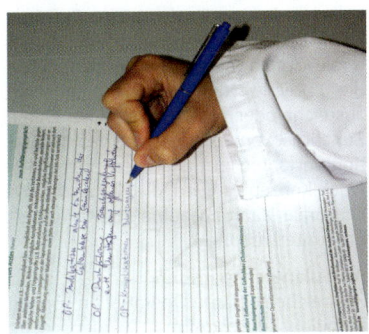

Abb. 47.3 Für die verschiedenen Operationen gibt es spezielle Aufklärungsbögen mit allgemein verständlichen Informationen für den Patienten.

zustand, Einschränkungen, Vorerkrankungen und Allgemeinzustand.

Nachteil: Subjektivität der Beurteilung (unterschiedliche Einschätzung bei mehreren Untersuchern möglich).

Informations- und Aufklärungsgespräche
Chirurgisches Aufklärungsgespräch
Der Chirurg (im Idealfall der Operateur) klärt den Patienten über mögliche Operationsverfahren und speziell über das für den Patienten am besten geeignete Verfahren und über mögliche operationsbezogene Risiken und Komplikationsmöglichkeiten auf. Für die einzelnen Operationen gibt es Aufklärungsbögen mit allgemeinverständlichen Formulierungen und Abbildungen (*Abb. 47.3*). Der Patient bestätigt die erfolgte Aufklärung und den Erhalt des Informationsmaterials durch Unterschrift. Inhalte der chirurgischen Aufklärung sind:

- Informationen über den medizinischen Sachverhalt,
- Beschreibung der geplanten Operation (auch Aufzeigen der Konsequenzen bei Unterlassung),
- eingriffstypische Risiken,
- Risiken des konkreten Eingriffs und
- ggf. alternative Behandlungsmethoden.

> **MERKE** Bei geplanten Operationen soll der Patient vor Einwilligung genug Zeit (mind. 24 Stunden) zur endgültigen Entscheidungsfindung haben.

Besonderheiten. Besondere Situationen zur Einwilligung ergeben sich bei Kindern (hier ist die Zustimmung der Eltern/Erziehungsberechtigten erforderlich) und bei Patienten mit Einwilligungsunfähigkeit bzw. fehlender Einsichtsfähigkeit (hier erfolgt die Einwilligung durch gesetzliche Vertreter, Vormund, rechtliche Betreuer, bzw. mit gerichtlicher Verfügung). Die Aufklärung ist in den Patientenunterlagen zu dokumentieren.

Anästhesiologisches Aufklärungsgespräch (Prämedikationsgespräch)
Zur Vorbereitung auf dieses Gespräch benötigt der Anästhesist einen Aufklärungsbogen für die Anästhesie. Durch die Beantwortung der Fragen in diesem Bogen wird eine Anamnese erhoben, um Besonderheiten herauszufiltern. Idealerweise füllt der Patient bereits vorher die für ihn beantwortbaren Fragen aus und bespricht die Inhalte mit dem Narkosearzt. Ergänzend werden alle verfügbaren Vorbefunde benötigt.

Der Anästhesist (im Idealfall der Arzt, der die Narkose durchführen wird) klärt den Patienten über mögliche Anästhesieverfahren und speziell über das für den Patienten am besten geeignete und über mögliche anästhesiebezogene Risiken und Komplikationen auf. Es erfolgt ebenfalls eine Aufklärung über mögliche invasive Techniken der Patientenüberwachung und ggf. postoperativen Intensivaufenthalt bzw. notwendige Beatmungstherapie oder eine evtl. Transfusionsnotwendigkeit. Auch hier sind i. d. R. standardisierte Aufklärungsbögen im Einsatz. Mit Ausnahme der Notfallsituation bestätigt der Patient die erfolgte Aufklärung durch Unterschrift.

Die unter „Chirurgisches Aufklärungsgespräch" beschriebenen Besonderheiten gelten auch hier.

> **MERKE** Alle **Aufklärungsgespräche** beinhalten die rechtliche Bedingung der gegenseitigen schriftlichen Bekundung. Im Ausnahmefall erfolgt die Einwilligung durch gesetzliche Vertreter, Vormund, rechtliche Betreuer, bzw. mit gerichtlicher Verfügung (z. B. Fehlen der Volljährigkeit, Einschränkungen der Geschäftsfähigkeit, Unvermögen der Notwendigkeitseinsicht, hirnorganische Störungen und bestehende Vormund- oder Betreuungssituation, Unmöglichkeit der Unterschrift im Notfall). Zwischen Unterschrift und Operationszeitpunkt müssen bei geplanten Eingriffen 24 Stunden Bedenkzeit ermöglicht werden.

Durch unterschiedliche Dienstzeiten, Besetzungen und flexible, bedarfsadaptierte Personaleinsatzplanung, Vorgaben zur Einhaltung des Arbeitszeitgesetz und bestehende Personalressourcen lässt es sich immer seltener realisieren, dass der Patient durch die bereits bekannte Person aus dem Aufklärungsgespräch am OP-Tag betreut wird.

Präoperative Pflegevisite
Um Ängste zu reduzieren und die Patientenzufriedenheit zu unterstützen sowie vorab wichtige Informationen über den Patienten zu generieren, ist in einigen Einrichtungen eine sog. präoperative Pflegevisite durch den Pflegefunktionsdienst etabliert. In diesem Gespräch stellt sich die Pflegeperson dem Patienten vor und informiert ihn über den Ablauf am OP-Tag. Die Information beinhaltet den Weg von der Station in den OP-Bereich, die Situation im Schleusenbereich und das Vorgehen im Einleitungsraum bis hin zur Verlegung in den postoperativen Nachsorgebereich (Intensivstation, Aufwachraum, Intermediate-Care).

Leider erfährt die Umsetzung, die von den Patienten sehr positiv aufgenommen wird, Einschränkungen durch knappe Personalressourcen, durch organisatorische Hemmnisse oder durch die angestrebte Verkürzung der präoperativen Verweildauer. Patienten werden möglichst erst am OP-Tag stationär im Krankenhaus aufgenommen oder ambulant operiert. Damit entfällt der Faktor Zeit für ein Informationsgespräch.

Ein pflegerisches Gespräch mit Vorabinformationen durch Anästhesie-/OP-Pflegepersonal über prä-, intra- und postoperative Abläufe ist wünschenswert, aber selten realisierbar.

Unterstützend finden sich Informationsbroschüren (Flyer) und Informationsveranstaltungen der Krankenhäuser, um Patienten und Angehörige auf die kommende Situation vorzubereiten. Auch das Internet wird zunehmend als Informationsmedium genutzt.

Das Fast-Track-Konzept

! **DEFINITION** Hierbei übersetzt man nicht sinngemäß mit „Schnellspurchirurgie", sondern versteht unter einem **Fast-Track-Konzept** ein interprofessionelles, therapeutisches und ganzheitliches Behandlungskonzept im Sinne von Fast-Track-Rehabilitation. Durch Anwendung evidenzbasierter Maßnahmen in der Behandlung soll Komplikationen nach Operationen entgegengewirkt werden, die durch eine lange Immobilisationsphase induziert werden. Die postoperative Erholungsphase (Rekonvaleszenz) soll beschleunigt und die Selbstständigkeit des Patienten durch z. B. frühzeitige Mobilisation (noch am OP-Tag) unterstützt werden. _____

Zu den Hauptursachen, die die postoperative Komplikationskaskade negativ beeinflussen, zählen

- Stress,
- Schmerzen,
- Immobilität durch Bettruhe,
- Flüssigkeitsbelastung durch inadäquates Infusionsmanagement,
- perioperative Hypothermie,
- Darmatonie,
- postoperative/postanästhesiologische Übelkeit und Erbrechen (PONV),
- perioperative lange Phasen der Nahrungskarenz.

Zum Fast-Track-Konzept zählen (**Abb. 47.4**)

- möglichst minimalinvasive und/oder optimierte Operationstechniken,
- frühzeitige postoperative Mobilisation,
- frühzeitiger Kostaufbau und Vermeidung parenteraler Ernährungsformen sowie
- zeitnahe Nachsorge durch das Krankenhaus und die Zuweiser (Hausärzte).

Im Fokus der frühzeitigen Mobilisation steht die aktive Einbindung des Patienten selbst mit professioneller Unterstützung, um eine schnellere Rückkehr in den gewohnten Lebensrhythmus zu fördern. Betriebswirtschaftliche Ziele liegen in der Senkung von Prozesskosten und konsekutiver Reduktion der Krankenhausverweildauer.

Zentrale Schwerpunkte der Umsetzung finden sich derzeit vor allem bei Operationen am Verdauungssystem (Kolon-Chirurgie).

Fast-Track-Konzept

- Stressminimierung durch Aufklärung, Information
- optimiertes Schmerzmanagement (z. B. Anlage Katheterverfahren)
- Vermeidung von postoperativer Übelkeit und Erbrechen nach Operation/Narkose
- perioperatives Temperaturmanagement zur Vermeidung einer Hypothermie
- Operationstechniken (z. B. minimalinvasive- oder laparoskopische Chirurgie, kritischer Einsatz von Dränagen, Dauerkathetern, Magensonden)
- zügige Mobilisation des Patienten
- frühzeitiger Kostaufbau

Abb. 47.4 Die Abbildung zeigt die Eckpunkte des Fast-Track-Konzepts.

Stellenwert der Anästhesie im Fast-Track-Konzept

! **DEFINITION** **Fast-Track-Anästhesie** bedeutet im Fast-Track-Konzept eine optimierte Narkoseführung mit kurzer Aufwachzeit und effiziente Schmerztherapie unter Gewährleistung höchster Sicherheit der dabei zur Anwendung kommenden Anästhesieverfahren und Einsatz von modernen Überwachungsmaßnahmen (z. B. Überwachung der Narkosetiefe). _____

Moderne OP- und Anästhesieverfahren ermöglichen heute, dass sich die Patienten auch nach größeren Eingriffen innerhalb kurzer Zeit erholen.

Anästhesiologische Ansätze im Fast-Track-Konzept umfassen ein ebenfalls gut abgestimmtes Konzept, um ein stressfreies Einschlafen und ein schnelles Aufwachen zu ermöglichen. Eine Reihe von Maßnahmen unterstützt dabei die angestrebte, möglichst kurze postoperative und postanästhesiologische Überwachungszeit im Aufwachraum. Es wird somit nicht nur der Patientenkomfort positiv beeinflusst, sondern unter betriebswirtschaftlichen Aspekten die gesamte Ablauforganisation und damit die gesamten Prozesskosten.

Zu den oben erwähnten Maßnahmen zählen z. B. die präoperative Anlage von Schmerzkathetern, Verkürzung der präoperativen Nahrungskarenz und ein optimiertes Volumenmanagement intraoperativ. Um die Ziele der Fast-Track-Rehabilitation zu erreichen, müssen die Patienten nach der Operation wach, schmerzfrei und normotherm sein. Das schnelle Aufwachen ohne Beeinträchtigung des Patienten wird durch die Auswahl der Narkosemedikamente gesteuert (intravenöse und volatile Anästhetika). Auch gilt es, eine postoperative Übelkeit mit

---

Erbrechen zu unterdrücken (PONV = **Po**stoperative **N**ausea and **V**omiting).

Ernährung und Ausscheidung

Je nach Lokalisation, Umfang und Invasivität des operativen Eingriffs kommt es zu einer Beeinflussung der Nahrungsaufnahme, Nahrungsverwertung und Ausscheidung.

Ein entsprechendes Konzept wird individuell für den Patienten zusammengestellt und unterliegt der ärztlichen Indikationsstellung. Bei Patienten mit entsprechenden präoperativen Defiziten kann die Substitution durch eine parenterale Zufuhr begonnen werden, wenn die enterale Nahrungsaufnahme nicht ausreicht oder nicht möglich ist. Durch Zunahme von minimalinvasiven Operationsverfahren im Rahmen des Fast-Track-Konzeptes wird die frühestmögliche orale Nahrungsaufnahme favorisiert und unterstützt.

Ambulantes Operieren

Zahlreiche geplante Operationen können ambulant durchgeführt werden, d. h., der Patient kommt am vereinbarten Termin und verlässt das Krankenhaus noch am selben Tag. Da die Abrechnung (Erlöse) nach einem Punktesystem bewertet wird, ist die Optimierung des Kostenaufwandes das Hauptziel, um defizitäre Einflüsse zu vermeiden (Kosten > Erlöse). Bei der Betrachtung und betriebswirtschaftlichen Bewertung der Effizienz und Effektivität ambulanter Leistungen stehen die Prozessorientierung, Patienten-(Kunden)Orientierung und interdisziplinäre Zusammenarbeit im Vordergrund.

Vorteile. Dies sind u. a.:

- schnellere Rückkehr des Patienten in das häusliche Umfeld
- monetäres Einsparpotenzial bei Kostenträgern
- Möglichkeit der Bettenreduzierung im stationären Bereich
- Termintreue und Planungsstabilität

Nachteile. Dies sind u. a.:

- reduzierte Kostenerstattung für das Krankenhaus
- Patientenselektion
- Fehleinschätzung des Patienten in Bezug auf das postoperative Verhalten

Im Sozialgesetzbuch (SGB) V, § 115 finden sich folgende Aussagen für die Etablierung ambulanter Strukturen:

„Das ambulante Operieren darf für Patienten nicht mit einem höheren Infektionsrisiko verbunden sein als Eingriffe im Rahmen einer stationären Behandlung. Die Maßnahmen werden nach Klassifikation in einem Katalog entweder den Operationen zugeordnet oder zählen als kleinere invasive Eingriffe. Als Voraussetzung hierfür gelten bestimmte räumliche, technische und organisatorische Bedingungen sowie Einhaltung spezieller Anforderungen der Hygiene."

Die Organisation des Ambulanten Operierens kann in zwei Formen in die Krankenhausorganisation eingebunden werden:

1. *Ambulante Operationen werden in das Programm der zentralen Operationsabteilung integriert.* Hier sind der organisatorische Anteil und Aufwand sehr groß, da die gesamte Infrastruktur genutzt und z. B. bei Verzögerungen der Gesamtablauf beeinträchtigt wird. Warte- und Leerlaufzeiten verursachen Kosten und blockieren personelle, medizintechnische und räumliche Ressourcen.

2. *Ambulante Operationen werden in speziellen Räumlichkeiten (ambulantes OP-Zentrum) durchgeführt.* Diese Organisationseinheiten arbeiten organisatorisch eigenständig und fokussieren alle Abläufe auf den OP-Betrieb. Der gesamte Patientenpfad und die Schnittstellen von der Aufnahme bis zur Entlassung nach erfolgtem operativem Eingriff werden zentral organisiert.

FALLBEISPIEL **Weg des Patienten in einem ambulanten Operationszentrum (AOZ).** Patient kommt am vereinbarten OP-Tag direkt in den Aufnahmebereich des Ambulanten OP-Zentrums und wird dort für den Eingriff vorbereitet. Von dort geht der Patient in den Schleusenbereich und wird in den OP begleitet. Nach der Operation erfolgt das Aufwachen in räumlicher Anbindung an den OP-Bereich. Vom Aufwachbereich kommt der Patient wieder in das Patientenzimmer zurück und wird von dort nach einem abschließenden Arztkontakt nach Hause entlassen.

Einen hohen Stellenwert hat im ambulanten Operationskonzept die prästationäre Phase. Vorab müssen Beratung und Aufklärung erfolgen (Anästhesiesprechstunde) sowie notwendiger Voruntersuchungs- und ergänzender Diagnostikbedarf abgeklärt werden. Der administrative Schwerpunkt liegt in der für Patient und Krankenhaus verlässlichen Terminvergabe, um unnötige und unproduktive Warte- und Leerlaufzeiten zu vermeiden.

In Kooperation mit den Zuweisern werden in einigen Häusern Checklisten für die Patientenvorbereitung und -betreuung durch den Hausarzt erstellt.

Veränderte Aufgaben der Pflege beim Ambulanten Operieren

Aus unternehmerischer und betriebswirtschaftlicher Sicht rechnet sich ein ambulantes Operationszentrum nur bei konstanter Auslastungsquote und standardisierter Ablauforganisation. Hier steht deutlich das Denken in Prozessen im Vordergrund. Fachübergreifendes Arbeiten ist aufgrund der Kostenerstattungssituation und Leistungsverdichtung unabdingbar. Die Arbeit in ausgewiesenen Zuständigkeiten ist nicht mehr zeitgemäß, die Veränderungen der Rahmenbedingungen beinhalten aber eine erhebliche Herausforderung im Umsetzungsprozess.

Auswirkung neuer Strukturen auf die Fort- und Weiterbildung

Die zunehmende Reduzierung der Krankenhausverweildauer durch Einbestellung des Patienten direkt am OP-Tag sowie die Verkürzung der postoperativen Verweildauer führen zu Fragen nach der Ausbildungsqualität bezogen auf die gesetzlichen Vorgaben der Ausbildungsinhalte. Die Vermittlung und Überprüfung von themenbezogenen Lernmodulen (z. B. präoperative Patientenvorbereitung) wird durch die verkürzte Patientenverweildauer erschwert.

Unter dem ökonomischen Druck im Gesundheitswesen werden im Fokus des modernen Personalmanagements notwendige fachlich-personelle Anforderungen betrachtet, d. h. es wird geprüft, ob unterschiedliche Qualifikationen (Qualifikationsmix) für die Aufgaben bereitgestellt werden können und somit die Personalkosten positiv beeinflusst werden.

Im Rahmen der Fast-Track-Rehabilitation erfährt die Pflege eine Übernahme neuer Anforderungen, da z. B. die frühzeitige Mobilisation unter Einbindung des Pflegepersonals in Zusammenarbeit mit der Physiotherapie umgesetzt wird. Die Bedeutung von Aufklärung, Beratung und Information des Patienten steigt und wird zukünftig verstärkt durch die Pflege geleistet werden.

Die neuen Strukturen beinhalten konsekutiv ein Umdenken der Qualifikationsinhalte und erfordern entsprechende Schulungsmaßnahmen und Überarbeitung bestehender Ausbildungsinhalte.

47.1.2 Situation des Patienten

Die Aufnahme im Krankenhaus bedeutet für den Patienten ein Lösen aus dem vertrauten häuslichen Umfeld und stellt eine stressbehaftete Extremsituation dar.

Eine bevorstehende Operation wird von vielen Menschen als Bedrohung empfunden. Sie assoziieren mit der Operation und vor allem mit der Anästhesie eine Gefahrensituation, die Konsequenzen für die persönliche Lebens- und Berufsplanung beinhalten kann. Bei einer „Vollnarkose" werden das Gefühl des „Ausgeliefertsein", die Abhängigkeit von Dritten mit Kontrollverlust und Verlust von bewusster, erinnerbarer Zeit als negativ bewertet. Auch die Erwartung von postoperativen Schmerzen, die i. d. R. mit einer Operation verbunden sind, belasten die Patienten sehr.

Einfluss von Stressfaktoren

DEFINITION **„Stress** ist ein Muster spezifischer und unspezifischer Reaktionen eines Organismus auf Reizereignisse, die sein Gleichgewicht stören und seine Fähigkeit zur Bewältigung strapazieren oder überschreiten" (Zimbardo 1995).

Die bevorstehende Operation kann den Patienten stark belasten, sodass emotionale Ausnahmeerscheinungen auftreten können. Jeder Mensch entwickelt in für ihn bedrohlich erscheinenden Situationen unterschiedliche Methoden der Stressbewältigung. Stress verursacht auch relevante, systemische physiologische Veränderungen, z. B. Ausschüttung von Stresshormonen mit Blutdruckanstieg, Tachykardie, Schwitzen, Unruhe usw.

Psychische Besonderheiten

Jeder Patient entwickelt eigene Kompensationsstrategien im Umgang mit Ängsten. So kann es zu einem gesteigerten Redebedürfnis kommen, aber auch zur Vermeidung von Kontakten und emotionalem Rückzug. Hier liegt die besondere Herausforderung des Pflegepersonals, diese individuellen Bedürfnisse zu erkennen und in die Vorbereitungssituation mit einzubeziehen, um die psychische Belastung für den Patienten am OP-Tag zu reduzieren.

Ängste. Folgende Ängste können Patienten vor einer OP haben:
- Angst vor Schmerzen
- Angst vor der Narkose/Operation
- Angst vor dem „Ausgeliefertsein" und „Kontrollverlust"
- Trennungs- und Verlustängste (vor allem bei Kindern)
- Angst vor einer unbekannten Situation
- existenzielle Ängste (zunehmend Ängste vor dem Verlust der Arbeit/

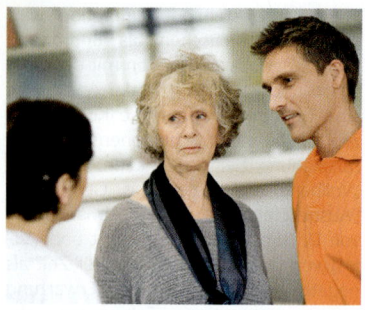

Abb. 47.5 Um die Patientin psychisch zu unterstützen, sollten Angehörige in die Vorbereitung mit einbezogen werden.

Arbeitsfähigkeit durch Krankheit/Operation)
Um diese Ängste positiv zu beeinflussen, muss von allen Beteiligten an Maßnahmen gedacht werden, die den Patienten in dieser für ihn belastenden Ausnahmesituation begleiten.

Psychische Unterstützung
So kann psychische Unterstützung von Angehörigen und Freunden geboten werden, die vermehrt in das Geschehen einbezogen werden (*Abb. 47.5*). Auch die Einbindung von Psychologen und Seelsorgern sowie dem Sozialdienst im Krankenhaus kann die Situation erträglicher machen. Das Personal im Krankenhaus spielt eine große Rolle, da hier zahlreiche Kontakte und Interaktionen erfolgen, gleichzeitig aber auch das Spannungsfeld zwischen Medizin-Pflege und Ökonomie sich z. B. in knappen Personalressourcen und Zeitdruck im Alltag widerspiegelt. Im Rahmen der Prozessoptimierung sollte der Fokus auf der Patientenorientierung liegen, um den Aufenthalt und die damit verbundenen Maßnahmen erträglicher zu machen. Hierzu zählen
- Kommunikation,
- Information und Transparenz,
- Erklärung der Aktivitäten,
- Vermeiden von Wartezeiten und
- individuelle Aufklärung.

Zunehmend werden Patienten für eine geplante Operation erst am Tag des Eingriffs einbestellt und aufgenommen. Die Vorbereitung sollte nicht unter Zeitdruck erfolgen und der persönliche Kontakt im Vordergrund stehen. Eine persönliche Vorstellung beim Eintreffen im Aufnahmebereich, der bettenführenden Organisationseinheit und in der Umbettzone des Funktionsbereiches sowie die Wahrung der persönlichen Schutzzone stehen im Vordergrund. Der Patient darf nicht mehr allein gelassen und die Lage-

rung auf dem meist unbequemen OP-Tisch kann komfortabler gestaltet werden. Das Angebot von wärmenden Maßnahmen wirkt sich nicht nur positiv auf die Anspannung aus, sondern bewirkt auch eine positive Beeinflussung der perioperativen Hypothermieneigung mit den bekannten Komplikationen. Das sog. Prewarming unterstützt den Erhalt der Körperwärme und bietet ein zusätzliches Komfortelement für den Patienten (s. perioperative Wärmemanagement, S. 1231).

Bei Kindern sollte im Haus eine Absprache getroffen werden, ob Eltern/Bezugspersonen mit in den Einleitungsbereich bzw. postoperativ im Aufwachraum anwesend sein dürfen. Gerade im Umgang mit Kindern müssen individuelle Bedürfnisse wahrgenommen werden, da die Kommunikation erschwert und oftmals eine schwierige Kooperationsbereitschaft vorhanden ist, da eine konkrete und weitgehende Situationsanalyse nicht differenziert zu leisten ist.

Angstauslösende Momente am OP-Tag. Zu diesen zählen:
- Wartezeiten
- Einschleusen in den OP
- fremde Geräusche
- technische Ausstattung
- fremde Personen
- Störungen der Intimsphäre
- fehlende Kommunikation
- wortlose Manipulationen
- Verschieben des Operationstermins

FALLBEISPIEL Negativbeispiel: „Die Galle für Saal 6 ist in der Schleuse" – So bitte nicht! Herr M. ist am OP-Tag für 7:00 Uhr einbestellt worden, soll über das Aufnahmebüro direkt mit den Unterlagen auf die Station XY kommen. Mit den Unterlagen, aber auch mit seiner Tasche hastet Herr M. auf die Station, wird ins Patientenzimmer geschickt, soll sich gleich aus- und das OP-Hemd anziehen. Da Herr M. an erster Stelle auf dem OP-Plan steht, wird der Krankentransportdienst vom OP angerufen und Herr M. für den OP „bestellt". Der Kollege vom Krankentransport eilt in das Zimmer, wo Herr M. sich gerade das OP-Hemd mit viel Mühe verkehrtherum anzieht. „Jetzt geht's los", wird er begrüßt. Herr M., von den körperlichen Aktivitäten und dem administrativen Morgenprogramm aufgewühlt und jenseits der Blutdrucknormalwerte, wird mit dem Aufzug und durch das Gängegewirr eines Krankenhauses in den OP-Flur gefahren und da noch kein OP-Personal vor Ort ist zwischen Entsorgungsschleuse und Durchgangsflur „geparkt". Mit den

Worten: „Es kommt gleich jemand", wartet Herr M. auf die Dinge, die nun passieren sollen, friert und verspürt deutliches Unbehagen. Und dann meldet sich auch noch die Blase, auf Station war ja keine Zeit mehr. Nach einer Wartezeit und zahlreichen interessierten, aber auch ignorierenden Blicken von vorbeieilenden Personen auf dem Flur kommen grünfarbige, mit Mundschutz bekleidete Menschen, die sich über das gestrige Fernsehereignis angeregt unterhalten und gesprächsbegleitend automatisch Herrn M. auf den bereitstehenden OP-Tisch rutschen lassen. Tuch drüber und los geht es. Mit einem Zuruf in den Saal „die Galle ist da" wird Herr M. in den Einleitungsraum geschoben. Maßnahmen an Herrn M. werden wortkarg durchgeführt. Die unbequeme Lage, die spärliche Bedeckung und der klimatisierte Raum sowie die unkommunizierte Angst, verbunden mit einem deutlichen Nikotingeruch in der Bekleidung des anwesenden Pflegers (?) Arztes (?) oder wer kann es sein (?), lassen Herrn M. wünschen, dass die Medikamente schnell wirken.

Die Rückmeldung der „Galle aus Saal 6" nach der Operation war traurig zu lesen: „Ich hatte große Angst und fühlte mich trotz der vielen Menschen allein, ein Zeichen von Interesse, dass ich ein Mensch bin, hätte mir sehr geholfen". ─────

47.1.3 Pflege- und Behandlungsplan

Vorbereitung am Vortag
Wird der Patient bereits vor dem eigentlichen OP-Termin stationär im Krankenhaus aufgenommen, gehört die Überprüfung der Patientenunterlagen auf Vollständigkeit am Vortag zu den organisatorischen Hauptaufgaben, um unnötige und kostenintensive Wartezeiten im OP zu vermeiden. Gut bewährt hat sich der Einsatz von Checklisten, auf denen die einzelnen Punkte zur Vorbereitung abgehakt und überprüfbar dokumentiert werden können.

Bei geplanten Operationen wird der Patient entweder in einer zentralen Anästhesieambulanz durch den Anästhesisten für die Narkose aufgeklärt (Prämedikationsgespräch) oder die Prämedikationsvisite erfolgt am Vortag der Operation direkt auf der Station. Die durch den Anästhesisten verordnete Medikation zur Nacht soll angstlösend (Anxiolyse) und schlafanbahnend sein.

Haarentfernung im Operationsgebiet. Ist eine Haarentfernung für die Durchführung der Operation notwendig, erfolgt diese als Kürzung der Körperhaare oder als chemische Enthaarung (cave: Unverträglichkeitreaktionen auf Inhaltsstoffe). Die mechanische Haarentfernung erfolgt erst unmittelbar vor der Operation durch einen Elektrorasierer. Ziel ist es, eine Keimbesiedlung der verursachten Mikroläsionen zu minimieren und einer möglichen postoperativen Wundinfektion vorzubeugen.

🍎 **PRÄVENTION & GESUND-HEITSFÖRDERUNG** Das Ausmaß der Haarentfernung sollte bei geplanten Operationen bereits auf dem Vorweg mit dem Operateur und dem Patienten besprochen werden, da besonders Bart- und Kopfhaarentfernung einen großen Eingriff in die Persönlichkeit darstellen. Eine Ausnahme bilden Augenbrauen und Augenwimpern, die nicht entfernt werden. ───────

➡ **MERKE** Die Durchführung einer präoperativen Haarentfernung erfolgt nur bei operationstechnischer Notwendigkeit. Die präoperative „scharfe" Rasur (Einmalrasierer, Rasiermesser) als Standardverfahren ist obsolet! Bei mechanischer Haarentfernung werden Elektrorasiergeräte verwendet. ───────

Vorbereitung am OP-Tag
Am Morgen sollte sich der Patient in Ruhe auf die OP vorbereiten und die Gelegenheit zu persönlichen Hygieneritualen haben können, bevor nach Gabe einer Prämedikation Bettruhe zu halten ist. Der Patient hat Nahrungskarenz und erhält eine spezielle OP-Kleidung. Diese Bekleidung ist zweckmäßig, die Passform berücksichtigt aber z. B. bei übergewichtigen Patienten nicht immer die persönliche Intimsphäre. Unnötige Pha-

sen, in denen der Patient unbekleidet und unbedeckt „präsentiert" wird (gilt generell!), sind zu vermeiden und es sollten geeignete Konfektionsgrößen bereitgestellt werden.

➡ **MERKE** Sollte der Patient nicht zum geplanten Zeitpunkt in den OP abgerufen werden oder wird der Eingriff aus organisatorischen Gründen verschoben, ist eine Information wichtig (Patient und Station), da die Wartezeit stressbehaftet ist. ───────

Präoperative Nüchternheit
Die über viele Jahre bestehende Anforderung an die Nüchternheit vor Narkosen/Operationen wurde von zahlreichen Patienten als Belastung und negative Beeinflussung des Wohlbefindens geschildert. Die Forderung nach einer längeren Zeitschiene für eine Nahrungs- und Flüssigkeitskarenz entstand aus der Angst, dass es im Rahmen der Anästhesie zu einer Aspiration von Mageninhalt kommen könnte. In vielen Kliniken wird auch heute noch eine 6-stündige Karenzzeit angegeben. In der Praxis bedeutet dieses Zeitfenster aber, dass der Patient ab dem Abendessen am Vortag der Operation keine feste Nahrung und Flüssigkeit zu sich nehmen darf.

Um die Belastung durch Durst und Mundtrockenheit einzuschränken, wurden neue Richtlinien von medizinischen Fachgesellschaften erarbeitet. Hier wird die Zeitforderung verkürzt und es kann bei geplanten Eingriffen bis zu 2 Stunden vor der Operation klare Flüssigkeit angeboten werden (Wasser, Tee, klare Säfte). Auch eine Dauermedikation oder orale Prämedikation kann mit etwas Flüssigkeit eingenommen werden.

Ausgenommen sind fetthaltige Getränke (z. B. Milch, auch Kaffee mit Milch), alkoholische Getränke und feste Nahrung, da sich die Magendarmpassage dadurch verändern kann und sich die Entleerungszeit auch durch Stress und Rauchen verlängern.
Empfehlungen der DGAI. Aktuelle Empfehlungen zur präoperativen Nüchternheit der Deutschen Gesellschaft für Anästhesie und Intensivmedizin (DGAI) bei elektiven Eingriffen:

- Trinken klarer Flüssigkeiten bis 2 Stunden vor Narkoseeinleitung (als angemessene Menge bezeichnet man 1 – 2 Gläser)
- Stillen von Neugeborenen bis 4 Stunden vor Anästhesiebeginn
- feste Nahrung in Form einer leichten, kleinen Mahlzeit bis 6 Stunden vorher möglich. Für Operationsabteilungen, in denen die Betriebszeit ausgeweitet ist, kann diese Möglichkeit in der Operationsabfolgeplanung Berücksichtigung finden und die Patientenzufriedenheit erhöhen
- Dauermedikation oder Einnahme oraler Prämedikationsmedikamente mit *einem Schluck Wasser* bis zu 1 Stunde vor Narkosebeginn.

Als einschränkende Kontraindikationen für dieses Nüchternheitskonzept gelten u. a.

- Notfalloperationen,
- Ileus,
- Adipositas permagna,
- Refluxsymptomatiken,
- schwierige Atemwege.

Hier sollte die klassische 6-stündige Karenzzeit eingehalten werden (außer bei Notfalloperationen).

47.2 Intraoperative Phase

47.2.1 Grundlagen aus Pflege- und Bezugswissenschaften
Je nach Abfolge im Programm wird der Patient i. d. R. aus dem OP von der Bettenstation abgerufen und in Begleitung von geschultem Personal/Krankentransportdienst und mit vollständiger Unterlagen und Befunden in den OP gefahren und dort dem Fachpersonal übergeben.

Bewährt haben sich sog. Checklisten, die eine Übersichtsinformation über die Unterlagen darstellen sowie ergänzende organisatorische Zusatzinformationen bieten (z. B. Hinweis auf die postoperative Station, vorhandene Blutkonserven usw.) (*Abb. 47.6*).

Hygieneanforderungen zur Prävention postoperativer Wundinfektionen
Zu den sog. nosokomialen Infektionen (= Krankenhausinfektionen, d. h. Infektionen, die ursächlich mit dem Krankenhausaufenthalt in Verbindung gebracht werden können) zählen mit am häufigsten die postoperativen Wundinfektionen. Ursache sind vor allem Infektionen durch Bakterien (z. B. Staphylococcus aureus, Enterobacter, Enterokokken).

Der Anteil von MRSA (= Methicillin resistenter Staphylococcus aureus) bedingten Infektionen ist dabei von größter Bedeutung für Patient, Personal und Krankenhaus. Dem Auftreten von Wundinfek-

tionen werden verschiedene Risikofaktoren zugeordnet, die patienteneigen und/oder auch perioperativ erworben sein können. Die Identifizierung der Faktoren bildet die Grundlage für eine klinikeigene Präventionsstrategie gegen Infektionen.
Patienteneigene Risikofaktoren. Zu diesen zählen u. a.

- Begleiterkrankungen (z. B. Diabetes mellitus),
- bestehende Infektionen an der zu operierenden Körperstelle/Extremität,
- alimentäre Ausnahmesituationen (Kachexie, Adipositas),
- maligne Grunderkrankungen,

Checkliste Patientenübergabe an den OP

Geplante Station postoperativ: ....

Ärztlicher Ansprechpartner: .... Tel: .... Funk: ......

(Patientenaufkleber) ➡ OP-Saal: [   ]

Diagnose/Fragestellung/Begleiterkrankungen: ....

Geplante Operation/Untersuchung/Maßnahme (mit Seitenangabe):
....

mitgegebene Unterlagen:	ja	nein
Patientenakte	O	O
Patientenaufkleber	O	O
Röntgenbilder	O	O
CT-Bilder	O	O
NMR-Bilder	O	O
Angiografie-Bilder	O	O
Laborbefunde	O	O
EKG	O	O
chirurgische Aufklärung/Einwilligung	O	O
anästhesiologische Aufklärung/Einwilligung	O	O
Lagerungshilfsmittel, Schienen, Schanzkrawatte	O	O
Blutgruppe	O	O
Blutkonserven Anzahl:	O	O
sonstige Befunde	O	O

aktuelle Medikation: ....

Bemerkungen/Hinweise (z. B. Begleitinfektion, eingeschränkte Kommunikation usw.): ....

Unterschrift: .... Datum: ....

Abb. 47.6 Checkliste Patientenübergabe an den OP.

- Besiedlung mit Staphylococcus aureus,
- immunsuppressive Therapie.

Perioperative Risikofaktoren. Zu diesen zählen
- Krankenhausverweildauer,
- unsachgemäße Haarentfernung (Mikroläsionen, Schnittverletzungen),
- unsachgemäße präoperative Antiseptik (Hautreinigung, Hautdesinfektion),
- mangelnde Asepsis,
- unkritische perioperative Antibiotikaprophylaxe,
- intraoperative Störung der Thermoregulation (Auskühlung),
- unsachgemäße postoperative Wundversorgung (z. B. Verbandwechsel, Drainagen).

➡ **MERKE** Die Anforderungen zur Erkennung, Erfassung und Prävention nosokomialer Infektionen sind im Infektionsschutzgesetz (IfSG) verankert.

Krankenhausinterne Maßnahmen zur Prävention postoperativer Wundinfek-tionen müssen regelmäßig überprüft werden.

„Für die Prävention postoperativer Infektionen im Operationsgebiet und die „Anforderungen der Hygiene bei Operationen und anderen invasiven Eingriffen" gelten Empfehlungen der Kommission für Krankenhaushygiene und Infektionsprävention am Robert-Koch-Institut (RKI) (http://www.rki.de). ——————

Spezielle Hygieneanforderungen im OP- und Anästhesiebereich
Die wichtigsten Gesetze, Richtlinien und Verordnungen im OP- und Anästhesiebereich sind folgende:
- Infektionsschutzgesetz
- Medizinproduktegesetz
- Medizinbetreiberverordnung
- Abfallbeseitigungsgesetz
- Trinkwasserverordnung
- Unfallverhütungsvorschrift für das Gesundheitswesen

- Richtlinie für Krankenhaushygiene und Infektionsprävention des Robert-Koch-Instituts (RKI)

Bauliche Anforderungen
Operationsabteilungen zählen zur höchsten Reinraumklasse (Räume mit besonders hohen Anforderungen an die Keimarmut) und unterliegen strengen Anforderungen an die Raumlufttechnik. Die vorhandenen baulich-funktionellen Gegebenheiten setzen eine gezielte Ablauforganisation voraus, um jederzeit ein aus hygienischer Sicht einwandfreies Arbeiten zu gewährleisten.

Ziele der Klimatechnik im OP sind:
- Raumklimatisierung
- Abführung vorhandener Raumluft, Desinfektionsmitteldämpfe, Geruchsstoffe (z. B. bei flächenhafter Koagulation während der Operation)
- Zufuhr keimarmer Luft (spezielle Filterung)
- gerichtete Luftströmung in einem definierten Bereich (z. B. OP-Tisch/OP-Decke)
- Reduzierung/Vermeidung von zuströmender Luft aus Nebenräumen und Flurbereichen

Zu den baulichen Vorgaben zählt auch die räumliche Trennung der Operationseinheiten vom übrigen Krankenhaus. Diese räumliche Separation gilt auch für das ambulante Operieren.

Schleusenbereiche. Für den Zutritt sind spezielle Schleusenbereiche definiert, in denen das dort tätige Personal die für den OP-Bereich speziell ausgewiesene Bereichskleidung anlegen muss. Der Zugangsweg erfolgt über sog. unreine Wege (Ablegen der Dienstkleidung) und reine Wege (Anlegen der farblich gekennzeichneten Bereichskleidung für den Operationsbereich). Vor dem Betreten der reinen Schleuse und vor dem Betreten des OP-Flures wird eine Händedesinfektion durchgeführt.

Toiletten. Toiletten sind im unreinen Bereich der Personalschleuse zu konzipieren. Vor dem erneuten Betreten des OP-Bereiches ist die Bereichskleidung zu wechseln und eine neue Einschleusung vorzunehmen.

Rüsträume. In baulichen Konzepten für den „OP der Zukunft" werden sog. Rüsträume für die Vorbereitung der sterilen Instrumententische etabliert. Die Räume, die direkt an die OP-Säle angrenzen, müssen dabei die gleichen strengen hygienischen und raumlufttechnischen Vorgaben wie der OP-Saal erfüllen.

Kreuzungswege. Idealerweise sind in der Ablauforganisation Kreuzungswege zwischen rein/unrein zu trennen (Ver- und

Entsorgungsströme, z. B. Wäsche, Sterilgut, Medikalprodukte, Müll).

Anforderungen an das Personal

Um das nosokomiale Infektionsrisiko im Krankenhaus zu minimieren, kommen verschiedene Maßnahmen zur Anwendung (s. Kap. 17.7, S. 483).

Bereichskleidung. Zu den Hauptvermeidungsstrategien zählt vor allem die Nutzung von spezieller, farbig gekennzeichneter Bereichskleidung (S. 201). Diese Schutzkleidung soll das Personal schützen, aber auch Übertragungswege von außen erschweren. Zur Bereichskleidung zählen auch ein Haarschutz, der den Haarbereich (auch den Bart) vollständig umschließen muss, sowie das Tragen eines Mund-Nasen-Schutzes. In den OP-Bereichen werden geeignete, maschinell zu reinigende Schuhe bereitgestellt.

Verhaltensregeln. Die persönlichen Verhaltensregeln in einem OP-Bereich erfordern Disziplin im Arbeitsalltag. Als Beispiele seien hier genannt:

- geschlossene Türen
- Personenanzahl im OP-Saal beschränken
- Aufwirbeln von Luft durch unnötiges Herumlaufen vermeiden
- Abdecken ohne „Wedeln" mit den Abdeckmaterialien
- korrektes Tragen der Bereichskleidung

> **MERKE** Die Bereichskleidung darf ausschließlich in den ausgewiesenen Bereichen getragen werden. Der Mund-Nasen-Schutz muss regelhaft gewechselt werden. Ein durchfeuchteter Mundschutz hat keinerlei Barrierefunktion mehr!

Händehygiene

Hände sind als Hauptüberträger von Krankenhauserregern anzusehen, da über sie vielfältige Kontakte mit kontaminierter Umgebung und Mikroorganismen anderer Menschen erfolgen.

Eine der wichtigsten Maßnahmen zur Vermeidung von nosokomialen Infektionen und als effektivste Maßnahme zum Eigenschutz ist die regelmäßige Händedesinfektion und das Tragen von Schutzhandschuhen (s. a. Kap. 17, S. 487). Man unterscheidet die hygienische und die chirurgische Händedesinfektion.

Hygienische Händedesinfektion. Die Durchführung der hygienischen Händedesinfektion ist wie folgt einzuhalten: Die trockenen Hände werden mit dem Desinfektionsmittel (Entnahme aus dem Spender ohne Handkontakt, sondern Bedienung durch Ellenbogeneinsatz), i. d. R. 30 Sekunden (oder gemäß der vom Hersteller empfohlenen Einwirkzeit) einmassiert. Dabei ist die flächige Benetzung von Hohlfläche der Hand, Handrücken, Nagelfalze, Finger und Zwischenräume der Finger wichtig (s. a. Empfehlungen zur Händehygiene, Bundesgesundheitsblatt 2000) (**Abb. 17.10**, S. 488).

Chirurgische Händedesinfektion. Die chirurgische Händedesinfektion setzt eine intakte Haut voraus (vermeidet eine potenzielle Keimübertragung und verhindert den leichten Eintritt bei Kontakt mit infektiösen Sekreten und Körperflüssigkeiten des Patienten) und dient als Vorbereitung für die Durchführung einer Operation.

Die Durchführung richtet sich nach dem eingesetzten Desinfektionsmittel. Für die korrekte Durchführung und Beachtung des Zeitfaktors für die Einwirkzeit sind entsprechende öffentliche Aushänge der Verfahrensbeschreibung sowie der Sichtkontakt auf eine Uhr zur Zeiterinnerung empfohlen. Zahlreiche Hersteller stellen eine entsprechende Anleitung mit Abbildungen der einzelnen Schritte zur Verfügung (**Abb. 47.7**). Diese Anleitungen unterstützen z. B. auch die Einarbeitung neuer Mitarbeiter.

Handschuhe

Während der Operation werden sterile Handschuhe getragen, die Patienten und Personal schützen. Oftmals werden doppelte Handschuhe getragen, die zwar nicht das Verletzungsrisiko vor Schnitt- und Stichverletzungen vermindern, jedoch das Kontaminationsrisiko bei oberflächlicher Beschädigung des äußeren Handschuhs reduzieren.

> **MERKE** Bei allen Arbeiten, bei denen Kontakt mit kontaminierten Körperflüssigkeiten des Patienten möglich ist, oder bei Reinigungsarbeiten müssen Schutzhandschuhe getragen werden.

Patienten mit Begleitinfektionen im OP – Beispiel MRSA

Krankenhäuser und Einrichtungen für ambulante Operationen sind gemäß Infektionsschutzgesetz (IfSG) verpflichtet, die vom RKI festgelegten nosokomialen Infektionen und das Auftreten von Krankheitserregern mit speziellen Resistenzen und Multiresistenzen gesondert aufzuführen und zu bewerten.

Für die OP-Ablaufplanung stellen Patienten mit Begleitinfektionen eine Herausforderung dar. Hier haben sich sog. Hygiene-Handbücher bewährt, die das Prozedere im Infektionsfall krankenhausintern festschreiben und für alle Mitarbeiter transparente und verbindliche Handlungswege, bezogen auf alle Bereiche im Krankenhaus, beschreiben.

Um das Übertragungsrisiko auf andere Patienten zu minimieren, werden Patienten mit MRSA möglichst am Ende des OP-Programms an letzter Stelle im Saal operiert, um nach der Operation ausreichend Zeit für wirksame Reinigungsmaßnahmen zu gewährleisten.

Der effektivste Schutz liegt dabei in der regelmäßigen Händedesinfektion und in diszipliniertem Verhalten. Der Kontaminationsweg erfolgt über direkten Kontakt, z. B. Nutzung von Umlagerungshilfen ohne Reinigung, Körperkontakt mit dem Patienten, z. B. beim Umlagern ohne Wechsel der Bereichskleidung.

Patienten mit multiresistenten Erregern müssen auch in der gesamten perioperativen Phase isoliert werden und sind unter Umgehung des Aufwachraumes in die nachsorgende Organisationseinheit zu verlegen.

Einschleusung des Patienten in den OP. Je nach technischer Ausstattung erfolgt die Umlagerung des Patienten von der unreinen (Bettseite) auf die reine (OP-Tisch) Seite. Werden Umlagerungshilfen/Schleuseneinrichtungen genutzt, sind diese ebenfalls nach jedem Patientenkontakt sorgfältig aufzubereiten (Wischdesinfektion). Der Patient bekommt einen Haarschutz, bevor er in den Einleitungsbereich begleitet wird.

Anforderungen der Hygiene an die Anästhesie im OP-Bereich

Allgemein gelten für alle Fachabteilungen die gültigen Hygieneregeln, Hygienestandards, Hygienehandbuch usw. des jeweiligen Krankenhauses (s. a. AWMF Leitlinie 2004, S. 205ff).

Arbeitsplatz Anästhesie. Alle medizintechnischen Geräte und Arbeitsflächen werden mindestens einmal täglich einer Wischdesinfektion unterzogen, bei Kontamination sofort. Vor und nach jedem Patientenkontakt ist eine hygienische Händedesinfektion durchzuführen.

Narkosegeräte und Zubehör. Bei der Beatmung wird ein Bakterienfilter patientennah eingesetzt. Dieser Filter wird nach jedem Patienten gewechselt und ermöglicht den mehrfachen Einsatz der Schlauchsysteme (max. für einen Tag). Alle Systeme und Gebrauchsmaterialien sind gemäß Herstellerhinweis möglichst maschinell aufzubereiten. Als Absaugsysteme werden aus hygienischer Sicht geschlossene Systeme bevorzugt.

Medikamente/Infusionslösungen. Der Umgang mit Medikamenten und die Vorbereitung von invasivem Zubehör

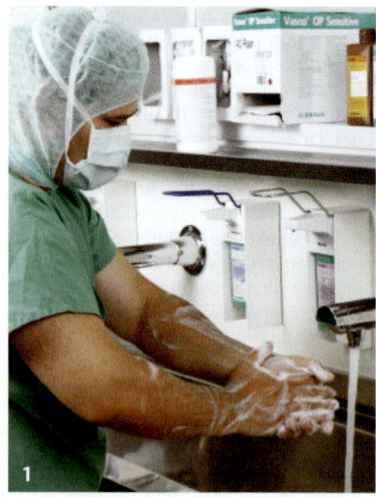
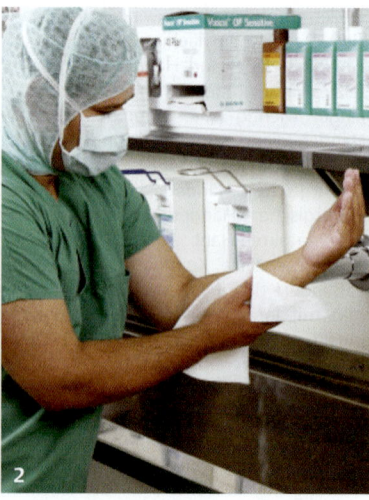
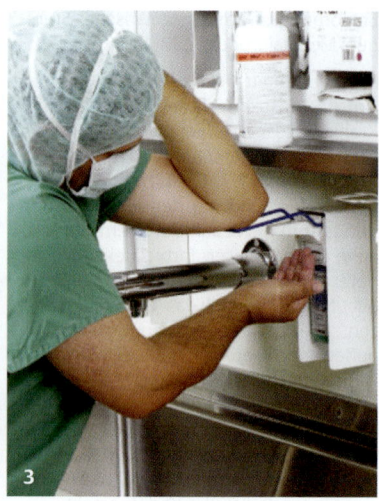

Hände mit einer milden Waschlotion 1 Min. waschen, Hände danach sorgfältig abspülen. Gründlich mit einem Einmalhandtuch oder sterilem Tuch abtrocknen.

Das Händedesinfektionsmittel aus dem Spender (Hebel mit dem Ellenbogen betätigen) in die trockene hohle Hand geben.

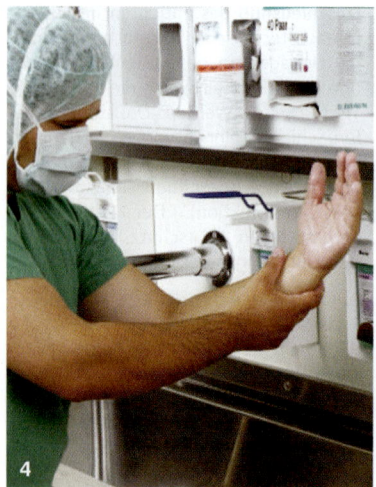
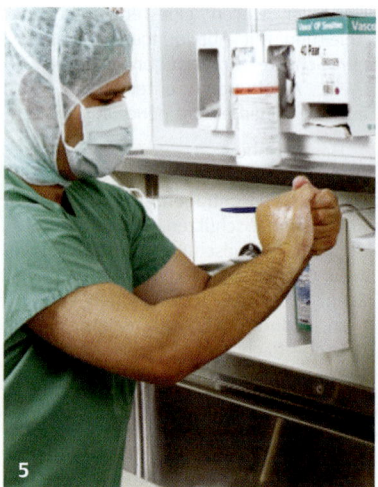
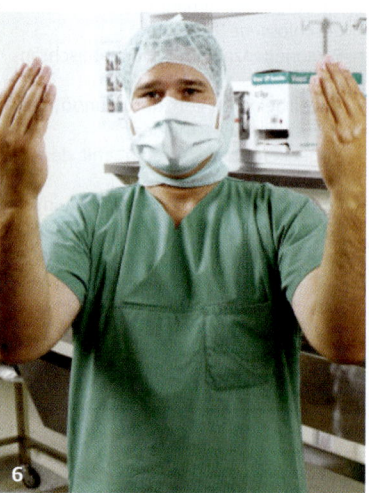

Das alkoholische Einreibepräparat über einen Zeitraum von 1,5 bis 3 Min. (je nach Präparat) in einzelnen Portionen einreiben. Zunächst Hände und Unterarme bis einschließlich Ellenbogen desinfizieren.

Anschließend den halben Unterarm und die Hände und im letzten Schritt nur noch die Hände desinfizieren. Über die gesamte Applikationszeit müssen die Hände gut angefeuchtet bleiben. Die letzte Portion bis zur Auftrocknung einreiben. Einreibetechnik zur hygienischen Händedesinfktion beachten (S. 489)

Nach dem Desinfektionsvorgang Hände und Unterarme nicht mehr abtrocknen. **Achtung:** Nicht mit feuchten Händen die Handschuhe anziehen!

Abb. 47.7 Die Fotoserie zeigt die einzelnen Schritte der chirurgischen Händedesinfektion nach EN 12 791 (B. Braun, Melsungen AG).

für die Anästhesie sind idealerweise mit einem standardisiertes Prozedere durchzuführen. Alle invasiven Maßnahmen am Patienten sind unter sterilen Kautelen durchzuführen (Anlage ZVK, Regionalanästhesie usw.). Medikamente und Parenteralia dürfen erst unmittelbar vor Applikation (< 1 Std.) vorbereitet werden. Mehrdosisflaschen (Lösungen mit Kon-servierungsmitteln) müssen beim Erstanbruch mit Datum und Uhrzeitangabe gekennzeichnet werden. Eingesetzte Mehrfachentnahmekanülen mit Filter sollten ohne Deckel und maximal für eine Schicht eingesetzt werden.

Saalwechsel und Patientenbegleitung in den Aufwachraum/die Intensivstation
Die notwendige Begleitung des Patienten durch Anästhesiepersonal in den Aufwachraum/die Intensivstation ist oftmals problematisch, da der Aufwachraum nicht immer in den OP-Bereich integriert ist. Empfohlen wird das Tragen eines Schutzkittels, der bei Rückkehr in

den OP abgelegt wird, sowie Händedesinfektion nach Patientenübergabe und vor Beginn der nächsten Einleitung.

Der Wechsel zwischen verschiedenen aseptischen OP-Sälen ist möglich (Händedesinfektion!), der direkte Wechsel zwischen septischen und aseptischen OP-Sälen/Operationen ist jedoch untersagt! Nach septischen Operationen ist eine Neueinschleusung vorzunehmen. Hier sind die speziellen Vorgaben der Hygienepläne strikt umzusetzen.

MERKE Die Einhaltung hygienerelevanter Maßnahmen und Regeln ist für alle an der OP beteiligten Personen verbindlich. Eine adäquate Unterweisung ist erforderlich!

47.2.2 Pflege- und Behandlungsplan

Übernahme des Patienten in den OP
Aus Sicht des Patienten stellt bereits das Einschleusen in den OP-Bereich eine Ausnahmesituation dar, die oftmals mit Unsicherheiten und Angst behaftet ist. Der erste Kontakt mit OP- und Anästhesiepersonal erfordert daher ein besonderes Einfühlungsvermögen (auch unter Zeitdruck) der Beteiligten im Umgang mit dieser Situation. Zahlreiche Patienten fühlen sich durch z. B. fehlende Hilfsmittel wie Brille, Zahnprothese, Hörgerät usw. und durch die Bekleidung mit dem OP-Hemd unwohl und hilflos. Auch der Einfluss der Prämedikation ist nicht zu vernachlässigen, da es hier zu Veränderung der, vor allem akustischen, Wahrnehmung kommen kann. Die Übernahme sollte zeitnah erfolgen, um unnötige Wartezeiten in Fluren und Durchgangsbereichen zu vermeiden. Neue bauliche Konzepte ermöglichen ein Warten im Bett (Patientenkomfort) in unmittelbarer OP-Nähe unter adäquater Überwachung.

DEFINITION Diese Wartezonen werden als **Holding Area**, **P**erioperative **B**ehandlungs**e**inheit (= POBE) bezeichnet. Hier warten Patienten im Bett und in räumlicher Nähe zum OP unter fachlicher Aufsicht und können ggf. bereits für die OP und Anästhesie vorbereitet werden.

Bauliche Gestaltung von OP-Bereichen
In Neubau-Projekten kann die Umsetzung zukünftiger Organisationsstrukturen durch eine entsprechende Bauplanung unterstützt werden, z. B. Etablierung von Rüsträumen, zentralen Anästhesie-Ein- und Ausleitungsbereichen (**Abb. 47.8**). Bereits bestehende Infrastruktur kann ggf. durch Umnutzung

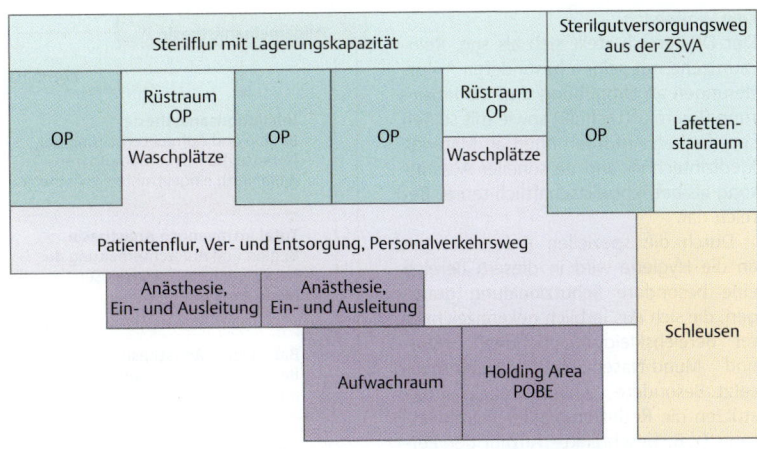

Abb. 47.8 Beispiel für eine Bauplanung unter Berücksichtigung innovativer Reorganisationsstrukturen im OP (Ausschnitt, nicht maßstabsgetreu). ZVSA = zentrale Sterilgutversorgungsabteilung

und/oder Veränderung der Prozesse einbezogen werden, z. B. Nutzung von bestehenden Aufwachräumen als Holding Area.
Ziele. Dies sind u. a.:
- Verkürzung der Wechselzeiten
- Reduktion der Wartezeiten
- Warten der Patienten in räumlicher Anbindung an den OP
- Vorbereitung der nächsten Operation während der vorherigen Operation im Rüstraum

MERKE Für die Realisierung von baulich optimierten Organisationseinheiten bedarf es auch der detaillierten Betrachtung der personellen Ausstattung, der Neuzuordnung von Aufgaben und des Einsatzes von Assistenzpersonal, speziell in den Bereichen Reinigung sowie Ver- und Entsorgungslogistik.

Eckpunkte Patientenübernahme in den OP
Folgende Punkte sollten beachtet werden:
- Begrüßung, persönliche Vorstellung
- Informationen über den Zustand durch die Übergabe sammeln
- Prüfung der Unterlagen auf Vollständigkeit
- Patientenvorbereitung kontrollieren (letzte Nahrungsaufnahme, wann letzte Zigarette geraucht, Schmuck, Zahnersatz)
- Bedarf an Lagerungshilfsmitteln abfragen
- Wärmemanagement in der Einleitung beginnen
- Patienten nach Einschleusen in den OP nicht mehr ohne Aufsicht lassen!

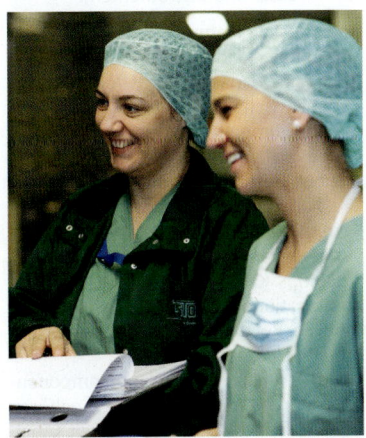

Abb. 47.9 Der Patient wird von einer Pflegeperson zur OP-Schleuse begleitet und dort von einer Anästhesie- oder OP-Pflegeperson in Empfang genommen.

Die Übernahme in den OP beginnt mit dem Transport von der Station in Begleitung einer Pflegekraft und/oder durch einen zentralen Krankentransportdienst. An der sog. OP-Schleuse wird der Patient in Empfang genommen (**Abb. 47.9**). Es wird empfohlen, dass dort eine Pflegekraft den Patienten in Empfang nimmt, um direkt Übergabeinformationen seitens der Station zu erhalten. Das Einschleusen kann sowohl durch OP- als auch durch Anästhesiepflegepersonal erfolgen. Bei Notfällen oder gesonderter Indikationsstellung erfolgt das Umlagern des Patienten vom Bett auf den OP-Tisch gemeinsam mit einem Arzt.

Der OP-Bereich

Der OP-Bereich stellt sich als sog. Reinraumzone mit seinen besonderen Anforderungen an Umgebung und Klimatisierung (Raumlufttechnik) sowie mit seinen spezifischen Anforderungen an Material, Medizintechnik und personeller Ausstattung als betriebswirtschaftlich teurer Bereich dar.

Durch die speziellen Anforderungen an die Hygiene wird in diesem Bereich eine besondere Schutzkleidung getragen, die sich aus farblich gekennzeichneter Bereichskleidung, Schuhen, Haar- und Mund-Nasen-Schutz zusammensetzt. Besondere Verhaltensregeln unterstützen die Reduzierung der Keimbelastung (z. B. beschränkte Anzahl der Personen im OP-Saal, geschlossene Türen, Beachtung der Sterilzone, Händedesinfektion, Gewährleistung der Sterilität von Material und Instrumenten).

Anästhesieverfahren

Man unterscheidet (**Abb. 47.10**)

- **Allgemeinanästhesie** (= Vollnarkose) mit Ausschaltung des Bewusstseins und Schmerzfreiheit und
- **Regionalanästhesie** (= begrenzt auf einen bestimmten Bereich zur Ausschaltung des Schmerzempfindens mit Gewährleistung, dass der Chirurg die geplante Operation durchführen kann, s. Kap. 24, S. 625 u. 636).

Kombinationen beider Verfahren sind möglich. Bei der **Lokalanästhesie** werden gezielte Hautareale betäubt.

Zu den klassischen Hauptkomponenten der Allgemeinnarkose gehören Schlaf (Hypnose), Schmerzfreiheit (Analgesie) und Muskelentspannung (Relaxation). Auf die regelhafte Muskelrelaxation wird häufig verzichtet. Für einige Eingriffe ist keine Narkose notwendig. Um den Patienten vor Stressreaktionen zu schützen und Ängste zu reduzieren (Anxiolyse), kann eine Sedierung durchgeführt werden (z. B. durch Benzodiazepine).

Intravenös applizierte Medikamente (= Injektionsanästhetika, z. B. Barbiturate, Opioide, Propofol) werden durch Verstoffwechselung über Leber und Nieren ausgeschieden. Gasförmig zugeführte Substanzen (= Inhalationsanästhetika) werden über die Lunge zugeführt und eliminiert (abgeatmet). Hierzu zählen z. B. Sevofluran, Desfluran, Halothan, Lachgas.

Aufgabenschwerpunkte des Anästhesie- und OP-Funktionsdienstes

Entwicklung der Funktionsdienste im OP und Anästhesiebereich. Im Rahmen von Umstrukturierungen, DRG-Einführung

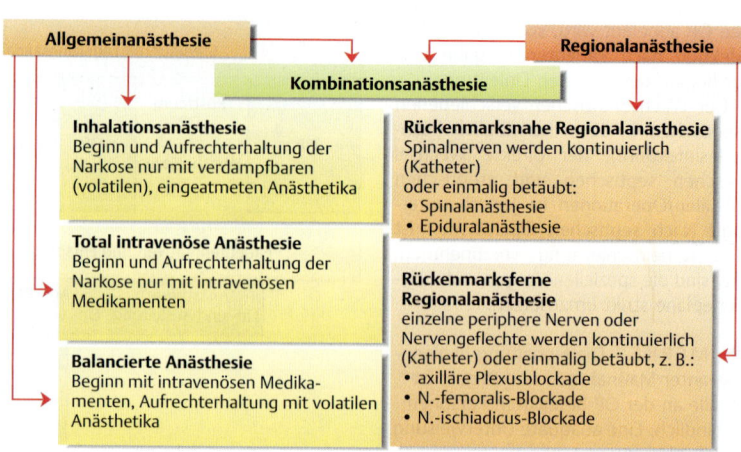

Abb. 47.10 Übersicht über die verschiedenen Anästhesieverfahren.

Tab. 47.2 Berufsgruppenbezogene Kerntätigkeiten und übergreifende Unterstützungsmöglichkeiten der Funktionsdienste im OP und Anästhesiebereich.

Beispiele für Kernaufgaben OP-Funktionsdienst	Beispiele für Kernaufgaben Anästhesie-Funktionsdienst	Beispiele für gegenseitige Unterstützungsbereiche
→ Instrumentieren	→ Narkosevorbereitung	→ Patientenmanagement
→ Richten steriler Instrumentiertische	→ Assistenz bei der Ein- und Ausleitung, Überwachung während der Narkose	→ Ein- und Ausschleusen
→ Bedienung spezieller Medizintechnik	→ Notfallmanagement	→ Anlage Blasenverweilkatheter
→ Versorgung von Untersuchungsmaterial (z. B. Schnellschnitt)	→ Schmerzmanagement	→ Unterstützung der Patientenlagerung bei Regionalverfahren
→ fachgerechte Instrumentenentsorgung	→ Umgang mit BTM	→ Anschließen Sauger
→ Zählkontrolle OP-Textilien	→ fachgerechte Entsorgung und Aufbereitung von Anästhesiezubehör	→ Anlage Neutralelektrode
→ fachliche Einarbeitung neuer Mitarbeiter	→ fachliche Einarbeitung neuer Mitarbeiter	→ steriles Anreichen
→ OP-Dokumentation	→ AN-Dokumentation	→ allgemeine Dokumentation im Prozessablauf (Zeiten)
		→ Abruf Operateure
		→ Hol- und Bringdienste
		→ Patiententransporte

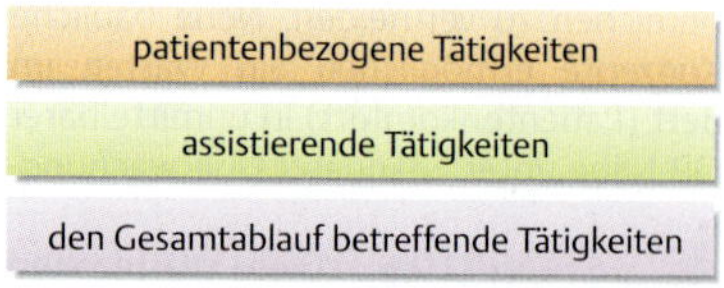

und zunehmenden Restriktionen im Gesundheitswesen müssen sich alle Berufsgruppen neuen Herausforderungen stellen. Die Prozessbetrachtung und Organisationsoptimierung stehen hierbei im Vordergrund. Die Folge ist eine Weiterentwicklung der Funktionsdienste in der Anästhesie und im OP in Richtung Multiprofessionalität zur Förderung der ergänzenden, unterstützenden und prozessorientierten Zusammenarbeit in der Patientenversorgung. Bislang waren die Aufgaben und Tätigkeitsinhalte der Funktionsdienste stark voneinander getrennt. Dabei unterscheidet man Aufgaben, die fachspezifisch jeweils einer Berufsgruppe zuzuordnen sind, und Aufgaben, bei denen sich fachübergreifend die Berufsgruppen im Funktionsdienst gegenseitig unterstützen können (**Tab. 47.2**) (**Abb. 47.11**).

patientenbezogene Tätigkeiten

assistierende Tätigkeiten

den Gesamtablauf betreffende Tätigkeiten

Abb. 47.11 Aufgabencluster im Funktionsdienst Anästhesie und OP.

MERKE Bei der Zusammenarbeit im OP-Bereich steht die Prozessorientierung im Vordergrund, nicht allein das Funktionieren in Zuständigkeiten! Unnötige Parallelaktivitäten gilt es, im Fokus dieser Prozessorientierung zu vermeiden.

FALLBEISPIEL **Anlage eines Blasenverweilkatheters.** Für länger dauernde Operationen und/oder bei speziellen Indikationsstellungen ist die präoperative Anlage eines Blasenverweilka-

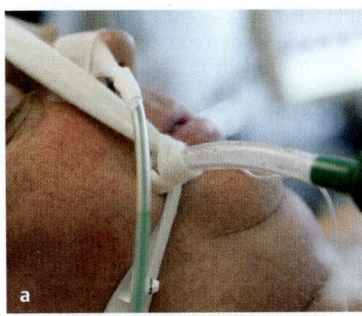
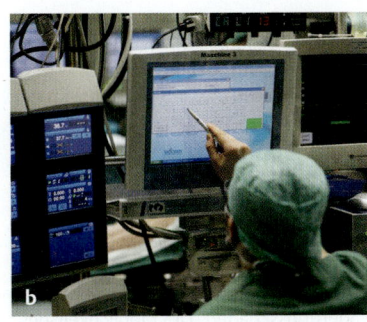
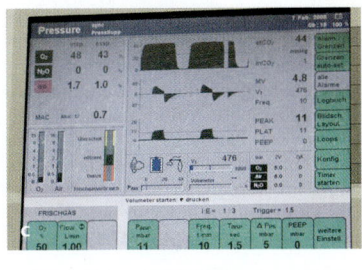

Abb. 47.12 **Narkoseüberwachung.** Während der Operation werden alle Vitalparameter des Patienten kontinuierlich überwacht.

theters notwendig, um z. B. die Flüssigkeitsbilanz zu überwachen. In zahlreichen Abteilungen ist diese Tätigkeit entweder dem OP-Funktionsdienst oder dem Anästhesiefunktionsdienst „zugeordnet". So kommt es oftmals zu Wartezeiten, bis die jeweilige Berufsgruppe diese Aufgabe durchführen kann. Warte- und Leerlaufzeiten im OP sind mit Kosten und unproduktiver Zeit verbunden. Hier stellt sich die Patienten- und Prozessorientierung in der Art dar, dass die Anlage des Blasenkatheters durch alle qualifizierten Mitarbeiter im OP durchgeführt werden kann.

Der erste Schritt für eine praktikable Umsetzung ist das Erstellen einzelner Tätigkeitskataloge in denen die jeweils originären Aufgaben für den Anästhesie- und OP-Funktionsdienst definiert werden. Ergänzend dazu werden gemeinsame Aufgaben gelistet, die gegenseitig unterstützend geleistet werden können, um „Zuständigkeiten" aufzubrechen und eine Zusammenführung aller Funktionsdienste im OP und in der Anästhesie zu fördern.

OP-Funktionsdienst. Zu den allgemeinen und speziellen Tätigkeiten in Operationsdienst und Endoskopie zählen die Vor- und Nachbereitung des Operationsarbeitsplatzes, Instrumentation sowie Vor- und Nachbereitung der eingesetzten Medikalprodukte und Instrumente. Zunehmend finden sich administrative und Dokumentationsaufgaben sowie Personalmanagement und ablauforganisatorische Anforderungen mit betriebswirtschaftlichem Fokus.

Anästhesiefunktionsdienst. Dieser bereitet den Anästhesiearbeitsplatz vor und assistiert während der Einleitung der Narkose, während der Operation und bei der Ausleitung der Anästhesie. Ergänzend dazu zählt die Vorbereitung der anästhesiespezifischen Medikamente und Materialien sowie Organisation des Notfallmanagements. Die organisatorische Anbindung der postoperativen Patientenversorgung im Aufwachraum liegt i. d. R. bei der Anästhesie.

Narkoseüberwachung

Während einer Narkose und Operation erfolgt eine kontinuierliche Überwachung aller Vitalparameter. Die klinische Überwachungsfunktion, unterstützt durch entsprechendes apparatives Monitoring, ist eine zentrale Aufgabe der Anästhesie und erfordert im ärztlichen und pflegerischen Bereich spezielle Kenntnisse und Qualifikation *Abb. 47.12*.

Beide Berufsgruppen erfahren im Alltag eine Zunahme der komplexen Vernetzungen, eine Zunahme der Dokumentationsanforderungen und gleichzeitig eine Zunahme der Leistungsverdichtung sowie eine Ausweitung von Koordinations- und Managementstrukturen. Auch bilden sich im Funktionsdienst stetig neue Berufsbilder aus, die zukünftig ihren Platz im Gesamtgeschehen der Wertschöpfungskette „Operation" beanspruchen.

Perioperatives Wärmemanagement

Narkose beeinflusst die Mechanismen der körpereigenen Thermoregulation. Die perioperative Auskühlung stellt eine häufige Komplikation dar und führt besonders in der postoperativen Phase zu negativen Befindlichkeiten des Patienten durch unkontrolliertes Muskelzittern zur Wärmeproduktion (= Shivering). Um systemische Komplikationen durch die Hypothermie (z. B. erhöhte Blutungsneigung durch Störung der Gerinnungskaskade, erhöhte Infektionsneigung durch Verminderung der leukozytären Abwehr) zu vermeiden und das Wohlbefinden des Patienten zu unterstützen, soll bereits im Vorbereitungsraum an wärmeerhaltende Maßnahmen gedacht werden (sog. Prewarming). Eine Verhinderung der Auskühlung im klimatisierten OP-Saal kann eine Nachbeatmung und damit einen Intensivaufenthalt (und damit wiederum Komplikationen und Kosten) vermeiden.

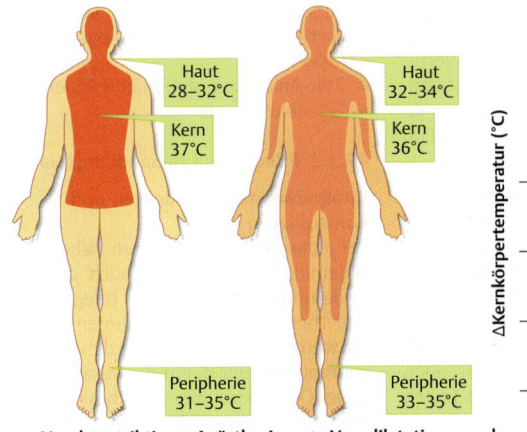
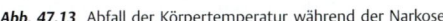
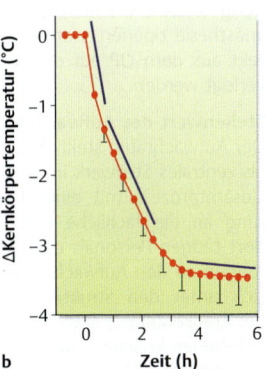

a **Vasokonstriktion + Anästhesie** → **Vasodilatation** b

Abb. 47.13 Abfall der Körpertemperatur während der Narkose.

Das perioperative Temperaturmanagement ist ein integraler Bestandteil im modernen Anästhesiemanagement.

Umverteilungsphänomen. Durch die anästhesiebedingte Vasodilatation (Erweiterung der Blutgefäße) kommt es zu einer Umverteilung der Körperwärme aus dem Körperkern in die Peripherie. Der Körperkern wird kälter und die Peripherie wird wärmer (*Abb. 47.13*).

Lagerung des Patienten zur Operation

Die korrekte Lagerung des Patienten ist Grundlage für eine erfolgreiche Operation. Spezielle Lagerungen sollen einerseits dem Operateur den idealen operativen Zugang ermöglichen, andererseits dem Patienten keinen zusätzlichen Schaden zufügen. Wichtig sind hierbei Kenntnis der Anatomie sowie Erkennen und

Vermeiden potenzieller Komplikationen. Bei allen Manipulationen, auch bei intraoperativer Lageveränderung, muss eine lückenlose und im Nachhinein nachvollziehbare Dokumentation erfolgen. Die Lagerung erfolgt i. d. R. gemeinsam und in Anwesenheit eines Operateurs.

➤ **MERKE** Stellen, an denen Nervenaustrittspunkte über prominenten, wenig gepolsterten Knochenvorsprüngen liegen, sind potenziell gefährdet für Lagerungsschäden. Die Möglichkeit des Patienten, aktive korrigierende Lageveränderungen selbst durchzuführen, ist während einer Allgemeinanästhesie ausgeschaltet. Daher ist der Patient auf Dritte angewiesen, die potenzielle Gefährdungen erkennen, berücksichtigen

und adäquate Gegenmaßnahmen zur Vermeidung, also zum Schutz des Patienten anwenden.

Operation

Der eigentliche operative Eingriff und dessen Ausmaß sind abhängig von der Indikationsstellung und der durchzuführenden Operationstechnik. Moderne Operationsverfahren werden zunehmend durch minimalinvasive Zugangswege durchgeführt, sind schonender für Patienten und ermöglichen eine kürzere Phase der Erholung mit schnellerer Rekonvaleszenz und schnellstmöglicher Mobilisation und damit Reduktion der Komplikationsmöglichkeiten durch lang dauernde Immobilisation.

47.3 Postoperative Phase

47.3.1 Grundlagen aus Pflege- und Bezugswissenschaften

Die Patienten werden nach einem operativen Eingriff i. d. R. im Aufwachraum überwacht. Der Aufwachraum liegt klassischerweise im Kompetenzfeld der Anästhesie. Sind die Patienten aufgrund ihrer Erkrankung/en und Art/Umfang der Operation postoperativ intensivmedizinisch zu versorgen (z. B. bei Nachbeatmung), so werden sie aus dem OP-Saal direkt auf die Intensivstation gebracht und dort an Ärzte und Pflegepersonal übergeben. Auf der Intensivstation unterscheidet man in postoperative Überwachung, postoperative Intensivbehandlung und postoperative Intensivtherapie mit Beatmung.

Im Rahmen der Stellwerkfunktion des Aufwachraums werden postoperative Nachbeatmungen zunehmend im Aufwachraum geleistet, um Intensivbettenkapazität für andere Patienten zur Verfügung zu stellen. Patienten, die in Lokalanästhesie operiert werden, können direkt aus dem OP auf die Bettenstation verlegt werden.

Stellenwert des Aufwachraums

Der Aufwachraum stellt sich zunehmend als zentrales Stellwerk im perioperativen Gesamtprozess mit einer Herausforderung an die fachliche Kompetenz des dort tätigen Personals dar. Die Anforderungen an den Aufwachraum verändern sich unter den Strukturveränderungen der Krankenhäuser ständig und es finden sich folgende Schwerpunkte:

- Betriebsbereitschaft 24 Std., Neuzuordnung von Leistungen
- ökonomischer Druck

- zunehmende Fallzahlen
- Verweildauerreduzierung
- möglichst kein Absetzen von Elektiv-Operationen
- Multimorbidität
- Altersverteilung der Patienten
- neue OP-/Anästhesieverfahren
- Leistungsverdichtung, Veränderung Aufgaben- und Anforderungsprofile

Neue Aufgaben im Aufwachraum (Beispiele).

- Aufwachraum-Nutzung zur OP-/Anästhesievorbereitung
- Wartebereich für ambulante Operationen
- Schmerztherapie
- „Pufferfunktion" für Übernahme intensivmedizinischer Maßnahmen bei fehlender Intensivbettenkapazität
- Wärmemanagement
- Patientenmanagement für den OP
- Fortführung Konzept autologe Transfusion
- ZVK-Anlage bei stationären Patienten
- Eigenblutspende

47.3.2 Pflege- und Behandlungsplan

Vitalparameter beobachten und kontrollieren

Bei jedem Patienten müssen neben der allgemeinen Grundpflege auch die Anforderungen an spezielle pflegerische und therapeutische Maßnahmen geleistet werden. Art um Umfang dieser Maßnahmen werden durch die vorangegangene Operation, das Anästhesieverfahren und die Begleiterkrankungen des Patienten definiert. Zu den speziellen Maßnahmen zählen z. B. Überwachung von Patienten mit invasivem Monitoring und

Patienten, die postoperativ erst im Aufwachraum extubiert werden. Zur allgemeinen Patientenüberwachung gehören die Kontrolle von

- Bewusstsein (Vigilanz),
- Atmung,
- Herz-Kreislauf-Situation,
- Temperatur,
- Ausscheidung und
- Zustandskontrolle von Verbänden, Drainagen und Ableitungen.

Die Werte werden in einem Überwachungsprotokoll dokumentiert. Je nach vorangegangener Operation/Anästhesie erfolgt die Überwachung invasiv und/oder nichtinvasiv mit Unterstützung medizintechnischer Geräte.

➤ **MERKE** In der direkten postoperativen Phase ergänzen sich

- klinische Überwachung,
- apparative Überwachung und
- laborchemische Überwachung.

Weitere pflegerische Maßnahmen

Die Hauptziele sind die möglichst frühzeitige Mobilisation des Patienten sowie die adäquate Unterstützung bei allen Aktivitäten des täglichen Lebens (*Abb. 47.14*). Ein Schwerpunkt liegt im postoperativen Schmerzmanagement (S. 1167), da das Schmerzempfinden und die Schmerztoleranz individuell sind und eine Schmerzarmut die Zufriedenheit, Kooperation und Rekonvaleszenz des Patienten fördert sowie das Operationsergebnis sichert.

Aus dem Blickwinkel der Krankenhausökonomie ist die Verweildauer im Krankenhaus eine wesentliche Kennzahl

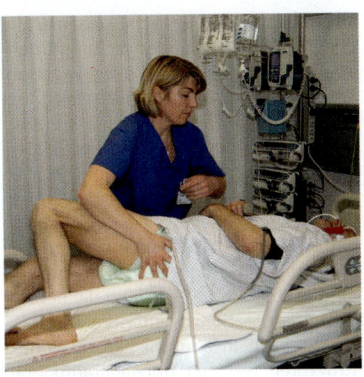

Abb. 47.14 Die Sofortmobilisation ist neben der adäquaten Unterstützung bei den ATLs Hauptziel der Pflege.

in der Betrachtung der Kosten- und Erlösbetrachtung. Zunehmend spielt das Pflegepersonal im sog. Case Management (S. 114) eine große organisatorische Rolle, da die Nachversorgungseinheiten bereits zu einem frühen Zeitpunkt in das Aufnahme- und Entlassungsmanagement eingebunden sind. Hier steht die Begleitung des Patienten im Fokus, auch in Form von Beratung und Schulung im Umgang mit der eigenen Erkrankung und zur Sicherung eines nachhaltigen Operationserfolges sowie die Sicherstellung einer Versorgung mit Hilfsmitteln oder Verlegung in eine weiter betreuende Versorgungseinheit wie Rehabilitationskliniken usw. Die Pflegenden übernehmen eine Beratungs- und Ver-

mittlungsfunktion. Idealerweise werden auch Angehörige in Schulungskonzepte einbezogen.

Verlegung des Patienten

Die Abholung des Patienten nach einer Operation erfolgt durch zwei Personen, davon muss eine Person eine examinierte Pflegekraft sein oder die Qualifikation als Rettungsassistent aufweisen, um bei evtl. Komplikationen adäquat reagieren zu können. Die Rückverlegung des Patienten erfolgt nach mündlicher Übergabe und Dokumentation des aktuellen Status bei Abholung sowie der ärztlichen Freigabe („Abschreibung") zur Verlegung auf die Bettenstation (**Abb. 47.15**).

Aufwachraum

Überleitbogen für Station: ....
Datum: ....

Diagnosen .... **Operation** ....

Narkose:	❏ ITN	❏ Larynxmaske	❏ spinale	❏ periduale	❏ sonstige
Bewusstsein:	❏ wach	❏ weckbar	❏ schläfrig	❏ unruhig	

Kreislauf:	❏ stabil	❏ Hypertonie	❏ Hypotonie
	❏ Rhythmusstörungen	❏ Tachykardie	❏ Bradykardie

Zugänge:	❏ Braunülen ....: Stück	❏ ZVK	❏ PDK
Dränagen:	❏ Redon .... Stück	❏ Redonflaschen gewechselt	
	❏ Magensonde	❏ Thoraxdrainage	❏ Ventrikeldrainage

Wundverband:	❏ ohne Befund	❏ VW durchgeführt	❏ blutig	❏ Arzt informiert
Nasentamponade:	❏ ohne Befund	❏ blutet gering	❏ blutet stark	❏ Arzt gesehen

Ausscheidung:	❏ Urin	❏ spontan	❏ DK	❏ EK	❏ suprapup. DK .... ml
Nahrung:	❏ Trinken ab .... Uhr			❏ oder nach Rücksprache
	❏ Nahrungskarenz			

Labor:	letzter BZ: .... Uhrzeit: .... letzter Hb/Hkt: .... Uhrzeit: ....

Analgetika:	❏ Dipidolor .... mg	letzte Gabe: .... Uhr
	❏ Metamizol .... mg	letzte Gabe: .... Uhr
Sonstige:		letzte Gabe: .... Uhr

Sonstiges: ❏ auf Spontanurin achten
....
....

Infusionen: ❏ Rest Infusion zu Ende laufen lassen
....
....

Perfusoren:
....
Heparin .... IE .... ml/h weiter ❏
Naropin/Sufenta .... ml/h weiter ❏

weitere Verordnungen siehe Narkoseprotokoll ❏   Unterschrift: ....

Abb. 47.15 Überleitungsbogen für die Patientenverlegung aus dem Aufwachraum auf die Bettenstation zur schnellen, kompakten Übersicht und adäquaten Informationsweitergabe an die nachsorgende Organisationseinheit (Beispiel).

Auf der Station werden entsprechend angeordnete Überwachungsmaßnahmen weitergeführt und dokumentiert. Zu den postoperativen Pflegemaßnahmen zählen auch die Kontrolle der Verbände, Durchführung von Lagerungsmaßnahmen, Verabreichung von oraler Flüssigkeit nach Anordnung sowie Weiterführung eines adäquaten Schmerzmanagements. In zahlreichen Krankenhäusern hat sich ein Akutschmerzdienst etabliert, der den Fachbereichen zu speziellen Fragstellungen zur Verfügung steht.

Verlegungskriterien. Zu den Verlegungskriterien zählen

- ausreichende Spontanatmung,
- stabile Herz-Kreislauf-Verhältnisse,
- klares Bewusstsein,
- ausreichende Schutzreflexe,
- Normothermie und
- adäquate Schmerztherapie.

Neue Konzepte in der postoperativen Patientenversorgung

In neuen Organisationskonzepten werden die Patienten nach der Operation unmittelbar in der ersten postoperativen und postanästhesiologischen Phase im Aufwachraum überwacht oder auf der Intensivstation intensivmedizinisch versorgt. Als Bindeglied zwischen Überwachung und Intensivtherapie werden sog.

Intermediate Care Bereiche konzipiert, in denen pflege- und überwachungsintensive Patienten in speziell ausgewiesenen Bereichen ärztlich und pflegerisch betreut werden. Hier bietet eine Konzentration von medizintechnischer Unterstützung und Bündelung von fachlich qualifiziertem Personal eine adäquate Überwachungsmöglichkeit, die Intensivbettenkapazität Schwerstkranken und beatmungspflichtigen Patienten zur Verfügung stellt und gleichzeitig die bettenführenden Stationen entlastet. Die IMC-Einheit kann in bauliche Organisationsstrukturen wie den Aufwachraum über 24 Stunden integriert oder als eigenständige Versorgungseinheit ausgewiesen sein.

Lern- und Leseservice

Verwendete Literatur

→ Arbeitskreis Krankenhaus- und Praxishygiene der AWMF. Anforderungen der Hygiene bei interdisziplinärer Nutzung von OP-Funktionseinheiten. HygMed 2006; 31: Heft 7,8
→ Arbeitskreis Krankenhaus- und Praxishygiene der AWMF. Leitlinie zur Aufbereitung von Medizinprodukten in Krankenhaus und Praxis. Hygiene in Klinik und Praxis. 3. Aufl. Wiesbaden: mhp-Verlag; 2004: 71ff
→ Arbeitskreis Krankenhaus- und Praxishygiene der AWMF. Leitlinie zu Hygieneanforderungen in Anästhesie und Intensivmedizin. Hygiene in Klinik und Praxis. 3. Aufl. Wiesbaden: mhp-Verlag; 2004: 205ff
→ Empfehlungen der Deutschen Gesellschaft für Krankenhaushygiene. Antiseptische Maßnahmen vor, während und nach Operationen. HygMed 1994; 19: 205 – 211
→ Empfehlung der Kommission für Krankenhaushygiene und Infektionsprävention beim RKI. Prävention postoperativer Infektionen im Operationsgebiet. Bundesgesundheitsbl. – Gesundheitsforsch – Gesundheitsschutz 2007; 50: 377-399
→ Empfehlung der Kommission für Krankenhaushygiene und Infektionsprävention. Anforderungen an die Hygiene bei der Reinigung und Desinfektion von Flächen. Bundesgesundheitsbl. – Gesundheitsforsch – Gesundheitsschutz 2004; 47: 51-61

→ Mitteilung der Kommission für Krankenhaushygiene und Infektionsprävention am RKI. Händehygiene. Bundesgesundheitsbl. – Gesundheitsforsch – Gesundheitsschutz 2000; 43: 230 – 233
→ Empfehlung der Kommission für Krankenhaushygiene und Infektionsprävention. Anforderung der Krankenhaushygiene und des Arbeitsschutzes an die Hygienebekleidung und persönliche Schutzausrüstung (27. 02. 2007). Online: http://www.rki.de/cln_100/nn_201 414/DE/Content/Infekt/Krankenhaushygiene/Kommission/Downloads/Arbeitsschutz__pdf,templateId=raw,property=publicationFile.pdf/Arbeitsschutz_pdf.pdf; Stand: 27. 08. 2008
→ Mitteilung der Kommission für Krankenhaushygiene und Infektionsprävention am RKI. Anforderungen der Hygiene bei Operationen und anderen invasiven Eingriffen. Bundesgesundheitsbl. – Gesundheitsforsch – Gesundheitsschutz 2000; 43: 644-648
→ Reusch D. Seminarunterlagen zum Thema Patientenorientierte Abläufe vor,- während- und nach der Operation. März 2007

→ Schulte am Esch J. Bause HW. Kochs E. Scholz J. Standl T. Werner C. Anästhesie, Intensivmedizin, Notfallmedizin, Schmerztherapie – Duale Reihe. 4. Aufl. Stuttgart: Thieme; 2011
→ Welk I. Bauer M. OP-Management effektiv und effizient. Berlin: Springer; 2006

Weiterführende Literatur

→ Larsen R. Anästhesie und Intensivmedizin für Schwestern und Pfleger. Berlin: Springer; 1999
→ Ulrich L. Stolecki D. Grünewald M. Intensivpflege und Anästhesie. 2. Aufl. Stuttgart: Thieme; 2010
→ Liehn M. Grüning S. Köhnsen N. OP und Anästhesie Praxishandbuch für Funktionsdienste. Berlin: Springer; 2006
→ Präoperatives Nüchternheitsgebot bei elektiven Eingriffen; Stellungnahme der deutschen Gesellschaft für Anästhesiologie und Intensivmedizin (DGAI) und des Berufsverbandes Deutscher Anästhesisten (BDA) vom 16. 10. 2004
→ Zinn GC. Tabori E. Weidenfeller P. Ambulantes Operieren – Praktische Hygiene. Heinrichshofen: Zapf International; 2006

Internetadressen

→ http://www.rki.de
→ http://www.awmf-leitlinien.de

48 Intensivpflege

Stefan Wilpsbäumer, Lothar Ullrich

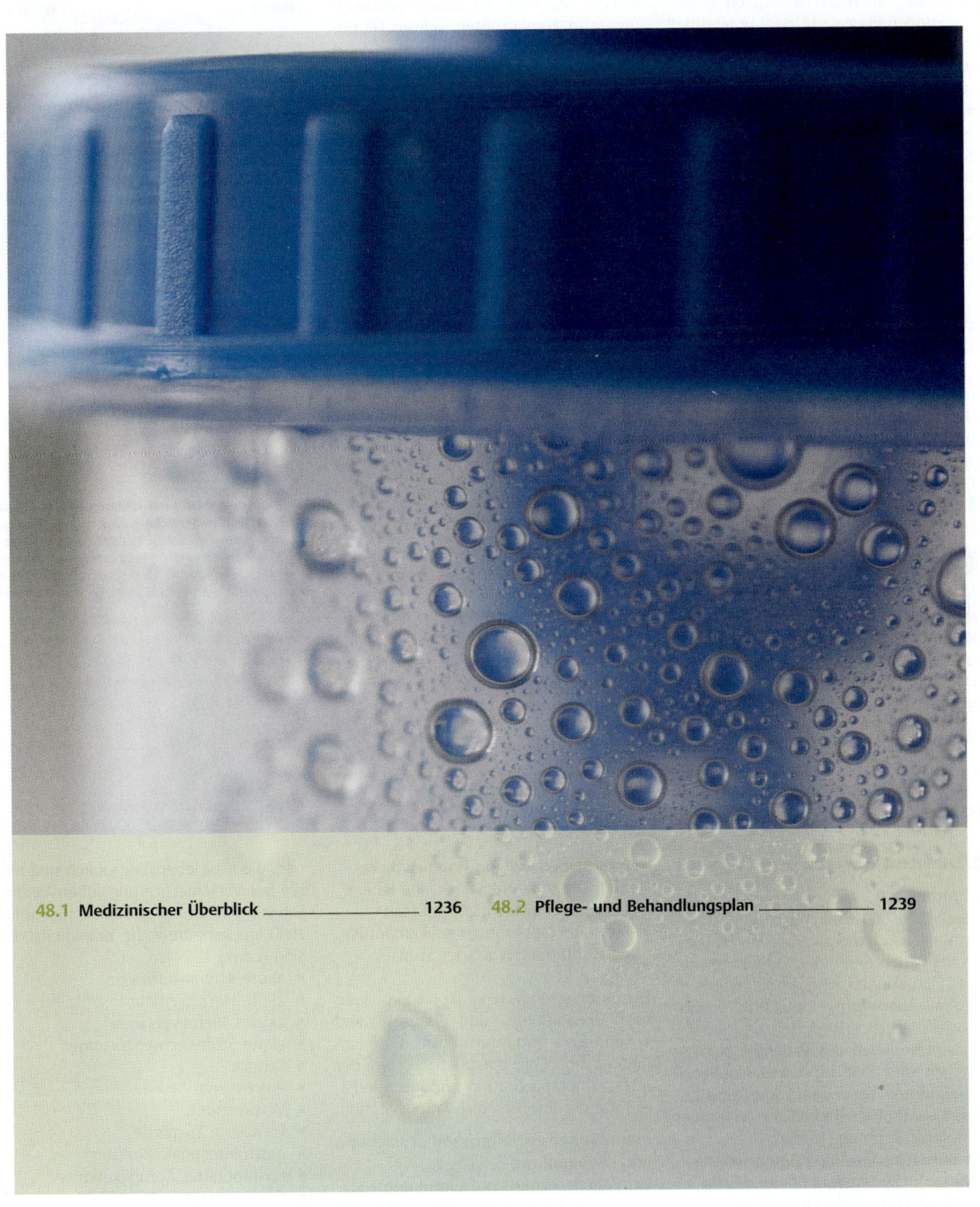

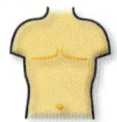

Anatomie und Physiologie im Fokus

Ein Kennzeichen von Intensivpflege ist, dass die Patienten hinsichtlich vitaler Funktionen überwacht oder unterstützt werden müssen. Als „vitale Funktionen" werden die Vorgänge bezeichnet, die für das Überleben des Organismus notwendig sind. Im engeren Sinne handelt es sich dabei um Atmung und Herz-Kreislauf, weil ihr Ausfall sich unmittelbar lebensbedrohlich auswirkt. Aber auch andere Funktionen sind lebensnotwendig, z. B. der Wasser-, Elektrolyt- und Säure-Basen-Haushalt, die Nierenfunktion, die Stoffwechsel- und die Temperaturregulation.

Funktionseinheit Atmung und Herz-Kreislauf

Das Atem- und das Herz-Kreislauf-System bilden eine Funktionseinheit, durch die alle Gewebe kontinuierlich mit Sauerstoff versorgt werden. Gleichzeitig wird das in den Zellen anfallende CO_2 entsorgt. Eine Unterbrechung der Sauerstoffzufuhr ist unmittelbar lebensbedrohlich. Besonders empfindlich reagiert das zentrale Nervensystem: Ohne Sauerstoffzufuhr zum Gehirn wird ein Mensch bereits nach wenigen Sekunden bewusstlos, nach 5 Minuten kommt es zu irreversiblen Hirnschädigungen.

Der Weg der Atemgase. Der Sauerstoff gelangt bei der Einatmung bis in die Alveolen der Lunge. Von dort diffundiert er ins Blut der Lungenkapillaren und wird zum größten Teil an Hämoglobin gebunden. Der Sauerstoff wird mit dem Blutstrom transportiert: über die Lungenvenen, das linke Herz, die Aorta und die Arterien bis in die Blutkapillaren aller Gewebe und Organsysteme. Hier gelangt der Sauerstoff per Diffusion in alle Zellen. In den Zellen findet der Prozess der Nahrungsstoffoxidation statt, bei dem Sauerstoff verbraucht und Kohlendioxid produziert wird. Das Kohlendioxid geht den umgekehrten Weg: Es diffundiert ins Blut und wird über die Venen, das rechte Herz und die Lungenarterie bis in die Lungenkapillaren transportiert. Von hier aus diffundiert das Kohlendioxid in die Alveolen und wird ausgeatmet (**Abb. 48.1**).

Wichtige Begriffe:
- **Ventilation:** Belüftung, Weg der Atemluft von der Umgebung bis in die Lunge (Alveolen) und wieder zurück
- **äußere Atmung:** Weg der Atemgase von der Umgebung bis zu den Körperzellen und wieder zurück
- **innere Atmung:** Oxidation der Nahrungsstoffe im Inneren der Zelle. Dabei wird die für alle körperlichen Vorgänge erforderliche Energie bereitgestellt.

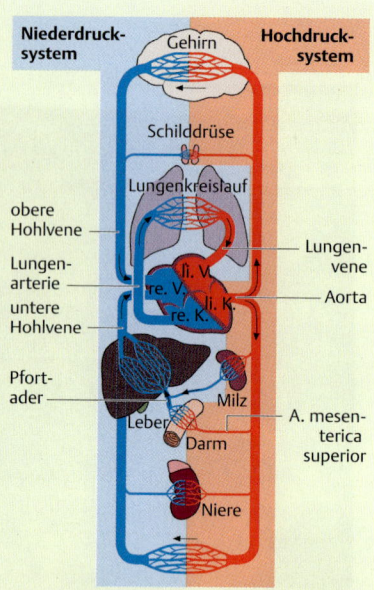

Abb. 48.1 In den Lungenkapillaren wird das Blut mit Sauerstoff angereichert. Das sauerstoffreiche Blut (rot) wird vom linken Herzen zu allen Geweben und Organen gefördert. Dort wird ein Teil des Sauerstoffs verbraucht. Das sauerstoffarme Blut (blau) gelangt zum rechten Herzen und von dort in die Lunge.

48.1 Medizinischer Überblick

48.1.1 Intensivmedizin

Definition

Intensivmedizin ist die Anwendung diagnostischer und therapeutischer Methoden bei Patienten in akut lebensbedrohlichen Situationen. Die Vitalfunktionen werden überwacht, unterstützt und manchmal auch ersetzt, um das unmittelbare Überleben des Patienten sicherzustellen und Zeit für die Behandlung der zugrunde liegenden Erkrankung zu gewinnen. Prinzipiell werden zwei Stufen der Intensität unterschieden:
- **Intensivüberwachung (Intensivobservation):** Die Vitalfunktionen des Patienten sind gefährdet und müssen fortlaufend kontrolliert werden.
- **Intensivbehandlung (Intensivtherapie):** Die Vitalfunktionen sind lebensbedrohlich gestört und müssen künstlich (apparativ, medikamentös) aufrechterhalten werden (Lawin 1994).

Eine andere Möglichkeit ist die Einteilung nach Behandlungs- und Pflegeaufwand in High Care und Intermediate Care Einheiten. High Care entspricht in etwa der Intensivtherapie-Station und Intermediate Care der Intensivobservations-Station.

Indikationen zur Intensivüberwachung und -behandlung

Ein Patient kommt auf eine Intensivstation, wenn für ihn Lebensgefahr besteht. Es gibt viele Erkrankungen oder Situationen, die akut lebensbedrohlich sind oder die bei Verschlechterung lebensbedrohlich werden können. Beispiele für (potenziell) lebensbedrohliche Krankheitsbilder sind (Lawin 1994):
- akute Ateminsuffizienz
- akute Herz-Kreislauf-Insuffizienz
- akutes Nierenversagen
- akute Stoffwechselstörungen
- Schock
- Polytrauma
- Verbrennung
- komatöse Zustände
- gastrointestinale Blutung
- postoperative Komplikationen
- Gerinnungsstörungen

- Störungen des Wasser-, Elektrolyt- und Säure-Basen-Haushalts
- exogene und endogene Intoxikationen
- Tetanus
- Eklampsie
- Zustand nach Reanimation

48.1.2 Intubation

Definition

Als endotracheale Intubation wird das Einführen eines Schlauches (Tubus) in die Trachea bezeichnet. Sie kann durch den Mund (orotracheal) oder durch die Nase (nasotracheal) erfolgen. Ein korrekt platzierter Tubus ist ein sicherer Zugang zu den Atemwegen (**Abb. 48.2**).

Der Patient kann beatmet und endotracheal abgesaugt werden. Der Blockerballon (Cuff) dichtet den Raum zwischen Tubus und Trachea ab. Dadurch wird eine Beatmung mit positivem Druck möglich und es wird verhindert, dass Speichel, Erbrochenes oder Blut aspiriert werden.

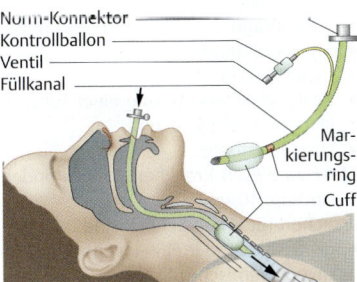

Norm-Konnektor
Kontrollballon
Ventil
Füllkanal
Markierungsring
Cuff

Abb. 48.2 Korrekt platzierter orotrachealer Tubus.

Indikationen

Situationen, die eine Intubation erfordern, sind
- ausgeprägte Ateminsuffizienz, die eine Beatmung notwendig macht,
- Freihalten der Atemwege in Notfallsituationen,
- Narkose mit kontrollierter Beatmung und
- fehlende Schutzreflexe mit Aspirationsgefahr (z. B. bei organischem Hirnschaden).

Komplikationen

Während der Intubation. Folgende Komplikationen können auftreten:
- nicht erkannte Tubusfehllage (Folge: Hypoxie, Organschäden, Tod)
- traumatische Schäden (an Lippen, Zähnen, Rachen, Speise- und Luftröhre)
- Reizung des vegetativen Nervensystems (Folge: Laryngospasmus, Bron-

chospasmus, Bradykardie, Blutdruckabfall, Tachykardie, Blutdruckanstieg)
- Erbrechen und Aspiration

Bei liegendem Tubus. Folgende Komplikationen können auftreten:
- Aspiration
- Infektion der Luftwege
- Dislokation/ versehentliche Extubation
- Verlegung des Tubus (durch Abknicken oder Sekrete)
- Läsionen an Lippen, Zunge und/oder Gaumen
- Komplikationen durch nasalen Tubus (Sinusitis, Otitis, Mastoiditis, Nasenschleimhautdefekt, Dekubitus am Naseneingang)

Spätschäden. Dazu gehören:
- Ulzeration der Trachealschleimhaut
- Trachealstenose
- Stimmbandreizung
- Heiserkeit
- Stimmbandlähmung
- Ateminsuffizienz

48.1.3 Tracheotomie

Definition

Die Tracheotomie ist die operative Eröffnung der Trachea, zumeist in Höhe der zweiten bis vierten Trachealspange. Das dabei entstehende Tracheostoma wird mit einer Kanüle stabilisiert. Eine korrekt platzierte Trachealkanüle ist ein sicherer Zugang zu den Atemwegen im vorderen Halsbereich (**Abb. 48.3**).

Es werden verschiedene Techniken unterschieden:
- operative Tracheotomie (Luftröhrenschnitt)
- Bougierungs-Tracheotomie,
- Koniotomie (Notfallmaßnahme)

Operative Tracheotomie. Sie wird im Operationssaal durchgeführt (Vorbereitung des Patienten und perioperative Pflege, S. 1225). Haut, Fettgewebe und Muskulatur werden durchtrennt, die Trachea freipräpariert und eröffnet. Wenn zusätzlich die Halshaut an die Trachealwand angenäht wird, entsteht ein dauerhaftes, epithelisiertes Stoma, das sich nicht spontan verschließen kann.

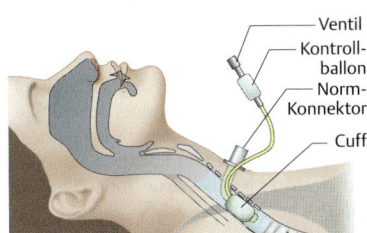

Ventil
Kontrollballon
Norm-Konnektor
Cuff

Abb. 48.3 Korrekt platzierte Trachealkanüle.

Bougierung-Tracheotomie. Diese kann auf der Intensivstation durchgeführt werden. Die Trachea wird von außen punktiert und anschließend der Stichkanal aufgedehnt, bis eine Trachealkanüle eingeführt werden kann.

Koniotomie. Sie ist ein sehr seltener Notfalleingriff. Sie wird durchgeführt, wenn ein Patient mit Atemstillstand nicht intubiert und auch nicht über Maske beatmet werden kann („cannot ventilate, cannot intubate"-Situation). Dabei wird eine kleine Beatmungskanüle durch das Lig. conicum in die Trachea eingeführt.

Indikationen

Situationen, die eine Tracheotomie erfordern, sind:
- Blockade des Luftwegs (Mund/Nase, Rachen und Kehlkopf) durch Tumor oder beidseitige Stimmbandlähmung oder große Operation in diesem Bereich
- Notwendigkeit einer geblockten Trachealkanüle (z. B. wegen fehlender Schutzreflexe, Langzeitbeatmung)

Komplikationen

Bei der Tracheotomie kann es zu folgenden Komplikationen kommen:
- Verletzungen (Folge: Blutungen, tracheoösophageale Fistel, Pneumothorax, Pneumomediastinum, subkutanes Emphysem, Verletzung des N. recurrens, Verletzung des Ringknorpels)
- Stimulation des vegetativen Nervensystems (Folge: Bronchospasmus, Tachykardie, Blutdruckanstieg, Herz- und Atemstillstand, postoperatives Lungenödem)
- Komplikationen am Tracheostoma (Hautmazeration, Wundheilungsstörungen, z. B. Infektion, Abszess, Nahtdehiszenz)
- Spätschäden (z. B. Fistel, Trachealstenose)

48.1.4 Ateminsuffizienz

Definition

Eine Ateminsuffizienz besteht, wenn der Gasaustausch zwischen Organismus und Außenluft nicht mehr ausreichend gewährleistet ist. Sowohl die Sauerstoff-(O_2-)Aufnahme, als auch die Kohlendioxid-(CO_2-)Abgabe kann gestört sein. Bei Beeinträchtigung beider Atemfunktionen spricht man von einer Globalinsuffizienz, ist vorwiegend die O_2-Aufnahme betroffen von einer Partialinsuffizienz der Atmung.

Ursachen

Störungen des Gasaustausches beruhen auf einem Fehlverhältnis von
- Belüftung (Ventilation) und

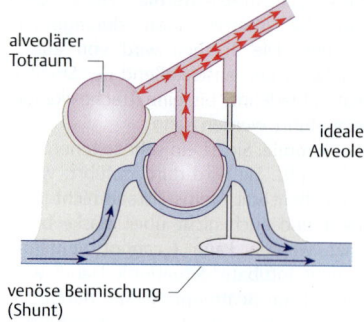

alveolärer
Totraum

ideale
Alveole

venöse Beimischung
(Shunt)

Abb. 48.4 Die ideale Alveole ist gleichermaßen ventiliert und perfundiert. In Bereichen mit nicht ventilierten Alveolen kommt es zu venöser Beimischung, in nicht perfundierten Bereichen zu alveolärem Totraum.

Tab. 48.1 *Störungen der Ventilation.*

Ursachen	Beispiele
zentral bedingt (Beeinträchtigung der Atemsteuerung)	→ physikalisch (Schädel-Hirn-Trauma, erhöhter Hirndruck) → hypoxisch (Embolie) → chemisch (Medikamente, Narkotika, endogene Gifte)
pulmonal bedingt (Störung der Lungenfunktion)	→ akutes Lungenversagen (z. B. nach einem Schock, nach einer Aspiration, im Rahmen einer Sepsis) → Lungenödem → Pneumonie → Atelektasen (Minderbelüftung ganzer Lungenabschnitte)
neuromuskulär bedingt (Störung der Funktion der Atemmuskeln)	→ Querschnittslähmung → Guillain-Barré-Syndrom → Muskelerkrankungen
mechanisch bedingt (Schädigung der „Atempumpe")	→ Rippenserienfraktur → Pneumothorax

- Durchblutung (Perfusion) der Lunge (**Abb. 48.4**).

Ventilationsstörungen

Ventilationsstörungen führen dazu, dass ein Teil des Blutes, welches die Lunge durchströmt, nicht arterialisiert wird. Es gelangt als venöse Beimischung in das arterielle Blut (sog. „Rechts-Links-Shunt"). Einen Überblick über Ventilationsstörungen gibt **Tab. 48.1**. Diese Störungen stellen häufig eine Indikation zur Beatmung dar.

Perfusionsstörungen

Perfusionsstörungen führen dazu, dass ein Teil der Luft, die in die Alveolen gelangt, nicht am Gasaustausch teilnimmt (alveolärer Totraum). Die Perfusion kann z. B. gestört sein durch Lungenembolie oder Herz-Kreislauf-Insuffizienz/-versagen.

Folgen

Ein zu geringer O_2-Anteil im Blut (Hypoxämie) führt zu einem O_2-Mangel im Gewebe (Hypoxie) und nachfolgend zu Organschädigungen. Besonders das Gehirn reagiert schnell und empfindlich auf eine Minderversorgung mit Sauerstoff (Verabreichen von Sauerstoff, S. 441). Ein Anstieg des CO_2 (Hyperkapnie) kann zu Bewusstseinstrübung bis hin zur Bewusstlosigkeit führen.

Symptome

Folgende Zeichen lassen eine Ateminsuffizienz erkennen:
- pathologisch veränderte oder fehlende Atmung (S. 428)
- Zeichen der Hypoxie (blasse Haut, Zyanose, Angst, Unruhe, evtl. Bewusstseinsstörungen)
- Zeichen der Hyperkapnie (häufig gerötete Haut, kräftiger Puls, Unruhe;

später zunehmende Bewusstseinstrübung und Blutdruckabfall)

Therapie

Eine akute Ateminsuffizienz ist fast immer ein Notfall, bei dem der Patient intubiert und manchmal auch reanimiert werden muss (s. „Pflege von Patienten mit Herz-Kreislauf-Stillstand", S. 819). Die Maßnahmen bei Ateminsuffizienz lassen sich wie folgt zusammenfassen:
- Sicherstellen der Sauerstoffversorgung durch
  - O_2-Gabe und atemunterstützende Lagerung oder
  - Freihalten der Atemwege, Intubation und Beatmung.
- Behebung der Ursachen durch
  - Verbesserung der Lungenfunktion durch differenzierte Beatmungstherapie, Lagerungsdrainagen und endotracheales Absaugen und
  - medikamentöse Unterstützung der Kreislauffunktion mit vasoaktiven Substanzen (z. B. Epinephrin, Norepinephrin, Dobutamin).

48.1.5 Herz-Kreislauf-Insuffizienz

Definition

Die Herz-Kreislauf-Insuffizienz ist ein Sammelbegriff für Erkrankungen oder Situationen, in denen die Durchblutung der Gewebe und Organe so stark eingeschränkt ist, dass sie nicht mehr ausreichend mit Sauerstoff versorgt werden. Dies kann eine relativ harmlose Ursache haben (z. B. Kreislaufdysregulation, Kollaps) oder Kennzeichen einer schwerwiegenden Erkrankung sein (z. B. Schock). Ist die Herz-Kreislauf-Funktion nachhaltig gestört, ist dies eine Indikation zur Intensivbehandlung.

Ursachen

Der Herz-Kreislauf-Insuffizienz kann ein Pumpversagen des Herzens (akute Herzinsuffizienz) und/oder ein Versagen der Kreislaufregulation (Schock) zugrunde liegen. Ursachen für eine akute Herzinsuffizienz sind
- ausgeprägte Herzrhythmusstörungen,
- Myokardinfarkt,
- hypertone Krise,
- akute Verschlechterung einer Herzklappeninsuffizienz und
- Lungenembolie.

Mehr zu diesen Krankheitsbildern finden Sie in Kap. 30 und Kap. 31.
Ursachen für einen Schock sind
- große Blut- oder Flüssigkeitsverluste (hypovolämischer Schock),
- akute Herzinsuffizienz (kardiogener Schock),
- ausgeprägte allergische Reaktion (anaphylaktischer Schock),
- massive Infektion (septischer Schock) und
- Versagen der neuronalen Kreislaufregulation (neurogener Schock).

Folgen

Unbehandelt führt die schwere Herz-Kreislauf-Insuffizienz zum Schockgeschehen mit folgenden charakteristischen Phasen:
1. **Blutdruckabfall**
2. **Zentralisation.** Die Arteriolen kontrahieren sich, damit die lebenswichtigen Organe (Herz, Gehirn) durchblutet werden. In der Peripherie kommt es zur Minderdurchblutung.
3. **Aufhebung der Zentralisation.** Durch den Sauerstoffmangel und die Anhäufung saurer Substanzen im Gewebe kommt es zur Weitstellung der Arteriolen, zum Flüssigkeitsverlust ins Gewebe, zur Eindickung des Blutes

und zum vollständigen Versagen der Durchblutung.

Symptome

Folgende Symptome weisen auf eine Herz-Kreislauf-Insuffizienz hin:
- Blutdruckabfall und Tachykardie
- Tachypnoe und Abfall der Sauerstoffsättigung
- Blässe, Kaltschweißigkeit, Schwäche
- Bewusstseinsstörungen/-verlust
- Oligurie

Therapie

Die Therapie hängt davon ab, welche Ursache der Herz-Kreislauf-Insuffizienz zugrunde liegt. Therapieprinzipien sind:
- Aufrechterhalten des Kreislaufs
  - z. B. Medikamente zur Steigerung von Blutdruck und Blutfluss (Epinephrin, Norepinephrin, Dobutamin)
  - z. B. intravasale Gabe von Flüssigkeit

- Behandlung der Ursache
- z. B. Beseitigung des Infektionsherdes und antibiotische Therapie (beim septischen Schock)
- z. B. Anlage eines Herzschrittmachers bei bradykarden Herzrhythmusstörungen

48.2 Pflege- und Behandlungsplan

Im Folgenden werden die vielfältigen Aufgaben der Intensivpflege dargestellt. Die Inhalte beziehen sich in erster Linie auf die Pflege auf Intensivstationen. Vieles ist aber auch für andere Pflegebereiche relevant, z. B. atemunterstützende Maßnahmen oder die Pflege tracheotomierter Patienten. Die Besonderheiten der Intensivpflege im eigenen Lebensumfeld des Patienten werden auf S. 1252 zusammengefasst. Viele für die Intensivpflege wichtige Informationen finden Sie auch im Kap. 32.

48.2.1 Organisation der Intensivpflege

Die Intensivstation ist ein Bereich, der von enger Zusammenarbeit zwischen Ärzten und Pflegenden geprägt ist. Intensivpflege ist ohne fundiertes Wissen über Erkrankungen und Behandlungsstrategien nicht denkbar. Ärzte treffen medizinische Entscheidungen und delegieren die Ausführungen z. T. an Pflegende. Pflegende assistieren bei medizinischen Eingriffen.

Intensivpflege ist in ihrem Selbstverständnis aber keine überwiegend assistierende Tätigkeit, sondern sie hat einen großen, autonomen Entscheidungsbereich. Dieser reicht von der Beratung von Patienten und Angehörigen über die Organisation und Strukturierung des Tagesablaufs bis zur Festlegung atemfördernder oder pflegetherapeutischer Maßnahmen.

Im besten Fall kooperieren Pflegende, Ärzte und andere Berufsgruppen in einem therapeutischen Team. Hierbei bringt jeder seine Sichtweise und seine Kompetenzen ein und fühlt sich für den Patienten und die Zusammenarbeit verantwortlich. Die besondere Rolle der Pflegenden liegt häufig darin, dass sie durch die große Nähe zum Patienten und zu den Angehörigen Entwicklungen genau beobachten und die gesamte Lebenssituation gut einschätzen können. Selbstverständlich hat der Arzt in dieser Konstellation die letzte Entscheidungskompetenz und Verantwortung für alle medizinischen Fragen.

> **MERKE** Die Aufgabe des therapeutischen Teams besteht darin, so zusammenzuarbeiten, dass für den Patienten das bestmögliche Ergebnis erzielt wird.

Aufgabenbereiche der Intensivpflege

> **DEFINITION** „**Intensivpflege** ist die Unterstützung, Übernahme und Wiederherstellung der Aktivitäten des Lebens unter Berücksichtigung der existentiellen Erfahrungen und der gesundheitlichen Biographie/Pflegeanamnese des kritisch kranken Patienten mit manifesten oder drohenden Störungen vitaler Funktionen" (Meyer und Friesacher 1993).

Patienten mit Störungen vitaler Funktionen werden vor allem auf Intensivstationen versorgt, denn hier sind die personellen, räumlichen, apparativen und organisatorischen Voraussetzungen dazu gegeben. Bei der Intensivbehandlung steht im Vordergrund, die meist akute Lebensbedrohung für den Patienten abzuwenden, indem Organfunktionen engmaschig überwacht, vorübergehend unterstützt und z. T. sogar ersetzt werden. Gleichzeitig wird die Krankheit, die zur kritischen Situation führte, behandelt.

Intensivpflege wird allerdings nicht nur auf Intensivstationen durchgeführt. Es gibt eine zunehmende Zahl von Menschen, die langfristig in lebenswichtigen Organfunktionen unterstützt werden müssen, z. B. Menschen mit
- Tracheostoma, Sauerstofftherapie oder Heimbeatmung,
- schwersten neurologischen Defiziten, z. B. nach Schädel-Hirn-Trauma,
- parenteraler Ernährung oder Schmerzmittelgabe über einen zentralvenösen Zugang.

Die Pflege und Versorgung dieser Patienten kann als Intensivpflege im weiteren Sinne bezeichnet werden. Sie wird im eigenen Lebensumfeld des Patienten oder in speziellen Pflegeeinrichtungen ausgeübt (Friesacher 2005).

Aufbau und Organisation von Intensivpflegeeinheiten

Arten von Intensivstationen. Intensivstationen können nach dem Grad der Pflege- und Behandlungsintensität in Intensivtherapiestationen und Intensivüberwachungsstationen (Intermediate Care Stationen) eingeteilt werden (S. 1236). Auf der Intensivtherapiestation werden z. B. Beatmung und kontinuierliche Nierenersatzverfahren durchgeführt oder kreislaufunterstützende Medikamente hochdosiert gegeben. Dies ist auf der Intensivüberwachungsstation nicht der Fall.

Intensivstationen werden auch nach dem Grad der medizinischen Spezialisierung unterschieden (Grünewald et al. 2010):
- Kleinere Krankenhäuser haben i. d. R. eine interdisziplinäre Intensivstation für alle Fachabteilungen des Hauses.
- In Häusern mittlerer Größe gibt es häufig die Unterteilung in eine konservative und eine operative Intensiveinheit.
- In großen Kliniken sind mehrere fachspezifische Intensiveinheiten vorhanden, z. B. internistisch-medizinische, neurologische, pädiatrische, anästhesiologische, herzchirurgische, neurochirurgische, allgemeinchirurgische und unfallchirurgische Intensivstationen.

Die Spezialisierung kann sowohl hinsichtlich fachspezifischen Wissens, als auch hygienisch von Vorteil sein.

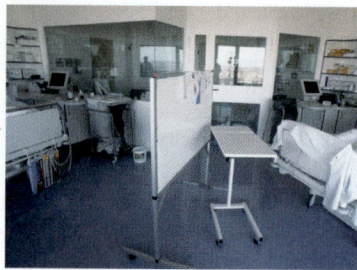

Abb. 48.5 An die Ausstattung und Organisation von Intensivstationen werden hohe Anforderungen gestellt.

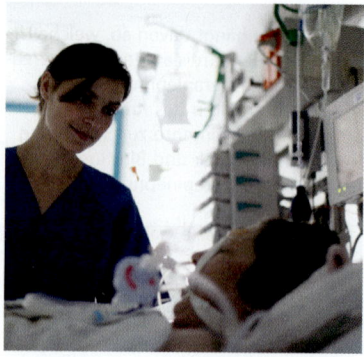

Abb. 48.6 In der Intensivpflege sind sowohl apparative, als auch klinische Überwachung unverzichtbar.

Anforderungen an Intensivstationen. Eine Intensivstation zu betreiben bedeutet einen enormen logistischen Aufwand. Qualifiziertes Personal muss in ausreichender Zahl rund um die Uhr zur Verfügung stehen. Dazu gehört auch die Möglichkeit der Teilnahme an beruflichen Fort- und Weiterbildungen. Die Räumlichkeiten müssen die baulichen, hygienischen und technischen Voraussetzungen erfüllen (z. B. ausreichendes Platzangebot, desinfizierbare Oberflächen, Ausstattung mit Gasversorgungsanlage, Notstromaggregat, Monitoranlage, verschiedene medizintechnische Geräte, Dokumentationssystem, Organisation und Lagerhaltung von Ge- und Verbrauchsgütern und Arzneimitteln, Diagnose- und Laborkapazitäten). Abläufe müssen organisiert und geregelt sein (z. B. Standards, Dienstbesprechungen).

Für die bauliche Gestaltung von Intensivstationen gibt es rechtliche Bestimmungen und Hygienerichtlinien. Die Behandlungszimmer sollten im Interesse der Patienten freundlich gestaltet sein und eine Privatsphäre ermöglichen. Unnötige Belastungen durch Lärm und grelles Licht können auch durch die Bauweise verringert werden (**Abb. 48.5**).

48.2.2 Überwachung des intensivpflegebedürftigen Patienten

Atmung und Herz-Kreislauf-Funktion werden bei Intensivpatienten kontinuierlich mithilfe von Monitorsystemen überwacht. Die ermittelten Daten werden dokumentiert (Tageskurve, Pflegebericht, Beatmungs- und Laborprotokoll). Trotz aller Technik spielt aber auch die klinische Beobachtung in der Intensivpflege eine große Rolle. Die Pflegeperson benötigt, z. B. bei der Einschätzung der psychischen Situation, Erfahrung und Fingerspitzengefühl. Die Überwachung erfolgt

- klinisch (Patientenbeobachtung),
- apparativ (mit Überwachungsmonitoren),
- laborchemisch und mikrobiologisch.

Klinische Überwachung

! **DEFINITION** Klinische Überwachung ist das Wahrnehmen der Patientensituation mithilfe der Sinnesorgane.

Die klinische und die apparative Überwachung ergänzen sich, denn viele relevante Daten kann man mit Apparaten und Monitoren nicht erfassen. Alle Parameter, die für die Sicherheit des Patienten, seine Lebensqualität oder therapeutischen Fortschritte entscheidend sind, werden beobachtet und dokumentiert (**Abb. 48.6**). Die wichtigsten Bereiche der klinischen Überwachung sind die Einschätzung der Atmung, der Herz-Kreislauf-Situation und des Bewusstseins.

Atmung. Kriterien zur Beobachtung der Atmung sind:
- Lage des Tubus/der Trachealkanüle
- Atemgeräusche (Überprüfen auf seitengleiche Belüftung und pathologische Atemgeräusche mittels Stethoskop)
- Atemrhythmus (pathologische Atemtypen s. S. 427)
- Atemmechanik (Bauch- oder Brustatmung, Symmetrie der Thoraxbewegung)
- Hautfarbe
- Tracheasekret (Menge, Farbe, Konsistenz)
- Atem- und Hustentätigkeit (Einschätzen von Kraft und Ausdauer)
- Anpassung an die Beatmungsform

Herz-Kreislauf-System. Bei der Überwachung der Herz-Kreislauf-Situation dominieren die apparativen Verfahren. Wegen der Fehleranfälligkeit der Messungen ist es aber erforderlich, die gemessenen Werte immer vor dem Hintergrund der klinischen Einschätzung und der Gesamtsituation des Patienten zu interpretieren. Hierzu werden sowohl das Verhalten des Patienten, als auch Farbe und Durchblutung der Haut beachtet. Anzeichen für eine Hypotonie sind Schwindel, Blässe, Kaltschweißigkeit und evtl. Bewusstseinsverlust (S. 462). Bei Gefahr von arteriellen Durchblutungsstörungen der Beine (z. B. wenn ein arterieller Katheter in der Leistenarterie liegt), werden die Fußpulse gefühlt und dokumentiert.

Bewusstsein. Zur Einschätzung des Bewusstseins wird beobachtet, inwieweit der Patient von sich aus agieren und auf Aufforderungen reagieren kann. Kriterien sind:
- kommunikative Fähigkeiten (sprachlich oder mit Mimik und Zeichen)
- motorische Fähigkeiten (z. B. Bewegungen auf Aufforderung, Abwehrbewegungen)
- Öffnen der Augen
- Größe und Lichtreagibilität der Pupillen
- Reflexe (z. B. Husten- und Schluckreflex, Cornealreflex)
- Veränderungen von Atmung, Herzfrequenz und Blutdruck als Reaktion auf Stress oder Schmerzen
- Tränenfluss, Speichelfluss oder Veränderungen des Muskeltonus

Weitere Überwachungskriterien. Folgende Kriterien sind darüber hinaus in der Intensivpflege von besonderer Bedeutung:
- Urinausscheidung (stündliche Messung und Bilanz)
- Magen-Darm-Tätigkeit (Überprüfen von Reflux über die Magensonde, Auskultieren der Darmgeräusche, Kontrolle der Stuhlausscheidung),
- Katheter, Sonden, Drainagen und Wunden (Kontrolle auf Entzündungszeichen und auf sichere Fixierung der Zu- und Ableitungen, Beobachten von Wundsekret)

Apparative Überwachung

! **DEFINITION** **Apparative Überwachung** ist die Ermittlung von Daten über Körperfunktionen des Patienten mithilfe von Geräten und Monitoren. Die Daten können mit invasiven Methoden (durch Einbringen von Messsystemen in den Körper des Patienten) und nichtinvasiv ermittelt werden.

Monitore zeigen aktuelle Werte an, speichern die Daten und geben eine Alarmmeldung, wenn eingestellte Grenzwerte über- oder unterschritten werden. Welche Parameter erhoben werden und wie engmaschig überwacht wird, hängt vom Zustand des Patienten und den Behandlungsmethoden ab.

Basismonitoring
Bei allen Intensivpatienten werden
- Elektrokardiogramm (EKG),
- Blutdruck,
- Temperatur und
- Sauerstoffsättigung überwacht.

Das EKG wird kontinuierlich abgeleitet. Hiermit werden die Herzfrequenz ermittelt und die wichtigsten Herzrhythmusstörungen erkannt (s. S. 806 „Herzrhythmusstörungen"). Über die EKG-Elektroden kann auch die Atemfrequenz bestimmt werden. Blutdruck und Temperatur werden regelmäßig kontrolliert. Am Monitor kann ein Zeitintervall eingestellt werden, in dem der Blutdruck (nach Riva Rocci) automatisch gemessen wird. Mit der Pulsoxymetrie (S. 455) wird ermittelt, wie viel Prozent des Hämoglobins im arteriellen Blut mit Sauerstoff gesättigt sind und wie hoch die Pulsfrequenz ist. Damit liefert dieses Verfahren Hinweise sowohl auf die Atmungs- als auch auf die Herzfunktion.

> **MERKE** Die Pulsoxymetrie gibt in einem Notfall häufig den schnellsten Überblick über die Situation des Patienten.

Erweitertes Monitoring
Es gibt viele Situationen, die eine über das Basismonitoring hinausgehende Überwachung erforderlich machen.

Invasive Blutdruckmessung. Bei hämodynamisch instabilen Patienten oder bei kontinuierlicher Therapie mit kreislaufunterstützenden Medikamenten ist eine invasive Blutdruckmessung erforderlich. Dazu wird eine intraarterielle Kanüle gelegt und mit einem Druckaufnehmer verbunden (S. 459). Die Blutdruckwerte werden von dort an die Monitoranlage weitergeleitet. Bei diesen Patienten ist i. d. R. auch die Messung des zentralvenösen Blutdrucks (ZVD) über einen zentralvenösen Katheter (ZVK) sinnvoll (S. 699). Ein sehr niedriger ZVD ist ein Hinweis darauf, dass der Patient mehr Infusionsflüssigkeit benötigt, ein sehr hoher ZVD kann eine Überwässerung und eine schlechte Herzfunktion anzeigen.

Beatmete Patienten. Zusätzlich zum Basismonitoring werden bei diesen Patienten folgende Parameter erhoben:
- Atemfrequenz, Atemzugvolumen, Atemminutenvolumen

- Luftströmung (Flow) bei der Ein- und Ausatmung
- Beatmungsdruck und O_2-Konzentration
- CO_2-Konzentration in der Ausatmungsluft

Laborchemische und mikrobiologische Überwachung
Patienten auf Intensivstationen werden engmaschig laborchemisch und mikrobiologisch überwacht (s. Kap. 28). Dies dient einerseits der Diagnostik bestehender Erkrankungen und andererseits der Kontrolle, ob sich neue Erkrankungen im Laufe der Intensivbehandlung entwickeln. Laborparameter, die therapeutisch beeinflusst werden, werden regelmäßig kontrolliert. Von besonderer Bedeutung sind
- Blutbild,
- Elektrolyte,
- Gerinnungsparameter,
- Entzündungsparameter,
- Leber- und Nierenfunktionsparameter,
- Parameter bei Herzinfarkt,
- arterielle/kapilläre Blutgasanalyse,
- Bestimmung von Medikamentenspiegeln (S. 724).

Intensivpatienten haben ein erhöhtes Risiko für Infektionen. Hierfür sind vor allem invasive Zugänge (z. B. ZVK und Endotrachealtubus/Trachealkanüle) verantwortlich. Mikrobiologische Diagnostik wird deshalb nicht nur bei Infektionsverdacht, sondern häufig auch routinemäßig durchgeführt (z. B. wöchentliche Untersuchung des Trachealsekrets bei allen beatmeten Patienten).

48.2.3 Psychosoziale Betreuung und unterstützende Kommunikation

Situation von Intensivpatienten
Die Betreuung von Intensivpatienten setzt voraus, dass wir ihre Situation gut nachvollziehen können. Dabei ist problematisch, dass viele von ihnen sich nur eingeschränkt mitteilen können. Häufig können wir nur vermuten, wie der Patient sich fühlt, was er erlebt und welche Bedürfnisse er hat.

Intensivpatienten sind auf vielfältige Weise belastet. Sowohl die Auswirkungen der Erkrankung, als auch der Intensivbehandlung und der damit verbundenen Einschränkungen führen zu Störungen des Wohlbefindens. Viele Patienten sind sowohl in ihren Denkfähigkeiten (kognitiv), als auch in ihrem Gefühlserleben (affektiv) beeinträchtigt. Durch Berichte ehemaliger Intensivpatienten ist bekannt, dass es häufig zu diffusen Ängsten und Gefühlen der Bedrohung

und des Kontrollverlustes kommt (Hannich u. Dierkes 1996).

Diese Probleme sind dann besonders ausgeprägt, wenn ein Mensch beatmet werden muss. Die Einschränkung des Atmens ist oft mit existenziellen Ängsten verbunden. Das Gefühl von Bedrohung kann auch dann unterbewusst vorhanden sein, wenn der Patient während der Beatmung sedierende Medikamente erhält. Beatmet zu sein bedeutet, in jedem Moment von Apparaten und fremden Menschen abhängig zu sein.

> 👁 **FALLBEISPIEL** „...Die Gesichter der Ärzte tauchten in meinen Träumen wieder auf, nur gehörten sie jetzt den Körpern von Verbrechern und Ganoven, die mich umbringen wollten. Und ich konnte mich nicht wehren, da ich wie gelähmt war. Ich hatte furchtbare Angst. Auch die Intensivgeräte tauchten in meinen Träumen auf. Sie waren Computer, die bei jeder vollen Stunde explodierten. Oder die Beatmungsgeräte gaben mir nur eine begrenzte Menge an Sauerstoff, die nur bei richtiger Einteilung ausreichte. Ich hatte oft regelrechte Angstzustände mit Schweißausbrüchen bei dem Gedanken, ich würde mich falsch verhalten. Gerne hätte ich mich mitgeteilt, doch ich konnte nicht sprechen. Der Arzt hatte mir gesagt, er sei den Rachengang entlang ‚gegangen', meine Stimme sei in Ordnung und der Tubus würde das Reden erschweren" (Ullrich 1996, S. 22).

Eingeschränkte Kommunikation. Für den Patienten ist es bedrückend, so sehr in seiner Kommunikation eingeschränkt zu sein. Während der Beatmung kann ein Mensch nicht sprechen. Es fällt dem Betroffenen schwer, mit der Umwelt Kontakt aufzunehmen. Er kann keine Fragen stellen und seine Wünsche oder Gefühle nicht verbal äußern. Bei vielen Patienten kommt hinzu, dass sie sich aufgrund von Bewusstseinsstörungen oder mangelnder Bewegungsfähigkeit auch nonverbal kaum ausdrücken können (**Abb. 48.7**).

Wahrnehmung. Die eingeschränkten Ausdrucksmöglichkeiten eines beatmeten Patienten erschweren es, seine Wahrnehmungsfähigkeit einzuschätzen. Die Aufnahme und Verarbeitung von Informationen und deren Einordnung in einen Zusammenhang können mehr oder weniger stark beeinträchtigt sein. Bewegungsmangel und kognitive Einschränkungen können dazu führen, dass sowohl der eigene Körper, als auch die Umgebung kaum mehr wahrgenommen werden. Berichte ehemaliger Patienten

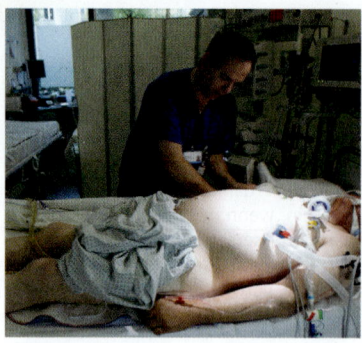

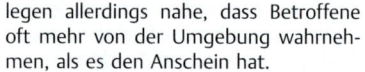

Abb. 48.7 Beatmete Patienten können sich nur in geringem Maße mitteilen und sind dadurch emotional belastet.

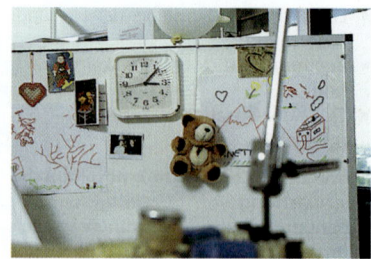

Abb. 48.8 Sichtschutzwand mit Bildern und persönlichen Gegenständen.

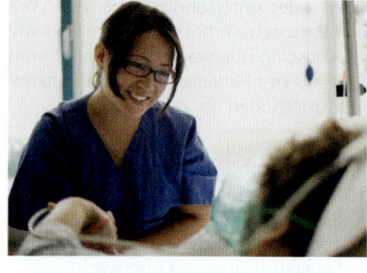

Abb. 48.9 Eine Schreibtafel kann für beatmete Patienten ein nützliches Hilfsmittel zur Kommunikation sein.

legen allerdings nahe, dass Betroffene oft mehr von der Umgebung wahrnehmen, als es den Anschein hat.

Eingeschränktes Bewusstsein. Viele Patienten sind durch Bewusstseinsveränderungen und die Wirkung sedierender Medikamente zusätzlich eingeschränkt. Sie können kaum nachvollziehen, was mit ihnen geschieht und verlieren die Orientierung. Für manche ist es wie in einem Traum, in dem sie von bösen Wesen bedroht werden. Nach einem Intensivaufenthalt verdrängen viele Menschen das Erlebte und erinnern sich nicht mehr daran, oder sie werden durch Alpträume an die Zeit auf der Intensivstation erinnert.

👁 **FALLBEISPIEL** „So träumte ich zum Beispiel davon, in einem wissenschaftlichen Labor zu sein, in dem Tierversuche durchgeführt werden. Die Infusionsständer nahmen dabei die Gestalt von Gorillas an, Röntgengeräte wurden zu Dinosauriern" (Pinkhaus 1983).

Körperliche Missempfindungen. Durch den Tubus werden auch körperliche Missempfindungen verursacht. Sehr unangenehm ist der häufige Hustenreiz. Das Absaugen des Trachealsekrets kann zu Schmerzen, Luftnot, Ekel und Würgereiz führen. Das Schlucken ist durch den Tubus erschwert.

Umfeld gestalten

Helligkeit und Lärm. Auf der Intensivstation überwiegen häufig die negativen Einflüsse auf den Patienten. Grelles Licht und ein hoher Geräuschpegel mit plötzlichen Lärmspitzen belasten. Deshalb bemüht sich das Behandlungsteam um eine ruhige Atmosphäre. Die Zimmertür wird möglichst geschlossen ge-

halten und die akustischen Alarme an den Überwachungsgeräten werden nicht zu laut eingestellt.

Stress. Viele Patienten haben Angst und fühlen sich bedroht. Pflegende können durch die Art der Kommunikation Sicherheit ausstrahlen und Stress reduzieren. Um die Situation für den Intensivpatienten leichter erträglich zu machen, ist manchmal eine begleitende Behandlung mit beruhigenden Medikamenten sinnvoll.

Fehlender Tag-Nacht-Rhythmus. Häufige, kurze und oberflächliche Kontakte unterstützen den Patienten nicht, sondern überfordern ihn. Um Ruhe und Schlaf zu ermöglichen, wird die Pflege nachts auf das Notwendige reduziert und das Zimmer nur gering beleuchtet. Auch tagsüber können durch geschickte Organisation der Pflegemaßnahmen Ruhephasen geschaffen werden.

Eingeschränkte Privatsphäre. Die Intensivstation ist für den Patienten oft unpersönlich und unübersichtlich. Folgende Maßnahmen fördern die Privatsphäre:

- Sichtschutzwände helfen, sich nicht von allen Seiten beobachtet zu fühlen.
- Angehörige dürfen private Gegenstände und Bilder mitbringen, um die direkte Umgebung „wohnlich" zu gestalten (**Abb. 48.8**).
- Eigene Pflegemittel fördern das Wohlbefinden.
- Angehörige werden in die Betreuung einbezogen, Besuchszeiten werden großzügig geregelt.

Psychologische Unterstützung. Bei der Auseinandersetzung mit der Erkrankung sind Familie und Freunde oft die wichtigsten Helfer. Wenn der Patient es möchte, kann ein Seelsorger oder Psychologe hinzugezogen werden.

Kommunikation fördern

Intubierte und tracheotomierte Menschen sind in ihrer Kommunikation erheblich beeinträchtigt. Umso mehr sind sie darauf angewiesen, dass andere auf

sie zukommen. Viele Patienten berichten im Nachhinein von ihrem großes Bedürfnis nach menschlichen Kontakten. Sie möchten sich in ihrer Situation verstanden fühlen und nicht allein sein. Die Anwesenheit ihrer Angehörigen ist für Intensivpatienten oft die wichtigste Hoffnungsquelle und Verbindung zur Umgebung. Eine Patientin erzählt: „Ich kriegte ja jeden Tag zweimal Besuch, das hilft. Wenn jemand kommt, der einem mal die Hand hält und mit einem spricht (...) Man braucht irgendjemanden, der mal mit einem redet."

Die Pflege intubierter/tracheotomierter Patienten beinhaltet auch, diesem Bedürfnis nach Kontakt gerecht zu werden. Dazu bedarf es nicht allein bestimmter Techniken der Kommunikation, sondern auch der Bereitschaft der Pflegeperson, als Mensch in einer zugewandten Haltung mit dem Patienten in Beziehung zu treten.

Nonverbale Kommunikation. Neben der verbalen ist auch die nonverbale Kommunikation von besonderer Bedeutung. Häufig gelingt es, durch einfach gestellte, eindeutige Fragen, auf die der Patient mit „Ja" oder „Nein" (Kopfnicken oder -schütteln) antworten kann, einen Kontakt herzustellen und die dringendsten Bedürfnisse zu ermitteln. Der Patient hat die Möglichkeit, durch Mimik oder Zeichen Wünsche zum Ausdruck zu bringen.

Tracheotomierte, spontan atmende Patienten können sich manchmal mithilfe von Sprechkanülen verständlich machen. Auch Schreibgeräte und Schreibtafeln können eine sinnvolle Hilfe sein.

Berührung als Kommunikation. Je stärker die Bewusstseinsbeeinträchtigung ist, desto mehr scheinen Berührungen an Bedeutung zu gewinnen (s. „Basale Stimulation",). Durch Berührungen kann man begrüßen, beruhigen und trösten, und man kann dem Patienten mitteilen, dass er nicht allein ist (**Abb. 48.9**). Gleichzeitig wird durch Bewegungen, die mit dem Patienten ausgeführt werden und durch großflächige und deutliche Berührungen die Körperwahrnehmung des Patienten verbessert.

FALLBEISPIEL Ein ehemaliger Intensiv-Patient berichtet: „Was ich als Erstes von der Außenwelt auf mich zukommen spürte, waren Hände. Es mag sein, dass ich noch zu schwach war, um zu sehen und erkennen zu können, wem die Hände gehörten. Aber ich spürte Hände, Berührtwerden, Gehoben-, Getragen- und Umgelegtwerden" (Wiesenhütter 1977).

Regeln für die Kommunikation. Acht „Regeln" für die Kommunikation mit intubierten/tracheotomierten Patienten. Diese Regeln haben das Ziel, dass die Kommunikation mit dem Patienten gelingt:

1. Langsam und deutlich in kurzen, einfachen Sätzen sprechen.
2. Häufig Informationen zur Orientierung geben (Ort, Zeit, Situation).
3. Alle Maßnahmen direkt vorher ankündigen.
4. Fragen stellen, auf die man mit „Ja" und „Nein" antworten kann.
5. Dem Patienten Zeit zur Reaktion/Verarbeitung lassen.
6. Hilfsmittel nutzen (Brille, Hörgerät, Kommunikationstafel).
7. Positive Botschaften vermitteln (z. B. „Ich bin immer in Ihrer Nähe").
8. Korrekte Ansprache verwenden, Distanzlosigkeit vermeiden.

48.2.4 Pflegerische Aufgaben bei der Durchführung der Intubation und Tracheotomie

Die Intubation wird, je nach Situation des Patienten, auf verschiedene Weise durchgeführt. Am häufigsten ist die orotracheale Intubation des nüchternen Patienten. Folgende Situationen erfordern besondere Vorgehensweisen:

- erhöhte Aspirationsgefahr (z. B. bei nicht nüchternen Patienten)
- „schwierige" Intubation (z. B. bei anatomischen Besonderheiten in Mund, Rachen und Kehlkopf)
- Notfallsituation
- Intubation eines Kindes

Intubation

Die Intubation ist ärztliche Tätigkeit. Die Aufgabe der Pflegenden besteht in der Vorbereitung und Assistenz bei der Durchführung. Für die psychische Betreuung des Patienten und die Überwachung der Vitalparameter sind Arzt und

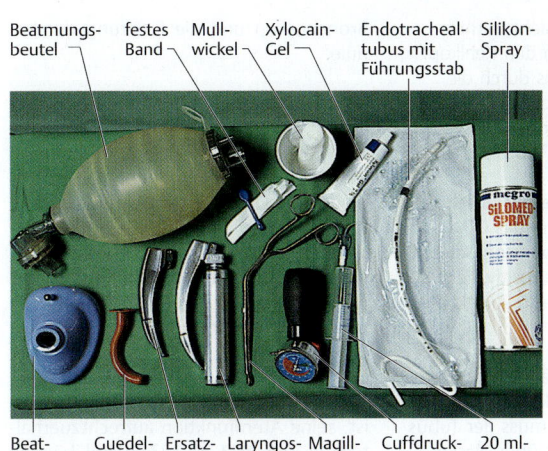

Beatmungs- festes Mull- Xylocain- Endotracheal- Silikon-
beutel Band wickel Gel tubus mit Spray
Führungsstab

Abb. 48.10 Material für die Intubation.

Beat- Guedel- Ersatz- Laryngos- Magill- Cuffdruck- 20 ml-
mungs- Tubus Spatel kop mit zange Messgerät Spritze
maske Spatel

Pflegeperson gemeinsam zuständig. Um Komplikationen zu vermeiden, sind klare Absprachen bzw. Standards in der Durchführung unabdingbar.

Vorbereitung

Das Material wird vorbereitet und dessen Funktion wird überprüft (**Abb. 48.10**). Material zum Beatmen:

- Gesichtsmaske (verschiedene Größen)
- oropharyngealer Tubus (nach Guedel)
- Beatmungsbeutel
- Sauerstoffanschluss
- Beatmungs- oder Narkosegerät

Material zum Intubieren:

- Laryngoskop (verschiedene Spatelgrößen)
- vorbereiteter Tubus
- zwei weitere Tuben („benachbarte" Größen)
- Absauggerät und -katheter
- Intubationszange (nach Magill)
- Blockerspritze,
- Cuffdruck-Messgerät

Material zum Fixieren des Tubus:

- angefeuchteter Mullwickel
- festes Band (z. B. Wäscheband)

Vorbereitung des Tubus. Der Tubus wird vorbereitet, indem der Cuff auf Dichtigkeit geprüft und die Spitze feucht und damit gleitfähig gemacht wird. Hierfür kann z. B. ein Spray gegen Mundtrockenheit verwendet werden. Nach Absprache wird das Tubuslumen silikonisiert und mit einem Führungsstab versehen. Es werden fast ausschließlich PVC-haltige Einmaltuben verwendet. Der Standardtubus für die „normale" Intubation ist der Magill-Tubus. Die Größe ist in Millimeter Innendurchmesser (mm ID) auf dem Tubus angegeben. Für Frauen sind 7,5 – 8,0 und für Männer 8,0 – 8,5 mm ID zumeist passend.

Vorbereitung der Medikamente. Die Medikamente werden nach Anordnung des Arztes bereitgestellt, z. B. ein Hypnotikum, ein Analgetikum und ein Muskelrelaxans. „Notfallmedikamente" müssen griffbereit sein.

Vorbereitung des Monitorings. Das Monitoring gewährleistet die kontinuierliche Überwachung von Atmung und Herz-Kreislauf-Funktion. EKG-Monitor, Blutdruckgerät, Pulsoximeter und endexspiratorische CO_2-Messung sind erforderlich.

Vorbereitung des Patienten. Der Patient soll nüchtern sein, lockere Zahnprothesen müssen entfernt werden. Er wird in der sog. „Schnüffelposition" gelagert: flache Rückenlage mit leicht erhöhtem Kopf.

Durchführung

Zunächst werden die Überwachungsgeräte angeschlossen. Der Patient ist in dieser Phase häufig angespannt oder aufgeregt und darf nicht allein gelassen werden. Pflegeperson und Arzt informieren den Patienten über alle Arbeitsschritte und vermitteln durch ruhiges, freundliches Auftreten Sicherheit. Die Pflegeperson assistiert dem Arzt bei folgender Vorgehensweise:

- Präoxygenierung (der Patient atmet für 3 – 5 Min. über eine Maske Sauerstoff)
- Injektion des Hypnotikums (und evtl. eines Opiats)
- Beatmung (sobald der Patient nicht mehr selbst atmen kann, wird er mit einer Maske beatmet)
- Injektion des Muskelrelaxans (Erschlaffen der Muskeln erleichtert die Intubation)

- Intubation (der Arzt sieht mithilfe eines Laryngoskops in den Kehlkopf und schiebt den Tubus durch die Stimmritze in die Trachea)
- Blocken (der Cuff wird geblockt und der Patient über den Tubus weiter beatmet)
- Lagekontrolle (die Atemgeräusche werden auskultiert und das CO_2-Messgerät an den Tubus angeschlossen. Ist der CO_2-Wert positiv, liegt der Tubus endotracheal, also korrekt)
- Tubusfixierung

MERKE Die gefährlichste Komplikation ist die nicht erkannte Tubusfehllage. Im Zweifelsfall muss der Tubus entfernt und der Patient über Maske weiter beatmet werden. Erst danach erfolgt ein erneuter Intubationsversuch. —

Tracheotomie

Besteht die Notwendigkeit einer längerfristigen Beatmung, wird eine Tracheotomie erwogen. Sie hat gegenüber der Langzeitintubation folgende Vorteile:

- Es können kurze und großlumige Tuben verwendet werden (Folge: geringer Atemwegswiderstand).
- Trachealkanülen sind kurz (Folge: geringer Totraum; dies ist der Teil der Einatmungsluft, der nicht in die Alveolen gelangt und nicht am Gasaustausch teilnimmt).
- Der Patient wird nicht durch einen Tubus in Mund und Nase beeinträchtigt.
- Häufige Komplikationen durch eine nasale Langzeitintubation werden vermieden.

Vorbereitung

Die Pflegeperson muss Folgendes vorbereiten:

- Zubehör für eine Bronchoskopie
- steriles Loch- und Abdecktuch
- vollständiges Tracheotomie-Set
- Trachealkanüle

Durchführung

Die Bougierungs-Tracheotomie kann auf der Intensivstation durchgeführt werden. Die pflegerische Assistenz erfolgt nach Absprache mit dem Arzt. Der Patient wird intubiert und anästhesiert. Das Bronchoskop wird zur Tubusspitze vorgeschoben und der Tubus bis in den unteren Kehlkopfbereich zurückgezogen. Nun wird die Trachea von außen punktiert und ein Seldingerdraht unter bronchoskopischer Sichtkontrolle eingeführt. Der Punktionskanal wird bougiert (aufgedehnt), bis die Trachealkanüle eingeführt werden kann. Anschließend erfolgen die Lagekontrolle der Kanüle mittels

Bronchoskop und die Fixierung der Kanüle.

48.2.5 Grundlagen der Beatmung

! DEFINITION Unter **Beatmung** versteht man das Einbringen von Luft in die Lunge. Dabei wird die Atemarbeit zum Teil oder komplett von einem Respirator (Beatmungsgerät) übernommen. Die Atemarbeit ist die Muskelkraft, die ein Mensch zur Ventilation seiner Lunge aufbringen muss. _____

Ein Mensch muss beatmet werden, wenn er selbst nicht mehr in der Lage ist, seine Atemfunktion aufrechtzuerhalten. In *Tab. 48.1* (S. 1238) sind häufige Indikationen zur Beatmung aufgelistet.

Wirkmechanismus

Bei spontaner Atmung schwankt der Druck in den Atemwegen um den Nullpunkt. Im Gegensatz dazu wird bei der Beatmung Luft mit Überdruck in die Lunge gebracht. Der inspiratorische Druck ist positiv. Durch das Einstellen eines PEEP (positive endexpiratory pressure) kann auch der exspiratorische Druck angehoben werden. Bei einer Beatmung mit PEEP bleibt die Lunge nach der Ausatmung leicht gebläht, um dem Entstehen von Minderbelüftungen vorzubeugen und den Gasaustausch zu verbessern (*Abb. 48.11*)

Voraussetzungen

Um eine Beatmung durchführen zu können, benötigt man einen Zugang zu den Atemwegen. Meistens wird über einen Endotrachealtubus oder eine Trachealka-

a Spontanatmung
mbar

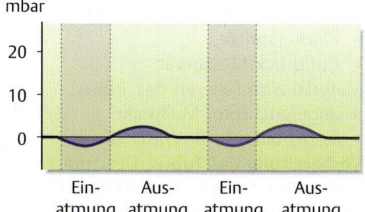

b Kontrollierte Beatmung
mbar

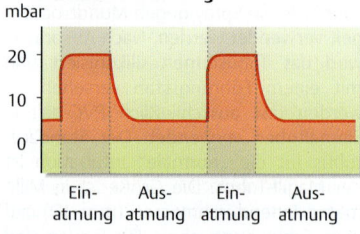

Abb. 48.11 Druckverlauf in den Atemwegen. a bei Spontanatmung und **b** bei kontrollierter Beatmung.

nüle beatmet (invasive Beatmung). Bei der nichtinvasiven Beatmung werden die Beatmungshübe über eine dicht sitzende Gesichts- oder Nasenmaske appliziert (s. „nichtinvasive Atemhilfen", S. 1251). Darüber hinaus benötigt man:

- **materielle Ausstattung:** Beatmungsgerät, Überwachungsgeräte, Absauggerät, Möglichkeit zum Anfeuchten und Erwärmen der Atemluft, Sauerstoffversorgung, Möglichkeit zu mikrobiologischen und laborchemischen Analysen, weitere Materialien und Zubehör
- **personelle Ausstattung:** geschultes und erfahrenes Personal, Gewährleistung einer kontinuierlichen Betreuung

Eine Beatmung wird meistens im Bereich der Intensivstation oder der Anästhesie durchgeführt. Hier ist die erforderliche materielle und personelle Ausstattung vorhanden. Chronisch kranke, beatmungspflichtige Patienten können mithilfe von besonders geschulten Pflegepersonen auch zu Hause oder in darauf spezialisierten Pflegeeinrichtungen betreut werden (S. 1252).

Ziele

Grundlegendes Ziel der Beatmung ist die Sicherstellung des Gasaustauschs bei Ateminsuffizienz. Darüber hinaus zielt die Beatmungsstrategie darauf ab, die Lungenfunktion intakt zu halten. Vor allem hohe Beatmungsdrücke und große Beatmungshübe können das elastische Lungengewebe schädigen und werden deshalb vermieden. Auch eine hohe Sauerstoffkonzentration kann sich negativ auswirken. Weitere Ziele der Beatmung sind:

- Die Beatmungsunterstützung soll für den Patienten möglichst komfortabel sein.
- Die Atemmuskulatur soll effektiv entlastet werden, solange der Patient darauf angewiesen ist.
- Die Belüftung der Lunge soll optimiert werden (durch Einstellen eines PEEP, s. o.).
- Der Patient soll so schnell wie möglich vom Respirator abtrainiert werden.

Beatmungsformen

Am Beatmungsgerät kann eingestellt werden, auf welche Art und wie stark die Atmung des Patienten unterstützt wird. Pflegende und Ärzte müssen durch Geräteschulungen und Fachliteratur den Umgang mit Respiratoren erlernen. Die Beatmungsformen können in drei Gruppen eingeteilt werden:

- **kontrollierte Beatmung:** Das Beatmungsgerät übernimmt die komplette Atemarbeit

- **assistierende Beatmung:** Das Beatmungsgerät übernimmt einen Teil der Atemarbeit
- **spontane Atmung:** Der Patient übernimmt die Atemarbeit vollständig selbst

48.2.6 Pflegemaßnahmen bei beatmeten Patienten

Atemgasklimatisierung

Bei intubierten und tracheotomierten Patienten ist die physiologische Anfeuchtung der Einatmungsluft in Mund, Nase, Rachen und Kehlkopf ausgeschaltet. Deshalb wird die Atemluft klimatisiert (angefeuchtet und erwärmt), bevor sie dem Patienten zugeführt wird. Bei Beatmung mit trockener Luft würden schon nach kurzer Zeit Schleimhäute und Flimmerepithel geschädigt. Es könnten sich zähes Trachealsekret und Borken bilden (**Abb. 48.12**). Weitere Folgen wären Belüftungsstörungen und Atemwegsinfektionen. Für die Atemgasklimatisierung gibt es zwei verschiedene Techniken:

- Verdunster (aktive Atemgaskonditionierung)
- HME (passive Atemgaskonditionierung)

Verdunster

In einem Verdunster wird steriles Wasser erwärmt und das Atemgas über die Oberfläche des Wassers oder durch das Wasser geleitet. Dabei erwärmt sich die Luft und sättigt sich mit Wasserdampf. Angestrebt werden 35 – 37 °C und 100 % Luftfeuchtigkeit. Ideal sind Geräte, bei denen die Lufttemperatur kontinuierlich gemessen und die Erwärmung automatisch reguliert wird. Ein Verdunster wird im Inspirationsschenkel des Beatmungsschlauchsystems zwischengeschaltet.

HME

HME (Heat and Moisture Exchanger = Wärme- und Feuchtigkeitsaustauscher) bestehen aus einem Kunststoffgehäuse, in dem sich ein Papier, Schwamm oder Schaum mit einer hygroskopischen (was-

serbindenden) Oberfläche befindet. Sie werden möglichst direkt auf den Tubus/ die Trachealkanüle aufgesetzt und müssen von der In- und Exspirationsluft durchströmt werden. Die Wärme und Feuchtigkeit der Exspirationsluft wird im HME gespeichert und dazu benutzt, die nächste Inspirationsluft zu erwärmen und zu befeuchten. HME werden täglich gewechselt.

Hygienisches Vorgehen

Beatmung mit endotrachealer Intubation ist der Hauptrisikofaktor für nosokomiale Pneumonien (Bodmann 2002). Umso wichtiger ist ein korrektes hygienisches Handeln im Umgang mit Beatmungspatienten. Von größter Bedeutung ist die hygienische Händedesinfektion vor und nach jedem Kontakt mit Tubus/Trachealkanüle und Beatmungszubehör (S. 488). Bei Tätigkeiten im Kontakt mit potenziell infektiösem Material werden Schutzhandschuhe getragen. Weitere Hygienemaßnahmen zur Vorbeugung von Pneumonien sind:

- Beatmungsschlauchsystem alle 7 Tage (und bei sichtbarer Verschmutzung) gegen ein sauberes, staubfrei verpacktes System austauschen.
- Zum endotrachealen Absaugen ausschließlich sterile Einmalkatheter verwenden.
- Bei Verwendung von Medikamentenverneblern nur Lösungen aus Einzelampullen verwenden und streng aseptisch vorgehen.
- Oberkörper-Hochlagerung, wenn keine Kontraindikation besteht (Robert-Koch-Institut 2000).

Tubusfixierung

Endotracheale Tuben müssen sicher fixiert werden, um eine versehentliche Extubation oder Dislokation des Tubus zu verhindern. Die Fixierung richtet sich danach, ob es sich um einen orotrachealen oder nasotrachealen Tubus handelt.

Orotrachealer Tubus

Ein stabiles Band (z. B. Wäscheband) wird um den Tubus und dann um einen angefeuchteten, zwischen den Zähnen liegenden Mullwickel fest verknotet. Dieses Band wird an beiden Seiten an einem weichen Schaumstoffband befestigt, das zuvor um den Hals gelegt wurde. Das Band darf nicht zu locker sein (sonst disloziert der Tubus) und nicht zu eng sein (sonst ist es für den Patienten unangenehm). Wenn der Mullwickel für den Patienten unangenehm ist, kann man evtl. darauf verzichten. In manchen Kliniken werden von der Industrie gefertigte Tubusfixierungen eingesetzt. Bei extremer

Lagerung (z. B. Bauchlage) muss der Tubus besonders sorgfältig fixiert werden.

Nasotrachealer Tubus

Ein Pflasterstreifen wird einmal um den Tubus herum und dann mit beiden Enden auf den Nasenrücken geklebt. Der Tubus soll keinen „Spielraum" haben und dennoch wenig Druck auf den Rand des Nasenlochs ausüben.

Aspirationsschutz und Cuffdruck-Kontrolle

Der Cuffdruck wird konstant bei 20 – 25 mbar gehalten. Er wird mit einem Messgerät spätestens alle 6 Std. kontrolliert und angepasst (**Abb. 48.13**). Ein zu niedriger Cuffdruck birgt die Gefahr einer Aspiration. Ein zu hoher Cuffdruck führt zu ischämischen Druckschäden an der Trachealschleimhaut. Weitere Maßnahmen zum Aspirationsschutz sind:

- Sekret aus dem Rachenraum absaugen, bevor der Cuff entblockt wird.
- Oberkörper wenn möglich hoch lagern (30 – 45 Grad).

Mundpflege

Ziel der Mundpflege bei beatmeten Patienten ist vor allem eine intakte und feuchte Mundschleimhaut und das Vermeiden von Infektionen bzw. absteigenden Infektionen in Mund, Rachen und Lunge. Die Mundpflege kann, besonders für orotracheal intubierte Patienten, sehr unangenehm sein. Durch Tubusbewegungen und Reizungen im Rachen werden Würge- und Hustenreflex ausgelöst. Gerade bewusstseinsbeeinträchtigte Patienten fühlen sich durch Manipulationen im Mundbereich häufig bedroht.

Die hohe Sensitivität des Mundbereichs birgt aber auch die Chance, ganz bewusst angenehme Empfindungen zu vermitteln. Durch das Verwenden von vertrauten Pflegemittel wird an bekannte Erfahrungen angeknüpft. Der Betroffene kann frühzeitig an der Mundpflege beteiligt werden.

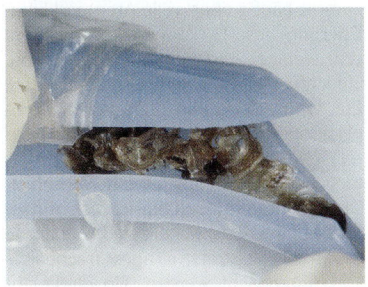

Abb. 48.12 Mit Borken verstopfter Endotrachealtubus (zur Verdeutlichung aufgeschnitten).

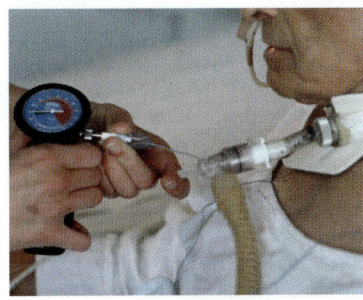

Abb. 48.13 Einstellen des Cuffdrucks.

Durchführung

Bei intubierten/tracheotomierten Patienten werden alle 6 – 8 Std. die Zähne geputzt, die Mundhöhle ausgespült und ausgewischt und das Sekret aus dem Rachenraum abgesaugt. Dabei wird gleichzeitig die Mundhöhle inspiziert, die Tubuslage kontrolliert und der angefeuchtete Mullwickel erneuert. Die Lippen werden zum Schutz mit Vaseline eingecremt.

> **MERKE** Bei orotrachealem Tubus besteht während der Mundpflege erhöhte Extubationsgefahr!

Extubation

Die Extubation erfolgt, wenn der Patient nicht länger auf den Tubus angewiesen ist. Zuvor muss er vom Beatmungsgerät „entwöhnt" werden (Weaning). Dabei wird der Anteil der Atemunterstützung schrittweise reduziert. Bei schwieriger Entwöhnung vom Beatmungsgerät kann ein individuell auf den Patienten abgestimmtes Weaning-Konzept mit einem Wechsel von Trainings- und Erholungsphasen sinnvoll sein.

Vorraussetzungen. Vorraussetzungen zur Extubation sind:
- zufriedenstellender Gasaustausch
- ausreichende Spontanatmung ohne Erschöpfung
- vorhandene Schutzreflexe (Husten, Schlucken)
- Bewusstsein (eindeutige Reaktion auf äußere Reize)
- stabile Herz-Kreislauf-Verhältnisse

Durchführung

Für die Extubation werden benötigt:
- Absaugkatheter, Blockerspritze
- Sauerstoffschlauch und -maske
- Medikamente und Materialien für evtl. Reintubation

Der Patient wird informiert und möglichst aufrecht im Bett gelagert. Das Sekret aus Mund-Rachen-Raum und Magen (bei liegender Magensonde) wird abgesaugt. Danach erfolgt die Präoxygenierung (100 % O_2-Gabe über ca. 3 Min.). Bei der Extubation wird die Tubusfixierung gelöst, der Cuff entblockt und der Tubus unter endotrachealem Absaugen herausgezogen. Nach der Extubation wird sofort überprüft, ob die Atemwege frei sind und der Patient zufriedenstellend atmet. Dem Patienten wird Sauerstoff nach Bedarf zugeführt und die Atemfunktion wird engmaschig überwacht.

Alternativen. In manchen Kliniken setzen sich folgende alternative Vorgehensweisen in der Durchführung durch:

- Präoxygenierung lediglich mit 80 % O_2
- endotracheales Absaugen vor (und nicht während) der Extubation
- manuelle Inspiration mit Beatmungsbeutel und Extubation mit der folgenden Exspiration

48.2.7 Pflegemaßnahmen bei tracheotomierten Patienten

Sicherheit des Patienten

Die Überwachung des tracheotomierten Patienten, besonders in den ersten Tagen nach Anlage des Tracheostomas, umfasst:
- Überwachung der Atemfunktion (beidseitige Belüftung der Lunge, ausreichender Gasaustausch, Beschaffenheit und Menge des Trachealsekrets)
- Überwachung der Kanüle (korrekte Lage, Durchgängigkeit)
- Überwachung des Stomas (Nachblutung, Entzündungszeichen, Hautbeschaffenheit)

Trachealspreitzer und Ersatzkanülen müssen unmittelbar griffbereit sein, um bei einem Herausrutschen sofort eine neue Kanüle einsetzen und so den Atemweg sicherstellen zu können. Bei Patienten, die noch auf eine geblockte Kanüle angewiesen sind (z. B. beatmete Patienten, fehlende Schutzreflexe), wird der Cuffdruck regelmäßig kontrolliert.

> **MERKE** Häufige Ursachen für Luftnot bei Patienten mit Trachealkanülen sind: Fehllage der Kanüle, Einengung/Verstopfung der Kanüle (z. B. durch Schleim), bei geblockten Kanülen falsche Konnektion der Atemschläuche, bei Sprechkanülen Verlegung des Exspirationswegs durch Schwellung oder Sekret.

Pflege des Tracheostomas

Ziel der Pflege ist, das Tracheostoma sauber und trocken zu halten und Hautläsionen zu vermeiden. Häufige Probleme im Zusammenhang mit einem Tracheostoma sind Hautreizungen und -mazerationen. Sie entstehen durch Speichel, Trachealsekret und mechanischen Reiz der Kanüle oder des Haltebandes.

Durchführung

In den ersten Tagen nach der Anlage wird das Tracheostoma regelmäßig mit Kochsalz- oder Ringerlösung gereinigt und eine sterile Schlitzkompresse vorgelegt. Die Kompresse nimmt Sekrete auf und dient als Polster zwischen Halteplatte der Kanüle und Haut. Der Verbandwechsel erfolgt unter aseptischen Bedin-

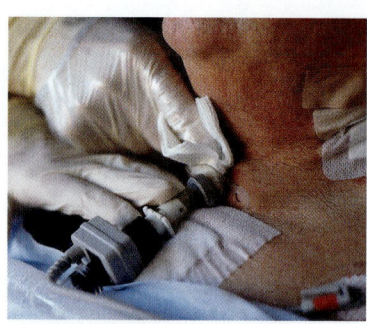

Abb. 48.14 Reinigen des Tracheostomas unter aseptischen Bedingungen mit steriler Kompresse und sterilem Handschuh.

gungen (**Abb. 48.14**). Wenn das Stoma infiziert ist, werden zusätzlich lokale Antiseptika angewendet (z. B. Polihexanid oder Octenidin). Folgendes ist zu beachten:

- Bei geringer Sekretion können alternativ Kompressen mit aufgedampfter Aluminiumschicht verwendet werden, die nicht so leicht mit dem Stomarand verkleben. Der Verbandwechsel erfolgt mindestens zweimal täglich.
- Bei starker Sekretion werden die Kompressen häufiger erneuert („so oft wie nötig").
- Fettende Salben werden nicht aufgetragen, weil sie die Haut aufweichen und empfindlicher machen.
- Mechanische Reize vermeidet man weitgehend durch die Wahl der passenden Kanüle.
- Das Halteband muss weich und trocken sein und darf nicht zu eng sitzen.

Anfeuchten der Atemluft

Bei tracheotomierten Patienten wird die Atemluft grundsätzlich genau so klimatisiert, wie bei intubierten Patienten. Es können sowohl Verdunster als auch HME verwendet werden.

Dauerhaft angelegtes Tracheostoma. Ein Patient, der ein dauerhaftes Tracheostoma hat und zunehmend selbstständig wird (z. B. auf einer Allgemeinstation), kommt häufig ohne volle Atemgasklimatisierung aus. Es können z. B. kleinere und weniger leistungsstarke HME (sog. „feuchte Nasen") verwendet werden. Zur Vermeidung von pulmonalen Komplikationen (durch Eintrocknen von Sekret) inhalieren diese Patienten mehrmals täglich Aerosole aus einem Vernebler. Die Patienten müssen hinsichtlich auftretender Infektionszeichen (z. B. Zunahme des Trachealsekrets, eitriges Trachealsekret) überwacht werden. Ein direkt auf die Trachealkanüle aufgesetzter HME kann durch ausgehustetes Trachealsekret verstopfen. Bei hilflosen Patienten muss eine kontinuierliche Überwachung gewährleistet sein.

Umgang mit Trachealkanülen
Trachealkanülen haben die Funktion, das Tracheostoma zu stabilisieren und den Atemweg zu sichern. Man unterscheidet Kanülen mit und ohne Cuff und Phona-

tionskanülen (Sprechkanülen). Indikationen und Anwendungshinweise sind in **Tab. 48.2** aufgelistet.

Reinigen der Kanüle
Kunststoffkanülen mit Cuff sind nicht für eine Wiederaufbereitung vorgesehen. Kanülen ohne Cuff können gereinigt und desinfiziert, Silberkanülen können

sterilisiert werden. Für die Reinigung gibt es spezielle Reinigungspulver und weiche Bürsten (S. 1253).

Fixieren der Kanüle
Die Trachealkanüle wird mit einem Band um den Hals fixiert, sodass ein Herausrutschen oder Dislozieren der Kanüle verhindert wird. Ein allzu großer Spiel-

Tab. 48.2 *Verschiedene Trachealkanülen: Indikationen und Anwendungshinweise.*

Material	Indikation	Anwendungshinweise
Kanülen mit Cuff		
weicher und biegsamer Kunststoff	→ wenn der Patient beatmet werden muss → wenn erhöhte Aspirationsgefahr besteht (z. B. bei fehlenden Schutzreflexen)	→ Kanülen können bis zu 4 Wochen belassen werden → Halteplatte, an dem die Kanüle fixiert wird, ist bei einigen Modellen verstellbar, sodass ihre Tiefe in der Trachea individuell angepasst werden kann
Kanülen ohne Cuff		
Kunststoffe (PVC, Silikon)	→ bei spontan atmenden Patienten, die langfristig auf ein Tracheostoma angewiesen sind	→ einige Kanülen sind mit einer Innenkanüle (Inlett) ausgestattet, die mit einer Arretiervorrichtung in Höhe der Halteplatte an der Außenkanüle befestigt ist → bei Verunreinigung durch Trachealsekret muss nicht die ganze Kanüle, sondern nur das Innenstück ausgewechselt und gereinigt werden → Inlett und Kanüle müssen exakt ineinander passen. → Gleitmittel (z. B. Stomaöl) erleichtern das Einführen von Kanüle oder Inlett → **Merke**: Kanülen mit scharfen Kanten und Rissen dürfen nicht verwendet werden (Verletzungsgefahr)!
Silber		Einige Kanülen sind aus Silber und haben besondere Vorteile: → stabiles, schleimhautverträgliches Material mit bakterizider Wirkung → können gereinigt, desinfiziert und sterilisiert werden → haben eine glatte Wandung, an der das Sekret schlecht haftet
Phonationskanülen (Sprechkanülen)		
Kunststoffe (PVC, Silikon)	→ wenn der Patient spontan atmet und der Kehlkopf erhalten ist	Ein Ventil ermöglicht die Inspiration durch die Kanüle, verschließt diese aber bei der Exspiration. Die Ausatmungsluft entweicht durch eine Fensterung im äußeren Bogen der Kanüle über den Kehlkopf.
Silber		Beim Sprechversuch mit der Phonationskanüle darauf achten, ob die Ausatmung durch den Kehlkopf gelingt. Wenn Schleimhautschwellung oder Sekrete den Luftweg verlegen, kann es zu einer lebensbedrohlichen Situation kommen. **Merke:** Phonationskanülen nur verwenden, wenn Ein- und Ausatmung problemlos möglich sind!

raum mit Hin- und Hergleiten der Kanüle führt zu Schleimhautreizung und Husten. Andererseits kann ein zu strammes Halteband Hautläsionen verursachen und ist für den Träger unangenehm. Übliche Materialien sind Schaumstoff (mit Klettverschluss) oder elastische, gummihaltige Bänder.

Wechseln der Kanüle

Der Trachealkanülenwechsel ist Aufgabe des Arztes. Ist die Durchführung problemlos möglich, wird diese Aufgabe auch häufig an Pflegende delegiert.

Wechselrhythmus. Nach einer Tracheotomie wird das Stoma zunächst mit einer geblockten Kanüle gesichert. Bei stabiler Atmung und komplikationslosem Verlauf kann die Kanüle gegen eine Kanüle ohne Cuff ausgetauscht werden. Bei beatmeten Patienten wird die Trachealkanüle wegen möglicher Komplikationen (Hypoxie, Aspiration) erst nach 1 – 2 Wochen, manchmal auch noch später, gewechselt. Hierzu wird der Patient präoxygeniert und das Sekret aus Rachenraum, Magen und Luftröhre abgesaugt. Das Zubehör für eine evtl. Intubation muss bereitliegen.

Silberkanülen werden ein- bis zweimal täglich gewechselt. Um Druckstellen zu vermeiden, werden abwechselnd zwei in Länge und Krümmungsgrad unterschiedliche Kanülen verwendet. Viele Patienten, die langfristig Kanülen tragen, behalten diesen Wechselrhythmus auch zu Hause bei.

Komplikationen. Bei einem engen Stoma und in den ersten Tagen nach der Tracheotomie besteht die Gefahr, dass die Kanüle beim Vorschieben einen falschen Weg nimmt (via falsa) und sich in den Halsweichteilen verfängt.

🖐 **PRAXISTIPP** Ein abgeschnittener Absaugkatheter, der beim Kanülenwechsel als „Leitschiene" im Stoma verbleibt, erleichtert das Vorschieben der Kanüle in die Trachea. ———

Entfernen der Trachealkanüle

Wenn der Patient die Trachealkanüle nicht mehr benötigt, soll sich das Stoma durch Gewebegranulation möglichst schnell verschließen. Die Wundadaptation wird durch quer verklebtes Pflaster unterstützt. Hierzu eignen sich hautfreundliche und hydrokolloidale Verbände, die evtl. durch stärker klebende Pflaster ergänzt werden. Wenn bei der Anlage des Stomas die Halshaut an die Tracheawand angenäht wurde (epithelisiertes Stoma), muss der Verschluss operativ erfolgen.

🖐 **PRAXISTIPP** Der Patient soll beim Husten und Sprechen mit zwei Fingern Gegendruck auf das Stoma ausüben, damit sich das Pflaster nicht löst. ———

48.2.8 Atemunterstützende Maßnahmen

Ziel der atemunterstützenden Maßnahmen ist es, pulmonale Komplikationen zu verhindern und die Lungenfunktion zu verbessern. Intubierte/tracheotomierte Patienten sind hinsichtlich folgender Komplikationen hochgradig gefährdet.

Sekretstau. Tubus und Trachealkanüle führen zu lokaler Reizung und vermehrter endotrachealer Sekretion. Die Funktion des Flimmerepithels ist eingeschränkt. Durch den fehlenden Glottisschluss ist die Effektivität des Hustenstoßes verringert und es kommt zum Sekretstau.

Minderbelüftungen. Eine wesentliche Ursache für Belüftungsstörungen ist die Immobilität. Untenliegende Lungenbereiche werden dabei schlechter belüftet. Der Patient atmet flacher und weniger mit dem Zwerchfell. Gestautes Trachealsekret kann Atemwege verschließen und Minderbelüftungen hervorrufen. Auch Erkrankungen wie Lungenödem (S. 803) und Pneumothorax (S. 772) begünstigen Belüftungsstörungen.

Infektionen. Tubus und Trachealkanüle stellen eine „Leitschiene" für Keime dar. Im Trachealsekret können sich Keime vermehren. Die geschwächte Abwehrlage vieler Patienten begünstigt Infektionen. Pneumonien sind die häufigste nosokomiale Infektion bei Intensivpatienten.

Maßnahmen. Atemunterstützende Maßnahmen sind:

- Lagerung und Mobilisation
- Bauchlagerung und kinetische Therapie
- Sekretolyse und Sekretmobilisation
- endotracheales Absaugen

Lagerung und Mobilisation

Lagerung und Mobilisation verbessern die Atemfunktion, die psychische Situation und die Wahrnehmung.

Atemfunktion. Eine häufig wechselnde Lage unterstützt die gleichmäßige Belüftung der Lunge. Mobilisation und aufrechte Position vertiefen und erleichtern die Atmung. Durch eine gezielte Lagerung kann das Sekret aus einzelnen Lungenabschnitten besser abfließen und diese Bereiche werden besser belüftet.

Psychische Situation. Die aufrechte Position wird oft als erster Schritt zur Genesung empfunden und stärkt das Selbstwertgefühl. Eigenaktivität und Selbstständigkeit werden gefördert.

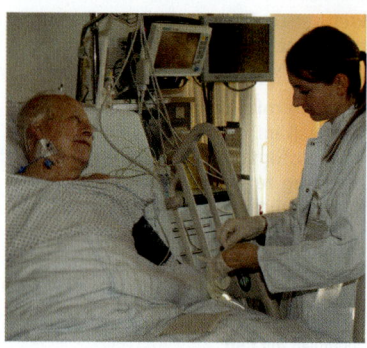

Abb. 48.15 Die aufrechte Position verbessert die Orientierung des Patienten und stärkt sein Selbstwertgefühl.

Wahrnehmung. Die Bewegung des Patienten und sein „Beteiligt-Sein" an der Bewegung regt die Körperwahrnehmung an. Die aufrechte Position ermöglicht die Orientierung im Raum (*Abb. 48.15*).

Maßnahmen. Folgende Maßnahmen können durchgeführt werden:

- häufig wechselnde Lage
- frühzeitige aufrechte Position (z. B. Sitzen im Bett)
- frühzeitige Mobilisation
- Beteiligung des Patienten an der Bewegung
- gezielte Lagerung zur besseren Belüftung einzelner Lungenabschnitte (S. 439),
- Lagerungsdränagen (S. 446).

Bauchlagerung und kinetische Therapie

Einige intensivpflichtige Patienten entwickeln, z. B. im Rahmen eines Schocks oder eines schweren Thoraxtraumas, ein akutes Lungenversagen (z. B. das ARDS = Acute Respiratory Distress Syndrome). Therapeutisch ist hier neben der Wahl des Beatmungsverfahrens und medikamentösen Maßnahmen bei manchen Patienten auch die Bauchlage und/oder die kinetische Therapie von Bedeutung.

Pathophysiologie

Akutes Lungenversagen. Der schlechte Gasaustausch beim Lungenversagen ist auf ein Fehlverhältnis von Ventilation (Belüftung) und Perfusion (Durchblutung) in der Lunge zurückzuführen. In Rückenlage sind besonders die dorsalen, unten liegenden Lungenbereiche schlecht belüftet. Durch die Schwerkraft und das Gewicht der Lunge ist hier der Druck im umgebenden Lungengewebe so hoch, dass die Alveolen „komprimiert" werden; es kommt zur Atelektase. Das Blut, das durch diese Bereiche fließt, nimmt nicht am Gasaustausch teil und gelangt als venöse Beimischung in das arterielle Blut („Rechts-Links-Shunt").

Wirkung der kinetischen Therapie
Durch kinetische Therapie (kontinuierliche oder intermittierende Drehung des Patienten in der Längsachse mittels Spezialbetten) wird versucht, das Belüftungs-/Durchblutungsverhältnis und den Sekretabfluss zu verbessern.

Wirkung der Bauchlagerung
Die Bauchlagerung führt dazu, dass sich die Schwerkraftverhältnisse in der Lunge umkehren. Häufig können dadurch Atelektasen eröffnet und der Gasaustausch wieder verbessert werden. Der Effekt hält allerdings nur einige Zeit an, denn es entstehen neue Belüftungsstörungen in den nunmehr unten liegenden ventralen Lungenbereichen.

Durchführung der Bauchlagerung
Häufig wird keine komplette, sondern eine inkomplette Bauchlagerung (150°-Seit-Bauch-Lagerung) durchgeführt (**Abb. 48.16**). Sie ist einfacher durchzuführen, für den Patienten bequemer und mit geringeren Risiken verbunden. **Gefahren.** Die Maßnahme birgt erhebliche Gefahren:

- Dislokation der Zu- und Ableitungen
- Verschlechterung von Herz-Kreislauf und Atmung
- Interventionen (z. B. Reanimation) sind nur verzögert, erst nach Umlagerung möglich
- Entstehung von Dekubiti
- Lagerungsschäden an Gelenken, Nerven, Sehnen und Bändern

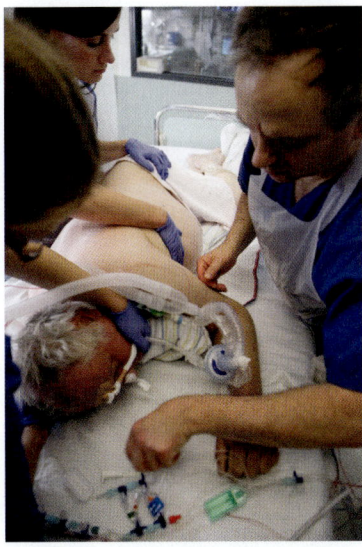

Abb. 48.16 Patient in 150°-Seit-Bauch-Lagerung.

- Stresssituation für den Patienten (ausreichende Sedierung erforderlich)

Grundsätze bei der Umlagerung. Die Umlagerung muss mit äußerster Vorsicht und je nach Situation mit zwei bis vier Personen durchgeführt werden. Folgende Grundsätze müssen beachtet werden:

- genaue Vorbereitung (z. B. geschlossenes Absaugsystem installieren, Lagerungsmaterialien zurechtlegen)
- ruhiges, geplantes Vorgehen, genaue Absprachen
- Zu- und Ableitungen sichern
- genaue Überwachung auch während der Maßnahme
- Patienten langsam und physiologisch bewegen

Abschließend wird die Lagerung optimiert:

- Augen müssen geschlossen sein
- Gelenke werden in physiologische Stellung gebracht
- Zu- und Ableitungen müssen frei liegen
- gefährdete Stellen werden abgepolstert oder frei gelagert (Ohr, Jochbogen, Schulter, Schlüsselbein, Beckenkamm, Knie, Fuß)

Sekretolyse und Sekretmobilisation
Ziele der pflegerischen Maßnahmen sind die Sekretolyse (Verflüssigung des Sekrets) und die Sekretmobilisation.

Sekretolyse
Das Sekret darf nicht zu zäh sein, damit es abgehustet bzw. abgesaugt werden kann. Voraussetzung für eine niedrige Viskosität des Sekrets ist, dass der Patient genügend Flüssigkeit aufnimmt. Bei intubierten/tracheotomierten Patienten wird die Atemluft angefeuchtet und erwärmt, um zu verhindern, dass sich zähes Sekret bildet. Zur Verflüssigung von zähem Sekret empfiehlt sich das Vernebeln mit physiologischer oder hypotoner Kochsalzlösung. Schleimlösende Medikamente werden auf Anordnung des Arztes als Inhalationen oder systemisch verabreicht. Die Pflegeperson beobachtet und dokumentiert Menge und Beschaffenheit des Trachealsekrets.

Sekretmobilisation
Die effektivste Art der Sekretmobilisation ist das Husten (S. 432). Bei Spontanatmung oder assistierender Beatmung kann der Patient gezielt angeleitet werden. Er nimmt eine aufrechte Haltung ein und wird zum tiefen Einatmen und kurzen, kräftigen Hustenstößen aufgefordert. Eine andere Möglichkeit ist das Ausnutzen der Schwerkraft. Durch Umlagern und Seitenlage wird Sekret in Rich-

tung Hilus mobilisiert. Unterstützend werden Vibrationsmassagen angewendet (S. 445). Das Sekret wird anschließend aus der Trachea abgesaugt.

Endotracheales Absaugen

! DEFINITION Beim **endotrachealen Absaugen** wird mittels Absaugkatheter Sekret aus der Trachea entfernt.

Tubus und Trachealkanüle verhindern, dass der Patient das in den Atemwegen gebildete Sekret aus der Lunge herausbefördern kann. Um eine Verschlechterung der Lungenfunktion zu vermeiden, wird das Sekret abgesaugt. Das Absaugen wird von vielen Patienten als bedrohlich empfunden (**Abb. 48.17**).

Häufigkeit des Absaugens
Die Häufigkeit richtet sich nach der Sekretmenge. Das Absaugen erfolgt so oft wie nötig und so selten wie möglich, ein routinemäßiges Absaugen (z. B. spätestens nach 8 Stunden) ist nicht erforderlich. Abgesaugt wird

- bei Hinweis auf Sekret in den Atemwegen (hörbares Rasseln, Ansteigen des Beatmungsdrucks, Verschlechterung der Sauerstoffsättigung),
- nach Maßnahmen der Sekretmobilisation (Inhalation, Umlagerung, Mobilisation, Lagerungsdrainage, Vibrationsmassage),
- wenn der Cuff entblockt wird (bei Lageveränderung von Tubus/Trachealkanüle, vor der Extubation, bei Verdacht auf Aspiration und Undichtigkeit des Cuffs).

Hygiene
Das endotracheale Absaugen erfordert ein aseptisches Vorgehen. Dies umfasst

- Händedesinfektion,
- Tragen von Schutzhandschuhen,
- Verwenden eines sterilen Absaugkatheters (sofortige Entsorgung nach Gebrauch),

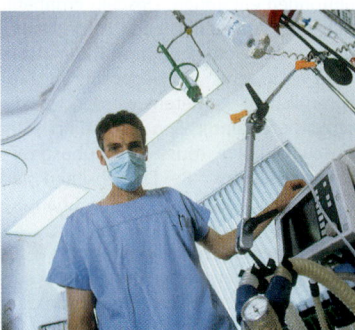

Abb. 48.17 Sicht des Patienten bei der Information über das bevorstehende Absaugen.

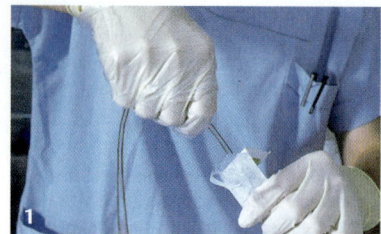

Pflegeperson entnimmt den steril verpackten Katheter aus der Schutzhülle. Ein steriler Handschuh schützt die katheterführende Hamd.

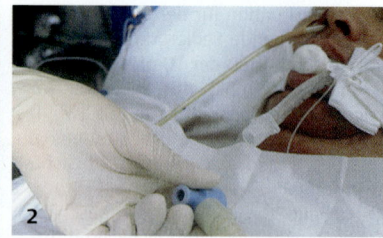

Der Atemschlauch wird mit der „unsterilen" Hand vom Tubus diskonnektiert. Der Konnektor mit dem Schlauch wird auf die sterile Handschuhverpackung gelegt.

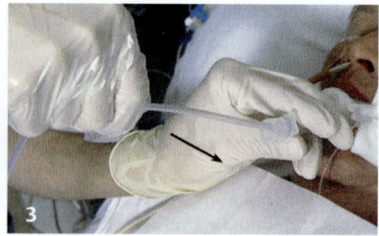

Der Katheter wird unter sterilen Kautelen in den Tubus eingeführt.

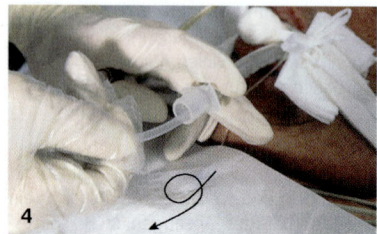

Die „unsterile" Hand fixiert den Tubus. Mit der „sterilen" Hand wird der Katheter zurückgezogen und dabei um die Hand gewickelt.

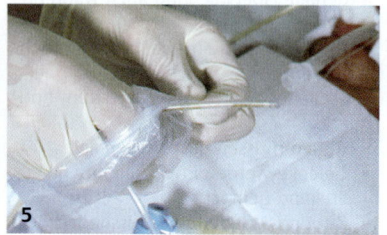

Der sterile Handschuh wird über den benutzten Katheter gestülpt und verworfen.

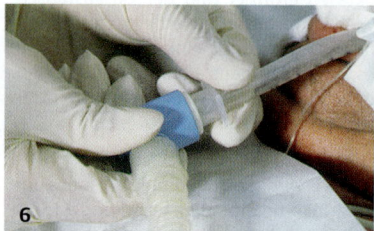

Atemschlauch und Tubus werden wieder konnektiert.

Abb. 48.18

- keine Kontamination von Tubus und Trachealkanüle.

Damit der Absaugkatheter nicht vor dem Einführen kontaminiert wird, empfiehlt sich ein steriler Handschuh an der katheterführenden Hand.

Wenn das Trachealsekret eine besondere Infektionsgefahr darstellt (z. B. „multiresistente" Keime), werden beim Absaugen Haube, Mundschutz und Schutzbrille getragen. Alternativ kann zum Umgebungsschutz ein geschlossenes Absaugsystem verwendet werden.

Wahl des Absaugkatheters

Durch das Vorschieben des Absaugkatheters und den Sog an der Katheterspitze können Schleimhauterosionen und Blutungen entstehen. Deshalb empfiehlt sich das Verwenden sog. Luftkissenkatheter, die eine geringere Traumatisierung verursachen. Im Gegensatz zu „herkömmlichen" Kathetern werden Luftkissenkatheter unter Sog eingeführt. Der Absaugkatheter muss der Tubusgröße angemessen sein. Bei Erwachsenen sind Katheter der Größen 12 – 16 Charrière passend.

Geschlossenes Absaugsystem. Dieses wird verwendet, wenn der Patient aufgrund eingeschränkter Lungenfunktion mit deutlich erhöhtem PEEP (S. 1244) beatmet wird. Mit diesem System kann man absaugen, ohne dass die Beatmung

unterbrochen werden muss. Ein Druckverlust in den Atemwegen und ein Kollaps von Alveolen werden so verringert.

Vorbereitung

Die Materialien werden vorbereitet und das Absauggerät auf Funktionstüchtigkeit überprüft. Der Patient wird über den Ablauf des endotrachealen Absaugens informiert. Bei erhöhter Aspirationsgefahr und liegender Magensonde muss das Sekret aus dem Magen abgeleitet werden. Ist der Patient noch auf Sauerstoffzufuhr angewiesen, wird für 2 – 3 Min. präoxygeniert (100 % O_2).

Auf manchen Stationen wird der PEEP zum Absaugen auf 5 mbar reduziert, falls er höher eingestellt ist. Dadurch soll ein plötzlicher intrapulmonaler und intrathorakaler Druckabfall vermieden werden, der zum Kollaps von Alveolen und zu Herz-Kreislauf-Instabilität führen könnte. Die Pflegeperson verbindet Katheter und Absaugschlauch, zieht sich Schutzhandschuhe an und zusätzlich auf die „Führungshand" einen sterilen Handschuh.

Durchführung

Der Ablauf des endotrachealen Absaugens ist in *Abb. 48.18* dargestellt. Um ein hygienisches Vorgehen zu gewährleisten, ist es vorteilhaft, wenn eine zweite Person bei der Durchführung assistiert. Der Katheter wird beim Absau-

gen möglichst nur bis zum Ende von Tubus oder Trachealkanüle oder leicht darüber hinaus vorgeschoben. Diese Vorgehensweise vermindert Komplikationen und schont den Patienten. Nur wenn der Patient nicht hustet, wird der Katheter tiefer eingeführt.

Der Absaugvorgang soll insgesamt maximal 10 – 15 Sek. dauern, um den Patienten nicht zu sehr zu belasten. Der Absaugschlauch wird mit Leitungswasser gespült. Abschließend verschafft sich die Pflegeperson einen Überblick über das Befinden des Patienten und die Beatmungsparameter.

PRAXISTIPP Halten Sie während des Absaugvorgangs einmal selbst die Luft an, um eine Gefühl für die Situation des Patienten zu bekommen.

Komplikationen

Folgende Komplikationen können beim endotrachealen Absaugen auftreten:
- Hypoxie
- Bradykardie (durch Vagusreiz) oder Tachykardie (durch Stress)
- Verletzungen/Blutungen der Trachealschleimhaut
- Würgen, Übelkeit, Erbrechen
- psychische Beeinträchtigung des Patienten

- versehentliche Extubation/Dekanülierung
- Keimverschleppung durch unsauberes Arbeiten

48.2.9 Nichtinvasive Atemhilfen

! DEFINITION Unter **nichtinvasiven Atemhilfen** versteht man die Applikation von positivem Druck auf die Lunge des Patienten über eine Atemmaske. Sie werden angewendet, um eine endotracheale Intubation mit ihren möglichen Komplikationen zu vermeiden. Man unterscheidet

- das Atmen mit kontinuierlich positivem Atemwegsdruck („continuous positive airway pressure", CPAP) und
- die nicht invasive Beatmung („non-invasive ventilation", NIV), bei der die Atmung durch den Wechsel zwischen zwei unterschiedlichen Druckniveaus unterstützt wird.

CPAP (Continuous positive airway pressure)

Bei CPAP wird über eine dicht sitzende Atemmaske positiver Druck, zumeist zwischen 5 und 10 mbar, auf die Atemwege ausgeübt. Dabei wird das Atemgas (Luft, Sauerstoff) mit einem relativ hohen Fluss (Flow) appliziert („High-Flow-CPAP", **Abb. 48.19**).

Wirkung. Die Wirkung von CPAP besteht hauptsächlich in einer Erhöhung der funktionellen Residualkapazität (FRC), d. h. der Luftmenge, die am Ende der Exspiration in der Lunge verbleibt. Der positive Druck hält die Atemwege leicht gebläht und verringert den Kollaps von Alveolen während der Exspiration. Weitere Wirkungen sind:

- Verringerung der Atemarbeit
- Verringerung des Rechts-Links-Shunts
- Verbesserung der Oxygenierung

Indikation

Indikationen für die Anwendung von CPAP sind:

- Minder- und Fehlbelüftungen (Atelektasen)
- Gasaustauschstörung mit arterieller Hypoxämie
- prophylaktisch zur intermittierenden Atemtherapie

Kontraindikation

Situationen, die eine CPAP-Anwendung unmöglich machen, sind:

- Patient toleriert CPAP nicht
- erhöhte Gefahr von Erbrechen und Aspiration
- Verletzungen bzw. Anastomosen in Speiseröhre oder oberen Atemwegen
- erhöhter Hirndruck

a Inspiration

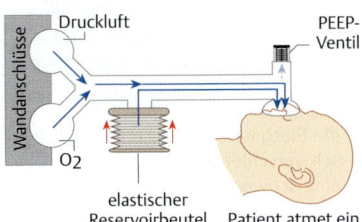

b Exspiration

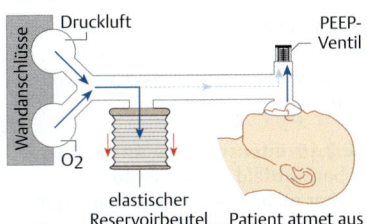

Abb. 48.19 Prinzip des High-Flow-CPAP. **a** Während der Inspiration strömt Luft/Sauerstoff von den Wandanschlüssen und aus einem elastischen Reservoirbeutel zum Patienten, **b** die Exspirationsluft entweicht über ein PEEP-Ventil, gleichzeitig füllt sich der Reservoirbeutel wieder mit Luft/ Sauerstoff. Der hohe Flow gewährleistet einen kontinuierlichen Luftstrom Richtung Patient und PEEP-Ventil. Dadurch wird ein gleich bleibender positiver Druck aufrechterhalten.

Komplikationen und Nebenwirkungen

Mögliche Komplikationen und Nebenwirkungen von CPAP sind:

- Erhöhung des intrathorakalen Drucks, dadurch Verschlechterung des venösen Rückstroms zum Herzen
- Erhöhung des Hirndrucks
- Verringerung des Herz-Minuten-Volumens
- Erbrechen und Aspiration unter der Maske
- Probleme durch die Maske (Angst, Druckstellen)

Durchführung

Der Patient wird informiert und während der Therapie betreut. Er soll ruhig, entspannt und angstfrei unter der Maske atmen, insbesondere soll die Exspiration passiv erfolgen, da sonst das Hauptziel (Erhöhung der FRC) verfehlt wird.

▶ MERKE Wenn ein Patient unter der Maske einschläft, ist dies ein gutes Zeichen für die Effektivität der Therapie. Hilflose Patienten dürfen nicht allein gelassen werden, weil sie erbrechen und aspirieren könnten.

Einstellung des Gerätes. Die Einstellung von PEEP und Sauerstoff richtet sich danach, wie stark der Patient in der At-

mung eingeschränkt ist. Der Flow muss so eingestellt werden, dass das Ziel des kontinuierlich positiven Drucks erreicht wird, meistens zwischen 25 und 40 l/ Min. Bei zu niedrigem Flow wird der Atemwegsdruck nicht gehalten, ein zu hoher Flow ist unangenehm für den Patienten und kann den Atemwegsdruck erhöhen.

Wahl der Maske. Neben Gesichtsmasken kommen auch Nasenmasken zum Einsatz, die von vielen Patienten als angenehmer empfunden werden. Hierbei muss der Mund weitgehend geschlossen bleiben.

NIV (Non-invasive Ventilation)

! DEFINITION Auch bei **NIV** wird positiver Druck über eine Maske auf die Lunge ausgeübt, im Unterschied zu CPAP allerdings mit zwei unterschiedlichen Druckniveaus.

Wirkung. Aus dem Wechsel vom unteren zum oberen Druckniveau resultieren eine Unterstützung der Inspiration und eine Übernahme von Atemarbeit durch das Gerät. Dieser Zeitpunkt muss mit der Atembemühung des Patienten synchronisiert sein, d. h. das Gerät muss die Einatmung des Patienten erkennen. Es gibt allerdings auch Patienten, die es tolerieren, dass das Gerät die Einatmung steuert (z. B. viele Patienten mit ausgeprägter COPD und erschöpfter Atempumpe).

Patientengruppe. Es handelt sich um eine assistierende Beatmung, im Extremfall sogar um eine kontrollierte Beatmung über Maske. Somit können mit NIV Patienten unterstützt werden, die ansonsten intubiert und beatmet werden müssten. Voraussetzungen zur NIV sind:

- ansprechbarer, die NIV tolerierender Patient
- vorhandene Spontanatmung
- vorhandene Schutzreflexe

Indikation

NIV erscheint besonders Erfolg versprechend

- bei akuter Verschlechterung einer chronisch obstruktiven Atemwegserkrankung (S. 753),
- bei akuter respiratorischer Insuffizienz (z. B. bei Pneumonien oder transplantierten Patienten),
- im Rahmen der Entwöhnung von der Beatmung, um eine Reintubation zu vermeiden,
- zur postoperativen Prophylaxe bei pulmonalen Risikopatienten,

- bei akuter Dekompensation einer chronisch erschöpften Atempumpe (z. B. bei Muskeldystrophie),
- bei Schlafapnoe.

Kontraindikation
Die NIV kann nicht eingesetzt werden bei
- komatösen oder nicht kooperierenden Patienten,
- erhöhter Aspirationsgefahr,
- schwerer Kreislaufinsuffizienz oder Unfähigkeit des Patienten, sein Trachealsekret effektiv abzuhusten.

Komplikationen und Nebenwirkungen
Mögliche Komplikationen und Nebenwirkungen der NIV sind
- Apnoe,
- Herzrhythmusstörungen und Kreislaufinsuffizienz,
- Maskenintoleranz (Angst unter der Maske),
- Magenüberblähung,
- Erbrechen und Aspiration,
- Konjunktivitis,
- Nasenbluten,
- Defekte bzw. Nekrosen am Nasenrücken.

Durchführung
Der Einsatz von NIV erfordert einen hohen Betreuungsaufwand durch geschulte und erfahrene Pflegepersonen. Besonders in den ersten zwei Stunden wird versucht, die Geräteeinstellung schrittweise zu optimieren und den Patienten über die schwierige Anfangszeit (Angst, Engegefühl, Atemnot) zu begleiten.

Es wird eine Maske ausgewählt (Gesichts- oder Nasenmaske), die möglichst weich ist und optimal passt. Die Maske wird zunächst von Hand gehalten und später mit möglichst geringem Druck fixiert. Um den Druck auf dem Nasenrücken zu verteilen, kann man polsternde Pflaster aufkleben.

Beobachtung. Engmaschige klinische und apparative Kontrollen sind notwendig, die über Fortdauer oder Abbruch der Therapie mit nachfolgender Intubation entscheiden. Besonders beobachtet werden
- Atemfrequenz,
- Sauerstoffsättigung,
- Blutgasanalyse,
- Kreislaufparameter,
- Zeichen von Überanstrengung und Erschöpfung,
- Verhalten des Patienten (Kooperation? Stress?).

Ein-, Ausschluss- und Abbruchkriterien
Auf Stationen, auf denen NIV durchgeführt wird, muss ein klar definierter Standard über Vorgehensweise, insbesondere Ein-, Ausschluss- und Abbruchkriterien der NIV bestehen. Das Hinauszögern einer notwendigen Intubation bedeutet für den Patienten ein erhöhtes Risiko. Die NIV muss z. B. abgebrochen werden, wenn
- die Blutgaswerte sich unter NIV deutlich verschlechtern,
- eine schwere Herz-Kreislauf-Insuffizienz eintritt,
- ein Atemstillstand eintritt,
- sich das Bewusstsein des Patienten zunehmend verschlechtert,
- der Patient absolut nicht kooperiert,
- es zu einer Aspiration gekommen ist,
- die Maske schwere Hautschäden verursacht.

48.2.10 Intensivpflege im eigenen Lebensumfeld des Patienten
Immer mehr Menschen sind in ihrem eigenen Lebensumfeld auf Intensivpflege angewiesen. Eine wichtige Ursache liegt in der Entwicklung der medizinischen Möglichkeiten. Hierdurch überleben viele Patienten kritische Situationen, bleiben aber manchmal langfristig von anderen Menschen und technischen Hilfsmitteln abhängig.

Die Versorgung erfolgt in der eigenen Wohnung des Patienten, in speziell darauf ausgerichteten Pflegeeinrichtungen oder auch in intensiv betreuten Wohngemeinschaften. Die Realisation dieser Intensivpflege ist äußerst anspruchsvoll. Das gilt sowohl für die technische Ausstattung und die Organisation der Pflege, als auch für die psychische Begleitung des Patienten und die Vermittlung bei Konflikten im sozialen Umfeld.

Die Wohnung oder das Zimmer des Patienten sind keine „kleine Intensivstation". Vieles an Diagnostik und Therapie, das auf einer Intensivstation selbstverständlich ist, ist hier nicht möglich. Aber das gewohnte Lebensumfeld bietet auch Chancen: Es kann für den Betroffenen sehr förderlich und motivierend sein, die Umgebung der Intensivstation verlassen zu können. Die häusliche Umgebung bedeutet für die meisten einen Zugewinn an Lebensqualität. Auch therapeutische Fortschritte sind möglich. Es gibt Beispiele von Menschen, bei denen die Entwöhnung von der Beatmung erst gelang, nachdem sie zu Hause waren.

FALLBEISPIEL Frau Marion A. ist eine 42-jährige Patientin mit einem Mammakarzinom im fortgeschrittenen Stadium. Aufgrund von Lungenmetastasen kommt es immer häufiger zu Atemnot. In der Klinik werden zwei Operationen durchgeführt, die ihre Fähigkeit erhalten sollen, alleine zu atmen. Doch die bestehenden, massiven Verwachsungen von Lunge und Rippenfell führen dazu, dass dieses Ziel nicht erreicht wird. Ihre Atemsituation verschlechtert sich. Frau A. kann nach intensivem Training zwar kurzzeitig alleine atmen, erschöpft sich aber immer wieder. Mehr und mehr wird absehbar, dass Frau A. für den Rest ihres Lebens auf die Unterstützung durch ein Beatmungsgerät angewiesen sein wird.

Das Team der Intensivstation schlägt Frau A. vor, mit einem Beatmungsgerät nach Hause entlassen zu werden. Frau A. und ihre Familie (sie ist verheiratet und hat zwei Kinder im Alter von 15 und 17 Jahren) stimmen diesem Plan zu. So haben sie die Perspektive, die verbleibende Lebenszeit gemeinsam zu Hause verbringen zu können.

Gemeinsam mit einem Pflegedienst, der auf die Intensivpflege beatmeter Menschen spezialisiert ist, werden alle notwendigen Schritte in die Wege geleitet: die Kostenübernahme durch die Krankenkasse wird beantragt und die erforderlichen Geräte und Hilfsmittel organisiert. Etwa vier Wochen später wird Frau A. nach Hause entlassen. Sie lebt noch mehrere Monate im Kreis ihrer Familie. ────────

Beatmete Patienten
Überwachung
Im Vergleich zur Intensivstation ist die Überwachung im eigenen Lebensumfeld des Patienten deutlich eingeschränkt. Meistens ist der Patient nicht mehr akut bedroht und hinsichtlich seiner Vitalfunktionen stabil (*Abb. 48.20*). Dennoch muss gewährleistet sein, dass bedrohliche Zwischenfälle und Veränderungen sofort erkannt werden, z. B.:
- Ausfall des Beatmungsgeräts
- Herausrutschen der Trachealkanüle
- Verlegung der Kanüle oder des HME durch Sekret
- Verschlechterung der Atemfunktion

Hierzu werden die Alarme am Beatmungsgerät aktiviert (Diskonnektionsalarm, Atemminutenvolumen, Atemwegsdruck). Manche Patienten werden kontinuierlich mittels Pulsoximeter überwacht.

Apparative Ausstattung
Um Risiken zu minimieren, werden folgende Anforderungen an Beatmungsgeräte gestellt:
- Das Gerät hat einen Notfall-Akku.
- Es wird halbjährlich gewartet.
- Der technische Notdienst ist 24 Stunden erreichbar.

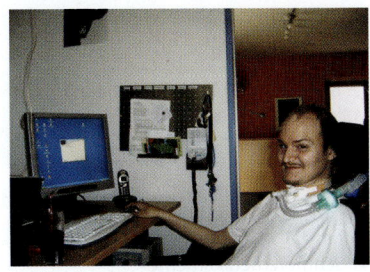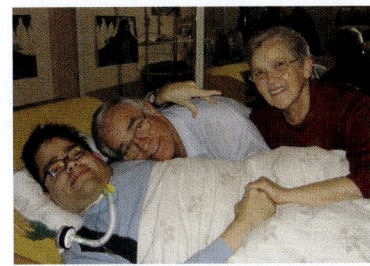

Abb. 48.20 Beatmete Patienten in ihrer eigenen Wohnung.

- Ein zweites Beatmungsgerät muss in Reserve vorhanden sein (es sei denn, der Beatmete kann jederzeit problemlos 4 Stunden spontan atmen).

Patienten, die von Sauerstoffzufuhr abhängig sind, benötigen einen Sauerstoffkonzentrator oder ein Spezialsystem mit flüssigem Sauerstoff. Für unterwegs können, wie im Krankenhaus, Sauerstoff-Druckflaschen verwendet werden. Für die Überwachung ist ein Pulsoximeter erforderlich (S. 455).

Schwerpunkte der Pflege
Überwachung. Die Pflegeperson ist häufig für den beatmeten Patienten allein verantwortlich, auch im Notfall. Umso wichtiger ist eine gründliche klinische und apparative Überwachung. Vor allem bei Dienstbeginn werden alle relevanten Parameter erhoben und dokumentiert:

- allgemeines Befinden, klinische Zeichen der Atmung, Lunge auskultieren, Bewusstsein einschätzen
- Einstellungen von Beatmung und Sauerstoff überprüfen, alle relevanten Alarmgrenzen (Beatmungsgerät, Pulsoximeter) einstellen und aktivieren
- Zu- und Ableitungen kontrollieren (z. B. Tracheostoma, Lage und korrekte Fixierung der Trachealkanüle)

Atemfördernde Maßnahmen (S. 436). Diese werden individuell entschieden. Atemerleichternde Lagerungen, Inhalationen, Unterstützen des Hustens, Abklopfungen und endotracheales Absaugen des Sekrets werden häufig durchgeführt. Die Atemluft wird erwärmt und befeuchtet, bevor sie dem Patienten zugeführt wird. Meistens werden hierzu HME verwendet (S. 1245). Die hygienischen Erfordernisse müssen bei allen Maßnahmen beachtet werden.

Spontanatmungsphasen. Auch im häuslichen Umfeld kann es gelingen, den Patienten vom Beatmungsgerät abzutrainieren. Hierzu sollte ein Plan erstellt werden, in dem vorgegeben ist, wann ein Spontanatmungsversuch abgebrochen werden muss. Selbst wenn der Patient nur phasenweise spontan atmen kann,

bedeutet dies i. d. R. eine Erhöhung der Lebensqualität (Unabhängigkeit vom Gerät, höhere Mobilität, Sprechen ist leichter möglich).

Tracheotomierte Patienten
Tracheostomapflege
Das Tracheostoma wird möglichst sauber und trocken gehalten. Die Reinigung erfolgt zweimal täglich mit einem weichen Lappen oder Kompressen und warmem Wasser. Seife, Watte oder fettende Salben sollte man nicht einsetzen und mechanische Reize am Stoma vermeiden. Die Pflegemaßnahmen werden nach Händedesinfektion und mit Einmalhandschuhen durchgeführt.

Trachealkanülenwechsel
Kanülen ohne Cuff (bei spontan atmenden Patienten) werden ein- bis zweimal täglich gewechselt und gereinigt, z. B. unter fließendem Wasser und mit einer weichen Bürste. Zusätzlich können Spülmittel, Neutralseife oder ein spezielles Reinigungspulver verwendet werden. Die Innenkanüle wird nach Bedarf häufiger gewechselt und gesäubert.

Kanülen mit Cuff (z. B. bei beatmeten Patienten) können bis zu vier Wochen liegen. Häufig ist ein früherer Wechsel erforderlich, wenn Borken und Krusten die Durchgängigkeit der Kanüle beeinträchtigen. Bei beatmeten Patienten muss der Trachealkanülenwechsel zu zweit und zügig durchgeführt werden. Der Patient wird aufrecht gelagert und bekommt vorab möglichst viel Sauerstoff.

✋ **PRAXISTIPP** Um den Kanülenwechsel sicher zu beherrschen, sollten Sie die Durchführung einmal mit echten Materialien „durchspielen". ____

Manche Trachealkanülen sind Einmalprodukte und manche können wiederaufbereitet werden. Die Herstellerinformation über die Art der Aufbereitung muss beachtet werden.

Sicherheit
Verschiedene Ursachen können bei Kanülenträgern zu plötzlicher Luftnot führen. Wenn die Kanüle verrutscht oder verdreht ist, kann man versuchen, die Kanüle wieder in die richtige Position zu bringen. Bei Verstopfung der Kanüle wird endotracheal abgesaugt. Wenn sich die Ursachen nicht schnell beheben lassen und der Patient keine Luft bekommt, muss man die Kanüle entfernen, schnellstens Hilfe holen und versuchen, eine neue Kanüle einzusetzen. Wenn dies nicht gelingt, bleibt als letzte Möglichkeit die Beatmung mit einer Beatmungsmaske oder die Mund-zu-Nase-Beatmung, wobei das Tracheostoma mit einer Hand verschlossen wird.

Folgende Materialien müssen als Sicherheitszubehör bei tracheotomierten Patienten unmittelbar verfügbar sein:

- Ersatzkanülen in gleicher Größe, eine Nummer kleiner und eine Nummer größer
- Trachealspreizter
- Absauggerät
- Beatmungsbeutel

Atmung
Durch das Stoma können kalte, trockene Luft und Staubpartikel direkt in die Luftröhre gelangen. Vermehrte Schleimbildung, Hustenreiz und Neigung zu Infektionen der Atemwege sind die Folge. Bei beatmeten Patienten werden deshalb möglichst kontinuierlich HME verwendet (s. o.).

🍏 **PRÄVENTION & GESUNDHEITSFÖRDERUNG** Bei spontan atmenden Kanülenträgern sind folgende Maßnahmen hilfreich:

- Luftfeuchtigkeit mithilfe von Luftbefeuchtern über 50 % halten.
- Schutztücher vor dem Stoma tragen (Filterwirkung, optischer Schutz).
- Täglich etwa zweimal 30 Min. angefeuchtete Luft inhalieren.
- Wird keine Kanüle mehr benötigt, können Schutztücher aus Schaumstoff oder kleine HME vor die Luftröhrenöffnung geklebt werden.
- Sekret effektiv abhusten (bei Schwierigkeiten Schleim mit Hilfe eines Absauggerätes entfernen). ____

Stimmbildung
Das vielleicht größte Problem tracheotomierter Patienten ist die Sprachlosigkeit. Nach der Tracheotomie kann ein Mensch nicht mehr sprechen, singen, pfeifen, hauchen, flüstern, nicht mehr niesen und schnäuzen. Auch andere Aktivitäten ändern sich: Riechen und Geschmacks-

empfindung sind beeinträchtigt und das effektive Husten und das Pressen zum Stuhlgang sind erschwert, da im Thorax und Abdomen kein hoher Druck mehr aufgebaut werden kann.

Häufig gelingt es, dass Patienten mithilfe eines Sprechventils bei liegender Trachealkanüle sprechen können. Das Prinzip dabei ist, dass der Patient durch die Kanüle einatmet. Will der Patient ausatmen, verschließt das Ventil die Kanüle. Die Luft strömt durch eine Öffnung im äußeren Bogen der Kanüle (bei sog. Phonationskanülen) oder neben der Kanüle her durch den Kehlkopf nach außen (**Abb. 48.21**).

Nach einer Laryngektomie (Kehlkopfentfernung) kann der Patient die Sprechfähigkeit mithilfe einer Stimmprothese wiedererlangen. Hierzu wird chirurgisch eine Öffnung zwischen Luft- und Speiseröhre geschaffen, in die die Stimmprothese eingesetzt wird. Verschließt der Patient bei der Ausatmung sein Tracheostoma (mit dem Finger), so strömt die Luft durch die Stimmprothese in den Mundbereich. Aus den entstehenden Tönen kann der Betroffene Worte bilden. Andere Möglichkeiten der Stimmbildung nach Laryngektomie sind elektronische Sprechhilfen oder das Erlernen der sog. Ösophagusstimme (S. 1041).

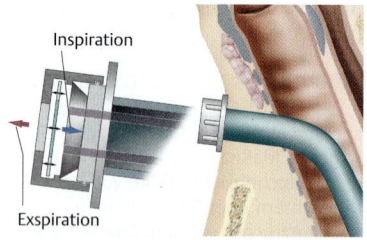

Abb. 48.21 **Kanüle mit Sprechventil.** Bei der Exspiration verschließt das Ventil die Kanüle, der Patient atmet durch den Kehlkopf aus und kann sprechen.

Patienten mit Beeinträchtigungen neurologischer Funktionen

Folgende Erkrankungen können dazu führen, dass ein Patient Intensivpflege benötigt:
- Schädel-Hirn-Trauma
- intrakranielle Blutung
- Hirntumoren

Die Folgen dieser Erkrankungen sind vor allem Wahrnehmungs-, Bewegungs- und Bewusstseinsstörungen. Im Extremfall befindet sich der Patient im Wachkoma. Die Pflege zielt vor allem darauf, mit dem Patienten in Kontakt zu treten, das Wohlbefinden zu fördern, die Körperwahrnehmung und Wachheit anzuregen, den Muskeltonus positiv zu beeinflussen und physiologische Bewegungen zu ermöglichen (S. 1079 „Bobath-Konzept" und S. 224 „Basale Stimulation").

Die Besonderheiten der Intensivpflege im eigenen Lebensumfeld liegen darin, dass die Lebensqualität des Betroffenen sehr stark im Zentrum der Bemühungen steht. Durch die genaue Kenntnis der Vorlieben, Abneigungen und der gesamten Lebenssituation und Vorgeschichte ergeben sich besondere Möglichkeiten der Förderung. Die Kontinuität in der Betreuung ist höher als auf einer Intensivstation. Der Patient wird über wesentlich längere Zeitabläufe gepflegt und Entwicklungen können langfristig beobachtet werden. Das soziale Umfeld kann stärker einbezogen werden.

Weitere Schwerpunkte
Patienten mit chronischen Wunden

Die Wundversorgung wird von Pflegenden nach Maßgabe des behandelnden Arztes durchgeführt. Die wichtigsten Aufgaben sind
- die Beschaffung der benötigten Materialien,
- die korrekte Durchführung des Verbandswechsels,
- die Wundbeurteilung und Wunddokumentation,
- das Weitergeben von Informationen.

Patienten mit implantierten zentralvenösen Zugängen

Es gibt teilweise implantierbare Systeme (z. B. Hickman-Broviac-Katheter) und vollständig implantierbare (Portkatheter) (S. 683). Sie sind geeignet, wenn periphervenös unverträgliche Substanzen appliziert werden sollen oder wenn eine langfristige Anwendung erforderlich ist, z. B.:
- Schmerzmedikamente
- parenterale Ernährung
- Chemotherapeutika

Eine der wichtigsten Aufgaben der Pflege ist die Situationseinschätzung. Bei Patienten, die im eigenen Lebensumfeld versorgt werden, ist nur relativ selten ein Arzt vor Ort. Pflegende beobachten und dokumentieren die Entwicklung der Schmerzintensität und die Verträglichkeit von Medikamenten, sie schätzen die Flüssigkeits- und Nährstoffzufuhr ein und sind für die psychische Begleitung der Patienten zuständig. Weitere Aufgaben der Pflege sind:
- Vorbereiten und Anschließen der Infusionslösung (z. B. bei parenteraler Ernährung)
- Überwachen der Infusions- oder Spritzenpumpen
- Verbandswechsel unter aseptischen Kautelen
- Überwachen der Eintrittstelle auf Infektionszeichen

Nach Beendigung einer Infusion wird die Infusionsleitung abgenommen und der Anschluss mit einem sterilen Stopfen verschlossen. Manche Katheter werden mit einer heparinhaltigen Lösung gefüllt („geblockt"). Diese muss vor der nächsten Infusion aus dem Kathetersystem aspiriert werden.

Lern- und Leseservice

Literatur
→ Bartoszek G, Nydahl P. Förderung des Bewusstseins, der Wahrnehmung und der Orientierung. In: Ullrich L, Stolecki D, Grünewald M Hrsg. Intensivpflege und Anästhesie. 2. Aufl. Stuttgart: Thieme; 2010: 84 – 99
→ Berger TM, Stocker M. Beatmung von Neugeborenen und Säuglingen. Anästhesist 2004; 53: 690-701
→ Bieker C, Grünewald M, Klee O. Herz-Kreislauf-Regulation. In: Ullrich L, Stolecki D, Grünewald M. Hrsg. Intensivpflege und Anästhesie. 2. Aufl. Stuttgart: Thieme; 2010: 175 – 196
→ Bodmann KF. Beatmungsassoziierte Pneumonie – Prävention und Diagnostik. DMW 2002; 127: 744-747
→ Burchardi H, Kuhlen R, Schönhofer B, Müller E, Criée CP, Welte T. Nicht-invasive Beatmung. Der Anästhesist 2002; 51: 33-41
→ CDC (Centers for disease control) and HICPAC (Healthcare Infection Control Practices Advisory Committee): Guidelines for Preventing Health-Care-Associated Pneumonia (2003). Online im Internet: http://www.cdc.gov/mmwr/preview/mmwrhtml/rr5303a1.htm (Stand: 20. 10. 2011)
→ Deutsche Krebshilfe e. V. Hrsg. Rachen- und Kehlkopfkrebs. Ein Ratgeber für Betroffene, Angehörige und Interessierte. Bonn 2002
→ Friesacher H. Pflegeverständnis. In: Ullrich L, Stolecki D, Grünewald M. Hrsg. Intensivpflege und Anästhesie. 2. Aufl. Stuttgart: Thieme; 2010: 46 – 54
→ Grünewald M, Stolecki D, Ullrich L, Hermes C. Arbeitsfeld Intensivstation und Anästhesie. In: Ullrich L, Stolecki D, Grünewald M (Hrsg.). Intensivpflege und Anästhesie. 2. Aufl. Stuttgart: Thieme; 2010: 9 – 29

→ Hannich HJ, Dierkes B. Ist Erleben im Koma möglich? Intensiv 1996; 4: 4-7
→ Hannich HJ. Psychologische Aspekte in der Intensivmedizin. In: Van Aken H, Reinhart K, Zimpfer M. Hrsg. Intensivmedizin. Stuttgart: Thieme; 2001
→ Hannich HJ, Ullrich L, Wilpsbäumer S. Kommunikation mit kritisch Kranken und ihrem Umfeld. In: Ullrich L, Stolecki D, Grünewald M Hrsg. Intensivpflege und Anästhesie. 2. Aufl. Stuttgart: Thieme; 2010: 74 – 83
→ Knöbber D. Der tracheotomierte Patient. Berlin: Springer; 1991
→ Kopp R, Kuhlen R, Max M, Rossaint R. Evidenzbasierte Medizin des akuten Lungenversagens. Anästhesist 2003; 52: 195-203
→ Lawin P. Hrsg. Praxis der Intensivbehandlung. Stuttgart: Thieme; 1994
→ Mang H, Kirmse M. Dampf, Nebel, Regen oder was? – Feuchtigkeits- und Aerosoltherapie bei intubierten Patienten. Plexus 2002; 2: 26-30
→ Mattner F, Gastmeier P. Empfehlungen zur Prävention nosokomialer Pneumonien. Anästhesiol Intensivmed Notfallmed Schmerzther 2005; 40: 79-84
→ Meyer G, Friesacher H. Die Anwendung eines Pflegekonzeptes als Grundlage der Weiterbildung in der Intensivpflege. Intensiv 1993; 1: 88-94
→ Meyer J, Booke M, Suter M. Beatmung. In: Van Aken H, Reinhart K, Zimpfer M. Hrsg. Intensivmedizin. Stuttgart: Thieme; 2001
→ Pinkhaus I. Erfahrungen als Patient einer Intensivstation. In: Hannich HJ, Wendt M, Lawin P. Psychosomatik der Intensivmedizin. Stuttgart: Thieme; 1983

→ Schönhofer B. Entwöhnung vom Respirator (Weaning). Intensivmedizin 2000; 37: 273-283
→ Tobin MJ. Advances in mechanical ventilation. N Engl J Med 2001; 344: 1986-1996
→ Ullrich L. Die Erfahrungen einer Patientin auf der Intensivstation – ein Erlebnisbericht anhand eines geführten Interviews. Intensiv 1996; 4: 21-23
→ Wiesenhütter E. Der Blick nach drüben. Selbsterfahrungen im Sterben. 4. Aufl. Siebsted: GTB; 1977
→ Wilpsbäumer S, Ullrich L, Woldt H. Unterstützende Systeme zur maschinellen Beatmung. In: Ullrich L. Hrsg. Zu- und ableitende Systeme. Stuttgart: Thieme; 2000
→ Wilpsbäumer S, Ullrich L. Förderung der Atmung und Atemtherapie. In: Ullrich L, Stolecki D, Grünewald M. Hrsg. Intensivpflege und Anästhesie. 2. Aufl. Stuttgart: Thieme; 2010: 125 – 151

Internetadressen
Tracheotomie/Laryngektomie:
→ http://www.kehlkopfoperiert-bv.de
→ http://www.halsatmer.at/
→ http://www.irl-institut.de
Intensivpflege im eigenen Lebensumfeld:
→ http://www.heimbeatmung.de

Abbildungsnachweis

Bücher und Veröffentlichungen

Ambe P. et al. Das obstruktive Defäkationssyndrom – chirurgische Behandlungskonzepte. Dtsch Med Wochenschr 136 (2011): 586 – 590: Abb. 14.32

Beauchamp TL, Childress JF. Principles of Biomedical Ethics. 4th ed. New York: Oxford university press; 1994: Abb. 5.5

Biesalski H.K, Grimm P. Taschenatlas Ernährung, 5. Aufl. Thieme, Stuttgart 2011: Abb. 14.1

Brychta P. Kompendium Wunde und Wundbehandlung. Heidenheim: Paul Hartmann AG; 1998: Abb. 23.4

Freudenberger H, North G. Burnout bei Frauen. Frankfurt: Fischer; 1995: Abb. 7.12

Hartmann edition. Die phasengerechte Wundbehandlung des Dekubitalulcus. Heidenheim: Paul Hartmann AG; 1994: Abb. 11.19 Foto 2 – 4

Mattle, Mumenthaler: Kurzlehrbuch Neurologie. Thieme Stuttgart: 2010: Abb. 42.53

NANDA International. NANDA-Pflegediagnosen. Definition und Klassifikation 2007 – 2008. Deutsche Ausgabe hgg. von Simon Berger, Holger Mosebach und Pia Wieteck. Bad Emstal: Recom; 2008: Abb. 4.31

Paetz B, Benzinger-König B. Chirurgie für Pflegeberufe. 21. Aufl. Stuttgart: Thieme; 2009: Abb. 23.20

Rohde H. Sphinkterinsuffizienz mit Reizung der Anal- und Perianalhaut. Dtsch med Wochenschr 2005; 130: 1823 – 1824: Abb. 14.34

Ropers D. Was sehen Sie? Mediquiz Fall 2825. Dtsch med Wochenschr 2007; 132: 671 – 672: Abb. 14.8

Rose R. Neue Wege gehen. In: Häusliche Pflege 9/95. Hannover: Vincentz; 1995: Abb. 7.11

Tautenhahn J et al. Wunde, Wundheilung, Wundbehandlung. Allgemeine und Viszeralchirurgie up2date 2007; 3: 201 – 216: Abb. 23.1; 23.2; 23.6;

Ullrich L, Mört D. Wundversorgung. In: Ullrich L, Stolecki D, Grünewald M, Hrsg. Intensivpflege und Anästhesie. 2. Aufl. Stuttgart: Thieme; 2010: Abb. 23.10; 23.11

de Vries U, Petermann F. Asthmamanagement: Welche Bedeutung hat das krankheits- und behandlungsbezogene Wissen des Patienten? DMW 2008; 133: 139 – 143: Abb. 16.25

Weidenhagen R et al. Einsatzmöglichkeiten der Vakuumtherapie zur Therapie des septischen Abdomens. Zentralbl Chir 2006; S 1: 115-119: Abb. 23.25

Firmen, Organisationen, Vereine, Kliniken

AGAPLESION Bethanien Krankenhaus Heidelberg: Abb. 14.25

Andreas Fahl Medizintechnik: Abb. Tab. 48.2_1

Anita Moden (anitamoden.de): Abb. 35.23

APOGEPHA, Dresden: Abb. 36.13

ASID BONZ GmbH, Herrenberg: Abb. 14.11

B.Braun Melsungen AG: Abb. 14.29 (Beinbeutel), 27.6; 47.7

Bundeszentrale für gesundheitliche Aufklärung, Köln: Abb. 33.26

Courtesy of Siemens AG: 46.5

Femtest Deutsche Chefaro Pharma GmbH, Waltrop: Abb. 35.5

Geburtshaus Horb: Abb. 35.23; 35.24

Helios Kliniken, Holthausen: Abb. 42.7; 42.8; 42.11; 42.12; 42.16; 42.17; 42.18; 42.19; 42.20a-c; 42.21; 42.22; 42.23; 42.24

Hollister Incorporated Deutschland; München: Abb. 14.43; Tabelle 34.4 ((1-4))

Kaz Europe SA: Abb. 15.6c

KCI Medizinprodukte GmbH, Wiesbaden: Abb. Tabelle 11.7

Maquet Cardiopulmonary: Abb. 32.32

medesign I.C.GmbH Dietramszell: Abb. 36.14

M3 Medica, Neuss: Abb. 41.13

Medtronic Inc, Minneapolis, USA: Abb. 32.34

Paul Hartmann AG: Abb. 14.27

R Cegla GmbH, Medizintechnische Geräte Montabaur: Abb. Tabelle 16.14 Cornet; 31.10; 31.11

Roche Diagnostics, Mannheim: Abb. 38.4

Roelke Pharma GmbH: Abb. 11.58

Schmitz und Söhne GmbH &Co.KG, Bönen: Abb. 23.15; 35.12

schwa-medico, Ehringshausen: Abb. 45.9a

Servona GmbH, Germany: Abb. Tab. 48.2_(2 + 3)

VentilationAirway, Covidien Deutschland GmbH Neustadt/ Donau: Tabelle 16.14 Flutter

Fotoagenturen, Fotografen und Bildarchive

Becker, Dr. Kurt W.: Abb. 3.17

Bertrams, Lothar: Abb. 12.1(5)

Blåfield, Paavo: Abb. 2.10; 2.11; 2.12; 4.9; 5.2; 5.7; 7.7; 9.6; 9.15; 10.17; 10.18; 11.1; 11.12; 11.13; 11.17; 11.18; 11.41; 11.42; 11.44; 11.45; 11.56; 12.1 (1-3); 12.9 (12); 13.10; 13.11; 13.21; 14.12; 14.15; 16.3; 16.5; 16.6; 16.8; 16.13; 16.17;16.22; 16.23; 16.24; 16.32; 17.8; 17.9; 18.3; 18.4; 18.5; 19.2; 19.3 (1); 20.6; 21.3; 21.9; 21.10; 22.2; 22.3; 22.7; 22.8; 22.9; 22.10; 22.11; 22.12; 22.13; 22.14; 23.22a; 23.23; 24.10; 24.12; 25.22a; 25.23; 26.1; 26.2; 26.3; 26.4; 26.5; 26.6; 26.7; 26.8; 26.19; 26.21; 26.29; 26.30; 27.3; 27.8; 27.9; 27.10; 27.17; 27.18; 27.19; 27.20; 27.22; 27.25; 27.34; 27.35; 27.36; 27.37; 27.38; 27.39; 27.41; 27.44c; 28.6; 31.26_a; 31.28; 32.10; 32.29; 32.47; 34.9b; 34.10b; 34.18; Tabelle 34.4((5)); 35.17; 35.18; 35.30; 36.12; 39.7; 43.8; 43.10; 48.6; 48.7; 48.10; 48.16; 48.17

Bostelmann, Bert: Abb. 43.15

Creativ Collection: Abb. 6.2; 6.8; 15.6a; 17.1; 19.1 (1-3), 44.1 d; 48.9

Digital Vision: Abb. 40.20b-d

Dynamic Graphics: Abb. 35.10

EyeWire: Abb. 13.5a

Fischer, Alexander: Abb. 1.1; 1.2; 1.4; 2.6; 2.16; 3.9; 3.14; 4.4; 4.6; 4.7; 4.8; 4.12; 4.21; 4.29; 4.33; 4.39; 4.47; 4.51; 4.52; 5.4; 5.10; 5.11; 5.12; 6.5(5);7.1; 7.2; 9.4b+c; 9.5; 9.8; Einleitung Teil a+b +c; 16.19c; 16.30; 19.3 (2 + 3); 21.2; 22.6; 32.18; 47.5

Gampper, Karl: 2.14; 4.5; 4.16; 4.20; 4.28; 6.9; 11.24; 12.1(4), Tabelle 16.14 Triflow; 28.7; 30.1; 30.2; 30.4; 30.5; 30.6; 30.7; 30.8; 30.9a; 30.10; 30.12; 30.13b; 30.15; 30.16; 30.17; 30.18; 39.11b; 39.22; 31.15; 40.4; 42.62; 45.4; 45.8; 47.12_1

GordonGrand/ Fotolia: Abb. 12.1(6)

Gottschalk, Uwe: Abb. 30.9b; 30.13a

Grewe-Böse, M./Bär, A.: Abb. 39.24

Hagemann, Lucia: Abb. 1.11

von Haussen, Christoph: Abb. 1.3; 1.7; 1.8; 1.10; 1.12; 2.5; 3.13; 3.16; 3.18; 6.5 (6); 26.28

Jupiter Images: Abb. 42.63

Kleinbach, Frank: Abb. 2.19; 11.28; 11.45b; 11.57a; 15.6b; 42.61; 44.1c

Kohtes Klewes: Abb. 16.39

Krawczyk, Kamil /Fotolia: Abb. 6.5(8)

Krüper, Werner: Abb. 1.9; 2.18; 2.22; 3.11; 5.8; 9.2; 10.9; 10.10; 10.11; 10.16; 11.26; 11.40; 11.8; 11.9 (1-10); 12.10; 12.11; 12.15; 12.16; 12.19b; 13.5b; 14.3; 14.19; 14.39b; 16.10; 16.12; 16.19b; Tabelle 16.14 Atemtrainer; 20.4; 21.7; 21.8; 31.21; 32.25; 32.64; 36.8; 36.21; 40.2b+c; 40.5a+b; 43.16; 44.1a +b; 47.9; 47.12_2

Möller, Thomas: Abb. 4.45; 7.8; 19.5; 32.17; 35.11; 35.19; 35.32; 45.9b

Mugrauer, Stefan: Abb. 4.38; 33.24

Niethammer, Markus: Abb. 3.4; 11.51; 39.15; 42.26; 42.27; 42.28; 42.29; 42.30; 42.31; 42.32; 42.33; 42.34; 42.35; 42.36; 42.37; 42.40; 42.41; 42.42; 42.43; 42.44; 42.45; 42.47; 42.54; 42.55; 47.14; 48.15

Oborny, Kirsten: Abb. 29.9

Oldenburg, Stefan: Abb. 6.5(4); 7.9

PhotoDisc: Abb. 6.5(1 + 7); 20.1; 29.2; 32.16; 35.7; 35.15; 35.16; 36.19; 40.7c; 40.20a

Schubert, Gertrud: Abb. 21.1

Sedt, Christiane: Abb. 35.27

Sitzmann, Franz: Abb. 14.31

Stephan, Thomas: Abb. 9.10; 9.12; 11.4; 11.5; 11.6; 11.7; 11.8; 11.9; 14.2; 14.36; 15.12; 15.13; 15.14; 15.15; 17.13; 29.3; 29.4; 34.37; 48.13

Stockbyte: Abb. 6.5(3)

Stöppler, Roman: Abb. 2.15; 4.30; 4.43; 4.53; 5.1; 5.9; 11.25; 11.45a+c; 11.54: 12.9(11); 12.19c; Tabelle 16.13; 20.5

Thieme Archiv: Abb. 1.13; 1.14; 1.15; 1.16; 1.17; 1.19; 1.20; 1.21; 3.3; 9.4a; 9.9; 9.13; 9.16; 11.14; 11.20; 11.22; 11.27; 11.29; 11.37; 11.38; 11.47; 11.50; 11.57b; Tabelle 12.1; 12.2; 12.12; 12.13; 12.14; 12.19a; 13.2; 13.12; 13.16; 13.17; 13.18; 13.22; 13.23; 13.24; 13.25; 14.5; 14.6; 14.17; 14.20; 14.21; 14.23; 14.34; 14.38; 14.39 a+b; 14.44; 15.11; 16.11; 16.14; 16.19a; 16.20; 16.31; 16.33; 16.35; 16.36; 17.10; 20.2; 21.12; 22.1; 22.5; Tabelle 23.3; 23.10; 23.11; 23.12; 23.13; 23.14; 23.16; 23.17; 23.18; 23.22b+c; 23.24; 23.25; 24.4; 24.7c; 24.8; 24.9; 24.13; 24.15; 25.5; 25.6; 25.7; 25.8; 25.9; 25.10; 25.14; 25.15; 25.16; 25.20; 25.21; 25.22b; 25.25; 25.26; 25.27; 26.9; 26.10; 26.15; 26.24; 27.21; 27.23; 27.26; 27.27; 27.28; 27.30; 27.33; 27.42; 27.44a+b; 28.4; 28.5; 28.8; 29.1; 29.5; 29.7; 29.8; 29.10; 30.11; 30.14; 31.6; 31.8; 31.13; 31.14; 31.17; 31.19; 31.20; 31.24, 31.27b; 32.14; 32.22;

32.23; 32.24; 32.30; 32.35; 32.43; 32.48; 32.51; 32.52; 32.56; 32.57; 32.58; 32.59; 32.63; 33.6; 33.8a; 33.12; 33.13; 33.16; 33.18b; 33.21b; 34.6; 34.11; 34.12; 34.15; 34.20; 34.26; 34.29; 34.32; 34.35; Tabelle 34.4 ((6)); 34.36; 34.38; 34.39; Tabelle 34. 6; 34.40; 34.42; 34.43; 34.45; 34.47; 35.4; 35.6; 35.8; 35.21; 35.22; 35.28; 35.29; 35.33; 36.5; 36.6; 36.10; 36.18; 36.20; 36.26; 36.27; 37.4; 39.4; 39.5; 39.9; 39.10; 3.9.11a; 39.14; 39.20; 39.24; 39.32; 39.33; 39.35; 40.2a; 40.3; 40.6; 40.7a+b; 40.9; 40.13; 40.15; 40.18; 40.19; 40.23; 40.24; 40.25; 40.26; 40.27; 40.28; 40.29; 40.32; 41.4; 41.9; 41.10; 41.12; 42.9; 42.10; 42.13; 42.15; 42.20 d; 42.37; 42.38; 42.39; 42.49b; 42.52; 42.53; 42.59; 42.60; 46.6; 46.8; 46.11; 46.13; 46.14; 46.15; 46.16; 47.3; 47.12_3; 48.8; 48.18; 48.20

Vogl, O.: Abb. 39.8

Wenner, Markus: Abb. 11.39; 16.21; 36.25

Westend61/F1online: Abb. 19.1(4)

Wiedemann, Bernd. Abb. 11.48

Witte, F.: 2.4

Wole Onigbanjo/ Fotolia: 6.5 (2)

Zimmermann, Kerstin: Abb. 2.20; 26.16; 42.58

Sachverzeichnis

Musterpflegeplanung 2: Frau Vogel

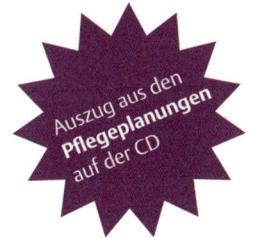

In den meisten Kliniken kommen mittlerweile Standard-Pflegeplanungen zum Einsatz oder es gibt über das EDV-Programm vorgefertigte Bausteine, die zum Teil individuell an den jeweiligen Patienten angepasst werden können. Trotzdem müssen Sie als examinierte Pflegekraft in der Lage sein, von Grund auf eine Pflegeplanung zu schreiben. Dieses Kapitel wird Sie schrittweise hinführen.

Anhand des folgenden Fallbeispiels soll der in Kapitel 4 dargestellte Pflegeprozess nach Fiechter und Meier verdeutlicht

und somit das schrittweise Vorgehen bei der Erstellung einer Pflegeplanung exemplarisch dargestellt werden. Jedoch ist es bei der Arbeit mit einem Fallbeispiel nicht möglich, alle Schritte des Pflegeprozesses zu durchlaufen. Die eigentliche Pflegeplanung erfolgt in schriftlicher Form und setzt sich aus den Teilen „Pflegeproblem und Ressourcen", „Pflegeziele" und „Pflegemaßnahmen" zusammen. Deshalb beschränken sich die folge... ... Pflegeprozess...

Fallbeispiel: Frau Vogel

Die Patientin Christel Vogel, 68 Jahre alt, wurde heute mit einer Schenkelhalsfraktur links eingeliefert. Sie ist zu Hause beim Bodenwischen über den Putzeimer gestürzt. Durch lautes Rufen konnte sie eine Nachbarin verständigen, die sofort den Rettungswagen anrief. Ihr Ehemann war einkaufen und hat erst später davon erfahren. Er fuhr ins Krankenhaus nach. Nach der Aufnahme in der Notaufnahme und erfolgter Diagnostik, wurde Frau Vogel um 14 Uhr auf Ihre orthopädische Station verlegt. Sie soll am nächsten Tag operiert werden. Sie liegt im Bett und hat ein Nachthemd des Krankenhauses an. Ihr Mann begleitet sie mit in ihr Zimmer und verabschiedet sich dann gleich wieder, da er von zu Hause Kleidung und persönliche Waschutensilien seiner Ehefrau holen möchte. Außerdem will er ihre Lieblingsbücher und Klatschzeitschriften mitbringen, damit ihr nicht langweilig wird.

Sie nehmen die vollständig orientierte und stark geschminkte Patientin auf und führen gleich das Aufnahmegespräch. Frau Vogel wirkt sehr aufgeregt, als sie zu erzählen beginnt. Sie erfahren, dass Frau Vogel mit ihrem Mann in einem kleinen Häuschen lebt und schon seit 40 Jahren glücklich verheiratet ist. Die Ehe blieb jedoch kinderlos. Da sie und ihr Mann in den 40 Jahren kaum getrennt waren, befürchtet sie, dass sie ohne ihren Mann nicht schlafen kann. Außerdem hat sie sehr starke Schmerzen und Angst vor der Operation. Frau Vogel sagt: „Ich weiß ja von meiner Schwester, die auch eine Hüftprothese hat, dass das kein kleiner Eingriff ist. Auch wenn der Arzt vorhin sagte, dass es eine Routine-OP ist, habe ich Angst vor Komplikationen, und dass ich nicht mehr aufwache. Schließlich bin ich ja auch nicht mehr so ganz jung und habe Bluthochdruck. Zwar nehme ich regelmäßig meine Medikamente, aber ein gewisses Ri... ...mer, wenn man operiert wird. Aber ic... ...wieder gehen können und dafür ... in Kauf."

Daraufhin messen Sie bei Fr... Werte sind:
- Puls 88 Schläge/min. (reg...
- Blutdruck 145/80 mmHg
- Körpertemperatur 36,8°
- Atemfrequenz 14 Atemzüge/min...

Sie fragen an... ...ten. Frau Vo... ...ne Diät einha... ...trotzdem nu... Stuhlgang od... Alkohol trink... burtstage od... formationen ... die Rufanlage ... ihr, sich bequ... glatt und ins ... (diese ist inta... Sie ihr linkes ... Schaumstoffs... Sie gehen, we... lack an den F... sich auch nic... gehen, hat di... von weibliche... lich unangene... Sie beruhigen ... und sie diese...

Im Station... der Notaufna... 3 × 20 Tropf... (Diuretikum ... terhin hat sie ... stark sind. Si... spritzt sowie... Zur Ausscheid... sind alle weit... einzuleiten (... um 15 Uhr un... gespräch zu ... ..., dass eine... möglichst sch...

Schritt 1: Pflegeanamnese

Mit der Pflegeanamnese werden systematisch die Ausgangsdaten erfasst, um eine umfassende Einschätzung des Pflegebedarfs zu erhalten. Dazu gehören: persönliche Daten, Angehörige/Bezugspersonen/Betreuer sowie Probleme, Gewohnheiten, Fähigkeiten/Ressourcen und Wünsche/Bedürfnisse des Patienten. Die Datenerhebung findet in der Regel während eines Gesprächs anhand eines vorstrukturierten Pflegeanamneseprotokolls statt.

Ist ein Gespräch mit dem Patienten nicht möglich, müssen alle weiteren zur Verfügung stehenden Quellen ausgewertet werden. Dabei werden direkte Quellen (Informationen vom Patienten selbst, eigene Beobachtung) und indirekte Quellen (Informationen von Dritten z.B. Angehörige, Betreuer, Verlegungsberichte, Arztbriefe usw.) genutzt. Bei den Daten unterscheidet man objektiv (aktuell erhobene Messwerte z.B. Blutdruck, Puls, Temperatur, Gewicht, Größe usw.) und subjektiv erhobene Daten (Aussagen von Angehörigen, Bezugspersonen, Betreuer usw.) voneinander.

Aufgabe:

Da es bei der Arbeit mit einem Fallbeispiel nicht möglich ist, ein persönliches Gespräch zu führen, müssen alle relevanten Daten aus dem Fall herausgefiltert werden.
1. Fertigen Sie mithilfe des Fallbeispiels eine stichpunktartige Informationssammlung über Frau Vogel an.
2. Überlegen Sie anschließend, welche weiteren Informationen relevant sein könnten und Ihnen evtl. in den einzelnen Bereichen noch fehlen. Notieren Sie diese stichwortartig.

Da Sie auch diese relevanten Informationen nicht in einem Gespräch klären können, haben wir Ihnen die fehlenden Informationen in Klammern hinter die Fragen geschrieben.

Lösung:

Vorhandene Informationen	Relevante, noch fehlende Informationen
Fr. Vogel soll nach der OP möglichst schnell mit Gehstöcken mobilisiert werden.	Hat sie Erfahrung im Umgang mit Gehstöcken? (Nein) Hat sie geeignete Kleidung und Schuhwerk für die Mobilisation? (Ja, der Mann hat Turnschuhe und Freizeitkleidung von zu Hause gebracht)
Sie bekommt eine zementierte Hüft-TEP.	Wird ihr eine AHB (Anschlussbehandlung) empfohlen? (Ja, sie möchte diese auch machen, um möglichst schnell wieder fit zu sein)
Sie lebt mit ihrem Ehemann in einem kleinen Häuschen.	Ist alles auf einer Ebene oder muss sie Treppen steigen? (Sie muss zur Haustür vier Stufen hochsteigen, drinnen ist bis auf den Keller alles auf einer Ebene) Kann sie das Bad und die Toilette nach der Entlassung trotz ihrer Einschränkungen benutzen? (eine ebenerdige Dusche ist vorhanden, die Toilette ist jedoch auf „Normalhöhe" und somit nicht hoch genug) Benötigt sie Hilfe im Haushalt nach ihrer Entlassung und AHB oder kann ihr Mann den Haushalt übernehmen? (Ihr Mann kann kochen, putzen und Wäsche waschen)

ATL Wach sein und schlafen

Datum/Hdz.	Pflegeproblem/Ressource	Pflegeziele	Pflegemaßnahmen	Evaluationsdatum
1.03.2012 JS	P1: Fr. Vogel befürchtet, nicht ohne ihren Mann schlafen zu können, da sie schon so lange verheiratet sind und sie kaum eine Nacht getrennt waren. R1: Fr. Vogel • hat Erfahrung im Umgang mit Schlafstörungen. • trinkt heiße Milch mit Honig und verwendet ein Lavendelduftsäckchen bei Schlafstörungen.	Z1a: (Fernziel) Fr. Vogel wirkt tagsüber ausgeruht und zeigt keine Übermüdungserscheinungen. Z1b: (Nahziel) Fr. Vogel kann gut ein- und durchschlafen.	M1: Die Pflegekraft • bittet den Ehemann das Lavendelduftsäckchen für Fr. Vogel mitzubringen, damit sie es bei Schlafstörungen verwenden kann • bietet Fr. Vogel bei Schlafstörungen heiße Milch mit Honig an • informiert den Dienst habenden Arzt, wenn diese Maßnahmen nicht ausreichen und leitet weitere Maßnahmen nach AVO ein	8.03.2012

ATL Sich bewegen

Datum/Hdz.	Pflegeproblem/Ressource	Pflegeziele	Pflegemaßnahmen	Evaluationsdatum

1.03.2012
JS
	P1:
	Fr. Vogel hat eine Schenkelhalsfraktur links, die operativ therapiert werden muss. Bis zur OP hat sie Bettruhe und nach der OP ist ihre Bewegungsfähigkeit weiterhin eingeschränkt, deshalb besteht Thrombosegefahr.
	R1:
	Fr. Vogel akzeptiert die Bettruhe, weil sie möglichst schnell wieder mobil sein möchte.
		Z1a: (Fernziel)
		Eine Thrombose ist vermieden.
		Z1b: (Nahziel)
		Venöser Rückfluss ist gefördert.
			M1:
			Die Pflegekraft
			• sorgt laut AVO dafür, dass Fr. Vogel vor der OP MTS erhält, dazu:
			  – misst sie beide Beine aus
			  – bestimmt die richtige Größe der MTS und
			  – zieht ihr diese 1-mal tgl. morgens im Liegen nach dem Waschen der Beine an:
			    ○ in den MTS greifen, von innen die Ferse umfassen und den Strumpf auf „links" drehen
			    ○ mit beiden Händen das eingeschlagene Fußteil auseinander ziehen und über den Fuß und die Ferse ziehen → auf richtigen Sitz der Ferse achten!
			    ○ MTS stückweise wieder ganz nach oben ziehen, dabei auf Faltenfreiheit achten	

13 ATL Essen und Trinken

Welche Funktion haben Kohlenhydrate? In welchen Lebensmitteln sind Kohlenhydrate enthalten?	Kohlenhydrate dienen zur Energiege~~...~~ ~~...~~bau vieler Gewebe. Sie sind Ausgangssubstanz des Energie~~...~~ ~~...~~eber und Muskulatur. Sie kommen vor in • Obst, • Gemüse, • Brot, • Mais, • Kartoffeln, • Hülsenfrüchte, • Vollkornerzeugnissen.
Woraus bestehen Eiweiße? Welche Funktion haben sie? In welchen Lebensmitteln sind Eiweiße enthalten?	Eiweiße bestehen aus Aminosäuren (AS). Aminosäuren werden benötigt, um Hormone, Enzyme, Antikörper, Bindegewebe und Muskelfasern aufzubauen. Man unterscheidet nichtessenzielle AS, die vom Körper selbst hergestellt werden können von essenziellen AS, die mit der Nahrung aufgenommen werden müssen. Eiweiße kommen von in • Kartoffeln, • Vollkorngetreide, • Spinat, • Hülsenfrüchten, • Ei, • Milch, • magerem Fleisch, • Fisch, • Käse.
Welche Funktion haben Fette? In welchen Lebensmitteln sind Fette enthalten?	Fette dienen als Energielieferant und Energiespeicher. Sie sind Bestandteil von Membranen und Übertragerstoffen. Sie bestehen aus gesättigten (nichtessenziellen) und ungesättigten (essenziellen) Fettsäuren. Vor allem pflanzliche Fette enthalten essenzielle Fettsäuren, die vom Körper nicht selbst gebildet werden können. Pflanzliche Fette sind enthalten in • Mais, • Soja, • Oliven, • Nüssen, • Kokos- und Palmkern Tierische Fette sind enthalten in • Butter, • Sahne, • Käse, • Wurstwaren.
Was sind Ballaststoffe? Welche Funktion haben sie?	Ballaststoffe sind kaum verdauliche Kohlenhydrate. D.h. sie können im menschlichen Verdauungstrakt nicht zerlegt und resorbiert werden. Sie sättigen für längere Zeit, wirken positiv auf die Verdauung, erleichtern den Stuhlgang und beschleunigen die Darmpassage. Sie kommen vorrangig in pflanzlichen Nahrungsprodukten vor, z. B. in • Kleie, • weißen Bohnen, • Trockenpflaumen, • Vollkornteigwaren, • Erbsen, • Spinat.
Welche Funktion haben Mikronährstoffe? Welche gibt es?	Der Körper benötigt Mikronährstoffe für lebenswichtige Funktionen. Er kann sie selbst nicht herstellen, sie müssen dem Körper mit der Nahrung zugeführt werden. Zu den Mikronährstoffen gehören • Mineralstoffe (z. B. Kalzium, Natrium, Kalium, Chlorid, Phosphor) • Spurenelemente (z. B. Eisen, Jod, Fluor) • Vitamine: wasserlöslich (z. B. Vitamin C, H, B_1, B_6, B_{12}) und fettlöslich (z. B. Vitamin A, D, E, K)

Überprüfen Sie Ihr Wissen!